H. Zeidler · J. Zacher · F. Hiepe (Hrsg.)

Interdisziplinäre klinische Rheumatologie

Springer
Berlin
Heidelberg
New York
Barcelona
Hongkong
London
Mailand
Paris
Singapur
Tokio

H. Zeidler
J. Zacher
F. Hiepe
(Hrsg.)

Interdisziplinäre klinische Rheumatologie

Innere Medizin
Orthopädie
Immunologie

Mit 412 Abbildungen
in 610 Einzelabbildungen,
zum Teil in Farbe
und 247 Tabellen

Springer

Prof. Dr. HENNING ZEIDLER
Medizinische Hochschule Hannover
Abt. Rheumatologie
Carl-Neuberg-Str. 1
30625 Hannover

Priv.-Doz. Dr. JOSEF ZACHER
Klinikum Buch
Orthopädische Klinik
Hobrechtsfelder Chaussee 96
13125 Berlin

Prof. Dr. FALK HIEPE
Universitätsklinikum Charité
Med. Fakultät der Humboldt-Universität zu Berlin
Medizinische Klinik mit
Schwerpunkt Rheumatologie
und klinische Immunologie
Schumannstr. 20/21
10117 Berlin

ISBN 3-540-64880-1 Springer-Verlag Berlin Heidelberg New York

Die Deutsche Bibliothek – CIP-Einheitsaufnahme
Interdisziplinäre klinische Rheumatologie : Innere
Medizin-Orthopädie-Immunologie / Hrsg.: Henning Zeidler ... - Berlin ;
Heidelberg ; New York ; Barcelona ; Hongkong ; London ; Mailand ;
Paris ; Singapur ; Tokio : Springer, 2001
ISBN 3-540-64880-1

Springer-Verlag Berlin Heidelberg New York
ein Unternehmen der Bertelsmann Springer Science + Business Media GmbH

http://www.springer.de

Herstellung: PRO EDIT GmbH, Haberstr. 7, 69126 Heidelberg
Umschlaggestaltung: de'blik Berlin
Zeichnungen: MedicalArt, Gudrun u. Adrian Cornford, Reinheim
Satz: STORCH GmbH, 97353 Wiesentheid
Druck: Printer Trento, Italien

Gedruckt auf säurefreiem Papier SPIN: 10566202 22/3134 ML 5 4 3 2 1 0

Vorwort

Das vorliegende Buch wurde geplant in der Reihe der Springer-Facharztbücher, in denen das gesamte Wissen im jeweiligen Fachgebiet zur Erreichung des Facharztes vermittelt werden soll. Entsprechend wurde dieses Buch so konzipiert, dass alle Aspekte der Weiterbildungsordnung für den Schwerpunkt Rheumatologie im Fach Innere Medizin einbezogen wurden – unter besonderer Berücksichtigung wichtiger Überschneidungen und der Grenzgebiete Orthopädie, Immunologie, physikalische Therapie und Rehabilitation.

Klinische Tätigkeit und Weiterbildung im Fach Rheumatologie erfordern wegen der Vielfalt der Krankheitsmanifestationen und des breiten Spektrums der therapeutischen Möglichkeiten in besonderem Maße den Blick über die eigenen Fachgrenzen hinaus und die Fähigkeit zur interdisziplinären Zusammenarbeit. Das Buch steht deshalb unter der gemeinsamen Herausgeberschaft eines Internisten, eines Orthopäden und eines klinisch-internistischen Immunologen, die alle drei seit langen Jahren schwerpunktmäßig in der Rheumatologie tätig sind.

Als Herausgeber haben wir uns bemüht namhafte Experten, aber auch kompetente jüngere Autoren zu gewinnen, die das Facharztwissen auf das Wichtigste konzentriert, praxisnah und unter dem Gesichtspunkt der raschen Orientierungsmöglichkeit darstellen sollten. Neben Grundlagen, allgemeinen klinischen Symptomen, Diagnostik und Behandlung einschließlich physikalischer Therapie und Rehabilitation sind alle in der Rheumatologie relevanten Diagnosen aufgeführt, mit der Besonderheit, dass diese erstmals in einem rheumatologischen Lehrbuch nach dem ICD-10 (Spezialausgabe des Zentralinstitutes für die Kassenärztliche Versorgung) systematisch angeordnet wurden.

Die Gliederung nach dem ICD-10 war für alle Beteiligten ungewohnt, teilweise schwierig zu realisieren und mitunter nur durch gewisse Kompromisse mit der bisherigen nosologischen Gliederung zu verwirklichen. Dennoch denken wir, dass mit der Angleichung an den ICD-10 dem in Weiterbildung befindlichen Arzt, aber auch dem bereits klinisch oder praktisch tätigen Rheumatologen erstmals eine konkrete Hilfe dafür gegeben wird, wie er die gesetzlich vorgegebene Verschlüsselung der rheumatologischen Diagnose direkt mit dem Stand unseres Lehrbuchwissens in Verbindung bringen kann. Wir erwarten nicht, dass dieses Anliegen bereits vollständig und ohne Widersprüche gelungen ist. Für Anregungen und Kritik, die die Autoren und uns diesem Ziel näher bringen, sind wir daher dankbar.

Wegen seines an der Weiterbildung orientierten Inhalts richtet sich dieses Buch auch an alle Ärzte in der Facharztweiterbildung zum Internisten und Orthopäden, die sich einen breiteren Einblick in die Rheumatologie verschaffen wollen. Aufgrund des Konzepts der Gliederung nach dem ICD-10 dürfte dieses Werk für alle Rheumatologen, Orthopäden, Internisten und Fachärzte für Physikalische Medizin und Rehabilitation als Nachschlagewerk von großem Nutzen sein.

Unseren Dank sagen wir allen Autoren, die sich bereitwillig und mit großem Engagement auf das neue Konzept der Gliederung eingelassen haben. Besonderer Dank und Anerkennung gelten Frau Dr. Karin Roth, die als Ärztin in der rheumatologischen Weiterbildung mit hohem Einsatz, Sorgfalt und kritischem Blick alle Kapitel auf das Ziel der Vermittlung von Weiterbildungsinhalten hin lektoriert hat. Dank auch Frau Annegret Kawald, Berlin, die mit großem Engagement das Sachregister vorbereitet hat. Ebenfalls Dank sagen möchten wir den Mitarbeitern des Springer-Verlages in den Abteilungen Planung (Monika Schrimpf, Dr. Dorothee Guth, Dr. Nana Mosler und Gisela Schmitt), Copy-Editing und Herstellung für die Geduld und Unterstützung bei der Entstehung und Fertigstellung dieses Werkes.

Frühjahr 2001

Henning Zeidler
Josef Zacher
Falk Hiepe

Inhaltsübersicht

Inhaltsverzeichnis

Autorenverzeichnis

ABENDROTH, K., Univ.-Doz., Dr.,
Friedrich-Schiller-Universität Jena, Klinik für Innere Medizin,
Erlanger Allee 101, 07747 Jena

ADAM, OLAF, Prof. Dr.,
Universität München, Walther-Straub-Institut für Pharmakologie
und Toxikologie, Nußbaumstr. 26, 80336 München

AIGNER, THOMAS, Dr.,
Universität Erlangen-Nürnberg, Pathologisches Institut,
Krankenhausstr. 8–10, 91054 Erlangen

BACH, GERHARD LUDWIG, Prof.,
Beim Bergtor 12, 67269 Grünstadt

BEN TAHER, AHMED, Dr.,
Meerbachstr. 8, 64625 Bensheim

BÖHM, P., Prof. Dr.,
Universitätsklinikum Tübingen, Orthopädische Klinik und Poliklinik,
Hoppe-Seyler-Str. 3, 72076 Tübingen

BRACKERTZ, D., Prof. Dr.,
St. Vincenz- und Elisabeth-Hospital, Abt. Rheumatologie,
An der Goldgrube 11, 55131 Mainz

BRAUN, JÜRGEN, Prof. Dr.,
Rheumazentrum Ruhrgebiet, St. Josef Krankenhaus,
Landgrafenstr. 15, 44625 Herne

BURKHARDT, HARALD, Prof. Dr.,
Friedrich-Alexander-Universität Erlangen-Nürnberg,
Medizinische Klinik III und Poliklinik, Institut für klinische Immunologie,
Krankenhausstr. 12, 91054 Erlangen

BURMESTER, G.-R., Prof. Dr.,
Universitätsklinikum Charité, Medizinische Fakultät der Humboldt-Universität
zu Berlin, Medizinische Klinik mit Schwerpunkt Rheumatologie und klinische
Immunologie, Schumannstr. 20/21, 10117 Berlin

BUTTGEREIT, FRANK, Priv.-Doz. Dr.,
Universitätsklinikum Charité, Medizinische Fakultät der Humboldt-Universität
zu Berlin, Medizinische Klinik mit Schwerpunkt Rheumatologie und klinische
Immunologie, Schumannstr. 20/21, 10117 Berlin

Dörner, T., Dr.,
Universitätsklinikum Charité, Medizinische Fakultät der Humboldt-Universität zu Berlin, Medizinische Klinik mit Schwerpunkt Rheumatologie und klinische Immunologie, Schumannstr. 20/21, 10117 Berlin

Eich, Wolfgang, Prof. Dr.,
Rheumaambulanz Medizinische Universitätsklinik, Bergheimer Str. 58, 69115 Heidelberg

Elkeles, Barbara, Priv.-Doz. Dr.,
Klinik für Geriatrische Rehabilitation, Maria Frieden, Am Krankenhaus 1, 48291 Telgte

Engel, Joachim-Michael, Dr.,
Rheumaklinik Bad Liebenwerda, Dresdener Str. 9, 04924 Bad Liebenwerda

Felsenberg, D., Priv.-Doz. Dr.,
Universitätsklinikum Benjamin Franklin, Abt. Radiologische Diagnostik, Hindenburgdamm 30, 12200 Berlin

Fink, B. , Dr.,
Universität Hamburg-Eppendorf, Orthopädische Klinik, Martinistr. 52, 20246 Hamburg

Fuhrmann, Renée, Frau Dr.,
Friedrich-Schiller-Universität Jena, Orthopädische Klinik, Rudolf Elle-Krankenhaus, Klosterlausnitzerstr. 81, 07607 Eisenberg

Genth, Ekkehard, Prof. Dr.,
Rheumaklinik, Burtscheider Markt 24, 52066 Aachen

Genth, Susanne, Dr.,
Medizinische Hochschule Hannover, Zentrum Innere Medizin und Dermatologie, Carl-Neuberg-Str. 1, 30625 Hannover

Giehl, Johannes, Priv.-Doz. Dr.,
Universtätsklinikum Tübingen, Orthopädische Klinik und Poliklinik, Hoppe-Seyler-Str. 3, 72076 Tübingen

Gresser, Ursula, Prof. Dr.,
Innere Medizin, Tegernseer Landstr. 8, 82054 Sauerlach

Grifka, Joachim, Prof. Dr.,
Orthopädische Universitätsklinik Regensburg, Im BRK-Rheumazentrum, Kaiser-Karl-Allee 3, 93077 Bad Abbach

Gromnica-Ihle, Erika, Prof. Dr.,
Rheumaklinik Berlin-Buch, Zepernicker Straße 1, 13125 Berlin

Gross, W. L., Prof. Dr.,
Universität zu Lübeck, Poliklinik für Rheumatologie, Medizinische Abt. der Rheumaklinik, Bad Bramstedt GmbH, 24572 Bad Bramstedt

Guderian, H., Dr.,
Rheumaklinik Bad Bramstedt, Oskar-Alexander-Str. 26, 24572 Bad Bramstedt

Gutenbrunner, Christoph, Univ.-Prof. Dr.,
Medizinische Hochschule Hannover, Klinik für physikalische Medizin und Rehabilitation, Institut für Balneologie und medizinische Klimatologie, Carl-Neuberg-Str. 1, 30625 Hannover

Hansen-Algenstaedt, N., Dr.,
Universität Hamburg-Eppendorf, Orthopädische Klinik, Martinistr. 52, 20246 Hamburg

Hiepe, Falk, Prof. Dr.,
Universitätsklinikum Charité, Medizinische Fakultät der Humboldt-Universität zu Berlin, Medizinische Klinik mit Schwerpunkt Rheumatologie und klinische Immunologie, Schumannstr. 20/21, 10117 Berlin

Hülsemann, Jan L., Dr.,
Medizinische Hochschule Hannover, Abt. Rheumatologie, Carl-Neuberg-Str. 1, 30625 Hannover

Jäckel, Wilfried H. , Prof. Dr.,
Hochrhein-Institut, Bergseestr. 61, 79713 Bad Säckingen

Jendro, Michael C., Dr.,
Medizinische Hochschule Hannover, Abt. Rheumatologie, Carl-Neuberg-Str. 1, 30625 Hannover

Keitel, W., Prof. Dr.,
Am Kiefernhang 3, 39245 Gommern

Keysser, Gernot, Priv.-Doz. Dr.,
Universitätsklinikum Kröllwitz, Klinik für Innere Medizin, Ernst-Grube-Str. 40, 06120 Halle (Saale)

Knickmeier, Andreas, Prof. Dr.,
Orthopädische Universitätsklinik Bochum, St.-Josef-Hospital, 44791 Bochum

Köhler, Lars, Priv.-Doz., Dr.,
Medizinische Hochschule Hannover, Abt. Rheumatologie, Carl-Neuberg-Str. 1, 30625 Hannover

Krause, Andreas, Prof. Dr.,
Universitätsklinikum Charité, Medizinische Fakultät der Humboldt-Universität zu Berlin, Medizinische Klinik mit Schwerpunkt Rheumatologie und Klinische Immunologie, Campus Charité Mitte, Schumannstr. 20/21, 10117 Berlin

Krenn, Veit, Prof. Dr.,
Universitätsklinikum Charité, Institut für Pathologie, Medizinische Fakultät der Humboldt-Universität zu Berlin, Schumannstr. 20/21, 10117 Berlin

Krüger, Klaus, Prof. Dr.,
St. Bonifatius-Str. 5, 81541 München

Kuipers, J. G., Dr.,
Medizinische Hochschule Hannover, Abt. Rheumatologie, Carl-Neuberg-Str. 1, 30623 Hannover

LANG, BERNHARD, Prof. Dr.,
Rheumazentrum Baden-Baden GmbH, Rotenbachtalstr. 5, 76530 Baden-Baden

LUDWIG, FRANZ-JOSEF, Dr.,
Reha-Zentrum Bad Eilsen, Harrl-Allee 2, 31707 Bad Eilsen

MAU, WILFRIED, Priv.-Doz. Dr.,
Medizinische Hochschule Hannover, Abteilung Rheumatologie,
Carl-Neuberg-Str. 1, 30623 Hannover

MÄRKER-HERMANN, ELISABETH, Prof. Dr.,
Johannes-Gutenberg-Universität Mainz, I. Medizinische Klinik und Poliklinik,
Langenbeckstr. 1, 55131 Mainz

MAYET, W.-J., Prof. Dr.,
Johannes-Gutenberg-Universität Mainz, I. Medizinische Klinik und Poliklinik,
Langenbeckstr. 1, 55131 Mainz

MENNINGER, HEINER, Prof. Dr.,
1. Medizinische Klinik BRK Rheuma-Zentrum, 93074 Bad Abbach

MERKESDAL, SONJA, A.-B., Dr.,
Medizinische Hochschule Hannover, Abteilung Rheumatologie,
Carl-Neuberg-Str. 1, 30625 Hannover

MEURER, M., Prof. Dr.,
Technische Universität Dresden, Universitätsklinikum Carl Gustav Carus,
Klinik und Poliklinik für Dermatologie, Fetscherstr. 74, 01307 Dresden

MICHELS, HARTMUT, Dr.,
Fachkrankenhaus Neckargemündt, Abt. für Kinder- und Jugendrheumatologie,
Im Spitzerfeld 25, 69151 Neckargemünd

MINNE, H., Prof. Dr.,
Der Fürstenhof, Am Hylligen Born 7, 31812 Bad Pyrmont

MÖDDER, GYNTER, Prof. Dr.,
Max-Planck-Str. 27 A, 50858 Köln

MOHR, WINFRIED, Prof. Dr.,
Universität Ulm, Abt. Pathologie, Albert-Einstein-Allee 11, 89081 Ulm

NEECK, GUNTHER, Priv.-Doz. Dr.,
Kerckhoff-Klinik, Abt. Rheumatologie, Ludwigstr. 33–39, 61231 Bad Nauheim

NIGGEMEYER, O., Dr.,
Universität Hamburg-Eppendorf, Orthopädische Klinik,
Martinistr. 52, 20246 Hamburg

NÜSSLEIN, HUBERT, Prof. Dr.,
Städtisches Klinikum, Medizinische Klinik Krankenhaus Dresden-Friedrichstadt,
Friedrichstr. 41, 01067 Dresden

POTT, HANS-GEORG, Dr.,
Rheumatologische Praxisgemeinschaft, Rathenaustr. 13/14, 30159 Hannover

PRIEM, SUSANNE, Dr.,
Universitätsklinikum Charité, Medizinische Fakultät der Humboldt-Universität zu Berlin, Medizinische Klinik mit Schwerpunkt Rheumatologie und klinische Immunologie, Schumannstr. 20/21, 10117 Berlin

PUTSCHKY, NILS, Dr.,
Medizinische Hochschule Hannover, Abt. Rheumatologie, Carl-Neuberg-Str. 1, 30625 Hannover

RADBRUCH, ANDREAS, Prof. Dr.,
Deutsches Rheuma-Forschungszentrum Berlin, Schumannstr. 20/21, 10117 Berlin

RADEKE, HEINFRIED, Prof. Dr.,
Medizinische Hochschule Hannover, Institut für Klinische Molekularpharmakologie, Carl-Neuberg-Str. 1, 30625 Hannover

REIMERS, CARL D., Prof. Dr.,
Sächsisches Krankenhaus Arnsdorf, Hufelandstr. 15, 01477 Arnsdorf

REINKE, PETRA, Priv-Doz. Dr.,
Universitätsklinikum Charité, Med. Fakultät der Humboldt-Universität zu Berlin, Campus Virchow-Klinikum, Medizinische Klinik mit Schwerpunkt Nephrologie und Internistische Intensivmedizin, Augustenburger Platz 1, 13353 Berlin

RESCH, KLAUS, Prof. Dr.,
Medizinische Hochschule Hannover, Institut für Klinische Molekularpharmakologie, Carl-Neuberg-Str. 1, 30625 Hannover

ROTH, A., Dr.,
Orthopädische Universitätsklinik Jena, Rudolf Elle-Krankenhaus, Klosterlausnitzerstr., 07607 Eisenberg

RUDWALEIT, M., Dr.,
Universitätsklinikum Benjamin Franklin, Med. Klinik und Poliklinik (Rheumatologie), Hindenburgdamm 30, 12200 Berlin

RÜTHER, WOLFGANG, Prof. Dr.,
Universität Hamburg-Eppendorf, Orthopädische Klinik, Martinistr. 52, 20246 Hamburg

SCHMIDT, KLAUS, Dr.,
Orthopädische Universitätsklinik Bochum, St. Josefs-Spital, Postfach 101269, 44712 Bochum

SCHNARR, S., Dr.,
Medizinische Hochschule Hannover, Abt. Rheumatologie, Carl-Neuberg-Str. 1, 30625 Hannover

SCHNEIDER, MATTHIAS, Prof. Dr.,
Heinrich-Heine-Universität, Klinik für Nephrologie und Rheumatologie, Moorenstr. 5, 40225 Düsseldorf

SCHNEIDER, PETER, Dr.,
Abt. Rheumatologie, St.-Josefs-Hospital Olsberg, 59939 Olsberg

Schwarz-Eywill, Michael, Dr.,
Evangelisches Krankenhaus Oldenburg, Steinweg 13–17, 26122 Oldenburg

Sell, Ina, Dr.,
Im Grotthaus 1, 72072 Tübingen

Sell, Stefan, Prof. Dr.,
Orthopädische Universitätsklinik Tübingen, Hoppe-Seyler-Str. 3, 72076 Tübingen

Sieper, Joachim, Prof. Dr.,
Universitätsklinikum Benjamin Franklin, Medizinische Klinik und Poliklinik,
Bereich Rheumatologie, Hindenburgdamm 30, 12200 Berlin

Strauss, J. M., Dr.,
Universität Hamburg-Eppendorf, Orthopädische Klinik,
Martinistr. 52, 20246 Hamburg

Tilscher, Hans, Univ.-Prof. Dr.,
Ludwig-Boltzmann-Institut, Abt. Konservative Orthopädie,
Speisingerstr. 109, A-1130 Wien

Trabandt, A., Dr.,
Akademisches Lehrkrankenhaus der Ernst-Moritz-Arndt-Universität Greifswald,
Abt. für Rheumatologie, Kreiskrankenhaus Demmin,
Wollweberstr. 21, 17109 Demmin

Venbrocks, Rudolf, Prof. Dr.,
Orthopädische Universitätsklinik Jena, Rudolf-Elle-Krankenhaus,
Klosterlausnitzerstr., 07607 Eisenberg

Volk, Hans-Dieter, Prof. Dr.,
Universitätsklinikum Charité, Med. Fakultät der Humboldt-Universität zu Berlin,
Institut für medizinische Immunologie, Schumannstr. 20/21, 10117 Berlin

Wasmus, Armin, Dr.,
Leiter des Prüf- und Beratungsärztlichen Dienstes der LVA Hannover,
Lange Weihe 2, 30880 Laatzen

Weh, Ludwig, Dr.,
Rheumaklinik Bad Bramstedt GmbH,
Oskar-Alexander-Str. 26, 24576 Bad Bramstedt

Willms, Reiner, Dr.,
Universitätsklinikum Tübingen, Orthopädische Klinik und Poliklinik,
Hoppe-Seyler-Str. 3, 72076 Tübingen

Wollenhaupt, J., Priv.-Doz. Dr.,
Allgemeines Krankenhaus Eilbeck, Abt. Rheumatologie und klinische
Immunologie, Friedrichsberger Str. 60, 22081 Hamburg

Zeidler, Henning, Prof. Dr.,
Medizinische Hochschule Hannover, Abt. Rheumatologie,
Carl-Neuberg-Str. 1, 30625 Hannover

Zink, Angela, Priv.-Doz. Dr. phil.,
Deutsches Rheumaforschungszentrum Berlin, Forschungsbereich Epidemiologie,
Schumannstr. 21/22, 10117 Berlin

Teil I
Grundlagen

Immunsystem und Immunität

A. Radbruch

INHALT

Die molekulare Unterscheidung von *„selbst“* und *„nichtselbst“*, wichtiger noch, von *„gefährlich“* und *„nichtgefährlich“*, ist Grundvoraussetzung der Entwicklung von Lebewesen. Effiziente Systeme zum Schutz vor Pathogenen und zur Überwachung des ontogenetischen Entwicklungsplans haben sich im Verlauf der Evolution bei den meisten Organismen entwickelt. Während bei Pflanzen die Pathogene meist durch gezielte Elimination befallenen Gewebes durch Apoptose, Nekrose oder Kallusbildung bekämpft werden, erfolgt bei Tieren die Bekämpfung der Pathogene vorwiegend durch Organsysteme, die die Pathogene gezielt eliminieren.

Das retikulo-endotheliale System (RES) ist evolutionär alt und schon bei Invertebraten zu finden. Die Zellen des RES erkennen über in der Evolution selektionierte Rezeptoren, die Molekülmusterrezeptoren (PRR, „pattern recognition receptors“), typische Strukturen der Pathogene (PAMP, „pathogen associated molecular patterns“), z.B. Lipopolysaccharide oder Muramylpeptide, und eliminieren Pathogene, die diese Strukturen haben, durch Phagozytose und Verdauung in Lysosomen. Die Gene für die PRR-Rezeptoren werden vererbt. Ein Beispiel ist der Lipopolysaccharidrezeptor CD14. Diesen Schutz des Organismus bezeichnet man als „angeborene“ oder auch „natürliche“ Immunität („innate immunity“).

Die erworbene oder adaptive Immunität („adaptive immunity“), eine exklusive Eigenschaft der Wirbeltiere, beruht auf besonderen Rezeptoren der Lymphozyten. Diese Rezeptoren erkennen mit großer Spezifität fremde Strukturen, die Antigene, die so genannt werden, weil das Immunsystem gegen sie Antikörper herstellt, wie sie erstmals 1890 von Behring u. Kitasato entdeckt wurden. Antikörper finden sich im ganzen Körper, auch im Blut, sie können mit Serum übertragen werden (passive Immunisierung), und sie sorgen für die humorale Immunität. Die Bindung von Antikörpern an Antigene markiert diese für die Effektor- und Eliminationsmechanismen der angeborenen Immunität, so zur Aufnahme durch Freßzellen (Opsonisierung) und zur Lyse durch das Komplementsystem. Antikörper können auch von Zellen des angeborenen Immunsystems als Antigenrezeptoren passiv aufgenommen werden. Das bekannteste Beispiel ist die Armierung von Mastzellen und basophilen Granulozyten mit IgE. Die Bindung von Antigenen an die Antikörper-armierten Zellen löst dann die Effektormechanismen dieser Zellen aus, z.B. Histaminausschüttung.

Neben der humoralen Immunität durch Antikörper in den Körperflüssigkeiten haben Wirbeltiere auch eine zelluläre erworbene Immunität, die durch spezifische Antigenrezeptoren vermittelt wird. Zellen mit diesen Antigenrezeptoren reagieren nach Aktivierung durch das Antigen durch Sekretion einer Vielzahl von Botenstoffen, z.B. Zytokine und Chemokine, und durch Tötung von Zellen, die das Antigen auf der Zelloberfläche tragen.

Während Makrophagen als wesentlicher Zelltyp der angeborenen Immunität durch Metschnikoff und Antikörper als Träger der erworbenen Immunität durch Behring u. Kitasato bereits seit Ende des 19. Jahrhunderts bekannt sind, weiß man erst seit Anfang der 60er Jahre des 20. Jahrhunderts durch Untersuchungen von James Gowans, daß Lymphozyten die Zellen des adaptiven Immunsystems sind. Erst in den 80er Jahren wurden die Gene für die spezifischen Antigenrezeptoren entdeckt und die Regeln, nach denen sie zusammengesetzt werden, sind bis heute nicht ganz klar. Genausowenig kennt man die komplexen Regeln, nach denen Lymphozyten miteinander und mit den Zellen des angeborenen Immunsystems zusammenarbeiten, und die Kommunikationssysteme, die sie dabei verwenden.

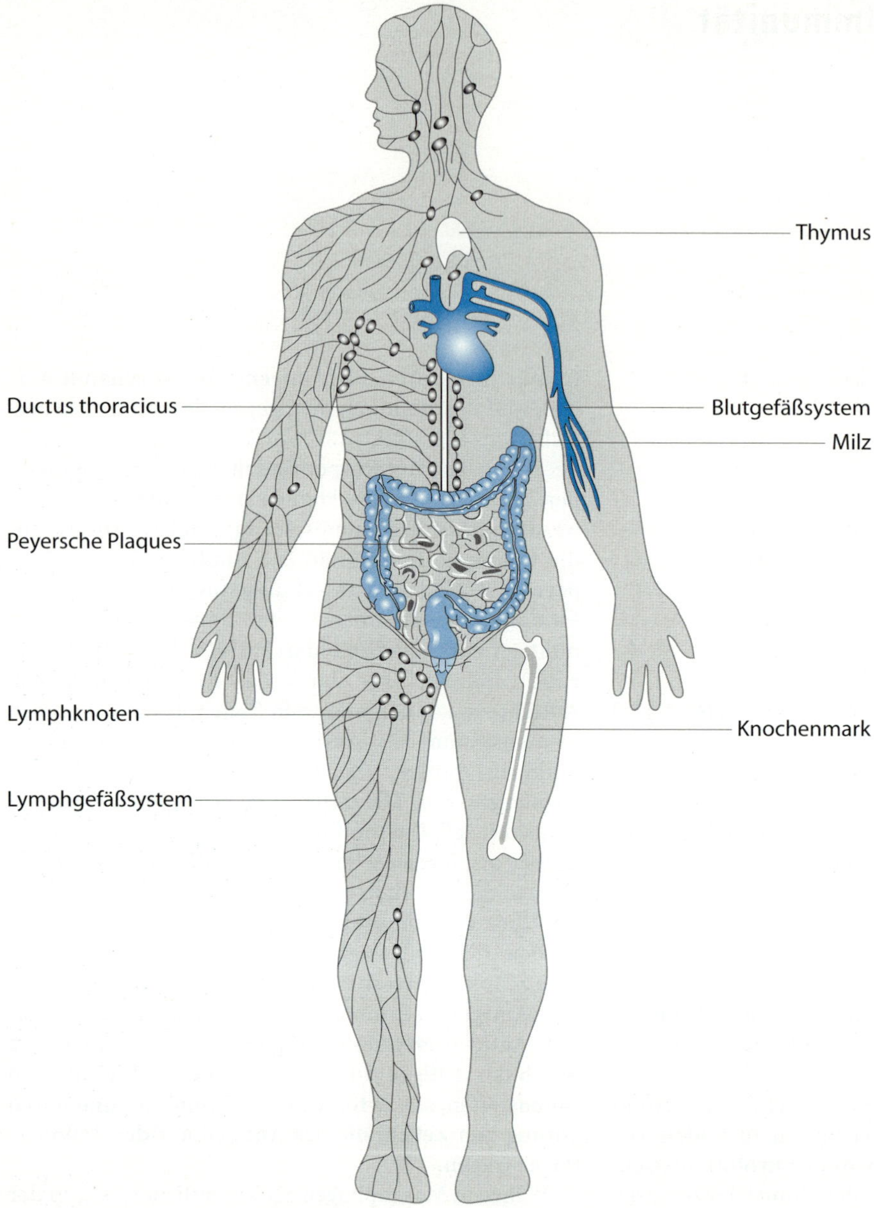

Abb. 1.1. Die Organe des Immunsystems

1.1 Zellen und Organe des Immunsystems

Als Überwachungsorgan muß das Immunsystem den gesamten Körper durchziehen, seine Zellen müssen überall präsent sein (s. Abb. 1.1). Tatsächlich findet man Zellen der Makrophagenentwicklungslinie und Lymphozyten überall im Organismus. Sie benutzen das Blut- und das Lymphgefäßsystem, verlassen aber auch die Gefäße und bewegen sich im Gewebe. Sie entstehen in primären lymphoiden Organen, Knochenmark und Thymus und reagieren miteinander bei Immunreaktionen in sekundären lymphoiden Organen, den Lymphknoten, der Milz und den Peyer-Plaques.

Während Lymphozyten aufgrund ihrer einfachen Morphologie (sie bestehen im wesentlichen aus Zellkern mit dünnem Zytoplasmasaum) einfach als solche zu identifizieren sind, können Zellen der Makrophagenentwicklungslinie in den unterschiedlichsten Formen auftreten. Sie erhielten daher im Lauf der Zeit von Histologen und Pathologen die unterschiedlichsten Namen:

- Mikrogliazellen im Gehirn,
- Langerhans-Zellen in der Haut,
- Monozyten im Blut,
- dendritische Zellen in lymphoiden Organen.

Zusammen mit den Granulozyten bilden Makrophagen die myeloide Entwicklungsreihe und entstehen aus myeloiden Vorläuferzellen. Lymphozyten entstehen aus lymphoiden Vorläuferzellen des Knochenmarks. Myeloide, lymphoide, erythroide und retikulozytäre Vorläuferzellen entstehen aus gemeinsamen hämatopoetischen Stammzellen. Die Weichenstellung der Entwicklungslinien ist dabei größtenteils unklar.

Hämatopoese

Die Hämatopoese findet im Embryo zunächst im Dottersack statt, verlagert sich dann im Verlauf der embryonalen Entwicklung in die fötale Leber und später in das Knochenmark. Im Knochenmark entstehen täglich, auch im erwachsenen Menschen, Milliarden neuer Zellen. So werden bis zu $3 \cdot 10^{11}$ myeloide Zellen täglich neu gebildet. Es stellt sich die Frage nach dem Grund dieser konstanter Regeneration. Bei den myeloiden Zellen (Granulozyten und Monozyten) müssen zum einen die Verluste ausgeglichen werden, die durch die ständige Abwehr von Pathogenen entstehen. Die Verweildauer der Granulozyten im Blut beträgt zum anderen nur 8–10 h, bevor sie ins Gewebe einwandern und dort später absterben. Auch Monozyten zirkulieren nur wenige Tage im peripheren Blut, bevor sie als Makrophagen ins Gewebe einwandern.

Klonale Selektionstheorie

Für die Lymphozyten stellte MacFarlane Burnet die klonale Selektionstheorie auf. Sie geht davon aus, daß jeder Lymphozyt nur einen bestimmten Antigenrezeptor hat, also nur ein Antigen erkennen kann, verschiedene Lymphozyten also verschiedene Antigene. Das Rezeptorrepertoire wird dabei auf etwa 10^6 verschiedene Rezeptoren pro Mensch geschätzt. Lymphozyten, die körpereigene Strukturen erkennen, dürfen dabei nicht entstehen oder müssen eliminiert werden, damit das Immunsystem *tolerant* gegen „selbst" ist, den eigenen Organismus.

Adaptive Immunität

Antigene dagegen selektionieren diejenigen Lymphozyten, von deren Rezeptoren sie erkannt werden. Diese spezifischen Lymphozyten werden aktiviert und sie beginnen sich zu teilen. Es entstehen reaktive Lymphozyten, die das Antigen bekämpfen, und langlebige Lymphozyten mit niedriger Reizschwelle, die als Gedächtniszellen effektiv gegen das Antigen reagieren, wenn der Organismus wieder damit konfrontiert wird. Das Immunsystem hat so die Fähigkeit, sich an die Antigene seiner Umgebung anzupassen, die *adaptive* Immunität. Lymphozyten, deren Rezeptoren keine passenden Antigene vorfinden, leben nur kurz. Sie werden in dieser Umgebung nicht gebraucht und ständig durch neugebildete Lymphozyten ersetzt.

Auslösung der Immunreaktion

Nicht alle körperfremden Stoffe lösen eine Immunantwort aus, d.h. sind Antigene. So ist das Immunsystem normalerweise tolerant gegen Nahrungsmittel und gegen viele inhalierte, durch Schleimhäute und Lunge aufgenommene Substanzen, z.B. Rauchpartikel und Pollen. Als Grundregel – auch wenn es Ausnahmen gibt – gilt: Antigene müssen gleichzeitig vom angeborenen und vom adaptiven Immunsystem erkannt werden, d.h. von myeloiden und lymphoiden Zellen. Stoffe, die von einem Molekülmusterrezeptor (PRR) der myeloiden Zellen erkannt werden, werden von diesem den Lymphozyten als Antigene präsentiert. Um eine Immunantwort auszulösen, müssen also Antigen-präsentierende Zellen und Lymphozyten interagieren. Dies geschieht in den reaktiven, sekundären lymphoiden Organen, in der Milz und in den Lymphknoten, in denen sich Blut- und Lymphgefäße treffen und die über den ganzen Körper verteilt sind.

Je nach ihrer Lage haben Lymphknoten histologische Besonderheiten und werden unterschiedlich bezeichnet. Dazu gehören auch Tonsillen und Peyer-Plaques. Myeloide Zellen, die in der Peripherie des Körpers Antigene erkannt haben, wandern in die Lymphknoten, Milz oder Peyer-Plaques ein und präsentieren ihr Antigen dort. Lymphozyten patrouillieren ununterbrochen im Blut und Lymphgefäßsystem durch den Körper. Treffen sie in Lymphknoten auf Antigen-präsentierende Zellen mit dem passenden Antigen, so beginnt die Immunreaktion. Antigen-präsentierende Zellen und Lymphozyten stimulieren sich gegenseitig, der Lymphozyt wird aktiviert, proliferiert und beginnt mit der Produktion von Effektormolekülen.

Lymphozytentypen

Es gibt 3 grundsätzlich verschiedene Typen von Lymphozyten.

■ **T-Lymphozyten.** T-Lymphozyten (aus dem *T*hymus) haben ausschließlich membranständige Antigenrezeptoren. Sie erkennen nicht Antigen als solches, sondern körpereigene Membranmoleküle, die Gewebeverträglichkeitsantigene („*m*ajor *h*istocompatibility *c*omplex *a*ntigens", MHC), wenn deren Topologie durch Antigenfragmente verändert ist. Vorläufer der T-Lymphozyten wandern aus dem Knochenmark in den *Thymus*, wo sie beginnen, ihre Antigenrezeptoren zu exprimieren und wo selbstreaktive Zellen eliminiert werden. T-Lymphozyten, die körpereigene Gewebeverträglichkeitsantigene nur dann erkennen, wenn sie durch nichtkörpereigene Antigenfragmente strukturell modifiziert sind, verlassen den Thymus entweder als zytotoxische Tc-Lymphozyten (c für „*c*ytotoxic") oder als regulatorische Th-Lymphozyten (h für „*h*elper").

Die von *Th-Lymphozyten* erkannten MHC-Moleküle der Klasse II, beim Menschen HLA-DR und HLA-DQ (HLA, „human leukocyte antigens"), finden sich nur auf myeloiden, Antigen-präsentierenden Zellen und auf B-Lymphozyten. MHC-Klasse-II-Moleküle werden vorwiegend mit Peptiden von extrazellulären Antigenen beladen, z.B. Bakterien, die von der Zelle aufgenommen und prozessiert, d.h. verdaut wurden. Die Interaktion zwischen Th-Lymphozyten und MHC-Klasse-II-tragenden, Antigen-präsentierenden Zellen definiert Antigene für das Immunsystem und entscheidet über die Art der Immunantwort, d.h. die Zellen und Effektormoleküle, die rekrutiert werden. Neben den Zellen des natürlichen Immunsystems sind das die zytotoxischen *Tc-Lymphozyten,* die MHC-Klasse-I-Moleküle erkennen, wenn sie durch antigene Peptide modifiziert sind, und die B-Lymphozyten, deren Rezeptoren, die Antikörper, die Antigene als solche erkennen, auch wenn sie gelöst vorliegen. Da MHC-Klasse-I-Moleküle auf allen Zellen des Körpers zu finden sind, erkennen Tc-Lymphozyten jede Zelle, die antigene Peptide exprimiert und eliminieren sie. Die durch Tc-Lymphozyten vermittelte *zelluläre Immunantwort* ist vorwiegend gegen intrazelluläre Pathogene, z.B. Viren, oder zelleigene Peptide der Zielzelle gerichtet, denn MHC-Klasse-I-Moleküle werden vorwiegend mit Peptiden von Proteinen beladen, die an zelleigenen Ribosomen synthetisiert wurden.

■ **NK-Zellen.** Eng verwandt mit den Tc-Lymphozyten sind die *natürlichen Killerzellen* (NK-Zellen), die aus gemeinsamen Vorläuferzellen entstehen, aber keine spezifischen Antigenrezeptoren haben. Stattdessen haben sie Rezeptoren für körpereigene MHC-Moleküle. Zellen, die keine körpereigenen MHC-Moleküle exprimieren, werden von NK-Zellen eliminiert. So ist im Zusammenspiel von NK-Zellen und Tc-Lymphozyten sichergestellt, daß nur als körpereigene, Antigen-frei ausgewiesene Zellen im Körper überleben können.

■ **B-Lymphozyten.** *B-Lymphozyten* (aus dem Knochenmark, „bone marrow") sorgen für die *humorale Immunantwort* gegen extrazelluläre Pathogene, und gegen Antigene, die in den „Körpersäften" (griech. „humos" für Saft) gelöst sind. Über membrangebundene Antikörper erkennen B-Lymphozyten ihre Antigene, werden unter Kontrolle der Th-Zellen aktiviert und beginnen, die gleichen Antikörper in großen Mengen zu sezernieren. Jeder Antikörper besitzt 2–10 Bindungsstellen für sein Antigen. Die Antigene werden vernetzt und so unschädlich gemacht, für die Vernichtung durch myeloide Freßzellen oder lymphoide Killerzellen markiert (Opsonisierung), lösen Komplementlyse aus oder die Degranulation von Granulozyten, die zu einer Kaskade von weiteren Effektorreaktionen führt.

Antigenrezeptoren

Die *Antigenrezeptoren* von B- und T-Lymphozyten sind eine Besonderheit der Wirbeltiere. Durch Kombination der Gene evolutionär alter Zellerkennungsmoleküle aus der Immunoglobulingensuperfamilie mit einem Rekombinationssystem, das vermutlich von Retroviren stammt, entstand ein Gensystem für Antigenrezeptoren, das es ermöglicht, aus einer begrenzten Anzahl von vererbten Grundelementen Rezeptoren für fast jede beliebige Struktur in jedem Individuum zu bilden. Grundbaustein der Gene der Immunoglobulinsuperfamilie ist eine ca. 100 Aminosäuren lange, in typischer Weise gefaltete, durch eine Disulfidbrücke gehaltene Peptiddomäne, der ein Exon des Gens auf der DNA entspricht. Zur Immunoglobulingensuperfamilie gehören so unterschiedliche Moleküle wie Adhäsionsmoleküle (CD2, ICAM, LFA-3) oder Zytokinrezeptoren (IL1-R, cKit) und viele mehr. Die Antigenrezeptoren der B- und T-Lymphozyten bestehen jeweils aus mehreren Peptidketten, die ihrerseits 2–6 Domänen lang sind (Abb. 1.2). Während die carboxyterminalen Domänen für Signalweiterleitung und Funktion der Rezeptoren wesentlich sind, ist die aminoterminale Domäne für die Antigenbindung zuständig. Das Exon für diese „variable", Antigen-erkennende Domäne wird nicht als solches vererbt, sondern in der Entwicklung der B- und T-Lymphozyten aus Gensegmenten durch Rekombination zusammengesetzt.

1.2 B-Lymphozyten und Antikörper

Antikörper bestehen aus 2 identischen leichten Peptidketten mit je 2 Domänen und 2 schweren Peptidketten mit je 4–6 Domänen. Die variablen Domänen je einer leichten und einer schweren Kette bilden eine Antigenbindungsstelle, die schweren Ketten besitzen zudem zwischen der 2. und 3. Domäne eine Gelenkregion, und sie sind dort auch miteinander verbunden. Antikörper sind also Y-förmige Proteine mit jeweils 2 Antigenbindungsstellen (s. Abb. 1.2). Die Gene für schwere Antikörperketten sind in einem Multigenlokus auf dem menschlichen Chromosom 14 angeordnet (IgH-Lokus). Für leichte Antikörperketten gibt es 2 Multigenlozi, den Igk-Lokus auf Chromosom 2 und den Igl-Lokus auf Chromosom 22 des Menschen. Der funktionelle Unterschied zwischen κ-und λ-leichten Ketten ist unklar, sie haben jeweils eine variable und eine „konstante" Domäne.

Bei den schweren Ketten kann die variable Domäne zusammen mit verschiedenen konstanten Regionen, auch Isotypen genannt, exprimiert werden, die jeweils aus 3–5 Domänen bestehen, es entstehen Antikörper verschiedener „Klassen". Die 9 verschiedenen konstan-

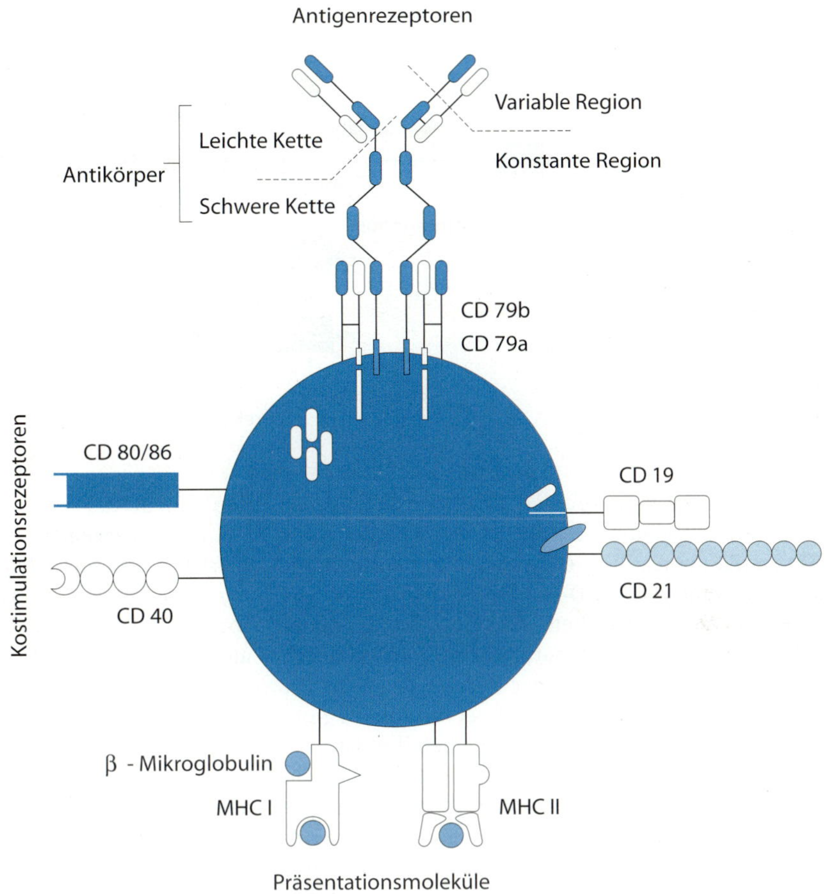

Abb. 1.2. Antigenrezeptoren, Antigenkorezeptoren, Kostimulationsrezeptoren und Präsentationsmoleküle der B-Lymphozyten

ten Regionen der menschlichen Antikörper verleihen diesem jeweils ganz bestimmte Eigenschaften, wie Bindung von Komplement, transepithelialer Transport, Armierung von Mastzellen.

In der Ontogenese der B-Lymphozyten werden die Gene für die variablen Domänen der Antikörperketten aus Gensegmenten neu gebildet. Dabei entstehen die Transkriptionseinheiten für jeweils 1 schwere und 1 leichte Kette. Der prinzipielle Vorgang ist am Beispiel der schweren Antikörperkette erklärt (Abb. 1.3). 100–200 V_H-Gensegmente (V für variability) für den größten, den aminoterminalen Teil der variablen Domäne sind im 5´-Bereich des IgH-Lokus gruppiert. Vor jedem V_H-Gensegment liegt ein eigener Promotor, der allerdings zunächst nicht aktiv ist. Direkt hinter jedem V-Gensegment liegt ein Rekombinationssignal, das eine typische Struktur aufweist (CACAGTG – 23 beliebige Basenpaare – ACAAAAACC). Hinter (in 3´-Richtung auf der DNA) den V_H-Gensegmenten liegen mehrere kurze Gensegmente, die D-Gensegmente (D für „diversity"), die beiderseitig flankiert sind von Rekombinationssignalen der Struktur (CCAAAAACA – 12 beliebige Basen – GTGACAC) und (CACAGTG – 12 beliebige Basen – ACAAAAACC). Hinter den D-Gensegmenten liegen 9 J_H-Gensegmente (J für „joining"), von denen aber nur 6 benutzt werden können, vor jedem dieser 6 liegt ein Rekombinationssignal der Struktur (CCAAAAACA – 23 beliebige Basenpaare – GTGACAC). Die J_H-Gensegmente enden mit einer Spleißdonorsequenz, durch die auf der Ebene der RNA-Transkriptes das variable Gensegment mit den Exons für die konstanten Domänen der Antikörperkette verbunden wird.

Die Rekombinationssequenzen dienen als Erkennungsstrukturen der Rekombinationsenzyme RAG-1 und RAG-2 (RAG für rekombinationsaktivierende Genprodukte), die die DNA zwischen Heptamersequenz und Gensegment spalten (GTGCACA↓). RAG-1 und RAG-2 haben große Ähnlichkeit mit Transposasen und retroviralen Integrasen, sind allerdings in enger Nachbarschaft selbst stabil ins Genom integriert. 2 Gensegmente, die von 23er- und 12er-Rekombinationssignalen flankiert waren, werden dann miteinander verbunden. In einer Reihe enzymatischer Schritte werden dabei Basen entfernt oder können neue Basen durch das Enzym TdT (terminale Deoxynukleotidyltransferase) zufällig eingebaut werden. Abgeschlossen wird die Rekombination durch die Ligation der Gensegmente,

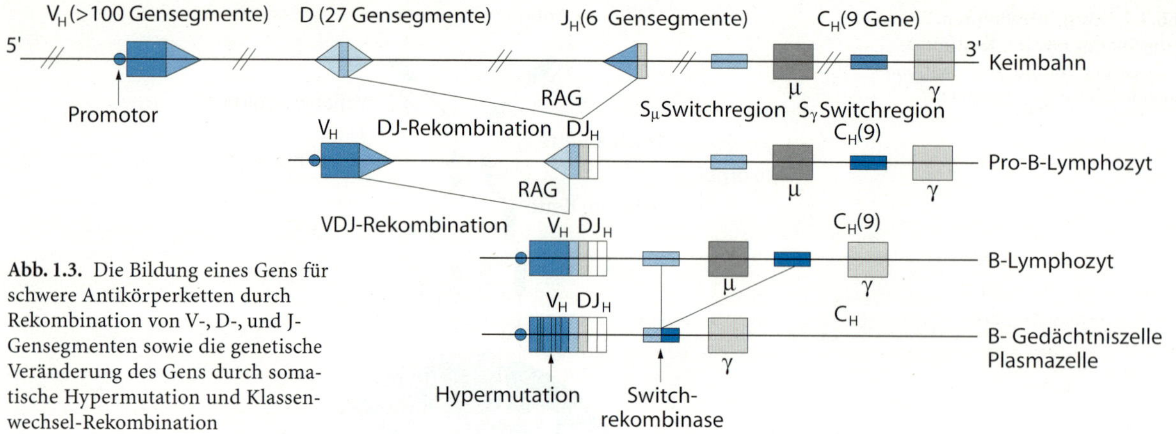

Abb. 1.3. Die Bildung eines Gens für schwere Antikörperketten durch Rekombination von V-, D-, und J-Gensegmenten sowie die genetische Veränderung des Gens durch somatische Hypermutation und Klassenwechsel-Rekombination

wobei eine Reihe von weiteren Enzymen zelleigener DNA-Reparatursysteme beteiligt ist. Entscheidend für die Diversität der Antikörper ist neben der kombinatorischen Auswahl von V-, D- und J-Gensegmenten aus den jeweiligen Genfamilien die Entstehung neuer Sequenzen an den Rekombinationsschnittstellen durch die Rekombination selbst. Dieser Bereich des Gens für variable Domänen bildet die 3. hypervariable Region, die wesentlich an der Antigenbindung beteiligt ist.

Die Unschärfe der Rekombination führt allerdings in vielen Fällen auch zu einer Änderung des Leserasters und der Einführung von Translationsstopkodons, es entsteht ein Gen, das nicht mehr in ein Protein übersetzt werden kann. Diese „unproduktiven" Rekombinationen führen zu einer Stillegung des gesamten IgH-Lokus, da weitere Rekombinationen durch die Deletion aller D-Gensegmente bei der 1. Rekombination unmöglich gemacht werden und V_H- sowie J_H-Gensegmente nicht direkt miteinander rekombinieren können weil ihre Rekombinationssignale nicht komplementär sind.

Anders stellt sich die Lage für die leichten Ketten der Antikörper dar, die keine D-Gensegmente haben. Stattdessen haben die V- und J-Gensegmente hier komplementäre Rekombinationssignale und rekombinieren direkt miteinander. Es gibt erste Hinweise darauf, daß die V- und J-Gensegmente eines IgL-Lokus mehrfach im Leben einer B-Zelle rekombinieren können, es also zu sekundären VJ-Rekombinationen kommt, auch nach Aktivierung der B-Zellen durch Antigen.

Allelenexklusion

Für die B-Lymphozyten ist die dauerhafte Stillegung eines IgH-Lokus von Vorteil. Man findet sie deshalb auch in fast allen B-Lymphozyten. Die erfolgreiche Bildung eines V_HDJ_H-Exons scheint seltener zu sein als die unproduktive. Diese Eigenschaft der V_HDJ_H-Rekombination könnte wesentlich an der *Allelenexklusion* beteiligt sein, d. h. am Ausschluß eines der beiden parentalen IgH-Lozi von der Expression. B-Lymphozyten exprimieren prinzipiell nur eine schwere Antikörperkette von einem der parentalen IgH-Genlozi und, da die V_LJ_H-Gensegmente der leichten Ketten analog rekombiniert werden, nur *1* leichte Antikörperkette von einem der 4 parentalen IgL-Genlozi. Jeder B-Lymphozyt hat somit nur *1* Antikörper mit *1* Spezifität, eine Grundvoraussetzung für die klonale Selektion.

Ohne allele Exklusion würde ein Lymphozyt 30 verschiedene Antikörper exprimieren. Die Aktivierung durch ein Antigen würde dann zur Produktion unnötiger oder sogar unerwünschter Antikörper führen. Die allele Exklusion kann somit auch als *Schutz gegen Autoimmunität* gesehen werden. Außerdem stellt sie sicher, daß die Antikörper einer Zelle alle 2 Bindungsstellen für das Antigen haben, eine Grundvoraussetzung für ihr Funktionieren, denn sowohl Signalauslösung membranständiger Antikörper als auch die meisten Effektorfunktionen setzen eine Vernetzung durch Antigen voraus. Antikörper mit nur eine Bindungsstelle *inhibieren* diese Funktionen.

Allele Exklusion als Organisationsprinzip des Immunsystems ist so wesentlich, daß sie auch noch durch einen 2. Mechanismus sichergestellt wird. In den entstehenden B-Lymphozyten werden nämlich grundsätzlich V-Gene der Genlozi IgH, Igκ und Igλ nicht gleichzeitig, sondern in genau dieser Reihenfolge rekombiniert. Erfolgreiche Rekombinationen führen zur Abschaltung weiterer Rekombinationen des gleichen Lokus auf beiden Chromosomen und zur Anschaltung der Rekombinationen des nächsten Lokus. Signalgeber ist das Genprodukt der erfolgreichen Rekombination. So wird nach erfolgreicher V_HDJ_H-Rekombination eine schwere Antikörperkette des Isotyps μ gebildet. Diese wird zusammen mit einer primordialen Pseudoleichtkette exprimiert, die bei allen B-Lymphozyten aus 2 unabhängigen Domänen besteht ($V_{pre}B$ und λ_5) und immer die gleiche Sequenz hat. Dadurch entsteht ein Signal, das über die Antikörperkette weitergeleitet wird, den IgH-Lokus für Rekombinationen schließt und den Igκ-Lokus öffnet. Die Einzelheiten der Signalentstehung sind noch unklar, ebenso wie die molekulare Grundlage der Öffnung eines Genlokus für die Rekombination. Eine Möglichkeit wäre die Induktion der Transkription der Gensegmente, die dadurch für Rekombination markiert werden könnten.

Nach erfolgreicher V_L-J_L-Rekombination einer leichten Antikörperkette verdrängt diese Kette die $V_{pre}B$-λ_5-Ketten von der schweren Kette, und ein komplettes, funktionelles Antikörpermolekül wird als Antigenrezeptor auf der Zelloberfläche exprimiert. Da immer zunächst die konstanten Regionen des μ-Isotyps (cμ) zusammen mit dem V_HDJ_H-Gensegment exprimiert werden, handelt es sich um Antikörper der Klasse IgM, die frisch generierten, unreifen B-Lymphozyten als Antigenrezeptoren dienen. Im Verlauf ihrer weiteren Reifung beginnen die B-Lymphozyten zunächst, gleichzeitig mit IgM auch IgD auf der Zellmembran zu exprimieren. Beide Antikörper unterscheiden sich nur in den konstanten Regionen der schweren Ketten. μ- und δ-schwere Ketten werden durch differentielle Transkriptionsterminierung und differentielles Spleißen mit dem gleichen V_HDJ_H-Exon kombiniert. Die Funktion von IgD und die Signale, die seine Expression auslösen, sind unbekannt.

Reifung der B-Lymphozyten

Vor dem Kontakt mit Antigen hängt die Reifung der B-Lymphozyten bereits von der erfolgreichen Bildung eines Antikörpers ab. Die variablen Exons für die Antigenbindung werden zuerst für die schwere und dann für die leichte Kette durch Rekombinationen aus Gensegmenten hergestellt. Das Überleben der B-Lymphozyten und ihre weitere Entwicklung hängen dabei von dem Erfolg der einzelnen Schritte ab, und sie werden von den Produkten dieser Entwicklungsschritte gesteuert. Schlagender Beweis für diese Vorstellung sind Mäuse, bei denen die Membrandomäne von IgM aus dem Genom deletiert wurde (μ_{MT}-Mäuse). Diese Mäuse haben keine B-Lymphozyten mehr! Mutationen der RAG-Gene und anderer an der Rekombination beteiligter Gene führen dagegen zu Mäusen, denen nicht nur die B-, sondern auch die T-Lymphozyten fehlen.

Zellaktivierung

Kreuzvernetzung der Antikörper auf der Zelloberfläche von B-Lymphozyten durch multimere Antigene führt zur Aktivierung der Zellen. Die Signale werden dabei durch die Igα- und Igβ-Transduktionsmoleküle (s. Abb. 1.2) und weitere, z.T. noch unbekannte Adaptermoleküle weitergeleitet auf intrazelluläre Signaltransduktionskaskaden, z.B. den Proteinkinase-C-Weg. Dabei können die Konsequenzen der Aktivierung durchaus unterschiedlich sein, was von dem Entwicklungsstadium der B-Lymphozyten und den zusätzlichen Signalen abhängt, die sie aus ihrer Umgebung erhalten.

Frische B-Lymphozyten, die noch im Knochenmark aktiviert werden, sterben apoptotisch ab. So werden autoreaktive B-Zellen eliminiert, die mit Zelloberflächenproteinen körpereigener Zellen reagieren. Die Bindung von monomeren Autoantigenen führt dagegen nicht zur Apoptose. In diesem Fall reagieren unreife B-Lymphozyten entweder gar nicht oder durch Lähmung (Anergie), wenn die Konzentration der Antigene sehr hoch ist. Reife B-Lymphozyten verlassen das Knochenmark. Treffen sie im Körper auf Autoantigene, die im Knochenmark nicht vorkommen, so reagieren auch sie normalerweise mit Anergie oder Apoptose. Zur Aktivierung benötigen sie zusätzliche Signale. Diese Signale kommen von Th-Lymphozyten.

Werden B-Lymphozyten durch ein Antigen aktiviert, das sie durch ihren Antikörper erkennen und das gleichzeitig von aktivierten Th-Lymphozyten erkannt wird (s. Abb. 1.2 und 1.5), beginnen die B-Lymphozyten, sich zu teilen und ihre Antikörper an das Antigen anzupassen. Dazu nutzen sie 2 molekulare Mechanismen (s. Abb. 1.3).

Die *somatische Hypermutation* führt Mutationen in die Exons für die variablen Domänen der Antikörperkette ein. Diese Mutationen sind wahrscheinlich zufällig, doch erhalten B-Lymphozyten einen Selektionsvorteil, deren mutierte Antikörper das Antigen besser binden können (Affinitätsreifung). Sie werden durch Antigen auch noch in geringeren Konzentrationen aktiviert als die Ursprungszellen.

Auch die konstanten, funktionsvermittelnden Regionen der schweren Antikörperketten werden an das Antigen angepaßt. Durch die *Antikörperklassenwechselrekombination* (s. Abb. 1.3) kann die gesamte konstante Region der schweren Kette ausgetauscht werden. Auf dem menschlichen IgH-Lokus sind, hinter den Familien für die variablen, D- und J-Gensegmente, die Gene für 9 verschiedene konstante Regionen der schweren Antikörperketten hintereinander angeordnet. Vor jedem liegt eine hochrepetitive, rekombinogene DNA-Sequenz, eine „Switchregion" (S_H, „class switch" für Klassenwechsel). Durch Rekombination der Sμ-Switchregion vor Cμ mit einer der folgenden S_H-Switchregionen wird eine neue Transkriptionseinheit aus dem V_HDJ_H-Exon und dem C_H-Gen hinter dieser S_H-Switchregion gebildet. Der Austausch der konstanten Region der schweren Antikörperkette verleiht dem sezernierten Antikörper bei gleichbleibender Antigenspezifität neue Eigenschaften. So kann aus dem kreuzvernetzenden IgM ein IgG, IgE oder ein IgA werden, wobei z.B. nur letzteres durch den Poly-Ig-Rezeptor über Basalepithelien in extrakorporale Flüssigkeiten, wie Tränenflüssigkeit, Mukus oder Milch transportiert werden kann. Auf diese Weise wird dem Individuum selbst extrakorporaler Schutz geboten und Kindern nach der Geburt humorale Immunität verliehen, bis das eigene Immunsystem voll funktionsfähig ist.

Durch Antigen und Th-Lymphozyten aktivierte B-Lymphozyten können während und nach somatischer

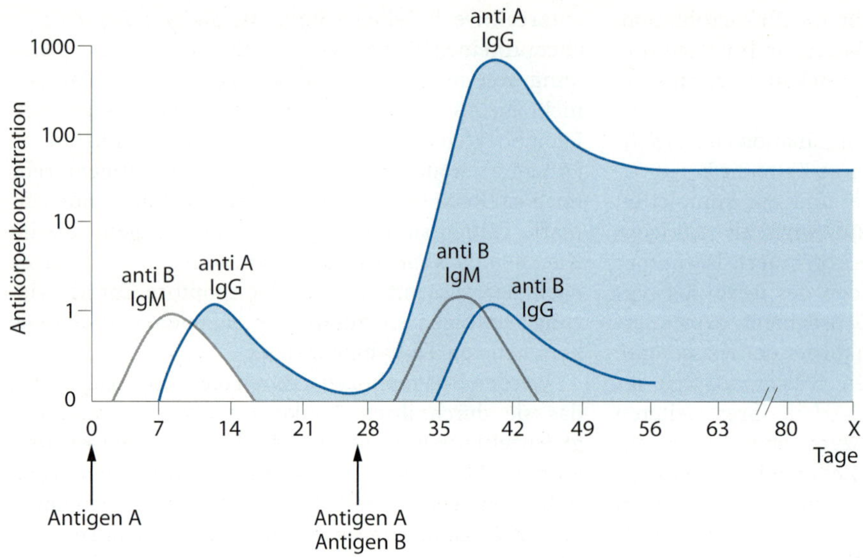

Abb. 1.4. Die Dynamik der humoralen Immunantwort, ihre Spezifität und das humorale Gedächtnis

Hypermutation und Antikörperklassenwechsel entweder zu Antikörper-sezernierenden *Plasmazellen* oder zu *Gedächtniszellen* ausdifferenzieren. Gedächtniszellen tragen wie reife B-Lymphozyten die Antikörper nur membranständig, allerdings jetzt nicht mehr niedrigaffine IgM-Antikörper, sondern für das auslösende Antigen hochaffine IgM-, IgD-, IgG-, IgA- oder IgE-Antikörper. Im Gegensatz zu den unreifen und reifen B-Lymphozyten sind die Gedächtnis-B-Lymphozyten langlebig. Sie zirkulieren in Blut und Lymphe, wahrscheinlich für die restliche Lebenszeit des Individuums. Antikörper-sezernierende Plasmazellen können kurz- oder langlebig sein. Langlebige Plasmazellen wandern ins Knochenmark und sezernieren dort über Jahre ihre Antikörper ins Blut.

Durch das Gleichgewicht zwischen Sekretion und Halbwertszeit der Antikörper (wenige Tage) entsteht eine konstante Konzentration protektiver Serumantikörper zur sofortigen Neutralisierung adäquater Antigenmengen. Steigen die Antigenmengen darüber hinaus an, so werden aus Gedächtnis-B-Lymphozyten neue langlebige Plasmazellen gebildet, deren Antikörper den Serumspiegel entsprechend der Antigenkonzentration erhöhen (s. Abb. 1.4).

1.3 T-Lymphozyten

Antigenrezeptoren

Die Antigenrezeptoren der T-Lymphozyten sind analog zu denen der B-Lymphozyten aufgebaut. Sie bestehen allerdings nur aus 2 Peptidketten, die jeweils 2 Domänen haben, 1 variable und 1 konstante. Es gibt 4 Genlozi für die Gene für α- (Chromosom 14), β- (Chromosom 7), γ- und δ-Ketten, wobei der δ-Genlokus zwischen V- und J-G-Genen des α-Lokus insertiert ist. γ- und β-Genlozi enthalten V-, D-, J- und C-Gensegmente, bei δ- und α-Genlozi fehlen die D-Gensegmente. γ- und β-Gensegmente können also bezüglich der möglichen kombinatorischen Diversität als Homologe der schweren Antikörpergene gelten, während δ und α den leichten Ketten der Antikörper entsprechen.

T-Lymphozyten-Entwicklung

Die T-Lymphozyten entwickeln sich im Thymus aus Vorläuferzellen, die aus dem Knochenmark stammen. Im Gegensatz zu den B-Lymphozyten können die T-Lymphozyten verschiedene Entwicklungslinien einschlagen. Je nachdem, ob sie zuerst eine γ- oder eine β-Kette erfolgreich rekombiniert haben, werden sie als nächstes eine δ- oder α-Kette rekombinieren, so daß T-Lymphozyten mit $\gamma\delta$-Rezeptoren und solche mit $\alpha\beta$-Rezeptoren entstehen. T-Lymphozyten mit $\gamma\delta$-T-Zellrezeptoren (TcR) entstehen in der Ontogenese zuerst.

Die Funktion der $\gamma\delta$-T-Lymphozyten ist weitgehend unklar. Unter den Lymphozyten des Blutes und der Lymphe sind sie selten. In großer Zahl findet man sie dagegen in der Epidermis und in anderen Epithelien. Merkwürdig ist dabei, daß die meisten dieser $\gamma\delta$-Zellen den gleichen TcR tragen, z.B. die epidermischen $\gamma\delta$-T-Zellen der Maus $V\delta 1D\delta 2J\delta 2\text{-}C\delta$ und $V\gamma 5J\gamma 1\text{-}c\gamma 1$. In der frühen Ontogenese werden $\gamma\delta$-T-Zellen mit bestimmten V-Region-Kombinationen in Wellen gebildet. Später nimmt die Heterogenität der $\gamma\delta$-V-Regionen zu und die $\gamma\delta$-Zellen werden kontinuierlich gebildet.

Die erfolgreiche Bildung einer β-Kette des TcR durch $V\beta DJ\beta$-Rekombinationen prädestiniert die Prä-T-Zelle zur Bildung einer α-Kette durch Rekombination von $V\alpha$- und $J\alpha$-Gensegmenten. Dieser Vorgang verläuft ganz analog zu der sequentiellen Aktivierung der Antikörperketten in Prä-B-Zellen. Auch die Prä-T-Zellen haben Surrogat-α-Ketten, die sich vor der Rekombination der α-Ketten mit der bereits rekombinierten und exprimierten β-Kette paaren und über ein unbekanntes Signal der Prä-T-Zelle den Eintritt in die nächste Entwicklungsstufe ermöglichen, die Bildung der α-Kette.

T-Lymphozyten mit $\alpha\beta$-TcR sind die häufigsten T-Zellen in Blut, Lymphe und den lymphoiden Organen. Aus ihnen rekrutieren sich regulatorische Th- und zytotoxische Tc-Zellen. Prinzipieller Unterschied zwischen beiden ist die Erkennung von Antigenpeptiden auf MHC-Klasse-II-Molekülen durch Th-Lymphozyten und auf MHC-Klasse-I-Molekülen durch Tc-Lymphozyten. Beide Entwicklungslinien der T-Zellen benutzen das gleiche Repertoire an $\alpha\beta$-TcR. Die Festlegung auf die Klasse der MHC-Moleküle erfolgt durch zusätzliche Rezeptoren, die Korezeptoren CD4 für MHC-Klasse-II- und CD8 für MHC-Klasse-I-Moleküle.

Direkt nach der erfolgreichen Bildung eines $\alpha\beta$-TcR im Thymus exprimiert die unreife T-Zelle sowohl CD4 als auch CD8. Die Entscheidung für einen der beiden Korezeptoren fällt während der nun folgenden Selektion der T-Lymphozyten im Thymus. Die unreifen $\alpha\beta$-T-Lymphozyten, die im äußersten Bereich der Thymusrinde (Kortex) ihren TcR gebildet haben, wandern zum Mark des Thymus (Medulla). Dabei passieren sie zunächst kortikale Epithelzellen. Bei der Konfrontation mit den kortikalen Epithelzellen wird die T-Zelle auf einen Korezeptor festgelegt, entweder CD4 oder CD8, und es werden T-Zellen selektioniert, deren TcR die körpereigenen MHC-Moleküle der kortikalen Epithelzellen erkennen. Ob die T-Zelle CD4 oder CD8 benutzt, hängt von der Spezifität ihres TcR für die Klasse-II- oder Klasse-I-Moleküle ab. Diese *positive Selektion* ist Voraussetzung für die Unterscheidung von „selbst" und „nichtselbst" durch T-Lymphozyten. T-Zellen, deren TcR körpereigene MHC-Moleküle nicht erkennt, sterben apoptotisch.

Das Problem der *autoreaktiven* T-Lymphozyten, die die positive Selektion überleben, wird durch eine weitere, *negative Selektion* gelöst. T-Lymphozyten, deren TcR körpereigene MHC-Moleküle, die mit körpereigenen Proteinen beladen sind, mit hoher Affinität erkennen, die also autoreaktiv sind, werden eliminiert, wenn sie nach der positiven Selektion im Thymuskortex die körpereigenen MHC-Moleküle noch einmal gezeigt bekommen, diesmal aber von myeloiden Zellen, Makrophagen und dendritischen Zellen sowie B-Lymphozyten. Die Einzelheiten dieser negativen Selektion sind noch unklar, insbesondere, welche Rolle die Affinität genau spielt. Als Ergebnis verlassen solche $\alpha\beta$-T-Lymphozyten den Thymus, die körpereigene MHC-Moleküle dann erkennen, wenn sie mit körperfremden, von Thymuszellen nicht exprimierten Peptiden beladen sind. Die im Thymus erzeugte *zentrale Toleranz* wird ergänzt durch die *periphere Toleranz,* die Eliminierung oder Lähmung (Anergie) von T-Lymphozyten, die Peptide erkennen, die nur in der Peripherie des Körpers, aber nicht im Thymus vorkommen.

1.4 Antigenerkennung und Induktion der Immunantwort

Aktivierung einer Immunreaktion

Prinzipiell werden naive $\alpha\beta$-T-Lymphozyten gelähmt (anergisiert), wenn sie ihr Peptidantigen präsentiert bekommen, aber keine weiteren Signale erhalten. Um aktiviert zu werden, brauchen sie zusätzlich und gleichzeitig ein 2., kostimulatorisches Signal über ihren Rezeptor CD28 und dessen Liganden CD80 oder CD86 (Abb. 1.5).

Es ist möglich, daß es alternative kostimulatorische Signale gibt. Diese kostimulatorischen Liganden werden von den „professionellen" Antigen-präsentierenden Zellen (APC) exprimiert, den Makrophagen, dendritischen Zellen oder aktivierten B-Lymphozyten. Die Expression von MHC-Klasse-II-Molekülen ist dagegen nicht strikt auf die professionellen Antigen-präsentierenden Zellen beschränkt. Eine Reihe anderer Zelltypen können unter bestimmten Bedingungen ebenfalls MHC-Klasse-II-Moleküle exprimieren, so Mikrogliazellen im Gehirn, epitheliale Zellen in Thymus und Haut und humane T-Lymphozyten. Gegen deren Peptide war im Thymus eine zentrale Toleranz durch negative Selektion induziert worden.

Zeigen die professionellen APC nun in der Peripherie den T-Lymphozyten „neue" Peptide, kann es sich nur um Antigene handeln, Substanzen, die von den Zellen der angeborenen Immunität als gefährlich eingestuft wurden oder die von bereits aktivierten B-Lymphozyten erkannt werden. Wie bei den B-Zellen, deren Aktivierung wesentlich von der CD40-CD156-Kostimulation durch T-Zellen abhängt, wie später ausgeführt wird, hängt die Aktivierung der T-Zellen wesentlich von der CD28-CD80/CD86-Kostimulation durch Makrophagen oder dendritische Zellen ab. Zur Aktivierung einer Immunreaktion durch Antigen ist also ein konzertiertes Zusammenspiel von Antigen-präsentierenden Zellen, Th-Lymphozyten und B-Lymphozyten oder Tc-Lymphozyten nötig. Wesentliche Kontrollpunkte sind Aufnahme, Verarbeitung und Präsentation des Antigens durch die Antigen-präsentierenden Zellen (APC) des angeborenen, natürlichen Immunsystems und die dabei ausgetauschten kostimulatorischen Signale zur Aktivierung der Lymphozyten.

Die Aufnahme von *extrazellulären Antigenen* durch Antigen-präsentierende Zellen geschieht durch Molekularmusterrezeptoren (PRR) für Klassen gefährlicher Strukturen (z.B. CD14), Rezeptoren für Antigen-Antikörper-Komplexe, die die konstanten Regionen der Antikörper erkennen (FcR, z.B. CD32, CD16), oder

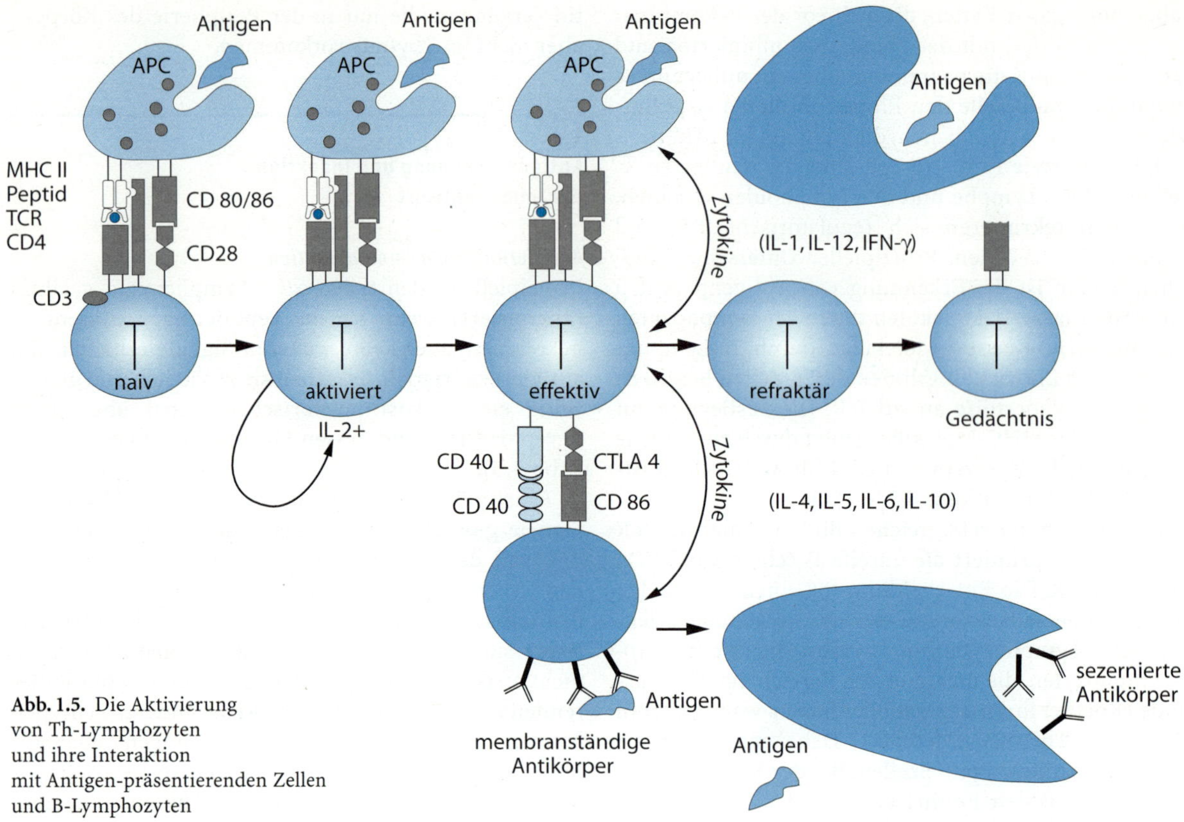

Abb. 1.5. Die Aktivierung von Th-Lymphozyten und ihre Interaktion mit Antigen-präsentierenden Zellen und B-Lymphozyten

Rezeptoren für Antigen-Komplement-Komplexe (z.B. CD19/21), die alle mit den daran gebundenen Antigenen endozytiert werden. In den endozytierten Vesikeln (Endosomen) sinkt der pH-Wert ab, Proteine werden in Peptide zerlegt. Die *sauren Endosomen* können mit *Lysosomen* fusionieren, so daß die Antigene auch enzymatisch abgebaut werden. Dann fusionieren die Endosomen mit *Golgi-Vesikeln,* die aus dem endoplasmatischen Retikulum stammen und neusynthetisierte, membranständige MHC-Klasse-II-Moleküle tragen. Die Peptidbindungsstelle dieser Moleküle ist durch ein bestimmtes Peptid, die invariante Kette (Ii), abgedeckt. In den Fusionsvesikeln wird die invariante Kette unter dem Einfluß bestimmter Enzyme durch Peptide endozytierter Proteine ersetzt. Die Fusionsvesikel werden dann exozytiert und die Peptid-beladenen MHC-Klasse-II-Moleküle so auf der Zellmembran exponiert.

MHC-Klasse-II-Moleküle

MHC-Klasse-II-Moleküle bestehen aus je 1 α- und 1 β-Kette, die zur Immunoglobulinsuperfamilie gehören und jeweils 2 Domänen haben. Die aminoterminalen Domänen bilden zusammen einen Spalt, in den Peptide eingelagert werden können, die durch bestimmte Aminosäuren an bestimmten Positionen ausgezeichnet sind *(Ankeraminosäuren).* Da der Spalt an beiden Enden offen ist, können die Peptide gewissermaßen etwas heraushängen. Sie können mehr als 12 Aminosäuren lang sein. Art und Position der Ankeraminosäuren hängen von den jeweiligen MHC-α- und -β-Ketten ab.

Der MHC-Genlokus (s. Abb. 1.6) ist hochpolymorph, d.h. es gibt viele Allele jeden Gens, die jeweils andere Antigenpeptide binden können. Außerdem gibt es dort eine Vielzahl von Genen, deren Produkte in Immunreaktionen verwickelt sind, jedoch nur wenige MHC-Klasse-I- und -Klasse-II-Gene. Durch den Polymorphismus dieser Gene können in einer heterogenen Population von verschiedenen Individuen viele verschiedene Antigene präsentiert und erkannt werden.

Warum ist dieses Problem in der Evolution nicht wie bei den Antigenrezeptoren durch Polygenie gelöst worden, d.h. durch viele Gene in jedem Genom, so daß jedes Individuum über das gesamte Erkennungsrepertoire der Spezies verfügen kann? Ein Grund könnte die nötige Elimination selbstreaktiver T-Lymphozyten im Thymus sein. Man schätzt, daß 1–2% der positiv selektionierten T-Lymphozyten pro MHC-Haplotyp wegen Autoreaktivität im Thymus durch negative Selektion eliminiert werden. In der Evolution scheint sich ein Gleichgewicht zwischen Polygenie und Polymorphismus herausgebildet zu haben, das ein breites Repertoire der Antigenpräsentation in der Bevölkerung mit einem möglichst breiten Antigenerkennungsrepertoire kombiniert. Jede Antigen-präsentierende Zelle eines Indivi-

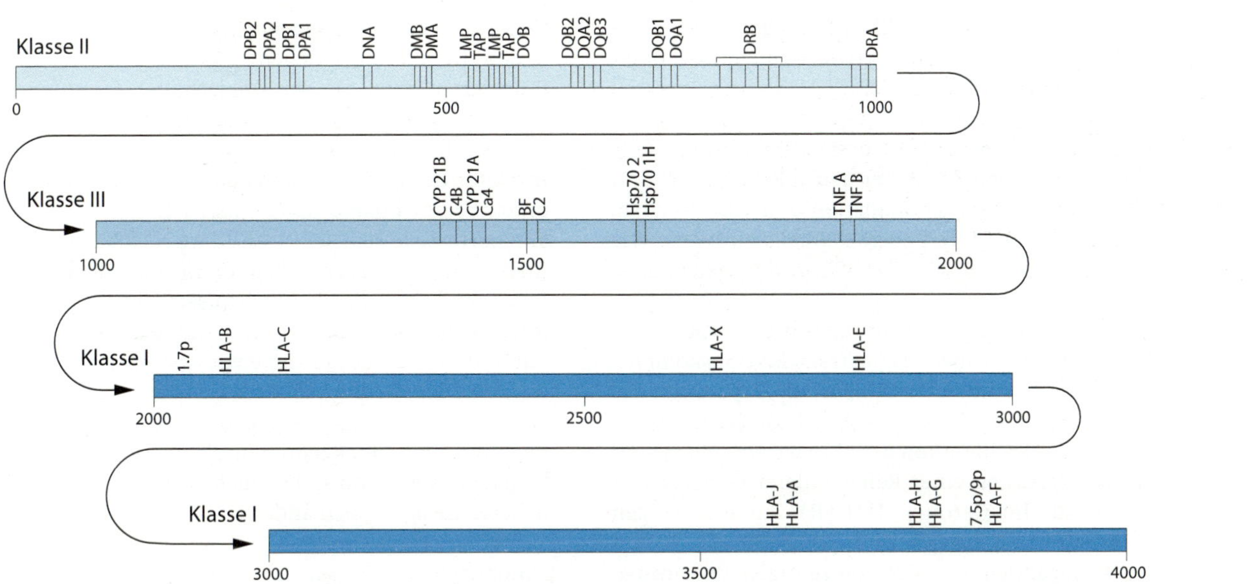

Abb. 1.6. Der menschliche MHC-Genlokus ist eine Ansammlung von Genen, die eine Rolle bei Immunantworten spielen, so die eigentlichen MHC-Gene, die Gene für TNF und die Gene für Hitzeschutz (Hsp 70) und andere Transporterproteine (TAP)

duums kann aus 3 Paaren von α- und β-Ketten, kodiert von den HLA-DR-, -DP- und -DQ-Genlozi, und dem Gen für eine 2. β-Kette im DR-Lokus, dessen Produkt auch mit DRα paart, 4 MHC-Klasse-II-Moleküle exprimieren. So können bei entsprechend großen Polymorphismen, bei jeweils 2 verschiedenen Allelen pro Zelle, bereits 14 unterschiedliche MHC-Klasse-II-Moleküle pro Zelle gebildet werden, was eine ganz beachtliche Breite der Antigenpräsentation ermöglicht, wobei aber bis zu 30% der positiv selektionierten T-Lymphozyten verloren gehen. So kommt es vor, daß individuelle Immunsysteme bestimmte Antigene nicht präsentieren und erkennen können, wobei das nicht immer von Nachteil für das Individuum sein muß. In einer polymorphen Population wird es jedoch immer Individuen geben, die ein bestimmtes Antigen erkennen, so daß die Population als solche nicht gefährdet ist.

MHC-Klasse-I-Moleküle

MHC-Klasse-I-Moleküle werden auf allen Zellen des Körpers exprimiert. MHC-Klasse-I-negative Zellen werden durch NK-Zellen eliminiert. MHC-Klasse-I-Moleküle bestehen aus einer α-Kette, die aus 3 Domänen des Ig-Typs besteht und die von einem Gen des HLA-A-, -B- oder -C-Lokus kodiert wird. Als 4. Domäne fungiert bei allen MHC-Klasse-I-Molekülen das nichtpolymorphe β_2-Mikroglobulin. Bei den polymorphen α-Ketten mit jeweils 2 Allelen pro Gen ergeben sich bis zu 6 verschiedene MHC-I-Moleküle pro Zelle.

Die beiden aminoterminalen Domänen einer α-Kette bilden zusammen die Antigenbindungsstelle. Wie bei den MHC-II-Molekülen ist die Bindungsstelle ein Spalt zwischen den Domänen, der jedoch an beiden Enden geschlossen ist, so daß MHC-I-bindende Peptide nicht nur bestimmte Ankeraminosäuren haben müssen, sondern auch eine bestimmte Länge nicht überschreiten können, nämlich rund 10 Aminosäuren.

Eine im endoplasmatischen Retikulum neusynthetisierte MHC-I-α-Kette lagert sich dort sofort an β_2-Mikroglobulin an, faltet sich aber noch nicht richtig zusammen. Das unfertige MHC-I-Molekül wird von membrangebundenem Calnexin im endoplasmatischen Retikulum zurückgehalten. Bindet ein Peptid an den MHC-I-Calnexin-Komplex, wird die Faltung des MHC-I-Moleküls abgeschlossen, das Molekül löst sich von Calnexin und wird über den Golgi-Apparat exozytotisch auf die Zellmembran gebracht. Die präsentierten Peptide stammen aus dem Zytoplasma der Zelle selbst. Zytoplasmatische Proteine werden von Enzymkomplexen, den Proteasomen, in Peptide zerlegt und von Transporterproteinen (TAP1 und TAP2) ins endoplasmatische Retikulum transportiert. Über Spezifität und Polymorphismus von Proteasomen ist wenig bekannt. Doch sorgen sie dafür, daß jede Zelle auf ihrer Oberfläche einen „immunologischen Fingerabdruck" trägt, einen Querschnitt der Peptide der intrazellulären Proteine.

Reife, im Thymus selektionierte CD8-exprimierende $\alpha\beta$-T-Lymphozyten können MHC-I-Moleküle erkennen, die neue, für die Antigen-präsentierende Zelle ungewöhnliche Peptide präsentieren. Wie bei $CD4^+$-Th-Zellen führt die Signalgebung über den TcR allein zu *peripherer Toleranz.* Aktiviert werden $CD8^+$-Tc-Zellen nur, wenn sie die „fremden" Peptide von professionellen APC gezeigt bekommen, ausgewiesen durch CD28-/CD80/86-Kostimulation und somit als „gefährlich“ klassifiziert. Wie die $CD4^+$-Th-Zelle benötigt die Tc-Zelle also 2 *Signale,* um aktiviert zu werden, eines vom *TcR* und eines über *CD28.*

CD8-Zellen können jedoch auch noch auf einem 2. Weg aktiviert werden. Werden sie nämlich einerseits von einer beliebigen Zelle über den TcR stimuliert und erhalten gleichzeitig Kostimulation von $CD4^+$-Zellen, so werden die $CD8^+$-Tc-Zellen ebenfalls aktiviert. Wie die Kostimulation durch $CD4^+$-Th-Zellen genau aussieht, ist noch unklar.

Erstes Ergebnis der Aktivierung von T-Lymphozyten durch den TcR, seinen Signaltransduktionskomplex CD3 und den Kostimulator CD28 ist die Expression des Zytokins Interleukin 2 (IL-2) (s. Abb. 1.5). IL-2 induziert seinerseits die Proliferation der aktivierten Zellen, aber auch die Expression einer Reihe anderer Gene, so des Rezeptors für Interferon-γ (IFN-γR). Zur erstmaligen Aktivierung von T-Lymphozyten ist die Kostimulation durch die Liganden für CD28 von zentraler Bedeutung. Diese Liganden, ursprünglich B7-1 und B7-2 genannt, jetzt als CD80 und CD86 in die CD-Nomenklatur eingeordnet, beenden aber auch die Aktivierungsphase.

1.5 Abschaltung einer Immunantwort

Immunreaktionen sind ihrem Wesen nach vorübergehend, abgesehen vom dauerhaften Schutz der humoralen Immunität durch sezernierte Antikörper. Ist das Antigen eliminiert, ist eine weitere Aktivierung der reaktiven Lymphozyten und die Aktivierung neuer Lymphozyten nicht mehr nötig, wegen möglicher Nebenwirkungen sogar gefährlich. Es gibt im wesentlichen 4 effektive Mechanismen zum Abschalten einer Immunreaktion (s. Abb. 1.5):

1. Aktivierte T-Zellen internalisieren vorübergehend ihre TcR, so daß eine Aktivierung über Antigene für diese Refraktärzeit nicht möglich ist.
2. Neben dem Kostimulationsrezeptor CD28 wird ein ähnliches Molekül auf die Membran gebracht, *CTLA-4* (CD152), das eine höhere Affinität zu CD80 und CD86 besitzt. CTLA-4/CD152 verdrängt CD28 aus seinen Bindungen und unterbricht das kostimulatorische Signal.
3. Die Aktivierung von Lymphozyten und Antigen-präsentierenden Zellen wird durch ein Zytokin unterbrochen, Interleukin 10, das sowohl von T-Lymphozyten als auch von Antigen-präsentierenden Zellen sezerniert werden kann, allerdings erst einige Zeit nach Beginn der Aktivierung. *Interleukin 10* hemmt die Antigenpräsentation der APC.
4. Bei der Aktivierung der T-Lymphozyten wird die Expression von CD95 induziert. CD95 (fas/APO-1) ist der Rezeptor für den fas-Liganden. Stimulation von CD95 in den ersten Tagen nach Aktivierung induziert in den stimulierten T-Zellen *Apoptose* (Aktivierungs-induzierter Zelltod). Bei wiederholter Stimulation der T-Lymphozyten sezernieren zumindest einige T-Zellen selbst den fas-Liganden und regulieren den Inhibitor der CD95-vermittelten Apoptose FLIP herunter, beides Effekte des Zytokins IL-2, so daß die aktivierte Zelle sich selbst und ihre Nachbarn eliminiert. Einige T-Lymphozyten überleben jedoch diese Phase, weil sie wahrscheinlich zusätzliche kostimulatorische Signale erhalten (z.B. Interleukin 15) und durch Proteine der Bcl-Gene vor Apoptose geschützt werden. Diese Zellen haben als Gedächtniszellen eine erniedrigte Reizschwelle gegenüber der Antigenstimulation und sie akzeptieren als kostimulatorische Signale anstelle von CD28 auch LFA-1/ICAM, möglicherweise auch noch andere.

T-Lymphozyten, die an chronischen Autoimmunerkrankungen beteiligt sind, scheinen gegen Aktivierungs-induzierten Zelltod resistent zu sein. Ihre Sensibilisierung für Apoptose ist ein möglicher therapeutischer Angriffspunkt.

1.6 Zytokine, Chemokine und Adhäsionsmoleküle

Zytokine

Die Aktivierung von Lymphozyten durch Antigen-präsentierende Zellen und Antigen setzt ein Entwicklungsprogramm in Gang, das dem Ziel dient, die zur Abwehr des Pathogens geeigneten Effektorfunktionen auszuwählen. Dazu müssen die an der Immunantwort beteiligten Zellen koordiniert werden, sich zunächst einmal überhaupt treffen.

Die verschiedenen Zellen wandern in die nächstgelegenen Lymphknoten und andere „sekundäre Organe“ des Immunsystems, in die sie über *Chemokine* „gelockt“ werden (Abb. 1.7). Man spricht von einer Navigation in Chemokingradientenfeldern, wobei verschiedene Zelltypen, die bei der Immunreaktion zusammenarbeiten, Rezeptoren für die gleichen Chemokine benutzen. Definierte *Migrations-* und *Adhäsionsmoleküle* sorgen für eine geordnete Wanderung der Zellen. Die Differenzierungsprogramme der Zellen und ihre Proliferation werden durch den Austausch von Peptidhormonen, den *Zytokinen,* niedermolekularen Hormonen, wie z.B. *Prostaglandinen,* und membrangebundenen Liganden aufeinander abgestimmt.

Diese Abstimmung der Zellen geschieht, hier diskutiert am Beispiel der B-Lymphozyten mit den T-Lymphozyten und Antigen-präsentierenden Zellen, in topographisch hochgeordneten Strukturen, den Keimzentren (s. Abb. 1.7), in deren dunklen Zonen die Mutation und Selektion der aktivierten B-Zellen stattfindet, die

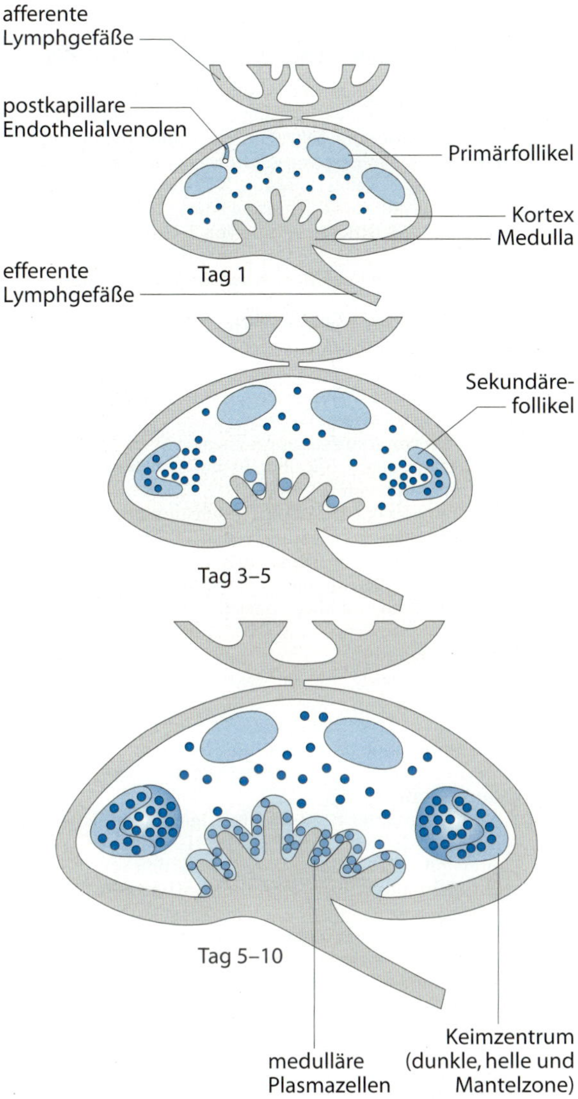

Abb. 1.7. Kinetik der Keimzentrumsreaktionen in Lymphknoten nach der Konfrontation des Organismus mit Antigen

dann in den hellen Zonen selektioniert werden. In den Mantelzonen befinden sich v.a. Makrophagen und B-Zellen des B1-Typs, die niedrigaffine Antikörper sehr rasch bilden können. Die Effektorzellen, d.h. die Plasmazellen, verlassen die Stätte der koordinierten Aktivierung, ausgerüstet mit einem neuen Satz von Chemokin- und Zytokinrezeptoren sowie Migrations- und Adhäsionsmolekülen, mit denen sie in das pathogenetisch veränderte Gewebe oder andere Zielorgane einwandern. Kurzlebige Plasmazellen findet man v.a. in der Medulla der Lymphknoten, wo sie ihre Antikörper direkt in das Lymph- und Blutgefäßsystem sezernieren. Langlebige Plasmazellen wandern dagegen in das Knochenmark aus.

Die spezifische, differentiell regulierte Expression von Zytokin- und Chemokinrezeptoren sowie Migrations- und Adhäsionsmolekülen ist Grundvoraussetzung der für Immunreaktionen essentiellen Zell-Zell-Interaktionen. **!**

Zytokine (s. Tabelle 1.1) sind die zentralen Regulationshormone des Immunsystems. Sie stimmen die Reaktionen der Zellen untereinander, aber auch mit anderen Körperzellen ab (s. Abb. 1.5). Sie werden sezerniert und wirken meist auf kurze Distanz. Sie werden nur für kurze Zeit von der Zelle exprimiert, über einige Tage nach der primären Aktivierung, über einige Stunden nach Reaktivierungen. Zytokine sind pleiotrop und redundant, d.h. jedes Zytokin hat viele verschiedene Wirkungen, und viele Effekte lassen sich durch verschiedene Zytokine gleichermaßen erreichen. Zur Zeit sind mehr als 20 Zytokine bekannt. Die wichtigsten humanen Zytokine sind in Tabelle 1.1 aufgelistet.

Interleukin 2

Interleukin 2 (IL-2) wird bei der Aktivierung von T-Lymphozyten durch Antigen und CD28 von den T-Zellen als 1. Zytokin produziert und stimuliert die Proliferation der T-Zellen selbst, aber auch von NK-Zellen und B-Lymphozyten. In B-Lymphozyten stimuliert es außerdem die Synthese der J-Kette, die sezerniertes IgM zu Pentameren verknüpft und so die Avidität des IgM-Moleküls stark erhöht. Da IgM-Antikörper von Plasmazellen vor Affinitätsreifung und Antikörperklassenwechsel sezerniert werden können, wird so die humorale Immunantwort auch durch relativ „schlecht" passende Antikörper verstärkt, die große Antigen-Antigen-Komplexe bilden können und die effektive Antigenaufnahme (Opsonisierung) und -präsentation durch Fc-Rezeptor-tragende, Antigen-präsentierende Zellen erlauben.

Interleukin 4

Interleukin 4 (IL-4) fördert Proliferation und Überleben von B- und T-Lymphozyten und Mastzellen. Es inhibiert allerdings die Aktivierung von Makrophagen und damit auch entzündliche Immunreaktionen, die durch Interferon-γ dominiert werden. IL-4 wird nicht von allen T-Lymphozyten hergestellt, sondern vorwiegend von bestimmten Th- und Tc-Lymphozyten, die auch als *T_2-Lymphozyten* bezeichnet werden. Die genaueren primären Induktionsbedingungen sind nicht bekannt, doch läßt sich die Expression von IL-4 durch IL-4 selbst induzieren, so daß es zu einer enormen selbstinduzierten Verstärkung einer T_2-Immunantwort kommt.

In B-Lymphozyten induziert IL-4 den Antikörperklassenwechsel zu IgG4 und IgE, vielleicht auch zu IgG1. Antikörper dieser Klassen sorgen für eine effektive humorale Immunantwort gegen *extrazelluläre Pathogene* und Parasiten. Überschießende T_2-Antwor-

Tabelle 1.1. Zytokine und ihre Eigenschaften

Zytokin	Molekulargewicht	Exprimiert von	Effekte
IL-1α	17,5	Monozyten, Makrophagen, B-Zellen, T-Zellen, NK-Zellen, dendritische Zellen	↑ Fieber und Synthese von Akutphaseproteinen; ↑ Thymozyten und T-Zellaktivierung sowie B-Zellwachstum und -differenzierung, Sekretion von Immunoglobulinen
IL-1β	17,5	Monozyten, Makrophagen, B-Zellen, T-Zellen, NK-Zellen, dendritische Zellen	↑ Fieber und Synthese von Akutphaseproteinen; ↑ Thymozyten und T-Zellaktivierung, B-Zellwachstum und -differenzierung sowie Sekretion von Immunoglobulinen
IL-2	15–20	T-Zellen	Wachstum und Differenzierung von T-Zellen, B-Zellen und NK-Zellen
IL-3	14–30	T-Zellen, Mastzellen und Eosinophile	↑ Wachsen von hämatopoetischen Stammzellen und Mastzellen
IL-4	15–19	T-Zellen, Mastzellen und Basophile	↑ Differenzierung von B- und Th_2-Zellen; IgG4- und IgE-Synthese; ↓ proinflammatorische Th_1-Zellen und Makrophagenfunktion
IL-5	45 Homodimer	T-Zellen, Mastzellen und Eosinophile	↑ Wachstum und Differenzierung von Eosinophilen und B-Zellen (IgA-Synthese)
IL-6	26	Monozyten, Makrophagen, B-Zellen, T-Zellen, vaskuläre Endothelzellen	↑ Synthese von Akutphaseproteinen; ↑ Thymozyten und T-Zellaktivierung; ↑ B-Zellwachstum, Differenzierung und Produktion von Ig
IL-7	20–28	Fibroblasten, Endothelzellen und T-Zellen, Knochenmark- und Thymusstromazellen	Wachstum von Prä-B-Zellen; ↑ Wachstum und Differenzierung von Prä-T-Zellen und reifen T-Zellen
IL-9	32–39	T-Zellen	↑ T-Zellen und Aktivierung von Mastzellen; ↑ IL-4-induziertes IgE und Expression von IgG
IL-10	35–40	T-Zellen, B1-B-Zellen und Makrophagen	↓ Th_1, NK-Zelle und Makrophagenfunktion sowie Zytokinsynthese/-ausschüttung; ↑ B-Zell- und Mastzell-proliferation
IL-11	23	Fibroblasten und Knochenmarkstroma-zellen	Megakaryozyten-(Plättchenprogenitor-)Wachstum
IL-12	35–40 Untereinheiten Heterodimer	B-Zellen und Makrophagen	↑ NK-Zellen, Generierung von CTL und Th_1; ↑ IFN-Produktion durch NK- und T-Zellen; ↑ NK-Zellen und ADCC-Aktivität; kostimuliert Zellproliferation
IL-13	9–17	T-Zellen	↑ Wachstumsfaktor für B-Zellen; ↑ IgM, IgE und Synthese von IgG_4; ↑ CD23 und MHC-Klasse-II-Antigen-Expression auf B-Zellmembran; ↓ Funktion von Monozyten/Makrophagen sowie proinflammatorische Zytokinsythese
IL-14	60	Follikuläre dendritische Zellen, T-Zellen	↑ B-Zellproliferation und Generierung von Gedächtnis-B-Zellen; ↓ Synthese von Immunglobulin
IL-15	14–15	Monozyten, Epithelzellen, Muskel-	↑ Wachstum und Differenzierung von T-Zellen
IL-16	17	T-Zellen, Gehirn, Thymus, Milz und Bauchspeicheldrüse	Chemotaktisch für CD^4+-Zellen. Induziert Proliferation von T-Zellinien
IL-17	30–38 Homodimer	$CD4^+$-T-Zellen	↑ IL-6- und IL-8- sowie GM-CSF-Sekretion von Epithel- und Endothelzellen und Fibroblasten
IL-18	18	Monozyten/Makrophagen	↑ IFN-γ-Produktion durch T-Zellen; ↑ NK-Aktivität
G-CSF	18–22	Knochenmarkstromazellen und Monozyten/Makrophagen	↑ Wachstum, Differenzierung und Aktivierung von Precursor und reifen Granulozyten
M-CSF	45–90	T-Zellen und Monozyten/Makrophagen	↑ Wachstum, Differenzierung und Aktivierung von unreifen und reifen Makrophagen
GM-CSF	22	T-Zellen und Monozyten/Makrophagen	↑ Wachstum, Differenzierung und Aktivierung von unreifen und reifen Granulozyten und Makrophagen
TGF-β	25 Homodimer	Viele Zelltypen, einschließlich T-Zellen und Monozyten/Makrophagen	↑ Wachstum, Differenzierung und Aktivierung von unreifen und reifen Granulozyten
IFN-γ	40–70 Homodimer	T-Zellen und NK-Zellen	↑ IgA-Produktion und Aktivierung von naiven T-Zellen; ↑ Aktivierung von Monozyten und Gedächtnis-T-Zellen; aktiv bei Wachstum von Fibroblasten/Wundheilung, antiviral; Makrophagen und NK-Funktion; MHC-Klasse-I und -II-Expression von Zelloberflächenantigenen
TNF-α	17 Homotrimer	Viele Zelltypen, einschließlich Monozyten/Makrophagen, B-Zellen, T-Zellen	Exprimiert als Zelloberflächenhomotrimer, auch in löslicher Form abgegeben durch enzymatische Spaltung; ↑ Fieber und septischer Schock; zytotoxisch für viele verschiedene Tumorzelltypen
LT-α (TNF-β)	20–25 Untereinheiten Homotrimer oder Heterodimer	T-Zellen	(Lymphotoxin) Ausgeschieden als Homotrimer oder zusammen mit LT-β und als Zelloberflächenheterotrimer exprimiert; beteiligt bei Lymphgewebeorganogenese
LIF	46	T-Zellen, myelomonozytische Linien	↑ Synthese von Akutphaseproteinen; ↑ Makrophagendifferenzierung und hämatopoetische Stammzellenproliferation

ten gegen bestimmte Antigene führen zu *allergischen Immunreaktionen* des Typs I, bei denen Antigen-spezifisches IgE Mastzellen und basophile Granulozyten armiert.

Interferon-γ

Interferon-γ (IFN-γ) wirkt in gewissem Sinne antagonistisch zu IL-4. Es stimuliert die Antigenverarbeitung und Expression von MHC-Molekülen durch Antigenpräsentierende Zellen, insbesondere Makrophagen. Es aktiviert NK-Zellen und induziert in B-Lymphozyten den Klassenwechsel zu IgG2, einer Antikörperklasse, die bei der Eliminierung virusbefallener Zellen eine Rolle spielen kann. Auch IFN-γ wird nicht von allen T-Lymphozyten exprimiert, sondern nur von einigen, die als T_1-Lymphozyten bezeichnet werden. Die Expression von IFN-γ wird wesentlich durch IL-12, aber synergistisch auch durch Interferon-α und Interleukin 1 (IL-1) induziert. IL-1 und IL-12 werden von Makrophagen und dendritischen Zellen produziert, die ihrerseits von dem induzierten IFN-γ zur Antigenpräsentation animiert werden.

Wie die IL-4-dominante T_2-Antwort ist also auch die IFN-γ-dominierte T_1-Antwort in selbstverstärkender Weise reguliert. Andererseits inhibieren sich beide Antworten gegenseitig, so inhibiert IL-4 und das von vielen T_2-Zellen ebenfalls produzierte IL-10 die Aktivierung von Makrophagen und damit T_1-Antworten. IFN-γ seinerseits inhibiert viele Effekte von IL-4 direkt, z.B. die Induktion des Antikörperklassenwechsels zu IgE.

Interleukin 5

Interleukin 5 (IL-5) induziert die Proliferation und Differenzierung von eosinophilen Granulozyten. Zusammen mit IL-4 ist es an der Entwicklung allergischer Reaktionen beteiligt und wurde deshalb auch, neben IL-4, als „T_2-Zytokin“ klassifiziert.

Interleukin 6

Dies gilt auch für Interleukin 6 (IL-6), das die Proliferation von B-Zellen und ihre Differenzierung zu Antikörper-sezernierenden Plasmazellen stimuliert.

Lymphotoxin

Lymphotoxin (LT, TNF-β) ist ein Zytokin, das den „T_1-Zytokinen“ zugerechnet wird. Es inhibiert die Proliferation von B-Zellen und aktiviert neutrophile Granulozyten sowie die induzierbare Produktion von Stickstoffmonoxid (NO) durch Makrophagen. Insgesamt fördert es also die entzündliche, zellvermittelte Abwehr von intrazellulären Pathogenen.

Tumornekrosefaktor-α

Das gleiche trifft für *Tumornekrosefaktor-α* (TNF-α) zu, der ebenfalls die induzierbare NO-Synthese (iNOS) in Makrophagen fördert. Wichtiger noch ist die Induktion von IL-1 und IL-12 durch TNF-α, das als primäres Induktionszytokin für Entzündungsreaktionen gelten kann. Es wird bei Immunreaktionen sehr schnell produziert, allerdings zunächst nicht von T-Lymphozyten, sondern von Makrophagen selbst. Erst später produzieren auch T-Zellen TNF-α, oft zusammen mit anderen Zytokinen. Die Expression von TNF-α ist eine direkte Folge der Konfrontation der Makrophagen mit Pathogenen, vermittelt über den NF_κ-B-Signalweg. Von besonderem Interesse ist, daß TNF und Lymphotoxin, deren Gene beide im MHC-Lokus liegen, für die geordnete Bildung von Keimzentren nötig sind. Mäuse, denen diese Gene fehlen, zeigen schwere Störungen der Keimzentrumsbildung.

Interleukin 10

Interleukin 10 (IL-10) unterdrückt entzündliche T_1-Immunantworten, indem es die Aktivierung der Makrophagen hemmt und aktivierte Makrophagen abschaltet, insbesondere ihre Antigenpräsentation und Zytokinproduktion. Die Antigenpräsentation durch B-Zellen wird dagegen stimuliert, ebenso wie die Aktivierung der B-Zellen. Als antiinflammatorisches Zytokin wird IL-10 von Zellen der T_2-Immunantwort, aber auch in späten Phasen von T_1-Immunreaktionen von T-Zellen, Makrophagen und dendritischen Zellen gebildet.

Transformierender Wachstumsfaktor-β

Neben IL-10 gibt es noch ein weiteres suppressives Zytokin, den *transformierenden Wachstumsfaktor-β* (TGF-β), der ebenfalls die Aktivierung von Makrophagen und damit der T_1-Immunantworten inhibiert. TGF-β induziert den Antikörperklassenwechsel zu IgA1 und IgA2 und ist so von zentraler Bedeutung für den humoralen Immunschutz in extrakorporalen Flüssigkeiten, den Schleimhäuten, der Tränenflüssigkeit und der Muttermilch. TGF-β wird von Makrophagen und von T-Zellen produziert, die vorwiegend in den Mukosa-assoziierten lymphoiden Geweben sitzen, den Peyer-Plaques und den Darm-assoziierten Lymphknoten.

Viele der genannten Zytokine werden nicht nur von T-Lymphozyten, sondern auch von anderen Zellen exprimiert. In T-Zellen wird die Expression dieser Zytokine durch Zytokine induziert, die von Antigen-präsentierenden Zellen oder anderen T-Zellen stammen (s. Abb. 1.5). Die Art der Antigen-präsentierenden Zelle und der kostimulatorischen Zytokine, die diese Zelle in Reaktion auf das Antigen macht, bestimmt das Zytokinrepertoire der T-Zellen. Einzelne T-Zellen können dabei die unterschiedlichsten Zytokine gleichzeitig oder nacheinander exprimieren, je nachdem, welche Kombinationen von kostimulierenden Signalen sie empfangen.

Als polarisierte Extreme sind *T_1-Lymphozyten* und *T_2-Lymphozyten* definiert worden, ursprünglich anhand von murinen Th-Zellinien, deren Zellen entweder IFN-γ, IL-2 und LT (Th_1) oder IL-4, IL-5 und IL-10 (Th_2) produzierten. Es zeigte sich später, daß es diese Kopplung auf Einzelzellebene nicht gibt, insbesondere nicht bei menschlichen T-Zellen. Bei länger andauernden Immunreaktionen kann jedoch dadurch, daß sowohl IL-4 als auch IFN-γ ihre eigene Expression verstärken, die Expression des jeweils anderen Zytokins aber inhibieren, die Zytokinexpression der T-Zellen so polarisiert werden, daß auf Populationsebene alternativ T_1- oder T_2-Zytokinmuster exprimiert werden.

Die Expression der Zytokine durch T-Lymphozyten ist eine Antwort auf die Stimulation durch Antigene und APC. Dabei ist nicht nur die Induktion kontrolliert, sondern auch die Expression selbst, die transient ist, und die Sekretion, die gerichtet auf die Partnerzellen hin erfolgt. Während bei erstmaliger Aktivierung der T-Zellen die Zytokine über den Zeitraum einer Woche mit unterschiedlichen Kinetiken exprimiert werden, kommt es bei der Restimulation von T-Zellen zur gleichzeitigen Sekretion der Zytokine im Verlauf weniger Stunden. Dabei werden in der Regel die gleichen Zytokine sezerniert, deren Expression die T-Zelle bei der primären Akfivierung gelernt hatte, selbst wenn der ursprüngliche induzierende Kostimulus bei der sekundären Aktivierung fehlt. Das *Zytokingedächtnis* ist erstaunlich stabil, nach mehreren Restimulationen kann die Zelle selbst durch adverse Stimulationen nicht mehr ohne weiteres umprogrammiert werden. Die molekularen Grundlagen dieses Gedächtnisses sind noch weitgehend unklar. Ein Mechanismus könnte der Verlust von Rezeptoren für kostimulatorische Zytokine der APC sein.

Zytokinrezeptoren

Zytokinrezeptoren gehören zu 3 verschiedenen Genfamilien, der Interleukin-1-Rezeptorfamilie (Rezeptoren für IL-1, CSF-1, c-kit), der Hämatopoetinrezeptorfamilie (Rezeptoren für IL-2 bis -7, GM-CSF etc.) und der TNF-Rezeptorfamilie [Rezeptoren für TNF, CD40L, CD95L (Apo-1), CD30L etc.].

Die Rezeptoren der Hämatopoetinrezeptorfamilie sind aus mehreren Ketten zusammengesetzt, die in spezifischer Weise miteinander kombiniert sind. Häufig werden dabei die gleichen Ketten in unterschiedlichen Kombinationen eingesetzt, so die gemeinsame γ-Kette beim IL-2-, IL-4-, IL-7- und IL-13-Rezeptor und die gemeinsame β-Kette der GM-CSF-, IL-3- und IL-5-Rezeptoren. Durch ein bindendes Zytokin werden verschiedene Untereinheiten zu einem multimeren Rezeptor-Zytokin-Komplex zusammengebracht. Dadurch werden Signaltransduktionsmoleküle, die an die intrazellulären Domänen der Rezeptorketten assoziiert sind, zusammengebracht und können einander phosphorylieren, um das Signal intrazellulär weiterzuleiten. Rezeptoren der TNF-Rezeptorfamilie unterscheiden sich wesentlich in der intrazellulären Domäne. Je nachdem, ob sie eine „Todesdomäne" haben, wie CD95, oder nicht, wie CD40 und CD27, signalisieren diese Rezeptoren Apoptose oder das Gegenteil, Proliferation und Differenzierung.

Chemokine und Chemokinrezeptoren

Chemokine unterscheiden sich von Zytokinen weniger durch Aufbau und Struktur als durch Funktion und Rezeptoren. Die Identifizierung und Charakterisierung der Chemokine ist zur Zeit in vollem Gange, häufig fehlen wesentliche Informationen. Eine Übersicht über den gegenwärtigen Stand gibt Tabelle 1.2.

Chemokinrezeptoren müssen Konzentrationsgradienten eines Chemokins erfassen können, dem die Zelle folgen soll. Chemokinrezeptoren haben 7 transmembrane Domänen und übermitteln ihre Signale durch G-Proteine. Die Chemokinrezeptoren binden entweder CC-Chemokine (CCR1–8) oder CXC-Chemokine (CXCR 1–5). Die meisten Rezeptoren binden mehr als ein Chemokin, andererseits binden manche Chemokine auch an mehrere Rezeptoren. Die Gründe für diese Promiskuität sind unklar, wie auch die molekulare Grundlage der Signalumsetzung in Zellbewegung. Chemokine selbst werden von vielen Zelltypen produziert, meistens als Reaktion auf lokale Reize, z.B. lokale Immunreaktionen.

Die differentielle Induktion der Expression der Chemokinrezeptoren gehört zum Differenzierungsprogramm der Aktivierung von Granulozyten, myeloiden Zellen und Lymphozyten. Insbesondere auf T-Lymphozyten ist die Expression von Chemokinrezeptoren gekoppelt an die Zytokinexpression, so wird der Rezeptor für *Eotoxin, CCR3,* vorwiegend auf Zellen exprimiert, die T_2-Zytokine machen können, und auf eosinophilen Granulozyten. Beide Zelltypen werden so durch das gleiche Chemokin in dasselbe Gewebe gelockt und können dort miteinander interagieren im Rahmen einer allergischen Entzündung.

IP-10

IP-10 ist ein Chemokin, das von Epithelzellen der Haut als Reaktion auf IFN-γ-Stimulation gemacht wird. Sein Rezeptor *CXCR3* wird von NK-Zellen, Monozyten und proinflammatorischen T-Lymphozyten exprimiert. IP-10 und CXCR3 sind an der Bindung proinflammatorischer Infiltrate in Autoimmunentzündungen und Überempfindlichkeitsreaktionen vom verzögerten Typ (DTH) beteiligt.

Adhäsionsmoleküle

Während Chemokine die Zellen des Immunsystems zu bestimmten Orten im Körper lotsen, sorgen *Adhäsionsmoleküle* dafür, daß sie dort auch bleiben können.

Selektine

Selektine haben eine charakteristische Lektingruppe an ihrem extrazellulären Bereich. Sie binden an spezifische

Tabelle 1.2. Chemokine und ihre Eigenschaften

Name	Rezeptor	MW	Zelltyp	Funktionen
IL-8	CXCR1, CXCR2	6–8	Monozyten, Lymphozyten, Granulozyten etc.	Chemotaxisch und aktivierend für Neutrophile; fördert Angiogenese
GROα	CXCR2	7–11	Monozyten, Epithel- und Endothelzellen	Chemotaxisch und aktivierend für Neutrophile
IP-10	CXCR3	10–11	Endothelzellen, Monozyten und Fibroblasten, Thymus- und Milzstromazellen	Chemotaxisch für aktivierte T-Zellen; inhibiert endotheliale Zellproliferation
SDF-1	CXCR4	10	Stromazellen, Leber, Muskel	Stimuliert Wachstum von Prä-B-Zellen; chemotaxisch für Monozyten und T-Zellen
MIG	CXCR3	14–15	IFN-γ-behandelte Monozyten und Makrophagen	Chemotaxisch für Tumor-infiltrierende Lymphozyten
MCP-1	CCR2	11–17	Viele Zelltypen einschließlich Monozyten/Makrophagen, Fibroblasten und andere Typen	Chemotaxisch für T-Zellen; induziert Chemotaxis und Aktivierung von Monozyten
MCP-2	CCR1, CCR2	7,5–11	Monozyten/Makrophagen, Fibroblasten und andere Typen	Chemotaxisch für T-Zellen; induziert Chemotaxis und Aktivierung von Monozyten
MCP-3	CCR1, CCR2	11	Monozyten/Makrophagen, Fibro blasten und andere Typen	Chemotaxisch für Eosinophile und T-Zellen; induziert Chemotaxis und aktiviert Monozyten
MIP-1α	CCR1, CCR4, CCR5	10	Lymphozyten, Stromazellen und andere Typen	Chemotaxisch für Monozyten und T-Zellen; inhibiert Proliferation von hämatopoetischen Stammzellen
MIP-1β	CCR5, CCR8	10	Viele Zelltypen einschließlichMonozyten, Lymphozyten und Tumorzellen	Chemotaxisch für Monozyten und T-Zellen; inhibiert Proliferation von hämatopoetischen Stammzellen
RANTES	CCR1, CCR3, CCR4, CCR5	10	Viele Zelltypen, einschließlich T-Zellen, Monozyten, Fibroblasten und einige Tumorzelllinien	Chemotaxis bei T-Zellen, Monozyten und Eosinophilen
Eotaxin	CCR3	8–9	Endothelzellen, alveoläre Makrophagen, Lunge, Darm, Herz, Thymus, Milz, Leber, Niere	Chemotaxis bei Eosinophilen
Lymphotactin	XCR1 (GPR25)	10	Thymozyten, aktivierte T-Zellen	T-Zellchemotaxis
I-309	CCR8	10–16	T-Zellen, Mastzellen	Chemotaxis bei Neutrophilen
BCA-1	CXCR5 (BLR1)	30	Lymphgewebe	Rekrutierung von B-Zellen in sekundäre Lymphgewebe
STCP-1 (MDC)	CCR4, CCR8		Makrophagen (IL-4, IL-13, IL-10)	Ziehen chronisch aktivierte Th1-Zellen an, die bevorzugt Th_2-Zytokine exprimieren
TARC	CCR4, CCR8		Thymuszellen	Rekrutieren Lymphozyten zum Thymus
LARC	CCR6 (GPRCy4)		Leberzellen	Rekrutieren Lymphozyten zur Leber
ELC	CCR7			Rekrutieren aktivierte und durch Herpesvirus infizierte Lymphozyten

Kohlenhydratgruppen von Selektinen, die als Adressine bezeichnet werden. *L-Selektin* wird auf Lymphozyten exprimiert und ermöglicht ihnen die Bindung an Endothelzellen, die die Adressine CD34 oder Gly-CAM-1, und an Schleimhautzellen, die Mad-CAM-1 zeigen. *P-* und *E-Selektine* werden von aktivierten Thrombozyten und von Endothelzellen exprimiert, an die aktivierte Thrombozyten gebunden haben. Die Liganden für P- und E-Selektine werden von aktivierten T-Lymphozyten exprimiert, insbesondere von proinflammatorischen T_1-Zellen, die so traumatische Veränderungen im Gefäßsystem erkennen können.

Integrine

Integrine sind eine heterogene Gruppe von Interaktionsmolekülen die aus je einer α- und β-Kette bestehen, deren Kombination die Spezifität bestimmt. Die Liganden der Integrine, die „zellulären Adhäsionsmoleküle" (CAM), werden von verschiedenen Zelltypen exprimiert. Ein wichtiges Integrin für T-Lymphozyten ist das lymphozytäre Funktions-assoziierte Antigen 1 (LFA-1, CD11a/CD18), das an ICAM auf der Oberfläche von Antigen-präsentierenden Zellen oder Endothelzellen bindet. Das Signal ist dann ein kostimulatorisches Signal bzw. der Beginn der Diapedese, d.h. des Durchtritts durch das Endothel. Die Adhäsion von T-Lymphozyten an Antigen-präsentierende Zellen durch die Integrine und ihre Liganden ermöglicht es den T-Zellen überhaupt erst, die MHC-Moleküle der Antigen-präsentierenden Zelle zu überprüfen und über die Bindung des TcR die Bindung an die Antigen-präsentierende Zelle zu stabilisieren, um dann evtl. weitere kostimulatorische Signale auszutauschen.

1.7 Effektormechanismen der Immunantwort

Die Immunreaktion zielt bei intrazellulären Pathogenen auf die Vernichtung infizierter Zellen, bei extrazellulären Pathogenen auf die Inaktivierung, Komplexierung und Vernichtung der Antigene durch Phagozytose oder ihre Ausscheidung aus dem Organismus. Die Vernichtung von Antigen-exprimierenden Zellen, d.h. Zellen, die nicht der individuellen Norm entsprechen, erfordert eine präzise Erkennung der Zellen und ihre gezielte Abtötung. Das adaptive Immunsystem, die Lymphozyten, stellt dabei die spezifischen Antigenrezeptoren, die Antikörper der B-Lymphozyten und die Antigenrezeptoren der Th- und Tc-Lymphozyten.

Antikörperabhängige, zellvermittelte Zytotoxizität

Antikörper können Antigen-exprimierende Zellen direkt erkennen und auf 2 Arten umbringen. Zum einen durch die *antikörperabhängige, zellvermittelte Zytotoxizität* (ADCC, „antibody dependent cellular cytotoxicity"). Die Zielzelle wird dabei von einer NK-Zelle umgebracht, die über Fc-γ-RII-Rezeptoren (CD16) an Zellen bindet, an die Antikörper gebunden haben, weil sie deren Antigen exprimiert.

Komplement-vermittelte Zytotoxizität

Über das *Komplementsystem* können Zielzellen, die Antikörper gebunden haben, auch direkt umgebracht werden. An die zellgebundenen Antikörper bindet zunächst C1q, das aktiviert wird und eine Kaskade von Komplementkorezeptoren bindet, C4, C2, C3/5-Konvertase, C5b, C6, C7, C8 und C9. C9 multimerisiert in der Membran der Zielzelle und formt so Poren. Die Zielzelle stirbt.

T-zellvermittelte Zytotoxizität

Zytotoxische T-Lymphozyten (Tc) erkennen ihre Zielzelle an den auf MHC-Klasse-I-präsentierten Antigenpeptiden. Die Zielzelle wird durch eine Kombination von Effektormolekülen getötet, die aus sekretorischen Vesikeln zur Zielzelle hin sezerniert werden. *Perforinmoleküle* multimerisieren in der Membran der Zielzelle und bilden Poren, analog der Komplementkomponente C9. Durch Perforinporen können *Granzyme, Serinproteasen,* in die Zielzelle eindringen, die dort wahrscheinlich eine Signalkette auslösen, die zur Apoptose führt.

Die Zytokine IFN-γ und LT/TNF-β töten ebenfalls bestimmte Zielzellen, IFN-γ hemmt darüber hinaus die Replikation von Viren. Außerdem aktivieren IFN-γ, IFN-α und TNF-β Makrophagen zur effektiven Antigenverarbeitung und -präsentation und zur Phagozytose der abgetöteten Zellen. Die Zytokine IFN-γ, IFN-α und TNF-β werden auch von regulatorischen $CD4^+$-Th-Lymphozyten der T_1-Immunantwort exprimiert. Diese Zellen können sich dadurch direkt an der Eliminierung von Zellen beteiligen, die von Pathogenen infiziert sind. Die Hauptaufgabe der Th-Lymphozyten ist allerdings die Regulation und Koordination der Immunantwort, insbesondere die Aktivierung der verschiedenen Effektormechanismen.

Antikörper-vermittelte Effekte

Extrazelluläre Pathogene und Toxine werden durch spezifische Antikörper gebunden. Die Bindung selbst stellt insofern einen Effektormechanismus dar, als die Antikörper funktionell wichtige Strukturen des Zielmoleküls abdecken und so *neutralisieren* können. Neutralisierende Antikörper stellen übrigens auch einen sehr effizienten Schutz vor Viren und anderen intrazellulären Pathogenen dar, wenn sie das Überspringen des Pathogens von einer Zelle zur nächsten verhindern. Da jeder Antikörper zumindest 2 Bindungsstellen für sein Antigen hat, können Antikörper Antigen *vernetzen* und als Immunkomplexe aus den Körperflüssigkeiten entfernen.

Neben diesen direkten Wirkungen gibt es jedoch eine Reihe indirekter Effekte, die durch die konstanten Regionen der schweren Antikörperketten vermittelt werden. Dieser Teil des Antikörpermoleküls wird auch als Fc-Teil („antibody *f*ragment with *c*onstant sequence") bezeichnet. Viele Zellen haben Rezeptoren, die die Fc-Teile von Antikörpern erkennen und binden und dadurch spezifisch auf das Antigen reagieren können. Der *Fc-ε-RI* ist ein hochaffiner ($10^{10}M^{-1}$) Rezeptor der Mastzellen für IgE.

Die Kreuzvernetzung von 2 *Fc-ε-RI*-gebundenen IgE-Molekülen, die das gleiche Antigen erkennen, löst durch dieses Antigen die Exozytose sekretorischer Vesikel aus. Innerhalb von Sekunden werden inflammatorische Mediatoren wie Histamin, Serotonin, aber auch Zytokine wie IL-4 und TNF-*α* freigesetzt. Mastzellen der Haut können so rasch lokale Entzündungsherde zur Abwehr von Pathogenen schaffen, die den Körper über die Haut angreifen. Mastzellmediatoren aktivieren darüber hinaus Kontraktionen der glatten Muskulatur der Mukosa von Darm und Lunge, so daß die Pathogene aus dem Körper ausgestoßen werden. Dieser Effektormechanismus ist besonders wichtig zur Abwehr mehrzelliger Pathogene und Parasiten. Auf eosinophilen Granulozyten, aktivierten B-Lymphozyten und follikulären dendritischen Zellen findet man einen weiteren, niedrigaffinen Rezeptor für IgE, den *Fc-ε-RII* (CD23). Seine Rolle als IgE-Rezeptor ist nicht ganz klar, zumindet erlaubt er eosinophilen Granulozyten, von IgE bedeckte Parasiten direkt anzugreifen. Er ist jedoch gleichzeitig der Ligand für CD21/CD19, ein kostimulatorischer Rezeptorkomplex auf B-Zellen.

Makrophagen sowie esosinophile und neutrophile Granulozyten exprimieren 3 verschiedene Rezeptoren für IgG-Antikörper. Die Fc-*γ*-RI (CD64), Fc-*γ*-RII (CD32) und Fc-*γ*-RIII (CD16) erkennen IgG-Antikörper, wenn sie mit Antigen komplexiert sind. Die Granulozyten reagieren darauf mit Degranulierung, d.h. mit Exozytose der sekretorischen Vesikel. Die Makrophagen reagieren mit Phagozytose der durch Antikörper markierten *(opsonisierten)* Antigene. NK-Zellen können über den Fc-*γ*-RIII (CD16) an Antikörper binden, die ein Antigen auf einer Zielzelle markieren. Die NK-Zellen töten dann diese Zelle (ADCC).

Die Bindung von *Komplement* an Antikörper-Antigen-Komplexe ist ein weiterer Effektormechanismus der humoralen Immunantwort. Durch Antikörper-vermittelte Lyse werden Zellen eliminiert, die von intrazellulären Pathogenen befallen sind, aber auch die Zellen von extrazellulären pathogenen Organismen werden lysiert. Außerdem haben die Effektorzellen der natürlichen Immunität Rezeptoren für Komplementfaktoren, die an Antigene oder Antigen-Antikörper-Komplexe gebunden sind. Über Komplement erkannte opsonisierte Pathogene werden dann durch granulozytäre Mediatoren und Phagozyten bekämpft. Bruchstücke der Komplementfaktoren C4, C3a und C5a, die bei der Komplementaktivierung entstehen, wirken zudem als Chemokine für Phagozyten und Granulozyten.

1.8 Autoimmunität

Funktioniert das Immunsystem, so wird zuverlässig zwischen „gefährlich" und „nicht gefährlich" unterschieden, wobei körpereigene Strukturen zu den „nicht gefährlichen" Stoffen gehören. Um diese Unterscheidung in einer variablen Umwelt zu leisten und sofort auf neu auftretende Strukturen reagieren zu können, werden im adaptiven Immunsystem jeden Individuums Gene für Antigenrezeptoren mit einem möglichst breiten Spektrum von Spezifitäten neu gebildet. Aus diesem Spektrum müssen die Antigenrezeptoren entfernt werden, die mit körpereigenen Strukturen reagieren. Das geschieht durch die zentrale Toleranzinduktion, d.h. die negative Selektion im Thymus (T-Lymphozyten) oder Knochenmark (B-Lymphozyten), und die periphere Toleranzinduktion in den peripheren Organen des Körpers.

Die Entfernung der Zellen, die autoreaktive Antigenrezeptoren haben, erfolgt durch Induktion von *Apoptose* durch Selbstantigen-präsentierende Zellen, oder durch *Lähmung* (Anergie) der autoreaktiven Lymphozyten, wenn sie Selbstantigene ohne kostimulatorische Signale erkennen. Bei der Induktion der Anergie exprimieren die T-Lymphozyten für eine kurze Zeit IL-2 und können in der Regel danach selbst durch Antigen und Kostimulation nicht mehr aktiviert werden.

Eine Möglichkeit des Bruchs der anergischen Toleranz als Ursache von Autoimmunreaktionen wäre eine Mutation in anergischen Lymphozyten, die die kontrollierenden Mechanismen außer Kraft setzt. Die Zellen würden „zur Aktivität" mutieren. Diese Möglichkeit ist wenig wahrscheinlich, da ein solches Ereignis selten wäre und dann alle autoreaktiven Lymphozyten den gleichen Antigenrezeptor haben müßten, was bei allen bisher untersuchten Autoimmunerkrankungen nicht der Fall ist.

Neben den autoreaktiven Lymphozyten, die durch zentrale oder periphere Toleranzinduktion deletiert oder inaktiviert werden, gibt es jedoch in jedem Immunsystem reife, naive Lymphozyten, die körpereigene Strukturen erkennen, die entweder in sehr niedriger Konzentration vorkommen, nicht auf den körpereigenen MHC-Molekülen präsentiert werden können oder in Geweben exprimiert werden, in die keine Antigen-präsentierenden Zellen oder Lymphozyten gelangen, z.B. das Gehirn. Diese autoreaktiven Lymphozyten sind gegenüber dem Selbstantigen *ignorant.*

Während die *apoptotische* und *anergische* Toleranz relativ sicher vor Autoimmunität schützt, birgt die

Ignoranz ein gewisses Risiko, denn bei plötzlicher Präsentation des Selbstantigens durch Antigen-präsentierende Zellen können die Zellen aktiviert werden und beginnen dann als autoreaktive Lymphozyten eine Autoimmunreaktion. Als einmal aktivierte Zellen würden sie mit erniedrigter Reizschwelle später auch seltenes Autoantigen erkennen. Man nimmt heute bei den meisten Autoimmunreaktionen an, daß ihnen eine *Aktivierung ignoranter Lymphozyten* zugrunde liegt, wobei die Einzelheiten der Aktivierung oft unklar sind. Eine Möglichkeit wäre die Konfrontation des Immunsystems mit einem Pathogen, das als „gefährlich“ erkannt wird und Antigenpeptide besitzt, die den körpereigenen Strukturen gleichen (molekulares Mimikry), entweder weil sie die gleiche Sequenz haben oder weil sie zusammen mit dem MHC-Molekül eine ähnliche Struktur bilden. In diesem Zusammenhang ist zu erwähnen, daß viele Autoimmunerkrankungen mit bestimmten MHC-Allelen assoziiert sind.

Die Toleranz gegen Autoantigene hängt wesentlich von Th-Lymphozyten ab, die für eine effektive Induktion der Autoimmunantwort nötig sind. Das Immunsystem ist deshalb so organisiert, daß T-Lymphozyten ihre Antigenrezeptoren nach der negativen Selektion im Thymus oder Peripherie nicht mehr verändern. B-Lymphozyten durchlaufen dagegen nach der Aktivierung eine Phase der *somatischen Hypermutation*, bei der Antikörper ihre Spezifitäten verändern können. Dabei können auch autoreaktive B-Lymphozyten entstehen. Sofern sie nicht in den Keimzentren sofort wieder vernichtet werden, weil sie nicht durch das die Selektion treibende Antigen selektioniert werden oder durch im Keimzentrum vorhandenes Selbstantigen, könnten diese Zellen dann kreuzreaktive Antikörper produzieren, die sowohl das Antigen als auch ein Autoantigen erkennen. Solche B-Zellen könnten ihrerseits als APC autoreaktive, ignorante T-Lymphozyten aktivieren oder Antikörper sezernieren, die über Inaktivierung, Komplement oder ADCC die Antigen-exprimierenden Gewebe schädigen. Ein Kreislauf wäre in Gang gesetzt, der zu einer chronischen Autoimmunerkrankung führt.

Literatur

Burmester G-R, Pezutto A (1998) Taschenatlas der Immunologie. Thieme, Stuttgart New York

Janeway CA, Travers P (1995) Immunologie, Spektrum-Verlag, Heidelberg Berlin Oxford

Hood LE, Weissman IL, Wood WB, Wilson JH (1984) Immunology. The Benjamin Cummings Publishing Company, Menlo Park London Amsterdam

Paul WE (1998) Fundamental Immunology. Raven, New York

Immunmodulation

2

H.-D. Volk, P. Reinke

INHALT

Das Immunsystem zählt zu den wichtigsten Körpersystemen für die Aufrechterhaltung der Homöostase des Organismus. Während man früher davon ausging, daß das Immunsystem „fremd“ und „selbst“ voneinander unterscheiden kann und diese Fähigkeit im Thymus (T-Lymphozyten) bzw. im Knochenmark (B-Lymphozyten) erwirbt, wissen wir heute, das dies eine zu einfache Sicht der Dinge war. Einerseits reagiert das Immunsystem nicht auf jedes eindringende „fremde“ Antigen (z.B. Proteine), sondern eine Immunreaktion bedarf, was biologisch sehr sinnvoll ist, der Aktivierung von antigenpräsentierenden Zellen durch sog. „dangerous“ Signale (bakterielle oder virale Nukleinsäuren, Endotoxine, Ischämie/Reperfusionsschaden, inflammatorische Zytokine) (Matzinger 1998).

Diesen Mechanismus machen wir uns unbewußt schon seit Jahrzehnten bei der Vakzinierung durch die Anwendung von Adjuvanzien (vermitteln Aktivierung der antigenpräsentierenden Zellen) zur Erhöhung der Immunogenität von Proteinantigenen (z.B. Tetanustoxoid) zunutze. Andererseits ist eine „Auto“-Reaktivität nicht vollkommen ausgeschlossen, sondern z.B. für die Wundheilung oder die Eliminierung virusinfizierter Zellen von hoher physiologischer Relevanz. Auch hat sich gezeigt, daß die Unterscheidung des Immunsystems in das phylogenetisch ältere „unspezifische Entzündungssystem“ und das phylogenetisch jüngere „erworbene spezifische Immunsystem“ lediglich von didaktischem Wert ist, da beide Systeme eng ineinander verflochten sind. Dies macht deutlich, daß das Immunsystem viel komplexer reguliert ist als früher angenommen. Daraus ergibt sich zur Beherrschung unerwünschter Immunreaktionen, wie wir sie bei den Erkrankungen des rheumatischen Formenkreises postulieren, eine Vielzahl potentieller therapeutischer Ansatzpunkte.

So kann in die Induktionsphase einer Entzündungs- bzw. spezifischen Immunreaktion eingegriffen werden (Erkennungsprozesse), in die Phase der klonalen Expansion pathogenetisch relevanter (auto)reaktiver T- und B-Zellen (antiproliferativ) oder in die Effektorphase (antiphlogistisch). Ersterer Ansatz ist natürlich wenig effektiv, wenn eine Immunreaktion bereits läuft, und erklärt, warum hocheffektive Immunsuppressiva, wie die Calcineurinantagonisten, zwar sehr wirksam akute Transplantatabstoßungen verhindern, jedoch für die Beherrschung aktiver Autoimmunprozesse nur bedingt effektiv sind. Andererseits kann man vom Einsatz hocheffektiver antiphlogistischer Maßnahmen keine „Umprogrammierung“ des unerwünschten Immunprozesses erwarten, da lediglich in die Effektorphase eingegriffen wird, d.h. es muß von einer Dauertherapie ausgegangen werden. Mit zunehmendem Verständnis des Ablaufes von Immunreaktionen wird es uns gelingen, vorhandene Medikamente „intelligenter“ anzuwenden bzw. neue Zielstrukturen einer Immunmodulation für die Entwicklung neuer Medikamente zu definieren.

2.1 Wirkmechanismen derzeit verwendeter Immunsuppressiva

2.1.1 Calcineurinantagonisten

Allgemeines

■ ***Einsatz in der Transplantationsmedizin.*** Calcineurinantagonisten gehören zu den stärksten Immunsuppressiva. Ciclosporin (Sandimmun) wird seit Anfang der 80er Jahre in der Transplantationsmedizin angewendet. Es hat zu einer dramatischen Verbesserung der Einjahrestransplantatüberlebensraten geführt, obwohl es aufgrund seines relativ engen therapeutischen Fensters zwischen Effektivität und Überimmunsuppression bzw. Toxizität fast nicht weiterentwickelt worden wäre. Doch dank der Einführung von Blutspiegelbestimmungen („drug monitoring") hat man gelernt, die hocheffektive Substanz individuell zu steuern.

Ein Jahrzehnt später wurde mit dem FK-506 (Tacrolimus, Prograf) ein vergleichbarer, in einigen Parametern sogar noch besserer (v.a. bessere Bioverfügbarkeit und Pharmakokinetik) Wirkstoff eingeführt. Aber auch das Ciclosporin wurde in seiner Formulierung und damit in seinen pharmakologischen Eigenschaften weiter verbessert (Neoral, SangCyA).

■ **Einsatz bei Autoimmunprozessen.** Calcineurinantagonisten haben auch Einzug in die Therapie T-Zell-abhängiger Autoimmunprozesse, insbesondere bei schweren Verläufen, genommen (z.B. Psoriasis, Nephropathien). Jedoch sind sie aufgrund ihres Wirkmechanismus mehr als Prophylaxe (z.B. Verhinderung von Exazerbationen) geeignet. Der hierfür notwendige langfristige Einsatz stellt sich jedoch aufgrund der chronischen Nebenwirkungen (verminderte Infektabwehr, höheres Tumorrisiko, Organtoxizität – v.a. Nephro- und Neurotoxizität, Lipidstoffwechselstörungen, Hypertonus) als problematisch dar und begrenzt den Einsatz bei Autoimmunopathien auf schwere Verläufe (Van den Berghe 1999; Turka 1998).

Wirkmechanismus

■ **Hemmung der Cis-Trans-Isomerase.** Beide Substanzen sind Produkte von Pilzen und haben einen komplizierten chemischen Aufbau. Durch die lipophile Natur gelangen sie einfach in das Zytoplasma der Körperzellen. Ciclosporin bindet an das zytoplasmatische Protein Cyclophilin, eine Cis-Trans-Isomerase. Der Bindungspartner von FK506 ist ein verwandtes Protein dieser Familie (Immunophiline), das sog. FK-bindende Protein (FKBP). Diese Bindung führt zur Hemmung der Cis-Trans-Isomeraseaktivität (involviert in die Faltung von Proteinen). Dies ist jedoch für den immunsuppressiven Effekt nicht von Bedeutung.

■ **Hemmung des Calcineurins.** Der Ciclosporin-Cyclophilin- bzw. FK506-FKBP-Komplex bindet sich an ein anderes zytoplasmatisches Protein – das Calcineurin – und hemmt dessen Phosphataseaktivität, die eine wesentliche Rolle im Prozeß der T-Zell-Stimulation spielt. Die Stimulation von T-Lymphozyten über ihren Antigenrezeptor führt über verschiedene Signalprozesse zur Aktivierung von Transkriptionsfaktoren, die in ruhenden Zellen in inaktiver Form im Zytoplasma präsent sind. Für die T-Lymphozytenaktivierung besonders wichtige Transkriptionsfaktoren sind NFAT, AP-1 und NFκB (s. Abb. 2.1). Die Aktivierung dieser Faktoren (z.B. durch Phosphorylierung, Dephosphorylierung, proteolytische Abspaltung hemmender Komponenten) führt zu einer Konformationsänderung und einer daraus resultierenden Translokation in den Zellkern. Dort binden sie an Promoterregionen verschiedener Gene (z.B. Zytokingene), was zur Initiierung der Transkription dieser Gene und damit zur Produktion von Zytokinen führt.

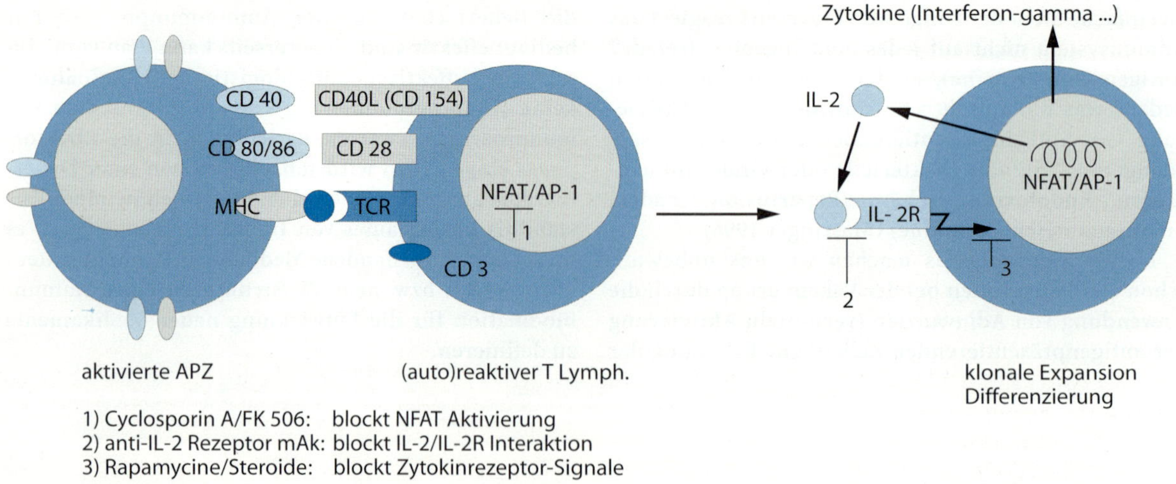

Abb. 2.1. Ansätze moderner Immunsuppressiva

Einer dieser Wege führt über die kalziumabhängige Aktivierung von Calcineurin zur Dephosphorylierung von NFAT – ein Prozeß, der durch die Calcineurinantagonisten gehemmt wird. Dies verhindert die Gentranskription von für die T-Zell-Aktivierung essentiellen Zytokinen (IL-2, Interferon-γ, IL-4) und damit wird die IL-2-abhängige klonale Expansion und die von zahlreichen Zytokinen abhängige Differenzierung in T-Effektorzellen (Helfer-T-Lymphozyten, Killer-T-Zellen, entzündungsvermittelnde T-Zellen) gehemmt, unabhängig davon, ob es sich um die Aktivierung naiver oder ruhender T-Gedächtniszellen handelt. Wenn die Zellen diesen Proliferations- und Differenzierungsprozeß aber schon durchschritten haben, d.h. mit anderen Worten die Immunreaktion schon auf der Effektorzellebene läuft (z.B. etablierte Transplantatabstoßung, aktiver Autoimmunprozeß), haben Calcineurinantagonisten nur noch geringe hemmende Effekte, d.h. sie sind für die Revertierung etablierter Immunreaktionen nur mäßig geeignet.

■ **Induktion des Transformingfaktors β (TGF-β).** Untersuchungen der letzten Jahre haben jedoch angedeutet, daß neben der Hemmung des NFAT-Signalwegs Calcineurinantagonisten, insbesondere das Ciclosporin, auch indirekt immunsuppressiv über die Induktion des immunregulatorischen Zytokins Transformingfaktor β (TGF-β) wirken. Der Mechanismus der TGF-β-Induktion ist noch nicht verstanden. TGF-β hemmt zahlreiche Immunfunktionen (T-Lymphozyten, Monozyten/Makrophagen, Granulozyten), wobei es v.a. akute spezifische und unspezifische Entzündungsreaktionen blockiert, während subakute und chronische Prozesse eher gefördert werden (z.B. durch Induktion der Produktion extrazellulärer Matrix), was v.a. für die Wundheilung wichtig ist, aus pathogenetischer Sicht jedoch zu chronischen Entzündungsprozessen beiträgt.

Nebenwirkungen

Bei Erreichen von Ciclosporinblutspiegeln von >500–1000 ng/ml ist die Calcineurinaktivität um ca. 50–60% gehemmt, wobei eine deutliche Hemmung auch schon bei Spiegeln von >100 ng/ml zu beobachten ist. Eine komplette Hemmung der Calcineurinaktivität ist nur bei ausreichender (artifizieller) intrazellulärer Bereitstellung des Cyclophilins möglich. FK506 erreicht seine maximale Wirksamkeit aufgrund seiner höheren Aktivität und besseren Pharmakokinetik schon bei Spiegeln von >15–20 ng/ml, wobei auch schon Konzentrationen zwischen 3–10 ng/ml hochwirksam sind.

Im Bereich der maximalen Wirkspiegel arbeitet man jedoch heute praktisch nicht mehr, da einerseits die extrem starke Suppression der T-Zell-Antwort Probleme mit der Infektabwehr (v.a. Infektionen mit intrazellulären Erregern und ein zunehmendes Risiko für virusgeneseassoziierte Tumoren) heraufbeschwört und andererseits toxische Schäden auf nichtimmunologische Organsysteme zunehmen. Doch selbst bei maximalen Spiegeln sind bestimmte Immunfunktionen resistent gegenüber den Calcineurininhibitoren (z.B. Bildung von IL-15, das IL-2 bei der T-Zell-Proliferation partiell ersetzen kann), was die Entwicklung unerwünschter Immunreaktionen selbst unter optimaler Ciclosporintherapie (z.B. akute Abstoßungen in der Transplantationsmedizin) erklären kann.

Die große Bedeutung der Calcineurin-abhängigen Prozesse für die T-Zell-Aktivierung erklärt die hohe Selektivität dieser Substanzklasse, jedoch lassen sich auch Nebenwirkungen auf nichtimmunologische Organsysteme (besonders Niere, Inselzellen, Fettstoffwechsel, ZNS, Leber) feststellen, die insbesondere bei höheren Blutspiegeln toxische Bereiche erreichen können. Die zielgerichtete Forschung, die immunsuppressive Wirkung von diesen toxischen nichtimmunologischen Effekten durch Entwicklung von Analoga zu trennen, ist bisher gescheitert, was auf die Bedeutung Calcineurin-abhängiger Signalprozesse nicht nur in T-Lymphozyten hinweist.

Aufgrund des relativ engen therapeutischen Fensters der Calcineurininhibitoren wird die individuelle Dosis den Blutspiegeln angepaßt. Jedoch ist diese Methode aufgrund der unterschiedlichen individuellen Sensitivität für den Einzelfall nur bedingt aussagekräftig.

2.1.2 Kortikosteroide

Allgemeines

Kortison und Hydrokortison gehören zu den wichtigen endogenen Modulatoren der Immunantwort. Im Rahmen akuter Streßreaktionen kommt es nach Aktivierung der Hypothalamus-Hypophysen-Nebennierenrinden-Achse zur Freisetzung von endogenen Kortikosteroiden, die akute Entzündungs- und Immunreaktionen hemmen. Damit wird das Immunsystem nicht nur durch eine systeminterne Rückkopplung kontrolliert, sondern zusätzlich durch das übergeordnete neuroendokrine System, wobei auch weitere Streßmediatoren immunmodulatorische Aktivitäten vermitteln können (wie z.B. α-Melanozyten-stimulierendes Hormon, Endorphine, Katecholamine). Der biologische Sinn ist in der Vermeidung unkontrollierter, v.a. systemischer Entzündungsreaktionen zu sehen (Turka 1998).

Wirkmechanismus

Kortison bzw. seine Derivate werden seit Jahrzehnten erfolgreich zur Beherrschung unerwünschter Entzündungs- und Immunprozesse eingesetzt, doch versteht man erst heute die molekularen Wirkmechanismen. Kortikosteroide dringen in die Zelle ein und binden an intrazelluläre Rezeptoren (z.B. Streßproteine). Dieser

Kortikosteroid-Rezeptor-Komplex transloziert in den Kern und bindet an sog. glukokortikoidsensitive Sequenzen („glucocorticoid responsive elements“), die in den Promotoren zahlreicher Gene vorkommen. Diese Bindung kann sowohl zur Aktivierung als auch Hemmung des jeweiligen Gens führen.

■ **Hemmung der Eikanosoidproduktion.** Die Hemmung der Eikanosoidproduktion (Prostaglandine, Thromboxan, Leukotriene) durch Kortikosteroide ist lange bekannt. Dieser Effekt wird hauptsächlich über die Induktion von Lipokortin, einem Hemmer der Phospholipase A_2, vermittelt. Aber auch die induzierbare Cyclooxygenase 2 (Cox-2) wird durch Steroide gehemmt.

■ **Hemmung der Transkriptionsfaktorfamilie NFκB.** Doch ein weitaus wichtigerer Ansatzpunkt dieser Substanzklasse ist die Hemmung der Transkriptionsfaktorfamilie NFκB, die für akute zelluläre Streß- und Entzündungsreaktionen eine Schlüsselrolle spielt. Zu dieser Familie gehören verschiedene Proteine, die i.allg. Heterodimere (z.B. p50/p65) formieren. Wie andere Transkriptionsfaktoren liegt NFκB im Ruhezustand in inaktiver Form im Zytoplasma vor. Diese inaktive Form wird durch Bindung eines Inhibitors – des IκB-Proteins – an den Heterodimerkomplex erzielt. NFκB finden wir praktisch in allen kernhaltigen Zellen. Wenn die Zelle einem Streß unterzogen wird [z.B. Ischämie/Reperfusion, Bindung von TNF oder IL-1 an die entsprechenden Zytokinrezeptoren (Entzündungsstreß), Endotoxinbindung an den CD14/Toll-Rezeptor-Komplex von Monozyten/Makrophagen, Antigenerkennung durch B- oder T-Zell-Antigenrezeptoren], kommt es zur Phosphorylierung und nachfolgend zum proteolytischen Abbau von IκB, was die Translokation von NFκB in den Kern erlaubt. Die weitläufige Verteilung von NFκB-bindenden Sequenzen in Promotoren zellulärer Gene (aber auch vieler viraler Gene) erklärt die so vielfältige zelluläre NFκB-abhängige Streßantwort, die im Detail vom Zelltyp abhängt (in Monozyten/Makrophagen z.B. die Expression proinflammatorischer und chemotaktischer Zytokine, prokoagulatorischer Aktivität, von Adhäsionsmolekülen; in T-Lymphozyten die Bildung von Zytokinen wie IL-2; in B-Lymphozyten die Immunglobulinsynthese (leichte Kette); in Endothelzellen die Expression von Adhäsionsmolekülen, prokoagulatorischer Aktivität, induzierbarer NO-Synthetase (iNOS) sowie chemotaktischen Faktoren.

Aber auch zellprotektive Gene (z.B. Antiapoptoseproteine und Hemoxygenase-1) werden über NFκB positiv reguliert. Der Kortikosteroid-Rezeptor-Komplex bindet u.a. an den Promoter des Proteins IκB und aktiviert dessen Transkription. Die verstärkte IκB-Expression wirkt dem nach Zellaktivierung stattfindenden proteolytischen Abbau von IκB entgegen und verhindert durch Bindung an die Heterodimere der NFκB-Familie (z.B. p50/p65) deren Translokation in den Kern.

Jüngst wurde aber auch zusätzlich eine direkte Interaktion des Steroid-Hitzeschockprotein-Komplexes mit NFκB beschrieben. Die Folge der Verhinderung der NFκB-Aktivierung ist die Hemmung der Expression zahlreicher Streß- und Entzündungsproteine, was die breite Wirkung der Steroide erklärt.

■ **Hemmung der Transkription von Zytokingenen.** Der Kortikosteroid-Rezeptor-Komplex kann aber auch zur direkten Hemmung der Transkription von Zytokingenen führen. Damit werden durch Steroide nicht nur Induktionsprozesse der Immunantwort (Hemmung T-Zell-Signalprozeß), sondern auch die klonale Expansion der Lymphozyten (Hemmung IL-2) und v.a. die Effektorphase der unspezifischen und spezifischen Immunantwort sowohl auf Immun- als auch auf Zielzellebene (z.B. Endothelzellaktivierung) beeinflußt (Evans et al. 1999).

Nebenwirkungen

Der für immunmodulatorische Zielstellungen unerwünschte mineralokortikoide Effekt der Kortikosteroide ist durch die Entwicklung immer neuerer Derivate in den Hintergrund gerückt.

! Die breite Wirkung der Steroide, die einerseits einen Vorteil für die Anwendung darstellt, macht andererseits eine Feinsteuerung des Entzündungsprozesses unmöglich.

Die Hemmung nicht nur von inflammatorischen Reaktionen der Zelle, sondern auch von zellprotektiven Mechanismen (z.B. Heraufregulation von bcl-2/bcl-x, HO-1) verdeutlicht, warum seitens der Forschung umfangreiche Anstrengungen zur Definition selektiv wirkender antiphlogistischer Medikamente unternommen werden.

■ **Hemmung der Infektabwehr.** Insbesondere nach hoher Dosierung (Steroidbolustherapie) kann es neben dem Cushing-Phänomen zur sog. „Immunparalyse“ kommen, die bei längerem Bestehen mit einem hohen Infektionsrisiko v.a. für bakterielle und fungale Infektionen assoziiert ist. Dies ist jedoch heute durch ein zelluläres Immunmonitoring weitestgehend vermeidbar. Auch die Wundheilung ist unter Steroidtherapie beeinträchtigt.

Aus der starken antiphlogistischen Wirkung der Steroide ergibt sich aber auch eine andere Gefahr: Die Hemmung der Entzündungsreaktion kann die klinischen Symptome einer chronisch persistierenden Infektion überdecken, wodurch eine „Beherrschung“ des pathologischen Prozesses simuliert und wobei durch die Immunsuppression die unkontrollierte Ausbreitung des Erregers ermöglicht wird, mit dem Resultat einer möglichen Beschleunigung der Organschädigung trotz „subklinischem" Verlauf. Ein typisches Beispiel hierfür ist die chronische Hepatitis-B-Infektion, bei der es unter Steroidtherapie zu einer „Kosmetik" der Leberwerte kommt (Transaminasenabfall), obwohl die Viruslast steigt und die Zirrhoseentwicklung akzeleriert. Viele Viren (z.B. Hepatitis B, HHV-8) enthalten sogar steroidsensitive Sequenzen in ihren Promotoren (wie das zelluläre Gen IkB), was neben dem indirekten Weg über den immunsuppressiven Effekt auch direkt zu einer vermehrten Virusreplikation führt.

Problematisch sind auch Nebenwirkungen auf nichtimmunologische Organsysteme, die zu

- Osteoporose,
- Diabetes mellitus,
- Hypertonie und
- Wachstumsretardierung von Kindern

führen können.

2.1.3 Proliferationshemmer

Allgemeines

Die spezifische Immunanwort ist u.a. dadurch gekennzeichnet, daß es nach Antigenkontakt und -erkennung zur klonalen Expansion der spezifischen Lymphozytenklone unter dem Einfluß proliferationsvermittelnder Zytokine (IL-2, IL-4, IL-7, IL-15 u.a.) kommt – ein Prozeß, den wir klinisch z.B. als Schwellung der Lymphknoten im Entzündungsgebiet registrieren können. Dadurch wird die Zahl der potentiellen Effektorzellen und damit die Stärke der Immunantwort gegen ein gegebenes Antigen erhöht. Es ist daher logisch, daß Medikamente, die diese klonale Expansion beeinträchtigen, in den Induktions- und Erhaltungsprozeß einer unerwünschten Immunantwort sehr wirksam eingreifen können.

■ **Bestrahlung.** Am Beginn der immunsuppressiven Therapie stand die Bestrahlung der lymphoiden Gewebe (TLI).

■ **Azathioprin.** 1959 wurde von Dameshek u. Schwartz erstmals über den Einsatz von 6-Mercaptopurinen vor Knochenmarktransplantation berichtet. Wenig später wurde ein Derivat dieser Substanz entwickelt – das Azathioprin. Aufgrund seiner hohen Effektivität bei geringerer Toxizität wurde es schnell ein fester Bestandteil der immunsuppressiven Therapie unterschiedlichster Indikation.

■ **Cyclophosphamid und Methotrexat.** Weitere als Immunsuppressiva eingesetzte antiproliferative Medikamente entstammen der Zytostatikapalette für die Krebstherapie. Aus der Reihe der „klassischen" Zytostatika haben sich v.a. das Cyclophosphamid und das Methotrexat als sehr wirksame Medikamente zur Behandlung schwerer Autoimmunopathien bewährt.

■ **Mycophenolsäure.** Die Beobachtung, daß Patienten mit einem angeborenen Defekt des Enzyms Adenosindeaminase (ADA) eine ausgeprägte Immundefizienz mit Mangel an T- und B-Lymphozyten entwickeln, nicht jedoch Patienten mit einem Gendefekt des Enzyms Hypoxanthinguaninphosphoribosyltransferase (HGPRT) hat die Aufmerksamkeit auf den Purinstoffwechsel der Lymphozyten gelenkt. Das für die DNA-Synthese und damit Zellproliferation wichtige Guanosin kann sowohl über De-novo-Synthese (Inosinmonophosphatdehydrogenaseweg) als auch über den sog. Salvageweg aus Guanin (HGPRT) zur Verfügung gestellt werden. Jedoch im Gegensatz zu den meisten anderen Zellen verfügen Lymphozyten nicht über diesen *Salvageweg* des Purinstoffwechsels. Dies hat zur Entwicklung lymphozytenspezifischer antiproliferativ wirksamer Substanzen geführt. In der klinischen Anwendung, v.a. in der Transplantationsmedizin, befindet sich seit einigen Jahren das Mycophenolatmofetil (Cellcept). Erfahrungen für den Einsatz bei Autoimmunopathien liegen hierfür jedoch erst in beschränktem Umfang vor. Erste positive Mitteilungen gibt es z.B. beim nephrotischen Syndrom und einigen Glomerulonephritisformen (Van den Berghe 1999; Turka 1998).

Wirkmechanismus

Prinzip aller antiproliferativ wirkenden Medikamente ist der hemmende Eingriff in den Nukleinsäurestoffwechsel. Da die DNA-Synthese für die Zellteilung essentiell ist, erklärt sich die effektive Hemmung proliferativer Prozesse.

■ **Wirkmechanismus von Cellcept.** Das neue Präparat Mycophenolatmofetil (Cellcept) ist ein Esterprodukt der biologisch aktiven Substanz Mycophenolsäure. Die Veresterung ist für die orale Bioverfügbarkeit wichtig. Das besondere am Mycophenolatmofetil gegenüber den anderen Substanzen ist die deutlich höhere (aber nicht absolute) Selektivität für Lymphozyten. Mycophenolatmofetil hemmt die Inosinmonophosphatdehydrogenase, was zur verminderten Bereitstellung von Guanosin über den *De-novo*-Syntheseweg des Purinstoffwechsels führt. Da Lymphozyten im Gegensatz zu den meisten anderen Zellen jedoch nicht über den *Salvageweg* verfügen, kommt es zur bevorzugten Hemmung der Lymphozytenproliferation.

Darüber hinaus soll es auch sehr effektiv die Proliferation von glatten Muskelzellen der Gefäßwände hemmen, was auf eine positive Wirkung bei chronischen vaskulären Prozessen hoffen läßt. Ein weiterer interessanter Effekt ist die Hemmung des GTP-abhängigen Fruktose- und Mannosetransfers auf Adhäsionsmoleküle. Adhäsionsmoleküle sind Glykoproteine, wobei die Zuckerreste eine wesentliche Rolle bei der Vermittlung der Adhärenz von Leukozyten z.B. an Endothelzellen haben.

Nebenwirkungen

Da die Hemmung der Proliferation nicht zellspezifisch ist, werden alle stark proliferierenden Zellsysteme (v.a. Thrombozyten, Granulozyten, Darmepithelien) beeinträchtigt, was das Nebenwirkungsspektrum erklärt (Thrombozytopenien, Granulozytopenien, Diarrhö). Daher muß die individuelle Dosis dementsprechend angepaßt werden.

2.1.4 Monoklonale Antilymphozytenantikörper

Allgemeines

Polyklonale Antilymphozyten- bzw. Anti-T-Lymphozytenantiseren (ALG bzw. ATG) sind bereits seit Jahrzehnten im klinischen Einsatz, v.a. in der Transplantationsmedizin. Sie werden durch Immunisierung von Tieren (meist Kaninchen) mit humanen Zellen und anschließenden umfangreichen Absorptionsverfahren gewonnen. Durch die Entwicklung der Hybridomtechnik durch George Köhler (Deutschlands einziger Immunologe, der nach dem 2. Weltkrieg einen Nobelpreis erhielt) und Cäsar Milstein vor mehr als 20 Jahren war es möglich geworden, Antikörper einer Spezifität (monoklonal) in großen Mengen und stabil in der Zellkultur unter standardisierten Bedingungen herzustellen – ein großer Vorteil gegenüber den in vivo gewonnenen polyklonalen Antikörpern.

Mit Hilfe derartiger monoklonaler Antikörper sind nahezu 200 Proteine, die unter verschiedenen Umständen auf der Oberfläche von Immunzellen exprimiert werden, identifiziert worden. Da sie wesentliche Funktionen dieser Immunzellen vermitteln, eignen sich etliche zumindest theoretisch als Zielstrukturen einer immunmodulatorischen Therapie.

■ **Spezifische monoklonale Antikörper.** Bisher haben jedoch nur 3 monoklonale Antikörper gegen lymphozytäre Antigene den Sprung in die klinische Zulassung geschafft.

- Seit mehr als 15 Jahren wird der murine monoklonale Anti-CD3-Antikörper OKT 3 (Muromomab-CD3) in der Transplantationsmedizin eingesetzt.
- Erst kürzlich wurden 1 Anti-CD19-Immuntoxin sowie 2 monoklonale Anti-CD25(IL-2-Rezeptor)-Antikörper (Basiliximab und Daclizumab) zugelassen.

Während es sich beim OKT 3 noch um einen unmodifizierten murinen monoklonalen Antikörper, der durch Immunisierung von Mäusen erzeugt wurde, handelt, wurden die neuen Antikörper entweder chemisch (CD19-Immuntoxin) oder gentechnisch (IL-2-Rezeptorantikörper) modifiziert.

Etliche monoklonale Antikörper befinden sich in der „Warteschleife" der pharmazeutischen Industrie (Van den Berghe 1999; Turka 1998; Vincenti 1999).

Wirkmechanismus

■ **OKT3.** OKT3 ist ein muriner IgG_{2a}-Antikörper. Er bindet mit hoher Affinität und Spezifität an die CD3-Moleküle an der Oberfläche der T-Lymphozyten. Dies führt zur Opsonierung der T-Lymphozyten und zur Sequestrierung im RES. Da das CD3-Molekül, das mit dem T-Zell-Antigenrezeptor assoziiert ist, eine wesentliche Rolle bei der Initiierung der T-Zell-Antwort spielt, führt die Kreuzvernetzung dieses Moleküls zu dem paradoxen Phänomen, daß eine immunsuppressive Therapie zunächst zu einer polyklonalen T-Zell-Stimulierung führt. Als Resultat dessen kommt es zu einer kurzzeitigen massiven Freisetzung von Zytokinen, die das gefürchtete Zytokinfreisetzungssyndrom („cytokine release syndrome") v.a. nach erster OKT3-Applikation induzieren können. Die Sequestrierung der T-Lymphozyten im RES führt innerhalb von Minuten zur Eliminierung fast aller T-Lymphozyten aus der Zirkulation, was den Nachschub von T-Lymphozyten in das Entzündungsgebiet unmittelbar stoppt. Im Gegensatz zu früheren Annahmen kommt es jedoch kaum zum Absterben von T-Lymphozyten.

Lediglich aktivierte Effektorzellen unterliegen als Folge der CD3-vermittelten Stimulation einem aktivierungsinduzierten Zelltod durch Apoptose („activation-induced cell death" oder „activation-induced apoptosis"). Dieses Phänomen beruht auf einem natürlichen Regulationsmechanismus des zellulären Immunsystems: Im Gegensatz zu ruhenden naiven oder Gedächtnis-T-Zellen, die die Präsentation des Antigens durch antigenpräsentierende Zellen benötigen, lassen sich Effektorzellen auch ohne Kostimulation allein durch Antigenrezeptoraktivierung stimulieren, was ihre Aktivierung durch alle veränderten (z.B. virusinfizierten) Körperzellen ermöglicht. Damit diese Zellen aber nicht außer Kontrolle geraten, sterben sie nach dieser Stimulation relativ schnell ab (aktivierungsinduzierter Zelltod), wobei das Fas/Fas-Ligand-System (CD 95/CD95L) eine wesentliche Rolle zu spielen scheint. Störungen in diesem Mechanismus (Mutationen im Fas oder FasL-Genen) führen zur unkontrollierten Expansion aktivierter T-Lymphozyten mit Splenomegalie, Lymphknotenschwellung, Autoimmunphänomenen und Tod.

OKT3 simuliert die kostimulationsfreie T-Zell-Rezeptor-vermittelte Aktivierung, die zum aktivierungsinduzierten Tod von Effektor-T-Zellen führt, wobei Th1-Zellen offenbar dafür sensitiver als Th2-Effektorzellen sind. Ruhende Zellen hingegen modulieren ihr CD3-Molekül und erscheinen schon nach wenigen Tagen wieder in der Zirkulation trotz fortgesetzter OKT3-Therapie (i. allg. wird die Therapie für 7–10 Tage eingesetzt). Allerdings sind sie mit moduliertem CD3-T-Zell-Rezeptor-Komplex nicht aktivierbar. Nach Absetzen der Therapie kommt es sehr schnell zu einer Reexpression des CD3-Komplexes und damit wieder zur vollen Funktionalität der T-Zellen. Aus diesem Wirkmechanismus resultiert die hohe Effizienz von OKT3 zur Revertierung laufender Immunreaktionen (z.B. Transplantatabstoßung).

■ **CD19.** CD19 ist ein Differenzierungsmarker, der spezifisch für B-Lymphozyten ist und sowohl auf ruhenden als auch auf aktivierten B-Lymphozyten sowie auf B-Vorläuferzellen exprimiert wird. Die Kopplung eines Toxins (Teil des Diphtherietoxins – die zellbindende Domäne des Toxins wurde entfernt) an den Antikörper gegen CD19 ermöglicht eine immuntoxische Eliminierung von B-Lymphozyten aller Reifungsstadien. Daraus resultiert die primäre Indikation dieses Präparats bei Lymphomen der B-Lymphozytenreihe. Eine Anwendung im Autoimmunbereich ist wahrscheinlich eher problematisch.

■ **CD25.** Vor allem aktivierte T-Lymphozyten, in geringerer Expressionsdichte aber auch aktivierte B-Lymphozyten, natürliche Killerzellen und Monozyten/Makrophagen, exprimieren das CD25-Molekül, das die leichte Kette (α-Kette) des IL-2-Rezeptors darstellt. Gemeinsam mit der β- und γ-Kette formiert sich auf aktivierten Zellen der hochaffine IL-2-Rezeptor. Da die Expression der α-Kette weitestgehend auf aktivierte Zellen (v.a. T-Lymphozyten) beschränkt ist, bietet sich das CD25-Molekül als attraktive Zielstruktur für immunmodulatorische Ansätze an, da ruhende Immunzellen nicht beeinflußt werden, was das Nebenwirkungsspektrum drastisch einschränkt. Umfangreiche tierexperimentelle Studien haben die Wirksamkeit dieses Prinzips v.a. in Transplantationssituationen belegt, was vor kurzem zur Entwicklung und Zulassung zweier monoklonaler Anti-CD25-Antikörper für die humane Transplantation geführt hat. Durch gentechnischen Austausch des Großteils der konstanten Regionen des murinen Mutterantikörpers mit humanen Sequenzen wurde ein chimärer bzw. humanisierter Antikörper entwickelt.

Diese Antikörper haben einerseits den Vorteil einer geringeren Immunogenität (aufgrund des geringeren Anteils an „fremdem“ Mausprotein). Dadurch wird die Entwicklung antiidiotypischer und -isotypischer Antikörper verhindert und somit eine längere oder wiederholte Anwendung der Antikörper ermöglicht. Andererseits steigt die Halbwertszeit gegenüber murinen Antikörpern von 1–2 Tagen auf 2–3 Wochen – vergleichbar mit humanem IgG_1. Damit sind mit wenigen Infusionen lange Wirkspiegel möglich.

Da jedoch Effektorzellen zumeist IL-2-Rezeptor-negativ sind, eignen sich diese Antikörper zwar gut für die Verhinderung der initialen Schritte einer unerwünschten Immunreaktion, jedoch weniger für die Revertierung laufender Prozesse. Daher erscheint ihre Anwendung bei entzündlich-rheumatischen Erkrankungen eher limitiert (s. Abb. 2.1).

Nebenwirkungen

OKT3 bietet ein weites Nebenwirkungsspektrum, das seine Anwendung auf die Umkehrung schwer beherrschbarer T-Zell-Prozesse beschränkt. Dies erklärt auch die minimalen Erfahrungen mit OKT3 in der Rheumatologie.

■ **Zytokinfreisetzungssyndrom.** Neben dem schon erwähnten Zytokinfreisetzungssyndrom insbesondere nach Erstinjektion, das durch parallele antiphlogistische Therapie und Vermeiden einer Überwässerungssituation im Patienten durch vorhergehende Ultrafiltration heute jedoch weitestgehend beherrscht wird, steht v.a. die langanhaltende immunsuppressive Wirkung im Mittelpunkt.

■ **Eliminierung von infektionsspezifischen T-Zellen.** Die effektive Induktion eines aktivierungsinduzierten Zelltods in aktivierten Effektorzellen kann nicht nur zur Eliminierung von T-Lymphozyten unerwünschter Spezifitäten, sondern auch von infektionsspezifischen T-Zellen führen, zumal die initiale Zytokinfreisetzung häufig eine Reaktivierung latenter Viren (z.B. CMV, EBV) und damit eine Aktivierung der virusspezifischen Gedächtnis-T-Zellen bewirkt, was diese besonders sensitiv gegenüber dem aktivierungsinduzierten Zelltod macht. In der Tat kommt es in Folge von OKT3-Behandlungen häufig zu Viruserkrankungen und bei mehrfacher Anwendung zu einer stark erhöhten Inzidenz EBV-assoziierter Lymphome. Durch eine präventive antivirale Therapie (i.v. Ganciclovir für 10 Tage) läßt sich jedoch auch dieses Risiko relativ gut einschränken.

■ **Depletion von B-Lymphozyten.** Der Einsatz des CD19-Immuntoxins führt zur Depletion früher und differenzierter B-Lymphozyten. Eine Anwendung für nichtmaligne Indikationen ist bisher nicht erfolgt. Theoretisch könnte man sich den Einsatz bei einem schweren SLE vorstellen. Die Anwendung der humanisierten/chimärisierten Anti-CD25-Antikörper in der Transplantationsmedizin hat bisher nicht zu auffälligen Nebenwirkungen geführt.

2.2 Neue immunmodulatorische Ansätze in der klinischen Prüfung

2.2.1 Anti-TNF-Therapie

Allgemeines

Tumornekrosefaktor-α (TNF) wird quantitativ v.a. von aktivierten Monozyten/Makrophagen, Gedächtnis-T-Zellen und natürlichen Killerzellen gebildet. Aber auch das präformierte und damit nach Stimulation extrem schnell freigesetzte TNF aus Mastzellen spielt eine wichtige Rolle in der akuten Entzündung und ist sehr wichtig für die Wundheilung in Haut und Schleimhaut. Die weite Verteilung der beiden TNF-Rezeptortypen (I: p55 und II: p75) auf praktisch allen Zellen erklärt seine pleiotropen Eigenschaften. TNF ist der stärkste endogene Aktivator des akuten Streßtranskriptionsfaktors NFkB. Viele (aber nicht alle) Effekte des TNF werden über diesen Transkriptionsfaktor vermittelt.

■ **Effekte des TNF.**

- So induziert TNF in Monozyten/Makrophagen die Expression weiterer proinflammatorischer Zytokine (IL-1, IL-6, MIF), einer prokoagulatorischen Aktivität (Tissuefaktor), chemotaktischer Zytokine, der induzierbaren NO-Synthetase usw.
- Im Hypothalamus kommt es zur Umschaltung des Temperaturzentrums und damit zur Fieberinduktion sowie zur Induktion von Leptin (eingeschränkte Nahrungsaufnahme).
- Im Muskel- und Fettgewebe werden katabole Prozesse zur Bereitstellung von Energie für den Entzündungsprozeß eingeleitet.
- Endothelzellen exprimieren verstärkt Adhäsionsmoleküle, chemotaktische Faktoren und schalten von einem anti- in einen prokoagulatorischen Zustand um.
- Die spezifische Immunabwehr wird durch die Aktivierung der antigenpräsentierenden Zellen und die Heraufregulation von MHC-Molekülen sowie der Differenzierungshilfe für zytotoxische Zellen unterstützt.
- TNF wirkt aber auch als Effektormolekül von T-Zellen.

! Zusammenfassend spielt TNF eine Schlüsselrolle bei physiologischen aber auch bei unerwünschten Entzündungs- und Immunreaktionen.

■ **Bedeutung von TNF für chronische Entzündungen.** Da diese Prozesse sehr redundant ablaufen, hatte man die Bedeutung von TNF v.a. für chronische Entzündungen zunächst unterschätzt. Erst die Beobachtungen, daß die Neutralisation von TNF akute, aber auch chronische Entzündungsreaktionen stark abschwächt, haben die zentrale Funktion von TNF deutlich werden lassen.

Experimentell konnte gezeigt werden, daß eine Überexpression von TNF im Gewebe zu einer Arthritis und einem Krankheitsbild, das den chronisch-entzündlichen Darmerkrankungen ähnelt, führt. Umgekehrt kann durch Neutralisation von TNF eine Verbesserung des klinischen Erscheinungsbilds bei vielen experimentellen Arthritis- und M.-Crohn-Modellen eintreten. Dies war die Basis für den Beginn der überraschend erfolgreichen Therapiestudien bei Patienten mit diesen Erkrankungen, die mittlerweile zur Zulassung einzelner Präparate für die Behandlung der chronischen Polyarthritis bzw. des M. Crohn in den USA (in Europa kurz davor) geführt hat. Dieser Therapieansatz sorgt für Furore in der Rheumatologie – sowohl aufgrund der beeindruckenden Therapieergebnisse als auch aufgrund der neuen Kostendimension, vor denen der Rheumatologe und die Gesellschaft stehen (ca. 30 000–40 000 DM/Jahr).

Die Nagelprobe für diese für die chronische Polyarthritis hoffnungsvolle Therapie wird jedoch die in Kürze zu erwartende Analyse der Follow-up-Daten der Knorpelläsionen darstellen. Sollte sich herausstellen, daß die Anti-TNF-Therapie zwar hervorragend die Entzündungssymptome beherrscht (und damit unzweifelhaft die Lebensqualität der Patienten verbessert), nicht jedoch die Progression der Knorpeldestruktion stoppt, relativiert sich der Wert dieser bisher sehr teuren Therapie drastisch (Feldmann et al. 1998; Van den Berg 1998; Brennan u. Feldmann 1998).

Wirkmechanismus

Prinzipiell lassen sich die biologischen Effekte von TNF auf 3 Ebenen hemmen.

■ **Hemmung der TNF-Freisetzung.** Eine Reihe von lange bekannten Medikamenten hemmt die TNF-Sekretion, was erst in den letzten Jahren herausgefunden wurde. Hierzu zählen v.a. Substanzen, die den intrazellulären cAMP-Spiegel in monozytären und lymphozytären Zellen erhöhen (Prostazykline, Prostaglandine, Phosphodiesterasehemmer). Da cAMP jedoch einen „second messenger" in vielen Zellen darstellt, lassen sich in vivo aufgrund der Nebenwirkungen keine voll wirksamen Spiegel erzielen.

Eine partielle, wenn auch nicht vollständige Hemmung der TNF-Sekretion erzielt auch Thalidomid (in Deutschland aufgrund der Induktion von embryonalen Fehlbildungen zu trauriger Berühmheit gelangt). Es hat eine Renaissance erfahren und wird v.a. bei fortgeschrittener Lepra sowie tuberkulosekranken AIDS-Patienten eingesetzt. Ob die beeindruckende antikachektische Wirkung allein der Hemmung des kachexieinduzierenden TNF zuzuschreiben ist, bleibt noch unklar.

Die TNF-Antwort wird über eine Reihe endogener Immunmodulatoren negativ beeinflußt, was eine große Bedeutung für die Regulation einer Entzündungsantwort hat. Eine der wichtigsten antientzündlich wirkenden Substanzen ist das IL-10.

Neben der Regulation auf Transkriptionsebene (Neubildung von TNF-mRNA über Aktivierung des TNF-Promoters) spielt die translationelle Regulation eine wichtige Rolle, die über die sog. nichttranslatierbaren AU-reichen-3'-Enden der TNF-mRNA realisiert wird. Wir konnten kürzlich zeigen, daß das intrazelluläre Enzym MAPKAP-Kinase 2 hierbei eine Schlüsselrolle einnimmt. Daraus ergibt sich eine völlig neue Zielstruktur für die Suche nach neuen TNF-hemmenden Wirkstoffen.

Hemmung der Wechselwirkung von TNF mit seinen Rezeptoren. Einmal freigesetztes TNF kann in seiner biologischen Aktivität eingeschränkt werden, indem die Bindung des Trimers an den Rezeptor verhindert wird. Dies gelingt durch neutralisierende monoklonale Anti-TNF-Antikörper, lösliche TNF-Rezeptoren oder Anti-TNF-Rezeptor-Antikörper.

Um ein Zytokin im Gewebe effektiv neutralisieren zu können, werden länger anhaltende hohe Wirkspiegel des neutralisierenden Antikörpers benötigt. Murine monoklonale Antikörper mit einer Halbwertszeit von 1–2 Tagen sind hierfür insbesondere bei einem chronischen Prozeß wenig geeignet. Hinzu kommt die Immunogenität aufgrund des hohen Mausproteinanteils, was einer mehrmaligen Applikation durch Bildung von antiidiotypischen und -isotypischen Antikörpern entgegensteht. Durch den gentechnischen Austausch des konstanten Fc-Teils eines murinen Antikörpers mit humanen IgG_1-Sequenzen konnte die Halbwertszeit auf mehrere Wochen verlängert werden. Deshalb wird selbst nach nunmehr über 2 Jahren Therapie keine Entwicklung von Antiantikörpern beobachtet. Die Neutralisation von TNF ist jedoch nur eine symptomatische Therapie, d.h. sie führt nicht zur „Umpolarisierung" des Immunsystems und damit zur dauerhaften Unterdrückung des unerwünschten Entzündungsprozesses. Daraus ergibt sich, daß der Antikörper seine Wirkung aufgrund seiner 2- bis 3wöchigen Halbwertszeit nach ca. 8–12 Wochen verliert, was eine regelmäßige Applikation des Antikörpers erfordert (etwa alle 4–6 Wochen), um eine erneute Exazerbation zu vermeiden.

Weitere Anti-TNF-spezifische Medikamente. Ursprünglich war davon ausgegangen worden, daß das Wirkprinzip des Anti-TNF-Antikörpers erwartungsgemäß allein auf einer spezifischen hocheffektiven Neutralisation von TNF beruht. Jedoch konnten wir beobachten, daß der Antikörper auch membranständiges TNF auf aktivierten T-Lymphozyten und Makrophagen erkennt. Dies könnte in vivo zu einer Opsonierung dieser aktivierten Zellen führen mit der Folge ihrer Depletion oder zumindest Sequestrierung. Dies würde bedeuten, daß der Antikörper nicht nur freies TNF neutralisiert, sondern daß auch aktivierte T-Lymphozyten und Makrophagen, die neben TNF auch weitere Zytokine sezernieren können (in Fluoreszenzdoppelfärbungen sieht man häufig eine Koexpression von Interferon-γ und TNF in aktivierten Effektor-T-Zellen), aus dem Entzündungsgebiet eliminiert werden.

In der Tat konnte eine holländische Gruppe (S. J. H. van Deventer, Amsterdam) jüngst zeigen, daß schon 24 h nach Erstapplikation des Antikörpers die Zahl der infiltrierenden T-Lymphozyten und Makrophagen in der Darmwand von M.-Crohn-Patienten drastisch zurückgegangen war, was mit einem Rückgang der Infiltration durch TNF-Neutralisation allein kaum erklärbar wäre. Sie fanden zahlreiche apoptotische Zellen in der Mukosa, was die oben genannte Hypothese unterstützt. Sollten sich diese Vermutungen bestätigen, so wird dies Konsequenzen für die Entwicklung weiterer „anti-TNF-spezifischer" Medikamente haben. Aber auch über ein mögliches Langzeitnebenwirkungsspektrum muß neu nachgedacht werden.

Weitere Entwicklungen. Konkurrenzprodukte für diesen chimärisierten Anti-TNF-Antikörper befinden sich in der klinischen Erprobung. So wurde ein 100% humaner Anti-TNF-Antikörper entwickelt. Für die Gewinnung wurden keine Menschen immunisiert, sondern der Antikörper wurde rein gentechnisch in der Zellkultur („phage-display") hergestellt. Das Wirkprinzip sollte vergleichbar mit dem oben genannten chimärisierten Antikörper sein. Ein anderes Prinzip verfolgt die Neutralisation von TNF durch lösliche TNF-Rezeptoren. Da das biologisch aktive TNF als Trimer vorliegt und mindestens 2 Moleküle mit den zellassoziierten Typ-I- (p55-) oder Typ-II- (p75-) Rezeptoren interagieren müssen, ist eine Neutralisation mit löslichen Monomeren der Rezeptoren (ohne Transmembranregion) wenig effektiv. Hinzu kommt die relativ kurze Halbwertszeit dieser Rezeptormonomeren. Durch die gentechnische Kopplung jeweils zweier Rezeptormoleküle an den konstanten Teil eines humanen IgG_1-Moleküls werden diese Nachteile jedoch umgangen (TNF-Rezeptor-p55-$Fc_{\gamma 1}$ bzw. TNF-Rezeptor-p75-$Fc_{\gamma 2}$). Das p75-Rezeptordimer befindet sich in klinischen Studien. Ob es lediglich lösliches TNF neutralisiert oder ähnlich den Antikörpern auch membranständiges TNF erkennt, ist bisher nicht bekannt.

Die Entwicklung des p55-Rezeptordimers wurde aus verschiedenen Gründen eingestellt. Ein anderer Weg, der gegangen wurde, beinhaltet nicht die gentechnische, sondern chemische (Polyethylenglykol-)Vernetzung der TNF-Rezeptor-p75-Monomeren. Auch dieses Präparat befindet sich in der klinischen Erprobung.

■ **Hemmung der Signaltransduktion der TNF-Rezeptoren.** Einen weiteren Ansatz stellt die Hemmung intrazellulärer Signalkaskaden „downstream" vom TNF-Rezeptor dar. Diesem Prinzip werden schon Kortikosteroide gerecht, die einen wesentlichen Signalweg von TNF (über NFκB) hemmen. Weitere mehr selektiv wirkende Substanzen (v.a. p38-Kinasehemmer) befinden sich in präklinischen Untersuchungen.

Nebenwirkungen

Die bisherigen klinischen Beobachtungen, die sich für den chimärisierten Anti-TNF-Antikörper bei einigen Patienten schon über einen mehrjährigen Zeitraum ausdehnen, ergeben bisher ein relativ nebenwirkungsarmes Profil. Trotz dauerhafter TNF-Neutralisation ist die Inzidenz infektiöser Komplikationen nicht signifikant angestiegen. Bei Auftreten von Infekten wird jedoch die Therapie grundsätzlich unterbrochen, um eine adäquate Erregerelimination zu ermöglichen. Andererseits ist bekannt, daß TNF die Reaktivierung des Zytomegalievirus vermittelt. Dies erklärt die hohe Assoziation von aktiven, aber aufgrund der suffizienten T-Zell-Abwehr meist symptomfreien Zytomegalovirusinfektionen bei aktiven Autoimmunerkrankungen. Eine Neutralisation von TNF sollte zum Rückgang der Zytomegalievirusreaktivierung führen.

Einzelne Kasuistiken berichten über das Auftreten von EBV-assoziierten Lymphomen und Tuberkulose. Inwieweit dies auf die Anti-TNF-Therapie oder eher auf die Vorschädigung der Patienten zurückzuführen ist, bleibt derzeit offen. Sollte sich jedoch bestätigen, daß aktivierte T-Lymphozyten durch die Therapie eliminiert werden, kann dies natürlich auch zum Verlust antiviraler T-Effektorzellen führen. Allerdings sollte berücksichtigt werden, daß die derzeitige, weniger effektive Therapie ebenfalls nicht nebenwirkungsfrei ist.

Der Anti-TNF-Ansatz zeigt in experimentellen Modellen der multiplen Sklerose (EAE) sehr gute Effekte, hingegen wurden bei Patienten mit multipler Sklerose Exazerbationen (Plaquevergrößerung im MRT) beobachtet, was zum Abbruch der Studie führte. Dies könnte ein Hinweis darauf sein, daß es sich bei der humanen multiplen Sklerose doch um eine chronisch-persistierende Infektion handelt, die durch Hemmung der Immunantwort an Aktivität zunehmen kann. Ähnliches kann theoretisch für rheumatologische Erkrankungen, für die eine Infektionspathogenese auch möglich ist, nicht ausgeschlossen werden.

2.2.2 Interleukin-10 (IL-10)

Allgemeines

IL-10 gehört zu den wichtigsten regulatorischen Zytokinen. Es trägt wesentlich zur Kontrolle von Entzündungs- und Immunreaktionen bei. IL-10-defiziente Mäuse versterben relativ schnell an überschießenden Entzündungsreaktionen, v.a. im Darmbereich. IL-10 wird von Monozyten/Makrophagen, Mastzellen, B-Lymphozyten und v.a. Th2-T-Zellen gebildet. Es bewirkt eine Hemmung der Synthese inflammatorischer Zytokine (TNF, IL-1, IL-6, IL-8) in allen Entzündungszellen, blockiert die Bildung von Th1-Zytokinen (Interferon-γ, Lymphotoxin) und hemmt die Differenzierung antigenpräsentierender Zellen. Die Expression von HLA-Klasse-II- und kostimulatorischen Molekülen (CD80/86) wird ebenfalls gehemmt, nicht jedoch die HLA-Klasse-I-Expression. Andererseits stimuliert IL-10 Mastzellen, Eosinophile, natürliche Killerzellen, zytotoxische T-Zellen, B-Lymphozyten und unterstützt die Bildung von IgM, IgE und IgA sowie die Phagozytose.

Dies deutet an, daß IL-10 nicht ein einfacher Immundeaktivator ist, sondern die Richtung einer Immunantwort modifiziert. Die akute unspezifische Entzündungsreaktion (mit dem Leitzytokin TNF) und die Induktion einer Th1-Zell-vermittelten Entzündung wird zugunsten der Förderung einer entzündungsarmen Elimination von Partikeln und Zellen durch Makrophagen bzw. zytotoxische Zellen gehemmt. Die hohe Präsenz von IL-10 im Darm führt zur Hemmung der inflammatorischen Reaktionen und systemischen Sensibilisierung gegenüber Antigenen im Darm (Darmflora, Nahrungsbestandteile) bei gleichzeitiger Unterstützung der lokalen Schleimhautimmunität (IgA, IgE). Bestimmte Viren (z.B. Epstein-Barr-Virus) haben sich diese Eigenschaften des IL-10 durch Übernahme des Gens in das virale Genom zu eigen gemacht, was ihr Überleben im Wirt begünstigt (virales IL-10).

Aufgrund dieses Wirkungsspektrums liegt es daher nahe, IL-10 zur Therapie unerwünschter Immunprozesse einzusetzen. Die ersten klinischen Daten bei Patienten mit M. Crohn und Psoriasis stimmen optimistisch. Studien bei Patienten mit einer entzündlich-rheumatischen Erkrankung wurden begonnen (Asadullah et al. 1998).

Wirkmechanismus

Die molekularen Mechanismen der prinzipiellen Wirkungen von IL-10 auf die verschiedenen Immunfunktionen sind noch schlecht verstanden und offenbar sehr vielfältig. Einige IL-10-Effekte werden über posttranslationale Mechanismen (z.B. Hemmung der HLA-Klasse-II-Regulation) vermittelt, andere durch Hemmung der Proteinsynthese (z.B. partiell die Hemmung von TNF) oder Gentranskription (z.B. partiell die Hemmung von TNF, Interferon-γ).

In den ersten Studien zur subkutanen ambulanten IL-10-Applikation über mehrere Wochen konnten folgende Beobachtungen aufgezeichnet werden:

- IL-10 hemmt erwartungsgemäß die monozytäre HLA-Klasse-II-Expression und TNF-Bildungskapazität, wobei der Hemmeffekt nach mehrtägiger Therapie deutlich geringer wird und nach Absetzen sofort reversibel ist. Kritische Bereiche werden nie erreicht.
- Überraschenderweise induziert IL-10 bei einer Dosis von >8 µg/kg/Tag mäßig ausgeprägte Entzündungsphänomene (Anstieg Interferon-γ, Neopterin, CRP; geringer Abfall von Quick, PTT, Thrombozyten). Dies ist offenbar mit einer Aktivierung der natürlichen Killerzellen und Mastzellen zu erklären.
- IL-10 hemmt die Fähigkeit von T-Lymphozyten zur Interferon-γ-Sekretion, wobei dieser Effekt im Therapieverlauf nachläßt. Andererseits wird die IL-4-Produktionskapazität deutlich und prolongiert (auch noch Wochen nach Absetzen der Therapie) erhöht. Dies deutet auf eine lang anhaltende Th1/Th2-Verlagerung hin, die sich auch in mäßig erhöhten IgE-Spiegeln im Serum der behandelten Patienten widerspiegelt.

Insgesamt deutet sich an, daß IL-10 zwar weniger effektiv bei der Behandlung einer akuten Exazerbation einer chronischen Polyarthritis oder eines M. Crohn ist als beispielsweise Anti-TNF-Antikörper, jedoch langanhaltende immunmodulatorische Effekte vermittelt, die möglicherweise zur Rezidivprophylaxe Anwendung finden können.

Nebenwirkungen

Die bisherigen klinischen Studien haben gezeigt, daß selbst eine mehrwöchige Therapie mit Dosen bis 20 µg/kg/Tag keine signifikanten Nebenwirkungen induziert, obwohl eine Dosis um 8 µg/kg/Tag aufgrund der Entzündungsphänomene eher sinnvoll erscheint. Auch unter IL-10-Therapie kam es zu vereinzelten Exazerbationen von multipler Sklerose, was zum Abbruch der Studie führte.

2.2.3 Rapamycin

Allgemeines

Rapamycin (Sirolimus) ist ein neues Immunsuppressivum, das derzeit in klinischen Studien in der Transplantationsmedizin getestet wird. Im Gegensatz zu den Calcineurinantagonisten kann es offenbar auch sehr effektiv laufende Immunprozesse revertieren, was seine Anwendung bei Autoimmunerkrankungen attraktiv macht. Hinzu kommen die Effekte auf die Proliferation von glatten Muskelzellen, Fibroblasten und Endothelzellen, die eine Hemmung entzündungsbedingter Gewebeveränderungen erwarten lassen. Allerdings läßt sich noch kein abschließendes Urteil über Rapamycin bilden, da auch über signifikante Nebenwirkungen berichtet wurde (Van den Berghe 1999; Turka 1998).

Wirkmechanismus

Rapamycin ist ein Produkt von Bakterien der Osterinseln (einheimisch: „Rapa Nui") und bindet ähnlich wie FK506 an das intrazelluläre FK-bindende Protein (FKBP). Trotz dieses gemeinsamen intrazellulären Rezeptormoleküls ist die Wirkweise jedoch völlig different. Rapamycin hemmt nicht die Calcineurinaktivität, sondern greift über das sog. TOR-Protein („target of rapamycin") inhibierend in die Signalketten verschiedener Zytokinrezeptoren ein (s. Abb. 2.1). Dies führt zur Hemmung der Wirkung dieser Zytokine. Die Zellen werden im Gegensatz zu den Calcineurinantagonisten nicht in der G0/G1-Phase sondern zwischen der G1- und S-Phase blockiert. Durch diesen distalen Angriffspunkt im Immungeschehen kann auch eine etablierte Immunantwort revertiert werden. Hieraus ergibt sich sogar theoretisch eine synergistische Wirkung mit den Calcineurinantagonisten.

Nebenwirkungen

Rapamycin hemmt nicht nur die Wirkung verschiedener für die T-Zell-Funktion wichtiger Zytokine (z.B. IL-2), sondern auch die zahlreicher Wachstumsfaktoren (z.B. GM-CSF, G-CSF, Thrombopoetin), was zur Beeinflussung der Thrombo- und Granulozytopoese mit den entsprechenden Folgen führen kann. In ersten klinischen Studien traten Zytopenien auf, die eine Anwendung entsprechender rekombinanter Wachstumsfaktoren (Thrombopoetin, G-CSF) erforderten. Ein Problem bei der Steuerung des Medikaments stellt die lange Halbwertszeit (im Menschen ca. 40 h) dar. Es bleibt abzuwarten, ob das therapeutische Fenster durch Veränderung der Dosierung und Formulierung (gleichmäßigere Aufnahme des oralen Präparats) besser erreicht werden kann. Letzteres wird v.a. vom neuen Derivat SDZ-RAD erwartet.

2.2.4 Stammzelltherapie

Allgemeines

Der gemeinsame Vorläufer aller hämatopoetischen Zellen ist die pluripotente Stammzelle. Aus dieser sich selbst erneuernden Stammzelle entstehen durch Differenzierungsprozesse sog. liniendeterminierte Stammzellen, Vorläuferzellen der verschiedenen Zellreihen (lymphoide Stammzelle, myeloische Stammzelle etc.), und schließlich Progenitorzellen. Die Regenerationsgeschwindigkeit ist sehr verschieden und hängt von der Halblebenszeit der reifen Zellen der jeweiligen Linie ab.

Während die basale Hämatopoese eine relativ stabile Zusammensetzung der zellulären Bestandteile des Blutes aufrechterhält, kann es bei der induzierten Hämatopoese, vermittelt durch Zytokine, die bei entsprechenden Reizen freigesetzt werden (z.B. bei Entzündungen oder nach Blutverlust), zu einer Verschiebung dieser Zusammensetzung kommen. Die gesamte hämatopoetische Reihe kann nach Eliminierung aller Blutzellen (durch myeloablative Maßnahmen) aus wenigen Stammzellen regeneriert werden. Während man früher hierfür nur Knochenmark verwendet hat, werden heute zunehmend periphere Stammzellen transplantiert. Dies senkt das Risiko, da ein „Engraftment" schneller erfolgt und die zytopenische Phase kürzer ausfällt. Durch vorherige Applikation von Granulozyten-Kolonie-stimulierendem-Faktor (G-CSF) können die Stammzellen des Knochenmarks mobilisiert werden, was ihre Gewinnung aus dem Blut (Zellapherese) erleichtert.

■ **Knochenmarktransplantation bei Autoimmunopathien.** Seit der ersten erfolgreichen Knochenmarktransplantation 1968 hat sie sich zu einer etablierten Therapiemethode bei hämatologischen Tumoren, schweren Immundefizienzen und aplastischer Anämie entwickelt. In jüngster Zeit mehren sich Berichte über Anwendungen bei soliden Tumoren und Autoimmunopathien, wobei hier v.a. periphere Stammzellen verwendet werden.

Ausgangspunkt dieser Therapieform war die Beobachtung, daß Patienten mit Autoimmunopathien eine dramatische Verbesserung ihrer Grunderkrankung erfuhren, wenn sie aufgrund anderer Indikationen einer Knochenmarktransplantation unterzogen wurden. So wurde bereits in den 70er/80er Jahren berichtet, daß von 9 Patienten mit einer chronischen Polyarthritis, die eine allogene Knochenmarktransplantation aufgrund einer goldinduzierten aplastischen Anämie erhielten, zwar 4 an der Prozedur verstarben, bei den verbleibenden 5 Patienten jedoch die rheumatologische Erkrankung praktisch ausheilte (1 Patient hatte nach 13 Jahren ein Rezidiv).

Ähnliches wurde auch für andere Autoimmunopathien berichtet. Jedoch liegt die Letalität der allogenen Stammzelltransplantation noch immer bei 10–30%. Dies hängt v.a. mit der Entwicklung einer Transplantat-gegen-Wirt- („graft-vs.-host-" = GvH-)Reaktion bei 40–60% der Patienten als Folge der Reaktion übertragener T-Lymphozyten gegen Wirt-HLA-Antigene zusammen.

Die autologe Transplantation ist komplikationsärmer (2–5% Mortalität), obwohl auch hier GvH-ähnliche Symptome durch unkontrollierte Expansion selbstreaktiver T-Zellen beobachtet werden können. Nach einzelnen positiven Berichten zum Verlauf von Autoimmunopathien nach autologer Stammzelltransplantation aufgrund maligner Erkrankungen wurden auf Konsensuskonferenzenzen 1995 und 1997 Richtlinien für die Anwendung dieser neuen Therapieoption erarbeitet. Die nach diesen Richtlinien durchgeführten Pilotstudien berichten v.a. über autologe Transplantationen, obwohl auch allogene Transplantationen bei schweren Autoimmunopathien (progressiver systemische Sklerose, multipler Sklerose, schwerster chronische Polyarthritis, SLE) durchgeführt wurden (Sorli et al. 1998).

Wirkmechanismus

Ein „Engraftment" der Stammzellen erfordert eine myeloablative Therapie oder zumindest eine „Konditionierung" des Empfängers, die mit Bestrahlung und/oder Chemotherapeutika durchgeführt wird. Dieser Vorgang führt zu einer drastischen Reduktion der peripheren T- und B-Zellen und damit auch der autoreaktiven Zellen. Für die sich aus den Stammzellen neu differenzierenden Immunzellen erhofft man ein Wiedererlernen der Selbsttoleranz.

Bei der allogenen Transplantation kommt hinzu, daß offenbar allogene T-Zellen einen „Graft-vs.-autoimmunity"-Effekt vermitteln können (ähnlich dem „Graft-vs.-leucemia"-Effekt für die Behandlung von Tumoren), d.h. regulatorische Zellen enthalten. Dies könnte die offenbar höhere und v.a. längere Wirksamkeit der allogenen Stammzelltransplantation zur Behandlung von Autoimmunopathien erklären.

■ **Effizienzerhöhung der autologen Transplantation.** Um die Effizienz der Eliminierung autoreaktiver pathogenetisch relevanter Immunzellen zu erhöhen und damit der nebenwirkungsärmeren autologen Transplantation eine größere Chance zu geben, haben mehrere Gruppen mit Erfolg versucht, die Stammzellpräparationen (aus Knochenmark oder Blut) noch effektiver von autoreaktiven T-Zellen zu befreien („purging"), indem CD34+-Stammzellen immunologisch angereichert wurden. Auch hat sich der Einsatz von polyklonalen Anti-T-Zell-Antikörpern (ATG) zusätzlich zum Cyclophosphamid als nützlich erwiesen, wobei endgültige Schlußfolgerungen aufgrund der niedrigen Patientenzahlen noch nicht möglich sind.

Nebenwirkungen

Obwohl nur Kasuistiken oder bestenfalls Pilotstudienergebnisse vorliegen, scheint die allogene Stammzelltherapie eine hohe Effizienz in der Behandlung schwerer Autoimmunopathien zu haben, bis hin zu lang andauernden Remissionen oder gar Heilungen.

■ **Mortalität.** Dem steht jedoch eine hohe transplantationsassoziierte Mortalität (10–30% durch GvH, Infektionen) gegenüber, so daß dieser Ansatz z.Z. nur für schwerste Autoimmunopathien (z.B. progressive systemische Sklerose mit 60–80% Mortalität innerhalb von

10 Jahren) diskutiert werden kann und erfahrene Zentren verlangt. Tierexperimentelle Daten deuten jedoch an, daß sich dieser Ansatz durch Einführung der neuen transplantationstoleranzinduzierenden Ansätze, die die GvH-Reaktion praktisch aufheben, in der Indikationsstellung drastisch erweitern kann.

Die autologe Stammzelltransplantation ist zwar nebenwirkungsärmer (2–5% Mortalität), jedoch offenbar auch etwas weniger effektiv als die allogene. Aber auch hier sollte man sich hüten, diese Methode in Zentren ohne transplantationserfahrene Hämatologen einzuführen.

Es erscheint aufgrund der Nebenwirkungen derzeit unethisch, Stammzelltransplantationen bei mild verlaufenen Autoimmunopathien bzw. bei Ersatzmöglichkeiten des autoimmunologisch zerstörten Organs (z.B. Thyreoiditis) durchzuführen.

2.3 Perspektiven in der Immunmodulation

2.3.1 Hemmung der Leukozyten-Endothelzell-Interaktion

Allgemeines

Die Initiierung und v.a. die Unterhaltung eines akuten Entzündungsprozesses im Gewebe ist wesentlich von der Rekrutierung von Leukozyten abhängig. Die Infiltration eines Entzündungsgebiets durch Leukozyten umfaßt mehrere Schritte:

- Chemotaxis von Leukozyten,
- Adhäsion an das Endothel,
- Transmigration durch das Endothel,
- Bewegung im Gewebe.

Die effektive Blockade dieser Prozesse besitzt daher einen hohen Stellenwert für neue antientzündliche Therapieansätze. Natürlich führt die Hemmung der Freisetzung bzw. Wirkung proinflammatorischer Zytokine/Chemokine durch Kortikosteroide, IL-10, Anti-TNF-Therapie etc. zu einer verminderten Interaktion zwischen Leukozyten und Endothelzellen. Auch andere Ansätze, die auf eine Hemmung der Expression von Adhäsionsmolekülen gerichtet sind (z.B. ICAM-Antisense-Therapie) zielen in diese Richtung. Darüber hinaus befinden sich Medikamente in der Entwicklung, die direkt diese Wechselwirkung beeinflussen. In dieser Gruppe scheint die Entwicklung der Substanz FTY 720 am weitesten vorangeschritten (derzeit Phase-III-Studien in der Transplantation; Troncosco et al. 1999; Yanagawa et al. 1998).

Wirkmechanismus

Entzündungsreize führen zur Produktion chemotaktischer Zytokine v.a. durch Leukozyten und Endothelzellen. In vitro wandern Leukozyten, die über Rezeptoren für diese Faktoren verfügen, entlang eines chemotaktischen Konzentrationsgradienten. Doch lange hat man nicht verstanden, wie dieser Konzentrationsgradient in vivo erzeugt werden soll, da die Chemokine nach Eintritt in das Blut sofort durch den Blutstrom abtransportiert werden.

■ **Chemokine.** Jüngste Untersuchungen haben gezeigt, daß Endothelzellen im Gewebe gebildete Chemokine aufnehmen bzw. selber Chemokine produzieren und sie an der Oberfläche polarisiert in das Gefäßlumen präsentieren. So können Leukozyten mit ihren spezifischen Rezeptoren mit den Chemokinen interagieren. Die Bildung chemotaktischer Zytokine (z.B. IL-8, MIP-1α etc.) wird ähnlich wie die anderer proinflammatorischer Zytokine reguliert.

Eine wichtige Rolle bei der Initiierung der Gentranskription vieler dieser Faktoren spielt hierbei der Transkriptionsfaktor NFκB. Eine Hemmung der NFκB-Aktivierung führt daher zur verminderten Bildung dieser Faktoren. Nach „Anlockung“ durch das inflammatorische Endothel ermöglicht die Wechselwirkung von Adhäsionsmolekülen auf Endothelien und Leukozyten (z.B. E-Selektin, L-Selektin, ICAM, CD11 a/b/c/CD18, VCAM, VLA-4) die Adhärenz letzterer und schließlich die Transmigration.

■ **Adhäsionsmoleküle.** Diese werden ähnlich wie Chemokine und proinflammatorische Zytokine reguliert. Ein neuerer therapeutischer Ansatz zur Reduktion der entzündlichen Zellinfiltration zielt auf den Abbau der mRNA für Adhäsionsmoleküle und damit auf eine verminderte Expression der Adhäsionsmoleküle durch Applikation von ICAM-Antisense-Oligonukleotide ab. Präklinische Untersuchungen, v.a. in verschiedenen Ischämiereperfusionsmodellen, ergaben optimistische Ergebnisse.

■ **FTY-720.** Es handelt sich hierbei um ein neues Therapeutikum, das sich derzeit in Phase-III-Studien befindet. Das synthetische Sphingolipid verhindert in Transplantationsmodellen die Entwicklung akuter Abstoßungen. Im Gegensatz zu anderen Immunsuppressiva zeigt es jedoch keinen hemmenden Effekt auf die Proliferation von Immunzellen oder die Bildung bzw. Wirkung von Zytokinen, sondern hemmt die zelluläre Infiltration der Transplantate. Dies deutet auf einen völlig neuen Mechanismus hin, der noch wenig verstanden ist.

Auch in anderen Entzündungsmodellen (zellvermittelte Entzündung = DTH) wirkt das Medikament stark antiinflammatorisch. Die Applikation von FTY 720 führt zum Abfall der Lymphozytenzahlen im peripheren Blut bei gleichzeitiger Zunahme in den lymphoiden Organen. Dieser Effekt kann durch L-Selektin-Antikörper verhindert werden. Dies deutet auf ein verändertes Homingverhalten der Lymphozyten unter FTY 720 hin.

Nebenwirkungen

Über Nebenwirkungen ist bisher nichts genaueres bekannt. Eine Hemmung der zellulären Infiltration in entzündliche Regionen sollte jedoch auch die Infiltration von Immunzellen in Infektionsherden und damit die Infektionsabwehr hemmen.

2.3.2 Eingriff in die Signaltransduktion der T-Lymphozyten

Allgemeines

Die durch Antigen ausgelöste Signaltransduktion, die zur Aktivierung der T-Lymphozyten führt, wird immer besser verstanden. Viele derzeit in der Klinik erfolgreich eingesetzte Immunsuppressiva greifen in diese Signalkaskade ein (z.B. Kortikosteroide, Calcineurinantagonisten). Jedoch wurde bei diesen Medikamenten der molekulare Wirkmechanismus oft erst Jahre nach dem Beginn des klinischen Einsatzes aufgeklärt. Durch unser gestiegenes Verständnis lassen sich jetzt jedoch gezielter Antagonisten bestimmter Signalwege entwickeln. Hier gibt es eine extensive Grundlagen- und Industrieforschung.

Angriffspunkte können sowohl rezeptornahe Kinasen und Phosphatasen sein, aber auch Transkriptionsfaktoren. Ein völlig anderer Ansatz wäre die gezielte Induktion von Negativsignalen über Membranstrukturen auf aktivierten T-Lymphozyten wie Fas, CTLA4 oder ICOS. Auch ein Eingriff in die Signalketten etablierter Effektorzellen bzw. ihrer Effektormoleküle wäre ein denkbarer Ansatz für eine immunmodulatorische Therapie. Das Rapamycin stellt einen Prototyp dieser Substanzklasse dar. Sehr intensiv wird auch an der Hemmung der durch zytotoxische T-Zellen induzierten Apoptose gearbeitet (Caspasehemmer; Turka 1998; Lee et al. 1998; Allison et al. 1998).

Wirkmechanismus

Die möglichen molekularen Ansatzpunkte der verschiedenen potentiellen Substanzen sind sehr verschieden. Der Vorbereitungsstand klinischer Studien ist nicht bekannt.

Nebenwirkungen

Die Nebenwirkungen sind bisher noch unbekannt.

2.3.3 Gentherapie

Allgemeines

■ **„Drug-delivery"-System.** Eine wichtige Zielrichtung der Gentherapie ist neben der „Reparatur" defekter krankheitsassoziierter Gene die Anwendung als effizientes In-vivo-„drug-delivery"-System. Die lokale Freisetzung immunmodulatorischer Faktoren im Entzündungsgebiet ist ein attraktiver Ansatz in diesem Zusammenhang. Insbesondere TGF-β, IL-10, FasL, IL-4, lösliche TNF-Rezeptoren, IL-1-Rezeptorantagonist (IL-1RA) und CTLA4-Ig werden derzeit favorisiert. Umfangreiche tierexperimentelle Studien im Autoimmunbereich liegen v.a. in Arthritismodellen vor. Aber auch der gentherapeutische Einsatz von knorpelregenerationsfördernden Faktoren (BMP) wird diskutiert. Erste klinische Phase-I/II-Studien sind angelaufen.

■ **Effiziente Genübertragung.** Ein Hauptproblem stellt die effiziente Genübertragung dar. Am effektivsten funktionieren adenovirale Vektoren, die jedoch aufgrund ihrer Immunogenität selbst Immunreaktionen auslösen und somit ihren Einsatz limitieren. Retrovirale Vektoren konnten bisher Gene nur in teilende Zellen übertragen, d.h. in normalen und entzündeten Geweben werden nur wenige Zellen transfiziert. Jedoch läßt die Entwicklung von Lentivirusvektoren, die auch nichtteilende Zellen infizieren können, neue Hoffnung aufkommen. Nichtvirale Vektoren wären aus verschiedenen Gründen prinzipiell zu bevorzugen, ihre Transfektionseffizienz ist aber bisher gegenüber den viralen Vektoren deutlich niedriger (Evans et al. 1999; Jorgenson u. Gay 1998; Zhang et al. 1998).

Wirkmechanismus

Der molekulare Wirkmechanismus hängt vom individuell übertragenen immunmodulatorischen Gen ab. Die Effekte von IL-10 wurden bereits besprochen. Die lokale Freisetzung hat den naheliegenden Vorteil einer hohen lokalen Konzentration. IL-1RA wird mit der Idee der kompetitiven Neutralisation des knorpeldestruktiven Zytokins IL-1 eingesetzt. Lösliche TNF-Rezeptoren sollen eine effektive, langanhaltende Neutralisation des lokal gebildeten TNF ermöglichen. TGF-β hemmt ebenfalls akute Entzündungsreaktionen, stimuliert jedoch chronische Entzündungsprozesse (z.B. Steigerung der Produktion von extrazellulärer Matrix), so daß der Einsatz bei Arthritis eher zweifelhaft ist.

■ **FasL.** FasL (FasLigand) soll in infiltrierenden Effektor-T-Zellen eine Fas-vermittelte Apoptose induzieren. Eine lokale Freisetzung durch beispielsweise intraartikulär applizierte Adenoviren, die für das jeweilige immunmodulatorische Gen kodieren, verlangt die

Injektion in alle befallenen Gelenke, was oft sehr schwierig sein wird.

■ **Homingmuster aktivierter T-Lymphozyten.** Ein interessanter neuer Ansatz beruht auf der Idee, das Homingmuster aktivierter T-Lymphozyten, die leicht in das Gewebe und bevorzugt in entzündetes Gewebe eindringen können, als „Drug-delivery"-System auszunutzen. Retroviral stabil mit dem IL-10-Gen transfizierte T-Lymphozyten infiltrieren das Entzündungsgebiet und können dort das immunsuppressive IL-10 freisetzen. Erste positive Berichte zu dieser Methode gibt es in Tiermodellen des M. Crohn. Wir konnten sehr gute Effekte in Transplantationsmodellen beobachten.

Nebenwirkungen

Die Nebenwirkungen sind noch nicht abzuschätzen. Problematisch ist die schon erwähnte Immunantwort gegen die Vektoren, die die Anwendung, insbesondere die wiederholte Applikation, deutlich einschränkt. Die Nebenwirkungen dieser Therapieverfahren sollten gegenüber der systemischen Applikation der Immunmodulatoren geringer ausfallen.

2.3.4 Toleranzinduktion

Allgemeines

Normalerweise wird die Immunreaktion gegen körpereigenes Gewebe negativ kontrolliert, d.h. Autoreaktivität ist zwar entgegen früherer Annahmen durchaus auch im Rahmen physiologischer Immunantworten zu beobachten (oder gar essentiell, z.B. für die Eliminierung von intrazellulären Erregern), jedoch werden gewebsschädigende Reaktionen vermieden bzw. sehr schnell inhibiert.

Wir sind zwar immer besser in der Lage, unerwünschte Immunreaktionen zu hemmen, jedoch bedarf es i.allg. einer chronischen Therapie. Ideal wäre die „Umprogrammierung" der fehlgeleiteten Immunreaktion - ein „reprogramming of tolerance".

Immuntoleranz ist aber nicht ein einfaches Ignorieren der Zielantigene, sondern stellt einen aktiven Prozeß dar. Die neueren Ergebnisse in der Transplantationsmedizin veranlassen zu der Hoffnung, daß Toleranzinduktion ein durchaus realistisches Ziel ist. Jedoch sollte dabei berücksichtigt werden, daß Autoimmunerkrankungen im Gegensatz zur Transplantation durch eine ausgeprägte Gedächtniszellreaktion charakterisiert sind (Turka 1998; Kirk et al. 1999; MacDonald 1998).

Wirkmechanismus: Ansätze zur Induktion einer Immuntoleranz

Immuntoleranz kann durch verschiedene Mechanismen induziert und aufrechterhalten werden.

Depletion der reaktiven T-Zellen

Thymozyten, deren Antigenrezeptoren eine hohe Affinität zu dendritischen Zellen über HLA-Klasse I oder II präsentierten Peptiden zeigen, unterliegen einer Apoptose, was zur Depletion der meisten autoreaktiven T-Zellen bereits im Thymus führt. Jedoch kann dieses System nicht allein verantwortlich für die Selbsttoleranz sein, da es einerseits nie absolut perfekt arbeiten wird und andererseits die ständige Präsenz des Autoantigens im Thymus von der Fetalzeit an verlangt.

■ **Apoptose durch FasL-Expression.** Es gibt daher zusätzlich periphere Mechanismen. In immunprivilegierten Organen (z.B. Kornea, Hoden, Ovar) wird eine hohe Expression von FasLigand (FasL = CD95L) beobachtet - ein Molekül, daß zur TNF-Familie gehört. Die Bindung des FasL-Trimers an den korrespondierenden Fas-Rezeptor-Komplex, z.B. auf aktivierten T-Lymphozyten, führt zur Apoptose selbiger. So schützt sich das immunprivilegierte Gewebe vor infiltrierenden Effektor-T-Lymphozyten (und vor für dieses Gewebe gefährlichen Entzündungen).

Aktivierte T-Lymphozyten exprimieren ebenfalls FasL, was einerseits zum Abtöten Fas+-virusinfizierter Zellen benutzt wird, andererseits aber auch sehr wichtig zur Selbstlimitierung des Immunprozesses ist, da aktivierte Fas+-T-Zellen sich so selbst töten.

Mutationen im Fas- oder FasL-Molekül führen zur unkontrollierbaren, tödlich verlaufenden Lymphoproliferation. Durch gentechnische Überexpression von FasL im zu schützenden Gewebe (z.B. Transplantat, arthritisches Gelenk) besteht die Hoffnung auf eine effektive Kontrolle der lokalen Immunantwort. Jedoch sind die ersten Ergebnisse widersprüchlich - neben positiven Berichten in tierexperimentellen Modellen wird auch von einer Gewebszerstörung durch das lokale Absterben von Fas+-Granulozyten berichtet. Vielleicht wird für einen optimalen Gewebeschutz vor Entzündungs- und Immunreaktionen die parallele lokale Bereitstellung immunsuppressiver Faktoren wie IL-10 und TGF-β benötigt, wie dies auch in immunprivilegierten Organen der Fall ist.

■ **Apoptose durch Peptidkontakt.** Ein anderer Ansatz beruht auf der Beobachtung, daß Immunzellen durch Kontakt mit großen Mengen an Peptid ebenfalls in die Apoptose getrieben werden. Dieser Ansatz verlangt jedoch die Kenntnis autoreaktiv relevanter Peptide.

■ **Konditionierung vor Stammzelltransplantation.** Eine sehr effektive Methode zur Depletion autoreaktiver Immunzellen ist die Konditionierung vor Stammzelltransplantation. Auch die jüngst entwickelten Immuntoxine zur Depletion von T- und B-Zellen sind hierfür gut geeignet. Jedoch stellen diese Verfahren extreme Eingriffe in das Immunsystem dar, da auch „normale" Immunzellen depletiert werden.

Immundeviation/T-Zell-Anergie/Regulatorische Zellen

Die zelluläre Immunantwort kann sich in unterschiedliche Effektorfunktionen entwickeln. Diese Differenzierungsprozesse werden wesentlich durch das Zytokinmilieu bestimmt.

■ **Typ-1-Reaktionen.** Obwohl zu Beginn dieses Prozesses Mischantworten entstehen können, polarisiert sich die Immunanwort später oft in einen dominanten Typ. Typ-1-Reaktionen (oder Th1) sind v.a. durch die Sekretion von Interferon-γ sowie TNF-α und -β gekennzeichnet. Sie vermitteln zellvermittelte Entzündungen (DTH), die Entwicklung zytotoxischer T-Lymphozyten und die Hilfe für die Produktion komplement- und Fcg-Rezeptor-bindender Antikörper (IgG_1, IgG_3), v.a. zur Abwehr intrazellulärer Erreger. Typ-1-Reaktionen scheinen aber auch in die Pathogenese vieler, v.a. organspezifischer Autoimmunerkrankungen involviert zu sein.

■ **Typ-2-Reaktionen (oder Th2).** Diese sind durch die Schlüsselzytokine IL-4, IL-10, IL-13 charakterisiert und vermitteln v.a. die Produktion von IgG_2, IgG_4, IgE speziell zur Parasitenabwehr und Toxinneutralisation. Typ-2-Zytokine hemmen die Typ-1-Antwort.

■ **Typ-3-Reaktionen (oder Th3).** Diese sind wiederum assoziiert mit der Sekretion von IL-10 und TGF-β. Diese Zellen vermitteln einerseits die IgA-Synthese und sind damit für die Schleimhautimmunität von Bedeutung. Andererseits hemmen sie sehr effektiv Typ-1- und z.T. auch Typ-2-Zellen, wodurch sie eine große regulatorische Bedeutung einnehmen.

Ein Programmieren unerwünschter zellulärer Typ-1-Immunantworten bei Autoimmunopathien in einen mehr protektiven Typ (Immundeviation) stellt einen interessanten immunmodulatorischen Ansatz dar. Die durch Gentherapie oder systemische Applikation erzielte Überexpression regulatorischer Zytokine (IL-10, IL-4) verfolgt dieses Ziel, befindet sich jedoch erst im Anfangsstadium.

Es hat sich gezeigt, daß die orale Verabreichung von Antigenen zu einer Unterdrückung systemischer Immunreaktionen führen kann (orale Toleranz). Auch hier scheinen Immundeviation, T-Zell-Anergie und regulatorische T-Zellen (Th3) in den Mechanismus involviert zu sein.

Jüngste Untersuchungen deuten an, daß bereits die Art der Antigenpräsentation Einfluß auf den Typ der Immunantwort nehmen kann. T-Zellen benötigen neben dem Signal über den T-Zell-Rezeptor-CD3-Komplex (Signal 1) kostimulatorische Signale (Signal 2), die v.a. durch die Wechselwirkung von B7 (CD80/86) und CD28 bzw. CD40 und CD40-Ligand (= CD154) auf antigenpräsentierenden Zellen und T-Lymphozyten vermittelt werden. Die Blockade von Signal 1 führt zur effektiven Verhinderung einer Immunantwort, jedoch nach Absetzen zur schnellen Rekonstitution (= effektive Immunsuppression z.B. durch Calcineurinantagonisten).

Eine Modifikation von Signal 1 z.B. durch monoklonale Anti-CD4-Antikörper scheint hingegen zur T-Zell-Anergie, Immundeviation und Formierung regulatorischer Zellen zu führen.

Eine Blockade von Signal 2 bei normalem Signal 1 führt zur T-Zell-Anergie, wobei Typ-1-Zellen besonders betroffen sind (Immundeviation). Vor kurzem wurde ein neues kostimulatorisches Molekül – ICOS, ein Homolog zum bekannten CD28 – beschrieben, das aktivierten T-Zellen im Gegensatz zu CD28 hilft, nicht IL-2, sondern IL-10 verstärkt zu exprimieren.

Interessant sind auch die Beobachtungen, daß das negativ-regulierende Oberflächenmolekül CTLA4 – ebenfalls ein CD28-Homolog – in die Deaktivierung von T-Zellen nach Blockade von Signal 2 essentiell involviert zu sein scheint.

Neue Therapieansätze

Es ist durch Applikation eines monoklonalen Anti-CD154-Antikörpers gelungen, eine stabile Transplantationstoleranz über mehr als 1 Jahr in Rhesusaffen zu induzieren – ein Protokoll, dessen Erprobung in Phase-1-Studien vor wenigen Wochen am Menschen begonnen wurde. Sollten diese sensationellen Ergebnisse auf den Menschen übertragbar sein, so würde dies die Immuntherapie revolutionieren, obgleich noch viele offene Fragen existieren (s. Abb. 2.2, 2.3).

Nebenwirkungen

Die Nebenwirkungen toleranzinduzierender Protokolle sind noch nicht abzuschätzen. Insbesondere der Ansatz mit Depletion der reifen Immunzellen (d.h. auch aller Gedächtniszellen) ist sicher nicht unproblematisch (Infektionen). Auch ist nicht klar, wie gefährlich das Auftreten einer Infektion während des toleranzinduzierenden Protokolls beispielsweise mit Kostimulationsblockade ist. Dies hängt sicher davon ab, ob es sich um eine Primär- oder Sekundärinfektion handelt.

2.4 Kann auch eine Immunstimulation sinnvoll sein?

Im allgemeinen wird davon ausgegangen, daß unerwünschte Immunreaktionen nur durch immunsuppressive Ansätze beherrscht werden können. Jedoch sind hier 2 Einschränkungen zu machen:

Abb. 2.2. Neue immunmodulatorische Ansätze

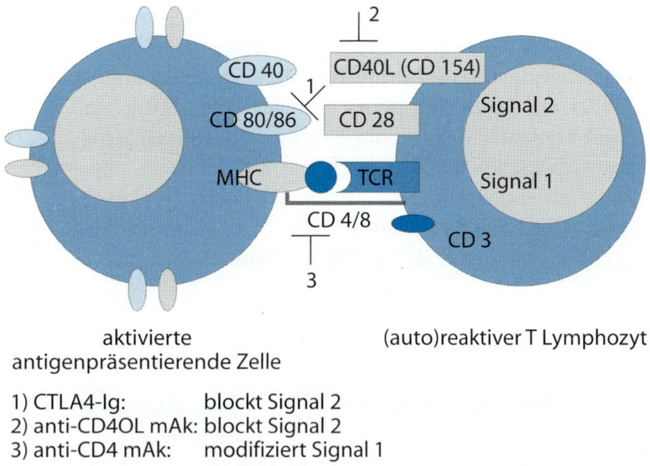

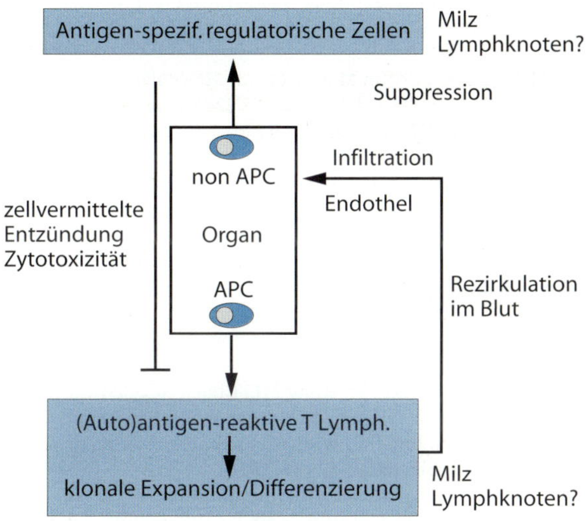

Abb. 2.3. Rolle von regulatorischen T-Lymphozyten

- Chronisch-persistierende Entzündungen, die heute noch als Autoimmunprozesse deklariert werden, können u.U. auch durch persistierende Infektionen ausgelöst und unterhalten werden. Hier würde eine kausale Therapie eher auf eine spezifische antimikrobielle Therapie, evtl. kombiniert mit Immunstimulation, abzielen. Neue Erkenntnisse erwartet man sich hier v.a. von den modernen molekularen Techniken.
- Toleranzinduktion ist ein aktiver Prozeß. So gelingt es nicht, Toleranz durch Anti-CD154-Antikörper oder B7-Blockade in IL-2- oder Interferon-γ-defizienten Mäusen zu induzieren. Dies deutet an, daß T-Toleranzinduktion die vorherige kurzzeitige Aktivierung der antigenreaktiven T-Lymphozyten mit diesen immunstimulierenden Zytokinen verlangt. Auch deuten In-vitro- und erste In-vivo-Untersuchungen an, daß eine Rekonstitution der IL-2-Wirkung (durch exogene Gabe von IL-2 oder Neutralisation des inhibitorischen IL-10) beim SLE zur Verbesserung der Erkrankung führen könnte.

Zusammenfassend läßt sich festhalten, daß für Erkrankungen des rheumatologischen Formenkreises derzeit v.a. Therapien eingesetzt werden, die in die Effektorphase der Entzündungs- bzw. Immunreaktion eingreifen (s. Tabelle 2.1). Neuere Medikamente (Anti-TNF, Cox-2-Hemmer [Seibert et al. 1999]) werden diesen Ansatz noch weiter verbessern und selektiver gestalten lassen (s. Tabelle 2.2). Dies ermöglicht die Umkehrung eines laufenden Entzündungsprozesses, jedoch nur eine mäßige Prophylaxe neuer Exazerbationen. Der Einsatz von in der Transplantationsmedizin mit hoher Effektivität eingesetzten breitwirksamen Anti-T-Zell-Strategien erfolgt bisher in der Rheumatologie aufgrund des Nebenwirkungsspektrums dieser Substanzen sehr zurückhaltend.

Eine Zukunft könnten jedoch selektivere Strategien und v.a. Ansätze, die auf eine „Umprogrammierung" des Immunsystems („reprogramming of tolerance") abzielen, haben. Jedoch sind Überraschungen möglich.

Eine effektive Hemmung der Entzündungsreaktion (durch Anti-TNF oder IL-10), die in experimentellen Tiermodellen der multiplen Sklerose sehr wirksam war, hat in ersten klinischen Studien bei mehreren MS-Patienten zur Exazerbation der Erkrankung geführt. Ähnliches wurde in verschiedenen Tiermodellen der Myokarditis beobachtet. Dies deutet an, daß sich möglicherweise hinter vielen derzeit als Autoimmunopathien angesehenen Erkrankungen chronisch-persistierende Infektionen ver-

bergen, die bei Suppression der primär protektiven Entzündungs- und Immunreaktion zu einer ungehinderten Ausbreitung der Erreger und damit zu einer Verschlechterung der Erkrankung führen können. Ähnliches könnte auch bei bestimmten entzündlich-rheumatischen Erkrankungen vorkommen. Hier wird dann das Ziel die Identifikation der Erreger und ihre effektive Elimination sein.

Tabelle 2.1. Übersicht über zugelassene Medikamente

Medikament	Angriffspunkt	Immunmodulatorischer Effekt
Ciclosporin	Calcineurin-inhibitor	Verhinderung T-Zell-Antwort
Tacrolimus	Calcineurin-inhibitor	Verhinderung T-Zell-Antwort
Kortikosteroide	Hemmung NFκB	antientzündlich, Hemmung
	Hemmung PLA	T-Zell-Antwort
Azathioprin	Proliferations-hemmer	Verhinderung klonale Expansion
Mycophenolat Mofetyl	Proliferations-hemmer	Verhinderung klonale Expansion
Muromonab-CD3	Anti-CD 3 mAk	T-Zell-Sequestrierung, Apoptose aktivierter T-Zellen
CD19-IT	Anti-CD19-Toxin mAk	Absterben von CD19+-B-Zellen
Basiliximab	Anti-CD25(IL-2R) mAk	Sequestrierung IL-2R+-T-Zellen
Daclizumab	Anti-CD25(IL-2R) mAk	Sequestrierung IL-2R+-T-Zellen

Tabelle 2.2. Übersicht über vor der Zulassung stehende oder sich in der Entwicklung befindliche Medikamente

Medikament	Angriffspunkt	Immunmodulatorischer Effekt
Anti-TNF mAk	Neutralisiert TNF	Antientzündlich
TNFp75-R-Ig	Neutralisiert TNF	Antientzündlich
Pentoxifyllin	Hemmt TNF-Produktion	Antientzündlich
Iloprost	Hemmt TNF-Produktion	Antientzündlich
Thalidomid	Hemmt TNF-Produktion	Antientzündlich
Interleukin-10	Inhibitorisches Zytokin	Antientzündlich
Rapamycin	Zytokinrezeptorsignale	Hemmt etablierte Immunreaktion
SDZ-RAD	Zytokinrezeptorsignale	Hemmt etablierte Immunreaktion
Stammzell-therapie	Autoreaktive Lymphozyten	„Reprogramming of tolerance"
FTY 720	Adhäsionsmoleküle	Verändert Lymphozytenhoming
ICAM-Anti-Sense	ICAM	Hemmt Zellinfiltration
Anti-CD154 mAk	CD40/CD154-Interaktion	Toleranzinduktion?
CTLA4-Ig	CD80-86/CD28-Interaktion	Toleranzinduktion?
Anti-CD4 mAk	CD4 / HLA-II-Interaktion	Toleranzinduktion?
FasL (CD95L)	Fas (CD 95)	Apoptose von aktivierten Lymphozyten

Literatur

Allison JP, Chambers C, Hurwitz A et al. (1998) A role for CTLA-4 mediated inhibitory signals in peripheral T cell tolerance? Novartis Found Symp 215:92–102

Asadullah K, Sterry W, Stephanek K et al. (1998) IL-10 is a key cytokine in psoriasis – proof of principle by IL-10 therapy. J Clin Invest 101:783–794

Brennan FM, Feldmann M (1996) Cytokines in autoimmunity. Curr Opin Immunol 8:872–877

Evans CH, Rediske JJ, Abramson SB, Robbins PD (1999) Joint efforts: tackling arthritis using gene therapy. Mol Med Today 5:148–151

Feldmann M, Charles P, Taylor P, Maini RN (1998) Biological insights from clinical trials with anti-TNF therapy. Springer Semin Immunopathol 20:211–228

Jorgensen C, Gay S (1998) Gene therapy in osteoarticular diseases; where are we? Immunol Today 19:387–391

Kirk AD, Burkly LC, Batty DS et al. (1999) Treatment with humanized monoclonal antibody against CD154 prevents acute renal graft rejection in nonhuman primates. Nat Med 5: 686–693

Lee KM, Chuang E, Griffin M et al. (1998) Molecular basis of T cell inactivation by CTLA-4. Science 282:2263–2266

MacDonald TT (1998) T cel immunity to oral allergens. Curr Opin Immunol 10:620–627

Matzinger P (1998) An innate sense of danger. Semin Immunol 10:399–415

Seibert K, Lefkowith J, Tripp C, Isakson P, Needleman P (1999) Cox-2 inhibitors – is there cause for concern? Nat Med 5:621–622

Sorli CH, Greiner DL, Mordes JP, Rossini AA (1998) Stem cell transplantation for treatment of autoimmune diseases. Graft 1:71–81

Troncoso P, Stepkowski SM, Wang ME, Chueh SC, Clark J, Kahan BD (1999) Prophylaxis of acute renal allograft rejection using FTY720 in combination with subtherapeutic doses of Ciclosporine. Transplantation 67:145–151

Turka L (1998). Pharmacologicy/Immunosuppression. In: Norman DJ, Suki WN (eds) Primer on Transplantation. American Society of Transplantat Physicians, Thorofare, pp 83–141

Van den Berg WB (1998) Joint inflammation and cartilage destruction may occur uncoupled. Springer Semin Immunopathol 20:149–164

Van den Berghe (1999) Introduction to transplant immunology and immunology. Mosby-Wolfe Med Communications

Vincenti F (1999). Targeting the interleukin-2 receptor in clinical renal transplantation. Graft 2:56–61

Yanagawa Y, Masubuchi Y, Chiba K (1998) FTY720, a novel immunosuppressant induces sequestration of circulating mature lymphocytes by acceleration of lymphocyte homing in rats. Immunology 95:591–594

Zhang HG, Liu D, Heike Y et al. (1998) Induction of specific T-cell tolerance by adenovirus-transfected Fas ligand-producing antigen presenting cells. Nat Biotechnol 16:1045–1049

Entzündung

3

K. Resch, H. H. Radeke

INHALT

Mit dem Begriff „Entzündung" werden in der Umgangssprache, aber auch in der praktischen Medizin unterschiedliche körperliche Symptome bezeichnet. Dazu gehören lokale Veränderungen wie Rötungen der Haut oder Schleimhäute, eine oft schmerzende Schwellung, die sich warm anfühlt, Absonderung von Flüssigkeit und Eiter, aber auch Allgemeinsymptome wie Fieber, Abgeschlagenheit oder Unwohlsein. Der Betroffene deutet dies im allgemeinen als Ausdruck einer Krankheit. Tatsächlich kennt die wissenschaftliche Medizin als eine wichtige nosologische Kategorie die entzündlichen Erkrankungen. Wie der römische Gott Janus besitzt eine „Entzündung" ein zweites Gesicht.

Entzündungsreaktionen sind ein untrennbarer Bestandteil von Abwehrreaktionen gegenüber Noxen der Umwelt, allen voran gegen Infektionserreger. Ohne diese ist ein Überleben höherer Lebewesen nicht möglich, wie Defekte, z.B. Granulozytopenien oder schwere Immundefizienzen, eindrücklich vor Augen führen. Es ist klar, daß Entzündungsreaktionen als Teil des Immunsystems während der Evolution entstanden, um schädigende Noxen zu eliminieren und damit die Unversehrtheit des Organismus wiederherzustellen, oder Reparaturprozesse einzuleiten, die das Funktionieren eines Organs weitgehend erlauben.

3.1 Einleitung

Welches der beiden Gesichter der Entzündung – die Abwehr von Krankheitserregern mit der Wiederherstellung des ursprünglichen „gesunden" Zustandes oder das Auftreten von Reaktionen, die selbst Krankheitswert gewinnen – überwiegt, hängt davon ab, wie adäquat eine entzündliche Reaktion einer Noxe begegnet. Auslösende Noxe ist in den allermeisten Fällen ein exogener Krankheitserreger, v.a. ein infektiöser Keim. Sie kann jedoch auch in der phänotypischen Veränderung von Zellen, z.B. bei Tumoren, oder in Gewebenekrosen bestehen. Ist die Noxe lebensbedrohlich, ist auch eine Abwehrreaktion sinnvoll, die mit schweren körperlichen Erscheinungen einhergeht, wenn dadurch letztlich z.B. ein organzerstörender Infektionserreger eliminiert wird. Geht die Entzündungsreaktion aber über den durch eine Noxe zugeführten Schaden hinaus und wird insbesondere dann noch aufrechterhalten, wenn der auslösende Krankheitserreger nicht mehr nachweisbar ist, überwiegt ihr pathogenetischer Charakter. Ein Parameter hierfür kann die Stärke der Entzündungsreaktion sein; dies ist z.B. beim septischen Schock der Fall.

Bei der überwiegenden Anzahl entzündlicher Erkrankungen ist es die Dauer der Entzündungsreaktion, die den Krankheitswert bestimmt; entzündliche Erkrankungen sind v.a. chronisch-entzündliche Krankheiten. Für deren Pathogenese kommt daher den Mechanismen eine zentrale Bedeutung zu, die eine Entzündung perpetuieren.

„Entzündung" (Inflammatio) war als Benennung von mit Krankheiten assoziierten Erscheinungen schon in der Antike bekannt, gekennzeichnet durch das Auftreten der 4 klassischen Symptome:

- Dolor (Schmerz),
- Calor (lokale Erwärmung, Fieber),
- Rubor (Hautrötung),
- Tumor (Schwellung), die in der Spätantike von Galen um den Aspekt
- Functio laesa (Funktionseinschränkung) ergänzt wurden.

Schon von Beginn an wurde die Doppelköpfigkeit gesehen, einerseits Krankheit zu sein, andererseits zur Auflösung (und damit Heilung) von Krankheit (im heutigen Sinn v.a. Infektionen) zu führen. Diese Heilfunktion schlägt sich z.B. in der Bezeichnung des „pus bonum et mirabile" nieder.

Das regelhafte Zusammentreffen der Entzündungssymptome weist darauf hin, daß in ihnen gemeinsame Pathomechanismen wirksam werden. Die wissenschaftliche Analyse konnte erst im vorigen Jahrhundert einsetzen, als es mit Hilfe verbesserter Mikroskope möglich wurde, Gewebe und Zellen eines Entzündungsgebiets zu analysieren.

Im Gefolge des Aufschwungs der Zelltheorie durch F. Schwann und M. Schleiden, sowie später R. Virchow, und der insbesondere durch L. Pasteur und R. Koch begründeten Infektionslehre rückten einzelne miteinander agierende Zellen, z.B. durch J. Cohnheim, in den Mittelpunkt von Theorien der Entzündung. Das Studium der Funktion der Entzündungszellen um die Jahrhundertwende, herausragend durch E. Metchnikoff und P. Ehrlich, begründete die wissenschaftliche Disziplin der Immunologie und machte gleichzeitig die Verbindung zwischen Immunreaktion und Entzündung sichtbar, zunächst in der Funktion von Antikörpern und phagozytierenden Zellen.

Beflügelt durch die sich immer rascher entwickelnden Möglichkeiten der chemischen Analyse der Bestandteile lebender Organismen – die sich im neuen Fach physiologische Chemie oder Biochemie verselbständigten – wurden immer neue Faktoren beschrieben, „Entzündungsmediatoren", die sezerniert im Entzündungsgebiet gefunden wurden und dort eine (patho)physiologische Rolle spielten. Die allermeisten von ihnen konnten erst in der 2. Hälfte dieses Jahrhunderts hinsichtlich ihrer Struktur aufgeklärt werden.

Neben der Struktur und Wirkung von Effektormolekülen, wie z.B. von degradierenden Enzymen, erschloß sich zunehmend auch das geregelte Zusammenspiel der an einer Entzündungsreaktion beteiligten Zellen, und der daran beteiligten Moleküle. Die Charakterisierung weiterer Entzündungsmediatoren, ihrer Rezeptoren und der durch sie vermittelten Zellantworten – einschließlich der dazu benutzten Signaltransduktionswege – ist noch immer im Fluß, v.a. getragen durch die Erfolge der Molekularbiologie.

2 Jahrtausende mußten so vergehen, ehe man wußte, daß die klassischen Entzündungssymptome Dolor, Calor, Rubor und Tumor ganz wesentlich auf Wirkungen der Prostanoide und Leukotriene beruhen (s. Kap. 3.4.3).

3.2 Am Entzündungsgeschehen beteiligte Zellen

Histologisch bildet ein lokaler Entzündungsherd ein sehr charakteristisches Bild.

Die Gefäße, insbesondere die Kapillaren, sind dilatiert, es findet sich ein Exsudat von Blutplasma, das eine erhöhte Permeabilität der Gefäßwände anzeigt. An den Gefäßwänden sind Leukozyten adhäriert; einige davon sind gerade dabei auszuwandern. Im umliegenden Gewebe haben sich diese Zellen angereichert. Der Einstrom von Leukozyten in den Entzündungsherd ist das zentrale Ereignis einer Entzündung. Er formt das ausgeprägte zelluläre Infiltrat, das charakteristisch für alle (lokalen) Entzündungsreaktionen ist. Es besteht aus Granulozyten, mononukleären Phagozyten und Lymphozyten, wobei die relativen Anteile der einzelnen Zellen sehr unterschiedlich sein können.

Bei akuten, kurzfristigen Entzündungsreaktionen überwiegen deutlich die neutrophilen Granulozyten. Je länger eine Entzündung dauert, desto mehr werden sie durch mononukleäre Zellen verdrängt. Bei langfristigen Entzündungen, und besonders bei chronisch-entzündlichen Erkrankungen, bilden daher mononukleäre Phagozyten und Lymphozyten das charakteristische zelluläre Infiltrat. Nur bei akuten Schüben können wieder vermehrt neutrophile Granulozyten auftreten.

Die aus dem Blut ausgewanderten Leukozyten werden häufig als „klassische" oder „professionelle" Entzündungszellen bezeichnet, da entzündliche Abwehrreaktionen ihre Hauptaufgabe darstellen. Man darf aber nicht übersehen, daß diese Zellen im Gewebe mit den dort ortsständigen Zellen interagieren. Dabei werden diese – Endothelzellen der Gefäße, Bindegewebszellen und Parenchymzellen – „rekrutiert" und in das Entzündungsgeschehen mit einbezogen.

Granulozyten

Neutrophile Granulozyten

Neutrophile Granulozyten machen den Hauptteil der im Blut strömenden Leukozyten aus: Ihre Lebensdauer ist mit 1–2 Tagen sehr kurz, sie werden daher laufend im Knochenmark nachgebildet, pro Tag etwa 10^{11} Zellen. Nach Verlassen des Knochenmarks zirkulieren sie für 8–10 h im Blut; zur Hälfte sind sie im kapillaren Strombett marginiert, wo sie bei Bedarf sehr rasch mobilisiert werden können.

Neutrophile Granulozyten enthalten eine große Zahl von Entzündungsmediatoren, v.a. auch Enzyme, die in den Granula gespeichert sind (s. Tabelle 3.1).

Tabelle 3.1. Entzündungsmediatoren aus Granulozyten

Neutrophile Granulozyten	Eosinophile Granulozyten	Mastzellen/basophile Granulozyten
Lipidmediatoren • Prostaglandine: TXA_2 • Leukotriene: LTB_4 • Plättchen-aktivierender Faktor: PAF	**Lipidmediatoren** • Prostaglandine: PGE_1, PGE_2, TXA_2 • Leukotriene: LTC_4, LTD_4 • Plättchen-aktivierender Faktor: PAF	**Lipidmediatoren** • Prostaglandine: PGD_2, TXA_2 • Leukotriene: LTB_4, LTC_4, LTD_4 • Plättchen-aktivierender Faktor: PAF
Reaktive Sauerstoff- und Stickstoffspezies • O_2, OH, H_2O_2, NO	**Reaktive Sauerstoffspezies** • O_2, OH, H_2O_2	**Reaktive Sauerstoffspezies** • O_2, OH, H_2O_2
Zytokine • Kolonie-stimulierende Faktoren: Multi-CSF (IL-3), GM-CSF • Interleukine: IL-1, IL-6, IL-8 • Tumornekrosefaktor-α (TNF-α)	**Zytokine** • Kolonie-stimulierende Faktoren: Multi-CSF (IL-3), GM-CSF • Interleukine: IL-1, IL-6, IL-8 • Tumornekrosefaktor-α (TNF-α)	**Zytokine** • Kolonie-stimulierende Faktoren: Multi-CSF (IL-3), GM-CSF • Interleukine: IL-1, IL-4, IL-5, IL-6, IL-9 • Tumornekrosefaktor-α (TNF-α)
	Wachstumshormone • transformierender Wachstumsfaktor: TGF-α, TGF-β	**Wachstumshormone** • transformierender Wachstumsfaktor: TGF-β
Enzyme • saure und neutrale Proteasen, z.B. – Lysozym, Kathepsine – Elastase, Kollagenase • Phospholipasen, Lipasen • Glykosidasen • Phosphatasen • Histaminase • Peroxidase • Arylsulfatase • Glucosaminidase	**Enzyme** • saure Hydrolasen z.B. Kathepsine • Kollagenase • Ribonuklease • Phospholipasen • eosinophile Peroxidase • Histaminase • Heparinase • Arylsulfatase	**Enzyme** • Proteasen • Phospholipasen • Lipasen • Glykosidasen • Peroxidase • Superoxiddismutase • Arylsulfatase
Andere wichtige Proteine • Defensine • Lactoferrin	**Basische Proteine** • major basic protein (MBP) • eosinophil cationic protein (ECP) • eosinophil-derived neurotoxin • (EDN = eosinophil protein X, EPX)	**Andere wichtige Mediatoren** • Histamin • Kinine • Heparin • (Proteoglykane)

Bei Aktivierung werden sie in Phagosomen oder in die Umgebung durch Exozytose abgegeben. Weitere Mediatoren – Eikosanoide, aktivierte Sauerstoff- und Stickstoffspezies werden bei Stimulation synthetisiert und sezerniert. Ein Reiz für die Aktivierung ist die Phagozytose; diese wird durch Fc-Rezeptoren für Antikörper oder Rezeptoren für aktivierte Komplementkomponenten (C3b, C5b) gesteigert („Opsonisierung"). Eine Ausschüttung lysosomaler Enzyme tritt auf, wenn nicht phagozytierbare Partikel attackiert werden und die Lysosomen fälschlicherweise mit der Zelloberfläche (statt dem Phagosom) fusionieren („frustrane Phagozytose"). Dieser Mechanismus spielt möglicherweise bei Immunkomplexerkrankungen eine Rolle, zu der auch die chronische Polyarthritis gehört.

Auch wenn Phagozytose per se eine Entzündung in Gang setzen kann, sind es v.a. Rezeptoren für Antikörper (Fc-Rezeptoren) und Komplementrezeptoren, die Rezeptoren für Zytokine (s. Kap. 3.5.1) wie Interleukin 1 (IL-1), IL-3, IL-6, Tumornekrosefaktor (TNF) und die Kolonie-stimulierenden Faktoren G-CSF und GM-CSF sowie chemotaktische Faktoren wie die Komplementfragmente C3a und C5a, Leukotrien B_4 oder Chemokine (z.B. IL-8), die über die Bildung und Ausschüttung von Entzündungsmediatoren stimuliert werden.

Basophile Granulozyten und Mastzellen

Basophile Granulozyten des Bluts und die mit ihnen verwandten Mastzellen des Gewebes bilden den Teil der Leukozyten, der vorrangig an der allergischen Sofortreaktion beteiligt ist. Beide Zellarten entstehen aus gemeinsamen Vorläuferzellen, können aber nicht ineinander übergehen. Basophile Granulozyten haben eine relativ kurze Halbwertszeit von weniger als 2 Wochen; die in der Umgebung kleiner Gefäße vorkommenden Mastzellen sind langlebig und können im Gewebe proliferieren. Beide Zellarten enthalten eine reichhaltige Ausstattung an Entzündungsmediatoren; wie bei den neutrophilen Granulozyten werden diese bei Stimulation freigesetzt.

Mastzellen und basophile Granulozyten werden kaum durch Phagozytose aktiviert. Sie besitzen viele aktivierende Rezeptoren, die auch auf den neutrophilen Granulozyten vorkommen. Charakteristisch sind die hochaffinen Rezeptoren für IgE (Fc_ε-Typ-I-Rezeptor), an die freies IgE fest bindet. Die Zellen erwerben dadurch einen „geborgten" Antigenrezeptor, über den sie nach Bindung des Antigens bei einer allergischen Sofortreaktion zur Mediatorenausschüttung aktiviert werden. Einige Zytokine, so IL-3 oder Interferon-γ (IFN-γ), versetzen basophile Granulozyten und Mastzellen in einen Zustand erhöhter Reaktionsbereitschaft, ein Vorgang der als „priming" bezeichnet wird.

Die IgE-vermittelte Freisetzung hat nicht nur bei Allergien Bedeutung, sondern ist auch zur Abwehr parasitärer Erkrankungen wichtig. Neue Ergebnisse in Mastzell-defekten Mäusen legen eine wichtige Rolle bei der Abwehr bakterieller Infektionen nahe.

Eosinophile Granulozyten

Eosinophile Granulozyten werden im Knochenmark gebildet und kommen in geringen Mengen im Blut vor. Ihre Lebensspanne beträgt nur einige Tage, durch Zytokine kann sie auf einige Wochen verlängert werden. Die Funktion dieser Zellen ist von allen Leukozyten bisher am wenigsten klar. Sie können Mikroorganismen phagozytieren und intrazellulär töten; ihre primäre Effektorfunktion scheint gegen extrazelluläre Krankheitserreger wie Helminthen und andere Parasiten gerichtet zu sein.

Eosinophile Granulozyten enthalten sehr viele Entzündungsmediatoren; bezeichnend sind die großen Mengen von Peroxidasen und anderen lysosomalen Enzymen wie auch basische Proteine, die zytotoxisch für Parasiten (aber auch andere Zellen) sind.

Eosinophile Granulozyten besitzen ein ähnliches Spektrum von Rezeptoren wie neutrophile Granulozyten, über die sie aktiviert werden können. Sie tragen ebenfalls hochaffine Rezeptoren für IgE, die Bedeutung für die Abwehr von Parasiten haben könnten.

Mononukleäre Phagozyten (Monozyten und Makrophagen)

Mononukleäre Phagozyten sind wesentlich langlebiger als Granulozyten, ihre Halbwertszeit beträgt mehrere Monate. Aus Stammzellen im Knochenmark entstehen Monozyten, die für etwa 20–30 h im Blut zirkulieren. Sie wandern ins Gewebe aus und wandeln sich dort in Makrophagen um. Dabei erwerben sie durch das Wirtsgewebe zusätzliche Funktionen und bilden dann die sessilen Makrophagen der lymphatischen Organe wie Milz oder Lymphknoten, alveoläre Makrophagen, Kupferzellen der Leber, Osteoklasten der Knochen, Mikrogliazellen des Gehirns oder die Makrophagen der Körperhöhlen.

Mononukleäre Phagozyten haben auch im Ruhezustand wichtige Aufgaben. Sie sind konstitutiv sekretorische Zellen, die z.B. Komponenten des Komplements bilden. Ihre physiologische Hauptaufgabe ist die Entfernung untergegangener Zellen durch Phagozytose und Verdauung („scavenger cells", „Müllzellen"), so z.B. die Entfernung gealterter Erythrozyten in der Leber und Milz („Blutmauserung"). Bei entzündlichen Abwehrreaktionen phagozytieren sie sehr wirksam Infektionserreger und machen sie unschädlich. Sie können nicht phagozytierbare Infektionserreger wie z.B. Parasiten auch extrazellulär abtöten.

Diese Fähigkeit zur Zytotoxizität richtet sich auch gegen phänotypisch veränderte Zellen wie Tumorzellen oder virusinfizierte Zellen. Als Mechanismen sind die Bildung von reaktiven Sauerstoffspezies und Stickoxyd sowie die Freisetzung von proteolytischen Enzymen beteiligt. Eine wichtige Rolle spielt auch die Induktion von Apoptose, so durch den membrangebundenen oder sezernierten Tumornekrosefaktor-α (TNF-α) durch Expression von Liganden für den Apoptose induzierenden Fas-Rezeptor oder die „Injektion" von Proteasen der Caspasefamilie in die Zelle nach Porenbildung durch Perforin.

Monozyten/Makrophagen sind von allen Leukozyten am ausgeprägtesten zu Syntheseleistungen befähigt; sie gehören – insbesondere nach Aktivierung – zu den sekretorisch aktivsten Zellen des Organismus. Mehr als 100 unterschiedliche Sekretionsprodukte konnten nachgewiesen werden (s. Tabelle 3.2).

Tabelle 3.2. Entzündungsmediatoren aus Monozyten und Makrophagen

Makrophagen/Monozyten	
Lipidmediatoren	• Prostaglandine: PGE_1, PGE_2, TXA_2, PGI_2 • Plättchen-aktivierender Faktor: PAF
Reaktive Sauerstoff- und Stickstoffspezies	• O_2, OH, H_2O_2, NO
Zytokine	• Kolonie-stimulierende Faktoren: GM-CSF, M-CSF, G-CSF • Interleukine: IL-1, IL-6, IL-8, IL-10 • Tumornekrosefaktor-α (TNF-α) • Interferone (IFN-α, IFN-β) • Chemokine: MCP-1 und andere
Wachstumshormone	• Fibroblastenwachstumsfaktor (FGF) • plättchenabhängiger Wachstumsfaktor: PDGF-AA/AB/BB • epidermaler Wachstumsfaktor (EFG) • Nervenwachstumsfaktor (NGF) • insulinähnlicher Wachstumsfaktor (IGF) • transformierender Wachstumsfaktor: (TGF-α und -β)
Komplementfaktoren	• C1, C4, C2, C3, C5 • Faktor B, D, Properdin, C3b-Inhibitor
Gerinnungsfaktoren	• Faktor V, VII, IX, X • Thromboplastin u.a.
Enzyme	• saure und neutrale Proteasen: Lysozym, Kollagenase, Elastase • Phospholipasen, Lipasen • Ribonukleasen • Glykosidasen, Arginase • Phosphatasen, Sulfatasen • Plasminogenaktivator • Lipoproteinlipase, Angiotensinkonvertase

Die meisten dieser Mediatoren werden von Monozyten/Makrophagen erst nach Aktivierung gebildet und freigesetzt. Ein Reiz hierfür ist die Phagozytose. Ähnlich wie bei den Granulozyten wird eine viel stärkere Aktivierung durch Bindung von Liganden an Rezeptoren ausgelöst, v.a. an Immunglobulin-Fcγ-Rezeptoren (Immunkomplexe), Komplementrezeptoren und Rezeptoren für mehrere Zytokine. Makrophagen sind v.a. an chronisch-entzündlichen Prozessen beteiligt. Diese werden durch Immunreaktionen ausgelöst und unterhalten (s. unten).

Für das Zusammenspiel mit dem Immunsystem dienen einmal die Rezeptoren für Antigen-Antikörper (-Komplement)-Komplexe bei humoralen Immunreaktionen. Zelluläre Immunreaktionen aktivieren Makrophagen v.a. durch Bildung von Interferon-γ, dem Prototyp der von T-Lymphozyten gebildeten „Makrophagen-aktivierenden Faktoren". IFN-γ versetzt Makrophagen dabei in einen Zustand erhöhter Reaktionsbereitschaft („priming"), indem sie auf ein 2., auslösendes Signal („trigger") wie Endotoxin oder Zytokine wie IL-1 und TNF verstärkt reagieren. Neben IFN-γ ist auch G-CSF und M-CSF wirksam.

Neben diesen Funktionen als Effektorzellen einer längerfristigen Entzündung haben Monozyten/Makrophagen eine weitere wichtige Rolle: Als akzessorische Zellen können sie Antigene so prozessieren und an ihrer Oberfläche präsentieren, daß sie von T-Lymphozyten erkannt werden. Zusammen mit der Sekretion von kostimulierenden Molekülen wie IL-1 oder IL-6 schaffen sie dadurch die Voraussetzung für eine immunologisch spezifische Antwort. Dies und die Rolle der verwandten dendritischen Zellen wird in Kap. 1 behandelt.

Lymphozyten

Lymphozyten können als einzige Zellen des Organismus sehr viele (~10^8) Fremdstoffe („Antigene") unterscheiden und dagegen reagieren. Sie sind damit die Träger aller Immunreaktionen. Ihre Eigenschaften werden ausführlich in Kap. 1 beschrieben.

Die immunologische Auseinandersetzung von T- oder B-Lymphozyten mit einem Antigen löst sehr wirkungsvoll eine Entzündung aus; die eigentliche Abwehrleistung wird zum größten Teil durch die Entzündungsreaktion erbracht.

3.3 Einwandern von Leukozyten in das Entzündungsgebiet

Im Regelfall sind Entzündungen lokal begrenzt und betreffen einzelne Organe wie die Gelenke bei der chronischen Polyarthritis. Selbst bei entzündlichen Systemerkrankungen wie den generalisierten Autoimmunerkrankungen (z.B. Lupus erythematodes) kann man lokale Entzündungsherde erkennen, auch wenn mehrere Organe betroffen sind. Zum Entzündungsherd gelangen die Leukozyten mit dem Blutstrom. Dort verlassen sie das Gefäßbett und infiltrieren in das Gewebe. Dies setzt voraus, daß sie von einer Schädigung, z.B. einer Infektion, Notiz nehmen. Zum anderen müssen sie veranlaßt werden, die Gefäßwände zu durchwandern und sich gezielt zur Noxe hinzubewegen. Beides setzt die Interaktion der Leukozyten mit den vaskulären Endothelzellen voraus. Eine herausragende Rolle spielen dabei mehrere Zellinteraktionsmoleküle sowie chemotaktische Faktoren.

3.3.1 Zellinteraktionsmoleküle

Mehrere Gruppen von Zellinteraktionsmolekülen (auch „Adhäsionsmoleküle") sind an der Wechselwirkung von Leukozyten mit den Endothelzellen des Gefäßes beteiligt (s. Tabelle 3.3).

■ **Selektine.** Die Proteinfamilie der Selektine besteht aus Adhäsionsmolekülen der Zellmembran, die an Kohlenhydrate binden. Einige wie L-Selektin werden auf den zirkulierenden Leukozyten exprimiert, andere wie P- und E-Selektin auf den Endothelzellen (P-Selektin auch auf Plättchen). P-Selektin wird intrazellulär gespeichert und bei einer Entzündung rasch zur Plasmamembran transportiert, wo es neutrophile Granulozyten und Monozyten bindet. E-Selektin wird erst nach Stimulation durch bakterielles Lipopolysaccharid oder die Zytokine IL-1 oder TNF synthetisiert. Bindungspartner aller Selektine sind die Oligosaccharidseitenketten Mucin-ähnlicher Oberflächenmoleküle, die Ähnlichkeit mit den Blutgruppenantigenen Lewis^x oder Lewis^a haben.

■ **Integrine.** Integrine bilden eine außerordentlich große Familie von Zellinteraktionsmolekülen, deren Expression an der Zelloberfläche nach Aktivierung sehr rasch reguliert werden kann („Aktivierung" bedeutet hier die Auslösung einer Konformationsänderung, die mit verstärkter Bindung einhergeht). Sie bestehen aus 2 unterschiedlichen Ketten, α und β, von denen sehr viele Isoformen existieren und die nicht kovalent miteinander assoziiert sind. Die für die Interaktion zwischen Leukozyten und Endothelzellen wichtigsten sind in Tabelle 3.3 zusammengestellt.

Einige werden von den Endothelzellen gebildet. Die wichtigsten, die sog. Leukozytenintegrine, werden in den Leukozyten des Blutes in geringen Konzentrationen exprimiert. Ihre Expression wird durch chemotaktische Stimuli, v.a. Chemokine, hochreguliert; dabei werden die Integrine aktiviert.

Die Leukozytenintegrine binden an Membranmoleküle der Endothelzellen, die eine immunglobulinartige

Tabelle 3.3. Zellinteraktionsmoleküle und ihre Liganden auf Leukozyten und Endothelzellen

Leukozyten			Endothelzellen
Struktur/Name		Vorkommen	
PSGL-1[a] (Oligosaccharide ähnlich)		Neutrophile Granulozyten, Monozyten, Lymphozytensubpopulationen, NK-Zellen	P-Selectin[b] (GMP-140/CD62P)
ESL-1[a] (Oligosaccharide ähnlich)		Neutrophile Granulozyten, eosinophile Granulozyten, NK-Zellen basophile Granulozyten, Lymphozytensubpopulationen, Monozyten	E-Selectin[b] (ELAM-1/CD62E)
L-Selectin[b] (Mel-14/CD 62L)		Neutrophile Granulozyten, Lymphozytensubpopulationen, Monozyten	Gly CAM-1[a] CD 34, Mad CAM-1[a]
LFA-1[c] (CD11a/CD18)	$\alpha_L\beta_2$	T-, B-Lymphozyten, Monozyten, neutrophile Granulozyten	ICAM-1, -2, -3[d]
Mac-1[c] (CR3, CD11b/CD18)	$\alpha_M\beta_2$	Monozyten, neutrophile Granulozyten	ICAM-1[d], iC3b Fibrinogen
p150,95[c] (CD11c/CD18)	$\alpha_x\beta_2$	Monozyten, neutrophile Granulozyten	iC3b Fibrinogen
VLA-4[c] (CD49d/CD29)	$\alpha_4\beta_1$	T-, B-Lymphozyten, Monozyten, Fibroblasten, Muskelzellen	VCAM-1[d] Fibronectin
LPAM[c] (CD49d)	$\alpha_4\beta_7$	T-, B-Lymphozyten	MAd CAM-1[d], VCAM-1[d] Fibronectin

[a] Selectinliganden, [b] Selectine, [c] Integrine, [d] Mitglieder der Immunglobulinsuperfamilie

Domänenstruktur besitzen („*Immunglobulinsuperfamilie*"). Einige – z.B. ICAM-2 – werden konstitutiv exprimiert. Diese scheinen bei der physiologischen Rezirkulation von Blutlymphozyten in die lymphatischen Organe wichtig zu sein. Die Synthese anderer, so von ICAM-1 oder VCAM-1, wird durch inflammatorische Zytokine (z.B. IL-1, TNF) im Entzündungsgebiet induziert.

3.3.2 Chemotaktische Faktoren

Unter Chemotaxis versteht man die gerichtete Bewegung (Wanderung) von Zellen entlang eines Konzentrationsgradienten zu Orten höherer Konzentration. Chemotaktische Aktivität für Leukozyten besitzen Produkte von Bakterien, z.B. N-Formylpeptide und Moleküle, die bei der Auseinandersetzung mit exogenen Noxen generiert werden. Zu den letzten gehören die Komplementspaltprodukte C3a und C5a, das Eikosanoid, Leukotrien B_4 und eine große Anzahl von Chemokinen. Sie werden im Entzündungsherd gebildet und besitzen dort naturgemäß ihre höchste Konzentration, die mit zunehmender Entfernung abnimmt. Weiter unten werden sie im Abschnitt „Mediatoren einer Entzündung" im einzelnen beschrieben.

Die Zellen im Blutstrom bewegen sich mit einer hohen Geschwindigkeit, die etwa das 350fache ihres Durchmessers pro s ausmacht. Die Auswanderung von Leukozyten beginnt mit einer Verlangsamung des freien Vorbeiströmens am Endothel, wobei diese in eine Rollbewegung („rolling") übergehen (s. Abb. 3.1).

Sie beruht auf der Interaktion von Selektinen, vorwiegend des Endothels mit den Kohlenhydratseitenketten von Membranmolekülen der Leukozyten (s. Tabelle 3.3).

Diese noch instabile Interaktion wird durch Aktivierung der Leukozyten, an der v.a. Chemokine beteiligt sind, in einen stabilen Zellkontakt überführt: Die Leukozyten bleiben haften. Dabei spielen Wechselwirkungen zwischen leukozytären Integrinen und deren Liganden in der Endothelmembran die wichtigste Rolle. Sie gehören zur Immunglobulinsuperfamilie wie z.B. das interzelluläre Adhäsionsmolekül 1 (ICAM-1).

Zuletzt wandern die Leukozyten durch transendotheliale Migration ins Gewebe aus. Dieser Schritt wird wieder v.a. durch Chemokine gesteuert. In der Membran der Leukozyten befindliche Exoproteinasen (v.a. mehrere Metalloproteinasen) lockern die Interzellulärsubstanz und die Basalmembran des Endothels auf, so daß die Zellen zwischen den Endothelzellen durchtreten können. Ruhende Endothelzellen tragen an ihrer Oberfläche keine Zellinteraktionsmoleküle. Sie werden erst

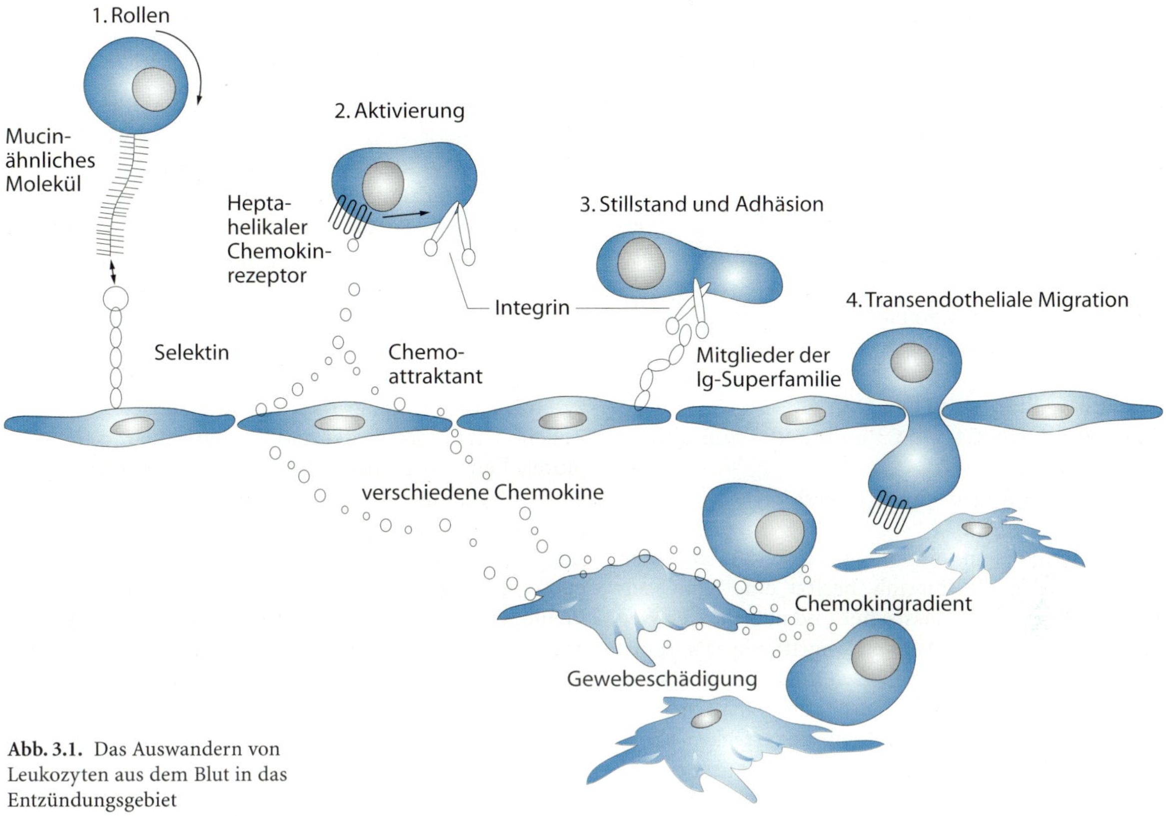

Abb. 3.1. Das Auswandern von Leukozyten aus dem Blut in das Entzündungsgebiet

während einer Entzündung exprimiert, induziert durch Bestandteile von Bakterien wie Lipopolysaccharid und die sog. inflammatorischen Zytokine Interferon-γ (s. 3.5.3, Interleukin 1 und Tumornekrosefaktor).

3.4 Mediatoren der Entzündung

Eine Noxe, die eine Entzündungsreaktion ausgelöst hat, sei es ein Infektionserreger oder eine Zellschädigung mit Nekrose, kann auf 2 Hauptwegen eliminiert werden. Einmal durch Phagozytose und nachfolgende intrazelluläre Verdauung, zum anderen durch Sekretion von Molekülen, die extrazellulär im Falle vermehrungsfähiger Keime diese töten oder allgemein biologische Strukturen inaktivieren und enzymatisch degradieren. Geschieht der Abbau bis zu einfachen Bausteinen wie Aminosäuren, können diese dem Intermediärstoffwechsel zugeführt werden. Es treten jedoch immer auch – sowohl intrazellulär wie extrazellulär – unverdaubare Reste auf, die ausgeschieden werden müssen. Damit dies effektiv geschieht, verändern andere freigesetzte Mediatoren z.B. Blutfluß und Gefäßpermeabilität. Die sezernierten Entzündungsmediatoren dienen nicht nur der Abwehr, sondern sind auch für die Entzündungserscheinungen verantwortlich. Sie werden nicht nur von den „klassischen“ Entzündungszellen freigesetzt, sondern auch von Zellen des Gewebes. Hierzu gehören Endothelzellen, Bindegewebszellen und gewebetypische Zellen, wie z.B. die Synovialzellen eines Gelenkes. Das Spektrum der von diesen Zellen gebildeten Mediatoren ist überraschend groß; die meisten bekannten Entzündungsmediatoren können gebildet werden, wenn auch oft die Synthesekapazität geringer als bei leukozytären Entzündungszellen ist.

Ein Teil der Entzündungsmediatoren erfüllt Effektorfunktionen, die primär mit der Elimination von Noxen assoziiert sind, andere sind an der Regulation von Entzündungsreaktionen beteiligt.

Lymphozyten sezernieren ebenfalls Mediatoren, die bei Entzündungsreaktionen mitwirken, so B-Lymphozyten Antikörper und T-Lymphozyten viele Zytokine; hier sei auf Kap. 1 verwiesen.

3.4.1 Effektormoleküle

Das Komplementsystem

Wenn ein Antikörper an ein Bakterium bindet, führt erst die Aktivierung von Komplement zur Lyse; die Immunantwort wird „komplementiert“. Neben dieser zytolytischen Aktivität hat Komplement weitere Funktionen, die zu Entzündung und Immunregulation beitragen. Das Komplementsystem besteht aus mehr als 20 Serumproteinen. Es kann nicht nur durch eine Antigen-Antikörper-Reaktion (klassischer Weg), sondern auch weniger effizient durch auf Zelloberflächen gelegene repetitive Polysaccharidsequenzen aktiviert werden, wie sie typisch für Mikroorganismen sind (alternativer Weg). Der alternative Weg hat v.a. Bedeutung während der Frühphase einer Infektion, wenn spezifische Antikörper noch fehlen.

Bei der klassischen Komplementaktivierung können 3 Phasen unterschieden werden:

- Erkennung durch C1q, C1r, C1s,
- Aktivierung von C4, C2, C3 und C5 durch limitierte Proteolyse und
- zytotoxischer Angriff durch C5–C9.

C3, die Komplementkomponente mit der höchsten Konzentration im Blutplasma, besitzt eine Schlüsselstellung, weil sich hier klassischer und alternativer Weg zur gemeinsamen zytolytischen Angriffsphase vereinigen. Beim zytolytischen Angriff werden an C5b, das an der Zielzellmembran gebunden ist, die nachfolgenden Komponenten angelagert („Membran-Attacken-Komplex“, MAC). Mehr als 12 Moleküle von C9 assoziieren dann zu einem Komplex, der eine Membranpore bildet. Durch Zusammenbruch des Membranpotentials und Austritt von Zytoplasma stirbt die angegriffene Zelle.

Bei der Aktivierung wird C3 in die biologisch aktiven Bruchstücke C3a und C3b gespalten, nachfolgend auch C5 in C5a und C5b. C3b wirkt als Opsonin: Zusammen mit der Bindung von Antikörpern an Fc-Rezeptoren wird über C3b-Rezeptoren in Granulozyten und Makrophagen eine besonders rasche und effiziente Phagozytose ausgelöst. C5a ist die stärkste chemotaktische Substanz für phagozytische Leukozyten, C3a hat etwas geringere Aktivität. Beide stimulieren den Stoffwechsel, Enzymfreisetzung und Adhäsion dieser Zellen. Diese Funktionen tragen entscheidend zur Eindämmung einer akuten Infektion bei; es gibt Hinweise (z.B. bei Defekterkrankungen), daß die Generation dieser aktiven Spaltprodukte eine größere biologische Bedeutung für die Infektabwehr hat als die komplementabhängige Lyse der Mikroorganismen. Durch Chemotaxis von Leukozyten und deren Aktivierung sind die aktivierten Komplementkomponenten entscheidend auch an Entzündungsreaktionen beteiligt.

3.4.2 Reaktiver Sauerstoff und NO

Reaktiver Sauerstoff

Unter reaktiven Sauerstoffspezies werden Superoxidanion (O_2^-), Hydrogenperoxid (H_2O_2), Hydroxylradikal (OH^-), Singulettsauerstoff ($1O_2$) sowie Peroxinitrit ($ONOO^-$) verstanden.

Superoxid und H_2O_2 werden aus NADPH und molekularem Sauerstoff durch das Enzym NADPH-Oxidase generiert. Beide sind nur gering aktiv und werden erst durch Nachfolgereaktionen zu den hochreaktiven oxidierenden Verbindungen umgewandelt. Durch die Haber-Weiss-Reaktion wird, katalysiert durch Eisenionen, das Hydroxylradikal gebildet. In Gegenwart von Stickoxid entsteht aus O_2^- Peroxinitrit. Aus H_2O_2 wird durch das Enzym Myeloperoxidase in Gegenwart von Chlorid (Cl^-) hypochlorige Säure gebildet.

Das Enzym NADPH-Oxidase kommt v.a. in Leukozyten vor, in geringerer Aktivität auch in vielen anderen Zellen, z.B. Fibroblasten oder glomerulären Mesangiumzellen. Unter den phagozytierenden Leukozyten sind die Granulozyten die potentesten Produzenten von reaktiven Sauerstoffspezies. Makrophagen können diese Mediatoren in geringerem Umfang bilden. Ein allgemeines Signal zur Aktivierung der Oxidase stellt die Phagozytose dar. Weitere wichtige Stimuli sind Bakterienprodukte wie Lipopolysaccharide, Komplementspaltprodukte (C5a, C3a), Chemokine (z.B. IL-8 bei Granulozyten, MCP-1 bei Monozyten/Makrophagen) und, wenn auch schwächer, andere Zytokine wie TNF oder Interleukin 1.

Bei vielen Stimuli – v.a. starker Phagozytose, Lipopolysaccharid, chemotaktischen Peptiden – kommt es zu einer explosionsartigen Bildung von reaktiven Sauerstoffspezies („respiratory burst“), die auch die Zellen so schädigt, daß sie zugrunde gehen. In phagozytierenden Leukozyten wird der durch das sauerstoffaktivierende System gebildete reaktive Sauerstoff ins Innere des Phagosoms geliefert. Hier kann er bakterizid wirken und zahlreiche Proteine inaktivieren. Daß die Mikrobizide von Sauerstoff abhängen, ist auch daran zu erkennen, daß krankheitsbedingte Hypoxien die Bakterienabwehr stark reduzieren und Patienten mit Defekten des Sauerstoffmetabolismus (chronische Granulomatose) an nicht ausheilenden Infekten erkranken. Aktivierte Sauerstoffspezies werden auch in den extrazellulären Raum abgegeben. Hier können sie ebenfalls Infektionserreger schon vor der Phagozytose töten. Bei eosinophilen Granulozyten vollzieht sich hierdurch ein Großteil der Abwehr der nicht phagozytierbaren Parasiten. Sezernierte O_2-Radikale schädigen aber auch das umliegende Gewebe und können damit zur Organdestruktion bei einer Entzündung beitragen.

Die Kurzlebigkeit der Metabolite, v.a. durch rasche enzymatische Umwandlung und das Vorkommen natürlicher Inhibitoren, begrenzt i.allg. das Entzündungspotential. Neben der zellschädigenden Wirkung erfüllen Sauerstoffmetabolite auch regulative Funktionen. So können sie die Wachstums- und Proliferationsrate von Zellen nicht nur durch Angriff auf DNA hemmen, sondern in niedriger Konzentration auch stimulieren, z.B. durch Aktivierung des Transkriptionsfaktors $NF_{\kappa}B$.

Stickoxid (NO)

Das in der Atmosphäre vorkommende Gas Stickoxid (NO) wird enzymatisch auch von einer Reihe von Geweben in einer streng kontrollierten Weise synthetisiert. Ausgangspunkt ist die Aminosäure L-Arginin, aus der das freie Radikal durch das Enzym NO-Synthase (NOS) gebildet wird. 3 Isoenzyme sind bekannt, die unterschiedliche Genprodukte repräsentieren. 2 davon werden konstitutiv exprimiert (cNOS). Ein konstitutives Enzym kommt v.a. im Endothel vor, wo es über Myristoylketten an die Membran gebunden ist. Die 2. cNOS kommt im Zytosol zentraler und peripherer Neurone, aber auch vieler anderer Organe vor. Beide cNOS werden jeweils nur kurzfristig aktiviert; die Aktivierung ist abhängig von Ca^{2+}-Calmodulin. Die cNOS dient entsprechend ihrer Lokalisation zur Relaxation von Gefäßen sowie als Neurotransmitter. Darüber hinaus wurde für fast alle Gewebe eine Beteiligung an einer großen Zahl von physiologischen Prozessen beschrieben.

Im Gegensatz dazu wird die 3. Isoform nur nach Stimulation induziert (induzierbare iNOS). Schon während der Synthese wird Calmodulin fest an das Enzym gebunden, so daß es permanent aktiviert ist. Die Induktion führt daher zu einer langanhaltenden Aktivität des Enzyms, die über viele Stunden anhält. Stimuli für die Induktion sind v.a. Auslöser von Entzündungsreaktionen, wie Bakterien oder deren Bestandteile, und inflammatorische Zytokine, wie IFN-γ, IL-1 oder TNF, wobei starke Synergismen vorkommen. Wichtige Zellen, die iNOS exprimieren, sind Zellen des Immunsystems und hier insbesonde Makrophagen. Daneben wird sie auch in Endothelzellen wie auch einer Reihe von Gewebszellen des Pankreas exprimiert. Die Expression von iNOS kann durch Glukokortikoide oder durch Zytokine wie IL-4, IL-10 oder TGF-β supprimiert werden.

Das nur kurzfristig durch cNOS gebildete – und kurzlebige – NO aktiviert intrazellulär v.a. das Enzym G-Cyclase. Die Erhöhung von cGMP ist für die meisten physiologischen Wirkungen von NO verantwortlich.

Auch einige Wirkungen der iNOS können mit diesem Mechanismus erklärt werden, wie die exzessive Vasodilatation beim septischen Schock. Bei der langanhaltenden Bildung durch iNOS während einer Entzündung entfaltet NO zusätzlich intra- und extrazelluläre Effekte. Durch Hemmungen von metabolischen Enzymen oder von Schlüsselenzymen der DNA-Synthese wie auch durch direkte DNA-Schädigung ist NO ein wichtiger Mediator der Zytotoxizität. Dadurch führt es zu nützlichen wie schädlichen Wirkungen. Nützlich ist NO, wenn es wirksam zur Wachstumshemmung mikrobieller Pathogene beiträgt, die von Parasiten, z.B. Malariaschizonten, über Bakterien bis zu DNA-Viren reicht. Zumindest in vitro besitzt NO antitumorale Eigenschaften. Bei Endotoxinämie kann NO durch Hemmung der Bildung von Mikrothromben und Neutralisation von O_2-Radikalen lokal zytoprotektiv wirken.

Dieselben Mechanismen können schädigend sein, wenn dabei körpereigene Gewebe angegriffen werden. So ist die Zerstörung von Inselzellen beim autoimmunen Typ-I-Diabetes mellitus eine Folge der durch IL-1 induzierten NO-Bildung. Auch bei anderen chronisch-entzündlichen Erkrankungen – Beispiele sind die chronische Polyarthritis oder die Nephritis beim Lupus erythematodes -scheint NO eine wichtige Rolle bei der Gewebedestruktion zu spielen. Einige Ergebnisse wiesen darauf hin, daß NO auch an der progressiven Dilatation der Arterienwand bei Arteriosklerose beteiligt ist.

3.4.3 Eikosanoide

Unter dem Namen Eikosanoide (griech. eikosa = zwanzig) werden biologisch aktive Metaboliten der Arachidonsäure (4fach ungesättigte Fettsäure mit 20 C-Atomen; C20 : 4) zusammengefaßt. Zu ihnen gehören die Prostanoide, Leukotriene, Lipoxine sowie weitere, biologisch noch wenig charakterisierte Produkte. Auch aus anderen mehrfach ungesättigten Fettsäuren können Moleküle mit ähnlicher Wirkung generiert werden (z.B. aus C20 : 3 Dihomo-γ-linolensäure), die geringere Bedeutung haben und daher nicht beschrieben werden. Arachidonsäure kommt in Zellen gebunden in Membranlipiden vor. Aus der Speicherform der Phospholipide wird sie in einem ersten Schritt durch das Enzym Phospholipase A_2 freigesetzt und dann weiter umgesetzt.

■ **Prostanoide.** Arachidonsäure wird durch das Enzym Prostaglandin-G/H-Synthase (PGHS, Synonym: Cyclooxygenase Cox) unter Bindung molekularen Sauerstoffs zu zyklischen Endoperoxiden umgesetzt, aus denen durch weitere enzymatische Umwandlung die Prostanoide Prostaglandin E_2, D_2, $F_{2\alpha}$, Thromboxan (TxA_2) und Prostazyklin (PGI_2) entstehen. Prostanoide sind typische Gewebehormone: Ihre biologische Halbwertzeit ist sehr kurz (meist kleiner als 1–2 min), da sie hydrolytisch zerfallen (z.B. TxA_2 zu TxB_2) oder rasch enzymatisch inaktiviert werden (z.B. PGE_2). Prostanoide werden von praktisch allen Geweben gebildet und sind dort an der Regulation vieler physiologischer Prozesse beteiligt. Schüsselenzym ist das ubiquitär exprimierte Enzym Cyclooxygenase I (Cox I) (Tabelle 3.4).

Vor einigen Jahren wurde ein 2. Isoenzym gefunden, Cox II, das v.a. in den leukozytären Entzündungszellen (z.B. mononukleären Phagozyten) durch nahezu alle

Tabelle 3.4. Vorkommen und Induktion der Cyclooxygenaseisoenzyme

Cyclooxygenase-I (COX-1[a])	Cyclooxygenase-II (COX-2[a]) (keine konstitutive Expression)	
Konstitutive Expression in praktisch allen Zelltypen und Geweben:	**Vorkommen in folgenden Zelltypen und Geweben:**	**Induziert durch:**
Monozyten	Monozyten	
Granulozyten	Granulozyten	
Endothelzellen	Endothelzellen	• Lipopolysaccharid
Thrombozyten		• Interleukin 1
Synovialzellen	Synovialzellen	• Tumornekrosefaktor-α
Glomeruläre Mesangiumzellen	Glomeruläre Mesangiumzellen	• epidermaler Wachstumsfaktor
Fibroblasten	Fibroblasten	• Immunkomplexe
Osteoklasten	Osteoklasten	
Gewebe:		
Zentrales Nervensystem (nichtneuronale Zellen und Neuronen)	Zentrales Nervensystem (nichtneuronale Zellen und Neuronen)	• Schmerz
Gefäßsystem (Endothel- und glatte Muskelzellen)	Gefäßsystem (Endothel- und glatte Muskelzellen)	• Lipopolysaccharid • Immunkomplexe • Komplement
Lunge (Endothel, Alveolär-M., Fibroblasten)	Lunge (Endothel, Alveolär-M., Fibroblasten)	• CD40 • Interleukin 1 • Tumornekrosefaktor-α
Magen und Darmtrakt	Magen und Darmtrakt	
Reproduktives Gewebe	Reproduktives Gewebe	• Angiotensin II
Nieren	Nieren	• Uratkristalle
Knochen- und Bindegewebe	Knochen- und Bindegewebe	
Knochenmark und lymphatische Gewebe	Knochenmark und lymphatische Gewebe	

[a] Cyclooxygenase, Synonym: Prostaglandin-G/H-Synthase (PGHS)

Stimuli sehr stark induziert wird, die eine Entzündung in Gang setzen. Die Induktion dieses Isoenzyms erklärt auch die bedeutende Rolle der Prostanoide bei Entzündungsreaktionen. Die Eikosanoide gehören nicht zu den präformierten Mediatoren, sondern werden bei einem adäquaten Reiz gebildet und nachfolgend ausgeschüttet. Die hohen Enzymspiegel von Cox II in aktivierten Makrophagen erlaubt eine Synthese, die auf hohem Niveau mehrere Stunden anhalten kann.

■ **Leukotriene.** Die Bildung von Leukotrienen wird durch das Enzym 5-Lipoxigenase eingeleitet. Die primären Metabolite Hydroperoxyeicosatetraensäure (HPETE) und Hydroxyeicosatetraensäure (HETE) können einmal zu Leukotrien B_4 (LTB_4) zerfallen. Durch enzymatische Verknüpfung mit dem Tripeptid Glutathion entsteht andererseits Leukotrien C_4 (LTC_4), aus dem durch jeweilige Abspaltung einer Aminosäure LTD_4 und LTE_4 gebildet werden. Die letzten 3 werden als Sulfidoleuktriene zusammengefaßt, da sie alle das Schwefelatom der Aminosäure Cystein enthalten. Auch Leukotriene werden sehr rasch durch Metabolisierung inaktiviert.

Funktion der Eikosanoide

Die individuellen Eikosanoide wirken über die Bindung an spezifische Rezeptoren der Plasmamembran von Zellen. Sie sind physiologisch an der lokalen Kontrolle vieler Organfunktionen beteiligt. Wichtig ist ihre Rolle bei der Regulation von Blutgefäßtonus und Blutgerinnung, Nieren- und Atemwegsfunktion, Magensaftsekretion, aber auch bei der Aktivität des Zentralnervensystems oder der Reproduktionsorgane, einschließlich des Geburtsvorganges. Wie zu erwarten, wenn ein physiologischer Sollwert eingestellt werden soll, sind die Wirkungen einzelner Eikosanoide bei einer bestimmten Organfunktion oft antagonistisch: so verengen $PGF_{2\alpha}$ und die Peptidoleukotriene die Bronchien, während PGE_2 eine Bronchodilatation hervorruft.

Es ist daher auch nicht verwunderlich, daß sich bei ungeregelter oder überschießender Bildung von Eikosanoiden an vielen Organen schwere Funktionsstörungen manifestieren können. Die Wirkungen der Eikosanoide bei Entzündung sind in Tabelle 3.5 zusammengestellt.

PGE_2 und PGI_2 steigern den lokalen Blutfluß, die Peptidoleukotriene erhöhen die Permeabilität in den erweiterten Gefäßen. Beides zusammen führt zur lokalen Erwärmung (Calor) und Rötung (Rubor) sowie durch Austritt von Blutflüssigkeit (Exsudation) zur Schwellung (Tumor). Durch chemotaktische Anlockung von polymorphkernigen Leukozyten verstärkt LTB_4 das entzündliche zelluläre Infiltrat und trägt damit ebenfalls zur Schwellung bei.

Tabelle 3.5. Die Rolle von Prostaglandinen und Leukotrienen bei Entzündungen

Parameter	Prostaglandine	Leukotriene
Lokaler Blutfluß	PGE_2, PGD_2, PGI_2	
Gefäßpermeabilität und Ödem		LTC_4, LTD_4, LTE_4
Schmerz	PGE_1, PGE_2, PGI_2	
Fieber	PGE_1, PGE_2	
Chemotaxis für polymorphkernige Leukozyten		LTB_4

Bei der Entstehung des Schmerzes spielen die Prostaglandine eine direkte und indirekte Rolle. In hohen Konzentrationen können sie die überall im Körper vorkommenden nackten Endigungen der afferenten Nervenfasern des nozizeptiven Systems direkt erregen. Schon bei niedrigen Konzentrationen setzen sie die Schwelle herab, bei der andere Substanzen wie Bradykinin (und andere Kinine) oder Histamin, die ebenfalls im Entzündungsgewebe vorkommen, Nozizeptoren erregen. Durch diese „Sensibilisierung" oder Hyperalgesie rufen sonst inerte Konzentrationen dieser Substanzen eine Erregung von Nozirezeptoren hervor. Gleichfalls herabgesetzt wird die Schwelle für andere Aktivatoren des nozizeptiven Systems, so für mechanische Reize wie Zug oder Druck. Prostaglandine, insbesondere PGE, die im Zentralnervensystem gebildet werden, führen zum Fieber. Dabei erhöhen die Prostaglandine in den thermoregulativen Zentren des Hypothalamus den Sollwert für die Körpertemperatur.

3.4.4 Abbauende Enzyme

Entzündungszellen, wie auch viele zur einer Entzündungsreaktion rekrutierte Gewebszellen, besitzen Enzyme, durch die nahezu alle bioorganischen Moleküle degradiert werden können. Viele davon sind in den Lysosomen lokalisiert, andere kommen im Zytosol und in der äußeren Membran vor. Durch sie werden aufgenommene makromolekulare Stoffe zu einfachen Verbindungen wie Aminosäuren, Nukleotiden, Zucker oder Fettsäuren abgebaut, die wiederverwandt oder dem allgemeinen Stoffwechsel zugeführt werden. Auf die einzelnen Enzymsysteme kann hier nicht eingegangen werden; es sei auf die Lehrbücher der Biochemie verwiesen.

Viele der abbauenden Enzyme können nach Stimulation in den Extrazellulärraum abgegeben werden. Dort können sie ebenfalls Fremdmaterial abbauen, das dann durch den Blutstrom abtransportiert und z.B. ausgeschieden werden kann. Enzyme können nicht zwischen eigen und fremd unterscheiden, so wird, insbesondere bei länger anhaltenden Entzündungen, immer auch körpereigenes Gewebe angegriffen und eingeschmolzen. Um dies in Grenzen zu halten, werden alle abbauenden Enzyme, insbesondere Proteasen, durch spezifische Inhibitoren kontrolliert.

Proteasen

Proteasen bauen nicht nur Fremdmaterial ab, sie sind auch notwendig für wichtige Teilschritte einer Entzündung. Dazu gehört z.B. das Auswandern von Leukozyten aus dem Blut, wobei die Zellmatrix „aufgelockert" werden muß, damit die Zellen diese penetrieren können.

In vielen Geweben spielt der Abbau der interzellulären Matrix eine wichtige Rolle für den progredienten Funktionsverlust bei einer chronischen Entzündung. Ein hervorragendes Beispiel sind die entzündlichen Arthritiden, insbesondere die chronische Polyarthritis, die durch die Destruktion der Knorpelmatrix geradezu charakterisiert ist. Für die Degradation von Matrixkomponenten ist v.a. eine Familie von hydrolytischen Enzymen verantwortlich, die Matrixmetalloproteinasen (MMP).

Zur Zeit sind 17 MMP bekannt; sie tragen im katalytischen Zentrum Zink komplexiert. Mit 2 Ausnahmen können sie in 4 Subfamilien eingeteilt werden:

- Kollagenasen,
- Stromelysine,
- Gelatinasen und
- membranständige Metalloproteinasen (MT-MMP; „membrane type", MT).

Die MMP weisen eine strukturell sehr ähnliche Domänenstruktur auf. Alle werden als inaktive Proenzyme synthetisiert und sezerniert oder im Falle der MT-MMP in die Plasmamembran integriert. Die Aktivierung geschieht durch die proteolytische Abspaltung von N-terminalen Prodomänen, an der mehrere Proteasen beteiligt sind; sie wird auch durch die membranständigen MMP katalysiert. Die genauen Aktivierungsmechanismen sind nicht bekannt.

Matrixmetalloproteinasen. Diese werden von vielen Gewebszellen gebildet, in großen Mengen von Leukozyten. Sie werden durch eine Familie natürlich vorkommender Inhibitoren, TIMP (engl. tissue inhibitors of metalloproteinases) kontrolliert. In gesundem Gewebe besteht ein Gleichgewicht, das im Zusammenspiel mit synthetisierenden Enzymen für eine kontinuierliche Erneuerung der Gewebegrundsubstanz sorgt. Störungen der Balance führen zu einer Vielzahl pathologischer Situationen, die z.B. Tumorinvasion und Arthritis einschließt. Bei entzündlichen Reaktionen führen besonders die inflammatorischen Zytokine wie Interleukin 1 oder Tumornekrosefaktor zu einer Verschiebung zugunsten aktivierter MMP auf Kosten der TIMP.

3.5 Regulatormoleküle

3.5.1 Zytokine

Jede Immunantwort und Entzündungsreaktion erfordert das geregelte Zusammenwirken mehrerer Zellen des Immunsystems. Die zellulären Interaktionen werden v.a. durch eine Gruppe von aus (Glyko-)Proteinen bestehenden Botenmolekülen gesteuert. Diese „Zytokine" erfüllen mehrere unterschiedliche Funktionen. Sie sind verantwortlich für

- die Ausreifung der Zellen des Immunsystems,
- die Aktivierung und Regulation der Aktivität dieser Zellen und
- viele Effektorfunktionen, insbesondere den geregelten Ablauf einer Entzündung.

Es sind z.Z. mehr als 100 Zytokine molekular charakterisiert. Zu ihnen gehört auch die Gruppe der Chemokine. Alle Zytokine wirken über membranständige Rezeptoren, die durch molekulare Klonierung in ihrer Struktur bekannt sind. Die für Entzündungsreaktionen wichtigsten Zytokine sind:

3.5.2 Kolonie-stimulierende Faktoren (colony-stimulating factors, CSF)

Alle Leukozyten mit Ausnahme der Gedächtnislymphozyten sind kurzlebig; sie müssen daher lebenslang gebildet werden. Leukozyten reifen aus sich selbst erneuernden Stammzellen des Knochenmarks. Ihre Expansion und zellartspezifische Differenzierung wird durch Glykoproteine gesteuert, die als Kolonie-stimulierende Faktoren bezeichnet werden. Diese werden von vielen Zellen gebildet, so von Endothelzellen, Fibroblasten, Monozyten/Makrophagen und Lymphozyten. Am besten charakterisiert sind die Faktoren, die die Bildung von Monozyten und Granulozyten aus einer gemeinsamen Vorläuferzelle induzieren.

Von ihnen sind einige – Stammzellfaktor (SCF), Multi-CSF (Synonym: Interleukin 3) und Granulozyten-Monozyten-(GM-)CSF – für frühe Differenzierungsstufen verantwortlich, die noch die Ausreifung mehrerer Zellarten zulassen. Andere induzieren selektiv die Ausreifung (= Enddifferenzierung) eines Zelltyps. Hierzu gehören Granulozyten-(G-)CSF und Monozyten-(M-)CSF – wie auch die analogen Moleküle Thrombopoetin und Erythropoetin. Neben der Induktion der Zellreifung aktivieren die CSF auch die reifen Zellen, Makrophagen und Granulozyten, zu ihren zellspezifischen Funktionen wie Phagozytose, Zytotoxizität oder der Sekretion biologisch aktiver Moleküle. Auch werden Leukozyten in erhöhte Bereitschaft versetzt, auf andere Entzündungsreize mit einer dann auch stärkeren Antwort, z.B. der Sekretion von Enzymen oder reaktiven Sauerstoffspezies, zu reagieren; ein Vorgang, der als „priming" bezeichnet wird. Im entzündeten Gewebe steigt die Synthese der CSF durch eingewanderte Makrophagen, Lymphozyten oder auch Endothelzellen und Gewebszellen stark an. Die Faktoren werden über das Blut ins Knochenmark transportiert und sorgen dort für den bedarfsgerechten Nachschub an professionellen Entzündungszellen.

3.5.3 Interferone

Unter diesem Begriff wird eine Familie von Proteinen zusammengefaßt, die Schutz vor Virusinfektionen vermitteln. Heute kennt man 3 Klassen von Interferonen des Menschen. Es gibt 15 verschiedene, eng verwandte Interferone α (mit einer Aminosäurenhomologie von untereinander mehr als 80%), ein Interferon-β und ein Interferon-γ. Interferon-γ weist nur eine sehr geringe Homologie zu den Interferonen α und β auf. Die Sonderstellung zeigt sich auch darin, daß Interferone α und β an denselben Rezeptor binden, während für IFN-γ ein eigener Rezeptor existiert. Interferone α und β können prinzipiell von jeder Zelle synthetisiert werden; die gebildeten Mengen sind jedoch sehr unterschiedlich. Beim Menschen sind Monozyten/Makrophagen die Hauptproduzenten der IFN-α, während IFN-β v.a. durch Fibroblasten synthetisiert wird. Wichtige Induktoren sind der Befall mit Viren, Bakterien (und Bestandteile wie Lipopolysaccharid), Mykoplasmen oder Parasiten.

Im Gegensatz zu IFN-α und -β wird IFN-γ nur von T-Lymphozyten gebildet, wenn diese aktiviert werden (daher auch die Bezeichnung „Immuninterferon").

Neben ihren antiviralen Eigenschaften hemmen Interferone das Wachstum von hämatopoetischen Vorläuferzellen, Fibroblasten und Lymphozyten. Gleichzeitig können sie Differenzierungsvorgänge einleiten, wie z.B. die Entwicklung von Th-1-Lymphozyten. Wichtig ist ihre Eigenschaft, Zellen zu aktivieren. Dies gilt v.a. für IFN-γ, das der stärkste Aktivator von Monozyten/Makrophagen zu Phagozytose, Bakterizidie oder

Zytotoxizität ist. Gleichzeitig macht IFN-γ als „primer“ auch diese Zellen empfänglicher für 2. („trigger“-)Signale wie Lipopolysaccharid, Interleukin 1 oder Tumornekrosefaktor. Dadurch, daß IFN-γ die Expression von Rezeptoren für IgG induziert, kann eine verbesserte Phagozytose von Immunkomplexen erfolgen. Diese Aktivierungs- und „priming“-Vorgänge induziert IFN-γ nicht nur auf Makrophagen (und anderen Leukozyten), sondern auch in Endothelzellen und vielen Gewebszellen. Zudem wird auf vielen Zellen die Expression von Haupthistokompatibilitätsmolekülen der Klasse I und II induziert, was diese Zellen zur Präsentation von Antigenen befähigt.

Zusammen machen diese Eigenschaften IFN-γ zu einem zentralen Regulator von immunologisch ausgelösten Entzündungsreaktionen.

3.5.4 Interleukin 1 und Tumornekrosefaktor

Die Interleukin-1-Familie besteht aus 3 Molekülen: IL-1α, das vorwiegend an der Oberfläche von Zellen exprimiert wird, IL-1β, das sezerniert wird, und einem weiteren sezernierten Molekül, IL-1-Rezeptorantagonist, IL-1RA. Alle können von sehr vielen Zellen synthetisiert werden, die weitaus wichtigsten Produzenten sind Monozyten/Makrophagen. Alle binden mit etwa gleicher Affinität an die 2 bekannten Rezeptoren; der IL-1RI, der allein Signale in die Zelle vermittelt, und IL-1RII, dessen Funktion darin besteht, IL-1-Wirkungen auf eine Zelle zu begrenzen.

Auch die Tumornekrose-(TNF-)Familie besteht aus 3 Molekülen. TNF-α, das vorwiegend von Makrophagen gebildet und sezerniert wird, TNF-β (oder Lymphotoxin-α), das von T-Lymphozyten gebildet wird, und LT-β, das ebenfalls von T-Lymphozyten gebildet und sezerniert wird.

Beide Zytokine, IL-1 und TNF, werden nicht spontan sezerniert, sondern nur nach Aktivierung. Bei den hauptsächlichen Produzentenzellen, den mononukleären Phagozyten, sind die wichtigsten Stimulatoren Infektionserreger und ihre Bestandteile (z.B. bakterielles Lipopolysaccharid) sowie Immunreaktionen. Sowohl Immunkomplexe [über Fc-Rezeptoren oder nachfolgend Komponenten des aktivierten Komplementsystems (z.B. über C3b-Rezeptor oder sublytische Konzentration des Membran-attackierenden Komplexes)] wie auch Mediatoren der zellulären Immunantwort, v.a. Interferon-γ, können die Synthese großer Mengen dieser Zytokine induzieren. Beide Zytokine stimulieren ihre eigene Synthese und sie induzieren sich wechselseitig; beides stellt einen wichtigen auto- und parakrinen Verstärkungsmechanismus dar.

Wirkungen von IL-1 und TNF

Obwohl IL-1 und TNF an unterschiedliche Rezeptoren binden, beeinflussen sie fast alle Körperzellen in sehr ähnlicher Weise. Sie induzieren die Synthese und Sekretion von Eikosanoiden, reaktiven Sauerstoffspezies, NO und vielen degradierenden Enzymen. Durch die Bildung dieser „ultimaten“ Entzündungsmediatoren rekrutieren sie Körperzellen, an einer lokalen Entzündung teilzunehmen. Vor allem in Endothelzellen induzieren sie – teilweise in Kooperation mit IFN-γ – die Expression von Zellinteraktionsmolekülen, die notwendig zu Adhärenz und nachfolgender Auswanderung von Leukozyten in das Entzündungsgebiet ist.

Beide Zytokine haben, in allerdings unterschiedlichem Ausmaß, systemische Wirkungen. Insbesondere IL-1 löst als hauptsächliches endogenes Pyrogen Fieber dadurch aus, daß unter Vermittlung von Prostaglandin E_2 in den thermoregulatorischen Zentren des Hypothalamus der Sollwert der Körpertemperatur höher gestellt wird. TNF auf der anderen Seite induziert stärker einen katabolen Zustand, gekennzeichnet durch erhöhten Sauerstoffverbrauch und CO_2-Reduktion, Fett- und Proteinabbau. Kurzfristig wird dabei für akute Abwehrreaktionen Energie bereitgestellt; bei chronisch-entzündlichen Erkrankungen (und einigen Tumorerkrankungen) kann sich daraus jedoch eine Kachexie entwickeln. Eine zentrale Rolle spielt TNF (mehr als IL-1) beim septischen Schock.

In jüngster Zeit wurden Rezeptoren und nachgeschaltete Signaltransduktionswege mit sehr hoher Homologie in Fruchtfliegen (Drosophila) und sogar in höheren Pflanzen gefunden. Dies legt nahe, daß IL-1 zu einem sehr alten und essentiellen natürlichen Abwehrsystem gehört („innate immunity“, s. Kap. 1). Seine Eigenschaften machen es zusammen mit TNF zu einem zentralen Bindeglied zwischen Entzündungsreaktion und Immunreaktion.

Gleichzeitig fördern beide als Kostimulatoren die Aktivierung von T-Lymphozyten und bilden damit Teil eines (positiven) Regelkreises zwischen Immunreaktion und Entzündung. Die zentrale Rolle dieser Zytokine für die Entzündungsreaktion wird besonders in transgenen Tieren sichtbar. Mäuse, die ein Transgen für TNF in einer konstitutiv aktiven Form enthalten und die daher kontinuierlich erhöhte Mengen von TNF synthetisieren, weisen ein Krankheitsbild auf, das dem einer chronischen Polyarthritis des Menschen sehr ähnelt. Im Gelenk dieser Tiere werden auch hohe Spiegel von IL-1 und IL-6 gefunden, da, wie oben beschrieben, TNF diese Zytokine induziert.

Nicht alle Wirkungen von TNF und IL-1 sind gleich: Nur TNF induziert in einigen Zellen Apoptose; es wird versucht, diese Eigenschaft zur Therapie von Tumoren auszunutzen.

3.5.5 Interleukin 6

Interleukin 6 (IL-6) kann ebenfalls von vielen Zellen gebildet werden, die wichtigsten Produzenten sind Makrophagen und T-Lymphozyten. Es ist ein Zytokin, das wichtig für die Differenzierung von ruhenden B-Lymphozyten zu den Antikörper-sezernierenden Plasmazellen ist. Auch an der Aktivierung von T-Lymphozyten ist es als kostimulatorisches Molekül beteiligt.

IL-6 wird bei Entzündungsreaktionen in großen Mengen gebildet. Es hat z.T. ähnliche Eigenschaften wie IL-1 und TNF, indem es Gewebszellen zur Teilnahme an einer Entzündungsreaktion rekrutiert. IL-1 und TNF gehören auf der anderen Seite zu den stärksten Induktoren dieses Zytokins, was darauf hinweist, daß es einige ihrer Wirkungen vermittelt.

Als eines der wenigen Zytokine erscheint IL-6 in hohen Konzentrationen im Blutplasma, wodurch es systemische Wirkungen hervorrufen kann. Es gehört zu den endogenen Pyrogenen, die Fieber erregen. In der Leber induziert IL-6 die Synthese von Akutphaseproteinen; diese enthalten Antiproteasen und weitere Proteine, die durch ihre Aktivität eine lokale Entzündung begrenzt halten.

3.5.6 Chemokine

Als Chemokine werden Mitglieder einer relativ „jungen" Zytokinfamilie bezeichnet, die jeweils aus etwa 70–80 Aminosäureresten bestehen und die alle durch Disulfidbrücken eine Ringstruktur bilden. Alle haben chemotaktische Aktivität für Leukozyten. Aufgrund der Sequenzhomologie kann man Subfamilien unterscheiden; wichtig für die Unterscheidung ist die Sequenz in der Umgebung der an der Ringbildung beteiligten Cysteinreste. CXC = (C = Cystein, X = eine beliebige Aminosäure) oder α-Chemokine (ein wichtiger Vertreter ist IL-8) sind chemotaktisch für neutrophile Granulozyten und T-Lymphozyten-Subpopulationen; daneben haben sie auch chemotaktische Aktivität für einige Zellen außerhalb des hämatopoetischen Systems, die an der Wundheilung beteiligt sind. CC- oder β-Chemokine (ein Vertreter ist das für Makrophagen chemoattraktive Peptid MCP-1) wirken v.a. auf Monozyten und in einigen Fällen auch auf Lymphozytensubpopulationen oder eosinophile Granulozyten. C-Chemokine sind v.a. für Lymphozyten chemotaktisch. Alle Chemokine sind nicht nur chemotaktisch aktiv, sondern sie können auch die Zellen zu erhöhter Funktion aktivieren. So können sie Degranulation, einen sog. „respiratory burst" oder die Freisetzung lysosomaler Enzyme induzieren. Zudem sensibiliseren sie Leukozyten für die inflammatorische Stimulation („priming").

Die in einem Entzündungsgebiet in die Blutbahn abgegebenen Chemokine würden in freier Form vermutlich zu schnell abtransportiert und verdünnt werden, um wirksam sein zu können. Heparinbindungsstellen auf den Chemokinen sorgen für die Retention in der extrazellulären Matrix der Gefäßwand. Dies bildet möglicherweise den Mechanismus, durch den Chemokine an Leukozyten präsentiert werden, nachdem ihre Verweildauer durch das „Rollen" erhöht worden ist. Wie die chemotaktischen Faktoren C5a oder Formyl-Met-Leu-Phe wirken die Chemokine über G-Protein-gekoppelte heptahelikale Rezeptoren. Die Zellselektivität der verschiedenen Chemokine kommt durch die Expression spezifischer Rezeptoren auf bestimmten Zielzellen zustande.

3.6 Mechanismen der Entzündung

3.6.1 Induktion einer Entzündung

Im strömenden Blut sind alle Leukozyten weitgehend ruhende Zellen. Erst auf einen Entzündungsreiz hin werden sie aktiviert; dies führt dazu, daß sie (wie oben geschildert) ins Gewebe auswandern und dort im Infiltrat ihre Funktion als professionelle Entzündungszellen aufnehmen. Hierzu gehört die Phagozytose und der intrazelluläre Abbau der Stoffe oder Erreger, die die Entzündung auslösen, wie auch die Bildung und Sekretion der beschriebenen Entzündungsmediatoren. Die Aktivierung kann durch im wesentlichen 2 unterschiedliche Mechanismen erfolgen, die zu kurzen akuten Entzündungen oder längerfristigen Reaktionen führen.

Akute Entzündung

Granulozyten und mononukleäre Phagozyten können unmittelbar durch Fremdstoffe, Infektionserreger oder verletztes Gewebe aktiviert werden. Dies führt in der Regel dazu, daß Fremdpartikel oder zerstörte Gewebsteile phagozytiert werden. Phagozytische Zellen besitzen viele Rezeptoren (mehr als 40 sind insgesamt bekannt), über die eine Phagozytose eingeleitet werden kann. Eine Gruppe phylogenetisch alter Rezeptoren erkennt Oligosaccharidstrukturen („lektinartige Rezeptoren"), wie sie typischerweise auf Infektionserregern vorkommen. Hierzu gehört z.B. der Mannoserezeptor oder der β-Glukan-Rezeptor; ein anderer Rezeptor ist der für Lipopolysaccharid (CD14). Das phagozytierte biologische Material wird nach Verschmelzung des Phagosoms mit Lysosomen zu einfachen Grundbaustoffen – Aminosäuren, Zucker etc. – abgebaut, die wiederverwandt oder dem Intermediärstoffwechsel zugeführt werden. Unverdaubare Reste müssen eliminiert werden: Dies geschieht häufig dadurch, daß sie in eine Form gebracht werden, in der sie über den Kreislauf und die Niere oder Galle ausgeschieden werden können.

Die Phagozytose führt gleichzeitig zur Ausschüttung der beschriebenen Entzündungsmediatoren in die Umgebung. Reaktive Sauerstoff- und Stickstoffspezies können schon extrazellulär lebende Krankheitserreger (Mikroorganismen) töten. Ebenso können degradierende Enzyme ihre Arbeit extrazellulär beginnen. Prostanoide und Leukotriene erhöhen den Blutfluß und die Durchlässigkeit der Gefäße; dadurch können die Abbauprodukte schneller in den Blutstrom aufgenommen und abtransportiert werden. Ist die auslösende Noxe eliminiert, sistiert die Entzündung, da der Aktivierungsreiz entfällt. Die bei solchen akuten Entzündungen vorwiegend beteiligten neutrophilen Granulozyten gehen zugrunde. Als Eiter können sie nach außen abfließen. Ist dies anatomisch nicht möglich, werden die untergegangenen Granulozyten durch nachfolgende Makrophagen phagozytiert und auf diese Weise resorbiert. Dies ist wichtig, da aus den Granulozyten freiwerdende anstrebende biologisch aktive, nicht vollständig abgebaute Spaltprodukte (z.B. Endotoxin) eine weitere Entzündung in Gang halten und austretende Enzyme umliegendes Gewebe schädigen können. Makrophagen leiten auch durch die Sekretion von Zytokinen und Wachstumshormonen die Reparaturphase ein, bei der zunächst Fibroblasten den Defekt decken (Narbe), der nachfolgend durch funktionstüchtiges Gewebe ersetzt wird.

Immunologisch ausgelöste Entzündung

Die unmittelbare Aktivierung von neutrophilen Granulozyten und Monozyten durch Entzündungsreize („innate defense") ist nicht sehr effektiv. Wenn lebende Keime in größerer Zahl in einen Organismus eindringen, reicht sie zur Abwehr nicht aus, wenn sich diese rasch vermehren. Gegen Krankheitserreger reagiert auch das adaptive Immunsystem: Nach wenigen Tagen beginnen spezifische B- und T-Lymphozyten zu expandieren; es kommt zur Synthese von Antikörpern und der Ausbildung von sensibilisierten T-Lymphozyten. Immunreaktionen sind der 2. prinzipielle Mechanismus, durch den Entzündungsreaktionen ausgelöst werden. Beteiligt sind sowohl Antikörper und das durch Bindung an antigene Strukturen aktivierte Komplementsystem (humorale Immunität) als auch die sensibilisierten T-Lymphozyten, die Zytokine wie IFN-γ, IL-1 oder TNF bei Antigenkontakt sezernieren. Die Phagozytose wird nach „Opsonierung" durch Antikörper über Fc-Rezeptoren und aktiviertes Komplement (C3b-Rezeptoren) sehr viel stärker ausgelöst als z.B. durch die lektinartigen Rezeptoren der Phagozyten. Über diese Rezeptoren wie auch durch Zytokine werden Granulozyten und Makrophagen sehr stark aktiviert; die Entzündungsmediatoren werden verstärkt gebildet und in die Umgebung abgegeben. Immunologisch ausgelöste Entzündungsreaktionen sind sehr viel ausgeprägter als die unmittelbare Aktivierung von Entzündungszellen; sie dauern auch meist länger und gehen mit starken klinischen Erscheinungen einher.

Entzündliche Reaktionen, die Teil einer immunologischen Auseinandersetzung sind, sind in der Regel nicht nur stärker und dauern länger als eine akute Entzündung, sondern es treten auch andere Mechanismen in den Vordergrund. Eine zentrale Rolle spielen nun die Zytokine IL-1 und TNF, in geringerem Maße auch IL-6 (s. Abb. 3.2).

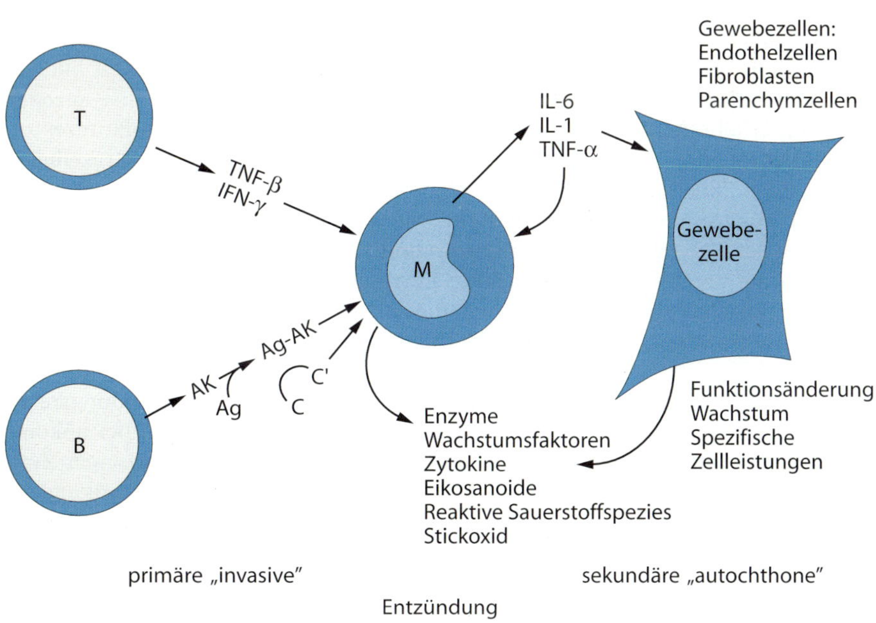

Abb. 3.2. Immunreaktionen und Entzündung (*B* B-Lymphozyt, M: Monozyt (als Protoyp für „klassische" Entzündungszellen), *T* T-Lymphozyt, *Ag* Antigen, *Ak* Antikörper, *C* Komplement, *IFN* Interferon, *IL* Interleukin, *TNF* Tumornekrosefaktor

Sie werden verstärkt von den mononuklearen Phagozyten (Makrophagen), aber auch, wie zunehmend erkannt wird, von Granulozyten gebildet. Diese Zytokine können selbst sehr potent diese Zellen – also auch die ihrer Synthese! – aktivieren; dabei induzieren sie nicht nur die Synthese und Ausschüttung anderer Entzündungsmediatoren, sondern verstärken auch ihre eigene Bildung. Sie sind damit Teil eines positiv rückkoppelnden auto- oder parakrinen Verstärkungsmechanismus der Entzündung.

Zum anderen lösen TNF, IL-1 und IL-6 sehr wirksam in vielen Gewebs- und Bindegewebszellen die Sekretion von Effektormolekülen aus, so von O_2-Radikalen, NO, Prostanoiden oder degradierenden Enzymen. Der damit verbundene Abbau von Knorpelsubstanz führte z.B. dazu, daß IL-1 ursprünglich aus arthritischen Gelenken unter dem Synonym „Katabolin" aufgereinigt wurde.

IL-1, TNF und IL-6 rekrutieren auf diese Weise die autochthonen Zellen eines Gewebes, an Entzündungsreaktionen teilzunehmen. Dadurch, daß sie sich wechselseitig induzieren und zudem überlappende Aktivitäten gegenüber vielen Zellen und Geweben haben, erscheint die gemeinsame Funktion mehrfach abgesichert. Diese Redundanz belegt ihre Bedeutung für das Funktionieren einer spezifischen Abwehr: So weisen eine Fülle von Experimenten (z.B. mit Deletionsmutanten) darauf hin, daß sie wichtig für die Abwehr pathogener Keime sind. Ihre Aktivität geht über eine lokale Wirkung hinaus; IL-1 und IL-6 (wahrscheinlich auch TNF und IFN-γ) sind als „endogene Pyrogene" an der Entstehung von Fieber, Abgeschlagenheit und Schlafbedürfnis beteiligt, was erklärt, warum bei lokalen entzündlichen Erkrankungen Allgemeinreaktionen auftreten. Die im Entzündungsgebiet freigesetzten Zytokine erreichen über den Blutstrom das ZNS im Bereich des Hypothalamus, da dort die Blut-Hirn-Schranke sehr durchlässig ist. Hier aktivieren sie nichtneuronale Zellen des Hypothalamus zur Synthese von Prostaglandinen; PGE_2 erhöht den Sollwert in den thermoregulatorischen Neuronen, es tritt Fieber auf.

Für einige Zellen, z.B. Fibroblasten, sind IL-1, IL-6 und TNF Wachstumsfaktoren. Damit sind sie an der Einleitung der Reparaturphase einer Entzündung beteiligt. Auch die immunologisch ausgelöste Entzündung kommt im Regelfall zum Stillstand, wenn die auslösenden Schadstoffe oder Infektionserreger eliminiert sind.

3.6.2 Kontrolle einer Entzündung

Um unverhältnismäßige Schäden zu vermeiden, werden die sehr wirkungsvollen Mechanismen einer Entzündung streng kontrolliert. Einzelschritte können auf verschiedenen Ebenen begrenzt werden. Einige Entzündungsmediatoren, z.B. reaktive Sauerstoffspezies, NO oder Eikosanoide, sind sehr kurzlebig und damit nur über kurze Diffusionswege wirksam. Entzündungszellen sezernieren bei Aktivierung nicht nur die degradierenden Enzyme, sondern auch spezifische Inhibitoren. Ein Beispiel sind die Gewebsinhibitoren von Metalloproteinasen („tissue inhibitors of metalloproteinases", TIMP). Interleukin 6, das als eines der wenigen Zytokine in hohen Spiegeln im Blutplasma gefunden wird, induziert in der Leber als Bestandteil der Akutphaseproteine auch in die Zirkulation abgegebene wirksame Inhibitoren, die die Wirkung von Enzymen auf das Entzündungsgebiet begrenzen.

Obwohl die Regelmechanismen einer Entzündung erst in Anfängen bekannt sind, scheinen die Synthese und die Wirkung von Zytokinen einen entscheidenden Angriffspunkt darzustellen, der sich aus ihrer geschilderten zentralen Funktion bei Entzündungen ergibt. Prostaglandine (Prostaglandin E und Prostazyklin) und der ubiquitär gebildete „transformierende Wachstumsfaktor β" („transforming growth factor", TGF-β) supprimieren die Zytokinsynthese in Lymphozyten und Monozyten. Die Prostaglandine sind damit nicht nur Mediatoren der Entzündung, sondern vermitteln gleichzeitig eine negative Rückkopplung, die zur Begrenzung einer Entzündungsreaktion beiträgt. Die Th1-Zytokine IL-12 oder IFN-γ, die zelluläre Immunreaktionen und nachgeschaltete Entzündungsreaktionen fördern, hemmen gleichzeitig die Ausbildung humoraler Immunreaktionen. Vice versa hemmen die Th2-Zytokine IL-4 und IL-13, die eine humorale Immunreaktion (Antikörpersynthese) und Typ-I-Allergien ermöglichen, ihrerseits zelluläre Immunreaktionen und die Funktion von Makrophagen (s. Abb. 3.3).

Entzündungszellen verfügen zudem über Mechanismen, die die Wirkung einiger Zytokine verhindern. So synthetisieren aktivierte Makrophagen initial IL-1; nach einiger Zeit bilden sie jedoch zunehmend einen kompletten IL-1-Rezeptorantagonisten, IL-1-RA. Von anderen Zytokinrezeptoren (z.B. für IL-2 oder TNF) werden die extrazellulären Bindungsdomänen freigesetzt („lösliche Rezeptoren"), die die Wirkung der entsprechenden Zytokine blockieren.

Wie wichtig diese Kontrollmechanismen sind, geht eindrücklich aus dem Erscheinungsbild von Mäusen hervor, denen das Gen für den transformierenden Wachstumsfaktor $\beta 1$ inaktiviert wurde. Bei diesen TGF-$\beta 1$-knock-out-Tieren treten spontan schwere, generalisierte Entzündungsreaktionen auf, die zum Tode führen. Auch bei unkontrollierter Überexpression von „inflammatorischen Zytokinen", z.B. TNF, treten entzündliche Erkrankungen auf.

Erst in jüngster Zeit wächst die Erkenntnis, daß auch das „Abschalten" von Entzündungszellen – seien es Lymphozyten oder Phagozyten – ein aktiver Prozeß ist. Entscheidende Bedeutung besitzt die Induktion von

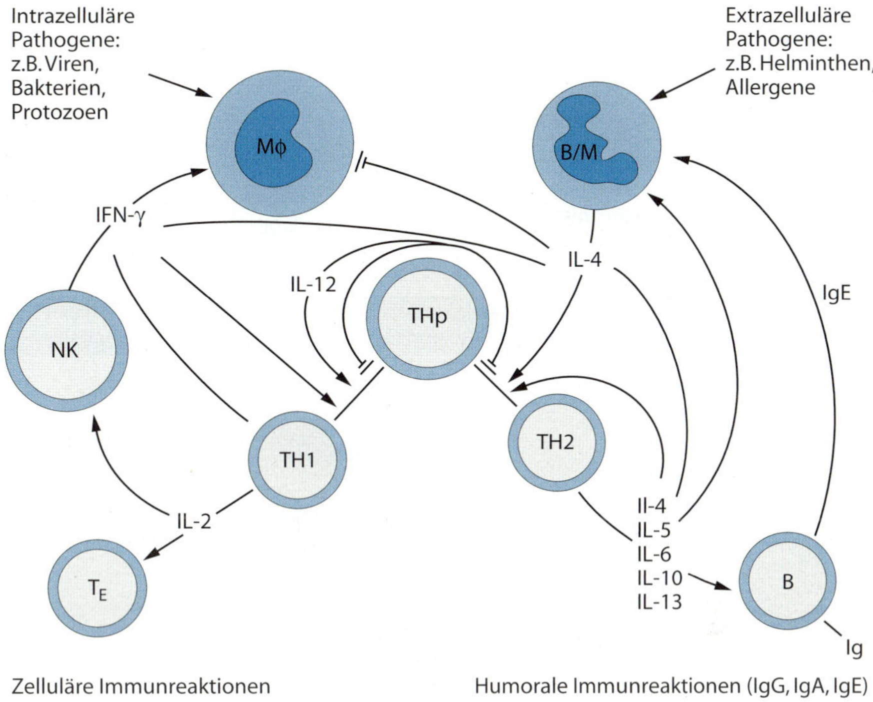

Abb. 3.3. Regulation von Immunreaktionen Das TH1-TH2-Paradigma (*B* B-Lymphozyten, *B/M* Basophile Granulozyten/Mastzellen, *Mp* Makrophagen, *NK* NK-Zellen, *TH* T-Helfer-Lymphozyten, *THp* T-Helfer-Vorläuferzellen („precursor"), *IFN* Interferon, *Ig* Immunglobulin, *IL* Interleukin)

Apoptose – des geregelten Zelltods – durch Expression von Apoptose induzierenden Rezeptoren (z.B. Apo1/Fas/CD95) und/oder ihrer Liganden im Verlauf einer entzündlichen Reaktion.

3.6.3 Chronische Entzündung

Perpetuation einer Entzündung: chronisch-entzündliche Erkrankungen

Die bei einer Entzündung freigesetzten Mediatoren sind nicht nur gegen eingedrungene Fremdstoffe oder Infektionserreger aktiv. Erreichen reaktive Sauerstoffspezies oder NO benachbarte Zellen, werden auch diese geschädigt. Da Enzyme nicht entscheiden können, welche ihrer Substrate zu Fremdsubstanzen gehören, wird in gleicher Weise körpereigenes Gewebe angegriffen. Sehr viel ausgeprägter als bei akuter Entzündung kommt es bei den immunologisch bedingten Entzündungen durch Einschmelzung von Gewebe zu einem – begrenzten – Defekt, der in der Reparaturphase behoben wird.

Diese verläuft in mehreren Schritten. Zunächst werden Bindegewebszellen (Fibroblasten) durch von den Entzündungszellen sezernierte Zytokine wie IL-1 und Wachstumsfaktoren (z.B. den basischen Fibroblastenwachstumsfaktor, bFGF) zur Proliferation angeregt, wodurch der Defekt gedeckt wird (Narbe); nachfolgend wird das Narbengewebe durch funktionstüchtiges Gewebe ersetzt.

Dauert eine Entzündung lange, kann es zu schweren Organstörungen oder -destruktionen kommen, die Entzündung wird zur chronisch-entzündlichen Erkrankung. Daran können sowohl destruierende wie auch überschießend reparative Prozesse beteiligt sein. So wird bei der chronischen Polyarthritis Knorpelsubstanz abgebaut; gleichzeitig bildet sich durch starke Stimulation der Proliferation von Fibroblasten der entzündliche Pannus. Beides trägt zum progredienten Funktionsverlust des Gelenkes bei. Bei allen länger dauernden entzündlichen Reaktionen findet man im Infiltrat Lymphozyten, sowohl T- als auch B-Lymphozyten, die anzeigen, daß Immunreaktionen beteiligt sind. Man geht heute davon aus, daß diese die längerfristigen Entzündungsreaktionen auslösen. Dabei sind es v.a. T-Lymphozyten, die sowohl für die Induktion als auch Perpetuation die entscheidende Rolle spielen.

Perpetuation einer Entzündung: Persistenz des auslösenden Agens oder Autoimmunität

Was kann bei einer chronisch-entzündlichen Erkrankung dazu führen, daß Lymphozyten – die Träger von Immunreaktionen – dauerhaft stimuliert werden? 2 Mechanismen kommen hauptsächlich in Frage:

1. Das auslösende Antigen, z.B. ein Infektionserreger, persistiert im Organismus.
2. Durch das auslösende Antigen wird eine Immunreaktion ausgelöst, die sich nicht nur gegen dieses Antigen, sondern auch gegen Strukturen richtet, die immer in einem Organismus vorhanden sind, näm-

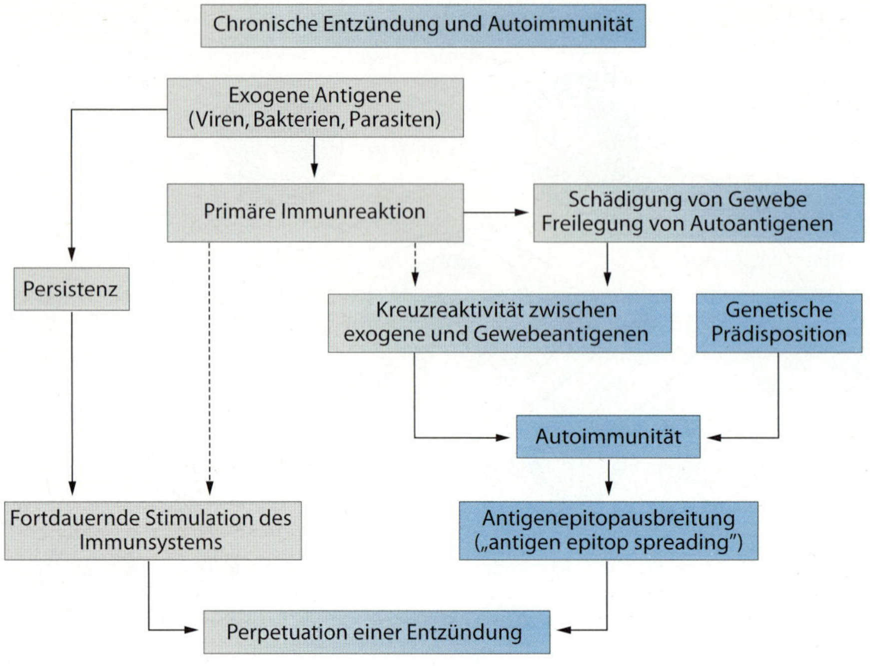

Abb. 3.4. Chronische Entzündung und Autoimmunität

lich Antigene des Organismus selbst. Hier löst ein Fremdantigen (Infektionserreger) eine Autoimmunantwort aus, die auch dann noch unterhalten wird, wenn das auslösende Antigen längst eliminiert ist. Chronisch-entzündliche Erkrankungen dieser Art sind danach Autoimmunerkrankungen.

Beide Mechanismen sind an unterschiedlichen chronisch-entzündlichen Erkrankungen beteiligt. Vor allem Infektionserreger – Viren, Bakterien, Parasiten – kommen als Auslöser in Betracht (s. Abb. 3.4).

Persistenz des auslösenden Antigens

Wenn ein Organismus kontinuierlich gegenüber Antigenen exponiert ist, die das Immunsystem nicht oder nur sehr langsam eliminieren kann, entsteht eine Situation, bei der sehr langfristig dieses Antigen im Körper vorhanden ist. Ein klinisch wichtiges Beispiel ist die Inhalation von Asbest. Die in den Atemwegen deponierten mineralischen Fasern bestimmter Größe werden von alveolären Makrophagen attackiert; sie können jedoch wegen ihrer physikalischen Eigenschaften nicht phagozytiert und abgebaut werden. Durch die fortlaufende Aktivierung entsteht eine chronische Entzündung, die Asbestose (und in einigen Fällen ein maligner Tumor).

Infektionserreger können lange im Organismus persistieren, wenn es dem Immunsystem nicht gelingt, sie abzuwehren. Dies kann sehr unterschiedliche Ursachen haben; gemeinsam ist immer, daß der Infektionserreger sich aktiv dem Immunsystem entzieht. Viele Viren – ein Beispiel ist HIV – ändern fortlaufend ihre Oberflächenantigene und können so einer Immunreaktion ausweichen. Einige Parasiten, wie z.B. Leishmanien, hüllen sich in Membranbestandteile des Wirts und machen sich so für das Immunsystem unsichtbar. Sehr häufig, verbleiben Infektionserreger lange intrazellulär und sind dann dem Immunsystem kaum zugänglich. Dies gilt für viele Viren, aber auch Bakterien wie Mykobakterien, die Auslöser der Tuberkulose.

In allen Fällen werden aber, zumindest zeitweise, Infektionsantigene in ausreichender Menge an die Oberfläche der Zellen exprimiert, um eine Immunantwort und nachfolgende Entzündungsreaktion aufrechtzuerhalten. Als Ergebnis entsteht eine chronische Entzündung, die nicht zum Stillstand kommt und die das betroffene Organ fortlaufend zerstört. Dabei können Schädigung durch den Infektionserreger selbst und durch Immun- oder entzündliche Reaktionen zusammenwirken. Beispiel für eine bakterielle Erkrankung ist die Tuberkulose. Für durch Viren ausgelöste chronische Entzündungen ist intrazelluläre Persistenz der Hauptmechanismus; Beispiele sind Hepatitis B und C.

Daß die Persistenz von Infektionserregern durch eine fortdauernde Stimulation des Immunsystems eine chronisch-entzündliche Erkrankung perpetuieren kann, ist ein leicht nachvollziehbarer Mechanismus. Wenn diese Persistenz auf ein Zielorgan oder -gewebe begrenzt ist – wie bei Hepatitisviren – wird auch die Erkrankung sich primär nur in diesem Organ manifestieren. Könnte Erregerpersistenz nicht der Mechanismus aller chronisch-entzündlichen Erkrankungen sein?

Diese Frage kann z.Z. nicht eindeutig beantwortet werden. Die Gründe sind vielfältig. Die Persistenz eines

Infektionserregers muß nachweisbar sein; dies wiederum hängt von den zur Verfügung stehenden Nachweismethoden ab, die so empfindlich sein müssen, daß auch sehr wenig Antigen erfaßt werden kann. Es ist nicht klar, in welcher Form Infektionserreger persistieren können. Für einige RNA-Viren wurde erst 1997 gezeigt, daß eine cDNA existiert, die in das Wirtsgenom integriert ist, von der ausgehend das Immunsystem kontinuierlich stimuliert werden kann.

Es könnte also durchaus sein, daß bei einigen weiteren chronisch-entzündlichen Erkrankungen ein persistierender Erreger (v.a. Viren sind Kandidaten) gefunden wird.

Dennoch gibt es sehr gewichtige Gründe, einen weiteren Mechanismus für die Perpetuation eine chronische Entzündung anzunehmen, die Autoimmunreaktion:

1. Bei vielen chronisch-entzündlichen Erkrankungen können regelmäßig Autoimmunphänomene beobachtet werden, z.B. Autoantikörper.
2. Auch bei rigorosen Versuchen konnten Infektionsantigene nicht zweifelsfrei gefunden werden, selbst nicht in den vorhandenen Immunkomplexen.
3. In Tierversuchen konnten chronisch-entzündliche Erkrankungen eindeutig durch T-Lymphozyten oder T-Lymphozytenklone übertragen werden. Dies gilt für Tiermodelle, die Erkrankungen des Menschen, wie Arthritis, Nephritis, Diabetes und multipler Sklerose, entsprechen. Zumindest diese Modelle chronisch-entzündlicher Erkrankungen belegen, daß neben der Antigenpersistenz Autoimmunreaktionen für die Perpetuation verantwortlich sind.

Autoimmunität: T-Lymphozyten, die Autoantigene erkennen

Auch bei Autoimmunreaktionen, die zu chronisch-entzündlichen Erkrankungen führen, wird in der Regel die Immunreaktion durch eine exogene Noxe, meist einen Infektionserreger, angestoßen. Die Perpetuation ist jedoch unabhängig von der weiteren Anwesenheit des auslösenden Antigens und richtet sich gegen Antigene des eigenen Organismus. Dies bedeutet, daß die beim Gesunden bestehende Selbsttoleranz verloren wird. Wie diese Selbsttoleranz hergestellt und aufrechterhalten wird – und wie sie im Krankheitsfall durchbrochen wird – ist eine der Kernfragen der Immunologie, die nicht abschließend gelöst wurde.

An dieser Stelle sollen nur die für das Verständnis einer chronischen Entzündung notwendigen Grundlagen dargelegt werden. Dabei werden 2 Vorgänge klar unterschieden:

a) das Vorhandensein von T-Lymphozyten, die zwar Autoantigene erkennen, aber (im Normalfall) darauf nicht reagieren;
b) das Entstehen einer Reaktion von T-Lymphozyten gegen Autoantigene (Autoreaktivität oder Autoaggression), die dann zur Erkrankung führt.

Daß beim Gesunden keine Immunreaktionen gegen körpereigene Antigene vorkommen, wird überwiegend durch T-Lymphozyten sichergestellt. Während der Entwicklung von T-Lymphozyten entstehen aufgrund des Zufallsprinzips (s. Kap. 1) zunächst zwar auch solche mit Rezeptoren, die mit Selbstantigenen reagieren. Diese werden jedoch schon während früher Reifungsstadien eliminiert. Die unreifen T-Lymphozyten, die mit hoher oder mittlerer Bindungsstärke an körpereigene Antigene binden, die vom Thymusepithel präsentiert werden, sterben durch Apoptose. Diese zentrale Toleranzentwicklung erfaßt jedoch bei weitem nicht alle T-Zellen, v.a. nicht die, deren Antigenrezeptor eine zu geringe Affinität zum MHC-Antigenkomplex hatte, um einen geordneten Zelluntergang durch Apoptose einzuleiten. Eine weitere große Gruppe von potentiell autoreaktiven T-Zellen verläßt den Thymus, weil dort das Autoantigen nicht ausreichend vertreten war. Dies betrifft v.a. sogenannte kryptische Antigene, die nicht offen für das Immunsystem zugänglich sind. Im normalen, gesunden Organismus werden dadurch in vitro bei entsprechender Überstimulation bis zu 10% T-Zellen nachgewiesen, die auf körpereigene Antigene deutlich reagieren können. Diese T-Lymphozyten sind im Normalfall in vivo durch einen peripheren (außerhalb des Thymus entstandenen) Toleranzmechanismus ruhiggestellt, die Lymphozyten werden als anergisch oder manchmal auch als „ignorant" bezeichnet. Ein wesentliches Merkmal solcher Zellen kann es sein, auf den spezifischen Antigenstimulus hin kein Interleukin 2 mehr freizusetzen und damit nicht klonal expandieren zu können. Eine andere Möglichkeit besteht darin, daß es antigenspezifische, regulative T-Zellen gibt (früher Suppressorzellen genannt), die durch supprimierende Zytokine (evtl. IL-4, IL-10, TGF-β) die Aktivität von autoreaktiven Zellen bremsen (s. Abb. 3.3)

Entscheidend für den Übergang einer akuten Entzündung in einen chronischen Verlauf sind nun die Vorgänge, die die Sperre der Autoreaktivität in diesen toleranten T-Zellen aufheben. Da diese prinzipiell ähnlich sind beim Übergang von einer akuten Entzündung zur chronischen Entzündung (mit fast immer autoreaktivem Anteil) oder bei sog. „primären" Autoimmunerkrankungen sollen sie im folgenden gemeinsam beschrieben werden.

Die Auslösung von Autoreaktivität in T-Lymphozyten

Im Organismus eines jeden Gesunden kommen T-Lymphozyten vor, die Autoantigene erkennen können, aber diese mit so niedriger Affinität binden, daß die Aktivierungsschwelle nicht überschritten wird. Der Anstoß für diese toleranten T-Lymphozyten, nun auf ihre Autoan-

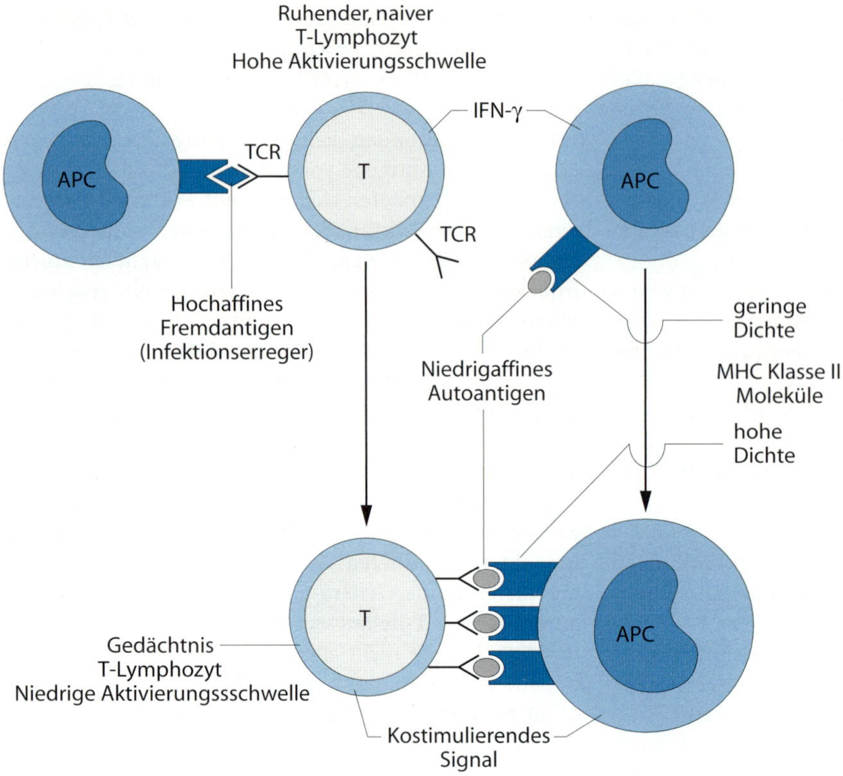

Abb. 3.5. Entstehung von Autoreaktivität (*APC*: Antigen präsentierende Zelle, *T* T-Lymphozyt, *MHC* Moleküle des Haupthistokompatibilitätskomplexes („major histocompatibility complex"), *TCR* T-Zell-(Antigen-)Rezeptor, *IFN* Interferon

tigene mit einer Immunreaktion zu reagieren (d.h. daß sie aktiviert werden), muß von außen kommen. Dies könnte der für alle chronisch-entzündlichen Erkrankungen (und Autoimmunerkrankungen) gesicherte epidemiologische Faktor „Umwelt" sein. Sehr vieles spricht dafür, daß dies in der Regel eine Infektion ist.

Der Mechanismus könnte dabei so ablaufen: Ein ruhender, gegenüber einem Autoantigen toleranter T-Lymphozyt reagiert mit Antigenen eines eingedrungenen Infektionserregers (zufällig) mit einer so hohen Affinität, daß dies zur Aktivierung führt (s. Abb. 3.5). Es kommt zur erfolgreichen Immunreaktion, die spezifischen T-Lymphozyten vermehren sich und der Infektionserreger wird eliminiert. Ein Teil der aktivierten T-Lymphozyten wandelt sich in Gedächtniszellen um. Diese Gedächtniszellen haben als wichtige Eigenschaft eine erniedrigte Aktivierungsschwelle. Die niederaffine Bindung des Autoantigens reicht jetzt zur Aktivierung aus; die T-Lymphozyten werden *autoreaktiv*. Da diese aktivierten Gedächtniszellen ein Milieu schaffen, in dem weitere Gedächtniszellen entstehen, wird die Toleranz fortlaufend durchbrochen.

Es gibt Vorstellungen, daß es für den Ausbruch einer Autoimmunerkrankung (oder autoimmunen chronisch-entzündlichen Erkrankung) ausreicht, wenn in einem Gewebe eine kritische Anzahl autoreaktiver T-Lymphozyten überschritten wird. Es ist aber wahrscheinlich, daß zu diesem Prozeß weitere Ereignisse beitragen. Die primär durch den Infektionserreger aktivierten T-Lymphozyten sezernieren Zytokine wie IFN-γ. Diese erhöhen in den akzessorischen antigenpräsentierenden Zellen die Expression von MHC-Klasse-II-Molekülen, wodurch auch die Präsentation von Autoantigenen erhöht wird. Gleichzeitig wird die Synthese und Expression von kostimulatorischen Molekülen erhöht, z.B. von CD80 oder IL-1.

Bei dieser Hypothese, die viele der experimentellen Befunde erklären kann, hat damit das lokale Milieu, in der eine Immunreaktion stattfindet, eine wichtige Funktion für die Autoreaktivität und damit auch für die Perpetuation einer dann chronischen Entzündung. Die Entzündungsreaktion selbst ist hier nicht nur ausführendes „Organ", sondern trägt durch seine proinflammatorischen Signale auch rückkoppelnd zur kontinuierlichen Aktivierung der autoreaktiven T-Lymphozyten bei. Auch auf einem anderen Weg kann eine Entzündung zur Autoimmunreaktion beitragen: Es können kryptische Autoantigene, z.B. durch O_2-Radikale und/oder Proteasen, freigelegt und damit dem zellulären Immunsystem zugänglich gemacht werden.

Selbst in den so unterschiedlich erscheinenden Erkrankungen wie der durch Asbest verursachten chronischen Entzündung (frustrane Entfernungsversuche eines Fremdkörpers durch Makrophagen) und der multiplen Sklerose lassen sich bei näherer Betrachtung Ähnlichkeiten erkennen. So ist beiden gemeinsam, daß das Immunsystem durch die kontinuierliche Präsenz eines „Antigens“ chronisch aktiviert ist. In dem einen Fall ist es die physikalische Eigenschaft der Asbestfaser, die eine Beseitigung verhindert, im anderen Fallen ist es die Tatsache, daß es sich bei dem Antigen um ein oder mehrere körpereigene Proteine, wie basisches Myelin und Phospholipopeptid, handelt.

3.7 Chronische Polyarthritis

Bei der Volkskrankheit „Rheuma“ sind mehr als 100 Entitäten entzündlicher Erkrankungen des Bewegungsapparates beschrieben, die auf ganz unterschiedlichen Mechanismen beruhen können. Infektarthritiden treten im Gefolge von Infektionen auf und heilen in der Regel aus, wenn die Erreger eliminiert sind. Bei reaktiven Arthritiden mehren sich Hinweise, daß die Persistenz von antigenem Material aus Infektionserregern an der Pathogenese beteiligt ist. Auf der anderen Seite beruhen Gelenkmanifestationen bei System- oder Autoimmunerkrankungen wie dem Lupus erythematodes primär auf Autoimmunität.

Die chronischen, rheumatischen Erkrankungen weisen einen langfristigen, langsam destruierenden entzündlichen Gelenkprozeß auf. Bei der häufigsten Form, der chronischen Polyarthritis, kann die Krankheit viele Jahre (bis Jahrzehnte) andauern, wobei häufig Phasen mit akuten Schüben mit solchen mit Krankheitsstillstand wechseln (Remissionen). Wenn sie diagnostiziert wird, hat sie in den meisten Fällen schon längere Zeit – mit subklinischen oder geringfügigen Beschwerden – bestanden.

Infektionstheorie

Dafür, daß auch bei der chronischen Polyarthritis eine Infektion am Beginn steht, spricht, daß Infekt- und reaktive Arthritiden in eine Krankheit münden können, die nicht von dieser Arthritis unterschieden werden kann. Zudem weisen auch epidemiologische Erkrankungen auf ein initiales Infektionsereignis hin. Trotz erheblicher Anstrengungen konnte bisher jedoch beim Fortschreiten der Erkrankung die Persistenz von Erregermaterial nicht nachgewiesen werden, auch nicht in den häufig vorkommenden Immunkomplexen. Auch die Infektionsmodelle bei Tieren sind nicht schlüssig, da diese zwar Gelenkentzündungen auslösen, die aber alle die Tendenz zur Ausheilung haben. Damit fehlt ihnen als wichtigster Parameter einer chronischen Polyarthritis der Übergang zur chronisch perpetuierten Verlaufsform.

Autoimmungenese

Sehr viel mehr spricht dafür, daß sich die chronische Polyarthritis auf eine Autoimmungenese zurückführen läßt. In den Gelenken, v.a. in der Synovialmembran, können regelmäßig aktivierte Gedächtniszellen von T-Helfer-Lymphozyten nachgewiesen werden (CD4-Zellen, s. Kap. 1). Die Charakterisierung ihrer Antigenrezeptoren ergab eine oligoklonale Zusammensetzung, was darauf hinweist, daß die Lymphozyten lokal durch im Gelenk vorhandenen Antigene stimuliert wurden. Die chronische Polyarthritis tritt bevorzugt bei Personen auf, die die HLA-Haplotypen HLA-DR4 oder HLA-DR-1 tragen. T-Lymphozyten können (Protein) Antigene nur erkennen, wenn sie ihnen in Form prozessierter Peptide und gebunden an Moleküle des Haupthistokompatibilitätskomplexes präsentiert werden, T-Helfer-Lymphozyten nur dann, wenn es sich um solche der Klasse II handelt, zu der auch die HLA-DR-Haplotypen gehören.

Von verschiedenen HLA-DR4-Molekülen konnten Peptide isoliert werden, die alle ein ähnliches „arthritogenes“ Motiv aufwiesen. Dieses Motiv kommt auch in Mykobakterien und Kollagen Typ II vor. In Tiermodellen läßt sich eine Arthritis, die große Ähnlichkeit mit einer chronischen Polyarthritis hat, durch den Transfer von T-Lymphozyten auslösen. Arthritogen sind bestimmte T-Lymphozytenklone vom Helfer-Typ-1 (Th-1), z.B. mit Spezifität gegen Kollagen Typ 2.

Aufgrund dieser nur kurz skizzierten Befunde wird die chronische Polyarthritis allgemein zu den Autoimmunerkrankungen gerechnet. Dies gilt uneingeschränkt für relativ frühe Stadien. Für Spätformen werden zunehmend auch T-Lymphozyten-unabhängige Pathogenesewege diskutiert.

Interleukin 1 und Tumornekrosefaktor

Eine herausragende Rolle in der Pathogenese der chronischen Polyarthritis spielen IL-1 und TNF. Es besteht heute kein Zweifel, daß diese Zytokine zusammen mit IL-6 und GM-CSF in erhöhten Spiegeln in Gelenken von Patienten mit chronischer Polyarthritis nachgewiesen werden können. Dabei besteht eine gute (positive) Korrelation zwischen Höhe der lokalen Konzentration und klinischer Krankheitsaktivität. Andererseits scheint die Konzentration regulierender Faktoren – wie löslicher Rezeptoren, Antagonisten oder inhibitorischer Zytokine (IL-10) – für eine langfristige Balance nicht auszureichen (s. Abb. 3.6).

Wohl mehr durch Zufall trugen Tierversuche wesentlich zu dieser Erkenntnis bei, bei denen Mäuse transgen für das humane TNF-α-Gen gemacht wurden und zudem durch Veränderung von regulativen Genelementen die Stabilität der entsprechenden mRNA erhöht wurde. Dies hatte kontinuierlich deutlich erhöhte TNF-α-Proteinspiegel und in vielen Mauslinien eine erosive Arthritis zur Folge.

Viele Studien sowohl in Tiermodellen der Arthritis als auch erste klinische Studien im Menschen belegen inzwischen, daß die Blockade von TNF-α, z.B. durch

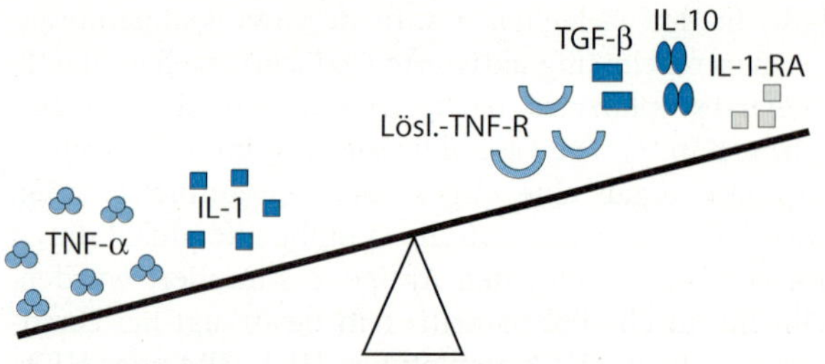

Abb. 3.6. Balance pro- und antiinflammatorischer Zytokine und Zytokinantagonisten (*IL* Interleukin, *R* Rezeptor, *RA* Rezeptorantagonist, *TGF* transformierender Wachstumsfaktor („transforming growth factor"), *TNF* Tumornekrosefaktor

den löslichen TNF-Rezeptor oder Anti-TNF-Antikörper, und damit die Verschiebung des Zytokinprofils hin zu antiinflammatorischen Faktoren wie IL-10, eine wirksame Behandlung bei chronisch-entzündlichen Gelenkerkrankungen darstellen. Ähnliches gilt für die Blockade von IL-1. In entsprechenden Tierversuchen war hier die Wirkung besonders ausgeprägt, wenn mit Hilfe gentechnologischer Methoden - konstitutive Expression von IL-1-Rezeptorantagonisten in Fibroblasten - hohe lokale Hemmspiegel erreicht wurden. Trotz der ähnlichen, proinflammatorischen Eigenschaften zeigten Mausmodelle auch Unterschiede für IL-1 und TNF-α auf: Die Antagonisierung von IL-1 hemmte vorwiegend destruierende Prozesse, wie z.B. die Knorpelerosion, während die Blockade von TNF-α die akuten Entzündungserscheinungen, wie die Schwellung, besserte.

Lokale Synovialzellen

In dem komplexen pathophysiologischen Zusammenspiel von infiltrierten Entzündungszellen in Synovia und Synovialis spielen die lokalen Synovialzellen eine sehr destruktive Rolle. Wie viele Gewebszellen können auch diese sehr viele der beschriebenen Entzündungsmediatoren bilden und damit z.B. zum Abbau der Knorpelsubstanz beitragen. Wenig verstanden ist allerdings, wie es zur starken Wucherung der Synovialzellen, der Pannusbildung mit Neovaskularisation, kommt. IL-1 und TNF besitzen proliferationsfördernde Eigenschaften für fibroblastoide Zellen; die erhöhten Spiegel dieser Zytokine im Gelenk könnten daher eine Rolle spielen.

Neuere Ergebnisse zeigen, daß Synovialgewebe aus arthritischen Gelenken auch nach der Implantation in komplett immundefizienten Mäusen (SCID-Mäuse, engl.: severe combined immune deficiency) ein fortgesetztes Wachstum zeigt, was nahelegt, daß entzündliches Pannusgewebe autonom werden kann. Dies hat dazu geführt, in diesem Zusammenhang den Begriff „Entzündungstumor" zu gebrauchen. Die Summe dauerhafter phänotypischer Veränderungen von Synovialzellen mit möglicher konstitutiver Expression autokrin wirkender Wachstumsfaktoren und ihrer Rezeptoren, die dazu führen, daß fortwährend Entzündungsmediatoren sezerniert werden, könnte einen neuen Mechanismus der Krankheitsperpetuation darstellen.

Der Prozeß der Chronifizierung könnte danach so ablaufen: Eine initiale Noxe, vermutlich ein Infektionserreger, führt zu einer Autoimmunantwort, die sich v.a. gegen im Gelenk vorkommende Antigene richtet. Im Verlauf einer längeren lokalen Entzündungsreaktion gewinnen die Proliferation und Funktionsveränderung lokaler Zellen der Synovialmembran eine gewisse Autonomie, vielleicht durch Entdifferenzierung. Ist dieser Übergang vollzogen, bleibt der Entzündungsprozeß chronisch.

Literatur

Baggiolini M, Dewald B, Moser B (1997) Human chemokines: An update Annu Rev Immunol 15:675–706

Borregaard N, Kjeldsen L, Lollike K, Sengel VH (1995) Granules and secretory vesicles of the human neutrophil. Clin Exp Immunol 101:6–9

Butcher EC, Picker LJ (1996) Lymphocyte homing and homeostasis. Science 272:60–66

Cawston TE (1995) Proteinases and connective tissue breakdown. In: Mechanisms and models in rheumatoid arthritis. Henderson B, Edwards JCW, Pettpher ER (eds), Academic Press, London, pp 333–359

Cerami A (1992) Inflammatory cytokines. Clin Immunol Immunopathol 62:3–10

Durum SK, Mügge K (eds) (1998) Cytokine knockouts. Humana Press, Ottowa

Feldmann M, Brennan FM, Maini RN (1996) Rheumatoid arthritis. Cell 85:307–10

Gemsa D, Kalden J, Resch K (1997) Immunologie, 4. Aufl. Thieme, Stuttgart

Isomaki P, Punnonen J (1997) Pro- and anti-inflammatory cytokines in rheumatoid arthritis. Ann Med 29/6:499–507

Kaufmann S, Kabelitz D (eds) (1998) Immunology of infection. Academic Press, Orlando

Kirchner H, Kruse A, Neustock P, Rink L (1993) Cytokine and Interferone - Botenstoffe des Immunsystems. Spektrum-Verlag, Heidelberg

Luscinskas FW, Gimbrone jr MA (1996) Endothelial-dependent mechanisms in chronic inflammatory leucocyte recruitment. Annu Rev Med 47:413–421

Meager A (ed) (1998) The molecular biology of cytokines, Wiley-VCH, Weinheim

Müller Ladner U, Gay RE, Gay S (1997) Cellular pathways of joint destruction. Curr Opin Rheumatol 9/3:213–220

Müller Ladner U, Gay RE, Gay S (1998) Molecular biology of cartilage and bone destruction. Curr Opin Rheumatol 10/3: 212–219

Radeke HH, Resch K (1998) Molekulare Aspekte der chronischen Entzündung. In: Ganten D, Ruckpaul K (Hrsg) Handbuch der molekularen Medizin, Bd 4: Immunsystem und Infektiologie. Springer, Berlin Heidelberg New York Tokio (im Druck)

Rose NR, MacKay IR (eds) (1998) The autoimmune diseases, 3rd edn. Academic Press, Orlando

Serhan ChN, Ward PA (1998) Molecular and cellular basis of inflammation. Humana Press, Ottowa

Smith WL, Gravavito RM, DeWitt DL (1996) Prostaglandin endoperoxide H synthases (cyclooxygenases) -1 and -2. J Biol Chem 271:33157–33160

Springer TA (1994) Traffic signals for lymphocyte recirculation and leucocyte emigration: the multistep paradigm. Cell 76: 301–314

Tschesche H (1997) Leukodiapedesis, function and physiological role of leucocyte matrix metalloproteinases. Adv Exp Med Biol 421:285–301

KAPITEL 4

Morphologie – Biologische Grundlagen

4

TH. AIGNER, V. KRENN

INHALT

Klassischerweise kann man die rheumatischen Erkrankungen des Bindegewebes in entzündliche und degenerative Krankheitsbilder aufteilen, wobei beide letztendlich nicht völlig scharf voneinander zu trennen sind. Es kommt sowohl bei entzündlichen Erkrankungen zu degenerativen Veränderungen der beteiligten Bindegewebsstrukturen als auch bei degenerativen Veränderungen zu entzündlichen Reaktionen. Nach den betroffenen anatomischen Strukturen des Binde- und Stützgewebes sind Erkrankungen der Gelenke, der Sehnen und des Sehnengleitgewebes sowie der Wirbelsäule zu unterscheiden.

4.1 Entzündlich-rheumatische Erkrankungen

4.1.1 Morphologie der Synovialmembran

Gewebstypen und -verteilung

Die Synovialmembran (Synovialis) zeigt im Vergleich zu anderen Geweben des Bewegungssystems eine relativ einfache Morphologie. Die Synovialis setzt sich aus einem faser- und gefäßreichen *Bindegewebe* und einer oberflächlich lokalisierten, der Gelenkhöhle zugewandten synovialen *Deckzellschicht* zusammen. Je nach Fettzell- und Bindegewebsgehalt sowie je nach Beschaffenheit des Bindegewebes lassen sich 3 Typen der Synovialmembran unterscheiden (Wysocki u. Brinkhous 1972):

- der areoläre Typ,
- der fibröse Typ,
- der adipöse Typ.

Diese verschiedenen Gewebstypen zeigen im Gelenk ein von der mechanischen Beanspruchung abhängiges Verteilungsmuster. In mechanisch stark belasteten Regionen findet sich der fibröse Typ, in Regionen mit geringer mechanischer Belastung, wie beispielsweise dem Hoffa-Fettkörper, dominiert der adipöse Typ.

Innervation

Im Synovialgewebe stellen sich neben freien Nervenendigungen auch enkapsulierte dar (Krenn et al. 1990), sodaß die Synovialmembran neben der primär ernährenden Funktion des Knorpels auch eine Funktion der *Schmerzwahrnehmung* und *Mechanorezeption* aufweist.

Versorgung

Die Synovialmembran wird durch den periartikulären Gefäßplexus versorgt. Unmittelbar unterhalb der synovialen Deckzellschicht bildet sich ein terminaler Gefäßplexus, in welchem fenestrierte Kapillaren lokalisiert sind. Die enge Lage der fenestrierten Kapillaren zu der permeablen synovialen Deckzellschicht ist die Voraussetzung für die Bildung der *Synovialflüssigkeit (Synovia)*, die die Ernährung des avaskulären Knorpels gewährleistet.

Synovialisaufbau

Die synoviale Deckzellschicht stellt eine *nichtepitheliale* 1- bis 3lagige Zellschicht dar, in welcher sich aufgrund ultrastruktureller (Barland et al. 1962) und immunphänotypischer Charakteristika (Athanasou et al. 1988) 2 Deckzelltypen (Synoviozyten) unterscheiden lassen:

- die synoviale Deckzelle vom *Typ A (makrophagenähnlicher Typ)* und
- die synoviale Deckzelle vom *Typ B (fibroblastenähnlicher Typ)*.

Diese beiden Zelltypen sind zwar durch Desmosomen verbunden, sitzen aber nicht, wie es für Epithelzellen spezifisch ist, einer Basalmembran auf.

Typ-A-Zellen exprimieren die für Makrophagen spezifischen Antigene *CD 68*, der Typ B zeigt eine fehlende Expression des makrophagenspezifischen Antigens

CD68 und eine exklusive Expression von *VCAM-1* (Kriegsmann et al. 1995).Die Aufgabe der synovialen Deckzellen besteht in einer phagozytischen Funktion (Typ A) sowie in einer Produktion von Matrixbestandteilen wie Kollagen, Laminin und Hyaluronan (Typ B).

Beide Deckzellarten weisen zwar eine Proliferationskapazität auf (Mohr et al. 1975), jedoch sind Mitosen in der synovialen Deckzellschicht selten. Daher ist die Verbreiterung der synovialen Deckzellschicht bei entzündlichen Prozessen weniger durch lokale Zellteilung als in erster Linie durch *Einwanderung monozytärer Vorstufen* aus dem Blut in die synoviale Deckzellschicht bedingt (Krenn et al. 1996).

Synovialzellfunktionen

Synoviale Deckzellen exprimieren unter normalen Bedingungen, (insbesondere in pathologischen Prozessen) eine Vielzahl von Adhäsionsmolekülen wie ICAM-1, VCAM-1 (Demaziere und Athanasou 1992) sowie ein großes Spektrum von Zytokinen IL-1, IL-6, TNF-α, Interferon-γ (Sauer 1997) und Chemokinen IL-8, Rantes, gro-α und hMig (König et al. 1997). Die synovialen Deckzellen nehmen daher eine Schlüsselrolle bei entzündlichen Gelenkerkrankungen ein, da über die lokale Expression von Adhäsionsmolekülen und lokale Freisetzung von Entzündungsmediatoren der Einstrom von Entzündungszellen in die Synovialmembran reguliert wird.

Auch das Sehnengleitgewebe ist von einer Synovialdeckzellschicht überkleidet. Das Spektrum der entzündlichen und proliferativen Veränderungen des Sehnengleitgewebes zeigt daher große Ähnlichkeiten mit den Erkrankungen der Synovialmembran.

Die lockere gewebliche Beschaffenheit, die beträchtliche Vaskularisation sowie das reichhaltige Expressionsprofil von *Adhäsionsmolekülen, Zytokinen und Chemokinen* der Synovialmembran erklären, wieso sich Gelenkentzündungen primär in der Synovialmembran *(Synovialitis)* manifestieren und erst in weiterer Folge zur entzündlichen Zerstörung der Gelenkinnenstrukturen führen. Aufgrund der relativ einfach beschaffenen Morphologie der Synovialmembran besteht jedoch insbesondere bei entzündlichen Veränderungen ein *stereotypes Reaktionsmuster,* so daß bei entzündlichen Prozessen krankheitsspezifische Veränderungen morphologisch nur bedingt erfaßbar sind.

Im folgenden Abschnitt sollen grundlegende morphologische Reaktionsmuster der Synovialmembran im Hinblick auf Histopathologie und Immunpathogenese dargestellt werden. Die genaue Zuordnung des histopathologischen Erscheinungsbildes der Synovialmembran zur klinischen Manifestation und zum Krankheitsbild ist in Kap. 14 dargestellt.

4.1.2
Histopathologie der Synovialmembran

Entzündliches Reaktionsmuster

Variabilität des entzündlichen Infiltrats

Die Synovialmembran ist der *primäre Ort des Entzündungsgeschehens* bei infektiösen, postinfektiösen (reaktiven) und autoimmunen Gelenkerkrankungen. Je nach Ursache der Synovialitis kann eine mehr granulozytenreiche, makrophagenreiche oder lymphozytenreiche, entzündliche Infiltration bestehen. Beispielsweise zeigt die Synovialmembran bei einer infektiösen Arthritis eine granulozytenreiche und reversible entzündliche Infiltration.

Bei sog. *Begleitsynovialitiden* liegt zumeist eine leichtgradige lymphozytäre entzündliche Infiltration vor, und schließlich bei autoimmunologischen Synovialitiden wie beispielsweise bei der reaktiven Arthritis und chronischen Polyarthritis weist das entzündliche Infiltrat eine so komplexe Organisation auf, daß es mit einem lymphatischen Organ verglichen werden kann.

Immunphänotyp des entzündlichen Infiltrats

Nach dem derzeitigen Wissensstand ist es unklar, welche immunologischen Prozesse am Anfang einer reaktiven oder rheumatoiden Synovialitis stehen.

■ **T-Lymphozyten.** Es könnte postuliert werden, daß autoreaktive T-Lymphozyten oder T-Lymphozyten mit Spezifität gegen Bestandteile der Synovialmembran in das Synovialgewebe einwandern. *CD4+-T-Lymphozyten* stellen eine dominierende Subpopulation der T-Lymphozyten in der Synovialmembran dar. Diese T-Lymphozyten können vereinfacht gesagt als *„Dirigenten des entzündlichen Orchesters“* angesehen werden.

Zum einen verfügen T-Lymphozyten über die Fähigkeit der Interleukin- und Chemokinsekretion, um weitere Entzündungszellen anzulocken, zum anderen sind sie für die lokale Vermehrung von bereits eingewanderten Entzündungszellen (z.B. B-Lymphozyten) verantwortlich (Übersicht bei Fox 1997).

■ **B-Lymphozyten.** Diese Zellen und deren Differenzierungprodukte, die *Plasmazellen,* können wie T-Lymphozyten eine geordnete Verteilung aufweisen: Bei postinfektiösen und einem Teil der rheumatoiden Arthritiden (Stiehl et al. 1997) sind CD20+-B-Lymphozyten in Form sog. *lymphatischer Follikel* und follikelähnlicher Strukturen verteilt (sog. „dysmorphe Follikel“). Diese B-Follikel können als ein Bildungsort von Plasmazellen aus B-Lymphozyten verstanden werden. Die ausgebildeten Plasmazellen produzieren Antikörper, die teils als Rheumafaktoren, teils als Antikörper mit Spezifität gegen körpereigene Bestandteile an der Aufrechterhaltung der Entzündung und der Generalisation des Krankheitsgeschehens beteiligt sind.

■ **Makrophagen.** Neben B- und T-Lymphozyten stellen in das Synovialgewebe eingewanderte *Makrophagen* einen wichtigen Bestandteil des entzündlichen Infiltrates dar. Makrophagen sind potente Interleukin- und Chemokinbildner, sodaß durch die Freisetzung von entzündungsfördernden Mediatoren und Proteinasen eine direkte Schädigung der Gelenkbestandteile herbeigeführt wird.

■ **Dendritische Zellen.** Die in der Synovialmembran lokalisierten und den Makrophagen verwandten *dendritischen Zellen* (Immunphänotyp: CD1+, Ki-M4+) übernehmen eine antigenpräsentierende Funktion, d.h. die in der Synovialmembran lokalisierten oder freigesetzten Antigene werden an T-Lymphozyten präsentiert und führen zur Aktivierung der T-Lymphozyten und in weiterer Folge zur Entstehung der zuvor beschriebenen Immunantwort.

■ **Synoviale Fibroblasten.** Es wäre unvollständig, nur die Funktion und den Beitrag der in die Synovialmembran eingewanderten Entzündungszellen im Rahmen einer Synovitis zu beschreiben. Eine ganz zentrale Rolle bei destruierenden Synovitiden (z.B. chronische Polyarthritis) spielt das aktivierte ortsständige Bindegewebe *(synoviale Fibroblasten)*. Aufgrund der Untersuchungen von Shiozawa et al. (1992) kann angenommen werden, daß synoviale Fibroblasten eine eigenständige proliferative Kapazität besitzen.

Histopathologisch werden diese aggressiv erscheinenden Fibroblasten als *Pannusgewebe* bezeichnet. Der sog. Pannus stellt ein kräftig aktiviertes, makrophagenreiches und destruierendes Bindegewebe dar, welches bei der chronischen Polyarthritis im Endstadium der Erkrankung an der Knorpeldestruktion beteiligt ist.

Die entzündlichen Veränderungen sind bei posttraumatischen Begleitsynovialitiden oder bei mikrokristallinen Synovialitiden geringfügiger ausgebildet, werden aber im wesentlichen durch die gleichen zellulären Bestandteile bestimmt.

Abbildung 4.1 zeigt die Histologie der normalen Zellmembran sowie verschiedene Reaktionsmuster derselben.

Molekularbiologie des entzündlichen Infiltrats

■ **Antigeninduzierte Immunantwort.** Wie bereits beschrieben, zeigen T-Lymphozyten und B-Lymphozyten bei chronischen und schwer ausgeprägten Synovialitiden ein Verteilungsmuster, das Ähnlichkeiten mit dem lymphatischen Gewebe aufweist. Es ist daher nicht verwunderlich, daß in den lymphatischen Follikeln der Synovialmembran bei reaktiver Arthritis und chronischer Polyarthritis ein molekularer *Reifungsprozeß* im Sinne einer *Affinitätsmaturation* von B-Lymphozyten zu Plasmazellen erfolgt (Berek u. Kim 1997). Sogar in den kleinen, nichtfollikulären, perivaskulären Infiltraten der Detritussynovialitis lassen sich mutierte IgVH-Gene im Sinne eines lokalen Reifungsprozesses der B-Lymphozyten nachweisen (Krenn et al. 1998).

In Hinblick auf die chronische Gelenkentzündung bedeutet dies, daß in der Synovialmembran des befallenen Gelenkes eine *antigeninduzierte* und gegen Gelenkbestandteile gerichtete Immunantwort abläuft. Die den zerstörenden entzündlichen Prozeß auslösenden Antigene (sog. *arthritogene Antigene*) sind jedoch weitgehend unbekannt.

Degeneratives Reaktionsmuster

Das degenerative Reaktionsmuster unterscheidet sich vom entzündlichen Reaktionsmuster durch eine fehlende oder geringfügigere entzündliche Infiltration und eine hochgradige Aktivierung des *ortsständigen Bindegewebes* mit Ausbildung *mehrkerniger Riesenzellen.*

Arthrosis deformans

Diese Veränderungen können in der Synovialmembran bei Arthrosis deformans morphologisch ideal ausgebildet sein: langwährende Arthrosen führen zur Fragmentierung des Gelenkknorpels und Abgabe der *Knorpelfragmente* in die Synovialmembran. Die Knorpel und Knochenpartikel werden in fibrös umgewandeltes Synovialgewebe inkorporiert und von vielkernigen Riesenzellen umgeben. Das entzündliche Infiltrat ist geringfügiger ausgebildet und zeigt typischerweise ein perivaskuläres Verteilungsmuster (sog. *Detritussynovialitis*).

Kalziumpyrophosphatarthropathie

Es handelt sich hierbei um ein weiteres wichtiges Beispiel für ein primär degeneratives Reaktionsmuster der Synovialmembran. Hier lassen sich große, polarisationsoptisch doppelbrechende Ablagerungen in der Synovialmembran nachweisen, welche ebenfalls in einem fibrösen, riesenzellreichen Synovialgewebe eingelagert sind. Die im degenerativen Reaktionsmuster nachweisbaren Riesenzellen stellen ausschließlich Abkömmlinge von Monozyten dar und exprimieren daher das monozyten- und makrophagenspezifische Antigen CD68.

Endoprothetikfolgen

Ein weiteres wichtiges Beispiel für das degenerative Reaktionsmuster stellen die Folgeerscheinungen von Endoprothesenoperationen dar. Der Abrieb von Knochenzement, Polymeren und Metall führt ebenfalls zu einer ausgeprägten fibrösen und histiozytären/makrophagozytären Reaktion der Synovialmembran. Die zumeist polarisationsoptisch doppelbrechenden Partikel finden sich in *Fremdkörperriesenzellen* und werden

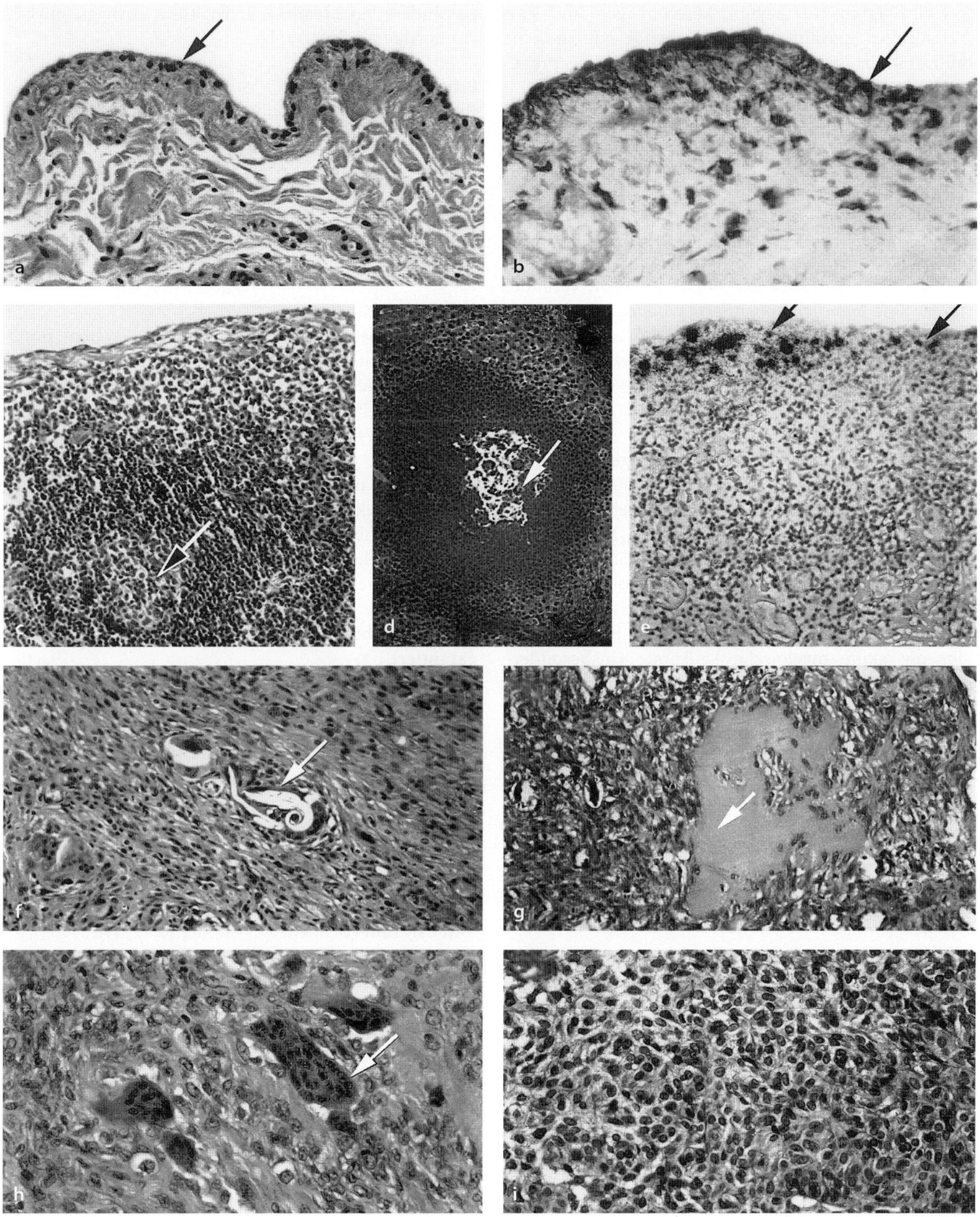

Abb. 4.1. Histologie der normalen Synovialmembran **(a,b)**, des entzündlichen Reaktionsmusters **(c, d, e)**, des degenerativen Reaktionsmusters **(f, g)** und des proliferativen Reaktionsmusters **(h, i)** (Originalvergrößerungen: **a** – **g** = 250 ×, *h, i* = 500 ×). **a** *Pfeil* weist auf die synoviale Deckzellschicht (H/E); **b** immunhistochemische Darstellung (indirekte Immunperoxidasetechnik) von CD68-positiven Deckzellen vom Typ A *(Pfeil)*; **c** Synovialmembran bei chronischer Polyarthritis mit follikulärer entzündlicher Infiltration *(Pfeil)*; **d** Follikel aus der Synovialmembran von Patienten mit chronischer Polyarthritis, Pfeil zeigt das Netzwerk der follikulär dendritischen Retikulumzellen (indirekte Immunfluoreszenz, Expression von TNFR1); **e** mRNA-Expression (In-situ-Hybridisierung) des CXC-Chemokins gro-α in der synovialen Deckzellschicht; **f** Abrieb-induzierte Synovialitis (H/E, *Pfeil* zeigt auf Fremdmaterial mit angrenzender Riesenzellreaktion); **g** Synovialitis durch inkorporierte Knochenpartikel *(Pfeil)* bei Arthrosis deformans (H/E); **h** pigmentierte villonoduläre Synovialitis mit Darstellung von Riesenzellen *(Pfeil)*; **i** synoviales Sarkom (monophasisch)

von aktivierten Histiozyten, Makrophagen und Epitheloidzellen umsäumt. Die begleitende entzündliche Infiltration ist im allgemeinen geringfügig ausgeprägt.

Proliferatives Reaktionsmuster

Hier kann nur ein systematischer Überblick über dieses sehr vielfältige Läsionsmuster gegeben werden. Prinzipiell sind *tumorähnliche Veränderungen* von *echten Neoplasien* zu unterscheiden.

Tumorähnliche Veränderungen

Als wichtigste Vertreter der tumorähnlichen Veränderungen sind hier die *pigmentierte villonoduläre Synovitis* (= PVNS; oder auch Riesenzelltumor der Synovialmembran) sowie die synoviale *Chondromatose* anzuführen.

Echte Neoplasien

Die echten neoplastischen Veränderungen sind in 2 Gruppen zu teilen.

Von den primären, vom Synovialgewebe ausgehenden *benignen Neoplasien* (Fibrom, Lipom, Hämangiom) und *malignen Neoplasien* (synoviales Sarkom, Klarzellsarkom) sind Infiltrationen der Synovialmembran durch systemische maligne hämatologische Erkrankungen zu unterscheiden. Als wichtigste Beispiele sind hier die akute myeloische Leukämie (insbesondere FAB-Typ-AML-4) oder Non-Hodgkin-Lymphome (z.B. B-CLL) anzuführen. Die genaue Morphologie und histopathologische Differentialdiagnose sind den jeweiligen Spezialkapiteln dieses Buches bzw. Lehrbüchern der Pathologie zu entnehmen.

4.2 Degenerativ-rheumatische Erkrankungen

Die degenerativ-rheumatischen Erkrankungen stellen von der Häufigkeit und von den entstehenden Kosten aus gesehen die weitaus größte Gruppe aller rheumatischen Erkrankungen dar. Hierbei sind v.a. die synovialen Gelenke, aber auch die Wirbelsäule (Zwischenwirbelscheiben) und die Sehnengleitgewebe betroffen.

Für die Klassifizierung und das Verständnis der auftretenden pathomorphologischen Veränderungen sowie die Ätiopathologie dieser Erkrankungsgruppe gilt die Annahme, daß der primäre Läsionsort im jeweiligen betroffenen, degenerierenden Bindegewebskompartiment liegt (z.B. Gelenkknorpel) und entzündliche Veränderungen sekundären Charakter haben (z.B. Begleit- oder Detritussynovitis bei Arthrosen). Inwieweit insbesondere z.B. für den Bereich der degenerativen Gelenkerkrankungen (Arthrosen) diese Annahme generell zutrifft und nicht auch hier ein pathogenetisch wichtiges Zusammenspiel zwischen degenerativen Veränderungen und entzündlichen Reaktionsmustern zumindest bei einem Teil der Fälle vorliegt, müssen zukünftige Analysen zeigen.

Osteoarthrosen

Exemplarisch sollen im folgenden degenerative Gelenkveränderungen (Osteoarthrosen) besprochen werden, um Grundprinzipien der degenerativen und reaktiven Veränderungen des Bindegewebes darzustellen. Ähnliche Mechanismen und Reaktionsmuster sind auch im Bereich der Wirbelsäule und des Sehnengewebes zu finden.

Molekulare Grundlagen

Die synovialen Gelenke bilden ein Organsystem, bestehend aus dem hyalinen Gelenkkorpel, dem darunter liegenden Knochen sowie der Gelenkkapsel mit ihrem synovialen Überzug. Aufbau, Funktion und Morphologie der Synovialmembran wurden bereits oben beschrieben. Der subchondrale Knochen besteht aus einer dem Knorpel unterliegenden Knochenplatte, die in den trabekulären Knochen der Epiphyse übergeht. Das mechanisch eigentlich funktionell zentrale Element der Gelenke stellt der hyaline Gelenkknorpel dar, der mit seinen einzigartigen biomechanischen Eigenschaften wie Reißfestigkeit und Elastizität gesunden Gelenken jahrzehntelang schmerzfreies Funktionieren garantiert.

■ **Extrazelluläre Knorpelmatrix.** Diese Eigenschaften der Gelenkknorpel sind in der spezifischen biochemischen Beschaffenheit der extrazellulären Knorpelmatrix begründet, die über 95% des Gesamtvolumens des Gelenkknorpels stellt. Hierbei ist die Knorpelmatrix für die Gewebshomöostase nicht nur bedeutend, weil sie das biomechanisch essentielle Element ist, sondern auch, weil sie wesentlich die Reaktionsmuster der Chondrozyten über Zell-Matrix-Wechselwirkungen mitbestimmt (Bruckner u. van der Rest 1994).

■ **Kollagenmischfibrillen.** Die extrazelluläre Matrix des hyalinen Gelenkknorpels (Abb. 4.2) setzt sich überwiegend aus einem Netzwerk von Kollagenmischfibrillen, bestehend v.a. aus den Kollagentypen II, IX und XI zusammen (ca. 70% des Trockengewichtes; Bruckner u. van der Rest 1994), die vermutlich über fibrillenassoziierte Verbindungsmoleküle untereinander und zu weiteren Knorpelmatrixstrukturen vernetzt sind. Das Kollagennetzwerk ist v.a. für die Reißfestigkeit und damit für die strukturelle Integrität des hyalinen Knorpels verantwortlich.

■ **Knorpelgrundsubstanz.** Die zweite, funktionell gut charakterisierte und für die Knorpelintegrität entscheidende Matrixkomponente (ca. 25% des Trockengewichtes) ist die proteoglykanreiche Knorpelgrundsubstanz (s. Abb. 4.2a), die zwischen das Kollagennetzwerk eingelagert ist (Poole 1986): Hunderte von Aggrekan-

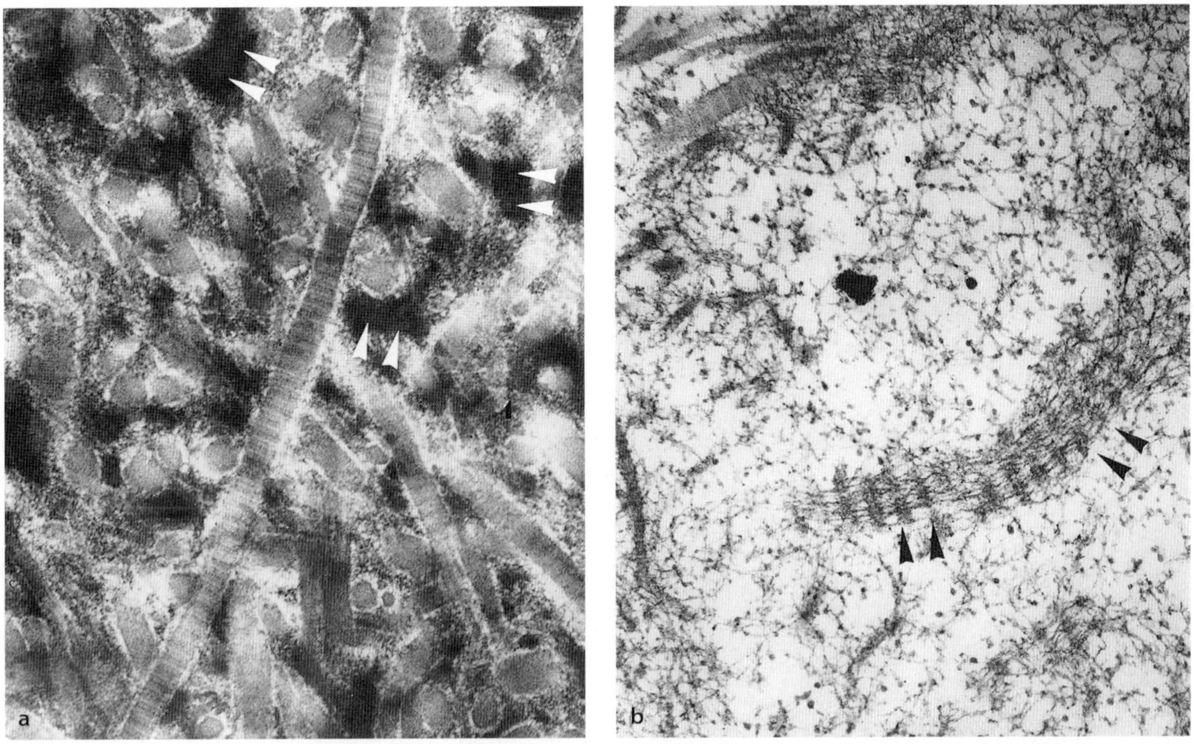

Abb. 4.2a,b. Elektronenmikroskopische Darstellung der extrazellulären Knorpelmatrix. a Die interzelluläre Knorpelmatrix zeigt zwischen den gut sichtbaren quergestreiften Kollagenfibrillen die proteoglykanreiche Knorpelgrundsubstanz (exemplarisch mit *Pfeilspitzen* markiert). b Die perizelluläre Knorpelmatrix zeigt fein-fibrilläre Matrixkomponenten, welche z.T. Typ-VI-Kollagen darstellen. Vor allem im arthrotischen degenerierten Gelenkknorpel kommt es zum Auftreten charakteristischer Bandstrukturen, die Typ-VI-Kollagen-Aggregate darstellen *(Pfeilmarkierungen)*. Im linken oberen Eck ist die an die perizelluläre Matrix angrenzende interzelluläre Matrix mit den typischen Kollagenfibrillen sichtbar. (Originalvergrößerungen: **a:** 30.000 ×; **b:** 35.000 ×)

molekülen bilden hierbei an Hyaluronsäure gebundene Molekülriesenaggregate (Molekulargewicht mehrere Millionen), die aufgrund ihrer stark negativ geladenen Chondroitinsulfatseitenketten eine extrem hohe osmotische Wasserbindungskapazität besitzen. Aggrekan erzeugt damit einen erheblichen Schwelldruck, der vom Kollagenfibrillennetzwerk im Gleichgewicht gehalten wird (Maroudas 1976).

Das Zusammenspiel beider Matrixkomponenten sichert dem Knorpel seine Elastizität und damit seine Fähigkeit, bei Bewegungen auftretende Stoßbelastungen aufzufangen. Neben dem Kollagennetzwerk und den Aggrekan-Hyaluronsäure-Aggregaten gibt es eine ganze Anzahl weiterer, z.T. noch unbekannter Bestandteile der extrazellulären Knorpelmatrix, deren Funktion in den meisten Fällen noch weitgehend unbekannt ist.

■ **Perizelluläre Knorpelmatrix.** Eine besondere Zusammensetzung weist die perizelluläre Knorpelmatrix auf, deren Hauptkollagen das Typ VI ist. Dieses stellt sich ultrastrukturell als ein Netzwerk feiner Fibrillen dar und zeigt nur bei Zusammenlagerung vieler Fibrillenkomplexe eine charakteristische Bandform (s. Abb. 4.2b).

Pathologische Anatomie

Makromorphologisch ist der hyaline Gelenkknorpel ein weißlich-gelblicher Gelenküberzug, der im gesunden Zustand eine glatte, glänzende Oberfläche aufweist. Mikroskopisch besteht der hyaline Gelenkknorpel v.a. aus einer sich gleichmäßig („hyalin") anfärbenden proteoglykanreichen Matrix mit spärlich dazwischen liegenden Zellen (Abb. 4.3b).

Insgesamt können im humanen adulten Gelenkknorpel 4 Knorpelzonen unterschieden werden, die sowohl von der Zellmorphologie als auch bezüglich zellbiologischer und biochemischer Parameter Unterschiede aufweisen.

Die oberflächlichste Zone weist einen geringeren Proteoglykangehalt sowie flachovale Zellen auf. Die mittlere oder Transitionalzone ist proteoglykanreich und zeigt im gesunden Gelenkknorpel weitgehend einzeln oder in Zweiergruppen gelagerte rundliche Knorpelzellen. In der tiefen Knorpelzone finden sich zu Säulen zusammengelagerte Zellgruppen. Die unterste Knorpelzone stellt die kalzifizierte („verkalkte") Knorpelschicht dar und wird von der sog. Tidemark von der tiefen Knorpelzone abgegrenzt. Hier finden sich auch im normalen Gelenkknorpel relativ zahlreiche degene-

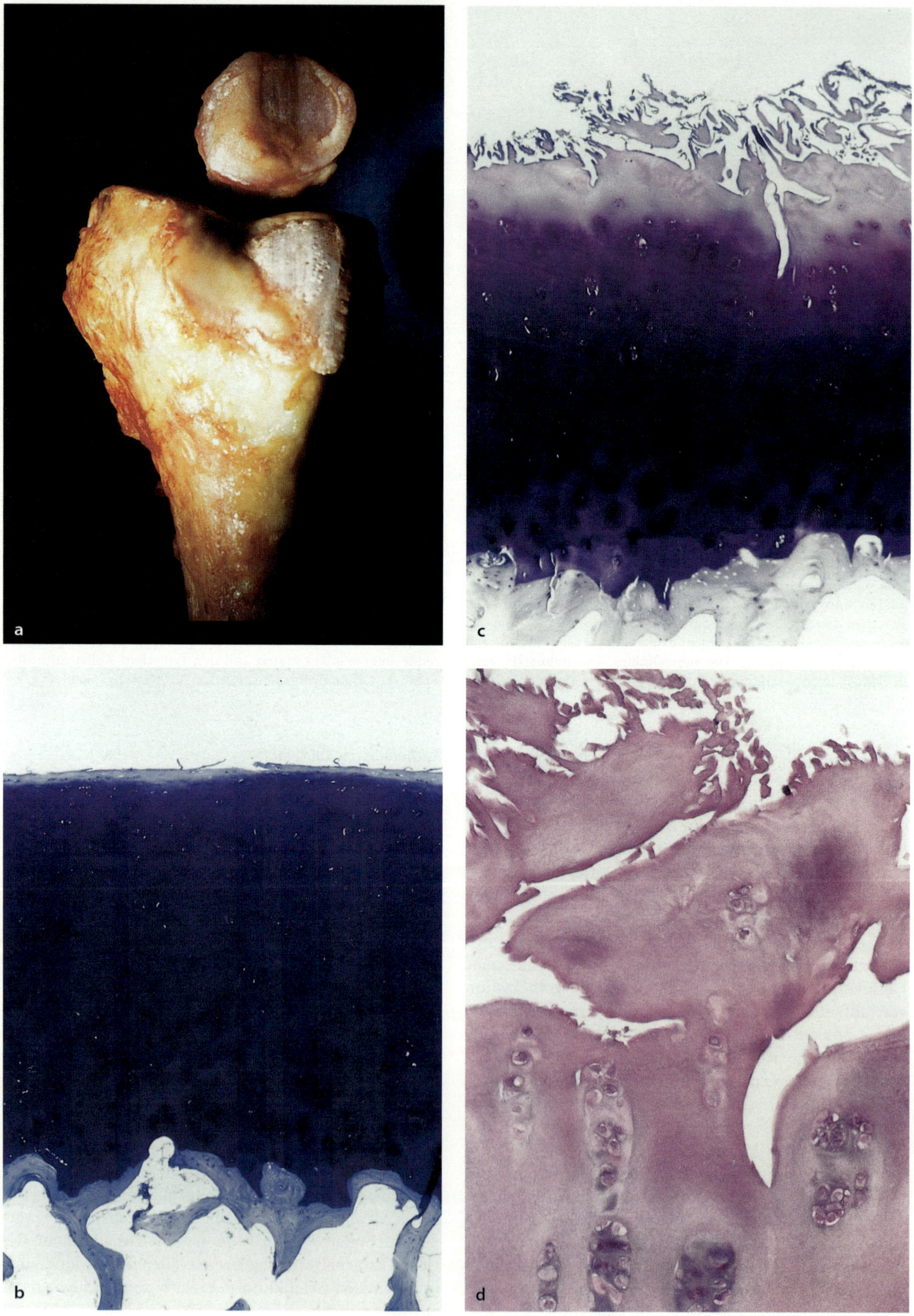
a
c
b
d

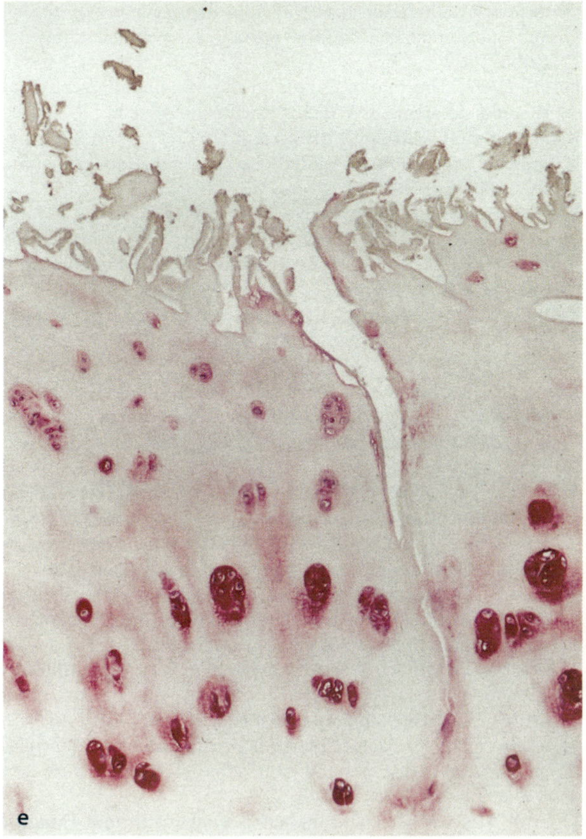

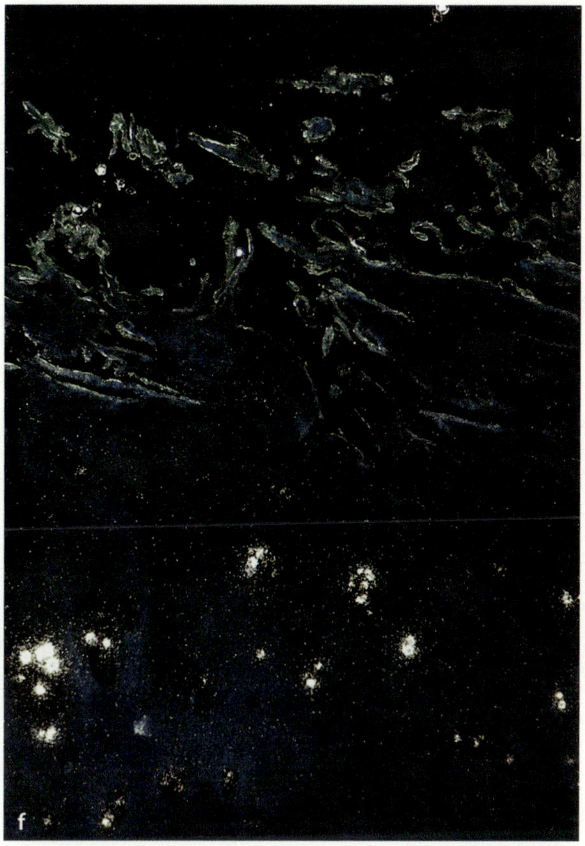

Abb. 4.3. a Makroskopische Aufnahme eines distalen Femurendes sowie der Patella mit fortgeschrittener Gonarthrosis deformans (Areale von komplett abgeriebenem Gelenkknorpel und freigelegtem subchondralen Knochen: rechte Bildseite); **b–f:** mikroskopische Darstellung von Gelenkknorpelpräparaten: **b** normaler Gelenkknorpel mit weitgehend glatter Knorpeloberfläche sowie gleichmäßig starker Anfärbung für Proteoglykane in der Toluidinblaufärbung; **c** arthrotischer Gelenkknorpel mit deutlicher Oberflächenfibrillierung und deutlichem Verlust von Proteoglykanen in den oberen Schichten; **d** stärkere Vergrößerung eines typischen Präparates eines arthrotischen Gelenkknorpels mit Matrixeinrissen sowie Knorpelzellnestern; **e** immunhistochemische Darstellung der Typ-VI-Kollagenverteilung im arthrotischen Knorpelgewebe: In den oberflächlichen Schichten findet sich eine verminderte Anfärbbarkeit, während v.a. die mittleren Knorpelzonen eine starke perizelluläre und auch interzelluläre Anfärbung für Typ-VI-Kollagen zeigen; **f** Nachweis der verstärkten Expression von Aggrekan im arthrotischen Gelenkknorpel mittels In-situ-Hybridisierungsanalyse (Originalvergrößerungen: **b, c:** 25 ×; **d:** 100 ×, **e, f:** 50 ×)

rierte Knorpelzellen und selektiv das Typ-X-Kollagen, welches ebenfalls im fetalen Wachstumsknorpel selektiv mit der Knorpelkalzifizierung assoziiert ist und auch dort nur in der untersten Knorpelschicht vorkommt.

Molekulare Pathologie – Histopathologie

Im Rahmen der Osteoarthrose kommt es zu einer chronisch fortschreitenden Zerstörung der Gelenkknorpelmatrix und damit zum Funktionsverlust des Gelenkknorpels (Mohr 1994 a, b). Neben der Degradation von molekularen Einzelkomponenten findet auch eine Destabilisierung und Zerstörung von supramolekularen Strukturen statt (z.B. Kollagennetzwerk). Beides führt zu mikroskopischer Matrixzerstörung und letztlich zum makroskopisch sichtbaren Matrixverlust (Knorpelabrieb, Abb. 4.3a).

▪ **Matrixzerstörung.** Hierfür spielen neben mechanischen Belastungen v.a. auch enzymatische Degradation und eine mangelnde oder fehlgesteuerte Matrixneusynthese eine entscheidende Rolle. Im Zusammenspiel führt dies zur osteoarthrotischen Knorpelmatrixzerstörung auf molekularer (z.B. Proteoglykandegradation und -verlust: Abb. 4.3c), makromolekularer (z.B. Kollagennetzwerkdestabilisierung), mikroskopischer (z.B. Rißbildungen: Abb. 4.3c–e) und makroskopischer (Matrixerosion: Abb. 4.3a) Ebene.

Die genannten molekularen Mechanismen sowie die zellulären Reaktionen auf diese erklären das histopathologisch erkennbare morphologische Erscheinungsbild: Die Matrixzerstörung auf molekularer Ebene zeigt sich z.B. am Verlust der Anfärbbarkeit für Proteoglykane, die supramolekulare Matrixzerstörung an Rißbildungen und schließlich am Fehlen ganzer Knorpelschichten.

Neusynthese. Die Zellen reagieren auf diese Veränderung mit verstärkter Neusynthese von Knorpelmatrixkomponenten (Zellaktivierung: Aigner et al. 1992, 1993), was mit moderneren Analysemethoden wie der In-situ-Hybridisierung gut nachweisbar ist (Abb. 4.3f). Weiterhin kommt es zur Zellproliferation, der Grundlage der charakteristischen Zellklone im osteoarthrotisch geschädigten Gelenkknorpel (Abb. 4.3d). In bestimmten Knorpelbereichen treten außerdem Umdifferenzierungen der Knorpelzellen auf (Aigner et al. 1993, 1997), die mit Hilfe molekularer Marker detektierbar sind. Zelldifferenzierungsphänomene sind vermutlich auch dafür verantwortlich, daß es in den untersten Knorpelschichten zu einer progredienten Kalzifizierung und damit einhergehend zu der typischen Vervielfachung der Tidemark kommt (Mohr 1994 a, b).

Regeneratsknorpel. In Randbereichen sowie Arealen der totalen Knorpelzerstörung mit Freilegung des subchondralen Knochens findet sich sogenannter Regeneratsknorpel (Osteophyten und Knorpelregeneratsnester), der faserknorpeliges Ersatzgewebe darstellt. Dieser kann morphologische und biochemische Ähnlichkeiten mit dem zugrundegegangenen originalen Gelenkknorpel aufweisen, diesen jedoch nicht funktionell ersetzen.

Literatur

Aigner T, Bertling W, Stöß H, Weseloh G, von der Mark K (1993) Independent expression of fibril-forming collagens I, II, and III in chondrocytes in human osteoarthritic cartilage. J Clin Invest 91:829–837

Aigner T, Dudhia J (1997) Phenotypic modulation of chondrocytes as a potential therapeutic target in osteoarthritis: a hypothesis. Ann Rheum Dis 56:287–291

Aigner T, Stöß H, Weseloh G, Zeiler G, von der Mark K (1992) Activation of collagen type II expression in osteoarthritic and rheumatoid cartilage. Virchows Arch B 62:337–345

Barland P, Novikoff AB, Hamerman D (1962) Electron microscopy of the human synovial membrane. J Cell Biol 14:207–216

Berek C, Kim HJ (1997) B-cell activation and development within chronically inflamed synovium in rheumatoid and reactive arthritis. Semin Immunol 9:261–268

Bruckner P, van der Rest M (1994) Structure and function of cartilage collagens. Microsc Res Technol 28:378–384

Cush JJ, Lipsky PE (1991) Cellular basis for rheumatoid inflammation. Clin Orthop Rel Res 265:9–22

Demaziere A, Athanasou N (1992) Adhesion receptors of intimal and subintimal cells of the normal synovial membrane. J Pathol 168:209–215

Fox D. (1997) The role of T cells in the immunpathogenesis of rheumatoid arthritis. Arthritis Rheum 40:598–609

König A, Krenn V, Toksoy A, Gillitzer R (1997) CC- and CXC-chemokine expression in psoriatic and rheumatoid synovium. Immunbiology 197:2–4

Krenn V, Hensel F, König A, Berek C, Vollmers H, Haedicke W, Müller-Hermelink HK (1998) Analysis of synovial B-cells IgVH taken from patients with degenerative or inflammatory joint diseases. Pathol Res Pract 194, S 253

Krenn V, Hoffmann S, Engel A (1990) First description of mechanoreceptors in the corpus adiposum infrapatellare of men. Acta Anat 137:187–189

Krenn V, Schalhorn N, Greiner A, Molitoris R, König A, Gohlke F, Müller-Hermelink HK (1996) Immunohistochemical analysis of proliferation and antigen-presenting cells in rheumatoid synovial tissue. Rheumatol Int 15:239–247

Kriegsmann J, Keyszer G, Geiler T, Braüer R, Gay R, Gay S (1995) Expression of vascular cell adhesion molecule mRNA and protein in rheumatoid synovium demonstrated by in situ hybridisation and immunohistochemistry. Lab Invest 72:209–214

Mankin HJ, Dorfman H, Lippiello L, Zarins A (1971) Biochemical and metabolic abnormalities in articular cartilage from osteoarthritic human hip. J Bone Joint Surg 53-A:523–537

Mark K von der, Kirsch T, Nerlich AG, Kuß A, Weseloh G, Glückert K, Stöß H (1992) Type X collagen synthesis in human osteoarthritic cartilage. Virchows Arch B 35:806–811

Maroudas A. (1976) Balance between swelling pressure and collagen tension in normal and degenerate cartilage. Nature 260: 808–809

Mohr W (1984 a) Gelenkkrankheiten. Diagnostik und Pathogenese makroskopischer und histologischer Strukturveränderungen. Thieme, Stuttgart New York

Mohr W (1984 b) Osteoarthrosis deformans – Arthropathien. In: Doerr W, Seifert G (Hrsg) Spezielle pathologische Anatomie. Pathologie der Gelenke und Weichteiltumoren. Bd 18/1. Springer, Berlin Heidelberg New York, S 257–547

Mohr W, Beneke G, Mohing W (1975) Proliferation of synovial lining cells and fibroblasts. Ann Rheum Dis 34:219–224

Poole AR (1986) Changes in the collagen and proteoglycan of articular cartilage in arthritis. Rheumatology 10:316–371

Sauer H (1997) Die Rolle von Zytokinen bei der rheumatoiden Gelenksdestruktion. In: Sack U (Hrsg) Update: Clinical immunology, vol 5: Arthritiden. Pabst, Lengerich Zagreb, S 276–292

Shiozawa S, Tanaka Y, Fujita T, Tokuhisa T (1992) Destructive arthritis without lymphocyte infiltration in H2-c-fos transgenic mice. J Immunol 148:3100–3104

Stiehl P (1997) Histologie der Rheumatoid-Arthritis. Beitrag zur diagnostischen und pathogenetischen Heterogenität, zur Aktivitätsdiagnose und Prognose. In: Sack U (Hrsg) Update: Clinical immunology, vol 5: Arthritiden. Pabst, Lengerich Zagreb, S 188–200

Wysocki G, Brinkhous K (1972) Scanning electron microscopy of synovial membranes. Arch Pathol 93:172–177

Kapitel 5

Stoffwechsel und Pathophysiologie des Bewegungssystems 5

H. Burkhardt

INHALT

Sehnen, Bänder, Knochen und Knorpel werden aufgrund der Verwandtschaft ihrer physiologischen Aufgaben und der entsprechenden funktionsadaptierten Analogien in ihrem strukturellen Aufbau zu den Bindegeweben gerechnet. Bindegewebe finden sich ubiquitär im Organismus, sie dienen der Kompartimentalisierung und als mechanische Stütze der Organe und erfüllen, je nach ihrer Lokalisation, darüber hinaus sehr spezielle Aufgaben. Bindegewebe enthalten einen wechselnden prozentualen Anteil an zellulären Elementen (z.B. Fibroblasten, Chondrozyten, Osteozyten) und die von Ihnen gebildete extrazelluläre Matrix. Die komplexe, aus einer Vielzahl von Einzelmolekülen gebildete Textur dieser Matrix bestimmt weitgehend die funktionellen Eigenschaften des Bindegewebes. Eine konstante strukturelle Zusammensetzung der Matrix ist daher Voraussetzung für den Erhalt der physiologischen Funktion. Die Bindegewebszellen mit ihrer Fähigkeit zum Abbau sowie zur Neusynthese der extrazellulären Matrix gewährleisten die strukturelle Integrität unter wechselnden physiologischen Beanspruchungen. So unterliegt der Metabolismus der Matrixmoleküle während der gesamten Lebensspanne qualitativen und quantitativen Veränderungen vor dem Hintergrund eines genetisch kodierten Programmes, das jedoch durch auto-, para- und endokrine Regulationsmechanismen modifiziert wird, die die biologische Anpassung des Bindegewebes als integraler Bestandteil des Gesamtorganismus sichern.

In einer bisher erst ansatzweise in ihrer Komplexizität erfaßten Weise wird die humorale Regulation des Metabolismus durch mechanische Signale modifiziert, die aus der extrazellulären Matrix an die Bindegewebszellen weitergegeben werden. Darüber hinaus sind Strukturkomponenten der extrazellulären Matrix in der Lage, Wachstumshormone und Differenzierungsfaktoren zu binden (z.B. TGF-β an Proteoglykane) und über diese Speicherkapazität die hormonellen Einflüsse auf die zellulären Elemente zu modifizieren. Das vereinfachte Bauprinzip aller Bindegewebsmatrices ist ein aus Kollagen oder Elastin gebildetes Strukturgerüst, das von hydrophilen Proteoglykanen oder anderen Strukturglykoproteinen eingehüllt wird. Dieses Grundprinzip wird in den verschiedenen Geweben funktionsadaptiert ausgestaltet, so daß beispielsweise in den Basalmembranen die kollagene Struktur die Form eines Scherengitters annimmt, um der Gesamttextur die Eigenschaften eines Molekularsiebes zu verleihen.

Die parallele Anordnung der Kollagenmoleküle in Fibrillen sichert den Sehnen Reißfestigkeit, ihre arkadenförmige Anordnung ist die Basis für die besonderen viskoelastischen Eigenschaften des Gelenkknorpels, die unter den wechselnden mechanischen Beanspruchungen bei der Gelenkbewegung Formfestigkeit gewähren. Störungen des Gleichgewichts zwischen Abbau und Biosynthese sind eng verbunden mit funktionellen Defiziten und können bei Erkrankungen mit unterschiedlichster Ätiopathogenese auftreten, wie z.B. metabolischen -, nutritiven -, endokrinen -, hereditären - oder Autoimmunerkrankungen (Schmidt u. Burkhardt 1994).

5.1 Bindegewebskomponenten des Bewegungssystems

5.1.1 Zusammensetzung der Bindegewebsmatrices

Je nach ihrer physiologischen Aufgabe unterscheiden sich Bindegewebsstrukturen bezüglich der quantitativen und qualitativen Zusammensetzung ihrer extrazellulären Matrixkomponenten. Der prinzipielle Aufbau dieser extrazellulären Matrix aus einem Kollagengrundgerüst sowie assoziierten Proteoglykanen ist jedoch ein konstitutives gemeinsames Strukturmerkmal aller Bindegewebstexturen.

Kollagene

Kollagenstruktur

Die Kollagene bilden eine große, sehr heterogene Familie von Proteinen, die in ihrer Gesamtheit etwa 1/3 der gesamten Proteinmasse des Menschen ausmachen. Bis heute sind 20 unterschiedliche Vertebratenkollagene bekannt (Brown u. Timpl 1995). Ihr charakteristisches Strukturmerkmal ist ein allen Mitgliedern der Supergenfamilie gemeinsames tripelhelikales Segment, das allerdings bezüglich seiner Länge eine beträchtliche Variabilität aufweisen kann (100–450 nm). Die spezielle Tertiärstruktur wird aus der parallelen Anordnung von 3 Polypeptidketten gebildet, die sich in geordneter Weise umeinander winden, um die zopfartige Struktur einer linksgängigen Helix zu formen. Diese molekulare Organisation gewährleistet eine hohe mechanische Stabilität; ihr liegt eine sehr einfache Primärstruktur der monomeren Kollagenmoleküle zugrunde.

■ **Primärsequenz.** Die Primärsequenz besteht aus repetitiven Amniosäuretripletts mit der Sequenz Gly-X-Y, wobei die X- und Y-Positionen durch variable Aminosäuren besetzt sind. In der Y-Position finden sich allerdings statistisch gehäuft Hydroxyprolinreste, die wesentlich durch die Ausbildung intermolekularer Wasserstoffbrücken zur Stabilität der tripelhelikalen Struktur beitragen. In dieser Struktur sind die Glycinreste in der Längsachse angeordnet und ermöglichen somit aufgrund ihrer fehlenden Seitenketten eine kompakte Zusammenlagerung der sogenannten α-Ketten. In der nativen tripelhelikalen Konformation ist daher die chemische Bindung benachbarter Aminosäuren im Inneren des Moleküls verborgen, sodaß diese Regionen auch gegenüber dem enzymatischen Abbau außerordentlich resistent sind (eine Ausnahme stellen hier die spezifischen Kollagenasen dar, vgl. Tabelle 5.1). Sofern die tripelhelikale Struktur jedoch durch Denaturierung zerstört wird und die Einzelketten exponiert sind, erfolgt ein rascher proteolytischer Abbau durch eine Vielzahl von Proteasen.

Tabelle 5.1 listet die proteolytischen Enzyme des Bindegewebskatabolismus auf.

Tabelle 5.1. Proteolytische Enzyme des Bindegewebskatabolismus

Enzyme		Substrate
Matrixmetalloproteinasen		
Gellatinasen		
-72 kD (Gelatinase A)	MMP-2	Denaturiertes Kollagen + Kollagen I, IV, V, VII, X, Elastin, Fibronektin, Laminin
-92 kD (Gelatinase B)	MMP-9	Proteoglykane
Kollagenasen		
Kollagenase-1	MMP-1	Kollagen I, II, III, VII, VIII, X
Kollagenase-2	MMP-8	Kollagen I, III, α1-Proteinaseinhibitor, Aggrekan
Kollagenase-3	MMP-13	Kollagen I, III
Stromelysine		
Stromelysin-1	MMP-3	Kollagen III, IV, VII, IX, XI, Fibronektin, Laminin, Proteoglykane
Stromelysin-2	MMP-10	Elastin, Fibronektin, α1-Proteinaseinhibitor
Stromelysin-3	MMP-11	
Metalloelastase	MMP-12	Elastin, Fibronektin, α1-Proteinaseinhibitor, Proteoglykane
Matrilysin	MMP-7	Kollagen IV, Fibronektin, Laminin, Proteoglykane
Membran-Typ MMP		
MT-MMP-1	MMP-14	Progelatinase A, extrazelluläre Matrixkomponenten
MT-MMP-2	MMP-15	
MT-MMP-3	MMP-16	
MT-MMP-4	MMP-17	
Serinproteasen		
Plasminogen-Aktivatoren		Plasmin
Plasmin		Latente MMPs, Kollagen III, IV, V, Laminin, Fibronektin, Proteoglykane
Elastase		Latente MMPs, Kollagen III, IV, IX, X, XI, Elastin, Laminin, Fibronektin, Proteoglykane
Kathepsin G		Proteoglykane, Fibronektin
Neutrale Proteinase 3		Kollagen IV, Laminin, Fibronektin, Vitronektin, Elastin
Mastzellchymasen		Heparansulfatproteoglykane, Fibronektin
Mastzelltryptasen		Vasoaktives intestinales Peptid (VIP), hochmolekulares Kinninogen, Pro-Urokinase, latente MMP-1
Urokinase		Fibronektin, Plasminogen
Aspartatproteinasen		
Kathepsin D		Elastin, Proteoglykane, Kollagen I+III(Telopeptidregion)
Kathepsin E		Knochenmatrix
Cysteinproteinasen		
Kathepsin B		Kollagen I, Proteoglykane, Fibronektin
Kathepsin L		Proteoglykane, Fibronektin

Klassifikation der Kollagentypen

Die Variabilität in der modularen Struktur der α-Ketten der Kollagene macht es schwierig, die einzelnen Kollagene in distinkte Familien einzuteilen.

■ **Fibrilläre Kollagene.** Am ehesten ist eine solche Klassifikation für die sog. fibrillären Kollagene gerechtfertigt, die am Aufbau der großen quergestreiften Fibrillen des Bindegewebes beteiligt sind und die ein großes tripelhelikales Segment von etwa 1000 Aminosäuren perfekter, repetitiver Gly-X-Y-Sequenzen über die gesamte Länge enthalten. Die im neusynthetisierten Prokollagenmolekül noch enthaltenen nichttripelhelikalen Domänen eines C-terminalen Kollagenmoduls und die aminoterminalen modular aufgebauten Propeptidregionen, die aus einer Thrombospondin- oder einer Von-Willebrand-Faktor-(Typ-C-)Domäne bestehen, werden durch spezielle Proteasen während der Fibrillenbildung im Extrazellulärraum entfernt.

■ **Nichtfibrilläre Kollagene.** Eine weitere, mehr heterogene Gruppe von Kollagen-α-Ketten bilden die nichtfibrillären Kollagene. Diese Kollagene sind entweder mit fibrillenbildenden Kollagenen assoziiert [sogenannte FACIT (fibril associated collagens with interrupted triple helices) -Kollagene] oder sie formen separate Netzwerke aus Mikrofibrillen (Van der Rest u. Bruckner 1994). Ihre tripelhelikalen Segmente sind von variabler Länge und einige enthalten größere Unterbrechungen nichtkollagener Abschnitte.

Ein besonderes Merkmal der nichtfibrillenbildenden Kollagene ist die Anwesenheit abundanter, *nichtkollagener Module.* Bei diesen Modulen handelt es sich gewöhnlich um konservierte Abschnitte von etwa 50–250 Aminosäuren, die auch in anderen extrazellulären Proteinen vorkommen. Insgesamt sind wenigstens 12 differente Module in den bekannten Kollagenen identifiziert worden, wobei trotz bestehender Homologien die jeweiligen Aminosäuresequenzen zwischen den verschiedenen α-Ketten noch beträchtlich schwanken können (Identität zwischen 20 und 70%). Trotz der Sequenzunterschiede ist die Strukturverwandschaft doch so groß, daß die Module sehr ähnliche 3dimensionale Konformationen einnehmen.

Zu diesen Modulen gehört beispielsweise die Von-Willebrand-Faktor-Domäne, ein sog. C4-Modul, das typisch für das Kollagen Typ IV ist, oder ein F3-Modul, das erstmalig als sog. „type 3 repeat" im Fibronektin beschrieben wurde. Die meisten Module werden nach der Synthese während der Prozessierung des Kollagens nicht eliminiert und bilden unterschiedlich große globuläre Domänen. Sie repräsentieren vermutlich funktionelle Einheiten und dienen u.a. der Organisation der Bindegewebsmatrix über die Ausbildung homo- und heterotypischer Interaktionen.

■ **Weitere Kollagene.** Eine weitere, sehr heterogene Gruppe von Kollagenen wird aus erst kürzlich durch DNA-Sequenzierung entdeckten Kollagentypen gebildet. Bisher fehlt die strukturelle und funktionelle Charakterisierung der in den Geweben vorkommenden Proteine noch weitgehend. Die neuen Kollagene variieren beträchtlich in ihrer Größe, aber sie teilen die Charakteristika häufiger Unterbrechungen ihrer tripelhelikalen Abschnitte durch große, nichtkollagene Domänen sowie die Präsenz amino- und carboxyterminaler globulärer Strukturen.

Interessanterweise enthält die α1-Typ-XVII-Kette eine typische Transmembrandomäne, die eine an die Zellmembran gebundene Expression nahelegt. Genetische Defekte dieses Kollagens, aber auch seine immunologische Fehlerkennung im Rahmen von Autoimmunprozessen, manifestieren sich klinisch als *Epidermolysis bullosa dystrophica* (s. Tabelle 5.2). Ähnliche Pathomechanismen liegen der Schädigung der vom Kollagen Typ VII gebildeten speziellen Fibrillen zugrunde, die die Epidermis in der Dermis verankern. Klinisch resultiert dann ebenfalls eine blasenbildende Hauterkrankung; beispielsweise finden sich auch bei bullösen Verlaufsformen des systemischen Lupus erythematodes Autoantikörper gegen Kollagen Typ VII.

Tabelle 5.2. Genetische Defekte in extrazellulären Matrixmolekülen

Humanerkrankung	Genlocus
Osteogenesis imperfecta Typ I–IV	COL1A1, COL1A2
Osteoarthrose (seltene familiäre Formen)	COL2A1
Achondrogenesis II	COL2A1
Hypochondrogenesis	COL2A1
kongenitale Spondylepiphysäre Dysplasie	COL2A1
Kniest-Syndrom	COL2A1
Stickler Syndrom	COL2A1, COL11A1, COL11A2
Otospondylomegaepiphysäre Dysplasie	COL11A2
Multiple Epiphysäre Dysplasie (EDM 1)	COMP
Multiple Epiphysäre Dysplasie (EDM 2)	COL9A2
Pseudoachondroplasie	COMP
Schmids Typ der Metaphysären Dysplasie	COL10A1
Diastrophische Dysplasie	DTDST (Sulfattransporter)
Achondrogenesis IB	DTDST (Sulfattransporter)
Ateloosteogenesis II	DTDST (Sulfattransporter)
Alport-Syndrom	COL4A5
Marfan-Syndrom	Fibrillin 1
kontrakturelle Arachnodaktylie	Fibrillin 2
Epidermolysis bullosa dystrophica	COL7A1, COL17A1
Ehlers-Danlos Typ VII	Col1A1
Ehlers-Danlos Typ IV	COL3A1

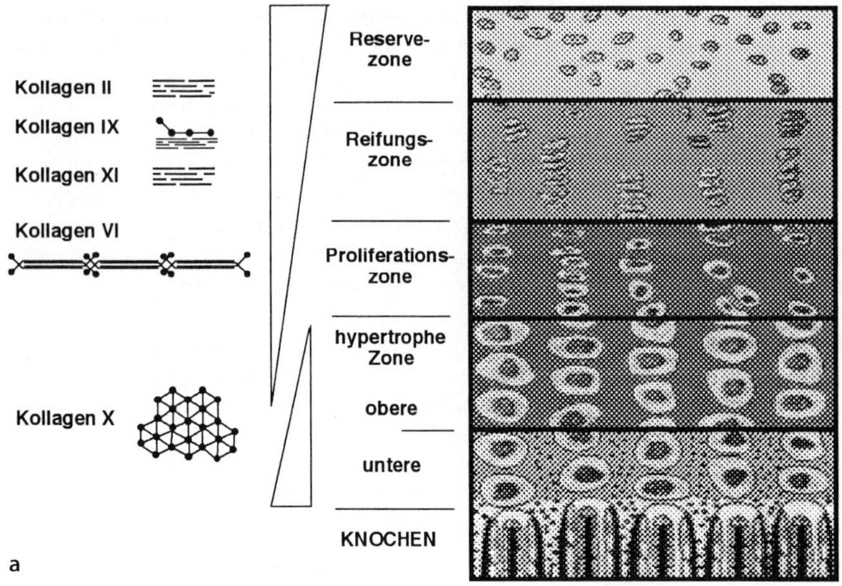

Abb. 5.1a. Kollagene des Epiphysenknorpels. Die Abb. zeigt die Knorpelkollagene Typ II, VI, IX, X und XI in ihrer differenten Expression in unterschiedlichen Zonen des Epiphysenknorpels. Die von den Kollagenen gebildeten supermolekularen Strukturen sind die aus Kollagen II, IX und XI gebildeten heterotypischen Fibrillen, die Mikrofibrillen des Kollagen VI und die hexagonalen Filamente des Kollagen X. Die Expression des Kollagen Typ X ist auf den hypertrophen Knorpel beschränkt und Kollagen VI kommt präferentiell perichondrozytär vor

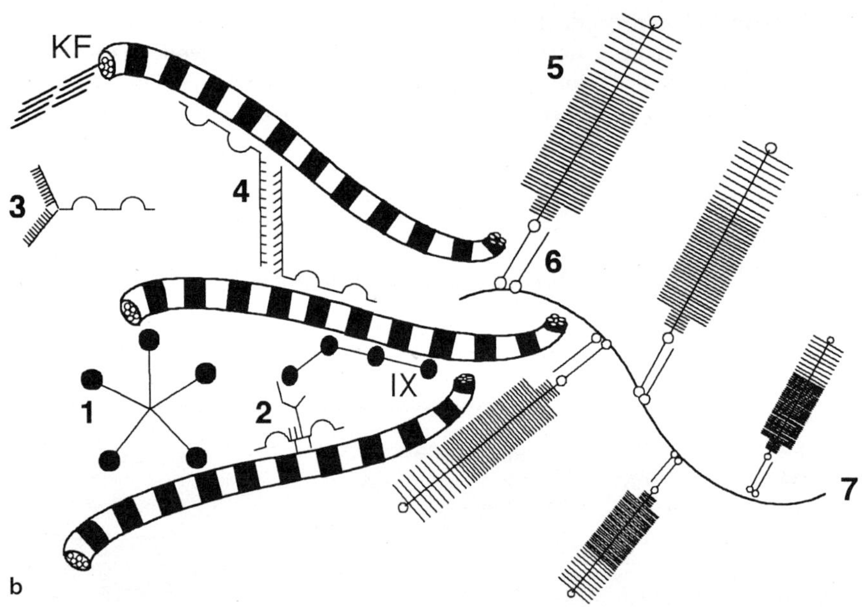

Abb. 5.1b. Nichtkollagene extrazelluläre Komponenten des hyalinen Knorpels. Der komplexe Aufbau der extrazellulären Matrix aus einer Vielzahl differenter Komponenten (nicht vollständig dargestellt) gewährleistet über hochaffine Wechselwirkungen die Integration eines hydrophilen Matrixgels in das kollagene Grundgerüst: 1 = Cartilage Oligomeric Protein (COMP), 2 = Fibromodulin, 3 = Biglycan, 4 = Decorin, 5 = Aggrekan, 6 = Link Protein, 7 = Hyaluronan, IX = Kollagen Typ IX, KF = Kollagenfibrille

Unter den vielfältigen Kollagentypen werden von den Chondrozyten des Gelenkknorpels nahezu ausschließlich Kollagen Typ II, IX und XI sowie geringe Mengen von Kollagen TypVI (Abb. 5.1a), im fötalen Knorpel zusätzlich die fibrillenassoziierten Kollagene XII und XIV, produziert. Darüber hinaus exprimieren die Knorpelzellen auch Kollagen Typ X im Stadium der Hypertrophie (Abb. 5.1a) und können bei Prozessen der Dedifferenzierung, wie sie z.B. durch In-vitro-Kulturbedingungen erreicht werden, auch auf die Kollagen-Typ-I-Produktion umschalten. Die Kollagentypen I, III, V, VI, XII und XIV sind typische Produkte von Fibroblasten, Myofibroblasten und Osteoblasten.

Proteoglykane

Proteoglykane sind Glykoproteine, die sehr unterschiedlichen Proteinfamilien zugerechnet werden. Ihre Aufgaben variieren von vornehmlich mechanischen, wie z.B. bei dem chondroitinsulfathaltigen Proteoglykan Aggrekan, das zusammen mit einem Link-Protein an Hyaluronan (Laurent u. Frazer 1992) bindet, um hochmolekulare Aggregate in der extrazellulären Knorpelmatrix zu formen (Abb. 5.1b), bis hin zu Rezeptorfunktionen beim Membranprotein CD44, dem Hyaluronanrezeptor, der ebenfalls eine Proteoglykanstruktur in seiner extrazellulären Domäne aufweist (Hardingham u. Fosang 1992). Auch das Heparansulfatproteoglykan Syndecan ist ein über einen GPI-Anker mit der Zellmembran verbundenes Rezeptormolekül mit Bindestellen für andere Matrixkomponenten.

Das gemeinsame Charakteristikum der Proteoglykane besteht darin, daß eine – meistens jedoch mehrere – Proteoglykanseitenketten mit einem Proteinkern verbunden sind; darüber hinaus gibt es jedoch große Variabilitäten in der strukturellen Zusammensetzung. Analog zu den Kollagenen sind die Proteinkomponenten der Proteoglykane häufig aus komplexen Modulen aufgebaut, die auch in den funktionellen Domänen von Proteinen anderer Genfamilien vorkommen.

■ **Glykosaminoglykanseitenketten.** Die große strukturelle Variabilität der Proteoglykane wird jedoch hauptsächlich durch die unterschiedliche Zusammensetzung der Glykosaminoglykanseitenketten bestimmt; sie können Chondroitinsulfat, dessen epimerisiertes Homolog Dermatansulfat, Heparansulfat oder Heparin oder Keratansulfat enthalten und sind kovalent mit dem Proteinkern des Moleküls verbunden. Für die Glykosaminoglykane sind diese repetitiven Disaccharideinheiten charakteristisch.

Eine Reihe von Proteoglykanen, z.B. die Aggrekanmoleküle des Knorpels, enthalten 2 Typen von Seitenketten, wobei ihre jeweilige Länge sowie ihre quantitative Relation zueinander in Abhängigkeit vom Entwicklungsstadium bzw. dem Alter des Organismus und unter Krankheitsbedingungen variieren kann.

■ **Funktion.** Die große Oberfläche der Glykosaminoglykane mit ihren geladenen Sulfat- und Carboxylgruppen dominieren weitgehend die physikalischen Eigenschaften des Proteins, an das sie gebunden sind. In der extrazellulären Matrix halten sie ein wassergefülltes Kompartiment aufrecht und organisieren es. Dies geschieht durch ihre immobilisierten negativen Ladungen, die Gegenionen anziehen und damit ein hohes osmotisches Ungleichgewicht erzeugen. Durch Wassereinstrom aus der Umgebung wird dieses Ungleichgewicht an impermeablen Ionen ausgeglichen und die Bindegewebsmatrix hydriert gehalten. Darüber hinaus reguliert sich über die Proteoglykane auch die Zusammensetzung der extrazellulären Matrix, in dem die Permeation anderer Makromoleküle je nach Ladung und Molekülgröße ermöglicht oder ausgeschlossen wird. Die essentielle funktionelle Bedeutung der anionischen Ladungen der Sulfatgruppen der Glykosaminoglykane wird in diesem Zusammenhang durch genetische Defekte eines Sulfattransporters, die zu verschiedenen seltenen hereditären Knorpeldysplasien führen (Tabelle 5.2), unterstrichen (Mundlos u. Ohlsen 1997 a).

5.1.2
Proteolytischer Abbau der extrazellulären Matrix

■ **Voraussetzungen.** Der Katabolismus der Bindegewebsmatrix findet im Rahmen einer Reihe physiologischer und pathologischer Prozesse statt (Birkedal-Hansen 1995). So sind die spezialisierten Matrices der Sehnen, Ligamente, Knochen und Knorpel, die als Stütz- und Bewegungsorgane eine wichtige Funktion im Organismus erfüllen, dynamische Strukturen, die als Antwort auf hormonale Stimuli resorbiert und neugebildet werden. Das enzymatische Potential für die Degradation der Matrixkomponenten muß daher unter einer entspechend strengen transkriptionalen Regulation des kontrollierenden Zelltyps stehen.

Andererseits ist Matrixabbau auch ein Teil der Zellmigration, wenn Zellen das Gel interstitieller Moleküle passieren oder die Barriere von Basalmembranen durchdringen. Entsprechend den komplexen Anforderungen dieser verschiedenen Prozesse sind viele Enzyme sehr unterschiedlicher Klassen an diesem Prozeß beteiligt, und ihre proteolytischen Aktivitäten werden durch entsprechende Proteaseinhibitoren limitiert.

■ **Abbauwege.** Prinzipiell erfolgt der Abbau der Matrixmoleküle jedoch auf 2 Wegen: entweder extrazellulär durch Sekretion kataboler Enzyme oder nach Internalisation der Bindegewebskomponenten in den Lysosomen. Diese Unterscheidung ist wichtig hinsichtlich des pH-Optimums der degradativen Enzyme, da im Gegensatz zum sauren Milieu in den Lysosomen für den extrazellulären Abbau vorwiegend Proteasen mit neutralem pH-Optimum von Bedeutung sind. Sowohl ortsständige Bindegewebszellen als auch zur Migration befähigte Entzündungszellen tragen eine Enzymausstattung mit einem breiten Spektrum matrixdestruierender Aktivitäten (Tabelle 5.1) .

■ **Matrixmetalloproteinasen.** Im folgenden soll jedoch exemplarisch auf die Klasse der sogenannten Matrixmetalloproteinasen (MMP) eingegangen werden, denen wahrscheinlich eine vorrangige Bedeutung für den Bindegewebsmetabolismus zukommt. Der Name dieser Enzymfamilie hängt mit der Abhängigkeit ihrer Aktivität von Metallionen (Zn^{++}) zusammen, die koordinativ in ihrem katalytischen Zentrum gebunden sind. Die MMP-Genfamilie besteht aus einer in letzter Zeit rasant wachsenden Zahl gut charakterisierter, sequenzhomologer Proteinasen (z.Z. 19), die jeweils 4 größeren Subklassen zugeordnet werden können:

- die Kollagenasen,
- die Gelatinasen,
- die Stromelysine und
- die membrangebundenen Typen (MT-MMPs; vgl. Tabelle 5.1).

Alle diese Enzyme werden zunächst als latente Enzyme synthetisiert und benötigen zur Aktivierung die Abspaltung der Propeptiddomäne, die über eine koordinative Zinkbindung das aktive Zentrum in seiner Zugänglichkeit für die Substrate blockiert. Die proteolytische Aktivierung der MMPs kann einerseits über aktivierte Sauerstoffmetaboliten, andererseits über Serinproteasen wie Plasmin oder durch bereits aktivierte andere MMPs erfolgen. So ensteht·eine komplexe Aktivierungskaskade: Plasmin wird aus Plasminogen über den „tissue plasminogen activator" (TPA) frei und kann als aktiviertes Enzym seinerseits latente Matrixmetalloproteinasen aktivieren. Dieser Aktivierungsschritt wird durch eine Reihe von Plasminogenaktivatorinhibitoren (PAI1, PAI2 und PAI3) kontrolliert. Am Ende der komplex regulierten Aktivierungskaskade der MMPs wird schließlich als weiterer Kontrollmechansimus die Inhibition des aktivierten Matrixmetalloenzyms durch die spezifischen Inhibitoren „tissue inhibitor of metalloproteinases" (TIMP1, TIMP2, TIMP3) wirksam.

■ **Transkriptionsregulation.** Den dargestellten Kontrollmechanismen vorgeordnet ist jedoch die Transkriptionsregulation auf der Ebene der Matrixmetalloproteinasegene. Dies ist der Grund, warum in den meisten Zelltypen Metalloproteinasen nicht konstitutiv exprimiert sind, sondern erst durch die Wirkung von verschiedenen Wachstumshormonen, Zytokinen oder Tumorpromotoren induziert werden (Abb. 5.2).

■ **Wachstumsfaktoren.** Viele von ihnen sind dafür bekannt, die Expression von Protoonkogenprodukten, wie z.B. c-Fos und c-Jun, zu induzieren, die wichtige Transaktivatoren der MMP-Expression darstellen. So konnte gezeigt werden, daß Tumornekrosefaktor-α (TNF-α) über eine prolongierte Akitivierung von c-Jun die Genexpression der Kollagenase induziert. Die Induktion der Expression von Metalloproteinasen kann jedoch durch TGF-β und Glukokortikoide über eine Modulation von Repressorelementen in den Promoterbereichen der MMPs antagonisiert werden.

Diese Beispiele illustrieren die Bedeutung der proinflammatorischen und wachstumsregulierenden Zytokine sowie immunsuppressiver Faktoren für die Kontrolle des Katabolismus von Sehnen, Bändern, Knochen- und Knorpelgewebe vor dem Hintergrund der bekannten Dysregulation des Zytokinnetzwerkes bei entzündlich rheumatischen Erkrankungen (Abb. 5.2).

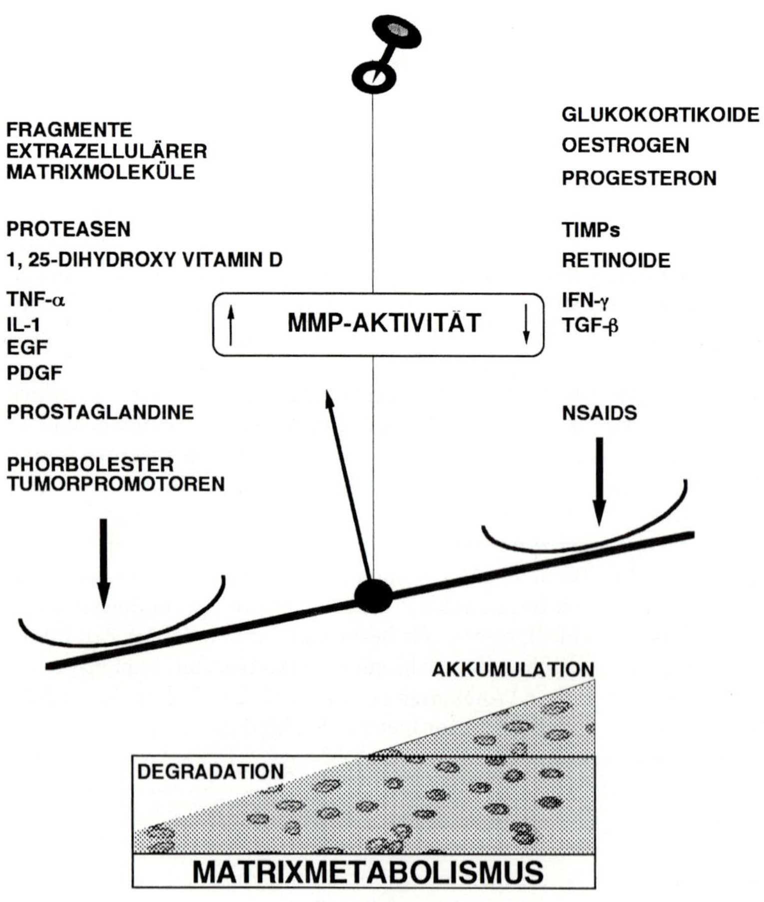

Abb. 5.2. Regulation der Matrixmetalloproteinasen (MMPs) und ihr Effekt auf die Balance zwischen Degradation und Akkumulation der extrazellulären Matrixmoleküle. Die Faktoren auf der linken Seiten fördern die MMP-Aktivität über eine Steigerung der Synthese, Sekretion und Aktivierung sowie durch suppressive Einflüsse auf Proteaseinhibitoren. Diese den Matrixkatabolismus fördernden Einflüsse werden antagonisiert durch die Wirkung der Faktoren auf der rechten Seite. TNF-α = Tumornekrosefaktor-α, EGF = epidermal growth faktor, PDGF = platelet derived growth factor, TIMPs = tissue inhibitors of matrix metalloproteinases, IFN-γ = Interferon-γ, TGF-β = transforming growth factor-β, NSAIDS = nichtsteroidale Antiphlogistika

5.2 Gelenke, Sehnen und Bänder

5.2.1 Gelenkformen

Gelenke stellen bewegliche Verbindungen zwischen miteinander artikulierenden Knochen dar, wobei variable physiologische Anforderungen an die Mobilität je nach anatomischer Lokalisation zu differenten strukturellen Ausgestaltungen führen. So ist zu unterscheiden zwischen Synarthrosen, für die die Suturen des Schädels bis zum Ende der Wachstumsperiode beispielhaft sind, den Amphiarthrosen, deren miteinander artikulierende Knochen durch ein interponiertes Segment flexiblen fibrösen Knorpels verbunden sind – z.B. der Rippenknorpel oder die Zwischenwirbelscheibe – und schließlich den Diarthrosen, den synovialen Gelenken mit ihrer besonderen klinischen Bedeutung für die Rheumatologie.

Diarthrosen werden aktiv bewegt durch die Muskelkontraktion, deren Kraft über Sehnen auf spezialisierte Insertionsstellen an die miteinander artikulierenden Knochen übertragen wird (Simkin 1996). Die in den Epiphysen auftretenden Druck- und Scherkräfte werden durch hyalinen Knorpel abgefedert, dessen Befeuchtung und Ernährung von den Syntheseeigenschaften des Synovialgewebes abhängt, das die Gelenkhöhle auskleidet.

Synarthrosen
Die Synarthrosen der Schädelkalotte sind optimal angepaßt, um einerseits die Stabilität zu gewährleisten, die notwendig ist, um das vulnerable Hirn zu schützen, andererseits Beweglichkeit in einer Geschwindigkeit zu ermöglichen, die dem Wachstum der Squamae Rechnung trägt, um den wachsenden Volumenanforderungen des reifenden Hirnes gerecht zu werden. Nach Abschluß des Wachstums werden die beweglichen Verbindungen nicht mehr benötigt und es erfolgt ein knöcherner Umbau. Die Adaptation an die unterschiedlichen funktionellen Anforderungen im Entwicklungsprogramm des Skelettsystems wird durch die sowohl zeitlich als auch räumlich sehr komplexe differente Expression von Wachstumsfaktoren ermöglicht, wie z.B. dem „fibroblast growth factor" und den gewebespezifischen alternativen Splice-Varianten ihrer Rezeptoren. Die hochkomplexe Regulation der Fusion der Schädelsuturen wird reflektiert durch genetische Defekte in den Genen für den FGF-Rezeptor 1, 2 und 3 (Mundlos u. Ohlson 1997 b), die phänotypisch durch einen vorzeitigen Schluß der Schädelsuturen oder Kraniosynostosen charakterisiert sind (Pfeiffer-, Jackson-Weiß-, Apert- und Crouzon-Syndrome; vgl. Tabelle 5.2).

Amphiarthrosen
Den besonderen biomechanischen Anforderungen seiner Topographie trägt auch die spezielle Form der Amphiarthrosen des Achsenskeletts Rechnung. Hier bildet eine dünne fibrokartilaginäre Schicht die Endplatte des Wirbelkörpers als Grenzfläche zwischen dem trabekulären Knochen und dem proteoglykanreichen Nucleus pulposus, der den Hauptanteil der Zwischenwirbelscheibe ausmacht. Die hydrophile Proteoglykanmasse ist gebunden und begrenzt durch die kollagenreiche Zirkumferenz des Anulus fibrosus, der die benachbarten Wirbelkörper miteinander verbindet. Auf diese Art stellt der interponierte Nucleus pulposus ein einzigartiges hydraulisches System dar, das die Druckkräfte, die im Achsenskelett auftreten, gleichmäßig über eine große Oberfläche an die benachbarten Wirbelkörper verteilt und einen Teil der Energie in dem umgebenden elastischen Anulus fibrosus speichert.

Diarthrosen
In den Diarthrosen erfüllt das Knorpelgewebe die Aufgabe, die Druck- und Scherkräfte, die bei der Bewegung an den Enden der miteinander artikulierenden Knochen auftreten, gedämpft unter Erhaltung der Integrität und Kongruenz der Gelenkflächen zu übertragen.

5.2.2 Gelenkknorpel

Um ihrer physiologischen Aufgabe gerecht zu werden, ist die extrazelluläre Matrix des hyalinen Gelenkknorpels mit einem arkadenförmigen Kollagenfibrillenwerk ausgestattet. In diese kollagenen Arkaden, die sich durch eine hohe Zug- und Reißfestigkeit auszeichnen, sind hochmolekulare Hyaluronan-Aggrekan-Komplexe (MG > 70 Mio.) sowie andere keratan- und chondroitinsulfathaltige Proteoglykane integriert. Die Bindung der Proteoglykankomponenten an die Kollagenfibrillen erfolgt dabei über hochaffine molekulare Wechselwirkungen, an denen sowohl das Kollagen Typ II der Kollagenfibrille, möglicherweise aber auch das fibrillenassoziierte Kollagen Typ IX und die große aminoterminale nichtkollagene Domäne des Kollagens des Typs XI beteiligt sind.

■ **Bindung an Kollagenfibrillen.** Unter den Glykoproteinen der Knorpelmatrix (Abb. 5.1b) zeigen die keratansulfatreiche Region des Aggrekans, das „cartilage oligomeric matrix protein" (COMP), sowie eine Reihe von Glykoproteinen mit sogenannten leucinreichen Repeats, wie z.B. Chondroadherin, Lumican, Fibromodulin, Biglykan oder Decorin, eine hohe Bindungsfähigkeit an die Kollagenfibrillen. Mutationen in einer kalziumbindenden Domäne von COMP, die für die Interaktion mit dem Kollagen verantwortlich sind, führen zu einer experimentellen Pseudoachondroplasie; auch beim Menschen konnten Mutationen im COMP-Gen mit den klinischen Phänotypen einer Pseudoachondrodysplasie sowie multiplen epiphysialen Dysplasien in Zusammenhang gebracht werden (Mundlos u. Ohlson 1997 a; Tabelle 5.2).

■ **Vernetzung der Knorpelmatrixkomponenten.** Diese Befunde unterstreichen die Bedeutung der Vernetzung der Knorpelmatrixkomponenten für die Integrität und die Funktionalität der Gesamttextur, wobei die aktuelle Forschung erst am Beginn steht, die Selbstassoziation dieser extrazellulären Matrix zu einer funktionellen Einheit in ihrer Komplexizität aufzuklären. Die Verankerung der Proteoglykane in der Fibrillenstruktur ist nämlich Voraussetzung, um die Elastizität der Knorpelmatrix aufrechtzuerhalten.

■ **Aggrekanfunktion.** Das negativ geladene Aggrekan hat über die große Oberfläche seiner sulfathaltigen Kohlenhydratseitenkette eine starke Tendenz zur Wasseraufnahme und ist in dem kollagenen Netzwerk, ähnlich einem Schwamm, auf ca. $^1/_7$ seines freien Volumens komprimiert. Diese hydrophilen Eigenschaften der Proteoglykane sichern die Formkonstanz des Knorpels, da sie dem Wasserabstrom von belasteten in weniger belastete Bezirke entgegenwirken und gewährleisten, daß das Kollagenfibrillennetzwerk mit einem Druck von etwa 2 Atmosphären unter Spannung gehalten wird. Das fibrilläre Netzwerk des Kollagens sorgt für die Aufnahme der Scherkräfte, die in der Nachbarschaft zu druckbelasteten, durch den Wasserabstrom deformierten Bezirken auftreten.

Neben den mechanischen Funktionen erfüllen die Aggrekanmoleküle auch regulatorische Funktionen für den Chondrozytenmetabolismus, da die Ernährung des avaskulären Bindegewebes allein über die passive Diffusion aus dem Gelenkspalt erfolgt und Molekülgröße sowie Ladung der Proteoglykanaggregate limitierend auf Flüssigkeits- und Ionenströme in der Matrix wirken. Sie modulieren über diese Eigenschaften auch direkte oder über biochemische Signale transformierte biomechanische Wirkungen bei Druck, Zug, Scherung oder Schwingung auf den Metabolismus von Chondrozyten.

■ **Integrine.** Für die Signalübertragung in das Zellinnere sind dabei wahrscheinlich Integrine als Rezeptoren extrazellulärer Matrixkomponenten von großer Bedeutung; jedoch könnte auch die Formveränderung der Zellen unter mechanischer Belastung bereits unmittelbar zu einer Modulation der Genexpression führen. Unklar ist auch die Auswirkung der bei der Bewegung durch Ionenströme zyklisch sich aufbauenden elektrischen Felder für die Syntheseleistungen der Chondrozyten.

5.2.3 Synovialflüssigkeit

Formen der Gelenkbelastung

Menschliche Gelenke sind bezüglich ihrer Belastungsbedingungen einer großen Variabilität ausgesetzt. So können beim Laufen hohe Belastungsspitzen von kurzer Dauer, während des Stehens mechanische Krafteinwirkungen mittlerer Intensität über prolongierte Zeitabschnitte oder während der Schwungphase bei Gehbewegungen geringe Belastungen in Verbindung mit schneller Bewegung entstehen. Während der gesamten Lebensspanne kommt es hierbei unter den unterschiedlichen mechanischen Beanspruchungen zu einem relativ geringen Knorpelabrieb, was auf eine ausgezeichnete Gelenkschmierung hinweist.

Arten der Gelenkschmierung

Bei der Gelenkschmierung sind grundsätzlich 2 Formen zu unterscheiden.

■ **Die Oberflächenschmierung.** Diese wird durch Adsorption eines Schmierfilmmonolayers an die sich gegeneinander bewegenden Oberflächen erreicht (sog. „*boundary lubrication*“). Im Gelenk wird diese Form der Schmierung durch das kleine Proteoglykanmolekül Lubricin gewährleistet, das an die miteinander artikulierenden Knorpeloberflächen gebunden ist (Simkin 1996). Diese adsorbierten Schichten des Schmiermittels nehmen die Scherkräfte auf und können effektiv die Reibung reduzieren.

■ **Flüssigfilmschmierung.** Es handelt sich hierbei um eine 2. Form der Schmierung, die einen größeren Abstand der tragenden Gelenkflächen durch einen dünnen Film des Schmiermittels schafft. Durch die Viskosität des Schmiermaterials entsteht bei ausreichend hoher Schergeschwindigkeit zwischen den miteinander artikulierenden Flächen eine Kraft, die dem Belastungsdruck entgegenwirkt.

Voraussetzungen der Schmiereigenschaften

■ **Elastohydrodynamik.** Im menschlichen Gelenk hängen die Schmiereigenschaften nicht nur von der Viskosität der Gelenkflüssigkeit und der Schergeschwindigkeit sowie einer konstant vorgegebenen anatomischen Form des Gelenkspaltes ab, sondern der Gelenkknorpel zeichnet sich durch seine Fähigkeit zur Formveränderung unter Belastung aus, die eine elastohydrodynamische Schmierung der Gelenkflächen ermöglicht. Während der Bewegung treten im Gelenkspalt wechselnde Druckbelastungen auf, die durch Flüssigkeitsabströme in den belasteten Knorpelarealen zur Deformation der Oberfläche führen. Die Änderung in der Geometrie des Schmiermittelfilms erhöht die Größe der gewichttragenden Oberfläche, minimiert die Wahrscheinlichkeit eines Verlustes von Schmiermittel zwischen den artikulierenden Oberflächen und reduziert damit die Belastung. Durch die Gelenkbewegung entsteht damit eine komplexe Form der Schmierung, bei der in Regionen unmittelbaren Kontaktes der Gelenkflächen die Reibung über einen an die Oberfläche gebundenen Lubricinfilm erfolgt, während in den Bereichen der fehlenden Direktkontakte die Flüssigfilmschmierung für eine Minimierung der mechanischen Belastungskräfte sorgt. Darüber hinaus wird unter Belastungsdruck Flüssigkeit aus dem belasteten Knorpelareal wie aus einem Schwamm in die Synovialflüssigkeit herausgepreßt, um in der nachfolgenden Entlastungsphase reabsorbiert zu werden, sodaß die artikulierende Knorpeloberfläche dann wieder ihre ursprünglichen Dimensionen annimmt.

■ **Viskosität der Synovialflüssigkeit.** Für die Schmiereigenschaften ist die Viskosität der Synovialflüssigkeit entscheidend, die im wesentlichen durch ihren Gehalt an hochmolekularem Hyaluronan bestimmt wird. Die Synovialflüssigkeit verhält sich dabei aber nicht wie eine ideale Newton-Flüssigkeit, deren Viskosität nur von der Temperatur abhängt, sondern die Viskosität der Gelenkflüssigkeit ändert sich auch mit der Schergeschwindigkeit.

Diese „thixotropen" Eigenschaften der Synovialflüssigkeit hängen mit den molekularen Umlagerungsvorgängen im Schmierfilm aus hochmolekularen Hyaluronanaggregaten zusammen. Das Hyaluronan scheint für die Reduktion der Gleitreibung zwischen der Synovialmembran und den miteinander artikulierenden Gelenkflächen von besonderer Bedeutung zu sein. Die Minimierung der in diesem Kompartiment des Gelenkspaltes auftretenden Reibungskräfte schützt die Synovialmembran vor mechanischer Schädigung, wenn sie im Rahmen ihrer bewegungsabhängigen Anspannung- und Relaxationszyklen über die Knorpeloberfläche gleitet.

Die komplexen Schmiereigenschaften der Synovialflüssigkeit werden unter pathologischen Bedingungen durch das Auftreten von Gelenkergüssen oder die Degradation des Hyaluronans gestört, was in einer insuffizienten Schmierung mit dem Auftreten erhöhter mechanischer Druckbelastungen an den miteinander artikulierenden Gelenkoberflächen resultiert.

Folgen von Gelenkergüssen

■ **Intraartikulärer Druckanstieg.** Das Auftreten von Gelenkergüssen hat jedoch auch noch andere negative Auswirkungen auf das gesamte Gelenkkompartiment, die mit der Erhöhung des intraartikulären Druckes zusammenhängen. Unter physiologischen Bedingungen herrscht in einem nicht belasteten Gelenk ein subatmosphärischer Druck. Mit der Zeit können chronische Gelenkergüsse zu einer massiven Zunahme des intrasynovialen Volumens auf Werte über 350 ml in einem Kniegelenk führen. Da die Wände der synovialen Höhle elastische Eigenschaften besitzen, wird eine Zunahme der intraartikulären Flüssigkeit zu einem Anstieg des Druckes führen, jedoch in einer nicht linearen Beziehung. Die resultierenden Druck-Volumen-Kurven definieren dabei die Compliance des den Gelenkspalt umgebenden Bindegewebes.

Chronische Entzündungszustände im Gelenk, z.B. bei der chronischen Polyarthritis, führen als Folge der Verdickung und Fibrose des Synoviums und der Gelenkkapsel zu einer reduzierten Compliance und damit zu einem wesentlich steileren Anstieg des intraartikulären Druckes schon bei geringen Volumenzunahmen im Vergleich zu einem gesunden Gelenk. Auf diese Art und Weise zeichnet sich das verdickte Gewebe durch eine enorm erhöhte mechanische Resistenz aus, so daß leicht ein intraartikulärer Druck von über 450 mmHg entstehen kann.

■ **Synovialzysten.** Solchen Druckverhältnissen kann das zarte Gewebe normaler Gelenke mechanisch nicht widerstehen, so daß Herniationen von Synovialgewebe in schwächeren Anteilen der Gelenkkapsel begünstigt werden und sich Synovialzysten entwickeln können.

■ **Geoden.** Es treten u.U. sogar Frakturierungen der subchondralen Knochenplatte mit der Ausbildung von Knochenzysten oder Geoden auf.

■ **Azidose.** Neben den oben erwähnten mechanischen Auswirkungen führt der erhöhte intraartikuläre Druck auch zu einer subtilen Beeinträchtigung der Blutversorgung des Gelenkes. Experimentell wurde gezeigt, daß ein erhöhter intraartikulärer Druck bei Überschreiten eines Grenzwertes von 45 mmHg zu einer Tamponade des kapillaren Bettes in der Synovialmembran mit den metabolischen Folgen der Entwicklung einer Azidose führt.

■ **Entwicklung von Kontrakturen.** Ein normales Gelenk erfährt während der Bewegung über das gesamte Ausmaß keinen Anstieg des intraartikulären Druckes. Es ist sogar physiologischerweise während der aktiven Extension des Knies ein Druckabfall zu verzeichnen. Die Druckverhältnisse ändern sich bei einem Überschuß intraartikulärer Flüssigkeit dramatisch. Es gibt in diesem Zustand für jedes Gelenk eine Position, in der der intraartikuläre Druck für ein vorgegebenes Volumen minimal ist. Jede Auslenkung resultiert dann in einem Druckanstieg. Beispielsweise wird bei einem vorliegenden Gelenkerguß im Ellenbogengelenk ein

Druckminimum in mittlerer Flexionsstellung erreicht. Derartige Positionen minimalen intraartikulären Druckes werden bei krankhaften Veränderungen von den Patienten spontan eingenommen, da sie gewöhnlich auch zu einer Minimierung der Schmerzempfindung führen. Unglücklicherweise sind diese Gelenkstellungen häufig funktionell ungünstig und müssen dann vermieden werden, um Kontrakturen vorzubeugen.

Der Zusammenhang zwischen der Höhe des intraartikulären Druckes und der Schmerzempfindung ist jedoch auch diagnostisch nutzbar; so kann z.B. die Fähigkeit zur vollständigen Extension des Ellenbogens bei der körperlichen Untersuchung in der Regel als ein klinisches Zeichen gewertet werden, das gegen eine signifikante Volumenbelastung des Gelenkes durch einen Erguß oder entzündlich veränderte Synovialmassen spricht.

5.2.4 Synovialis

Die Synovialmembran ist ein 1–3 Zellagen dickes Gewebe, das die gesamte innere Oberfläche der aus straffem Bindegewebe gebildeten Gelenkkapsel mit Ausnahme der Knorpeloberflächen auskleidet. Sie liegt über verschieden strukturierten Geweben, die von der straffen fibrösen Kapsel über lockereres Bindegewebe zu fettreichen Texturen führen, die als flexible Polster der Adaptation der bewegungsabhängig wechselnden Gelenkgeometrie dienen.

■ **Typ-A- und -B-Zellen.** Die zellulären Elemente der synovialen Intima bestehen aus makrophagenähnlichen sogenannten Typ-A-Zellen und den fibroblastenähnlichen Typ-B-Zellen (Henderson u. Edwards 1987). Eine Infiltration mit nicht ortsständigen Zellen, wie z.B. Lymphozyten, antigenpräsentierenden dendritischen Zellen, Mastzellen oder Granulozyten, ist physiologischerweise selten, bei akuten oder chronischen Entzündungsvorgängen dagegen ein pathogenetisch relevantes obligates Phänomen. Die synovialen Deckzellen stellen die Synthese des Hyaluronans sicher und nehmen Clearancefunktionen, z.B. für Abbauprodukte des Knorpelmetabolismus, wahr.

Die Blutversorgung der synovialen Intima erfolgt über ein reiches Gefäßbett fenestrierter Mikrokapillaren, die zwischen den synovialen Deckzellen und damit in unmittelbarem Kontakt zum Gelenkspalt liegen. Somit wird der Austausch von Nährstoffen und Metaboliten mit der Synovialflüssigkeit, die kritisch für die Ernährung des avaskulären Knorpelgewebes ist, erleichtert.

5.2.5 Gelenkinnervation

Synovium und Gelenkkapsel sind innerviert, so daß neben der Schmerzempfindung auch die Wahrnehmung der Gelenkposition sowie der Richtung und Geschwindigkeit von Bewegungen sichergestellt ist. Die Propriozeption scheint dabei über neuronale Verschaltungen die Gelenke vor mechanischer Überbelastung zu sichern, da die Knorpelmatrix sowie der subchondrale Knochen allein nur unzureichende Stoßdämpfereigenschaften besitzen. Das *Charcot-Gelenk* verdeutlich beispielhaft die Folgen eines Versagens der protektiven propriozeptiven Mechanismen bei einem Verlust sensorischer Funktionen. Obwohl die sensorische Komponente, deren Ausfall allein kritisch für die Entwicklung mechanischer Überbelastungen ist, z.Z. noch nicht identifiziert werden kann, korreliert klinisch das Auftreten röntgenologischer Korrelate eines Charcot-Gelenks mit dem Verlust der Tiefensensibilität.

5.2.6 Gelenkbewegung

Die physiologische Belastung ist eine Voraussetzung für die Funktions- und Strukturerhaltung aller Komponenten des synovialen Gelenkes. Sie ist bereits in der Ontogenese des Skeletts kritisch, da es ohne Bewegung in utero zu keiner normalen Entwicklung der Gelenke kommt. Ein gesundes Gelenk, das strikt immobilisiert wird, verliert die Proteoglykane seiner Knorpelgrundsubstanz und damit seine mechanischen Eigenschaften. Die zyklische Gewichtbelastung spielt eine große Rolle für die Gelenkschmierung und die Diffusion von Substanzen in den Knorpel hinein sowie aus der avaskulären Matrix heraus.

Darüber hinaus ist Bewegung für die Aufrechterhaltung der normalen Muskelstärke, für ihre Koordinationsfähigkeit sowie für die Erhaltung einer normalen Knochenmasse wichtig. Bewegung fördert nicht nur den Blutfluß im synovialen Gelenk, sie ermöglicht auch einen Lymphabstrom aus dem Gelenkkompartiment. In entzündeten Gelenken führt die eingeschränkte Bewegung zur Fibrose mit einer Verkürzung der Ligamente und der Gelenkkapsel bis hin zum Verlust der Mobilität.

5.2.7 Sehnen, Bänder und Bursen

Sehnenfunktion

■ **Kraftübertragung.** Sehnen dienen der Übertragung der Zugkraft von Muskeln und bestehen aus longitudinal ausgerichteten Bündeln kollagener Fibrillen von hoher Reißfestigkeit (Benjamin u. Ralphs 1997). Dabei kann eine einzelne Sehne von verschiedenen Muskeln entspringen, um an einem einzelnen Knochen anzusetzen; es können aber auch von einem Muskel (z.B. dem Tibialis posterior) Zugkräfte über verschiedene Sehnen an unterschiedliche Knochen weitergegeben werden.

Sehnen ermöglichen es außerdem, daß der Muskel in einer großen Entfernung von dem Ort liegen kann, an dem seine Kraftentfaltung notwendig ist; dies gilt z.B. für die Flexoren der Finger. Diese Möglichkeit erlaubt eine Anpassung an das limitierte Raumangebot im Bereich besonderer anatomischer Lokalisationen, wie dem Karpaltunnel oder der Sprunggelenkregion, die zwar von einer Vielzahl von Sehnen passiert werden kann, jedoch bei weitem nicht den Platz für eine äquivalente Anzahl von Muskeln bietet.

■ **Dehnbarkeit.** Obwohl die Verformbarkeit von Sehnen limitiert sein muß, um die Kraftübertragung vom Muskel auf den Knochen zu gewährleisten, zeichnen sie sich dennoch durch eine Extendierbarkeit aus, wobei das Ausmaß je nach anatomischer Lokalisation wechseln kann (z.B. Flexor carpi ulnaris 2,7% der Gesamtlänge, Extensor carpi radialis longus 1,8% bei maximaler Zugbelastung). Die Compliance der Sehnen erlaubt es ihnen, auch Energie in der Dehnungsphase zu speichern, die dann während der Retraktion frei wird und den Bewegungsablauf unter energetischen Gesichtspunkten ökonomischer gestaltet. Hierbei können Sehnen 400- bis 1.800mal mehr elastische Dehnungsenergie pro Masseneinheit speichern als die Muskulatur.

■ **Ligamentfunktion.** Sehnen können auch Ligamente in ihrer Eigenschaft der Verstärkung der Gelenkkapsel in synovialen Gelenken ersetzen, z.B. die Extensorsehnen an der Dorsalseite der proximalen Interphalangealgelenke der Finger. Dabei resultieren aus dieser physiologischen Funktion Änderungen in der Sehnenstruktur, indem die Sehne in diesem Bereich eine fibrokartilaginäre Knorpelmatrix ausbildet, die als artikuläre Oberfläche für den Kopf der proximalen Phalanx dient.

Sehnenaufbau

■ **Kollagenfibrillen.** Sehnen sind aus einzelnen Kollagenfibrillen aufgebaut, die sich zu größeren Aggregaten durch Lateralassoziation gruppieren, dann zu Fasern bündeln und schließlich in Faszikeln organisiert sind (Birk u. Zycband 1994). Die Sehnenfibroblasten sind dabei in kurzen longitudinalen Reihen orientiert, die durch die ebenfalls axial ausgerichteten Bündel von Kollagenfibrillen getrennt sind. Interessanterweise bilden diese Fibroblasten ein komplexes dreidimensionales Netzwerk aus, in dem sie über spezialisierte Zellkontakte, die sog. „*gap junctions*", miteinander in Kontakt treten (McNeilly et al. 1996). Gap junctions können einerseits dem metabolischen Austausch zwischen Zellen dienen, stellen aber auch elektrische bzw. chemische Synapsen dar, die eine koordinierte Anpassung des Fibroblastenmetabolismus an mechanische Belastungen ermöglichen.

■ **Integrine.** Zusätzlich scheinen bei der Perzeption mechanischer Belastung auch extrazelluläre Matrixrezeptoren wie die Integrine beteiligt zu sein, die eine Verbindung zwischen den extrazellulären Matrixmolekülen mit dem Zytoskelett der Zelle herstellen.

Insgesamt sprechen die experimentellen Daten für die Existenz eines mechano-elektrischen Systems, in dem mechanosensitive Ionenkanäle zu einem transienten Kalziumanstieg führen, der an benachbarte Zellen über den Transfer von Inositolphosphaten über die Gap junctions weitergeleitet wird. Derart komplexe Kommunikations- und Anpassungssysteme sind sehr wahrscheinlich Voraussetzung für die Ausbildung einer fibrokartilaginären extrazellulären Matrix in Sehnenbereichen erhöhter kompressiver Belastung und deren graduellen Übergang in reines Sehnengewebe mit wachsendem Abstand vom Hauptbelastungsort.

■ **Versorgung.** Die Blut- und Nervenversorgung der Sehnen erfolgt über eine Bindegewebsschicht, die als Epitenon bezeichnet wird. Die arterielle Versorung der Sehnen erfolgt aber auch vom Muskel aus in der myotendinalen Übergangszone und über den Knochen im Bereich der Sehneninsertion. In Zonen einer fibrokartilaginären Sehnenmatrix ist dieser Abschnitt avaskulär, d.h. er erhält keine Blutversorung. Mit dieser fehlenden Vaskularisation ist die Tendenz zur Kalzifizierung sowie eine erhöhte Rupturierungsrate, möglicherweise als Folge insuffizienter reparativer Vorgänge nach Mikrotraumatisierung, verbunden.

Insgesamt ist der Blutfluß in Sehnen und Ligamenten im Vergleich zum Muskel, Synovium oder Knochen deutlich eingeschränkt, er ist jedoch bedeutsam für die normale Funktion und für die Unterstützung von Heilungsvorgängen. Die Blutzufuhr steigt in den Ligamenten und Sehnen mit der Belastung und während der Heilung. In den Ligamenten kommt es mit zunehmender Zugbeanspruchung zu einer Drosselung des Blutflusses.

Bestimmte Sehnen, insbesondere die an der Hand und am Fuß, sind von synovialen Umhüllungen umgeben, die ihnen ein freies Gleiten ermöglichen und die eine synoviale Flüssigkeit produzieren, die zur Ernährung der Sehnenfibroblasten beiträgt. Einige Sehnen sind von Sehnenscheiden umgeben, die keine synoviale Auskleidung enthalten, wie z.B. die Achillessehne; hier wird die Sehnenscheide durch eine rein membranöse Verdickung des umgebenden Bindegewebes gebildet. In den Beugersehnen der Finger macht die Ernährung über Diffusion 90% aus und dominiert somit beträchtlich über die nutritive Bedeutung der vaskulären Perfusion. Die synoviale Auskleidung erfüllt aber nicht nur nutritive Funktionen, sondern sorgt auch durch Ausbildung eines an die Oberflächen gebundenen Hyaluronanfilms für eine Reduktion der Reibungskräfte; möglicherweise tragen zusätzlich Lipide im Epitenon zu den Schmiereigenschaften dieses Monolayers bei.

Besonderheiten der Sehnen

Spezialisierte Regionen von Sehnen stellen die myotendinale Übergangszone sowie die Insertionstellen am Knochen, die sog. Enthesen, dar.

■ **Myotendinale Übergangszone.** Dies ist anatomisch der Bereich, in dem die Kraft vom Muskel auf die Sehnen übertragen wird und in dem neue Sarkomere während des Muskelwachstums hinzugefügt werden. Diese Verbindungszone zeigt bemerkenswerte Adaptationen an die Anforderungen der Kraftübertragung, indem extensive Einstülpungen der Muskelzellmembran beträchtlich die Oberfläche für den Sehnenkontakt erweitern und damit Spitzen der einwirkenden Zugkräfte reduzieren. Darüber hinaus sind die Aktinfilamente in der Zelle über Kreuz vernetzt und an der Zellmembran angeheftet, sodaß sie eine Übertragung der Kraft an die extrazelluläre Matrix ermöglichen. Die Kontaktfläche der Myoblasten mit der extrazellulären Matrix des Sehnengewebes reduziert sich während der Immobilisation dramatisch, sodaß die Zugfestigkeit dieser Zone reduziert ist mit einer entsprechenden Prädisposition zu Verletzungen.

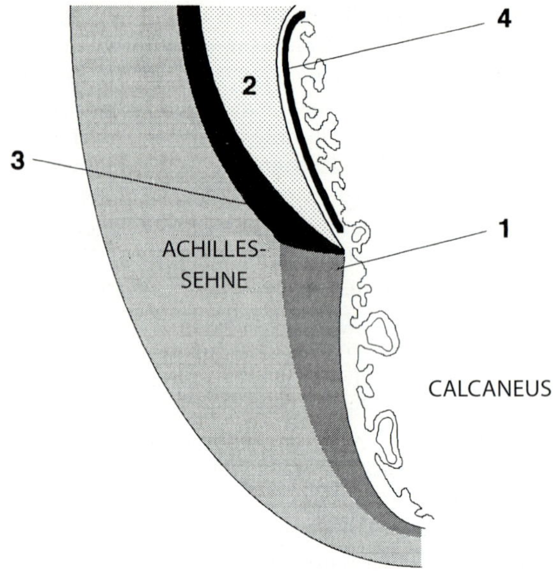

Abb. 5.3. Schematische Darstellung der Protektionsmechanismen zum Schutz der Achillessehne im Insertionsbereich am Kalkaneus (modifiziert nach: Benjamin u. Ralphs 1997). Eine fibrokartilaginäre Enthese (1) verteilt die auftretenden Druckkräfte gleichmäßig und stellt eine graduelle Änderung des Kollagenfaserverlaufes der Sehne bei der Bewegung im Sprunggelenk sicher. Der retrokalkaneal gelegene Schleimbeutel (2) erleichtert das freie Gleiten der Sehne über dem Knochen während der Dorsalflexion, wobei die auftretenden Reibungskräfte zusätzlich durch ein Sesamoid (3) sowie periostales Faserknorpelgewebe (4) reduziert werden

■ **Enthesen.** Es handelt sich hierbei um spezialisierte Verbindungen zwischen Sehnen oder Ligamenten mit dem Knochen, wobei 2 Formen zu unterscheiden sind, sog. fibröse und fibrokartilaginäre Enthesen. Fibröse Ansätze werden hauptsächlich an den Meta- und Diaphysen langer Knochen gefunden und entsprechen direkten Insertionen, während fibrokartilaginäre Enthesen typischerweise im Bereich der Epi- bzw. Paraphysen lokalisiert sind.

Fibröse Enthesen zeichnen sich dadurch aus, daß die Kollagenfibrillen im Periost während der Wachstumsphase oder im erwachsenen Organismus direkt im Knochen verankert sind, während bei den fibrokartilaginären Enthesen eine Übergangszone einer fibrokartilaginären extrazellulären Matrix die Grenzfläche zum Knochen darstellt. Fibrokartilaginäre Enthesen stellen jedoch nur eine der Schutzvorrichtungen im Bereich der Sehnenansatzstellen dar, die dazu dienen, mechanische Druck- bzw. Zugbelastungen zu reduzieren (Abb. 5.3). So erlaubt eine kleine, von Synovialgewebe ausgekleidete Bursa die freie Bewegung der Achillessehne über dem Knochen. Ein fibrokartilaginäres Sesamoid an der knochenseitigen Oberfläche der Sehne und ein periostaler fibröser Knorpel am Knochen dienen zusätzlich der Reduktion der Gleitreibungskräfte und somit dem Schutz des Sehnengewebes vor mechanischer Schädigung.

■ **Enthesopathien.** Jede der 3 fibrokartilaginären Bindegewebsstrukturen kann Ort degenerativer Veränderungen im Rahmen sog. Enthesopathien sein. So kommt es häufig zu Fissuren, Fragmentationen und Degenerationen im Bereich des Sesamoids oder des periostalen fibrösen Knorpelgewebes. Es können sich auch Knochensporne im Bereich der Enthesen ausbilden. So konnte gezeigt werden, daß in der Achillessehne die Knochenspornentwicklung über eine enchondrale Ossifikation der fibrokartilaginären Enthese erfolgt. Eine derartige heterotope Ossifikation ist eine typische klinische Manifestation der ankylosierenden Spondylitis.

5.3 Knochen

5.3.1 Knochenaufbau

Der Knochen ist ein metabolisch sehr aktives und hochorganisiertes Gewebe, das zusammengesetzt ist aus einer mineralen Phase von Hydroxylapatit und amorphen Kalziumphosphatkristallen, die in eine organische extrazelluläre Matrix eingebettet sind. Die Zusammensetzung wird in idealer Weise den mechanischen Anforderungen des Gewebes gerecht, das zugleich leicht, nicht brüchig, rigide und von hoher Druckfestigkeit sein soll. Diese mechanischen Anforderungen werden durch eine Kombination von dichtem kompaktem Knochengewebe und spongiösem Material, das an Punkten erhöhter mechanischer Beanspruchung verstärkt ist, erfüllt. Der kortikale Knochen der Kompakta formt die äußere Schicht der langen Knochen und der Wirbelkörper und besitzt eine niedrige Oberflächen-Volumen-Relation. Etwa 80% des Skeletts bestehen aus kortikalem Knochen. Seine Rigidität und Dichte bestimmt die äußere Form sowie die gewichttragenden Eigenschaften des Knochens. Die spongiösen Knochenanteile füllen den vom kortikalen Knochen umgebenen Innenraum aus und sind an den Enden der langen Röhrenknochen lokalisiert.

5.3.2 Knochenfunktion

Die Architektur des Knocheninnenraums aus einem trabekulären Netzwerk wird separiert durch die vom Knochenmark ausgefüllten Räume und ist charakterisiert durch eine hohe Oberflächen-Volumen-Ratio, die dieses Knochenkompartiment zu einem mobilisierbaren Speicher 2wertiger Ionen im Dienste der Kalzium- und Phosphathomöostase machen. Neben dieser Aufgabe im Dienste des Kalziumhaushaltes besteht die 2. Hauptfunktion des Knochens in einer mechanischen, nämlich die inneren Organe zu schützen und Bewegung zu ermöglichen.

■ **Lamellärer Knochen.** Zu diesem Zweck ist die Knochenmatrix aus einem Gerüst aus Kollagenfibrillen aufgebaut, die eine funktionsadaptierte Ausrichtung aufweisen. So bildet die Anordnung der Kollagenfibrillen in den langen Knochen parallel konzentrisch um ein Blutgefäß angeordnete Lamellen, die die sog. *Havers-Systeme* bilden.

■ **Geflechtknochen.** Im Gegensatz zum lamellären Knochen ist der Geflechtknochen weniger organisiert und reflektiert eine rasche Knocheneubildung, z.B. in der fötalen Wachstumsperiode, während der Knochenheilung oder bei pathologischen Zuständen eines hohen Knochenumsatzes im Erwachsenenorganismus, wie beispielsweise beim primären Hyperparathyreoidismus oder dem M. Paget. Im Gegensatz zu der eher zufälligen Einlagerung von Hydroxylapatitkristallen im Geflechtknochen sind die Mineralkristalle im lamellären Knochen parallel zu den Kollagenfasern angeordnet und verleihen dem Kollagennetzwerk damit eine besondere Rigidität.

Zusätzlich wird das kollagene Grundgerüst auch stabilisiert über seinen hohen Grad an Kreuzvernetzungen zwischen den Einzelmolekülen als Folge der posttranslationalen Modifikation in der extrazellulären Matrix. Die charakteristische Struktur dieser Kreuzvernetzungen differiert dabei in der mineralisierten Matrix von denen in anderen Bindegewebsmatrices, so daß die Analyse ihrer Metaboliten (Lysylpyridinoline) einen nützlichen Verlaufsparameter des extrazellulären Matrixabbaus bei der Osteoporose darstellt.

■ **Nichtkollagene Proteine.** Zusätzlich zum Kollagen besteht die extrazelluläre Knochenmatrix zu 5% aus nichtkollagenen Proteinen (Roach 1994), die eine wichtige Rolle bei der Aufrechterhaltung der Homöostase des Mineralienhaushalts, des Knochenmetabolismus, der Knochenneubildung und des Knochenumbaus spielen. Zu diesen Matrixproteinen gehören Proteoglykane, wie Versican, Decorin oder Biglykan sowie Glykoproteine, die häufig phosphoryliert und sulfatiert sind, wie Osteonectin, eine Reihe RGD- [Arginin(R)-Glycin(G)-Asparaginsäure(D)-]Sequenzen tragender Matrixproteine sowie γ-Carboxyglutaminsäure-haltiger Proteine wie das Matrix-gla-Protein oder das Osteocalcin.

5.3.3 Knochenentwicklung

■ **Enchondrale Ossifikation.** Knochen ist ein sehr dynamisches Gewebe, das während der gesamten Lebensspanne einer konstanten Remodellierung unterliegt (Wah et al. 1997). Während der Fötalentwicklung differenziert sich der größte Teil des Skeletts aus den Knorpelanlagen, die resorbiert und durch Knochengewebe in einem Prozeß ersetzt werden, der als enchondrale Ossifikation bezeichnet wird.

■ **Intramembranöse Ossifikation.** Im Gegensatz zu der Knochenbildung in den langen Röhrenknochen entwickeln sich die Knochen der Kalvarien, der Mandibula und Maxilla aus dem Mesenchym durch einen Prozeß, der als intramembranöse Ossifikation bezeichnet wird.

■ **Wachstumsphase.** Während dieser Phase hängt das longitudinale Wachstum der langen Knochen von der Proliferation und Differenzierung von Knorpelzellen in der Wachstumsfuge ab, während das Breiten- und Dickenwachstum durch eine Neuformation von Knochen an der periostalen Oberfläche mit einer begleitenden endostalen Resorption erreicht wird.

■ **Adulte Phase.** Im adulten Organismus ist mit dem Schluß der Epiphysenfugen das Längenwachstum und die enchondrale Knochenneubildung beendet, jedoch nicht der lebenslange Knochenumbau, der die mechanische Integrität des Skeletts aufrecht erhält. Dieser Prozeß beinhaltet eine kontinuierliche Knochenresorption, gefolgt von einer Neusynthese extrazellulärer Knochenmatrix und einer sich anschließenden Mineralisation. Die Remodellierung erfaßt jährlich etwa 25% des trabekulären Knochens und 3% des kortikalen Knochens des menschlichen Skeletts und ist ein integraler Bestandteil des Kalziumhomöostasesystems.

▪ **Einflüsse auf den Knochenmetabolismus.** Das Gleichgewicht im Knochenmetabolismus wird durch Kontrolleinflüsse von Hormonen sowie para- und autokrinen proinflammatorischen und wachstumsregulatorischen Zytokinen gesichert. Knochenneubildung und -resorption sowie Mineralisationsvorgänge der Matrix unterliegen der zellulären Kontrolle durch 3 unterschiedliche Zelltypen: *Osteoblasten, Osteozyten und Osteoklasten.* Osteoblasten und Osteozyten haben mesenchymale Vorläuferzellen und sind daher in ihrer Differenzierungslinie verwandte Zelltypen. Während Osteoblasten für die Neusynthese der Knochenmatrix verantwortlich sind, scheinen Osteozyten, die in eine bereits existierende Knochenmatrix integriert sind, eher homöostaseerhaltende Funktionen wahrzunehmen.

Osteoklasten sind multinukleäre Riesenzellen, die in ihrer Differenzierung enge Verwandtschaft mit Makrophagen zeigen und für die Knochenresorption verantwortlich sind. Sowohl physiologisch, aber auch unter pathologischen Bedingungen, sind die Funktionen von Osteoblasten und Osteoklasten über ein komplexes Netzwerk parakriner Stimuli eng miteinander verbunden. Dies führt dazu, daß die Teilung der Knochenzellen und ihre relativen Aktivitäten sehr stark mit dem Typ des Knochens, dem Alter sowie dem Krankheitsstadium wechseln können und entsprechend mit Änderungen der Zusammensetzung der extrazellulären Matrix und ihrer Mineralisation verbunden sind, die zusätzlich auch eine Altersabhängigkeit zeigen.

5.3.4
Regulation des Knochenstoffwechsels

Das komplexe Zusammenspiel der zellulären Elemente im Knochen unterliegt einer endo- und parakrinen Regulation, wobei in der Differenzierung und Aktivierung von Osteoklasten verschiedene Zytokine und koloniestimulierende Faktoren involviert sind (Horowitz u. Jilka 1992), z.B. stem cell factor (SCF), Interleukin-3 (IL-3), M-CSF, GM-CSF, IL-1, TNF-, IL-6, leukemia-inhibiting-factor (LIF) sowie IL-11. Die Osteoklastogenese wird darüber hinaus durch Parathormon (PTH), „PTH related peptide" (PTHRP) und 1,25-Dihydroxy-Vitamin-D stimuliert.

▪ **Endokrine Regulation.** Dabei gibt es Hinweise, daß die hormonalen Effekte, ebenso wie die Osteoklasten aktivierende Wirkung von IL-1, indirekt über eine gesteigerte Interleukin-11-Produktion der Osteoblasten vermittelt werden. Eine besondere Bedeutung scheint darüber hinaus Interleukin-6 zu besitzen, das zwar allein kein potenter Stimulator der Osteoklastenresorption zu sein scheint, jedoch dramatisch die Effekte anderer, die Knochenresorption fördernder Zytokine potenzieren kann, z.B. von PTHRP. Die Interleukin-6-Produktion wird wiederum durch andere osteotrope Hormone wie PTH, PTHRP, 1,25-Dihydroxy-Vitamin-D, TGF, IL-1 und TNF-α reguliert. Eine mögliche Rolle von IL-6 für den Verlust der Knochenmasse nach Ausfall der Ovarialfunktionen wird tierexperimentell gestützt durch die Effizienz einer anti-IL-6-Antikörpertherapie in einem entsprechenden Osteoporosemodell sowie durch die Tatsache, daß IL-6-knock-out-Mäuse gegen die Entwicklung einer Osteoporose nach Ovarektomie geschützt sind.

In östrogensubstituierten Tieren scheint IL-6 dagegen kein wesentlicher, die Knochenresorption fördernder Faktor zu sein, wobei allerdings einschränkend auf pathologische Prozesse mit exzessiver Osteoklastenentwicklung und fokal osteolytischen Läsionen hinzuweisen ist, für die eine gesteigerte IL-6-Produktion pathogenetisch durchaus relevant sein könnte, wie z.B. beim multiplen Myelom, dem M. Paget, der chronischen Polyarthritis oder dem Hyperparathyreodismus.

IL-1, jedoch auch TNF-α und TNF-β sind potente Stimulatoren der Knochenresorption, wobei diese Zytokineffekte nicht direkt auf die Osteoklastendifferenzierung wirken, sondern auf Mediatoren angewiesen sind, die von Osteoblasten sezerniert werden. TNF-α wird dabei von Monozyten, Makrophagen und Osteoblasten auf Stimulation mit Interleukin 1, GMCSF oder LPS freigesetzt, nicht jedoch durch 1,25-Dihydroxy-Vitamin-D oder PTH. Hierbei kann TNF-α die IL-1-Produktion steigern und synergistisch mit IL-1 die IL-6-Sekretion in Osteoblasten stimulieren. Darüber hinaus ist TNF-α auch ein potenter Induktor von IL-11.

Diesen, den Knochenabbau fördernden Zytokinen, stehen inhibitorisch wirkende Zytokine entgegen, zu denen das Interferon-γ gehört, das die Osteoklastenbildung und -differenzierung supprimiert. Die Wirkung der resorptionsfördernden Zytokine IL-1, TNF- und IL-6 wird darüber hinaus durch die TH2-Zytokine IL-4 und IL-13 antagonisiert. Diese, den Knochenabbau inhibierenden Zytokine sind allerdings wenig effektiv in der Antagonisierung der resorptionsfördernden Wirkung von PTH.

▪ **Parakrine Regulation.** Um die Integrität des Skelettsystems, die Form und Knochenmasse während der Remodellierungszyklen aufrecht zu erhalten, muß eine Balance zwischen dem Ausmaß der Knochenresorption und der nachfolgenden Knochenneubildung gewahrt werden. Zu diesem Zweck ist es notwendig, daß in exakter topographischer Zuordnung die Knochenresorptionsvorgänge an die Knochenneubildung gekoppelt sind. Diese Vorgänge werden über eine Reihe von Wachstumsfaktoren wie TGF-β, „bone morphogenic proteins" (BMPs) und „Insulin like growth factor" (IGF) I und II gesteuert, die für die Attraktion von mesenchymalen Vorläuferzellen, deren Proliferation, Differenzierung und Reifung in Osteoblasten sowie die Resynthese der Matrix und ihre Mineralisierung sorgen.

Am Beispiel von TGF- zeigt sich die Komplexizität dieser Regulationsvorgänge (Taipale u. Keski-Oja 1997). So wird die TGF-β-Synthese unter dem Einfluß von 1,25-Dihydroxy-Vitamin-D, PTH, Östrogen, Testosteron und BMP2 gesteigert. Nach seiner Synthese durch die Osteoblasten oder andere ortsständige Zellen wird das TGF-β in einer funktionell inerten Form in der Matrix über ein 120 kD großes fibrilläres Matrixprotein („latent TGF-β binding protein", LTBP-1) gebunden, das eine permanente Aktivierung der ubiquitär exprimierten TGF-β-Rezeptoren durch bioaktives TGF-β physiologisch verhindert. TGF-β wird dann aus seiner Bindung an LTBP-1 durch Proteolyse, z.B. nach Aktivierung des Plasminogen-Plasmin-Systems oder durch Kathepsin B, im sauren perizellulären Kompartiment in der Resorptionszone aktiver Osteoklasten freigesetzt. Durch die in der extrazellulären Matrix gespeicherten Wachstumsfaktoren ist es somit möglich, in topographisch exakter Zuordnung die Regenerationsprozesse in unmittelbarer zeitlicher Sequenz zum Knochenabbau im Rahmen der Remodellierungsvorgänge zu aktivieren.

Die sehr komplexe Regulation der physiologischen Skelettremodellierung kann bei entzündlich-rheumatischen Gelenkerkrankungen durch eine Verschiebung der Gleichgewichte zwischen resorptionsfördernden und -hemmenden Zytokinen einerseits und zwischen Proteasen und ihren Inhibitoren andererseits empfindlich gestört sein. Dies führt zu einem dramatischen Nettoverlust intakter Knochenmasse. Verstärkt wird die Tendenz zum Knochenkatabolismus noch durch die inhibierenden Einflüsse proinflammatorischer Zytokine, aber auch von therapeutisch eingesetzten Steroiden auf die Neusynthese der extrazellulären Knochenmatrixmoleküle.

5.4 Muskulatur

Die quergestreifte Muskulatur dient dem Bewegungsapparat als Motor einer gerichteten Bewegung. Die für die Muskelkontraktion erforderliche Energie wird aus der Metabolisierung von Nahrungsbestandteilen gewonnen. Die meisten Skelettmuskeln inserieren über Sehnen an beiden Enden mit dem Knochen. Der Muskel ist durch Bindegewebssepten in Faszikel gegliedert, die wiederum Gruppierungen von Muskelfasern darstellen. Die parallele Anordnung der Faszikel zwischen den Sehnenenden des Muskels erlaubt dabei während der Kontraktion eine additive Kraftentwicklung.

5.4.1 Muskelfaser

■ **Motoneuroneneinheiten.** Die einzelnen Muskelfasern repräsentieren hochspezialisierte Zellen, die in Motoneuroneneinheiten gruppiert sind. Jede Motoneuroneneinheit wird auf spinaler Ebene von einer Vorderhornzelle innerviert. Die Innervation ist jedoch innerhalb eines Faszikels unterschiedlich und erfolgt über differente Motoneurone.

■ **Muskelfasertypen.** Im Hinblick auf ihren Metabolismus und ihr Antwortverhalten auf nervale Stimulation unterscheidet man unterschiedliche Muskelfasertypen (Hohlfeld 1994).

Die Typ-1-Fasern haben zahlreiche Mitochondrien und Lipidgranula und nützen oxidative Stoffwechselwege zur Energiegewinnung. Die Typ-2a-Fasern sind schnell kontrahierende Fasern, die sowohl oxidative als auch glykolytische Stoffwechselwege benutzen, während die Typ-2b-Fasern vorwiegend auf die Glykolyse als primäre Energiequelle angewiesen sind, schnell kontrahieren und rasch ermüden. In einigen Klassifikationsschemata wird von diesen Muskelfasertypen noch eine Typ-2c-Faser unterschieden, die möglicherweise eine undifferenzierte Zelle darstellt und vorwiegend im fötalen Muskel zu finden ist.

Alle Muskelfasern innerhalb einer motorischen Einheit, d.h. alle Fasern, die von einem einzelnen Motoneuron innerviert werden, haben denselben Fasertyp. Die Spezifität des Fasertyps und seine Verteilung können sich jedoch durch die Reinnervation über ein differentes Motoneuron nach Verletzung, durch Trainingseinflüsse oder durch Krankheitsprozesse ändern.

■ **Muskelfaseraufbau.** Die einzelne Muskelfaser ist eine elongierte multinukleäre Zelle, die von einer Plasmamembran umgeben und als Sarkolemm bezeichnet wird. Zwischen der Basalmembran und dem Sarkolemm befinden sich zahlreiche „Satellitenzellen", von denen aus die Regeneration nach Verletzung oder Untergang einer Muskelfaser ausgehen kann. Hierzu teilen sich zunächst diese Satellitenzellen und fusionieren zu mehrkernigen, zunächst noch primitiven „Myotuben".

Die Muskelfasern enthalten die kontraktilen Proteine (Aktin, Troponin, Tropomyosin und Myosin), die als Myofilamente bezeichnet werden. Die Myofilamente sind im Zytosol, dem Sarkoplasma, eingebettet und in Fibrillen organisiert, die vom sarkoplasmatischen Retikulum umgeben sind. Zwischen der Zellmembran der Muskelfaser und dem sarkoplasmatischen Retikulum besteht ein kommunizierendes Netzwerk von Poren und Kanälen, das sog. T-tubuläre System.

5.4.2 Muskelfunktion und Stoffwechsel

Myofilamente

Die Muskelkontraktion setzt eine Verkürzung der Myofilamente in den Muskelfasern voraus. Sowohl elektrische, chemische als auch physikalische Reize können dabei eine Kontraktion bewirken, sofern sie die Induktion eines Aktionspotentials auslösen, das regulär vom Sarkolemm über das T-tubuläre System an das sarkoplasmatische Retikulum übertragen wird und dort zu einer Kalziumfreisetzung in das Sarkoplasma führt. Mit dem Anstieg der sarkoplasmatischen Kalziumionenkonzentration kommt es zu einer Konformationsänderung sowohl des Troponins als auch des Tropomyosins, die über die Deblockade der Interaktion zwischen Aktin und Myosin die Verkürzung der Myofilamente ermöglicht. Die Kontraktion der Myofilamente persistiert, bis durch einen aktiven Kalziumrücktransport in das sarkoplasmatische Retikulum die Aktin-Myosin-Interaktion beendet wird. Kontraktion und Relaxation sind somit energiekonsumierende Prozesse und abhängig von einem normalen Elektrolytspiegel und einem ausreichenden Vorrat an Adenosintriphosphat (ATP). Die Funktionalität dreier an der Energiebereitstellung beteiligter ATPase-Proteine hängt sehr wesentlich von physiologischen Konzentrationen an Natrium, Kalium, Kalzium und Magnesium ab. Diese 3 für die Muskelfunktion essentiellen Enzyme, sind eine *Natrium-Kalium-ATPase,* die die normale Polarität des Sarkolemms aufrecht erhält, eine *magnesiumabhängige ATPase,* die die Aktin-Myosin-Interaktion kontrolliert und schließlich eine *kalziumabhängige ATPase,* die das sarkoplasmatisch erhöhte Kalzium wieder in das sarkoplasmatische Retikulum zurückpumpt.

Energiebereitstellung

Darüber hinaus ist eine normale Phosphatkonzentration notwendig als Voraussetzung für eine ausreichende Bereitstellung von ATP, das als Energiedonator von den 3 oben erwähnten ATPasen umgesetzt wird. Das für Kontraktion und Relaxation der Myofilamente nötige ATP wird über verschiedene Stoffwechselwege bereitgestellt (Layzer 1991). Die Energie für die ATP-Synthese wird in Fastenintervallen, in Ruhephasen und für Muskelaktivitäten niedriger Intensität und langer Dauer hauptsächlich aus der β-Oxidation freier Fettsäuren gewonnen. Eine Voraussetzung für diesen Stoffwechselweg ist der Transport der langkettigen Fettsäuren in die Mitochondrien. Der Transfer durch die Mitochondrienmembran wird dabei über das Transportmolekül Carnitin unter Beteiligung der Enzyme Carnitinpalmitoyltransferase-1 und -2 bewerkstelligt.

Glykogen kann als Speicherform von Carbohydraten sowohl aerob als auch anaerob metabolisiert werden, stellt jedoch die Hauptenergiereserve für die ATP-Bildung bei intensiver Muskelarbeit, insbesondere unter anaeroben Bedingungen, dar.

In Ruhe produziert der oxidative Metabolismus einen Überschuß an ATP, jedoch sorgt die Aktivität des Enzyms Kreatinphosphokinase (CK) dafür, daß die intrazellulären ATP-Spiegel konstant bleiben.

Durch seine enzymatische Aktivität erfolgt eine Transphosphorylierung von Kreatin und Adeninnukleotiden, so daß in Ruhe das terminale Phosphat auf Kreatin unter der Bildung von Kreatinphosphat und ADP übertragen wird. Das Kreatinphosphat bildet dann ein Reservoir von energiereichen Phosphaten, die bei einsetzender Muskelaktivität und ATP-Verbrauch dazu verwendet werden können, durch Übertragung auf ADP den ATP-Speicher wieder aufzufüllen. Die CK sowie ihre Metaboliten Kreatin und Kreatinphosphat stellen dabei einen Shuttlemechanismus des Energietransportes zwischen den Mitochondrien, in denen ATP im oxidativen Metabolismus generiert wird, und den Myofilamenten dar, dem Ort, an dem ATP bei der Muskelkontraktion und -relaxation verbraucht wird.

5.4.3 Formen der Myopathie und ihre Ursachen

Molekulare Grundlagen

Für die strukturelle Integrität der Muskelfasern während der Kontraktion und Relaxation spielt das Zytoskelett, ein zytoplasmatisches Netzwerk aus Proteinen wie Aktin, Spectrin, Vinculin, Dystrophin u.a. eine wesentliche Rolle. Dystrophin ist ein 427 kDa großes Glykoprotein, das über eine aminoterminale Domäne die Aktinfilamente des Zytoskeletts bindet und carboxyterminal mit einem Zellmembran-assoziierten Komplex von Glykoproteinen interagiert. Der sarkolemmale Proteinkomplex ist seinerseits im Extrazellulärraum über Wechselwirkungen mit Matrixmolekülen wie z.B. Laminin verankert. Auf diese Weise schafft das Dystrophin eine brückenartige Verbindung zwischen dem intrazellulären Zytoskelett und der extrazellulären Matrix, die für die Strukturerhaltung der Muskelfasern bei Kontraktion und Dekontraktion bedeutsam ist.

Krankheitsbilder

Entsprechend führen genetische Defekte des Dystrophins zu Myopathien in Form der *Muskeldystrophie vom*

Typ Duchenne und Becker. Neben den Dystrophien wurden für eine Gruppe von *Myotonien,* die sich klinisch als Muskelsteifigkeit und verlangsamte Relaxation der Muskulatur nach starker Kontraktion äußern, ebenfalls genetische Defekte beschrieben, die die Ionenkanäle der Skelettmuskelfasern betreffen. Entsprechend den Anforderungen an den Energiestoffwechsel gibt es eine Reihe von *Stoffwechselmyopathien,* die einerseits seltene Enzymdefekte des Glykogenstoffwechsels oder der Glykolyse, andererseits den Lipidstoffwechsel einschließlich eines beeinträchtigten Substrattransports über die äußere und innere Mitochondrienmembran betreffen. Darüber hinaus gibt es noch weitere seltene *mitochondriale Myopathien,* die, wie auch die anderen Stoffwechselmyopathien, klinisch durch eine abnorme Ermüdbarkeit und Muskelschmerzen charakterisiert sind.

! Für die Rheumatologie bedeutsamer sind entzündliche Myopathien, die neben bakteriellen, parasitären und viralen Infektionen vermutlich auch auf dem Hintergrund einer Autoimmunpathogenese entstehen können. Klinisch sind entzündliche Myopathien durch eine innerhalb von Wochen bis Monaten progrediente, meist proximal betonte Muskelschwäche, gelegentlich durch Druckschmerzhaftigkeit der Muskulatur, CK-Erhöhungen und typische entzündliche Veränderungen in der Muskelhistologie gekennzeichnet.

■ **Dermatomyositis und Polymyositis.** So kommt es bei der *Dermatomyositis* zusätzlich zur Manifestation an der Muskulatur auch zu einem typischen Exanthem, das der Muskelschwäche manchmal vorausgeht. Den Muskel- und Hautveränderungen liegt dabei eine Vaskulitis zugrunde, sodaß sich histologisch in den Muskelkapillaren Ablagerungen von Komplement und Immunglobulinen finden. Bei der *Polymyositis* fehlen die Hautveränderungen und die histologischen Befunde.

Charakteristische Gewebeläsionen zeigen eine Infiltration vorwiegend mit CD8+-T-Lymphozyten, die die Hypothese einer zellulären Autoaggression gegen ein von den Muskelfasern synthetisiertes Autoantigen nahelegen.

■ **Glukokortikoid-induzierte Myopathie.** Endokrine Erkrankungen können ebenfalls mit dem klinischen Leitsymptom einer Muskelschwäche einhergehen, wobei in den meisten Fällen die Serum-CK normal ist. Eine Ausnahme bildet die hypothyreote Myopathie. Im Kontext der endokrin bedingten Muskelerkrankungen ist für die Rheumatologie auf die *Glukokortikoid-induzierte Myopathie* besonders hinzuweisen, die als therapiebedingte Nebenwirkung zur Differentialdiagnose des klinischen Leitsymptoms der Muskelschwäche gehört.

Literatur

Benjamin M, Ralphs JR (1997) Tendons and ligaments – an overview. Histol Histopathol 12:1135–1144

Birk DE, Zycband E (1994) Assembly of the tendon extracellular-matrix during development. J Anat 184:457–463

Birkedal-Hansen H (1995) Proteolytic remodeling of extracellular matrix. Curr Opin Cell Biol 7:728–735

Brown JC, Timpl R (1995) The collagen superfamily. Int Arch Allergy Immunol 107:484–490

Hardingham TE, Fosang AJ (1992) Proteoglycans: many forms and many functions. FASEB J 6:861–870

Henderson B, Edwards JWC (1987) The synovial lining in health and disease. Capman and Hill, London

Hohlfeld R (1994) Muskulatur. In: Siegenthaler W (Hrsg) Klinische Pathophysiologie. Thieme, Stuttgart, S 825–833

Horowitz MC, Jilka RL (1992) Colony stimulating factors in bone remodelling. In: Gowen M (Hrsg) Cytokines and bone metabolism. CRC Press, Boca Raton, Fl, S 185–227

Laurent TC, Frazer RE (1992) Hyaluonan. FASEB J 6:2397–2404

Layzer RB (1991) How muscles use fuel. New Engl J Med 324: 411–412

McNeilly CM, Banes AJ, Benjamin M, Ralps JR (1996) Tendon cells in vivo form a three dimensional network of cell processes linked by gap junctions. J Anat 189:593–600

Mundlos S, Ohlsen BR (1997 a) Heritable disease of the skeleton. Part I: Molecular insights into skeletal development-transcription factors and signalling pathways. FASEB J 11:125–132

Mundlos S, Ohlsen BR (1997 b) Heritable disease of the skeleton. Part II: Molecular insights into skeletal development-matrix components and their homeostasis. FASEB J 11:227–233

Roach HJ (1994) Why does bone matrix contain non-collageneous proteins? The possible roles of osteocalcin, osteonectin, osteopontin, and bone sialoprotein in mineralization and resorption. Cell Biol Int 18:617–628

Schmidt RE, Burkhardt H (1994) Bindegewebe. In: Siegenthaler W (Hrsg) Klinische Pathophysiologie. Thieme, Stuttgart, S 788–824

Simkin PA (1996) Joints. In: Klippel JH, Weyand CM, Wortmann RL (Hrsg) Primer on the rheumatic diseases, 11th Edition. Arthritis Foundation, Atlanta, S 10–14

Taipale J, Keski-Oja J (1997) Growth factors in the extracellular matrix. FASEB J 11:51–59

Van der Rest M, Bruckner P (1994) Collagens: Diversity at the molecular and supramolecular level. Curr Opin Sruct Biol 3:430–436

Wah KNG, Romas E, Donnan L (1997) Bone Biology. Baillière´s Clin Endocrin Metabol 11:1–22

Kapitel 6

Infektionsätiologie und -pathogenese

L. Köhler, M. C. Jendro und
H. Zeidler

Inhalt

Bakterielle Erreger und Viren wurden in letzter Zeit zunehmend als Ursache von Arthritiden und rheumatischen Erkrankungen erkannt. Beispiele solcher Erkrankungen sind bakterielle Infektionen mit Yersinien oder Chlamydien als Auslöser von HLA-B27-assoziierten Spondarthritiden und Parvoviren als Ursache von Polyarthritiden. Fragen nach den Zusammenhängen zwischen auslösenden Infektionen, Pathomechanismen der Erregerpersistenz im Gelenk und erregerinduzierten pathologischen Immunreaktionen rücken damit verstärkt in den Blickpunkt ätiopathologischer Überlegungen bei rheumatischen Erkrankungen (Zeidler 1997).

Unterschiedliche Infektionsarten

In Abhängigkeit vom Erregernachweis am Ort der Krankheitsmanifestation lassen sich 3 Typen von infektiösen bzw. erregerassoziierten rheumatischen Erkrankungen unterscheiden (Tabelle 6.1). Kennzeichnend für die infektiösen Arthritiden ist die kulturell-mikrobiologische Isolierung von Erregern aus dem Gelenk. Bei den reaktiven Arthritiden können zwar verschiedenste bakterielle Makromoleküle in dem Gelenk nachgewiesen werden, eine mikrobiologische Anzüchtung des Erregers gelingt jedoch nicht. Bei einigen klassischen entzündlich-rheumatischen Erkrankungen werden Infektionen als Auslöser und Ursache bisher lediglich vermutet. So lassen eine Reihe von Befunden eine Virusätiologie des systemischen Lupus erythematodes, aber auch der chronischen Polyarthritis annehmen.

Im folgenden werden die wichtigsten Erreger, Fragen der Disposition, Pathomechanismen der Erreger-Wirts-Interaktion sowie Erregerpersistenz und Entzündungsreaktion dargestellt.

6.1 Bakterielle Infektionen

Die entscheidende Differenzierung zwischen infektiös-eitrigen Arthritiden und reaktiven Arthritiden besteht in der mikrobiologischen Anzüchtbarkeit des Erregers aus dem Gelenk. Nach den Koch-Postulaten:

- regelmäßige Isolierung der Keime von Krankheitsfällen,
- Züchtung von Reinkulturen in vitro,
- experimentelle Auslösung eines typischen Krankheitsbildes in empfänglichen Versuchstieren,
- Reisolierung der Keime aus Versuchstieren,

ist die infektiöse Genese von rheumatischen Erkrankungen im engeren Sinne lediglich für die infektiös-eitrigen Arthritiden, verursacht durch Bakterien, Pilze und Parasiten bewiesen. Bei septisch-eitrigen Infektionen des Gelenkes gelingt die Anzucht eines Erregers, während bei entzündlich-rheumatischen Erkrankun-

Tabelle 6.1. Klassifikation der durch Erreger verursachten Arthritiden. (Nach Toivanen 1997)

Gruppe	Erreger bekannt	Erreger bzw. Erreger-Antigene im Gelenk	Kultivierbarkeit des Erregers aus dem Gelenk	Beispiele
Infektiös-eitrig	Ja	Ja	Ja	Septische Arthritis
Reaktiv	Ja	Ja	Nein	Arthritiden nach Infektionen mit Chlamydien, Yersinien
Entzündlich	Nein	Nein	Nein	Chronische Polyarthritis Arthritis psoriatica

gen der kulturelle Nachweis von Erregern aus Gelenken fehlt. Der Hinweis einer Infektionsätiologie beruht bei den reaktiven Arthritiden auf dem lokalen Nachweis von Erregern und Erregerbestandteilen im Gelenk (Kuipers u. Zeidler 1997).

6.1.1 Erregerspektrum und zugehörige Krankheitsbilder

Infektiös-eitrige Arthritiden

Infektiös-eitrige Arthritiden können prinzipiell durch jeden bakteriellen Keim verursacht werden, der hämatogen oder von außen in das Gelenk gelangt (Tabelle 6.2). Am häufigsten sind jedoch Infektionen mit Staphylokokken und Streptokokken. Auch Gonokokkeninfektionen gehören in Abhängigkeit von der Promiskuität zu den häufigeren Erregern. Hämophilus influenzae wird besonders im Kindesalter als Erreger infektiöser Arthritiden isoliert. Andere Erreger sind nur in kleinen Serien oder Fallbeschreibungen als Ursache eitrigbakterieller Arthritiden mitgeteilt (Hedström u. Lidgren 1997).

Tabelle 6.2. Bakterielle Erreger infektiös-eitriger Arthritiden. (Nach Zeidler 1989)

Grampositive Keime	
	• Erysipelothrix rhusiopathiae
	• Listeria monocytogenes
	• Staphylococcus aureus[a]
	• Staphylococcus epidermidis[a]
	• Streptococcus faecalis (Enterokokken)
	• Streptococcus pneumoniae
	• Streptococcus pyogenes[a, b]
Spirochäten	
	• Leptospiren
	• Treponema pallidum
Sporenbildende Stäbchen	
	• Bacillus cereus
	• Clostridien
Gramnegative Keime	
	• Acinetobacter anitratus
	• Aeromonas hydrophilia
	• Bacteriodes fragilis
	• Brucellen
	• Campylobacter fetus
	• Eikenella corrodens
	• Enterobacter aerogenes
	• Enterobacter liquefaciens
	• Escherichia coli
	• Haemophilus influenza[b]
	• Klebsiella pneumoniae
	• Neisseria gonorrhoeae[c]
	• Neisseria meningitidis
	• Proteus mirabilis
	• Pseudomonas aeruginosa[c]
	• Salmonellen
	• Serratia liquefaciens
	• Serratia marcescens
	• Vibrio fetus
	• Yersinia enterocolitica
Aktinomyzeten	
	• Actinomycetes
	• atypische Mycobakterien
	• Mycobacterium tuberculosis

[a] Häufigste Erreger infektiös-eitriger Arthritiden.
[b] Häufigster Erreger infektiös-eitriger Arthritiden im Kindesalter.
[c] Häufigste Erreger gramnegativer bakterieller Arthritiden.

■ **Staphylo- und Streptokokken.** Die Häufigkeit von Staphylokokken- und Streptokokkenarthritiden läßt sich darauf zurückführen, daß diese Erreger auch die führende Ursache von Bakteriämien, Septikämien, eitrigen Verletzungen und Infektionen nach Operationen und anderen iatrogenen Eingriffen sind. Die Resistenz von Bakterien, insbesondere Staphylococcus aureus und Koagulase-negativen Staphylokokken, wird ein zunehmendes therapeutisches Problem. Im Falle der Gonokokken werden Erregereigenschaften für die hämatogene Ausbreitung und Neigung zur Ansiedlung im Gelenk verantwortlich gemacht. Arthritogene Gonokokkenstämme sind resistent gegen komplementabhängige bakterizide Aktivität des menschlichen Serums. Dadurch wird die Chemotaxis von Granulozyten und die Phagozytose der Keime verhindert. Ferner bevorzugen die arthritogenen Erregerstämme ganz bestimmte kulturelle Nährbedingungen, wie sie möglicherweise auch im Gelenk vorhanden sind (Mahowald 1997).

Dispositionen des Patienten, Infektabwehrstörungen und Art des operativen Eingriffes bestimmen v.a. das zu beobachtende Keimspektrum. Andererseits haben Änderungen der Antibiotikatherapie von Infektionserkrankungen und soziale Faktoren in den letzten Jahren zu einem Panoramawechsel beigetragen. Die weltweite Verbreitung der Penicillingabe führte zu einem Rückgang infektiöser Arthritiden durch Streptococcus pneumoniae. Ein sprunghafter Anstieg der Häufigkeit der Gonokokkenarthritiden in Großstädten der USA wird auf eine größere sexuelle Promiskuität zurückgeführt. Durch vermehrten Gebrauch von Kondomen ist in den letzten Jahren ein Rückgang dieser Erkrankung zu verzeichnen (Mahowald 1997). Infolge Zunahme des Drogenmißbrauchs wurde Pseudomonas aeroginosa zum häufigsten Erreger gramnegativer bakterieller Arthritiden, während früher E. coli, Proteus mirabilis und Serratia marcescens als gramnegative Keime vorherrschten.

Reaktive Arthritiden

Die reaktive Arthritis tritt im Anschluß einer primär extraartikulären Infektion auf. Diese Gruppe von Arthritiden wird unter dem Begriff reaktiv zusammengefaßt, um sie bezüglich ihrer infektiösen Ätiopathogenese von den septisch-eitrigen Arthritiden einerseits und den klassisch-entzündlichen bzw. autoimmunen

Gelenkerkrankungen andererseits abzugrenzen. Die reaktiven Arthritiden lassen sich demnach durch ursächlich bakterielle Infekte charakterisieren, ohne daß jedoch ein kultureller Erregernachweis aus dem Gelenk gelingt.

Die Definition der reaktiven Arthritiden (nach Toivanen 1997) lautet:

- sterile Gelenkinfektion im Anschluß an eine Infektion an anderer Stelle,
- systemische Erkrankung, die nicht auf Gelenke beschränkt ist,
- auslösende Infektion am häufigsten im Rachen, Urogenitaltrakt, oder Gastrointestinaltrakt,
- Auftreten auch ohne symptomatische auslösende Infektion, z.B. in Assoziation mit entzündlicher Darmerkrankung.

Der intraartikulären Erregerpräsenz wird eine zentrale Rolle in der Pathogenese der Erkrankung zugeschrieben.

■ **Erregerspektrum.** Mittlerweile wurden zahlreiche Erreger identifiziert, die reaktive Arthritiden auslösen können. Die verschiedenen Erreger wurden nach der Eintrittspforte der primär extraartikulären Infektion geordnet (Tabelle 6.3). Bei einigen Erregern ist noch nicht endgültig geklärt, ob der Erreger eine reaktive Arthritis auslösen kann. In den westlichen Ländern stellen Chlamydien, Yersinien und Salmonellen die wichtigsten Erreger als Auslöser reaktiver Arthritiden dar. Den anderen Erregern kommt nur eine untergeordnete Rolle zu.

Tabelle 6.3. Spektrum der bekannten Auslöser reaktiver Arthritiden, geordnet nach dem Ort der Primärinfektion

Gastrointestinaltrakt	Urogenitaltrakt	Respirationstrakt
Yersinia enterocolica	Chlamydia trachomatis	Chlamydia pneumoniae
Yersinia pseudotuberculosis	Ureaplasma urealytikum[c]	Streptococcus spp.[a]
Salmonella typhimurium	Mykoplasma hominis[c]	
Campylobacter jejuni	Gonococcus spp.[c]	
Clostridium difficile		
Shigella flexneri		
Shigella sonnei		
Brucella abortus		
Trypheryma whippelii[a, b]		

[a] Nicht HLA-B27-assoziiert.
[b] Zuordnung zu den reaktiven Arthritiden umstritten.
[c] Noch nicht abschließend als Auslöser reaktiver Arthritiden anerkannt.

■ **Klinisches Bild.** Klinisch imponieren reaktive Arthritiden zumeist als asymmetrische Oligoarthritis mit bevorzugtem Befall der unteren Extremität. Reaktive Arthritiden werden zusammen mit der Spondylitis ankylosans, der Psoriasis-Arthritis und der Arthritis bei chronisch entzündlichen Darmerkrankungen (Colitis ulcerosa und M. Crohn) zur Gruppe der Spondarthritiden zugerechnet (Toivanen 1997).

6.1.2 Krankheitsdisposition

Infektiös-eitrige Arthritiden

Die Disposition für infektiös-eitrige Arthritiden leitet sich aus den angeborenen und erworbenen Störungen der Infektabwehr her (Goldenberg 1995). Hierzu gehören:

- angeborene Immundefekte (Agammaglobulinämie),
- resistenzmindernde systemische Erkrankungen (Diabetes mellitus, chronische Leber- und Niereninsuffizienz, systemischer Lupus erythematodes, Sichelzellanämie),
- Gelenkerkrankungen (chronische Polyarthritis, Gicht, Chondrokalzinose),
- immunsuppressive Medikationen,
- intraartikuläre Eingriffe,
- Dialyse und Phereseverfahren,
- intravenöser Drogenabusus.

Auch das Alter scheint eine Rolle zu spielen. Kinder und alte Menschen haben ein erhöhtes Risiko für infektiöse Arthritiden, wahrscheinlich wegen einer altersabhängigen Abwehrschwäche bzw. im Alter häufigeren Immundefekten.

Reaktive Arthritiden

Es ist eine interessante Beobachtung, daß verschiedene Bakterien ein ähnliches Krankheitsbild auslösen können. Dies läßt Gemeinsamkeiten auf Seiten der Bakterien, aber auch eine genetische Disposition der erkrankten Patienten vermuten (Granfors 1997; Sieper u. Braun 1995).

Alle Bakterien, die reaktive Arthritiden auslösen können, zeichnen sich durch verschiedene Gemeinsamkeiten aus:

■ **Obligat oder fakultativ intrazelluläre Bakterien.** Sie haben die Fähigkeit, als obligat oder fakultativ intrazelluläre Erregerwirtszellen stabil zu infizieren. Intrazelluläre Bakterien haben damit einen potenten Mechanismus entwickelt, dem Immunsystem zu entgehen. Intrazellulär sind die Bakterien vor dem humoralen Immunsystem (Antikörpern) geschützt.

■ **Lipopolysaccharid.** Diese Substanz ist eine wesentliche Komponente der äußeren Membran von Bakterien, die eine reaktive Arthritis auslösen können. Verschiedene Beobachtungen unterstützen die Wichtigkeit von Lipopolysaccharid in der Pathogenese der reaktiven Arthritis. Zum einen sind ein wesentlicher Teil der gegen die Infektion gerichteten Antikörper Antilipopolysaccharidantikörper. Verglichen mit Patienten mit ausschließlicher lokaler Infektion an der jeweiligen Eintrittspforte ist die Antikörperkonzentration bei Patienten mit arthritischen Komplikationen der Infektion höher. Zum anderen wird Lipopolysaccharid in der Synovialflüssigkeit von Patienten mit reaktiver Arthritis nachgewiesen. Es wird als wichtiger Stimulator des Immunsystems betrachtet und ist an der Auslösung und Unterhaltung der Entzündungsreaktion beteiligt.

■ **Ort der Primärinfektion.** Der primäre Infektionsort der Mehrzahl der Erreger sind die Schleimhäute. Zur Verhinderung der Invasion der Bakterien wird von dem humoralen Immunsystem IgA sezerniert. Aufgrund der kurzen Halbwertzeit des sekretorischen IgA wird eine kontinuierliche serologische IgA-Antwort als Reaktion auf eine persistierende Infektion gedeutet.

Genetische Disposition der Patienten

Die Manifestation reaktiver Arthritiden wird offensichtlich durch genetische Faktoren bestimmt. Die hohe Assoziation mit dem HLA-B27 weist auf eine immungenetische Disposition hin. Die Empfänglichkeit für die Infektion selbst ist nicht genetisch determiniert, sondern die Neigung zur rheumatischen Manifestation. Bei HLA-B27-positiven Patienten kommt es meist zur Entwicklung einer Sakroiliitis oder Stammskelettbeteiligung. Auch zur Prognose bestehen Beziehungen. HLA-B27-positive Patienten entwickeln häufiger eine chronische Verlaufsform der Arthritis.

Tropismus der Krankheitsmanifestation

Die klinische Manifestation reaktiver Arthritiden betrifft in erster Linie Gelenke, Sehnenansätze und Augen. Eine Erklärungsmöglichkeit für diesen Tropismus bietet die Gefäßarchitektur der betroffenen Organe. Die anatomischen Besonderheiten der Gelenke und anderer bradytropher Organe (z.B. Herzklappen, Auge, Sehnen) sind lokale Faktoren, die in der Phase der Distribution der Erreger bzw. Erregerbestandteile die Anflutung des arthritogenen Materials bestimmen. In den genannten Bindegeweben werden Schlingenkapillaren ähnlich der der Nierenglomeruli angetroffen. Diese Schlingenkapillaren haben eine erhöhte Permeabilität, gesteigerte proliferative Potenz und neigen infolge ihrer Architektur zu turbulenter Strömung. Neben der Kapillaranatomie ist auch die Größe der pathogenen Partikel für die Anflutung und den Ort der Ablagerung verantwortlich. Vergleichende Untersuchungen mit Kohlepartikeln, lebenden und abgetöteten Bakterien zeigten, daß die Ablagerung im Gelenk und seinen verschiedenen Strukturen allein von der Größe der Partikel und der Gefäßstruktur abhängig ist.

6.1.3 Pathomechanismen und Erreger-Wirt-Interaktion

Infektiös-eitrige Arthritiden

In Hinblick auf die Eintrittspforten und Ausbreitung besteht bei den Erregern der bakteriell-infektiösen Arthritiden Klarheit. Die Keime gelangen von der Haut, von Schleimhäuten, aus Infektionsherden oder durch intravenöse und intraarterielle Zugänge auf dem Blutwege in das Gelenk. Auch direkt durch intraartikuläre Injektionen oder operative Eingriffe kommt es zur Infektion. Die Erreger vermehren sich im Gelenk und lösen eitrige Entzündungsreaktionen aus wie sie für bakterielle Infektionen typisch sind.

Reaktive Arthritis

Das grundlegende pathogenetische Konzept der reaktiven Arthritiden ist in Abb. 6.1 dargestellt und umfaßt 4 Phasen:

1. den Primärinfekt,
2. die Dissimination des Erregers oder von Erregerbestandteilen in das Gelenk,
3. die intraartikuläre Persistenz des Erregers oder der Erregerbestandteile sowie
4. die Auslösung einer Entzündungsreaktion durch Freisetzung von Mediatoren.

Der intraartikulären Persistenz von Erregern bzw. Erregerantigenen im Gelenk kommt dabei eine zentrale Rolle in der Pathogenese reaktiver Arthritiden zu, da diese für die Auslösung und Aufrechterhaltung einer Entzündungsreaktion im Gelenk erforderlich ist (Kuipers u. Zeidler 1997).

■ **1. Primärinfektion.** Der Primärinfekt, dem eine reaktive Arthritis folgen kann, findet meist an den Schleimhäuten des Körpers statt. Beteiligt ist der Respirations-, Gastrointestinal- und Urogenitaltrakt. Ausnahme ist die Eintrittspforte Haut bei Infektionen mit Borrelia burgdorferi mit möglicher nachfolgender Lyme-Arthritis. Ein breites Spektrum klinischer Symptome und Erkrankungen kann durch den Erreger an der Eintrittspforte und angrenzenden Kompartimenten verursacht werden. Beispiele sind bei Yersiniosen die intestinale Lymphadenitis, die chronische Colitis und das Erythema nodosum sowie bei Chlamydieninfektionen Prostatitis, Zystitis, Urethritis und Salpingitis. Häufig ist der Primärinfekt jedoch asymptomatisch.

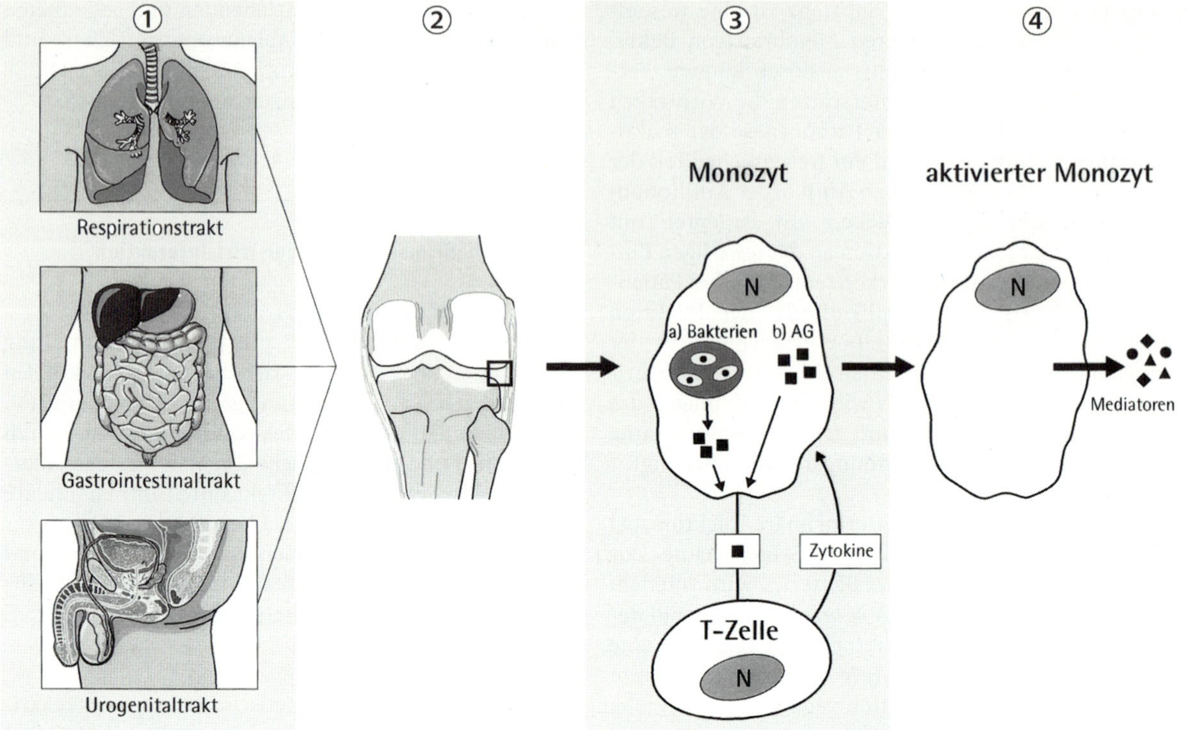

Abb. 6.1. Pathogenetisches Konzept der reaktiven Arthritis. 1. Primärinfektion im Bereich des Respirations-, Gastrointestinal- oder Urogenitaltraktes. 2. Dissimination des Erregers oder der Erregerbestandteile in das Gelenk. 3. Intrazelluläre Persistenz von Erregern (a) mit Synthese von Antigenen (■) aus den Phagosomen oder (b) von Erregerbestandteilen, die vom Ort des Primärinfektes in das Gelenk disseminiert werden. 4. Auslösung und Unterhaltung einer Entzündungsreaktion durch Freisetzung von Mediatoren (▲, ◆, ●)

■ **2. Erregerdissimination in das Gelenk.** Die Distribution des Erregers erfolgt vermutlich vom Ort der Primärinfektion bzw. angrenzenden Kompartimenten über den Blutkreislauf in die Gelenke. Da Chlamydien obligat intrazelluläre Bakterien sind, die außerhalb einer Wirtszelle nur kurzzeitig lebensfähig sind, ist eine Bakteriämie bei diesem Erreger nicht wahrscheinlich. Neue Untersuchungen sprechen für eine Dissimination in das Gelenk durch infizierte Monozyten. Die enteropathogenen Keime sind fakultativ intrazelluläre Bakterien. Die Frage der Dissimination in das Gelenk durch Bakteriämie und/oder intrazellulären Transport ist bei diesen Erregern noch ungeklärt (Kuipers u. Zeidler 1997).

■ **3. Intraartikuläre Persistenz.** Für zahlreiche, eine reaktive Arthritis auslösende Erreger ist eine intraartikuläre Präsens von Erregerantigenen, DNA und/oder RNA belegt (Tabelle 6.4, Kuipers u. Zeidler 1997; Köhler u. Jendro 1997). Ob es sich dabei um avitale Erreger bzw. Erregerbestandteile handelt oder ob vitale, metabolisch aktive Erreger im Gelenk persistieren, ist noch nicht für alle Erreger geklärt. Bezüglich der Chlamydien-induzierten Arthritis konnten verschiedene chlamydiale Makromoleküle (Major-outer-membrane-Protein, Lipopolysaccharid, DNA) im Gelenk nachgewiesen werden. In elektronenmikrokopischen Untersuchungen fanden sich morphologisch atypische, aber intakt erscheinende Chlamydien im Gelenk. Der Nachweis vitaler, metabolisch aktiver Chlamydien gelang durch Detektion kurzlebiger rRNA-Transkripte durch molekularbiologische Techniken. Die chlamydiale rRNA

Tabelle 6.4. Intraartikulär nachgewiesene Erreger/Erregerbestandteile

	Antigen	DNA	RNA	Vitalität*	EM
Chlamydia trachomatis	MOMP LPS	+	+	+	Intakte Erreger
Chlamydia pneumoniae	n.u.	+	+	+	n.u.
Yersinia enterocolica	YOP1 LPS	–/+	n.u.	n.u.	Antigenes Material
Campylobacter jejuni	n.u.	+	n.u.	n.u.	n.u.
Salmonella	LPS	+	n.u.	n.u.	n.u.

* Die Vitalität von Chlamydia trachomatis und pneumoniae im Gelenk wurde durch Detektion kurzlebiger rRNA Transkripte nachgewiesen.
Abkürzungen: EM Elektronenmikroskopie; *n.u.* nicht untersucht; *MOMP* „major outer membrane protein"; *LPS* Lipopolysaccharid; *YOP1* „Yersinia outer membrane protein".

wird aus langen rRNA-Operons synthetisiert. Wie auch bei anderen Bakterien werden die primären rRNA-Transkripte extrem schnell zu funktionell einsetzbaren rRNA-Molekülen prozessiert. Ein Nachweis dieser primären rRNA-Transkripte gelingt also nur in metabolisch aktiven Organismen.

Durch elektronenmikroskopische und molekularbiologische Untersuchungen wurde der Erreger in den Monozyten und im geringen Umfang auch in den Synovialfibroblasten der Synovialmembran identifiziert. Bei beiden Zelltypen handelt es sich um langlebige Zellen, die eine Persistenz des Erregers über Jahre ermöglichen können. Kürzlich konnten bei Patienten mit einer Chlamydien-induzierten Arthritis mit einer Krankheitsdauer bis zu 12 Jahren Chlamydien in der Synovialmembran mittels verschiedener Techniken nachgewiesen werden. Diese Daten belegen, daß Chlamydien über einen langen Zeitraum im Gelenk persistieren können (Köhler u. Jendro 1997).

Für Salmonellen und Campylobacter fand sich als Hinweis auf einen intakten Erreger im Gelenk mittels molekularbiologischer Methoden DNA, für Patienten mit Yersinien-induzierter Arthritis wurde zunächst nur bakterielles Antigen, aber keine DNA im Gelenk nachgewiesen (Hammer u. Wollenhaupt 1995; Granfors 1997). Allerdings konnten mittels Immunfluoreszenz Erregerstrukturen in der Synovialmembran von Patienten mit yersinieninduzierter Arthritis detektiert werden, die das morphologische Erscheinungsbild kompletter Erreger hatten (Hammer u. Wollenhaupt 1995).

Kürzlich wurde über einen Patienten mit Nachweis von Yersinien-DNA im Gelenk berichtet. Weitere Untersuchungen müssen diesen Befund allerdings bestätigen. Die kontinuierliche Synthese von bakteriellen Antigenen ist zur Unterhaltung der Entzündungsreaktion erforderlich. Ob enteropathische Bakterien, die eine reaktive Arthritis auslösen können, im Gelenk oder am Ort der Primärinfektion persistieren, muß zur Zeit noch offen bleiben (Sieper u. Kingsley 1996).

■ **4. Auslösung einer Entzündungsreaktion.** Die Persistenz eines metabolisch aktiven, nichtreplikativen Erregers bzw. von Erregerantigenen stellt vermutlich den entscheidenen Schritt für die Auslösung und Unterhaltung der Entzündungsreaktion dar. Die persistierenden Erreger und die von ihnen synthetisierten Makromoleküle können die Synthese von Zytokinen und Eikosanoiden induzieren, die ihrerseits die inflammatorische Reaktion auslösen (Köhler u. Jendro 1997; Kuipers u. Zeidler 1997). Für die Induktion der Synthese der Entzündungsmediatoren sind mehrere Mechanismen relevant.

Bakterielles Lipopolysaccharid wurde im Gelenk von Patienten mit reaktiver Arthritis nachgewiesen. Dieses Molekül ist ein Induktor des Immunsystems und stimuliert die Synthese von proinflammatorischen Zytokinen, wie Interleukin-1 und Tumor-Nekrose-Faktor.

In der Synovialmembran führen bakterielle Antigene zur Aktivierung von T-Lymphozyten vom Helfer-Typ. Verschiedene Antigene scheinen die T-Lymphozyten-Antwort zu unterhalten. Beispiele sind die ribosomalen Proteine, L2 und L23 von Chlamydien und Yersinien, eine Untereinheit der Urease von Yersinia sowie das Hitzeschockprotein von Chlamydien. Folge der Aktivierung der T-Lymphozyten ist die Sekretion von Lymphokinen, wie Interferon-γ und Interleukin-2. Interleukin-2 ist ein Wachstumsfaktor von T-Lymphozyten, der zur weiteren lokalen Expansion der T-Lymphozyten führt. Interferon-γ stimuliert Makrophagen zur Synthese von Interleukin-1 und Tumor-Nekrose-Faktor. Zusätzlich potenziert Interferon-γ die lipopolysaccharidinduzierte Wirkung auf die Zytokinsynthese. Die durch Erregerantigene induzierten Mediatoren lösen dann die Entzündungsreaktion aus, die klinisch als Arthritis imponiert.

6.2 Virale Infektionen

Myalgien und Arthralgien sind häufige und zumeist flüchtige Begleitsymptome von Virusinfekten. Viren sind aber auch Ursache entzündlich rheumatischer Erkrankungen. Zu diesen gehören Arthritiden, Kryoglobulinämie, Panarteriitis nodosa und Myositiden. Weitere Erkrankungen, bei denen eine virale Genese vermutet wird, sind das Sjögren-Syndrom, die chronische Polyarthritis und der systemische Lupus erythematodes. Durch den verbesserten Nachweis und die Isolierung neuer Viren wurden in den letzten Jahren erhebliche Fortschritte hinsichtlich der klinischen Charakterisierung und Diagnostik viraler rheumatischer Erkrankungen erzielt (Phillips 1997). Zu nennen sind insbesondere die Parvovirus-B19- und die Hepatitis-C-Virusinfektion. Die Bedeutung von viralen Infektionen in der Rheumatologie liegt v.a. in der Differentialdiagnose zu anderen Ursachen von Synovialitiden. Da die meisten viralen Arthritiden eine gute Prognose aufweisen, beschränkt sich bei ihrem Nachweis die Therapie auf symptomatische Maßnahmen. Durch die Entwicklung von virostatischen Medikamenten und den Einsatz von Interferon stehen jetzt auch antivirale Therapien zur Verfügung. Ein anderer wichtiger Aspekt der Virusätiologie rheumatischer Erkrankungen sind die Erkenntnisse in bezug auf die Pathogenese rheumatischer Erkrankungen. Anders als für bakterielle Erreger wird bei den viralen Arthritiden nicht zwischen reaktiven oder infektiösen Arthritiden unterschieden. Dennoch gelingt bei einigen Arthritiden der Nachweis von infektiösen viralen Partikeln im Gelenk, während bei anderen nur virale Antigene zumeist in Form von Immunkomplexen nachweisbar sind.

Tabelle 6.5. Erregerspektrum von Viren als Ursache von Arthritiden. (Mod. nach Naides 1997)

Häufig mit einer Arthritis assoziiert:		**Krankheitsmanifestation:**
DNS-Viren:		
• Erythrovirus:	• Parvovirus B19	Symmetrische Polyarthritis, in12% über Monate oder Jahre gehender chronischer Verlauf
• Hepadnavirus:	• Hepatitis-B-Virus	Kombination von Urtikaria mit Synovialitiden, dem Ikterus vorausgehend
RNS-Viren:		
• Flavivirus:	• Hepatitis-C-Virus	Symmetrische Polyathritis, Rheumafaktor-positiv häufig im Rahmen einer gemischten Kryoglobulinämie
• Togaviren:		
- Rubiviren:	• Rubellavirus	Symmetrische Polyarthritis in Kombination mit Hauteffloreszenzen nach Immunisierung oder Infektion
- Alphaviren:		Durch Moskitos übertragene akute Polyarthritis in Kombination mit Fieber und Hauteffloreszenzen Geographische Verteilung:
	• Chikungunya-Virus	Afrika und Asien
	• O'nyong-nyong-Virus	Afrika
	• Igbo-ora-Virus	Elfenbeinküste
	• Ross-River-Virus	Australien, Neuseeland, Neu-Guinea, Pazifische Inseln
	• Sindbis-Virus	Schweden, Finnland
	• Mayaro-Virus	Südamerika, Regenwald
• Paramyxovirus	• Mumps-Virus	Monarthritis oder migratorische Polyarthritis in Kombination mit Parotitis
Retroviren:		
	• Human T lymphocyte leukemia virus 1 (HTLV-1)	Oligoarthritis in Kombination mit knotigen Hauteffloreszenzen
	• Human Immuno-deficiency Virus (HIV)	Häufung von Reiter-Syndrom, undifferenzierter Spondarthritis, Psoriasisarthritis
Selten mit einer Arthritis assoziiert:		
DNS-Viren:		
• Adenovirus	• Adenovirus Typ 7	
• Hepatitis A-Virus		
• Herpesviren:	• Herpes-simplex-Virus	
	• Varizella-Zoster-Virus	
	• Zytomegalie Virus	
	• Epstein-Barr-Virus	
RNS-Viren:		
Enteroviren	• Coxsackie-Virus	
	• Echovirus	
Viren in noch ungeklärter Assoziation mit einer Arthritis:		
RNS-Viren:		
• Flavivirus	• Hepatitis-G-Virus (HGV)	

6.2.1 Erregerspektrum und zugehörige Krankheitsbilder

Virale Arthritiden

Das häufigste Erscheinungsbild der viralen Arthritiden sind akut auftretende symmetrische Polyarthritiden der kleinen und mittleren Gelenke (Tabelle 6.5, Alarcon 1988; Naides 1997; Schnitzler 1993). Doch auch andere Befalls- und Verteilungsmuster sind möglich.

■ **HTLV-1.** So wurden Monarthritiden häufig bei einer Mumpsinfektion und Oligoarthritiden bei einer Infektion mit dem „human T-lymphocyte-leukemia-virus-1 (HTLV-1)" beschrieben. Die Patienten sind bei Auftreten der Arthritis oft febril, und es lassen sich weitere Organmanifestationen der Viruserkrankung, so Hauteffloreszenzen bei der Rötelnarthritis oder Parotisschwellungen bei der Mumpsarthritis, nachweisen. Ein ähnliches Bild bieten die durch Alphaviren verursachten und durch Moskitos übertragbaren endemischen Polyarthritiden. Bei diesen Erkrankungen kommt es 2–3 Tage nach einem Moskitobiß zu einem hochfiebrigen Infekt mit Hauteffloreszenzen und einer akuten schmerzhaften Polyarthritis. Hautmanifestationen treten auch bei der Hepatitis-B-assoziierten Arthritis auf. Im Rahmen der initialen Virämie mit der Bildung von Immunkomplexen manifestiert sich eine von einem urtikariellen Hautexanthem begleitete Polyarthritis. Diese Symptomatik verschwindet zumeist mit dem Auftreten des Ikterus.

■ **Parvovirus-B19- und Hepatitis-C-Virusinfektion.** Differentialdiagnostische Probleme in der Abgrenzung von viralen Arthritiden zur chronischen Polyarthritis bestehen v. a. bei der Parvovirus-B19- und der Hepatitis-C-Virusinfektion. Erwachsene entwickeln im Rahmen der Parvovirusinfektion häufig kein typisches Exanthem im Bereich der Wangen. Dagegen treten Arthritiden wesentlich häufiger als bei Kindern auf, nach einigen Berichten in bis zu 60%. In etwa 12% der Betroffenen, zumeist Frauen, entwickelt sich eine chronische Arthritis, die mehrere Jahre bestehen kann und die ACR-Kriterien der chronischen Polyarthritis erfüllt. Auch bei der Arthritis im Rahmen der Hepatitis-C-Virusinfektion sind häufig die ACR-Kriterien erfüllt. In den meisten Fällen liegt zudem ein positiver Rheumafaktor vor. Dagegen ist die Hepatopathie zumeist okkult. Klärung bringt in diesen diagnostischen Problemfällen nur die Durchführung der entsprechenden Serologien oder anderer Tests zum Erregernachweis. Trotz eines langjährigen Verlaufs sind erosive Verläufe bei viralen Arthritiden selten.

Gehäuft treten Arthritiden bei AIDS-Patienten auf. In vielen Fällen handelt es sich um Reiter-Syndrome, Psoriasis-Arthritiden oder undifferenzierte Spondarthritiden. Die HIV-Infektion scheint die Suszeptibilität für diese Erkrankungen zu erhöhen.

Gemischte Kryoglobulinämie

Die wichtigste Ursache der gemischten Kryoglobulinämie ist die Hepatitis-C-Virusinfektion (Jendro et al. 1997). Verschiedene Studien konnten zeigen, daß in etwa 80–90% aller gemischten Kryoglobulinämien eine replikative HCV-Infektion vorliegt. Die Reduktion der Viruslast durch eine α-Interferontherapie verringert den Kryokrit, die Menge an Kryoglobulinen im Serum und bessert die Krankheitssymptome. Häufige Manifestationen der gemischten Kryoglobulinämie sind kutane leukozytoklastische Vaskulitis, Raynaud-Syndrom, Polyarthritis, Polyneuropathie und membranoproliferative Glomerulonephritis.

Panarteriitis nodosa

In etwa 4–54% aller Patienten mit der klassischen Form der Panarteriitis nodosa gelingt der Nachweis einer Hepatitis-B-Virusinfektion. Nachweisbar sind entweder das Hepatitis-B-Surface-Antigen (HBsAg) oder spezifische Antikörper. Häufig werden bei diesen Patienten Immunkomplexe aus viralen Antigenen und Antikörpern gefunden. Diese Immunkomplexe sind in den entzündeten Gefäßabschnitten lokalisiert und von entzündlichen Zellinfiltraten umgeben.

Virale Myositiden

Virale Myositiden treten im Kindesalter bei Infektionen mit Coxsackie-B- und Influenzaviren auf (Plotz u. Miller 1997). Diese akuten Myositiden verlaufen im allgemeinen selbstlimitierend. Einen chronischen Verlauf zeigen durch Echoviren hervorgerufene, der Dermatomyositis ähnliche Erkrankungen. Diese wurden allerdings bislang nur bei Jungen beschrieben, die von der X-chromosomal vererbten Agammaglobulinämie betroffen waren.

Tabelle 6.6. Erregerspektrum von Viren als Ursache von Myositiden. (Nach Plotz u. Miller 1997)

Viren:	Gesicherte Ätiologie
Coxsackie-B-Viren	Akute Myositis im Kindesalter
Influenza-Virus	Akute Myositis im Kindesalter
Echovirus	Dermatomyositis-ähnliches Krankheitsbild bei Patienten mit erblicher X-chromosomaler Agammaglobulinämie
	Mögliche Ätiologie bei:
Adenovirus	Kulturellem Nachweis in der Muskelbiopsie eines Patienten mit „Inclusion body myositis"
Mumpsvirus	Antisera gegen Mumps binden spezifisch Muskelbiopsien
Human Immunodeficiency Virus (HIV)	Häufung von Polymyositiden bei Patienten mit AIDS
Human T-lymphocyte leukemia virus (HTLV-1)	Erhöhte Prävalenz von Anti-HTLV-1 Antikörpern bei Myositispatienten aus Jamaika

Verschiedene Beobachtungen, die für eine virale Genese sprechen, wurden auch bei den Myositiden des Erwachsenenalters gemacht. Tabelle 6.6 faßt diese Beobachtungen zusammen. Insbesondere fanden sich wiederholt Hinweise, daß Picornaviren, zu denen Coxsackie- und Echoviren gehören, auch eine mögliche Ursache der Myositiden des Erwachsenenalters sind. In serologischen Untersuchungen wurden hohe Antikörpertiter gegen Coxsackieviren bei Myositispatienten bestimmt. In Muskelbiopsien wurden virale Bestandteile nachgewiesen, die eine Ähnlichkeit zu Picornaviren aufwiesen. Eine pathogenetisch interessante Beobachtung ist, daß einzelne Picornaviren mit den tRNA-Synthetasen interagieren. Antikörper gegen t-RNA-Synthetasen liegen spezifisch in hoher Prävalenz bei Polymyositiden vor. Adenoviren werden mit der Pathogenese der „inclusion body myositis" in Verbindung gebracht, da sie aus einer Muskelbiopsie angezüchtet werden konnten. Aufgrund des heutigen Wissensstandes kann noch nicht abschließend beurteilt werden, ob die Myositisformen des Erwachsenenalters viraler Genese sind.

6.2.2
Infektionswege und Entstehungsfaktoren

Viren gelangen meist durch Tröpfcheninfektion über den Respirationstrakt in den menschlichen Körper. Andere Infektionswege führen über die Haut, Augen oder die mukoepithelialen Schleimhäute anderer Körperöffnungen. Voraussetzung für die Entstehung einer viralen Infektion ist die Aufnahme in eine Zelle, die einen entsprechenden Virusrezeptor exprimiert und die über ein passendes Transkriptionssystem zur Virusreplikation verfügt. Nach Replikation am Ort der Primärinfektion, die entweder inapparent oder von Krankheitssymptomen begleitet verläuft, breitet sich das Virus in andere Organe aus. Dort kann es zu erneuten Symptomen entweder durch eine direkte Interaktion der Wirtszelle mit dem Virus oder durch eine Induktion von Entzündungsprozessen kommen. Innerhalb von 4 Wochen sind die meisten Virusinfektionen abgeheilt. Beispiele hierfür sind die Infektionen mit Enteroviren, Röteln-, Mumps- oder Adenoviren. Die meisten viralen rheumatischen Erkrankungen sind deshalb nur kurzdauernd. Nur wenige Viren sind in der Lage, eine persistierende Infektion hervorzurufen. Zu diesen gehören die Hepatitisviren B und C, das Human Immunodeficiency Virus (HIV) und das human T-lymphocyte-leukemia-virus (HTLV).

Die Aufnahme des Virus in eine Wirtszelle hat 3 mögliche Folgen:

1. Eine abortive Infektion: Die Replikation des Virus kann nicht abgeschlossen werden.
2. Eine lytische Infektion: Die Virusreplikation führt zum Tod der Wirtszelle.
3. Eine persistierende Infektion: Die Replikation des Virus ist mit dem Stoffwechsel der Wirtszelle vereinbar.

Sowohl der Virustyp als auch Wirtsfaktoren sind bei der Entstehung viraler rheumatischer Erkrankungen bislang als wesentlich erkannt worden.

Virustyp

■ **Organtropismus.** Viren sind in ihrer Vermehrung obligat auf ihre Wirtszelle angewiesen. Welche Wirtszellen von einem Virus befallen werden, ist einerseits von den Molekülen an der Zelloberfläche der Wirtszellen, andererseits von ihrem Transkriptionskomplex abhängig. Rezeptoren an der Zelloberfläche entscheiden, ob Adhäsion und Penetration des Virus möglich ist. Durch Unterschiede in der Transkription von Gewebezellen ist festgelegt, ob die zur Virusreplikation notwendigen Enzyme in der Wirtszelle vorhanden sind. Diese Voraussetzungen entscheiden, ob Viren in Synovialzellen oder anderen Zielzellen rheumatischer Erkrankungen persistieren können. Mumps- oder Rötelnviren lassen sich in Synovialzellen anzüchten.

Eine interessante Beobachtung ist, daß die Rötelnarthritis, die durch Impfstämme hervorgerufen wird, besonders häufig in Nordamerika auftrat. In Studien konnte gezeigt werden, daß die Unterschiede in der Prävalenz durch die Anwendung unterschiedlicher Impfstämme verursacht sind. Die Stämme, die am häufigsten zu Arthritiden führen, replizieren sich auch am besten in Synovialzellen.

■ **Die Fähigkeit von Viren zur Persistenz.** Besonders häufig treten rheumatische Manifestationen bei Viren auf, die eine persistierende Infektion verursachen. Diese Viren haben Strategien entwickelt, die ihre Elimination durch das menschliche Immunsystem verhindern. Diese Strategien sind oft auch Ursache der Entstehung von Autoimmunphänomenen. Durch ständige Mutationen verändert sich die antigene Struktur des Hepatitis-C-Virus. Das Immunsystem wird mit immer neuen Antigenen konfrontiert, und bereits gebildete Antikörper oder expandierte zytotoxische T-Zellen verlieren ihr Zielantigen. Durch diese Mutationen können virale Antigene in ihrer Sequenz und Struktur zu körpereigenen Proteinen „mutieren", was zur Entwicklung von Autoimmunität führen kann. Im Rahmen der Hepatitis-B-Virusinfektion kommt es zur Sezernierung des Hepatitis-Surface-Antigens (HBsAg). Das Virus ist dadurch in der Lage, den zugehörigen Antikörper zu blockieren. Es entstehen Immunkomplexe, die die Ursache der Vaskulitis bei Panarteriitis nodosa sind.

Wirtsfaktoren

■ **Lebensalter.** Mit steigendem Lebensalter nimmt die Häufigkeit von Arthritiden im Rahmen von Röteln- oder Parvovirus-B19-Infektionen zu.

■ **HLA-Assoziation.** HLA-Assoziationen bei viralen Erkrankungen sind noch wenig untersucht. Bei der Hepatitis-C-Virusinfektion scheinen Patienten mit dem HLA-DR4-Haplotyp häufiger an rheumatischen Begleitmanifestationen zu erkranken als Patienten mit anderen HLA-DR-Haplotypen.

■ **Immunstatus.** Patienten mit Immundefizienzen der zellulären oder humoralen Immunantwort weisen besonders häufig bei viralen Infektionen rheumatische Manifestationen auf. Zu diesen gehören HIV-Patienten oder Patienten mit X-chromosomaler Agammaglobulinämie.

■ **Geschlecht.** Frauen erkranken wesentlich häufiger an einer Rötelnarthritis als Männer.

6.2.3 Pathomechanismen und Erreger-Wirt-Interaktion

Die Entzündung oder Gewebezerstörung, die zur Manifestation viraler rheumatischer Erkrankungen führt, kann durch unterschiedliche Pathomechanismen verursacht werden (s. folgende Übersicht, Rosenthal 1994). Alle Mechanismen gehen aber davon aus, daß es am Ort der rheumatischen Manifestation zu einer Entzündung kommt. Diese Entzündung kann durch die Interaktion der Viren mit ihren Wirtszellen oder durch Stimulation des Immunsystems ausgelöst werden. Oftmals spielen mehrere Mechanismen eine Rolle. Bei der Hepatitis-B-Virusinfektion wurden sowohl infizierte Synovialzellen als auch Immunkomplexe im Gelenk gefunden.

Pathomechanismen der viralen Genese rheumatischer Erkrankungen. (Nach Rosenthal 1994)

Direkte Infektion der Wirtszellen durch Viren:

- Tod der Wirtszelle durch Induktion von Nekrose oder Apoptose,
- Tod der Wirtszelle durch Induktion einer zytotoxischen B- oder T-Zellantwort infolge der Expression viraler Antigene,
- „Immortalisierung" oder maligne Transformation der Wirtszelle,
- Produktion und Sezernierung viraler Antigene,
- Produktion von Zytokinen,
- Förderung der Expression von HLA-Klasse-II-Molekülen mit Präsentation von Autoantigenen.

Aktivierung des „unspezifischen" Immunsystems:

- Produktion von Zytokinen,
- Zytotoxizität,
- Antigenpräsentation.

Aktivierung des zellulären Immunsystems:

- zelluläre Zytotoxizität,
- Produktion von Zytokinen mit möglicher Entstehung einer „Überempfindlichkeitsreaktion vom verzögertem Typ" (Delayed type hypersensitivity),
- Induktion einer autoimmunen T-Zellantwort durch Erkennung von „Neoantigenen" oder „molekulares Mimikry".

Aktivierung des humoralen Immunsystems:

- maligne Transformation von B-Zellen,
- Bildung von Immunkomplexen,
- humorale Zytotoxizität,
- Induktion einer autoimmunen B-Zellantwort durch „molekulares Mimikry".

Direkte Infektion der Wirtszellen durch Viren

Nekrose und Apoptose. Mögliche Folge einer viralen Infektion ist die Zerstörung der Wirtszellen durch Induktion von Nekrose oder Apoptose. Infizierte Zellen werden durch Expression viraler Antigene zum Ziel zytotoxischer T-Zellen und Antikörper. Die Zerstörung von infizierten Zellen führt zu einer Entzündungsreaktion. Es konnte gezeigt werden, daß Viren viele Zielzellen rheumatischer Erkrankungen infizieren können. Neben Synovialzellen sind dies Muskelzellen, Speicheldrüsenzellen oder B-Zellen.

Persistierende Infektion. Eine virale Infektion kann aber auch zu einer persistierenden Infektion der Wirtszelle führen. Viren haben die Fähigkeit, durch Eingriff in die Steuerung des Zellzyklus ihre Wirtszellen „unsterblich" zu machen, zu „immortalisieren". In einigen Fällen resultiert dies in der malignen Transformation der Wirtszellen.

Infizierte Zellen setzen virale Antigene frei, was zur Bildung von Immunkomplexen führt, und bilden Zytokine, insbesondere Interferone. Interferone fördern die Expression von HLA-Molekülen. Durch ihren Einfluß erwerben einige Zellarten die Fähigkeit zur Expression von HLA-Klasse-II-Molekülen. Sie werden zu antigenpräsentierenden Zellen für CD4-positive T-Zellen. Die Expression von HLA-Klasse-II-Molekülen durch hierfür nicht vorgesehene Zellen wird als Ursache in der Entstehung von autoimmunen Prozessen diskutiert. Diese Zellen erlangen die Fähigkeit, gewebsspezifische Moleküle zu präsentieren, mit denen das eigene Immunsystem noch nicht konfrontiert wurde und für die keine Toleranz besteht. Das pathogenetische Modell geht davon aus, daß diese gewebsspezifischen „Neoantigene" als Autoantigene eine selbstzerstörende Immunantwort initiieren.

Aktivierung des unspezifischen Immunsystems

Eine virale Infektion führt zur Aktivierung von Makrophagen und natürlichen Killerzellen. Diese Zellen lysieren virusinfizierte Zellen, produzieren Zytokine und präsentieren virale Antigene. Über diese Mechanismen können sie lokale und systemische Entzündungsreaktionen hervorrufen.

Aktivierung des zellulären Immunsystems

Die zelluläre Immunantwort spielt bei viralen Infektionen eine zentrale Rolle, da Viren obligat intrazelluläre Erreger sind. Durch die Infektion von Zellen mit Viren werden virale Antigene an der Zelloberfläche exprimiert. Diese viralen Antigene assoziieren mit HLA-Molekülen und werden gemeinsam von T-Zellen erkannt. Die Erkennung dieser Antigene führt zur Induktion einer T-Zellantwort. Sie ist primär ein Schutzmechanismus des Organismus, der eine überschießende Replikation der Viren verhindern soll. Sind viele Synovialzellen infiziert, kommt es durch die zytotoxische T-Zellantwort zu Entzündungsreaktionen im Gelenk. Durch die Aktivierung der CD4-positiven T-Zellen kann eine Überempfindlichkeitsreaktion vom verzögerten Typ ausgelöst werden.

Selbstzerstörend werden kann die T-Zellantwort, wenn sie nicht allein gegen virale, sondern gegen körpereigene Antigene gerichtet ist. Dies ist möglich, wenn wie oben beschriebenen Neoantigene von nicht hierfür vorgesehenen Zellen präsentiert werden oder wenn körpereigene und virale Antigene ein hohes Maß an Übereinstimmung aufweisen. Genanalysen konnten verschiedene Übereinstimmungen nachweisen. Die Übereinstimmung zwischen Fremd und Selbst, die zu autoimmunen, „selbstzerstörenden" Reaktionen führt, wird als „molecular mimicry" bezeichnet.

Aktivierung des humoralen Immunsystems
Im Rahmen der humoralen Immunantwort kommt es zur Bildung von Antikörpern gegen virale Antigene. Bei einigen viralen Arthritiden konnten Immunkomplexe aus viralen Antigenen und Antikörpern im Gelenk nachgewiesen werden. Bei der Panarteriitis nodosa und bei der gemischten Kryoglobulinämie finden sich Immunkomplexe aus Hepatitis-B- bzw. Hepatitis-C-Antigenen in den vaskulitischen Läsionen. Für die Präzipitation der Immunkomplexe ist entscheidend, wie das Verhältnis zwischen der Menge an Antigenen und Antikörpern ist. Sind Antigene oder Antikörper im Überschuß vorhanden, unterbleibt die Präzipitation. Bei der Hepatitis-B-Infektion kommt es zum Ende der Virämie zu Krankheitsmanifestationen, die durch Immunkomplexe vermittelt werden. Zu dieser Zeit sind die Mengen an Antikörpern und Viruspartikeln äquivalent. In frühen Krankheitsphasen dominieren die Virusantigene, während in späten die Antikörper im Überschuß vorhanden sind.

Auch bei der humoralen Immunantwort gegen Viren spielt das Molecular mimicry eine Rolle. Bei vielen viralen rheumatischen Erkrankungen sind Autoantikörper nachweisbar. Rheumafaktoren wurden bei der Röteln-, Hepatitis-B- und Hepatitis-C-Virusinfektion gefunden. Bei der Hepatitis-C-Virusinfektion ist bei nahezu allen Patienten mindestens ein Autoantikörper nachweisbar. Neben Rheumafaktoren konnten antinukleäre Antikörper (ANA), Schilddrüsenautoantikörper, Antikardiolipinantikörper und Antikörper gegen glatte Muskulatur (SMA) bestimmt werden.

■ **IgM-Antikörper vom WA-Subtyp.** Die Bildung der Kryoglobuline im Rahmen der HCV-Infektion wird nach Agnello ebenfalls durch Molecular mimicry erklärt. In den Kryopräzipitaten werden v.a. Antikörper des WA-Subtyps der Immunglobulinklasse M (IgM) gefunden. Diese WA-Antikörper erkennen sowohl körpereigene Immunglobuline der Subklasse G (IgG), als auch Hepatitis-C-Antigene. Im Rahmen der Infektion mit dem Hepatitis-C-Virus kommt es zur Stimulation der B-Zellen des WA-Subtyps. Dieser Antikörper erkennt zunächst nur das virale Antigen. Durch somatische Mutationen entstehen leichte Modifikationen der Antikörperspezifität, die ausreichend sind, um das Bindungsverhalten zu beeinflussen. Der WA-Antikörper erkennt dadurch nicht mehr nur allein das Hepatitis-C-Antigen, sondern auch körpereigene Antikörper der IgG-Spezifität. Dies führt zur überschießenden Stimulation der B-Zellen des WA-Subtyps, da diese nun auch durch körpereigene Antikörper stimuliert werden.

Eine andere Folge ist die Entstehung von großen Immunkomplexen. Die Hepatitis-C-Viruspartikel induzieren die Bildung weiterer Anti-Hepatitis-C-Antikörper. Diese Antikörper binden an die Viruspartikel. Handelt es sich um IgG-Antikörper, werden sie wiederum von den WA-Autoantikörpern erkannt. Da Immunglobuline der IgM-Klasse 5 antigene Bindungsstellen aufweisen, ist eine Quervernetzung zwischen verschiedenen Viruspartikeln und gebundenen IgG-Antikörpern durch die WA-Autoantikörper möglich.

Die überschießende Bildung von WA-Autoantikörpern im Rahmen der Hepatitis-C-Virusinfektion kann aber auch durch einen anderen Mechanismus erklärt werden. Im Knochenmark dieser Patienten werden gehäuft niedrigmaligne Immunglobulin-produzierende Non-Hodgkin-Lymphome gefunden. Über einen noch nicht geklärten molekularen Mechanismus kann das Hepatitis-C-Virus zu einer malignen Transformation von B-Zellen führen. Besonders betroffen sind die B-Zellen des WA-Typs, so daß die überschießende Bildung von Autoantikörpern auch durch eine maligne Transformation von B-Zellen verursacht wird. Die Induktion einer malignen Transformation schließt häufig eine Hemmung der Apoptose der Wirtszellen mit ein. Die Wirtszellen werden dadurch „unsterblich".

Adeno- und Herpesviren kodieren ein Protein, das analog zum menschlichen bcl-2 die Apoptose von Lymphozyten verhindern kann. Virale Proteine können auch die Funktion von p53 unterdrücken, was ebenfalls in einer Apoptosehemmung resultiert. Bei der Hepatitis-C-Virusinfektion ist besonders häufig mit einem Molecular mimicry zu rechnen, da es sich um ein RNA-Virus mit einer hohen Mutationsrate handelt. Mutation von viralen Antigenen kann in „körpereigenen" Proteinen resultieren.

6.3 Pilzinfektionen

Pilzarthritiden sind in westlichen Ländern selten. Haupteintrittspforte sind die Lunge und die Haut. Meist führt eine krankheitsbedingte Abwehrschwächung oder medikamentöse Suppression bzw. Elimination der normalen Mischflora, z.B. durch Antibiotika, Glukokortikoide, Zytostatika, zur hämatogenen Ausbreitung und Absiedlung von Pilzen in Gelenke und Knochen. Am häufigsten sind infektiöse Arthritiden infolge Candidasepsis. Verschiedene andere eitrige Pilzarthritiden werden ausschließlich in Amerika, Asien und Afrika beobachtet. Nach Bocanegra 1997 ergibt sich folgendes Erregerspektrum von Pilzen als Ursache von Arthritiden:

1. Häufige Erreger
- Candida albicans,
- Candida tropicalis,

- Coccidiodes immitis,
- Blastomyces dermatitidis,
- Sporothrix schenkii,
- Histoplasma capsulatum,
- Cryptoccocus neoformans,
- Nocordia,
- Cephalosporium spurim.

2. Seltene Erreger

- Aspergillus fumigatus,
- Aspergillus flavus,
- Saccharomyces cerevisiae,
- Fusarium solani,
- Turolopsis glabrata.

In der Regel lassen sich Pilze mikroskopisch und/oder kulturell in der Synovia und Synovialmembran nachweisen. Bei gesunden Individuen können auch im Rahmen der Erstinfektion mit Coccidioides oder Histoplasma flüchtige Arthritiden und Arthralgien mit sterilem Gelenkpunktat entstehen (Bocanegra 1997; Vidal u. Espinosa 1988). Eine antimykotische Therapie ist bei dieser Erkrankung nicht erforderlich (Tabelle 6.7). Tabelle 6.7 gibt eine Übersicht über die Pilzarthritiden.

6.4 Parasitäre Infektionen

Parasitäre Arthritiden sind endemisch in einigen Entwicklungsländern. In Europa wurde bislang nur sporadisch über parasitäre Arthritiden berichtet. Zumeist handelte es sich um Einwanderer oder Tropenrückkehrer. Vor allem Myalgien und Arthralgien werden durch

Tabelle 6.7. Disposition, Krankheitsmanifestation und Lokalisation von Pilzarthritiden. (Modifiziert nach Bocanegra 1997)

Pilz	Disposition	Krankheitsmanifestation	Lokalisation
Histoplasma	Keine	• Akute Polyarthritis (Erythema nodosum)	Große Gelenke
		• Osteomyelitis	Wirbelkörper, Röhrenknochen
Blastomyces	Keine	• Osteomyelitis	Wirbelkörper, Röhrenknochen, Rippen
		• Chronische Monarthritis	Knie, Sprunggelnke, Ellbogen
Sporothrix	Immunsupprimiert, Alkoholkrankheit	• Osteomyelitis	Tibia, Fibula
		• Chronische Monarthritis	Knie, Handgelenke, Ellbogen
		• Tenosynovitis, Bursitis	Obere Extremität
Coccidioides	Keine	• Akute Polyarthritis (Erythema nodosum)	Große Gelenke
		• Chronische Monarthritis	Knie, Handgelenke, Sprunggelenke, Tibia,
		• Osteomyelitis	Wirbelkörper, Schädel
Cryptococcus	Keine und immunsupprimiert	• Osteomyelitis	Rippen, Wirbelkörper, Becken
		• Chronische Monarthritis	Knie, Sprunggelenke
Aspergillus	Immunsupprimiert, Antibiotika	• Osteomyelitis	Rippen, Wirbelkörper
		• Chronische Monarthritis	Knie, Handgelenke
Candida	Immunsupprimiert, Antibiotika Drogenabusus	• Osteomyelitis	Wirbelkörper
		• Chronische Monarthritis	Knie, Hüftgelenke, Schulter

Tabelle 6.8. Erregerspektrum von Parasiten als Ursache von Arthritiden. (Modifiziert nach Bocanegra 1997)

Parasit:	Arthritisform:	Lokalisation:
Protozoen:		
• Giardia lamblia	Polyarthritis	Große Gelenke
• Cryptosporidium	Polyarthritis	Große Gelenke
• Toxoplasma gondii	Polyarthritis	Große und kleine Gelenke
Cestoden (Bandwürmer):		
• Taenia solium (Schweinebandwurm)	Polyarthritis	Große und kleine Gelenke
• Echinococcus	Monarthritis	Kniegelenke
	Polyarthritis	Große und kleine Gelenke
Nematoden (Fadenwürmer):		
• Strongyloides (Zwergfadenwürmer)	Oligoarthritis	Knie-, Sprunggelenke
	Polyarthritis	Große und kleine Gelenke
• Dracunculus medinensis (Medinawurm)	Monarthritis	Knie-, Sprunggelenke
• Filarien	Mon-Oligoarthritis	Knie-, Sprung-, Hüftgelenke
• Dirofilaria	Monarthritis	Kniegelenke
Trematoden (Saugwürmer):		
• Schistosoma (Pärchenegel)	Enthesitis	Keine Prädilektion
	Oligoarthritis	Große Gelenke
	Polyarthritis	Große und kleine Gelenke

Parasiten hervorgerufen. Daneben kann es aber auch zur Entwicklung von Arthritiden, Myositiden und Vaskulitiden kommen (Tabelle 6.8, Bocanegra 1997). Generell handelt es sich bei diesen Manifestationen um eher seltene Komplikationen einer Parasiteninfektion. An eine Parasitenätiologie ist zu denken, wenn über einen Aufenthalt in einem Endemiegebiet berichtet wird, andere Symptome der Parasiteninfektion geklagt werden und eine Mon- oder Polyarthritis vorliegt. Ein weiterer diagnostischer Hinweis ist, daß die Arthritis nicht auf eine antiinflammatorische Therapie anspricht. Nur vereinzelt wurden die Parasiten im Gelenk (Onchocerca, Loa loa, Dracunculus) oder in der Muskulatur (Trichinen, Toxoplasmen) nachgewiesen. Aufgrund des fehlenden Nachweises wird für einige Parasiten eine allergische oder immunvermittelte Genese angenommen. Unter einer operativen oder antiparasitären Therapie kommt es meistens zur Ausheilung der rheumatischen Manifestationen.

Literatur

Agnello V (1995) The aetiology of mixed cryoglobulinaemia associated with hepatitis C virus infection. Scan J Immunol 42:179–184

Alarcon GS et al. (1988) Part II: Viral Arthritis. In: Espinoza LR, Goldenberg DL, Arnett FC, Alarcon GS (Hrsg) Infections in the rheumatic diseases. Grune und Stratton, Orlando, S 79–122

Bocanegra TS (1997) Mycobacterial, Brucella, Fungal and Parasitic arthritis. In: Klippel JH, Dieppe PA (Hrsg) Rheumatology. Mosby, London, S 6.4.1–6.4.12

Goldenberg DL (1995) Bacterial arthritis. Curr Opin Rheumatol 7:310–314

Granfors K (1997) Host-Microbe interaction in HLA-B27 associated diseases. Ann Med 29:153–157

Hammer M, Wollenhaupt J (1995) Postenteritische reaktive Arthritiden und Spondarthritiden. Deutsches Ärzteblatt 92:2009–2015

Hedström SA, Lidgren L (1997) Septic arthritis and osteomyelitis. In: Klippel JH, Dieppe PA (Hrsg) Rheumatology. Mosby, London, S 6.2.1–6.2.10

Jendro MC, Hülsemann JL, Zeidler H (1997) Das Hepatitis C-Virus und rheumatische Erkrankungen. Z Rheumatol 56:276–286

Köhler L, Jendro MC (1997) Bedeutung der Persistenz von Chlamydia trachomatis im Gelenk für die Pathogenese der Chlamydien-induzierten Arthritis unter Berücksichtigung der therapeutischen Implikationen. Akt Rheumatol 22:170–176

Kuipers JG, Zeidler H (1997) Das Konzept der reaktiven Arthritiden. Entstehung, aktueller Stand und Perspektiven. Akt Rheumatol 22:151–161

Mahowald ML (1997) Gonococcal arthritis. In: Klippel JH, Dieppe PA (Hrsg) Rheumatology. Mosby, London, S 6.3.1–6.3.8

Naides SJ (1997) Viral Arthritis. In: Klippel JH, Dieppe PA (Hrsg) Rheumatology. Mosby, London, S 6.6.1–6.6.8

Phillips PE (1997) Viral arthritis. Curr Opin Rheumatol 9:337–344

Plotz PH, Miller FW (1997) Inflammatory muscle disease: Etiology and pathogenesis. In: Klippel JH, Dieppe PA (Hrsg) Rheumatology. Mosby, London, S 7.14.1–7.14.10

Rosenthal KS (1994) Introduction to viral disease. In: Murray PR, Kobayashi GS, Pfaller MA, Rosenthal KS (Hrsg) Medical Microbiology. Mosby, London, S 526–541

Schnitzler TJ (1993) Viral arthritis. In: Kelley WN, Harris ED, Ruddy S, Sledge CN (Hrsg) Textbook of Rheumatology. Saunders, Philadelphia, S 1494–1508

Sieper J, Braun J (1995) Pathogenesis of spondylarthropathies. Arthritis Rheum 38:1547–1554

Sieper J, Kingsley G (1996) Recent advances in the pathogenesis of reactive arthritis. Immunology Today 17:160–163

Toivanen A (1997) Reactive arthritis and Reiter's syndrome: etiology and pathogenesis. In: Klippel JH, Dieppe PA (Hrsg) Rheumatology. Mosby, London, S 6.11.1–6.11.8.

Vidal L, Espinoza LR (1988) Other fungal arthritis. In: Espinoza LR, Goldenberg DL, Arnett FC, Alarcon GS (Hrsg) Infections in the rheumatic diseases. Grune und Stratton, Orlando, S 199–214

Zeidler H (1997) Reaktive Arthritis – Auf dem Weg zu einer erregerorientierten Ätiopathogenese und Klassifikation. Akt Rheumatol 22:149–150

Kapitel 7

Epidemiologie und Sozialmedizin

W. Mau, Angela Zink

INHALT

Epidemiologie und Sozialmedizin rheumatischer Erkrankungen beinhalten heute weit mehr als das einfache Zählen von Krankheitsfällen und die Auflistung von Krankheitsfolgen für das Gemeinwesen. Sowohl rheumatologische Detailkenntnisse als auch die Anwendung von Methoden der Public-health-Forschung sind notwendig für die Erarbeitung von Kriterien zur Falldefiniton und für die Ermittlung von Prävalenz- und Inzidenzraten in der klassischen Epidemiologie. Daraus ergibt sich der Zugang zur sozialmedizinischen Bedeutung. Angesichts der begrenzten Ressourcen im Gesundheitswesen verdienen die gesundheitsökonomischen Folgen und die Klärung der Kosten-Effektivität der fach-rheumatologischen Versorgung besondere Beachtung.

Die klinische Epidemiologie leistet einen Beitrag zur „evidence based medicine“, indem sie sich direkt auf Patienten bezieht und konsequent moderne Evaluationsmethoden in Studien einsetzt. Dadurch werden klinische Entscheidungen auf eine sicherere Grundlage gestellt. Beispielhaft sind Untersuchungen der Krankheitsentwicklung und der prognostischen Indikatoren zu nennen, die wegen der drohenden Chronifizierung zahlreicher rheumatischer Erkrankungen von hoher praktischer und therapeutischer Relevanz sind.

Die *Versorgungsepidemiologie* deckt Unterschiede und Defizite bei der Behandlung rheumatischer Erkrankungen auf. Sie schafft die Voraussetzung für die Beseitigung von Versorgungsengpässen, eine bessere Ausschöpfung verschiedener Behandlungsmöglichkeiten und wünschenswerte Abstimmungsprozesse zur Therapieoptimierung unter Spezialisten.

Am Beispiel der chronischen Polyarthritis (cP) werden die genannten Bereiche im folgenden veranschaulicht.

7.1 Kriterien zu Falldefinitionen

Unter dem Begriff „Rheuma“ wird eine Vielzahl von Krankheitsentitäten, Syndromen und Störungen verstanden, für die verschiedene Diagnose- und Klassifikationssysteme existieren. Zahlreiche rheumatische Erkrankungen, für die (noch) keine ätiologisch begründete Klassifikation möglich ist, werden heute als Symptomkomplexe mit Hilfe von Kriterienkatalogen definiert. Primär wurden Kriterien nicht zur Diagnose in der Praxis, sondern zur Falldefinition und damit zur besseren Vergleichbarkeit der untersuchten Kranken in (epidemiologischen) Studien entwickelt. Zum Teil wird sogar vor der Anwendung der Kriterien die klinische Diagnose gefordert. Kriterienkataloge dienen vielfach der Klassifikation, d.h. der Beschreibung typischer Merkmale mit hoher Sensitivität und Spezifität, die somit eine gute Abgrenzung zwischen ausgewählten Kranken und Vergleichsgruppen erlauben. Wegen der geringen Anzahl von möglichst leicht anwendbaren Kriterien können nicht alle Aspekte abgebildet und gewichtet werden, die in Praxis und Klinik für die Diagnose im Einzelfall entscheidend sind. Beispiele für aktuelle Kriterienkataloge, die weite Verbreitung in klinischen Untersuchungen gefunden haben, sind die Klassifikationskriterien für die cP, die Spondarthritiden und das Fibromyalgiesyndrom.

Obwohl die Kriterien die Diagnose nicht ersetzen können, finden sie auch im Alltag zunehmend Beachtung, weil sie die Kommunikation erleichtern und eine Orientierungshilfe bieten (Raspe 1995).

7.2 Prävalenz und Inzidenz

Das Vorkommen rheumatischer Beschwerden und Erkrankungen wird durch die Prävalenz und die Inzidenz beschrieben. Unter der Prävalenz ist der *Gesamtanteil* Erkrankter in einer definierten Population zu einem Zeitpunkt (Punktprävalenz) oder in einem Zeitraum (Periodenprävalenz, z.B. Einjahresprävalenz) zu verstehen. Die Inzidenz gibt das Auftreten *neuer Fälle* in einer Bevölkerungsgruppe während eines bestimmten Zeitraums (z.B. pro Jahr oder pro 100 000 Personenjahre) wieder.

Bevölkerungsbefragungen bilden die Grundlage für Schätzungen der Prävalenz subjektiver Beschwerden am Bewegungssystem. Weltweit findet sich für verschiedene Körperregionen eine stärkere Belastung der Frauen. Es dominieren Rückenschmerzen mit einer standardisierten Punktprävalenz von 39% in Lübeck bzw. 27% in den neuen Bundesländern entsprechend den Daten des *Nationalen Gesundheitssurvey Ost* 1991/92 (s. Tabelle 7.1; Berger-Schmitt et al. 1996).

Einfluß soziokultureller Bedingungen

Neben den Prävalenzunterschieden gibt es weitere Hinweise auf den Einfluß soziokultureller Bedingungen auf solche populationsepidemiologischen Daten. In der Bundesrepublik Deutschland werden in den neuen Ländern seltener geringgradige Rückenschmerzen angegeben als in den alten Bundesländern. Personen mit Rückenschmerzen berichten im Westen über stärkere Beeinträchtigungen im Alltag als im Osten. Diese Daten deuten möglicherweise darauf hin, daß rheumatischen Beschwerden in den neuen Bundesländern eine geringere Bedeutung zugemessen wird und daß anders damit umgegangen wird als in den alten Ländern.

Prävalenz- und Inzidenzangaben zu konkreten rheumatischen Erkrankungen schwanken z.T. erheblich, da sie von verschiedenen Voraussetzungen abhängen wie Falldefinition, Art der Datenerhebung und Charakteristika der Population (z.B. Geschlecht, Alter, Rasse). Tabelle 7.2 zeigt Prävalenz- und Inzidenzraten rheumatischer Erkrankungen und Schmerzsyndrome (Silman u. Hochberg 1993; Felson 1997).

Für die cP ist heute eine Prävalenz von etwa 0,5% anzunehmen. Diese Rate liegt im unteren Bereich des von verschiedenen Autoren berichteten Spektrums. Folgende Gründe sind für die geringe Prävalenz zu diskutieren:

- die in den letzten beiden Jahrzehnten zunehmende Ausgrenzung der Spondarthritiden,
- die Fokussierung auf typische Manifestationsformen, wie sie durch die 1987 revidierten ACR-Kriterien klassifiziert werden,
- ein Rückgang leicht identifizierbarer schwerer Verlaufsformen im Zusammenhang mit einer frühen konsequenten Therapie (Hakala et al. 1994) und
- eine möglicherweise fallende Inzidenz der cP (Silman u. Hochberg 1993).

Veränderungen der Inzidenzraten sind für gesundheitspolitische Planungen von Bedeutung. Weiterhin liefern diese Daten und daran anschließende differenziertere epidemiologische Studien Beiträge zur Diskussion pathogenetischer Faktoren wie der hypothetisch protektiven Wirkung oraler Kontrazeptiva als Ursache der nur bei Frauen beschriebenen fallenden Inzidenz der cP.

7.3 Sozialmedizinische Bedeutung

Wichtige Informationen zur sozialmedizinischen Bedeutung rheumatischer Beschwerden und Erkrankungen liefern Statistiken über die Arbeitsunfähigkeit sowie die Berufs- und Erwerbsunfähigkeitsrenten.

Rheumatische Störungen (Fallgruppe XIII der ICD 9) sind die führenden Diagnosen bei Arbeitsunfähigkeit. Unter ihnen dominieren die Dorsopathien mit 1682 Fällen je 1000 pflichtversicherten Männern bzw. 1113 Fällen je 1000 Frauen in der gesetzlichen Kranken-

Tabelle 7.1. Punktprävalenz und Jahresprävalenz rheumatischer Beschwerden in Ostdeutschland und einer westdeutschen Region (standardisierte Werte). (Nach Berger-Schmitt et al. 1996)

Schmerzlokalisation	Punktprävalenz NGO* [%] 1991/92	Punktprävalenz Lübeck [%] 1992	Jahresprävalenz NGO* [%] 1991/92	Jahresprävalenz Lübeck [%] 1992
Rücken	27	39	63	75
Nacken	20	32	47	66
Schultergelenk	17	30	37	60
Hüftgelenk	10	19	19	34
Kniegelenk	16	–	34	–
Schmerzen in mindestens einer Körperregion	49	59	85	89

* NGO: Nationaler Gesundheitssurvey Ost.

Tabelle 7.2. Punktprävalenz und Inzidenz ausgewählter rheumatischer Erkrankungen und Schmerzsyndrome. (Nach Silman u. Hochberg 1993; Felson 1997)

	Punktprävalenz pro 1000 Personen	Inzidenz pro 100.000 Personen/Jahr
Arthritiden		
Chronische Polyarthritis		
Frauen	4–16	20–70
Männer	3–10	10–20
Juvenile chronische Arthritis (<16 J.)	0,2–1	2–18
Arthritis urica		
Frauen	<0,1–5	20–70
Männer	7–34	160–280
Spondarthritiden		
Arthritis psoriatica	0,2–1	–
Reiter-Syndrom (<50 J.)	<0,1	3
Spondylitis ankylosans	1–5	7
Systemkrankheiten des Bindegewebes		
Systemischer Lupus erythematodes	0,1–0,5	2–8
Systemische Sklerose	<0,1	0,2–1
Polymyositis/Dermatomyositis	<0,1	0,5–1,8
Polymyalgia rheumatica/Riesenzellarteriitis (>50 Jahre)	0,2–5	0,5–76
Symptomatische Arthrosen		
Gonarthrose	–	200
Frauen >62 Jahre	114	–
Männer >62 Jahre	68	–
Coxarthrose	–	50–74
Frauen >55 Jahre	36	–
Männer >55 Jahre	55	–
Diverse Schmerzsyndrome		
Nackenschmerzen	160	–
Rückenschmerzen	290–400	2000–6000
Schulterschmerzen	210	–
Fibromyalgiesyndrom (generalisierte Tendomyopathie)	7–60	–

versicherung im Jahr 1990 (Raspe 1998). Rheumatische Erkrankungen waren 1994 für 28% der Berufs- und Erwerbsunfähigkeitsfälle in der gesetzlichen Rentenversicherung verantwortlich, $^{2}/_{3}$ von ihnen betrafen Dorsopathien. Dorsopathien bildeten 1996 mit 33% die größte Gruppe unter den Leistungen zur Rehabilitation der Rentenversicherung (rheumatische Störungen insgesamt 43% der Rehabilitationsleistungen).

Während sich keine sicheren Hinweise auf eine säkuläre Zunahme der Prävalenz von Rückenschmerzen ergeben, ist ein deutlicher Anstieg der damit assoziierten Behinderungen und sozialmedizinischen Beeinträchtigungen festzustellen: In der letzten Dekade haben die Rückenschmerz bezogenen Invaliditätsrenten um 15% zugenommen (Raspe 1998).

Aus der Perspektive des Gemeinwesens ist die sozialmedizinische Bedeutung entzündlich-rheumatischer Erkrankungen wie der cP im Vergleich zu den Dorsopathien gering: Die cP verursacht weniger als 1% der gesamten Arbeitsunfähigkeits- bzw. Berufs- und Erwerbsunfähigkeitsfälle. Das individuelle Risiko sozialmedizinischer Folgen bei Auftreten der Erkrankung ist aber bereits früh als hoch einzustufen. Innerhalb des ersten Krankheitsjahres werden $^{3}/_{4}$ der cP-Kranken arbeitsunfähig für durchschnittlich $^{1}/_{4}$ der bisherigen Krankheitsdauer (Mau et al. 1997). Berufs- und Erwerbsunfähigkeit tritt bereits in den ersten 3–4 Jahren der cP bei 27–42% und nach 8–10 Jahren bei 50–85% auf (Mau et al. 1996).

7.4 Gesundheitsökonomische Folgen und Kosteneffektivität

Aus den genannten sozialmedizinischen Konsequenzen rheumatischer Erkrankungen ergeben sich Anhaltspunkte für die gesundheitsökonomischen Folgen. In der BRD ist nur wenig über die direkten (z.B. behandlungsbedingten) und indirekten Kosten (z.B. Einkommensverlust, Arbeitsunfähigkeit, Berufs- und Erwerbsunfähigkeit) bekannt. 1985 wurden die Kosten für rheumatische Störungen auf 15,2 Mrd. DM geschätzt (Raspe 1998). In den USA ist von einer erheblichen Kostensteigerung für muskuloskeletale Störungen von 0,7–0,8% des Bruttosozialprodukts 1963–1980 auf 2,5% 1988 auszugehen (Yelin 1998). Während für die Gesamtgruppe das Verhältnis von direkten zu indirekten Kosten etwa 1:1 beträgt, liegt es bei der cP etwa bei 1:3 (Rothfuss et al. 1997). Bei der cP wurden Einkommensverluste von 50% gefunden.

Die fachrheumatologische Versorgung und Koordination eines interdisziplinären Behandlungsteams führt zur Verminderung der Auswirkungen (Outcome) rheumatischer Erkrankungen. Deshalb ist auch eine Kostenreduktion für das Gemeinwesen anzunehmen (Liang u. Esdaile 1998), die in einigen Bereichen durch differenzierte Kosten-Nutzen-Analysen belegt ist. In einer schwedischen Untersuchung wurde gezeigt, daß innerhalb von 6 Monaten nach Beginn einer rheumatologischen Behandlung mit langfristig wirkenden Antirheumatika eine erhebliche Reduktion der indirekten Krankheitskosten durch Produktionsausfall erreicht werden konnte (Magnusson 1996). Dadurch wurden die direkten Kosten durch die Behandlung einschließlich Medikamentenkosten und Arztbesuche mit Laborkontrollen aufgewogen. Für Patientenseminare wurde nachgewiesen, daß den Schulungskosten von 54 US-Dollar Einsparungen in Höhe von 702 US-Dollar allein durch weniger Arztbesuche innerhalb von 4 Jahren pro Patient mit einer cP gegenüberstehen (Lorig et al. 1993). In der Bundesrepublik wurde auch eine Verminderung der Arbeitsunfähigkeitstage und eine häufigere Fortsetzung der Erwerbstätigkeit innerhalb von 12 Monaten nach der Teilnahme an einem Schulungsprogramm für cP-Kranke gesichert.

7.5 Krankheitsverlauf und Prognose

Klinisch-epidemiologische Studien erbrachten praktisch wichtige Daten zum Krankheitsverlauf und zu prognostischen Indikatoren. Damit werden therapeutische Entscheidungen und die Beratung der Patienten abgesichert. In Abhängigkeit von der untersuchten Population bzw. Patientengruppe konnte die Heterogenität der Manifestations- und Verlaufsformen der cP gezeigt werden: Kranke, die in Zufallsstichproben der Bevölkerung oder in prospektiven Kohortenstudien von Frühfällen identifiziert werden, haben blandere Formen der cP als Patienten aus klinischen Querschnittsstudien oder retrospektiven Untersuchungen von in der Regel langjährig Erkrankten.

Ein ungünstiger Verlauf der cP zeichnet sich häufig schon innerhalb der ersten 2–3 Jahre ab. Das ist auf allen nach der WHO zu differenzierenden 3 Ebenen der Krankheitsfolgen belegt: „Impairment (dt.: Schädigung, z.B. Röntgendestruktion und Handdeformität; Eberhardt et al. 1991; Heijde et al. 1992), „Disability" (dt.: Fähigkeitsstörungen, Behinderung; Sherrer et al. 1986)) und „Handicap" (dt.: soziale Beeinträchtigungen, z.B. Erwerbsunfähigkeit; Mau et al. 1996; Fex et al. 1998)).

Deshalb ist die frühe Identifikation der gefährdeten cP-Kranken durch Beachtung gesicherter Indikatoren eines ungünstigen Krankheitsverlaufs von großer Bedeutung (s. folgende Übersicht).

Die Hoffnung auf eine deutliche Verbesserung prognostischer Möglichkeiten durch die Bestimmung der HLA-DR-B1*-Allele gründete sich auf Untersuchungen von selektierten schwer kranken cP-Patienten (Lautenschläger et al. 1997). Dies konnte durch prospektive Untersuchungen von früh Erkrankten nicht bestätigt werden (Higami et al. 1997). Somit basiert die früh, konsequent und umfassend notwendige Therapie des cP-Kranken in erster Linie auf etablierten prognostischen Indikatoren.

Frühe prognostische Indikatoren eines ungünstigen Verlaufs der chronischen Polyarthritis

Demographische Parameter:
- hohes Erkrankungsalter,
- weibliches Geschlecht.

Klinische Befunde:
- hohe Zahl geschwollener Gelenke,
- symmetrische Gelenkbeteiligung,
- Funktionseinschränkung (verminderte Griffstärke, Alltagsfunktionen).

Laborchemische Befunde:
- positiver Rheumafaktor,
- beschleunigte BKS, hohes CRP.

Röntgenbefunde:
- radiologische Veränderungen.

Globalmaße:
- hoher „disease activity score" (DAS),
- hoher Ritchie-Index,
- hohe Zahl positiver ACR-Kriterien der cP.

7.6 Versorgung Rheumakranker

7.6.1 Versorgungsdefizite

Erreichungsgrad der Kranken in der Bevölkerung

Die chronische Polyarthritis bedarf als chronische Multiorgankrankheit der dauerhaften ärztlichen Betreuung. Tatsächlich befinden sich mehr als 95% der Kranken in regelmäßiger ärztlicher Behandlung. Die große Mehrheit der Kranken wird durch Allgemeinmediziner oder nicht rheumatologisch weitergebildete Fachärzte versorgt: So erreichen beispielsweise die in den regionalen kooperativen Rheumazentren zusammengeschlossenen Rheumatologen kaum mehr als 20% der Kranken, die aufgrund von Bevölkerungsstudien in den Regionen zu erwarten sind. Dies entspricht Ergebnissen einer zwischen 1984 und 1990 in Hannover durchgeführten Bevölkerungsstudie. Dort waren selbst nach einer mittleren Krankheitsdauer von 14 Jahren nur $^1/_4$ der Kranken mit einer chronischen Polyarthritis in den letzten 12 Monaten und rund die Hälfte jemals durch einen Rheumatologen betreut worden (Mau et al. 1995).

Zeitpunkt der Überweisung zum Rheumatologen

Hinzu kommt, daß nach wie vor die Überweisung zum Rheumatologen, so sie überhaupt zustande kommt, zu spät vorgenommen wird. Ging man 1994 noch davon aus, daß im Mittel $3^1/_2$–7 Jahre vergingen, bis ein Patient mit einer chronischen Polyarthritis dem Rheumatologen vorgestellt wird (Raspe 1994), so kann man nach den Daten der bundesweit einheitlichen rheumatologischen Kerndokumentation davon ausgehen, daß zumindest in den Einzugsgebieten der Rheumazentren die mittlere Krankheitsdauer bis zum ersten Rheumatologenkontakt inzwischen knapp 2 Jahre beträgt – immer noch zu lang, um die angestrebte effektive Frühtherapie zu realisieren. Allerdings hat sich die Situation verbessert, was daran zu erkennen ist, daß rund 60% der Patienten innerhalb des ersten Krankheitsjahres rheumatologisch gesehen wurden. Bei der Spondylitis ankylosans scheinen noch größere Probleme beim Übergang in eine fachspezifische Versorgung zu bestehen: 70% der neu zugewiesenen Patienten waren beim Erstkontakt zum Rheumatologen länger als 2 Jahre krank; im Mittel dauerte es 5,2 Jahre, bis eine solche Mitbetreuung zustande kam (Zink et al. 2001a).

Relativ rasch erreichen lediglich Kranke mit einer reaktiven Arthritis (wegen des häufig akuten Krankheitsbeginns) den Rheumatologen: 80% innerhalb des ersten Krankheitsjahres, 66% innerhalb der ersten 6 Monate nach Beschwerdebeginn. Bei anderen, chronisch verlaufenden Systemerkrankungen wie dem systemischen Lupus erythematodes oder den Vaskulitiden ist damit zu rechnen, daß – ähnlich der chronischen Polyarthritis – etwa $^2/_3$ der Patienten, die den Rheumatologen erreichen, nicht länger als 1 Jahr Beschwerden haben.

Die Notwendigkeit einer frühzeitigen und möglichst vollständigen Überweisung aller Patienten mit einer systemischen entzündlich-rheumatischen Krankheit muß deshalb betont werden, weil gute Evidenz dafür besteht, daß Defizite einer rein hausärztlichen Versorgung in Diagnostik und Therapie mit einer langfristig ungünstigeren Prognose der Patienten verbunden sind. Der durchschnittliche vertragsärztlich tätige Arzt betreut etwa 5 Patienten mit einer chronischen Polyarthritis pro Quartal – zu wenig, um für dieses Krankheitsbild hinreichend eigene Erfahrung sammeln und neuere Entwicklungen in Diagnostik und Therapie verfolgen zu können, zu viel, um es gänzlich ignorieren zu können. Deshalb wird auch von der Deutschen Gesellschaft für Rheumatologie das Konzept der rheumatologischen Mitbetreuung propagiert (Raspe für die Kommission Regionale Rheumatologische Versorgung 1994). Es umfaßt die fachgerechte Diagnostik und Therapieeinleitung durch den Spezialisten und die langfristige Krankheitsbegleitung durch den Allgemeinmediziner. Nur mit einem solchen gemeinsamen Vorgehen lassen sich die weiterhin bestehenden Versorgungsdefizite abbauen, die im folgenden näher beleuchtet werden.

Versorgung mit langfristig wirkenden Antirheumatika

Bereits in der Studie zur Prävalenz der chronischen Polyarthritis (Mau et al. 1995) konnte gezeigt werden, daß die Behandlungskonzepte von Rheumatologen und nicht rheumatologisch weitergebildeten Ärzten sich signifikant unterscheiden. Patienten, die sich in rheumatologischer Betreuung befanden, hatten eine 7fach höhere Chance, eine medikamentöse Basistherapie zu erhalten.

Die aktuellen Ergebnisse der Kerndokumentation der regionalen kooperativen Rheumazentren belegen, daß sich auch 1998 an dieser Situation wenig geändert hat. Bei vergleichbarer Krankheitsaktivität hatten diejenigen Patienten, die in den letzten 12 Monaten ausschließlich durch Allgemeinmediziner oder nicht rheumatologisch spezialisierte Ärzte versorgt worden waren, zu 34% eine medikamentöse Basistherapie erhalten, von den rheumatologisch betreuten hingegen 87%.

Dieser Unterschied ist besonders deutlich bei Patienten mit kurzer Krankheitsanamnese: Von den Patienten mit einer Krankheitsdauer von bis zu 2 Jahren waren 17% der rheumatologisch, aber 84% der nicht fachspezifisch versorgten Patienten im Vorjahr ohne Basismedikation geblieben (s. Tabelle 7.3).

Therapieverhalten

Aufgrund kontrollierter klinischer Studien kennt man das Wirkungs- und Nebenwirkungsspektrum der gängigen Basistherapeutika mittlerweile gut.

Zunehmend wird die Erkenntnis akzeptiert, daß ein zuwartendes, „einschleichendes" Therapieverhalten zumindest bei hoch aktiven Krankheitsverläufen nicht angezeigt ist, weil bereits in frühen Krankheitsstadien erhebliche Gelenkdestruktionen eintreten können. CAVE

Eine aktivere Behandlungsstrategie, die wirksame Substanzen – auch Kombinationen mehrerer Präparate – bereits früh einsetzt, wird von der Mehrheit der Rheumatologen angewandt, nicht jedoch in der nichtspezialisierten ambulanten Versorgung.

■ **Methotrexat.** 1998 wurde in den Rheumazentren bei dauerhaft rheumatologisch betreuten Patienten in 54% der Fälle eine Therapie mit Methotrexat (MTX) ange-

Tabelle 7.3. Verordnungsspektrum von Basistherapie in den letzten 12 Monaten bei kurz und länger kranken cP-Patienten nach dem vorbehandelnden Arzt (NRh nicht rheumatologisch spezialisierter Arzt, Rh internistischer Rheumatologe, Quelle: Zink et al. 2001b))

Krankheitsdauer Vorbehandelnder Arzt	bis 2 Jahre NRh	bis 2 Jahre Rh	alle Patienten NRh	 Rh
Verordnete Substanz				
– Hydroxychloroquin/Chloroquin	1%	17%	3%	15%
– Sulphasalazin	5%	18%	9%	15%
– parenterales Gold	1%	8%	4%	9%
– Methotrexat	8%	44%	16%	54%
Sonstige Basistherapie	2%	7%	5%	12%
Keine Basistherapie	84%	17%	66%	13%

wandt; innerhalb der ersten 2 Behandlungsjahre – also in der Mehrheit der Fälle als Ersttherapie – bei 44%. Im hausärztlichen Bereich war hingegen das MTX bei 16% aller Fälle von chronischer Polyarthritis und nur bei 8% der frühen Fälle eingesetzt worden.

■ **Kombinationstherapie.** Kombinationstherapien (zumeist MTX und Sulphasalazin oder MTX und Hydroxychloroquin) wurden in den Rheumazentren 1998 aktuell in 14% der Fälle angewandt: Im Vergleich mit Zahlen aus dem Ausland erscheint dieser Wert recht niedrig. Allerdings ist inzwischen eine weitere Steigerung des Anteils der Kombinationstherapien eingetreten, über die jedoch noch keine gesicherten Daten vorliegen.

Es ist festzuhalten, daß eine basistherapeutische Kombinationstherapie nur in Abstimmung mit dem Rheumatologen angewandt werden sollte, da sie besondere Fachkenntnisse voraussetzt. Bestimmte Kombinationen (z.B. MTX und Cyclosporin A) lassen wegen komplementärer Wirkmechanismen synergetische Effekte erwarten. Andere (z.B. Methotrexat und Azathioprin) werden wegen möglicherweise erhöhter Toxizität eher vermieden.

Versorgung mit ergänzenden Therapien

Systemische entzündlich-rheumatische Erkrankungen bedürfen in aller Regel nicht nur der medikamentösen, sondern auch der ergänzenden physio- und ergotherapeutischen Versorgung, um die durch die Krankheit beeinträchtigte Gelenk- und Wirbelsäulenfunktion zu erhalten oder zu verbessern. Als „multifokale" Krankheiten stellen sie eine Herausforderung an die Fähigkeit zur Bewältigung der krankheitsbedingten Lasten und Einschränkungen dar, die nicht ohne weiteres vom Betroffenen allein geleistet werden kann. Hilfen zur Krankheitsbewältigung im technischen Sinne werden durch Ergotherapeuten vermittelt, psychologische Hilfen zur Krankheits- und Schmerzbewältigung bieten Patientenschulungen. Traditionell sind diese Angebote im ambulanten Versorgungsbereich extrem unterrepräsentiert. Von den Patienten der Rheumazentren hatten 1998 ambulant (also außerhalb eines Aufenthaltes in einem Akutkrankenhaus oder einer Rehabilitationseinrichtung) nur 4,4% im Vorjahr eine ergotherapeutische Beratung erhalten, nur 1,6% eine Patientenschulung. Man kann davon ausgehen, daß mindestens bei der Hälfte der Kranken eine solche Beratung indiziert wäre. Dieses Angebotsdefizit geht neben dem Mangel an Therapeuten v.a. auf fehlende Kostenübernahmeregelungen (z.B. für Patientenschulung) zurück. Der mit 27% aller hausärztlich und 39% aller rheumatologisch betreuten Patienten zu niedrige Versorgungsgrad mit aktiver Krankengymnastik hat – neben Problemen gedeckelter Praxisbudgets – auch mit dem Fehlen rheumatologisch ausgewiesener Krankengymnasten im ambulanten Bereich zu tun.

Rehabilitative Versorgung

Angesichts dieser Versorgungsdefizite besitzt die rehabilitative Versorgung von Rheumakranken eine wichtige kompensatorische Funktion. Interdisziplinäre Behandlungsteams, wie sie in der stationären Rehabilitation (und neuerdings vereinzelt auch in ambulanten Rehabilitationseinrichtungen) vorhanden sind, bieten die günstigsten Voraussetzungen, um einen komprehensiven, problemangepaßten Behandlungsansatz zu verwirklichen. Die besten Ergebnisse sind zu erwarten, wenn die medizinische Rehabilitationsmaßnahme möglichst früh im Krankheitsprozeß eingeleitet und – abhängig von der Schwere des Krankheitsbildes – regelmäßig wiederholt wird (Jäckel et al. 1996).

Allerdings wird auch in der rheumatologischen Versorgung das Ziel der Frührehabilitation (also Einleitung einer Maßnahme innerhalb der ersten 2 Jahre der Krankheit) nur bei einer Minderheit der Kranken erreicht. Von allen Kranken mit einer chronischen Polyarthritis in den Rheumazentren hatten 1998 10% im Vorjahr eine Maßnahme zur medizinischen Rehabilitation erhalten, 47% jemals im Verlauf der durchschnittlich 9 Jahre dauernden Krankheit. Eine Rehabilitationsmaßnahme innerhalb der ersten 2 Jahre der Krankheit fand sich bei 13% der rheumatologisch und 7% der hausärztlich vorbetreuten Patienten.

■ **Vergleich alte/neue Bundesländer.** In den ersten Jahren der deutschen Einheit bestand – auch aufgrund infrastruktureller Unterschiede – eine große Diskrepanz des Versorgungsgrades mit rehabilitativen Leistungen zwischen alten und neuen Bundesländern. So hatten 1993 15% der cP-Patienten in den alten, aber nur 7% derjenigen in den neuen Bundesländern eine entsprechende Maßnahme erhalten. 1998 hat sich das Bild weitgehend angeglichen: Nun waren in den alten Bundesländern 11% der Patienten und in den neuen 12% im vergangenen Jahr rehabilitativ versorgt worden.

■ **Vorzeitige Berentung.** Die rehabilitative Versorgung im Vorfeld einer vorzeitigen Berentung wegen Berufs- oder Erwerbsunfähigkeit scheint besondere Lücken aufzuweisen. Von den Rheumakranken, die 1997 noch berufstätig gewesen waren und 1998 neu vorzeitig berentet wurden, hatten in den alten Bundesländern 14% innerhalb der letzten 12 Monate und 33% im Jahr davor eine Maßnahme zur medizinischen Rehabilitation erhalten. Irgendwann einmal waren 51% der vorzeitig berenteten Patienten rehabilitativ versorgt worden. Bei der Hälfte der wegen Berufs- oder Erwerbsunfähigkeit berenteten Patienten ist also niemals ein Versuch einer medizinischen Rehabilitation unternommen worden (Zink et al. 1999).

Diese Ergebnisse stimmen mit Verlaufsdaten von Patienten mit einer frühen cP überein (Mau et al. 1996).

Derzeit ist nicht absehbar, welche Folgen die aktuelle Entwicklung in der Rehabilitation für die Versorgung der cP-Kranken hat.

Rheumachirurgische Versorgung

Der Mangel an Abstimmung und interdisziplinärer Kooperation im ambulanten Versorgungsbereich läßt sich auch an der keinesfalls zufriedenstellenden rheumachirurgischen Versorgung zeigen. Beispielsweise sollte die Synovektomie, also die Entfernung der entzündeten Gelenkinnenhaut, möglichst zu einem Zeitpunkt vorgenommen werden, zu dem noch keine Destruktionen am Knorpel eingetreten sind (Hagena 1996). Dementsprechend würde man erwarten, daß derartige sekundär-präventive Eingriffe v.a. in den ersten beiden Jahren der Krankheit durchgeführt werden, insbesondere bei Versagen der medikamentösen Therapie an einzelnen Gelenken. Die Daten der Kerndokumentation zeigen jedoch, daß dies nicht der Fall ist: Patienten mit einer Krankheitsdauer von bis zu 2 Jahren hatten zu 1% in den vergangenen zwölf Monaten eine Synovektomie erhalten, bei einer Krankheitsdauer bis fünf Jahre waren es 2% und darüber 7%. In diesen Fällen muß bereits mit erheblicher Gelenkdestruktion gerechnet werden. Jemals eine Synovektomie hatten 6% der Patienten mit einer Krankheitsdauer von bis zu 5 Jahren erhalten, bei 5–10 Jahren Krankheitsdauer waren es 10% und darüber 23%. Auch dies unterstreicht, daß derartige Eingriffe eher bei fortgeschrittener Krankheit durchgeführt werden.

7.6.2 Variation der Versorgungspraxis innerhalb der Rheumatologie

Seit einer Reihe von Jahren werden unter dem Stichwort „Praxisvariation" die Unterschiede in der Erbringung ärztlicher Leistungen und ihre Konsequenzen diskutiert. Ausgehend von operativen Fächern werden Standards, Norm- und Abweichungsbereiche definiert, um festzulegen, welche Variabilität der Versorgungspraxis toleriert werden kann. Die systematische Beobachtung der Praxisvariation wird so zum Ausgangspunkt von Qualitätssicherungsmaßnahmen gemacht.

■ **Prozeßindikatoren.** In der Betreuung chronisch Kranker ist man darauf angewiesen, Prozeßindikatoren (wie z.B. Verordnungsverhalten) zum Ausgangspunkt des Vergleichs zu machen, weil griffige Ergebnisindikatoren (wie z.B. perinatale Sterblichkeit, Komplikationsrate nach operativen Eingriffen) fehlen und die Resultate der Therapie erst nach Jahren sichtbar werden. Prozeßindikatoren können dann verwendet werden, wenn ihr Zusammenhang mit den Behandlungsergebnissen („outcomes") durch kontrollierte Studien belegt ist, wie dies z.B. für die Basistherapie der cP der Fall ist.

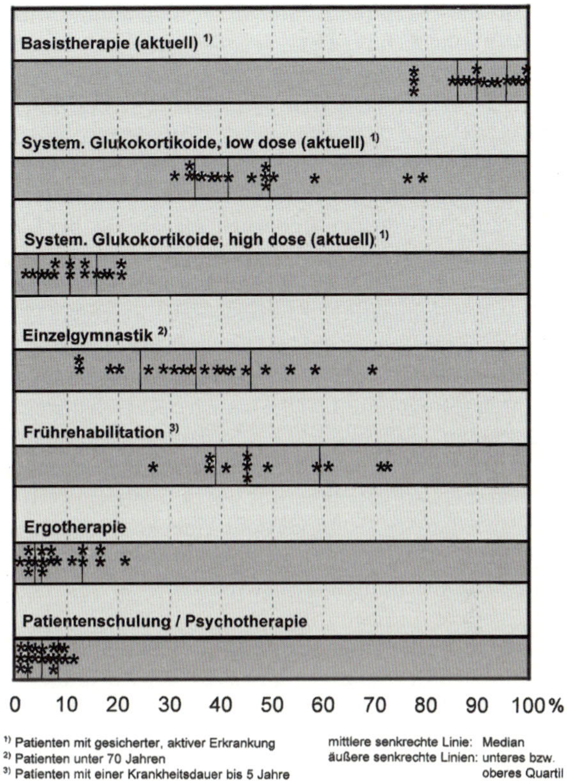

Abb. 7.1. Praxisvariation in der Rheumatologie (ambulant und dauerhaft betreute Patienten mit chronischer Polyarthritis, Quelle: Zink et al. 1999)

Kerndokumentation/Praxisvariation

Die Beteiligung von 24 regionalen Rheumazentren mit mehr als 100 einzelnen Einrichtungen an der Kerndokumentation ermöglicht es, Praxisvariation innerhalb der Rheumatologie aufzuzeigen.

■ **Basistherapeutische Behandlung.** Vergleicht man die 20 größten rheumatologischen Einrichtungen in Deutschland, so erhalten hier im Mittel 90% aller Patienten mit einer aktiven chronischen Polyarthritis eine basistherapeutische Behandlung, die Streubreite reicht von 71–99% (s. Abb. 7.1). In dieser Frage scheinen sich Rheumatologen also weitgehend einig zu sein, wenngleich ein Versorgungsgrad unter 80% bei dauerhaft behandelten, aktiv kranken Patienten recht niedrig erscheint.

Größere Schwankungsbreiten finden sich bei Therapieformen, die zwar allgemein empfohlen werden, deren Wirksamkeit aber weniger umfassend erforscht ist.

■ **Kortison.** Eine Begleitmedikation mit niedrig dosiertem Kortison erhielten von den dauerhaft ambulant betreuten Patienten mit gesicherter, aktiver chronischer Polyarthritis aktuell 44% (Median: 42%), die Schwankungsbreite reicht von 31–79%. Auch bei der höher dosierten Kortisontherapie, die in sehr aktiven

Phasen der Krankheit kurzzeitig angewandt wird, bestehen erhebliche Differenzen: Der Anteil der aktuell so behandelten Patienten mit aktiver chronischer Polyarthritis variiert zwischen 3% und 21% bei einem Medianwert von 11%. An diesen Differenzen ändert sich nichts, wenn man die Werte nach der Krankheitsaktivität standardisiert oder – im Längsschnittdatensatz – die Aktivität der Krankheit im Vorjahr berücksichtigt.

■ **Krankengymnastik.** Eine krankengymnastische Einzelbehandlung erhielten im Verlauf der letzten 12 Monate im Median 35% der cP-Patienten im Alter bis zu 70 Jahren (Streubreite 13–69%). Auch bei der frühzeitig eingeleiteten rehabilitativen Versorgung bestehen große Unterschiede: im Median hatten 45% aller ambulant behandelten Patienten mit bis zu 5 Jahren Krankheitsdauer bereits an mindestens einer medizinischen Rehabilitationsmaßnahme teilgenommen, die Streubreite der Einrichtungen reicht von 26–73%.

■ **Weitere Maßnahmen.** Insgesamt scheinen die infrastrukturellen Bedingungen innerhalb der Rheumatologie durchaus unterschiedlich zu sein. Dies zeigt sich insbesondere bei den ergänzenden Leistungen wie Ergotherapie, Patientenschulung oder Hilfen zur Schmerzbewältigung. Eine ergotherapeutische Beratung hatten im Mittel 9% der Patienten (Median: 5%) innerhalb der letzten 12 Monate erhalten, die Spanne reicht jedoch von 2–22%. Eine Patientenschulung oder psychologische Hilfen zur Schmerzbewältigung hatten im Mittel 5% aller cP-Patienten erhalten Auch hier bestehen große Differenzen: der höchste Wert ist 10%, der niedrigste 2%.

7.6.3 Schlußfolgerungen und Perspektiven

Die Analyse der Praxisvariation in der Rheumatologie hat deutlich gemacht, daß große Diskrepanzen dort bestehen, wo entweder kein eindeutiger Behandlungskonsens besteht oder Defizite des Angebots und Probleme der Kostenübernahme einer optimalen Versorgung entgegenstehen. Bei einem in der Region fehlenden ambulanten ergotherapeutischen Angebot kann auch bei bestem Willen keine solche Therapie verordnet werden. In der Vergangenheit sind diese ambulanten Defizite zumindest teilweise kompensiert worden durch häufigere (allerdings kostenintensive) stationäre Aufenthalte. Die Häufigkeit stationärer Aufenthalte geht jedoch auch bei cP-Patienten in den letzten Jahren zurück (der Anteil von cP-Patienten mit stationären Behandlungen in den letzten 12 Monaten betrug 1993 noch 24%, 1998 hingegen 15%). Dies ist im Prinzip wünschenswert, lassen sich doch viele der stationär durchgeführten Therapien auch ambulant bewerkstelligen. Gleichzeitig ist zu befürchten – v.a. im Verein mit den rückläufigen Zahlen für medizinische Rehabilitation –, daß sich die Versorgungslage dieser Patienten weiter verschlechtert. Es müssen alle Anstrengungen unternommen werden, um kompensatorisch die Angebote im ambulanten Bereich auszubauen, z.B. im tagesklinischen und ambulant rehabilitativen Bereich, und es müssen weitere Kostenübernahmeregelungen für ergänzende Angebote gefunden werden.

Literatur

Berger-Schmitt R, Kohlmann T, Raspe H (1996) Rückenschmerzen in Ost- und Westdeutschland. Gesundheitswesen 58:519–524

Eberhardt K, Malcus Johnson P, Rydgren L (1991) The occurrence and significance of hand deformities in early rheumatoid arthritis. Br J Rheumatol 30:211–213

Felson DT (1997) Epidemiology of the rheumatic diseases. In: Koopman WJ (Hrsg) Arthritis and allied conditions. A textbook of rheumatology. Williams & Wilkins, Baltimore, pp 3–34

Fex E, Larsson B-M, Nived K, Eberhardt K (1998) Effects of rheumatoid arthritis on work status and social and leisure time activities in patients followed 8 years from onset. J Rheumatol 25:44–50

Hagena F-W (1996) Ist die Synovektomie bei chronischer Polyarthritis gerechtfertigt? Z Rheumatol 55:371–375

Hakala M, Nieminen P, Koivisto O (1994) More evidence from a community based series of better outcome in rheumatoid arthritis. Data on the effect of multidisciplinary care on the retention of functional ability. J Rheumatol 21:1432–1437

Heijde DMFMv, Leeuwen MAv, Riel PLCMv, Koster AM, Hof MAv, Rijswijk MH, Putte LBAv (1992) Biannual radiographic assessments of hands and feet in a three-year prospective followup of patients with early rheumatoid arthritis. Arthritis Rheum 35:26–34

Higami K, Hakoda M-Y, Matsuda Y, Ueda H, Kashiwazaki S (1997) Lack of association of HLA-DRB1 genotype with radiologic progression in japanese patients with early rheumatoid arthritis. Arthritis Rheum 40:2241–2247

Jäckel WH, Beyer WF, Droste U et al. (1996) Memorandum zur Lage und Entwicklung der Rehabilitation bei Rheumakranken. Z Rheumatol 55:410–422

Lautenschläger J, Jendro MC, Mau W, Zeidler H (1997) Die Bedeutung des HLA-DRB1-Gens bei der chronischen Polyarthritis. Akt Rheumatol 22:1–6

Liang MH, Esdaile JM (1998) Impact and cost effectiveness of rheumatologic care. In: Klippel JH, Dieppe PA (Hrsg) Rheumatology. Mosby, London Philadelphia, pp 1.2.1–1.2.4

Lorig KR, Mazonson PD, Holman HR (1993) Evidence suggesting that health education for self-management in patients with chronic arthritis has sustained health benefits while reducing health care costs. Arthritis Rheum 36:439–446

Magnusson S (1996) Treatment of rheumatoid arthritis – does it affect society's cost for the disease? Br J Rheumatol 35:791–795

Mau W, Bornmann M, Weber H (1997) Arbeitsunfähigkeit im ersten Jahr der chronischen Polyarthritis. Ein Vergleich mit Pflichtmitgliedern der gesetzlichen Krankenversicherung. Z Rheumatol 56:1–7

Mau W, Bornmann M, Weber H, Weidemann H-F (1996) Defizite rehabilitativer Maßnahmen im Verlauf der frühen chronischen Polyarthritis. Z Rheumatol 55:223–229

Mau W, Bornmann M, Weber H, Weidemann H-F, Hecker H, Raspe HH (1996) Prediction of permanent work disability in a follow-up study of early rheumatoid arthritis: results of a tree structured analysis using RECPAM. Br J Rheumatol 35: 652–659

Mau W, Raspe HH, Wasmus A (1995) Die Versorgung von in der Bevölkerung identifizierten Kranken mit einer chronischen Polyarthritis. Akt Rheumatol 20:81–86

Raspe H (1995) Diagnose- und Klassifikationskriterien in der Rheumatologie: Bedeutung, Nutzen und Gefahren. Akt Rheumatol 20:75–80

Raspe H (1998) Rheumatische Erkrankungen. In: Schwartz FW, Badura B, Leidl R, Raspe H, Siegrist J (Hrsg) Das Public Health Buch. Gesundheit und Gesundheitswesen. Urban & Schwarzenberg, München, Wien, Baltimore, S 459–466

Raspe HH für die Kommission Regionale Rheumatologische Versorgung (1994) Grundzüge einer wohnortnahen kontinuierlichen und kooperativen Versorgung von chronisch Rheumakranken in der Bundesrepublik Deutschland. Z Rheumatol 53:113–134

Rothfuss J, Mau W, Zeidler H, Brenner H (1997) Socioeconomic evaluation of rheumatoid arthtitis and osteoarthritis. Semin Arthritis Rheum 26:771–779

Sherrer YS, Bloch DA, Mitchell DM, Young DY, Fries JF (1986) The development of disability in rheumatoid arthritis. Arthritis Rheum 29:494–500

Silman AJ, Hochberg MC (1993) Epidemiology of the rheumatic diseases. Oxford Univ Press, Oxford

Yelin EH (1998) The economic and functional impact of rheumatic disease in the US. In: Klippel JH, Dieppe PA (Hrsg) Rheumatology. Mosby, London Philadelphia, pp 1.5.1–1.5.4

Zink A, Listing J, Ziemer S, Arbeitsgemeinschaft Regionaler Kooperativer Rheumazentren in der DGRh (1999) Rheumatologische Kerndokumentation in den BMG-geförderten Rheumazentren in den Jahren 1996 und 1997. DRFZ, Berlin

Zink A, Listing J, Klindworth C, Zeidler H for the German Collaborative Arthritis Centres (2001a) The national database of the German Collaborative Arthritis Centres – structure, aims and patients. Ann Rheum Dis (im Druck)

Zink A, Listing J, Niewerth M, Zeidler H for the German Collaborative Arthritis Centres (2001b) The national database of the German Collaborative Arthritis Centres – treatment of patients with rheumatoid arthritis. Ann Rheum Dis (im Druck)

Kapitel 8

Psychosomatik und Psychoneuroendokrinologie

W. Eich, G. Neeck

Inhalt

Die Psychosomatik geht prinzipiell von der Leib-Seele-Einheit des leidenden Patienten aus und beschäftigt sich daher mit der Verknüpfung der zunächst wissenschaftlich getrennten körperlichen und seelischen Vorgänge. Diese sekundäre Vernetzung liefert nachträglich wieder eine Einheit dessen, was der Patient einheitlich empfindet.

Der Patient geht in der Regel von einem Alltagsmodell der Psychosomatik aus, das sich auch in zahlreichen umgangssprachlichen, metaphorischen und subjektiven Sprechweisen niederschlägt. Dies wird in der Alltagstheorie oder in der jeweils persönlichen plausiblen Theorie des Patienten über den Verlauf seiner Erkrankung mitberücksichtigt.

Während es für den Patienten auf eine intuitive Art und Weise wichtig und einsichtig ist, körperliche und seelische Prozesse zu integrieren, muß der Arzt – geschult in einer langen Aus- und Weiterbildung – erst wieder lernen, psychische und somatische Prozesse zu integrieren. Die Theorie der Psychosomatik verfügt über solche wissenschaftlich begründete und nicht nur über einigermaßen plausible Alltagsmodelle.

Die Psychosomatik will daher in einer wissenschaftlich evidenten Art und Weise psychosomatisches Wissen in der Betreuung und der Behandlung des Patienten anwenden.

Für das Verständnis des Zusammenwirkens von Körper und Seele wurden verschiedene Theorien und Modelle entwickelt.

8.1 Psychosomatik in der klinischen Rheumatologie

W. Eich

8.1.1 Theorien und Modelle der Psychosomatik

Die Spezifitätstheorie

Sie stellt das älteste wissenschaftliche Modell der Psychosomatik dar, das im Rahmen der psychoanalytischen Modellvorstellung entwickelt wurde. Es weist einen spezifischen psychodynamisch isolierbaren Konflikt einer speziellen Krankheit zu. So hat Franz Alexander in seinen frühen klinischen Untersuchungen versucht, der chronischen Polyarthritis eine spezifische Psychodynamik zuzuweisen. Auch Zander wies in seinen Untersuchungen zum M. Bechterew auf eine spezifische Psychodynamik hin, die im frühen Erwachsenenalter insbesondere in der Hemmung sexueller Impulse liegen sollte.

Diese Befunde können jedoch heute nicht mehr uneingeschränkt aufrecht erhalten werden.

Die Alexithymietheorie

Unter Alexithymie versteht man die Unfähigkeit, die eigenen Gefühle zu erkennen. Diese Unfähigkeit, die bei vielen psychosomatisch erkrankten Patienten beobachtet wurde, über sich selbst und über ihre Krankheit in einer gefühlsbetonten und emotionalen Art und Weise zu sprechen und die Bedeutung dieser Erkrankung für das eigene Gefühlsleben zu verstehen, führte bei vielen Forschern zu der Idee, daß man mit der „Alexithymie" einen Faktor habe isolieren können, der eine Disposition für die Entwicklung psychosomatischer Erkrankungen, wie z.B. auch der chronischen Polyarthritis, darstellen könnte. Diese Defizittheorie konnte jedoch ebenfalls nicht uneingeschränkt bestätigt werden und wird teilweise auf Untersuchereffekte zurückgeführt.

Die Streßtheorie

Die Streßtheorie und ihre Erweiterungen, so auch die Diathesestreßtheorie, gehen von unspezifischen psychisch belasteten Auslösefaktoren aus, die, wenn sie lang anhaltend und nicht entsprechend verarbeitet, reduziert oder integriert wirken können, das subjektive Erleben und Verhalten so stark verändern, daß es zu chronischen Belastungen und damit zu chronischen Anspannungen und Dauererregungen kommt, die schließlich zu einer Krankheit führen. Für zahlreiche, auch rheumatologische Erkrankungen konnten diese Daueranspannungen in Form von Life-events nachgewiesen werden.

Die Lerntheorie

Die Lerntheorie beschreibt den Verlauf der Chronifizierung einzelner Krankheiten in Begriffen der Lern- und Verhaltenstheorie und begreift die Störung und die psychische Symptomatik, die durch die Chronifizierung zustande kommt, als unangepaßtes Verhalten. Auch sie sieht einen unspezifischen Charakter in dem fehlgeleiteten Verhalten und nimmt wie die Psychoanalyse auch einen Erwerb im Laufe des Lebens an. Sieht die Lerntheorie aber die entscheidenden Vorgänge in den verfehlten aktuellen und vergangenen Lernvorgängen, so betont die Psychoanalyse in ihrer Theorie die Bedeutung von unbewußten Konflikten, deren Lösungsversuche dann die neurotischen Symptombildungen darstellen.

Das biopsychosoziale Modell

Konzepte oder Modelle, die die von der Psychotherapie entwickelten Modelle mit den somatischen Konzepten verbinden wollen, sind daher immer komplexe Modelle. Ihren frühesten und umfassendsten Ausdruck haben sie in dem biopsychosozialen Modell von George Engel gefunden. Das Modell betont, daß menschliche Krankheiten gleichzeitig immer wieder auf allen 3 Ebenen, der biologischen, der psychologischen und der sozialen Ebene, betrachtet werden müssen.

Sind auch für das Alltagsleben linear-kausale Zusammenhänge einfach, so spielen sie doch bei der Erforschung wissenschaftlicher Zusammenhänge immer nur eine partielle Rolle und erklären kaum das generelle Erscheinungsbild menschlicher Krankheiten. In dem erwähnten biopsychosozialen Krankheitsverständnis von George Engel ist der Mensch Teil eines umfassenden Systems und selbst wiederum ein System aus vielen Subsystemen bis hinab auf die molekulare Ebene. Die Ebenen sind hierachisch integriert, wobei jedes Subsystem über eine gewisse Autonomie verfügt, gleichzeitig aber auch von übergeordneten Subsystemen geregelt wird und wiederum höhere Zentren beeinflußt. Es handelt sich also um ein hierarchisches System mit kybernetischen Prinzipien. Faßt man in diesem biopsychosozialen Modell das bisher Bekannte über die psychologischen Faktoren zusammen, so schälen sich in einem multifaktoriellen Erkrankungsmodell insbesondere 3 Ebenen heraus:

- *prädisponierende Faktoren,* die quasi als „locus minoris resistentiae", also ein Ort höherer Verwundbarkeit, eine Voraussetzung der Entwicklung psychosomatischer Erkrankungen (Diathese) darstellen können,
- *auslösende Bedingungen,* hierunter sind insbesondere Life-events zu verstehen oder aktualisierte, unbewußte Konflikte, die keine andere Lösungsmöglichkeit als die körpersprachliche Äußerung mehr haben,
- *chronifizierende Faktoren,* d.h. komplexe interagierende Faktoren, die das Abklingen der Erkrankung verhindern und es in seiner Dauer unterhalten.

Diese Einteilung in prädisponierende, auslösende und chronifizierende Faktoren muß für jede einzelne Krankheit unterschiedlich beantwortet werden. So stellen möglicherweise bei der Entwicklung der seronegativen Spondylarthropathien die genetischen Faktoren in Form des HLA-B 27 einen prädisponierenden Faktor dar, während andere lebensgeschichtlich erworbene Verhaltens- und Erlebensweisen wohl keine Prädisposition bedeuten. Ebenfalls konnten auslösende psychologische Faktoren nur bei manchen rheumatischen Erkrankungen isoliert werden, während jedoch chronifizierende Faktoren wie die Art der Selbstwertregulation erheblichen Einfluß auf die weitere Verarbeitung des Krankheitsbildes und auf die Entwicklung körperlicher Parameter haben.

8.1.2
Psychosomatik der chronischen Polyarthritis

Die chronische Polyarthritis wurde immer wieder als Paradigma für rheumatische Erkrankungen auf psychologische Faktoren hin untersucht. In kasuistischen Studien, die hochselektiert waren, erschienen die Patienten ruhig, bescheiden, zuverlässig, gewissenhaft, beruflich selbstständig und gefühlsmäßig äußerungsgehemmt. Durch ihre Schwierigkeit, Gefühle auszudrücken –insbesondere Ärger und Aggression –, wirkten sie wie hinter einer Fassade gespielter Selbstsicherheit doch erheblich unsicher. Diese methodisch anzugreifenden, weil hoch selektierten Patienten mit einer fehlenden Kontrollgruppe, geben jedoch immer noch einen Einblick in eine Untergruppe der chronischen Polyarthritispatienten wieder.

Neuere Untersuchungen mit standardisierten Testinstrumenten zeigen, daß sich die Patienten in ihrer Persönlichkeitsstruktur, besonders wenn sie in Frühstadien erfaßt werden, nicht von denen anderer chro- !

nisch Kranker unterscheiden. Es gibt deshalb keine spezifische psychodynamische Konfliktsituation, sondern wahrscheinlich nur krankheitsreaktiv zu interpretierende Veränderungen, die Ausdruck einer Persönlichkeitsstruktur chronisch Kranker sein können.

Live-events

Die Life-event-Forschung zeigte, daß vor Beginn der Erkrankung sich signifikant mehr psychologische Stressoren und familiäre Konflikte finden. Insbesondere Trennung vom Ehepartner sowie Krisen in den zwischenmenschlichen Beziehungen, Tod und Verlust nahestehender Angehöriger gehen mit der Auslösung der Erkrankung oft einher. Hier sieht die Psychoneuroimmunologie einen Versuch, das „missing link" in der Verknüpfung von Körper und Seele zu finden.

Krankheitsverarbeitung

Keefe konnte zeigen, daß die Art der Krankheitsverarbeitung den Verlauf der Erkrankung bestimmt. Eine niedrige Einschätzung eigener Beeinflussungsmöglichkeiten, erlernte Hilflosigkeit und ein „Katastrophisieren" führen zu signifikant stärkeren Schmerzen und schlechterem Funktionsstatus der Gelenke als eine aktive Auseinandersetzung mit der Erkrankung. Durch die Verlaufsforschung konnte gezeigt werden, daß psychologische Variablen, wie Angst und Depression, den Funktionszustand der Gelenke besser vorhersagen können als jeder somatische Parameter wie z.B. selbst Aktivitätsparameter wie BKS, CRP und schwere Parameter wie der röntgenologische Befund.

Sieht man in einem biopsychosozialen Modell die Ergebnisse der Persönlichkeits-, der Streß- und der Verlaufsforschung zusammenfassend, so wird deutlich, daß belastende Lebensereignisse dann größeres Gewicht haben, wenn der Ausbruch der Erkrankung jenseits der eigenen Kontrollierbarkeit erlebt wird und wenn auf der Grundlage einer Prädisposition möglicherweise schon der Boden bereitet ist, daß entsprechende Konflikte nicht adäquat verarbeitet werden können. Ein günstiger Verlauf ist aber dann anzunehmen, wenn die Stressoren weitgehend fehlen, wenn keine prädisponierenden psychologischen Vulnerabilitäten vorliegen und der Patient seine Erkrankung gut kontrollieren kann. Diese Einteilung wird auch am ehesten noch der klinischen Beobachtung entsprechen.

8.1.3 Psychosomatik der ankylosierenden Spondylitis (AS)

Hier zeigt sich in Untersuchungen, daß die Patienten im sozialen Bereich sehr angepaßt, arbeitsam, strebsam, wenig krank sind, wenig klagen und in der Beziehung zum Arzt oft kooperativ sind. Dies wird durch den klinischen Eindruck im wesentlichen bestätigt. Patienten mit AS haben eine höhere interne Kontrollüberzeugung, was sich auch darin zeigt, daß sie besser mit der Krankheit umgehen und sie besser in den Griff bekommen als Patienten mit einer chronischen Polyarthritis. Spezifitätstheorien, wie sie von Zander aufgestellt worden sind, konnten in kontrollierten Studien nicht bestätigt werden.

Bei der Untersuchung der Selbstmanagement- und Selbstregulationsfaktoren konnte gezeigt werden, daß 52% der AS-Patienten eine stabile Selbstwertregulation zeigen mit geringem Leidensdruck und geringem subjektivem Krankheitserleben und einer adäquaten Einstellung zur Erkrankung. Diese Patienten brauchen im wesentlichen eine adäquate Form der Beratung und Information. 35% der AS-Patienten konnten durch aktive Gegenregulationsbemühungen ihr leicht bedrohtes Selbstwertgefühl wieder deutlich stabilisieren. Sie hatten auch bei mittlerer Krankheitsaktivität einen guten Funktionsstatus. 13% zeigten ein ausgesprochen instabiles Selbstwertgefühl, das durch keinerlei Bemühung kompensiert werden konnte, sie gleichen darin Patienten einer psychosomatischen Ambulanz und zeigen eine hohe Funktionseinschränkung. Diese Patienten bedürfen zusätzlich zu einer rheumatologischen Versorgung einer adäquaten psychosomatisch-psychotherapeutischen Behandlung.

8.1.4 Psychosomatik der Fibromyalgie

Die zur Zeit am meisten in bezug auf psychosoziale Parameter erforschte Gruppe rheumatischer Erkrankungen ist die Fibromyalgie. Bei der Fibromyalgie sprechen die Befunde gegen eine Spezifität psychischer Auffälligkeiten. In großen Untersuchungen wurde jedoch immer wieder eine hohe Assoziation zwischen Depression und Fibromyalgie nachgewiesen, wobei auf die Richtung dieser Beziehung bis jetzt keine Anwort gegeben werden kann. Auch die Häufung von Angsterkrankungen wird berichtet. Erhöhte Angst könnte den hypochondrischen Neigungen zugrundeliegen, die zu einer erhöhten Schmerzwahrnehmung, abnormem Schmerzverhalten und daraus resultierendem „Doktorshopping" beitragen. Auch belastende Lebensereignisse zeigen eine enge zeitliche Korrelation zum Beginn der Fibromyalgie.

8.2 Psychoneuroendokrinologie

G. Neeck

Eine Unterscheidung zwischen psychosomatischen Erkrankungen, bei denen kausal psychische Faktoren ätiopathogenetisch im Vordergrund stehen, und rein somatischen Erkrankungen klassischer Art läßt sich aus der heutigen Sicht moderner psychobiologischer Forschung nicht mehr strikt aufrechterhalten. Krankheit scheint sich mehr aus einem komplexen Gefüge psychosozialer Belastungsereignisse und endogener Rhythmusstörungen im Zusammenwirken mit molekulargenetischen Ausstattungen zu entwickeln. Die Grenzen von prägenden Umgebungsfaktoren einerseits und der Körperphysiologie andererseits werden unschärfer. Die Wissenschaft sieht sich heute zunehmend in der Lage, die genauen Mechanismen dieses Zusammenwirkens bis auf die molekulare Ebene hinunter zu beschreiben und zu verstehen.

Für rheumatologische Erkrankungen ist diese Sichtweise neu und erst in Ansätzen auch in der Forschung praktiziert. Die Anwendung des Wissens der Psychoneuroendokrinologie beschäftigt sich dabei mit den Einflüssen psychisch wirksamer Umgebungsfaktoren auf neuroendokrine und endokrine Regulationen, die dadurch die Krankheitsentstehung begünstigen können. Umgekehrt beeinträchtigen wiederum manifeste Erkrankungen die neuroendokrine Homöostase und beeinflussen darüber das Verhalten des Kranken. Für entzündlich-rheumatische Erkrankungen kommt schließlich der Interaktion zwischen Neuroendokrinium und Immunsystem eine zentrale Rolle zu.

8.2.1 Psychoneuroendokrinologie und pädiatrische Rheumatologie

Geschichtliche Entwicklung

Die Anfänge der Psychoneuroendokrinologie sind mit der Beobachtung des großen Entwicklungspsychologen Réne Spitz verbunden, der beobachtete, daß Kinder aus einem verwahrlosten oder extrem belastenden Elternhaus häufiger kleinwüchsig waren als vergleichbare Kinder aus geordneten Verhältnissen. Im Verhalten dieser Kinder war eine ausgeprägte Apathie feststellbar, die heute mit dem Fachterminus „gelernte Hilflosigkeit" bezeichnet wird.

! Der entscheidende pathogenetische Zusammenhang zur Kleinwüchsigkeit besteht aber nach heutigem Kenntnisstand in den belastungsbedingten Schlafstörungen der Kinder. Der dadurch bedingte häufige Ausfall der ersten Tiefschlafphasen der Nacht mit seiner physiologisch bedeutsamen erhöhten Wachstumshormonproduktion verursacht die Wachstumsretardierung.

Es handelt sich also um ein Beispiel, das die unauflöslichen Zusammenhänge zwischen psychologisch-sozialen Bedingungen, Verhalten, Schlaf und Neuroendokrinium zeigt.

Theorien zur Pathogenese

Für die pädiatrische Rheumatologie ergeben sich zahlreiche Ansätze für derartige Zusammenhänge. Die bekannte Wachstumsretardierung bei Kindern mit juveniler chronischer Arthritis dürfte einmal iatrogen durch die Medikation mit Glukokortikoiden bedingt sein, zum anderen erscheint die Aktivität der Entzündung selbst die Wachstumsretardierung zu beeinflussen. Eine Downregulation der nächtlichen Wachstumshormonproduktion wurde bei der chronischen Polyarthritis des Erwachsenen in Abhängigkeit von der immunologischen Aktivität nachgewiesen. Es erscheint denkbar, daß der Angriff von zirkulierenden Zytokinen wie Interleukin-1 am Hypothalamus direkt verschiedene hypophysäre Funktionen beeinflußt und dabei u.a. auch die Wachstumshormonproduktion. Der Schmerz der Erkrankung kann zusätzlich die entscheidenden Schlafphasen stören und somit die Wachstumshormonproduktion verhindern. Dies wäre als ein Zusammenhang zu interpretieren, wie eine manifeste Erkrankung via Neuroendokrinium über den Schlaf weitere Krankheitsmanifestationen vermittelt.

Die verschiedenen Formen der juvenilen chronischen Arthritis korrelieren darüber hinaus teilweise mit physiologischen Konzentrationsänderungen verschiedener Hormone während der Adoleszenz. Andererseits ist die Manifestation der zirkadianen Rhythmik verschiedenster Hormone insbesondere von ACTH und Kortisol abhängig von der Entwicklung regelmäßiger Schlaf-Wach-Muster und wird u.a. gestört durch psychosoziale Streßfaktoren in der Familie. Die Erforschung der Einflüsse hormoneller Dysregulation bei den verschiedenen Formen der juvenilen chronischen Arthritis steht allerdings noch in den Anfängen (Neeck u. Michels 1996).

8.2.2 Achse Hypothalamus-Hypophyse-Nebennierenrinde (HPA-Achse)

Streßverarbeitung

Eine zentrale Rolle bei der Verarbeitung von psychosozialem Streß bildet die Achse Hypothalamus-Hypophyse-Nebennierenrinde (HPA-Achse). Die Aktivität der HPA-Achse wird durch den Tag- und Nachtrhythmus und durch Streßreize geprägt. Kortisol entfaltet seine vielfältigen Wirkungen nicht nur in der Körperperipherie, sondern greift auch an zahlreichen im

Gehirn auffindbaren Glukokortikoidrezeptoren an. Sie finden sich v.a. im Hippokampus, im Septum und in der Amygdala, Hirnregionen, die entscheidend auch an der Regelung von kognitiven Leistungen wie Gedächtnis sowie emotionalen Reaktionen beteiligt sind. Die enge Verknüpfung der Funktionen wie Schlaf, Gedächtnis, Streßbewältigung und Altern wird durch Gemeinsamkeiten hinsichtlich der Funktion der HPA-Achse bedingt. So nimmt im Alter die Kortisolsekretion zu, parallel zur Abnahme der ersten Tiefschlafphasen während der Nacht (was gleichzeitig auch mit einer Reduktion der Sekretion von Wachstumshormon verbunden ist).

Einfluß des Kortisols auf das Gedächtnis

Aus Tierversuchen weiß man, daß Glukokortikoide hippokampale Neurone zerstören können, welche für das Kurzzeitgedächtnis essentiell sind. Die Abnahme der Gedächtnisleistung im Alter wird u.a. deshalb dem Anstieg der physiologischen Kortisolsekretion zugeschrieben. Im Tierversuch läßt sich die Alterung des Gedächtnisses durch Entfernung der Nebennieren verhindern. Die Aktivierung der HPA-Achse im Alter wird noch durch den Untergang hippokampaler Neurone verstärkt, indem physiologischerweise der Hippokampus einen hemmenden Einfluß auf die das Corticotropin-Releasing-Hormon produzierenden Neuronen (CRH-Neuronen) hat. Die CRH-Neurone werden dadurch streßempfindlicher für eine Aktivierung der HPA-Achse auch durch banale Reize, was wiederum den Gedächtnisverlust beschleunigt.

Die Einübung adäquater Streßantworten in Kindheit und Jugend scheint bedeutsam zu sein, diesem Prozeß der Einschränkung kognitiver Leistungen im Alter entgegenzuwirken. Denn wiederum Tierversuche zeigen, daß Tiere, die in ihrer Aufzucht entsprechend schonend behandelt und mit stressorischen Situationen kontrolliert aufbauend konfrontiert (immunisiert) wurden, wesentlich weniger Beeinträchtigungen im Sinne von Gedächtnisstörungen im Alter zeigten, als Tiere, die diese Bedingungen während der Aufzucht nicht hatten. Somit wird verständlich, daß entsprechende Bedingungen in Kindheit und Jugend Einflüsse auf die kognitiven Leistungen auch im höheren Lebensalter wie beispielsweise auf die geistige Produktivität haben.

HPA-Achse und rheumatologische Erkrankungen

Für die Depression ist schon seit den 70er Jahren bekannt, daß sie mit einer erhöhten Aktivität der HPA-Achse einhergeht, was sich in erhöhten Einzelwerten für ACTH und Kortisol, stärkeren Oszillationen dieser Einzelwerte im Verlauf über 24 h sowie einer Abflachung bis Aufhebung der zirkadianen Rhythmik zeigt. Funktionell finden sich vermehrt negative Dexamethasonsuppressionstests als Ausdruck der erhöhten Aktivität der HPA-Achse. Umgekehrt führt eine erhöhte Kortisolproduktion mit Aufhebung der zirkadianen Rhythmik infolge eines Cushing-Syndroms in $^{2}/_{3}$ der Fälle zur Depression.

■ **Chronische Erkrankungen und Depression.** Weiter kommt es bei der chronischen Polyarthritis mit hoher immunologischer Aktivität zu cushingähnlichen Sekretionsmustern wie bei der Depression. Die Zunahme depressiven Verhaltens bei Patienten mit chronischer Polyarthritis und hoher Krankheitsaktivität erfährt hier ihr neuroendokrinologisches Korrelat im Sinne der Aktivierung der HPA-Achse. Schließlich sind chronische Schmerzsyndrome nichtentzündlicher Art des Bewegungsapparates wie chronischer Lumbalschmerz („low back pain") und die Fibromyalgie ebenfalls von einer Aktivierung der HPA-Achse begleitet.

In einer vergleichenden Untersuchung mittels Dexamethasonsuppressionstest von Patienten mit Fibromyalgie, Patienten mit „low back pain" und Patienten mit chronischer Polyarthritis wurden in allen 3 Patientenkollektiven im Vergleich zu Gesunden eine erhöhte Rate von pathologischen (negativen) Dexamethasonsuppressionstests gefunden. Die höchste Rate fand sich in der Fibromyalgiegruppe, gefolgt von der Gruppe mit Rückenschmerzen und an letzter Stelle der Gruppe der Patienten mit chronischer Polyarthritis. Dies entspricht auch Änderungen im Verhalten der Patienten, das sich im klinischen Erscheinungsbild widerspiegelt.

■ **Einfluß der Krankheitsaktivität.** Patienten mit chronischer Polyarthritis weisen entsprechend ausgeprägte hypothalamische Störungen wie Schlaflosigkeit, Appetitverlust und Depression auf, wenn die immunologische Aktivität maximal ist. Bei mittlerer bis niedriger entzündlicher Aktivität sind die Patienten zwar dennoch oft vergleichsweise schwer krank, was den arthritischen Befund betrifft, aber die psychische Beeinträchtigung und das Ausmaß an autonomer Dysfunktion ist meist erstaunlich gering. Dies korreliert mit teilweise sogar niedrigeren Kortisolwerten als bei Gesunden und ist unverändert Gegenstand hypothetischer Überlegungen einer pathogenetischen Bedeutung der Kortisolsekretion bei chronischer Polyarthritis (Goulding 1998). Die Aktivierung der HPA-Achse scheint bei der chronischen Polyarthritis von einem niedrigeren Niveau aus zu starten als bei Gesunden und nur bei hoher Aktivität entsprechend erhöhte Werte zu erreichen.

■ **Aktivierung der CRH-Neurone.** Bei allen genannten Erkrankungen kommt offensichtlich der Aktivierung der CRH-Neurone im Hypothalamus eine herausragende Stellung zu. Die Mechanismen, welche dazu führen, sind dagegen unterschiedlich. Dürfte es bei der Depression eine erhöhte Dichte von Rezeptoren im Gehirn sein, so ist es bei immunologischen Erkrankungen der Übertritt von Zytokinen über die Blut-Hirn-

Schranke in den Hypothalamus, der zur Aktivierung der CRH-Neurone führt. Bei chronischen Schmerzpatienten ist es dagegen die Intensität des Schmerzes, welcher als Stressor wirkt und die CRH-Neurone aktiviert.

! Bei der Fibromyalgie ist diese Aktivierung von allen bislang untersuchten rheumatologischen Erkrankungen am ausgeprägtesten.

Allein schon die Erwartung einer Venenpunktion, die für Normalpersonen in der Regel kein adäquater Stressor ist, aktiviert die HPA-Achse von Fibromyalgiepatienten beträchtlich und führt zu im Mittel doppelt so hohen Werten für ACTH und Kortisol als bei Gesunden in gleicher Situation. Engmaschige Kortisolmessungen im Blut in 15minütigem Abstand über 24 h ergaben erhebliche Oszillationen der Einzelwerte auf hohem Niveau mit unphysiologisch hohen abendlichen und nächtlichen Spiegeln. Die Schwelle, auf Reize mit einer Aktivierung der HPA-Achse zu reagieren, ist bei Fibromyalgie deutlich erniedrigt. Es scheint möglich, daß dieser erniedrigten Schwelle der Aktivierung hypothalamischer CRH-Neurone ganz analog der Reduktion kognitiver Leistungen im Alter auch eine Bedeutung bei der erniedrigten Schmerzschwelle bei Fibromyalgie zukommt. Schließlich scheint die Aktivierung der HPA-Achse eine Schrittmacherfunktion im Konzert der Regulationsänderungen einer ganzen Reihe anderer Hormone zu haben, welche mit zahlreichen autonomen Dysregulationen korreliert.

8.2.3 „Sickness Behaviour"

Die Summe dieser autonomen Regulationsänderungen zusammen mit depressivem Verhalten weist große Ähnlichkeiten mit dem Phänomen des „sickness behaviour" auf. Es beschreibt eine Summe von Verhaltensänderungen im Zusammenhang mit einer Infektion und stellt nach Hart (1988) eine hochorganisierte Strategie des Organismus dar, von der Verhaltensebene aus mit der Infektion fertig zu werden. Unter anderem reduziert das Tier die Flüssigkeits- und Nahrungsaufnahme, wird schmerzempfindlicher (über den Anstieg von Neuropeptiden wie Substanz P und Calcitonin-gene-releated-Peptid im Rückenmark), vermeidet motorische Aktivität und verliert Interesse an seiner Umgebung. Vermittelt wird „sickness behaviour" durch

- den direkten Angriff von Zytokinen einmal in der Körperperipherie über die Aktivierung sensorischer Nervenzellen und
- über einen direkten Angriff an Zytokinrezeptoren im Gehirn u.a. mit der Aktivierung von CRH-Neuronen im Hypothalamus.

Dabei spielen die Zytokine IL-1, IL-6 und TNF-α eine herausragende Rolle, was erklärt, warum auch im akuten Schub von Autoimmunerkrankungen „sickness behaviour" bis hin zu Fieber ausgelöst werden kann. Zunächst erscheint „sickness behaviour" als eine teleologisch sinnvolle Reaktion der Bewältigung, gelingt diese aber nicht, so entsteht eine chronische Reaktion mit Persistenz der beschriebenen Symptome. Auch bei nichtentzündlichen Erkrankungen wie der Fibromyalgie ähneln zahlreiche Symptome jenen des „sickness behaviour". Nur ist das Verhalten nicht über Zytokine vermittelt, sondern über andere Faktoren bzw. durch eine Schwellenstörung im Sinne einer besonderen Empfindlichkeit der CRH-Neurone auf externe Reize.

8.2.4 Weitere wichtige Hormone der Psychoneuroendokrinologie

Erniedrigte Kortisolsekretion bei chronischem Müdigkeitssyndrom

Nicht nur eine überhöhte Reagibilität der HPA-Achse kann Krankheitssymptome auslösen, sondern auch eine reduzierte Antwort auf entsprechende Stressoren. So ist für das chronische Müdigkeitssyndrom („chronic fatique syndrome") eine erniedrigte Kortisolsekretion nachgewiesen worden, obwohl dieses Krankheitsbild Überschneidungen zur Fibromyalgie zeigt. Auch beim chronischen Müdigkeitssyndrom kann es zu Myalgien kommen, die Müdigkeit und Schwäche dominiert aber das klinische Bild. Ganz ähnlich wie beim M. Cushing kommt es auch bei der Insuffizienz der Nebennierenrinde (M. Addison) in den meisten Fällen zu ausgeprägten psychischen Verhaltensänderungen, insbesondere zur Depression.

! Daraus wird ersichtlich, daß eine physiologische Reaktionsweise der HPA-Achse entscheidend ist und sowohl Über- als auch Unterfunktion zu ähnlichen psychischen Verhaltensänderungen führen können.

Diese Ergebnisse korrelieren gut mit der Theorie vom *allgemeinen Adaptationssyndrom* nach Selye, der in der Entstehung zahlreicher Erkrankungen jeweils eine entsprechende gestörte Reaktion der HPA-Achse vermutete.

Weitere Hormone und Transmitter

Obwohl die große Bedeutung der Funktion der HPA-Achse auf dem Gebiet der Psychoneuroendokrinologie heute unbestritten ist und v.a. in der Depressionsforschung im Mittelpunkt steht, sind eine ganze Reihe anderer Hormone und Transmitter von Bedeutung.

So sind die *männlichen Sexualsteroide* entscheidend verantwortlich für das Angriffsverhalten von Mensch und Tier.

Das soziale Bindungsverhalten bzw. die soziale Bindungsfähigkeit wiederum wird ganz entscheidend beeinflußt von *Oxytozin,* einem Peptid des Hypophysenhinterlappens.

Umgekehrt, und dies erscheint bedeutsam v.a. aus verhaltenstherapeutischer Sicht, beeinflußt entsprechendes Verhalten die jeweilige Hormonproduktion. So erhöht aggressives Verhalten oder die bloße Vorstellung von Aggression die Androgensyntheserate. Andererseits entscheidet die subjektive, d.h. die emotionale und kognitive Bewältigung von Streß über das Ausmaß und die Dauer der hormonellen Streßreaktion und der daraus abgeleiteten pathophysiologischen Reaktionen.

Verhaltenstherapeutische Ansätze haben auf dem Hintergrund dieser Forschungsergebnisse auch für die Rheumatologie der Zukunft ihre Bedeutung im Gesamtbehandlungskonzept sowohl entzündlicher wie nichtentzündlicher rheumatischer Erkrankungen.

Literatur

Literatur zu Kap. 8.1

Adler RH, Herrmann JM, Köhle K, Schonecke OW, Uexküll T von, Wesiak W (1996) Uexküll – Psychosomatische Medizin, 5. Aufl. Urban & Schwarzenberg, München Wien Baltimore

Alexander F (1950) Psychosomatische Medizin – Grundlagen und Anwendungsgebiete, 3. Aufl. De Gruyter, Berlin

Baker GH (1982) Life-events before the onset of rheumatoid arthritis. Psychother Psychosom 38:173–177

Eich W (1991) Psychosomatische Rheumatologie. Springer, Berlin Heidelberg New York Tokio

Eich W (1995) Psychosomatische Aspekte bei entzündlich-rheumatischen Erkrankungen. Dtsch Ärztebl 92 A:1021–1026

Keefe FJ, Brown GK, Wallston KA, Caldwell DS (1989) Coping with rheumatoid arthritis: Catastrophizing as a maladaptive strategy. Pain 37:51–56

Rimon R (1969) A psychosomatic approach to rheumatoid arthritis. Acta Rheum Scand S 13:1–154

Weintraub A (1992) Rheuma – seelische Gründe und Hintergründe. Huber, Bern

Welter-Enderlin R (1989) Krankheitsverständnis und Alltagsbewältigung in Familien mit chronischer Polyarthritis. Psychologie-Verlags-Union, München

Literatur zu Kap. 8.2

Birbaumer N, Schmidt RF (1996) Psychoneuroendokrinologie. In: Birbaumer N, Schmidt RF (Hrsg) Biologische Psychologie. Springer, Berlin Heidelberg New York, S 85–100

Dantzer R (1996) „Sickness behaviour": Eine neuroimmunologische Antwort auf Infektionskrankheiten. In: Schedlowski M, Tewes U (Hrsg) Psychoneuroimmunologie. Spektrum Akademischer Verlag, Heidelberg Berlin Oxford, S 305–332

Ferraccioli G, Cavalieri F, Salaffi F, Scita F, Nolli M, Maetri D (1990) Neuroendocrinologic findings in primary fibromyalgia and in other rheumatic conditions. J Rheumatol 17:689–873

Goulding NJ (1998) Corticosteroids – A case of mistaken identity? Br J Rheumatol 37:477–483

Hart BL (1988) Biological basis of the behavior of sick animals. Neuroscience and Biobehavioral Review 12:123–137

Neeck G, Federlin K, Graef V, Rusch D, Schmidt KL (1990) Adrenal secretion of cortisol in patients with rheumatoid arthritis. J Rheumatol 24–29

Neeck G, Riedel W (1994) Neuromediators and hormonal abnormalities in fibromyalgia syndrome – results of chronic stress? In: Masi A (ed) Fibromyalgia and myofascial pain syndromes. Baillière's Clinical Rheumatology. Baillière Tindall, London Philadelphia Sydney Tokyo Toronto, pp 763–775

Neeck G, Michels H (1996) Endocrine aspects of paediatric rheumatic diseases. In: Chikanza IC (ed) Neuroendocrine immune mechanisms of rheumatic diseases. Baillière's Clinical Rheumatology. Baillière Tindall, London Philadelphia Sydney Tokyo Toronto, vol 10, pp 349–363

Neeck G (1998) From the fibromyalgia challenge towards a new bio-psycho-sozial model of rheumatic disease. In: Neeck G, Riedel W, Vaitl D (eds) Fibromyalgia Syndrome – An Interdisciplinary Challenge of basic and clinical science. Z Rheumatol 57 (Suppl 2) VII–X

Teil II
Diagnostik

Anamnese

Susanne Genth

INHALT

Die Diagnostik rheumatischer Erkrankungen ist einem bunten Mosaik vergleichbar. Anamnese, klinische Untersuchung, spezielle Labor- und Röntgenbefunde ergeben schließlich die Diagnose. Einen großen, nicht zu unterschätzenden Baustein in diesem Mosaik stellt die ausführliche Anamnese dar. Gerade in der Rheumatologie sind zunächst unwichtig erscheinende oder länger zurückliegende Beschwerden oder Beobachtungen, wie z.B. Hautveränderungen, eine durchgemachte Durchfallerkrankung oder Haarausfall richtungsweisend für die spätere Diagnose. Verdachtsdiagnosen und manchmal auch endgültige Diagnosen, v.a. frühe Formen entzündlich-rheumatischer Erkrankungen oder weichteilrheumatischer Syndrome, können oft bereits mit einer guten Anamnese, Erfahrung und mit Hilfe der klinischen Untersuchung gestellt werden. Nicht immer helfen Daten und Ergebnisse von technischen Untersuchungsmethoden weiter.

Gerade deshalb sind auch die zeitlichen und räumlichen Umstände während einer Anamneseerhebung in der Rheumatologie besonders bedeutsam. Telefonate und Hektik im Arztzimmer sollten während des Gespräches vermieden werden. Eine unter Zeitdruck erhobene Anamnese kann nur unzureichend sein, führt zur Verunsicherung des Patienten und damit zum Verlust wichtiger Informationen.

Von praktischer Bedeutung sind in diesem Zusammenhang strukturierte Anamnesefragebögen, die zeitsparend und gezielt wichtige Symptome, Vor- und Begleiterkrankungen erfassen.

9.1 Aktuelle Anamnese

Jedes Arzt-Patienten-Gespräch, ob bei einer Erst- oder Wiedervorstellung, sollte dem Patienten die Möglichkeit geben, seine Beschwerden und den Grund seines Kommens ausführlich und frei zu schildern. Bei einer Erstkonsultation geben nicht nur der Gesprächsinhalt, sondern oft auch Gesten, Mimik und Bewegungen dem Zuhörer erste Eindrücke vom Krankheitsbild, seiner Verarbeitung, dem Leidensdruck und auch eventuell schon erste Ideen für therapeutische Zugangsmöglichkeiten.

Geduldiges Zuhören und zunächst nur zurückhaltendes, feinfühliges Nachfragen helfen eine entspannte Atmosphäre schaffen und Angst und Unsicherheit beim Patienten zu vertreiben. Auch die Frage, was der Patient selbst für die mögliche Ursache hält und was die Krankheit für seine Zukunft bedeutet, gibt Eindrücke von seiner psychischen Verfassung. Sieht man Patienten häufiger, ist es vertrauensbildend, nach den beim letzten Besuch geäußerten Problemen zu fragen. Gerade bei den oft chronisch und z.T. schwer erkrankten Patienten wirkt das verständnisvolle Anamnesegespräch ebenso therapeutisch wie die Änderung der Therapie.

9.2 Spezielle Anamnese – Bewegungsapparat

An die aktuelle, spontan geschilderte Beschwerdeäußerung schließt sich die spezielle rheumatologische Anamnese an. Gezielte ärztliche Fragen nach dem Wo? – Wie? – Wann? – Wodurch? beschreiben das Schmerzgeschehen, Formveränderungen und Funktionsstörungen umfassend.

Schmerzen

■ **Schmerzlokalisation.** Die bereits in der aktuellen Anamnese angegebenen Lokalisationen müssen jetzt wieder mit der Frage „Wo genau?“ aufgegriffen und genauer differenziert werden. Da die alleinige Beschreibung der Schmerzorte dem Patienten oft schwerfällt, kann man ihn auffordern, den bzw. die Schmerzpunkte und ihre Ausstrahlung zu zeigen. Oft werden so aus Schmerzen in der Hand Schmerzen an einzelnen Fingergelenken. Oder bei Schmerzen in der Hüfte wird die Trochanterregion gezeigt, welches bereits eine periartikuläre Problematik nahelegt.

Manchmal gelingt anhand der Patientendemonstration schon die Unterscheidung zwischen artikulärer (Gelenk, Gelenkkapsel oder Teile davon), periartikulärer (Sehnen, Sehnenansätze, Bänder, Schleimbeutel), muskulärer (Myogelosen, Myositis) oder auch knöcherner Lokalisation (z.B. Osteomyelitis). Anhand der Bewegung des Patienten während des Zeigens kann man außerdem unterscheiden, ob mit der Hand flächig ein diffuser oder ein eher punktförmiger Schmerz angegeben wird. Bei der Bewertung der Schmerzlokalisation muß allerdings berücksichtigt werden, daß es sich um eine vom Ursprungsort entfernte projezierte Lokalisation handeln könnte, die zu sekundären Symptomen, wie Muskelverspannungen, Insertionstendopathien etc., führen kann.

Gleichzeitig kann man sich durch Nachfragen und ggf. nochmaliges Zeigenlassen ein Bild vom möglichen Befallsmuster machen. Sind eher große oder kleine Gelenke betroffen? Findet sich ein mono-, oligo-, oder polyartikulärer Befall? Ist er symmetrisch oder asymmetrisch? Ebenso sollte beim Befall der Wirbelsäule der Befallsort (knöchern, Sehnenansätze oder Muskulatur) und die Ausdehnung (ein oder mehrere Wirbelkörper, HWS, BWS, LWS, Beckenregion) ermittelt werden.

Tabelle 9.1 gibt eine differentialdiagnostische Abgrenzung von Schmerzen nach ihrer Lokalisation.

Zeitliches Auftreten und beeinflussende Faktoren. Die Frage nach dem „Wann?" differenziert das Schmerzgeschehen weiter. Wann haben die Schmerzen begonnen (vor Jahren, Monaten, Wochen, Tagen, Stunden)? Haben sie plötzlich eingesetzt, oder haben sie sich allmählich entwickelt? Wichtig und differentialdiagnostisch richtungsweisend sind tageszeitliche Schwerpunkte, z.B. morgendlicher, nächtlicher, im Tagesverlauf zunehmender oder abnehmender Schmerz.

Ebenfalls muß mit den nachfolgenden Fragen der *Verlauf der Beschwerden* erfragt werden (Dauerschmerzen oder intermittierende Schmerzen?). Wenn es schmerzfreie Intervalle gibt, wie lange sind diese? Sind es wandernde Schmerzen? Gibt es Handlungen oder Dinge, mit denen der Schmerz beeinflußt werden kann, z.B. Lagewechsel, Kälte oder Wärme? Ändert sich das Schmerzgefühl an Wochenenden oder im Urlaub? Wie sieht der Arbeitsplatz aus, gibt es andere auslösende Faktoren?

Hat sich der Schmerz seit Beginn verlagert? Sind neue Gelenke oder Bereiche hinzugekommen? Sind Gelenke oder Regionen abwechselnd beteiligt?

Ein morgendliches Steifigkeitsgefühl der Gelenke (Morgensteifigkeit) kann auf eine chronische Polyarthritis hindeuten.

Tabelle 9.1. Differentialdiagnostische Abgrenzung von Schmerzen nach ihrer Lokalisation. [Aus Zeidler H (1990) Anamnese. Rheumatologie, Bd 6, S 131, Abb. 19.1] Medizin der Gegenwart, Teil A

Ganzkörperschmerz
- Polymyalgia rheumatica
- Polymyositis
- Polyneuropathie
- akute Polyarthritis
- Spondylitis ankylopoetica
- Morbus Parkinson
- multiple Sklerose
- diffuse idiopathische Skeletthyperostose
- psychosomatische und psychiatrische Erkrankungen wie Angst, Depression, Hypochondrie und Hysterie
- Neoplasie

Armschmerzen
- Periarthropathien und Arthritiden von Schulter und/oder Ellenbogen
- radikuläre und pseudoradikuläre HWS-Syndrome
- zervikale Rippen
- arterielle oder venöse Gefäßprozesse
- Karpaltunnelsyndrom
- Nervus-ulnaris-Neuritis
- Springomyelie
- Tumoren, z.B. Pancoast-Tumor oder Sarkome

Beinschmerzen
- Arthrose, Arthritis oder Periarthrose von Hüfte und/oder Kniegelenk
- lumbale radikuläre und pseudoradikuläre Erkrankungen
- Claudicatio intermittens durch arterielle Verschlußkrankheit
- Pseudoclaudicatio durch Spinalkanalstenose und Facettensyndrome
- oberflächliche und tiefe Venenthrombosen
- Nervenkompressionssyndrome wie Meralgia paraesthetica
- maligne Erkrankungen des lumbosakralen Plexus und der Becken- und Geschlechtsorgane

Nacken und Kopfschmerzen
- Muskelverspannungen infolge von Fehlhaltung
- Degeneration oder Entzündung (Meningitis, Polyarthritis, Spondylodiscitis)
- Migräne und posttraumatische Kopfschmerzen
- Tumoren und subdurale Hämatome
- ausstrahlende Schmerzen von Speiseröhre, Larynx und Pharynx sowie Myokardinfarkt
- psychogene Faktoren wie Angst und Depression sowie nichtverarbeitete Konfliktsituationen

tiefsitzende Rückenschmerzen (lokal und mit Ausstrahlung)
- akute Lumbago mit radikulären und pseudoradikulären Symptomen
- Sakroiliitis oder mechanische sakroiliakale Schmerzen post partum oder bei Blockierung
- Spondylitis ankylopoetica
- metabolische Osteopathien wie Osteoporose und Osteomalazie und Morbus Paget
- Morbus Scheuermann
- Primärtumor oder Metastasen
- Schmerzen von anderen Organsystemen, z.B. perforiertes Ulkus, Pankreatitis, Nierentumor, Aortenaneurysma
- psychogene Faktoren

CAVE

Aber Vorsicht ist geboten bei voreiligen Diagnosen! Auch der Arthrotiker klagt möglicherweise über Steifigkeit in den Gelenken, die sich häufig nach den ersten Bewegungen bessert (Anlaufschmerz) und erst nach längerer Belastung wieder zunimmt.

Wenn nächtliche Schmerzen sowie Ruheschmerzen angegeben werden, kann das einen hohen Entzündungsgrad anzeigen.

■ **Schmerzqualitäten.** Der als rheumatisch bezeichnete Schmerz wird oft als ziehend, reißend, dumpf oder bohrend geschildert. Auch Vergleiche oder Bilder, wie muskelkaterähnlich oder messerstichartig, helfen die Schmerzqualität zu beschreiben.

Ein Schmerz mit stechendem, brennendem oder elektrisierendem Charakter kann auf einen nervalen Ursprung hindeuten.

! Ein als hämmernd beschriebener Schmerz sollte ernst genommen werden, dahinter kann sich ein infektiöses Geschehen verbergen.

Die Intensität des Schmerzes - gering, heftig oder unerträglich - wird sicherlich individuell sehr unterschiedlich empfunden und angegeben. Häufig findet man bei Patienten mit einer chronischen Polyarthritis oder einem M. Bechterew ein eher mäßig klagsames Verhalten im Verhältnis zu den objektivierbaren Befunden. Dagegen deuten Schmerzangaben, wie „furchtbar", „unerträglich", „immer und überall", zusammen mit vegetativen Beschwerden, vorrangig auf weichteilrheumatische Erkrankungen hin.

Objektiver und besser zur Erfassung individueller Schwankungen oder als Therapiekontrolle ist der Einsatz einer visuellen Schmerzanalogskala von 1–10. Bei einer längerfristigen Betreuung kann der Patient bei jedem Besuch seine Schmerzangabe eintragen. Die psychologische Bedeutung der Patientenmitarbeit sollte nicht unterschätzt werden, sie ist jedoch nur sinnvoll, wenn das Ergebnis auch in das Arzt-Patienten-Gespräch einfließt.

■ **Schwellungen und Formveränderungen.** Für die Differentialdiagnose - entzündliche oder nichtentzündliche rheumatische Erkrankung - ist die Frage nach aktuellen oder früher aufgetretenen *Schwellungen* unerläßlich. Erstaunlich in diesem Zusammenhang ist, daß Patienten oft Schwellungen beschreiben, die sich bei der klinischen Untersuchung als nicht vorhanden herausstellen. Oder umgekehrt werden z.T. deutlich sichtbare Schwellungen nicht wahrgenommen. Die Angaben der Kranken über Formveränderungen, Schwellungen, Rötung und Überwärmung bedürfen somit auf jeden Fall der Überprüfung durch die klinische Untersuchung.

Rheumatologische Klassifikationskriterien legen eindeutig nur vom Arzt gesehene und palpierte Schwellungen zugrunde (z.B. ARA-Kriterien zur chronischen Polyarthritis). Dennoch sind die Patientenangaben von Bedeutung. Zum einen geben sie Informationen zur eigenen Beobachtungsfähigkeit des Kranken, zum anderen zeigen sie frühere Krankheitsschwankungen auf. Bei schubweisen oder anfallsartigen Verläufen gibt manchmal nur die Frage nach früheren Schwellungen, Rötungen und Überwärmungen einen Hinweis auf eine entzündliche rheumatische Erkrankung. Darum sollten die Patientenangaben auch bei fehlenden klinischen Befunden in die differentialdiagnostischen Überlegungen einbezogen werden.

Rötungen der Gelenke sind bei rheumatischen Erkrankungen eher selten. Sie sind meist nur bei hochakuten Entzündungen zu sehen, und dann sind sie charakteristisch, z.B. für den akuten Gichtanfall, die Psoriasisarthritis, die bakterielle Arthritis oder das sehr selten gewordene rheumatische Fieber.

Bei einer bereits erkennbaren Gestaltverformung zum Erstvorstellungszeitpunkt ist es wichtig zu erfahren, ob es sich um eine angeborene (z.B. Skoliose, M. Scheuermann) oder erworbene *Deformität* (z.B. Beugekontrakturen bei Arthrose, Zustand nach Unfällen) handelt. Bei erworbenen Deformitäten sind Angaben zur Progredienz erforderlich und zeigen die Behandlungsdringlichkeit an. In diesem Zusammenhang muß nach früheren konservativen oder operativen Therapien gefragt werden.

Funktionsstörungen

Funktionsstörungen des Bewegungs- und Halteapparates manifestieren sich am ehesten als Bewegungseinschränkungen oder als abnorme Beweglichkeit. Bewegungseinschränkungen können partiell (als Folge von entzündlichen Gelenkschmerzen, Kapselschrumpfung, Gelenkergüssen, Subluxationen, Luxationen oder knöchernen Ursachen) oder komplett (Ankylose) sein. Sie äußern sich am auffälligsten im Gang, in der Haltung oder durch die Bewegungsbehinderungen z.B. bei Arbeiten des täglichen Lebens.

Generell ist es Aufgabe der klinischen Untersuchung, diese Bewegungseinschränkungen oder -störungen zu erfassen und zu dokumentieren.

Mit Hilfe standardisierter Fragebögen, z.B. Funktionsfragebogen Hannover (= FFbH; Raspe et al. 1990; Kohlmann 1996), wird der Umgang mit bestimmten Funktionen des täglichen Lebens, wie Gehen, Aufstehen, Hinsetzen, Essen, Körperpflege und Nutzung öffentlicher Verkehrsmittel u.a., erfragt. Sowohl die anamnestischen Patientenangaben als auch die Fragebögen können dem Arzt ein Bild von aktuellen, komplexen Behinderungen und seinen Auswirkungen auf die Selbstständigkeit und die Lebensqualität seines Patienten geben.

9.3
Spezielle Anamnese – Organe und Organsysteme

Spezifische Allgemeinsymptome

Abgeschlagenheit, Müdigkeit, Leistungsminderung, Schwitzen und Inappetenz sind häufige Symptome, die v.a. bei entzündlich-rheumatischen Erkrankungen begleitend vorhanden sein können. Diese werden vom Patienten oft nicht spontan angegeben und müssen deshalb erfragt werden. Indirekte Symptome, wie schmerzbedingte Ein- oder Durchschlafstörungen, können bereits diagnostische Verdachtsmomente bergen (z.B. schmerzbedingte Schlafstörungen in der 2. Nachthälfte bei M. Bechterew) oder auf eine höhere, systemische Entzündungsaktivität hinweisen.

Wichtige differentialdiagnostische Kriterien sind subfebrile Temperaturen und Fieber, welche immer verifiziert werden müssen. Hier können ein Fiebertagebuch und auch wiederholte Messungen während der klinischen Untersuchungen sinnvoll sein (s. auch Kap. 15).

Vor- und Begleiterkrankungen

Jede rheumatologische Anamnese muß unbedingt gezielte Fragen zu Organen bzw. Organsystemen enthalten. Für den Patienten unwichtig erscheinende Nebenbeschwerden, die er spontan nicht erwähnen würde, sind in der Rheumatologie oft wegweisend für die Diagnose. Hier gilt es, sich ein Schema anzueignen, um diese zu erfassen. Bewährt hat sich z.B. der Fragebeginn am Kopf mit Veränderungen zu Haaren, Haut- und Schleimhäuten, Fortsetzung im Halsbereich mit Nachfragen zu Schluckstörungen und Globusgefühl und so fortfahrend bis zu Erkrankungen des kleinen Beckens. Tabelle 9.2 gibt eine Auswahl der wichtigsten anamnestisch eruierbaren Begleit- und Vorerkrankungen bzw. Symptome bei rheumatischen Erkrankungen.

Die Frage nach Erkrankungen der Leber ist außerdem in bezug auf geplante Therapien mit potentieller Lebertoxizität unerläßlich. Aus der Krankenvorgeschichte interessieren Erkrankungen der Lymphknoten oder der Milz v.a., um weitere differentialdiagnostische Hinweise bezüglich rheumatologischer Erkrankungen zu erhalten (z.B. M. Still, Felty-Syndrom).

Bei Verdacht auf eine *psychische Problematik* muß die Erfragung durch eingehende psychosomatisch oder psychiatrisch orientierte Interviews ergänzt werden.

Gerade in der speziellen rheumatologischen Anamnese darf die Ermittlung vorausgegangener oder aktueller *Infekte* nicht fehlen. Halsschmerzen, Schluckbeschwerden können Hinweise auf eine durchgemachte Streptokokkeninfektion sein. Die bekannten reaktiven Arthritiden nach *Urogenitalinfekten* müssen durch gezielte Fragen nach Urethritis, Zystitis, Balanitis, Epididymitis, Prostatitis und vaginalen Infekten, Adnexitis, sowie ungewollter Kinderlosigkeit weiter eingegrenzt werden.

Reaktive Arthralgien oder Arthritiden nach *gastrointestinalen Infekten* (z.B. Salmonellen, Shigellen, Campylobacter, Yersinien) bedürfen unbedingt der genauen Nachfrage. Vor allem ist nach Latenzzeiten zwischen Auftreten der intestinalen Symptomatik und den ersten Gelenkbeschwerden zu fragen.

Respiratorische Infekte, wie Bronchitiden, Pneumonien, Sinusitiden als Folge einer Infektion mit Clamydia pneumoniae oder Mykoplasma pneumoniae, werden nach heutigen Erkenntnissen immer wichtiger und können ursächliche Hinweise auf reaktive Arthritiden geben.

Die Frage nach *Zeckenstichen,* gerade mit begleitendem Erythema migrans, kürzlich oder länger zurückliegend, ist zur Diagnose der Borreliose mit Gelenkbeteiligung unerläßlich.

Auch durch *Impfungen* können rheumatologische Krankheitssymptome ausgelöst werden. Sie sind meistens vorübergehender Natur, können aber selten zu schwerwiegenden Erkankungen, wie z.B. Vaskulitisinduktion bei Grippeschutzimpfung, führen.

Werden diese wichtigen Fragen vergessen, so gehen bedeutsame Details verloren, die schneller zu einer Diagnose geführt hätten.

9.4
Therapieanamnese

Die Therapieanamnese darf sich nicht auf die aktuelle und frühere Medikation beschränken, sondern sie sollte das komplette Spektrum der rheumatologischen Therapie beinhalten. Dabei empfiehlt es sich ebenso wie in anderen Anamneseteilen systematisch vorzugehen.

Medikamente

■ **Aktuelle Medikation.** Die Medikamentenanamnese sollte zunächst alle aktuell eingenommenen Medikamente zur Behandlung der rheumatischen Beschwerden enthalten. Für alle eingenommenen Medikamente gilt es, Namen, Dosis, Zeitpunkte, Erfolg und Art der aufgetretenen Nebenwirkungen zu notieren.

Das sollte bezüglich Basismedikamenten, nichtsteroidalen Antirheumatika, Steroidpräparaten, Myotonolytika und anderen Heilmethoden (Akupunktur, Homöopathie, Tees und Diäten u.a.) genau erfragt und dokumentiert werden. Auch muß dem Patienten die Möglichkeit gegeben werden, herkömmliche Schmerzmittel zu erwähnen. Gerade diese werden bei unregelmäßigem Gebrauch gerne bei der Aufzählung vergessen. Das Wissen über die Dosis und die Applikationsart (systemisch, lokal oder intramuskulär) kann nicht nur therapeutische Erfolge oder Mißerfolge deuten helfen, sondern auch Nebenwirkungen relativieren (z.B. Cushing-Syndrom bei den obsoleten aber immer noch

Tabelle 9.2. Auswahl der wichtigsten rheumatischen Erkrankungen bei anamnestischen Hinweisen auf Veränderungen von Organen und Organsystemen

Hautveränderungen - Arthritis psoriatica - M. Reiter - Lupus erythematodes - Akute Sarkoidose - Reaktive Arthritis - Purpura rheumatica - Rheumatisches Fieber - Juvenile Arthritis - M. Behçet - Dermatomyositis	**Erkrankungen des Magen-Darm-Traktes** - Spondarthopathien bei Colitis ulzerosa, M. Crohn, M. Whipple - Postenteritische Arthritis - Systemische Sklerose - Postdysenterisches Reiter-Syndrom/Spondylitis
Haarausfall - Lupus erythematodes - Arthropathie bei Hyperthyreose	**Sichtbare und/oder tastbare Hautknoten** - Chronische Polyarthritis - Gicht - Panarteriitis nodosa
Schleimhautveränderungen - Reiter-Syndrom - M. Behçet - Sjögren-Syndrom - Kollagenosen - Medikamentenallergien/Nebenwirkungen	**Augenveränderungen** - Spondylitis ankylosans - Chronische Polyarthritis - M. Reiter - M. Behçet - Sjögren-Syndrom
Erkrankungen des Herzens - Rheumatisches Fieber - Kollagenosen - Chronische Polyarthritis - Still-Syndrom - Angina pectoris (Clamydien?)	**Erkrankungen des Urogenitaltraktes** - Gicht (Nierensteine) - Hyperparathyreoidismus (Nierensteine) - Reaktive Arthritis (Reiter-Syndrom)
Fieber - Systemischer Lupus erythematodes - Chronische Polyarthritis - Juvenile Arthritis (M. Still) - Rheumatisches Fieber - Septische (infektiöse) Arthritis - Reaktive Arthritis	**Nervensystem** - Chronische Polyarthritis - Systemischer Lupus erythematodes - Panarteriitis nodosa - M. Behçet - Diskushernien, enger Spinalkanal
Leber - Symptomatische Arthritiden (z.B. - Hepatitis) - Still-Syndrom - Felty-Syndrom	**Psyche** - Systemischer Lupus erythematodes - Panarteriitis nodosa - Polymyalgia rheumatika - Fibromyalgie-Syndrom - Arzneimittelnebenwirkungen
Lunge/Pleurabeteiligung - Kollagenosen, besonders systemische Sklerose	

durchgeführten intramuskulären Steroidinjektionen, Abszeßbildung, Entzugssymptomatik usw.).

Häufig kann der Patient aus der Vielzahl der Medikamente keine genauen Angaben machen. Einige Patienten tragen durch eigene Aufzeichnungen, das Mitbringen von Beipackzetteln oder Medikamentenpackungen zur Komplettierung bei. In der Rheumatologie gibt es deshalb seit langem übersichtliche Therapiedokumentationen in Form von Rheumapässen, nach denen gefragt werden sollte. Ansonsten kann für die interdisziplinäre Kooperation die Gelegenheit genutzt werden, einen Rheumapaß auszustellen. Alle an der Therapie beteiligten Ärzte erhalten auf diese Weise schnell einen Überblick über aktuelle und frühere Therapien. So können Doppelverordnungen sowie Verschreibungen ineffektiver oder nebenwirkungsträchtiger Medikamente vermieden werden.

■ **Frühere Medikation.** Die Anamnese darf sich nicht nur auf die Ermittlung der aktuellen Medikation beschränken. Da viele Patienten bereits über Jahre mit verschiedensten Arzneien oder physikalisch-therapeutischen Maßnahmen mehr oder weniger erfolgreich therapiert wurden, müssen auch diese so komplett wie möglich dokumentiert werden. Präparate für nichtrheumatische Erkrankungen gehören ebenfalls mit

Namen, Dosis, Zeitpunkt, Effektivität und Unverträglichkeiten zur Aufzeichnung. Einen besonderen Schwerpunkt sollten hier Arzneien haben, die auch auf die Ätiologie der Erkrankung hindeuten könnten, wie z.B. Schilddrüsenhormone (Tendopathien und Myotonien bei Hyper- und Hypothyreose), β-Blocker (Psoriasisinduktion mit/ohne Osteopathie) oder Antibiotika (Vaskulitisinduktion). Wichtig für die Neuverordnung von Arzneimitteln mit einem bestimmten Nebenwirkungspotential sind in diesem Zusammenhang auch die Erfassung von Medikamenten, die Hinweise auf eine noch nicht erwähnte Begleiterkrankung geben (z.B. Magentherapeutika, Lokaltherapeutika im gynäkologischen Bereich usw.).

Andere Maßnahmen

■ **Operationen.** Häufig werden Patienten wegen eines Karpaltunnelsyndroms operiert oder wegen einer Bursitis subacromialis behandelt. Diese Symptome können die Erstmanifestation einer entzündlich-rheumatischen Erkrankung sein. Angaben zu operativen Eingriffen (was, wann, wie, wo) und deren Erfolge sind für die Weiterbehandlung ebenso wichtig wie die Frage nach Gebrauch und Nutzen verschriebener Hilfsmittel, wie Gehhilfen, Orthesen, Schuheinlagen u.a.

■ **Rehabilitationsmaßnahmen.** Es sollten Ort, Häufigkeit und Wirksamkeit von Anschlußheilverfahren und Rehabilitationsmaßnahmen angesprochen werden. Dazu gehört die Frage nach Beratung, Untersuchung und Verordnung von Hilfsmitteln im Rahmen der *Ergotherapie,* wie z.B. Schienenversorgung, Hilfsmittel im Haushalt oder am Arbeitsplatz.

■ **Aktuelle Lebenssituation und psychologische Betreuung.** Schmerzsyndrome des Bewegungsapparates (Zervikalgie, Lumbalgie, verschiedenste Arthralgien, Insertionstendopathien) können Ausdruck einer psychosomatischen Störung oder larvierten Depression sein. Wenn sich in der somatischen Anamnese keine Anhaltspunkte für eine organische Ursache finden, kann man in solchen Fällen als Einstieg die Frage nach der aktuellen Lebenssituation und der Lebensphase stellen, in der die Beschwerden erstmalig aufgetreten sind. Häufig besteht ein enger zeitlicher Zusammenhang zwischen auslösendem Konflikt und ersten rheumatischen Symptomen.

Die *psychologische Betreuung* von Patienten mit chronisch rheumatischen Erkrankungen kommt leider häufig nur während Rehabilitationsaufenthalten zum Tragen. Da die Auseinandersetzung über Verlust von Aktivitäten und deren Folgen für das Privat- und Arbeitsleben nicht unwichtig für das Schmerzerleben sind, sollte die Frage nach bereits stattgefundener oder gewünschter psychologischer Beratung, Betreuung oder Therapie nicht fehlen. Für diese Fragen ist jedoch eine tiefere Vertrauensebene zwischen Arzt und Patient nötig, so daß freiwillige und spontan geäußerte Antworten nicht beim Erstgespräch erwartet werden dürfen.

■ **Krankengymnastik und physikalische Maßnahmen.** Im Behandlungsplan dürfen die Verordnungen von Krankengymnastik als Einzel- oder Gruppentherapie nicht fehlen. Auch physikalische Maßnahmen, wie Elektrotherapie, Packungen, Bäder u.a., sowie deren positive oder negative Wirkungen müssen berücksichtigt werden. Gerade bei Erfolglosigkeit oder deutlicher Verschlechterung muß sich die Frage nach der Häufigkeit, Dauer und Regelmäßigkeit der Anwendungen anschließen (z.B. stärkere Schmerzen bei zu intensiver Krankengymnastik oder Ineffektivität bei zu seltener Anwendung).

9.5 Sozialanamnese

Berufsanamnese

Die Angaben zur Berufsanamnese spielen im weiteren Verlauf der Behandlung eine große Rolle. Sie umfaßt Fragen nach dem erlernten, früher und gegenwärtig ausgeübten Beruf mit genauer Angabe der Tätigkeiten und körperlichen sowie seelischen Belastungen am Arbeitsplatz. Dauerhaft einförmige und mechanische Bewegungen, wie Lasten heben, Fließbandarbeiten, Computerarbeiten u.a., können auslösende oder unterhaltende Faktoren rheumatischer Beschwerden sein. Auch therapeutisch muß ggf. auf die berufliche Situation Rücksicht genommen werden, z.B. in bäuerlichen Familienbetrieben. Wo bei der Ernte jede Hand gebraucht wird, nutzen gute Ratschläge oder Verbote wenig. Hier gilt es der Situation und der Erkrankung entsprechend angepaßt zu informieren und zu therapieren.

Bezüglich der Arbeitsplatzproblematik müssen bisherige Maßnahmen zur Entlastung, Umschulungsfragen sowie drohende oder bestehende Arbeitslosigkeit angesprochen werden. Die Frage nach bereits bestehender Rente, Aufklärung zu Rentenverfahren, Hilfe bei Rentenanträgen und Gespräche zu Rentenbegehren gehören mit in das komplexe Behandlungskonzept.

Gesellschaftliche Kontakte

Fragen zum Familienstand und zu den familiären Verhältnissen sind bei rheumakranken Menschen unabdingbar, denn es gilt, zum einen die Frage nach benötigter Hilfe, zum anderen die mögliche psychische Belastung einer Beziehung durch die Erkrankung zu erfassen. Ebenso ist zu eruieren, ob die Wohnverhältnisse vorteilhaft oder hinderlich sind (Parterre oder 5. Stock, Zentral- oder Kohleheizung, Aufzug). Gibt es Menschen, die helfen können, (z.B. Familienangehörige,

Nachbarn, Freunde, Arbeitskollegen, andere Hausbewohner, soziale Einrichtungen)? Muß eventuell eine Hilfe organisiert werden?

Freizeitaktivitäten (Hobbys, Sport) sollten ebenso angesprochen werden, denn darüber zeigt sich der bestehende zwischenmenschliche Kontakt. Der Verlust eines Hobbys führt nicht nur zur sozialen Isolation, sondern kann psychische Veränderungen (Selbstzweifel, Unsicherheit, Angst, Hoffnungslosigkeit usw.) nach sich ziehen, die sich wiederum nachteilig auf das Krankheitsgeschehen auswirken.

9.6 Spezielle Familienanamnese

Allgemeine Fragen der Familienanamnese umfassen Alter und Todesursache der Eltern sowie chronische Erkrankungen in der Familie wie Krebsleiden, Hypertonie, Apoplex, Herzinfarkt und Tuberkulose etc.

Schwerpunktmäßig müssen wichtige Erkrankungen, hier vorrangig Hauterkrankungen, Stoffwechselstörungen (z.B. Diabetes mellitus, Kristallarthropathien, Gicht), M. Bechterew, Fingerpolyarthrosen, chronische Polyarthritis und Hüftdysplasien, bei Familienangehörigen erfragt werden.

Während man auf die Frage nach entzündlich-rheumatischen Erkrankungen vom Patienten häufig eine Diagnose oder eine Krankheitsbeschreibung nicht erhält, gelingt es meist mit Hilfe detaillierter Fragen, Hinweise auf eine erbliche Belastung oder familiäre Disposition zu erfahren. In „Die Praktische Rheumatologie“ hat F. Hartmann sehr treffende Frageformulierungen gegeben, wie:

- Hatten Familienmitglieder, v.a. Mutter oder Großmutter, Knoten an den Fingerenden, die „Gichtknoten“ genannt wurden (Arthrosen, Arthritis urica)?
- Hatten v.a. männliche Familienmitglieder Anfälle heftiger Schmerzen in den Großzehen- oder Daumengrundgelenken (Arthritis urica)?
- Mußten Familienmitglieder einen Stock, eine Gehstütze oder einen Rollstuhl benutzen?
- Mußte man ihnen beim Aufstehen helfen (Arthrosen, chronische Polyarthritis u.a.)?
- Hatte jemand in der Familie in der Jugend oder im Alter einen runden, schmerzenden oder unbeweglichen Rücken (M. Scheuermann, M. Bechterew, Osteoporose?)
- Gab es in der Familie gehäuft Herzfehler (rheumatisches Fieber), Allergien (Kollagenosen), Schuppenflechte (Arthritis psoriatica) oder Augenentzündungen?

Als Beispiel sei die Psoriasisarthritis sine psoriase genannt, deren Diagnose mitunter allein aufgrund einer positiven Familienanamnese und eines typischen Befallsmusters gestellt werden kann.

Auch wenn es keine klassischen rheumatischen Erbkrankheiten gibt, so ist das Wissen um einen möglichen genetischen Hintergrund im Einzelfall und bei diagnostischen Problemfällen als Mosaikstein zur „Diagnose“ sehr hilfreich.

Literatur

Hartmann F (1989) Das ärztliche Gespräch mit dem Rheumakranken. In: Hartmann F, Wittenborg A, Zeidler H (Hrsg) Praktische Rheumatologie. Urban & Schwarzenberg, München Wien Baltimore, S 8–27

Kohlmann T, Raspe H (1996) Der Funktionsfragebogen Hannover zur alltagstauglichen Diagnostik der Funktionbeeinträchtigung durch Rückenschmerzen (FFbH-R) Hinweise auf Bewertungsinstrumente zur Qualitätssicherung in der Rehabilitation – Blatt 5 Rehabilitation 35, I-VIII

Raspe HH, Hagedorn U, Kohlmann T, Mattussek S (1990) Der Funktionsfragebogen Hannover (FFbH): Ein Instrument zur Funktionsdiagnostik bei polyartikulären Erkrankungen. In: Siegrist (Hrsg) Wohnortnahe Betreuung Rheumakranker. Schattauer, Stuttgart, S 164–182

Wittenborg A (1989) Anamnese und klinischer Befund. In: Zeidler H (Hrsg) Rheumatologie. Urban & Schwarzenberg, München Wien Baltimore (Innere Medizin der Gegenwart Bd 6, S 129–132)

Müller W, Zeidler H (1998) Anamnese. In: Die klinisch-rheumatologische Untersuchung, 2. Aufl, Springer, Berlin

Zeidler H (1990) Medizin der Gegenwart Rheumatologie, Bd 6, S 131, Abb. 19.1 Teil A

Kapitel 10

Klinische Untersuchung

10

S. A.-B. Merkesdal, H. Zeidler

Inhalt

Die klinische Untersuchung eines Patienten mit Beschwerden aus dem rheumatologischen Formenkreis umfaßt nicht nur die eingehende Untersuchung und Funktionsprüfung des Stütz- und Bewegungssystems, sondern stets auch eine allgemein internistische Befunderhebung. Neben der sorgfältigen Untersuchung der Lunge, des Herzens und der Gefäße sollte auch die Palpation des Bauchraumes und die Abtastung der Lymphknotenstationen erfolgen, da verschiedene thorakale und abdominelle Krankheitsbilder, Störungen des Stoffwechsels und des Hormonhaushalts sowie Krankheiten der ableitenden Harnwege und des Beckens zu rheumatischen Schmerzen führen können. Auch eine Untersuchung der Geschlechtsorgane und eine Austastung des Mastdarms gehören zur Routine, insbesondere bei Becken- und Beinschmerzen. Von Bedeutung ist zudem die Erhebung des neurologischen Status und die ophthalmologische Untersuchung.

10.1 Untersuchungsverfahren

10.1.1 Allgemeine Grundlagen

Bei der Befundung des Bewegungssystems ist es zweckmäßig, sich stets an ein Schema für den Untersuchungsgang zu halten, um die Dokumentation zu erleichtern und Fehlerquellen zu minimieren. Die Untersuchung sollte in einem angenehm temperierten, hellen Raum, möglichst bei natürlicher Beleuchtung, vorgenommen werden. Erforderlich ist eine von beiden Seiten zugängliche Untersuchungsliege, auf die der Erkrankte bequem steigen kann und dessen Unterlage flach und nicht zu weich ist.

Die klinische Untersuchung des Stütz- und Bewegungssystems gliedert sich in 3 Abschnitte, die für jede Region nacheinander durchgeführt werden:

- Inspektion,
- Palpation,
- Funktionsprüfung.

Der Klassifikation von Krankheitsfolgen durch die WHO (Matthesius 1995) entsprechend werden 3 Ebenen unterschieden, auf denen sich eine Krankheit äußert. Dies sind die *Schädigung („impairment“)*, die als Normabweichung der psychischen, physiologischen oder anatomischen Struktur und Funktion aufzufassen ist, die *Fähigkeitsstörung („disability“)*, die alle Einschränkungen der Fähigkeit, Aktivitäten zweckgerichtet auszuführen, zusammenfaßt und die *(soziale) Beeinträchtigung („handicap“)*, durch die Beeinträchtigungen der Erfüllung einer sozialen Rolle beschrieben werden.

Mit der Inspektion und Palpation von Körperregionen können morphologische Abweichungen und pathologische Manifestationen, die einer Schädigung entsprechen, erfaßt werden. Auch die Funktionsprüfung ermöglicht Rückschlüsse auf das Vorliegen und das Ausmaß einer Schädigung. Beobachtet der Untersucher seinen Patienten bei komplexen Bewegungsabläufen (z.B. beim Entkleiden), kann er auch vorliegende Fähigkeitsstörungen beurteilen. Die Erhebung der Parameter zur (sozialen) Beeinträchtigung wird in Abschn. 10.3 beschrieben.

10.1.2 Untersuchung des Bewegungssystems

Inspektion

Bei der Inspektion werden zunächst die Konturen auf Form und Symmetrie überprüft. Hierbei kann man Schwellungen, Fehlstellungen, Deformitäten und Atrophien feststellen. Auch Farbe und Oberfläche müssen beurteilt werden, relevant sind z.B. Rötungen, die auf entzündliche Prozesse hinweisen, und Hautveränderungen.

Palpation

Mit der Palpation werden Form- und Konsistenzveränderungen differenziert.

Schwellungen

Schwellungen am Bewegungsapparat haben verschiedene Ursachen:

- Synovialverdickung,
- intraartikuläre Ergüsse,
- periartikuläre Weichteilentzündungen (Bursitis, Tendinitis),
- ossäre Vergrößerungen (nach Trauma, bei Arthrose in Form von Osteophyten oder Knochentumoren),
- extraartikuläre Fettansammlungen,
- nichtentzündliche benigne oder maligne Neubildungen.

Synovial- und Kapselverdickungen lassen sich, wenn sie oberflächennah gelegen sind, durch Palpation erfassen. Ein intraartikulärer Erguß wird durch die palpable Fluktuation eines Gelenks festgestellt. Die Kompression eines Teils der Gelenkhöhle verursacht eine Flüssigkeitswelle, deren Vorbeistreichen in einem anderen Gelenkteil tastbar ist (Ballottement). Eine palpable teigige Schwellung ohne nachweisbaren Erguß zeigt eine mehr proliferative Synovialitis an.

Periartikuläre Weichteilentzündungen treten häufig an Sehnenansätzen (z.B. Ferse, Trochanter major oder Epicondylus lateralis humeri), an Bursae (z.B. Bursa suprapatellaris oder Bursa subacromialis) und an Sehnenscheiden (z.B. Flexoren des Handgelenks) auf. Bei einer Sehnenscheidenentzündung kann neben der Weichteilschwellung bei Bewegung ein „neuschneeartiges" Knirschen festgestellt werden.

Druckschmerz

Mit der Palpation stellt man Lokalisation und Ausprägung von Druckschmerzen fest. Artikuläre und periartikuläre Schmerzen wie an Sehnenansätzen, Bändern und Schleimbeuteln können differenziert werden. Man erfaßt auch druckschmerzhafte Regionen der Muskulatur, des Fettgewebes und der Haut. Der Grad der Druckschmerzhaftigkeit ist schwer objektivierbar. Bei der Untersuchung von Patienten mit chronischen Schmerzsyndromen können Druckalgometer verwandt werden. Der vom palpierenden Finger applizierte Druck ist vom Untersucher nur orientierend einschätzbar.

Zu beachten ist, daß die Schmerzangabe des Patienten sowohl vom somatischen Befund als auch von der Krankheitsverarbeitung abhängig ist. !

Krepitation

Krepitationen eines Gelenks sind bei Bewegung palpierbar oder sogar hörbar. Sie können schmerzhaft oder schmerzlos sein. Hiervon abzugrenzen sind physiologische Geräusche wie Gelenkknacken oder -knarren, die durch Gleiten von Sehnen oder Bändern über knöcherne Vorsprünge (schnappende Hüfte) oder durch plötzliche Anspannung einer Gelenkkapsel (Auseinanderziehen von Fingergelenken) bedingt sind. Die Krepitation bei Bewegung spricht für eine Aufrauhung der knorpeligen Gelenkflächen. Diese Knorpelläsionen können durch Altersveränderungen, Chondromalazie, Traumata, Arthritis oder eine Osteochondrosis dissecans entstehen (Wittenborg 1989).

Temperatur

Bei der Palpation sollte im Seitenvergleich auf Temperaturunterschiede geachtet werden. Erwärmung weist auf einen entzündlichen Prozeß mit hoher Aktivität, wie bei der septischen Arthritis oder Kristallarthropathien, hin. Der Befund kann sehr diskret sein, insbesondere bei der chronischen Polyarthritis mit blasser, kaum erwärmter entzündlicher Schwellung.

Funktionsprüfung

Gelenkkontur, Kapsel und Bandapparat eines Gelenks bestimmen zusammen mit den auf das Gelenk einwirkenden Muskeln und Sehnen den Bewegungsumfang sowie den Ablauf der Bewegung.

Beweglichkeit

Die *Beweglichkeit* wird stets durch passive und aktive Bewegungen überprüft. Unterschiede dieser Bewegungsumfänge liefern wertvolle Hinweise. Ein Patient, der untersuchungsbedingte Schmerzen fürchtet, wird die passive Bewegung verfrüht abbrechen und einen vergleichsweise besseren aktiven Bewegungsumfang aufweisen. Die umgekehrte Situation, daß ein größerer passiver Bewegungsumfang besteht, kann bei verschiedenen periartikulären Strukturveränderungen auftreten. Dies ist der Fall bei Sehnenruptur, Sehnenfixation, Muskelatrophie und Tonuserhöhung antagonistischer Muskulatur (z.B. Spastik). Bewegungseinschränkungen können reversibel oder permanent sein.

Ursachen reversibler Bewegungseinschränkungen sind:

- Furcht vor Schmerz,
- reversible Muskelspasmen,
- reversible Kontrakturen von Muskeln und Sehnen,
- Synovialitis und intraartikuläre Ergüsse,
- fibröse Proliferationen mit intra- oder periartikulären Adhäsionen,
- Tenosynovitis mit Sehnenknötchen, besonders der Fingerbeuger und
- Gelenkblockierungen als Folge von freien Gelenkkörpern, Meniskusschäden oder Verlagerung von Sehnen.

Ursachen permanenter Bewegungseinschränkungen sind:

- Kapsel-, Sehnen-, Faszienverkürzung (häufig bedingt durch Immobilisation mit falscher Lagerung),
- fibröse oder knöcherne Ankylose des Gelenks,
- grobe Destruktion der Gelenkflächen mit und ohne Subluxation.

Steifigkeit

Ein häufiges Symptom rheumatischer Erkrankungen ist die *Steifheit*, die zumeist von Schmerzen begleitet ist. Bei der chronischen Polyarthritis und anderen entzündlichen Gelenkerkrankungen zeigt sie sich in den peripheren Gelenken, bei der Spondylitis ankylopoetica in der Wirbelsäule und u.U. auch in den peripheren Gelenken und bei der Polymyalgia rheumatica in den Schulter- und Beckengürtelmuskeln. Eine Anlaufsteife tritt lokalisiert in arthrotisch veränderten Gelenken nach fehlender Mobilisierung auf. Durch eine generalisierte Steife und Akinesie können die Schilddrüsenunterfunktion und der M. Parkinson rheumatische Erkrankungen vortäuschen.

Mit der *Funktionsprüfung* der Gelenke werden Bewegungsausmaß, Bewegungsschmerz, Endphasenschmerz, Stabilität und Kraft beurteilt.

Meßmethoden

■ **Neutral-Null-Methode.** Das am weitesten verbreitete Vorgehen zur Messung des *Bewegungsausmaßes* ist die Neutral-Null-Methode (Debrunner 1971). Die Messungen beziehen sich bei dieser Methode auf eine definierte Neutral- oder Nullstellung, die der anatomischen Normalstellung entspricht: aufrecht stehend mit hängenden Armen, nach vorn gehaltenen Daumen, geschlossen und parallel gehaltenen Füßen und den Blick nach vorn gerichtet (s. Abb. 10.1). Eine exakte Messung ist nur mit einem hinreichend genauen Winkelmesser möglich. Auch die Schätzung durch einen erfahrenen Untersucher kann befriedigende Näherungswerte liefern, ist jedoch für gutachterliche Befunde nicht angebracht.

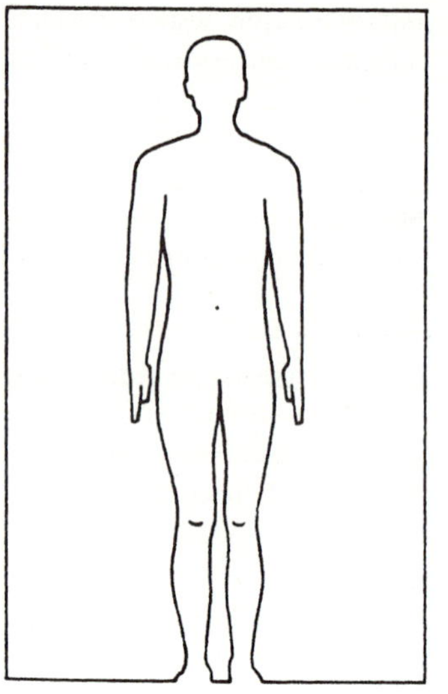

Abb. 10.1. Messung des Bewegungsumfanges nach der Neutral-Null-Methode: anatomische Normalstellung als Ausgangsstellung

Für das Anlegen des Winkelmessers müssen eindeutig gekennzeichnete Körperstellen als Bezugspunkte gewählt werden, d.h. prominente, durch die Haut gut tastbare Knochenvorsprünge. Ist dies nicht möglich, muß auf die scheinbare Gliedmaßenlängsachse zurückgegriffen werden, die am besten durch freies Visieren aus einer gewissen Distanz und unter Berücksichtigung einer unsymmetrischen Verteilung der Muskulatur zu bestimmen ist. Der abgelesene Winkelwert gibt den Bewegungsausschlag von der Nullstellung aus an. Für jede Bewegung und Gegenbewegung werden 3 Zahlen aufgeführt: die beiden Endausschläge und die Neutral-Null-Stellung. Nach den Regeln der Nulldurchgangsmethode wird z.B. die normale Flexion und Extension im Hüftgelenk folgendermaßen protokolliert:

- Flexion/Extension 130°–0°–10°.

Bei einer Beugebehinderung mit Flexionskontraktur heißt es:

- Flexion/Extension 90°–30°–0°.

Die Nullinie kann also nicht passiert werden. Das Hüftgelenk kann lediglich zwischen den Endstellungen 90°-Beugung und 30°-Beugung bewegt werden.

■ **Umfangsmessungen.** Hiermit können im Seitenvergleich Gelenkschwellungen jeglicher Ursache quantifiziert werden. Dies ist besonders für die Verlaufsbeobachtung wertvoll.

■ **Muskelkraft.** Der Muskelkraftgrad ist sowohl ein Maß für die Funktionsfähigkeit der Muskulatur als auch für deren Innervation und auch für den Zustand der an der Bewegung beteiligten Gelenke, ihrer Bänder und Sehnen. Die Prüfung erfolgt, indem einzelne Muskeln (z.B. M. quadriceps) oder Muskelgruppen (z.B. Rumpfstrecker) gegen einen Widerstand aktiv bewegt werden. Zur differenzierten Messung wird die Einteilung nach Kendall benutzt:

5 = normal: voller Bewegungsumfang gegen starken Widerstand,
4 = gut: voller Bewegungsumfang gegen mäßigen Widerstand,
3 = schwach: voller Bewegungsumfang gegen Schwerkraft ohne Widerstand,
2 = sehr schwach: aktive Bewegung bei aufgehobener Schwerkraft möglich,
1 = Spur: fühlbare Muskelspannung ohne Bewegungseffekt,
0 = 0: keine Kontraktion.

Die Messung der Handkraft ist mittels Kompression einer locker aufgerollten und bis zu einem Grundtonus von 20 mmHg aufgeblasenen Blutdruckmanschette möglich. Der Patient preßt die Manschette mit einer Hand maximal zusammen.

10.1.3 Untersuchung einzelner Gelenke

Kiefergelenk

Inspektion

Nur selten sind bei der Inspektion des Kiefergelenkes Schwellungen oder Rötungen festzustellen. Mitunter fällt eine Retrognathie (sogenanntes Vogelgesicht) auf, die vor allem bei der juvenilen Arthritis aber auch bei der adulten chronischen Polyarthritis durch Zerstörung des Kiefergelenkes auftreten kann.

Palpation

Die Palpation des Kiefergelenkes erfolgt von lateral als auch vom äußeren Gehörgang her. Insbesondere wird die Druckschmerzhaftigkeit und die Gelenkkrepitation überprüft. Auch die Kiefermuskulatur (M. masseter, M. pterygeus medialis und lateralis, M. epigastricus und M. temporalis) sollte eingehend auf Druckschmerzhaftigkeit hin palpiert werden. Zudem ist eine Überprüfung der A. temporalis bds. bezüglich Konsistenz und Druckschmerz durchzuführen (Riesenzellarteriitis, Polymyalgia rheumatica).

Funktionsprüfung

Die Funktion des Kiefergelenkes läßt sich am besten durch die Messung des Inzisiven-Abstandes z.B. mittels eines Lineals feststellen. Eine Einschränkung ist unterhalb einer Weite von 3,5 cm anzunehmen.

Schultergelenk und Schultergürtel

Inspektion

Bei der Beurteilung der Konturen des Schultergürtels sollte auf folgende Aspekte besonders geachtet werden:

- Arme hängen parallel zum Rumpf,
- Schultern stehen auf einer Höhe,
- Symmetrie der Schulterrundungen und der Schlüsselbeine,
- Schulterblätter stehen auf einer Höhe und liegen flach an.

Eine wichtige Fehlstellung ist der ein- oder beidseitige Schulterhochstand. Ursachen können eine Wirbelsäulenskoliose, ein vermehrter Tonus der Mm. trapezius oder levator scapulae und eine Parese der Schultergürtelsenker sein.

Hochstand oder Rotationsfehlstellungen der Skapula bestehen bei einer angeborenen Sprengel-Deformität (Verwachsung der Skapula an der Thoraxwand), einer Torsionsskoliose und einer Scapula alata (durch Parese des M. serratus lateralis, Kontraktur des M. pectoralis major, Abschwächung von Mm. trapezius und rhomboideus und Exostosen an Thorax und Skapula mit Skapulaknarren).

Schwellung und Konturverdickung entstehen vorwiegend durch traumatische Ergüsse, seltener durch Entzündungen. Es finden sich bei (auch arthritisch bedingten) Schulterluxationen unterschiedliche Konturveränderungen der Schulterrundung, abhängig davon, ob der Humeruskopf in die Achselhöhle, unter den Processus coracoideus und das Akromium oder dorsal unter die Skapula austritt. Ein Abflachen der Schulterrundung und das Hervortreten der knöchernen Strukturen ist bei Atrophie des M. deltoideus zu beobachten. Bei einem Riß der Rotatorenmanschette tritt die Schulter nach oben und die Fossa supraspinata wird im Vergleich zur anderen Seite tiefer (Wittenborg 1989).

Während eine Synovialitis mit geringer Ergußbildung im Schultergelenk wegen des Weichteilmantels oft nicht erkennbar ist, sind Schwellungen der Akromioklavikular- und Sternoklavikulargelenke durch Arthritis, Arthrose oder Trauma leicht zu sehen. Auch Veränderungen der Klavikula wie Stufenbildung nach Fraktur oder angeborene Pseudarthrosen fallen sofort auf.

Palpation

Das Schultergelenk zeichnet sich im Vergleich zu anderen Gelenken durch eine kleine Artikulationsfläche und einen ausgeprägten Weichteilmantel aus. Die häufigsten Ursachen von Beschwerden sind somit nicht artikulär (Arthritis, Arthrose), sondern periartikulär an Muskeln, Sehnen und Schleimbeuteln zu suchen. Folgende Druckschmerzpunkte an Schultergürtel und Oberarm werden zur Beurteilung der periartikulären Strukturen untersucht (Vleeming et al. 1985):

- Tuberculum majus (Ansatz der Außenrotatoren),
- Tuberculum minus (Ansatz der Innenrotatoren),
- Sulcus intertubercularis (Gleitlager der langen Bizepssehne),
- Schulternebengelenk bzw. der subakromiale Gleitraum (Bursa subacromialis),
- Tuberositas deltoidea (Ansatz des M. deltoideus mit Bursa subdeltoidea),
- Sternoklavikulargelenk,
- Akromioklavikulargelenk,
- Processus coracoideus (Bänder und Muskelansätze von M. pectoralis minor, M. coracobrachialis und kurzem Bizepskopf).

Sollte an einem dieser Palpationspunkte eine Druckschmerzhaftigkeit bestehen, ist eine Funktionsprüfung des inserierenden Muskels mit Widerstandsprüfung durchzuführen.

Auch in der Muskulatur des Schultergürtels können lokale Druckschmerzhaftigkeit und Muskelhartspann (häufig Pars descendens des M. trapezius sowie M. levator scapulae) bei der Palpation festgestellt werden.

Funktionsprüfung

Das Bewegungsausmaß der Schulter wird durch das Zusammenwirken des skapulohumeralen, des akromioklavikularen und des sternoklavikularen Gelenks sowie der Verschieblichkeit der Skapula zur Thoraxwand bestimmt. Durch Fixation des Schulterblatts läßt sich die Funktion des skapulohumeralen Gelenks getrennt beurteilen, damit eine durch den Schultergürtel kompensierte Bewegungsstörung nicht übersehen wird.

! Eine bewährte Methode, die Bewegungsfähigkeit orientierend festzustellen, sind der Schürzen- und der Nackengriff.

■ **Schürzengriff.** Es handelt sich um eine Kombination aus Innenrotation, Adduktion und Retroversion: Der Patient wird aufgefordert, die Arme auf dem Rücken zu verschränken und den höchstmöglichen Wirbelkörper zu erreichen. Der Abstand zwischen 7. Halswirbelkörper und Daumen wird als Vertebra-prominens-Daumen-Abstand (VPDA) bestimmt.

■ **Nackengriff.** Dies ist eineKombination aus Außenrotation, Abduktion und Elevation: Der Patient wird aufgefordert, die Handflächen an den Hinterkopf zu führen, wobei die Ellbogen möglichst parallel zur Hand gehalten werden sollen.

Die weitere Bewegungsprüfung soll zunächst aktiv, dann passiv nach der Neutral-Null-Methode erfolgen (s. Abb. 10.2):

- *Flexion* (Anteversion): skapulohumeral 90°, total 170° mit genau nach vorn gerichtetem Anheben des Oberarmes,

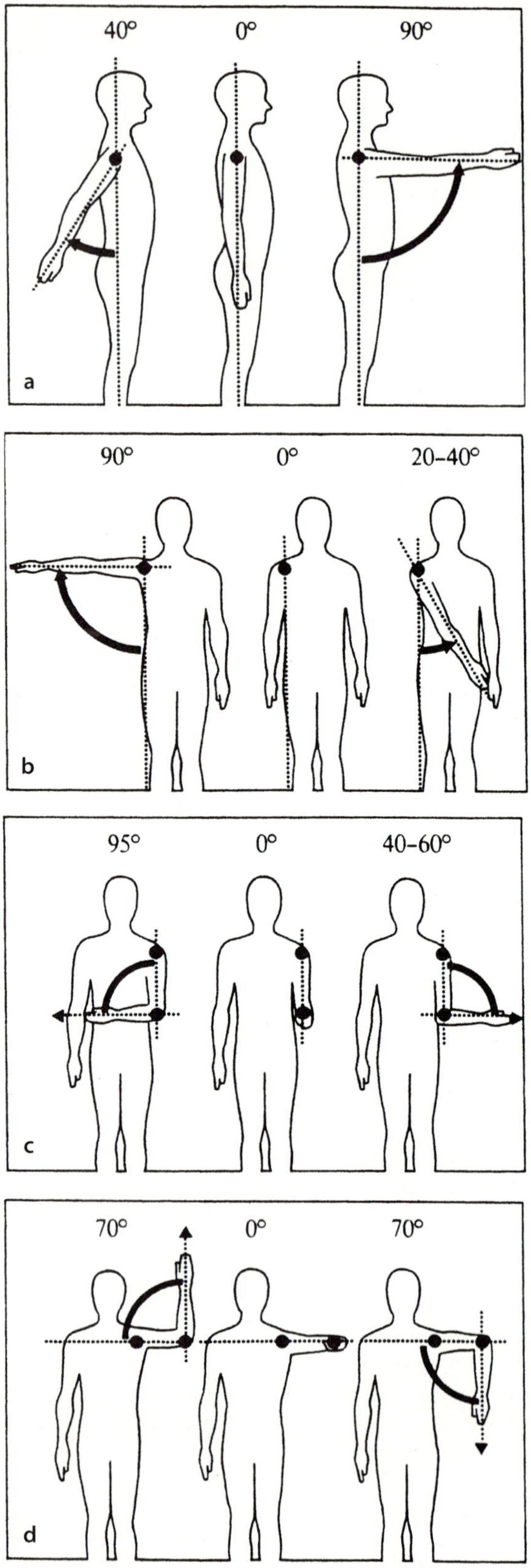

Abb. 10.2a–d. Funktionsprüfung des Schultergelenks nach der Neutral-Null-Methode. **a** Flexion/Extension, **b** Abduktion/Adduktion, **c** Innenrotation/Außenrotation bei Adduktion, **d** Innenrotation/Außenrotation bei Abduktion

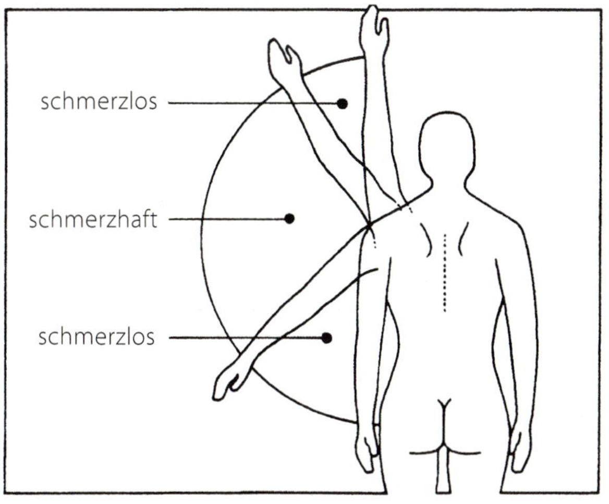

Abb. 10.3. Schmerzhafter Bogen bei Erkrankungen der Rotatorenmanschette und der Bursa acromialis

- *Extension* (Retroflexion): normal 40°, der Arm wird sagittal nach hinten angehoben. Die Beurteilung ist schwer, wenn der Patient sich gleichzeitig nach vorn neigt,
- *Abduktion:* skapulohumeral 90°, total 180°; eine Diskrepanz zwischen eingeschränkter aktiver Bewegung und normaler, nahezu schmerzloser passiver Bewegung kann durch Abriß der Rotatorenmanschette oder des M. deltoideus mit Lähmungen und Plexusschädigungen hervorgerufen werden,
- *Adduktion:* normal 20–40°, möglichst gleichseitig Arme überkreuzt adduzieren, um eine Rotation des Körpers zu vermeiden,
- *Rotation:* (der Oberarm des Patienten liegt dem Oberkörper an, Ellbogen in 90°-Flexion) Innenrotation bis 90°, Außenrotation bis 60°. Bei 90° abduziertem Arm und Flexion des Ellbogens in 90°, Innen- und Außenrotation 70°.

Man achtet bei der Bewegungsprüfung auf Bewegungen und Stellungen, in denen der Schmerz auftritt. Bei vielen Erkrankungen des Schultergelenks, insbesondere periartikulärer Ursache, ist der Schmerz nur in der Endphase von Bewegungen oder bei Bewegung gegen Widerstand auslösbar. Im Gegensatz hierzu treten bei einer Arthritis auch bei völlig entspannter Haltung und vorsichtiger passiver Bewegung Schmerzen auf.

Bei Erkrankungen der Rotatorenmanschette und des subakromialen Gleitraums findet sich bei der Abduktion oft ein sogenannter schmerzhafter Bogen (s. Abb. 10.3). Die Beschwerden können durch Außenrotationsstellung des Armes gemindert werden.

Die generalisierte Kapselschrumpfung schränkt die Beweglichkeit des skapulohumeralen Gelenks in allen Ebenen ein.

Schmerzlose oder schmerzhafte Krepitationen können als Folge degenerativer Veränderungen in den Gelenken des Schultergürtels, aber auch im Bereich der Sehnenansätze und der Muskulatur der Rotatorenmanschette und unterhalb der Skapula auftreten.

Ellbogengelenk

Inspektion

Orientierungspunkte bei der Inspektion des Ellbogen sind Epikondylen und Olekranon. Sie sollten bei Streckung des Gelenks auf einer Linie (Hueter-Linie) liegen und bilden bei Beugung ein gleichschenkliges Dreieck. Lageverschiebungen sind durch Frakturen oder Luxationen bedingt.

Fehlstellungen wie Cubitus valgus und varus entstehen traumatisch jedoch auch durch Wachstumsstörungen (z.B. kongenitale Radiusköpfchenluxation) und Systemerkrankungen wie Rachitis.

Schwellungen des Ellbogengelenks sind zumeist streckseitig medial oder lateral vom Olekranon lokalisiert. Ursachen können eine Bursitis olecrani oder ein Gelenkerguß sein, selten auch eine Fraktur oder Luxation des Radiusköpfchens.

Palpation

Es werden die Sulci olecrani medialis et lateralis in Ruhe und unter passiver Bewegung palpiert. Gelenkergüsse sind hierbei am besten zu tasten, wenn das Gelenk voll gestreckt wird. Die Bursa olecrani liegt auf dem Processus olecrani der Ulna und ist bei entzündlichen Veränderungen oberflächlich palpabel. Häufig besser tastbar als sichtbar sind Rheumaknoten, die sich an der Streckseite des Unterarmes, dicht unterhalb des Ellbogengelenks finden.

Druckschmerzhafte Punkte bei Insertionstendopathien können in folgenden Regionen bestehen:

- Epicondylus humeri lateralis (Tennisellbogen): zudem Spontanschmerz bei Dorsalflexion des Handgelenks gegen Widerstand bei freier Beweglichkeit,
- Epicondylus humeri medialis (Golferellbogen): zudem Spontanschmerz bei Beugung des Handgelenks gegen Widerstand bei freier Beweglichkeit,
- Ansatz der Bizepssehne am Radiusköpfchen.

Kompressionssyndrome des N. ulnaris sind durch einen Engpaß im Sulcus olecrani medialis oder im Durchtritt durch den M. pronator teres bedingt.

Funktionsprüfung

Die Bewegungen des Ellbogengelenks umfassen Streckung im humeroulnaren Gelenk und Beteiligung bei der Supination und Pronation im Humeroradialgelenk (s. Abb. 10.4).

Normalerweise beträgt die Flexion/Extension 150°–0°–10°.

Für die Prüfung der Pronation und Supination sollen der Oberarm am Körper herabhängen, der Ellbogen in

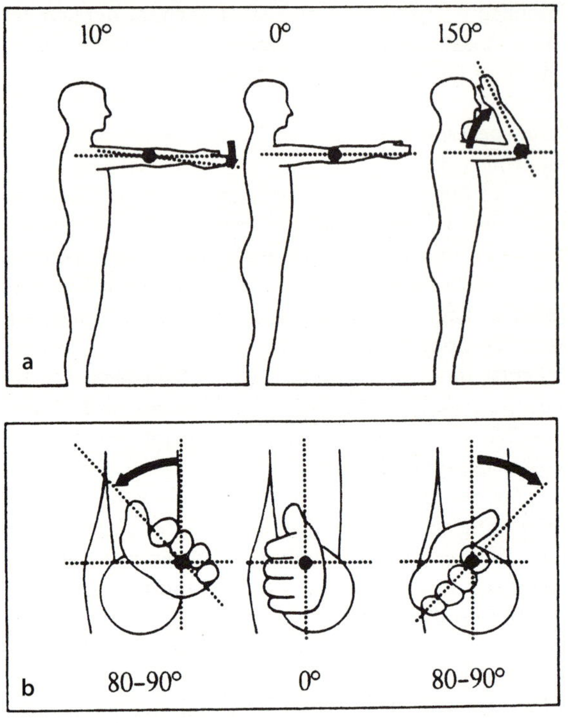

Abb. 10.4a, b. Funktionsprüfung des Ellbogengelenks nach der Neutral-Null-Methode. **a** Flexion/Extension, **b** Pronation/Supination

90° gebeugt und die Handflächen senkrecht gehalten werden.

Pronation und Supination sollten jeweils 80° betragen.

Hand- und Fingergelenke

Inspektion

In Ruhestellung findet sich im Normalfall eine leichte Volarflexion und Ulnarabduktion des Handgelenks mit leichter Flexion der Finger und extendiertem Daumen.

Abweichungen können sich durch erworbene Fehlstellungen oder kongenitale Defekte mit Veränderung von Form und Anzahl der Finger sowie Dysmelien zeigen. Fehlstellungen treten bei Kontrakturen (Dupuytren-Kontraktur, M. Sudeck im III. Stadium), nach traumatischer Läsion und bei entzündlichen Gelenkerkrankungen (z.B. chronische Polyarthitis) auf. Typische Fehlstellungen durch entzündliche Gelenkerkrankungen sind die Ulnardeviation in Fingergrund- und Handgelenken (ulnares Abgleiten der Strecksehnen), die Knopflochdeformität (palmare Dislokation der Seitenbänder an Fingermittelgelenken) und die Schwanenhalsdeformität (Zug der Mm. interossei und anderer Fingergrundgelenkbeuger und Fingermittelgelenkstrecker; Michet et al. 1993).

Diffuse Schwellungen beider Hände treten bei Akromegalie, Hypothyreose und der diabetischen Cheiropathie auf. Einseitige diffuse Handschwellungen sind beim M. Sudeck zu beobachten. Tenosynovialitiden bei entzündlichen Gelenkerkrankungen, die überwiegend am Handrücken oder im Bereich des Caput ulnae auftreten, oder Hygrome können Ursachen für Schwellungen im Bereich der Sehnenscheiden sein. Schwellungen der Hand- und Fingergelenke zeigen sich bei arthritischen und arthrotischen Veränderungen.

Charakteristische Hautveränderungen finden sich beim M. Sudeck mit Zyanose zu Beginn der Erkrankung und gespannter, glänzender Haut in den Spätstadien. Das Raynaud-Syndrom und sklerodermiforme Veränderungen sind durch Blässe und Akrozyanose gekennzeichnet. Auf Veränderungen der Haut wie Psoriasis mit und ohne Nagelveränderungen, Erythema exsudativum multiforme, Ekzeme oder vaskulitische Läsionen ist zu achten.

Muskelatrophien sind in der Regel hinweisend auf eine peripher-neurogene Schädigung, finden sich aber auch als Inaktivitätsatrophien bei Gelenk- und anderen Erkrankungen. Häufig ist eine Atrophie der Mm. interossei beider Hände im Rahmen einer Polyarthitis. Atrophie des Daumenballens (N. medianus und C6) und die Kleinfingerballenatrophie (durch Ulnarisparese und bei C8-Syndrom) geben Anlaß zu einer eingehenden neurologischen Untersuchung, die auch bei Paresen des N. radialis (Fallhand), N. medianus (Schwurhand und Affenhand) und N. ulnaris (Krallenhand) durchgeführt werden sollte.

Palpation

Bei der Palpation werden die Hauttemperatur und Schweißsekretion beurteilt. Es schließt sich eine gezielte Palpation an, um die Lokalisation von Druckschmerzen und deren Ausprägung festzustellen und Schwellungen zu differenzieren.

Am Handgelenk sind artikuläre Ergüsse am besten durch dorsale Palpation erfaßbar, die Abgrenzung gegen darüberliegende Strukturen kann bei zusätzlicher Tenosynovialitis erschwert sein. Die Palpation von Schwellungen der Hand- und Fingergelenke kann Hinweise zur Abgrenzung arthritischer und arthrotischer Veränderungen liefern:

- weiche, z.T. prallelastische, obligat druckschmerzhafte Schwellung bei Arthritis,
- derbe, knöcherne, nur lokalisierte, nicht immer druckschmerzhafte Schwellung bei Arthrose.

Bei Entzündung der Fingergrundgelenke ist der Händedruck schmerzhaft und der Gaenslen-Test (Querdruck der Grundgelenke) entsprechend positiv.

Palpable Knoten sollten hinsichtlich ihrer Lokalisation, Größe und Konsistenz sowie ihrer Fixation oder ihres Gleitens gegenüber dem benachbarten Gewebe erfaßt werden (häufiger Sitz sind die Fingerbeugesehnen; die Knoten werden bei leichter Palpation entlang der gesamten Sehnen unter Bewegung der Finger geta-

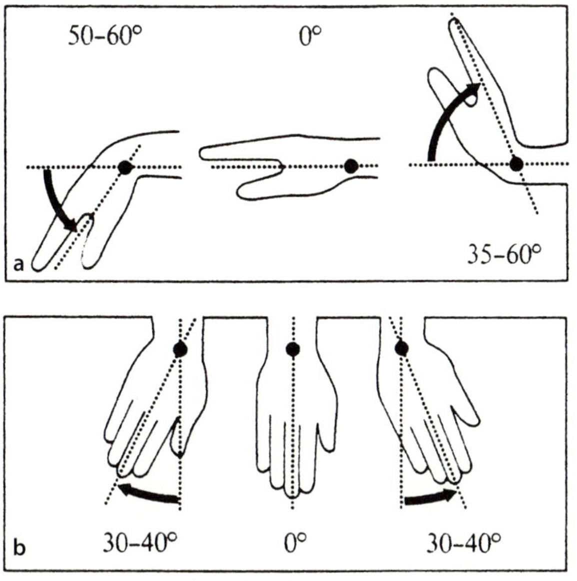

Abb. 10.5a, b. Funktionsprüfung des Handgelenks nach der Neutral-Null-Methode. **a** Flexion/Extension, **b** Radial-/Ulnarabduktion

stet und müssen von einer Knotenbildung bei Dupuytren abgegrenzt werden). Durch Sehnenknötchen kann das Phänomen des schnellenden Fingers verursacht sein.

Palpable Hautveränderungen sind Ödeme bei Schulter-Hand-Syndrom und Gewebeverdickung bei der Sklerodermie.

Lokalisierte Druckschmerzen ohne Schwellung sind bei Insertionstendopathien zu finden, die v.a. am Processus styloideus radii auftreten.

Funktionsprüfung

Die Funktionsprüfung des Handgelenks umfaßt Bewegungen, die nach dorsal und volar sowie radial und ulnar gemessen werden (s. Abb. 10.5):

- Extension/Flexion 60°–0°–50°,
- Radialabduktion/Ulnarabduktion 30°–0°–40°.

Zudem nimmt das Radioulnargelenk der Hand an der Supinations- und Pronationsbewegung des Ellbogengelenks teil.

Für die Gebrauchsfähigkeit der Hand sind folgende Funktionen bedeutungsvoll:

- Möglichkeit der Dorsalflektion des Handgelenks,
- Faustschluß,
- Extension und Spreizung der Finger,
- fester Griff zwischen den Endkuppen des Daumens und der Finger, insbesondere des Zeigefingers (90% der Greifleistung).

Die Bewegungsfähigkeit in den Fingergelenken ist großen individuellen Schwankungen unterworfen. Exakte Winkelmessungen sind schwierig (s. Abb. 10.6).

Allgemein gilt, daß die Beweglichkeit normal ist, wenn folgende Voraussetzungen erfüllt sind (s. auch Abb. 10.7; Wittenborg 1989):

- die Faust kann normal schließen (große und kleine Faust),
- die Hand kann sich flach öffnen,
- die Finger können weit spreizen,
- der Daumen kann ab- und adduzieren,
- das Endglied des Daumens erreicht das Endglied des 5. Fingers.

Störungen lassen neben Entzündungen, degenerativen Veränderungen und traumatischen Läsionen auch an neurologische Krankheitsbilder denken, die durch Sensibilitäts- und Reflexprüfung genau untersucht werden sollten.

Hüftgelenk

Zur Beurteilung der Hüftgelenke müssen auch die Verhältnisse des LWS-Bereiches, des Beckens und der Sakroiliakalgelenke berücksichtigt werden, da sich Symptome und Befunde häufig überschneiden.

Inspektion und Palpation

Bei der Inspektion und Palpation ist auf Atrophie, Verspannung und Kontraktur der Becken- und Oberschenkelmuskulatur zu achten. Auch im Bereich von Becken und Hüftgelenken gibt es Druckschmerzpunkte, die auf Insertionstendopathien hinweisen:

- Trochanter major (Ansatz der Glutealmuskulatur, Bursa trochanterica),
- Tuber ischiadicum (Ursprung der Ischiokruralmuskulatur),
- äußerer oberer Quadrant der Glutealmuskulatur (hintere Hüftmuskeln),
- Spina iliaca posterior superior und anteriores Sakroiliakalgelenk,
- Spina iliaca superior,
- Hüftgelenk (in der Leistenbeuge im Mittelpunkt zwischen Spina iliaca anterior superior und Symphyse),
- Trochanter minor (Ansatz des M. iliopsoas),
- Symphyse (Ansatz von Bauchmuskeln und Ursprung von Adduktorenmuskeln, Ansatz des M. gracilis; als Grazilissyndrom bei Fußballspielern bekannt).

Neben der Insertionstendopathie bedingt auch eine Bursitis Druckschmerz am Trochanter major. Hinweis auf eine Hüftkopfnekrose, die nach längerfristiger Steroidmedikation entstehen kann, ist ein Stauchungs- oder Klopfschmerz des Hüftgelenks. Leisten- oder Schenkelhernien sollten beachtet werden.

Funktionsprüfung

Zum Erkennen muskulärer Kontrakturen können Funktionstests verwandt werden. Die *Verkürzung von M. iliopsoas und M. triceps surae* wird folgendermaßen festgestellt (s. Abb. 10.8):

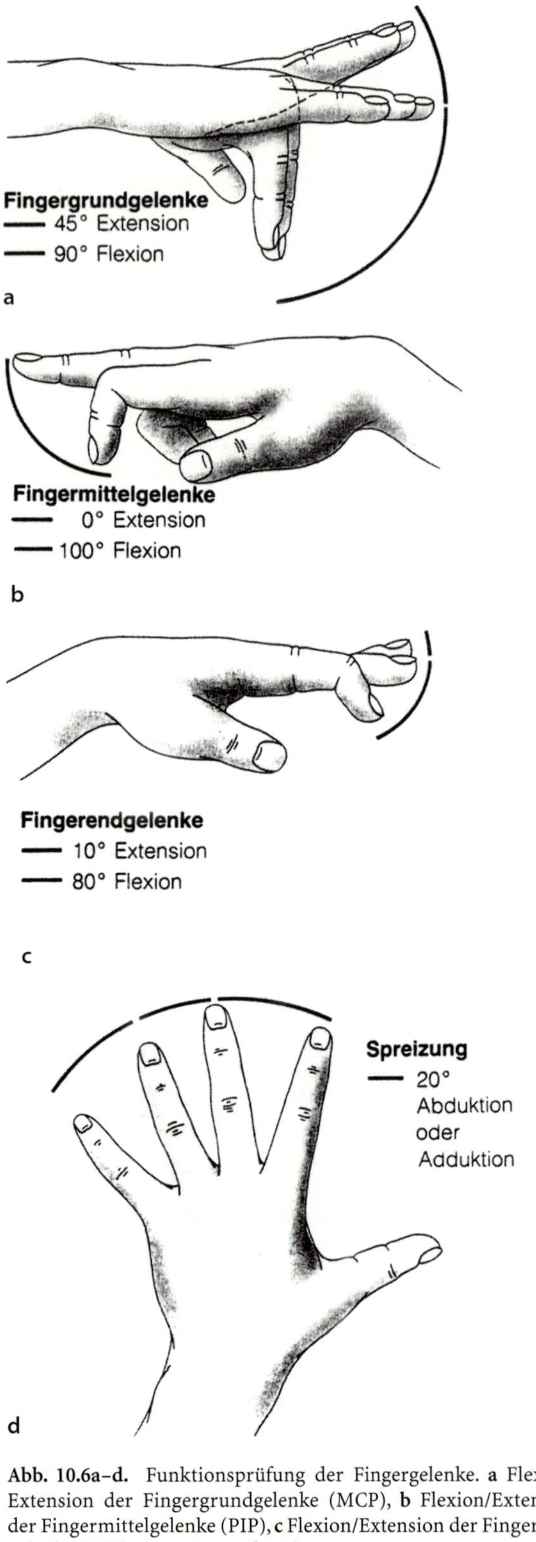

Abb. 10.6a–d. Funktionsprüfung der Fingergelenke. **a** Flexion/Extension der Fingergrundgelenke (MCP), **b** Flexion/Extension der Fingermittelgelenke (PIP), **c** Flexion/Extension der Fingerendgelenke (DIP), **d** Spreizung der Finger

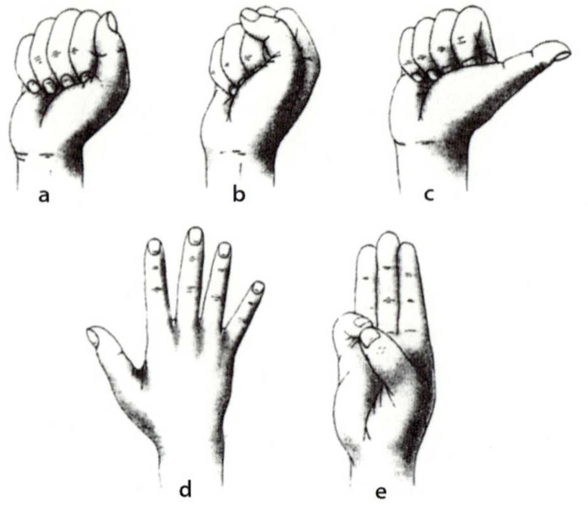

Abb. 10.7a–e. Funktionsprüfung der Finger. **a** große Faust mit adduziertem Daumen, **b** große Faust mit opponiertem Daumen, **c** kleine Faust mit extendiertem Daumen, **d** Fingerspreizen, **e** Opposition von Daumen und Kleinfinger

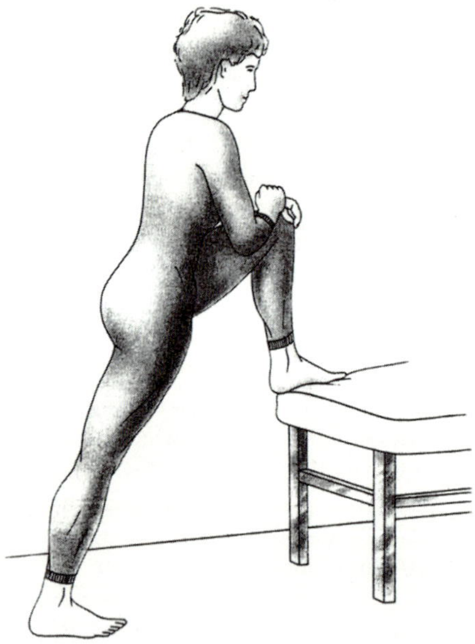

Abb. 10.8. Test zur Objektivierung einer Muskelverkürzung von M. iliopsoas oder M. triceps surae

- ein Bein wird auf die Untersuchungsbank in Knie- und Hüftgelenk, rund 120° gebeugt, gestellt,
- das Standbein wird dann soweit wie möglich nach dorsal mit gestrecktem Knie zurückgestellt, wobei die Fußsohle ganz aufgestellt sein muß und das Bein nicht rotiert sein darf,
- wird nun das aufgesetzte Bein maximal gebeugt und der Rumpf, ohne die LWS zu lordosieren, nach ventral geführt, weisen Schmerzen in Leiste und Wade auf eine Muskelverkürzung hin.

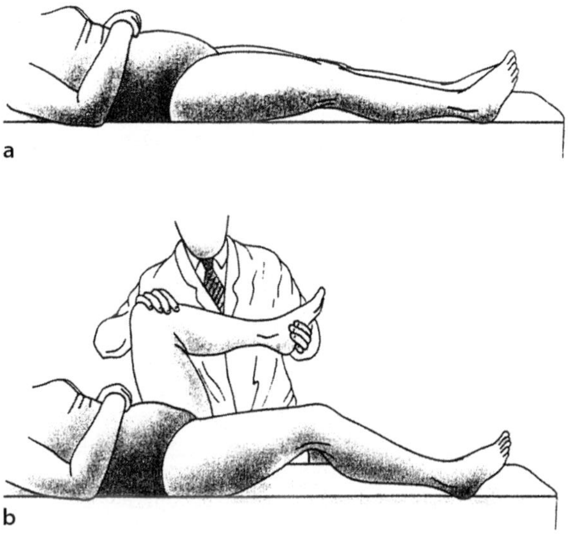

Abb. 10.9a, b. Thomas-Funktionstest: Nachweis einer Beugekontraktur im Hüftgelenk

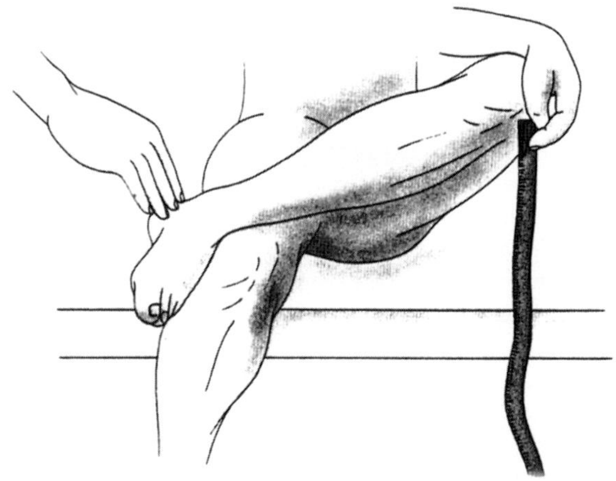

Abb. 10.10. Patrick-Test (Viererzeichen): orientierende Funktionsprüfung des Hüftgelenks mit Abstandsmessung zur Verlaufskontrolle

Im Liegen kann durch eine verstärkte Lendenlordose eine *Beugekontraktur* des Hüftgelenks kaschiert werden. Zur Überprüfung dient der Thomas-Funktionstest (s. Abb. 10.9):

- Beugt der Patient das nicht betroffene Hüftgelenk maximal mit Unterstützung beider Hände, indem er das Bein an den Oberkörper zieht, so wird er gezwungen, seine Lendenlordose aufzugeben.
- Das Bein, an dem die Beugekontraktur besteht, hebt sich dabei von der Unterlage ab.

Zur orientierenden Funktionsprüfung des Hüftgelenks wird der Patrick-Test (auch als Viererzeichen bekannt) durchgeführt (s. Abb. 10.10). Dabei werden Flexion, Abduktion und Außenrotation des Hüftgelenks erfaßt; Einfluß nehmen jedoch auch Beschwerden in den Sakroiliakalgelenken und der Lendenwirbelsäule. Zur Verlaufsbeobachtung kann der Abstand des Kniegelenks vom Untersuchungstisch gemessen werden.

Die isolierten Bewegungsprüfungen werden nach der Neutral-Null-Methode vorgenommen (s. Abb. 10.11):

Abb. 10.11a–c. Funktionsprüfung des Hüftgelenks nach der Neutral-Null-Methode. **a** Flexion/Extension, **b** Abduktion-/Adduktion, **c** Innen-/Außenrotation

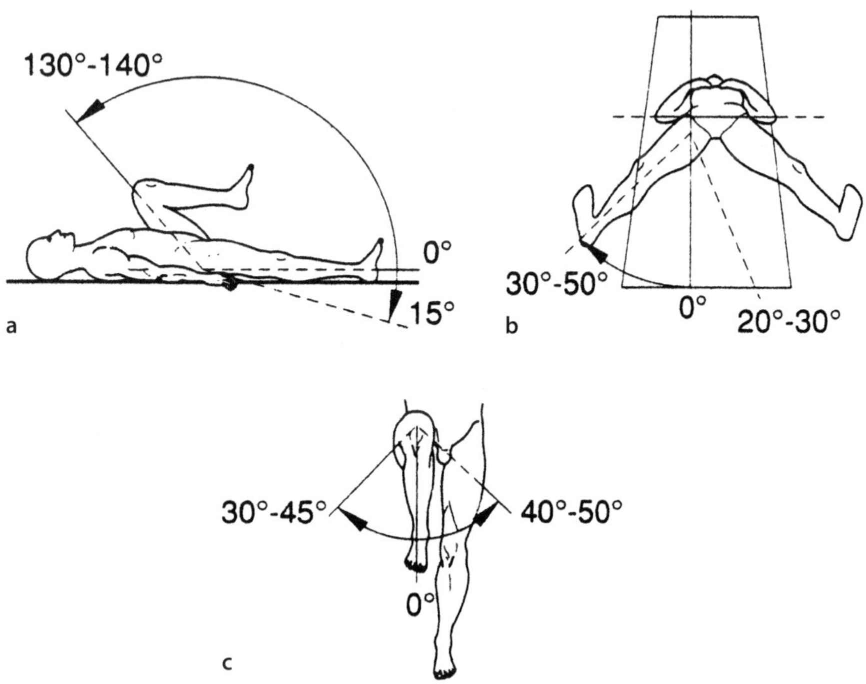

- Flexion/Extension 130°–0°–10°,
- Abduktion/Adduktion 40°–0°–30°, hierbei sollte das Becken an der Spina iliaca anterior fixiert werden,
- Innenrotation/Außenrotation 40°–0°–50°, die isolierte Rotationsprüfung des Hüftgelenks erfolgt am besten am ausgestreckten Bein durch Außen- und Innenrollen des gesamten Beines. In Beugestellung von Hüft- und Kniegelenk gehen in die Rotationsprüfung auch periartikuläre Beschwerden, Prozesse der Sakroiliakalgelenke und der unteren LWS ein.

Zur Verlaufsbeobachtung eignet sich zudem die Messung des Spreizabstandes (Abstand der Innenknöchel bei maximaler Spreizung) oder besser des Abstands zwischen Mittellinie und Innenknöchel des rechten bzw. des linken Beines.

Kniegelenk

Inspektion

Bei der Inspektion des Knies wird zunächst auf Abweichungen des Patellastandes (Hochstand, laterale Luxation) und Veränderungen der Gelenkkonturen geachtet. Schwellungen bei Gelenkergüssen sind v.a. suprapatellar und lateral der Patella (Recessus suprapatellaris) sichtbar (Michet et al. 1993). Direkt auf der Patella gelegene Schwellungen sprechen für eine präpatellare Bursitis. Da bei chronischen Synovialitiden durch Ventilwirkung eine Aussackung der mit der Gelenkhöhle kommunizierenden Bursa semimembranosa-gastrocnemia (Baker-Zyste) auftreten kann, sollte auch auf popliteale Schwellungen geachtet werden. Periartikuläre Schwellungen können durch Neubildungen bedingt sein.

Die Betrachtung der Beinachse zeigt Fehlstellungen wie Genu valgum, Genu varum und Genu recurvatum.

Beugekontrakturen im Kniegelenk sind Folgen intraartikulärer Veränderungen im Kniegelenk selbst, z.B. bei Falschlagerung (Knierolle), und kompensatorisch auch bei Spitzfuß und Hüftbeugekontrakturen zu beobachten.

Die Muskulatur von Ober- und Unterschenkel ist hinsichtlich Atrophien, die Folgen von schmerzbedingter Inaktivität, von muskulären Erkrankungen und von Paresen sein können, zu untersuchen.

Palpation

Druckschmerzpunkte bei Insertionstendopathien am Kniegelenk können sein:

- oberer und unterer Patellapol,
- Tuberositas tibiae, Epicondylus medialis tibiae,
- Epicondylus medialis femoris, Epicondylus lateralis femoris,
- Caput fibulae,
- Pes anserinus.

Einen Hinweis auf degenerative Veränderungen kann die Palpation von Gelenkspalt und Patella liefern. Am medialen oder lateralen Spalt können bei ausgeprägter Arthrose knöcherne Vorsprünge tastbar sein. Bei der Palpation der Patella können Verschiebeschmerz und Krepitation Zeichen hierfür sein.

In der Kniekehle sind neben den Gastroknemiusköpfen und dem M. semimembranosus und Biceps-femoris-Ansatz die Nerven und Gefäße in der Tiefe der Regio poplitea und die Bursa semimembranosa gastrocnemia zu tasten (Vleeming et al. 1985). Eine druckschmerzhafte Vorwölbung der Bursa tritt bei isolierter Bursitis oder bei chronischer Kniegelenkentzündung als Baker-Zyste auf.

Eine Schwellung des Knies kann durch Ergußbildung bei Arthritis, Arthrose oder Trauma bedingt sein. Bei großen Ergüssen ist das „Tanzen der Patella" auslösbar: bei gestrecktem Knie wird das Gelenk mit beiden Händen komprimiert und die Patella mit dem Zeigefinger gegen das Femur gedrückt, so daß sie beim Loslassen durch die Flüssigkeit im Gelenk hochgedrückt wird.

Funktionsprüfung

Die Bewegungsfähigkeit im Kniegelenk umfaßt die

- Flexion/Extension mit 130°–0°–10° (Abb. 10.12) und die
- Innenrotation/Außenrotation mit 15°–0°–30° (Gleitbewegung im meniskotibialen Gelenk).

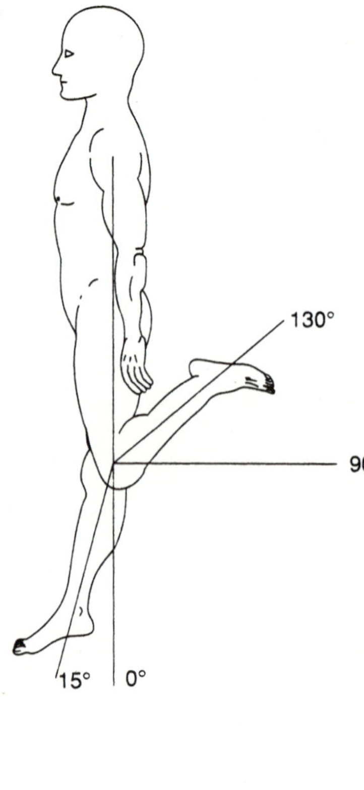

Abb. 10.12. Funktionsprüfung des Kniegelenks nach der Neutral-Null-Methode: Flexion/Extension

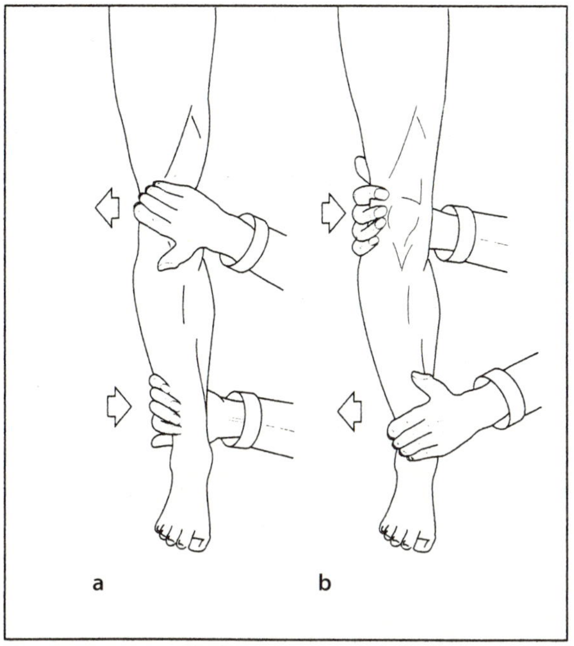

Abb. 10.13a, b. Prüfung der Seitenbandstabilität und der Menisci (Pfeile in Zug- bzw. Druckrichtung). **a** lateral, **b** medial

Die Kniescheibe verändert bei der Bewegung des Kniegelenks ihre Relation zum Gelenkspalt und legt zwischen Beugung und Streckung rund 6 cm Gleitstrecke zurück. In Streckstellung befindet sich der untere Pol 1 cm oberhalb des Gelenkspaltes und es sollte keine Lateralisation bestehen.

Intakte Bänder und Menisken sind wesentlich für die Kniegelenkfunktion. Ein kombinierter Test zur Überprüfung der Seitenbänder und Menisken wird durch Varus- und Valgusstreß am gestreckten Kniegelenk durchgeführt (s. Abb. 10.13). Der Untersucher legt seine Hand entweder auf die Innen- oder Außenseite des gestreckten Kniegelenks und bewegt mit der anderen den Unterschenkel zur Mittellinie bzw. nach außen, von der Mittellinie weg.

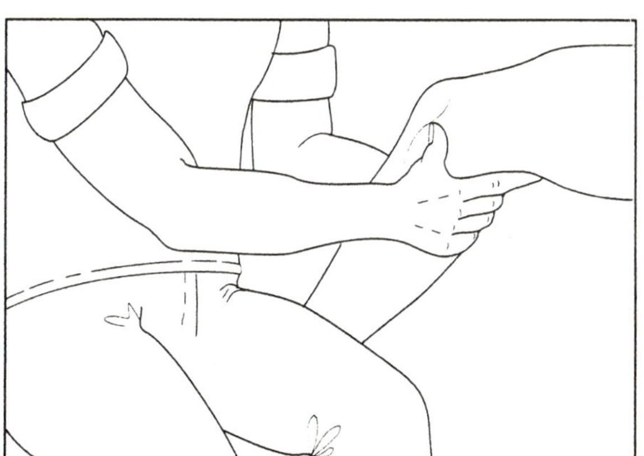

Abb. 10.14. Prüfung der Kreuzbandstabilität

Im Normalfall, d.h. bei intakten Seitenbändern, sind nur minimale Bewegungen möglich. Werden bei dieser Bewegung Schmerzen angegeben, kann die Schädigung eines Seitenbandes oder eines Meniskus vorliegen. Meniskusläsionen sind schmerzhaft, wenn sie komprimiert werden, Seitenbandläsionen verursachen Schmerzen bei Dehnung der betreffenden Seite.

Die Kreuzbänder werden im sogenannten Schubladentest geprüft (s. Abb. 10.14): Der Unterschenkel wird in etwa 60°-Beugung vom Untersucher mit beiden Händen umfaßt und nach vorn und hinten bewegt. Bei Insuffizienz und Riß der Kreuzbänder mit gleichzeitiger Verletzung der Kapsel und der Kollateralbänder wird eine verstärkte Bewegung des Unterschenkels nach vorn, bei Verletzung der dorsalen Kapsel und des hinteren Kreuzbandes nach hinten möglich.

Sprunggelenk mit Vorfuß- und Zehengelenken

Inspektion

Abweichungen der Form und Fehlstellungen des Fußes werden bei der Inspektion festgestellt: Angeborene oder erworbene Deformitäten wie Pes varus und valgus, Pes equinus und calcaneus sowie Hohlfuß, Plattfuß, Spreizfuß sind ebenso wie Fehlstellungen der Zehen in Form von Hammerzehen, Krallenzehen, Hallux rigidus und Hallux valgus erkennbar. Auch Hautveränderungen wie Psoriasis, Ekzeme, Pilzbefall oder Ulcera crura sind zu beachten sowie Hinweise auf Durchblutungsstörungen wie Blässe oder akrale Nekrosen.

Palpation

Durch Palpation werden folgende Ursachen einer druckschmerzhaften Ferse differenziert:

- knöcherne Anbauten (dorsaler und plantarer Kalkaneussporn),
- Insertionstendopathie der Achillessehne mit oder ohne Entzündung der Bursa, des darunterliegenden Fettgewebes und der Knochenhaut,
- Frakturen, Osteomyelitis, Knochentumoren,
- Trauma und Entzündungen der Plantarfaszie oder der Bänder und Weichteile der Umgebung.

Am medialen Fußrand werden der Malleolus medialis, das Sustentaculum talare, das Os naviculare, die Basis des Os metatarsale I und das Großzehengrundgelenk abgetastet. Der laterale Fußrand hat seine Palpationspunkte am Malleolus lateralis, an der Trochlea peronealis (Sehnen des Mm. peroneus longus et brevis), am Os cuboideum, an der Tuberositas ossis metatarsalis V und am Kleinzehengrundgelenk.

Am Fußrücken werden der Gelenkspalt, der Talushals, der Sinus tarsi, die Extensorensehne und die A. dorsalis pedis palpiert.

Druckpunkte an der Fußsohle sind das Os calcanei und die Metatarsalia bei Arthritis, aseptischer Kno-

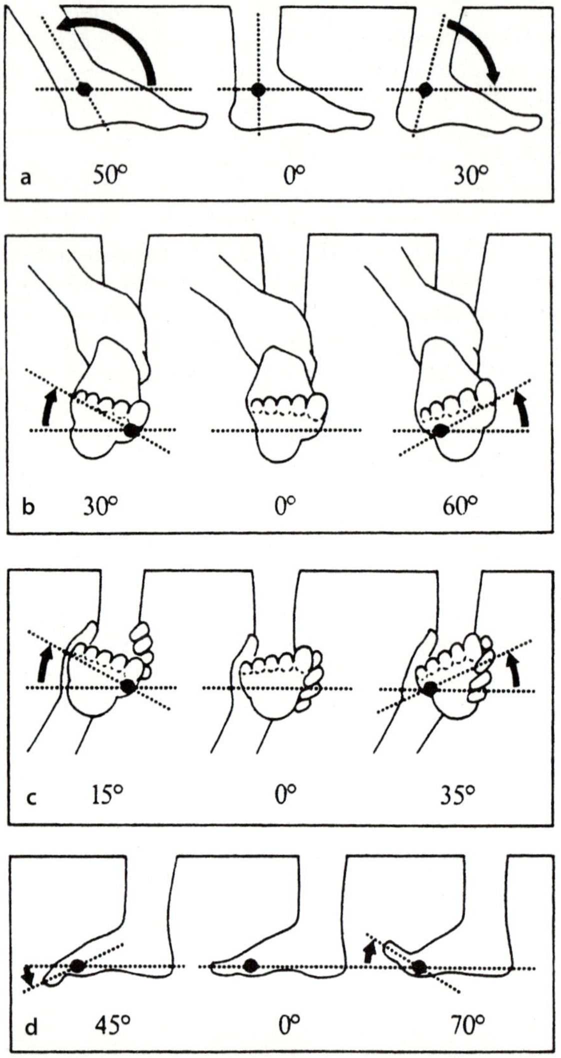

Abb. 10.15a–d. Funktionsprüfung der oberen und unteren Sprunggelenke sowie der Zehengrundgelenke nach der Neutral-Null-Methode. **a** Flexion/Extension im oberen Sprunggelenk, **b** Eversion/Inversion im unteren Sprunggelenk, **c** Supination/Pronation in den Tarsal- und Metatarsalgelenken, **d** Flexion/Extension im Zehengrundgelenk

chennekrose und Insertionstendopathie. Bei der Morton-Neuralgie ist ein Druckschmerz zwischen den Metatarsalköpfchen II–IV ein Hinweis für ein Engpaßsyndrom. Der Payr-Venendruckpunkt kann bei einer Unterschenkelvenenthrombose schmerzhaft sein.

Bei Sehnenscheidenentzündungen wird der Druckschmerz über dem Fußrücken dem Sehnenverlauf entsprechend linear, bei Synovitis der Mittelfußgelenke eher unregelmäßig zu tasten sein. Die Palpation der Metatarsophalangealgelenke erfolgt zwischen Daumen und Finger von plantar nach dorsal, wobei bei einer Synovitis in diesem Bereich häufig ein Querdruckschmerz oder ein Plantarflexionsschmerz ausgelöst werden kann.

Die Interphalangealgelenke werden meist von seitlich, aber auch von dorsal und plantar getastet.

Funktionsprüfung

Für die normale Funktion des Fußes sind regelrechte Bewegungen im oberen und unteren Sprunggelenk wichtig, die Bewegungsfähigkeit der Zehengelenke wird mehr durch ein schmerzloses Abrollen des Fußes als durch die Flexions- und Extensionsmaße der einzelnen Zehen bestimmt (s. Abb. 10.15; Wittenborg 1989):

- Plantarflexion/Dorsalflexion 50°–0°–30° (oberes Sprunggelenk),
- Inversion/Eversion 60°–0°–30° (unteres Sprunggelenk),
- Pronation/Supination 15°–0°–30° (vorderes Sprunggelenk).

10.1.4 Untersuchung der Wirbelsäule

Inspektion

Haltung

Wesentlicher Bestandteil der Inspektion ist die Beurteilung der Haltung des Patienten. Die Haltungsstruktur wird durch morphologisch-statische und funktionell-dynamische Elemente bestimmt. Zu den statischen Elementen werden Form der Wirbelsäule, des Thorax, des Beckens, der Extremitäten und der Gelenke gezählt, zu den dynamischen die Muskelkräfte, der Sehnenbandapparat, die Gelenkfunktion, Atmung, Sinnesorgane, psychische Konstitution und zentrales Nervensystem, die in der Summe die Haltungsleistung ausmachen. Das persönliche Haltungsmuster wird durch das Wechselspiel dieser Elemente bestimmt.

Als morphologische Haltungsarten werden die normale Haltung, die Fehlhaltungen (funktionelle Formvarianten) und die Fehlformen (fixierte Formvarianten) unterschieden.

■ **Normalhaltung (funktionelle Haltungsleistungsfähigkeit).** Diese ist gekennzeichnet durch normale Lordose der HWS und LWS und Kyphose der BWS, sowie durch regelrechte strukturelle Konfiguration und Stellung von Kopf, Schultergürtel, Thorax, Becken und Extremitäten. Dieses harmonische Haltungsmuster ist funktionell dadurch gekennzeichnet, daß es mit minimalem Energieaufwand ohne kompensatorische Haltungsleistung oder Korrektur der Fehlstellung der Gelenke beibehalten wird.

■ **Fehlhaltungen mit Haltungsinsuffizienz.** Sie entstehen durch funktionellen Ausgleich. Hierzu zählen korrigierbare Abweichungen von der physiologischen Form wie der Rundrücken (Hyperkyphose der BWS), der hohlrunde Rücken (Hyperkyphose der BWS und Hyperlordose der LWS) oder der funktionelle Flachrücken (verminderte Kyphosierung der BWS und Lordosierung von HWS und LWS). Auch skoliotische Haltungen ohne Torsion, oft kombiniert mit zusätzlichen Abweichungen in Schultergürtel, Thoraxform und Beckenstellung sind bedingt pathologische funktionelle Haltungsvarianten. Die erforderliche vermehrte kompensatorische Haltungsleistung kann oft nicht erbracht werden, so daß bei fehlender Behandlung eine starke Tendenz zum Übergang in eine echte pathologische Fehlform besteht.

■ **Fehlformen mit Haltungsverfall.** Diese zeichnen sich durch dauernd fixierte Abweichungen der normalen Form der Wirbelsäule und funktionelle sowie strukturelle Veränderungen im übrigen Haltungssystem aus. Es finden sich neben Hyperkyphosen, Hyperlordosen und fixiertem Flachrücken auch strukturelle Torsionsskoliosen mit Gibbusbildung und Rippenbuckel. Diese pathologischen Haltungsmuster ziehen einen vermehrten Energieaufwand für die notwendige Kompensationsleistung nach sich. Dies führt neben der Neigung zu schmerzhafter funktioneller Dekompensation auch zur beschleunigten Entwicklung sekundärer degenerativer Veränderungen, die diese Funktionsstörungen und Schmerzen noch verstärken.

Als Funktionstest zur Erkennung von Formabweichungen der Wirbelsäule und der Haltungsleistungsfähigkeit läßt man den Patienten den Wechsel zwischen den folgenden 3 *funktionell-dynamischen Haltungsarten* mehrmals vornehmen (Wittenborg 1989):

- Ruhehaltung: Der Patient ist völlig entspannt, es besteht keine elektromyographisch registrierbare Muskelaktivität,
- habituelle Haltung: Wird meist spontan vom Patienten eingenommen, eine geringe Muskelaktivität ist erforderlich,
- aufgerichtete Haltung: Der Patient ist maximal aufgerichtet.

Bei der Aufrichtbewegung wird eine Hand auf den Kopf des Patienten gelegt und ein gewisser Widerstand erzeugt. Wenn der Patient danach in die entspannte Ruhehaltung zurücksinkt, dürfen die Kniegelenke nicht gebeugt werden.

Bei fixierten Fehlformen wie Kyphosen und Lordosen wird ein Haltungswechsel nur unvollständig möglich sein. Ein hohl-runder Rücken ohne fixierte morphologische Strukturveränderung weist einen großen Abstand zur aufgerichteten Haltung auf.

Für die Diagnose einer Haltungsschwäche hat Mathiass (1969) folgende Kriterien entwickelt:

- Haltungsleistungsfähig ist, wer seine voll aufgerichtete Haltung unter Armvorhaltung während 30 s nicht wesentlich ändert,
- eine Haltungsschwäche weisen Patienten auf, die sich zwar voll aufrichten können, diese Haltung mit vorgehaltenen Armen jedoch 30 s nicht durchhalten,
- ein Haltungsverfall liegt vor, wenn sich der Patient nicht mehr voll aufzurichten vermag oder bei vorgehaltenen Armen sofort in eine tiefe Ruhehaltung zurücksinkt.

Wesentlichen Einfluß auf die körperliche Haltung nimmt auch die seelische Befindlichkeit. Ängstlichkeit, Niedergeschlagenheit und Minderwertigkeitsgefühle fördern die Beugestellungen und das Zusammensinken mit fehlerhaften Haltungsmustern und begünstigen somit die Entwicklung einer schwachen somatischen Haltung. Diese Faktoren sind nicht nur in diagnostischer, sondern vielmehr auch in therapeutischer Hinsicht bedeutungsvoll.

Beinlängendifferenz

Ursache verschiedener Wirbelsäulenfehlstellungen können echte oder funktionelle Beinlängendifferenzen sein. Ob es sich um funktionelle oder strukturelle Fehlstellungen handelt, wird durch den Versuch eines Ausgleiches festgestellt:

- bei der echten Beinverkürzung, z.B. durch Wachstumsstörungen, Trauma wie Fraktur von Unter- oder Oberschenkel, Hüftkopfnekrose bei M. Perthes, einseitigen Knick- und Senkfuß und Paresen, läßt sich durch Ausgleichen der Beinlängendifferenz die skoliotische Fehlhaltung der Wirbelsäule korrigieren (s. Abb. 10.16),
- bei der funktionellen Beinverkürzung durch Gelenkkontraktur im Hüft- oder Kniegelenk oder Verkürzung der Psoasmuskulatur wird die Fehlhaltung durch Beinlängenausgleich hingegen verstärkt,

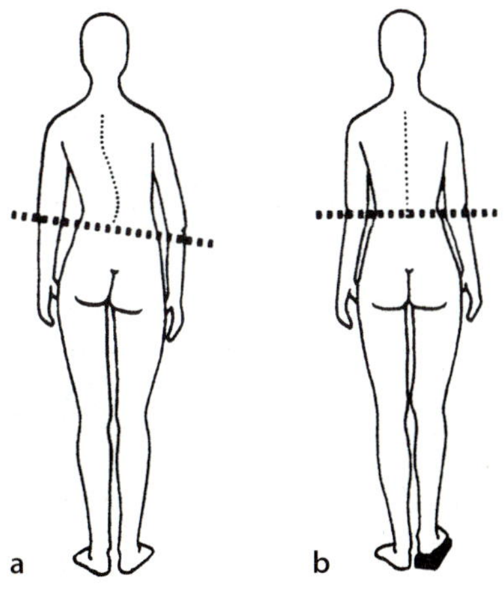

Abb. 10.16. Skoliose bei Beinlängendifferenz (**a**) und Korrektur durch Unterlegen mehrerer Brettchen (**b**)

- bei einem funktionell längeren Bein durch Spitzfuß oder Adduktionskontraktur des Hüftgelenks mit Hochstand der kontrahierten Seite wird bei Beinlängenausgleich die Fehlhaltung ebenfalls verstärkt.

Palpation

Bei der Palpation weisen Druck- und Klopfschmerzen einzelner Wirbelkörper auf Schädigungen im Wirbelkörper selbst hin. Wesentliche Ursachen können Entzündungen im Rahmen einer rheumatischen Grunderkrankung, erregerbedingte Entzündungen, v.a. unter Immunsuppression, Frakturen bei Osteoporose oder anderen metabolischen Osteopathien sowie Neoplasien sein.

Ein Rüttelschmerz des einzelnen Wirbelkörpers weist auf eine segmentale Lockerung hin, die bei schwerer Osteochondrose auftreten kann. Zur Prüfung wird der Dornfortsatz mit 4 Fingern fixiert und nach ventral und lateral bewegt.

Durch Palpation mit mehreren, parallel aufgelegten Fingerkuppen werden Muskel- und Weichteilveränderungen getastet. Hierzu gehören ein reaktiver Muskelhartspann, Muskelverschmächtigungen und Druckdolenz an Sehnenansätzen und Ligamenten.

Die Haut im Bereich erkrankter Bewegungssegmente und das subkutane Fettgewebe können verbacken sein. Diese Reflexzonen mit erhöhter Konsistenz und erhöhtem Turgor werden palpatorisch durch eine verminderte Verschieblichkeit sowie durch Druckschmerz, Roll- und Kneifschmerz erfaßt.

Auch an den Sakroiliakalgelenken werden entzündliche oder degenerative Veränderungen bei der Palpation an Druck- und Klopfschmerz festgestellt. Hierzu dient der Mennell-Handgriff, bei dem eine Scherbewegung im Gelenk zwischen Os ilium und Os sacrum passiv durchgeführt wird (s. Abb. 10.17): In Bauch-, besser noch in Seitenlage, fixiert der Untersucher mit einer Hand das Os sacrum und führt mit der anderen Hand eine Hyperextension des gestreckten Beins im Hüftgelenk aus. Liegt eine Schädigung des Gelenks vor, gibt der Patient umschriebene Schmerzen an. Eine andere Untersuchungsmethode ist der Beckenprovokationstest: Der Untersucher stützt sich mit gekreuzten Armen auf den vorderen Beckenkämmen des Patienten ab und drückt diese auseinander. Auch hierdurch erfolgt eine Bewegung des Os ilium gegen das Os sacrum und der Patient gibt bei Gelenkschädigung Schmerzen an.

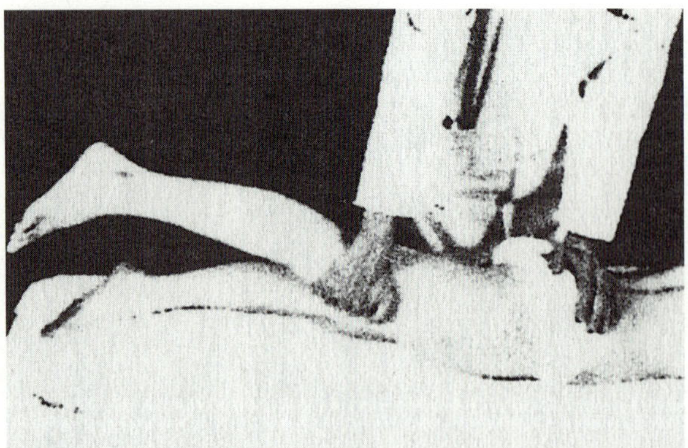

Abb. 10.17. Mennell-Handgriff: Schmerzprovokation im Sakroiliakalgelenk bei pathologischen Gelenkaffektionen möglich

Bei Verdacht auf ein radikuläres Kompressionssyndrom müssen immer auch die Valleix-Druckpunkte (Nervendruckpunkte des N. ischiadicus) geprüft werden. Zur Differenzierung von radikulären Symptomen und sogenannten pseudoradikulären Facettensyndromen ist eine eingehende neurologische Untersuchung mit Prüfung der Sensibilität, der Reflexe und der dazugehörigen Kennmuskeln nötig.

Funktionsprüfung

Auch an der Wirbelsäule werden die Bewegungen aktiv und passiv geprüft. Man unterscheidet folgende Bewegungsebenen:

- Sagittalebene (Ventral-/Dorsalflexion),
- Frontalebene (Lateralflexion),
- Transversalebene (Rotation).

Diese Bewegungen werden in sämtlichen Abschnitten der Wirbelsäule geprüft.

Halswirbelsäule

In der HWS kann bei der Ventralbeugung das Kinn bis an die Brust geführt werden, bei der Dorsalflexion bis zu einer senkrecht nach oben weisenden Blickrichtung. Für Verlaufsbeobachtungen wird der Kinn-Brust-Abstand (KBA) in Zentimetern gemessen.

Die Seitneigung und Rotation des Kopfes finden bei aufrechter Haltung in der unteren HWS statt, diese Bewegungen sollten seitengleich und ausgiebig sein. Bei Ventralflexion der HWS weisen Schmerzen oder Bewegungseinschränkungen bei Seitneigung und Rotation auf Affektionen der Atlantookzipitalgelenke hin.

Die Ohren kommen den nicht hochgezogenen Schultern bei Seitwärtsneigung nahe. Das Kinn kann parallel zur Schulter geführt werden (Rotation, s. Abb. 10.18).

Betasten unter Bewegungen gegen Widerstand gibt Auskunft über gelockerte und blockierte Bewegungssegmente.

Brust- und Lendenwirbelsäule

■ **Ventralflexion.** Die Ventralflexion in Brust- und Lendenwirbelsäule kann beurteilt werden, wenn der Patient sich mit gestreckten Knien und hängenden Armen vornüber beugt. Das seitliche Relief zeigt sich als gleichförmiger Bogen mit Ausgleich bzw. leichter Kyphosierung der Lendenlordose (s. Abb. 10.19). Während der Funktionsprüfung können weniger auffällige umschriebene Versteifungen, abnorme Abflachungen

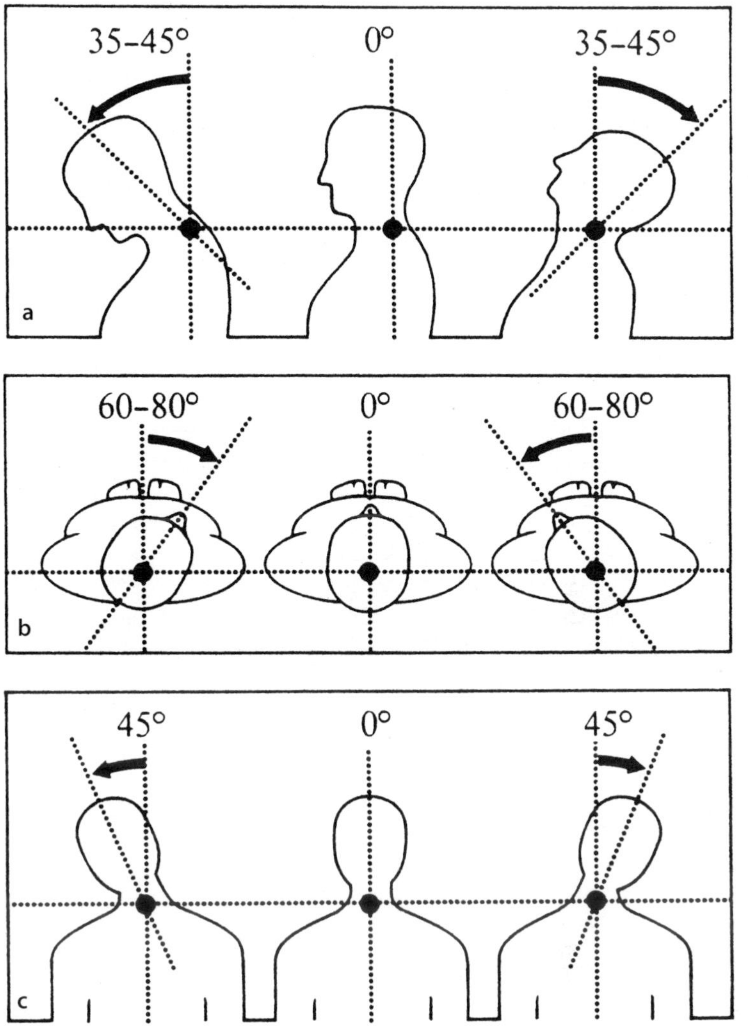

Abb. 10.18a–c. Funktionsprüfung der Halswirbelsäule nach der Neutral-Null-Methode. **a** Flexion/Extension, **b** Rotation, **c** Seitneigung

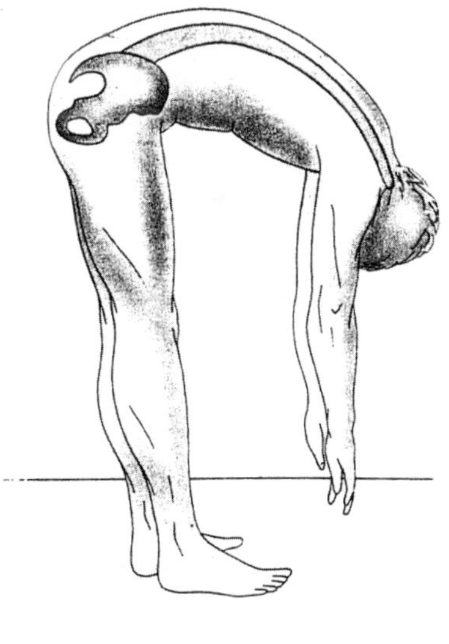

Abb. 10.19. Funktionsprüfung der Wirbelsäule: gleichmäßige Bogenbildung bei Flexion

oder umschriebene Kyphosen sowie Torsionssymptome beobachtet oder getastet werden (s. Abb. 10.20).

Bei normaler Bewegungsfähigkeit der BWS und LWS und gesunden Hüftgelenken erreichen bei Ventralflexion die Fingerspitzen den Boden. Der Abstand zwischen den Fingerspitzen und dem Boden wird *Finger-Boden-Abstand (FBA)* genannt und als Beugemaß der Wirbelsäule verwandt. Auf dieses Maß haben die Mobilität der Hüftgelenke und die Armlänge Einfluß. Ein Maß für die Beugefähigkeit der Lendenwirbelsäule ist das *Schober-Zeichen:* Mit dem Bandmaß wird am aufrecht stehenden Patienten eine 10 cm lange Strecke vom Dornfortsatz S1 nach kranial abgemessen. Bei Rumpfbeugung nach vorn vergrößert sich der Abstand der Dornfortsätze, so daß sich die Meßstrecke normalerweise um 4–6 cm verlängert. An der BWS wird ein ähnlicher Meßtest *(Ott-Zeichen)* durchgeführt: Vom Dornfortsatz C7 werden 30 cm nach kaudal abgemessen, die sich bei einer Ventralflexion um mindestens 3 cm verlängern sollte (s. Abb. 10.21).

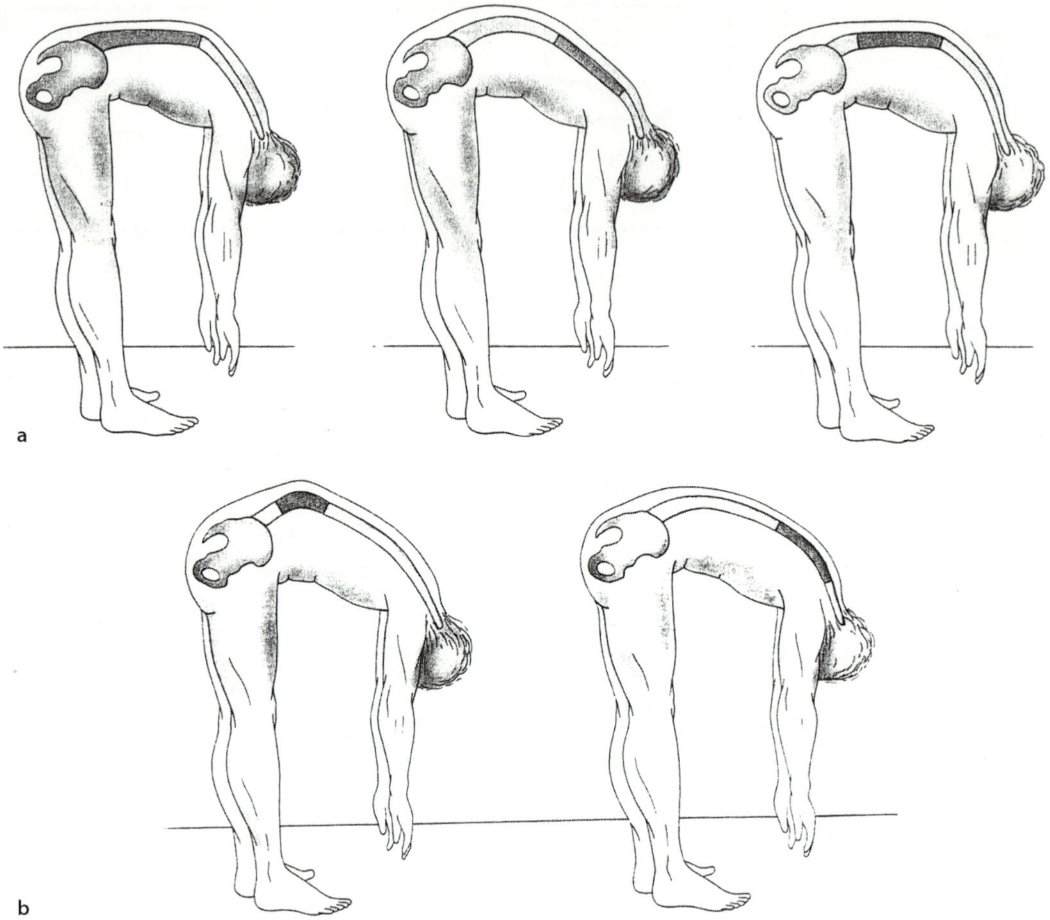

Abb. 10.20a,b. **a** Fixierte pathologische Geradhaltung: partielle Versteifung lumbal und thorakolumbal, **b** umschriebene pathologische Kyphosen

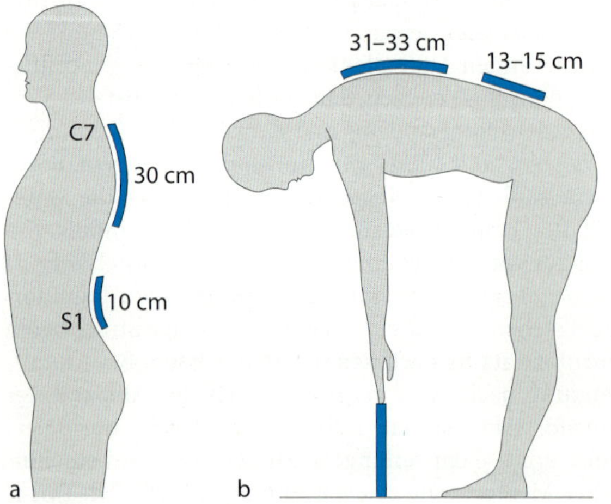

Abb. 10.21a, b. Schober- und Ott-Zeichen zur Prüfung der Flexionsfähigkeit von Lenden- und Brustwirbelsäule. **a** Meßstrecke an der Lendenwirbelsäule, **b** Meßstrecke an der Brustwirbelsäule

Eine verminderte Ventralflexion kann verschiedene Ursachen haben:

- Wirbelblockierung,
- Bandscheibenprotrusion oder -prolaps,
- Muskelverkürzungen (Ischiokruralmuskulatur, M. erector trunci),
- M. Scheuermann,
- entzündliche oder neoplastische Wirbelsäulenprozesse,
- verminderte Hüft- und/oder Sakroiliakalgelenkbeweglichkeit.

■ **Aufrichten aus Beugestellung.** Das normale Aufrichten aus der Beugehaltung erfolgt durch Anheben von Kopf und Oberkörper unter Überstreckung mit bestmöglicher Lordosierung der LWS. Die kyphotische Krümmung der thorakalen Wirbelsäule sollte sichtbar und fühlbar verschwinden. Ist dies bei wiederholter Prüfung jedoch nicht möglich, so liegt eine pathologisch fixierte Kyphosierung vor. Auch abnorme Geradhaltungen werden beim aktiven Aufrichten deutlich sichtbar oder palpabel (s. Abb. 10.22).

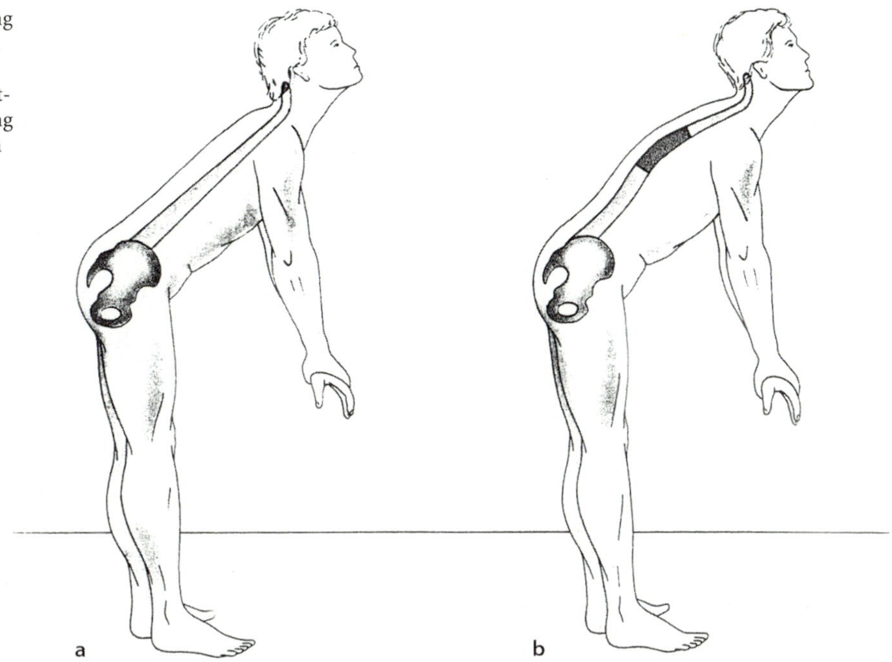

Abb. 10.22a, b. Bewegungsprüfung der Wirbelsäule beim Aufrichten. **a** Normalbefund: leichte Lendenlordose und Aufhebung der Brustkyphose. **b** Bei partieller Fixierung bleibt die Kyphosierung bestehen

Bei Osteochondrose, aktivierter Spondylarthrose und M. Baastrup gelingt dem Patienten das Aufrichten aus der Beugestellung nur mühsam und wird oft erst durch das Abstützen mit beiden Händen auf den Oberschenkeln möglich. Hierbei verstärkt die Rückwärtsneigung den Schmerz und damit auch die Behinderung der Beweglichkeit (Müller et al. 1998).

Die Seitwärtsbewegung zeigt als Normalbefund seitengleiche Exkursionen mit harmonischem Bogen, wobei die Gesamtbeweglichkeit in BWS und LWS nach jeder Seite etwa 40° beträgt. Zur orientierenden Registrierung dient die Messung des tiefsten Punktes, den der Mittelfinger an der Außenseite des Beines erreicht.

■ **Einschränkung der Seitneigung.** Ursachen einer Einschränkung der Seitneigung können umschriebene Kyphosen, fixierte Geradhaltungen oder ein Bewegungsschmerz bei Bandscheibenläsionen, Spondylolisthesen sowie Gelenkprozesse der Sakroiliakal- oder Hüftgelenke sein. Auch die Dehnung verspannter Muskulatur führt zu schmerzbedingter Bewegungseinschränkung, so daß während der Seitwärtsneigung auch der Muskeltonus überprüft werden sollte. Bei fixierten Skoliosen zeigt sich eine asymmetrische Bewegungseinschränkung mit einer scheinbar besseren Beweglichkeit auf der Konkavseite (s. Abb. 10.23).

■ **Rotationsfähigkeit.** Die Rotationsfähigkeit der Wirbelsäule wird im Sitzen bei fixiertem Rücken und horizontal angehobenen Armen, evtl. mit Verschränkung der Hände im Nacken, geprüft. Der Normalbefund zeigt eine seitengleiche Exkursion mit flach skoliotischem Bogen der Processus spinosi mit einer Rotation von ungefähr 30° in LWS und BWS beidseits (s. Abb. 10.24).

Skoliosen bedingen Einschränkungen und Asymmetrie der Rotationsfähigkeit, die auch bei Osteochondrosen und Spondylarthrosen, traumatischen oder osteoporotischen Deckplatteneinbrüchen und bei Blockwirbelbildungen schmerzhaft behindert ist und durch hypermobile Bewegungssegmente gesteigert sein kann.

Rückschlüsse auf die Beweglichkeit der Kostovertebral- und Kostotransversalgelenke sind durch das Beobachten der Atemexkursionen möglich. Die Differenz der Atembreite in maximaler Inspiration und Expiration (zumeist in Mamillarhöhe) dient als Maß der Thoraxexkursion.

■ **Wirbelsäulenbeweglichkeit in Rückenlage.** Nach beendeter Funktionsprüfung im Stehen und Sitzen wird die aktive Bewegungsmöglichkeit der Wirbelsäule in Rückenlage auf der Untersuchungsliege geprüft. Aktives Anheben der gestreckten Beine löst bei Lockerungen der lumbalen Bewegungssegmente durch Aufheben der Lordose der LWS Schmerzen aus. Schmerzursache können hierbei jedoch auch ausgeprägte muskuläre Verspannungen sein. Aufsetzen, möglichst ohne Zuhilfenahme der Arme, verursacht bei Lockerung der Bewegungssegmente im LWS-Bereich, aber auch bei Versteifung mit sekundären Verspannungen und Kontrakturen im Bereich der ischiokruralen Muskulatur sowie bei Muskelschwäche Schmerzen. Dabei wird der tendomyotisch bedingte Schmerz durch passive Hilfe in die Sitzstellung (mittels Zug an den Armen) vermindert. Ein radikulärer Schmerz bleibt hierbei jedoch

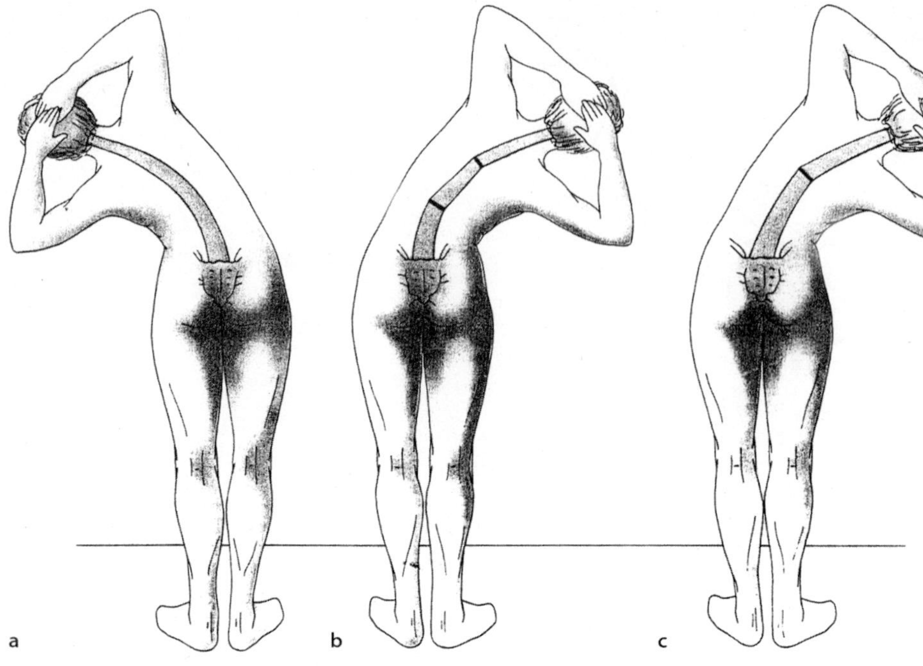

Abb. 10.23a–c. Bewegungsprüfung der Wirbelsäulenseitneigung. **a** Gleichmäßiger Bewegungsbogen, **b** Asymmetrie bei dorsaler Skoliose, **c** Knickbildung bei partieller Geradhaltung

unverändert oder wird sogar noch verstärkt. Die radikuläre Reizung der Wurzeln L5 und S1 kann durch den *Lasègue-Test* verstärkt werden. Passives Anheben eines Beines an der Ferse führt durch Dehnung des N. ischiadicus der betreffenden Seite zu Schmerzen vom Rücken in das Bein ausstrahlend. Zur Abgrenzung muskulärer Schmerzen wird das *Braguard-Zeichen* genutzt: Das Bein wird im Knie gestreckt und in der Hüfte flektiert im noch nicht schmerzhaften Bereich gehalten. Löst dann eine Dorsalflexion des Fußes dieselben Schmerzen im Rücken aus, spricht auch dies für ein radikuläres Syndrom.

Bei den passiven Bewegungsprüfungen wird man sich ebenfalls auf einfache Prüfungen der Beweglichkeit in allen Bewegungsrichtungen beschränken, an die sich Bewegungsprüfungen gegen Widerstand anschließen.

Die Entwicklung der manuellen Medizin brachte eine beträchtliche Erweiterung der funktionellen Diagnostik mit sich. Gestützt auf exakte anatomische Kenntnisse und grundlegende mechanische Bewegungsgesetze können trainierte Finger genaue Informationen über segmentale Bewegungsstörungen erheben. Dies setzt jedoch eine besondere Technik und dementsprechende Schulung voraus, die in Standardwerken beschrieben werden (Frisch 1983).

10.2 Funktionsdiagnostik

Die Funktionsdiagnostik umfaßt die Untersuchung der Fähigkeitsstörungen. Hierbei wird versucht, komplexe zweckgerichtete Funktionsabläufe zu beurteilen. Beispielsweise läßt die Kenntnis der bloßen Bewegungsausmaße des Schultergürtels eines Kranken keine treffsichere Aussage darüber zu, ob er auch in der Lage ist, einen Wintermantel allein an- und auszuziehen.

10.2.1 Bewegungsfähigkeit

Den ersten Eindruck von der Bewegungsfähigkeit der Extremitätengelenke und der Wirbelsäule eines Patienten bekommt der Arzt bereits, wenn der Patient das Untersuchungszimmer betritt, zu einem Stuhl geht und sich hinsetzt. Eine genauere Beurteilung auch feinmotorischer Fähigkeiten kann anhand von Tätigkeiten wie dem Entkleiden (Knöpfe, Schnürsenkel) oder dem Schreiben (z.B. Ausfüllen von Fragebögen) erfolgen. Hilfe sollte dem Patienten hierbei nur im Bedarfsfall angeboten werden. Einschränkungen der Bewegungsfähigkeit sind häufig durch ein Zusammenwirken organischer und psychischer Störungen bedingt, so daß auch die Betrachtung des Schmerz- und Schonverhaltens des Patienten wichtig ist (s. auch Abschn. 10.3). Ebenso

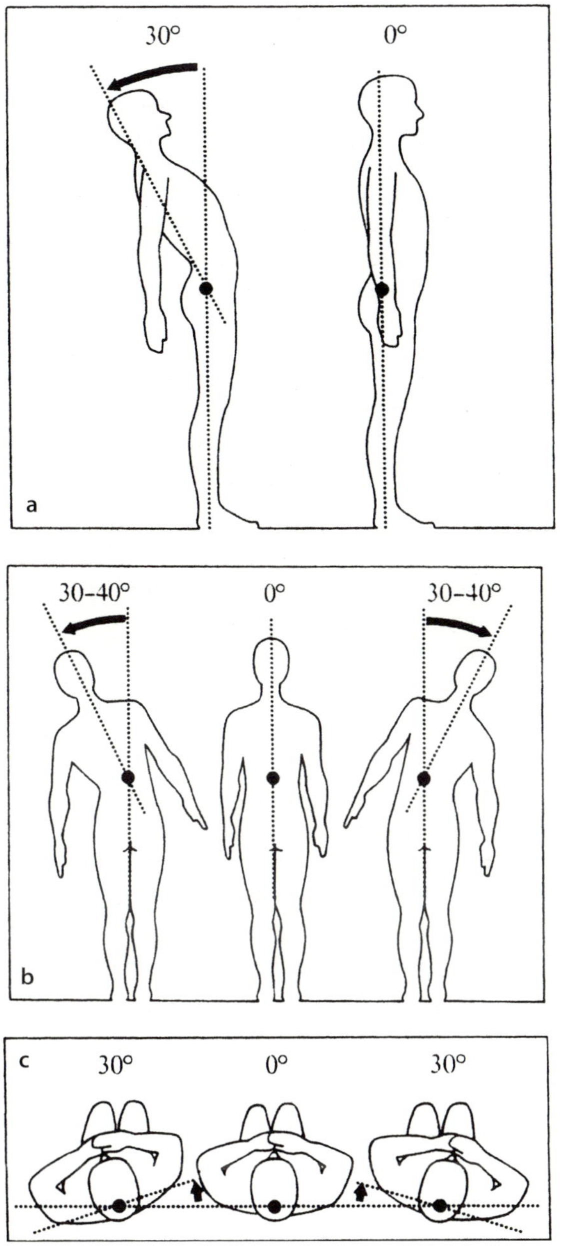

Abb. 10.24a–c. Funktionsprüfung der Brust- und Lendenwirbelsäule nach der Neutral-Null-Methode. **a** Extension, **b** Seitneigung, **c** Rotation

gehört hierzu das Erkennen individueller Techniken, die Patienten mit eingeschränkter Bewegungsfähigkeit nutzen, um spezielle Tätigkeiten ausführen zu können.

10.2.2 Ganganalyse

Die Fortbewegung durch das Gehen ist vom Zusammenspiel vieler Einzelfunktionen von artikulären und muskulären Strukturen von Wirbelsäule, Becken und Bein abhängig.

Bei der Ganganalyse (Wittenborg 1989) achtet man von kaudal nach kranial auf die Symmetrie von

- Beinbelastung (Schrittlänge, Gangbreite, Schnelligkeit, Koordination und Richtungsstabilität),
- Beckenstellung,
- Wirbelsäulenexkursion,
- Armbewegungen,
- Kopfhaltung.

Die Schrittlänge sollte stets gleich sein, die Schrittbreite nicht über 10 cm Knöchelabstand hinausreichen. Normalerweise steht das Becken horizontal in der Frontalebene und wird beim Anheben des Spielbeines zur Schwungphase gleichseitig angehoben und bei intakter Mechanik der Beckengelenke rhythmisch nach vorn geführt. Hierbei zeigt die Wirbelsäule eine leichte konvexe Ausbiegung zur Seite des Standbeines. Kontralateral zur Bewegungsrichtung des Spielbeines schwingen die Arme mit, der Kopf sollte sich nicht wesentlich mitbewegen.

Ein leichtes *Nachziehen des Beines* kann durch schnelle Ermüdbarkeit bei beginnenden Hüftgelenkerkrankungen oder Funktionsstörungen im Bereich der Sakroiliakalgelenke bedingt sein.

Eine *Verlängerung der Schrittlänge* des erkrankten Beines wird bei Störungen im Bereich der Zehengelenke, des Fuß- und Kniegelenks, aber auch bei Peroneusparese und Quadrizepsparese durch Steppergang und verstärktem Unterschenkelschwung nach vorne beobachtet.
Eine *Verkürzung der Schrittlänge* des erkrankten Beines findet sich bei Kontrakturen des Hüftgelenks, der Psoasmuskulatur und bei Rumpf- und Hüftmuskellähmungen.

Schmerzhinken zur Belastungsminderung des erkrankten Beines tritt bei entzündlichen oder anderen Gelenkaffektionen von Zehen- Sprung- Knie- oder Hüftgelenken auf. Hierbei wird die Schwungphase und somit auch die Schrittlänge des gesunden Beines deutlich verkürzt, um die betroffene Seite nur kurz zu belasten.

Ein *Absinken des Beckens* zur unbelasteten Spielbeinseite (Insuffizienz der Hüftabduktoren) zeigt sich als Trendelenburg-Hinken, eine Beckenhebung bei spastischen Lähmungen oder dem Spitzfuß (wenn die Fußsohle nicht ausreichend angehoben werden kann).

Das *„Versteifungshinken“* ist bei Arthrodese oder Ankylose der Hüft- und Kniegelenke zu finden; das

	ja	ja, aber mit Mühe	nein oder nur mit fremder Hilfe
Können Sie Brot streichen?	❐	❐	❐
Können Sie aus einem normal hohen Bett aufstehen?	❐	❐	❐
Können Sie mit der Hand schreiben (mindestens eine Postkarte?)	❐	❐	❐
Können Sie Wasserhähne auf- und zudrehen?	❐	❐	❐
Können Sie Strümpfe an- und ausziehen?	❐	❐	❐
Können Sie eine Nummer auf einem Telefon mit Wählscheibe wählen?	❐	❐	❐
Können Sie sich von Kopf bis Fuß waschen und abtrocknen?	❐	❐	❐
Können Sie einen mindestens 10 kg schweren Gegenstand (z.B. vollen Wassereimer oder Koffer) hochheben und zehn Meter weit tragen?	❐	❐	❐
Können Sie ca. 100 Meter schnell laufen (nicht gehen), etwa um einen Bus noch zu erreichen?	❐	❐	❐
Können Sie sich einen Wintermantel an- und ausziehen?	❐	❐	❐
Können Sie sich bücken, um einen leichten Gegenstand (z.B. Geldstück oder zerknülltes Papier) vom Fußboden aufzuheben?	❐	❐	❐
Können Sie öffentliche Verkehrsmittel (Bus, Bahn, usw.) benutzen?	❐	❐	❐

Abb. 10.25. Funktionsfragebogen Hannover (FFbH) zur Selbsteinschätzung von Fähigkeitsstörungen bei Patienten mit chronischer Polyarthritis nach Raspe (1990)

Becken wird im Schwung des Spielbeines vorgedreht, so daß sich die Schrittbreite vergrößert.

Zusätzliche Funktionsprüfungen sind der Zehen- und Hackengang, die sowohl bei neurogenen Störungen (Polyneuritis, Ischiassyndrom, apoplektischer Insult) als auch bei artikulären oder paraartikulären Läsionen (Polyarthritis der Zehengelenke, Achillessehnenruptur) ein- oder doppelseitig behindert oder aufgehoben sein können.

10.2.3 Funktionsfragebogen

Die Bewegungsfähigkeit kann auch anhand eines Fragebogens, auf dem der Patient seine Fähigkeiten selbst einschätzt, gemessen werden. Zur Erfassung der Einschränkung der Funktionskapazität bei rheumatischen Erkrankungen wurden verschiedene Fragebögen entwickelt. International weit verbreitet ist der „Health Assessment Questionaire" (HAQ). Als deutschsprachiges Instrument wird der von Raspe (1990) entwickelte „Funktionsfragebogen Hannover" (FFBH) häufig angewendet (s. Abb. 10.25). In der kurzen Version des FFBH werden dem Patienten 12 Items vorgelegt, die Situationen des alltäglichen Lebens beschreiben. Anhand der vorgegebenen Antwortmöglichkeiten soll die Fähigkeit zur selbständigen Bewältigung dieser Situationen quantifiziert werden. Vorgegeben sind die 3 Einstufungen „ohne Hilfe" (= 2), „nur mit Hilfe" (= 1) und „nicht möglich" (= 0). Der Patient kann maximal 24 Punkte erlangen, wenn er angibt, alle Tätigkeiten ohne Hilfe durchführen zu können. Seine Funktionskapazität wird dann als uneingeschränkt bezeichnet und entspricht mit 24 Punkten 100%.

Die Antworten der Kranken beschreiben v.a. ihre objektive Behinderung. Daneben enthalten sie auch immer einen Teil Selbstbewertung, die sich aus verschiedenen Quellen zusammensetzt. So sind etwa 10% der Varianz der FFBH-Werte durch das Ausmaß der Depressivität der Befragten determiniert.

10.3 Psychosoziale Parameter

Die problemorientierte Behandlung eines Patienten bedarf einer individualisierten Anwendung bekannter therapeutischer Verfahren. Häufig werden unterschiedliche Erkrankungen des rheumatologischen Formenkreises ähnlich behandelt, während Kranke mit der gleichen Diagnose ganz unterschiedlich behandelt werden müssen. Deshalb müssen zur ganzheitlichen Betreuung Rheumakranker neben den somatischen Befunden auch gleichwertig seelische und soziale Parameter erhoben werden. Diese spiegeln die Ebene der Handicaps im WHO-Modell der Krankheitsfolgen wider.

Sowohl die ärztlichen Fragen zu psychosozialen Hintergründen des Patienten als auch der „innere Leitfaden", mit dem der Arzt sich ein Bild von der Krankheit und dem Kranksein schafft, bilden eine Art des Umgangs zwischen Arzt und Krankem (Interaktionsfunktion nach Anschütz, Uexküll et al. 1988). So kann ein Zugang nicht nur zu objektivierbaren Symptomen der Erkrankung sondern auch zur individuellen Bedeutung von Krankheitsfolgen geschaffen werden. Diese Informationen sind unerläßlich, um mit jedem Patienten für ihn persönlich realisierbare Therapieziele zu entwickeln.

10.3.1 Psychosoziale Situation

Mitteilung von Beschwerden

Der erste Eindruck, den ein Patient vermittelt, ist averbal und wird durch sein Verhalten vermittelt (Hartmann 1978). Durch nichtsprachliche Signale wie Haltung, Mimik, Seufzen, Schonverhalten oder demonstratives Schmerzverhalten werden bereits Hinweise auf auslösende Leiden und deren Erleben gegeben.

Aus den sprachlichen Äußerungen von Beschwerden kann auf verschiedene Aspekte des persönlichen Hintergrundes eines Patienten geschlossen werden: das Ausmaß einer Affektion für den Patienten, die Vertrautheit mit den Beschwerden, die Dringlichkeit des Anliegens und die Beteiligung der eigenen Person. Der „erste Satz", mit dem der Patient sein Anliegen schildert, beinhaltet zumeist schon die für ihn vorrangigen Problemstellungen (Hartmann, 1978).

Wichtig sind auch Diskrepanzen zwischen sprachlichen Mitteilungen und dem Verhalten eines Patienten. Solche Unstimmigkeiten geben Anlaß, nach weiteren Einflußgrößen zu suchen und die Persönlichkeit des Patienten in den Vordergund der Betrachtung zu stellen. Auch Persönlichkeitsmerkmale, Stimmungen und der Umgang mit dem Arzt (Beziehungsaspekt) können durch das Beobachten des Patienten eingeschätzt werden, v.a. wenn der Arzt auch die eigene emotionale Resonanz als Diagnostikum einsetzt (Adler et al. 1986).

Anlaß eines Arztbesuches

Häufig ist nicht das erste Auftreten von Symptomen bei einer rheumatischen Erkrankung der Anlaß für den Betroffenen, seinen Arzt aufzusuchen. Bei vielen Patienten manifestieren sich die Beschwerden schleichend, so daß bereits eine längere Krankheitsdauer besteht und der Patient sich vorstellt „wenn es so nicht mehr geht". Gründe für den Arztbesuch können sein:

- Zunahme der Beschwerden,
- gescheiterte Selbstbehandlungen,
- Zuraten von Familienmitgliedern,
- Eintreten von Arbeitsunfähigkeit oder anderen sozialen Beeinträchtigungen,
- Zweifel an bisherigen Erklärungsmustern (vorübergehende Störung infolge z.B. eines Bagatelltraumas),
- Auftreten anderer psychosozialer Belastungen.

Auf die möglichst offene und neutrale Frage „Warum kommen Sie?" antworten die meisten Patienten mit der Äußerung körperlicher Beschwerden. Wichtig für die weitere Beziehung zwischen Arzt und Patient sind jedoch auch die nicht spontan geäußerten Beweggründe für den Besuch, wie das Ausstellen einer Arbeitsunfähigkeitsbescheinigung oder der Wunsch nach einer längerfristigen Betreuung.

Aktuelle Problematik

Es wird kaum 2 Kranke mit der gleichen Problemkonstellation geben. Die Frage nach seinem aktuellen Problem sollte jedem Patienten gestellt werden, auch lang bekannten Patienten, da die Entwicklung neuer oder bestehender Probleme schwer einschätzbar ist. Zudem werden viele Patienten ihre Probleme nicht ohne erkennbares ärztliches Entgegenkommen offenbaren. Häufig sind auch die arzt- und patientenseitige Gewichtung verschieden.

Nicht alle Schwierigkeiten werden vom Arzt sofort genannt. So bedarf es einer engeren Beziehung und oft auch eines einfühlsamen, aber gezielten Fragens bis etwa sexuelle Schwierigkeiten oder auch finanzielle Probleme besprochen werden können. Vom Patienten selbst werden auch selten die Belastungen der Chronizität seiner Erkrankung angesprochen, die v.a. durch häufige Kontrolluntersuchungen, Wartezeiten und die hierin bedingte Abhängigkeit auftreten.

Gesundheitszustand und Lebensqualität

Die Bewertung seines allgemeinen Gesundheitszustands ist für den Patienten ein wesentlicher Bestandteil seiner Lebensqualität. Das Gefühl, insgesamt krank zu sein, wird durch somatische stark kompromittierende Beschwerden wie Fieber, Anämie und eine ausgeprägte entzündliche Aktivität bedingt. Es gibt aber auch Patienten, die nur geringe organische Störungen haben, ihren Gesundheitszustand aber dennoch als allgemein schlecht empfinden. Hierin zeigt sich, daß Befindensstörungen durch seelische und soziale Beeinträchtigungen moduliert werden. Genauso finden wir ernsthaft erkrankte Rheumapatienten, die ihren Gesundheitszustand als zufriedenstellend bezeichnen und den Eindruck vermitteln, daß sie ihre psychosoziale Gesundheit in der Krankheit bewahrt haben.

Patientenvorstellungen von Krankheit und Therapie

Fast jeder Kranke hat konkrete Vorstellungen über Ätiologie, Pathophysiologie, Prognose, bisherige und zukünftige Therapie und andere Krankheitsprobleme (Raspe et al. 1985).

Am häufigsten werden von Patienten exogene Ursachen für ihre rheumatische Erkrankung angegeben, z.B. Expositionen gegen Kälte oder Feuchtigkeit und falsche Ernährung. Seelische Gründe werden nur von weniger als 10% der Patienten angeführt.

■ **Persönliche Lebensgeschichte.** Durch Verbindung der Krankheit und ihres Verlaufs mit der persönlichen Lebensgeschichte („health beliefs") wird ein psychologischer Zusammenhang hergestellt (Raspe 1989). So berichtet eine Patientin: „Zuerst die Internierung in Rumänien, kaum etwas zu essen, feuchte Zelle, in der die Probleme bereits begannen, später immer schwer gearbeitet in einer Fabrik und dann kamen noch die familiären Probleme dazu, da wurde es auch deutlich schlechter mit den Gelenken. Außerdem habe ich schon als Kind wenig Abwehrkräfte gehabt ...".

Für die seelische Krankheitsbewältigung („Coping") ist oftmals wesentlich, welchen Sinn der Patient in seiner Erkrankung sieht. Ist sie für den Kranken eine Herausforderung, der er sich kämpferisch stellen muß, eine Strafe für persönliche Schuld, die er erleiden muß, ein Fluch der bösen Taten anderer, gegen die er sich zur Wehr setzen muß, oder etwa ein auszeichnendes Geschenk, das er annehmen muß, eine Prüfung, der er sich gewachsen zeigen muß?

Die meisten cP-Patienten glauben nicht an einen Rückgang der Erkrankung. Etwa 40% hoffen auf einen Stillstand, ebenso viele befürchten einen Progreß. Patienten, die sich besonders hoffnungslos fühlen und sich mit starken Ängsten auseinandersetzen, werden kaum Motivation für eine aktive Beteiligung an der Therapie aufbringen (z.B. Bewegungsübungen). Bei ihnen ist es wichtig, durch Information und Motivation diese fatalistische Haltung zu verändern.

■ **Krankheitsentstehung.** Auch die persönlichen Vorstellungen zur Entstehung des „Rheumas" beeinflussen die Einstellung zu verschiedenen Therapieformen. Skepsis gegenüber Kälteanwendungen oder Bewegungstherapien kann bei Patienten bestehen, die den Auslöser ihrer Erkrankung in Nässe und Kälte oder mechanischer Überbeanspruchung sehen. Häufig haben Patienten Bedenken gegenüber medikamentöser Therapie (so wenig wie möglich „Chemie" bzw. „Gifte"), operativen Interventionen (erst wenn es gar nicht mehr geht) und der Bewegungstherapie („ich muß mich doch sowieso bewegen, das schadet doch nur"). Psychologische Therapieverfahren finden noch weniger Akzeptanz. Auch die Rheumaliga findet bei weitem nicht die angemessene Beachtung, nur weniger als 20% der Kranken nutzen diese überall angebotenen lokalen Arbeitsgemeinschaften.

Wissen über die Erkrankung ist für den Betroffenen sowohl in seelischer als auch in körperlicher Hinsicht wesentlich. Die Betrachtung der Vorstellungen und Meinungen, die sich Patienten zu ihrer Krankheit gebildet haben, zeigt, daß ein starker Drang besteht, sich die Erkrankung und ihren Verlauf zu erklären. Jede Form von Wissen oder Erklärungskonstrukt schafft das Gefühl der persönlichen Kontrolle über die Prozesse in und um uns und vermindert so das Gefühl von Hilflosigkeit und Ohnmacht.

■ **Selbstbeobachtung durch Patientenschulung.** Zudem sollte dem Patienten ermöglicht werden, eine kompetente Selbstbeobachtung („self monitoring") durchzuführen, um den Verlauf seiner Erkrankung beurteilen zu können, mögliche Therapieformen zu überblicken und die selbst durchführbaren Maßnahmen (Kryotherapie, Bewegungstherapie, Analgetika und Antiphlogistika) verständig anzuwenden. Hierfür sind spezielle Patientenschulungsprogramme entwickelt worden.

Für die Vermittlung dieses Wissens sollte auch das ärztliche Gespräch geduldig und kontinuierlich genutzt werden. Als Gesprächskonzept bietet sich die „kontrollierte Grenzüberschreitung" (Raspe 1989) an. Dieser liegt zugrunde, daß viele „Rheumpatienten" das Bedürfnis nach Information verspüren, jedoch nicht selbst den ersten Schritt tun. Mit einer offen formulierten Frage wie „Sie haben sich wahrscheinlich selbst bereits Gedanken gemacht, wie es mit Ihrer Erkrankung weitergeht?", über die Frage „Kann ich Ihnen noch etwas erklären?" hinausgehend, wird diese Grenze des Patienten kontrolliert überschritten. Zumeist werden die Patienten erleichtert sein und den Faden aufnehmen. Schreckt ein Patient vor dieser Frage zurück, sollte das Thema sofort beendet werden. Häufig kommt der Patient später von sich aus darauf zurück.

Umgang mit der eigenen Erkrankung

Aus dem Verhalten eines Patienten bezüglich bisher genutzter Präventionsmaßnahmen und bei früheren Erkrankungen können Rückschlüsse auf die Einstellung zu Medikamenten, zu unterschiedlichen Heilverfahren, zu Therapeuten und zum eigenen Körper gezogen werden. Wichtig sind in diesem Zusammenhang der bisherige Therapieverlauf und die Compliance des Patienten. Welche Therapieformen (schulmedizinische und natürliche) wurden in Anspruch genommen, welche Erfahrungen hat der Patient dabei gesammelt, wie intensiv hat er an der Therapie mitgearbeitet und hat es Schwierigkeiten für den Patienten gegeben, sich an Verordnungen zu halten? Obwohl bei rheumatischen Erkrankungen häufig gravierende Beschwerden bestehen, gibt es einen großen Anteil an Noncompliance, unter Praxisbedingungen bis zu 50% (Raspe et al. 1986). Weitreichende Konsequenzen kann das Umgehen von Therapieverordnungen bei der Einnahme von LWAR und Steroiden oder Höchstdosierungen von NSAR und Analgetika haben. Beziehen kann sich dieses Problem jedoch auch auf alle anderen Bereiche wie selbständige Krankengymnastik, lokale Anwendungen und ergotherapeutische Versorgung.

Der mentale und lebenspraktische Umgang des Patienten mit seiner Krankheit (Krankheitsbewältigung oder „Coping") beeinflußt wesentlich, ob er mit den psychosozialen Krankheitsfolgen umgehen kann und die Möglichkeiten zu nutzen lernt, die er auch mit der Erkrankung hat. Zu beleuchten ist, inwieweit der Patient sich praktische Hilfen (ergotherapeutische Beratung) im Alltag zunutze macht, um Tätigkeiten auszuüben, die er sonst ohne Hilfe nicht bewältigt. Hierin liegt ein wichtiger Aspekt der Selbsthilfe. Von Bedeutung ist ebenso die kognitive und emotionale Verarbeitung der krankheitsbedingten Einschränkungen. Ein vielversprechender psychologischer Ansatz sind Schmerzbewältigungsprogramme, in denen die Patienten Strategien zum positiven Umgang mit Schmerzen erlernen (Cziske et al. 1987; Rehfisch 1988).

■ **Soziale Unterstützung.** Ein weiterer Aspekt ist die soziale Unterstützung, die ein Patient durch enge Bezugspersonen erfährt.

Der Arzt wird in der Hinsicht unterstützend tätig sein können, daß er versucht, für den Patienten ungünstiges Verhalten wie Niedergeschlagenheit, Antriebslosigkeit, sozialen Rückzug oder Ablehnen von Verantwortung für das eigene Befinden (somatisches Krankheitsmodell mit dem Arzt als Alleinverantwortlichem) zu erkennen. Für den Arzt ist es wichtig, das soziale Gefüge des Patienten zu erfassen. Eine somatische Verbesserung der Krankheit wird bei Patienten, für die die ärztliche Zuwendung eine zentrale soziale Rolle spielt, nicht im seelischen Bereich und dem Verhalten zu sehen sein, aus Angst diesen Bezug zu verlieren.

Die psychosoziale Prognose der Krankheit

Selbst für die sichere Prognose des somatischen Krankheitsverlaufs fehlt es an zuverlässigen Prädiktoren. Die aus der Sicht des Patienten ebenso wichtige psychosoziale Prognose ist allerdings noch schwieriger festzustellen. Im Vordergrund stehen für den Patienten Schwierigkeiten im familiären Kreis („Wird die Ehe halten?", „Kann ich Familienmitglieder weiterhin versorgen?"), Angst vor Verlust der Funktionskapazität („Kann ich meine Selbständigkeit erhalten?", „Werde ich Freizeitaktivitäten einschränken müssen?") und finanzielle Sorgen („Werde ich weiter arbeiten können?").

Für die frühe cP wurde festgestellt, daß in den ersten $2^1/_2$ Krankheitsjahren 27% der erwerbstätigen Patienten krankheitsbedingt aus dem Erwerbsleben ausscheiden, davon werden $^2/_3$ EU-berentet. Besonders gefährdet sind Patienten mit einer initial geringen Funktionskapazität (Mau et al. 1997). Zu engen sozialen Bezugspersonen wird das Verhältnis bei vorher stabiler Beziehung eher gefestigt, bei vorher labiler Beziehung eher verschlechtert. Die Scheidungsraten von cP-Patienten (in europäischen Ländern) unterscheiden sich nicht wesentlich von denen Gesunder (Raspe 1989).

10.3.2 Instrumente der psychosozialen Diagnostik

Neben dem offenen ärztlichen Gespräch können zur Evaluation psychosozialer Parameter auch Techniken wie das Interview und Fragebögen herangezogen werden. Durch Fragebögen wird v. a. eine Verlaufsbeobachtung durch Quantifizierung der betrachteten Problembereiche möglich.

Ein wesentlicher Bereich ist die Schmerzerfassung. Häufig wird zur Beschreibung der aktuellen Schmerzintensität eine visuelle Analogskala verwendet: Der Patient wird aufgefordert, auf einer Skala von 0–100 ohne Skalenstriche seine derzeitige Schmerzintensität einzutragen. Hierbei steht 0 für keine Schmerzen und 100 für nicht stärker vorstellbare Schmerzen. Um festzustellen, wie sehr sich der Patient mit dieser Einschätzung belastet fühlt, wird parallel auf einer gleichen Skala die Schmerzerträglichkeitsgrenze erfragt. Der Patient wird gebeten zu markieren, welche Schmerzen er noch für erträglich hält. Liegt die Schmerzerträglichkeit unter der aktuellen Schmerzintensität, hat der Patient keine „Reserve" mehr. Ein anderes Instrument auf dieser Ebene ist der „Multidimensionale Schmerzfragebogen" von Flor u. Turk (1988).

Auf der Ebene der Disabilities wird als anerkanntes deutschsprachiges Instrument der Funktionsfragebogen Hannover benutzt; die eingehende Beschreibung erfolgt in Abschn. 10.2.

Ein wesentlicher Parameter der Handicapebene ist die Lebensqualität. Zur Messung gibt es mehrere weit verbreitete Instrumente, validiert und ins Deutsche übersetzt ist der SF-36 (Bullinger 1995).

Ein Instrument, welches die Bereiche „somatische Beschwerden", „Funktionsstatus" und „psychosozialer Status" umfaßt, ist der Fragebogen zu Indikatoren des Rehabilitationsstatus (IRES). In ihm wird über die Aggregation verschiedener Subskalen aus diesen Bereichen ein Globalmaß für den Gesundheitszustand eines Patienten ermittelt. Zur Auswertung kann ein EDV-Programm genutzt werden, das eine schnelle Überschaubarkeit gewährleistet. Der Fragebogen ist validiert, und es bestehen normierte Skalen (Gerdes et al. 1992).

10.3.3 Psychosoziale Diagnostik und therapeutische Entscheidungen

Die detaillierte Evaluation des psychosozialen Hintergrundes erlaubt die individuelle Indikationstellung zu therapeutischen Maßnahmen (Raspe 1989).

Patienten mit ausgeprägter Sorge vor unerwünschten Wirkungen einer medikamentösen Therapie werden die vom Arzt verschriebenen Präparate nicht einnehmen, solange bei ihnen diese Ängste stärker sind als der Therapiewunsch. Im Vordergrund stehen hier die Information des Patienten und das Angebot, ihm auch dann die bestmögliche Therapie zu verschaffen, wenn er sich gegen die vorgeschlagenen Medikamente entscheidet.

Bei Patienten, die Schwierigkeiten haben, ihre Medikamente regelmäßig einzunehmen, ist die parenterale Behandlung (z.B. Methotrexat i.m. oder i.v., Gold i.m.) zu bevorzugen.

Auch die Entscheidung, ob für einen Patienten eine Betreuung im Rahmen einer Gruppe oder als Heimtherapie (z.B. bei krankengymnastischen Anwendungen) besser ist, hängt von den sozialen Bedürfnissen des einzelnen ab.

Zwischen den an der Behandlung eines Patienten beteiligten Krankengymnasten, Ergotherapeuten, Psychologen, Sozialarbeitern und ärztlichen Kollegen muß der betreuende Arzt eine Schnittstelle zur Koordination der Diagnostik und Therapie bilden und durch Beurteilung der einzelnen Ergebnisse das Gesamtkonzept steuern.

Das Ziel so einer problemorientierten Behandlung ist erreicht, wenn alle wesentlichen Probleme des Kranken eine diagnostische und therapeutische Antwort finden, wenn Arzt und Kranker sich über das Notwendige verständigt haben und wenn die komplexe Behandlung mit dem Kranken zusammen in einer tragenden Beziehung verwirklicht werden kann.

10.4 Dokumentation

10.4.1 Grundlagen der Dokumentation

Daten, Befunde und Informationen werden geordnet als Dokument festgehalten, um als Kommunikationsmittel zu dienen. Sie müssen jederzeit verfügbar sein, wofür das Wiederaufsuchen und Finden (Retrieval) von Bedeutung ist.

Ziel der rheumatologischen Dokumentation ist die Verwaltung von Personendaten, Diagnosen, anamnestischen Daten und Untersuchungsbefunden, um folgende Funktionen zu erfüllen (Zeidler et al. 1989):

- die Beschreibung des *Ist-Zustandes* rheumatischer Patienten als aktuelle Arbeitsgrundlage ärztlicher Tätigkeit,
- die *individuelle Verlaufs- und Erfolgskontrolle* zur Beurteilung verschiedener therapeutischer Aspekte (langfristige Antirheumatika, physikalische Therapie, operative Eingriffe) oder auch der Gesamtbehandlung (interdisziplinäre wohnortnahe Betreuung, kurörtliche Behandlung, rehabilitative Maßnahmen),
- die *Mitteilung von Daten und Befunden* an Ärzte und Therapeuten,
- die *Führung von Diagnose- und Patientenstatistiken* für rechtliche, verwaltungstechnische und wirtschaftliche Erfordernisse,
- die *wissenschaftliche Auswertung* rheumatologischer Daten für Fragestellungen bezüglich Diagnostik, Klassifikation, Therapie und Prognose, bei denen eine breite Datengrundlage und eine lange Verlaufsbeobachtung erforderlich sind,
- die *Entwicklung einer EDV-gestützten Diagnosehilfe,* die als erklärtes Langzeitziel klinischer Dokumentationsspezialisten perpetuiert wird.

Schwerpunkt der rheumatologischen Dokumentation bilden Daten aus der Anamnese und der Untersuchung des Bewegungsapparates (Gelenke, Wirbelsäule, paraartikuläre Strukturen, Sehnen, Muskeln). Dazu gehören Parameter der Schädigung (Impairment) wie Gelenkfunktionsstörung, schmerzhafte Schwellung oder Deformitäten, der Fähigkeitsstörungen (Disabilities) wie Einschränkung der Fähigkeit, sich zu Entkleiden und der (sozialen) Beeinträchtigungen (Handicap) wie soziale Isolation oder Verlust der Erwerbstätigkeit.

Es liegen metrische (Winkel- und Abstandsmessungen), ordinale (Funktionsstadien) und kategorielle (Deformität) Daten vor. Aus dieser Datenfülle muß eine zweck- und nutzerorientierte Reduktion stattfinden; hierbei sind Praktikabilität, Nutzen und Aufwand (Zeit, Kosten) zu berücksichtigen.

Eine vollständige Erfassung rheumatologischer Daten ist von der American Rheumatism Association (ARA) in Form der „uniform database of rheumatic diseases" entwickelt worden. Diese Datenbank besteht aus untergliederten Modulen, so daß eine an spezifische Fragestellungen angepaßte Datenzusammenstellung möglich ist.

In der rheumatologischen Dokumentation hat sich die Verwendung von Symbolen für pathologische Untersuchungsbefunde durchgesetzt. Diese werden in vorgegebene Gelenk- oder Wirbelsäulenmännchen aus der Perspektive des Arztes eingetragen, d.h. auf der Vorderseite seitenverkehrt und in der Rückansicht seitenentsprechend (s. Abb. 10.26). Diese Dokumentation erlaubt eine zeitsparende Aufzeichnung, eine orientierende anatomische Zuordnung der Befunde und verschafft dem Untersucher bei Verlaufskontrollen einen schnellen Überblick.

Meistens sind approximative Angaben (Einschränkung des Bewegungsumfanges um $^1/_4$) für die routinemäßige Dokumentation ausreichend. Die Verwendung der Neutral-Null-Methode (s. Abschn. 10.1) erfolgt zumeist bei gutachterlichen Fragestellungen oder wissenschaftlichen Datenerhebungen.

Der Dokumentationsprozeß wird durch die Ablage oder Speicherung der Daten (z.B. in einer Patientenkartei oder einer EDV-gestützen Datenbank) abgeschlossen. Für die folgende Wiederbereitstellung, Übermittlung und Auswertung dieser Daten gewinnt mit zunehmender Datenmenge die Nutzung von Computern praktische Bedeutung (Zeidler et al. 1989).

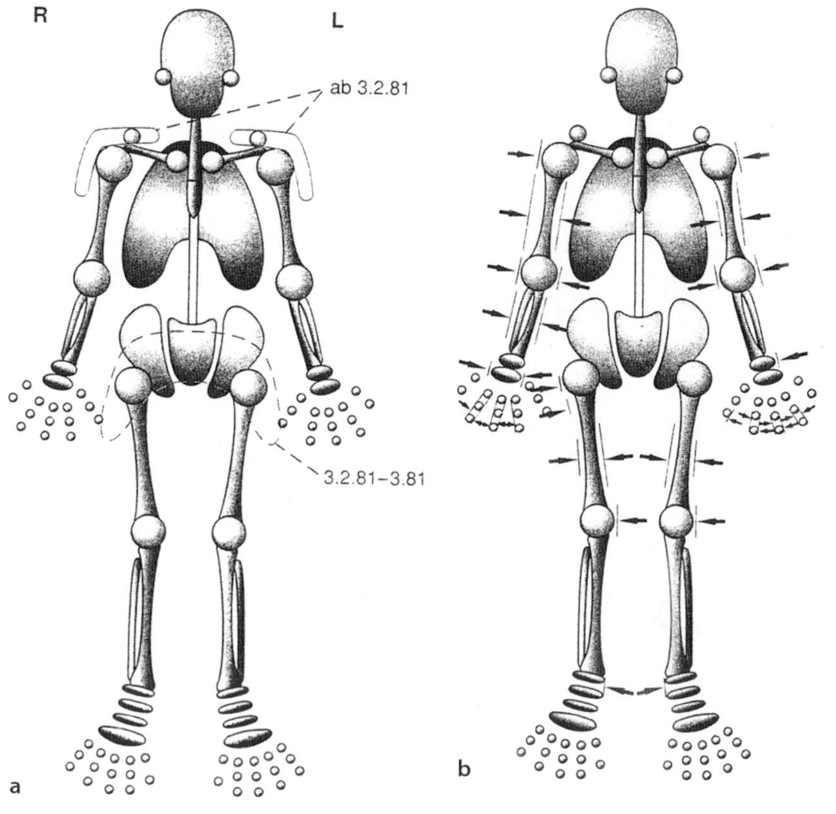

Abb. 10.26. **a** Beispiel der Dokumentation von „Weichteilbeschwerden" (nach Mathies 1984). Seit 3. Februar 1981 (Tag des Beginns genau erinnerlich) Schmerzen in der Schulter- und Oberarmmuskulatur, auch im ganzen Beckengürtelbereich mit Ausstrahlung bis in etwa den halben Oberschenkel, insgesamt aber geringerer Schmerz (gestrichelte Linie). Im Becken- und Oberschenkelbereich sind die Schmerzen aber im Laufe des März wieder verschwunden. **b** Beispiel der Befunddokumentation einer polytopen Tendomyopathie und Insertionstendopathie (nach Mathies 1984)

10.4.2 Individuell orientierte Dokumentation

Die Dokumentation der individuellen Krankengeschichte in Praxis und Klinik unterscheidet sich bezüglich der verfolgten Zielsetzung deutlich von der problemorientierten, wissenschaftlichen Dokumentation, sie stellt die Grundlage für diagnostische und therapeutische Beurteilungen und Entscheidungen sowie der Verlaufsbeurteilung dar. Auch für die Datenübermittlung an weiter- oder mitbehandelnde Therapeuten und zur Klärung rechtlicher und wirtschaftlicher Fragen (Behandlungsfehler oder unwirtschaftliches Vorgehen) ist eine patientenorientierte Dokumentation notwendig. Eine standardisierte Dokumentation von Anamnese und Befund mit einheitlichen Symbolen, wie bereits beschrieben, bietet sich auch in diesem Bereich an. Die folgenden Abbildungen (s. Abb. 10.26 und 10.27) zeigen Beispiele möglicher Vorgehensweisen, die eine einfache Orientierung und rasche Handhabung ermöglichen. Es gibt eine ausführliche Anleitung zur Registrierung von Anamnese und Befund in der Praxis (Mathies 1984).

Diese Art der Dokumentation ist in Rheumakliniken und bei Rheumatologen weit verbreitet. Wesentliche Unterschiede bestehen v.a. in der Ausführlichkeit der Aufzeichnungen.

Ein wichtiges Instrument der individuellen Dokumentation ist der sogenannte „Rheumapaß", in dem die medikamentöse Therapie einschließlich beobachteter Nebenwirkungen, rheumachirurgische Eingriffe, Synoviorthesen und Röntgenuntersuchungen registriert werden (Hagemann et al. 1985).

10.4.3 Wissenschaftliche Dokumentation

Bei der wissenschaftlichen Dokumentation wird das Ziel verfolgt, verallgemeinerbare Aussagen zur Bearbeitung wissenschaftlicher Fragestellungen zu gewinnen. Form und Inhalte sind vorgegeben, so daß die Informationen widerspruchsfrei und vollständig gesammelt werden können (s. Abb. 10.28). Bei der Entwicklung solcher Dokumentationen muß ein realisierbarer Kompromiß zwischen den Daten, die dokumentiert werden müssen, und denen, die dokumentiert werden könnten, gefunden werden. Einflußgrößen sind hier exogene Rahmenbedingungen (z.B. zeitliche Kapazitäten der Untersucher), die gewünschte Genauigkeit und die wissenschaftliche Fragestellung (z.B. medikamentöse Therapiebeurteilung oder Operationserfolgsmessung; Zeidler et al. 1989).

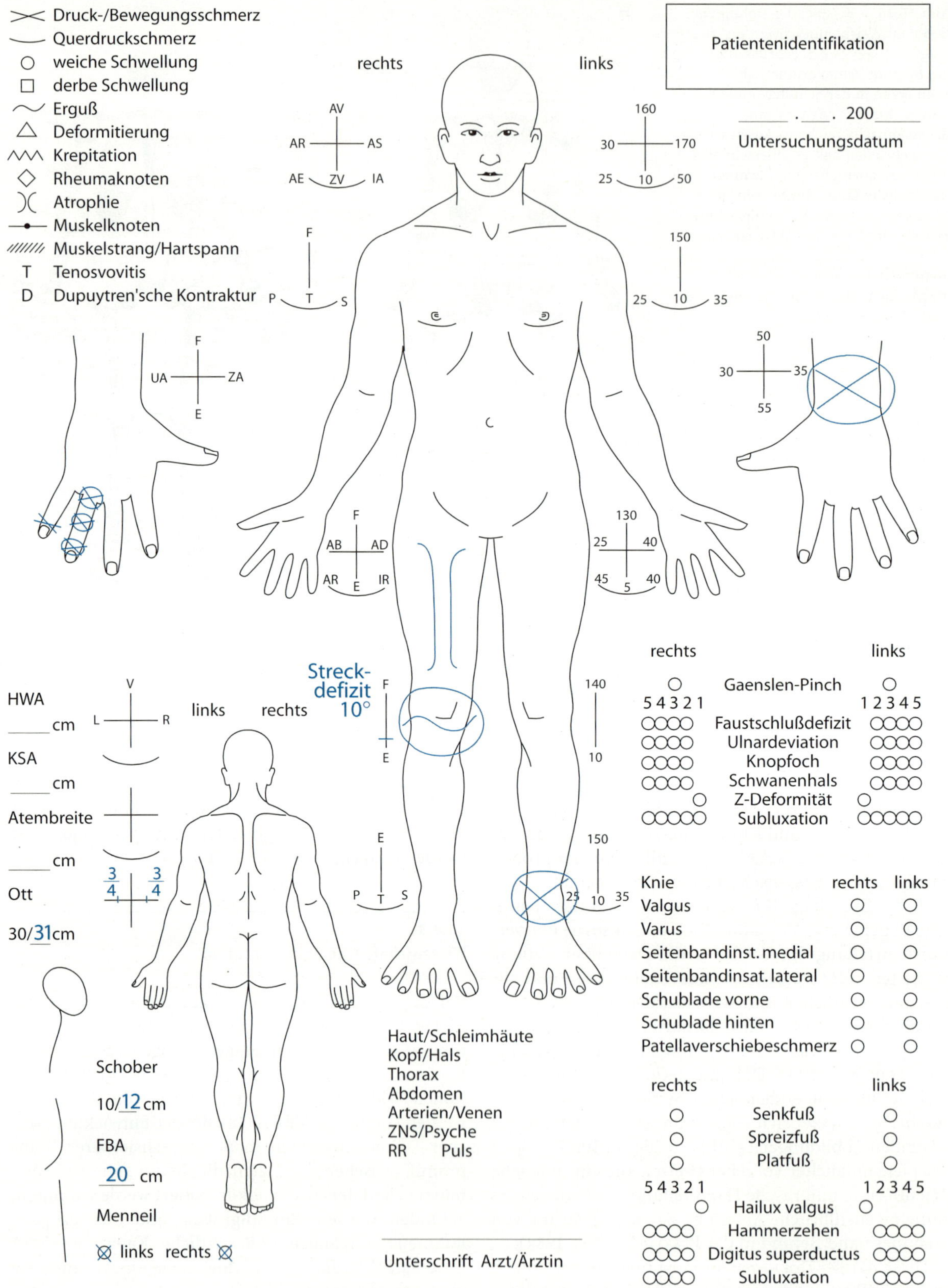

Abb. 10.27. Beispiel der Befunddokumentation einer ambulanten Verlaufskontrolle bei einem Patienten mit reaktiver Spondarthritis mit peripherem Gelenkbefall

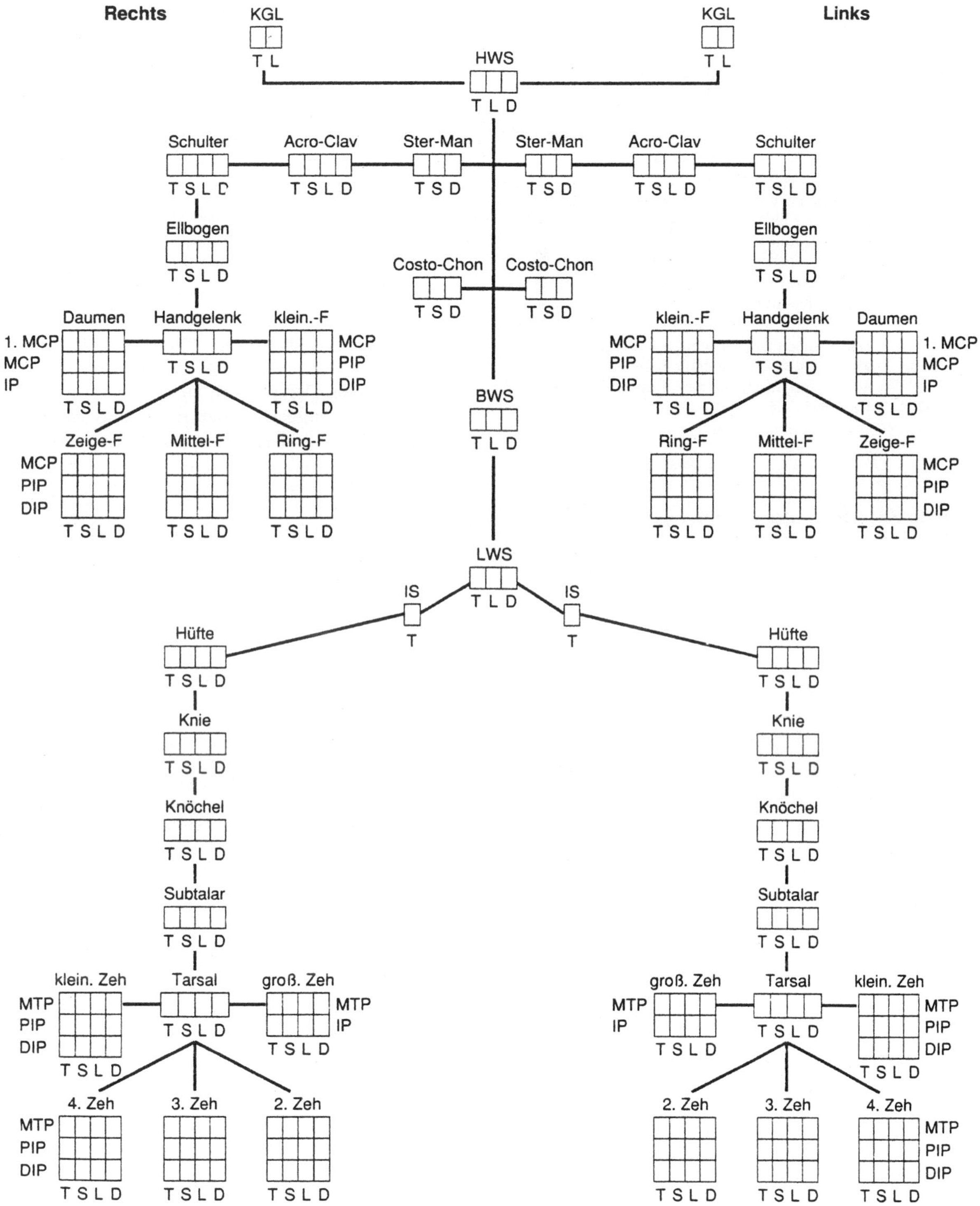

Abb. 10.28. Gelenkmannequin des Rheumaregisters Düsseldorf

Aramis und Düsseldorfer Rheumaregister

Als das bedeutendste Informationssystem dieser Art gibt es seit nunmehr 10 Jahren das „American rheumatism Association Medical Information System" (ARAMIS), an dem sich 16 Zentren (Universitätskliniken, Privatpraxen, Rheumazentren) in den USA und Kanada beteiligen (Wolfe et al. 1987). Wesentliche Vorteile dieser Datenbank sind der modulare Aufbau, eine zeitori-

Tabelle 10.1. Modularer Aufbau des Dokumentationssystems R_0 mit 7 Eingangsebenen

MODUL I	Allgemeine und soziodemographische Daten, getrennt in feststehende und veränderliche Parameter.
MODUL II	Daten aus Patientenfragebögen zum Gesundheitszustand (Aufnahme des „Health Assessment Questionaire" geplant).
MODUL III	Anamnestisch erhobene Daten werden überwiegend binär in Symptomtabellen erfaßt. Für Texteingaben sind Leerfelder vorgesehen.
MODUL IV	Internistischer Status als binäres System für alle wesentlichen Befunde, graphische Erfassung von z.B. Hautveränderungen in einem Mannequin.
MODUL V	Gelenkstatus: Für jedes Gelenk werden Schmerz, Schwellung, Funktionseinschränkung, Krepitation, Mutilation dokumentiert, Weichteilbeschwerden werden graphisch in einem Mannequin erfaßt.
MODUL VI	Laborbefunde.
MODUL VII	Berichte und Mailings.

entierte Zuordnung der Verlaufsdaten nebeneinander und die ständige Fortentwicklung eines gemeinsamen Vokabulars, das als „Dictionary of the Rheumatic Diseases" (Vol. I und II) publiziert wurde (ARA Glossary Committee 1983 und 1985).

Im deutschsprachigen Raum wurde in Anlehnung an ARAMIS das Düsseldorfer Rheumaregister aufgebaut (Lakomek et al. 1980). Das Gelenkmannequin (s. Abb. 10.28) mit dem TSDL-Schema (T = tenderness or pain of motion, S = swelling, L = loss of motion, D = deformity) wurde übernommen; eine sinnvolle Erweiterung wurde durch das Einfügen von Gelenkmannequins zur Darstellung von Hautbefunden, Röntgenbefunden und Therapiemaßnahmen erreicht. Die Bearbeitungszeit für die Erstuntersuchung ist geringer als bei ARAMIS, da in mehreren Bereichen eine Datenreduktion erfolgt ist.

Weitere deutschsprachige Instrumente sind:

- die Dokumentation zur Verlaufs- und Therapiekontrolle von Binzus (1978),
- der Wiener Rheumadokumentationsbogen (maschinenlesbar) (Thumb 1978) und
- die Rheumadokumentation für Therapiestudien, die in Baden-Baden weiterentwickelt wurde (Ströbel et al. 1983).

Datenbank für Langzeitverläufe

Die „Arbeitsgemeinschaft Dokumentation" (ARGE-DOK) der Deutschen Gesellschaft für Rheumatologie hat eine modulare, für Langzeitverläufe konzipierte Datenbank entwickelt. Die Daten zur Erstuntersuchung sind umfangreicher und sollen die Diagnosesicherheit erhöhen, die Dokumentation der Folgeuntersuchungen ist gezielter und zeitsparender konzipiert.

Die Entwicklung des modularen Dokumentationssystems R-0 (Hoffmann u. Zeidler 1996) hatte zum Ziel, eine Verbindung zwischen der wissenschaftlichen und der personenbezogenen Dokumentation herzustellen und redundante Datenerhebung zu vermeiden. Die Programmierung erfolgte objektorientiert, so daß eine Adaptation der Datenbank an unterschiedliche Aufgabenbereiche möglich ist. Es werden 7 Eingabeebenen angeboten (s. Tabelle 10.1). Die Eingabemöglichkeiten werden hinsichtlich Genauigkeit und Umfang der Daten den Ansprüchen wissenschaftlicher Dokumentation gerecht (z.B. zur Bestimmung von Aktivitätsscores). Das Programm ist in der 1. Version erhältlich (Softwarefirma GSO, Bad Langensalza). Auch bei diesem Dokumentationssystem wird erst der tägliche Einsatz in der Routine in unterschiedlichen Anwendungsbereichen (Praxis, Klinik, Forschung) die Vor- und Nachteile deutlich machen. Derzeit wird zu der deutschsprachigen Version eine englische Übersetzung entwickelt. Die Übertragung in andere europäische Sprachen ist geplant.

Literatur

Adler R, Hemmeler W (1986) Praxis und Theorie der Anamnese. Fischer, Stuttgart

ARA Glossary Committee (1983) Dictionary of Rheumatic diseases. Vol. I: Signs and Symptoms. American Rheumatism Association, Atlanta

ARA Glossary Committee (1985) Dictionary of Rheumatic diseases. vol II: Diagnostic testing. American Rheumatism Association, Atlanta

Binzus G (1978) Methoden zur Dokumentation und Auswertung rheumatologischer Befunde. In: Josenhans G (Hrsg) Funktionsprüfungen und Befunddokumentation des Bewegungsapparates. Thieme, Stuttgart, S 66–101

Bullinger M (1995) Assessment of health related quality of life with the SF-36 Health Survey. Soc Sci Med 41:1359–1366

Cziske R, Jäckel W, Jacobi E (1987) Probleme bei der Durchführung eines Schmerzbewältigungsprogrammes bei Rheumapatienten und Untersuchungen zu seiner Effektivität. Z Rheumatol 46:328–332

Debrunner HU (1971) Gelenkmessung (Neutral-O-Methode), Längenmessung, Umfangmessung. Bulletin der Arbeitsgemeinschaft für Osteosynthesefragen, Bern

Flor H, Turk CD (1988) Chronic back pain and rheumatoid arthritis; predicting pain and disability from cognitive varibles. J Behav Med 11/3:251–265

Gerdes N, Jäckel WH (1992) „Indikatoren des Reha-Status (IRES)"– Ein Patientenfragebogen zur Beurteilung von Rehabilitationsbedürftigkeit und -erfolg. Die Rehabilitation 31:73–79

Hagemann W, Müller W (1985) Der Rheumapaß. Akt Rheum 10: 117–118

Hartmann F (1978) Der erste Satz des Kranken im Gespräch mit dem Arzt. Therapiewoche 28:8056–8062

Hoffmann A, Zeidler H (1996) Computerdokumentation von Gelenkerkrankungen. Rheumatologie in Europa 25:86–91

Lakomek HJ, Jacobi E, Heydthausen M, Richter O, Husmann K, Krüskemper HL (1980) Ein Rheumaregister zur systematischen Erfassung von Krankheitsbildern aus dem rheumatischen Formenkreis. Int Welt 7:277–283

Mathiass HH (1996) Frühdiagnose von Haltungsschäden. Therapiewoche 18:857

Mathies H (1984) Leitfaden für Diagnose und Therapie rheumatischer Erkrankungen. Eular, Basel

Matthesius RG, Jochheim KA, Barolin GS, Heinz C (1995) World Health Organization: ICIDH – International classifications of impairments, disabilities, and handicaps. Teil 1: Bedeutung und Perspektiven. Teil 2: Internationale Klassifikation der Schädigungen, Fähigkeitsstörungen und Beeinträchtigungen. Ullstein/Mosby, Berlin

Mau W, Bernitt K, Bornmann M et al. (1997) Die Prognose der frühen chronischen Polyarthritis und ihrer beruflich-sozialen Folgen. Abschlußbericht einer multizentrischen Studie im Förderschwerpunkt „Epidemiologie rheumatischer Krankheiten" des BMBF, Hannover

Michet CJ, Hunder GG (1993) Examination of the joints. In: Kelley WN, Harris ED, Ruddy S, Sledge C (eds) Textbook of rheumatology. Saunders, Philadelphia, pp 351–368

Müller W, Zeidler H (1998) Die Untersuchung der verschiedenen Wirbelsäulenabschnitte. In: Müller W, Zeidler H (Hrsg) Die klinisch-rheumatologische Untersuchung, 2. Aufl. Springer, Berlin Heidelberg New York Tokio, S 39–49

Raspe HH, Mattussek (1985) Magische Vorstellungen zwischen Arzt und Patient in der Rheumatologie. Fortbild K Rheum 7:41–64

Raspe HH (1986) Chronische Polyarthritis. In: Uexküll Th von (Hrsg) Psychosomatische Medizin, 3. Aufl. Urban & Schwarzenberg, München, S 815–830

Raspe HH (1989) Psychosoziale Untersuchungen. In: Zeidler H (Hrsg) Rheumatologie. Teil A Grundlagen. Urban & Schwarzenberg, München, S 155–165

Raspe HH, Hagedorn U, Kohlmann T, Mattussek S (1990) Der Funktionsfragebogen Hannover (FFbH): Ein Instrument zur Funktionsdiagnostik bei polyartikulären Gelenkerkrankungen. In: Siegrist J (Hrsg) Wohnortnahe Betreuung Rheumakranker. Schattauer, Stuttgart, S 164–182

Rehfisch HP (1988) Psychologische Schmerztherapie bei chronischer Polyarthritis. Eine kontrollierte Studie. Akt Rheum 13: 34–37

Ströbel G, Franke M, Engel JM (1983) Verlaufsdokumentation bei rheumatischen Erkrankungen. In: Franke M, Müller W (Hrsg) Spontanverlauf und Therapiebeurteilung rheumatischer Erkrankungen. Steinkopff, Darmstadt, S 67–89

Thumb N (1987) Computergerechte Dokumentation. In: Josenhans G (Hrsg) Funktionsprüfung und Befunddokumentation des Bewegungsapparates. Thieme, Stuttgart, S 56–65

Vleeming A, Winkel D, Meijer OG (1985) Nichtoperative Orthopädie der Weichteile des Bewegungsapparates. Teil 1: Anatomie in vivo. Gustav Fischer Verlag, Stuttgart

Wittenborg A (1989) Klinisch-rheumatologische Untersuchung. In: Zeidler H (Hrsg) Rheumatologie. Teil A Grundlagen. Urban & Schwarzenberg, München, S 133–154

Wolfe F, Fries JF (1987) ARAMIS today. Moving toward internationally distributed databank systems for follow-up studies. Clin Rheum 6 [Suppl 2]:93–102

Zeidler H, Lakomek HJ (1989) Dokumentation. In: Zeidler H (Hrsg) Rheumatologie. Teil A Grundlagen. Urban & Schwarzenberg, München, S 280–290

Kapitel 11

Labor

Susanne Priem, J. Sieper, A. Krause, F. Hiepe,
M. Rudwaleit, G. Keysser, H.-D. Volk, P. Reinke

Inhalt

Klinisch-chemische Laboruntersuchungen bei rheumatischen Erkrankungen dienen der Diagnosestellung, der Beurteilung der Krankheitsaktivität und dem Nachweis von Organbeteiligungen sowie dem Therapiemonitoring bei der Behandlung mit potentiell toxischen Medikamenten.

11.1 Klinisch-chemische Laboruntersuchungen

S. Priem

11.1.1 Entzündungsparameter

Blutsenkungsgeschwindigkeit und Plasmaviskosität

Die Messung von Blutsenkungsgeschwindigkeit (BSG) und Plasmaviskosität ist technisch einfach und preiswert und eignet sich deshalb gut als Screeningmethode.

Die *BSG* beruht auf der Sedimentation und Aggregation von Erythrozyten. Sie wird beeinflußt durch die Konzentration der großen asymmetrischen Plasmaproteine wie z.B. Immunglobuline, Fibrinogen und α_2-Makroglobulin. Diese Plasmaproteine begünstigen die Bildung von Erythrozytenaggregaten, die schneller sedimentieren als einzelne Erythrozyten.

Die BSG ist ein praktikabler und sensitiver, jedoch nicht spezifischer Verlaufsparameter bei einer bekannten entzündlichen Grunderkrankung. Anhand der BSG kann i.allg. zwischen entzündlicher und nicht-entzündlicher rheumatischer Erkrankung unterschieden werden. Die Höhe der BSG-Beschleunigung korreliert häufig mit der Krankheitsaktivität. Bei einer Sepsis kann es im Rahmen einer Verbrauchskoagulopathie zu einer BSG-Verlangsamung durch Mangel an Fibrinogen kommen.

Die Messung der BSG hat jedoch einige gravierende Nachteile: Sie wird verändert durch Anzahl und Eigenschaften der Erythrozyten, durch Komplexe (z.B. bei der Kryoglobulinämie) oder anormale Immunglobuline, durch Fette und durch Alter und Geschlecht. Hauptsächlich wird die BSG jedoch durch das Fibrinogen beeinflußt, welches wegen seiner großen Halbwertszeit lange persistiert. Deshalb hat die BSG nur eine geringe Korrelation zum Zeitverlauf der Entzündung (Latenzzeit etwa 2 Tage). Da das Fibrinogen instabil ist, können gelagerte Proben nicht gemessen werden. Eine Standardisierung und Qualitätskontrolle sind deshalb schwer möglich.

Eine mögliche Alternative ist die Messung der *Plasmaviskosität,* die zwar von denselben Plasmaproteinen beeinflußt wird, wo der Einfluß der Erythrozyten und des Geschlechts aber entfällt.

Akute-Phase-Proteine

Es gibt etwa 30 Akute-Phase-Proteine, die in der Leber synthetisiert werden und verschiedenen strukturellen und funktionellen Plasmaproteinkategorien zuzuordnen sind. Plasmaproteine gelten definitionsgemäß als Akute-Phase-Proteine, wenn ihr Serumanstieg innerhalb von 7 Tagen nach einer Gewebezerstörung mindestens 25% beträgt. Sie erfüllen im Rahmen einer Entzündung verschiedene Aufgaben: Sie inhibieren Proteasen, räumen Zelltrümmer ab und dienen der Mediation und Inhibition des Entzündungsprozesses. Ihre Synthese wird durch Zytokine (hauptsächlich von aktivierten Makrophagen) und durch das endokrine System (hauptsächlich Glukokortikoide) reguliert. Die verschiedenen Populationen der Akute-Phase-Proteine werden durch jeweils unterschiedliche Zytokine induziert; das C-reaktive Protein z.B. durch Interleukin-6 und das Haptoglobin durch Interleukin-6 und Interleukin-1. Die Kinetik der einzelnen Akute-Phase-Proteine ist sehr verschieden, da sie von Molekulargewicht, Verteilungsvolumina und Induktionssensitivität sowie von ihrer Abbaurate beeinflußt wird.

Die Messung der Akute-Phase-Proteine erfolgt mittels Enzymimmunoassays (EIA), Radioimmunoassays (RIA), radialer Immundiffusion und Nephelometrie.

Die Akute-Phase-Proteine werden in der Rheumatologie aus 3 Hauptgründen bestimmt:

- zur Erfassung entzündlicher Erkrankungen,
- zur Erfassung von Ausdehnung oder Aktivität der Erkrankung, dem Therapiemonitoring und der Prognose,
- zur Detektion zusätzlicher Infektionen.

■ **C-reaktives Protein (CRP).** Das CRP ist ein nichtglykosyliertes Protein, das aus 5 identischen, 21 kDa schweren, nichtkovalent gebundenen Untereinheiten besteht und zu den Pentraxinen gehört.

Das CRP steigt im Rahmen akuter entzündlicher Vorgänge frühzeitig (innerhalb von 6–10 h, also so lange die Lebersynthese dauert) an und hat eine kurze Halbwertszeit.

Es korreliert daher besser mit akut entzündlichen Vorgängen als die BSG und ist ein wichtiger Aktivitätsparameter. Allerdings ist die normale Schwankungsbreite groß, so daß das CRP für die Bestimmung milder Entzündungsprozesse nicht geeignet ist und zum Monitoring chronischer Entzündungen die Messung eines weiteren, langsam reagierenden Akute-Phase-Proteins (z.B. α_1-Antichymotrypsin oder α_1-saures Glykoprotein) oder der BSG günstig ist.

Tabelle 11.1. CRP-Erhöhung bei verschiedenen rheumatischen Erkrankungen

CRP stark erhöht	CRP mäßig erhöht	CRP normal
Chronische Polyarthritis (sehr aktiv) Spondylarthropathien (sehr aktiv) SystemischeVaskulitiden (sehr aktiv) Polymalgia rheumatica, Arteriitis temporalis Sepsis, septische Arthritis	Chronische Polyarthritis Systemische Vaskulitiden Spondylarthropathie Poly- und Dematomyositis Sjögren-Syndrom Sarkoidose Arthritis urica Sklerodermie	SLE Arthrose Fibromyalgie Lyme-Borreliose Osteoporose

Bei milden Infektionen werden zwischen 1–4 mg/l CRP gemessen, bei akuten Entzündungen und moderaten bakteriellen Infektion zwischen 4–20 mg/l, und bei schweren bakteriellen Infektionen können mehr als 30 mg/l gemessen werden. Die Standardisierung ist mittels eines WHO-Standards gut möglich.

Bei Kollagenosen, insbesondere beim systemischen Lupus erythematodes (SLE), kann anhand des CRP zwischen einer Infektion und einer Exazerbation der Grunderkrankung unterschieden werden, da das CRP bei einem akuten SLE-Schub trotz beschleunigter BSG nicht erhöht ist.

Tabelle 11.1 gibt einen Überblick über die zu erwartende Höhe der CRP-Werte bei einzelnen rheumatischen Erkrankungen.

■ **Fibrinogen.** Das Fibrinogen ist der Faktor I der Blutgerinnung. Es besteht aus 3 Paaren nicht identischer Polypeptidketten, von denen zwei glykosyliert sind. Das Fibrinogen ist relativ insensitiv und langsam in der Reaktion. Ein Anstieg findet sich bei akut entzündlichen Erkrankungen (s. oben: BSG) und physiologisch während der Schwangerschaft.

■ **α_1-Antichymotrypsin.** Das α_1-Antichymotrypsin ist ein Glykoprotein, das aus einer einzelnen Polypeptidkette mit Oligosaccharidketten, die etwa 23% des Molekulargewichtes ausmachen, besteht. Der normale Plasmaspiegel beträgt 330–600 mg/l. Das α_1-Antichymotrypsin ist länger erhöht als das CRP und hängt nicht von genetischen Variationen und differentiellem Katabolismus ab. Problematisch ist jedoch die Standardisierung zwischen den verschiedenen Laboratorien, da unterschiedliche Standards und Antikörper verwendet werden.

■ **α_1-Antitrypsin.** *Synonym:* α_1-Proteinaseinhibitor. Auch das α_1-Antitrypsin ist ein Glykoprotein. Die Routinemessung und die Standardisierung mittels WHO-Standard sind zwar möglich, die Messung des α_1-Antitrypsins ist jedoch nicht üblich, da erhebliche genetische Variationen bestehen, die zu erniedrigten Serumspiegeln führen können. Etwa 15% der kaukasischen Population sind heterozygot und haben deshalb erniedrigte Normalwerte gegenüber den 1,2–2,1 g/l des normalen homozygoten MM-Phänotyps. Auch bei Vaskulitis finden sich erniedrigte Werte, die auf einen Verbrauch zurückzuführen sind.

■ **Haptoglobin.** Das Haptoglobin ist Mitglied einer Familie von α-β-Polymerketten, bei denen die α-Kette die beiden häufigsten genetischen Varianten trägt. Es ist ein Akute-Phase- und ein Transportprotein. Die Routinemessung ist wegen der genetischen Varianten und des Verbrauchs bei Hämolyse nicht üblich.

■ **Serumamyloid A.** Das Serumamyloid A ist ein Apolipoprotein mit einer dem CRP gleichen Kinetik, das jedoch durch eine größere Anzahl von Zytokinen induzierbar ist. Dies erklärt die hohe Sensitivität des Serumamyloid A. Es wird von erhöhten Serumspiegeln bei Erkrankungen berichtet, die ein erhöhtes Amyloidoserisiko haben (z.B. chronische Polyarthritis). Die Routinemessung ist jedoch wegen fehlender Standardisierung nicht üblich.

■ **Saures α-Glykoprotein.** *Synonym:* Orosomucoid. Das saure α-Glykoprotein ist mit Polysaccharidketten glykosyliert, die etwa 45% des Moleküls ausmachen. Obwohl genetische Variationen beschrieben sind, haben diese keinen Einfluß auf die Plasmaspiegel. Da es jedoch sehr viel weniger sensitiv als das CRP und das α_1-Antichymotrypsin ist, wird es nicht routinemäßig gemessen. Ein Anstieg findet sich auch bei chronischen Nierenerkrankungen infolge der deutlichen Erniedrigung der glomerulären Filtrationsrate (GFR).

11.1.2 Blutbild und Differentialblutbild

Anhand der Untersuchung von großem Blutbild und Messung der BSG lassen sich in der Rheumatologie Aussagen zu folgenden Fragestellungen treffen:

- Krankheitsaktivität,
- Wirkungen und Nebenwirkungen der Therapie,
- Komplikationen wie Blutverlust, Infektionen, Hämolyse und Mangelernährung,
- Ausschluß hämatologischer Leiden, die mit einer Arthritis einhergehen können, wie z.B. einer akuten Leukämie.

Tabelle 11.2. Anämien und ihre Ursachen bei chronisch entzündlichen Erkrankungen

Anämie	Ursachen
Anämie durch chronische Erkrankungen	Durch die aktive Erkrankung Durch Nierenbeeinträchtigung (Medikamente, Vaskulitis, Glomerulonephritis, Amyloidose)
Eisenmangelanämie	Okkulter Blutverlust (gastrointestinal durch NSAID, Vaskulitis, Tumoren; pulmonal durch Hämorrhagie und Vaskulitis) Beeinträchtigte Eisenabsorption (NSAID, entzündliche Darmerkrankungen, partielle Gastrektomie, Ernährungsmängel)
Megaloblastäre Anämie	Folsäuremangel, perniziöse Anämie
Hypersplenismus	Amyloidose Felty-Syndrom
Durch Medikamente induziert	Aplastische Anämie (Cyclophosphamid, MTX, Penicillamin, Sulfasalazin, Gold) Pulmonale Hämorrhagie (Penizillamin) Hämolytische Anämie (Antimalariamittel)
Hämolytische Anämie	Autoimmunbedingt Medikamenteninduziert

Traditionell erfolgt die direkte mikroskopische Untersuchung eines Blutausstrichs; etwa 200–400 Zellen werden ausgezählt, um Aussagen zur Relation der verschiedenen Zellpopulationen treffen zu können. Heutzutage werden vielfach automatische Zellzähler (sog. Counter) verwendet. Damit können etwa 10.000 Zellen pro Probe ausgezählt und die Zellpopulationen anhand von Größe und Anfärbecharakteristika identifiziert werden.

Erythrozyten

Im Rahmen entzündlich-rheumatischer Erkrankungen kommt es häufig zu einer Anämie, welche meist multifaktoriell bedingt ist. Die häufigsten Ursachen sind in Tabelle 11.2 genannt.

Die Anämie bei chronischen Erkrankungen kommt zustande durch einerseits eine verminderte Erythrozytenproduktion (inadäquate Eisenspeicher, zu niedrige Erythropoetinspiegel oder zu hohe Knochenmarkresistenz gegen Erythropoetin, inneffektive Erythropoese, anormale Entwicklung der Vorläuferzellen) oder/und andererseits einen gesteigerten Erythrozytenabbau.

Tabelle 11.3 gibt Hinweise zur Differenzierung zwischen einer Anämie bei chronisch-entzündlichen Erkrankungen und einer Eisenmangelanämie.

Thrombozyten

■ **Thrombozytose.** Thrombozyten adhärieren am Kollagen und finden sich deshalb an beschädigten

Tabelle 11.3. Differenzierung zwischen einer Anämie bei chronisch-entzündlichen Erkrankungen und einer Eisenmangelanämie

Parameter	Anämie bei chronisch-entzündlichen Erkrankungen	Eisenmangelanämie
Hb	Selten <9 g/dl	Häufig <9 g/dl
Indizes	Normochrom, normozytär	Hypochrom, mikrozytär
Serum-Eisen	Vermindert	Vermindert
Totale Eisenbindungskapazität	Vermindert oder normal	Normal oder erhöht
Ferritin	Oft erhöht	Vermindert oder normal
Eisenspeicher im Knochenmark	Normal	Fehlen

Gefäßen. Obwohl sie nicht in den extravaskulären Raum migrieren, beeinflussen ihre durch Degranulation freigesetzten Produkte den Entzündungsprozeß, z.B. auch im Synovium. Eine Thrombozytose besteht bei hochaktiven entzündlich-rheumatischen Erkrankungen (v.a. bei systemischen Vaskulitiden), bei akuten Blutungen und/oder Eisenmangel.

■ **Thrombozytopenie.** Zu einer Thrombozytopenie kann es durch eine medikamenteninduzierte Knochenmarkdepression (v.a. durch Gold und Penicillamin), beim Felty-Syndrom (gesteigerter Thrombozytenabbau in der Milz) oder immunologisch (Anti-Thrombozyten-Antikörper, zirkulierende Immunkomplexe, Antiphospholipidantikörper), u.a. beim SLE und Antiphospholipidsyndrom, kommen.

Leukozyten

■ **Leukozytose.** Zu einer *Neutrophilie* kommt es v.a.

- beim M. Still,
- bei systemischen Vaskulitiden,
- im akuten Schub einer chronischen Polyarthritis,
- bei Infektionen,
- bei metabolischen Entgleisungen (Azidose) und
- bei einer Glukokortikoidtherapie.

Eine *Eosinophilie* wird manchmal als Reaktion auf Arzneimittel gesehen. Typisch ist die Eosinophilie

- beim Churg-Strauss-Syndrom,
- bei der eosinophilen Fasziitis,
- beim Eosinophilie-Myalgie-Syndrom und
- beim Hypereosinophiliesyndrom.

Außerdem wird ein Zusammenhang zwischen einer Eosinophilie und einem vermehrten Auftreten von Episkleritiden, Rheumaknoten und Vaskulitis bei chronischer Polyarthritis beschrieben.

■ **Leukopenie.** Eine Leukopenie ist ein Charakteristikum des Felty-Syndroms (Trias: chronische Polyarthritis, Splenomegalie, Leukopenie). Die Leukopenie (vornehmlich eine Neutropenie) läßt sich durch den Hypersplenismus, Antigranulozytenantikörper und die Granulopoese inhibierende T-Zellen im Knochenmark erklären. Beim SLE, insbesondere in aktiven Krankheitsstadien, findet sich häufig eine Leukopenie, meist verbunden mit einer absoluten Lymphopenie. Die Ursache ist noch nicht abschließend geklärt; das Knochenmark ist normal oder hyperplastisch, auch Antileukozytenantikörper und ein peripherer Verbrauch sind beschrieben.

Die nachfolgende Übersicht listet hämatologische Erkrankungen auf, die mit einer Arthritis assoziiert sind.

Hämatologische Erkrankungen, die mit einer Arthritis assoziiert sind

- Gerinnungsstörungen
  - Hämophilie
  - Thrombozytenabnormitäten
- Hämoglobinopathien
  - Sichelzellanämie
  - Thalassämie
  - Hämochromatose
- Hämatologische Neoplasien
  - akute Leukämie
  - chronische Leukämie
  - Haarzelleukämie
  - Lymphome
  - Myelom und disseminierte Karzinomatose

11.1.3 Biochemie

Nierenfunktionsparameter

Nierenfunktionsparameter spielen in der Rheumatologie zur Beurteilung einer renalen Beteiligung, insbesondere bei Kollagenosen und Vaskulitiden sowie von Nebenwirkungen durch Medikamente (u.a. Basistherapeutika) eine wichtige Rolle.

■ **Glomeruläre Funktion.** Indikator für die glomeruläre Nierenfunktion ist die glomeruläre Filtrationsrate (GFR). Diese wird durch Messung der Clearance von Substanzen aus dem Plasma bestimmt, die weder tubulär sezerniert noch reabsorbiert werden. Zur Abschätzung der glomerulären Filtration erfolgt die Bestimmung von Kreatinin, Harnstoff und Elektrolyten im Blut. Das Plasmakreatinin ist nicht alters-, aber geschlechtsabhängig und wird außerdem durch die

Muskelmasse beeinflußt. Zu beachten ist außerdem die Beeinflussung durch Medikamente, die die tubuläre Sekretion blockieren (z.B. Salizylate und Cimetidin). Eine Änderung im Plasmakreatininspiegel tritt jedoch erst dann ein, wenn die GFR um mehr als die Hälfte vermindert ist. Die Aussagekraft durch die Messung des Plasmakreatinins ist höher als die von Urinkreatinin.

Die Bestimmung von Plasmaharnstoff ist weniger sensitiv als die von Plasmakreatinin und wird durch Proteinkatabolismus, Flüssigkeitsbilanz und Infektionen beeinflußt. Zu beachten ist außerdem, daß die Harnstoffspiegel bei Dehydratation deutlich ansteigen.

Der klinisch bevorzugt verwendete Nierenfunktionsparameter ist die Bestimmung der GFR in Form der endogenen Kreatininclearance. Diese hat allerdings den Nachteil, daß das Kreatinin aktiv tubulär sezerniert und die Serumkreatininbestimmung durch andere Chromogene interferiert wird. Hinweise auf seitengetrennte Funktionsstörungen oder Abflußbehinderungen ergeben sich aus der Isotopennephrographie.

■ **Proteinurie.** Die Proteinurie kann glomeruläre und tubuläre Störungen anzeigen. Die Unterscheidung läßt sich anhand der Proteinbestandteile im Urin treffen (primär glomerulär, primär tubulär oder gemischt). Ein gemeinsames Auftreten von Hämaturie und Proteinurie lokalisiert die Störung als glomerulär. Eine glomeruläre Proteinurie ist häufig durch eine große Proteinurie (>2,5 g/Tag) charakterisiert. Der Urin enthält im Vergleich zu einer tubulär verursachten Proteinurie höher molekulare Proteine.

■ **Tubuläre Funktion.** Der proximale Tubulus ist am häufigsten von Störungen betroffen. Substanzen, die hier normalerweise reabsorbiert werden, sind bei tubulären Störungen im Urin nachweisbar (z.B. Glukose, Aminosäuren, Kalium, Phosphat). Der sensitivste Test ist die Messung von niedrigmolekularen Proteinen, wie z.B. β_2-Mikroglobulin (11,8 kDa; 1 kDa steht für Molekulargewicht - MG - 1000), α_1-Mikroglobulin (27 kDa) und das retinolbindende Protein (21 kDa), die glomerulär filtriert und im proximalen Tubulus reabsorbiert werden. Differentialdiagnostisch zu beachten ist die Möglichkeit einer niedermolekularen Proteinurie bei lymphoproliferativen Erkrankungen und chronischen Nierenerkrankungen (Absinken der GFR).

■ **Urinsediment.** Der Nachweis von geformten Bestandteilen wie Erythrozyten, Leukozyten und Zylindern im Urinsediment stellt einen wichtigen Indikator renaler Schädigungen dar. In der Rheumatologie ist das Urinsediment für die Diagnostik einer Nierenbeteiligung von Bedeutung. Hierfür spricht ein nephritisches Urinsediment, charakterisiert durch den Nachweis glomerulärer Erythrozyten (kleinere Erythrozten mit typischen Deformierungen), granulierter Zylinder und von Erythrozytenzylindern.

■ **Harnsäure.** Eine Hyperurikämie ist für die Gichtathritis charakteristisch.

Leberfunktionsparameter

Die Leberfunktionstestung beinhaltet die Bestimmung von Bilirubin, Transaminasen, alkalischer Phosphatase, γ-GT, Albumin und Gesamtprotein. Chronische Lebererkrankungen gehen häufig mit Gelenkbeschwerden einher.

■ **Transaminasen.** Bestimmt werden die Aspartat-Aminotransferase (ASAT bzw. GOT) und die Alanin-Aminotransferase (ALAT bzw. GPT). Diese Enzyme sind nicht leberspezifisch, sondern kommen auch im Herz- und Skelettmuskel sowie in der Niere vor. Eine Transaminasenerhöhung fällt deshalb auch bei Myositiden auf. Die Transaminasen können ebenfalls bei entzündlich-rheumatischen Erkrankungen im Rahmen einer Mitbeteiligung der Leber erhöht sein. Am häufigsten ist jedoch eine Transaminsenerhöhung auf eine medikamentös-toxische Wirkung zurückzuführen. Selbstverständlich ist eine Hepatitis infektiöser Genese bei klinischem und laborchemischem Verdacht auszuschließen. Eine chronische Hepatitis-B-Infektion läßt sich bei bis zu 50% der Patienten mit einer klassischen Panarteriitis nachweisen. Die kryoglobulinämische Vaskulitis wird in der Regel durch eine Hepatitis-C-Infektion hervorgerufen.

■ **Bilirubin.** Bilirubin wird in der Leber konjugiert. Wegen der hohen Konjugationskapazität der Leber ist eine Hyperbilirubinämie ein sensitiver Parameter für eine parenchymatöse Lebererkrankung. Differentialdiagnostisch ist bei Hyperbilirubinämie an eine Hämolyse, Zirrhose (u.a. auch an eine primär biliäre Zirrhose), Cholelithiasis, Hepatitis, Tumoren und medikamentös-toxische Wirkungen zu denken.

■ **Alkalische Phosphatase (AP) und γ-Glutamyltransferase (γ-GT).** Ein hepatischer Ursprung der AP-Erhöhung ist dann zu vermuten, wenn gleichzeitig die γ-GT erhöht ist, da letzteres bei Knochenerkrankungen nicht vorkommt. Da eine niedrige γ-GT jedoch nicht den knöchernen Ursprung der erhöhten AP beweist, sollten im Verdachtsfall die AP-Isoenzyme bestimmt werden (aus Plazenta, Darm, Niere, Leber und Knochen). Meist reicht jedoch die Bestimmung der Knochen-AP. Nieren-, Leber- und Knochen-Isoenzym werden von demselben Gen kodiert, sind also keine echten Isoenzyme. Die Unterscheidung ist durch die unterschiedliche Hitzestabilität oder die elektrophoretische Separierung aufgrund der unterschiedlichen Glykosylierung möglich.

Häufigster Grund für einen AP-Anstieg ist die Cholestase. Die AP steigt auch im Rahmen der Akute-Phase-Antwort an. Bei einer Hepatitis ist die AP meist normal oder nur gering erhöht. Ein isolierter Anstieg der Knochen-AP findet sich beim M. Paget.

Differentialdiagnostisch muß die mögliche Induktion der γ-GT durch Drogen und Alkohol beachtet werden.

Muskelenzyme und Myoglobin

Eine Myositis führt zu Untergang von Muskelfasern und damit zur Freisetzung von verschiedenen Enzymen und Myoglobin.

■ **Kreatinkinase (CK), Aldolase, Myoglobin.** Die CK ist das Schlüsselenzym des Muskelstoffwechsels und wird in der klinischen Routine am häufigsten bestimmt. Die CK setzt sich aus 2 Monomeren (M und B) zusammen. Im menschlichen Gewebe gibt es 3 verschiedene Isoenzyme:

- die CK-MM, die zu 98% im Skelettmuskel vorkommt,
- die CK-BB, die hauptsächlich in Gehirn und Schilddrüse vorkommt, und
- die CK-MB, die 30% der CK im Herzmuskel ausmacht.

Es gibt somit sehr verschiedene Anlässe, die zu einer CK-Erhöhung im Serum führen können. Hierzu zählen neben der Myositis z.B. Traumata, sportliche Betätigung, Herzinfarkt, intramuskuläre Injektionen sowie Myopathien durch Alkohol und Drogen. Auch asymptomatische Trägerinnen der Muskeldystrophie Typ Duchenne weisen erhöhte CK-Werte im Serum auf.

In der Rheumatologie werden CK und Myoglobin v.a. bei Verdacht auf Polymyositis oder Dermatomyositis bestimmt.

Bei klinischem Verdacht auf eine Myositis, aber normalen Serum-CK-Werten kann u.U. die Bestimmung der Aldolase hilfreich sein.

Immunglobuline

Die Immunglobuline IgA, IgM und IgG werden quantitativ mittels Nephelometrie, Turbidimetrie oder radialer Immundiffusion und IgE mittels ELISA bestimmt. Im Rahmen der Entzündungsdiagnostik ist die Immunglobulin-Bestimmung wenig aussagekräftig. Sie eignet sich eher zur Erfassung von Antikörpermangelzuständen (hereditär oder therapiebedingt), von allergischen Reaktionen und von Autoimmunerkrankungen (z.B. polyklonale B-Zellaktivierung bei SLE und Sjögren-Syndrom). Hinzuweisen ist auf eine Häufung von Autoimmunerkrankungen (u.a. chronische Polyarthritis, Dermatomyositis, Sklerodermie) mit angeborenen und erworbenen Formen der Agammaglobulinämie.

Bei einer monoklonalen Immunglobulinvermehrung muß an ein Plasmozytom gedacht werden. Eine monoklonale Gammopathie unbestimmter Sigifikanz (MGUS) kann mit einer Vaskulitis assoziiert sein. Monoklonale Banden können auch bei Autoimmunerkrankungen (Sjögren-Syndrom) nachweisbar sein.

Tabelle 11.4. Klinische Bedeutung der Immunglobulinbestimmungen

Abweichung	IgG	IgA	IgM	IgE
Erhöht	Chronische Infektion, chronische Entzündung, monoklonale Gammopathie	Toxische Leberschädigung, selten monoklonal	Akute Infekte, aktive Entzündung, PBC, M. Waldenström	Allergien, selten angeboren, Churgh-Strauß-Vaskulitis
Erniedrigt	IgG-Mangelsyndrome (angeboren oder erworben)	Angeboren (häufigster Immunglobulin-Mangel); **Cave:** Autoantikörper bei cP, SLE, Zöliakie	Erworbene oder angeborene Mangelsyndrome	-

Eine IgE-Erhöhung ist beim Churg-Strauss-Syndrom zu finden.

Einen Überblick über die klinische Bedeutung der Immunglobulinbestimmung gibt Tabelle 11.4.

Komplementfaktoren

Das Komplementsystem ist ein unspezifischer Mediator bei Entzündung, Erregerabwehr und Antigenverarbeitung. Ein genetisch bedingter Mangel (v.a. ein C2-Mangel) ist u.a. assoziiert mit Autoimmunerkrankungen des rheumatischen Formenkreis (Glomerulonephritis, SLE, Vaskulitis). Ein erwobener Mangel entsteht durch Aktivierung des Komplementsystems via Immunkomplexe (bei SLE, immunkomplexassoziierten Vaskulitiden, Sjögren-Syndrom, Dermatomyositis). Die Bestimmung von Komplementfaktoren ist indiziert zur Aktivitätsbeurteilung bei Erkrankungen mit Komplementverbrauch und zur Diagnostik von Mangelzuständen. In der Routine-Diagnostik hat sich die Bestimmung von CH50 (als globaler Funktionstest), C3 und C4 durchgesetzt.

Immunkomplexe

Der Nachweis von zirkulierenden Immunkomplexen ist nicht spezifisch für eine Immunkomplex-Erkrankung. Immunkomplexe können auch bei 15% der Gesunden nachgewiesen werden. Sie sind bedingt als Verlaufsparameter bei entzündlich-rheumatischen Erkrankungen mit Immunkomplexgenese, insbesondere beim SLE, geeignet.

Die Immunkomplexe können bei Präzipitation durch Aktivierung des Komplementsystems zu lokalen Gewebeschädigungen führen. Mittels Immunhistologie oder Elektronenmikroskopie können Immunkomplexablagerungen nach Biopsie im Gewebe nachgewiesen werden.

Kryoglobuline

Kryoglobuline sind Immunglobuline, die in Kälte (bei Temperaturen unter 37 °C) aggregieren. Man findet sie u.a. bei SLE, Glomerulonephritis, Plasmozytom, Mononukleose und Zytomegalievirusinfektion. Die essentielle kryoglobulinämische Vaskulitis ist zu 90% mit einer Hepatitis-C-Virusinfektion assoziiert.

11.2 Autoantikörper

F. HIEPE

Autoantikörper besitzen für die Diagnostik bzw. Differentialdiagnostik entzündlich-rheumatischer Erkrankungen einen hohen Stellenwert (Tabelle 11.5). Zu bedeutsamen Autoantikörpern in der Rheumatologie gehören antinukleäre Antikörper (ANA), Rheumafaktoren, Antikörper gegen zytoplasmatische Antigene (z.B. ANCA), Antikörper gegen Zelloberflächenantigene (z.B. Antierythrozytenantikörper) und Antiphospholipidantikörper.

Es gibt Autoantikörper, die spezifisch für eine bestimmte Erkrankung sind und somit als Markerantikörper (z.B. Anti-dsDNA, Anti-Scl70) bezeichnet werden. Andere können bei verschiedenen Erkrankungen auftreten; sie sind dann häufig mit einer bestimmten Symptomatik oder klinischem Verlauf assoziiert (z.B. Anti-Ro/SS-A und Anti-La-SS-B mit Sjögren-Syndrom, Anticardiolipinantikörper mit Antiphospholipidsyndrom).

Ein Teil der Autoantikörper korreliert hinsichtlich ihrer Titer mit der klinischen Aktivität und dem Therapieeffekt (z.B. Anti-dsDNA, ANCA).

11.2.1 Antinukleäre Antikörper (ANA)

Antinukleäre Antikörper sind organunspezifische Autoantikörper, die mit verschiedenen Zellkernbestandteilen reagieren und insbesondere für die Diagnostik und Differenzierung von Kollagenosen von Bedeutung sind. Mittels der indirekten Immunfluoreszenz können alle relevanten ANA erfaßt werden. Viele der

Tabelle 11.5. Differentialdiagnostische Bedeutung der Autoantikörper bei rheumatischen Erkrankungen (SLE systemischer Lupus erythematodes, AIL arzneimittelinduzierter Lupus, MCTD „mixed connective tissue disease", cP chronische Polyarthritis, PV primäre Vaskulitiden, APS primäres Antiphospholipidsyndrom, DM Dermatomyositis)

Diagnose: Autoantikörper	SLE	AIL	MCTD	Systemische Sklerose	Myositis	Sjögren-Syndrom	cP	PV	APS
ANA	+++	+++	+++	+++	++	+++	+	+/–	–
Histon	++	+++	–	–	–	–	+	–	–
dsDNA	+++	–	–	–	–	–	–	–	–
Sm	++	–	–	–	–	–	–	–	–
U1RNP	++	–	+++	+	+	+	–	–	–
Ribosomales P	++	–	–	–	–	–	–	–	–
PCNA	+	–	–	–	–	–	–	–	–
Ro/SS-A	++	–	+	+	–	+++	+	–	–
La/SS-B	++	–	+	+	–	+++	+	–	–
NuMA	–	–	–	–	–	+	–	–	–
RA33	++	–	++	–	–	+	++	–	–
Scl70	–	–	–	+++	–	–	–	–	–
Zentromer	–	–	–	+++	–	+	–	–	–
Fibrillarin	–	–	–	++	–	–	–	–	–
RNA-Polymerase	–	–	–	++	–	–	–	–	–
Centriole/ Centrosom	–	–	–	+	–	–	–	–	–
Jo1	–	–	–	–	++	–	–	–	–
Mi-2	–	–	–	–	++ (DM)	–	–	–	–
PM-Scl	–	–	–	++	++	–	–	–	–
SRP	–	–	–	–	+ (PM)	–	–	–	–
Cardiolipin	++	++	+	+	+	+	+	+	+++
ANCA	+ (pANCA)	+++ (pANCA)	–	–	–	–	–	+++	–
Rheumafaktor	++	–	+	+	+	+++	+++	+	–
Filaggrin	–	–	–	–	–	–	+++	–	–
Sa	–	–	–	–	–	–	+++	–	–
Proteasom	++	–	+	–	+++	++	–	–	–
C1q	+++	–	+	+	–	–	+	+	–
Endothelzellen	++	–	+	++	–	–	–	+++	++
Kollagen	+	–	+	++	–	–	+++	++	–

nukleären Antigene sind phylogenetisch hoch konserviert und erfüllen Funktionen im Zellzyklus, bei der Transkription oder Translation. Sie sind oft Bestandteile von funktionellen Partikeln (z.B. Nukleosomen, Spleißosomen) und häufig an Nukleinsäuren gebunden. Bedeutsame Autoantigene sind

- dsDNA,
- Histone,
- Nichthistonproteine bzw. extrahierbare nukleäre Antigene (ENA: Sm, U1RNP, Ro/SS-A, La/SS-B, Scl70/Topoisomerase I),
- nukleoläre Antigene (PM-Scl, Fibrillarin),
- Zentromer,
- mitotischer Spindelapparat und
- zyklusspezifische Antigene (PCNA/Cyclin),

die nach Reaktion mit den entsprechenden Autoantikörpern aus Patientenseren zu unterschiedlichen Mustern in der indirekten Immunfluoreszenz führen.

Unterscheidungsmerkmale und Namensgebung
So werden u.a. ein

- homogenes,
- membranäres,
- grobgranuläres,
- feingranuläres und
- nukleoläres Zellkernmuster sowie
- nukleäre Dots,
- Spindelpol- und
- Zentromerfärbung

unterschieden.

Die Bezeichnung der Autoantigene erfolgte entweder nach der biochemischen Herkunft (z.B. DNA, Histone, U1RNP), den Anfangsbuchstaben von Patienten, deren Serum erstmals zum Nachweis des Autoantigens diente (z.B. Sm, Ro, La), der Krankheitsassoziation (z.B. SS-A, SS-B, Scl70, PM-Scl, RA33) oder der Lokalisation (z.B. Zentromer, Spindelpol).

Krankheitsassoziationen
Hohe ANA-Titer finden sich bei systemischem Lupus erythematodes mit einer Vielzahl von ANA-Spezifitäten (Markerantikörper sind Anti-dsDNA-Antikörper, Anti-Sm-Antikörper), Mixed Connective Tissue Disease (hohe ANA-Titer mit grobgranulärem Muster, Anti-U1RNP-Antikörper), Sjögren-Syndrom (häufig Anti-Ro bzw -SS-A- und Anti-La- bzw. -SS-B-Antikörper in hohen Titern), systemischer Sklerose (Markerantikörper: Anti-Scl70- bzw. -Topoisomerase-I-Antikörper, Antizentromerantikörper) und Autoimmunhepatitis. Auch bei Gesunden über 60 Jahre und vielen anderen chronisch-entzündlichen Erkrankungen sind ANA meist in niedrigeren Titern nachweisbar, z.B. chronischer Polyarthritis (bei ca. 30%), entzündlichen Darmerkrankungen, Dermatomyositis/Polymyositis, Lungenfibrose, Infektionen, Neoplasien. Medikamente wie Procainamid, D-Penicillamin, Sulfasalazin, Hydralazin, Isoniazid, Chlorpromazin und β-Rezeptorenblocker können ANA induzieren.

Nachweismethoden
Der Nachweis der ANA erfolgt mittels indirekter Immunfluoreszenz. Als Antigensubstrat haben die humanen Tumorzellinien (HEp2-Zellen) die Gewebeschnitte von Nagern (z.B. Rattenlebergefrierschnitte) abgelöst. Tumorzellen besitzen große, gut beurteilbare Zellkerne und Nukleoli sowie eine hohe Teilungsrate. Mit diesen Zellen können außerdem Autoantikörper gegen zytoplasmatische Antigene wie Antisynthetaseantikörper, antiribosomale Antikörper und antimitochondriale Antikörper erfaßt werden (Abb. 11.1). Die weitere Differenzierung der ANA kann u.a. mittels Ouchterlony-Technik, Gegenstromelektrophorese (Kaninchen- oder Kalbsthymusextrakt als Antigenquelle), Enzymimmunoassays unter Verwendung von gereinigten natürlichen oder rekombinant hergestellten Antigenen und Immunoblot nach elektrophoretischer Auftrennung eines Zellextraktes (Abb. 11.2) erfolgen.

Anti-DNA-Antikörper
Die Anti-DNA-Antikörper können gegen denaturierte einzelsträngige (single-stranded) ssDNA oder gegen native doppelsträngige dsDNA gerichtet sein.

Jedoch nur die Anti-dsDNA-Antikörper verfügen über eine große diagnostische Bedeutung.

Diese sind von hoher diagnostischer Spezifität für den SLE. Sie lassen sich in Abhängigkeit von der verwendeten Methode und der klinischen Aktivität bei 40–80% der SLE-Patienten nachweisen. Wie bei keinem anderen Autoantikörpernachweis unterscheiden sich die verschiedenen Tests hinsichtlich ihrer Sensitivität und Spezifität deutlich. Übliche Methoden sind der Enzymimmunoassay (ELISA), die Crithidia-luciliae-Immunfluoreszenz und der Farr-Assay. Wegen der hohen Praktikabilität wird in vielen Laboratorien der ELISA bevorzugt. Gerade dieser Test besitzt die geringere diagnostische Spezifität, da sowohl niedrigaffine Anti-dsDNA-Antikörper als auch (in Abhängigkeit von der eingesetzten DNA) Anti-ssDNA-Antikörper erfaßt werden, die bei anderen entzündlichen Erkrankungen auftreten können. Die Konzentrationen liegen aber deutlich niedriger als beim aktiven SLE, so daß durch Reduktion der Empfindlichkeit des ELISA und Veränderung des „cut-off" die Spezifität verbessert werden kann. Die Ergebnisse beim ELISA hängen auch von dem verwendeten Bindungsverfahren der DNA an die Mikrotiterplatten ab.

Hohe diagnostische Spezifität und Sensitivität zeichnen den Farr-Assay aus, der als ein Flüssigphasen-Radioimmunoassay methodisch aufwendiger ist. Auch

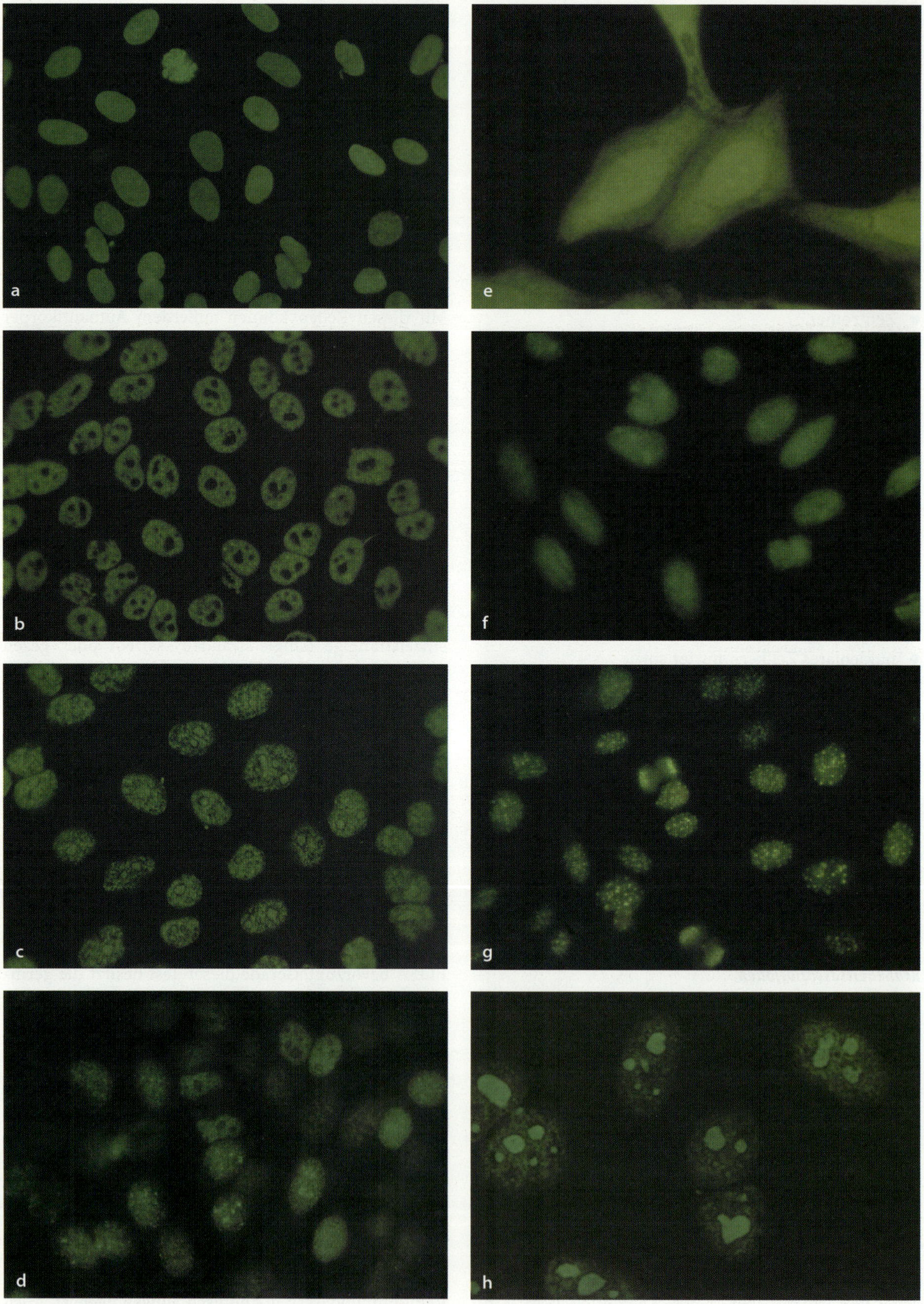
a
e
b
f
c
g
d
h

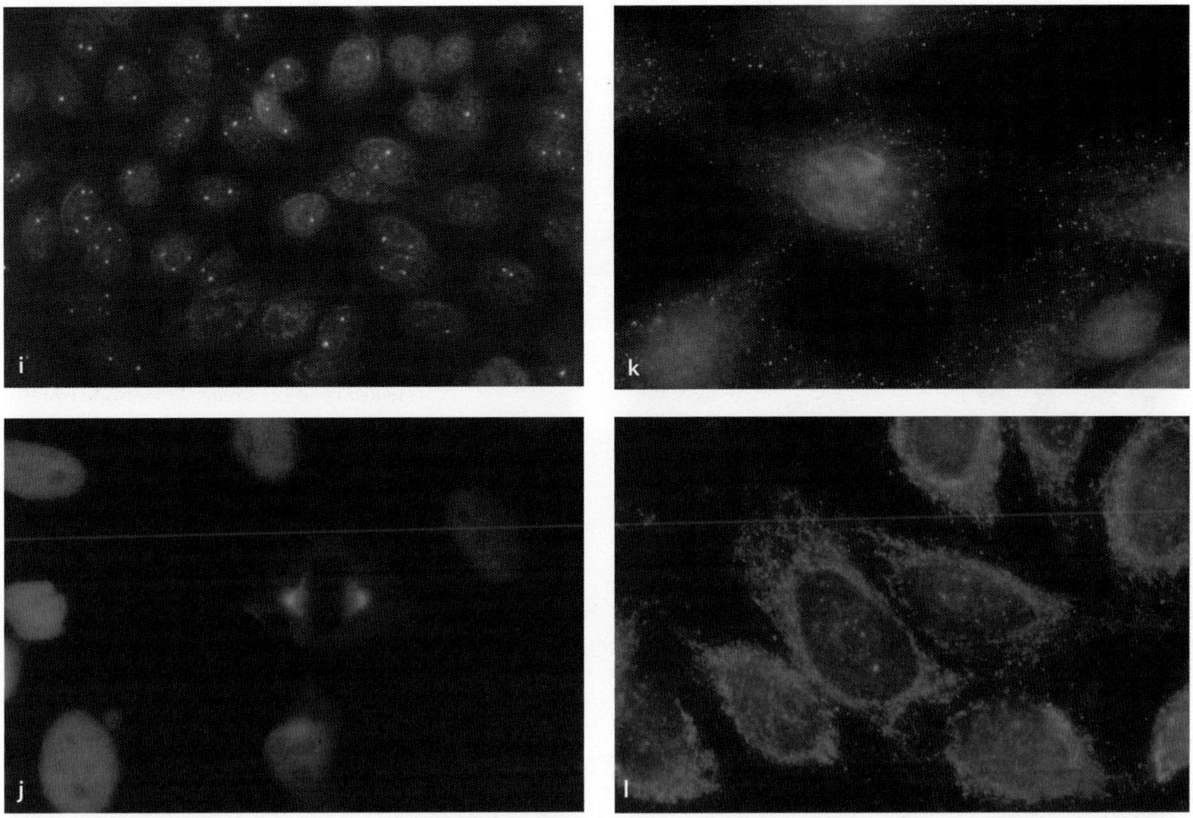

Abb. 11.1 a–l. Immunfluoreszenzmuster zum Nachweis von ANA und zytoplasmatischen Autoantikörpern auf HEp2-Zellen. **a** Anti-dsDNA-Antikörper, **b** Anti-Sm/U1-RNP-Antikörper, **c** Anti-Ro/SS-A- und Anti-La/SS-B-Antikörper, **d** Anti-PCNA-Antikörper, **e** antiribosomale Antikörper, **f** Anti-Scl70-Antikörper, **g** Antizentromerantikörper, **h** Anti-PM-Scl-Antikörper, **i** Anticoilinantikörper, **j** Anti-NuMA-Antikörper, **k** Anti-Jo1-Antikörper, **l** antimitochondriale Antikörper und Anti-SP100-Antikörper (nukleäre Dots)

die Crithidia-luciliae-Immunfluoreszenz (Abb. 11.3) gilt als ein sehr spezifischer Test, jedoch ist die Sensitivität im Vergleich zum Farr-Assay geringer. Nach unseren langjährigen Erfahrungen mit dem Crithidia-luciliae-Immunfluoreszenztest gehen hohe Titer von Anti-dsDNA-Antikörpern immer einher oder voraus mit einer Exazerbation des SLE und schweren Organmanifestationen, wie Nephritis und ZNS-Beteiligung. Im ELISA werden gelegentlich sehr hohe Anti-dsDNA-Antikörperspiegel gemessen, ohne daß der SLE klinisch aktiv ist oder später aktiv wird. Der ELISA eignet sich wegen seiner hohen Empfindlichkeit als Screeningtest. Insbesondere bei Patienten mit noch unklarer Diagnose sollte bei einem positiven Anti-dsDNA-Antikörperbefund im ELISA unbedingt eine Kontrolle im Farr-Assay oder der Crithidia-Immunfluoreszenz erfolgen.

Antihistonantikörper

Antihistonantikörper sind nachweisbar bei Patienten mit arzneimittelinduziertem Lupus (>95%), systemischem Lupus erythematodes (50–70%), chronischer Polyarthritis (5–14%, niedrige Titer) und Lungenfibrose bei systemischer Sklerose. Als Hauptantigene gelten die Proteine H1, H2A, H2B, H3, H4, H5 und [H2A-H2B]-DNA-Dimere mit einem Molekulargewicht zwischen 12 und 24 kDa. Für Antihistonantikörper ist auf HEp-2-Zellen ein homogenes, nukleoplasmatisches Immunfluoreszenzmuster hinweisend, das sich nicht von dem Muster, das Anti-DNA-Antikörper zeigen, unterscheidet. Der weitere Nachweis kann mit Enzymimmunoassays erfolgen.

Anti-Sm-Antikörper

Die Bezeichnung erfolgte nach den Anfangsbuchstaben des Namens der ersten Patientin (Smith) mit einem systemischen Lupus erythematodes, in deren Serum der Antikörper entdeckt wurde. Wegen der hohen Spezifität gelten sie als Markerantikörper des systemischen Lupus erythematodes (in den USA bei 15–30% der Patienten, in Mitteleuropa bei 5–10%), die mit schweren Verlaufsformen mit neuropsychiatrischem Lupus und Nephritis assoziiert sind. Auf HEp2-Zellen ist ein grobgranuläres, nukleoplasmatisches Immunfluoreszenzmuster mit Aussparung der Nukleoli hinweisend. Zielantigene sind die Proteine B (28 kDa), B' (29 kDa), D (16 kDa), F und G der U1, U2, U4, U5 und U6 snRNP. Der

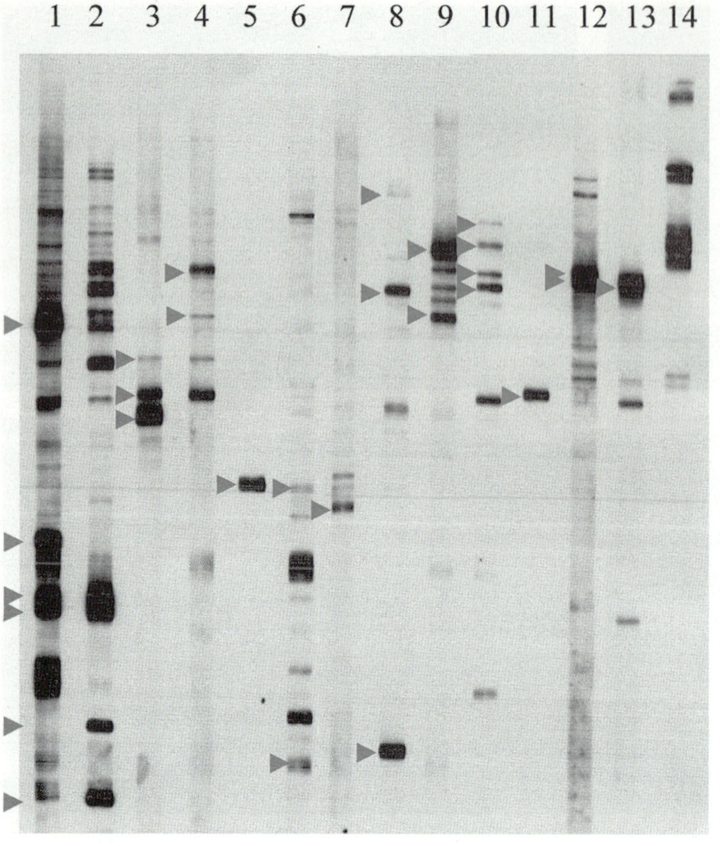

Abb. 11.2. Immunoblotting zum Nachweis von ANA unter Verwendung von MOLT4-Zellextrakt, das in einem 15% SDS-Polyacrylamidgel elektrophoretisch aufgetrennt wurde. Streifen 1 und 2: Seren mit Anti-Sm und Anti-U1RNP-Antikörpern, markiert sind die positiven Reaktionsbanden mit 68 kDa-, A- (33 kDa), B'- (29 kDa), B- (28 kDa), C- und D1-Protein; Streifen 3: Anti-Ro/SS-A und -La/SS-B-Antikörper, markiert sind 60 kDa Ro, 52 kDa Ro und 48 kDa La; Streifen 4: Anti-Ku- (80 kDa und 70 kDa markiert) und Anti-Ro/SS-A; Streifen 5: Anti-PCNA/Cyclin; Streifen 6: Anti-rRNP-Antikörper, markiert ist die Reaktion mit den ribosomalen P-Proteinen P0 (38 kDa) und P1; Streifen 7: Anti-RA33-Antikörper; Streifen 8: Antizentromerantikörper, markiert sind CENP-C (140 kDa), CENP-B (80 kDa) und CENP-C (18 kDa); Streifen 9: Anti-Scl70-Antikörper, markiert sind die 100 kDa und die 70-kDa-Bande (Degradationsprodukt des 100-kDa-Proteins); Streifen 10: Anti-PM-Scl-Antikörper (mehrere Banden, markiert) und Anti-52 kDa Ro/SS-A-Antikörper, Streifen 11: Anti-Jo1-Antikörper (52 kDa); Streifen 12: Anti-NOR90-Antikörper; Streifen 13: Anticoilinantikörper; Streifen 14: Anti-NuMA-Antikörper

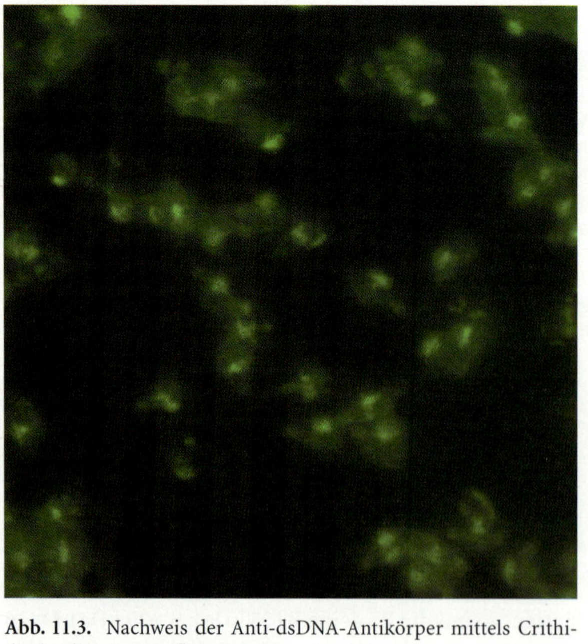

Abb. 11.3. Nachweis der Anti-dsDNA-Antikörper mittels Crithidia-luciliae-Immunfluoreszenz

Nachweis kann mittels Ouchterlony-Technik (Antigen: Kalbs- oder Kaninchenthymusextrakt), Enzymimmunoassays unter Verwendung gereinigter oder gentechnisch hergestellter, rekombinanter Antigene und Immunoblot erfolgen. Kürzlich konnte gezeigt werden, daß 70% der SLE-Seren mit einem C-terminalen Peptid des SmD1-Antigens mit hoher Spezifität reagieren.

Anti-U1RNP-Antikörper

Die Anti-U1RNP-Antikörper führen auf HEp2-Zellen zu einem grobgranulären, nukleoplasmatischen Immunfluoreszenzmuster mit Aussparung der Nukleoli, das sich von dem ANA-Muster der Anti-Sm-Antikörper nicht wesentlich unterscheidet. Sie sind insbesondere in hohen Titern bei Patienten mit MCTD (100%) nachweisbar.

Aber auch in Seren von Patienten mit einem systemischen Lupus erythematodes (30–40%), einer systemischen Sklerose (2–5%), Überlappung Polymyositis/Sklerodermie (24%), Polymyositis/Dermatomyositis (4–17%) können diese Autoantikörper gefunden werden. Sie sind mit dem Raynaud-Phänomen und milderen Verlauf beim systemischen Lupus erythematodes assoziiert. Zielantigene sind die Proteine 70 kDa, A (33 kDa) und C (22 kDa) von U1snRNP. Der Nachweis kann mittels Ouchterlony-Technik oder Gegenstromelektrophorese (Antigen: Kalbs- oder Kaninchenthymusextrakt), Enzymimmunoassay unter Verwendung gereinigter oder gentechnisch hergestellter, rekombinanter Antigene sowie Immunoblot erfolgen.

Anti-Ro/SS-A-Antikörper und Anti-La/SS-B-Antikörper

Auf HEp2-Zellen ist ein feingranuläres, nukleoplasmatisches Immunfluoreszenzmuster mit leichter Färbung der Nukleoli hinweisend für Anti-Ro/SS-A-Antikörper; teilweise findet sich auch eine feingranuläre zytoplasmatische Fluoreszenz. Die antinukleären Antikörper können auf einigen Substraten oder auch in Abhängigkeit von der Fixierungsmethode der Zellen negativ sein. Das ANA-Muster der Anti-La/SS-B-Antikörper ist nahezu identisch, da die Antigene in einem molekularen Komplex assoziiert sind. Oft kommen Autoantikörper gegen Ro/SS-A und La/SS-B gemeinsam vor. Anti-Ro/SS-A-Antikörper können aber auch unabhängig von Anti-La/SS-B-Antikörpern auftreten, während der isolierte Nachweis der Anti-La/SS-B-Antikörper eine Rarität darstellt. Besonders häufig und in hohen Titern sind diese Antikörper bei Patienten mit primärem Sjögren-Syndrom (88–96%) nachweisbar.

Sie sind weiterhin ein Charakteristikum der neonatalen Lupus-Syndrome und des subakut-kutanen Lupus. Die Antikörper können aber auch bei verschiedenen anderen Autoimmunerkrankungen wie dem systemischen Lupus erythematodes (24–60%), Polymyositis/Dermatomyositis (5–10%) und chronischer Polyarthritis (3–10%) beobachtet werden. Die Patienten entwickeln nicht selten ein sekundäres Sjögren-Syndrom. Zielantigene für die Anti-Ro/SS-A-Antikörper sind ein 60 kDa und 52 kDa Protein, für die Anti-La/SS-B-Antikörper ein 48 kDa Protein. Anti-Ro/SS-A-Antikörper, die nur mit dem 60 kDa Protein reagieren, besitzen eine hohe Spezifität für den systemischen Lupus erythematodes, während eine Reaktivität mit dem 52 kDa Ro/SS-A-Protein für das primäre Sjögren-Syndrom typisch ist. Der Nachweis dieser Antikörper kann mittels Ouchterlony-Technik oder Gegenstromelektrophorese (Antigen: Kalbsthymusextrakt oder Milzextrakt), Enzymimmunoassay unter Verwendung gereinigter oder gentechnisch hergestellter, rekombinanter Antigene und Immunoblot erfolgen.

Anti-PCNA-Antikörper

Beim Nachweis auf HEp-2-Zellen ist ein pleomorphes, vom Zellzyklus abhängiges Immunfluoreszenzmuster typisch. Dabei ist ein Teil der Zellen, die sich in der M- und G_2-Phase befinden, wenig bis gar nicht angefärbt. Der andere Teil der Zellen in der G_1- und verschiedenen Stadien der S-Phase zeigt eine brillante Anfärbung mit gesprenkeltem Muster im Nukleoplasma und teilweise auch leuchtenden Nukleoli. Sie sind mit hoher Spezifität bei 3% der Patienten mit systemischem Lupus erythematodes nachweisbar. Zielantigen ist PCNA (engl. „proliferating cell nuclear antigen", entspricht dem Cyclin), ein Hilfsprotein der DNA-Polymerase δ mit einem Molekulargewicht von 36 kDa. Neben dem typischen ANA-Muster können die Antikörper mit Ouchterlony- und Gegenstromelektrophorese (Kalbsthymusextrakt als Antigenquelle) sowie im Immunoblot nachgewiesen werden.

Antiribosomale Antikörper

Es handelt sich um Autoantikörper, die mit den ribosomalen Phosphoproteinen P0 (38 kDa), P1 (19 kDa) und P2 (17 kDa) als Zielantigene reagieren. Beim Nachweis auf HEp-2-Zellen zeigt sich eine dichte zytoplasmatische Immunfluoreszenz und homogene Fluoreszenz der Nukleoli. Die Antikörper sind bei 10–20% der Patienten mit systemischem Lupus erythematodes in Assoziation mit Psychosen und Leberbeteiligung nachweisbar. Als Methoden kommen Enzymimmunoassay und Immunoblot in Frage.

Anti-Scl-70-Antikörper

Beim Nachweis auf HEp2-Zellen sind eine schwach homogene bis dicht feingranuläre nukleoplasmatische Immunfluoreszenz, eine helle granuläre Färbung der Nukleoli und eine homogene Färbung der Chromosomen in der Metaphase charakteristisch. Anti-Scl-70-Antikörper gelten als Marker der systemischen Sklerose (bei 20–59% positiv) mit Assoziation zu schweren, diffusen Verlaufsformen (70–76%) mit schlechter Prognose. Seltener sind sie bei limitierten Formen wie CREST-Syndrom (13%) und bei Überlappung von Polymyositis/Sklerodermie (12%) zu beobachten. Zielantigen ist die DNA-Topoisomerase I mit einem Molekulargewicht von 95–100 kDa. Im Immunoblot läßt sich außerdem eine Reaktion mit einem Degradationsprodukt von 70 kDa darstellen. Der Nachweis des Antikörpers kann mittels Ouchterlony-Technik oder Gegenstromelektrophorese (Antigen: Kalbsthymusextrakt oder Kaninchenthymusextrakt), Enzymimmunoassay unter Verwendung gereinigter oder gentechnisch hergestellter, rekombinanter Antigene und Immunoblot erfolgen.

Antizentromerantikörper

Antizentromerantikörper weisen eine enge Assoziation zur limitierten Form der systemischen Sklerose (bei 57–82% der Patienten mit CREST-Syndrom) auf. Sie werden selten bei der diffusen Form der systemischen Sklerose (8%) beobachtet. Außerdem können sie beim primären Raynaud-Syndrom (25%), primären Sjögren-Syndrom und bei der primär biliären Zirrhose vorkommen. Hauptzielantigene sind die Zentromerproteine

CENP-A (15–16 kDa), CENP-B (80 kDa) und CENP-C (120 kDa). In der indirekten Immunfluoreszenz auf HEp2-Zellen kommen nukleäre Dots zur Darstellung; in der Metaphase findet sich die charakteristische Färbung der Zentromere. Neben dem charakteristischen Immunfluoreszenzmuster auf HEp2-Zellen können die Autoantikörper mittels Enzymimmunoassay unter Verwendung rekombinanter Antigene und mittels Immunoblot nachgewiesen werden.

Antifibrillarinantikörper

Antifibrillarinantikörper haben eine hohe Spezifität für die systemische Sklerose (Häufigkeit 6–8%) mit Assoziation zur Beteiligung von Skelettmuskulatur und Dünndarm sowie zur pulmonalen Hypertonie. Zielantigen ist ein Protein des U3-RNP-Partikels mit einem Molekulargewicht von 34 kDa. In der indirekten Immunfluoreszenz auf HEp2-Zellen zeigen sie eine schollige Färbung der Nukleoli, wenn sich die Zellen in der Interphase befinden. In der Metaphase sind die kondensierten Chromosomen angefärbt. Als Bestätigungsteste sind das Immunoblotting unter Verwendung gereinigter Zellkerne oder Nukleoli sowie die Immunpräzipitation von radioaktiv markiertem Protein geeignet.

Anti-PM-Scl-Antikörper

In der indirekten Immunfluoreszenz auf HEp2-Zellen führen sie zu einer schwach homogenen nukleoplasmatischen und einer starken homogenen Färbung des Nukleolus. Die Antikörper sind bei 2–5% der Patienten mit systemischer Sklerose und 24% mit Überlappung von Polymyositis/Sklerodermie nachweisbar. Es besteht eine Assoziation mit Kalzinose und Arthritis sowie den „mechanic's hands". Das Antigen ist in dem granulären Teil des Nukleolus lokalisiert und beinhaltet mehr als 10 Proteine. Im Immunoblot reagieren v.a. 2 Proteine mit einem Molekulargewicht von 75 und 100 kDa. Der Nachweis der Antikörper ist außerdem mit der Ouchterlony-Technik möglich.

Anti-RNA-Polymeraseantikörper

Anti-RNA-Polymerase-Antikörper weisen eine hohe Spezifität für die systemische Sklerose mit einer Häufigkeit von 4–24% auf. Alle 3 RNA-Polymerasen (I, II und III) können Zielantigen für Autoantikörper sein, die mittels Immunpräzipitation nachgewiesen werden. Insbesondere die gegen die Polymerase III gerichteten Antikörper weisen eine Assoziation mit der diffusen Form der systemischen Sklerose (bei 45% gegenüber 6% bei der limitierten Form) auf. Bei der ANA-Diagnostik produzieren die Antikörper eine granuläre Fluoreszenz der Nukleoli in der Interphase und eine punktförmige Färbung der NOR (nukleoläre Organisationsregion) von mitotischen Chromosomen. Als bevorzugte Nachweismethode gilt die Radioimmunpräzipitation mit [35S]-Methionin-markiertem Zellextrakt. Praktikable Teste zur Bestätigung stehen nicht zur Verfügung.

Anti-Mi-2-Antikörper

Anti-Mi-2-Antikörper besitzen eine hohe Spezifität für die Dermatomyositis (bei 22% der adulten Form, 14% der juvenilen Form) und können auch bei paraneoplastischen Formen gefunden werden. Sie sind selten bei der Polymyositis nachweisbar. In der indirekten Immunfluoreszenz auf HEp2-Zellen zeigen die Antikörper eine deutliche feingranuläre Färbung des Nukleoplasmas mit Aussparung der Nukleoli; eine zytoplasmatische Fluoreszenz liegt nicht vor. Zielantigen ist ein 235–240 kDa Protein. Der Nachweis erfolgt mittels Ouchterlony-Technik unter Verwendung von hochkonzentriertem Kalbsthymusextrakt. Enzymimmunoassays mit affinitätschromatographisch gereinigtem Protein zeigen häufiger falsch positive Ergebnisse. Die Spezifität des Enzymimmunoassays wurde mit rekombinantem Antigen verbessert. Das Immunoblotting ist für den Antikörpernachweis nicht geeignet.

Anti-SRP-Antikörper

Es handelt sich um Autoantikörper, die mit SRP (engl. „signal recognition particle") reagieren und bei einer Untergruppe von Patienten mit einer schweren Verlaufsform einer adulten Polymyositis auftreten. Charakteristisch ist das Fehlen von interstitieller Lungenbeteiligung, kutaner Symptome, Arthritis oder Raynaud-Phänomen, eine Therapieresistenz und hohe Mortalität. Die Häufigkeit der Antikörper beträgt 4–5% der Polymyositis/Dermatomyositis-Patienten. In der indirekten Immunfluoreszenz auf HEp2-Zellen führen die Antikörper zu einer nukleolären Färbung und einer granulären Fluoreszenz des Zytoplasmas. Zielantigen ist ein Komplex, bestehend aus 6 Polypeptiden und einem tRNA-ähnlichen Molekül, das als 7SL RNA bezeichnet wird, ohne daß eine Antikörperbindung an die RNA selbst erfolgt. Im Immunoblot erkennt der Antikörper ein 54-kDa-Protein.

Anti-Ku-Antikörper

Zielantigene der Anti-Ku-Antikörper sind DNA-bindende Proteine mit einem Molekulargewicht von 70 kDa und 80 kDa. Die Antikörper finden sich bei Patienten mit einem systemischen Lupus erythematodes (1–19%), systemischer Sklerose (1–14%), Überlappung Polymyositis/Sklerodermie (26–55%), Polymyositis/Dermatomyositis (4–12%) und primärem Sjögren-Syndrom (20%). Beim Nachweis auf HEp2-Zellen führen sie zu einer homogenen Immunfluoreszenz von Nukleus und Nukleoli. Als Nachweismethoden kommen der Enzymimmunoassay mit rekombinanten Antigenen und der Immunoblot zur Anwendung.

Antispindelapparatantikörper

Es handelt sich hierbei um relativ selten vorkommende antinukleäre Antikörper, die in der Immunfluoreszenz mit den Spindelpolen (NuMA, „nuclear mitotic apparatus"), Spindelfasern (MSA, „mitotic spindle apparatus") und Zentrosomen/Zentriolen reagieren können. Der Nachweis erfolgt mittels indirekter Immunfluoreszenz auf HEp2-Zellen. Anti-NuMA-Antikörper führen zu einer feingranulären Fluoreszenz der Interphasezellkerne und zu einer intensiven Färbung der proximalen Spindelpolfasen in der Metaphase. Diese Antikörper lassen sich im Immunoblotting durch Nachweis einer hochmolekularen Bande (236 kDa) bestätigen. Sie werden vorwiegend beim Sjögren-Syndrom beobachtet.

Anti-MSA-Antikörper produzieren eine umfassendere Fluoreszenz von relativ gleichmäßiger Intensität des gesamten Spindelapparates in der Metaphase. Zentriolen und Zentrosomen sind in der Interphase im Zytoplasma in Nachbarschaft zum Zellkern lokalisiert. In der Metaphase verankern sie sich und stellen die entgegengesetzten Pole der mitotischen Spindeln her. Die Antizentriolenautoantikörper lassen sich im Zytoplasma als punktförmige Fluoreszenz in Nachbarschaft zur Zellkernmembran in der Interphase und an den Spindelpolen während der Metaphase darstellen. Es wurde auch über Autoantikörper berichtet, die nur mit den Zentrosomen in der Interphase reagieren. Die gegen Zentriolen/Zentrosomen gerichteten Autoantikörper lassen sich v.a. bei sklerodermiformen Erkrankungen feststellen.

Anti-NOR-90

Die Antikörper reagieren mit 2 Proteinen der Nukleolusorganisationsregion (engl. „nucleolar organizer region") mit einem Molekulargewicht von 94 und 97 kDa. Dabei handelt es sich um alternative Spleißprodukte eines einzigen Gens. Die selten auftretenden Antikörper wurden bei Patienten mit systemischen Lupus erythematodes, systemischer Sklerose, chronischer Polyarthritis, Sjögren-Syndrom, primär-biliärer Zirrhose, hepatozellulärem Karzinom und Melanom beobachtet. Bei der Hälfte der Patienten besteht ein Raynaud-Phänomen. In der ANA-Diagnostik auf HEp2-Zellen führen die Antikörper zu einer granulären Fluoreszenz in den Nukleoli. Bei Zellen, die in die Mitose übergehen, sind mehrere Paare von fluoreszierenden Dots zu sehen. Die Bestätigung kann durch Nachweis einer typischen Doppelbande bei 94 und 97 kDa im Immunoblot erfolgen.

Anti-p80-Coilin

Die Antikörper reagieren mit einem 80 kDa Protein (Coilin), das in den sog. „coiled bodies" des Zellkerns enthalten ist. Eine bestimmte klinische Assoziation dieser selten vorkommenden Antikörper existiert nicht. In der indirekten Immunfluoreszenz auf Hep-2-Zellen führen die Anti-p80-Coilinantikörper zu 1–6 nukleären Dots. Im Immunoblot können diese Antikörper bestätigt werden.

11.2.2 Antineuronale Antikörper

Diese Autoantikörper können mit verschiedenen Antigenen auf peripheren und zentralen Neuronen, neuronalen und Neuroblastomzellinien, Oligodendrozyten und Astroglia reagieren. Eine Kreuzreaktivität mit Membranantigenen von T-Lymphozytenpopulationen ist bekannt. Der Nachweis der antineuronalen Antikörper im Liquor ist beim systemischen Lupus erythematodes mit einer neurologischen Symptomatik assoziiert. Übliche Methoden zum Antikörpernachweis sind Bindungsteste an Hirngewebe oder Neuroblastomzellinien, ^{51}Cr-Freisetzungsteste oder Radioimmunoassays.

11.2.3 Antineutrophile zytoplasmatische Antikörper (ANCA)

Bei den ANCA handelt es sich um Autoantikörper, die mit zytoplasmatischen Antigenen der Granulozyten reagieren. Sie besitzen eine große diagnostische Bedeutung für Vaskulitiden der kleinen Gefäße sowie für eine Reihe von anderen entzündlichen Erkrankungen (u.a. chronisch-entzündliche Darmerkrankungen, zystische Fibrose, primär-sklerosierende Cholangitis). Die klassische Methode des ANCA-Nachweises ist die indirekte Immunfluoreszenz. Als Substrat dienen ethanolfixierte humane neutrophile Granulozyten. In Abhängigkeit vom Immunfluoreszenzmuster werden cANCA (granuläre zytoplasmatische Fluoreszenz), pANCA (perinukleäre Fluoreszenz) und xANCA (atypisches Muster: homogene zytoplasmatische Fluoreszenz und perinukleäre Färbung) unterschieden (Abb. 11.4), wobei die immunfluoreszenzmikroskopische Differenzierung von pANCA und xANCA Schwierigkeiten bereiten kann.

cANCA

Das Zielantigen der cANCA ist die Granulozyten-spezifische Proteinase 3, eine Serinprotease der azurophilen Granula. Anti-Proteinase-3-Antikörper oder cANCA besitzen eine hohe diagnostische Spezifität (98%) und Sensitivität für die Wegener-Granulomatose (Tabelle 11.6). Die Autoantikörpertiter korrelieren mit der klinischen Aktivität. Die Sensitivität hängt ab von dem Krankheitsstadium und der Aktivität der Erkrankung. Während die Antikörper in einem initialen, inaktiven Stadium nur bei 50% der Patienten mit Wegener-Granulomatose auftreten, werden sie bei nahezu 100% der Patienten in einem aktiven, generalisierten Stadium gefunden. Der Nachweis der cANCA gestattete auch die Diagnose einer Wegener-Granulomatose bei Patienten,

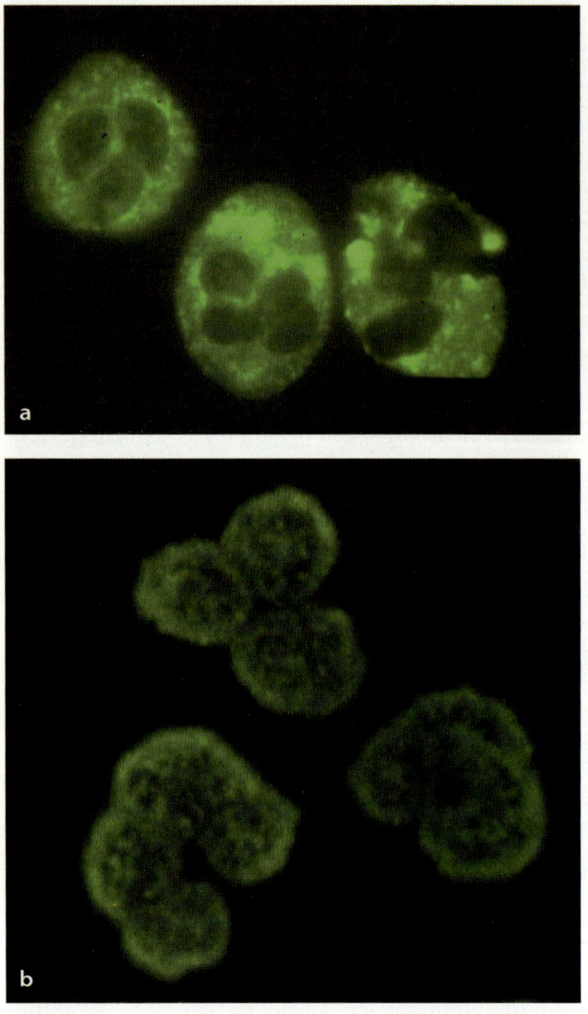

Abb. 11.4 a, b. Immunfluoreszenzmuster auf ethanolfixierten Granulozyten: a: cANCA; b: pANCA

die zunächst als Tolosa-Hunt-Syndrom, idiopathische Paralyse des N. facialis, Polyneuritis cranialis, periphere Neuropathie, Polychondritis, hämorrhagische Alveolitis, rapid-progressive Glomerulonephritis oder Nierenversagen unklarer Genese eingeordnet waren.

Trotz dieser starken Assoziation zwischen den Anti-Proteinase-3-Antikörpern und der Wegener-Granulomatose lassen sich diese Autoantikörper auch bei einem geringen Prozentsatz von Patienten mit mikroskopischer Polyangiitis und bei 30% der Patienten mit Churg-Strauss-Syndrom nachweisen.

Tabelle 11.6. Krankheitsassoziationen der Anti-Proteinase-3-(Anti-PR3) und Anti-Myeloperoxidase-Antikörper (Anti-MPO)

Erkrankung	Anti-PR3	Anti-MPO
Wegener-Granulomatose	85	10
Mikroskopische Polyangiitis	45	45
Rapid-progressive Glomerulonephritis	25	65
Churg-Strauss-Syndrom	10	60
Klassische Panarteriits nodosa	5	15

Falsch positive cANCA wurden bei Infektionserkrankungen wie HIV-Infektionen, Endokarditis, Pneumonie, und Infektionen bei zystischer Fibrose sowie bei monoklonaler Gammopathie und Malignomen ohne Zeichen einer sekundären Vaskulitis beschrieben. Die cANCA wurden auch bei Patienten mit einer invasiven Amöbiasis beobachtet, von denen 75% Anti-Proteinase-3-Antikörper aufwiesen. Eine Bestätigung dieser Befunde steht allerdings noch aus.

pANCA

Das wichtigste Zielantigen der pANCA ist eine Granulozyten-spezifische Myeloperoxidase. Antimyeloperoxidaseantikörper (MPO-ANCA) lassen sich häufig bei der mikroskopischen Polyangiitis, dem Churg-Strauss-Syndrom und der rapid-progressiven Glomerulonephritis nachweisen (Tabelle 11.6). Gemeinsam mit Antibasalmembranantikörpern werden MPO-ANCA bei 30–40% der Patienten mit Goodpasture-Syndrom beobachtet. Auch beim SLE können diese Antikörper gelegentlich (8–10%) vorkommen, während sie beim arzneimittelinduziertem Lupus angeblich häufig auftreten sollen. Bei den Vaskulitiden korrelieren die MPO-ANCA-Spiegel mit der Krankheitsaktivität. Remissionen, die durch eine Therapie erzielt wurde, gehen mit einem Abfall der MPO-ANCA-Spiegel einher.

Andere Zielantigene der pANCA, die auch als xANCA bezeichnet werden, können BPI (Abkürzung für „Bactericidal/permeability-increasing protein"), Lactoferrin, Elastase, Cathepsin G und andere Granulozyten-spezifische Enzyme sein. Von diesen verschiedenen pANCA-Antigenen nimmt das BPI die wichtigste Stellung ein. Bei 91% und 83% der Patienten mit einer zystischen Fibrose sind Anti-BPI-Antikörper der IgG-bzw. der IgA-Klasse nachweisbar. Desweiteren treten BPI-ANCA bei Purpura Schönlein-Henoch (14%), IgA-Nephropathie (20%, IgA-Antikörper), chronisch-entzündlichen Darmerkrankungen (22% bei M. Crohn, 32% bei Colitis ulcerosa), primär sklerosierender Cholangitis (32%) und primär biliärer Zirrhose (30%) auf.

■ **Nachweismethoden.** Als Screening-Test zum Nachweis der ANCA sollte die indirekte Immunfluoreszenztechnik unter Verwendung von ethanolfixierten Granulozyten als Antigenquelle eingesetzt werden. Mit dieser Technik lassen sich die cANCA von den pANCA aufgrund des unterschiedlichen Fluoreszenzmusters unterscheiden. Hinter dem pANCA-Muster können sich auch granulozytenspezifische ANA verbergen. Eine Differenzierung zwischen pANCA und ANA ist möglich, wenn im nächsten Schritt das Serum unter Verwendung von formaldehydfixierten Granulozyten untersucht wird. Auf formaldehydfixierten Granulozyten bleibt bei Vorhandensein von granulozytenspezifischen ANA das perinukleäre und homogene nukleäre Fluoreszenzmuster unverändert erhalten, während die pANCA unter diesen Fixierungsbedingungen der Granulozyten ein zytoplasmatisches Muster ähnlich den cANCA aufweisen.

Bei ANCA-Positivität in der indirekten Immunfluoreszenz sollte eine weitere Differenzierung der ANCA mittels Enzymimmunoassays erfolgen. Aufgrund ihrer diagnostischen Relevanz werden routinemäßig bei positiven cANCA die Anti-Proteinase-3-Antikörper (PR3-ANCA) und bei pANCA die Antimyeloperoxidaseantikörper (MPO-ANCA) bestimmt. Es wird empfohlen, daß alle ANCA-positiven Serumproben sowohl auf PR-3 als auch MPO-ANCA getestet werden.

Insbesondere Seren mit einem pANCA-Immunfluoreszenzmuster müssen nicht MPO-ANCA positiv sein, da für dieses Muster auch Autoantikörper gegen andere granulozytenspezifische, zytoplasmatische Antigene (BPI, Lactoferrin, Elastase, Cathepsin G u.a.) verantwortlich sein können, die mittels Enzymimmunoassay nachgewiesen werden können.

11.2.4 Antiphospholipidantikörper

Antiphospholipidantikörper stellen eine heterogene Gruppe von Autoantikörpern dar, die mit phospholipidbindenden Proteinen, Phospholipidmolekülen und Phospholipid-Protein-Komplexen reagieren. Sie treten bei Infektionserkrankungen und als Autoantikörper beim Antiphospholipid-Syndrom auf. Üblicherweise werden die Autoantikörper mit dem Lupusantikoagulanstest und Anticardiolipinantikörper-Enzymimmunoassays nachgewiesen. Neuerdings gibt es Hinweise, daß beim Antiphospholipidsyndrom nicht das Cardiolipin, sondern ein Komplex, bestehend aus dem Phospholipid und dem Kofaktor β_2-Glykoprotein I, oder der Kofaktor allein das eigentliche Zielantigen der Autoantikörper darstellt. Andere negativ geladene Phospholipide, insbesondere Phosphatidylserin, selten Phosphatidylinositol und Phosphatidsäure können Zielantigene beim Antiphospholipidsyndrom sein.

Lupusantikoagulans

Bei dem Lupusantikoagulans handelt es sich um Immunglobuline, die mit zumindest einem in vitro phospholipidabhängigen Gerinnungstest interferieren. Für ihren Nachweis wird eine Stufendiagnostik empfohlen:

1. pathologischer Screeningtest,
2. Nachweis, daß der pathologische Screeningtest durch einen Inhibitor bedingt ist,
3. Nachweis der Phospholipidabhängigkeit des Inhibitors,
4. Ausschluß von Koagulopathien.

Für die Screeningtestung kommen die aktivierte partielle Thromboplastinzeit (aPTT), die Kaolingerinnungszeit (KCT) und die Russel-Viper-Venom-Zeit (dRVVT) in Betracht. Die Teste variieren deutlich hinsichtlich Sensitivität und Spezifität in Abhängigkeit vom Hersteller. Deshalb wird in fraglichen Fällen die Durchführung von 2 unabhängigen Screeningtests empfohlen. Die Demonstration der Inhibitorwirkung kann mittels Plasmaaustausch erreicht werden. Als Bestätigungsteste werden der Thrombozytenneutralisationstest und verschiedene Modifikationen von aPTT, dRVVT und Gewebsthromboplastinhemmtest (TTI) empfohlen.

Anticardiolipinantikörper und Anti-β_2-Glykoprotein-I-Antikörper

Anticardiolipinantikörper werden heutzutage mittels Enzymimmunoassays nachgewiesen. Es ist der sensitivste Test zum Nachweis der Antiphospholipidantikörper. Eine diagnostische Bedeutung haben Anticardiolipinantikörper der IgG-, IgM- und IgA-Klasse. Hierfür existieren internationale Standards. Die beim Antiphospholipidsyndrom nachgewiesenen Anticardiolipinantikörper reagieren nicht gegen das Cardiolipin allein, sondern es wird ein zusätzlicher Plasmakofaktor, das β_2-Glykoprotein I, für eine optimale Antikörperbindung benötigt. Die Antikörper erkennen dabei ein kryptisches Epitop auf dem β_2-Glykoprotein I. Dieses Epitop tritt nur dann in Erscheinung, wenn das β_2-Glykoprotein I mit negativ geladenen Phospholipiden interagiert oder wenn es an eine polyoxygenierte Polystyrenmikrotiterplatte adsorptiv gebunden wurde.

Klinische Bedeutung der Antiphospholipidantikörper

Antiphospholipidantikörper sind der entscheidende Laborparameter für die Diagnose eines primären oder sekundären Antiphospholipidsyndroms, wobei die Diagnose nur im Zusammenhang mit der klinischen Symptomatik gestellt werden kann. Die Anticardiolipinantikörper lassen sich jedoch auch bei verschiedenen Infektionserkrankungen wie Syphilis, Aids, Malaria, Lyme-Borreliose, Lepra, Tuberkulose, Masern, Mumps, infektiöse Mononukleose sowie Infektionen mit Streptokokken, Salmonellen, E. coli und Mykoplasmen nachweisen. Bei Infektionserkrankungen wird das β_2-Glykoprotein I nicht als Kofaktor benötigt. Dies muß bei der Bewertung der Ergebnisse eines Anticardiolipintests berücksichtigt werden.

Mit den üblichen Anticardiolipin-ELISA läßt sich nicht zwischen infektionsbedingten Anticardiolipinantikörpern und den für das Antiphospholipidsyndrom charakteristischen Autoantikörpern, die mit einem kryptischen Epitop von β_2-Glykoprotein I reagieren, diskriminieren. Dies ist mit einem Anti-β_2-Glykoprotein-I-ELISA möglich. Weiterhin wird in den Klassifikationskriterien für ein Antiphospholipidsyndrom gefordert, daß mindestens einer der Labortests für Antiphospholipidantikörper im Abstand von mindestens 6 Wochen positiv sein muß.

11.2.5 Rheumafaktoren

Die Rheumafaktoren wurden erstmals 1949 von Waaler als Autoantikörper gegen Gammaglobuline beschrieben. Sie reagieren mit nativem IgG, stärker jedoch mit aggregiertem oder denaturiertem IgG in Immunkomplexen. Die Zielantigene der Rheumafaktoren befinden sich auf dem C-terminalen Teil der konstanten Region der schweren Kette des Immunglobulin G (Fc-IgG). Die Rheumafaktoren erkennen verschiedene Determinanten, die auf den CH2- und CH3-Domänen der 4 Subklassen des humanen IgG verteilt sind. Sie reagieren häufig mit IgG von anderen Spezies, insbesondere Kaninchen-IgG. Die Rheumafaktoren können allen Immunglobulinklassen angehören, besonders häufig sind die IgM-Rheumafaktoren.

Die Bezeichnung Rheumafaktor entstand aufgrund der zuerst beschriebenen Assoziation mit der chronischen Polyarthritis. Sie werden bei bis zu 90% der Patienten mit dieser Erkrankung im Serum und/oder Synovia nachgewiesen. Sie sind mit dem Schweregrad und der Aktivität der cP sowie dem HLA-DR4 assoziiert. Rheumafaktoren können auch bei Kollagenosen, wie dem systemischen Lupus erythematodes (bis zu 59%), dem Sjögren-Syndrom (bis zu 55%) und der MCTD (bis 26%), chronischen Lebererkrankungen, Lungenfibrose, Infektionen, wie Virusgrippe, subakute bakterielle Endokarditis, Syphilis und Tuberkulose, sowie bei Gesunden über 70 Jahre (5–10%) nachgewiesen werden. Bei anderen rheumatischen Erkrankungen, wie den HLA-B27 assoziierten Spondarthritiden und reaktiven Arthritiden, Psoriasis-Arthritis, akutem rheumatischen Fieber, Kristallarthropathien (Kristallsynovialitis), degenerativen Erkrankungen der Gelenke und Wirbelsäule sowie dem Weichteilrheumatismus sind die Rheumafaktoren negativ. Der Nachweis erfolgt mit Rheumafaktortests.

Testmethoden

Der zuerst beschriebene Test beruhte auf einer Hämagglutinationsmethode unter Verwendung von mit Kaninchen-IgG beschichteten Schaferythrozyten (Waaler-Rose-Test). Später fand der Latexfixationstest eine weite Verbreitung, der auch heute noch als semiquantitative Screeningmethode Bedeutung hat. Beide Tests weisen aufgrund ihrer Agglutinationsfähigkeit v.a. Rheumafaktoren der IgM-Klasse nach. In großen Laboratorien wurden diese zu aufwendigen Tests durch quantitative, automatisierbare Testsysteme ersetzt. Diese Methoden sind hauptsächlich die Nephelometrie unter Verwendung von mit humanem IgG beladenen Latexpartikeln sowie nephelometrische und turbometrische Analysen, die auf der Präzipitation von löslichem aggregierten IgG durch Rheumafaktoren beruhen. Der Vorteil dieser quantitativen Tests besteht in ihrer hohen Reproduzierbarkeit. Mittels Enzymimmunoassays lassen sich die verschiedenen Immunglobulinklassen (IgM, IgG, IgA) der Rheumafaktoren bestimmen, jedoch ist die Standardisierung der Tests oft nicht befriedigend.

11.2.6 Antifilaggrinantikörper

Filaggrin gilt als das eigentliche Zielantigen für Autoantikörper, die zunächst als Antikeratinantikörper und perinukleäre Faktoren (APF) bei der chronischen Polyarthritis beschrieben worden waren. Das epidermale Filaggrin ist ein kationisches Protein mit einem Molekulargewicht von 37 kDa, das in der granulären Schicht der Epidermis als Profilaggrin synthetisiert wird. Profilaggrin und Filaggrin gehören zu den histidinreichen Proteinen.

Die Autoantikörper werden mit einer Sensitivität von 40–55% und Spezifität von 95–99% bei der chronischen Polyarthritis nachgewiesen, wobei sie auch bei Rheumafaktor-negativen Patienten vorkommen können.

Es besteht ein Zusammenhang zwischen dem Antikörpertiter und verschiedenen serologischen Parametern der Krankheitsaktivität und/oder der Schwere der chronischen Polyarthritis wie Blutsenkungsgeschwindigkeit, CRP, Rheumafaktoren und zirkulierenden Immunkomplexen. Ihre Assoziation mit funktionellen Indizes und den Rheumaknoten läßt vermuten, daß diese Autoantikörper für schwerere Verlaufsformen einer chronischen Polyarthritis charakteristisch sind. Nur IgG-Antikörper sind für die chronische Polyarthritis spezifisch. Die Antikörper gehören hauptsächlich der IgG1-Subklasse an.

Nachweismethoden

Der Nachweis dieser Antikörper erfolgt in der Regel mittels indirekter Immunfluoreszenz unter Verwendung von Rattenösophagus als Substrat. Als typische Muster der fälschlicherweise als Antikeratinantikörper bezeichneten Autoantikörper wird eine linear geschichtete Fluoreszenz des Stratum corneum angesehen. Da nur IgG-Antikörper eine hohe diagnostische Spezifität aufweisen, sollte als Sekundärantikörper ein FITC-markiertes Anti-Human-IgG verwendet werden. Mit dem Immunoblotting unter Verwendung von Ösophagusproteinen der Ratte können die Antikörper ebenfalls nachgewiesen werden. Eine weitere Möglichkeit besteht im Nachweis der antiperinukleären Faktoren mittels indirekter Immunfluoreszenz. Die Autoantikörper reagieren mit perinukleär lokalisierten, zytoplasmatischen

Aggregaten der buccalen Epithelzellen. Der Test spielt jedoch diagnostisch keine Rolle. Dies liegt u.a. in den Schwierigkeiten begründet, entsprechendes Substratmaterial (buccale Epithelzellen) für den Nachweis mittels indirekter Immunfluoreszenz zu gewinnen. Kürzlich wurde beschrieben, daß synthetische Filaggrinpeptide, deren Argininrest durch Citrullin ersetzt wurde, wichtige Zielepitope für Autoantikörper mit hoher Spezifität (96%) und Sensitivität (76%) bei der chronischen Polyarthritis darstellen.

11.2.7 Anti-C1q-Antikörper

Die Anti-C1q-Antikörper sind gegen die kollagenähnliche Region des C1q gerichtet. Sie lassen sich bei Patienten mit

- hypokomplementämischer urtikarieller Vaskulitis,
- membranoproliferativer Glomerulonephritis,
- SLE,
- Vaskulitis bei chronischer Polyarthritis,
- Felty-Syndrom,
- M. Bechterew,
- Panarteriitis nodosa und
- Sjögren-Syndrom

nachweisen. Beim SLE sind die IgG-Anti-C1q-Antikörper mit Nephritis, Hypokomplementämie und Anti-dsDNA-Antikörpern assoziiert.

Innerhalb von 6 Monaten nach Zunahme der Anti-C1q-Antikörpertiter werden Zeichen einer Nephritis beim SLE beobachtet.

Der Nachweis der Anti-C1q-Antikörper kann mittels Enzymimmunoassay oder Immunoblotting erfolgen. Beim Enzymimmunoassay wird gereinigtes C1q oder die abgespaltene kollagenähnliche Region des C1q als Antigen verwendet. Wenn das totale C1q-Molekül als Antigen eingesetzt wird, muß beachtet werden, daß über die globuläre Region des C1q zirkulierende Immunkomplexe gebunden werden, die ein falsch-positives Ergebnis vortäuschen können. Dieses Problem wird dadurch gelöst, daß die Immunreaktionen bei höheren Salzkonzentrationen durchgeführt werden. Während die Antikörper mit dem C1q reagieren, können sich die Immunkomplexe, deren Affinität zum C1q niedriger ist, nicht mehr an das C1q binden.

11.2.8 Anti-Sa-Antikörper

Eine genaue Charakterisierung dieses Autoantigens, das aus humanen Plazentaextrakten gereinigt wird, steht noch aus. Die Autoantikörper lassen sich mittels Immunoblotting in hoher Spezifität in 39,8% der Patienten mit einer chronischen Polyarthritis nachweisen. Es besteht eine Assoziation dieser Antikörper zu schweren Gelenkdestruktionen.

11.2.9 Antiendothelzellantikörper (AECA)

Bei den Antiendothelzellantikörpern (AECA) handelt es sich um eine heterogene Gruppe von Autoantikörpern, die mit verschiedenen Membranantigenen von Endothelzellen reagieren können. Es ist auch möglich, daß Autoantikörper mit Antigenen, die nicht für Endothelzellen spezifisch sind, reagieren. So reagieren Anti-DNA-Antikörper mit Endothelzellen über DNA oder Histone, die aufgrund ihrer Ladung an Endothelzellen gebunden sind. Dies erklärt wahrscheinlich auch die beschriebene Assoziation von Anti-dsDNA-Antikörpern und AECA in SLE-Seren.

Für die Testung auf AECA müssen Endothelzellen in Anwesenheit von Kulturmedien, die fetales Kälberserum enthalten, gezüchtet werden. Einige dieser Rinderserumproteine können sich an die Endothelzelloberfläche binden und als Zielantigen für Autoantikörper dienen. Ein Beispiel ist das β_2-Glykoprotein I, das beim Antiphospholipidsyndrom ein Zielantigen darstellt.

Krankheitsassoziationen

AECA weisen keine Krankheitsspezifität auf. Sie werden insbesondere bei

- primären und sekundären Vaskulitiden,
- Kollagenosen,
- Antiphospholipid-Syndrom,
- hämolytisch-urämischem Syndrom,
- thrombotisch-thrombozytopenischer Purpura und
- Heparin-assoziierter Thrombozytopenie beobachtet.

Es besteht eine Assoziation zur

- Nephritis beim SLE,
- zur Vaskulitis bei chronischer Polyarthritis,
- pulmonalen Manifestationen bei Dermatomyositis und
- peripheren Gefäßverschlüssen bei schwerer systemischer Sklerose.

Bei Vaskulitiden korrelieren die AECA-Titer mit der Krankheitsaktivität. Beim Kawasaki-Syndrom sind AECA nur während des aktiven Stadiums der Krankheit und nicht während der Remission nachweisbar. Bei der Wegener-Granulomatose und der mikroskopischen Polyangiitis sind die Titer bei Remission vermindert und es liegt eine Korrelation zu Laborparametern der Endothelschädigung vor. Die AECA haben auch einen Vorhersagewert einer Exazerbation bei systemischen Vaskulitiden.

Nachweismethoden

Zum Nachweis der AECA stehen verschiedene Methoden wie indirekte Immunfluoreszenz, Radioimmunoassay, Enzymimmunoassay, Mikrozytotoxizitätstest, Zytofluometrie, Immunoblotting und Immunpräzipitation zur Verfügung. Weit verbreitet ist insbesondere der Enzymimmunoassay, bei dem an der festen Phase intakte Endothelzellen gebunden sind. Als Endothelzellquelle kommen humane Nabelschnurendothelzellen oder eine Endotheliomzellinie (Eahy 926) in Betracht. Mit den Eahy-926-Zellen wird versucht, den Enzymimmunoassay zu standardisieren.

11.2.10 Antikollagenantikörper

Die Kollagene, von denen 14 genetisch unterschiedliche Typen beschrieben wurden, stellen die Hauptstrukturproteine des Bindegewebes dar. Antikörper gegen native und denaturierte Kollagene, insbesondere der Typen I, II, III, IV, V, IX und XI, finden sich bei chronischer Polyarthritis, juveniler chronischer Arthritis, SLE, systemischer Sklerose, MCTD, rezidivierender Perichondritis, primärem Raynaud-Syndrom, M. Bechterew, Psoriasis-Arthritis, Arthrose und Kawasaki-Syndrom. Bei der rezidivierenden Polychondritis sind die Antikörper gegen Kollagen II und fetalen Knorpel bei 60% der Patienten nachweisbar. Die Häufigkeit der Anti-Kollagen-II-Antikörper bei der chronischen Polyarthritis wird mit 30–70% angegeben.

Sie werden insbesondere bei Patienten mit einer langen Krankheitsdauer und schweren Gelenkdestruktionen festgestellt. Die Antikollagenantikörperspiegel sind in der Synovia relativ höher als im Serum. Beim SLE lassen sich Autoantikörper gegen Kollagen I und II bei 15–30%, gegen Kollagen V bei 70% und gegen Kollagen IV bei 85% der Patienten beobachten. 35–44% der Patienten mit einer Endangitis obliterans weisen Antikörper gegen Kollagen I und IV auf. Bei der systemischen Sklerose beträgt die Häufigkeit von Antikörpern gegen Kollagen I 86% und gegen Kollagen IV 68%.

Zum Nachweis der Antikollagenantikörper können passive Hämagglutination, indirekte Immunfluoreszenz, Radioimmunoassay und Enzymimmunoassay verwendet werden. In letzter Zeit werden v.a. Enzymimmunoassays bevorzugt.

11.2.11 Antiproteasomantikörper

Das Proteasom ist ein sowohl zytoplasmatisch als auch nukleär lokalisierter Proteinase-Komplex, der an der ubiquitinabhängigen Verdauung von kurzlebigen und abnormen Proteinen sowie an der Spaltung von Proteinen in kurze Peptide (7–13 Aminosäuren) für die MHC-Klasse-I-Präsentation beteiligt ist. Kürzlich konnte gezeigt werden, daß die α-Untereinheit HC9 des Proteasoms ein Zielantigen für Autoantikörper bei systemischem Lupus erythematodes und Myositiden darstellt. Im Gegensatz hierzu findet sich beim primären Sjögren-Syndrom eine breite Reaktivität gegen die α- und β-Untereinheiten des 20S-Proteasoms, die bei 39% der Patienten nachgewiesen wird.

In der indirekten Immunfluoreszenz auf HEp2-Zellen lassen sich die Autoantikörper nicht sicher darstellen. Der Nachweis kann mit Enzymimmunoassays oder Immunoblotting unter Verwendung gereinigter Proteasomen erfolgen. Kommerzielle Teste sind noch nicht verfügbar.

11.3 Analyse der Synovialflüssigkeit

J. Sieper

11.3.1 Indikation zur Gewinnung von Synovialflüssigkeit

In der Hand des Erfahrenen ist die Gelenkpunktion zur Gewinnung von Synovialflüssigkeit eine einfache, schnelle und komplikationsarme Methode. Sie sollte bei jeder unklaren Monarthritis durchgeführt werden mit der Frage, ob ein entzündlicher oder nichtentzündlicher Gelenkerguß, eine septische Arthritis oder eine kristallinduzierte Arthritis vorliegt und – vermutlich zukünftig zunehmend mit der Frage – ob eine Lyme-Arthritis oder eine chlamydieninduzierte Arthritis diagnostiziert werden kann. Die diagnostische Punktion eines Gelenkes kann jedoch auch indiziert sein bei dem Vorliegen einer Oligo- oder Polyarthritis.

Vor allen Dingen bei Patienten mit einer chronischen Polyarthritis, aber auch bei Polyarthritiden im Rahmen von Kollagenosen, kann es zu bakteriellen Superinfektionen kommen. Deshalb sollte eine septische Komplikation bei jeder akuten Verschlechterung und/oder bei Therapierefrakterität differentialdiagnostisch erwogen werden. Obgleich eine Gichtarthritis zu Beginn der Erkrankung in der Regel eine Monarthritis ist, werden bei chronischen Verläufen häufig mehrere Gelenke gleichzeitig befallen. Dies kann differentialdiagnostische Probleme ergeben, wenn die Anamnese mit der Frage nach vorausgegangenen Monarthritiden nicht sorgfältig erhoben wird. Eine Lyme-Arthritis und eine chlamydieninduzierte Arthritis können sowohl unter dem Bild einer Monarthritis als auch einer Oligo- oder Polyarthritis verlaufen.

Aufgrund der Zusammensetzung der Gelenkflüssigkeit (Farbe, Viskosität, Zellzahl, Eiweißgehalt) kann

Tabelle 11.7. Befunde in der Synovialflüssigkeit bei unterschiedlichen Gelenkerkrankungen

Diagnose	Farbe	Viskosität	Leukozytenzahl/mm³	Polymorphkernige Leukozyten [%]	Kristalle	Bakterielle Kulturen	Polymerase-kettenreaktion
Normal	Strohgelb	Hoch	<200	<25	–	–	–
Arthrose	Bernstein	Hoch	200–2000	<25	–	–	–
Chronische Polyarthritis/systemischer Lupus erythematodes	Gelb trüb	∇∇	2000–75000	>50 möglich	–	–	–
Reaktive Arthritis/andere Spondylarthropathien	Gelb trüb	∇∇	2000–50000	>50 möglich	–	–	+[a]
Lyme-Arthritis	Gelb trüb	∇∇	2000–50000		–	–	+[b]
Gicht	Gelb trüb	∇∇	2000–75000	Oft >50	Urat +	–	
Pseudogicht	Gelb trüb	∇∇	2000–75000	>50 möglich	Ca-Pyrophosphat +	–	
Septische Arthritis	Trüb	∇∇	50000–100000, oft >100000	>75	–	+[c]	–

[a] Positiv für Chlamydia trachomatis bei chlamydieninduzierter Arthritis.
[b] Positiv für Borrelia burgdorferi.
[c] Bei antibiotischer Vorbehandlung negative Kulturen möglich.

nicht zwischen einer chronischen Polyarthritis und einem Gelenkerguß bei Spondylarthropathien oder Kollagenosen wie dem systemischen Lupus erythematodes unterschieden werden. Die wichtigsten Untersuchungen aus der Gelenkflüssigkeit und ihre Aussagekraft sind in Tabelle 11.7 dargestellt.

11.3.2 Entzündlicher oder nichtentzündlicher Erguß

Normalerweise beträgt die Zellzahl 200/mm³ in der Gelenkflüssigkeit, bei einem nichtentzündlichen Erguß liegt sie in der Regel unter 2.000 /mm³. Als Ursache eines nichtentzündlichen Ergusses kommen vor allen Dingen mechanische Irritationen, Arthrose oder aber auch eine aseptische Knochennekrose in Frage.

11.3.3 Septische oder nichtseptische Arthritis

Die Frage nach einer bakteriellen Infektion sollte bei jedem entzündlichen Erguß gestellt werden, da diese Erkrankung unbehandelt rasch zur Gelenkdestruktion und zu extraartikulären Manifestationen führen kann.

! Die Leukozytenzahl ist in der Regel >50.000/mm³, häufig auch >100.000 und in der Regel liegt der Anteil der polymorphkernigen Zellen bei 90%. In ca. 80% der Fälle handelt es sich um grampositive Erreger (Staphylokokken, gefolgt von Streptokokken), bei denen eine Gramfärbung in der Regel rasch einen positiven Befund ergibt. Die Identifizierung über die Gramfärbung ist bei dem gram-negativen Erreger in der Regel schwieriger. Auch an seltenere Erreger wie Mycobakterium tuberculosis oder Pilze sollte im Einzelfall gedacht und entsprechende Kulturmedien verwendet werden. Zu beachten ist dabei, daß bei Patienten mit einer Gelenk- oder Knochentuberkulose eine Lungentuberkulose nur in ca. 50% zum gleichen Zeitpunkt nachweisbar ist.

11.3.4 Kristallinduzierte Arthritiden

Gicht

! Beweisend für eine Gichtarthritis ist der Nachweis von intrazellulären (in Leukozyten) Uratkristallen in der Synovialflüssigkeit.

Extrazelluläre Uratkristalle sind weniger spezifisch für die Diagnose einer Gicht und werden auch bei asymptomatischer Hyperurikämie in der Synovialflüssigkeit gefunden. Diese Kristalle werden mit dem Polarisationsmikroskop nachgewiesen, sind doppelbrechend, von nadelförmiger Gestalt und 15–20 mm lang. Die doppelbrechende Eigenschaft verschwindet, wenn das Polarisationslicht parallel zur Längsachse einfällt, dies wird als parallele oder axiale Extinktion bezeichnet.

Oft ist eine ausgeprägte Leukozytose der Synovialflüssigkeit vorhanden, die häufig an eine septische

Arthritis erinnert. Auch die Anzahl der polymorphkernigen Leukozyten kann stark erhöht sein.

Pseudogicht

Beweis ist der Nachweis von intrazellulären Calciumpyrophosphatdihydrat (CPPD)-Kristallen in der Synovialflüssigkeit. Oft ist auch hier eine ausgeprägte Leukozytose vorhanden. Die Kristalle haben eine rhomboide Form und eine Länge von 2–25 mm und sind in der Synovialflüssigkeit nur schwach oder gar nicht doppelbrechend im Polarisationslicht. Falls eine doppelbrechende Eigenschaft vorhanden ist, verschwindet sie, wenn das Licht schräg zur Kristallachse (20–30°) einfällt. Für eine eindeutige Diagnose sollten entweder die Kristalle klar identifiziert werden (z.B. durch chemische Analyse) oder aber CPPD-Kristalle aufgrund der o.g. Kriterien zusammen mit röntgenologisch typischen Verkalkungen vermutet werden.

Hydroxylapatitkristalle

Bei 30–50% der Patienten mit Arthrose lassen sich Hydroxylapatitkristalle in der Synovialflüssigkeit nachweisen, vermutlich sind diese jedoch nicht ursächlich für die Entwicklung der Arthrose verantwortlich, sondern sekundär. Eine seltene Form einer rasch progredienten destruierenden Arthritis beim älteren Patienten geht einher mit dem Nachweis einer großen Menge von Hydroxylapatitkristallen, die hierbei u.U. ursächlich für die Entzündung sind (z.B. die Milwaukee-Schulter).

11.3.5 Lyme-Arthritis

Eine Lyme-Arthritis, bedingt durch eine Infektion mit Borrelia burgdorferi nach einem Zeckenstich, kann oft schon aufgrund einer typischen Serologie vermutet werden. Bei ca. 80% der unbehandelten Patienten läßt sich Borrelia burgdorferi in der Gelenkflüssigkeit mit Hilfe der Polymerasekettenreaktion (PCR) nachweisen, so daß diese Untersuchung zur Verifizierung der Diagnose und auch im Verlauf bei Therapieversagen eingesetzt werden kann. In seltenen Fällen (vorherige antibiotische Therapie oder Immunsuppression) kann auch einmal die Serologie negativ ausfallen. In diesem Falle ist der Nachweis im Gelenk mit Hilfe der PCR die wichtigste diagnostische Maßnahme. Kulturen sind in der Regel negativ.

11.3.6 Chlamydieninduzierte Arthritiden

Bei der chlamydieninduzierten Arthritis läßt sich Chlamydia trachomatis ebenfalls mit Hilfe der PCR in der Gelenkflüssigkeit und in einem sogar noch höheren Prozentsatz in der Synovialmembran nachweisen. Dies ist eine sehr interessante neue Methode, da Chlamydia trachomatis mit Hilfe dieser Untersuchungstechnik bei 30–40% von Patienten mit unklarer Mon- oder Oligoarthritis identifiziert werden konnte. Die optimalen PCR-Bedingungen sind jedoch zum jetzigen Zeitpunkt noch nicht klar und werden augenblicklich evaluiert.

Der Stellenwert der PCR für den Nachweis von Enterobakterien im Gelenk bei enteralen reaktiven Arthritiden ist zur Zeit nicht klar.

11.3.7 Immunologische Untersuchungen aus der Synovialflüssigkeit

In der Regel sind die Antikörperkonzentrationen (Autoantikörper wie Rheumafaktor oder antimikrobielle Antikörper) im Serum und Synovialflüssigkeit gleich hoch. Über erhöhte lokale Konzentrationen z.B. für Rheumafaktoren sowie für antibakterielle Antikörper wurde bei den jeweiligen Erkrankungen berichtet. Der genaue Stellenwert einer solchen Untersuchung für die Diagnostik ist jedoch nicht klar.

Die Analyse der Synovialflüssigkeit ist eine wichtige diagnostische Maßnahme bei Arthritiden. Bei jeder Monarthritis mit Gelenkerguß sollte eine diagnostische Punktion durchgeführt werden, bei Oligo- und Polyarthritiden müssen die klinischen Begleitumstände über die Indikation zur Punktion entscheiden. Die Analyse der Leukozytenzahl, die Differenzierung der Leukozyten, die Untersuchung auf Bakterien mit Hilfe von Kulturen, die Untersuchung auf Kristalle mit Hilfe des Polarisationsmikroskopes und – in ausgewählten Fällen – die Untersuchung auf Borrelia burgdorferi und Chlamydia trachomatis mit Hilfe der PCR sind die wesentlichen diagnostischen Maßnahmen, die aus der Synovialflüssigkeit durchgeführt werden sollten.

11.4 Erregerdiagnostik

S. Priem, A. Krause

Infektionen mit Bakterien und Viren, seltener auch mit Pilzen oder Protozoen, können eine Vielzahl entzündlich-rheumatischer Erkrankungen hervorrufen. Pathogenetisch unterscheidet man zwischen direkten Gelenkinfektionen, z.B. durch vermehrungsfähige bakterielle Erreger, und den vorwiegend immunologisch vermittelten para- bzw. postinfektiösen Gelenkentzündungen. Der Nachweis der die Arthritis verursachenden Infektion hat somit nicht nur eine große Bedeu-

tung für die nosologische oder ätiologische Zuordnung einer Arthritis, sondern ist auch von entscheidender therapeutischer Relevanz.

11.4.1 Nachweismethoden

Zum Nachweis einer infektiösen Ursache einer entzündlich-rheumatischen Erkrankung sollte der direkte Erregernachweis insbesondere im Gelenkpunktat, aber auch im Bereich der Eintrittspforten, mittels kultureller Anzucht und Mikroskopie oder aber die Detektion von Erregerbestandteilen (DNA, Antigene) angestrebt werden. Gelingt dieses nicht, kann evtl. indirekt durch Analyse der spezifischen humoralen Immunantwort (Serologie) auf die Infektionsätiologie einer rheumatischen Erkrankung geschlossen werden. Die Untersuchung der zellulären Immunantwort hat nur bei der Tuberkulose in Form des Hauttestes diagnostische Bedeutung erlangt.

Mikroskopie

Bei jeder diagnostisch unklaren Arthritis sollte eine Gelenkpunktion durchgeführt und das Gelenkpunktat mikroskopisch untersucht werden. Die Untersuchung des Materials erfolgt nativ mittels Dunkelfeld- oder Phasenkontrastmikroskopie oder aber an gefärbten Präparaten. Für die Übersichtsdiagnostik reicht dabei die Färbung mit Methylenblau oder mit Fuchsinrot aus. Anhand der Gram-Färbung läßt sich zwischen grampositiven (am häufigsten) und gramnegativen Erregern (ca. 15%) unterscheiden. Durch Anwendung der Immunfluoreszenz mit spezifischen Antikörpern kann eventuell der Erreger identifiziert werden.

Bei Verdacht auf eine Infektion mit Mykobakterien ist eine Ziehl-Neelsen-Färbung zur Untersuchung auf säurefeste Stäbchen durchzuführen. Wesentlicher Nachteil des mikroskopischen Erregernachweises ist die geringe Sensitivität; weniger als ca. 10^4 Erreger können in einer klinischen Probe gewöhnlich nicht erkannt werden. In der Diagnostik reaktiver Arthritiden besitzt der immunfluoreszenzgestützte mikroskopische Nachweis von Chlamydien in Urethra- bzw. Zervixabstrichen besondere Bedeutung.

Erregerkultur

Voraussetzung für eine erfolgreiche Erregeranzucht aus dem Gelenkpunktat ist eine sachgerechte Probengewinnung unter sterilen Bedingungen und ein schneller Transport des klinischen Untersuchungsmaterials in das mikrobiologische Labor. Bei diagnostischer Gelenkpunktion ist grundsätzlich ein anaerober (reduziertes Transportmedium) und ein aerober Kulturansatz aus dem Punktat zu empfehlen. Wenn eine sofortige Bearbeitung nicht möglich ist, sollte die Probe kühl (bei 4 °C) gelagert werden. Bei entsprechenden Fragestellungen kann auch eine Erregeranzucht aus Materialien von möglichen Ausgangsherden bzw. Erregereintrittspforten (z.B. Abstriche von Zervix, Urethra, Pharynx oder Rektum, Stuhl- oder Urinkultur) versucht werden. Die Resistenztestung mittels Antibiogramm wird zeitgleich zur Kultur veranlaßt. Nachteil der kulturellen Erregeranzucht ist die in Abhängigkeit von der Generationszeit des Erregers relativ lange Bearbeitungsdauer und die in Abhängigkeit von der Erregeranzahl im Untersuchungsmaterial oftmals geringe Sensitivität. Bei Zweifeln bezüglich Probengewinnung, -lagerung und -transport sollte vor der Probenentnahme immer Rücksprache mit einem mikrobiologischen Labor gehalten werden.

Polymerasekettenreaktion (PCR)

Die PCR beruht auf einer selektiven In-vitro-Amplifikation von erregerspezifischen Nukleinsäuresequenzen in einem zyklischen Reaktionsablauf. Dabei wird die gesuchte Sequenz durch eine thermostabile Polymerase hochspezifisch exponentiell vervielfacht und dadurch nachweisbar. Der Vorteil dieser molekularbiologischen Methode liegt in ihrer hohen Sensitivität und der relativ kurzen Untersuchungszeit von etwa 1–2 Tagen. Theoretisch kann ein einzelner in der Probe vorhandener Keim nachgewiesen werden.

Die in der Praxis erreichbare diagnostische Sensitivität ist jedoch von zahlreichen methodischen Faktoren, Erkrankungsart und -dauer sowie vom Untersuchungsmaterial abhängig und schwankt entsprechend sehr stark in Bereichen von ca. 1–100 Erregern pro Probe. Ein negatives PCR-Ergebnis kann also eine Infektion niemals ausschließen. Hinzu kommt, daß die hohe Testsensitivität der PCR mit einer großen Gefahr der Kontamination durch verunreinigende PCR-Produkte und somit der Erlangung falsch positiver Ergebnisse einhergeht. Die Durchführung der PCR erfordert also ein den hohen methodischen Ansprüchen entsprechend ausgerüstetes und erfahrenes Labor. Die Interpretation der PCR-Ergebnisse muß, wie bei anderen Laboruntersuchungen auch, immer in Zusammenschau mit dem klinischen Bild erfolgen.

Antigen- und Toxinnachweis

Bei diesem Untersuchungsverfahren werden Bakterienbestandteile oder deren Toxine nachgewiesen. Vor allem immunologische Verfahren haben sich als Schnelltests bewährt, z.B. ELISA, Latextest oder Agglutinationsteste. Außerdem sind Tests für Rachenabstriche (hämolysierende Streptokokken), Serum (verschiedene bakterielle Antigene) und Urin (Legionellenantigen) verfügbar. Die erreichbare Sensitivität und Spezifität der Methoden ist sehr unterschiedlich. In der Rheumatologie spielen diese Tests eine insgesamt nur untergeordnete Rolle.

Antikörpernachweis (Serologie)

Für den serologischen Nachweis einer die Arthritis auslösenden Infektion stehen verschiedene immunologische Testverfahren zur Verfügung:

- Enzymimmunassay (EIA oder ELISA),
- indirekter Immunfluoreszenztest (IIFT),
- Bakterienagglutinationstest (Widal).

Prinzipieller Nachteil der Erregerserologie ist, daß sie nur indirekte Hinweise auf eine Infektion liefert und somit den kausalen Zusammenhang zur Arthritis nicht beweist.

Zudem muß beachtet werden, daß wegen der hohen Durchseuchung für manche Erreger und der nach einer Infektion oftmals jahrelang persistierenden IgG-Antikörper ein positiver Befund keine aktuelle Infektion beweist und die Interpretation der serologischen Ergebnisse nur in Zusammenhang mit der Klinik möglich ist. Ein „blindes" Testen ohne Rücksicht auf das klinische Bild führt zu einem geringen positiven prädiktiven Wert des Testergebnisses und somit zu Fehlinterpretationen (Tabelle 11.8). Als serologische Hinweise auf eine aktuelle Infektion gelten der Nachweis von spezifischen IgM- und, mit Einschränkungen, auch IgA-Antikörpern, eine Serokonversion oder ein signifikanter Titeranstieg.

Auf die speziellen Probleme der Erregerserologie wird bei den einzelnen Krankheitsbildern eingegangen.

Tabelle 11.8. Positiver und negativer prädiktiver Wert der Lyme-Serologie in Abhängigkeit von der Erkrankungsprävalenz. (Mod. nach Sigal 1998)[a]

Angenommene Prävalenz [%]	Positiver prädiktiver Wert [%]	Negativer prädiktiver Wert [%]
0,01	0,09	99,99
1	8,8	99,9
10	51,4	99,4
50	90,5	94,7

[a] Für den serologischen Test wurde eine Sensitivität von 95% und eine Spezifität von 90% angenommen. In Endemiegebieten für Lyme-Borreliose beträgt die Prävalenz wahrscheinlich <0,01%. Eine positive Serologie hätte bei Testung ohne Rücksicht auf die klinische Symptomatik somit einen extrem niedrigen positiven (Nachweis der Erkrankung), eine negative Serologie hingegen einen sehr hohen negativen prädiktiven Wert (Ausschluß der Erkrankung). Mit Zunahme der Wahrscheinlichkeit, daß eine Sympotmatik auf eine Lyme-Borreliose zurückzuführen ist (zunehmende Prävalenz) steigt auch der positive prädiktive Wert. Bei einer typischen klinischen Symptomatik (Wahrscheinlichkeit einer Lyme-Borreliose >50%) ist auch der positive prädiktive Wert einer positiven Serologie sehr hoch.

11.4.2 Bakteriell bedingte Arthritiden

Septische Arthritis

Eine septische Arthritis ist eine durch direkte Infektion des Gelenkes mit Bakterien (Eitererregern) ausgelöste akute Gelenkentzündung. Die Erreger sind prinzipiell aus der Synovialflüssigkeit anzüchtbar.

Die Infektion des Gelenkes kann

- hämatogen (also endogen),
- exogen (traumatisch oder durch Injektionen) oder
- fortgeleitet (bei Osteomyelitis)

entstehen. Das verursachende Erregerspektrum unterscheidet sich bei Kindern und Erwachsenen grundlegend. Bei Säuglingen ist oftmals *Hämophilus influenzae* (abnehmend seit Einführung der Impfung), im Erwachsenenalter am häufigsten *Staphylococcus aureus* und *Streptococcus pyogenes* (Gruppe B) zu finden. Eine Sonderform hinsichtlich Pathogenese, Prognose und Therapie stellt die durch *Neisseria gonorrhoeae* verursachte, teils direkt infektiös, teils reaktiv bedingte Arthritis dar.

Oftmals tritt die septische Arthritis bei resistenzgeminderten Patienten auf, z.B. bei Kindern und alten Menschen, wegen der in diesen Altersgruppen physiologisch geringeren Abwehr. Zudem begünstigen andere resistenzmindernde Faktoren wie z.B. eine immunsuppressive Behandlung, Alkoholismus, Diabetes mellitus, intravenöser Drogenabusus, selten auch Immundefekte die Entstehung einer septischen Arthritis. Je nach Grad der Immunsuppression können dabei die typischen klinischen Symptome fehlen. Besonders zu beachten ist zudem, daß auch vorbestehende Gelenkerkrankungen (fortgeschrittene Arthrose, chronische Polyarthritis, Zustand nach Gelenkersatz) prädisponierende Faktoren für die Entstehung einer septischen Arthritis darstellen.

Bei jeder neu aufgetretenen akuten Monarthritis oder bei unklarer Exazerbation einer vorbestehenden Gelenkerkrankung ist daher eine diagnostische Gelenkpunktion zum Ausschluß einer infektiösen Ursache obligat. !

Diagnose

Die Diagnose einer septischen Arthritis erfolgt durch die Synoviaanalyse. Im Direktpräparat der Synovialflüssigkeit findet sich eine massive Leukozytose (mehr als 50.000 Zellen/μl) mit mehr als 95% neutrophilen Granulozyten. Polarisationsmikroskopisch können die bei akuten Mon(o)- und Oligoarthritiden differentialdiagnostisch oftmals in Erwägung zu ziehenden Kristallarthritiden ausgeschlossen werden.

Bezüglich Probengewinnung und -transport zur kulturellen Erregeranzucht aus dem Gelenkpunktat sei auf die im allgemeinen Teil genannten Bedingungen ver-

Tabelle 11.9. Häufige Erreger und deren Nachweismethoden bei septischer Arthritis

Erreger	Nachweismethoden
Staphylokokken, Streptokokken, Hämophilus influenzae, Enterobakterien, Pseudomonas aeruginosa etc.	Mikroskopie, kulturelle Anzucht und Differenzierung, Resistenztestung, Blutkultur
Neisserien	Mikroskopie, kulturelle Anzucht und Differenzierung, Resistenztestung, Antigennachweis, Abstrich, Blutkultur
Mykobakterien	Mikroskopie, kulturelle Anzucht und Differenzierung, Resistenztestung, PCR

wiesen. Bei Verdacht auf eine Gonokokkenarthritis müssen allerdings spezielle Selektivnährböden und -transportmedien verwendet werden (Tabelle 11.9).

Andere durch direkte bakterielle Gelenkinfektionen hervorgerufene Arthritiden

Diese Erkrankungen, die ebenfalls durch direkte bakterielle Infektion der Gelenke hervorgerufen werden, unterscheiden sich pathogenetisch (keine Eiterbildung), klinisch und prognostisch von den septischen Arthritiden und werden daher von diesen abgegrenzt.

Lyme-Borreliose

Die Lyme-Borreliose ist eine durch die Spirochäte *Borrelia burgdorferi* sensu lato hervorgerufene entzündliche Multisystemerkrankung, die sich hauptsächlich an Bewegungsapparat, Haut und Nervensystem, seltener auch an Herz, Augen und Leber manifestiert. Die Erreger werden durch Zeckenstiche auf den Menschen übertragen. Bisher konnten 3 humanpathogene Spezies von *B. burgdorferi* sensu lato identifiziert werden: *B. burgdorferi* sensu stricto, *B. garinii* und *B. afzelii.*

Diagnose

■ **Kultur.** Die Anzucht von Borrelien aus klinischem Untersuchungsmaterial (Gelenkpunktat, Gewebe, Liquor) erfolgt im modifizierten Kelly-Medium. Je nach klinischer Manifestation bzw. Untersuchungsmaterial und Stadium der Erkrankung schwankt die Sensitivität der Methode stark und liegt zwischen 10% (aus Liquor) und 80% (aus Hautbiopsien bei Erythema migrans). Aus dem Gelenkpunktat gelingt die Erregerisolierung nur ausnahmsweise. *B. burgdorferi* hat eine lange Generationszeit, weshalb die kulturelle Anzucht meist mehrere Wochen dauert. Die Spirochäten stellen außerdem besondere Ansprüche an die Kulturbedingungen. Aus den genannten Gründen ist die Erregeranzucht keine für die Routinediagnostik geeignete Methode.

■ **Polymerasekettenreaktion (PCR).** In zahlreichen Studien konnte gezeigt werden, daß Borrelien-DNA bei unbehandelten Patienten mit Hilfe der PCR sensitiv nachgewiesen werden kann. Als Untersuchungsmaterial eignen sich Synovialflüssigkeit und -membran, Liquor, Urin und Gewebe, während Blut wegen der Gewebeständigkeit der Borrelien nicht geeignet ist. Es existieren zahlreiche Empfehlungen zur Durchführung der PCR, die noch nicht ausreichend evaluiert und standardisiert worden sind. Auch die mit der PCR erreichbare Sensitivität ist je nach Krankheitsstadium, Untersuchungsmaterial und verwendetem PCR-Protokoll sehr unterschiedlich, so daß der Stellenwert der PCR in der Diagnostik der Lyme-Borreliose noch nicht abschließend beurteilt werden kann.

■ **Antikörpernachweis (Serologie).** Aufgrund des schwierigen Erregerdirektnachweises ist die Serologie die wichtigste Labormethode in der Diagnostik der Lyme-Borreliose. Bei der Interpretation der serologischen Resultate ist zunächst zu beachten, daß sich eine detektierbare humorale Immunantwort relativ langsam entwickelt. So sind spezifische IgM-Antikörper nach frühestens 2–4 Wochen, IgG-Antikörper 1–2 Wochen später nachweisbar. Während somit Patienten mit Frühstadien seronegativ sein können, sind in den Spätstadien mehr als 95% der Patienten seropositiv. Trotz Erregerpersistenz sind aber in den Spätstadien oft nur IgG- und nur in ca. 5% noch IgM-Antikörper nachweisbar. In den meisten Laboratorien wird heute zunächst ein sensitiver Suchtest (ELISA, IFT, HAT) und bei positivem Befund zur Bestätigung der Spezifität des Ergebnisses ein Westernblot durchgeführt.

Probleme bei der Beurteilung einer positiven Borrelienserologie ergeben sich aus der Tatsache, daß Borrelieninfektionen klinisch inapperent verlaufen und Antikörpertiter nach abgelaufener Infektion für viele Jahre persistieren können. So beträgt die Seroprävalenz in Deutschland im Schnitt ungefähr 10%.

Eine positive Borrelienserologie zeigt also zunächst lediglich die immunologische Auseinandersetzung mit dem Erreger an, beweist aber nicht eine floride Infektion oder die Diagnose einer Lyme-Borreliose.

Gelegentlich erlaubt die serologische Verlaufsuntersuchung z.B. mit Nachweis einer Ausweitung der Immunantwort im Immunoblot Rückschlüsse auf eine aktuelle Borrelieninfektion.

M. Whipple

Der M. Whipple ist eine durch die Aktinomyzete *Tropheryma whippelii* hervorgerufene entzündliche Systemerkrankung, die sich an Dünndarm, Gelenken, zentralem Nervensystem, serösen Häuten und dem Endokard manifestiert.

Der Erreger ist bis heute nicht kultivierbar, und ein zuverlässiger serologischer Test ist nicht verfügbar. Die

Diagnose wird daher meist histologisch gestellt durch den Nachweis PAS-positiver zytoplasmatischer Granula in Makrophagen aus Duodenal-, Jejunal- oder Lymphknotenbiopsien, selten auch in Synovialismakrophagen. Seit einiger Zeit ist zudem eine PCR verfügbar zur Detektion von *T. whippelii*-DNA in Biopsiematerial und im Blut.

Tuberkulöse Arthritis

Im Rahmen einer Tuberkulose kann es zu Knochen- und Gelenkinfektionen mit *Mycobacterium tuberculosis* kommen. Die Infektion erfolgt fast immer hämatogen, seltener auch lymphogen und nur in Ausnahmefällen durch Inokulation.

Diagnose

▪ **Mikroskopie.** Mykobakterien sind grampositive und relativ säure-, alkohol- und alkalifeste Bakterien, die aufgrund des hohen Lipidanteils der mykobakteriellen Zellwand mit den üblichen Farbstoffen nur schwer anfärbbar sind und einen einmal aufgenommenen Farbstoff kaum wieder abgeben. Als spezielle Färbemethoden haben sich die Ziehl-Neelsen- und die Auramin-Fluorochrom-Färbung nach Hagemann bewährt. Bei der Beurteilung eines Präparates ist zu beachten, daß der Nachweis säurefester Bakterien nicht dem Vorhandensein von *M. tuberculosis* gleichzusetzen ist, da auch apathogene Mykobakterien und z.B. verschiedene Aktinomyzeten säurefest reagieren. Zudem hat die Mikroskopie eine nur geringe Sensitivität von ca. 5mal 10^5 Keimen/ml, so daß sie gerade bei extrapulmonalen Manifestationen wie z.B. der Arthritis häufig versagt. Trotzdem ist der Versuch des mikroskopischen Erregernachweises aufgrund der kurzen Bearbeitungszeit und des geringen Aufwandes gerechtfertigt.

▪ **Kultur.** Die Anzüchtung von Mykobakterien erfordert Spezialnährböden wie z.B. den Eiernährboden nach Löwenstein-Jensen. *M. tuberculosis* kann kulturell nach etwa 3 Wochen identifiziert werden; allerdings ist ein Kulturergebnis erst nach 8 Wochen als sicher negativ einzustufen. Durch die Einführung des BACTEC-Systems, das auf der Verstoffwechselung von ^{14}C-markierter Palmitinsäure im Flüssignährmedium beruht, konnte die kulturelle Nachweiszeit von *M. tuberculosis* auf etwa 2 Wochen verkürzt werden. Zur Differenzierung gegenüber anderen Mykobakterien ist aber auch hier eine Subkultur notwendig.

▪ **Polymerasekettenreaktion.** Mit der PCR ist erstmalig die Möglichkeit einer schnellen und sensitiven Tuberkulosediagnostik gegeben. Entsprechend hat die Methode eine weite Verbreitung und Eingang in die Routinediagnostik gefunden. Bisher vorliegende Daten belegen eine ca. 85%ige Sensitivität bei einer Spezifität von 99%. Natürlich gelten auch für die Mykobakterien-PCR die im allgemeinen Teil aufgeführten Vor- und Nachteile der Methode.

▪ **Antikörpernachweise.** Zum Nachweis spezifischer Antikörper gegen *M. tuberculosis* wurden verschiedene Seroteste entwickelt (Meinicke-Tuberkulosereaktion, Komplementbindungsreaktion, Hämagglutinationstest, Hämolysinreaktion), die aber aufgrund ihrer geringen Sensitivität keine klinische Bedeutung erlangt haben. Ein weiteres Problem ist die Serokonversion ohne manifeste Erkrankung, da Mykobakterien ubiquitär vorkommen.

Brucellenarthritis

Die in Deutschland seltene Brucellose kann durch direkte Infektion von Knochen und Gelenken zu Osteomyelitis, peripherer Arthritis und insbesondere im Rahmen eines Achsenskelettbefalls zu Spondylodiszitis und infektiöser Sakroiliitis führen. Sehr selten wurden auch reaktive Arthritiden bei chronischer Brucellose beschrieben. Der Nachweis einer Brucelleninfektion erfolgt kulturell und serologisch.

Reaktive (postinfektiöse) Arthritis

Reaktive Arthritiden sind entzündliche Gelenkerkrankungen, die in geringem zeitlichen Abstand (Tage bis Wochen) nach einer extraartikulären bakteriellen Infektion, insbesondere des Gastrointestinal- oder Urogenitaltraktes, auftreten. Die pathogenetischen Mechanismen der Gelenkentzündung sind noch nicht vollständig geklärt. Definitionsgemäß sind vermehrungsfähige bakterielle Erreger in den betroffenen Gelenken nicht nachweisbar. Befunde der letzten Jahre mit Nachweis von Erregerproteinen und -nukleinsäuren in den betroffenen Gelenken sprechen dafür, daß die Arthritiden durch intraartikuläre Persistenz niedrig replikativer Erreger (z.B. Chlamydien) bzw. von Erregerantigenen (z.B. Yersinien) und die dadurch induzierte Immunantwort ausgelöst bzw. perpetuiert werden. Zudem besteht eine enge Assoziation mit dem Histokompatibilitätsantigen HLA-B27, dessen Rolle in der Pathogenese ebenfalls noch nicht sicher aufgeklärt werden konnte.

Die Diagnosestellung erfolgt zunächst klinisch anhand einer Infektionsanamnese sowie der typischen klinischen artikulären und extraartikulären Symptomatik und wird gestützt durch den mikrobiologischen und/oder serologischen Nachweis der auslösenden Infektion. Tabelle 11.10 zeigt die häufigsten Erreger bei reaktiver Arthritis.

Diagnose

▪ **Erregernachweis.** Bei klinischem Verdacht auf eine reaktive Arthritis sollte versucht werden, den Erreger direkt im Stuhl, Urin, Sputum oder im Abstrich (aus Harnröhre, Zervix, Rachen, Rektum etc.) nachzuweisen. Neben klassischen Kulturverfahren stehen immunolo-

Tabelle 11.10. Häufige Erreger bei reaktiver Arthritis

Infektionsort	Erreger
Urogenitaltrakt	*Chlamydia trachomatis* (Serovare D-K), fraglich: *Ureaplasma urealyticum*
Gastrointestinaltrakt	*Yersinia enterocolitica* (O:3, O:9), *Yersinia pseudotuberculosis* (I–IV), Salmonellen (Gruppe B, C und D), *Shigella flexneri* und *Shigella dysenteriae*, *Campylobacter jejuni*
Respirationstrakt	*Chlamydia pneumoniae*, *β*-hämolysierende Streptokokken Gruppe A

gische Teste zum Antigennachweis wie Immunfluoreszenztest oder ELISA und molekularbiologische Methoden wie direkte Hybridisierungstechniken oder PCR zur Verfügung. Insbesondere der Chlamydiennachweis konnte hierdurch deutlich verbessert werden.

Da die auslösenden Infektionen zum Zeitpunkt des Auftretens der Arthritis oftmals schon abgeklungen sind, gelingt der Erregerdirektnachweis häufig nicht mehr. So sind Stuhlkulturen nur ausnahmsweise noch positiv, während der Chlamydiennachweis im Urogenitaltrakt bei bis zu 50% der Patienten gelingt.

Ein negativer Erregernachweis am Infektionsort schließt eine reaktive Arthritis nicht aus.

In letzter Zeit wurde versucht, mit Hilfe moderner Detektionsverfahren Erregerantigene oder DNA bzw. RNA direkt in Synovia bzw. Synovialis nachzuweisen. Hierbei erwies sich insbesondere die Chlamydien-PCR in der Synovialis mit einer Sensitivität von ca. 50% als vielversprechend; die Bedeutung dieser Methode für die klinische Diagnostik kann derzeit noch nicht abgeschätzt werden.

■ **Serologie.** Ein Antikörpereinzelbefund zeigt zunächst nur die immunologische Reaktion des Organismus gegenüber dem Erregerantigen an, der ursächliche Zusammenhang mit der aktuellen klinischen Symptomatik ist dadurch aber noch nicht bewiesen. Die Infektionsserologie ist also nur dann aussagekräftig, wenn klinische Hinweise auf eine vorangegangene Infektion bzw. eine reaktive Arthritis bestehen (s. auch Borrelienserologie, Tabelle 11.8). Besondere Bedeutung kommt dabei dem Nachweis spezifischer IgM- und, mit Einschränkung, auch IgA-Antikörper zu, die eine kürzlich zurückliegende bzw. aktuelle Infektion mit dem entsprechenden Erreger anzeigen. IgG-Antikörper sind hingegen meist nicht hilfreich, da diese nach einer überwundenen Infektion noch lange persistieren können und somit eine sehr hohe Antikörperprävalenz besteht. Deutlich verbessert wird die diagnostische Aussagekraft der Serologie durch Verlaufsuntersuchungen mit Erfassung signifikanter Titerbewegungen über 2 oder besser 4 Titerstufen.

Tabelle 11.11. Labordiagnostik bei Verdacht auf reaktive Arthritis

Erreger	Erregernachweis	Serologie
Yersinien Salmonellen Shigellen Campylobacter *Chlamydia trachomatis* *Chlamydia pneumoniae* Streptokokken	Kultur aus dem Stuhl (Sensitivität gering), Urethral- und Zervix-Abstrich, Urin; Kultur, IFT, ELISA, PCR bzw. LCR, Kultur	Widal (für 8–12 Wochen positiv); Yersinien: ELISA, Immunoblot zum Nachweis von IgA- und IgG-Antikörpern; Campylobacter: KBR (?) Salmonellen- und Shigellen-Serologie nicht sinnvoll: Nachweis von IgA- und IgG-Antikörpern mit ELISA, IIFT; aber häufig Durchseuchungstiter: ELISA; Anti-Streptolysin-O-Reaktion, Anti-DNAse-Reaktion

Geeignete Tests sind v.a. für die Chlamydien- (ELISA, MIF) und Yersinienserologie (Widal, ELISA, Immunoblot) verfügbar, während Sensitivität und/oder Spezifität der serologischen Tests zum Nachweis von Salmonellen-, Shigellen- und Campylobacterinfektionen meist gering sind (Tabelle 11.11).

Rheumatisches Fieber und Poststreptokokkenarthritis

Das rheumatische Fieber ist eine nach Racheninfektionen mit *β*-hämolysierenden Streptokokken der Gruppe A auftretende systemische Erkrankung mit akuter Entzündung von Herz, Gelenken, Haut und zentralem Nervensystem. Die Diagnose eines rheumatischen Fiebers wird anhand der Jones-Kriterien und des Nachweises eines vorangegangenen Streptokokkeninfektes gestellt. Pathogenetisch werden immunologische Kreuzreaktionen zwischen bakteriellen und Wirtsantigenen postuliert („molecular mimicry"). Die Poststreptokokkenarthritis, die in unseren Breiten häufiger als das klassische rheumatische Fieber beobachtet wird, ist eine reaktive Arthritis und betrifft ausschließlich die Gelenke.

Diagnose

■ **Erregernachweis.** Die *β*-hämolysierenden Streptokokken werden kulturell nach einem Rachenabstrich nachgewiesen. Die Abstrichröhrchen mit dem entsprechenden Transportmedium werden gesondert angefordert. Beim Abstrich sollte eine Berührung der den Entzündungsbereich umgebenden Mundschleimhaut vermieden werden. Die Sensitivität der kulturellen Anzucht beträgt etwa 50%. Die Streptokokkenschnelltests haben keine Verbesserung in der Diagnostik gebracht und sind mittlerweile wieder verlassen worden. Der zeitliche Gewinn durch diese Schnelltests ist ohnehin minimal, da die kulturelle Anzucht nicht länger als einen Tag beansprucht.

■ **Antikörpernachweis.** Serologisch können Antikörper gegen die Streptokokkenantigene Streptolysin-O, Desoxyribonuclease (DNAse) B, Hyaluronidase und Streptokinase bestimmt werden. Der Nachweis von Antistreptolysinantikörpern hat eine Sensitivität von etwa 80%, bei kombinierter Testung wird in mehr als 99% ein positives Ergebnis erreicht. Wegen der hohen Durchseuchung beweist ein einmalig erhöhter Antistreptolysintiter (AST) die Diagnose eines rheumatischen Fiebers nicht; entscheidend sind auch hier Titerverläufe. Bei Titerpersistenz nach einem Racheninfekt besteht ein erhöhtes Risko, an einem rheumatischen Fieber zu erkranken.

11.4.3 Viral bedingte Arthritiden

Systemische Virusinfektionen können entweder durch direkte Gelenkinfektion (z.B. bei der Rötelnarthritis) oder indirekt (parainfektiös), meist immunkomplexvermittelt (z.B. bei der Hepatitis B), zu einer Arthritis führen. Gelegentlich werden ebenfalls immunkomplexvermittelte Arthritiden nach Impfungen beobachtet. In der Übersicht sind die Erreger viral bedingter Arthritiden aufgeführt.

Erreger viral bedingter Arthritiden

- Häufige Erreger:
  - Hepatitisviren (B, C)
  - Parvovirus B19
  - Rubellaviren
  - Epstein-Barr-Viren
  - HIV
- Seltene Erreger:
  - Mumpsviren
  - Varizella-zoster-Viren
  - Zytomegalieviren
  - Adenoviren (Typ 1 und 7)
  - Coxsackie-B-Viren
  - Influenzaviren
  - Herpes-simplex-Viren

Diagnose

Die Diagnose wird anhand von typischen extraartikulären Manifestationen (z.B. Exanthem) der entsprechenden Virusinfektion klinisch gestellt. Laboruntersuchungen können zur Diagnosefindung meist nur wenig beitragen. Die Diagnostik beschränkt sich in den meisten Fällen auf den Nachweis von IgM-Antikörpern. Wie bei den bakteriellen Infektionen ist die Aussagekraft von IgG-Antikörpern wegen der hohen Durchseuchung sehr unterschiedlich und meist gering. Ein Virusantigennachweis, auch in der Synovia, ist bisher nur für die Hepatitis B etabliert. Für Hepatitis-B- und -C-Viren sowie für HIV ist seit einiger Zeit eine PCR zum direkten Nachweis der Virus-DNA bzw. -RNA in Blut, Synovia oder Gewebeprobe verfügbar.

11.4.4 Arthritiden bei Pilzinfektionen

Durch Pilzinfektionen ausgelöste Arthritiden sind selten und werden in Europa fast ausschließlich im Rahmen systemischer Pilzinfektionen bei immunkompromitierten Patienten beobachtet. Häufigste Erreger sind Candidaspezies *(C. albicans, C. tropicalis)*. In den USA treten zudem Infektionen mit *Sporothrix schenckii, Blastomyces dermatitidis* und *Coccidioides immitis* auf, bei denen es (ebenfalls vorwiegend bei abwehrgeschwächten Patienten) zu infektiösen Arthritiden und im Rahmen einer Hypersensitivitätsreaktion zu reaktiv vermittelten Polysynovitiden kommen kann. Zur Labordiagnostik stehen Mikroskopie, Pilzkultur, Serologie (Präzipitationsteste, bis auf *S. schenckii*) und Tests zum spezifischen Antigennachweis (Candida spp.) zur Verfügung.

11.4.5 Parasitär bedingte Arthritiden

Parasitär bedingte Arthritiden gehören in Europa zu den Raritäten, müssen aber durch den internationalen Tourismus differentialdiagnostisch in Betracht gezogen werden. Sowohl Protozoen wie *Entamoeba histolytica* oder *Gardia lamblia* wie auch eine Vielzahl von Helminthen (*Ancylostoma duodenale, Ascaris lumbricoides, Strongyloides stercoralis, Taenia saginata,* Schistosomen, verschiedene Filarien, usw.) sind als Erreger einer parasitären Arthritis beschrieben worden. Die Erreger sind nur ausnahmsweise im Gelenk nachweisbar. Die meisten parasitär-bedingten Arthritiden sind reaktiv im Rahmen einer hyperergischen Reaktion oder durch Immunkomplexe bedingt. Die Labordiagnostik erfolgt durch den Erregernachweis in Stuhl, Blut oder Duodenalsaft und durch den Nachweis von spezifischen Antikörpern.

11.5 Immungenetik

M. Rudwaleit, G. Keysser

Die Immungenetik beschreibt im engeren Sinne den Einfluß genetischer Merkmale auf Reaktionsweisen des Immunsystems. Daher spielen HLA-Moleküle („human leukocyte antigen"), deren Hauptaufgabe es ist, Peptide immunkompetenten Zellen zu präsentieren, in der Immungenetik eine Schlüsselrolle. In den 70er Jahren wurden die ersten Assoziationen von Antigenen des HLA-Systems mit entzündlich-rheumatischen Erkrankungen gefunden. So berichteten 1973 zwei unabhängige Forschergruppen von der starken Assoziation des HLA-Klasse-I-Antigens B27 mit der ankylosierenden Spondylitis (AS). 1974 wurde von Stastny et al. erstmals die Assoziation des HLA-Klasse-II-Antigens DR4 mit der chronischen Polyarthritis (cP) beschrieben und 1978 die Assoziation von HLA-DR2 und -DR3 mit dem systemischen Lupus erythematodes (SLE) durch Reinertsen et al. Diese Befunde haben bis heute Bestand und bilden das Fundament für den relativ jungen Forschungszweig der Immungenetik.

11.5.1 Nomenklatur

Geschichtliche Entwicklung

Antikörper. Die Nomenklatur des HLA-Systems ist historisch begründet und für den Anfänger auf den ersten Blick verwirrend. Ursächlich hierfür sind die unterschiedlichen Methoden, die bei der Differenzierung der Zelloberflächenmarker zur Anwendung kamen und auch heute noch kommen. In den 60er Jahren wurde serologisch, d.h. unter Benutzung von Antikörpern, typisiert, was eine Unterscheidung in HLA-Klasse-I (A, B und C)-Antigene und später HLA-Klasse-II (DR, DQ und DP)-Antigene ermöglichte (s. auch „MHC-major histocompatibility complex").

Viele dieser Antikörper waren jedoch nicht sehr spezifisch und erkannten z.B. Determinanten wie Bw4 oder Bw6, die auf zahlreichen HLA-B-Antigenen zu finden sind. Eine Verfeinerung der serologischen HLA-Typisierung durch spezifischere Antikörper führte zur ersten Revision der HLA-Nomenklatur. So läßt sich DR5 serologisch weiter unterscheiden in DR11 oder DR12 und DR6 in DR13 und DR14. Daher rührt die heute häufig gebräuchliche Schreibweise von z.B. DR13.

Lymphozyten. Werden hingegen Lymphozyten zur Typisierung benutzt (MLR, „mixed lymphocyte reaction"), ist eine andere Nomenklatur erforderlich, da Lymphozyten im Vergleich zu Antikörpern andere antigene Determinanten des HLA-Oberflächenmerkmals erkennen. So läßt sich das (serologische) Merkmal DR4 mit der MLR unterscheiden in Dw4, Dw10, Dw13, Dw14 und Dw15.

Polymerasekettenreaktion. Die Einführung molekularbiologischer Methoden, insbesondere der Polymerasekettenreaktion (PCR) Mitte der 80er Jahre, erlaubte schließlich eine Typisierung auf DNA-Ebene. Damit konnte die Diskriminierung von Allelen des HLA-Genlocus noch einmal deutlich verbessert werden, was die Einführung einer neuerlichen Nomenklatur erforderlich machte. So gehört das Merkmal DR4 zum DRB1-Genlokus und wird gemäß Konvention als HLA-DRB1*04 bezeichnet, jeder DR4-Subtyp wird zusätzlich mit einer zweistelligen Zahl gekennzeichnet. Es existieren auf DNA-Ebene allein für DRB1*04 mindestens 24 unterschiedliche Subtypen (DRB1*0401–DRB1*0424).

Zum Beispiel kann der Subtyp DRB1*0401, abhängig von der Typisierungsmethode, ebenso korrekt als DR4 oder Dw4 bezeichnet werden (zur Bedeutung der DR4-Subtypen bei der cP s. unten). Es soll noch einmal hervorgehoben werden, daß alle 3 Nomenklaturen auch heute noch aktuell sind und nebeneinander bestehen, wobei die zuletzt etablierte Nomenklatur auf DNA-Ebene die höchste Diskriminierungsfähigkeit besitzt (Bodmer et al. 1997).

11.5.2 Spondylarthropathien

HLA-B27

Etwa 90–95% der Patienten mit ankylosierender Spondylitis (AS) tragen das Oberflächenmolekül HLA-B27 auf ihren Zellen. Da die Prävalenz von HLA-B27 in einer mitteleuropäischen Population lediglich zwischen 6% und 13% beträgt, errechnet sich ein etwa 60- bis 300fach erhöhtes Risiko für B27-positive Individuen, an AS zu erkranken. Ein derartig hohes Risiko aufgrund eines HLA-Markers ist bislang für keine andere Erkrankung gezeigt worden.

HLA-B27 kommt bei der reaktiven Arthritis bei etwa 60–80%, bei der akuten anterioren Uveitis bei ca. 70% und bei chronisch-entzündlichen Darmerkrankungen mit Achsenskelettbeteiligung bei ca. 50% der Patienten vor.

Die HLA-B27-Prävalenz zeigt geographisch ein klares Nord-Süd-Gefälle mit B27-Prävalenzen in nordischen Ländern bis 25% (bei den Haidas im nördlichen Kanada sogar 50%) und dem praktischen Fehlen von B27 im südlichen Afrika, sowie bei den Ureinwohnern Zentral- und Südamerikas. Die Prävalenz der AS zeigt analog ein ähnliches Nord-Süd-Gefälle.

Der molekulare Mechanismus, der sich hinter der Assoziation der AS mit HLA-B27 verbirgt, ist bis heute nicht aufgeklärt (Benjamin u. Parham 1990). Es ist jedoch allgemein akzeptiert, daß HLA-B27 selbst und nicht ein anderes, an B27 gekoppeltes (d.h. auf auf demselben Chromosom lokalisiertes) Gen für die Krankheitsassoziation verantwortlich ist. Stärkstes Argument hierfür sind die B27-transgenen Tiermodelle (Ratte und Maus), die, bei allen Einschränkungen und Vorbehalten, die solche Modelle mit sich bringen, ein den Spondylarthropathien vergleichbares Krankheitsmuster entwickeln. Die folgende Übersicht stellt die derzeit häufig formulierten Arbeitshypothesen dar:

Hypothesen zur Assoziation von HLA-B27 mit AS

- HLA-B27 präsentiert persistierendes bakterielles Antigen an CD8 positive T-Lymphozyten
- Initiale Immunantwort gegen Erreger führt zur Kreuzreaktion gegen HLA-B27 („Molecular-mimikry-Theorie")
- HLA-B27 präsentiert ein bisher nicht identifiziertes „arthritogenes" Selbstpeptid (Variante der „Molecular-mimicry-Theorie")
- Das HLA-B27-Molekül ist verändert, z.B. durch veränderten Oxidationsstatus von Zystein 67 mit daraus resultierender Änderung des Peptidbindungsverhaltens oder der Antigenität von B27 selbst („Altered-self-Theorie")
- HLA-B27 beeinflußt die Invasivität von Bakterien und/oder führt zu einer defekten Immunantwort durch z.B. Stimulation von T-Helfer-2- (CD4-) Lymphozyten
- Aus HLA-B27 stammende Peptide werden durch HLA-Klasse-II-Moleküle präsentiert und induzieren eine CD4-vermittelte Autoimmunantwort („Promiscuous-peptide-Theorie")
- Die freie schwere Kette von HLA-B27 beeinflußt im Thymus die positive und negative Selektion von T-Lymphozyten mit konsekutiver Präsenz autoimmuner T-Lymphozyten

HLA-B27-Subtypen

Derzeit sind 20 B27-Subtypen bekannt (B*2701 – B*2720), die sich in bis zu 5 Aminosäuren von dem ursprünglichen Subtyp B*2705 unterscheiden. In der weltweiten Verteilung dieser Subtypen gibt es deutliche Unterschiede. Während B*2705 in allen bisher untersuchten Populationen vorkam, findet sich B*2702 vorwiegend in mitteleuropäischen und die Subtypen B*2704, B*2706 und B*2707 ausschließlich in asiatischen Populationen. Über die Verteilung der sehr seltenen Subtypen B*2701, B*2708, B*2710–B*2720 gibt es keine ausreichenden Daten. Die Mehrzahl der 11 Subtypen wurde bei AS-Patienten gefunden, so B*2701, B*2702, B*2703, B*2704, B*2705, B*2706 und B*2707. Obgleich einzelne AS-Patienten mit B*2706 als Subtyp beschrieben sind, scheint B*2706 in Thailand und Indonesien mit einem weitaus geringeren AS-Erkrankungsrisiko einherzugehen als andere AS-asoziierte B27-Subtypen. Ferner gibt es gute Hinweise, daß B*2709 (ein in Sardinien häufiger Subtyp) bei AS-Patienten nicht vorzukommen scheint.

Eine Hierarchie in der Strenge der Assoziation der B27-Subtypen mit AS ist daher denkbar. Da die Hauptaufgabe der HLA-Klasse-I-Antigene die Präsentation von Peptiden ist, wurde spekuliert, daß die unterschiedliche Assoziation der B27-Subtypen mit AS die Folge einer differierenden Fähigkeit der B27-Subtypen zur Bindung von fremden (z.B. bakteriellen) oder eigenen Peptiden sei. Interessanterweise unterscheiden sich die B27-Subtypen in Aminosäuren, die sich am Boden bzw. an den Seitenwänden der „Furche" befinden, welche das Peptid bindet.

Andere HLA-Gene und AS

Der Effekt des B27-Gens scheint dominant zu sein, da Homozygotie für B27 das Erkrankungsrisiko nicht zusätzlich steigert. HLA-B60, ein weiteres HLA-B-Antigen, vermag bei B27-Positivität das AS-Erkrankungsrisiko nochmals um den Faktor 3 zu steigern. Ob HLA-B60 auch bei B27-negativen Individuen das Risiko für AS steigert, ist gegenwärtig noch offen. Ebenso bleibt abzuwarten, ob HLA-B35 möglicherweise protektiv ist.

Polymorphismen der Gene TAP, LMP2 und LMP7, die für Proteine kodieren, die an der Prozessierung und dem intrazellulären Transport von Peptiden maßgeblich beteiligt sind, wurden ebenfalls untersucht. Die Ergebnisse über eine Assoziation des LMP2b-Allels mit anteriorer Uveitis sind widersprüchlich. Die TAP-Allele zeigten keinerlei Assoziation und scheinen auch funktionell die Peptidselektion nicht zu beeinflussen. Bezüglich der Assoziation mit HLA-Klasse-II-Genen scheint HLA-DR1 mit familiärer, nicht jedoch mit sporadischer AS assoziiert zu sein. Über eine Assoziation von DR8 mit Uveitis bei AS liegen widersprüchliche Daten vor. (Brown u. Wordsworth 1997).

Non-HLA-Gene und AS

Aus Familien- und Zwillingsstudien wurde berechnet, daß der Anteil des HLA-B27 lediglich zwischen 16% und 35% aller Suszeptibilitätsfaktoren ausmacht. Außerhalb der HLA-Region wurden bisher jedoch nur wenige Gene auf eine Beteiligung bei der AS untersucht. Die T-Zellrezeptorgene TCRA und TCRB (für den $\alpha\beta$-T-Zellrezeptor) scheinen keine wesentliche Rolle zu spielen. Eine schwache Assoziation von Allelen des Zytochrom P-450-Gens CYP2D6 mit AS wurde in einer Studie berichtet. Mit viel Spannung wurden die ersten Ergebnisse von genomweiten Screens bei der AS erwartet. Diese ergaben Hinweise auf 8 chromosomale Lokalisationen, die nun feiner aufgeschlüsselt werden müssen, um die an der AS beteiligten Gene zu identifizieren (Brown et al. 1998).

11.5.3 Chronische Polyarthritis (cP)

Korrelationstheorie

■ **Erbliche Prädisposition.** Die Konkordanzrate der cP von etwa 20% für eineiige bzw. 3–4% für zweieiige

Tabelle 11.12. HLA-DR-Subtypen, die mit der RA einhergehen

Serologische Spezifität	T-zelldefinierte Determinante	Allele	Aminosäureposition der HV3 67	70	71	74	Mit cP vergesellschaftet
DR1	Dw1	DRB1*0101	L	Q	R	A	Ja
DR4	Dw4	DRB1*0401	L	Q	K	A	Ja
DR4	Dw14	DRB1*0404	L	Q	R	A	Ja
DR4	Dw15	DRB1*0405	L	Q	R	A	Ja
DR4	Dw 14	DRB1*0408	L	Q	R	A	Ja
DR10	-	DRB1*1001	L	R	R	A	Ja
DR4	Dw10	DRB1*0402	I	D	E	A	Nein
DR4	Dw13	DRB1*0403	L	Q	R	E	Nein

Zwillinge spricht für die Präsenz eines starken Umweltfaktors in der cP-Pathogenese. Einen Beitrag zur unzweifelhaft vorhandenen erblichen Prädisposition liefern wahrscheinlich nur wenige Gene, überwiegend die des HLA-Systems. Patienten mit cP exprimieren etwa 2,5mal häufiger HLA-DR4 als Gesunde - keine sehr starke Korrelation, verglichen mit der Häufigkeit von HLA-B27 bei der ankylosierenden Spondylitis. Außerdem gibt es eine Assoziation mit HLA-DR1 und DR10, v.a. in Populationen, in denen HLA-DR4 seltener vorkommt.

Da die HLA-Assoziation der cP mit HLA-Subtypen alter Nomenklatur sehr schwach ist, wurde vermutet, daß die Empfänglichkeit für die cP durch Merkmale des HLA-Moleküls vermittelt wird, welche bei der HLA-Unterteilung mittels serologischer Methoden oder gemischter Lymphozytenreaktion (MLC) nicht erfaßt werden. Klärung erbrachte hier die Analyse der Gensequenzen der betreffenden HLA-Moleküle: Die meisten mit der cP vergesellschafteten HLA-Allele haben ein gemeinsames Epitop: das sog. „shared epitope" (Tabelle 11.12). Dies ist ein Abschnitt auf der β-Kette des HLA-Klasse-II-Moleküls, der aus 5 Aminosäuren besteht (QKRAA oder QRRAA). Es liegt in der dritten hypervariablen Region (HV3) dieses Moleküls, d.h. in einer Region, die für die Bindung des zu präsentierenden Antigens verantwortlich ist.

Eine mögliche Erklärung für die Assoziation des Epitops HV3 mit der RA liefern Experimente mit Mäusen, die für das genannte Epitop transgen sind: Es wurde gezeigt, daß HV3 ein Kollagen-Typ-II-Peptid binden kann und an T-Zellen präsentiert. Da Kollagen Typ II ein wichtiges Knorpelkollagen ist, könnte so eine Autoimmunreaktion gegen die Knorpelmatrix in Gang kommen. Diese Erklärung ist jedoch hypothetisch, da eine Autoreaktivität gegenüber Kollagen Typ II als Ursache der cP nie überzeugend nachgewiesen werden konnte. Eine andere pathogenetische Erklärung liefert die Fähigkeit von HV3, sog. Hitzeschockproteine von E. coli zu binden, woraus eine pathologische Antigenverarbeitung und -präsentation resultieren könnte.

■ **„Shared epitope".** Für die Konkordanz der cP bei eineiigen Zwillingen ist nicht in erster Linie ein bestimmtes HLA-DR-Allel sondern die Anwesenheit dieses „shared epitope" ausschlaggebend. Von 14 Zwillingspaaren, bei denen beide eine cP aufwiesen, war nur eines negativ für HV3. Das relative Risiko (RR) für die Entwicklung einer cP bei Anwesenheit des „shared epitops" liegt zwischen 2,1 und 3,3 (Wagner et al. 1997) und ist damit erheblich geringer als das für die ankylosierende Spondylitis bei Positivität für HLA-B27.

Aus diesem Grunde hat sich die Bestimmung des „shared epitop" für die Diagnostik einer cP im klinischen Alltag nicht durchgesetzt. Außerdem weisen bestimmte ethnische Gruppen, wie Afroamerikaner oder die hispanische Bevölkerung, das HV3-Epitop offensichtlich nicht oder nur selten auf, im Gegensatz zu israelischen Juden und Mitteleuropäern (Mc Daniel et al. 1995; Teller et al. 1996).

■ **Prognostische Kriterien.** Es gibt Untersuchungen die zeigen, daß die Anwesenheit von HV3 bei etablierter Diagnose ein wichtiges prognostisches Kriterium sein könnte. Patienten mit diesem Epitop hatten sowohl eine größere Wahrscheinlichkeit für einen erosiven Verlauf als auch einen höheren Larsen-Index als Maß für den Grad der Gelenkschädigung (Wagner et al. 1997).

Während bei der ankylosierenden Spondylitis keine Unterschiede im Krankheitsverlauf zwischen homo- und heterozygoten Trägern des HLA-B27 beobachet werden, könnte bei der cP die homozygote Ausprägung des „shared epitop" mit einem schwereren Verlauf einhergehen. Diese Frage ist noch nicht endgültig beantwortet. So fanden sich in einer Studie stärkere Erosionen bei Homozygoten nach 2jährigem Krankheitsverlauf. Diese Unterschiede waren jedoch nach 5 Jahren nicht mehr nachweisbar (Eberhardt et al. 1996).

Eine andere Gruppe fand die höchsten Rheumafaktortiter bei homozygoten HV3-Trägern, gefolgt von heterozygoten und HV3-negativen Patienten, konnte jedoch keine Unterschiede im klinischem Schweregrad zwischen HV3-Homo- und -Heterozygoten sichern (Suarez-Almazor et al. 1995). Widersprüchliche Aussagen gibt es außerdem in bezug auf die Assoziation zwischen HLA-Subtypen und schweren vaskulitischen Organkomplikationen bei cP (Perdriger et al. 1997).

11.5.4 Systemischer Lupus erythematodes (SLE)

Mehrere Genloci des HLA-Komplexes sind mit SLE assoziiert. Das relative Risiko (RR) jedes einzelnen dieser Marker ist im Vergleich zum HLA-B27 bei der AS aber weitaus geringer. Bei SLE-Patienten sind sowohl HLA-DR2 als auch DR3 häufiger als bei entsprechenden gesunden Kontrollen, das RR liegt jedoch nur bei ca. 3.

Genetische Prädisposition
Deren Besonderheit bei SLE besteht darin, daß mehrere Gene des HLA-Locus mit SLE assoziiert sind. Faktoren des Komplementsystems, insbesondere C2 und C4 sind bei SLE-Patienten häufig erniedrigt. Das C2-Null-Allel findet sich bei 6% der SLE-Patienten im Vergleich zu 1–2% bei gesunden Kontrollen. Heterozygote C4-Null-Allel-Träger (C4A*Q0) haben ein RR für SLE von 3, bei Homozygotie für C4A*Q0 steigt das Risiko auf 17.

Auch für das HLA-Klasse-II-Allel-DQB*0501 fanden sich signifikante Assoziationen mit SLE. Bei mehreren, mit einer Krankheit assoziierten Genloci auf einem Chromosomenabschnitt drängt sich die Frage auf, welcher Locus die primäre Assoziation darstellt und welcher Locus als sekundär anzusehen ist, weil letzterer an den eigentlich assoziierten (primären) Genlocus gekoppelt sein könnte („linkage disequilibrium"). Diese Frage zu beantworten ist häufig schwierig, wobei Analysen von ethnisch verschiedenen Populationen, die sich in ihren Haplotypen unterscheiden, hilfreich sein können (Rudwaleit et al. 1996).

Studien ethnisch verschiedener Populationen, bei denen die in Frage kommenden Suszeptibilitätsallele auf verschiedenen Haplotypen lagen, können andererseits auch einen gewissen Synergismus der Genloci aufdecken: das Risiko für DR2 und C4-Null allein beträgt etwa 3, die Kombination dieser Suszeptibilitäts-Allele jedoch ist mit einem RR von etwa 25 behaftet (Arnett u. Reveille 1992).

Non-HLA-Gene und SLE
Lupusnephritis
Der Fcγ-Rezeptor bindet an die Fc-Region von IgG und vermittelt die Phagozytose von Immunkomplexen. Ein einzelner Aminosäurenaustausch des FcγRIIa-Gens führt zu einer deutlich reduzierten IgG-Bindungsfähigkeit und damit reduzierten Elimination von Immunkomplexen. Über Assoziationen dieses Allels (FcγRIIa-R131) mit Lupusnephritis in ethnisch verschiedenen Populationen liegen jedoch widersprüchliche Ergebnisse vor. Auch der bei japanischen SLE-Patienten beschriebene Genpolymorphismus des Interleukin-1-Rezeptorantagonisten bedarf der Bestätigung in weiteren Studien. Auf der anderen Seite besteht wenig Zweifel an einer Region auf Chromosom 1 (1q41–1q42), die 2 unabhängige Forschungsgruppen anhand von Kopplungsanalysen lokalisieren konnten und die mit sehr großer Wahrscheinlichkeit ein für den SLE relevantes, bisher aber nicht identifiziertes Suszeptibilitätsgen enthält.

Ausblick
Familien- und Zwillingsstudien bei AS, SLE und RA lassen insgesamt ein polygenes Vererbungsmuster vermuten, wobei die Anzahl der beteiligten Gene ähnlich wie beim Diabetes mellitus auf 5–15 geschätzt wird. Die Immungenetik kann daher als ein Teil des gesamten genetischen Aspekts dieser Erkrankungen betrachtet werden. Genomweite Screens anhand von Familien mit mehreren erkrankten Geschwistern haben erste Hinweise auf chromosomale Lokalisationen erbracht, die relevante Suszeptibilitätsgene auch außerhalb des HLA-Genlocus enthalten könnten.

11.6 Zellulärer Immunstatus

H.-D. VOLK, P. REINKE

Die Erfassung des zellulären Immunstatus dient dem Nachweis von Immundefekten, der Aktivitätsdiagnostik unerwünschter Immunprozesse und dem Monitoring immunologischer Therapien.

Es gibt keine klare Definition, welche essentiellen Parameter ein zellulärer Immunstatus umfassen muß.

Neben dem numerischen Nachweis von Immunzellpopulationen, v.a. des peripheren Blutes, müssen aber auch funktionelle Daten erhoben werden. Ein Hauptproblem bei der vergleichenden Auswertung der Immunstatusdaten stellt die noch unzureichend ausgearbeitete Standardisierung der Teste dar. Neben dem simplen in vivo-Hauttest zum Nachweis der Recallantigenreaktivität, kommen v.a. flowzytometrische Teste (Oberflächenmarker auf zirkulierenden Immunzellen), ELISA-Messungen von löslichen Mediatoren im Serum/Plasma oder anderen Körperflüssigkeiten, die mit Immunaktivierung assoziiert sind, sowie in vitro-Funktionsteste (Proliferation, Zytokinsekretion, Antikörperproduktion) zur Anwendung.

Trotz unzähliger Untersuchungen auf diesem Gebiet gibt es bisher keine Routineanwendungen zellulär-immunologischer Untersuchungen in der Rheumatologie. Neben dem Problem der Standardisierung der eingesetzten Tests spielt für diese Tatsache sicher eine Rolle, daß sich das immunpathologische Geschehen im Gelenk nur bedingt im peripheren Blut widerspiegelt und die Kosten-Nutzen-Analyse bisher nicht positiv ausfällt.

Aus Sicht der Autoren wird sich dies jedoch in Zukunft verändern, v.a. durch den Einzug moderner immuntherapeutischer Ansätze in der Rheumatologie. Für den Rheumatologen von Interesse ist sicherlich:

- die Definition von immunologischen Subtypen innerhalb klinisch diagnostizierter Entitäten,
- die Aktivitätsdiagnostik der Autoimmunreaktion,
- das Monitoring der durchgeführten Immuntherapien,
- die Vermeidung von „Überimmunsuppression" mit Infektionsrisiko,
- die frühe Diagnose von Lymphomen als Komplikation der Langzeitimmunsuppression.

11.6.1 Numerische und funktionelle Erfassung der T-Lymphozyten

Methoden zur numerischen Erfassung der T-Lymphozyten

Durchflußzytometrie. Im Mittelpunkt des Interesses steht sicher der T-Lymphozyt, da ihm nicht nur eine wesentliche Funktion in der zellvermittelten Immunabwehr zukommt, sondern auch eine wesentliche Rolle in der Pathogenese verschiedener rheumatologischer Erkrankungen zugesprochen wird. Die numerische Erfassung der T-Lymphozytenpopulationen erfolgt heute im wesentlichen mittels Durchflußzytometrie. Heparinisierte (oder EDTA-, Citratblut) Vollblutproben oder auch Zellen aus Synovialflüssigkeit werden mit einem Set fluoreszenzmarkierter monoklonaler Antikörper versetzt. Moderne Flowzytometer erlauben die gleichzeitige Analyse von vier Farben, was für die Definition von Subpopulationen von großer Hilfe ist. Eine parallele Bestimmung der Leukozytenzahlen und des Differentialblutbildes ist essentiell, um nicht nur Aussagen zu Relativanteilen an T-Lymphozyten sondern auch zur Absolutzahl machen zu können. Die meisten monoklonalen Antikörper gegen leukozytenassoziierte Moleküle sind auf internationalen Workshops sog. *„cluster of differentiation"* (CD) zugeordnet, was die Vergleichbarkeit erleichtert. Jedoch muß berücksichtigt werden, daß verschiedene Antikörper gegen ein CD-Cluster durchaus verschiedene Epitope erkennen können und eine differente Affinität aufweisen. Dadurch können durchaus unterschiedliche Aussagen durch Wahl verschiedener Antikörper gegen dasselbe CD-Antigen entstehen.

Bei der Verwendung mehrerer Farben ergibt sich ein weiteres Problem aus der „Überstrahlung" der Farben in den benachbarten Wellenlängenkanal, was nur durch elektronische Kompensation und v.a. professionelle Auswahl der Kombinationen beherrscht werden kann. Hier liegt eine große Fehlermöglichkeit in der Anwendung.

Differenzierung der Gesamtzahl. Die Gesamtzahl der T-Lymphozyten wird durch den Pan-T-Zellmarker CD3 definiert; CD4- und CD8-Antikörper erfassen die beiden großen Subsets der T-Lymphozyten. CD4+-T-Lymphozyten erkennen Antigene auf der Oberfläche antigenpräsentierter Zellen in Assoziation mit HLA-Klasse II (HLA-DR, -DP, -DQ), während CD8+-T-Lymphozyten HLA-Klasse I-restringiert (HLA-A,-B, -C) sind. Normalerweise ist das Verhältnis zwischen CD4+- und CD8+-T-Zellen in den meisten Kompartimenten ca. 2:1.

Umgekehrte Ratios können durch Untergang CD4+T-Lymphozyten oder Expansion CD8+-T-Lymphozyten hervorgerufen werden. Erstere Situation ist nicht nur mit der HIV-Infektion assoziiert; auch andere virale Infektionen gehen zumindest temporär häufig mit einem Verlust CD4+-T-Lymphozyten im Blut einher. Auch bei der chronisch mukokutanen Candidose wird dies häufig beobachtet. Als Ursache wird ein Verlust durch „Activation-induced Apoptosis" diskutiert, d.h. einem Zellverlust durch chronische „Überstimulation" der CD4+-T-Lymphozyten. Schließlich erfolgt die Repopulation der CD4+-T-Zellen nach Knochenmarktransplantation langsamer als die der CD8+-T-Zellen und erreicht häufig nicht mehr Ausgangswerte, so daß autologe und allogene Knochenmarktransplantatempfänger häufig über eine umgekehrte CD4/8-Ratio verfügen.

Marker systemischer Infektionen. Eine Expansion CD8+-T-Lymphozyten wird bei allen systemischen Infektionen mit intrazellulären Erregern beobachtet (z.B. Virusinfektionen, Toxoplasmose, Tbc), aber auch bei Lymphomen oder einigen anderen Tumoren. Auch findet man bei einer Vielzahl von Patienten mit aktivem SLE oder aktiver systemischer Sklerose eine verminderte Zahl von CD4+-T-Lymphozyten bei gleichzeitiger Expansion der CD8+-T-Lymphozyten. Ob diese Konstellation mit dem Autoimmunprozeß zusammenhängt (oder mit Komplikationen wie viralen Infektionen) und evtl. einen immunologischen Subtyp dieser Erkrankungen beschreibt, ist bisher unbekannt.

Marker von Gedächtniseffektorzellen. Durch weitere Marker ist der Anteil der Gedächtnis-/Effektorzellen auszumachen. Für CD4+-T-Zellen scheinen sich hierfür verschiedene Marker zu eignen, während sich dies für CD8+-T-Lymphozyten schwieriger darstellt. Ein sicherer Differenzierungsmarker zwischen naiven T-Lymphozyten und ruhenden Memory-Zellen bzw. Effektorzellen ist die Expression des CD11a/CD18-Komplexes (LFA-1). Man kann im Flowzytometer klar schwach positive und stark positive Zellen diskriminieren. Erstere sind typisch für naive T-Lymphozyten. Im Nabelschnurblut exprimieren naturgemäß nahezu 100% der T-Lymphozyten diesen Marker naiver Zellen. Andere bekannte Antigene wie z.B. CD45RO/RA haben eine weniger klare Zuordnung zu den beiden Phänotypen als früher angenommen. Interessanterweise findet man im Gewebe, z.B. in der Synovia, fast ausschließlich T-Zellen mit Memory/Effektor-Typ (LFA-1 high), was aus dem veränderten Migrationsverhalten derartiger Zellen aufgrund ihrer differenten Chemokinrezeptor- und Adhäsonsmolekülexpression resultiert. Das Auftreten großer Quantitäten an naiven T-Lymphozyten in der Synovia (oder anderen Geweben) spricht für eine Zerstörung der Blut-Gewebeschranke in diesem Gebiet oder für eine Blutkontamination bei der Probengewinnung.

■ **Aktivierungsmarker.** Eine Vielzahl von Antigenen wird v.a. auf aktivierten aber nicht, oder nur geringfügig, auf ruhenden Zellen exprimiert und ist daher zur Charakterisierung des Aktivierungszustandes der T-Zellen geeignet. CD69 ist als der „schnellste" Aktivierungsmarker bekannt, d.h. er wird schon weniger als 2 h nach Aktivierung der T-Lymphozyten exprimiert und ist auch Tage danach noch nachweisbar. CD25, die α-Kette des Interleukin-2-Rezeptors, wird ebenfalls sehr schnell, bereits in der G1a-Phase des Zellzyklus, hochreguliert. Hingegen erscheint der Transferrinrezeptor (CD71) erst nach Übergang in die S-Phase auf der Oberfläche. Marker wie HLA-DR oder CD49d,e, (VLA-Moleküle) erscheinen gar erst postmitotisch auf den T-Lymphozyten. Eine Vielzahl anderer Strukturen lassen sich ebenfalls den verschiedenen Aktivierungszuständen zuordnen. So erlaubt die Analyse des Aktivierungsmarkerspektrums eine Zuordnung der Zellen, wobei im Blut proliferierende (CD25+71+-) T-Zellen eher selten nachweisbar sind.

■ **Differenzierung der Subtypen.** Mit der Erkenntnis, daß die funktionelle Differenzierung der T-Lymphozyten in dominante Typ-1-, Typ-2- oder Typ-3-Zellen erfolgt, die eine Rolle v.a. bei der zellulären (zellvermittelte Entzündung, zytotoxische Effektorzellen, Hilfe für die Produktion Nichtkomplement/Fcγ-rezeptorbindender Antikörper wie IgG1, IgG3, IgM), der humoralen (Hilfe für die Produktion Nichtkomplement/Fcγ-rezeptorbindender Antikörper wie IgG2, IgG4, IgE, Mastzellreifung, Eosinophilendifferenzierung) bzw. der Schleimhautimmunität (IgA) spielen, wird großes Augenmerk auf die Dominanz dieser Subtypen im Rahmen immunpathologischer Prozesse gelegt. Den Typ-1-T-Lymphozyten wird eine wesentliche Rolle in der Pathogenese vieler autodestruktiver Prozesse zugeschrieben (Psoriasis, chronische Polyarthritis, Diabetes mellitus Typ I, Transplantatabstoßung, Heliobacter-pylori-assoziierte Ulcera duodeni oder ventriculi etc.). Umgekehrt glaubt man, daß beim SLE, ähnlich wie bei allergischen Prozessen, v.a. Typ-2-T-Lymphozyten pathogenetisch relevant sind.

Immer wieder gibt es Mitteilungen, die eine Assoziation bestimmter Oberflächenmarker mit dem Typ-1/2/3-T-Zellen beschreiben (z.B. CD 30 auf Typ-2-Zellen). Jedoch konnten sorgfältige Untersuchungen dieses Phänomen in dieser Absolutheit nie bestätigen. Dies trifft offenbar auch für den neuesten „Run" – die Chemokinrezeptoren – zu. Der beste funktionelle Nachweis ist noch immer die Analyse des Zytokinmusters selbst (Typ 1: v.a. Interferon-γ und Lymphotoxin, Typ 2: v.a. IL-4, IL-5, Typ 3: v.a. IL-10, TGF-β).

Methoden zum Aktivitätsnachweis der T-Lymphozyten

■ **Nachweis der Zytokinproduktion.** Ideal wäre der Nachweis der in vivo ausgelösten Zytokinproduktion. Untersuchungen der Plasmaspiegel der sezernierten Zytokine sind jedoch nur von bedingtem Wert, da man damit nur die „Spitze des Eisbergs" erfaßt. Die extrem kurzen Halbwertszeiten der Zytokine (Ausnahme IL-12) machen selbst erhöht gemessene Werte v.a. bei lokalen Immunprozessen schwer interpretierbar. Jedoch ist die Menge produzierten Zytokins offenbar auch zu gering, als daß der direkte Zytokinnachweis in den zirkulierenden Zellen durch Westernblot, flowzytometrischen intrazellulären Nachweis oder mittels ELISA aus Überständen von Kurzzeitkulturen ohne Stimulus bis auf Ausnahmen reproduzierbar möglich ist. Dies gelingt jedoch sehr gut mit der quantitativen Analyse der mRNA-Expression. Die bisher zur Verfügung stehenden Methoden der quantitativen RT-PCR (kompetitive RT-PCR) waren jedoch sehr aufwendig und nur Speziallabors zugänglich. Die sorgfältige Analyse z.B. eines Sets von 30 Proben nahm ca. 4–8 Wochen in Anspruch. Dies wird ein Grund sein, daß nur wenige Berichte über derartige Untersuchungen in der Rheumatologie existieren. Durch die Verfügbarkeit der „Real-time"-PCR ist hier der Industrie ein Quantensprung für die Durchführung der quantitativen PCR gelungen, der bisher v.a. für die Quantifizierung von Virus-DNA/RNA herangezogen wurde („viral load"), jedoch nun in einigen Laboren auch für die Zytokin-mRNA-Diagnostik entwickelt worden ist. Unsere eigenen Erfahrungen haben gezeigt, daß 30 Proben nun innerhalb von 6–12 h in hoher Präzision analysiert werden können. Es wird sich zeigen, ob diese Entwicklung für die Aktivitätsdiagnostik in der Rheumatologie geeignet ist.

■ **Restimulation der T-Lymphozyten.** Ein häufig genutzter Ansatz zur Bestimmung der Typ-1/2/3-Verteilung ist die Restimulation der T-Lymphozyten in vitro mittels PMA/Ionomycin oder anderer polyklonaler Trigger und anschließendem intrazellulären Zytokinnachweis mittels Flowzytometrie. Durch Wahl dieser „Maximalstimuli" erhofft man sich eine optimale Stimulierung . Damit gibt dieser Test eher Hinweise auf das Potential der untersuchten Zellen als auf die aktuelle Funktionsaktivität. Dieser Test ist jedoch gut für das Verständnis der Wirkweise immunmodulatorischer Therapien geeignet. In eigenen Untersuchungen im

Rahmen von Studien mit dem antinflammatorischen Zytokin IL-10 zur Therapie der Psoriasis konnten wir beobachten, daß neben der erwarteten Hemmung der Monozytenfunktion, die nach Absetzen schnell reversibel war, eine auch nach Therapieende langandauernde Umpolarisierung der T-Lymphozyten in Richtung IL-4-produzierende Typ-2-T-Zellen zu beobachten war. Dieses Phänomen könnte den fehlenden Reboundeffekt der Psoriasisaktivität nach Absetzen der IL-10 Therapie erklären, was bei anderen Therapien häufig beobachtet wird. IL-10 wird auch für den therapeutischen Einsatz bei der chronischen Polyarthitis diskutiert. Es stellt sich die Frage, ob man mit diesem Immunmonitoring „Non-Responder" zeitig herausfiltrieren kann.

■ **Aktivitätsmessung (auto)antigenreaktiver T-Lymphozyten.** Zweifelsohne wäre von noch größerem Wert, die Aktivität (auto)antigenreaktiver T-Lymphozyten zu bestimmen. Dies schien aufgrund der geringen Frequenz und der Eigenschaft der T-Lymphozyten, Antigen nicht in freier Form, sondern nur in Assoziation mit MHC-Molekülen zu erkennen, lange Zeit unmöglich. Jedoch haben jüngste Veröffentlichungen gezeigt, daß es bei Kenntnis der Zielantigene heute durchaus möglich ist, durch Bindungsteste mit fluoreszenzmarkierten MHC-Peptidkomplexen antigenbindende T-Lymphozyten zu identifizieren. Für verschiedene virale Epitope wurde dies eindrucksvoll demonstriert. Jedoch ist die Methode noch extrem aufwendig und setzt die Kenntnis des Zielepitops voraus. Außerdem werden keine funktionellen Informationen zu den T-Lymphozyten geliefert. Kürzlich konnte gezeigt werden, daß aber auch zytokinproduzierende T-Lymphozyten antigenspezifisch detektiert werden können. Nach einer Kurzzeitinkubation (wenige Stunden) mit dem kompletten Zielantigen, in der das Zielantigen von antigenpräsentierenden Zellen prozessiert und präsentiert wird, können antigenreaktive zytokinbindende CD4+-T-Lymphozyten durch Mehrfachmarkierung flowzytometrisch sehr gut detektiert werden. Wir konnten diese Technik auf CD8+-T-Lymphozyten erweitern und auch eine Methode entwickeln, die das „Mapping" unbekannter Zielepitope erlaubt. Diese neuen flowzytometrischen Methoden lassen sich nicht nur für Untersuchungen des zellulären antiviralen Spektrums einsetzen, sondern werden auch ein großes Anwendungsfeld in der Autoimmun- und Transplantationsforschung finden.

11.6.2 Numerische und funktionelle Erfassung der B-Lymphozyten

Da die Funktion der B-Lymphozyten sehr gut über Antikörpertiter im Serum erfaßt werden kann, wurde den unter 11.6.1 dargestellten Testsystemen für die Charakterisierung der B-Lymphozyten weniger Bedeutung zugemessen. Hinzu kommt, daß aktivierte B-Lymphozyten nur kurz im Blut zirkulieren und antikörperproduzierende Zellen praktisch gar nicht. Damit gibt das Blut, was am besten der Diagnostik zugänglich ist, nur eingeschränkte Informationen. Jüngste Untersuchungen zeigen jedoch, daß möglicherweise der Bestimmung von Plasmazellen im Blut (CD 27^{++}), z.B. von SLE-Patienten, eine Bedeutung zukommt (Hiepe et al., unveröffentlicht). Die phänotypische Charakterisierung der peripheren B-Lymphozyten ist gut geeignet, unter Immunsuppression nicht selten entstehende B-Zell-lymphome zeitig zu detektieren. Sowohl die B-CLL als auch die EBV-assoziierten lymphoproliferativen Erkrankungen, die bei Transplantierten als PTLD („post transplant lymphoproliferative disease") zusammengefaßt werden, fallen lange vor klinischer Manifestation durch eine Expansion CD19+ B-Lymphozyten im Blut auf. Parallele Färbungen mit λ- bzw. κ-Kettenspezifischen Antikörpern geben darüber hinaus Hinweise auf Monoklonalität, obwohl Monoklonalität v.a. bei der PTLD nicht Bedingung ist. Insbesondere durch den Einsatz aggressiverer Behandlungsmethoden wie z.B. der Knochenmarktransplantation oder von Immunotoxinen muß mit einer Zunahme derartiger Komplikationen in der Rheumatologie gerechnet werden.

11.6.3 Numerische und funktionelle Erfassung der Monozyten

Monozyten kommen aus dem Knochenmark und haben eine Halbwertszeit von weniger als 24 h im peripheren Blut. Sie migrieren in unterschiedliche Gewebe und differenzieren dort aus in Makrophagen unterschiedlichster Subspezialisierung und offenbar auch in Dendritische Zellen. Sie vermitteln wesentliche Funktionen sowohl bei der Induktion der Immunantwort als auch (v.a. als Makrophagen) als Effektorzellen und bilden eine essentielle Brücke zwischen der erworbenen spezifischen und der angeborenen unspezifischen Immunität. Über den CD14-Marker lassen sie sich im Blut mittels Flowzytometrie einfach quantifizieren, wobei beachtet werden muß, daß v.a. aktivierte Granulozyten auch CD14 exprimieren, obwohl schwächer. Funktionell lassen sich Monozyten v.a. über die Expression von für die Antigenpräsentierung wichtigen Molekülen (z.B. HLA-DR, CD80/86) flowzytometrisch charakterisieren oder über die Fähigkeit, ex vivo nach Stimulation mit Endotoxin o.ä. Zytokine zu produzieren (z.B. Tumornekrosefaktor-alpha, IL-12, IL-10). Für die chronische Polyarthritis und den SLE ist eine Hyperaktivität peripherer Monozyten beschrieben worden. Neue, gut standardisierte, z.T. halbautomatische Teste machen eine reproduzierbare Aktivitätsdiagnostik dieser Zellen einfach möglich. Interessanterweise ist eine „Überimmunsuppression“ (z.B. durch Steroidbolus oder andere immunsuppressive Maßnahmen) sehr gut an Funktion und Phänotyp dieser Zellen abzulesen. Damit kann das individuelle Infektionsrisiko sehr gut definiert werden - eine Methode, die in der Transplantationsmedizin und Intensivmedizin bereits breiten Einzug gehalten hat. Die mit hohem Infektionsrisiko assoziierte Extremform der Monozytendeaktivierung wurde als „Immunparalyse“ bezeichnet. Die am besten evaluierten Marker hierfür sind die HLA-DR Expression auf CD14+ Monozyten (Flowzytometrie), wo jetzt ein gut standardisierter Test zur Verfügung steht sowie die Ex-vivo-TNF-Sekretionskapazität im Vollbluttest - eine Methode, die als halbautomatischer Test verfügbar ist.

11.6.4 Numerische und funktionelle Erfassung der natürlichen Killerzellen

Die Rolle der natürlichen Killerzellen in der Pathogenese rheumatologisch relevanter Erkrankungen ist noch nicht klar. Ebenso gibt es nur punktuelle Untersuchungen zur diagnostischen Relevanz von Zahl und Funktion dieser Zellen, was möglicherweise zu einer Unterschätzung dieser Zellen geführt hat. Die weitere Entwicklung läßt sich hier noch schwer einschätzen.

Tabelle 11.13 zeigt eine Zusammenstellung der wichtigsten Parameter des zellulären Immunstatus und ihrer Aussagen.

Tabelle 11.13. Übersicht über wichtige Parameter des zellulären Immunstatus und ihre Aussagen

Parameter	Methode	Aussagemöglichkeiten
Hauttest mit Recallantigenen	In-vivo-Test	Globale T-Zellreaktivität
T-Lymphozyten:		
CD3, 4, 8	Flowzytometrie	Immundefekte, Virusinfektionen
CD11a/18	Flowzytometrie	Memory/naive T-Zellen
CD25,71,69,40L etc.	Flowzytometrie	Aktivierungsmarker
Zytokinmuster:		
Spontan	RT-PCR	In-vivo-Aktivierung
Nach Maximalstimulation	Flowzytometrie, ELISA	Kapazität der Zellen
Nach Antigenstimulation	Flowzytometrie	Antigenreaktive Zellen
Zytokinplasmaspiegel	ELISA	In der Rheumatologie bisher wenig spezifisch
B-Lymphozyten:		
CD19	Flowzytometrie	Lymphomrisiko
Antikörperspiegel	ELISA, Immunfluoreszenz	Autoantikörperdiagnostik
NK-Zellen:		
CD16,56	Flowzytometrie	Erhöht bei einigen Tumoren, Virusinfektionen
Monozyten:		
CD14 – HLA-DR	Flowzytometrie	Detektion der „Immunparalyse“
Ex-vivo-TNF-Sekretion	ELISA	Detektion der „Immunparalyse“

Literatur

Literatur zu Kap. 11.1

Genth E (1997) Diagnosestrategien in der Rheumatologie. Fortschritte in der Medizin. Urban & Vogel, München

Krause A, Baerwald C (1993) Pathogenese rheumatischer Erkrankungen. Internist 34:806–816

Maddison PJ, Isenberg DA, Woo P, Glass DN (1993)Investigation of the rheumatic diseases In: Oxford textbook of rheumatology. Oxford Univ Press, Oxford, vol 1, pp 361–481

Ward MM (1998) Laboratory testing for systemic rheumatic diseases. Postgrad Med 103/2:93–111

Literatur zu Kap. 11.2

Hiepe F, Riemekasten G, Dörner T (1996) Autoantikörperdiagnostik beim systemischen Lupus erythematodes. Akt. Rheumatol 21:62–71

Peter JB, Shoenfeld Y (eds) (1996) Autoantibodies. Elsevier, Amsterdam

Van Venroooij WJ, Maini RN (eds) (1996) Manual of biological markers of disease. Kluwer Academic Publ, Dordrecht London

Von Mühlen CA, Tan EM (1995) Autoantibodies in the diagnosis of systemic rheumatic diseases. Semin Arthritis Rheum 24: 323–358

Literatur zu Kap. 11.3

Baker DG, Schumacher HR (1993) Acute monoarthritis. N Engl J Med 329:1013–1020

Freemont AJ, Denton J, Chuck A, Holt PJ, Davies M (1991) Diagnostic value of synovial fluid microscopy: a reassessment and rationalisation. Ann Rheum Dis 50:101–107

Literatur zu Kap. 11.4

Genth E (1997) Diagnosestrategien in der Rheumatologie. Fortschritte in der Medizin. Urban & Vogel, München

Krause A, Baerwald C (1993) Pathogenese rheumatischer Erkrankungen. Internist 34:806–816

Maddison PJ, Isenberg DA, Woo P, Glass DN (1993) Investigation of the rheumatic diseases In: Oxford textbook of rheumatology. Oxford Univ Press, Oxford, vol 1, pp 361–481

Sigal LH (1998) Pitfalls in the diagnosis and managements of Lyme disease. Arthritis Rheum 41:195–204

Ward MM (1998) Laboratory testing for systemic rheumatic diseases. Postgrad Med 103/2:93–100

Literatur zu Kap. 11.5

Arnett FC, Reveille JD (1992) Genetics of systemic lupus erythematosus. Rheum Dis Clin North Am 18:865–892

Benjamin R, Parham P (1990) Guilt by association: HLA-B27 and ankylosing spondylitis. Immunol Today 11:137–142

Bodmer JG, Marsh SGE, Albert ED et al. (1997) Nomenclature for factors of the HLA system, 1996. Tissue Antigens 49:297–321

Brown M, Wordsworth P (1997) Predisposing factors to spondylarthropathies. Curr Opin Rheumatol 9:308–314

Brown MA, Pile KD, Kennedy LG et al. (1998) A genome-wide screen for susceptibility loci in ankylosing spondylitis. Arthritis Rheum 41:588–595

Eberhardt K, Fex E, Johnson U, Wollheim FA (1996) Associations of HLA-DRB and -DQB genes with two and five year outcome in rheumatoid arthritis. Ann Rheum Dis 55:34–39

McDaniel DO, Alarcon GS, Pratt PW, Reveille JD (1995) Most African-American patients with rheumatoid arthritis do not have the rheumatoid antigenic determinant (epitope). Ann Intern Med 123:181–187

Perdriger A, Chales G, Semana G et al. (1997) Role of HLA-DR-DR and DR-DQ associations in the expression of extraarticular manifestations and rheumatoid factor in rheumatoid arthritis. J Rheumatol 24:1272–1276

Rudwaleit M, Tikly M, Khamashta M et al. (1996) Interethnic differences in the association of tumor necrosis factor promoter polymorphisms with systemic lupus erythematosus. J Rheumatol 23:1725–1728

Suarez-Almazor ME, Tao S, Moustarah F, Russell AS, Maksymowych W (1995) HLA-DR1, DR4, and DRB1 disease related subtypes in rheumatoid arthritis. Association with susceptibility but not severity in a city wide community based study. J Rheumatol 22:2027–2033

Teller K, Budhai L, Zhang M, Haramati N, Keiser HD, Davidson A (1996) HLA-DRB1 and DQB typing of Hispanic American patients with rheumatoid arthritis: the „shared epitope“ hypothesis may not apply. J Rheumatol 23:1363–1368

Wagner U, Kaltenhauser S, Sauer H et al. (1997) HLA markers and prediction of clinical course and outcome in rheumatoid arthritis. Arthritis Rheum 40:341–351

Literatur zu Kap. 11.6

Asadullah K, Döcke WD, Reinke P, Sterry P, Volk HD (1997) Zytokinbestimmungen – Diagnostischer Einsatz aus klinisch-immunologischer Sicht. Dtsch Med Wochenschr 122:1424–1431

Balkwill F (1993) Cytokines in health and disease. Immunol Today 14:149–150

Döcke WD, Randow F, Syrbe U et al. (1997) Monocyte deactivation in septic patients: restoration by interferon-gamma treatment. Nature Med 3:678–681

Kelso A (1995) Th1 and Th2 subsets: paradigms lost? Immunol Today 16:374–379

Kern F, Surel IP, Brock C et al. (1998) T-cell epitope mapping by flow cytometry. Nature Med 8:975–978

Mosman TR, Sad S (1996) The expanding universe of T-cell subsets: Th1, Th2 and more. Immunol Today 17:138–146

Platzer C, Ode-Hakim S, Reinke P, Döcke WD, Volk HD (1994) Quantitative RT-PCR analysis of cytokine transcription patterns in PBMC after OKT 3 rejection therapy using two novel multispecific competitor fragments. Tansplantation 58:264–268

Trembleau S, Germann T, Gately MK, Adorini L (1995) The role of IL-12 in the induction of organ-specific autoimmune diseases. Immunol Today 16:383–386

Volk HD, Keyßer G, Burmester GR (1998) Zytokine und Zytokin-Rezeptoren. In: Thomas L (ed) Labor und Diagnose. TH Books, pp 782–791

Waldrop SL, Pitcher CJ, Peterson DM, Maino VC, Picker LJ (1997) Determination of antigen-specific memory/effector CD4+ T cell frequencies by flow cytometry: evidence for a novel, antigen-specific homeostatic mechanism in HIV-associated immunodeficiency. J Clin Invest 99:1739–1750

Bildgebende Verfahren

S. Sell, I. Sell, J. M. Engel

INHALT

Bei der Diagnostik, Therapie und Verlaufskontrolle von chronisch-entzündlichen Gelenkerkrankungen spielen bildgebende Verfahren eine immer größere Rolle. Einerseits kann die entzündliche Beteiligung der Gelenke und Sehnen früher erkannt werden, andererseits stellen die modernen bildgebenden Verfahren – wie z.B. die Computertomographie und Kernspintomographie – neben der klinischen Untersuchung – eine wichtige Mithilfe bei der Therapiegestaltung und Verlaufsbeobachtung dar.

12.1 Röntgen

Trotz des zunehmenden Erfolges der modernen bildgebenden Verfahren bleibt das Röntgen unverändert eines der Basisroutineverfahren in der Diagnostik der rheumatischen Erkrankungen.

Den meisten chronisch-entzündlichen Gelenkerkrankungen ist ein typisches Befallsmuster eigen, so daß sich eine standardisierte Röntgenuntersuchung anbietet.

Bei der Frühdiagnostik der chronischen Polyarthritis ist es sinnvoll, sowohl Hände als auch Füße radiologisch zu erfassen. Die Frühveränderungen zeigen sich v.a. an den PIP-Gelenken sowie am 1. und 2. MCP-Gelenk radial, am 5. MCP-Gelenk ulnar. Die folgende Übersicht zeigt auf, wie man bei der Röntgenuntersuchung strategisch vorgehen kann.

Röntgenologische Untersuchungsstrategie in der Rheumatologie (modifiziert nach Freyschmidt)

- *Chronische Polyarthritis (cP)*
  - Hände und Füße dorsovolar bzw. -plantar (ggf. mit Mammographietechnik, hochauflösende, feinzeichnende Filme)
  - andere Gelenke je nach klinischer Symptomatik
  - bei Verdacht auf Halswirbelsäulenbeteiligung: HWS mit Funktionsaufnahmen (Re-/Deklination)
- *Juvenile chronische Polyarthritis*
  - Hände (s. cP)
  - Beckenübersicht
  - Kniegelenke
  - HWS (Funktionsaufnahmen)
- *Spondylitis ankylosans (Spa)*
  - Sakroiliakalgelenke mit LWS
  - thorakolumbaler Übergang
  - symptomatische Gelenke
  - HWS und BWS, entsprechend klinischer Symptomatik
- *Psoriasisarthritis*
  - Hände und Füße wie bei CP
  - Iliosakralgelenk und Wirbelsäule wie bei Spa
  - symptomatische Gelenke

Die betroffenen Gelenke können mit ihrem Befallsmuster entscheidende Hinweise für die zugrundeliegende entzündliche Gelenkerkrankung liefern.

Bei der Untersuchung der Arthritis werden folgende Zeichen voneinander unterschieden:

- Weichteilzeichen,
- arthritische Kollateralphänomene und
- arthritische Direktzeichen.

Während sich die Weichteilzeichen bereits relativ früh nach Arthritisbeginn im röntgenologischen Bild darstellen können, treten die arthritischen Kollateralphänomene in der Regel erst nach Wochen bis Monaten auf. Die arthritischen Direktzeichen werden bei raschem Verlauf der Erkrankung z.T. bereits nach Wochen, in der Regel jedoch erst nach Monaten, teilweise aber auch nach noch längerer Manifestationszeit der Erkrankung darstellbar.

■ **Weichteilzeichen.** Sie sind bedingt durch die intraartikuläre Flüssigkeits- bzw. Volumenzunahme und entzündliche Prozesse im periartikulären Gewebe. Dies führt initial im Gelenkbereich zunächst zu einer Erweiterung des Gelenkspalts. Daneben stellen sich abgedrängte Fettlamellen dar (z.B. Fettpolster am distalen Humerus). Die Distanzierung der Metakarpalköpfchen kann auch Hinweis auf die Arthritis der Grundgelenke sein.

■ **Arthritische Kollateralphänomene.** Diese zeigen sich v.a. im subchondralen Knochen. Sie führen zur röntgenologischen Demineralisation, die durch Schonung des entsprechenden Gelenkes noch verstärkt werden kann (periartikuläre Osteoporose). Abzugrenzen bleiben diese entzündlichen Veränderungen von anderen Demineralisationen wie dem Sudeck-Syndrom mit dem charakteristischen scheckigen Aussehen.

■ **Arthritische Direktzeichen.** Sie sind Hinweise auf die unmittelbare Destruktion, die durch die chronisch-entzündliche Erkrankung ausgelöst wurde. Bei der Analyse von chronisch-entzündlichen Gelenkerkrankungen gilt es, zwischen destruktiven, resorptiven Veränderungen und produktiven Prozessen zu unterscheiden. Im Verlauf der entzündlichen Erkrankung kommt es zum Verlust der Grenzlamelle – dieser Prozeß beginnt häufig im Bereich des Processus styloideus ulnae. Ein Schwund der Grenzlamelle kann jedoch auch bei der Osteomalazie und beim Hyperparathyreodismus vorkommen. Wenn die chronisch-entzündliche Gelenkerkrankung die Spongiosa erreicht hat, führt eine weitere Destruktion des Knochens zur Bildung von Usuren an der Knorpel-Knochen-Grenze. Es kann zu kugeligen Aufhellungen in der subchondralen Spongiosa kommen, den sog. Signalgeoden oder Begleitgeoden (Zysten).

Die konzentrische Gelenkspaltverschmälerung ist charakterisiert durch den Schwund des Knorpels. Hier gilt es insbesondere darauf zu achten, daß eine Beugekontraktur eines Gelenkes keine vermehrte Gelenkspaltverschmälerung vortäuscht. Gleichzeitig erscheint es wichtig, insbesondere bei der unteren Extremität (z.B. Kniegelenk), die Aufnahme im Stehen (Belastungsaufnahme) durchzuführen, um das komplette Ausmaß der Knorpeldestruktion erfassen zu können. Weitere Destruktionen können zur Subluxation, Luxation, Ankylose oder auch völligen Mutilation des Gelenkes führen.

Der Ausbildungsgrad der destruktiven Veränderungen wird in der Regel nach Larsen et al. (1977) eingeordnet, die Stadien sind in der folgenden Übersicht dargestellt.

Röntgenklassifikation nach Larsen et al.

- Stadium 1: keine Röntgenveränderungen
- Stadium 2: gelenknahe Weichteilschwellung und Osteoporose, leichte Gelenkspaltverschmälerung
- Stadium 3: mittelgradige Erosionen und Gelenkspaltverschmälerung
- Stadium 4: Gelenkspaltverschmälerung wie 3 und Deformierung an gewichttragenden Gelenken
- Stadium 5: Schwund der ursprünglichen Gelenkfläche, massive Deformierung der Gelenke

Chronische Polyarthritis

Die Diagnostik der chronischen Polyarthritis im Röntgenbild beruht v.a. auf dem typischen Befallsmuster mit Hauptmanifestationen im Bereich des Handskeletts. Gleichzeitig ist eine Kombination aus gelenknaher Osteoporose, erosiven sowie destruktiven Veränderungen typisch für diese Erkrankung. Periostale Veränderungen finden sich bei der chronischen Polyarthritis im Gegensatz zu anderen entzündlichen Gelenkerkrankungen selten.

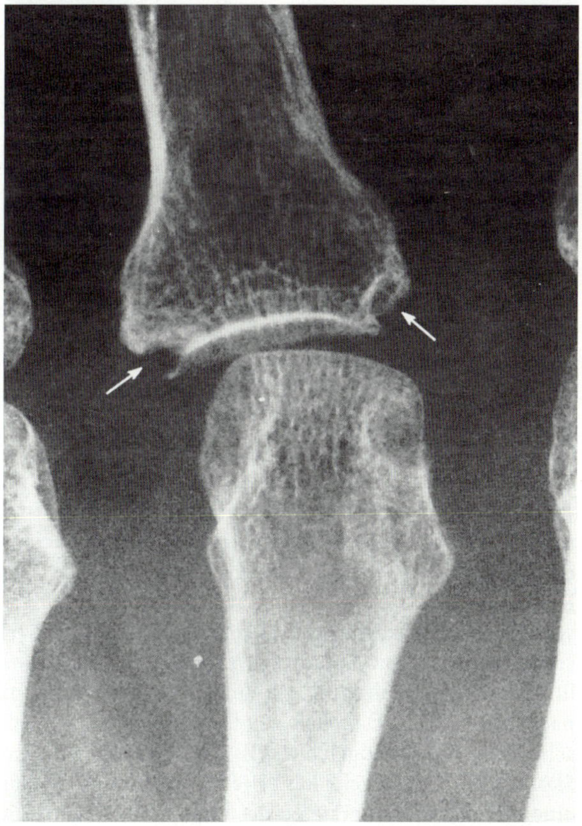

Abb. 12.1. Röntgen – MCP III a.-p., chronische Polyarthritis mit typischen destruktiven Usurbildungen (→)

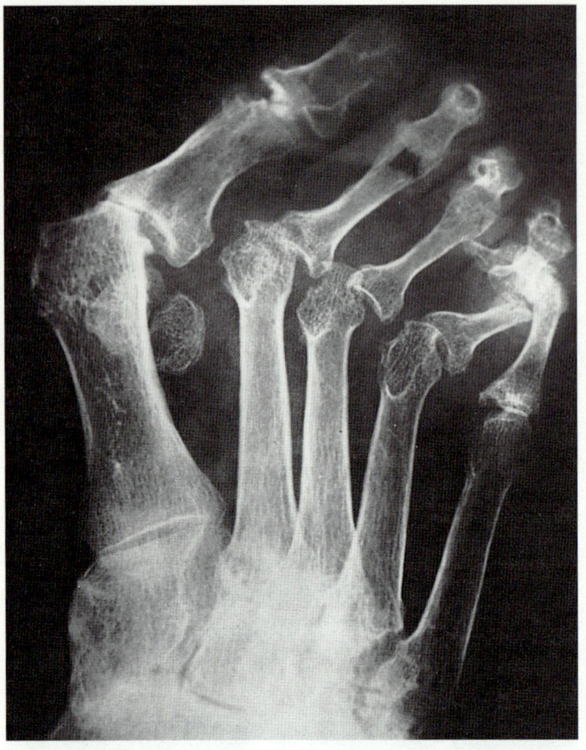

Abb. 12.2. Röntgen – Vorfuß a.-p., typische Veränderung bei einer chronischen Polyarthritis mit Subluxation der Grundgelenke und ausgeprägten destruktiven Veränderungen

Charakteristische Zeichen

Charakteristisch für chronisch-entzündliche Gelenkerkrankungen sind die Fehlstellungen. Es finden sich zunächst Arthritiszeichen im Bereich der Metakarpophalangeal- und Interphalangealgelenke. Als Frühzeichen gelten dorsoradiale Usuren an den Grundphalangen II–V. In einem späteren Stadium kommt es dann zur typischen ulnaren Deviation und volaren Subluxation in den Fingergrundgelenken der Hand (Abb. 12.1).

Im Bereich des Handgelenkes zeigt sich bei der chronischen Polyarthritis ein Abgleiten der Karpalknochen entlang der nach ulnar geneigten Gelenkfläche des Radius (Abb. 12.2). Gleichzeitig besteht häufig eine Zerstörung der interkarpalen („intrinsic") Bänder v.a. zwischen Skaphoid und Lunatum, welche zu einer skapholunären Dissoziation mit Abgleiten des Os lunatum nach ulnar führt. Daneben zeigt sich eine volare Verschiebung des Handgelenkes. Es entsteht die typische Skoliose des Handgelenkes. Hierdurch kommt es zu einem relativen Höhertreten des Caput ulnae, das zum typischen Caput-ulnae-Syndrom führt.

! Die HWS ist bei der chronischen Polyarthritis bevorzugt betroffen.

Mögliche Manifestationen der entzündlichen Erkrankung im Bereich der HWS beinhalten:

- **Zerstörungen der Wirbelbogengelenke C2–C7 mit dem dazugehörigen Bandapparat.** Die entzündlichen Veränderungen können zu Lockerungen der Bewegungssegmente führen. Bei der ausgeprägten Instabilität der gesamten Halswirbelsäule entsteht ein sog. Stufenleiterphänomen. Die rheumatischen Veränderungen befallen besonders häufig die Zwischenwirbelräume C2 und C3.

- **Veränderungen in der Occipito-atlanto-axial-Region (zwischen C0/C1 und C1/C2).** Die typischen Veränderungen im Bereich der Halswirbelsäule bestehen neben lokalen Osteoerosionen, z.B. der Zerstörung des Dens, in der Lockerung des gesamten Bandapparats. Die Schädigungen des Kapsel-Band-Apparates betreffen v.a. das Lig. transversum, die Ligg. alaria sowie das Lig. apicis dentis. Es kann dadurch zur Kranialdislokation des Dens und Ventralverschiebung des Atlas auf dem Axis kommen.

  Eine typische Veränderung ist die atlantoaxiale Instabilität (Abb. 12.3). Sie kann dann diagnostiziert werden, wenn der Abstand von der Hinterkante des vorderen Atlasbogens zur Vorderkante des Dens über 3 mm liegt. Bei der atlanto-axialen Instabilität wird unterschieden zwischen einer permanenten und einer mobilen Dislokation, die sich lediglich in den Funktionsaufnahmen manifestiert. Eine weitere charakteristische Veränderung ist die pseudobasiläre Impression. Sie liegt dann vor, wenn die Densspitze über 3 mm die Horizontale zwischen Gaumen und Okzipitalschuppe (McGregor-Linie) in Richtung Foramen occipitale überschreitet. Sind die radiologischen Veränderungen in den Nativ-/Funktionsaufnahmen nicht eindeutig zu beurteilen, dann ist ein Weiterführen der Diagnostik mittels Tomographie – ggf. Computertomographie oder Kernspintomographie – sinnvoll. Die Kernspintomographie stellt hierbei aufgrund der guten Weichteildiagnostik sicherlich das empfindlichste diagnostische Verfahren insbesondere in der Frühdiagnostik dar.

- **Rheumatische Spondylodiszitiden.** Die unspezifische Spondylodiszitis im Rahmen einer chronischen Polyarthritis ist charakterisiert durch eine Verminderung des Zwischenwirbelraumes, wobei gleichzeitig die Grund- und Deckplatten (Arosionen) unscharf konturiert sind. Es kann dann reaktiv zu reparativen Vorgängen kommen. Der entzündliche Prozeß führt bei der juvenilen chronischen Polyarthritis häufig zur Blockwirbelbildung.

- **Erosionen der Sakroiliakalgelenke.** Bei Beteiligung der Sakroilialkalgelenke kommt es v.a. zur Bildung von Erosionen, die sich jedoch in der Übersichtsaufnahme häufig nicht darstellen. Das typische bunte Bild als Kombination mit reaktiven Sklerosen und Verknöcherungen zeigt sich bei der chronischen Polyarthritis in der Regel nicht.

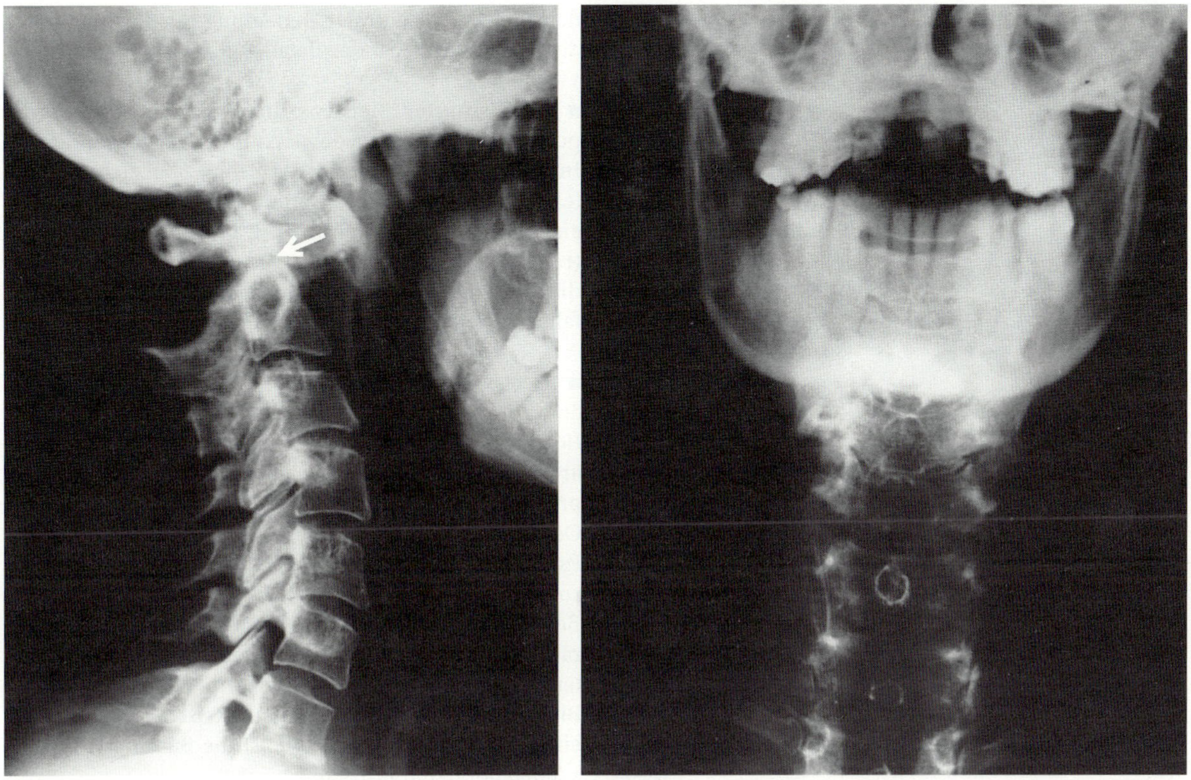

Abb. 12.3. Röntgen – Halswirbelsäule in 2 Ebenen, ausgeprägte atlantoaxiale Instabilität bereits in den Nativaufnahmen. Deutliche Vergrößerung des atlantoaxialen Abstandes (→)

Seronegative Spondylarthritiden

Zur Standarddiagnostik bei den seronegativen Spondylarthritiden zählen die Aufnahmen der Sakroiliakalgelenke und des thorakolumbalen Übergangs. In den meisten Fällen der ankylosierenden Spondylitis ist eine Sakroiliakalbeteiligung gegeben.

Sakroiliakalgelenk

■ **Buntes Bild.** Die radiologische Symptomatik im Bereich des Sakroiliakalgelenkes ist charakterisiert durch das sog. „bunte Bild". Im Bereich der Sakroiliakalgelenke findet sich ein Nebeneinander von destruktiven Veränderungen, Sklerose und ankylosierenden Röntgenzeichen. Die destruktiven Zeichen beinhalten die unscharfe Konturierung, die subchondrale Verwaschung der Knochenstruktur und auch die girlandenförmige Pseudoerweiterung des Gelenkspalts. Daneben finden sich häufig erosive Veränderungen. Die „Perlenschnur" oder der „Rosenkranz" stellen aneinandergereihte Erosionen dar. Die Veränderungen treten in der Regel beidseitig auf. Das Bild der bunten Sakroileitis tritt neben der ankylosierenden Spondylitis auch beim M. Reiter, der Psoriasisarthritis, den reaktiven Arthritiden, der Colitis ulcerosa und beim M. Crohn auf. Differentialdiagnostisch abzugrenzen ist die bakterielle Sakroileitis, die in der Regel jedoch einseitig vorkommt. Die Sklerosierungen bei der Sakroileitis sind abzugrenzen von einer Hyperostosis triangularis.

Wirbelsäule

■ **Syndesmophyten.** Die Beteiligung der Wirbelsäule im Rahmen der Spondylitis ankylosans ist durch die Bildung von Syndesmophyten charakterisiert. Die Syndesmophyten stehen in exakter Längsrichtung zum gegenüberliegenden Wirbelkörper und können schließlich zur kompletten Ankylose führen (Bambusstab). Die Syndesmophyten sind differentialdiagnostisch von Spondylophyten abzugrenzen. Die Spondylophyten entwickeln sich zunächst nach lateral und ventral, dann weiter nach kranial bzw. kaudal. Der Syndesmophyt verknöchert direkt von der Wirbelkörperkante nach kaudal oder kranial, häufig im Verlauf der Bandstrukturen, um dann zur kompletten Ankylose zu führen (Abb. 12.4). Weiterhin abzugrenzen bleiben hiervon die Parasyndesmophyten, die beim M. Reiter und bei der Psoriasisarthritis zu finden sind.

■ **Ankylosierung der Intervertebralgelenke.** Neben der Bildung von Syndesmophyten kommt es bei der Spondylitis ankylosans zusätzlich zur Ankylosierung

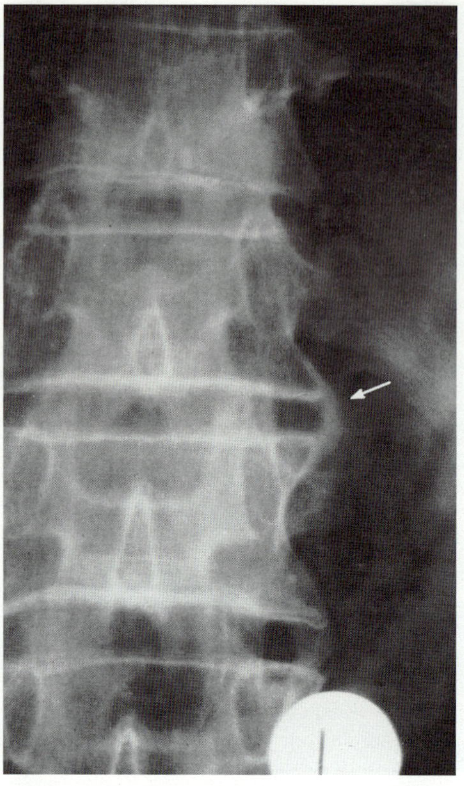

Abb. 12.4. Röntgen – Zielaufnahme des thorakolumbalen Übergangs, syndesmophytäre Überbrückungen der Wirbelkörper bei Spondylitis ankylosans

der Intervertebralgelenke und Verknöcherung der Ligg. flava. Erst in einem späteren Stadium sind die Verknöcherungen des vorderen und hinteren Wirbelsäulenlängsbandes zu sehen. Den Endzustand bildet die pathognomonische „Bambusstabwirbelsäule". Die Spondylitis anterior *(Romanus-Läsion)* beginnt häufig mit einer umschriebenen Verdichtung der Spongiosa *(„shining corner")*. Es kommt dann zu Destruktionen der Randleiste insbesondere im Ventralbereich. Anbauvorgänge können zur Bildung eines sog. Kastenwirbels führen bis zur Entstehung des sog. Tonnenwirbels.

■ **Andersson-Läsion.** Bei der Andersson-Läsion zeigen sich Spondylodiszitiszeichen. Manche Autoren unterscheiden bei der Andersson-Läsion einen entzündlichen und einen nichtentzündlichen Typ. Beim entzündlichen Typ tritt meist im Lendenwirbelsäulenbereich eine breite Sklerosierung mit kleiner Defektbildung an der Wirbelkörperabschlußplatte auf. Der nichtentzündliche Typ entspricht einem Überlastungsbruch in einer versteiften Wirbelsäule.

Psoriasisarthropathie

Bei der Psoriasisarthropathie bestehen neben den Gelenkdestruktionen gleichzeitig proliferative Veränderungen. Von zentraler Bedeutung für die Diagnostik der Arthropathie ist der Befallstyp.

■ **Befallsmuster.** Meistens findet sich ein oligo- oder polyartikulärer Befall, der asymmetrisch ausgeprägt ist. Im Bereich der Hand oder der Zehen zeigt sich ein axiales Befallsmuster, so daß alle Gelenke einer Zehe oder eines Fingers betroffen sind. Daneben kann auch ein transversaler Befallstyp mit dem typischen Befall der distalen Interphalangealgelenke bestehen. Beide Befallsmuster können auch nebeneinander vorkommen.

■ **Destruktive Veränderungen.** Die destruktiven Veränderungen der Psoriasisarthropathie (Usur, Destruktion, Lyse, Erosion) ähneln denen der chronischen Polyarthritis, gleichzeitig bestehen jedoch die spezifischen proliferativen Veränderungen (Apposition, Sklerose, Ossifikation). Häufig finden sich Mutilationen bei der Psoriasisarthropathie. Bei den proliferativen Veränderungen finden sich v.a. Verknöcherungen im Kapsel-Band-Ansatz und spikuläre Ossifikationen am Gelenkrand (Protuberanzen). Der Befall der Sakroiliakalgelenke manifestiert sich ebenfalls mit dem sog. bunten Bild, in der Regel jedoch asymmetrisch oder auch nur einseitig. An der Wirbelsäule ist die Bildung von Parasyndesmophyten typisch.

Sklerodermie

Bei der Sklerodermie kommt es zu einer Osteoporose, die jedoch im Gegensatz zur chronischen Polyarthritis im Handgelenkbereich diffus ausgeprägt ist. Arthritiszeichen sind wie bei der chronischen Polyarthritis zu finden. Es entstehen reaktionslose Osteolysen im Bereich der Akren (Nagelfortsatz der Finger, Processus styloideus ulnae, Radius). Typisch sind interstitielle Verkalkungen, sehr häufig in Kombination mit Nagelfortsatzosteolysen der Finger.

Systemischer Lupus erythematodes

Charakteristisch für den Lupus erythematodes ist der radiologisch relativ unauffällige Befund bei ausgeprägter klinischer Symptomatik. Die bei der chronischen Polyarthritis beschriebenen Veränderungen werden trotz z.T. ausgeprägten Gelenkbefalls nur in seltenen Fällen beobachtet. Auch Gelenkfehlstellungen treten ohne erosive Veränderungen auf. Es finden sich gelenknahe Entkalkungen, arthritische Weichteilzeichen und eine Akrosklerose und Osteolyse des Nagelfortsatzes, z.T. auch aseptische Knochennekrosen.

12.2 Sonographie

Seit Anfang der 80er Jahre hat sich der Einsatz der Ultraschalldiagnostik in der Rheumatologie immens

Tabelle 12.1. Ultraschalluntersuchungstechnik der einzelnen Gelenke

Gelenk	Schallkopf	Wasservorlaufstrecke
Schultergelenk	5 / 7,5 MHz	+/-
Ellbogengelenk	5 / 7,5 MHz	+/-
Hand	7,5 / 10 MHz	+
Hüftgelenk	5 MHz	-
Kniegelenk	5 / 7,5 MHz	± dorsal
Sprunggelenk	5 / 7,5 MHz	+

ausgeweitet. War die Ultraschalldiagnostik anfangs auf den Nachweis von Baker-Zysten und deren Abgrenzung von Beinvenenthrombosen bzw. rupturierten Baker-Zysten begrenzt, so ist die Sonographie in der Rheumatologie inzwischen Routinediagnostik geworden.

Die Standardisierung der Methode hat ganz wesentlich zum Erfolg beigetragen.

Die sonographische Untersuchung der Stütz- und Bewegungsorgane wird durchgeführt mit einem 5-MHz- oder 7,5-MHz-Linearschallkopf, bei speziellen Fragestellungen auch mit einem 10-MHz-Schallkopf und ggf. einer Wasservorlaufstrecke. In hochmodernen Geräten werden z.T. auch höher frequente Schallköpfe eingesetzt. Tabelle 12.1 gibt die entsprechende Technik für die Untersuchung der einzelnen Gelenke an.

Die Untersuchung erfolgt heute in Standarduntersuchungsebenen, die für die einzelnen Gelenke festgelegt wurden:

- Schulter (6 Ebenen),
- Knie (10 Ebenen),
- Hüfte (3 Ebenen),
- Ellbogen (5 Ebenen),
- Sprunggelenk (5 Ebenen),
- Hand (4 Ebenen).

Besonders wichtig erscheint die Hervorhebung der dynamischen Untersuchung, sie trägt wesentlich zum Informationsgewinn bei. Die Dokumentation von pathologischen Befunden muß in 2 Schnittebenen erfolgen. Dies erst ermöglicht eine eindeutige Abgrenzung gegenüber Artefakten. Wichtig ist insbesondere bei nicht eindeutigen Befunden der Vergleich mit der kontralateralen Seite.

Das Echogenitätsverhalten bei der sonographischen Untersuchung rheumatischer Patienten ist verändert. Insgesamt kommt es zu einer Zunahme der Echogenität. Die einzelnen Schichten sind schwieriger voneinander abzugrenzen.

Schulter

Die sonographische Untersuchung ist inzwischen fester Bestandteil der Routinediagnostik des Schultergelenkes geworden. Es bleibt jedoch wichtig, darauf hinzuweisen, daß sie unbedingt in die Gesamtuntersuchung des Schultergelenkes, klinische Untersuchung und nativradiologische Untersuchung, miteingebunden werden muß. Eine sonographische Untersuchung ohne die beiden vorgenannten Methoden erscheint undenkbar. Entzündliche Veränderungen der Schulter können sonographisch frühzeitig erfaßt werden, auch wenn klinische und radiologische Untersuchungen darauf noch keinen Hinweis geben. Die Standardebenen werden in der nachfolgenden Übersicht exemplarisch am Beispiel der Schulter aufgezeigt.

Standarduntersuchungsebenen Schulter

- *Dorsale Region*
  - dorsal-transversal
  - dorsal-longitudinal
- *Lateral-superiore Region*
  - lateral-transversal („korakoakromiales Fenster")
  - lateral-longitudinal
- *Ventrale Region*
  - ventral-transversal
  - ventral-longitudinal

Bei fast 50% der Untersuchungen von Patienten mit einer chronisch-entzündlichen Gelenkerkrankung liegt eine Ruptur der Rotatorenmanschette vor.

Um von einer sicheren Diagnose einer Rotatorenmanschettenruptur ausgehen zu können, müssen die sicheren Kriterien in 2 Ebenen dokumentiert werden:

- fehlende Darstellbarkeit (Humerusglatze),
- Kalibersprung (Unterbrechung der Reifenstruktur, Stufenbildung, Konturinversion),
- dynamische Kriterien (gestörter Gleitprozeß).

Untersuchungen in der Orthopädischen Abteilung der Universitätsklinik Tübingen haben gezeigt, daß das Ausmaß der Echogenitätsveränderung der Rotatorenmanschette bei Patienten mit rheumatischen Erkrankungen lediglich leicht das Ausmaß einer normalen Vergleichsgruppe überschreitet. Echogenitätsveränderungen weisen auf degenerative Läsionen der Rotatorenmanschette hin. Hinter großen Echogenitätsveränderungen können sich jedoch auch Rupturen – Partialrupturen – der Rotatorenmanschette verbergen.

Dynamische Untersuchung

Differentialdiagnostisch hilft hier v.a. die dynamische Untersuchung, die bei diesen Veränderungen häufig einen gestörten Gleitprozeß nachweisen läßt. Die Rotatorenmanschette liegt als Sehnenplatte auf der konvex geformten Humeruskopfkontur. Bedingt durch die Humeruskopfkontur werden immer nur die zentral abgebildeten Sehnenanteile orthograd getroffen. Echogenitätsveränderungen können nur bei korrekter Anschallrichtung interpretiert werden. Durch Kippung des Schallkopfes ergeben sich Interpretationsschwierig-

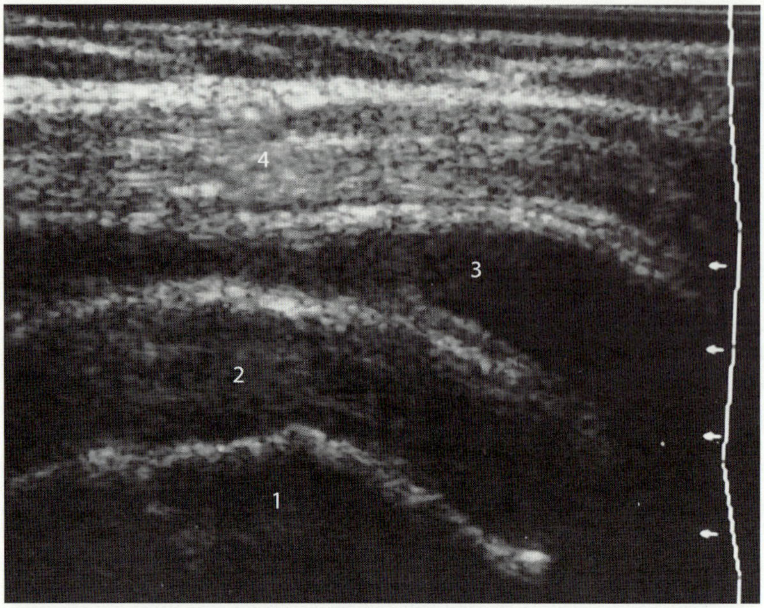

Abb. 12.5. Sonographie Schulter, korakoakromialer Schnitt, ausgeprägte Bursitis subacromialis mit chronisch-entzündlichen Veränderungen. *1* Humeruskopf, *2* Rotatorenmanschette, *3* Bursitis subacromialis, *4* M. deltoideus

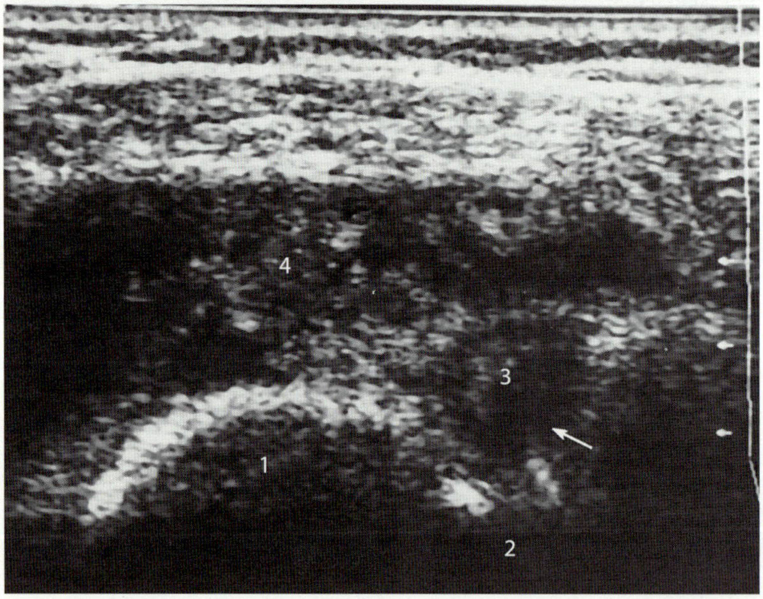

Abb. 12.6. Sonographie Schulter, ventraler Transversalschnitt, deutliche Synovitis um die Bizepssehne (→), ausgeprägte Bursitis subdeltoidea. *1* Humeruskopf, *2* Sulcus bicipitalis, *3* Bizepssehne, *4* Bursa subacromialis

keiten zur Abgrenzung echofreier Areale gegenüber schräg getroffenen Sehnenabschnitten, die auch echofrei erscheinen. Echogenitätsveränderungen müssen in 2 Ebenen dokumentiert werden, um von einer sicheren Veränderung ausgehen zu können.

■ **Bursa acromialis.** Häufig stellt sich die Bursa nur als feine echoreiche Linie dar. Verbreiterungen der Bursa bis zu einer Dicke von 1–2 mm sind physiologisch. Ab 2 mm Verbreiterung kann von einer Synovitis bzw. Ergußbildung in der Bursa subacromialis ausgegangen werden (Abb. 12.5). Adhäsionen und Aufwulstungen als Folge von z.B. entzündlichen Restzuständen lassen sich gut in der dynamischen Untersuchung nachweisen.

■ **Bizepssehne.** Veränderungen der Bizepssehne stellen sich v.a. im ventralen longitudinalen und ventralen transversalen Schnitt dar. Bei Ergußbildung, Synovitis im Bereich der Bizepssehne, zeigt sich ein typisches „Halophänomen". Die Bizepssehne ist in diesen Fällen von einem echoarmen Hof umgeben, der von einer scharfen echoreichen Linie begrenzt ist (ventraler transversaler Schnitt, Abb 12.6).

■ **Ossäre Veränderungen.** Bei chronisch-entzündlichen Erkrankungen stellen sie sich v.a. in den dorsalen Schnittebenen dar. Hier treten die ersten Usuren auf. Später sind die Usuren dann auch in den lateralen Schnittebenen nachzuweisen (s. Abb. 12.7).

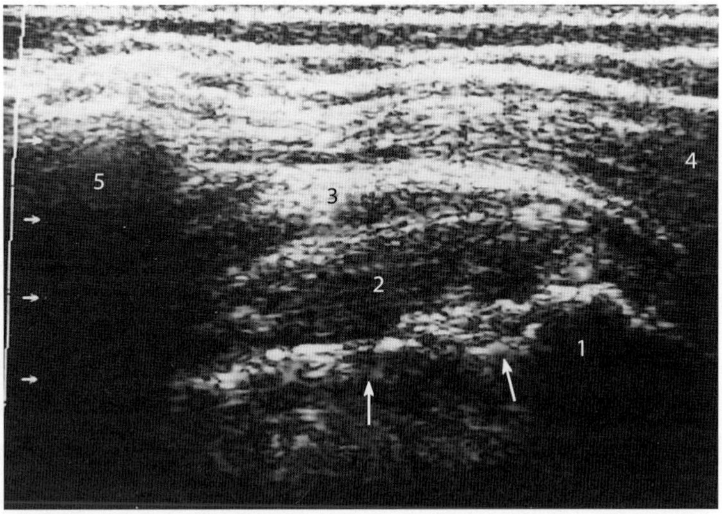

Abb. 12.7. Sonographie lateraler Longitudinalschnitt, Usurenbildung (→) an der Humeruskopfoberfläche. Bursitis subacromialis. *1* Humeruskopf, *2* Rotatorenmanschette, *3* Bursitis subacromialis, *4* M. deltoideus, *5* Akromion

Wichtig ist die dynamische Untersuchung, um die gesamte Zirkumferenz des Humeruskopfes darstellen zu können. Knapp 10% der untersuchten Schultergelenke sind bei der sonographischen Diagnostik unauffällig gegenüber ca. 50% unauffälligen Befunden bei klinischen und radiologischen Untersuchungen. Dies spiegelt das Ausmaß wider, in dem von der Sonographie eine Erweiterung und auch Verfeinerung der Schultergelenkdiagnostik zu erwarten ist.

Ellbogengelenk

Das Ellbogengelenk kann standardisiert in 5 Ebenen dargestellt werden. Die entzündlichen Vorgänge am Ellbogen können klinisch insbesondere durch die Palpation unter Pro- und Supination des Gelenkes am Radiusköpfchen gut erfaßt werden. Klinisch schwierig zu beurteilen sind v.a. die ulnaren und insbesondere die dorsalen Anteile des Gelenkes. Die Sonographie ermöglicht es, die Synovitis und Ergußbildung in ihrer Ausdehnung und Lokalisation zu dokumentieren. Unsinnig ist es jedoch, das Ausmaß der entzündlichen Veränderung millimetergenau zu bestimmen. Sonographische Verlaufskontrollen können jedoch semiquantitative Aussagen im Rahmen der Therapiekontrolle möglich machen. Deshalb ist die Sonographie in die Therapiekontrolle und präoperative Planung miteinzubeziehen.

Hand

Synovitis und Ergußbildung im Bereich der Hand können durch die oberflächliche Lage der Strukturen in der Regel klinisch sehr gut diagnostiziert werden. Die klinische Untersuchung ermöglicht auch eine semiquantitative Einschätzung der entzündlichen Beteiligung der Sehne. Für den Bereich der Hand sind 4 Standardebenen festgelegt. Durch die Standardebenen sind jedoch nicht alle Strukturen der Hand miterfaßbar. Für spezielle Fragestellungen muß somit auf Hilfsschnittebenen ausgewichen werden.

Synovitis und Ergußbildung können semiquantitativ sowohl im Bereich der Gelenke als auch der Sehnen beurteilt werden (Abb. 12.8). Infiltrativ entzündliche Prozesse in den Sehnen sind nur teilweise sonographisch mit ausreichender Sicherheit darstellbar. Die dynamische Untersuchung der Sehne erlaubt, Adhäsionen mit dem peritendinösen Gewebe nach entzündlichen Vorgängen abzubilden. Ein Problem stellen die Rupturen der Sehnen dar, die sonographische Treffsicherheit liegt hier noch unter derjenigen der klinischen Untersuchung. Inwieweit die diagnostischen Schwierigkeiten der entzündlichen Infiltration und der Sehnenruptur durch höher auflösende Geräte verbessert werden, bleibt abzuwarten.

Hüftgelenk

Eine große Bereicherung der sonographischen Untersuchung stellt die Ultraschalldiagnostik des Hüftgelenkes dar. Entzündliche Veränderungen des Hüftgelenkes, insbesondere Frühveränderungen, sind der klinischen Untersuchung nur sehr schwer zugänglich. Sonographische Untersuchungen zeigen eine Mitbeteiligung des Hüftgelenkes durch die entzündlichen Veränderungen in 20–50% der Fälle. Die Ergußbildung und Synovitis ist sowohl im ventralen Longitudinalschnitt als auch im ventralen Transversalschnitt nachzuweisen. Sie zeigt sich als eine echoarme Zone mit echogenem Binnenmuster, die die Kapsel vom Schenkelhals abhebt (Abb. 12.9). Es ist um so wichtiger, die Sonographie des Hüftgelenkes mit in die Routinediagnostik einzubeziehen, als die rheumatologischen Frühveränderungen des Hüftgelenkes initial nur zu geringen Beschwerden führen und sich häufig komplett der Diagnose entziehen.

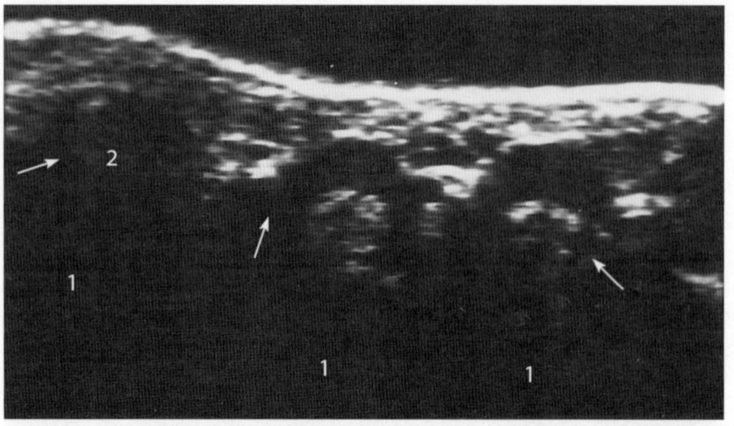

Abb. 12.8. Sonographie Hand, MCP 2. *3, 4* Transversalschnitt, Darstellung von oberflächlicher und tiefer Beugesehne mit ausgeprägter Ergußbildung und Synovitis (→) um die Beugesehnen. *1* Mittelhandknochen, *2* Beugesehne

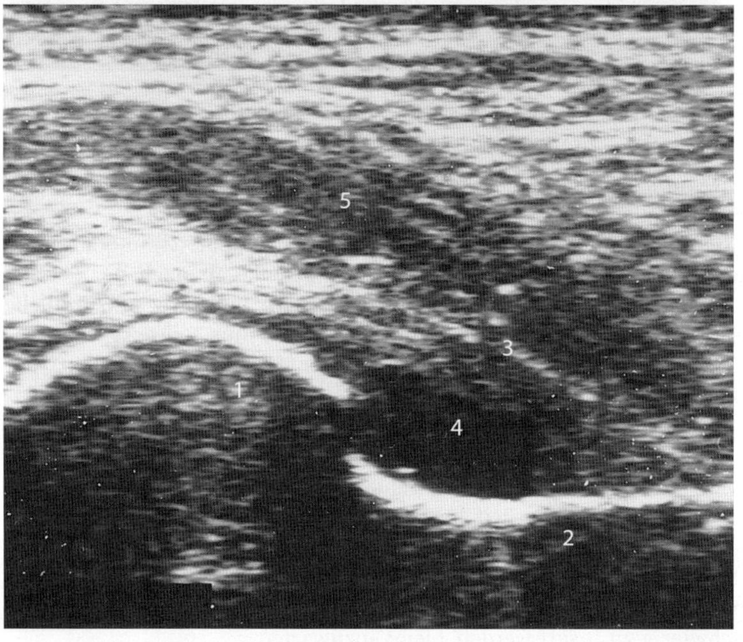

Abb. 12.9. Sonographie Hüftgelenk, ventraler Longitudinalschnitt, ausgeprägte Synovitis und Ergußbildung im Bereich des Hüftgelenkes. *1* Hüftkopf, *2* Schenkelhals, *3* Hüftgelenkkapsel, *4* Synovitis und Erguß, *5* M. iliopsoas

Kniegelenk

Die Diagnostik von Synovitis und Ergußbildung kann durch die Sonographie komplettiert werden. Für die Abgrenzung von Synovitis und Ergußbildung eignet sich der suprapatellare Transversalschnitt. Insbesondere hier kann durch Kompression der Ergußbildung eine noch bessere Differenzierung erfolgen. Die klassische Indikation ist die Abklärung von Schwellung oder Schmerzen im Bereich der Kniekehle. Differenziert werden können Baker-Zysten sowie eine rupturierte Baker-Zyste von einer Phlebothrombose. In der Diskussion steht unverändert die Sonographie der Menisken. Sie ist beim rheumatisch erkrankten Patienten häufig durch das veränderte Echogenitätsverhalten erschwert.

Sprunggelenk

Die klinische Untersuchung des oberen und unteren Sprunggelenkes ist durch die umgebenden Weichteilverhältnisse erschwert. Eine Differenzierung von intraartikulärer Veränderung und entzündlicher Beteiligung der Sehnen ist klinisch z.T. nur bedingt möglich. Die Sonographie ermöglicht nun, die Schwellung am Sprunggelenk differentialdiagnostisch abzugrenzen. Auch entzündliche Infiltrationen der Sehnen erscheinen darstellbar. Wichtig erscheint die sonographische Untersuchung der Achillessehne. Auch hier können synovitische Veränderungen dargestellt werden. Insbesondere die begleitenden Bursae sind ausgezeichnet zu erkennen.

12.3 Magnetresonanztomographie (MRT)

Die Indikation zur Durchführung einer Magnetresonanztomographie besteht in der Regel dann, wenn nach Ausschöpfung anderer diagnostischer Möglichkeiten und bildgebender Verfahren eine Fragestellung nicht ausreichend beantwortet werden kann. Ein sinnvoller Einsatz der MRT ist nur dann möglich, wenn eine therapierelevante Entscheidung von ihrem Ergebnis abhängt und die Untersuchungsregion sowie die exakte Fragestellung durch Voruntersuchungen definiert und eingeengt worden sind. Nur so können die entsprechenden Schnittebenen und die jeweiligen Untersuchungstechniken angepaßt gewählt werden.

Der zentrale Vorteil der MRT liegt in der direkten und hervorragenden Darstellung von Weichteilveränderungen, da diese initialen Veränderungen im Anfangsstadium in der Röntgendiagnostik nur sehr schwer zu erfassen sind.

Die synovitische Proliferation und der Gelenkerguß können hervorragend in der Kernspintomographie dargestellt werden. Eine Differenzierung der verschiedenen rheumatischen Erkrankungen ist jedoch auch mit der MRT nicht möglich. Pathologien des Knochenmarks und Fettgewebes können ebenso in der MRT aufgezeigt werden.

Wichtige Indikationsstellungen sind v.a. die Erkennung von Veränderungen der rheumatischen Halswirbelsäule, der Sakroiliakalgelenke und die Untersuchung der Hüftgelenke.

Untersuchungstechniken

Folgende Untersuchungstechniken gehören in der Regel zum Standarduntersuchungsprogramm bei rheumatischen Veränderungen; sie können in Abhängigkeit von der Fragestellung um zusätzliche Sequenzen erweitert werden:

- Zur Übersicht und anatomischen Zuordnung werden T1-[kurze Repetitionszeit (TR) und kurze Echozeit (TE)] Spinechosequenzen (SE) durchgeführt.
- In der T2-Wichtung (lange TR und TE) lassen sich davon besonders Flüssigkeitsansammlungen wie Ödeme, Ergußbildungen, Abszesse und Tumoren differenzieren.
- Mit schnellen Spinechosequenzen kann die Meßzeit verkürzt und das Signal-Rausch-Verhältnis nochmal verbessert werden.
- Der Gelenkerguß zeigt in der T1-gewichteten Sequenz eine niedrige Signalintensität. In T2-gewichteten Aufnahmen stellt sich der Gelenkerguß signalreich dar.
- Durch die intravenöse Injektion eines paramagnetischen Kontrastmittels (z.B. Gadolinium-DTPA) zeigen synovitische Proliferationen in T1-gewichteten SE-Sequenzen eine deutliche Zunahme der Signalintensität und erlauben so eine Abgrenzung zum Gelenkerguß, der deutlich weniger anreichert. Diese Differenzierung ist in anderen bildgebenden Verfahren, wie z.B. der Sonographie, z.T. schwierig.
- Die Synovitis stellt sich im T1-gewichteten Bild mit niedriger Signalintensität dar. Im T2-gewichteten Bild findet sich jedoch eine niedrige, teilweise aber auch inhomogene Verteilung des Signalmusters.

Die Zunahme der Signalintensität im synovitischen Gewebe wird als ein Indiz für eine hohe entzündliche Aktivität gesehen. Durch mögliche quantitative Auswertung der Kontrastmittelaufnahme erscheint eine Beurteilung der Krankheitsaktivität möglich. Ein Sonderfall der Synovitis stellt die pigmentierte villonoduläre Synovitis (PVNS) dar. In T1- und T2-gewichteten Sequenzen ist es sehr gut möglich, die Hämosiderinablagerung darzustellen. Es kann jedoch sehr schwierig sein, zwischen einer hämorrhagischen Ergußbildung oder einer hämorrhagisch veränderten Synovia mit Hämosiderinablagerungen, die bei der PVNS vorkommen, zu unterscheiden. Die pigmentierte villonoduläre Synovitis umfaßt so hämorrhagische Hämosiderinablagerungen, entzündliche Veränderungen des Weichteilgewebes mit begleitender Ergußbildung.

Chronische Polyarthritis

Knochenveränderungen sind in der Kernspintomographie bei der chronischen Polyarthritis insbesondere in den großen Gelenken nachweisbar. Die Nachweisbarkeit von Erosionen und knöcherner Beteiligung ist im MRT höher als im Nativröntgenbild. Hier haben sich Gradientenechosequenzen (mit mittleren Flipwinkeln) bewährt. Der Gelenkknorpel stellt sich besonders gut in T1-gewichteten und Gradientenechosequenzen dar, auch feine Knorpelveränderungen im initialen Stadium sind damit nachweisbar. Schwieriger ist die Knorpeldarstellung im Bereich der kleinen Gelenke.

Halswirbelsäule

Sind die radiologischen Veränderungen in den Nativ-/Funktionsaufnahmen nicht eindeutig zu beurteilen, dann ist ein Weiterführen der Diagnostik mittels Tomographie – ggf. Computertomographie oder Kernspintomographie – sinnvoll. Die Kernspintomographie stellt hierbei sicherlich das empfindlichste diagnostische Verfahren insbesondere in der Frühdiagnostik dar.

■ **Weichteilveränderungen.** Die Weichteilveränderungen bei der Beteiligung der Halswirbelsäule im Rahmen des Entzündungsprozesses können hervorragend in der Kernspintomographie dargestellt werden. Synovitis und Ergußbildung sind auch in den kleinen Wirbelgelenken darstellbar.

Eine zentrale Bedeutung kommt der Kernspintomographie der Halswirbelsäule, insbesondere des Atlantoaxialgelenkes, bei der chronischen Polyarthritis zu. Darstellbar sind die atlantodentale Subluxation und die pseudobasiläre Impression, die sich jedoch auch in der Röntgenaufnahme nachweisen lassen. Die Arrosionen, insbesondere im Bereich des Dens, zeigen sich sehr deutlich.

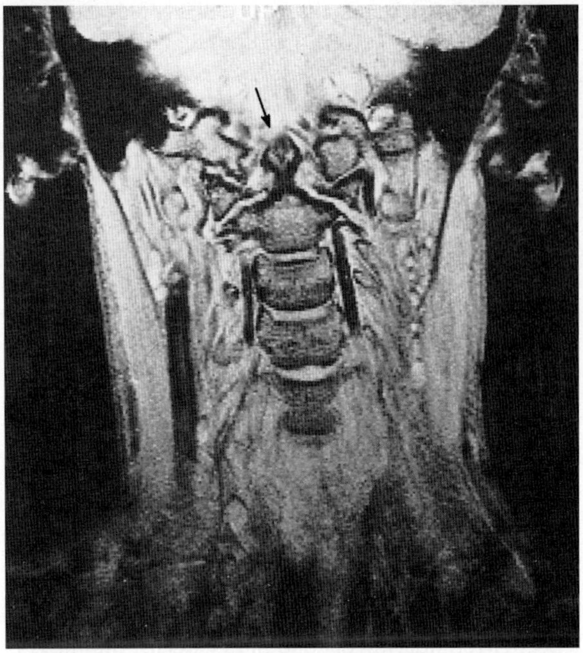

Abb. 12.10. Kernspintomographie HWS, 28jährige Patientin mit chronischer Polyarthritis, pseudobasiläre Impression (→), deutliche Synovitis

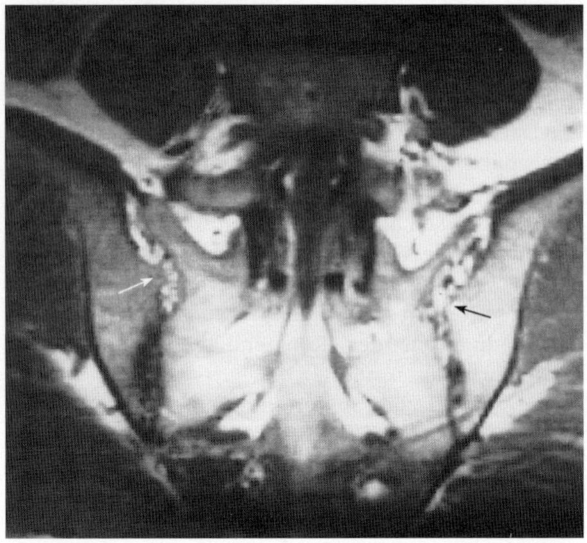

Abb. 12.11. Kernspintomographie Sakroiliakalgelenk, deutliche entzündliche Veränderungen (→) im Bereich beider Sakroiliakalgelenke mit Signalintensitäten bei M. Crohn

Die MRT bietet bei der Beteiligung der Halswirbelsäule im Rahmen der chronisch-entzündlichen Grunderkrankung eine ausgezeichnete Möglichkeit zur Beurteilung der Kompression von Rückenmark und Medulla oblongata und der damit verbundenen Gefahr von neurologischen Komplikationen. Die sagittale Schnittführung im T1-gewichteten Bild gibt durch eine erhöhte Signalintensität im Bereich der nervalen Strukturen Hinweise auf mögliche druckbedingte Störungen durch den Dens oder den synovitischen Prozeß. Die MRT stellt somit eine erhebliche Hilfe bei der weiteren Planung der Versorgung der Halswirbelsäule dar.

Sakroiliakalgelenk

Bei der Beteiligung der Sakroiliakalgelenke ist die MRT, insbesondere im Frühstadium, sowohl der konventionellen Röntgendiagnostik und der Tomographie als auch der CT überlegen (Abb. 12.11). Im Bereich des Sakroiliakalgelenkes sind im konventionellen Röntgen frühe Veränderungen durch die Überprojektion des Gelenkes häufig erst relativ spät erkennbar. Die frischen entzündlichen Veränderungen stellen sich gut im T2-gewichteten Bild dar. Insbesondere nach der Gabe von Gadolinium können im T1-gewichteten Bild die entzündlichen Veränderungen sehr gut aufgezeigt werden.

Hüftgelenk

Die entzündlichen Veränderungen können im Bereich des Hüftgelenkes gut dargestellt werden. Eine Komplikation sowohl der Therapie als auch der Erkrankung selbst kann die Hüftkopfnekrose darstellen. Sie ist in der Kernspintomographie bereits sehr früh erfaßbar. In den Standardsequenzen zeigt sie sich in der Regel als eine fokale Läsion im antero-superioren Anteil des Hüftkopfes, die zunächst schlecht abgrenzbar ist, aber im Verlauf der Zeit immer demarkierter erscheint. Differentialdiagnostisch muß in der Kernspintomographie die transiente Osteoporose des Hüftgelenkes abgegrenzt werden, die z.T. auch als eine frühe reversible Form der Osteonekrose angesehen wird. Die Gabe von Kontrastmitteln mit Gadolinium kann helfen zu differenzieren.

Kniegelenk

Die Kernspintomographie des Kniegelenkes ermöglicht die Darstellung der Knorpelzerstörung durch die chronisch-entzündliche Erkrankung. Die Gabe von Gadolinium-DPTA als Kontrastmittel ist hilfreich, um Pannus und Granulationsgewebe, das auch die Flächen des Knorpels überzieht, in der Kernspintomographie darzustellen. Ergußbildung und chronisch-entzündliche Gewebe, die z.B. in der Sonographie nur bedingt voneinander abgegrenzt werden, können hier sehr gut differenziert werden. Auch im Bereich des Kniegelenkes kann die kernspintomographische Untersuchung wesentliche Hinweise auf die pigmentierte villonoduläre Synovitis liefern. Das stark hämosiderinhaltige synoviale entzündliche Gewebe zeigt eine niedrige Intensität in T1- und T2-gewichteten Spinechosequenzen. Dies

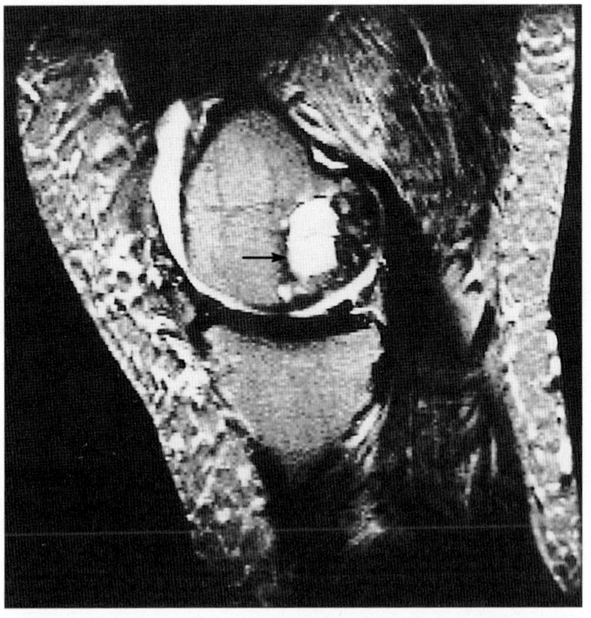

Abb. 12.12. Kernspintomographie Kniegelenk, bei einer chronischen Polyarthritis Signalintensität im Femurkondylus (→) bei einer radiologisch zystischen Veränderung im Femurkondylus

wird hervorgerufen durch den paramagnetischen Effekt des Eisens. Die begleitende Flüssigkeit wird jedoch, insbesondere auf T2-gewichteten Bildern, signalintensiv dargestellt (Abb. 12.12).

Sehr gut darstellen lassen sich in der Kernspintomographie die begleitenden Ergußbildungen, die poplitealen Zysten, die jedoch auch der sonographischen Untersuchung nicht entgehen.

■ **Osteonekrotische Veränderungen.** Ebenso wichtig erscheint im Bereich des Kniegelenkes die Darstellung von osteonekrotischen Veränderungen. Im Rahmen der chronisch-entzündlichen Gelenkerkrankungen kann es zu lokalen Osteonekrosebildungen kommen. Der osteonekrotische Herd geht meistens mit einem ausgeprägten Knochenmarködem einher, ähnlich dem der transienten Osteoporose im Bereich des Hüftgelenkes. Der nekrotische Herd zeigt sich als geringe Signalintensität im T1-und T2-gewichteten Bild, der begleitende subchondrale Knochen meist hingegen als Hypointensität auf T2-gewichteten Bildern.

Schultergelenk

Die Beteiligung des Schultergelenkes im Rahmen des chronisch-entzündlichen Gelenkprozesses stellt sich auch in der Kernspintomographie ausgezeichnet dar. Synoviale entzündliche Veränderungen und Ergußbildungen werden abgebildet. Die Veränderungen des Knorpels durch die Entzündungsvorgänge können dargestellt werden. Auch die Infiltration der Rotatorenmanschette und Veränderungen der Rotatorenmanschette bis zur Ruptur stellen sich dar, können jedoch auch in der sonograpischen Diagnostik hervorragend erfaßt werden, so daß die kernspintomographische Untersuchung nach der sonographischen Untersuchung nur dann indiziert ist, wenn hier die Fragestellung nicht endgültig beurteilt werden kann.

Handgelenk

Auch im Bereich des Handgelenkes können die entzündlichen Veränderungen besonders selektiv durch die Gabe von Gadolinium erfaßt werden. Dies ist v.a. wichtig für die Darstellung von Frühveränderungen im Bereich des Handgelenkes und der Hand selber.

Darstellbar sind auch die Beteiligung der Ligamente im Rahmen des chronisch-entzündlichen Geschehens. Besonders häufig betroffen sind das Lig. ulnolunatum, ulnotriquetrale und das radioskapholunäre Ligament. Die skapholunäre Dissoziation zeigt sich in der Kernspintomographie und kann ggf. durch funktionelle Aufnahmen betont werden. Auch die Mitbeteiligung der Sehnen im Rahmen des Prozesses kann ausgezeichnet dargestellt werden.

12.4 Computertomographie

In der Computertomographie gibt es verschiedene Scannersysteme: Bei den modernen Geräten handelt es sich um Rotationsscanner mit beweglichen oder stationären Detektoren, wobei die Detektoren entweder beweglich oder stationär angeordnet sind. Mit modernen Schleifring-CT sind auch Aufnahmen in Spiral-Volumen-Technik (Volumenscanning) möglich. Hierbei läßt sich bei kontinuierlich rotierendem Aufnahmesystem und kontinuierlichem Tischvorschub ein spiralförmiger Datensatz erfassen. Dies ermöglicht die Aquirierung von Daten zur dreidimensionalen Rekonstruktion bei kurzer Untersuchungszeit.

Die Computertomographie stellt eine ausgezeichnete Möglichkeit dar, um die Darstellung knöcherner Strukturen zu erleichtern. Wichtige Indikationen der Computertomographie stellen der Befall der Halswirbelsäule mit der entsprechenden Instabilität oder Kompression des Rückenmarkes bzw. der Medulla oblongata und die Beteiligung der Sakroiliakalgelenke dar. Daneben stellt die CT die typischen knöchernen Destruktionen der entzündlichen Erkrankungen sehr gut dar. In der Computertomographie können auch die Weichteilverhältnisse beurteilt werden. Hier ist die Kernspintomographie jedoch überlegen.

Sakroiliakalgelenke

Eine Beteiligung der Sakroiliakalgelenke im Frühstadium kann mit Röntgennativaufnahmen häufig nicht sicher erkannt oder ausgeschlossen werden. Die Sakro-

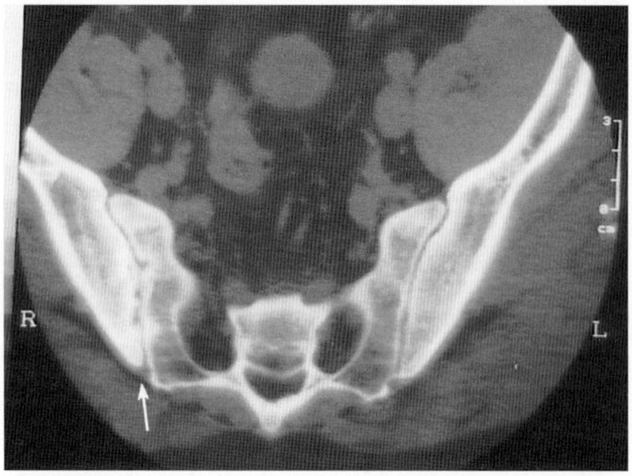

Abb. 12.13. CT Sakroiliakalgelenke, rechtsbetonte Veränderungen im Sinne einer Sakroiliitis mit Destruktionen, sklerosierenden Veränderungen (→) bei einer Spondylitis ankylosans

iliakalgelenke sind in unterschiedlichem Maß schräg zur Sagittalebene geneigt. Dies macht in der Diagnostik von Frühveränderungen den Einsatz von weiteren bildgebenden Verfahren, wie z.B. der Computertomographie oder der Kernspintomographie, notwendig. Die CT liefert eine ausgezeichnete Darstellung der knochendestruierenden bzw. proliferativen Veränderungen (Abb. 12.13). Die knöchernen Läsionen sind in der CT besser als in der Kernspintomographie erfaßbar.

Knöcherne Destruktionen

Ein weiteres Einsatzgebiet der Computertomographie liegt in der Darstellung von *knöchernen Destruktionen.* Subchondrale zystische Veränderungen, wie sie im Rahmen chronisch-entzündlichen Gelenkbefalls häufig anzutreffen sind, können präoperativ in ihrer Ausdehnung dargestellt werden, das operative Vorgehen kann so besser geplant werden. Die Darstellung der Weichteile gelingt jedoch besser in der Kernspintomographie.

Im Bereich der Wirbelsäule können die Spondylodiszitiden hervorragend dargestellt und die Erosionen der Grund- und Deckplatten erkannt werden.

HWS

An der *HWS* liefert die Computertomographie eine ausgezeichnete Darstellung der knöchernen Verhältnisse. Bereits feine Erosionen und Destruktionen sind besser zu erkennen als mit konventionellen Schichtaufnahmen (Abb. 12.14). Auch der entzündliche Pannus ist mit der Computertomographie darstellbar. Die verschiedenen Dislokationen können in Rekonstruktionen abgebildet werden und erleichtern so die Planung operativer Eingriffe.

12.5 Nuklearmedizinische Methoden

In der Knochenszintigraphie wird die Anreicherung von radioaktiven Nukleiden im Knochen zu einer Aussage über die Stoffwechselaktivität des Knochens benutzt. Die Szintigraphie, insbesondere im Anfangsstadium von entzündlichen Gelenkerkrankungen, wird mit ^{99m}Tc-Phosphat durchgeführt, ggf. kommt auch ^{67}Gallium zur Anwendung. Es sind dynamische Unter-

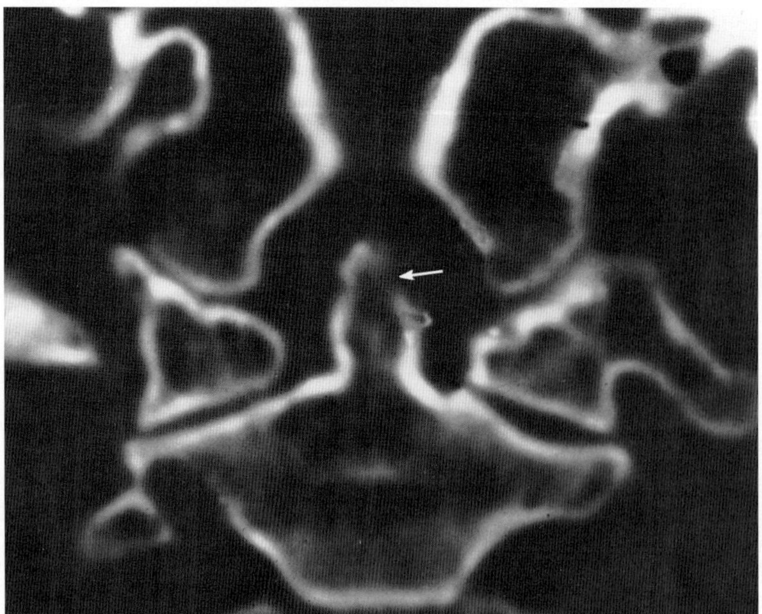

Abb. 12.14. CT Halswirbelsäule, dreidimensionale Rekonstruktion, 45jährige Patientin mit Arrosion des Dens (→) sowie sekundär degenerativen Veränderungen

suchungen durch Serien- und Mehrfachszintigraphie möglich. Wichtig ist gelegentlich ein Vergleich mit der entsprechenden gegenüberliegenden Körperseite.

Dokumentiert werden kann durch die Szintigraphie frühzeitig das Befallsmuster der chronisch-entzündlichen Gelenkerkrankung. Die Szintigraphie ist z.T. bereits in einem sehr frühen Stadium der chronisch-entzündlichen Erkrankung positiv. Es können so für die Rheumatologie nur relativ unspezifische Aussagen gewonnen werden. Die nuklearmedizinischen Methoden können also in der Diagnostik der Synovitis und entzündlichen Veränderungen nicht dem Vergleich mit der MRT standhalten.

■ **Nachweis von Spontanfrakturen.** Eine weitere Indikation stellt der Nachweis von Spontanfrakturen dar, die sich initial im Röntgenbild z.T. nicht abbilden. Typische Lokalisationen stellen Sitz- und Schambein, Tibiakopf, distale Tibia, Mittelfußknochen und Kalkaneus dar.

Insbesondere bei den seronegativen Arthritiden ist die Erfassung entzündlicher Veränderungen der Sakroiliakalgelenke und auch der Wirbelsäule möglich, eine exakte Aufschlüsselung der verschiedenen zugrundeliegenden Veränderungen bedarf anderer bildgebender Verfahren.

Eine Indikation ist der Nachweis bzw. die differentialdiagnostische Abgrenzung der Algodystrophie.

Auch in der Szintigraphie sind die Knochennekrosen, insbesondere im Bereich des Hüftkopfes, oder auch des Kniegelenkes schon vor dem Röntgenbild nachweisbar. Eingesetzt wird die Szintigraphie ebenso bei dem Verdacht auf eine Endoprothesenlockerung. Hierbei wird häufig eine Leukozytenszintigraphie durchgeführt zur differentialdiagnostischen Abgrenzung eines Infektgeschehens. Es bleibt jedoch zu betonen, daß dies lediglich eine Zusatzuntersuchung darstellt, deren Gewicht hinter der klinischen und nativradiologischen Untersuchung zurücksteht. Wichtig ist zu vergegenwärtigen, daß es sich um eine relativ unspezifische Methode handelt.

12.6 Knochendichtemessung

Im Rahmen chronisch-entzündlicher Gelenkerkrankungen wird neben der gelenknahen Osteoporose häufig auch eine Osteoporose der Wirbelsäule beobachtet. Dies ist sicherlich bedingt durch die begleitende Glukokortikoidtherapie, die Immobilisierung wie auch durch die Erkrankung selbst. Verschiedene Untersuchungsverfahren stehen neben der nativradiologischen Diagnostik zur Verfügung. Ziel der Knochendichtemessung ist es, den Verlauf des Knochenmineralsalzgehaltes bei dem einzelnen Patienten unter der Therapie beurteilen zu können, um hier gleichzeitig auch ein Instrument zur Abschätzung des Frakturrisikos in der Hand zu haben.

Verschiedene Meßverfahren stehen zur Knochenmineralsalzbestimmung zur Verfügung:

Photonabsorptiometrie

Die Abschwächung eines Photonenstrahls durch darunterliegende Knochen und Weichteile ermöglicht die Erfassung des Knochenmineralsalzgehalts. Aus der Singlephotonabsorptiometrie hat sich die Dualenergie-Photonabsorptiometrie (DPA) entwickelt. Hierbei wird ^{153}Gadolinium als Radionukleidquelle benutzt. Bei der Dual-X-Strahlenabsorptiometrie (DXA) ersetzt eine Röntgenröhre die Photonenquelle. Hier hat sich eine höhere Meßgenauigkeit bei einer schnelleren Untersuchungszeit und geringeren Kosten gezeigt. Gemessen wird jeweils eine sog. „Flächendichte" in g Kalzium pro cm^2. Ein Problem beider Methoden liegt darin, daß v.a. im Bereich der Lendenwirbelsäule durch degenerative Veränderungen, Verkalkungen der Gefäße oder auch sonstige Weichteilverkalkungen falsch-positiv hohe Werte erreicht werden, weil alle diese Strukturen sich ebenfalls mit auf den g-Kalzium-pro-cm^2-Wert auswirken. In gleicher Weise können Wirbelkörperfrakturen zu falsch-hohen Werten führen. Es ist deswegen zur exakten Interpretation aller dieser Meßwerte unbedingt erforderlich, zusätzliche Röntgenaufnahmen der Lendenwirbel zu erstellen und diese mit zu beurteilen.

Quantitative Computertomographie

Bei der quantitativen Computertomographie wird die Knochendichte in sog. Hounsfield-Einheiten im Vergleich zu einem Standard in Äquivalenten pro Volumeneinheiten gemessen. Vorteil der Methode ist, daß Verkalkungen und Verknöcherungen nicht zur positiven Beeinflussung der Meßwerte führen. Ein Nachteil der quantitativen Computertomographie ist jedoch die höhere Strahlenbelastung im direkten Vergleich zur DXA-Messung – zu deren Interpretation allerdings zusätzlich eine Röntgenaufnahme der Wirbelsäule erforderlich ist.

Ultraschall

Bei der Ultraschallmessung der Knochendichte wird das Schallverhalten bei dem Lauf durch den Knochen analysiert. Man unterscheidet zwischen Geräten, die die Schallgeschwindigkeit („speed of sound", SOS), und solchen, die die Schalldämpfung („proband ultrasound attenuation", BUA) messen. Direkte Korrelationen zwischen beiden aufgezeigten Meßverfahren und der DXA-Messung sind z.T. niedrig. Neuere Studien weisen jedoch auf eine Voraussagbarkeit des Frakturrisikos mit der Ultraschalldiagnostik hin. Es ist erforderlich, hier die weitere Entwicklung abzuwarten, insbesondere da es sich um eine strahlenfreie und kostengünstige Methode handelt.

12.7 Thermographie

J.-M. Engel

Die Thermographie ist eine nichtinvasive diagnostische Untersuchungstechnik, mit der flächenhaft örtliche und zeitliche Veränderungen der Oberflächentemperatur des menschlichen Körpers sichtbar gemacht und quantitativ ausgewertet werden können. Ergebnis ist ein Wärmebild (Thermogramm).

12.7.1 Definition

Die Körpertemperatur des Menschen ist ein komplexes Phänomen. Der Mensch ist ein homöothermes Lebewesen, welches Wärme im Überschuß produziert, die an die Umgebung abgegeben werden muß (Tabelle 12.2). Das Interface zwischen der Wärmeproduktion im Körperkern und der Umgebung ist die Haut. Dieses dynamische Organ hält ständiges Gleichgewicht zwischen den inneren und äußeren Bedingungen, um den physiologischen Anforderungen des Körpers gerecht zu werden. Wichtigste Stellgröße in diesem Wechselspiel ist die Mikrozirkulation der Haut. Allerdings sind viele Stellglieder und Steuersignale der Körpertemperatur gleichzeitig Informationsträger für andere Regelsysteme des Körpers bzw. haben Vernetzungen mit Regelkreisen für andere Körperfunktionen, wie beispielsweise Blutdruck, Muskelaktionen oder endokrine Funktionen.

Tabelle 12.2. Physiologie und Regulation der Körpertemperatur. (Nach Grossklaus u. Bergmann 1983)

Wärmebildung	Wärmeabgabe
Chemische Thermoregulation	Physikalische Thermoregulation
Minimale Wärmebildung	Wärmeleitung
Essentielle Energiebildung (Aufrechterhaltung lebenswichtiger Körperfunktionen)	Wärmeströmung
	Wärmestrahlung
Obligate Wärmebildung (thyroxininduzierbar)	Verdunstung von Schweiß (Evaporation)
Nahrungsinduzierbare Wärmebildung	Atmung (Respiration)
Regulatorische Wärmebildung	Ausscheidung mit den Exkrementen (Harn/Stuhl)
mit gesteigerter Muskelarbeit (Muskelarbeit, Muskelzittern)	
ohne Muskelaktivität („zitterfreie“ Thermogenese im kurarisierten Muskel, im braunen Fettgewebe)	

Während die Messung der Körperkerntemperatur („Fiebermessen“) zur Routine des klinischen Alltags gehört, selbst sogar in den Fällen, in denen gar keine Erhöhung der Körpertemperatur zu erwarten ist, blieb die Messung der Oberflächentemperatur bislang ein Stiefkind der klinischen Medizin. Die Ursache hierfür liegt weniger in der in früheren Jahren technischen Unzulänglichkeit verfügbarer Meßinstrumente als vielmehr darin, daß die Körperkerntemperatur als hypothalamisch gesteuerter, singulärer Parameter verhältnismäßig einfach zu interpretieren ist, während die zu einem bestimmten Zeitpunkt an der Körperoberfläche gemessene Temperatur klinisch sehr viel schwieriger zu interpretieren ist.

Die jeweils über einem Hautareal gemessenen Temperaturen müssen nämlich in funktionellem Zusammenhang mit der jeweiligen Situation des „Innen“ und des „Außen“ eines Patienten interpretiert werden. Das heißt, daß der Arzt, der ein Thermogramm – die bildliche Darstellung der Temperaturen der Körperoberfläche – beurteilt, den Patienten zum Zeitpunkt der thermographischen Untersuchung gesehen haben sollte und die bei der Aufnahme herrschenden äußeren Umgebungsbedingungen berücksichtigen muß.

Gerade weil die Körperoberflächentemperatur von den äußeren Umgebungsbedingungen und von der kutanen Mikrozirkulation als innerem Faktor abhängig ist, bietet die Thermographie vielfältige diagnostische Hinweise, wie sie mit anderen Untersuchungsverfahren nicht erhalten werden können.

Thermographisch sichtbar sind – weil mit Auswirkungen auf die Hautdurchblutung verbunden – alle Prozesse, die einen vasodilatierenden oder vasokonstriktiven Einfluß auf die Mikrozirkulation der Haut haben, also insbesondere Entzündungen, Tumoren, neurale oder vaskuläre Prozesse.

! Aus dieser vielfältigen Verflechtung der Haut und ihrer Mikrozirkulation mit verschiedenen Körpersystemen resultiert die komplementäre diagnostische Potenz der Thermographie, die bis heute noch viel zu wenig genutzt wird.

12.7.2 Prinzip der Thermographie

Um interpretierbare Thermogramme zu erhalten, sind möglichst stabile innere und äußere Bedingungen einzuhalten, unabhängig von der Art des Aufnahmesystems. Andererseits können thermische Instabilitäten in den Umgebungsbedingungen, Schmerzreize oder Provokationstests gezielt für dynamische Thermographien eingesetzt werden.

! Es ist ein besonderer Vorteil der Thermographie, daß es ein nichtinvasives, beliebig wiederholbares Untersuchungsverfahren ist, welches in den unter-

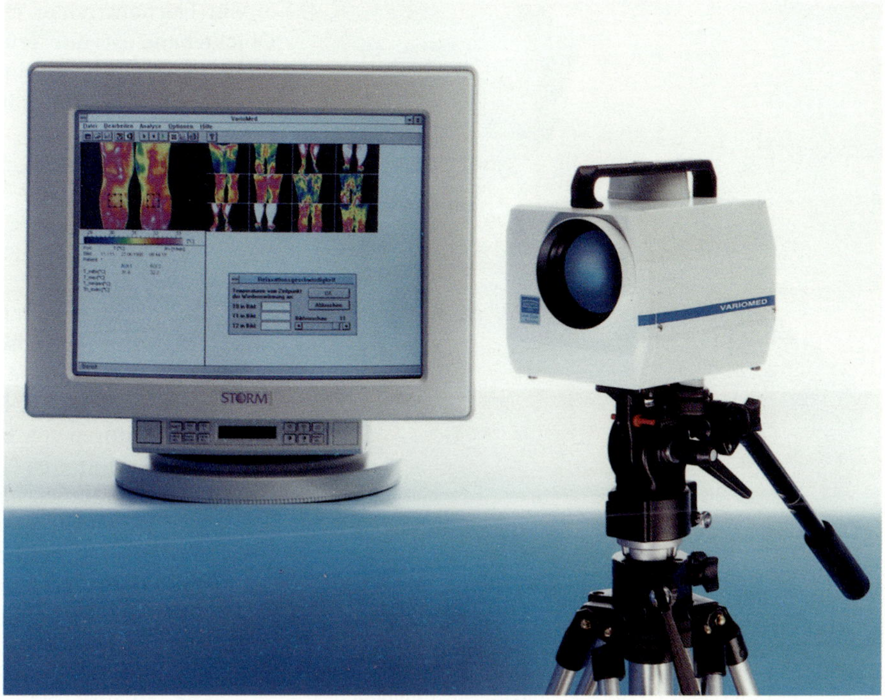

Abb. 12.15. Infrarotkamera Variomed (Jenoptik L.O.S., Jena) mit stickstoffgekühltem MCT-Detektor 8–12 μm. Thermische Auflösung <0,1 °C bei 30–40 °C. Meßgenauigkeit <0,2 °C. Bildfrequenz: 1 Hz

schiedlichsten klinischen Situationen eingesetzt werden kann.

Zur flächenhaften Darstellung der Oberflächentemperaturen des menschlichen Körpers sind nur bildgebende Thermographiesysteme geeignet.

Flüssigkristallplattenthermographie

Die Flüssigkristallplattenthermographie ist ein thermographisches Verfahren, bei dem die Eigenschaften von flüssigen Cholesterinkristallen ausgenutzt werden, je nach Temperatur Licht unterschiedlicher Wellenlänge zu reflektieren. Eingebettet sind diese Flüssigkristalle in eine starre oder elastische Folie, die – in einen Rahmen eingespannt – auf den untersuchenden Körperteil aufgelegt wird. Das nach kurzer Zeit entstehende farbige Thermogramm wird qualitativ vom Untersucher ausgewertet und ggf. photographisch dokumentiert. Durch geeignete Mischung der Cholesterinkristalle kann auf einer Platte jeweils ein fester Temperaturbereich (Temperaturfenster) dargestellt werden, bei dem die Farbe des reflektierten Lichts einer bestimmten Temperatur entspricht. Dadurch ist eine semiquantitative Auswertung der Plattenthermogramme möglich. Allerdings werden je nach Temperaturgradient an der Körperoberfläche mehrere Platten mit aneinandergrenzenden Temperaturbereichen benötigt, um diese semiquantitativen Aussagen machen zu können.

Wegen der unterschiedlichen Krümmungsradien der Körperoberfläche, insbesondere im Bereich der Extremitäten, sind flexible Folienkissen für die Plattenthermographie am Bewegungssystem erforderlich. Daraus ergeben sich meßtechnische und methodische Nachteile, die jedoch durch die geringeren Kosten dieses thermographischen Untersuchungsverfahren aufgewogen werden. Für die Ambulanz ist die Flüssigkristallplattenthermographie ein preiswertes, orientierendes thermisches Untersuchungsverfahren, dessen wesentliche diagnostische Aussagen sich mit dem der als Standard anzusehenden Infrarotthermographie decken.

Infrarotthermographie

Infrarotkamera

Für die quantitative Thermographie ist ein zuverlässig messendes Kamerasystem unerläßlich. Technische Anforderungen hierzu hat die Physikalisch-Technische Bundesanstalt in Richtlinien für Wärmebildgeräte zusammengefaßt. Für den medizinischen Bereich zugelassen ist aus deutscher Produktion die Kamera Variomed (Jenoptik, LOT, Jena). Dieses System ist für den klinischen Einsatz in der Medizin zertifiziert (Abb. 12.15). Neben der Zertifizierung ist die hohe Präzision dieses Kamerasystems ein besonderer Vorzug für den Einsatz in der Medizin.

Neben stickstoffgekühlten Eindetektorinfrarotkamerasystemen gibt es auch modernste Entwicklungen ungekühlter Multielementdetektorkameras, die in Handlichkeit und Bedienung Videokameras sehr ähnlich sind (Abb. 12.16). Im Gegensatz zu stickstoffgekühlten Infrarotkamerasystemen, die eine thermische Auflösung von 0,1 °C bieten, haben die ungekühlten Arraykamerasysteme nur eine Auflösung von ca. 0,5–1 °C.

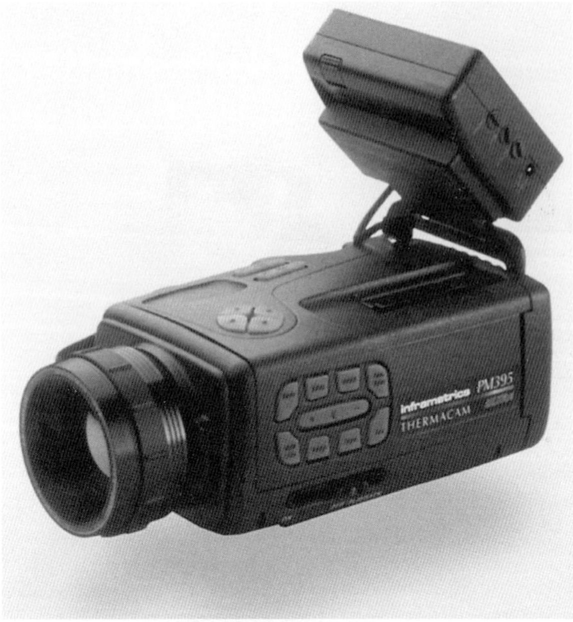

Abb. 12.16. Ungekühlte Infrarotkamera ThermaCAM ULTRA X95 (Inframetrics Infrared-Systems GmbH, Dietzenbach) mit Mikrobolometersensor (FPA-Detektor 8–12 µm) mit einer Empfindlichkeit <0,1 °C und einer Meßgenauigkeit +2% (<2 °C). Bildfrequenz: Echtzeit

Die Vor- und Nachteile der verschiedenen technischen Ausführungen sind nur für wissenschaftliche Untersuchungen und klinische Prüfungen von Bedeutung. In der klinischen Routine kann jedes Kamerasystem eingesetzt werden, welches die Anforderungen der Physikalisch-Technischen Bundesanstalt für Wärmebildgeräte erfüllt und dem geplanten Einsatz gerecht wird.

Für qualitative und semiquantitative Untersuchungen im Seitenvergleich ist die Präzision der Messung weniger bedeutsam als bei quantitativen Verlaufsuntersuchungen, bei denen absolute Temperaturen über größere Zeiträume präzise gemessen werden müssen. Wichtiger ist, daß das Kamerasystem im maximalen Wellenlängenbereich der Infrarotabstrahlung von der menschlichen Hautoberfläche arbeitet: 8–14 µm.

Die Kamera muß stabil aufgehängt sein oder gehalten werden, um eine exakte und reproduzierbare Aufnahmegeometrie zu garantieren. Nur so lassen sich bei quantitativen Auswertungen Meß- und Interpretationsfehler durch Winkelverschiebungen vermeiden.

Qualitätskontrolle

Unabdingbar für quantitative Messungen ist ein Prüfstrahler (schwarzer Strahler), an dem arbeitstäglich die Meßgenauigkeit der Kamera überprüft wird. Die Ergebnisse dieser Messungen sollten - wie bei Laborgeräten - in einer Qualitätskontrolle registriert und periodisch ausgewertet werden.

Ein Flächenstrahler als Temperaturreferenz in der Objektebene ist nur erforderlich, wenn die Kamera nicht konstruktionsbedingt bereits absolute Temperaturen mißt (eingebauter interner Referenzstrahler).

12.7.3 Standardisierung

Untersuchungsraum

Der Untersuchungsraum muß möglichst stabile Temperaturverhältnisse aufweisen, um thermoregulatorische Effekte zu vermeiden, die das gesuchte thermische Bild überlagern oder stören können. Bewährt haben sich Raumtemperaturen von 18 °C und 24 °C.

Nur für quantitative Untersuchungen im Rahmen von klinischen Studien müssen diese Raumtemperaturen innerhalb enger Grenzen von ±0,5 °C konstant gehalten werden. Dabei ist die Temperaturkonstanz für die niedrigere Raumtemperatur von 18 °C kritischer zu sehen als für die Umgebungstemperatur 24 °C.

In der klinischen Routine reicht eine normale Raumklimatisierung mit ihren Grenzen von ±1 °C oder eine Aufzeichnung der Raumtemperatur völlig aus. Allerdings sollte die Klimatisierung zugfrei sein, um zugbedingte Temperaturdifferenzen an der Körperoberfläche zu vermeiden. Außerdem muß der Raum frei sein von direkten Infrarotstrahlungsquellen (z.B. Lampen, Heizkörper etc.), um ein möglichst homogenes Temperaturfeld zu garantieren (Engel et al. 1979).

Vorbereitung des Patienten

Reproduzierbare und interpretierbare Thermographien lassen sich nur bei sorgfältiger Vorbereitung des Patienten zur Untersuchung erzielen. Die tageszeitlichen Variationen der peripheren Gelenktemperaturen sind in den Vormittagsstunden am geringsten. Für die Diagnostik und Verlaufskontrolle entzündlicher Krankheiten des Bewegungssystems sollte die Thermographie morgens zwischen 9 und 12 Uhr erfolgen. Andere Krankheiten erfordern keine derartige zeitliche Zuordnung.

Körperliche Aktivitäten mit Einfluß auf die Körperkerntemperatur des Patienten, seine Thermoregulation und die periphere Durchblutung müssen mindestens 1 h vor der Thermographie unterbleiben. Dies gilt besonders für körperliche Arbeit oder physikalische Therapie. Auch Rauchen, Einnahme gefäßwirksamer Medikamente, Kaffee- oder Teegenuß sowie Alkoholkonsum bleiben nicht ohne Einfluß auf die Oberflächentemperaturen. Sofern diese Einflüsse nicht ausgeschaltet werden können, müssen sie zumindest vom Untersucher registriert und bei der Interpretation berücksichtigt werden. Eine lokale Therapie mit Salben, Auftrag von Kosmetika oder lokale Affektionen der Haut (z.B. Sonnenbrand, scheuernde Kleidungsstücke) können durch thermische Artefakte ein Thermogramm uninterpretierbar machen!

Vor der Untersuchung sollte der Patient einige Zeit (ca. 30 min) entspannt sitzen oder liegen. Dabei darf die Blutzirkulation aber nicht durch Kleidungsstücke eingeschränkt werden. Manipulationen, einschließlich einer körperlichen Untersuchung (!) an der zu thermographierenden Region, sind zu unterlassen. Zu vermeiden sind auch Einwirkungen lokalen Drucks durch die Bekleidung, den Wartezimmerstuhl oder Körperteile (z.B. auf die Knie aufgestützte Ellbogen).

Die Untersuchung selbst muß ohne Hetze und für den Patienten streßfrei ablaufen, um eine emotional bedingte Vasokonstriktion der peripheren Zirkulation zu vermeiden, sofern diese untersucht werden soll.

Diese technischen und methodischen Anforderungen sind keineswegs überzogen. Auch für andere Untersuchungsverfahren in der Medizin bestehen vergleichbare Anforderungen. Wegen der funktionellen Regelung der Oberflächentemperatur mit relativ kurzen Zeitkonstanten sind besondere Anforderungen an die Sorgfalt des Untersuchers zu stellen, um Störfaktoren möglichst weitgehend auszuschalten.

12.7.4 Durchführung thermographischer Untersuchungen

Die thermographischen Untersuchungen erfolgen nach standardisierten Kriterien, zumeist am liegenden Patienten, um Artefakte und Änderungen der Oberflächentemperatur durch die Muskelarbeit zu vermeiden.

Aufgrund thermophysiologischer Überlegungen und experimenteller Erfahrungen hat sich bewährt, standardisierte thermographische Untersuchungsverfahren entsprechend der klinischen Fragestellung auszuwählen:

- Raumtemperatur 18 °C:
  - zum Nachweis von Entzündungen oder Tumoren.
- Raumtemperatur 24 °C:
  - zum Nachweis segmentaler Störungen (funktionell-reflektorisch oder neural),
  - zum Nachweis von Head-Zonen,
  - zum Nachweis gefäßbedingter Störungen.
- Mechanischer Provokationstest (Raumtemperatur 24 °C):
  - vor und nach mechanischer Provokation (z.B. Bücken, Treppensteigen, Gehen, Faustschluß),
  - zur Differenzierung schmerzbedingter Syndrome muskulärer, neuraler oder vaskulärer Ursache.
- Kaltwasserprovokationstest (16 °C Wassertemperatur, Raumtemperatur 24 °C):
  - zum Nachweis peripherer vasospastischer Veränderungen, zum Nachweis peripherer Nervenkompressionssyndrome, zur Sklerodermiediagnostik, zum Nachweis einer Algodystrophie/M. Sudeck.

! Entzündliche Veränderungen lassen sich zuverlässig und regelmäßig nachweisen an Fingern, Handgelenken, Ellbogen, Sternoklavikulargelenken (Schulter), Knie, Sprunggelenken und Zehen sowie an allen oberflächlich gelegenen Sehnenscheiden und Bursae.

Hüftgelenke und Wirbelgelenke (mit Ausnahme der Iliosakralgelenke) sind für die thermographische Diagnostik der Entzündung wegen der Dicke der umgebenden Weichteile und der zum Körperinnern gerichteten Gefäßverbindungen nicht geeignet.

■ **Statische Thermographien bei 18 °C Raumtemperatur.** Zum Nachweis von Entzündungen werden jeweils 2 Aufnahmen in ca. 10–15 min Abstand aufgezeichnet. Aus dem Temperaturverlauf zwischen der 1. Aufnahme unmittelbar nach Entkleiden und der 2. Aufnahme nach 10 min können zusätzliche dynamische Parameter des Temperaturgradienten gewonnen werden.

■ **Statische Thermographien bei 24 °C Raumtemperatur.** Zum Nachweis funktioneller, neuraler und vaskulärer Störungen können Aufnahmen unmittelbar nach dem Entkleiden aufgezeichnet werden.

■ **Kaltwasserprovokationstest (Raumtemperatur 24 °C).** Nach einer Voraufnahme werden die mit Plastikhandschuhen vor Feuchtigkeit geschützten Hände/Füße für 1 min in Wasser von 16 °C eingetaucht. Thermographien erfolgen (rechnergesteuert) in Abständen von 1, 3, 5, 7, 10, 15 und mehr Minuten (bis zu 45 min) nach Kaltwasserexposition. Dabei ist auf eine entspannte Haltung des Patienten zur Aufnahme zu achten (aufgelegte Unterarme, bequemer Stuhl).

■ **Mechanischer Provokationstest (Raumtemperatur 24 °C).** Um schmerzbedingte Syndrome muskulärer, neuraler oder vaskulärer Ursache zu dokumentieren und zu differenzieren, werden Thermogramme vor und nach mechanischer Provokation (z.B. Bücken, Treppensteigen, Gehen, Faustschluß) angefertigt.

12.7.5 Interpretation der Befunde

Die Interpretation der thermographischen Befunde sollte grundsätzlich durch den Arzt erfolgen, der den klinischen Befund des Patienten zum Zeitpunkt der Thermographie kennt und ggf. die thermographischen Bilder mit dem klinischen Bild vergleicht. Nur so sind Fehlinterpretationen durch Hautveränderungen, oberflächliche Gefäße oder andere Störfaktoren zu vermeiden.

Die Interpretation der Thermogramme sollte grundsätzlich in folgender Reihenfolge ablaufen:

- Betrachtung des Temperaturmusters, bei statischen Thermographien zunächst die Abkühlaufnahme II;
- Betrachtung der Absolutwerte der Temperaturen für T (maximale Temperatur in der „region of interest“);
- Thermographieindex (mittlere Temperaturdifferenz zur Gelenkstandardtemperatur von 25 °C);
- Medianwert der Temperaturverteilung;
- Histogramm der Temperaturverteilung;
- andere quantitative Parameter (Dichteverteilung; T-Bild-Index, die mittlere Temperaturdifferenz zu einem Bildpunkt außerhalb der „region of interest“);
- Betrachtung der quantitativen Parameter im Seitenvergleich, ggf. auch der Temperaturgradienten im Vergleich zur 1. Aufnahme (I);
- Vergleich der quantitativen Parameter mit Vorwerten früherer Aufnahmen, sofern vorhanden.

Alle quantitativen Parameter können flächenhaft („region of interest“) oder linienförmig (Line-scan-Temperaturprofil) ermittelt werden.

Nach Betrachtung des thermographischen Befundes erfolgt die diagnostische Zuordnung entsprechend der klinischen Fragestellung. Für eine abschließende diagnostische Bewertung der Thermogramme müssen im Einzelfall der klinische Befund und die Ergebnisse anderer technischer Untersuchungen herangezogen werden.

Grundsätzlich gilt zu beachten, daß die Thermographie für den negativen Test, d.h. ein normales Thermogramm, eine höhere Aussagekraft besitzt als für den positiven Test, d.h. ein auffälliges Thermogramm.

Daraus folgt, daß ein normales, seitengleiches Thermogramm funktionelle, neurale und vaskuläre sowie entzündliche Veränderungen mit hoher Wahrscheinlichkeit ausschließt, deren Nachweis thermographisch möglich ist. Umgekehrt folgt daraus, daß bei Vorliegen eines auffälligen thermographischen Befundes keine spezielle Pathologie Ursache der thermischen Veränderungen sein muß. Über die Ursache der Störung läßt sich aus dem thermographischen Bild nur ein Hinweis, jedoch nur selten ein Beweis erbringen. Als Beispiel mögen psoriatische Hautveränderungen über dem Kniegelenk dienen. Hier kann der thermische Befund bei präpatellarer Hautaffektion dem einer Arthritis sehr ähnlich sein. Erst durch die komplementäre Betrachtung des klinischen und des thermographischen Befundes ist eine Interpretation der Pathologie möglich, die dem thermischen Bild zugrunde liegt.

Entzündungsbedingte Hyperthermie

Erst bei kühler Umgebungstemperatur treten vasodilatorische Areale deutlich hervor, weil sie der durch die kühle Raumtemperatur induzierten Vasokonstriktion nicht folgen können. Ursache der lokalen Vasodilatation in der Mikrozirkulation der Haut ist die Freisetzung vasoaktiver Mediatoren durch die Entzündung (Prostaglandine, Leukotriene, Bradykinin u.a.). Dadurch kommt es zu einer lokalen Erhöhung des Blutflusses mit nachfolgendem erhöhtem Wärmetransport vom Körperkern zur Peripherie.

! Obwohl von „Hyperthermie“ gesprochen wird, liegen die Temperaturen auch bei der extremsten Entzündung niemals über der Körperkerntemperatur. Die „Überwärmung“ ist also nur relativ – zur nicht betroffenen Körperseite oder zu den normalen Temperaturwerten dieser Region.

Es liegt in der Pathophysiologie der Entzündung, daß mit der Thermographie die erhöhte lokale Temperatur – bedingt durch die Vasodilatation – gemessen, nicht aber die pathogenetische Ursache der Entzündung bestimmt werden kann.

Daher muß die differentialdiagnostische Bewertung hyperthermer Zonen die klinische Symptomatik unbedingt berücksichtigen, wenn Fehlinterpretationen ausgeschlossen werden sollen!

Es ist bei der Beurteilung der Thermogramme kritisch zu prüfen, ob die beobachteten hyperthermen Zonen

- der Anatomie des Stratum synoviale folgen,
- über Sehnenscheiden oder Bursae liegen,
- ein streifenförmiges Gefäßmuster haben,
- ein Korrelat in Hautveränderungen finden,
- größere Extremitätenabschnitte umfassen.

Arthritiden haben eine für das jeweilige Gelenk charakteristische Temperaturverteilung, entsprechend der anatomischen Lage des Stratum synoviale und seiner Gefäßabflußgebiete.

Bei einer Tendosynovitis oder einer Bursitis entspricht die Hyperthermie meist der anatomischen Situation.

Hypertherme Zonen entlang großer Gefäße sind durch das streifen- bis netzförmige Muster leicht zu erkennen. Bei besonders adipösen Personen können aber auch fleckförmige Hyperthermiezonen vorliegen, die differentialdiagnostische Schwierigkeiten bereiten können.

Besonderes Augenmerk verdienen hypertherme Zonen durch Hautveränderungen, in der einfachsten Form als reaktive Hyperthermien nach Druckbelastung der Haut. Die klinische Betrachtung der Hautoberfläche ist daher essentiell für die Bewertung von Thermogrammen.

Umfassen die hyperthermen Zonen ganze Extremitätenabschnitte, muß an vaskuläre Prozesse gedacht werden. Die pathologischen Veränderungen können dann auch auf der kühleren Gegenseite liegen, z.B. bei Gefäßverschlüssen oder bei neuralen Affektionen!

Die Höhe der lokalen Temperatur korreliert gut mit der Akuität der Entzündung, entsprechend dem Ausmaß der Entzündung und der Menge der freigesetzten

Mediatoren. Daher ist die Thermographie besonders zur Verlaufsbeobachtung von Arthritiden aktivierter Arthrosen und postoperativen Entzündungen unter der Therapie geeignet.

Segmentale Hypothermie

Bei thermisch indifferenten („neutralen") Umgebungstemperaturen von 24 °C treten die vasokonstriktorischen Areale deutlich hervor (–0,5 °C). Als verdächtig müssen Seitendifferenzen von mehr als 0,2–0,4 °C angesehen werden. In diesen Fällen geben die Patienten zum Zeitpunkt der Untersuchung meist keinen akuten Schmerz an.

Besteht ein Spontanschmerz, liegen die Temperaturen in den betroffenen Dermatomen meist 0,5 bis >1,0 °C niedriger als im gleichen Dermatom der Gegenseite und in den benachbarten Dermatomen.

Sind einzelne oder mehrere Dermatome hypotherm, die dem Versorgungsgebiet eines peripheren Nerven oder einer Nervenwurzel zuzuordnen sind, liegt der Verdacht auf eine unmittelbare mechanische Irritation dieses Nervs vor (z.B. beim Karpaltunnelsyndrom oder beim Diskusprolaps).

Liegen mehrere Dermatome am Rücken als geschlossene hypotherme Zone vor, handelt es sich meist um eine Head-Zone bei Krankheiten und Affektionen innerer Organe oder um Temperaturdifferenzen bei unterschiedlicher Muskelarbeit (z.B. bei Skoliosen).

Differentialdiagnostische Bewertung

Die differentialdiagnostische Bewertung hypothermer Zonen muß die klinische Symptomatik unbedingt berücksichtigen, wenn Fehlinterpretationen ausgeschlossen werden sollen.

Es ist bei der Beurteilung der Thermogramme kritisch zu prüfen, ob die beobachteten hypothermen Zonen dem Verlauf der

- Dermatome,
- Versorgungsgebiete peripherer Nerven,
- Versorgungsgebiete von Arterien

  folgen. In Zweifelsfällen sind dynamische Tests mit lokaler Abkühlung und Beobachtung/Messung der Wiedererwärmungszeit nach lokaler Abkühlung durchzuführen.

Diese dynamischen Tests erlauben auch eine Abgrenzung vermeintlich hypothermer Zonen in der Nachbarschaft hyperthermer Zonen. Die vasodilatorisch bedingten hyperthermen Zonen zeigen eine sehr schnelle Wiedererwärmung oder lassen sich erst gar nicht ganz wegkühlen.

Unter Beachtung der klinischen Fragestellung und der subjektiven Symptomatik des Patienten entsprechen

- scharf begrenzte monosegmentale Hypothermien einer reflektorisch nozizeptiven Ursache (Dolor translatus) oder mechanischen Störung einzelner Endäste der Nerven,
- relativ scharf begrenzte mono-/polysegmentale Hypothermien einer mechanischen Störung peripherer Nerven (Dolor projectus),
- unscharf begrenzte, polysegmentale Hypothermien einer Head-Zone oder einer zentralen Lähmung,
- unscharf begrenzte, nichtsegmentale Hypothermien einer Störung der arteriellen Versorgung oder einer Minderung der Muskelmasse,
- regionale Hyperthermie über Muskeln/Muskelgruppen einer Mehrbeanspruchung der betreffenden Muskeln.

Dynamischer Kaltwassertest

Obwohl zunächst zum thermographischen Nachweis eines Raynaud-Syndroms entwickelt, hat sich der Kaltwassertest auch bei anderen als vasospastischen oder sklerotischen Veränderungen der peripheren Gefäße sowie bei der akralen Form der Sklerodermie bewährt.

Die pathologische Reaktion ist eine verzögert einsetzende, von proximal nach distal voranschreitende Wiedererwärmung.

Beim klassischen Raynaud-Syndrom persistiert die akrale Hypothermie für mindestens 30 min, bei der Sklerodermie bis zu Stunden.

Allerdings können auch neurale und emotionale sowie konstitutionelle Faktoren die akrale Wiedererwärmung verzögern. In den meisten Fällen findet sich bei einer kurzfristigen Wiederholung des Tests zu einer anderen Tageszeit, unter hyperkalorischen Ernährungsbedingungen oder in entspannter Untersuchungsatmosphäre ein normales Wiedererwärmungsmuster. Bei Diskrepanzen zwischen dem klinischen Befund und dem thermographischen Bild empfiehlt sich eine Wiederholung des Tests.

Besondere Beachtung verdient bei pathologischer Wiedererwärmung eine Dauermedikation mit ergotaminhaltigen Medikamenten (z.B. Hypotoniker). Nach Absetzen der Präparate normalisiert sich das Temperaturverhalten meist innerhalb weniger Wochen. Zur Unterstützung der Diagnostik kann auch eine Wiederholung des Tests unter Gabe von Kalziumantagonisten (z.B. Nifedipin) sinnvoll sein. Eine Normalisierung des Temperaturverhaltens weist dann gleich den therapeutischen Weg.

Neben der Musteranalyse des Temperaturverlaufs ist die Berechnung von Zeitkonstanten der Wiedererwärmung wichtig. Die Darstellung eines Relaxationsthermogramms bietet das Variomed-2.0-Programm (Abb. 12.17).

Mechanische Provokation

Bei mechanischer Provokation der vom Patienten als schmerzauslösend angegebenen Bewegungen oder Belastungen kann sich das thermische Bild richtungweisend verändern:

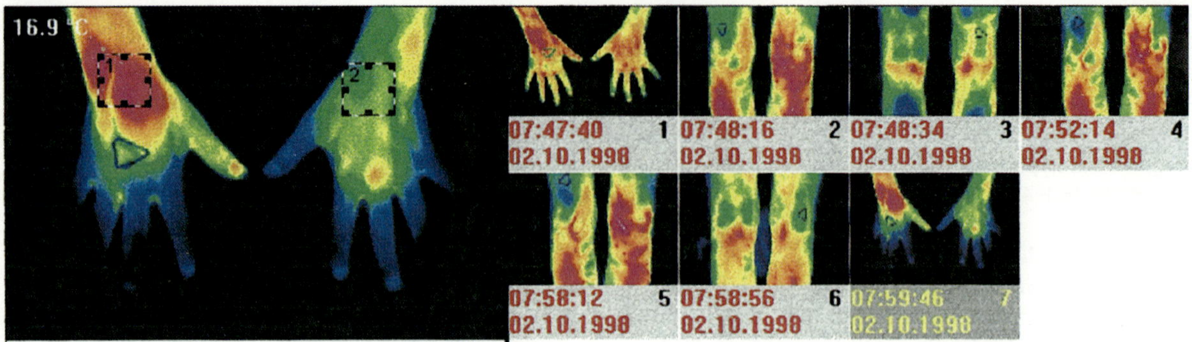

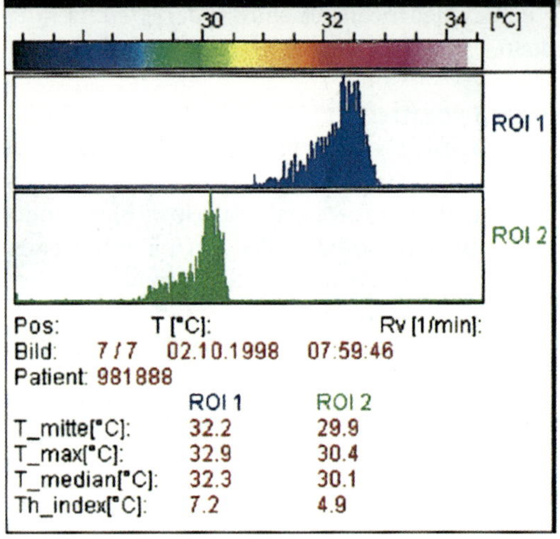

Abb. 12.17. Bildschirmdarstellung der Variomed-2.0-Software zur thermographischen Bildverarbeitung in der Medizin (Gesellschaft für Innovative Diagnostik, Gera) am Beispiel einer Patientin mit chronischer Polyarthritis: akute Arthritis des rechten Handgelenkes. Die quantitativen Parameter der „region of interest" (ROI) sind als Histogramm und als Zahlenwerte unter dem ausgewerteten Bild dargestellt

- Verstärkung der segmental-neuralen Hypothermie, ausgelöst durch stärkere Kompression eines peripheren Nerven,
- Verstärkung einer relativen regionalen Hypothermie, ausgelöst durch vaskuläre Stealphänomene,
- Verstärkung lokaler oder regionaler Hyperthermie, ausgelöst durch verstärkte Muskelarbeit oder Mehrbelastung eines arthrotischen Gelenks oder lokale Druckbelastung.

12.7.6 Stellenwert der Thermographie

Zu Beginn der eigenen Untersuchungen zur Oberflächentemperatur des Körpers bei Gesunden und Patienten mit Krankheiten des Bewegungssystems im Jahr 1975 gab es national und international nur wenige Arbeitsgruppen, die sich mit dieser Thematik befaßten. Auch gab es fast keine neueren Untersuchungen zur Körperoberflächentemperatur und zu ihrer Regulation. In den einschlägigen Lehrbüchern der Physiologie wurde die Körperoberflächentemperatur nur sehr oberflächlich abgehandelt. Die dort dargestellten wissenschaftlichen Fakten beruhten im wesentlichen auf Untersuchungen der Physiologen aus den ersten Jahrzehnten dieses Jahrhunderts. Erst in den letzten Jahren beginnen die Physiologen sich für diese Thematik zu interessieren. Die experimentelle Untersuchung der Steuerung der Oberflächentemperatur wird sicher noch weitere Erkenntnisse bringen.

Für die thermographische Diagnostik in der Rheumatologie stehen heute technisch ausgereifte, preiswerte Infrarotsysteme und validierte Untersuchungsmethoden zur Verfügung.

Allerdings kann eine Thermographie in keinem Fall Antwort auf alle offenen klinischen Fragen geben. Auch können von der Thermographie keine „Diagnosen" erwartet werden. Derartige überzogene Ansprüche überfordern jedes diagnostische Verfahren!

■ **Schmerzsyndrome.** Für Schmerzsyndrome im Bereich des Bewegungssystems gilt, daß sie mit allen Mitteln objektiviert und, soweit möglich, in ihrer Pathogenese abgeklärt werden müssen, um möglichst kausal therapieren zu können. Hierzu leistet die Thermographie einen wichtigen Beitrag und ergänzt die strukturgebundenen Untersuchungsverfahren Ultraschall, Röntgen und Kernspintomographie.

■ **Funktionelle Störungen.** Da funktionelle Störungen stets strukturellen Veränderungen vorausgehen, ist die Thermographie in der Lage, zahlreiche schmerzauslösende Funktionsstörungen nachzuweisen, die noch keine strukturellen Veränderungen verursacht haben. Ein klassisches Beispiel hierfür sind vasospastische Veränderungen in der akralen Endstrombahn.

Akrale Perfusionsstörungen lassen sich thermographisch bereits zu einem Zeitpunkt nachweisen, an dem klinisch und mit anderen Methoden noch keinerlei Veränderungen festzustellen sind.

■ **Arthrose und Arthritis.** Andererseits ist trotz deutlicher Destruktion bei Arthrose oder Arthritis aus einem Röntgenbild oder Sonogramm nicht abzulesen, wie akut der lokale Entzündungszustand ist. Dies läßt sich nur mit der Thermographie messen (Engel u. Saier 1984).

■ **Algodystrophie.** Bei einer Algodystrophie ist die Thermographie das einzige Untersuchungsverfahren, mit dem sich frühe Veränderungen oder ein Übergang von Stadium I zu II darstellen lassen (Ammer 1998).

■ **Bandscheibenprotrusion.** Bei Bandscheibenprotrusion oder -prolaps ist die Thermographie das einzige nichtinvasive bildgebende Verfahren, mit dem sich Etage und Ausmaß der Schädigung periphere Nerven darstellen lassen (Young-Soo et al. 1998).

Literatur zu Kap. 12.1–12.6

Albrecht J, Ernst J, Westerburg K-W (1989) Diagnostik mit bildgebenden Verfahren in der Rheumatologie. In: Fehr K, Miele W, Schattenkirschner M, Tillmann K (Hrsg) Rheumatologie in Klinik und Praxis. Thieme, Stuttgart New York

Dihlmann W (1985) Röntgenatlas rheumatische Erkrankungen. Thieme, Stuttgart New York

Dihlmann W (1987) Gelenke, Wirbelverbindungen. Thieme, Stuttgart New York

Felix R, Langer R, Langer M (1992) Klinische Radiologie mit Repetitorium. De Gruyter, Berlin New York

Freyschmidt J (1997) Skeletterkrankungen, klinisch-radiologische Diagnose und Differentialdiagnose. Springer, Berlin Heidelberg New York Tokio

Peters PE, Matthiaß HH, Reiser M (1990) Kernspintomographie in der Orthopädie. Enke, Stuttgart New York

Pollähne W, Grieser T, Pfeiffer M, Minne H (1996) Diagnostik und Differentialdiagnostik primärer und sekundärer Osteoporose. Thieme, Stuttgart New York

Sell S, König S (1992) Ultraschallstandardebenen. Thieme, Stuttgart New York

Sell S (1997) Ultraschall – Stütz- und Bewegungsorgane (CD-ROM). Enke, Stuttgart

Stoller DW (1997) Magnetic resonance imaging in orthopedics & sports medicine. Lipincott Raven, New York

Torklus D, Gehler W (1987) Die obere Halswirbelsäule. Thieme, Stuttgart New York

Vahlensieck M, Reiser M (1997) MRT des Bewegungsapparates. Thieme, Stuttgart New York

Zacher J (1996) Bildgebende Verfahren in der Rheumatologie. In: Krause W (Hrsg) Praktische Orthopädie – Bildgebende Verfahren. Thieme, Stuttgart New York, S 186–199

Literatur zu Kap. 12.7

Ammer K (1998) Das Wärmebild der menschlichen Hand. ThermoMed 14:11–17

Damm F, Döring G, Hildebrandt G (1974) Untersuchungen über den Tagesgang von Hautdurchblutung und Hauttemperatur unter besonderer Berücksichtigung der physikalischen Temperaturregulation. Phys Med Rehabil 15:1

Dupuis H (1988) Periphere Durchblutungsänderungen unter kombinierter Kälte- und Schwingungsbelastung. In: Forschungsbericht Hand-Arm-Schwingungen II. Schriftenreihe des Hauptverbandes der gewerblichen Berufsgenossenschaften e.V.

Engel J-M, Cosh JA, Ring EFJ, Page-Thomas DP, Van Waes P (1979) Thermographie in locomotor diseases. Recommended procedure. Eur J Rheumatol 2:299–306

Engel J-M, Flesch U, Stüttgen G (1983) Thermologische Meßmethodik. Notamed, Baden-Baden

Engel J.-M. (1984) Thermographische Objektivierung der segmentalen Neuropathophysiologie. Manuelle Medizin 22:30–40

Engel J-M, Saier U (1984) Thermographische Standarduntersuchungen in der Rheumatologie und Richtlinien zu deren Befundung. Luitpold, München

Golenhofen K (1980) Physiologie der Hautdurchblutung. In: Korting GW (Hrsg) Dermatologie in Praxis und Klinik, Bd 1: Allgemeine Dermatologie. Thieme, Stuttgart

Grossklaus R, Bergmann KE (1981) Physiologie und Regulation der Körpertemperatur. In: Engel JM (Hrsg) Thermologie-Fachberichte 2. Notamed, Baden-Baden

Handwerker H (1988) Percutaneous analgesia and neurovascular responses in joint disease. In: Brune K (ed) Percutaneous antirheumatic therapy – a reappraisal. Huber, Bern Stuttgart

Hensel H, Brück K, Raths P (1973) Homeothermic organisms. In: Precht H, Christopher JS, Hensel H (eds) Temperature and life. Springer, Berlin Heidelberg New York

Houdas Y, Ring EFJ (1982) Human body temperature. Plenum Press, New York London

Kim Young-Soo, Yong-Eun Cho, Ho-Yeal Zhang (1998) Clinical significance of digital infra-red thermographic imaging in spinal surgery for multiple disc herniations. Eur J Thermol 8: 118

Larsen A, Dale K, Eek M (1977) Radiographic evaluation of rheumatoid arthritis and related conditions by standard reference films. Acta Radiol Diagn 18:481–491

Ring EFJ, Phillips B (eds) (1984) Recent advances in medical thermology. Plenum Press, New York London, pp 43–50

Stüttgen G, Flesch U (1984) Dermatologische Thermographie. VCH, Weinheim

KAPITEL 13

Gelenkpunktion und Arthroskopie

K. J. SCHMIDT

INHALT

Sowohl die Gelenkpunktion als auch die Gelenkspiegelung oder Arthroskopie stellen invasive diagnostische oder therapeutische Verfahren dar. Eine sorgfältige Indikationsstellung und die Aufklärung des Patienten über Art und Risiken des Eingriffs sind daher notwendig. Bei beiden Verfahren wird durch die Haut, Gelenkkapsel, Gelenkinnenhaut und u.U. auch durch andere periartikuläre Strukturen von außen in das primär sterile Gelenkinnere vorgegangen.

13.1 Gelenkpunktion

13.1.1 Prinzip

Zur Gelenkpunktion wird eine Hohlnadel perkutan in das Gelenkkavum eingestochen, um Synovia oder Erguß abzusaugen, ggf. können auch Medikamente instilliert werden.

Synoviabestandteile

Die stets in geringen Mengen vorhandene Synovia dient zur Knorpelernährung und vermindert den Reibungswiderstand. Aufgrund der Filterfunktion der Synovialmembran sind kleinmolekulare Stoffe wie Elektrolyte, Glukose, Harnsäure und verschiedene Enzyme in Serumkonzentration, größere Moleküle wie die meisten Proteine in geringerer Konzentration vorhanden. Hyaluronsäure ist als Produkt der Synovialozyten ein spezifischer Synoviabestandteil, dessen Konzentration (ca. 300 mg/dl) die Viskosität wesentlich beeinflußt. An zellulären Bestandteilen finden sich physiologisch hauptsächlich Leukozyten in geringer Konzentration (<200/µl). Makroskopisch ist die Gelenkflüssigkeit hellgelb bis klar und etwa so viskös wie Speiseöl.

Pathologische Veränderungen

Krankhafte Veränderungen führen oft zur Vermehrung der Gelenkflüssigkeit, deren veränderte Zusammensetzung z.T. makroskopisch zu erkennen ist. Ein trüber Erguß weist auf eine stark vermehrte Zellzahl hin, so daß unter dem Verdacht auf einen Gelenkinfekt die Genese der Arthritis zeitnah abgeklärt werden muß. Ein Hämarthros weist auf eine traumatische Läsion, eine Koagulopathie oder auf eine pigmentierte villonoduläre Synovitis hin. Bei Kristallarthropathie kann der Erguß weißlich flockig, aber auch nur trüb sein. Eine genaue Diagnostik ermöglicht nur eine laborchemische, mikroskopische und mikrobiologische Untersuchung (s. Kap. 11).

13.1.2 Indikation und diagnostische Aussagen

Die wesentliche Indikation stellt die Asservierung des Ergusses zur Analyse einer unklaren Gelenkschwellung dar, sofern die Diagnose mit weniger invasiven Verfahren nicht sicher zu klären ist. Weitere Indikationen ergeben sich bei starker Ergußbildung zur Schmerzminderung und zur Vermeidung einer Überdehnung der periartikulären Strukturen.

13.1.3 Technisches Vorgehen

Nur bei korrekter Technik und genauer Kenntnis der topographischen Anatomie sind ernste Gefahren wie eine Gelenkinfektion mit rascher Gelenkdestruktion, Verletzungen wesentlicher periartikulärer Strukturen wie Nerven und Gefäße oder eine mechanische Schädigung intraartikulärer Strukturen mit Entwicklung einer Sekundärarthrose weitgehend zu vermeiden.

Tabelle 13.1. Empfehlungen zur Gelenkpunktion

Gelenk	Richtung	Empfohlener Punktionsort	Gelenklagerung
Schultergelenk	Von dorsal in Richtung Processus coracoideus	1 cm kaudal und medial der dorsalen Akroprominenz	Humeruskopf über Hypo mochleon in Axilla lateralisiert
Schultereckgelenk	Von kranial, 30° von lateral und 30° von ventral	Tastbarer Gelenkspalt	Neutral
Ellbogengelenk	Von dorsokranial, tangential zum Caput radii	Tastbare Lücke zwischen Caput radii, Ulna und Epicondylus humeri radialis	90° Flexion
Handgelenk	Von dorsoulnar, 30° von distal	Tastbare Lücke zwischen distaler Ulna, Radius und Carpus	30° Palmarflexion
Daumensattelgelenk	Von dorsal, 30° von proximal	0,5 cm proximal des tastbaren Ansatzes des M. abductor pollicis longus	Manuelle Traktion des Daumens
Daumengrundgelenk Daumengrundgelenk Fingergrundgelenke Fingermittelgelenke Fingerendgelenke	1. Von dorsoradial oder dorsoulnar, 30° von proximal in Richtung des Gelenkzentrums; 2. Von radial oder ulnar parallel zum Gelenkspalt, 10° von dorsal	Tastbarer dorsoradialer oder dorsoulnarer Gelenkspalt	Manuelle Traktion des Fingers
Hüftgelenk	Von lateral, senkrecht zur Haut	1 cm kranial der tastbaren Trochanterspitze	Etwa 20° Innenrotation, leichte Adduktion
Kniegelenk	Von lateral, 30° von proximal	1 cm proximal der lateralen proximalen Patellaecke	Neutral
Oberes Sprunggelenk	Von ventral, 20° von distal	Tastbarer Winkel zwischen Talusrolle, Tibiavorderkante und Fibula	Neutral, Bildwandlerkontrolle empfohlen
Unteres Sprunggelenk	Von lateral, 45° von ventral	Tastbarer vorderer Anteil des Sinus tarsi	Starke Supination
Metatarsalia	Im Verlauf des Gelenkspalts	Über u.U. tastbaren Gelenkspalt	Bildwandlerkontrolle notwendig
Großzehengrundgelenk Großzehenendgelenk Zehengrundgelenke Zehenmittelgelenke Zehenendgelenke	1. Von dorsoradial oder dorsoulnar 30° von proximal in Richtung des Gelenkzentrums; 2. Von radial oder ulnar parallel zum Gelenkspalt 10° von dorsal	Tastbarer dorsoradialer oder dorsoulnarer Gelenkspalt	Manuelle Traktion der Zehe

Mindestvoraussetzung ist daher die Verwendung steriler Spritzen und Kanülen sowie die großflächige Anwendung eines zugelassenen Hautdesinfektionsmittels am Injektionsort und zur hygienischen Händedesinfektion unter Beachten der vorgeschriebenen Dosierung und Einwirkdauer.

Durch weites Freimachen der Injektionsstelle ist ein Kontakt zu unsterilen Gegenständen wie z.B. Kleidungsstücken zu vermeiden. Störende Behaarung kann ggf. mit einer Schere gekürzt und anschließend entfernt werden. Rasieren ist wegen der Traumatisierungsgefahr nur eingeschränkt zu empfehlen. Beim mehrfachen Dekonnektieren von Kanüle und Spritze ist das Tragen von sterilen Handschuhen zwingend, die Verwendung von sterilem Abdeckmaterial und ein Mundschutz empfehlenswert, Gespräche sind auf das Notwendigste zu beschränken.

Invasive Diagnostik sollte nur unter Aufsicht eines mit der Methode Erfahrenen durchgeführt werden!

Je nach Gelenkgröße und der erwarteten Viskosität der Gelenkflüssigkeit kommen Kanülen unterschiedlichen Durchmessers (0,4–2 mm) und Länge zur Anwendung. Mögliche Punktionsorte ohne Anspruch auf Vollständigkeit können Tabelle 13.1 entnommen werden. Der Punktionsort ist abschließend mit einem sterilen Pflaster abzudecken. Der Patient muß darauf hingewiesen werden, daß bei akuter Beschwerdezunahme im behandelten Gelenk unverzüglich der Behandler oder ein anderer Arzt aufzusuchen ist. Nur bei frühestmöglichem Erkennen und Behandeln einer iatrogenen Infektion sind gravierende Folgeschäden zu vermeiden.

13.2 Arthroskopie

13.2.1 Prinzip

Zur Inspektion des Gelenkinneren wird bei der Gelenkspiegelung ein optisches System über eine Metallhülse durch eine Stichinzision in das Gelenkkavum eingebracht. Zusätzlich kann über eine weitere Stichinszision ein Tastinstrument zur Palpation eingesetzt werden.

13.2.2
Indikation und diagnostische Aussagen

Die Arthroskopie dient zur Abklärung intraartikulärer Veränderungen, die durch weniger invasive Verfahren nicht sicher diagnostiziert werden können. Bei der Diagnostik intraartikulärer primärer und sekundärer mechanischer Läsionen verbindet die Gelenkspiegelung meist hohe Sicherkeit mit der Möglichkeit der gleichzeitigen operativen Therapie. Hierzu zählen das Erkennen

- knorpeliger und knöcherner Läsionen,
- freier Gelenkkörper,
- von Plica- und Bridenbildung,
- von Läsionen intraartikulärer Bänder und Sehnen und
- anderer Bindegewebestrukturen wie Meniskus-, Limbus- oder Rotatorenmanschettenschäden.

Der makroskopische Aspekt der Synovialmembran bezüglich Farbe, Oberflächenstruktur, d.h. insbesondere Zottenbildung, sowie kristalline Ein- und Auflagerungen, fibrinöse und eitrige Beläge können beurteilt werden (s. Abb. 13.1).

Mit dem Verfahren der Mikroarthroendoskopie können bei Verwendung einer geeigneten Optik und Vitalfärbung Gefäßveränderungen bei 150facher Vergrößerung beurteilt werden (Hempfling 1996). Probenentnahmen ermöglichen die histologische Untersuchung synovialer Veränderungen, anhand derer jedoch eine eindeutige Diagnose der Art einer rheumatischen Erkrankung bislang nur bedingt möglich ist (Mohr 1997; s. Kap. 14).

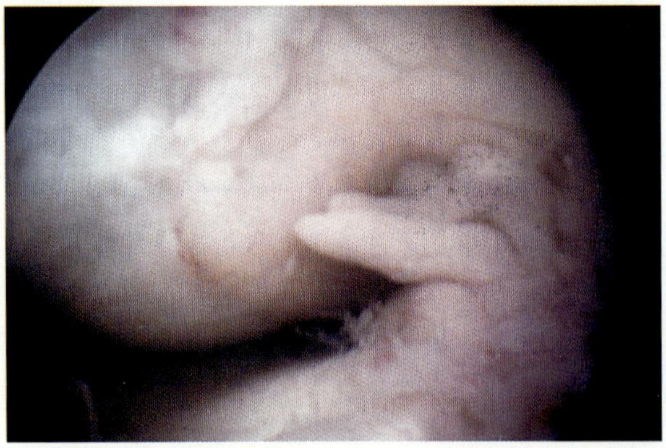

Abb. 13.1. Arthroskopischer Aspekt der Fossa intercondylaris mit erkennbar intaktem vorderem Kreuzband *(rechts)*, grobzottigen synovialitischen Auflagerungen und Chondromalazie der medialen Kniekondyle *(links)*

13.2.3
Technisches Vorgehen

Gelenkspiegelungen sollten unter den für eine Operation üblichen aseptischen Kautelen erfolgen. Eine hinreichende Analgesie ist in der Regel, ausgenommen rein diagnostische Arthroskopien an peripheren kleinen Gelenken und am Kniegelenk, nur durch die Anwendung einer Regionalanästhesie oder Intubationsnarkose erreichbar. Nur so ist es ohne ungebührliche Gefährdung des Patienten möglich, zur genauen Diagnostik ohne Zeitdruck und Bewegungseinschränkung ggf. mehrere Zugänge zu setzen, Tastinstrumente einzusetzen und bei gegebener Indikation sinnvollerweise auf ein geeignetes operatives Verfahren überzugehen.

Je nach Größe des Gelenkes kommen Arthroskopieschäfte mit einem Außendurchmesser von 1,3–6,5 mm und unterschiedlicher Abwinkelung der Blickrichtung von 0°–90° zur Anwendung. Um ein aseptisches Arbeiten zu ermöglichen, stellt der Anschluß des optischen Systems an eine steril abgedeckte Minikamera zur Abbildung des Gelenkinneren auf einem Monitor den üblichen Stand der Technik dar.

Zum Einbringen des Arthroskopes wird, ggf. nach Punktion und Auffüllen des Gelenkes, lediglich die Haut über eine dem Durchmesser des einzubringenden Instrumentes entsprechende Länge inzidiert und das tiefer gelegene Gewebe mit einem kleinen stumpfen Klämmchen gespreizt. Die sog. Arthroskophülse wird mit einem stumpfen Trokar in das Gelenkkavum eingeführt. Hiernach kann der Trokar entfernt und die Arthroskopoptik in die Hülse eingesteckt werden. Nach Visualisierung der intraartikulären Lage erfolgt Auffüllen des Gelenks entweder mit CO_2-Gas oder üblicher mit isotonischer Spüllösung.

13.2.4
Arthroskopietechniken bei einzelnen Gelenken

Schulterarthroskopie

Die Schulterarthroskopie erfolgt in halbsitzender oder seitlicher Lagerung. Nach Punktion und Gelenkauffüllen wird ein Zugang 1 cm kaudal und medial der dorsalen Akromionprominenz gesetzt und ein 4-mm-30°-Standardarthroskop (u.U. zusätzlich 4-mm-70°-Optik) in Richtung des Processus coracoideus eingebracht. Üblicherweise wird über einen 2. Zugang von ventral ein Tasthaken eingebracht. Durch Lateralisation des Humeruskopfes über ein axilläres Hypomochlion und Umstecken der Optik nach ventral sind in der Regel sämtliche Gelenkkompartimente einsehbar.

Neben Veränderungen an Humeruskopf und Glenoid sowie Beschaffenheit der Tunica synovialis sind insbesondere der Zustand des Limbus glenoidalis, der langen Bizepssehne und der Rotatorenmanschette

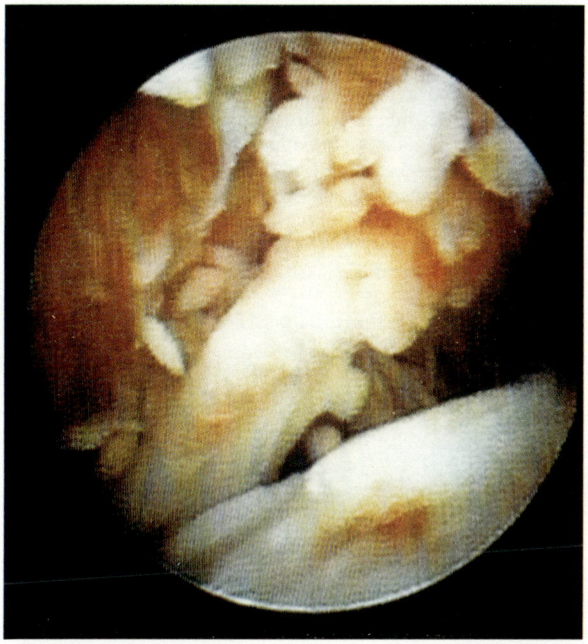

Abb. 13.2. Arthroskopischer Aspekt einer arrodierten langen Bizepssehne mit grobzottigen synovialitischen Auflagerungen und Chondromalazie der Oberarmkopfes

beurteilbar (s. Abb. 13.2). Eine endoskopische Untersuchung der Bursa subacromialis mit Beurteilung des Subakromialraumes und der Rotatorenmanschettenaußenseite ist über die gleichen Zugänge empfehlenswert und üblich. Weitere Zugänge von kranial, lateral und ventral sind möglich.

Ellbogenarthroskopie
Die Ellbogenarthroskopie erfolgt in Bauch-, Seit- oder Rückenlagerung ggf. in Oberarmblutleere. Das ventrale Kompartiment wird über einen ventroradialen und ventroulnaren Zugang, das dorsale Kompartiment über 2 dorsoradiale Zugänge inspiziert und abgetastet. Je nach Gelenkgröße können sowohl ein 4-mm-30°-Standardarthroskop, eine 4-mm-70°-Optik, aber auch kleinere Optiken verwendet werden. Bei straffer ligamentärer Gelenkführung ist die Gelenkübersicht insbesondere dorsoradial und -ulnar eingeschränkt. Neben der Beschaffenheit der Gelenkinnenhaut sowie Veränderungen am Radiuskopf und der übrigen Gelenkpartner sind bewegungseinschränkende Plicae, Chondro- oder Osteophyten sowie freie Gelenkkörper bei Chondromatose, bei M. Panner oder nach Traumata, diagnostizierbar.

Handgelenkarthroskopie
Die Handgelenkarthroskopie wird unter Traktion des Gelenkes durchgeführt. Über 2 dorsale Zugänge wird unter Berücksichtigung der anatomischen Verhältnisse ein 2,4-mm- oder ein kleineres Arthroskop und ein Tasthaken eingeführt. Der Zustand der Gelenkflächen radiokarpal, aber auch z.T. interkarpal, Veränderungen der interkarpalen Bandstrukturen sowie die Beschaffenheit des Discus triangularis sind neben Gelenkinnenhautveränderungen erkennbar.

Hüftgelenkarthroskopie
Die Hüftgelenkarthroskopie wird unter Zug am Bein bei relaxiertem Patienten durchgeführt. Von ventral lateral des N. femoralis und von lateral oberhalb der Trochanterspitze kann ein 4-mm-30°-Standardarthroskop, meist zusätzlich eine 4-mm-70°-Optik und ein Tastinstrument eingebracht werden. Die stark gekrümmten Gelenkflächen von Femurkopf und Acetabulum lassen bei der straffen Hüftgelenkkapsel meist nur eine eingeschränkte Beurteilung des Gelenkknorpels, der Synovialmembran und des Labrums zu.

Kniegelenkarthroskopie
Die Kniegelenkarthroskopie ist die am häufigsten durchgeführte und am weitesten entwickelte Gelenkspiegelung. Unter Verwendung eines 4-mm-30°-Standardarthroskops läßt der weite Gelenkraum bei Aufklappbarkeit der Gelenkspalten eine nahezu vollständige Inspektion sämtlicher Gelenkkompartimente über die 2 Standardzugänge medial und lateral des Ligamentum patellae zu. Für besondere Fragestellungen sind 4 weitere Standardzugänge bzw. eine 4-mm-70°-Optik anwendbar. Veränderungen des Gelenkknorpels, der Menisken, der Kreuzbänder und der Tunica synovialis sind im Vergleich zu anderen Verfahren mit hoher Sicherheit erkennbar, so daß die Arthroskopie am Kniegelenk als Standarddiagnostikum zählt.

Sprungelenkarthroskopie
Die Sprungelenkarthroskopie kann für den ventralen Anteil des oberen Sprunggelenks mit einem Standardarthroskop über einen medialen und lateralen Zugang erfolgen. Aufgrund der Krümmung der Gelenkflächen können die hinteren Anteile nur bei instrumenteller Distraktion beurteilt werden. Die Arthroskopie des unteren Sprunggelenks ist technisch möglich, hat aber bislang kaum Verbreitung gefunden. Die straffe Gelenkführung läßt eine beschränkte Beurteilung des Knorpels, der Synovialmembran und gelenknaher Bandstrukturen zu.

Arthroskopie kleiner Gelenke
Die Arthroskopie kleiner Gelenke wie der Finger- und Zehengrundgelenke ermöglicht bei gelockertem Bandapparat und Gelenktraktion unter Verwendung eines dorsalseitig eingebrachten 1,3- bis 1,9-mm-Needleskops eine eingeschränkte Inspektion des Gelenkknorpels und der Tunica synovialis.

Literatur

Bain GI, Roth JH (1995) The role of arthroscopy in arthritis. Hand Clin 11: 51–58

Bircher E (1921) Die Arthroendoskopie. Zentralbl Chir S 1460–1461

Gondolph-Zink B (1996) Stellenwert der Hüftarthroskopie in der Diagnostik der rheumatischen Coxitis. Z Rheumatol 55 Supplement 1:2

Guhl JF (1988) Ankle arthroscopy. Slack, Thorofare

Johnson LL (1986) Arthroscopic surgery, principles and practice. 3rd edn. Mosby, St. Louis Toronto Princeton

Hempfling H (1996) Mikroarthroendoskopie. Arthroskopie 9:106–115

Kerschbaumer F, Starker M, Schneider R (1995) Möglichkeiten der Arthroskopie bei rheumatoider Arthritis. In: Jahrbuch der Orthopädie. Biermann, Zülpich, S 99–109

Schmidt K (1997) Stellenwert der Arthroskopie bei Erkrankungen der Synovialmembran. Arthroskopie 10:3–11

Matthews LS, LaBudde JK (1993) Arthroscopic treatment of synovial diseases of the shoulder. Orthop Clin North Am 42:101

Mohr W (1997) Histologische Korrelate synovialen Zotten und Knoten. Arthroskopie 10:12–21

Utzschneider I, Hempfling H (1994) Indikation zur diagnostischen und operativen Arthroskopie am Ellbogengelenk. Arthroskopie 7:10–17

Whipple TL (1992) Arthroscopic surgery – The wrist. Lippincott, Philadelphia

Biopsie und Histologie

14

W. MOHR

INHALT

Im Vergleich zu Probeentnahmen aus anderen Organen werden diagnostische Gelenkbiopsien selten durchgeführt. Als Begründung läßt sich die „rheumatologische" Meinung anführen, daß histopathologische Untersuchungsergebnisse für die Diagnose der meisten Krankheiten irrelevant und ohne Einfluß auf die Therapie seien. Diese Ansicht mag z.T. korrekt sein – leider spiegelt sie aber auch mangelndes Interesse an der Pathomorphologie wider, wobei darunter mehr als nur der Nachweis eines ungewissen Antigens verstanden werden soll. Wie „das Verständnis für bestimmte Röntgenphänomene nur erreichbar, wenn diese auch von der pathologisch-anatomischen Seite her erklärt" (Freyschmidt 1996), wird das klinische Erscheinungsbild vieler artikulärer Krankheiten erst durch die Morphologie verständlich – und dazu kann die Histopathologie, auch wenn sie nur in 2,3% der chronischen Arthritiden eine Diagnose „schafft", sie in 11% der Fälle wahrscheinlich macht und in mehr als 50% lediglich die klinische Diagnose bestätigt (Flechtenmacher et al. 1993), beitragen.

Gelenkbiopsien stellen nahezu ausschließlich Gewebeentnahmen der Synovialmembran dar – Krankheiten, die sich primär als *Synovialisarthropathien* manifestieren, können nachgewiesen werden, aber auch Reaktionen der Gelenkinnenhaut bei primären Krankheiten des Knorpels als *Chondroarthropathien* und Knochens als *Osteoarthropathien* können diagnostiziert werden.

14.1 Synovialisarthropathien

14.1.1 Synovialosen

Seltene Krankheiten wie *Hämophilie* mit villöser Hyperplasie der siderotischen Synovialmembran (Abb. 14.1a) und *Amyloidose*, insbesondere Immunglobulinamyloidosen als primäre oder Plasmozytom-assoziierte Krankheit und β_2-Mikroglobulinamyloidose bei Dialysepatienten, sind erwähnenswert; schollige (Abb. 14.1b) oder knotige kongophile Ablagerungen mit polarisationsoptisch „apfelgrüner" Doppelbrechung kennzeichnen die Amyloidarthropathie.

14.1.2 Synovialitiden

Ihr ätiologisches Spektrum, oft histologisch am Erscheinungsbild der Synovialmembran ablesbar, erstreckt sich von bekannten Ursachen über die große Anzahl Krankheiten unbekannter Ätiologie bis hin zu Reaktionen auf gelenkinterne Noxen (Mohr 1997a, 2000).

Synovialitiden bekannter Ätiologie

Krankheiten durch mikrobielle Erreger

▪ **Viren.** Obwohl bei Virusinfektionen nicht selten Arthralgien auftreten, sind nur wenige histopathologische Befunde bekannt – berichtet wird über eine geringe lymphoplasmazelluläre synoviale Infiltration (Mohr 1997b, 2000).

▪ **Bakterien.** Bakterielle Infektionen führen zu uncharakteristischen oder charakteristischen granulomatösen Synovialitiden.

Als *uncharakteristische* Entzündungen sind Krankheiten aufzuführen, die durch *Eitererreger* ausgelöst werden. Ihr histologisches Substrat besteht aus Fibrinexsudaten mit oft großer Anzahl neutrophiler Granulozyten und einem organisierenden kapillarreichen Granulationsgewebe (Abb. 14.1c), dessen Blutgefäße von dichten Säumen neutrophiler Granulozyten umgeben werden (Abb. 14.1d).

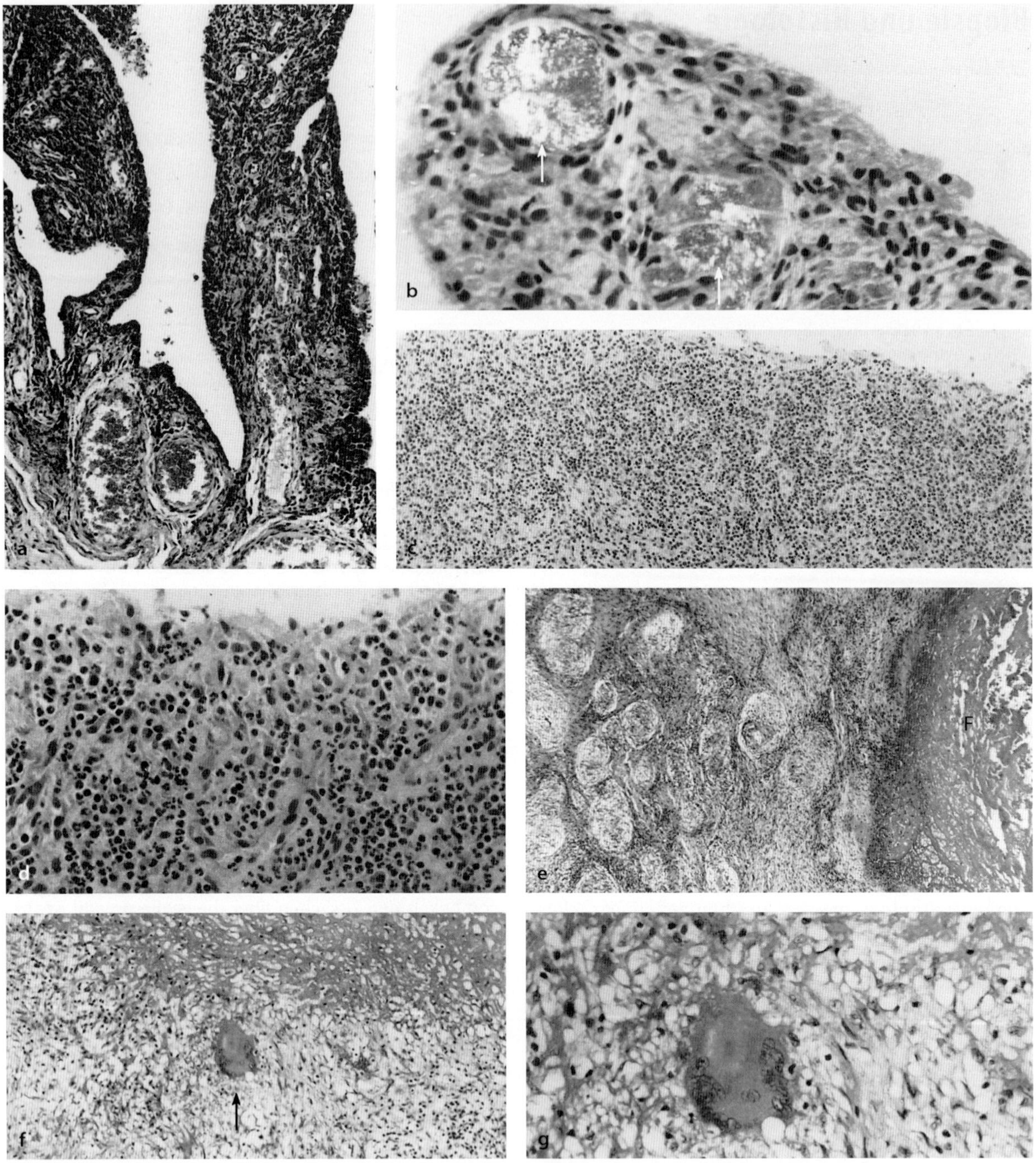

Abb. 14.1a–g. Synovialosen und Synovialitiden bekannter Ätiologie. **a** Hämophilie: siderotische synoviale Zotte. HE, 85:1. **b** β_2-Mikroglobulinamyloidarthropathie: kongophile polarisationsoptisch doppelbrechende schollige Amyloidablagerungen. Kongorot, Hämalaun, 300:1. **c** Uncharakteristische bakterielle Arthritis: zellreiches Granulationsgewebe. HE, 85:1. **d** Uncharakteristische bakterielle Arthritis: neugebildete Kapillaren des Granulationsgewebes werden umgeben von neutrophilen Granulozyten. HE, 220:1. **e** Gelenktuberkulose: an Fibrin *(F)* angrenzend multiple epitheloidzellige Granulome. HE, 35:1. **f** Gelenktuberkulose: Grenze zwischen nekrotischem und vitalem Gewebe aus Epitheloidzellsäumen und Langhans-Riesenzelle. HE, 85:1. **g** aus f *(Pfeil):* Epitheloidzellen und mehrkernige Langhans-Riesenzelle. HE, 220:1

Mykobakterien. Nicht zu vernachlässigen ist die *Gelenktuberkulose* als *charakteristische* Synovialitis, die klinisch nicht immer diagnostiziert wird.

Eine fibrinbedeckte Synovialmembran aus Granulationsgewebe mit dicht beieinander liegenden Epitheloidzellengranulomen (Abb. 14.1e) oder mit Säumen aus Epitheloidzellen und einzelnen mehrkernigen Langhans-Riesenzellen, angrenzend an Fibrin und nekrotisches Gewebe, kennzeichnet sie histologisch (Abb. 14.1f, g). Nicht immer liegt ein solches klassisches morphologisches Erscheinungsbild vor, auch wenige und kleine, nicht unbedingt typisch erscheinende Granulome müssen nach polarisationsoptischem Ausschluß von Fremdmaterialien an die Tuberkulose denken lassen (Mohr 2000).

Atypische Mykobakterien. Infektionen mit atypischen Mykobakterien, die bevorzugt an den Sehnenscheiden der Hände auftreten, sind differentialdiagnostisch in Erwägung zu ziehen, da ihr histologisches Korrelat nicht verschieden von der Infektion mit dem *Mycobacterium tuberculosis* ist. Erwähnt werden muß, daß auch die *Brucellose,* an der weltweit jährlich etwa 500.000 Menschen erkranken (Zaks et al. 1995), als epitheloidzellige granulomatöse Entzündung auftritt.

Pilze. Nur selten ist mit *Pilzarthritiden* zu rechnen – Aspergillushyphen können im Fibrin vorkommen, epitheloidzellige Granulome kennzeichnen Infektionen mit Coccidioides immitis, Blastomyces, Cryptococcus neoformans und Sporotrix schenkii (Mohr 2000).

Mikrokristalline Synovialitiden

Gicht. Mikroskopisches Kennzeichen der *Gicht* sind büschelförmige (Abb. 14.2a), seltener sphäroid angeordnete, polarisationsoptisch stark negativ doppelbrechende Natriumuratkristalle. In Schnittpräparaten sind sie i.allg. nur dann nachweisbar, wenn das Gewebe in Alkohol fixiert wurde und gleichzeitig ungefärbte Schnitte beurteilt werden, in denen Urat polarisationsoptisch nachweisbar ist. Die Kristalle induzieren eine Fremdkörperreaktion – Granulome aus azellulären Zentren, aus denen die Kristalle bei der histologischen Aufarbeitung herausgelöst wurden, mit umgebenden mononukleären Rundzellen und mehrkernigen Riesenzellen liegen in der Gelenkinnenhaut vor (Abb. 14.2b).

Kalziumpyrophosphatarthropathie. Die bevorzugt im höheren Lebensalter auftretende Kalziumpyrophosphatarthropathie ist gekennzeichnet durch kleine positiv doppelbrechende Kalziumpyrophosphatdihydratkristalle (Abb. 14.2c), die in 2 unterschiedlich gestalteten Gewebszonen vorkommen (Mohr 2000). Einerseits sind die Ablagerungen in fibrösen Zotten enthalten (Abb. 14.2d), andererseits finden sich Kristalle in einem zellreichen synovialen Stroma, mononukleäre Rundzellen und mehrkernige Fremdkörperriesenzellen umranden sie (Abb. 14.2e). Nicht selten weist das synoviale Gewebe entfernt der Kristalle eine lymphoplasmazelluläre Stromainfiltration auf.

Kalzifizierende Tendopathie. Psammomkörperchenartig angeordnete Hydroxylapatitkristalle, die nach Entkalkung histologisch als konzentrisch geschichtete runde Scheibchen erkennbar sind (Abb. 14.2f), stellen das histologische Substrat der *kalzifizierten Tendopathie* und *tumorförmigen Kalzinose* dar (Mohr 2000) – nur selten treten sie im synovialen Gewebe auf, in dem sie, wie in anderen Lokalisationen, mit einer Fremdkörperreaktion assoziiert sind.

Fremdkörperinduzierte Entzündungen finden sich meist an den Händen – Seeigelstacheln oder Pflanzendorne sind das auslösende Agens; die Fremdmaterialien werden von einem Saum großer Fremdkörperriesenzellen umgeben (Abb. 14.2g).

Reaktive Arthritiden

Die verschiedenen reaktiven Arthritiden sind Domäne der Immunologie – nur wenige histopathologische Untersuchungsbefunde liegen vor. Abgesehen vom Reiter-Syndrom, bei dem die strukturellen Veränderungen denen der chronischen Polyarthritis gleichen (Mohr 2000), enthält das synoviale Gewebe bei den anderen Formen gering ausgeprägte lymphoplasmazelluläre Infiltrate. Nur selten wird beim *M. Crohn* über Epitheloidzellengranulome (Hermans et al. 1984) und beim *M. Whipple* über PAS-positive synoviale Zellen berichtet (Rubinow et al. 1981).

Synovialitiden unbekannter Ätiologie

Chronischer entzündlicher Gelenkrheumatismus

Da sich die histopathologischen Substrate bei *chronischer Polyarthritis, juveniler chronischer Arthritis, Arthritis psoriatica* und *Spondylitis ankylosans* weitgehend gleichen (Mohr 1997b), sollen sie zusammengefaßt werden.

! Histopathologisch liegen ausschließlich uncharakteristische Veränderungen vor, so daß die Diagnose der klinisch voneinander abgegrenzten Leiden pathologisch-anatomisch nicht nachzuvollziehen ist – die bescheidene diagnostische Aussage kommt über die epikritische Erörterung „chronische Synovialitis vereinbar mit ...“ nicht hinaus.

Eine histopathologische Einteilung der Synovialitiden orientiert sich an Intensität und Zusammensetzung des zellulären entzündlichen Infiltrates sowie Begleitveränderungen (Mohr 2000) – betont werden muß, daß diese Veränderungen gehäuft in einem einzigen Präparat eines Gelenkes nebeneinander vorkommen. Der *geringen chronischen Synovialitis* liegt eine spärlich ausgeprägte, meist perivaskulär betonte lymphoplasmazelluläre Infiltration zugrunde, die *klassische chroni-*

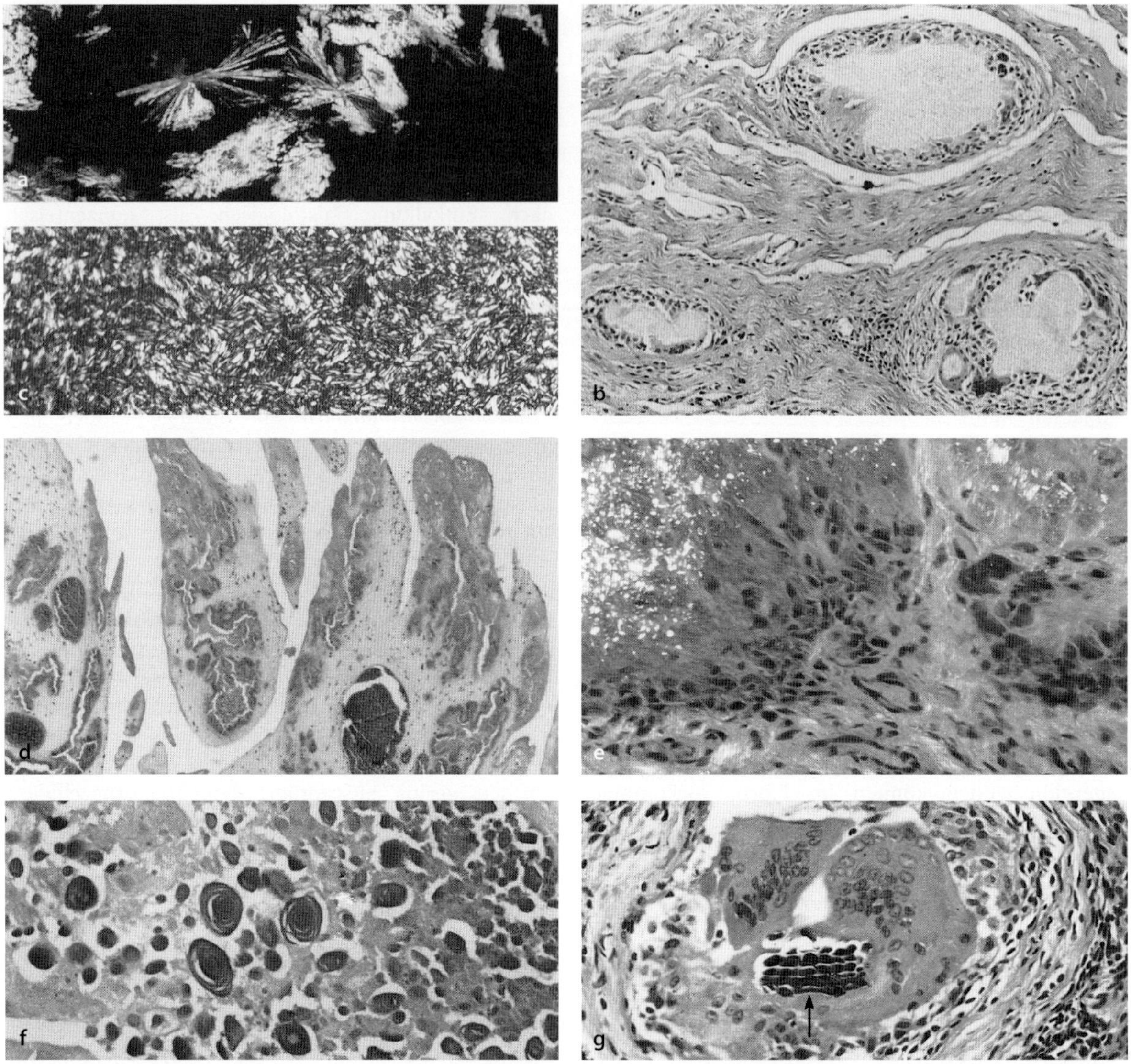

Abb. 14.2a–g. Synovialitiden bekannter Ätiologie. **a** Gicht: Uratkristalle im histologischen Erscheinungsbild. Ungefärbtes Schnittpräparat (polarisiertes Licht), Vergr. 220:1. **b** Gicht: multiple Tophi in der Synovialmembran aus nekrotischen Zentren, umrandet von mononukleären Zellen und mehrkernigen Riesenzellen. HE, 85:1. **c** Kalziumpyrophosphatarthropathie: histologisches Erscheinungsbild der Kalziumpyrophosphatdihydratkristalle im polarisierten Licht. HE, Vergr. 220 : 1. **d** Kalziumpyrophosphatarthropathie: fibröse synoviale Zotten mit scholligen und girlandenförmigen kristallinen Ablagerungen. HE, 35 : 1. **e** Kalziumpyrophosphatarthropathie: polarisationsoptisch doppelbrechende Kristalle, umrandet von zellulärer Reaktion mit einzelnen mehrkernigen Riesenzellen. HE, 220 : 1. **f** Hydroxylapatitarthropathie: Psammomkörperchen aus konzentrisch geschichteten runden Scheibchen nach Entkalkung. HE, 220 : 1. **g** Fremdkörpersynovialitis auf Pflanzendorne: Pflanzenmaterial *(Pfeil)*, umgeben von mehrkernigen Riesenzellen. HE, 220 : 1

sche Synovialitis ohne Floridität zeichnet sich durch eine villöse synoviale Hyperplasie mit dichten, das Zottenstroma ausfüllenden lymphoplasmazellulären Infiltraten aus (Abb. 14.3a–c). Die Deckzellschicht ist oft verbreitert (Abb. 14.3c), synoviale Riesenzellen sind evtl. vorhanden, Fibrinpräzipitate können die synoviale Oberfläche bedecken.

Als *klassische chronische Synovialitis mit Floridität* sind morphologische Veränderungen zu betrachten, die sich zusätzlich durch Infiltrate mit neutrophilen Granulozyten diffus im synovialen Gewebe und unter der Deckzellschicht akkumulierend, sie auch durchwandernd, und fibrinbedeckte synoviale Ulzerationen (Abb. 14.3d) auszeichnen.

Synoviale Rheumagranulome aus nekrotischen Zentren mit neutrophilen Granulozyten und umgebenden Palisaden aus Zellen des mononukleären Phagozytensystems (Abb. 14.3e, f) können vorkommen, bevorzugt finden sie sich im Sehnenscheidengewebe der Hände. In fortgeschrittenen Krankheitsfällen treten als „innere

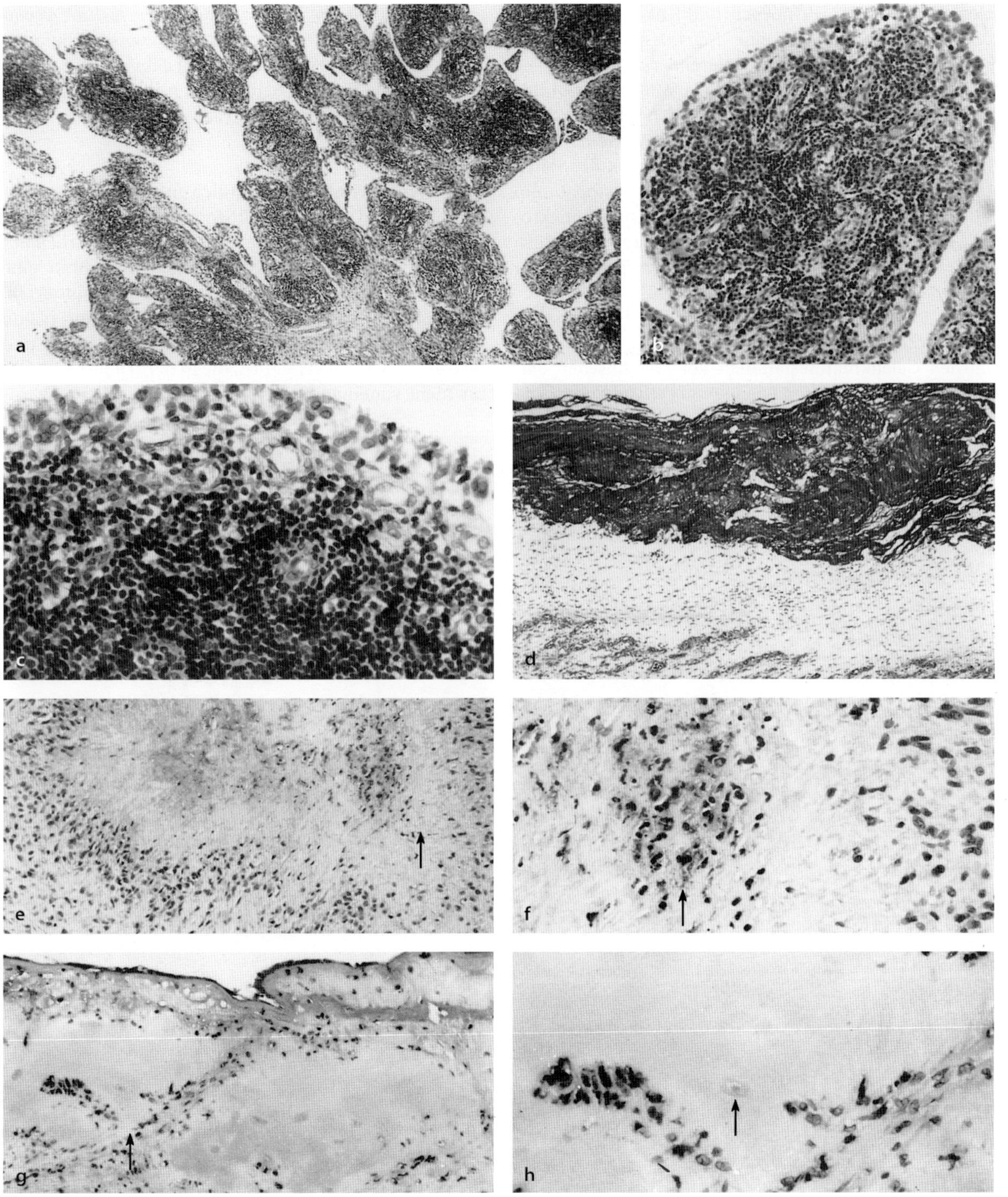

Abb. 14.3a–h. Chronische Polyarthritis. **a** Villöse synoviale Hyperplasie mit dichter zellulärer entzündlicher Stromainfiltration. HE, 35:1. **b** Synoviale Zotte mit leicht verbreiterter Deckzellschicht und dicht zellulär entzündlich infiltriertem Stroma. HE, 85:1. **c** Oberfläche einer synovialen Zotte aus breiter Deckzellschicht und nachfolgendem dichtem lymphoplasmazellulärem Infiltrat. HE, 220:1. **d** Von Fibrin bedeckte synoviale Ulzeration. Heidenhains Azan, 35:1. **e** Rheumagranulom aus nekrotischem Zentrum mit zerfallenen neutrophilen Granulozyten und umgebender Zellpalisade. Naphthol-AS-D-chloracetat-Esterase, Hämalaun, 85:1. **f** Aus **e** *(Pfeil):* In der Nachbarschaft der Zellpalisade in der Nekrose zerfallene neutrophile Granulozyten *(Pfeil)*. Naphthol-AS-D-chloracetat-Esterase, Hämalaun, 220:1. **g** Detritussynovialitis: multiple Knorpelfragmente im synovialen Gewebe. Naphthol-AS-D-chloracetat-Esterase, Hämalaun, 85:1. **h** Aus **g** *(Pfeil):* Knorpelsequester mit nekrotischem Chondrozyten *(Pfeil)* und Invasion durch neutrophile Granulozyten. Naphthol-AS-D-chloracetat-Esterase, Hämalaun, 220:1

Noxe“ (Mohr 1997a) Knorpel- und Knochenfragmente der Diarthrose auf, die eine *Detritussynovialitis* mit starker Fibrinexsudation induzieren.

Knorpelfragmente, manchmal von neutrophilen Granulozyten invadiert (Abb. 14.3g, h), und Knochenfragmente sind im Fibrin und synovialen Gewebe enthalten. In vielen Fällen einer langdauernden Krankheit beherrscht diese synoviale Reaktion das histopathologische Erscheinungsbild, ischämische Knochennekrosen, evtl. durch eine Kortikosteroidtherapie ausgelöst, sind sicher ein wesentlicher pathogenetischer Faktor für diese Entzündungsform (Mohr 2000).

Systemische entzündliche Krankheiten

Zu den Gelenkmanifestationen der systemischen entzündlichen Krankheiten wie *Lupus erythematodes, progressive systemische Sklerose* und *Polymyositis/Dermatomyositis* sind nur wenige histopathologische Befunde zugänglich – hingewiesen wird auf Fibrinexsudate, die das synoviale Gewebe bedecken, und eine nur geringe lymphoplasmazelluläre Infiltration (Mohr 2000).

Vaskulitiden

Auch wenn primäre Vaskulitiden mit Arthralgien einhergehen, sind nur wenige histomorphologische Untersuchungsbefunde bekannt. Zur *Polymyalgia rheumatica* wird mitgeteilt, daß die Synovialmembran eine geringe Infiltration mit neutrophilen Granulozyten, Lymphozyten und Plasmazellen aufweisen kann (Chou u. Schumacher 1984); bei *Panarteriitis nodosa* und *mikroskopischer Polyangiitis,* die in der früheren Literatur nicht voneinander getrennt wurden, sollen „nekro-

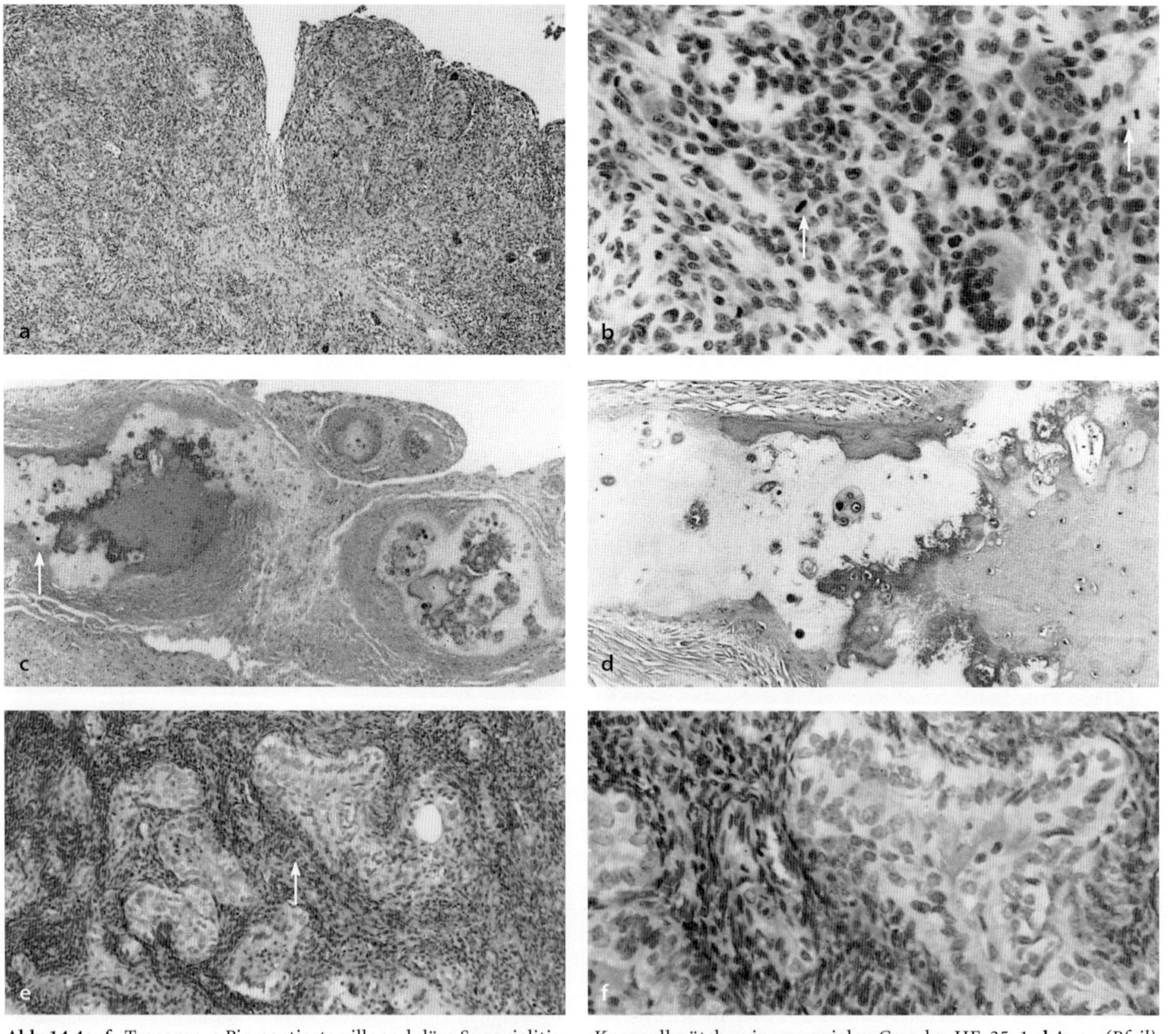

Abb. 14.4a–f. Tumoren. **a** Pigmentierte villonoduläre Synovialitis: zellreiches Gewebe mit einzelnen Riesenzellen. HE, 35 : 1. **b** Pigmentierte villonoduläre Synovialitis: mononukleäre Rundzellen, einzelne Mitosen *(Pfeile)* und mehrkernige Riesenzellen. HE, 220:1. **c** Osteochondromatose: neugebildete, teilweise kalzifizierte Knorpelknötchen im synovialen Gewebe. HE, 35 : 1. **d** Aus **c** *(Pfeil):* neugebildeter Knorpel mit herdförmiger Verkalkung. HE, 220 : 1. **e** Biphasisches synoviales Sarkom: glanduläre Strukturen, umrandet von zellreichem „Stroma“. HE, 85 : 1. **f** Aus **e** *(Pfeil):* drüsenähnliche Strukturen, umgeben von spindelförmigen Zellen. HE, 220 : 1

tisierte" Vaskulitiden in der Synovialmembran vorkommen (Lowman 1952).

14.1.3 Tumoren

Pigmentierte villonoduläre Synovialitis

Rezidivierende Gelenkblutungen kennzeichnen klinisch oft die pigmentierte villonoduläre Synovialitis, die in 2 mehr oder weniger gut voneinander abgrenzbaren Formen vorkommt:

- der lokalisierten Krankheit liegt ein Knoten mit gelber bis brauner, manchmal lobulierter Schnittfläche zugrunde – Hände und Kniegelenke sind die vorherrschenden Lokalisationen,
- die diffuse Form, bevorzugt im Kniegelenk lokalisiert, führt zu einer zottigen oder schwammartigen gelbbraunen Verdickung der gesamten Gelenkinnenhaut (Mohr 1992).

Die histopathologischen Korrelate beider Formen sind mikroskopisch gleichartig – es liegt eine synoviale Infiltration vor (Abb. 14.4a), die sich aus mononukleären Rundzellen, abzuleiten von Zellen des mononukleären Phagozytensystems, manchmal in Schaumzellen umgewandelt, Fibroblasten und mehrkernigen Riesenzellen zusammensetzt (Abb. 14.4b) – der makroskopisch auffallenden braunen Farbe liegt Siderinpigment im Zytoplasma mononukleärer Zellen und Riesenzellen zugrunde. Mitosen kommen herdförmig vor (Abb. 14.4b); sie sind kein Indiz für eine maligne Entartung (Mohr 1992).

Osteochondromatose

Der seltenen *Osteochondromatose,* die wohl ein Spektrum von reiner synovialer Knorpelbildung bis reiner Osteoneogenese darstellt (Mohr 2000), liegen als histopathologisches Substrat Inseln aus hyalinem Knorpel, teilweise verkalkt (Abb. 14.4c, d), oder kleine Herde neugebildeten Knochens zugrunde.

Synoviale Sarkome

Synoviale Sarkome entwickeln sich häufig periartikulär, nur selten sind sie intraartikulär lokalisiert – knotige Erhabenheiten in der Synovialmembran sind dann ihr makroskopisches Substrat. Entsprechend ihrer Differenzierung wird zwischen biphasischen klassischen Tumoren aus drüsenähnlichen Strukturen und umgebenden spindelförmigen Zellen (Abb. 14.4e, f) und monophasischen Tumoren aus spindelförmigen Zellen unterschieden.

14.1.4 Therapiefolgen

Die *systemische Goldtherapie* kann am synovialen Gewebe ihre Folgen in Form intrazytoplasmatischer bräunlicher Goldgranula hinterlassen (Abb. 14.5a, b; Mohr 1984). Periartikuläre Nekrosen, in denen kleine spaltförmige Hohlräume der herausgelösten Kristalle vorhanden sind (Abb. 14.5c), sowie auch periartikuläre Verkalkungen weisen auf die „Komplikationen" intraartikulärer *Kortikosteroidinjektionen* hin. Die chemische Synoviorthese mit *Osmiumsäure* hinterläßt im fibrösen Gewebe (Abb. 14.5d) oder nekrotischen Fettgewebe kleinste schwarze Schollen. Nur selten stößt man auf die Folgen der intraartikulären *Silikonölinjektion* – eine villöse Hyperplasie mit multiplen vakuolisierten Stromazellen (Abb. 14.5e), in denen sich in Gefrierschnitten globuläre schwach sudanophile Schollen nachweisen lassen (Mohr 2000), ist das histopathologische Korrelat (Abb. 14.5f).

Ob die intraartikuläre Injektion von *Hyaluronat* zu einer besonderen synovialen Reaktion führt, ist unbekannt. *Abriebprodukte von Endoprothesen* spiegeln die chemische Zusammensetzung des Implantats wider. Ein *Polyäthylenabrieb* der Pfannen induziert große Herde zytoplasmareicher Makrophagen (Abb. 14.5g) mit polarisationsoptisch doppelbrechenden Kunststoffeinschlüssen (Abb. 14.5h). Metalle hinterlassen unterschiedliche Verfärbungen – eine oft tiefschwarze Neosynovialmembran mit teils granulären, (Abb. 14.5i, k) teils scholligen Metallablagerungen kennzeichnet den *Titanabrieb.*

14.2 Chondroarthropathien

Knorpelschädigungen können zu charakteristischen synovialen Reaktionen führen. Beim Knorpelabrieb der *Arthrose* gelangen zunächst Knorpelpartikel in das synoviale Gewebe und induzieren eine *Detritussynovialitis,* der nicht selten eine lipomatöse villöse Hyperplasie folgt (Mohr 2000). Histologisch können in den synovialen Zotten direkt unter der Deckzellschicht kleine Knorpelfragmente nachgewiesen werden (Abb. 14.6a, b). In fortgeschrittenen Stadien der Arthrose, in denen der subchondrale Knochen freigelegt ist, erscheinen auch Knochenpartikel, die über die Synovialflüssigkeit das synoviale Gewebe erreichen und die Entwicklung der Detritussynovialitis unterstützen.

Eine gleichartige Reaktion ist bei der *Ochronose* zu beobachten. Ochronotische Knorpelpartikel (Abb. 14.6c), gekennzeichnet durch eine gelbe Eigenfarbe im nicht gefärbten Schnittpräparat und eine Matrixsafraninophilie, sind zusammen mit Makrophagen, die Abbauprodukte des ochronotischen Pigmentes enthalten, im synovialen Gewebe anzutreffen (Mohr 2000).

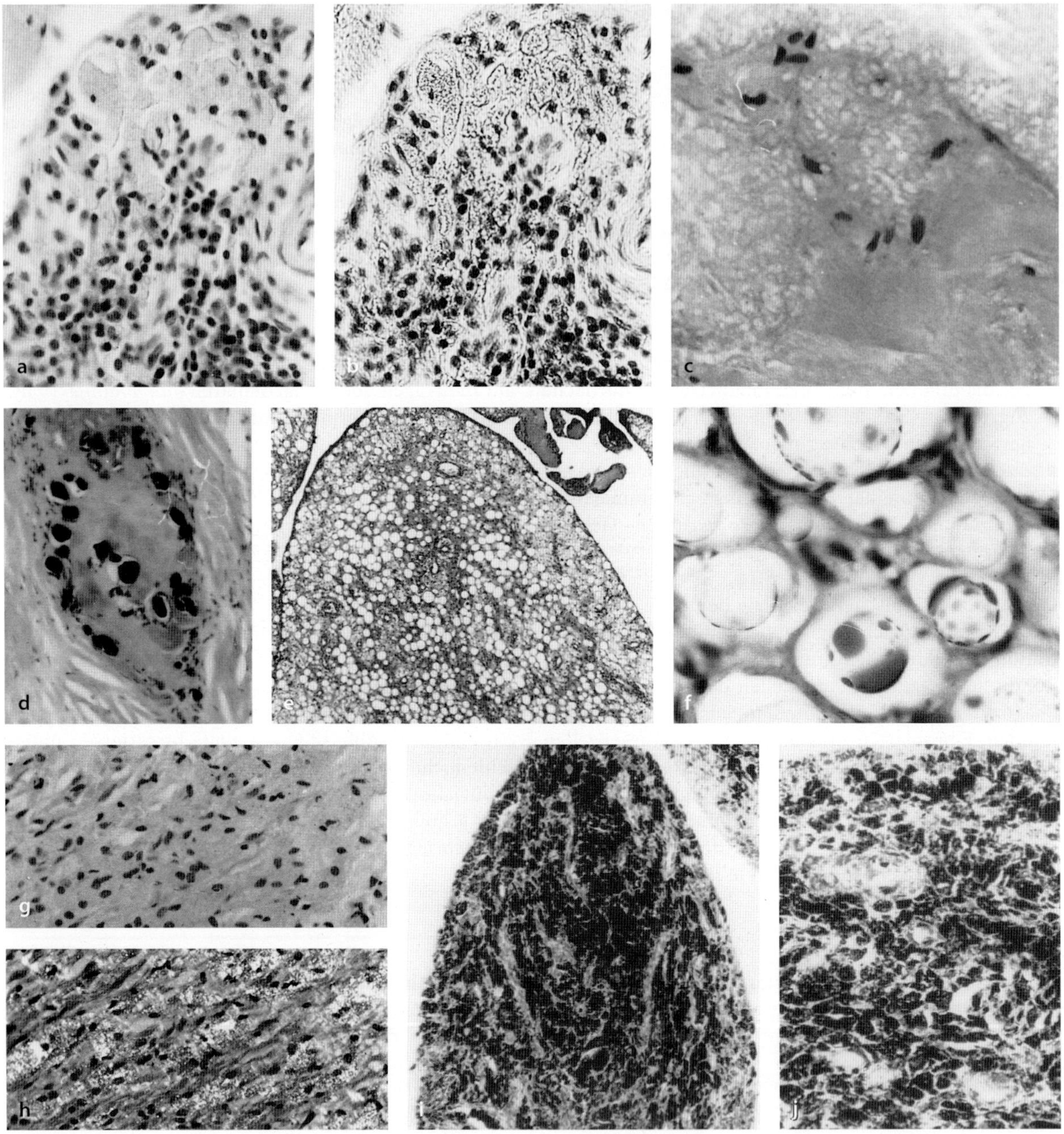

Abb. 14.5a–j. Therapiefolgen. **a** Goldablagerungen: homogene bräunliche Ablagerungen in zytoplasmareichen Zellen einer synovialen Zotte. HE, 220 : 1. **b** Identische Region ohne Kondensorlinse mit Darstellung der intrazytoplasmatischen Goldgranula. **c** Kortikosteroidtherapie: partiell nekrotisches periartikuläres Gewebe mit spaltförmigen Hohlräumen als Residuen der herausgelösten Kortikosteroidkristalle. HE, 300 : 1. **d** Osmiumsynoviorthese: schollige Osmiumablagerungen im fibrösen Gewebe. HE, 85 : 1. **e** Silikonölinjektion: plumpe synoviale Zotte mit multiplen Vakuolen. HE, 25 : 1. **f** Silikonölinjektion: im Gefrierschnittpräparat anstelle der Vakuolen globuläre Silikoneinschlüsse. Sudanrot, Hämalaun, 220 : 1. **g** Polyäthylenabrieb: Herd aus zytoplasmareichen Makrophagen. HE, 220 : 1. **h** Identische Region im polarisierten Licht: multiple kleinste intrazytoplasmatische doppelbrechende Polyäthylenabriebfragmente. **i** Titanabrieb: Zotte, ausgefüllt mit schwarzen Metallpartikeln. HE, 85 : 1. **j** Titanabrieb: schwarze Metallgranula füllen das Zytoplasma von Makrophagen aus. HE, 220 : 1

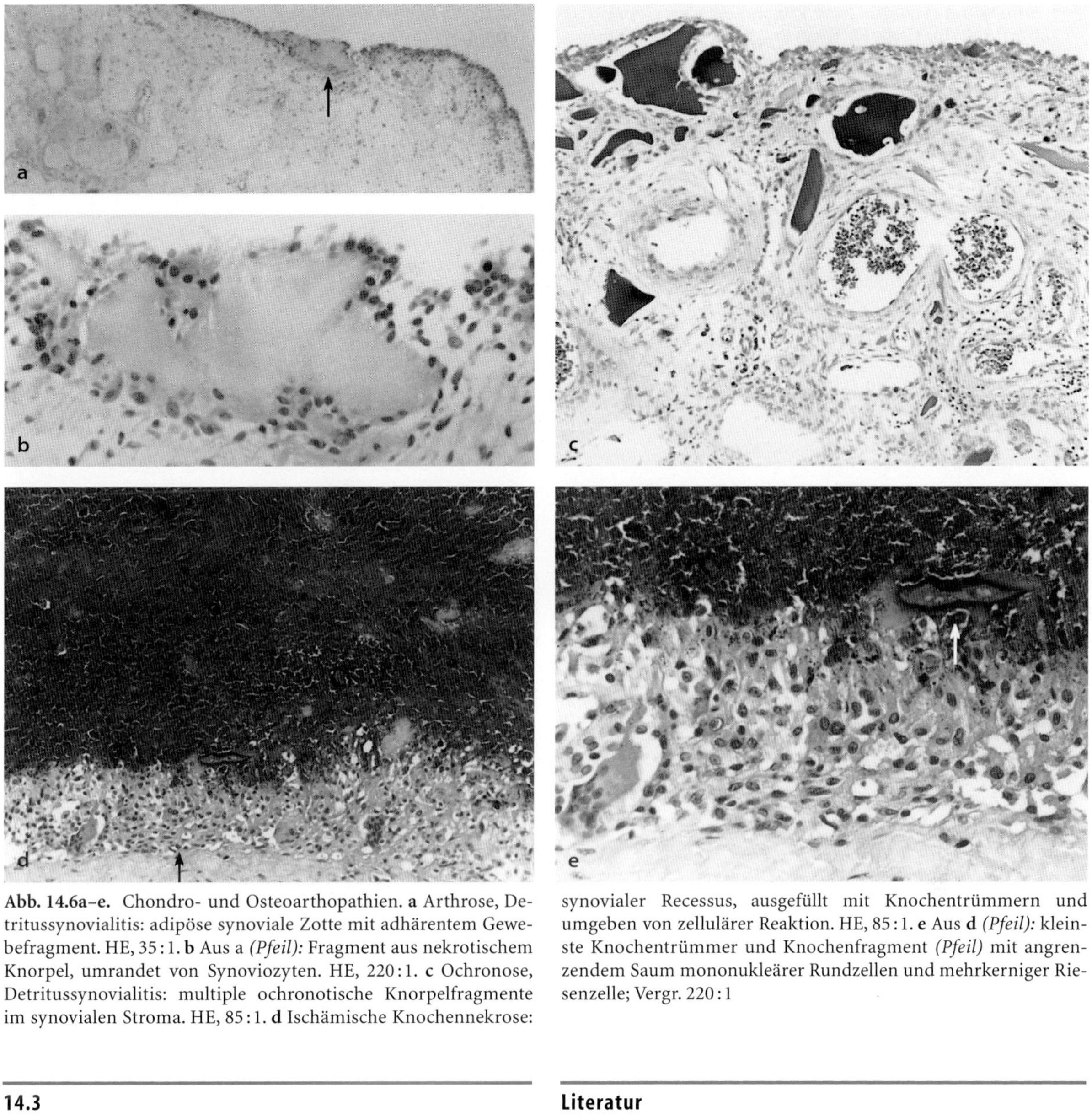

Abb. 14.6a–e. Chondro- und Osteoarthopathien. **a** Arthrose, Detritussynovialitis: adipöse synoviale Zotte mit adhärentem Gewebefragment. HE, 35 : 1. **b** Aus a *(Pfeil):* Fragment aus nekrotischem Knorpel, umrandet von Synoviozyten. HE, 220 : 1. **c** Ochronose, Detritussynovialitis: multiple ochronotische Knorpelfragmente im synovialen Stroma. HE, 85 : 1. **d** Ischämische Knochennekrose: synovialer Recessus, ausgefüllt mit Knochentrümmern und umgeben von zellulärer Reaktion. HE, 85 : 1. **e** Aus **d** *(Pfeil):* kleinste Knochentrümmer und Knochenfragment *(Pfeil)* mit angrenzendem Saum mononukleärer Rundzellen und mehrkerniger Riesenzelle; Vergr. 220 : 1

14.3 Osteoarthropathien

Die häufigen *subchondralen ischämischen Knochennekrosen* hinterlassen im fortgeschrittenen Stadium Folgen am synovialen Gewebe. Unter dem Einfluß der Belastung werden Knorpel und Knochen im Nekrosebereich zerrieben und gelangen in die Synovialmembran - eine „mächtig“ ausgeprägte *Detritussynovialitis,* häufig mit multiplen unterschiedlich großen Knorpelfragmenten und „Knochentrümmern“, bevorzugt in synovialen Recessus anzutreffen (Abb. 14.6d, e), kennzeichnet die synoviale Manifestation. Synoviale Beteiligungen können auch bei *„intraartikulären“ Knochentumoren* auftreten - so begleitet eine follikuläre lymphoplasmazelluläre Synovialitis das Osteoidosteom (Mohr 2000).

Literatur

Chou C-T, Schumacher HR (1984) Clinical and pathologic studies in polymyalgia rheumatica. Arthritis Rheum 27:1107–1117

Flechtenmacher J, Rohe K, Cotta H (1993) Ist die pathohistologische Untersuchung bei der klinischen Differentialdiagnose chronischer Arthritiden hilfreich? Z Orthop 131:32–36

Freyschmidt J (1996) Buchbesprechung. Radiologe 36:676

Hermans PJ, Fievez ML, Descamps CL, Aupaix MA (1984) Granulomatous synovitis and Crohn's disease. J Rheumatol 11: 710–712

Lowman EW (1952) Joint and neuromuscular manifestations of periarteriitis nodosa. Ann Rheum Dis 11:146–153

Mohr W (1984) Gelenkkrankheiten. Diagnostik und Pathogenese makroskopischer und histologischer Strukturveränderungen. Thieme, Stuttgart New York

Mohr W (1992) Pigmentierte villonoduläre Synovitis – eine Übersicht unter Berücksichtigung von 166 Beobachtungen. Pathologe 13:314–321

Mohr W (1997a) Ätiologie und Pathogenese der chronischen Polyarthritis. In: Thabe H (Hrsg) Praktische Rheumaorthopädie. Chapman & Hall, London Weinheim New York, S 5–11
Mohr W (1997b) Gelenke, Sehnen und Sehnengleitgewebe, Bursen, Faszien. In: Remmele W (Hrsg) Pathologie 5, 2. Aufl. Springer, Berlin Heidelberg New York Tokio, S 383–482
Mohr W (2000) Gelenkpathologie. Historische Grundlagen, Ursachen und Entwicklungen von Gelenkleiden und ihre Pathomorphologie. Springer, Berlin Heidelberg
Rubinow A, Canoso JJ, Goldenberg DL, Cohen AS, Shirahama T (1981) Arthritis in Whipple's disease. Isr J Med Sci 17: 445–450
Zaks N, Sukenik S, Alkan M, Flusser D, Neumann L, Buskila D (1995) Musculoskeletal manifestations of brucellosis: A study of 90 cases in Israel. Semin Arthritis Rheum 25:97–102

Teil III
Klinische Symptome

Allgemeinsymptome

N. Putschky

INHALT

Unter Allgemeinsymptomen versteht man Krankheitszeichen, die das Allgemeinbefinden beeinträchtigen und nicht von vornherein Hinweis auf die Erkrankung eines bestimmten Organsystems geben, sondern für sich genommen unspezifisch und in der Regel Ausdruck einer Allgemeinerkrankung mit systemischem entzündlichem Charakter sind.

15.1 Definition, Pathogenese, Bedeutung

■ **Definition.** Die wichtigsten und zugleich häufigsten Symptome sind *Abgeschlagenheit, Fieber* und *Gewichtsverlust.* In erster Linie bringen wir sie in Verbindung mit Infektions- oder Tumorerkrankungen und eher weniger mit rheumatischen Krankheiten. Tatsächlich spielen jedoch bei dem entzündlichen Geschehen im Gelenk die gleichen Mediatoren eine Rolle, die auch das Auftreten von Allgemeinsymptomen verursachen: Es sind die Zytokine. Sie werden von durch Immunkomplexe, Mikroorganismen und autoimmune Trigger aktivierten immunkompetenten Zellen, v.a. Makrophagen, ausgeschüttet und verstärken ihre Produktion gegenseitig.

■ **Pathogenese.** Die Wirkung der Zytokine führt bei der Arthritis über eine lokale Stimulation zur Knochenresorption, Synovialisproliferation und Kollagenproduktion; andererseits entstehen aber auch systemische Effekte. So ist v.a. IFN-α für die Abgeschlagenheit, IL1 und IL6 für das Fieber und TNF-α für den Gewichtsverlust verantwortlich. Bei verschiedenen entzündlich-rheumatischen Erkrankungen konnte eine entsprechende Korrelation zwischen dem Ausmaß der einzelnen Symptome und der Höhe der Zytokinspiegel im Serum gezeigt werden (Podell u. Schoen 1994).

Die Tatsache, daß gemeinsame biologische Mechanismen zu den gleichen Symptomen bei unterschiedlichen Krankheitsbildern – rheumatisch einerseits und nichtrheumatisch andererseits – führen, kann in der Praxis des rheumatologischen Alltags nicht selten erhebliche differentialdiagnostische Probleme mit sich bringen. Dies gilt zum einen im Rahmen einer Erstvorstellung: Sind die Allgemeinsymptome überhaupt Ausdruck einer rheumatischen Erkrankung? (Gewichtsverlust: okkulte Riesenzellarteriitis DD Malignom unklarer Lokalisation); zum anderen trifft dies für Kontrolluntersuchungen im Krankheitsverlauf zu: Sind die Allgemeinsymptome Begleiterscheinungen der rheumatischen Grunderkrankung, oder handelt es sich dabei um Zeichen einer sekundären Komplikation? (Fieber: zunehmende Aktivität aufgrund nicht ausreichender Immunsuppression oder Sepsis wegen intensiver Immunsuppression bei systemischem Lupus Erythematodes).

■ **Bedeutung.** In der Regel werden die Allgemeinsymptome bei der klinisch-rheumatologischen Untersuchung zu wenig beachtet, obwohl diese Krankheitserscheinungen viele Patienten in ihrer Lebensqualität vordergründig beeinträchtigen; möglicherweise glaubt der Arzt, dagegen sowieso nichts tun zu können. Tatsächlich sind die Allgemeinsymptome bei rheumatischen Erkrankungen kaum untersucht und deswegen nicht gut verstanden. Andererseits wird jedoch die Bedeutung der Symptome Abgeschlagenheit, Fieber und Gewichtsverlust in der Rheumatologie dadurch deutlich, daß sie in der Namengebung von Erkrankungen eine Rolle spielen (Familiäres Mittelmeerfieber, rheumatisches Fieber, Chronic-fatigue-Syndrom), Eingang in Diagnosekriterien gefunden haben (Juvenile chronische Arthritis, rheumatisches Fieber, Polymyalgia rheumatica, Kawasaki-Syndrom, klassische und mikroskopische Polyarteriitis nodosa, adultes Still-Syndrom, familiäres Mittelmeerfieber, Chronic-fatigue-Syndrom) und als Remissionskriterien verwendet werden (chronische Polyarthritis; Röther u. Peter).

Tabelle 15.1. Patienteneinschätzung (Mittelwerte) des Schmerz- und Abgeschlagenheitsgrades (Visuelle Analogskala 0–10) bei verschiedenen rheumatischen Erkrankungen. (Mod. nach Callahan et al. 1997)

Erkrankung (insgesamt 1401 Patienten)	Kriterium (Selbsteinschätzung)	Intensität 10.0
Ankylosierende Spondylitis	Schmerz	5.5
	Abgeschlagenheit	4.0
Fibromyalgiesyndrom	Schmerz	5.7
	Abgeschlagenheit	6.9
Polymyositis	Schmerz	4.0
	Abgeschlagenheit	5.0
Arthrose	Schmerz	5.2
	Abgeschlagenheit	4.4
Psoriasisarthritis	Schmerz	3.9
	Abgeschlagenheit	4.6
Chronische Polyarthritis	Schmerz	4.9
	Abgeschlagenheit	4.7
Systemische Sklerose	Schmerz	3.4
	Abgeschlagenheit	5.1
Systemischer Lupus erythematodes	Schmerz	4.5
	Abgeschlagenheit	5.1
Vaskulitis (verschiedene)	Schmerz	3.4
	Abgeschlagenheit	4.9

15.2 Abgeschlagenheit

Die Abgeschlagenheit hat für den an einer rheumatischen Erkrankung leidenden Patienten einerseits eine nicht zu unterschätzende Bedeutung, da sie die Alltagsverrichtungen mitunter sehr stark beeinträchtigen kann (s. Tabelle 15.1); andererseits ist sie jedoch für den Arzt ein kaum zu objektivierendes Allgemeinsymptom. Hierin liegt sicherlich der Hauptgrund für viele Patienten, das Problem mit der Abgeschlagenheit nicht anzusprechen: Man glaubt, daß es den Arzt nicht interessiert und hat Angst vor der Interpretation als psychisch bedingtes Krankheitsmerkmal. Dabei ist eine Unterscheidung leicht möglich: Die psychogene Abgeschlagenheit tritt insbesondere morgens auf, während die starke Müdigkeit bei einer rheumatischen Erkrankung v.a. am Nachmittag sehr ausgeprägt ist. Nicht selten ist die Abgeschlagenheit erstes und alleiniges Symptom vor Beginn der eigentlichen Erkrankung. Im Verlauf erfährt fast jeder Rheumatiker Phasen der Abgeschlagenheit; bei vielen Patienten ist sie dann sogar Hauptsymptom.

Insgesamt gesehen wird von den Rheumakranken die Limitierung in den täglichen körperlichen Aktivitäten in erster Linie auf eine ausgeprägte Abgeschlagenheit zurückgeführt; sie scheint deswegen ein guter Prädiktor für die Arbeitseinschränkung sowie den globalen Gesundheitszustand zu sein (Wolfe et al. 1996). Das Ausmaß von Schmerzen sowie (dadurch) gestörtem Nachtschlaf spielt bei der Einschätzung des Grades ihrer Ausprägung eine Rolle. Nicht immer muß die Abgeschlagenheit jedoch die entzündliche Aktivität der Erkrankung widerspiegeln.

■ **Einschätzung der Abgeschlagenheit.** Mit einer einfachen visuellen Analogskala ist eine inter- und intraindividuelle Dokumentation der Abgeschlagenheit bei der Anamneseerhebung möglich und kann bei der Erfassung des Patientenstatus und dem Erkennen von Problempatienten helfen. Bei der klinischen Untersuchung erlaubt der klassische „Tenderpointcount" (18 definierte Druckpunkte) unabhängig von der Diagnose das Ausmaß der Abgeschlagenheit einzuschätzen (Wolfe et al. 1996).

■ **Behandlung.** Die im Rahmen von rheumatischen Erkrankungen auftretende Abgeschlagenheit ist extrem schwierig zu behandeln, weil sie bisher zu wenig verstanden wird – ein Zusammenspiel unterschiedlicher Faktoren ist anzunehmen. So zeigt eine medikamentöse Therapie der Grunderkrankung uneinheitliche Effekte hinsichtlich der Beeinflussung der Abgeschlagenheit. Eine Intensivierung der physikalischen Therapie kann mitunter eine ausgeprägte Abgeschlagenheit verschlechtern; sinnvoller ist die Verordnung eines (Nach-) Mittagsschlafes.

15.3 Fieber

Fieber ist in der Rheumatologie ein wichtiges Symptom in der (Differential)diagnostik sowohl zu Beginn als auch im Verlauf rheumatischer Erkrankungen (s. Tabelle 15.2).

Fieber unklarer Genese („fever of unknown origin", FUO), länger als 3 Wochen persistierend, das mehrmals über 38 °C hinausgeht und dessen Ursache nach einer Woche stationärer Diagnostik nicht gefunden wurde, hat seine Ursache in ca. 50% in einer Infektion, in ca. 30–35% in einer malignen Grunderkrankung und in immerhin ca. 10–15% in entzündlich-rheumatischen Erkrankungen, insbesondere Systemkrankheiten des Bindegewebes (Bitsch u. Köneke 1997). In jedem Fall

Tabelle 15.2. Relative Häufigkeit der Allgemeinsymptome Fieber und Gewichtsverlust bei verschiedenen entzündlich-rheumatischen Erkrankungen. (Mod. nach Miehle 1994)

Erkrankung	Fieber	Gewichtsverlust
Systemischer Lupus Erythematodes	+ + +	+ + +
Riesenzellarteriitis	+ +	+ + +
Systemische Sklerose	+ +	+ +
Chronische Polyarthritis	+	+ +
Arthritis urica/ Chondrokalzinose	+ +	+
Sjögren-Syndrom	–	+ +
Psoriasisarthritis	–	+
Spondylitis ankylosans	–	+
Reaktive Arthritis	+	–

+++ sehr häufig, ++ häufig, + weniger häufig, – nicht vorhanden

sollte sich die Abklärung des FUO an den allgemeingültigen Empfehlungen orientieren, die eine Stufendiagnostik in 4 Schritten vorsieht:

1. Routinediagnostik,
2. erweiterte Diagnostik,
3. invasive Diagnostik,
4. Ultima-ratio-Therapie.

Dabei muß die Diagnostik dann besonders forciert werden, wenn es zu einer zunehmenden Verschlechterung des Allgemeinzustandes des Patienten kommt. Die altersabhängig wahrscheinlichsten Diagnosen aus dem rheumatischen Formenkreis bei FUO sind im Kindesalter die juvenile chronische Arthritis, im Erwachsenenalter der adulte M. Still und der systemische Lupus erythematodes sowie im höheren Lebensalter die Riesenzellarteriitis.

Gicht und Pseudogicht. Fieber im Zusammenhang mit der Erstmanifestation einer Arthritis tritt im mittleren bis höheren Lebensalter häufig bei einem Gichtanfall (60%) und sehr häufig bei einem Pseudogichtanfall (80%) auf (Langer 1990). Nicht selten kann bei letzterem das Fieber deutlich im Vordergrund stehen, so daß die Arthritis erst bei gezieltem Nachfragen oder bei der Gelenkuntersuchung als Manifestation erkannt wird. Andererseits können die Arthritisschübe im Rahmen von Kristallarthropathien derart hochakut sein, daß bei gleichzeitigem Fieber und schlechtem Allgemeinbefinden oft fälschlicherweise eine infektiöse Arthritis vermutet und eine antibiotische Therapie begonnen wird. Die Klärung der Diagnose bringt der intraartikuläre Nachweis von intrazellulären Kristallen unter dem Mikroskop bei fehlendem Erregernachweis in der mikrobiologischen Untersuchung (s. Kap. 39.6, 39.7).

Krankheitsschub. Bei chronisch entzündlich-rheumatischen Erkrankungen kann Fieber im Krankheitsverlauf zum einen Ausdruck der entzündlichen Aktivität im Krankheitsschub und zum anderen – insbesondere bei laufender immunsuppressiver Therapie – Hinweis auf eine (opportunistische) Infektion sein.

Systemischer Lupus erythematodes. Beim systemischen Lupus erythematodes ist eine Fieberphase in 60% auf Krankheitsaktivität, in 25% auf eine Infektion und in 15% auf sekundäre Ursachen (Medikamente, Operation) zurückzuführen (Podell u. Schoen 1994). Nach der Haut- und Gelenkbeteiligung ist das Fieber die dritthäufigste Manifestation während der Erkrankung (70%), wobei es keine charakteristische Temperaturkurve gibt. Einerseits können die Temperaturen sehr hoch sein, andererseits muß jedoch deren Abfall nicht mit einer Verminderung der Lupusaktivität einhergehen. Fieber tritt insbesondere bei gleichzeitig bestehender Dermatitis, Pleuroperikarditis oder Arthritis auf und kann nur durch hohe Kortikosteroiddosen supprimiert werden; bei alleinigem Fieber besteht keine Indikation für eine entsprechende Maßnahme, es sollte eine symptomatische Behandlung erfolgen. Leukozytose und Schüttelfrost sowie unauffällige dsDNA-Antikörper-Titer und Fehlen typischer klinischer Aktivitätszeichen sprechen für eine infektiöse Komplikation. Bei gut eingestelltem systemischem Lupus erythematodes ist das Auftreten von Fieber als infektionsbedingt bis zum Beweis des Gegenteils anzusehen und eine gezielte Diagnostik zu veranlassen (s. Kap. 44.2)

Chronische Polyarthritis. Bei der chronischen Polyarthritis kann es ebenfalls aktivitätskorreliert, insbesondere bei extraartikulärer Manifestation und höherem Lebensalter, zum Auftreten von Fieber kommen (15%), jedoch in der Regel weniger stark ausgeprägt. Differentialdiagnostisch ist eine septische Arthritis auszuschließen; unter der Einnahme von nichtsteroidalen Antiphlogistika und/oder Kortikosteroiden findet sich bei diesen Patienten oft tückischerweise ein relativ blander Lokalbefund an den Gelenken.

Grundsätzlich sollte bei jedem Patienten mit anhaltendem Fieber und zeitgleicher Arthritis, egal ob es sich um eine unklare Erstmanifestation einer Gelenkerkrankung oder eine Krankheitserscheinung im Verlauf einer bereits bekannten rheumatischen Erkrankung handelt, immer eine diagnostische Synoviauntersuchung durchgeführt werden. Besonders verdächtig sind die Fälle mit künstlichem Gelenkersatz oder kurze Zeit zurückliegender Gelenkpunktion, sowie intensivierter Immunsuppression oder geschwächtem Immunsystem (s. Kap. 38.1)

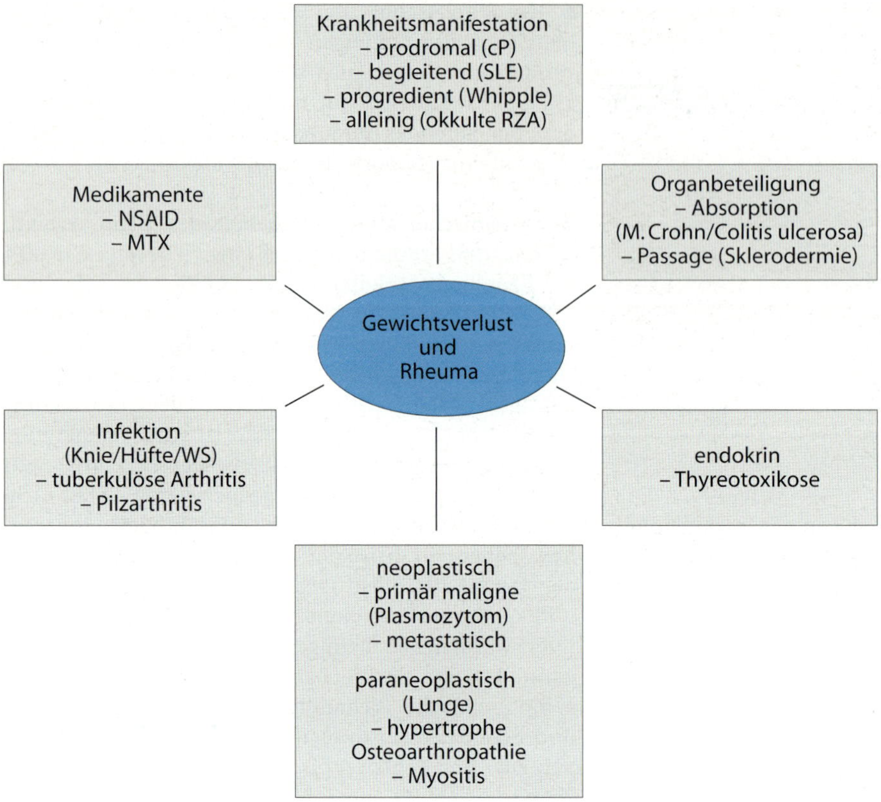

Abb. 15.1. Gewichtsverlust bei gleichzeitig vorhandenen Krankheitssymptomen am Stütz- und Bewegungsapparat und/oder entzündlich-rheumatischen Erkrankungen. (Mod. nach Podell u. Schoen 1994)

15.4 Gewichtsverlust

Der Gewichtsverlust ist bei entzündlich-rheumatischen Erkrankungen ein oft übersehenes Symptom, welches in der Regel deren systemischen Charakter widerspiegelt, ohne daß dafür die genauen Pathomechanismen bekannt sind. Häufigkeit und Ausmaß des Gewichtsverlustes können abhängig sowohl von dem einzelnen Patienten als auch von den verschiedenen Krankheitsbildern stark variieren (s. Tabelle 15.2). Darüber hinaus gibt es im Zusammenhang mit Beschwerden am Bewegungsapparat auch noch andere Ursachen der Abnahme des Körpergewichtes, die zu berücksichtigen sind (s. Abb. 15.1; Podell u. Schoen 1994).

Bei vielen Erkrankungen aus dem entzündlich-rheumatischen Formenkreis ist eine mäßige Gewichtsabnahme nur eines der möglichen Prodromal- oder Begleitsymptome und oft Ausdruck des mangelnden Appetits bei allgemeinem Krankheitsgefühl (z. B. chronische Polyarthritis).

■ **Systemischer Lupus Erythematodes, M. Whipple.** Hingegen tritt ein rascher und starker Gewichtsverlust beim systemischen Lupus erythematodes auf – regelmäßig zu Beginn der Krankheit, aber auch aktivitätskorreliert im Verlauf. Eine über Monate langsam progrediente Abnahme des Körpergewichtes zeigt sich praktisch immer beim M. Whipple (95%).

■ **Riesenzellarteriitis.** Differentialdiagnostisch irreführend und deswegen gelegentlich auch als Malignoidsyndrom bezeichnet ist die Manifestation einer (okkulten) Riesenzellarteriitis im höheren Lebensalter mit im Vordergrund stehendem Gewichtsverlust, gleichzeitig (sub)febrilen Temperaturen, Nachtschweiß (klassische Symptomentrias der B-Symptomatik), hoher Blutsenkung und Leistungsknick.

■ **Gastrointestinale Organbeteiligung.** Eine Gewichtsabnahme ist bei bestimmten rheumatischen Krankheitsbildern auch im Rahmen einer gastrointestinalen Organbeteiligung möglich. Es kann zum spezifischen Funktionsverlust einzelner Abschnitte des Verdauungstraktes kommen: bei Systemischer Sklerose durch Ösophagusmotilitätsstörung zur schlechten Nahrungspassage und bei Colitis ulcerosa/M. Crohn assoziierter Arthropathie durch Darmwandentzündung zur schlechten Nahrungsabsorption.

■ **Medikamentöse Therapie.** Weiter muß geprüft werden ob die Abnahme des Körpergewichtes – gerade bei zeitgleich aufgetretener Übelkeit und/oder Erbrechen – nicht im Zusammenhang mit der medikamentösen antirheumatischen Therapie steht. In Frage kommen insbesondere nichtsteroidale Antiphlogistika (NSAiD) im allgemeinen und unter den langwirksamen Antirheumatika das Methotrexat (MTX) im speziellen. Die geklagten Symptome sollten, um sie als Medikamentennebenwirkungen zu identifizieren, bei NSA durch Dosisreduktion, Präparatewechsel oder Magenschutz und bei MTX durch Folsäuresubstitution verschwinden.

■ **Endokrine Störungen.** Die Kombination von rheumatischen Beschwerden und Gewichtsverlust sollte auch an endokrinologische Störungen, wie die Thyreotoxikose denken lassen.

Differentialdiagnostisch müssen bei Krankheitssymptomen am Bewegungsapparat und gleichzeitig ungewolltem Gewichtsverlust lokalisierte infektiöse oder neoplastische Ursachen ausgeschlossen werden.

■ **Tuberkulöse oder Pilzarthritis.** Im Falle einer langsam progredienten Monarthritis gewichttragender Gelenke wie Hüfte oder Knie kann bei damit einhergehender kontinuierlicher Gewichtsabnahme eine tuberkulöse oder Pilzarthritis vorliegen; radiologische Veränderungen zeigen sich in der Regel erst spät. Auch die Wirbelsäule ist dabei ein bevorzugter Manifestationsort.

■ **Neoplasien.** Nach dem 40. Lebensjahr in der Häufigkeit steigend können umschriebene maligne Tumore am Skelettapparat auftreten und zu unklarem Gewichtsverlust führen. Häufigster primär maligner Tumor des Bewegungsapparates ist das *Plasmozytom.* Wesentlich öfter finden sich jedoch metastatische Absiedlungen von Malignomen nichtknöcherner Primärtumore.

■ **Paraneoplastisches Syndrom.** Neben diesen lokalisierten Tumoren kann ein Gewichtsverlust auch bei paraneoplastisch bedingten rheumatischen Manifestationen am Bewegungsapparat in Erscheinung treten. Insbesondere die hyperthrophe Osteoarthropathie und Myositiden zeigen eine starke Assoziation zu einer bösartigen Tumorerkrankung; Lungenkarzinome sind dabei am häufigsten. Die Gewichtsabnahme ist bei Patienten mit unklaren rheumatischen Beschwerden unter denjenigen mit zugrundeliegendem malignen Neoplasma genauso häufig zu verzeichnen wie bei denjenigen mit zugrundeliegender chronisch-entzündlicher rheumatischer Erkrankung, weswegen bei einer entsprechenden Symptomkonstellation immer beide Möglichkeiten in Betracht gezogen werden müssen. Grundsätzlich sind die Patienten mit Malignom jedoch älter und überwiegend männlich (Naschitz et al. 1996).

Die Allgemeinsymptome Abgeschlagenheit, Fieber und Gewichtsverlust treten bei praktisch allen entzündlich-rheumatischen Erkrankungen mehr oder minder ausgeprägt zu irgendeinem Zeitpunkt im Krankheitsverlauf in Erscheinung und stehen ebenso wie bei Tumor- oder Infektionskrankheiten im Zusammenhang mit der vermehrten Produktion unterschiedlicher Zytokine.

Sie können bei der Entscheidung über Krankheitsaktivität, Diagnose und Differentialdiagnose wichtige und hilfreiche Symptome sein und sollten deswegen regelmäßig erfragt und grundsätzlich beachtet werden.

Die Abgeschlagenheit tritt beim Rheumapatienten v.a. nachmittags auf und korreliert mit einer insgesamt verminderten körperlichen Leistungsfähigkeit. Zur Dokumentation bietet sich eine visuelle Analogskala an. Therapeutisch hilft oft zusätzlicher Schlaf.

Das Fieber bei entzündlich-rheumatischen Erkrankungen geht als „Fieber unklarer Genese" insbesondere bei den Vaskulitiden der eigentlichen Krankheitsmanifestation voraus, tritt als Begleitsymptom einer „Gelenkattacke" insbesondere bei Kristallarthropathien auf und ist als Aktivitätszeichen insbesondere bei Kollagenosen im Krankheitsverlauf zu sehen. Immer sollte jedoch auch an eine infektiöse Ursache des Fiebers gedacht und entsprechend ausgeschlossen werden.

Der Gewichtsverlust ist oft moderates Begleitsymptom rheumatischer Krankheiten, kann allerdings im Einzelfall – besonders bei gastrointestinalem Organbefall – erheblich sein und ist bei mäßiger Ausprägung im Zusammenhang mit Übelkeit möglicherweise durch die antirheumatische Medikation bedingt. Auch eine dem Gewichtsverlust zugrundeliegende Tumorerkrankung kann – am häufigsten durch Metastasierung – zu rheumatischen Beschwerden führen; ähnliches gilt für die Knochentuberkulose.

Bis heute sind diese im Zusammenhang mit rheumatischen Erkrankungen auftretenden Allgemeinsymptome nur wenig beachtet, untersucht und verstanden, obwohl sie häufig von klinischer Relevanz sind. Sie dürfen bei der Patientenuntersuchung nicht übersehen oder ignoriert werden, sondern man sollte sie sorgfältig anamnestizieren, dokumentieren und beobachten. Auf diese Weise können erfahrungsbasiert, zusammen mit weiteren Erkenntnissen über die Aktion der Zytokine, therapeutische Ansatzpunkte gefunden werden.

Literatur

Bitsch T, Köneke N (1997) Leitsymptome, Differentialdiagnostische Checklisten – Fieber unklarer Genese. In: Bitsch T (Hrsg) Klinikleitfaden Rheumatologie. Fischer, Stuttgart, S 191–192

Callahan LF, Winfield JB, Carey T, Pincus T (1997) Patient self-report questionaire scores for functional disability, pain, fatigue, global status and helplessness in rheumatic disease. Arthritis Rheum 40:113

Langer H-E (1990) Fieber. In: Zeidler H (Hrsg) Rheumatologie. Urban & Schwarzenberg, S 123–126

Miehle W (1994) Differentialdiagnose. In: Miehle W (Hrsg) Chronische Polyarthritis – Diagnose und Therapie. Eular, Basel, S 140–167

Naschitz JE, Yeshurun D, Rosner I (1996) Rheumatic manifestations of occult cancer. Cancer 75:2954–2958

Podell DN, Schoen RT (1994) Arthritis and fever, weight loss or fatigue. In: Klippel JH, Dieppe PA (eds) Rheumatology. Mosby, St. Louis/MO, pp 2.3.1–2.3.6

Röther E, Peter H-H (o.J.) Kriterien zur Diagnose und Klassifikation rheumatischer Erkrankungen. Zusammenstellung aus dem Regionalen Rheumazentrum Südbaden

Wolfe F, Hawley DJ, Wilson K (1996) The prevalence and meaning of fatigue in rheumatic disease. J Rheumatol 23:1407–1417

Schmerz

J.-M. Engel

INHALT

Schmerz ist neben Schwellung, Rötung, Überwärmung, Funktionsverlust und Verformung eines der klassischen Zeichen rheumatischer Krankheiten.

Schmerz bei der Bewegung oder in Ruhe ist meist das erste Symptom, welches den Patienten zum Arzt führt. Schmerz ist jedoch kein somatisch faßbares Substrat, sondern „Schmerz ist ein unangenehmes Sinnes- und Gefühlserlebnis, das mit aktueller oder potentieller Gewebeschädigung verknüpft ist oder mit den Begriffen einer solchen Schädigung beschrieben wird." (International association for the study of pain, 1979/1986).

Es liegt im Wesen rheumatischer Krankheiten, daß die Schmerzen häufig chronisch oder chronisch-rezidivierend auftreten.

16.1 Chronische Schmerzen

Es handelt sich hierbei um

- Schmerzen, deren Dauer die normale Heilungszeit eines körperlichen Schadens übersteigt,
- Schmerzen, die länger als 3 Monate persistieren,
- anhaltende, therapierefraktäre Schmerzen, deren Pathophysiologie und biologische Funktion unbestimmt bleiben und die mit typischen und dysfunktionalen Kognitionen, Emotionen oder/und Verhaltensweisen einhergehen,
- Schmerzen, die 6 und mehr Monate anhalten und die auch in Zukunft eine Last sein und mit weiteren, sich stabilisierenden psychosozialen Anpassungsleistungen einhergehen werden.

Von diesen verschiedenen Definitionen chronischer Schmerzen trifft wohl die letzte den Schmerzcharakter bei rheumatischen Krankheiten am besten.

Rheumaschmerz differenzieren

Immer dann, wenn sich ein Rheumapatient mit alten oder neuen Schmerzen beim Arzt vorstellt, muß dieser entscheiden, wie die vom Patienten geklagten Schmerzen verursacht sind:

- arthrogen,
- nozireaktiv,
- muskulär/muskulotendinös oder
- neurogen/psychogen.

! Ohne eine präzise Differenzierung der Schmerzursache muß die Therapie zwangsläufig fehlgehen!

Denn jede dieser sehr verschiedenen Schmerzursachen erfordert eine andere Form oder andere Schwerpunkte der Behandlung. Daher ist es keineswegs trivial, Rheumaschmerz einfach als Schmerz zu nehmen und mit Analgetika oder analgetischen Maßnahmen zu behandeln.

Es wäre verfehlt, bei einem Patienten mit chronischer Polyarthritis jeden neuen Schmerz auf einen Entzündungsschub zurückzuführen und die Therapie mit Antiphlogistika zu erhöhen oder die langfristig krankheitsmodifizierende Therapie wegen Unwirksamkeit zu wechseln.

In der täglichen Praxis beruhen viele aus der Sicht des Patienten unzureichende Schmerzbehandlungen bei rheumatischen Krankheiten darauf, daß eine genaue Differenzierung der jeweils aktuellen Schmerzquelle unterbleibt.

16.2 Physiologie der Nozizeption

Über das nozizeptive System des Menschen konnten in den letzten Jahren zahlreiche Erkenntnisse gewonnen werden, die auch für die Betrachtung des Rheumaschmerzes von Bedeutung sind (Kranick et al. 1991).

Dem komplexen Vorgang des Schmerzgeschehens und Schmerzerlebens wird eine strikte Trennung in

- physiologisch => somatogen
  (Ursachen körperlich begründbar) und
- psychologisch => psychogen
  (Ursachen körperlich nicht begründbar)

zwar nicht gerecht, ist aber klinisch und didaktisch durchaus brauchbar und zweckmäßig.

Das Nervensystem des Menschen dient der schnellen Aufnahme, Weiterleitung und Verarbeitung von Signalen zur Regelung und Steuerung von Körperfunktionen.

Die Aufnahme, Weiterleitung und zentralnervöse Verarbeitung gewebeschädigender oder möglicherweise gewebeschädigender Signale wird als Nozizeption bezeichnet.

Spezifitätstheorie des Schmerzes

Die Nozizeption erfolgt über eigene Sinnesrezeptoren (Nozisensoren). Das sind dünn myelinisierte oder unmyelinisierte Nervenfasern, deren Signale nach zentral zum Rückenmark und Gehirn laufen, wo sie in speziellen Zentren (Kernen) verarbeitet werden.

Intensitätstheorie des Schmerzes

Daneben können auch andere Sensoren für unterschiedliche Reize (Wärme, Druck etc.) durch Intensitätssteigerung Schmerzempfindungen auslösen.

Alle Anteile des nozizeptiven (schmerzwahrnehmenden und schmerzverarbeitenden) Systems können durch pathophysiologische Prozesse verändert werden und dadurch zum Gefühlserlebnis „Schmerz" führen.

Nozisensoren

Heute kann als sicher gelten, daß es periphere Nozisensoren gibt, die über afferente Nervenfasern Signale an das Rückenmark senden, von wo aus sie dann nach zentral weitergeleitet und auf verschiedenen Stufen modifiziert gefiltert werden, bis sie schließlich im Gehirn kortikal repräsentiert werden. Allerdings ist die Schmerzleitung keine Einbahnstraße, sondern ein vermischtes System von Regelkreisen aus Afferenzen und Efferenzen, bahnenden und hemmenden Mechanismen, orthodromer und antidromer Leitung und Freisetzung von Neurotransmittern.

Nozisensoren sind keine einheitliche Population von Sensoren, d.h. es gibt:

- polymodale Nozisensoren, die auf viele verschiedene Reize (chemisch, thermisch, mechanisch) ansprechen,
- unimodale Nozisensoren, die nur auf einen bestimmten Reiz ansprechen.

Im normalen Gewebe haben viele Nozisensoren eine so hohe Erregungsschwelle, daß sie selbst bei extrem schädigenden Reizen (Bewegung, Druck, Zug, Wärme, Kälte etc.) nicht ansprechen, stumm bleiben, zu bezeichnen als *„schlafende" Nozisensoren.*

Bei Erregung „normaler" Nozisensoren werden „normale" Schmerzen ausgelöst.

Bei Erregung „schlafender" Nozisensoren oder Fehl- und Übererregbarkeit des nozizeptiven Systems werden „abnorme" oder „gesteigerte" Schmerzen ausgelöst.

„Schlafende" Nozisensoren finden sich in (fast) allen Geweben (Schaible et al. 1987):

- Haut (ca. 20% der Nervenfasern),
- Sehnen (ca. ?%),
- Muskeln (ca. ?%),
- Gelenke (Bänder, Kapsel, Synovialis, 30–80% der Nervenfasern).

Der periphere Nerv enthält neben den propriozeptiven, dick oder dünn myelinisierten Fasern auch eine Gruppe unmyelinisierter, hochschwelliger C-Fasern mit freien Nervenendigungen, die hochgradig chemosensitiv auf Gewebeschädigungen reagieren (Schaible et al. 1988). Diese Fasern sind im Normalzustand eines Gelenkes oder eines Gewebes „stumm". Erst eine periphere Sensibilisierung dieser afferenten Nozisensoren durch eine Entzündung führt zu einem schmerzauslösenden Entladungsmuster.

Diese „schlafenden" Nozisensoren werden durch eine Gewebeschädigung (z.B. Entzündung) hoch sensibel, also „wach". Ihre Reizschwelle sinkt. Dann reagieren sie bereits auf leichte, eigentlich gar nicht schädigende Reize oder sogar spontan ohne zusätzliche Reize mit einem Entladungsmuster.

Die Sensibilisierung „schlafender" Nozisensoren durch körpereigene chemische Faktoren (Entzündungsmediatoren wie Bradykinin, Histamin, Prostaglandine und Leukotriene) ist die Ursache des Ruhe- oder des Bewegungsschmerzes am Bewegungsystem (Gelenk, Muskel, Sehnen) bei rheumatischen Krankheiten.

Gleiches Entladungsverhalten zeigen auch feine Muskelafferenzen sowie Afferenzen aus Sehnen, Bindegewebe und Knochengefäßen. Daraus ist zu schließen, daß alle peripheren Nerven solche „schlafenden Nozisensoren" enthalten, so daß es bei einer Gewebeschädigung mit Freisetzung von Entzündungsmediatoren peripher zu einer Änderung des afferenten Einstromes kommt. Spinal verursacht dieser Einstrom eine Entladungsänderung spinaler Zellen. Supraspinal kommt es zu einer Änderung der deszendierenden Hemmung (Schmidt 1991).

Örtliche Entzündung

Eine örtliche Entzündung, die zur Alarmierung „schlafender" Schmerzmelder (Nozisensoren) führt, kann ausgelöst sein/werden durch:

- Gewebeschädigung durch direkte äußere Einflüsse wie
  - (Trauma, Unfall),
  - Zug, Druck,
  - Hitze, Kälte,
  - chemische Substanzen,

- Gewebeschädigung durch indirekte oder körpereigene Einflüsse:
  - Bakterien/Viren,
  - Autoantikörper,
  - Kristalle (z.B. Harnsäure),
- Erregung nozizeptiver Afferenzen (Nozisensoren) selbst (neurogene Entzündung).

Sobald Nozisensoren erregt werden, melden sie nicht nur den Schaden weiter, sondern setzen örtlich Neuropeptide frei (Substanz P, Somatostatin, GRP = „calcitonin gene-related peptide"), die ihrerseits eine örtliche Entzündung in Gang bringen mit weiterer Freisetzung von Entzündungsmediatoren (z.B. Prostaglandinen).

Nach Meldung der örtlichen Entzündung durch Sensibilisierung der Nozisensoren werden auf den übergeordneten Ebenen des zentralen Nervensystems ebenfalls Sensibilisierungsprozesse ausgelöst. Hierdurch wird die Schmerzwahrnehmung im Gehirn zusätzlich verstärkt. Dies hat wiederum schmerzbedingte Reaktionen zur Folge, die ihrerseits in einem Teufelskreis die örtliche Entzündungsreaktion verstärken (können).

16.3 Pathophysiologisch begründete Schmerzdifferenzierung

Arthrogener Schmerz durch Entzündung

Bei akut oder chronisch entzündlich-rheumatischen Krankheiten kommt es neben dem Schmerz als klinischem Symptom zu Schwellung und Überwärmung, ggf. kombiniert mit lokaler Rötung. Gleichzeitig steigen die Entzündungsparameter im Blut (BKS, C-reaktives Protein, α-1-saures Glykoprotein). Bei autoimmunen Krankheiten können sich auch die Werte für Immunglobuline, Komplement, antinukleäre Antikörper und andere immunologische Parameter entsprechend verändern. Für einen systemischen Entzündungsschub spricht auch der Befall vorher gesunder, nichtbetroffener Gelenke sowie eben eine sichtbare Zunahme der lokalen Entzündungsaktivität mit vermehrter Schwellung, Erguß und lokalem Temperaturanstieg, der am besten durch die Thermographie nachweisbar ist. Auch Auftreten eines entzündlichen Organbefalles spricht für einen systemischen Entzündungsschub.

Ist kein generalisierter, systemischer Entzündungsschub nachweisbar, können auch lokale Mechanismen zu einer Verstärkung der örtlichen Entzündung im Gelenk beitragen. Von besonderer Bedeutung ist hier der hypoxische Reperfusionsschaden (Blake et al. 1989). Liegt in einem Gelenk ein Erguß vor und wird dieses Gelenk bewegt, kommt es zu einem Anstieg des intraartikulären Druckes über den kapillären Perfusionsdruck der Synovialis (Gaffney et al. 1995). Am Knie kann der Gelenkbinnendruck bereits bei geringen Ergüssen und passiver Flexion 200 mmHg und mehr erreichen. Die Minderperfusion der Synovialkapillaren verursacht eine intraartikuläre Hypoxie und nachfolgende Bildung von hochreagiblen O_2-Radikalen, die ihrerseits zu einer Verstärkung der lokalen Entzündung führen. Andererseits können O_2-Radikale die IgG-Struktur verändern und so zu einer lokal vermehrten Bildung von Autoantigenen beitragen.

Neben diesen lokalen Faktoren haben chronisch entzündliche Krankheiten der Gelenke und Bindegewebe eine starke Tendenz zur Selbstperpetuation, ausgelöst durch:

- Persistenz des auslösenden Agens (z.B. Keime wie Borrelien, Chlamydien, Yersinien, Viren),
- Kreuzreaktion zwischen Antigen und körpereigenen Determinanten (Streßproteine, MHC-Moleküle des HLA-Systems, Bestandteile des Bindegewebes),
- Störungen der Immunregulation (gestörte Antigenpräsentation, gestörtes Gleichgewicht von T-Helfer und T-Suppressorzellen, klonale Selektion von T-Lymphozyten).

In sich ist das Immunsystem mit all seinen Komponenten – bestehend aus verschiedenen Regelkreisen – ein ebenfalls kybernetisches, geregeltes System. Seine Störung per se macht noch keine Schmerzen. Erst die lokale Gewebeentzündung führt zur Sensibilisierung schlafender Nozisensoren und damit zum Schmerz.

Nozireaktiv ausgelöste Schmerzen

Zum Schutz einer gestörten Struktur (z. B. Gelenk oder Muskel) kommt es reaktiv zu einer Blockierung einer ganzen Funktionskette: nozireaktiver somatomotorischer Blockierungseffekt (Brügger 1977). Dabei können dann auch andere als die ursprünglich gestörten Strukturen schmerzhaft werden. Ein Beispiel hierfür ist der nozireaktive Schulterschmerz mit deutlicher Bewegungseinschränkung der Schulter bei lokaler Entzündungsverstärkung oder arthrogenem Schmerz anderer Ursache im Bereich des Handgelenkes oder der Finger (Hiemeyer et al. 1989)

Muskuläre/muskulotendinöse Schmerzen

Durch Schonhaltung, gestörte Funktion peripherer Gelenke oder durch Fehlstellungen kann es zu isolierten Überlastungen einzelner Muskeln oder Muskelketten kommen. Dies führt zu Schmerzen, die vom Patienten mit entzündlich-rheumatischen Krankheiten regelmäßig mit der Grundkrankheit in Verbindung gebracht werden, v.a. weil Muskelansätze sich meist in Gelenknähe befinden. Nur durch genaue klinische Untersuchungen mit Palpation und Inspektion lassen sich diese Schmerzquellen herausfinden. Man muß sich nur die Mühe machen, die einzelnen Muskeln zu untersuchen (Menninger et al. 1987).

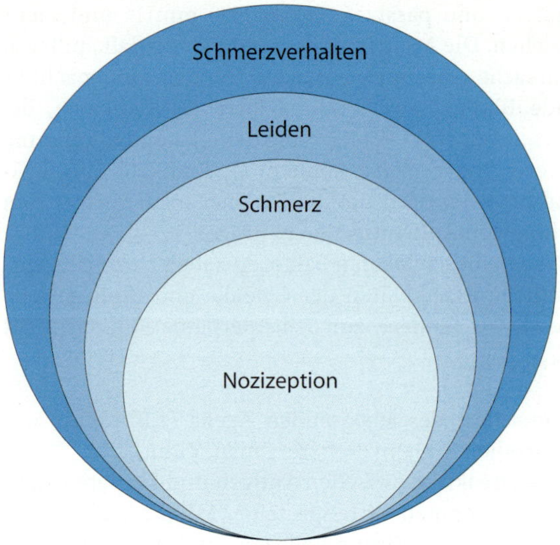

Abb. 16.1. Die 4 Ebenen des Schmerzgeschehens. (Nach Löser 1982)

Im Verlauf entzündlich-rheumatischer Krankheiten, insbesondere der Kollagenosen, kann es jedoch auch zu einem entzündlichen Befall der Muskulatur im Sinne einer Myositis oder Vaskulitis kommen. In diesen Fällen sind meist mehrere, nicht in einer Muskelkette zusammengehörige Muskeln betroffen. Außerdem ist fast regelmäßig ein Anstieg der humoralen Entzündungsaktivität festzustellen. Schwieriger zu diagnostizieren ist ein chronischer Überlastungsschmerz der Muskulatur bei einer kortisoninduzierten Myopathie.

Hier sind die klinisch feststellbaren Muskelschwächen meist sehr schleichend. Allerdings sind auch immer mehrere Muskeln oder Muskelgruppen betroffen, insbesondere die Strecker des Oberschenkels (erschwertes/unmögliches, freihändiges Aufstehen aus einem Stuhl).

Neurogener Schmerz

Bei Erschöpfung körpereigener Schmerzdämpfung (Endorphine) oder durch unmittelbare Schädigung peripherer Nerven oder zentraler neuraler Strukturen können neue oder verstärkte Schmerzen ausgelöst werden. Relativ häufig sind bei entzündlich-rheumatischen Krankheiten periphere Kompressionssyndrome und Engpaßsyndrome an entsprechenden Prädilektionsstellen (Karpaltunnel, Tarsaltunnel, Sulcus nervi ulnaris) durch wucherndes Pannusgewebe oder Dislokation benachbarter Gelenke. Elektroneurographisch und thermographisch sind diese Engpaßsyndrome meist gut zu diagnostizieren. Wesentlich schwieriger ist es, den vom Patienten beschriebenen Schmerz ursächlich hierauf zu beziehen.

Auch Polyneuropathien können bei Patienten mit rheumatischer Krankheit den lokalen, durch die Gelenkentzündung bedingten Schmerz verändern bzw. überlagern.

Psychogener Schmerz

Wie bei jedem Gesunden kann es auch bei Rheumakranken jederzeit zu Änderungen der Schmerzverarbeitung bei Streß, psychischer Belastung, Depression, Ängsten etc. kommen. Andererseits führt der chronische Schmerz selbst zu affektiv-emotionalen Veränderungen wie Depression und Angst. Zusätzlich können kognitive Mechanismen die Schmerzverarbeitung verändern. Mechanismen der klassischen oder operativen Konditionierung können ebenfalls zu Alterationen der Schmerzwahrnehmung und des Schmerzverhaltens führen. Hier kommen die 4 Ebenen des Schmerzgeschehens voll zum Tragen (Löser 1982; Abb. 16.1). Gleichzeitig schließt sich hiermit der Kreis zum multifaktoriellen prozessualen Schmerzkonzept (Geissner 1990).

16.4 Schmerzdiagnostik und Schmerztherapie

Schmerzdiagnostik

Jeder von einem Rheumapatienten angegebene Schmerz muß unbedingt ernstgenommen und sorgfältig abgeklärt werden. Dazu gehört an erster Stelle die ausführliche Schmerzanamnese (Tabelle 16.1). Diese muß bei chronisch-rheumatischen Krankheiten in regelmäßigen Abständen erhoben werden. Auszugsweise, insbesondere im Hinblick auf die Differenzierung des aktuellen Schmerzes nach der Lokalisation (s. nachfolgende Übersicht), ist die Schmerzanamnese bei jeder Untersuchung erforderlich, weil sich die Schmerzarten (Tabelle 16.2) und die Schmerzursachen überlagern und beliebig verschieben können. Eine pauschale Beurteilung von Schmerzen als „Rheumaschub" führt zu Fehldiagnosen und Fehlbehandlungen.

Abzuklären ist, ob der Schmerz im Sinne eines Dolor localisatus auf eine erhöhte lokale oder systemische Entzündung zurückzuführen ist. Ist dies nicht der Fall, müssen die reflektorischen Mechanismen (somatomotorischer Blockierungseffekt), ggf. durch diagnostische Lokalanästhesie schmerzauslösender Bezirke, untersucht werden.

Muskuläre und muskulotendinöse Schmerzursachen, bedingt durch Fehlstellung oder Fehlbelastung, müssen klinisch sorgfältig gesucht werden. Besonders zu achten ist bei diffusen Weichteilschmerzen auf Myopathien. Neurale Strukturen sind grundsätzlich sehr sorgfältig zu untersuchen, um eine zentrale Störung oder eine periphere Kompression frühzeitig zu entdecken.

Zur Schmerzdiagnostik in der Rheumatologie gehört v.a. Geduld – und gezieltes Befragen, Palpieren und Untersuchen. Rheumakranke neigen zur Untertreibung bzw. Überspielen ihres Schmerzes.

Tabelle 16.1. Strukturierte Anamnese bei Schmerzen am Bewegungssystem

Lokalisation genau beschreibbar/ lokalisierbar	- Definierte anatomische Struktur, Gelenkfläche, Kapsel, Band, Muskelinsertion, - definierte Region im Versorgungsgebiet eines Nerven-/Blutgefäßes
Diffus, wenig genau beschreibbar, größere Körperabschnitte betreffend	Ganze Extremität, chronische Ischämie/Wurzelläsion (sympathisch vermittelter Schmerz), - Körperhälfte/Körperquadrant: sympathischer Schmerz, zentraler Thalamusschmerz; - flächig, ohne anatomische Grenzen
Diffus, ständig wechselnde Lokalisation	Chronifizierter Schmerz, virale Infekte, psychische Störung
Multilokalisation	Systemische Ursache/Krankheit, chronifizierter Schmerz
Dauer	Intermittierend, dauernd, Zeitraum (seit dem Schmerzauftreten)
Verlauf	Plötzlich auftretend/aufgetreten, Zunahme/Abnahme/wechselnd
Qualität	- Spitz, stechend, brennend, bohrend, hämmernd, klopfend, - kribbelnd, dumpf, zäh, ziehend, diffus, - quälend, nervend, „mörderisch", unheimlich, wahnsinnig
Intensität	Visuelle Analogskala (s. Abb. 16.2), Schmerztagebuch (s. Abb. 16.3), Druckpunktmessung (Abb. 16.4)
Begleitsymptome	Neurale Defizite/Veränderungen, sympatische/vegetative Symptome lokal/allgemein
Schmerzverhalten des Patienten	Schonung/Rückzug/Abschirmung, Entlastung/Hilfsmittelgebrauch, physikalische/medikamentöse Selbstbehandlung
Schmerzkonzept des Patienten	Ursache/Entstehung (familiär ererbt, Arbeit, Sport, Kälte, Nässe, Infekt, Ernährung, „Strafe")
Auswirkung auf „Lebenskonzept"	Biographische Anamnese (... „ist") Ängste/Erwartungen (... „wird")

Tabelle 16.2. Einteilung des Schmerzes

Schmerzart	Beschreibung
Dolor localisatus	Der Ort der Schmerzempfindung ist gleicheitig auch der Ort der Schmerzentstehung
Dolor translatus	Der Ort der Schmerzempfindung ist nicht der Ort der Schmerzentstehung. Die Übertragung des Schmerzes von anderen Körperstrukturen (kleine Wirbelgelenke, innere Organe, Störfelder) erfolgt über neural-reflektorische Mechanismen der Schmerzverarbeitung (Nozireaktion)
Dolor projectus	Der Ort der Schmerzempfindung ist strikt beschränkt auf das Ausbreitungsgebiet eines peripheren Nervs. Die Schmerzentstehung liegt in einer unmittelbaren Läsion oder mechanischen Irritation eines peripheren Nervs.
Meralgie/Quadrantensyndrom	Der Ort der Schmerzwahrnehmung ist ein ganzer Körperabschnitt. Die Übertragung des Schmerzes erfolgt durch neurale (sympatische?) Efferenzen entlang der Blutgefäße

Differenzierung von Schmerzen am Bewegungssystem

Schmerz bei klinischer Untersuchung provozierbar/ zeigbar.

Artikulär

- Nicht entzündlich (ohne humorale Entzündungszeichen):
  - Arthrose,
  - Knochenkrankheiten (aseptische Nekrose, Epiphysenlösung),
  - Trauma/Kapsel-Band-Läsionen;
- entzündlich (mit humoralen Entzündungszeichen), monartikulär:
  - bakterielle/septische Arthritis,
  - reaktive Arthritis bei Infekt,
  - Chondrokalzinose,
  - Hämochromatose,
  - Tumor/Metastase;
- entzündlich (mit humoralen Entzündungszeichen) oligo/polyartikulär:
  - asymmetrisch, akut (große Gelenke), reaktive Arthritis bei Infekt, rheumatisches Fieber, periphere Arthritis bei Spondarthritis;
  - asymmetrisch, akut (kleine Gelenke), Psoriasisarthritis, Kollagenose (SLE);
  - symmetrisch, virale Infekte, chronische Polyarthritis, Kollagenose (SLE).
- Wirbelsäule/ISG:
  - M. Bechterew,
  - Spondarthritis psoriatica,
  - Spondylitis tuberculosa,
  - septische Spondylitis,
  - Knochenmetastasen/Tumor,
  - Osteoporose.

Extraartikulär

- Nicht entzündlich (ohne humorale Entzündungszeichen:
  - lokalisiert, Tendomyopathie/myofasziales Syndrom, Nervenkompressionssyndrom;
  - generalisiert, Fibromyalgiesyndrom, Osteoporose;
- entzündlich (mit systemischer Entzündung):
  - lokalisiert, Bursitis/Tendinitis, Sklerodermie;
  - generalisiert, Polymyalgia rheumatica, Myositis/Dermatomyositis, SLE, Kortison-induzierte Myopathie.

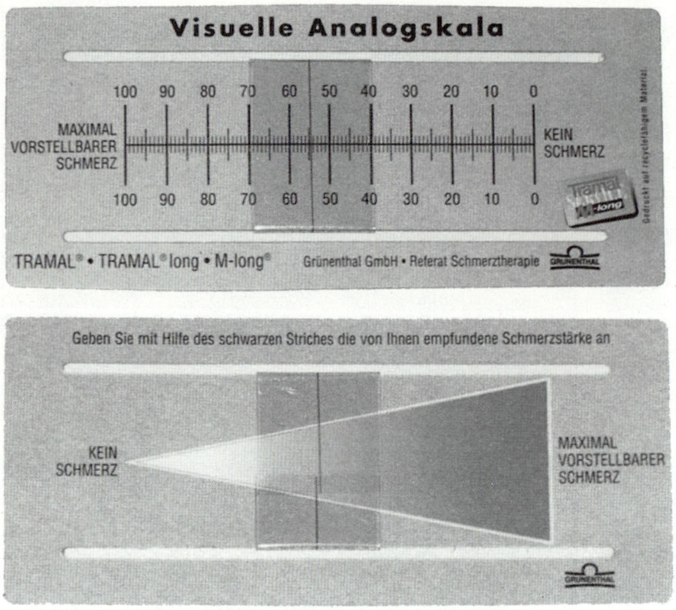

Abb. 16.2. Visuelle Analogskala zur quantitaiven Schmerzbeurteilung

Datum		Schmerzstärke					Schlaf					Stimmung					Medikation	Persönliche Notizen
1.2.95	morgens				X			X						X				
	abends		X															
2.2.95	morgens			X					X				X					
	abends			X														
	morgens																	
	abends																	
	morgens																	
	abends																	
	morgens																	
	abends																	
	morgens																	
	abends																	
	morgens																	
	abends																	
		sehr starke Schmerzen ← → schmerzfrei					stark gestört ← → sehr gut					traurig bedrückt ← → froh heiter						

Abb. 16.3. Schmerztagebuch

■ **Globaler Schmerz.** Die Intensität des globalen Schmerzes insgesamt läßt sich am besten durch eine visuelle Analogskala (s. Abb. 16.2) quantifizieren.

■ **Schmerzverlauf und Schmerzausbreitung.** Der Schmerzverlauf und die Lokalisationen können in einem Körperschema oder einem Schmerztagebuch (s. Abb. 16.3) dokumentiert werden.

■ **Schmerzschwelle.** Mit dem Dolorimeter (Abb. 16.4) läßt sich die Schmerzschwelle für Druckschmerz quantifizieren, wenn die „Kontrollpunkte" bewertet werden.

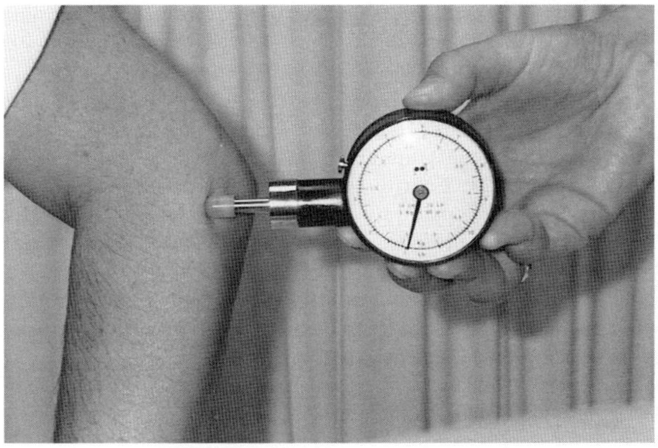

Abb. 16.4. Dolorimeter nach Fisher zur Schmerzschwellenbestimmung bei Fibromyalgie

Ansonsten dient das Dolorimeter dem Auffinden der spezifischen Fibromyalgieschmerzpunkte.

Ergänzende technische Untersuchungen

Nervenkompression, lokale Entzündung oder sympathische Reaktionen lassen sich mittels

- Thermografie und
- Elektroneurografie

gezielt untersuchen.

Sind alle klinischen und technischen Untersuchungen negativ verlaufen, ist an eine psychische Alteration als Ursache des verstärkten Schmerzes zu denken. Rheumakranke sind chronisch Kranke, erfüllt von vielen Ängsten und Mutlosigkeit sowie aktiv behindert in zahlreichen Funktionen des täglichen Lebens. Daher kann eine Verstärkung der Schmerzreaktion, die auf die somatischen Störungen bezogen wird, durchaus auch Ausdruck einer Konversion oder einer Angstreaktion sein. Geeignete Meßinstrumente sind hierzu verschiedene Angst-/Depressionsskalen oder der IRES-Fragebogen.

Diese diagnostischen Differenzierungen haben handfeste therapeutische Konsequenzen: die Multidimensionalität jedes Schmerzes, besonders aber des chronischen Schmerzes am Bewegungssystem, zwingt den Arzt auch zur Therapie auf mehreren Ebenen, je nachdem, welche Schmerzquelle als Ergebnis des diagnostischen Prozesses gefunden wurde.

Schmerztherapie

Ist die Schmerzquelle eine Entzündung, müssen entzündungshemmende Therapien lokaler oder systemischer Art eingesetzt werden: z. B. topische oder systemische nichtsteroidale Antiphlogistika, lokale oder systemische Gabe von Kortikosteroiden oder – bei der chronischen Polyarthritis – langfristig entzündungshemmende und krankheitsmodifizierende Arzneien.

Sind die Schmerzen nozireaktiv ausgelöst, stehen therapeutische Lokalanästhesie, Gabe von Analgetika und insbesondere eine physikalische, krankengymnastische und ergotherapeutische Behandlung ganz im Vordergrund.

Bei Störungen der Schmerzleitung sind ebenfalls analgetische Maßnahmen angezeigt, bei Kompressionssyndromen eine operative Druckentlastung des peripheren Nerven.

Ist die Schmerzverarbeitung gestört, kann neben der Gabe von peripher oder zentral wirkenden Analgetika die Therapie mit Psychopharmaka (Antidepressiva, Neuroleptika) angezeigt sein. Vorsicht ist allerdings geboten bei der Gabe von Benzodiazepinen wegen der muskelrelaxierenden und damit indirekt schmerzauslösenden Wirkung, besonders an muskelgeführten Gelenken und bei Bewegungsmustern.

Handelt es sich um einen Schmerz mit überwiegender psychogener Komponente, stehen psychotherapeutische Maßnahmen der Schmerzbewältigung im Vordergrund der therapeutischen Bemühungen. Diese Maßnahmen können als Einzeltherapie oder auch als Gruppentherapie durchgeführt werden. Auch eine Patientenschulung kann deutlich zum Abbau von Ängsten beitragen und so zur Schmerzlinderung führen.

Unabhängig von der Quelle des Schmerzes ist es immer notwendig, bei einem Patienten mit chronischen Schmerzen im Bereich des Bewegungssystems das Schmerzverhalten zu analysieren und seine schmerzverstärkende Wirkung beim einzelnen Patienten zu prüfen. Wirkt sich das Schmerzverhalten negativ auf den Krankheitsverlauf und auch auf die Schmerzcharakteristik aus, sind eine intensive Patientenschulung und individuelle Beratung sowie die Mitgliedschaft in einer Selbsthilfeorganisation hilfreicher als alle Schmerzarznei.

Literatur

Blake DR et al. (1989) Hypoxic-reperfusion injury in the inflamed human joint. Lancet 1 (8633):289–293

Brügger A (1977) Die Erkrankungen des Bewegungsapparates und seines Nervensystems. Fischer, Stuttgart New York

Gaffney K, Williams RB, Jolliffe VA, Blake DR (1995) Am Rheum Dis 54(8):670–673

Geissner E (1990) Psychologische Schmerzmodelle. Der Schmerz 4:184–192

Hiemeyer K, Joist R, Menninger H (1989) Nachweis der funktionellen Genese von Schulterschmerzen bei chronischer Polyarthritis durch therapeutische Lokalanästhesie entzündeter distaler Gelenke. Z Rheumatol 48:139–142

Kranick J-U, Schmidt RF 1991) Nozizeption und Schmerz. In: Hierholzer K, Schmidt RF (eds) Pathophysiologie des Menschen. Edition medizin/VCH-Verlagsges., Weinheim

Loeser JD (1982) Concepts of pain. In: Stanton-Hicks N, Boas R (eds) Chronic low back pain. Raven Press, New York, pp 145–148

Menninger H, Hiemeyer U, Joist R (1987) Funktionelle Schmerzsyndrome bei entzündlich-rheumatischen Erkrankungen. Akt Rheumatol 12:319–323

Schaible HG (1990) Neurobiologische Grundlagen des Gelenkschmerzes. TW Neurol Psych 4:313–319

Schaible HG,Schmidt RF (1988) Time course of mechanosensitivity changes in articular afferents during a developing arthritis. J Neurophysiol 60:2180–2195

Schaible HG, Schmidt RF (1988) Excitation and sensitization of fine articular afferent units from cat's knee joint by prostaglandin E2 (PG EV-2V-). J Physiol (Lond) 403:91–104

Schaible HG, Schmidt RF, Willis WS (1987) Convergent inputs from articular, cutaneous and muscle receptors onto ascending tract cells in the cat spinal cord. Exp Brain Res 66:479–488

Schaible HG, Schmidt RF, Willis WS (1987) Enhancement oft the responses of ascending tract cells in the cat spinal cord by acute inflammation of the knee joint. Exp Brain Res: 66: 489–499

Schaible HG, Schmidt RF, Willis WS (1987) Neurophysiologische Mechanismen des Arthritisschmerzes. Ki. Schmerzkonferenz. Fischer, Stuttgart New York, pp 31–50

Schmidt RF (1972) Die Gate-Control-Theorie des Schmerzes: eine unwahrscheinliche Hypothese. In: Janzen R et al. (Hrsg) Schmerz. Thieme, Stuttgart, S 133 ff.

Schmidt RF (1973) Control of the access of afferent activity to somatosensory pathways. In: Iggo A (ed) Somatosensory System. Springer, Berlin Heidelberg New York Tokio (Handbook of sensory physiology, vol 2, p 151)

Schmidt RF (1991) Physiologie und Pathophysiologie der Schmerzentstehung und Schmerzverarbeitung im Bewegungssystem. Der Schmerz 5 [Suppl 1]:13–28

Engel J-M, Ströbel G (1990) Rheumatherapie, 2. Aufl. Edition medizin/VCH-Verlagsges., Weinheim

Kapitel 17

Dysfunktionelle Syndrome

17

H. Menninger

INHALT

Funktionsstörungen des Bewegungssystems können als Begleitsymptomatik von Krankheiten mit pathologisch-anatomischem Substrat oder rein funktionell auftreten. Man trifft sie in allen Altersgruppen an und sie sind so häufig, daß nicht nur Rheumatologen und Orthopäden, sondern auch Allgemeinärzte, Internisten und Neurologen sowie Ärzte anderer Fachrichtungen sie kennen müssen. Sie sind oft unabhängig von einem eventuellen Grundmorbus Ursache von Schmerzen und Bewegungsbehinderungen sowie von Arbeitsunfähigkeit und Berentung.

Funktionsstörungen ohne pathomorphologisches Korrelat (im Folgenden dysfunktionelle Syndrome genannt) sind in dem vorwiegend auf pathomorphologische Gesichtspunkte ausgerichteten International *Code of Diseases* nur ungenügend berücksichtigt, obgleich sie sich mit besonderer Untersuchungstechnik objektivieren lassen. Labortechnische Untersuchungen und insbesondere bildgebende Verfahren geben keine Erklärung für die klinisch geklagten Beschwerden. Klinisch relevante Funktionsstörungen werden deshalb oft als solche nicht wahrgenommen.

- **Fehlinterpretationsmöglichkeiten bei dysfunktionellen Syndromen bestehen in der falschen Annahme eines vermeintlichen Grundmorbus (häufige Beispiele: Rückführung der Beschwerden auf sog. degenerative Skelettveränderungen mit der Annahme der Irreversibilität des Krankheitsbildes; Vermutung eines schweren Leidens mit der Folge einer unnötigen und kostentreibenden Kaskade diagnostischer Maßnahmen ohne therapeutische Konsequenzen; Annahme eines psychogenen Krankheitsbildes),**
- **auf der anderen Seite in der Nichterkennung eines zugrunde liegenden Grundmorbus. Eine entsprechende Ausschlußdiagnostik muß deshalb immer erwogen werden.**

Dysfunktionelle Syndrome haben eine charakteristische Krankheitsgestalt und lassen sich dann objektivieren, wenn man das Zusammenspiel aller Bausteine des Bewegungssystems, insbesondere von Muskulatur, Wirbelsäule und Gelenken, in die klinische Analyse aufnimmt und auf feine Abweichungen von der individuellen Norm achtet.

Die folgende Übersicht gibt einen Überblick über die Ursachen von Funktionsstörungen.

Ursachen von Funktionsstörungen

Ursachen
- strukturell bedingt
- funktionell bedingt
- Mischung von beiden

Auswirkungen
- Bewegungsstörungen
- Schmerz

17.1 Definition

Funktionsstörungen des Bewegungssystems umfassen potentiell schmerzhafte Störungen der Haltungs- und Bewegungsmuster. Sie werden verursacht durch eine Störung des Zusammenspiels der einzelnen Bausteine und können insbesondere auch dann auftreten, wenn diese über eine normale Struktur verfügen. Klinisch erkennbar werden Funktionsstörungen

- an der Beeinträchtigung des normalen *Gelenkspiels* („joint play") sowie
- an der *muskulären Dysbalance;* hierunter versteht man ein vom Zentralnervensystem gesteuertes Ungleichgewicht von Agonisten und Antagonisten. Benachbarte Begriffe sind dysfunktionelles Syndrom (Masi 1993), myofasziales Schmerzsyndrom, vertebrale Dysfunktion, spondylogenes Reizsyndrom, sternosymphysales Syndrom u.a.,
- an komplexen, durch Inspektion erkennbaren Beeinträchtigungen der *Haltungs- und Bewegungsmuster.*

17.2 Pathophysiologie und Pathogenese

Die Pathophysiologie der Funktionsstörungen und des hiermit oft einhergehenden Schmerzes ist außerordentlich vielschichtig. Für die klinische Anwendung müssen unterschiedliche Aspekte berücksichtigt werden.

17.2.1 Beweglichkeitseinschränkung

Die bei der Gelenkuntersuchung feststellbare Beweglichkeitseinschränkung beinhaltet mehrere Komponenten:

- die artikuläre: harter Anschlag,
- die ligamentäre: federnder Anschlag sowie
- die myogene: weicher Anschlag.

■ **Artikuläre Komponente.** Die artikuläre Komponente, z.B. bei Arthritis oder Arthrose, kommt durch die Zerstörung der knorpeligen Gleitflächen und die relative Entwicklung von Osteophyzten zustande, wodurch ein mechanisches Bewegungshindernis mit hartem Anschlag am Ende des Bewegungsraumes generiert wird. Insbesondere können Funktionsstörungen der Gelenke bei normalen Strukturen durch Verlust des Gelenkspiels (joint play) erhebliche Bewegungseinschränkungen, teils mit Schmerzen, hervorrufen.

■ **Ligamentäre Komponente.** Eine ligamentäre Komponente kommt bei chronischen Erkrankungen des Bewegungssystems durch Schrumpfung des Bandapparates hinzu.

■ **Muskuläre Komponente.** Eine muskuläre Komponente kann sich darüber hinaus bei jeglicher Erkrankung des Bewegungssystems aufgrund vielfältiger somatomotorischer Beziehungen entwickeln; die muskuläre Begleitsymptomatik schiebt sich oft in den klinischen Vordergrund.

17.2.2 Schmerzlokalisation

Die Schmerzlokalisation stimmt oft nicht mit dem Ort der Nozizeptorenreizung überein (s. Tabelle 17.1). Denn Schmerz kann nicht nur am Ort einer Gewebsschädigung durch überschwellige Reizung von Nozizeptoren entstehen, z.B. als Wundschmerz bei einer Verletzung oder als Gelenkschmerz in einem entzündeten Gelenk *(Rezeptoren- oder Nozizeptorenschmerz),* sondern es sind noch 2 weitere Mechanismen zu berücksichtigen, bei denen der Schmerz in normalen Strukturen empfunden wird.

■ **Projizierter Schmerz.** Bei der Quetschung eines peripheren Nerven *(Neuralgie)* oder einer Spinalwurzel *(radikuläres Schmerzsyndrom)* durch exogenen Druck kommt es zu projizierten Schmerzen im abhängigen nervalen Versorgungsgebiet.

■ **Übertragungsschmerz.** Von größerer Bedeutung für die Rheumatologie ist der *Übertragungsschmerz* („referred pain"), der durch die Konvergenz kutaner

Tabelle 17.1. Schmerzentstehung im Bewegungssystem

	Nozizeptorenschmerz	Projizierter Schmerz	Übertragungsschmerz
Schmerzlokalisation	- am Ort der Nozizeption	- im Ausbreitungsgebiet des sensiblen Nervs distal vom Ort seiner Schädigung	- im übertragenen Segment fernab von der Nozizeption
Subjektiv	- scharf, oberflächlich, schneidend, stechend	- reißend, schneidend, umgrenzt	- dumpf, bohrend, tief sitzend, schlecht lokalisierbar
Neurologisch	- normaler Befund	- charakteristische Ausfälle je nach Befall von Nervenwurzel oder peripherem Nerv	- normaler Befund
Funktionsstörungen	- begleitend möglich	- begleitend möglich	- vorhanden

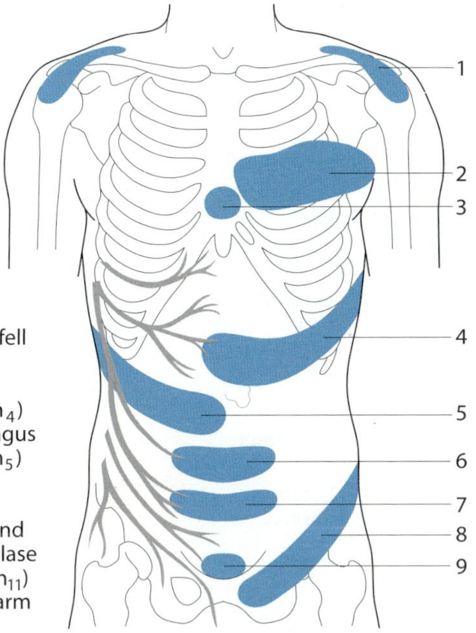

1 = Zwerchfell (C_4)
2 = Herz (Th_3 - Th_4)
3 = Ösophagus (Th_4 - Th_5)
4 = Magen (Th_8)
5 = Leber und Gallenblase (Th_8 - Th_{11})
6 = Dünndarm (Th_{10})
7 = Dickdarm (Th_{11} - L_1)
8 = Harnblase (Th_{11} - L_1)
9 = Niere und Hoden (Th_{11} - L_1)

Abb. 17.1. Übersicht über einige HEAD-Zonen innerer Organe mit Angabe der zugehörigen Rückenmarksegmente. (Nach Benninghoff/Goertler: Lehrbuch der Anatomie, Bd 3, Urban & Schwarzenberg, München)

und viszeraler oder anderer Afferenzen auf dieselbe Population von Hinterhornzellen zustande kommt und bei Krankheitszuständen innerer Organe zu Hyperalgesien charakteristischer Zonen der Haut führt (s. Abb. 17.1). Bei der Weiterleitung der afferenten Informationen aus den erkrankten Organen zum Gehirn wird dann die Herkunft der Erregung derart verwischt, daß sie beim Wahrnehmungsprozeß dorthin lokalisiert wird, wo unter normalen Umständen die meisten Impulse herkommen: in das Integument. Deshalb wird der Übertragungsschmerz weit ab vom Ort der ursprünglichen Nozizeptorenreizung in normalen Gewebsbezirken empfunden (Zimmermann 1984).

Übertragungsschmerzen spielen bei den nichtentzündlichen Schmerzkomponenten von Arthritikern, beim Weichteilrheumatismus und den spondylogenen Reizsyndromen eine große Rolle (bezüglich des von Brügger 1962 eingeführten Begriffs des „pseudoradikulären Syndroms“ s. Brügger 1962).

Aus dieser Vielfalt möglicher Pathomechanismen ergibt sich die klinisch wichtige Schlußfolgerung, daß zur Aufdeckung einer Schmerzursache nicht nur der Schmerzort selbst, sondern auch andere infrage kommende Quellregionen einer Nozizeptorenreizung untersucht werden müssen.

17.2.3 Muskulatur

Aufgrund ihrer nicht nur motorischen, sondern auch sensiblen Innervation ist die Muskulatur zugleich Bewegungs- und Sinnesorgan. So beinhalten manche Muskelnerven viel mehr sensorisch-afferente als motorisch-efferente Fasern (Schmidt 1987). Die Muskulatur stellt somit ein hoch reagibles Organsystem dar, dessen pathophysiologische Bedeutung für die Funktionsstörungen – auch angesichts eines 45%igen Anteils am Körpergewicht eines Erwachsenen – sehr hoch eingeschätzt werden muß.

Posturale und tonische Muskeln

Der Entstehung von muskulären Dysbalancen wird Vorschub geleistet durch die Tatsache, daß funktionell zwei quergestreifte Muskelarten voneinander unterschieden werden können, tonische und phasische Muskeln (Janda 1995; s. Abb. 17.2). Posturale tonische Muskeln reagieren langsam und üben vorwiegend statische Haltearbeit aus. Die neurophysiologische Steuerung benötigt für diese Muskeln einen gleichbleibenden Sollwert für Länge und Spannung des Muskels auch bei wechselnden äußeren Krafteinwirkungen. Phasische schnell reagierende Muskeln werden hingegen für die differenzierten Alltagsbewegungen benötigt. Hier müssen bei rasch wechselnden Anforderungen an die Muskulatur Länge und Spannung des Muskels von übergeordneten Zentren her schnell verändert werden können. Alle Muskeln des Körpers haben eine tonische und eine phasische Komponente; das Mischungsverhältnis ist dann ausschlaggebend für die endgültige Hauptfunktion.

Dieser Unterscheidung entspricht die enzymhistochemische Differenzierung in unterschiedliche Fasertypen, Typ I sowie Typ IIa und b (Pongratz et al. 1990).

▪ **Typ-I-Fasern.** Die Typ-I-Fasern, die den tonischen Muskeln entsprechen, haben einen hohen Gehalt an Myoglobin („rote Muskeln“), Neutralfett und Mitochondrien und sind stark kapillarisiert; die Energie wird oxidativ bereitgestellt, die Reizschwelle liegt niedrig. Aufgrund dieser Eigenschaften sind die tonischen Muskeln besonders zur Haltearbeit geeignet, sind weniger ermüdbar und atrophieren bei Nichtgebrauch nur langsam. Klinisch von besonderer Bedeutung ist ihre Neigung zur *Verkürzung*.

▪ **Typ-II-Fasern.** Die Typ-II-Fasern, die im wesentlichen den phasischen Muskeln entsprechen, haben einen niedrigeren Gehalt an Myoglobin („weiße Muskeln“), Neutralfett und Mitochondrien, stellen ihre Energie glykolytisch bereit und *atrophieren* bei hoher Reizschwelle schneller als tonische Muskeln. Sie sind

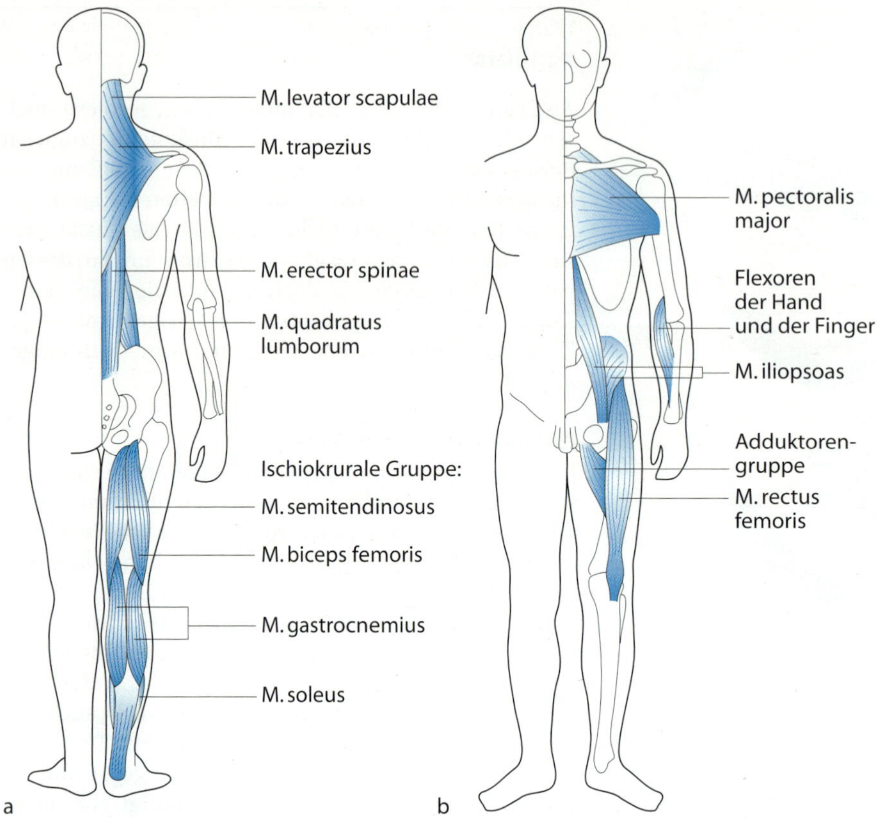

Abb. 17.2a, b. Häufig verkürzte tonische Muskeln. (Nach Janda; aus: Frisch 1987)

Tabelle 17.2. Charakterisierung der Hauptfasertypen des menschlichen Körpers. (Nach Pongratz 1990)

Fasertyp	Typ I	Typ IIa	Typ IIb
Größe	- klein	- mittelgroß	- groß
Myoglobingehalt	- hoch	- hoch	- gering
Energieverbrauch	- oxidativ	- oxidativ - glykolytisch	- glykolytisch
Glykogengehalt	- gering	- hoch	- intermediär
Neutralfettgehalt	- hoch	- intermediär	- gering
Mitochondrien	- viele	- viele	- wenige
Kapillardichte	- hoch	- hoch	- gering
Kontraktionsgeschwindigkeit	- gering	- intermediär bis schnell	- schnell
Ermüdbarkeit	- gering	- intermediär	- hoch

besonders für rasche Bewegungen geeignet, aber schneller ermüdbar und atrophieren leichter (s. Tabelle 17.2).

Tendomyopathien, Triggerpunkte, Muskelhärten und Tendomyosen

Mehrere klinisch definierte Erscheinungsbilder von schmerzhaften Muskelverspannungen mit Leistungsdefizit sind zu unterscheiden:

■ **Tendomyopathien.** Hierunter versteht man deskriptiv jegliche Schmerzzustände in einer Sehnen-Muskel-Einheit.

■ **Myofaszialer Triggerpunkt.** Dies ist ein überempfindlicher Punkt, der in einem verspannten Muskelbündel oder in einer Muskelfaszie liegt. Durch Druckausübung mit dem Palpationsfinger entstehen lokale und/oder fortgeleitete Druckschmerzen, vegetative Begleiterscheinungen (Dysästhesien, Kribbelgefühle, Schwitzen, im Kopfbereich auch Schwindel, Tinnitus und Sehstörungen ohne Anhalt für Organschäden an Ohr und Auge) sowie oft eine feine Muskelzuckung, wobei eine Schmerzausstrahlung in muskeltypische Projektionszonen auftritt. Nach heutiger Vorstellung sind myofasziale Triggerpunkte gekennzeichnet durch Verkürzung der Sarkomere im Elektronenmikroskop ohne elektrische Akti-

Tabelle 17.3. Hierarchie von myofaszialen Triggerpunkten (MFTP, zusammengestellt nach Travell 1992)

Aktiver MFTP	- spontan- und druckschmerzhaft - verhindert vollständige Muskelentspannung (Muskelverkürzung) - schwächt den Muskel - typische Schmerzausstrahlung - Zuckungsreaktion - vegetative Begleiterscheinungen in der Referenzzone
Latenter MFTP	Wie aktiver TP, aber kein Spontanschmerz, nur Druckschmerz
Primärer MFTP	Direkt aktiviert durch akute oder chronische Überlastung des Muskels
Assozierter MFTP	Entstanden als Fernwirkung von MFTP in einem anderen Muskel (z.B. sekundärer oder Satelliten-MFTP)
Sekundärer MFTP	Aktiviert durch intrinsische Überlastung - im Synergisten eines durch einen primären MFTP geschwächten Muskels, oder - im Antagonisten, der der Verspannung des mit einem primären MFTP behafteten Muskels entgegenwirkt
Satelliten-MFTP	Aktiviert wegen der topographischen Lage eines Muskels in der Übertragungszone eines anderen Triggerpunktes

vität von Motoneuronen bei gleichzeitiger lokaler Gewebshypoxie und hierdurch bedingter Sensibilisierung umliegender Nozizeptoren (Simons 1997; Brückle 1990). Triggerpunkte können außer im Muskel in der Haut, den Ligamenten und dem Periost liegen. Generell können sie schwerste Schmerzsyndrome generieren und die Bildung andernorts gelegener Triggerpunkte nach sich ziehen (*Generalisationstendenz;* s. Tabelle 17.3). Sie sind aber einer einfachen lokalen Therapie zugänglich (Travell u. Simons 1992).

■ **Diffuse Verhärtungen.** Oft trifft man diffuse Verhärtungen ganzer Muskeln an, früher auch Myogelosen genannt (Lange 1931). Je nach Muskeltyp sind sie dann plattenartig (M. trapezius) oder strangartig (M. levator scapulae, M. erector trunci, Hüftaußenrotatoren, ischiokrurale Muskulatur etc.) zu palpieren und druckschmerzhaft. Ob es sich dabei um einen pathologischen Funktionszustand der Muskulatur wie etwa das multiple Auftreten von myofaszialen Triggerpunkten in einem Muskel oder um einen Muskelumbau, z.B. mit fibrotisch organisiertem Lymphödem, handelt, ist nicht geklärt. Jedenfalls benötigen sie eine Komplexbehandlung mit gezielter Anwendung unterschiedlichster v.a. physiotherapeutischer Methoden.

■ **Tendomyosen.** Hierunter versteht man unterschiedlich definierte schmerzhafte Funktionszustände der Muskulatur (hypertone und hypotone Tendomyosen), die je nach Anspannung bzw. Entspannung zu Muskelschmerzen führen und unter dem Einfluß eines zentralnervös gesteuerten nozizeptiven somatomotorischen Blockierungseffektes zustande kommen (Brügger 1985).

Muskuläre Dysbalance

Die muskuläre Dysbalance beruht neurophysiologisch auf ihrer reziproken Innervation und äußert sich zunächst durch einen unkoordinierten Spannungszustand der posturalen/phasischen Muskelpaare mit lokaler Leistungsstörung. Im weiteren Verlauf umfaßt sie aber nicht nur eine einzelne Region an Rumpf oder Extremitäten, sondern kann sich unter Zuhilfenahme synergistischer Muskelketten nach proximal und distal ausbreiten. Mit Einbezug der Muskulatur von Schulter- und Beckengürtel kann sich dann eine muskuläre Dysbalance vom Rumpf auf die Extremitäten oder umgekehrt von den Extremitäten zum Rumpf ausbreiten und schließlich den ganzen Körper betreffen *(Generalisationstendenz).*

Subjektiv äußert sich die muskuläre Dysbalance bei Bewegung durch Dehnungs- und Anspannungsschmerzen in der verkürzten (tonischen) bzw. abgeschwächten (phasischen) Muskulatur. In schwereren Fällen bestehen ziehende Muskelschmerzen, die die Insertionsstelle am Knochen, den muskulotendinären Übergang oder den Muskelbauch einbeziehen. Objektiv finden sich lokale oder diffuse Muskelverhärtungen mit und ohne Spontan-/Druckschmerz, die immer mit einem Leistungsdefizit bzw. mit Störung der Haltungs- und Bewegungsmuster einhergehen.

Disponierende und aktivierende Faktoren

Zur Muskelverspannung kommt es wahrscheinlich als Ergebnis eines aus der Körperperipherie in das ZNS einschießenden pathologisch erhöhten nozizeptiven Impulseinstroms. Als Auslöser dürfen prinzipiell internistische und besonders ossäre Erkrankungen (Tumoren) nicht vergessen werden. Meist liegen die Ursachen von Muskelverspannungen aber im Bewegungssystem selbst. Die disponierenden Faktoren werden oft jahrelang schmerzfrei toleriert, sie führen nur zu einer subklinischen Anhebung der Nozizeption (s. Tab. 17.4). Erst bei plötzlichem Hinzukommen aktivierender Faktoren, die oft dem banalen Alltag entstammen, wird der nozizeptive Impulseinstrom überschwellig mit dem Endergebnis einer schmerzhaften Muskelverspannung (Menninger 1998, Tab. 17.5):

Tab. 17.4. Disponierende Faktoren bei dysfunktionellen Syndromen des Bewegungssystems (Menninger 1998)

a) bei hypomobilen Formen:
- einseitige körperliche Belastung
- sitzender Beruf
- allgemeiner Bewegungs- und Trainingsmangel
- körperliche Dauerbelastung
- Fehlhaltungen der Wirbelsäule

b) bei hypermobilen Formen:
- konstitutionelle Gelenkhypermobilität
- schwaches Muskelkorsett

Tab. 17.5. Aktivierende Faktoren bei dysfunktionellen Syndromen

- Kälte,
- Feuchtigkeit,
- Witterungseinflüsse,
- Schlafmangel,
- Menstruation,
- psychische Faktoren,
- plötzliche körperliche Überlastungen,
- Fitneßverlust durch akute Erkrankungen

17.3 Untersuchungstechnik

Einerseits darf eine Allgemeinerkrankung nicht als Funktionsstörung mißverstanden, andererseits hinter einer Funktionsstörung nicht eine Allgemeinerkrankung übersehen werden. In der nachfolgenden Übersicht ist die Systematik der klinischen Untersuchung dargestellt. Eine *Allgemeinanamnese* mit Fragen nach dem Allgemeinzustand (Fieber, Gewichtsabnahme, Kräftezustand) und Systemübersicht soll deshalb nie fehlen. Auch die weitere Untersuchung umfaßt die gesamte Bandbreite internistischer, rheumatologischer und sonstiger Krankheiten (Müller et al. 1998).

Systematik der klinischen Untersuchung

- Allgemeinanamnese
- Rheumatologische Anamnese
  - Gelenkschmerz
  - Gelenkschwellung
- Gelenkschmerz, -schwellung
- Muskelsymptomatik
  - Steifigkeit
  - Ruheschmerz
  - Bewegungsschmerz
  - Schwäche
- vegetative Beschwerden (Schwindel, Tinnitus, Sehstörungen, Schwitzen u.a.)
- Inspektion
  - Alltagsbewegungen
  - gezielte Bewegung einzelner Körperabschnitte
  - Gangbildanalyse
  - Körperhaltung im Sitz und im Stand
- Gelenkuntersuchung
  - Achsstellung
  - Schwellung
  - Komplexbewegungen
  - aktive und passive Beweglichkeit
  - Gelenkreiben (unter Kompression)
  - Endphasenschmerz
  - Endgefühl
- Muskeluntersuchung
  - Konsistenz und Triggerpunkte
  - Schmerzprovokation (Widerstandstest, Dehnungstest, Verkürzungstest)
  - Muskelzittern
  - Kraft

Spezielle Anamnese

In der speziellen Anamnese wird durch Frage nach Ruhe- und Bewegungsschmerz die schmerzhafte Region eingegrenzt. Die Inspektion in Ruhe, bei Alltagsbewegungen oder gezielter Bewegung einiger Skelettabschnitte erlaubt die Feststellung betroffener Muskelgruppen. Die Analyse des Gangbildes kann wichtige Hinweise nicht nur auf somatische Erkrankungen von Hüfte, Knien und Fußskelett geben, sondern auch auf Verkürzungen der entsprechenden Muskulatur. Zum Beispiel werden bei der Verkürzung der Hüftaußenrotatoren beim Gang die Füße nach außen gedreht mit charakteristischer Tendenz zur Valgusstellung in Knien und Sprunggelenken sowie Schwielenbildung an der Innenseite der in Valgusstellung rutschenden Großzehen. Die Bewertung der Körperhaltung im Stand und im Sitz ist ebenfalls von essentieller Bedeutung, weil sich hieraus grundsätzliche Schmerzmuster ableiten lassen.

Muskeluntersuchung

Bei der *Muskelpalpation* werden die Muskelbäuche und die Sehnen gezielt untersucht (Konsistenz, Triggerpunkte, Schmerz). Bei evtl. hierbei auftretenden Schmerzen wird an den Patienten die Frage gerichtet: „Ist dies Ihr Schmerz?“, um relevanten Schmerzphänomenen auf die Spur zu kommen *(Seitenvergleich)*. Durch die beabsichtigte Provokation einer Schmerzempfindung durch isometrische *(Widerstandstest)* und dynamische Anspannung *(Bewegungstest)* sowie durch passive Dehnung des inkriminierten Muskels *(Dehnungstest)* wird die muskuläre Genese des Schmerzes bestätigt. Die sichere Abgrenzung eines Muskelschmerzes von einem Gelenkschmerz erfolgt durch Ausführung einer Bewegung zunächst aktiv, dann passiv: bei artikulären Schmerzen wird der Schmerz durch die passive Bewegung (besonders Endphasenschmerz), bei muskulären Schmerzen durch die aktive Bewegung reproduziert.

Komplettiert wird die Untersuchung des Muskelsystems durch die Erkennung von *Muskelverkürzungen*. Aus Dehnungsstellung heraus zeigt sich dann ein Ausschlagsdefizit mit weichem Anschlag. Beruht ein Schmerzsyndrom auf einer Muskelverkürzung, so kann es *nur durch dessen krankengymnastische Dehnung* behoben werden. Auch ein bei aktiver Bewegung auftretendes feines *Muskelzittern* kann auf die zugrundeliegende Koordinationsstörung hinweisen (Menninger 1998). Es gilt als klinisch objektives Zeichen, das auch in der Begutachtungsmedizin verwendet werden kann.

Gelenkuntersuchung

Die *Gelenkuntersuchung* erlaubt neben der Erkennung von strukturell definierten Gelenkerkrankungen unter Berücksichtigung des Gelenkspiels die Feststellung von Dysfunktionen bzw. Blockierungen. Da sie sich u.U.

während einer nachfolgenden muskelorientierten Behandlung nicht immer spontan lösen, müssen sie dann einer gezielten Mobilisations- bzw. Manipulationsbehandlung zugeführt werden.

Beurteilung vegetativer Phänomene

Vegetative Phänomene begleiten oft die funktionellen Syndrome und müssen zu deren Objektivierung erfaßt werden. Hierzu gehören insbesondere die Änderung der Hautdurchblutung *(Irisblendenphänomen)* und des Verquellungszustandes der Haut *(Kibler-Hautfalte)* in der Referenzzone. Dies ist besonders hilfreich bei segmentalen Störungen von HWS und BWS.

17.4 Klinische Syndrome

Funktionelle Syndrome können sich im gesamten Bewegungssystem manifestieren; sie sind entweder vertebralen oder peripheren Ursprungs. Wichtigste Störzone ist dabei der Rücken mit der Wirbelsäule als zentralem Achsenorgan. Entsprechende Funktionsstörungen betreffen die einzelnen Wirbelsäulenabschnitte, von denen aus die Extremitäten einbezogen werden können (Zervikobrachialsyndrom, lumboischialgiformes Schmerzsyndrom). Umgekehrt kann der Rumpf funktionell in ein pathologisches Geschehen an den Extremitäten einbezogen werden. Ferner kann das funktionelle Geschehen über die Halswirbelsäule auch den Kopf erfassen, so daß sich die schmerzhafte Funktionsstörung von den Extremitäten zum Rumpf, oder umgekehrt vom Rumpf zu den Extremitäten ausbreiten und schließlich den ganzen Körper erfassen kann.

Bei den Wirbelsäulensyndromen werden unterschieden:

- lokale segmentale,
- periphere spondylogene und
- Kompressionssyndrome.

Funktionsstörungen finden sich v.a. in den beiden ersten Kategorien. Sie können nerval (sensibel – motorisch – vegetativ), vasal und/oder tendomyogen in die Peripherie („pseudoradikuläres" Lumboischialgiesyndrom oder Zervikobrachialsyndrom, zervikogener Kopfschmerz) fortgeleitet werden. Je nach Lokalisation werden sie in lumbale, thorakale und zervikale Syndrome eingeteilt. Man hüte sich aber davor, es lediglich bei dieser topographischen Differenzierung zu belassen, da eine umfangreiche Differentialdiagnostik zu beachten ist (Wagenhäuser 1998). Hierzu werden vorrangig klinische, aber auch neurologische, HNO-ärztliche, augenärztliche, manualmedizinische Techniken sowie ggf. bildgebende Verfahren eingesetzt. Entsprechend differenziert sind dann die Behandlungsmethoden, auch diejenigen physiotherapeutischer Art.

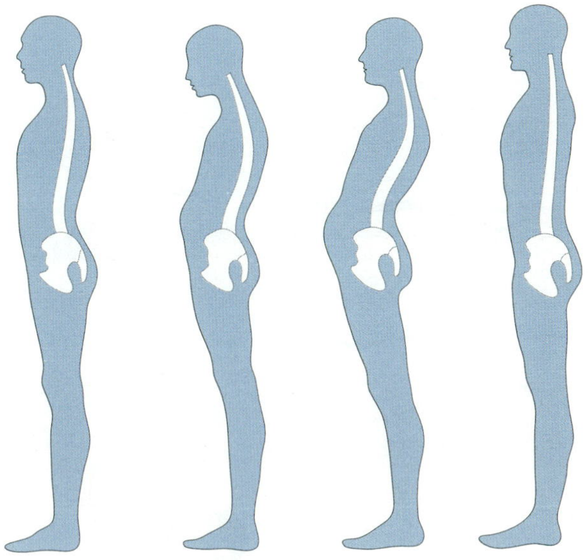

Abb. 17.3a–d. Haltungstypen: **a** normale Haltung; **b–d** Fehlhaltungen (funktionelle Haltungsvarianten), **b** Rundrücken (thorakale Hyperkyphosierung), **c** Hohl-/Rundrücken (thorakale Hyperkyphosierung, lumbale Hyperlordosierung), **d** Flachrücken. (Aus Wagenhäuser 1998)

Bei den häufigen funktionellen Syndromen, die von den strukturell definierten Erkrankungen abgegrenzt werden müssen, spielt die Analyse der Haltungsstörungen eine wichtige Rolle (s. Abb. 17.3).

17.4.1 Konstitutionelles Hypermobilitätssyndrom

Das konstitutionelle Hypermobilitätssyndrom entwickelt sich auf dem Boden einer als Normvariante aufgefaßten vermehrten Bandlaxität, die sich aus einem Mißverhältnis von Belastung und Belastbarkeit ergibt (Lewit 1984; s. nachfolgende Übersicht). Sie führt zur Überbeweglichkeit der Gelenke von Extremitäten und/oder Wirbelsäule und ruft bei Überlastungszuständen ein durch Gelenk- und Muskelsymptomatik gekennzeichnetes Krankheitsbild hervor.

Betroffen sind oft hager gebaute Frauen im 3.–5. Lebensjahrzehnt, die nach Aufgabe jeglicher sportlicher Aktivitäten ihrer Schulzeit und nach Eintritt in Berufs- und Familienleben mit dem unmerklichen Verlust ihrer körperlichen Fitneß Muskelmasse verlieren. Sie entwickeln eine Haltungsinsuffizienz und strapazieren dann unbewußt und ständig ihre Gelenke in übergebührlichem Maße. Auslöser für zunächst lokale Beschwerden sind banale Überlastungszustände, die sich aus den Alltagsaktivitäten mit Überstreckung der Gelenke ergeben. Im klinischen Vordergrund stehen

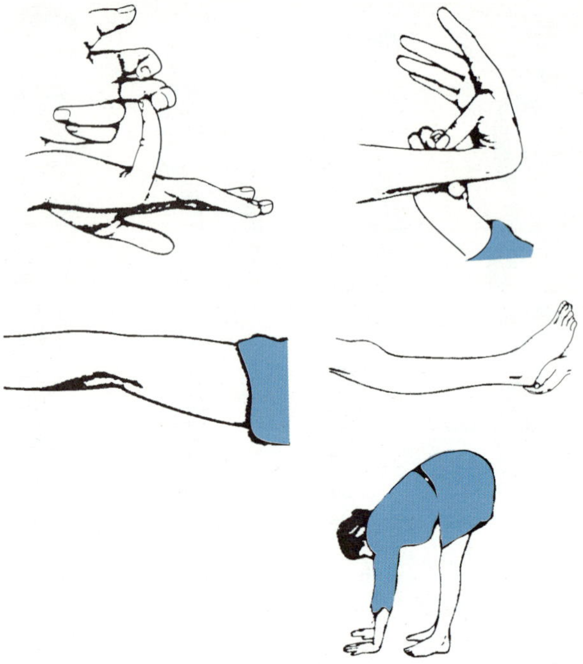

Abb. 17.4. Untersuchungstechnik beim konstitutionellen Hypermobilitätssyndrom. *Oben links:* Überstreckung der Fingergrundgelenke; *oben rechts:* Daumenspitze erreicht den Unterarm bei maximaler Beugung des Handgelenks; *Mitte links:* Überstreckbarkeit des Ellbogens und *(Mitte rechts)* des Knies; *unten rechts:* bei Inklination der LWS mit durchgedrückten Knien erreicht die flache Hand bequem den Boden. (Aus Beighton et al. 1989, S 13)

Konstitutionelles Hypermobilitätssyndrom
- *Disponierende Faktoren: Bandlaxität bei*
  - schwachem Muskelkorsett,
  - hagerem Körperbau,
  - ständiger Überdehnung der Bänder durch Haltungsstörungen,
  - Aerobic,
  - Ballettänzer/innen,
  - ständigem Training auf Überbeweglichkeit („Frauensport").
- *Aktivierende Faktoren: Alltagsüberlastungen*
  - Knick-/Senk-/Spreizfüße/Gehen: Fußschmerzen,
  - Knie/hyperextendierter Stand: Knieschmerzen,
  - Handgelenke/Überstreckung: Handschmerzen Karpaltunnelsyndrom,
  - hohlrunder Rücken/langes Stehen: Kreuz- und Nackenschmerzen,
  - Kiefergelenk/Kauen: Kieferschmerzen.
- *Manifestationen*
  - Arthromyalgien,
  - Luxationen,
  - vorzeitige Arthrosen – einschließlich Reizergüssen,
  - Chondromalazie.

akute oder chronische Arthromyalgien, aus denen sich nach jahrelangem Verlauf Arthrosen, auch mit Arthoseaktivierungen bzw. Gelenkergüssen entwickeln können (DD: Polyarthritis, Beighton 1989; Lewkonia u. Ansell 1983). Abb. 17.4 gibt die Untersuchungstechnik wieder. Aufgrund der Bandlaxizität und der verminderten Kraft der posturalen Muskulatur haben die Patienten (meist Frauen) oft einen hohlrunden Rücken, an dem man sie oft auf den ersten Blick erkennen kann.

Differentialdiagnostisch müssen vom konstitutionellen Hypermobilitätssyndrom die generalisierte pathologische Hypermobilität beim Ehlers-Danlos- und Marfan-Syndrom und andere genetisch bedingte Störungen der Kollagenmolekülstruktur abgetrennt werden.

Die kausale Therapie läuft auf eine allgemeine Kräftigung der Muskulatur mit Haltungskorrektur und Vermeidung artikulärer Extrembewegungen hinaus. Insbesondere Aerobic und *mobilisierendes* „Frauenturnen" sind nachteilig.

17.4.2 Statisch-myalgisches Syndrom

Vom konstitutionellen Hypermobilitätssyndrom müssen aus therapeutischen Gründen diejenigen statisch-myalgischen Syndrome funktioneller Genese unterschieden werden, die mit einer lokalisierten oder generalisierten erworbenen *Hypo*mobilität der Gelenke von Wirbelsäule oder Extremitäten einhergehen. Man könnte auch von *Hypomobilitätssyndromen* sprechen, weil sie mit einer allgemeinen Unbeweglichkeit einhergehen. Es besteht ein fließender Übergang zu den Deformitäten der Wirbelsäule.

Die wichtigsten der bereits in der Tab. 17.4 genannten disponierenden Faktoren bestehen in allgemeinem Bewegungs- und Trainingsmangel mit hierdurch erworbener subjektiv unbemerkt bleibender Fehlhaltung der Wirbelsäule. Unter dem Einfluß aktivierender Faktoren kommt es dann zur klinischen Manifestation mit im Vordergrund stehender muskulärer Symptomatik (s. 17.2.3). Vermehrte Nozizeption aus überlasteten Band- und Gelenkstrukturen spielt dabei eine kausale Rolle. Subjektiv werden Schmerzen in der Schulter-Nacken-Region oder im Becken-Hüft-Bereich ohne oder mit Ausstrahlung in die zugehörigen Extremitäten empfunden. Objektiv findet sich meist ein Rundrücken („sternosymphysale Belastungshaltung" nach Brügger 1980) mit den in Abb. 17.5 dargestellten Begleitzeichen, die insgesamt eine Dysbalance zwischen posturaler und phasischer Muskulatur belegen und den therapeutischen Weg weisen.

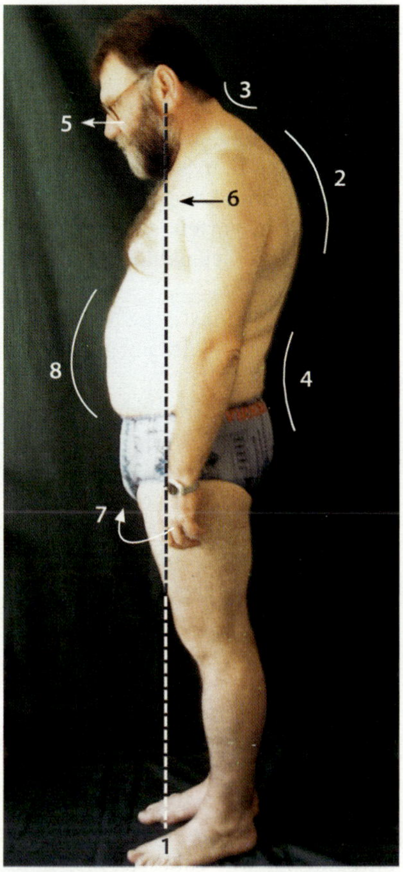

Abb. 17.5. Ausgeprägte Fehlstatik im Sinne eines Rundrückens (sternosymphysale Belastungshaltung) mit (1) vorwärtsverlagertem Kopflot, (2) verstärkter BWS-Kyphose, (3) verstärkter HWS-Lordose, (4) abgeflachter LWS mit verminderter Inklinationsfähigkeit sowie (5) Vorwärtsschub des Kopfes, (6) Vorwärtsschub der Schultern, die in Innenrotation gehalten werden, was (7) an den nach vorne gedrehten Handrücken zu erkennen ist, und (8) Kugelbauch als Zeichen schlaffer Bauchmuskulatur

Kausale Behandlung

Die kausale Behandlung zielt auf die Besserung der Beweglichkeit ab mit

- Dehnung der verkürzten Muskulatur (z.B. Innenrotatoren der Schultern, M. pectoralis, Außenrotatoren der Hüften),
- Kräftigung der abgeschwächten Muskulatur (BWS-Strecker, Bauchmuskulatur, Hüftstrecker) und
- Aufrichtung der nach vorn übergebeugten Fehlhaltung (einschließlich Kräftigung der BWS-Strecker und der Bauchmuskulatur). Wenn skoliotische Fehlhaltungen hinzukommen, wird die Behandlung nach Lehnert-Schroth modifiziert (Lehnert-Schroth 1998).

Im Unterschied zum konstitutionellen Hypermobilitätssyndrom muß man bei den durch Hypomobilität gekennzeichneten statisch-myalgischen Syndromen therapeutische Extrembewegungen der Gelenke, möglichst unter krankengymnastischer Kontrolle, einsetzen.

Falls die Fehlhaltung noch passiv korrigiert werden kann, beispielsweise durch geführte Aufrichtung der Wirbelsäule (Schweregrad I), besteht Aussicht auf Erfolg durch die vorstehend dargestellte kausale Behandlung. Ist jedoch die Wirbelsäule in Fehlstellung eingesteift (Schweregrad III; mit II wird das Übergangsstadium bezeichnet), dann können nur noch symptomatische Maßnahmen ergriffen werden.

17.4.3 Periarthropathia humeroscapularis (PHS; schmerzhafte Schulter)

Die PHS ist ebenso wie der „Tennisellbogen" oder wie Hüftschmerzen oft Teilkomponente eines statisch-myalgischen Syndroms. Zugrunde liegt meist ein Rundrücken mit protrahierten Schultern durch Verkürzung der Schulterinnenrotatoren (M. pectoralis, M. subscapularis). Die Schulteraußenrotatoren (M. infraspinatus, M. teres) und die Rhomboideen sind vielfach hypoton und atrophisch. Hierdurch ist die gesamte Schultermechanik gestört (Putz 1990), wodurch es zu vielfältigen Schmerzlokalisationen in der Schulter und ihrer Umgebung mit einer Mischung von Übertragungs- und Nozizeptorenschmerz kommt. Dabei unterliegt die Supraspinatussehne besonders hohen Belastungen mit der Gefahr von Einrissen, die sich auf weitere Teile der Rotatorenmanschette ausdehnen können.

Zur kompletten Untersuchung des Schultergelenks gehört neben der Untersuchung der *Nachbargelenke* (Klavikulargelenke, 1. Rippe, HWS) auch die Untersuchung des *Skapulaspieles* im Seitenvergleich bei Abduktion oder Elevation der gestreckten Arme zur Entdeckung einer muskulären Dysbalance. So kann man durch Inspektion einen pathologischen Skapulavorlauf oder eine Skapula alata feststellen. Bei dieser Bewegung kann außerdem – äußerlich gut sichtbar – das physiologische Kaudalgleiten des Humeruskopfes ausbleiben, der bei schmerzhaften Schultern oft nach kranial aufsteigt. Hierdurch kann sekundär ein Impingement hervorgerufen werden, das dann auf keinen Fall operativ, sondern primär krankengymnastisch behandelt werden sollte.

■ **Schmerzhafter Bogen.** Der schmerzhafte Bogen (Abduktionsschmerz) entsteht vielfach bei solchen Funktionsstörungen und ist keineswegs immer ein Zeichen für die (manchmal operationsbedürftige) Kompression der Rotatorenmanschette unter dem Akromion bei Abduktion. Dieses Schmerzzeichen verschwindet vielfach momentan nach therapeutischer Lokalanästhesie von Triggerpunkten in der an Skapula und Humerus ansetzenden Muskulatur bzw. nach manualtherapeutischer Mobilisation zuvor blockierter Schulternebengelenke oder nach krankengymnastischer Korrektur der muskulären Dysbalance. Außerdem ist zu beachten, daß der schmerzhafte Bogen funktionell hervorgerufen werden kann durch weiter distal gelegene Störungen (z.B. Karpaltunnelsyndrom, Arthritiden in Hand- oder Ellbogengelenk) und nach deren Behandlung spontan verschwindet (Pseudoimpingementsyndrom, Hiemeyer et al. 1989).

17.4.4 Schmerzhafter Ellbogen („Tennisellbogen")

Zugrunde liegen oft Ansatztendinosen der Fingerstrecker bei langjährig bestehendem Rundrücken; bei akuten Überlastungen (z.B. Gartenarbeit) kommt es dann zum charakteristischen Ruhe- oder Greifschmerz am Ursprung der Fingerstrecker. Therapeutisch kann man hier gelegene myofasziale Triggerpunkte inaktivieren oder die verspannten Finger- und Handgelenkstrecker dehnen (detonisieren). Oft wird der Therapieerfolg erzielt nur durch die Mitbehandlung der muskulären Dysbalance von Rumpf, Schulter- und Beckengürtel.

17.4.5 Schmerzen in der Hüftregion (Periarthropathia coxae)

Diese beruhen vielfach auf einer habituell erworbenen Fehlstatik des Achsenskeletts mit funktionellem Einbezug des Beckengürtels. Dabei bestehen oft Verkürzungen des Tractus ileotibialis, des M. iliopsoas, der Hüftadduktoren und des – nur bei Frauen durch vaginale Untersuchung zugänglichen – M. obturatorius internus („Parametropathie der Gynäkologen"). Da die Hüftgelenkmuskulatur vielfach zweigelenkig ist und das Knie überspannt, können Hüftgelenkerkrankungen in das Knie projiziert werden (und umgekehrt: Kniegelenkerkrankungen in die Hüftregion; im Volksmund „Ischias"). Die Nachbargelenke der Hüfte, also Knie und Ileosakralgelenke, müssen in die Untersuchung mit einbezogen werden.

17.5 Behandlung

Hier gibt es viele Möglichkeiten.

■ **Inaktivierung von myofaszialen Triggerpunkten.** Sie wird (Travell u. Simons 1992) durch Infiltration von 0,2–0,5 ml eines Lokalanästhetikums (z.B. Mepivacain) durchgeführt. Vorteil: sofort wirksam, evtl. können so auch myogene Gelenkblockierungen gelöst werden.

■ **Krankengymnastische Maßnahmen.** Sie streben die Wiederherstellung der normalen Muskelbalance an:

- Behebung von Muskelverkürzungen durch passive Dehnung der verkürzten Muskeln, evtl. unter gleichzeitiger Anwendung eines Kältesprays (Travell u. Simons 1983, 1992) oder durch aktive Detonisation verkürzter Muskeln mittels Anspannungs-/Entspannungstechniken mit Ausnutzung der reziproken Innervation antagonistischer Muskelpaare. *(Behandlungsprinzip: erst dehnen/detonisieren, dann kräftigen);*
- Kräftigung geschwächter Muskeln, evtl. mit Hilfe von Fazilitationstechniken;
- Koordinationstraining mit Normalisierung gestörter Haltungs- und Bewegungsmuster.

■ **Rückenschulung.** Aufklärung über disponierende und aktivierende Faktoren und Einübung rückenschonenden Verhalten. Hierdurch kann die Häufigkeit von Arztbesuchen, Krankenhauseinweisungen. Medikamenteneinnahme und Berentungen reduziert werden (Mariotti et al. 1992). Dabei erlernen die Patienten u.a. das für sie optimale Ausmaß von Beckenkippung und BWS-Aufrichtung in Beruf und Freizeit („ergotherapeutische Basistherapie von funktionellen Schmerzzuständen").

■ **Manualmedizinische Verfahren.** Sie ergänzen das Behandlungsspektrum.

■ **Additive Methoden.** Massagetechniken, Elektrotherapie, Wärmeapplikation an Hautarealen über verspannten Muskeln, z.B. M. pectoralis (Vorsicht bei gleichzeitigem Vorliegen entzündlicher Gelenkerkrankungen), Kälte als „Eis am Stiel" (aktiviert abgeschwächte Muskeln), Bäder.

■ **Alltagssport.** Mit Besserung der Ganzkörperfitneß, ist oft therapeutisch und prophylaktisch *entscheidend.*

Literatur

Beighton P, Grahame R, Bird H (1989) Hypermobility of joints. Springer, London Berlin

Brückle W, Suckfüll M, Fleckenstein W, Weiss C, Müller W (1990) Gewebe-pO_2-Messung in der verspannten Rückenmuskulatur (M. erector spinae). Z Rheumatol 49:208–216

Brügger A (1980) Die Erkrankungen des Bewegungsapparates und seines Nervensystems. Grundlagen und Differentialdiagnose. Ein interdisziplinäres Handbuch für die Praxis, 2. Aufl. G. Fischer, Stuttgart New York

Brügger A (1985) Syndrome des oberen Körperviertels im Rahmen des sternosymphysalen Syndroms. In: Frisch H (Hrsg) Manuelle Medizin heute; Methoden und Erfahrungen - eine Bilanz. Springer, Berlin Heidelberg New York Tokio

Brügger (1962) Pseudoradikuläre Syndrome. Documenta Geigy. Acta Rheumatologica 19

Hiemeyer K, Joist R, Menninger H (1989) Nachweis der funktionellen Genese von Schulterschmerzen bei chronischer Polyarthritis (cP) durch diagnostische Lokalanästhesie entzündeter distaler Gelenke. Z Rheumatol 48:139–143

Janda V, zit.nach Frisch H (1995) Programmierte Untersuchung des Bewegungsapparates, Chirodiagnostik. 6. Aufl. Springer, Berlin Heidelberg New York Tokio

Lange M (1931) Die Muskelhärten (Myogelosen). J. F. Lehmann's, München

Lehnert-Schroth C (1998) Dreidimensionale Skoliosebehandlung. 5. Aufl. G. Fischer, Stuttgart

Lewit K (Hrsg) (1984) Manuelle Medizin im Rahmen der medizinischen Rehabilitation, 4. Aufl. Urban & Schwarzenberg, München

Lewkonia RM, Ansell BM (1983) Articular hypermobility simulating chronic rheumatic disease. Arch Dis Child 58:988–992

Mariotti G, Schlumpf U, Zillig R, Ruyter R de (1992) Rückenschule: Erwartungen, Ergebnisse und Erkenntnisse, Versuch einer Evaluation. Phys Rehab Kur Med 2:52–57

Masi AT (1993) Aspects on the epidemiology and criteria of myofascial pain and fibromyalgia: concepts of illness in populations as applied to dysfunctional syndromes. J Musculoskelet Pain 1:113–136

Menninger H (1998) Muskelverspannungen aus der Sicht der Rheumatologie. In: Ettlin TM, Kaeser HE (Hrsg) Muskelverspannungen, Ätiologie, Diagnostik und Therapie. Thieme, Stuttgart New York

Müller W, Zeidler H (1998) Differentialdiagnose rheumatischer Erkrankungen, 3. Aufl. Springer, Berlin Heidelberg New York Tokio

Pongratz DE, Reimers CD, Hahn D, Nägele M, Müller-Felber W (1990) Atlas der Muskelkrankheiten. Urban & Schwarzenberg, München Wien Baltimore

Putz R (1990) Topographie und funktionelle Anatomie des Schultergürtels und des Schultergelenks. In: Habermeyer P, Krueger P, Schweiberer L (Hrsg) Schulterchirurgie. Urban & Schwarzenberg, München Wien Baltimore

Schmidt RF (1987) Schmerzauslösende Substanzen und ihre Bedeutung für den Muskelschmerz. Therapiewoche 37: 270–281

Simons DG (1997) Triggerpunkte und Myogelose. Manuelle Med 35:290–294

Travell JG, Simons DG (1992) Myofascial pain and dysfunction, the trigger point manual. Williams & Wilkens, Baltimore (Bd 1 1983, Bd 2 1992)

Wagenhäuser FJ (1998) Differentialdiagnose der Rückenschmerzen einschließlich der Brachialgien und Ischialgien. In: Müller W, Zeidler H (Hrsg) (1998) Differentialdiagnose rheumatischer Erkrankungen, 3. Aufl. Springer, Berlin Heidelberg New York Tokio

Zimmermann M (1984) Physiologie von Nozizeptoren und Schmerz. In: Zimmermann M, Handwerker HO (Hrsg) Schmerz: Konzepte und ärztliches Handeln. Springer, Berlin Heidelberg New York

Muskelsymptome

C. D. Reimers

INHALT

Viele rheumatologische Erkrankungen gehen mit einer Beteiligung der Skelettmuskulatur einher. Von diesen entzündlich-rheumatischen Erkrankungen müssen viele nichtentzündliche neuromuskuläre Erkrankungen abgegrenzt werden. Basis der differentialdiagnostischen Überlegungen sind die Anamnese und klinisch-neurologische Untersuchung, die gezielt durch Zusatzuntersuchungen (z.B. Kreatinkinaseaktivität im Serum, Elektromyo- und -neurographie, Muskelbiopsie) ergänzt werden.

Dieses Kapitel informiert über die wichtigsten Symptome bei Muskelerkrankungen. Zum vertiefenden Studium der klinischen Untersuchung bei Verdacht auf eine neuromuskuläre Erkrankung stehen verschiedene Übersichten zur Verfügung (z.B. de Jong [1979]; Flehmig [1996]; Gomez [1994]; Jerusalem u. Zierz [1991]; Scheid [1983]; Schenk [1985]).

Eine komplette neurologische Untersuchung schließt zusätzlich die Prüfung der Hirnnerven, der Koordination, der Sensibilität, des Vegetativums, der neuropsychologischen Funktionen und der Psyche ein.

Anamnese

Folgende Punkte müssen bei der Anamnese von Muskelkrankheiten beachtet werden:

- Muskelschwäche (Lokalisation, Ausmaß, zeitlicher Ablauf, Verlaufscharakteristika),
- Muskelschmerzen (Lokalisation, Auslösesituationen),
- Spontanbewegungen (Lokalisation, Begleitsymptome),
- Muskelkrämpfe (Lokalisation, Auslöser),
- Myoglobinurie (Auslöser, Begleiterkrankungen, Häufigkeit),
- Traumata (äußere Einwirkung, körperliche Belastung),
- Familienanamnese.

Körperliche Untersuchung

Der Untersucher sollte folgende Aspekte beim Verdacht auf eine neuromuskuläre Erkrankung beachten:

- Muskeltonus,
- Muskeltrophik (Atrophien, Hypertrophien),
- muskuläre Spontanbewegungen (z.B. Faszikulationen, Faszikulationstremor),
- Paresen (MRC-Skala),
- myasthene Reaktionen (z.B. Kopf-, Arm-, Beinhalteversuch, Simpson-Test),
- Muskelpalpation (z.B. Myogelosen, Druckschmerzhaftigkeit, Kontrakturen),
- Prüfung auf myotone Phänomene,
- „tender points“, Triggerpunkte,
- Gang und Stand,
- Muskeleigenreflexe.

18.1 Muskelschwäche

Paresen im Sinne einer reduzierten Kraftentfaltung sind das Kardinalsymptom der meisten neuromuskulären Erkrankungen.

Lokalisation

Hinweise auf die mögliche Krankheitsursache lassen sich oft aus der Lokalisation der Paresen ableiten: Als Faustregel gilt, daß die meisten Myopathien mit einer proximal betonten, Neuropathien dagegen mit einer vorwiegend distal lokalisierten Muskelschwäche einhergehen. Augenmuskelparesen und Schluckstörungen lassen v.a. an mitochondriale Myopathien, eine Myasthenia gravis oder eine okulopharyngeale Muskeldystrophie denken. Bei anderen Erkrankungen kommen sie selten vor. Viele primäre Myopathien weisen eine charakteristische Verteilung paretischer Muskeln auf. So ist beispielsweise der M. deltoideus bei Myositiden oft paretisch, bei progressiven Muskeldystrophien dagegen eher hypertrophisch und auch in fortgeschrittenen Krankheitsstadien noch erstaunlich kräftig.

Manifestationszeitpunkt

Für die differentialdiagnostische Zuordnung einer Muskelschwäche ist zudem der Zeitpunkt der Manifestation bedeutsam. Geringe intrauterine Kindsbewegungen können auf einen pränatalen Krankheitsbeginn hinweisen. Ein Beginn in der Kindheit läßt an eine hereditäre Erkrankung denken, während eine im Erwachsenenalter beginnende Erkrankung in erster Linie die Diagnose einer erworbenen, z.B. entzündlichen Erkrankung nahelegt. Zur Festlegung des Erkrankungsbeginns im frühen Kindesalter ist die Kenntnis der frühkindlichen motorischen Entwicklung von Bedeutung. Tabelle 18.1 gibt Auskunft über das Erreichen der „motorischen Meilensteine". Bei Dermatomyositiden können viele Patienten den Krankheitsbeginn auf wenige Wochen genau angeben, bei Polymyositiden auf Monate genau. Die ersten Anzeichen einer muskulären Schwäche werden oft nicht als krankhaft erkannt. Dies gilt besonders bei den hereditären Myopathien, deren Beginn sich zeitlich oft nicht eingrenzen läßt.

Tabelle 18.1. Motorische Meilensteine

2. Monat	Anheben des Kopfes in Bauchlage
3. bis 4. Monat	Anheben des Kopfes und der Brust in Bauchlage
4. bis 6. Monat	Selbständiges Umdrehen
5. bis 6. Monat	Kurzes Sitzen mit Abstützen durch die Hände
8. bis 9. Monat	Freies Sitzen, Hochziehen zum Stehen
10. bis 12. Monat	Gehversuche an Möbeln
11. bis 14. Monat	Kurzzeitiges Stehen
13. bis 16. Monat	Selbständiges Laufen
22. bis 36. Monat	Einbeinstand (mindestens 1 s)
39. bis 57. Monat	Einbeiniges Hüpfen

Permanente und intermittierende Paresen

Von großer differentialdiagnostischer Bedeutung ist zudem die Unterscheidung permanenter und intermittierender Paresen. Bei der Myasthenia gravis und den sehr seltenen kongenitalen myasthenen Syndromen, deren Ursache postsynaptische Störungen der neuromuskulären Übertragung sind, nimmt die Schwäche typischerweise mit der Dauer einer Belastung zu.

Die Patienten berichten über eine zunehmende Kraftlosigkeit der Arme beim Haareföhnen oder Wäscheaufhängen, der Beine bei längerem Gehen, der Kaumuskeln etwa beim Kauen von zähem Fleisch oder ein Versagen der Stimme nach längerem Sprechen.

Myastheniepatienten bemerken bei längerem Lesen oder Fernsehen häufig eine Ptose und/oder Doppelbilder. Anders verhält es sich beim Lambert-Eaton-Syndrom, einer präsynaptischen Störung der motorischen Endplatten. Hier bessert sich eine anfängliche Schwäche nach kurzer Belastung für wenige Sekunden, um danach wieder deutlicher zu werden. Bei den seltenen periodischen, meist dyskaliämischen Lähmungen läßt sich eine ausgeprägte Muskelschwäche durch körperliche Arbeit oder Kochsalz- und Kohlenhydratzufuhr (hypokaliämische Lähmung) oder Kaliumzufuhr und Fasten (hyperkaliämische Lähmung) provozieren.

Psychogene Lähmungen stellen sich fast ausnahmslos in emotional belastenden Situationen ein.

Formen der Parese

Paresen können in Form einer Ptose, eines Strabismus, einer Froschhaltung beim Säugling oder eines im Liegen oder Sitzen schlaff herunterhängenden Fußes bereits in Ruhe inspektorisch erkennbar werden. Weitere Fehlhaltungen, Formanomalien und Gangstörungen sind so typisch, daß sie z.T. mit einprägsamen, bildhaften Bezeichnungen belegt wurden (Tabelle 18.2). Eine näselnde Sprache läßt an eine Schwäche des weichen Gaumens denken. Auch Skelettdeformititäten können auf eine Muskelschwäche hinweisen.

Untersuchungsbefunde

■ **Ausmaß der Muskelschwäche.** Anamnestisch informiert man sich über das Ausmaß einer Muskelschwäche am besten anhand der Behinderung bei alltäglichen Bewegungen (z.B. Treppensteigen, Erheben vom Stuhl, Aufrichten aus der Hocke, Überkopfarbeit). Zumindest bei Jugendlichen und Erwachsenen wird man die Kraftentfaltung des Muskels gezielt ohne und mit Widerstand prüfen. Der Untersucher versucht dabei, den in Gelenkendstellung maximal kontrahier-

Tabelle 18.2. Typische Fehlhaltungen, Formanomalien und Gangstörungen

Fehlhaltung/Formanomalie	Paretische Muskulatur
Facies myopathica	Mimische Muskulatur
Scapula alata	Mm. trapezius, rhomboideus oder serratus anterior
Schaukelstellung der Skapula	M. trapezius
Innenrotierter Oberarm	Oberarmabduktoren und -außenrotatoren
„Affenhand"	M. opponens pollicis
„Krallenhand"	Intrinsische Handmuskeln, einschließlich der Mm. lumbricales
„Storchenbeine"	Distale Unterschenkelmuskulatur
Hohlfüße	Intrinsische Fußmuskulatur
Lumbale Hyperlordosierung	Lumbale paravertebrale Muskulatur
„Froschbauch"	Bauchmuskulatur
Watschelgang	Mm. glutaei medius und minimus
Genu recurvatum	Kniebeuger
„Steppergang"	M. tibialis anterior

Tabelle 18.3. Graduierung der Kraft gemäß der Einteilung des Medical Research Council (MRC-Skala)

Kraftgrad	Kontraktion
0	Fehlend
1	Minimal
2	Nach Ausschaltung der Schwerkraft*
3	Gegen die Schwerkraft
4	Gegen Schwerkraft und Widerstand des Untersuchers
5	Normal

* Indem z.B. die Beugung des Ellbogens durch den M. biceps brachii bei aktiv oder passiv seitlich erhobenem Arm vorgenommen wird.

ten Muskel des Patienten zu überwinden. Bei ausgeprägten Paresen kann eine noch vorhandene Anspannung palpatorisch festgestellt werden. Die Kraft wird üblicherweise gemäß der Skala des Medical Research Councils quantifiziert (Tabelle 18.3). Daneben existieren weitere Einteilungen, die weniger gebräuchlich sind. Diese manuelle Kraftprüfung ist ein relativ grobes Instrument. Paresen finden sich erst, wenn der Verlust funktionsfähiger Muskelfasern ein gewisses Maß überschritten hat (abhängig z.B. von der Funktionsfähigkeit der Synergisten).

■ **Prüfung auf Paresen.** Klagen der Patienten über einen Kraftverlust entbehren daher nicht grundsätzlich der Grundlage, wenn sich keine manifesten Paresen finden. Leichte Paresen größerer Muskeln lassen sich ohnehin schlecht erfassen, da der Muskel trotz Parese oft noch zu kräftig ist, um durch den Armzug des Untersuchers überwunden zu werden. So sollte man den Patienten auf den Fersen und den Zehenballen stehen lassen, um eine leichte Fußheber- bzw. Fußsenkerschwäche nicht zu übersehen, und z.B. auf einen Stuhl steigen lassen, um leichte Paresen der Knie- und Hüftstrecker zu erkennen. Für Verlaufsuntersuchungen (z.B. bei Myositiden oder im Rahmen von Studien) eignen sich auch apparative Kraftprüfungen etwa mit einem Vigorimeter, die im Vergleich zur manuellen Kraftprüfung eine genauere Erfassung der Kraft erlauben.

■ **Muskelveränderungen.** Phasische Muskeln mit einem Überwiegen von Typ-2-Fasern neigen bei körperlicher Inaktivität oder im Rahmen muskulärer Dysbalancen zu einer Abschwächung, die eine Läsion der motorischen Nerven oder des Muskels selber vortäuschen kann. Besonders häufig betroffen sind der M. glutaeus maximus, der M. vastus medialis und die Bauchmuskeln. Tonische Muskeln mit einem Überwiegen von Typ-1-Fasern, v.a. die Mm. pectoralis und rectus femoris, neigen dagegen bei Fehlbelastung zur Verkürzung.

■ **Untersuchung von Säuglingen und Kleinkindern.** Bei Säuglingen und Kleinkindern beobachtet man den Muskeltonus, die Kopf- und Körperhaltung, die Spontanbewegungen, das Sitzen, Stehen, Gehen, Laufen und Klettern und prüft – soweit es die Mitarbeit zuläßt – manuell die Kraft. Die Untersuchung von Kindern ist wesentlich schwieriger als die von Jugendlichen und Erwachsenen und erfordert viel Erfahrung.

18.2 Muskelschmerzen

Muskelschmerzen werden vom Patienten als überstarker Muskelkater geschildert und sind in den Muskelbäuchen lokalisiert. Darin unterscheiden sie sich von den Tendomyalgien, die an den Sehnenansätzen empfunden werden. Schmerzen in den Rückenmuskeln werden als Rückenschmerzen empfunden und sind damit von Schmerzen durch Erkrankungen des Achsenskelettes nicht unterscheidbar. An die Stelle von Schmerzen kann auch ein muskuläres Spannungsgefühl treten.

Lokale und generalisierte Myalgien

Von großer differentialdiagnostischer Bedeutung ist die Abgrenzung lokaler von generalisierten Myalgien. Lokale Muskelschmerzen können durch lokale Entzündungen, Tumoren oder Traumata verursacht werden. Generalisierte Schmerzen kommen z.B. bei Polymyositiden, endokrinen und medikamentös-toxischen Myopathien, aber auch bei degenerativen Myopathien (z.B. bei der proximalen myotonen Myopathie) und sogar bei zentralnervösen Erkrankungen (z.B. beim Parkinson-Syndrom) vor.

Unterscheidungsmerkmale und Ursachen
Differentialdiagnostisch bedeutsam ist ferner der Unterschied zwischen bereits in Ruhe auftretenden Schmerzen, wie sie z.B. bei entzündlichen und toxischen Muskelkrankheiten vorkommen, und solchen, die durch muskuläre Belastung provoziert werden. Letztere lassen, wenn sie sich auf einzelne Muskeln beschränken, an eine Muskelischämie im Rahmen eines Kompartmentsyndroms, einer peripheren arteriellen Verschlußkrankheit oder ein Popliteal-entrapment-Syndrom aber auch an eine Wurzelirritation bei engem Spinalkanal denken.

Bei Auslösbarkeit der Schmerzen durch entsprechende Belastung in verschiedenen Muskeln, etwa durch langes Kauen in den Kaumuskeln, bei manueller Arbeit in den Unterarmmuskeln oder beim Treppensteigen in den Beinmuskeln, ist an das Vorliegen einer metabolischen Myopathie (z.B. Defekte der Glykolyse) zu denken. Oft sind die Schmerzen dann mit Krämpfen assoziiert. Spontanschmerzen treten v.a. bei entzündlichen und toxischen Muskelerkrankungen auf, sind aber bei Myositiden keineswegs obligat. Vor allem bei chronischen Myositiden (z.B. primär chronische Polymyositis, Einschlußkörpermyositis, granulomatöse Myositis) fehlen sie oft. Schließlich kommen Myalgien aber auch bei zentralnervösen Erkrankungen vor, etwa bei einem beginnenden Parkinson-Syndrom oder Stiff-man-Syndrom.

Tender points
Unter „tender points" versteht man druckdolente (stechender Schmerzcharakter) Regionen von kaum mehr als etwa 1 cm Durchmesser. Sie finden sich in der Regel in der Nähe von Gelenken. Der Patient gibt an diesen Punkten bei einem (Finger-)Druck von 4 kp/cm^2 einen umschriebenen Schmerz, oft verbunden mit einem Wegziehen der betroffenen Körperregion und schmerzbedingtem Aufspringen des Erkrankten („jumping sign"), an.

Triggerpunkte
Triggerpunkte sind etwa 0,5–1 cm große, auf Druck überempfindliche Regionen eines palpatorisch gegenüber der Umgebung veränderten Muskels. Bei sehr niedriger Schmerzschwelle entsteht bereits bei physiologischen Bewegungen ein lokaler Schmerz mit Fortleitung in für den jeweiligen Triggerpunkt typische Regionen.

18.3 Muskelausdauer

Verschiedene Erkrankungen gehen mit einer abnormen Ermüdbarkeit einher. Rasch tritt bei der Myasthenia gravis eine muskuläre Ermüdung auf. Sie betrifft grundsätzlich jeden arbeitenden Muskel, macht sich in proximalen und kranialen Muskeln allerdings deutlicher bemerkbar als in distalen.

Verschiedene standardisierte Tests dienen dem Nachweis dieser Ermüdbarkeit, so der *Simpson*-Test, bei dem der Patient für 1 min bei gerade gehaltenem Kopf nach oben schaut. Im pathologischen Falle sinken dabei die erhobenen Lider allmählich herab. Weitere Testmöglichkeiten sind der *Kopfhalteversuch*, bei dem der Gesunde den Kopf in einem Winkel von 45° 2 min halten kann, der *Armhalteversuch*, bei dem die gestreckten Arme normalerweise mindestens 4 min gehalten werden, und der *Beinhalteversuch*, bei dem die gestreckten Beine normalerweise mindestens 100 s in einem Winkel von 45° aus liegender Position hochgehalten werden können. Falsch-pathologische Befunde können sich beim Beinhalteversuch jedoch auch durch einen schlechten Trainingszustand des Patienten ergeben.

Beim Lambert-Eaton-Syndrom besteht eine permanente Schwäche der Rumpf- und proximalen Extremitätenmuskulatur, die sich bei Muskelkontraktion für wenige Sekunden bessert.

Auch Erkrankungen in der Atmungskette und viele endokrine Myopathien gehen mit einer abnormen muskulären Ermüdung bei aeroben, v.a. länger dauernden Belastungen einher.

18.4 Muskeltrophik

Muskelatrophien und -hypertrophien offenbaren sich inspektorisch oder palpatorisch. Atrophien können aber auch durch reichliches, oft „kompensatorisch" vermehrtes Unterhautfettgewebe kaschiert werden. Ein normaler Extremitätenumfang schließt daher Muskelatrophien nicht aus. Prinzipiell können alle Muskeln atrophieren. Phasisch aktive Muskeln (mit überwiegend Typ-2-Fasern) sind aber eher dazu prädestiniert.

Nicht einfach ist die Einschätzung der Trophik der Mm. interossei an den Händen und des M. extensor digitorum brevis am Fußrücken, die im fortgeschrittenen Lebensalter auch ohne Nachweis einer neuromuskulären Erkrankungen häufig schmächtig werden.

■ **Schmerzbedingte Inaktivitätsatrophien.** Sie sind ein häufiges Merkmal rheumatischer Erkrankungen. Hierbei ist die Atrophie – anders als bei neuromuskulären Erkrankungen – nicht mit einer Abschwächung der entsprechenden Reflexe (z.B. Patellarsehnenreflex bei Quadrizepsatrophie) assoziiert. Auch fehlen über eine algophobe Minderinnervation hinausgehende Paresen. Die elektromyographische Untersuchung fällt ebenfalls normal aus.

Hypertrophie oder Pseudohypertrophie findet man bei vielen hereditären Myopathien, selten bei erworbenen Erkrankungen. Betroffen sind besonders die Mm.

deltoideus („Popeyes Arme"), vastus lateralis, sartorius, gracilis und die Wadenmuskulatur („Gnomenwaden"). Die Hypertrophien der Mm. sartorius und gracilis lassen sich klinisch kaum feststellen. Ihr Nachweis ist eine Domäne der bildgebenden Diagnostik.

18.5 Muskelkonsistenz

Krankhaft veränderte Muskeln sollten palpiert werden. Ein ausgeprägter fibrotischer Umbau oder sogar Verkalkungen geben sich durch eine Konsistenzvermehrung bei meist gleichzeitiger Atrophie zu erkennen. Bei eitrigen Myositiden, Abszessen, Hämatomen, Kontusionen und Kompartmentsyndromen ist der Muskel schmerzhaft und prall gespannt. Bei eitrig-entzündlichen Prozessen, aber auch bei Kompartmentsyndromen findet man manchmal eine lokale Überwärmung und Rötung. Eine gummiartige Muskelkonsistenz läßt an eine Pseudohypertrophie denken. Beim heutzutage seltenen Gasbrand läßt sich im geschwollenen Bereich ein Knistern tasten.

Bei der Palpation findet sich bei Myositiden oft eine übermäßige Druckempfindlichkeit vieler Muskeln, bei Traumata eine umschriebene Druckdolenz.

Myogelosen sind knotige, druckschmerzhafte Muskelverhärtungen, die auch in Narkose nicht verschwinden. Als *muskulären Hartspann* bezeichnet man dagegen einen reflektorischen Dauertonus eines gesamten Muskelbauches.

18.6 Muskeltonus

Muskelsteifigkeit wird bei einer Vielzahl v.a. zentralnervöser Erkrankungen empfunden, die mit einer Tonuserhöhung einhergehen (z.B. Parkinson-Syndrom, Spastik, Neuromyotonie, Stiff-man-Syndrom), aber auch bei neuromuskulären Leiden wie der hypothyreoten Myopathie und dem sehr seltenen Schwartz-Jampel-Syndrom (multiple Fehlbildungen mit Myopathie und Osteodysplasie). Häufig bestehen zusätzlich Krämpfe.

Der Tonus beschreibt den objektiven Spannungszustand der Muskulatur, der sowohl erhöht als auch erniedrigt sein kann. Er wird durch die Untersuchung des Bewegungsradius der entsprechenden Gelenke und des Widerstandes gegen passive Gelenkbewegungen geprüft. Dabei ist auf unerwartete (also nicht rhythmische) ausgiebige Bewegungen zu achten.

■ **Muskelhypertonie.** Muskelhypertonie äußert sich als Spastik oder Rigor. Bei der *Spastik* ist der Widerstand am Beginn der Bewegung am größten und läßt rasch nach. Beim *Rigor* hingegen ist der Widerstand während des gesamten Bewegungsablaufes konstant, läßt aber in manchen Fällen immer wieder ruckartig nach („Zahnradphänomen"). Beide Phänomene kommen bei neuromuskulären Erkrankungen nicht vor, sondern sind Ausdruck einer Pyramidenbahnläsion (Spastik) bzw. extrapyramidal-motorischer Erkrankungen (z.B. Parkinson-Syndrom).

■ **Muskelhypotonie.** Eine Hypermobilität der Gelenke kann auf eine Muskelhypotonie hinweisen. Ein reduzierter Muskeltonus (Muskelhypotonie) findet sich bei Jugendlichen und Erwachsenen bei Kleinhirnerkrankungen und neuromuskulären Erkrankungen. Differentialdiagnostisch ist an eine Bindegewebslaxität zu denken. Im Säuglings- und Kleinkindesalter ist die Muskelhypotonie das häufigste Symptom neuromuskulärer Erkrankungen überhaupt („floppy infant"). Sie kommt aber auch bei zentralnervösen und metabolischen Störungen vor.

18.7 Myotonie

Als Myotonie bezeichnet man eine verlangsamte Muskelrelaxation nach willkürlicher Kontraktion oder Muskelperkussion. Myotone Phänomene werden von den Patienten als Schwierigkeit geschildert, Gegenstände loszulassen oder die Hand nach kräftigem Händedruck zu öffnen. Gelegentlich wird auch eine Starthemmung beschrieben. Die deutliche Zunahme der Myotonie bei Kälte ist ein diagnostisch wegweisendes Merkmal der Paramyotonia congenita Eulenburg. In geringerem Maße kann die Myotonie aber auch bei anderen myotonen Erkrankungen unter Kälteeinwirkung zunehmen.

■ **Aktions- oder Perkussionsmyotonie.** Klinisch äußert sich eine Myotonie als Aktions- oder Perkussionsmyotonie. Die *Aktionsmyotonie* wird z.B. sichtbar durch ein verzögertes Augenöffnen nach kräftigem Augenschluß, Schwierigkeiten, die Hand nach kräftigem Faustschluß zu öffnen oder die Hand des Untersuchers nach kräftigem Händedruck loszulassen, oder durch eine verzögerte Fußsenkung nach maximaler Fußhebung. Eine *Perkussionsmyotonie* läßt sich am leichtesten als sekundendauernde Dellenbildung durch Beklopfen des Daumenballens oder der Mm. extensor digitorum communis manus und deltoideus nachweisen.

18.8 Spontanbewegungen

Es werden verschiedene Formen muskulärer Spontanbewegungen unterschieden: Faszikulationen, Myokymien, Myorhythmien, Myoklonien und „ripplings".

■ **Faszikulationen.** Diese äußern sich als spontane Zuckungen einzelner motorischer Einheiten. Faszikulationen sind klinisch gut sichtbar, wenn sie nicht von tieferen Muskelschichten ausgehen und durch reichlich Unterhautfettgewebe überdeckt werden. Besonders gut sind sie daher an der Zunge erkennbar. Gelegentlich lassen sie sich auch palpieren oder auskultieren. Ein feiner, hochfrequenter Fingertremor sollte ebenfalls an das Vorliegen von Faszikulationen denken lassen (sog. Faszikulationstremor). Faszikulationen treten nach muskulärer Anstrengung, Beklopfen des Muskels, bei Müdigkeit oder Kälte meist deutlicher hervor.

Etwa 70% der gesunden Bevölkerung bemerken hin und wieder sog. *benigne Faszikulationen.* Sie treten v.a. in der Wade auf und werden als kurzdauernde Muskelzuckungen oder als muskuläre Unruhe erlebt und sind allein ohne Krankheitswert. Kommen aber weitere muskuläre Symptome hinzu (z.B. eine Muskelschwäche), handelt es sich nicht mehr um benigne Faszikulationen, und eine weitere Diagnostik ist angezeigt. Gelegentlich sind Faszikulationen so heftig, daß es durch simultane Kontraktionen zahlreicher motorischer Einheiten zu sog. Faszikulationskrämpfen kommt. Diese treten besonders nach muskulären Belastungen auf. Faszikulationen, die an allen Extremitäten beobachtet werden, sind bis zum Beweis des Gegenteils als Symptom einer degenerativen Vorderhornerkrankung zu betrachten, so ausgedehnt sind sie nur sehr selten benigne.

■ **Myokymien.** Die Faszikulationen müssen von anderen Spontanbewegungen abgegrenzt werden, die nicht bei neuromuskulären, sondern zentralnervösen Erkrankungen vorkommen. Myokymien, die man bei z.B. bei der multiplen Sklerose gelegentlich sieht, sind ständige, feine, unregelmäßige Faszikulationen, die wie ein Wogen oder feines Beben aussehen. Ursächlich kann z.B. eine multiple Sklerose sein.

■ **Myorhythmien.** Im Gegensatz dazu sind die seltenen Myorhythmien regelmäßig. Sie werden emotional deutlich verstärkt und durch Willkürbewegungen gehemmt. Sie bestehen im Schlaf fort. Man findet sie unter anderem beim Parkinson-Syndrom.

■ **Myoklonien.** Die rhythmisch oder arrhythmisch ablaufenden, sporadischen oder über längere Zeitabschnitte auftretenden Myoklonien (z.B. bei verschiedenen Epilepsieformen und beim Jakob-Creutzfeldt-Syndrom) können zu Kontraktionen größerer Muskelabschnitte führen. So kann es passieren, daß z.B. Gegenstände aus der Hand fallen oder ungewollt weggeworfen werden. Sie treten physiologisch auch in der Einschlaf- und Aufwachphase vieler Menschen auf.

■ **Ripplings.** Ein sehr seltenes Phänomen sind die sog. „ripplings". Dabei handelt es sich um in Verlaufsrichtung der Muskelfasern wandernde, nicht schmerzhafte Muskelkontraktionen, die spontan oder nach Perkussion auftreten und in 10–20 s das entgegengesetzte Ende des Muskels erreichen. Sie kennzeichnen das sog. „Rippling-Syndrom", ein seltenes, sporadisches oder autosomal-dominant erbliches, gutartiges Krankheitsbild ohne weitere Beeinträchtigung.

18.9 Muskelkrämpfe

Krämpfe oder Crampi sind unwillkürliche, Sekunden bis Minuten dauernde, schmerzhafte Muskelkontraktionen. Sie können bei neurogenen und myogenen Erkrankungen, aber auch als Folge von Dehydratation, Elektrolytstörungen, Urämie, Tetanus oder unter Einnahme bestimmter Medikamente auftreten.

Besonders häufig ist die Muskulatur der Waden betroffen, etwa bei Irritationen der Wurzel S1 oder Alkoholpolyneuropathien. Bei metabolischen Myopathien, z.B. bei der Glykogenose Typ 5 (Muskelphosphorylasemangel, McArdle-Syndrom), berichten die Patienten, daß sie lokale Schmerzen und Krämpfe durch muskuläre Belastung herbeiführen können.

■ **Tetanie.** Eine besondere Form des Muskelkrampfes ist die Tetanie, die hauptsächlich distale Extremitätenmuskeln sowie Gesichts- und Kehlkopfmuskeln betrifft und bei Hypokalzämie, Hypomagnesiämie und Alkalose (Hyperventilation!) auftritt.

Bei lokalen Verspannungszuständen ist auch an einen lokalen Tetanus zu denken, bei schmerzhaften Spasmen an das Vorliegen eines seltenen Stiff-man-Syndroms.

18.10 Myoglobinurie

Myoglobinurien sind Ausdruck eines Muskelfaseruntergangs. Hinweise darauf ergeben sich aus der Angabe der Patienten, der Urin sei bräunlich verfärbt. Sichtbar wird die Myoglobinurie ab einer Konzentration von 100 mg Myoglobin pro dl Urin. Begleitende Muskelschmerzen sind keineswegs obligat. Die Zahl der möglichen Ursachen ist sehr groß. Ein wiederholtes Auftreten läßt an eine metabolische Myopathie denken.

18.11 Weitere neuromuskuläre Symptome

■ **Kontrakturen.** Kontrakturen sind Dauerverkürzungen eines Muskels und können auf eine ausgeprägte muskuläre Fibrose hinweisen. Man unterscheidet je nach Ursache arthrogene, dermatogene, desmogene (bänder- oder faszienbedingte), tendogene, myogene und ischämische Kontrakturen.

Multilokuläre Kontrakturen sind ein typisches Merkmal einiger seltener neuromuskulärer Erkrankungen, z.B. des Rigid-spine-Syndroms, des Emery-Dreifuss-Syndroms und der Arthrogryposis multiplex congenita. Als Folge entzündlicher Muskelerkrankungen kommen sie v. a. bei juveniler Dermatomyositis und der sog. chronischen pseudomyopathischen granulomatösen Myositis vor.

! Auch mangelndes passives Durchbewegen paretischer Gliedmaßen führt durch Gelenkkapselschrumpfung zu Kontrakturen.

■ **Muskelödem.** Ein seltenes muskuläres Symptom ist das Muskelödem (z.B. bei Myxödem), das mit einer kurzzeitigen Wulstbildung am Ort der Perkussion einhergeht.

■ **Idiomuskuläre Kontraktion.** Als idiomuskuläre Kontraktion (idiomuskulärer Wulst) bezeichnet man eine wesentlich länger als normal anhaltende lokale Muskelkontraktion auf Perkussion.

18.12 Extramuskuläre Begleitsymptome

Neben der Erhebung der allgemeinen Krankheitsanamnese ist es erforderlich, gezielt nach Begleitsymptomen zu fragen, die die Patienten oft nicht spontan angeben, weil sie sich an diese gewöhnt haben, diese nicht für abnorm halten oder weil sie keinen Zusammenhang mit ihren aktuellen Beschwerden vermuten. So kann z.B. bei einer myotonen Erkrankung das Vorliegen einer Katarakt bei dem Patienten selbst oder dessen Angehörigen die Verdachtsdiagnose einer Dystrophia myotonica oder proximalen myotonen Myopathie wesentlich stützen. Bei der generalisierten Fibromyalgie wird die Diagnose durch das Vorhandensein psychovegetativer Symptome wie Schlafstörungen, Kopfschmerzen, Palpitationen, irritables Kolon, Dysmenorrhöen, Kälteempfindlichkeit usw. wahrscheinlicher.

18.13 Reflexe

Die Muskeleigenreflexe geben wichtige Informationen über den Zustand der Muskulatur. Sie sind zudem wenig abhängig von der Mitarbeit des Patienten, wenn man einmal von der Notwendigkeit der Entspannung absieht. Im Gegensatz zu den Ergebnissen der manuellen Kraftprüfung, die durch mangelnde Willkürinnervation falsch ausfallen kann, stellt der Reflexstatus neben der Muskeltrophik einen objektiven Befund dar.

Es lassen sich eine Vielzahl von Muskeleigenreflexen auslösen, viele davon nur bei Personen mit sehr lebhaftem Reflexniveau. Routinemäßig sollten der Biceps-(brachii-), Triceps-(brachii-), Brachioradialis- (= Radiusperiost-), Quadrizeps- bzw. Patellarsehnen- und der Triceps-surae- (= Achillessehnen-)Reflex untersucht werden. Beim gesunden Jugendlichen und Erwachsenen sollten diese Reflexe zumindest mit Bahnungsmanövern (z.B. Jendrassik- Handgriff, kräftiges Aufeinanderbeißen der Zähne, Untersuchung der Eigenreflexe an den Beinen im Sitzen) stets auslösbar sein.

Eine Ausnahme stellt der Triceps-surae-Reflex (Achillessehnenreflex) dar, der auch beim Gesunden im hohen Lebensalter fehlen kann. Bei Kindern lassen sich der Biceps-brachii- und Triceps-surae-Reflex nicht immer auslösen.

Bei neurogenen Paresen sind die Muskeleigenreflexe frühzeitig abgeschwächt oder ausgefallen, bei primär myogenen Erkrankung, speziell bei Myositiden, sind sie oft erstaunlich lebhaft erhalten. !

Genaues Hinschauen offenbart bei Hypothyreose einen verzögerten Triceps-surae-Reflex. Bei der Myasthenia gravis können die Reflexantworten bei mehrfacher Auslösung schwächer werden.

18.14 Familienanamnese

Viele neuromuskuläre Erkrankungen sind genetisch determiniert, treten jedoch unter anderem wegen der niedrigen Kinderzahlen sporadisch auf. Die Angaben der Patienten sind nicht immer zuverlässig. So werden latente oder geringe, diagnostisch aber u.U. entscheidende Störungen bei Familienangehörigen oft nicht wahrgenommen. Exemplarisch seien hier Ballenhohlfüße und Klumpfüße bei hereditären motorisch-sensiblen Neuropathien oder die Facies myopathica und abstehende Schulterblätter bei fazioskapulohumeraler Muskeldystrophie genannt. Man sollte es sich daher bei entsprechender Verdachtsdiagnose zur Angewohnheit machen, alle als Merkmalsträger in Frage kommenden Angehörigen selbst klinisch und ggf. laborchemisch (z.B. Kreatinkinaseaktivität) sowie neurophysiologisch zu untersuchen oder sich deren Befunde zu besorgen. Manchmal sind auch Fotografien aufschlußreich, z.B. zum Nachweis einer Ptose.

Eine positive Familienanamnese spricht gegen eine entzündliche Muskelerkrankung. Eine Ausnahme ist die meist sporadische und selten familiär auftretende Einschlußkörpermyositis.

Literatur

Besinger UA, Toyka KV, Hömberg M, Heininger K, Hohlfeld R, Fateh-Moghadam A (1983) Myasthenia gravis: Long-term correlation of binding and bungarotoxin blocking antibodies against acetylcholine receptors with changes in disease severity. Neurology 33:1316–1321

Bronisch FW (1979) Die Reflexe und ihre Untersuchung in Klinik und Praxis. 5. Aufl, Thieme, Stuttgart

Cole JH, Furness AL, Twomey LT (1988) Muscles in action. An approach to manual muscle testing. Churchill Livingstone, Melbourne Edingburgh London New York

DeJong RN (1979) The neurologic examination. 4. Aufl, Harper & Row, Hagerstown Cambridge New York Philadelphia San Francisco London Mexico City São Paulo Sydney

Flehmig I (1996) Normale Entwicklung des Säuglings und ihre Abweichungen. 5. Aufl, Thieme, Stuttgart New York

Jerusalem F, Zierz S (1991) Muskelerkrankungen. Klinik – Therapie – Pathologie. 2. Aufl, Thieme, Stuttgart New York, S 129–166

Kendal, FP, Kendall McCreary E (1985) Muscles. Testing and function. 3. Aufl, Williams & Wilkins, Baltimore London Los Angeles Sydney

Medical Research Council (1976) Aids to the examination of the peripheral nervous system. Memorandum No. 45. London. Her Majesty's Stationary Office

Scheid W (1983) Lehrbuch der Neurologie. 5. Aufl, Thieme, Stuttgart New York

Schenk E (1985) Neurologische Untersuchungsmethoden. 3. Aufl, Thieme, Stuttgart New York

Wieben K, Falkenberg B (1991) Muskelfunktion. Prüfung und klinische Bedeutung. Thieme, Stuttgart New York

Kapitel 19

Organsymptome

Elisabeth Märker-Hermann, W. J. Mayet

Inhalt

Rheumatische Erkrankungen, insbesondere die entzündlich-rheumatischen Systemerkrankungen, können zu einer Affektion innerer Organe, der Haut, des Nervensystems und des blutbildenden Systems führen, so daß diese Organmanifestationen als Leitsymptome das klinische Bild dominieren können. Nicht selten führt in der Folge erst die internistische oder neurologische Untersuchung auf die zugrunde liegende rheumatische Erkrankung. Auf der anderen Seite haben viele rheumatische Schmerzsyndrome ihren Ursprung in primär internistischen oder neurologischen Krankheiten, können Arthritiden und Vaskulitiden als frühe paraneoplastische Syndrome in Assoziation mit internistisch-onkologischen Erkrankungen auftreten.

In Anbetracht der vielfach multifaktoriellen Genese und des Systemcharakters rheumatischer Krankheitsbilder lassen sich diese Zusammenhänge verständlich ableiten. Für den Rheumatologen ist es daher von großer Bedeutung, im Rahmen seiner interdisziplinären Tätigkeit die Zusammenhänge zwischen den verschiedenen Organsymptomen und rheumatischen Erkrankungen zu kennen, differentialdiagnostisch einzuordnen, und die notwendigen diagnostischen Schritte zur weiteren Abklärung einzuleiten.

19.1 ZNS und peripheres Nervensystem

19.1.1 Arthropathien bei primären Erkrankungen des ZNS oder des peripheren Nervensystems

Charcot-Gelenk

Die neuropathische Arthropathie (Charcot-Gelenk) ist eine schwere Form der sekundären Arthrose, die mit einem Verlust der Schmerzempfindung und der Propriozeption einhergeht. Das Befallsmuster betroffener Gelenke variiert je nach zugrundeliegender Erkrankung: bei Tabes dorsalis sind bevorzugt Knie-, Hüft- und Sprunggelenke befallen, bei der Syringomyelie Schultergelenk, Ellenbogen- und Handgelenk, bei Diabetes mellitus insbesondere die tarsalen und tarsometatarsalen Gelenke. Neuropathische Arthropathien werden auch bei Meningomyelozelen, Amyloidose und Lepra beobachtet.

Sympathische Reflexdystrophie (M. Sudeck)

Zu den auslösenden Ursachen einer Sudeck-Reflexdystrophie gehören Verletzungen peripherer Nerven sowie apoplektische Insulte. In der 1. Phase der Erkrankung ist die betroffene, meist periphere Extremität schmerzhaft geschwollen, überwärmt, ödematös und periartikulär akzentuiert druckempfindlich, so daß eine entzündliche Gelenkerkrankung imitiert werden kann. Bei ca. 20% der Patienten ist die kontralaterale

Seite ebenfalls befallen. Die Beweglichkeit der Schulter kann schmerzhaft eingeschränkt sein (adhäsive Kapsulitis, Schulter-Hand-Syndom).

19.1.2 Neurologische Manifestationen rheumatischer Erkrankungen

Zentralnervöse und peripher-neurologische Symptome sind häufige Manifestationen rheumatischer Systemerkrankungen (s. Tabelle 19.1). Trotz vieler klinisch-neurologischer Überlappungen zeigen die zugrundeliegenden Vaskulitiden und Kollagenosen entsprechend dem Typ und Kaliber der befallenen Gefäße unterschiedliche Leitsymptome. Während aktiver Krankheitsphasen kommen Allgemeinsymptome wie Müdigkeit und Schwäche hinzu.

ZNS-Manifestationen von Vaskulitiden und Kollagenosen

Primäre Vaskulitiden mit ZNS-Beteiligung

▪ **Arteriitis temporalis.** Neben Kopfschmerzen finden sich entsprechend dem vaskulitischen Befall großer und mittelgroßer Arterien als häufigste Symptome ein Visusverlust oder eine Amaurosis fugax (Ischämie der A. centralis retinae), Hörstörungen, Schwindel und Ataxien (Befall des vertebrobasilären Stromgebietes) oder transiente ischämische Attacken (TIA) bis hin zu apoplektischen Insulten.

▪ **Takayasu-Arteriitis.** Die beobachteten neurologischen Symptome sind zumeist Folge eines Befalls der A. carotis communis oder A. vertebralis und äußern sich als Sehstörungen, Synkopen, TIA, Ataxie oder apoplektische Insulte.

Tabelle 19.1. Häufigkeit zentralnervöser Manifestationen und peripherer Neuropathien bei Patienten mit primären und sekundären Vaskulitiden. (Mod. und ergänzt nach Chakravarty 1997)

Erkrankung	ZNS-Manifestationen [%]	Periphere Neuropathien [%]
I. Primäre Vaskulitiden		
Arteriitis temporalis	10	ca. 5
Takayasu-Syndrom	7–36	ca. 5
Panarteriitis nodosa	20–40	50–75
M. Wegener	23–50	15–25
Churg-Strauss-Syndrom	10–20	60
II. Sekundäre Vaskulitiden/Kollagenosen		
Rheumatoide Arthritis	Sehr selten	ca. 10
SLE	11–60	2–20
Sjögren-Syndrom	Selten	10–30

▪ **M. Wegener.** Am häufigsten werden Hirnnervenneuritiden (besonders des II., III., IV. und VI. Hirnnervs) beobachtet, die auch transient und als Erstmanifestation eines M. Wegener auftreten können. Weitere Manifestationen sind aseptische Meningitiden und fokale zerebrale oder spinale Läsionen.

▪ **Panarteriitis nodosa.** ZNS-Manifestationen äußern sich als diffuse Enzephalopathien mit Verlust kognitiver Funktionen oder als fokal-neurologische Symptome (fokale oder generalisierte Krampfanfälle, spinale Symptome). Sie treten im Gegensatz zu peripheren Neuropathien eher spät im Krankheitsverlauf einer Panarteriitis nodosa auf (Moore u. Fauci 1981).

ZNS-Beteiligung bei Kollagenosen

▪ **SLE.** Patienten mit SLE können eine Vielzahl diffuser und fokaler neuropsychiatrischer Symptome entwickeln, deren Ursache in einer sekundären Vaskulitis, in einem sekundären Antiphospholipidsyndrom oder in mikroskopischen nichtvaskulitischen Gefäßokklusionen infolge einer Hyalinisierung und Endothelproliferation liegen kann. Größere Studien geben die Häufigkeit eines symptomatischen ZNS-Befalls mit 11–60% an, wobei die diffusen Manifestationen eines hirnorganischen Psychosyndroms mit 3–21% und Psychosen/Depressionen mit 5–27% neben zerebralen Krampfanfällen (6–26%) die häufigsten klinischen Korrelate darstellen. Fokale Manifestationen äußern sich als Hirnnervenneuropathien, apoplektische Insulte oder Querschnittsmyelitiden (West 1994). Differentialdiagnostisch müssen andere Ursachen neuropsychiatrischer Störungen, insbesondere Infektionen, hypertensive Enzephalopathien und Medikamentennebenwirkungen (Chloroquin, NSAID, Kortikosteroide) ausgeschlossen werden.

▪ **Sjögren-Syndrom.** Auch bei Patienten mit primärem Sjögren-Syndrom werden diffuse und fokale Manifestationen infolge einer sekundären Vaskulitis gefunden, diese Symptome sind jedoch seltener als beim SLE.

Primäre oder isolierte ZNS-Vaskulitis

Diese Definition bezieht sich auf Patienten mit einer ausschließlich im ZNS lokalisierten, histologisch typischerweise granulomatösen Vaskulitis ohne Zeichen einer Systemerkrankung. Klinisch sollte bei den Symptomen von Kopfschmerz in Verbindung mit fokalen oder multifokalen neurologischen Ausfällen, Persönlichkeits- und Verhaltensänderungen, Myelopathien, Hirnnervenneuritis und chronisch-aseptischer Meningitis an diese Entität gedacht werden (Chakravarty 1997).

Periphere Neuropathien bei primären und sekundären Vaskulitiden/Kollagenosen

Vaskulitis der Vasa nervorum

Die dominierende klinische Erscheinungsform einer Beteiligung peripherer Nerven bei systemischer Vaskulitis ist die Mononeuritis multiplex, gefolgt von distal symmetrischer sensomotorischer Polyneuropathie und asymmetrischer multifokaler Neuropathie. Die Symptomatik kann sich abrupt innerhalb eines Tages, häufiger über einige Wochen, seltener schleichend progredient entwickeln. Klinisch führend ist zumeist der Schmerz, begleitet von Dysästhesien und Temperaturmißempfindungen.

■ **Diagnose.** Die Diagnose einer peripheren Neuropathie kann durch genaue Anamnese und klinische Untersuchung gestellt werden, ergänzt durch technische Untersuchungen wie Elektromyographie und Nervenleitgeschwindigkeit. Diese zeigen eher einer axonalen als einen demyelinisierenden neuralen Schädigungstyp. Eine Nervenbiopsie zur Diagnosesicherung wird empfohlen für solche Patienten, bei denen eine systemische Vaskulitis vermutet wird und keine andere adäquate Körperregion zur histologischen Sicherung der Vaskulitis erreichbar ist. Desweiteren ist sie wichtig bei Patienten ohne sicheren Hinweis auf eine systemische Vaskulitis, bei denen sich keine alternative Erklärung für die Ursache der Neuropathie finden läßt.

■ **Differentialdiagnose.** Differentialdiagnostisch muß bei Patienten mit entzündlich-rheumatischen Erkrankungen neben einer vaskulitisch bedingten Neuropathie auch an das Vorliegen einer sekundären AA-Amyloidose mit Befall des Nervensystems gedacht werden. Diese schließt nicht selten das vegetative Nervensystem ein (orthostatische Hypotonie, Obstipation oder Diarrhö, Störungen der Schweißsekretion).

Nervenkompressionssyndrome

Synoviale Schwellungen von Gelenken, Bursen oder Sehnenscheiden können zu lokalen Nervenkompressionen führen. Bei der cP werden am häufigsten Karpaltunnelsyndrome beobachtet, die sich meist als sensorische Störungen und Schmerzen äußern, gefolgt von Tarsaltunnelsyndromen und den selteneren Ulnariskompressionssyndromen.

Zervikale Myelopathien

Ein Befall der Halswirbelsäule im Rahmen einer cP betrifft in den meisten Fällen das Atlantoaxialgelenk. Trotz des radiologischen Nachweises einer atlantoaxialen Dislokation sind viele Patienten asymptomatisch. Die frühesten und häufigsten Beschwerden (45–80%) sind Nackenschmerzen und eine Steifigkeit. Weitere Symptome können aus einer Kompression der Nervenwurzel C2 (Schmerzausstrahlung in den Hinterkopf), aus einer vertikalen Subluxation mit Denskompression (Ausfall der Hirnnerven V, IX, X oder XII) oder einer Kompression des Zervikalmarks resultieren. Zervikale Subluxationen unterhalb C2 führen ebenfalls zu Myelopathien auf einer oder mehreren Ebenen.

19.2 Herz

19.2.1 Entzündliche Reaktion des Perikards bei primär rheumatologischen Erkrankungen

Eine Perikarditis läuft meist subklinisch ab und wird häufig übersehen. Die Diagnose kann klinisch durch das Perikardreiben gestellt werden, zusätzlich helfen die Echokardiographie und CT-Untersuchungen zum Ausschluß einer konstriktiven Perikarditis.

Chronische Polyarthritis

Die häufigste kardiologische Manifestation im Rahmen der chronischen Polyarthritis ist die Perikarditis, die gleichzeitig auch eine der frühesten extraartikulären Manifestationen darstellt.

In der Literatur wird eine Inzidenz von über 50% bei Patienten mit florider seropositiver chronischer Polyarthritis berichtet. Dies bezieht sich jedoch nur auf positive Ultraschallbefunde, klinisch weisen die Patienten viel seltener Symptome auf.

Histologisch findet man unspezifische entzündliche Veränderungen, manchmal jedoch auch Formationen, die mit fibrinoider Nekrose, palisadenartigen Histiozyten und Epitheloidzellen an einen Rheumaknoten erinnern. Ein charakteristischer Befund im Rahmen der cP ist die entzündliche Verdickung beider Perikardblätter.

Die Perikarditis kann in jedem Stadium der Gelenkerkrankung auftreten. Manchmal steht sie am Beginn der Erkrankung, meist tritt sie aber innerhalb der ersten 10 Jahre auf. Meist ist zu diesem Zeitpunkt die cP aktiv, zusätzlich findet man dann noch Gelenkergüsse und eine B-Symptomatik mit Fieber und Gewichtsverlust. Im Labor liegen eher unspezifische Zeichen wie Anämie, erhöhte BSG und C-reaktives Protein vor. Die meisten Patienten sind auch Rheumafaktor-positiv.

Der Verlauf der Perikarditis ist meist gutartig. In etwa 15% der Fälle kommt es zu wiederholtem Auftreten der Erkrankung. Als Komplikationen kommen konstriktive Verläufe und Perikardtamponaden vor. Gerade die konstriktive Perikarditis kann relativ plötzlich symptomatisch werden.

Juvenile chronische Arthritis/M. Still

Eine Perikarditis kommt besonders häufig (bis zu 80%) im Rahmen einer akuten Initialphase des M. Still vor.

Auch in diesem Fall kann man die frühesten Störungen mittels Echokardiographie feststellen. Im Rahmen einer juvenilen chronischen Arthritis, die polyartikulär oder pauciartikulär verläuft, findet man eine Perikarditis viel seltender (<5%).

Der klinische Verlauf ist dem im Rahmen der adulten cP beschriebenen identisch. Antinukleäre Antikörper oder Rheumafaktoren können normalerweise nicht im Perikarderguß gefunden werden.

Systemischer Lupus erythematodes (SLE)

Im Rahmen eines SLE ist die Perikarditis kein seltener Befund (bis zu 40%). Bei Anwendung des Echokardiogramms findet sich eine noch höhere Inzidenz.

Im Gegensatz zur cP findet man eher selten konstriktive Veränderungen, eine Perikardverdickung gibt es im Gegensatz zur cP nicht.

Klinische Zeichen sind das bekannte Perikardreiben und Veränderungen des ST-Segmentes und der T-Wellen. Perikardergüsse und eine Perikardtamponade können vorkommen. Immunhistologische Befunde sind Ablagerungen von IgG, IgM und der Komplementkomponente C3 im Gewebe.

Andere Kollagenosen

Obwohl im Rahmen einer *Sklerodermie* Perikarditiden selten klinisch apparent werden, ist eine Perikarditis ein relativ häufiger Post-mortem-Befund. Eine granulomatöse Proliferation liegt nicht vor.

Im Verlauf von *Overlapsyndromen* ist eine Perikarditis kein seltener Befund. Wenn eine *Polymyositis/Dermatomyositis* das klinische Bild dominiert, findet man sie jedoch eher selten.

Vaskulitiden

Die Perikarditis gehört auch in das Spektrum von Vaskulitiden. Besonders häufig scheint eine Perikarditis im Rahmen des Churg-Strauss-Syndroms vorzukommen (über 30%). Andere assoziierte Vaskulitiden sind das Kawasaki-Syndrom, die Wegener-Granulomatose und der M. Behçet. Sind größere Gefäße befallen (Riesenzellarteriitis, M. Takayasu), findet sich eine Perikarditis seltener.

19.2.2 Entzündliche Reaktion des Myokards bei primär rheumatologischen Erkrankungen

Chronische Polyarthritis

Fokale Myokarditiden werden post mortem bei bis zu 20% der Patienten gefunden. Ein möglicher Pathomechanismus könnte eine immunologisch ausgelöste Läsion der Koronararterien sein. Darüber hinaus spielt das im Rahmen der chronischen Polyarthritis gebildete AA-Amyloid evtl. eine pathogenetische Rolle.

Kollagenosen

■ **Systemischer Lupus erythematodes.** Eine myokardiale Manifestation des Lupus ist relativ selten. Histologisch findet man fokale interstitielle Infiltrate und Nekrosen. Ursächlich wird eine Ablagerung von Immunkomplexen mit der Folge einer generellen Entzündung des Koronarsystems angesehen. Im Verlauf resultiert ein minimaler initialer Endothelschaden, der dann zur Atherombildung führt.

■ **Sklerodermie.** Eine primäre myokardiale Beteiligung im Rahmen der Sklerodermie ist schwierig von sekundären Formen als Folge der pulmonalen Hypertension zu unterscheiden. Pathophysiologisch können Spasmen der Koronararterien oder eine mikrovaskuläre Schädigung zu einer Ischämie führen. Vereinzelt wurde auch eine lymphozytäre Infiltration des Myokards im Rahmen der Sklerodermie mit myositischem Einschlag beschrieben.

■ **Polymyositis/Dermatomyositis.** Eine myokardiale Beteiligung geht mit einer schlechten Prognose einher. Klinische Symptome sind sehr selten. Der konzentrierte Einsatz von konventionellem EKG, der Echokardiographie und der Thalliumszintigraphie zeigt jedoch in bis zu 100% der Fälle relevante pathologische Veränderungen auf. Das Spektrum reicht von Rhythmusstörungen bis zu myokardialen Infarzierungen.

Vaskulitiden

Im Rahmen einer *Churg-Strauss-Vaskulitis* kommt es in Folge einer eosinophilen granulomatösen Infiltration des Endokards und Myokards zu einer myokardialen Schädigung bis hin zur kardialen Dekompensation. Im Rahmen der *Wegener-Granulomatose* findet sich in bis zu 30% eine Infiltration des Myokards. Als Folge können Störungen der linksventrikulären Funktion auftreten. Auch im Rahmen anderer Vaskulitiden (M. Behçet, Takayasu-Arteriitis, Riesenzellarteriitis, Kawasaki-Syndrom) kann es zu einer Myokardschädigung kommen.

19.3 Lunge

19.3.1 Pulmonale Manifestationen primär rheumatischer Erkrankungen

Pulmonale Symptome

Erste Berichte über pulmonale Manifestationen im Rahmen der cP gehen bis in das Jahr 1948 zurück.

■ **Caplan-Syndrom.** 1953 beschrieb Caplan eine noduläre Fibrose in der Lunge von Minenarbeitern mit cP. Die Krankheit ist genauer definiert als eine pulmonale Entzündung bei Patienten mit cP und Kontakt mit Kohlenstaub oder Siliciumdioxid oder Silikaten. Die Ursache ist unklar und die Inzidenz liegt bei 1:100.000.

Die Patienten sind üblicherweise asymptomatisch. Die Läsionen können jedoch rupturieren, was zu Hämoptysen führt.

■ **Pleuropulmonale Knötchen.** Rheumaknoten können häufig auch subpleural mit einem Durchmesser von bis zu 2 cm auftreten. Die Differentialdiagnose schließt Neoplasien wie die Tuberkulose und die Wegener-Granulomatose ein. Die Patienten leiden häufig an Hämoptysen und Dyspnoe.

Komplizierend kann eine Infektion mit Aspergillen und Mykobakterien hinzukommen. Als Spätkomplikation sind karzinomatöse Entartungen beschrieben worden.

■ **Obliterative Bronchiolitis.** Im Rahmen der cP wurde auch eine seltene Form der Obstruktion kleiner Atemwege beschrieben. Die Patienten leiden an schwerer Dyspnoe. Das Röntgenbild des Thorax zeigt eine Überblähung ohne wesentliche Veränderungen des Interstitiums.

Schon früh wurde eine Assoziation dieses Krankheitsbildes mit Medikamenten wie Penicillamin, intramuskulär injiziertem Gold oder hohen Dosen Sulfasalazin beschrieben.

Das rasche Ansprechen auf Steroide gibt einen Hinweis auf eine Hypersensitivitätsreaktion.

■ **Pleurale Beteiligung.** Eine Lungenaffektion im Rahmen der cP geht meistens mit einer pleuralen Beteiligung einher.

Symptome von Pleuraergüssen können akute thorakale Schmerzen bei gleichzeitiger Pleuritis oder auch Atemnot sein. Das männliche Geschlecht ist häufiger betroffen. Nicht selten geht die Lungensymptomatik dem Gelenkbefall voraus.

Pleuraergüsse im Rahmen der cP sind häufig Exsudate (Proteingehalt über 30 g/l). Der Zellgehalt (meist Lymphozyten) liegt selten über 5000/mm^3, der Glukosegehalt ist eher niedrig (<5 mmol). Ein hoher Gehalt von IgM-Rheumafaktor im Pleuraerguß spricht für eine mögliche lokale Produktion.

■ **Interstitielle Lungenerkrankung.** Im Jahre 1969 untersuchten Walker u. Wright die Lungen von über 500 cP-Patienten. Die Inzidenz einer interstitiellen Lungenerkrankung betrug 1,6%. Im Röntgenbild fanden sich bilaterale symmetrische retikuläre Verschattungen. Die Vitalkapazität war reduziert. Eine Belastungsdyspnoe kann ein Frühsymptom sein, die Ruhedyspnoe tritt erst in fortgeschrittenen Krankheitsstadien auf. In frühen Krankheitsstadien kann eine konventionelle Röntgenaufnahme des Thorax noch normal sein, obwohl die Atemfunktion bereits deutlich eingeschränkt ist. Die hochauflösende Computertomographie (HR-CT) hat hier Vorteile.

Eine interstitielle Lungenerkrankung kann auch medikamentenassoziiert auftreten. Nach Goldtherapie ist sogar ein Lungenödem im Rahmen einer akuten Hypersensitivitätsreaktion beschrieben. Substanzen wie Methotrexat können eine interstitielle Pneumonitis auslösen. Dies kann ebenfalls als Hypersensitivitätsreaktion bereits nach niedrigen Dosen vorkommen.

Bezüglich der Histologie der Atemwegsveränderungen im Rahmen der cP ist noch wenig bekannt. Häufig sind histopathologisch lymphoide Infiltrate und hyperplastische Veränderungen in und um die Bronchien zu beobachten. Eine Bronchiolitis obliterans ist jedoch selten.

■ **Pulmonale Infektionen.** Im Rahmen der cP ist die Lunge neben der Haut das am meisten von Infektionen bedrohte Organ. Häufige bakterielle Erreger sind grampositive Organismen wie Staphylokokken oder Streptokokken. Auch gramnegative Erreger wie Hämophilus oder Anaerobier wurden isoliert. Unter Steroiden treten häufig Mischinfektionen auf.

Auch eine pulmonale Infektion mit Pilzen oder Mykobakterien kommt im Rahmen der cP vor, insbesondere wenn die Patienten immunsuppressiv behandelt werden. Im Gegensatz zu bakteriellen Infektionen ist der klinische Verlauf eher protrahiert. Generell können unter Immunsuppression typische klinische Zeichen wie Fieber oder Leukozytose blande imponieren.

Systemischer Lupus erythematodes (SLE)

Eine pulmonale Beteiligung im Rahmen des Lupus erythematodes kommt nicht weniger häufig als renale oder neuropsychiatrische Komplikationen vor. In der Literatur wird eine Prävalenz von 11–50% angegeben. Im Verlauf der Kollagenose können die Pleura, das Interstitium, die Luftwege, die Muskulatur oder die pulmonalen Gefäße betroffen sein.

■ **Pleuritis.** Die pleurale Beteiligung (Serositis) ist die häufigste pulmonale Manifestation bei SLE.

Wechselnde pleuritische Schmerzen, die manchmal einige Tage andauern, gelten als typische Symptome. Auskultatorisch ist selten ein Pleurareiben zu hören. Falls noch zusätzlich ein Pleuraerguß vorliegt, können Husten und Fieber als akute Befunde dazukommen.

Der Erguß ist meist serös bzw. ein Exsudat. Der pH-Wert liegt normalerweise bei 7,35. Bei Lupuspatienten können auch antinukleäre Antikörper (ANA) oder Anti-DNA-Antikörper im Pleuraerguß nachgewiesen werden.

Der Thoraxröntgenbefund kann unauffällig sein. Nicht selten findet man jedoch eine Pleuraverdickung bzw. die oben beschriebenen Pleuraergüsse.

■ **Akute Lupuspneumonitis und alveoläre Hämorrhagie.** Ein relativ plötzlich aufflammender pulmonaler febriler Prozeß ohne Erregernachweis kann das Korrelat einer akuten Lupuspneumonitis sein. In der Literatur wird eine Inzidenz von ca. 0,9% berichtet. Differentialdiagnostisch ist das klassische ARDS schwer abzugrenzen.

Häufiger treten bei Lupuspatienten auch Hämoptysen auf.

Die Klinik der Lupuspneumonitis ist charakterisiert durch Dyspnoe bzw. Tachypnoe und ggf. pleuritische Schmerzen. Manche Patienten leiden an Husten. Über den basalen Anteilen der Lunge sind Rasselgeräusche auskultierbar.

Zu den diagnostischen und differentialdiagnostischen Maßnahmen gehören neben der Serologie Sputumkulturen bzw. die mikrobiologische Untersuchung von Bronchiallavagen. Auch wiederholte Blutkulturen sind angeraten. Der Wert einer offenen Lungenbiopsie gilt als umstritten.

Obwohl die Rolle einer sekundären Vaskulitis in der Pathogenese dieser Erkrankung noch nicht geklärt ist, gibt es einige Indizien dafür. So findet man beispielsweise Immunkomplexe mit Immunglobulinen und Komplement in Gefäßen und im Interstitium. Diese Befunde kommen jedoch nicht in allen Fällen vor. Weitere histologische Charakteristika sind eine Entzündung oder Nekrose der Alveolarwand, alveoläre Einblutungen, eine interstitielle Fibrose und die Formation von hyalinen Membranen.

In einigen Fällen kann die akute Lupuspneumonitis in eine chronische Form übergehen. Diffuse Infiltrate im Röntgenbild des Thorax gehen klinisch mit progredienter Luftnot einher. Die chronische Form hat eine schlechtere Prognose als die akute.

■ **Pulmonale Hypertension.** Eine pulmonale Hypertension kann im Rahmen von Kollagenosen (SLE, systemische Sklerose) auftreten.

Als Ursachen werden eine pulmonale Vaskulitis, pulmonale Thromboembolien (z.B. im Rahmen eines sekundären Antiphospholipidsyndroms) oder die chronische Form einer Lupuspneumonitis diskutiert. Klinisch fällt eine Assoziation mit einem Raynaud-Phänomen auf.

■ **Pulmonale Emboli.** Eine weitere pulmonale Manifestation sind pulmonale Emboli, die durch eine Ventilations-Perfusions-Szintigraphie nachgewiesen werden können. Emboli können sich schon im ersten Jahr der Kollagenose manifestieren.

■ **Beteiligung der Atemmuskulatur.** Selten klagen Lupuspatienten trotz normaler Atemteste über Dyspnoe, insbesondere beim Liegen. Als eine mögliche Ursache wird eine Schwäche des Zwerchfells angenommen. Die Ursache dieser Störung ist nicht klar, eine Parese des N. phrenicus scheint nicht vorzuliegen. Beschrieben ist eine Besserung der Symptome nach Steroidgabe.

Primäres Sjögren-Syndrom

Eine Störung der Lungenfunktion wird bei bis zu 24% der Patienten mit primärem Sjögren- Syndrom gesehen. Pulmonale Manifestationen des Sjögren-Syndroms sind ein pleuraler Befall, bronchiale und peribronchiale Entzündung, interstitielle Fibrose und lymphoproliferative Erkrankungen. Die pleurale Manifestation verläuft klinisch meist stumm. Erst ein hochauflösendes CT des Thorax zeigt eine pleurale Verdickung. Pleuraergüsse sind eher selten. Die Sjögren-typische Trockenheit der Schleimhäute führt zu einer erhöhten Inzidenz von Bronchitiden und Bronchiektasen. Patienten mit interstitieller pulmonaler Fibrose leiden an progredienter Dyspnoe. Um zur Diagnose zu kommen, empfiehlt sich der kombinierte Einsatz von Lungenfunktionstest, hochauflösendem CT und bronchoalveolärer Lavage. Im Labor sind eine Neutrophilie und Eosinophilie typisch. Als invasive Maßnahmen kommen die offene Lungenbiopsie bzw. eine transbronchiale Punktion in Frage.

Sklerodermie

Im Verlauf der Sklerodermie ist ein pulmonaler Befall häufig. Die pulmonale Manifestation ist ein bedeutender prognostischer Faktor bzw. Mortalitätsfaktor.

Die Hauptsymptome sind die interstitielle Fibrose (80%) und die pulmonale Hypertension (50%).

■ **Interstitielle Lungenerkrankung.** Auch bei Patienten mit systemischer Sklerose kann Dyspnoe mit Husten ohne Korrelat in der Röntgenaufnahme der Thoraxorgane ein erstes Symptom sein. Eine Reduktion der Diffusionskapazität ist der früheste pathologische Meßparameter. Interessanterweise ist eine Korrelation zwischen der Inzidenz von Anti-Scl-70-Antikörpern und der Lungenfunktionsstörung bekannt. Ähnliches gilt für Antizentromerantikörper.

Radiologische Auffälligkeiten im Verlauf der systemischen Sklerose werden in der Literatur zwischen 13–78% angegeben. Besonders basal paravertebral und subpleural treten zystische Veränderungen in Wabenform auf. Diese können nach der Ruptur zu einem Spontanpneumothorax führen. Histologisch imponieren die Veränderungen als eine Verdickung der Alveolarwände und eine Obliteration der Lungengefäße. In der Autopsie findet sich dann eine symmetrische, vorwiegend basal gelegene interstitielle Fibrose unter Beteiligung der Alveolarsepten, der Bronchialwände und des Interstitiums. Größere Gefäße sind seltener betroffen. Mittels bronchoalveolärer Lavage (BAL) kann eine Alveolitis mit einer erhöhten Zahl von Alveolarmakrophagen und Granulozyten nachgewiesen werden. Die BAL ist zwar eine invasive diagnostische Maßnahme, jedoch ist die so nachgewiesene Alveolitis eine der frühesten pathologischen Veränderungen noch vor einer klinischen Symptomatik.

■ **Pulmonale Hypertension.** Eine pulmonale Hypertension findet man bei 35–80% der Patienten. Sie tritt entweder primär oder sekundär als Folge einer kardialen Beteiligung oder einer interstitiellen Lungenerkrankung auf. Neben einem betonten zweiten Herzton ist die Dyspnoe das führende Symptom.

Histologisch finden sich eine Intimafibrose und eine Hyperplasie der glatten Muskulatur. Die Veränderungen können auch größere Gefäße betreffen. Eine Proliferation der Intima kann über eine Intimafibrose zur Gefäßobliteration führen.

Polymyositis und Dermatomyositis

Im Rahmen der generalisierten Entzündung der Skelettmuskulatur ist die Atemmuskulatur ebenfalls beteiligt. So kann es bei bis zu 10% der Patienten zu einer Aspirationspneumonie kommen.

Die Polymyositis ist mit einer interstitiellen Lungenerkrankung assoziiert. Allerdings scheint keine Assoziation zwischen der Dauer der Kollagenose und der pulmonalen Manifestation zu bestehen. Als serologische Marker können Anti-Jo1-Antikörper gelten, die mit der Kombination von interstitieller Lungenerkrankung und Myositis korrelieren. Sehr selten muß mit einer Bronchiolitis obliterans gerechnet werden.

M. Bechterew

1949 wurden erstmals von Hamilton fibrobullöse Veränderungen in den apikalen Anteilen der Lungen als extraartikuläre Manifestation des M. Bechterew beschrieben. Diese sog. zystische Oberlappenfibrose betrifft fast ausschließlich Männer nach längerer Krankheitsdauer der Spondylitis ankylosans. Die radiologische Diagnostik gelingt heute früher mittels HR-CT der Lunge. Neben einer Verdickung der Pleura findet man eine interstitielle Infiltration mit Übergang in eine Fibrose. In vereinzelten Fällen tritt zusätzlich ein Pleuraerguß auf. Die Ätiologie dieser Veränderungen ist nicht klar.

Im Verlauf des M. Bechterew kommt es zu einer knöchernen Fusion bzw. Ankylose der kleinen Wirbelgelenke und Brustwirbelsäulenkyphosierung mit nachfolgender Thoraxstarre mit eingeschränkter Atemexkursion und respiratorischer Dysfunktion im Sinne einer restriktiven Ventilationsstörung. Ein weiterer Faktor ist die Enthesopathie mit einer schmerzhaften Bewegungshemmung.

Vaskulitiden

Im Falle einer Generalisierung der Vaskulitis ist die Lunge eines der wichtigsten Zielorgane.

■ **Wegener-Granulomatose.** Sie ist charakterisiert durch nekrotisierende Granulome des oberen und unteren Respirationstraktes, eine fokale Glomerulonephritis sowie eine nekrotisierende systemische Vaskulitis.

Obwohl prinzipiell jedes Organ betroffen sein kann, ist die klassische Manifestation im oberen und unteren Respirationstrakt. Der Befall des Bronchialsystems kann zu einer Obstruktion größerer Luftwege und konsekutiv zu einer Teilatelektase der Lunge führen.

Der pulmonale Befund sind noduläre Infiltrate z.T. mit zentralem Zerfall. Klinisch stehen Husten, Hämoptoe oder pleuritische Schmerzen im Vordergrund. Neben der konventionellen Röntgentechnik wird die Computertomographie eingesetzt.

■ **Churg-Strauss-Syndrom.** Symptome des Churg-Strauss-Syndroms (auch allergische Granulomatose genannt) sind eine Hypereosinophilie, eine allergische Rhinitis und Asthma. Klinisch manifestiert sich die pulmonale Beteiligung als Dyspnoe oder Thoraxschmerzen. Typisch ist die Histologie mit einer systemischen oder pulmonalen granulomatösen oder eosinophil nekrotisierenden Vaskulitis. Asthmatische Beschwerden gehen der Vaskulitis oft mehrere Jahre voraus. Der pulmonale Befall kann eine der Todesursachen der Vaskulitis sein.

■ **M. Behçet.** Der M. Behçet ist charakterisiert durch die Trias orale aphthöse Ulzerationen, Uveitis und genitale Läsionen. Eine Beteiligung des Respirationstraktes ist selten (ca. 5%). In bis zu 70% dieser Fälle sind Hämoptysen, ansonsten Husten, Dyspnoe und pleuritische Schmerzen die Symptome. Histologisches Korrelat ist eine Vaskulitis von Gefäßen unterschiedlichen Kalibers. Im Röntgenbild des Thorax sieht man periphere Infiltrate mit oft segmentaler Verteilung als Ausdruck einer pulmonalen Infarzierung.

Zur endgültigen Verifizierung der Diagnose dient eine pulmonale Angiographie. Eine perkutane Lungenbiopsie sollte vermieden werden (Gefahr einer Aneurysmaperforation).

■ **Takayasu-Arteriitis (Aortenbogensyndrom).** Die Takayasu-Arteriitis ist eine entzündliche Gefäßerkrankung großer elastischer Gefäße, z.B. der Aorta und ihrer Abgänge und der Pulmonalarterien. Eine pulmonale Hypertension wird nur selten beobachtet.

19.4 Gastrointestinaltrakt

19.4.1 Rheumatologische Manifestationen primär gastroenterologischer Erkrankungen

Enteropathische Arthritiden

■ **Enterogene reaktive Arthritiden.** Diese treten wenige Tage bis wenige Wochen nach der auslösenden gastrointestinalen Infektionskrankheit (Yersinia, Salmonella, Shigella, Campylobacter jejuni) auf. In manchen Fällen (besonders bei Yersiniosen) bleibt die ursächliche intestinale Infektionskrankheit für den Patienten subjektiv auch unbemerkt. Das klinische Befallsmuster entspricht typischerweise dem der reaktiven Arthritiden und akuten Spondarthritiden mit asymmetrischer Mono- oder Oligoarthritis unter Bevorzugung der unteren Extremitäten, gelegentlich begleitet von Enthesitiden und entzündlichen Rückenschmerzen.

■ **M. Whipple.** Typisch für den M. Whipple (Synonym: intestinale Lipodystrophie) ist eine wandernde symmetrische Polyarthritis. Die am meisten befallenen Gelenke sind die Sprunggelenke, die Handgelenke und die Kniegelenke. In bis zu 40% der Fälle kann auch das Achsenskelett beteiligt sein. Spondarthritis-ähnliche Bilder mit Syndesmophythen und Sakroiliitiden sind nicht selten. Die Gelenkmanifestationen können der intestinalen Manifestation um einige Jahre vorausgehen.

■ **Zöliakie.** Im Rahmen der Zöliakie (glutensensitive Enteropathie, nichttropische Sprue) kann eine oligoartikuläre symmetrische Arthritis vorwiegend großer Gelenke (z.B. Hüftgelenke und Schultergelenke) beobachtet werden.

■ **Jejuno-ileale Bypassarthritis.** 1956 wurden von Payne und DeWind jejuno-kolische Shunts zur Gewichtsreduktion angelegt. End-zu-Seit jejuno-ileale oder End-zu-End jejuno-ileale Bypässe reduzierten die mukosale absorptive Oberfläche des Dünndarms. Die Folge war ein Gewichtsverlust sowie eine Verminderung der Cholesterin- und Triglyzeridwerte. In 20–80% trat jedoch als Folge der Bypasschirurgie eine intermittierende nichterosive seronegative Polyarthritis auf.

Eine *jejuno-ileale Bypassarthritis* findet sich hauptsächlich bei Frauen. Es besteht kein Zusammenhang zwischen der rheumatologischen Manifestation und der Ausprägung des Gewichtsverlustes. Die Gelenkmanifestationen können innerhalb der ersten 3 Jahre nach der Operation beginnen, aber auch bis zu 10 Jahre nach dem chirurgischen Eingriff erstmals auftreten. Am häufigsten sind die Metakarpophalangealgelenke sowie die Kniegelenke betroffen. Der Verlauf der Arthritis ist intermittierend und remittierend mit tagelanger Gelenkschwellung und spontaner Remission. Interessanterweise führt die Reanastomose der Darmanteile zu einer kompletten Remission der Gelenksymptomatik.

■ **Colitis ulcerosa.** Arthritische Beschwerden im Rahmen einer Colitis ulcerosa treten bei bis zu 15% der Patienten auf. Sie können der enteralen Manifestation vorausgehen. Die Beschwerden beginnen meist an den unteren Extremitäten (Knie- und Sprunggelenke) als Oligoarthritis größerer Gelenke. Das Verteilungsmuster ist asymmetrisch, auch einzelne Gelenke können im Sinne einer Monarthritis befallen sein. Die Arthritis ist migratorisch, zusätzlich findet sich häufig ein Erythema nodosum, eine Stomatitis aphthosa oder eine Uveitis. Die Arthritiden führen selten zu einer Gelenkdestruktion.

■ **M. Crohn.** Im Rahmen eines M. Crohn kommt es in bis zu 20% zu einem Gelenkbefall, insbesondere bei Kolonmanifestationen. Der Verlauf ist ähnlich dem der Colitis ulcerosa. Das Verteilungsmuster ist asymmetrisch, die Beschwerden oft subakut. In über 75% der Fälle sind die Kniegelenke betroffen. Die enterale Manifestation und Schübe des M. Crohn gehen der Arthritis meist voraus.

Arthritiden/Arthralgien bei Erkrankungen der Leber

Polyarthralgien, gelegentlich mit synovitischen Schwellungen, zählen zu den typischen Prodromi der akuten Virushepatitiden. In Verbindung mit einer *chronischen Hepatitis C* kann es im Rahmen einer *kryoglobulinämischen Vaskulitis* zu wechselnden Arthralgien oder Synovitiden kommen.

■ **Primäre Hämochromatose.** Die primäre Hämochromatose ist eine angeborene autosomal-rezessiv vererbte Eisenspeichererkankung. Über die klassische Trias mit Hepatomegalie, Diabetes mellitus und Hautpigmentation hinaus sind rheumatologische Symptome nicht selten. So sind beispielsweise Arthralgien (75%) manchmal sogar die einzige klinische Manifestation der Hämochromatose. Besonders betroffen sind die Metakarpophalangeal- und proximalen Interphalangealgelenke der Hände, die Handgelenke, die Kniegelenke und auch die Wirbelgelenke. Obwohl klinisch nicht immer eine Synovitis bzw. die typische Schwellung der Metakarpophalangealgelenke beobachtet wird, findet man charakteristische knöcherne Veränderungen mit Formation von subchondralen Zysten, Osteopenie oder die Chondrokalzinose (20–50%). Verläufe mit ausgeprägter Destruktion kleinerer Gelenke sind bekannt. Die Präzipitation von Kalziumpyrophosphatkristallen kann zur sog. Pseudogicht führen. Über die Behandlung der Hämochromatose mit Aderlaß und Chelaten hinaus kann eine Bedarfsmedikation nichtsteroidaler Antiphlogistika hilfreich sein. Die intraartikuläre Applikation von Steroiden ist bei rekurriender Pseudogicht eine therapeutische Option.

Spondylitiden und Iliosakralarthritiden bei chronisch-entzündlichen Darmerkrankungen

Eine Beteiligung des Achsenskeletts bei Patienten mit *M. Crohn* oder *Colitis ulcerosa*, vorwiegend als Iliosakralarthritis, aber auch als ankylosierende Spondylitis, wird mit unterschiedlicher Häufigkeit angegeben (zwischen 2 und 7% bei M. Crohn, zwischen 2 und 43% bei Colitis ulcerosa). Davon können 5–15% der Patienten anamnestisch und klinisch von Seiten des Achsenskeletts völlig asymptomatisch sein (Diagnose nur röntgenologisch oder szintigraphisch).

Im Rahmen eines *M. Whipple* sind spondarthritische Bilder ebenfalls nicht selten. Rückenschmerzen können wie auch die Gelenkmanifestationen der intestinalen Manifestation um einige Jahre vorausgehen.

Interessanterweise zeigten systematische endoskopische Untersuchungen einer größeren Anzahl von Patienten mit Spondarthritiden (undifferenzierte Spondarthritis, Spondylitis ankylosans, Spondarthritis psoriatica, juvenile Spondarthritis), die subjektiv keine gastrointestinalen Symptome angaben, akute oder chronische entzündliche Veränderungen der Darmmukosa. Makroskopisch und mikroskopisch dem M. Crohn ähnelnde Läsionen wurden bei mehr als 50% dieser Patienten beschrieben und korrelierten auch im Verlauf mit einer Persistenz chronischer peripherer Arthritiden bei diesen Patienten.

Myalgien

Im Rahmen der *HCV-assozierten Vaskulitis* beklagen die Patienten auch wechselnde Muskelschmerzen.

Vaskulitis

Zwischen 80 und 90% der Patienten mit einer essentiellen gemischten Kryoglobulinämie leiden an einer *HCV-Infektion*. Bei positivem Kryoglobulinnachweis leiden bis zu 80% der Patienten an vaskulitischen Symptomen. Die HCV-assoziierte Vaskulitis betrifft mittelgroße und besonders auch kleine Gefäße. Als Organsymptome sind besonders die Niere, die Haut, der Bewegungsapparat und das periphere Nervensystem betroffen. An der Haut findet sich das Bild einer leukozytoplastischen Vaskulitis mit palpabler Purpura. Die Patienten beklagen wechselnde Arthralgien und Muskelschmerzen.

Auch entzündliche Gelenkveränderungen kommen vor. Andere Manifestationen sind Glomerulonephritiden, zerebrale oder intestinale Vaskulitismanifestationen. Ein Verlauf als pulmorenales Syndrom ist selten. Diagnostische Maßnahmen umfassen den Nachweis von Kryoglobulinämien (gemischter Typ), Rheumafaktoren und Komplementverbrauch. Die Gewinnung einer Histologie, die auch immunhistologisch aufgearbeitet werden sollte, ist wichtig, da die Transaminasen bei weniger als 50% der Patienten erhöht sind.

Im Rahmen der *chronischen Hepatitis C* zeigen etwa 50% der Speicheldrüsenbiopsien eine lymphozytäre Kapillaritis.

Sicca-Syndrom

Eine sonst für das Sjögren-Syndrom typische Sicca-Symptomatik mit trockenen Augen und trockener Mundschleimhaut tritt vermehrt bei Patienten mit *primär biliärer Zirrhose* auf. Im Rahmen der *chronischen Hepatitis C* zeigen etwa 50% der Speicheldrüsenbiopsien eine lymphozytäre Kapillaritis. Studien mit transgenen, das HCV-Envelope-Gen tragenden Mäusen zeigen eine HCV-Envelope-Protein-Expression der Leber und in den Speicheldrüsen. Im Verlauf entwickeln die Tiere eine Sjögren-typische Sekretionsstörung. HCV scheint also möglicherweise direkt in der Pathogenese der Sialadenitis beteiligt zu sein.

Hautexanthem, Erythema nodosum

Pigmentstörungen an der Haut werden beim *M. Whipple* beobachtet.

Vereinzelt wurde bei der *Zöliakie eine Sklerodaktylie* beschrieben. Im Rahmen der *HCV-assoziierten Vaskulitis* findet sich an der Haut das Bild einer leukozytoklastischen Vaskulitis mit palpabler Purpura. Auch zu den diagnostischen Hauptkriterien beim *M. Still* gehört ein typisches makulöses flüchtiges Exanthem.

Im Rahmen der *Colitis ulcerosa* findet sich häufig zusätzlich ein Erythema nodosum, eine Stomatitis aphthosa oder eine Uveitis.

19.4.2 Hepatische Nebenwirkungen in der Therapie rheumatischer Erkrankungen eingesetzter Medikamente

Der Folsäureantagonist *Methotrexat* (MTX) wurde in den USA bereits 1988 zur Therapie der cP zugelassen. Die bekannte MTX-induzierte Leberfibrose oder gar eine komplette Zirrhose scheint jedoch bei einer mittleren Dosis von 15 mg/Woche seltener als in den ersten Studien beschrieben vorzukommen. Weitere potentiell leberschädigende Medikamente sind *Sulfasalazin,* (z.B. Hypersensitivitätsreaktion, Leberversagen), *nichtsteroidale Antiphlogistika* (z.B. akute Hepatitis, Nekrosen) oder *Hydroxychloroquin* (z.B. fulminantes Leberversagen), Leflunomid (Leberparenchym-Schaden).

19.5 Nieren und Urogenitaltrakt

Rheumatologen und Nephrologen werden häufig mit der Frage konfrontiert, ob eine rheumatische Systemerkrankung zu einer renalen Manifestation geführt hat, ob umgekehrt eine Glomerulonephritis ihre Ursache in einer Vaskulitis oder Kollagenose hat, wie muskuloskelettale Symptome bei niereninsuffizienten Patienten einzuordnen sind und schließlich, ob renale Nebenwirkungen antirheumatischer Medikamente vorliegen.

19.5.1 Nephrologische Manifestationen primär rheumatologischer Erkrankungen, Kollagenosen und Vaskulitiden

Nierenbefall im Rahmen von Kollagenosen

■ **Systemischer Lupus erythematodes (SLE).** Ein Nierenbefall hat den gravierendsten Einfluß auf die Prognose des SLE und bestimmt häufig die Entscheidung zum Einsatz von Immunsuppressiva bzw. von Zytostatika.

Zum Zeitpunkt der Erstmanifestation eines SLE liegt bereits in ca. 20% ein klinisch manifester Nierenbefall vor, im Krankheitsverlauf kommen weitere 20–30% hinzu. Da die Lupusnephritis in ihren Frühstadien oft asymptomatisch ist, aber das weitere therapeutische Vorgehen entscheidend beeinflußt, sollten Screeninguntersuchungen des Urins auf Eiweiß (24 h-Sammelurin), Urinsediment (Erythrozytenmorphologie), Serumkreatinin und Kreatininclearance routinemäßig durchgeführt und wiederholt werden. Die Nierenbiopsie hat ihren Stellenwert in der Differentialdiagnose eines breiten Spektrums möglicher glomerulärer Schäden bei SLE, in der Erfassung des Ausmaßes (diffus oder fokal, global oder segmental) und der Aktivitäts- bzw. Chronizitätszeichen der GN, somit der Abschätzung möglicher reversibler Schäden.

Histopathologisch werden nach der WHO-Klassifikation 6 Klassen von Lupusnephritiden unterschieden:

I. lichtmikroskopisch normale Glomeruli,
II. gering oder mäßiggradig mesangioproliferative Glomerulonephritis (GN),
III. fokale und segmentale GN,
IV. schwere diffuse GN (endokapillär, mesangioproliferativ oder membranoproliferativ),
V. membranöse GN,
VI. diffuse Glomerulosklerose (+ interstitielle Fibrose).

■ **Sklerodermie.** Infolge zwiebelschalenartiger Intima- und Mediaproliferationen mittlerer und kleiner Nierenarterien mit konsekutiver Lumeneinengung kann es bei der Sklerodermie zur renovaskulären arteriellen Hypertonie mit Einschränkung der Kreatininclearance und geringer bis mäßiger Proteinurie kommen. Vaskulitische Läsionen sind extrem selten.

■ **Andere Kollagenosen.** Polymyositis/Dermatomyositis und „mixed connective tissue disease" sind selten mit Glomerulonephritiden assoziiert; histologisch handelt es sich in diesen Fällen meist um membranöse oder mesangioproliferative Glomerulonephritiden.

Beim primären Sjögren-Syndrom sind glomeruläre Manifestationen deutlich seltener anzutreffen als tubulointerstitielle Nephritiden, die sich je nach Schädigungsmuster als distale renale tubuläre Azidose, Fanconi-Syndrom oder Diabetes insipidus renalis äußern.

Nierenbefall im Rahmen von Vaskulitiden

■ **Immunkomplex-vermittelte Vaskulitiden.**

- *Purpura Schoenlein-Henoch:* Eine mesangio- oder membranoproliferative GN (typischerweise IgA-Nephritis mit IgA-haltigen Immundepots in den Glomeruli) tritt in 50–80% der Patienten auf. Klinisch äußert sich der Nierenbefall meist als milde Proteinurie und Mikrohämaturie, es werden aber auch Verläufe mit rapid-progressiver Nephritis beobachtet.
- *Kryoglobulinämie:* Eine Nierenbeteiligung ist besonders häufig (ca. 50%) bei Patienten mit Kryoglobulinämie Typ II oder III zu diagnostizieren. Diese Immunkomplexnephritis, lichtmikroskopisch meistens vom Typ der membranoproliferativen GN, manifestiert sich klinisch als Proteinurie, Mikrohämaturie und Hypertonie, akute nephritische Bilder finden sich bei einem Viertel, rapid-progressive Verläufe in 5% der Fälle.

■ **ANCA-assoziierte pauci-immune Vaskulitiden (M. Wegener, Churg-Strauss-Syndrom, mikroskopische Polyangiitis).** Der Nierenbefall im Rahmen der ANCA-assoziierten primären Vaskulitiden variiert von relativ milden Nierenfunktionseinschränkungen mit nephritischem Urinsediment bis hin zu rapid-progressiven Verläufen unter dem histologischen Bild der intra-extrazellulär proliferierenden, nekrotisierenden GN mit Halbmondbildung und Vaskulitis der kleinen Nierenarterien. Im Generalisationsstadium der Vaskulitis ist die Klinik nicht selten von einem pulmorenalen Syndrom geprägt, in welchem neben einer Makrohämaturie und progressiver Niereninsuffizienz auch Hämoptysen und Allgemeinsymptome auftreten. Die Häufigkeit renaler Manifestationen beträgt für den M. Wegener 80%, für die mikroskopische Polyangiitis 90% und für das Churg-Strauss-Syndrom 45% (Falk u. Jennette 1997). Bei Patienten mit Churg-Strauss-Syndrom führt die renale Erkrankung meist nicht zur chronischen Nierenfunktionseinschränkung; zudem wurden auch interstitielle Nephritiden beobachtet.

■ **Klassische Panarteriitis nodosa.** Die Panarteriitis nodosa zeigt histopathologisch praktisch nie primär glomeruläre Veränderungen, sondern ist charakterisiert durch vaskulitisch bedingte renale Ischämien z.B. der Interlobararterien, die zur renovaskulären Hypertonie und langsam progressiven Nierenfunktionsverschlechterung führen.

Nierenbefall bei chronischer Polyarthritis, bei Spondarthritiden und als Folge einer sekundären Amyloidose

Renale Manifestationen der cP (zumeist als mesangial proliferative Glomerulonephritis) sind außerordentlich selten im Vergleich zu Folgen einer sekundären AA-Amyloidose oder einer antirheumatischen Therapie. Bei Spondylitis ankylosans und anderen Spondarthritiden wird das Auftreten von IgA-Nephritiden kasuistisch beschrieben. Klinisch können die betroffenen Patienten über lange Zeit asymptomatisch bleiben, der Verdacht auf eine IgA-Nephropathie ergibt sich aus den Befunden einer milden Proteinurie, einer glomerulären Mikrohämaturie und anfangs nur geringen Nierenfunktionseinschränkung. Eine große Proteinurie bzw. ein nephrotisches Syndrom mit progredienter Niereninsuffizienz sprechen hingegen eher für das Vorliegen einer sekundären Amyloidose. Die Prävalenz renaler AA-Amyloidosen liegt im Falle der cP bei ca. 10% nach einer Krankheitsdauer von 15 Jahren; umgekehrt ist die cP nach größeren Statistiken mit 56% (Spondylitis ankylosans: 5%) die häufigste Ursache renaler AA-Amyloidosen (Hazenberg u. Rijswijk 1994).

Tabelle 19.2 sind die klinisch-nephrologischen Syndrome, histopathologischen Korrelationen und ihre Assoziation mit rheumatologischen Erkrankungen zu entnehmen.

Tabelle 19.2. Klinisch-nephrologische Syndrome, histopathologische Korrelationen und ihre Assoziation mit rheumatologischen Erkrankungen

Syndrom	Definition	Führende Laborbefunde und häufig assoziierte Histologie	Assoziation mit rheumatologischen Erkrankungen und Therapien
Akutes nephritisches Syndrom	Hämaturie, renoparenchymatöse Hypertonie und Ödeme, häufig begleitet von (vorübergehender) Nierenfunktionsverschlechterung	Urin: glomeruläre Erythrozyturie, Zylinder, geringe/mäßige Proteinurie. Serumkreatinin↑ Histo: endokapilläre GN	Typisch bei postinfektiöser (Streptokokken) GN, seltener Kryoglobulinämien, akute interstitielle Nephritis (NSAID)
Rapid progressive Glomerulonephritis (GN)	Nephritisches Syndrom verbunden mit einer raschen Nierenfunktionsverschlechterung, die unbehandelt innerhalb weniger Monate zur terminalen Niereninsuffizienz führt	Urin: nephritisches Sediment, rascher Kreatininanstieg Histo: intra-extrakapillär proliferative GN, Halbmondbildung	M. Wegener, mikroskopische Polyangiitis, Lupusnephritis WHO IV, Goodpasture-Syndrom
Nephrotisches Syndrom	Symptomenkomplex aus großer Proteinurie, Hypoproteinämie, Ödemen und Hyperlipoproteinämie, GFR anfangs normal	Proteinurie >3,5 g pro 1,73 m^2 KOF/Tag Hypalbuminämie, Hyperlipidämie, Lipidurie Histo: membranöse GN, membranoproliferative GN, Amyloidose, Minimal-change-GN	Lupusnephritis WHO V Medikamente: Gold, D-Penicillamin sekundäre AA-Amyloidose
Akutes (intrinsisches) Nierenversagen	Rasche Nierenfunktionsverschlechterung (Abfall der glomerulären Filtrationsrate GFR) innerhalb von Stunden oder von wenigen Tagen mit Oligoanurie und Retention der harnpflichtigen Substanzen	schneller Abfall der GFR, Urin: Osmolalität und spezifisches Gewicht↓, tubuläre Proteinurie, evtl. Eosinophilurie, Leukozytenzylinder	Medikamente: NSAID, Cyclosporin A Renale Krise bei Sklerodermie
Chronische Niereninsuffizienz	Progressive und irreversible Zerstörung von Nephronen; reduzierte GFR über mindestens 3–6 Monate	GFR↓, Kreatinin↑, metabolische Azidose, renale Anämie, sekundäre HPT Histo: Fibrose, Sklerose	jede Form einer chronischen GN bei Kollagenosen o. Vaskulitiden, AA-Amyloidose Analgetikanephropathie
Asymptomatische Proteinurie und/oder Hämaturie	Nachweis einer glomerulären Hämaturie und/oder Proteinurie ohne klinische Symptome	Mikrohämaturie, geringe/mäßige Proteinurie, normales oder gering erhöhtes Kreatinin Histo: IgA-Nephritis, mesangioproliferative GN, interstitielle Nephritis	SLE (Lupusnephritis WHO II) andere Kollagenosen Purpura Schoenlein-Henoch Spondarthritiden Analgetikanephropathie
Renale Hypertonie	Renoparenchymatös oder renovaskulär bedingte sekundäre arterielle Hypertonie	Renoparenchymatös: nephritisches Sediment, GFR-Einschränkung Renovaskulär: Renin im Sinne↑, evtl. einseitig im Nierenvenenblut	Renovaskuläre H.: Sklerodermie, Panarteriitis nodosa

19.5.2 Rheumatische Symptome und Urogenitaltrakt

Infektionen der Urethra und der Zervix uteri

Chlamydia trachomatis gehört zu den häufigsten triggernden Erregern einer reaktiven Arthritis und des Reiter-Syndroms. Die auslösende Infektion kann relativ asymptomatisch sein, andererseits werden Urethritis und Prostatitis beim Mann bzw. Zervizitis oder Salpingitis bei der Frau auch im Rahmen des immunologischen Folgeprozesses, also im Sinne einer sterilen reaktiven Entzündung gesehen. Gonokokken sind Erreger hämatogen septischer Arthritiden.

Aphthöse genitale Veränderungen

Rekurrierende, genitale aphthöse Ulzerationen gehören zu den diagnostischen Kriterein des Behçet-Syndroms. Die Ulzera sind schmerzhaft, einzeln oder in Gruppen angeordent und heilen nach 2–3 Wochen ab, ohne Narben zu hinterlassen.

Ableitende Harnwege: Koliken

Bei Patienten mit Arthritis urica und Nierensteinleiden läßt sich anamnestisch erurieren, daß Nierenkoliken in nahezu der Hälfte der Fälle bereits vor dem ersten Gichtanfall auftraten. Die Hyperurikämie kann neben der Nephrolithiasis auch eine chronisch-interstitielle Uratnephropathie und ein akutes, reversibles Nierenversagen infolge tubulärer Ausfällungen von Uratkristallen bedingen.

19.5.3 Osteoartikuläre Komplikationen bei terminaler Niereninsuffizienz und chronischer Hämodialyse (HD)

Chronisch hämodialysierte Patienten sind häufig von muskuloskelettalen Beschwerden betroffen, die ihre Ursache in verschiedenen Komplikationen der HD haben können. Die unten angeführten Krankheitsbilder treten nicht selten in Kombination auf und erfordern eine sorgfältige differentialdiagnostische Abklärung und Differentialtherapie. Weitere Differentialdiagnosen bei Langzeitdialyse sind septische Arthritiden oder Spondylitiden (Cave: Shuntsepsis, Staphylokokken), Osteonekrosen und Gelenkblutungen (Hämarthros).

Renale Osteopathie, sekundärer Hyperparathyreoidismus

Die renale Osteopathie entwickelt sich als Folge des gestörten Vitamin-D-Metabolismus (verminderte renale Bildung von 1,25-Dihydroxycholecalciferol) als Osteoidose und sekundärer Hyperparathyreoidismus (HPT). Als Röntgenzeichen des sekundären HPT gelten subperiostale Knochenresorptionen, Akroosteolysen, Kortikalisdefekte an Insertionsstellen von Sehnen und Kapseln, Pseudoerweiterungen der Symphyse und der IS-Gelenke, Spongiosierung der Kompakta, Verkalkungen und „Rugger-Jersey-Wirbel".

β_2-Mikroglobulin-assoziierte Amyloidose

Die β_2-Mikroglobulin-(β_2-M-)assoziierte Amyloidose ist eine häufige Komplikation bei Patienten mit Langzeit-Hämodialyse (ca. 50% der mehr als 10 Jahre dialysierten Patienten). Das Amyloid-Vorläuferprotein β_2-M, die Leichtkette des HLA-Klasse-I-Komplexes, akkumuliert bei chronischer Niereninsuffizienz und Dialysetherapie. Klinisch manifestiert sich die β_2-M-assoziierte Amyloidose typischerweise als Karpaltunnelsyndrom, Schmerzen (Ruheschmerz, Schmerzverstärkung an der HD) und Schwellungen der Schulter-, Hüft- und Kniegelenke sowie der Handwurzeln (radiologisch subchondrale zystische Osteolysen). Ein Wirbelsäulenbefall führt zum Bild der destruktiven Spondarthropathie, die radiologisch einer Spondylodiszitis ähnelt.

Aluminiumosteopathie

Eine Aluminiumüberladung kann Folge einer ungenügenden Aufbereitung des Dialysatwassers sein (heute ohne Bedeutung) oder aus der Langzeitanwendung aluminiumhaltiger Phosphatbinder resultieren. Klinisch manifestiert sie sich in Form von Knochenschmerzen oder Spontanfrakturen.

Kristallarthropathien

Während Gichtanfälle und Kalziumpyrophosphatarthropathien bei chronischer HD eine Seltenheit sind, können Ablagerungen von Hydroxyapatit oder anderen basischen Kalziumphosphatkristallen akute Synovitiden oder periartikuläre Entzündungen verursachen. Das Risiko steigt, wenn das Serumphosphat ansteigt und das Kalziumphosphatlöslichkeitsprodukt einen kritischen Wert überschreitet (>70 mg/dl).

19.5.4 Renale Nebenwirkungen von Antiphlogistika

Nichtsteroidale Antiphlogistika und Basistherapeutika können über verschiedene Pathomechanismen (Immunkomplex-vermittelte glomeruläre Schädigung, immunologisch bedingte interstitielle Nephritis, toxische tubulointerstitielle Schädigung, chronische Analgetikanephropathie, Endothelschädigung) zu renalen Nebenwirkungen führen. Eine genaue Medikamentenanamnese ist daher unerläßlich in der Abklärung von Nierenfunktionsstörungen bei Patienten mir rheumatischen Erkrankungen. Membranöse glomeruläre Schäden, klinisch als nephrotisches Syndrom imponierend, sind charakteristisch für die Gold- und D-Penicillamin-bedingten renalen Nebenwirkungen. NSAID führen zu interstitiellen Nephritiden (toxisch und allergisch induziert), gelegentlich in Kombination mit minimalen glomerulären Veränderungen. Unter Allopurinol und Sulfasalazin wurden proliferative Glomerulonephritiden beobachtet.

19.6 Hämatopoetisches System

19.6.1 Hämatologische Manifestationen rheumatologischer Erkrankungen

Anämie

■ **Hypoproliferative (Entzündungs)anämie bei entzündlich-rheumatischen Erkrankungen.** Die Entzündungsanämie der Patienten mit entzündlich-rheumatischen Erkrankungen hat ihren Ursprung in der Freisetzung proinflammatorischer Zytokine (TNF, IL-1, IFN-γ), die eine inhibitorische Wirkung auf die Proliferation erythrozytärer Vorläuferzellen, auf die Erythropoetinbildung und auf die Bereitstellung von Eisen in der Hämatopoese haben. Die Anämie ist zunächst normozytär und normochrom mit erniedrigtem Serumeisen und gering reduzierter Transferrinsättigung bei erhöhtem Serumferritin. Bei schwerer Ausprägung und chronischen Verläufen verändert sich das Blutbild hin zu einer mikrozytären und hypochromen Anämie. Differentialdiagnostisch muß in diesen Fällen an einen zusätzlichen Blutverlust (Eisenmangelanämie), hier v.a. über den Gastrointestinaltrakt, gedacht werden (chronische Einnahme nichtsteroidaler Antiphlogistika).

■ **Hämolytische Anämien.**

- *Immunhämolytische Anämien:* Sie können als hämatologische Manifestationen eines SLE und anderer Kollagenosen auftreten. Die bei diesen Patienten zu beobachtende hämolytische Anämie ist vom Wärme-Agglutinin-vermittelten Typ, d.h. die Autoantikörper (meist der IgG-Klasse) reagieren bei Körpertemperatur mit Immunglobulinen (IgG) und Komplement C3 der Erythrozytenoberfläche. In der klinisch mildesten Form kann bei solchen Patienten lediglich ein positiver direkter Coombs-Test mit positiver Anti-IgG- und Anti-C3-Reaktion auffällig sein. Symptomatische Patienten haben eine milde bis schwere Anämie, erhöhte Retikulozytenzahlen und eine Sphärozytose. Klinisch fallen zudem ein Ikterus und eine Splenomegalie auf.
- *Thrombotisch thrombozytopenische Purpura (TTP):* Diese Form der Anämie mit Fragmentation von Erythrozyten und Zeichen der mikrovaskulären, Coombs-negativen Hämolyse wurde kasuistisch in Assoziation mit SLE, M. Sjögren und Sklerodermie beschrieben.

■ **Megaloblastische Anämie.** Megaloblastische Anämien werden entsprechend ihrer Ursache eingeteilt in Anämien infolge eines Vitamin-B_{12}-Mangels, eines Folsäuremangels oder einer durch andere Ursachen (z.B. medikamenteninduziert) gestörten DNA-Synthese. Sie sind bei Patienten mit rheumatischen Erkrankungen zumeist unter einer immunsuppressiven Langzeittherapie mit Folsäureantagonisten (Methotrexat) oder mit Antimetaboliten (Azathioprin) zu beobachten. In der Differentialdiagnose sollte an eine perniziöse Anämie bei chronisch atrophischer Gastritis mit Intrinsic-factor- und konsekutivem Vitamin-B_{12}-Mangel gedacht werden. Diese Patienten weisen in ca. 90% der Fälle Autoantikörper gegen Parietalzellen und in ca. 60% Autoantikörper gegen Intrinsic factor auf. Eine perniziöse Anämie kann als Autoimmunerkrankung mit Kollagenosen wie dem SLE oder M. Sjögren, seltener auch mit einer chronischen Polyarthritis assoziiert sein. Patienten mit enteropathischen Spondarthritiden bei M. Crohn können Vitamin-B_{12}-Mangelsymptome aufgrund einer B_{12}-Malabsorption im terminalen Ileum entwickeln. Schließlich gehen chronische (immun)-hämolytische Anämien mit einem sekundären Folsäuremangel und einer Makrozytose des roten Blutbildes einher.

■ **Aplastische Anämie und „pure red cell aplasia“.** Über das Auftreten einer aplastischen Anämie oder einer erworbenen „pure red cell aplasia“ (Fehlen erythroider Vorläufer in einem ansonsten normalen Knochenmark) im Verlauf von Kollagenosen oder einer cP wurde kasuistisch berichtet. Differentialdiagnostisch kommen bei Patienten mit rheumatischen Erkrankungen und Pure red cell aplasia medikamentöse Ursachen (z.B. Azathioprin, Gold, Sulfonamide) oder zusätzliche Virusinfektionen (insbesondere Parvovirus B19, Hepatitisviren, HIV, EBV) in Betracht.

Thrombozytopenien und Leukozytopenien

Durch immunologische oder nichtimmunologische Mechanismen ausgelöst können Thrombozytopenien und Leukozytopenien sowohl isoliert als auch in Kombination auftreten:

- *Medikamentös-induzierteThrombo- und Leukozytopenien:* Unter den in der Rheumatologie eingesetzten Medikamenten sind insbesondere solche zu erwähnen, die einen suppressiven Effekt auf die Thrombo- bzw. Leukopoese haben (Cyclophosphamid, Methotrexat, Azathioprin), und solche, bei denen immunologisch vermittelte Zytopenien beschrieben wurden (Sulfasalazin, Goldsalze, Acetylsalicylsäure).
- *Autoantikörper-vermittelte Thrombo- und Leukopenien:* Diese treten im Rahmen eines SLE und anderer Kollagenosen auf. Nichtimmunologische, mechani-

sche Faktoren sind die Ursache verkürzter Thrombozytenüberlebenszeiten in vaskulitisch veränderten kleinkalibrigen Gefäßen.

- *Thrombopenien bei Antiphospholipidsyndrom:* Thrombopenien in Assoziation mit einer Gerinnungsneigung (venöse und/oder arterielle Thrombosen) sind verdächtig auf das Vorliegen eines Antiphospholipidsyndroms.

Eosinophilien

Eine Bluteosinophilie ist diagnostisches Leitsyndrom bei der eosinophilen Fasziitis, einem Sklerodermieartigen Syndrom unklarer Genese und bei dem Eosinophilie-Myalgie-Syndrom, welches in der Mehrzahl der beschriebenen Fälle durch ein L-Tryptophanpräparat ausgelöst wurde. Unter den primären, systemischen Vaskulitiden ist das Churg-Strauss-Syndrom durch eine ausgeprägte Eosinophilie des peripheren Blutes (häufig >1000 Eosinophile/μl) und der betroffenen Gewebe (Gewebs- und Gefäßwandgranulome mit Infiltrationen eosinophiler Granulozyten) charakterisiert. Auch bei der klassischen Panarteriitis nodosa können Eosinophilien beobachtet werden.

Maligne Lymphome und Leukämien

Patienten mit Autoimmunerkrankungen haben ein erhöhtes Risiko, an Malignomen zu erkranken. Die Prävalenz maligner Erkrankungen bei Patienten mit SLE variiert in verschiedenen Studien zwischen weniger als 1% und 11,4%, wobei Non-Hodgkin-Lymphome die häufigsten SLE-assoziierten Malignome darstellen. Desweiteren wurde eine signifikante Häufung von malignen B-Zell-Lymphomen bei primärem Sjögren-Syndrom und eine Assoziation zwischen verschiedenen primären Vaskulitiden und Non-Hodgkin-Lymphomen beschrieben.

19.6.2 Rheumatologische Manifestationen primär hämatologischer Erkrankungen

Sekundäre Vaskulitiden bei lymphoproliferativen Erkrankungen

■ **Kutane Vaskulitiden.** Isoliert kutane, leukozytoklastische Vaskulitiden können als paraneoplastisches Syndrom im Rahmen verschiedener lymphoproliferativer Erkrankungen vorkommen. Sie wurden bei lymphozytischen Lymphomen (auch ohne gleichzeitige Kryoglobulinämie), M. Hodgkin, kutanem T-Zell-Lymphom und Sézary-Syndrom beobachtet. In ca. der Hälfte der publizierten Fälle ging die kutane Vaskulitis der klinischen Manifestation des malignen Lymphoms voraus.

■ **Systemische Vaskulitiden.** Die häufigsten systemischen Vaskulitiden bei lymphoproliferativen Erkrankungen werden in Assoziation mit Kryoglobulinämien beobachtet. Bei der zugrundeliegenden malignen Erkrankung handelt es sich hier in den meisten Fällen um lymphozytische Lymphome oder um einen M. Waldenström, seltener um einen M. Hodgkin oder eine chronisch lymphatische Leukämie. Serologisch lassen sich in der Mehrzahl Kryoglobuline des Typs I oder II nachweisen.

Es wurden in der Literatur 20 Fälle von Panarteriitis nodosa bei Haarzelleukämie beschrieben, desweiteren existieren Kasuistiken von granulomatöser Angiitis des ZNS bei M. Hodgkin und vereinzelte Berichte über das Vorkommen einer Arteriitis temporalis bei malignem Non-Hodgkin-Lymphom (Übersicht bei Wooten u. Jasin 1996).

Skelettmanifestionen akuter und chronischer Leukämien

Knochenschmerzen und Arthritiden sind nicht selten frühe Symptome einer akuten Leukämie. Erwachsene Patienten berichten meist über starke, relativ plötzlich einsetzende diffuse Schmerzen mit Betonung der Wirbelsäule, der Rippen und der unteren Extremitäten. Die Arthritis akuter und chronischer Leukämien ist typischerweise oligo- bis polyartikulär und asymmetrisch mit Betonung der Kniegelenke, es werden jedoch auch Arthritiden der kleinen Fingergelenke mit Schwellung, Rötung und Druckschmerzhaftigkeit beobachtet. Direkte leukämische synoviale Infiltrationen und sekundäre Folgen der Leukämien wie Gichtanfälle oder Hämorrhagien erklären nur einen Teil der Pathogenese dieser Arthritiden.

Osteoarthropathien bei Hämoglobinopathien

Sichelzellanämien, seltener auch β-Thalassämien, können mit aseptischen Knochennekrosen einhergehen. Stärkste generalisierte Skelettschmerzen, die über Tage oder Wochen anhalten, charakterisieren klinisch die akute Sichelzellkrise.

Die Arthropathie der genetischen Hämochromatose

Arthopathien manifestieren sich bei 25–50% aller Patienten mit Hämochromatose, üblicherweise als Spätsymptom nach dem 50. Lebensjahr, selten auch als Erstmanifestaion der Erkrankung. Man kann radiologisch 3 Kriterien der Hämochromatosearthropathie unterscheiden:

1. isolierte Chondrokalzinose;
2. hypertrophe Osteoarthropathie;
3. erkrankungsspezifische Veränderungen wie subchondrale Aufhellungszonen des Schenkelhalses, hakenartige Osteophyten der MCP-Köpfchen II und III und eine Prädilektion der MCP-Gelenke für das Auftreten degenerativer Veränderungen (Axford).

Erste klinische Symptome treten typischerweise im Bereich der MCP II und III auf. Das Spektrum der

Beschwerden kann variieren zwischen relativ milden Arthralgien mit Ruheschmerz und Flexionshemmung kleiner Fingergelenke, akuten synovitischen Attacken (Pseudogichtanfälle durch Kalziumpyrophosphatkristallablagerungen) und einer progressiven polyartikulären Arthritis.

Literatur

Axford JS (1991) Rheumatic manifestations of haemochromatosis. Baillière's Clin Rheumatol 5:351–366

Chakravarty K (1997) Vasculitis by organ systems. Baillière's Clin Rheumatol 11: 357–393

Hazenberg BP, Rijswijk MH (1994) Clinical and therapeutic aspects of AA amyloidosis. Baillière's Clin Rheumatol 8:661–690

Jennette JC, Falk RJ (1997) Small-vessel vasculitis. N Engl J Med 337:1513–1523

Moore PM, Fauci AS (1981) Neurologic manifestations of systemic necrotising arteritis: Clinical and pathological features in 24 cases. Am J Med 71:517–524

Mielants H, Veys EM, Cuvelier C, de Vos M (1996) Course of gut inflammation in spondylarthropathies and therapeutic consequences. Baillière's Clin Rheumatol 10:147–164

Pollak VE, Kant KS (1992) Systemic lupus erythematosus and the kidney. In: Lahita T (ed) Systemic lupus erythematosus. Churchill Livingston, New York, pp 683–705

Rennie JAN, Auchterlonie IA (1991) Rheumatological manifestations of the leukaemias and graft vs. host disease. Baillière's Clin Rheumatol 5:231–252

West SG (1994) Neuropsychiatric lupus. Rheum Dis Clin North Am 20:129–158

Wooten MD, Jasin HE (1996) Vasculitis and lymphoproliferative diseases. Semin Arthritis Rheum 26:564–574

Kapitel 20

Symptome der Immundefizienz und Autoimmunität 20

F. Hiepe

INHALT

Die erste Beschreibung eines Patienten mit einem Immundefekt, bei dem die γ-Globuline im Serum nicht nachweisbar waren, erfolgte 1952 durch Bruton. In der Folgezeit wurden über 50 verschiedene angeborene Immundefekte entdeckt, wobei in den letzten Jahren große Fortschritte bei der Aufklärung der molekularen Mechanismen erzielt wurden. Im Rahmen dieser Immundefizienzen sind ein oder mehrere Komponenten des Immunsystems wie T-, B- und NK-Lymphozyten, Phagozyten sowie Komplementproteine beteiligt. Mit Ausnahme des selektiven IgA-Mangels treten die angeborenen Immundefizienzen sehr selten auf.

Klinisch steht bei den Immundefekten die Infektanfälligkeit im Vordergrund. Bei den Antikörpermangelsyndromen sowie Komplement- und Phagozytosedefekten werden v.a. rezidivierende bakterielle Infektionen beobachtet. Bei Störungen der zellulären Immunität kommt es insbesondere zu foudroyant oder rezidivierend verlaufenden opportunistischen Infektionen mit Viren, Pilzen oder Protozoen. Oft werden therapierefraktäre Diarrhöen beschrieben. Dies trifft auch auf die wichtigste erworbene Immunmangelkranktheit Aids zu. Die bei Aids charakteristische generalisierte Lymphadenopathie und/oder Hepatosplenomegalie treten bei angeborenen Immundefizienzen in der Regel nicht auf.

Bemerkenswert ist die Häufung von Autoimmunphänomenen und Autoimmunerkrankungen sowie von Symptomen, die einer Autoimmunerkrankung ähneln, bei Immundefizienzen.

20.1 Symptome der Immundefizienz

Die Immundefizienzen lassen sich in angeborene (primäre) und erworbene (sekundäre) Erkrankungen unterteilen (s. folgende Übersicht).

Das hervorstechende Merkmal der Immundefizienz ist die Infektanfälligkeit.

CAVE

Die Erscheinungen sind am ausgeprägtesten bei den angeborenen Immundefekten.

Einteilung der Immundefizienzen

Angeborene (primäre) Immundefekte

1. *Humorale Immundefekte*
   - X-chromosomale Agammaglobulinämie Bruton
   - autosomal-rezessive Agammaglobulinämie
   - selektiver IgA-Mangel
   - selektiver IgM-Mangel
   - selektiver Mangel von IgG-Subklassen (mit oder ohne IgA-Mangel)
   - Immunglobulinmangel mit erhöhtem IgM (Hyper-IgM-Syndrom)
   - Antikörpermangel bei normalem Immunglobulinspiegel
   - transitorische Hypogammaglobulinämie des Säuglings
   - Deletionen von Schwerkettengenen der Immunglobuline
   - κ- und λ-Ketten-Defekte
   - variable Immundefektsyndrome (Common variable immunodeficiency)
2. *Immundefekte mit vorwiegendem Befall des T-Zell-Systems*
   - Schwere kombinierte Immundefekte (SCID)
   - kombinierter Immundefekt (Nezelof-Syndrom)
   - Immundefekte, die mit anderen Fehlbildungen assoziiert sind:
     - DiGeorge-Syndrom
     - Ataxia teleangiectatica (Louis-Bar-Syndrom)
     - Wiskott-Aldrich-Syndrom (WAS)
     - chronische mukokutane Candidiasis
     - Immundefekt mit dysproportioniertem Minderwuchs
     - Hyper-IgE-Syndrom (Hiob- oder Buckley-Syndrom)

3. *Defekt der Granulozyten und Makrophagen*
   - Leukozytenadhäsionsdefekte
   - Aktindysfunktion
   - Mangel an spezifischer Granula
   - Chediak-Higashi-Syndrom
   - IgG_2-Rezeptor-(CD32-)Defekt
   - septische Granulomatose
   - Interferon-γ-Rezeptor-Defekt

4. *Defekte des Komplementsystems*

Erworbene (sekundäre) Immundefekte

1. *Infektionen*
   - Viren (HIV, Masern, Röteln, CMV, EBV)
   - Bakterien (Treponemen, Mykobakterien)
   - Parasiten (Protozoen, Helminthen)
   - Pilze

2. *Malnutrition*

3. *Proteinverlust*
   - nephrotisches Syndrom
   - enteraler Eiweißverlust

4. *Immunsuppressive Therapie*

5. *Maligne Erkrankungen*

6. *Stoffwechselerkrankungen*
   - Diabetes mellitus
   - M. Cushing

7. *Polytrauma und Verbrennungen*

20.1.1 Epidemiologie

Betroffen sind meist Kinder im 1. Lebensjahr. Je früher Infektionen beobachtet werden, um so höher ist in der Regel der Schweregrad des Immundefekts. Schwere kombinierte Immundefekte, die das humorale und zelluläre Immunsystem betreffen, manifestieren sich im frühen Säuglingsalter und bedingen auch Gedeihstörungen. Die Knochenmarktransplantation kann diese Kinder vor dem frühzeitigen Tod retten. Humorale Immundefekte bzw. B-Zell-Defekte führen oft erst zu Infektionen, wenn die mütterliche Leihimmunität nach dem 8.–12. Lebensmonat nachgelassen hat, oder sie treten noch später auf.

Tabelle 20.1. Empfohlene Screeninguntersuchungen bei Verdacht auf eine Immundefizienz

Immundefizienz	Test
Alle	Blutsenkungsgeschwindigkeit, Blutbild einschließlich Differentialblutbild, Untersuchung der Erythrozyten auf Howell-Jolly-Körper, Thrombozytenzahl
Antikörper	Quantifizierung der Immunglobuline, Isoagglutinintiter (Anti-A, Anti-B), Antidiphtherie-, Antitetanusantikörpertiter und Antipneumokokkenantikörpertiter: wenn die Titer anormal sind, Wiederholung nach Immunisierung
T-Zellen	Absolute Lymphozytenzahl, Intradermaltest auf Candida albicans 1:1000 oder, wenn negativ, 1:100
Phagozytose	Absolute Neutrophilenzahl, Nitroblautetrazoliumtest (NBT-Test)
Komplement	CH50, C3, C4

20.1.2 Diagnostik

Als Hinweise auf einen angeborenen Immundefekt gelten:

- persistierende Infektionen mit schlechtem Ansprechen auf die Therapie,
- Infektionen durch ungewöhnliche, normalerweise nichtpathogene Erreger,
- eingeschränkte Immunität nach typischen Kinderkrankheiten oder Impfungen,
- familiäre Häufung von Infektionen und ungeklärten Todesfällen sowie von malignen Erkrankungen, Autoimmunerkrankungen, rheumatischen Erkrankungen und gastrointestinalen Erkrankungen.

Die erforderlichen Screeninguntersuchungen bei dem Verdacht auf einen Immundefekt sind in Tabelle 20.1 zusammengefaßt.

20.1.3 Klinik

Infektionen bei Immundefekten

Typische Infektionslokalisationen betreffen v.a.:

- die oberen und unteren Atemwege (Otitis, Mastoiditis, Sinusitis, Bronchitis, Pneumonie),
- Hautinfektionen,
- schwere gastrointestinale Infektionen.

Sepsis, Meningitis, Osteomyelitis, septische Arthritis und andere schwere Infektionen sind ebenfalls bei Immundefekten häufiger zu beobachten, dann jedoch meistens als terminales Ereignis. Zwischen der Art des Immundefekts und dem zur Infektion führenden Erregerspektrum existieren Zusammenhänge.

■ **Antikörpermangelsyndrome.** Hier stehen bakterielle Infektionen im Vordergrund, insbesondere solche durch Staphylokokken, Pneumokokken, Streptokokken und Haemophilus influenzae. Hinweise auf eine besondere Anfälligkeit gegenüber Virusinfektionen sind seltener, wobei eine gewisse Empfänglichkeit für bestimmte Formen der Virusenzephalitis und -meningitis zu bestehen scheint. Auffallend chronisch können ECHO-Virusinfektionen verlaufen.

■ **Komplementdefekte.** Diese sind mit Pneumokokken- und Meningokokkeninfektionen, die zu rezidivierenden Pneumonien bzw. Meningitiden führen, assoziiert.

■ **Granulozytendefekte.** Hierbei werden insbesondere bakterielle Infektionen mit Staphylococcus aureus und Pilzinfektionen mit Candida oder Aspergillus beschrieben.

■ **Zelluläres Immunsystem.** Charakteristisch für Defekte des zellulären Immunsystems sind rezidivierende Virus-, Pilz- und Protozoeninfektionen, v.a. aber opportunistische Infektionen.

■ **Immundefizienzen.** Durchfälle und Malabsorption gehören zu den häufigen Begleiterscheinungen von Immundefizienzerkrankungen.

■ **Selektiver IgA-Mangel.** Hierbei finden sich gehäuft:

- Malabsorption,
- Zöliakie,
- M. Crohn,
- Colitis ulcerosa.

■ **Variable Immundefektsyndrome.** 50% der Patienten mit einem variablen Immundefektsyndrom klagen über gastrointestinale Symptome.

Allergieneigung und Immundefekte
Bei einigen Immundefekten besteht eine Allergieneigung.

■ **Selektiver IgA-Mangel.** So muß beim totalen selektiven IgA-Mangel mit einer anaphylaktischen Reaktion auf Immunglobulinpräparate, die IgA enthalten, gerechnet werden. Der selektive IgA-Mangel ist mit atopischen Erkrankungen wie allergischer Rhinitis, Asthma, Urtikaria und Ekzem assoziiert.

■ **Wiskott-Aldrich-Syndrom.** Bei dem Wiskott-Aldrich-Syndrom entwickelt sich in den ersten Lebensmonaten ein Ekzem, das der atopischen Dermatitis entspricht.

■ **Hyper-IgE-Syndrom.** Ein schon bald nach der Geburt auftretendes Ekzem ist auch ein typisches Symptom des Hyper-IgE-Syndroms.

■ **C1-Inhibitor-Defekt.** Der C1-Inhibitor-Defekt führt aufgrund des gesteigerten Komplementverbrauchs und der Freisetzung von Kininen zu dem Krankheitsbild des hereditären angioneurotischen Ödems.

Laborparameter bei Immundefekten
■ **Antikörpermangelsyndrome.** Bei den reinen Antikörpermangelsyndromen finden sich in der Regel keine charakteristischen Blutbildveränderungen. Patienten mit einem Hyper-IgM-Syndrom entwickeln häufig eine zyklische oder persistierende Neutropenie, Thrombozytopenie, hämolytische Anämie sowie Hepatosplenomegalie und zervikale Lymphknotenschwellung. Bei Defekten der zellulären Immunität lassen sich normalerweise Lymphozytopenien nachweisen. Mitogene Lymphozytenproliferationstests und Intrakutantests fallen negativ aus.

■ **Wiskott-Aldrich-Syndrom.** Die Thrombozytopenie gehört neben dem Ekzem und der Infektanfälligkeit zu der klassischen Symptomentrias des Wiskott-Aldrich-Syndroms. Bereits bei Geburt kann eine ausgeprägte Thrombozytopenie mit petechialen Hautblutungen bestehen. Später dominieren gastrointestinale und intrakranielle Blutungen.

■ **Hyper-IgE-Syndrom.** Eine ausgeprägte Eosinophilie im Blutbild und Speichel sowie eine massive Erhöhung des IgE-Spiegels im Serum bereits in den ersten Lebenswochen gelten als diagnostisch richtungsweisend für das Hyper-IgE-Syndrom.

Endokrinologische Störungen bei Immundefekten
Endokrinologische Störungen lassen sich ebenfalls in Verbindung mit Immundefizienzen beobachten.

■ **Chronische mukokutane Candidiasis.** Bei der chronischen mukokutanen Candidiasis entwickeln 20% der Patienten eine autoimmune Polyendokrinopathie. Beobachtet werden hierbei:

- Hypoparathyreoidismus,
- M. Addison,
- Hypothyreose,
- Diabetes mellitus oder
- Verminderung der ACTH-Produktion.

■ **Ataxia teleangiectatica.** Auch bei der Ataxia teleangiectatica können die endokrinologischen Störungen alle Drüsen betreffen. Bei über 50% der Patienten besteht eine gestörte Glukosetoleranz. Ein insulinpflichtiger Diabetes mellitus wird bei 5% der Fälle beobachtet.

Fehlbildungen bei Immundefekten
Bestimmte Immundefekte sind mit Fehlbildungen assoziiert.

▪ **DiGeorge-Syndrom.** Das DiGeorge-Syndrom beruht auf einer embryonalen Hemmungsmißbildung im Bereich der 3. und 4. Schlundtasche, das durch eine Hypoplasie oder Aplasie von Thymus und Parathyreoidea, Herz- und/oder Gefäßmißbildungen sowie Gesichtsdysmorphien mit tiefsitzenden dysplastischen Ohren, Mikrogenie, Gaumenspalte, Fischmund und antimongoloider Lidachsenstellung charakterisiert ist.

▪ **Immundefekt mit dysproportioniertem Minderwuchs.** Bei dem Immundefekt mit dysproportioniertem Minderwuchs besitzen die Patienten im Vergleich zum Stamm kurze Extremitäten aufgrund einer metaphysären oder spondyloepiphysären Dysplasie. Kinder, die an dem Typ II mit einem isolierten T-Zell-Defekt erkrankt sind, haben einen spärlichen, dünnen Haarwuchs infolge einer Knorpel-Haar-Dysplasie.

▪ **Ataxia teleangiectatica.** Zerebelläre Ataxie und Teleangiektasien der Haut und Konjunktiven in Kombination mit rezidivierenden bronchopulmonalen Infektionen definieren die Ataxia teleangiectatica. Bei diesen Kindern manifestiert sich die zerebelläre Ataxie im 2. Lebensjahr, wobei sie zu diesem Zeitpunkt häufig als motorische Ungeschicklichkeit verkannt wird. Ab dem 3.–5. Lebensjahr entwickeln sich die Teleangiektasien an den Konjunktiven und später an den Ohren, im Schulter-Hals-Bereich und an den Beugeseiten der Arme.

▪ **Hyper-IgE-Syndrom.** Vergröberte Gesichtszüge finden sich beim Hyper-IgE-Syndrom, das außerdem mit einer Überstreckbarkeit der Gelenke, Minderwuchs und Osteoporose assoziiert sein kann.

Maligne Tumoren bei Immundefekten
! Bei einem Teil der angeborenen Immundefizienzen besteht eine Syntropie mit malignen Tumoren.

- Eine Häufung von Kolonkarzinomen wird bei der X-chromosomal vererbten Agammaglobulinämie beschrieben.
- Ungefähr 10% der Patienten mit einem selektiven IgA-Mangel entwickeln Neoplasien (Lymphome, Thymome, Lungentumoren).
- Bei dem Hyper-IgM-Syndrom können gelegentlich B-Zell-Non-Hodgkin-Lymphome auftreten.
- Ein erhöhtes Risiko für die Entstehung von Leukämien, Lymphomen und/oder Karzinomen besteht bei der Ataxia teleangiectatica.
- Für das Wiskott-Aldrich-Syndrom ist eine deutlich erhöhte Inzidenz von lymphoretikulären Malignomen beschrieben.
- Vereinzelt gibt es Mitteilungen über Lymphome als Spätkomplikation des Hyper-IgE-Syndroms.

Autoimmunerkrankungen bei Immundefekten
Auffällig ist das gehäufte Auftreten von Autoimmunerkrankungen bei den verschiedenen Immundefekten (s. Tabelle 20.2). Hierzu gehören Erkrankungen aus dem rheumatischen Formenkreis wie

- chronische Polyarthritis (Rheumafaktor negativ),
- SLE,
- Dermatomyositis,
- Polymyositis,
- Sklerodermie,
- Sjögren-Syndrom,
- Vaskulitiden,
- autoimmune Zytopenien,
- endokrinologische Erkrankungen (Thyreoiditis, M. Basedow, M. Addison, Diabetes mellitus),
- entzündliche Darmerkrankungen (Zöliakie, chronisch-atrophische Gastritis und perniziöse Anämie, M. Crohn, Colitis ulcerosa) und
- Glomerulonephritiden.

20.1.4 HIV-Infektion

Die Übertragung des Retrovirus HIV-1 führt zu einer chronischen, fortschreitenden Infektion, die auf die Zellen der Monozytenlinie und CD4-T-Zellen beschränkt ist. In der Initialphase mit rascher Virusreplikation und hoher Virämie, die jedoch durch das Immunsystem unterdrückt wird, bemerkt ein Teil der Patienten eine grippe- oder mononukleoseähnliche Symptomatik. Nach einer über Jahre anhaltenden Latenzphase entwickelt sich Aids, das charakterisiert ist durch verschiedene opportunistische Infektionen und andere Infektionen sowie maligne Erkrankungen.

Klinik

Rheumatische Erkrankungen
Im Rahmen der HIV-Infektion können rheumatische Symptome oder Erkrankungen auftreten. Als eine direkte Konsequenz des Immundefekts werden beobachtet:

- septische Arthritis,
- Osteomyelitis,
- Pyomyositis.

Tabelle 20.2. Symptomatik von ausgewählten Immundefizienzen und ihre Assoziation zu Autoimmunerkrankungen

Immundefizienz	Symptomatik	Assoziation zu Autoimmunerkrankungen
X-chromosomal vererbte Agammaglobulinämie („X-linked agammaglobulinemia", XLA)	Rezidivierende Infektionen der oberen und unteren Atemwege, Sepsis, Meningitis, Pyodermien ab dem 6. Lebensmonat	Rheumafaktor-negative chronische Polyarthritis, Dermatomyositis
Variable Immundefektsyndrome („common variable immunodeficiency", CVID)	Beginn im 2. Lebensjahrzehnt mit rezidivierenden bakteriellen Infektionen der unteren und oberen Atemwege, chronisch-progressive Lungenveränderungen mit Bronchiektasen	Malabsorption, chronisch-atrophische Gastritis, perniziöse Anämie, hämolytische Anämie, Thyreoiditis, Alopezia areata, Polymyositis, Vitiligo, Polyarthritis, Keratoconjunctivitis sicca
Selektiver IgM-Mangel	Rezidivierende bakterielle Infektionen	SLE
Hyper-IgM-Syndrom	Schwere bakterielle Infektionen (Otitis media, bronchopulmonale Infektionen, Sepsis) ab Ende des 1. Lebensjahrs, Hepatosplenomegalie, zervikale Lymphknotenschwellung	Hämolytische Anämie, Thrombozytopenie, zyklische oder persistierende Neutropenie
Selektiver IgA-Mangel	50% der Patienten symptomfrei, Neigung zu Infektionen der Atemwege, des Gastrointestinal- und Urogenitaltrakts	M. Crohn, Colitis ulcerosa, Zöliakie, Malabsorption, chronische Polyarthritis, SLE, Dermatomyositis, Sjögren-Syndrom, Autoimmunhepatitis, M. Addison, Diabetes mellitus, Thrombozytopenie, hämolytische Anämie
Hyper-IgE-Syndrom	Ausgedehnte rezidivierende Abszesse, insbesondere der Haut, rezidivierende Otitiden, Sinusitiden, Pneumonien, Ekzem, Minderwuchs, Osteoporose	SLE, Keratokonjunktivitis
Schwerer kombinierter Immundefekt (SCID)	Im Säuglingsalter häufig auftretende Diarrhöen, Pneumonien, Otitis, Sepsis und kutane Infektionen, persistierende Infektionen u.a. mit Candida albicans, Pneumocystis carinii, Varizella, Adenoviren, Masern, Parainfluenza 3, CMV, EBV, BCG	
Kombinierter Immundefekt (Nezelof-Syndrom)	Rezidivierende oder chronische pulmonale Infektionen, Gedeihstörungen, orale oder kutane Candidiasis, chronische Diarrhö, rezidivierende Hautinfektionen, gramnegative Sepsis, urogenitale Infektionen, Varizella	Hämolytische Anämie, Thrombozytopenie, SLE
Ataxia teleangiectatica (Louis-Bar-Syndrom)	Bronchopulmonale Infektionen, Teleangiektasien der Konjunktiven und Haut, progrediente zerebelläre Ataxie	Insulinpflichtiger Diabetes mellitus
Thymushypoplasie (DiGeorge-Syndrom)	Hypokalzämische Krämpfe (Hypoparathyreoidismus), Virus-, Pilz- und mykobakterielle Infektionen, Pneumocystis-carinii-Pneumonie, therapieresistente Diarrhöen, kongenitale Herz- und/oder Gefäßmißbildungen, Gesichtsdysmorphien	
Wiscott-Aldrich-Syndrom	Trias: Thrombozytopenie, Ekzem, Infektanfälligkeit (Otitis media, Pneumonien, Sepsis, Meningitis, später virale Infektionen)	Arthritis, Vaskulitis
Chronische mukokutane Candidiasis	Chronische Candidiasis der Haut, Nägel und Schleimhäute	Autoimmune Polyendokrinopathie, Alopezie
C1q-Defekt	Infektionen, insbesondere mit Pneumokokken und Staphylococcus aureus	SLE, mesangiokapilläre Glomerulonephritis, Poikilodermia congenita
C1r-Defekt	Infektionen mit Staphylococcus aureus, Mykobakterien, Varicella-zoster-Virus (VZV)	SLE, lupusähnliches Syndrom, Glomerulonephritis
C1s-Defekt	Infektionen mit Mykobakterien	SLE
C1-Inhibitor-Defekt	Hereditäres angioneurotisches Ödem	SLE, diskoider LE
C4-Defekt	Infektionen	SLE, Sjögren-Syndrom, Purpura Schoenlein-Henoch, IgA-Nephropathie, Dermatomyositis, Sklerodermie, M. Basedow
C2-Defekt	Infektionen	SLE, diskoider LE, Glomerulonephritis, Polymyositis, Purpura Schoenlein-Henoch
C3-Defekt	Rezidivierende pyogene Infektionen	Vaskulitis, lupusähnliches Syndrom, Glomerulonephritis

Tabelle 20.2. (Fortsetzung)

Immundefizienz	Symptomatik	Assoziation zu Autoimmunerkrankungen
C5-Defekt	Neisseria-Infektionen	SLE
C6-Defekt	Neisseria-Infektionen	
C7-Defekt	Neisseria-Infektionen	SLE, chronische Polyarthritis, Raynaud-Phänomen und Sklerodaktylie, Vaskulitis
C8-Defekt	Neisseria-Infektionen	SLE
C9-Defekt	Neisseria-Infektionen	
Faktor-I-Defekt	Neisseria-Infektionen	Vaskulitis, aseptische Meningitis
Faktor-H-Defekt	Pyogene Infektionen	Glomerulonephritis, hämolytisch-urämisches Syndrom
Properdin-Defekt	Neisseria-Infektionen	
Faktor-D-Defekt	Neisseria-Infektionen	

Mit einer Prävalenz von 5% kommen HLA-B27-assoziierte Spondylarthropathien bei HIV-Infizierten vor. Bei dem HIV-assoziierten Reiter-Syndrom lassen sich 2 Verlaufsformen unterscheiden:

- Die sog. kumulierende Verlaufsform entwickelt ihre volle Intensität über Wochen bis Monate und ist assoziiert mit einer polyartikulären, asymmetrischen Arthritis, die durch synoviale Proliferation, Destruktionen und juxtaartikuläre Osteoporose charakterisiert ist. Dieses klinische Bild mit der stärkeren Beteiligung der oberen Extremität ähnelt dem der Psoriasisarthritis.
- Die intermittierende Form, die durch eine Oligoarthritis mit bevorzugter Manifestation der Knie- und Sprunggelenke charakterisiert ist, erinnert eher an das klinische Bild des Reiter-Syndroms bei HIV-negativen Patienten. Schwere Enthesiopathien der Achillessehne und der plantaren Faszien können aufgrund der Schmerzen zu Gangstörungen führen. Die Häufigkeit von Konjunktivitis und Iritis sowie der Achsenskelettbeteiligung ist niedriger als bei HIV-negativen Patienten. Die Hautmanifestation (Keratoma blennorrhagicum) ist häufig sehr auffallend und persistiert. Dieses Exanthem, das gewöhnlich palmar und an den Fußsohlen lokalisiert ist, kann sich über den ganzen Körper ausbreiten, so daß es nicht mehr von einer pustulösen Psoriasis unterscheidbar ist. Schwere Nagelveränderungen werden oft von einer Beteiligung der DIP-Gelenke begleitet. Sie manifestieren sich klinisch als Onychodystrophie mit oder ohne subungualer Hyperkeratose und gelber Verfärbung der Nägel.

Autoimmunerkrankungen in der Latenzphase

Insbesondere in der späten Latenzphase der HIV-Infektion können klinische Bilder auftreten, die Autoimmunerkrankungen ähneln.

■ **HIV-assoziierte Nephropathie.** Hierzu gehört die HIV-assoziierte Nephropathie: eine rapid-progressive fokal-segmentale Glomerulosklerose, die vorwiegend bei afrikanischen HIV-Patienten beobachtet wird.

Bei 5–10% der Nierenbiopsien von HIV-Patienten sind die histologischen Veränderungen nicht von denen zu differenzieren, die beim SLE gefunden werden.

■ **Lymphozytosesyndrom (DILS).** Das diffus infiltrierende Lymphozytosesyndrom (DILS), das bei HIV-infizierten Kindern bis zu einem Alter von 14 Jahren oft als Erstmanifestation der perinatal erworbenen HIV-Infektion und bei erwachsenen Patienten im Alter von 22–62 Jahren auftritt, weist Merkmale des Sjögren-Syndroms mit Xerostomie und Xerophthalmie auf. Charakteristisch ist eine ausgeprägte Parotisschwellung bei fast allen Patienten. Histologisch findet sich eine Infiltration mit CD8+-Lymphozyten, während beim Sjögren-Syndrom die Infiltrate aus CD4+-Zellen bestehen (s. Tabelle 20.3).

Tabelle 20.3. Vergleichende Darstellung der klinischen und immunologischen Befunde bei Sjögren-Syndrom und DILS

	Sjögren-Syndrom	DILS
Parotis:	Moderat vergrößert	Stark vergrößert
Xerostomie:	Häufig	Häufig
Xerophthalmie:	Häufig	Häufig
Extraglanduläre Manifestationen:	Selten (pulmonale, gastrointestinale, renale, neurologische Beteiligung möglich)	Häufig (pulmonale, gastrointestinale, renale und neurologische Beteiligung)
Autoantikörper:	Häufig (ANA, Rheumafaktor, Anti-Ro/SS-A, Anti-La/SS-B)	Seltener Nachweis von ANA, Rheumafaktor, Anti-Ro/SS-A, Anti-La/SS-B
HLA-Assoziation:	B8, DR2, DR3	DR5, DR6 (Afrikaner), DR6 (Kaukasier)
Histologie (Phänotyp des lymphozytären Infiltrats)	CD4	CD8

Polymyositisähnliches Krankheitsbild. HIV-infizierte Patienten können ein polymyositisähnliches Krankheitsbild entwickeln, das sich auch histologisch kaum von der klassischen Polymyositis unterscheidet. Abzugrenzen ist dieses Krankheitsbild von medikamententoxischen (Zidovudintherapie) Ursachen und opportunistischen Infektionen (Toxoplasmose).

Vaskulitiden. Vaskulitiden, die bei HIV-Infizierten beobachtet werden, können die kleinen Gefäße im Sinne der Hypersensitivitätsvaskulitis und die mittelgroßen Gefäße (Panarteriitis nodosa) betreffen sowie als primäre Angiitis des ZNS in Erscheinung treten.

20.2 Symptome der Autoimmunität

Autoimmunerkrankungen finden sich in allen klinischen Fachdisziplinen wieder. Mit einer Häufigkeit von 3% stellen sie eine wichtige Erkrankungsgruppe dar. Aus klinischen Gesichtspunkten lassen sich die Krankheitsbilder in organspezifische und organunspezifische, systemische Autoimmunerkrankungen sowie in eine intermediäre Gruppe einordnen (s. Tabelle 20.4). Sie verlaufen chronisch-progredient oder chronisch-rezidivierend. Spontane Remissionen sind möglich.

Tabelle 20.4. Einteilung der Autoimmunerkrankungen. (Mod. nach Feltkamp 1999)

Organspezifische Autoimmunerkrankungen
- Autoimmune Thyreoiditis
  - Hashimoto-Thyreoiditis
  - primäres Myxödem
  - M. Basedow
- Autoimmune Gastritis
  - Perniziöse Anämie
- Autoimmune Adrenalitis
  - M. Addison
- Autoimmunerkrankungen der Blutzellen
  - autoimmunhämolytische Anämie
  - autoimmune Granulozytopenie
  - autoimmune Lymphozytopenie
  - autoimmune Thrombozytopenie

Organunspezifische (systemische) Autoimmunerkrankungen
- Systemischer Lupus erythematodes (SLE)
- Sjögren-Syndrom
- Polymyositis/Dermatomyositis
- Sklerodermie
- „Mixed connective tissue disease" (MCTD)
- Chronische Polyarthritis
- Juvenile chronische Arthritis
- Antiphospholipidsyndrom
- Systemische Vaskulitiden

Intermediäre Gruppe von Autoimmunerkrankungen
- Myasthenia gravis
- Thymom
- Autoimmune Hepatitis
- Primär-biliäre Zirrhose
- Pemphigus
- Pemphigoid
- Goodpasture-Syndrom

Tabelle 20.5. Leitsymptome von ausgewählten entzündlich-rheumatischen Erkrankungen

Erkrankung	Wichtige klinische Befunde
SLE	Schmetterlingserythem, Sonnenempfindlichkeit, Nephritis, Serositis, Leukopenie, Thrombopenie, nichterosive Arthritis
Sklerodermie	Raynaud-Phänomen, Sklerodaktylie, starre Mimik, verkürztes Zungenbändchen, Tabakbeutelmund, Ösophagusmotilitätsstörungen, Lungenfibrose, subkutane Kalzinose
Polymyositis/ Dermatomyositis	proximale Muskelparesen, zusätzlich Dermatitis bei DM
MCTD	Raynaud-Phänomen, Wurstfinger, Myositis, pulmonale Hypertonie
Sjögren-Syndrom	Keratoconjunctivitis sicca, Xerostomie, Parotitis
Antiphospholipid-syndrom	Arterielle und venöse Thrombosen, rezidivierende Aborte, Thrombozytopenie, Apoplex, Livedo reticularis, pulmonale Hypertonie
Wegener-Granulomatose	Chronische Rhinitis, Sinusitis, Otitis media, Episkleritis, Hämoptoe, Pseudokavernen in der Lunge, Nephritis
Panarteriitis nodosa	Fieber, Polyneuropathie oder Mononeuritis multiplex, Koronaritis, akutes Abdomen
Mikroskopische Polyangiitis	Rapid-progressive Glomerulonephritis hämorrhagische Alveolitis
Churg-Strauss-Vaskulitis	Allergien, Asthma bronchiale, Eosinophilie, Sinusitis, Neuritis, Lungeninfiltrate
Hypersensitivitäts-angiitis	Palpable Purpura, gastrointestinale Beschwerden und Blutung, IgA-Nephropathie
Arteriitis temporalis	Kopfschmerzen, entzündlich geschwollene und druckschmerzhafte Temporalarterie, Sehstörungen, Fieber, Gewichtsabnahme, Alter >60 Jahre
Polymyalgia rheumatica	Muskelschmerzen und -schwäche in der Nacken-Schulter-Oberarm-Region und/oder im Becken-Oberschenkel--Bereich, Gewichtsabnahme, Alter >60 Jahre
Chronische Polyarthritis	Morgensteifigkeit, Beginn der Arthritis an den kleinen Gelenken (Hand-, Finger- und Zehengelenke), später auch der großen Gelenke, symmetrischer Befall, im fortgeschrittenen Stadium schwere Gelenkdeformierungen, Rheumaknoten
Rezidivierende Polychondritis	Chondritis der Ohrmuscheln, des Nasenknorpels und des Respirationstraktes, Arthritis, Skleritis

20.2.1 Klinik

Allgemeinsymptome

Die Symptomatik hängt wesentlich von der Art der Autoimmunerkrankung und den befallenen Organen ab. Insbesondere bei den organunspezifischen Autoimmunerkrankungen können Allgemeinsymptome wie Fieber, Leistungsinsuffizienz und Gewichtsabnahme sowie rheumatische Beschwerden wie Arthralgien oder Arthritis und Myalgien oder Myositis auftreten.

Autoimmunerkrankungen als sekundäre Phänomene

In Tabelle 20.5 sind die Leitsymptome der verschiedenen Autoimmunerkrankungen dargestellt.

Bestimmte Autoimmunerkrankungen können sekundär bei anderen Autoimmunprozessen vorkommen. Dies trifft insbesondere auf das Sjögren-Syndrom und das Antiphospholipidsyndrom zu. So kann das Sjögren-Syndrom als sekundäre Form auftreten bei

- anderen Kollagenosen (SLE, Sklerodermie, MCTD, Myositiden),
- chronischer Polyarthritis,
- Polychondritis,
- autoimmuner Hepatitis,
- primär-biliärer Zirrhose,
- autoimmuner Thyreoiditis,
- Adrenalitis.

Das Antiphospholipidsyndrom kann den Krankheitsverlauf beim SLE komplizierter gestalten und wird auch bei anderen Kollagenosen und chronischer Polyarthritis beobachtet. Auch Assoziationen von verschiedenen anderen Autoimmunerkrankungen sind möglich. So bestehen Syntropien zwischen Sklerodermie und primär-biliärer Zirrhose, Colitis ulcerosa und sklerosierender Cholangitis sowie autoimmunhämolytischer Anämie und autoimmuner Thrombozytopenie (Evans-Syndrom). Die autoimmune Thyreoiditis kann mit einer perniziösen Anämie, autoimmunen Adrenalitis (Schmidt-Syndrom) und Hypoparathyreoidismus, autoimmunen Thrombozytopenie oder M. Paget assoziiert sein. Eine Kombination von perniziöser Anämie mit Vitiligo oder dem M. Paget ist ebenfalls beschrieben.

Literatur

Borte M (1999) Immunmangelkrankheiten. In: Baenkler (Hrsg) Medizinische Immunologie. Ecomed, Erlangen

Shoenfeld Y (ed) (1999) The decade of autoimmunity. Elsevier, Amsterdam

Kapitel 21

Spezielle Aspekte der Symptomatologie im Kindesalter

H. Michels

Inhalt

Zu den Ursachen, warum man im Kindesalter mit einer unterschiedlichen Symptomatologie im Vergleich zum Erwachsenenalter rechnen muß, gehören in erster Linie das Körperwachstum, die Ausreifung des Nerven- und Immunsystems und, damit zusammenhängend, die psychosoziale Entwicklung. Umgekehrt interferiert jede länger dauernde rheumatische Systemerkrankung mit dem Wachstum, mit der normalen psychomotorischen und -sozialen Entwicklung. Unterschiede zum Erwachsenenalter finden sich sowohl im Spektrum der in Frage kommenden rheumatischen Erkrankungen als auch in deren Ausprägung. Diese Unterschiede sind um so ausgeprägter, je jünger die Kinder sind. Jugendliche unterscheiden sich in ihrer Symptomatik nicht wesentlich von der des Erwachsenenalters, haben aber eigene altersspezifische Probleme.

21.1 Anamnese

Die Anamnese ist bei Säuglingen und Kleinkindern durch die Eltern zu erheben, erst ab dem Schulalter wird das Kind zumindest Teile seiner Krankengeschichte selbst schildern können. Bei Jugendlichen sollte man gezielt primär den Patienten selbst befragen und die Eltern ergänzen lassen. Bei der Familienanamnese ist man fast immer auf die Angaben der Eltern angewiesen. Insbesondere bei jüngeren Kindern sollten die „Meilensteine" der körperlichen und psychosozialen Entwicklung erfragt werden (s. Tabelle 21.1), um Zusammenhänge bzw. Interferenzen mit der rheumatischen Grunderkrankung herauszuarbeiten und so diagnostische und therapeutische Hinweise zu bekommen. Die Impfanamnese darf im Kindesalter nicht vergessen werden; dabei interessieren u.a. mögliche zeitliche Zusammenhänge mit dem Krankheitsbeginn. Ebenso muß das soziale Umfeld einschließlich der Familienstruktur berücksichtigt werden.

21.2 Klinische Untersuchung

Im Gegensatz zu Erwachsenen, die die Sprechstunde in der Regel aus freiem Entschluß aufsuchen, muß der Arzt bei kleinen Kindern mit fehlender Kooperation rechnen. In kindgerechter Atmosphäre sollte er sich zunächst das Vertrauen des kleinen Patienten, v.a. auch das der Eltern erwerben, ehe er mit der klinischen Untersuchung beginnt. Andernfalls ist bei Kleinkindern Widerstand vorprogrammiert mit der Folge u.U. nicht verwertbarer Befunde bei letztendlich größerem Zeitaufwand. So kann situationsbedingt ein gesteigerter Muskeltonus vorliegen oder die Gelenke, vom Kind steif gehalten, sind nicht verläßlich untersuchbar. Überhaupt empfiehlt es sich, nicht sofort mit den „distanzlosen" Untersuchungen Palpation und Auskultation bzw. mit der Gelenkprüfung anzufangen, sondern eine intensive Inspektion voranzustellen, die bereits während der Erhebung der Anamnese mit der Beobachtung des Spontanverhaltens beginnt.

Spezielle rheumatologische Gesichtspunkte beziehen sich dabei auf die spontane Fortbewegung, Abstützreaktionen, aber auch auf feinmotorische Fertigkeiten wie Greifen oder Schreiben. Die sachgerechte Beurteilung der so erhobenen Befunde setzt Kenntnisse der kindlichen psychomotorischen Entwicklung und

Tabelle 21.1. Einige orientierende wichtige „Meilensteine" der Entwicklung bis zur Schulreife. (Mod. nach Mohnike u. Gahr 1994 sowie Kiphard 1979)

Alter (Jahre)	Grobmotorik	Feinmotorik	Sozial	Sprache
0,75 1	Sitzt frei läuft an der Hand	Greift kleines Kügelchen Pinzettengriff	Fremdelt Macht Wünsche ohne Schreien deutlich	Silbenketten wie „mamama" Schaut auf benanntes Objekt, „Mama" oder „Papa"
1,5	Läuft allein und sicher, auch rückwärts	Turm aus 2–4 Klötzchen	Versteht Gebote und Verbote	„Mama", „Papa" gezielt, zeigt auf benannten Körperteil
2	Geht treppauf und -ab, steht freihändig auf	Turm aus 6–7 Klötzchen	Wäscht und trocknet Hände	2-Wörter-Sätze, Wortschatz ≥50
2,5	Einbeinstand 1 s, treppauf im Wechselschritt	Turm aus 8 Klötzchen, zeichnet horizontale Linie nach	Zieht Schuhe an (noch nicht seitenkorrekt), spielt „Fangen"	Benennt Bild, befolgt 2 von 3 Aufforderungen
3	Dreiradfahren	Turm aus 10 Klötzchen	Kann leichte Spielregeln befolgen	Sagt Vor- und Nachnamen und ob Junge oder Mädchen
4	Einbeinstand 4–5 s, geht Treppen im Wechselschritt	Malt Kreis und Kreuz nach	Trennt sich leicht von der Mutter, zieht sich unter Anleitung allein an	Benennt Farben, kann Gegensätze angeben
6	Einbeinstand 10 s, Zehen-/ Hackengang rückwärts	Zeichnet Menschen mit 8–10 Teilen	Zieht sich ohne Anleitung an	Spricht grammatikalisch korrekt, unterscheidet rechts und links

ihrer Variationsbreite voraus (s. Tabelle 21.1). Selbstverständlich handelt es sich grundsätzlich um eine vollständige Untersuchung, bei der u. a. das gesamte Integument einschließlich der Fingernägel und der Behaarung ebenso überprüft werden muß wie die Lymphknoten und alle zugänglichen Gelenke sowie die primären und sekundären Geschlechtsmerkmale (s. Abb. 21.1). Für die Bestimmung der Hodengröße eignen sich das Orchidometer oder die sonograhische Volumenmessung.

21.3 Untersuchung des Bewegungsapparates

Bei der Untersuchung der Gelenke ist zu berücksichtigen, daß das normale Bewegungsausmaß bei Kindern in der Regel größer ist als bei Erwachsenen. Insofern kann eine vermeintlich freie Beweglichkeit bereits eine Funktionseinschränkung bedeuten. Bei einseitigem Befall kommt deshalb dem Seitenvergleich besondere Bedeutung zu. Dieser im Vergleich zu Erwachsenen größere Bewegungsumfang der Gelenke darf nicht mit der „Hypermobilität" verwechselt werden, die vorliegt, wenn 3 der folgenden 4 Kriterien erfüllt sind (Carter et al. 1964):

1. den Daumen an die Beugeseite des Unterarms bringen,
2. die Finger parallel zur Streckseite des Unterarms bringen,
3. die Ellenbogen- oder Kniegelenke >10° überstrecken,
4. die Füße können exzessiv dorsalflektiert und evertiert werden.

Während kleine Kinder noch zu etwa 30% in die Kategorie „hypermobil" fallen, sind es im Erwachsenenalter unter 10%. Hypermobilität, zunächst nicht als krankhaft zu werten, kann Ursache von Arthralgien sein. Mit krankhafter Hypermobilität sind verschiedene vererbbare Erkrankungen, u.a. das Ehlers-Danlos-, das Marfan- oder das Down-Syndrom, verbunden.

Die Einschätzung komplexer Bewegungsabläufe wie Laufen oder Greifen hat den Entwicklungsstand des Kindes zu berücksichtigen (s.Tabelle 21.1). Vermeintliche anatomische Abweichungen, die aber einer völlig normalen Entwicklung entsprechen, stellen der Säuglingsplattfuß, das Säuglings-O-Bein, das Kleinkind-X-Bein und der physiologische Knicksenkfuß dar.

21.4 Laboruntersuchungen, bildgebende Verfahren

Die Laboruntersuchungen unterscheiden sich zwar prinzipiell nicht von denen des Erwachsenenalters, doch sollten Blutabnahmen bei kleinen Kindern nach der Devise „so viel wie nötig, so wenig wie möglich" auf ein notwendiges Minimum reduziert werden. Zu den mit der Abnahme verbundenen Schmerzen kommt, daß

Abb. 21.1. Stadien der Entwicklung der Pubesbehaarung und der Brustentwicklung

	Stadien der Schambeharrung bei ♂ und ♀
PH 1	Präpuberal – keine Pubesbehaarung Genitalregion ist nicht stärker als das Abdomen beharrt.
PH 2	Spärliches Wachsturm von langen, leicht pigmentierten, flaumigen Haaren, glatt oder gering gekräuselt. Sie erscheinen hauptsächlich an der Peniswurzel bzw. entlang der großen Labien.
PH 3	Beträchtlich dunklere, kräftigere und stärker gekräuselte Haare. Behaarung geht über die Symphyse etwas hinaus. Auf Foto sichbar.
PH 4	Behaarung entspricht dem Erwachsenentyp, die Ausdehnung ist aber noch beträchtlich kleiner. Noch keine Ausbreitung auf die Innenseite der Oberschenkel.
PH 5	In Dichte und Ausdehnung wie beim Erwachsenen, aber nach oben horizontal begrenzt. Dreieckform.
PH 6	In 80% der Männer und 10% der Frauen kommt es zu weiterer Ausbreitung der Behaarung über PH 5 hinaus nach oben.

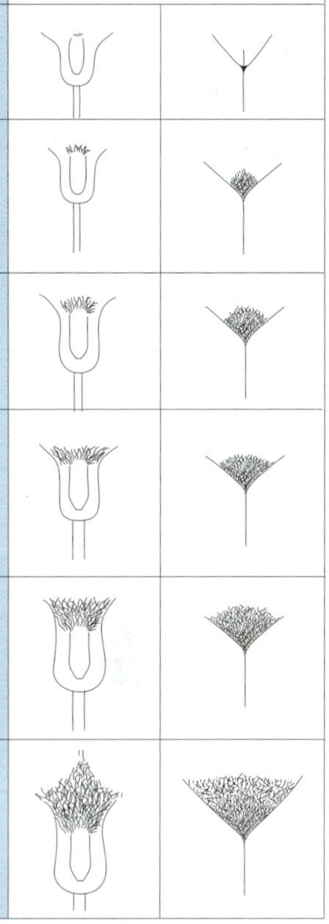

	Stadien der Brustentwicklung
B 1	Präpuberal: kein palpabler Drüsenkörper.
B 2	Brustknosper: leichte Vorwölbung der Drüse im Bereich des Warzenhofs. Vergrößerung des Areolendurchmessers gegenüber B 1.
B 3	Brustdrüse und Areola weiter vergrößert. Drüsen jetzt größer als der Warzenhof. Dieser ist jedoch ohne eigene Konturen.
B 4	Knospenbrust: Areolenund Warzen heben sich gesondert von der übrigen Drüse ab.
B 5	Vollentwickelte Brust: die Warzenhofvorwölbung hebt sich von der allgemeinen Brustkontur nicht mehr ab.

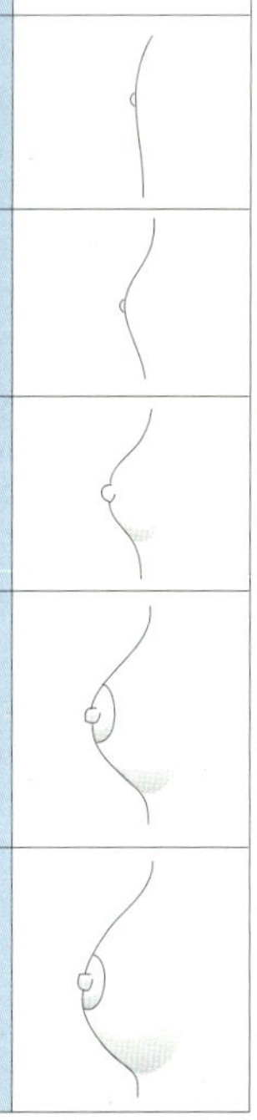

das Blutvolumen bei Kindern altersabhängig deutlich geringer ist als das der Erwachsenen und daß die rheumakranken Kindern ohnehin oft schon eine hypochrome Anämie aufweisen. Bei der Beurteilung von Laborwerten sind altersabhängige Abweichungen zum Erwachsenenalter besonders zu beachten.

Wegen der größeren Strahlensensibilität des wachsenden Organismus sollte die radiologische Diagnostik gezielt und sparsam eingesetzt werden. Vorrang hat die Sonographie. Bei Untersuchungen, die ein längeres Stillhalten des Kindes erfordern, wie bei der Kernspintomografie, ist bei Kleinkindern eine Sedierung, bei Säuglingen u.U. eine Narkose erforderlich.

21.5 Intraartikuläre Eingriffe

Die Angst in der Situation einer Gelenkpunktion kann von kleinen Kindern in der Regel nicht wie im Erwachsenenalter über den Willen kompensiert werden, sondern führt oft dazu, daß das Kind nicht still hält und sich wehrt. Dadurch kann die korrekte Durchführung der Punktion in Frage gestellt sein, verbunden mit der Gefahr einer Schädigung durch den Eingriff. Gelenkpunktionen erfordern deshalb bei Kleinkindern in aller Regel eine Sedierung (z.B. Midazolam 0,4 mg pro kg KG). Die Einstichstelle kann vor dem Eingriff mit einem Lokalanästhetika enthaltenden Pflaster (z.B. EMLA-Pflaster) perkutan anästhesiert werden. Wenn mehrere Gelenke gleichzeitig injiziert werden sollen oder wenn es sich um ein besonders ängstliches oder sehr junges Kind handelt, kann eine Narkose erforderlich sein. Insbesondere dann ist ein Risiko-Nutzen-Vergleich angezeigt. Bemerkenswert sind die bei hochentzündlichen Verläufen einer juvenilen chronischen Arthritis (JCA), insbesondere bei systemischer JCA, möglichen hohen Zellzahlen in der Synovia von bis zu 100 000/μl (dann meist Granulozyten). Hier muß dringend eine septische Arthritis ausgeschlossen werden.

Arthroskopien des Kniegelenks setzen im Kleinkindalter eine strenge Indikation voraus, weil es nach dem Eingriff ohne intensive Nachbehandlung nicht selten zu schwer therapierbaren Kontrakturen kommt. Arthroskopische Untersuchungen können differentialdiagnostische Bedeutung haben, etwa bei Verdacht auf eine villonoduläre Synovialitis, auf eine Fremdkörpersynovialitis oder auf ein intraartikuläres Hämangiom; sie sind im Regelfall jedoch verzichtbar.

21.6 Biopsien

Eine invasive Diagnostik sollte im Kindesalter auf das erforderliche Minimum reduziert werden. Biopsien können bei Erkrankungsbeginn eine Bedeutung für die Differentialdiagnose haben, z.B. die Knochenmarkpunktion bei Verdacht auf Leukämie. Bei Verdacht auf eine juvenile Dermatomyositis, auf ein Vaskulitissyndrom oder auf eine infantile Sarkoidose können Biopsien zur Diagnosesicherung beitragen. Allerdings muß gerade im Kindesalter ein solcher Eingriff gut geplant sein, damit das Material auch adäquat ausgewertet werden kann (Entnahmestelle? Spezielle Fixierung? Trockeneisversendung? Wohin soll das Biopsat geschickt werden? Ist eine unmittelbare Verarbeitung erforderlich, d.h. Entnahme in der 1. Wochenhälfte nötig?). Im Erkrankungsverlauf können sich Indikationen etwa bei Verdacht auf unerwünschte Medikamentenwirkungen, zur Beurteilung einer klinischen Nierenbeteiligung bei systemischem Lupus erythematodes oder bei Verdacht auf Erkrankungskomplikationen wie Amyloidose ergeben. Die subkutane Fettaspiration stellt eine schonende, auch und gerade im Kindesalter gut durchführbare Möglichkeit dar, den Verdacht auf eine AA-Amyloidose zu erhärten.

21.7 Dosierung von Medikamenten

Die Dosierung von Medikamenten muß die Unterschiede von Körpergröße und Körpergewicht in den verschiedenen Altersstufen berücksichtigen. Dies wird durch eine Dosierung pro kg Körpergewicht (KG) versucht. Nicht immer wird man damit der individuellen Situation des Kindes gerecht. Etwa erhalten normalgewichtige Kleinkinder eventuell eine relativ zu niedrige, übergewichtige Kinder u.U. eine zu hohe Dosis. Bei besonders sensiblen Dosierungen wird die Dosierung pro Quadratmeter Körperoberfläche (KOF) vorgezogen, z.B. bei der Verabreichung von Methotrexat (10–15 mg/m^2/Woche), Cyclosporin A (100 mg pro m^2 KOF pro Tag) oder Cyclophosphamid (500 mg m^2/Monat).

Erfahrungsformel zur Bestimmung der Körperoberfläche (KOF):

$$\text{KOF in m}^2 = \sqrt{(\text{Gewicht in kg} \cdot \text{Länge in cm}) : 3600}$$

21.8 Allgemeinsymptome

Bei Säuglingen und Kleinkindern ist man auf die Beobachtung angewiesen. Gezielte Klagen können nicht erwartet werden. Zu beachten sind insbesondere ein verändertes Spielverhalten, Bewegungsunlust, Trink-/Eßverweigerung, Gewichtsverlust, gestörter Schlaf, Schwitzen und Fieber.

21.9 Schmerzen

Kleine Kinder drücken Schmerz vorwiegend mittels Körpersprache aus und verbalisieren ihn weniger (Truckenbrodt 1993). Sie sind dann eher weinerlich, spielunlustig oder passen ihr Verhalten im Sinne einer Schmerzvermeidung an. So verweigern sie etwa Gehen oder Treppensteigen, zunächst nicht selten von den Eltern als „Unart" verkannt. Oft wird der Schmerz auch nicht lokalisiert oder sogar in eine andere Körperregion projiziert. So können „Knieschmerzen" ihre Ursache in einer Coxitis haben oder heftige Bauchschmerzen sind auf eine Pneumonie zurückzuführen.

Bei Gelenkschmerzen finden sich für verschiedene Gelenke unterschiedliche Reaktionsmuster, die grundsätzlich dadurch erklärbar sind, daß die Kinder die Gelenkposition mit der geringsten Schmerzhaftigkeit einnehmen. Bei vielen großen Gelenken, etwa dem Kniegelenk, handelt es sich um eine leichte Beugestellung, die unbehandelt in eine Beugekontraktur mündet. Im Handgelenk wird eine Ulnarabduktion der Mittelhand bei Radialabduktion der Finger beobachtet, verglichen mit der chronischen Polyarthritis also eine gegensätzliche Reaktionsweise („kindliche Handskoliose"). Tagsüber werden alle Bewegungen in der Schonhaltung durchgeführt, so daß sich pathologische Bewegungsmuster, die zu einer Fehlbelastung der Gelenkstrukturen führen, mehr und mehr einschleifen. Aus der Fehlhaltung kann sich so eine Fehlstellung entwickeln (s. Abb. 21.2). Nachts ist die Einnahme bestimmter Schmerz vermeidender Gelenkhaltungen nur eingeschränkt möglich, so daß die Kinder bei Schlafbewegungen wegen der dann entstehenden Schmerzen u.U. aufwachen und weinen.

Schmerz läßt sich schon im Kleinkindalter mit Hilfe der „Smilies" messen (s. Abb. 21.3). Bei älteren Kindern

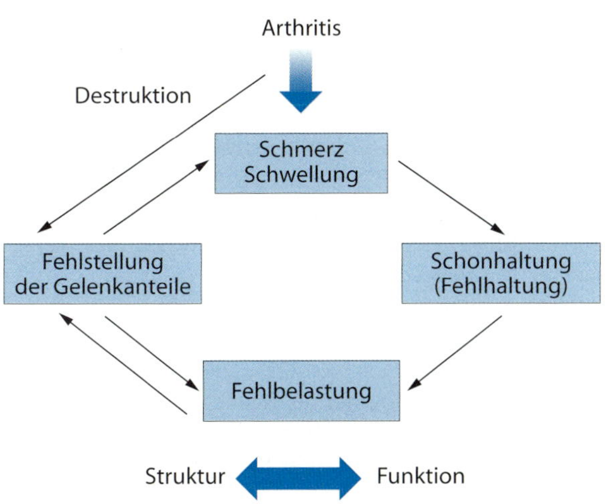

Abb. 21.2. Schmerzkreis zur Entstehung von Achsenfehlstellungen. (Mod. nach von Altenbockum et al. 1993)

Abb. 21.3. „Smiling-Scale" zur Schmerzmessung im Kindesalter

können visuelle Analogskalen verwendet werden. Eine orientierende und schnelle, oft sehr informative Auskunft über das Schmerzempfinden kann man ab etwa dem 10. Lebensjahr erhalten, wenn man das Kind bittet, seinem Schmerz eine Ziffer zwischen Null und Zehn zuzuordnen, wobei „Null" der Beschwerdefreiheit entspricht und „Zehn" dem schlimmsten Schmerz, den man sich vorstellen kann. Charakteristischerweise geben auch schwer betroffene Kinder mit juveniler chronischer Arthritis oft nur Ziffern zwischen 3 und 5 an, während Kinder mit psychisch überlagertem Gelenkschmerz oft die Ziffern 7–10 nennen. Im Verlauf angewendet, können die Schmerzmessungen z.B. Aufschluß über einen möglichen Therapieerfolg geben.

21.10 Wachstumsstörungen

Die wesentliche physiologische Besonderheit des Kindesalters ist das Wachstum. Rheumatische Erkrankungen können, wie auch andere Systemerkrankungen, bei Vorliegen einer hohen entzündlich-rheumatischen Aktivität das Längenwachstum hemmen, darüber hinaus aber auch zu lokalen Wachstumsstörungen führen (s. Tabelle 21.2). Für jedes Kind mit einer chronischen rheumatischen Erkrankung muß eine Wachstumskurve angelegt werden, und bei jeder ambulanten oder stationären Untersuchung sind Körperlänge und -gewicht

Tabelle 21.2. Rheumatisch bedingte allgemeine und lokale Wachstumsstörungen

Wachtumsstörung	Beispiel
Allgemeine Wachstumsstörung (vermindertes Längenwachstum)	Minderwuchs unter der 3er-Perzentile bei höherdosierter Kortikosteroid-Therapie
Lokale Wachstumsstörungen	
– Mehrwachstum	Beinlängendifferenz zugunsten des betroffenen Beines mit Gonarthritis durchvermehrtes Wachstum der Femur- und Tibiaepiphyse
– Minderwachstum	Einseitige Verkleinerung eines Fußes auf der Seite des arthritischen Sprunggelenks als Folge der Minderbenutzung
– Fehlwachstum	Unförmige Patellahypertrophie bei Patienten mit CINCA-Syndrom[a]

[a] Akronym: „chronic infantile neurologic cutaneous arthritis" (vgl. Kap. 39.4.6).

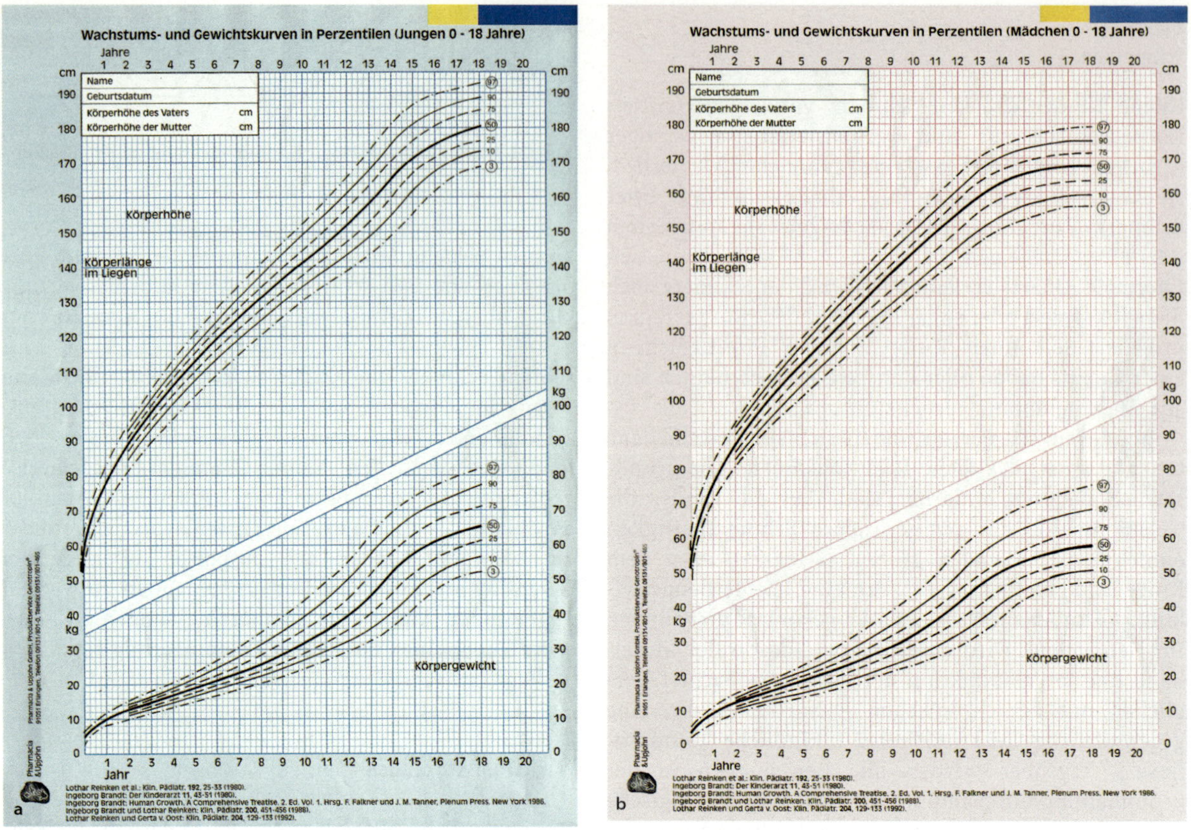

Abb. 21.4 a,b. Perzentilen für Körperlänge und Körpergewicht für Jungen **a** und für Mädchen **b** in Abhängigkeit vom Alter

zu bestimmen und in die Wachstumskurve einzutragen (s. Abb. 21.4; Wachstumskurven werden von verschiedenen pharmazeutischen Firmen kostenlos zur Verfügung gestellt). Nur so kann frühzeitig eine Abnahme der Wachstumsgeschwindigkeit festgestellt werden, was wesentliche Rückschlüsse auf den Krankheitsverlauf und auf eine ggf. verabreichte Kortikosteroidtherapie zuläßt und frühzeitige Gegenmaßnahmen ermöglicht.

Die Beurteilung der *Relation* von Längen- und Körpergewichtsentwicklung ermöglicht ein rasches Erkennen diesbezüglicher Diskrepanzen und kann somit etwa zur frühzeitigen Diagnose eines M. Crohn beitragen oder auf pathologische Verhaltensweisen im Sinne einer Anorexia nervosa aufmerksam machen.

Lokale Wachstumsstörungen

Von den allgemeinen sind die lokalen Wachstumsstörungen abzugrenzen. Hier handelt es sich um Mehr-, Minder- oder Fehlwachstum im Bereich eines oder mehrerer Gelenke oder von Knochenabschnitten (Truckenbrodt u. Häfner 1986/87). Beispiele hierfür sind:

- *Mehrwachstum* – Vergrößerung der distalen Femur- und der proximalen Tibiaepiphyse bei Gonarthritis (s. Abb. 21.5);
- *Minderwachstum* – Verkürzung der Ulna bei Handgelenkarthritis;
- *Fehlwachstum* – monströse Vergrößerung der Patellae bei CINCA-Syndrom.

So kann sich eine Beinlängendifferenz von 1–2 cm zugunsten des Beines mit der Gonarthritis entwickeln (Messung: Nabel-Innenknöchel-Abstand oder Abstand „Spina iliaca anterior superior – Innenknöchel"). Das beschleunigte Wachstum erklärt sich durch die entzündungsbedingte Mehrdurchblutung. Ein zunächst entzündungsbedingt beschleunigtes Wachstum etwa eines Fingers kann jedoch zu vorzeitigem Epiphysenschluß und im Endergebnis zu einem verminderten Wachstum führen. Ein durch Schmerzen bzw. Entzündung verursachter Mindergebrauch einer Hand oder eines Fußes führt zu reduzierter Wachstumsgeschwindigkeit, so daß die betroffene Hand/der betroffene Fuß im Vergleich zur Gegenseite kleiner bleibt. Eine länger dauernde, im Kleinkindalter beginnende Kiefergelenkentzündung führt zu Mikrognathie. Hier sollte frühzeitig ein mit dieser Problematik vertrauter Kieferorthopäde zugezogen werden. Spätere kosmetische Korrekturen sind möglich, doch recht eingreifend sowie zeit- und kostenaufwendig.

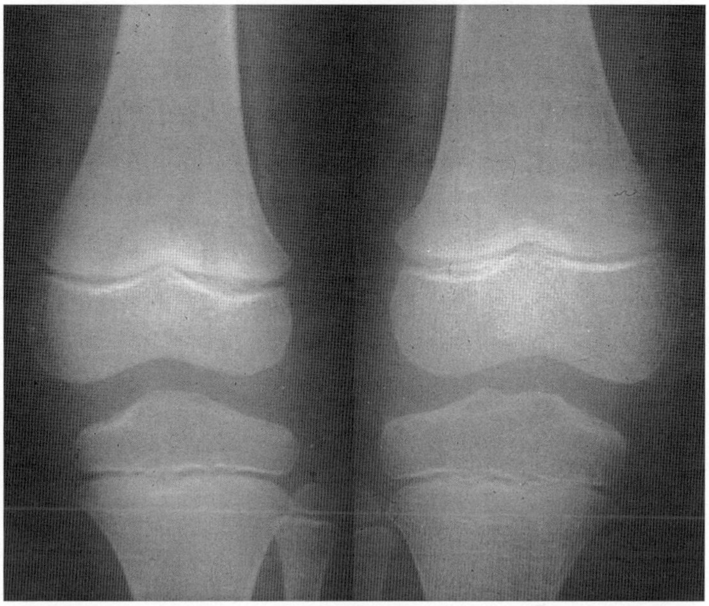

Abb. 21.5. Gonarthritis links bei 5jährigem Mädchen mit JCA/Oligoarthritis *I:* entzündungsbedingt verstärktes Femur- und Epiphysenwachstum des linken Kniegelenks

21.11 Funktionsstörungen (Gelenke, Wirbelsäule)

Wenn Arthritiden während einer statomotorischen Entwicklungsphase auftreten, in der bestimmte Bewegungsabläufe gerade erlernt werden sollen, können sich tiefgreifende Funktionsstörungen entwickeln. Etwa bei Gonarthritis eines 15monatigen Kindes, das gerade laufen lernen will, kommt es zur Einübung pathologischer Bewegungsmuster. Gelegentlich können bei polyarthritischen Krankheitsbildern dann sogar an Zerebralparesen erinnernde Bewegungsmuster entstehen, so daß bei solchen Kindern eine juvenile chronische Arthritis nicht ganz selten anfangs als neurologische Erkrankung verkannt wird. Je nach Ausmaß des Gelenkbefalls wird durch die Einschränkung des Erfahrungshorizontes darüber hinaus die psychosoziale Entwicklung mehr oder weniger beeinträchtigt, z.B. wenn durch schweren Handgelenk- und Fingerbefall das Kind die Umgebung nicht mehr „begreifen" kann.

21.12 Muskelsymptome

Bei akut auftretenden Myalgien sollten im Kindesalter immer auch Infektionskrankheiten ausgeschlossen werden, während persistierende oder rezidivierende Myalgien an rheumatische Erkrankungen wie Kollagenosen, systemische juvenile chronische Arthritis, systemische Vaskulitissyndrome oder an ein familiäres Mittelmeerfieber denken lassen. Muskelschwäche stellt ein Kernsymptom der hereditären Muskeldystrophien dar, die durch EMG und Muskelbiopsie sowie ggf. durch molekulargenetische Untersuchungen auszuschließen sind.

Bei hochdosierter Kortikosteroidtherapie gehören Muskelschwäche und Muskelhypotrophie zum bekannten Spektrum der unerwünschten Wirkungen. Myalgien und Muskelschwäche sind darüber hinaus die unspezifischen Leitsymptome für eine rheumatische Muskelentzündung. Neben der juvenilen Dermatomyositis müssen v.a. Myositiden im Rahmen von Mischkollagenosen erwogen werden. Bei der juvenilen Dermatomyositis kommt es nicht selten zu Muskelverkalkungen, während die Assoziation mit Malignomen, wie im Erwachsenenalter geläufig, fast nie beobachtet wird. Differentialdiagnostisch muß bei Muskelverkalkungen an eine Myositis ossificans gedacht werden.

Ein orientierender Überblick über die Muskelkraft kann durch Gelenkbewegungen gegen die Schwerkraft und gegen Widerstand, durch Auf-den-Stuhl- oder Treppen-steigen-lassen gewonnen werden. Eine rasche Beurteilung der Handkraft, auch in der Verlaufsbeobachtung, erlaubt das Zusammendrücken-lassen einer Blutdruckmanschette, deren Größe nach der Handgröße ausgewählt wird: man stellt den Manschettendruck auf 30 mmHg ein und läßt dann die Manschette nacheinander mit der rechten, mit der linken und mit beiden Händen zusammendrücken; dies wird 2- bis 3mal durchgeführt und der Mittelwert gebildet.

21.13 Zentralnervensystem, peripheres Nervensystem

Zentrale oder periphere neurologische rheumatische Affektionen im Kindesalter sind insgesamt selten, wenn sie beobachtet werden, jedoch sehr ernst zu nehmen.

Zentrale Symptome

Von der klinischen Symptomatologie her ist von seiten der zentralen Beteiligung je nach Ausmaß und Lokalisation der Affektion mit zerebralen Anfällen, Bewußtseinsstörungen, Lähmungen, Wahrnehmungsstörungen, psychischen und psychotischen Symptomen zu rechnen. Diagnostisch stehen nach Anamnese, Klinik, Laborbefunden und EEG v.a. bildgebende Verfahren zur Verfügung. Für das Kindesalter hervorgehoben seien die Chorea minor, die zerebrale Manifestation eines juvenilen systemischen Lupus erythematodes (SLE) und die isolierte zerebrale Vaskulitis vom Typ Moyamoya.

■ **Hypertensive Krisen.** Im Rahmen einer Hypertonie durch rheumatologisch-renale Komplikationen (z.B. renale Manifestation eines juvenilen SLE, Nierenamyloidose) werden gelegentlich akute Notfallsituationen durch hypertensive Krisen beobachtet mit Enzephalopathie und ggf. kardialer Dekompensation, wobei Kopfschmerzen, Sehstörungen, Schwindel, Bewußtseinsstörungen und Krampfanfälle zum Spektrum der zerebralen Symptomatik gehören.

■ **Zentrale Medikamentenwirkungen.** Besondere Beachtung müssen unerwünschte zentrale Medikamentenwirkungen finden, die für die Auslösung eines Pseudotumor zerebri, eines „Makrophagen-aktivierenden Syndroms" (MAS) und eines Reye-Syndroms in Frage kommen. Nichtsteroidale Antiphlogistika, insbesondere Indomethazin, können Kopfschmerzen und Antriebsstörungen verursachen; nicht so selten berichten die Kinder von Verschlechterung der Schulnoten seit der Einnahme des betreffenden Medikamentes.

Das Reye-Syndrom mit akuter lebensbedrohlicher Enzephalopathie und Hepatopathie wird mit der Einnahme von Azetylsalizylsäure in Verbindung gebracht, während Dosisänderungen einer hochdosierten Kortikosteroidtherapie eine Rolle bei der Auslösung eines Pseudotumor cerebri spielen sollen. Das ebenfalls lebensbedrohliche MAS ist durch akutes Fieber, Panzytopenie, Bewußtseinsstörung, zerebrale Anfälle, Hepatopathie, Blutungsbereitschaft und Exantheme gekennzeichnet; als Auslöser werden Medikamente (z.B. Antiphlogistika) und virale Infekte diskutiert (Morhart u. Truckenbrodt 1997).

Peripher neurologische Symptome

Von den seltenen peripheren neurologischen Symptomen werden am ehesten noch ein Karpaltunnelsyndrom bei RF-positiver polyarthritischer Beginnform, Fazialisparesen im Rahmen einer Borrelieninfektion oder Trigeminusneuralgien bei Kollagenosen (mixed connective tissue disease, MCTD) gesehen. Bei der Meralgia paraesthetica (Inguinaltunnelsyndrom) handelt es sich um eine Neuralgie des Nervus cutaneus femoris lateralis mit Schmerzen und Parästhesien in seinem sensiblen Versorgungsgebiet, eine durch mechanischen Druck beim Durchtritt des Nerven durch die Fasern des Ligamentum inguinale bedingte Störung („Jeans-Krankheit"), die gelegentlich differentialdiagnostisch von Hüftgelenkschmerzen abzugrenzen ist.

21.14 Augen

Das qualitativ und quantitativ wichtigste ophthalmologische Problem in der Kinderrheumatologie stellt die „chronische rheumatische Iridozyklitis" dar, die Bezeichnung für die schleichend-oligosymptomatische und deshalb oft zu spät erkannte und therapierte *Uveitis anterior* im Rahmen der juvenilen chronischen Arthritis. Deshalb ist die Gefahr für die Entwicklung irreversibler Folgeschäden mit bleibenden Einschränkungen des Visus bis hin zur Erblindung groß. Ganz ähnlich kann die ebenfalls zu Komplikationen neigende Uveitis im Rahmen der infantilen Sarkoidose bzw. des „Blausyndroms" verlaufen.

Bei einseitigem Befall mit länger bestehender Cataracta complicata droht im Kleinkindalter eine Amblyopie. Eine Katarakt kann auch iatrogen im Rahmen einer länger dauernden lokalen oder systemischen Kortikosteroidtherapie auftreten. Ebenso können sowohl chronische Iridozyklitis als auch die Kortikosteroidtherapie ein Glaukom verursachen. Eine rheumatische Iridozyklitis und die systemische juvenile chronische Arthritis (SJCA) schließen sich praktisch aus, fast immer handelt es sich bei der SJCA dann um eine Fehldiagnose. Hier muß in erster Linie an die infantile Sarkoidose gedacht werden, aber auch an Vaskulitissyndrome oder an einen M. Behçet. Akute Iridozyklitiden mit Rötung, Schmerz, Lichtempfindlichkeit und Tränenfluß kommen auch im Kindesalter bei HLA-B27-assoziierten Arthritiden einschließlich des juvenilen M. Crohn vor.

21.15 Haut

Erythema marginatum

Hautveränderungen können auch im Kindesalter wichtige differentialdiagnostische Hinweise auf die rheumatische Grunderkrankung geben. Typisch für das rheumatische Fieber und ein Hauptkriterium der Jones-Kriterien ist das Erythema marginatum.

Weitere Hautveränderungen

Diagnostisch wegweisend sind auch die erysipelähnlichen Hautrötungen beim familiären Mittelmeerfieber, die Hautabschilferung beim Kawasaki-Syndrom (Differentialdiagnose: Scharlach), die Lokalisation und Morphologie des Exanthems bei der Purpura rheumatica Schönlein-Henoch oder die dellenartigen Hautveränderungen bei der Lipogranulomatosis subcutanea (Rothmann-Makai-Syndrom).

Einen Schlüssel zur Diagnose der systemischen juvenilen chronischen Arthritis stellen die flüchtigen, oft nur kurz während des Fieberanstieges sichtbaren lachsfarbenen makulopapulösen Exantheme dar. Die Hautveränderungen gehören zu der für die infantile Sarkoidose typischen Trias „Uveitis – Exantheme – Arthritis".

„Rheumaknoten"

Eine Haut- und keine Gelenkerkrankung stellt das Granuloma anulare dar, das wegen seiner Histologie gelegentlich zu einer Verwechslung mit einer entzündlich-rheumatischen Erkrankung führt. Andere mit Knötchenbildung einhergehende Erkrankungen sind die „benignen Rheumaknötchen des Kindesalters", die subkutanen Knötchen beim rheumatischem Fieber, aber auch bei der RF-positiven polyarthritischen Beginn- und Verlaufsform der juvenilen chronischen Arthritis und beim juvenilen Sharp-Syndrom. Wie bei Erwachsenen wird auch im Kindesalter gelegentlich eine Knötchenbildung unter einer Methotrexattherapie gesehen. Zu den durch Antirheumatika ausgelösten Hautproblemen im Kindesalter zählen auch die umschriebenen (Ø ca.1 mm) unter Naproxen-Einnahme beobachteten vaskulitischen, Narben hinterlassenden Effloreszenzen an Sonnenlicht ausgesetzten Hautpartien (Gesicht; „Pseudoporphyrie").

Psoriasis

Die Psoriasishauterscheinungen folgen bei Psoriasisarthritiden im Kindesalter der Arthritis nicht selten erst Jahre später. Der Schlüssel zur frühzeitigen korrekten Einordnung sind hier die sorgfältige Familienanamnese, das Gelenkbefallmuster mit Beteiligung großer und einzelner kleiner Gelenke wie Zehengrund- oder -endgelenke, eine Daktylitis sowie Tüpfelnägel oder eine Onycholyse.

Hautverkalkungen, Hautverhärtung

Hautmanifestationen als Hauptproblematik einer rheumatischen Erkrankung stellen gelegentlich die Hautverkalkungen bei juveniler Dermatomyositis dar; dabei können sich panzerartige, weitgehend immobilisierend wirkende Kalkspangen ausbilden. Unter Umständen noch schwerwiegender wirkt sich die generalisierte Hautverhärtung bei der „disabling pansclerotic morphea of childhood" aus, einer Extremvariante des Morphaeatyps der zirkumskripten Sklerodermie. Ebenfalls gravierend können sich die tiefen Hautmanifestationen bei linearer Sklerodermie auswirken, indem sie zu Wachstumsstörungen einer Extremität mit schwerer Beeinträchtigung des Laufens oder etwa eines Gesichtsareals mit erheblichen kosmetischen Entstellungen führen.

21.16 Herz/Kreislauf

Gravierende und u. U. irreversible Manifestationen am Herzen werden beim rheumatischen Fieber (Valvulitis der Mitral- und Aortenklappen), beim Kawasaki-Syndrom („Koronaritis" mit Ausbildung von Koronararterienaneurysmen) und bei der Amyloidkardiomyopathie gesehen. Myokarditiden, wie sie beim rheumatischen Fieber, bei der SJCA und bei Kollagenosen vorkommen, können im Einzelfall zu Herzinsuffizienz und/oder Herzrhythmusstörungen führen. In der Regel kommt es jedoch, zumindest klinisch, zu einer Restitutio ad integrum. Ähnliches gilt für Perikarditiden im Rahmen einer SJCA, eines rheumatischen Fiebers oder einer Kollagenose. Ausnahmsweise können sich punktionsbedürftige Perikardergüsse entwickeln.

21.17 Lunge

Primär müssen bei einer pulmonalen Symptomatik Infektionen ausgeschlossen werden, zumal wenn das Kind eine immunsuppressive Therapie erhält. Nicht so selten werden Pleuritiden beobachtet. Pleuritiden kommen im Rahmen von Polyserositiden vor, insbesondere bei Kollagenosen (SLE, MCTD), bei der SJCA und beim familiären Mittelmeerfieber (FMF). Lungenfibrosen im Kindesalter sind sehr selten. Interstitielle Lungenerkrankungen werden wie im Erwachsenenalter bei der systemischen Sklerodermie, bei Kollagenosen, etwa beim Jo-1-Syndrom, bei der Sarkoidose oder bei der Wegener-Granulomatose gesehen.

21.18 Gastrointestinaltrakt

Bauchschmerzen und Durchfälle gehören zu den besonders häufigen klinischen Symptomen in der Pädiatrie. Im Rahmen pädiatrisch-rheumatischer Erkrankungen wird zunächst an unerwünschte Medikamentenwirkungen zu denken sein, etwa bei nichtsteroidalen Antiphlogistika (NSAID), Sulfasalazin oder bei einer Goldtherapie. Akute gastrointestinale Probleme mit Schmerzen und blutigen Stühlen können im Rahmen einer Purpura rheumatica Schönlein-Henoch, aber auch bei anderen Vaskulitiden, auch bei juveniler Dermatomyositis, gesehen werden. Die Gewichtsabnahme ist häufig der erste Hinweis auf einen M. Crohn, der gelegentlich bereits im Kleinkindalter beginnen kann. Gravierende Kolitiden können im Rahmen eines juvenilen M. Behçet auftreten sowie bei juveniler Colitis ulcerosa. Bei den in Deutschland meist türkischen Kindern mit FMF stehen periodisch auftretende fieberhafte, peritonitische Bauchschmerzattacken im Vordergrund der klinischen Symptomatik; diese Kinder werden deshalb früher oder später meist appendektomiert und weisen entsprechende Narben auf. Peritonitis-ähnliche Bauchschmerzen stellen häufig auch ein Problem der SJCA dar. Differentialdiagnostisch muß bei diesen Kindern immer auch an medikamentös (NSAID, Kortikosteroide, Immunsuppressiva) verursachte Komplikationen, insbesondere an eine Darmperforation gedacht werden. Bei langdauernden hochentzündlichen Verläufen mit (blutigen) Durchfällen muß bei einer SJCA differentialdiagnostisch auch eine gastrointestinale Amyloidose erwogen werden; meist finden sich dann auch Hinweise auf eine Nierenamyloidose (Proteinurie, Kreatininerhöhung).

21.19 Nieren/Urogenitaltrakt

Bei der JCA sind nephrologische Komplikationen eher selten. Am häufigsten handelt es sich um unerwünschte Medikamentenwirkungen (NSAID – Mikrohämaturie; Gold – perimembranöse Glomerulonephritis; D-Penicillamin – Glomerulonephritis; Sulfasalazin – Proteinurie, Cyclosporin A – ggf. irreversible Kreatininanstiege, Hypertonie). Bei persistierend hochentzündlichen Verläufen, insbesondere bei der systemischen juvenilen chronischen Arthritis, ist immer auch an eine Nierenamyloidose zu denken, deren Frühsymptomatik eine zunehmende Proteinurie darstellt. Nephrologisch-urologische Probleme werden darüber hinaus bei der Purpura rheumatica Schönlein-Henoch, beim juvenilen M. Reiter, bei Osteolysesyndromen oder nach Infektion mit nephritogenen Streptokokken der Gruppe A gesehen.

21.20 Hämatopoese, Immundefizienz, Autoimmunität

Für hochentzündliche Verläufe einer systemischen JCA ist die „hämatologische Trias" „hypochrome Anämie – Leukozytose – Thrombozytose" charakteristisch. Dabei kann die Anämie durch die Entzündungsaktivität im Sinne einer „Infektanämie" erklärbar sein; jedoch sollte immer auch an einen Blutverlust im Rahmen einer medikamentös bedingten gastrointestinalen Schleimhautschädigung gedacht werden. Bei Erkrankungsbeginn einer SJCA muß differentialdiagnostisch an eine akute lymphoblastische Leukämie gedacht werden, zumal wenn bei Leukozytose eine absolute oder relative Thrombozytopenie vorliegt. Bei juvenilen Kollagenosen muß mit Zytopenien, insbesondere mit Leukopenie, gerechnet werden, die differentialdiagnostisch von medikamentös induzierten Zytopenien abzugrenzen sind. Eine besondere und lebensbedrohliche Form stellt das „Makrophagen-aktivierende" Syndrom dar (s. oben „Zentralnervensystem"). Akut auftretendes Fieber verbunden mit Panzytopenien und gastrointestinaler Symptomatik in zeitlichem Zusammenhang mit dem Beginn einer Azathioprin-Therapie sollten an einen Thiopurinmethyltransferase-(TPMT-) Mangel denken lassen und zur Überprüfung der TPMT-Aktivität Anlaß geben (Leipold et al. 1997).

Bezüglich der für das Kindesalter typischen Immunmangel- bzw. Autoimmunerkrankungen Agammaglobulinämie Typ Bruton bzw. CINCA-Syndrom s. Kap. 39.4.6.

Literatur

Altenbockum C von, Hibler M, Spamer M, Truckenbrodt H (1993) Juvenile chronische Arthritis. Entwicklung von Achsenfehlstellungen an Hand, Knie und Fuß und ihre krankengymnastische Behandlung. Hans Marseille Verlag GmbH, München

Carter C, Wilkinson J (1964) Persistent joint laxity and congenital dislocation of the hip. J Bone Joint Surg 46:B 40

Kiphard EJ (1979) Motopädagogik. Modernes Lernen, Dortmund

Leipold G, Schütz E, Haas JP, Oellerich M (1997) Azathioprine-induced severe pancytopenia due to a homozygous two-point mutation of the thiopurine methyltransferase gene in a patient with juvenile HLA-B27-associated spondylarthritis. Arthritis Rheum 40:1896–1898

Mohnike K, Gahr M (1994) Wachstum und Entwicklung. In: Gahr M (Hrsg) Pädiatrie. De Gruyter, Berlin

Morhart R, Truckenbrodt H (1997) Makrophagenaktivierungssyndrom (MAS) – eine ernste Komplikation bei Kindern mit rheumatischen Erkrankungen. Monatsschr Kinderheilkd 145: 918–927

Truckenbrodt H (1993) Pain in juvenile chronic arthritis: consequences for the musculo-skeletal system. Clin Exp Rheumatol 11 [Suppl 9]: 59–63

Truckenbrodt H, Häfner R (1986/87) Wachstumsstörungen bei juveniler chronischer Arthritis. Päd Prax 34: 247–258

Teil IV
Therapie

Kapitel 22

Lokale medikamentöse Therapie

22

J.-M. Engel

INHALT

Obwohl es sich bei vielen rheumatischen Krankheiten um systemische Prozesse handelt, die naturgemäß auch eine systemische Therapie erfordern, kommt der lokalen medikamentösen Therapie dennoch eine große Bedeutung zu. Unverzichtbar ist eine lokale medikamentöse Therapie bei allen lokalisierten Prozessen. Bei systemischen Prozessen ist sie dann angezeigt, wenn durch die systemische Therapie keine ausreichende oder ausreichend schnelle Wirkung auf den örtlichen Krankheitsprozeß zu erzielen ist. Indiziert ist eine lokale medikamentöse Therapie auch, wenn bei einem systemischen Prozeß spezielle Funktionsbehinderungen vorliegen oder eine eigentlich indizierte, rheumachirurgische Intervention nicht durchgeführt werden kann.

Die lokale medikamentöse Therapie gliedert sich in die

- *transdermale Pharmakotherapie* mit:
  - lokal und reflektorisch wirkenden Externa oder
  - lokal applizierten, aber systemisch wirkenden Externa und die
- *Injektionstherapie* mit:
  - lokalen und segmentalen Injektionen,
  - therapeutischer Lokalanästhesie,
  - Nervenblockaden,
  - Sympatikusblockaden,
  - intraartikulären Injektionen,
  - Synoviorthese.

Mit diesen Maßnahmen steht dem Rheumatologen ein ganzes Spektrum lokaler medikamentöser Therapieverfahren zur Verfügung, die in der Praxis auch durchaus reichlich genutzt werden. Indikationen und Kontraindikationen, insbesondere aber die Kombination mit lokaler physikalischer Therapie und die Abstimmung mit systemischen Maßnahmen oder operativen Eingriffen müssen für jeden Patienten sorgfältig abgewogen werden. Eine undifferenzierte oder gar unkritische Anwendung lokaler medikamentöser Therapie ist gefährlich, einerseits wegen der enttäuschten Hoffnungen des Patienten, andererseits weil die Konzentration auf lokale Maßnahmen den Blick für systemische Zusammenhänge verstellt. Mißerfolge sind dann vorprogrammiert.

Liegt beispielsweise die Ursache eines schmerzhaften Muskelansatzes in einem reflektorischen Geschehen, können lokale Maßnahmen am Ort des empfundenen Schmerzes keinen Erfolg bringen. Die frustrane Behandlung des „Tennisellbogens“ ist hierfür ein treffliches Beispiel. Durch lokale Einreibungen, Einspritzungen oder gar lokale operative Eingriffe kann der quälende Schmerz nicht beseitigt werden, wenn es sich um ein reflektorisches oder neuralgisches Geschehen handelt, welches von der HWS ausgeht, oder wenn die Ursache in dem auf der Arbeit (oder tatsächlich beim Tennisspielen) benutzten zu kleinen Handgriff eines Werkzeuges bzw. Tennisschlägers liegt.

22.1 Transdermale Pharmakotherapie

Mit der Wirkweise lokal aufgetragener Pharmaka verbindet sich für den Patienten viel Magisches. Aber auch auf Seiten der Ärzte besteht oft Unklarheit über die Wirkprinzipien einer lokalen antirheumatischen Arzneimitteltherapie, die durch Werbeaussagen der Industrie (*„durch die Haut ins Rheumagelenk“*, oder *„ohne Umweg zum Ziel, wenn Gelenk und Muskel schmerzen“*) noch verstärkt werden.

Haut als Schutz- und Barrierefunktion

Physiologischerweise hat die Haut eine Schutz- und Barrierefunktion gegenüber der Umwelt. Bei einer relativen Dicke von 1 mm bietet die Haut einen entsprechenden Diffusionswiderstand, so daß Austauschfunktionen für Stoffe und Gase von der Haut nicht oder nur in geringem Umfang wahrgenommen werden können. Von den Transportfunktionen der Zellmembran ist der menschlichen Haut lediglich der Wärmetransport geblieben. Mit ihren diversen Spezialstrukturen hat die Haut aber durchaus wesentliche Aufgaben der Reizaufnahme aus der Umwelt, ein Faktor, der auch therapeutisch genutzt werden kann.

Die entwicklungsgeschichtlich und physiologisch bedingten Aufgaben der Haut für den menschlichen Organismus bedingen, daß eine lokale medikamentöse Therapie nur über solche Arzneistoffe möglich ist, die transkutan transportiert werden können:

- durch die Epidermis,
- über die Haarfollikel,
- über die Schweißdrüsen.

Dabei ist der Weg über die Haarfollikel und Talgdrüsen der wichtigste Transportweg, weil die Epidermis aufgrund ihres regional unterschiedlichen Verhornungsgrades ein starkes Hindernis für die Permeation von Arzneistoffen darstellt.

Ein lokal aufgetragenes Arzneimittel dringt auf den genannten Transportwegen durch die Haut ein, ein Vorgang, der häufig als „perkutane Absorption“ bezeichnet wird. Korrekter wäre „transepidermale Absorption“, weil jede Substanz, die durch die Epidermis eingedrungen ist, bereits in der papillären Dermis in die Blut- und Lymphzirkulation eintritt oder an den in diesen Hautschichten gelegenen neuralen Strukturen ihre Wirkung entfaltet.

Absorptionsmechanismen

Jenseits der Dermis ist eine direkte, unmittelbare transdermale Wirkung jedweden Arzneistoffes sehr unwahrscheinlich, es sei denn, daß durch entsprechende Plasma- oder Lymphkonzentrationen auf humoralem Wege eine sekundäre, mittelbare Wirkung erzielt wird. Kein Arzneistoff kann also direkt eine unter der Kutis gelegene Struktur erreichen. Allerdings können reflektorisch, durch Reizungen neuraler Endstrukturen in der Haut, Wirkungen kutan applizierter Pharmaka an tiefer liegenden Strukturen ausgelöst werden.

Bei der perkutanen Absorption stehen zunächst rein physikalisch-chemische Eigenschaften der Arzneistoffe sowie ihrer Zusatz- und Hilfsstoffe im Vordergrund. Die Konzentration transkutan applizierten Arzneistoffes spielt eine eher untergeordnete Rolle, weil sich die Haut wie ein passives Diffusionsmedium verhält, ohne daß ein aktiver Transportmechanismus bekannt wäre. Wichtig für die perkutane Absorption eines Arzneimittels sind daher die Größe der Fläche der exponierten Hautstelle sowie die Hautart und die anatomische Region, auf die der Arzneistoff aufgetragen wird. Beim Menschen bestehen höchste perkutane Absorptionsraten über Gesicht, Kopfhaut, Axilla und Skrotum/Schamlippen. An Fußsohlen, Handflächen, Extremitäten und Rumpf wirkt die epidermale Schranke des Stratum corneum wesentlich deutlicher. Von Bedeutung für die Absorptionsrate sind auch die Dicke des Stratum corneum, die Anzahl der Hautanhangsgebilde und die Dichte der lokalen subepidermalen Zirkulation. Von besonderer Bedeutung ist der Feuchtigkeitsgehalt des Stratum corneum (Quellzustand der Hornzellen).

Diese physiologischen Faktoren gelten allerdings nur für die intakte Haut. Bei verletzter oder erkrankter Haut ist das Stratum corneum als Schranke nur sehr dünn oder fehlt völlig. Mit einer rascheren Absorption muß daher gerechnet werden. Dies gilt auch für die Psoriasis, bei der trotz Hyperkeratose das Stratum corneum nicht normal ausgebildet ist und daher hohe Absorptionsraten aufweist.

Die lokale, perkutan applizierte medikamentöse Therapie hat 2 grundverschiedene Aspekte:

- reflektorisch, neurophysiologisch begründbare Wirkungen und
- systemische, humorale Wirkungen nach vollständiger perkutaner Absorption des Arzneistoffes.

! Daher ist die pauschale Verordnung einer *„Rheumasalbe, die über den betroffenen Körperregionen mehrmals täglich einzumassieren ist,“* wenig zweckmäßig und entbehrt jeder physiologischen, pathophysiologischen und pharmakologischen Grundlage.

22.1.1
Lokal und reflektorisch wirkende Externa

Pharmakologie und Wirkmechanismen

In die Gruppe der lokal und reflektorisch wirkenden Externa werden alle Arzneistoffe zusammengefaßt, die nach dem Auftragen auf die Haut entweder physikalisch (Kältereiz) und/oder pharmakologisch bei Penetration durch die Haut eine Wirkung auf neurale Strukturen und lokale Blutgefäße entfalten. Grundsätzliches Wirkprinzip ist hierbei die Reizung peripherer, sensibler und sympatischer neuraler Endstrukturen. Über neurophysiologische Reflexmechanismen wird dann nicht nur im Bereich der Applikationsstelle, sondern auch an tieferliegenden Strukturen des Bewegungssystems und an inneren Organen eine reflektorische Wirkung hervorgerufen.

■ **Physikalische Effekte.** Enthält das lokal applizierbare Arzneimittel leicht flüchtige Substanzen oder hat es einen sehr hohen Wassergehalt, ist das Wirkprinzip ein primärer physikalischer Kühleffekt mit lokaler Vasokonstriktion durch die Kälte selbst sowie durch Stimulation der Kälterezeptoren. Letzteres ist belegbar durch konsensuelle Reaktionen mit Vasokonstriktion auch auf der kontralateralen Körperseite sowie durch die Geschwindigkeit der Vasokonstriktion und die Bindung der vasokonstriktorischen Reaktion an das Versorgungsgebiet neuraler Strukturen.

Je nach Intensität des Kältereizes kommt es durch afferente Signale aus der Peripherie zu einer Auslöschung peripherer und zentraler nozizeptiver Erregung. Darauf beruht der schmerzlindernde Effekt. Dieser kann durch Reizung der Mechanorezeptoren (Einreiben, Einmassieren, Aufspritzen) noch verstärkt werden. Je nach Intensität der Abkühlung und Vasokonstriktion sowie der Art und Dauer der Applikation folgt nach der Abkühlung eine Phase der Vasodilatation und Hyperämie, verursacht durch die Anhäufung saurer Stoffwechselprodukte und ein überschießendes Nachlassen der vasokonstriktorischen sympathischen Aktivität.

■ **Pharmakologische Wirkungen.** Das Wirkprinzip vasodilativ hyperämisierend wirkender Externa verlangt grundsätzlich eine Penetration des Arzneistoffs durch die Haut. Je nach Art der Inhaltsstoffe und der Penetrationsgeschwindigkeit kommt es bei hyperämisierend wirkenden Externa zu einer Reizung kutaner Nervenendigungen (Wärmegefühl) mit entsprechenden reflektorischen Wirkungen der Schmerzminderung und -auslöschung, Herabsetzung des Muskeltonus in den zugehörigen Myotomen und Herabsetzung der vasokonstriktorischen sympathischen Aktivität sowie zu einem unmittelbaren vasodilatierenden Effekt auf das kutane Netz der Mikrozirkulation. Sichtbare Folge der Applikation solcher Externa ist eine lokale Hautrötung und eine meßbare Erhöhung der Hauttemperatur durch den erhöhten advektiven Blutfluß vom Körperkern an die Hautoberfläche.

Reflektorisch wirksame Externa stellen eine neuralsegmentale Form der Rheumatherapie dar, bei der die lokalen Wirkungen am Applikationsort und im Einflußgebiet der zugehörigen neuralen Strukturen im Vordergrund stehen, während eine systemische Wirkung außerhalb der neuralen Reflexstrukturen fehlt, sofern nicht ein perkutan resorbierbares, auf humoralem Wege systemisch wirkendes Pharmakon in einem Kombinationspräparat appliziert wurde.

Substanzen und Applikationsformen

Fast unübersehbar ist die Zahl der Tinkturen, Gele, Cremes, Salben und Pflaster, die für eine lokale und reflektorische Therapie angeboten werden. Nur selten handelt es sich dabei um Monosubstanzen. Meist liegt ein Substanzgemisch vor, dessen wesentliche Bestandteile sind:

- Nikotinsäureester,
- Salizylsäure und Salizylsäurederivate,
- Kampfer,
- Menthol,
- Capsicumderivate,
- Heparin,
- ätherische Öle und Pflanzenauszüge,
- Bienengift,
- Schlangengift,
- verschiedene Lösungsmittel und Grundlagen.

Aus den möglichen Kombinationen und unterschiedlichen Dosierungen ergibt sich die große Zahl von mehr als 200 verschiedenen Präparaten, die in der Roten Liste verzeichnet sind.

Keineswegs für alle Inhaltsstoffe, geschweige denn für alle Präparate, gibt es einen nach wissenschaftlichen Kriterien gesicherten Nachweis der perkutanen Resorption und der lokalen und reflektorischen Wirkung. Entsprechend schwer fällt jegliche Empfehlung, die sich an wissenschaftlichen Maßstäben orientiert. Es ist daher keineswegs unbillig, wenn sich der Arzt angesichts dieser Situation mit seiner Verordnung vorwiegend am Preis orientiert oder diese Präparate der Empfehlung zur Selbstmedikation überläßt.

Indikationen und Differentialindikationen

Entsprechend dem neural-reflektorischen Wirkprinzip haben lokal applizierbare Externa dieses Typs eine spezielle Indikation bei posttraumatischen und weichteilrheumatischen Schmerzzuständen wie segmental funktionellen Störungen der Wirbelsäule mit:

- Myalgien, Myogelosen,
- Insertionstendopathien,
- Periarthropathien,
- neural vermittelten Schmerzzuständen,
- „Muskelkater“,
- Muskel-, Bänder- und Kapselzerrungen,
- stumpfen Traumen der Weichteile.

Von Patienten werden lokal überwärmend wirkende Externa auch sehr gerne bei Arthrosen angewendet. Allerdings fehlt für diese Indikationen jedweder wissenschaftliche Nachweis. Sofern vom Arzt ein Präparat empfohlen oder verordnet wird, ist zu unterscheiden, ob es sich um einen schmerzhaften arthrotischen Zustand handelt, dessen Quelle in den Kapsel-Band-Strukturen oder den Muskelansätzen liegt. Dann sind lokal überwärmend und reflektorisch wirkende Externa indiziert. Liegt dagegen eine aktivierte Arthrose mit entzündlichem Reizzustand vor, ist Externa mit lokal und systemisch wirksamen Antiphlogistika der Vorzug zu geben.

Kontraindikationen

Zu den Kontraindikationen gehören:

- alle Dermatosen mit Läsionen der Hautoberfläche,
- offene Wunden,

- Mykosen und bakterielle Hautinfektionen,
- spezifische Hautprozesse,
- allergische Diathese gegen eine der in der Substanz enthaltenen Komponenten,
- bekannte Kontraindikationen gegen die perkutan resorbierbaren Inhaltsstoffe.

Praktische Anwendung und Dosierung

Bei lokalisierten posttraumatischen oder myalgischen Läsionen ist ein großflächiges Auftragen über der betroffenen Region sinnvoll. Bei segmentalen Störungen ist vorzugsweise nur das jeweils gestörte Dermatom bzw. der als schmerzhaft identifizierte Hautbezirk zu behandeln, um eine sichere reflektorische Wirkung zu erzielen.

Die von fast allen Herstellern empfohlene, täglich mehrmalige Applikation des Externums kann aus pharmakodynamischer Sicht nur bedingt befürwortet werden, weil sich sowohl die perkutane Penetration und Resorption als auch die Fähigkeit der Blutgefäße zur Hyperämisierung durchaus erschöpfen. Sind alle Hautschichten vom Wirkstoff durchdrungen und gesättigt, erfolgt nur noch eine sehr langsame weitere Penetration. Ein erneutes Auftragen des Externums nach wenigen Stunden bringt dann keinen therapeutischen Vorteil. Generell kann man davon ausgehen, daß ein einmaliges, maximal 2maliges Auftragen pro Tag ausreichend ist.

Auch der übermäßig dicke Auftrag wird in seiner therapeutischen Wirkung durch die physikalischen und physiologischen Mechanismen der perkutanen Resorption begrenzt. Ein sparsamer Auftrag mit gutem Einmassieren ist angezeigt.

Zu vermeiden ist ein Kontakt dieser Externa mit den Schleimhäuten. Der Patient sollte angewiesen werden, sich nach dem Einreiben die Hände gut zu waschen bzw. zum Auftragen einen Plastikhandschuh zu benutzen, um späteren Kontakt mit den Schleimhäuten zu vermeiden.

Nebenwirkungen und Überwachung

Die Beliebtheit lokal und reflektorisch wirkender Externa bei Arzt und Patienten beruht auf dem Effekt der guten Verträglichkeit. Nur bei 1–2% aller Patienten treten allergische Hautreaktionen oder lokale Hautreizungen auf. Da die Inhaltsstoffe dieser Externa nur sehr begrenzt oder nur in minimaler Dosis systemisch resorbiert werden, wurden systemische unerwünschte Wirkungen bisher nur in Einzelfällen beobachtet und sind schwer zu deuten, zumal wenn parallel noch eine orale Medikation erfolgte. Dennoch warnen einige Hersteller – wohl mehr aus Vorsicht als aus wissenschaftlicher Einsicht – vor einer Langzeittherapie oder vor einer großflächigen Applikation, insbesondere bei schwangeren Frauen und bei Kindern.

Bei lokalen Hautreizungen und Allergien ist die Therapie abzubrechen.

In seltenen Fällen tolerieren Patienten die mit intensivem Wärmegefühl verbundene Hyperämie schlecht. In diesen Fällen ist die Therapie ebenfalls abzubrechen.

22.1.2 Systemisch wirkende Externa

Definition

Systemisch wirkende Externa sind lokal applizierbare Pharmaka, die nach Penetration durch die Haut eine systemische antiphlogistisch-analgetische Wirkung entfalten. Hierzu zählen überwiegend Substanzen, die auch zur oralen oder parenteralen Therapie bei rheumatischen Krankheiten eingesetzt werden. Die nachweisbaren Serumspiegel dieser überwiegend als Monosubstanz applizierten Arzneistoffe liegen in der systemischen Zirkulation um Zehnerpotenzen unter denen nach oraler oder parenteraler Gabe. Dennoch ist v.a. bei peripheren Gelenken eine höhere lokale Konzentration in den Geweben unter der Auftragsstelle und im synovialen Kompartiment zu verzeichnen, als dies den Serumkonzentrationen entspricht. Grund ist eine erhöhte lokale Rezirkulation (z.B. Rete articulare genu) oder eine Anreicherung der Substanzen im synovialen Kompartiment.

Pharmakologie, Pharmakokinetik und Wirkmechanismen

Das Wirkprinzip der systemisch wirksamen, perkutan applizierbaren Analgetika/Antiphlogistika unterscheidet sich grundsätzlich von dem lokal und reflektorisch wirksamer Externa.

Es ist das Ziel der perkutanen antiphlogistischen Rheumatherapie mit systemisch wirkenden Externa, nach Resorption des Arzneistoffes eine systemische Wirkung unter Umgehung des First-pass-Metabolismus in der Leber zu erreichen. Ein weiterer Effekt dieses Applikationsweges ist die durch die Penetration des Arzneistoffes und Reservoirfunktion der Haut bedingte langsame, kontinuierliche Abgabe des Arzneistoffes über einen längeren Zeitraum von 12–24 h.

Trotz erheblicher Unterschiede in den Serum- und Synoviaspiegeln im Vergleich zur oralen, rektalen oder parenteralen Applikationen kann die perkutane Applikation nichtsteroidaler Antiphlogistika ein geeignetes adjuvantes therapeutisches Prinzip darstellen. Dabei entsprechen die Wirkmechanismen der lokal aufgetragenen Monosubstanzen denen der systemischen Applikationen.

Substanzen und Applikationsformen

Systemisch wirkende Externa gibt es in allen nur denkbaren Applikationsformen als Lösung, Spray, Salbe, Creme, Emulsion sowohl als Monosubstanz als auch in

Kombination mit lokal kühlend oder lokal hyperämisierend wirkenden Arzneistoffen. Wegen der additiven Effekte ist eine Darreichungsform mit lokal kühlender Wirkung (Gel, alkoholische Lösung) sinnvoll, weil der Patient als ersten den lokalen Abkühlungseffekt bemerkt. In die Phase der nachfolgenden milden Hyperämie ist dann der Arzneistoff soweit durch die Haut penetriert, daß er systemisch in die Zirkulation resorbiert werden kann. Sinnvoll ist auch die Kombination mit einem milde hyperämisierend wirkenden Arzneistoff, wie Nikotinsäurebenzylester, weil hier hierdurch die perkutane Absorption verbessert werden kann. Gleiches gilt für die Kombination mit DMSO. Weniger sinnvoll erscheinen Kombinationen mit neural reizenden, reflektorisch wirkenden Substanzen, weil sich dann 2 konträre Wirkprinzipien überlagern.

Perkutan resorbierbare Monosubstanzen sind:

- Etofenamat,
- Indometacin,
- Diclofenac,
- Ibuprofen,
- Ketoprofen,
- Hydroxyäthylsalicylat,
- Piroxicam,
- Flufenaminsäure,
- Dimethylsulfoxid (DMSO).

Indikationen und Differentialindikationen

Die Verordnung lokal applizierbarer und perkutan resorbierbarer Analgetika/Antiphlogistika ist an der Diagnose eines primär oder sekundär entzündlichen oder traumatischen Vorgangs am Bewegungssystem zu orientieren. Wegen des Wirkmechanismus über die Hemmung der Prostaglandinsynthese ist der rationale Einsatz dieser Arzneimittel an das Vorliegen eines Entzündungsvorgangs oder eines Traumas mit gesteigerter Freisetzung von Prostaglandinen gebunden.

Schmerzzustände am Bewegungssystem ganz allgemein sind keine Indikation für die Gabe entzündungshemmender Medikamente.

Indikation für die lokale perkutane Applikation eines nichtsteroidalen Antiphlogistikums sind:

- Arthritiden jeder Genese,
- entzündlich aktivierte Arthrosen,
- Bursitis,
- Tenosynovialitis,
- akutes Trauma (Gelenk, Weichteile).

Die mechanisch oder reflektorisch ausgelösten Schmerzzustände im Bereich des Bewegungssystems gehen fast nie mit Entzündungszuständen einher. Sie sind daher auch keine Indikation für den Einsatz dieser Pharmaka.

Kontraindikationen

Alle Externa sind kontraindiziert bei:

- Dermatosen mit Läsionen der Hautoberfläche,
- Mykosen und bakteriellen Hautinfektionen,
- offene Wunden,
- allergischer Diathese gegen eine der im Präparat enthaltenen Substanzen.

Daneben gelten alle Kontraindikationen für die Monosubstanz wie bei oraler/rektaler/parenteraler Applikation. Allerdings sind bei normalem Gebrauch bislang keine systemischen unerwünschten Wirkungen in Form von Magenschleimhaut- oder Darmläsionen oder anderen prostaglandinabhängigen, systemischen Nebenwirkungen beobachtet worden. Eine relative Kontraindikation besteht wegen der systemischen Resorption bei großflächiger Applikation während Schwangerschaft und Stillzeit.

Praktische Anwendung und Dosierung

Die meisten Hersteller empfehlen 2- bis 4mal tägliche Applikationen eines 1–5 cm langen Salbenstranges über den erkrankten Körperbezirken. Dies ist pharmakodynamisch wenig sinnvoll. Für die perkutan resorbierbaren Antiphlogistika gilt, sie möglichst dünn auf eine möglichst große Fläche aufzutragen, weil die Wirkung auf einem systemischen Effekt nach erfolgter perkutaner Resorption beruht. Daher sollte die Resorptionsfläche möglichst groß sein, um maximale Serumkonzentrationen zu erzielen. Eine täglich mehrmalige Applikation auf der gleichen Hautpartie hat nur dann einen Effekt, wenn dünn aufgetragen und lange einmassiert wird. In der Regel reicht die 2mal tägliche großflächige Applikation völlig aus, um den gewünschten therapeutischen Effekt zu erzielen. Der Auftrag sollte möglichst auf die gereinigte Haut erfolgen, um die perkutane Resorption zu verbessern. Zu empfehlen ist die Applikation nach dem Baden oder Duschen.

Für fast alle perkutanen applizierbaren nichtsteroidalen Analgetika/Antiphlogistika kann die perkutane Resorption durch Jontophorese oder Phonophorese verbessert werden.

Geeignet ist auch ein Okklusivverband, mit dem sich die perkutane Resorption verdoppeln oder fast verdreifachen läßt. Die Rate der resorbierten Menge des Inhaltsstoffes steigt dann von 4–6% auf bis zu 10–15% der kutan applizierten Menge.

Bei gleichzeitiger oraler Medikation mit derselben Substanz sind ggf. Tageshöchstmengen zu beachten.

Nebenwirkungen und Überwachung

Wenn eine Überempfindlichkeitsreaktion gegen einen der Inhaltsstoffe oder die Grundlage vorliegt, muß die Therapie abgebrochen werden. Derartige allergische Hautreaktionen sind selten (1,4%). Systemisch allergische Reaktionen bzw. Sensibilisierungen sind extrem selten, jedoch möglich. Ansonsten gelten für die perkutan resorbierbaren Antiphlogistika die gleichen substanzbedingten und wirkprinzipbedingten unerwünschten Wirkungen wie für dieselbe oral oder parenteral verabreichte Substanz. Wegen der niedrigeren Serumspiegel bei perkutaner Applikation sind die unerwünschten Wirkungen aber grundsätzlich seltener und geringer ausgeprägt.

22.2 Injektionstherapie

22.2.1 Lokale und segmentale Injektionen

Definition

Es zählt zu den Besonderheiten der Neurophysiologie des Menschen, daß Schmerzen nicht immer und ausschließlich am Ort ihrer Entstehung wahrgenommen werden. Hinzu kommt, daß die Strukturen des Bewegungssystems, die direkt oder indirekt schmerzhaft sind, weitere Schmerzen oder Schonhaltungen (nozizeptiver somatomotorischer Blockierungseffekt nach Brügger, tendomyotische Ketten) induzieren Das erschwert die Beurteilung und Behandlung von Schmerzen im Bereich des Bewegungssystems außerordentlich.

Das komplexe Wechselspiel nozizeptiver afferenter und motorischer sowie sympathischer Efferenzen (algodystropher Effekt) ist die physiologische Grundlage für die lokale Injektionstherapie mit Lokalanästhetika (Neuraltherapie) und segmentale Injektionen mit anderen Substanzen.

! Die lokale Injektionstherapie ist keine alternative, sondern eine komplementäre Behandlungstechnik, die ergänzend zu anderen Behandlungsverfahren rheumatischer Schmerzsyndrome am Bewegungssystem eingesetzt wird.

■ **Injektion an den Schmerzort.** Mit der Injektion an den Schmerzort bzw. an die gestörten und/oder schmerzenden Strukturen wird bei Dolor localisatus eine lokale Ausschaltung der nozizeptiven Afferenz erreicht. Dabei hält der Effekt der lokalen Infiltration häufig länger an, als es der Wirkzeit des benutzten Anästhetikums entspricht. Dieses Phänomen kommt dadurch zustande, daß Rückkoppelungsmechanismen der Nozireaktion abgebaut werden, die eine zusätzliche algetische Wirkung auf die gestörte oder schmerzende Struktur hatten.

■ **Injektion in das schmerzende Segment.** Beim Dolor translatus werden über nozireaktive, algodystrophe Reflexe im Myotom Verspannungen der Muskulatur und im Dermatom eine Hyperalgesie und Dystrophie ausgelöst. Durch Setzen von Hautquaddeln mit Lokalanästhetika oder anderen Substanzen im Dermatom oder Tiefeninfiltrationen im Myotom werden die reflektorischen Rückkoppelungsmechanismen der Nozireaktion ausgeschaltet.

■ **Injektionen an Nerven und Ganglien des somatischen und vegetativen Nervensystems.** Mit dieser Technik, die als Neuraltherapie im engeren Sinne bezeichnet werden kann, werden somatische oder vegetative Leitungsbahnen temporär unterbrochen. Dabei kommt es im somatischen Bereich zur Schmerzausschaltung, im vegetativen Bereich zu einer Normalisierung der entgleisten vegetativen Funktion, v.a. der Durchblutung von Extremitäten und inneren Organen durch Aufhebung der sympathischen vasokonstriktorischen Efferenz.

Die von der Neuraltherapie als Besonderheit hervorgehobene Störfeldtherapie setzt zum Verständnis voraus, daß jede verborgene chronisch oligosymptomatische Entzündung (chronische Tonsillitis, Zustand nach Otitis, defektgeheilte Narben) eine Reizquelle darstellt, welche Regelsysteme des Organismus labilisiert und die Voraussetzungen dafür schafft, daß jeder banale pathologische Reiz überschießend beantwortet wird. Diese spezielle Form der Neuraltherapie entzieht sich gelegentlich dem klinisch-wissenschaftlichen Verständnis und Beweis.

Sicher ist aber, daß von gestörten inneren Organen oder Narben neurale Impulse ausgehen, die zu schmerzhaften Störungen am Bewegungssystem führen können. Werden diese Störfelder durch gezielte lokale Anästhesie ausgeschaltet, verschwinden die Beschwerden des Patienten rasch, wenn die injizierte Region tatsächlich der auslösende Ort für einen Dolor translatus war.

Pharmakologie und Wirkmechanismen

Für die therapeutische Lokalanästhesie stehen 2 Hauptgruppen von Lokalanästhestetika zur Verfügung:

- esterstrukturierte Lokalanästhetika vom Procaintyp (kurze Wirkdauer),
- amidstrukturierte Lokalanästhetika vom Lidocaintyp (längere Wirkdauer).

In ihren Wirkungen unterscheiden sich beide Gruppen nicht sehr wesentlich, abgesehen von der etwas unterschiedlichen lokalen Halbwertszeit. Die amidstrukturierten Lokalanästhetika wirken länger und sind nach aller Erfahrung weniger allergogen. Ihnen ist daher heute der Vorzug zu geben. Kombinationen der Lokalanästhetika mit anderen Substanzen wie Koffein scheinen entbehrlich. Zusätze von Vasokonstriktoren, z.B. Adrenalin, sind unerwünscht.

Tabelle 22.1. Gebräuchliche Substanzen für die therapeutische Lokalanästhesie (Auswahl)

Internationale Kurzbezeichnung	Handelsname	Lösung %	Maximaldosis mg*	mg/kgKG
Estertyp				
Procain	Novocain	0,5–3,0	500	7
Tetracain	Pantocain	0,15–1,0	10	1
Procain + Koffein	Impletol	2,0		
Amidtyp				
Lidocain	Xylocain	0,5–2,0	300	4
	Xyloneural	1,0	300	4
Mepivacain	Scandicain	0,5–2,0	300	4
Prilocain	Xylonest	0,5–2,0	400	6
Bupivacain	Carbostesin	0,25–0,5	150	2

Substanzen und Applikationsformen

Eine Übersicht über die gebräuchlichen Substanzen für die therapeutische Lokalanästhesie gibt die Tabelle 22.1.

Für die Dosierung gilt grundsätzlich, daß möglichst niedrige Konzentrationen (0,25–0,5%) und möglichst kleine Volumina injiziert werden. Für intrakutane Quaddelungen und lokale Infiltrationen an feinen Strukturen hat sich die Verwendung von Dentalkanülen verschiedener Länge sehr bewährt. Lokale Blutungen an der Injektionsstelle und Schmerzhaftigkeit der Injektion sind dann deutlich geringer.

■ **Therapeutische Lokalanästhesie.** Eine therapeutische Lokalanästhesie wird durchgeführt als:

- lokale Infiltration von Schmerzpunkten (auch kontralateralen) bis maximal 2 ml des Lokalanästhetikums in niedrigster Konzentration,
- segmentale Quaddelung, intrakutan mit 5–10 Quaddeln kleinster Nadel streng intrakutan mit 0,2–0,5 ml Lokalanästhetikum in niedrigster Konzentration je Quaddel,
- Lokalinfiltration der Muskeln, Insertionen, Bänder, Gelenkkapsel mit 1–10 ml Lokalanästhetikum in niedrigster Konzentration.

Jeder therapeutischen Infiltrationsbehandlung mit Lokalanästhetika muß eine genaue palpatorische Diagnostik vorausgehen, um eine gezielte Injektion in die Schmerz- oder Triggerpunkte durchführen zu können. Für Lokalanästhetika gibt es Höchstdosen, die unbedingt beachtet werden müssen. Sofern mehr als 25% der dem jeweiligen Körpergewicht entsprechenden Maximaldosis injiziert werden, muß vorher ein sicherer venöser Zugang gelegt werden, um mögliche Intoxikation oder andere Komplikationen (Schock, Herzrhythmusstörungen) sofort beherrschen zu können.

■ **Nervenblockaden.** Periphere Leitungsbahnen, die schmerzhaft sind, können temporär auch durch therapeutische Lokalanästhesie blockiert werden. Hier sind langwirksame Lokalanästhetika angezeigt. Der zu behandelnde Nerv wird mit 1–5 ml des Lokalanästhetikums in niedrigster Konzentration umspritzt. Gleichermaßen eignet sich diese Technik auch für Injektionen in kleine Wirbelgelenke. In allen Fällen ist die Injektionstechnik unter Anleitung eines erfahrenen Therapeuten zu erlernen!

Indikationen und Differentialindikationen

Für die therapeutische Lokalanästhesie gibt es vielfältige Indikationen beinahe bei allen Schmerzsyndromen am Bewegungssystem. Allerdings stellt die therapeutische Lokalanästhesie nur selten ein kausales Behandlungsprinzip dar. Sie greift vielmehr in die Mechanismen der Schmerzempfindung und -übertragung sowie in den Teufelskreis der schmerzreflektorischen, nozireaktiven und eigenständig algetisch werdenden Mechanismen ein. Daher können mit dieser Therapie v.a. funktionelle Störungen ohne wesentliche Pathomorphologie behandelt werden. Andererseits sind auch bei ausgedehnten Pathomorphologien zusätzlich funktionelle Komponenten der Schmerzentstehung, Schmerzübertragung und Schmerzempfindung beteiligt, so daß die lokale Injektion von Lokalanästhetika hilfreich sein kann.

Ist bei somatisch-nervalen oder vegetativ-nervalen Beschwerden nur die Funktion gestört, dann können lokale Injektionen ohne zusätzliche Therapie angewandt werden. Liegen dagegen bereits lokale pathomorphologische Veränderungen vor, ist die lokale Injektionstherapie nur ein komplementäres Behandlungsverfahren, das erfolgreich die kausal ausgerichtete Therapie unterstützt.

Besonders zu erwähnen ist eine von Hiemeyer et al. (1989) beschriebene Indikation zur therapeutischen Lokalanästhesie peripherer Gelenke, besonders an der oberen Extremität, bei chronischer Polyarthritis. Durch die neural funktionelle Verbindung (vgl. Brügger-Konzept der reflektorischen Funktionsstörung) aller Elemente einer Bewegungskette kann es bei schmerzhafter Exazerbation einer Arthritis im Handgelenk zu einer ebenfalls schmerzhaften Einschränkung der Schulterbeweglichkeit kommen. Hat der betroffene Patient eine chronische Polyarthritis, ist man geneigt, einen „Rheumaschub" entzündlicher Art in der Schulter zu vermuten.

In diesen Fällen empfiehlt sich eine genaue Diagnostik der lokalen und humoralen Entzündungsaktivität. Wird man hierbei nicht fündig, ist an einen neuralreflektorischen Auslöser zu denken. In diesem Fall kann die probatorische Lokalanästhesie der verdächtigen peripheren Struktur (z.B. Handgelenk) versucht werden. Im positiven Fall verschwinden die zusätzlich verspürten Schmerzen fast schlagartig. Gleichzeitig bessern sich die Beweglichkeit und funktionelle Kapazität der Glieder der gesamten Bewegungskette dramatisch.

▪ **Indikationen für lokale oder segmentale Infiltrationen.** Diese liegen vor bei:

a) Krankheiten der Wirbelsäule wie
  - HWS-Syndrom,
  - BWS-Syndrom,
  - Interkostalneuralgien,
  - LWS-Syndrom,
  - Ileosakralarthrose.

b) Krankheiten der Extremitäten wie:
  - Arthrosen,
  - Epikondylopathie/Tendoperiostosen,
  - Insertionstendopathien/Kettentendomyosen,
  - Schulter-Arm-Syndrom,
  - Periarthropathien,
  - posttraumatische Residualzustände im Kapsel-Band-Bereich.

c) Beschwerden im Kopfbereich wie:
  - Migräne,
  - Kopfschmerzen verschiedener Genese,
  - Schwindelanfälle vertebragener Genese,
  - Tinnitus,
  - Globusgefühl.

d) Krankheiten der Nerven wie:
  - periphere Engpaßsyndrome.

▪ **Neuraltherapeutische Indikationen.** Diese liegen vor bei:

- Narbenschmerzen,
- „Störfeldtherapie".

▪ **Indikationen zur Sympathikusblockade.** Die Sympathikusblockade setzt man ein bei:

- reflektorisch-sympathischen Dystrophien,
- vaskulärem Schmerz und Dysfunktion,
- viszeralem Schmerz und Dysfunktion,
- posttraumatischen Residualzuständen,
- Neuralgie,
- Kausalgia minor,
- Algodystrophie,
- Schulter-Hand-Syndrom,
- Strahlenödem/Schmerz nach Bestrahlung.

▪ **Indikationen zur temporären oder totalen Facettneurektomie.** Die Indikation zur temporären oder totalen Facettneurektomie liegt vor bei:

- chronischen Rückenschmerzen aufgrund degenerativer Veränderungen der kleinen Wirbelgelenke,
- chronisch rezidivierenden Ischialgien ohne Nachweis eines Bandscheibenvorfalls oder einer Wurzelkompression,
- osteoporotisch bedingten Wirbelsäulenschmerzen,
- Spondylolisthesis ohne Operationsmöglichkeit,
- Postdiskotomiesyndrom,
- Postlaminektomiesyndrom.

Kontraindikationen

Bei therapeutischer Anwendung von Lokalanästhetika ist eine Kontraindikation gegeben bei:

- bekannter Überempfindlichkeit gegen die gewählte Substanz oder beigefügte Zusätze und Konservierungsmittel (z.B. Methylparaben),
- höhergradiger AV-Blockierung (II./III. Grades) und anderen schweren Überleitungsstörungen (AV-Block I. Grades mit Schenkelblock),
- Bradykardie mit Herzfrequenzen unter 50/min,
- manifester Herzinsuffizienz.

Relative Kontraindikationen der therapeutischen Lokalanästhesie sind:

- akute Leberkrankheiten,
- eingeschränkte Nierenfunktion,
- Schwangerschaft,
- Hypotonie.

Relative Kontraindikationen einer lokalen Injektionstherapie bestehen bei schweren psychischen Veränderungen und Krankheiten sowie Neigungen zu neurotischen Reaktionen.

Bei Vorliegen lokaler Kontraindikationen an stark schmerzhaften Punkten oder bei Phantomschmerzen kann zunächst auch kontralateral injiziert werden.

22.2.2 Intraartikuläre Injektionen

Pharmakologie und Wirkprinzip

Die therapeutisch wirksamste Form der lokalen medikamentösen Therapie ist die intraartikuläre Injektion. Dabei werden therapeutisch wirksame Substanzen in den Gelenkbinnenraum eingebracht, um eine unmittelbar lokale Wirkung zu erzielen. Wegen der reichen Vaskularisation der Synovialis und der Transsynovialkinetik vieler Arzneimittel ist eine systemische Wirkung praktisch unvermeidlich. Dies gilt v.a. für die lokal applizierten Kortikosteroide. Anders verhält es sich bei der intraartikulären Injektion mit hochmolekularen Substanzen wie der Hyaluronsäure, die praktisch nicht aus dem Gelenkbinnenraum resorbiert wird.

Wirkprinzipien der intraartikulären Injektion sind die lokale Entzündungshemmung, die Verbesserung des synovialen Milieus und die Verbesserung der rheologischen Eigenschaften der Synovia. Aus rheumatologischer Sicht eignen sich hierzu nur 2 Substanzgruppen:

- Glukokortikoide und
- Hyaluronsäure.

Alle übrigen Substanzen – auch wenn Sie noch eine Zulassung aufweisen sollten – sind inzwischen nicht mehr im Handel oder aus rheumatologischer Sicht nicht zu empfehlen, weil entweder der Wirknachweis fehlt oder das Risiko einer intraartikulären Injektion größer ist als der zu erwartende Nutzen.

Bei septischer Arthritis kann neben der immer angezeigten kontinuierlichen Saug-Spül-Drainage oder arthroskopischen Spülung des Gelenkes die intraartikuläre Gabe von Antibiotika angezeigt sein, um lokal ausreichend hohe Wirkspiegel zu erzielen. Wegen der möglich lokalen und/oder systemischen Streuung der Keime ist jedoch in keinem Fall die alleinige intraartikuläre Antibiotikagabe ausreichend. Vielmehr muß gleichzeitig eine parenterale (oder orale) systemische Antibiotikatherapie erfolgen. Daher wird in der Regel mit Antibiotika systemisch und nicht lokal therapiert, ggf. „blind" (ohne Antibiogramm).

Indikationen und Differentialindikationen

Zur intraartikulären Injektion sollten die Indikationen eher restriktiv gestellt werden.

CAVE

Jede intraartikuläre Injektion birgt – auch bei sorgfältiger Durchführung – die Gefahr einer iatrogenen Infektion.

■ **Arthrose.** Bei arthrotischen Veränderungen ist die Indikation für intraartikuläre Injektionen selten gegeben, solange überwiegend mechanische Faktoren den Krankheitsprozeß bestimmen, die durch die intraartikuläre Injektion nicht direkt beeinflußt werden. Bei sekundär entzündlichen, gereizten Arthrosen, bei denen aus diagnostischen oder therapeutischen Gründen eine Gelenkpunktion erforderlich ist, kann bei liegender Nadel nach Punktion des Ergusses durchaus eine intraartikuläre Injektion eines antiphlogistisch wirksamen Glukokortikoids durchgeführt werden. Bei blande entzündlichen oder „trockenen" Arthrosen ist die Indikation zur intraartikulären Injektion von Hyaluronsäure gegeben.

■ **Arthritis.** Bei systemischer Polyarthritis besteht ebenfalls nur eine relative Indikation für intraartikuläre Injektionen. Auch hier gilt, daß im Anschluß an eine diagnostische Gelenkpunktion ein antiphlogistisch wirksames Glukokortikoid injiziert werden kann.

Bei Monarthritiden oder Oligoarthritiden besteht eine relative Indikation für die intraartikuläre Injektion von Glukokortikoiden in der Frühphase, wenn eine systemische Behandlung mit Kortikosteroiden (noch) nicht angezeigt ist.

Bei polyarthritischem Gelenkbefall ist eine intraartikuläre Injektion dann indiziert, wenn ein einzelnes Gelenk den entzündlichen Prozeß dominiert oder eine herausragende Rezidivneigung mit exsudativen Veränderungen zeigt. Auch bei alten Menschen mit Polyarthritis kann eine intraartikuläre Injektion mit Kortikosteroiden angezeigt sein, um ein besonders entzündetes Gelenk lokal antiphlogistisch zu behandeln, um eine Mobilisierung einzuleiten oder die gefährdete Mobilität zu erhalten.

Für die Indikation „Arthritis" besteht für intraartikuläre Injektionen mit Hyaluronsäure noch keine Zulassung. Das Ergebnis derzeit laufender prospektiver klinischer Prüfungen muß abgewartet werden. Allerdings gibt es durchaus positive Einzelfallbeobachtungen.

Bei bakteriellen Gelenkinfektionen (septische Arthritis) kann die intraartikuläre Applikation von Antibiotika indiziert sein, fast immer in Verbindung mit einer arthroskopischen Revision oder einer kontinuierliche Saug-Spül-Drainage. Die alleinige, auch mehrfache intraartikuläre Gabe von Antibiotika ist nicht ausreichend!

■ **Tenosynovialitis.** Die Injektionen in entzündete Sehnenscheiden können hilfreich sein, um den lokalen Entzündungsprozeß zu bremsen und synovialen Pannus zu vermindern. Geeignet sind Glukokortikoide in löslicher Form, besonders bei exsudativen Tenosynovialitiden.

Kontraindikationen

Jede Infektion, purulente Hautschäden oder Hauterkrankungen in unmittelbarer Umgebung der Injektionsstelle sind eine absolute Kontraindikation für eine intraartikuläre Injektion in diesem Bereich. Jede intraartikuläre Injektion ohne gezielte Indikation oder mit Substanzen ohne geprüften Nachweis der Wirksamkeit stellt eine – vermeidbare – Traumatisierung des Gelenkes dar und ist daher kontraindiziert.

CAVE

Jede stärkere Blutungsneigung (spontan oder therapeutisch induziert) ist eine Kontraindikation für intraartikuläre Injektionen ohne vitale Indikation.

Die traumatische Arthritis bei Fraktur der gelenkbildenden Knochen ist eine Kontraindikation der intraartikulären Therapie (außer: Antibiotika bei Infektion). Jede Gelenkinfektion ist eine absolute Kontraindikation für intraartikuläre Injektionen mit Ausnahme der Injektion von Antibiotika.

Kontraindiziert sind auch alle wiederholten Injektionen mit Kortikosteroiden bei ausbleibendem Therapieerfolg.

Praktische Anwendung und Dosierung

Für die Punktion der Gelenke zur intraartikulären medikamentösen Therapie gibt es Grundsätze, die unabhängig vom gewählten Zugangsweg zum Gelenk gelten. Die folgenden 3 Übersichten geben hierzu einen Überblick.

! Grundsätzliche Voraussetzung jeder Gelenkpunktion ist strenge Asepsis.

Lokalanästhetikum und zu applizierende Medikamente sollten stets durch die gleiche Nadel verabreicht werden! Für die intraartikuläre Injektion kleiner Gelenke empfehlen sich Insulinspritzen und -kanülen.

Erforderliches Zubehör zur intraartikulären Injektion

- saubere (sterile) Unterlage,
- sterile Einmalhandschuhe, ggf. Gesichtsmaske/Mundschutz (besonders in Grippezeiten),
- Alkohol (70%)/Desinfektionslösung (Spray),
- sterile Einmalkanülen:
  - Größe 1: für diagnostische Punktionen,
  - Größe 2 lang: für intraartikuläre Injektion Hüftgelenk,
  - Größe 12: für intraartikuläre Injektion Knie, Schulter, Ellbogen, Sprunggelenke,
  - Größe 16/17/20: für Finger-, Zehen-, Handgelenke,
- sterile Einmalspritzen (2 ml/5 ml/10 ml) für große Gelenke, Insulinspritze für kleine Gelenke,
- sterile Tupfer, steriler Mull,
- Pflasterspray,
- Mullbinden, elastische Binden, Pflaster,
- Lokalanästhetikum (0,5–1%, ohne Adrenalinzusatz);
- für die Untersuchung des Gelenkpunktats:
  - sterile Versandgefäße,
  - Heparin oder 10%iges Kalium-EDTA,
  - Meßzylinder (100 ml).

Voraussetzungen und Vorsichtsmaßnahmen bei der intraartikulären Injektion

- Intraartikuläre Injektionen nur in einem Raum durchführen, in dem keine infektiösen Fälle behandelt werden. Raum regelmäßig reinigen.
- Desinfektion ist nur nach Kontamination mit erregerhaltigem Material erforderlich.
- Intraartikuläre Injektionen nach Möglichkeit immer am Anfang der Sprechstunde.
- Perfekte Beherrschung der Technik.
- Strenge Asepsis:
  - möglichst wenig Personen im Injektionsraum,
  - Kleidung, von der keine Infektionsgefahr ausgeht, für Arzt und Assistenz,
  - hygienische Händedesinfektion, oder besser: sterile Einmalhandschuhe,
  - Gespräche auf das Notwendigste beschränken,
  - Mundschutz/Gesichtsmaske tragen bei Infektionen der Atemwege (gilt auch für Patient und Assistenzpersonal),
  - lokale Desinfektion oder Punktionsstelle nur mit wirksamen Präparaten für die Händedesinfektion,
  - störende Behaarung nicht rasieren, nur mit Schere kürzen,
  - Desinfektionsmittel ausreichend lange einwirken lassen (3 min),
  - nur steril verpackte Einmalspritzen und Einmalkanülen verwenden (erst unmittelbar vor Gebrauch öffnen),
  - Lokalanästhetikum und Pharmaka nie aus größeren Gebinden zum Mehrfachgebrauch entnehmen!
- Asepsis mit Assistenz leichter einzuhalten als ohne!
- Nie die Nadel wechseln!
- Injektion von Lokalanästhetikum und Medikament durch die gleiche Nadel, nur Spritzenwechsel!
- Bei blutigem Erguß (Hämarthros) keine Pharmaka injizieren!
- Vor Injektion von Pharmaka Gelenkflüssigkeit/Erguß abpunktieren (und anschließend untersuchen!)
- Niemals Mischinjektionen oder mehrere Pharmaka intraartikulär spritzen! (Ausnahme: Kombination mit Lokalanästhetikum).
- Punktionsstelle mit Pflasterspray besprühen, dann Nadel zügig herausziehen.
- Wundschnellverband.
- Nach Injektion von Pharmaka Gelenk mehrfach passiv unbelastet durchbewegen, danach bei mechanisch stark belasteten Gelenken elastischer Kompressionsverband für 12–24 h.
- Information des Patienten, bei vermehrten Beschwerden am Gelenk oder Allgemeinreaktionen unverzüglich den Behandler zu informieren oder einen anderen Arzt.

Technik der intraartikulären Punktion/Injektion

Immer:

- Untersuchung des Gelenkes, Festlegung der Injektionsstelle.
- Gelenkregion großzügig mit Desinfektionsmittel einsprühen, ggf. Haare mit Schere kürzen.
- Chirurgische Händedesinfektion/sterile Handschuhe/Gesichtsmaske.
- Extremität der Gelenkregion auf keimarmer (steriler) Unterlage lagern.
- Erneute Desinfektion der Haut mittels Spray (Isopropanol 70% o.ä.).
- Mindestens 3 min einwirken lassen!
- 2 ml Lokalanästhetikum aufziehen, Nadel verwerfen.
- Medikament für Injektion aufziehen, Nadel verwerfen.
- Einmalkanüle passender Größe für Gelenkpunktion aufsetzen.
- Einstich, subkutan Lokalanästhetikum infiltrieren.[1]
- Unter Vorspritzen des Lokalanästhetikums Nadel bis an die Gelenkkapsel vorschieben.
- Elastische Gelenkkapsel in einem Zug durchstechen.
- Spritze wechseln, Gelenkflüssigkeit/Erguß abziehen oder abtropfen lassen in sterile Gefäße für spätere Analyse.
- Farbe und Viskosität des Ergusses beachten.
- Erguß möglichst ganz entleeren!
- Injektion des gewünschten Medikaments.
- Injektionsstelle mit Pflasterspray besprühen (lassen).
- Nadel zügig herausziehen.
- Einstichstelle mit sterilem Tupfer sofort komprimieren.
- Gelenk mehrfach passiv durchbewegen.
- Wundschnellverband, darüber ggf. Kompressionsverband.

Niemals:

- Am Gelenk herumdrücken, um die optimale Einstichstelle zu finden.
- Vor und während der Injektion mehr als unvermeidlich sprechen (ggf. Mundschutz tragen!).
- Die Nadel mit dem Finger führen.
- Mit der im Gelenk sitzenden Nadel in der Gelenkhöhle „herumstochern".
- Bei blutigem Erguß Pharmaka injizieren.

[1] *Anmerkung:* Bei deutlichem Gelenkerguß kann auch auf die Infiltration mit Lokalanästhetikum verzichtet und das Gelenk unter Sog an der leeren Spritze mit zügigem Einstich punktiert werden. Unvermeidliche Hautstanzzylinder in der Nadel werden dabei mit dem Erguß in die Spritze gesogen.

Applikation und Dosierung. Art und Menge der intraartikulär zu injizierenden Substanz richtet sich nach der Diagnose, der Indikation und dem therapeutischen Ziel. Die Hinweise zur Applikation und Dosierung verschiedener Medikamente sind in der nachfolgenden Übersicht sowie den Tabellen 22.2 und 22.3 zusammengefaßt.

Tabelle 22.2. Eigenschaften verschiedener Kortikosteroide zur intraartikulären Injektion

	Löslichkeit [%]	Kristallgröße [μm]	Verweildauer [Tage]
Triamcinolonhexacetonid	0,0002	1,4	6,0
Prednisolon-t-butylacetat	0,0010	4,0–2,5	
Methylprednisolonacetat	0,0014	4,0	2,6
Hydrocortisonacetat	0,0018		
Betamethasonacetat	0,0023	7,0	2,8
Triamcinolonacetonid	0,0040	5,0–4,5	3,8
Triamcinolondiacetat	0,0056	2,3	1,3
Hydrocortison	0,0700		

Tabelle 22.3 Dosierung der verschiedenen Kortikosteroide bei intraartikulärer Injektion

Präparat	Kleine Gelenke MCP-Gelenke IP-Gelenke Mandibulargelenk	Mittlere Gelenke Handgelenke Ellbogengelenke	Große Gelenke Kniegelenke Schultergelenke Hüftgelenke
Prednisolon	1 –5 mg	10–25 mg	25–50 mg
6-Methylprednisolon	1 –5 mg	10–20 mg	20–40 mg
Triamcinolonacetonid	1 –5 mg	5–20 mg	20–40 mg
Triamcinolonhexacetonid	1 –3 mg	5–10 mg	10–20 mg
Dexamethason-21-palmitat	2 –4 mg	4– 8 mg	8– 1-2 mg
Dexamethasonacetat	1 –2 mg	2– 4 mg	4– 8 mg
Betamethason	0,5–1 mg	2– 4 mg	4– 6 mg
Fluocortolon	1 –10 mg	5–25 mg	25–50 mg
Paramethason	1 –5 mg	5–10 mg	10–20 mg

Dosierungen bei Kindern eher höher wählen als bei Erwachsenen! Wiederholungsinjektion erst nach 6 Monaten.

Vor jeder intraartikulären Injektion ist der Patient umfassend aufzuklären, ggf. ist sein schriftliches Einverständnis vorher einzuholen. Bei Minderjährigen müssen die Erziehungsberechtigten (ggf. beide Elternteile) in die intraartikuläre Injektion einwilligen.

Für die Injektion mit Hyaluronsäure stehen verschiedene Präparate unterschiedlichen Molekulargewichts zur Verfügung. Ob es Wirksamkeitsunterschiede gibt, ist nicht geprüft.

Hinweise zur intraartikulären Kortikosteroidtherapie

- Intraartikuläre Injektionen mit Kortikosteroiden nur in Ausnahmefällen bei systemischen, entzündlich-rheumatischen Krankheiten oder aktivierter Arthrose.
- Kortikosteroide möglichst geringer Kristallgröße und langer intraartikulärer Halbwertszeit (geringe Wasserlöslichkeit) verwenden.[1]
- Ampullen vor der Injektion gut durchschütteln (entfällt bei Verwendung von Triamcinolonhexacetonid).
- Die Injektion von „Überstand" von Kristallsuspensionen ist ineffektiv!
- Einwandfreie Injektionstechnik unter strenger Asepsis.
- Nie im Gelenk „herumstochern", um Knorpelschäden, Blutungen und paraartikuläre Infektionen zu vermeiden.
- Wiederholte Kortikosteroidinjektionen intraartikulär sehr kritisch abwägen.
- Minimalen Abstand von 4 Wochen bei wiederholten Injektionen am selben Gelenk nicht unterschreiten. Maximal 4 Injektionen/Jahr.
- Möglichst nicht mehrere große Gelenke gleichzeitig gering zu halten.
- Bei manifesten und latenten Infektionen keine Kortikosteroide intraartikulär!

[1] *Anmerkung:* vorzugsweise Triamcinolonhexacetonid (Lederlon = homogene Suspension kleinster Kristalle.

Im amerikanischen Raum erfolgte die Zulassung von Hyaluronsäure zur intraartikulären Therapie der Arthrose nicht als Arzneimittel, sondern als Implantat. Weltweit sind 5 verschiedene Hyaluronsäurepräparate im Handel. Das Molekulargewicht liegt zwischen 500.000 und 1.000.000. Die therapeutische Dosierung liegt – für das Kniegelenk – bei 1–5 Injektionen im Abstand von 7–10 Tagen. Klinische Erfahrungen sind derzeit noch gering und beschränken sich auf die Kniegelenke.

Nebenwirkungen und Überwachung. Jedes Gelenk, an dem eine intraartikuläre Injektion durchgeführt wurde, ist sorgfältig zu überwachen, um das Auftreten einer Infektion als wichtigster Komplikation rechtzeitig zu erkennen. Da es trotz strenger Beachtung der Regeln der Asepsis und korrekter Durchführung bei etwa 1/35.000 intraartikulären Injektionen zu einer Gelenkinfektion kommt (0,003%), besitzt die klinische Kontrolle des injizierten Gelenkes eine große Bedeutung. Diese Verantwortung für den Patienten ist ebensowenig delegierbar wie die intraartikuläre Injektion selbst.

Für mindestens 3–5 Tage ist das injizierte Gelenk täglich zu inspizieren. !

Diese Forderung klingt zunächst überzogen, ist aber nicht nur aus juristischen Gründen, sondern zur Sicherheit des Patienten zu erheben. In der Praxis wird der Patient neben der intraartikulären Injektion auch noch andere Behandlungen (physikalische Therapie) erhalten, so daß hier Gelegenheit besteht, die Situation des Gelenkes zu überprüfen.

In jedem Fall muß der Patient angewiesen werden, bei Verstärkung der Schmerzen, vermehrtem Spannungsgefühl im Gelenk oder Allgemeinreaktionen wie z.B. Fieber sofort Nachricht zu geben oder unverzüglich einen anderen Arzt aufzusuchen. Bei dem geringsten Verdacht auf eine iatrogene bakterielle Infektion (meist Staphylokokken) ist eine parenterale Antibiotikatherapie mit Flucloxazillin oder Cephalosporinen einzuleiten, ggf. auch als „Blindtherapie" bis zum Vorliegen des Antibiogramms.

22.2.3 Synoviorthese

Definition

Die intraartikuläre Injektion von Natriummorrhuat, Zytostatika oder Radionukliden wird auch als Synoviorthese bezeichnet. Das therapeutische Ziel und Wirkprinzip der Synoviorthese ist, das erkrankte Stratum synoviale durch unmittelbare Einwirkung der injizierten Substanzen nachhaltig zu schädigen oder zu zerstören.

Während die lokale intraartikuläre Injektion mit Kortikosteroiden nur eine mehr oder minder kurz anhaltende lokal antiphlogistische Wirkung aufweist, kommt es durch die Synoviorthese zu einem lang anhaltenden Rückgang der lokalen Entzündungsaktivität. Die Synoviorthese stellt damit eine Alternative zur Synovialektomie dar, insbesondere bei älteren oder ganz jungen Patienten oder solchen, bei denen aus Gründen der allgemeinen körperlichen Situation eine absolute oder relative Kontraindikation zur Operation gegeben ist oder Operationen an anderen Gelenken vorrangig erscheinen.

Pharmakologie und Wirkprinzip

Die Radiosynoviorthese wird in einem eigenen Kapitel abgehandelt. Für die Synoviorthese mit chemischen Substanzen stehen neben Natriummorrhuat Cyclophosphamid, Osmiumtetroxid und Rifamycin SV zur Verfügung (s. Tabelle 22.4). Die letztgenannten Substanzen sind im Gegensatz zum Natriummorrhuat jedoch weit weniger gebräuchlich und nur in Einzelfalldarstellungen beschrieben. Eine weite Verbreitung hat die intraartikuläre Therapie mit diesen Substanzen bislang nicht gefunden. Osmiumtetroxid wurde wegen schwerer Knorpelschäden heute wieder weitgehend verlassen. Andere Zytostatika und chemische Substanzen wurden nach Mitteilung in der wissenschaftlichen Literatur versucht, können aber für eine allgemeine Anwendung wegen der geringen Erfolgsrate oder wegen möglicher schwerwiegender unerwünschter Wirkungen nicht empfohlen werden.

Die genauen Wirkmechanismen der Synoviorthese mit dem heute gebräuchlichen Natriummorrhuat (früher in Deutschland als Varicocid im Handel, heute nur aus den USA über die internationale Apotheke zu beziehen) sind nicht im Detail bekannt. Durch die physikochemischen Eigenschaften des Natriummorrhuat kommt es zu einer heftigen lokalen Entzündungsreaktion, bei der offensichtlich alle immunkompetenten Strukturen und Zellen nachhaltig beseitigt werden. Es kann aber auch sein, daß heute noch unbekannte Erreger im Gelenk durch diese Entzündung eliminiert werden. Ein weiterer spekulativer Mechanismus ist, daß die außer Kontrolle laufenden T-Zellen, welche die rheumatische Entzündung unterhalten, im Zuge dieser heftigen Entzündungsreaktion geschädigt und ausgeschaltet werden.

Tabelle 22.4. Chemische Synoviorthese

Substanz	Dosierung	Gelenk
Natriummorrhuat		
(Varicocid)	5%ige Lösung (pH 9,5)	
5–6 ml	Knie	
	1–3 ml	Ellbogen, Schulter, Sprunggelenk, Handgelenk
	0,1–0,3 ml	Fingergelenk, MT-Gelenke
Cyclophosphamid	200–300 mg	
3–6 Injektionen	Knie	
Osmiumtetroxyd	1%ige Lösung	Knie
Cave: wegen schwerer Knorpelschäden nicht mehr gebräuchlich		
Rifamycin SV1 : 1 verdünnt mit physiol. NaCl		
50 mg	Knie	
	25 mg	Schulter, Ellbogen, Schultergelenk
	5 mg	MCP-, MTP-, PIP-Gelenke
	jeweils eine Serie von 5–10 Injektionen im Wochenabstand	
örtlicher Schmerz für 10–30 min		
Erguß für 24–48 h		
	Indikationen für Rifamycin-SV Synoviorthese:	
Mono-/Oligoarthritis, M. Reiter, Psoriasis-Arthritis, periphere Arthritis bei seronegativen Spondarthritiden/Spondylitis ankylosans		

Indikationen und Differentialindikationen

Eine Indikation zur Synoviorthese besteht als Alternative zur operativen oder arthroskopischen Synovialektomie bei allen Patienten mit:

- (noch) fehlender Indikation für eine Synovialektomie/Gelenkoperation,
- Kontraindikationen oder Ablehnung einer Gelenkoperation,
- aktiver proliverativ-exsudativer Mono- oder Oligoarthritis,
- chronischer Polyarthritis mit herausragender Synovialitis einzelner Gelenke, insbesondere auch kleiner Gelenke, vorzugsweise an den Händen.

Während die Indikation zur Radiosynoviorthese aus strahlenhygienischen Gründen an das höhere Lebensalter der Patienten gebunden ist, kann die Indikation zur chemischen Synoviorthese mit Natriummorrhuat oder vergleichbar wirkenden Substanzen wegen der guten Erfolgsquote, der geringen Belastung für den Patienten und der geringen Komplikationsrate auch bei Kindern und Jugendlichen und auch bei Patienten mit Mono-/Oligoarthritis relativ großzügig gestellt werden.

Besonderer Vorteil der chemischen Synoviorthese ist, daß sie bei nicht ausreichendem Erfolg jederzeit wiederholt werden kann und immer die Möglichkeit einer späteren operativen Synovialektomie offen läßt.

Kontraindikationen

Grundsätzlich gelten für die Synoviorthese dieselben Kontraindikationen wie für jede intraartikuläre Injektion. Zusätzliche Kontraindikationen zur Synoviorthese mit Natriummorrhuat sind:

- massive synoviale Schwellungen,
- ausgedehnte fibrinöse Massen im Gelenk,
- große Poplitealzysten (Baker-Zyste),
- deutliche Kapsel-/Bandinstabilität des Gelenkes,
- „Knorpelglatze" mit der Eröffnung des subchondralen Knochens.

Für die Synoviorthese mit Radionukliden gelten spezielle Kontraindikationen bei Jugendlichen, Frauen im gebärfähigen Alter und Schwangeren.

Praktische Anwendung

Klinisch gebräuchlich und zur allgemeinen Anwendung zu empfehlen ist nur die chemische Synoviorthese mit Natriummorrhuat. Einzelheiten der Dosierung für die jeweiligen Gelenke sind in Tabelle 22.4 zusammengestellt.

Wie vor jeder intraartikulären Injektion ist der Patient über die chemische Synoviorthese umfassend aufzuklären und ggf. ist sein schriftliches Einverständnis vorher einzuholen. Bei Minderjährigen müssen die Erziehungsberechtigten (ggf. beide Elternteile) in die Synoviorthese einwilligen.

■ **Natriummorrhuat.** Natriummorrhuat verursacht eine – therapeutisch erwünschte und notwendige – Entzündungsreaktion, die sehr schmerzhaft sein kann. Daher ist bei schmerzempfindlichen Patienten die gleichzeitige Injektion eines Lokalanästhetikums (z.B. Lidocain, Xylocain oder Bupivacain) intraartikulär angezeigt. Dies empfiehlt sich auch, um Natriummorrhuat sicher in die Gelenkhöhle einzubringen. Daher wird zunächst das Lokalanästhetikum injiziert und über die liegende Nadel dann die entsprechende Menge Natriummorrhuat intraartikulär injiziert. Für die Injektion an kleinen Gelenken empfiehlt sich die Verwendung einer Insulinspritze mit entsprechend feiner Nadel.

■ **Begleitende Maßnahmen.** Bei Bedarf muß der Patient für die Dauer der Entzündungsreaktion auch stärkere, zentral wirksame Analgetika oral/rektal erhalten. Das injizierte Gelenk ist für 1–3 Tage unbedingt ruhigzustellen (Lagerung, Bettruhe). Unmittelbar nach der Injektion bis zum Abklingen der therapeutisch induzierten, verstärkten Entzündungsreaktion ist kontinuierlich zu kühlen (Kryogel, Eisbeutel, kaltwasserdurchflossene Manschette). Bei sehr überschießender Ergußbildung kann eine Entlastungspunktion notwendig werden. Dann muß man wissen, daß die Analyse der Synovia einen sehr zellreichen Erguß ergeben kann, der Folge der durch die Injektion induzierten Entündungsreaktion ist und keinen Hinweis auf eine Infektion (septische Arthritis) darstellt!

Wegen des Maximums der schmerzhaften Entzündungsreaktion 6–8 h nach der Injektion empfiehlt es sich, die chemische Synoviorthese mit Natriummorrhuat erst am späten Nachmittag durchzuführen und den Patienten über Nacht mit der injizierten Extremität entsprechend zu lagern und kontinuierlich zu kühlen. Am nächsten Morgen ist dann bereits das Maximum der Entzündungsreaktion überschritten. Das erleichtert das Management ungemein. Eine krankengymnastische Übungsbehandlung an der injizierten Extremität ist allenfalls mit passivem Durchbewegen (bei geringem oder fehlendem Erguß) und isometrischen Spannungsübungen erlaubt. Erst nach einigen Tagen kann zunehmend aktiv geübt werden.

Nebenwirkungen und Überwachung

Die Synoviorthese mit Natriummorrhuat ist in der Hand des erfahrenen Rheumatologen eine wirksame, nahezu komplikationsfreie lokale Therapie. Allergische Reaktionen, systemische unerwünschte Ereignisse oder lokale Nebenwirkungen sind äußerst selten, wenn streng intraartikulär gespritzt wird. Eigene Erfahrungen mit dieser Therapie über 2 Jahrzehnte haben keine unerwünschten Ereignisse gezeigt, sieht man einmal von der überschießenden Entzündungsreaktion ab, die nur „des Guten zuviel", aber keine Nebenwirkung ist. Dennoch muß der Patient sorgfältig in seiner Reaktion auf die Synoviorthese beobachtet werden, weshalb ein kurzer stationärer Aufenthalt durchaus zweckmäßig sein kann. Er ist bei zuverlässig eigenbeobachtenden Patienten aber keine absolute Bedingung.

Für die Synoviorthese besteht der therapeutische Erfolg in einer deutlichen Abschwächung der lokalen Synovialitis mit der begleitenden Symptomatik. Ein solcher Erfolg kann bei 30–60% der injizierten Gelenke erwartet werden. Meist kommt es zu einer länger anhaltenden lokalen Remission des entzündlichen Prozesses und einer Abschwächung der destruierenden Vorgänge. Ein dauerhafter Erfolg über Jahre kann jedoch nicht mit Sicherheit erwartet werden. Zumeist gelingt es nicht, die Synovialitis völlig zum Stillstand zu bringen. Daher muß stets mit Rezidiven gerechnet werden. In diesem Fall ist dann eine Wiederholung der Synoviorthese möglich. Alternativ wird die Indikation zu einem operativen Eingriff zu stellen sein. Dieser ist jederzeit – auch nach mehrfach erfolgloser – Synoviorthese möglich.

Literatur

Engel J-M, Ströbel G (1990) Rheumatherapie, 2. Aufl. Edition medizin-VCH, Weinheim

Hiemeyer K, Joist R, Menninger H (1989) Nachweis der funktionellen Genese von Schulterschmerzen bei chronischer Polyarthritis durch therapeutische Lokalanästhesie entzündeter distaler Gelenke. Z Rheumatol 48:139–142

Kaiser H, Hatz H-J (1996) Punktionen und Injektionen in der Rheumatologie. Enke, Stuttgart

Kapitel 23

Systemische medikamentöse Therapie

K. Krüger, E. Gromnica-Ihle

Inhalt

Für die systemische medikamentöse Therapie rheumatischer Krankheiten stehen hauptsächlich 2 große Substanzgruppen zur Verfügung: analgetisch-antiphlogistische Substanzen mit einer vorwiegend symptomatischen Wirkung sowie langwirksame Antirheumatika (*Synonyme:* Basistherapeutika, krankheitsmodulierende Substanzen; „disease-modifying antirheumatic drugs"), mit denen langfristig in den Krankheitsverlauf eingegriffen werden soll.

Zur 1. Gruppe sind v.a. nichtsteroidale Antiphlogistika sowie niedrigdosierte Kortikoide, in 2. Linie auch noch additiv reine Analgetika zu rechnen. Die 2. Gruppe subsumiert eine Reihe heterogener Substanzen, deren Gruppenzugehörigkeit durch gemeinsame Eigenschaften definiert ist.

Bei zeitlich limitierten Erkrankungen – hierzu sind auch aktivierte, d.h. sekundär-entzündliche Zustände von degenerativen Erkrankungen zu rechnen – werden in der Regel Medikamente der 1. Gruppe in Form einer Monotherapie zum Einsatz kommen, bei chronischen – meist systemischen – Erkrankungen sehr häufig eine Kombination mit Substanzen beider Gruppen.

23.1 Nichtsteroidale Antiphlogistika (NSAID)

K. Krüger

23.1.1 Einleitung und Definition

Die NSAID bilden eine Gruppe von chemisch nur partiell miteinander verwandten Substanzen (fast ausschließlich Säuren), deren wichtigste Gemeinsamkeiten zum einen im Hauptwirkungsmechanismus (Prostaglandinsynthesehemmung), zum anderen in ihrer analgetischen und antiphlogistischen, teils auch antipyretischen Wirkung bestehen. Durch ihren breiten Indikationsbereich (auch außerhalb der Rheumatologie) stellen die NSAID die am häufigsten verschriebene Medikamentengruppe überhaupt dar. In Deutschland sind aus der Gesamtgruppe rund 30 verschiedene Wirkstoffe zugelassen, die sich teilweise nur gering voneinander unterscheiden (s. nachfolgende Übersicht).

Einteilung in Deutschland verwendeter NSAID nach Substanzklassen (ohne Anspruch auf Vollständigkeit)

1. Carboxylsäureabkömmlinge
   - *Salizylate:* Azetylsalizylsäure, Diflunisal
   - *Essigsäurederivate:* Diclofenac, Lonazolac, Indometacin, Acemetacin, Proglumetacin, Fenbufen, Tolmetin, Sulindac
   - *Fenamate:* Mefenaminsäure, Nifluminsäure, Etofenamat
2. Enolsäureabkömmlinge
   - *Pyrazolone:* Phenylbutazon, Oxyphenyl-butazon, Mofebutazon, Kebuzon, Azapropazon
   - *Oxicame:* Piroxicam, Tenoxicam, Meloxicam, Lornoxicam
3. Alkanone (nicht sauer!)
   - Nabumeton

23.1.2 Pharmakologie

NSAID verfügen über komplexe Wirkmechanismen, deren Gewichtung im einzelnen nicht immer klar ist. Die Beeinflussung der Prostaglandinsynthese über eine Hemmung der Zyklooxygenase bzw. der beiden Zyklooxygenaseisoenzyme stellt das bekannteste Wirkprinzip der Gruppe dar und wird i.allg. auch für Wirksamkeit und Risiken als am wichtigsten erachtet. Unter den vielfältigen für die Gruppe – teilweise nur in vitro – nachgewiesenen Mechanismen sind v.a. zu nennen:

- Beeinflußung der Leukotriensynthese,
- Neutralisierung von O_2-Radikalen,
- Hemmung von lysosomalen Enzymen sowie
- Beeinflussung der Aggregation, Adhäsion und Migration von Makrophagen und Leukozyten.

Die meisten NSAID werden im Gastrointestinaltrakt komplett absorbiert und sind zu einem hohen Anteil an Plasmaproteine gebunden. Eine hohe Konzentration in der Synovialflüssigkeit wird langsam erreicht, ist dann aber wesentlich geringeren Schwankungen unterworfen als die Plasmakonzentration. Praktisch bedeutsame Unterschiede zeigt die Halbwertszeit der einzelnen Substanzen, für die meistverwendeten Wirkstoffe ist sie der Tabelle 23.1 zu entnehmen. Einige Substanzen (Prodrugs) werden erst im Organismus zu aktiven Metaboliten umgewandelt, ursprünglich für dieses Prinzip vermutete Vorteile wie bessere Verträglichkeit haben sich jedoch nicht bestätigt. Die meisten heute vielverwendeten NSAID werden hingegen in der Leber metabolisiert, die inaktiven Metaboliten dann renal ausgeschieden. Prinzipiell können Faktoren wie Funktionsstörungen der Leber (Indometacin, Naproxen!) und Niere (Ketoprofen, Naproxen!) die Ausscheidung einzelner Substanzen negativ beeinflussen, was bei der Dosierung zu berücksichtigen ist.

23.1.3 Substanzen und Applikationsformen

Rund 30 verschiedene, der Gruppe der NSAID zuzuordnende Wirkstoffe sind in Deutschland zugelassen (Einteilung s. Tabelle 23.1), weniger als 10 davon werden

Tabelle 23.1. Häufig angewendete NSAID mit ihren wichtigsten Eigenschaften

Substanzen	Halbwertszeit [h]	Empfohlene Tageshöchstdosis [mg]	Besonderheiten
Aspirin	0,25	4000	Wegen ungünstiger Wirkungs-Toxizitäts-Relation in der Rheumatologie kaum noch verwendet
Diclofenac	1–1,5	150–200	Meistverwendeter Wirkstoff – relativ häufig Anstieg der Leberenzyme (v.a. Cholestase)
Ibuprofen	2	2.400	Analgetische Potenz höher als antiphlogistische. Als Analgetikum rezeptfrei erhältlich
Indometacin	4,5	150–200	Stark wirksam – relativ häufig ZNS-Nebenwirkungen. Präferentielle COX-1-Hemmung
Naproxen	14	1000	
Meloxicam	20	15	Postulierte präferentielle COX-2-Selektivität
Piroxicam	57	20	Unter den häufiger verwendeten Substanzen längste HWZ

Tabelle 23.2. Faktoren für die Wahl des individuell richtigen NSAID

Kriterien	Bedeutung
Unterschiede im Wirkmechanismus	Bisher eher marginal – in Zukunft bedeutsam (COX-1-/COX-2-Relation)
Unterschiede in der Wirksamkeit	a) Reihung nach der Wirkstärke innerhalb der Substanzen gut belegt b) große interindividuelle Unterschiede!
Unterschiede in der Pharmakokinetik	Vor allem Unterschiede in der HWZ wichtig
Substanzbezogenes Nebenwirkungsprofil	Siehe Tabelle 23.1
Compliance	Vorteile für Präparate mit langer HWZ bzw. in retardierter Form
Kosten	Sorgfältige Kosten-Nutzen-Analyse nötig
Zusätzliche patientenbezogene Risiken und Kontraindikationen	Zum Beispiel Vermeidung langer HWZ bei eingeschränkter Nierenfunktion

allerdings häufiger verwendet. Die wichtigsten Kriterien für die individuelle Substanzwahl sind in Tabelle 23.2 zusammengestellt.

An Applikationsformen stehen systemisch grundsätzlich orale und rektale Verabreichung sowie die *parenterale (intramuskuläre)* Form zur Verfügung, wobei substanzbezogen nicht immer alle 3 Formen angeboten sind. Eine weitere Applikationsform, die topische Anwendung, wird an anderer Stelle besprochen.

Orale und rektale Applikationsform sind als gleich wirksam einzustufen, wobei Suppositorien eine etwas höhere Wirkdauer besitzen und damit oralen Retardzubereitungen vergleichbar sind. Beide Formen unterscheiden sich auch in der Verträglichkeit nur gering (bei fakultativer lokaler Reizung).

CAVE

Die in der Praxis vielverwendete *parenterale Verabreichungsform* hat gegenüber der oralen Gabe de facto *keine Vorteile,* jedoch mit möglichen lokalen Reaktionen im Injektionsbereich und deutlich höherer Allergisierungsrate ein gesteigertes Nebenwirkungspotential.

23.1.4 Indikationen

Bei allen akuten und chronischen entzündlich-rheumatischen Erkrankungen sowie bei entzündlichen Reizzuständen im Rahmen degenerativer Erkrankungen bzw. akuten Schmerzzuständen infolge weichteilrheumatischer Erkrankungen kommen NSAID erstrangig zum Einsatz. Eine Ausnahme hiervon machen bei letzterer Indikation lediglich streng lokalisierte Reizzustände, für die sich eine Lokaltherapie als ausreichend erweist.

! Typische akut-entzündliche Indikationen stellen der Gichtanfall (hier oft kurzzeitig Überdosierung nötig!), die reaktive Arthritis sowie die parainfektiöse Begleitarthritis bei Virusinfektionen dar.

Chronische Arthritiden. Im Rahmen chronischer Arthritiden begleiten NSAID oft den Patienten über den gesamten Krankheitsverlauf. Bis zur Sicherung der Diagnose stellen sie sogar die einzige Medikation dar (ergänzt bei nicht ausreichender Wirkung durch Kortikoide). Im weiteren Verlauf wird in der Regel eine Basistherapie zusätzlich initiiert. Da für diese bis zum Wirkbeginn eine Anlaufzeit besteht, ist auch hier die zusätzliche NSAID-Gabe unumgänglich. Bei voller Wirksamkeit der Basistherapie gelangt ein kleiner Teil der Patienten in eine Vollremission und bedarf keiner Begleittherapie, mehrheitlich aber ist eine weitere Zusatztherapie mit NSAID notwendig. Im Spätstadium der Erkrankung schließlich erfordern Schmerzen und Restentzündung meist immer noch die NSAID-Gabe.

Weitere Indikationen. Eine weitere typische Indikation für eine langdauernde oder intermittierende NSAID-Gabe stellt die aktive Spondylitis ankylosans dar. Additiv kann die Verabreichung von NSAID schließlich – begleitend zur Kortikoid- bzw. immunsuppressiven Therapie – für spezielle Indikationen wie z.B. Arthralgien auch bei schweren systemischen Bindegewebserkrankungen oder Vaskulitiden temporär sinnvoll sein.

Keine Indikation. Leichtere Schmerzzustände im Rahmen degenerativer Erkrankungen ohne sekundärentzündliches Geschehen stellen noch keine Indikation für den NSAID-Einsatz dar, da sie oft durch reine Analgetika ausreichend zu behandeln sind. Als anderes Extrem erfordern schwerste entzündliche Symptome oft den kurzzeitigen Kortikoideinsatz, da NSAID in zulässiger Dosierung zunächst nicht ausreichend wirksam sind. In solchen Fällen sollte möglichst zur NSAID-Therapie zurückgekehrt werden, wenn die entzündliche Aktivität rückläufig ist.

23.1.5 Kontraindikationen

Überempfindlichkeiten gegenüber bestimmten Substanzen aus der Gruppe können jeweils zu individuellen Kontraindikationen führen. Eine generelle Kontraindikation stellt das Auftreten *florider gastroduodenaler Ulzera* dar. Allerdings ist in Studien belegt worden, daß Ulzera unter entsprechender Therapie mit Protonenpumpenhemmern auch abheilen können, wenn die NSAID-Therapie nicht unterbrochen wird. Aufgrunddessen kann in wohlbegründeten Einzelfällen (z.B. NSAID-Gabe aufgrund der rheumatischen Erkrankung dringend erforderlich) unter sorgfältiger Überwachung des Patienten dementsprechend verfahren werden. Weitere Kontraindikationen stellen ungeklärte *Blutbildveränderungen* stärkeren Ausmaßes sowie *schwere Leber- und Nierenschädigung* dar. Hier ist jeweils der Übergang von der absoluten zur relativen Kontraindikation fließend, er wird vom Ausmaß der Organschädigung und der Dringlichkeit der NSAID-Indikation bestimmt.

23.1.6 Praktische Anwendung und Dosierung

In der Regel reicht es selbst bei Überblickung eines großen mit NSAID therapierten Krankengutes, aus der Vielzahl verschiedener Wirkstoffe der Gruppe 4–5 gut zu kennen und zu verwenden. Verschiedene Faktoren sind bei der Wahl der richtigen Substanz für den jeweiligen Patienten zu berücksichtigen, sie sind in Tabelle 23.2 zusammengefaßt. Bezüglich Wirksamkeit und Verträglichkeit der einzelnen Substanzen bestehen interindividuell große, oft nicht vorhersehbare Unterschiede. Die antiphlogistische Potenz, aber auch das Nebenwirkungsrisiko nimmt in der Reihung von Ibuprofen (schwach antiphlogistisch, gut analgetisch) über Naproxen, Piroxicam und Diclofenac bis zum Indometacin (stärkste antiphlogistische Potenz) zu.

Dosierung

Richtlinien zur Dosierung der wichtigsten Einzelsubstanzen sind Tabelle 23.1 zu entnehmen. Grundsätzlich sollte die Dosierung flexibel symptomorientiert erfolgen, wobei der Patient über die erlaubte obere Grenzdosis und mögliche Gefahren von Komedikationen (z.B. auch vermeintlich „harmloser" rezeptfreier Schmerzmittel, zu denen ja auch Ibuprofen und Azetysalizylsäure zählen!) unbedingt unterrichtet werden muß. Die Verteilung der Tagesdosis hängt von der Tagesrhythmik der Beschwerden ab. Bei Krankheiten wie der cP und der Spondylitis ankylosans ist eine zuverlässige und anhaltende Wirkung bis in die Morgenstunden besonders wichtig, weshalb zur Nacht eine ausreichende Dosis eines retardierten Präparates gegeben werden sollte.

23.1.7 Nebenwirkungen und Überwachung

Insgesamt stellen die NSAID bei sachgemäßer Anwendung eine gut verträgliche Substanzgruppe dar. Die wichtigeren Nebenerscheinungen der NSAID-Therapie sind in der nachfolgenden Übersciht dargestellt. Besonderheiten einzelner Substanzen können darüber hinaus der Tabelle 23.1 entnommen werden. Nur die *gastrointestinalen Nebenwirkungen* treten mit einer Frequenz von ca. 20–30% relativ häufig auf. Ernste toxische Wirkungen sind selten, wegen der Vielverwendung der NSAID aber dennoch epidemiologisch bedeutsam, sie betreffen ebenfalls v.a. den GI-Trakt (s. unten).

! Wichtig ist im Umgang mit der Substanzgruppe generell die *Beachtung der Nierenfunktion,* da sich hieraus möglicherweise die Notwendigkeit zur Dosiskorrektur oder ein Grund zum Absetzen ergibt.

Wichtigste Nebenwirkungen bei NSAID-Therapie

- *GI-Trakt:* Dyspepsie, Erosionen/Ulzera, Diarrhö, Obstipation
- *Haut:* Überempfindlichkeitsreaktionen (Exanthem, Urtikaria, seltener Stevens-Johnson-/Lyell-Syndrom
- *Leber:* Cholestase, seltener Transaminasenerhöhung
- *Niere:* Einschränkung der Nierenfunktion
- *Knochenmark:* selten Leukopenie, Agranulozytose, Thrombopenie, Panzytopenie
- *ZNS:* Kopfschmerzen, Schwindel, Benommenheit (v.a. Indometacin!)
- *Lunge:* Verschlechterung eines Asthma bronchiale

Grundsätzlich ist die Verträglichkeit der einzelnen Substanz jeweils individuell auszutesten, aufgrund der chemischen Unterschiede zwischen den einzelnen Wirkstoffen gibt es – abgesehen von einer großen Empfindlichkeit des GI-Traktes gegenüber allen Substanzen bei einzelnen Patienten – kaum „Gruppenunverträglichkeiten".

Kontrolluntersuchungen

Entgegen der landläufigen Meinung erfordert auch die NSAID-Therapie regelmäßige Kontrollen, allerdings gibt es bezüglich der erforderlichen Intervalle keine festgelegten Regeln. Hier ist je nach dem individuellen Risikoprofil des einzelnen Patienten vorzugehen. Neben der allgemeinen Befragung (z.B. bezüglich gastrointestinaler Beschwerden) sollten bei Kontrollen Blutbild, Leberwerte und Nierenfunktion überprüft werden.

Gastrointestinale Nebenwirkungen und ihre Vermeidung

Nur ein kleinerer Teil der unter NSAID-Therapie berichteten unerwünschten GI-Erscheinungen ist tatsächlich mit Schleimhautläsionen verbunden, andererseits können solche Läsionen auch symptomlos auftreten und erst durch eine schwere Blutung zutage treten. Das Risiko einer Ulkusentwicklung beträgt bei 1jähriger Therapiedauer ca. 2–4%, bei langjähriger Einnahme aber bereits ca. 30%. Schwere Komplikationen (Ulkusblutung/-perforation) treten bei etwa 2–3% der dauerbehandelten Patienten auf, immerhin jeder 1000. Patient mit akuter GI-Blutung stirbt daran. Vor allem bei Vorliegen von Risikofaktoren – hierzu sind in erster Linie höheres Lebensalter, positive Ulkusanamnese und problematische Komedikationen zu zählen (s. auch nachfolgende Übersicht) – treten solche Komplikationen häufiger auf. Die Indikation zur endoskopischen Diagnostik sollte aufgrund dieser Risiken bei entsprechenden Beschwerden oder Hämoglobinabfall unter NSAID-Therapie großzügig gestellt werden!

Risikofaktoren für das Auftreten schwerer gastroduodenaler Komplikationen unter NSAID-Therapie (= Indikationen zur Schutztherapie!)

- Ulkusanamnese innerhalb der letzten 5 Jahre
- Kombination mehrerer NSAID im oberen Dosisbereich
- Kombination eines NSAID in einer höheren Dosis gemeinsam mit Kortikoiden und/oder Antikoagulanzien
- Längerdauern der NSAID-Therapie im Höchstdosisbereich
- Schwere Begleiterkrankungen, die das Risiko fataler Ulkuskomplikationen erhöhen
- Alter von über 70 Jahren (wenn gleichzeitig weitere Risikofaktoren vorliegen)

Vermeidung von Behandlungsfehlern

Die wichtigste Strategie zur Verhinderung schwerer GI-Komplikationen ist die *Vermeidung von Behandlungsfehlern* wie Überdosierung oder Verwendung komplikationsträchtiger Kombinationen. Zu letzteren ist die gleichzeitige Gabe mehrerer NSAID und die kombinierte Verwendung höherer Dosen eines NSAID und eines Kortikoids zu zählen, außerdem die höherdosierte NSAID-Therapie bei antikoagulierten Patienten. Die *Substanzauswahl* hat ebenfalls gewisse Bedeutung, da es innerhalb der Gruppe eine Risikoabstufung gibt. Relativ günstig schneiden hier in Vergleichsstudien und Metaanalysen z.B. Ibuprofen, Diclofenac und Meloxicam ab. Leider ist ein verringertes GI-Nebenwirkungspotential oft mit geringerer Wirkstärke verbunden, so daß durch Verwendung höherer Dosen der Vorteil dann aufgehoben wird. Die Entwicklung hochselektiver COX-2-Hemmstoffe könnte hier in Zukunft eine Lösung bringen.

Prophylaktischer Schutz
Die Anwendung einer *prophylaktischen Magenschutztherapie* kann das Risiko ebenfalls minimieren, sollte aber in der Langzeitanwendung aus Kostengründen auf Patienten mit gesteigertem Risiko beschränkt bleiben. Das bestuntersuchte Protektivum ist bisher der Prostaglandinabkömmling *Misoprostol* (Tagesdosis in der Schutztherapie 2–4 mal 200 mg), zugleich die bisher einzige Substanz, für die in Studien eine signifikante Reduzierung schwerer GI-Komplikationen unter NSAID-Dauertherapie nachgewiesen wurde. Eine ähnlich gute Wirkung könnte der Protonenpumpenhemmer *Omeprazol* besitzen. Hierzu gibt es allerdings noch deutlich weniger Studienbelege, überdies ist die Substanz bisher bei der Tagesdosis 20 mg mit den dreifachen Tagestherapiekosten belastet.

23.1.8 Zukünftige Aspekte – hochselektive Hemmung der Zyklooxygenase 2 (COX 2)

Die Anfang der 90er Jahre publizierte Entdeckung zweier Isoformen der Zyklooxygenase (COX 1/COX 2) führte zum attraktiven Konzept der Entwicklung hochselektiver COX-2-Hemmstoffe. COX 1 und COX 2 besitzen differente Funktionen: Während COX 1 hauptsächlich für physiologische Funktionen wie z.B. schleimhaut-protektive Mechanismen verantwortlich ist, wirkt COX 2 v.a. proinflammatorisch. Für die selektive COX-2-Ausschaltung wurde daher eine potente entzündungshemmende Wirkung postuliert, wobei Schutzfunktionen (z.B. gastrointestinal) weitgehend intakt gelassen werden. 2 hochselektive COX-2-Hemmstoffe, Celecoxib und MK-966, sind in der Entwicklung weit fortgeschritten. Celecoxib wurde in den USA bereits zugelassen und wird vermutlich auch in Deutschland noch in diesem Jahr verfügbar sein. Die mit der Substanz erarbeiteten Studienergebnisse – gute Wirkung im Krankengut der cP, Arthrose und bei Schmerzpatienten, Rate der aufgetretenen GI-Erosionen nicht höher als in den Placebovergleichsgruppen – scheinen das Konzept bisher zu bestätigen und geben v.a. bezüglich deutlich geringerer GI-Probleme zu großen Hoffnungen Anlaß.

23.2 Glukokortikoide

K. Krüger

23.2.1 Einleitung und Definition

Als Glukokortikoide werden synthetisch hergestellte Substanzen bezeichnet, die sich von den physiologischen Nebennierenrindenhormonen Kortisol und Kortikosteron ableiten, aber eine vergleichsweise stärkere Wirkung besitzen. Ihre medikamentöse Erstanwendung erfolgte 1948 bei einer Patientin mit chronischer Polyarthritis. Aufgrund ihres großen Wirkungspotentials einerseits und eines beachtlichen Nebenwirkungsspektrums andererseits stellen sie seither eine der – insbesondere bei Patienten – umstrittensten Substanzgruppen in der Medizin dar, sind aber nach wie vor bei vielen rheumatischen Systemerkrankungen ein unverzichtbarer Bestandteil des Behandlungsplans.

23.2.2 Pharmakologie

Aus der vielfältigen Zahl von Kortikoidwirkungen spielen in der Rheumatologie v.a. die bereits bei niedriger Dosierung nachweisbaren *antiphlogistischen* und die erst bei höherer Dosierung zum Tragen kommenden *immunsuppressiven* Effekte eine wichtige Rolle, wobei diese Effekte allerdings eng miteinander verzahnt sind. Bedeutsam ist schließlich auch eine antiödematöse Wirkung.

Kortikoide stellen die stärkstwirksamen verfügbaren Entzündungshemmer dar. !

Von besonderer Bedeutung ist die Stimulation der Bildung entzündungshemmender Proteine, so v.a. der Lipokortine, die über eine Hemmung der Phospholipase A2 in den Arachidonsäuremetabolismus eingreifen, wodurch sowohl der Zyklooxygenase- als auch der Lipoxygenaseschenkel inhibiert werden. Letztlich resultiert eine deutliche Bremsung der Bildung proinflammatorischer Zytokine wie Interleukin 1 oder TNF-α, aber auch – über eine Hemmung der Makrophagen – der Synthese von Enzymen wie Kollagenase und Elastase. Von besonderem Interesse ist die seit wenigen Jahren bekannte weitgehend selektive Hemmung des Zyklooxygenase-2-Gens. Zu den mit höherer Dosis auslösbaren immunsuppressiven Kortikoideffekten gehört eine Inhibition der Expression des Fc-Rezeptors, außer-

Tabelle 23.3. Halbwertszeit und Äquivalenzdosis bei häufiger verwendeten Glukokortikoiden

Substanzen	Biologische Halbwertszeit [h]	Äquivalenzdosis [mg]
Substanzen mit kurzer HWZ		
Kortison	8–12	25
Kortisol	8–12	20
Substanzen mit mittlerer HWZ		
Prednison	12–36	5
Prednisolon	12–36	5
Methylprednisolon	12–36	4
Clopednol	12–36?	2,5–5
Deflazacort	12–36?	7–10?
Prednyliden	18–36	7–9
Fluorcortolon	24–48	5
Triamcinolon	24–48	4
Substanzen mit langer HWZ		
Dexamethason	36–72	0,75
Betamethason	36–72	0,75

Daten umstritten oder nicht gesichert.

dem die Translation proinflammatorischer Gene im aktivierten T-Lymphozyten. Anzahl und Funktionen der T-Lymphozyten werden u.a. durch eine Umverteilung aus dem Blut ins Knochenmark, eine Hemmung der Proliferation und eine Zerstörung von Lymphozytenvorstufen negativ beeinflußt.

Die wichtigeren in der Systemtherapie verwendeten Kortikoide sind mit Äquivalenzdosis und Halbwertszeit in Tabelle 23.3 aufgeführt.

■ **Prednison.** In der Rheumatologie sollten systemisch in erster Linie das mittellang wirksame Prednisolon und verwandte Substanzen angewendet werden. Prednisolon wird gastrointestinal rasch zu 80–90% resorbiert, die maximale Plasmakonzentration wird nach 1–2 h erreicht. Bei niedriger Dosis erfolgt eine Bindung weitgehend an Globuline, der Anteil an freiem Kortikoid wie auch der Bindung an Albumin steigt mit der Dosis. Die Umwandlung zu inaktiven Metaboliten erfolgt durch Konjugation mit Glukuronsäure in der Leber, die Ausscheidung renal. Wichtig ist, daß nur ein sehr geringer Anteil des Kortikoids unmetabolisiert im Urin erscheint. Eine relevante Akkumulation bei Niereninsuffizienz ist so ausgeschlossen.

23.2.3 Substanzen und Applikationsformen

In der Dauertherapie sollten Prednisolon und verwandte Substanzen verwendet werden, da sie wegen der mittellangen Halbwertszeit am besten praktikabel und zugleich gut steuerbar sind. Die langwirksamen 9a-fluorierten Substanzen (Beta- und Dexamethason, Triamcinolon) gelten in der rheumatologischen Dauertherapie als obsolet, da sie nicht nur schlechter steuerbar sind, sondern auch am stärksten den endogenen Hypophysen-Nebennierenrinden-Regelkreis beeinflussen. Daneben besitzen sie ausgeprägtere katabole Stoffwechselwirkungen und lösen häufiger eine Steroidmyopathie aus (insbesondere Triamcinolon). Umgekehrt werden bei neu zugelassenen Kortikoidpräparaten immer wieder Vorteile in der Verträglichkeit postuliert, zuletzt für Deflazacort mit einem angeblich geringeren Osteoporoserisiko. Die praktische Erfahrung hat bisher stets diese aus Studien stammenden Aussagen nivelliert, bisher sind de facto bei korrekt gewählter Äquivalenzdosis für kein Kortikoidpräparat eindeutige Vorteile zu erkennen.

■ **Applikationsformen.** In der Regel wird die Kortikoidsystemtherapie – mit Ausnahme der Pulstherapie – in der Rheumatologie *oral durchgeführt.* Intramuskulär verabreichte Depotpräparate bieten kaum Vorteile, können jedoch lokale Schäden verursachen und führen auf Dauer zur deutlich erhöhten Hemmung der Eigenproduktion. Überdies bewirken sie unüberprüfbare Wirkspiegelschwankungen. Die rektale Applikationsform wird in der Rheumatologie nicht verwendet, sie ist hier auch ohne erkennbare Vorteile.

23.2.4 Indikationen und Differentialindikationen

Kortikoide besitzen in der Rheumatologie einen breiten Einsatzbereich. Man kann dabei absolute von relativen Indikationen unterscheiden, eine Übersicht hierzu findet sich nachfolgend. Desweiteren sind Kurzzeit- und Dauertherapie voneinander zu unterscheiden. Die Indikation zur Langzeittherapie ist besonders kritisch zu stellen, da Nebenwirkungen v.a. hier zu erwarten sind. Unumgänglich ist die längerfristige Anwendung v.a. bei der Polymyalgia rheumatica und bei anderen systemischen Vaskulitiden und Bindegewebserkrankungen, unter bestimmten Voraussetzungen in möglichst niedriger Dosis auch bei chronischen Arthritiden und beim adulten Still-Syndrom.

Rheumatologische Indikationen der systemischen Kortikoidtherapie

Absolute Indikationen
- Polymyalgia rheumatica/Arteriitis temporalis
- Initialphase und akute Schübe hochaktiver Systemerkrankungen (Kollagenosen, Vaskulitiden, Still-Syndrom)
- Schwere Komplikationen der cP (Organbeteiligung, Vaskulitis)
- Rheumatisches Fieber mit Karditis

Relative Indikationen
- Blandere Verlaufsformen der obengenannten Systemerkrankungen

- Chronische Polyarthritis ohne Komplikationen in speziellen Fällen (z.B. Altersform)
- Hochaktive periphere Arthritis sowie gegenüber Lokaltherapie
- Refraktäre Iritis im Rahmen seronegativer Spondarthritiden
- Akute Sarkoidose (Löfgren-Syndrom) bei nicht ausreichendem Ansprechen auf NSAID
- Inveterierter Gichtanfall bei nicht ausreichendem Ansprechen auf NSAID (kurzfristig)

Nicht indiziert sind systemische Kortikoide bei nichtentzündlichen weichteilrheumatischen Erkrankungen wie dem Fibromyalgiesyndrom, bei degenerativen Gelenk- und Wirbelsäulenerkrankungen und bei Achsenskelettbefall im Rahmen der Spondylitis ankylosans. Der lokale (intraartikuläre) Einsatz kann hier in speziellen Situationen (z.B. aktivierte Arthrose, floride Sakroiliitis) sinnvoll sein.

23.2.5 Kontraindikationen

Absolute Kontraindikationen. Diese stellen akute Virusinfektionen (inkl. Virushepatitiden), schwere akute bakterielle Infektionen, systemische Mykosen und Parasitosen dar. Bei Lebendimpfungen sollten Kortikoide im Zeitraum von 8 Wochen davor bis 2 Wochen danach nicht gegeben werden.

Relative Kontraindikationen. Hierzu zählen schwere Osteoporose, Psychose, anamnestische aktive Tuberkulose, Glaukom sowie schwer einstellbarer Diabetes mellitus.

Besondere Vorsicht ist weiterhin bei gastroduodenalem Ulkus in der jüngeren Anamnese, bei anamnestisch eingeschränkter Infektabwehr bzw. Komedikation mit weiteren Immunsuppressiva, bei latentem und manifestem Diabetes mellitus, bei vorbestehender Hypokaliämie, bei Vorhandensein von Osteoporoserisikofaktoren und bei arterieller Hypertonie geboten.

23.2.6 Praktische Anwendung und Dosierung

In Abhängigkeit von Indikation und individueller Krankheitssituation sind verschiedene Anwendungsformen und Dosierungsschemata voneinander zu unterscheiden. Außerdem sind bei der Verwendung dieser Substanzgruppe einige Besonderheiten zu beachten.

Therapieformen

Neben der an anderer Stelle abgehandelten lokalen Anwendung der Kortikoide ist auch die systemische Anwendung in verschiedene Unterformen aufzutrennen, die sich v.a. durch den verwendeten Dosisbereich definieren lassen (s. Tabelle 23.4).

Tabelle 23.4. Anwendungsformen der systemischen Kortikoidtherapie (Dosisangaben: Tagesdosis als Prednisolonäquivalent)

Verabreichungsform	Dosisbereich
Parenterale Pulstherapie	Infusion mit 250–1000 mg an 3 aufeinanderfolgenden Tagen
Orale Hochdosistherapie	Startdosis 50–100 mg
Orale Therapie mit mittelhoher Dosis	Startdosis >10 mg, <50 mg
Orale Stoßtherapie (Kurzzeit)	Startdosis 20–60 mg, rasche Reduzierung
Orale Low-dose-Therapie	7,5 (–10) mg und weniger

Parenterale Pulstherapie. Die parenterale Pulstherapie kommt v.a. in lebensbedrohlichen Krisensituationen im Rahmen schwerer Systemerkrankungen (z.B. SLE, Vaskulitiden) zum Einsatz. Wegen spezieller Komplikationsmöglichkeiten sollte sie ausschließlich stationär angewendet werden.

Hochdosierte orale Therapie. Die hochdosierte orale Therapie wird in der initialen Behandlungsphase schwerer Systemkrankheiten mit Organmanifestationen (ohne lebensbedrohliches Ausmaß) verwendet. Wegen vielfältiger Nebenwirkungsrisiken bei längerer Anwendung dieses Dosisbereiches ist hier eine mögliche rasche Dosisreduzierung vordringlich (aber nicht immer schnell möglich).

Mittelhoch dosierte Therapie. Der darunterliegende Dosisbereich (unter 50 mg täglich) wird als mittelhoch dosierte Therapie bezeichnet, in diesem Bereich wird meist die Startdosis bei aktiven Systemkrankheiten ohne unmittelbar bedrohliche Manifestation, z.B. bei der Polymyalgia rheumatica gewählt. Auch hier ist – bei immer noch beträchtlichem Nebenwirkungspotential – eine rasche Reduzierung ratsam.

Kurzfristige Stoßtherapie. Im ähnlichen Dosisbereich liegt die kurzfristige Stoßtherapie, mit der z.B. akute Schübe einer cP kupiert werden können. Eine sehr schnelle Reduzierung in den Low-dose-Bereich ist für diese Form typisch.

Low-dose-Dauertherapie. Die Low-dose-Dauertherapie schließlich definiert sich durch einen Tagesdosisbereich von 7,5 (–10) mg und weniger, hier ist das Nebenwirkungsrisiko deutlich geringer. Es ist mittlerweile gut belegt, daß in der Dauertherapie (z.B. bei der Altersform der cP) auch mit wenigen Milligramm eine wirksame Kortikoidtherapie durchgeführt werden kann.

Schemata der Dosisreduzierung
Für die jeweilige Dosisreduzierung ist ein auf den individuellen Fall abgestimmtes Vorgehen notwendig. Deshalb gibt es auch keine standardisierten Dosisabbauregeln. Grundsätzlich werden um so größere Reduzierungsschritte und raschere Intervalle gewählt, je höher die aktuelle Dosis liegt und je kürzer diese Dosis angewendet wurde. Umgekehrt werden im Niedrigdosisbereich und bei schon länger laufender Behandlung kleinere Schritte in größeren zeitlichen Abständen gewählt. Faustregeln zu diesem Vorgehen zeigt die nachfolgende Übersicht.

Faustregeln zur Dosisreduzierung bei Kortikoidtherapie (Dosisangaben: Tagesdosis als Prednisolonäquivalent. Achtung: grundsätzlich individuelles Vorgehen sinnvoll!)
- Dosisreduzierung erst bei eingetretener Wirkung einplanen
- Im Dosisbereich über 30 mg
  Reduzierung in 10-mg-Schritten alle 3–5 (–7) Tage
- Im Dosisbereich 15–30 mg
  Reduzierung in 5-mg-Schritten alle 5–7 Tage
- Im Dosisbereich 5–15 mg
  Reduzierung in 2,5-mg-Schritten alle 7–14 Tage
- Im Dosisbereich 1–5 mg Reduzierung in 1-mg-Schritten monatlich (unter 2 mg möglicherweise 0,5-mg-Schritte)

Erhaltungsdosis
Als Erhaltungsdosis wird die auf Dauer angewendete niedrigst-mögliche Dosis bezeichnet, mit der noch eine ausreichende Wirkung zu erzielen ist. Sie muß für jeden Patienten individuell herausgefunden werden, stellt aber im übrigen keine statische Größe dar (d.h. sie kann sich durch äußere Faktoren, z.B. nachlassende Krankheitsaktivität, verändern). Idealerweise wird stets eine Erhaltungsdosis unterhalb der individuellen „M.-Cushing-Schwelle" angestrebt. Liegt die nötige Erhaltungsdosis im Einzelfall zu hoch, kann versucht werden, durch Zugabe anderer Substanzen – z.B. bei Arteriitis Immunsuppressiva – eine weitere Reduzierung zu erreichen.

Behandlungsdauer
Wenn auch bei einigen Erkrankungen wie der Polymyalgia rheumatica eine Therapie mit Kortikoiden über lange Zeit durchgeführt werden muß, sollte es ein vordringliches Ziel sein, diese in Anbetracht der damit verbundenen Risiken möglichst schnell zu beenden. Sowohl die Möglichkeit einer weiteren Dosisreduzierung wie auch der Therapiebeendigung sollte daher bei laufender derartiger Medikation regelmäßig hinterfragt werden. Allerdings sind dabei Vorsichtsmaßregeln streng zu beachten. In bestimmten Fällen (z.B. unter wenigen Milligramm gut eingestellte Alters-cP oder therapiebedürftige Krankheit bei Schwangeren) kann allerdings die Low-dose-Kortikoidtherapie das risikoärmste verfügbare Therapieverfahren darstellen. Hier sollte sie fortgesetzt werden, so lange es die Krankheit erfordert.

Einnahmemodus
■ **Alternierende Einnahme.** Unter dem Gesichtspunkt einer möglichst geringen Supprimierung der körpereigenen Hormonproduktion ist die alternierende Kortikoideinnahme (Verabreichung der doppelten Tagesdosis alle 2 Tage) die schonendste Therapieform. Sie ist bei aktiven rheumatischen Erkrankungen allerdings kaum durchzuführen, da hierbei lange „Wirkungslöcher" entstehen. Manchmal gelingt eine Umstellung auf alternierende Gabe jedoch in der Ausschleichphase nach langer Kortikoidtherapie.

■ **Zirkadiane Gabe.** Bei der *zirkadianen* Gabe wird die gesamte Tagesdosis morgens – vorzugsweise zwischen 6 und 8 Uhr – verabreicht, wodurch der Rhythmus der körpereigenen Produktion nachgeahmt und damit ein ebenfalls nur gering supprimierendes Verfahren gewählt wird. Dieser Dosierungsmodus ist in der Dauertherapie bei relativ stabiler Krankheitssituation meist gut praktikabel.

■ **Ultradiane Gabe.** In Phasen hoher Aktivität ist es allerdings nötig, $^1/_3$ der Tagesdosis abends zu geben (ultradiane Gabe), um so auch in der Nacht und in den frühen Morgenstunden eine gute Wirkung zu gewährleisten. Die Verabreichung von intramuskulären Depotinjektionen ist in der Rheumatologie aus mehreren Gründen obsolet.

Spezielle Behandlungssituationen
Das Absetzen der Kortikoidtherapie unterliegt besonderen Regeln, da nach längerer Therapie bei zu raschem Vorgehen eine sekundäre NNR-Insuffizienz, ein Kortikoidentzugssyndrom (gekennzeichnet v.a. durch Arthralgien, Myalgien und Fieber) oder ein akutes Wiederaufflackern der behandelten Grunderkrankung droht. Eine kurze Stoßbehandlung über maximal 1 Woche kann problemlos sofort beendet werden. Alle weiteren Therapien unterliegen den oben genannten Regeln, allerdings können im Therapiebereich von wenigen Wochen die Reduzierungsschritte etwas schneller erfolgen als dort genannt.

In *Streßsituationen* (z.B. operative Eingriffe) ist darauf zu achten, daß bei dauerbehandelten Patienten zusätzlich zur laufenden Kortikoidgabe eine *vorübergehende Substitutionstherapie* erfolgen sollte. In welchem Ausmaß dies tatsächlich erforderlich ist, bleibt bisher umstritten. Da aber diese Substitution kaum wesentliche zusätzliche Risiken aufweist, sollte sie bis zur Erarbeitung klarer Vorgehensweisen großzügig erfolgen. Höhe der Einzeldosen und Frequenz sowie Länge der Verabreichung hängen von der Situation (z.B. Größe des Eingriffes) ab, bezüglich der exakten Schemata ist auf die Fachliteratur zu verweisen.

Tabelle 23.5. Wichtigere pharmakologische und klinische Interaktionen bei Kortikoidtherapie

Substanz(en)	Auswirkung
Nichtsteroidale Antiphlogistika	Abhängig von der Dosis der Partner deutlich gesteigertes Ulkusrisiko
Kalium-senkende Pharmaka (z.B. Diuretika, Laxanzien)	Steigerung der Hypokaliämie
Rifampicin (bei zahlreichen weiteren Substanzen nur fragliche Bedeutung)	Beschleunigter hepatischer Metabolismus der Kortikoide → Dosiserhöhung obligatorisch!
Barbiturate/Phenytoin	Beschleunigter hepatischer Metabolismus der Kortikoide, durch Barbiturate zusätzlich Hemmung der ACTH-Bildung → Dosiserhöhung möglicherweise nötig
Antikoagulanzien	Abschwächung der antikoagulatorischen Wirkung möglich → häufige Quick-Wertkontrollen

Anmerkung: Alle Substanzen werden analog zur Indikation cP in angepaßter Dosis auch bei der juvenilen chronischen Arthritis eingesetzt!

Medikamentöse Interaktionen mit Kortikoiden spielen insgesamt nur eine untergeordnete Rolle. Wichtigere Interaktionen sind in Tabelle 23.5 zusammengefaßt.

23.2.7 Nebenwirkungen und Überwachung

Die Anwendung von Kortikoiden ist grundsätzlich mit einem breiten Spektrum potentieller Nebenerscheinungen verknüpft (s. nachfolgende Übersicht), wobei allerdings Faktoren wie Dosishöhe, Therapiedauer und kumulative Dosis entscheidend für Ausprägung und Höhe des Risikos sind.

Generelles Spektrum an Nebenwirkungen der Kortikoidtherapie

- Iatrogenes Cushing-Syndrom (inklusive diabetogener Stoffwechsellage, Hypokaliämie)
- Iatrogene NNR-Insuffizienz
- Entzugssyndrom (bei zu rascher Reduzierung Fieber, Myalgie, Arthralgie)
- Wachstumsstörung
- Osteoporose, aseptische Knochennekrose
- Magenbeschwerden, GI-Ulzera (nur bei NSAID-Komedikation), Pankreatitis
- Glaukom, Katarakt
- Psychische Veränderungen (z.B. Psychose)
- Hautatrophie/Hämatome, Akne, Alopezie, Wundheilungsstörungen
- Schwächung der Infektabwehr
- Hypertonie
- Myopathie
- Vaskulitis

Besonders nebenwirkungsträchtig ist dementsprechend die längerfristige Therapie im Bereich oberhalb der (fiktiven) Cushing-Schwelle, d.h. in etwa bei 10 mg und mehr Prednisolon als Tagesdosis (mit entsprechender Steigerung des Risikos parallel zur verwendeten Dauerdosis und zur Kumulativdosis). Im Low-dose-Bereich (7,5 mg und weniger) gibt es nur noch wenige relevante Nebenerscheinungen, so die Hautatrophie mit Hämatombildung, das Kataraktrisiko und die in der Rheumatologie besonders wichtige Osteoporosegefahr, die allerdings ebenfalls um so geringer wird, je niedriger die Dauerdosis liegt. Die intravenöse Pulstherapie ist mit einem speziellen Risikospektrum verbunden (s. nachstehende Übersicht).

Nebenwirkungen der intravenösen Kortikoidpulstherapie

- Kreislaufreaktionen, Rhythmusstörung (in seltenen Fällen letal!)
- Schwere Infektionen (Sepsis!)
- Akute Hyperglykämie
- Akute Psychose
- Pankreatitis
- Ausgeprägte Arthralgien, Hüftkopfnekrose (selten)

Überwachung der Langzeittherapie. Die Überwachung der Kortikoidlangzeittherapie beinhaltet an Allgemeinmaßnahmen die Ausstellung eines *Kortikoidpasses,* den der Patient stets bei sich tragen sollte, sowie Instruktionen darüber (z.B. mittels eines Merkblattes), in welchen Situationen sich der Patient umgehend in ärztliche Betreuung begeben sollte. Die Frequenz sonstiger Überwachungsmaßnahmen richtet sich erneut nach der Höhe der Dauerdosis: Als Eckpunkte sind im Low-dose-Bereich die Überprüfung von klinischem Status inklusive Blutdruck, außerdem im Labor Blutbild, Urinsediment, Blutzucker und Elektrolyte alle 2–3 Monate ausreichend, der augenärztliche Status sollte anfangs 1/4jährlich erhoben werden, später $^{1}/_{2}$jährlich; im Hochdosisbereich sind derartige Kontrollen anfangs wöchentlich, später alle 2–4 Wochen erforderlich.

Bei absehbarer Langzeittherapie sollte man sich außerdem durch eine Densitometrie vor Beginn einen Eindruck vom vorbestehenden Osteoporoserisiko verschaffen, eine Kontrolle erfolgt nach einem Jahr. Fakultativ sind zusätzliche Maßnahmen wie z.B. Thoraxröntgen (Infekte) oder Gastroskopie (Magenbeschwerden bei gleichzeitiger NSAID-Einnahme) einzuleiten.

23.3 Langwirksame Antirheumatika (LWA)

K. Krüger

Unter dem Begriff „langwirksame Antirheumatika" [Synonyme Basistherapeutika, krankheitsmodulierende Substanzen; DMARD = Disease Modifying Antirheumatic Drugs (engl.)] wird eine chemisch heterogene Gruppe von Pharmaka zusammengefaßt, deren Gruppenzugehörigkeit – bei unterschiedlichem, vielfach noch nicht aufgeklärtem Wirkmechanismus – durch eine *Reihe von gemeinsamen Eigenschaften* definiert ist:

- gute Wirksamkeit bei der chronischen Polyarthritis und anderen chronischen Arthritiden,
- Verringerung der Krankheitsaktivität, Verlangsamung der Progression,
- Verringerung der laborchemischen Entzündungszeichen,
- keine direkte analgetische und (mit Ausnahmen) keine antiphlogistische Wirkung,
- verzögertes Eintreten der Wirkung nach Wochen bis zu mehreren Monaten,
- über den Zeitraum der Anwendung hinausreichende Depotwirkung (nicht bei allen Substanzen sehr ausgeprägt!).

Das Ausmaß an Risiken und Nebenwirkungen der Therapie ist bei den einzelnen Substanzen der Gruppe unterschiedlich hoch, gemeinsam ist der gesamten Gruppe allerdings, daß es sich um hochwirksame Substanzen und grundsätzlich um eine zuverlässig überwachungsbedürftige Therapieform handelt. Nach bisheriger Kenntnis können allerdings die Substanzen dieser Gruppe bei guter Wirksamkeit und Verträglichkeit mit *unbegrenzter Dauer* eingesetzt werden, mit ganz wenigen Ausnahmen (z.B. Cyclophosphamid) sind spezielle Risiken bei Langzeitanwendung nicht bekannt!

Einige grundlegende Merkmale mehrerer zu den LWA gehörenden Substanzen wie Dosierung, Indikationen, Wirkungseintritt und Überwachungsprinzipien sind in Tabelle 23.6 zusammengestellt. Die weiteren der Gruppe zuzurechnenden Substanzen, D-Penicillamin, Leflunomid sowie die immunsupprimierenden bzw. immunmodulierenden Substanzen Azathioprin, Cyclophosphamid und Cyclosporin A finden sich im Abschnitt Immunsuppressiva.

23.3.1 Antimalariamittel

Antimalariamittel werden seit rund 50 Jahren bei rheumatischen Erkrankungen eingesetzt. Praktische Anwendung finden die beiden Substanzen Chloroquin (Cl) und Hydroxychloroquin (Hcl). Die Erweiterung des Spektrums gut und schneller wirksamer Substanzen innerhalb der Gruppe der LWA hat allerdings dazu geführt, daß diese Substanzen aufgrund ihrer schwächeren Wirkstärke und insbesondere langen Anlaufzeit bis zum Wirkbeginn als Monotherapeutika an Bedeutung verloren haben. Sie besitzen allerdings weiterhin ihren Einsatzbereich. Unter beiden Substanzen wird in den letzten Jahren zunehmend dem Hcl der Vorzug gegeben, weil es Vorteile in der Verträglichkeit besitzt.

Pharmakologie

Eine Fülle von Wirkungen sind für Cl/Hcl nachgewiesen worden, es ist bisher nicht klar, welche davon für die Wirksamkeit bei rheumatischen Erkrankungen entscheidend sind. Zu den nachgewiesenen Effekten zählen u.a. eine Stabilisation lysosomaler Membranen, eine Hemmung des intrazellulären Processings und der Sekretion von Proteinen mit Hemmung der DNS- und RNS-Synthese, eine Hemmung der Lymphozytenproliferation, eine Bremsung der Aktivität von NK-Zellen und eine Hemmung der Produktion und Freisetzung proinflammatorischer Zytokine aus den Makrophagen.

Beide Substanzen werden schnell komplett und nahrungsunabhängig enteral absorbiert, aber unterschiedlich eliminiert, Cl vorwiegend renal, Hcl enteral. Die Halbwertszeit der Plasmaelimination liegt bei 3–18 Tagen (mit großen interindividuellen Schwankungen!). Die Toxizität der Substanzen korreliert mit der Plasmakonzentration, weshalb eine möglichst niedrige Dauerdosierung anzustreben ist. Da 40% des Cl und 25% des Hcl unverstoffwechselt im Urin ausgeschieden werden, kann es bei deutlich eingeschränkter Nierenfunktion zur Kumulation kommen (Dosisanpassung nötig!).

■ **Interaktionen.** Interaktionen mit Antimalariamitteln spielen nur eine begrenzte Rolle. Dennoch ist darauf zu achten, daß die Nebenwirkungshäufigkeit durch gleichzeitige Einnahme von Indometacin, Phenylbutazon, MAO-Hemmern, Cimetidin, Metronidazol, Cotrimoxazol und Alkohol steigen kann, außerdem durch die Substanzen die Wirkspiegel von Ampicillin und Digitalis verringert werden können.

Substanzen und Applikation – Indikationen

Cl und Hcl werden ausschließlich oral verabreicht. Beide Substanzen sind in Bezug auf Wirksamkeit und Toxizität bisher nur in einer offenen Studie, aber nicht kontrolliert miteinander verglichen worden. Gegenwärtig ist die Anschauung verbreitet, daß *Cl die effektivere, Hcl dagegen die weniger toxische Substanz* ist. Der Indikationsbereich ist für beide Substanzen gleich. Als Monotherapeutika bei der cP sollten die Substanzen wegen ihres späten Wirkungseintrittes (3–6 Monate) nur noch dann eingesetzt werden, wenn neben einer eher *geringen Krankheitsaktivität* auch der Leidensdruck – z.B. durch gut wirksame antiphlogistische Therapie – gering ist. In der Kombinationstherapie dagegen ist Hcl ein zunehmend häufiger verwendeter Partner, obwohl ein Effektivitätsgewinn hierdurch kaum in Studien belegt ist. Gut bewährt sind die Antimalariamittel jedoch seit langem bei limitierten Formen des SLE mit im Vordergrund stehender Haut- und Gelenkmanifestation.

Kontraindikationen

Neben vorbekannter Allergie gegen die Substanzen stellen Retinopathien, Knochenmarksinsuffizienz, Myas-

Tabelle 23.6. Langwirksame Antirheumatika (Basistherapeutika) und ihre wichtigsten Eigenschaften

Substanz/Präparate	Dosis	Indikationen	Zeit bis zum Wirkbeginn	Erforderliche Kontrollen
Antimalariamittel (Chloroquin = Cl; Hydroxychloroquin = Hcl) Häufigere Präparate: Cl = Resochin Hcl = Quensyl	Durchschnittsdosis für Cl 4 mg/kg tgl., Höchstdosis i.a. 250 mg/Tag; Hcl 6 mg/kg tgl./i.a. 400 mg/Tag	- Monotherapie bei gering aktiver RA - Kombinationstherapie bei RA - mäßig aktiver SLE (und verwandte Erkrankungen, z.B. Sharp-Syndrom)	Etwa 4–6 Monate	In den ersten 3 Monaten 2wöchentliche klinische Kontrolle (inkl. Befragung zu Sehstörungen/Muskelschwäche) und Blutbild (inkl. Thrombozyten, Diff.BB), anschließend gleiches Programm alle 2 Monate. Augenarztkontrollen bei Normaldosis halbjährlich
Sulfasalazin Präparate: Azulfidine RA; Pleon RA	Woche 1: tgl. 500 mg, Woche 2: 2mal 500 mg, Woche 3: 3mal 500 mg, ab 4. Woche: 2mal 1000 mg, zeitweise Erhöhung auf 3mal 1000 mg möglich (raschere Aufsättigung wird erprobt!)	- Monotherapie bei mäßig aktiver RA - Kombinationstherapie bei RA - chronifizierte Formen seronegativer Spondarthritiden (insbesondere bei im Vordergrund stehender peripherer Arthritis, Arthritis psoriatica)	2–3 Monate	In den ersten 3 Monaten alle 14 Tage klinische Kontrolle und Blutbild (inkl. Thrombozyten, Diff.BB), Leberwerte, Kreatinin/Urinstatus, anschließend gleiches Pro gramm im Monat 4–6 monatlich, dann alle 2 Monate
Orales Gold (Auranofin) Präparat: Ridaura	2mal 1 Tbl. à 3 mg tgl.	- Monotherapie bei gering aktiver RA - Monotherapie bei gering aktiver Arthritis psoriatica	Etwa 4–6 Monate	Monate 1–3: alle 14 Tage klinische Kontrolle und Blutbild (inkl. Thrombozyten, Diff.BB), Leberwerte, Kreatinin/Urinstatus, anschließend gleiches Programm monatlich
Parenterales Gold (Aurothiomalat) Präparat: Tauredon	Wöchentlich i.m., 1. Woche: 10 mg, 2. Woche: 20 mg, dann fortlaufend 50 mg; nach 6 Monaten Dosisreduzierung (50 mg alle 2–4 Wochen je nach Ansprechen)	- Monotherapie bei aktiver RA - Kombinationstherapie bei RA (Bedeutung noch umstritten!) - Reservesubstanz bei Arthritis psoriatica (cave: Hautexazerbation!)	3–4 Monate	In den ersten 3 Monaten alle 14 Tage klinische Kontrolle und Blutbild (inkl. Thrombozyten, Diff.BB), Leberwerte, Kreatinin/Urinstatus, anschließend gleiches Programm monatlich
Methotrexat Präparate: Lantarel, Metex, Methotrexat	1mal/Woche oral oder parenteral (i.m., i.v.), Dosis individuell (Startdosis i.a. 7.5 mg–15 mg, Dauerdosis 7,5–25 mg)	- Monotherapie bei aktiver RA - Kombinationstherapie bei RA - aktive Arthritis psoriatica - schwere chronische Arthritis bei seronegativen Spondarthritiden Reservesubstanz bei Kollagenosen/Vaskulitiden	1–3 Monate	Woche 1–4: wöchentlich, in Monat 2/3: 2wöchentliche, dann 4wöchentliche klinische Kontrolle (inkl. Befragung nach Husten/Dyspnoe) und Blutbild (inkl. Thrombozyten, Diff. BB), Leberwerte, Kreatinin/Urinstatus

Anmerkung: Alle Substanzen werden analog zur Indikation RA in angepaßter Dosis auch bei der juvenilen chronischen Arthritis eingesetzt!

thenia gravis, Laktation und Glukose-6-phosphatdehydrogenasemangel absolute Kontraindikationen dar. Zu den relativen Kontraindikationen sind ausgeprägte Leber- und Nierenfunktionsstörungen, Porphyrien, Anfallsleiden, Psoriasis sowie Gravidität bzw. Kinderwunsch zu zählen.

Praktische Anwendung und Dosierung

Cl wird einmal täglich (morgens oder mittags, bei abendlicher Einnahme bisweilen Schlafstörungen), Hcl in 2 Dosen mit Mahlzeiten verabreicht. Einzelheiten zur Dosierung sind in Tabelle 23.6 aufgeführt. Die Dosierung wird abhängig vom Körpergewicht vorgenommen (Cl 4 mg/kg, Hcl 6 mg/kg tgl.), die durchschnittliche Tagesdosis liegt ab 65 kg bei 250 mg (Cl) bzw. 400 mg (Hcl). Bei stabiler Wirkung kann später versucht werden, die Dosis zu halbieren, was das Risiko schwerer Nebenwirkungen minimalisiert.

Nebenwirkungen und Überwachung

Die wichtigsten Nebenerscheinungen der Therapie mit Antimalariamitteln sind in nachfolgender Übersicht dargestellt, die Überwachungsprinzipien bei Therapie mit diesen Substanzen Tabelle 23.6 zu entnehmen.

Grundsätzlich können die Antimalariamittel als bestverträgliche Substanzen unter allen LWA gelten. Das Toxizitätsrisiko ist generell niedrig, für bedrohliche Nebenerscheinungen sogar extrem niedrig. Es steht allerdings in enger Korrelation zur Plasmakonzentration und steigt daher erheblich bei Überdosierung. Leichtere gastrointestinale oder zentralnervöse Nebenerscheinungen sind zu Beginn häufig, oft aber vorübergehender Natur, sie sollten zunächst mit einer passageren Dosisreduzierung beantwortet werden.

Wichtige Nebenwirkungen bei Therapie mit Antimalariamitteln

- Gastrointestinale Beschwerden (Übelkeit, Appetitlosigkeit, Diarrhö) – in der Frühphase häufig!
- Ophthalmologische Nebenerscheinungen
  - Akkomodationsstörung (früh)
  - Störung des Farbsehens
  - Verstärkte Lichtempfindlichkeit
  - Einlagerungen in die Cornea
  - Retinopathie (sehr selten, aber gefährlich)
- Neurologische Nebenerscheinungen
  - Kopfschmerzen/Schwindel
  - Schlafstörung (v.a. bei abendlicher Einnahme!)
  - Parästhesien
  - Neuropathie/Myopathie
  - Krampfanfälle (sehr selten)
  - Psychose (sehr selten)
- Hauterscheinungen
  - Pigmentstörungen
  - Exanthem/Pruritus
  - Photosensibilität

Weitere Nebenwirkungen (z.B. Blutbildveränderungen, Hepatotoxizität, RR-Abfall, EKG-Veränderungen) sind sehr selten!

CAVE

Als einzige Nebenwirkung ist die Retinopathie irreversibel und deshalb besonders gefürchtet, sie tritt jedoch bei korrekter Dosierung sehr selten auf.

Wegen dieser Komplikation sind als Besonderheit regelmäßige augenärztliche Kontrollen unter dieser Therapie obligatorisch. Zahlreiche weitere mögliche ophtalmologische Befunde (Akkomodationsstörung zu Beginn der Therapie, geringe Korneaeinlagerungen) sind hingegen harmlos und oft passagerer Natur, dennoch führen sie oft zum (nicht indizierten!) Abbruch der Therapie.

23.3.2 Sulfasalazin

Sulfasalazin wurde ursprünglich in den 40er Jahren für die Behandlung der cP entwickelt, aber erst in den 80er Jahren für die Behandlung rheumatischer Erkrankungen „wiederentdeckt", es hat sich seither bei Arthritiden mit nicht zu hoher Aktivität als vielverwendetes LWA etabliert. Sulfasalazin wird ausschließlich oral verabreicht.

Pharmakologie

Sulfasalazin wird in der Rheumatologie in einer Magensaft-resistenten Form verwendet. Die Substanz gelangt zu 80–90% ins Kolon und wird dort in die Wirkstoffe 5-Aminosalizylsäure und Sulfapyridin gespalten, wobei für die LWA-Wirkung vermutlich letzterer Stoff weitgehend verantwortlich ist. Während die geringe Menge absorbiertes intaktes Sulfasalazin großenteils unverändert renal ausgeschieden und 5-Aminosalizylsäure fäkal ausgeschieden wird, unterliegt Sulfapyridin einer hepatischen Metabolisierung (N-Azetylierung), die genetisch determiniert schnell oder langsam erfolgt.

■ **Wirkmechanismus.** Der Wirkmechanismus bei cP ist ungeklärt. Neben einem antibiotischen Effekt auf die Darmflora (insbesondere als wichtig für die gute Wirkung der Substanz bei seronegativen Spondarthritiden postuliert!) sind eine Reihe entzündungshemmender und auch immunsuppressiver Effekte nachgewiesen, deren Dignität im einzelnen unklar ist. Hierzu zählen u.a. die Hemmung Folat-abhängiger Enzyme, eine Hemmung der Lymphozytenproliferation und der Zytokin- und Antikörperproduktion sowie Hemmung der synovialen Neovaskularisierung. Von besonderer Bedeutung könnte die Fähigkeit zur Inaktivierung aggressiver Sauerstoffradikale sein. Praktisch relevante pharmakologische Interaktionen sind für Sulfasalazin kaum bekannt, allerdings kann durch eine gleichzeitige Einnahme von Eisenpräparaten die Resorption wechselseitig behindert werden, außerdem wird die Folsäureabsorption vermindert.

Indikationen, praktische Anwendung und Dosierung

Rheumatologische Indikationen für den Einsatz von Sulfasalazin sowie Einzelheiten zur Dosierung sind der Tabelle 23.6 zu entnehmen. Grundsätzlich gilt die Substanz aufgrund ihrer Wirkstärke und relativ kurzen Anlaufzeit bis zum Wirkbeginn heute als besonders gut geeignet für die niedrig bis mäßig aktive cP. Sie wird auch zunehmend in Kombinationen mit Methotrexat eingesetzt. Darüber hinaus hat sich eine gute Wirksamkeit bei chronischen Formen der seronegativen Spondarthritiden gezeigt, v.a. wenn die periphere Arthritis im Vordergrund steht, möglicherweise aber auch bei frischen entzündlichen Manifestationen des Achsenskeletts.

■ **Einschleichende Dosierung.** Sulfasalazin wird einschleichend dosiert, da sich erwiesen hat, daß anfangs relativ häufig auftretende Nebenerscheinungen wie Kopfschmerzen und gastrointestinale Probleme dadurch verringert werden. Nach neueren Untersuchungen kann die Phase der Aufdosierung – bisher 4 Wochen – aber ohne wesentlich schlechtere Verträglichkeit verkürzt werden.

- Im eigenen Krankengut verwenden wir ohne Probleme 2mal 500 mg anstatt der empfohlenen 1mal 500 mg pro Tag als Startdosis. Die Anlaufzeit von 2–3 Monaten kann dadurch nochmals verkürzt werden.
- Bei sehr guter Verträglichkeit, aber nicht ausreichender Wirksamkeit kann die empfohlene Dauerdosis von 2mal 1000 mg täglich vorübergehend auf 3mal 1000 mg gesteigert werden.

Kontraindikationen

Neben vorbekannter Überempfindlichkeit gegenüber Salizylaten und Sulfonamiden stellen schwerere Leber- oder Nierenfunktionsstörungen und Knochenmarksschädigung, Glukose-6-Phosphatdehydrogenasemangel, akute intermittierende Porphyrie, Ileus und Erythema exsudativum multiforme Kontraindikationen dar. Die Anwendung in der Schwangerschaft ist nur relativ kontraindiziert: Aus der Behandlung der chronisch-entzündlichen Darmerkrankungen liegen größere Erfahrungen mit dem Einsatz während der Schwangerschaft vor, hier traten keine gravierenden Probleme zutage. In Fällen leichterer Nierenfunktionsstörungen muß ggf. die Dosis reduziert werden.

Nebenwirkungen und Überwachung

Die wichtigeren Nebenwirkungen unter Sulfasalazintherapie sind in Tabelle 23.7 zusammengestellt. Insgesamt kann die Substanz als gut verträglich gelten. Vor allem bedrohliche Nebenwirkungen sind selten, wohingegen es in der Anfangsphase häufiger zu leichteren Kopfschmerzen oder gastrointestinalen Problemen kommt. Auf eine mögliche (nach Absetzen innerhalb weniger Monate voll reversible) Oligospermie sind jüngere Patienten mit Kinderwunsch besonders hinzuweisen. Generell treten Nebenwirkungen bei weitem am häufigsten in den ersten Monaten der Behandlung auf. Die Überwachungsprinzipien sind in Tabelle 23.7 aufgeführt.

Tabelle 23.7. Wichtige Nebenwirkungen bei Therapie mit Sulfasalazin

Gastrointestinale Beschwerden (Übelkeit, Appetitlosigkeit, Bauchschmerzen)	+++
Cholestase, Hepatitis, Pankreatitis	+
Kopfschmerzen/Müdigkeit	+++
Exanthem/Pruritus	++
Schwere dermatologische Nebenwirkungen (z.B. Stevens-Johnson, Lyell)	+
Reversible Oligospermie	++
Bildung von Autoantikörpern (ANA, ds-DNA)	+
Knochenmarkstoxizität (z.B. Agranulozytose)	+
Proteinurie, interstitielle Nephritis	+
Fibrosierende Alveolitis	+
Polyneuropathie, Tinnitus, Schlafstörungen, psychische Störungen	+
Medikamentenfieber, Quincke-Ödem	+

Erläuterungen: +++ = sehr häufig; ++ = nicht ungewöhnlich; + = selten oder unerheblich.

23.3.3 Parenterales Gold

Parenterales Gold wird seit über 50 Jahren in der Therapie der cP eingesetzt. Trotz gleichwertiger, sehr guter Wirksamkeit bei dieser Erkrankung und (als Reservesubstanz) auch bei anderen chronischen Arthritiden hat die Substanz aber gegenüber dem Methotrexat an Bedeutung verloren und wird gegenwärtig deutlich weniger eingesetzt, was in erster Linie auf ein – in Vergleichsstudien belegtes – höheres Toxizitätsrisiko und auch die längere Anlaufzeit bis zum Wirkbeginn (3–4 Monate) zurückzuführen ist.

Pharmakologie

Nach intramuskulärer Verabreichung wird Gold (z.B. als Aurothiomalat) rasch und fast vollständig resorbiert, innerhalb von 2 h sind maximale Plasmaspiegel erreicht. Die Elimination erfolgt langsam überwiegend renal. Gold wird in Organen mit hoher Affinität, z.B. im RES und in Gelenken, abgelagert und ist dort noch nach vielen Jahren nachweisbar. Unter den wöchentlichen Injektionen baut sich in einer Sägezahnkurve über 8 Wochen ein Wirkspiegel auf, der dann (mit jeweiligem Anstieg nach der Injektion und graduellem Abfall in der folgenden Woche) beibehalten wird. Relevante Wechselwirkungen mit anderen Medikamenten sind für parenterales Gold nicht bekannt.

Gold wirkt u.a. hemmend auf die Phagozytose und verschiedene Makrophagenfunktionen, auf destruierende Enzyme wie Metalloproteinasen sowie auf weitere humorale und zelluläre Immunreaktionen. Dies könnte über die in jüngerer Zeit nachgewiesene Fähigkeit der Substanz, regulierend in die Genexpression von Zytokinen, Enzymen und Adhäsionsmolekülen einzugreifen, geschehen. Welche dieser und weiterer in vitro nachgewiesenen Effekte tatsächlich für die antiarthritische Wirkung hauptverantwortlich sind, ist auch für diese Substanz noch nicht geklärt.

Substanzen, Applikation und Dosierung – Indikationen und praktische Anwendung

■ **Aurothiomalat.** Aurothiomalat ist das einzige gegenwärtig noch verfügbare parenterale Goldpräparat. Die Injektion des Wirkstoffes erfolgt tief intraglutäal. In der Regel wird über 2 Einschleichdosen (10 mg und 20 mg) in der 3. Woche die Dauerdosis von 50 mg wöchentlich erreicht. Bei eingetretener guter Wirkung kann die Injektionsfrequenz auf 2wöchentlich bzw. später 4wöchentlich zurückgenommen werden. Bei guter Wirksamkeit und Verträglichkeit sollte – entgegen früherer Anschauung – auch diese Therapie auf Dauer durchgeführt werden. Der Therapieerfolg kann erst nach 6 Monaten endgültig eingeschätzt werden, bei völlig fehlender Wirksamkeit zu diesem Zeitpunkt sollte die Therapie beendet werden. Ein Therapieeffekt über den Zeitraum der Anwendung hinaus ist für die Substanz nicht ungewöhnlich. Die Indikationen für den Einsatz von parenteralem Gold sind der Tabelle 23.6 zu entnehmen.

Kontraindikationen

Neben einer vorbestehenden Schwermetall- und Goldallergie stellen Knochenmarksdepression, schwerere Leber- und Nierenfunktionsstörung, schwere Allgemeinerkrankungen und aktive Tuberkulose, Gravidität und Laktation, Colitis ulcerosa sowie Gerinnungsstörungen und Antikoagulanzientherapie absolute Kontraindikationen für den Einsatz von parenteralem Gold dar. Vor Therapiebeginn muß ausgeschlossen werden, daß die vorliegende Polyarthritis Manifestation einer Kollagenose (z.B. SLE) ist, da auch dieser Formenkreis den Kontraindikationen zuzurechnen ist.

Nebenwirkungen und Überwachung

Die wichtigeren Nebenwirkungen der parenteralen Goldtherapie sind in nachfolgender Übersicht aufgeführt, die Überwachungsprinzipien finden sich in Tabelle 23.6. Die Behandlung mit parenteralem Gold setzt eine absolut zuverlässige Compliance voraus. Der Patient sollte mit einem Goldpaß versehen werden, in den alle Injektionen nebst Dosis sowie evtl. auftretende Nebenerscheinungen bzw. Laborabweichungen eingetragen werden. Außerdem ist der Patient darüber zu instruieren, daß er sich bei Neuauftreten verdächtiger Symptome (z.B. Hautveränderungen, pulmonale Symptome) umgehend mit dem betreuenden Arzt in Verbindung zu setzen hat.

Wichtige Nebenwirkungen der Therapie mit parenteralem Gold

Häufiger auftretend:
- Injektionsreaktionen (z.B. lokale Schmerzen, Arthralgie)
- Dermatitis, Stomatitis, Pruritus, Alopezie
- Proteinurie/Hämaturie (seltener Vollbild der membranösen Nephropathie mit nephrotischem Syndrom, Niereninsuffizienz!)
- Cholestase (gehäuft bei Komedikation Diclofenac, sonst seltener)
- Eosinophilie
- Metallgeschmack
- Goldablagerungen in der Haut und im Auge (Hornhaut, Linse) bei hoher Gesamtdosis (>1,5 g)

Seltener auftretend:
- Agranulozytose/Thrombozytopenie/Anämie einschließlich aplastische Form
- Periphere Neuritis/Guillain-Barré-Syndrom
- Hepatitis
- Kolitis
- Bronchiolitis/Pneumonitis/Lungenfibrose
- Korneale Ulzera

23.3.4 Orales Gold (Auranofin)

Auranofin wird in Tablettenform in einer Dosis von 2mal 3 mg täglich verabreicht. Es ist in seiner Wirkstärke schwächer einzuschätzen als die parenterale Form, außerdem wirkt es später (4–6 Monate). Die Substanz wird deshalb vergleichsweise weniger verwendet. Die schwächere Wirkstärke ist möglicherweise dadurch bedingt, daß im Vergleich zur parenteralen wesentlich geringere Konzentrationen im Blut und auch im Zielgewebe erreicht werden. Der Indikationsbereich betrifft dementsprechend eher *milde Formen der cP*, daneben auch der *Arthritis psoriatica*, da bisher unter oralem Gold negative Auswirkungen auf die Psoriasis sehr viel seltener beobachtet wurden.

In seinen Anwendungsprinzipien ist Auranofin – abgesehen vom anderen Applikationsweg – ähnlich wie das parenterale Gold zu beurteilen. Kontraindikationen und auch das Nebenwirkungsspektrum sind prinzipiell die gleichen. Allerdings treten schwerere Nebenwirkungen insgesamt seltener auf als bei der parenteralen Form. Als besondere Nebenerscheinung wird unter Auranofin relativ häufig eine *Diarrhö* bemerkt, die in etwa 5% der Fälle einen Absetzgrund darstellt. Eine Veränderung der Stuhlgewohnheiten (weicherer Stuhl) bemerken fast die Hälfte der Auranofin einnehmenden Patienten.

■ **Wechsel der Applikationsform.** Ein Wechsel von der oralen auf die parenterale Form, z.B. bei nicht ausreichender Wirkung, ist prinzipiell möglich und in der Tat z.T. mit einem deutlichen Wirksamkeitsgewinn verknüpft. Theoretisch ist auch der umgekehrte Wechsel möglich (allerdings selten praktiziert), z.B. wenn sich durch eine notwendig gewordene Antikoagulation Kontraindikationen für die intramuskuläre Verabreichung ergeben.

23.3.5 Methotrexat (Mtx)

Eine günstige Relation zwischen Wirksamkeit und Toxizitätsrisiken ist der Hauptgrund dafür, daß für Mtx unter allen LWA die bei weitem günstigsten Daten zur Langzeitcompliance vorliegen. Mehr als die Hälfte der eingeleiteten Mtx-Therapien laufen auch nach 5jähriger Behandlungsdauer noch. Dies zusammen mit der eher angenehmen einmal wöchentlichen Applikation und auch vergleichsweise geringen Therapiekosten hat dazu geführt, daß Mtx sich im Laufe der letzten 10 Jahre zum weltweit meistverwendeten LWA entwickelt hat.

Pharmakologie

Der exakte Wirkmechanismus von Mtx bei der cP ist unbekannt. Als bedeutsam wird v.a. die Folsäureinhibition mittels Hemmung der Dihydrofolatreduktase sowie (durch die bei der Metabolisierung entstehenden Polyglutamate) weiterer Folat-abhängiger Enzyme wie Thymidylatsynthetase und insbesondere 5-Amino-imidazolcarboxamidribonukleotidtransformylase (AICAR) angesehen. 2 hieraus resultierende Mechanismen, Steigerung der Freisetzung von Adenosin – welches seinerseits eine Reihe antiinflammatorischer Wirkungen besitzt –, und Hemmung von Methylierungsreaktionen sowie Hemmung der neutrophilen Chemotaxis, könnten für die Wirksamkeit eine besonders wichtige Rolle spielen.

Zu den weiteren nachgewiesenen Wirkungen mit potentieller Bedeutung gehört eine Steigerung der (bei cP-Patienten defizienten) Interleukin-2-Bildung, eine Verminderung der Bildung des proinflammatorischen Zytokins Interleukin 1 durch Monozyten sowie Verminderung des gleichfalls proinflammatorischen Interleukin 6 und Hemmung der Interleukin-8-Produktion durch mononukleäre Zellen, ferner eine Reduktion des Entzündungsmediators Leukotrien B_4.

■ **Absorption und Metabolismus.** Die Absorption von Mtx erfolgt bei oraler Einnahme hauptsächlich im proximalen Jejunum, bei Nüchterneinnahme wird die maximale Plasmakonzentration innerhalb von $1^1/_2$ h erreicht. Die Bioverfügbarkeit der Substanz unterliegt hierbei ausgeprägten interindividuellen Schwankungen. Durch eine parenterale Verabreichung wird die Bioverfügbarkeit verbessert, die Schwankung erheblich verringert, wobei die 3 parenteralen Wege (i.v., i.m., s.c.) keine nennenswerten Unterschiede zeigen. Mtx ist im Schnitt zu ca. 50% an Plasmaeiweiß (überwiegend Albumin) gebunden, es verteilt sich mit einer Halbwertszeit von ca. 1 h im gesamten Körperwasser, d.h. auch in der Synovia. Die Substanz wird auf 3 Wegen metabolisiert, am wichtigsten ist die intrazelluläre Umwandlung in Polyglutamatderivate, welche aktive Komponenten darstellen, die deutlich länger als die Muttersubstanz intrazellulär nachweisbar sind. Die Elimination des Mtx erfolgt – eine normale Nierenfunktion vorausgesetzt – innerhalb von 24 h nach Verabreichung zu 80% als intakte Substanz, zu 3% als hydroxylierte Form renal. Hieraus erklärt sich eine starke Zunahme von Toxizitätsrisiken bei eingeschränkter Nierenfunktion.

■ **Interaktionen.** Eine Reihe von Interaktionen mit anderen Substanzen sind für Mtx nachgewiesen. Kontraindiziert ist die gleichzeitige Verwendung von *Trimethoprimsulfametoxazol* wegen Potenzierung der Antifolatwirkung und von *Probenecid.* Potentiell können *NSAID* den Mtx-Spiegel nach Einnahme deutlich erhöhen, wenn möglich sollte auf sie daher 12 h lang verzichtet werden. Eine indirekte Dosiserhöhung ist prinzipiell auch durch Barbiturate, Phenytoin, Tranquilizer, Penicillin, Tetrazyklin und Insulin möglich, die Relevanz ist aber fraglich. Eine Wirkungsabschwächung kann durch nichtresorbierbare Antibiotika und Allopurinol erfolgen.

Praktische Anwendung, Dosierung, Applikationsformen und Indikationen

Eine Übersicht über die rheumatologischen Einsatzbereiche des Mtx und über den angewandten Dosisbereich ist der Tabelle 23.6 zu entnehmen. Grundsätzlich ist der Einsatz *bei jeder hochaktiven Form einer chronischen Arthritis* als Monotherapie oder auch in Kombinationen (s. 23.3.7) indiziert. Daneben stellt Mtx eine Reservesubstanz für aktive Formen von systemischen Bindegewebserkrankungen und Vaskulitiden dar, wo allerdings andere Immunsuppressiva bisher besser erprobt sind. Der Startdosisbereich liegt zwischen wöchentlich 7.5 mg (Problemfälle wie z.B. vorbestehende Multimorbidität oder leicht eingeschränkte Nierenfunktion) und 15 mg (unkomplizierte Fälle). Die empfohlene obere Grenzdosis liegt bei wöchentlich 25 mg, in Ausnahmefällen bei sehr guter Verträglichkeit bei 30 mg. Die Dosissteigerung erfolgt je nach Verträglichkeit und Wirkung 4wöchentlich in 2,5–5-mg-Schritten. Eine *parenterale Verabreichung in der Startphase* bietet einige Vorteile:

- noch rascher einsetzende Wirkung (oft schon innerhalb von 4 Wochen),
- bessere Verträglichkeit bezüglich GI-Nebenwirkungen und
- sichere Compliance.

Die parenterale Verabreichung kann gleichrangig i.v. oder i.m. erfolgen, in letzter Zeit wird auch die *subkutane* Form propagiert.

Bei den meisten Patienten kann nach Wirkungseintritt auf orale Einnahme der gleichen Wochendosis umgestellt werden. In einem kleinen Teil bestehen Resorptionsprobleme, was an einem deutlichen Wirkverlust bemerkt werden kann, hier sollte die Therapie auf Dauer parenteral erfolgen.

Kontraindikationen

Sehr strikt ist bei Frauen im gebärfähigen Alter auf eine *zuverlässige Antikonzeption* zu achten. Männer wie Frauen mit Kinderwunsch sollten die Substanz mindestens 3 Monate vor der Zeugung abgesetzt haben, um Risiken sicher zu vermeiden. Während eine *schwere Niereninsuffizienz* eine absolute Kontraindikation darstellt, ist bei geringer Einschränkung sorgfältig zwischen Nutzen und Risiko abzuwägen, unter sorgfältiger Überwachung und bei niedrig gewählter Startdosis ist eine Therapie hier möglich. Ausdrücklich sollten Patienten auf die Notwendigkeit einer *Alkoholkarenz* hingewiesen werden. Die weiteren Kontraindikationen der

Mtx-Therapie sind nachfolgender Übersicht zu entnehmen.

Kontraindikationen der Methotrexattherapie
- Vorbekannte Mtx-Allergie
- Mangelhafte Compliance
- Gravidität /Kinderwunsch bzw. Fehlen von Kontrazeption
- Niereninsuffizienz (bei geringer Funktionsstörung Therapie unter sorgfältiger Überwachung und reduzierter Dosis möglich)
- Schwerere Leberschädigung bzw. aktive Lebererkrankung
- Alkoholabusus
- Floride gastroduodenale Ulzera
- Vorbestehende Knochenmarksinsuffizienz
- Vorbestehende schwerere Lungenerkrankung
- Bekannte Infektabwehrschwäche
- Sonstige schwere Allgemeinerkrankungen

Nebenwirkungen und Überwachung

Die wesentlichen Nebenwirkungen der Mtx-Therapie sind in der Tabelle 23.8 aufgeführt, die Einzelheiten zur Überwachung in Tabelle 23.6.

! Leichtere Nebenwirkungen wie Unwohlsein nach Einnahme, Stomatitis oder Haarausfall können durch die *Gabe von Folat oder Folinsäure* am Tag nach Mtx-Einnahme verringert werden.

Da es nach neueren Untersuchungen bei längerer Mtx-Verabreichung meist zu einem Folsäuremangel kommt, wird deshalb jetzt eine Substitution mit Folat oder Folinsäure generell empfohlen. Die Dosierung für beide Substanzen, von denen Folinsäure die besser untersuchte, Folat die kostengünstigere Variante darstellt, beträgt 5 mg, die Einnahme erfolgt morgens am Tag nach der Mtx-Einnahme.

■ **MTx-Pneumonitis.** In der Therapieüberwachung ist unbedingt darauf zu achten, daß der Patient regelmäßig nach neu aufgetretenem Reizhusten oder Belastungsdyspnoe, den Leitsymptomen der Mtx-Pneumonitis, befragt wird. Ein Transaminasenanstieg auf mehr als das 3fache der Norm stellt zunächst einen Unterbrechungsgrund dar. Es muß dann je nach Situation entschieden werden, ob eine Reexposition mit erniedrigter Dosis sinnvoll ist.

Tabelle 23.8. Wichtige Nebenwirkungen der Methotrexattherapie

Gastrointestinale Beschwerden nach Einnahme (Übelkeit, Appetitlosigkeit)	+++
Stomatitis, Haarausfall	++
Entwicklung von Rheumaknoten	++
Erhöhte Infektanfälligkeit	++
Pneumonitis	++
Teratogenität	+++
Anstieg der Transaminasen	++
ZNS-Symptome (Zephalgien, Konzentrationsstörung, Depression)	++
Exanthem, Vaskulitis, Photosensibilität	+
Knochenmarksdepression (alle Zellen betreffend) – bei eingeschränkter Nierenfunktion häufiger!	+
Leberfibrose/Leberzirrhose	+
Nierenfunktionsstörung	+

N.B.: +++ häufig (>10%); ++ mäßig häufig (3 – 10%); + selten (<3%).

Besonderheiten

Bei laufender Mtx-Therapie sollte eine aktive Immunisierung unterbleiben. Ob perioperativ die Mtx-Therapie unterbrochen werden muß, ist bisher umstritten. Mehrheitlich wird bis zur Klärung dieser Frage empfohlen, in der Operationswoche und bis zur Wundheilung mit der Therapie auszusetzen. Schwerere Infektionen stellen mit Sicherheit einen Unterbrechungsgrund dar.

23.3.6 Weitere Substanzen

Der Vollständigkeit halber ist ergänzend zu erwähnen, daß mit *Pyritinol* und *Subreum* 2 weiteren Substanzen eine Wirkung nach Art der LWA zugeschrieben wird, die allerdings als schwach zu bezeichnen ist. Beide Substanzen, die gut verträglich sind, sollten daher bei der cP nur in Fällen mit sehr geringer Aktivität, bei denen alternative etablierte Substanzen nicht mehr zur Verfügung stehen (z.B. wegen Nebenwirkungen), eingesetzt werden. Experimentell wird das Antibiotikum Minocyclin, für das eine Hemmung der Metalloproteinasen als Wirkprinzip postuliert wird, bei der cP als LWA erprobt. Hier sind vor einem breiteren Einsatz weitere Studienergebnisse abzuwarten.

23.3.7 Kombinationstherapie

Die kombinierte Verwendung mehrerer LWA gleichzeitig hat ihre Wurzeln in der Erkenntnis eines häufig unzulänglichen Therapieerfolges von Monotherapien bei der cP, außerdem in positiven Erfahrungen mit einem solchen Vorgehen z.B. in der Onkologie. Erste offene Erfahrungsberichte aus den 80er Jahren schürten den Enthusiasmus für diese neue therapeutische Strategie und sorgten für eine zunehmende Anwendung sowohl in offener Form als auch in kontrollierten Studien im Lauf der letzten 10 Jahre. Diese weiterhin ansteigende Verwendungshäufigkeit ist insofern erstaunlich, als bisher nur wenige kontrollierte Studien tatsächlich eine Überlegenheit von Kombinationen gegenüber der Monotherapie zeigten.

Pharmakologie

Grundsätzlich könnten sich - abgesehen von den für die Einzelsubstanzen geltenden pharmakologischen Daten - für die Anwendung von LWA-Kombinationen spezielle pharmakologische Gesichtspunkte ergeben. So ist bei Verwendung von Substanzen mit unterschiedlichem Wirkmechanismus eine additive Verbesserung der Wirkstärke denkbar. Dies scheint sich z.B. für die Kombination Mtx (Makrophagen-gerichtete Wirkung) und Cyclosporin A (T-Zell-gerichtete Wirkung) zu bestätigen. Umgekehrt könnte sich die Kombinationstherapie durch Auftreten von Interaktionsproblemen oder Addition ähnlicher Nebenerscheinungen bei den Kombinationspartnern negativ auswirken. Ein solcher Effekt wurde z.B. für die Kombination von Mtx und Sulfasalazin, 2 Substanzen mit folathemmender Wirkung, befürchtet. Dies hat sich allerdings weder bei dieser noch bei anderen Kombinationen bisher verifizieren lassen:

! Nach jetzigem Kenntnisstand wirkt sich die Kombinationstherapie - mit ganz wenigen Ausnahmen - nicht toxischer aus als die Behandlung mit den Einzelsubstanzen.

Verwendete Substanzen/Indikationen

Kombinationsschemata werden bisher in Studien sowie auch in der praktischen Anwendung fast ausschließlich bei der cP erprobt. Hier haben sich in kontrollierten Studien als für die Kombination gut geeignete Substanzen bisher in erster Linie Mtx, Cyclosporin A (CsA), Sulfasalazin (SAS) und Hydroxychloroquin (Hcl) erwiesen. Dabei wurden für die Kombination Mtx/CsA gegenüber Mtx/Placebo, für Mtx/SAS/Hcl gegenüber Mtx/Placebo sowie SAS/Hcl und für CsA/Hcl gegenüber Hcl/Placebo deutlich bessere Effekte gezeigt. Insgesamt ist die Studienlage bezüglich Überlegenheit von Kombinationen aber nach wie vor als nicht ausreichend zu betrachten.

Anwendungsprinzipien

Nach bisherigem Wissensstand ergeben sich für die Kombinationstherapie keine anderen Richtlinien bezüglich Kontraindikationen, Nebenwirkungen und Überwachungsprogramm als für die einzelnen an der Kombination beteiligten Substanzen. Die Dosierung wurde bei den meisten Substanzen in der früheren Erprobungsphase für die Kombinationen etwas niedriger gewählt als in der Monotherapie. In den letzten Jahren hat sich hier - basierend auf der Erkenntnis, daß die Kombinationstherapie offensichtlich keine speziellen Toxizitätsrisiken besitzt - ein Umdenken ergeben: Zunehmend wird für die Kombinationspartner eine ähnliche Dosierung wie in der Monotherapie angewendet.

23.4 Medikamentöse Schmerztherapie

K. Krüger

23.4.1 Einleitung und Definition

Nichtsteroidale Antiphlogistika besitzen neben ihren antiphlogistischen auch ausgeprägte analgetische Wirkungen. Sie nehmen daher in der Schmerzbekämpfung bei rheumatischen Erkrankungen einen zentralen Platz ein. Bei hochentzündlichen Schmerzzuständen werden sie durch die Glukokortikoide ergänzt, die zwar nicht direkt analgetisch wirken, aber durch ihre stark entzündungshemmende und auch antiödematöse Wirkung indirekt zur Schmerzbekämpfung beitragen. Kortikoide besitzen deshalb z.B. auch in der Tumorschmerztherapie einen additiven Stellenwert.

Daneben gibt es allerdings auch in der Rheumatologie durchaus einen Indikationsbereich für reine (meist zentral angreifende) Analgetika. Er wird vielfach bei Rheumapatienten nicht genügend ausgeschöpft, da die Meinung vorherrscht, die Schmerzbekämpfung durch die obengenannten Antiphlogistika reiche aus. Das Spektrum der analgetischen Therapie in der Rheumatologie wird komplettiert durch den fakultativen Einsatz trizyklischer Antidepressiva sowie selektiv analgetisch wirksamer Substanzen, die bei speziellen Krankheitsmanifestationen und -komplikationen wie Osteoporose oder Beteiligung des Nervensystems indiziert sind.

23.4.2 Pharmakologie

Im Gegensatz zu den NSAID mit gut aufgeklärtem Wirkmechanismus ist bei den reinen Nichtopioidanalgetika (auch als nichtsaure antipyretische Analgetika bezeichnet) Paracetamol und Metamizol die Wirkweise nicht ganz klar, sie besteht nicht in einer Zyklooxygenasehemmung. Vermutet wird eine vorwiegend zentrale Hemmwirkung auf Schmerzmechanismen im Rückenmark, Thalamus und Großhirn. Bei Metamizol kommt eine spezielle spasmolytische Komponente hinzu. Opioide wirken über eine Bindung an Opioidrezeptoren, die im gesamten nozizeptiven System zu finden sind. Sie führen zur Veränderung der Schmerzschwelle und zur Modulation der Schmerzwahrnehmung und Schmerzverarbeitung im limbischen System. Informationen zur Halbwertszeit bzw. Wirkdauer der wichtigsten Substanzen sind in Tabelle 23.9 enthalten.

Tabelle 23.9. Eigenschaften der wichtigsten in der Rheumatologie verwendeten Analgetika (ohne NSAID)

Substanz	Dosierung [mg]	Intervall [h]	Tagesmaximaldosis [mg]
Nichtopioide			
Paracetamol	500–1000 mg	4	4000
Metamizol	500–1000	4	4000
Schwache Opioide			
Dextropropoxyphen	150	8–12	600
Tramadol	50–100	8–12	400
Tilidin/Naloxon	50–100	2–4	400
Dihydrocodein	60–120	8–12	240
Starke Opioide (in der Rheumatologie nur sehr selten erforderlich!)			
Morphin oral retardiert	10–60	8–12	180–300
Buprenorphen sublingual	0,2–0,4	6–8	Ab 4 mg Ceiling-effekt

23.4.3 Substanzen und Applikationsformen

Nichtopioidanalgetika

Abgesehen von den NSAID kommt innerhalb der Gruppe der Nichtopioidanalgetika v.a. *Paracetamol* in oraler und rektaler Form zur Anwendung, in zweiter Linie *Metamizol,* das heute wegen seltener lebensbedrohlicher Nebenwirkungen bei parenteraler Gabe ebenfalls fast ausschließlich in oraler und rektaler Form verwendet wird. Bisweilen werden auch Azetylsalizylsäure und Ibuprofen zu den Analgetika gerechnet, bei diesen Substanzen ist aber unbedingt zu beachten, daß sie vom Wirkprinzip her den NSAID zuzurechnen sind. Dies ist v.a. bezüglich des Nebenwirkungsspektrums wichtig, das sich von Paracetamol und Metamizol unterscheidet.

Opioide

Unter den Opioiden werden in der Rheumatologie im wesentlichen die schwächer wirksamen Substanzen *Tramadol, Dextropropoxyphen, Tilidin/Naloxon und Dihydrocodein* verordnet, am häufigsten in oraler Form. Da bei rheumatischen Krankheiten Dauerschmerzen im Vordergrund stehen, empfiehlt sich die Anwendung retardierter Zubereitungen, sofern verfügbar. Nur in seltenen Fällen werden stark wirksame Opioide benötigt, wobei vorzugsweise retardierte *Morphinpräparate oral* verabreicht werden.

23.4.4 Indikationen und Differentialindikationen

Der Einsatz reiner Analgetika bei Patienten mit rheumatischen Erkrankungen ist in verschiedenen Situationen sinnvoll bzw. vorstellbar:

- reine Schmerzbekämpfung bei nicht-entzündlichen Erkrankungen (z.B. Arthrose ohne Aktivierung), hier sind i.allg. Nichtopioide ausreichend,
- vorübergehendes Ersetzen von NSAID zur Schmerzbekämpfung, wenn deren Einsatz kontraindiziert ist (z.B. florides gastroduodenales Ulkus); hier sind wegen der Intensität der Schmerzen häufig schwächer wirksame Opioide wie Tramadol erforderlich,
- additiver Einsatz in Kombinationstherapie mit Antiphlogistika, um deren Dosierung ohne Verlust an analgetischer Wirksamkeit reduzieren zu können. Je nach Schmerzausmaß sind hier Nichtopioide oder schwächer wirksame Opioide erforderlich,
- Einsatz in Situationen, wo sich im Rahmen einer chronischen rheumatischen Erkrankung ein sekundäres Schmerzsyndrom entwickelt hat. Dieses Schmerzsyndrom kann in der Spätphase von Erkrankungen wie chronischer Polyarthritis sogar gegenüber der ursprünglich dominierenden entzündlichen Symptomatik im Vordergrund stehen, so daß der Schmerzmedikation möglicherweise größere Bedeutung als der antiphlogistischen Medikation zukommt. Hier wird in der Regel eine Kombination aus schwächer wirksamem Opioid und NSAID sinnvoll sein, in selteneren Fällen kann das Schmerzausmaß aber auch stärker wirksame Opioide erforderlich machen.

■ **Kombinationstherapie.** Bei Schmerzzuständen, die auf hoher entzündlicher Aktivität fußen, steht der Einsatz von NSAID und Kortikoiden eindeutig im Vordergrund, reine Analgetika können hier höchstens additiv zur Dosiseinsparung verwendet werden.

■ **Suchtpotential.** Übertriebene Angst vor dem Suchtpotential der Opioide hatte über lange Zeit v.a. in Deutschland eine häufig insuffiziente Schmerztherapie zur Folge. Heute ist klar, daß die Gruppe bei oraler Anwendung zwar bei längerer Anwendung zur physischen Abhängigkeit führt, eine psychische Abhängigkeit aber sehr selten entsteht. Bei Abwägung vom Nutzen einer adäquaten Schmerzbekämpfung und den Opioidrisiken ist dem wohlindizierten Einsatz dieser Substanzen daher oft der Vorrang zu geben.

23.4.5 Kontraindikationen und Nebenwirkungen, Überwachung

Schwerere Leberfunktionsstörung und Nierenschädigung stellen die einzigen relevanten Gegenanzeigen für Paracetamol, bekannte Überempfindlichkeit gegen Pyrazolone/Pyrazolidine, schwerere Beeinträchtigung der Knochenmarksfunktion, akute hepatische Porphyrie und Glukose-6-Phosphatdehydrogenasemangel Kontraindikationen für den Einsatz von Metamizol dar.

Tabelle 23.10. Wichtigere Nebenwirkungen und Kontraindikationen der Opioide

Wichtige Nebenwirkungen	Kontraindikationen
- Sedierung; Miosis (Hinweis auf Überdosierung!) - physische Gewöhnung - Atemdepression (bei oraler Gabe kaum relevant), Bronchospasmen (initial!) - Obstipation; Übelkeit Erbrechen - Pruritus/Exanthem - Blasenentleerungsstörung - Hypotonie (v.a. bei Hypovolämie) - Krampfanfälle (v.a. Dextropropoxyphen)	- bekannte Opioidabhängigkeit - Bewußtseinsstörungen - Hirndrucksteigerung - Störung des Atemzentrums/ schwerere Störung der Atemfunktion, schweres Asthma bronchiale - Alkoholabusus - vorbestehende Hypotonie + Hypovolämie

N.B.: Dosisanpassung bei schweren Leber- und Nierenfunktionsstörungen nötig!

Kontraindikationen und wichtige Nebenwirkungen der Behandlung mit Opioiden sind in Tabelle 23.10 aufgeführt. Für die Überwachung der Therapie mit Analgetika gibt es keine standardisierten Richtlinien, es ist hier individuell je nach Kriterien wie vorbestehenden Risiken beim einzelnen Patienten und verwendeter Dosierung vorzugehen. In der Neueinstellungsphase einer Schmerztherapie erscheinen jedoch wöchentliche Kontrollintervalle sinnvoll.

23.4.6 Praktische Anwendung und Dosierung

Analgetika kommen bei Erkrankungen des entzündlich-rheumatischen Formenkreises kaum über längere Zeit als Monotherapeutika in Frage. Zur Schmerzbekämpfung werden sie meist mit NSAID sowie in schwereren Fällen auch mit Kortikoiden kombiniert, was den Vorteil einer niedrigeren Dosierung der einzelnen Kombinationspartner beinhaltet. Generell folgt die medikamentöse Schmerztherapie dem WHO-Stufenplan zur Behandlung chronischer Schmerzen (s. nachfolgende Übersicht), in leicht modifizierter Weise – mit nahezu obligater Einbeziehung der NSAID und Kortikoide – ist dieser Plan auch in der rheumatologischen Schmerztherapie anwendbar. Die Dosierungen der einzelnen Substanzen sind der Tabelle 23.9 zu entnehmen, es ist dabei jeweils auf die 3 Richtgrößen Einzeldosis, Dosisintervall und Tageshöchstdosis zu achten. Da Analgetika in der Rheumatologie fast immer additiv verwendet werden, und das Schmerzgeschehen und damit der Schmerzmittelbedarf bei rheumatischen Erkrankungen i.allg. variiert, sollte der Patient über den Dosierungsspielraum möglichst genau unterrichtet werden.

WHO – Stufenplan zur Behandlung chronischer Schmerzen

- Stufe 1
  - Nichtopioidanalgetika (NSAID einschließlich Azetysalizylsäure, Paracetamol, Metamizol)
- Stufe 2
  - schwache Opioide (Tramadol, Tilidin-Naloxon etc.) + Nichtopioidanalgetika + fakultative Zusatzmedikation (s. unten)
- Stufe 3
  - starke Opioide (z.B. orales Morphium) + Nichtopioide + fakultative Zusatzmedikation (s. unten)
- fakultative Zusatzmedikation
  - Antidepressiva, Neuroleptika, Kortikoide, Antikonvulsiva, Kalzitonin, Muskelrelaxanzien, Spasmolytika

23.4.7 Substanzen mit Spezialindikationen

Eine Reihe von Substanzen bzw. Substanzgruppen kommt fakultativ bei speziellen Schmerzursachen zum Einsatz und soll hier nur kurz aufgeführt werden. Hierzu zählen bei Knochenschmerzen (z.B. osteoporotische Frakturen) Kalzitonin, bei neurogenen Schmerzen einige Antikonvulsiva, erstrangig *Carbamazepin,* ersatzweise *Phenytoin.* Beim Fibromyalgiesyndrom, aber auch in der Kombinationstherapie chronischer Schmerzen kommen schließlich trizyklische Antidepressiva, insbesondere *Amitryptilin* oder *Clomipramin* zum Einsatz. Die Dosierungen dieser Substanzen in der Schmerztherapie sind der Tabelle 23.11 zu entnehmen. Bei allen diesen Substanzen ist mit einem Eintreten der analgetischen Wirkung innerhalb weniger Tage zu rechnen.

Tabelle 23.11. Fakultativ einsetzbare Substanzen in der Schmerztherapie

Substanz	Indikation	Dosierung
Kalzitonin	Knochenschmerzen (z.B. osteoporotische Fraktur)	Startdosis 100 IE/Tag
Trizyklische Antidepressiva		
Amitriptylin	Fibromyalgiesyndrom; additive Schmerztherapie in Kombinationen	30–75 mg/Tag
Doxepin		30–75 mg/Tag
Antikonvulsiva		
Carbamazepin	Neurogene Schmerzen	100–800 mg/Tag
Phenytoin		100–300 mg/Tag

23.5 Spezielle Therapie während der Schwangerschaft und Stillzeit

E. Gromnica-Ihle

Fortschritte in der Therapie rheumatischer Erkrankungen haben dazu geführt, daß sich viele rheumakranke Frauen ihren Kinderwunsch erfüllen können. Rheumatische Krankheiten können während der Schwangerschaft exazerbieren – wie der systemische Lupus erythematodes – oder in ihrer Aktivität nachlassen, wie es bei 75% der Frauen mit chronischer Polyarthritis beobachtet wird. Allerdings treten bei letzteren 3–4 Monate post partum meistens wieder Verschlechterungen auf.

Die antirheumatische Therapie während der Gravidität ist darauf auszurichten, die Befindlichkeit der Mutter zu optimieren und dabei dem Fetus nicht zu schaden, bzw. in einigen Fällen auch diesen zu behandeln. Es liegen nur wenige kontrollierte Studien über Sicherheit und Effizienz der Antirheumatika in der Schwangerschaft und Stillzeit vor. Wechselwirkungen zwischen schwangerschaftsbedingten Veränderungen des Immunsystems und den Effekten der Immunsuppressiva sind möglich.

23.5.1 Nichtsteroidale Antiphlogistika

Der Hauptwirkmechanismus der nichtsteroidalen Antiphlogistika (NSAID) besteht in der Prostaglandinsynthesehemmung. Daraus können sich bei Anwendung in der Gravidität als Folge der Wehenhemmung eine prolongierte Schwangerschaft und Geburt sowie durch die Thrombozytenaggregationshemmung eine verstärkte Blutungsneigung der Mutter ergeben.

NSAID passieren die Plazenta, somit sind Einflüsse auf den Fetus und das Neugeborene möglich. Die Prostaglandinsynthesehemmung kann zu einer verminderten renalen Durchblutung mit geringerer fetaler Urinproduktion und Oligohydramnie, zu einer Konstriktion des Ductus arteriosus im Uterus mit persistierender pulmonaler Hypertonie mit und ohne Trikuspidalinsuffizienz sowie zu Thrombozytenaggregationshemmung mit Blutungsneigung einschließlich intrakranieller Blutungen führen.

Somit gilt für den Einsatz der herkömmlichen NSAID in der Gravidität:

- Wahl der niedrigsten effektiven Dosis,
- Bevorzugung von Präparaten mit kurzer Halbwertszeit,
- Anwendung nur bis zur 32. Schwangerschaftswoche.

Die neuen derzeit verfügbaren Zyclooxygenase-(COX)-2-spezifischen Hemmstoffe Celecoxib und Rofecoxib sind in der Schwangerschaft beim Menschen nicht geprüft. Für Celecoxib wird bei Anwendung bei gebärfähigen Frauen eine sichere Methode der Schwangerschaftsverhütung gefordert, da in tierexperimentellen Studien Reproduktionstoxizität – einschließlich Mißbildungen – beobachtet wurde. Auch Rofecoxib kann in der Schwangerschaft nicht empfohlen werden, eine absolute Kontraindikation besteht im dritten Trimenon.

Besonderheiten: Azetylsalizylsäure bis 100 mg/Tag kann bei Antiphospholipidsyndrom mit Spontanaborten zur Abortprophylaxe bis zum Geburtstermin empfohlen werden. !

Stillen unter herkömmlichen NSAID mit kurzer Halbwertszeit ist bei reifen Kindern erlaubt. Es erscheint dabei günstig, das NSAID zum Zeitpunkt des Stillens einzunehmen. Die COX-2-spezifischen Hemmstoffe Celecoxib und Rofecoxib sind in der Laktationsperiode kontraindiziert.

23.5.2 Kortikosteroide

Kortikosteroide sind bei Exazerbationen rheumatischer Erkrankungen in der Schwangerschaft lokal und systemisch Mittel der ersten Wahl. Dabei bedürfen die verschiedenen Kortikosteroide einer unterschiedlichen Betrachtungsweise. Prednison wird in der Leber in seinen aktiven Metaboliten, das Prednisolon, umgewandelt. Plazentaenzyme bewirken eine Inaktivierung des Prednisolons, so daß das Verhältnis der Prednisolonkonzentration im mütterlichen Blut zu dem in der Nabelschnur zwischen 8:1 und 10:1 beträgt. Die fetale Leber ist noch nicht reif und kann das Prednison nicht wieder in seinen aktiven Metaboliten verwandeln. Dexamethason und Betamethason passieren hingegen ungehindert die Plazenta und sind im Bedarfsfall bei der Therapie des Fetus (z.B. Prophylaxe des kongenitalen AV-Blocks bei Kindern von Müttern mit Anti-SSA/Ro- und Anti-SSB/La-Antikörpern) einsetzbar.

Wirkungen auf die Mutter

Kortikosteroidgabe in der Schwangerschaft kann bei der *Mutter* in Abhängigkeit von der Dosis zur Exazerbation eines Diabetes mellitus, zum Hypertonus oder zur EPH-Gestose führen. Katarakt, Infektionen, avaskuläre Knochennekrosen, Osteoporose und vorzeitiger Blasensprung sind weitere mögliche Komplikationen. Bei einer Kortikosteroidlangzeittherapie ist die zusätzliche Gabe von Kalzium und Vitamin D notwendig.

Wirkungen auf die Frucht

Bei der *Frucht* ist in Abhängigkeit von der Dosis eine intrauterine Wachstumsretardierung möglich. Mütterliche Dosen von mehr als 20 mg Prednisolonäquivalent/Tag gelten als Risikofaktor für eine Frühgeburt. Ein Mißbildungsrisiko besteht nicht.

In einigen Zentren werden Kortikosteroide prophylaktisch zur Verhinderung einer Exazerbation bei systemischem Lupus erythematodes gegeben, in den meisten Zentren, die sich interdisziplinär mit Schwangerschaft und systemischem Lupus erythematodes beschäftigen, wird auf die prophylaktische Gabe verzichtet.

Stillen unter Prednison ist erlaubt. Bei Dosen über 20 mg/Tag ist nach Applikation der Medikamente eine Zeitdifferenz von 4 h bis zum nächsten Stillen einzuhalten. Über die Effekte von Dexamethason und Betamethason während der Laktation auf das Neugeborene existieren keine Studien.

23.5.3 Chloroquin/Hydroxychloroquin

In der Rheumatologie wird Chloroquin zunehmend durch Hydroxychloroquin verdrängt. Im Tierversuch sind die Wirkstoffe embryotoxisch und teratogen. In der letzten Zeit mehren sich die Berichte über den gefahrlosen Einsatz von Hydroxychloroquin in der Schwangerschaft bei Patienten mit systemischem Lupus erythematodes, zumal beim Absetzen in der Schwangerschaft Lupusschübe beobachtet wurden (Derksen et al. 1994). Die Präparate sind allerdings in Deutschland außer zur Malariaprophylaxe und -therapie in der Schwangerschaft nicht zugelassen.

CAVE

Die Antimalariamittel treten in die Muttermilch über. Beim *Stillen* könnte es zu Kumulationen kommen. Stillen ist somit unter Chloroquin- oder Hydroxychloroquintherapie nicht erlaubt.

23.5.4 Sulfasalazin

Die Kenntnisse über unerwünschte Wirkungen bei der Anwendung von Sulfasalazin in der Gravidität stammen vorwiegend aus der Gastroenterologie, wo die Substanz zur Therapie von entzündlichen Darmerkrankungen Anwendung findet.

Obwohl Sulfasalazin und seine Metaboliten die Plazenta passieren, zeigen Berichte von mehr als 2000 Frauen, die Sulfasalazin während der Gravidität eingenommen haben, daß die fetale Prognose bei Patienten mit Sulfasalazin- und Kortikosteroidtherapie im Vergleich zu Patienten ohne diese Medikamente gleich war (Østensen 1994).

Bei chronischer Polyarthritis ist der Einsatz von Sulfasalazin – falls erforderlich – in der Gravidität möglich. Kurz vor der Geburt ist jedoch die Therapie zu beenden, da – wie bei anderen Sulfonamiden auch – die Möglichkeit des Auftretens einer Gelbsucht und eines Kernikterus gegeben ist.

CAVE

Sulfasalazin wird mit der Muttermilch ausgeschieden. Bei seiner Anwendung sollte nicht *gestillt* werden.

Sulfasalazin beeinflußt die Spermiogenese. Die Männer leiden an einer Oligospermie, die sich circa 2 Monate nach Absetzen des Präparates normalisiert.

23.5.5 Gold (Aurothiomalat)

Goldsalze passieren die Plazenta. Aus Tierstudien sind Wachstumsstörungen und Mißbildungen dosisabhängig unter Aurothiomalat bekannt. Die Anwendung ist in der Gravidität nicht zugelassen. Bei strikter Indikationsstellung wegen aktiver chronischer Polyarthritis ist die Anwendung in Ausnahmefällen möglich, dabei wird empfohlen, die Dosierungsintervalle zu verlängern und die Dosis zu reduzieren (Brooks u. Needs 1990).

Gold ist in der Muttermilch nachweisbar. Vom *Stillen* unter Goldtherapie raten die meisten Autoren ab.

23.5.6 Methotrexat

Die Fertilität der Frauen wird durch Methotrexat nicht beeinträchtigt.

Im Tierversuch sind bei Methotrexatgabe sowohl intrauteriner Fruchttod als auch Mißbildungen in Abhängigkeit von der verabfolgten Dosis beschrieben. Insbesondere wirkt Methotrexat im 1.Trimenon abortiv.

CAVE

Es besteht eine strikte Kontraindikation für den Einsatz der Substanz in der Schwangerschaft. Bei einer Methotrexattherapie muß eine zuverlässige Kontrazeption gewährleistet sein, die noch mindestens 3 Monate, besser 6 Monate nach Absetzen des Medikaments fortzuführen ist. Das gilt entsprechend auch für die Behandlung des männlichen Partners.

Durch Methotrexat kann eine Oligospermie entstehen.

Methotrexat tritt in die Muttermilch über, *Stillen* ist unter dieser Therapie nicht möglich.

23.5.7 Azathioprin

Die meisten Erfahrungen bei der Anwendung des Präparates in der Gravidität stammen aus der Transplantationsmedizin. Die Fertilität wird nicht beeinflußt. Das Risiko für kindliche Anomalien unter Azathioprintherapie scheint nach den bisher publizierten Daten gegenüber Fehlbildungsraten in der Normalbevölkerung nicht erhöht zu sein. Es sind jedoch unter

Azathioprintherapie Mißbildungen beobachtet worden, daher bleibt die Frage offen, ob die Zahl der ausgewerteten Schwangerschaften ausreichend ist, um ein Mißbildungsrisiko tatsächlich ausschließen zu können.

Eine Wachstumsretardierung unter Azathioprin kann ebenfalls nicht sicher verneint werden. Weiterhin sind sowohl Immunsuppression als auch Zytomegalievirusinfektionen beim Neugeborenen beobachtet worden. Azathioprin ist in Deutschland während der Schwangerschaft nicht zugelassen. Bei einer aktiven Lupusnephritis in der Gravidität wird daher die Anwendung der Substanz eine Einzelentscheidung sein. In diesen Fällen ist eine monatliche Blutbildkontrolle unbedingt erforderlich, um bei Abweichen der Leukozytenwerte unter die normalen Schwangerschaftswerte (≥1 SD) der Mutter im Hinblick auf das Neugeborene die Dosis zu reduzieren.

Empfohlen wird, das Medikament, falls klinisch vertretbar, 6 Monate vor einer geplanten Gravidität abzusetzen. Entsprechendes gilt auch für den Mann, der Azathioprin erhält. Während der Azathiopringabe ist eine sichere Antikonzeption zu betreiben. Interaktionen mit der Effektivität eines Intrauterinpessars sind unter Azathioprintherapie beschrieben.

CAVE

Stillen unter Azathioprin ist nicht erlaubt, da Azathioprin in die Muttermilch übertritt und eine Immunsuppression sowie Wachstumsretardierung hervorrufen kann.

23.5.8 Cyclophosphamid

Bei einer Cyclophosphamidtherapie ist mit Amenorrhö und Infertilität zu rechnen. Das Risiko für diese unerwünschten Ereignisse korreliert nach Untersuchungen von Boumpas et al. (1993) mit der Therapiedauer, der kumulativen Dosis und dem Alter, in dem mit der Therapie begonnen wird (höheres Risiko für Amenorrhö bei Frauen mit Therapiebeginn nach dem 31. Lebensjahr). Ebenso ist das Risiko für die Entwicklung von Blasenkrebs bei einer oralen Cyclophosphamidbehandlung bei chronischer Polyarthritis bekannt (Radis et al. 1995). Risikoberechnungen für Blasenkrebs bei Einsatz des Präparates aus anderen rheumatischen Indikationen liegen nicht vor.

Fetotoxizität und Teratogenität sind aus Tierversuchen sowie beim Menschen unter Cyclophosphamidtherapie bekannt und machen den Einsatz der Substanz in der Gravidität unmöglich. Mißbildungen des Skeletts, der Muskulatur, der Haut und innerer Organe wurden ebenso beobachtet wie Wachstumsverzögerung und Neoplasien beim Kind nach Jahren. Dabei ist der Einsatz im 1. Trimester der Schwangerschaft am risikoreichsten. Das Präparat ist 6 Monate vor der geplanten Schwangerschaft abzusetzen.

CAVE

Cyclophosphamid tritt in die Muttermilch über. Leukopenien der Neugeborenen wurden bei einer Mutter, die während der Laktation Cyclophosphamid erhielt, beobachtet.

Im Hinblick auf Immunsuppression, Wachstumsverzögerung und Karzinogenese ist Cyclophosphamid während der *Stillzeit* kontraindiziert.

23.5.9 Cyclosporin

Durch Cyclosporin wird die Fertilität nicht beeinflußt.

Der Einsatz des Präparates in der Rheumatologie bei Nichtansprechen auf die konventionelle Therapie, z.B. beim systemischen Lupus erythematodes oder der chronischen Polyarthritis, kann mit Entwicklung von Hochdruck, Nephrotoxizität, erhöhter Karzinomrate und Neigung zu viralen Infekten verbunden sein. Die angestrebte Dosis ist 2,5 mg/kgKG/Tag. Eine Dosis von 5,0 mg/kgKG/Tag sollte nicht überschritten werden. 12–18 h nach oraler Gabe darf der Plasmaspiegel 300 ng/ml nicht übersteigen. Bei Kreatininerhöhung um mehr als 30% des Ausgangswertes ist eine Dosisreduktion um 25% notwendig.

Über die Sicherheit der Anwendung bei Schwangeren liegen keine ausreichenden Erfahrungen vor. Die größte Studie wurde von Østensen et al. 1992 bei nierentransplantierten Schwangeren veröffentlicht. Wachstumsretardierung und Frühgeburten wurden bei 40% beschrieben. Es wird auch über Mißbildungen bei Neugeborenen, deren Mütter in der Schwangerschaft Cyclosporin erhielten, berichtet. Einzelfälle über problemlose Schwangerschaften bei systemischem Lupus erythematodes mit gesunden Kindern bei Cyclosporinexposition sind veröffentlicht. Da im Tierversuch keine Teratogenität nachgewiesen wurde, ist möglicherweise auch beim Menschen eine solche nicht zu erwarten. Eventuell ist Cyclosporin eine alternative Therapie bei schweren rheumatischen Erkrankungen der Mutter in der Gravidität. Die Langzeiteffekte auf das Kind, das im Uterus eine entsprechende Exposition erhielt, sind jedoch noch völlig unbekannt.

Während der *Laktation* ist Cyclosporin kontraindiziert, da es in die Muttermilch übertritt und eine Immunsuppression beim Kind erwartet werden kann. Weiterhin ist das Risiko einer Wachstumshemmung und Karzinogenese noch nicht absehbar.

23.5.10 Leflunomid

Leflunomid ist ein neues langwirksames Antirheumatikum zur Behandlung der chronischen Polyarthritis. Der aktive Metabolit von Leflunomid A 771726 hat eine

Tabelle 23.12. Rheumatologische Pharmakotherapie und Schwangerschaft/Stillzeit. (In Anlehnung an: American College of Rheumatology 1996)

Substanz	Effekt auf Fertilität	Absetzen vor Eintritt der Schwangerschaft empfohlen	In der Schwangerschaft erlaubt	Laktation
Nichtsteroidale Antiphlogistika	Keine Daten	Nein	Bis 32. Schwangerschaftswoche	Erlaubt[a]
Spezifische COX-2-Hemmer	Keine Daten	Ja	Nein	Kontraindiziert
Kortikosteroide	Keine Daten	Nein	Ja	Bei Dosen über 20 mg/Tag nicht vor 4 h nach Einnahme stillen
Chloroquin/Hydroxychloroquin	Keine Daten	Nein	Nein	Kontraindiziert
Sulfasalazin	Frauen: kein Effekt; Männer: reversible Oligospermie	Nein	Ja	Vorsicht[a]
Gold	Keine Daten	Nein	In Ausnahmefällen	Erlaubt[a], in Deutschland kontraindiziert
D-Penicillamin	Keine Daten	?	Nein	Keine Daten
Methotrexat	Frauen: selten Langzeiteffekt; Männer: reversible Oligospermie	3–6 Monate vor Empfängnis	Nein	Kontraindiziert
Azathioprin	Interferenzen mit Effektivität des IUP möglich	Abhängig von Grunderkrankung: nein oder 3–6 Monate vor Empfängnis	In Ausnahmefällen	Keine Daten, hypothetisches Risiko der Immunsuppression
Cyclophosphamid	Frauen: dosisabhängig Infertilitätsrisiko; Männer: dosisabhängig Oligospermie bis Azoospermie	3–6 Monate vor Empfängnis	Nein	Kontraindiziert
Cyclosporin	Keine Daten	Nein	In Ausnahmefällen	Kontraindiziert
Leflunomid	Keine Daten	2 Jahre oder Auswaschverfahren	Nein	Kontraindiziert
TNF-Blocker	Keine Daten	Ja	Nein	Kontraindiziert

[a] Nach Empfehlung der American Academy of Pediatrics 1994.

lange Halbwertszeit von 1 bis 4 Wochen. Er ist bei Ratten und Kaninchen teratogen und kann beim Menschen den Fetus schädigen. Vor Beginn einer Therapie mit Leflunomid muß eine Schwangerschaft ausgeschlossen werden und während der Einnahme ist ein zuverlässiger Empfängnisschutz zu praktizieren. Entsprechendes gilt auch für den Kindesvater mit einer Leflunomid-Therapie. Nach Absetzen des Präparates ist erst nach etwa zwei Jahren mit einem Absinken der Konzentration des A 771726-Plasmaspiegels unter 0,02 mg/l, die bei der Frau bezüglich einer Fruchtschädigung als unbedenklich gilt, zu rechnen.

Es bestehen bei Kinderwunsch der Frau mit einer Leflunomid-Therapie zwei Möglichkeiten: Die Therapie wird beendet und nach einer Wartezeit von 2 Jahren wird im Abstand von mindestens 14 Tagen eine A 771726-Plasmaspiegelbestimmung (Ziel: Beide Messungen unter 0,02 mg/l) vorgenommen. Alternativ kann auch ein Auswaschverfahren zur Anwendung kommen. Nach Absetzen der Therapie werden 8 g Cholestyramin 3mal täglich oder 50 g Aktivkohlepulver 4mal täglich für 11 Tage verabfolgt. Anschließend sind wiederum zwei Plasmaspiegelmessungen notwendig. Die Wartezeit bei Plasmaspiegeln unter 0,02 mg/l bis zum Empfängniszeitraum sollte nun für die Frau $1^1/_2$ Monate betragen.

Während der Zeit der Auswaschphase ist ein hormoneller Konzeptionsschutz nicht sicher, da Resorptionsstörungen bestehen können.

Für Männer unter einer Leflunomid-Therapie mit Zeugungswunsch wird ein entsprechendes Vorgehen empfohlen. Die Wartezeit nach zwei gemessenen Plasmaspiegeln unter 0,02 mg/l beträgt drei Monate.

Stillende Frauen dürfen kein Leflunomid erhalten.

23.5.11 TNF-Blocker

Die neu entwickelten „biologischen" TNF-Blocker Etanercept und Infliximab sind zur Behandlung der chronischen Polyarthritis eine große Bereicherung und führen in vielen bisher therapie-refraktären Fällen zu einer deutlichen Besserung der Krankheitssymptome.

Über ihre Anwendung in Schwangerschaft und Stillzeit beim Menschen existieren keinerlei Erfahrungen. Die TNF-alpha-Hemmung könnte bei der Anwendung der TNF-Blocker während der Schwangerschaft die normale Immunantwort des Neugeborenen beeinflussen. Eine Anwendung in der Schwangerschaft wird nicht empfohlen. Gebärfähige Frauen bedürfen einer adäquaten Empfängnisverhütung unter dieser Therapie. Bis zum Konzeptionszeitpunkt sollte – bis nicht weitere Erkenntnisse vorliegen – eine Wartezeit von mindestens sechs Monaten eingehalten werden.

Unter einer Therapie mit TNF-Blockern darf nicht *gestillt* werden.

CAVE

Zur schnellen Orientierung über die Besonderheiten rheumatologischer Pharmakotherapie in Schwangerschaft und Stillzeit s. auch Tabelle 23.12.

Literatur

Literatur zu Kap. 23.1

Brooks PM (1998) NSAIDs. 3.5.1–3.5.6. In: Klippel JH, Dieppe PA (eds) Rheumatology. Mosby, London Philadelphia
Brune K, Hinz B (1998) Selektive Cyclooxygenase-2-Hemmer: Glaube, Hoffnung, Realität. Akt Rheumatol 23:1–5
Eckardt A, Karbowski A, Horn S, Märker-Hermann E (1997) Gibt es noch eine Indikation für die parenterale Anwendung nichtsteroidaler Antiphlogistika? Risiken und forensische Aspekte. Akt Rheumatol 22:117–120
Henry D, Lim L, Garcia Rodriguez LA et al. (1996) Variability in risk of gastrointestinal complications with individual nonsteroidal anti-inflammatory drugs: results of a collaborative meta-analysis. BMJ 312:1563–1566
Kommission für Qualitätssicherung der Dt. Ges. für Rheumatologie (1995) Qualitätssicherung in der Rheumatologie. 5.1 Nichtsteroidale Antiphlogistika. Steinkopff, Darmstadt
Langman MJS, Weil J, Wainwright P et al. (1994) Risks of bleeding peptic ulcer associated with individual non-steroidal anti-inflammatory drugs. Lancet 343:1075–1078
Soll AH (for the Practice Parameters Committee of the American College of Gastroenterology) (1996) Medical treatment of peptic ulcer disease. Consensus statement. JAMA 275:622–629
Verbeek RK (1988) Pathophysiologic factors affecting the pharmacokinteics of non-steroidal antiinflammatory drugs. J Rheumatol 15:44–57

Literatur zu Kap. 23.2

Anonym (American College of Rheumatology Task Force on Osteoporosis Guidelines) (1996) Recommendations for the prevention and treatment of glucocorticoid-induced osteoporosis. Arthritis Rheum 39: 1791–1801
Caldwell JR, Furst DE (1991) The efficacy and safety of low-dose Corticosteroids for rheumatoid arthritis. Semin Arthritis Rheum 21:1–11
Cohen MD, Conn DL (1997) Benefits of low-dose corticosteroids in rheumatoid arthritis. Bull Rheum Dis 46/4:4–7
George E, Kirwan JR (1990) Corticoisteroid therapy in rheumatoid arthritis. Baillere's Clin Rheumatol 4:621–647
Kommission für Qualitätssicherung der Dt. Ges. für Rheumatologie (1995) Qualitätssicherung in der Rheumatologie. 5.2 Corticoide. Steinkopff, Darmstadt
Hatz HJ (1998) Glucocorticoide. Immunologische Grundlagen, Pharmakologie und Therapierichtlinien. Wiss. Verlagsges., Stuttgart
Piper JM, Daugherty WA, Griffin MR (1991) Corticosteroid use and peptic ulcer disease: role of nonsteroidal anti-inflammatory drugs. Ann Intern Med 114:735–740
Ramos-Remus C, Russell AS (1997) Dangers of low-dose corticosteroid therapy in rheumatoid arthritis. Bull Rheum Dis 46/4: 1–4
Weusten BLAM, Jacobs JWG, Bijlsma JWJ (1993) Corticosteroid pulse therapy in active rheumatoid arthritis. Semin Arthr Rheum 23:183–192

Literatur zu Kap. 23.3

Barthel HR, Meier LG, Wallace DJ (1996) Antimalariamittel bei rheumatischen Krankheiten. Neue Therapieaspekte alter Medikamente. Dtsch Med Wochenschr 121:1576–1582
Box SA, Pullar T (1997) Sulphasalazine in the treatment of rheumatoid arthritis. Br J Rheumatol 36:382–386
Dougados M, van der Linden S, Leirisalo-Repo M et al. (1995) Sulphasalazine in the treatment of spondylarthropathy. Arthritis Rheum 38:618–627
Furst DE (1996) The rational use of methotrexate in rheumatoid arthritis and other rheumatic diseases. Br J Rheumatol 36: 1196–1204
Furst DE (1996) Clinical pharmacology of combination DMARD therapy in rheumatoid arthritis. J Rheumatol 23 (Suppl 44):86–90
Jones G, Brooks PM (1996) Injectable gold compounds: An overview. Br J Rheumatol 35:1154–1158
Kean WF, Hart L, Buchanan WW (1997) Auranofin. Br J Rheumatol 36:560–572
Krüger K, Schattenkirchner M (1999) Rheumatische Erkrankungen. In: Paumgartner G (Hrsg) Therapie innerer Krankheiten. Springer, Berlin Heidelberg New York Tokio, S 1067–1108
O'Day R (1998) SAARDs. 3.8.1–3.8.10. In: Klippel JH, Dieppe PA (eds) Rheumatology. Mosby, London Philadelphia
O'Dell JR (1997) Methotrexate use in rheumatoid arthritis. Rheum Dis Clin North Am 23:779–796
Rau R (1994) Methotrexatbehandlung der chronischen Polyarthritis 1994 – eine Übersicht. Z Rheumatol 53:199–229
Kommission für Qualitätssicherung in der Rheumatologie, Dt. Ges. für Rheumatologie. Qualitätssicherung in der Rheumatologie (1995) 5.3.2 Antimalariamittel, 5.3.3 Sulfasalazin, 5.3.4 Orales Goldsalz (Auranofin), 5.3.5 Parenterale Goldtherapie, 5.3.7 Methotrexat. Steinkopff, Darmstadt
Rynes RI (1997) Antimalarial drugs in the treatment of rheumatological diseases. Br J Rheumatol 36:799–805
Wolfe F, Hawley DJ, Cathey MA (1990) Termination of slow-acting antirheumatic therapy in rheumatoid arthritis: A 14 year prospective evaluation of 1017 consecutive starts. J Rheumatol 17: 994–1002
Wollin D, Menninger H (1997) Kombinationstherapie mit Remissionsinduktoren bei chronischer Polyarthritis: Update 1996. Z Rheumatol 56:114–126

Literatur zu Kap. 23.4

Larsen B, Macher-Hanselmann F (1996) Medikamentöse Behandlung von Tumorschmerzen. Internist 37:425–440
Scheler F, Verwiebe R (1994) Klassifikation, Wirkungsweise und Nebenwirkungen von Analgetika. Internist 35:8–19
Justins DM (1996) Management strategies for chronic pain. Ann Rheum Dis 55:588–596
Thoden U (1999) Schmerztherapie. In: Paumgartner G (Hrsg) Therapie innerer Krankheiten. Springer, Berlin Heidelberg New York Tokio
Zenz M, Jurna I (Hrsg) (1993) Lehrbuch der Schmerztherapie. Wiss. Verlagsges., Stuttgart

Literatur zu Kap. 23.5

American College of Rheumatologie ad Hoc Committee on Clinical Guidelines: Guidelines for monitoring drug therapy in rheumatoid arthritis (1996) Arthritis Rheum 39:723–731
Boumpas DT, Austin HA, Vaughn EM et al. (1993) Risk of sustained amenorrhea in patients with systemic lupus erythematosus receiving intermittent pulse cyclophosphamide therapy. Ann Inter Med 119:366–369
Brooks PM, Needs ChJ (1990) Antirheumatic drugs in pregnancy and lactation. Baillière's Clin Rheum 4:157–171
Committee on Drugs, American Academy of Pediatrics (1994) The transfer of drugs and other chemicals into human milk. Pediatrics 93:137–150
Derksen RHWM, Bruinse HW, de Groot Pg, Kater L (1994) Pregnancy in systemic lupus erythematosus: a prospective study. Lupus 3:149–155
Østensen M (1992) Treatment with immunosuppressive and disease modifying drugs during pregnancy and lactation. Am J Reprod Immunol 28:148–152
Østensen M (1994) Optimisation of antirheumatic drug treatment in pregnancy. Clin Pharmacokinet 27:486–503
Radis C, Kahl L, Baker G et al. (1995) Effects of cyclophosphamide on the development of malignancy and on the long-term survival of patients with rheumatoid arthritis: A 20-year follow up study. Arthritis Rheum 38:1120–1127

Kapitel 24

Immunsuppression und Immunmodulation 24

A. Trabandt, W. L. Gross

INHALT

In der Behandlung der chronischen Polyarthritis, systemischer Autoimmunerkrankungen aus dem Formenkreis der Kollagenosen und Vaskulitiden kommen verschiedene pharmakologische und immunologische Therapieprinzipien zur Anwendung. Neben den Kortikosteroiden als intiale Therapieform (s. Kap. 23.2) stehen diverse Pharmaka zur Verfügung wie die Antimalariapräparate, Sulfasalazopyridin, Goldpräparate, die sog. Antimetabolite Methotrexat (s. Kap. 23.3) und Azathioprin, ferner als potentielles antifibrotisches Therapieregime D-Penicillamin, Interferon-α oder Colchicum sowie als Alkylans das Cyclophosphamid zur Verfügung. Daneben kommen bereits die sog. Immunophilinliganden wie Cyclosporin und – möglicherweise in Zukunft – auch Tacrolimus/FK506 in der Rheumatologie zum Einsatz; andere Pharmaka mit einem allerdings differenten Wirkungsmechanismus wie Rapamycin/Sirolimus oder Gusperimus/15-Deoxyspergualin wurden in der Transplantationsmedizin bereits unter Studienbedingungen eingesetzt. Der zukünftige Stellenwert neuer und z.T. bereits zur Verfügung stehender Therapeutika wie der Inhibitoren der Pyrimidin- bzw. Purinribonukleotidsynthese, hier zum einen die Hemmer der Dihydroorotatdehydrogenase, Leflunomid und Brequinar oder die Hemmer der Inosinmonophosphatdehydronase, Mycophenolatmofetil und Mizoribine, bleibt noch abzuwarten. Zur weiteren immunmodulatorischen Intervention stehen alternativ bereits polyvalente humane Immunglobuline sowie in Studien erprobte monoklonale Antikörper, gerichtet gegen Zytokine oder Zelloberflächenmoleküle, und sog. Rezeptorantagonisten zur biologischen Inhibition proinflammatorscher Zytokine bzw. antiinflammatorische Zytokine zur Verfügung. Neben dem jetzt auch als Immunmodulator eingesetzten Interferon-a und anderen die Hämatopoese beeinflussenden Zytokinen werden neuen Formen der immunologischen Intervention, wie erste kasuistische Erfolge mit Knochenmarktransplantationen bzw. allogener Stammzelltransplantation, Proteinaseinhibitoren oder immunmodulatorisch wirkenden synthetischen Peptiden zeigen, für die kommenden Jahre durchaus realistische Perspektiven eingeräumt.

24.1 Azathioprin (AZA)

Wirkungsmechanismus. *In vivo* erfolgt eine rasche Umwandlung von AZA in 6-Mercaptopurinribonukleotid, welches als falsches Endprodukt die physiologische Biosynthese aller Purinnukleotide hemmt und als falscher Baustein, eingebaut in DNA und RNA, zu Zellschädigungen bzw. zum Funktionsverlust der Zelle führen kann. AZA trifft stärker T- als B-Lymphozyten und beeinflußt bevorzugt zelluläre Immunreaktionen (vornehmliche Hemmung der zytotoxischen $CD8^+$-Lymphozyten). Auf humorale Immunreaktionen zeigte AZA in klinischen Studien allenfalls einen nur geringen Einfluß.

Pharmakologie. Die orale Bioverfügbarkeit beträgt 90% mit maximalen Blutspiegeln nach 2 h. Die Plasmahalbwertszeit beträgt 26–80 min, die Plasmaeiweißbindung liegt bei 20%. AZA wird rasch metabolisiert bei bevorzugter renaler Elimination. Bei eingeschränkter

Leberfunktion ist die Metabolisierung dagegen verlangsamt.

Substanz/Applikationsform. Tabletten, z.B. *Azamedac, Azathioprin-ratiopharm, Imurek, Zytrim.*

Indikationen. AZA gilt als Therapieoption bei der cP (als Reservemedikament bei bestehender Kontraindikation gegenüber MTX) und Kollagenosen mit Organbefall bei mäßiger (nicht vital bedrohender) Krankheitsaktivität wie z.B. SLE, Mischkollagenosen oder Poly-/Dermatomyositis. Als therapeutische Alternative ist der Einsatz von AZA ferner möglich u.a. bei therapierefraktärer Polymyalgia rheumatica/Riesenzellarteriitis, anderen primären Vaskulitiden (Remissionserhaltung), M. Behçet bzw. generell als Ausweichpräparat bei MTX-Kontraindikation infolge chronischer Niereninsuffizienz.

Tabelle 24.1. Nebenwirkungen (NW) des Azathioprins, gegliedert nach Organsystemen und Häufigkeit

Organsystem	NW häufig	NW selten
Haut		Exanthem, Haarausfall
Gastrointestinaltrakt	Übelkeit, Erbrechen, Diarrhö,	Akute Pankreatitis, Ikterus, Cholestase
Blut	Leukopenie, Anämie	Panzytopenie, Thrombopenie, Makrozytose, megaloblastäre Anämie
Herz-/Lungensystem		Akute Alveolitis, Blutdruckabfall, Herzrhythmusstörungen
Sonstige	Infektion, Arzneimittelfieber	Myalgie, Arthralgie

Kontraindikationen. Schwere Leber-, Nieren- und Knochenmarkschäden, bekannte Allergie gegen Azathioprin und/oder 6-Mercaptopurin (wirksamer Metabolit des Azathioprins), Infektionserkrankungen (Tbc, akute/chronische bakterielle oder virale Infekte, Mykosen), Gravidität bzw. Kinderwunsch, Laktation.

Anwendung/Dosierung. Die Behandlung erfolgt als kontinuierliche Langzeittherapie in der Regel oral zwischen 1,25–2,5 mg (maximal 3 mg)/kgKG und Tag und ist möglich als einmalige Tagesdosis. In begründeten Ausnahmefällen kann diese Dosis auch auf 1 mg reduziert bzw. unter engmaschiger Überwachung (s. unten) auf bis zu 3 mg gesteigert werden.

! Bei eingeschränkter Nierenfunktion (ab einer Kreatininclearance <20 ml/min) beträgt die Höchstdosis 1,5 mg/kgKG. Eine Dialysierbarkeit ist prinzipiell gegeben; laut Literatur werden bei der Hämodialyse übliche Dosierungen empfohlen, allerdings keine Supplementierung unmittelbar nach Hämodialyse. Bei Peritonealdialyse bzw. CAPD werden dagegen Dosisreduktionen (ab Kreatininclearance <20 ml/min) empfohlen (Seyffart 1991).

Wirkungseintritt. Der Wirkungseintritt erfolgt frühestens nach 4–8 Wochen. Falls nach 3–6 Monaten keine Wirkung eingetreten ist, sollte die Behandlung überprüft werden.

Nebenwirkungen. Die Nebenwirkungen können einzelnen Organsystemen zugeordnet werden. Tabelle 24.1 stellt sie systematisch dar.

Die myelosuppressiven Wirkungen von AZA beginnen nach 2 Tagen mit Maximum nach 6–10 Tagen. Als mögliche Riskofaktoren wurden eine Defizienz an Thiopurinmethyltransferase (TPMT) in Erythrozyten oder der Purinnukleosidphosphorylase und 5'-Nukleotidase (5NT) in Lymphozyten kasuistisch beschrieben. Hinsichtlich potentieller Spätfolgen liegen kontroverse Berichte zur Frage der Kanzerogenität von Azathioprin bzgl. auftretender maligner Lymphome und Leukämien vor.

Überwachung. Folgendes Programm sollte während der Therapie in den ersten 2 Monaten alle 8–14 Tage, danach alle 4 Wochen erfolgen:

- Befragung und klinische Untersuchung: Exanthem, gastrointestinale Symptome, Fieber, Infekt, Blutungen,
- Laborbestimmungen: Blutbild, einschließlich Thrombozyten und Differentialblutbild, γ-GT, AP, GPT, Kreatinin, Urinstatus,
- Monitoring des Therapieeffektes: Anstieg des MCV-Wertes (Compliancekontrolle), Bestimmung der Thioguaninmetabolitenkonzentration im Erythrozyten (s. oben).

Therapieunterbrechung. Indikationen zur Therapieunterbrechung sind gegeben bei

- dermatologisch: Exanthem,
- gastroenterologisch: 3fach erhöhten Cholestaseparametern, Ikterus, Pankreatitis,
- hämatologisch: Leukopenie (<3000/μl), Granulozytopenie (<2000/μl), Thrombopenie (<100 000/μl), aplastische Anämie (Abgrenzung zu Entzündungs- und Blutungsanämie bzw. - bei SLE - zur Immunthrombozytopenie),
- sonstiges: pulmonale Infiltrate, schwerer Infekt, Azathioprinfieber, Schwangerschaft bzw. Kinderwunsch.

Arzneimittelinteraktionen. Unter Allopurinolgabe (Xanthinoxidasehemmer) muß die Dosis von AZA auf !

25% der üblichen Menge reduziert werden (möglichst Kombination vermeiden).

Die Wirkung nichtpolarisierender Muskelrelaxanzien (z.B. Tubocurarin, Pancuronium) kann aufgehoben sein, von depolarisierenden Relaxanzien wie Suxamethonium (Succinylcholin) dagegen verstärkt sein. Durch Sulfamethoxazoltrimethoprim und Salazosulfapyridin können die Nebenwirkungen von Azathioprin (Leukopenie, Neutropenie) verstärkt sein. Ferner kann die gerinnungshemmende Wirkung von Warfarin inhibiert werden. Hämatologische Nebenwirkungen wurden bei gleichzeitiger Verabreichung von Cimetidin, Indometacin und Captopril berichtet.

Kontrazeption. Bei Frauen sollte während der Behandlung mit Azathioprin und bis zu 6 Monaten nach Therapieende eine sichere Kontrazeption erfolgen. Auch Männer dürfen während der Behandlung und bis 6 Monate nach Therapieende keine Kinder zeugen.

Impfungen. Eine aktive Immunisierung mit Lebendimpfstoffen sollte während der Therapie mit Azathioprin nicht durchgeführt werden (DGR 1997; ACR 1996).

24.2 Cyclosporin (CYA)

Wirkungsmechanismus. Cyclosporin A (= Ciclosporin) hemmt die Bildung von Zytokinen, die bei der Aktivierung von T-Lymphozyten induziert werden, dabei insbesondere IL-2, aber auch IFN- oder B-Zellwachstumsfaktoren (s. Abb. 24.1). CYA bindet dabei an

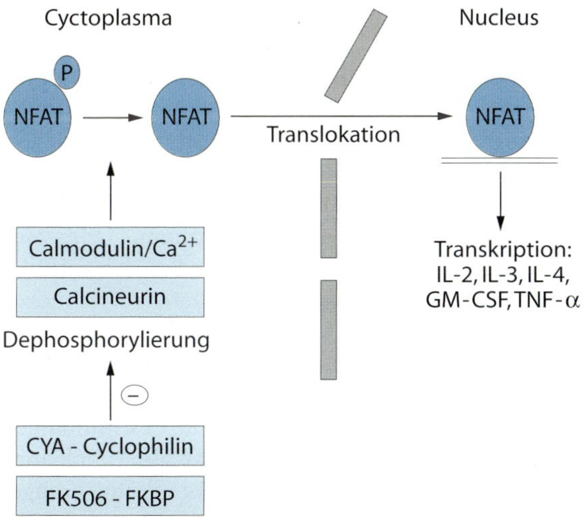

Abb. 24.1. Wirkungsmechanismen der intrazellulären Angriffspunkte von Cyclosporin A (CYA) und Tacrolimus (FK506) (Abkürzungen: FKBP = FK-binding protein; NFAT = nuclear factor of activated T-lymphocytes). (Mod. nach Analyse von Transkriptionsfaktoren Neurath u. Peterson 1997)

den im Zytosol vorkommenden Rezeptor Cyclophilin-A, eine Isoform der sog. Immunophiline, welcher als das Enzym Prolin-cis/trans-Isomerase identifiziert wurde. Dieser CYA-Cyclophilin-Komplex bindet und hemmt dann die zytosolische Proteinphosphatase Calcineurin, welche ansonsten mit Ca^{2+}/Calmodulin-Heterodimeren ihrerseits einen enzymatisch aktiven Komplex bildet. Dadurch wird wiederum die Dephosphorylisierung von Transkriptionsfaktoruntereinheiten (z.B. nuclear factor of activated T-lymphocytes, NF-ATc) verhindert, welche für die koordinierte Expression insbesondere des IL-2-Gens (auch IL-3, IL-4, TNF-α, GM-CSF, IFN-γ?) nach T-Zellaktivierung notwendig sind. Zusätzlich hemmt CYA durch Blockade der Signaltransduktion des T-Zell-Rezeptors die Aktivierung eines Protein-kinase-C-Isoenzyms (PKC-β) und die nachfolgende Induktion der nukleären Komponente von NF-AT. Die daraus resultierende Inhibition der T-Helferlymphozyten bewirkt eine komplette Suppression der zellulären und humoralen Immunantwort.

Neben immunsuppressiven Eigenschaften vermittelt CYA über eine renale Vasokonstriktion und konsekutive Reduktion der glomerulären Filtrationsrate einen antiproteinurischen Effekt. Ferner soll es über eine direkte Beeinflussung der Permselektivität der glomerulären Basalmembran und der elektrochemischen Barriere zu einem Zurückhalten anionischer Albuminmoleküle kommen. Beide Mechanismen würden positiv auf eine Proteinurie wirken und eine partielle Remission eines nephrotischen Syndroms erklären. Diese zunächst nur funktionelle Nierenfunktionsstörung wird bei weiterer Medikation mit CYA permanent (irreversibel) und stellt somit eine wichtige und stets zu beachtende Nebenwirkung (s. unten) dar.

Pharmakologie. Nach oraler Gabe wird CYA zu 20–50% resorbiert; bei der ersten Leberpassage wird es zudem zu etwa 30% inaktiviert. Maximale Plasmakonzentrationen werden nach 3–4 h erreicht. Die Bioverfügbarkeit zeigt starke Schwankungen in Abhängigkeit von der Leberfunktion, Resorption, Konzentration der Bindungsproteine und v.a. von der gleichzeitigen Applikation von Medikamenten, die ebenfalls das Cytochrom-P450-System beanspruchen (s. unten). Verbesserte und konstante Resorptionsbedingungen wurden durch eine neue Galenik mit Erhöhung der Bioverfügbarkeit durch eine Glykol-Furan-Mikroemulsion erreicht (s. unten). CYA besitzt eine hohe Gewebeaffinität. Die Plasmahalbwertszeit beträgt ca. 14 h. CYA wird in der Leber (zu 80%) und Niere zu mehr als 30 bisher identifizierten Metaboliten umgewandelt, die vorwiegend über die Galle mit den Fäzes ausgeschieden werden.

Substanz/Applikationsform. Trinklösung, Gelatinekapseln, Infusionslösungskonzentrat (z.B. *Sandimmun Optoral*).

■ **Indikation.** Trotz der bisher bestehenden Zulassung im Rahmen von Transplantatabstoßungen und für die Therapie der chronischen Polyarthritis (Dezember 1997) erscheint der Einsatz von CYA bei rheumatischen Erkrankungen aufgrund der Literaturdaten zunächst nur bei therapierefraktären Problemsituationen oder bei bereits bestehender Kontraindikation gegenüber anderen zytotoxischen Substanzen (Myelodepression) gerechtfertigt (CYA z.B. als mögliche Therapieoption in Kombination mit MTX bei der cP und Psoriasisarthritis, als Monotherapie beim SLE, in Kombination mit AZA bei der Polymyositis sowie als Monotherapie bei Vaskulitiden - z.B. nach Nierentransplantation).

■ **Kontraindikationen.** Allergie gegen Cyclosporin, floride Infekte, (auch anamnestisch) Malignome (Ausnahme: Basalzellkarzinom), unkontrollierte arterielle Hypertonie, Leberfunktionsstörung (Transaminasen erhöht über das 2fache der Norm) oder Niereninsuffizienz (Kreatininanstieg auf 130% des Ausgangswertes bzw. Kreatinin 1,4 mg/dl)

■ **Anwendung/Dosierung.** Die Behandlung erfolgt als kontinuierliche orale Langzeittherapie initial 2,5–5 mg/kgKG verteilt auf 2 Tagesdosen (Voraussetzung: Kreatinin maximal 1,2 mg/dl).

! Bei Niereninsuffizienz mit einem Kreatininanstieg auf >130% des Ausgangswertes ist eine Reduktion um 25% - CYA ist nicht in nenneswertem Ausmaß dialysierbar (Seyffart 1991) - bei arterieller Hypertonie eine Dosisreduktion oder ein Therapieversuch mit Ca-Antagonisten möglich.

■ **Kombination mit MTX.** Bei Kombination beider Präparate (mit zuvor maximal tolerierter MTX-Dosis - in der Regel 22,5 mg/Woche i.v.) wird initial CYA 2,5 mg/kgKG/Tag empfohlen, bei unzureichendem Effekt nach 6 Wochen Steigerung auf 3,5 mg/kgKG/Tag und ggf. nach insgesamt 12 Wochen auf maximal 4,5 mg/kg/Tag (Erhöhungen um 0.5–1.0 mg/kgKG alle 1–2 Monate bis maximal 5 mg/kg pro Tag), bei Anstieg des S-Kreatinin-Spiegels um 30% gleichfalls Dosissenkung um 25–50%, bei Stabilisierung der Grunderkrankung (mindestens 3 Monate) Reduktion um 0,5 mg/kgKG alle 1–2 Monate bis zur niedrigsten effektiven Dosis (Panayi u. Tugwell 1997).

■ **Wirkungseintritt.** Nach ca. 4 Wochen ist mit einem Eintritt der Wirkung zu rechnen. Wenn nach 3 Monaten (6 Monaten in Kombination mit MTX) trotz Dosissteigerung bis auf 5 mg/kgKG keine Wirkung eingetreten ist, sollte die weitere Behandlung beendet werden.

■ **Nebenwirkungen.** Die Nebenwirkungen sind gegliedert nach den einzelnen Organsystemen in Tabelle 24.2 dargestellt.

Tabelle 24.2. Nebenwirkungen (NW) des Cyclosporin, gegliedert nach Organsystemen und Häufigkeit

Organsystem	NW häufig	NW selten
Haut	Hypertrichose, Gingivahyperplasie[a]	Allergisches Exanthem
Gastrointestinaltrakt	Nausea, Inappetenz, Erbrechen, Durchfall, Leberfunktionsstörung	Pankreatitis
Blut		Anämie und Thrombopenie
Niere	Leichte Nierenfunktionsseinschränkung, RR-Anstieg[b]	Hyperkaliämie, Hypomagnesiämie[b]
Nervensystem	Tremor, Müdigkeit, Parästhesien	Kopfschmerzen, Konvulsionen
Sonstiges		Reversible Dys-/Amenorrhö, Myopathie, Ödeme, Gewichtszunahme, Hyperlipidämie, Hyperurikämie, erhöhtes Risiko für Infekte, Lymphome (ca. 1 von 1000 mit CYA-Behandelten) und Neoplasien.

[a] Bei Therapie der CYA-induzierten Gingivahyperplasie (Cave: Nifedipin) wurden kasuistisch positive Effekte nach Gabe von Metronidazol 750 mg 3mal täglich über 14 Tage oder nach Azithromycin 500 mg/Tag über 3 Tage berichtet.

[b] Derzeitige laufende Studien analysieren den protektiven Effekt einer additiven oralen Magnesiumsubstitution.

■ **Überwachung.** Als Programm sollte während der Therapie in den ersten 2 Monaten alle 1–2 Wochen, danach alle 4 Wochen erfolgen:

- *Befragung und klinische Untersuchung:* Hypertrichose, Gingivahyperplasie, Blutdruckkontrolle, Tremor, Parästhesien, gastrointestinale Beschwerden,
- *Laborbestimmungen:* Blutbild einschließlich Thrombozyten, AP, GPT, Kreatinin, Kalium, Urinstatus (fakultativ auch Serummagnesium, Serumharnsäure und Lipidstatus),
- *Therapiemonitoring:* Konzentrationsbestimmungen sind angezeigt bei bestehendem klinischen Verdacht auf mögliche toxische CYA-Wirkspiegel (z.B. infolge Arzneimittelinteraktionen etc.) Die Bestimmungen erfolgen in der Regel im Vollblut (als Anhalt mag dann der bei nephrologischen Erkrankungen angestrebte maximale Wirkspiegel von 150 ng/ml–12 h nach der letzten Einnahme - gelten).

■ **Indikation zur Therapieunterbrechung/Dosisreduktion.** Diese ist gegeben bei

- ausgeprägter Hypertrichose oder Gingivahyperplasie,
- Leberfunktionsstörung,
- diastolischer RR >95 mmHg,
- Kreatininanstieg >30% des Wertes vor der Therapie (normale Nierenfunktion vorausgesetzt),
- Auftreten von Tremor und Parästhesien.

Bei Manifestation eines Hypertonus bereitet insbesondere die Differenzierung einer Nierenbeteiligung infolge der Grundkrankheit oder einer möglichen CYA-Toxizität Probleme. Akut medikamentös-toxisch zeigt sich ein noch reversibler renaler vasokonstriktorischer Effekt, gefürchtet wird dagegen die chronische CYA-assoziierte irreversible Arteriolopathie mit histologisch unspezifischen tubulointerstitiellen Läsionen.

■ **Wechselwirkungen.** Die *Nephrotoxizität* wird verstärkt durch Kombination mit anderen Immunsuppressiva oder nephrotoxischen Substanzen (Aminoglykoside, Amphotericin B, Ciprofloxazin, Melphalan, Trimethoprim, Sulfamethoxazol und NSAID).

Diverse Substanzen erhöhen oder senken die Vollblutkonzentration von CYA entweder durch kompetive Hemmung oder Induktion der Leberenzyme (u.a. Cytochrom P-450 3A-4), die am Abbau und an der Ausscheidung von CYA beteiligt sind (Panayi u. Tugwell 1997; DGR 1997):

Zu einer *Erhöhung des Vollblutspiegels* von CYA führen Pharmaka wie Cimetidin, Histamin-H1-Rezeptorantagonisten (u.a. Astemizol, Azelastin, Ebastin, Loratidin, Mizolastin, Terfenidin), Makrolide (u.a. Erythromycin), Ketokonazol und Derivate (Fluconazol, Itraconazol), orale Kontrazeptiva, Metoclopramid, Calciumantagonisten (Nicardipin, Diltiazem,Verapamil – mit Ausnahme von Nitrendipin, Isradipin oder Nifedipin), Doxycyclin, Propafenon, hochdosiertes Prednison, Metoclopramid, Danazol, Allopurinol, Amiodaron (kasuistisch), Cholsäure und -derivate, auch Grapefruitsaft (durch Enzyminhibition des im Saft enthaltenen Flavonoids Naringenin)

Zu einer *Senkung des Vollblutspiegels* von CYA führen dagegen Barbiturate, Carbamazepin, INH, Nafcillin, Primidon, Phenytoin, Rifampicin, Metimazol, Octreotid, Probucol und i.v.-Gaben von Trimethoprim.

Ferner kann CYA zu einer *verminderten Clearance bzw. erhöhten Toxizität* von Digoxin, Colchicin, Cholesterolsyntheseenzymhemmern (z.B. Lovastatin) und Prednisolon führen.

! ■ **Impfungen.** Eine aktive Immunisierung sollte während der Therapie mit CYA nicht durchgeführt werden.

24.3 Cyclophosphamid (CYC)

■ **Wirkungsmechanismus.** Als alkylierendes Zytostatikum hemmt CYC die Zellreplikation durch chemische Quervernetzung von DNA-Strängen. Für die immunsuppressive Wirkung ist entscheidend, daß fast gleichmäßig T- und B-Lymphozyten sehr empfindlich auf CYC reagieren. Damit werden sowohl humorale als auch zelluläre Immunreaktionen beeinflußt. Bei niedriger Dosierung scheinen dagegen zelluläre Immunreaktionen bevorzugt gehemmt zu werden.

■ **Pharmakologie.** Nach oraler Resorption wird CYC rasch zu 70–85% resorbiert. Die Substanz selber ist unwirksam (Prodrug) und wird nach der ersten Leberpassage in aktive Metabolite, z.B. Aldophosphamid, umgewandelt. Die Plasmahalbwertszeit beträgt ca. 7,5 h. Die Elimination erfolgt nach metabolischer Inaktivierung und renaler Ausscheidung der Metaboliten.

■ **Substanz/Applikationsform.** Tabletten, Dragees, Infusionskonzentrat (z.B. *CYCLO-cell, Cyclophosphamid-biosyn, Cyclostin, Endoxan*).

■ **Indikation.** Diese ist gegeben bei therapierefraktären schwergradigen Formen der chronischen Polyarthritis bzw. bei der rheumatoiden Vaskulitis, anderen primären oder sekundären systemischen Vaskulitiden oder Kollagenosen mit schwergradigen (lebensbedrohlichen) Organbeteiligungen („maior organ involvement") zur Remisssionsinduktion (Gross et al. 1997).

■ **Kontraindikationen.** Schwere Knochenmarkdepression, akute Infektionen, Schwangerschaft und Stillzeit.

Anwendung/Dosierung

■ **Fauci-Schema.** CYC-Dauertherapie (oral) in Kombination mit Glukokortikoiden (Gc):

- einmalige morgendliche Dosis von 2 mg/kg/Tag in Kombination mit Gc (= Standard-Fauci-Schema).
- Bei foudroyanten Kranheitsverläufen kann die Dosis für einige Tage bis wenige Wochen auf 3–4 mg/kg/Tag in Kombination mit Gc (= intensiviertes Fauci-Schema) gesteigert werden mit dauerhafter Leukozytensuppression um 4.000/µl [CYC-Dosis nach Leukozyten adaptieren, Vermeidung großer Dosissprünge (DGR 1997; Reinhold-Keller et al. 1995; Gross et al. 1997)].

■ **Austin-Schema.** CYC-Bolustherapie mit Gc:

- Dosis: 15–20 mg/kg als Infusion mit reichlich parenteraler Flüssigkeitszufuhr und parenteral, additiv Prednisolonbolus, Uromitexan (Mesna) nach 0,4 und

8 h sowie zeitlich parallel Antiemetika (z.B. Ondansetron 3mal 4–8 mg ebenfalls alle 4 h am Therapietag). Der Abstand zwischen 2 Boli beträgt im allgemeinen 3 Wochen. Nach jedem Bolus ist zwischen dem 8. und 12. Tag mit einem Leukozytenabfall (3000 Leukozyten/µl) zu rechnen (Nadir), der unbedingt dokumentiert werden muß.

Bei entsprechenden Blutbildveränderungen (Leukozyten 3000/µl) sind Therapiepausen (s. unten) bzw. ansonsten eine Reduktion des nächsten CYC-Bolus um 25% angezeigt.

■ **Niereninsuffizienz.** Als Richtlinie wird bei eingeschränkter Nierenfunktion empfohlen, die CYC-Bolusdosis bei einem Serumkreatinin unter 150 µmol/l (1,7 mg/dl) auf CYC 15 mg/kgKG, zwischen 150–250 µmol/l (1,7–2,8 mg/dl) auf 10 mg/kgKG, zwischen 251–500 µmol/l (2,8–5,7 mg/dl) auf 7,5 mg/kgKG und über 500 µmol/l (5,7 mg/dl) auf 5 mg/kgKG zu reduzieren (Adu et al. 1997). Bei chronischer Hämodialyse sollte CYC jeweils nach den Dialysen appliziert werden, wobei zu beachten ist, daß CYC zwar prinzipiell dialysierbar ist (Recovery einer zuvor applizierten CYC-Dosis ca. 72% im Dialysat), allerdings dürfte aufgrund der bekannten Plasmaproteinbindung des Metaboliten die Effizienz einer Dialyse weit geringer sein (Seyffart 1991).

■ **Zystitisprophylaxe.** Auf eine ausreichende Trinkmenge (mindestens 3 l/Tag ! Cave: Herzinsuffizienz) sowie die tägliche Zystitisprophylaxe mit Mesna (Uromitexan) ist bei der Dauer- und Bolustherapie zu achten. Die Mesnadosis sollte 60% der CYC-Dosis als bioverfügbares Mesna entsprechen; bei einer oralen Resorption von lediglich 50% entspricht dies bei der CYC-Dauertherapie einer dosisgleichen (mg) oralen Mesnaprophylaxe (50% morgens, 50% abends).

Bei Autoimmunerkrankungen tritt gelegentlich eine schwere allergische Reaktion auf Mesna auf.

CAVE

■ **Wirkungseintritt.** Bei der CYC-Dauertherapie nach ca. 2–4 Wochen, bei der CYC-Bolustherapie ab 2.–3. Bolus.

■ **Nebenwirkungen.** Die Nebenwirkungen sind in Tabelle 24.3 dargestellt.

■ **Überwachung.** Als Kontrollen werden empfohlen:

- *bei der CYC-Dauertherapie* (in Abhängigkeit der Dosis: Fauci-Standard bzw. intensiviertes Fauci-Schema) gemäß den Richtlinien der DGRh „mehrmals“ wöchentlich (nach individueller Festlegung) Blutbild (BB) und Urinstatus/-sediment; nach Meinung der Autoren sollte in der Einstellungsphase (am besten unter stationären Bedingungen) das BB fortlaufend täglich kontrolliert werden und die CYC-Dosis täglich angepaßt werden (Therapiepaß!). Bei eingeschränkter Nierenfunktion (s. oben) und im höheren Lebensalter besteht eine erhöhte CYC-Empfindlichkeit!
- *bei der CYC-Bolustherapie* BB am 8., 10. und 12. Tag nach der Bolusgabe,
- *Befragung und klinische Untersuchung:* Infektzeichen, zystitische Beschwerden („Endoxancystitis“),
- *Patientenschulung.*

Tabelle 24.3. Nebenwirkungen (NW) von Cyclophosphamid

Organsystem	NW häufig	NW selten
Haut		Haarausfall
Gastrointestinaltrakt		Übelkeit, Leberwerterhöhung
Blut	Leukopenie, MCV-Anstieg	Thrombopenie, myelodysplastisches Syndrom
Lunge		Lungenfibrose
Urogenitaltrakt		Hämorrhagische Zystitis, Blasenkarzinom
Sonstiges	Infekte, dauerhafte Infertilität, Teratogenität	Karzinogenität

■ **Therapieunterbrechung.** Indikationen zur Therapieunterbrechung sind gegeben bei folgenden Schwierigkeiten:

- Leukopenie (<3000/µl), Granulozytopenie (<2000/µl), Thrombopenie (<100 000/µl), aplastische Anämie (Abgrenzung zu Entzündungs- und Blutungsanämie),
- nichtglomerulärer Hämaturie, Zystitis,
- Infektionen (prinzipiell).

■ **Arzneimittelinteraktionen.** CYC kann in seltenen Fällen die Wirkung von Insulin und oralen Antidiabetika (Sulfonylharnstoffderivate) verstärken, ebenfalls die myelosuppressive Wirkung bei gleichzeitiger Gabe von Allopurinol oder Hydrochlorothiazid. Bei gleichzeitiger Behandlung mit Phenobarbital, Phenytoin, Benzodiazepinen oder Chloralhydrat besteht die Möglichkeit der Induktion mikrosomaler Leberenzyme. Bei gleichzeitiger Gabe von depolarisierenden Muskelrelaxanzien (z.B. Succinylcholinhalogenid) kann es über eine Verringerung der Pseudocholinesterasekonzentration zu einer länger anhaltenden Apnoe kommen (Therapiepause perioperativ).

Während und über die CYC-Therapie hinaus ist eine zuverlässige Kontrazeption notwendig. !

24.4 D-Penicillamin (DPA)

Wirkungsmechanismus. Die DPA-induzierte Depolymerisierung immunkomplexer Makroglobuline durch Sprengung intermolekularer Disulfidbrücken wird als immunsuppressive Wirkung definiert. Durch die Bildung von H_2O_2 soll DPA direkt die Zellfunktionen von T-Helferzellen und möglicherweise auch von zytotoxischen T-Zellen inhibieren. Neben einer erwiesenen Reduktion zirkulierender Immunkomplexe werden durch DPA weitere Wirkungsmechanismen postuliert wie die Transformationhemmung peripherer Lymphozyten, Einflüsse auf den Mesenchymstoffwechsel (reduzierte Fibroblastenproliferation) bzw. Hemmung matrixdegradierender neutrophiler Proteinasen (z.B. Myeloperoxidase), Inaktivierung neutrophiler Radikale als auch Angriff an den Syntheseorten der Immunglobuline oder Stabilisierung von Lysosomen (Munro u. Capell 1997).

Pharmakologie. Orales DPA wird ca. zu 60% im Duodenum und Jejunum absorbiert. Maximale Plasmaspiegel finden sich ca. nach 2–3 h. Die Halbwertszeit im Plasma beträgt 70–100 h. Die Ausscheidung aller Metaboliten erfolgt zu 75–80% renal und zu 15–20% über die Fäzes, biphasisch mit einer kurzen (1,4 h) und einer längeren (7,4 h) Halbwertszeit.

Applikationsformen. Tabletten, Kapseln (z.B. *Metalcaptase* Tbl. à 150/300 mg, *Trisorcin* Kaps. à 300 mg und *Trolovol* Tbl. à 300 mg).

Indikationen. Aufgrund des hohen Nebenwirkungspotentials von DPA wird heute die Indikation generell sehr restriktiv gehandhabt; selbst der therapeutische Einsatz von DPA bei der cP (oder auch beim Caplan-Syndrom) wird derzeitig als nur noch sehr eingeschränkt indiziert gesehen (laut Literatur gekennzeichnet durch eine Abbruchquote von 45% infolge von Unverträglichkeitserscheinungen, s. unten). Hinsichtlich des Einsatzes bei der Sklerodermie (bisher nur retrospektive oder prospektive unkontrollierte Studien) muß das Ergebnis einer offenen prospektiven kontrollierten Studie zur Frage einer Effektivität bei pulmonalen, renalen oder kutanen Manifestationen abgewartet werden.

Kontraindikationen. Zu den Kontraindikationen zählen:

- Knochenmarkdepression,
- Niereninsuffizienz,
- Schwangerschaft und Laktation,
- bekannte Goldnephropathie,
- systemischer Lupus erythematodes.

Dosierung/Anwendung. Die Behandlung erfolgt als kontinuierliche orale Langzeittherapie. Zur Vermeidung unerwünschter Wirkungen wird eine langsame Dosissteigerung empfohlen: 1.–2. Woche 150 mg DPA pro Tag, 3.–4. Woche DPA 300 mg/Tag, 5.–6. Woche DPA 450 mg/Tag und 7.–16. Woche DPA 600 mg/Tag – dabei liegt die individuelle tägliche Erhaltungsdosis im allgemeinen bei 450–600 mg in der Dauertherapie. Eine Dosissteigerung auf 900 mg DPA pro Tag ist bei mangelndem Effekt möglich. Die Einnahme sollte zur besseren Resorption über den Tag verteilt 30–60 min vor den Mahlzeiten und unabhängig von anderen Medikamenten erfolgen (DGR 1997).

Bei länger andauernder DPA-Therapie können Vitamin-B_6-Mangelzustände die Zugabe von Vitamin B_6 (80–160 mg/Tag) erforderlich machen.

! Eine Dialysierbarkeit von DPA (125/250 mg 3mal/Woche jeweils nach der Dialyse) wurde bei Patienten mit cP unter chronischer Hämodialyse beschrieben (Seyffart 1991).

Wirkungseintritt. Wirkungseintritt frühestens nach 3 Monaten, besteht nach 6 Monaten keine Besserung, sollte die Therapie überprüft werden.

Nebenwirkungen. Aufgrund der zahlreichen toxischen Nebenwirkungen wird in der Literatur bei DPA eine Abbruchrate von bis zu 45% berichtet. Tabelle 24.4 zeigt die Nebenwirkungen auf.

Tabelle 24.4. Nebenwirkungen (NW) einer D-Penicillamintherapie

Organsystem	NW häufig	NW selten
Haut	Exanthem, Stomatitis, Pruritus	Dermatitis, Epidermiolyse, Pemphigus, Gingivitis, Alopezie,
Gatrointestinaltrakt	Übelkeit, Erbrechen	Diarrhö, Cholestase, gastrointestinale Blutung,
Blut	Thrombopenie (oft nach Dosiserhöhungen)	Eosinophilie, Leukopenie, Granulozytopenie, hämolytische Anämie,
Immunsystem		SLE, Goodpasture-Syndrom, Polymyositis, Sicca-Syndrom,
Lunge		Alveolitis, Bronchitis
Niere	Proteinurie (meist 6–9 Monate nach Therapiebeginn)	Hämaturie, nephrotisches Syndrom, Niereninsuffizienz
Nervensystem	Hypo-/Ageusie, Myasthenie,	Tinnitus, Polyneuropathie
Sonstiges		Fieber, Mammahyperplasie, Polyarthralgien

■ **Überwachungsprogramm.** Während der Therapie in den ersten 3 Monaten alle 14 Tage, danach alle 4 Wochen:

- *Befragung und klinische Untersuchung:* Exanthem, Muskelschwäche (Doppelbilder), Blutungen, Geschmack-/Sehstörungen, Stomatitis,
- *Laborbestimmungen:* Blutbild einschl. Thrombozyten und DifferentialBlutbild, alkalische Phosphatase, GPT, Kreatinin, Urinstatus.

■ **Indikationen zur Therapieunterbrechung.**

- Dermatitis, ausgeprägte Stomatitis, Pemphigus,
- Leukopenie (<3000/µl), Granulozytopenie (<2000/µl), Thrombopenie (<100.000/µl), aplastische Anämie (Abgrenzung zu Entzündungs- und Blutungsanämie!),
- Kreatininanstieg, Hämat-/Zylindurie, anhaltende Proteinurie >0,3 g/l,
- Myasthenie, SLE, Polymyositis, Goodpasture-Syndrom, Lyell-Syndrom.

■ **Arzneimittelinteraktionen.** Die Kombination mit AZA soll die Verträglichkeit von DPA verschlechtern. Die gleichzeitige Einnahme von Antazida (Magnesium oder Aluminium enthaltend), Eisenpräparaten oder Nahrung kann die Resorption verschlechtern. Eine Senkung des Digoxinspiegels ist möglich, so daß ggf. eine Kontrolle erfolgen sollte. Erhöhte DPA-Plasmakonzentrationen wurde nach Gabe von HCQ oder Indomethazin beschrieben, ferner nach proteinreicher Diät in saurem Milieu oder bei nüchternen bzw. fastenden Patienten.

■ **Kontrazeption.** Bei Frauen ist eine sichere Kontrazeption angezeigt.

24.5 Potentielle zukünftige Immunsuppressiva in der Rheumatologie

24.5.1 Leflunomid (LEF) – *Arava*

■ **Wirkungsmechanismus.** LF bewies seit 1992 in mehreren klinischen Phase-II-Studien seine immunmodulatorische Effektivität und wird bereits in Phase-III-Studien bei der cP international eingesetzt (s. Abb. 24.2). Immunpharmakologisch beeinflußt sein Hauptmetabolit A77 1726 sowohl die Zelladhäsion, interzelluläre Signaltransduktion als auch die Zellproliferation. Hinsichtlich des molekularen Wirkmechanismus wurden bisher 2 zelluläre Mechanismen identifiziert, welche durch Leflunomid in ihrer Funktion gehemmt werden: Zielmolekül ist zum einen die Dihydroorotatdehydrogenase (DHODH), ein geschwindigkeitsbestimmendes Enzym, welches in Phasen des Zellwachstums und der Zellproliferation benötigt wird für die Neusynthese oder Recycling von essentiellen Pyrimidinnukleotiden; zweitens hemmt LEF die Phosphorylierung von Rezeptortyrosinkinasen, die an der interzellulären Signalübermittlung beteiligt sind, hier insbesondere die von zellulären Wachstumsfaktoren wie EGF (epidermal growth factor) und PDGF (platelet derived growth factor) erkannten Rezeptoren.

Nach *In-vitro*-Befunden soll LEF ferner hemmend auf die T-Zell-abhängige Produktion von Antikörpern, gleichfalls antiproliferativ auf B-Zellen, Plasmazellen und bei höheren Konzentrationen auch auf T-Zellen wirken und die Cyclooxygenase-2 katalysierte Bildung von Prostaglandinen inhibieren.

■ **Pharmakologie/Arzneimittelinteraktion.** Pharmakologisch wurde eine vorwiegend biliäre Elimination

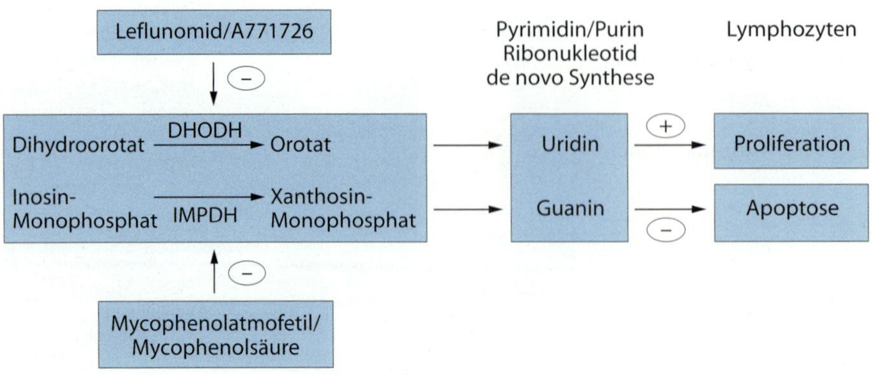

Abb. 24.2. Wirkungsmechanismen der intrazellulären Angriffspunkte von Leflunomid und Mycophenolatmofetil (Abkürzungen: IMPDH = Inosinmonophosphatdehydrogenase; DHODH = Dihydroorotatdehydrogenase)

nachgewiesen (somit auch mögliche Interaktionen mit Cholestyramin), so daß bei einer mehrtätigen Halbwertszeit (ca. 16 Tage) ein therapeutischer Einsatz auch bei eingeschränkter Niereninsuffizienz möglich erscheint.

Indikationen/Anwendungen. Klinisch konnte ein positiver Therapieeffekt bereits in einer Multicenter-, randomisierten und placebokontrollierten Phase-II-Studie an über 400 cP-Patienten bei oraler Gabe von LEF 5/10/25 mg täglich zunächst über den Verlauf von 6 Monaten nachgewiesen werden. Nach neueren Ergebnissen scheint LEF im Vergleich zu der „Low-dose-MTX-Behandlung" (10–15 mg/Woche) und/oder Salazosulfapyridin äquipotent zu sein. Neben der Indikation bei der cP, wobei vorläufige Daten auch für einen positiven Effekt bei Kombination mit MTX sprechen, wird LEF derzeitig auch im Rahmen sog. Phase-II-Studien beim SLE und – aufgrund bisher nicht beobachteter Knochenmarkstoxizität – auch als remissionerhaltende Therapieoption (Phase IIa) bei der Wegener-Granulomatose eingesetzt; bei letzter Studie werden als Dosis nach einer „loading dose" von jeweils 100 mg täglich über 3 Tage zunächst 20 mg täglich verabreicht, wobei die Effekte der in dieser Pilotstudie erlaubten Dosissteigerungen (bei gegebener Indikation) nach 3 Monaten auf 30 mg täglich, bzw. nach 6 Monaten auf 40 mg täglich, z.Z. noch weiter beobachtet werden müssen. Die bisherigen Ergebnisse erscheinen ermutigend.

Kontraindikationen. Als Kontraindikationen gelten bisher Malignome (auch anamnestisch) sowie Schwangerschaft bzw. Stillzeit, auch Kinderwunsch bei Männern. Therapiepausen werden bei Allgemeinnarkosen empfohlen (bei regionaler oder lokaler Anästhesie nicht erforderlich).

Nebenwirkungen. Als reversible NW sind bisher Alopezie, Gewichtsverlust, gastrointestinale Symptome, Hautexantheme und Leberwerterhöhungen bekannt; kasuistisch wurden auch allergische Reaktionen und hypertone Reaktionen beobachtet.

24.5.2 Mycophenolatmofetil (MMF-Cellcept)

Wirkungsmechaniusmus. Mycophenolsäure (MPA), der aktive Metabolit von Mycophenolatmofetil (= Ester), ist ein selektiver, nicht-kompetitiver und reversibler Hemmer der Inosinmonophosphatdehydrogenase (IMPDH), ein Enzym, welches für die *de-novo*-Synthese von Purinen bei der Guanosinnukleotidsynthese nahezu essentiell ist (s. Abb. 24.2). Da für die Proliferation von T- und B-Lymphozyten – im Gegensatz zu anderen Zellarten – die *de-novo*-Synthese von Purinen weitgehend unerläßlich ist, wirkt MPA stärker zytotoxisch auf Lymphozyten als auf andere Zellen. Zusätzlich soll MPA auch die Proliferation der Gefäßendothelzellen verhindern (Lipsky 1996).

Pharmakologie. Pharmakokinetisch erfolgt nach oraler Absorption von MMF (Prodrug) eine vollständige präsystemische Metabolisierung in den aktiven Metaboliten MPA, welches dem enterohepatischen Kreislauf unterliegt. MPA wird anschließend durch Glucuronyltransferase in phenolisches MPA-Glukuronid (MPAG) umgewandelt, einen pharmakologisch inaktiven Metaboliten. Die Elimination erfolgt zu ca. 93% renal (<1% MPA und ca. 87% MPAG) und nur zu ca. 6% mit den Fäzes.

Indikationen/Anwendungen. Aufgrund seiner immunpharmakologischen Wirksamkeit wurde MMF bereits mit positivem Effekt bei der cP und der Psoriasisarthritis im Rahmen von Studien bzw. kasuistisch auch bei anderen Autoimmunerkrankungen (z.B. SLE) eingesetzt (s. Übersicht in Lipsky 1996). Zugelassen ist das Präparat derzeitig allerdings nur in Kombination mit CYA und Steroiden zur Prophylaxe von akuten Transplantatabstoßungen, wobei in der Nephrologie derzeit Maximaldosierungen bis 2mal täglich 1 g empfohlen werden, bzw. bei schwerer Niereninsuffizienz (glomeruläre Filtrationsrate unter 25 ml/min/1,73 m^2) gleichfalls maximal 2mal täglich 1 g. Auch bei der Behandlung der cP scheint sich ein ausreichender therapeutischer Effekt nach Gabe von 2mal 1 g täglich abzuzeichnen, wobei allerdings die endgültigen Ergebnisse dieser erst kurz laufenden Dosisfindungsstudien beim Einsatz von MMF bei der cP noch abgewartet werden müssen.

Kontraindikationen. Als Kontraindikationen gelten bisher allergische Reaktionen, entzündliche floride gastrointestinale Erkrankungen und aufgrund fehlender kontrollierter Studien Schwangerschaft und Stillzeit.

Nebenwirkungen. Als häufigste Nebenwirkungen wurden bisher gastrointestinale (Erbrechen und Diarrhö), hämatologische (Leukopenie) und infektiologische Probleme (Zytomegalievirus) bis hin zur Sepsis neben einer tendentiell erhöhten Inzidenz für lymphoproliferative Erkrankungen berichtet.

Arzneimittelinteraktionen. Verminderte Resorptionen von MMF wurden bei Komedikationen mit Cholestyramin oder Magnesium- bzw. Aluminiumhydroxidhaltigen Antazida berichtet; erhöhte MPA-Plasmaspiegel werden dagegen aufgrund konkurrierender tubulärer Sekretionen bei gleichzeitiger Einnahme von Probenecid oder Aciclovir (nicht dagegen Ganciclovir) beschrieben.

■ **Kombinationen mit Immunsuppressiva.** Die Pharmakokinetik von CYA wurde durch MMF nicht beeinflußt; positive Effekte bei Kombination beider Substanzen sind kasuistisch beschrieben worden. Eine Kombinationstherapie mit Azathioprin wird dagegen aufgrund ähnlicher Wirkungsmechanismen (und auch bisher fehlender Untersuchungen) nicht empfohlen.

24.5.3 Tacrolimus (Prograf)

■ **Wirkungsmechanismus.** Das Makrolidantibiotikum Tacrolimus (FK 506) hemmt in einem CYA sehr ähnlichen molekularen Mechanismus die Aktivierung von T-Lymphozyten (bzw. auch die T-Helfer-Zellen-abhängige B-Zell-Proliferation) nach Bindung an ein weiteres Immunophilin, das zytosolische Bindungsprotein „FK-binding protein (FKBP)", welches nach Komplexierung mit FK 506 ebenfalls die Phosphataseaktivität von Calcineurin gegenüber dem Transkriptionsfaktor NFATc hemmt (s. Abb. 24.1). Hierdurch erfolgt vornehmlich eine Synthesehemmung von IL-2, denn nur dephosphorylisiertes NFATc kann vom Zytoplasma in den Kern translozieren und dort mit NFATn, einem Jun-/Fos-Heterodimer, einen aktiven Transkriptionsfaktor bilden. Die Aktivierungshemmung dieses Transkriptionsfaktors wiederum verhindert seine Bindung an spezifische Abschnitte der IL-2-Promoterregion, welche die Voraussetzung für die Transkription des IL-2-Gens schaffen würde.

Neben IL-2 soll Tacrolimus auch die Bildung von IL-3, Interferon γ sowie die Expression des IL-2-Rezeptors unterdrücken, ferner die Bildung von zytotoxischen Lymphozyten (T-Zellen) (Diaso u. LoBuglio 1996; Burkhardt u. Kalden 1997).

■ **Pharmakologie.** Die Pharmakokinetik von Tacrolimus wird aufgrund eines nur initial raschen Plasmaspiegelabfalls durch ein sog. 2-Kompartimentmodell beschrieben. Die Metabolisierung erfolgt weitgehend in der Leber und die Ausscheidung primär über die Galle. Da weniger als 1% mit dem Urin ausgeschieden werden, wird bei Nierenfunktionsstörungen zunächst eine Dosisanpassung für nicht erforderlich angesehen.

■ **Indikationen.** Zugelassen ist Tacrolimus in Deutschland z.Z. für die Prophylaxe und Behandlung der steroidresistenten Lebertransplantabstoßung; ferner besteht die mögliche Indikation bei der Nierentransplantatabstoßung, falls nach Steroidresistenz bei einer auf CYA basierenden Basisimmunsuppression keine andere Therapiealternative zur Verfügung steht. Aufgrund erster kasuistischer Berichte ist aber auch ein zukünftiger Einsatz von FK 506 bei der cP oder bei der Psoriasisarthritis denkbar, wobei zunächst aber die Ergebnisse noch durchzuführender kontrollierter Studien abgewartet werden müssen.

■ **Nebenwirkungen.** An NW wurden bisher – ähnlich wie bei CYA – insbesondere über renale Funktionsstörungen (nicht dagegen Hirsutismus oder Gingivahyperplasie), zusätzlich auch über neurologische (Krämpfe, Psychosen), gastrointestinale (Diarrhö, Nausea etc.), kardiovaskuläre (u.a. Hypertension) und metabolische Störungen (insbesondere Hyperglykämie, Hyperkaliämie und Hypomagnesiämie) berichtet. Im Zusammenhang mit der Behandlung mit Tacrolimus wurden ferner (dosisabhängig) benigne und maligne Erkrankungen gemeldet (Lymphome, Sarkome, Hauttumoren, Hämoblastosen, epitheliale Tumoren, vereinzelt monoklonale Gammopathien).

■ **Arzneimittelinteraktionen.** Da Tacrolimus ähnlich wie CYA durch das hepatische Cytochrom-P450-3A4-System metabolisiert wird, sind entsprechende Erhöhungen bzw. Senkungen der Tacrolimusblutkonzentrationen durch Arzneimittel mit bekannter inhibitorischer bzw. induzierender Wirkung auf dieses Enzymsystem (s. unten CYA) zu erwarten.

■ **Kombination mit Immunsuppressiva.** Zur Kombination mit anderen Immunsuppressiva (Azathioprin oder Steroide) liegen bereits Daten vor; aufgrund potenzierender nephrotoxischer Effekte sollte die Kombination mit CYA allerdings vermieden werden.

24.6 Experimentelle immunsuppressive Therapieansätze

24.6.1 Polyvalente humane Immunglobuline

■ **Wirkungsmechanismus.** Der vermutete Wirkungsmechanismus der hochdosierten intravenösen Immunglobulintherapie (IVIG) läßt sich theoretisch begründen durch eine vermutete Blockade der Fc-IgG-Rezeptoren des RES durch die infundierten IgG-Aggregate (Blockade des mononukleären phagozytären Systems), eine potentielle Hemmung der Autoantikörper-produzierenden B-Zell-Klone durch antiidiotypische Antikörper im infundierten polyvalenten IgG, möglicherweise aber auch durch die in Immunglobulinpräparaten enthaltenen antiinflammatorischen Zytokine wie z.B. TGF-β.

■ **Indikationen.** Als gesicherte Indikation zum Einsatz polyvalenter Immunglobuline gilt derzeit das Kawasaki-Syndrom; als weitere relative Indikationen gelten symptomatische Immunneutropenien und Gerinnungsstörungen im Rahmen eines Lupusantikoagulanssyndroms, aber auch – als additive Therapiemaßnahme – die Remissionsinduktion ansonsten therapierefraktärer systemischer Vaskulitiden (z.B. Wegener-Granulomatose) oder Kollagenosen, z.B. die adulte Dermatomyositis und möglicherweise auch Polymyositis (fraglicher Effekt bei der Einschlußkörpermyositis).

■ **Anwendung/Dosierung.** In Anlehnung an die Therapie der idiopathischen thrombozytopenischen Purpura (ITP) werden als empirische Dosisrichtlinien derzeitig monatlich 400 mg IVIG/kgKG an jeweils 5 Tagen (alternativ 2 g/kgKG an 1 Tag bzw. 1 g/kgKG an 2 Tagen bei maximaler Infusion von 200 ml/h) favorisiert.

■ **Nebenwirkungen.** Ein Therapieabbruch infolge schwergradiger NW (bei insgesamt weniger als 10% der Patienten) ist angezeigt bei:

- Auftreten anaphylaktischer Reaktionen – insbesondere bei IgA-Mangel mit assoziierten Anti-IgE- oder Anti-IgG-Antikörpern (Inzidenz für IgA-Defizienz 1 : 1000 in der Allgemeinbevölkerung bei 30%igem Risko für Anti-IgA-Antikörper),
- thromboembolischer Ereignisse bei erhöhter Serumviskosität (Kryoglobulinämie, Hypercholesterinämie oder Hypergammaglobulinämie),
- einer aseptischen Meningitis (bei bis zu 10% der Patienten) und
- akuter renaler tubuläre Nekrosen.

An weiteren Nebenwirkungen wurden eine transiente Lymphozytopenie, Hautreaktionen (Urtikaria, Pruritus, Petechien) und Auslösung einer Migräne (Propanololprophylaxe möglich) berichtet (Dalakas 1997).

24.6.2 Monoklonale Anti-CD4-Antikörper

In mehreren Zentren wurden bei Patienten mit cP Therapieversuche mit murinen monoklonalen Antikörpern (16H5), gerichtet gegen das CD4-Membranmolekül, unternommen, welches als monomeres Glykoprotein auf der Mehrzahl peripherer T-Lymphozyten, aber auch bei wenigen Monozyten und auf dendritischen Zellen exprimiert wird. Die Ergebnisse sind nur z.T. ermutigend; neben den nicht unerheblichen Nebenwirkungen („cytokine release syndrome") verbietet die nach 2–4 Wochen einsetzende Bildung neutralisierender Antikörper die mehrfache Wiederholung der einwöchigen Therapiekurse (Kalden u. Manger 1997).

Durch Verwendung sog. humanisierter Anti-CD4-Antikörper versucht man, das Problem zu umgehen; bei diesen Antikörpern ist dann nur noch die Antigenbindungsstelle murinen Ursprungs, während der konstante Teil des Moleküls von humanen Genen kodiert wird und somit kein Fremdprotein mehr darstellt.

Weitere Untersuchungen erfolgen z. Z. mit monoklonalen Antikörpern, gerichtet gegen diverse T-Zelloberflächenmoleküle wie CD5, CD7 (bisher ohne klinische Effekte), CD52 (CAMPATH-1H), Cdw54, gegen den T-Zellrezeptor (TCR) mit TCR-Peptiden (z.B. die Dreierkombination Vβ3, Vβ14 und Vβ17 –IR501) oder mittels polyvalenten Antithymocytenimmunglobulinen (offene Multicenterstudie bei therapierefraktären systemischen Vaskulitiden). Fernziel wissenschaftlicher Aktivitäten bleibt die Herstellung von antiidiotypischen (antiklontypischen) monoklonalen Antikörpern für die selektive Eliminierung bestimmter B- und T-Zell-Klone. In die gleiche Richtung zielen auch Versuche der aktiven Immunisierung von cP-Patienten mit autologen fixierten T-Zell-Klonen und -Linien („T cell vaccination").

24.6.3 Tumor-Nekrose-Faktor-α- (TNF-α-), soluble TNF-α-Rezeptor- (sTNFR-) und Interleukin-1- (IL-1-)Rezeptorblockade

Obgleich IL-1 und TNF unterschiedliche Aminosäurestrukturen aufweisen, ist ihre Wirkung auf mesenchymale Zellen sehr ähnlich. Beide induzieren die Produktion von Prostaglandin-E_2 und matrixdegradierenden Enzymen in Synovialfibroblasten und Chondrozyten, ferner hemmen sie die Produktion von Proteoglykanen in den Knorpelzellen, so daß eine Aktivitätshemmung dieser Zytokine therapeutisch sinnvoll erscheint.

Tierexperimentell konnte gezeigt werden, daß die therapeutische Wirksamkeit der Anti-TNF-Behandlung primär die Synovitis verhindert, wohingegen die IL-1-Blockade vorzugsweise die Knorpeldestruktion inhibiert. Grundsätzlich gibt es natürliche Inhibitoren, die bereits identifiziert und kloniert worden sind (Weckmann u. Alcocer-Varela 1996).

Therapeutisch wurden gentechnologisch hergestellte monoklonale humanisierte (chimäre) Anti-TNF-Rezeptor-Antikörper (cA_2-Infliximab) bei der cP mit positivem Effekt eingesetzt, allerdings trat bei wiederholter Anwendung selten ein therapeutischer Erfolg auf, welches mit der Entwicklung von humanen Antikörpern gegen cA_2 erklärt wird. Bei gleichzeitiger Therapie mit MTX scheint die Entwicklung von Antikörpern gegen cA_2 dagegen reduziert zu sein, gleichwohl wurde unter dieser Kombination ein positiver Effekt hinsichtlich des radiologischen Progresses bei der cP beobachtet. An Nebenwirkungen wurden neben Infektionen des oberen Respirationstraktes u.a. auch die Entwicklung von Autoantikörpern gegen dsDNS berichtet.

Daß dieses Problem durch Einsatz von rekombinanten löslichen TNF-Rezeptoren (TNFR) als TNF-blockierende Substanzen zu lösen ist, wurde demonstriert durch die technische Entwicklung eines rekombinanten, rein humanen dimeren Fusionsproteins, bestehend aus dem löslichen („soluble“) extrazellulären sTNF-R (p75) und dem Fc-Anteil von IgG-1 (= TNFR:Fc). Beim therapeutischen Einsatz dieses TNFRp75-Fc-Fusionsproteins *(Enbrel)* wurde in einer kürzlich veröffentlichten Studie eine effektive Neutralisation von TNF-α bei therapierefraktären cP-Patienten auch bei wiederholten Injektionen aufgezeigt, ohne daß zwischenzeitlich Antikörper gegen TNFR:FC detektiert werden konnten (Koopman u. Moreland 1998).

Abzuwarten ist gleichfalls die Wirksamkeit des gentherapeutischen Einsatzes von IL-1-Rezeptorantagonisten (IRAP) nach den ersten erfolgreichen intraartikulären Reinjektionen IRAP-produzierender Zellen bei cP-Patienten, die kürzlich in einer internationalen Doppelblind- und Placebo-kontrollierten Studie gezeigt wurde.

24.6.4
Interleukin-2-Rezeptorblockade

Auch gegen Bestandteile des IL-2-Rezeptors (niedrig affine p55-Kette CD25 und auch intermediär affine p75-Kette) sind im Menschen und einigen Tierspezies monoklonale Antikörper hergestellt worden. Entsprechende Einsätze bei tierexperimentellen Arthritismodellen und auch erste Anwendungen an cP-Patienten zeigten positive Effekte. In Ratten und Mäusen führten die Anti-IL-2-Rezeptorantikörper zu einer Suppression zellulärer Immunreaktionen ohne Beeinflussung der Antikörperproduktion, wobei bei kurzfristiger Gabe (10 Tage) die Transplantatabstoßung im Tiermodell deutlich verzögert werden konnte. Mit Entwicklung des gentechnologisch hergestellten sog. humanisierten monoklonalen IgG-1-Antikörpers Daclizumab, welcher nur zu ca. 10% aus murinen Sequenzen der Antigenbindenden Region besteht, kann nun spezifisch die α-Kette des IL-2-Rezeptors gebunden werden, die auf aktivierten T-Lymphozyten exprimiert wird.

In einer ersten klinischen randomisierten Doppelblind- und placebokontrollierten Studie konnte kürzlich eine Reduktion akuter Nierentransplatabstoßungen mit Daclizumab (Zenapax) für einen Zeitraum von 12 Monaten gezeigt werden. Das therapeutische Regime erfolgte intravenös (1 mg/kgKG – maximal 100 mg Gesamtdosis) jeweils über 15 min alle 14 Tage (zunächst 5 Zyklen). Konkrete Nebenwirkungen wurden zunächst nicht berichtet; die Serumhalbwertszeit beträgt ca. 20 Tage. Es wird bereits spekuliert, ob bei der cP potenzierende Therapieeffekte bei Kombination von Daclizumab mit CYA zu erwarten sind, zumal CYA vorwiegend die Synthese von IL-2 supprimiert und somit theoretisch von einem synergistischen Effekt ausgegangen werden kann.

24.6.5
Interleukine IL-4, IL-10 und IL-11

Diese antiinflammatorischen Zytokine wirken überwiegend hemmend auf entzündliche und katabole Reaktionen, da sie zu einer Hemmung der Monozytenaktivierung führen. IL-4 hemmt zahlreiche monozytäre Funktionen. IL-10 inhibiert sowohl die Zytokinsynthese als auch die Proliferation von T-Helferzellen, gleichfalls die Makrophagenfunktion und stimuliert die Expression von IL-1-Rezeptor-Antagonisten. Die antiinflammatorische Wirkung von IL-11 erfolgt durch Inhibition des Transkriptionsfaktors NF-B, welcher wiederum die Produktion von TNF-α, IL-1, IL-12, IL-6 sowie die Stickstoffoxide im Makrophagen supprimiert. Erste tierexperimentelle therapeutische Einsätze zeigten insbesondere bei Kombination der antiinflammatorischen Zytokine IL-4 und IL-10 positive Effekte hinsichtlich der Knorpeldestruktion. Angesichts der zahlreichen anderweitigen Aktivierungs- und Hemmfunktionen dieser Zytokine auf diverse immunologische Prozesse dürfte ihr therapeutischer Einsatz (derzeitig Phase-I-Studien bei der cP) allerdings vorerst noch zurückhaltend bewertet werden (Kalden u. Manger 1997).

24.6.6
Interferon-α

Zum Beispiel IFN-2β = Intron A, IFN-2α = Roferon.

Wirkungsmechanismus. Interferone entfalten ihre zellulären Wirkungen, indem sie sich an spezifische Membranrezeptoren auf der Zelloberfäche binden. Dieser Mechanismus ist vermutlich verantwortlich für diverse, durch IFN-α induzierte zelluläre Reaktionen wie die Inhibition der Virusreplikation in Hepatitis B/C-infizierten Zellen, antiproliferative und immunmodulierende Wirkungen (Verstärkung der phagozytären Makrophagenaktivität und der lymphozytären Zytotoxizität, Freisetzung lokal wirksamer Zytokine wie IL-2 und IFN-α mit konsekutiver Steigerung der Antigenexpression durch Präsentation von MHC-Klasse I-Antigenen auf infizierten Zellen, ferner Freisetzung von Zytokinantagonisten wie IL-1-Rezeptor-Antagonist IL-1ra).

Indikationen. Neben der etablierten Indikation bei der chronischen Hepatitis B und C zeichnet sich jetzt auch eine zusätzliche Therapieoption bei der (mäßig aktiven und nicht organbedrohenden) Hepatitis-C-assoziierten (kryoglobulinämischen) Vaskulitis ab (Lamprecht et al. 1998). In Anlehnung an differentialtherapeutische Erfolge beim hypereosinophilen Syndrom sprechen derzeitig einzelne kasuistische Berichte (im Rahmen von Studien) auch für einen positiven Therapieeffekt von IFN-α beim (nicht organbedrohenden) steroidbedürftigen Churg-Strauß-Syndrom. Dabei bleibt abzuwarten, inwieweit auch bei diesen Entitäten der initiale Therapieeffekt durch die Bildung von neutralisierenden Antikörpern limitiert wird.

■ **Kontraindikationen.** Als Kontraindikation bzw. Indikation für eine Therapieunterbrechung gelten u.a. allergische Reaktionen gegenüber IFN-α, schwergradige Organfunktionsstörungen (Leber, Nieren oder Herz), neurologische (z.B. Epilepsie) und psychiatrische (z.B. Depression) Funktionsstörungen, therapeutisch nicht beherrschbare Schilddrüsenerkrankungen, ferner die gleichzeitige Gabe von Immunsuppressiva sowie Leukozytopenien (2000/µl) oder Thrombozytopenien (80 000/µl).

■ **Nebenwirkungen.** Neben dem „cytokine release syndrome“ (mögliche Kupierung mit Paracetamol bis maximal 4 g täglich) werden an häufigen NW (d.h. 10%) weitere systemische (Gewichtsverlust, Haarausfall), hämatologische (Thrombopenie, Leukopenie), neurologische (Schlafstörungen), kutane (Pruritus oder Hautausschlag, lokales Erythem an der Injektionsstelle) sowie autoimmune Reaktionen (Bildung von Auto- bzw. IFN-α-Antikörpern) berichtet.

■ **Arzneimittelinteraktionen.** Interferone beeinträchtigen oxidative Stoffwechselprozesse und verzögern insofern die Elimination von Medikamenten wie z.B. Xanthinderivaten (Theophyllin, Aminophyllin), die einem solchem Metabolisierungsweg unterliegen.

24.6.7 Hämatopoetische Zytokine

Zahlreiche hämatopoetische und immunregulatorische Zytokine werden zur Zeit in vorklinischen und klinschen Studien untersucht. Für die z.Z. 3 kommerziell erhältlichen Zytokine,

- Granulozyten-Kolonie-stimulierender Faktor G-CSF Filgastrim (z.B. *Neupogen*),
- Granulozyten-Makrophagen-Kolonie-stimulierender Faktor GM-CSF Molgramostin (z.B. *Leukomax*) und
- Erythropoietin (Epoetin α und β),

bestehen in der Onkologie die größte Erfahrung. Positive Therapieeffekte mit GM-CSF und/oder G-CSF bei der symptomatischen Immunneutropenie im Rahmen eines SLE oder auch des Felty-Syndroms (Rashba et al. 1996) werden in der Literatur mehrfach beschrieben. Für das rekombinante Erythropoietin wurden kürzlich – unabhängig von der etablierten Indikation bei der renalen Anämie – positive Effekte beim Einsatz bei Anämien im Rahmen chronisch-entzündlicher Erkrankungen (z.B. cP) berichtet, so daß sich auch hier zukünftig neue Therapieoptionen ergeben mögen. Auch der Einsatz des bereits in Studien untersuchten rekombinanten Thrombopoietins bleibt abzuwarten.

24.7 Weitere therapeutische Perspektiven

24.7.1 Stammzelltransplantion – Proteaseinhibitoren – immunmodulatorische synthetische Peptide

Die Transplantation von (peripheren) Stammzellen als experimentelle Therapieoption bei Autoimmunerkrankungen aus dem rheumatischen Formenkreis bleibt zunächst – gemäß den Richtlinien des EULAR-Konsensus-Report – nur Patienten vorbehalten, bei denen sich einerseits konventionelle Therapieformen als refraktär erwiesen haben, andererseits aber auch noch keine irreversiblen Organschädigungen vorliegen (Tyndall u. Gratwohl 1997).

Mit der Einführung von Indinavir als spezifischer Inhibitor der HIV-1-Protease rücken zudem Proteaseinhibitoren in den Mittelpunkt des rheumatologischen Interesses. Bei der Entwicklung selektiver Medikamente werden z.Z. Inhibitoren der matrixdegradierenden lysosomalen Kathepsine – sog. Vinylsulfone -, aber auch chemisch modifizierte Tetrazykline, die die Aktivität von Metalloproteinasen und auch die Sekretion von TNF-α hemmen können, untersucht. Andererseits wird auch mit Interesse die Entwicklung synthetischer funktioneller Peptide (z.B. *Allotrap*) beobachtet, die – ähnlich wie Deoxyspergualin – Vertreter der sog. Heatshock-Proteine binden können und zu Regionen der HLA-Klasse-I-Moleküle korrespondieren, welche wiederum durch natürliche NK-Zellen inhibierende Rezeptoren (KIR) erkannt werden. Experimentell ließen sich durch synthetische Peptide – ähnlich wie bei Rapamycin – auch weitere Hemmungen von T-Zell-Funktionen (z.B. Inhibition der Proliferationsantwort auf IL-2) beobachten.

Literatur

Adu D, Pall A, Luqmani RA et al. (1997) Controlled trial of pulse vs. continuous prednisolone and cyclophosphamide in the treatment of systemic vasculitis. Q J Med 90:401–409

American College of Rheumatology ad hoc committee on clinical guidlines (1996) Guidelines for monitoring drug therapy in rheumatoid arthritis. Arthritis Rheum 39:723–731

Burkhardt H, Kalden JR (1997) Xenobiotic immunsuppressive agents: Therapeutic effects in animal models of autoimmune diseases. Rheumatol Int 17:85–90

Dalakas MC (1997) Intravenous immune globulin therapy for neurologic diseases. Ann Intern 126:721–730

Deutsche Gesellschaft für Rheumatologie (DGR) – Kommission für Qualitätssicherung (1997) D-Penicillamin. Azathioprin. Cyclophosphamid. Ciclosporin. In: Genth E, Gromnica-Ihle E, Häntzschel H et al. (Hrsg) Qualitätssicherung in der Rheumatologie. Steinkopff, Darmstadt, S 5.3.6, 5.3.8, 5.3.9, 5.3.10

Diaso RB, LoBuglio AF (1996) Immunomodulators: Immunosuppressive agents and immunostimulants. In: Hardman JG, Goodman Gilman A, Limbird LE (eds) The pharmacological basis of therapeutics. McGraw-Hill, New York, pp 1291–1306

Firestein GS, Zvaifler NJ (1997) Anticytokine therapy in rheumatoid arthritis. N Engl J Med 337:195–197

Gross WL, Reinhold-Keller E, Trabandt A (1997) Konventionelle Immunsuppression chronisch-entzündlicher Systemerkrankungen. Internist 38:520–531

Gross WL, Rob PM (1996) Ciclosporin A bei entzündlich-rheumatischen Erkrankungen. Internist 37:91–97

Kalden JR, Manger B (1997) Biologic agents in the treatment of inflammatory rheumatic diseases. Curr Opinion Rheumatol 9: 206–212

Koopman WJ, Moreland LW (1998) Rheumatoid Arthritis: Anticytokine therapies on the horizon. Ann Intern Med 128: 231–233

Lamprecht P, Schmitt WH, Gross WL (1998) Mixed cryoglobulinaemia, glomerulonephritis, and ANCA: essential cryoglobulinaemic vasculitis or ANCA-associated vasculitis? Nephrol Dial Transplant 13:213–221

Lipsky JJ (1996) Mycophenolate mofetil. Lancet 348:1357–1359

Munro R, Capell HA (1997) Penicillamine. In: Pullar T (ed) Disease-modifying drugs series. Br J Rheumatol 36:104–109

Neurath M, Ma X, Petersson F (1997) DNA/Protein-Interaktionen, Labor im Focus, Spektrum, Akademischer Verlag, Heidelberg Berlin, S 135

Panayi GS, Tugwell P (1997) The use of cyclosporin A microemulsion in rheumatoid arthritis: Conclusions of an international review. Br J Rheumatol 36:808–811

Rashba EJ, Rowe JM, Packman CH (1996) Treatment of the neutropenia of Felty syndrome. Blood Rev 10:177–184

Reinhold-Keller E, Tatsis E, Gross WL (1995) ANCA-assoziierte Vaskulitiden (Wegener-Granulomatose, Churg-Strauss-Syndrom, Mikroskopische Polyangiitis) 3. Therapeutisches Procedere. Z Rheumatol 54:303–309

Seyffart G (1991) Drug dosage in renal insufficiency. Kluwer, Dordrecht Boston London

Tyndall A, Gratwohl A (1997) Blood and marrow stem cell transplants in autoimmune disease. Br J Rheumatol 36:390–392

Weckmann AL, Alcocer-Varela J (1996) Cytokine inhibitors in autoimmune disease. Semin Arthritis Rheum 26:539–557

Kapitel 25

Plasmapherese und Zytapherese

25

M. Schneider

INHALT

Plasma- und Lymphapherese sind ergänzende Therapieformen in der Behandlung systemisch rheumatischer Erkrankungen. Der Stellenwert dieser apparativen „Blutreinigungsverfahren" ist wesentlich durch folgende Faktoren gegeben:

- **Die zur Verfügung stehenden medikamentösen Therapieformen erlauben zumeist eine ausreichende Kontrolle akuter Schübe.**
- **Es ist bisher nicht gelungen, die Effektivität der extrakorporalen Therapieverfahren in kontrollierten Studien zu dokumentieren (was aber auch für viele Immunsuppressiva gilt!).**
- **Der Einsatz extrakorporaler Therapieformen ist mit nicht unerheblichen Kosten verbunden.**

Der Vorteil der neuen Techniken besteht in ihrem potentiell pathophysiologisch-kausalen Ansatz. Pathogene Autoantikörper und Immunkomplexe können mittels Plasmapherese und Immunadsorption mehr oder weniger selektiv aus der Zirkulation entfernt werden, die Leukapherese eliminiert mononukleäre Zellen, die z.B. für die Unterhaltung der Synovitis im Rahmen chronisch entzündlicher Gelenkerkrankungen verantwortlich gemacht werden.

25.1 Wirkungsprinzipien

25.1.1 Plasmapherese und Immunadsorption

Plasmapherese und Immunadsorption können zirkulierende Immunkomplexe (CIK) wie auch Autoantikörper in Abhängigkeit vom ausgetauschten bzw. perfundierten Plasmavolumen reduzieren (Jones et al. 1979). Der klinische Erfolg der Behandlung ist wesentlich von der Größe, der Ladung und anderen physikochemischen Eigenschaften der Immunkomplexe abhängig. Die Plasmapherese trägt auch zu einer Deblockade des RES (Lockwood et al. 1979; Löw et al. 1985) bei, was den gewünschten Antikörper- und Immunkomplex-eliminierenden Effekt verstärkt.

Plasmapherese

Kinetische Modelle belegen, daß die Diffusion zwischen extra- und intravasalem Bereich die Ergebnisse der Plasmapherese in ähnlichem Umfang beeinflußt wie das ausgetauschte Volumen, der Einfluß auf im Gewebe gebundene Antikörper ist jedoch unsicher. Radioimmunologische Untersuchungen ergaben, daß eine nahezu vollständige Elimination von zirkulierenden Antikörpern nur zu einer geringen Beeinflussung spezifisch fixierter Antikörper führt (Norrgren et al. 1992). Histologische Untersuchungen bei Lupusnephritis zeigen, daß der Besatz mit Immunkomplexen weitgehend unverändert bleibt (Sanaka et al. 1990). Der positive Einfluß auf die entzündliche Gewebsreaktion ist möglicherweise auf die Enfernung anderer proinflammatorischer Substanzen, wie z.B. von Zytokinen, zurückzuführen.

Nach der Plasmapherese kommt es in der Regel zu einem Wiederanstieg der Antikörperkonzentration auf den Ausgangswert, als dessen Ursachen die gewünschte Rückdiffusion aus dem Gewebe, ein vermehrter Abstrom von Proteinen aus Lymphe, die Elimination anti-idiotypischer Antikörper oder auch der verminderte Katabolismus von IgG nach Entzug diskutiert werden. Die Verringerung von Antikörpern kann theoretisch deren supprimierenden Feedback-Regulationsmechanismus auf die B-Zellen aufheben, im Tiermodell läßt sich dies jedoch nicht nachweisen (Charlton et al. 1988).

Grundlegend bleibt die Neusynthese von Antikörpern erhalten, da die antikörperproduzierenden Zellen durch die Plasmapherese nicht direkt beeinflußt werden. Dies erklärt den größeren Effekt einer kombinierten Immunsuppression-Plasmapherese-Behandlung im Vergleich zu einem alleinigen Plasmaentzug (Jones et al. 1979; Jones et al. 1981). Die Frage, ob und ggf. wann die Plasmapherese sogar zu einer indirekten Aktivierung des zellulären Immunsystems und damit zum „Overshoot" führt, ist nicht allgemeingültig zu beantworten. Der direkte Nachweis einer B-Zell-Aktivierung durch eine Plasmapherese gelang nur in Einzelfällen (Dau et al. 1991), möglicherweise ist die Präsenz des stimulierenden Antigens für die Antikörperproduktion von viel größerer Bedeutung als die Elimination der Antikörper selbst (Charlton et al. 1988). Eine solche Antigentriggerung der B-Zellen könnte durch die Größe des Plasmaaustauschvolumens beeinflußt werden. Auch die Aktivität der antikörperproduzierenden Zellen vor der Plasmapherese kann die nachfolgende Reaktion bereits terminieren.

Die Effektivität der Plasmapherese wird auch durch den Entzug physiologischer Faktoren bestimmt, eine weitere Reduktion z.B. von Komplementfaktoren könnte die positiven Effekte der Plasmapherese durchaus antagonisieren. Letztendlich wird die Effektivität der extrakorporalen Therapie wesentlich auch dadurch geprägt, wie bedeutsam die entfernten Pathogene für die Entwicklung und Unterhaltung der Erkrankung sind.

Immunadsorption

Der offensichtliche Vorteil der Immunadsorption ist, daß Substitutionen weitgehend vermieden werden. Das Risiko einer unzureichenden Wirksamkeit ergibt sich daraus, daß bei den häufig unbekannten Pathogenen der Ligand pathologische Substanzen, z.B. auch Zytokine, nicht in gewünschtem Umfang eliminiert. In vitro sind die Bindungseigenschaften der verschiedenen Liganden analysiert, die mit den Ergebnissen in vivo weitgehend übereinstimmen (Ikonomov et al. 1992). Diese Analysen erlauben jedoch keine Prognose des Behandlungserfolges.

■ **IMPH-350/IMTR-350.** Diese Immunadsorber verwenden Phenylalanin bzw. Tryptophan als Liganden (Diamed, Köln). Diese sind an Polyvinylalkoholgel gekoppelt und binden ihr „Target" über hydrophobe Interaktionen. Beide Adsorber binden semiselektiv Autoantikörper und CIK; Hauptplasmaproteine wie Albumin und Transferrin und auch C3- und C4-Komplement werden nicht, C1q geringfügig adsorbiert. Neben ds-DNA-Antikörpern werden auch Anti-Cardiolipin-Antikörper und Rheumafaktoren gebunden (Usada et al. 1982). RNP, SM, Ro und ANCA werden durch eine Immunadsorption mit IMPH-350 kaum eliminiert (Gaubitz et al. 1991; Usada et al. 1982). Der wesentliche Unterschied beider Säulen besteht darin, daß der Tryptophanadsorber Gerinnungsfaktoren bindet und eine höhere Affinität zu Gesamt-IgG aufweist.

Beide Adsorber sind nicht regenerierbar. Sie wirken nach dem Prinzip einer Affinitätschromatographie, nach 2500 ml ist die Säulenkapazität erschöpft, eine weitere Perfusion führt zur konzentrierten Eluation der gebundenen Substanzen (mögliche Folge: massive wäßrige Diarrhöen, Schock).

■ **Protein A.** Protein A ist ein Zellwandbestandteil von Staphylococcus aureus, der relativ spezifisch Immunglobuline, insbesondere IgG, bindet (Langone 1982). Die Interaktion mit IgG3 ist deutlich geringer als für die anderen IgG-Isotypen, sowie IgA und IgM. Um große Mengen an Immunglobulin zu entfernen, wird ein recyclebares Säulenpärchen im Apheresesystem eingesetzt (Excorim, Schweden). Die mögliche großvolumige Adsorption begünstigte in Kombination mit einer medikamentösen Immunsuppression in einigen Fällen opportunistische Infektionen (Palmer et al. 1991).

■ **Ig-Therasorb.** Der Ig-Therasorb-Immunadsorber (Therasorb, München) verwendet polyklonale Schaf-anti-human-IgG-Antikörper als Liganden, die kovalent an CL-4B-Sepharose gebunden sind. Diese Technologie wird bereits seit mehreren Jahren erfolgreich in der LDL-Adsorption angewandt. Die Antikörper der Ig-Therasorb sind gegen schwere und leichte Ketten von IgG gerichtet und binden alle IgG-Subklassen gleichmäßig (du Moulin et al. 1993). Wie auch bei der Behandlung mit der LDL-Therasorb-Säule wurden bisher beim Einsatz der Ig-Therasorb keine Säulen-spezifischen Nebenwirkungen beobachtet, insbesondere ist die Behandlung nicht durch die Entwicklung von Anti-Schaf-Antikörpern limitiert (du Moulin et al. 1993).

■ **Dextransulfat und andere DNA/anti-DNA-bindende Adsorber.** Dextransulfat ist ein semispezifischer Ligand für LDL, bindet jedoch auch Antithrombin III und C3a, andere Komplementfraktionen werden weniger ausgeprägt adsorbiert (Ikonomov et al. 1992). DNA reagiert ebenfalls mit polyanionischen Molekülen wie Dextransulfat (Suzuki et al. 1991), anti-DNA Antikörper zeigen eine Kreuzreaktion mit den negativen geladenen Strukturen des Dextransulfats (Faaber et al. 1986).

Auch der C1q-Adsorber bindet neben zirkulierenden Immunkomplexen IgG und IgM anti-DNA-Antikörper (Hiepe et al. 1990). 1976 beschrieb Terman erstmals den Einsatz von DNA als Liganden zur Elimination von anti-DNA-Antikörpern (Terman et al. 1976), 1988 wurde über den Einsatz von anti-idiotypischen-

Antikörpern zur Elimination von anti-DNA-Antikörpern berichtet. Auch Kalbsthymus-DNA erwies sich in vitro als suffizienter Ligand. Ein an eine Membran gebundenes 0,3 kD DNA-Fragment wurde in vivo erfolgreich als Ligand zu einer Reduktion von ds-DNA-Antikörpern eingesetzt (Traeger et al. 1992).

25.1.2 Leukapherese und Photopherese

Leukapherese

Für die Leukapherese stehen im wesentlichen 3 Verfahren zur Verfügung. Die zunächst verwendete Lymphapherese wurde aufgrund des hohen methodischen Aufwands bei rheumatischen Erkrankungen nur begrenzt eingesetzt. Später hat man dieses Verfahren durch eine peripher eingesetzte Zentrifugation ersetzt, die ein T-Zell-angereichertes Pellet liefert (Karsh et al. 1981). Heute stehen neue Filtersysteme zur Verfügung, mit denen eine Lymphozyten-angereicherte Leukapherese möglich ist (Amano et al. 1992; Kondoh et al. 1991; Yamaji et al. 1997).

Die peripheren Verfahren sind klinisch vergleichbar effektiv wie die Lymphapherese mittels Ductus-thoracicus-Drainage, obwohl sich in der Zirkulation nur ein geringerer Teil der Lymphozytenlangzeitpopulationen befindet. Bei den Respondern kommt es unter der Lymphapherese zu einer Deblockade der Lymphozytenproliferation, was auf die Elimination einer funktionell veränderten Zellpopulation zurückgeführt wird. Im peripheren Blut wird eine deutliche Abnahme hochaktiver Monozyten bei Patienten mit cP beschrieben (Burmester et al. 1992), in der Synovia eine Abnahme aktivierter Lymphozyten (Hidaka et al. 1997).

Eine neue Dimension ergibt sich für dieses Verfahren im Rahmen der Hochdosistherapie/Stammzellseparation möglicherweise auch für lebensbedrohliche rheumatische Erkrankungen (Tyndall et al. 1997). Bei dieser Form der Leukapherese werden CD 34-positive Zellen über immunologische Mechanismen angereichert und anschließend pharmakologisch oder in Kultur weiter angereichert bzw. Lymphozyten-depletiert.

Photopherese

Während der Effekt der Leukapherese zunächst auf die Elimination von potentiell pathogenen Zellen beschränkt bleibt, von denen sich nur ein kleinerer Teil in Zirkulation befindet, verändert die Photopherese nicht nur die direkt manipulierten Zellen. Bei der Photopherese wird in peripheren Leukozyten extrakorporal 8-Methoxypsoralen aktiviert, deren Reinfusion zu einer Immunantwort – diskutiert wird eine anti-idiotypische Vaccination, möglicherweise über die Induktion einer Apoptose (Aringer et al. 1997; Enomoto et al. 1997) – führt. Diese Hypothese wird durch Untersuchungen an einem „lupus-like graft-versus-host“-Modell in der Maus unterstützt (Rook et al. 1992). Die Immunisierung gegen spezifische Antigene eines malignen Klons wird erfolgreich zur Behandlung des kutanen T-Zell-Lymphoms genutzt.

25.2 Methoden

Die meisten extrakorporalen Therapiestudien sind nicht direkt vergleichbar, da verschiedene Techniken verwandt werden und ein einheitliches Protokoll und klare Indikationskriterien fehlen. Variable einer solchen Behandlung ergeben sich aus der Heterogenität der einzelnen Erkrankung, der Indikation zum Plasmaaustausch und der Begleitmedikation sowie aus technischen Größen wie Plasmaseparationsverfahren (Filter, Zentrifugation oder kombinierte Verfahren), Austauschvolumen, Antikoagulation, Substitutionsflüssigkeit und Häufigkeit der Anwendung.

■ **Isovolumetrischer Austausch.** Hierbei wird aufgrund des geringeren Nebenwirkungsprofils Albumin substituiert. Bei normalem oder erhöhtem Gesamteiweiß kann gegen 5%iges Albumin 1:1 mit Vollelektrolytlösungen ausgetauscht werden, in Einzelfällen ergänzt durch Gabe von Gerinnungsfaktoren oder auch Immunglobulinen. Das ausgetauschte Plasmavolumen sollte mindestens 1 Patientenplasmavolumen, d.h. in etwa 40 ml/kg, entsprechen; meist werden 3 Behandlungen pro Woche durchgeführt.

■ **Immunadsorption.** Dieses Verfahren wird bei rheumatologischen Erkrankungen vornehmlich als Alternative zur Plasmapherese unter den gleichen Bedingungen eingesetzt. Die Möglichkeiten, die nur Immunadsorber bieten, z.B. eine regelmäßige Entfernung eines Pathogens über Jahre, wie dies mit der Lipidapherese schon seit längerem praktiziert wird, werden bisher kaum genutzt.

25.3 Indikationen

25.3.1 Systemischer Lupus erythematodes (SLE)

Seit 1976 wird die Plasmapherese in Akutsituationen und bei Organkomplikationen beim SLE eingesetzt (Jones et al. 1976; Lockwood et al. 1976). Neben einer Nierenbeteiligung sind v.a. ZNS-Manifestationen, Leukozytopenie, Thrombozytopenie, hämolytische Anämie, Polyserositis, Vaskulitiden, Hautmanifestationen und Arthritiden z. T. erfolgreich behandelt worden, die Steroiddosis konnte in vielen Fällen reduziert werden.

■ **Thrombotisch-thrombozytopenische Purpura.** Gesicherte Indikation für eine extrakorporale Therapie ist eine thrombotisch-trombozytopenische Purpura (TTP), die unabhängig von der Krankheitsaktivität im Rahmen eines SLE signifikant häufiger auftritt als in der Normalbevölkerung. Bei einer TTP ist der Plasmaaustausch heute die Standardtherapie, die Letalität dieses Syndroms konnte dadurch von 80% auf weniger als 30% gesenkt werden (Shumak et al. 1984), dies gilt nach den vorliegenden Kasuistiken (Übersicht bei Stricker et al. 1992) auch für SLE-Patienten.

■ **Lupus-Nephritis.** Die 4 kontrollierten Studien zum Einsatz der Plasmapherese beim SLE mit anderen Krankheitszeichen konnten die guten Ergebnisse der unkontrollierten Untersuchungen nicht reproduzieren (French Cooperative Study Group 1985; Lewis et al. 1992; Wallace et al. 1988, Wie et al. 1983). Ein wesentlicher Grund dafür mag sein, daß in die kontrollierten Studien eher chronisch Kranke als Patienten in Akutsituationen eingeschlossen werden. Es wurden zudem nur kleine Kollektive, mit gleichzeitiger intensiver medikamentöser Immunsuppression untersucht. Die einzige kontrollierte Studie (Wallace et al. 1988), die einen klinischen Erfolg der Plasmapheresebehandlung bei der Lupus-Nephritis belegte, hatte für eine statistische Analyse der Daten zu wenige behandelte Patienten. Aus der Lewis-Studie (Lewis et al. 1992) kann gefolgert werden, daß die Plasmapherese bei chronifizierten Verläufen einer Glomerulonephritis im Rahmen eines SLE den Erfolg einer kontinuierlichen oralen Cyclophosphamidtherapie nicht verbessert. Eine Sammelstatistik des Hammersmith Hospital London zeigt, daß auch dialysepflichtige Patienten mit deutlicher extrarenaler Krankheitsaktivität selten profitierten (Mason et al. 1990).

Plasmapherese und Cyclophosphamid

Herausragende klinische Ergebnisse – Langzeitremissionen bei etwa $^{2}/_{3}$ der Patienten – erbrachte die Synchronisation von Plasmapherese und i.v.-Cyclophosphamid der Kieler Euler und Schröder (Euler et al. 1994). Die Behandlung mit dem weniger aggressiven Protokoll, nach dem in einer internationalen multizentrischen randomisierten Studie SLE-Patienten mit aktiven Organbeteiligungen behandelt wurden (Euler et al. 1991), war nicht so effektiv, daß durch die Plasmapherese ein zusätzlicher Effekt zur i.v.-Cyclophosphamidtherapie erzielt werden konnte. Die Patienten in beiden Therapiearmen waren am Ende der Studie ohne Unterschied gebessert (Schröder et al. 1997).

Immunadsorption

Dieses Verfahren erweitert das Indikationsspektrum der extrakorporalen Therapie bisher nicht. Die meisten Erfahrungen hiermit zur Behandlung des SLE sind mit dem Adsorber IMPH-350 gemacht worden (Schneider et al. 1990; Usada et al. 1982). 50 Patienten wurden bei definierten Eingangs- und Zielkriterien bei unveränderter Immunsuppression mit einer 3maligen Immunadsorption (je 2.5 l) behandelt. 39/50 Patienten zeigten eine signifikante Abnahme der klinischen Aktivität, aber nur $^{6}/_{11}$ Patienten mit Lupus-Nephritis. $^{4}/_{5}$ der Non-Responder hatten bereits zu Beginn der Behandlung eine Organmanifestation von mehr als 12 Monaten, von den 5 Patienten mit kürzerer Anamnese sprachen 4 auf die Therapie an.

Die umfassendere Adsorption mit anti-Ig-Säulen (Protein A, Ig-Therasorb) zeigt in der klinischen Anwendung bei SLE-Patienten in den bisher publizierten unkontrollierten Studien eine ähnliche Effektivität, ohne daß die unspezifischere Elimination aller Ig einen erkennbaren negativen Einfluß hätte (Esnault et al. 1992; Gaubitz et al. 1995; Gaubitz et al. 1998; Palamer et al. 1991; Palmer et al. 1988). Auch für das spezifischere Dextransulfat läßt sich bei gewissem klinischen Ansprechen eine klares Indikationsspektrum aus den vorliegenden Daten nicht ableiten.

Schwangerschaft

Bei den begrenzten medikamentösen Behandlungsmöglichkeiten eines Schubes im Rahmen einer Schwangerschaft kann die extrakorporale Therapie neben der Gabe von hochdosierten Immunglobulinen als Therapie der ersten Wahl angesehen werden. Auch spezifische schwangerschaftsbezogene Problemsituationen können Indikation zur extrakorporalen Therapie sein, z.B. ein hohes Risiko für die Entwicklung eines angeborenen AV-Blockes bei hochtitrigen Ro-Antikörpern der Mutter oder ein Antiphospolipidsyndrom mit rezidivierenden Aborten.

25.3.2 Primäre Vaskulitiden

Im Rahmen primärer Vaskulitiden wurde die Plasmapherese seit der Erstbeschreibung 1975 v.a. bei Nierenbeteiligung eingesetzt, für die auch ein relativ sicheres Indikationsprofil herausgearbeitet werden konnte. Eine kontrollierte Studie an 48 Patienten mit ANCA-assoziierter, rapid progressiver Glomerulonephritis zeigte einen signifikanten Erfolg bei Patienten, die zu Beginn der Therapie bereits dialysepflichtig waren (Mason et al. 1990). Die anderen Patienten sprechen auf die alleinige medikamentöse Therapie gut an. Derzeit wird die Indikation zur extrakorporalen Therapie auch für andere Manifestationen der ANCA-assoziierten-Vaskulitiden in einer europäischen multizentrischen Studie geprüft.

Die Immunadsorption mit Protein A führt zu einem Abfall der erhöhten ANCA-Konzentrationen in den Normalbereich, bei 8/9 war dies von einem klinischen Ansprechen nicht nur der renalen Symptomatik gefolgt (Esnault et al. 1992; Palmer et al. 1991). In allen 6 Kontrollbiopsien nach Immunadsorption war eine aktive Nierenerkrankung nicht mehr nachweisbar (Palmer et al. 1991).

25.3.3 Goodpasture-Syndrom

Seit der Erstbeschreibung durch Lockwood (Lockwood et al. 1976) gilt das Goodpasture-Syndrom als klassische Indikation für eine Plasmapherese. Die zeitlich limitierte Antikörperproduktion scheint diese rein humorale Intervention zu begünstigen. Nachfolgende Untersuchungen ergaben, daß v.a. eine frühzeitige Anwendung der Plasmapherese die Erfolgsaussichten verbessert (Mason et al. 1990). Therapieversager zeigten ein fehlendes Absinken der Antikörper-Titer (Lockwood et al. 1976), was trotz höherer Umsatzvolumina auch unter Protein-A-Anwendung beobachtet wurde (Esnault et al. 1992). Ein Patient besserte sich jedoch deutlich, nachdem er zuvor auf eine Plasmapherese nicht angesprochen hatte (Bygren et al. 1985).

25.3.4 Dermato-/Polymyositis

Die nichtrandomisierte, prospektive Studie von Dau et al. 1981 zeigte mit der Kombinationsbehandlung von Plasmapherese und niedrig dosiertem Cyclophosphamid oder Chlorambucil bei 33 von 34 Patienten ein gutes Ansprechen (Dau 1981), v.a. bei Patienten mit hochaktiver Myositis. Ohne begleitende Immunsuppression konnten diese Ergebnisse in einer randomisierten Studie mit Plasmapherese, Leukapherese oder Scheinapherese nicht erzielt werden (Miller et al. 1992). Daraus läßt sich zunächst ableiten, daß eine alleinige extrakorporale Therapie für eine autoimmune Myositis nicht ausreichend ist, in akuten Fällen kann ein Ansprechen durch eine Plasmapherese aber durchaus beschleunigt werden.

25.3.5 Progressive Systemsklerose (PSS)

Die PSS wird in den letzten Jahren von allen systemischen Bindegewebserkrankungen prozentual wohl am häufigsten extrakorporal therapiert. Dies ist auf das Fehlen einer effektiven medikamentösen Therapie und die Einführung der Photopherese zurückzuführen. Eine kontrollierte, randomisierte Studie gegen D-Penicillamin über 6 Monate zeigte ein höheres Ansprechen unter Photopherese 2mal monatlich (Rook et al. 1992).

Wie bei allen anderen entzündlich-rheumatischen Erkrankungen wurden die Patienten mit PSS bereits zu Beginn der 80er Jahre mit Plasmapherese behandelt. In unkontrollierten und kontrollierten Studien zeigte sich bei regelmäßiger Anwendung eine Verbesserung des Hautscores, von Begleitmyositiden und des Allgemeinbefindens. Die akrale Vaskulitis ließ sich nicht deutlich beeinflussen.

25.3.6 Chronische Polyarthritis (cP)

Im Gegensatz zur cP ohne extraartikuläre Manifestationen sind systemische Manifestationen wie eine rheumatoide Vaskulitis, eine leukozytoklastische Vaskulitis oder eine Neuropathie, bei denen zirkulierende Faktoren eine Bedeutung haben, als Indikationen einer Plasmapherese anzusehen. Dies gilt v.a. für lebensbedrohliche Situationen und bei Kontraindikationen gegen eine Immunsuppression (Coelho et al. 1992; Scott et al. 1981).

■ **Immunadsorption.** Ob die Elimination von Rheumafaktoren bei den systemischen cP-Verläufen für den Behandlungserfolg entscheidend ist, konnte noch nicht endgültig geklärt werden. Spezifische Adsorber, die die Eigenschaft von Rheumafaktoren nutzten, mit dem FC-Teil von Immunglobulinen zu interagieren (Lazarus et al. 1990), erbrachten bei 14/28 Patienten eine deutliche klinische Besserung. Der therapeutische Effekt in dieser offenen Studie war dabei unabhängig von der Menge an adsorbierten Rheumafaktoren und kann auch mit anderen Adsorbern wie IMPH-350 erzielt werden. Aufgrund der Daten einer kontrollierten, randomisierten, doppelblinden Studie mit Scheinapherese wurde die Behandlung mit der Prosorba-Säule (Protein A, Cypress Bioscience, San Diego) von der FDA für die Indikation der schweren CP zugelassen. In dieser Studie wurde bei 109 Patienten (52 Prosorba-Behandlung, 47 Scheinapherese) über 12 Wochen einmal pro Woche eine Immunadsorption mit einem Volumen von 1250 ± 250 ml durchgeführt, 15 Patienten in der Verum-Gruppe (28,9%) und 5 in der Scheinapherese-Gruppe (10,6%) zeigten einen Therapieerfolg beurteilt am ACR 20 Response-Index. Das Optimum des Ansprechens zeigte sich nach 16 Wochen, die Nebenwirkungen waren insgesamt gering. Auch nach insgesamt 24 Wochen, der maximal dokumentierten Observation, fand sich noch eine signifikante klinische Besserung in der Verum-Gruppe, das CRP erreichte zu diesem Zeitpunkt jedoch wieder die Ausgangswerte. Es wird nun zu zeigen sein, daß sich diese ermutigenden Ergebnisse im Langzeitverlauf halten lassen.

■ **Lymphapherese.** Bei der klassischen cP mit im Vordergrund stehender Gelenksymptomatik sind eher mononukleäre Zellen eine geeignete Zielgröße, sowohl Lymphozyten als auch Monozyten. Nach erster erfolgreicher Behandlung mit Lymphapherese 1964 (Dumont et al. 1964) sprachen kleinere Kollektive sowohl auf Ductus-thoracicus-Drainage als auch auf periphere Lymphapherese mittels Zentrifugation klinisch gut an (Karsh et al. 1981; Paulus et al. 1977). Der Einsatz peripher verwendbarer Filter erbringt ebenso ein promptes, zeitlich limitiertes Ansprechen (maximal 8–12 Wochen) bei Patienten mit hochaktivem Krankheitsverlauf (Amano et al. 1992; Kondoh et al. 1991), Nebenwirkungen treten nicht auf, im Vergleich zur Plasmapherese findet sich ein deutlich früherer Wirkungseintritt (Ogawa et al. 1997).

■ **Leukapherese und Photopherese.** Unter regelmäßiger Anwendung der Leukapherese, z.B. 14tägig, kommt es in ersten Pilotstudien zu einem guten Ansprechen einer rheumatoiden Vaskulitis (Hidaka et al. 1997). An einem Einzelfall wurde sogar die Verbesserung des radiologischen Status dokumentiert (Amano et al. 1992). Ein ähnlich gutes Nutzen-Risiko-Verhältnis mit schnellem Ansprechen zeigen erste Erfahrungen zum Einsatz der Photopherese bei der chronischen Polyarthritis (Malawista et al. 1991).

25.4 Risiken

25.4.1 Plasmapherese

Neben prinzipiellen Risiken der zugrundeliegenden Erkrankung und von Begleiterkrankungen besteht das primäre Risiko der Plasmapheresetherapie im Entzug aller Plasmakomponenten in Abhängigkeit von der Plasmakonzentration. Notwendige Substitutionen können allergische Reaktionen verursachen oder Infektionskrankheiten übertragen (Singer et al. 1987; Sutton et al. 1981), eine langfristige Anwendung kann bei begleitender Immunsuppression zu einem sekundären Antikörpermangel führen (Gurland et al. 1983; Hamblin et al. 1983), die auch das generelle Nebenwirkungsrisiko der Plasmapherese erhöht (Singer et al. 1987).

Generell liegt das Risiko für Nebenwirkungen zwischen 3 und 12% (Gurland et al. 1983; Singer et al. 1987; Sutton et al. 1981). Meist handelt es sich dabei jedoch um harmlose vasovagale Reaktionen oder Folgen der zunächst negativen Flüssigkeitsbilanz. Ein weiteres Risiko besteht durch den notwendigen venösen Zugang, wenn möglich wird man periphere Zugänge bevorzugen.

25.4.2 Immunadsorption

Beim Einsatz der Immunadsorption entfällt das Risiko, das durch die Austauschflüssigkeit gegeben ist, und das Risiko durch den unselektiven Entzug aller Plasmabestandteile wird zumindest wesentlich gemindert. Der höhere apparative Aufwand scheint die Nebenwirkungshäufigkeit wieder zu steigern (Hosokawa et al. 1990), was sich nach unseren eigenen Erfahrungen nicht bestätigen läßt. Unerwünschte Wirkungen durch eine Komplementaktivierung oder losgelöste Substanzen des Adsorbers sollten für alle Adsorber eigentlich durch entsprechende präklinische Kontrollen ausgeschlossen sein.

Literatur

Amano K, Daisaku H, Ichikawa M, Tanaka H, AmanoK (1992) Remarkable improvement in a patient with rheumatoid arthritis treated with leukocyte filtration as indicated by clinical and radiographic findings. In: Yamagata J, Inoue N, Nakagawa S (eds) Therapeutic Plasmapheresis X, ICAOT Press Cleveland, S 204–208

Amano K, Ezaki H, Fujimoto K, Kadomoto H, Dohi K, Amano K (1992) Clinical application of leukapheresis. In: Yamagata J, Inoue N, Nakagawa S (eds) Therapeutic Plasmapheresis X, ICAOT Press Cleveland, S 27–31

Aringer M, Graninger WB, Smolen JS, Kiener HP, Steiner CW, Trautinger F, Knobler R (1997) Photopheresis treatment enhances CD95 (FAS) expression in circulating lymphocytes of patients with systemic sclerosis and induces apoptosis. Br J Rheumatol 36:1276–1282

Burmester GR, Hahn G, Stuhlmüller B, Kalden JR, Pfizenmaier K (1992) Modulation of monocyte activation in patients with rheumatoid arthritis (RA) by leukapheresis therapy. Arthritis Rheum 35:199

Bygren P, Freiburghaus C, Lindholm, T, Simonsen O, Thysell H, Wieslander J (1985) Goodpasture's syndrome treated with Staphylococcal protein A immunadsorption. Lancet 2:1295–1296

Charlton B, Antony G, Cooper SG, Schindhelm K (1988) A comparison of the effects of plasma exchange and immunoadsorption in anti-insulin antibody synthesis in rabbits. Clin Exp Immunol 72:326–329

Charlton B, Schindhelm K, Smeby LC, Farrell PC (1985) Analysis of immunoglobulin G kinetics in the non-steady state. J Lab Clin Med 105:312–320

Coelho RC, Galvao ML (1992) Plasma exchange in rheumatoid vasculitis. Transfus Sci 13:119–123

Dau PC (1981) Plasmapheresis in idiopathic inflammatory myopathy: Experience with 35 patients. Arch Neurol 38:544–552

Dau PC, Callahan J, Parker R, Golbus J (1991) Immunologic effects of plasmapheresis synchronized with pulse cyclophosphamide in systemic lupus erythematosus. J Rheumatol 18:270–276

Dumont AE, Mayer DJ, Mulholland JH (1964) The suppression of immunologic activity by diversion of thoracic duct lymph. Ann Surg 160:373–383

Enomoto DN, Schellekens PT, Yong SL, ten Berge IJ, Mekkes JR, Bos JD (1997) Extracorporeal photochemotherapy induces apoptosis in lymphocytes: a possible mechanism of action of PUVA therapy. Photochem Photobiol 65:177–180

Esnault VLM, Testa A, Yayne DRW, Soulillou JP, Guenel J (1993) Influence of immunoadsorption on the removal of immunoglobulin G autoantibodies in crescentic glomerulonephritis, Nephron 65:180–184

Euler HH, Schroeder JO, Harten P, Zeuner RA, Gutschmidt HJ (1994) Treatment-free remission in severe systemic lupus erythematosus following synchronization of plasmapheresis with subsequent pulse cyclophosphamide. Arthritis Rheum 37: 1784–1794

Euler HH, Schroeder JO, Zeuner RA, Teske E (1991) A randomized trial of plasmapheresis and subsequent pulse cyclophosphamide in severe lupus: Design of the LPSG trial. Int J Artif Organs 14:639–646

Faaber P, Rijke TPM, van de Putte LBA, Capel PJA, Berden JHM (1986) Cross-reactivity of human and murine anti-DNA antibodies with heparan sulphate. J Clin Invest 77: 1824–1830

French Cooperative Study Group (1985) A randomised trial of plasma exchange in severe acute systemic lupus erythematosus: Methodology and interim analysis. Plasma Ther Trans Tech 6:535–539

Gaubitz M, Schmitz-Linneweber B, Perniok A, Fischer R, Schneider M (1995) IG-Immunoadsorption in SLE. First experiences. Lupus 4:113

Gaubitz M, Seidel M, Schotte H, Hilker E, Domschke W, Schneider M (1998): Prospective randomized trial of two different immunoadsorbers in severe SLE. J Autoimmunity (submitted)

Gaubitz M, Schneider M, Schmitz-Linneweber B, Gellner R, Domschke W (1991) Systemic lupus erythematodes: Treatment with immunoadsorbent plasmaperfusion. Arthritis Rheum 34:188

Gurland HJ, Samtleben W (1983) Klinische Einsatzmöglichkeiten und technische Durchführung der Plasmapherese. Internist 24:14–26

Hamblin TJ, Smith DS (1983) Long-term plasma-exchange (A -feasible treatment in systemic lupus erythematosus and other diseases). La Ricerca Clin Lab 13:95–102

Hidaka T, Suzuki K (1997) Efficacy of filtration leukocytapheresis on rheumatoid arthritis with vasculitis. Therapeutic Apheresis 1:212–214

Hidaka T, Suzuki K (1997) The mechanism of the efficiency of leukocytapheresis on rheumatoid arthritis. Therapeutic Apheresis 1:215–218

Hiepe F, Schössler W, Apostoloff E, Precht K (1990) Development of a C1q-adsorbent for the selective removal of circulating immune complexes. Biomat Art Cells Art Org 18:529–534

Hosokawa S, Yamaguchi A, Yoshida O (1990) Successful procedure for plasmapheresis and immuno adsorption treatment. In: Rock G (ed) Apheresis. Alan R Liss Inc, New York, pp 371–373

Ikonomov V, Samtleben W, Schmidt B, Blumenstein M, Gurland HJ (1992) Adsorption profile of commercially available adsorbens: an in vitro evaluation. Intern J Artif Org 15:312–319

Jones JV, Cumming RH, Bacon PA, Evers J, Fraser ID, Bothamley J, Tribe CR, Davis P, Hughes GRV (1979) Evidence for a therapeutic effect of plasmapheresis in patients with systemic lupus erythematosus. Quart J Med 192:555–576

Jones JV, Cumming RH, Bucknall RC, Asplin CM (1976) Plasmapheresis in the management of acute systemic lupus erythematosus? Lancet 1:709–711

Jones JV, Robinson MF, Parciany RK, Layfer LF, McLeod B (1981) Therapeutic plasmapheresis in systemic lupus erythematosus: Effect on immune complexes and antibodies to DNA. Arthritis Rheum 24:1113–1120

Karsh J, Klippel JH, Plotz PH, Decker HL, Wright DG, Flye MW (1981) Lymphoapheresis in rheumatoid arthritis – A randomized trial. Arthritis Rheum 24:867–873

Kondoh T, Hidaka Y, Katoh H, Inoue N, Saito S (1991) Evaluation of a filtration lymphocytapheresis (LCP) device for use in the treatment of patients with rheumatoid arthritis. Artificial Organs 15(3):180–188

Langone JJ (1982) Protein A of Staphyloccocus aureus and related immunglobulin receptors produced by streptococci and pneumoccoci. Adv Immunol 32:157–252

Lazarus HM, Cohen SB, Clegg DO, Menitove JE, Sorin SB, Hinkle S, Markenson JA, Saal S, Goodnough LT, Fleischmann RM (1990) Selective in vivo removal of rheumatoid factor by an extracorporeal treatment device in rheumatoid arthritis patients. Transfusion 31:122–128

Lewis EJ, Hunsicker LG, Lan S-P, Rohde RS, Lachin JM (1992) A controlled trial of plasmapheresis therapy in severe lupus nephritis. N Engl J Med 326:1373–1379

Lockwood CM, Rees AJ, Pearson TA, Evans DJ, Peters DK (1976) Immunosuppression and plasma-exchange in the treatment of Goodpasture Syndrome. Lancet 1:711–715

Lockwood CM, Worledge S, Nicholas A, Cotton C, Peters DK (1979) Reversal of impaired splenic function in patients with nephritis or vasculitis (or both) by plasma exchange. N Engl J Med 300:524–530

Löw A, Hotze A, Krapf F, Schranz W, Manger BJ, Mahlstedct J, Wolf F, Kalden JR (1985) The nonspecific clearance function of the reticuloendothelial system in patients with immune complex mediated diseases before and after therapeutic plasmapheresis. Rheumatol Int 5:69–72

Malawista STE, Trock DH, Edelson RL (1991) Treatment of rheumatoid arthritis by extracorporeal photochemotherapy. Arthritis Rheum 34:646–654

Mason PD, Pusey CD (1990) Plasma exchange in nephrological diseases. In: Nydegger UE (ed) Therapeutic Hemapheresis in the 1990 s; Curr Stud Hematol Blood Transf Basel, Karger, No 57, pp 152–166

Miller FW, Leitmann SF, Cronin ME, Hicks IE, Leff RL, Wesley R, Fraser DD, Dalakas M, Plotz PH (1992) Controlled trial of plasma exchange and leukapheresis in polymyositis and dermatomyositis. N Engl J Med 326:1380–1384

Moulin du A, Müller-Derlich J, Bieber F, Richter WO, Frei U, Müller R, Spaethe R (1993) Antibody-based immunoadsorption as a therapeutic means. Blood Purif 11:145–149

Norrgren K, Strand SE, Ingvar C (1992) Contrast enhancement in RII and modification of the therapeutic ratio in RIT: A theoretical evaluation of simulated extracorporeal immunoadsorption. Antibody, Immunoconjugates and Radiopharmaceuticals 5:61–73

Ogawa H, Matsumoto Y (1997) The efficacy of plasmapheresis or leukocytapheresis for articular and extraarticular manifestations of rheumatoid arthritis. Therapeutic Apheresis 1:330–335

Palmer A, Cairns T, Dische F, Gluck G, Gjorstrup P, Parons V, Welsh K, Taube D (1991) Treatment of rapidly progressive glomerulonephritis by extracorporeal immunoadsorption, prednisolone and cyclophosphamide. Nephrol Dial Transplant 6: 536–542

Palmer A, Gjorstrup P, Severn A, Welsh K, Taube D (1988) Treatment of systemic lupus erythematosus by extracorporeal immunoadsorption. Lancet ii:272

Paulus HE, Machleder HI, Levine S, Yu DTY, MacDonald NS (1977) Lymphocyte involvement in rheumatoid arthritis – Studies during thoracic duct drainage. Arthritis Rheum 20:1249–1262

Rook AH, Freundlich B, Jegasothy BV, Perez MI, Barr WG, Jiminez SA, Rietschel RL, Wintroub B, Kahaleh B, Varga J, Heald PW, Steen V, Massa MC, Murphy GF, Perniciaro C, Istfan M, Ballas

SK, Edelson RL (1992) Treatment of systemic sclerosis with extracorporeal photochemotherapy – Results of a multicenter trial. Arch Dermatol 128:337–346

Sanaka T, Wakai S, Teraoka S, Takuma T, Sugino N, Agishi T (1990) Effect of therapeutic plasma exchange on immunological and renal pathological findings in patients with lupus nephritis. In: Rock G (ed) Apheresis. Alan R Liss Inc, New York, pp 351–353

Schneider M, Berning Th, Waldendorf M, Glaser J, Gerlach U (1990) Immunoadsorbent plasma perfusion in patients with systemic lupus erythematosus. J Rheumatol 17:900–907

Schröder JO Schwab U, Zeuner R, Fastenrath S, Euler HH (1997) Plasmapherese und nachfolgendes Puls-Cyclophosphamid bei schwerem systemischen Lupus erythematodes – Erste Ergebnisse der LPSG-Studie. Z Rheumatol 56, S 1. 19

Scott DGI, Bacon PA, Bothamley JE, Allen C, Elson CJ, Wallington TB (1981) Plasma exchange in rheumatoid vasculitis. J Rheumatol 8:433–439

Shumak KH, Rock GA (1984) Therapeutic plasma exchange. N Engl J Med 310: 762–771

Singer DRJ, Roberts D, Cohen J (1987) Infective complications of plasma exchange: A prospective study. Arthritis Rheum 30: 443–447

Stricker RB, Davis JA, Gershow DJ, Yamamoto KS, Kiprov DD (1992) Thrombotic thrombocytopenic purpura complicating systemic lupus erythematosus. Case report and literature review from the plasmapheresis era. J Rheumatol 19:1469–1473

Sutton DMC, Cardella CJ, Uldall PR, Deveber GA (1981) Complications of intensive plasma exchange. Plasma Therapy 2:19–23

Suzuki K, Hara M, Harigai M, Ishizuka T, Hirose T, Matsuki Y, Kawaguchi Y, Kitani A, Kawagoe M, Nakamura H (1991) Continuous removal of anti-DNA antibody, using a new extracorporeal immunoadsorption system, in patients with systemic lupus erythematosus. Arthritis Rheum 34:1546–1552

Terman DS, Stewart I, Robinette J, Carr R, Harbeck R (1976) Specific removal of DNA antibodies in vivo with an extracorporeal immuno-adsorbent. Clin Exp Immunol 24:231–237

Traeger J, Laville M, Serres PF, Cronenberger M, Thomas M, Rey MJ, Bourgeat C (1992) A new device for specific extracorporeal immunoadsorption of anti-DNA antibodies. Ann Med Intern 143:9–12

Tyndall A, Gratwohl A (1997) Bone marrow transplantation in the treatment of autoimmune diseases. Br J Rheumatol 36:1–5

Usada M, Maeda K, Sezaki R, Shinzato T, Kawanishi A, Niwa T, Kawaguchi S, Yamawaki N, Furuta T, Inagaki K (1982) Clinical application of newly developed absorbent resin (I-02) for regeneration of plasma from auto-immune disease patients. In: Therapeutic Plasmapheresis, Schattauer Verlag, Stuttgart, S 105–110

Wallace DJ, Goldfinger DG, Savage G (1988) Predictive values of clinical, laboratory, pathologic and treatment variables in steroid/immunosuppressive resistant lupus nephritis. J Clin Apheresis 4:30–34

Wei N, Klippel JH, Huston DP, Hall RP, Lawley TJ, Balow JE, Steinberg AD, Decker JL (1983) Randomised trial of plasma exchange in mild systemic lupus erythematosus. Lancet:17–22

Yamaji K, Yamane S, Niimi Y, Sueoka A, Nosé Y (1997) Strategy of leukocyte filtration for immunomodulation: development of stainless steel leukocyte filter. Therapeutic Apheresis 1:63–66

KAPITEL 26

Radiosynoviorthese, [^{224}Ra] Radiumtherapie und Röntgenstrahlentherapie

G. MÖDDER

INHALT

26.1 Radiosynoviorthese

Die Radiosynoviorthese ist ein seit 3 Jahrzehnten bewährtes, wichtiges Instrument zur effizienten Lokalbehandlung chronisch-entzündlicher Gelenkerkrankungen. Als klassische Indikationen gelten: chronische Polyarthritis, Psoriasisarthritis, M. Bechterew mit peripherer Gelenkbeteiligung, villonoduläre Synovitis, Hämarthros bei Hämophilie und rezidivierende Kniegelenkergüsse. Aber auch bei Chondrokalzinose und v.a. bei aktivierter Arthrose (Osteoarthritis) hat die Radiosynoviorthese ihren Stellenwert. Die folgende Übersicht zeigt weitere Indikationen und Kontraindikationen.

Indikationen zur Radiosynoviorthese und Gelenke, an denen sie eingesetzt werden kann

Erkrankungen

- *Rheumatische Erkrankungen*
  - Chronische Polyarthritis
  - Psoriasisarthritis
  - M. Bechterew u.a.
  - Villonoduläre Synovialitis
  - Hämarthros bei Hämophilie
  - „Reizknie"
- *Aktivierte Arthrose (Osteoarthritis)*
  - Gonarthrose (auch mit Baker-Zyste)
  - Omarthrose
  - Rhizarthrose
  - Fingerpolyarthrose u.a.
  - bei Zustand nach TEP-Implantation

Gelenke

- Glenohumeralgelenk
- Akromioklavikulargelenk
- Sternoklavikulargelenk
- Ellbogengelenk
- Handgelenk und Carpus
- Daumensattelgelenk
- Trapezskaphoidgelenk
- MCP
- PIP
- DIP
- Hüftgelenk
- Kniegelenk (auch mit Baker-Zyste)
- Oberes Sprunggelenk
- Unteres Sprunggelenk
  - Talonavikulargelenk
  - Subtalargelenk
  - Hinteres Kompartiment
- Kuneonavikulargelenk
- Kalkaneokuboidgelenk
- Tarsometatarsalgelenke
- Zehengelenke (v.a. MTP)

Kontraindikationen der Radiosynoviorthese

- *Absolut*
  - Schwangerschaft, Laktation
  - Gelenkinfektion
- *Relativ*
  - Kinder und Jugendliche in Ausnahmefällen

26.1.1
Voraussetzungen zur Durchführung

Eine Grundregel für die Radiosynoviorthese beim Rheumatiker lautet: Die chronische Polyarthritis ist eine systemische Erkrankung, die deswegen auch systemisch behandelt werden muß. Die Indikation zur Radiosynoviorthese ist erst nach Ablauf von 6 Monaten Basistherapie gegeben, wenn dann die Entzündung in einzelnen Gelenken nicht in den Griff zu bekommen ist und dies zu einer weiteren Eskalation der systemischen Therapie mit ihren Nebenwirkungen führen würde. Ausnahmen von dieser Grundregel sollte sich nur der Erfahrene erlauben, wobei eine ausgezeichnete Kooperation mit Rheumatologen, Orthopäden und Rheumachirurgen Voraussetzung ist. Wichtige Hinweise finden sich auch in der „Leitlinie für die Radiosynoviorthese" (Farahati et al. 1999).

Generell gilt: Je früher im Krankheitsverlauf die Radiosynoviorthese eingesetzt wird, desto besser. Die günstigsten Ergebnisse werden im Steinbrocker-Stadium I und II der chronischen Polyarthritis erreicht (Lueders und Feinendegen 1993; Savaser et al. 1999; Gratz et al. 1999). Aber auch in späteren Stadien ist die Radiosynoviorthese sinnvoll, entgegen mancher Meinung in der Literatur (s. Abb. 26.1).

Hervorzuheben ist auch das sehr günstige Kosten-Nutzen-Verhältnis der Radiosynoviorthese (Siegel et al. 1997).

26.1.2
Definition

Synonyme: „radiosynovectomy", „radiation synovectomy". Der Ausdruck Radiosynoviorthese wurde von Delbarre et al. 1968 geprägt. Darunter versteht man die Wiederherstellung/Erneuerung (Orthese) der entzündlich veränderten Gelenkschleimhaut (Synovialis) mit Radionukliden. Durch intraartikuläre Applikation radioaktiver Substanzen wird versucht, den entzündlichen Gelenkprozeß günstig zu beeinflussen, als nichtinvasive Alternative zur chirurgischen (Früh)synovektomie.

26.1.3
Wirkprinzipien

Für die Radiosynoviorthese werden ausschließlich radioaktive Isotope verwendet, die unter Aussendung von β-Energie zerfallen.

Ein für die Radiosynoviorthese ideales Radiopharmakon sollte folgende Eigenschaften besitzen (nach Deutsch et al. 1993):

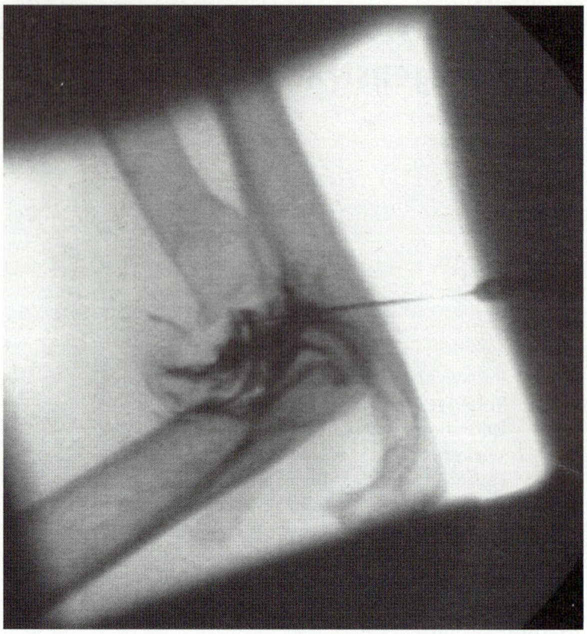

Abb. 26.1. Hochgradig osteodestruktiv verändertes Ellbogengelenk mit stark schmerzhafter Bewegungseinschränkung. Das Arthrogramm unmittelbar vor der Instillation von [^{186}Re] Rhenium zeigt eine einwandfrei intraartikuläre Nadellage. 2 Monate nach Radiosynoviorthese ist der Ellbogen nahezu schmerzfrei und bis auf eine Streckhemmung deutlich besser beweglich

- Die β-Energie sollte groß genug sein, das Synovialgewebe zu penetrieren und zu abladieren, aber nicht so hoch, daß der darunter befindliche Gelenkknorpel oder die darüberliegende Haut geschädigt werden;
- das Radionuklid sollte an Partikeln haften, die ausreichend klein sind, um phagozytiert zu werden, aber nicht so klein, daß sie das Gelenk verlassen, bevor sie phagozytiert wurden. Die geeignete Partikelgröße liegt bei 2–5 µm;
- die Partikel sollten biologisch abbaubar sein, da sonst Granulationsgewebe induziert werden könnte.

Für die Radiosynoviorthese stehen verschiedene Radionuklide zur Verfügung (s. Tabelle 26.1), deren Wahl v.a. von der Größe des zu behandelnden Gelenks abhängt: je kleiner das Gelenk, desto geringer sollte die therapeutische Reichweite sein. Teilweise wird dies durch eine längere Halbwertszeit kompensiert.

Spezielle Wirkprinzipien im Gelenk

Die an Kolloide gebundenen Radionuklide werden von der obersten Synovialiszellschicht als Fremdpartikel erkannt und phagozytiert. Autoradiographische Untersuchungen zeigten, daß z.B. [^{90}Y] Yttrium insbesondere in den oberflächlichen, relativ rasch aber auch in den

Tabelle 26.1. Radionuklide für die Radiosynoviorthese

	$[^{90}Y]$ Yttrium	$[^{186}Re]$ Rhenium	$[^{169}Er]$ Erbium
Halbwertszeit (physikal.)	2,7 Tage	3,7 Tage	9,5 Tage
Strahlungsart	β	β und γ	β
Maximale β-Energie [MeV]	2,26	0,98	0,34
Gewebsreichweite [mm]			
- maximal	11,0	3,7	1,0
- mittel	3,6	1,2	0,3
Verbindung	Citrat/Silikat	Sulfat	Citrat

Gelenke	**Große**	**Mittlere**	**Kleine**
	Knie	Schulter-	MCP
		Ellbogen-	PIP
		Hand-	DIP
		Hüft-	MTP
		Sprunggelenk	andere
		Oberes (OSG)	
		Unteres (USG)	

etwas tieferen Schichten der Synovialis zu finden ist, kaum jedoch im Knorpelbereich (Webb et al. 1969; Isomäki et al. 1972). Infolge der selektiven Bestrahlung der Synovialis mit β-Strahlung kommt es zu Nekrosen der Zellen und zum Rückgang der entzündlichen Zellproliferation.

Arthroskopisch findet sich beim Menschen nach $[^{90}Y]$ Yttrium ein Rückgang der Zahl und Größe der Synovialzotten bei Rückbildung der Hyperämie. Später treten Sklerosierungs- bzw. Fibrosierungsvorgänge des Synovialzottenstroma, der Gefäße und eine allenfalls leichte diffuse Schädigung des Gelenkknorpels in den Vordergrund. Filtration und Resorption der Synovialflüssigkeit werden vermindert.

Einige Monate später sind mononukleäre Infiltrate in der Synovialis verschwunden, bei gutem Behandlungserfolg ist die Synovialis fibrosiert, und der Destruktion wird Einhalt geboten (s. Abb. 26.2).

26.1.4 Dosierung und Strahlenexposition

Eine präzise Dosimetrie ist nicht möglich. Die absorbierte Dosis ist nicht nur abhängig von dem verwendeten Radionuklid und der applizierten Aktivität (MBq bzw. mCi), sondern auch von zahlreichen, nicht quantifizierbaren Parametern wie Größe des Gelenkraums (z.B. Vergrößerung der Oberfläche bei Baker-Zyste oder Zotten), Synovialisdicke und -struktur, Verteilung im Gelenk, Absorption der Kolloide an Gelenkflüssigkeit (wässrig, gelatinös, hämorrhagisch) und entzündlicher Aktivität der Synovialis (Klett et al. 1999; Manil et al. 2001a). Bei der Radiosynoviorthese der Kniegelenke werden üblicherweise 185 MBq (5 mCi) $[^{90}Y]$ Yttrium appliziert. Annähernd 100 Gy auf 100 g Synovialis sollen dabei absorbiert werden.

Die Gonadenbelastung liegt dabei in der Größenordnung einer Röntgenaufnahme der LWS a.p. bei der Frau

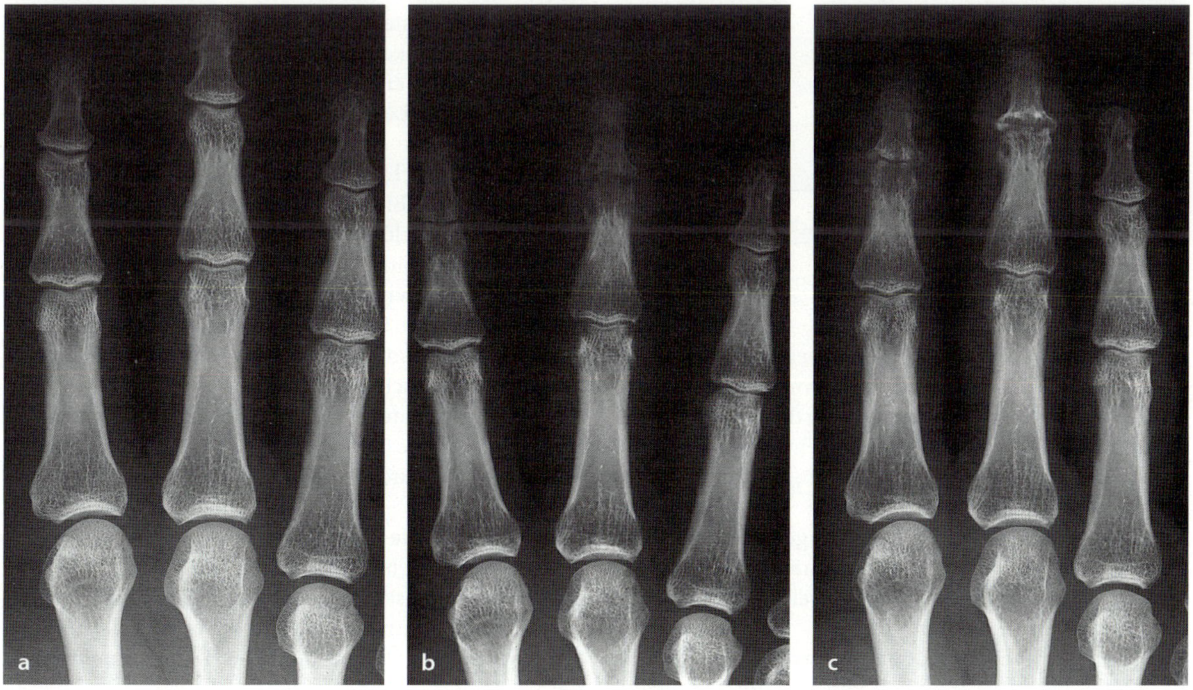

Abb. 26.2a–c. Röntgenaufnahmen des Mittelfingerendgelenks (DIP III) bei einem 40jährigen Patienten mit chronischer Polyarthritis. Verlaufsbeobachtung: **a** Aufnahme 5/93: noch unauffällig; **b** 4/94: massive Progredienz der Destruktion von DIP III, trotz Therapie mit Gold und Methotrexat; **c** nach Radiosynoviorthese 8/94 des DIP III mit $[^{169}Er]$ Erbium zeigt die Aufnahme von 2/95 deutliche Reparaturvorgänge

und des Beckens a.p. beim Mann und ist nicht relevant (Klett 1998). Das genetische Risiko nach Radiosynoviorthese mit [^{90}Y] Yttrium ist vernachlässigbar klein, das Tumormorbiditätsrisiko mit 0,4 Promille ebenfalls gering. Klett et al. (1999) sehen daher keine generelle Notwendigkeit, die Radiosynoviorthese altersabhängig zu beschränken.

Eine aktuelle Untersuchung zur physikalischen und biologischen Dosimetrie ergab, daß nach Radiosynoviorthese mit [^{169}Er] Erbium keine dizentrischen Lymphozyten nachgewiesen wurden. Die effektive Dosis war niedriger als 1 mSv/30 MBq. Nach Radiosynoviorthese mit [^{186}Re] Rhenium war in 4 von 20 Fällen eine geringe Blutaktivität erkennbar. Die effektive Dosis war aber vergleichsweise um den Faktor 30 geringer als bei der Radiojodtherapie gutartiger Schilddrüsenerkrankungen (Manil et al. 2001a).

Die Dosierung beruht auf bewährten, empirisch ermittelten Schätzwerten (s. Tabelle 26.2).

Tabelle 26.2. Dosierung der Radionuklide nach empirisch ermittelten Schätzwerten (Dosierung in MBq. 37 MBq = 1 mCi)

Gelenk	Yttrium-90	Rhenium-186	Erbium-169
Glenohumeral-	–	74	–
Ellbogen-	–	74	–
Hand-	–	55,5–74	–
Daumensattel-	–	–	30
MCP	–	–	22
PIP	–	–	18,5
DIP	–	–	15
Hüft-	–	185	–
Knie-	222	–	–
Oberes Sprung-	–	74	–
Unteres Sprung-	–	55,5	–
Kuneonavikular-	–	–	37
Tarsometatarsal-	–	–	22
MTP I	–	–	30
MTP (andere)	–	–	22

26.1.5 Diagnostik vor der Radiosynoviorthese

Im Idealfall besteht eine enge Kooperation mit Rheumatologen und Orthopäden, die dem Nuklearmediziner die Patienten zur Radiosynoviorthese überweisen. Dann darf er davon ausgehen, daß eine exquisite fachspezifische Diagnostik stattgefunden, die konservative Therapie optimiert oder ausgereizt und die richtige Indikation zur Radiosynoviorthese gestellt wurde. Im Falle einer Erkrankung aus dem rheumatischen Formenkreis wurde mindestens 1/2 Jahr eine antirheumatische Basistherapie durchgeführt.

Dennoch enthebt dies den Nuklearmediziner, der die volle Verantwortung für die Radiosynoviorthese trägt, nicht einer sorgfältigen Indikationsüberprüfung. Immer ist differentialtherapeutisch auch das Feld der operativen Möglichkeiten abzuwägen: von Früh- oder Spätsynovektomie bis Tenosynovektomie, Sehnenrekonstruktionen (bei Rupturen), Nervendekompression, Resektions(interpositions)arthroplastik, Arthrodese und Alloarthroplastik.

Nach Anamnese- und klinischer Befunderhebung ist eine ausführliche Aufklärung des Patienten über Eingriff, Risiken, Nebenwirkungen und Komplikationsmöglichkeiten erforderlich, die mit der Unterschrift auf einer Einverständniserklärung quittiert wird. Selbstverständlich haben dann auch Röntgenaufnahmen der zu behandelnden Gelenke vorzuliegen.

Darüber hinaus sind 2 Untersuchungsverfahren zu erwähnen, denen ein hoher Stellenwert für eine erfolgreiche, nebenwirkungsfreie Radiosynoviorthese zukommt: Arthrosonographie und Szintigraphie.

Arthrosonographie

Wenn bei der Radiosynoviorthese eines Kniegelenks eine problematische Baker-Zyste übersehen wird, könnte ein posttherapeutischer Reizerguß zur Ruptur der Baker-Zyste führen – eine fatale Komplikation, die einfach nicht passieren darf. Daher wurde das Vorhandensein einer Baker-Zyste bislang als Kontraindikation angesehen. Gehört zur Untersuchung von Kniegelenken aber auch die Sonographie, entgeht einem die Baker-Zyste nicht. Immerhin fanden wir bei 980 mit der Radiosynoviorthese behandelten Kniegelenken in 25% eine Baker-Zyste. Zur sicheren Vermeidung der oben genannten Komplikation wird 2 Tage vor der Radiosynoviorthese eine (infolge eines Ventilmechanismus pralle) Baker-Zyste ultraschallgezielt abpunktiert.

Bei Kniegelenken ist die Sonographie somit absolut obligat (s. auch Seite 371).

Aber auch bei anderen Gelenken kann man auf die Sonographie vor der Radiosynoviorthese kaum verzichten, ist doch eine anschauliche Kenntnis des Gelenkinneren (Erguß? Briden? Bizarre Synovialiszotten? Schultergelenk: Rotatorenmanschettenruptur? Bursitis subdeltoidea?) und der periartikulären Strukturen (Tenosynovitis? Enthesitis?) oft von großem Vorteil für die strikt zu fordernde perfekt intraartikuläre Injektion des Radiopharmakon. Abbildung 26.3 zeigt die sonographische Darstellung eines Ergusses im Recessus suprapatellaris mit grobzottiger Synovialishypertrophie sowie eine pralle Baker-Zyste des linken Kniegelenks (s. auch Abb. 26.11).

Gelenkszintigraphie

Nicht gemeint ist hiermit die für rheumatologische Fragestellungen meist gut verzichtbare „Knochenszintigraphie", zumal, wenn sie in Ganzkörpertechnik durchgeführt wird, mit oft jämmerlicher Detailerkennbarkeit der Gelenke.

Erstaunlich wenig bekannt ist dagegen der hohe Wert der „Weichteilszintigraphie der Gelenke". Wie bei

Abb. 26.3a, b. *Oben:* Sonogramm des rechten Kniegelenks. Im Recessus suprapatellaris Erguß und grobzottige Synovialishypertrophie. *Unten:* Große, pralle Baker-Zyste des linken Kniegelenks

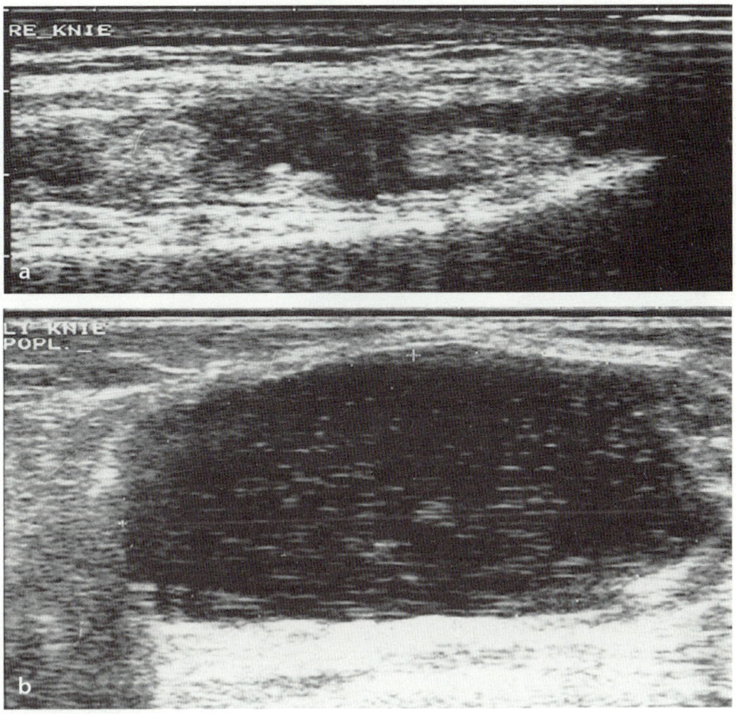

der Skelettszintigraphie wird ^{99m}Tc-MDP i.v. injiziert, die Einzelaufnahmen in verschiedenen Ebenen werden aber nicht erst 3 h post injectionem („Spätphase"), sondern bereits etwa 5 min post injectionem gemacht. Das Radiopharmakon ist dann noch nicht im Knochen angereichert, sondern noch in der Blutbahn bzw. den Weichteilen verteilt („Blood-pool-Phase" oder „Frühphase"). Bei einer Synovialitis mit der damit verbundenen Hyperämie zeigt demnach eine erhöhte fokale Aktivitätskonzentration zwar unspezifisch aber hochsensitiv die entzündliche Aktivität in den Gelenken an. Man erhält einen hochempfindlichen Überblick über den polyartikulären Befall und die Intensität der Synovialitis, korrelierend mit der Schmerzintensität und oft Monate vor röntgenologisch sichtbaren Veränderungen.

So läßt sich z.B. erkennen, welches Zehen- oder Mittelfußgelenk die Ursache der Beschwerden des Rheumatikers ist, der gerade Schmerzen im Fußbereich erstaunlich oft nicht exakt lokalisieren kann. Das Weichteilszintigramm erlaubt die treffsichere Radiosynoviorthese des richtigen Gelenks und ist damit bemerkenswert therapierelevant.

Außerdem gilt das Statement aus der „Qualitätssicherung in der Rheumatologie" (Deutsche Gesellschaft für Rheumatologie 1997):

Die Szintigraphie kann auch bei klinisch asymptomatischen Gelenken entzündlich bedingte Mehrbelegungen anzeigen und trägt damit zur besseren Kenntnis des Verteilungsmusters der befallenen Gelenke und zur Spezifizierung der Diagnose bei.

Nicht zuletzt diese wertvolle Eigenschaft trägt oft dazu bei, daß eine Mon- oder Oligoarthritis besser eingeordnet oder eine Radiosynoviorthese zugunsten einer suffizienteren Einstellung der Basistherapie zunächst einmal verschoben wird. Folgende Übersicht zeigt die Vorteile der Gelenkweichteilszintigraphie.

Vorteile der Gelenkweichteilszintigraphie

- Frühnachweis der Arthritis
- Differenzierung Arthritis/Arthralgie (z.B. bei Schüben, auch bei Fibromyalgie)
- Frühnachweis polyartikulärer Befallsmuster (Gelenkstatus)
- Sensitiver als Röntgenuntersuchung (nicht spezifisch)
- Präzisere Lokalisierung des zu behandelnden Gelenks (v.a. im Fußbereich!)
- Indikationshilfe zur Radiosynoviorthese bei weit fortgeschrittenen Gelenkveränderungen
- Empfindlicher Aktivitätsindikator auch unter massiver Medikation
- Einsparung von Röntgenaufnahmen durch gezieltere Selektion
- Nachweis der Synovialitis bei Osteoarthritis (Indikationshilfe für Radiosynoviorthese)

Für die Indikationsstellung zur Radiosynoviorthese bei *aktivierter Arthrose (Osteoarthritis)* ist es wichtig, die Komponente „Arthrose" mit der Komponente „Arthritis" zu vergleichen. Nur bei Nachweis einer deutlichen Synovialitis ist die Radiosynoviorthese erfolgversprechend und damit indiziert. Auf die Spätphase kann meist verzichtet werden, wenn aktuelle Röntgenaufnahmen die ossären Veränderungen zeigen (Ausnahme z.B.: Zustand nach TEP-Implantation, Verdacht auf M. Ahlbäck).

Abbildungen 26.4–26.7 zeigen die Therapierelevanz von Weichteilszintigrammen.

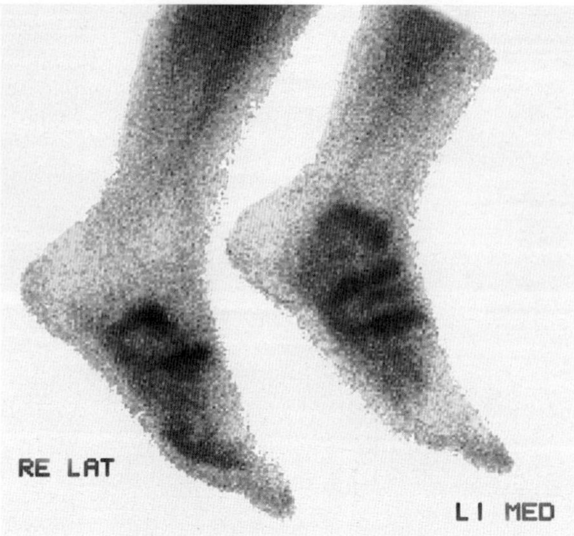

Abb. 26.4. Nur links ist das obere Sprunggelenk betroffen. Gravierend sind die synovialitistypischen Mehranreicherungen in verschiedenen Tarsalgelenken

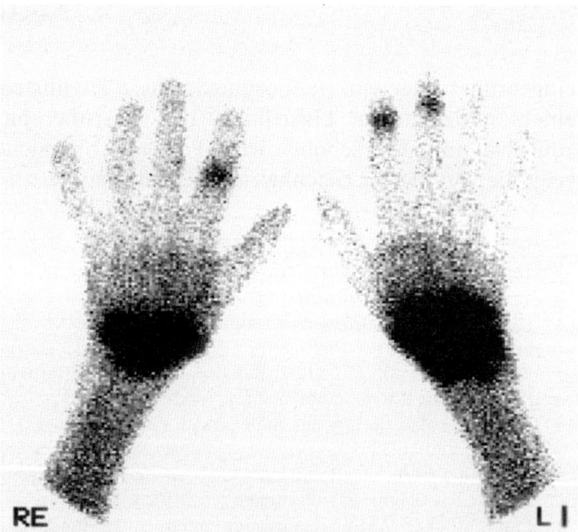

Abb. 26.5. Weichteilszintigramm der Hände. Die intensive Mehranreicherung im Karpalbereich korreliert mit einer stark schmerzhaften Schwellung beidseits, links > rechts. Trotz Larsen-Stadium 1 ist nicht nur das „Handgelenk" = Radiokarpalgelenk betroffen, sondern alle distalen Interkarpalkompartimente. Eine *Früh*synovektomie wäre somit eine *Zuspät*-Synovektomie. Das flüssige Radiopharmakon erreicht jedoch alle von der Synovialitis ergriffenen Gelenkräume

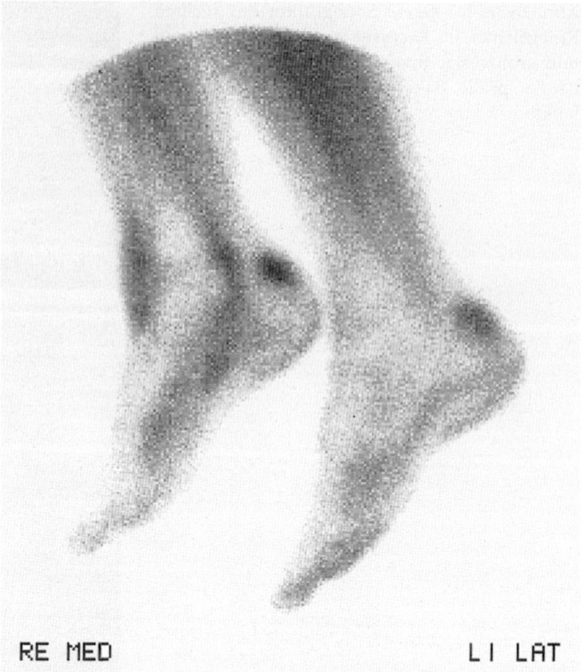

Abb. 26.6. Die Patientin mit chronischer Polyarthritis war zur Radiosynoviorthese des rechten oberen Sprunggelenks überwiesen worden. Das Weichteilszintigramm zeigt aber ein Mischbild aus einer Tenosynovitis des M. tibialis posterior, der Extensoren und eine Enthesitis der Achillessehne beidseits. Eine Radiosynoviorthese des oberen Sprunggelenks ist nicht indiziert

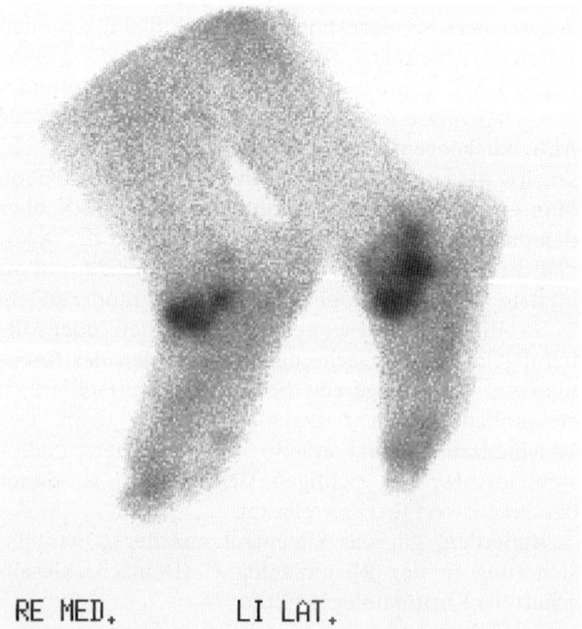

Abb. 26.7. Auch in diesem Fall wäre eine Radiosynoviorthese des (linken) oberen Sprunggelenks fehlindiziert. Das untere Sprunggelenk muß gezielt angegangen werden

26.1.6 Durchführung der Radiosynoviorthese

Voraussetzungen

Wichtige Voraussetzungen sind durch den Strahlenschutz gefordert:

- Umgangsgenehmigung für die verwendeten Nuklide (Nuklearmedizin),
- Radiosynoviorthese nur in von Aufsichtsbehörde zugelassenen Räumen (Kontrollbereich),
- Strahlenschutzüberwachung,
- Überwachung auf Kontamination,
- Lagerung der Nuklide und
- Abfallbeseitigung.

Zur apparativen Ausstattung gehören ein Durchleuchtungsgerät (C-Bogen) für die sichere intraartikuläre Instillation des Radionuklids und eine Gammakamera zumindest für das gesetzlich geforderte Verteilungsszintigramm im Anschluß an die Radiosynoviorthese. Nicht zuletzt sind profunde Kenntnisse in Rheumatologie und Orthopädie unerläßlich.

Die seit 01. 06. 1993 in Kraft getretene „Neufassung der Richtlinie Strahlenschutz in der Medizin" enthält eine wichtige neue Regelung: „Bei der intraartikulären Behandlung mit β-Strahlern ist eine Verschleppung radioaktiver Stoffe und eine Überschreitung der Dosis von 1,5 mSv (Millisievert) im Kalenderjahr in 1 Meter Abstand nicht möglich. Daher ist aus Strahlenschutzgründen eine stationäre Aufnahme des Patienten nicht erforderlich". Damit ist die *ambulante* Durchführung der Radiosynoviorthese erlaubt.

Gelenkpunktionen

Da die auch nur teilweise extraartikuläre Injektion eines β-Strahlers zu ausgedehnten Nekrosen führen könnte, ist die Beherrschung einer perfekten Punktionstechnik unabdingbar (s. Abb. 26.8). Die speziellen Punktionstechniken weichen aber oft von den üblichen Lehrbuchtechniken ab. Beispielsweise verbietet sich die Punktion des Kniegelenks in der orthopädischerseits beliebten Weise, die Nadel neben der Patellasehne einzuführen. Bei der Radiosynoviorthese würde man hierbei evtl. [^{90}Y] Yttrium durch das vordere Kreuzband ziehen. Außerdem würde eine Hoffaitis die einwandfreie Verteilung verhindern können (Näheres s. Mödder 1995b).

Alle Gelenke – mit Ausnahme des Kniegelenks – müssen unter Bildwandlerkontrolle (C-Bogen) punktiert werden. Bei mittelgroßen Gelenken (Schulter-, Ellbogen-, Hand-, Hüft- und Sprunggelenke) ist die arthrographische Orientierung über die Beschaffenheit des Gelenkbinnenraums und die ideale Nadelposition notwendig. Bei Finger- und Zehengelenken ist oft auf eine Arthrographie zu verzichten, da es wegen der winzigen Gelenkvolumina schwierig genug sein kann, die geringe Nuklidmenge (z.B. 0,1 ml [^{169}Er] Erbium) voll-

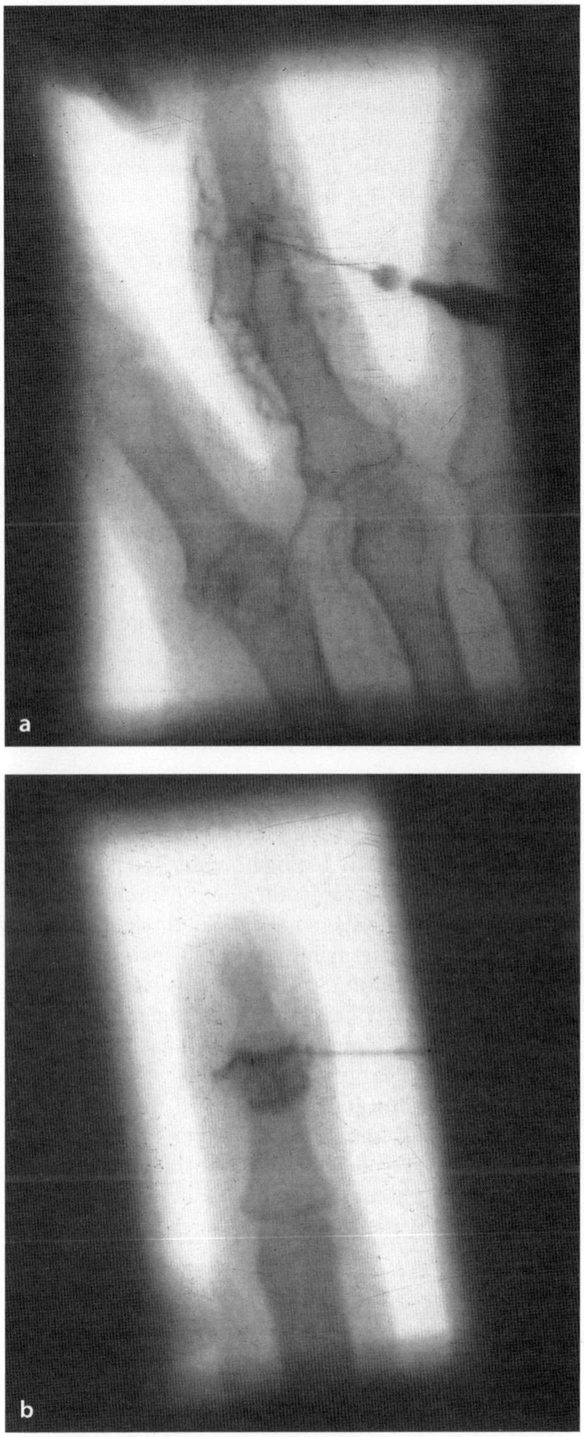

Abb. 26.8a, b. *Oben:* Zwar intraartikuläre Position der Injektionsnadel im PIP-Gelenk. Aber: Die Injektion des Kontrastmittels erfolgt in eine Zotte mit Abtransport aus dem Gelenk. Wäre das Kontrastmittel [^{169}Er] Erbium gewesen, wäre die Radiosynoviorthese erfolglos und nur mit Nebenwirkungen verbunden gewesen! *Unten:* Einwandfreie Punktion eines DIP-Gelenks

ständig und v.a. druckfrei intraartikulär zu injizieren (Näheres s. Mödder 1995b).

Kortisoninjektionen. Von einer gleichzeitigen intraartikulären Injektion eines Kortisonpräparates (z.B. Triamcinolonhexazetonit) werden folgende (z.T. hypothetische) Effekte erwartet:

- Eine eventuelle Strahlensynovialitis mit Reizerguß (Knie) soll vermieden werden.
- Die entzündliche Komponente der Synovialitis (oberflächliche echoarme Struktur) wird durch Kortison rasch vermindert, so daß die Radiokolloide mit ihrer begrenzten Reichweite näher an den Pannus rücken und daher effektiver wirken.
- Im Handgelenk z.B. kann dieser Effekt auch dazu beitragen, daß [^{186}Re] Rhenium besser in die distaleren Interkarpalkompartimente vordringen kann.
- Der oft verzögerte Wirkungseintritt der Radiosynoviorthese wird für einige Zeit überbrückt. (Der Patient sollte über dieses Phänomen informiert werden.)

26.1.7 Maßnahmen nach der Radiosynoviorthese

Nach der Radiosynoviorthese wird mit Hilfe einer Gammakamera ein „Verteilungsszintigramm" aufgezeichnet. Dieses ist als Maßnahme der Qualitätssicherung auch gesetzlich vorgeschrieben: „Durch szintigraphische Untersuchungen ist die regionale Verteilung des radioaktiven Arzneimittels aufzuzeichnen" (Neufassung der Richtlinie Strahlenschutz in der Medizin 1992). Bei [^{90}Y] Yttrium wird die Röntgenbremsstrahlung, bei [^{186}Re] Rhenium der γ-Anteil ausgenutzt. Ausnahme ist [^{169}Er] Erbium.

Nach der Radiosynoviorthese wird das behandelte Gelenk 48 h lang möglichst auf einer Schiene ruhiggestellt. Vor allem soll dadurch ein Abtransport über die Lymphwege verhindert werden (Gratz et al. 1999). 1 Woche soll der Patient das Gelenk noch etwas schonen.

26.1.8 Mögliche Folgen

Zur Qualitätssicherung gehört die *Nachsorge* in interdisziplinärer Zusammenarbeit. Vielerlei Probleme können auftauchen:

- Nach der Radiosynoviorthese können im Verlauf neue, andersartige Schmerzen auftreten, weil die infolge der Schmerzschonhaltung kontrakt gewordenen Sehnen und hypotrophierten Muskeln wieder normal, aber seit langem ungewohnt, beansprucht werden. Der Patient muß intensiv zu aktivem Gelenktraining (mit Anleitung) aufgefordert werden. Wenn die Chance der durch die Radiosynoviorthese verschafften Schmerzfreiheit und besseren Funktionsfähigkeit genutzt wird, können periarthropathische Beschwerden, aber auch Beugekontrakturen und gewisse (muskelbedingte) Formen der Gelenkinstabilität verschwinden.
- Es kann sein, daß die applizierte Standarddosis nicht ausreicht, weil die Synovialis zu dick, das Target (Gelenkbinnenoberfläche) wegen korallenriffähnlicher Zottenstruktur oder einer Baker-Zyste zu groß war. Die Arthrosonographie zeigt anschaulich, ob eine Dosisaufsättigung (Re-Radiosynoviorthese) sinnvoll ist.
- Sind nach Radiosynoviorthesen die schlimmsten Beschwerden beseitigt, möchte mancher Patient die medikamentöse Therapie zumindest reduzieren. Derartige Entscheidungen muß er jedoch ausnahmslos mit dem Arzt verhandeln, welcher für die medikamentöse Dauerbetreuung zuständig ist. Bei der Nachsorge ist der Patient ggf. in diese Richtung zu motivieren.
- Es dauert mitunter Monate, bis sich der erwartete Effekt der Radiosynoviorthese in einem behandelten Gelenk allmählich ausbildet. Es darf also nicht verwundern, wenn in der Zwischenzeit das Grundübel sich noch ungestört weiter auslebt, d.h. daß möglicherweise wieder ein Erguß – oft gelatinös – entsteht. Bei der Nachschau nach 3–4 Monaten kann er – wenn nötig – abpunktiert werden. Die gleichzeitige Instillation eines Kortikoids leitet dann – im Gegensatz zu frustranen Bemühungen vor der Radiosynoviorthese – oft zur bleibenden Beschwerdefreiheit über.

Eine Selbstverständlichkeit schreibt die „Neufassung der Richtlinie Strahlenschutz in der Medizin" vor, nämlich daß zur Qualitätssicherung bei der Behandlung mit offenen radioaktiven Stoffen die „interdisziplinäre Zusammenarbeit bei der Untersuchung, Behandlung und Nachsorge" Voraussetzung ist.

26.1.9 Nebenwirkungen

Eine Gelenkinfektion dürfte eher noch seltener vorkommen als nach Kortikoidinstillation (1:35.000 Gelenkpunktionen). Denn z.B. nach Instillation von [^{90}Y] Yttrium herrscht im Kniegelenk eine so hohe lokale Strahlenbelastung, daß in diesem Overkill kein Bakterium eine Überlebenschance hat. Folgende Übersicht zeigt weitere Nebenwirkungsmöglichkeiten auf, die allerdings äußerst selten sind.

Nebenwirkungen

- *Mögliche Nebenwirkungen*
  - allgemeine Strahlenreaktionen
  - Strahlensynovialitis
  - Gewebenekrose
- *(Sehr) fragliche Nebenwirkungen*
  - Entwicklung frühzeitiger degenerativer Gelenkveränderungen*
  - Entwicklung von Neoplasien**
  - Genschädigungen

* Bei progredienter Synovialitis ist eine zunehmende Gelenkzerstörung wahrscheinlicher.

** Menkes sah bei 4000 Radiosynoviorthesen nur 1 Retikulumzellsarkom 2 Jahre nach Radiosynoviorthese, was auf einen fehlenden Zusammenhang hindeutet.

26.1.10 Ergebnisse

Nur Ergebnisse bei rheumatischen Erkrankungen werden aufgeführt. An dieser Stelle ist jedoch zu betonen, daß die Radiosynoviorthese auch bei Osteoarthritis (aktivierte Arthrose) beachtliche Erfolge aufzuweisen hat (Übersicht s. Mödder 1995b). Denn nicht der Knorpeldefekt ist schmerzhaft - der Knorpel enthält keine Nervenfasern oder Gefäße - sondern die (detritusinduzierte) Synovialitis. Die Beseitigung von Ergüssen stoppt auch die Produktion knorpelaggressiver Enzyme.

[^{90}Y] Yttrium, [^{186}Re] Rhenium und [^{169}Er] Erbium

Bis zu 4,5 Jahre nach Radiosynoviorthese mit diesen drei Radiopharmaka wurden in bis zu 66% der Gelenke gute bis sehr gute, in bis zu 21% moderate und in 13% keine Besserungen von Schmerz, Schwellung und Funktion festgestellt. Die besten Ergebnisse wurden an Gelenken ohne oder mit geringen radiologisch erfaßten Veränderungen erzielt (Savaser 1999). 75% aller therapierten Patienten gaben eine deutliche Verbesserung ihrer Lebensqualität 18 Monate nach Radiosynoviorthese an (Franke 2000). In einer prospektiven, multizentrischen Studie an 130 Gelenken fanden Farahati et al. (1999b) 6 Monate nach Radiosynoviorthese eine Schmerzlinderung von 78% und Verbesserung der Beweglichkeit von 77%.

[^{90}Y] Yttrium

Die längsten und meisten Erfahrungen mit zur Radiosynoviorthese verwendeten Radioisotopen existieren mit [^{90}Y] Yttrium. In der Literatur werden Besserungen in insgesamt 40–100% angegeben (Übersicht siehe Deutsch et al. 1993; Alfes 1997). So waren bei Patienten mit cP 2 Jahre nach Radiosynoviorthese die Kniegelenkschwellung in 38% beseitigt bzw. in weiteren 46% geringfügig, der Schmerz in 88% beseitigt bzw. stark gebessert, das Streckdefizit in 71% beseitigt (Hagena 1982). Die eigenen Ergebnisse - wir führen gut 200 Kniegelenks-Radiosynoviorthesen pro Monat durch - belegen eine Besserungsquote von etwa 80% nach etwa 3–4 Jahren.

Vor diesem Hintergrund ist eine Publikation von Heuft-Dorenbusch et al. (2000) nicht nachvollziehbar, in der die Stellung der Radiosynoviorthese des Kniegelenks ernsthaft in Frage gestellt wird. In dieser Literatur-„Übersicht" werden 2 (zwei!) Arbeiten für betrachtenswert gehalten: die eine stammt von 1973 und berichtet über 23 mit 3 mCi [^{90}Y] Yttrium (zu niedrige Dosis) behandelte Kniegelenke; die andere umfaßt 30 Kniegelenke, wobei die während der 6jährigen Beobachtungszeit wechselnde antirheumatische Basistherapie eine Bewertung weder des Kortison- noch des Radiosynoviorthese-Effektes erlauben dürfte.

In therapieresistenten Fällen gelingt oft eine Besserung nach Dosisaufsättigung (Re-Radiosynoviorthese). Therapieversager finden sich bei ausgeprägter Instabilität und Achsfehlstellung.

[^{186}Re] Rhenium

Gute bis exzellente Ergebnisse fanden sich in 50–60% der Fälle an Hand-, Ellbogen-, Schulter-, Sprung- und Hüftgelenk (Menkes 1979), in 83% gute bis sehr gute Ergebnisse bei 103 Ellbogengelenken (Gregoir u. Menkes 1991; ausführliche Literaturübersicht: Mödder 1995b). In einer dreijährigen prospektiven Studie fanden Göbel et al. 1997 klinisch signifikant bessere Ergebnisse und eine geringere Progredienz des radiologischen Destruktionsgrades bei Radiosynoviorthese mit [^{186}Re] Rhenium gegenüber Kortison.

In einer prospektiven, multizentrischen Doppelblindstudie fanden wir nach 1–2 Jahren signifikant bessere Ergebnisse (Schmerz, Schwellung, Beweglichkeit der Gelenke) für [^{186}Re] Rhenium gegenüber Cortivazol (Prednisolonäquivalent 16.8). Wie bei Göbel et al. 1997 waren die Ergebnisse bis fast zu 1 Jahr nach Radiosynoviorthese nicht signifikant, was wir darauf zurückführen, daß vor Studienbeginn keine intraartikuläre Kortisoninstillation erfolgte (Manil et al. 2001). Diese ist aber in der klinischen Routine Vorbedingung einer Radiosynoviorthese (Deutsche Gesellschaft für Rheumatologie 1977), da viele Gelenke auch mit i.a. Kortison gebessert werden können. Kortison bringt die ödematöse Synovialis zum Abschwellen, die Radiosynoviorthese den zerstörerischen Pannus. Eigene Ergebnisse sind in Abb. 26.9 und 26.10 graphisch dargestellt.

[^{169}Er] Erbium

Ein Jahr nach Behandlung von 1261 Fingergelenken mit [169Er] Erbium) fanden Menkes et al. 1974 „sehr gute" (Normalisierung) bis gute Ergebnisse in 54,6% der Fälle. Da simultan Kortikosteroide (Prednisolonazetat) injiziert worden waren, wurde noch eine Doppelblindstudie mit physiologischer NaCl durchgeführt. Bei 244 Fingergelenken (MCP und PIP) fanden sich 1 Jahr spä-

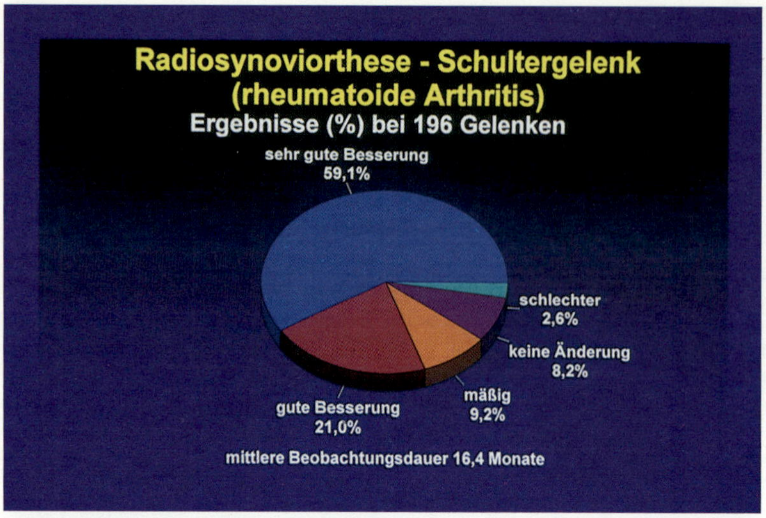

Abb. 26.9. Eigene Ergebnisse der Radiosynoviorthese des Glenohumeralgelenks bei chronischer Polyarthritis

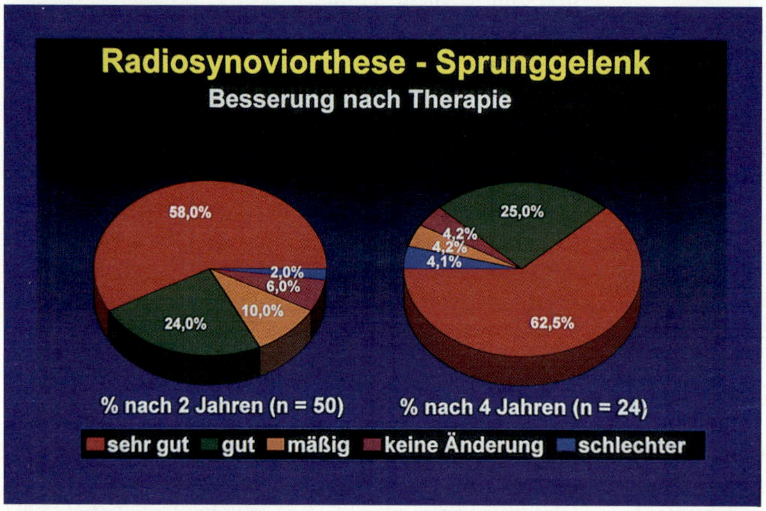

Abb. 26.10. Eigene Ergebnisse der Radiosynoviorthese des oberen Sprunggelenks

ter in 58% exzellente/gute Resultate. Die Ergebnisse waren signifikant gegenüber Kortikosteroiden/Kochsalz.

Aus derselben Arbeitsgruppe berichten 1979 Tubiana et al. über 62,5% gute und sehr gute Erfolge 1 Jahr nach Radiosynoviorthese von MCP und PIP.

Zu einem ähnlich günstigen Ergebnis kommen Boussina et al. 1979 in einer Doppelblindstudie an MCP- und PIP-Gelenken von 35 Patienten mit chronischer Polyarthritis, bei denen zuvor erfolglos intraartikuläre Kortisoninjektionen erfolgt waren. 6 Monate nach Radiosynoviorthese fand sich bei 71,5% der Patienten ein exzellentes bis gutes Ergebnis hinsichtlich Schmerzlinderung und Besserung der Beweglichkeit, keine Besserung bei 28,5%. Nach 1 Jahr ergab sich bei 34 Patienten ein exzellentes bis gutes Ergebnis in 79,4% und keine Besserung in 20,6% der Fälle. Die 1 Jahr nach Radiosynoviorthese angefertigten Röntgenaufnahmen der Gelenke zeigten keine Veränderung, in der Plazebogruppe (Kochsalz) hatten die Gelenkspaltverschmälerungen zugenommen. Außerdem zeigten die mit [^{169}Er] Erbium behandelten Gelenke Fibrosierungen und keine Entzündungszeichen, während in der Plazebogruppe noch alle histologischen Zeichen der chronischen Polyarthritis weiter vorhanden waren.

Gamp fand 1983 bei 113 MCP gute und befriedigende Resultate nach 6 Monaten in 70%, nach 1 Jahr in 68% und nach 2 Jahren in 64% der Fälle. Nach Radiosynoviorthese von 41 PIP waren die Resultate gut und befriedigend nach 6 Monaten in 54%, nach 1 Jahr in 38% und nach 2 Jahren in 41% der Fälle.

In einer retrospektiven Studie von Mödder et al. 1996 wurden aus insgesamt 1798 mit [^{169}Er] Erbium behandelten Gelenken (789 Patienten) 82 Gelenke (34 MCP, 24 PIP, 2 DIP, 22 MTP bei 38 Patienten mit cP) ausgewählt, bei denen frustrane intraartikuläre Kortikoidinjektionen erfolgt waren und frühestens 6 Monate nach der Radiosynoviorthese kontrolliert. Der Schmerz war in 38

Gelenken verschwunden und in 40 reduziert (95% gute Resultate). Die Gelenkbeweglichkeit war in 32 Fällen normalisiert, in 36 immerhin verbessert (Besserung total 83%). Die Gelenkschwellung war in 83% reduziert. Die vergleichsweise guten Ergebnisse werden u.a. auf optimale Injektionsparameter (hohe spezifische Aktivität, geringes Injektionsvolumen, Durchleuchtungskontrolle) zurückgeführt (Mödder et al. 1996).

Klinisch signifikant besser und mit radiologisch geringerem Destruktionsgrad erwies sich in einer prospektiven Studie die Behandlung mit [^{169}Er] Erbium gegenüber Kortison. Dabei waren die Ergebnisse für PIP-Gelenke etwas schlechter als für MCP-Gelenke (Göbel et al. 1997). In einer prospektiven, randomisierten, plazebokontrollierten, internationalen Doppelblindstudie an 82 kortikoidresistenten Fingergelenken (MCP und PIP) fanden wir hinsichtlich der Parameter Schmerz, Schwellung und Beweglichkeit ein ähnliches Ergebnis (Kahan et al. 2001).

Die folgende Übersicht listet die Vorteile der Radiosynoviorthese auf.

Vorteile der Radiosynoviorthese

- Kleiner Eingriff
- Ambulant durchführbar
- Auch bei inoperablen Patienten möglich
- Keine Rehabilitation erforderlich
- Therapie mehrerer Gelenke gleichzeitig oder in kürzeren Intervallen möglich
- Bei geringem Effekt Wiederholung (Re-Radiosynoviorthese) oder operatives Vorgehen möglich
- Günstiges Kosten-Nutzen-Verhältnis

26.1.11 Beispiele und Besonderheiten

Kniegelenk

Die Radiosynoviorthese des Kniegelenks ist am weitesten verbreitet, weil bei meist einfachen Punktionsbedingungen keine Durchleuchtung benötigt wird.

Problem: Baker-Zyste

Das Vorhandensein einer Baker-Zyste wird in zahlreichen Veröffentlichungen als „Kontraindikation" zur Radiosynoviorthese zitiert. Das Problem besteht darin, daß schon spontan Rupturen passieren können. Welche Katastrophe, wenn unmittelbar nach einer Radiosynoviorthese – ausgelöst durch einen Reizerguß – das [^{90}Y] Yttrium sich bei Platzen der Zyste zwischen die Wadenmuskulatur ausbreitete!

Aufgrund eigener Erfahrungen ist die Radiosynoviorthese bei Baker-Zyste dennoch sinnvoll und gefahrlos, allerdings unter definierten Voraussetzungen:

- Es muß ein Ventilmechanismus ausgeschlossen bzw. beseitigt werden. Das ist unter sonographischer Kontrolle einfach: Im popliteалen Querschnitt wird der Verbindungsgang aufgesucht. Kein Ventilmechanismus ist vorhanden, wenn sich die Zyste mit den Schallkopf gut komprimieren läßt und sich evtl. auch ein sich unter Druck erweiternder Gang zeigt (s. Abb. 26.11).
- Ist der Gang nicht zu erkennen (obliteriert) und/oder läßt sich die pralle Zyste nicht komprimieren, ist ein Ventilmechanismus anzunehmen. Dann

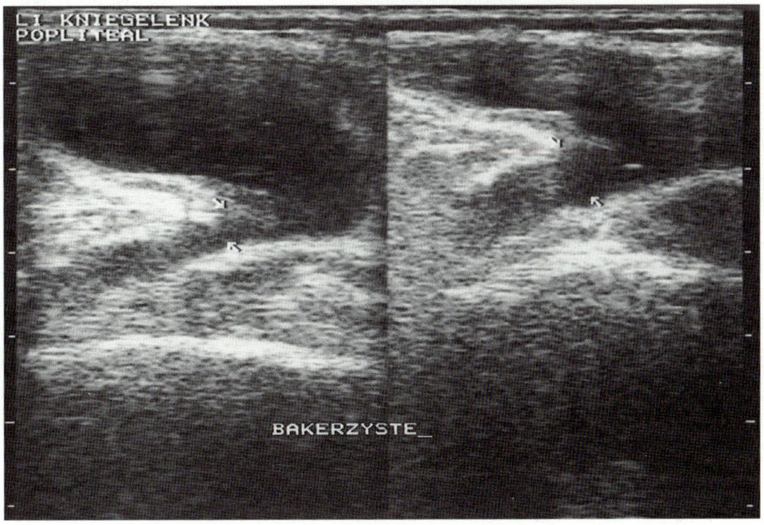

Abb. 26.11. Baker-Zyste, poplitealer Querschnitt. *Linke Bildhälfte:* Ohne Kompression. Man erkennt den nach unten ins Kniegelenk führenden Gang. *Rechte Bildhälfte:* Auf Druck mit dem Schallkopf läßt sich die Baker-Zyste komprimieren, und der Gang weitet sich. Fazit: kein Ventilmechanismus

muß die Baker-Zyste einige Tage vor der Radiosynoviorthese (ultraschallgezielt) abpunktiert werden.

- Auch größere Baker-Zysten sollten vor der Radiosynoviorthese abpunktiert werden. Ragt die Baker-Zyste bis ins distale Drittel des Unterschenkels, ist die Operation die Methode der Wahl.

Problem: Knie-TEP

Die alloarthroplastische Endoprothese, vom Patienten euphemistisch auch „neues Kniegelenk" genannt, bedeutet im Gegensatz zur unproblematischen Hüft-TEP mitunter nicht das „happy end". Manchmal sind die Beschwerden - auch nach TEP-Wechsel - stärker als zuvor.

■ **Szintigraphie.** Normalerweise hebt sich die TEP als photopenisches Areal (Aussparung) von der gesunden Umgebung ab. Bei pathologischen Verhältnissen imponiert die TEP in der Frühphase als photopenisches Areal in einer breiten Anreicherungszone, die über die Synovialis hinaus oft weit in die angrenzenden Weichteile reicht. (s. Abb. 26.12).

Diese hochentzündliche Veränderung imponiert klinisch als schmerzhafte Schwellung mit Überwärmung. In der Spätphase kommt es oft zu einer intensiven Mehranreicherung in der Umgebung der TEP oft als Zeichen der (beginnenden) aseptischen Prothesenlockerung. Ursache sind zwei Prozesse: 1. Durch Polyäthylenabrieb gelangen Partikel (<1 µm–5 µm) in das umgebende Gewebe, wo Makrophagen in Knochenmark und Implantat-Knochen-Grenze eindringende Fremdkörpergranulome bilden und Zytokine produzieren, die schließlich u.a. Knochenresorption durch Osteoklasten induzieren und so Osteolysen bewirken. Zusätzlich kann Erguß in den Zwischenraum Implantat/Knochen dringen (Willert 2000). 2. Infektionen mit Staphylococcus epidermidis, der durch extrazelluläre

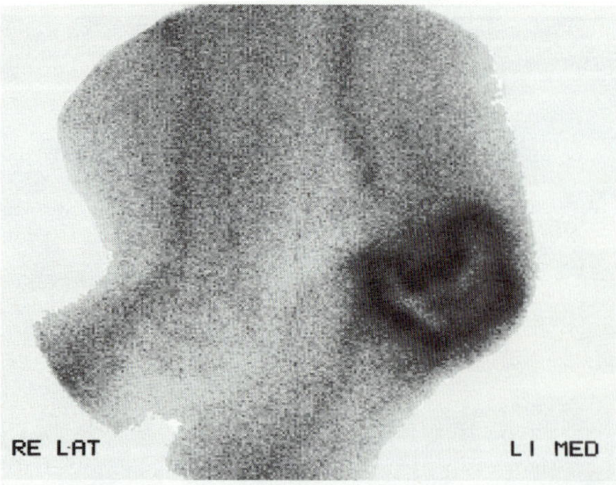

Abb. 26.12. Weichteilszintigramm der Kniegelenke. Massive entzündliche Reaktion in unmittelbarer Umgebung der TEP, die sich als photopenisches Areal abhebt

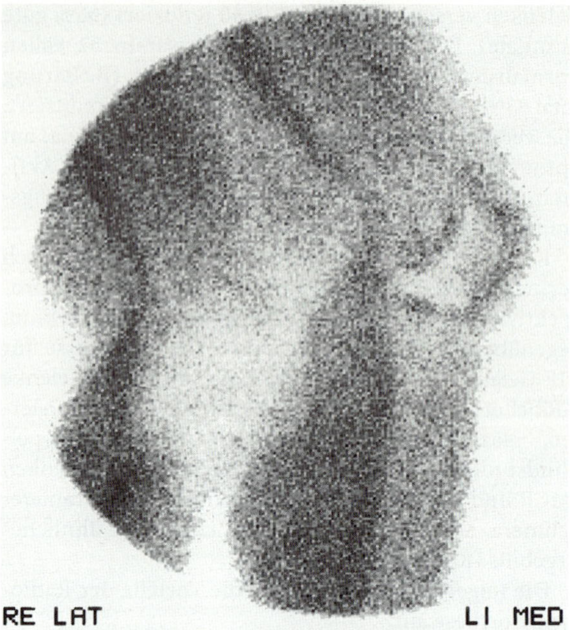

Abb. 26.13. Dasselbe Knie nach der Radiosynoviorthese. Korrelierend mit dem szintigraphischen Normalbefund ist der Patient jetzt völlig beschwerdefrei

Schleimproduktion besonders gut an Implantaten, vor allem Polymeren, haftet (König et al. 1998).

Die Radiosynoviorthese behindert durch die β-Strahlung die Granulomwucherung und bedeutet einen Overkill auch für in Reichweite im Gewebe befindliche Bakterien, was die hohe Besserungsquote erklärt (Abb. 26.13).

Die Radiosynoviorthese erfolgt fraktioniert mit einer frühzeitigen Dosisaufsättigung (Re-Radiosynoviorthese) bereits nach ca. 3 Monaten.

Eigene Ergebnisse bei 106 Patienten mit Knie-Endoprothese (Beobachtungsdauer 2–5 Jahre): Bei fast allen Patienten wurden die Ergüsse (bis 780 ml!) und Überwärmung des Gelenks beseitigt. 89% gaben eine subjektive (und objektivierbare) Besserung (sehr gut, gut, moderat) an.

Bei inzwischen etwa 220 Patienten scheint sich eine ähnliche Erfolgsquote abzuzeichnen.

Andere Aspekte

Tenosynovitis

In der Literatur wird immer wieder die Tenosynovitis als Kontraindikation der Radiosynoviorthese genannt. Eines ist klar: Droht eine Sehnenruptur, duldet ein operativer Eingriff keinen Aufschub. Doch oft ist es sehr gut möglich, mit der Radiosynoviorthese Tenosynovitiden an Händen und Füßen effektiv zu behandeln.

Das vorher loco typico ins obere Sprunggelenk injizierte Kontrastmittel zeigt die Mitdarstellung der Sehnenscheide der Peronäen (s. Abb. 26.14, 26.15).

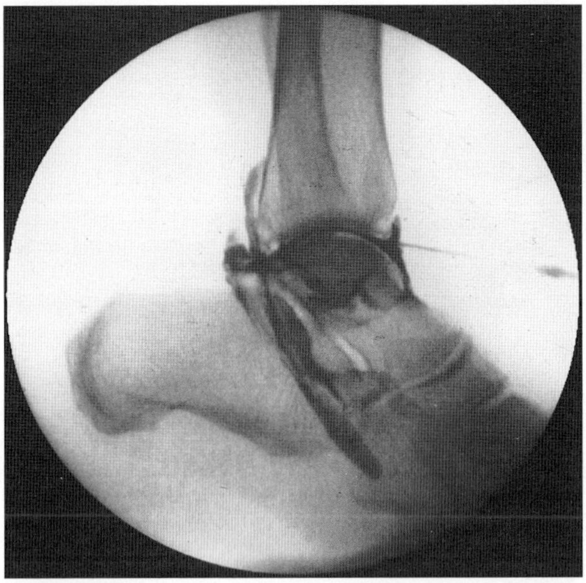

Abb. 26.14. Arthrogramm des rechten oberen Sprunggelenks. Das Kontrastmittel dringt auch in die Sehnenscheide der Peronäen, d.h. daß das anschließend bei unveränderter Nadellage injizierte [^{186}Re] Rhenium sich ebenfalls in diesem Raum verteilen wird

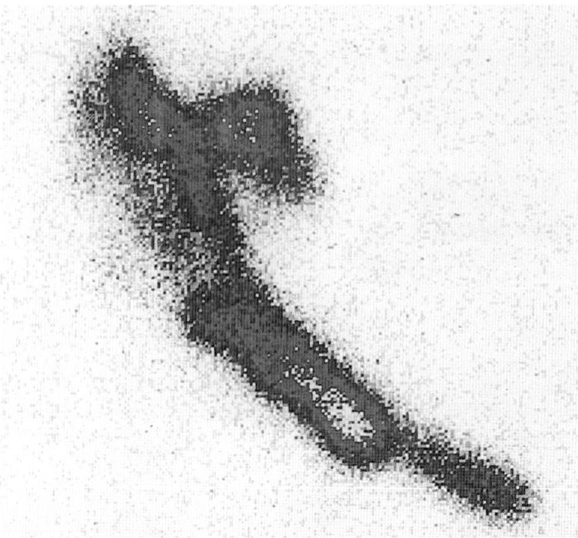

Abb. 26.15. Verteilungsszintigramm nach Radiosynoviorthese des oberen Sprunggelenks mit [^{186}Re] Rhenium. Entsprechend dem Arthrogramm ist es zu einem Übertritt der Aktivität in die Peronäenscheide gekommen. Die schmerzhafte Schwellung war 3 Monate später beseitigt

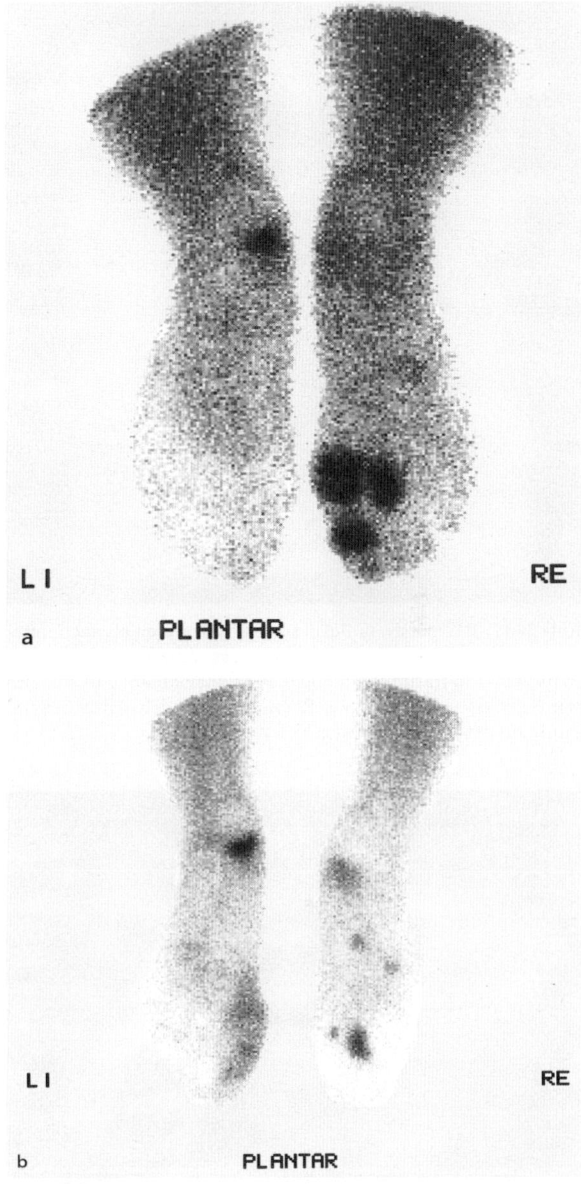

Abb. 26.16a, b. Weichteilszintigramme der Füße (plantare Sicht) bei chronischer Polyarthritis. **a** Vor Radiosynoviorthese. Heftige Schmerzen im rechten „Fuß". Nur Hinken in Gesundheitssandalen möglich. **b** 4 Monate nach Radiosynoviorthese des rechten Großzehengrund- und endgelenks sowie des MTP II. Korrelierend mit dem szintigraphischen Befund bestanden nur noch minimale Beschwerden im MTP II. 6 Monate später Beschwerdefreiheit

Fortgeschrittene Stadien

Als Kontraindikation zur Radiosynoviorthese wird in der Literatur meist ein fortgeschrittenes Stadium (Steinbrocker III) aufgeführt. Dem sei entschieden widersprochen, da im eigenen Krankengut eine wesentliche Besserung der Schmerzen und Funktionsfähigkeit bei fast allen Patienten erreicht werden konnte. Voraussetzung ist eine vorzügliche Punktionstechnik. Diese ist auch erforderlich bei schwierigeren Befunden, v.a. im Fußbereich (s. Abb. 26.16–26.19).

Massive Synovialitis

Findet sich sonographisch eine ausgeprägte Synovialitis, ist wegen der stark vergrößerten Oberfläche mit einem erhöhten Dosisbedarf, evtl. Re-Radiosynoviorthese(n), zu rechnen. Daher ist alternativ zunächst eine arthroskopische Synovektomie und ca. 6 Wochen später die Radiosynoviorthese zu erwägen (Kerschbaumer und Herresthal 1996, Thabe 1997).

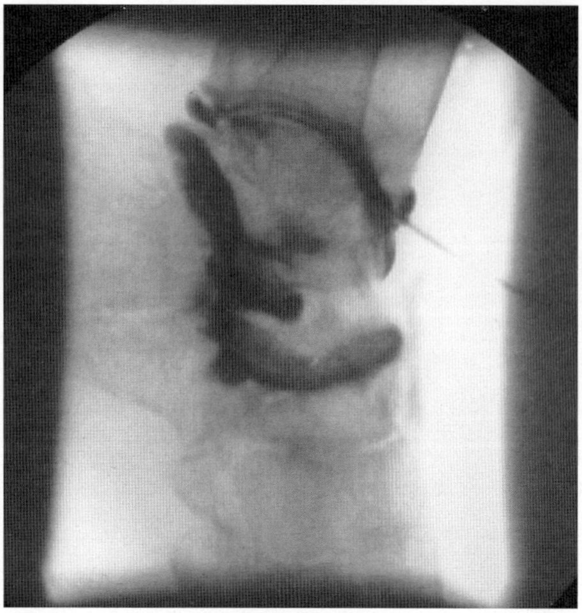

Abb. 26.17. Bei massivem Befall sowohl des oberen als auch unteren Sprunggelenks wurde zunächst das untere Sprunggelenk punktiert (Kontrastmittelfüllung des Talonavikular- und subtalaren Gelenks) und mit [^{186}Re] Rhenium behandelt. Anschließend Punktion des oberen Sprunggelenks

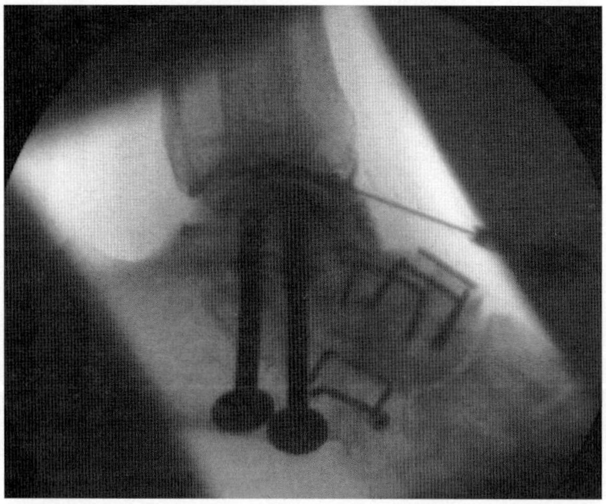

Abb. 26.18. Nach einer Arthrodese im Fußbereich treten oft nach einiger Zeit heftige Schmerzen in benachbarten Gelenken auf. Szintigraphisch werden diese lokalisiert. Hier die Behandlung eines oberen Sprunggelenks nach Arthrodese des unteren Sprunggelenks

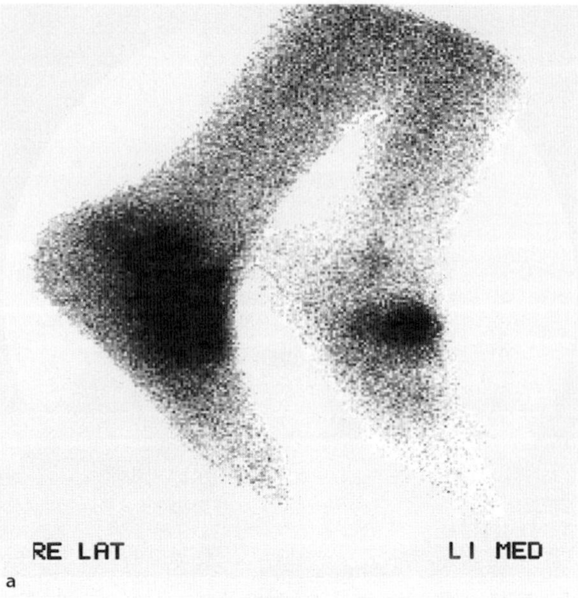

a

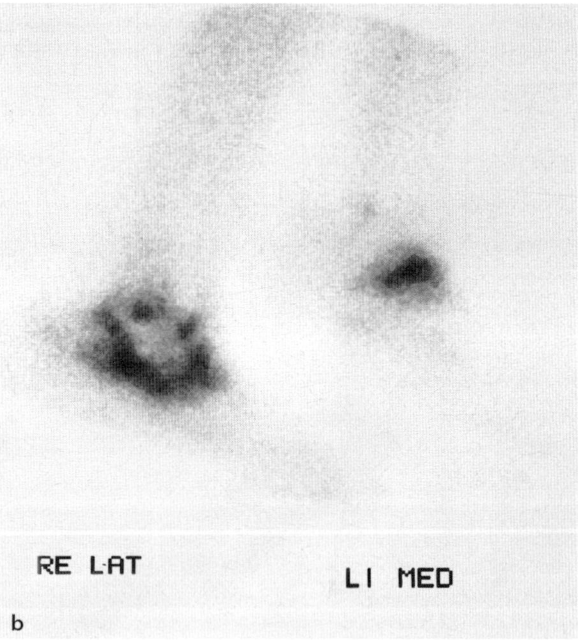

b

Abb. 26.19a, b. Schwerster arthritisch-sekundärarthrotischer Prozeß im rechten Fuß, inoperabel (a). Nach Radiosynoviorthese des oberen und später des unteren Sprunggelenks wesentliche Beschwerdelinderung, korrelierend mit der szintigraphischen Befundbesserung (b)

26.2 Therapie mit [^{224}Ra] Radiumchlorid

[^{224}Ra] Radiumchlorid (*Synonym:* Thorium X) wird zur Behandlung der Spondylitis ankylosans (M. Bechterew) eingesetzt.

Der Begriff „Thorium X“ wird heute vermieden, da immer Verwechslungen mit „Thorotrast“ (Thorium-232) vorkamen, das als Kontrastmittel in der frühen Röntgendiagnostik eine traurige Berühmtheit als tumorinduzierende Substanz erlangte (Näheres s. Adam 1987).

1922 führte der Franzose Léri als erster diese Therapie durch, es handelte sich um die erste nuklearmedizinische Therapie überhaupt. In Deutschland wurde sie 1948 eingeführt und von Koch (1978/1979) zur heute gültigen Form weiterentwickelt. 1985 wurde die Produktion des Isotops eingestellt, seit Anfang 2000 steht das Produkt wieder zur Verfügung.

26.2.1 Wirkprinzipien

Das Isotop ist ein Zerfallsprodukt von [^{222}Th] Thorium. Mit einer Halbwertszeit von 3,64 Tagen zerfällt es unter Emission von α-Teilchen über mehrere Zwischenstufen mit Aussendung von weiteren α-Teilchen sowie β- und γ-Strahlung zu stabilem Blei. Die mittleren Reichweiten im Gewebe betragen für die α-Teilchen 50 µm, für die β-Strahlung 8 mm.

[^{224}Ra] Radiumchlorid lagert sich als Kalziumanalogon fast ausschließlich im Skelett und in frischen Gewebeverkalkungen ein, korrelierend mit der Intensität des Kalziumstoffwechsels. Die pharmakologische Wirkung bei Patienten mit Spondylitis ankylosans beruht auf einer Verzögerung der beginnenden, vorwiegend enchondralen Verknöcherungsprozesse durch die antiosteoblastische Wirkung der α-Strahlung sowie einer antiphlogistischen und somit analgetischen Wirksamkeit der Emission von β- und γ-Strahlen der radioaktiven Folgeprodukte von [^{224}Ra]. Dieses ossifikationsverzögernde und analgetische Prinzip erhält bzw. verbessert die Gelenkbeweglichkeit (Koch 1979).

In den ersten 3 Tagen werden ca. 40% der inkorporierten Aktivität überwiegend (95%) mit den Fäzes ausgeschieden. Die effektive Halbwertszeit von [^{224}Ra] Radiumchlorid wird mit 1,8–2,3 Tagen angegeben (Monographie 1992).

26.2.2 Indikationen und Kontraindikationen

Es handelt sich um eine symptomatische Therapie der Spondylitis ankylosans nach erfolgloser antiphlogistischer Therapie bei gleichzeitig röntgenologisch und szintigraphisch nachgewiesenen Ossifikationsprozessen am Achsenskelett (Stadium II und III nach der klinisch-röntgenologischen Klassifizierung).

Die Therapie verbietet sich i. allg. im Stadium I, dem alleinigen Befall der Kreuzdarmbeinfugen als Ileosakralarthritis und im Stadium IV, der abgelaufenen knöchernen Einsteifung der Wirbelsäule mit und ohne Beteiligung der Extremitätengelenke.

Die Kontraindikationen sind in der folgenden Übersicht aufgelistet.

Kontraindikationen der Therapie mit [^{224} Ra] Radiumchlorid

- *Absolut*
  - Schwangerschaft und Laktation
  - Kinder und Jugendliche (nicht abgeschlossenes Knochenwachstum)
  - Erkrankungen des hämatopoetischen Systems
  - frische Frakturen (Einschränkung der Kallusbildung)
- *Relativ*
  - schwere Leberschäden
  - Frauen <40 Jahren (die Familienplanung sollte abgeschlossen sein)

26.2.3 Nebenwirkungen

Am 1. Tag nach Injektion kommt es häufig zu einer Schmerzverstärkung. Möglich sind eine Iridozyklitis, selten Hypersensibilitätsreaktionen (Urtikaria, Gesichtsrötung, Schüttelfrost, Fieber, Übelkeit) und (passagere) Schädigungen des Leberparenchyms.

26.2.4 Besondere Maßnahmen

Vor und während der Therapie sind Blutbildkontrollen erforderlich. Wegen der langen Latenzzeit für die Entstehung hämatologischer Erkrankungen sollen regelmäßige Blutbildkontrollen über einen Zeitraum von 6 Jahren fortgeführt werden. Es ist ein Nachsorgeregister zu führen als Voraussetzung für eine prospektive epidemiologische Studie, durch die das verbleibende Risiko der Behandlung besser quantifiziert und die Nutzen-Risiko-Bewertung weiter verbessert werden kann (Strahlenschutzkommission 1998).

Wegen einer Wechselwirkung mit Kalzium, Phosphaten und Phosphonaten sollte eine Therapie mit diesen Substanzen einige Tage vor der Applikation von [^{224}Ra] Radiumchlorid abgesetzt werden.

26.2.5 Dosierung und Art der Anwendung

In der Regel erfolgen 10 intravenöse Injektionen in wöchentlichem Abstand mit jeweils 1 MBq [^{224}Ra] Radiumchlorid. Die kumulative Gesamtaktivität beträgt also 10 MBq. Eine Wiederholung kommt frühestens nach 10 Jahren in Betracht.

Strahlenexposition

Die Gesamtstrahlenexposition des Skeletts eines Erwachsenen (70 kg) wird mit 0,054 Gy/MBq, also mit etwa 0,6 Gy bei einer 10wöchigen Therapie angegeben. Das Risiko für die Entstehung eines Osteosarkoms ist mit 0–0,3% anzusetzen. Es wurde keine erhöhte Häufigkeit von Leukämie und Erbgutveränderungen festgestellt.

Praktische Durchführung

Vor der Therapie mit [^{224}Ra] Radiumchlorid muß die Diagnose einer Spondylitis ankylosans (M. Bechterew) im Stadium II oder III gesichert sein. Sinnvoll bzw. obligat für die Indikationsstellung ist auch eine Zweiphasenskelettszintigraphie, womit die Entzündungs- („Frühphase") als auch Verknöcherungsprozesse („Spätphase" der Szintigraphie) an den Iliosakralfugen und den kleinen Wirbelgelenken der LWS und unteren BWS nachgewiesen werden und der günstigste Zeitpunkt für die [^{224}Ra] Radiumchloridtherapie festgelegt und damit die Erfolgschance erhöht wird (Koch 1978, 1979).

Unerläßlich für den Erfolg ist, daß die erzielte Schmerzlinderung intensiv krankengymnastisch, ergotherapeutisch und balneologisch genutzt wird.

In der ehemaligen DDR war die [^{224}Ra] Radiumchloridtherapie auch ambulant möglich (Seyfarth 1987). Im April 1998 hat die Strahlenschutzkommission der Bundesregierung ebenfalls die Möglichkeit zur ambulanten Therapie beschlossen.

26.2.6 Ergebnisse

Von 104 Fällen waren 5 Jahre nach [^{224}Ra] Radiumchloridtherapie 57,6% schmerzfrei, 36,6% gebessert. 5,8% hatten keinen Erfolg. Diese Behandlungserfolge bestätigten sich bei 75 Patienten nach 10–12 Jahren, bei 105 Patienten nach 19 Jahren und bei 940 Patienten bis zu 29 Jahre nach Therapie (Koch 1978). Die Hälfte aller Patienten konnte den alten Beruf weiter ausüben. Das Kriterium der Schmerzfreiheit steht im Vordergrund. Das Fortschreiten oder Ausbleiben der Ossifikation und ihr Ablauf werden weitgehend von der Verlaufsform des M. Bechterew mitbestimmt.

Seyfarth (1987) hat Erfahrungen mit 560 Patienten und berichtet über eine Besserung des Allgemeinbefindens einschließlich Schmerzangabe von 80%, 10% waren unverändert, 10% schlechter.

26.3 Röntgenstrahlentherapie

Die Röntgenstrahlentherapie ist nur indiziert, wenn andere Behandlungsmethoden keine gleich guten Ergebnisse bringen. Die Bestrahlungsfelder müssen genau eingestellt, kritische Organe unbedingt geschont werden. Die Haut sollte im Laufe des Lebens nicht mehr als 20–30 Gy erhalten.

Die Röntgenbestrahlung ist eine symptomatische Therapie der durch die entzündliche Komponente verursachten Schmerzen („Entzündungsbestrahlung"). Neben einer antientzündlichen Wirkung werden auch Mechanismen wie Immunsuppression und Proliferationshemmung diskutiert (Übersicht bei Makoski 1996). Sie kann weder neue Schübe verhindern, noch beeinflußt sie z.B. bei der Spondylitis ankylosans die Ossifikationsprozesse an der Wirbelsäule.

Im Frühstadium der Spondylitis ankylosans bzw. im entzündlich-aktiven Schub gilt die Röntgenbestrahlung als besonders effektiv, durchaus mit jahrelanger Schmerzlinderung und dadurch besserer Beweglichkeit. Unabhängig vom röntgenologisch erkennbaren Befall werden standardmäßig 6 Felder bestrahlt:

- HWS,
- obere BWS,
- untere BWS,
- LWS,
- rechtes und linkes Sakroiliakalfeld.

In einer 5wöchigen Serie werden fraktioniert 3 Gy pro Feld appliziert (Hering u. Dihlmann 1998). Eine Aufsättigung ist frühestens nach 1 Jahr gezielt auf röntgenologisch besonders progrediente oder auf stark schmerzhafte Areale möglich.

Auch therapieresistente Enthesitiden sind eine Indikation zur Entzündungsröntgenbestrahlung. Unter Halbtiefenbedingungen mit Aluminiumfilter werden – abhängig von der Schmerzintensität – in 4- bis 7tägigem Abstand 4- bis 5mal 1 Gy Oberflächendosis appliziert.

Therapieresistente Schmerzen beim Sapho-Syndrom, v.a. in der Sternokostoklavikularregion, werden unter Tiefentherapiebedingungen bestrahlt.

Ansonsten bleibt festzustellen, daß die externe Strahlentherapie im Therapiekonzept von rheumatischen Erkrankungen bedeutungslos ist.

Literatur

Adam WE (1987) Geschichtliche Entwicklung der Therapie mit Radium-224 bei der Spondylitis ankylosans. Akt Rheumatol 12:13–14

Alfes A (1997) Die Radiosynoviorthese. Med. Dissertation, Universität Köln

(Anonym) (1992) [^{224}Ra] Radiumchlorid. Bundesanzeiger 44/219: 8827

Boussina I, Toussaint M, Ott H, Hermans P, Fallet GH (1979) A double-blind study of Erbium169 synoviorthesis in rheumatoid digital joints. Scand J Rheumatol X 8:71–74

Delbarre F, Cayla J, Menkes CJ, Aignan J, Roucayrol JC, Ingrand J (1968) La synoviorthèse par les radioisotopes. Presse Med 76:1045–1050

Deutsch E, Brodack JW, Deutsch KF (1993) Radiation synovectomy revisited. Eur J Nucl Med 20:1113–1127

Deutsche Gesellschaft für Rheumatologie, Kommission für Qualitätssicherung (1997) Qualitätssicherung in der Rheumatologie. Steinkopff, Darmstadt

Farahati J, Reiners Chr, Fischer M, Mödder G, Franke C, Mahlstedt J, Sörensen H (1999a) Leitlinie für die Radiosynoviorthese. Nuklearmedizin 38:254–255

Farahati J, Kenn W, Körber C, Schulz G, Reidemeister C, Mödder G, Reiners Chr (1999b) Zeit bis zur Remission nach Radiosynovektomie (RSV). Nuklearmedizin 38:A98

Franke C (2000) Stellenwert der Radiosynoviorthese in Rheumatologie und Orthopädie. Schweiz Med Wochenschr 130:77–83

Gamp R (1983) Die Radiosynoviorthese im Handbereich. Akt Rheumatol 8:165–167

Göbel D, Gratz S, von Rothkirch T, Becker W (1997) Chronische Polyarthritis und Radiosynoviorthese: Eine prospektive, kontrollierte Studie der Injektionstherapie mit Erbium-169 und Rhenium-186. Z Rheumatol 56:207–213

Gratz S, Göbel D, Behr TM, Herrmann A, Becker W (1999) Correlation between Radiation Dose, Synovial Thickness, and Efficacy of Radiosynoviorthesis. J Rheumatol 26:1242–1249

Gregoir C, Menkes CJ (1991) Rheumatoid elbow: patterns of joint involvement and the outcome of synoviorthesis. Ann Hand Upper Limb Surg 3:243–246

Hagena FW (1982) Die Radiosynoviorthese mit Yttrium 90 am Kniegelenk bei chronischer Polyarthritis. Fortschr Med 100/36:1673–1677

Hering L, Dihlmann, W (1998) Strahlenbehandlung der ankylosierenden Spondylitis. (In Vorbereitung)

Heuft-Dorenbosch LLJ, de Veet HCW, van der Linden S (2000) Yttrium radiosynoviorthesis in the treatment of knee arthritis in rheumatoid arthritis: a systematic review. Ann Rheum Dis 59:583–586

Isomäki AM, Inouhe H, Oka M (1972) Uptake of 90-Yttrium resin colloid by synovial cells and synovial membrane in rheumatoid arthritis. Scand J Rheum 1:53–60

Kahan A, Manil L, Mödder G, Tebib J, Verrier P, Bonmartin A, De Rycke Y, Chossat F, Menkes CJ (2001b) Radiosynoviorthesis with Erbium-169 citrate after failure of local corticosteroid injections in patients with rheumatoid arthritis (in Vorbereitung)

Kerschbaumer F, Herresthal J (1996) Arthroskopische Synovektomie und Radiosynoviorthese. Z Rheumatol 55:388–393

Klett R (1998) Die Radiosynoviorthese: Therapiemöglichkeit bei Arthrose? Z Orthop 136 (Heft 5):Oa15

Klett R, Puille M, Matter HP, Steiner D, Stürz H, Bauer R (1999) Aktivitätsabtransport und Strahlenexposition durch die Radiosynoviorthese des Kniegelenkes: Einfluß unterschiedlicher Therapiemodalitäten. Z Rheumatol 58:207–212

König DP, Perdreau-Remington F, Rütt J, Stoßberger P, Hilgers RD, Plum G (1998) Slime production of Staphylococcus epidermidis. Acta Orthop Scand 69 (5):523–526

Koch W (1978) Indikationsstellung und Ergebnisse einer Radium-224- (Thorium-X-)Therapie der Spondylitis ankylopoetica (Sp. a.). Z Orthop 116:608–616

Koch W (1979) Indikationsstellung und Ergebnisse einer Radium-224- (Thorium-X-)Therapie. Nuklearmediziner 4/2:284–291

Kröger S, Sawula JA, Klutmann S, Brenner W, Bohuslavitzki KH, Henze E, Clausen M (1999) Wirksamkeit der Radiosynoviorthese bei degenerativ-entzündlichen und chronisch-entzündlichen Gelenkerkrankungen. Nuklearmedizin 38:279–284

Lueders C, Feinendegen LE (1993) Die Radiosynoviorthese. Strahlenther Onkol 169:383–386

Makoski HB (1996) Gutartige Erkrankungen. In: Schere E, Sack H (Hrsg) Strahlentherapie. Radiologische Onkologie. Springer, Berlin Heidelberg New York Tokio, S 293–312

Manil L, Voisin P, Aubert B, Guerreau D, Verrier P, Lebegue L, Wargnies JP, Di Paola M, Barbier Y, Chossat F, Menkes CJ, Tebib J, Devaux JY, Kahan A (2001a) Physical and biological dosimetry in patients undergoing radiosynoviorthesis with erbium-169 and rhenium-186. Nuclear Medicine Communications. Lippincott Williams & Wilkins, London (im Druck)

Manil L, Kahan A, Menkes CJ, Verrier P, Richard B, Mödder G, Mödder-Reese R, Tebib JG, Bonmartin A, De Rycke Y (2001b) Synoviorthèse au rhenium-186 chez les patients atteints de polyarthrite rhumatoide. Efficacité thérapeutique. Etude clinique prospective (in Vorbereitung)

Menkes CJ (1979) Radioisotope synoviorthesis in rheumatoid arthritis. Rheumatol Rehabil Suppl:45–46

Mödder G (1995a) Nuklearmedizinische Therapie (Radiosynoviorthese) in Rheumatologie und Orthopädie. Nuklearmediziner 18/1:5–30

Mödder G (1995b) Die Radiosynoviorthese. Nuklearmedizinische Gelenktherapie (und -diagnostik) in Rheumatologie und Orthopädie. Warlich, Meckenheim

Mödder G (1995c) Radiosynoviothesis. Involvement of nuclear medicine in rheumatology and orthopaedics. Warlich, Meckenheim

Mödder G, Manil L, Bekhechi D (1996) Synoviorthèse à l'erbium 169 après échec de la corticothérapie intra-articulaire chez les patients atteints de polyarthrite rhumatoïde. Méd Nucl 20:88–92

Mödder G (2000a) Bedeutung der Arthrosonographie und Szintigraphie für die Radiosynoviorthese. Nuklearmedizin 39:P179

Mödder G (2000b) Radiosynoviorthese – Was ist gesichert in der intraartikulären Therapie mit Radionukliden? Z Rheumatol 59 (Suppl 3):III/22

Neufassung der Richtlinie Strahlenschutz in der Medizin (1992). Hoffmann, Berlin, S 32

Savaser AN, Hoffmann KT, Sörensen H, Banzer DH (1999) Die Radiosynoviorthese im Behandlungsplan chronisch-entzündlicher Gelenkerkrankungen. Z Rheumatol 58:71–78

Seyfarth H (1987) Erfahrungen mit der Therapie der Spondylitis ankylosans in der DDR unter Berücksichtigung der Radium-224-Therapie. Akt Rheumatol 12:26–29

Siegel ME, Siegel HJ, Luck JV (1997) Radiosynovectomy's Clinical Applications and Cost Effectiveness: A Review. Seminars in Nuclear Medicine 27,4:364–371

Strahlenschutzkommission (1998) Beschluß der Strahlenschutzkommission der Bundesregierung zur [^{224}Ra]-Therapie bei Morbus Bechterew. http://www.ssk.de

Thabe H (1997) Operative Behandlungskonzepte, Kapitel 5.3 In: Thabe H (Hrsg) Praktische Rheumatherapie. Chapman & Hall, Weinheim

Tubiana R, Menkes CJ, Galmiche B, Delbarre F (1979) Die intraartikuläre Injektion von β-Strahlern. Ihre Anwendung zur Behandlung der rheumatoiden Veränderungen an der Hand. Therapiewoche 29:507–513

Webb FWS, Lowe J, Bluestone R (1969) Uptake of colloidal radioactive Yttrium by synovial membrane. Ann Rheum DIS 28:300–302

Willert HG (2000) Aseptic loosening of implants. Abstracts Leopoldina Symposium „Implant Materials", Köln

Physikalische Medizin

C. Gutenbrunner

INHALT

Alle rheumatischen Erkrankungen sind mit mehr oder weniger ausgeprägten Funktionsstörungen im Bewegungssystem einschließlich Gelenken, Kapsel-Band-Apparat und Muskulatur verbunden. Darüber hinaus können sie mit klinisch relevanten Durchblutungsstörungen und Veränderungen der Schmerzempfindung einhergehen. Daher ist neben anderen Therapieformen in der Regel auch eine funktionelle physikalische Behandlung notwendig (Literaturübersicht s. Licht 1969; Gross 1970; Franke 1983; Engel u. Ströbel 1985; Zeidler 1989; Schmidt 1991). Die physikalische Medizin umfaßt definitionsgemäß die ärztliche Diagnostik von Funktions- und Strukturstörungen sowie ihre Behandlung mit physikalischer Therapie (andere Bezeichnung: Physiotherapie von physis (gr.-lat.) = Natur) unter präventiver, kurativer oder rehabilitativer Zielsetzung. Die physikalische Therapie nutzt vor allem kinetische, mechanische, thermische, elektrische und aktinische Wirkqualitäten. Neben den unmittelbaren Effekten der therapeutischen Anwendungen bezieht sich ihre Wirkung auch auf langfristige Reaktionen des behandelten Organismus, wie z.B. funktionelle Adaptation, Training und Lernprozesse (Literaturübersicht s. Hildebrandt 1998). Für die Rheumatologie sind Krankengymnastik, Ergotherapie, Massagetherapie, Thermotherapie, Elektro- und Ultraschalltherapie sowie Phototherapie und Balneotherapie von praktischer Bedeutung. Auch die manuelle Therapie ist Teilgebiet der physikalischen Medizin (Konsensuskonferenz 1998). Neben diesen Therapieformen können im Einzelfall bei Patienten mit rheumatischen Erkrankungen weitere Methoden indiziert sein (z.B. Sporttherapie, Hydrotherapie, Klimatherapie), auf die an dieser Stelle nicht näher eingegangen werden kann (Literaturübersicht s. Schmidt et al. 1995; Werner et al. 1997).

27.1 Behandlungsplan

Die physikalische Medizin verfügt, wie erwähnt, über ein sehr breites Spektrum an therapeutischen Methoden mit sehr unterschiedlichen, teils synergistischen, teils antagonistischen Wirkungen. Darüber hinaus sind Wechselbeziehungen zur medikamentösen Therapie möglich (z.B. Analgetika). Für eine erfolgreiche physikalische Therapie ist es daher unerläßlich, vor Therapiebeginn und unter Kenntnis anderer Therapiemaßnahmen einen individuellen Behandlungsplan (s. Tabelle 27.1) zu erstellen. Dieser ist an realistischen Therapiezielen zu orientieren und dem Behandlungsfortschritt kontinuierlich anzupassen.

Da auch bei derselben Grunderkrankung in Abhängigkeit von Krankheitsstadium und individuellen Gegebenheiten erhebliche Unterschiede im funktionellen Befund bestehen können, kann die indizierte physikalische Therapie nicht allein aus der Diagnose abgeleitet werden. Vielmehr ist eine am aktuellen individuellen Funktionsbefund (aktuelle Funktionsdiagnose) orientierte Indikationsstellung notwendig. Die Festlegung des Therapieziels erfordert eine Abschätzung der Krankheitsprognose (akuter oder chronischer Verlauf, Progredienz) und des erreichbaren Funktionszustandes, der einerseits von der aktuellen Erkrankung, ande-

Tabelle 27.1. Kriterien zur Erstellung eines Behandlungsplans in der physikalischen Medizin mit einem Patientenbeispiel

Kriterien	Patientenbeispiel
Patientenstammdaten	H.E., männlich, *12. 5. 1946,
Diagnose	Seropositive chronische Polyarthritis
Begleiterkrankungen	Chronisch venöse Insuffizienz, zervikobrachiales Syndrom
	1. Behandlungsphase
Funktionsdiagnose	Akuter entzündlicher Schub mit Schwellung, Ruhe- und Druckschmerzen sowie Bewegungseinschränkung in beiden Handgelenken und dem rechten Großzehengrundgelenk, Blockierung C4/5 und C5/6 rechts und Supraspinatusaansatztendinose rechts
Therapieziele	Entzündungshemmung und Schmerzlinderung in den entzündeten Gelenken, Kontrakturprophylaxe, Mobilisierung der HWS, Detonisierung der Schultermuskulatur
Medikamente mit Tagesdosis	Diclofenac 3mal 50 mg, Prednisolon 30 mg/Tag
Notwendige Diagnostik	Ausschluß von entzündlicher Aktivität in HWS und Schultergelenk
Behandlungszeitraum	1 Woche
Behandlung (mit Angabe von Häufigkeit, Dauer und Intervall)	1. Lokale Kältetherapie mit Eis (3mal täglich für 30 min) 2. Lagerung der Handgelenke (in allen Ruhephasen) 3. Gehschule mit Gehstock rechts (2- bis 3mal) 4. In Abhängigkeit vom Rückgang der Entzündung assistives Durchbewegen der betroffenen Gelenke, isometrische Anspannungen der Arm- und Beinmuskulatur (1mal täglich) 5. Manuelle Mobilisierung der HWS mit Blickwendungstechniken, Detonisierung des M. supraspinatus rechts mit PIR-Technik (3mal pro Woche)
Hilfsmittel	1. Gehstock mit Unterarmauflage links
	2. Behandlungsphase
Funktionsdiagnose	Endgradig schmerzhafte Bewegungseinschränkung beider Handgelenke, Painful arc der rechten Schulter, belastungsabhängige Schmerzen im rechten Großzehengrundgelenk (schmerzfreie Gehstrecke 500 m), pseudoradikuläre Schmerzen bei ISG-Blockierung rechts und Reizung des M. piriformis
Medikamente mit Tagesdosis	Diclofenac 3mal 50 mg, Prednisolon 25 mg/Tag
Notwendige Diagnostik	Ausschluß einer lumbalen Wurzelreizung und von entzündlicher Aktivität im Iliosakralgelenk
Therapieziele	Mobilisierung der Handgelenke, Detonisierung der Schultermuskulatur, Muskelkräftigung der oberen Extremitäten, Erlernen gelenkschonender Verhaltensweisen, ISG-Mobilisierung, Detonisierung des M. piriformis, Gangschulung, weitere Schmerzlinderung und Entzündungshemmung des Großzehengrundgelenkes
Behandlungszeitraum	2 Wochen
Behandlung (mit Angabe von Häufigkeit, Dauer und Intervall)	1. Assistives und aktives Durchbewegen der Hand- und Schultergelenke (täglich) 2. Aktives dynamisches Muskeltraining der oberen Extremitäten (täglich) 3. Ergotherapeutischer Gelenkschutz (2–3mal pro Woche) 4. Detonisierung des M. supraspinatus (einschließlich Querfriktionen, 2- bis 3mal pro Woche) 5. Warme Peloidpackung und detonisierende Massage des Schultergürtels (2- bis 3mal pro Woche) 6. Gangschulung (2- bis 3mal) 7. ISG-Mobilisierung. (1- bis 2mal pro Woche) 8. Weitere Eisbehandlung des rechten Großzehengrundgelenks (1mal täglich, abends)
Hilfsmittel	–
	3. Behandlungsphase
Funktionsdiagnose	Schmerzen beider Handgelenke bei längerer Computerarbeit, leichte Restbeschwerden ohne Bewegungseinschränkung der rechten Schulter, belastungsabhängige Schmerzen im rechten Großzehengrundgelenk (schmerzfreie Gehstrecke: 2.000 m), rezidivierende Bewegungsschmerzen der unteren HWS ohne Bewegungseinschränkung
Medikamente mit Tagesdosis	Prednisolon 25 mg/Tag
Notwendige Diagnostik	–
Therapieziele	Funktionserhaltung und Gelenkschutz der Handgelenke, allgemeine Muskelkräftigung, Erlernen eines Selbstübungsprogramms
Behandlungszeitraum	4 Wochen
Behandlung (mit Angabe von Häufigkeit, Dauer und Intervall)	1. Gelenkschutzübungen und Erarbeiten eines Selbstübungsprogramms einschl. postisometrischer HWS-Mobilisierung (1mal pro Woche) 2. Isometrische und dynamische Übungen zur Muskelkräftigung (2mal pro Woche) 3. Detonisierung der Schultergürtelmuskulatur und Einübung eines ökonomischen Bewegungsmusters (2mal pro Woche)
Hilfsmittel	Abrollsohle rechts mit entsprechender Absatzerhöhung beidseits
	Abschlußuntersuchung, weitere Empfehlungen
Funktionsdiagnose	Belastungsabhängige Hand- und Großzehengrundgelenksschmerzen, rezidivierende HWS-Blockierungen
Therapieempfehlungen	Ergonomische Arbeitsplatzgestaltung (Computerarbeitsplatz), Weiterführung des Selbstübungsprogramms

rerseits aber auch von Konstitution und Trainingszustand, Lebensalter und eventuellen Begleiterkrankungen abhängig ist. Selbstverständlich sind bei der Festlegung des Therapieziels auch andere Befunde (bildgebende Diagnostik, Laborbefunde u.a.) zu berücksichtigen.

Eine ärztliche Verordnung physikalischer Therapiemaßnahmen muß neben der Angabe der Behandlungsform auch Angaben über Häufigkeit, Dauer und Wiederholungsintervall enthalten. Darüber hinaus sind sinnvolle Kombinationen von Therapieverfahren zu berücksichtigen (z.B. detonisierende Massagen und Übungen zur Verbesserung der Beweglichkeit oder analgetische Elektrotherapie, Gelenkschutz und Übungen zur Muskelkräftigung). Schließlich muß die physikalische Therapie auf die jeweilige medikamentöse Therapie (vor allem Antiphlogistika und Analgetika) abgestimmt werden. Dies setzt stets eine enge Zusammenarbeit zwischen dem Rheumatologen, Arzt für physikalische Medizin und Therapeuten voraus.

27.2 Krankengymnastik

Die Krankengymnastik umfaßt sowohl aktive als auch passive Formen der Bewegungstherapie, die stets unter kontinuierlicher Befundkontrolle durchgeführt werden müssen. Dabei können spezielle Hilfsmittel zum Einsatz kommen (Schlingentisch, Bewegungsbad, Sprossenwand, Pezziball u.a.). Darüber hinaus gibt es eine Vielzahl krankengymnastischer Konzepte, die die verschiedenen Wirkprinzipien in unterschiedlicher Weise miteinander kombinieren [z.B. Brügger-Konzept, manuelle Therapie, Cyriax-Konzept, Propriozeptive Neuromuskuläre Fazilitation (PNF)]. In der medizinischen Trainingstherapie kommen verschiedene mechanische oder motorbetriebene Trainingsgeräte zum Einsatz, an denen auf der Basis der wissenschaftlichen Trainingslehre die verschiedenen Fähigkeiten des Bewegungssystems gezielt beübt bzw. trainiert werden. Auswahl und Kombination krankengymnastischer Konzepte sind Gegenstand der ärztlichen Verordnung.

27.2.1 Passive Maßnahmen

Die wichtigsten passiven Maßnahmen der Krankengymnastik sind

- Lagerungen,
- Gelenkmobilisationen,
- Extensionen und Traktionen sowie
- passive Dehnungen.

Ziele solcher Maßnahmen sind in der Rheumatologie einerseits die Schonung und Entlastung entzündeter Gelenke, andererseits die Erhaltung der physiologischen Gelenkfunktion unter Vermeidung von Fehlstellungen und Kontrakturen.

Lagerungen. Die hierdurch erzielbare mechanische Gelenkentlastung wirkt dabei schmerzlindernd; sie soll gleichzeitig so durchgeführt werden, daß Gelenkkontrakturen (vor allem Beugekontrakturen) vermieden werden. Lagerungen sind vor allem bei floriden Entzündungen und während längerer Immobilisationszeiten indiziert und sollten stets mit passiven oder assistiven Bewegungsübungen zur Erhaltung oder Ausweitung des Bewegungsumfangs kombiniert werden.

Die wichtigsten für die Lagerung empfohlenen Funktionsstellungen sind Tabelle 27.2 zu entnehmen (Engel u. Ströbel 1985).

Eine besondere mechanische Entlastung der Bewegungssegmente der LWS stellt die sog. Stufenbettlagerung dar, bei der der Patient in Rückenlage mit 90°-Beugung in Hüft- und Kniegelenk gelagert wird.

Gelenkmobilisationen. Manuelle Mobilisationstechniken unter Nutzung von Translationsbewegungen sowie manualtherapeutische Manipulationen sind im akuten entzündlichen Schub kontraindiziert. In benachbarten, nichtentzündeten Gelenken einer Funktionskette können sie allerdings durchaus sinnvoll sein.

Extensionen, Traktionen, Dehnungen. *Passive Bewegungsübungen* können durch Traktionen, Muskeldehnungstechniken und Querdehnungen der Muskelsehnen sowie die Entlastung von der Schwerkraft (Schlingentischaufhängung, Bewegungsbad) unterstützt werden. Zur Erhaltung der Gelenkbeweglichkeit können auch postisometrische Muskelrelaxationstechniken (PIR), Stretching und die sog. Muskelenergietechniken (MET) sinnvoll sein.

Tabelle 27.2. Wichtige für die Lagerung empfohlene Funktionsstellungen von Extremitätengelenken und Wirbelsäule. (Mod. nach Engel u. Ströbel 1985)

Gelenk	Zur Lagerung empfohlene Stellung
Schulter	Etwa 60°-Abduktion, 0°-Rotation
Ellenbogengelenk	90°-Beugung, 0°-Pronation/Supination
Handgelenke	Etwa 5–10°-Dorsalextension, 0°-Radial-/Ulnarabduktion
Fingergelenke	Leichte Beugestellung
Hüftgelenk	Neutral-Null-Stellung
Kniegelenk	0°-Beugung
Oberes Sprunggelenk	0°-Stellung
Mittelfuß- und Zehengelenke	Mittelstellung
Wirbelsäule	Physiologische Lordose bzw. Kyphose, keine Rotation, Flektion oder Extension

■ **Apparative Verfahren.** Auch *apparative Verfahren* wie Bewegungsmotorschienen (Continuous Passive Motion, CPM) und apparative Extensionen gehören zu den passiven Techniken der Bewegungstherapie. Sie dienen zur Erhaltung der Gelenkbeweglichkeit bzw. Entlastung der großen Gelenke oder der Bewegungssegmente der Wirbelsäule. Die funktionellen Verbände werden in Kap. 29.1 dargestellt.

27.2.2 Aktive Bewegungstherapie

Die aktive Krankengymnastik nutzt alle Mechanismen der Trainingsphysiologie, wobei neben den Lernprozessen in der Rheumatologie die Beeinflussung der verschiedenen Organe und Organsysteme des Bewegungssystems therapeutisch im Vordergrund stehen. Im wesentlichen dienen die krankengymnastischen Übungen:

- einer verbesserten Bewegungskoordination (ökonomischer Einsatz von Muskulatur und Gelenken),
- einer verbesserten Gewebstrophik (Muskulatur, Sehnenapparat, Gelenkknorpel, Knochen) und
- einem Training zur Leistungssteigerung von Funktionsgeweben (Muskulatur, Sehnenapparat, Knochenstruktur).

Hierzu werden vor allem

- isometrische Spannungsübungen,
- rhythmische dynamische Bewegungsübungen,
- geführte und/oder gestützte Bewegungen,
- aktive, achsengerechte und komplexe Bewegungsübungen sowie
- Bewegungen gegen Widerstand

verwendet (Haarer-Becker u. Schoer 1996). Je nach Belastbarkeit und Therapieziel können verschiedene Ausgangsstellungen (Liegen, Sitzen, Stehen) gewählt werden. Zur Gelenkentlastung und zur Hemmung statischer Reflexe können die Bewegungen auch im Wasser (Bewegungsbad) oder unter Aufhängung einzelner Körperteile (Schlingentisch) durchgeführt werden. Durch den Einsatz von Geräten (Sprossenwand, Pezziball u.a.) können darüber hinaus spezielle Übungssituationen hergestellt werden.

Indikation und Kontraindikationen

In der aktiven Krankengymnastik bestehen eine Reihe unterschiedlicher Schulen, die die einzelnen genannten Elemente der Therapie unterschiedlich kombinieren und akzentuieren. Wegen der Vielzahl solcher Konzepte können sie hier nicht im einzelnen besprochen werden. Da die Konzepte aber unterschiedliche Schwerpunkte setzen, ist eine gezielte Zuweisung der Patienten zu spezialisierten Krankengymnasten durchaus sinnvoll (Senn 1992; Werner et al. 1997).

Die aktive Krankengymnastik ist unter Voraussetzung einer krankheits- und befundgerechten Verordnung und Durchführung praktisch bei allen rheumatischen Erkrankungen indiziert. Die Dosierung richtet sich nach Therapieziel, Methode und individueller Belastbarkeit. Kontraindikationen ergeben sich für bestimmte aktive Bewegungsübungen aus einer verminderten kardiopulmonalen Belastbarkeit und Lokalbefunden (entzündliche Aktivität, Durchblutungsstörungen einschließlich Thrombosen, Störungen der Hauttrophik u.a.). Die Kontraindikationen sind vom Arzt festzustellen und die Krankengymnastik ggf. speziell zu limitieren (z.B. keine Mobilisationen der HWS bei Spondylarthritis, Diszitis oder atlatoaxialen Dislokationen).

Muskeltraining

Da es bei Gelenkbinnenschäden durch verminderte Aktivität der Propriozeptoren des Kapsel-Band-Apparates der Gelenke und durch schmerzbedingte zentralnervös gesteuerte Bewegungshemmung häufig zu Atrophien der gelenkstabilisierenden Muskulatur kommt, ist bei entzündlichen und degenerativen Gelenkerkrankungen ein frühzeitiges Muskeltraining von großer therapeutischer Bedeutung. Dies kann gelenkschonend durch isometrische Spannungsübungen, die 40% der Maximalkraft überschreiten sollten, erzielt werden.

Bei geringem oder fehlendem Reizzustand der Gelenke kann ein dynamisches Training durchgeführt werden, was den Vorteil einer gleichzeitigen Verbesserung der Stoffwechselleistungen der Muskulatur besitzt. Im schubfreien Intervall können solche dynamischen Übungen auch als sog. medizinische Trainingstherapie (MTT) an Geräten durchgeführt werden. Sinnvoll sind z.B. Seilzuggeräte, die eine gute Dosierbarkeit und achsengerechte Belastung ermöglichen. Zur Vermeidung von Fehlbelastungen im Rahmen einer medizinischen Trainingstherapie ist die kontinuierliche Anleitung durch einen ausgebildeten Therapeuten erforderlich.

Während zum Auftraining tägliche Trainingsreize optimal sind, können zur Erhaltung des Trainingszustandes die Trainingsintervalle vergrößert werden (1–3 Trainingsreize pro Woche; Gutenbrunner 1990). Ein solches Training ist auch bei Störungen des Knochenaufbaus (Osteopenie, Osteoporose) sinnvoll. Bei planbaren Operationen (Synovektomien, Umstellungsosteotomien, Totalendoprothesenimplantationen) sollte das Muskeltraining zur Vermeidung von Muskelatrophien bereits etwa 1 Woche vor der Operation begonnen werden.

Gelenkbeweglichkeit

Zur Erhaltung oder Wiederherstellung der Gelenkbeweglichkeit sind außerhalb des akuten Schubs *aktive Bewegungsübungen* unverzichtbar. Eine sinnvolle Kombination ist die mit gelenkentlastenden Traktionen (s. oben.). Im Rahmen solcher Übungen sollten auch gelenkschonende Bewegungsabläufe geübt werden. Ebenfalls wichtig sind in diesem Zusammenhang Selbstübungen des Patienten, die vom Arzt oder Therapeuten aber regelmäßig kontrolliert werden müssen. Aktive Bewegungsübungen können auch in Gruppen durchgeführt werden, die sinnvollerweise indikationsbezogen zusammengestellt werden sollten. Voraussetzung für die Teilnahme an Übungsgruppen ist eine ausreichende Belastbarkeit der Patienten. Vorteil der Gruppentherapie ist die gegenseitige soziale Unterstützung der Gruppenmitglieder, die eine psychische und soziale Stabilisierung der Patienten ermöglicht. Diese Komponente ist insbesondere bei chronischen Verläufen und Schmerzzuständen (z.B. cP, Spondylitis ankylosans, Osteoporose, Fibromyalgiesyndrom) von großer therapeutischer und rehabilitativer Bedeutung.

Schmerzlinderung

Für die krankengymnastische Übungsbehandlung ist häufig eine *analgetische Vorbehandlung* wichtig. Diese ist nicht nur medikamentös, sondern auch mit den Mitteln der physikalischen Medizin möglich (s. unten). Neben Massage, Thermo- und Elektrotherapie können krankengymnastische Techniken analgetisch wirken, insbesondere solche, die muskeldetonisierende Effekte haben (postisometrische Relaxationen, Querfriktionen u.a.). Beim Vorliegen sog. Triggerpunkte in der Muskulatur, von denen Schmerzausstrahlungen ausgelöst oder unterhalten werden, kann auch eine therapeutische Lokalanästhesie (TLA) im Rahmen eines komplexen Behandlungsplanes zur Unterbrechung des Circulus vitiosus von Schmerzen, Fehlbelastung und Verspannungen sinnvoll sein.

Gangschulung

Bei akuten und postoperativen Reizzuständen der Gelenke der unteren Extremitäten ist eine krankengymnastische Gangschulung mit und ohne Einsatz von Gehhilfen notwendig (Beckers u. Deckers 1997). Die Gehhilfen sollen dabei mechanische Überlastungen der Gelenke vermeiden. In der Regel ist aber eine zeitlich begrenzte Anwendung von Gehhilfen und/oder eine Verwendung nur bei größeren Gehstrecken ausreichend und sinnvoll, um eine Unselbständigkeit, das Gefühl der Behinderung und zusätzliche Muskelatrophien zu verhindern.

Bei gleichzeitigen Arthritiden der Gelenke der oberen Extremitäten sind u.U. gelenkschonende Handgriffe oder Unterarmauflagen der Gehhilfen notwendig. Neben Gehstöcken und Unterarmstützen können bei stärkeren motorischen Einschränkungen auch sog. Gehwagen verordnet werden. Bei der Verordnung von Gehstöcken ist die Festlegung der Gangform (2-, 3- oder 4-Punkte-Gang, Durch- oder Zuschwunggang; Einzelheiten) zur Dosierung der angestrebten Entlastung notwendig. Zur Übung der Be- bzw. Entlastung sind Standwaagen sinnvoll. Bei planbaren Operationen (s. oben) sollte die Gehschule nach Möglichkeit präoperativ begonnen werden.

Schmerzbewältigungstechniken

Da Schmerzzustände im Bewegungssystem in der Regel mit Muskelverspannungen einhergehen bzw. von ihnen unterhalten werden, spielen auch *Entspannungstechniken* eine wichtige Rolle in der physikalischen Therapie rheumatologischer Erkrankungen. Neben dem autogenen Training ist hier die sog. progressive Muskelrelaxation nach Jakobsen von Bedeutung, die die physiologische postisometrische Muskeldetonisierung therapeutisch nutzt und auch vom Patienten selbst angewendet werden kann. Sie sollte ein Element von Schmerzbewältigungstherapien sein.

Eine wachsende Bedeutung wird heute den *Patientenschulungen* beigemessen, die den Patienten dazu befähigen sollen, seine Lebensweise krankheitsgerecht zu gestalten und dabei sowohl den Fortgang der Schädigung zu bremsen als auch eine hohe Lebensqualität zu erreichen. Die Krankengymnastik kann in diesem Zusammenhang insbesondere rücken- und gelenkschonende Bewegungsformen unter Vermeidung von Fehlbelastungen im Alltag vermitteln und einüben (Rückenschule, Gelenkschulen; Nentwig u. Ullrich 1990).

27.2.3 Krankengymnastik auf neurophysiologischer Grundlage

Obwohl im Prinzip jede Bewegungsübung neurophysiologische Mechanismen nutzt, haben einige krankengymnastische Schulen ihre Übungsprogramme gezielt auf neurophysiologische Erkenntnisse und Theorien abgestimmt. Ihre wesentlichen Elemente sind:

- die Bahnung von Bewegungsmustern,
- die reflektorische Steuerung der Motorik über Propriozeption und Exterozeption,
- die Hemmung unter Nutzung von spinalen Reflexen,
- die Bewegungsförderung durch sukzessive Bahnung gehemmter Bewegungsabläufe,
- die Beeinflussung sensorischer und mechanischer Eigenschaften der Gelenkkapsel und
- die sensomotorische Schulung.

Obwohl der Schwerpunkt der sog. neurophysiologischen Techniken auf der Behandlung neurologischer

Erkrankungen liegt, haben sie wegen der durch Gelenkbinnenschäden bedingten neurophysiologischen Hemmechanismen auch bei rheumatischen Muskel- und Gelenkerkrankungen eine Bedeutung. So können Muskelfehlfunktionen z.B. durch indirekte reflektorische Mitaktivierung oder Hemmung über die Aktivierung nicht betroffener Strukturen schonend beübt werden (Weimann 1989; Werner et al. 1997).

27.3 Ergotherapie

Die Ergotherapie (auch als Beschäftigungs- und Arbeitstherapie bezeichnet) ist eine funktionsorientierte Bewegungstherapie. Neben der Verwendung einiger spezieller handwerklicher Techniken ist die gezielte Hilfsmittelversorgung eine in der Rheumatologie wichtige Besonderheit der Ergotherapie. Dabei steht neben dem Gelenkschutz die Erlangung und Erhaltung einer größtmöglichen Selbständigkeit im täglichen Leben im Vordergrund, was auch die Vorbereitung auf die berufliche Wiedereingliederung einschließt. Die für die Rheumatologie wichtigsten Methoden der Ergotherapie sind (Konsensuskonferenz 1998):

- Funktionstraining,
- Gelenkschutz,
- Selbsthilfetraining,
- die Versorgung mit Hilfsmitteln und
- die Anpassung der häuslichen und beruflichen Umgebung an eine eingetretene Behinderung.

Bei chronischen Erkrankungen mit starkem Leidensdruck kann die ablenkende Übungsbehandlung (kreatives Beschäftigen) im Sinne einer psychischen Krankheitsbewältigung therapeutisch von Bedeutung sein. Wie in der Krankengymnastik muß sich auch die Ergotherapie stets an dem individuellen Befund orientieren.

27.3.1 Funktionstraining und Gelenkschutz

Ähnlich wie in der Krankengymnastik werden beim ergotherapeutischen Funktionstraining aktive, assistive, resistive und passive Bewegungsübungen durchgeführt, deren Ziele die Gelenkmobilisation, die Muskelkräftigung bzw. -atrophieverhütung, die Verbesserung von Geschicklichkeit bzw. Koordination und Sensorik sowie ggf. die Einübung von Kompensationsbewe-

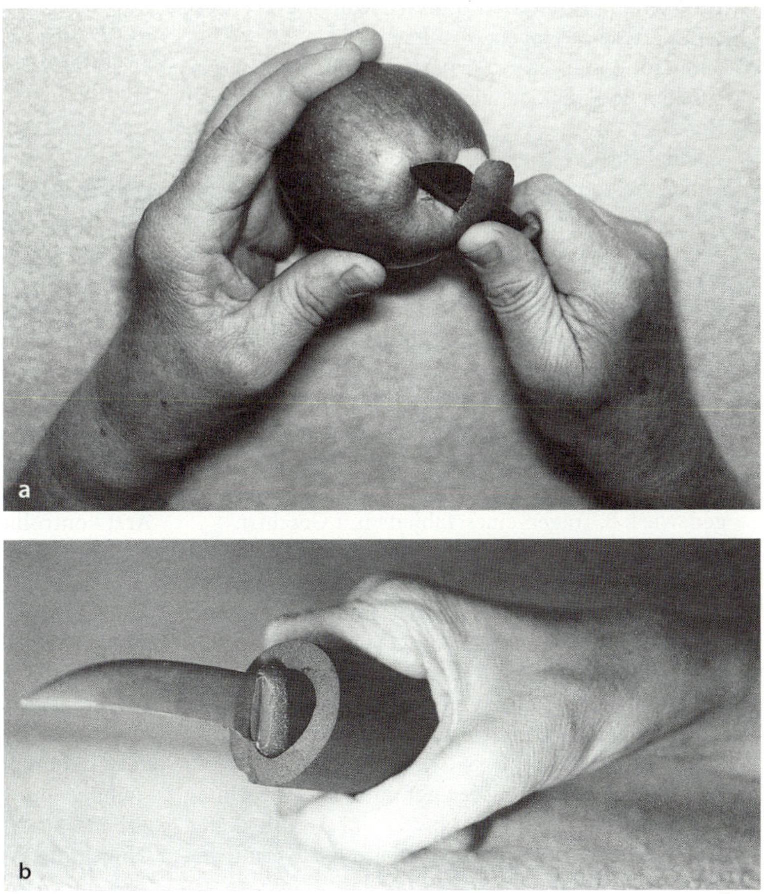

Abb. 27.1. **a** Zustand ohne Hilfsmittel; **b** Griffverdickung am Schälmesser, um der Entwicklung eines sog. Schusterdaumens entgegenzuwirken (Photos: A. Dehn, F. Schink, P. Schäfer; Hannover)

gungen sind (Seichert u. Schöps 1992). Dies kann u.U. auch unter Einsatz handwerklicher Techniken (Ton-, Holz-, Metall-, Papier- oder Textilarbeiten) und von Geräten (z.B. funktionelle Webgeräte) und funktioneller Spiele erfolgen. Zur Bewegungserleichterung können ähnlich wie bei der Schlingentischbehandlung Aufhängungen und redressierende Orthesen eingesetzt werden.

Der Gelenkschutz hat zum Ziel, die mechanische Beanspruchung erkrankter Gelenke zu reduzieren sowie Kontrakturen und Fehlstellungen vorzubeugen. Dies geschieht durch eine eingehende Gelenkschutzberatung des Patienten, die nach Möglichkeit seine Lebensumstände bereits mit einbezieht und die Umstellung von Bewegungsmustern sowie das Anpassen von alltäglichen Gebrauchsgegenständen [z.B. verlängerte oder verdickte Handgriffe (s. Abb. 27.1), Fixierungshilfen; Zeidler 1989; Liebermeister 1995]. Die Gelenkschutzberatung umfaßt daher folgende Punkte:

- Reduktion von Schmerzen durch angepaßte Aktivität,
- richtiges Verhältnis von Belastung und Entlastung (Pausen),
- Erhaltung von Muskelkraft und Gelenkbeweglichkeit durch Eigenübungen,
- geringstmöglicher Krafteinsatz für notwendige Tätigkeiten, z.B. durch Einsatz von Werkzeugen, symmetrisches Tragen, Abstützen,
- Benutzung stärkerer Körperteile, z.B. Tragen von Taschen über die Schultern (Rucksack) statt mit der Hand,
- Gelenkbelastung jeweils in der anatomisch und funktionell günstigsten Stellung, z.B. Abstützen der Hände auf den Oberschenkeln beim Aufstehen aus dem Sitzen, Aufstehen aus dem Liegen über die Seitlage,
- Vermeiden längerdauernder einseitiger, vor allem statischer Belastungen, wie z.B. langes Sitzen oder Gehen, Wechsel der Körperhaltung etwa alle 20 min,
- Vermeidung Deformationen fördernder Bewegungen, wie z.B. Spitzgriff wegen der Subluxationsgefahr der Fingergrundgelenke,
- Vermeiden nicht sofort unterbrechbarer Bewegungen, wie z.B. Tragen eines Tabletts mit Geschirr.

In diesem Zusammenhang ist es besonders wichtig, den Patienten zu motivieren, seine Bewegungsabläufe umzustellen, für ungünstige Umgebungsbedingungen bzw. deren Veränderbarkeit zu sensibilisieren und seine Eigenverantwortlichkeit zu stärken. Hierfür sind wiederholte Therapiesitzungen auch in längeren Zeitabständen notwendig.

Zum Gelenkschutz gehören ggf. auch die Herstellung funktioneller Schienen (s. Abb. 27.2, 27.3), mit denen Fehlbewegungen und Gelenkdeviationen vermieden werden (Waldner-Nilsson 1997; s. Tabelle 27.3). Sie werden in der Regel vom Ergotherapeuten selbst hergestellt oder in Zusammenarbeit mit Orthopädietechnikern aus dem handelsüblichen Sortiment ausgewählt und ggf. individuell angepaßt. Die Aufklärung des Patienten über die Notwendigkeit und Funktion der Orthesen sowie seine Motivierung ist die Basis des Erfolges. Bei Kindern müssen hierzu in jedem Fall auch die Eltern mit einbezogen werden. Die Handhabung der Schienen muß wiederholt geübt werden. Funktion bzw. funktioneller Sitz der Orthesen sollte stets vom behandelnden Arzt kontrolliert werden.

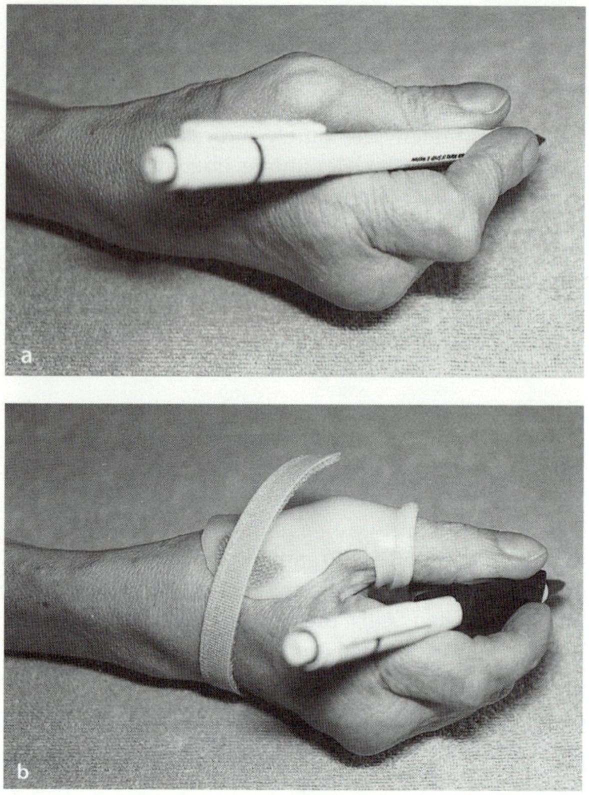

Abb. 27.2. **a** Zustand ohne Hilfsmittel; **b** Daumengrundgelenkschiene und Griffverdickung am Schreibstift bei beginnendem sog. Schusterdaumen und Überstreckung im distalen Interphalangealgelenk des 2. Fingers (Photos: A. Dehn, F. Schink, P. Schäfer; Hannover)

27.3.2 Hilfsmittelversorgung

Die ergotherapeutische Hilfsmittelversorgung umfaßt im wesentlichen die Bereiche der Schienenherstellung, der Adaptation handelsüblicher Orthesen und die Herstellung und/oder Adaptation von Gegenständen und Arbeitswerkzeugen der häuslichen und beruflichen Umgebung. Nach ihren Wirkprinzipien lassen sich die

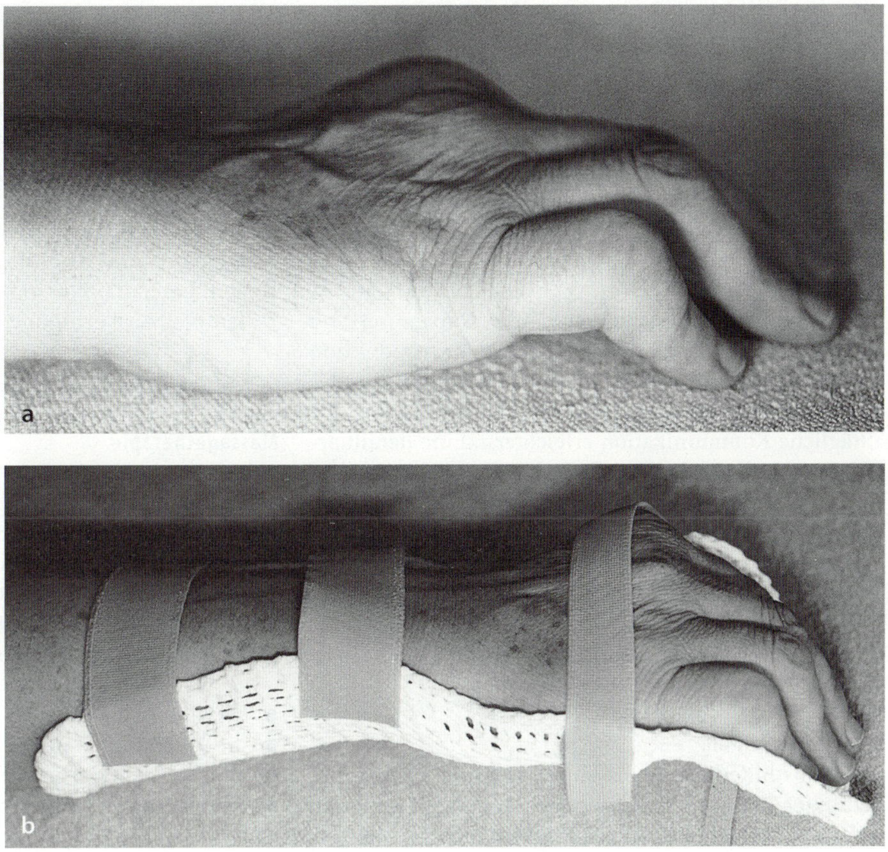

Abb. 27.3. a Zustand ohne Schiene; **b** Nachtlagerungsschiene bei Streckdefizit des 4. und 5. Fingers, die gleichzeitig zur Korrektur der Längsachsen dient. Die Patientin hat die gezeigte Schiene bereits seit 6 Monaten angewendet, was bereits zu einer Verbesserung der Achsstellung geführt hatte (Photos: A. Dehn, F. Schink, P. Schäfer; Hannover)

Tabelle 27.3. Beispiele, funktionelle Ziele und Indikationen der ergotherapeutischen Schienenversorgung bei rheumatischen Erkrankungen (weitere Einzelheiten s. Waldner-Nilsson 1997)

Schienentyp	Funktionsstellung	Funktionsziel	Indikation
Lagerungsschiene mit 3-Punkte-Abstützung	Handgelenk: 20–30° Extension; MP der Langfinger: 45–50° Flektion, PIP: 30° Flektion, DIP: 20° Flektion, Daumen leicht opponiert, palmar abduziert und flektiert	Ruhigstellung und Verringerung des Bewegungsschmerzes, Vermeidung von Kontrakturen, Erhaltung des Bewegungsausmaßes	Akuter Schub einer Polyarthritis
Daumenkappe	Karpometakarpalgelenk in leichter Opposition und mittlerer Abduktion, Metacarpophalangealgelenk in Extension, IP- und Handgelenk sind frei beweglich	Stabilisierung und Schmerzminderung, Verhinderung einer Adduktionskontraktur, Stabilität bei Belastung, Möglichkeit zur Übungsbehandlung mit isolierten Bewegungsabläufen	Gelenkinstabilität, Bewegungsschmerzen im Daumensattelgelenk
Langfingerextensionsschiene	Spannfeder für die Streckung des Mittelgelenks	Vermeidung einer Flektions fehlstellung, Vergrößerung des passiven Bewegungsausmaßes, Kräftigung der Beugemuskulatur, Verhinderung seitlicher Fehlbewegungen bzw. -stellung	Eingeschränkte passive Extension des PIP

körpernahen Hilfsmittel im wesentlichen in folgende Gruppen unterteilen:

- passive Stützung zur Schonung entzündeter oder instabiler Gelenke,
- Hemmung von Gelenkfehlbewegungen und -stellungen (z.B. Deviationen oder Subluxationen) sowie
- Muskelaktivierung und Bewegungsfazilitation durch Unterstützung propriozeptiver Gelenk-, Sehnen und Muskelfunktionen.

Hinzu kommen die schon erwähnte Anpassung von Gebrauchsgegenständen, die z.B. eine Kraftreduktion durch Ausnützung von Hebelwirkungen im Sinne des Gelenkschutzes ermöglichen, und Hilfsmittel, die die alltägliche Kommunikation erleichtern. Eine detailliertere Beschreibung des Vorgehens bei der Hilfsmittelversorgung ist den Abschn. 27.3.1 und 27.3.3 sowie Kap. 29.1 zu entnehmen.

27.3.3 Selbsthilfetraining und Anpassung der häuslichen und beruflichen Umgebung

Selbsthilfetraining

Das Selbsthilfetraining hat zum Ziel, trotz krankheitsbedingter Einschränkungen der Bewegungsfunktionen eine möglichst hohe Selbständigkeit und Lebensqualität zu ermöglichen. Es hat somit überwiegend rehabilitativen Charakter. Neben der Funktionsanalyse des Bewegungssystems ist die Analyse der Fähigkeitsstörungen wesentliche Voraussetzung. Hierfür stehen spezielle Checklisten der Funktionen des täglichen Lebens (activities of daily living, ADL) zur Verfügung (Engel u. Ströbel 1985). Sie umfassen einfache Alltagstätigkeiten (Essen, Trinken, Waschen, An- und Auskleiden), Fortbewegung (Gehen, Treppensteigen, Sitzen, Liegen, Fahrradfahren, Benutzung öffentlicher Verkehrsmittel u.a.), Haushaltstätigkeiten (z.B. Essenszubereitung, Abwaschen, Einkaufen, Putzen, Wäschewaschen), die Kommunikation (Telefonieren, Schreiben) sowie die Berufsausübung.

Die zu übenden Funktionen ergeben sich aus dem Ergebnis solcher Checklisten, wobei die individuellen Gegebenheiten (Wohnungslage, Einrichtung u.a.) und soziale Situation (Hilfspersonen, Beruf u.a.) zu berücksichtigen sind. In diesem Zusammenhang sind häufig Haus- und Arbeitsplatzbesuche notwendig. Angehörige sowie ggf. der Betriebsarzt sollten in die Analyse und Festlegung des Therapieplanes mit einbezogen werden.

Anpassung der Umgebung

Die Anpassung der häuslichen und Arbeitsplatzumgebung sollte nach den Prinzipien des Gelenkschutzes und der Ergonomie (Rohmert u. Rutenfranz 1983) erfolgen. Grundprinzipen sind die Einstellung von Sitz- und Arbeitstischhöhen, Beachtung des physiologischen Greifraumes bei häufigen Tätigkeiten sowie bei der Lagerung von Gebrauchs- und Arbeitsgegenständen, die Verwendung ergonomischer Arbeitsgeräte (z.B. abgewinkelte Computertastaturen zur Vermeidung von Ulnardeviationen). Dabei können auch besondere Umbauten (z.B. schwellenfreie Duschwannen, erhöhte Toiletten, Rampen anstelle von Treppen, Einbau von Handgriffen und Geländern) notwendig werden. Heute stehen bereits umfangreiche Sortimente an fertigen Hilfsmittel zur Verfügung.

27.4 Massagetherapie

Unter dem Begriff der Massage werden solche Therapieformen zusammengefaßt, bei denen durch manuell oder apparativ applizierte mechanische Reize funktionell oder strukturell gestörte Gewebe direkt oder indirekt beeinflußt werden sollen. Die wichtigsten Gruppen der Massagetherapie rheumatischer Erkrankungen sind:

- die klassische Massage,
- die sogenannten Reflexzonenmassagen,
- apparative Massagetechniken und
- die manuelle Lymphdrainage.

27.4.1 Klassische Massage und apparative Massagetechniken

Klassische Massage

Bei der Behandlung rheumatischer Krankheitsbilder stehen die Techniken der auf Ling zurückgehenden klassischen Massage im Vordergrund. Sie ist in den meisten Fällen mit einer aktiven Bewegungstherapie zu kombinieren. Bei der klassischen Massage werden Haut, subkutanes Gewebe und Muskulatur durch Streichungen, Knetungen, Friktionen (Querdehnungen), Klopfungen, Zirkelungen und Vibrationen mechanisch beeinflußt. Dies führt zunächst direkt zur Lösung von Adhäsionen in den Gleit- und Verschiebungsgeweben zwischen Haut, Subkutis, Faszien, Muskeln und Bändern. Die mechanischen Reizsetzungen bewirken aber auch eine lokale Hyperämie mit ihren bekannten Rückwirkungen auf die Zufuhr von Flüssigkeit, Nährstoffen und Immunzellen sowie auf die Gewebeclearance. Hierdurch werden die viskösen Eigenschaften des Bindegewebes verändert. Darüber hinaus wird davon ausgegangen, daß Schmerzmediatoren verstärkt aus dem schmerzhaften Gewebe abtransportiert werden.

Die Erregung mechanosensibler Rezeptoren kann über segmentale hemmende Neurone die Schmerzempfindung reduzieren. Für die klassische Massage sind aber auch Anstiege des Endorphinblutspiegels nachgewiesen, was zeigt, daß die bekannten analgetischen Massagewirkungen über die direkten segmentalen Wirkungen hinausgehen (Walach et al. 1995). Durch die mechanische Beeinflussung der Muskelspindeln wird der Muskeltonus beeinflußt, wobei in Abhängigkeit von der Massagetechnik erhebliche detonisierende Wirkungen möglich sind. Auch die gezielte Reizung von Sehnenrezeptoren führt über segmentale Reflexe zur Detonisierung der zugehörigen Muskeln. Insbesondere bei durch Fehlbelastung verspannter und schmerzhafter Muskulatur ist die Massage oft Mittel der Wahl und wesentliche Voraussetzung für anschließende aktive Bewegungsübungen. In diesem Zusammenhang sind die allgemein entspannenden und positiven psychischen Wirkungen der Massage als therapeutisch sinnvoll einzustufen.

Wie für andere physikalische Therapieverfahren sind für die Massage adaptive Wirkungen der seriellen Anwendung mit normalisierenden Effekten nachgewiesen (Engel 1986). Ihre klinische Bedeutung ist für die Massage bisher allerdings nur unzureichend geprüft.

Neben den genannten klassischen Massagegriffen können zur Modifikation der mechanischen Reizqualität auch Bürstenmassagen, Stäbchenmassagen, Unterwasserdruckstrahlmassagen und andere zur Anwendungen kommen (Rulffs 1995). Besonders bei Funktionsstörungen der Bewegungssegmente und der Muskulatur der Halswirbelsäule ist die Kombination von Massagegriffen mit achsgerechten Extensionen (sog. Extensionsmassage) sinnvoll.

Apparative Massagetechniken

Die beschriebenen Massagewirkungen können z.T. auch durch apparative Massagetechniken erzielt werden, insbesondere im Bereich der Vibrationen. Allerdings ist ein solches Vorgehen weit weniger gezielt und individuell dosierbar, so daß einer manuellen Massage in der Regel der Vorzug zu geben ist.

Indikationen und Kontraindikationen

Indikationen für die klassische Massage, die in der Regel als gezielte Teilmassage durchgeführt werden soll, sind alle Funktionsstörungen im Bewegungssystem, die mit Muskelverspannungen und -schmerzen sowie Störungen in den Gleitgeweben einher gehen. Auf die meistens bestehende Notwendigkeit der Kombination mit einer aktiven Bewegungstherapie wurde bereits hingewiesen. Die wichtigsten Kontraindikationen sind frische Traumen, Blutgerinnungsstörungen, größere Hautläsionen und lokale Entzündungen oder Thrombosen im Behandlungsgebiet.

27.4.2 Sonderformen der Massagetherapie

■ **Bindegewebsmassage.** In der physiotherapeutischen Literatur wird immer wieder darauf hingewiesen, daß Funktionsstörungen innerer Organe mit reflektorischen Veränderungen bindegewebiger Strukturen an der Körperdecke verbunden sind. Sie werden mit den bekannten, dem sympathischen Nervensystem zuzuordnenden viszero-muskulären und -kutanen Reflexverbindungen erklärt. Auffällig sind auch die bei Funktionsstörungen in den Bewegungssegmenten der Wirbelsäule mit segmentaler Zuordnung auftretenden, bei mechanischer Reizung schmerzhaften Verhärtungen des subkutanen Bindegewebes (Lewitt 1997).

Da neben den viszero-kutanen auch kuti-viszerale Reflexverbindungen bestehen, wird versucht, über die mechanische Behandlung (Bindegewebsmassage) solcher sog. bindegewebigen Zonen auch die Funktion innerer Organe positiv zu beeinflussen. Obwohl z.B. für die Durchblutung Fernwirkungen eines solchen Vorgehens nachgewiesen sind, fehlen für die klinische Wirksamkeit bei rheumatischen Erkrankungen eindeutige wissenschaftliche Beweise. Auch der erhebbare Bindegewebsbefund ist in der Regel außerordentlich variabel, was die Überprüfbarkeit der Methode einschränkt. Immerhin können nach klinischer Erfahrung bei Patienten mit starker Mitbeteiligung vegetativer Funktionen bei seriellen Bindegewebsmassagen deutliche Befindensbesserungen erzielt werden.

■ **Manuelle Lymphdrainage.** Bei verschiedenen Erkrankungen des Bewegungssystems, insbesondere bei postoperativen Zuständen, tragen Lymphabflußstörungen oft erheblich zur Symptomatik des Patienten bei. In solchen Fällen sowie in Frühstadien der Sklerodermie und bei M. Sudeck können manuelle Lymphdrainagen therapeutisch von erheblicher Bedeutung sein. Hierbei wird der Lymphabfluß durch gezielte Öffnung von Lymphgefäßen über deren bindegewebige Aufhängung, die Anregung der Angiomotorik und über Gewebskompressionen gefördert. Die direkte ödemausschwemmende Wirkung eines solchen Vorgehens ist mehrfach durch Umfangs- und Volumenmessungen nachgewiesen worden.

Manuelle Lymphdrainagen sind im Sinne der sog. komplexen physikalischen Entstauungstherapie stets mit Kompressionshilfen (Schlauchverbände, Kurzzugbinden) zu kombinieren. Eine Kombination mit entstauenden Bewegungsübungen unter Kompression ist sinnvoll. Kontraindikationen sind insbesondere Infektionen und Tumoren im Behandlungsgebiet sowie Thrombosen und Thrombophlebitiden. Bei arteriellen Durchblutungsstörungen und kardialen Ödemen ist die manuelle Lymphdrainage nicht sinnvoll.

27.5 Thermotherapie

In der Literatur über die Thermotherapie in der physikalischen Medizin wird vielfach nur zwischen hyperthermen (wärmezuführenden) und hypothermen (wärmeentziehenden) Maßnahmen (Zeidler 1989; Werner et al. 1997; Kröling 1992; Schnitzer u. Schöps 1995). Nach wirkphysiologischen Kriterien ist bei der Behandlung mit Wärme und Kälte aber grundsätzlich zwischen 2 Verfahrenstypen mit unterschiedlichen Wirkmechanismen bzw. Therapiezielen zu unterscheiden:

- Verfahren, deren Ziel es ist, dem Gewebe Wärme zuzufügen oder zu entziehen und deren direkte Wirkungen therapeutisch zu nutzen. Solche Verfahren haben in der Regel eine längere Applikationsdauer, ihr Anwendungsreal ist meist regional begrenzt. Gegenregulatorische Reaktionen sind primär nicht erwünscht und stellen somit Nebenwirkungen dar.
- Verfahren, deren Ziel es ist, über gegenregulatorische Mechanismen eine langfristige adaptive Umstellung der Thermoregulation mit positiven Kreuzadaptationen in anderen vegetativ gesteuerten Funktionen zu erzielen. Diese Verfahren haben meist eine kürzere Anwendungsdauer und großflächige Anwendungsareale. Eine längerfristige Änderung von Gewebstemperaturen ist nicht primäres Ziel solcher Anwendungen.

Beide Wirkprinzipien können sowohl bei hyperthermalen als auch bei hypothermalen Anwendungen realisiert sein. Direkte Wärme- oder Kältewirkungen werden in der Regel durch lokal applizierte plastische, flüssige oder gasförmige Wärme- bzw. Kälteträger erzeugt, die durch Leitung oder Konvektion thermische Energie zu- oder abführen (Konsensuskonferenz 1998; s. Tabelle 27.4).

Auch die zur Phototherapie zählende Infrarotbehandlung und die thermisch wirkenden Elektrotherapien gehören im Prinzip zu dieser Gruppe. Typische Vertreter der Verfahren mit indirekter adaptiver Wirkungsweise sind die Sauna, die in Japan üblichen heißen (bis 47 °C) Tauchbäder und die Kaltanwendungen der Hydrotherapie. Zu dieser Gruppe können aber auch die Überwärmungsbäder (Wasservollbäder mit langsamer Zunahme der Badetemperatur) und die hyperthermalen Peloidbäder (z.B. Moorvollbäder) gezählt werden, die allerdings eine deutliche Erhöhung der Körperkerntemperatur bewirken. Obwohl ihre Wirkungsmechanismen noch nicht vollständig aufgeklärt sind, dürfte die Kältekammertherapie einen überwiegend adaptiven Wirkungsmechanismus haben.

Tabelle 27.4. Wirkprinzipien und Anwendungsbereiche unterschiedlicher Verfahren der Thermotherapie

Thermotherapieverfahren	Temperatur	Anwendungsareal	Wirkungsmechanismus	Therapieformen (Beispiele)	Applikationsdauer
Adaptive Wärmetherapie (Hitzereiztherapie)	Bis 100°C (Luft), bis 47 C (Wasser)	Gesamter Körper (bei den Wasser- und Breibädern mit Ausnahme des Kopfes)	„Training“ der Thermoregulation, funktionelle Adaptation mit positiven Kreuzeffekten	Sauna, japanische Bäder, Überwärmungsbäder, hypertherme Peloidbäder	Wenige Minuten
Lokale Wärmetherapie	Bis 57°C (Peloide), bis 42°C (Wasser)	Einzelne Gelenke, einzelne Extremitäten, Rücken	Lokale Hyperthermie mit Stoffwechsel- und Durchblutungssteigerung	Peloidpackungen, Infrarotbestrahlungen, Hochfrequenz- und Ultraschalltherapie	Minuten bis Stunden
Thermoindifferenzbereich	Etwa 28 °C (Luft), ca. 35 °C (Wasser)				
Lokale Kühlung (Kryotherapie)	Bis 0 °C (Wasser, Eis), bis -60 °C (Luft)	Einzelne Gelenke, einzelne Extremitäten	Lokale Kühlung Stoffwechsel- und Durchblutungsdrosselung, Hemmung der Nervenleitgeschwindigkeit	Eispackungen, Kaltlufttherapie	Minuten bis Stunden
Adaptive Kältetherapie (Kaltreiztherapie)	Bis 4 °C (Wasser), bis -120 °C (Luft)	Paarweise Extremitäten mit oder ohne Rumpf (Hydrotherapie), ganzer Körper mit Ausnahme der Akren (Kältekammer)	„Training“ der Thermoregulation, funktionelle Adaptation mit positiven Kreuzeffekten	Hydrotherapie, Kältekammertherapie	Wenige Minuten

Tabelle 27.5. Methoden der Kryotherapie mit Applikationstemperatur und geeigneter Anwendungsdauer (mod. nach Fricke 1990). Die für die lokale Kältetherapie in der Rheumatologie besonders geeigneten Verfahren sind durch Fettdruck hervorgehoben

Methode	Applikations-temperatur	Anwendungs-dauer
Kaltwasser	+15 bis +20 °C	3–5 min
Eishandtuch	±0 bis +4 °C	3–5 min
Eisabreibung	±0 bis +4 °C	3–5 min
Eisbeutel	**±0 °C**	**0,5–1 h**
Eiswasser	±0 °C	1–3 min
Kältepackungen	**-15 bis +35 °C**	**0,5–1 h**
Gasförmiger Stickstoff	**-160 bis -180 °C**	**0,5–3 min**
Kaltluft	**ca. -30 °C**	**1–5 min**

27.5.1 Lokale Kälteanwendungen

Zur lokalen Kältetherapie können sehr unterschiedliche feste, flüssige und plastische Kälteträger verwendet werden (s. Tabelle 27.5). Neben der Kühlung von Haut und Subkutis können durch die längerfristig anwendbaren Verfahren durchaus Kühlungen der Muskulatur bis auf ca. 20 °C erreicht werden (Fricke 1990). Die wichtigsten therapeutischen Wirkungen der lokalen Kryotherapie sind:

- die Analgesie durch Hemmung der Nervenleitgeschwindigkeit,
- die antiphlogistische Wirkung durch Hemmung der Aktivität von Entzündungsmediatoren und
- die abschwellende Wirkung durch Durchblutungsdrosselung.

Zunahmen der Beweglichkeit entzündeter Gelenke nach lokaler Kryotherapie sind erwiesen. Während oberflächliche und brüske Kaltanwendungen den Muskeltonus erhöhen können, führen tief reichende Muskelkühlungen, vermutlich über eine Hemmung der Muskelspindelaktivität, zur Tonusminderung. Bei der Anwendung lokaler Kälte ist zu beachten, daß eine zu starke und plötzliche Abkühlung vor allem in der Haut, aber auch in tiefer liegenden Gewebeschichten zu einer reflektorischen Hyperämie führen kann mit der Gefahr, das therapeutische Ziel zu gefährden. Auch sind bei fehlerhafter Anwendungstechnik lokale Gewebeschäden nicht ausgeschlossen.

Wichtigstes Anwendungsgebiet der lokalen Kältetherapie sind entzündlich bedingte Schmerzen und Schwellungen an Gelenken, Sehnen und Muskeln, wobei im entzündlichen Schub eine mehrmals tägliche 1/2- bis 1stündige Applikation sinnvoll ist. Auch vor Bewegungsübungen schmerzhafter Gelenke haben sich lokale Kaltanwendungen zur Analgesie und Verbesserung der Beweglichkeit bewährt. Wichtigste Kontraindikationen sind arterielle Durchblutungsstörungen (auch Raynaud-Syndrome) und die Kryoglobulinämie.

27.5.2 Lokale Wärmeanwendungen

Eine lokale Gewebeerwärmung kann entweder durch Wärmeträger oder durch Infrarotstrahlung, Hochfrequenz- oder Ultraschallanwendungen erreicht werden (vgl. 27.6.2). Als Wärmeträger haben sich breiige Medien [Peloide, von Pelos (griech.) = Schlamm; z.B. Fango, Paraffin, Torf] wegen ihrer hohen Wärmekapazität und der Ausbildung eines großen Temperaturgefälles im applizierten Medium bewährt (Hildebrandt u. Gutenbrunner 1998). Hierdurch kann eine lang anhaltende und schonende Erwärmung des Gewebes erzielt werden, wobei gegenregulatorische Wirkungen minimiert werden.

Zur Ausnutzung dieser Effekte sind Packungsschichtdicken von mindestens 2 cm notwendig. Zur Erhaltung des peripheren Gesamtwiderstandes kommt es bei der erzielten Steigerung der Hautdurchblutung allerdings zu einer Drosselung der Muskeldurchblutung. Aus diesem Grund und weil durch ständigen Wärmeabtransport über das Blut die Eindringtiefe der applizierten Wärme begrenzt ist, können tiefer gelegene Gewebeabschnitte nur bei zirkulärer Packungsanlage im Bereich der Extremitäten erreicht werden. Zur gezielten Erwärmung von tiefer gelegener Muskulatur, Sehnen und Gelenken sind Elektro- und Ultraschalltherapie besser geeignet.

Die therapeutische Wirkung lokaler Wärmeanwendungen besteht in der Steigerung von Stoffwechselprozessen und in einer Durchblutungssteigerung. Auch bei oberflächlicher Erwärmung ist mit reflektorischen Wirkungen auf andere Gefäßbezirke (konsensuelle Reaktion) sowie auf Muskeltonus und Schmerzempfindung zu rechnen (reflektorische Wärmewirkungen; Schnitzer u. Schöps 1995). Die therapeutische Bedeutung der lokalen Wärmebehandlung besteht in der Schmerzdämpfung und Muskeldetonisierung sowie der Steigerung von Durchblutung und lokalen Stoffwechselvorgängen. Indikationen sind daher subakute und chronische Schmerzzustände im Bewegungssystem sowie muskuläre Verspannungen. Kontraindikationen sind akute Entzündungen, lokale arterielle und venöse Durchblutungsstörungen sowie Tumoren im Behandlungsgebiet.

27.5.3 Adaptive Kältetherapie (Kaltreiztherapie)

Zur Erhaltung der Homöothermie reagiert der Organismus auf jede Wärmezufuhr und auf jeden Wärmeentzug mit Gegenregulationen. Gemäß der topographischen Verteilung der Kaltrezeptoren an der Körperoberfläche ist der Mensch an Körperstamm und im Gesicht besonders kaltempfindlich. Primär reagiert der

Organismus auf Kälte stets mit einer Vasokonstriktion, auf die im weiteren Verlauf eine Vasodilatation folgen kann (Kältevasodilatation und reaktive Hyperämie). Auch die Venen reagieren auf Kälte konstriktorisch. Die Erhöhung des peripheren Kreislaufwiderstandes bewirkt eine Erhöhung des systolischen und diastolischen Blutdrucks und andere Kreislaufumstellungen.

Für die Beurteilung der Wirkungen einer seriellen Kaltreiztherapie ist aber insbesondere die Tatsache von Bedeutung, daß sie einen adaptogenen Reiz für die Verbesserung der Thermoregulation darstellt. Dies ist an den vielfach nachgewiesenen endokrinen Mitreaktionen (Katecholamin- und Kortisolfreisetzung sowie Aktivierung des Renin-Angiotensin-Aldosteron-Systems) abzulesen. Die im Therapieverlauf einsetzende verbesserte Thermoregulation ist sowohl am thermischen Komfort als auch an den Gefäßreaktionen nachgewiesen. Im Sinne positiver Kreuzadaptationen kommt es im Verlauf von Wochen zu adaptiven Normalisierungen der Kreislaufreaktion und anderer vegetativer Reaktionen sowie im Immunsystem zur Steigerung der unspezifischen Resistenz.

Die wichtigsten therapeutischen Kaltreize sind hydrotherapeutische Kaltanwendungen, kalte Tauchbäder und Waschungen. Sie werden stets seriell angewendet und in ihrer Reizintensität ggf. im Verlauf der Therapieserie gesteigert. Obwohl die wissenschaftlichen Belege heute noch nicht eindeutig sind, ist zu vermuten, daß die Ganzkörperkältetherapie in Kältekammern mit bis zu −100 °C im Sinne einer Kältereiztherapie wirkt. Obwohl direkte Anstiege sog. Streßhormone während der Kältekammerexposition nicht nachweisbar sind, sprechen die immediaten Umstellungen von Kreislauf, Atmung und Immunsystem für diese Hypothese.

Im Bereich der Rheumatologie ist eine serielle Kaltreiztherapie immer dann sinnvoll, wenn die Krankheitssymptomatik stark von vegetativen Regulationsstörungen einschließlich der Absenkung der Schmerzschwelle mitbestimmt ist. Dies ist z.B. beim Fibromyalgiesyndrom aber auch bei anderen extraartikulären rheumatischen Erkrankungen häufig der Fall. Vorsicht ist bei allen arteriellen und Mikrozirkulationsstörungen geboten. Die Kältereiztherapie muß nach individueller Verträglichkeit verordnet und dosiert werden. Je nach Reizintensität sollten die Kaltreize täglich bis 3mal wöchentlich verordnet werden.

27.5.4 Adaptive Wärmetherapie (Hitzereiztherapie)

Wie für kurzzeitige Kaltanwendungen ist auch für großflächige und intensive Warmanwendungen nachgewiesen, daß sie hormonelle Allgemeinreaktionen mit Anstiegen der Serumspiegel – sog. Streßhormone – hervorrufen und immunmodulierend wirken. Somit ist bei solchen Therapieformen damit zu rechnen, daß sie längerfristige funktionelle Adaptationen bewirken können. Insbesondere für die serielle Saunabehandlung sind positive Langzeiteffekte auf Immunsystem und Infektanfälligkeit nachgewiesen.

Wärmeanwendungen mit überwiegendem Reizcharakter sind die Trocken- und Dampfsauna sowie die Überwärmungsbäder. Während die Wirkungsschwerpunkte der Saunabehandlung auf wärmegegenregulatorischen Effekten mit Vasodilatation und Schwitzen bei nur geringfügiger Steigerung der Körperkerntemperatur (ca. 0,5 °C) liegen, führen Wasser- oder Peloid-Überwärmungsbäder zu deutlichen Erhöhungen der Körperkerntemperatur. Grund hierfür ist der stärkere konvektive Wärmeübergang aus flüssigen Medien sowie die Ineffektivität der Kühlung durch Schwitzen. Bei der Verordnung ist allerdings zu beachten, daß die letztgenannten hyperthermen Anwendungen eine starke Kreislaufbelastung darstellen und, insbesondere beim Verlassen des Bades, die Gefahr eines orthostatischen Kreislaufkollapses besteht. Die Kreislaufbelastung der Saunatherapie ist demgegenüber relativ gering. Lediglich das häufig nach der Sauna durchgeführte kalte Tauchbad bewirkt einen starken Blutdruckanstieg und ist somit bei Patienten mit medikamentös unzureichend eingestelltem oder mit Sekundärveränderungen einhergehendem arteriellen Hypertonus kontraindiziert.

Wegen des vergleichbaren Wirkungsmechanismus der seriellen Anwendung entsprechen die Indikationen der adaptiven Wärmetherapie im wesentlichen denen der Kaltreiztherapie (s. oben.). Die Auswahl eines geeigneten Verfahrens zur Auslösung funktionell-adaptiver Umstellungen ergibt sich somit aus der individuellen Verträglichkeit der Anwendungen und ihrer Kontraindikationen. So sind die muskelentspannenden und schmerzlindernden Wärmeanwendungen bei starken Muskelverspannungen sicher günstiger. Bei bestehender Kontraindikation gegen Wärmeanwendungen (Herzinsuffizienz, ausgeprägte Varikosis) sind demgegenüber Kaltanwendungen vorzuziehen. Bei jeder Behandlung, die zu starkem Schwitzen führt, ist eine ausreichende Flüssigkeitssubstitution sicherzustellen, insbesondere bei älteren Menschen.

27.6 Elektro- und Ultraschalltherapie

Die therapeutische Wirkung elektrischer Ströme beruht auf folgenden Effekten ihrer Einwirkung auf den Organismus (Seichert 1992; Drexel et al. 1988; Werner et al. 1997):

- Veränderung des Elektrolytmilieus durch Ionenbewegung,

- Gewebeerwärmung durch hochfrequente Wechselfelder mit Entstehung von Reibung bei Bewegung von Ladungsträgern,
- Reizung freier Nervenendigungen mit Auslösung des typischen Stromgefühls und
- Polarisation erregbarer Membranen von sensiblen oder motorischen Nervenfasern mit Depolarisation, Auslösung von Aktionspotentialen oder Hyperpolarisation.

Da auch der therapeutische Ultraschall im Gewebe Wärme erzeugt, kann er gemeinsam mit den elektrotherapeutischen Anwendungen abgehandelt werden.

Die wichtigsten Therapieziele der Elektro- und Ultraschalltherapie in der Rheumatologie sind:

- Analgesie,
- Steigerung des Gewebestoffwechsels und
- Unterstützung des aktiven Muskeltrainings.

Unter therapeutischen Gesichtspunkten können die zur Elektrotherapie verwendeten Stromformen wie folgt unterteilt werden (Konsensuskonferenz 1998):

- Gleich-, Niederfrequenz- und Mittelfrequenzstromtherapie, die zur direkten oder reflektorischen Schmerzbehandlung sowie zur neuromuskulären Aktivierung bzw. Hemmung eingesetzt werden können und die
- Hochfrequenztherapie, bei der hochfrequente elektromagnetische Felder und Wellen zur Wärmeinduktion in tieferen Gewebsschichten genutzt werden.

Eine Sonderform der Elektrotherapie stellt die Iontophorese dar, bei der mittels Gleichstrom ionisierte Medikamente (Antiphlogistika, Histamin u.a.) in den Organismus eingebracht werden. Auch der Ultraschall kann zur Beschleunigung der kutanen Medikamentenresorption eingesetzt werden (Phonophorese).

27.6.1 Gleich-, Niederfrequenz- und Mittelfrequenzstromtherapie

■ **Gleichstromanwendungen (stabile Galvanisationen).** Diese beeinflussen durch unidirektionale Ionenverschiebungen das Elektrolytmilieu, was die Erregbarkeit der Nervenzellen bewirkt. Das Stromgefühl wird durch Reizung sog. freier Nervenendigungen erzeugt. Ihre sedierenden, stoffwechsel- und resorptionsfördernden Wirkungen sind nicht eindeutig erwiesen. Gleichstromanwendungen haben sich aber zur Beeinflussung schmerzhafter Reizzustände auch tiefer gelegener Strukturen (z.B. Bandscheiben und Nervenwurzeln der LWS) im Bewegungssystem bewährt. Eine Kombination mit Ganzkörperimmersionen (Stanger-Bad) ist wegen deren mechanischen Effekten (Auftrieb, s. unten) sinnvoll. Eine gezieltere Stromdurchflutung (z.B. Arme und Schultergürtel) ist in sog. 2- und 4-Zellen-Bädern möglich, bei denen die Kreislaufbelastungen des Vollbades entfallen.

Die wichtigsten rheumatologischen Indikationen der Gleichstromtherapie sind lokale, pseudoradikuläre und radikuläre Lumbalsyndrome, Zervikobrachialsyndrome und sog. weichteilrheumatische Beschwerden. Bei Gleichstromapplikation über Elektroden besteht die Gefahr von lokalen Hautverbrennungen. Absolute Kontraindikationen sind Metallimplantate im elektrischen Feld und Herzschrittmacher.

■ **Niederfrequenzströme.** Diese Ströme (bis 1 kHz, therapeutisch genutzter Frequenzbereich: 1–150 Hz) lösen an Nerven- und Muskelzellen Aktionspotentiale aus. Eine Sonderform niederfrequenter Stromanwendungen stellen die diadynamischen Ströme dar, die aus gleichgerichteten Impulsen von 50 Hz bestehen. Bei unidirektionalen niederfrequenten Strömen besteht wie beim Gleichstrom die Gefahr elektrolytischer Hautschädigungen, v.a. bei Patienten mit Sensibilitätsstörungen.

Niederfrequenzströme werden zur Reizung der Muskulatur und zur Schmerzbehandlung genutzt. Ihre analgetische Wirksamkeit beruht dabei auf unterschiedlichen Mechanismen:

- Verdeckungseffekten mit Erregung rasch leitender sensibler Nervenfasern (A-Fasern), die auf Rückenmarksebene über ein hemmendes Neuron den afferenten Einstrom aus den Schmerzfasern (A- und C-Fasern) hemmen,
- Ermüdung von Schmerzfasern durch dauerhafte Reizung mit anschließender Dämpfung,
- Gegenreizung (Counter irritation) durch Aktivierung zentraler schmerzhemmender Zentren,
- Gleichstromwirkungen mit Dämpfung der Erregbarkeit der Rezeptoren nichtmyelinisierter Nervenfasern.

Diese Prinzipien werden auch bei der sog. *TENS-Therapie* (Transkutane elektrische Nervenstimulation) genutzt, bei der eine wirksame Analgesie in bestimmten Nervenversorgungsgebieten möglich ist. Von Vorteil ist, daß die TENS-Therapie mittels miniaturisierter Geräte vom Patienten selbst und über längere Zeiträume angewendet werden kann. Vor der Verordnung solcher Geräte muß ihre Wirksamkeit aber in jedem Fall individuell ausgetestet werden und eine eingehende Einweisung in die Gerätebedienung erfolgen.

■ **Mittelfrequenzströme.** Ohne die Gefahr von Hautverätzungen und bei relativ geringer sensibler Beeinträchtigung können Mittelfrequenzsströme (therapeutisch verwendeter Frequenzbereich: 5–10 kHz) zur Muskelaktivierung sowie -tonisierung und -detonisierung eingesetzt werden. Die Trainingswirksamkeit alleiniger elektrischer Muskelstimulation ist allerdings wissenschaftlich nicht eindeutig erwiesen, so daß sie überwiegend zur Erhaltung der Trophik denervierter Muskulatur eingesetzt wird. Die klinische Erfahrung zeigt demgegenüber, daß das aktive Training mit gleichzeitiger Elektrostimulation vermutlich wegen einer guten Motivierung der Patienten durchaus effektiv ist.

Eine Sonderform der Mittelfrequenzströme stellen die sog. Interferenzströme dar, bei denen durch 2 interferierende mittelfrequente Ströme in der Tiefe des Gewebes ein analgetisch wirksames Wechselfeld (1–100 Hz) entsteht. So kann bei minimaler sensibler Oberflächenwirkung eine Detonisierung der Muskulatur und Analgesie in tieferen Gewebeschichten erzielt werden.

27.6.2 Hochfrequenz- und Ultraschalltherapie

Bei der Hochfrequenztherapie (über 1 MHz; therapeutisch genutzter Frequenzbereich: Kurzwelle: 27 MHz; Dezimeterwelle: 434 MHz; Mikrowelle: 2450 MHz) und der therapeutischen Ultraschallanwendung steht die Wärmewirkung des Wechselstroms ganz im Vordergrund. Ihre rheumatologischen Indikationen (schmerzhafte Muskelverspannungen, Periarthropathien, Arthrosen, sog. WS-Syndrome) und Kontraindikationen (floride Entzündungen im Behandlungsgebiet) entsprechen also denen der Wärmetherapie. Zusätzliche Kontraindikationen sind Herzschrittmacher, Sensibilitätsstörungen und das Vorliegen einer Schwangerschaft. Die Hochfrequenztherapie wird nach einem von Schliephake beschriebenen Schema durchgeführt, und zwar nach dem an der Körperoberfläche entstehenden Wärmegefühl (s. Abb. 27.4). Der Ultraschall wird nach der applizierten Leistung dosiert, wobei bis 0,4 W/cm² als niedrige, 0,4–0,7 W/cm² als mittlere und 0,7–1,2 W/cm² als hohe Dosis gelten.

Wichtig für die Auswahl einer geeigneten Stromform sind neben der Kenntnis ihrer Wirkungen die Eindringtiefen bzw. der Bereich der maximalen Wärmeentwicklung (s. Abb. 27.5). Dabei ist zu beachten, daß das subjektive Wärmegefühl bei den Anwendungen, die eine Erwärmung der tieferen Gewebeschichten bewirken, wegen der bekannten Tiefenverteilung der Thermorezeptoren geringer ist als bei oberflächlich wirksamen Wärmeanwendungen. Dies darf wegen der Gefahr thermischer Gewebeschäden in keinem Fall dazu verleiten, von den angegebenen Dosierungsschemata abzuweichen.

27.7 Phototherapie

Die Phototherapie umfaßt definitionsgemäß die therapeutische Anwendung von Infrarotlicht, sichtbarem Licht und UV-Strahlung. In der Rheumatologie ist von

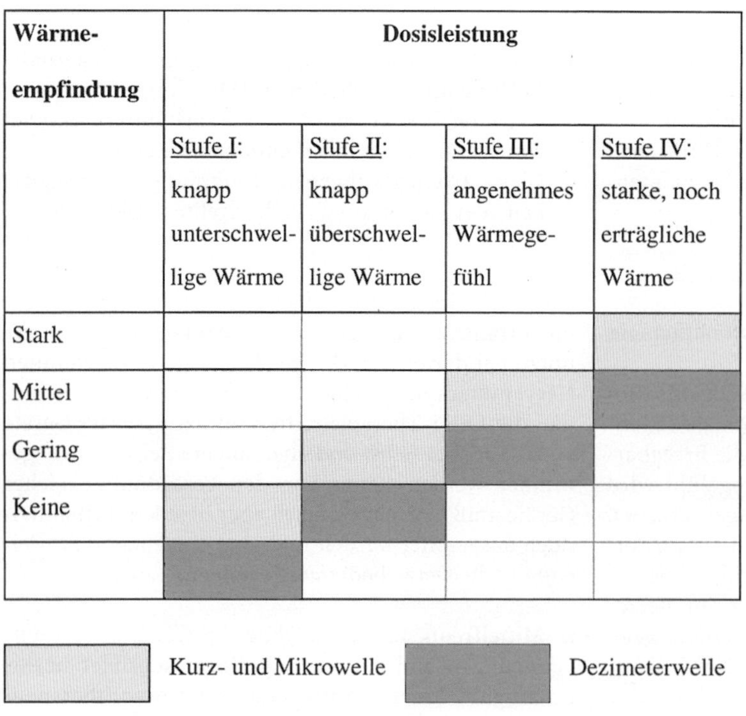

Abb. 27.4. Dosierungsschema für die Hochfrequenztherapie nach Schliephake. Dosierungsstufen: Stufe I: knapp unterschwellige Wärme, Stufe II: knapp überschwellige Wärme, Stufe III: angenehmes Wärmegefühl, Stufe IV: starke, noch erträgliche Wärme. (Mod. nach Drexel et al. 1988)

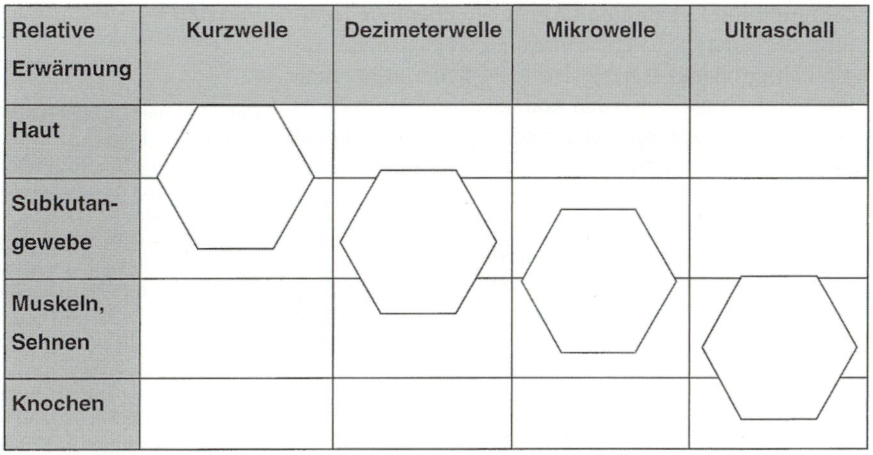

Abb. 27.5. Schematische Darstellung der relativen Erwärmung im Körpergewebe bei verschiedenen Formen der Hochfrequenztherapie sowie bei Ultraschallanwendung

diesen Bereichen hier vor allem die UV-Strahlung zu diskutieren (zur Infrarottherapie s. Abschnitt 27.4) und zwar insbesondere wegen ihrer Fähigkeit, in der Haut die Umwandlung von 7-Dehydrocholesterin in das wirksame Vitamin D_3 auszulösen (UV-B). Dieser Prozeß kann vor allem bei Osteoporose therapeutisch genutzt werden. Kontraindikationen ergeben sich aus möglichen photoallergischen Reaktionen und Wechselwirkungen mit Medikamenten. Eine Induktion von Hauttumoren ist durch richtige Dosierung zu vermeiden. Bezüglich der Behandlung von in Verbindung mit entzündlichen Gelenkerkrankungen stehenden Hautkrankheiten (z.B. Psoriasis vulgaris) mit UV-A, auch in Kombination mit Solebädern (Solephototherapie) oder Psoralen (PUVA) wird auf die einschlägige Fachliteratur verwiesen (Drexel et al. 1988; u.a.).

27.8 Balneotherapie

Bei rheumatischen Erkrankungen kommen von den balneotherapeutischen Anwendungen vor allem Voll- und Teilbäder in Betracht. Insbesondere die natürlichen ortsgebundenen Heilwässer und -peloide (breiige Bademedien wie z.B. Moor) werden in der Regel seriell und im Rahmen komplexer Heilverfahren angewendet, deren wesentliches Wirkprinzip die Auslösung und Unterhaltung funktionell-adaptiver Prozesse ist, die adaptive Normalisierungen vegetativ gesteuerter Funktionsgrößen bewirken (Gutenbrunner u. Hildebrandt 1998). Im Rahmen positiver Kreuzadaptationen können nachweislich auch Entzündungsaktivität, Schmerzempfindlichkeit und Muskeltonus positiv beeinflußt werden. Da es sich hierbei um eine sog. Reiz-Reaktions-Therapie handelt und im Rahmen der periodischen vegetativen Umstellungen vorübergehende krisenhafte Verschlechterungen der Symptomatik möglich sind, sind balneotherapeutische Anwendungen nur außerhalb entzündlicher Schübe indiziert.

Im einzelnen sind folgende Wirkungen von Bädern zu unterscheiden:

- physikalische Wirkungen (Auftrieb, hydrostatischer Druck, Viskosität und thermische Effekte) sowie
- spezifische chemische Wirkungen der Heilwasserinhaltsstoffe (Beeinflussung von Durchblutung, Schmerzschwellen und Entzündungsaktivität).

Der Auftrieb im thermoneutralen Bad bewirkt eine mechanische Entlastung von Gelenken und den Bewegungssegmenten der Wirbelsäule, was nicht zuletzt über eine reflektorische Muskeldetonisierung Bewegungen erleichtert. Dieser Effekt ist im Zusammenhang mit der Möglichkeit im Wasser wegen seiner Viskosität Widerstandsübungen durchzuführen, die wesentliche Begründung für die Durchführung von Bewegungsbädern bei Gelenkschäden oder nach Operationen, die eine mechanische Entlastung erfordern. Durch Erhöhung des spezifischen Gewichts des Bademediums (z.B. Solebäder) kann dieser Effekt noch gesteigert werden. Da der hydrostatische Druck zu einer Blutumverteilung im Niederdrucksystem mit Erhöhung der kardialen Vorlast und zu einer Einschränkung des pulmonalen Gasaustausches führt, muß allerdings eine ausreichende kardiopulmonale Leistungsfähigkeit (entsprechend ca. 75 Watt auf dem Fahrradergometer) vorausgesetzt werden. Wegen der besonderen thermophysiologischen Eigenschaften von flüssigen und breiigen Bademedien ist im Bad eine besonders intensive Hyperthermie möglich (s. oben).

Die wichtigsten chemischen Bäderwirkungen sind die Steigerung der kutanen Mikrozirkulation (CO_2-Bäder, H_2S-Bäder und einige pflanzliche Badezusätze, wie z.B. Koniferenöl), die Anhebung der Schmerzschwelle an Haut und Sehnen (H_2S-Bäder) sowie die

Dämpfung von Entzündungsvorgängen über eine Hemmung der kutanen Langerhanszellen (H_2S-Bäder, bisabololhaltige Badezusätze). Da CO_2-Bäder, die auch künstlich hergestellt werden können, die Empfindlichkeit der Kaltrezeptoren vermindern, können sie leicht unterhalb des Thermoneutralpunktes für Wasser (35–36 °C) appliziert werden und bewirken einen leichten Wärmeentzug.

Traditionell werden auch Radonbäder und die Radonstollentherapie bei entzündlich-rheumatischen Erkrankungen angewendet, und zwar unter der Vorstellung immunmodulierender und schmerzlindernder Wirkungen. Wenngleich diese Therapieform heute nicht zuletzt wegen einer möglichen kanzerogenen Wirkung umstritten ist, liegen neuere vergleichende klinische Studien vor, die eine langfristige schmerzlindende Wirkung erweisen (Pratzel u. Deetjen 1997).

Indikationen für die Nutzung der mechanischen Bäderwirkungen im Sinne einer Gelenkentlastung und Muskeldetonisierung sind alle schmerzhaften Funktionsstörungen am Bewegungssystem. Die durchblutungsfördernden chemischen Bäderwirkungen sind insbesondere bei den im Rahmen rheumatischer Erkrankungen häufig vorkommenden Mikrozirkulationsstörungen, die schmerzlindernden Effekte bei chronischen Schmerzzuständen im Bewegungssystem (z.B. Fibromyalgiesyndrom) indiziert. Eine raschere Besserung der Beweglichkeit beim Algodystrophiesyndrom unter CO_2-Bädertherapie konnte in einer vergleichenden Studie nachgewiesen werden. Die Möglichkeiten komplexer Heilverfahren werden in Kap. 35.3 abgehandelt.

Literatur

Beckers D, Deckers J (1997) Gangsanalyse und Gangschulung. Springer, Berlin Heidelberg New York Tokio

Drexel H, Becker-Casademont R, Seichert N (1988) Elektro- und Lichttherapie. Hippokrates, Stuttgart

Engel JM, Ströbel G (1985) Rheumatherapie. Edition Medizin, VCH-Verlagsgesellschaft, Weinheim

Engel P (1986) Wirkprinzipen der Massage. In: Bühring M, Saller R (Hrsg) Wirkprinzipien in der Physikalischen Therapie. Verlag für Medizin E. Fischer, Heidelberg, S 170–182

Franke M (1983) Physikalische Therapie rheumatischer Erkrankungen. In: Mathies H (Hrsg) Rheumatologie A. Springer, Berlin Heidelberg New York Tokio, S 487–508

Fricke R (1990) Kryotherapie. In: Hildebrandt G (Hrsg) Physiologische Grundlagen, Thermo- und Hydrotherapie, Balneologie und medizinische Klimatologie. Hippokrates, Stuttgart, S 157–164

Gross D (1970) Die physikalische Therapie rheumatischer Erkrankungen. In: Schoen R, Böni A, Miehlke K (Hrsg.) Klinik rheumatischer Erkrankungen. Springer, Berlin Heidelberg New York Tokio, S 489–498

Gutenbrunner Ch (1990) Muskeltraining und Muskelüberlastung. Schmidt, Köln

Gutenbrunner Ch, Hildebrandt G (1998) Handbuch der Balneologie und medizinischen Klimatologie. Springer, Berlin Heidelberg New York Tokio

Haarer-Becker R, Schoer D (1996) Checkliste Physiotherapie in Orthopädie und Traumatologie. Thieme, Stuttgart

Hildebrandt G (1998) Therapeutische Physiologie. In: Gutenbrunner Ch, Hildebrandt G (Hrsg) Handbuch der Balneologie und medizinischen Klimatologie. Springer, Berlin Heidelberg New York Tokio, S 5–85

Hildebrandt G, Gutenbrunner Ch (1998) Balneologie. In: Gutenbrunner Ch, Hildebrandt G (Hrsg) Handbuch der Balneologie und medizinischen Klimatologie. Springer, Berlin Heidelberg New York Tokio, S 187–476

Konsensuskonferenz (1998) Ergebnisse der Konsensuskonferenz: Fachgebiet Physikalische und Rehabilitative Medizin – Begriffe und Definitionen. GFBB-Verlag, Bad Kösen 1998

Kröling P (1992) Kryo-Hydro-Thermotherapie. In: Jäger M, Wirth CJ (Hrsg) Praxis der Orthopädie. Thieme, Stuttgart, S 136–141

Lewit K (1997) Manuelle Medizin. Barth, Heidelberg Leipzig

Licht S (1969) Arthritis and Physical Medicine. Waverley Press, Baltimore

Liebermeister RGA (1995) Beschäftigungs- und Arbeitstherapie (Ergotherapie). In: Schmidt KL, Drexel H, Jochheim KA (Hrsg) Lehrbuch der Physikalischen Medizin und Rehabilitation. G. Fischer, Stuttgart, S 246–254

Nentwig ChG, Ullrich CH (1990) Die Rückenschule. Enke, Stuttgart

Pratzel HG, Deetjen P (1997) Radon in der Kurortmedizin. I.S.M.H., Geretsried

Rohmert W, Rutenfranz J (1983) Praktische Arbeitsphysiologie. Thieme, Stuttgart

Schmidt KL (1991) Checkliste Rheumatologie. Thieme, Stuttgart

Schmidt KL, Drexel H, Jochheim KA (1995) Lehrbuch der Physikalischen Medizin und Rehabilitation. G. Fischer, Stuttgart

Schnizer W, Schöps P (1995) Thermo-, Hydro- und Kryotherapie. In: Schmidt KL, Drexel H, Jochheim KA (Hrsg) Lehrbuch der Physikalischen Medizin und Rehabilitation. G. Fischer, Stuttgart, S 106–135

Seichert N (1992) Elektrotherapie. In: Jäger M, Wirth CJ (Hrsg) Praxis der Orthopädie. Thieme, Stuttgart, S 141–150

Seichert N, Schöps P (1992) Beschäftigungs- und Arbeitstherapie (Ergotherapie). In: Jäger M, Wirth CJ (Hrsg) Praxis der Orthopädie. Thieme, Stuttgart, S 153–156

Senn E (1992) Krankengymnastik. In: Jäger M, Wirth CJ (Hrsg) Praxis der Orthopädie. Thieme, Stuttgart, S 126–132

Walach H, Klöpfer D, König M, Ludwig E (1995) Wirkung und Wirksamkeit der Massage. Haug, Heidelberg

Waldner-Nilsson B (1997) Ergotherapie in der Handrehabilitation. Springer, Berlin Heidelberg New York Tokio

Weimann G (1989) Krankengymnastik und Bewegungstherapie. Hippokrates, Stuttgart

Werner G, Klimczyk K, Rude J (1997) Checkliste Physikalische und Rehabilitative Medizin. Thieme, Stuttgart

Zeidler H (1989) Physikalische Therapie. In: Zeidler H (Hrsg) Rheumatologie. Urban & Schwarzenberg, München, S 299–313

Kapitel 28

Verfahren der manuellen Medizin

H. Menninger

INHALT

Bei der manuellen Medizin (Chirotherapie) handelt es sich um die gezielte Diagnostik von schmerzhaften Erkrankungen des Bewegungssystems, besonders solchen ohne pathomorphologisches Substrat, sowie eine hierauf aufbauende funktionelle Therapie durch Mobilisationen und Manipulationen. Die Hand des Therapeuten ist dabei das wichtigste diagnostische und therapeutische Werkzeug und führt die *Behandlung* zum ursprünglichen Sinn des Wortes zurück.

28.1 Definition

Eine anerkannte wissenschaftliche Disziplin ist die manuelle Medizin erst in den vergangenen Jahrzehnten geworden. In Deutschland hat sie seit dem 2. Weltkrieg eine rasante Entwicklung durchgemacht. Insbesondere ist es gelungen, für die Pathophysiologie der Funktionskrankheiten tragfähige Konzepte zu entwickeln (Wolff 1996), die Untersuchungs- und Behandlungsmethoden präzise zu beschreiben und die Lehre durch übersichtlich strukturierte Kurse zu vermitteln (Frisch 1995; Bischoff 1997; Lewit 1984, Dvorak u. Dvorak 1996; Schneider et al. 1996). Es wird heutzutage gefordert, daß jeder Arzt, der sich mit Störungen des Bewegungssystems konfrontiert sieht, manualmedizinisch richtig untersuchen können sollte (Tilscher 1985).

Die Bedeutung der manualmedizinischen Techniken für den Rheumatologen liegt

- in erster Linie in ihrer diagnostischen Wertigkeit bei Erkrankungen des Rückens und der Extremitäten einschließlich der Möglichkeit, sich sachgerecht mit dem mitbehandelnden Krankengymnasten zu verständigen, und
- in dem nahtlosen Übergang diagnostischer in therapeutische Handgriffe.

Manipulationen dürfen nur bei entsprechender Weiterbildung und Ausschluß der Kontraindikationen durchgeführt werden.

28.2 Grundbegriffe

Im Zentrum steht das Junghanns-*Bewegungssegment* bzw. das Vertebron und das Arthron, also 2 gegeneinander bewegliche knöcherne Partner an Wirbelsäule und Extremitäten mit allen zugehörigen Strukturelementen (Diskus, Gelenkknorpel, Bänder, Muskeln, Nerven, Gefäße). Bei Störung einer Einzelkomponente kommt es zu Schmerz und Leistungsdefizit der gesamten Einheit.

28.2.1 Diagnostische Aspekte

Bewegungsprüfung

Die Bewegungsprüfung (s. Abb. 28.1) eines Extremitätengelenks umfaßt

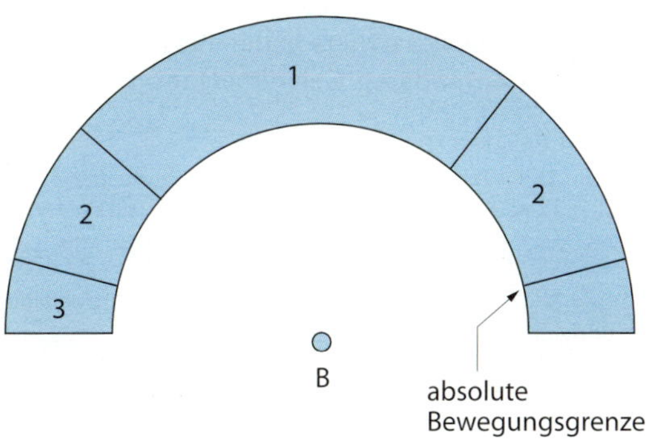

Abb. 28.1. Normale und pathologische Gelenkbeweglichkeit am Beispiel eines Scharniergelenks: *1* aktive Beweglichkeit; *2* passive Beweglichkeit; *3* Hypermobilität, *B* Bewegungsachse

- die aktive Testphase (Angabe des Ausschlagwinkels) sowie
- die passive Testphase.

■ **Passive Testphase.** Die passive Testphase dient zur Beurteilung der *Endbeweglichkeit* (Endgefühl nach Cyriax u. Cyriax 1993). Diese ist je nach Gelenk und Bewegungsrichtung in typischer Weise ausgeprägt und man qualifiziert sie als

- weichelastisch bei Muskelstopp (z.B. Ellbogenflexion),
- hartelastisch bei Knochenstopp (z.B. bei Ellbogenextension) oder
- festelastisch bei Bänder- bzw. Kapselstopp (z.B. Hüftrotation).

Desweiteren wird in der passiven Testphase der absolute Stopp bei maximaler Bewegung (zur Frage nach Hyper-, Normo- oder Hypomobilität sowie nach dem Endphasenschmerz) festgestellt.

An den Gelenken der Wirbelsäule gilt Entsprechendes. Hierdurch können Aussagen getroffen werden über die Genese von Beweglichkeitsänderungen und Schmerzen (arthrogene, ligamentäre bzw. myogene Beweglichkeitseinschränkung; Hyper- bzw. Hypomobilität).

Kapselmuster

Unter einem Kapselmuster (Cyriax u. Cyriax 1993) versteht man die gelenktypische Beweglichkeitsminderung durch einen Gelenkprozeß, z.B. ist am Knie die Flexion stärker als die Extension, an der Schulter die Außenrotation stärker als die Abduktion eingeschränkt. Die entsprechende Behandlung muß immer die Mobilisation des Gelenks selbst (und nicht nur der Muskulatur) beinhalten (s. Tabelle 28.1).

Gelenkspiel

Unter dem Gelenkspiel („joint play") versteht man das translatorische Gleiten (s. Abb. 28.2). Dabei handelt es sich um kleine geradlinige Parallelverschiebungen des bewegten Gelenkpartners in der Tangentialebene gegen den fixierten anderen Gelenkpartner. Das Gelenkspiel

Tabelle 28.1. Kapselmuster: Einschränkung der passiven Beweglichkeit in gelenktypischem Ausmaß. (Nach Cyriax u. Cyriax 1993)

Gelenk	Bewegungseinschränkung
Schulter	Außenrotation >Abduktion >Innenrotation
Ellbogen	Flexion > Extension
Handgelenk	Flexion = Extension
Hüfte	Flexion = Innenrotation >Außenrotation; Adduktion und Außenrotation nicht eingeschränkt
Knie	Flexion > Extension
Sprunggelenk	Plantarflexion > Dorsalflexion

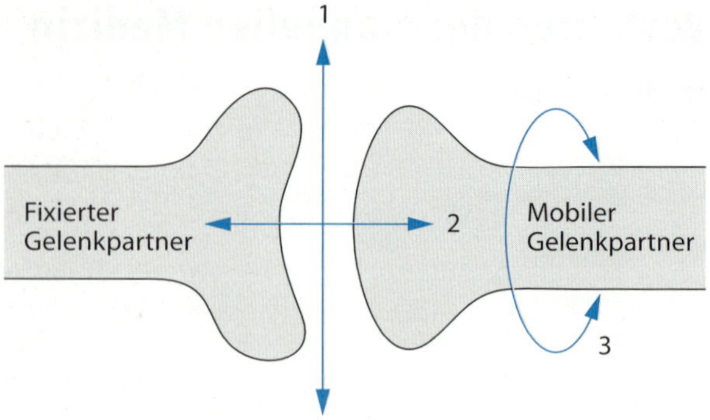

Abb. 28.2. Mobilisationsrichtungen. *1* translatorisches Gleiten; *2* Traktion; *3* rotatorisches Gleiten

ist mit der seitlichen Bewegungsfreiheit einer funktionstüchtigen Schublade in ihrer Führung zu vergleichen. Es kann nicht willkürlich induziert werden, ist aber für die Willkürbewegungen notwendig. Bei *Dysfunktionen* ist es entweder

- vermehrt (Hypermobilität, Indikation zur krankengymnastischen Stabilisation)
- oder vermindert (Hypomobilität, Blockierung; Indikation zur manuellen Mobilisation oder Manipulation (Dittel 1992).

Blockierung

Unter einer Blockierung (Extremform einer Hypomobilität) versteht man eine funktionelle, d.h. ohne pathomorphologisches Substrat auftretende, reversible segmentale oder artikuläre Beweglichkeitseinschränkung in eine oder mehrere Richtungen, die mit Schmerz und lokalen/fortgeleiteten Weichteilreaktionen einhergehen kann.

Die Blockierung wird mit entsprechender Untersuchungstechnik am verminderten Gelenkspiel erkannt. Dabei kann man an der Wirbelsäule 2 Schweregrade unterscheiden:

- *ausgeprägte* Blockierung mit Einschränkung in mehr als 3 Bewegungsrichtungen (bei insgesamt 6 Bewegungsrichtungen: Ante- und Retroflexion, Lateralflexion links/rechts, Rotation links/rechts; dann Indikation eher für Mobilisationstechniken);
- *leichtere* Blockierungsform (nur 1–3 Richtungen sind blockiert; Idealfall für die manipulative Chirotherapie; Bischoff 1997);
- *stumme* Blockierungen ohne klinische Manifestationen (fragliche Behandlungsindikation).

Ätiopathogenetisch wird eine *spondylogene* von einer *myogenen* Blockierung unterschieden. Blockierungen treten auf im Gefolge von Fehlstatik, Fehlbelastung und im Rahmen psychovertebraler, ferner auf dem Boden vertebroviszeraler Wechselbeziehungen (s. Tabelle

Tabelle 28.2. Viszerovertebrale Wechselbeziehungen. (Mod. nach Bischoff 1997)

Blockierung	Klinisches Erscheinungsbild
D1	Tachykarde Rhythmusstörungen
D5	Pseudoanginöse Beschwerden
Kostotransversalgelenk 6	Pseudoanginöse Beschwerden
D10	Gallenblasenbeschwerden
L1	Nierenfunktionsstörungen
S1	Prostatabeschwerden

Tabelle 28.3. Wechselwirkung zwischen Wirbelblockierung und Insertionstendinosen. (Mod. nach Bischoff 1997)

Blockierung	Klinisches Syndrom
C3 und 4 (auch C2 und 3)	Levator-scapulae-Syndrom
C5 (auch D2 und 3)	Supraspinatussehnensyndrom
C6 (selten D6)	Epicondylopathia humeri radialis
C7	Epicondylopathia humeri ulnaris
D12/L1	Psoastendinose am Trochanter minor
L3 und 4	parapatellares Schmerzsyndrom
Ileosakralgelenk lumbale Blockierungen	Insertionstendinose am Trochanter maior

28.2). Außerdem werden Wechselbeziehungen zwischen segmentalen Blockierungen und Insertionstendinosen beschrieben (Tabelle 28.3).

Weichteilreaktionen

Die bei einer artikulären Dysfunktion auftretenden Weichteilreaktionen werden in die Körperperipherie fortgeleitet über den

- *R. dorsalis* in die zugeordnete segmentaleMuskulatur, die mit einem palpablen Hypertonus reagiert sowie in die Haut (zu untersuchen in einem handbreiten paravertebralen Hautareal als Kibler-Hautfalte und als Irisblendenphänomen),
- sowie den *R. ventralis* (periphere Weichteilreaktion, z.B. Insertionstendinosen).

Ihre Erkennung hat somit diagnostische Bedeutung und erlaubt die Mitbeurteilung des Behandlungserfolgs.

Muskulatur

Immer ist auch die Muskulatur nach den in Kap. 17 (Funktionsstörungen) genannten Kriterien zu untersuchen. Sie liegt schützend über den Gelenken und reagiert bei jeglichen artikulären Funktions- und Strukturstörungen schmerzhaft mit. Der artikuläre und muskuläre Anteil am Schmerzgeschehen muß gegeneinander abgewogen werden, da sich hieraus Weichenstellungen für die Behandlungsmethode ergeben können.

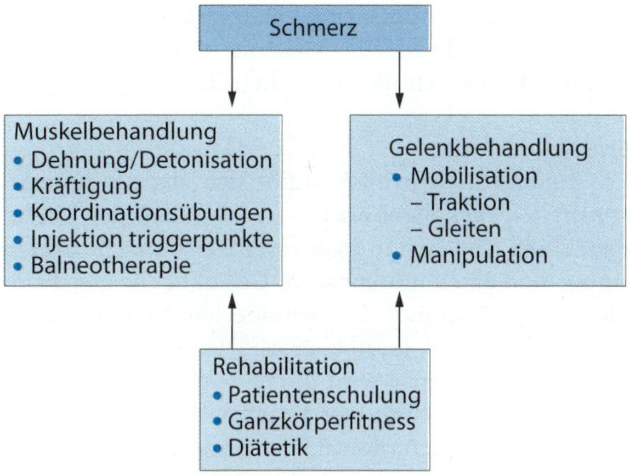

Abb. 28.3. Therapeutische Wege

28.2.2
Therapeutische Aspekte

Behandlungsmethoden

Prinzipiell besteht die Möglichkeit, den Schmerz über die Muskulatur oder über das Gelenk zu behandeln (s. Abb. 28.3). Der erfahrene Therapeut benutzt beide Wege gleichzeitig. Prinzipiell stehen folgende Wege zur Verfügung:

- Muskelmobilisation,
- Gelenkmobilisation,
- Gelenkmanipulation.

Muskelmobilisation

Die Wiederherstellung einer normalen Funktion verkürzter und schmerzhafter Muskeln beruht auf Anspannungs-/Entspannungsübungen. Die Technik der postisometrischen Relaxation (PIR) eines verkürzten Muskels ist besonders für die Rheumatologie geeignet und geht folgendermaßen vor (Lewit 1984):

- passive Dehnung des verkürzten Muskels, soweit dies ohne jeden Widerstand möglich ist;
- nun *minimale* aktive isometrische Anspannung des verkürzten Muskels in die freie (Variation I) oder die eingeschränkte Bewegungsrichtung (Variation II) durch entsprechend dosierten Gegenhalt des Behandlers;
- nach etwa 10 s locker lassen, ruhig ausatmen lassen;
- kurz abwarten (etwa einen Atemzug lang), bis man merkt, daß sich der Muskel tatsächlich entspannt, merklich an einem Weggewinn *ohne* Widerstand;
- jetzt geringe passive Dehnung des Muskels in die bewegungsgehemmte Richtung möglich; hierdurch Erreichen einer neuen Endstellung;
- 2–3 Wiederholungen.

Die Methode kann auch eingesetzt werden zur gezielten Mobilisation blockierter Gelenke durch Muskelzug (Muskelenergietechnik nach Mitchell).

Gelenkmobilisation

Die *Mobilisationsrichtung* ergibt sich aus der *Konvex-konkav-Regel* (Kaltenborn). Sie besagt, daß der Therapeut einen Knochen mit konvexer Gelenkfläche gegensinnig, und einen mit konkaver Gelenkfläche gleichsinnig zu der Richtung der behinderten Knochenbewegung führen muß. (s. Abb. 28.4). Die genaue Kenntnis der Gelenkgeometrie wird deshalb vorausgesetzt (Beispiele: Bei eingeschränkter Knieflexion muß die Tibia translatorisch nach dorsal, der Femur nach ventral mobilisiert werden; bei eingeschränkter Schulterabduktion muß der Humerus translatorisch nach kaudal, die Pfanne nach kranial mobilisiert werden).

Zur Dosierung und Dokumentation hat sich das *Bewegungsdiagramm* nach Maitland (1996) bewährt (s. Abb. 28.5). Dabei wird die physiologische passive Normalbeweglichkeit einer einzelnen Bewegungsdimension (z.B. Extension, oder Rotation) auf der Abszisse auf 1 normiert aufgetragen und die nun durchgeführten Bewegungen entsprechend ihrem Ausmaß qualitativ von I–V eingeteilt. Anzahl und Schnelligkeit der Wiederholungen sind weitere Dosierungsmerkmale.

Grad-I-Bewegungen sind indiziert bei *schmerzhaften* Gelenken. Der Bewegungsraum wird dann im Laufe der Weiterbehandlung allmählich in Richtung Grad IV gesteigert. Leicht zu erlernende mobilisierende Bewegungen sind die *Traktion* (axiale Separation der Gelenkflächen durch axialen Zug an den Gelenkpartnern) sowie das unter leichter Traktion durchzuführende *Gleiten* (durch Verschiebung der Gelenkflächen gegeneinander in anteroposterior, posteroanterior, laterolateral oder durch *Rotation*).

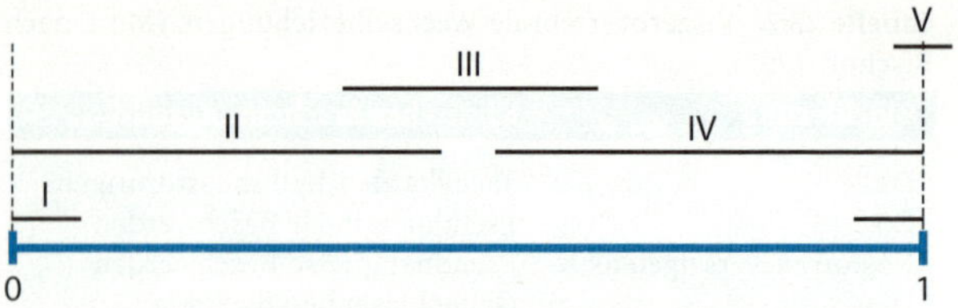

Abb. 28.5. Bewegungsdiagramm nach Maitland

Fazilitations- und Inhibitionstechniken erleichtern die Gelenkmobilisation, z.B. an der HWS. Zu diesem Zweck werden Atmung und Augenbewegungen eingesetzt. Dabei wird die Anspannung durch Einatmung und Blick zur Widerstandsseite, die Entspannung durch ruhige Ausatmung und Blick zur Dehnungsseite fazilitiert.

Gelenkmanipulation

Sie entspricht einer kleinen, raschen Bewegung mit geringer Kraft, die nur kurz über das Bewegungsende hinausreicht (Grad V). Die Bewegungsrichtung liegt in Richtung der pathologischen Bewegungsgrenze. Die Gelenkmanipulation muß schmerzfrei sein.

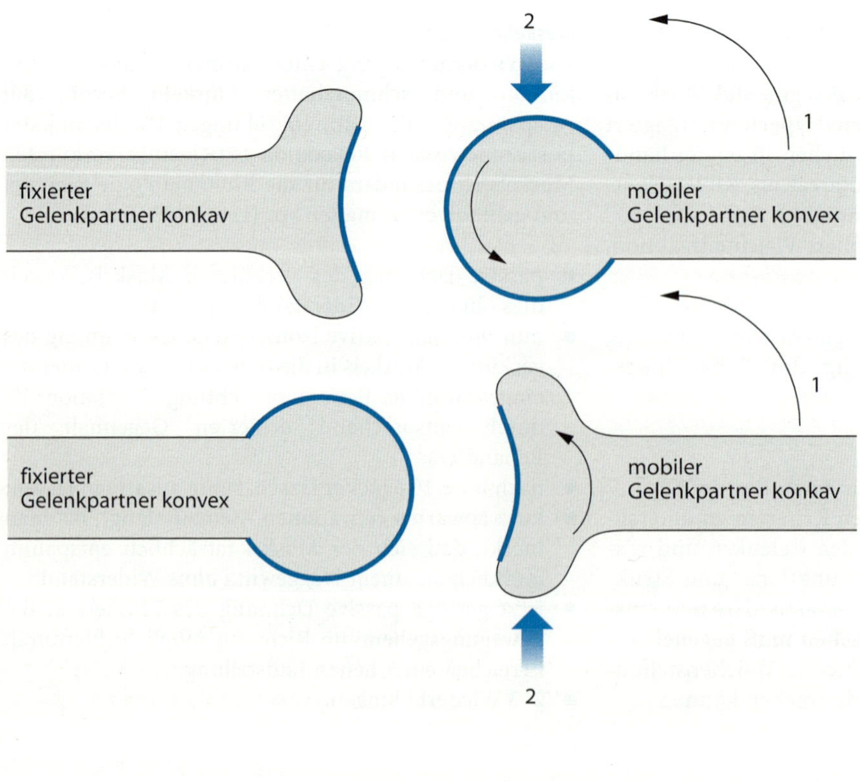

Abb. 28.4. Konvex-konkav-Regel (nach Kaltenborn): *1* Knochenbewegung im Raum; *2* Mobilisationsrichtung für Knochenbewegung im Raum; *1* und *2* oben gegensinnig, unten gleichsinnig

Die praktische Durchführung einer Gelenkmobilisation bzw. -manipulation besteht in:

- *Untersuchung* mit Festlegung der Zielbefunde;
- Patient in entspannter, schmerzfreie *Lagerung*. Eventuell vorherige Lockerung der Muskulatur durch Wärme (Peloide/warmes Bewegungsbad);
- Therapeut in kraftsparender *Behandlungshaltung;* dabei Kraft nicht aus den Fingern und Händen, sondern aus dem Rumpf nehmen. Palpations- und Behandlungshand bzw. -finger müssen frei für minutiöse Bewegungen sein;
- gelenkspaltnahe schmerzfreie *Fixierung* des einen Gelenkpartners, meist des proximalen, durch einen schienenden Handgriff *(„Tiefenkontakt");*
- Wahrnehmung des Gelenkspiels mit Herstellung einer *Vorspannung* in die beabsichtigte Mobilisations- bzw. Manipulationsrichtung;
- Durchführung einer *Probemobilisation* als Schutz vor möglichen Komplikationen;
- Durchführung von *Mobilisation oder/und Manipulation;*
- *Nachuntersuchung*, besonders der Zielbefunde;
- *Aufklärung* über weitere Selbsttherapie und Prophylaxe.

Untersuchung, Beurteilung, Behandlung und Wiederbeurteilung folgen dabei zyklisch aufeinander, bis das Problem behoben ist (s. Abb. 28.6).

Ergänzungsbehandlungen

Ferner müssen unter *rehabilitativen Gesichtspunkten* unbedingt die zur Dysfunktion disponierenden Faktoren sowie ihre aktuellen Auslöser, die meist dem Alltag entstammen, ausgeschaltet werden, um eine Reblockierung zu vermeiden (z.B. Fehl- und Zwangshaltungen der Wirbelsäule. Der dauerhafte Behandlungserfolg hängt somit meist von einem *Behandlungsspektrum* mit chirotherapeutischen, krankengymnastischen und balneotherapeutischen Maßnahmen einschließlich Patienteninformation ab, das rehabilitative Aspekte einschließen muß (z.B. Rückenschule).

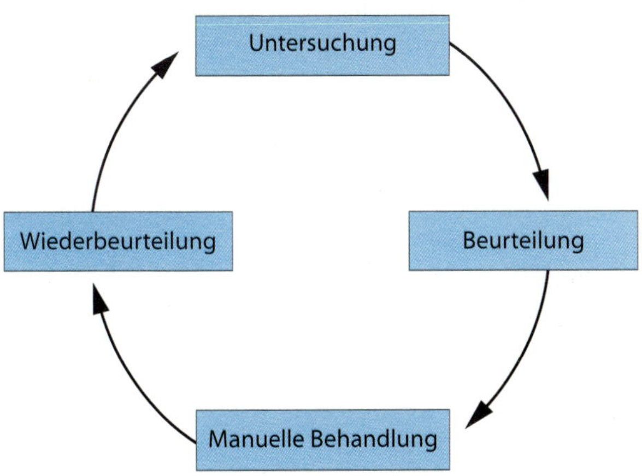

Abb. 28.6. Zyklisches Vorgehen in der Chirotherapie

Kontraindikationen

Alle Erkrankungszustände mit pathomorphologischem Substrat werden durch manuelle Therapie möglicherweise gefährdet. Zu nennen sind insbesondere entzündliche und maligne Erkrankungen, Bandscheibenvorfälle, aktivierte Spondylarthrose, Luxationen, raumbeengende Prozesse, besonders in oberer HWS, frische Schleudertraumen, Osteoporose, Osteomalazie, postoperative Zustände und frische Verletzungen. Zum Ausschluß sollen zumindest Röntgenaufnahmen der zu behandelnden Region in 2 Ebenen, Blutbild, Urinbefund und BSG vorliegen, ggf. sind Zusatzuntersuchungen notwendig (Bischoff 1997).

28.3 Klinische Beispiele

Manualmedizinische Maßnahmen sind bei Schmerzen und Beweglichkeitseinschränkungen sowohl am Rücken als auch an den Extremitätengelenken angezeigt, wobei rein funktionelle Störungen ohne pathomorphologisches Substrat die vorrangigen Indikationen abgeben. Die Behandlung zielt dann auf *die Normalisierung der Funktion* ab (Lewit 1984). Aber auch arthritische und arthrotische Gelenke können chirotherapeutisch behandelt werden, wobei allerdings nur vorsichtige Mobilisationen (z.B. Grad I und II) in transversaler oder sogar nur axialer Richtung (Traktionen sind gewebsschonend) eingesetzt werden dürfen; Manipulationen sind dann gänzlich kontraindiziert. Aus Platzgründen kann die nachfolgende Darstellung nur fragmentarisch bleiben.

28.3.1 Rücken

Grundsätzlich können alle Wirbelsäulensegmente blockieren, vor allem disponiert sind jedoch die Übergänge von einem beweglichen zu einem festen Abschnitt, besonders lumbosakraler Übergang einschließlich Ileosakralgelenke (ISG) und Kopfgelenke, die Übergänge von Lordose zu Kyphose (thorakolumbaler und thorakozervikaler Übergang) sowie die Krümmungsscheitel (z.B. D5; s. Abb. 28.7).

Pseudoradikuläres Syndrom

Der 1962 von Brügger eingeführte Begriff wird von einigen Manualtherapeuten abgelehnt (Wolff 1996), weil man eine positive Beschreibung der Pathogenese

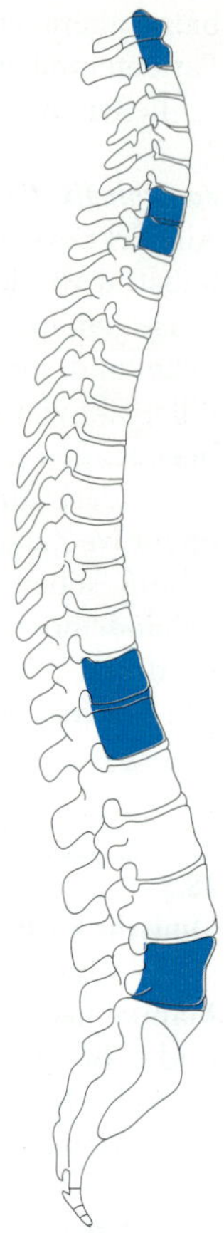

Abb. 28.7. Besonders störanfällige Wirbelsäulensegmente (Bischoff 1997)

in die Beschreibung eines Wirbelsäulensyndroms aufnehmen will. Dennoch hat er sich klinisch bewährt, weil er dysfunktionelle Schmerzsyndrome der Wirbelsäule von radikulären abgrenzt (Bischoff 1997). Im Unterschied zu den durch Reizung einer Nervenwurzel entstehenden radikulären Syndromen entsteht das pseudoradikuläre Syndrom durch *Nozizeption* in Wirbelgelenken, vertebralem Bandapparat oder Periost der Wirbel und stellt die plurisegmentale Antwort auf einen monosegmentalen Reiz dar.

Die volle klinische Symptomatik des pseudoradikulären Syndroms besteht nach Bischoff (1997) in:

- segmentaler Funktionsstörung,
- segmentalem Irritationspunkt (Sell),
- „pseudoradikulärer Schmerzausbreitung",
- „Bindegewebszone" (Sutter), besonders schmerzhaft bei Scherbewegung,
- myotendinotischer Reaktion,
- nicht an das neurologische Segment gebundener flächenhafter Sensibilitätsstörungen und Mißempfindungen.

Zu untersuchen sind demnach Schmerzcharakteristik, Gelenkfunktion, Muskulatur und Bindegewebe im Referenzbereich sowie die Neurologie. Die Segmenthöhe bedingt dann das jeweils charakteristische Bild. Die Behandlung zielt nicht nur symptomatisch auf die Behebung des Schmerzes, sondern im Hinblick auf die Vermeidung von Rückfällen auf die *Normalisierung der Funktion.*

Funktionelle Blockierung des Ileosakralgelenks (ISG)

Die ISG verfügen nur über einen kleinen Bewegungsausschlag. Als „Angelpunkt" zwischen Wirbelsäule und unteren Extremitäten können jedoch bei jeglicher Funktionsstörung an Rumpf und Beinen ihre Nozizeptoren gereizt werden. Das gesamte Bewegungssystem muß deshalb im Blick behalten werden (Arthrosen in Knien und Hüften; Knick-, Senk- und Spreizfüße, Fehlformen der Wirbelsäule etc.). Bei ISG-Blockierungen entstehen dann Kreuzschmerzen mit oder ohne Ausstrahlung in Gesäß und Beine (Tractus, ischiokrurale Muskulatur, Wade), oft begleitet von Insertionstendinosen am Trochanter major und am Fibulaköpfchen.

Manualmedizinische Funktionsdiagnostik

Hierzu soll man immer mehrere der nachstehenden Tests durchführen, da die ISG individuell unterschiedlich geformt sein können. Bei ISG-Blockierungen finden sich dann einzelne oder mehrere der folgenden chirotherapeutischen Zeichen (Zeitaufwand nur wenige Minuten):

- **Im Stand (und im Sitz).**
- *Vorlaufphänomen:* Der Behandler palpiert bimanuell mit seinen Daumen die beiden Spinae iliacae posteriores superiores (SIPS). Ein asymmetrischer Höhenstand kann bereits ein erster Hinweis auf eine ISG-Dysfunktion sein; meist steht die SIPS auf der blockierten Seite höher. Nun fordert man den Patienten mehrfach dazu auf, sich nach vorne zu beugen und wieder aufzurichten. Auf der blockierten Seite läuft die Spina wegen des fehlenden ISG-Gelenkspiels früher und in größerem Ausmaß als auf der Gegenseite mit (Seitenvergleich). Außerdem wird der Fingerbodenabstand gemessen, der sich sofort nach einer erfolgreichen Behandlung bessert. Der evtl. die Ileum-Bewegung hemmende Einfluß verkürzter ischiokruraler Muskulatur wird durch die Wiederholung des Tests im Sitz ausgeschaltet.
- *Rücklaufphänomen:* Aus derselben Ausgangsstellung heraus wird im Einbeinstand bei maximaler Knie- und Hüftbeugung die durch Mitbewegung des gleichseitigen Darmbeins bedingte Kaudalbewegung der SIPS beobachtet. Wandert die SIPS auf der Seite der Hüftbeugung weniger tief (Seitenvergleich), so besteht Verdacht auf eine gleichseitige ISG-Blockierung.

- **In Rückenlage.**
- *Funktionelle Beinlängendifferenz* mit in Rückenlage asymmetrischer Höhe der Malleolen;

Tabelle 28.4. Dreiphasentest mit Hyperextension der Hüfte

Phase	Fixationshand auf	Getestete Struktur	Ergebnis
1	Darmbein	Hüftgelenk und Iliopsoas	Schmerzen bei Koxopathie und Psoasverkürzung
2	Kreuzbein	ISG	Schmerzen bei Dysfunktion oder Entzündung des ISG
3	L5	Lumbosakraler Übergang	Schmerzen bei Diskopathie

- *Vorschubphänomen* der Füße (Derbolowsky) beim Aufsetzen aus Rückenlage mit gestreckten Knien durch Verlust des parallelen Abrollens über die Tubera; es kommt dann zu einer scheinbaren Beinlängendifferenz, die beim Aufsetzen an der unterschiedlichen Höhenlage der Malleolen sichtbar wird.

- **In Bauchlage.**
- *Hyperextensionstest:* Schmerz im ISG durch passiv forcierte Hyperextension der Hüfte (dabei passive Mitbewegung des Darmbeins!) bei gleichzeitiger Sakrumfixation (mit Vermeidung jeglicher Mitbewegung im Segment L5/S1). Aus differentialdiagnostischen Gründen wird diese Untersuchung im *Dreiphasentest* mit passiver Hyperextension der Hüfte zum Ausschluß von Koxopathie und Diskusschäden durchgeführt (s. Tabelle 28.4). Phase 2 entspricht dem Mennell-Zeichen.
- *Schütteltest:* Der Behandler umgreift von ventral das Darmbein im Bereich der Spina und „schüttelt" es durch ruckende Bewegungen nach dorsal. Gleichzeitig registriert er mit dem in den ISG-Gelenkspalt gelegten Zeigefinger der anderen Hand die Gleitbewegungen im ISG.

Zahlreiche weitere Untersuchungsmöglichkeiten sind beschrieben worden (Frisch 1995; Bischoff 1997; Dittel 1992). Sie können ebenso wie die Irritationszonendiagnostik nach Sell weitere wichtige Hinweise liefern.

Behandlung

Die ersten 3 der nachstehenden Behandlungsmethoden können von Rheumatologen, Orthopäden und Ärzten für physikalische Therapie oder Rehabilitation ohne chirotherapeutische Weiterbildung durchgeführt oder eingeleitet werden:

- Dehnung bzw. Dekontratktion kontraktiver Muskulatur. Sie bedarf einer Begleitbehandlung (Abschnitt 17.6),
- die *Mobilisationsbehandlung* des ISG wird krankengymnastisch durchgeführt und dient auch der Rezidivprophylaxe,
- in jedem Fall soll der Patient zu in Eigenregie durchzuführenden *Automobilisationstechniken* angeleitet werden, z.B.
  - *in Rückenlage:* mit gestreckten Beinen ein Knie beugen und mit beiden Händen umgreifen, dann maximal zum Oberkörper ziehen. Hierbei passive Mobilisation des gleichseitigen ISG durch Mitbewegung des Darmbeins. Durchzuführen bereits morgens vor dem Aufstehen; mehrere Wiederholungen, auch tagsüber.
  - *im Kniestand:* Patient kniet mit dem linken Knie an der Kante einer Liege, das rechte Bein steht locker auf dem Boden.; mit beiden Händen stützt er sich vornübergebeugt auf der Liege auf. Nun hebt er die rechte Gesäßhälfte hoch, so daß das rechte Bein sich vom Boden löst, und senkt es anschließend wieder herab. Hierbei Mobilisation des linken ISG. Mehrere Wiederholungen.
- Die *Manipulationsbehandlung* bedarf einer chirotherapeutischen Weiterbildung, es wird deshalb auf die Spezialliteratur verwiesen.

HWS

Wird ein pseudoradikuläres Syndrom angenommen, so läßt sich durch segmentale Untersuchungstechnik die genaue Höhenlokalisation vornehmen. Sehr häufig sind die *Kopfgelenke C0/1/2* befallen, kenntlich an eingeschränkter Kopfrotation bei maximaler Ventralflexion. Die Schmerzen strahlen in Hinterkopf bis zu Stirn und Augen aus (mögliche Fehldiagnose: Okzipitalneuralgie) und beruhen auf der palpablen Verspannung der kurzen Nackenmuskeln; sie lassen sich durch die Druckpalpation direkt unterhalb des Okziput (Mm. rectus capitis posterior major und minor, Mm. obliqus capitis superior und inferior) sehr einfach reproduzieren.

Ohne gezielte Manipulation der Kopfgelenke läßt sich oft eine Mobilisierung der Kopfgelenke und der weiter kaudal gelegenen HWS-Segmente alleine durch Muskelenergietechnik – unterstützt durch Atmungs- und Augenfazilitation – erzielen:

- Patient (P) in entspannter Rückenlage, Kopf ruht auf dem Schoß des oberhalb des Patienten sitzenden Behandlers (B);
- Kopfrotation bis zum Ende des schmerzfreien Bewegungsraums gegen den mit der flachen Hand an der Schläfe ausgeübten Gegenhalt, im nachfolgenden Beispiel nach rechts;
- P: Blickwendung nach rechts – einatmen;
- B: Gegenhalt durch entsprechend dosierten minimalen isometrischen Kraftaufwand (ca. 10 s);
- P: Ausatmen, Augen wieder in Mittelstellung;

- B: Weggewinn durch passive Dehnung bis zur neuen Endstellung;
- Wiederholung des Manövers bei zunehmender HWS-Extension und -Flexion mit schrittweiser Wiedergewinnung der normalen schmerzfreien Beweglichkeit.

CAVE

Während der Behandlung ist besonders auf Schädigungszeichen seitens der A. vertebralis (Dysartikulation, Nystagmus, Übelkeit, Schwindel) und Wurzelreizungen zu achten [Kontraindikation! (Wolff 1996; Frisch 1995)].

Vorbereitend kann aus derselben Ausgangsstellung wie oben beschrieben eine anhaltende *Traktion* der HWS (bis zu etwa 1 min) vorgenommen werden. Ergänzend werden in Mittelstellung durch lateralen Druck auf die Querfortsätze segmentale *Gleitbewegungen* durchgeführt; dabei werden die Gelenkflächen der Intervertebralgelenke voneinander separiert, was ebenfalls zu einem raschen Beweglichkeitsgewinn führen kann.

28.3.2 Extremitäten

Funktionelle Störungen werden an allen Extremitätengelenken einschließlich der Klavikulargelenke beobachtet und können hier gelegentlich mit Arthritiden verwechselt werden. Dysfunktionen stellen eine Indikation für manualmedizinische Techniken dar, wozu aus Platzgründen auf die Spezialliteratur verwiesen wird.

Literatur

Bischoff HP (1997) Chirodiagnostische und chirotherapeutische Technik. Ein kurzgefaßtes Lehrbuch, 3. Aufl. Spitta, Balingen Augsburg

Brügger zz (1962) Pseudoradikuläre Syndrome. Documenta Geigy. Acta Rheumatol 19

Cyriax J, Cyriax P (1993) Cyriax's illustrated manual of orthopedic medicine, 2nd edn. Butterworths, London

Dittel R (1992) Schmerzphysiotherapie. Lehr- und Handbuch des Neuromedizin-Konzeptes. G. Fischer, Stuttgart Jena New York

Dvorak J, Dvorak V (1996) Manuelle Medizin, Diagnostik, 5. Aufl. Thieme, Stuttgart New York

Frisch H (1995) Programmierte Untersuchung des Bewegungsapparates, Chirodiagnostik. 6. Aufl. Springer, Berlin Heidelberg New York Tokio

Graf-Baumann T (1997) Die A.-vertebralis-Dissektion. Ist sie wirklich ein spezifisches Risikio der manualmedizinischen Manipulationen an der Halswirbelsäule oder doch vorwiegend eine Gelegenheitsursache? Manuelle Med 35:239

Lewit K (1984) Manuelle Medizin im Rahmen der medizinischen Rehabilitation, 4. Aufl. Urban & Schwarzenberg, München

Maitland GD (1996) Manipulation der peripheren Gelenke, 2. Aufl. Springer, Berlin Heidelberg New York Tokio (Rehabilitation und Prävention)

Schneider W, Dvorak J, Dvorak V, Tritschler T (1996) Manuelle Medizin – Therapie, 3. Aufl. Thieme. Stuttgart New York

Szabela DA, Szabela MA, Baumgartner H (1997) Komplikationen nach Chirotherapie der Wirbelsäule. Eine Literaturübersicht von 1989 bis 1996. Manuelle Med 35:258–262

Tilscher H (1985) Möglichkeiten und Grenzen der manuellen Medizin in der konservativen Orthopädie. In: Frisch H (Hrsg) Manuelle Medizin heute; Methoden und Erfahrungen – eine Bilanz Springer, Berlin Heidelberg New York Tokio, S 115–123

Wolff HD (1996) Neurophysiologische Aspekte des Bewegungssystems. 3. Aufl. Springer, Berlin Heidelberg New York Tokio

Kapitel 29

Konservative Maßnahmen

A. Knickmeier, J. Grifka

Inhalt

In der konservativen Therapie kommen v.a. Orthesen und Einlagen zum Einsatz. Ihrer Funktion nach kann zwischen Wund-, Kompressions-, Fixations-, Stütz-, Extensions- und Quengelverbänden unterschieden werden. Neben den vorgestellten Funktionen dienen Verbände teilweise zusätzlich oder lediglich der Fixierung von externen Therapeutika, etwa als Salbenverbände oder sog. Rheumapflaster, ABC-Pflaster u.a.

Orthopädietechnische Hilfsmittel kommen bei Rheumapatienten besonders als ergänzende Maßnahme zur Anwendung und erweisen sich oft als segensreich. Ein häufiges Problem der orthetischen Versorgung dieser Patienten sind Druckstellen, die durch häufig bestehende Dislokationen begünstigt werden, das Gewicht der Schienen und die selbstständige Anlage bzw. Abnahme der Orthese, besonders bei schweren Handveränderungen. Bei den multilokulären Gelenkaffektionen sollte eine sorgfältige Abwägung von Nutzen und Schaden durch die OT-Versorgung erfolgen. Dies gilt besonders für Langzeitversorgungen. Nicht alles was orthopädietechnisch möglich und organbezogen auch zweckmäßig erscheint, ist unter Beachtung der Gesamtsituation und Akzeptanz des Patienten sinnvoll. Eine am individuellen Fall orientierte Versorgung ist nötig. Eine gewisse Standardisierung wird es dagegen an den meisten Kliniken im postoperativen Behandlungskonzept rheumatischer Erkrankungen geben, in dem Lagerungsschienen und teilweise auch funktionelle Orthesen eine wichtige Rolle einnehmen. Neben den hier besprochenen Orthesen stehen dem Rheumatiker zahlreiche weitere Hilfsmittel zur Erleichterung von Alltagsbelastungen zur Verfügung (s. Ergotherapie).

29.1 Verbände

29.1.1 Wundverbände

Sie setzen sich zusammen aus der Wundauflage und ihrer Fixation. Die Wundauflagen bestehen meist aus sterilen, trockenen, saugfähigen Mullkompressen, evtl. auch aus perforierten Kunststoffolien, Fettgazen oder Salbenpaste, wenn bei sezernierenden Wunden ein Verkleben der Wundfläche mit dem Verband erwartet wird. Die Fixierung erfolgt meist mit Pflastern bzw. Klebefließ, Schlauchverbänden oder einfach durch einen umgebenden Kompressions- oder Fixationsverband. *Zweck* eines Wundverbandes ist einerseits der Schutz der Wunde vor Verunreinigung, Keimbesiedlung und anderen äußeren Einflüssen, andererseits die Resorption von Wundsekreten. Neben traumatologischen Indikationen finden sie besonders postoperativ Anwendung.

29.1.2 Kompressionsverbände

Diese Verbandsart übt einen Druck auf das darunter befindliche Gewebe aus. Zur Anwendung kommen üblicherweise elastische Materialien, etwa Binden und Pflaster, die zirkulär angelegt werden. Auch angewickelte oder unter Zug mit Pflastern fixierte Kompressen werden verwendet. *Indikationen* für Kompressionsverbände stellen offene und gedeckte Blutungen, Varikosis, Ödeme und Gelenkergüsse dar (auch nach Punktion eines Gelenkergusses, um einer erneuten Ergußentstehung entgegenzuwirken). Nach zahlreichen operativen Eingriffen empfiehlt sich die Anlage eines Druckverbandes für einige Stunden. Eine mildere Form der Kompression erfolgt bei Immobilität zur Thromboseprophylaxe, meist in Form konfektionierter „Antithrombosestrümpfe“.

! Bei Verwendung elastischer Binden ist stets von distal nach proximal zu wickeln, Faltenbildung und „Fenster" sind zu vermeiden.

29.1.3 Fixationsverbände

Hierdurch wird ein bestimmter Körperabschnitt ruhiggestellt. Eine vollständige Fixation (wie sie etwa zur primären Frakturheilung nötig ist) kann nie erzielt werden. Die Restbeweglichkeit ist abhängig von der Anlagetechnik und Polsterung. Angewendet werden feste bzw. fest werdende Materialien, meist Gips oder Kunstharze. Gips ist besser modellierbar und preiswert, Kunstharze sind strahlentransparenter, leichter, luftdurchlässiger und wasserbeständiger als Gips.

■ **Indikationen.** Für Fixationsverbände sind die Retention und Ruhigstellung von Frakturen eine Indikation, ggf. auch postoperativ nach Arthrodesen oder Osteotomien (abhängig von der Stabilität der internen Fixation und der Patientencompliance). Auch Weichteilläsionen, besonders Band- und Sehnenrupturen werden oft mit Fixationsverbänden behandelt. Eine Ruhigstellung ist ebenso bei zahlreichen entzündlichen Prozessen, Tendopathien und anderen Überlastungssyndromen sinnvoll. Ferner können Fixationsverbände der Korrektur von Deformitäten (s. Quengelverbände) bzw. deren Retention nach manueller Korrektur (z.B. kongenitale Klumpfüße) dienen.

Stets sind dem Nutzen einer Ruhigstellung die Folgen und Risiken (sog. Frakturkrankheit: Inaktivitätsatrophie und -osteoporose, Bewegungseinschränkung, Ulzera, Thrombembolien, Druckschäden) gegenüberzustellen. Die Dauer einer Immobilisation muß so kurz wie möglich sein.

Technisches Vorgehen

Materialvorbereitung zur zügigen Verarbeitung ist selbstverständlich. Die Haut wird durch einen Baumwolltrikotschlauch geschützt, um ein Festkleben an Haaren (eine Rasur würde die Haut reizen) zu vermeiden und Juckreiz zu senken. Zumindest exponierte Stellen müssen dünn gepolstert werden, also knöcherne Vorsprünge (etwa Apophysen, Epikondylen) oder Knochen mit geringer Weichteildeckung (Tibiavorderkante), prominente Sehnen (Achillessehne) und durch ihre Lage gefährdete Nerven (N. peroneus am Fibulaköpfchen). Rheumatiker sind bei oft dünnem Weichteilmantel besonders druckempfindlich.

Die Polsterung erfolgt zirkulär mit Wattebinden. Synthetische Watten werden häufiger verwendet, haben aber gegenüber Baumwollwatte eine erheblich schlechtere Dochtwirkung (die Transpiration wird nicht abgeleitet) und eine höhere Bauschelastizität (daher besser für großflächige Polsterungen). Ist eine sparsame Polsterung gewünscht, so müssen die exponierten Stellen mit Schaumgummi oder besser Filz punktuell geschützt und der Gips gut anmodelliert werden.

Die Polsterwatte wird bei Gipsverbänden (nicht bei Kunststoffen) mit zirkulären, statt angewickelten Kreppapierbinden fixiert. Gips- bzw. Kunstharzbinden oder -longetten werden gewässert, ausgedrückt, rasch ohne Zug anmodelliert (mit wenigen Ausnahmen in Funktionsstellung) und ggf. mit elastischen Binden fixiert. Die Abbindzeit und Trockendauer hängen besonders von Materialdicke und Tauchwassertemperatur ab (das Abbinden erfolgt initial unter Wärmeentwicklung, die bei zu warmem Tauchwasser thermische Schäden verursachen kann).

! Wenn nicht eine spezielle Indikation anderes verlangt, werden Verbände – speziell Fixationsverbände – in *Funktionsstellung* angelegt.

Beim Rheumatiker sollten die Finger lediglich leicht gebeugt werden (als würde ein großer Ball angefaßt). Das Handgelenk ist ca. 20° dorsalextendiert. Der Ellbogen steht rechtwinklig gebeugt, der Unteram neutral bis angedeutet proniert (bei Oberarmgipsen weist der Daumen zur Nase). Der Oberarm ist bei Schulterfixation ca. 60° abduziert und 30° antevertiert. Hüft- und Kniegelenke werden zur Vermeidung von Beugekontrakturen gestreckt gelagert, das Sprunggelenk steht im rechten Winkel, die Zehen gerade.

Stets ist spätestens am Tag nach der Anlage eines Fixationsverbandes eine *Nachschau* nötig, bei der auf Druckbeschwerden, Gips- bzw. Castbeschädigung, Durchblutung, Sensibilität und Beweglichkeit nichtimmobilisierter Abschnitte (Finger, Zehen) zu achten ist. Im Zweifelsfall ist ein neuer Fixationsverband anzulegen.

Formen der Fixationsverbände

Neben zirkulären Fixationen sind Schalen- und Schienenkonstruktionen üblich. Generell ist eine belastungsbezogene Formgebung anzustreben. Bei bestehenden oder zu erwartenden Schwellungszuständen werden keine geschlossenen Gipse angelegt oder man muß sie zumindest bis zur letzten Faser spalten, um Kompartmentsyndrome zu vermeiden. Mit Gipsschienen (beispielsweise L-U-Unterschenkelschienen, volare oder dorsale Unterarm- und Faustschienen) stehen einfach herzustellende und wirksame Hilfen zur Verfügung, die ein breites Anwendungsfeld (etwa als Nachtschienen und Lagerungsschalen) haben. Durch ihre leichte Abnehmbarkeit ist eine Haut- und Wundpflege möglich.

Auch eine limitierte Gelenkfreigabe ist mit Fixationsverbänden möglich, indem Gelenkschienen in die Gipshülsen eingebunden werden. Unterschenkelliegegipse sollte man baldmöglichst mit einem Gehstollen versehen, denn Gehgipse ermöglichen nicht nur eine bessere Fortbewegung, sie verbessern auch Trophik und Trainingszustand. Der Gehstollen ist fersenwärts der Fußsohlenmitte anzubringen. Eine Alternative stellen Behelfsschuhe dar, die bei Bedarf über den Gips gezogen werden können. Am Rumpf setzt man zur Fixation oder zur Korrektur von Fehlstellungen Gipskorsette ein.

Instabilitäten der HWS, wie sie beim Rheumatiker häufig vorkommen, werden ggf. operativ versorgt. Bei ausgeprägter HWS-Instabilität kann zur Überbrückung bis zur operativen Stabilisierung ein Halofixateur notwendig werden. Wie bei den heute weitgehend durch Orthesen verdrängten schweren Diademgipsen kann dabei der Hautdruck erhebliche Probleme bereiten.

Mit Gipsschienen kann eine einfache und preiswerte initiale Versorgung nach zahlreichen Eingriffen durchgeführt werden, bei denen zur Heilung ruhiggestellt oder fixiert werden muß. Als Beispiel sei die Versorgung mit volaren Unterarmgipsschienen nach Handgelenksteilarthrodesen genannt. Eine Anschlußversorgung mit Rundgipsen oder angepaßten Orthesen ist nach Abschwellung der Wundverhältnisse möglich.

29.1.4 Stützverbände

Diese kommen zur Anwendung, wenn keine starre Fixation benötigt wird, meist zur Stabilisierung oder um Schwellungszuständen entgegenzuwirken. Die Beweglichkeit wird nur teilweise limitiert, mit dem Vorteil, Immoblisationsschäden gering zu halten. Daraus erwächst allerdings auch die Indikationseinschränkung: Bei kompletten Kontinuitätsunterbrechungen von Knochen und Sehnen wird -mit einigen Ausnahmen - eine stärkere Fixation - benötigt.

Verwendet werden vorzugsweise elastische Bandagen, Schlauchbinden und Klebebinden. Zu den Stützverbänden sind auch Zinkleimverbände zu rechnen, die gerne bei Muskelfaserrissen oder Fibulafrakturen angelegt werden. Tapeverbände werden zur funktionellen Stabilisierung angelegt. Durch die Ausrichtung der Tapepflaster schaltet man gezielt bestimmte Bewegungsrichtungen aus. Beliebt sind Tapeverbände in der Behandlung oder Prävention von Bandverletzungen bei Sportlern.

Neben traumatologischen Indikationen werden Stützverbände zweckmäßig bei Überlastungssyndromen (Insertionstendopathien, Sehnenscheidenentzündungen) angelegt. Funktionelle Verbände in Form von Zügelverbänden können aber auch postoperativ zur Retention einer operativ erreichten Korrektur dienen, etwa als plantar gerichteter Zügelverband nach Resektionsarthroplastiken oder auch geschlossener Kapseldehnung dorsalluxierter Zehengelenke.

Spezielle, häufiger angelegte Stützverbände sind oft auch industriell vorgefertigt und konfektioniert erhältlich, beispielsweise Rucksackverbände (bei Klavikulafrakturen und Schultereckgelenksprengung) oder Gilchrist-Verbände (nach diversen Schulterverletzungen oder Operationen).

29.1.5 Extensionsverbände

Diese Verbandsform dient einer Ruhigstellung unter Distraktion. Zweck ist die Einrichtung oder Retention von Gelenk- und Frakturfehlstellungen oder eine schmerzlindernde Entlastung. Die Art der Extensionsanbringung hängt von der Indikation, Lokalisation, dem Gewicht des Patienten und der geplanten Dauer ab. Über Seilzüge mit verschiedenen Gewichten kann die Kraft des Dauerzugs dosiert werden. Bei Kleinkindern ist eine Krafteinleitung noch über die Haut mit Pflastern möglich, ansonsten werden Manschetten angelegt oder transossäre Fixationen mit Steinmann-Nägeln (etwa an Tibiakopf oder Kalkaneus) vorgenommen. Die knöcherne Fixation gestattet zwar die stärkste Extensionskraft, bietet aber eine potentielle Eintrittspforte für Bohrlochinfektionen.

Tabelle 29.1. Verbände und häufige Indikationen im Überblick

Problem	Verband	Durchführung
Wunden (traumatisch oder postoperativ)	Wundverbände	Wundauflage (sterile Kompressen; Fettgaze; antibakterielle Externa) und Fixation (Pflaster, Binden)
Blutungen (auch postoperativ), Varikosis, Ödeme, ggf. nach Ergußpunktion, Thromboseprophylaxe	Kompressionsverbände	Elastische Binden, von distal nach proximal gewickelt
Gewünschte Ruhigstellung von Frakturen, Entzündungen, postoperativ	Fixationsverbände	Gips- oder Kunstharzverbände, alternativ oft Orthesen; stets Nutzenabwägung (unerwünschte Immobilisationsfolgen)
Bandrupturen, postoperative Ruhigstellung oder Retention, Überlastungssyndrom	Stützverbände	Meist elastische Binden und Klebebinden; Beispiel: Taping, Zinkleimverbände, Zügelverbände, Rucksackverband, Gilchrist,
Gelenk- oder Frakturfehlstellungen mit Verkürzung	Extensionsverbände	Gleichmäßige Distraktion; transossäre Krafteinleitung oder über Pflasterzügel (Kleinkinder) und Manschetten
Kontrakturen	Quengelverbände	Sukzessive Mobilisation über gelenkig verbundene Hülsen

29.1.6
Quengelverbände

Diese Verbände dienen der Mobilisation kontrakter Strukturen und Gelenke. Das Konstruktionsprinzip besteht aus je einer zirkulären Gipshülse oberhalb und unterhalb des aufzudehnenden Gelenkes, alternativ einer entsprechenden starren Manschette aus Kunststoff oder Leder. Die Hülsen werden über Scharniere miteinander gekoppelt. Gelenk- und Scharnierachsen müssen übereinstimmen. Über eine Zugvorichtung wird eine der Kontraktur entgegenwirkende Kraft ausgeübt. Ein analoges Prinzip besteht beim etappenweisen Keilen eines Gipses. Die permanent einwirkende Kraft soll unter der Schmerzgrenze liegen.

Tabelle 29.1 gibt einen Überblick über die vorgestellten Verbandformen und einige häufige Einsatzgebiete.

29.2
Orthesen und Hilfsmittel

Je nach Zeitbedarf unterscheidet man zwischen Kurzzeit- und Langzeitorthesen, der Funktion nach können statische und dynamische Orthesen unterschieden werden. Auch Kombinationen wendet man häufig an. Statische Orthesen dienen der Fixation, Korrektur und Verhütung von Deformitäten. Dynamische Orthesen bewirken über Federzug oder Gummizüge eine Redression oder eine Funktionsunterstützung schwacher Muskelgruppen.

Für häufig auftretende Krankheitsbilder stehen *Fertigfabrikate* (konfektionierte Hilfsmittel) in verschiedenen Größen zur Verfügung. Sie eignen sich besonders zur schnellen (in der Regel auch preiswerteren) Akutversorgung und Kurzzeitversorgung. Bei *Halbfertigfabrikaten* werden (etwa in Modulbauweise) für häufigere Krankheitsbilder industriell vorgefertigte Elemente individuell an den Patienten angepaßt. Die Möglichkeit der nachträglichen Anpassung erlaubt auch bei schwierigen anatomischen Situationen eine Versorgung. *Individuelle Anfertigungen* sind bei extremen anatomischen Verhältnissen oder seltenen Krankheitsbildern nötig. Zur Herstellung halbfertiger oder individueller Orthesen ist oft die Anfertigung eines Gipsabdrucks erforderlich, der bereits Be- und Entlastungszonen der Orthese berücksichtigen muß.

Die orthopädietechnische Versorgung kann folgende Ziele verfolgen:

- Korrektur,
- Funktionsverbesserung bzw. -ersatz,
- Lagerung,
- Stabilisierung und Führung,
- Fixierung,
- Entlastung und Schmerzlinderung.

Teilweise bedingen die Ziele einander. So dienen *Nachtlagerungsschienen* und Liegeschalen der passiven Fehlhaltungskorrektur bzw. teilweise der Prophylaxe (etwa zum Erhalt einer operativen Korrektur).

Den meisten Bauarten liegt das Dreipunkteprinzip zugrunde, etwa durch Krafteinleitung über die gezielte Plazierung von Pelotten. Eine Sonderform von Lagerungsschienen sind motorbetriebene *„Bewegungsschienen“* („continuous passive motion“), die eine passive Bewegung von Gelenken durchführen. Winkelgrade und Geschwindigkeit können voreingestellt werden. Hauptzweck ist die Verhinderung von Gelenkverklebungen durch ungewollte Immobilisation. Am verbreitetsten ist ihr Einsatz zur passiven Kniebewegung nach operativen Eingriffen, etwa nach Synovektomien.

Stabilisierende Orthesen kommen zur Funktionsverbesserung bei rheumatischen Gelenkinstabilitäten zur Anwendung. In Ausnahmefällen werden auch immobilisierende Orthesen bei manifesten Entzündungszuständen zur Linderung eingesetzt, etwa an Hand- und Sprunggelenken.

Zur Wahl des geeigneten Hilfsmittels bei Fehlstellungen werden

1. beginnende Fehlstellungen, die aktiv ausgleichbar sind,
2. noch passiv ausgleichbare und
3. kontrakte, nicht mehr redressierbare Fehlstellungen

unterschieden.

Liegen als Ursache von Deformitäten Formfehler vor, so ist ein passiver Ausgleich natürlich nicht möglich. Bei Haltungsfehlern wiederum ist eine aktive Übungsbehandlung angezeigt. Drohende oder redressierbare Fehlstellungen werden meist zusätzlich zur Übungstherapie mit *Korrekturschienen* versorgt (beispielsweise Antiulnardeviationsschienen, s. unten).

Bei der Verordnung orthopädietechnischer Maßnahmen sollten außer der Diagnose und dem gewünschten Hilfsmittel auch Hinweise gegeben werden zum Versorgungsziel (z.B. Korrektur oder Entlastung), ggf. zu einzubeziehenden Gelenken, den Materialien und ob eine fertige, halbfertige oder eine individuell gefertigte Orthese benötigt wird.

Am günstigsten ist zumindest in Problemfällen der direkte Kontakt zum Orthopädietechniker bzw. Orthopädieschuhmacher, um am Patienten Besonderheiten und Ausführung der geplanten Versorgung zu besprechen. Die Endabnahme der Orthesen übernimmt der Arzt. Neben der gewünschten Funktion ist auch der Sitz und die Paßform zu überprüfen. In vielen Versorgungsfällen ist eine Gebrauchsschulung (u.a. korrekte Anlage, Gangschule) durch den Orthopädiehandwerker bzw. durch Ergo- oder Physiotherapeuten nötig.

29.2.1
Orthesen für die oberen Extremitäten

Schulter

Schulterabduktionsschienen übernehmen im wesentlichen die Funktionen eines Thorax-Arm-Gipses. Sie sind in verschiedenen Ausführungen und Größen erhältlich. Die Fixierung erfolgt am Rumpf mit Gurten bei Abstützung am Thorax und Beckenrand, seltener auch über dem Schultergürtel. Bei den meisten Schienen sind die Arme in sämtlichen Richtungen bei verschiedenen Winkelstellungen fixierbar, mit freiem oder festgestelltem Ellbogengelenk. Lagerungsschäden sind durch ausreichende Abpolsterung zu vermeiden.

Hauptindikationen sind postoperative Lagerungen (abhängig vom intraoperativen Befund und der klinikûblichen Nachbehandlung nach stabilisierenden Eingriffen, endoprothetischer Versorgung, Osteosynthesen, Rotatorenmanschettenrekonstruktionen u.a.). Die Abduktionsorthesen sollten am besten bereits präoperativ angepaßt und eingestellt (meist in einer Lagerung in 60-70° Abduktion, 30° Anteversion und 10° Innenrotation) werden. Ist eine geringere Stabilisierung ausreichend, so stehen mit durch Gurten befestigten Abduktionskeilen aus Schaumstoff erheblich einfachere Versorgungsmöglichkeiten zur Verfügung, die über Klettverschlüsse auch eine Unterarmführung erlauben. Eine noch einfachere Versorgung ist mit den keilförmigen „Briefträgerkissen". Diese lassen einen relativ großen Bewegungsraum zu und werden nach Schultereingriffen häufig für eine leichte Abduktionslagerung angelegt.

Ellbogen

Bei Insertionstendopathien am radialen Epikondylus („Tennisarm") kann durch Epikondylitisspangen mit Änderung der Zugrichtung eine Entlastung des Extensorenursprungs geschaffen werden. Eine Ellbogenstabilisierung kann ggf. mit gewalkten Lederhülsen oder Gummikappen mit seitlicher Verstärkung erfolgen.

Hand, Handwurzel, Handgelenk

Deformierender Handbefall ist typisch für viele rheumatische Erkrankungen, allen voran die chronische Polyarthritis. Die Orthetik hat einen hohen Stellenwert, sowohl in der Prävention von Fehlstellungen wie auch in der postoperativen Phase nach Rekonstruktionen und stellungsverbessernden Eingriffen zur Erhaltung des erzielten Ergebnisses. Für die optimale Versorgung ist eine enge Zusammenarbeit von Arzt, Ergotherapeut und Orthopädietechniker zweckmäßig.

Neben den stabilisierenden sind an der Hand somit besonders die korrigierenden oder redressierenden Orthesen von Bedeutung. Eine Korrektur oder Redression übt zwangsläufig eine Kraft auf die Weichteile aus. Dies führt beim druckempfindlichen Rheumatiker nicht selten – trotz möglichst großflächiger Krafteinleitung – zu indikationseinschränkenden Beschwerden.

Im Verlauf der chronischen Polyarthritis kommt es oft zum Caput-ulnae-Syndrom, einer streckseitigen Dislokation des instabilen Ellenköpfchens. Die Handwurzel rutscht dadurch vermehrt nach ulnar-beugeseits, es entsteht eine Bajonettstellung des Handgelenkes. Zu einem frühen Zeitpunkt kann, begleitend zur antiinflammatorischen Therapie, die sich entwickelnde Fehlstellung mit orthetischen Maßnahmen aufgehalten werden. Die relativ rigide Versorgung ist mit Handgelenkschäften aus Materialien wie Kunststoff oder Leder und Metall möglich. Da diese aber oft als drückend oder schwer empfunden werden, ist die Akzeptanz gering. Dagegen werden die objektiv weniger stabilisierenden *Handgelenkmanschetten* aus meist konfektionierten Textilien mit beugeseitiger Versteifung gerne angenommen. Gelegentlich sind individuell angepaßte Orthesen nötig. Eine ergänzende Pelotte kann ggf. von dorsal das Ellenköpfchen redressieren.

Handgelenkorthesen

Auch bei manifesten Entzündungszuständen oder nach Artikulotenosynovektomien im Handwurzelbereich ist eine stabilisierende HG-Manschette (s. Abb. 29.1) sinnvoll, ebenso zeitbegrenzt nach HG-Versteifungen bzw. -Teilversteifungen. In der unmittelbaren postoperativen Phase ist eine Immobilisation mit einer volaren Unterarmgips- oder Castschiene bis zur Abschwellung, anschließend mit einem zirkulären Gips- oder leichter und daher besser Castverband bis ca. 6 Wochen postoperativ notwendig. Alternativ kann – gute Compliance vorausgesetzt – eine *Sandwichschiene* angepaßt werden. Diese läßt durch leichte Abnehmbarkeit eine Reinigung von Haut und Orthese zu. Nach Gipsabnahme empfiehlt sich das Tragen einer Handgelenkmanschette für 2 weitere Monate, im Einzelfall abhängig vom klinischen und radiologischen Befund auch länger.

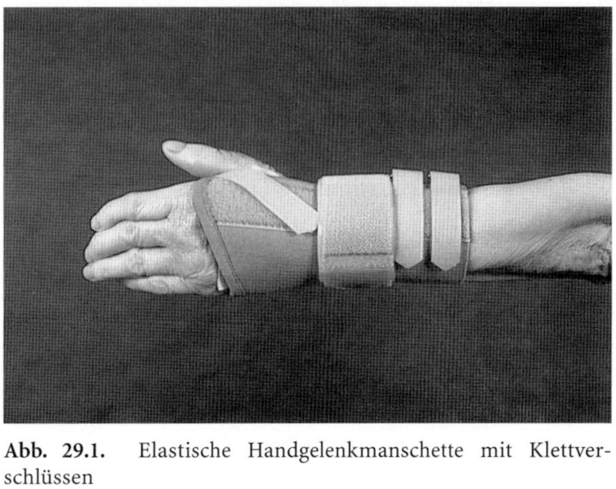

Abb. 29.1. Elastische Handgelenkmanschette mit Klettverschlüssen

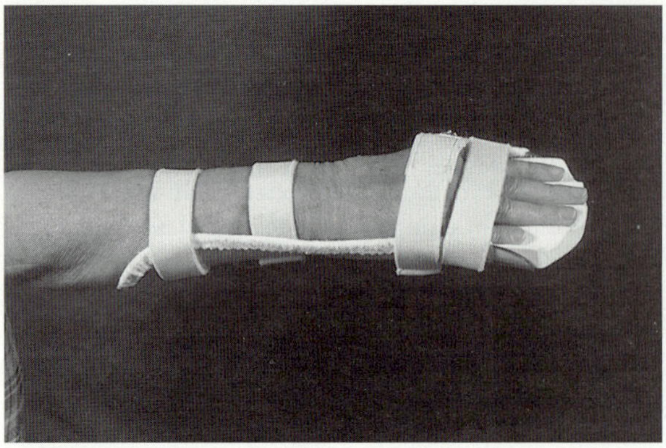

Abb. 29.2. Lagerungsstreckschiene

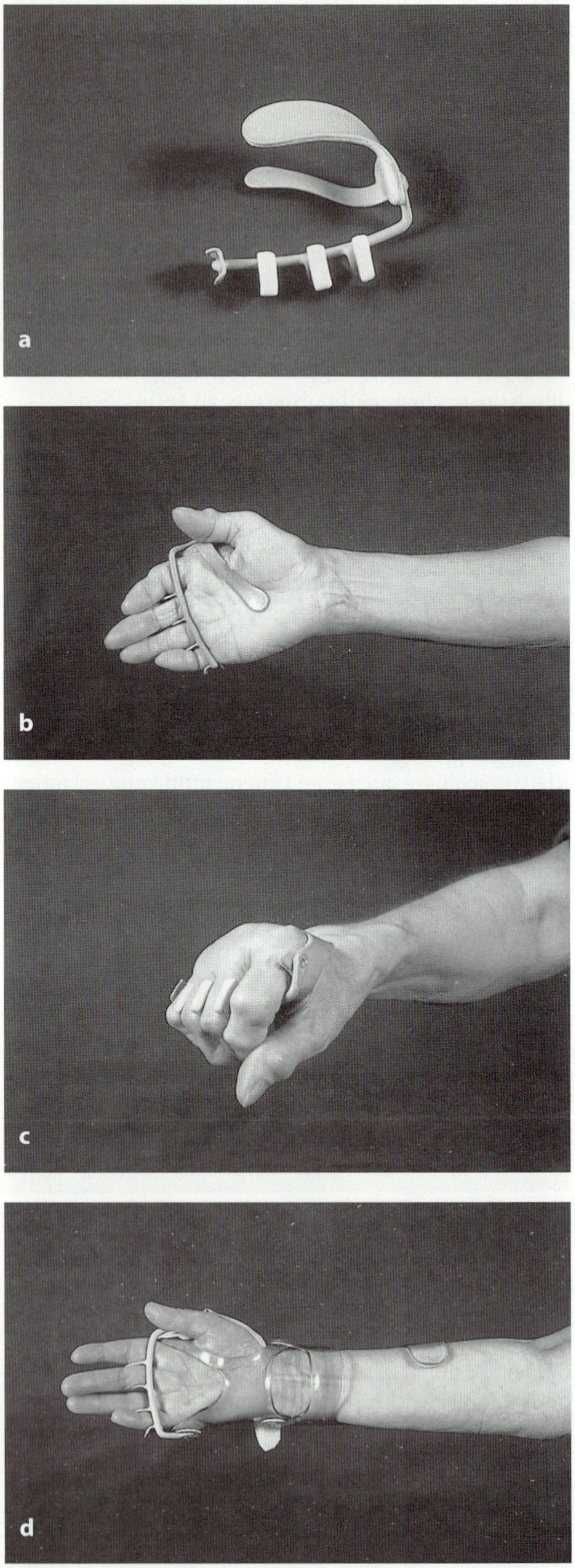

Abb. 29.3 a–d. Antiulnardeviationsschiene; durch die gelenkige Konstruktion ist eine Beweglichkeit der MCP-Gelenke ermöglicht; **d** auch eine gelenkige Führung des Handgelenkes ist möglich

Ist eine längerfristige Versorgung mit *Handlagerungsorthesen* in Funktions- bzw. Korrekturstellung (z.B. bei Handskoliose) vorgesehen, wird dies nach einem in der gewünschten Haltung abgenommenen Gipsabdruck angefertigt. Gebräuchlich sind volare oder dorsale Kunststoffschienen mit zirkulärem Klettverschluß. Eine Immobilisation der MCP-Gelenke sollte im allgemeinen bei 45°-Beugung durchgeführt werden. Eine Fixierung in Streckstellung bewirkt durch die Schrumpfung der in dieser Stellung schlaffen Seitenbänder eine Kontrakturbildung. Wird beispielsweise nach Hand- und Fingereingriffen mit passivem Streckdefizit dennoch die Lagerung in einer *Streckschiene* (s. Abb. 29.2) für zweckmäßig erachtet, so ist eine tägliche krankengymnastische oder ergotherapeutische Übungsbehandlung nötig.

Sind die MCP-Gelenke freigegeben, so ist für eine ungehinderte Beweglichkeit auf die Einhaltung der palmaren Begrenzungslinie zu achten. Diese verläuft am 2. und 3. Strahl noch in Höhe der queren Hohlhandfurche, am 4. und 5. Strahl jedoch etwa einen Querdaumen weiter proximal. Bei allen Handgelenkorthesen sollten die Handgewölbe berücksichtigt werden.

Fingerorthesen

! Rheumatisch veränderte MCP-Gelenke subluxieren oft zur Beugeseite und nach ulnar.

Die entstehende Ulnardeviation verstärkt sich im Sinne eines Circulus vitiosus durch den veränderten Sehnenzug. Neben der Schmerzsymptomatik entwickelt sich eine zunehmende Funktionseinbuße beim Greifen.

■ **Antiulnardeviationsschienen.** Diese wirken der Subluxationstendenz entgegen. Zahlreiche Modelle, die individuell angepaßt werden müssen, kommen zum Einsatz, u.a. auch dynamische Zügelungen (s. unten). Einfache, in der Ergotherapie aus Niedrigtemperaturthermoplast hergestellte Schienen können zur kurzfristigen Versorgung hilfreich sein. Bei diesen Materialien

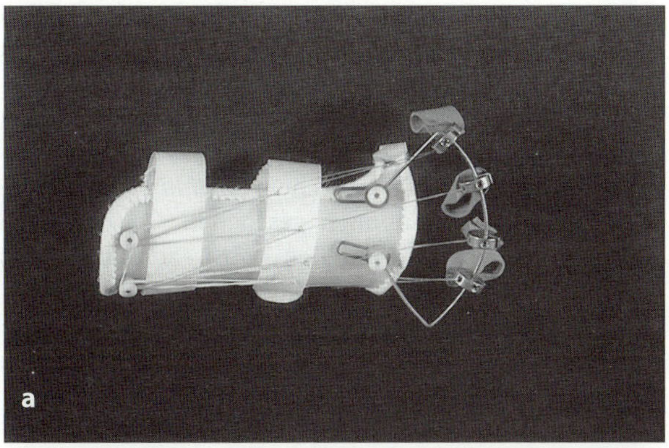

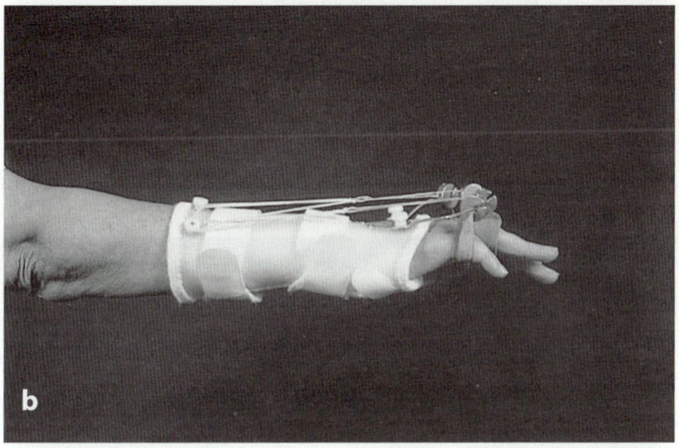

Abb. 29.4 a, b. Dynamische Streckschiene mit langer Gummizügelung und an den Grundgliedern ansetzenden Fingerschlaufen. Über die Richtung der Zügelung kann auch eine der Ulnardeviation entgegenwirkende Kraft ausgeübt werden

bestehen jedoch Nachteile hinsichtlich der Stabilität, Oberflächenbeschaffenheit und Temperaturbeständigkeit. Nach einigen Wochen werden sie zudem porös. Für eine längerfristige Versorgung bevorzugt man daher andere Materialien. Bewährt haben sich Ausführungen, die über eine gelenkige Achse Bewegungen der MCP-Gelenke erlauben (s. Abb. 29.3). Somit fällt die Bewegungseinschränkung, mit der die antiluxierende Krafteinwirkung erkauft wird, nicht so groß aus.

Dynamische Fingerstreckschienen. Zur konservativen Therapie, um redressierend auf Fehlstellungen und Kontrakturen einzuwirken, besonders aber nach endoprothetischen Eingriffen oder Resektionsarthroplastiken, kommen dynamische Fingerstreckschienen (s. Abb. 29.4) zur Anwendung, die aktive Bewegungsübungen mit einer Führung erlauben. Meist werden Halbschalen oder Sandwichschienen aus thermoplastisch formbarem Material angepaßt. Mit zunehmender Dehnung des Gummizügels nimmt auch die aufzubringende Kraft zu.

Für eine möglichst gleichbleibende Rückstellkraft sind daher lange Gummizügel oder dynamische Ausleger Voraussetzung. Zur dynamischen Extension der PIP-Gelenke erfolgt die Krafteinleitung über Fingerschlaufen an den Grundgliedern. Sie ist der Luxationstendenz entgegen nach radial-streckseitig gerichtet und sollte möglichst senkrecht zur Achse erfolgen, um keine Druck- oder Zugkraft auf das Gelenk auszuüben. Vorteil der dynamischen Schienen ist die Schonung frisch operierter Strukturen und die antiluxierende Krafteinwirkung bei zugleich frühzeitig möglichen Bewegungsübungen. Durch das Sehnengleiten werden ungewollte Verklebungen verhindert. Die dynamische Fingerschienung kommt daher auch nach rekonstruktiven Strecksehneneingriffen zum Einsatz, wie sie aufgrund von Sehnenrupturen beim Rheumatiker häufiger durchgeführt werden.

Die Fingerschlaufe wird dabei am Mittelglied angelegt. Seyfert (1993) berichtet über 220 plastische Sehnenrekonstruktionen, von denen bei 7 nach postoperativer Gipsruhigstellung eine Tenolyse nötig wurde, während nach dynamischer Schienenbehandlung keine Verklebungen auftraten.

Nach Beugesehnenrekonstruktion kommen dynamische Schienen mit beugeseitig wirkender Kraft zur Anwendung, gegen die eine aktive Fingersteckung möglich ist. Die Zugrichtung der Finger wird ihrem natürlichen Verlauf bei der Beugung entsprechend auf das Kahnbein ausgerichtet.

Bei schlechter Streck- oder Beugefunktion der MCP-Gelenke kann durch eine äußere Fixation der PIP-Gelenke eine bessere Kraftentfaltung an den MCP-Gelenken erzielt werden. Analog kann die Krafteinwirkung auf die PIP-Gelenke durch Fixierung der DIP-Gelenke gesteigert werden.

Vom deutschen Arbeitskreis für Handorthesen (DAHO) wurde ein Modularsystem mit 3 verstell- und anpaßbaren dynamisch wirkenden Grundmodellen entwickelt. Das Modell 1 übt einen dorsoradialen Zug auf die Grundglieder der Langfinger aus und wirkt somit einer Ulnardeviation entgegen. Modell 2 übt auf alle Fingergelenke eine Extensionskraft aus und soll redressieren sowie die Beuger stärken. Beim Rheumatiker wird diese Orthese selten gebraucht. Modell 3 übt z.B. über künstliche Fingernägel eine Flexionskraft aus, etwa nach Beugesehnenoperationen oder zur Redression von Weichteilkontrakturen.

Als Grundregel gilt, daß Gelenke mit ausgeprägtem Bewegungsschmerz nicht dynamisch (Ausnahme postoperative Schmerzen), Gelenke ohne Bewegungsschmerz nicht fixierend behandelt werden. Über Nacht werden die dynamischen Fingerschienen zweckmäßigerweise durch weniger sperrige *Nachtlagerungsschienen* ersetzt.

PIP-Flexionsorthesen. Die *Schwanenhalsdeformitäten* mit ihrer Flexionsstellung im MCP-, Überstreckung im PIP- und Streckhemmung im DIP-Gelenk können bei mäßiger Ausprägung mit Hilfe von dynamischen

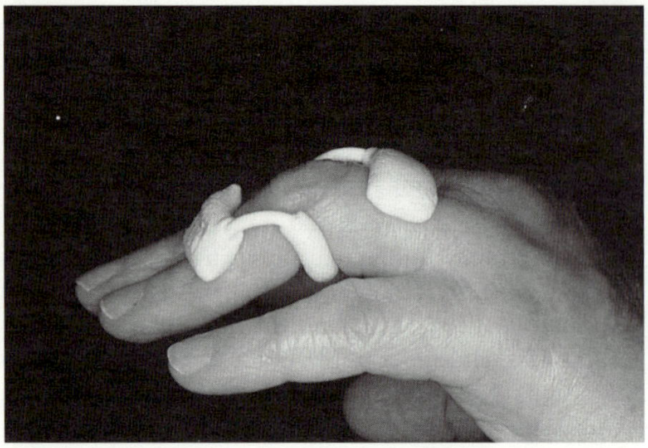

Abb. 29.5. Dynamische PIP-Flektionsorthese bei Schwanenhalsdeformität

PIP-Flexionsorthesen (z.B. *„Finger-Springs“* oder *„Knuckle-Bender“*) ausgeglichen werden (s. Abb. 29.5). Diese werden auch in der Nachbehandlung nach korrigierenden Sehneneingriffen zur Erhaltung des operativen Ergebnisses eingesetzt.

■ **Extensionsorthesen.** Bei *Knopflochdeformitäten* steht das PIP-Gelenk in Flexion, das DIP-Gelenk in kompensatorischer Extension. Sie können in der Frühphase noch durch korrigierende Eingriffe an den abgerutschten Strecksehnenzügeln therapiert werden. Neben fixierenden, ruhigstellendenFingerorthesen ist – postoperativ ggf. nach einer kurzzeitigen Strecklagerung – eine funktionelle Nachbehandlung mit dynamisch wirkenden Extensionsorthesen, etwa der *„Reverse-knuckle-bender“*-Orthese möglich (s. Abb. 29.6).

■ **Daumenorthesen.** Der Daumen kann auf einfache Weise nach Eingriffen (etwa Arthrodesen des IP Gelenkes) mit einer *Steckhülse* fixiert werden. Als Korrekturorthesen wirken bei fehlerhafter Beugestellung im MP-Gelenk und kompensatorischer Überstreckung im IP-Gelenk *Extrinsic-minus-Daumenorthesen,* ohne dabei das Sattelgelenk stärker zu immobilisieren. Nach dem 3-Punkte-Prinzip wird der Daumen dynamisch aufgerichtet, wodurch eine deutliche Funktionsverbesserung erreicht wird. Eine Stabilisierung des Daumensattelgelenkes kann mit einer einfachen *Plexidurspange* ohne größere Funktionseinbußen geschehen. Bei den nach distal verlängerten Modellen wird zusätzlich das Grundgelenk umfaßt.

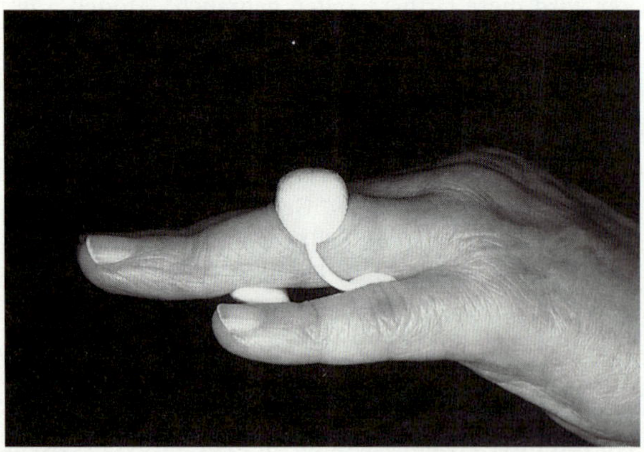

Abb. 29.6. Dynamische PIP-Extensionsorthese bei Knopflochdeformität

■ **Stack-Schiene.** DIP-Gelenke können mit statischen Schienen (Stack-Schiene) bei freiem PIP in leichter Hyperextension fixiert werden, z.B. nach Strecksehnenabriß.

Tabelle 29.2 faßt typische rheumatische Handveränderungen und mögliche orthopädietechnische Versorgungen zusammen.

Tabelle 29.2. Häufige rheumatische Handveränderungen und orthetische Versorgungsmöglichkeiten

Problem	Orthese	Anmerkungen
Caput-ulnae-Syndrom mit Bajonettstellung	Handgelenkmanschette	Ggf. zusätzliche Pelotte zur Redression des Ulnaköpfchens
Zustand nach Handgelenk(teil)-arthrodese	Zeitlich begrenzt Handgelenkmanschette	Initial jedoch Gips- bzw. Castschiene, evtl. Sandwichschiene
Zustand nach Resektionsarthroplastiken der Fingergelenke	Temporär Lagerungsorthesen, evtl. Streckschiene, Dynamische Fingerschienen	Initial oft Gipsruhigstellung (Schiene, Ergotherapie muß möglich sein)
Zustand nach Sehneneingriffen (Beginnende u. manifeste) Ulnardeviation	Antiulnardeviationsschienen	Modelle bevorzugen, die Fingerfunktion nicht beeinträchtigen
Extrinsic-minus-Daumen	Extrinsic-minus-Daumenorthese	Nach IPG-Arthrodesen temporär auch Steckhülsen
Schwanenhalsdeformität	PIP-Flexionsorthesen	Dynamische Modelle wählen
Knopflochdeformität	PIP-Extensionsorthesen	Dynamische Modelle wählen

29.2.2 Wirbelsäulenorthesen

Bei Spondarthritiden rheumatischer Genese, die wie der M. Bechterew mit progredienter kyphosierender Wirbelsäulenankylose einhergehen, werden mit wenigen Ausnahmen keine immobilisierenden Orthesen verordnet, um einer Einsteifung nicht noch weiteren Vorschub zu leisten. Die cP als häufigste rheumatische Erkrankung befällt in der Regel mit Ausnahme der HWS nicht die Wirbelsäule.

Zervikalorthesen

Die *HWS als „5. Extremität"* des Rheumatikers weist bei Beteiligung kyphotische Deformierungen und typische Gefügestörungen wie atlantoaxiale Subluxationen und Instabilitäten in anderen Abschnitten auf. Orthesen für die HWS haben je nach Indikation einen verschieden starken Immobilisationsgrad. Bei der Versorgung dienen am Rumpf die Schultern sowie der Brust- und Rückenbereich als Anstützpunkte, am Kopf das Kinn und Okziput. Von Wickelkrawatten geht lediglich eine lokale Wärmewirkung zur Muskellockerung aus.

■ **Zervikalstützen.** Bereits solche aus Schaumstoffmaterialien mit Trikotüberzug, hinten gelegenem Klettverschluß und anatomischen Ausschnitten für Kinn und Okziput limitieren die Bewegungsausschläge der HWS, besonders die Flexion und Extension. Während operativer Eingriffe werden sie bei Rheumatikern mit mäßigen HWS-Instabilitäten gerne als Schutz bei Intubationsnarkosen benutzt. Korrekt angelegt umfassen sie den Hals relativ formschlüssig und reichen vom medialen Klavikuladrittel bis zum Mastoid.

■ **Halbschalen.** Aus verschieden rigiden Materialien werden Zervikalorthesen in Halbschalenbauweise angeboten, die je nach Bauart einen erheblich höheren Fixationsgrad auch der Rotation erzielen. Sie sind bei Instabilitäten oder nach zervikalen Fusionsoperationen indiziert. Die Anpassung erfolgt je nach Bauart z.B. durch Klettverschlüsse.

■ **Zervikalextensionsorthesen.** Wird neben möglichst wirkungsvoller Fixation auch eine Gewichtsentlastung angestrebt, so sind Minervagipse (s. Fixationsverbände), oder vom pflegerischen Gesichtspunkt aus besser orthopädietechnische Halswirbelstützen bzw. Zervikalextensionsorthesen aus waschbaren Kunststoffen und Leichtmetallkonstruktionen mit an- und nachpaßbaren Kinn- und Hinterhauptstützen angezeigt.

■ **Halofixateure.** Die stabilsten Konstruktionen bleiben jedoch *Halofixateure* mit Body-jacket, indiziert etwa bei instabilen Frakturen. Über einen mit Schrauben an der Schädelkalotte fixierten Haloring kann eine Extension ausgeübt werden. Als Abstützung dient eine nach Maß angefertigte Kunststoffjacke.

Rumpforthesen

Außer der gelenknahen Osteoporose kommt es nach längeren Verläufen rheumatischer Erkrankungen auch zu einer generalisierten *Osteoporose.* Neben der entzündlichen Grunderkrankung sind Steroidmedikation und Immobilität mitverantwortlich. Die dabei typischerweise auftretenden Wirbelkörperkompressionsfrakturen führen im LWS-Bereich meist zu den sog. Fischwirbeln, im BWS-Bereich eher zu Keilwirbeln, die eine verstärkte Kyphosierung bewirken.

■ **3- und 4-Punkte-Stützkorsett.** Während instabile Frakturen möglichst operativ versorgt werden, sind osteoporotische Wirbelkörperfrakturen üblicherweise stabil und ohne bestehende oder drohende Dislokation. Eine dringliche Indikation zur orthetischen Versorgung besteht nicht. Es werden jedoch zur Schmerzlinderung und um den Wirbelsinterungen entgegenzuwirken an der unteren BWS und LWS aufrichtende Rumpforthesen nach dem 3-Punkte-Prinzip (*3-Punkte-Stütz-Korsett* nach Bähler mit variabel einstellbarer Pelottenabstützung über der Symphyse, der Wirbelsäule und dem Sternum) oder – schwerer aber mit besserer Paßgenauigkeit – nach dem 4-Punkte-Prinzip (4-Punkt-Korsett nach Gschwend) verordnet. An der unteren LWS sind in leichten Fällen ggf. Stützmieder, sonst Überbrückungsmieder und bei höheren BWS-Frakturen evtl. Rahmenstützkorsette angezeigt, wenn im Einzelfall eine stärkere Immobilisation erforderlich ist.

■ **Halbelastische Stützmieder.** Bei osteoporotischer BWS-Kyphosierung empfiehlt sich eine dynamische Orthese zur Aktivierung der vertikalen Aufrichtung (Torso-Stretch). *Halbelastische Stützmieder* nach Lindemann sind aus Drellgewebe gefertigt und weisen im Unterschied zu elastischen Miedern im Rücken- und Flankenbereich eine eingearbeitete Stabverstärkung auf.

■ **Überbrückungsmieder.** Sie weisen im Gegensatz zu elastischen und halbelastischen Miedern eine starre Konstrukion mit Aluminiumspangen im Rückenbereich auf. Sie stellen eine Zwischenstufe zwischen Miedern und Rahmenstützkorsetten dar und bewirken eine Entlastung, leichte Immobilisation und, abhängig von der Ausführung, auch eine Entlordosierung des überbrückten Wirbelsäulenabschnitts.

■ **Rahmenstützkorsette.** Sie zeichnen sich durch ihre Rahmenkonstruktion aus horizontal und vertikal (paravertebral und seitlich) verlaufenden Metallbändern und -bügeln aus. Die Abstützung erfolgt am Becken und am Brustkorb. Sie bewirken damit eine weitgehende Fixierung und Entlastung. Durch zusätzliche Bügel, die über der oberen Brustwand verlaufen, kann eine reklinierende Wirkung auf die BWS ausgeübt werden. Rahmenstützkorsette oder starre Fixationskorsette aus Kunststoffschalen sind auch bei höhergradiger und symptomatischer Wirbelsäuleninstabilität, bei Spondylodiszitiden, nach Spondylodesen und bei deformierenden Prozessen angezeigt. Übliche Verschlußmöglichkeiten für Wirbelsäulenorthesen sind Schnürungen, Schnallen, Haken und Ösen oder – beim Rheumatiker üblicherweise am zweckmäßigsten – Klettverschlüsse als Rückholschlaufe.

29.2.3 Orthesen für die unteren Extremitäten

Gehhilfen

Bei noch guter Gehfähigkeit ist mit Pufferabsätzen oder Fersenkissen eine einfache Reduktion der Stoßbelastung beim Fersenauftritt möglich. Die einfachste Art zur (Teil-)Entlastung der unteren Extremitäten ist mit Stock oder Gehstützen möglich. Unerfahrene Patienten sind darauf hinzuweisen, daß bei einseitiger Benutzung die Gehhilfe auf der Gegenseite der symptomatischen Extremität zu halten ist.

■ **Gehstöcke und Unterarmgehstützen.** Übliche *Geh- und Stehhilfen* sind Gehstöcke und Unterarmgehstützen. Bei Gleichgewichtsproblemen geben mehrbeinige Gehstützen oder Gehböcke eine bessere Stabilität. Bei vielen Rheumapatienten ist wegen Hand- und Handgelenkveränderungen die Versorgung mit den üblichen Stöcken und Unterarmgehstützen nur eingeschränkt möglich.

■ **Achselstützen.** Als Alternativen stehen *Achselstützen* (zur Vermeidung von Plexusschäden ist auf gute Polsterung ist zu achten) oder spezielle *Arthritikerstützen* mit Krafteinleitung über die Unterarme zur Verfügung. Oft genügt es auch, die Gehhilfen mit *individuell geformten Handgriffen* zu versehen.

! Die Gehhilfen müssen der Größe des Patienten anzupassen sein. Besonders bei Rheumatikern sind geringes Gewicht und gute Polsterung wichtig.

■ **Gehwagen und Rollstühle.** Gehwagen werden häufig für die ersten Gehversuche nach operativen Eingriffen benutzt. Besonders geschwächte und ältere Personen sind mit diesem Hilfsmittel schnell zu mobilisieren. Gehwagen gibt es auch in Ausführungen mit Achselstützen. *Rollatormodelle* für den ambulanten Bereich mit Handgriffen, Bremsen, Sitzfläche und kleinem Korb erhöhen den Bewegungsradius gehschwacher Patienten. *Rollstühle* stellen bei Gehunfähigkeit den Endpunkt der Mobilitätsversorgung dar. Abhängig von den weiteren Behinderungen und Anforderungen des Patienten stehen aktiv oder motorbetriebene Rollstühle in zahlreichen Ausführungen zur Verfügung.

Hüfte

Orthetische Versorgungsmöglichkeiten am Hüftgelenk reichen von einfachen Bandagen bis zu komplizierten Entlastungsapparaten mit pelvitrochanteren Abstützungen. Orthetische Versorgungen am rheumatischen Hüftgelenk spielen dabei eine untergeordnete Rolle. Eine Teilentlastung bei arthritischen Reizzuständen ist dagegen mit Gehhilfen (s. oben) und Fersenkissen bzw. Pufferabsätzen (s. unten) möglich. Letztlich erfolgt die Therapie rheumatischer Pfannenprotrusionen oder von Koxarthritiden meist operativ durch endoprothetischen Gelenkersatz.

■ **Hüftgelenkrotationsbandagen.** Bei Instabilität oder nach Reposition von Prothesenluxationen können Antiluxationsbandagen angelegt werden. Diese sind aus festen Textilien mit seitlicher Stabverstärkung gefertigt und umfassen das Becken und den betroffenen Oberschenkel. Entschieden stabiler sind Orthesen aus starren, thermoplastischen Materialien. Auch bei nichtoperierten Patienten werden zur Entlastung zuweilen *Hüftgelenkrotationsbandagen* nach Hohmann eingesetzt. Ihr Ziel kann die Korrektur der Adduktion, Flexion und Außenrotation in die jeweilige Gegenrichtung sein. Die Bewegung wird scharnierartig geführt, wodurch schmerzhafte Bewegungsabläufe vermieden werden sollen.

■ **Erlanger Orthesenbandage.** Die *Erlanger Orthesenbandage* (nach Hohmann/Uhlig) wird außer zur schmerzärmeren Bewegungsführung bei Koxarthrosen auch zur Hüftbeugekontrakturprophylaxe und bei schmerzhaften Endoprothesenlockerungen sowie bei Girdlestone-Hüften eingesetzt. Eine starre Gleitschiene verbindet über ein Scharniergelenk den zirkulären Beckenring mit einer suprakondylären Abstützung. Am Oberschenkel ist eine laterale Oberschenkelfassung angebracht. Durch Gelenkzügel können bestimmte Bewegungen gefördert oder gehemmt werden. Falls gewollt, ist über ein 2. Gelenk auch eine Beweglichkeit in der Frontalebene möglich.

Schwere Schienenhülsenapparate mit Beckenkorb und Trochanterabstützung geben zwar bei Girdlestone-Hüften eine vergleichsweise bessere Stabilität, sind wegen ihres hohen Gewichtes jedoch für Rheumatiker wenig geeignet.

Kniegelenk

Am Kniegelenk sind als Entzündungsfolgen Ergußbildungen, Instabilitäten mit Achsenabweichungen und Sehnendestruktion, seltener Ankylose zu beobachten. Eine nur selten indizierte Ruhigstellung kann einfach mit einem Tutor erfolgen, oder es werden geschlossene Hülsen mit Ober- und Unterschenkelumfassung angelegt, die über eine gelenkige Verbindung einen einstellbaren Bewegungsumfang zulassen.

Individuell angefertigte *stabilisierende Schienenapparate* mit langstreckigen, formschlüssigen Ober- und Unterschenkelhülsen werden, ähnlich wie viele Hüftorthesen, vom Rheumatiker oft als zu schwer empfunden. Entsprechend gering ist auch die Akzeptanz. Kurzstreckige Hülsen gehen zu Lasten der Stabilität. Voraussetzung, um überhaupt eine stabilisierende Wirkung zu erzielen, sind ausreichende Festigkeit bei guter Paßform. An *vorgefertigten Knieorthesen* besteht ein großes Angebot.

Schwachstellen der Knieorthesen sind u.a. ihre schlechte Fixierbarkeit und die Diskrepanz zwischen der physiologischen Kniebeugung und der mechanischen Gelenkführung. Um die komplexe Kniebewegung möglichst wenig zu beeinträchtigen, werden mehrachsige Gelenke oder solche mit rückversetzter Achse verwendet. Da die Orthesen teilweise über dem Muskelmantel fixiert werden müssen, ist eine Verschiebung bei Bewegungen kaum vermeidbar. Bei veränderter峯niekontur ist mit pneumatischen Pelotten eine gleichmäßige Druckverteilung zu erzielen.

■ **Valgus- und Varusorthesen.** Von ihnen soll eine gezielte Knieaufrichtung und Entlastung des verschmälerten Gelenkspalts ausgehen. Eine Gelenkspalt erweiternde Kraft kann durch diese Orthesen jedoch nicht aufgebracht werden und durch die unilaterale Gelenkführung kommt es bei Kniebeugung zu einer Rotationsverschieblichkeit. Eine bessere Führung der achsenkorrigierenden Orthesen ist durch Fußeinschluß zu erreichen.

■ **Kniekappen.** Elastische Kniekappen und strumpfförmige Bandagen zeigen objektiv außer der Wärmewirkung keinen wesentlichen Einfluß. Dagegen werden sie subjektiv oft als stabilisierend und schmerzlindernd empfunden. Auch der indirekte stabilisierende Einfluß über Erhöhung des Muskeltonus, wie er bei Kniebandagen mit seitlicher Federverstärkung auftritt, ist funktionell eher als mäßig anzusehen.

Sämtliche Orthesen sollten bei vorliegenden rheumatischen Handveränderungen mit Klettverschlüssen versehen sein. Postthrombotische Syndrome sind wegen einer möglichen Stauungsproblematik Kontraindikation für die meisten orthopädietechnischen Knieversorgungen.

Sprunggelenk und Fuß

Allgemein erfolgt die Fußversorgung in den frühen Stadien mit Einlagen. Ziele sind der Erhalt der Statik und eine Schmerzlinderung. In fortgeschritteneren Fällen ist oft eine Schuhzurichtung hilfreich. Bei schweren Deformitäten ist auch ein weiter Konfektionsschuh oft nicht mehr brauchbar zuzurichten. Hier kommen orthopädische Maßschuhe zur Anwendung. Im folgenden Kapitelteil werden die entsprechenden Möglichkeiten ausführlich geschildert.

29.2.4 Orthesen für die Füße

Einlagen

Der Zielsetzung nach werden
- korrigierende,
- stützende und
- entlastende (bettende)

Einlagen unterschieden.

Korrigierende Einlagen sollen über Druckpunkte eine Formbeeinflussung bewirken. Bei kontrakten Rheumafüßen ist eine größere Korrektur nicht mehr durchführbar. Eine korrigierende Einlage wirkt hier eher schmerzverschlimmernd. Eine weiche, bettende Einlagenversorgung bewirkt als alleinige Maßnahme oft nur kurzfristig eine Beschwerdelinderung und kann sogar durch ihre geringe Formstabilität und ihre Nachgiebigkeit eine vermehrte Formabweichung begünstigen. Besonders bei noch mäßigen Veränderungen sind daher meist stützende Einlagen angezeigt. Diese beugen einer zunehmenden Abweichung vor, reduzieren bei Belastungsschmerzhaftigkeit die Bewegungsbeanspruchung der Fußgelenke (evtl. ergänzt durch Abrollhilfen) und bewirken eine Belastungsverlagerung (etwa retrokapitale Pelotten bei schmerzhaften Mittelfußköpfchen).

Eine Kombination aus langsohligen stützenden und punktuell entlastenden bzw. weichbettenden Einlagen kann bei bereits formveränderten Füßen zweckmäßig sein.

Als *Materialien* kommen in der Reihenfolge ihrer Festigkeit hauptsächlich zur Anwendung: !

- Stahl,
- Aluminium,
- Holzleder,
- Plexidur,
- Korkleder,
- Polyäthylen(schaum),
- Silikon,
- (Moos)gummi.

Grundsätzlich sind harte Materialien haltbarer und beanspruchen weniger Platz. Metalleinlagen sollten korrosionsbeständig beschichtet sein. Bei ausreichender Dicke sind sie sehr formbeständig und gut zu reinigen. Aufgrund ihrer Steifheit kommen sie jedoch der bei der Schrittabwicklung nötigen Fußverwringung nicht nach. Plexidur ist thermoplastisch verformbar und gut nachzuarbeiten. Es ist gut zu reinigen, relativ fest und nur gering verwringbar.

Metalleinlagen und Plexidur werden stützend und korrigierend eingesetzt. Holz ist als Material durch geeignetere Kunststoffe weitgehend ersetzt worden. Einlagen aus Korkleder sind gut zu bearbeiten und weisen einen hohen Tragekompfort auf, sind allerdings schwer zu reinigen. Korkleder wird zur stützenden und bettenden Versorgung benutzt. Die vielen Schaumstoff- und Gummimaterialien unterscheiden sich hinsichtlich ihrer Schweißbeständigkeit und Härtestufe. Sie lassen sich überwiegend bettend, aber auch stützend einsetzen.

Neben der Form sollte bei der Verordnung das zu verwendende Material angegeben werden.

Die Fertigung kann nach Maß oder nach Abdruck durchgeführt werden. Die Fertigung nach Maß erfolgt anhand einer Trittspur. Diese zeigt gut den Belastungsdruck, ist aber als zweidimensionales Verfahren nicht zur Erarbeitung eines Positivmodells geeignet. Ein korrigiertes Positivmodell kann dagegen nach Gips-, Wachs- oder Tretschaumstoffnegativabdruck hergestellt werden.

Einfache und doch wirkungsvolle Hilfsmittel zur Reduktion der Stauchungsbelastung der gesamten Gelenkkette beim Fersenaufsetzen sind Pufferabsätze (s. unten) oder *Schockabsorber*. Unter letzteren werden keilförmige Gummieinlagen unter den Fersen verstanden. Sie können bei schmerzhaften Gelenkveränderungen wie Arthritis oder aktivierten Arthrosen an Hüfte, Knie und Sprunggelenk helfen.

Schuhzurichtungen

Diese Veränderungen am Konfektionsschuh können Absatz, Sohle oder Schaft betreffen. Bereits beim Schuhkauf sollte auf weiches Oberleder mit ausreichend weitem Raum und Bewegungsfreiheit für die Zehen geachtet werden. Das Schuhgelenk sollte fest, die Fersenkappe hoch sein. Als *Fußbett* können nach Trittspurnahme analog zur Einlagenversorgung stützende Pelotten und Aussparungen eingearbeitet werden.

■ **Absatzzurichtungen.** Häufige Absatzzurichtungen sind *Pufferabsätze,* die ähnlich wie stoßabsorbierende Fersenkissen den Auftritt dämpfen. *Stegabsätze* (s. Abb. 29.7a) und *Keilabsätze* (s. Abb. 29.7b) vergrößern die Belastungsfläche und stabilisieren das Schuhgelenk. Sie werden bei Fußwurzelarthritiden und -arthrosen eingesetzt. Bei oberer Sprunggelenksinstabilität oder kontrakten Rückfußachsenabweichungen können *Flügelabsätze* (s. Abb. 29.7c) gearbeitet werden, um die Schuhgelenke innen oder außen zu verstärken. Die Standsicherheit wird durch die Verlagerung der Lauffläche nach innen bzw. außen erhöht. Ein *Abrollabsatz* (s. Abb. 29.7d) kann bei Teilversteifungen oder schmerzhaften Gelenkzuständen einen Teil der Abrollbewegung übernehmen.

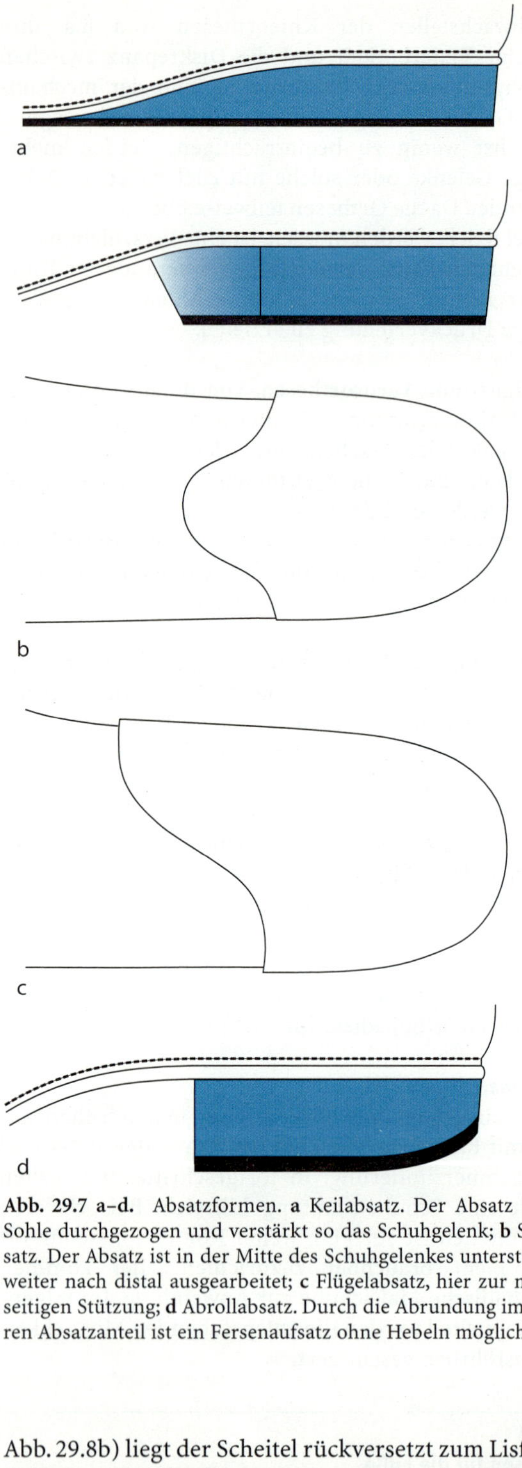

Abb. 29.7 a–d. Absatzformen. **a** Keilabsatz. Der Absatz ist zur Sohle durchgezogen und verstärkt so das Schuhgelenk; **b** Stegabsatz. Der Absatz ist in der Mitte des Schuhgelenkes unterstützend weiter nach distal ausgearbeitet; **c** Flügelabsatz, hier zur medialseitigen Stützung; **d** Abrollabsatz. Durch die Abrundung im hinteren Absatzanteil ist ein Fersenaufsatz ohne Hebeln möglich

■ **Abrollhilfen.** Der Abrollabsatz kann bei Bedarf mit Ballenrollen kombiniert werden. Es ist möglich, an der Laufsohle verschiedene Abrollhilfen anzubringen (s. auch Abb. 29.8a). Je näher diese zum Absatz liegen, desto kleiner und instabiler wird die Standfläche, die Schrittabwicklung wird erleichtert. Liegt der Rollenscheitel dagegen weit distal, so wird die Standfläche vergrößert, die Schrittabwicklung ist erst verspätet möglich.

Voraussetzung für eine funktionstüchtige Versorgung ist eine relativ steife Sohle. Bei *Mittelfußrollen* (s. Abb. 29.8b) liegt der Scheitel rückversetzt zum Lisfranc-Gelenk. Die Abrollung setzt somit sehr früh ein, wodurch das obere Sprunggelenk bei schmerzhaften Zuständen oder Bewegungseinschränkung entlastet wird. *Ballenrollen* (s. Abb. 29.8c) haben ihren Scheitel auf der Ballenlinie, liegen also retrokapital. Sie vermindern die Abrollbelastung über den Zehengrundgelenken und sind entsprechend bei schmerzhaften Bewegungseinschränkungen indiziert.

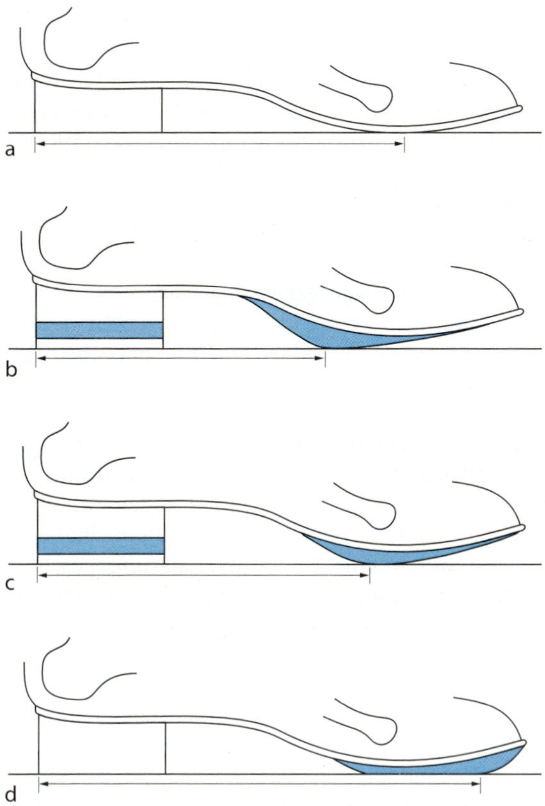

Abb. 29.8 a–d. Rollenformen. **a** normaler Konfektionsschuh; **b** Mittelfußrolle mit starker Verkürzung der Standfläche durch Rückverlagerung des Rollenscheitels; Absatzerhöhung; **c** Ballenrolle mit leichter Verkürzung der Standfläche, Rollenscheitel proximal der Zehengrundgelenke; Absatzerhöhung; **d** Zehenrolle mit Verlängerung der Standfläche; Rollenscheitel nahe der Schuhspitze; keine Absatzerhöhung (nach Grifka, 1997)

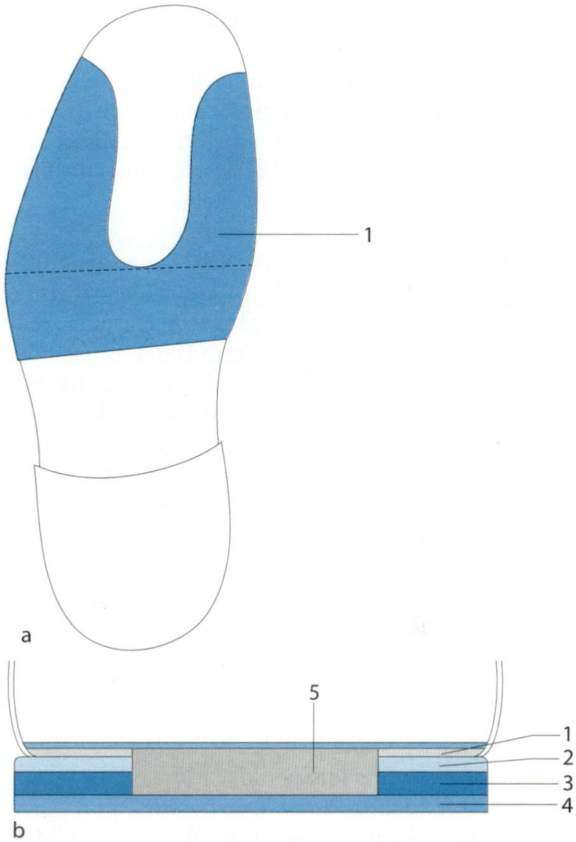

Abb. 29.9 a,b. Schmetterlingsrolle. **a** Der schraffierte Anteil bezeichnet die auf die Schuhsohle aufgebrachte Rollenform. Die Aussparung entlastet die mittleren Mittelfußköpfchen. Die gestrichelte Querlinie kennzeichnet den Rollenscheitel; **b** geschlossene Schmetterlingsrolle nach Marquardt; *(3)* kennzeichnet die aufgebrachte Schmetterlingsrolle. Die ursprüngliche Sohle *(2)* und die Brandsohle *(1)* sind unter den mittleren Mittelfußköpfchen ausgehöhlt, der ausgesparte mittlere Anteil mit Weichbettung *(5)* aufgefüllt. Innenseitig ist die Decksohle aufgelegt, unter dem Schuh ist die Laufsohle *(4)* aufgebracht (nach Grifka, 1997)

Bei schmerzhaften Bewegungseinschränkungen des Großzehengrundgelenkes sollte der Rollenscheitel nicht wie üblich rechtwinklig zur Bewegungsrichtung liegen, da dann die Abwicklung in Pronation über den 1. Strahl laufen würde: Durch eine Verlagerung des Scheitels auf der Lateralseite nach proximal wird eine Abwicklung über die äußeren Vorfußanteile erreicht.

Im Gegensatz zu den beiden genannten Rollen sind *Zehenrollen* (s. Abb. 29.8d) beim Rheumatiker seltener indiziert. Sie haben ihren Scheitel distal der Zehengrundgelenke, wodurch die Abwicklung über einen längeren Hebel erfolgen muß. Durch die Rückhebelung wirkt die Zehenrolle stabilisierend bei Knieinstabilitäten und Quadrizepsschwäche. Bei der Versorgung mit Ballen- oder Mittelfußrollen muß der Absatz entsprechend miterhöht werden, sonst kommt es zu einer unerwünschten Dorsalextension des Fußes. Dagegen wäre bei Zehenrollen eine Absatzerhöhung kontraproduktiv.

Bei *Schmetterlingsrollen* (s. Abb. 29.9a, b) handelt es sich dem Prinzip nach um Ballenrollen, bei denen der Bereich über den mittleren Metatarsalköpfchen ausgespart bleibt. Bei den gedeckten Schmetterlingsrollen nach Marquardt wird die Rolle eingearbeitet und von der Laufsohle bedeckt, die Mittelfußköpfchen werden gepolstert. Indikationen sind schmerzhafte Mittelfußköpfchen, etwa beim Spreizfuß, bei belastbaren Randstrahlen. Beim rheumatischen Spreizfuß besteht die Gefahr, daß sich das Gewölbe bei zu weicher Unterlage weiter durchtritt. Daher ist zusätzlich zur Schmetterlingsrolle eine stützende retrokapitale Vorfußpelotte anzubringen.

■ **Randerhöhungen.** Schuhinnen- oder -außenranderhöhungen werden keilförmig an der Laufsohle und dem Absatz angebracht. Sie bewirken eine veränderte Rückfußeinstellung und man setzt sie bei entsprechenden Achsenabweichungen und bei Bandinstabilitäten des Sprunggelenkes ein. Auch bei Kniebeschwerden werden teilweise Randerhöhungen vorgenommen, etwa eine Außenranderhöhung, um den medialen Gelenkspalt zu entlasten. Subjektiv wird oft eine Besserung empfunden, auch wenn radiologisch keine meßbare Veränderung des Gelenkspalts besteht.

■ **Änderungen am Obermaterial.** Am Schaft und Oberleder können Auswalkungen und Höherarbeitung zur Entlastung von Fußrückendruckstellen oder Krallen- und Hammerzehen beitragen. Unter Umständen sind sie auch zum Tragen loser Einlagen nötig. Bei Versteifungen oder entzündlichen Deformitäten kann eine verlängerte Schnürpartie das Einsteigen des Fußes erleichtern. Bei hohem, druckempfindlichem Fußrist bringt eine Laschenpolsterung Linderung. Fersenkappen können bei Bursitiden oder schmerzhafter Achillessehneninsertion aufgedehnt und gepolstert werden. Die Druckstelle selber wird durch Aussparung der Polsterung entlastet. Analog kann auch die Vorfußkappe geweitet werden mit gezielter Entlastung und Polsterung von Druckstellen, etwa bei Zehenfehlstellung.

■ **Orthopädischer Maßschuh.** Bei schweren Deformitäten ist ein orthopädischer Maßschuh oft die einzige mögliche Versorgung. Er wird individuell nach Gipsabdruck in Gebrauchsstellung angefertigt. Der Maßschuh kann als Halbschuh, knöchelhoher Schuh oder Schaftstiefel gefertigt sein und heute durchaus auch kosmetisch ansprechend gestaltet sein. Bei der Versorgung von Rheumatikern ist auf geringes Gewicht, weiches Oberleder, Zehenfreiheit und rheumafreundliche (Klett-) Verschlüsse zu achten. Das Fersenteil sollte hoch umfassen, das Schuhgelenk möglichst fest sein, der Absatz stoßdämpfend wirken.

29.2.5 Versorgung häufiger Veränderungen

Oberes Sprunggelenk (OSG)

Am *OSG* ist eine Aufrichtung leichter und flexibler Rückfußfehlstellung ggf. mit schalenförmigen Fersenfassungen möglich. Bei rigiden oder nur unter Schmerz korrigierbaren Fehlstellungen sollte jedoch keine Korrektur versucht werden. Zusätzlich oder alternativ ist mit rückversetzten Abrollhilfen und Pufferabsätzen die Sprunggelenkbelastung zu vermindern. Bei stärkeren Beschwerden bleibt oft nur die knöchelübergreifende orthopädische Schuhversorgung.

Im Einzelfall kann bei hochgradigen Instabilitäten und Verkürzungen auch eine Innenschuhversorgung nötig werden. Meist werden die schweren Gelenkveränderungen durch eine Arthrodese ruhiggestellt. Die Nachbehandlung von Sprunggelenkarthrodesen kann abhängig vom Operationsverfahren, der Primärstabilität und der Kompliance aus reiner Entlastung, Gipsfixierung oder Arthrodesenstiefelversorgung bestehen. Nach knöcherner Durchbauung von OSG-Arthrodesen reicht oft eine Schuhzurichtung mit Sohlenverstärkung, Abrollhilfe, Fersenkappe und Pufferabsatz. Nach USG-Arthrodesen ist meist nur eine der Restdeformität entsprechende individuelle Fußbettung nötig.

Talonavikular- und Kalkaneokuboidalgelenk

Bei den häufigen Arthritiden und postarthritischen Arthrosen der *Talonavikular- und Kalkaneokuboidalgelenke* sind starre Einlagen hilfreich. Ist die Einlagenversorgung wegen Druckstellen bei abgesunkenem Längsgewölbe nicht gut durchführbar, können orthopädische Halbschuhe mit steifer Sohle, Fußbettung und Abrollhilfe nötig sein. Entlastend auf den Mittelfuß wirkt auch eine Absatzerhöhung. Das Talonavikulargelenk kann durch eine Rückfußvarisierung geschont werden, die mit einer schalenförmigen Einlage erreicht wird. Lokale Druckstellen werden ausgepolstert.

Achillodynien

Sie kommen als Lokalisation rheumatischer Enthesiopathien häufiger vor. Eine Entlastung der Achillessehne ist durch leichte Spitzfußstellung mit Fersenkeilkissen möglich, evtl. auch in Kombination mit funktionellen Bandagen oder massierenden Pelotten. Eine Hohllegung der Fersenkappe kann den lokalen Druck durch das Schuhwerk vermindern. Sie ist auch bei *hohen Fersenspornen* sinnvoll. Die Entlastung des Schmerzpunktes bei *Insertionstendopathien* der Plantaraponeurose am Kalkaneusansatz (evtl. mit unterer Fersenspornbildung) erfolgt mit einer punktuellen bzw. rinnenförmigen Weichbettung oder Aussparung in einer umgebenden schalenförmigen Einlage, evtl. ergänzt durch einen Pufferabsatz.

Rheumatischer Spreizfuß

Der rheumatische Spreizfuß ist oft stark durchgetreten. Zur Entlastung der schmerzhaften Mittelfußköpfchen mit Einlagenversorgung werden weiche Pelotten retrokapital plaziert. Da in der Regel beim rheumatischen Fuß mehrere MFK betroffen sind, ist eine Versorgung mit breiten Pelotten oder die Querabstützung aller Mittelfußköpfchen angezeigt. Eine geringere Abrollbeanspruchung kann durch eine an der Sohle angebrachte Ballenrolle erzielt werden.

Nach operativer Versorgung rheumatischer Spreizfüße durch eine Mittelfußköpfchenresektion muß die Pelotte weiter rückversetzt werden bis proximal der Resektionshöhe. Eine Polsterung des zu entlastenden Vorfußbereichs mit Moosgummi ist ratsam. Gegebenenfalls mit retrokapitaler Abstützung kombiniert können Schmetterlingsrollen zur umschriebenen Entlastung schmerzhafter MTP-Gelenke beitragen.

Hallux valgus

Der Spreizfuß ist üblicherweise mit einem Hallux valgus vergesellschaftet. Der Druck auf die (Pseudo-)Exostose sollte durch eine entsprechende Schuhausweitung vermindert werden, die Valgusfehlstellung kann mit einer (evtl. auch nur nachts anzulegenden) Abduktionsschiene versorgt werden. Diese dehnt die Gelenkkapsel lateral auf und übt einen korrigierenden Druck aus. Sie ist auch im Anschluß an Resektionsarthroplastiken, etwa nach Keller-Brandes oder Hueter-Majo zur Beeinflussung der Narbenschrumpfung hilfreich.

Ein *Hallux rigidus* wird mit einer retrokapitalen Abstützung und einer Hallux-rigidus-Rolle (Modifikation der Ballenrolle, s. oben) entlastet.

Zehenveränderungen

Bei *Hammer- und Krallenzehen* wirkt ein Druckpolster durch den vom Schuhwerk einwirkenden Druck redressierend auf die Zehen und vermeidet lokale Druckstellen mit Klavusbildung durch eine breitere Druckverteilung. Bei kontrakten Zuständen ist jedoch keine Korrektur zu erreichen und eine Oberlederauswalkung mit Abpolsterung sinnvoller. Auch bei redressierbarem Hallux malleus kann mit Korrekturpolstern eine konservative Therapie versucht werden.

Rheumatischer Plattfuß

Um einem rheumatischen Plattfuß entgegenzuwirken, kann bei flexiblen Gelenken eine Bettung in Schalen- oder Halbschalenform erfolgen. Das Rückfußvalgus von Senkfüßen bei bestehender Knickfußkomponente kann auch mit einem medial aufrichtenden Fersenkeil bei lateralem Gegenhalt durch eine Fersenkappe ausgeglichen werden. Das Fußgewölbe wird medial abgestützt, ohne dabei einen zu starken Druck auf die Plantarfaszie auszuüben.

Zustand nach operativen Eingriffen

Nach operativen Vorfußeingriffen ist oft eine temporäre Versorgung mit bestimmten industriell vorgefertigten Schuhprodukten nützlich. So ist mit *Vorfußentlastungsschuhen* eine frühe Mobilisation nach verschiedenen Zehen- und Mittelfußoperationen möglich. Ein *Therapieschuh* bietet durch weiten Innenraum die Möglichkeit verschiedenster Einlagenversorgungen. Seine steife Sohle mit Fersenabwicklungshilfe und Spitzenhub erleichtert die Abrollbewegung bei Ruhigstellung des Fußes. Im Sportschuhdesign stehen Schuhe mit weitem Einstieg und guter Zurichtbarkeit zur Verfügung, die das obere Sprunggelenk stabilisieren.

Tabelle 29.3 zeigt zusammenfassend einige rheumatische Fußveränderungen und ihre mögliche Schuhversorgung.

Tabelle 29.3. Häufige rheumatische Fußveränderungen und Schuhversorgungsmöglichkeiten

Problem	Versorgung	Anmerkungen
Arthritis OSG	Schockabsorber, Pufferabsätze	Auch bei höher gelegenen Arthritiden und Arthrosen
Arthrodese OSG	Gips, Arthrodesestiefel	Gips in der Initialphase, nach Abschwellung Arthrodesestiefel (zumindest bis zur Konsolidierung), später ggf. nur Schuhzurichtung (Abrollhilfe, Pufferabsatz)
Talonavikulare Arthritis/-ose	Mittelfußrolle und Fußbettung	Oft zusätzliche Absatzerhöhung und starre Sohle, ggf. Rückfußvarisierung mit Schaleneinlage
Senkfuß und Plattfuß	Fußbettung	Bei kontrakten Zuständen keine Korrektur versuchen, Weichbettung
Spreizfuß	Retrokapitale Pelotte; Schmetterlingsrolle	Nach Resektion der Mittelfußköpfchen ggf. Therapieschuh, Rückversetzung der Pelotte nötig, Weichbettung Grundgelenke bzw. Resektionsrand
Hallux valgus	Schuhausweitung, nachts ggf. Abduktionsschiene	Nach Resektionsarthroplastiken, ggf. initial Vorfußentlastungsschuhe (besonders bei Drahtschienung), Abduktionsschiene bis Abschluß der Narbenbildung
Schmerz Zehengrundgelenke	Ballenrolle, Weichbettung	Modifiziert auch beim Hallux rigidus
Krallen- und Hammerzehen	Druckpolster	Meist jedoch kontrakte Verhältnisse, dann Oberlederauswalkung und Polsterung
Schwere, kontrakte Fußdeformitäten	Orthopädische Maßschuhe	Sollten beim Rheumatiker leicht sein, evtl. Klettverschlüsse

Literatur

Baehler A (1996) Orthopädietechnische Indikationen. Huber, Bern

Greitemann B, Perick H (1997) Schuhversorgung des rheumatischen Fußes. Thieme, Stuttgart (Praktische Orthopädie, Bd 27, S 255–264)

Grifka J (1997) Shoes and insoles for patients with rheumatoid foot disease. Clin Orthop Related Res 340:18–25

Grifka J (1997) Einlagen, Schuhzurichtungen, orthopädische Schuhe. 3. Aufl. Enke, Stuttgart

Grifka J (1997) Orthesenbehandlung bei rheumatischen Erkrankungen an Hüft- und Kniegelenk. Thieme, Stuttgart (Praktische Orthopädie Bd 27, S 243-254)

Hess H (1992) Die orthopädische Versorgung des rheumatischen Fußes. Orthop Technik 92/2:101–107

Hilker A, Miehlke R (1997) Das rheumatische Sprunggelenk. Med Orthop Technik 97:102–109

Hohmann G, Uhlig R (1982) Orthopädische Technik. Enke, Stuttgart

Maurer HB, Wetz HH (1994) Der rheumatische Fuß und seine orthopädietechnische Versorgung. Med Orthop Technik 94:62–66

Schmidt K, Witte H (1997) Die rheumatische Hand. Med Orthop Technik 97:84–92

Seyfert C, Büttner M (1993) Dynamische Schienung nach plastischer Rekonstruktion pathologischer Strecksehnenrupturen. Orthop Technik 93:522–523

Swoboda B, Kladny B, Weseloh G (1997) Klinik und Therapie rheumatischer Fußdeformitäten. Med Orthop Technik 97:111–117

Kapitel 30

Psychosoziale Therapie in der klinischen Rheumatologie

30

W. Eich

INHALT

Die psychosoziale Therapie in der klinischen Rheumatologie sieht sich zunächst in der erweiterten Beratung und Betreuung während eines chronischen Krankheitsverlaufs in der Pflicht.

Hier wird die psychosomatische Grundversorgung bedeutsam. Sie wurde mittlerweile zu einem essentiellen Bestandteil jeder und somit auch der rheumatologischen Facharztausbildung. Ihre Qualifikation und ihre Anforderungen sollten während der Weiterbildung des Assistenzarztes möglichst in Zusammenarbeit mit einer psychosomatischen Abteilung erworben werden. Ihr Ziel ist es, den Facharzt neben der somatischen Behandlung zu befähigen, das subjektive Erleben des Patienten im Hinblick auf die Krankheitsverarbeitung und das Coping zu beurteilen. Das subjektive Erleben des Patienten ist besonders durch seine Biographie und seine mikro- und makrokulturellen Faktoren wie Beruf, Familie und Gesellschaft bedingt.

Da der behandelnde Arzt den Patienten in seinem chronischen Krankheitsprozeß oft lange betreut, ist er häufig schon mit den psychosozialen Bedingungen des Patienten vertraut.

Darüber hinaus ist er häufig der entscheidende Ansprechpartner, mit dem wichtige Entscheidungen wie Medikamentenänderungen, Zeitpunkt einer Rehabilitationsmaßnahme, Berufseingliederung und neuaufkommende Sorge, Angst und Depression, Verzweiflung sowie zwischenzeitliche Hoffnungslosigkeit besprochen werden.

30.1 Psychosomatische Grundversorgung

Die psychotherapeutischen Funktionen des behandelnden Arztes bestehen in einer Vielzahl von Aktivitäten, die im Rahmen einer *psychosomatischen Grundversorgung* durchgeführt werden können.

Dies bedeutet im einzelnen:

1. aktiv stützende und haltende Einstellung, die den Patienten in seinen Ängsten und Sorgen annimmt;
2. Information und Beratung des Patienten und der Angehörigen, damit die individuellen und familiären Ressourcen genutzt werden können im Sinne einer allgemeinen Psychotherapie;
3. Stimulieren einer introspektiven und selbstreflektiven Wahrnehmungsfähigkeit, um die eigene Befindlichkeit sowie Krankheitssymptome und Medikamentenwirkung und Nebenwirkung besser abschätzen zu können;
4. kontinuierliche und geduldige Betreuung des Patienten, die sein Anlehnungsbedürfnis akzeptiert;
5. Ich-Stärkung durch gemeinsame Bearbeitung individueller Konflikte im Verlauf der Krankheitsauslösung im Sinne einer individuellen psychosozialen Situationsanalyse;
6. Beachtung des Zeitpunkts der Überweisung zur Psychotherapie, für Einzeltherapie, Paar- oder Familientherapie oder Hinweis auf krankheitsorientierte Gruppentherapie.

30.2 Spezifische Therapie

In den Fällen, in denen nach einem psychotherapeutischen Gespräch im Rahmen der psychosomatischen Grundversorgung die Notwendigkeit besteht, durch gezielte ärztliche Maßnahmen eine Verbesserung der psychosozialen Situation des Patienten herbeizuführen, sind folgende *vertiefende Überlegungen* angezeigt:

1. Sind zur Klärung der Situation weitere, vertiefte ärztliche Gespräche mit dem Patienten notwendig?
2. Sollte der Partner oder die Familie einbezogen werden im Sinne einer familienmedizinischen Behandlung?
3. Sind verbale Interventionen (Beratung, kurze psychotherapeutische Arrangements) angebracht?

4. Können Entspannungsverfahren (autogenes Training, progressive Muskelrelaxation) eingebracht werden?
5. Sollte man dem Patienten nahelegen, eine Selbsthilfegruppe aufzusuchen?
6. Welche psychopharmakologischen Behandlungsversuche sind indiziert?

30.3 Einzelpsychotherapie

Falls der Arzt den Eindruck gewinnt, daß er mit seinen psychotherapeutischen Fähigkeiten und Möglichkeiten nur begrenzt wirken kann und für eine bessere Krankheitsverarbeitung eine weitergehende Psychotherapie nötig ist, ergibt sich die Indikation zu einer *Einzelpsychotherapie*. Dies insbesondere dann, wenn

1. zwischen Arzt und Patient ein Grundkonsens über eine psychosoziale Konfliktsituation und deren Zusammenhänge erreicht ist,
2. eine hinreichend große Introspektionsfähigkeit vorliegt,
3. sowie eine genügend große Motivation des Patienten vorliegt.

Die psychotherapeutische Behandlung besteht in einer meist niedrigfrequenten begleitenden Psycho- oder Verhaltenstherapie.

30.4 Gruppentherapie

Für eine große Zahl von Rheumapatienten ergibt sich jedoch auch ohne allzu große psychosoziale Belastungsfaktoren allein schon aus der Tatsache, daß sich der Patient mit einer chronischen, langdauernden Erkrankung mit einer Vielzahl von psychischen, aber auch sozialen Problemen auseinanderzusetzen hat, die Indikation für eine Gruppenbehandlung.

Als Gruppentherapien werden folgende Entspannungsverfahren beschrieben:

- autogenes Training,
- Biofeedback und
- progressive Muskelrelaxation.

Zunehmend werden auch kognitive, verhaltenstherapeutisch orientierte Gruppentherapien angeboten, die über das Krankheitsbild informieren, die Akzeptanz für die Erkrankung deutlich erhöhen und auf ihre Effektivität hin überprüft sind.

Die Gruppenbehandlungen bieten dem Patienten in konzentrierter Form

- vielfältige Möglichkeiten der Krankheitsbewältigung, Information und
- darüber hinaus eine Fülle neuerer Kommunikationsmöglichkeiten.

Verglichen mit Patienten, die lediglich eine soziale Unterstützung und keine Gruppentherapie erhalten, zeigen Patienten, die an einer Gruppentherapie teilnehmen, eine deutlichere Schmerzreduktion und einen verbesserten Funktionsstatus sowie eine signifikante Verbesserung der Krankheitsaktivitätsparameter.

Für den M. Bechterew konnte die Effektivität eines solchen Aktivitätsprogramms oder Selbstmanagementverfahrens belegt werden, ebenfalls für die chronische Polyarthritis, neuerdings auch für die Fibromyalgie.

Zahlreiche weitere Gruppenprogramme für Rheumakranke sind z.Z. in Erprobung. Alle diese Gruppenprogramme arbeiten interdisziplinär mit Psychologen zusammen und können teilweise auch in die rheumatologischen Praxen integriert werden.

30.5 Behandlungsziele

Das Ziel der integrierten psychosozialen Behandlung besteht also in einer komprehensiven, interdisziplinären Therapie, die durch den Rheumatologen koordiniert werden sollte und je nach Bedarf durch die Hinzuziehung weiterer Fachkräfte ergänzt werden kann.

Literatur

Adler RH, Herrmann JM, Köhle K, Schonecke OW, Uexküll T v., Wesiak W (1996) Uexküll – Psychosomatische Medizin, 5.Aufl. Urban & Schwarzenberg, München Wien Baltimore

Basler HD, Franz C, Kröner-Herwig B, Rehfisch HP, Seemann (Hrsg) (1999) Psychologische Schmerztherapie, 4. Aufl. Springer, Berlin Heidelberg New York Tokio

Deter, H-C (1996) Angewandte Psychosomatik: eine Anleitung zum Erkennen, Verstehen und Behandeln psychosomatisch Kranker. Thieme, Stuttgart

Tress W (1997) Psychosomatische Grundversorgung, 2. Aufl. Schattauer, Stuttgart

Weintraub A (1992) Rheuma – Seelische Gründe und Hintergründe. Huber, Bern

Ernährung und Diät

O. Adam

INHALT

Für Patienten mit rheumatischen Erkrankungen wurden erst während des letzten Jahrzehnts wissenschaftlich begründetete Ernährungsrichtlinien erarbeitet. Früher vermutete Zusammenhänge zwischen Ernährung und Arthritis hatten zu einer Vielzahl unterschiedlicher Diätempfehlungen geführt, die oftmals dem Patienten mehr schadeten als keine Diät, da sie zu einer nicht vollwertigen Ernährung führten. Rheumatische Krankheiten verlaufen häufig chronisch, die Ernährungstherapie muß über lange Zeit durchgeführt werden und deshalb v.a. vollwertig sein.

31.1 Allgemeine Richtlinien der Ernährung

Chronische Krankheit und Ernährung

Der chronisch kranke Patient hat einen anderen Nährstoffbedarf als der Gesunde. Der Appetit ist durch die Krankheit und nicht zuletzt durch psychische Faktoren verändert, die erforderliche Nährstoffmenge muß in einem kleineren Nährstoffvolumen untergebracht werden, als bei arbeitenden gesunden Personen. Der chronisch-entzündliche Prozeß steigert den Bedarf an Makronährstoffen (Proteine, Fette, Kohlenhydrate) sowie an Antioxidanzien und Vitaminen. Besonders schwefelhaltige Aminosäuren werden zur Synthese antioxidativ wirksamer Enzyme und der Immunglobuline vermehrt verbraucht. Wichtig ist v.a. das hohe Osteoporoserisiko, welches durch die Immobilität, die häufig notwendige Behandlung mit Glukokortikoiden und durch den entzündlichen Prozeß selbst bedingt ist (Situnayake et al. 1991). Diese Richtlinien der Ernährung gelten für alle Patienten mit rheumatischen Erkrankungen.

Für Patienten mit entzündlich-rheumatischen Erkrankungen wurden besondere zusätzliche Ernährungsrichtlinien erarbeitet, seitdem bekannt wurde, daß der Entzündungsprozeß durch Eikosanoide mitbedingt ist (Zurier 1993) und sich deren Synthese durch bestimmte Nährstoffe hemmen läßt. Bei der chronischen Polyarthritis kommt zusätzlich noch die Möglichkeit einer Nahrungsmittelunverträglichkeit hinzu, die als Auslöser von Arthritisschüben bei einzelnen Patienten eine Rolle spielen kann.

! Für den Rheumapatienten hat das Essen, wie für jeden Kranken, einen besonderen Stellenwert. Eine kompetente Ernährungsberatung sollte deshalb unabdingbarer Bestandteil jeder Therapie sein.

Empfehlungen zur Ernährung bei rheumatischen Erkrankungen können aus Tabelle 31.1 entnommen werden.

Die Richtlinien einer gesunden Kost nach den Regeln der DGE stimmen nicht für den Patienten mit rheumatischen Erkrankungen. Modifikationen sind entsprechend des Krankheitsbildes angebracht. Bei kachektischen Patienten kann eine höhere als die von der DGE empfohlene Fettzufuhr von 30% der Gesamtenergie erforderlich werden. Wo geschmacklich keine Einbußen entstehen, wie beim Kochen, Backen und Braten, kommen hier v.a. ϖ-3-reiche Pflanzenöle in Betracht. Die Zubereitung der Speisen bedarf einer besonderen Beachtung, wenn die Kaufähigkeit, z.B. bei Befall eines Kiefergelenks, eingeschränkt ist. Hier ist eine pürierte oder teilpürierte (nur das Fleisch wird püriert) Kost angezeigt, solange das Krankheitsstadium akut ist. Die häufig auftretenden Probleme bei Siccasyndrom oder bei Störungen der Ösophagusmotilität bedürfen einer besonderen Ernährungsberatung (s. Tabelle 31.1). Die Richtlinien einer solchen Ernährung sind in Ratgebern für Patienten beschrieben, die im Anhang aufgeführt sind (Adam 1992; AOK-Gesundheitsservice 1998 DGE 1999).

Tabelle 31.1. Empfohlene Ernährungsmaßnahmen bei rheumatischen Erkrankungen

Erkrankung	Empfohlene Ernährungstherapie
Alle Arten rheumatischer Erkankungen	Vollwertige Kost nach den Regeln den DGE, mit besonderer Berücksichtigung des Erhalts der Antioxidanzien, Spurenelemente und Mineralsalze, Nährstoffverteilung berücksichtigen, Übergewicht und Untergewicht beseitigen, Normalgewicht anstreben Osteoporoseprophylaxe
Entzündlich-rheumatische Erkrankungen, wie chronische Polyarthritis, Psoriasis-Arthritis, Arthritis bei entzündlichen Darmerkrankungen	Zusätzlich entzündungshemmende Diät mit Modifikation der Fettsäurezufuhr
Chronische Polyarthritis	Zusätzlich Nahrungsmittelunverträglichkeiten ausschließen
Sicca-Symptomatik	Flüssigkeitszufuhr in kleinen Portionen über den Tag verteilt
Ösophagusmotilitätsstörung	Ausreichendes Kauen, Nachtrinken

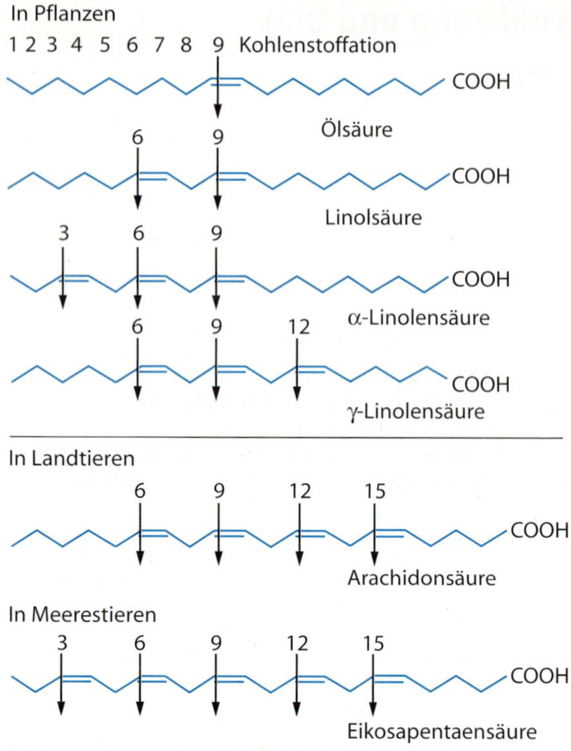

Abb. 31.1. Nomenklatur und Synthese der mehrfach ungesättigten Fettsäuren in Pflanzen und Tieren. Die Zahl der Kohlenstoffatome, welche die 1. Doppelbindung vom Methylende der Fettsäure trennt, gibt den Namen: bei den ω-3-Fettsäuren sind es 3 und bei ω-6-Fettsäuren sind es 6 Kohlenstoffatome. Tiere und der Mensch können Linolsäure (ω-6) und die α-Linolensäure nicht bilden, sind aber zur weiteren Kettenverlängerung und Desaturierung (Einfügen von Doppelbindungen) in der Lage. So entsteht in Landtieren v.a. die Arachidonsäure und in Wassertieren die Eikosapentaensäure

31.2 Diätetische Prinzipien der Entzündungshemmung

31.2.1 Mehrfach ungesättigte Fettsäuren

■ **Vorkommen.** Landtiere haben v.a. die Linolsäure und deren Folgeprodukt Arachidonsäure in den Körperlipiden, während die im Wasser lebenden Fische und Meerestiere v.a. α-Linolensäure und Eikcosapentaensäure enthalten.

■ **Nomenklatur.** Als Nomenklatur der beiden nicht ineinander umwandelbaren Fettsäuregruppen, die durch die Position der 1. Doppelbindung am 3. oder 6. Kohlenstoffatom der Fettsäurekette gekennzeichnet sind, wird entweder ϖ- (= letzter Buchstabe des griechischen Alphabets) oder n- (sprich: n minus) verwendet (s. Abb. 31.1). ϖ-3-Fettsäuren sind nicht in ϖ-6-Fettsäuren umwandelbar, ihre Zufuhr hat deshalb unterschiedliche Wirkungen. Darüber hinaus zeigen die einzelnen Fettsäuren der ϖ-6- und der ϖ-3-Reihe besonders auf das rheumatische Geschehen sehr große Wirkunterschiede, deshalb müssen die einzelnen Fettsäuren einzeln besprochen werden.

Die mehrfach ungesättigten Fettsäuren mit einer Kette von 20 (griech. eicosa-) Kohlenstoffatomen sind Ausgangssubstanzen für Eikosanoide mit zahlreichen Wirkungen bei rheumatischen Erkrankungen. Durch diätetische Zufuhr mehrfach ungesättigter Fettsäuren wird die Bildung der Eikosanoide vorhersagbar beeinflußt, so daß mit diesen diätetischen Maßnahmen therapeutische Effekte zu erzielen sind.

■ **Funktionen.** Essentiell, also lebensnotwendig, sind mehrfach ungesättigte Fettsäuren aus mehreren Gründen. Aus ihnen entstehen Gewebehormone, die Eikosanoide. Dadurch haben sie Einfluß auf die Vielzahl der rezeptorgesteuerten Zellfunktionen, den Salz- und Wasserhaushalt der Zelle, sowie auf die entzündlichen, neoplastischen und immunologischen Zellreaktionen. Darüber hinaus wird die Verformbarkeit (Fluidität) der Zellmembranen durch die mehrfach ungesättigten Fettsäuren reguliert: je höher der Grad der Entsättigung, desto mehr nimmt die Fluidität der Zellmembran zu. Arachidonsäure hat einen stärkeren Effekt als Linolsäure.

■ **Diätetische Bedeutung.** Die mehrfach im Molekül vorhandenen Doppelbindungen können aufgrund ihrer

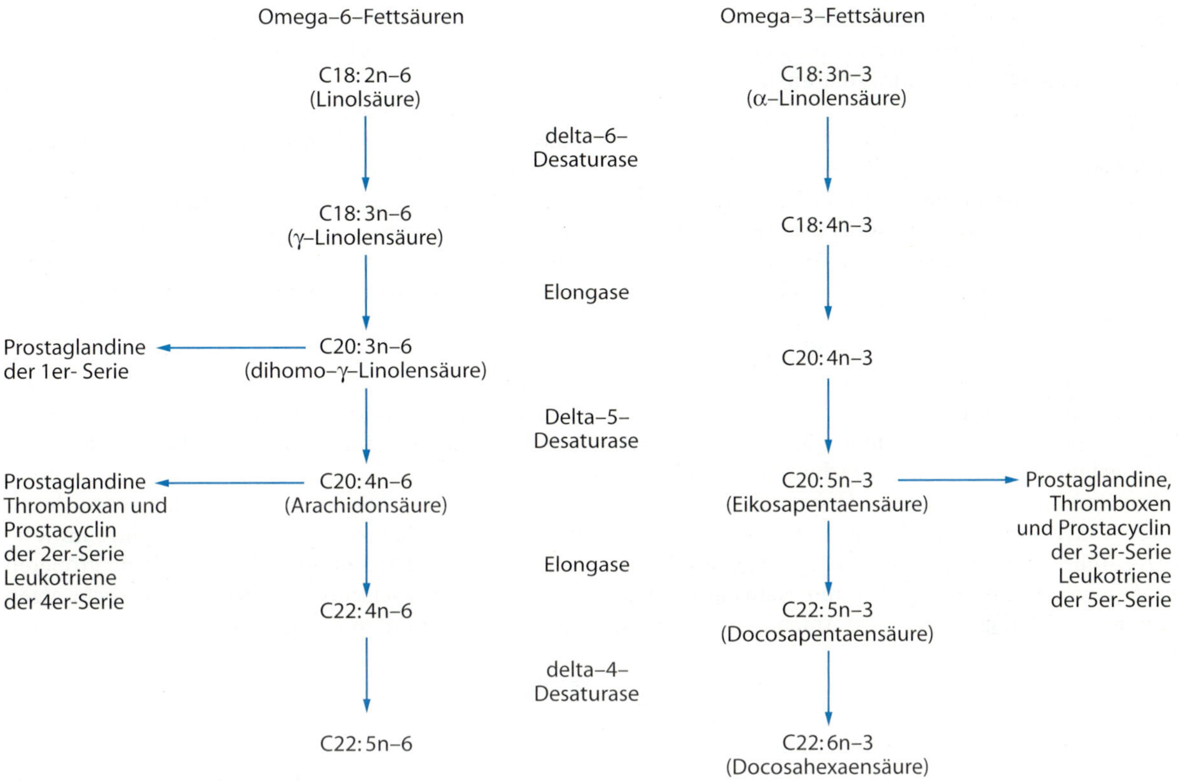

Abb. 31.2. Stoffwechselweg der ω-3- und ω-6-Fettsäuren sowie Eikosanoidbildung aus mehrfach ungesättigten Fettsäuren mit 20 (griech. eicosa) Kohlenstoffatomen. Die Eikosafettsäuren werden über dasselbe Enzymsystem zu Eikosanoiden mit unterschiedlicher Wirkung umgewandelt

besonderen Position nicht vom tierischen Organismus eingefügt werden. Während die einfach ungesättigte Ölsäure von Pflanzen und Tieren, also auch vom Menschen, gebildet werden kann, sind die mehrfach ungesättigten Fettsäuren, Linolsäure und α-Linolensäure, für Tiere und den Menschen essentiell, d.h. sie müssen mit der Nahrung zugeführt werden (s. Abb. 31.1).

ϖ-6-Fettsäuren

■ **Biochemische Zusammenhänge.** Für den Rheumapatienten ist Arachidonsäure die wichtigste ϖ-6-Fettsäure. Sie entsteht in Tieren und im Menschen aus Linolsäure durch Einfügen von 2 Doppelbindungen und durch Kettenverlängerung. Die 1. Doppelbindung wird durch das Enzym δ-6-Desaturase eingeführt und kontrolliert (s. Abb. 31.2). Alle mehrfach ungesättigten Fettsäuren, einschließlich der Linolsäure, vermindern die Aktivität dieses Enzyms, damit z.B. bei hoher Linolsäurezufuhr die Fluidität der Zellmembran durch weitere Desaturierung der Fettsäuren nicht weiter ansteigt. Der stärkste Hemmstoff der δ-6-Desaturase ist dementsprechend auch die Arachidonsäure. Eine geringe Zufuhr der Arachidonsäure stellt die Enzymaktivität ab, im Körper wird dann keine Arachidonsäure mehr aus Linolsäure gebildet. Deshalb ist eine geringe Arachidonsäurezufuhr (50 mg pro Tag) nicht nachteilig für Patienten mit rheumatischen Erkrankungen. Wird dagegen mehr Arachidonsäure zugeführt als zur Hemmung der δ-6-Desaturase erforderlich ist, steigt die Arachidonsäure im Körper an und verstärkt den Entzündungsprozeß.

Linolsäure

■ **Diätetische Bedeutung.** Linolsäure ist die quantitativ bedeutendste essentielle Fettsäure in unserer Nahrung. Sie dient als Ausgangssubstanz der Arachidonsäure, wird zu wenig Linolsäure (unter 4 g pro Tag) mit der Nahrung zugeführt, steigt die Bildung der Arachidonsäure aus der im Körper vorhandenen (etwa 500 g) Linolsäure an, um die Zellfluidität aufrecht zu erhalten. Linolsäure hat keinen direkten Einfluß auf die Bildung von Eikosanoiden oder das Entzündungsgeschehen.

■ **Vorkommen.** Als essentieller Bestandteil jeder tierischen Zelle ist das Vorkommen ubiquitär. Die wichtigsten Quellen in unserer Nahrung sind pflanzliche Öle und Fette, die tägliche Zufuhr liegt bei Normalkost zwischen 12–18 g/Tag.

■ **Wünschenswerte Zufuhr.** Für den Patienten mit rheumatischen Erkrankungen ist eine Zufuhr zwischen 8–10 g/Tag anzustreben, um die körpereigene Bildung der Arachidonsäure zu unterdrücken und um den Bedarf an Vitamin E, der mit zunehmender Zufuhr von mehrfach ungesättigten Fettsäuren ansteigt, möglichst gering zu halten.

Arachidonsäure

■ **Diätetische Bedeutung.** Arachidonsäure ist das Endglied des Stoffwechsels der δ-6-Fettsäuren. Sie ist der Präkursor der Eikosanoide (s. Abb. 31.2), deren Bildung mit der Menge zur Verfügung stehender Arachidonsäure korreliert. Je weniger Arachidonsäure vorhanden ist, desto geringer ist die Bildung der entzündungsfördernden Prostaglandine, Leukotriene, Hydroxyfettsäuren und Lipoxine.

Im Körper findet sich Arachidonsäure, die aus Linolsäure gebildet wurde, sowie Arachidonsäure, die mit Nahrungsmitteln tierischen Ursprungs zugeführt wurde. Unter unseren Ernährungsbedingungen (Linolsäurezufuhr 12–18 g/Tag) ist die körpereigene Bildung der Arachidonsäure gering. Die mit Nahrungsmitteln tierischen Ursprungs zugeführte Arachidonsäure wird auf einem besonderen Stoffwechselweg (Adam 1995) in den Zellen angereichert und kaum zur Energiegewinnung verbrannt. In den Zellen steht sie zur Bildung der Entzündungsmediatoren zur Verfügung (Pinney 1996). Vegetarische Kost enthält keine Arachidonsäure und ist deshalb in der Lage, die in westlichen Industrienationen überhöhten Arachidonsäurespiegel zu senken. Die Abnahme der Arachidonsäure erfolgt sehr langsam, da sie nur zur Bildung von Stoffwechselprodukten und nicht zur Energiegewinnung verbraucht wird.

■ **Vorkommen.** Arachidonsäure wird von allen Tieren gebildet, sie ist essentieller Bestandteil jeder Zellmembran, da die aus ihr gebildeten Eikosanoide fast für alle Zellreaktionen erforderlich sind. Besonders viel Arachidonsäure ist im Fleisch von Allesfressern und Raubtieren enthalten. Schweinefleisch und das Fleisch milchgefütterter Kälber enthält mehr Arachidonsäure als Rindfleisch oder Hühnerfleisch (Adam 1992). Wie in allen tierischen Zellen findet sich Arachidonsäure auch in den Fischen. Hier ist anteilsmäßig viel mehr Eikosapentaensäure enthalten, deshalb spielt die mit Fischen zugeführte Arachidonsäure keine große Rolle.

■ **Wünschenswerte Zufuhr.** Der Mensch braucht keine Arachidonsäurezufuhr, wie zahlreiche gesunde Vegetarier beweisen. Eine rein vegetarische Kost stellt gewisse Anforderungen an das Ernährungswissen. Die bisher durchgeführten Untersuchungen zeigen auch, daß eine mäßige Zufuhr an Arachidonsäure, etwa 50 mg/Tag (350 mg/Woche), keine feststellbar negativen Auswirkungen auf das Entzündungsgeschehen bei rheumatischen Erkrankungen hat, eine biologisch hochwertige Eiweißzufuhr und die Vollwertigkeit der Ernährung ist durch 2 Fleischmahlzeiten pro Woche (etwa 350 mg Arachidonsäure) leichter zu erreichen.

Dihomo-γ-Linolensäure

■ **Diätetische Bedeutung.** Dihomo-γ-Linolensäure ist die direkte Vorstufe der Arachidonsäure, die mit dem Enzym δ-5-Desaturase durch Einfügen einer Doppelbindung in allen tierischen Zellen gebildet werden kann (s. Abb. 31.2). Dieser Schritt erfolgt genauso wenig wie die Umwandlung der Linolsäure, da die δ-5-Desaturase durch die zugeführte γ-Linolensäure gehemmt wird. Dihomo-γ-Linolensäure besitzt ebenfalls 20 Kohlenstoffatome und dient deshalb als Ausgangssubstanz für Eikosanoide, die eine Doppelbindung weniger als die aus Arachidonsäure gebildeten enthalten (s. Abb. 31.2). Im Gegensatz zu den entzündungsfördernden Eikosanoiden aus Arachidonsäure wirken Eikosanoide aus Dihomo-γ-Linolensäure entzündungshemmend.

■ **Vorkommen.** Dihomo-γ-Linolensäure wird leicht durch Kettenverlängerung aus γ-Linolensäure im Körper gebildet. γ-Linolensäure findet sich in größeren Mengen im Borretschöl, im Kernöl der schwarzen Johannisbeere und im Nachtkerzenöl.

■ **Wünschenswerte Zufuhr.** Zur Entzündungshemmung sind 2–3 g/Tag erforderlich. Diese Menge kann mit der Ernährung nicht zugeführt werden, sondern erfolgt über Kapselkonzentrate, die im Handel erhältlich sind. Bisher haben sich keine Vorteile im Vergleich zu Fischölkapseln zeigen lassen. Es ist aber denkbar, daß die Wirkungen der Eikosapentaensäure durch Dihomo-γ-Linolensäure verstärkt werden.

■ **Handelsnamen (Beispiele).** Efamol, Epogam, Glandol, Quintesal, Unigammol.

ϖ-3-Fettsäuren

Biochemische Vorbemerkung

Aus α-Linolensäure entsteht Eikosapentaensäure durch dieselben Schritte und durch dieselben Enzyme wie beim Aufbau der Arachidonsäure aus Linolsäure beschrieben (s. Abb. 31.2). Deshalb konkurrieren α-Linolensäure und Linolsäure um den Aufbau, wie auch Eikosapentaensäure und Arachidonsäure um die Resorption und die Umwandlung zu Eikosanoiden kompetitieren. Eikosapentaensäure verdrängt die Arachidonsäure aus den Zellmembranen und wird stärker als Arachidonsäure an die eikosanoidbildenden Enzyme gebunden, aber nicht umgesetzt. Dadurch hemmt Eikosapentaensäure kompetitiv die Bildung von proinflammatorischen Eikosanoiden aus Arachidonsäure (Spearson et al. 1992). Je weniger Arachidonsäure vorhanden ist, desto besser erfolgt die bei rheumatischen Erkrankungen erwünschte Hemmung (Whelan 1996). Die übrigen Fischölfettsäuren Docosahexaensäure und Docosapentaensäure haben für die Entzündungshemmung bei rheumatischen Erkrankungen keine Bedeutung.

Tabelle 31.2. Gehalt an Arachidonsäure und Eikosapentaensäure von ausgewählten Nahrungsmitteln. Die Angaben in einigen Nährwerttabellen (z.B. Souci-Kraut -Fachmann, BLS) wurden erst 1994 korrigiert, frühere Auflagen enthalten falsche Werte für zahlreiche Lebensmittel (z.B. Erdnüsse, Walnüsse). (Mod. nach Adam 1992)

Nahrungsmittel	Linolsäure	Arachidonsäure	α-Linolensäure	Eikosapentaensäure
	mg/100 g eßbarer Anteil			
Milch und Milchprodukte				
Kuhmilch (3,5% Fett)	92	4	24	0
Kuhmilch (1,5% Fett)	60	2	15	0
Molke süß	0	0	0	0
Sahne 10%	260	11	170	0
Joghurt 1,5%	41	2	11	0
Eier				
Hühnerei (Gesamtei)	1350	70	70	0
Eigelb (flüssig)	3800	297	220	0
Fette und Öle				
Schweineschmalz	8600	1700	1000	0
Sojaöl	53400	0	7500	0
Diätmargarine	46300	0	400	0
Weizenkeimöl	55800	0	8900	0
Fleisch und Fleischprodukte				
Schweineleber	490	870	1	0
Schweinschinken (roh)	2480	130	160	0
Schweinefleisch (Muskel)	110	120	25	0
Rindfleisch (Muskel)	80	70	2	0
Huhn (Brust)	98	112	3	0
Gemüse, Kartoffel, Nüsse				
Sojabohnen	8700	0	1000	0
Obst, Birne	108	0	36	0
Fische und Meeresfrüchte				
Forelle	74	30	35	150
Heilbutt	24	57	34	190
Makrele	170	110	120	800
Thunfisch	260	280	270	1070

α-Linolensäure

Diätetische Bedeutung. α-Linolensäure wird vom Menschen in etwa demselben geringen Ausmaß zu Eikosapentaensäure aufgebaut, wie Linolsäure zu Arachidonsäure umgewandelt wird. Ab einer Zufuhr von 4 g/Tag über mehr als 4 Wochen kann man einen Anstieg der Eikosapentaensäure beobachten, der auch die Bildung der Eikosanoide hemmt (Adam 1995).

Vorkommen. Fast alle grünen Pflanzen, besonders aber Algen, enthalten α-Linolensäure. Die quantitativ wichtigsten Quellen sind das Sojaöl, das Walnußöl, das Rapsöl und das Leinöl (s. Tabelle 31.2).

Wünschenswerte Zufuhr. Von der DGE wird eine Zufuhr von 2 g/Tag für Gesunde empfohlen. Patienten mit chronischer Polyarthritis sollten eine Dosis von mehr als 4 g erhalten. Die bisher durchgeführten Studien zeigen bei chronischer Polyarthritis keinen Effekt der α-Linolensäure, der aufgrund der geringen Umwandlungsrate zu Eikosapentaensäure auch nicht zu erwarten ist. Da Eikosapentaensäure aber kaum abgebaut wird – es finden sich sogar 2 Monate nach Ende der Supplementierung noch erhöhte Spiegel in den Plasmalipiden, – ist zur Aufrechterhaltung der erreichten Wirkspiegel nur eine geringe Menge der Eikosapentaensäure erforderlich. Dies kann mit α-Linolensäure erreicht werden.

Eikosapentaensäure

Diätetische Bedeutung. Eikosapentaensäure ist der wichtigste Hemmstoff des Arachidonsäurestoffwechsels in unserer Nahrung. Als Fettsäure mit 20 Kohlenstoffatomen (eicosa-) steht sie zur Eikosanoidbildung zur Verfügung, wird aber kaum von den Enzymen umgesetzt und die aus ihr entstehenden Eikosanoide sind wenig wirksam und haben entzündungshemmende Eigenschaften (s. Abb. 31.2).

Vorkommen. In Fischen und Meerestieren findet sich um so mehr Eikosapentaensäure, je kälter die Umgebungstemperatur ist. Aber auch fette Süßwasserfische haben größere Mengen an Eikosapentaensäure (s. Tabelle 31.2).

Wünschenswerte Zufuhr. Bei chronischer Polyarthritis wurden Dosen bis zu 7 g Fischölfettsäuren als Kapselkonzentrate gegeben, ohne daß nennenswerte Nebenwirkungen zu beobachten waren (Kremer 1996). Neuere Studien haben gezeigt, daß ab einer Dosis von 2,6 g/Tag keine weitere Wirkungssteigerung zu erwarten ist (Geusens et al. 1994). In einer Studie wurde überzeugend bewiesen, daß durch die Verminderung der Arachidonsäurezufuhr eine gesteigerte Resorption und Einbau der Eikosapentaensäure in die Erythrozytenfettsäuren sowie eine bessere antientzündliche Wirkung bei chronischer Polyarthritis erzielt werden können (Adam 1995). Die in dieser Studie gegebene Menge entspricht 2 g Fischölfettsäuren/Tag, entsprechend 30 mg/kg Körpergewicht, bezogen auf Eikosapentaensäure 90 mg/Tag oder 13 mg/kg Körpergewicht. Bei den im Handel befindlichen Kapseln sollte auf den Gehalt an Eikosapentaensäure und auf den möglichen Schadstoffgehalt geachtet werden, der bei Lebertran besonders vorkommen kann. Lebertran enthält hohe Konzentrationen an Vitamin A und D, deshalb kommt er zu Beginn der Behandlung nicht in Betracht. Zu Beginn sollte die Supplementierung der Eikosapentaensäure im oberen Dosisbereich liegen, da die Anreicherung langsam erfolgt und die Wirkung erst etwa 4 Wochen nach Beginn der Supplementierung deutlich wird. Besonders bei arachidonsäurearmer Kost ist eine zunehmende Besserung des klinischen Bildes über ein halbes Jahr zu erwarten. Nach dieser Zeit kann die Dosis der Eikosapentaensäure reduziert werden, evtl. genügt auch eine Supplementierung mit Lebertran oder mit α-Linolensäure.

■ **Handelsnamen.** Ameu, Maxepa (Fischölkonzentrate), Lebertrankapseln Pohl-Boskamp, Allpharm.

31.2.2 Antioxidanzien und Spurenelemente

Funktion der Antioxidanzien bei der Entzündung

Die Umwandlung der Arachidonsäure zu Eikosanoiden ist ein oxidativer Prozeß, bei dem es durch Einfügen von 2 Atomen Sauerstoff zu Hydroperoxiden und schließlich zur Bildung von Hydroxyfettsäuren, Prostaglandinen, Leukotrienen und Lipoxinen kommt (s. Abb. 31.3). Der Stoffwechselweg muß durch Freisetzung der Arachidonsäure aus den Phospholipiden der Zellmembran eingeleitet werden. Das freisetzende Enzym, die Phospholipase, wird durch Sauerstoffradikale aktiviert (Douglas et al. 1986). Auch die eikosanoidbildenden Enzyme Cyclo- und Lipoxigenase bedürfen der Aktivierung durch Sauerstoffradikale. Antioxidanzien können somit an mehreren Stellen des Syntheseweges die Bildung der Eikosanoide unterdrücken.

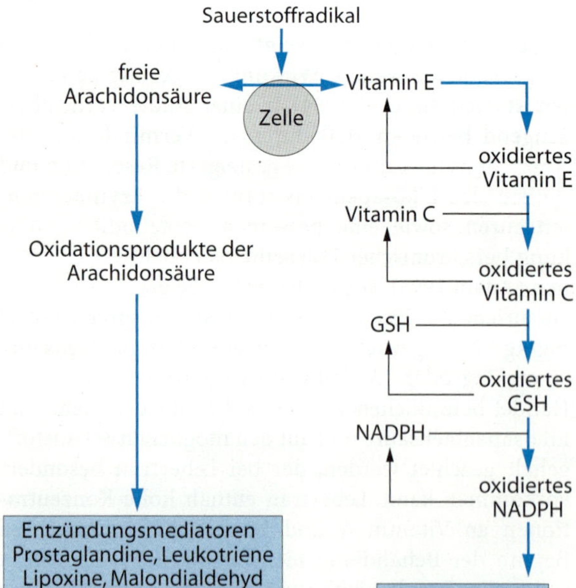

Abb. 31.3. Ein Sauerstoffradikal führt zur Aktivierung der Arachidonsäurekaskade mit konsekutiver Bildung von Eikosanoiden, wenn es nicht über die Redoxkette reduziert wird

Antioxidativ wirksame Nährstoffe

In der Nahrung vorkommende Antioxidanzien umfassen die Vitamine A, C und E. Daneben sind Schwermetalle und Spurenelemente, wie Selen als Bestandteil der Glutathionperoxidase, Zink, Kupfer und Eisen als Bestandteile verschiedener am Stoffwechsel der Radikale beteiligter Enzyme, von Bedeutung. Mikronutrients wie Flavinoide, Ubiquinone und Cytochrome sind antioxidativ wirksam und am Entzündungsgeschehen beteiligt. Zahlreiche andere Stoffe, die unter dem Begriff der Phytochemicals zusammengefaßt werden können, hemmen ebenfalls die Bildung der Leukotriene und sind erst z.T. wissenschaftlich erforscht. Beispiele hierfür sind die Bosswelliasäuren des Weihrauchs und die Inhaltsstoffe der Brennessel (Urtica dioica, Urens).

Vitamine

■ **Biochemische Vorbemerkung.** Vitamin E ist das einzige lipidlösliche Antioxidans, das die Oxidation der Zellwand und damit die Aktivierung der Arachidonsäurekaskade verhindern kann. Es ist in der Lage, die durch Sauerstoffradikale ausgelöste Kettenreaktion, die zur Lipidperoxidation führt, zu unterbrechen („chain breaking antioxidans"; Situnayake et al. 1991). Wird Vitamin E in die oxidierte Form gebracht, wirkt es selbst als Radikal, wenn es nicht durch zytosolisches Vitamin C wieder reduziert wird. Das bei dieser Reaktion entstehende Hydroperoxid bedarf der Reduktion durch die selenhaltige Glutathionperoxidase (Biesalski et al. 1995). Die Umwandlung der Sauerstoffradikale zu nicht mehr zytotoxischen Folgeprodukten gelingt nur bei uneingeschränkter Funktion der beteiligten Enzyme, die in der Redoxkette zusammengefaßt werden (s. Abb. 31.3). Vitamin A ist kein Antioxidans dieses Reaktionsweges, es hat aber eigene Wirkungen auf das Immunsystem, während seine Vorstufen Retinol und β-Carotin antioxidativ wirksam sind.

Vitamin E

■ **Diätetische Bedeutung.** In Nahrungsmitteln findet sich Vitamin E immer als Gemisch von α, β- und γ-Tocopherol. Das RRR-α-Tocopherol ist im europäischen Raum am stärksten verbreitet und wird in den meisten im Handel angebotenen Präparaten verwendet. Als Radikalfänger verhindert es die Aktivierung immunkompetenter Zellen (Kanno et al. 1995) und vermindert die Adhäsion der Leukozyten an der Gefäßwand, indem es die Expression sowohl der Selektin-mRNS als auch des E-Selektin-Proteins unterdrückt (Faruqi et al. 1994). Darüber hinaus hemmt Vitamin E die Transduktion proentzündlicher Signale durch Interaktion mit zytosolischen Bindungsproteinen (Boscoboinik et al. 1995). Andererseits steigert Vitamin E die Keimabwehr bei bakteriellen und viralen Infekten und verstärkt damit Teile der Entzündungsreaktion, die bei rheumatischen Erkrankungen gleichfalls von Belang sind (Adam

1997). Dazu gehören die verstärkte Bildung von Sauerstoffradikalen aus Granulozyten und die erhöhte Immunglobulinsynthese aus Lymphozyten (Übersicht bei Meydani u. Tengerdy 1993). Vitamin E erhöht zwar nicht die Bildung von Autoantikörpern, doch kann es theoretisch zu einer Verstärkung autoimmunologischer Vorgänge bei rheumatischen Erkrankungen beitragen.

In allen bisher durchgeführten Studien wurde festgestellt, daß Patienten mit chronischer Polyarthritis erniedrigte Plasmaspiegel des Vitamin E aufweisen (Blake u. Wunyard 1991; Fairburn et al. 1992; Situnayake et al. 1991). Die Zufuhr des Vitamin E ist bei Patienten mit rheumatischen Erkrankungen oft niedriger als empfohlen, da sie anorektisch wirkende Medikamente einnehmen müssen. In einer Studie wiesen Patienten unter Methotrexat signifikant erniedrigte Plasmaspiegel des Vitamin E im Vergleich zur Kontrollgruppe auf (Fortin et al. 1992) und hatten auch eine unter den RDA („recommended dietary allowances") liegende Zufuhr. Die Versorgung des Gelenks mit Vitamin E erfolgt über den Kotransport mit den Lipoproteinen (Bjørneboe et al. 1990), aber auch ein Transfer erscheint möglich (Bjornson et al. 1975). Bei Entzündungen wird Vitamin E verbraucht, und die Spiegel im Gelenkpunktat bei Patienten mit chronischer Polyarthritis betragen nur ein Drittel der im Plasma gemessenen Konzentrationen (Fairburn et al. 1992). Supplementierungsstudien verwendeten Dosierungen im Bereich von 500–1200 I.U. RRR-α-Tocopherol pro Tag und fanden keine signifikante Besserung der klinischen oder laborchemischen Parameter (Blankenhorn u. Clewing 1993). Dies könnte mit der kleinen Fallzahl, der verwendeten Dosierung oder der alleinigen Anwendung eines einzigen Antioxidans zusammenhängen. In einer prospektiven Studie über 20 Jahre an 1419 Personen wurde ein niedriger Antioxidanzienstatus (Selen, α-Tocopherol, β-Carotin) als Risikofaktor für das Auftreten einer chronischen Polyarthritis identifiziert (Heliovaara et al. 1994).

■ **Vitamin E bei Osteoarthrosen.** Bei Osteoarthrosen liegen mehrere Untersuchungen mit verschiedenen Dosierungen des Vitamin E vor. Besonders bei aktivierten Arthrosen konnten diese Studien eine Einsparung nichtsteroidaler Antiphlogistika unter Supplementierung mit Vitamin E in einer Dosierung von 1088 I.U./Tag zeigen (Link u. Dreher 1990). Darüber hinaus wurde an Patienten der Framingham-Studie gezeigt, daß eine hohe Zufuhr von Vitamin E, β-Carotin und v.a. Vitamin C bei Patienten mit Arthrose den Verlust von Knorpelsubstanz vermindert und den Krankheitsprozeß verlangsamt (McAlindon et al. 1996). Diese Ergebnisse bedürfen noch der Validisierung durch kontrollierte Studien.

■ **Vorkommen.** Vitamin E ist in hoher Konzentration in pflanzlichen Ölen enthalten. Im amerikanischen Raum bestehen, durch die überwiegende Verwendung von Maiskeim- und Sojaöl, 60% des Vitamin E in der Nahrung aus γ-Tocopherol. Im europäischen Raum dominiert α-Tocopherol, die höchste Konzentration weist das Weizenkeimöl mit 12 mg/100 g auf. Diese Öle enthalten aber viele mehrfach ungesättigte Fettsäuren und erhöhen deshalb den Bedarf an Vitamin E. Für therapeutische Zwecke sind die Konzentrationen des Vitamin E in unserer Nahrung zu gering.

■ **Wünschenswerte Zufuhr.** Aufgrund der unsicheren Datenlage kann eine generelle Supplementierung der Patienten mit Vitamin E derzeit (noch) nicht empfohlen werden. Eindeutig ist eine verbreitete Unterversorgung von Patienten mit rheumatischen Erkrankungen mit Vitamin E. Die zur Korrektur erforderlichen Dosen sind mit der Ernährung nicht zu erreichen. Bei chronischer Polyarthritis scheint derzeit eine Supplementierung über 400 I.E. nicht sinnvoll. Die therapeutische Besserung ist für den Patienten nach den vorliegenden Studien nicht so ausgeprägt, daß die Kosten einer höheren Dosierung dadurch aufgewogen würden.

Bei Arthrosen scheint durch Vitamin E eine Verminderung des Schmerzes und möglicherweise auch eine Hemmung des Gelenkverschleißes möglich. Dafür sind therapeutische Dosen von 800–1200 I.E. α-Tocopherol erforderlich. Allerdings scheinen nicht alle Patienten darauf anzusprechen, ein Therapieversuch ist bei Patienten mit Unverträglichkeit von nichtsteroidalen Antiphlogistika erwägenswert.

■ **Handelsnamen.** Eusovit, Optovit.

Vitamin C

Vitamin C erhöht die Proliferation der Lymphozyten und deren Synthese von γ-Interferon, das als Therapeutikum bei chronischer Polyarthritis Verwendung fand. Allerdings erwies sich bei Patienten mit dieser Erkrankung eine Supplementierung von 500 mg Vitamin C pro Tag als unwirksam, die immunologische Reaktion oder die subjektiven Beschwerden zu bessern.

■ **Diätetische Bedeutung.** Obwohl Vitamin C somit wahrscheinlich keine eigenen Wirkungen bei rheumatischen Erkrankungen hat, ist eine ausreichende Zufuhr für die Funktion der Redoxkette erforderlich.

■ **Vorkommen.** In frischem Obst und Gemüse. Vitamin C ist sehr hitze- und lichtempfindlich, beim Aufwärmen der Speisen treten erhebliche Verluste auf (Adam 1997). Besonders reich an Vitamin C sind Sanddornsaft oder schwarzer Johannisbeersaft, 100 ml enthalten etwa 200 mg Vitamin C.

■ **Wünschenswerte Zufuhr.** Die Deutsche Gesellschaft für Ernährung empfiehlt die Zufuhr von 40–75 mg Vit-

Tabelle 31.3. Empfohlene Tageszufuhr der Vitamine A, B, C, D, E und der Spurenelemente für gesunde Erwachsene (Deutsche Gesellschaft für Ernährung 1988) und Patienten mit entzündlichen rheumatischen Erkrankungen

Vitamin	Tageszufuhr Gesunde	Bei entzündlich-rheumatischen Erkrankungen
Vitamin A	1,8 mg	1,8 mg
Vitamin C	75,0 mg	200 mg
Vitamin D	5,0 μg	5,0 μm g
Vitamin E	12,0 mg	200 mg
Kupfer	1,5 mg	1,5–3 mg
Selen	50 μg	100 μg
Zink	15 mg	15–30 mg

amin C/Tag für Gesunde. Diese Menge erscheint für Patienten mit rheumatischen Erkrankungen zu niedrig, da Entzündungsvorgänge den Verbrauch an Antioxidanzien erhöhen. Um die Speicher zu füllen, wird eine Menge von 200 mg Vitamin C pro Tag als ausreichend angesehen, höhere Mengen werden über die Nieren ausgeschieden. Für Rheumatiker wird eine diätetische Zufuhr des Vitamin C in dem Bereich von 200 mg/Tag angestrebt, bis weitere Untersuchungen zu dieser Frage genauere Daten liefern (s. Tabelle 31.3).

Spurenelemente und Eisen

■ **Biochemische Vorbemerkung.** Spurenelemente sind essentielle Bestandteile antioxidativ wirksamer Enzyme. Damit kommt ihnen eine besondere Bedeutung bei allen immunologischen Vorgängen zu. Die geringen Mengen dieser Stoffe in der Nahrung, sowie deren kleine therapeutische Breite erschweren die Nährwertempfehlungen. Zusätzlich konkurrieren alle Spurenelemente um dasselbe Transportprotein für die Resorption, so daß die Resorptionsfähigkeit von der Quantität der zugeführten Spurenelemente abhängt. Wenn eines der Spurenelemente in größerem Umfang supplementiert wird, kommt es zum Ausschluß der übrigen Spurenelemente. Deshalb ist von einseitiger und unkontrollierter Supplementierung abzuraten, besonders wichtig ist die zeitlich versetzte Gabe bei Supplementierung mit mehreren Spurenelementen (Chronotherapie).

■ **Selen und Zink.** Mehrere Studien haben bestätigt, daß die Plasmakonzentrationen der Spurenelemente Selen und Zink bei Patienten mit chronischer Polyarthritis erniedrigt sind (Heinle et al. 1997). Die durchschnittliche tägliche Selenzufuhr ist in Deutschland mit täglich 47 μg für Männer und 38 μg für Frauen niedriger als die für gesunde Erwachsene von der DGE mit 50 μg/ Tag empfohlene. Man kann zwar davon ausgehen, daß der Entzündungsprozeß eine höhere Zufuhr der marginal in der Nahrung vorhandenen Spurenelemente erfordert, der Bedarf für Patienten ist aber bisher nicht definiert. In einer kontrollierten Studie hat die Supplementierung von 200 μg/Tag Natriumselenit den Selengehalt der Erythrozyten nicht auf Normalwerte gebracht (Heinle et al. 1997). Möglicherweise kommt es beim Entzündungsprozeß auch zu einer Umverteilung der Schwermetalle, wie dies vom Eisen bekannt ist. Die bisherigen Untersuchungen lassen keine generelle Empfehlung der Supplementierung zu. Bei aktiver chonischer Polyarthritis kann eine Supplementierung von Selen mit 200 μg pro Tag durchgeführt werden, bei einer Dauer der Supplementierung von 3 Monaten waren keine Nebenwirkungen zu beobachten, eine Supplementierung mit Zink, 10 mg/pro Tag ist ebenfalls bei aktiver chronischer Polyarthritis möglich.

■ **Handelsnamen.** Selenase, Selit, Seltrans peroral (Selen), Unizink 50, Zinkorotat 20, Zinkorot 25 (Zink).

■ **Eisen.** Eine besondere Rolle im Entzündungsprozeß spielt das Eisen. Es ist Bestandteil sowohl entzündungshemmender wie auch proinflammatorischer Enzyme. Bei der chronischen Polyarthritis wirkt im Überschuß zugeführtes Eisen, das in Makrophagen gebunden wird und nicht zur Hämatopoese zur Verfügung steht, entzündungsfördernd und bessert nicht die Anämie der chronischen Krankheiten. Die diätetische Eisenzufuhr erfolgt mit Fleisch, auch deshalb sollte der Fleischkonsum bei Patienten mit entzündlich-rheumatischen Erkrankungen niedrig sein.

31.2.3 Andere Möglichkeiten der nichtmedikamentösen Therapie

Fasten

Bereits seit mehr als 100 Jahren sind die oft überraschenden Besserungen beschrieben, die Patienten mit chronischer Polyarthritis unter Fasten erleben können. Das Fasten wird meist als eine Nulldiät mit mindestens 2– 3 l elektrolytreicher Flüssigkeit für 3–7 Tage durchgeführt. Nach etwa 2 Tagen kommt es in der Regel zu einer signifikanten Abnahme der schmerzhaften und geschwollenen Gelenke. Die Beschwerden treten wieder auf, wenn eine Normalkost anschließend gegeben wird, die Besserung hält an, wenn anschließend eine vegetarische Kost befolgt wird (Kjeldsen-Kragh et al. 1994). Mit einer arachidonsäurearmen lakto-vegetarischen Ernährung läßt sich derselbe Effekt, wenn auch weniger rasch, erzielen. Da die meisten der rheumakranken Patienten untergewichtig sind, sollte eine Fastentherapie nur bei übergewichtigen Patienten und nur für einen beschränkten Zeitraum erwogen werden. Entscheidend ist die langfristige Umstellung der Ernährung, die durch Fasten nicht eingeübt werden kann.

Als Gründe für die Besserung durch Fasten werden eine vermehrte Glukokortikoidbildung und der vermehrte Spiegel von Endorphinen angeführt. Klinische

Untersuchungen haben gezeigt, daß unter Nulldiät die Eicosanoidbildung binnen zwei Tagen auf etwa die Hälfte des Ausgangswertes abfällt (Adam 1995). Ursächlich dafür ist die fehlende Zufuhr der Arachidonsäure und die geringe Freisetzung der Arachidonsäure, da nur Fettsäuren aus der 1- und 2-Position der Triglyceride zur Fettverbrennung freigesetzt werden und damit die Arachidonsäure im Fettgewebe verbleibt.

Aminosäuren
Schwefelhaltige Aminosäuren (Cystein, Methionin und Glutamin) sind Präkursoren des Arginins und des Glutathions, die nachgewiesene immunologische Wirkungen haben. Eine verminderte Zufuhr schwefelhaltiger Aminosäuren senkt den Glutathionspiegel und kann die Aktivität der antioxidativ wirksamen Glutathionperoxidase verändern (Biesalski et al. 1995). Bisher liegen noch keine kontrollierten Untersuchungen hierzu bei Patienten mit rheumatischen Erkrankungen vor.

Rauchen, Streß, Alkohol
Das Schlagwort „oxidativer Streß" ist für verschiedene Krankheiten gebraucht worden, die mit zunehmender Häufigkeit bei Angehörigen der Industrienationen auftreten. Auch entzündlich-rheumatische Erkrankungen gehören dazu. Ursächliche Zusammenhänge konnten bisher nicht nachgewiesen werden, wohl aber sind Verstärkungen des Krankheitsprozesses denkbar. In einer Studie fanden sich statistisch signifikant häufigere und ausgedehntere Gelenkdestruktionen bei rauchenden Patienten mit chronischer Polyarthritis als bei Nichtrauchern (Saag et al. 1995).

Streß führt zu Muskelverspannungen und fördert statische und funktionelle Fehlbelastungen. Gerade bei deformierten Gelenken ist die funktionell richtige Belastung der Gelenke besonders wichtig. Im Streß neigt der Patient zur Kraftanwendung und zu unökonomischen Bewegungsabläufen. Schon aus diesem Grund sollten Rheumakranke zum Streßabbau angehalten werden.

Das „french paradox" bringt die Vorliebe der Franzosen für Rotwein und fettes Essen mit der in dieser Volksgruppe relativ niedrigen Häufigkeit der koronaren Herzkrankheit in Zusammenhang. Nachfolgend wurden mehrere Antioxidanzien (Ubiquinone) im Rotwein identifiziert, deren Unwirksamkeit erst mit der Entdeckung erkannt wurde, daß auch dieselbe Alkoholmenge als Bier genossen, den erwünschten Effekt hat. Bis zu 40 g Alkohol bei der Frau und bis zu 60 beim Mann (1 l Bier oder $^1/_2$ l Wein) täglich genossen, werden inzwischen als „antioxidativ wirksam" angesehen (Kluthe 1995). Höherer Konsum fördert proentzündliche Stoffwechselvorgänge und ist auch Patienten mit rheumatischen Erkrankungen nicht anzuraten.

Phytotherapeutika
Einige Phytotherapeutika haben sich in klinischen Untersuchungen als Hemmstoffe der Leukotriensynthese erwiesen. Durch Brennesselextrakt und durch Boswelliasäuren aus dem Weihrauch konnte eine Abnahme der klinischen Entzündungszeichen und der gebildeten Leukotriene bei Patienten mit chronischer Polyarthritis nachgewiesen werden. Zweifelsfrei sind Leukotriene wichtige Mediatoren des arthritischen Geschehens, für deren Hemmung es bisher keine effizienten Pharmaka gibt. Eventuell können diese Phytotherapeutika die Wirkung der nichtsteroidalen Antiphlogistika ergänzen. Zur abschließenden Beurteilung sind weitere klinische Studien erforderlich.

31.3 Diätetische Möglichkeiten der Immunmodulation

Verschiedene Diäten werden zur „Immunmodulation" auch für Patienten mit rheumatischen Erkrankungen empfohlen. Keine dieser Kostformen hat bisher den wissenschaftlichen Beweis der Wirksamkeit erbringen können. In klinischer Erprobung befinden sich mehrere Phytotherapeutika, die z.B. über eine Spaltung von Immunkomplexen bei immunologischen Erkrankungen wirksam sein sollen. Auch über die gezielte Beeinflussung der Darmflora erhofft man sich eine Besserung immunologischer Erkrankungen. Diese Therapieansätze sind aber bisher noch nicht ausreichend evaluiert.

31.3.1 Nahrungsmittelüberempfindlichkeiten

Die bisher gesicherten Möglichkeiten der Ernährungstherapie zielen auf eine Verminderung des entzündlichen Geschehens bei rheumatischen Erkrankungen ab. Die Pathogenese der chronischen Polyarthritis geht davon aus, daß bei einer bestehenden genetischen Disposition ein auslösendes Agens den Krankheitsprozeß in Gang bringt. Neben (Retro-)Viren und Bakterienantigenen wird immer wieder eine Nahrungsmittelintoleranz als Ursache des molekularen Mimikris erwogen, die Auslöser des Autoimmungeschehens sein könnte. Diskutiert wird dabei eine vermehrte Durchlässigkeit der Darmmukosa für Eiweißstoffe oder eine Fehlsteuerung des MALT-Systems im Gastrointestinaltrakt (Darlington et al. 1993). Unzweifelhaft bestehen enge Zusammenhänge zwischen Darmerkrankungen und Arthritis. Dies gilt besonders für bakterielle Infektionen (Yersinien, Salmonellen) aber auch für immunologische Affektionen wie die Colitis ulcerosa oder den M. Crohn.

Weniger klar sind mögliche Nahrungsmittelintoleranzen als Auslöser von Arthritiden. Klinische Untersuchungen haben einzelne Nährstoffe identifiziert, die von Patienten besonders häufig als „arthritogen“ bezeichnet werden. In der Reihenfolge der Häufigkeiten finden sich hier Fleisch und Wurstwaren 30%, alkoholische Getränke 15%, Zucker 10%, Weißmehl 8%, Süßigkeiten 6% und Getreideprodukte 6%. Die Zusammenhänge zwischen dem Verzehr des angeschuldigten Nährstoffs und dem Auftreten der Arthritis sind im Einzelfall oft schwer nachzuweisen. Keinesfalls können erhöhte Antikörpertiter im Serum gegen z.B. Gliadine als Hinweis auf eine Intoleranz gewertet werden. Bei rheumatischen Erkrankungen können eine Vielzahl von Antikörpern auftreten, die aber für das Krankheitsgeschehen völlig belanglos sind.

Bei einer vermuteten Nahrungsmittelintoleranz wird deshalb empfohlen, ein genaues Ernährungs- und Beschwerdeprotokoll zu führen (s. Abb. 31.4) und bei begründetem Verdacht einen ausreichend langen Auslaß- und Reexpositionsversuch zu veranlassen. Gelingt damit die Zuordnung nicht zufriedenstellend, kann eine Ausschlußdiät versucht werden. Dies sollte aber immer in einer Spezialabteilung erfolgen, um Fehlinterpretationen und Fixierungen des Patienten zu vermeiden, die leider häufig zu einer nicht vollwertigen Ernährung führen.

31.4 Ernährungsberatung bei Patienten mit rheumatischen Erkrankungen

31.4.1 Erhebung der Ernährungsanamnese

Zur Erhebung der Ernährungsanamnese ist ein über 3 repräsentative Tage geführtes Ernährungsprotokoll, das quantitativ ausgewertet wird, am besten geeignet. Dabei zeichnet der Patient, nach entsprechender Schulung, die Art und die Menge der verzehrten Speisen genau auf, und computergestützt erfolgt die quantitative Auswertung durch eine Fachkraft. Anschließend wird das Ergebnis mit dem Patienten besprochen und entsprechende Änderungen der Verzehrsgewohnheiten mit dem Patienten diskutiert (s. Abb. 31.4).

Dieses Verfahren ist zeitaufwendig und bedarf einer geschulten Fachkraft, die oftmals nicht zur Verfügung steht. Ersatzweise kann auf ein Dreitageprotokoll ausgewichen werden, das halbquantitativ ausgewertet wird (Kluthe 1995). Dabei werden die Nahrungsmittel nicht gewichtsmäßig, sondern beschreibend (z.B. ein Teelöffel, eine Tasse voll) erfaßt. Dieses Verfahren ist für den Patienten angenehmer, hat aber den Nachteil der Ungenauigkeit, dem besonders bei wichtigen Nahrungsbestandteilen wie der Fleischzufuhr, dem Eigelbkonsum

Ernährungsanamnese zur Erfassung von Überempfindlichkeiten

Name: ______________ Vorname: __________ geb.: ______________________

Grund: ____

Hinweis: bitte füllen Sie die Spalte „Lebensmittel“ möglichst mit Angabe des verzehrten Lebensmittels, der genauen Produktbeschreibung, eventuell einschließlich der auf der Packung angegebenen Inhaltsstoffen aus, oder bringen Sie die Packung mit.
Bei den Beschwerden vergessen Sie bitte nicht die Schwere und die Dauer der Beschwerden anzugeben.

	Nahrungszufuhr		Symptome der Unverträglichkeit	
Datum	Uhrzeit	Lebensmittel	Uhrzeit	Beschwerden

Abb. 31.4. Beispiel für ein Ernährungs- und Beschwerdeprotokoll zur Erfassung von Nahrungsmittelunverträglichkeiten

(Nudeln, Teigwaren, Kuchen) und dem Milchkonsum (Fettanteil) Rechnung getragen werden muß.

Die Auswertung der Protokolle erfolgt nach den Grundnährstoffen (Eiweiß, Fett, Kohlenhydrate), Kalzium und Phosphat, sowie der Vitamine. Zusätzlich wird bei den Patienten mit chronischer Polyarthritis die Zufuhr der Linolsäure, der α-Linolensäure, der Arachidonsäure und der Eikosapentaensäure berechnet.

Oftmals empfiehlt es sich, den Patienten zur Einstellung an ein Zentrum zu schicken, während die weiteren Kontrollen durch den behandelnden Arzt durchgeführt werden.

Im Rahmen der Ernährungsanamnese wird der Patient immer nach Unverträglichkeiten befragt und ggf. ein Ernährungs- und Beschwerdeprotokoll über genügend lange Zeit geführt.

Die konkreten Richtlinien für die Ernährung bei rheumatischen Erkrankungen, mit denen eine Verminderung des Entzündungsgeschehens erzielt werden kann, sind in Lehrbüchern der Ernährungsmedizin (Biesalski et al. 1995; Kluthe 1995) und in Patientenleitfäden (Adam 1992; AOK-Gesundheitsservice 1998) beschrieben. Alle Ernährungsempfehlungen bei rheumatischen Erkrankungen müssen grundsätzlich auf einer gesunden, vollwertigen Kost basieren, da diese Ernährung über einen langen Zeitraum eingehalten werden muß. In jedem Fall ist von einseitiger Ernährung abzuraten.

Empfehlungen bei cP

Folgende Ernährungsempfehlungen gibt es bei der chronischen Polyarthritis:

- Fleisch und Fleischprodukte auf 2 Mahlzeiten/Woche vermindern, lakto-vegetarisch orientierte Kost,
- Fisch- und Sojaprodukte verwenden, evtl. Gabe von Fischölkapseln (2 g/Tag),
- Vermeiden tierischer Fette, Pflanzenfette verwenden, bevorzugt solche mit einem hohen Gehalt an ω-3-Fettsäuren (z.B. Sojaöl, Walnußöl, Rapsöl, Leinöl),
- ausreichende Zufuhr von Antioxidanzien, evtl. Vitamin E (200 I.E.) sowie Zink (10 mg) und Selen (1000 µg) bei aktiver Arthritis supplementieren,
- kurzfristiges Fasten nur bei Übergewicht (Nulldiät mit 2–3 l elektrolytreicher Flüssigkeit/Tag),
- wenig Alkohol, bis zu 40 g für Frauen, 60 g für Männer/Tag,
- ausreichende Kalziumzufuhr unter Beachtung der Höchstmengen an Phosphat, Bewegung an der frischen Luft (sonst Vitamin D supplementieren),
- beim Kochen auf schonende Zubereitung achten um Vitamine und Spurenelemente zu erhalten.

Die wichtigste Maßnahme ist die Verminderung der Arachidonsäurezufuhr auf 50 mg/Tag durch Verminderung der Zufuhr von Nahrungsmitteln tierischer Provenienz. Dies erfolgt mit einer lakto-vegetabil orientierten Kost. Durch die Einbeziehung der Milch ist eine ausreichende Versorgung mit Kalzium gewährleistet, damit wird der regelmäßig bei entzündlichen rheumatischen Krankheiten auftretenden Osteoporose vorgebeugt. Vollmilch enthält 40 mg Arachidonsäure/l, während fettreduzierte Milch (1,5% Fettgehalt) nur 20 mg/l aufweist (s. Tabelle 31.2). Bei einer erwünschten Arachidonsäurezufuhr von 50 mg/Tag fällt auch dies ins Gewicht. Die größte Menge an Arachidonsäure gelangt mit Fleisch, Eiern und Wurstwaren in die Nahrungsmittelkette. Ein vollständiger Verzicht auf Fleisch wird oft vom Patienten abgelehnt und ist auch nicht erforderlich. Es sollen aber Fleischprodukte verwendet werden, die wenig Arachidonsäure enthalten (s. Tabelle 31.2). Fleisch liefert hochwertiges Eiweiß, Vitamine und Spurenelemente. Mit 2 Fleischmahlzeiten/Woche kann die Maßgabe für die Arachidonsäurezufuhr eingehalten werden und Defizienzen sind mit dieser Ernährung nicht zu befürchten. Fische enthalten, wie alle Nahrungsmittel tierischer Provenienz, ebenfalls Arachidonsäure. Dieser Anteil ist von geringerer Bedeutung, da gleichzeitig die erwünschten Fischölfettsäuren zugeführt werden. Ausschlaggebend ist der Quotient EPA/AA in der Nahrung. Dieser Quotient ist bei Tiefseefischen günstiger als bei Süßwasserfischen.

Die Zufuhr der ω-3-Fettsäuren bewirkt bei den Patienten mit entzündlichen rheumatischen Krankheiten, zusätzlich zur Verminderung der Arachidonsäure, eine Besserung des Krankheitsgeschehens. Die erforderliche Dosis liegt bei etwa 2 g Fischölfettsäuren/Tag (30 mg/kg Körpergewicht). Diese Dosis ist auf die Dauer nur mit Fischölkonzentraten zu erreichen. Die im Handel angebotenen Produkte sind bisher nicht standardisiert und enthalten unterschiedliche Mengen an Fischölfettsäuren. Aus der Produktbeschreibung sind die enthaltenen Mengen, aber auch die möglichen Kontaminationen zu entnehmen. Ratsam ist die Umstellung auf Fette und Öle, die reich an ω-3-Fettsäuren sind (Sojaöl, Rapsöl, Leinöl, Walnußöl).

31.4.2 Hilfsmittel bei der Ernährungsberatung

Deutsche Akademie für Ernährungsmedizin, DGE, DGEM

Die verschiedenen Gesellschaften für Ernährung bieten Kurse zur Weiterbildung in Ernährungsmedizin an. Dabei wird auch die Ernährung bei rheumatischen Erkrankungen gelehrt. Insbesondere werden die Techniken der Ernährungserhebung und der Ernährungsberatung eingeübt. Die Ernährungsberatung ist besonders wichtig, da erfahrungsgemäß die Effizienz von Broschüren und ausgehändigten Tabellen gering ist. Die vorgeschlagenen Maßnahmen sollten mit dem Patienten ausreichend besprochen und aufgetretene Schwierigkeiten wiederholt diskutiert werden. Nach einigen Beratungen ist der Patient dann in der Lage, seine Ernährung selbst zu kontrollieren. Die geringe Zahl der Rheumapatienten, die eine Ernährungstherapie abbrechen (Geusens et al. 1994; Kjeldsen-Kragh et al. 1994) ist durch den unmittelbaren therapeutischen Profit zu erklären und unterscheidet diese Diätform von allen anderen Diäten.

Literatur

Adam O (1992) Diät und Rat bei Rheuma und Osteoporose. Hädecke, Weil der Stadt

Adam O (1995) Anti-inflammatory diet in rheumatic diseases. Eur J Clin Nutr 49:703

Adam, O (1997) Vitamin E bei rheumatischen Erkrankungen, immunologische und klinische Wirkungen. Fett Lipid 99: 70

Adam O, Krämer K (1995) Antioxidanzientherapie bei chronischer Polyarthritis. Med Klin 90 (Suppl 1):27

AOK-Gesundheitsservice (1998) Rheuma. KKF-Verlag, Altötting

Biesalski HK, Fürst P, Kaspar H et al. (1995) Ernährungsmedizin. Thieme, Stuttgart New York

Biesalski HK, Frank J (1995) Antioxidanzien in der Ernährung und ihre Bedeutung für die anti-/prooxidative Balance im Immunsystem. Immun Infekt 23:166

Bjørneboe A, Bjørneboe G-EA, Drevon CA (1990) Absorption, transport and distribution of vitamin E. J Nutr 120:233

Bjornson Lk, Gniewkowski C, Kayden HJ (1975) A comparison of the exchange of α-tocopherol and of free cholesterol between rat plasma lipoprotein and erythrocytes. J Lipid Res 16:39

Blake DR, Wunyard P (1991) Vitamin E in synovial fluid of patients with rheumatoid arthritis. Br J Rheumatol 123:354

Blankenhorn G, Clewing S (1993) Human studies of vitamin E and rheumatic inflammatory disease. In: Packer L, Fuchs J (eds) Vitamin E in health and disease. Dekker, New York, p 563

Boscoboinik D, Ozer NK, Moser U, Azzi A (1995) Tocopherols and 6-hydroxy-chroman-2-carbonitrile derivatives inhibit vascular smooth muscle cell proliferation by a nonantioxidant mechanism. Arch Biochem Biophys 318:241

Darlington IG, Ramsey NW (1993) Review of dietary therapy for rheumatoid arthritis. Br J Rheumatol 32:507

DGE (1999) Ernährungsrichtlinien bei rheumatischen Erkrankungen

Douglas CE, Chan AC, Choy CP (1986) Vitamin E inhibits platelet phospholipase A2. Biochem Biophys Acta 876:639

Fairburn K, Grootveld M, Ward RJ et al. (1992) Alpha-tocopherol, lipids and lipoproteins in knee-joint synovial fluid and serum from patients with inflammatory joint disease. Clin Sci 83:657

Faruqi R, de la Motte C, DiCorleto PE (1994) Alpha-tocopherol inhibits agonist-induced monocytic cell adhesion to cultured human endothelial cells. J Clin Invest 94:592

Fortin PR, Liang MH, Beckett LA et al. (1992) A meta-analysis of the efficacy of fish oil in rheumatoid arthritis. Arthritis Rheum 35:201

Geusens P, Wouters C, Nijs J, Jiang Y, Dequeker J (1994) Long-term effect of omega-3 fatty acid supplementation in active rheumatoid arthritis. A 12-month, double-blind, controlled study. Arthritis Rheum 37:824

Heinle K, A. Adam, M. Gradl, M. Wiseman, O. Adam (1997) Selenkonzentration in Erythrozyten. Klinische und laborchemische Entzündungszeichen bei Patienten mit rheumatoider Arthritis unter Supplementierung mit Selen. Med Klin 92:35

Heliovaara M, Knekt P, Aho K et al. (1994) Serum antioxidants and risk of rheumatoid arthritis. Ann Rheum Dis 53:51

Joshikawa T, Kondo M (1993) Vitamin E and arthritis. In: Packer L, Fuchs J (eds) Vitamin E in health and disease. Dekker, New York, p 549

Kanno T, Utsumi T, Kobuchi H et al. (1995) Free Radical Res 22:431

Kjeldsen-Kragh J, Haugen M, Borchgrevink CF, Förre Ö (1994) Vegetarian diet for patients with rheumatoid arthritis – status: two years after introduction of the diet. Clin Rheumatol 13:457

Kluthe R (1995) Ernährungstherapie in der Praxis. Med.Verlagsges., Stuttgart (Perimed Spitta Fachbuch)

Kremer M (1996) Effects of modulation of inflammatory and immune parameters in patients with rheumatic and inflammatory disease receiving dietary supplementation of n-3 and n-6 fatty acids. Lipids 31 (Suppl):243

Link P, Dreher R (1990) D-Tocopherol (Vitamin E) vs. Diclofenac-Na in der Therapie der aktivierten Arthrose. Dtsch Ärztemagazin 22:48

McAlindon TE, Jaques P, Zhang Y et al. (1996) Do antioxidant micronutrients proteat against the development and progression of knee osteoarthritis? Arthritis Rheum 39:56

Meydani SN, Tengerdy RP (1993) Vitamin E and immune response. In: Packer L, Fuchs J (eds) Vitamin E in health and disease. Dekker, New York, p 549

Pinney SD (1996) Metabolism of exogenous and endogenous arachidonic acid in cancer. Adv Exp Biol 399:87

Saag KG., Cerhan JR, Kolluri S, et al. (1997) Cigarette smoking and rheumatoid arthritis severity. Ann Rheum Dis 56:463

Sambrock PN, Spector TD, Seeman E et al. (1995) Osteoporosis in rheumatoid arthritis. Arthritis Rheum 38:806

Situnayake RD, Thurnham DI, Kootathep S et al. (1991) Chain breaking antioxidant status in rheumatoid arthritis: clinical and laboratory correlates. Ann Rheum Dis 50:81

Spearson GT, Grunne N, Lervang HH et al. (1992) Decreased interleukin-1 beta levels in plasma from rheumatoid arthritis patients after dietary supplementation with n-3 polyunsaturated fatty acids. Clin Rheum 11:393

Whelan J (1996) Antagonistic effects of dietary arachidonic acid and n-3 polyunsaturated fatty acids. J Nutr 126 (Suppl 4):1086 S

Zurier RB (1993) Prostaglandins, Leukotrienes, and related compounds. In: Kelley WN, Harris ED, Ruddy S, Sledge CB (eds) Textbook of rheumatology, 4th edn. Saunders, Philadelphia London, p 20

Operative Methoden

J. Zacher

INHALT

Die Operationsindikationsstellung zu operativen Eingriffen ist insbesondere bei den präventiven Maßnahmen diffizil. Sie muß in enger Abstimmung zwischen Patient, Hausarzt, internistischem und orthopädischem Rheumatologen erfolgen. Da es sich um einen Wahleingriff handelt, sind der zu erwartende Spontanverlauf der Erkrankung, die Motivation des Patienten, die realistischen Erfolgsaussichten des Eingriffs, der damit verbundene Aufwand (inkl. Kosten) und seine Risiken gegeneinander abzuwägen. Alternative Behandlungsmethoden müssen erwogen oder vorgeschaltet werden.

Das Therapiekonzept rheumatischer Erkrankungen beruht auf der Prämisse, daß durch eine kombinierte symptomatische und/oder krankheitsmodifizierende medikamentöse Behandlung auf den Spontanverlauf mit Destruktion von Gelenken und Sehnen derart eingewirkt werden kann, daß keine dauerhaften Schäden resultieren. Leider zeigt die klinische Erfahrung, daß mit zunehmender Dauer der Erkrankung in progredienten Fällen, insbesondere wenn sie nicht optimal auf die krankheitsmodifizierenden Medikamente ansprechen, synoviale Schwellungen persistieren und dauerhafte Gelenkschäden verursachen können. In diesen Fällen müssen operative Maßnahmen überlegt, diskutiert und schließlich durchgeführt werden.

Im Behandlungskonzept entzündlich-rheumatischer Gelenkerkrankungen spielt die operative Therapie eine wichtige Rolle. Insbesondere bei mehr als 10-jährigem Krankheitsverlauf einer chronischen Polyarthritis steigt die Wahrscheinlichkeit eines rheumaorthopädischen Eingriffs an.

Operative Maßnahmen erfolgen unter zwei grundsätzlichen Zielsetzungen:

- präventive Eingriffe: u.a. Frühsynovektomie, Tenosynovektomie,
- rekonstruktive Eingriffe: alle sonstigen rheumaorthopädischen Eingriffe wie Spätsynovektomie, Arthroplastik, Korrekturosteotomie, Sehnenrekonstruktion, Nervendekompression, Gelenkversteifung und v.a. der Gelenkersatz.

32.1 Operationsindikationsstellung

Bei der Indikationsstellung zu operativen Maßnahmen in der Rheumatologie ist zwischen folgenden Operationen zu unterscheiden:

- unbedingt erforderlichen Operationen (Dringlichkeit 1),
- dringlichen Operationen (Dringlichkeit 2),
- empfehlenswerten Operationen (Dringlichkeit 3)

Unbedingt erforderlich sind Eingriffe immer dann, wenn das Leben des Patienten gefährdet ist oder vergleichbare Krankheitszustände drohen.

Für alle weiteren Operationsindikationen gilt, daß sie bei nicht lebensgefährlichen Zuständen indiziert sind.

Hauptziel dieser Eingriffe ist die Verbesserung der Lebensqualität bei den betroffenen Patienten.

Diese Tatsache müssen sich alle an der Entscheidung Beteiligten – Patient wie Betreuer – immer wieder vor Augen führen. Die Indikation ist trotz aller Dringlichkeit relativ. Argumente für den operativen Eingriff müssen Gegenargumenten gegenübergestellt und miteinander abgewogen werden. Das Risiko des Eingriffs, seine Erfolgsaussichten, das Ausmaß der bestehenden Funktionseinbußen oder Behinderung wie der erwartete präventive Erfolg müssen mit den Erwartungen des Patienten in Einklang gebracht werden.

Die Dringlichkeit zu einer Operation kann vom Patienten ausgehen. Hier sind es meist Schmerz und Funktionseinschränkung an den unteren Extremitäten, die den Patienten zum Operateur führen mit der Fragestellung, ein ganz spezielles Problem zu beseitigen.

! Je größer der funktionelle Verlust und die daraus resultierende Schmerzhaftigkeit oder Abhängigkeit von Hilfspersonen, um so dringlicher die Indikation und um so eher wird man ein erhöhtes Operationsrisiko in Kauf nehmen können. Je präventiver die Indikation, um so mehr muß auf das allgemeine Operationsrisiko geachtet werden.

Bei der Indikationsstellung müssen berücksichtigt werden:

- Aktivität der rheumatischen Erkrankung,
- Wirkung der angesetzten Medikation,
- Begleiterkrankungen,
- Motive und Motivation des Patienten,
- soziales und familiäres Umfeld,
- Alter,
- geistige Leistungsfähigkeit,
- Einschätzung des Spontanverlaufs der Erkrankung
- eigene operative Möglichkeiten und Fähigkeiten.

Aus diesem Grund ist der Operateur weit mehr als bei anderen orthopädischen oder traumatologischen Krankheitsbildern gefordert, sich im Sinne einer Ganzheitsmedizin mit dem Rheumapatienten gesamt zu befassen und unter Berücksichtigung dieser Vielzahl von Faktoren seine Empfehlung für oder gegen eine operative Maßnahme auszusprechen.

Dringlichkeit 1

Hier handelt es sich um Indikation bei lebensbedrohlichen Zuständen. Diese sind sehr selten, dafür um so einschneidender:

- drohende oder akute Querschnittsymptomatik bei atlantoaxialer Dislokation oder pseudobasilärer Impression (ggf. mit massiver peridentaler Synovitis),
- frische Frakturen großer Röhrenknochen und der Wirbelsäule,
- drohende oder bestehende Bettlägerigkeit.

Dringlichkeit 2

Hierzu gehören alle operativen Maßnahmen, die die Gehunfähigkeit bzw. die Abhängigkeit von Hilfspersonen vermeiden helfen oder verhindern:

- Ersatz der Hüft- und Kniegelenke,
- Nervendekompressionen,
- Rekonstruktion von Sehnenrupturen,
- Auffüllung und Stabilisierung großer, frakturgefährdeter gelenknaher Zysten.

Dringlichkeit 3

In diese Dringlichkeitsstufe sind folgende Maßnahmen einzustufen:

- alle präventiven Maßnahmen wie Synovektomie und Tenosynovektomie,
- Sehnenverlagerung,
- der Gelenkersatz nichtgewichttragender Gelenke,
- Arthrodesen,
- Arthroplastiken

Diese Eingriffe sind dazu geeignet, Funktionen dauerhaft zu erhalten oder verlorengegangene Funktionen wiederherzustellen. Sie stellen dennoch elektive Maßnahmen dar.

32.2 Synovektomie/Tenosynovektomie

Die proliferierende Synovitis der Gelenke und der Sehnenscheiden führt durch die Volumenzunahme zu einer mechanischen Überdehnung der Kapsel-Band-Strukturen am Gelenk bzw. der die Sehnen begleitenden Anularligamente. Problematischer aber sind die Folgen der direkten destruktiven Potenz des entzündlichen Gewebes auf den periartikulären Knochen, den Gelenkknorpel und die Sehnenstruktur.

Der synoviale Pannus nimmt seinen Ausgang von der Knorpel-Knochen-Grenze, umgreift zangenartig den Gelenkknorpel und führt so zu seiner Zerstörung (s. Abb. 32.1). Zusätzlich erfolgt eine durch Zytokine getriggerte enzymatische Knorpeldegeneration und Ernährungsstörung an den Sehnen.

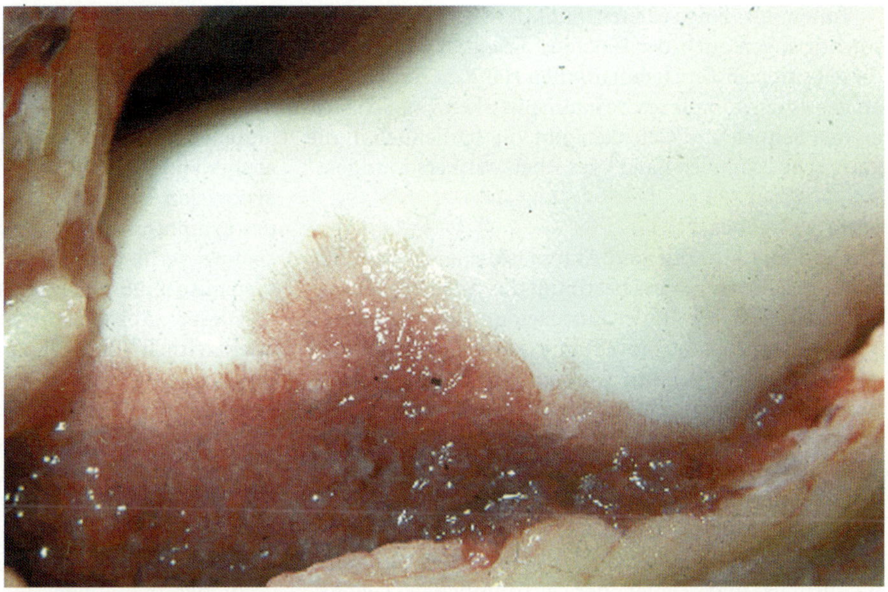

Abb. 32.1. Synovialer Pannus am Kniegelenk

Auswirkung entzündlich-rheumatische Gelenkerkrankungen an Sehnen und Sehnenscheiden

Die Beteiligung der Sehnen und Sehnenscheiden bei den entzündlich-rheumatischen Gelenkerkrankungen ist auf mehrere Weisen möglich.

■ **Sehnenpannus.** Es kommt zur Proliferation des parietalen Blattes der synovialen Umscheidung der Sehnen; Sehnenpannus kann direkt auf die Sehnen aufwachsen und vergleichbar dem Gelenkpannus aktiv die Sehnen zerstören und zur Ruptur führen (s. Abb. 32.2).

■ **Verschlechterung des Gleitverhaltens.** Die Funktion der Sehnen kann aber auch durch die Verschlechterung des Gleitverhaltens soweit abnehmen, daß die Sehnen mit ihrem osteofibrösen Gleitkanal oder gegeneinander verkleben.

■ **Rheumaknoten.** Es können sich intratendinöse Rheumaknoten ausbilden, die mechanisch irritieren oder bei Nekrose zur Sehnenruptur führen. Typische Lokalisation sind Fingerbeugesehnen, die Sehnen des Fußes und die Achillessehne.

■ **Usurierungen.** Zuletzt können Sehnen an scharfen Knochenkanten, die sich als Folge der Usurierung ausbilden, mechanisch durchgescheuert werden (Mannerfeldt u. Norman 1969) und reißen (Attrition rupture).

■ **Lokalisationen.** Eine rheumatische Entzündung der Sehnenscheiden kann sich anatomisch-pathologisch nur in den Bereichen ausbilden, wo die Sehnen beim Durchtritt durch Engstellen (meist unter Retinakula) von einer Sehnenscheide umgeben sind. Dies ist v.a. an Hand und Fuß, aber auch an der langen Bizepssehne der Fall.

■ **Muskel- und Gelenkfunktionen.** Die Tenosynovitis bewirkt eine schmerzbedingte Schonung des betroffenen Muskels mit funktionellem Ungleichgewicht von Agonist und Antagonist. Die Tenosynovitis des M. tibialis posterior ggf. auch des M. tibialis anterior schwächt die aktiv stabilisierende Steigbügelfunktion, wodurch das Längsgewölbe nicht mehr ausreichend gehalten werden kann und sich ein rheumatischer Plattfuß entwickelt.

Bei länger bestehender Tenosynovitis ist der Funktionsverlust durch Verklebung oder Sehnenruptur zu befürchten.

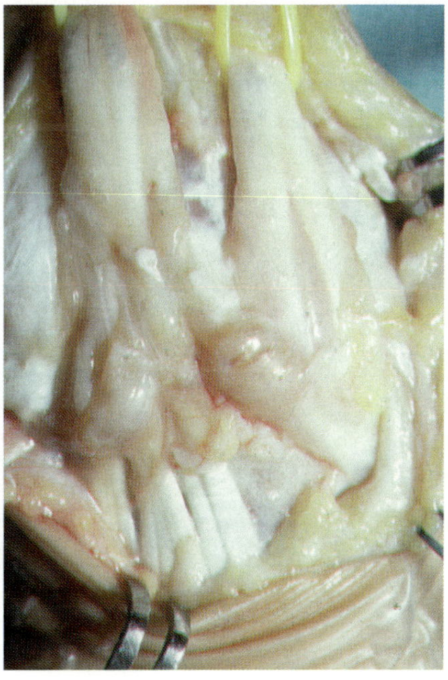

Abb. 32.2. Massive Tenosynovitis der Strecksehnen

Treten als Folge dieses Funktionsverlustes Beeinträchtigungen auch der Gelenkfunktionen auf, können diese gerade an der rheumatischen Hand zu finden sein, an der es ein komplexes Zusammenwirken von Schäden an den Sehnen und Gelenken gibt, die schließlich in die klassische „complex hand" des Rheumatikers münden.

Operationszeitpunkt

Das Produkt aus Zeit und Aktivität der entzündlichen Synovitis/Tenosynovitis bestimmt das Ausmaß der auftretenden Schäden. In der Entscheidung zur operativen Synovektomie/Tenosynovektomie kann nur der Faktor Zeit eindeutig bestimmt werden. Der 2. Anteil dieses Produkts, die Entzündungsaktivität, kann nur beurteilt werden anhand indirekter Parameter wie:

- Laborwertverlauf (v.a. CRP und BKS),
- Anzahl befallener Gelenke,
- Auftreten radiologischer Destruktionszeichen,
- Ausmaß und Dauer der entzündlichen Gelenkschwellung,
- frühzeitige Beteiligung der Halswirbelsäule,
- Ansprechen auf symptomatische Medikamente oder/und eine krankheitsmodifizierende Therapie,
- Einschätzen des Steroidbedarfs.

Unter Berücksichtigung der Kriterien der Entzündungsaktivität und ihrer Beeinflussung durch therapeutische Maßnahmen sollte die Indikation zur Synovektomie spätestens dann gestellt werden, wenn die massive synoviale Schwellung über mehr als 3–6 Monate durch eine medikamentöse Therapie bzw. durch lokale Maßnahmen (Steroidinjektion oder Synoviorthese) unbeeinflußt geblieben ist oder wenn bereits knöcherne Destruktionen in den bildgebenden Verfahren darstellbar sind.

Operationsziele

Die Synovektomie hat das Ziel, die rheumatische Synovitis und das Pannusgewebe aus dem Gelenk bzw. den Sehnenscheiden mechanisch zu entfernen. Der wahre und anhaltende Effekt der Synovektomie besteht in einer sich ausbildenden synovialen Narbe mit Fibrosierung des synovialen Stromas, die – wohl über eine Behinderung des Lymphtransports – zumindest für eine gewisse Zeitspanne verhindern kann, daß dieses Gelenk an dem systemischen Entzündungsprozeß weiter teilnimmt.

Dieser „Abschottungsprozeß" des Gelenks scheint aber zeitlich limitiert zu sein. Je höher die Entzündungsaktivität und je häufiger wieder Schübe auftreten, um so eher gelingt es der rheumatischen Erkrankung, sich des operierten Gelenks wieder zu bemächtigen.

Um so entscheidender ist es für den Gesamtverlauf des operativen Ergebnisses, daß durch die krankheitsmodifizierende Therapie die systemische Aktivität reduziert oder remittiert wird.

In der operativen Behandlung von Erkrankungen der großen Gelenke – insbesondere des Kniegelenks – ist im letzten Jahrzehnt ein erheblicher Fortschritt durch die Einführung minimalinvasiver Operationsmethoden erreicht worden. Dies gilt auch für die Behandlung der Gelenke des Rheumatikers.

32.2.1 Kniegelenk

Die arthroskopische Synovektomie des Kniegelenks ist zum Routineeingriff geworden und verdrängt zunehmend die offene chirurgische Synovektomie (Roggenbuck u. Zacher 1997). In Einzelfällen ist aber auch am Kniegelenk der offene Eingriff noch erforderlich (s. Abb. 32.3).

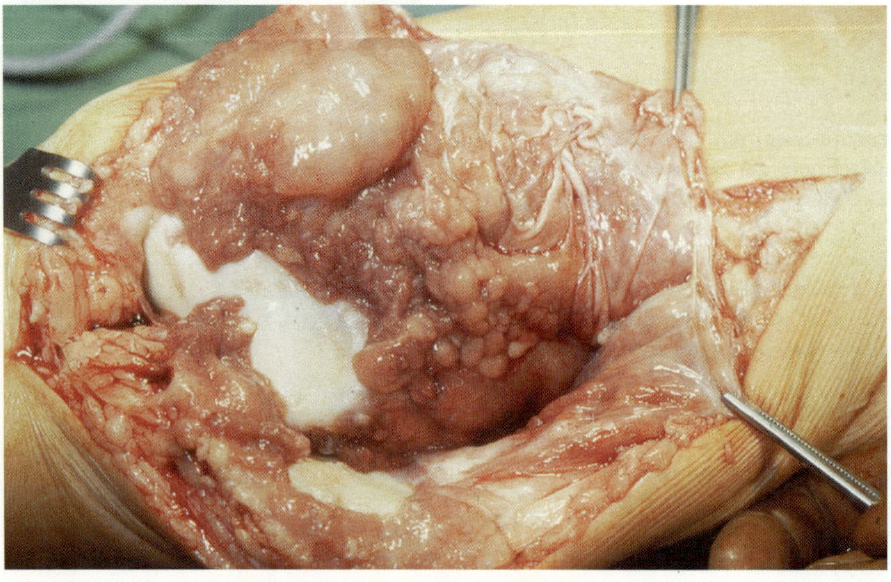

Abb. 32.3. Massive Synovitis des oberen Rezessus mit großen Knotenbildungen bei chronischer Polyarthritis

Operationsindikation

Die Indikation zur Synovektomie des Kniegelenks besteht bei

- anhaltender synovialer Schwellung mit Ergußbildung,
- einem auftretenden Verlust der freien Beweglichkeit, insbesondere bei Einschränkung der vollen Streckfähigkeit,
- bei Hinweisen auf entzündliche Beteiligung und Destruktion der Menisken,
- anhaltender massiver Ergußbildung.

Die sonographische Verlaufsdokumentation mit Beurteilung der synovialen Proliferationsdicke und des Gelenkergusses kann zur rechtzeitigen Indikationsstellung beitragen. Eine dringliche Indikation besteht, wenn es zur Gehunfähigkeit gekommen ist.

Der Eingriff wird als Frühsynovektomie bezeichnet, solange noch keine Zerstörungen an den Gelenkstrukturen vorliegen. Dies entspricht in der Regel einem Röntgenstadium 0–1 nach Larsen. Erfolgt der Eingriff als Spätsynovektomie in fortgeschritteneren Röntgenstadien, ist mit einem erheblich schlechteren Ergebnis zu rechnen und das Operationsergebnis zeitlich deutlich limitiert. Dies ist bei der Indikationsstellung zu berücksichtigen.

■ **Zystenbildung.** Durch den erhöhten Gelenkbinnendruck kann es meist in präformierte Bursen hinein zur typischen gelenknahen Zystenbildung kommen. Am häufigsten treten sie am Kniegelenk in der dorsomedialen Region (Bursa gastrocnemiosemimembranosa) und bei Männern auf („Baker's cyst"). Sie kommen aber auch an der Schulter, dem Ellbogen- und Hüftgelenk vor. Meistens sind sie mit entzündlichem Gelenkerguß gefüllt. Sie weisen überwiegend keine proliferierende synoviale Auskleidung auf, sondern sind lediglich von einer einschichtigen synovialen Deckschicht ausgekleidet.

Durch die sonographische Untersuchung kann eine Information über den Zysteninhalt gewonnen werden. Große Zysten, fibringefüllte Zysten oder Zysten, die Beschwerden oder gar Nervenirritationen verursachen, stellen eine Operationsindikation dar und werden entfernt. Kleinere Zysten (<6 cm Durchmesser) ohne Fibrinfüllung können belassen werden. Sie bilden sich nach der Synovektomie spontan zurück.

Operationstechniken

Am Kniegelenk sind mehrere (bis zu 4–6) Zugänge erforderlich, um die erforderliche Radikalität der Synovektomie auch arthroskopisch zu gewährleisten. Die Operation erfolgt in Blutleere, damit die erforderliche Radikalität des Eingriffs bei guter Sicht gewährleistet werden kann. Eine Redondrainage wird frühzeitig entfernt, und eine Frühmobilisation mit Continous passive motion ist die Regel.

Beim offenen chirurgischen Verfahren, das insbesondere bei Kombinationseingriffen mit Umstellungsosteotomie oder Auffüllung von gelenknahen Knochenzysten erforderlich ist, sollte der Hautschnitt derart gewählt werden, daß keine Behinderungen oder Probleme bei einem später ggf. erforderlichen Gelenkersatz auftreten.

An die Operation schließt sich eine Zeit der reduzierten Belastungsphase an, in der Vorstellung, den Gelenkknorpel in der Zeit der reduzierten Ernährung nicht vermehrt zu schädigen. Aus Tierexperimenten ist bekannt, daß es unter ausreichender Funktion des Gelenks innerhalb weniger Wochen nach der Synovektomie zur Entwicklung einer wieder funktionsfähigen synovialen Auskleidung des Gelenks kommt.

Manche Autoren schließen an die arthroskopische wie an die offene Synovektomie nach 4–6 Wochen eine Radiosynoviorthese mit Yttrium-90 an. Eine prospektive Untersuchung konnte keine statistisch signifikanten Unterschiede zwischen der offenen, der alleinig arthroskopischen und dem arthroskopischen Verfahren in Kombination mit der Synoviorthese finden (Schmidt et al. 1995), dennoch wird die additive Maßnahme empfohlen.

Aufgrund der geringeren Traumatisierung durch den Eingriff und damit Erhalt der Propriozeption sowie der Verkürzung der stationären Verweildauer werden die arthroskopischen Verfahren am Kniegelenk bevorzugt eingesetzt.

■ **Ergebnisse.** Alle Ergebnisse operativer Maßnahmen beim Rheumapatienten müssen unter dem Aspekt betrachtet werden, daß es sich um eine Systemerkrankung handelt, deren Aktivität auch auf das operierte Gelenk weiter wirken kann. Zum anderen ist durch längere Zeit vorbestehende Synovitis meist bereits ein nicht zu vernachlässigender Schaden an den Gelenkstrukturen aufgetreten, der eine präarthrotische Deformität darstellt.

Aus diesem Grund zeigt sich in allen Follow-up-Studien zur Ergebnisbeurteilung der Kniegelenksynovektomie, daß es zu einer Zunahme des Schweregrads der radiologischen Veränderungen im Laufe der Zeit kommt. Insbesondere die Sekundärarthrose kann weiter fortschreiten.

Es werden auch Rezidive der Synovitis beobachtet, wobei nicht eindeutig klar ist, ob es sich dabei um eine sog Detritussynovitis, d.h. aktivierte Sekundärarthrose mit entzündlicher Synovialreaktion auf Knorpelabriebprodukte handelt oder um eine echte synoviale Proliferation auf dem Boden einer rheumatischen Aktivierung.

32.2.2 Schultergelenk

Am rheumatischen Schultergelenk manifestiert sich das entzündliche Geschehen an mehreren Orten:

- Synovitis im Glenohumeralgelenk,
- Synovitis des Akromioklavikulargelenks,
- Bursitis subacromialis und subdeltoidea,
- Tenosynovitis der langen Bizepssehne,
- Läsionen der Rotatorenmanschette, v.a. der Supraspinatussehne.

Klinik und Diagnostik

In Abhängigkeit von der Lokalisation der entzündlichen Veränderungen und ihrem Ausmaß treten Schmerzen und Funktionsbehinderungen auf. Diese können lange Zeit durch intakte Ellbogen- und Handgelenke kompensiert werden. Durch die sonographische Untersuchung und Verlaufsdokumentation wurden unsere Kenntnisse der rheumatischen Schulter erheblich erweitert.

Operationsindikation

Die Indikation zum operativen Vorgehen ist bei mehrere Monate anhaltender Synovitis des Gelenks, persistierender, manchmal sogar monströser fibringefüllter Bursitis subacromialis/subdeltoidea oder Tenosynovitis der langen Bizepssehne gegeben.

Operationstechnik

Am Schultergelenk sind die arthroskopischen Techniken inzwischen ebenfalls zur Serienreife entwickelt worden, so daß an Zentren der orthopädischen Rheumatologie auch diese Gelenke zunehmend arthroskopisch synovektomiert werden können. Bei alleiniger Synovitis im Glenohumeralgelenk kann die Frühsynovektomie sicherlich arthroskopisch vorgenommen werden. Ausgedehnte Bursen mit Tenosynovitis und/oder Ruptur der Bizepssehne oder größere Defekte der Rotatorenmanschette stellen eine Indikation zum offenen operativen Vorgehen dar. Spätsynovektomien vermögen durchaus, die Beweglichkeit und den Schmerz zu verbessern. Ausgedehnte knöcherne Destruktionen insbesondere im Pfannenbereich oder mutilierende Verlaufsformen stellen keine Indikation zur Synovektomie mehr dar. Die Ergebnisse sind eher enttäuschend.

Am Schultergelenk hat es sich bewährt, die Eingriffe in Hypotension vorzunehmen, da dadurch der intraoperative Blutverlust erheblich gemindert werden kann. Bei der offenen Synovektomie kann gleichzeitig die Bursektomie, ggf. eine Erweiterung des subakromialen Raums durch eine ventrale Akromioplastik oder eine laterale Klavikularesektion vorgenommen werden.

Die Tenosynovitis der langen Bizepssehne geht meist mit partiellen oder totalen Strukturzerstörungen der Sehne einher. Bei partiellen oder totalen Rupturen erfolgt eine Tenodese der Sehne extrartikulär am Humeruskopf. Große Zysten im Humeruskopf und in der subchondralen Region der Pfanne können begleitend zur Synovektomie ausgeräumt und am besten mit autologem Knochen aufgefüllt werden.

Ergebnisse. Die Ergebnisse der wenigen Studien, die zur Schultergelenksynovektomie vorliegen, zeigen, daß der Zeitpunkt der Operation, der Typ der Schultergelenkbeteiligung und die zum Zeitpunkt der Operation bestehenden Schäden am Gelenk das postoperative Ergebnis entscheidend beeinflussen.

Nur durch eine frühzeitige Synovektomie können das weitere rapide Fortschreiten und Schäden an der Rotatorenmanschette wie am Knochen verhindert werden.

32.2.3 Ellbogengelenk

Am rheumatischen Ellbogengelenk führt die Synovitis zum einen zu einer Destruktion des das Radiusköpfchen stabilisierenden Bandes und damit zu einer Subluxationsstellung mit funktioneller Beeinträchtigung. Es kann aber auch zu einer zügigen Abnahme der Beweglichkeit, insbesondere der vollen Streckung durch eine Verklebung der ventralen Gelenkkapsel mit der Humerusvorderfläche kommen.

Klinik und Diagnostik

Die Synovitis ist klinisch an typischer Stelle am Radiusköpfchen bei Rotation des Unterarms, am radialen Gelenkspalt und in der Fossa olecrani zu palpieren. Die Synovitis an der Ulnarseite des Gelenks kann den N. ulnaris in seinem Sulkus durch direkten Druck schädigen und zu einem proximalen N.-ulnaris-Kompressionssyndrom führen.

Die sonographische Untersuchung und Verlaufsdokumentation belegt den Palpationsbefund und hilft bei der Indikationsstellung zur Operation. Zysten in den Weichteilen können zuverlässig entdeckt bzw. ausgeschlossen werden.

Operationsindikationen

Die Indikation zur Frühsynovektomie ist gegeben bei

- mehr als 6 Monate anhaltender Synovitis des Gelenks,
- auftretenden neurologischen Beeinträchtigungen des N. ulnaris,
- Entwicklung einer Bewegungseinschränkung,
- Auftreten radiologischer Destruktionen.

Die Spätsynovektomie ist auch bei fortgeschrittenen Destruktionen indiziert und wird gegebenenfalls mit einer Arthrolyse mit Radiusköpfchenresektion kombiniert.

Technisch ist am Ellbogengelenk ebenfalls eine arthroskopische Synovektomie machbar und in der Hand des arthroskopisch am Ellbogengelenk Erfahrenen auch möglich. Begründet durch die komplexe Anatomie sind aber postoperative Nervenirritationen und -schäden nicht selten, so daß hier die offene Synovektomie den Standard darstellt.

Operationstechniken

Durch einen radialen Zugang mit Abschieben der ventralen Gelenkkapsel von der Humerusvorderfläche kann ein vollständiger Überblick über den ventralen Gelenkraum erfolgen. Sofern das Ligamentum anulare radii noch intakt ist, wird es eröffnet, die Synovektomie auch um das Radiusköpfchen herum vervollständigt und wieder rekonstruiert. In Spätstadien werden Randwulstbildungen abgetragen, das Radiusköpfchen ggf. verkleinert und nur im Ausnahmefall (v.a. bei Subluxation/Luxation) reseziert. Es erfolgt immer eine Revision des dorsalen Gelenkraums und der Fossa olecrani durch den identischen Zugang unter Erhalt des Seitenbandapparats.

Der zusätzliche ulnare Zugang durch den Sulcus nervi ulnaris mit Verlagerung ist nur selten, v.a. bei präoperativ bestehender, neurophysiologisch bestätigter, Ulnarisirritation erforderlich.

Große, die Stabilität des Knochens gefährdende Knochenzysten im Olekranon werden von radial her dargestellt, ausgeräumt und mit autologem Knochen aufgefüllt. Bei Zweifeln an der Knochenstabilität kann eine Plattenosteosynthese erforderlich werden.

An der Ventralseite des Ellbogengelenks können große antekubitale Zysten auftreten (vergleichbar der „Baker's cyst" am Kniegelenk) und zu Irritationen der hier verlaufenden Nerven (v.a. N. interosseus anterior aus dem N. medianus bzw. N. interosseus posterior aus dem N. radialis) mit Funktionsausfällen und Gefäße führen. Die operative Entfernung kann isoliert oder im Rahmen einer Synovektomie durchgeführt werden.

■ **Ergebnisse.** Die Ergebnisse der Ellbogensynovektomie sind auch in Spätstadien bezüglich der Schwellung, der Schmerzen und des Funktionsgewinns und -erhalts als anhaltend gut zu beurteilen. Auch Spätsynovektomien ggf. mit Verkleinerung oder Resektion des Radiusköpfchens sind wegen der langanhaltenden Besserung der Beweglichkeit und Schmerzhaftigkeit sinnvoll.

32.2.4 Hüftgelenk

Klinik und Diagnostik

Am rheumatischen Hüftgelenk ist die Synovitis v.a. in der Fossa acetabuli und zirkumferent am Hüftkopf lokalisiert. Sie kann als akute Koxitis mit massiver intraartikulärer Druckerhöhung heftigste Schmerzen verursachen und letztlich sogar eine Hüftkopfnekrose auslösen. Die klinische Untersuchung ist nur indirekt in der Lage, auf eine Synovitis zu schließen.

Die sonographische Untersuchung und Verlaufsdokumentation stellt eine einfache und schnell handhabbare Methode dar, die intraartikuläre Synovitis und Ergußbildung festzustellen. Mit der Kernspintomographie kann zusätzlich das Ausmaß der Knorpelschädigung, eine Hüftkopfnekrose und das für die Indikation sehr wichtige Ausmaß der Synovitis in der Fovea centralis beurteilt werden.

Operationsindikationen

Die Indikation zur Frühsynovektomie ist v.a. bei Patienten mit einer juvenilen chronischen Arthritis und bei eher jüngeren Rheumapatienten gegeben. Die Spätsynovektomie bei fortgeschritteneren Destruktionen ist nur als Palliativmaßnahme bei Jugendlichen und Kindern indiziert und kann dabei aber durchaus ansprechende Ergebnisse erzielen und den sonst drohenden Gelenkersatz auf Jahre hinauszögern. Bei zusätzlichen Achsfehlern kommen Korrekturosteotomien des Schenkelhalses in Betracht.

An der Ventralseite des Hüftgelenks können im Bereich präformierter Bursen (v.a. Bursa ileopectinea) erhebliche Zysten auftreten (vergleichbar der „Baker's cyst" am Kniegelenk) und zu Irritationen der hier verlaufenden Nerven und Gefäße führen. Die operative Entfernung kann isoliert oder im Rahmen einer Synovektomie durchgeführt werden.

Operationstechniken

Arthroskopisch unterstützte offene Synovektomien sind möglich. Die Luxation des Gelenks mit Ausräumung der Synovitis in der Fovea centralis ist aber wesentlicher Bestandteil des Eingriffs, um das weitere Fortschreiten der Pfannendestruktion mit Ausbildung einer Protrusio acetabuli zu verhindern. Aus diesem Grund wird das offene Verfahren bevorzugt.

32.2.5 Handgelenk und Fingergelenke

Am rheumatischen Handgelenk führt die Kombination der anhaltenden Synovitis der einzelnen Gelenke zu Zerstörungen des Bandapparats, die in Kombination mit dem funktionellen Ungleichgewicht der Zugkraft der Sehnen (Schwächung des Extensor carpi ulnaris, Überwiegen der beiden radialen Handgelenkstrecker) durch die rheumatische Sehnenscheidenentzündung in der typischen Handgelenkfehlstellung mit Abgleiten des Karpus entlang der Radiusgelenkfläche nach ulnar und Ausbildung des radialen Shifts enden können. Es kommt schließlich zur karpalen Desintegration bis hin zur karpalen Höhenminderung. Der Karpus kann nach palmar sub-/luxieren. Diese proximale Fehlstellung hat negative Auswirkungen auf die Fingergelenke und bewirkt eine pathologische Verlagerung der Zugrichtung der langen Fingersehnen.

Operationsindikationen

Frühzeitigen präventiven, den Karpus rezentrierenden operativen Maßnahmen kommt deshalb eine wichtige Funktion zu. Aus diesem Grund ist die Indikation zur Synovektomie des Handgelenks rechtzeitig, möglichst vor dem Auftreten von artikulären und tendogenen Imbalancen gegeben, spätestens nach 4–6 Monaten persistierender Synovitis des Gelenks, oder bei Auftreten von Bandinsuffizienzen (palmare Subluxation, Dissoziation zwischen Os lunatum und Os scaphoideum durch Insuffizienz des „Kreuzbandes" der Hand).

Die operative Entfernung der Tenosynovitis der Beuge- und/oder Strecksehnen ist bereits angezeigt, wenn diese länger als 4–6 Monate trotz adäquater symptomatischer Therapie ggf. mit lokaler peritendinöser Steroidapplikation bestehen bleibt, oder wenn es bereits zu nicht mehr ausgleichbaren Funktionsbeeinträchtigungen (z.B. schnellende Finger, blockierte schnellende Finger oder Sehnenverklebungen) gekommen ist.

Klinik und Diagnostik

■ **Typische Deformierungen.** Die anhaltende Synovitis der Fingergelenke führt über das komplexe Zusammenwirken von Überdehnungen des Kapsel-Band-Apparates und den von proximal herstammenden nach ulnar gerichteten Sehnenzügen zu einer Tendenz zur ulnaren Subluxation der Fingergrundgelenke. Der Zug der Beugesehnen verstärkt die Tendenz zur palmaren Subluxation in den Fingergrundgelenken.

Letztlich resultiert je nach Befallsmuster und zeitlichem Ablauf der schädigenden Einflüsse ein individuelles Schädigungsmuster. Häufig entwickelt sich eine Handskoliose mit proximalem Radialshift des Handgelenks und ulnarer sowie palmarer Subluxation der Finger in den Grundgelenken.

Die Beteiligung der Beugesehnen kann in einem Ungleichgewicht von oberflächlichem und tiefem Beuger resultieren. Zusätzlich können Kontrakturen v.a. der kurzen Handbinnenmuskeln auftreten.

Im Zusammenwirken der beschriebenen Faktoren treten an den Fingern weitere typische Deformierungen auf.

- Knopflochdeformierung der Langfinger und des Daumens (sog. 90–90-Daumen). Hierbei führt die Überdehnung der Gelenkkapsel mit den darin eingelagerten Zügeln der Sehnen zu einem Abgleiten dieser das Gelenk streckenden Sehnenzügel nach palmar, so daß sie funktionell als Beuger wirksam werden. Eine spontane Korrektur ist ausgeschlossen.
- Die Schwanenhalsdeformierung entsteht als Folge einer Subluxation des Fingergrundgelenks ggf. in Kombination mit einer Gleitbehinderung der beiden Beugesehnen eines Fingers. Sie kann bei artikulärer Fixierung zu einem weitgehenden Funktionsverlust der betroffenen Finger führen.

Operationstechniken

■ **Synovektomien.** Die dorsale Synovektomie des Handgelenks ist in der proximalen und ggf. auch distalen Handwurzelreihe durchzuführen. Das distale Radioulnargelenk wird eröffnet, der Processus styloides ulnae verkleinert (um Durchscheuerungsrupturen der Sehnen vorzubeugen) und eine Stabilisierung des ulnaren Bandapparates sowie der dorsalen Gelenkkapsel durch Raffung vorgenommen.

Bei der häufig zeitgleich erforderlichen Tenosynovektomie der Strecksehnen des Handgelenks werden meist alle 6 betroffenen Strecksehnenfächer eröffnet und von der teilweise infiltrierend wachsenden Tenosynovitis befreit. Rezidive der Tenosynovitis am Handgelenk sind sehr selten, kommen aber bei hochaktiven Verlaufsformen durchaus in Einzelfällen vor.

An der Beugeseite der Hand stehen die Sehnenscheiden von Daumen und Kleinfinger v-förmig über die Sehnenscheidenregion im Bereich des Karpaltunnels miteinander in Verbindung. An den Fingern II–IV ist die Sehnenscheide lediglich im Anularligamentbereich der Finger ausgebildet.

Entsprechend dieser anatomischen Regionen erfolgt die Tenosynovektomie im Bereich des Karpaltunnels bzw. in der Region der Anularligamente v.a. an der Beugeseite der Grundgelenke. Dieser präventiven operativen Maßnahme kommt eine wichtige vorbeugende Funktion zur Verhinderung von Sehnenadhäsionen und -rupturen zu.

Eine intensive aktive Übungsbehandlung muß sofort und unmittelbar postoperativ einsetzen, um eine Sehnenverklebung untereinander oder mit ihrem osteofibrösen Gleitlager zu verhindern. Eine engmaschige

Kooperation des Operateurs mit dem nachbehandelnden Physiotherapeuten ist Voraussetzung für den Operationserfolg.

■ **Weitere Operationstechniken.** Erste Berichte über die arthroskopische Synovektomie an Hand- und Fingergelenken liegen vor und belegen bisher die technische Machbarkeit. Sie sind bei Fehlen von begleitenden Sehnenveränderungen oder Instabilität denkbar.

Bei der Synovektomie der Fingergrundgelenke kann durch die Rezentrierung der nach ulnar abgeglittenen Strecksehnen ggf. kombiniert mit einer subkutanen Transposition der jeweils ulnaren Intrinsicsehne auf die radiale Sehne des benachbarten ulnaren Fingers („intrinsic release oder transfer") und Abtrennung der kontrakten, die Ulnardeviation verstärkenden Sehne des M. abductor digiti minimi verhindert werden, daß die Ulnardeviation weiter zunimmt.

Die typische Fehlstellung der Schwanenhalsdeformität: fixierte Beugung im Grundgelenk, Überstreckung im Mittel- und Beugung im Endgelenk wird durch Exzision von Sehnenanteilen oder Verlagerung von Sehnen behandelt, um das weitere Fortschreiten zu verhindern und die Funktion zu verbessern.

In der postoperativen Behandlung sind ergotherapeutische Maßnahmen (v.a. funktionelle Schienen) zum Erhalt der Funktion und Stabilisierung des Operationsergebnisses erforderlich.

32.2.6 Sprunggelenk

Am oberen und unteren Sprunggelenk liegt neben der Synovitis des Gelenks häufig auch eine Tenosynovitis der fibularen bzw. tibialen, seltener der ventralen Sehnengruppe vor. Die Kombination der Synovitis des Gelenks mit der Tenosynovitis kann zu einem vorschnellen funktionellen Breakdown führen, der in der klassischen rheumatischen Plattfußdeformiität enden kann.

Durch die Sonographie kann die Beteiligung der Sehnenscheiden von einer isolierten Gelenkbeteiligung insbesondere bei adipösen Unterhautverhältnissen abgegrenzt werden.

Operationsindikationen

Die Indikation zur Synovektomie besteht bei mehr als 4–6 Monaten anhaltender Synovitits/Tenosynovitis im oberen und/oder unteren Sprunggelenk, bei funktioneller Schwächung insbesondere der Sehne des M. tibialis posterior mit Absinken des Fußlängsgewölbes oder Auftreten neurologischer Symptome durch eine Kompression des N. tibialis im Tarsaltunnel. Insbesondere der Tenosynovektomie kommt für den Erhalt der Stützfunktion des Längsgewölbes eine wichtige Funktion zu.

Operationstechniken

Die ventrale Synovektomie des oberen Sprunggelenks kann zwar grundsätzlich arthroskopisch durchgeführt werden. Da auch der dorsale Abschnitt des oberen Sprunggelenks und das untere Sprunggelenk zu revidieren sind und meist auch eine operationspflichtige Tenosynovitis einer oder mehrerer Sehnengruppen vorliegt, ist die offene Operation die Methode der Wahl. Es sind dazu mehrere Zugänge (ventral, lateral und medial) erforderlich.

In der Nachbehandlung wird eine mehrwöchige Teilbelastungsphase eingehalten. Die Kräftigung der insuffizienten Sehnenfunktion v.a. des M. tibialis posterior, ggf. sogar mit unterstützender Elektrostimulation ist zur Wiederherstellung der aktiven Stabilisierungsmöglichkeit im unteren Sprunggelenk entscheidend.

32.2.7 Zehengelenke

Isolierte Synovektomien an den Zehengelenken werden eher selten vorgenommen, da nichtoperative Verfahren, insbesondere die intraartikuläre Injektion ausreichend gute Ergebnisse bringen. Die eigenen Erfahrungen mit relativ wenigen Fällen bestätigen aber die langanhaltenden klinischen Besserungen. Schmerzarme Subluxationen und Luxationen der Zehengrundgelenke können nach Jahren auftreten.

In Kombination mit Korrekturosteotomien (v.a. Weil-Verschiebeosteotomie) können gelenkzerstörende Operationen vermieden werden.

32.3 Weitere Sehneneingriffe

32.3.1 Sehnenbalanceoperationen an der Hand

An den Fingern kommt es durch das komplexe Zusammenwirken von Überdehnungen des Kapsel-Band-Apparats an den betroffenen Gelenken und durch die Beteiligung der Sehnen zu einem Sehnenungleichgewicht mit Verlagerung des Sehnenverlaufs oder zu Kontrakturen v.a. der kurzen Handbinnenmuskulatur.

Behandlung der Ulnardeviation der Langfinger

Ätiologie

Die Langfingerstrecksehnen sind in die Textur der Gelenkkapsel mit einbezogen. Sie sitzen auf dem Dach der Fingergrundgelenkkapsel. Die längerdauernde synoviale Schwellung des Gelenks führt zu einer Aufblähung und Überdehnung der fibrösen Gelenkkapsel mit einem Verlust der inneren Textur. Dadurch verliert die Strecksehne ihren inneren Halt. Bereits physiologisch besteht begründet in der Form der Kondylen der Metakarpalköpfchen eine nach ulnar gerichtete Tendenz.

Durch die Schwächung der Aufhängung der Strecksehne gleitet diese zunehmend nach ulnar ab. Dieser Instabilisierungsprozeß der Strecksehne wird noch verstärkt durch die Schwächung des radialen Seitenbandes, die sich entzündlich bedingt gleichzeitig ausbildet. Insbesondere beim Rückgang der synovialen Schwellung und dem Verlust der inneren wasserpolsterartigen Auftreibung des Gelenks kann es zu einem raschen Abgleiten der Strecksehnen in den benachbarten ulnaren Interdigitalraum kommen.

Operationstechniken

Die ulnare Subluxation der Gelenke und Strecksehnen kann durch kombinierte sehnenplastische Maßnahmen korrigiert werden. Bei der Synovektomie der Fingergrundgelenke wird die Strecksehne an ihre korrekte Position mittig über dem Grundgelenk rezentriert und die schlaffe Gelenkkapsel durch Raffnähte stabilisiert.

Die volare und ulnare (Sub-)luxation des Grundgelenks wird nach der Synovektomie reponiert, der Ansatz des überdehnten radialen Seitenbandes ggf. nach proximal und dorsal versetzt und eine Transposition der ulnar ansetzenden kurzen Handmuskeln vorgenommen („intrinsic transfer“). Dabei wird die ulnarseitig in Höhe des Mittelgelenks einstrahlende Sehnenportion der kurzen Handmuskeln abgesetzt und subkutan im Bereich der Schwimmhautfalte auf die Radialseite des benachbarten Fingers durchgezogen und am dortigen radialen Intrinsicpaket befestigt. Als letzte Maßnahme wird die kontrakte, die Ulnardeviation verstärkende Sehne des M. Abductor digiti minimi durchtrennt.

Behandlung der Schwanenhalsdeformität

Ätiologie

Die Ursache der Schwanenhalsdeformität ist komplex und kann durch eine Kontraktur der Intrinsicmuskulatur, eine Subluxation des Fingergrundgelenks oder eine partielle Verklebung der beiden Beugesehnen eines Langfingers ausgelöst sein.

Operationstechniken

Sobald die typische Fehlstellung der Schwanenhalsdeformität: fixierte Beugung im Grundgelenk, Überstreckung im Mittel- und Beugung im Endgelenk aufgetreten ist, kann durch die Exzision der vermehrt kontrakten bindegewebigen Membran zwischen der Langfingerstrecksehne und der von palmar einstrahlenden Intrinsicmuskulatur die geringgradige Schwanenhalsfeormität behandelt werden („intrinsic release“ nach Littler).

In fortgeschritteneren Fällen ist eine ausgedehntere Lösung der kontrakten Anteile der intrinsischen Handmuskulatur ggf. mit Verlagerung oder Ablösung von Sehnen erforderlich, um das weitere Fortschreiten zu verhindern und die Funktion zu verbessern.

Behandlung der Knopflochdeformität

Ätiologie

Die Knopflochdeformität entsteht durch eine Überdehnung des „Streckerhutes“ über dem Fingermittelgelenk. Die Gelenkkapsel des Fingermittelgelenks ist kompliziert aufgebaut. In ihr verläuft zentral die Strecksehne des Extensor digitorum communis. Seitlich strahlen die Intrinsic-Muskeln ein und vereinigen sich zu dem Strecker des Endgelenks. Durch die Synovitis dieses Gelenks tritt eine massive Überdehnung aller Streckeranteile auf. Die Sehnen der intrinsischen Muskeln gleiten seitlich über die Kondylen des Grundgliedköpfchens ab und werden funktionell zu Beugern.

Operationstechniken

Die operative Behandlung besteht primär in der radikalen Synovektomie des Gelenks. Die abgeglittenen seitlichen Zügel werden mobilisiert und an ihrem originären Ort fixiert. Zusätzlich ist häufig eine Raffnaht des zentralen Streckerzügels erforderlich. Je nach vorbestehender fixierter Beugekontraktur des Gelenks kann eine postoperative Ruhigstellung in Überkorrektur notwendig sein.

Postoperative Behandlung

In der postoperativen Behandlung aller sehnenplastischen Maßnahmen an der rheumatischen Hand sind ergotherapeutische Maßnahmen (v.a. funktionelle Schienen) zum Erhalt der Funktion und Stabilisierung des Operationsergebnisses erforderlich.

Behandlung der Sehnenabrisse

Die Kombination entzündlich-rheumatischer Veränderungen an den Sehnen und Sehnenscheiden von Hand und Fuß mit Zerstörungen der Gelenke führen dazu, daß an bestimmten anatomisch bevorzugten Lokalisationen Sehnen rupturieren.

Klinik und Operationsindikation

Klinische Zeichen einer drohenden Ruptur, die in der überwiegenden Zahl der Fälle als Folge einer mechanischen Durchscheuerung bei biochemischer Minderbelastbarkeit der Sehnenstruktur auftreten, ist das akute Auftreten von Schmerzen im Bereich ansonsten schmerzloser synovialer Schwellungen an Hand und Fuß. Nicht selten berichten Patienten über akute Schmerzen an Lokalisationen, an denen wenige Tage später eine Spontanruptur einer Sehne aufgetreten ist.

Sehr selten treten Sehnenrupturen ohne Zusammenhang mit einer Tenosynovitis auf (Sehnennekrose?). Entzündlich bedingte spontane Sehnenrupturen sind beim Rheumapatienten an der Hand häufig. Am Fuß sind sie eher selten. Die Ruptur der Sehne des M. tibialis posterior wird häufig übersehen.

Aus funktionaler Sicht sind spontane Sehnenrupturen eine dringliche Operationsindikation. Folgende Argumente müssen berücksichtigt werden:

! Nur bei baldiger (aber nicht notfallmäßiger) operativer Therapie ist ein ausreichend gutes Ergebnis zu erzielen, da sonst eine Atrophie des betroffenen Muskels auftritt und arthrogene Kontrakturen entstehen können.

Da die Ursache einer Ruptur an Hand und Fuß meist in scharfen Knochenkanten liegt, besteht die Gefahr, daß weitere Rupturen benachbarter Sehnen auftreten. Über dieses Risiko sind die Patienten in ihrer Abwägung für oder gegen eine Operation aufzuklären, um weitere dauerhafte Funktionseinbußen bis hin zur Abhängigkeit von Hilfspersonen zu vermeiden.

Hochbetagte, bereits multifunktional beeinträchtigte oder bereits teilweise auf Fremdhilfe angewiesene Patienten stehen nicht selten einem operativen Eingriff ablehnend gegenüber. „Das lohnt sich bei mir gar nicht mehr" ist ein vorgebrachtes Argument. Gerade weil weitere über den reinen Verlust der Sehnenfunktion hinausgehende Funktionseinbußen drohen, besteht meist dennoch eine Operationsindikation. Hier muß die ablehnende Haltung und der verminderte Funktionsbedarf des Patienten dem Spontanverlauf nach Sehnenrupturen gegenübergestellt und ausreichend intensiv aufgeklärt werden.

Strecksehnen der Hand

■ **Ätiologie.** Knöcherne Vorsprünge, an denen sich die Sehnen am Handrücken durchscheuern, sind v.a.:

- Tuberculum Listeri,
- Ulnaköpfchen,
- distale dorsale Radiuskante.

Entsprechend rupturieren an der Dorsalseite der Hand zahlenmäßig am häufigsten die ulnaren Strecksehnen (Extensor digiti quinti communis et proprius) und die Sehnen des Extensor pollicis longus.

■ **Klinik und Diagnostik.** Der Funktionsausfall durch eine einzelne Streckerruptur ist für den Patienten in Abhängigkeit von den Anforderungen eher gering. Ulnarseitig kann der betroffene Finger im Grundgelenk nicht mehr gestreckt werden. Die Extension im Mittel- und Endgelenk bleibt erhalten (Funktion der Intrinsic-Muskeln!).

Insbesondere bei vorbestehender Ulnardeviation der Langfinger, Subluxation und Abdriften der Strecksehnen in Höhe des Grundgelenks in den ulnaren Interdigitalraum resultiert ein vergleichbares klinisches Bild. Bei Ruptur des langen Daumenstreckers gehen 2 Funktionen verloren: Der Daumen kann im Endgelenk nicht mehr gestreckt werden.

Funktionell bedeutsamer aber ist, daß der Daumen nicht mehr aktiv aus der Oppositionsstellung in die Hohlhandebene hochgehoben werden kann. Damit tritt eine wesentliche Funktionsbehinderung für viele Aktivitäten des täglichen Lebens ein.

■ **Operationstechniken.** Zielsetzung der operativen Therapie ist, daß proximaler und distaler Sehnenanteil wieder vereinigt werden, weil dies die physiologische Wiederherstellung der Sehnenfunktion ermöglicht. Da aber durch die „rheumatische" Sehnenruptur die Sehne langstreckig zerstört ist und/oder die Patienten nicht selten verspätet zur Therapie kommen, ist eine End-zu-End-Naht nur in seltenen Ausnahmefällen möglich. Deshalb wird die Sehnenrekonstruktion meist durch ein freies Transplantat (z.B. aus einer Sehne der Mm. extensores carpi radiales) oder durch eine Sehnentransposition (z.B. Indicis-Plastik = Transfer des Extensor indicis proprius auf den Extensor pollicis longus) vorgenommen.

Bei Massenrupturen oder Ruptur aller Fingerstrecksehnen kann es erforderlich werden, das Handgelenk operativ zu versteifen, um als Kraftspender für die rupturierten Sehnen die 3 Handgelenkstrecker zur Verfügung zu haben. Zusätzlich muß nach dem mechanischen Verursacher der Ruptur gesucht und dieses Problem durch Zusatzeingriffe operativ beseitigt (scharfe Knochenkanten, massive Tenosynovitis etc.) werden. Die Strecksehnennähte werden in einer primär stabilen Nahttechnik (z.B. nach Kleinert oder Pulvertaft-Durchflechtungsnaht) durchgeführt.

Damit ist eine frühfunktionelle Nachbehandlung (nach Kleinert) möglich. Diese beinhaltet eine aktive Flexion des betroffenen Fingers. Die Extension erfolgt passiv über eine angelegte Schiene mit Gummizügelung des Fingers.

■ **Ergebnisse.** Die funktionellen Ergebnisse der Strecksehnenrekonstruktion sind in der Regel ausreichend gut. Je mehr Sehnen bei der Erstversorgung betroffen waren, je weniger physiologisch die Sehenrekonstruktion operationstechnisch ausgeführt werden konnte und je mehr Begleiteingriffe erforderlich waren, um so reduzierter sind die Erfolgsaussichten der Rekonstruktion. Eine Besserung der Hubkraft der rekonstruierten Sehnen kann noch bis zu einem Jahr nach der Operation erwartet werden.

Beugesehnen der Hand

■ **Ätiologie.** Knöcherne Vorsprünge oder mechanische Engstellen, an denen sich die Sehnen an der Beugeseite durchscheuern, sind v.a.:

- das scharfkantige Os scaphoideum, welches bei Zerstörung des Bandes zwischen Radius, Os scaphoideum und Os lunatum (Mannerfeldt u. Norman

1969) nach palmar in den Karpalkanal eingedrungen ist,
- die radialen Handwurzelknochen, welche den radialen Sehnen als Hypomochlion dienen,
- am Anularligament des Fingergrundgelenks,
- an der Durchtrittsstelle des tiefen durch den oberflächlichen Beuger.

! Am häufigsten sind die radialseitig in Höhe des Handgelenks auftretenden Sehnenrupturen des 1. und 2. Fingerstrahls (v.a. Flexor pollicis longus und Flexor indicis profundus).

■ **Klinik und Diagnostik.** Die differenzierte Untersuchung der einzelnen Beugesehnen hilft, den Funktionsverlust genau einzugrenzen. Die sonographische Funktionsuntersuchung mit Einstellung der einzelnen Beugesehnenverläufe kann bei der präoperativen Einschätzung der Rupturstelle hilfreich sein.

In Einzelfällen kann die Sehnenruptur innerhalb eines stehengebliebenen Synovialschlauches aufgetreten sein. Dieser überbrückt die Rupturstelle und kann eine gewisse Restsehnenfunktion vortäuschen. Der Ausfall der langen Daumenbeugesehne ist funktionell praktisch nicht zu kompensieren und führt zum Verlust des kraftvollen Spitzgriffes. Kompensatorisch wird bei Extensionsstellung im Endglied durch den kurzen Daumenbeuger ein verkleinerter Spitzgriff zum Grundgliedköpfchen durchgeführt. Da dort die Sensibilität deutlich schlechter ist als am Daumenendglied, stellt dies nur eine minderwertige Kompensationsmöglichkeit dar.

Die Ruptur des tiefen Beugers am Zeigefinger führt ebenfalls zum Verlust des Spitzgriffes (Abb. 32.4). Dies wird kompensiert durch den Einsatz des Mittelfingers. Der Zeigefinger wird in der Regel von den Patienten als funktionell wertlos empfunden. Die Indikation zur operativen Revision ist bei jeder einzelnen Ruptur gegeben und von hoher Dringlichkeit, da der funktionelle Verlust erheblich ist und weitere Rupturen drohen.

■ **Operationstechniken.** Die operative Behandlung von Beugesehnen ist wegen der komplizierten anatomischen Verhältnisse und den speziellen Anforderungen an die Sehnenheilung hochdiffizil und gehört in die Hand des sowohl hand- wie rheumachirurgisch Erfahrenen. Selbst bei optimaler Operationstechnik sind optimale Ergebnisse nicht sicher vorherzusagen und ggf. Revisionsoperationen erforderlich.

- Die lange Daumenbeugesehne wird bei Ruptur im Verlauf des Karpalkanales und im Anularligamentbereiech durch ein freies Transplantat wiederhergestellt. Bei distaler Ruptur am Endglied erfolgt die transossäre Reinsertion mit guten Ergebnissen.
- Die operative Versorgung der Beugesehnen der Langfinger hängt von der Lokalisation der Ruptur ab. Im Bereich der Anularligamente kann bei entsprechender Auffaserung der Struktur beider Sehnen eine Wiederherstellung u.U. nicht sinnvoll sein, so daß ggf. bei Ruptur der oberflächlichen Sehne die Behandlung allein in der Resektion der rupturierten Sehne besteht. In diesem Falle erfolgt die spätere Funktion allein über die tiefe Beugesehne.
- Bei Ruptur des tiefen Beugers kann dieser reseziert werden und nach einer Arthrodese im Endgelenk eine ausreichende Wiederherstellung der Fingerfunktion allein durch die freie Funktion des oberflächlichen Beugers möglich werden (s. Abb. 32.5).
- Eine Transposition der proximalen oberflächlichen auf die tiefe Sehne ist bei Ruptur beider Sehnen möglich.
- Bei Rupturen der Beugesehnen in Höhe des Handgelenks erfolgt eine Rekonstruktion durch freies Sehneninterponat. Als Spender kommen die Sehne des M. palmaris longus, bei Bedarf an mehreren Sehnen

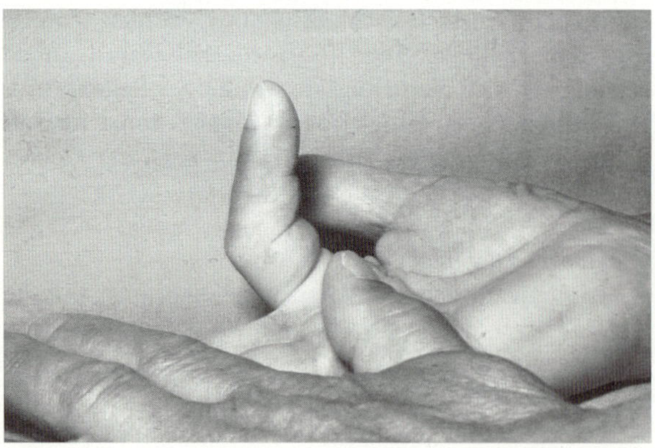

Abb. 32.4. Ruptur der tiefen Beugesehnen am Zeigefinger mit Verlust der aktiven Beugefähigkeit im Fingerendgelenk

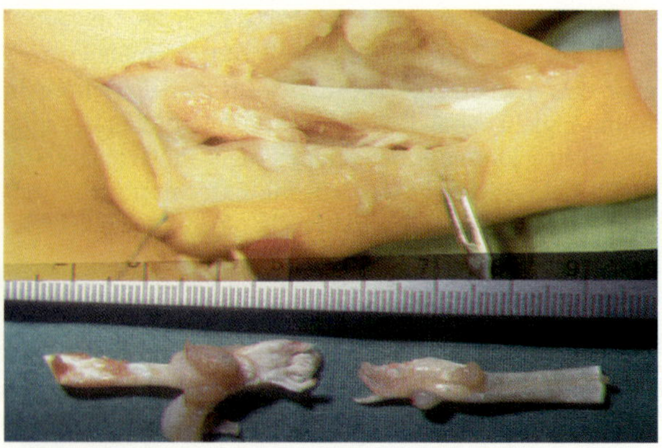

Abb. 32.5. Resektion des tiefen Beugers bei langstreckiger Auffaserung der rupturierten Sehne im Grundgliedbereich

der oberflächliche Beuger des Ringfingers und schließlich wieder Anteile der radialen Handgelenkstrecker zur Verwendung.

Die Naht der Sehnen erfolgt stabil (z.B. in der Technik nach Kleinert). Daran schließt sich eine frühfunktionelle Nachbehandlung mit aktiver Extension der Finger und passiver Flexion durch Gummizügel für die Dauer von mindestens 6 Wochen an. Wenn es zu postoperativen Sehnenverklebungen kommt, kann dies sekundär durch eine operative Tenolyse behoben werden.

■ **Ergebnisse.** Die Ergebnisse der Rekonstruktion der Beugesehnenrupturen sind weniger vorhersagbar und meist schlechter als die der Strecksehnen. Dies betont die Wichtigkeit der präventiv wirksamen, rechtzeitigen Tenosynovektomie.

32.3.2 Behandlung der Sehnen der unteren Extremitäten

M. tibialis posterior

■ **Ätiologie.** Die Sehne des M. tibialis posterior wird an der distalen Tibia umgelenkt, um zum Os naviculare pedis zu ziehen. Die Kombination der Synovitis und Irregularitäten des knöchernen Kanals, in dem die Sehne läuft, führen dazu, daß sie an diesem Hypomochlion auffasern und schließlich rupturieren kann.

■ **Klinik und Diagnostik.** Klinisch steht vor dem Ereignis der Ruptur die schmerzhafte Sehnenfunktion mit Verlust der Haltefähigkeit auf die mediale Fußwölbung im Vordergrund. Sobald die Ruptur eingetreten ist, besteht eine Abflachung der medialen Fußwölbung mit Valgusknick des Rückfußes (rheumatischer Pes planovalgus).

Durch die funktionelle und sonographische Untersuchung kann die Diagnose meist bereits präoperativ gestellt werden. In den Einzelfällen, in denen durch Klinik und Sonographie die Diagnose nicht hinreichend gestellt werden kann, ist zur definitiven Bestätigung die Kernspintomographie sinnvoll.

Die Indikation zur Operation ist gegeben, um die begleitenden Umstände, die zur Ruptur geführt haben zu beseitigen: Tenosynovektomie, Abtragung knöcherner Vorsprünge.

■ **Operationstechniken.** Eine funktionelle Wiederherstellung der Kraft, das Fußgewölbe wieder aufzurichten, kann nach Rekonstruktion der Sehne praktisch nie erreicht werden. Eine Sehnenrekonstruktion ist deshalb meist nicht erforderlich. Zur Beseitigung der Fehlstellung im Rückfußbereich ist in diesen Fällen von Ruptur der Sehne des M. tibialis posterior die Therapie der Wahl die subtalare Arthrodese.

Achillessehne

Die Ruptur der Achillessehne ist keine Durchscheuerungsruptur, sondern tritt bei hochaktiven Verläufen wohl als Sehnennekrose auf (Vaskulitis?). Selten verursachen auch intratendinöse nekrotisierende Rheumaknoten die Ruptur.

■ **Klinik und Diagnostik.** Die Klinik der Achillessehnenruptur ist eindeutig:

- Verlust des Zehenspitzenstandes,
- Verlust der kraftvollen Plantarflexion,
- lokaler Schmerz,
- Konturunterbrechung mit der Möglichkeit, den Finger in die Rupturstelle zu legen.

Gelegentlich kann eine Plantarflexion über den intakten M. plantaris longus oder die Zehenflexoren vorgetäuscht werden. Diese ist aber nicht kraftvoll und nicht gegen Widerstand möglich.

Die Sonographie kann die Konturunterbrechung der Achillessehne bildhaft darstellen und belegen.

■ **Operationstechniken.** Obwohl die „üblichen" Achillessehnenverletzungen heute grundsätzlich auch konservativ frühfunktionell behandelt werden können, gibt es keine Erkenntnisse, ob dies auch beim Rheumapatienten möglich und sinnvoll ist. Aus diesem Grund besteht die Therapie der Wahl in der operativen Rekonstruktion durch adaptierende Sehnennaht. Nicht selten findet sich dabei eine Synovitis des Sehnengleitgewebes der Achillessehne, die weit nach proximal reicht. Eine Tenosynovektomie ist erforderlich.

Eine Gleitschicht muß aber aus Durchblutungsgründen erhalten bleiben und rekonstruiert werden. In den seltenen Fällen veralteter Rupturen wird eine plastische Verlängerung des proximalen Achillessehnenanteiles vorgenommen (Umkipp-Plastik oder Griffelschachtelplastik). Die Nachbehandlung kann je nach intraoperativem Befund modifiziert werden und reicht von insgesamt 6wöchiger Immobilisierung bis zur funktionellen Frühbehandlung.

32.4 Nerveneingriffe

Periphere Nervenkompressionssyndrome, allen voran das Karpaltunnelsyndrom, können zwar in allen Lebensaltern auftreten, werden aber häufig im 4. und 5. Lebensjahrzehnt gefunden, dem Hauptmanifestationszeitraum entzündlich-rheumatischer Erkrankungen. Insbesondere in den frühen Stadien der Nervenkompression, solange keine eindeutige und typische auf einen peripheren Nerven bezogene Symptomatik vorliegt, können die Beschwerden als rheumatisch fehlgedeutet werden. Andererseits sind periphere Nervenkompressionssyndrome bei entzündlich-rheumatischen Gelenkerkrankungen sehr häufig.

Ätiologie

Eine Reihe von peripheren Nerven verläuft in Gelenknähe an anatomisch vorgegebenen Engstellen. Entzündlich bedingte Volumenzunahme z.B. durch eine rheumatische Tenosynovitis oder Synovitis eines Gelenks, weichteilige Gelenkzysten („Baker's cyst", antekubitale Zysten) oder Osteophyten, die sich bei der postarthritischen Sekundärarthrose entwickeln und eine enorme Größe annehmen können, sind Ursache der Nervenkompression, wenn der Nerv durch seine Fixation in einem Tunnel dem Druck nicht ausweichen kann.

Operationsindikation

Aus medizinischer Sicht stellt ein klinisch manifestes und elektrophysiologisch nachgewiesenes Nervenkompressionssyndrom eine sehr dringliche Operationsindikation dar, da neben den Schmerzen bleibende neurologische Schäden wie Sensibilitätsminderung und motorische Defizite drohen. Diese Einstellung zur Dringlichkeit der Operationsindikation wird von Patienten und teilweise auch ihren behandelnden Ärzten nicht immer geteilt.

Nervenkompressionssyndrome beim Rheumapatienten haben immer eine zweigeteilte Operationsindikation:

- Zum einen soll eine Druckentlastung des betroffenen Nerven vorgenommen werden.
- Zum zweiten wird bei der operativen Revision immer auch nach der Ursache des erhöhten Drucks geforscht und diese durch eine Synovektomie oder Tenosynovektomie beseitigt.

Osteophyten oder sonstige knöcherne Bauartveränderungen werden entfernt.

32.4.1 Karpaltunnelsyndrom

Die Handwurzelknochen und das Ligamentum carpi transversum bilden einen stabilen Kanal, in dem die 9 Beugesehnen der Langfinger und des Daumens verlaufen. Als einzige druckempfindliche Struktur verläuft auch der N. medianus im Karpaltunnel. Jegliche Volumenzunahme (v.a. Tenosynovitis der oberflächlichen und tiefen Beugesehnen) oder Bauartveränderung der Tunnelwand mit Vorwölbung in den Tunnel (Synovitis der Handwurzelgelenke, entzündlich bedingte Dislokation des Os scaphoideum in den Kanal hinein) erhöht den Druck auf alle im Tunnel befindlichen Strukturen. Der N. medianus erleidet dadurch eine umschriebene Druckschädigung, die in seinem Verlauf unter dem Ligamentum carpi transversum lokalisiert ist.

Klinik

Klinisches Hauptmerkmal ist der peinigende, nächtlich zunehmende Schmerz (Brachialgia parästhetica nocturna) im betroffenen Arm. Patienten berichten, daß sie deswegen mehrfach in ihrer Nachtruhe gestört werden und wegen der Beschwerden aufwachen. Manipulationen an dem Arm durch Schütteln, Armekreisen, Güsse mit kaltem Wasser usw. helfen meist, die Parästhesien wieder zu beseitigen.

Nach erneutem Einschlafen tritt das Phänomen wieder auf. Typisch ist dabei, daß den Betroffenen insbesondere morgens Gegenstände aus der Hand fallen (z.B. Tasse) und die Morgenzeitung nicht festgehalten werden kann. Die Sensibilitätsstörung betrifft Daumen, Zeige- und Mittelfinger sowie die radiale Hälfte des Ringfingers.

Das gestörte Empfinden führt dazu, daß feinmotorische manuelle Arbeiten nicht mehr ausgeführt werden können (z.B. Stricken, Häkeln).

Die Schweißsekretion an den betroffenen Fingern ist vermindert. In fortgeschrittenen Fällen kann das thermische Empfinden und die Schmerzempfindung derart gestört sein, daß Brandverletzungen beim Kochen auftreten. Spontannekrosen an den Fingerkuppen sind ebenfalls in Einzelfällen beschrieben. In Spätstadien kann auch die taktile Gnosis (Fähigkeit, Gegenstände mit dem Tastsinn zu erkennen) gestört sein.

Kennmuskel der motorischen Störung ist der Daumenballen. Es tritt eine Schwäche der Daumenabduktion auf (Flaschenzeichen positiv).

Diagnostik

Die Sicherung der Diagnose erfolgt durch die Messung der sensiblen und motorischen Leitgeschwindigkeit des Nerven, Bestimmung der distalen Latenz und durch die Elektromyographie.

Durch die sonographische Untersuchung des Karpalkanales können eine Tenosynovitis innerhalb des Karpaltunnels oder sonstige entzündlich-rheumatische Ursachen diagnostiziert und dokumentiert werden. Die konventionellen Röntgenaufnahmen ergänzt um eine Karpaltunnelspezialaufnahme ermöglichen die Beurteilung, ob knöcherne Veränderungen bestehen, die den Tunnelinhalt bedrängen.

Therapie

Ein konservativer Behandlungsversuch mit Schienen ist beim Rheumapatienten bei den dort vorliegenden bauartbedingten Veränderungen nur selten erfolgreich. Die Therapie muß in einer Behandlung der Ursache, d.h. meist der Tenosynovitis bestehen. Ein konservativer Behandlungsversuch kann durch eine (ggf. wiederholte) Steroidinjektion (paratendinös!) in den Karpalkanal erfolgen.

Bei Versagen der konservativen Möglichkeiten, dauerhaften Schmerzen und perisistierenden sensiblen Ausfällen sowie motorischen Störungen besteht die dringliche Indikation zur Operation. Dabei wird der N. medianus von proximal her unter Spaltung und partieller Resektion des Ligamentum carpi transversum dargestellt und dekomprimiert. Beim Rheumatiker sollte die Sehne des M. palmaris longus erhalten bleiben.

Der motorische Daumenballenast wird unter Beachtung der zahlreichen anatomischen Verlaufsvarianten vorsichtig bis in den Eintritt in den Daumenballen freipräpariert. Bei narbiger Umhüllung des Nerven kann eine epineurale Neurolyse erforderlich werden. Eine interfaszikuläre Neurolyse ist nur bei massiven Vernarbungen und schwersten Langzeitschäden indiziert. Beim Rheumatiker ist praktisch immer die Tenosynovektomie der Beugesehnen, selten auch der Karpalgelenke von volar erforderlich. Wegen der erforderlichen Begleiteingriffe an den Beugesehnen und der notwendigen Exploration des gesamten Karpalkanales sollte beim Rheumapatienten der Eingriff nicht als alleinige (oder gar nur endoskopische) Ligamentspaltung durchgeführt werden.

Ergebnisse

Die Ergebnisse dieses Eingriffs beim Rheumapatienten sind sehr gut. Der Schmerzrückgang tritt fast immer unmittelbar postoperativ ein. Die sensiblen Störungen bilden sich nur langsam zurück. Die motorischen Ausfälle bleiben häufig auf Dauer bestehen. Rezidive werden unter 5% gefunden (Sturm et al. 1995).

32.4.2 Ulnariskompressionssyndrome

Der N. ulnaris hat 2 anatomische Engstellen, an denen er komprimiert werden kann:

- Am Ellbogengelenk verläuft der Nerv hinter dem ulnaren Epikondylus in einem von einem Band überspannten knöchernen Tunnel, dem Sulcus nervi ulnaris.
- Am Handgelenk bildet das Ligamentum carpi transversum an der Ulnarseite des volaren Handgelenks eine Duplikatur, die „Loge du Guyon", in der der N. ulnaris zusammen mit der A. und V. ulnaris in die Hohlhand hinein verläuft.

Proximales Ulnariskompressionssyndrom

Hinter dem ulnaren Epikondylus kann der N. ulnaris knochennah im Sulkus durch eine aktive Synovitis, die sich sogar durch die Gelenkkapsel hindurch in den Sulkus vorwölben kann, oder durch sekundärarthrotisch entstandene Randwulstbildungen irritiert werden.

Es ist auch möglich, daß es postentzündlich zu einer Verklebung des Nerven mit dem osteofibrösen Kanal des Sulkus kommt und dadurch seine Verschieblichkeit bei der Flexion abnimmt, so daß bereits das physiologische Bewegungsausmaß zu Irritationen führen kann. Die Überdehnung des den Nerven in seinem Sulkus fixierenden Bandes kann dazu führen, daß der Nerv aus seinem Sulkus rezidivierend herausluxiert und so eine Irritation oder Kompression erfährt.

■ **Klinik und Diagnostik.** Klinische Zeichen sind lokalisierte Schmerzen am ulnaren Epikondylus (Zeichen nach Hoffman-Tinell positiv) und in der ulnaren Handseite. Die sensiblen Ausfälle reichen von ulnar distal am Unterarm über die ulnare Handkante bis zu den Beugeseiten der ulnaren $1^1/_2$ Finger.

Motorische Ausfälle bestehen in einer Atrophie der kurzen Handmuskeln, die sich in einer Behinderung der Fingerspreizung äußert. Das Froment-Zeichen ist positiv: Beim Versuch, einen kraftvollen Spitzgriff auszuführen, ist dies an der betroffenen Hand nur unter Einsatz des Flexor pollicis longus (bei fehlender Innervation des M. flexor pollicis brevis) möglich. Das heißt, das Festhalten z.B. eines Blattes gelingt nur unter maximaler Flexion im Endgelenk.

Die Sicherung der Diagnose und Differenzierung einer proximalen Schädigung von einer distalen erfolgt durch die Messung der sensiblen und motorischen Leitgeschwindigkeit des Nerven und durch die Elektromyographie.

■ **Therapie.** Die konservativen Behandlungsmöglichkeiten sind sehr begrenzt. Es kann eine intraartikuläre Steroidinjektion versucht werden mit dem Ziel, das Volumen der intraartikulären Synovitis, die Druck auf den Nerven ausübt, zu vermindern. Bei anhaltender Symptomatik besteht die dringliche Indikation zur operativen Behandlung.

Der N. ulnaris wird von proximal her durch einen ulnaren Zugang aufgesucht, das fibröse Dach des Sulkus wird gespalten und der Nerv dekomprimiert. Eine Neurolyse ist meist nicht erforderlich. Bauartveränderungen des Tunnels werden beseitigt. Das Gelenk wird von ulnar eröffnet und eine ulnare Synovektomie vorgenommen. Bei massiver Synovitis empfiehlt sich auch die radikale Synovektomie von radial durch einen eigenen Zugang.

Der Nerv kann in sein ursprüngliches Lager zurück verlagert werden. Das Dach des Sulkus bleibt offen. Durch Naht des Subkutangewebes erfolgt die sichere Fixation des Nerven in den Sulkus. Bei unregelmäßiger knöcherner Oberfläche des Sulkus oder ausgeprägten knöchernen Destruktionen des Ellbogengelenks, die einen Gelenkersatz im Bereich des Möglichen erscheinen lassen, empfiehlt sich die Verlagerung des Nerven nach ventral in das Subkutangewebe.

Die Ergebnisse dieses Eingriffs hinsichtlich der Schmerzreduktion sind gut. Die sensiblen Störungen bilden sich nicht immer vollständig zurück. Die motorischen Ausfälle bleiben meist bestehen. Rezidive sind selten.

Distales Ulnariskompressionssyndrom
Am Handgelenk bildet das Ligamentum carpi transversum ulnarseitig eine Doppelung aus: die „Loge du Guyon". Darin verläuft das ulnare Nerven-Gefäß-Bündel. Auch hier kann es zur Nervenkompression kommen. Die Kompressionsursache läßt sich auch intraoperativ makroskopisch nicht immer eindeutig erkennen.

■ **Klinik und Diagnostik.** Die klinischen Zeichen beschränken sich auf die sensiblen Ausfälle an den ulnaren $1^1/_2$ Fingern und die motorischen Defizite am Kleinfingerballen.

Die exakte Differenzierung zwischen einer proximalen und distalen Nervenschädigung erfolgt durch das Elektromyogramm und die Messung der Nervenleitgeschwindigkeit.

■ **Therapie.** Im Rahmen der operativen Revision wird die Loge du Guyon gespalten und ein Teil des Ligamentes reseziert. Eine Nervendekompression durch Neurolyse ist nur selten erforderlich.

32.4.3 Tarsaltunnelsyndrom

Der Tarsaltunnel wird an der Tibialseite des Sprunggelenks durch eine fibröse Umscheidung der tibialen Sehnengruppe sowie der dorsalen tibialen Gefäße und des N. tibialis gebildet. Eine entzündlich-rheumatisch bedingte Volumenzunahme durch die Tenosynovitis einer der beteiligten Sehnen (M. tibialis posterior, M. flexor hallucis longus, Flexor digitorum longus), die Synovitis oder osteochondrophytäre Ausziehungen der tibial gelegenen Gelenke oder sonstige bauartbedingte Veränderungen erhöht den Druck im Tarsaltunnel. Der N. tibialis erleidet eine chronische Druckschädigung.

Klinik und Diagnostik
Die klinischen Zeichen des Tarsaltunnelsyndroms sind sehr variabel und meist nicht eindeutig. Es kann v.a. zu sensiblen Störungen und Parästhesien an der Fußsohle kommen. Der Nerv kann im Verlauf des Tarsaltunnels eine erhöhte Klopfschmerzhaftigkeit aufweisen (Tinell-Zeichen positiv).

Auch die Messung der Nervenleitgeschwindigkeit und das Elektromyogramm sind nicht immer beweisend. Durch die Sonographie können die entzündlich-rheumatischen Veränderungen des Tarsaltunnels dargestellt und dokumentiert werden.

Anhaltende Schmerzen und am Tarsaltunnel klinisch und insbesondere sonographisch nachgewiesene entzündliche Veränderungen sind Indikationsparameter zur Operation.

Therapie
Bei der Operation wird der Nerv von weit proximal nach weit distal bis jenseits der Aufzweigung in seine beiden Hauptäste am Fuß freigelegt und die begleitenden synovialen Veränderungen operativ beseitigt. Eine echte Kompressionstelle am Nerv wird meist nicht gefunden.

32.5 Gelenkersatz

Die rheumatische Gelenkzerstörung führt über den Knorpelverlust zu

- Instabilität,
- Sekundärarthrose,
- Bewegungseinschränkung,
- Achsdeviation,
- knöcherner Destruktion.

Sowohl an den gewichtsbelasteten Gelenken der unteren wie den funktionsbelasteten Gelenken der oberen Extremität resultieren daraus funktionelle Behinderungen bis hin zur weitgehenden Gebrauchsunfähigkeit einer ganzen Extremität. Zuletzt droht Gehunfähigkeit und/oder Verlust der Selbständigkeit in der Eigenversorgung mit zeitweiser oder vollständiger Abhängigkeit von Hilfspersonen. Eine letztlich lebensbedrohliche Situation kann sich aus diesen Funktionsverlusten bei vollständiger Immobilisierung durch die systemischen Komplikationen der Gehunfähigkeit (v.a. Pneumonie und Thrombose mit Lungenembolie) entwickeln.

Ausgehend von den frühen Erfolgen der Endoprothetik nach Einführung der stabilen und dauerhaften Zementierung der Endoprothesen mit Methylmetacrylat Ende der 1960er Jahre wurden bis heute die Implantatsysteme und deren zementierte und zementfreie Verankerungstechnik ständig weiter verbessert, so daß eine Vielzahl der Patienten von diesem medizinischen Fortschritt profitieren kann. Es können sehr gute, teils sogar spektakuläre Ergebnisse bei der Wiederherstellung verlorengegangener Funktionen und in der Beseitigung von Schmerzen erreicht werden.

Daraus leiten Betroffenen wie ihre behandelnden Ärzte und zunehmend auch die Kostenträger im gesetzlichen Krankenversicherungswesen nicht selten die Ansicht ab, daß der Gelenkersatz ein anzustrebendes therapeutisches Ziel sei, weil damit das Problem „rheumatisches Gelenk" mit überschaubarem Aufwand und kalkulierbarem optimalem Behandlungsergebnis durch eine einzige, kostenmäßig überschaubare therapeutische Intervention gelöst werden könne. Aus diesem Grund werden konservative Behandlungsmethoden oder gelenkerhaltende und präventive operative Maßnahmen in ihrer Wertigkeit geringer eingeschätzt und treten in Abwägung von Kosten und kurzfristigem Funktionsergebnis eher in den Hintergrund.

Aus medizinischer Sicht ist diese Einstellung der Vermeidung aller konservativer Maßnahmen einschließlich gelenkerhaltender Operationen und des Wartens auf den Gelenkersatz abzulehnen. Endoprothesen sind lediglich eine zeitlich limitierte Ersatzlösung und keine bessere Alternative zu einem physiologisch funktionierenden Gelenk. Im Langzeitverlauf können eine Vielzahl implantatbezogener Probleme wie aseptische Lockerung, mechanisches Implantatversagen oder Infektion des Implantates auftreten. Beim Rheumapatienten liegen zusätzlich Faktoren vor, die das Ergebnis des Gelenkersatzes und seine dauerhafte stabile Verankerung negativ beeinflussen können.

Dies sind:

- jüngeres Lebensalter (meist um 10 Jahre),
- mindere Qualität des Knochenlagers (Osteoporose),
- ausgeprägte knöcherne Destruktionen/Defekte/Zysten,
- Insuffizienz von Kapsel und Bändern,
- Sehnenimbalancen,
- fehlende Kompensierbarkeit durch Nachbargelenke,
- mögliche Fehlstellung anderer Gelenke,
- mangelnde Muskelkraft,
- Abwehrschwäche bei Autoimmunität.

Operationsindikation bei mehrfach behinderten Rheumatikern

Liegt lediglich ein zerstörtes Gelenk vor, ist die Indikation zum endoprothetischen Ersatz relativ einfach zu stellen. Nicht selten aber stellen sich Patienten vor, bei denen multiple Gelenkprobleme und -zerstörungen an den oberen und unteren Extremitäten nebeneinander bzw. an einer Extremität in Serie vorliegen (Beispiel: Valgusdestruktion eines Knie- und Sprunggelenks und rheumatische Vorfußdeformierung beidseits).

Bei einer derartigen Konstellation muß man abwägen, in welcher Reihenfolge mit welcher Dringlichkeit welches Gelenk operiert werden soll, ob ggf. mehrere Eingriffe in einer operativen Sitzung und in welchen Kombinationen erfolgen sollen/können. Obwohl keine allgemeine für alle Situationen geltende Empfehlung ausgesprochen werden kann, gibt es mehrere Aspekte, die bei der Entscheidungsfindung eine Rolle spielen können.

„Start with a winner!"

Dies ist im Behandlungsplan eines an mehreren Gelenken schwer betroffenen Rheumapatienten eine wichtige Grundregel, von der nur in begründeten Ausnahmefällen abgewichen werden soll. Das einen Patienten am meisten beeinträchtigende, schmerzhafte und funktionsgestörte Gelenk sollte zuallererst saniert wird. Dies ist auch im Sinne einer vertrauensbildenden Maßnahme zu sehen, wenn neben rein rekonstruktiven, schmerzlindernden und funktionsverbessernden Eingriffen auch elektive präventive Operationen anstehen.

Gelenke der unteren vor denen der oberen Extremität

Die Zerstörungen von Gelenken der unteren Extremität sind meist schmerzhafter und bewirken bei Belastungsunfähigkeit einen erheblichen Verlust der Mobilität. Aus diesem Grund ist der Rekonstruktion der gewichttragenden Gelenke eine höhere Priorität einzuräumen.

Schmerzstillung vor reinem Funktionsgewinn

Ein schmerzhaftes Gelenk (z.B. zerstörtes oberes Sprunggelenk) wird dringlicher zu versorgen sein als ein Gelenk, dessen Kontraktur oder Destruktion weitgehend schmerzarm ist (z.B. Ellbogengelenk).

Prävention von schweren Schäden vor reinem Funktionsgewinn

Drohen wegen großer Knochenzysten gelenknahe Frakturen oder sind wegen einer längere Zeit bestehenden Tenosynovitis bei rauhen Knochenvorsprügen am Handgelenk die Sehnen rupturgefährdet oder liegen schwere Kontrakturen mit negativen Auswirkungen auf Nachbargelenke (Flexions-Adduktions-Kontraktur eines Hüftgelenks) vor, ist deren operative Behandlung dringlicher einzuschätzen als z.B. eine weitgehend schmerzarme Kontraktur eines einzelnen Schultergelenks, die durch intakte Nebengelenke kompensiert werden kann.

Hohe Priorität der Beugertenosynovitis der Hand

Die längerfristig (mehrere Monate) bestehende Tenosynovitis der Flexorensehnen der Hand birgt das Risiko der Sehnenruptur oder der Verklebung der Sehnen mit sich oder ihrem Gleitkanal (Kontraktur, Entwicklung von Schwanenhalsdeformität). Da dies auch operativ nur noch schwer zu behebende Probleme von hoher Funktionseinschränkung sind, andererseits die Tenosynovektomie der Beuger keine hohe Morbidität verursacht, ist dieser Eingriff ggf. sogar Operationen mit anderweitig begründeter hoher Priorität vorzuschalten oder im Rahmen eines gleichzeitigen Eingriffs vorzunehmen.

Weitere medizinische Kriterien

Neben dieser Einschätzung der Dringlichkeit operativer Eingriffe gibt es weitere rein medizinische Kriterien, die sich aus der Kenntnis des Spontanverlaufes der Erkrankung, den negativen Auswirkungen der Synovitis auf Struktur von Sehnen und Gelenken sowie biomechanischen Auswirkungen von Fehlstellungen ergeben.

Die Wiederherstellung der Gehfähigkeit und der Eigenversorgung sind vordringliche Therapieziele. Alle operativen Eingriffe, die diesem Ziel dienen, haben eine sehr hohe Präferenz in der Rangfolge zu planender Eingriffe.

Als nächstes folgen Eingriffe, bei denen mit hoher Zuverlässigkeit das Auftreten von Sehnenrupturen, von Spontanfrakturen, Gehunfähigkeit usw. verhindert werden kann. Im weiteren kommen alle anderen funktionsverbessernden bzw. rein präventiven Eingriffe in Betracht.

Üblicherweise sind die Patienten durch die Zerstörung der Gelenke der unteren Extremität in ihrer Gehfähigkeit und Mobilität so beeinträchtigt, daß diese – auch im Sinne einer Start-with-a-winner-operation – zuerst versorgt werden müssen.

Mehrfachoperationen in einer Sitzung

Erfahrungen und Studien der letzten Jahre bestätigen, daß einzeitige Ersatzoperationen mehrerer großer Gelenke (v.a. beide Knie- oder Hüftgelenke in einer Sitzung) durchaus auch beim Rheumapatienten sinnvoll sein können, um eine schnelle Remobilisierung mit Ersparnis von Zeit und Narkosen zu ermöglichen. Anfangs wurde dies nur bei jüngeren Patienten ohne jegliche allgemeine Operations- und Narkoserisiken für möglich gehalten. In der Zwischenzeit liegen für den beidseitigen Hüft- und Kniegelenkersatz auch Studien bei hochbetagten Patienten vor.

Die klinischen Ergebnisse unterscheiden sich im wesentlichen nicht von denen der zweizeitigen Eingriffe (Kajino et al. 1997). Selbstverständlich sind Operationszeit, Anzahl der erforderlichen Bluttransfusionseinheiten und insgesamt die Komplikationsrate bei den „Bilaterals" im Vergleich zu den „Unilaterals" erhöht. Unter dem Aspekt des Vorteils für den Patienten und nicht zuletzt auch aus ökonomischen Gründen kann im Einzelfall der beidseitige Ersatz sinnvoll sein.

32.5.1 Obere Extremität

„Auf den Armen läuft man nicht."

Diese Aussage drückt aus, daß die Gelenke der oberen Extremität in der Regel nicht gewichtsbelastet sind (Ausnahme: teilweise Übernahme des Körpergewichts beim Gehen mit Gehstützen). Daraus resultiert, daß an der oberen Extremität selbst massive Destruktionen einzelner Gelenke durch intakte und funktionsfähige Nebengelenke soweit ausgeglichen werden können, daß eine funktionelle Kompensation bei insgesamt reduzierter Einsatzfähigkeit lange Zeit noch möglich ist.

Die Tatsache ist verantwortlich für die bekannte Problematik des „wait and see". Patient und behandelnder Arzt warten bis zur funktionellen und schmerzbedingten Dekompensation des Schulterproblems. Die Patienten kommen erst sehr spät und nur in Ausnahmefällen rechtzeitig zur operativen Versorgung. Rechtzeitig bedeutet hier bezogen auf den Knochen, daß noch ausreichend intakte knöcherne Verhältnisse vorliegen, um Endoprothesen dauerhaft stabil verankern zu können. Bezogen auf die Sehnen bedeutet rechtzeitig, daß noch eine weitgehend normale Funktion vorhanden ist und keine Rupturen vorliegen.

Schultergelenk

Das rheumatische Schultergelenk ist ein Stiefkind der operativen Behandlung. Da die zerstörerische Synovitis an der Schulter lange Zeit toleriert wird, kommt es neben den knöchernen Problemen praktisch in allen Fällen zu einer Beteiligung der langen Bizepssehne (Synovitis und intraartikuläre Ruptur mit Verlust der den Humeruskopf in der Pfanne stabilisierenden Wirkung). Trotz desolater knöcherner Verhältnisse und Ruptur von Rotatorenmanschette und langer Bizepssehne kommen die betroffenen Patienten lange Zeit wegen einer teilweisen funktionellen Kompensation und Adaptation des häuslichen Umfeldes mit ihrer Situation zurecht.

Die zusätzliche Destruktion der Pfanne oder vermehrte funktionelle Anforderungen an das betroffene Gelenk (z.B. bei Befall der gegenseitigen Schulter oder des gleichseitigen Ellbogengelenks) führen zu einer schmerzbedingten Dekompensation.

Operationsindikationen

Den rechten Zeitpunkt zur Operation zu finden, ist am Schultergelenk schwierig. Das Ausmaß der knöchernen Destruktion und der Rekonstruktionsfähigkeit der Rotatorenmanschette muß den realistischen Möglichkeiten des Gelenkersatzes und dem damit verbundenen operativen und perioperativen Aufwand sowie der Erwartungshaltung des Patienten gegenübergestellt werden. Aus operativer Sicht bestehen „ideale Verhältnisse" bei völliger knöcherner Destruktion des Humeruskopfes, intakter Pfanne und intakter Rotatorenmanschette. Dies entspricht einem Larsen-Stadium 3–4. Hier wären optimale Ergebnisse des Eingriffs zu erwarten.

Meist kommen die Patienten aber erst sehr viel später zur operativen Behandlung: Der Humeruskopf ist wegen der bereits lange Zeit bestehenden Rotatoren- und Bizepssehnenruptur hochgetreten und artikuliert mit dem Akromion. Glenoid und Humeruskopf sind zerstört. Das Glenoid weist Defekte auf. In diesen Fällen ist durch exakte radiologische, sonographische und ggf. Schnittbildverfahren präoperativ zu erfassen, welche Schäden vorliegen, damit man ggf. durch eine plastische Rekonstruktion der Rotatorenmanschette und den Ersatz des Glenoides optimale Voraussetzungen für die länger dauernde postoperative Rehabilitation schafft.

Operationstechniken

■ **Technische Hinweise.** Früher kamen ausnahmslos reine Kopfprothesen mit festem Kopf/Hals/Schaft-Verbund (Monoblock) zur Anwendung. Heute stehen modulare zementfreie und zementierte Varianten für den Ersatz des Humeruskopfs und der Pfanne zur Verfügung, die eine modulare, intraoperative und damit optimierte Implantatzusammenstellung ermöglichen.

■ **Ergebnisse.** Die klinischen Ergebnisse hängen an der Schulter neben der Erfahrung und dem Können des Operateurs davon ab, ob es gelingt, die Rotatorenmanschette zu rekonstruieren. Die früher nicht seltenen Komplikationen der (Sub)luxation können durch entsprechende Operationstechnik (Stabilisation des Weichteilmantels) heute überwiegend vermieden werden.

Es wird auch meist möglich sein, mit einem reinen Humeruskopfersatz ohne den Ersatz des Glenoids auszukommen. Verblockte Endoprothesensysteme sind auf dem Markt, aber nicht weit verbreitet, da die in der Literatur mitgeteilten Lockerungsraten der Pfannenkomponente und die anspruchsvolle Operationstechnik viele Operateure vor dieser Alternative beim Rheumapatienten zurückscheuen lassen.

Die Schmerzlinderung als wesentliches Teilziel der Operation kann in den allermeisten Fällen erreicht werden. Eine vollständige Wiederherstellung der Funktion mit vollem Bewegungsumfang ist meist nicht mehr möglich. Kann die Rotatorenmanschette nicht mehr rekonstruiert oder die fibrotische, langzeitig bestehende Kontraktur des Gelenks nicht mehr aufgehoben werden, ist oft nur eine Abduktion und Anteversion bis zur Horizontalen unter Einbeziehung der Bewegung im Pseudogelenk zwischen Thoraxwand und Skapula möglich. Alle Rotationsbewegungen, insbesondere aber die Außenrotation bleiben limitiert.

■ **Spezielle Probleme.** Problematisch bleibt die dauerhaft stabile (zementierte oder zementfreie) Verankerung der Glenoidkomponente. Aufgrund der relativ kleinen, anatomisch vorgegebenen Verankerungsfläche, den möglicherweise präoperativ bestehenden zusätzlichen knöchernen Substanzverlusten des Pfannenlagers und der postoperativ wieder möglichen schmerzfreien Belastung sind Lockerungen der Glenoidkomponente nicht selten. Abriebprobleme spielen am Schultergelenk keine Rolle, als typische Komplikation kommt es zu meist ventralen und kaudalen (Sub)luxationen.

Ellbogengelenk

Am Ellbogengelenk kann die rheumatische Erkrankung in den einzelnen Gelenkabschnitten Zerstörungen hervorrufen, die auch ohne künstlichen Ersatz operativ zu behandeln sind (v.a. Radiusköpfchenresektion bis zur Arthroplastik). Weitere typische rheumatische Probleme sind Kontrakturen v.a. der ventralen Gelenkkapsel, große stabilitätsgefährdende Zysten im Olekranon und sonstige Destruktionen mit ausgeprägteren knöchernen Substanzverlusten bis hin zur Mutilation der Gelenkflächen. Der N. ulnaris kann bei diesen Verhältnissen in seinem Sulkus einen Irritationsschaden mit sensiblen und motorischen Ausfällen erleiden.

Operationsindikationen

Die Indikation zum Ersatz des Ellbogengelenks wird mit sehr großer Zurückhaltung gestellt, weil alternative Behandlungsmethoden für viele Indikationen zur Verfügung stehen und andererseits eine nicht unbeträchtliche Zahl von endoprothesenbedingten Problemen auftreten können. Die Indikation besteht v.a. bei Verlust des Gelenkknorpels bei ansonsten weitgehend intakten Knochenverhältnissen. Hier stehen die Schmerzen bei der Funktion im Vordergrund. Als Ausnahmeindikation kann durch die Endoprothese ein bandinstabiles oder mutiliertes Gelenk (Abb. 32.6a–d) ersetzt und damit die Belastbarkeit und funktionelle Einsatzfähigkeit des Armes wiederhergestellt werden.

Operationstechniken

■ **Technische Hinweise.** Je nach Anforderung und zugrundeliegender Indikation wird der Ersatz durch eine nicht gekoppelte oder gekoppelte Prothese vorgenommen. Die Endoprothesensysteme liegen in zementfreier und zementierter Form vor. Bei nicht gekoppelten Prothesen ist die Lockerungsrate sehr gering.

Als Komplikation können aber bei relativer Bandinstabilität Luxationen auftreten. Nicht starr gekoppelte (semiconstrained) Endoprothesen bieten eine größere Stabilität, sind aber eher gefährdet, locker zu werden oder gar aus dem Knochen auszubrechen.

Die eigenen und in der Literatur beschriebenen guten funktionellen Ergebnisse mit neueren Endoprothesenmodellen bestätigen die Indikation (Schwyzer et al. 1998). Sie stellen eine hervorragende Möglichkeit dar, Schmerzen zu beseitigen und die stabile Gelenkfunktion wiederherzustellen.

■ **Spezielle Probleme.** Die Komplikationsmöglichkeiten und -häufigkeiten sind nicht gering:

- Luxation,
- Fraktur,
- Lockerung.

Aus diesem Grund sollte versucht werden, in Abhängigkeit von den vorliegenden knöchernen Zerstörungen und funktionellen Defiziten, den Ersatz bei jüngeren Rheumatikern als Ausnahmeindikation und ansonsten eher bei älteren Rheumapatienten durchzuführen.

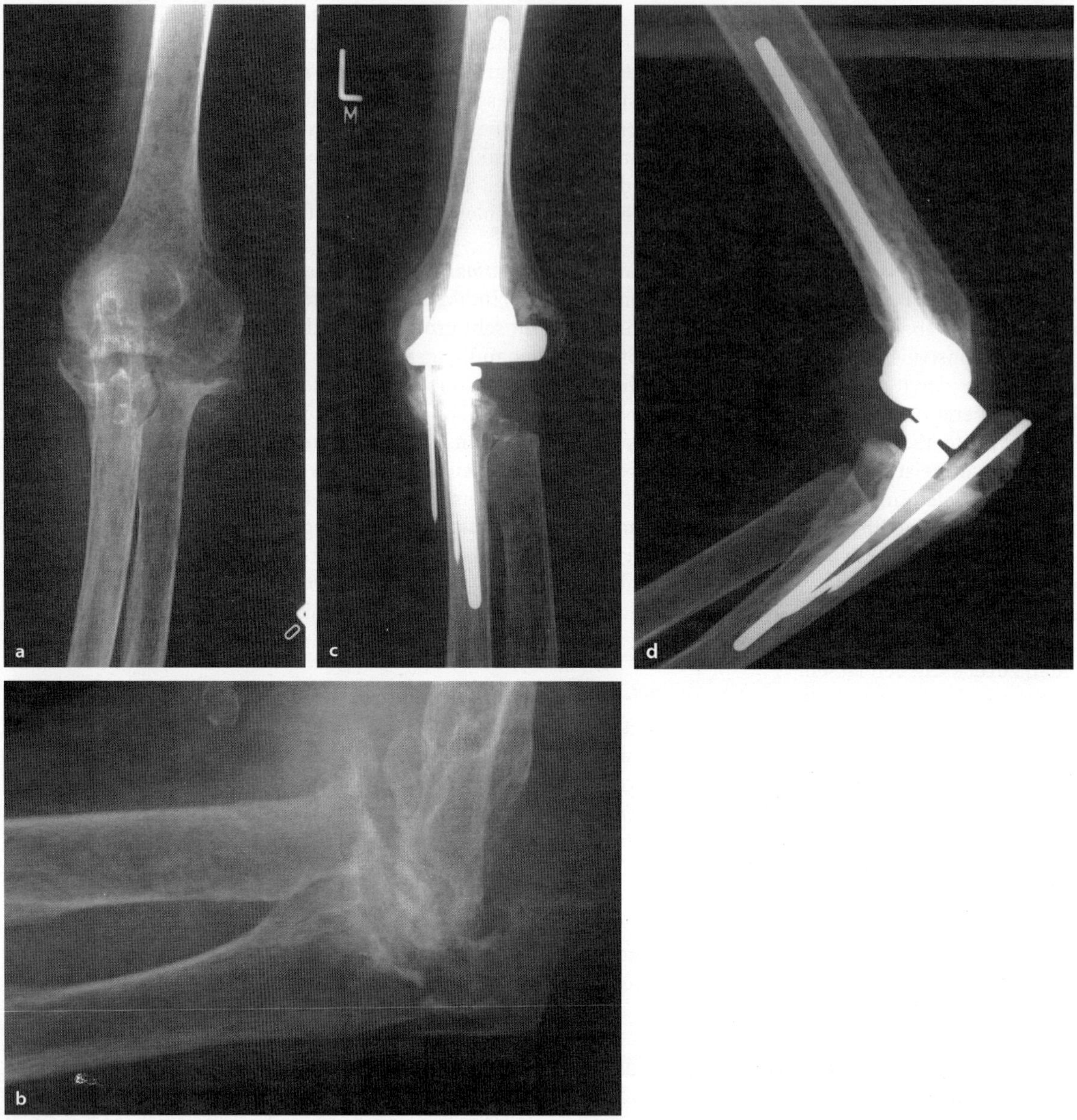

Abb. 32.6a–d. Mutilierende Verlaufsform am rechten Ellbogengelenk bei chronischer Polyarthritis mit Fraktur durch das Olekranon (**a, b**). Rekonstruktion durch gekoppelte Endoprothese und Osteosynthese mit Wiederherstellung der Belastbarkeit (**c, d**)

Handgelenk

Das rheumatische Handgelenk ist ein Schlüsselgelenk für den Einsatz der oberen Extremität. Der Befall insbesondere bei der chronischen Polyarthritis liegt nach langjährigem Verlauf fast bei 100%.

Es werden 3 Verlaufstypen unterschieden:

- destruktiver Typ,
- osteoarthrotischer Typ,
- desintegrativer Typ.

Operationsindikation

Bei der Indikation zum Gelenkersatz sind am rheumatischen Handgelenk viele Faktoren gegeneinander abzuwägen:

- Verlaufs- bzw. Destruktionstyp und zu erwartender natürlicher Verlauf der Erkrankung,
- Schmerz- und Funktionseinschränkung,
- erforderliche Belastung auf das Implantat,
- Begleitveränderungen an der betroffenen Hand (insb. Sehnenrupturen).

An therapeutischen Möglichkeiten stehen bei diesen Fällen grundsätzlich die radiolunäre Teilversteifung des Handgelenks, der Handgelenkersatz oder die vollständige Arthrodese des Handgelenks zur Wahl. Aus funktionellen Gründen bevorzugen wir unter Abwägung obiger Gesichtspunkte für unsere Patienten – insbesondere bei beidseitigem Befall – eher den Gelenkersatz.

Operationstechniken

■ **Technische Hinweise.** Es stehen nur wenige langzeiterprobte Endoprothesensysteme zur Verfügung. Die längsten und umfangreichsten Erfahrungen liegen mit den Silastik-Spacern nach SWANSON vor. Das Implantat besteht aus flexiblem, hochmolekularem Silicon.

Die Prothese wird nach Resektion der Reste der proximalen Handwurzelreihe eher locker in den aufgebohrten distalen Radius und durch das Os capitatum in die Basis des Metakarpale III eingelegt. In Wirklichkeit handelt es sich dabei um kein eigentliches künstliches Gelenk, sondern lediglich um einen Spacer, d.h. Platzhalter, der verhindert, daß die benachbarten Knochen miteinander in direktem Kontakt stehen und dadurch Probleme verursacht werden.

Es gibt noch mehrere nichtgekoppelte Endoprothesensteme aus Metall, einige als Metall-Metall-Artikulation, andere als Metall-Polyäthylen-Artikulation. Den Silastic-Prothesen vergleichbare umfangreiche und langfristige Erfahrungen liegen nicht vor. Bei diesen nichtgekoppelten Endoprothesen sind in der Literatur Dislokationen, Luxationen oder Metallabrieb beschrieben.

■ **Ergebnisse.** Bei den Silicon-Spacern belegen die klinischen Ergebnisse von kurz-, mittel- und langfristigen Nachuntersuchungen einen deutlichen Gewinn an Funktion, Kraft und Reduktion der Schmerzen an der betroffenen Hand. Durch die Möglichkeit, weiterhin Bewegungen im Handgelenk auszuführen, sind v.a. viele Tätigkeiten des Alltags wieder möglich.

■ **Spezielle Probleme.** Die Dauerhaftigkeit der Ergebnisse hängt von der Möglichkeit der Wiederherstellung der Sehnen- und Weichteilbalance ab. Als Folge des Siliconabriebes oder Bruchs der Prothese kann es zu Osteolysen kommen, die eine Revisionsoperation erfordern.

Fingergelenke

Die Fingergelenke sind am häufigsten an der rheumatischen Destruktion beteiligt. Da nicht alle Gelenke aller Finger an beiden Händen gleichzeitig betroffen sind, können die Patienten mit ihren gesunden Fingern Grundfunktionen des Greifens lange Zeit aufrechterhalten oder kompensieren.

Es entwickeln sich die typischen Deformitäten wie

- 90-90-Daumen,
- Luxation der Grundgelenke,
- Ulnardeviation der Langfinger in den Grundgelenken,
- Schwanenhalsdeformierung,
- Knopflochdeformierung.

Operationsindikationen

Die Indikation besteht aus unserer Sicht nur bei der schmerzhaften Destruktion eines oder mehrerer Langfingergrundgelenke.

- Die alleinige Ulnardeviation der Langfinger bei Subluxation oder Luxation in den Fingergrundgelenken (meist ohne Schmerzen bei vollem Faustschluß) ist in der Regel keine Indikation mehr.
- An den Fingermittelgelenken sollte der Gelenkersatz allenfalls bei Destruktionen bzw. Knopfloch- und Schwanenhalsdeformität an den weniger belasteten, aber funktionell wichtigen Fingern IV und V vorgenommen werden. Fehlstellungen und Instabilitäten dieser Gelenke sind üblicherweise eher keine Indikation für den Gelenkersatz. Sehnenimbalancen müssen rekonstruiert bzw. ausgeglichen werden.
- An Zeige- und Mittelfinger ist durch den Spitzgriff die Bandbelastung nach ulnar so groß, daß der Gelenkersatz im Fingermittelgelenk eher nicht vorgenommen werden sollte.
- Am Daumensattelgelenk kann bei schmerzhafter Destruktion ggf. mit Subluxation der Metakarpalebasis die Indikation zur Endoprothese überdacht werden.

Operationstechniken

■ **Technische Hinweise.** Der Gelenkersatz an den Fingergrund- und -mittelgelenken wird ebenfalls meist durch Swanson-Spacer vorgenommen. Es stehen auch andere nicht gekoppelte und gekoppelte Endoprothesensysteme zur zementfreien oder zementierbaren Implantation zur Verfügung. Gekoppelte Systeme sind mit einer hohen Komplikationsrate (Bruch der Implantate) behaftet. Bei nichtgekoppelten Systemen ist die typische Komplikation die Luxation des Kunstgelenks.

An den Fingergrundgelenken kommt der Rezentrierung der nach ulnar abgerutschten Strecksehnen, der Rekonstruktion des radialen Bandapparates und ggf. der Verbesserung des Zuges der Intrinsic-Muskulatur der wesentliche Part der Operation zu, um die Fehlstellung auf Dauer zu korrigieren.

■ **Ergebnisse.** Für die Siliconspacer nach Swanson stehen mittel- und langfristige Daten zur Verfügung. Sie belegen den unmittelbar postoperativ einsetzenden funktionellen Gewinn mit Verbesserung der Schmerzsymptomatik bei den oben beschriebenen Indikationen. Fehlstellung werden zuverlässig und dauerhaft korrigiert. Da es um die Implantate herum zur fibrösen „encapsulation“ kommt, resultiert postoperativ auf Dauer nur ein Bewegungsumfang von etwa 30–40° Flexion/Extension im operierten Gelenk. (Schmidt et al. 1997).

Am Daumensattelgelenk stehen Silastik-Spacer oder zementierbare Endoprothesen aus Metall-Polyäthlen-Paarungen zur Verfügung. Hier müssen die Vor- und Nachteile der Resektionsarthroplastik gegen die des Gelenkersatzes abgewogen werden. Der Gelenkersatz ermöglicht eine stabile und schmerzfreie Rekonstruktion des Gelenks (mit dem Risiko der Lockerung).

■ **Spezielle Probleme.** Spezielle Probleme aller Fingerprothesen sind

- Bruch der Prothesen,
- Einsteifung,
- Luxation des Gelenks.

Fingerendoprothesen sollten wegen der vielfältigen Probleme und der notwendigen Erfahrung in den Weichteilrekonstruktions- und -balancetechniken nur vom hand- und rheumachirurgisch Erfahrenen vorgenommen werden, da sowohl bei der Indikation zur wie der Durchführung der Operation sonst Fehlschläge nicht vermeidbar sind.

32.5.2
Untere Extremität

Rein zahlenmäßig überwiegt der Gelenkersatz der großen Gelenke der unteren Extremität die an den oberen bei weitem. Durch die erheblichen technischen Fortschritte der Endoprothetik an Hüft- und Kniegelenken in den letzten 2 Jahrzehnten ist es vertretbar, auch beim jüngeren Rheumapatienten bei entsprechender Gelenkdestruktion ein Kunstgelenk einzubauen.

Die Revisions- und Lockerungsraten sind beim Rheumapatienten meist nicht erhöht, da zwar ein reduziertes knöchernes Lager vorliegt, dies aber durch eine verminderte Belastung und damit weniger Abrieb der Gelenkflächen kompensiert wird. Im Vergleich zu Arthrosepatienten liegt das Durchschnittsalter zum Operationszeitpunkt um etwa 10 Jahre niedriger.

Hüftgelenk

Für die Destruktion des rheumatischen Hüftgelenks ist die Synovitis, manchmal aber auch eine schnell verlaufende Kopfnekrose (Steroide, erkrankungsbedingt?) verantwortlich.

Die anatomischen Gegebenheiten am Hüftgelenk unterscheiden sich bei Rheumapatienten von dem anderer Indikation dadurch, daß das Knochenlager insbesondere der Pfanne meist weniger stabil ist (rheumatische Protrusio acetabuli) und die Patienten im jüngeren Alter davon betroffen sind. Intraoperativ besteht meist eine erhöhte Blutungsneigung (rheumatische Entzündung, COX1-Wirkung nichtsteroidaler Antiphlogistika auf die Thrombozytenaggregation). Bei längerer Krankheitsdauer kommt es zur Adduktionskontraktur.

Ist aufgrund einer entzündlich bedingten Anämie eine Eigenblutspende nicht möglich, kann die präoperative Verabreichung von Erythropoetin den Hämoglobinspiegel deutlich anheben und so den Verbrauch an Fremdblut einschränken.

Operationsindikationen

Die Hauptindikation zum endoprothetischen Hüftgelenkersatz besteht in der schmerzhaften Nichtbelastbarkeit und Bewegungseinschränkung des betroffenen Hüftgelenks. Aus orthopädischer Sicht kann eine massive Flexions-Adduktions-Kontraktur, selbst wenn das betroffene Hüftgelenk wegen einer „gnädigen“ Einsteifung gar nicht mehr allzu schmerzhaft ist, eine Indikation zur Korrektur der Achsfehlstellung bei negativer Auswirkung v.a. auf das gegenseitige Kniegelenk und die Wirbelsäule sein.

Der genaue Operationszeitpunkt wird in Abhängigkeit von den Schmerzen vom Patienten unter Berücksichtigung seiner sonstigen Lebensplanung festgelegt. Bei hoher systemischer Entzündungsaktivität (BKS, CRP) und zunehmender Destruktion sollte der Eingriff eher zeitnah terminiert werden, bevor ausgedehnte Knochenverluste im Pfannenbereich auftreten, die den Gelenkersatz technisch erschweren.

Operationstechniken

■ **Technische Hinweise.** Es stehen eine Vielzahl von Endoprothesensystemen zur Verfügung. Unter Berücksichtigung von Alter und knöchernem Lager werden auch in Abhängigkeit von den persönlichen Erfahrungen des Operateurs die Endoprothesen zementfrei (Abb. 32.7a, b), zementiert oder als Hybridvariante (ein Teil, meist die Pfanne, zementfrei; der andere Teil zementiert) implantiert.

Nicht zuletzt spielt im Zeitalter der Budgetierung und Fallpauschale für die Endoprothetik der Preis der Implantate eine nicht unbedeutende Rolle (Stand 2000). Identischer Erlös für eine implantierte Hüftendoprothese unabhängig von den Kosten für das Implantationssystem:

- preiswerte zementierte Prothese: ca. 800 DM;
- Standardhybridvariante: 1500–3000 DM;
- zementfrei: 2000–5000 DM;
- Individualprothesen: bis zu 8000 DM.

In Europa werden die Endoprothesen bevorzugt zementfrei oder als Hybridvariante eingesetzt. In Amerika werden - auch bei jüngeren Patienten - zementierte oder Hybridendoprothesen (Preis?, schlechte Erfahrungen mit amerikanischen zementfreien Femurschäften) bevorzugt.

Bei einer ausgedehnten Pfannenprotrusion ist nicht selten die Rekonstruktion durch autologe/homologe Knochentransplantation oder die Verwendung spezieller Implantate (Abstützpfannen) erforderlich.

Bei noch bestehender massiver Synovitis insbesondere in der Fovea centralis sollte diese radikal ausgeräumt werden, da sonst ein weiterer Knochenverlust im Pfannenbodenbereich nicht auszuschließen ist. Auf Knochenzysten insbesondere in der druckaufnehmenden Zone des Pfannendaches ist zu achten. Die Zysten sind auszuräumen und durch autologen (selten homologen) Knochen aufzufüllen. Durch Ablösen der Sehnenansätze kontrakter Muskeln vom Trochanter major oder der Adduktoren (subkutan) können mildere Kontrakturen gelöst werden. Bei schwereren und langbestehenden Kontrakturen kann es erforderlich sein, den Tractus iliotibialis oder die Psoassehne zu verlängern.

■ **Ergebnisse.** Eine eindeutige, auf Studien basierende Aussage, welches Endoprothesensystem in welcher Verankerungstechnik für den einzelnen Patienten die besten klinischen Ergebnisse bringt, kann aufgrund der in der Literatur vorliegenden Daten nicht gemacht werden. Dies liegt nicht zuletzt daran, daß es praktisch nur firmengesponserte Langzeitstudien gibt.

Durch das Schwedische nationale Hüftendoprothesenregister, in dem in einem vom Staat und der Volvo Research Foundation finanzierten Projekt seit 1979 die Epidemiologie von 169 419 Primär- und 13 561 Revi-

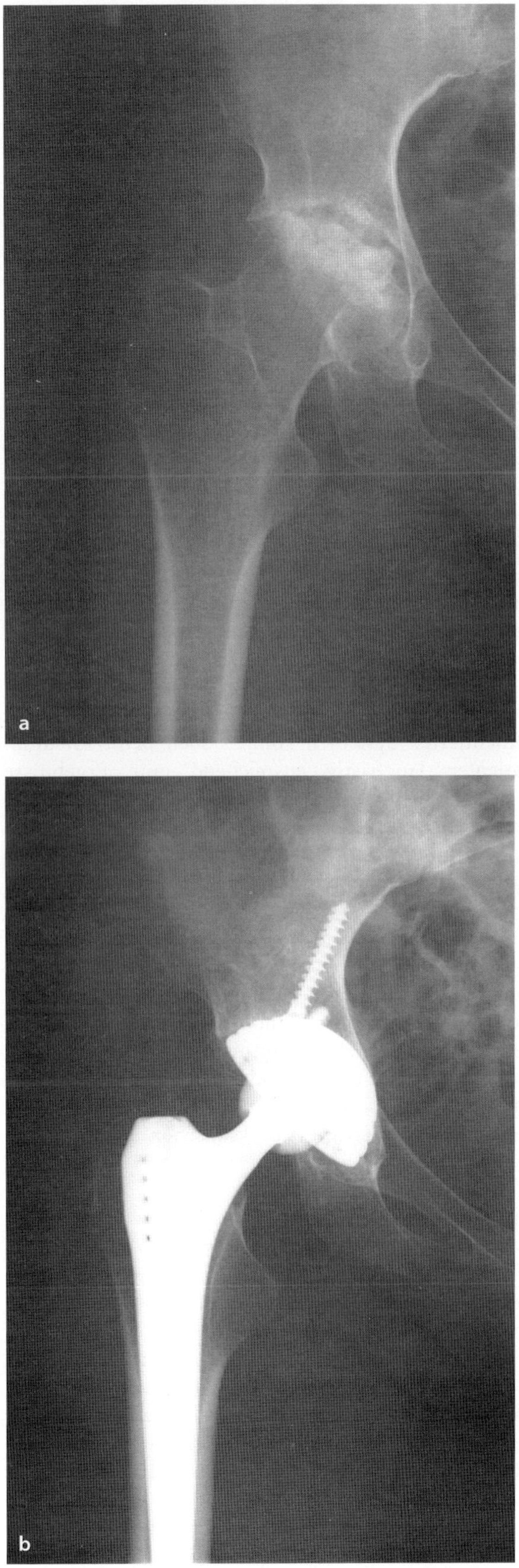

Abb. 32.7a, b. Hüftkopfnekrose bei chronischer Polyarthritis und Ersatz durch zementfreie Endoprothese

sionsoperationen erfaßt werden, können durch Analyse der Revisionseingriffe Überlebensraten (Endpunkt ist Ausbau des Implantates) der in den skandinavischen Ländern eingebauten Hüftendoprothesen errechnet werden. Diese Studie gibt vorbildhaft für die ganze Welt wichtige Informationen über die verwendeten Endoprothesensysteme, Zementierungstechniken und deren Versagensraten.

Aus Sicht eines qualitätsbewußten Handelns steht die Forderung nach endoprothesenspezifischen kontrollierten Studien von definierter Qualität (v.a. prospektiv, ausreichende Zeiträume) mit der Zielsetzung, daß in Zukunft nur noch Endoprothesensysteme implantiert werden sollten, deren Ergebnisse durch entsprechend qualifizierte Nachuntersuchungen - auch am Rheumapatienten - belegt sind. Der „Goldene Standard", an dem sich alle Prothesen messen lassen müssen, ist nach wie vor die zementierte Endoprothese.

Die klinischen und radiologischen Ergebnisse nach Hüftgelenkersatz sind auch beim Rheumapatienten als hervorragend anzusehen. Die Revisions- bzw. Lockerungsraten erfolgreicher Endoprothesensysteme liegen langfristig in einer Größenordnung von unter 5% in 10 Jahren (Malchau et al. 2000).

Durch die Verbesserung der Designs der zementfreien Systeme und der Zementiertechnik bei den zementierten Systemen können auch beim Rheumapatienten langfristig ausreichend gute Ergebnisse erzielt werden. Die epidemiologische Analyse der Schwedenstudie zeigt aber auch, daß bei den dort verwendeten Systemen (93% zementiert) junge Rheumapatienten eher gefährdet sind, eine Prothesenlockerung zu bekommen.

■ **Spezielle Probleme.** Wegen der Problematik der Prothesenlockerung sind regelmäßige radiologische Kontrollen der implantierten Endoprothesensysteme erforderlich. Aufgrund der Kenntnisse über das Auftreten von Lockerungen und die dadurch resultierenden Defizite am Knochen sollte dies am ehesten jährlich bzw. bei einer Verschlechterung der klinischen Symptomatik erfolgen.

Kniegelenk

Das rheumatische Kniegelenk weist einen deutlich häufigeren Gelenkbefall auf als z.B. das Hüftgelenk. Nach mehr als 10jährigem Verlauf sind über 90% der Gelenke von der Erkrankung betroffen.

Die anatomischen Gegebenheiten am Kniegelenk unterscheiden sich bei Rheumapatienten von dem anderer Indikation dadurch, daß die Knochenqualität deutlich vermindert ist und die Patienten im jüngeren Alter davon betroffen sind (durchschnittlich 10 Jahre jünger als Arthrosepatienten).

Verschiedene Verlaufsformen können den Gelenkersatz erforderlich machen:

- Sekundärarthrose,
- Valgusfehlstellung,
- Varusfehlstellung,
- akute Dekompensation mit sehr schlechter Knochenqualität.

Operationsindikationen

Die Indikation zum Gelenkersatz wird gestellt, wenn der Schmerz, die Fehlstellung oder andere knöcherne Veränderungen eine ausreichende Funktion und Belastbarkeit nicht mehr erlauben. Die Valgusfehlstellung ist beim Rheumapatienten häufiger. Die schmerzbedingte Einschränkung der Gehstrecke und Lebensqualität bestimmt den Operationszeitpunkt.

Operationstechniken

■ **Technische Hinweise.** Es stehen eine Vielzahl von Endoprothesensystemen zur Verfügung. Unter Berücksichtigung von Alter, den vorliegenden pathologischen Veränderungen und dem knöchernem Lager werden nicht zuletzt fußend auf den persönlichen Erfahrungen des Operateurs die Endoprothesen unikondylär, bikondylär oder als achsgeführte Prothese zementfrei, zementiert oder als Hybridvariante implantiert.

Die bikondylären Prothesen können ungekoppelt („non constrained"), halbgekoppelt („semi-constrained") oder achsgeführt („full constrained") sein und mit oder ohne gleichzeitigen Ersatz des Kniescheibengelenks implantiert werden.

Den Hybridvarianten wird beim Rheumapatienten der Vorzug gegeben (Femur zementfrei, Tibiaanteil zementiert). Ob das Kniescheibengelenk ersetzt werden soll oder auch bei fortgeschrittenen pathologischen Veränderungen nach Denervierung oder plastischer Umformung belassen werden kann, ist weiterhin in der wissenschaftlichen Diskussion, da klinische Studien mit unterschiedlichen Ergebnissen vorliegen.

Der retropatellare Ersatz wird aus technischen Gründen heute meist als zementierte Polyäthylenprothese eingesetzt.

Auch am Knie ist der Preis der Implantate eine Entscheidungsgröße (Stand 2000). Identischer Erlös für eine implantierte Knieendoprothese unabhängig von den Kosten für das Implantationssystem:

- preiswerte zementierte Prothese: ca. 2500 DM;
- Standardhybridvariante: 3000–5000 DM;
- zementfrei: 3000–6000 DM;
- achsgeführte Prothesen: bis zu 7000 DM.

■ **Ergebnisse.** Unikondyläre Schlittenprothesen haben beim Rheumapatienten innerhalb weniger Jahre eine relativ hohe Revisionsrate, die meist wegen des Befalles des nichtersetzten Kompartimentes oder wegen einer sich ausbildenden Instabilität erforderlich werden. Solange nicht aller Gelenkknorpel aus dem Gelenk entfernt ist, kann es auch immer wieder zu entzündlichen Schüben mit Ausbildung einer massiven Synovitis kommen.

Die ungekoppelten Oberflächenersatzprothesen in der Hybridvariante zeigen in Langzeituntersuchungen die geringsten Probleme hinsichtlich Lockerung der Tibiakomponente. Viele Autoren und Operateure verwenden primär – in Abhängigkeit vom intraoperativen Befund – keinen Retropatellarersatz. Die kurz- und mittelfristigen klinischen Ergebnisse unterscheiden sich nicht (Hartwig et al. 1996). Damit können die nicht seltenen Probleme mit dem retropatellaren Ersatz vermieden werden.

Halbgekoppelte oder achsgeführte Knieendoprothesensysteme werden bei groben Achsfehlern, ausgeprägter Bewegungseinschränkung oder Bandinstabilitäten und knöchernden Defiziten oder auch bei Revisionen eingesetzt. Die klinischen Ergebnisse sind auch bei schwierigen Fällen vorhersehbar gut und ermöglichen eine schnelle Rehabilitation (Böhm u. Holy 1998).

Die Lockerungsraten sind in großen internationalen Studien für alle verwendeten Prothesensysteme gering und liegen in einer Größenordnung von 0,5% pro Jahr in den ersten 10 Jahren (Knutson et al. 1994). Die Rheumapatienten unterscheiden sich hinsichtlich der aseptischen Lockerungen nicht wesentlich. Die Langzeit-Infektionsquote liegt bei den Rheumapatienten aber signifikant höher.

■ **Spezielle Probleme.** Das Problem des Retropatellarersatzes bleibt ungelöst. Die Revisionsraten mit oder ohne Ersatz innerhalb der ersten Jahre liegen bei etwa 2,5%. Der Operateur wird im Einzelfall seiner klinischen Erfahrung in Abhängigkeit von den vorliegenden pathologischen Veränderungen folgen.

Oberes Sprunggelenk

Das obere Sprunggelenk hat eine wichtige Funktion für das physiologische Abrollen des Fußes beim Gehen. Das obere Sprunggelenk ist bei der chronischen Polyarthritis eher selten isoliert destruiert. Meist handelt es sich um eine kombinierte Destruktion des unteren und oberen Sprunggelenks mit Achsfehlstellung des Fußes gegenüber dem Unterschenkel.

Operationsindikationen

Aufgrund der begrenzten Erfahrungen und der speziellen Problematik handelt es sich jeweils um eine sehr individuelle Indikationsstellung, wobei unter Abwägung der bekannten Risikofaktoren die Erforderlichkeit des Ersatzes den realistischen Erfolgsaussichten gegenübergestellt werden muß. Am ehesten besteht bei versteiftem oder intaktem unteren Sprunggelenk und isolierter Destruktion des oberen bei ausreichend stabilen knöchernen Verhältnissen die Möglichkeit, ein Implantat dauerhaft stabil zu verankern. Eine Indikation kann bei bereits erfolgtem Ersatz des Hüft- und Kniegelenks bestehen.

Operationstechniken

■ **Technische Hinweise.** Ausreichend stabile Knochenverhältnisse sind unverzichtbare Voraussetzung für die Implantation des Sprunggelenkersatzes (Thabe 1987).

Die wenigen auf dem Markt befindlichen System bestehen aus einer Metall-Polyäthylen-Kombination bzw. einem Metall-Metall-System, in das eine flottierende Polyäthylenscheibe eingelegt wird (Abb. 32.8a–c).

Die Systeme stehen in zementfreier und zementierbarer Verankerungstechnik zur Verfügung. Die Operationstechnik ist diffizil und insbesondere nach Voroperationen oder bei erheblichen anatomischen Veränderungen kompliziert.

■ **Ergebnisse.** Es gibt nur eine begrenzte Erfahrung mit dem Gelenkersatz des oberen Sprunggelenks beim Rheumapatienten. Die Komplikations- und Revisionsraten wegen Lockerung und Infekt sind hoch und liegen bei den älteren Systemen mehr als 20% in 10 Jahren. Moderne Endoprothesensysteme (S.T.A.R.; Schill et al. 1998) und die zunehmende operative Erfahrung haben aber die kurz- und mittelfristigen Ergebnisse erheblich verbessern können.

■ **Spezielle Probleme.** In wenigen Fällen kann im postoperativen Verlauf eine Talusnekrose auftreten. Eine operative Revision mit massivem Knochentransplantat (in schlecht durchblutetem Transplantatlager) ist die einzige Möglichkeit, eine belastungsfähige Situation wieder herzustellen. Bei der Revision von gelockerten Endoprothesen(teilen) kann im günstigen Falle wieder ein Implantat stabil verankert werden. Ansonsten ist die Arthrodese mit ausgiebiger autologer Knochentransplantation vorzunehmen.

Zehengrundgelenk

Das Großzehengrundgelenk ist bei den Rheumapatienten häufig betroffen. Nach langem zeitlichen Verlauf der Krankheit kann sich ein rheumatischer Vorfuß entwickeln. Dabei treten die typischen Zehendeformierungen (v.a. Hallux valgus) auf.

Operationsindikationen

Eine routinemäßige Anwendung kann derzeit nicht empfohlen werden. Einzelindikationen sind zu überprüfen und mit den Erfolgsaussichten der bekannten Verfahren der Resektionsarthroplastik bzw. der Arthrodese abzustimmen.

Operationstechniken

■ **Technische Hinweise.** Für alle Zehengelenke stehen Silastik-Spacer zur Verfügung, die grundsätzlich als Platzhalter in die Grund- und Mittelgelenke eingebracht werden können.

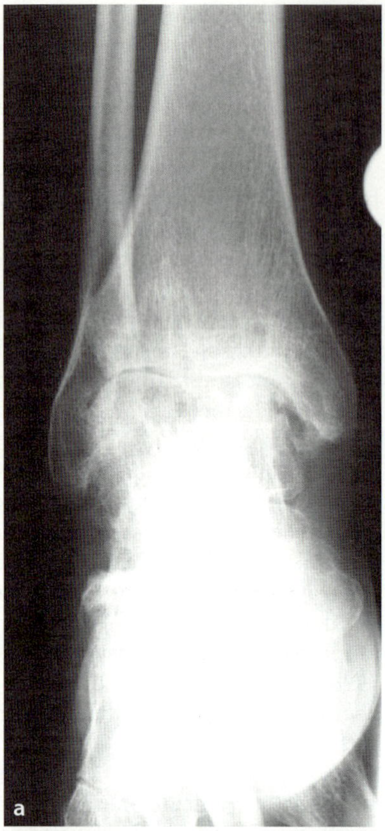

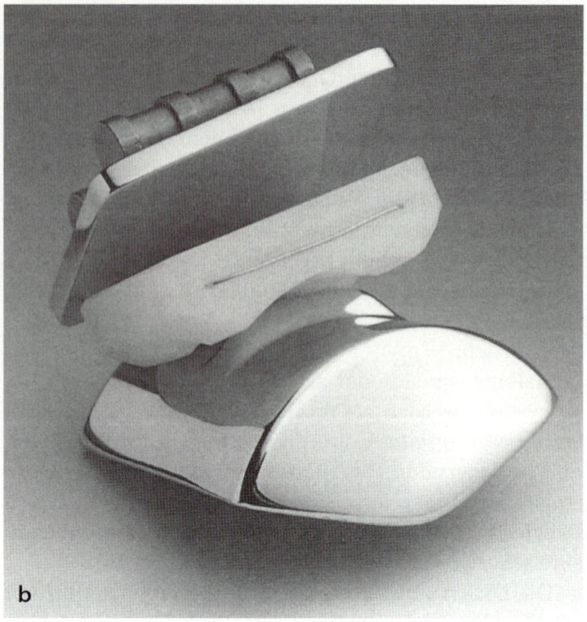

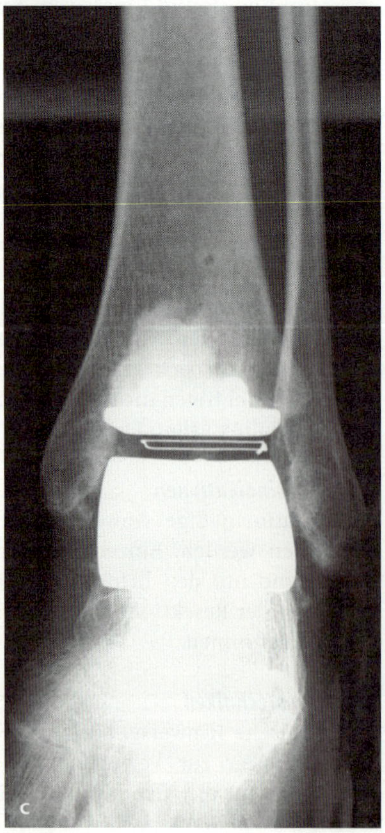

Abb. 32.8a–c. Destruktion des oberen Sprunggelenks (**a**); S.T.A.R.-Endoprothese (**b**); zementierter Gelenkersatz des oberen Sprunggelenks (**c**)

■ **Ergebnisse.** Wegen der Probleme der hohen Belastungsdrücke und der nur geringen Belastbarkeit dieser Endoprothesen sind Prothesenbrüche und daraus resultierende Probleme nicht selten.

■ **Spezielle Probleme.** Gebrochene Prothesen werden entfernt und als Resektions-Arthroplastik bzw. Arthrodese das Problem der Instabilität gelöst. Infekte im Bereich von gebrochenen Zehenendoprothesen sind nicht selten.

32.6 Arthroplastik

Die plastische Um- oder Neuformung eines Gelenks ist indiziert bei schmerzhafter Bewegungseinschränkung zur Verbesserung der Funktion. Durch die angestrebte Entfernung von Gelenkanteilen wird rein mechanisch die durch Osteophyten oder Schrumpfung von Gelenkkapsel und Sehnen verminderte Beweglichkeit wieder möglich gemacht. Zwingend einher geht mit diesem Eingriff aber immer eine Bandinstabilität des Neogelenks, das am ehesten einem Pseudogelenk entspricht.

Dieser Eingriff ist rein funktionsverbessernd gedacht und hat wegen der unvermeidlichen Instabilität seine Indikation v.a. an den Gelenken der oberen Extremität sowie an den Zehengelenken, wenngleich einzelne Autoren auch die gewichtsbelasteten Gelenke der unteren Extremität (Hüfte, Knie und oberes

Sprunggelenk) in Einzelfällen arthroplastisch umformen. In der Literatur wird die Verwendung von Interponaten (Gelenkkapsellappen, Faszie, Kutis, homologe Dura) empfohlen. Ihre Erforderlichkeit wird aber kontrovers diskutiert.

Schultergelenk

Am Schultergelenk kann die Arthroplastik als vordere Akromioplastik ggf. erweitert um die laterale Klavikularesektion und/oder die Arthroplastik des Glenohumeralgelenks durchgeführt werden.

Operationsindikationen

Die Indikation zur ventralen Akromioplastik besteht bei einem Impingementsyndrom. Die Schmerzen beim Impingementsyndrom entstehen aufgrund der räumlichen Enge zwischen Humeruskopf und der Unterfläche des Akromions, wie es beim Rheumatiker z.B. durch die funktionelle Insuffizienz der langen Bizepssehne und/oder des M. supraspinatus, eine rheumatische Bursitis subacromialis sowie die Synovitis des Glenohumeral- bzw. des Akromioklavikulargelenks verursacht sein kann.

Durch die funktionelle Untersuchung mit schmerzhaftem Bogen (Abduktion zwischen 60 und 120°) und positivem Zeichen nach Hawkins u. Kennedy (Schmerz bei Innenrotation des Oberarmes in 60° Abduktion und Ventralflexion) sowie Abduktionsschmerz kann das Impingementsyndrom gesichert werden. Die sonographische Untersuchung gibt Hinweise auf die Ursache (Beurteilung von Synovitis, Bursitis, Tenosynovitis und Zustand der Rotatorenmanschette).

Operationstechniken

Die vordere Akromioplastik kann grundsätzlich arthroskopisch durchgeführt werden. Beim Rheumapatienten liegen aber derart häufig begleitende Veränderungen vor, daß man meist einen offenen chirurgischen Eingriff vornimmt, um begleitende Rupturen der Rotatorenmanschette plastisch zu rekonstruieren.

Die laterale Klavikularesektion ist indiziert bei kaudalen osteophytären Ausziehungen oder den eher seltenen knöchernen Destruktionen mit Schmerzen bei der Armelevation und horizontalen Adduktion. Es wird dabei etwa 1 Zentimeter der lateralen Klavikula unter Erhalt der korakoklavikulären Bandverbindung reseziert und die Gelenkkapsel wieder stabil vernäht. Hierbei ist eine frühfunktionelle Nachbehandlung erforderlich.

Die Arthroplastik des Glenohumeralgelenks hat in der Vergangenheit eine wichtige Bedeutung gehabt, als noch keine optimierten Endoprothesensysteme des Schultergelenks zur Verfügung standen. Die Indikation zur Arthroplastik besteht bei den eher späteren Stadien der rheumatischen Schultergelenkdestruktion v.a. bei jungen Patienten mit schmerzhafter Funktionseinschränkung. Durch die Operation kann dabei meist nur der Schmerz positiv beeinflußt werden. Die Beweglichkeit nimmt eher nur gering zu. Bei der Operation wird der Oberarmkopf plastisch umgeformt und verkleinert.

Dies schafft die Voraussetzungen dafür, daß die plastische Rekonstruktion der Rotatorenmanschette erleichtert wird. Dieser Eingriff führt aber dazu, daß sich das Rotationszentrum des Schultergelenks nach medial verlagert und damit die muskulären Ansatzpunkte verschoben werden, so daß insbesondere die für die Abduktion und Schulterstabilität wichtige Funktion des M. supraspinatus und des M. deltoideus geschwächt werden.

Die postoperative physiotherapeutische Nachbehandlung ist aufwendig und muß ausreichend lange durchgeführt werden.

Durch die Verbesserung der endoprothetischen Möglichkeiten und die Erkenntnis, daß es wichtig ist, das Rotationszentrum des Schultergelenks zu erhalten, nimmt die Indikation zur Arthroplastik eher wieder ab.

Ellbogengelenk

Am Ellbogen tritt eine Bewegungseinschränkung bzw. Einsteifung aufgrund fibröser Verklebungen und der Ausbildung sekundärarthrotischer Veränderungen am Humerus, am Processus coronoides ulnae sowie am Radiusköpfchen relativ häufig auf.

Für die Funktion ist insbesondere der Verlust der Unterarmdrehbewegung mit der Möglichkeit die Hand frei im Raum zu positionieren und die Verminderung der Flexion, die dazu führt, daß die Hand nicht mehr zum Kopf und zum Mund geführt werden kann, bedeutsam. Hierdurch können erhebliche Einschränkungen in der hygienischen Versorgung und in den Aktivitäten des täglichen Lebens resultieren.

Operationsindikationen

In diesen späteren radiologischen Stadien 2, 3 und 4 nach Larsen besteht die Indikation, die verlorengegangene Beweglichkeit durch eine arthroplastische Umformung des sekundärarthrotischen Gelenks zu verbessern. Auch hier muß bedacht werden, daß dadurch ggf. eine instabilere Situation resultieren kann. Dies wird aber durch den Wiedergewinn der Funktion kompensiert und kann durch geeignete gelenkschützende Maßnahmen ausgeglichen werden.

Operationstechniken

Beim operativen Eingriff wird dabei das Radiusköpfchen wenn möglich unter Erhalt des Ligamentum anulare radii reseziert. Zusätzlich werden die funktionsbehindernden Osteopyhten am Olekranon sowie ventral am Processus coronoides ulnae abgetragen (erweiterte Synovektomie nach Stellbrink). Bei jüngeren Patienten kann auch die das gesamte Ellbogengelenk betreffende Arthroplastik ggf. mit Verwendung eines Interponates zur Vermeidung des Gelenkersatzes durchgeführt werden. Im postoperativen Verlauf sind zunehmende Instabilitäten und Knochenresorptionen nicht auszuschließen, die einen Gelenkersatz erforderlich machen können.

Die Arthroplastik des Ellbogengelenks ist auch möglich nach katastrophalem Versagen einer Endoprothese als palliative Rückzugsoperation.

Handgelenk

Am Handgelenk kann es durch scharfkantige Destruktionen oder sekundärarthrotische Veränderungen am Ulnaköpfchen zur Gefahr von Durchscheuerungsrupturen der ulnaren Strecksehnen und zur Einschränkung der Unterarmrotation kommen. Im Gelenk zwischen Radius und proximaler Handwurzelreihe sind ebenfalls sowohl Destruktionen wie Sekundärarthrosen denkbar.

Operationsindikationen

Die eingeschränkte Unterarmdrehbewegung sowie die drohende Gefahr von Sehnenrupturen beim sog. Caput-ulnae-Syndrom sind die Indikation für eine arthroplastische Umformung des Ulnaköpfchens. Die vollständige Resektion des Köpfchens wird zunehmend vermieden, da es zur weiteren Instabilisierung des Karpus mit konsekutivem Abrutschen nach ulnar und palmar kommen kann. Vielmehr wird man versuchen unter Erhalt, ggf. sogar Raffung des ulnaren Kapselbandkomplexes nur eine sparsame Umformung mit Abtragung des Processus styloides ulnae und weiterer Knochenvorsprünge vorzunehmen.

In der Kombination mit einer kapsulären Stabilisierung der dorsalen Handgelenkkapsel oder einer limitierten Teilversteifung des Handgelenks kann eine weitere Progredienz vermieden werden. Die komplette Resektion von etwa 1–1,5 cm der distalen Ulna ist wegen der Gefahr der Instabilität des distalen Radio-Ulnar-Gelenks mit Ausbildung einer federnden Elle und entsprechender Irritation bei Unterarmdrehbewegungen nur noch bei der totalen Handgelenkversteifung angezeigt.

Vor allem Schmerzen bei Bewegung und Belastung des Handgelenks bei weitgehender Aufhebung des Gelenkspalts zwischen Radius und der proximalen Handwurzelreihe sind für den Patienten die Indikation, sich eine Beseitigung dieser Problematik zu wünschen.

Operationstechniken

Grundsätzlich kann dies über eine arthroplastische Umformung des distalen Radius und der proximalen Handwurzelreihe ggf. mit Interposition von Gelenkkapsel und Periostlappen erfolgen. Durch die relative Verkürzung des Karpus und die im postoperativen Verlauf mögliche weitere Knochenresorption kann eine Insuffizienz v.a. der Fingerstreck-, aber auch der Fingerbeugesehnen mit Kraftverlust resultieren. Die Ergebnisse reichen v.a. hinsichtlich der dauerhaften Schmerzbefreiung nicht an die des Gelenkersatzes heran.

In der Differentialindikation von operativen Eingriffen nimmt der Stellenwert der Arthroplastik zunehmend ab, da zum einen mit der Arthrodese eine zuverlässige Schmerzbefreiung und Kraftzunahme möglich ist, zum andern als bewegungserhaltende Operation der Gelenkersatz zur Verfügung steht.

Daumensattelgelenk

Bei frühzeitigem Befall des Daumensattelgelenks kommt es auch beim Rheumapatienten zur Ausbildung einer Adduktionsfehlstellung des 1. Strahles mit Destruktion der Basis des Metakarpale wie der zugehörigen Gelenkfläche des Multangulum majus. Durch die Adduktionskontraktur und Einsteifung des Sattelgelenks entwickelt sich kompensatorisch eine Überstreckung im Daumengrundgelenk mit Insuffizienz der palmaren Knorpelfaserplatte und Instabilität.

Klinisch stehen die Schmerzen beim kraftvollen Faustschluß und bei kraftvollen manuellen Tätigkeiten sowie die Unfähigkeit, den Daumen abzuspreizen im Vordergrund. Vor allem der Schmerz ist letztlich die Indikation zur Resektions-Suspensions-Arthroplastik des Daumensattelgelenks.

Operationstechniken

Dabei wird durch die vollständige intrakapsuläre Resektion des Multangulum majus Platz zur Wiederherstellung der Beweglichkeit geschaffen. Zur Behandlung der drohenden Instabilität wird eine Fesselungsoperation der Basis des Metakarpale I an der Basis des Metakarpale II mit der halbierten Sehne des Flexor carpi radialis durchgeführt. Eine mehrwöchige Bewegungslimitierung mit nachfolgender intensiver Physiotherapie schließt sich an. Eine deutliche Zunahme der Beweglichkeit im Sattelgelenk mit wieder möglicher Abduktions- und Oppositionsfähigkeit des Daumens sowie ein schmerzgeminderter Einsatz des Daumens und damit der ganzen Hand können so erzielt werden.

Langfingergrundgelenke

In den Spätphasen der Zerstörung der Fingergrundgelenke kann es zum Auftreten von Bewegungseinschränkungen und teilfixierten Deformitäten mit Subluxation kommen. Da diese meist ohne größere Schmerzen verlaufen und von den Patienten ausreichend toleriert werden, die funktionelle Beeinträchtigung bei freier Beweglichkeit der Mittelgelenke relativ gering ist (die kleine Faust kann noch geschlossen werden) ist die Notwendigkeit der operativen Rekonstruktion an den Fingergrundgelenken selten gegeben. Die Ulnardeviation der Langfinger bei Sub/Luxation in den Fingergrundgelenken ist meist eher eine ästhetische, denn eine wesentliche funktionelle Beeinträchtigung, sofern der Faustschluß noch möglich ist.

An den Fingergrundgelenken gibt es also nur selten eine Indikationen für die Arthroplastik. Sie wird als Operationstechnik kaum mehr durchgeführt und zugunsten des Gelenkersatzes verlassen, der bei vollständigem Längenausgleich der Finger und Erhalt der Knöchelkonturen zumindest kurzfristig bessere funktionelle Resultate und biomechanisch günstigere Voraussetzungen bietet. Bei Komplikationen des Gelenkersatzes steht diese Methode alternativ als „salvage procedure" mit guten funktionellen Resultaten zur Verfügung.

Gewichtragende große Gelenke der unteren Extremität

Am Hüft-, Knie- und Sprunggelenk muß die Arthroplastik als absolute Ausnahme- und Spezialindikation insbesondere bei jugendlichen Patienten und/oder Ablehnung eines künstlichen Gelenkersatzes angesehen werden. Einzelberichte zeigen durchaus die Möglichkeit eines positiven postoperativen Verlaufes auf. Kontrollierte positive Langzeitergebnisse liegen nicht vor.

Mittelfußbereich

Die Beteiligung der Gelenke des Mittelfußbereiches am entzündlich-rheumatischen Geschehen ist eher selten. Funktionell ist zwischen der lateralen Fußsäule und der medialen Fußsäule zu unterscheiden. Lediglich an der lateralen Fußsäule ist die Beweglichkeit in den Tarsometatarsal-(TMT-)gelenken funktionell bedeutsam. Medialseitig ist die Stabilität wichtiger.

Aus diesem Grund wird bei einer Destruktion der TMT-Gelenke an Medialseite eher die Versteifungsoperation und an der Lateralseite des Fußes eher die Resektionsarthroplastik empfohlen. Dabei wird eine arthroplastische Umformung mit Einkürzung der Basen der Metatarsalia IV und V vorgenommen. Größere Zahlen und Langzeitergebnisse liegen dazu nicht vor.

Zehengelenke

Die längere Zeit bestehende Synovitis der Zehengrundgelenke führt unter der Belastung des Gehens zur Entwicklung typischer Fehlformen an den Zehengelenken. Ursache ist dabei die kapsuläre Überdehnung und die Verlagerung des Verlaufes von Streck- und Beugesehnen. Der klassische rheumatische Vorfuß ist gekennzeichnet durch die (Sub)luxation der Zehengrundgelenke mit entzündlichem Hallux valgus, seltener Hallux varus, häufig in Kombination mit Hammer- oder Krallenzehenbildung.

Massive plantare Bursabildungen und Schwielen entwickeln sich unter den durchgetretenen Mittelfußköpfchen als Folge des überhöhten Druckes. Lokale Infektionen können sich durch Wundscheuern der Haut bei Schuhdruck an knöchernen Prominenzen, bei kleinsten Verletzungen oder als Schwielenabszedierungen ausbilden. In den frühen Phasen bleiben die Gelenke trotz Subluxation und Luxation beweglich, in den Spätstadien tritt eine zunehmende Einsteifung auf.

Operationsindikationen

Die Indikation zum rekonstruktiven operativen Vorgehen ist gegeben, wenn eine schmerzhafte Funktionseinschränkung besteht, die Fußabwicklung beim Gehen erheblich beeinträchtigt ist und dieses selbst durch eine korrekte Einlagenversorgung, zugerichtete Konfektionsschuhe oder orthopädische Maßschuhe nicht mehr kompensiert werden kann. Weitere Indikationen liegen vor, wenn lokale Infektionen aufgetreten sind oder wegen der Einsteifung der Grundgelenke eine hygienische Versorgung der Zehenzwischenräume nicht mehr möglich ist und regelmäßig Hautmazerationen mit Pilzbefall auftreten.

Bei der komplexen rheumatischen Vorfußdeformität ist die Indikationsstellung zu sehr von den ästhetischen und funktionellen Anforderungen des Patienten geprägt, als daß allgemein verbindliche Richtlinien zur Indikationsstellung gegeben werden könnten. Eine Reihe von Patienten kann selbst mit massivsten und grotesken Veränderungen leben und kommt gut damit zurecht, während bei anderen Patienten selbst eher gering ausgeprägte Veränderungen einen erheblichen Leidensdruck verursachen.

Eine ausführliche gemeinsame Analyse zwischen Operateur und Patient zum vorliegenden Schadensbild des rheumatischen Fußes und die dadurch verursachten Behinderungen ist erforderlich. Im präoperativen Aufklärungsgespräch muß der Patient über die verschiedenen operativen Behandlungsmöglichkeiten – hier Arthroplastik – aufgeklärt, die hinter der geplanten Operation stehenden theoretischen Überlagungen ausreichend vermittelt und schließlich Risiken und Erfolgsaussichten realistisch besprochen werden.

Operationstechniken

Da die Veränderungen meist weitgehend symmetrisch an beiden Vorfüßen bestehen, empfiehlt sich die simultan durchgeführte Operation an beiden Vorfüßen im Rahmen einer operativen Sitzung ggf. mit zwei gleichzeitig operierenden Teams. Präoperativ sollte sich der Operateur einen genauen Überblick über die lokalen Durchblutungsverhältnisse (v.a. Pulsstatus) verschaffen und bei klinischen Hinweiszeichen auf eine periphere Durchblutungsstörung das Risiko der postoperativen Minderdurchblutung und Wundheilungsstörung abwägen.

Die operative Behandlung besteht am Großzeh in der Resektion des Mittelfußköpfchens, seltener der Grundgliedbasis mit rekonstruktiven plastischen Maßnahmen an den Sehnen (Transposition) und der Gelenkkapsel (Raffung nach tibial). Die Sesambeine werden mobilisiert, bei vorhandenen Randwulstbildungen arthroplastisch verkleinert. In Einzelfällen ist ihre Entfernung notwendig.

■ **Operation nach Hoffmann/Tillmann.** Sind an den Zehenstrahlen II–V die Grundgelenke bereits seit längerem luxiert und die Gelenke weitgehend destruiert, ist die Methode der Wahl die Resektion der Metatarsalköpfchen in der Technik nach Hoffmann in der Modifikation nach Tillmann von plantar nach wetzsteinförmiger Ausschneidung des überschüssigen plantaren Hautpolsters mit anhaftenden Bursen und Hautschwielen.

Die nach fibular aus ihrem Lager (sub-)luxierten Beugesehnen werden in ihre korrekte Position rezentriert und der zerstörte und überdehnte Kapsel-Band-Apparat rekonstruiert.

Aus Gründen der Belastbarkeit des Fußes darf dieser Eingriff nicht an einem einzelnen Zehenstrahl durchgeführt werden. Es sind immer alle 4 Zehenstrahlen zu versorgen. Dabei muß auf ein korrektes Alignement der Resektionsstümpfe geachtet werden. Sie müssen eine von tibial nach fibular harmonisch abfallende Linie bilden, die intraoperativ klinisch oder sogar durch Röntgenbildverstärker zu kontrollieren ist. Störungen des Alignements durch einen zu kurzen oder zu langen Resektionsstumpf führen bereits nach kurzer Zeit zu Überlastungsproblemen des/der zu langen Strahlen.

■ **Weil-Osteotomie.** Wenn an den Zehenstrahlen II–V die Grundgelenke zwar luxiert, aber die Gelenkflächen noch erhalten sind, sollte als partiell gelenkerhaltende Maßnahme die das Alignement verbessernde Weil-Osteotomie (Abb. 32.9a, b) mit nur teilweiser Gelenkresektion durchgeführt (Kerschbaumer et al. 1996) werden. Dabei erfolgt die Operation durch einen dorsalen Zugang. Meist müssen die verkürzten Strecksehnen verlängert werden.

Es wird eine distal beginnende, die Gelenkfläche teilende, nach proximal verlaufende horizontale Osteotomie des Metatarsale vorgenommen. Das distale Gelenkfragment wird dann mit dem Fingerdruck nach proximal verschoben und so der Druck von der Plantarseite des Fußes weggenommen. Nach einer Osteosynthese mit Minischraube wird das überstehende Knochenende entfernt. Durch die Verkürzung des Metatarsale ist praktisch immer eine Reposition der nach dorsal luxierten Grundgliedbasis möglich.

Erste eigene Nachuntersuchungen auf dem Laufband und mit der Fußdruckpunktmessung ergeben Hinweise darauf, daß mit dieser Methode der physiologische Abrollvorgang besser wiederhergestellt werden kann als mit den reinen Resektionsverfahren.

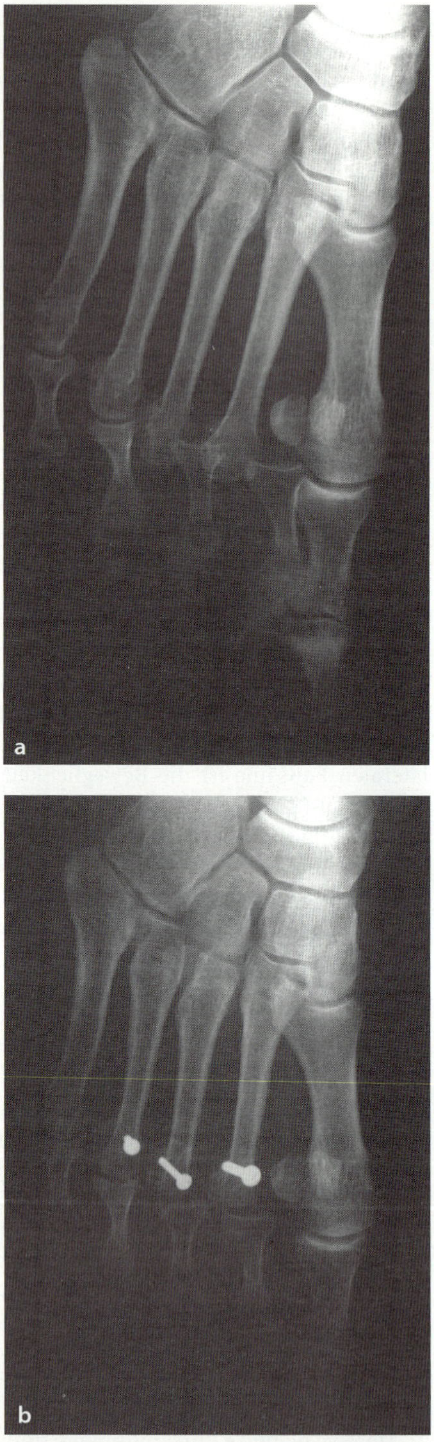

Abb. 32.9a, b. Luxation der Zehengrundgelenke II und III bei chronischer Polyarthritis bei weitgehend intakten Gelenkkonturen (**a**), Rekonstruktion des Alignements mit Beseitigung der Luxation durch Weil-Osteotomie (**b**)

Hammerzehen – Krallenzehen

Vergleichbar den rheumatischen Veränderungen an der Hand kommt es auch am Fuß zu speziellen Zehendeformierungen:

- Hammerzehe,
- Krallenzehe.

Die fixierten Deformitäten führen meist durch Schuhdruck zu Schwielenbildung (Hammerzehe: dorsal = Hühnerauge; Krallenzehe: plantar am Endglied).

Operationsindikationen

Die Indikation zur operativen Korrektur wird vergleichbar den anderen Zehendeformitäten gestellt, wenn die funktionelle Beeinträchtigung den Patienten stört oder lokale Infektionen auftreten. Grundsätzlich ist es möglich, einzelne Hammer- oder Krallenzehen bei einem Einzeleingriff zu korrigieren. Meist liegt aber eine komplexe rheumatische Vorfußdeformierung vor, so daß die Zehendeformierungen gleichzeitig mit der Korrektur der Vorfußdeformität korrigiert werden.

Operationstechniken

Bei der typischen, arthrogen fixierten Hammer- und Krallenzehe erfolgt die arthroplastische Gelenkumformung durch Resektion des Grund- bzw. Mittelgliedköpfchens mit sehnenplastischen Maßnahmen. Nicht selten kommt es postoperativ zu einer fibrösen Einsteifung des operierten Gelenks in Streckstellung. Dieses stellt durchaus ein erwünschtes Ausheilungsergebnis dar.

Die Ergebnisse der komplexen operativen Eingriffe am maximal deformierten rheumatischen Vorfuß werden in der subjektiven Einschätzung von mehr als 90% der Fälle von den Patienten als gut und sehr gut eingestuft.

Radiologische Nachuntersuchungen zeigen, daß nicht selten ein Rezidiv der Hallux-valgus-Deformierung auftritt. Zusätzlich kommt es selbst bei großzügiger Resektion der Mittelfußköpfchen in einem Großteil der Fälle zur Ausbildung eines Neogelenks mit Verbreiterung der Resektionsstümpfe des Metatarsalia ohne wesentliche negative Auswirkungen auf die Belastbarkeit des operierten Fußes.

Postoperativ ist eine Versorgung mit Hallux-valgus-Nachtschienen und einer neuen Einlagenversorgung mit retrokapitaler Querabstützung, Vorfußweichbettung sowie Zurichtungen am Konfektionsschuh (meist Ballenrolle und Sohlenversteifung) erforderlich. Nur im Ausnahmefall, v.a. bei Beteiligung des Mittel- und Rückfußes ist die Verordnung von orthopädischen Maßschuhen nach einer Zehenarthroplastik wirklich indiziert (Zacher 1995; Zacher u. Sell 1991).

32.7 Arthrodese

Die Indikation zur Gelenkversteifung besteht in den Situationen, in denen es durch die rheumatische Zerstörung und/oder Instabilität eines Gelenks dazu kommt, daß der daraus resultierende Funktionsverlust sogar den Einsatz einer ganzen Extremität gefährden kann.

Bei der Arthrodese wird der Verlust an Beweglichkeit in dem betroffenen Gelenk durch die Wiederherstellung der schmerzfreien Belastbarkeit mehr als kompensiert. Aus diesem Grund ist die Versteifungsoperation ein sehr dankbarer, die Funktion häufig entscheidend verbessernder Eingriff. Sie kommt an den Gelenken in Betracht, wo die Beweglichkeit ohne wesentliche funktionelle Einbußen zugunsten der wiederhergestellten schmerzfreien Belastbarkeit geopfert werden kann.

32.7.1 Obere Extremität

Fällt an der oberen Extremität ein Gelenk der gesamten Gliederkette aus (Ausnahme: Ellbogengelenk), so kann durch die anderen frei beweglichen Gelenke eine weitgehende funktionelle Kompensation erfolgen. Die Beeinträchtigung ist minimal. Andererseits kann ein schmerzhaftes und damit nicht belastbares Gelenk die ganze Gliederkette zum Ausfall bringen. Zielsetzung an der oberen Extremität ist v.a. die Beseitigung einer ausgeprägten Gelenkinstabilität oder anderweitig nicht beherrschbarer Schmerzzustände.

Schultergelenk

Am rheumatischen Schultergelenk besteht das funktionelle Problem der Gelenkdestruktion in der bereits frühzeitig schmerzhaft eingeschränkten Beweglichkeit. Sobald die Gelenkzerstörung fortschreitet, nimmt auch die Zerstörung der Anteile der Rotatorenmanschette und deren funktioneller Ausfall zu. Die Indikation zur Arthrodese des Schultergelenks beim Rheumapatienten muß überlegt werden, wenn aufgrund des Ausmaßes der knöchernen Schäden und bei fehlenden Möglichkeiten, die Rotatorenmanschette zu rekonstruieren eine Endoprothese nicht mehr in Betracht gezogen wird.

Die Arthrodese wird als übungsstabile Plattenarthrodese (ggf. Doppelplatte) vorgenommen. Auf eine korrekte Einstellung des Schultergelenks intraoperativ ist zu achten, damit insbesondere der Mund mit der Hand erreicht werden kann.

Die Nachbehandlung kann bei ausreichend stabilen Knochenverhältnissen bereits nach wenigen Tagen frühfunktionell ohne zusätzliche äußere Ruhigstellung erfolgen. Die Mobilisierung des Thorakoskapulargelenks ist für das Ausmaß der postoperativen Beweglichkeit des Armes gegen den Rumpf wichtig.

Durch die Arthrodese kann der Schmerz sehr zuverlässig beseitigt werden. Komplikationen sind selten und treten v.a. als operationstechnische Probleme bei der Osteosynthese in osteoporotischem Knochen auf.

Ellbogengelenk

Das es für das Ellbogengelenk keine funktionell akzeptale Stellung bei einer Versteifung gibt, wird auf andere mobilitätserhaltende Operationen ausgewichen. Ist aus medizinischen Gründen eine Arthrodese nicht zu umgehen (insbesondere persistierende nicht beherrschbare Infektion), wird als Arthrodesenposition die Versteifung in 90°-Beugestellung empfohlen.

Handgelenk

Der Spontanverlauf der Gelenkdestruktion an der rheumatischen Hand kann in 3 unterschiedlichen Arten verlaufen:

- als sekundärarthrotischer Typ,
- als Desintegrationtyp,
- als versteifender Typ.

Sowohl der sekundärarthrotische wie der spontan einsteifende Typ stellen eine Spontanheilungsvariante dar, die keine weiterreichenden Auswirkungen auf die benachbarten Gelenke hat. Beim Desintegrationtyp führen die entzündlichen Veränderungen dazu, daß das Handgelenk instabil und damit nicht mehr einsetzbar wird.

In der Frühphase der Desintegration wird die Bandverbindung zwischen Radius und proximaler Handwurzelreihe locker; es kommt zur skapho-lunären Dissoziation. In der Spätphase weicht die proximale Handwurzel vollständig auseinander, der karpale Kollaps mit Verkürzung der Handwurzel, Subluxation oder Luxation des Karpus tritt auf.

Operationstechniken

■ **Radiolunäre Arthrodese.** In der Frühphase der Desintegration (erkenntlich an der skapholunären Dissoziation: Abstand zwischen Lunatum und Skaphoid über 5 mm) kann die vollständige Desintegration der Handwurzel durch eine limitierte Arthrodese zwischen Radius und dem Os lunatum aufgehalten werden. Diese wird durch Titanklammern (Shapiro) oder mittels Schrauben vorgenommen. Je nach intraoperativer Stabilität kann eine mehrwöchige äußere Ruhigstellung im Handgelenk durch eine Schiene erforderlich sein.

Nach diesem Eingriff bleibt eine Handgelenkbeweglichkeit meist im Umfang von Flexion/Extension 20–0–20 möglich. Die weitere Volar- und Ulnarluxation der Hand kann so zuverlässig verhindert werden (Sell et al. 1996)

■ **Arthrodese des Handgelenks.** Besteht eine totale Zerstörung der Handwurzel mit Luxation oder ein Infekt des Gelenks, so daß eine Endoprothese nicht möglich scheint, so kann die Indikation zur Handgelenkprothese bestehen. Diese wird auch bei manuellen Schwerarbeitern eher bevorzugt.

Es sind mehrere Operationsverfahren möglich:

- Die Versteifung nach den Regeln der AO (Arbeitsgemeinschaft für Osteosynthesefragen) wird durch eine Plattenosteosynthese zwischen Radius und 2. oder 3. Mittelhandknochen vorgenomen (Abb. 32.10a–d).

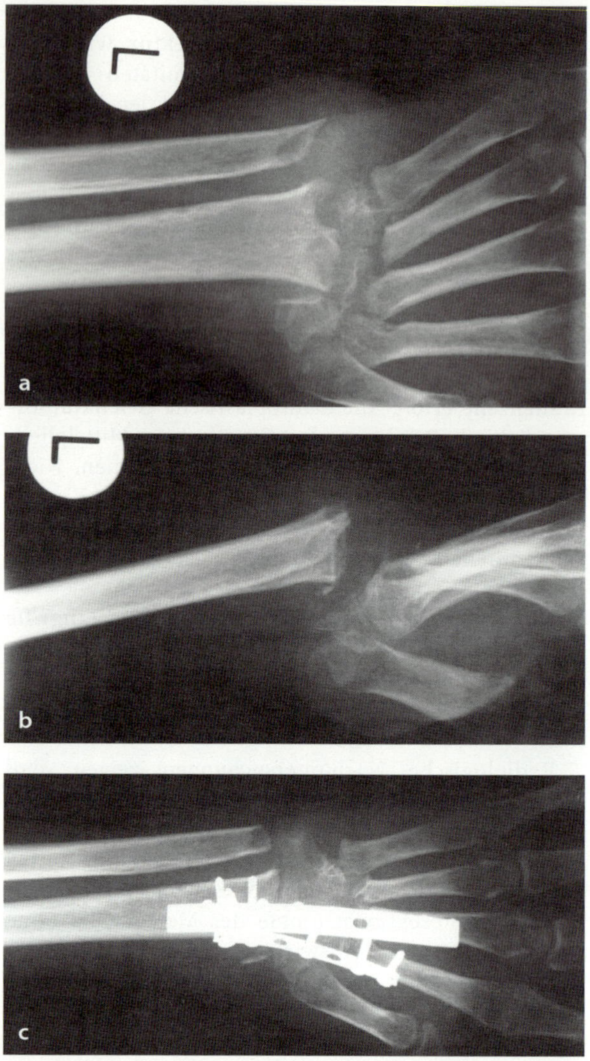

Abb. 32.10a–d. Junger Mann mit Mutilation des Handgelenks bei chronischer Polyarthritis; präoperativer Befund mit ausgeprägten Knochenverlusten der Handwurzel und des distalen Radius (**a, b**). Versorgung durch Doppelplattenarthrodese mit interponiertem autologem Beckenkammspan (**c, d**)

- Bei der Methode nach Mannerfeldt erfolgt die Stabilisierung durch einen vom 3. Metakarpale her in den Radius eingebrachten Rush-Pin mit Verklammerung des Karpus. Es ist auch möglich, einen kräftigen autologen Beckenkammspan zimmermannsartig in eine Nut vom Radius über den Karpus in die Metakarpalebasis III einzubringen und mit Schrauben zu fixieren.

Postoperativ ist in Abhängigkeit von der Primärstabilität der Osteosynthese eine zusätzliche äußere Ruhigstellung in Gips oder Schiene erforderlich. Die krankengymnastische Beübung der Finger erfolgt in der Regel ab dem ersten postoperativen Tag, da sonst eine Verklebung der Strecksehnen droht.

Die Ergebnisse sind zwar durch den Verlust der Flexion und Extension im Handgelenk, aber durch eine Wiederherstellung des kraftvollen Einsatzes der Hand gekennzeichnet. Eine wichtige Rolle spielt die Stellung der Hand zum Unterarm. Eine geringe Flexionsstellung verbessert v.a. die Selbstversorgung im hygienischen Bereich, schwächt aber die Handkraft.

Eine geringe Dorsalextension stärkt die Handkraft, macht aber ggf. die hygienische Versorgung im Intimbereich unmöglich. Diese Probleme und die vom Patienten an die Einsetzbarkeit der Hand gestellten Anforderungen müssen bereits ausführlich vor der Operation geklärt, mit dem Patienten besprochen, ggf. durch Simulation im Gips getestet und bei der Wahl der Arthrodesenstellung berücksichtigt werden.

Langfingergelenke

Operationsindikationen

Instabilität oder Einsteifung in funktionell ungünstiger Stellung des Gelenks sind die beiden Hauptindikationen zur Versteifung an den Langfingergelenken. Vor allem die Instabilität des Mittelgelenks an Zeige- und Mittelfinger hindert den kraftvollen Spitz- und Grobgriff. Ist es bei der Knopflochdeformität zu einer fibrösen Einsteifung des Mittelgelenks in Überstreckstellung gekommen, stellt dies eine derart erhebliche funktionelle Beeinträchtigung dar, daß die Arthrodese in Funktionsstellung, d.h. leichter bis mittelgradiger Beugestellung angezeigt ist.

Dies gilt auch für die Knopflochdeformität ab einem fixiertem Streckdefizit von etwa 60°. An den Fingerendgelenken ist die Instabilität, die einen kraftvollen Griff verhindert, die Indikation.

Bei der Psoriasis-Arthritis sind diese Veränderungen sehr häufig; im Einzelfall kann sogar an allen Langfingerendgelenken beider Hände die Arthrodese erforderlich werden. Aufgrund der kleinen knöchernen Verhältnisse sind die technischen Anforderungen an den Fingerendgelenken besonders hoch und die Komplikationsrate (Pseudarthrose) dort höher als an den Mittelgelenken.

An den Fingergrundgelenken ist selbst bei Instabilität und Luxation eine ausreichend schmerzfreie Funktion gegeben oder durch eine Endoprothese zu verbessern, so daß dort praktisch keine Indikation zur Versteifungsoperation besteht.

Operationstechniken

Bei der Operation werden die knorpeltragenden Gelenkflächen angefrischt und im angestrebten Flexionswinkel aufeinander gestellt. Die operative Stabilisierung wird durch Schraubenosteosynthese, Drahtzuggurtung oder Titanklammern vorgenommen. Der knöcherne Durchbau dauert mindestens 4 Wochen. Eine frühfunktionelle Behandlung ist unmittelbar postoperativ möglich.

Kombinationseingriffe an den Beugesehnen eines Fingers und eine simultane Versteifung des Mittelgelenks sind aus funktionellen Erwägungen nicht möglich.

Daumengelenke

Der Daumen ist der funktionelle Widerpart der Langfinger und deshalb erheblichen Belastungen in der normalen Funktion der Hand ausgesetzt. Als Folge der rheumatischen Synovitis und der instabilitätsfördernden funktionellen Belastung kann sich eine palmare Luxation im Grund- und eine Instabilität im Endgelenk entwickeln. Das Vollbild der Knopflochdeformierung am Daumen heißt 90/90-Daumen.

Operationsindikationen

Die Indikation zur Arthrodese steht bei der schmerzhaften Instabilität oder bei der ausgeprägten Funktionsbehinderung, wenn der Daumen durch die Fehlstellung in die Hohlhand eingeschlagen ist und ein Spitzgriff zum Zeige- und Mittelfinger nicht mehr möglich ist. Auch mutilierende Veränderungen (v.a. bei der Psoriasis-Arthritis) stellen eine Versteifungsindikation dar.

Operationstechniken

Die Versteifung wird v.a. als Schrauben- oder Zuggurtungsosteosynthese vorgenommen. Es können auch Daumengrund- und -endgelenk in einer Sitzung versteift und somit eine Totalkorrektur der 90/90-Deformität vorgenommen werden. Technische Komplikationen sind selten. Der Funktionsgewinn der Daumengrundgelenkarthrodese ist sehr hoch.

32.7.2 Untere Extremität

An Hüft- und Kniegelenk sind die Ergebnisse des künstlichen Gelenkersatzes auch bei Erforderlichkeit im jungen Lebensalter derart überzeugend und es bestehen auch bei Versagen eines Kunstgelenks derart vielfältige Rückzugsmöglichkeiten, daß die Indikation zur Arthrodese nur noch als absolute Ausnahme gestellt wird.

Die Gelenke des Fußes stellen die Hauptindikation zur Arthrodese an der unteren Extremität dar, da hier eher weniger geeignete gelenkersetzende Verfahren zur Verfügung stehen, die ausreichend gute funktionelle Ergebnisse, ihre Langzeithaltbarkeit und günstige Revisionsmöglichkeiten erst noch unter Beweis stellen müssen.

Hüftgelenk

Operationsindikationen

Am Hüftgelenk besteht die Indikation in den Fällen bei jungen Menschen, wenn es bei posttraumatischen, infektiösen und/oder dysplastischen Veränderungen, die unabhängig zur rheumatischen Erkrankung bestehen, nicht möglich oder sinnvoll ist, ein künstliches Gelenk stabil und dauerhaft zu verankern.

Operationstechniken

Die Versteifungsoperation ist technisch aufwendig. Sie besteht in einer Beckenverschiebeosteotomie mit Einstellung des entknorpelten Hüftkopfes in die entknorpelte Pfanne und einer stabilen Osteosynthese durch eine spezielle Kreuzplatte. Das Hüftgelenk wird in leichter Beugestellung und neutraler Abduktionsstellung eingestellt. Eine lange Ruhigstellungs- und Entlastungsphase schließt sich an. Selbst bei optimalem Ausheilungsergebnis ist mit einer Überbelastung der unteren Lendenwirbelsäule und daraus resultierenden Bandscheibenproblemen im Laufe der Jahre zu rechnen.

Kniegelenk

Operationsindikationen

Am Kniegelenk ist beim Polyarthritiker die Versteifung angezeigt, wenn es nach Gelenkinfekt oder infiziertem Gelenkimplantat zur Wiederherstellung einer belastungsfähigen unteren Extremität nicht zu umgehen ist. Sie stellt also eher einen palliativen oder Rückzugseingriff dar.

Operationstechniken

Die Stabilisierung der beiden Knochen wird in Form einer Doppelplattenosteosynthese (nach den Regeln der AO), durch übergreifende transartikuläre Nagelung oder mit einem individuellen Arthrodesenimplantat durchgeführt. Es wird dabei eine geringe Beugestellung des Kniegelenks eingestellt und darauf geachtet, daß das versteifte Bein mindestens 1 cm verkürzt ist, um beim Gehen das freie Durchschwingen ohne Zirkumduktion des Beines zu erlauben. Der knöcherne Durchbau nimmt 3–4 Monate in Anspruch. Je nach Osteosyntheseverfahren ist eine länger dauernde Entlastung notwendig.

Sprunggelenke und Fußwurzel

An den Fußgelenken steht rein zahlenmäßig die Fehlstellung und Destruktion des unteren Sprunggelenks im Vordergrund. Es kann dabei zu einer gemeinsamen, teilweisen oder isolierten Beteiligung der 3 Anteile des unteren Sprunggelenks kommen:

- Talokalkaneargelenk (vorderer und hinterer Anteil),
- Talonavikulargelenk,
- Kalkaneokuboidalgelenk.

Die rheumatische Zerstörung des oberen Sprunggelenks tritt meist erst später oder isoliert auf. Die Zerstörung und strukturelle Fehlstellung des oberen und/oder unteren Sprunggelenks kann dazu führen, daß ein schmerzfreies Belasten unmöglich wird. Meist ist dies am unteren Sprunggelenk kombiniert mit einer Valgus-, seltener mit einer Varusfehlstellung.

Operationsindikation

Die Indikation zur operativen Versteifung besteht, wenn es durch konservative Maßnahmen inklusive der korrekt vorgenommenen orthopädischen Schuhversorgung nicht mehr gelingt, ein schmerzloses oder ausreichend schmerzarmes Belasten zu ermöglichen. Darüber hinaus kann die korrigierende Einstellung des Fußes in Vorbereitung eines Kniegelenkersatzes notwendig sein, um das zu implantierende Kunstgelenk nicht durch Fehlbelastung zu gefährden.

Ob nur ein, 2 oder alle 3 Gelenkabschnitte des unteren Sprunggelenks oder zusätzlich sogar das obere Sprunggelenk versteift werden sollen, hängt vom Befall und Ausmaß der Fehlstellung ab. Werden nur einzelne Rückfußgelenke versteift, kann es zur Überlastungsarthrose oder später auftretenden Destruktion der Nachbargelenke mit dem Erfordernis von Anschlussarthrodesen kommen.

Operationstechniken

Das untere Sprunggelenk wird am häufigsten versteift. Dazu benutzt man meist Schrauben und Klammern in Kombination (Abb. 32.11a, b). Die isolierte Versteifung des oberen Sprunggelenks (meist bei Sekundärarthrosen) wird durch Schrauben vorgenommen und ist, wenn keine gröberen Fehlstellungen bestehen, grundsätzlich auch als arthroskopischer Eingriff durchführbar.

Die simultane Versteifung des oberen und unteren Sprunggelenks ist technisch aufwendig. Aus biomechanischen Gründen kommt es dabei nicht selten zu einer Pseudarthrose (v.a. bei Rauchern) in einem der 4 betroffenen Gelenkabschnitte.

Postoperativ ist eine ausreichend lange Immobilisierung im Gips (mindestens 12 Wochen) mit anschließender orthopädischer Schuhversorgung (z.B. bei pantalarer Arthrodese 18 cm hoher Feststellabrollschuh mit Berliner Kappe) mindestens für die Dauer eines Jahres erforderlich.

Rheumatisch zerstörte Gelenke der Fußwurzel (meist Gelenk zwischen Os naviculare und Os cuneiforme mediale) werden versteift, wenn die dadurch verursachten Schmerzen auch durch einen korrekten orthopädischen Schuh und andere konservative Maßnahmen nicht zu beherrschen sind. Manchmal ist die Arthrodese der medialen Tarsometatarsalgelenke erforderlich.

Großzehengrundgelenk

Zum Vollbild der rheumatischen Vorfußdeformierung gehört der Hallux valgus. Bei Langzeitverläufen und entsprechendem Zuwarten kann der Hallux-Winkel mehr als 60° betragen und die Zehen über- und untereinander zu liegen kommen. Durch die Resektionsarthroplastik kann die Problematik zwar primär gut korrigiert werden. Langzeitergebnisse zeigen aber bald

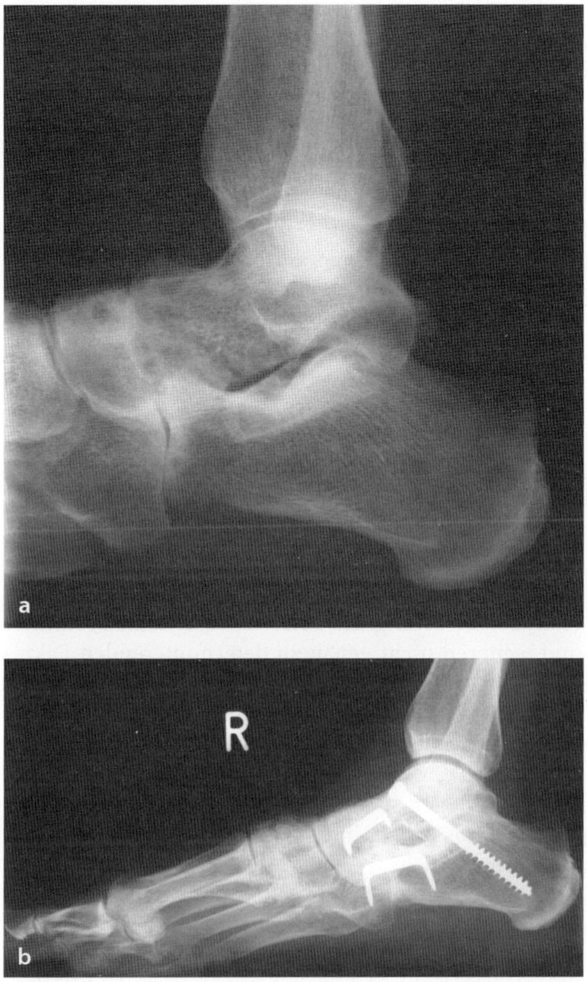

Abb. 32.11a, b. Rheumatischer Knickfuß mit vorwiegendem Befall des Talonavikular- und des Kalkaneokuboidalgelenks (**a**); Triplearthrodese mit Osteosynthese durch Schraube und 2 Klammern (**b**)

Rezidive des Hallux valgus und kraftlose Instabilitäten bei zu ausgiebiger Resektion oder schmerzhafte Einsteifungen bei zu geringer Resektion.

Operationsindikationen
Deshalb besteht bei ausgeprägten Fehlstellungen des Hallux valgus (ab etwa 60° Hallux-Winkel) die Indikation zur Versteifung des Großzehengrundgelenks. Sie bietet die Gewähr der Wiederherstellung der kraftvollen Vorfußabwickelung und Verhinderung eines Rezidivs der Halluxfehlstellung.

Operationstechniken
Die operative Versteifung wird nach Korrektur der knöchernen Fehlstellung durch eine Osteosynthese mit Kleinfragmentplatte, transartikulärer Verschraubung, speziellen Krampen oder als Zuggurtungsosteosynthese vorgenommen. Postoperativ ist eine mindestens 4wöchige Entlastung erforderlich. Die erwünschte Frühmobilisierung der Patienten kann durch Verwendung sog. Vorfußentlastungsschuhe beschleunigt realisiert werden. Die postoperative Schuhversorgung soll durch Anbringen einer Ballenrolle am Konfektionsschuh das Abrollen erleichtern.

Eigene Untersuchungen am Laufband mit Analyse der auftretenden Bodenreaktionskräfte und Fußdruckpunkte bestätigen die in der Literatur gefundenen Ergebnisse, daß die Vorfußabwickelung nach Arthrodese kraftvoller ist als nach reiner Arthroplastik. Als wesentliche Komplikationen nach operativer Versteifung am Großzeh können Pseudarthrosen auftreten, die einer operativen Rearthrodese bedürfen.

Zehenmittelgelenke
Zum Vollbild des maximalen rheumatischen Vorfußes zählen auch Hammer- und Krallenzehen. Deren Beseitigung gehört in das umfassende Behandlungskonzept der operativen Korrektur der rheumatischen Vorfußdeformität. Bei der Operation wird das Mittelgelenk durch eine spezielle Operationstechnik versteift: Pin-in-hole-Arthrodese (das angespitzte Ende des Grundgliedes wird durch ein Loch in der Mittelgliedbasis versenkt). Die Komplikationsrate dieses Eingriffs ist gering. Die Ergebnisse dauerhaft stabil.

32.8 Sonstige Operationen

Eine Reihe weiterer Eingriffe wird meist in Ergänzung zur Synovektomie, aber auch bei anderen operativen Verfahren durchgeführt, um spezielle, zusätzlich zur Synovitis des Gelenks vorliegende Probleme operativ zu sanieren.

32.8.1 Gelenktoilette

Im Rahmen der Spätsynovektomie an den unterschiedlichen Gelenken werden alle diejenigen Strukturen, die im Gelenk die Mechanik behindern können, operativ entfernt. Diese Gelenktoilette wird v.a. an Knie-, Schulter- und Ellbogengelenk vorgenommen.

Kniegelenk
Am Kniegelenk werden Briden, abgelöste und lockere Meniskusanteile, freie Gelenkkörper, große Fibrinmassen oder große funktionsbehindernde Osteophyten entfernt. Bei den Spätsynovektomien an der oberen Extremität ist die Erweiterung zur Gelenktoilette für die Wiederherstellung der ungehinderten Beweglichkeit entscheidend. Es können dadurch lang anhaltende funktionelle Verbesserungen erzielt werden.

Kombinationseingriffe
Die Kombinationseingriffe an den unteren Extremitäten werden wegen der verbesserten Ergebnisse des Gelenkersatzes zunehmend verlassen, da meist nur kurzfristige funktionelle Besserungen möglich sind und die sich entwickelnde Sekundärarthrose mit ihrem eigenständigen Krankheitsverlauf die Patienten mit dem Ergebnis des Eingriffs unzufrieden werden läßt. Der durch die Operation zu erzielende Zeitgewinn bis zum erforderlichen Gelenkersatz ist meist nicht so sehr groß, daß unter Abwägung von Operationsrisiko und Erfolg dieser Eingriff sinnvoll erscheint.

32.8.2 Korrekturosteotomie

Bei den entzündlich-rheumatischen Gelenkerkrankungen kann es bei der Kombination von Achsfehlstellungen an den unteren Extremitäten und persistierender Synovitis zu einer rapiden Dekompensation der betroffenen Gelenke kommen.

Operationsindikation
Aus diesem Grund muß die Indikation zu korrigierenden Osteotomien an Femur und Tibia immer dann gestellt werden, wenn es v.a. bei jungen Patienten durch Fehlwachstum zu einer Achsabweichung gekommen ist oder wenn eine noch durch Umstellungsosteotomie therapierbare unikompartmentale Arthrose des Kniegelenks besteht.

Hüftgelenk
Am Hüftgelenk werden Pfannendysplasien bei juveniler chronischer Arthritis durch Pfannenschwenkoperationen in einen physiologischen Bereich hinein korrigiert. Selten kann eine intertrochantere varisierende, ggf. derotierende Korrekturosteotomie am proximalen Femur erforderlich werden, um die druckaufnehmende Zone der Hüftgelenkpfanne zu verbessern (Thabe 1997).

Kniegelenk
Am Kniegelenk besteht die Indikation zur varisierenden Tibiakopfosteotomie auch im späteren Lebensalter bei vorbestehender Varusarthrose. Durch eine suprakondyläre Extensionsosteotomie kann eine knöchern fixierte Beugekontraktur beseitigt werden. Alle Verfahren sind nötigenfalls mit einer Synovektomie zu kombinieren. Die erforderliche Osteosynthese muß übungsstabil erfolgen (Cave: Osteoporose).

Fuß
Korrigierende Osteotomien an den kleinen Röhrenknochen des Fußes sind v.a. bei der Weil-Osteotomie angezeigt. Sie erfolgen ggf. in Kombination mit anderen rekonstruktiven Maßnahmen bei maximaler Spreizfußdeformierung (Intermetatarsalwinkel zwischen I und II größer als 15°).

32.8.3 Behandlung von Knochenzysten

Eine Reihe von Patienten mit chronischer Polyarthritis neigen zur Ausbildung großer gelenknaher Knochenzysten. Ab einer bestimmten Größe besteht Frakturgefährdung. Diese Zysten findet man v.a. am distalen Radius (sog. Mannerfelt-Krypte), am Olekranon, an den Femurkondylen, an Tibia- und Humeruskopf.

Operationsindikation
Die Dringlichkeit der Operationsindikation hängt von der Einschätzung der Stabilitätsgefährdung, aber auch von der Progredienz der Größenzunahme dieser Zysten ab. Diese wird u.a. beeinflußt von der Krankheitsaktivität, der Belastung des betroffenen Gelenkabschnittes und weiteren nicht genau zu determinierenden Faktoren. Nicht selten ist zur Abklärung der Stabilitätsgefährdung eine Computertomographie erforderlich.

Bei anzunehmender Frakturgefährdung besteht die Therapie in der Zystenausräumung und Auffüllung mit auto/homologer Spongiosa (Abb. 32.12a, b). In Einzelfällen ist zusätzlich eine Osteosynthese zur Stabilisierung erforderlich.

Solange keine Frakturgefährdung besteht, kann durch regelmäßige radiologische Verlaufskontrollen eingeschätzt werden, ob eine Größenzunahme und Beeinträchtigung der subchondralen Gelenkflächen oder der Kortikalis erfolgt.

32.9 Halswirbelsäule

Die Halswirbelsäule des Rheumatikers wird wegen der Häufigkeit ihres Befalls als 5. Extremität bezeichnet. Von der klinischen Bedeutung sind es folgende typische Veränderungen, die an der rheumatischen Halswirbelsäule auftreten:

- atlantoaxiale Dislokation,
- Destruktion der Atlantookzipitalgelenke,
- pseudobasiläre Impression,
- subaxiale Instabilitäten,
- Osteolysen der Dornfortsätze von C6 und C7.

Die Brisanz der beschriebenen Veränderungen liegt v.a. in der Möglichkeit der Beeinträchtigung des Halsmarkes durch die Instabilität, einen gleichzeitig vorhandenen synovialen Pannus um den Dens axis und durch passive bzw. unkontrollierte Extrembewegungen wie sie

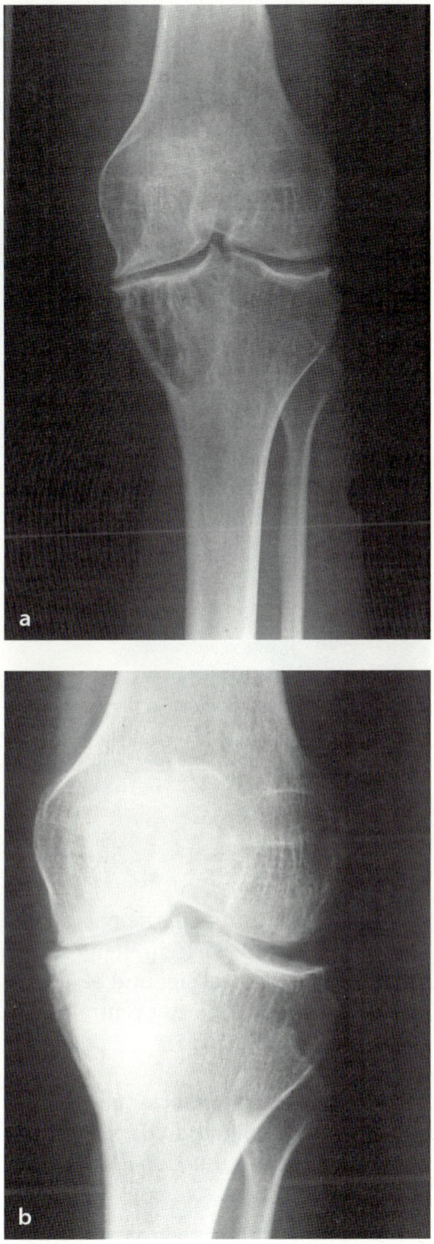

Abb. 32.12a, b. Große stabilitätsgefährdende Zyste im Tibiakopfbereich bei junger Patientin mit chronischer Polyarthritis (**a**). Auffüllung mit autologer Spongiosa und simultan durchgeführter Synovektomie und Gelenktoilette (Debridement; **b**)

grundsätzlich beim Nachtschlaf, bei Beschleunigungsverletzungen und letztlich auch während einer Narkose denkbar sind.

Klinik und Diagnostik

Die klinischen Zeichen sind in den frühen Stadien relativ unspezifisch. Die radiologischen Veränderungen müssen durch Funktionsaufnahmen im seitlichen Strahlengang und letztlich durch die Kernspintomographie ergänzt werden.

Die rheumatische Halswirbelsäule bei der juvenilen chronischen Arthritis und bei den seronegativen Spondarthritiden neigt zur spontanen Fusion aller Halswirbelsäulensegmente mit entsprechender funktioneller Einschränkung der Beweglichkeit oder sogar Einsteifung in vermehrter Halskyphose und/oder Fehlrotation des Kopfes.

Die eingesteifte Halswirbelsäule kann das Gewicht des Kopfes nur noch sehr schlecht balanzierend übernehmen. Spontanfrakturen mit und ohne Dislokation der vollkommen versteiften Halswirbelsäule bei banalem Sturz auf das Gesäß sind beschrieben.

Atlantoaxiale Dislokation (AAD)

Die Synovitis des peridentalen Raums bewirkt eine Insuffizienz bis völlige Strukturzerstörung des Ligamentum atlantis transversum und der Ligg. alaria. Dadurch kann der Kopf mit dem 1. Halswirbel nach ventral luxieren. Die grenzwertige atlantoaxiale Distanz liegt bei 4–6 mm. Ab dieser Distanz muß von einer völligen Insuffizienz der ligamentären Stabilisierung ausgegangen werden.

■ **Klinik und Diagnostik.** Eine Beeinträchtigung des Halsmarkes ist möglich, wenn der dorsale Abstand zwischen Vorderseite des hinteren Atlasbogens und Rückseite des Dens axis unter 10 mm beträgt. Da die peridentale Synovitis in den konventionellen Röntgenaufnahmen nicht eingeschätzt werden kann, ist bei entsprechender klinischer Symptomatik und radiologischen Zeichen der Instabilität die kernspintomografische Untersuchung angezeigt.

■ **Operationsindikation.** Die Indikation zur operativen Stabilisierung besteht bei neurologischen Ausfällen, zunehmender klinischer Symptomatik und ggf. bei erheblicher radiologischer Instabilität in den Funktionsaufnahmen. Art und Ausmaß der Stabilisierung hängen vom Befall weiterer Strukturen ab.

■ **Operationstechniken.** Bei alleiniger AAD erfolgt die Fusion von dorsal meist in der Kombination von stabiler Osteosynthese (transpedikuläre Verschraubung, Drahtcerclagen oder Klammersysteme) mit einer autologen Spanplastik. In Abhängigkeit von der erzielbaren Primärstabilität der Spondylodese ist postoperativ zusätzlich eine mehr oder minder immobilisierende externe Ruhigstellung erforderlich.

Destruktion der Atlantookzipitalgelenke

Die Synovitis der Gelenke zwischen Atlas und Okziput kann auf Dauer zum Knorpelverlust und schließlich zur knöchernen Destruktion führen.

■ **Klinik und Diagnostik.** Knackende Geräusche bei der Kopfneigung und schmerzhafte Bewegungseinschränkung sowie Hinterhauptschmerzen sind die klinischen Zeichen. Die Atlantookzipitalgelenke sind – insbesondere bei Rotationsfehlstellung – nicht immer korrekt konventionell radiologisch darstellbar. Im Rahmen der präoperativen Kernspintomographie kann aber entschieden werden, ob hier weitgehendere Zerstörungen der Knochensubstanz mit Defekten vorliegen, die es erforderlich machen, zusätzlich zur Spondylodese von Atlas und Axis auch dieses Gelenk zu fusionieren.

■ **Operationstechniken.** Technisch erfolgt die Fusion von C0–C2 meist über spezielle Platten oder Okzipitalschrauben mit Drahtcerclagen. Auch hier ist eine autologe Knochentransplantation zur dauerhaften knöchernen Überbrückung erforderlich.

Bei Komplikationen der Wundheilung (z.B. nach längerdauernder Intensivtherapie) mit Offenliegen der Okzipitalplatten kommen zur Deckung des Hautdefektes Rotationsplastiken der Kopfhaut in Betracht.

Pseudobasiläre Impression

Die Insuffizienz des Bandapparates zwischen Hinterhaupt, C1 und C2 sowie die Zerstörung der Atlantookzipitalgelenke können zu einem relativen Höhertreten der Densspitze führen. Der Dens kann sogar in das Foramen magnum eindringen. Diese pseudobasiläre oder sogar basiläre Impression kann Druck auf das Stammhirn ausüben.

■ **Operationstechniken.** Die operative Therapie der Wahl besteht in der ventralen transoralen Resektion des Dens mit dorsaler Spondylodese zwischen C0 und C2.

Bei einer akuten Querschnittsituation, die durch eine pseudobasiläre Impression bei massiver peridentaler Synovitis (gesichert durch die Kernspintomographie) verursacht ist, kann eine akute Verbesserung der Symptomatik durch eine transorale bildwandlergesicherte Steroidinjektion in den peridentalen Raum in Narkose erfolgen. Im Intervall ist dann die erforderliche Densresektion mit Spondylodese möglich.

Subaxiale Instabilitäten

Durch die Synovitis der ligamentären Verbindungen der Wirbelgelenke kommt es auch dort zur Instabilität, die in der anteflektierten Funktionsaufnahme durch die typische treppenförmige Versetzung der Wirbelkörperhinterkanten gekennzeichnet ist. Die klinischen Zeichen sind bei fehlender Irritation des Halsmarks lokale Halswirbelsäulenbeschwerden ohne Ausstrahlung in die Arme. Bei Druckerscheinungen auf das Halsmark sind neurologische Ausfälle möglich. Die Problematik und Brisanz der Veränderungen liegt auch hier in der Instabilität.

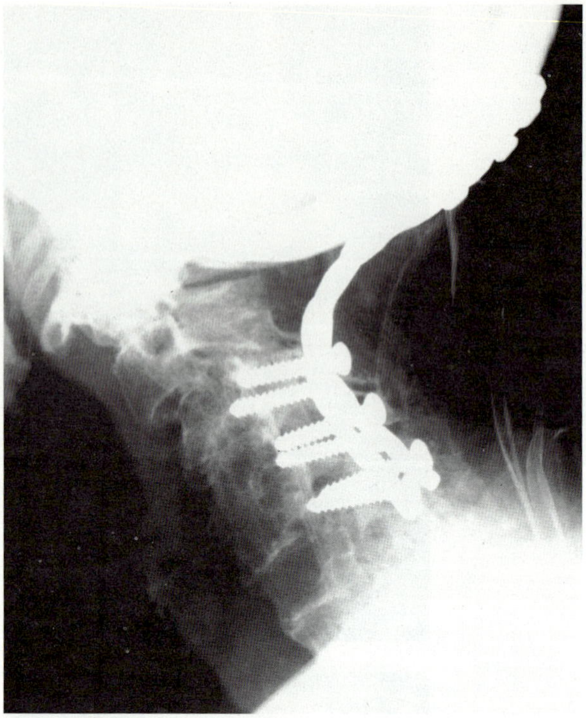

Abb. 32.13. Versteifung der gesamten Halswirbelsäule durch Plattenosteosynthese bei kombinierter atlantoaxialer und subaxialer Instabilität

■ **Operationstechniken.** Die operative Therapie ist bei kontinuierlichem Fortschreiten oder bei neurologischen Ausfällen angezeigt und besteht in der Spondylodese, die je nach Höhe von ventral bzw. dorsal durchgeführt wird (s. Abb. 32.13).

Osteolysen der Dornfortsätze von C6 und C7

Diese Veränderungen sind zwar typisch, stellen aber keine Operationsindikation dar.

32.10 Anästhesiologische Probleme

Im Rahmen der operativen Behandlung beim Rheumapatienten ergeben sich eine Reihe anästhesiologischer Besonderheiten, die Berücksichtigung finden müssen.

Im Rahmen der präoperativen anästhesiologischen Visite müssen die speziellen Probleme der antirheumatischen medikamentösen Therapie, mögliche Interaktionen dieser Medikamente mit den während des Anästhesieverlaufes zu verwendenden Substanzen und alle funktionellen Probleme (insbesondere Kontrakturen und Instabilitäten) des Rheumapatienten, die mit der Durchführung einer Narkose interferieren können, erfragt und untersucht werden.

Gefürchtet sind Veränderungen der rheumatischen Halswirbelsäule. Bei asymptomatischen Patienten ist eine routinemäßige präoperative Röntgenkontrolle nicht unbedingt erforderlich. Klinische Symptome, die auf eine entzündliche Beteiligung der Halswirbelsäule hindeuten, sollten durch konventionelle Röntgenaufnahmen mit Funktionsaufnahmen im seitlichen Strahlengang abgeklärt werden.

Lagerung

Es ist nicht selten für den schwerbehinderten Rheumapatienten mit Kontrakturen an mehreren Gelenken sehr unangenehm, lange Zeit in unbequemer Haltung auf dem Operationstisch zu liegen. Hier haben sich spezielle Lagerungstechniken (Vakuummatratzen mit „Nußfüllung" wie sie im Rettungsdienst eingesetzt werden, oder verschieden große Lagerungskissen aus Silikonmaterial) bewährt. Da die Patienten auch eher anfällig für Auskühlung sind, sollten entsprechende Wärmematten Anwendung finden.

Narkoseverfahren

Die meisten Extremitäteneingriffe können im Prinzip sowohl in Vollnarkose (Intubationsnarkose bzw. Verwendung einer Larynxmaske) wie in regionalen Anästhesieverfahren (alle Verfahren der Plexusanästhesie, Spinalanästhesie, Epiduralanästhesie und intravenöse Regionalanästhesie) durchgeführt werden. Selbstverständlich ist ein in den entsprechenden Verfahren geübtes Anästhesieteam notwendig: Es müssen insbesondere die personellen und technischen Voraussetzungen gegeben sein, jederzeit auf eine Vollnarkose, ggf. mit fiberoptischer Intubation, überzugehen.

Bei Eingriffen an der oberen Extremität muß bei der Wahl des Anästhesieverfahrens die Beweglichkeit und Abspreizfähigkeit im Schultergelenk mit berücksichtigt werden. Mit dem Interskalenus-Brachial-Plexus-Verfahren ist es selbst am Schultergelenk möglich, die Eingriffe in einer regionalen Anästhesie durchzuführen.

Bei den seronegativen Spondarthritiden können technische Probleme eine regionale rückenmarknahe Anästhesieform erschweren. Es kommt dort zu Verknöcherungen der Längsbänder bis hin zur knöchernen Versteifung. Die Entfaltungsmöglichkeit der Lendenwirbelsäule ist erheblich eingeschränkt. Als alternative Technik kann ein lateraler Zugang in Höhe von L3/4 am sitzenden Patienten in Frage kommen.

Da die Dura im Rahmen der Grunderkrankung postentzündlich nicht selten mit der knöchernen Begrenzung des Rückenmarkraums verklebt, kann eine epidurale Regionalanästhesie erschwert oder gar unmöglich gemacht werden. Hier muß ggf. auf eine Spinalanästhesie ausgewichen werden.

Die Versteifung der rheumatischen Halswirbelsäule v.a. bei juveniler chronischer Arthritis oder bei den seronegativen Spondarthritiden oder eine Beteiligung der Krikoarythyroidgelenke kann eine normale Intubation unmöglich machen, so daß eine (ggf. sogar nasale) fiberoptisch unterstützte Intubation erforderlich werden kann. Diese sollte grundsätzlich, sofern keine regionalen Anästhesieformen möglich sind, nach Versteifungsoperationen an der Halswirbelsäule oder am okzipitozervikalen Übergang oder bei den typischen Problemen der rheumatischen Halswirbelsäule (Pseudobasiläre Impression, atlantoaxiale Dislokation oder subaxiale Instabilitäten) angewendet werden, um die Intubationsprobleme zu minimieren.

Bei den Instabilitäten der rheumatischen Halswirbelsäule sind Extrembewegungen des Kopfes in Relaxation zu vermeiden. Wirklich gefährlich ist aber v.a. die Ventralflexion, die zur Myelonkompression führen kann. Aus diesem Grund muß während des gesamten Narkoseverlaufes eine jederzeit korrekte Kopfpositionierung (evtl. Lagerung in einer speziellen Silikonschale oder Verwendung einer Halskrawatte) gewährleistet sein.

Langzeitsteroidempfänger

Dem Rheumapatienten, der längerfristig höherdosierte Mengen an Kortikosteroiden genommen hat, droht eine Nebennierenrindeninsuffizienz mit der Unfähigkeit, im perioperativen Streß ausreichend körpereigene Steroide zu produzieren (Addison-Krise).

Bei den Patienten, die in den letzten 6 Monaten einen Kortisonstoß erhalten oder dauerhaft Steroide eingenommen haben, wird bei großen Operationen wie Gelenkersatz großer Gelenke ein sog. Kortison-cover-Schema eingesetzt (s. Übersicht).

Kortison-cover-Schema
- Präoperativ am Vorabend: 100 mg Hydrokortison
- Präoperativ am Morgen: 100 mg Hydrokortison
- Intraoperativ: 100 mg Hydrokortison
- 1. postoperativer Tag: 100 mg Hydrokortison
- Dann ausschleichend bis zur Erhaltungsdosis

Bei kleineren operativen Eingriffen hat sich eine vorübergehende, auf wenige Tage begrenzte Dosiserhöhung auf das 10fache der täglichen Steroiddosis als ausreichend erwiesen.

Antibiotikaprophylaxe

Infolge der medikamentösen Therapie, die immunsuppressiv wirkt, und der entzündlich-rheumatischen Grunderkrankung ist die körpereigene Abwehr des Rheumapatienten geschwächt. Aus diesem Grund wird eine routinemäßige perioperative Antibiotikaprophylaxe mit einem gut knochen- und synovialisgängigen Medikament, das insbesondere gegen die typischen „orthopädischen Keime" Staphylococcus aureus und Staphylococcus epidermidis wirksam ist, vorgenommen.

Es ist dabei erforderlich, daß zum Operationszeitpunkt ausreichend hohe Wirkstoffkonzentrationen im Operationsgebiet vorliegen. Das heißt, rechtzeitige Gabe des Antibiotikums vor Anlegen einer Blutsperre oder -leere bei Eingriffen an den Extremitäten. Bei Verwendung von Knochenzement zur Fixierung von Implantaten wird diesem ebenfalls ein Antibiotikum beigemischt.

Thromboseprophylaxe

Rheumapatienten haben wegen ihrer entzündlichen Grunderkrankung eher ein erhöhtes Thromboserisiko, welches durch eine Therapie mit nichtsteroidalen Antiphlogistika nur bedingt kompensiert wird.

Eine routinemäßige perioperative Thromboseprophylaxe gehört zum Standard der Behandlung. Sie besteht aus mehreren Komponenten:

- Aktivierung der Muskelpumpe durch Frühmobilisation, aktive und passive („continous passive motion“) krankengymnastische Maßnahmen,
- Erhöhung des passiven Blutrückstroms durch Verwendung von individuell angepaßten Kompressionsstrümpfen,
- niedermolekulare Heparinprophylaxe.

Perioperatives Blutmangement

Da Rheumapatienten häufig eine normochrome und normozytäre Anämie haben, kommt fremdblutparenden Maßnahmen eine wichtige Aufgabe zu. Die operativen Eingriffe in der Peripherie der Extremitäten werden routinemäßig in Blutleere durchgeführt, so daß intraoperativ kein Blutverlust entsteht. Sorgfältige Blutstillung hilft den postoperativen Blutverlust zu minimieren. Bei Eingriffen am Schultergelenk hat sich bei uns eine milde, intraoperativ medikamentös gesteuerte Hypotension bewährt, um das Operationsgebiet übersichtlich zu halten und den Blutverlust zu minimieren. Die Höhe des Mitteldruckes wird um 70 mmHg eingestellt, sofern keine Kontraindikationen durch internistische Begleiterkrankungen vorliegen.

Die Eigenblutspende kann bei fehlender oder grenzwertiger Anämie durchaus in Erwägung gezogen werden. Durch die stimulierende Gabe von Erythropoetin ist auch bei einer Reihe dieser Patienten eine Eigenblutspende möglich. Das intra- und in den ersten 6 h postoperativ anfallende Blut aus dem Operationsgebiet kann aufbereitet und retransfundiert werden.

Literatur

Böhm P, Holy T (1998) Is there a future for hinged prostheses in primary total knee arthroplasty? A 20-year survivorship analysis of the Blauth prosthesis. J Bone Joint Surg 80B:302–309

Hartwig CH, Beyer J, Zacher J (1996) Das Miller-Galante Knieendoprothesensystem ohne alloarthroplastischen Ersatz der Kniescheibenrückfläche – erste klinische Ergebnisse. Akt Rheumatol 21:144–148

Kajino A, Yoshino S, Kameyama S, Kohda M, Nagashima S (1997) Comparison of the results of bilateral total knee arthroplasty with and without patellar replacement for rheumatoid arthritis. A follow-up note. J Bone Joint Surg 79 A:570–574

Kerschbaumer F, von Salomon D, Lehr F (1996) Der rheumatische Vorfuß. Orthopäde 25:354–361

Knutson K, Lewold S, Robertsson O, Lidgren L (1994) The Swedish knee arthroplasty register. A nation-wide study of 30,003 knees 1976–1992. Acta Orthop Scand 65:375–386

Malchau H, Herberts P, Södermann P, Odén A (2000) Prognosis of total hip replacement. Update and validation of results from the Swedish national hip arthroplasty registry 1979–1998. Scientific Exhibition, 67th Annual Meeting of AAOS, 15–19 March 2000, Orlando, USA

Mannerfelt L, Norman O (1969) Attrition ruptures of flexor tendons in rheumatoid arthritis caused by bony spurs in the carpal tunnel. J Bone Joint Surg 51B:270–277

Roggenbuck C, Zacher J (1997) Zur arthroskopischen Synovektomie des Kniegelenks bei der Rheumatoiden Arthritis. Z Rheumatol. 56:190–199

Sell S, v. Hintzenstern K, Willms R, Zacher J (1996) Radiolunäre Arthrodese – ein präventiver Eingriff bei der Handgelenkbeteiligung der chronischen Polyarthritis. Akt Rheumatol 21:27–32

Schill S, Biehl C, Thabe H (1998) Sprunggelenkendoprothesen: Mittelfristige Ergebnisse nach Thompson-Richards und STAR Prothesen. Orthopäde 27:183–187

Schmidt K, Willburger RE, Miehlke RK, Witt K (1999) Ten-year follow-up of silicone arthroplasty of the metacarpophalangeal joints in rheumatoid hands. Scand J Plast Reconstruct Surg Hand Surg 33:433–438

Schmidt K, Miehlke RK, Rupprecht R (1995) Zur Frage der offenen oder arthroskopischen Synovektomie des Kniegelenks bei chronischer Polyarthritis. Akt Rheumatol 20:212–220

Schwyzer HK, Loehr JF, Simmen BR (1998) Indikationen zur Schulterendoprothese bei degenerativen und entzündlichen Erkrankungen. Ther Umsch 55:203–209

Sturm T, Kisslinger E, Wessinghage D, Bayer M (1995) Chronische Polyarthritis und Carpaltunnelsyndrom. Nachuntersuchungsergebnisse. Z Rheumatol 54:56–62

Thabe H (1987) Die endoprothetische Vesorgung des oberen Sprunggelenks bei rheumatoider Arthritis. Akt Rheumatol 12:38 - 40

Thabe H (1997) Praktische Rheumaorthopädie. Chapman & Hall, Weinheim

Zacher J (1995) Die orthopädie-technische Versorgung bei rheumatischen Gelenkerkrankungen. Jahrbuch der Orthopädie. Biermann, Zülpich, S 1–9

Zacher J, Sell S (1991) Der rheumatische Fuß und seine orthopädie-technische Versorgung. Orthop Prax 27:726–731

Kapitel 33

Implantate und Biomaterialien

33

J. Zacher

Inhalt

Die Idee, zerstörte Gelenke durch künstliche zu ersetzen, hat seit Jahrhunderten viele Chirurgen beschäftigt und dazu bewegt, nach Lösungen zu suchen. Die Elfenbeinimplantate des Themistokles Gluck, bei tuberkulösen Gelenken implantiert, konnten aus Gründen des Asepsis nicht dauerhaft funktionieren. Die grauenhaften Verstümmelungen der Gelenke von Soldaten und Zivilisten als Folge des 2. Weltkriegs, die daraus resultierenden Erfahrungen mit der Implantation von Osteosynthesematerialien, der allgemeine Fortschritt der Operationskunst und letztlich auch der zunehmende Anspruch der Bevölkerung führten zur Entwicklung der Endoprothetik.

Nach anfänglichen Fehlschlägen begann der Siegeszug durch die weite Verbreitung der Zementiertechnik und das Prinzip der Low-friction-Arthroplastik nach Charnley in den späten 1960er Jahren. Auf eine Zeit der Euphorie folgte die aus Fehlschlägen resultierende Periode der Ernüchterung und Verbesserung aller an der Endoprothetik beteiligten Faktoren.

Heute stehen für praktisch alle Gelenke des Körpers Implantate zur Verfügung. Große Verbreitung finden v.a. die Endoprothesen der Hüft- und Kniegelenke. Hier haben sich optimierte Operations- und Verankerungstechniken etabliert. Die kurz- und mittelfristigen Ergebnisse sind hervorragend.

Lange Zeit wurde die Fixation der Implantate mit dem Knochenzement als Hauptproblem angesehen. Die Verbesserung der Zementiertechnik sowie das Übergehen auf zementfreie Prothesen mit nachweisbarem Einwachsen der Implantate in den Knochen lassen diese Problematik in den Hintergrund treten. Die Alterung des Knochenzementes und seine Zerrüttung sind aber immer noch ein grundsätzliches Problem der Langzeithaltbarkeit von Endoprothesen.

Als wesentliches Problem stellt sich heute aber die abriebbedingte Osteolyse und damit Lockerung der Implantate dar. Diese ist insbesondere durch den Abrieb des Polyäthylens bedingt. Ab einem gewissen Ausmaß an angefallenem Polyäthylenabrieb kann das umgebende Gewebe nicht mehr damit fertig werden. Es resultiert eine Osteolyse, die letztlich zur Auslockerung der Endoprothese führen kann.

33.1 Metallische Implantate

Für die Herstellung von Endoprothesen (v.a. Hüftendoprothesenschaft, Pfannen und Knieendoprothesen) werden metallische Werkstoffe verwendet. Als Standardmetalle kommen „stainless steel" und Co-Cro-Mo-Legierungen zum Einsatz. Diese haben den Vorteil der hohen Bruchsicherheit, sind aber chemisch und biologisch nicht inert.

Dies führte zur Entwicklung und Verwendung von Titanlegierungen. Diese ermöglichen bei entsprechender Oberflächengestaltung (Aufrauhung, Titan-mesh, Sinterung von Kugeln usw.) ein direktes An- und Einwachsen des Knochens an das Implanat und damit eine dauerhaft zementfreie Verankerung.

Titanlegierungen haben aber eher eine rauhe und weiche Oberfläche, die zur Artikulation mit dem Polyäthylen praktisch nicht geeignet ist. Eine Härtung der Titanoberfläche kann durch Stickstoffimplantation erfolgen.

33.2 Modulare Endoprothesen

Da keiner der verwendeten Werkstoffe alle gewünschten Eigenschaften allein in sich trägt, werden heute Endoprothesen aus verschiedenen Materialien miteinander kombiniert.
Für das Hüftgelenk kann dies eine zementierte Polyäthylenpfanne oder zementfreie Titanschale (Pressfit oder geschraubt) sein mit Inlay aus:

- Polyäthylen,
- Metall,
- Metall-PE-Sandwichkombination,
- Keramik oder
- Keramik-PE-Sandwichkombination.

Der Schaft ist in der Regel aus Metall („stainless steel", Co-Cro-Mo- oder Titanlegierung).

Auf den Schaft wird zur Artikulation mit der Pfanne ein Kopf aufgesteckt. Dieser kann aus folgenden Materialien sein:

- „stainless steel",
- Co-Cro-Mo,
- Aluminumoxidkeramik,
- Zirkonia.

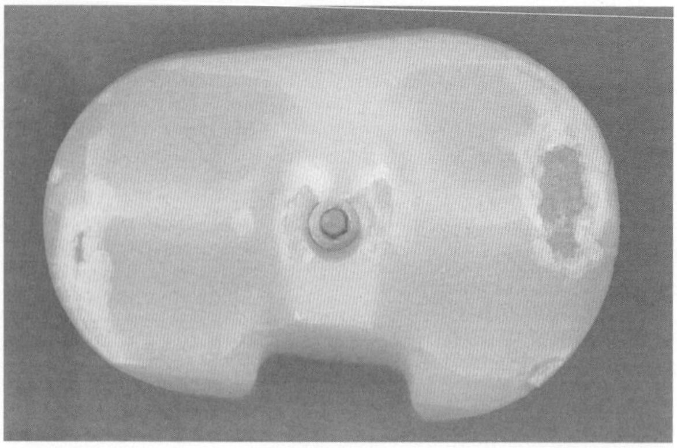

Abb. 33.1. Delamination als Zeichen der Polyäthylenoxidation an einem (1 Jahr nach Implantation ausgebauten) Tibiapolyäthyleninlay

33.3 Abriebresistente Materialpaaarungen

33.3.1 „Friction/Low Friction"

Der künstliche Gelenkersatz insbesondere der gewichtsbelasteten Gelenke der unteren Extremitäten nimmt zahlenmäßig weiterhin zu (Deutschland: ca. 140 000 Hüftendoprothesen/Jahr; USA: 270 000 HTEP/Jahr). Aufgrund der sehr guten klinischen Ergebnisse wird die Indikation zunehmend auch auf junge, hochaktive Patienten ausgeweitet.

Der Abrieb des Polyäthylens und die daraus resultierenden Probleme der Osteolyse und Lockerung von Implantaten stellen heute das Hauptproblem für die dauerhafte Verankerung von Endoprothesen dar. Dies macht die Notwendigkeit der Weiterentwicklung abriebresistenter neuer Materialpaarungen notwendig.

Polyäthylen

Als Gleitpartner des Low-friction-Prinzips ist Polyäthylen seit über 30 Jahren weltweit das am häufigste verwendete Biomaterial. Es handelt sich dabei um ein „*u*ltra *h*igh *m*olecular *w*eight *p*oly*e*thylen" *(UHMWPE)*. Dieses wird in großen Stangen oder Blöcken produziert. Die Weiterverarbeitung zu Implantaten geschieht über Fräsen aus dem Vollblock oder über wärme- und druckinduziertes „molding" (= Pressen).

Unterschiede in der mechanischen Belastbarkeit und in der Haltbarkeit bestehen zwischen diesen beiden Fabrikationsarten nicht.

Problem

Etwa $^2/_3$ der gewechselten Tibiaplateaus und $^1/_3$ der Pfanneninlays zeigten Brüche bzw. eine Delamination. Diese beiden mechanischen Versagensformen können zu schnellen Ermüdungsbrüchen und letztlich Verlust der mechanischen Belastbarkeit dieser Implantate führen. (Abb. 33.1).

Untersuchungen anfangs der 1990er Jahre an nichtimplantierten Polyäthylenimplantaten zeigten auf, dass es durch die bis dahin übliche Gammasterilisation unter Raumluftbedingungen zu einer vorzeitigen Oxidation des Polyäthylens mit vorzeitigem mechanischen Verschleiß (v.a. Delamination) kam.

Dieser Oxidationsprozess schritt auch während der üblichen Lagerzeit (in Raumluft) weiter voran. Es zeigte sich dabei, dass die bei der Gammasterilisation anfallenden freien Radikale mit dem Sauerstoff aus der Luft reagieren und zur Oxidation des Polyäthylens führen. Um dieses Problem zu umgehen, haben alle Hersteller ihren Sterilisationsprozess umgestellt und führen die Gammasterilisation im Vakuum bzw. in speziellen gasförmigen Medien (z.B. Argon, Stickstoff, Ethylenoxid) durch und lagern die fertigen Implantate in inertem gasförmigen Medium. Untersuchungen an nichtimplantierten Polyäthylenprothesen bestätigten die mechanischen Verbesserungen in der Haltbarkeit.

Eine vermehrte Vernetzung des Polyäthylens („crosslinking") und damit eine erhöhte Abriebfestigkeit kann durch Bestrahlung (Elektronen-, γ-Strahlen) erreicht werden. Durch die Bestrahlung fallen aber vermehrt freie Radikale an, die zur vorzeitigen Oxidation (mit der Zeit) und damit zum Verlust der Stabilität und zur Frakturgefährdung des Polyäthylens führen.

Um diesem Dilemma zu begegnen, wird durch neue Fabrikations- und Sterilisationstechniken versucht, sowohl ausreichend Crosslinking zu erzielen wie auch die freien Radikalen durch Hitzeanwendung („heat quenching") zu vermindern. Die theoretischen und mechanischen Untersuchungen bestätigen diese Neuentwicklungen. Erst der langfristige klinische Einsatz dieser neuen Polyäthylene wird ihre Rolle in der Endoprothetik bestimmen.

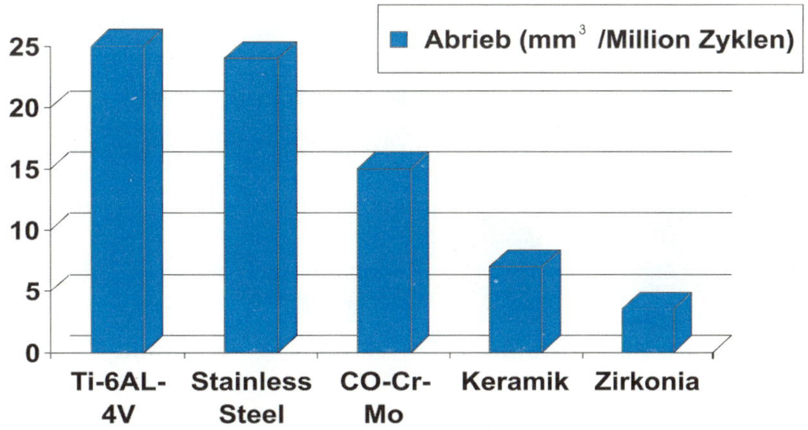

Abb. 33.2. Abriebverhalten verschiedener Materialien gegen Polyäthylen

33.3.2 Abriebverhalten verschiedener Kopfmaterialien gegenüber Polyäthylen

Im Vergleich des Abriebes verschiedener Materialien zeigt sich folgende Reihenfolge (s. Abb. 33.2):

1. Titan (Ti-6Al-4V),
2. „stainless steel",
3. Co-Cr-Mo-Köpfe,
4. Keramik,
5. Zirkonia.

Metall/Metall

In den frühen 1970er Jahren begann der Erfolg des künstlichen Gelenkersatzes mit der Einführung von Metall-Metall-Hüftendoprothesen (McKee-Farrar, Ring, Müller, Sivash). Wohl auf Grund von Problemen der Passgenauigkeit von Kopf und Pfannen und teilweise bereits frühzeitigen Lockerungen wurde dieses Prinzip wieder verlassen.

In den letzten 10 Jahren stieg – in Erkenntnis der Probleme des Polyäthylenabriebes – das Interesse an verbesserten Metall-Metall-Paarungen wieder an. Durch eine Verbesserung der Metallurgie, des Designs und der Qualität der Produktion mit strengen qualitätssichernden Maßnahmen konnten die früheren Probleme beseitigt werden.

Tests in Hüftsimulatoren zeigen, dass innerhalb der ersten 2–3 Mio. Testzyklen ein etwas erhöhter initialer Metallabrieb (auf insgesamt niedrigem Niveau) gefunden wird, der später geringer wird. Dies soll einem „Einschleifen" der artikulierenden Partner des Gelenkes entsprechen. Entsprechend wird auch eine „Selbstheilung" bei Third-body-wear-Defekten durch Ausschleifen des Defektes grundsätzlich als möglich angesehen.

In der Zwischenzeit sind fast 100 000 Metall-Metall-Paarungen in Europa implantiert. Dabei wird das artikulierende Metall in einer Polyäthylenschale gelagert (Sandwichtechnik). Diese Sandwichtechnik soll auch eine gewisse Dämpfung und Kraftübertragung ermöglichen. Die neuen Metall-Metall-Implantate zeigen einen 20- bis 100fach verminderten Abrieb verglichen mit dem Standardmetallkopf gegen Polyäthylen (Abb. 33.3).

Trotz dieser Vorteile gibt es Bedenken wegen des möglichen Metallabriebs und Generierung von Metallionen, worauf erhöhte Serumlevel für Chrom bei Patienten mit diesen Implantaten hinweisen (Metalltoxizität, Hypersensitivität, Karzinogenese?).

Keramik/Keramik

Keramik hat gegenüber Metall den Vorteil, dass wegen seiner größeren Härte seine Oberfläche glatter poliert werden kann und damit das Abriebverhalten verbessert wird (Abb. 33.3). Keramik und später Zirkonia wurden frühzeitig bereits in den frühen 1970er Jahren als verbessertes Low-friction-Prinzip eingeführt. Die frühen Kombinationen Keramik/Keramik hatten Probleme des Designs und der Keramikqualität, die zu Frakturen und Abrieb führten, sodass eine weite Verbreitung nicht stattfand.

Moderne Keramikköpfe sind von hoher Qualität (härter und kratzfester als Metallköpfe), biokompatibel und verbessern das Abriebverhalten gegenüber Polyäthylen. Eine hohe Qualität und Standardisierung der Größen ist erforderlich, damit es nicht zu Abriebproblemen zwischen Konus und Kopfaufsatz kommt. Aus diesem Grund dürfen für jedes Endoprothesensystem nur die vom Hersteller zugelassenen Keramikköpfe verwendet werden, da sonst ein katastrophaler Abrieb zwischen dem Konus des Schaftes und dem Keramikkopf auftreten kann.

Bei Revisionsoperationen darf auf einen verbliebenen Metallschaft kein Keramikkopf mehr aufgesetzt werden. Hier muss auf einen Metallkopf ausgewichen werden. Zirkoniaköpfe dürfen nach einer Resterilisie-

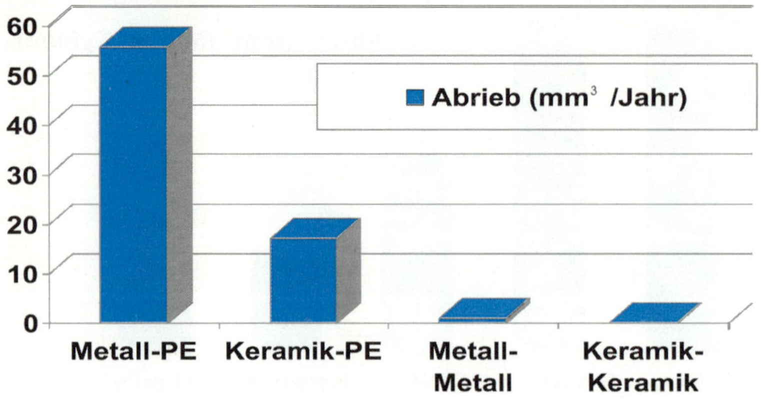

Abb. 33.3. Abriebraten verschiedener Gleitpaarungen

rung nicht mehr implantiert werden (Verschlechterung der Oberflächeneigenschaften).

Moderne Keramik-Keramik-Paarungen haben auf Grund der Verbesserungen in der Reinheit des Rohmaterials und der Korngröße eine verbesserte Materialhärte bei exzellenten tribologischen Eigenschaften hinsichtlich Benetzbarkeit und Abriebverhalten. Im Simulator zeigt diese Kombination das beste Abriebverhalten.

Es stehen Kombinationen zur Verfügung, in denen der Keramikteil der Pfanne in einer zementfreien Titanschale verkeilt oder eine Sandwichtechnik angewendet wird. In der Zwischenzeit stehen auch erste Implantate für die Knieendoprothetik (Oberflächenersatz des Femurs) zur Verfügung. Langzeitergebnisse liegen dazu aber noch nicht vor.

Die Verbesserung des Abriebverhaltens von Keramikimplantaten ist mit erheblich höheren Kosten für die Implantate verbunden. Häufig werden deshalb aus Kostengründen diese teuren Implantate bei jungen und aktiven Patienten eingesetzt.

In den USA haben diese Implantate noch keine FDA-Zulassung für die klinische Anwendung.

33.4 Zukünftige Entwicklungen

Erste Untersuchungen mit diamantbeschichteten Hüftendoprothesen (aus „stainless steel“, Titan und Co-Cro-Mo) zeigen eine weitere Verbesserung des Abriebverhaltens und der Korrosionsresistenz für alle 3 Metalllegierungen.

Die Erhöhung der Abriebfestigkeit des Polyäthylens durch Härtung, durch Einbringung von Carbonfasern und weitere technische Maßnahmen scheint ein weiterer erfolgversprechender Ansatz zu sein, das Problem der begrenzten Endoprothesenhaltbarkeit zu verbessern.

Literatur

Bankston AB, Faris PM, Keating EM, Ritter MA (1993) Polyethylen wear in total hip arthroplasty in patient-matched groups. A comparison of stainless steel, cobalt chrome, and titanium-bearing surfaces. J Arthroplasty 8:315–322

Currier BH; Bargmann LS, Bargmann BC, Currier JH, Collier JP, Mayor MB (2000) Polyethlen past, present, and future: what do we know? Poster at the 67th AAOS Meeting, Orlando/FL, USA

Goldsmith AA, Dowson D, Issac GH, Lancaster JG (2000) A comparative joint simulator study of wear of metal-on-metal and alternative material combinations in hip replacements. Proc Inst Mech Eng 214:39–47

Lancaster JG, Dowson D, Issac GH, Fisher J (1997) The wear of UHMWPE sliding on metallic and ceramic counterfaces repesentive of current femoral surfaces in joint replacement. Proc Inst Mech Eng 211:17–24

Lappalainen R, Anttila A, Heinonen H (1998): Diamond coated total hip replacements. Clin Orthop 352:118–127

Manley MT, Capello WN, D‘Antonio JA, Edidin AE (2000) Highly crosslinked Polyethylene acetabular liners for raduction in wear in total hip replacement. Poster at the 67th AAOS Meeting, Orlando/FL, USA

Scholes SC, Unsworth A (2000) Comparison of friction and lubrication of different hip prostheses. Proc Inst Mech Eng 214:49–57

Kapitel 34

Langfristige, umfassende Behandlung und Betreuung des chronisch Rheumakranken

S. Genth, H. Zeidler

INHALT

Die alleinige Kenntnis der einzelnen Krankheitsbilder und ihrer medikamentösen Therapie genügt oft nicht für die Therapie rheumatischer Erkrankungen. Gerade zu Beginn spielt die symptom- und problemorientierte Therapie eine große Rolle, denn oft ist im Frühstadium einer rheumatischen Erkrankung eine genaue Krankheitszuordnung nicht möglich. Hier gilt es, zunächst Beschwerden rein symptomatisch zu therapieren. Auch im weiteren Krankheitsverlauf müssen, bei eindeutiger Diagnose und Therapie, die Behandlung den Befunden und den aktuellen Problemen entsprechend angepaßt sein und verschiedenste Brennpunkte unter Beteiligung kompetenter Ansprechpartner angegangen werden. Da meist keine kausale Therapie zur Verfügung steht, muß für jeden Patienten individuell und zum richtigen Zeitpunkt (nicht zu früh; nicht zu spät) die angemessene Therapiekombination unter dem Nutzen-Risiko-Aspekt eingeleitet werden. Je länger die rheumatische Erkrankung besteht, desto schwieriger und umfangreicher werden die Probleme, mit denen der Arzt konfrontiert werden kann.

34.1 Symptom- und problemorientierte Behandlung

34.1.1 Lasten des Rheumakranken

Rheumatische Erkrankungen können akut oder chronisch verlaufen. Bei akuten Beschwerden am Bewegungsapparat, genauso wie bei einer Magenverstimmung, setzt sich der Erkrankte erst gar nicht mit der Möglichkeit einer chronischen Verlaufsform und ihren Auswirkungen auseinander. Er verspürt zwar die aktuellen Beschwerden, ebenso bemerkt er kurzfristig die Änderung seiner Gewohnheiten, den Einfluß auf Familien- und Arbeitsleben. Insgesamt ist sein Leiden aber geprägt von der Hoffnung und v.a. dem bis dahin erfahrenen Wissen, daß es sich nur um eine kurze Leidensperiode handeln kann.

Ganz anders verhält es sich mit dem chronisch Rheumakranken. Anfänglich hat auch er noch die Hoffnung auf eine baldige Genesung. Der weitere Krankheitsverlauf, sein zunehmendes Wissen über mögliche Therapien sowie das konkrete Erleben und Erleiden, daß auch die medikamentöse Therapie – anders als bei anderen Krankheiten – ihre Grenzen hat, läßt ihn mit der Zeit die Chronizität seiner Erkrankung erfahren.

Dieses „Chronisch-Krank-Sein" beeinhaltet gegenüber akuten Krankheiten folgende Merkmale (Hartmann 1986):

- die Dauerhaftigkeit und Unabsehbarkeit,
- Hinterlassung von Dauerschäden mit Verzicht auf erwerbsträchtige Arbeitsleistungen, befriedigende Freizeitgestaltung, persönlichkeitsformende Ausdrucksdarstellung,

- voraussehbar lange Dauer der Krankheitsbeobachtung, -überwachung und -therapie und /oder Pflege mit bleibender Abhängigkeit von anderen.

Die Vielfalt der somatischen, psychischen, familiären, sozialen und beruflichen Folgen einer chronisch-rheumatischen Erkrankung wird besonders am Beispiel der chronischen Polyarthritis deutlich (s. folgende Übersicht).

Brennpunkte am Beispiel der chronischen Polyarthritis (nach Raspe u. Rehfisch 1996)

Somatischer Bereich
- Krankheitsmanifestationen am Bewegungsapparat (z.B. Bewegungsbehinderung),
- Symptome der Erkrankung (Schmerz, Müdigkeit, Schwäche u.a.),
- Gestaltveränderung im individuell-unvorhergesehenen Krankheitsverlauf,
- Folgeerkrankungen und Komplikationen (z.B. Befall der Halswirbelsäule, Amyloidose, Niereninsuffizienz)
- Begleiterscheinungen (z.B. Hochdruck),
- unerwünschte Therapiewirkungen (z.B. Magenblutung).

Psychosozialer Bereich – Seelische Veränderungen
- Ängstlichkeit, Depression, Hoffnungslosigkeit,
- Scham, Schuld- und Sinnfragen,
- Selbstzweifel, Unsicherheit, Abhängigkeit,
- Informationsbedürfnisse,
- Krankheitsvorstellungen, Behandlungszufriedenheit.

Verhaltensänderungen
- Behinderung bei Alltagsfunktionen (Arbeit, Hausarbeit, Sexualleben)
- Krankheitsverhalten (Präsentation der Erkrankung, Selbstbehandlung, Hilfesuche bei paramedizinischen Methoden, therapeutische Mithilfe)
- Soziale Beteiligung (sozialer Rückzug, Mitgliedschaft in Gruppen).

Soziale Änderung im persönlich-familiären Bereich
- Ehe, Familienklima, Rollenverteilung,
- soziale Isolation, soziale Unterstützung,
- Wohnung, Freizeitaktivitäten,
- Krankheitskosten,
- zunehmende Abhängigkeit von anderen, Pflegebedürftigkeit.

Veränderungen im beruflichen Bereich
- Aus-, Weiterbildung, Fortkommen,
- beruflich-sozialer Abstieg,
- Arbeitsplatzverlust,
- Invalidisierung,
- Einkommensverluste.

Der Patient erfährt täglich die krankheitstypischen Beschwerden sowie die möglicherweise zusätzlichen unerwünschten Therapienebenwirkungen, die von ihm ertragen werden müssen. Je nach Krankheitsschwere kommen Organmanifestationen, Komplikationen mit Operationsnotwendigkeit, Folgeerkrankungen (Amyloidose, Septikämien) und bestehende oder sich entwickelnde Nebenerkrankungen (Hypertonie u.a.) hinzu.

Diese Zusammenstellung zeigt lediglich die Lasten der körperlichen Ebene auf.

Hinzu kommen vielfältige psychische Lasten mit Zukunftsängsten, Selbstzweifeln, depressiven Stimmungen, Scham bezüglich der sich entwickelnden Gestalt- und Formveränderungen, die die Lebensqualität nicht unerheblich beeinträchtigen und hier nur angedeutet werden können. Im chronischen Krankheitsstadium sind sie immer – mehr oder weniger ausgeprägt – vorhanden. Der Patient muß ständig von neuem Kräfte mobilisieren, diese Schwierigkeiten anzugehen und sie zu verarbeiten. Die Tatsache, das Unabänderliche zu akzeptieren, sein Leben anders einrichten zu müssen, als man es sich vorgestellt hat, täglich den Kampf des Geistes gegen den Körper aufzunehmen, ist eine Last, die nur schwer von Gesunden verstanden werden kann.

Je nach Krankheitsphase kann es bei chronisch-rheumatischen Erkrankungen Brennpunkte auf verschiedenen Ebenen neben- oder nacheinander geben.

Neben den Problemen im körperlichen und seelischen Bereich, stehen die nicht weniger bedrängenden im familiär-persönlichen sowie im beruflichen Bereich. Alle Ebenen brauchen zum richtigen Zeitpunkt kompetente Ansprechpartner mit der richtigen Erfahrung und entsprechendem Einfühlungsvermögen.

34.1.2 Betreuung des Rheumakranken

Die Vielfalt diagnostischer und therapeutischer Probleme auf den verschiedensten Ebenen (körperlich, seelisch, familiär, sozial, beruflich) kennzeichnen den Weg des chronisch Rheumakranken. Das macht deutlich, daß nicht ein Arzt allein allen Schwierigkeiten in gleicher Weise gerecht werden kann. Um Arzt und Patient vor unerfüllbaren Erwartungen bezüglich Diagnostik und Therapie zu schützen, muß eine klare Problemorientierung und Diagnostik gefordert werden. Diese ist oft nur in einem *interdisziplinär zusammengesetzten Team* möglich, welches von einer Stelle – am besten durch den Hausarzt in Rücksprache mit dem Rheumatologen – koodiniert werden sollte.

Zusammenarbeiten müssen:

- Einrichtungen und Ärzte verschiedener Versorgungsebenen (Hausarzt, Fachärzte, Ärzte in Akutkrankenhäusern und Rheumakliniken),
- Ärzte verschiedener Fachrichtungen (Arzt für Allgemeinmedizin, internistischer und orthopädischer Rheumatologe, Augenarzt, Hautarzt, Neurologe u.a.),

- andere Therapeuten (Krankengymnasten, Ergotherapeuten, Krankenschwestern, Psychologen, Sozialarbeiter u.a.),
- Fachleute und Laien (Kranke, Familienangehörige, Nachbarn, Arbeitskollegen, Selbsthilfegruppe, Deutsche Rheuma-Liga) und
- Gesunde und Kranke.

Wichtig ist in diesem Zusammenhang, daß der Kranke durch die Zusammenarbeit so vieler Berufs- und Personengruppen nicht fragmentiert wird und als Person verlorengeht (Raspe u. Zeidler1990). Das *„komprehensive Konzept"* kommt somit nur dann zum Tragen, wenn die anstehenden Probleme von jeder Fachrichtung diagnostisch und therapeutisch behandelt werden, die Ergebnisse dem Patienten aber letztendlich durch eine die Kontinuität wahrende Person mitgeteilt und erklärt werden.

Wohnortnahe Versorgung

An die komprehensive, umfassende Betreuung von chronisch Rheumakranken müssen weitere *Anforderungen* gestellt werden (nach Zeidler 1988):

- rheumatologisch-sachverständig,
- fachärztlich-sachverständig,
- problemorientiert,
- kooperativ,
- interdiziplinär,
- wohnortnah,
- ambulant,
- krankheitsbegleitend.

Aufgrund des chronischen und mit Behinderungen einhergehenden Charakters der rheumatischen Erkrankungen sollte die Betreuung wohnortnah und vor allem – wenn irgendmöglich – ambulant erfolgen.

Gleichzeitig muß bei Bedarf eine rasche stationäre Aufnahme in Akutkrankenhäusern oder Rehabilitationseinrichtungen sowie operativ tätigen Einheiten möglich sein. Mobile Dienste, wie Ergotherapie, ambulante Krankenpflege, häusliche Krankengymnastik sind wertvolle Verbesserungen in der wohnortnahen Versorgung.

Funktion des Hausarztes

Immer wieder ist es notwendig, verschiedene Problemschwerpunkte neu zu erkennen, nach ihrer Bedeutung im Gesamtzusammenhang zu gewichten und mit einem überlegten Therapiekonzept einer Lösung näherzubringen. Hieraus wird deutlich, daß die Betreuung und Behandlung über Jahrzehnte krankheitsbegleitend organisiert werden muß. Punktuelle Maßnahmen bringen nur kurzfristige Erfolge und machen auf die Dauer durch die mangelnde Beeinflussung der Krankheitsprogredienz Arzt und Patient mutlos.

Chronisch Rheumakranke fordern den Arzt als Helfer, Berater, Begleiter und Vertrauten. Diese Beziehung setzt jedoch voraus, daß der Patient einen Arzt als kompetenten Ansprechpartner hat, der den Krankheitsverlauf und die abgelaufenen Komplikationen kennt. Diese hier nur angedeuteten Koordinationsfunktionen sollten in der Regel von Hausärzten, (praktische Ärzte, Ärzte für Allgemeinmedizin, Internisten) in Zusammenarbeit mit Rheumatologen wahrgenommen werden. Jeder Arzt sollte das ihm bekannte eigene Netzwerk zur problemorientierten Betreuung nutzen und ggf. optimieren und die in der folgenden Übersicht genannten Gruppen von Therapeuten und Personen miteinbeziehen.

Berufe und Personen für die komprehensive Behandlung von Rheumakranken (nach Zeidler 1990)

- Hausarzt,
- internistischer Rheumatologe,
- orthopädischer Rheumatologe,
- weitere Fachärzte (v.a. Neurologe, Dermatologe, Ophthalmologe),
- Krankengymnast, Masseur, Bademeister,
- Ergotherapeut,
- Sozialarbeiter,
- Psychologe, Psychosomatiker, Familientherapeut,
- Krankenschwester, Arzthelferin,
- Sozialpädagoge, Diakon,
- Laienhelfer, Nachbarn,
- Familienangehörige.

Interdisziplinäre Betreuung. Inzwischen sind die Voraussetzungen zur rheumatologisch-spezialisierten Behandlung durch eine wachsende Zahl von Rheumaambulanzen, Rheumaabteilungen und niedergelassenen internistisch und orthopädisch tätigen Rheumatologen weiter verbessert worden.

Wichtig ist bei dem Konzept der umfassenden interdiziplinären Behandlung, daß der *Informationsfluß* zwischen den einzelnen Fachebenen gewährleistet ist, da nur so eine engagierte und auf Vertrauen basierende Zusammenarbeit entstehen kann. Die Erfahrung hat gerade in Anbetracht der eingetretenen Sparmaßnahmen gezeigt, daß es oft nicht ausreicht, den Patienten mündlich über weitere Abklärungs- und Behandlungsmöglichkeiten zu informieren. Auch das alleinige Verordnen von z.B. Krankengymnastik oder Ergotherapie reicht hier oft nicht aus. Schnell notwendige Therapiemaßnahmen, wie z.B. ambulante postoperative Krankengymnastik, müssen vom Arzt oder seinen Helferinnen durch telefonische Anmeldung, Terminmitteilung und durch Rücksprache der Ärzte und Therapeuten untereinander unterstützt werden.

Auch bei akut notwendigen Krankenhausaufenthalten hat sich die Fürsorge des Einweisenden durch telefonische Rücksprache mit der entsprechenden Klinik bewährt und dem Kranken den richtigen Weg und zeitlichen Rahmen gebahnt.

Insgesamt kann durch die überlegte und geplante Aufgabenverteilung in Zusammenarbeit mit rheumatologischen Fachärzten im niedergelassenen Bereich oder in spezialisierten Zentren heute bereits für (fast) jeden chronisch Rheumakranken eine zumindest befriedigende, mancherorts sogar sehr gute Hilfe ermöglicht werden.

34.1.3 Schmerz

Der akute und der chronische Schmerz sind ein Leitsymptom rheumatischer Erkrankungen. Ihre Ursachen sind vielfältig und am häufigsten kombiniert aus mechanisch induzierten Zuständen und Schmerzen entzündlicher Genese. Aber auch sympathische, osteogene, ischämische, neurogene oder psychosomatische Schmerzsyndrome können isoliert oder in Kombination auftreten. Eine detaillierte Schmerzanamnese hilft den Schmerz weiter differenzieren. Die Kenntnis der Schmerzlokalisation, Zeitcharakteristik, Beschwerdegenese und die Schmerzqualität sind wichtige Voraussetzungen für die passende Therapieauswahl. Für den „rheumatischen Schmerz" kommen Analgetika, nichtsteroidale Antiphlogistika und auch Kortikosteroide zum Einsatz. Befragungen von Rheumapatienten ergaben, daß die Pharmakotherapie mehr – als vom Patienten gewünscht – eingesetzt wird und mit einem Defizit bei der Anwendung anderer Maßnahmen wie z.B. physikalischer Therapie einhergeht. Hieraus leitet sich die Forderung an den niedergelassenen Arzt ab, stets alle Möglichkeiten der Schmerztherapie zu bedenken und nicht nur zum Rezeptblock oder zur „Schmerzspritze" zu greifen. Die in 34.4 beschriebenen medikamentösen Therapiemöglichkeiten müssen sicherlich optimal ausgeschöpft werden, sollten aber durch zusätzliche Maßnahmen wie Physiotherapie, Patienteninformationen und Schulungen, psychologische Schmerzbewältigung, Psychopharmaka, falls indiziert, und operative Methoden zum richtigen Zeitpunkt ergänzt werden.

34.1.4 Bewegungsbehinderung

Bewegungsbehinderung ist meist die direkte Folge lokaler Schmerzen und/oder schmerzreflektorischer Prozesse. Kontrakturen, Destruktionen, Deformierungen, mechanische Engpaßsyndrome (z.B. springender Finger bei Sehnenknoten), Muskelverkürzungen und Muskelatrophien müssen ebenfalls als Ursache berücksichtigt werden.

Eine optimale Behandlung von Funktionsbehinderungen setzt deshalb eine differenzierte Diagnostik voraus. Durch die vergleichende aktive und passive Gelenkfunktionsprüfung lassen sich arthrogene, nervale und muskuläre Ursachen voneinander abgrenzen. Die Prüfung auf Muskelkraft und Muskelverkürzungen ergänzt mit der Umfangsmessung zur Objektivierung der Muskelatrohie die Diagnostik. Muskuläre Defizite als Ursache der Funktionsbehinderung müssen einer gezielten Therapie zugeführt werden. Im Sinne der Rehabilitation und ganzheitlichen Behandlung müssen auch komplexe Funktionsstörungen im Alltag, Freizeit und bei beruflichen Tätigkeiten erfragt werden. Hierfür haben sich Patientenfragebögen und ergotherapeutische Fragebögen bewährt.

Jede *Schmerztherapie* hilft Funktionsbehinderungen verhindern oder bessern. Schmerzfreiheit schafft Beweglichkeit und beugt Muskelatrophien und Kontrakturen vor. !

Eine korrekte *Lagerung* und v.a. eine frühzeitige und kontinuierliche Krankengymnastik haben wesentlichen Anteil an der Vorbeugung von Kontrakturen und Deformierungen, ebenso wie gezielte *Selbstübungsprogramme* und *Gelenkschutzmaßnahmen.*

Besonders bei chronischen Erkrankungen werden durch den Einsatz der Ergotherapie die Übungsintensität und die Motivation gesteigert. Ebenso kann mit den heute in vielfältiger Ausführung vorhandenen Hilfsmitteln und Funktionshilfen mit relativ geringem Aufwand und sehr effektiv die verlorengeglaubte Tätigkeit und/oder Selbständigkeit wiederhergestellt werden. Irreversible Funktionseinbußen lassen sich durch rekonstruktiv-mobilisierende operative Eingriffe, Interpositionsarthroplastiken und künstlichen Gelenkersatz wesentlich mindern oder gar vollständig beheben. Je früher der Rheumapatient um das Vorhandensein dieser Hilfen weiß und sie nutzt, desto länger wird er seine Erkrankung nicht als Behinderung empfinden, weil er unabhängiger sein kann.

34.1.5 Organmanifestationen

Innere Organe sind häufig im Rahmen entzündlich-rheumatischer Erkrankungen mibeteiligt und bedürfen einer gezielten zusätzlichen Therapie. Meist handelt es sich um einen entzündlichen Organbefall, so daß die systemische Gabe von Glukokortikoiden die Therapie der ersten Wahl darstellt. Der Einsatz von Glukokortikoiden hat die Prognose früher letaler, schwerer Vaskulitiden, bedrohlicher Glomerulonephritiden, Myokarditiden, ZNS-Manifestationen, Pneumonitiden und Störungen des hämatopoetischen Systems entscheidend gebessert. In besonders schweren Fällen helfen immunsuppressive Therapien, aber auch Plasmapheresen oder die intravenöse Gabe hochdosierter Immunsuppressiva, wie z.B. Cyclophosphamid, früher nicht beherrschbare Nierenbeteiligung beim systemischen

Tabelle 34.1. Auswahl wichtiger Therapiemöglichkeiten bei Organmanifestationen rheumatischer Erkrankungen

Organ und Manifestation	Erkrankung	Therapie
Zentralnervensystem		
Zerebrale Vaskulitis	SLE, Vaskulitiden Arteriitis temporalis	Glukokortikoide, evtl. Plasmapherese
Zervikale Myelopathie	cP, Osteochondrose	Operative Rückenmarkdekompression
Polyneuropathie	cP, Vaskulitiden, SLE	Glukokortikoide, Analgetika, Psychopharmaka
Nervenengpaßsyndrome	cP, Amyloidose, Akromegalie	Lokale Glukokortikoidinfiltration, operative Dekompression
Auge		
Iridozyklitis	Sp. a., Spondarthritiden	Glukokortikoid-Augentropfen, Mydriatikum
Episkleritis, Skleritis	cP	Glukokortikoid-Augentropfen
Sicca-Syndrom	cP, Kollagenosen	Systemische Glukokortikoide, künstliche Tränenflüssigkeit (z.B. Liquifilm, Visc-Ophtal)
Mund/Nase		
Stomatitis	M. Reiter, Kollagenosen	Kamillosan, Salviathymol N
Sicca-Syndrom	cP. Kollagenosen	künstlicher Speichel (z.B. Glandosana)
Lunge		
Pleuritis	cP, Kollagenosen	Glukokortikoide
Pneumonitis	cP, Kollagenosen	Glukokortikoide
Rheumaknoten	cP, Kollagenosen	Glukokortikoide
Lungenfibrose	Sklerodermie, cP	D-Penicillamin, Cyclophosphamid
Herz		
Perikarditis	cP, Kollagenosen, Spondarthritiden	Glukokortikoide
Myokarditis	cP, Kollagenosen, Spondarthritiden	Glukokortikoide
Endokarditis	cP, Kollagenosen, Spondarthritiden	Glukokortikoide
AV-Blockierung	Sp. a.	Schrittmacherimplantation
Leber		
Begleithepatitis	cP, Kollagenosen	Glukokortikoide
Niere		
Glomerulonephritis	SLE, Kollagenosen	Glukokortikoide, Immunsuppressiva, Plasmapherese
Ösophagus/Magen-Darm-Trakt		
Ösophagusmotilitätsstörung	systemische Sklerodermie Mischkollagenose	aufrechte Lagerung nachts, Nifedipin bei gastroösophagealem Reflux, Omeprazol, Metoclopramid
Kolitis, Ileitis terminalis	M. Crohn, Colitis ulcerosa	Sulfasalazin
Gefäßsystem		
Vaskulitis	cP. Kollagenosen, Vaskulitiden	Glukokortikoide, Immunsuppressiva
Raynaud-Syndrom	cP, systemische Sklerodermie	Lokal Nitropräparate, Nifedipin, Pentoxifyllin, Prostavasin, Iloprost
Arterielle Ulzera	cP	D-Penicillamin
Hämatopoetisches System		
Leukopenie	SLE, Felty-Syndrom	Glukokortikoide
Thrombozytopenie	SLE	Glukokortikoide
Infektanämie	cP, Kollagenosen	Glukokortikoide, langfristig Antirheumatika (kein Eisen!)
Immunhämolytische Anämie	SLE	Glukokortikoide, Immunsuppressiva
Amyloidose		
Niere, Darmbefall mit Malabsorptionssyndrom, Hepatomegalie	cP, SLE, Sp. a., Arthritis psoriatica, juvenile cP u.a.m.	Behandlung der Grundkrankheit, Cyclophosphamid Colchicum; Bei juveniler cP Chlorambucil; Bei terminaler Niereninsuffizienz Dialyse bzw. Nierentransplantation

cP chronische Polyarthritis; *SLE* systemischer Lupus erythematodes; *Sp. a.* Spondylitis anklyosans

Lupus erytematodes oder bei der Wegener-Granulomatose erfolgreich zu behandeln (s. Tabelle 34.1).

34.2 Information und Patientenschulung

34.2.1 Arztinformation

Die Behandlung chronisch rheumakranker Menschen erfordert mehr, als nur das *fachspezifische Wissen.* Da es sich um Krankheitsbilder handelt, die einer umfassenden „komprehensiven" Therapie bedürfen, sind sowohl medikamentöse, als auch operative, physikalisch-balneologische, krankengymnastische, ergotherapeutische und psychologische Grundkenntnisse vonnöten. Diese sollten dem Patient verständlich gemacht werden können und gleichzeitig sollte er von der Richtigkeit der fachfremden Anwendung überzeugt werden können. Das kann nur gelingen, wenn der behandelnde Arzt auch *fachübergreifende Grundkenntnisse* besitzt. Wie kann z.B. ein Patient zu einem operativen Eingriff geschickt werden, wenn der behandelnde Arzt nicht weiß, welche Verfahren es gibt, welche Erfolge diese haben und mit welchen Einschränkungen der Patient für welchen Zeitraum rechnen muß? Hier soll nicht der allwissende Mediziner, der jedes Fachgebiet beherrscht, gefordert werden, sondern die ärztliche Sensibilität für notwendige Entscheidungen zum richtigen Zeitpunkt, sowie die Optimierung der Therapie durch spezielles Wissen.

Dafür sollte jeder Hausarzt zum Wohle des Patienten seine eigenen Grenzen in der Behandlung wahrnehmen und rechtzeitig zum Spezialisten überweisen. Hier ist die *kollegiale Zusammenarbeit,* nicht das verletzte persönliche Ego gefordert. Durchaus vertrauensbildend ist die Offenheit dem Patienten gegenüber, selbst nicht weiter zu wissen und fachkompetente Ansprechpartner zu Rate ziehen zu wollen.

Empfehlungen zu Überweisungsindikationen

Da die überwiegende Mehrzahl der Patienten mit einer behandlungsbedürftigen rheumatologischern Erkrankung initial und auf Dauer beim Haus- oder Facharzt betreut werden muß, d.h. durch praktische Ärzte, Ärzte für Allgemeinmedizin, Internisten oder Orthopäden *ohne* rheumatologische Weiterbildung, hat die Deutsche Gesellschaft für Rheumatologie *Empfehlungen zu Überweisungsindikationen* zum Rheumatologen zusammengestellt (Keitel u. Raspe 1995). Diese enthalten allgemeine und spezielle Überweisungsindikationen sowie Empfehlungen zu den hausärztlichen Aufgaben im Verlauf und zur Konsultationsfrequenz beim Rheumatologen.

Zu den speziellen medikamentösen Therapien der Oligo- oder Polyarthritiden haben Fachgremien der Deutschen Gesellschaft für Rheumatologie *Arztinformationen* zu den Basismedikamenten entworfen, die bei den zuständigen Rheumazentren angefordert werden können. Diese enthalten in Kurzform die aktuelle Dosierung, den Wirkungseintritt und ein klinisches und laborchemisches Überwachungsprogramm zur Erfassung potentieller Nebenwirkungen. Des weiteren sind Kontraindikationen und relevante Wechselwirkungen aufgeführt.

Informationsaustausch

Für die notwendige interdisziplinäre Kooperation ist ein schneller, übersichtlicher und der Situation angepaßter, *allumfassender Informationsaustausch* schriftlich, telefonisch oder per Fax notwendig. Leider läßt dieser heute trotz der fortschrittlichen Medien immer noch zu wünschen übrig. Bei jeder Überweisung zum fachfremden Kollegen sollte dem Patienten eine gut lesbare *Kurzinformation* zu Anamnese, Verlauf und aktueller Fragestellung mitgegeben werden. Gleichfalls sollte eine entsprechende Antwort mit Diagnose und ggf. eingeleiteter oder empfohlener Therapie an den Primärarzt zurückkommen. Ist der Patient mit Terminabsprachen und Konsultationen überfordert, muß die überweisende Praxis/Ambulanz die Terminabsprachen treffen und dem Patienten mitteilen. Das hört sich selbstverständlich an, ist aber in der Realität oft unzureichend.

Desgleichen ist es nicht mit dem Ausschreiben von Rezepten getan. Hier fehlt dem verordnenden Arzt häufig der Blick für die Wirklichkeit *(Verordnungsrealität).* Eine krankengymnastische Verordnung bei einem Patienten mit einer akuten Periarthritis humeroscapularis mit gleichzeitiger Ultraschallanwendung bedarf mehrerer Aspekte. So sollte zur Minimierung der zeitlichen und körperlichen Belastung die Behandlung in der gleichen krankengymnastischen Praxis in der Nähe des Wohnortes stattfinden. Hier ist die Information über speziell rheumatologisch ausgerichtete krankengymnastische Praxen notwendig. Zusätzlich braucht man die Mitteilung, ob schnelle Termine möglich sind, oder ob eventuell erst in 1–2 Monaten mit dem Beginn der Behandlung gerechnet weren kann. Diese Verzögerung brächte dem Patienten erstens keine schnelle Hilfe, zweitens wäre die Geduld des Patienten arg gefordert und ließe das Vertrauen auf schnelle Hilfe durch seinen Arzt sinken. Nur wenn diese Probleme durch gute Information und adäquate Organisation gelöst sind, kann eine wirkungsvolle interdisziplinäre Zusammenarbeit stattfinden.

Weitere Informationen zu Anschlußheil- und Rehabilitationsmaßnahmen mit Empfehlung fachlich kompetenter Kliniken an die Kostenträger sind unbedingt nötig. Ebenfalls muß der Arzt Auskünfte zu Kostenträgern und zum Selbstkostenanteil bei diesen Maßnahmen dem Patienten mitteilen können.

34.2.2 Patienteninformation

Jeder chronisch Rheumakranke versucht durch die *verschiedensten Medien,* ob durch Bücher, Zeitschriften, Broschüren oder die Boulevard - Presse, Informationen über seine Erkrankung, Therapiemöglichkeiten und v.a. Heilungschancen zu erhalten. Auch wenn dieses erworbene Wissen und die sich ableitende Krankheitsvorstellung aus ärztlicher Sicht nicht immer richtig ist, hilft es doch dem Patienten auf dem Weg zur Selbstkontrolle. Durch gezielte Informationen und Aufklärung muß das vorhandene Wissen jedoch richtiggestellt und erweitert werden.

! Ein anderer wichtiger Pfeiler in der Behandlung des chronisch Rheumakranken ist die Mitarbeit des Erkrankten selbst. Nur wenn er ausreichend aufgeklärt und informiert ist, kann er aktiv zu seiner Gesundung beitragen.

Anders als in der Akutmedizin, wo der Patient häufig nur passiv auf die Heilung seines Körpers warten muß, ist er bei einer chronischen Erkrankung aufgerufen, diese lebenslang, aktiv – jeden Tag aufs neue – in sein Leben zu integrieren und sich immer wieder neuen körperlich und seelisch schwierigen Situationen zu stellen. Die jahrzehntelangen chronischen Verläufe v.a. entzündlich-rheumatischer Erkrankungen mit den folgenden Gestaltveränderungen können mit abgründiger Hilfs- und Hoffnungslosigkeit einhergehen. Darum ist es notwendig, dem Patienten die Möglichkeit zur *Beobachtung seiner Erkrankung und Behandlung* zu geben („self-monitoring"). Er muß Bedrohliches von Harmlosem unterscheiden lernen ebenso wie die Inanspruchnahme des Arztes zum richtigen Zeitpunkt.

Vertrauen durch Information

Information ist die Voraussetzung für eine vertrauensvolle Arzt-Patienten-Beziehung, aber auch für das Vertrauen des Patienten zu sich selbst, das Leben mit der chronischen Erkrankung zu meistern. Vordringlich ist die Kenntnis über die wichtigsten Manifestationen und Ausprägungen seiner Erkrankung. Nur so wird es ihm mit der Zeit gelingen, ein aktiver Partner des Arztes zu werden und seine Krankheit in sein Leben zu integrieren. Zum Beispiel sollte einem Patienten mit einer chronischen Polyarthritis bewußt sein, daß ein lange bestehender Gelenkerguß viel schlechter zu therapieren ist als ein akuter und daß in dieser Zeit sein Gelenk angegriffen werden kann. Aus dieser Kenntnis heraus sollte der Patient die Notwendigkeit eines Arztbesuches erkennen können oder zumindest Eigeninitiativen entwickeln.

In diesem Zusammenhang müssen Therapiemöglichkeiten erwähnt werden, die er selbst durchführen kann. Dazu gehören u.a.:

- Kälte-/Wärmetherapie,
- Gelenkschutz,
- Krankengymnastik,
- Einhalten von Ruhe- und Bewegungsphasen.

Des weiteren muß der Patient angeleitet werden, auf Haupt- und Nebenwirkungen seiner Therapie zu achten und entsprechend zu reagieren. Informationen über die Anwendung, Wirkung, Wirkdauer und mögliche Nebenwirkungen von Medikamenten sind wichtige Faktoren, um die Mitarbeit an der Behandlung zu fördern. Läßt man den Patienten mit der Fülle der Medikamente und v.a. mit den enthaltenen verwirrenden und angstauslösenden Beipackzetteln allein, so ist es nicht verwunderlich, wenn der Kranke die medikamentöse Therapie gar nicht erst beginnt oder schon bald wieder beendet. Auch die Aufklärung über das Einsetzen der Wirkung von Medikamenten, z.B. wochen- bis monatelange Anlaufzeit bei den langwirksamen Antirheumatika verhindert, daß unerfüllbare Hoffnungen am 1. Tag der Einnahme geweckt werden. Gleichzeitig vermittelt diese Information dem Patienten, daß sein Arzt über die verordneten Medikamente gut Bescheid weiß und schafft ihm somit die Beruhigung, daß er sich „in den richtigen Händen" befindet.

Form der Informationsvermittlung

Ärztliches Gespräch

Das individuelle und kontinuierliche *ärztliche Gespräch* über krankheits- und behandlungbezogene Vorstellungen kann die Verbindung zwischen Arzt und Patient festigen, die notwendige Therapie vorbereiten und begleiten und damit die „Compliance" fördern. Gleichzeitig kann es dem Kranken helfen, seine eigenen Krankheitsvorstellungen vorzubringen und zu klären. Das Gespräch sollte sich immer an dem, was der Patient schon weiß, und den sich im Krankheitsverlauf ändernden Informationsbedürfnissen orientieren. Es kann nur effektiv und für beide Seiten befriedigend verlaufen, wenn genug Zeit für die Informations- und Aufklärungsbedürfnisse des Patienten zur Verfügung steht. Trotz des Versuches, das ärztliche Gespräch wieder aufzuwerten, fehlt oft die Zeit, die notwendigen Informationen zu vermitteln. Darum ist es häufig unerläßlich, weitere Informationsquellen zu Hilfe zu nehmen.

Diagnose- und Therapierichtlinien

So sind durch fachkompetente Mitglieder der Projektgruppe „Diagnose und Therapierichtlinien" und der „Kommission Pharmakotherapie" der Deutschen Gesellschaft für Rheumatologie *Patientenaufklärungsbögen* entwickelt worden. Diese können bei der Verordnung von sog. Basismedikamenten mitgegeben werden.

Sie informieren umfassend über den Einnahmemodus, notwendige Laborkontrollen und richtiges Verhalten beim Auftreten von Nebenwirkungen, ersetzen jedoch keinesfalls das ärztliche Gespräch.

Schulungsprogramme

Ein weiterer – bei den Patienten sehr gut akzeptierter – Weg der Informationsmitteilung sind die Patientenschulungen zu einzelnen Krankheitsbildern.

Seit einiger Zeit haben sich diese *Patientenschulungsprogramme* v.a. für die chronische Polyarthritis (cP), aber auch für den systemischen Lupus erythematodes (SLE), M. Bechterew und das Fibromyalgiesyndrom etabliert, die z. T. bereits in Rehabilitationseinrichtungen und/oder Arztpraxen durchgeführt werden.

Selbsthilfegruppen

Eine andere Möglichkeit des Informationsaustausches sind die regelmäßigen Treffen der wohnortnahen *Arbeitsgemeinschaften der Deutschen Rheuma-Liga.* Hier haben die Rheumapatienten Gelegenheit, Fachinformationen in Form von Broschüren, Büchern und Fachvorträgen zu erhalten. Der Austausch mit ebenfalls Betroffenen dient zugleich der Information und zur Einschätzung des eigenen Standpunktes.

Die alle 2 Monate erscheinende Zeitschrift *„mobil"* der Deutschen Rheuma-Liga (Informationen dazu erteilen die Landesverbände) informiert zusätzlich über bekannte und neue Therapien, persönliche Erfahrungen von Betroffenen, über neueste Bücher und andere Informationsquellen sowie über Vorschläge zum besseren Umgang mit rheumatischen Erkrankungen.

34.2.3 Patientenschulung

Bartlett definierte bereits 1985 den Begriff der Patientenschulung, der mit den inzwischen vorhandenen Schulungsprogrammen auch in der Rheumatologie aktiv umgesetzt werden kann: „Patientenschulung ist eine geplante Lernerfahrung, die eine Kombination von Methoden benutzt, wie Unterricht, Beratung und verhaltensverändernde Techniken, die das Wissen und Gesundheitsverhalten der Patienten beeinflussen im Sinn einer Interaktion zur Unterstützung der aktiven Beteiligung des Patienten bei seiner Behandlung" (Bartlett 1995).

Patientenschulung am Beispiel der chronischen Polyarthritis

Ziel der Behandlung der Patienten mit einer chronischen Polyarthritis ist die optimale Ausschöpfung der vorhandenen medikamentösen, balneo-physikalischen, operativen, ergotherapeutischen und psychologischen Therapiemöglichkeiten. Für das komprehensive Therapiekonzept ist die Information und die aktive, eigenverantwortliche Mitarbeit des Patienten erforderlich. Durch die strukturierte und standardisierte Schulung, die überregional und hoffentlich zukünftig auch flächendeckend angeboten wird, soll den Teilnehmern die Möglichkeit gegeben werden, die für die Behandlung wesentlichen Gesichtspunkte theoretisch und praktisch zu erlernen. Ziel ist es, durch das differenzierte Wissen ein neues Verhalten zur Krankheitsbewältigung zu bewirken und letztendlich die Mitarbeit des Patienten zu fördern, seine Lebensqualität zu verbessern und auch die Kosten im Gesundheitssystem damit langfristig zu senken (Petermann 1997).

Schulungsinhalte (aus: Patientenschulung – Schulungsprogramm, Merck 1992)

- Modul 1 – Krankheitsbild, Krankheitsverlauf, Krankheitsursachen, Diagnostik,
- Modul 2 – Medikamentöse und operative Therapie,
- Modul 3 – Krankengymnastik,
- Modul 4 – Psychologische Schmerzbewältigung,
- Modul 5 – Ergotherapie,
- Modul 6 – Alltagsbewältigung – mit der Krankheit leben.

Voraussetzungen für die cP-Patientenschulung

Seminarteilnehmer sind Patienten mit einer chronischen Polyarthritis. Wegen zahlreicher Gemeinsamkeiten bei den krankheits- und therapiebedingten Problemen können auch Patienten mit anderen, chronischen Arthritiden teilnehmen. Da sich jedoch Abweichungen und Unterschiede aufgrund der differierenden Diagnose ergeben, ist ein klärendes Vorgespräch notwendig.

Die Schulungsgruppe sollte 8–10 Patienten umfassen und als geschlossene Gruppe geführt werden. Das bedeutet, daß nach Schulungsbeginn keine neuen Betroffenen aufgenommen werden können. Außerdem ist die Teilnahme an Einzelsitzungen ausgeschlossen.

Die Schulung sollte für die Patienten möglichst früh – aber nicht zu früh – beginnen. Sie sollte immer im Rahmen eines umfassenden, ärztlich verordneten Therapieplanes erfolgen.

Indikation zur Teilnahme an der cP-Schulung

Folgende Indikationen berechtigen normalerweise zu der Teilnahme an einer cP-Schulung (nach Langer 1995):

- gesicherte Diagnose,
- aktive Erkrankung,
- Einleitung oder laufende, langfristige Therapie mit nichtsteroidalen Antiphlogistika, langwirksamen Antirheumatika und/oder Glukokortikoiden,
- Nebenwirkungen und/oder Komplikationen der antirheumatischen Therapie,

- prognostisch eher ungünstiger Verlauf - hohe Priorität; prognostisch eher günstiger Verlauf - elektiv, z.B. im Rahmen einer Rehabilitationsmaßnahme.

Kontraindikationen zur Teilnahme an der cP-Schulung

Hingegen gibt es auch klare Kontraindikationen für eine Schulung (nach Langer 1995):

- Sprachprobleme,
- vordergründig psychiatrische Probleme,
- mangelnde Bereitschaft zur Auseinandersetzung mit der Erkrankung,
- Krankheitsdauer kürzer als 3 Monate,
- unkorrigierte Schwerhörigkeit,
- Konzentrationsschwäche,
- geringe Auffassungsgabe,
- sehr lange Krankheitsdauer,
- akuter Schub (Schmerzen!),
- hochgradige Behinderung und
- akute Begleiterkrankung.

Durchführungsbedingungen

Für die Durchführung der Schulung müssen *geeignete Räumlichkeiten* mit bequemen Sitzgelegenheiten, Tafel und Tageslichtprojektor zur Verfügung stehen. Außerdem muß der Raum genügend Platz zum praktischen Üben während der krankengymnastischen und ergotherapeutischen Module bieten.

Die Patientenschulung muß ein fester Bestandteil der Therapie sein. Deshalb sollten *feste Termine* vereinbart werden, um Terminüberschneidungen v.a. im Klinikbetrieb zu vermeiden.

Für die Durchführung des Schulungsprogrammes gibt es *sachliche und strukturelle Voraussetzungen,* die von dem Arbeitskreis Patientenschulung der Deutschen Gesellschaft für Rheumatologie festgelegt wurden. Die Durchführung des Grundkurses „chronische Polyarthritis"muß in 6 Modulen mit jeweils 90 min Mindestumfang für jedes Modul durchgeführt werden. Die im Materialordner festgelegten Grundsätze für organisatorische, inhaltliche und methodische Gestaltung der Kurse müssen eingehalten werden und dienen der Qualitätssicherung. Ebenfalls ist die Durchführung an ein qualifiziertes, am besten speziell geschultes Team gebunden. Einrichtungen, die den Schulungskurs durchführen, müssen diagnostische und therapeutische Erfahrung mit cP-Patienten haben und diese entsprechend vermitteln können (Arbeitskreis Patientenschulung 1992).

Das interdiziplinäre Schulungsteam besteht aus Ärzten, Diplom - Psychologen, Krankengymnasten und Ergotherapeuten. Zur Durchführung wird jeweils ein Gruppenleiter und je ein Einzeltrainer der oben angegebenen Bereiche benötigt. Der Gruppenleiter ist das verbindende Element aller 6 Module und sollte als Ansprechpartner an allen Kurstagen anwesend sein.

Weitere Patientenschulungsprogramme

Aufbauprogramm zur Patientenschulung bei chronischer Polyarthritis

Die Deutsche Rheuma-Liga e.V. hat zur Vertiefung der Erfahrungen mit dem cP-Schulungsprogramm der Deutschen Gesellschaft für Rheumatologie ein Aufbauprogramm für Patienten mit chronischer Polyarthritis entwickelt. Hier kann der Erfahrungsaustausch über die Erkrankung fortgesetzt und gemeinsam nach neuen Wegen, mit der Krankheit zu leben, gesucht werden. Er werden folgenden Themen behandelt:

- der Umgang mit einer chronischen Erkrankung,
- der Umgang mit den eigenen Fähigkeiten,
- der Umgang mit den Anforderungen und Hilfen,
- die Begegnung mit anderen,
- die Betroffenheit der Angehörigen und
- die Situation am Arbeitsplatz, im Haushalt und in der Freizeit.

Das Schulungsprogramm wird z.Z. von einzelnen Landesverbänden angeboten. Erste Pilotveranstaltungen für Betroffene mit Fibromyalgie und Vaskulitis fanden bereits statt (Auskunft/Adressen s. Kap. 34.6.6).

Patientenschulung bei systemischem Lupus erythematodes (SLE)

Das SLE-Patientenschulungsprogramm besteht aus 3 medizinischen und 2 psychologischen Modulen (s. nachfolgende Übersicht). Es beinhaltet das Krankheitsbild des systemischen Lupus erythematodes und verwandte Autoimmunerkrankungen, die medikamentöse Therapie sowie das Krankheits- und Streßverhalten. Erste Ergebnisse einer Evaluation wurden jüngst veröffentlicht und weisen eine hohe Akzeptanz bei den Patienten, einen deutlichen Wissenszuwachs, eine Verbesserung der Belastbarkeit und eine Abnahme der Depressivität auf. Insgesamt zeigt sich eine bessere Einschätzung der eigenen Möglichkeiten bei der Bewältigung und Beeinflussung der chronischen Erkrankung (Thieme et al. 1997).

Module der SLE-Patientenschulung

1 Krankheitsbild
2 Medikamentöse Therapie beim SLE
3.1 Antiphospholipid-Syndrom, Sjögren-Syndrom, „mixed connective tissue disease" als Sonderformen
3.2 Schwangerschaft und Klimakterium
4 Krankheitsbewältigung
5 Streßbewältigung

Patientenschulung bei M. Bechterew

Analog zum Schulungsprogramm für chronische Polyarthritis wurde 1994 ein Schulungsprogramm für Bechterew-Patienten entwickelt. Es besteht ebenfalls aus 6 Modulen mit gleichem Aufbau wie in der cP-Schulung, allerdings ist das 6. Modul um die Mitarbeit der Bechterew-Selbsthilfegruppe erweitert worden. Das Ziel der Erprobungsphase 1994 war die Beurteilung der Akzeptanz und der Nutzen für die Patienten, sowie für welche Krankheitsstadien dieses Programm erfolgversprechend ist. Inzwischen ist das Bechterew-Schulungsprogramm von der Deutschen Gesellschaft für Rheumatologie angenommen und wird ab Ende 1998 im Klinikbereich eingesetzt werden können (Ehlebracht-König et al. 1994).

Patientenschulung bei Fibromyalgie (FMS)

Erfahrungen beim Fibromyalgiesyndrom haben gezeigt, daß wesentliche Erfolge nur dann erzielt werden können, wenn Kompetenz und Eigenverantwortung bei dieser Erkrankung in den Vordergrund gestellt werden. Das nachgewiesene Informationsbedürfnis wurde deshalb Grundlage für den interdisziplinären Ansatz der Patientenschulung (s. anschließende Übersicht). Eine Testphase begann 1996. Die nach der ersten Erprobung der FMS-Schulung überarbeiteten Materialien sollen zukünftig zur Qualitätssicherung und Überprüfung der Schulungseffekte eine breitere Anwendung im ambulanten und stationären Bereich finden.

Module der Fibromyalgie-Schulung (nach Brückle et al. 1997)

- Modul 1 – Krankheit, Verlauf, Ursachen,
- Modul 2 – Therapeutische Möglichkeiten,
- Modul 3 – Bewegungstherapie,
- Modul 4 – Psychologische Schmerzbewältigung,
- Modul 5 – Alltagsbewältigung, Streß- und Krankheitsbewältigung,
- Modul 6 – Interdisziplinäres Modul

34.3 Rheumatologische Notfälle und Akutsituationen

Immer noch weit verbreitet ist die Meinung, daß „rheumatische Erkrankungen" den Betroffenen zwar viele Schmerzen und Leiden aufbürden, daß die Krankheiten aber nicht lebensgefährlich sind und die Lebenserwartung auch nicht beeinträchtigt wird. Rheumatische Erkrankungen werden als Ursache von Notfällen jedoch allgemein unterschätzt. Im Vordergrund stehen sowohl Komplikationen der Grunderkrankung als auch ihrer Behandlung, die zum Tode führen können. Vor allem sind hier renale Komplikationen durch die Erkrankung selbst oder als Folge der langjährigen medikamentösen Therapie zu nennen. Aber auch gastrointestinale Probleme und Infektionen wie Pneumonien und septische Krankheitsbilder sind von Bedeutung.

Wichtig ist gerade in Anbetracht dieser Kenntnisse die Unterscheidung zwischen der rheumatologischen Akutsituation und dem rheumatologischen Notfall.

Rheumatologische Akutfälle

Rheumatologische Akutfälle sind häufig und vorübergehender Natur. Sie präsentieren sich zwar oft dramatisch und gehen mit einem hohen Leidensdruck der Patienten einher. Insgesamt haben sie jedoch eine günstige Prognose und sind in der Regel nicht lebensgefährlich. Sie entstehen durch den akuten Beginn oder die plötzliche Verschlechterung des Gelenk- oder Wirbelsäulenbefalls oder der periartikulären Manifestation. Beispielhaft kann man hier die akute Periarthritis humeroscapularis oder den akuten Bandscheibenvorfall nennen (s. Tabelle 34.2). Akute Behandlungsindikationen können sich aber auch aus den Komplikationen der rheumatischen Erkrankungen selbst ergeben wie z.B. Sehnenrupturen oder Ruptur einer Baker-Zyste.

Wie auch in Tabelle 34.3 aufgeführt, können die Nebenwirkungen der antirheumatischen Therapie (z.B. Agranulozytose, Thrombopenie, gastrointestinale Blutungen) ebenfalls eine Notfallintervention erforderlich machen.

Rheumatologische Notfälle

Rheumatologische Notfälle sind sicher seltener, dafür aber immer als potentiell lebensgefährdend anzusehen. Auch sie können eine plötzliche Verschlechterung des Gelenk- oder Wirbelsäulenbefalls beinhalten, wie z.B. bei chronischer Polyarthritis die plötzliche Dekompensation bei bekannter atlantoaxialer Dislokation. Hier muß mit lebensgefährdendem Verlauf oder zumindest

Tabelle 34.2. Beispiele rheumatologischer Akutsituationen. (Mod. nach Langer et al. 1990)

Lokalisation	Erkrankung	Ausprägung
Artikulär	„Akute Arthritis"	– Kristallarthritiden – reaktive Arthritiden – Löfgren-Syndrom – bakterielle Arthritis – rheumatisches Fieber – Arthritis bei familiärem Mittelmeerfieber – Psoriasisarthritis
Periartikulär	„Akute Periarthritis"	– Periarthritis humeroscapularis – akute Epikondylitis
Vertebral	„Akuter Rücken"	– Bandscheibenprotrusio oder -prolaps – akute bakterielle Spondylitis – Spondylodiszitis
Paravertebral	„Akuter Rücken"	– akute Muskelüberdehnungen – akute Muskelverspannungen, z.B. bei HWS-, BWS- und LWS-Syndrom
Systemisch	Unkompliziertes Fieber	– Fieber im Rahmen eines entzündlichen Schubgeschehens

Tabelle 34.3. Leitsymptome rheumatologischer Akut- und Notfallsituationen und mögliche Ursachen. (Nach Langer et al. 1990)

Leitsymptom	Mögliche Ursache
Auge	
– akuter Sehverlust	Polymyalgia rheumatica/Arteriitis temporalis
– akuter Glaukomanfall	Langjährige Steroidtherapie,
– akute vordere Uveitis	Chronisch rezidivierende seronegative Spondarthritis
Nasopharyngealtrakt und Trachea	
– akuter Stridor	Allergische Reaktion auf NSAID/ASS, selten: Krikoarytenoidarthritis bei cP, Kehlkopfbeteiligung und Trachealkollaps bei Polychondritis
– Globusgefühl/Schluckstörungen	Komplikationen einer atlantoaxialen Dislokation bei cP
Herz	
– Rhythmusstörungen	Kardiale Beteiligung bei LE und anderen Kollagenosen (im Rahmen einer Peri-/Myokarditis), Amyloidkardiomyopathie, Still-Syndrom,
– AV-Blockierungen	M. Bechterew, andere seronegative Spondarthritiden
– akute kardiale Dekompensation	Perikarderguß, z.B. bei cP oder SLE, selten: bei Myokarditis, Amyloidkardiomyopathie, akute Aorteninsuffizienz bei bakterieller Endokarditis, Klappenbeteiligung bei Polychondritis
– instabile Angina pectoris	Koronariitis bei Vaskulitis
– Myokardinfarkt	
Lunge	
– Status asthmaticus	Allergische Reaktion auf NSAID/ASS
– akute Dyspnoe	Foudroyante Pneumonie als Infektionskomplikation, Pneumonitis, z.B. bei SLE, Kollagenosen, M. Wegener, selten: bei cP, Bronchiolitis bei rezidivierender Polychondritis, Nebenwirkung von DMARD, z.B. Methotrexat, Lungenembolie bei Immobilisation, Pleuritis mit Pleuraerguß bei SLE
– anhaltender Husten	Tuberkulose bei Steroidtherapie/Immunsuppressiva, Pneumonitis, interstitielle Pneumonie als Infektionskomplikation, MTX-Nebenwirkung
Gastrointestinaltrakt	
– obere gastrointestinale Blutung	Ulkusblutung unter NSAID/ASS
– akutes Abdomen	Perforiertes Ulkus, selten: Kolitis bei Vaskulitis, Darmperforation bei Amyloidbefall, toxisches Megakolon bei medikamenteninduzierter Kolitis
– massive Diarrhöen	Ischämische Kolitis bei Vaskulitis, sekundäre Darmamyloidose bei langjähriger cP oder M. Bechterew, selten: medikamenteninduzierte Kolitis (v.a. Goldkolitis)
Niere	
– akutes Nierenversagen	Medikamentöse Ursachen (z.B. NSAID,Gold, DPA), sekundäre Amyloidose, IGA-Nephropathie, Exsikkose, Nephritis im Rahmen einer Grunderkrankung (M. Wegener, SLE)
Gefäße	
– periphere Ulzera, Gangrän	Nekrotisierende Vaskulitis, vaskulitische Komplikationen bei entzündlich-rheumatischen Erkrankungen, selten: Ulcus cruris bei Felty-Syndrom
Endokrinium	
– Coma diabeticum	Komplikation bei präexistentem Diabetes mellitus und Steroidtherapie
– Addison-Krise	Typische Komplikation bei abruptem Absetzen langjähriger Steroidtherapie, bei Notoperationen, Informationsdefizite bei Patienten und Ärzten bei Verlegungen, rheumachirurgischen Eingriffen, NNR-Insuffizienz bei Amyloidbefall
Hämatologische Probleme	
– Anämie	Okkulte gastrointestinale Blutung, hämolytische Anämie (Grunderkrankung und/oder medikamenteninduziert), Methämoglobinämien (z.B. Sulfasalazin, Dapsonetherapie)
– Thrombopenie	Medikamenteninduziert (v.a. Gold und viele andere), selten: autoimmunbedingt, Thrombopenie bei SLE
– Leukopenie	Medikamenteninduziert (Azathioprin, Endoxan, andere DMARD, Krankheitsaktivität bei SLE, Felty-Syndrom, Sepsis (Leukozytensturz bei gramnegativen Erregern)
Hämostaseologie	
– akute Gerinnungsstörung	Verbrauchskoagulopathie bei septischem Schock, Autoimmunkoagulopathie bei SLE, Interaktion Markumartherapie/NSAID
Neurologische Probleme	
– zentralnervöse Ausfälle	Zerebrale Beteiligung bei SLE, Vaskulitiden, Lupussyndromen, tuberkulöse Menigitis bei Steroidtherapie
– akute Psychosen	Zerebrale Beteiligung bei Vaskulitiden, Nebenwirkung hoher systemischer Steroidgaben
– akute Querschnittslähmung	Wirbelkörperdislokation bei cP, Osteoporose
– akute Myastenie	Selten Komplikation der DPA-Therapie
– Blasenfunktionsstörungen	Bandscheibenprolaps, Komplikation der atlantoaxialen Dislokation bei cP

cP chronische Polyarthritis, *SLE* systemischer Lupus erythematodes, *NSAID* nichtsteroidale Antiphlogistika, *ASS* Acetylsalizylsäure, *DMARD* langwirksame Antirheumatika, *DPA-D* Penicillamin, *MTX* Methotrexat, *NNR* Nebennierenrinde erheblichen, tiefgreifenden Folgen für das weitere Leben gerechnet werden. Ebenso gehören abrupt einsetzende oder sich rasch verschlechternde Organmanifestationen sowie lebensbedrohliche Nebenwirkungen der antirheumatischen Therapie zu dieser Gruppe.

■ **Maskierte Symptomatik.** Rheumatologische Notfälle zeigen sich sowohl in ihrer Erstmanifestation als auch ihrem Verlauf häufig maskiert, mit eher diskreten Befunden und blanden Symptomen. Ihre besondere Gefahr liegt darin, daß sie selbst von erfahrenen Klinikern unterschätzt und deshalb oft sehr spät oder manchmal zu spät diagnostiziert werden. Das gilt v.a. für Infektionskomplikationen bei Patienten mit entzündlich-rheumatischen Erkrankungen.

Bei einer Sepsis können z.B. die klassischen Zeichen, wie hohes Fieber, Leukozytose und andere klinische Symptome, nur mäßig ausgeprägt sein.

Wichtig ist sicherlich, daß eine rheumatologische Akutsituation (z.B. eine bakterielle Arthritis) bei einem langjährig erkrankten, immunsuppressiv behandelten Patienten in eine rheumatologische Notfallsituation (generalisierte septische Komplikation) übergehen kann.

! Ein wesentlicher Grund für diese oft kaschierten Krankheitsverläufe liegt in der immunologischen Insuffizienz, die bei vielen entzündlich-rheumatischen Erkrankungen entweder in der Grunderkrankung selbst oder in der oft langjährigen medikamentösen Therapie (v.a. Immunsuppressiva, Glukokortikoide) begründet ist.

Zusätzlich darf man die mangelnde Reaktionsbereitschaft und fehlende Leistungsreserve des Organismus bei den jahrzehntelangen Verläufen nicht vergessen.

Da rheumatische Erkrankungen nicht nur Gelenk- und Wirbelsäulenerkrankungen darstellen, sondern z.T. als schwere Allgemeinerkrankung in Erscheinung treten, kommt es durchaus zu Notfallsituationen, die Kardiologen, Ophtalmologen, Otorhinologen, Nephrologen, Neurologen und Psychiater gleichermaßen notfallmedizinisch fordern.

Die Therapie der rheumatologischen Akut- und der Notfallsituationen orientiert sich sowohl an der Grunderkrankung als auch an den Leitsymptomen (s. Tabelle 34.3).

34.4 Prophylaxe und Therapie von gastrointestinalen Komplikationen

34.4.1 NSAID und gastrointestinale Nebenwirkungen

Die Schmerzbekämpfung ist eine der wichtigsten ärztlichen Maßnahmen in der Rheumatologie. Nichtsteroidale Antiphlogistika (NSAID) zählen deshalb nicht nur in Deutschland, sondern weltweit zu den umsatzstärksten Arzneimitteln. Noch in den 70er und Anfang der 80er Jahre wurde eine Vielzahl neuer NSAID eingeführt, in der Folgezeit machten dann eher die Risiken und schwerwiegenden Nebenwirkungen dieser Substanzgruppe Schlagzeilen. Die gastrointestinale Toxizität und die dadurch bedingte Letalität in Folge schwerwiegender Komplikationen, wie Ulkus, Blutung und Perforation, wurden in vielen epidemiologischen Studien, v.a. am Beispiel der chronischen Polyarthritis (cP), für diese Substanzgruppe nachgewiesen.

■ **Lokalisation von Ulzera.** NSAID verursachen Nebenwirkungen im gesamten Gastrointestinaltrakt. Diese reichen von dyspeptischen Beschwerden, erosiven Veränderungen mit Blutungskomplikationen über Ulcera ventriculi und duodeni bis hin zu Blutung und Perforation. Die häufigste Lokalisation NSAID-bedingter Ulzera ist der Magen, gefolgt von Ulzera im Duodenum. Auch Dünndarmulzera im Jejunum und Ileum wurden beschrieben. Dickdarmulzera treten hingegen selten auf. Schwerwiegende gastrointestinale Komplikationen, die einen stationären Aufenthalt erfordern oder sogar zum Tode führen, sind bei einem von 3 Patienten mit chronischer Polyarthritis unter NSAID-Therapie über den gesamten Krankheitsverlauf zu erwarten (Fries 1992).

■ **Korrelation zwischen Beschwerden und Befund.** Interessant ist für den behandelnden Arzt, daß geklagte gastrointestinale Beschwerden unter NSAID nicht mit den endoskopischen Befunden korrelieren. So können Patienten mit dyspeptischen Beschwerden einen komplett unauffälligen Befund aufweisen. Dagegen finden sich bei beschwerdefreien Patienten häufig Erosionen und Ulzera.

Frühere Vermutungen, daß die Häufigkeit gastrointestinaler Komplikationen für verschiedenste NSAID unterschiedlich sein könnte, wurden jüngst bestätigt. Diclofenac, Ibuprofen und Naproxen haben demnach eine geringere Komplikationsrate als Ketoprofen, Indometazin, Piroxicam oder Azapropazon (Bateman 1994).

■ **Applikationsform.** Insgesamt ist die Häufigkeit gastrointestinaler Nebenwirkungen dosisabhängig (Langman et al. 1994). In der Praxis kommt häufig die Frage auf, ob der Wechsel von Tabletten auf Suppositorien eine niedrigere Nebenwirkungsrate hat und somit besser verträglich sei. Durch nichtorale Applikationsformen (Zäpfchen, i.m.- oder i.v.-Injektionen) werden zwar lokale Reizungen der Magen- und Darmschleimhaut vermieden, sie führen aber auf systemischem Wege ebenfalls zur Hemmung der Prostaglandinsynthese und den damit verbundenen gastrointestinalen Nebenwirkungen.

Diese hohe Inzidenz gastrointestinaler Nebenwirkungen unter NSAID, die potentiell lebensgefährlich sein können, wirft gerade für die Praxis die Frage nach präventiven Maßnahmen auf.

34.4.2 Prophylaxe der NSAID-induzierten Gastropathie

Vermeidung von Behandlungsfehlern

Die wichtigste Strategie zur Minimierung von Komplikationen ist die Vermeidung von Behandlungsfehlern. Hier spielen v.a. Überdosierungen eine große Rolle. Jeder Arzt sollte sich mit einigen wenigen NSAID bezüglich der Applikationsformen, der Stoffklasse, der Plasmahalbwertszeit und der täglichen Maximaldosis im Detail vertraut machen. Ebenfalls dürfen Arzneimittelinteraktionen nicht unterschätzt werden. Einen großen praktischen Wert und sicherlich auch eine Zunahme der Compliance hat die Aufklärung des Patienten bezüglich Einnahmemenge und -modus.

Überprüfung der Indikation

Des weiteren ist eine sorgfältige und kritische Überprüfung der Indikation der erste Schritt zur Vermeidung gastrointestinaler Komplikationen.

Aufgrund der ausgeprägten antiphlogistischen Wirkung der NSAID sollte die Verordnung auf eindeutige Entzündungszustände begrenzt werden, während bei mechanischen oder rein degenerativen Beschwerden am Bewegungsapparat v.a. Analgetika und physikalische Therapiemaßnahmen angewendet werden sollten.

Eine Verordnungsindikation besteht somit bei allen entzündlichen Gelenk- und Wirbelsäulenerkrankungen, sowie Kristallarthropathien. Berechtigt ist die Verordnung auch bei der aktivierten Arthrose mit den typischen Entzündungszeichen wie Steifigkeitsgefühl, Schmerz, Schwellung und Ruheschmerz oder z.B. bei Tendopathien mit sekundär entzündlicher Komponente.

Primär nicht indiziert sind NSAID bei psychosomatischen Schmerzzuständen, Myalgien, Fibromyalgie und chronischen Überlastungstendopathien. Ebenfalls sollte die Therapie der Arthrose nicht mit NSAID erfolgen, wenn v.a. der typische Bewegungsschmerz ohne sonstige Entzündungszeichen im Vordergrund steht. Unterstrichen wird diese Indikationseinteilung auch durch Erfahrungen, daß eine ausreichende Menge Paracetamol (bis 4 g täglich) den gleichen analgetischen Effekt bei der blanden Arthrose zeigt, wie 1200–2400 mg Ibuprofen täglich. Nur beim Ruheschmerz zeigt sich Ibuprofen dem Analgetikum überlegen (Bradley et al. 1991). Zusammenfassend sollte bei jeder Indikation überlegt werden, ob nicht zunächst reine Analgetika, wie Paracetamol, ausreichend sind.

Identifizierung von Risikopatienten

Die Identifizierung von Risikopatienten ist ein weiterer Schritt zur Vermeidung gastrointestinaler Komplikationen (s. folgende Übersicht).

Risikoprofil der Patienten, die häufiger Komplikationen unter NSAID-Therapie bieten

- Patienten über 60 Jahre,
- dyspeptische Beschwerden unter NSAID,
- positive Ulkusanamnese unter NSAID,
- Patienten mit Ulkuskrankheit,
- Einnahme von NSAID + Glukokortikoiden,
- Patienten mit Antikoagulanzientherapie.

Der ältere Patient ist in jeder Hinsicht der eigentliche Problempatient bezüglich gastrointestinaler Nebenwirkungen unter NSAID-Therapie. Zum einen steigt mit zunehmendem *Alter* das Risiko und die Häufigkeit der Entstehung peptischer Ulzera und deren Komplikationen. Gerade bei über 60jährigen steigt das Risiko der Ulkusentwicklung gegenüber Personen, die keine NSAID einnehmen, um ein Vielfaches. Zum anderen verlaufen NSAID-induzierte Ulzera bei älteren Patienten vermehrt asymptomatisch und werden erst durch Komplikationen offensichtlich.

Das *Geschlecht* stellt nach dem derzeitigen Kenntnisstand keinen Risikofaktor dar. Eine zusätzliche Gefahr kann allerdings die *Krankheitsschwere* für gastrointestinale Komplikationen sein. Vor allem Patienten mit einer chronischen Polyarthritis, die nach Steinbrocker die Funktionsklasse ≥ III haben (Steinbrocker 1949), scheinen ein besonderes Risiko für gastrointestinale Ulzera zu haben.

Magen- und Ulkusanamnese

Die Magen- und speziell die Ulkusanamnese gibt wichtige Aufschlüsse für die Notwendigkeit einer prophylaktischen Therapie.

Anamnestisch erfaßbare gastrointestinale Unverträglichkeit bei einer NSAID-Therapie, wie Übelkeit, Erbrechen, Appetitlosigkeit oder epigastrische Beschwerden, sind nach heutigen Erkenntnissen ein zusätzlicher Risikofaktor.

Bei einer positiven Ulkusanamnese verdoppelt sich z.B. das Risiko eines Rezidivs unter einer NSAID-Therapie. Läßt sich bei dieser Patientengruppe eine NSAID-Gabe aufgrund des Entzündungsgeschehens der Grunderkrankung nicht vermeiden, sollte unbedingt eine prophylaktische Begleitmedikation, z.B. mit Misoprostol durchgeführt werden.

Inzwischen gibt es erste Hinweise, daß die NSAID-bedingte Ulkusinduktion durch eine Helicobactereradikationstherapie vermindert werden kann.

Wird endoskopisch im Rahmen der Abklärung von dyspeptischen Beschwerden unter NSAID ein Ulcus ventriculi gefunden und gleichzeitig eine Helicobacter-pylori-Infektion festgestellt, so ist eine Differenzierung der Ursache nicht möglich. Hier gilt es, beide möglichen Verursacher zu therapieren.

Glukokortikoide

Glukokortikoide spielen gerade in der Therapie entzündlich-rheumatischer Erkrankungen eine wesentliche Rolle. Leider kommt es immer noch vor, daß gleichzeitig Antazida verschrieben werden, weil lange die Meinung vorherrschte, Glukokortikoide seien die Hauptverursacher von Magengeschwüren. Der „Mythos des Kortikoidulkus" ist inzwischen lange Legende, mittlerweile liegen eindeutige Daten vor, daß Glukokortikoide alleine keine Ulzera verursachen.

■ **Kombination mit NSAID.** Das ändert sich jedoch, wenn eine Begleitmedikation mit NSAID entweder zur Einsparung höherer Kortikoiddosen oder zur besseren Analgesie zusätzlich verordnet wird. Mit der Kombination von NSAID und Glukokortikoiden (v.a. in Dosierungen ≥10 mg/Tag Prednisolonäquivalent) steigt das Risiko der Ulkusentstehung mit Blutungskomplikationen deutlich an. Aus diesem Grund sollte diese Zusammenstellung, z.B. bei Stoßtherapien, vermieden werden. Alternativ können Analgetika, z.B. Paracetamol, auch mit Steroiden kombiniert werden, ohne Einfluß auf den Gastrointestinaltrakt zu zeigen.

Häufig werden NSAID beim Einsatz von Glukokortikoiden dann ganz aus der Verordnung herausgenommen, da Steroide über die Entzündungshemmung einen indirekt analgetischen Effekt bieten. Subjektiv ist für Patienten mit chronisch entzündlich-rheumatischen Erkrankungen, z.B. der chronischen Polyarthritis, die analgetische Wirkung der NSAID wesentlich besser als höherdosierte Steroide. Meist wird bei fehlender Aufklärung zur Ulkusentstehung und ohne alternative Schmerztherapie vom Patienten das NSAID weitergenommen. Dies gilt es, durch gute Patientenauflärung zur Vorbeugung von gastrointestinalen Komplikationen zu verhindern.

Erwähnt werden sollte die Erfahrung, daß Ulkuskomplikationen, wie Penetration und Perforation, unter einer Steroidtherapie möglicherweise äußerst symptom- und schmerzarm verlaufen können und daß die Möglichkeit, diese zu übersehen, unter Glukokortikoidtherapie deshalb ungleich höher ist (Kaiser 1992).

34.4.3 Medikamentöse Prophylaxe

Die Kosten-Nutzen-Relation, aber auch sachliche Gründe schließen eine generelle medikamentöse Prophylaxe gastrointestinaler Nebenwirkungen und Komplikationen aus.

Nur bei Vorliegen von Risikofaktoren ist aufgrund pharmakoökonomischer Berechnungen die prophylaktische Therapie vertretbar.

In den letzten Jahren wurden gerade aufgrund der hohen Komplikationsrate und des inzwischen erfaßten Risikoprofils der Patienten die verschiedenen Medikamentengruppen untersucht.

■ **Antazida und Sucralfat.** Sie mögen zwar subjektiv dem Patienten den Eindruck der besseren Verträglichkeit vermitteln, sind für die Prophylaxe der NSAID-induzierten Ulzera jedoch ungeeignet.

■ **H_2-Antagonisten.** Unter den H_2-Antagonisten können Cimetidin und Ranitidin zwar die Inzidenz der Ulcera duodeni senken, Mukosaschäden im Magen treten darunter jedoch nach wie vor auf. (Robinson 1989; Roth 1987). In bislang nur einer, erst kürzlich veröffentlichten Arbeit wurden gegensätzliche Ergebnisse für Famotidin gefunden. Famotidin reduziert im Vergleich zu Placebo auch die Inzidenz gastraler Ulzera. Bis diese interessanten Ergebnisse bestätigt werden, sollte auch Famotidin nur als Mittel der 2. Wahl zur Prophylaxe gastrointestinaler Probleme eingesetzt werden.

■ **Protonenpumpenhemmer.** Die nun schon länger eingesetzten Protonenpumpenhemmer, wie z.B. *Omeprazol,* sind erwiesenermaßen wirksam in der Therapie des Magen- und Duodenalulkus bei guter Verträglichkeit. Inzwischen belegt eine neuere Studie eine bessere Prophylaxe von NSAID-induzierten Ulzera mit Omeprazol 20 mg als mit dem H2-Antagonisten Ranitidin 150 mg zweimal täglich. Die Nebenwirkungsraten beider Medikamente unterschieden sich nicht (Yeomanns et al.).

■ **Prostaglandin-E1-Analogon.** Anders sind die Erfahrungen mit dem Prostaglandin-E1-Analogon *Misoprostol.* Erwiesenermaßen kann es das Auftreten von Ulcera ventriculi und auch Ulcera duodeni unter NSAID senken kann. Das gilt sowohl für die Kurz- wie auch für die Langzeittherapie. Die empfohlenen Dosierungen liegen bei 200 µg 2- bis 3mal täglich. Die Wirkung der NSAID wird durch Misoprostol nicht verändert. Auch ist inzwischen davon auszugehen, daß Misoprostol die Zahl lebensbedrohlicher Komplikationen deutlich senken kann (Silverstein 1995).

Diesem positiven präventiven Aspekt mit Misoprostol müssen die möglichen Nebenwirkungen dieser Therapie entgegengesetzt werden. Diarrhöen und dyspeptische Beschwerden treten nicht selten auf und sind manchmal selbstlimitierend oder bessern sich bei Dosisreduktion. Bei der bekannten wehenfördernden Wirkung des Misoprostols kann es bei Frauen im gebärfähigen Alter zu Zyklusunregelmäßigkeiten und selten zu Schmerzen im Unterbauch kommen. Bei dieser Patientengruppe muß unbedingt eine orale Kontrazeption angestrebt werden. Bei einer Schwangerschaft darf Misoprostol wegen der Abortgefahr nicht eingesetzt werden.

34.4.4 Perspektiven zur Therapie mit NSAID

Wirkungsmechanismus der NSAID

Das wesentliche Wirkprinzip der NSAID beruht auf der Hemmung der Prostaglandinsynthese durch die Blockade der Cyclooxygenase. Dieses liegt als Isoenzym in 2 Formen vor - Cyclooxygenase 1(COX 1) und Cyclooxygenase 2 (COX 2).

Die *Cyclooxygenase 1* wird in fast allen Zellen verschiedener Organe, auch im Magen-Darm-Trakt und in den Nieren produziert. Sie wirkt durch die Produktion von Prostazyklin gastroprotektiv, über die Produktion von Prostanglandin E_2 nephroprotektiv. Ebenfalls reguliert COX 1 die Thrombozytenaggregation über Thromboxan. Bei einer Hemmung der COX-1-Aktivität durch NSAID kommt es zum Ausfall dieser Mechanismen und damit zu den unerwünschten Nebenwirkungen im Magen-Darm-Trakt, in der Nierenfunktion und bei der Thrombozytenaggregation.

Die *Cyclooxygenase 2* kommt physiologischerweise nur im Gehirn vor, kaum in anderen Geweben. Erst auf einen Entzündungsreiz hin, z.B. durch Zytokine, Endotoxine oder Mitogene, wird COX 2 gebildet. Dieses bringt eine überschießende Prostaglandinsynthese in Gang, die wiederum im Gelenk zur Entzündung führt. Durch die Hemmung des COX-2-Enzyms durch NSAID kann die angelaufene Entzündungsreaktion unterbrochen werden.

Durch die Entdeckung der 2 Cyclooxygenaseisoenzyme mit unterschiedlichen Funktionen liegt der Schluß nahe, daß die therapeutischen Effekte der NSAID auf die COX-2-Hemmung zurückzuführen sind, während die unerwünschten Wirkungen dieser Substanzgruppe auf einer Hemmung der COX 1 beruhen.

Selektive COX-2-Hemmer

Die bis vor kurzem ausschließlich im Handel befindlichen Antiphlogistika blockierten alle sowohl die Cyclooxygenase 1, als auch die Cyclooxygenase 2. Das Nebenwirkungsproblem, das diese Substanzgruppe begleitete, konnte inzwischen durch neu entwickelte selektive COX-2-Hemmer gelöst werden. Durch diese neue Medikamentengruppe kann ein maximaler antiinflammatorischer Effekt erreicht werden, ohne gastrointestinale Läsionen in Kauf nehmen zu müssen. Inzwischen sind zwei selektive COX-2-Hemmer zugelassen, das Celecoxib und das Rofecoxib.

Ausblick/NO-Hemmer

Eine Alternative zu den klassischen NSAID und den COX-2-Hemmstoffen sind möglicherweise Substanzen, die Stickstoffmonoxid (NO) freisetzen, denn freigesetztes NO wirkt im Gastrointestinaltrakt zytoprotektiv. Ziel ist es derzeit, Derivate der herkömmlichen NSAID, die Stickstoffmonoxid (NO) freisetzen, zu entwickeln - oder herkömmliche Antiphlogistika mit NO-Donatoren zu kombinieren (Baumgärtner 1997).

34.4.5 Praktisches Vorgehen

Folgende Grundregeln sollten bei der Behandlung von Patienten mit chronisch rheumatischen Erkrankungen zur Vermeidung gastrointestinaler Komplikationen beachtet werden:

1. kritische Überprüfung der Indikation für NSAID,
2. keine Kombination von NSAID + Glukokortikoiden ($\geq$10 mg Prednisolonäquivalent/Tag),
3. vorzugsweise Einsatz von NSAID mit günstigem Nebenwirkungsprofil (z.B. Diclofenac, Ibuprofen, Etodolac, Nabumeton),
4. Dosierung der NSAID - den Beschwerden angepaßt - so niedrig wie möglich,
5. bei Patienten mit Ulkusanamnese, Prophylaxe mit Omeprazol 20 mg täglich oder Misoprostol 200 µg 2- bis 3mal täglich,
6. wegen geringer Nebenwirkungen sollte Omeprazol in der Prophylaxe bevorzugt werden,
7. bei Verdacht auf Ulkus unter NSAID ⇒ Gastroduodenoskopie. Abb. 34.1 stellt das weitere Vorgehen je nach Befund dar.
8. Glukokortikoide können auch bei bestehendem Ulkus weitergenommen werden.
9. Ulcus ventriculi oder duodeni + Helicobacter-pylori-Nachweis ⇒ Therapie des Ulkus + Eradikationstherapie.

34.5 Rheumazentren und Rheumatologische Leitstellen

34.5.1 Rheumazentren

Die Deutsche Gesellschaft für Rheumatologie geht davon aus, daß für etwa 4% der Bevölkerung (d.h. rund 3 Mio. Menschen in Deutschland) eine dauerhafte rheumatologische Betreuung erforderlich ist. Zu den großen Volkskrankheiten zählen die chronischen Schmerzsyndrome des Bewegungsapparates, die degenerativ-rheu-

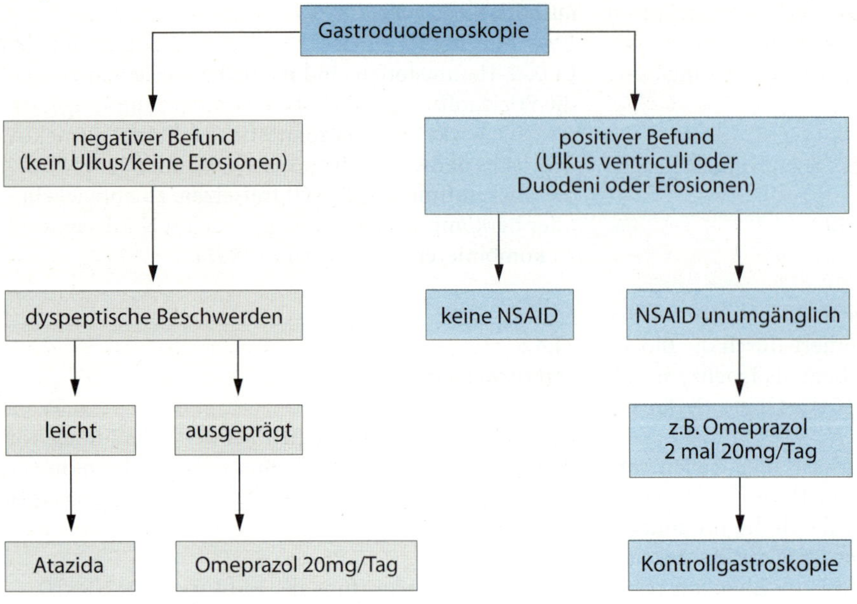

Abb. 34.1. Vorgehen bei Verdacht auf Ulkus unter NSAID

matischen und die entzündlich-rheumatischen Gelenkerkrankungen.

Zu den chronischen Schmerzsyndromen gehören die weitverbreiteten Rückensyndrome, die ebenso wie die weichteilrheumatischen Störungen mit hohen volkswirtschaftlichen Kosten durch die Behandlung, Rehabilitation und vorzeitige Berentung verbunden sind.

Wachsende Bedeutung kommt in einer immer älter werdenden Gesellschaft den Arthrosen und den degenerativen Wirbelsäulenerkrankungen zu. Schwer verlaufende Formen degenerativ-rheumatischer Krankheiten, chronische Schmerzsyndome des Bewegungsapparates und v.a. alle entzündlich-rheumatischen Erkrankungen mit ihren z.T. schweren chronisch-destruierenden Verläufen sollten aufgrund ihrer ungünstigen Prognose mit häufig invalidisierenden Entwicklungen in rheumatologisch spezialisierten Einrichtungen betreut werden.

Die rheumatologisch fachkundige Betreuung umfaßt die frühzeitige Stellung der richtigen Diagnose, die Einleitung der geeigneten medikamentösen, physikalisch-balneologischen und anderen ergänzenden Behandlungen und deren Überwachung. Hier bestehen in Deutschland jedoch hinsichtlich einer kontinuierlichen, interdisziplinären und die Rheumakranken in der Bevölkerung tatsächlich erreichenden Versorgung erhebliche Defizite, die 1992 zur Gründung der Rheumazentren führten.

Im Rahmen eines Modellprogramms zur besseren Versorgung chronisch Rheumakranker wurden inzwischen 23 Rheumazentren in verschiedenen Regionen der Bundesrepublik gegründet, mit dem Ziel, eine umfassende, kontinuierliche, qualifizierte und interdisziplinäre Langzeitversorgung rheumatologischer Patienten zu etablieren und somit zu sichern.

Überregionale Aktivitäten

Die 23 Rheumazentren haben sich zu einer überregional organisierten *Arbeitsgemeinschaft Regionaler Kooperativer Rheumazentren in der DGRH* zusammengeschlossen. Mit ihrer Hilfe wird der Erfahrungs- und Informationsaustausch hinsichtlich geplanter Maßnahmen zur Verbesserung der Patientenversorgung und die Umsetzung von aktuellen Forschungsergebnissen in der Rheumatologie erleichtert. Die Modellregionen der 21 Rheumazentren umfassen ca. 33% der Fläche der Bundesrepublik mit etwa 44% der Bevölkerung (s. Abb. 34.2).

In *zentrenübergreifenden Projektgruppen* werden gemeinsame Aufgaben bearbeitet. Derzeit bestehen Projektgruppen mit den Arbeitsschwerpunkten Diagnose- und Therapierichtlinien, Patientenschulung, EDV und Dokumentation, Fortbildung und Qualitätssicherung sowie Rehabilitation und Rheumaorthopädie. Eine weitere Projektgruppe zum Thema pädiatrische Rheumatologie hat inzwischen ihre Arbeit ebenfalls aufgenommen.

Regionale Aktivitäten

Koordination interdisziplinärer Zusammenarbeit

Die einzelnen Rheumazentren verfolgen in ihrer Region weitere gemeinsame, langfristige Ziele. Durch *Stärkung und Koordination der interdisziplinären Zuammenarbeit* aller an der rheumatologischen Versorgung beteiligten Fachdisziplinen (Ärzte, Physiotherapeuten, Ergotherapeuten, Psychologen) und Institutionen (Universitätskliniken, Rheumaabteilungen in Akutkrankenhäusern,

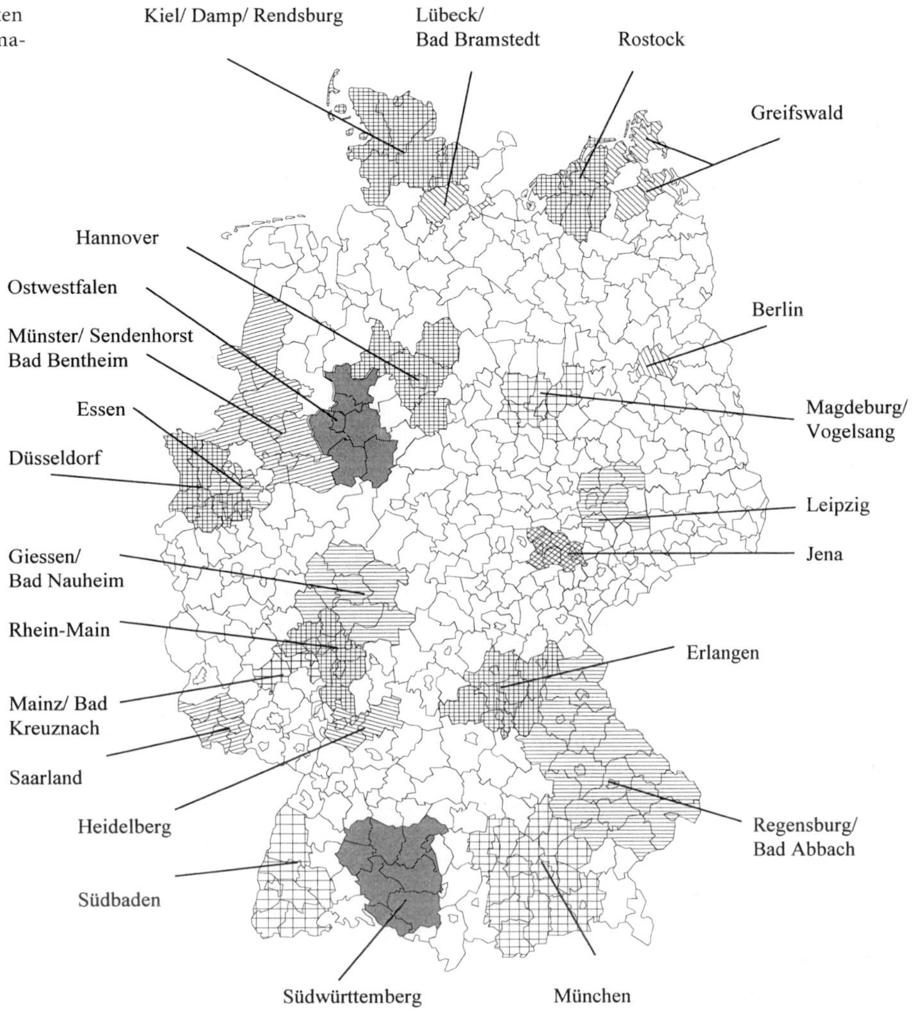

Abb. 34.2. Arbeitsgemeinschaften Regionaler Kooperativer Rheumazentren in der DGRh, Modellregionen im Überblick

rheumatologische Rehabilitationskliniken) sowie sozialer Dienste und Selbsthilfegruppen soll die umfassende Versorgung Rheumakranker verbessert werden.

Aktuelle wissenschaftliche Ergebnisse und Fortschritte in der Behandlung rheumatischer Erkrankungen erreichen auch heute die Betroffenen in unzureichendem Maße. Ein Beispiel hierfür ist die Therapie mit langwirksamen Antirheumatika wie Methotrexat, Gold, Antimalariamittel oder anderen Immunsuppressiva. Immer noch beginnt die Therapie zu spät, wird zu häufig unterbrochen und in nicht ausreichend hoher und damit ineffektiver Dosis eingesetzt. Auch sollten alle Möglichkeiten einer Kombinationstherapie ausgeschöpft werden. Damit diese Kenntnisse den Rheumakranken direkt zugute kommen, haben Projektgruppen der Rheumazentren *Diagnose- und Therapierichtlinien* erarbeitet und in Qualitätszirkeln mit niedergelassenen Ärzten erprobt. Gleichzeitig sind diese standardisierten Richtlinien ein gutes Mittel zur Qualitätssicherung.

Qualitätsverbesserung

Konkretes Ziel der Rheumazentren ist es zur Zeit, eine Prioritätenliste zu erstellen, wie eine *Qualitätsverbesserung wichtiger Therapieerfolge* erreicht werden kann. Solche Behandlungsziele (Outcome) sind z.B. Häufigkeit und Dauer von Remissionen, Reduktion der Häufigkeit und Dauer von Arbeitsunfähigkeit, Erhalt der Berufs- und Erwerbsfähigkeit sowie die Vermeidung der Pflegebedürftigkeit.

In enger Zusammenarbeit mit Selbsthilfegruppen, v.a. mit der Deutschen Rheuma-Liga e.V., werden an den Rheumazentren *Patientenschulungsprogramme* erstellt und erfolgreich durchgeführt.

Qualitätsmanagement

Als Maßnahme des Qualitätsmanagements ist der Aufbau von „*Rheumatologischen Leitstellen*“ geplant, um eine optimale behandlungsbegleitende und fachübergreifende Patientenbetreuung vom niedergelassenen Arzt bis zur rehabilitativen Nachsorge zu gewährleisten.

Zur Absicherung der Ergebnisqualität dient die Einführung eines *Rheumapasses,* der eine einheitliche Erfassung und Weitergabe behandlungs- und rehabilitationsrelevanter Informationen an weiterbehandelnde Ärzte sicherstellen soll. Er dient der Dokumentation der abgeschlossenen und laufenden medikamentösen Therapie, krankengymnastischer, ergotherapeutischer und operativer Maßnahmen sowie deren Wirksamkeit und Erfolglosigkeit.

Die geplante Erstellung eines *Reha-Leitfadens* soll allgemeine Informationen und Wissenswertes über das Rehabilitationssystem zusammenfassen und Hausärzte, Patienten und Selbsthilfeorganisationen ausführlich und aktualisiert informieren.

Der *EDV-Einsatz* für eine effiziente Patientendokumentation ist als eine weitere mittel- bis langfristige Zielsetzung zu nennen. Für die Kommunikation der Fachöffentlichkeit wird der Einsatz moderner Medien (RheumaNet im Internet) bereits genutzt.

Als unentbehrliches Mittel zur Sicherung und Kontrolle der Ergebnisqualität erweist sich die im Jahr 1993 begonnene standardisierte *Kerndokumentation* der Versorgungsdaten der Patienten mit entzündlich-rheumatischen Erkrankungen in anonymisierter Form. Die vom Deutschen Rheumaforschungszentrum in Berlin (DRFZ) durchgeführten wissenschaftlichen Auswertungen ermöglichen Vergleiche und Längsschnittanalysen der Diagnoseverteilung, des therapeutischen Vorgehens und der Versorgungsverläufe.

34.5.2 Rheumatologische Leitstellen

Durch die Förderung des Bundesministeriums für Gesundheit sind seit 1992 in 21 regionalen Rheumazentren Koordinationsstellen etabliert. Diese können nach Ablauf der Förderung als „rheumatologische Leitstellen" die verschiedenen koordinierenden und unterstützenden Aufgaben im Versorgungsnetzwerk Hausarzt – Rheumatologe – (Reha-)Klink weiterführen und durch neue Aspekte des Qualitätsmanagements die Behandlung und Rehabilitation der Rheumapatienten optimieren.

Das Konzept lehnt sich an die schon lange bestehenden, flächendeckend etablierten Tumorzentren zur Verbesserung der Versorgung Tumorkranker an. Da es sich bei den rheumatischen Erkrankungen um chronische Erkrankungen handelt, die häufig eine lebenslange Betreuung und Behandlung der Patienten erfordern, kann eine Nachsorge im engeren Sinne des Wortes nicht betrieben werden.

Ziele

Kooperationsverbesserung

Ziel der rheumatologischen Leitstelle ist die regelmäßige und effiziente Behandlung aller Patienten mit entzündlich-rheumatischen Erkrankungen. Diese soll durch eine *Verbesserung der Kooperation und Kommunikation* zwischen allen an der Behandlung beteiligten Ärzten (Hausärzten, Rheumatologen) und Einrichtungen (Akut-/Rehakliniken, Rheumaambulanzen der Krankenhäuser) gewährleistet werden. Hierzu ist die Erfassung der notwendigen Untersuchungsbefunde und Behandlungsmaßnahmen erforderlich.

Für die Therapieplanung und Adaptation an die Krankheitsaktivität wird ein Modell des *klinischen Qualitätsmanagements* aus der Schweiz zugrundegelegt. Der Rheumatologe ermittelt und dokumentiert anhand wenig aufwendiger klinischer (Anzahl geschwollener und druckschmerzhafter Gelenke) und laborchemischer Daten (BSG, CRP) die Krankheitsaktivität. Parallel dazu werden die Symptome, die allgemeine Gesundheit sowie die Funktionskapazität der Patienten durch Fragebögen erfaßt. Nach Übermittlung dieser Daten an die Leitstelle wird dem Rheumatologen umgehend ein errechneter Krankheitaktivitätsscore (Disease Activity Score, DAS) mitgeteilt. Dieser gibt dem Rheumatologen einerseits ein Feedback zur Krankheitsbeeinflussung durch seine Maßnahmen, andererseits kann er seine Behandlungsstrategie daraufhin anpassen.

Koordination

Bisher gelangt nur ein kleiner Teil der Patienten mit einer entzündlich-rheumatischen Erkrankung in die Behandlung eines Rheumatologen. Ein Großteil der Patienten wird erst spät oder gar nicht einem Rheumatologen vorgestellt. Daneben ist die Langzeitbetreuung der häufig Rheumakranken Patienten im Netzwerk Hausarzt – Rheumatologe – Rehabilitation unzureichend organisiert. Durch die Leitstelle soll die *kontinuierliche und langfristige Diagnostik und Behandlung* bei allen Patienten mit einer entzündlich-rheumatischen Erkrankung sichergestellt werden (s. folgende Übersicht).

Modell der rheumatologischen Leitstellen im Versorgungsnetzwerk Hausarzt – Patient – Rheumatologe mit Aufgabenteilung (modifiziert nach Wollenhaupt 1997)

Patient

- Rheumapaß,
- Behandlungsplan,
- Fragebögen.

Hausarzt
- Symptomzuordnung,
- Verdachtsdiagnose,
- Behandlungsplan,
- Therapieüberwachung.

Rheumatologe
- Diagnosestellung,
- Komplexbehandlung,
- Behandlungsplan,
- Therapieplanung/-modifikation,
- Wiedervorstellungszeitpunkt,
- Disease-activity-score (DAS),
- Kerndokumentation 1mal jährlich.

Rheumatologische Leitstelle
- Auswertung des DAS,
- Auswertung der Patientenfragebögen,
- Recallsystem,
- Beratung,
- Auswertung Kerndokumentation,
- Koordination,
- Fortbildung,
- Qualitätszirkel,
- Schnittstelle zur Rehabilitation.

Aufgaben des Hausarztes

Dem Hausarzt kommt hierbei die Funktion der primären Versorgung zu. Nach der Symptomzuordnung stellt er eine Verdachtsdiagnose und stellt den Patienten dem Rheumatologen vor. Hier können die Empfehlungen der Deutschen Gesellschaft für Rheumatologie zu Überweisungsindikationen zum Rheumatologen zu Hilfe genommen werden. Dieser klärt die Diagnose, plant die Therapie und die Behandlung. Die weitere Therapieüberwachung und -beurteilung wird durch einen Behandlungsplan und eine Behandlungsdokumentation gewährleistet.

Aufgaben des Rheumatologen

Der Rheumatologe hat hierbei die Aufgabe, den Therapieerfolg in adäquaten Abständen zu beurteilen. Im Intervall nimmt der Hausarzt, ggf. auch der Rheumatologe selbst, die Überwachung der Therapie durch Labor- und klinische Kontrollen vor.

Aufgaben der Leitstelle

■ **Recallsystem.** Der vom Rheumatologen erstellte Behandlungsplan mit den empfohlenen Intervallen zur Therapieüberwachung und zum Wiedervorstellungszeitpunkt geht an die rheumatologische Leitstelle, die durch ein sogenanntes „Recallsystem" am Ende eines Intervalles prüft, ob die vorgeschlagenen Termine eingehalten wurden. Ist dieses aus verschiedensten Gründen unterblieben, kann die Leitstelle den Patienten oder den behandelnden Arzt an die Einhaltung der vom Rheumatologen vorgeschlagenen Maßnahmen erinnern. Dieses System schließt sowohl den Wechsel des Rheumatologen als auch eine Veränderung der Wiedervorstellungszeitpunkte ein.

■ **Auswertung der Kerndokumentation.** Die vom Rheumatologen jährlich ausgefüllte Kerndokumentation wird ebenfalls in der rheumatologischen Leitstelle zentral erfaßt und ausgewertet.

■ **Fortbildungsveranstaltungen.** Die behandelnden Ärzte können durch die *Bereitstellung von Serviceleistungen* der Leitstelle entlastet werden. So ist die Leitstelle mit der *Planung und Organisation von Fortbildungen* für alle an der Versorgung beteiligten Ärzte und Therapeuten befaßt, worunter auch die Arbeit mit rheumatologischen und hausärztlichen Qualitätszirkeln zu rechnen ist. Instrumente der rheumatologischen Leitstelle sind die bereits gut etablierte *Kerndokument*ation, die einmal im Jahr für jeden Patienten mit einer entzündlich-rheumatischen Erkrankung die wesentlichen Krankheitsdaten erfaßt, vom Rheumatologen ausgefüllt und an die Leitstelle weitergegeben wird.

■ *Rheumapaß.* Weiterhin wurde im Rheumazentrum Hannover bereits ein standardisierter Rheumapaß eingeführt, der eine Zusammenführung der Untersuchungsbefunde und Behandlungsmaßnahmen der verschiedenen Behandler gewährleistet.

■ **Zugang zur Rehabilitation.** In diesem neuen Konzept ist neben den wesentlichen Problemfeldern in der ambulanten Versorgung Rheumakranker auch der *Zugang zu Rehabilitationsmaßnahmen* bedacht. Bisher existieren keine allgemein verbindlichen bzw. vorgegebenen Kriterien und Indikationen für ambulante, teilstationäre und stationäre Rehabilitationsmaßnahmen. Genauso fehlen Kriterien für Zugang, Zeitpunkt und v.a. Auswahl der Klinik, die für die Wirksamkeit der Reha-Maßnahme mitentscheidet. Aufwendige Antragsverfahren sowie die unzureichende Fortführung der in der Rehabilitation begonnenen, notwendigen Therapiemaßnahmen sind weitere Kritikpunkte, die noch unzureichend gelöst sind.

Hier kann der rheumatologischen Leitstelle eine „Servicefunktion" zukommen, indem sie bei der Erstellung der Anträge behilflich ist, diese rasch an den medizinischen Dienst weiterleitet und somit die unverzügliche Aufnahme der medizinisch indizierten Rehabilitationsmaßnahme gewährleistet. Die rheumatologische Leitstelle kann bezüglich der Auswahl der Rehabilitationsklinik beratend tätig werden, um eine möglichst wohnortnahe, aber auch den Rheumakranken gerecht werdende Rehabilitation zu initiieren. Nach erfolgter Rehabilitation ist der Rheumatologe für die Überprüfung und Abgleichung der empfohlenen Maßnahmen zuständig, z.B. für die Weiterführung von begonnener

Krankengymnastik. Auch hier kann die rheumatologische Leitstelle bei der schnellen Vermittlung von Behandlungsplätzen behilflich sein.

Insgesamt soll durch die rheumatologischen Leitstellen auf Dauer die kontinuierliche und langfristige Behandlung chronisch Rheumakranker im Sinne eines Qualitätsmanagements quantitativ und qualitativ sichergestellt werden, wozu ein Netzwerk zwischen den niedergelassenen Hausärzten, Rheumatologen, Akut- und Rehabilitationskliniken erforderlich ist, in dem jedem Beteiligten seine spezifische Aufgabe zukommt.

34.6 Deutsche Rheumaliga und andere rheumatologische Selbsthilfeorganisationen

34.6.1 Aufgaben und Ziele

Die Deutsche Rheuma-Liga (DRL) ist mit annähernd 185 000 Mitgliedern die größte Hilfs- und Selbsthilfegemeinschaft behinderter und chronisch kranker Menschen in Deutschland. Sie wurde 1970 von einer kleinen Gruppe engagierter Rheumatologen ins Leben gerufen. Ihr Ziel war es und ist es noch heute, rheumakranke Menschen zu motivieren, aus der Passivität in die aktive Bewältigung der Krankheit und der daraus resultierenden psychosozialen Probleme zu treten.

Rheumakranke Menschen – ob an Arthrose, Arthritis, Vaskulitis, Kollagenose oder Fibromyalgie erkrankt – bedürfen der speziellen Behandlung, Beratung und meist lebenslangen Begleitung durch ihren Arzt. Die Therapie ist zwar lindernd, bewegungsfördend und den Krankheitsverlauf verlangsamend, eine langfristige Heilung gelingt aber selten. Rheumatische Erkrankungen führen häufig unter starken Schmerzen zu Gelenkdestruktionen und somit zu Funktionsbeeinträchtigungen – oft bis hin zu schwerster körperlicher Behinderung. Das ständige Auf und Ab sowie die Progredienz der Erkrankungen bringen laufend Veränderungen in Familie, Beruf, sozialen Kontakten und Freizeit. Sie können bis zur vollständigen gesellschaftlichen Isolation führen. Für diese Probleme bietet die Schulmedizin immer noch zu wenig Hilfen an.

Ziele

Vorrangiges Ziel der Deutschen Rheuma-Liga ist es daher, für die Verbesserung der gesamten Lebenssituation rheumakranker Menschen einzutreten und sich für die Interessen und Bedürfnisse der Betroffenen in der Öffentlichkeit, Fachwelt und Politik stark zu machen.

Aufgaben

Die wichtigsten Aufgaben sind:

- Beratung, Bewegung und Begegung für die Betroffenen nach dem Prinzip „Hilfe zur Selbsthilfe“,
- Aufklärung der Öffentlichkeit über rheumatische Erkrankungen mit dem Ziel, ein besseres Verständnis für Rheumakranke zu bewirken,
- Kooperation mit allen an der Betreuung und Versorgung beteiligten Personen, Personenkreisen und Institutionen, sowie Koordination der hier geplanten und bereits stattfindenden Maßnahmen (z.B. Schulungsprogramme für Patienten mit chronischer Polyarthritis zusammen mit der Deutschen Gesellschaft für Rheumatologie),
- Mitwirkung bei gesundheits- und sozialpolitischen Entscheidungsprozessen,
- Erfahrungs- und Wissensaustausch über Landesgrenzen hinweg.

Die Deutsche Rheuma-Liga will und kann die ärztliche Hilfe nicht ersetzen und ist nicht Konkurrenz oder Alternative, sondern eine wichtige Ergänzung zu medizinischen Behandlungen und zu bestehenden Beratungs- und Betreuungseinrichtungen.

34.6.2 Struktur und Organisation der Deutschen Rheuma-Liga

Die Deutsche Rheuma-Liga ist die größte Patientenselbsthilfeorganisation in Deutschland.

In 16 Landes- und 3 Mitgliedsverbänden (Deutsche Vereinigung Morbus Bechterew e.V., Lupus Erythematodes Selbsthilfegemeinschaft e.V., und Selbsthilfegruppe Sklerodermie e.V.) erhalten die Betroffenen bundesweit in über 800 wohnortnahen Arbeitsgemeinschaften konkrete Hilfen, um mit Schmerzen, Behinderungen und veränderten Lebensumständen besser fertig zu werden. Haupt- und ehrenamtliche Mitarbeiter informieren und beraten die Hilfesuchenden. Hilfe, Mithilfe und Selbsthilfe sind dabei 3 Grundprinzipien. Adressen von wohnortnahen Arbeitsgemeinschaften erteilt der zuständige Landesverband.

Die örtlichen Arbeitsgemeinschaften und die Landesverbände sind im Bundesverband der DRL zusammengefaßt. Er hat die zentrale Aufgabe, v.a. auf politischer Ebene als Sprachrohr der Betroffenen in der Öffentlichkeit zu agieren. Dazu gehört auch die intensive Medienarbeit, die Unterstützung und Verbreitung des Rheuma-Magazins „mobil“ (Auflage 140 000) sowie Kontaktpflege zu allen Institutionen, die zur Verbesserung der Situation rheumakranker Menschen beitragen.

34.6.3 Aufgaben der örtlichen Arbeitsgemeinschaft

Beratung

Es werden Besuche von Film- und Facharztvorträgen und anderen Informationsveranstaltungen für Patienten, z.B. von Kliniken, angeboten.

Ehrenamtliche, häufig selbst von einer rheumatischen Erkrankung betroffene Mitarbeiterinnen und Mitarbeiter beraten vor Ort bei folgenden sozialen und psychosozialen Fragen wie:

- Antragstellung und Vergünstigungen des Schwerbehindertenrechtes,
- Vermittlung von Funktionshilfen,
- Motivation zur Teilnahme am Funktionstraining der DRL,
- Vermittlung von Fahrgemeinschaften und Nachbarschaftshilfen,
- Vermittlung an andere Leistungsträger, z.B. bei Anträgen zu Haushaltshilfen, häuslicher Krankenpflege, Essen auf Rädern, Umschulungsmaßnahmen, Rehabilitations- und Rentenanträgen,
- Motivation zur aktiven Mitgestaltung oder Teilnahme an Veranstaltungen der Arbeitsgemeinschaften (AG),
- weitere individuelle Beratungsgespräche oder Teilnahme an Gesprächsgruppen.

Bewegung

Ein wichtiges Element in der Therapie rheumatischer Erkrankungen ist die krankengymnastische und physikalisch-balneologische Therapie. In Gruppen bis zu 10 Personen werden Warmwassergruppen, Trockengymnastik und spezielle Gymnastikgruppen, wie Bechterew-Gymnastik und Gruppen für chronische Polyarthritis angeboten. Diese werden unter fachlicher Leitung, z.B. durch Krankengymnasten, durchgeführt und können auf ärztliche Verordnung durch Krankenkassen und Rentenversicherungsträger bezuschußt werden (Einzelheiten zum gezielten Vorgehen können bei den örtlichen Arbeitsgemeinschaften erfragt werden, da es keine bundeseinheitliche Regelung für alle Kostenträger gibt).

In einigen Arbeitsgemeinschaften werden neben ergotherapeutischer Beratung und Bewegungstherapie auch Tanztherapiegruppen und anderes mehr angeboten.

Begegnung

Ein wichtiges Element, welches zur Lebenqualität und zum Austausch über Krankheitserfahrungen Platz bietet, ist die Begegnung. Deshalb werden in den AG Stammtische, Klönschnacks, Gesprächsgruppen, Mal- und Bastelkurse, gemeinsame Busreisen, Kurse zur Schmerzbewältigung oder Entspannungstraining, Tanzabende und auch Weihnachtsfeiern angeboten und organisiert. Der Begegnung sind hier keine Grenzen gesetzt.

Betreuung Schwerstbetroffener

Schwierigste Aufgabe der Arbeitsgemeinschaften ist es, gehbehinderten oder bettlägerigen Rheumakranken zu helfen. Telefonketten, Besuchsdienste mit oder ohne Beratung oder Vermittlung von notwendigen Hilfen, wie mobile ergotherapeutische Unterstützung, helfen den Schwerstbetroffenen aus der Isolation.

34.6.4 Elternkreise und „Junge Rheumatiker" in der Deutschen Rheuma-Liga

Jährlich erkranken etwa 108 von 100 000 Kindern an den verschiedenen Formen entzündlich-rheumatischer Erkrankungen. Für Eltern rheumakranker Kinder organisiert die Deutsche Rheuma-Liga in allen Bundesländern Treffs und Seminare. Die Informationen dazu können über die Landesverbände und auch über die zentrale Kontaktstelle im Elternbüro in Garmisch-Partenkirchen erfragt werden.

Rund 5000 junge Rheumatiker im Alter von 18–35 Jahren sind in der Deutschen Rheuma-Liga vertreten. Neben Treffen für „Junge Rheumatiker" wurde erstmals 1996 in Deutschland eine Telefonberatung mit 8 ehrenamtlich tätigen Beraterinnen und Beratern in verschiedenen Landesverbänden – das Rheumafon – organisiert. Speziell für junge Betroffene gibt es Informationsbroschüren, die bei den Landesverbänden oder beim Bundesverband der DRL angefordert werden können.

Auch auf internationaler Ebene finden Erfahrungsaustausche statt, die 1996 zur Gründung einer „Internationalen Organisation der Jungen Rheumatiker – IOYR" in Dänemark führten.

34.6.5 Andere Selbsthilfeorganisationen

Andere Selbsthilfeorganisationen, wie die Vereinigung Morbus Bechterew, die Lupus Erythematodes Selbsthilfegemeinschaft oder die Selbsthilfegruppe Sklerodermie haben im wesentlichen die gleichen Aufgaben und Ziele wie die Deutsche Rheuma-Liga. Zwischen diesen Selbsthilfeorganisationen und der deutschen Rheuma-Liga besteht eine enge Zusammenarbeit.

34.6.6 Kontaktadressen

Bundesverbände

- Deutsche Rheuma-Liga Bundesverband e.V., Maximilianstr. 14, 53111 Bonn, Tel. 02 28/7 66 06–0, Fax 0228/7 66 06–20,
- Deutsche Vereinigung Morbus Bechterew e.V., Metzgerstr. 16, 97421 Schweinfurt, Tel. 0 97 21/2 20 33, Fax 0 97 21/2 29 55,
- Lupus Erythematodes Selbsthilfegemeinschaft e.V., Ottostr. 15, 42289 Wuppertal, Tel. 02 02/55 92 94, Fax 02 02/55 92 94,
- Selbsthilfegruppe Sklerodermie in Deutschland e.V., Jagdstr. 1, 90559 Burgthann, Tel. 0 91 88/512, Fax 0 91 8/38 67,
- Dachverband von Selbsthilfeverbänden Behinderter und chronisch kranker Menschen und ihrer Angehörigen (70 Bundesverbände und 40 Landesarbeitsgemeinschaften), Bundesarbeitsgemeinschaft „Hilfe für Behinderte“ e.V., Kirchfeldstr.149, 40215 Düsseldorf, Tel. 02 11/3 10 06–0, Fax 02 11/3 10 06–48.

Landesverbände

- Deutsche Rheuma-Liga Baden Würtemberg e.V., Kaiserstr. 16, 76646 Bruchsal, Tel. 0 72 51/91 62–0, Fax 0 72 51/91 62–62
- Deutsche Rheuma-Liga Berlin e.V., Am kleine Wannsee 5, 14109 Berlin, Tel. 0 30/8 05 40 16, Fax 0 30/8 05 62 93,
- Deutsche Rheuma-Liga Brandenburg e.V., Friedrich-Ludwig-Jahnstr. 19 (AOK), 03044 Cottbus, Tel. 03 55/78 09 70, Fax 03 55/78 09 73 51,
- Deutsche Rheuma-Liga Bremen e.V., Bürgermeister-Smidtstr. 95, 28195 Bremen, Tel. 04 21/1 76 14 29, Fax 04 21/1 76 17 17,
- Deutsche Rheuma-Liga Hamburg e.V., Friedrichsbergerstr. 60, Hs 21, 22081 Hamburg, Tel. 0 40/2 00 51 70, Fax 0 40/2 00 50 10,
- Deutsche Rheuma-Liga Hessen e.V., Hegarstr. 12, 60529 Frankfurt am Main, Tel. 0 69/35 74 14, Fax 0 69/35 35 35 23,
- Deutsche Rheuma-Liga Mecklenb.-Vorpommern e.V., „Gemeinsames Haus“ Rostock, Henrik-Ibsenstr. 20, 18106 Rostock, Tel. 03 81/76 96 807, Fax 03 81/7 69 68 08,
- Deutsche Rheuma-Liga Niedersachsen e.V., Kurt-Schumacherstr. 14, 30159 Hannover, Tel. 05 11/1 33 74, Fax 05 11/1 59 84,
- Deutsche Rheuma-Liga Nordrhein-Westfalen e.V., Haroldstr. 18, 40213 Düsseldorf, Tel. 02 1113 84 60 Fax 02 11 /1 38 46 24,
- Deutsche Rheuma-Liga Rheinland-Pfalz e.V., Kurhausstr. 5, 55543 Bad Kreuznach, Tel. 06 71/3 53 80, Fax 06 71/4 50 62,
- Deutsche Rheuma-Liga Saar e.V., Schmollerstr.5, 66111 Saarbrücken, Tel. 06 81/3 32 71, Fax 06 81/3 32 84,
- Deutsche Rheuma-Liga Sachsen e.V., Nikolaistr. 38/45, 04109 Leipzig, Tel. 03 41/1 21 21 46, Fax 03 41/1 21 21 47,
- Deutsche Rheuma-Liga Sachsen-Anhalt e.V., Wolfgang-Borchertstr. 75–77, 06126 Halle, Tel. 03 45/6 95 15 15, Fax 03 45/6 95 15 15,
- Deutsche Rheuma-Liga Schleswig-Holstein e.V., Melanchthonstr. 31, 24114 Kiel, Tel. 04 31/6 17 77, Fax 04 31/67 19 77,
- Deutsche Rheuma-Liga Thüringen e.V., Am Eichberg, 07407 Etzelbach, Tel. 03 67 42/6 52 -50, -51, -52, Fax 03 67 42/6 52 55,
- Elternkreise-Kontaktstelle in der Rheumakinderklinik, Gehfeldstr. 24, 82467 Garmisch-Partenkirchen, Tel. 0 8 21/70 12 26,
- Arbeitskreis Lupus Eythematodes, Arbeitskreis Vaskulitis, Elternkreis rheumakranker Kinder und Jugendlicher, Club's Junger Rheumatiker, Auskünfte über Bundesverband oder Landesverbände.

Literatur

Arbeitskreis Patientenschulung der Deutschen Gesellschaft für Rheumatologie (Hrsg) und Deutsche Rheuma-Liga e.V. (1992) Patientenschulung in der Rheumatologie – chronische Polyarthritis. Ein Schulungsprogramm in 6 Modulen. Merck KGaA, Darmstadt

Bartlett EE (1985) At last, definition. Patient Educ Couns 7:323–324

Bateman DN (1994) NSAIDs: Time to re-evaluate gut toxicity. Lancet 343:1051–1052

Baumgärtner MG (1997) Deutsche Apothekerzeitung 13/25:35–37

Bradley JD, Brandt KD, Katz BP, Kalasinski LA, Ryan SI (1991) Comparison of an antiinflammatory dose of ibuprofen, an analgesic dose of ibuprofen and acetaminophen in the treatment of patients with osteoarthritis of the knee. N Engl J Med 325:87–91

Brückle W, Bornmann M, Weber H (1997) Patientenschulung bei Fibromyalgie. Akt Rheumatol 22:92–97

Ehlebracht-König I, Petzold E von, Dunkel H (1994) Bechterew-Seminar – Darstellung eines Schulungsprogrammes und erste Erfahrungen. Akt Rheumatol 19:23–26

Fries J F (1992) Assessing understanding patent risk. Scand J Rheum 92:21–24

Fries JF, Williams CA, Bloch DA, Michel BA (1991) Nonsteroidal anti-inflammatory drug-associated gastropathy: Incidence and risk factor models. Amer J Med 91:213–222

Gierse JK, Hauser SD,Creely DP (1995) Expression and selektive inhibition of the constitutive and inducible forms of human cyclooxygenase. Biochem J 305: 705–1712

Hartmann H (1986) Betreuung statt Behandlung chronisch Kranker, Med Klinik 81:187–191

Heijde DMFM (1993) Development of a disease activity score based on jugement in clinical practice by rheumatologists. J Rheumatol 20:579–581

Informationen aus der Abteilung Öffentlichkeitsarbeit, sowie Broschüren und Schriften der Deutschen Rheuma-Liga Bundesverband e.V., Bonn

Kaiser H, Kley K (1992) Cortisontherapie. Thieme, Stuttgart

Kaltwasser JP, Wollenhaupt J, Dick W (1997) Evaluation eines problemorientierten rheumatologischen Fortbildungskonzeptes in allgemeinärztlichen Qualitätszirkeln. Akt Rheumatol 22 [Suppl 1]:54–57

Keitel W, Raspe HH (1995) Kooperation zwischen Hausarzt und Rheumatologen – Empfehlungen zu Überweisungsindikationen zum Rheumatologen. In: Deutsche Gesellschaft für Rheumatologie (Hrsg) Qualitätssicherung in der Rheumatologie Teil 2. Therapie I. 15.1–15.4. Steinkopff, Darmstadt

Keitel W, Raspe HH (1997) Kooperation zwischen Hausarzt und Rheumatologen – Empfehlungen zu Überweisungsindikationen zum Rheumatologen. In: Deutsche Gesellschaft für Rheumatologie (Hrsg) Qualitätssicherung in der Rheumatologie, Teil 3, Therapie II, 15.1–15.4. Steinkopff, Darmstadt

Köhler L, Mau W, Zeidler H (1997) Ulkusrisiko und Prophylaxe bei der Therapie mit nichtsteroidalen Antirheumatika. Med Klin 92/12:726–735

Langer H E (1994) Patientenschulung in der Rheumatologie. Akt Rheumatol 19:3–13

Langer H E (1995) Rheumatologische Patientenschulung als interdisziplinäre Aufgabe zur Qualitätsverbesserung. Fortschritt und Fortbildung in der Medizin, Bd 19, Dtsch Ärzte-Verlag, Köln

Langer HE (1995) Patientenschulung. In: Deutsche Gesellschaft für Rheumatologie (Hrsg) Qualitätssicherung in der Rheumatologie, Therapie I, Kap 16. Steinkopff, Darmstadt

Langer, HE, Mahrenholtz M, Zeidler H (1990) Rheumatologische Notfallsituationen. Wien Med Wochenschr 12:351–356

Langman MJS, Weil J, Wainwright P et al. (1994) Risks of bleeding peptic ulcer associated with individual non-steroidal antinflammatory drugs. Lancet 343:1075–1078

Masferrer JL, Zweifel BS, Manning PT et al. (1994) Selective inhibition of inducible cyclooxygenase 2 in vivo is antiinflammatory and nonulcero-genic. Proc Nat Acad Sci (Wash) 91:3228–3232

Mattussek S, Schulte M (1994) Erweiterung des Schulungskurses „chronische Polyarthritis" durch die Deutsche Rheuma-Liga und erste Ergebnisse eines ambulant durchgeführten Pilotprojektes. Akt Rheumatol 19:14–22

Meznerits I (1997) Berichte aus den Arbeitsgruppen. Akt Rheumatol [Suppl 1]:67–72

Petermann F (1997) Patientenschulung und Patientenberaung, 2. Aufl. Hogrefe, Göttingen

Raspe H H (1997) Psychosoziale Untersuchungen. In: Zeidler H (Hrsg) Rheumatologie, Kap 20. Urban & Schwarzenberg, München (Innere Medizin der Gegenwart, Bd 6, S 155–165)

Raspe HH, Rehfisch HP (1996) Entzündlich-rheumatische Erkrankungen. In: Basler HD, Franz C, Kröner-Herwig B, Rehfisch HP, Seemann H (Hrsg) Psychologische Schmerztherapie. Springer, Berlin Heidelberg New York Tokio

Raspe HH, Zeidler H (1982) Mobile Rheumahilfe Hannover. Modell einer wohnortnahen, langfristigen und umfassenden Versorgung von Patienten mit einer entzündlich-rheumatischen Erkrankung. Akt Rheum 7:219–227

Raspe HH, Zeidler H (1990) Komprehensive Therapie und Betreuung des chronisch Rheumakranken In: Zeidler H (Hrsg) Rheumatologie. Urban & Schwarzenberg, München (Innere Medizin der Gegenwart, Bd 6, S 362–363)

Richter J, Take A, Specker C, Schneider M (1996) RheumaNet – Rheumatologische Ressourcen im Internet. Z Rheumatol 55 [Supp 1]:115

Silverstein F, Graham D, Senior J, Davies H, Struthers B, Bittmann R, Geis G (1995) Misoprostol reduces serious gastrointestinal complications in patients with rheumatoid arthritis receiving nonsteroidal anti-inflammatory drugs. Ann Intern Med 123:241–249

Steinbrocker O, Toeger C H (1949) Therapeutic criteria in rheumatoid arthritis. J Am Med Assoc 140:659–662

Stucki G (1996) Klinisches Qualitätsmanagement am Beispiel der chronischen Polyarthritis. Rheumatol Europa 25/3:97–103

Thieme K, Gromnica-Ihle E (für die Arbeitsgruppe SLE-Patientenschulung) (1997) Das SLE-Schulungsprogramm – Programminhalt und erste Evaluationsergebnisse. Akt Rheumatol 22:98–104

Wollenhaupt J, Hülsemann J L, Genth-Stolzenburg S, Zeidler H (1997) Qualitätsmanagement der ambulanten Behandlung in der Rheumatologie – Konzept rheumatologischer Leitstellen. Akt Rheumatol 22 [Suppl 1]:62–66

Yeomanns ND (1998) A comparison of omeprazole with ranitidin for ulcers associated with nonsteroidal antiinflammatory Drugs. N Engl J 338:719–726

Zeidler H (1988) Komprehensive Behandlung und Betreuung des chronisch Rheumakranken. In: Hartmann F, Wittenborg A, Zeidler H (Hrsg) Praktische Rheumatologie. Urban & Schwarzenberg, München, S 235–238

Zeidler H (1989) Therapie rheumatischer Erkrankungen. In: Hartmann F, Wittenborg A, Zeidler H (Hrsg) Praktische Rheumatologie. Urban & Schwarzenberg, München, S 8–27

Zeidler H (1990) Rheumatologie Teil A: Systemische Pharmakotherapie. Urban & Schwarzenberg, München, S 314–316

Zeidler H (1996) Symtom- und problemorientierte Behandlung des Rheumakranken. In: Domschke W, Hohenberger W, Meinertz T et al. (Hrsg) Therapiehandbuch. N1, S 1–8

Zink A (1995) Epidemiologie der rheumatologischen Versorgung in Deutschland. Z Rheumatol 54:184–191

Zink A, Listing J (1997) Der Beitrag der Kerndokumentation zur Beurteilung der Versorgungsqualität in der ambulanten Versorgung Rheumakranker. Akt Rheumatol 22 [Suppl 1]:S 27–32

Teil V
Rehabilitation und Begutachtung

KAPITEL 35

Rehabilitation bei rheumatischen Krankheiten

W. H. JÄCKEL

INHALT

Die Weltgesundheitsorganisation definiert Rehabilitation als die Gesamtheit der Maßnahmen, die Behinderten bestmögliche körperliche, soziale und geistige Bedingungen sichern, um ihren sozialen, beruflichen und gesellschaftlichen Verpflichtungen gerecht zu werden. Die Rehabilitation zielt auf eine Mobilisierung der verbliebenen Gesundheitspotentiale chronisch Kranker (Badura 1997). Zur Erreichung dieses Zieles ist der koordinierte Einsatz von Mitteln erforderlich, die den Patienten zum höchstmöglichen Grad funktioneller Leistungsfähigkeit verhelfen.

Die Zielsetzung der Rehabilitation läßt sich an dem Krankheitsfolgenmodell der WHO näher beschreiben. Nach diesem der ICIDH (International Classification of Impairments, Disabilities und Handicaps) zugrundeliegenden Modell führt ein gesundheitlicher Schaden („impairment“) zu funktionellen Einschränkungen oder Fähigkeitsstörungen („disabilities“). Daraus wiederum können im Einzelfall Integrationsstörungen bzw. soziale Beeinträchtigungen („handicaps“) resultieren. Während sich die Akutmedizin in erster Linie mit den impairments beschäftigt, ist die Perspektive der Rehabilitation deutlich umfassender angelegt, da sie bei ihrer Diagnostik und ihren Interventionen zusätzlich die Dimensionen der „disabilities“ und der „handicaps“ berücksichtigt.

Patienten mit rheumatischen Krankheiten sind häufig durch ihre Erkrankung und deren individuelle Konsequenzen besonders lange und besonders stark beeinträchtigt: Die rheumatischen Krankheiten betreffen häufig jüngere Personen, sie sind oftmals trotz der Erfolge der Rheumatologie nicht heilbar, sie führen häufig zu Gelenkzerstörungen (impairments) und dadurch zu erheblichen Funktionseinschränkungen im täglichen Leben (disabilities), sie werden von psychischen Beeinträchtigungen (z.B. Depressivität und Ängstlichkeit) begleitet, und die Betroffenen tragen ein hohes Risiko von gravierenden beruflichen Beeinträchtigungen (handicaps). Einer kompetenten interdisziplinären und komprehensiven Versorgung (Rehabilitation) kommt daher bei Rheumakranken eine zentrale Bedeutung zu.

35.1
Rehabilitationssystem in Deutschland

Im internationalen Vergleich kann das Rehabilitationssystem in Deutschland eine besonders lange Tradition vorweisen, die insbesondere in ihren Anfängen durch die Gesetzliche Rentenversicherung (GRV) geprägt wurde. Vor etwa 100 Jahren – nach dem Inkrafttreten des Gesetzes zur Invaliditäts- und Alterssicherung und dem Aufbau der Rentenversicherung – wurden erstmals Heilverfahren mit dem Ziel der Wiederherstellung der Erwerbsfähigkeit genehmigt und durchgeführt. In den Anfängen dominierten die Infektionskrankheiten (v.a. die Tuberkulose) die Indikationsstatistiken zu Rehabilitationsmaßnahmen, nach dem 1. Weltkrieg zusätzlich auch Verletzungen und nach dem 2. Weltkrieg chronische Krankheiten insgesamt.

Die 2 Hauptsäulen der Rehabilitation in Deutschland sind die *medizinische* und die *berufliche* Rehabilitation.

35.1.1
Träger der medizinischen Rehabilitation

Im Gegensatz zu anderen Bereichen des Gesundheitsversorgungssystems, in denen die Leistungen in erster

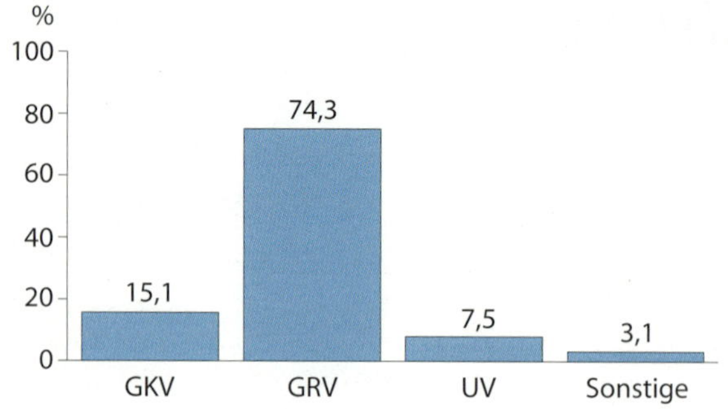

Abb. 35.1. Kostenträger von medizinischen Rehabilitationsmaßnahmen (*GKV* Gesetzliche Krankenversicherung, *GRV* Gesetzliche Rentenversicherung, *UV* Unfallversicherung)

Linie von der Gesetzlichen Krankenversicherung (GKV) übernommen werden, ist die Kostenträgerschaft in der Rehabilitation vielfältig. Von den 1 023 488 medizinischen Rehabilitationsmaßnahmen, die 1990 durchgeführt wurden, entfielen auf die einzelnen Kostenträger die in Abb. 35.1 dargestellten Prozentsätze (Buschmann-Steinhage 1996).

Zwar hat der Anteil der von der GKV finanzierten Rehabilitationsmaßnahmen in den letzten Jahren zugenommen, der überwiegende Teil der Kosten wird aber nach wie vor von der Gesetzlichen Rentenversicherung (GRV) übernommen.

Die unterschiedlichen Verantwortlichkeiten (*„Gegliedertes System“*) sind historisch bedingt und haben immer wieder zu Schnittstellenproblemen am Übergang der Zuständigkeit verschiedener Kostenträger in der Rehabilitation – und wohl auch zu der sehr starken Trennung von Akutmedizin und Rehabilitation in Deutschland – geführt. Sie folgen aber einem gemeinsamen Prinzip, dem Grundgedanken der Risikozuordnung. Dieses Prinzip besagt, daß jeweils derjenige Sozialleistungsträger für die Rehabilitation zuständig sein soll, der das Risiko eines Scheiterns der Rehabilitationsleistung zu tragen hat. So ist z.B. die Rentenversicherung zuständig für die Durchführung von Maßnahmen zur Wiederherstellung der Erwerbsfähigkeit, denn die GRV müßte bei deren Scheitern die Kosten für eine Erwerbsunfähigkeitsrente übernehmen.

35.1.2 Gesetzliche Bestimmungen

In Anbetracht der verschiedenen Zuständigkeiten in der Rehabilitation ist die Kenntnis der gesetzlichen Bestimmungen in der Rehabilitation eine wichtige Voraussetzung für die schnelle und gezielte Einleitung von notwendigen Rehabilitationsmaßnahmen durch die niedergelassenen Ärzte und die Ärzte der Akutkliniken (s. Tabelle 35.1)

Tabelle 35.1. Übersicht der gesetzlichen Bestimmungen für die Rehabilitation (*SGB* Sozialgesetzbuch)

Bestimmungen	Quelle
Indikation zur Rehabilitation (GRV)	§ 9 SGB VI § 31 SGB VI
Indikation zur Rehabilitation (GKV)	§ 11 SGB V
Voraussetzungen für Rehabilitationsleistungen (GRV)	§ 10 SGB VI
Ambulante und stationäre Rehabilitationsmaßnahmen (GKV)	§ 40 SGB V
Müttergenesungskuren	§ 41, SGB V
Rehabilitation bei Kindern	§ 31 SGB VI

Die Grundvorschrift für das Rehabilitationsrecht in Deutschland findet sich in § 10 im 1. Buch des Sozialgesetzbuches (SGB). Dort heißt es:

! Wer körperlich, geistig oder seelisch behindert ist oder wem eine solche Behinderung droht, hat unabhängig von der Ursache der Behinderung ein Recht auf Hilfe, die notwendig ist, um die Behinderung abzuwenden, zu beseitigen, zu bessern, ihre Verschlimmerung zu verhüten oder ihre Folgen zu mildern und ihm einen seinen Neigungen und Fähigkeiten entsprechenden Platz in der Gemeinschaft, insbesondere im Arbeitsleben zu sichern.

Konkretisierungen erfährt diese Grundvorschrift im 5. (Gesetzliche Krankenversicherung) und 6. (Gesetzliche Rentenversicherung) Buch des Sozialgesetzbuchs und im Rehabilitations-Angleichungsgesetz.

Die *Rentenversicherung* erbringt Leistungen zur Rehabilitation (§ 9 SGB VI), um

- den Auswirkungen einer Krankheit oder einer körperlichen, geistigen oder seelischen Behinderung auf die Erwerbsfähigkeit der Versicherten entgegenzuwirken oder sie zu überwinden und
- dadurch Beeinträchtigungen der Erwerbsfähigkeit der Versicherten oder ihr vorzeitiges Ausscheiden aus dem Erwerbsleben zu verhindern oder sie möglichst dauerhaft in das Erwerbsleben wiedereinzugliedern.

Die Durchführung von Rehabilitationsmaßnahmen durch den Rentenversicherungsträger ist an versicherungsrechtliche und persönliche Voraussetzungen gebunden. Versicherungsrechtlich muß mindestens eine der folgenden Bedingungen erfüllt sein (Tiedt 1996):

- „Wartezeit“ (eingezahlte Beiträge bzw. Ersatzzeiten) von 15 Jahren,
- 6 Monate Pflichtbeiträge innerhalb der letzten 2 Jahre,
- Bezug einer Rente wegen verminderter Erwerbsfähigkeit,

- Aufnahme einer versicherten Beschäftigung oder einer selbständigen Tätigkeit innerhalb von 2 Jahren nach Ende der Ausbildung und Fortsetzung dieser Tätigkeit bis zur Rehabilitationsantragstellung,
- verminderte Erwerbsfähigkeit bei Erfüllung einer „Wartezeit" von 15 Jahren,
- zu erwartende verminderte Erwerbsfähigkeit bei Erfüllung einer „Wartezeit" von 5 Jahren,
- Anspruch auf „große Witwen-/Witwerrente" wegen verminderter Erwerbsfähigkeit.

Zusätzlich zu diesen versicherungsrechtlichen Voraussetzungen müssen alle der nachfolgend genannten persönlichen Voraussetzungen erfüllt sein:

- Vorliegen einer Krankheit oder einer körperlichen, geistigen oder seelischen Behinderung,
- dadurch bedingte erhebliche Gefährdung oder Minderung der Erwerbsfähigkeit,
- bei erheblicher Gefährdung der Erwerbsfähigkeit muß durch die Rehabilitation voraussichtlich (überwiegende Wahrscheinlichkeit) eine Minderung der Erwerbsfähigkeit abgewendet werden können,
- bei Minderung der Erwerbsfähigkeit muß durch die Rehabilitation entweder die vorhandene Erwerbsfähigkeit wesentlich gebessert oder die volle Erwerbsfähigkeit wiederhergestellt werden können oder der Eintritt der Berufsunfähigkeit oder Erwerbsunfähigkeit abgewendet werden können.

Als persönliche Voraussetzung für die Bewilligung einer Rehabilitationsleistung durch die *Krankenversicherung* muß diese Maßnahme notwendig sein, um einer drohenden Behinderung vorzubeugen, eine Behinderung zu beseitigen, zu verbessern, eine Verschlimmerung zu verhüten oder Pflegebedürftigkeit zu vermeiden oder zu vermindern.

35.1.3 Organisationsformen und Zugangswege

Im Gegensatz zu den Rehabilitationssystemen in anderen Ländern werden in Deutschland medizinische Rehabilitationsmaßnahmen bei rheumatischen Krankheiten ganz überwiegend stationär durchgeführt. Eine ambulante Rehabilitation, die nach dem Willen des Gesetzgebers vorrangig wäre, wird bisher lediglich in einigen wissenschaftlich begleiteten Modellversuchen (sowohl in der GKV als auch in der GRV) erprobt.

Ambulante und teilstationäre Rehabilitationsmaßnahmen
Ambulante und teilstationäre Organisationsformen der Rehabilitation bieten gegenüber der stationären Rehabilitation einige prinzipielle Vorteile: Sie können wohnortnah durchgeführt werden. Dadurch wird ein Einbezug der Angehörigen erheblich erleichtert. Außerdem können die Ergotherapeuten sich den Arbeitsplatz und die Wohnung der Patienten ansehen und spezielle Anpassungen empfehlen. Bei der Berufsberatung und der Einleitung von beruflichen Rehabilitationsmaßnahmen kann die regionale Arbeitsmarktsituation besser berücksichtigt werden. Die ambulante und teilstationäre Rehabilitation kann – im Gegensatz zur stationären Rehabilitation – kontinuierlich erfolgen, wobei die Art der Therapie, deren Intensität und Dauer an die individuellen Bedürfnisse angepaßt werden können.

Die ambulante Durchführung der Rehabilitation ist aber auch an einige Voraussetzungen gebunden: Das ambulante Rehabilitationszentrum muß in einer angemessenen Zeit (maximal etwa 45 min vom Wohnort) erreichbar sein, und der Gesundheitszustand der Patienten – unter Berücksichtigung der Komorbidität – muß tägliche Fahrten zulassen. Bei Patienten mit erheblichen psychosozialen Belastungen kann eine wohnortferne Therapie vorteilhaft sein.

Bei dem Aufbau eines ambulanten Rehabilitationssystems muß auch berücksichtigt werden, daß ein flächendeckendes Netz von ambulanten Zentren in ländlichen Regionen nicht realistisch ist, wenn man bedenkt, daß eine hohe Kompetenz des Rehabilitationsteams für die Behandlung von Rheumakranken nur dann zu erwarten ist, wenn in dem Zentrum eine ausreichend hohe Zahl von Patienten mit diesen Diagnosen behandelt wird. Die notwendigen Investitionen für die ambulanten Rehabilitationszentren sind erheblich, da die Qualitätsanforderungen an die ambulante Rehabilitation nicht geringer sein können als an die stationäre Rehabilitation. Bei einer Befragung von Rheumatologen waren nur 18% der Ansicht, daß die ambulante Rehabilitation eine echte Alternative zur stationären Rehabilitation sein kann; sie wird vielmehr als ein komplementäres Versorgungsmodell angesehen (Riehemann u. Muthny 1995).

Leistungen zur stationären medizinischen Rehabilitation bei Rheumakranken sind in verschiedenen Organisationsformen mit unterschiedlicher Kostenträgerschaft möglich:

- stationäre Rehabilitationsmaßnahmen durch die Rentenversicherung,
- stationäre Rehabilitationsmaßnahmen durch die Krankenkassen,
- Anschlußheilbehandlungen (AHB),
- Kinderheilbehandlungen.

! Maßnahmen zur medizinischen Rehabilitation werden bei allen Leistungsträgern nur auf Antrag der Versicherten gewährt.

Da viele Patienten über die Möglichkeiten von und die Zugangsvoraussetzungen zu medizinischen Rehabilitationsmaßnahmen nur unzureichend informiert sind, kommt den behandelnden Ärzten (in der Praxis und in der Klinik) eine besondere Rolle zu. Ihre Aufgabe ist es, die Rehabilitationsbedürftigkeit der Patienten zu prüfen, bei Vorliegen der Voraussetzungen die Patienten zu einer Antragstellung zu motivieren und sie bei dem Ausfüllen des Antrages zu beraten. Bei der Antragstellung sind die gesetzlichen Besonderheiten der einzelnen Organisationsformen zu beachten, um eine zeitnahe Genehmigung der Rehabilitationsleistungen und eine Zuweisung in eine geeignete Einrichtung zu gewährleisten.

Stationäre Rehabilitationsmaßnahmen durch die Rentenversicherung

Nach der Antragstellung wird die Rehabilitationsbedürftigkeit durch eine ärztliche Begutachtung geprüft. Die einzelnen Rentenversicherungsträger haben mit der Durchführung dieser Begutachtung unterschiedliche ärztliche Dienste beauftragt. So sind bei einigen Rentenversicherungsträgern eigene sozialmedizinische Dienste für die Begutachtung zuständig, andere RV-Träger (z.B. Bundesversicherungsanstalt für Angestellte - BfA) arbeiten in der Begutachtung mit Vertragsärzten zusammen, die speziell für diese Verfahren geschult wurden. Einige Träger der GRV wiederum überlassen die Begutachtung der Rehabilitationsbedürftigkeit den behandelnden Ärzten („Hausarztverfahren") unter der Vorstellung, daß diese den Patienten am besten kennen und somit fundiert über die Notwendigkeit der Einleitung von Rehabilitationsmaßnahmen entscheiden können.

Nach Vorliegen des Antrags und des Gutachtens werden vom Rentenversicherungsträger die versicherungsrechtlichen und persönlichen Voraussetzungen (s. unter 35.1.2) geprüft und bei deren Vorliegen der Patient in eine geeignete Rehabilitationseinrichtung eingewiesen.

Stationäre Rehabilitationsmaßnahmen durch die Krankenkassen

Zur Prüfung der Notwendigkeit der beantragten Rehabilitationsleistung kann von den Krankenkassen der Medizinische Dienst der Krankenkassen (MDK) eingeschaltet werden. Dieser prüft auch (nach Aktenlage oder durch eine eigene Untersuchung), ob die ambulanten Behandlungsmöglichkeiten bei dem Patienten ausgeschöpft sind und ob bei dem Versicherten nicht andere Rehabilitationsträger zuständig sind. Da die Krankenkassen Rehabilitationsleistungen nur dann erbringen, wenn andere Leistungsträger nicht zuständig sind (Subsidiaritätsprinzip, § 40 SGB V), wird bei Erwerbstätigen häufig auf die Zuständigkeit der Rentenversicherung verwiesen.

Anschlußheilbehandlungen (AHB)

Mit dieser Sonderform der stationären medizinischen Rehabilitationsleistung soll eine zeitnahe rehabilitative Weiterversorgung im Anschluß an eine stationäre Behandlung in einem Akutkrankenhaus gewährleistet werden. Bei Patienten mit rheumatischen Krankheiten werden Anschlußheilbehandlungen insbesondere nach operativen Eingriffen (z.B. endoprothetische Versorgung), aber auch nach Aufenthalten in Akutkliniken wegen hoher Krankheitsaktivität oder wegen Komplikationen im Krankheitsverlauf veranlaßt. Das Verfahren zur Einleitung der Anschlußheilbehandlung ist deutlich schneller im Ablauf und soll sicherstellen, daß die Patienten innerhalb von 14 Tagen nach Abschluß der Behandlung im Akutkrankenhaus in einer Rehabilitationsklinik aufgenommen werden. Auch bei der AHB muß der Versicherte einen Antrag stellen. Für den konkreten Verfahrensablauf bei der Verlegung in eine geeignete Einrichtung haben sich 2 unterschiedliche Formen entwickelt: das *Direktverfahren* und das *Schnellverfahren.*

■ **Direktverfahren.** Hierbei wählt der behandelnde Krankenhausarzt selbständig eine AHB-Klinik aus und vereinbart mit dieser rechtzeitig vor Abschluß der Akutbehandlung einen Aufnahmetermin. Die Prüfung der versicherungsrechtlichen und persönlichen Voraussetzungen durch den Rentenversicherungsträger erfolgt anschließend. Falls sich dabei herausstellt, daß bei dem Patienten nicht der RV-Träger, sondern die Krankenkassen zuständig sind, werden die Kosten anschließend zwischen diesen beiden Trägern verrechnet.

■ **Schnellverfahren.** Bei diesem Verfahren muß der Antrag vor der Aufnahme des Patienten in einer AHB-Klinik beim Rentenversicherungsträger eingereicht, von diesem geprüft und genehmigt werden. Während die Steuerung der AHB-Maßnahmen bisher meist von den dafür zuständigen Stellen der Rentenversicherungsträger organisiert wurde, haben einige Krankenversicherungen in letzter Zeit eigene Verfahrensabläufe für die Verlegung von Patienten aus Akutkliniken in Rehabilitationskliniken entwickelt. Die Kenntnis des jeweils gültigen Verfahrensablaufs durch den behandelnden Krankenhausarzt oder den Sozialdienst der Akutklinik ist eine wichtige Voraussetzung für einen reibungslosen Ablauf des AHB-Verfahrens.

Kinderheilbehandlungen

Stationäre Rehabilitationsmaßnahmen bei Kindern können als „sonstige Leistungen" (§ 31 SGB VI) vom Rentenversicherungsträger übernommen werden. Diese Maßnahmen zielen dann auf eine günstige Beeinflussung der künftigen Erwerbsfähigkeit. Der Rentenversicherungsträger kann dabei auch die Kosten für die Aufnahme einer Begleitperson übernehmen, falls dies aus medizinischen Gründen erforderlich ist.

35.1.4
Zahlen und aktuelle Entwicklungen

Insgesamt werden in Deutschland pro Jahr über eine Million medizinische Rehabilitationsmaßnahmen beantragt. Allein die GRV bewilligte im Jahr 1996 960 622 Maßnahmen. Davon entfiel mit 45% bei den Männern und mit 41% bei den Frauen der größte Teil auf die muskuloskelettalen Krankheiten (ICD 9 710–739). Die häufigste Indikation für stationäre Rehabilitationsmaßnahmen sind Rückenschmerzen, die für etwa 30% aller Maßnahmen verantwortlich sind. Die entzündlichen rheumatischen Krankheiten spielen demgegenüber eine zahlenmäßig untergeordnete Rolle. Insgesamt wurden 1996 von der Rentenversicherung 5298 stationäre Heilverfahren wegen einer chronischen Polyarthritis und 6478 wegen einer ankylosierenden Spondylitis genehmigt (Verband Deutscher Rentenversicherungsträger 1997).

1994 existierten in Deutschland 1305 Rehabilitationseinrichtungen mit insgesamt 162 181 Betten, mehr als die Hälfte davon in privater Trägerschaft. In den Vorsorge- und Rehabilitationseinrichtungen sind insgesamt etwa 90 000 Mitarbeiter beschäftigt (Buschmann-Steinhage 1996). Die Anzahl von Betten für Vorsorge und Rehabilitation ist in den einzelnen Bundesländern deutlich unterschiedlich. Für die Bevölkerung in Hessen stehen z.B. pro 100 000 Einwohner 405 Betten zur Verfügung, in Baden-Württemberg und Bayern je 298, in Rheinland-Pfalz 227, in Thüringen 177, in Nordrhein-Westfalen 116 und in Berlin, Bremen und Hamburg je 8 (Clade 1996).

Für die medizinische Rehabilitation durch die Rentenversicherungsträger wurden im Jahr 1996 7,5 Mrd. DM aufgewendet (Verband Deutscher Rentenversicherungsträger 1997). Stellt man die Ausgaben für die Rehabilitation in Relation zu den Gesamtausgaben, so entfallen sowohl bei den Rentenversicherungsträgern als auch bei den Gesetzlichen Krankenkassen etwa 2% der Gesamtaufwendungen auf die Rehabilitationsleistungen.

Inanspruchnahme von Rehabilitationsleistungen

In den letzten Jahren wurde immer wieder der Vorwurf erhoben, daß viele Patienten, die in den Rehabilitationskliniken behandelt werden, diese Maßnahmen eigentlich gar nicht benötigten („Übergewährung", „Überinanspruchnahme", „overuse"). Für die Patienten mit entzündlichen rheumatischen Krankheiten trifft dies sicherlich nicht zu. Nach Auswertungen der Kerndokumentation der regionalen Rheumazentren hatten lediglich 14,4% der Patienten mit einer chronischen Polyarthritis in den letzten 12 Monaten eine Rehabilitationsmaßnahme in Anspruch genommen (Zink u. Listing 1997). Wenn man dabei berücksichtigt, daß die in der Kerndokumentation erfaßten, d.h. von den regionalen Rheumazentren behandelten Patienten eine besondere Betreuung erfahren und die behandelnden Ärzte besonders sensibilisiert sind für die Indikationsstellung zu Rehabilitationsmaßnahmen und für die Vorgehensweise bei deren Beantragung, dann erscheint eine Überinanspruchnahme oder Übergewährung von Rehabilitationsmaßnahmen bei diesen Patienten sehr unwahrscheinlich. Vergleicht man die Zahl der Rehabilitationsmaßnahmen bei entzündlichen rheumatischen Krankheiten pro Jahr (unter 10 000) mit der Prävalenz entzündlich-rheumatischer Krankheiten in der Bevölkerung (etwa 1% oder 800 000 betroffene Personen), so spricht dies ebenfalls gegen eine Overuse-Problematik. Gegen ein gravierendes Problem von „overuse" sprechen auch die hohen Arbeitsunfähigkeitszeiten der Patienten, die zur stationären Rehabilitation aufgenommen werden. So betrug z.B. die mittlere Arbeitsunfähigkeitszeit im letzten Jahr bei Fibromyalgie-Patienten in unserer Klinik 120 Tage. Man kann wohl kaum behaupten, daß diese Patienten keine gravierenden Einschränkungen ihrer Erwerbsfähigkeit aufweisen.

Unterinanspruchnahme („underuse") dagegen ist ein ernsthaftes Problem. Viele Patienten erreichen trotz bestehender erheblicher funktioneller Einschränkungen das Rehabilitationssystem (zu) spät. Die eher seltene Indikationsstellung und Beantragung von Rehabilitationsmaßnahmen ist vermutlich auch durch eine mangelhafte Information der Rheumakranken (und vieler niedergelassener praktischer Ärzte) über die Zugangswege zur und die Möglichkeiten der Rehabilitation bedingt. Die Rheumatologen dagegen empfehlen Rehabilitationsmaßnahmen häufiger. Bei einer Befragung von 49 Rheumatologen gaben 49% der Befragten an, daß sie häufig und 43%, daß sie gelegentlich Rehabilitationsmaßnahmen empfehlen (Riehemann u. Muthny 1995).

Weitere Entwicklung des Rehabilitationssystems

Zur Zeit durchläuft das Rehabilitationssystem in Deutschland eine Phase erheblicher Turbulenzen: Die meisten Rehabilitationskliniken sind nicht mehr voll ausgelastet, einige sind nur noch zu weniger als 50% belegt, Mitarbeiter mußten entlassen werden, und über 50 Kliniken haben im letzten Jahr bereits ihren Betrieb einstellen müssen. Die beschriebenen Entwicklungen sind die Folge des Wachstums- und Beschäftigungsförderungsgesetzes (WFG), das am 1. 1. 1997 in Kraft trat und u.a. folgende Änderungen für das Rehabilitationssystem beinhaltete:

- Reduktion der Regeldauer der Rehabilitationsmaßnahmen von 4 auf 3 Wochen,
- Verlängerung der Intervalle zwischen 2 Rehabilitationsmaßnahmen von mindestens 3 auf mindestens 4 Jahre,
- Erhöhung der täglichen Zuzahlung der Patienten in der Rehabilitation auf 25 DM.

Dieses Gesetz, zusammen mit einer zunehmenden Sorge der Patienten um ihren Arbeitsplatz, hat zu einer Reduktion der Rehabilitationsanträge um etwa 30% geführt. Auch bei den in ihrer Funktionsfähigkeit oftmals erheblich eingeschränkten Patienten mit entzündlichen rheumatischen Krankheiten ist ein Rückgang der Antragszahlen in einer ähnlichen Größenordnung zu verzeichnen.

Aufgrund der derzeitigen demographischen Entwicklung ist längerfristig eine zunehmende Bedeutung der Rehabilitation zu erwarten. Mit weiter steigender Lebenserwartung wird sich die Zahl älterer Menschen mit einer höheren Prävalenz chronischer Krankheiten – und hoher Komorbidität – deutlich erhöhen.

35.2 Aufgaben der medizinischen Rehabilitation

Die Akutmedizin ist ganz wesentlich auf die Behandlung – und möglichst die Heilung – des Krankheitsprozesses ausgerichtet und orientiert sich damit in erster Linie an den körperlichen Schäden (impairments). Diese Perspektive der Akutmedizin wird durch die Rehabilitation deutlich erweitert. Basis der Konzepte und Interventionen in der Rehabilitation ist ein biopsychosoziales Krankheitsmodell mit einer umfassenden diagnostischen und therapeutischen Perspektive.

Gerade bei den Patienten mit rheumatischen Krankheiten hat die Rehabilitation eine herausragende Bedeutung. Typische Merkmale dieser Krankheitsgruppe sind deren Progredienz und Chronizität, eine Heilung ist trotz der vielfältigen Erfolge der rheumatologischen Forschung nur selten möglich. Da von vielen rheumatischen Krankheiten außerdem relativ junge Personen betroffen werden, leiden die Patienten an den Symptomen der Krankheit und deren Auswirkungen oftmals über viele Jahrzehnte. Die Beeinträchtigungen der Rheumakranken sind vielfältig. Personen mit rheumatischen Beschwerden und rheumatischen Krankheiten berichten über Einschränkungen in ihrer Mobilität (z.B. in ihrer Fähigkeit, die Wohnung zu verlassen oder öffentliche Verkehrsmittel zu benutzen), in den Aktivitäten des täglichen Lebens (z.B. Selbstversorgungsfähigkeit) und in ihren Aktivitäten im Haushalt. Sie sind depressiver und ängstlicher als gesunde Personen gleichen Alters, und sie sind in ihren sozialen Aktivitäten eingeschränkt (Jäckel et al. 1993). Besonders gravierend sind die Auswirkungen der Krankheit auf die Berufstätigkeit der Patienten. So sind z.B. nach 6jährigem Krankheitsverlauf 37% der Patienten mit einer chronischen Polyarthritis bereits wegen ihrer Krankheit berentet (Mau et al. 1996).

Entsprechend ihrem gesetzlichen Auftrag hat die Rehabilitation 2 zentrale Aufgaben:

- die Erwerbsfähigkeit wiederherzustellen oder zu erhalten („Rehabilitation vor Rente") und
- Pflegebedürftigkeit zu vermeiden oder deren Ausmaß zu vermindern („Rehabilitation vor Pflege").

Die alleinige Ausrichtung der Rehabilitation auf diese beiden Ziele würde jedoch den Bedürfnissen der Patienten mit chronischen Krankheiten nicht gerecht. Die Aufgabe einer an den Bedürfnissen der Rheumakranken orientierten Rehabilitation hat eine umfassendere Perspektive. Sie soll einerseits dazu beitragen, den Gesundheitszustand zu verbessern und ein weiteres Fortschreiten der Krankheit verhindern, andererseits aber auch bewirken, daß die Betroffenen trotz der bestehenden somatischen, funktionalen und psychosozialen Beeinträchtigungen ein möglichst normales Leben in Alltag und Beruf führen können.

35.3 Der Rehabilitationsprozeß

35.3.1 Indikationsstellung

Voraussetzung für die Indikationsstellung zu einer Rehabilitationsmaßnahme ist zunächst die Prüfung der Rehabilitationsbedürftigkeit. Diese ist immer dann anzunehmen, wenn bei Patienten mit chronischen Krankheiten Einschränkungen der Funktionsfähigkeit im Alltag und Beruf vorliegen. An zusätzlichen Voraussetzungen vor der Einleitung einer Rehabilitationsmaßnahme müssen auch die Kriterien der Rehabilitationsfähigkeit (gesamter Gesundheitszustand einschließlich Komorbidität) und der Motivation der Patienten zu einer solchen Maßnahme erfüllt sein, und es muß angenommen werden können, daß durch die Rehabilitation ein positives Ergebnis erzielt werden kann („positive Rehabilitationsprognose").

Die Kommission Rehabilitation der Deutschen Gesellschaft für Rheumatologie hat kürzlich folgende Indikationen zu Rehabilitationsmaßnahmen bei Patienten mit entzündlich-rheumatischen Krankheiten definiert:

- „Frühfälle", d.h. Patienten mit einer gesicherten Diagnose, einer drohenden Funktionseinschränkung oder einer drohenden Chronifizierung.
  Behandlungsschwerpunkte sind bei dieser Indikation insbesondere die Krankheitsinformation, die Schulung und das Training durch ein spezialisiertes Team.
- Patienten mit körperlichen Funktionseinschränkungen.
  Neben der Patientenschulung steht bei dieser Indikation ein problemorientiertes Funktionstraining

und die Verbesserung der Koordination, der Kraft und der Ausdauerleistung im Vordergrund.

- Patienten mit psychosozialen Belastungen.
  Bei dieser Indikation sind die Vermittlung von Entspannungstechniken, von Schmerzbewältigungs- und Coping-Strategien, psychologische Interventionen, Partnergespräche, Arbeitsplatzanalysen und die Berufsberatung von besonderer Bedeutung.

35.3.2
Zuweisung zur Rehabilitation

Bei Vorliegen der Indikation zu einer Rehabilitationsmaßnahme stellt der Patient einen Antrag bei dem zuständigen Versicherungsträger (z.B. Rentenversicherung oder Krankenversicherung, s. Kap. 35.1.2). Vom behandelnden Arzt sollte die Notwendigkeit der Rehabilitation bescheinigt werden. Hierzu reicht die Mitteilung des ärztlichen Untersuchungsbefundes einschließlich der Ergebnisse von Labor- und Röntgenuntersuchungen nicht aus. Zusätzlich müssen die Einschränkungen der Funktionsfähigkeit dokumentiert werden. Bei Anträgen an die Rentenversicherung muß aus der Bescheinigung die Minderung der Erwerbsfähigkeit oder zumindest deren erhebliche Gefährdung hervorgehen. Werden Rehabilitationsmaßnahmen vor Ablauf von 4 Jahren nach einer früheren Rehabilitationsmaßnahme beantragt, so ist dies besonders zu begründen.

Die Zuweisung der Patienten zu einer bestimmten Einrichtung erfolgt bei der Rentenversicherung zentral. Der Arzt, der die Rehabilitationsmaßnahmen einleitet, kann in seiner Bescheinigung (seinem Gutachten) Empfehlungen zur Aufnahme in einer speziellen Rehabilitationsklinik aussprechen. Dabei ist darauf zu achten, daß die empfohlene Einrichtung auch tatsächlich von den jeweiligen Kostenträgern belegt werden kann (Vertrag der Einrichtung mit dem Rentenversicherungsträger oder Versorgungsvertrag (§ 111 SGB V) mit den Krankenkassen).

Bei Anschlußheilbehandlungen (s. Kap. 35.1.3) nach stationären Aufenthalten in Akutkrankenhäusern kann der behandelnde Krankenhausarzt in den meisten Fällen die Auswahl der AHB-Klinik direkt beeinflussen. Besonders bewährt hat sich dabei eine intensive Kooperation der Akutklinik mit einigen wenigen Rehabilitationskliniken, z.B. durch gemeinsame Visiten mit den Ärzten der Rehabilitationsklinik und gemeinsame Fortbildungsveranstaltungen. Dadurch wird gewährleistet, daß die Therapieprinzipien in den beiden Einrichtungen übereinstimmen, daß die Patienten zeitnah in der AHB-Klinik aufgenommen und – z.B. bei Komplikationen – von dort auch wieder schnell zurückverlegt werden können.

Da eine ambulante Rehabilitation derzeit nur in wenigen Modellregionen möglich ist, müssen vor der Zuweisung zu einem ambulanten Rehabilitationszentrum zusätzliche Informationen bei dem zuständigen Kostenträger eingeholt werden.

35.3.3
Anamnese

Bei der Anamnese sind alle rehabilitationsrelevanten Gesundheitsprobleme zu erfragen. Ein besonderer Schwerpunkt ist dabei auf die Funktionseinschränkungen im Alltag und im Beruf sowie auf die daraus resultierenden subjektiven Belastungen zu legen. Insbesondere sind der erlernte Beruf, die berufliche Entwicklung, die jetzige berufliche Stellung, die genaue Tätigkeit, die körperliche und psychosoziale Belastung, die Arbeitsunfähigkeitszeiten, etwaige frühere berufliche Rehabilitationsmaßnahmen sowie die Zufriedenheit am Arbeitsplatz und die Erreichbarkeit der Arbeitsstelle zu erfassen. Auch das subjektive Krankheitsverständnis der Patienten, der Informationsstand über die Krankheit, die Bewältigungsstrategien und die Ressourcen sind zu erfragen, da sich daraus Konsequenzen für das Therapieprogramm ergeben. Die Fragen nach psychischen Belastungen und nach dem individuellen sozialen Netz können ebenfalls wichtige Hinweise für notwendige Interventionen innerhalb des Rehabilitationskonzeptes liefern.

35.3.4
Rehabilitationsspezifische Diagnostik

Die Diagnostik in der Rehabilitation schließt die erforderliche Diagnostik der bestehenden rheumatischen Krankheit ein, sofern diese nicht bereits vor der Einleitung der Rehabilitationsmaßnahme erfolgt ist. Sie erweitert diese diagnostischen Strategien um die Erfassung der Fähigkeitsstörungen (Funktionseinschränkungen). Die rehabilitationsspezifische Diagnostik erfaßt außerdem die Fähigkeitsstörungen, die Selbstversorgungsfähigkeit, die Aktivitäten im Haushalt, die Geschicklichkeit und die Mobilität (z.B. Fähigkeit die Wohnung zu verlassen, öffentliche Verkehrsmittel zu benutzen), da hier wichtige diagnostische Merkmale vorliegen, die unmittelbare Auswirkungen auf das Rehabilitationskonzept (insbesondere im Bereich der Ergotherapie und Physiotherapie sowie bei der Beratung) haben. Für die Festlegung des psychologischen Behandlungskonzeptes während der Rehabilitation ist zusätzlich eine spezifische Diagnostik (Depressivität, Ängstlichkeit etc.) erforderlich.

Für das diagnostische Vorgehen haben sich in der Praxis Instrumente zur Erfassung des Gesundheitszustandes bzw. der Funktionsfähigkeit bewährt. Sie basieren entweder auf einer Bewertung definierter

Tätigkeiten durch einen speziell geschulten Untersucher (z.B. Keitel-Funktionstest) oder auf der Selbsteinschätzung der Patienten. Letztere haben den Vorteil, daß sie den Gesundheitszustand mehrdimensional, d.h. unter Berücksichtigung sowohl der körperlichen als auch der psychosozialen Dimensionen des Gesundheitszustandes abbilden. Bei der Auswahl geeigneter Methoden ist darauf zu achten, daß deren Reliabilität, Validität und Änderungssensitivität bei Patienten mit rheumatischen Krankheiten nachgewiesen sind und daß sie sich im praktischen Einsatz in der Rehabilitation bewährt haben. Instrumente, die bei der Diagnostik in der Rehabilitation zum Einsatz kommen, sind z.B. (für weitere Informationen s. Westhoff 1993):

■ **Bewegungsfunktionstest (Keitel-Funktionstest).** Dieser Test erfaßt die körperliche Funktionseinschränkung anhand 24 exakt definierter Übungen, die nach einem vorgegebenen Punkteschema bewertet werden. Durch die Addition der Punktwerte der einzelnen Übungen läßt sich ein Gesamtpunktwert für die Funktionsfähigkeit errechnen. Der Test erfordert einen speziell geschulten Untersucher und einen Zeitaufwand von etwa 15 min.

■ **AIMS (Arthritis Impact Measurement Scales).** Dieser Patientenfragebogen zur Erfassung des Gesundheitszustandes enthält folgende Dimensionen:

- Mobilität,
- körperliche Aktivitäten,
- Aktivitäten im Haushalt,
- Geschicklichkeit,
- soziale Aktivitäten,
- Depressivität,
- Ängstlichkeit.

■ **HAQ (Health Assessment Questionnaire).** 8 körperliche Dimensionen des Gesundheitszustandes aus Sicht des Patienten werden durch diesen Fragebogen abgebildet.

■ **IRES (Indikatoren des Rehabilitationsstatus).** Dieser Patientenfragebogen erfaßt folgende Dimensionen:

- Schmerzen/Symptome,
- Risikofaktoren,
- Funktionseinschränkungen,
- berufliche Leistungsfähigkeit,
- psychische Belastungen und
- soziale Belastungen.

■ **FFbH (Funktionsfragebogen Hannover).** Mit diesem Patientenfragebogen wird die körperliche Funktionsfähigkeit erfaßt. Er enthält u.a. die Bereiche

- Mobilität,
- persönliche Hygiene,
- An- und Auskleiden,
- Gegenstände ergreifen und bewegen.

35.3.5 Definition von Therapiezielen

Auf der Basis der Ergebnisse der Anamnese und der rehabilitationsspezifischen Diagnostik lassen sich individuelle Therapieziele definieren. Dabei sind die folgenden Anforderungen zu berücksichtigen:

- Die Ziele müssen konkret sein. Globale Ziele wie „Verbesserung des Gesundheitszustandes" sind für die Planung spezifischer Interventionen in der Rehabilitation nicht ausreichend.
- Es müssen verschiedene Dimensionen von Therapiezielen berücksichtigt werden:
  - somatisch,
  - funktionsbezogen,
  - psychosozial,
  - edukativ.
- Die Erreichung der Ziele muß meßbar sein.
- Die Ziele müssen mit dem Patienten abgestimmt sein. Nur dann kann eine intensive Kooperation des Patienten erwartet werden.
- Die Ziele müssen erreichbar sein. Die Definition von unrealistisch hoch gesteckten Zielen wird auf Dauer zu Frustrationen sowohl bei den Patienten als auch bei den Mitarbeitern in Rehabilitationseinrichtungen führen.

Im Rahmen des Qualitätssicherungsprogramms der Rentenversicherungsträger haben Experten in einem formalen Konsensusprozeß eine Liste von Rehabilitationszielen bei muskuloskelettalen Krankheiten erarbeitet (Protz et al. 1998), die in der folgenden Übersicht in gekürzter Form dargestellt werden.

Rehabilitationsziele bei muskuloskelettalen Krankheiten (gekürzte Form)

Somatische Therapieziele
- Erhöhung der Ausdauerleistung,
- Beseitigung von Blockierungen,
- Verminderung der humoral-entzündlichen Aktivität,
- Verbesserung der Gelenkbeweglichkeit,
- Reduktion der Gelenkschwellung,
- Gewichtsreduktion,
- Zunahme der Handkraft,
- Verminderung bestehender Kontrakturen,
- Verbesserung der Lungenfunktion,
- Verbesserung der Muskelausdauer,
- Verbesserung der Muskelkoordination,
- Verbesserung der Muskelkraft,
- Muskellockerung,

- Schmerzreduktion,
- Stabilisierung,
- Verbesserung der Wirbelsäulenbeweglichkeit.

Funktionsbezogene Therapieziele

Basale Fähigkeiten.
- Verbesserung der Fähigkeit, sich an- und auszukleiden,
- Verbesserung der Fähigkeit zur Nahrungsmittelaufnahme (z.B. Speisen zum Mund führen),
- Verbesserung der Fähigkeiten der persönlichen Hygiene,
- Verbesserung der Fähigkeit, Treppen zu steigen.

Erweiterte Fähigkeiten.
- Verbesserung der Fähigkeiten zur Haushaltsführung,
- Verbesserung der Fähigkeiten zur Ausübung von Hobbys,
- Verbesserung der Fähigkeiten zur Ausübung sportlicher Aktivitäten,
- Verbesserung der Fähigkeiten zur Verkehrsmittelbenutzung (Auto, Fahrrad, öffentliche Verkehrsmittel).

Psychosoziale Therapieziele
- Verminderung von Ängstlichkeit,
- Verminderung von Depressivität,
- Optimierung der Krankheitsbewältigung (Coping),
- Verbesserung der beruflichen Integration,
- Verbesserung der sozialen Integration,
- Verbesserung der sozialen Kompetenz.

Edukative Therapieziele
- Verbesserung des Informationsstandes über die Krankheit,
- Krankheitsgerechtes Verhalten,
- Beherrschen von Techniken und Strategien zum Abbau von Risikoverhalten (z.B. Rauchen, Alkohol, Ernährung, Freizeit),
- Beherrschen von Techniken und Strategien zur Streßbewältigung.

Zur Definition individueller Therapieziele hat es sich in der Praxis bewährt, daß die Patienten zunächst von den beteiligten Therapeuten untersucht werden und dann anschließend in einer Teamsitzung – in Anwesenheit des Patienten – gemeinsam die Ziele festgelegt werden. Dabei sind die Ergebnisse der Patientenselbsteinschätzung mittels geeigneter Fragebögen eine wichtige Hilfe.

35.3.6 Das Rehabilitationsteam

Eine umfassende (komprehensive) Rehabilitation erfordert ein speziell geschultes Team. An die Mitglieder des Rehabilitationsteams werden besondere Anforderungen gestellt: Sie sollten einerseits über spezifische Kenntnisse und Erfahrungen in der Behandlung von Patienten mit rheumatischen Krankheiten verfügen und andererseits für eine intensive interdisziplinäre Kooperation unter Koordination der Ärzte der Rehabilitationseinrichtung motiviert sein. Die wichtigsten Mitglieder des Rehabilitationsteams sind in der

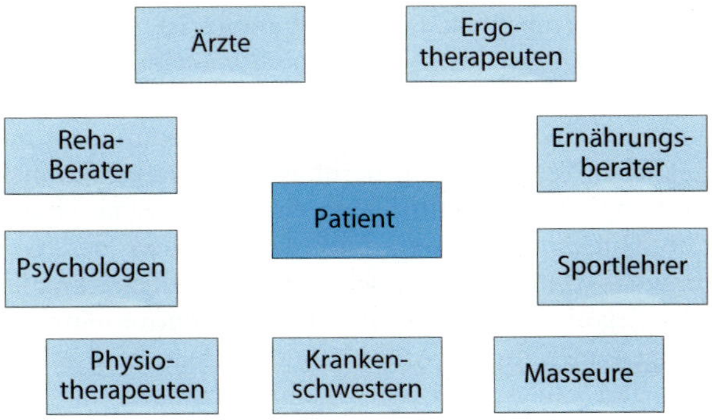

Abb. 35.2. Das Rehabilitationsteam

Abb. 35.2 dargestellt. Eine detaillierte Beschreibung der von ihnen eingesetzten Techniken und Behandlungsstrategien findet sich in anderen Abschnitten dieses Buches. Nachfolgend sollen daher lediglich einige zentrale Aufgabenschwerpunkte der verschiedenen Berufsgruppen aufgelistet werden.

Ärzte. In den Rehabilitationseinrichtungen mit dem Indikationsschwerpunkt „Muskuloskelettale Krankheiten" sind in leitender Funktion in aller Regel entweder Ärzte für innere Medizin mit der Teilgebietsbezeichnung Rheumatologie oder Ärzte für Orthopädie mit dieser Teilgebietsbezeichnung beschäftigt. In die Weiterbildungsordnung für Ärzte wurde am 01. 05. 1995 eine neue Gebietsbezeichnung „physikalische und rehabilitative Medizin" und eine Zusatzbezeichnung „Rehabilitationswesen" aufgenommen. Im Rahmen der Übergangsbestimmungen der Weiterbildungsordnung hatten bis Ende 1996 in Deutschland 683 Ärzte die neue Gebietsbezeichnung und 818 Ärzte die neue Zusatzbezeichnung erworben. Für die spezifischen Anforderungen der Rehabilitation bei rheumatischen Krankheiten erscheint die Gebietsbezeichnung „physikalische und rehabilitative Medizin" allein nicht ausreichend. Erforderlich ist eine Teilgebietsbezeichnung „Rheumatologie" in einem der Gebiete Innere Medizin oder Orthopädie.

In der ärztlichen Ausbildung ist das Gebiet der Rehabilitation an den meisten Universitäten erheblich unterrepräsentiert. Dies führt dazu, daß viele Berufsanfänger nur unzureichende Kenntnisse über die Indikationsstellung zur Rehabilitation und zu speziellen Rehabilitationsprogrammen haben.

Zentrale ärztliche Aufgaben in der Rehabilitation sind – neben der akutmedizinischen Versorgung (z.B. medikamentöse Einstellung, Behandlung von anderen vorliegenden Krankheiten) – die Funktions- und Leistungsdiagnostik, die Planung der Therapie, die Anleitung und Koordinierung des Rehabilitationsteams, die Erarbeitung der sozialmedizinischen Stellungnahme und die Erstellung eines Nachsorgekonzeptes.

■ **Ergotherapeuten.** Die Ergotherapie ist ein unverzichtbarer Bestandteil des Rehabilitationsprogrammes bei Patienten mit muskuloskelettalen Krankheiten. Sie zielt auf eine Verbesserung der Funktionsfähigkeit im täglichen Leben und im Beruf. Neben dem Funktionstraining sind die Information über den Gelenkschutz, die Hilfsmittelberatung und das Einüben des Gebrauchs von Hilfsmitteln wichtige Tätigkeitsmerkmale. Die Ergotherapie ist in vielen Rehabilitationseinrichtungen auch für die Anfertigung von Lagerungsschienen und Schienen zur Gelenkstabilisierung verantwortlich.

■ **Physiotherapeuten.** Die frühere Berufsbezeichnung „Krankengymnast/in" wurde 1994 durch „Physiotherapeut/in" ersetzt. Die physiotherapeutischen Interventionen zielen insbesondere auf eine Verbesserung der Koordination, der Gelenkbeweglichkeit sowie der Kraft und Ausdauer. Sie können als Einzel- oder Gruppenbehandlung organisiert werden. Bei Patienten mit rheumatischen Krankheiten hat die Physiotherapie im Bewegungsbad einen hohen Stellenwert. Spezielle physiotherapeutische Techniken (z.B. manuelle Medizin, PNF) haben sich bei der Behandlung von Rheumakranken besonders bewährt.

■ **Gymnastiklehrer/Sportlehrer.** Die Gymnastiklehrer und/oder die Sportlehrer sind zuständig für die Gruppenbehandlung in der Gymnastikhalle oder im Bewegungsbad. Diese Therapie zielt insbesondere auf eine Verbesserung der Koordination und der Ausdauerleistung. Sportlehrer mit einer besonderen Ausbildung für die medizinische Trainingstherapie können geeignete Patienten mit rheumatischen Krankheiten in gezielte Übungsprogramme an speziellen Geräten (z.B. Traktionsgeräte, isokinetische Trainingsgeräte) einweisen und die Behandlung überwachen. Sie können außerdem wichtige Impulse zur Motivation der Patienten für Heimtrainingsprogramme nach Abschluß der Rehabilitation geben.

■ **Pflegedienst.** Die Aufgaben der Krankenschwestern und Krankenpfleger in der Rehabilitation gehen häufig über die eigentliche pflegerische Betreuung hinaus. Diese Berufsgruppe ist in vielen Kliniken auch an der Patientenschulung beteiligt. Spezifische Kenntnisse in der Rehabilitation werden in der Krankenpflegeausbildung oftmals nicht ausreichend vermittelt und können oft erst in der Praxis erworben werden.

■ **Masseure/medizinische Bademeister.** In vielen Rehabilitationseinrichtungen ist die Massage fester Bestandteil des Rehabilitationskonzeptes. Neben den klassischen Massagetechniken profitieren insbesondere Patienten mit entzündlichen rheumatischen Krankheiten auch von der manuellen Lymphdrainage. Balneophysikalische Maßnahmen haben traditionell einen festen Platz innerhalb des Rehabilitationskonzeptes bei rheumatischen Krankheiten. Sie zielen in erster Linie auf eine Schmerzreduktion und eine Lockerung verspannter Muskelgruppen, und sie sind eine sinnvolle Ergänzung physiotherapeutischer Maßnahmen.

■ **Psychologen.** Die Ergebnisse der gezielten psychologischen Diagnostik sind für die Definition der individuellen Therapieziele und bei der Festlegung des Therapieprogrammes eine wichtige Grundlage. Wichtige Aufgabenfelder der Psychologinnen und Psychologen in der Rehabilitation sind die Vermittlung von Kenntnissen und Erfahrungen in Schmerzbewältigungsstrategien, Entspannungstechniken und Streßbewältigungsprogrammen. Darüber hinaus erbringen sie therapeutische Leistungen in Form von Einzelbehandlungen, z.B. bei depressiven und ängstlichen Patienten. Durch das neue Psychotherapeutengesetz wird die Fortsetzung einer psychologischen Behandlung nach Ende der Rehabilitation bei Patienten mit manifesten psychischen Problemen erleichtert.

■ **Ernährungsberater.** Wichtige Inhalte der Ernährungsberatung sind die Vermittlung von Informationen über eine Gewichtsreduktion bei übergewichtigen Patienten und eine gesunde Ernährungsweise allgemein. Viele Patienten wünschen außerdem Hinweise über spezielle Ernährungsformen bei rheumatischen Krankheiten.

■ **Rehabilitationsberater/Sozialarbeiter.** Die Beratung für Fragen der familiären, beruflichen und sozialen Integration innerhalb der Rehabilitation wird entweder durch die Beratungsdienste der Rentenversicherungsträger oder durch eigene Mitarbeiter der Rehabilitationseinrichtungen sichergestellt. Die Beratungen können sowohl als allgemeine Informationsveranstaltungen als auch als Einzelberatungen organisiert werden. Die Rehabilitationsberater können im Einzelfall direkten Kontakt mit den Betrieben oder den Arbeitsämtern aufnehmen und so die Einleitung erforderlicher beruflicher Rehabilitationsmaßnahmen beschleunigen.

35.3.7 Patientenschulung

Die Patientenschulung zielt auf eine Verbesserung der Information über die Krankheit, eine Verbesserung der Kenntnisse über den Umgang mit der Krankheit und das Einüben von aktiven Copingstrategien. Rehabilitationseinrichtungen bieten hervorragende Voraussetzungen für eine intensive Schulung der Patienten. Speziell ausgebildete Mitarbeiter verfügen über umfangreiche theoretische Kenntnisse und praktische Erfahrungen, das Schulungscurriculum ist zwischen den verschiedenen Berufsgruppen, die an der Schulung beteiligt sind abgestimmt, und die große Zahl von dort behandelten Patienten mit rheumatischen Krankheiten gewährleistet eine ausreichende Gruppengröße in den krankheitsspezifischen Programmen. Die von der Deutschen Gesellschaft für Rheumatologie entwickelten Schulungscurricula sind eine detaillierte und praxisnahe Basis für eine effektive Schulung. Das Schulungsprogramm ist modular aufgebaut und umfaßt folgende Bausteine:

- Krankheitsbild, -verlauf, -ursachen, -diagnostik,
- medikamentöse und operative Therapie,
- Krankengymnastik,
- psychologische Schmerzbewältigung,
- Ergotherapie,
- Alltagsbewältigung.

! Die Patientenschulung allein hat bereits positive Effekte auf den Gesundheitszustand bei Patienten mit rheumatischen Krankheiten, innerhalb des Gesamtkonzeptes der Rehabilitation ist sie ein unverzichtbarer Bestandteil.

In den Rehabilitationseinrichtungen werden neben der krankheitsspezifischen Schulung auch allgemeine Programme zum Gesundheitstraining angeboten. Sie vermitteln insbesondere Kenntnisse über Risikofaktoren für chronische Krankheiten, gesunde Ernährungsweise und Umgang mit Streß. Auch an diesen Schulungsprogrammen sind verschiedene Berufsgruppen (z.B. Ärzte, Ernährungsberater, Physiotherapeuten und Psychologen) beteiligt.

35.3.8 Sozialmedizinische Stellungnahme

Die sozialmedizinische Beurteilung und Stellungnahme ist ein wichtiger Bestandteil der Rehabilitation, insbesondere bei den vom Rentenversicherungsträger finanzierten Maßnahmen. Der Rentenversicherungsträger entscheidet auf der Grundlage der sozialmedizinischen Stellungnahme im Einzelfall über die Notwendigkeit der Einleitung beruflicher Rehabilitationsmaßnahmen, aber auch über die Gewährung einer Berufs- oder Erwerbsunfähigkeitsrente. Von dem Arzt in der Rehabilitationsklinik wird eine fundierte Stellungnahme zu dem qualitativen und quantitativen Leistungsbild der Patienten erwartet. Das quantitative Leistungsbild macht Aussagen über die mögliche Dauer der beruflichen Tätigkeit (vollschichtig, halb- bis unter vollschichtig, halbschichtig, unter halbschichtig). Für die Beschreibung des qualitativen Leistungsbildes ist eine detaillierte Beschreibung der Einschränkungen, aber auch der noch vorhandenen Leistungsfähigkeit erforderlich.

Bei Patienten mit rheumatischen Krankheiten ist oftmals das Heben und Tragen schwerer Lasten nicht möglich oder – wegen der damit verbundenen Progredienz der Gelenkzerstörung – nicht sinnvoll. Insbesondere müssen bei Patienten mit einer entzündlichen Gelenkerkrankung Druck und Scherkräfte auf die Fingergelenke vermieden werden. Die volle Gebrauchsfähigkeit der Hände ist bei diesen Patienten häufig eingeschränkt. Da viele Patienten über eine Zunahme ihrer Beschwerden durch Zugluft und Nässe berichten, ist dies bei der sozialmedizinischen Stellungnahme zu berücksichtigen. Patienten mit einer Beteiligung der Gelenke der unteren Extremität sind in ihrer Gehfähigkeit oftmals erheblich eingeschränkt. In diesen Fällen sind Aussagen zu dem zumutbaren „Anmarschweg“ zur Erreichung des Arbeitsplatzes erforderlich. Bei einer ausgeprägten Morgensteifigkeit ist ein sehr früher Beginn der Arbeit ungünstig. Schichtarbeit verursacht bei solchen Patienten, die eine Kortikoidtherapie über längere Zeit benötigen, manchmal erhebliche Probleme. Patienten mit einer ankylosierenden Spondylitis sollten keine Tätigkeiten mit einer einseitigen Körperhaltung verrichten. Besteht eine massive Einschränkung der Beweglichkeit der Halswirbelsäule, so muß dies bei der Beurteilung der Fähigkeit zum Führen eines Kraftfahrzeugs berücksichtigt werden.

35.3.9 Nachsorgekonzept

Um die Erfolge der Rehabilitationsmaßnahmen langfristig abzusichern, bedarf es besonderer Anstrengungen. Während der stationären Rehabilitation sollten die Patienten ein individuelles Trainingsprogramm erlernen, das sie am Heimatort selbständig fortsetzen können. Hierzu gehören insbesondere auch spezielle krankengymnastische Übungsprogramme. Den Patienten sollte bei der Entlassung ein schriftliches Programm mit den wichtigsten Trainingsinhalten ausgehändigt werden.

Bei einem Teil der Patienten ist auch nach der Entlassung eine krankengymnastische, ergotherapeutische oder psychologische Betreuung erforderlich. Manche Patienten, die bereits früher in einer Rehabilitationsklinik behandelt wurden, berichten uns, daß die empfohlene Weiterbehandlung nicht optimal erfolgte und daß sie nach der Entlassung in ein „therapeutisches Loch“ gefallen seien. Durch die Beschränkung der Heilmittelverordnung bei den niedergelassenen Ärzten (Heilmittelbudget) ist zu erwarten, daß krankengymnastische und ergotherapeutische Leistungen noch seltener verschrieben werden als bisher. Eine Auswertung von Daten der AOK hat ergeben, daß nur weniger als 10% der Patienten mit einer rheumatischen Krankheit im vergangenen Jahr krankengymnastisch behandelt wurden (Ferber u. Ihle 1997).

Die Träger der Rehabilitation haben zusätzliche Nachsorgemöglichkeiten für Patienten nach einer stationären Rehabilitationsmaßnahme eingerichtet, wie z.B. das „Rheumafunktionstraining". Die Kosten für dieses Training mit 2–3 Übungsveranstaltungen pro Woche über einen Zeitraum von bis zu 6 Monaten kann der Rentenversicherungsträger übernehmen, wenn die Notwendigkeit des Funktionstrainings bereits von der Rehabilitationsklinik bescheinigt wurde. Die Kostenübernahme muß vor dem Beginn des Funktionstrainings bei der zuständigen Rentenversicherung beantragt werden. Informationen über die Organisation des Funktionstrainings können bei vielen Ortsgruppen der Deutschen Rheumaliga eingeholt werden.

Die Vermittlung von Adressen der Selbsthilfegruppen am Wohnort ist ebenfalls Bestandteil des Nachsorgekonzeptes.

35.4 Wirksamkeit der medizinischen Rehabilitation

Die Rehabilitation hat sich weitgehend außerhalb der universitären Strukturen entwickelt, und es ist daher nicht verwunderlich, daß es immer noch an wissenschaftlich fundierten Untersuchungen zu ihrer Wirksamkeit mangelt. Durch das zunehmende wissenschaftliche Interesse an der Rehabilitation – und nicht zuletzt durch die vom Ministerium für Bildung, Wissenschaft, Forschung und Technologie über einen Zeitraum von 6 Jahren geförderten 8 regionalen rehabilitationswissenschaftlichen Forschungsverbände – wird sich das Forschungsdefizit in der Rehabilitation sicherlich verringern. Der derzeitige Wissensstand soll nachfolgend am Beispiel der chronischen Polyarthritis dargestellt werden:

Der interdisziplinäre Teamansatz führt nach den Ergebnissen einer prospektiven randomisierten Untersuchung bei Patientinnen mit einer chronischen Polyarthritis im Vergleich zu dem üblichen Verfahren zu einer signifikanten Verbesserung des Gesundheitszustandes über einen follow-up-Zeitraum von einem Jahr (Ahlmen et al. 1988).

Bei der Entlassung aus einer stationären Rehabilitationsmaßnahme konnte – im Vergleich zu dem Aufnahmebefund – eine signifikante Verbesserung der Mobilität, der körperlichen Aktivität und der Geschicklichkeit sowie eine signifikante Abnahme der Schmerzen, der Depressivität und der Ängstlichkeit nachgewiesen werden. Trotz des bekanntlich progredienten Verlaufs der chronischen Polyarthritis war während eines Follow-up-Zeitraumes von 12 Monaten bei den Rehabilitanden gegenüber dem Aufnahmebefund keine Verschlechterung des Gesundheitszustandes nachweisbar (Jäckel et al. 1987). Auch in einer anderen Studie mit einem Vorher-Nachher-Design waren die Funktionsfähigkeit von Patienten mit rheumatischen Krankheiten nach einer stationären Rehabilitationsmaßnahme gebessert und die Schmerzen geringer (Montgomery u. Bratton 1992).

In einer randomisierten Untersuchung in den Niederlanden wurde eine stationäre multidisziplinäre Therapie bei Patienten mit einer aktiven chronischen Polyarthritis mit einer ambulanten Behandlung verglichen. Die stationär behandelten Patienten wiesen zu sämtlichen Untersuchungszeitpunkten während der Nachuntersuchungsperiode von einem Jahr signifikant bessere Ergebnisse (gemessen an den „Improvement criteria" des American College of Rheumatology) auf als die ambulant behandelten (Vliet Vlieland et al. 1996). Das Ausmaß der erzielten Verbesserung durch eine stationäre multidisziplinäre Behandlung stand in einem linearen Zusammenhang mit der Dauer der Behandlung und war am größten bei Patienten mit langdauernder, destruierender Krankheit und hoher Krankheitsaktivität (Vliet Vlieland et al. 1995). Auch die Ergebnisse einer kanadischen Untersuchung, wonach bei Patientinnen mit chronischer Polyarthritis eine stationäre Behandlung etwa 3mal effektiver ist als eine intensive ambulante Behandlung, belegen die Vorteile der stationären Behandlung. Sie dokumentieren aber auch gleichzeitig die etwa 2,5fach höheren Kosten, die dadurch verursacht werden (Helewa et al. 1989).

Aussagen über die Wirksamkeit einzelner Interventionen in der Rehabilitation würden den geplanten Umfang dieses Buchbeitrages erheblich übersteigen. Hierzu kann auch auf eine Übersichtsarbeit zur Wirksamkeit rehabilitativer Interventionen verwiesen werden (Stucki u. Liang 1994). Die Effektivität von Schulungsprogrammen bei Patienten mit chronischer Polyarthritis wird in einem eigenen Kapitel des Buches besprochen (s. Kap. 34.2).

35.5 Berufliche Rehabilitation

Während Leistungen zur medizinischen Rehabilitation bereits seit Ende des letzten Jahrhunderts in Anspruch genommen werden können, hat die berufliche Rehabilitation erst eine Tradition von etwa 40 Jahren. Leistungen der beruflichen Rehabilitation zielen auf eine möglichst dauerhafte Wiedereingliederung von behinderten oder von Behinderung bedrohten Versicherten in das Erwerbsleben bzw. das Verbleiben im Erwerbsleben.

! Leistungen zur beruflichen Rehabilitation sind zu erbringen, wenn die Aussichten des Patienten, beruflich tätig zu werden oder zu bleiben, infolge der Behinderung nicht nur vorübergehend wesentlich gemindert sind und deshalb besondere Hilfe erforderlich ist. Erst wenn der Patient die Kenntnisse und Fähigkeiten erlangt oder wiedergewonnen hat, die er benötigt, um

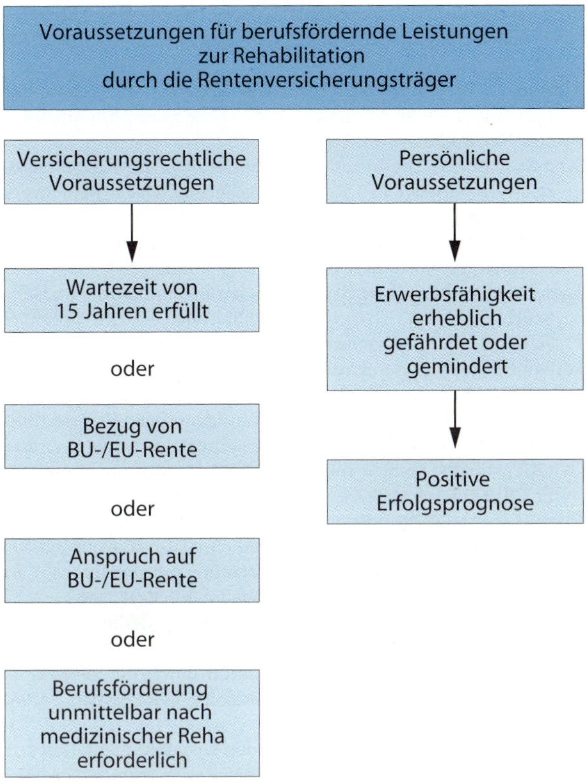

Abb 35.3. Voraussetzungen für berufsfördernde Leistungen zur Rehabilitation durch die Rentenversicherungsträger (*BU* Berufsunfähigkeit, *EU* Erwerbsunfähigkeit)

sich im Arbeitsleben zu behaupten, sind auch die Voraussetzungen für eine Eingliederung oder Wiedereingliederung in die Gesellschaft gegeben (zit. nach Wolko 1996).

Die Kosten für berufliche Rehabilitationsmaßnahmen können von den Rentenversicherungsträgern oder von den Arbeitsämtern übernommen werden. Die Voraussetzungen für die Gewährung von Leistungen der Rentenversicherung zur beruflichen Rehabilitation sind in Abb. 35.3 dargestellt (mod. nach Schaub 1995). Falls diese Voraussetzungen nicht erfüllt sind, können die Leistungen zur beruflichen Rehabilitation von den Arbeitsämtern übernommen werden.

Der Katalog möglicher beruflicher Leistungen ist umfangreich und beinhaltet z.B.:

- Leistungen zur Erhaltung oder Erlangung eines Arbeitsplatzes (z.B. Umzugskosten, Arbeitsausrüstung, Hilfsmittel und technische Hilfen, Fahrtkostenbeihilfe, Zuschuß zum Erwerb eines Führerscheins, betriebliche Einarbeitungsmaßnahmen),
- Berufsvorbereitung, einschließlich eventuell erforderlicher Grundausbildung,
- berufliche Anpassung, Fortbildung und Umschulung (Ausbildung für einen anderen Beruf mit einem qualifizierten Abschluß).

Von den 111 931 Einzelleistungen im Jahre 1996 (Gesamtaufwand 1,7 Mrd. DM) zur beruflichen Rehabilitation entfielen 9% auf die berufliche Umschulung (Verband Deutscher Rentenversicherungsträger 1997). Die Kosten für die einzelnen Maßnahmen variieren erheblich und betragen für die Erlangung oder Erhaltung eines Arbeitsplatzes durchschnittlich 8500 DM pro Fall, für die Umschulung in einem Berufsförderungswerk durchschnittlich 124 000 DM. Die Erfolgsquote von Umschulungsmaßnahmen (Eingliederungsquoten der Rehabilitanden) lag in den letzten Jahren über 80% (Schaub 1995).

Gerade in einer Zeit hoher Arbeitslosenquoten hat die Erhaltung eines bestehenden Arbeitsplatzes eine besondere Priorität. Um dies zu gewährleisten, kann der Rentenversicherungsträger mit dem Arbeitgeber finanzielle Zuwendungen zur dauerhaften beruflichen Eingliederung, eine befristete Probebeschäftigung an einem anderen Arbeitsplatz innerhalb des Betriebes bei voller Übernahme des Arbeitslohnes oder das Anlernen an einem neuen Arbeitsplatz vereinbaren.

Für Umschulungen (in der Regel 2jährige Dauer) stehen in Deutschland insgesamt 28 Berufsförderungswerke mit etwa 14 500 Ausbildungsplätzen zur Verfügung. Bei der Auswahl eines der etwa 100 Ausbildungsberufe sind neben der ärztlichen Begutachtung (positives und negatives Leistungsbild) auch die Ergebnisse psychologischer Leistungstests, die beruflichen Vorerfahrungen der Versicherten, deren persönliche Neigungen und die Vermittlungschancen am Arbeitsmarkt zu berücksichtigen.

Die Rehabilitation ist ein zentraler und unverzichtbarer Bestandteil des Versorgungssystems bei Patienten mit rheumatischen Krankheiten. Durch die personelle und apparative Ausstattung der Rehabilitationseinrichtungen, die dort vorhandene Kompetenz und die bestehenden multidisziplinären therapeutischen Teams wird eine umfassende Betreuung der Rheumakranken ermöglicht. Mit der zunehmenden Zahl älterer und chronisch kranker Menschen wird der Rehabilitationsbedarf in den nächsten Dekaden weiter ansteigen.

Es wird darauf ankommen, die vorhandenen Möglichkeiten des Systems optimal zu nutzen. Dazu gehört z.B. die Verminderung der bestehenden Schnittstellenprobleme, eine bessere Vernetzung der Rehabilitation mit anderen Strukturen des Gesundheitsversorgungssystems, eine Intensivierung der Rehabilitationsforschung und eine Weiterentwicklung der Rehabilitationskonzepte. Hierzu können auch die in den letzten Jahren begonnenen Qualitätssicherungsprogramme in der Rehabilitation einen wichtigen Beitrag leisten.

Literatur

Ahlmen M, Sullivan M, Bjelle A (1988) Team vs. non-team outpatient care in rheumatoid arthritis. Arthritis Rheum 31:471–478

Badura B (1997) Systemprobleme in der Rehabilitation. In: Schott H, Badura B, Schwager HJ, Wolf P, Wolters P (Hrsg) Neue Wege in der Rehabilitation. Juventa, Weinheim München, S 12–19

Buschmann-Steinhage R (1996) Einrichtungen der Rehabilitation und ihre Aufgaben. In: Dellbrück H, Haupt E (Hrsg) Rehabilitationsmedizin. Urban & Schwarzenberg, München, S 73–89

Clade H (1996) Kündigungswelle droht. Dtsch Ärztebl 93:B2228–2230

Ferber L von, Ihle P (1997) Analyse von Krankenkassendaten zur ambulanten Versorgung von Patienten mit chronischer Polyarthritis. Aktuelle Rheumatol 22:13–18

Helewa A, Bombardier C, Goldsmith CH, Menchions B, Smythe HA (1989) Cost-effectiveness of inpatient and intensive outpatient treatment of rheumatoid arthritis. Arthritis Rheum 32:1505–1514

Jäckel WH, Cziske R, Jacobi E (1987) Inpatient rehabilitation in rheumatoid arthritis: one year follow up. Clin Rehab 1: 187–192

Jäckel WH (1993) Epidemiologie rheumatischer Beschwerden in der Bundesrepublik Deutschland. Daten zur Prävalenz und zur körperlichen und psychosozialen Beeinträchtigung. Z Rheumatol 52:281–288

Mau W, Bornmann M, Weber H, Weidemann HF (1996) Defizite rehabilitativer Maßnahmen im Verlauf der frühen chronischen Polyarthritis. Z Rheumatol 55:223–229

Montgomery P, Bratton GN (1992) The effect of an inpatient arthritis rehabilitation program on self-assessed functional ability. Rehab Nurs 17:306–310

Protz W, Gerdes N, Maier-Riehle B, Jäckel WH (1998) Therapieziele in der medizinischen Rehabilitation. Rehabilitation 37:51: 24–29

Riehemann W, Muthny FH (1995) Was Ärzte von der Rehabilitation halten – eine empirische Untersuchung mit Rheumatologen. Rehabilitation 34:154–160

Schaub E (1995) Die berufliche Rehabilitation im Aufgabenbereich der gesetzlichen Rentenversicherung. Dtsch Rentenvers 95/1:39–53

Stucki G, Liang M (1994) Efficacy of rehabilitation interventions in rheumatic conditions. Curr Opin Rheumatol 6:153–158

Tiedt G (1996) Rechtliche Grundlagen der Rehabilitation. In: Dellbrück H, Haupt E (Hrsg) Rehabilitationsmedizin. Urban & Schwarzenberg, München, S 27–50

Verband Deutscher Rentenversicherungsträger (1997) VDR-Statistik Rehabilitation. VDR, Frankfurt am Main (Bd 122)

Vliet Vlieland TP, Zwinderman AH, Vandenbroucke JP, Breedveld FC, Hazes JM (1995) In-patient treatment for active rheumatoid arthritis: clinical course and predictors of improvement. Br J Rheumatol 34:847–853

Vliet Vlieland TP, Zwinderman AH, Vandenbroucke JP, Breedveld FC, Hazes JM (1996) A randomized clinical trial of in-patient multidisciplinary treatment vs. routine out-patient care in active rheumatoid arthritis. Br J Rheumatol 35:475–482

Westhoff G (1993) Handbuch psychosozialer Meßinstrumente. Hogrefe, Göttingen

Wolko P (1996) Berufliche Rehabilitation durch die gesetzliche Rentenversicherung. Nachrichtenblatt LVA Baden 1/96, S1–18

Zink A, Listing J (1997) Der Beitrag der Kerndokumentation zur Beurteilung der Versorgungsqualität in der ambulanten Versorgung Rheumakranker. Aktuelle Rheumatol 22 (Suppl 1): 27–32

Begutachtung

A. Wasmus, H.-G. Pott

Inhalt

Gutachterliche Tätigkeiten umfassen einen wesentlichen Teil ärztlicher Arbeit. Fritze (1996) schätzt ihn auf etwa 1/3 des gesamten ärztlichen Arbeitsgebietes. In den 4 großen Sozialleistungsbereichen – der gesetzlichen Krankenversicherung (GKV), der gesetzlichen Rentenversicherung (GRV), der Pflegeversicherung und im Bereich der Arbeitsverwaltung – wurden 1995 insgesamt ca. 6 Mio. ärztliche Gutachten aufgrund körperlicher sowie ergänzender Untersuchungen oder nach Aktenlage erstellt (Pichowiak 1997). Hinzu kommen Gutachten der gesetzlichen Unfallversicherung (GUV), Beurteilungen nach dem Schwerbehindertengesetz, Gutachten für Gerichte und weitere. Zu berücksichtigen ist auch die im täglichen ärztlichen Berufsalltag möglicherweise nicht stets als Begutachtung wahrgenommene Beurteilung der Arbeitsfähigkeit bzw. Feststellung von Arbeitsunfähigkeit mit nachfolgender Ausstellung einer entsprechenden Bescheinigung.

36.1 Begutachtung – eine häufige ärztliche Aufgabe

Der oben skizzierte Umfang veranschaulicht die große Bedeutung von Ärztinnen und Ärzten in ihrer gutachterlichen Funktion, und es ist daher eigentlich erstaunlich, daß diesem Arbeitsfeld in der Aus- und Weiterbildung oft nur begrenztes Augenmerk geschenkt wird. Mit gutachterlichen Feststellungen übernimmt der Arzt wichtige soziale Steuerungsfunktionen sowohl inhaltlicher als auch ökonomischer Art. Vielfach bewirken oder verhindern ärztliche Gutachten materielle oder therapeutische Leistungen gegenüber Versicherten, sie bilden einen ärztlichen Erwerbszweig und beinhalten Belastungen für die untersuchten Probanden. Ärztliche Gutachten werden von Ärztinnen und Ärzten in Praxis und Klinik neben ihren primären Tätigkeiten oder von hauptamtlich gutachterlich tätigen Ärztinnen und Ärzten erstellt.

Der Brockhaus 1969 liefert eine eindrucksvoll einfache und anschauliche Definition: „Gutachten, die begründete Stellungnahme eines Sachkenners".

Ärztliche Sachkunde

Berichte nach einer Krankenhausbehandlung, über fachärztliche Untersuchungen dienen fast ausschließlich der Dokumentation für medizinische Zwecke und der interärztlichen Kommunikation über den gemeinsamen Patienten.

Gutachten dagegen werden in der Regel von einer außerhalb der Arzt-Patienten-Beziehung stehenden Institution in Auftrag gegeben. Diese hat in der Regel spezifische Aufgaben, für deren Bewältigung sie ärztlicher Sachkunde bedarf. Mit dem Gutachtenauftrag werden überwiegend durch Verwaltungsangestellte bzw. -beamte institutions- und aufgabenspezifische Fragen an den Gutachter gerichtet. Eine elementare Forderung ist daher eine Beantwortung dieser Fragen in einer für medizinische Laien verständlichen Form. Selbstverständlich müssen die gutachterlichen Festlegungen dem allgemein anerkannten Stand der medizinischen Wissenschaft entsprechend korrekt sein.

§ 278 des Strafgesetzbuches (StGB) lautet: „Ärzte und andere approbierte Medizinalpersonen, welche ein unrichtiges Zeugnis über den Gesundheitszustand eines Menschen zum Gebrauch bei einer Behörde oder Versicherungsgesellschaft wider besseren Wissens ausstellen, werden mit Freiheitsstrafe bis zu 2 Jahren oder mit Geldstrafe bestraft". Ärztliche Gefälligkeitsbescheinigungen und Gefälligkeitsgutachten sind ein wenig bearbeitetes Thema. „Jeder weiß, daß es sie gibt, aber man kann sie nicht recht greifen" (Stoll 1997).

Aufgabe als Diagnostiker

Beim gutachterlich tätigen Arzt bleibt die Funktion des Diagnostikers erhalten, die des Therapeuten tritt in den

Hintergrund und statt dessen wird er zum „Vermittler" zwischen dem zu begutachtenden Probanden und dem Auftraggeber des Gutachtens. Das Handeln der auftragserteilenden Institution wird meist durch einen Antrag des Begutachtungsprobanden oder ein laufendes oder von Amts wegen einzuleitendes Leistungsverfahren bewirkt.

In der klassischen Arzt-Patienten-Beziehung ist der Arzt „Herr des Verfahrens", eines Verfahrens, das allerdings von vielen Faktoren, die er nicht direkt beeinflussen kann, modifiziert wird. In seiner Funktion als Gutachter beeinflußt er Verfahren und ihren Ausgang entscheidend, „Herren des Verfahrens" sind jedoch andere, oft institutionsgebundene Personen und Berufsgruppen.

36.2 Rechtliche Grundlagen

36.2.1 Allgemeiner Überblick

Medizinische Gutachten werden von öffentlich-rechtlichen Einrichtungen, privaten Institutionen und seltener Einzelpersonen in Auftrag gegeben. Sie dienen beispielsweise der:

- Objektivierung von Schadensfällen, z.B. Unfallverletzungsfolgen und ihre Auswirkungen auf die Erwerbsfähigkeit,
- Prävention, z.B. bei Jugendlichen vor Eintritt in eine Berufstätigkeit (Jugendarbeitsschutzgesetz),
- Prognoseeinschätzung, z.B. vor Abschluß einer Lebensversicherung.

Kenntnis der gesetzlichen Regelungen

Es wird eine Vielzahl gesetzlicher Regelungen berührt, vom Sozialgesetzbuch bis zur Zivilprozeßordnung und vom Gesetz über die Angleichung der Leistungen zur Rehabilitaton bis zum Strafgesetzbuch, um nur einige wenige Beispiele zu nennen. Keinem primär ärztlich tätigen Mediziner ist es möglich, sich hier umfassend auszukennen. Es kann aber für seine Patienten, seine Begutachtungsprobanden und ihn selbst hilfreich sein, wenn er über Grundkenntnisse der Rechtsbereiche verfügt, die seine tägliche Arbeit als Therapeut und Gutachter direkt berühren.

Wenn in Berichten behandelnder Ärzte für Behörden oder Sozialgerichte der Grad der Behinderung und die Minderung der Erwerbsfähigkeit oder Arbeits- und Erwerbsunfähigkeit miteinander verwechselt und daher nicht korrekt verwandt werden, wirkt dies nicht nur unprofessionell, sondern mindert die Eindeutigkeit der ärztlichen Aussagen und kann dadurch auch zu einer Verringerung der angestrebten Wirkung führen.

Unser Rechtssystem ist komplex, vielleicht auch kompliziert. Mit Sicherheit ist es differenziert, und es wird leicht übersehen, daß komplexe Regeln Rechtssicherheit für die noch viel komplexere Wirklichkeit menschlicher Interaktionen schaffen.

Es würde den Rahmen dieses Kapitels sprengen, auch nur den Versuch zu unternehmen, eine systematische Übersicht über alle für und bei Begutachtungen relevanten Gesetzesbereiche zu erstellen. Dazu ist auf die einschlägige, meist von Juristen und Ärzten gemeinsam verfaßte Literatur zu verweisen.

Hinweise für die Praxis

Im praktischen Berufsalltag haben es Arzt und Patient bzw. Begutachtungsproband am häufigsten mit der gesetzlichen Sozialversicherung zu tun, die folgende Aufgaben regelt:

- im Sozialgesetzbuch (SGB), Drittes Buch, SGB III, werden Ziele, Aufgaben und Zuständigkeiten im Bereich der Arbeitsförderung festgelegt,
- das SGB V regelt die Aufgaben der gesetzlichen Krankenversicherung (GKV),
- im SGB VI finden sich die rechtlichen Grundlagen der gesetzlichen Rentenversicherung (GRV),
- das SGB VII bildet die Rechtsgrundlage der gesetzlichen Unfallversicherung (GUV),
- das SGB XI liefert die gesetzliche Basis der Pflegeversicherung,
- das Schwerbehindertengesetz (SchwbG) liefert die rechtlichen Grundlagen für Leistungen gegenüber Schwerbehinderten,
- weitere Gesetze wie das Bundesversorgungsgesetz (BVG), das Gesetz über die Angleichung der Leistungen zur Rehabilitation (RehaAnglG), das Sozialgerichtsgesetz (SGG) und andere regeln Angelegenheiten für unterschiedliche Personengruppen in besonderen Verhältnissen und Beziehungen.

36.2.2 Arbeitsunfähigkeit, verminderte Erwerbsfähigkeit

Definition der Arbeitsunfähigkeit

Krankheit und Arbeitsunfähigkeit wegen Krankheit (AU) werden im Gesetz nicht konkret definiert. In der täglichen Umsetzung sozialrechtlicher Vorgaben wird unter Krankheit ein regelwidriger Körper- oder Geisteszustand verstanden, der ärztlicher Behandlung bedarf. Arbeitsunfähig krank (AU) ist ein Versicherter, wenn er seine zuletzt ausgeübte oder eine entsprechende Erwerbstätigkeit nicht oder nur mit der Gefahr fortsetzen kann, seinen Gesundheitszustand zu verschlechtern.

An diesen beiden Definitionen wird die sozialrechtliche Sichtweise deutlich. Es handelt sich nicht um eine inhaltliche, gewissermaßen ätiologisch orientierte Beschreibung, sondern um eine Ausrichtung auf die Krankheitsfolgen, die für einen Sozialleistungsträger relevant sind. Bei Krankheit sind dies Arztbesuche, Diagnostik und Therapie bzw. die dadurch entstehenden Kosten, bei AU sind zusätzlich Lohnersatzleistungen zu erbringen. „Rechtlich relevant ist Krankheit immer nur im Sinne einer bestimmten Rechtsvorschrift ... Krankheit in diesem Sinne ist, final betrachtet, ein juristischer Zweckbegriff, abgestellt auf den sozialen Zweck, dem die jeweiligen Rechtsvorschrift dient“ (Hennies 1997, S. 29).

Feststellung der Arbeitsunfähigkeit

Mit der Feststellung von AU ergänzt der untersuchende und behandelnde Arzt seine Aufgaben um die Funktion des sozialmedizinischen Gutachters, gleichzeitig nimmt er auch eine Beurteilung unter sozialrechtlichem Blickwinkel vor und er stellt eine AU-Bescheinigung aus. Er bewertet die Folgen der von ihm diagnostizierten Krankheit(en) auf soziale Funktionen seines Patienten und entscheidet über das Versagen oder Zubilligen des sozialrechtlichen Status eines arbeitsunfähig Kranken mit ggf. daraus resultierenden Rechtsansprüchen.

Obwohl diese „Krankschreibung“ ein etablierter, den praktischen Erfordernissen gut angepaßter, schnelle Bearbeitung garantierender Alltagsvorgang geworden ist, stellt sie doch einen Sonderfall dar. In der Regel werden die Funktionen des behandelnden Arztes, des Gutachters und des Juristen von verschiedenen Personen wahrgenommen.

Definition der Erwerbsfähigkeit

Unter Erwerbsfähigkeit (EF) ist die Fähigkeit zu verstehen, Arbeitskraft im Erwerbsleben wirtschaftlich zu verwerten und daraus Arbeitslohn zu erzielen (Hennies 1995). Ihr sozialmedizinisches Äquivalent ist das Leistungsvermögen im Erwerbsleben (LV). Beide Begriffe sind jedoch nicht kongruent. Der Bereich, den das LV beschreibt, ist kleiner, da er auf sozialmedizinische Aspekte begrenzt ist. Erwerbsfähigkeit oder Erwerbsunfähigkeit umfassen zusätzliche sozialrechtliche Gesichtspunkte. So kann bei einer Person zwar eine sehr starke Minderung des Leistungsvermögens vorliegen, zusätzlich müssen jedoch, um ggf. Erwerbsunfähigkeit im Sinne der gesetzlichen Rentenversicherung mit der Rechtsfolge einer Rentenzahlung feststellen zu können, auch die entsprechenden versicherungsrechtlichen Voraussetzungen erfüllt sein.

Geminderte Erwerbsfähigkeit und ihre Bedeutung

Die 2 sozialrechtlich relevanten Hauptbereiche, in denen eine (längerfristig oder dauerhaft) geminderte Erwerbsfähigkeit eine wesentliche Bedeutung hat, sind

1. die gesetzliche Rentenversicherung, GRV, SGB VI,
2. die gesetzliche Unfallversicherung, GUV, SGB VII.

Bei der GUV gilt es, die Auswirkungen von Arbeitsunfallfolgen oder einer Berufskrankheit auf die Erwerbsfähigkeit zu objektivieren. Das Ergebnis wird als Minderung der Erwerbsfähigkeit (MdE) – als Anteil in Prozent – dargestellt.

Durch die GRV wird auf Antrag festgestellt, ob Erwerbsunfähigkeit (EU) oder Berufsunfähigkeit (BU) vorliegt oder nicht.

Im Falle einer Rentenzahlung ist diese bei der GUV dem Ausmaß der MdE entsprechend gestaffelt. Bei Renten wegen BU oder EU gilt noch ein „Alles-oder-nichts-Prinzip“. Es wird jedoch voraussichtlich ab 01. 01. 2001 keine neuen BU-Renten mehr geben; die EU-Renten werden in Renten wegen teilweiser Erwerbsminderung und voller Erwerbsminderung gestaffelt. Im Gesetz zur Reform der gesetzlichen Rentenversicherung – Rentenreformgesetz 1999, RRG 1999 – war vorgesehen, daß diese Änderungen am 01. 01. 2000 in Kraft treten. Das Gesetz zu Korrekturen in der Sozialversicherung und zur Sicherung der Arbeitnehmerrechte sieht eine Verschiebung auf den 01. 01. 2001 vor, „soweit nicht bis zu diesem Zeitpunkt durch ein Gesetz etwas anderes geregelt ist.“

Gemäß § 43, Rentenreformgesetz 1999 (RRG 1999), gelten folgende Definitionen:

- „Teilweise erwerbsgemindert sind Versicherte, die wegen Krankheit oder Behinderung auf nicht absehbare Zeit außerstande sind, unter den üblichen Bedingungen des allgemeinen Arbeitsmarktes mindestens sechs Stunden täglich erwerbstätig zu sein; dabei ist die jeweilige Arbeitsmarktlage nicht zu berücksichtigen“.
- „Voll erwerbsgemindert sind Versicherte, die wegen Krankheit oder Behinderung auf nicht absehbare Zeit außerstande sind, unter den üblichen Bedingungen des allgemeinen Arbeitsmarktes mindestens drei Stunden täglich erwerbstätig zu sein; dabei ist die jeweilige Arbeitsmarktlage nicht zu berücksichtigen“.

Es gibt Ausnahmen von diesen Grundregeln des § 43, RRG 1999. Unabhängig von sozialmedizinischen Sachverhalten ist ein Versicherter nicht voll erwerbsgemindert, wenn er

1. eine selbständige Tätigkeit ausübt oder
2. eine Beschäftigung ausübt und daraus Arbeitsentgelt erzielt, das ein Siebtel der monatlichen Bezugsgröße überschreitet ...“.

Da BU und EU sozialrechtliche Begriffe sind, sollten sie weder von behandelnden noch begutachtenden Ärzten verwandt werden. Diese sind häufig über die relevanten versicherungsrechtlichen Faktoren nicht hinreichend informiert, um verbindlich feststellen zu können, ob bzw. daß BU oder EU vorliegt.

Gutachtenziele im Rentenverfahren

Das zentrale Ziel eines Rentengutachtens der GRV ist die Beschreibung des Leistungsvermögens (LV) in Form eines sog. positiven und negativen Leistungsbildes. Es ist die Aufgabe des Gutachters, konkret und fundiert zu beschreiben, was ein Proband noch leisten kann (positives Leistungsbild) und was er nicht mehr leisten kann (negatives Leistungsbild). Dazu begibt er sich im Sinne des Krankheitsfolgemodells der WHO auf die Ebenen Fähigkeitsstörung (Disability) und Beeinträchtigung (Handicap), bzw. nach der revidierten Fassung der Internationalen Klassifikation der „Impairments, Disabilities und Handicaps (ICIDH 2)“ auf die Ebenen Aktivität/Tätigkeit/Leistung (Activity) und Partizipation/Eingliederung/Teilhabe (Participation) (Schuntermann 1997).

36.2.3 Medizinische und berufliche Rehabilitation

Ärztliche Therapie strebt primär die Wiederherstellung völliger oder weitgehender Gesundheit an. Wenn dies nicht möglich ist, entwickeln sich Krankheitsfolgen mit Einschränkungen bei den Aktivitäten des täglichen Lebens und ggf. des Erwerbslebens. Rehabilitation hat den vollständigen oder teilweisen Abbau dieser Einschränkungen zum Ziel. Zum einen gilt es, das betroffene Individuum zu stärken, indem verlorene Funktionen wieder gelernt oder kompensiert sowie Restfunktionen trainiert werden, zum anderen haben sich Mitmenschen und Umfeld auf die beeinträchtigten Mitglieder ihrer Gemeinschaft einzustellen und auf diese Weise ihre Behinderungen auszugleichen. In § 10, SGB I wird ausgeführt:

„Wer körperlich, geistig oder seelisch behindert ist oder wem eine solche Behinderung droht, hat unabhängig von der Ursache der Behinderung ein Recht auf die Hilfe, die notwendig ist, um

1. die Behinderung abzuwenden, zu beseitigen, zu bessern, ihre Verschlimmerung zu verhüten oder ihre Folgen zu mildern,
2. ihm einen seinen Neigungen und Fähigkeiten entsprechenden Platz in der Gemeinschaft, insbesondere im Arbeitsleben, zu sichern“.

Leistungen zur Rehabilitation

Diese werden erbracht von:

- der gesetzlichen Krankenversicherung (GKV),
- der gesetzlichen Rentenversicherung (GRV),
- der gesetzlichen Unfallversicherung (GUV),
- der Bundesanstalt für Arbeit (BfA),
- dem Träger der sozialen Entschädigung bei Gesundheitsschäden,
- den örtlichen und überörtlichen Trägern der Sozialhilfe,
- den örtlichen und überörtlichen Trägern der öffentlichen Jugendhilfe (BAR 1995).

Sie gliedern sich in:

- medizinische Leistungen,
- berufsfördernde Leistungen,
- Leistungen zur vorschulischen/schulischen und sozialen Eingliederung, sonstige Leistungen,
- ergänzende Leistungen, z. B. Übergangs- oder Krankengeld (BAR 1995).

Medizinische Rehabilitation setzt sich aus 2 Hauptbereichen zusammen, der Gesundheits-(Erkrankungs-) Pädagogik und der funktionalen Behandlung:

Gesundheits-(Erkrankungs-)Pädagogik. Mit Einzel- und Gruppenunterricht, Seminaren und Übungen kann Wissen vermittelt, erworben und angewandt, Fertigkeiten können trainiert werden.

Funktionale Behandlung. Hier werden Bewegungstherapie, psychotherapeutische Maßnahmen und physikalische Anwendungen mit dem Ziel eingesetzt, Funktionsdefizite zu beseitigen, zu reduzieren oder zu kompensieren (Wasmus 1993).

Formen von Rehabilitationsmaßnahmen und deren Voraussetzungen

Medizinische Rehabilitationsmaßnahmen können ambulant, teilstationär und (voll)stationär erbracht werden. Hauptleistungsträger medizinischer Rehabilitation in Deutschland sind die GRV, die GKV und die GUV. Die gesetzlichen Grundlagen finden sich in den entsprechenden Sozialgesetzbüchern.

§ 11, Absatz 2, S. 1, SGB V, nennt die Voraussetzungen für den Erhalt medizinischer Rehabilitationsleistungen durch die GKV:“ … medizinische und ergänzende Leistungen zur Rehabilitation, die notwendig sind, um einer drohenden Behinderung oder Pflegebedürftigkeit vorzubeugen, sie nach Eintritt zu beseitigen, zu bessern oder eine Verschlimmerung zu verhüten“.

Die entsprechenden Regelungen für die GRV lauten, (§ 10, SGB VI): „Für Leistungen zur Rehabilitation haben Versicherte die persönlichen Voraussetzungen erfüllt,

1. deren Erwerbsfähigkeit wegen Krankheit oder körperlicher, geistiger oder seelischer Behinderung erheblich gefährdet oder gemindert ist und
2. bei denen voraussichtlich durch die Leistungen
   a) bei erheblicher Gefährdung der Erwerbsfähigkeit eine Minderung abgewendet werden kann,

b) bei geminderter Erwerbsfähigkeit diese wesentlich gebessert oder wiederhergestellt werden kann oder der Eintritt von Erwerbsunfähigkeit abgewendet werden kann."

Der entsprechende ab 01. 01. 2001 geltende Text (RRG 1999 in Verbindung mit dem Gesetz zu Korrekturen in der Sozialversicherung und zur Sicherung der Arbeitnehmerrechte) lautet:

„2. bei denen voraussichtlich
   a) bei erheblicher Gefährdung der Erwerbsfähigkeit eine Minderung der Erwerbsfähigkeit durch medizinische oder berufliche Leistungen abgewendet werden kann,
   b) bei geminderter Erwerbsfähigkeit diese durch medizinische oder berufsfördernde Leistungen wesentlich gebessert oder wiederhergestellt oder hierdurch deren wesentliche Verschlechterung abgewendet werden kann,
   c) bei teilweiser Erwerbsminderung ohne Aussicht auf eine wesentliche Besserung der Erwerbsfähigkeit der Arbeitsplatz durch berufsfördernde Leistungen erhalten werden kann."

Aufgaben des Gutachters

Zentrale Begriffe bei der Begutachtung sind:

- Behinderung,
- erheblich gefährdete oder geminderte Erwerbsfähigkeit,
- Pflegebedürftigkeit.

Der Gutachter hat daher zum einen festzustellen, ob diese Krankheitsfolgen bestehen oder drohen, d.h. ob Rehabilitationsbedürftigkeit besteht. Zum anderen muß er beurteilen, ob mit den Mitteln der Rehabilitationsmedizin eine Besserung erzielt werden kann, d.h. ob Rehabilitationsmöglichkeiten vorhanden sind.

Die gutachterlich angenommenen Rehabilitationsmöglichkeiten sollten durch Benennung von Rehabilitationszielen konkret dargestellt werden.

Jäckel et al. (1996) formulierten dies folgendermaßen:

„Im individuellen Rehabilitationsplan chronischer rheumatischer Krankheiten gilt es, realistische Rehabilitationsziele zu formulieren:

- Minderung der Krankheitsaktivität und der Progredienz (Sekundärprävention),
- Linderung und Bewältigung beeinträchtigender, chronischer Schmerzzustände,
- Beseitigung oder Begrenzung von Funktionseinschränkungen und Funktionsverlusten am Bewegungssystem,
- Beseitigung, Begrenzung oder Kompensation von Fähigkeitsstörungen und Beeinträchtigungen,
- Förderung einer adaptiven Einstellung zur jeweiligen rheumatischen Krankheit,
- Identifikation und Bewältigung von Belastungen und Anforderungen im privaten, beruflichen und sozialen Umfeld".

Berufsfördernde Leistungen

Im oben zitierten § 10 SGB I wird die Integration in das Arbeitsleben besonders betont. Das soziale Recht gibt damit den Hilfen zum Erhalt und zur Erlangung bzw. Wiedererlangung der Erwerbstätigkeit Behinderter eine besondere Bedeutung. Es stellt sich die Frage, durch welche Institutionen und nach welchen Regeln berufsfördernde Leistungen zur Rehabilitation erbracht werden.

Bei der Berufsförderung Behinderter in Deutschland gilt, wie bei der medizinischen Versorgung, ein *Subsidiaritätsprinzip*. In Abhängigkeit von der Behinderungsursache (schicksalhafte, angeborene oder erworbene Behinderung, Folge von Berufskrankheit oder Arbeitsunfall) und den vom Individuum erworbenen Ansprüchen bei Sozialleistungsträgern werden berufsfördernde Leistungen durch unterschiedliche öffentliche Institutionen gemäß trägerspezifischer gesetzlicher Vorschriften erbracht.

Die Hauptleistungsträger sind:

- Arbeitsverwaltung, SGB III,
- Gesetzliche Rentenversicherung, SGB VI,
- Gesetzliche Unfallversicherung, SGB VII.

Das Gesetz über die Angleichungen der Leistungen zur Rehabilitation, Reha-AnglG, beschreibt im 2. Absatz des § 11 die Inhalte berufsfördernder Leistungen zur Rehabilitation. Dies sind insbesondere:

„1. Hilfen zur Erhaltung oder Erlangung eines Arbeitsplatzes einschließlich Leistungen zur Förderung der Arbeitsaufnahme sowie Eingliederungshilfen an Arbeitgeber,
2. Berufsvorbereitung einschließlich einer wegen der Behinderung erforderlichen Grundausbildung,
3. berufliche Anpassung, Fortbildung, Ausbildung und Umschulung, einschließlich eines zur Teilnahme an diesen Maßnahmen erforderlichen schulischen Abschlusses,
4. sonstige Hilfen der Arbeits- und Berufsförderung, um Behinderten eine angemessene und geeignete Erwerbs- oder Berufstätigkeit auf dem allgemeinen Arbeitsmarkt oder in einer Werkstatt für Behinderte zu ermöglichen."

Bei der Begutachtung im Hinblick auf berufsfördernde Maßnahmen zur Rehabilitation gilt es, wie bei Rentengutachten, ein negatives und ein positives Leistungsbild zu erstellen. Wegen der langfristigen Bedeutung von Berufsförderungsmaßnahmen ist dabei der Prognose besonderes Augenmerk zu schenken, damit z.B. die Umschulung zu einer Tätigkeit erfolgt, die voraussichtlich auch mehrere Jahre später noch ausgeübt werden kann.

36.2.4 Schwerbehinderung

Das Gesetz zur Sicherung der Eingliederung Schwerbehinderter in Arbeit, Beruf und Gesellschaft (Schwerbehindertengesetz – SchwbG) zielt nicht wie bei medizinischer oder beruflicher Rehabilitation auf eine direkte Stärkung des betroffenen Individuums. Das SchwbG widmet sich gewissermaßen dem 2. Teil der oben genannten Beschreibung von Rehabilitation, dem Abbau von Hürden im privaten, beruflichen und öffentlichen Umfeld, um eine indirekte Stärkung Behinderter zu bewirken. Es fragt nicht nach der Ursache von Fähigkeitsstörungen oder Handicaps.

§ 1 lautet: „Schwerbehinderte im Sinne dieses Gesetzes sind Personen mit einem Grad der Behinderung von wenigstens 50, sofern sie ihren Wohnsitz, ihren gewöhnlichen Aufenthalt oder ihre Beschäftigung auf einem Arbeitsplatz ... rechtmäßig im Geltungsbereich dieses Gesetzes haben".

In § 3 wird ausgeführt:

„1) Behinderung im Sinne dieses Gesetzes ist die Auswirkung einer nicht nur vorübergehenden Funktionsbeeinträchtigung, die auf einem regelwidrigen körperlichen, geistigen oder seelischen Zustand beruht. Regelwidrig ist der Zustand, der von dem für das Lebensalter typischen abweicht. Als nicht nur vorübergehend gilt ein Zeitraum von mehr als 6 Monaten. Bei mehreren sich gegenseitigen beeinflussenden Funktionsbeeinträchtigungen ist deren Gesamtwirkung maßgeblich.

2) Die Auswirkung der Funktionsbeeinträchtigung ist als Grad der Behinderung (GdB) nach Zehnergraden abgestuft, von 20–100 festzustellen".

Grad der Behinderung

Die für die Durchführung des Bundesversorgungsgesetzes zuständigen Behörden stellen auf Antrag eines Behinderten das Vorliegen einer Behinderung und ihren Grad fest (Grad der Behinderung - GdB). Der medizinische Gutachter hat in diesem Bereich die Aufgabe, Krankheitsfolgen allgemein zu beurteilen und nicht ausgerichtet auf das Erwerbsleben wie bei der Beurteilung von Arbeits- oder Erwerbsunfähigkeit und nicht begrenzt auf eine definierte Ursache wie z.B. die Benennung der Minderung der Erwerbsfähigkeit, MdE, infolge eines Arbeitsunfalles. Er kann sich an Tabellen orientieren, in denen für Krankheiten und Behinderungen je nach Ausprägung bestimmte Behinderungsgrade genannt werden, z.B. Bewegungseinschränkung des Handgelenks, stärkeren Grades, GdB 20–30 (Anhaltspunkte 1996).

Gesetzliche Regelungen im Arbeitsleben

Große Bedeutung haben die Regelungen des SchwbG auch für die Arbeitswelt. So müssen gemäß § 5, Absatz 1 private und öffentliche Arbeitgeber, die über mindestens 16 Arbeitsplätze verfügen, auf wenigstens 6% der Arbeitsplätze Schwerbehinderte beschäftigen.

Ergänzend wird in § 11, Absatz 1 ausgeführt: „Solange Arbeitgeber die vorgeschriebene Zahl Schwerbehinderter nicht beschäftigen, haben sie für jeden unbesetzten Pflichtplatz monatlich eine Ausgleichsabgabe zu entrichten".

§§ 15–22 befassen sich mit dem Kündigungsschutz Schwerbehinderter. Weitere Entlastungen betreffen z.B. die Benutzung öffentlicher Verkehrsmittel und Kraftfahrzeugsteuerermäßigungen: „Beim Vorliegen einer außergewöhnlichen Gehbehinderung sind als Nachteilsausgleich Parkerleichterungen vorgesehen. Die Voraussetzungen hierfür sind nicht im SchwbG, sondern im Straßenverkehrsgesetz (StVG) in Verbindung mit der allgemeinen Verwaltungsvorschrift zur Straßenverkehrsordnung (VwvStVO) geregelt" (Rösner 1997).

36.2.5 Pflegebedürftigkeit

Der jüngste Zweig gesetzlicher Sozialversicherungen in Deutschland ist die Pflegeversicherung. Sie wurde mit Leistungen zur häuslichen Pflege am 01. 04. 1995 und zur stationären Pflege am 01. 07. 1996 wirksam. Die zugrunde liegenden gesetzlichen Vorschriften finden sich im Sozialgesetzbuch, 11. Buch (SGB XI). Weitergehend als in anderen, älteren Gesetzeswerken werden hier sozialrechtliche und sozialmedizinische Begriffe im Sinne dieses Gesetzes inhaltlich definiert sowie praxisnah und anwendungsorientiert erläutert. Manche Abschnitte des Gesetzestextes wären in einem Lehrbuch der Sozialmedizin kaum anders zu formulieren.

Begriffsdefinitionen

§ 14, Begriff der *Pflegebedürftigkeit*

„1) Pflegebedürftig im Sinne dieses Buches sind Personen, die wegen einer körperlichen, geistigen oder seelischen Krankheit oder Behinderung für die gewöhnlichen und regelmäßig wiederkehrenden Verrichtungen im Ablauf des täglichen Lebens auf Dauer, voraussichtlich für mindestens 6 Monate, in erheblichem oder höherem Maße ... der Hilfe bedürfen.

2) Krankheiten oder Behinderungen im Sinne des Absatzes 1 sind:
   1. Verluste, Lähmungen oder andere Funktionsstörungen am Stütz- und Bewegungsapparat,
   2. Funktionsstörungen der Inneren Organe oder der Sinnesorgane,
   3. Störungen des zentralen Nervensystems wie Antriebs-, Gedächtnis- oder Orientierungsstörungen sowie endogene Psychosen, Neurosen oder geistige Behinderungen".

§ 18, Verfahren zur *Feststellung der Pflegebedürftigkeit*
„1) Die Pflegekassen haben durch den Medizinischen Dienst der Krankenkassen prüfen zu lassen, ob die Voraussetzungen der Pflegebedürftigkeit erfüllt sind und welche Stufe der Pflegebedürftigkeit vorliegt. Im Rahmen dieser Prüfung hat der Medizinische Dienst auch Feststellungen darüber zu treffen, ob und in welchem Umfang Maßnahmen zur Beseitigung, Minderung oder Verhütung einer Verschlimmerung der Pflegebedürftigkeit einschließlich der medizinischen Rehabilitation geeignet, notwendig und zumutbar sind; insbesondere haben Versicherte einen Anspruch gegen den zuständigen Träger auf Leistungen zur ambulanten medizinischen Rehabilitation mit Ausnahme von Kuren".

Es wird somit im Gesetz ausdrücklich auf die gutachterliche Prüfung von Rehabilitationsbedürftigkeit und -möglichkeiten hingewiesen. Die Pflegekasse ist jedoch nicht Leistungsträger der ggf. einzusetzenden medizinischen Rehabilitation, sondern in der überwiegenden Zahl der Fälle ist es die Krankenkasse.

Die Durchführung von Begutachtungen wird durch Richtlinien der Spitzenverbände der Pflegekassen geregelt (Begutachtungs-Richtlinien – BRI, 1997).

36.3 Erstellung eines Gutachtens

Von einem qualifizierten Gutachten ist zu erwarten, daß die konkreten Fragestellungen des Auftraggebers in allgemein verständlicher Form beantwortet werden. Dabei sind nur gesicherte Befunde und gesicherte medizinisch-wissenschaftliche Erkenntnisse zugrunde zu legen (Ludolph u. Schröter 1997).

Aufgaben des Gutachters

Für den Gutachter besteht nicht die übliche Arzt-Patienten-Beziehung. In seiner Tätigkeit werden Mitwirkung und Duldungspflicht des Probanden berührt. Gleichzeitig sind Grenzen der Zumutbarkeit gesetzt, wenn Untersuchungen mit Risiken belastet sind. Invasive Untersuchungsverfahren sind in der Regel nicht möglich.

Eine profunde Kenntnis rheumatologischer Krankheitsbilder und der rheumatologischen klinischen Funktionsdiagnostik ist deshalb die Grundvoraussetzung für die Erfüllung der Aufgabe als medizinischer Sachverständiger in der Begutachtung derartiger Krankheitsbilder. So gelten für die Begutachtung allgemein ebenso wie für Fragestellungen in der Rheumatologie die folgenden zentralen Aufgaben:

■ **Verwendung einer disziplinierten Sprache.** Das Gutachten muß auch für den medizinischen Laien gut verständlich sein. Dies gilt für alle Beteiligten, auch für die vom Gutachten Betroffenen. Eine Abfassung in deutscher Sprache und die konsequente Vermeidung von Ausdrucksweisen, die ausschließlich der medizinischen Fachsprache zuzuordnen sind, ist unverzichtbar. Ebenso vermieden werden müssen unpräzise Aussagen wie die Darstellung von sogenannten „Syndromen", z.B. dem LWS-Syndrom. Dieses beschreibt lediglich eher subjektive Beschwerden, deren Ursache noch der Abklärung bedarf.

■ **Beschreibung und Sicherung der Befunde.** Aufgabe ist die sachliche Beschreibung und Sicherung der Befunde mit dem Ziel, eine genaue Diagnose stellen zu können. Dabei muß zwischen objektiven, semiobjektiven und subjektiven Befunden unterschieden werden.

Objektive Befunde sind die entscheidenden Grundlagen der Begutachtung und von der Mitarbeit des Untersuchten unabhängig. Dazu gehören Größe, Gewicht, Schwellung der Gelenke und fast alle labortechnischen Untersuchungen sowie die meisten bildgebenden Darstellungen wie Röntgenbilder und Sonographiebefunde.

Semiobjektive Befunde bedürfen der Mitarbeit des Untersuchten. Bewegungsumfänge der Gelenke, die oft durch Schmerzangabe begrenzt werden, und Kraftprüfungen, z. B. der Hand, gehören ebenso dazu wie Röntgenfunktionsaufnahmen.

Subjektive Befunde sind ausschließlich von der Mitarbeit des Probanden abhängig und beziehen sich insbesondere auf Angaben wie Schmerz oder Schwindel.

■ **Beschreibung und Sicherung der Funktionseinbußen.** Die erhobenen objektiven Befunde, ergänzt durch die semiobjektiven Befunde, erlauben bei rheumatischen Krankheitsbildern in der Regel ausreichend sichere Aussagen über resultierende Funktionsstörungen.

Dabei sind immer die Fragen zu beantworten:

- Welche Funktionen kann der Untersuchte krankheitsbedingt noch ausüben?
- Welche Funktionen sind dem Untersuchten aufgrund seiner Erkrankung noch zumutbar?
- Welche Funktionen sind aus präventiven Gründen noch zulässig?

Es ist durchaus möglich, daß bestimmte Funktionen noch zumutbar, aber aus präventiven Gründen nicht zulässig sind, um weitere Schäden zu vermeiden.

! Bei rheumatologischen Erkrankungen liegt häufig eine extraartikuläre Organmanifestation vor. Es ist deshalb eine umfassende Untersuchung und Beurteilung des Bewegungsapparates und eine komplette internistische Untersuchung erforderlich, um den Gutachtenauftrag zu erfüllen (Franke u. von Pezold 1997).

36.3.1 Gutachterliche Untersuchung

Anamnese

Die Untersuchung beginnt mit einer gründlichen Anamnese, die die bekannten Teile einer rheumatologischen Anamnese enthält.

Besondere Bedeutung haben die Schmerzanamnese und die Frage nach Funktionseinschränkungen im Alltag, im Beruf und bei sozialen Kontakten. Eine genaue zeitliche Dokumentation des Krankheitsverlaufs ist erforderlich einschließlich der Entwicklung der Funktionsstörungen.

Von herausgehobener Bedeutung ist die soziale Anamnese, die lückenlos erhoben werden muß. Sie umfaßt Fragen nach Schulbildung, Berufsausbildung – mit oder ohne Abschluß – und dem erlernten und ausgeübten Beruf.

Arbeitsunfähigkeitszeiten, bisherige Rehabilitationsbehandlungen und deren Erfolg und evtl. durchgeführte berufsfördernde Maßnahmen sind von Bedeutung.

Von großer Wichtigkeit ist eine standardisierte Erhebung der Arbeitsplatzbeschreibung und bereits erfolgter Arbeitsplatzumsetzungen im Betrieb. Eine besondere Bedeutung erhält die Erfragung von Fähigkeitsstörungen (Disabilities) am Arbeitsplatz.

Körperliche Untersuchung

Es wird eine umfassende internistische Untersuchung, ergänzt durch eine Beurteilung der Haut und Schleimhäute, der äußeren Sinnesorgane und des zentralen Nervensystems durchgeführt, zudem werden sämtliche Gelenke, Muskeln, Sehnen und Sehnenscheiden durch Inspektion, Palpation und Funktionsprüfung untersucht.

Die Dokumentation der *Gelenkbeweglichkeit* erfolgt nach der Neutral-Null-Methode. Eine Erfassung von Komplexbewegungen und deren Störung ist von großer Bedeutung (Raspe et al. 1990).

Eine Erfassung von *Gelenkschwellungsindizes* wie bei wissenschaftlichen Studien ist eher von nachgeordneter Bedeutung, da es entscheidend auf die individuelle Gelenkfunktion ankommt.

Bei Prüfung der *Druckschmerzhaftigkeit* ist eine gleichmäßige Kraftausübung von besonderer Bedeutung.

Bei der Erhebung dieser subjektiven Befunde treten häufig Schwierigkeiten auf, die besonders große Erfahrung vom Untersucher verlangen. Dies gilt insbesondere bei der Begutachtung von Patienten mit Fibromyalgiesyndromen und chronischen Schmerzsyndromen. Ein ablenkendes Gespräch bei einer erneuten Untersuchung läßt gelegentlich willkürliche Einschränkungen der Beweglichkeit oder Angabe einer willkürlichen Überempfindlichkeit erkennen.

Besonderer Beachtung bedarf der Zusammenhang zwischen Entwicklung und Zustand der Muskulatur und der Angabe von dazu widersprüchlichen Bewegungseinschränkungen und Schmerzen.

Laboruntersuchungen

Grundsätzlich sollten vorerhobene Laborbefunde soweit wie möglich Berücksichtigung finden. Zur Absicherung der Diagnose bei einer rheumatologischen Erkrankung sind die Bestimmungen von BSG, CRP, Rheumafaktoren, Autoantikörpern und der infektionsserologischen Antikörper ebenso erforderlich wie die Bestimmung von HLA-B27 bei der Frage nach einer Spondarthritis.

Eine bedeutende diagnostische Hilfe, die auch gutachterlich von größerer Bedeutung ist, ist die Durchführung einer Synoviaanalyse nach diagnostischer Gelenkpunktion mit Gewinnung von Gelenkflüssigkeit. Dies bedarf – wie alle invasiven risikobelasteten Untersuchungen – der Zustimmung und Einwilligung des Betroffenen. Die Synoviaanalyse ermöglicht häufig die Unterscheidung zwischen Arthrose mit Reizerguß und entzündlicher Gelenkerkrankung. Außerdem können die Kristallarthropathien, wie die Arthritis urica und die Chondrokalzinose, so verläßlich identifiziert werden. Die differentialdiagnostische Abklärung einer bakteriellen Arthritis wird durch eine kulturelle Untersuchung der Gelenkflüssigkeit möglich.

Bildgebende Verfahren

Da es sich mit Ausnahme von Funktionsaufnahmen bei den bildgebenden Verfahren um objektive Befunde handelt, sind sie gutachterlich von großer Bedeutung.

Röntgendiagnostik

Nicht zuletzt aus Strahlenschutzgründen sollten Röntgenfremdaufnahmen immer in die Beurteilung mit einbezogen werden. Neu geröntgt werden sollte nur dann, wenn ein Progreß der Veränderungen zu erwarten ist, der für die Beurteilung der Funktionseinschränkung von größerer Bedeutung ist oder aber die Voraufnahmen technisch nicht befriedigend oder eindeutig sind.

Arthrosonographie
Die Arthrosonographie ermöglicht den Nachweis von artikulären und paraartikulären Veränderungen.

Insbesondere Gelenkergüsse und -zysten können auch im Hinblick auf ihre Punktionswürdigkeit sichtbar gemacht werden. Sehnen und Sehnenscheiden sind einer bildgebenden Diagnostik zugänglich. Die Methode eignet sich gut, um sich kurzfristig verändernde Befunde, wie wechselnde Gelenkergüsse, zu dokumentieren.

MRT, CT und Szintigraphie
Wie degenerative Veränderungen im Röntgenbild dürfen auch Bandscheibenschäden im CT oder MRT nicht zu Fehlinterpretationen führen, da auch beschwerdefreie Personen häufig solche Veränderungen zeigen. Entscheidend ist der funktionsdiagnostische Befund.

Von Bedeutung sind die Verfahren bei der Abklärung der HWS-Beteiligung der chronischen Polyarthritis und der Abklärung von Arthritiden der Iliosakralgelenke und der kleinen Wirbelgelenke bei Spondarthritiden.

Auch unklare Befunde an Sehnen, Sehnenscheiden und Bursen können gelegentlich weiter differenziert werden. Insgesamt sind diese speziellen bildgebenden Verfahren bei der rheumatologischen Begutachtung aber eher selten notwendig.

36.3.2 Gutachterliche Beurteilung für die gesetzliche Rentenversicherung

Gutachterliche Beurteilungen für oder im Zusammenhang mit der gesetzlichen Rentenversicherung sollen in der Regel die Frage klären, ob Leistungen der medizinischen oder beruflichen Rehabilitation möglich und erfolgversprechend sind und/oder inwieweit das Leistungsvermögen (LV) des Versicherten im Erwerbsleben dauerhaft oder befristet gemindert ist, damit auf dieser Grundlage eine Entscheidung über die Gewährung einer Rente getroffen werden kann.

Leistungen der medizinischen Rehabilitation
Die gutachterliche Beurteilung der Funktionsstörungen und Einschränkungen bei den verschiedenen rheumatologischen Erkrankungen hilft entscheidend die Frage klären, ob die Erwerbsfähigkeit des Beurteilten erheblich gefährdet bzw. gemindert ist und in welchem Umfang sie durch Leistungen der medizinischen Rehabilitation ganz oder teilweise wiederhergestellt werden kann.

Dazu ist es erforderlich, insbesondere die Funktionsstörungen detailliert herauszuarbeiten und deren Auswirkung auf die spezielle berufliche Tätigkeit des Versicherten zu beurteilen. Dabei sind bei den verschiedenen rheumatologischen Erkrankungen einige Besonderheiten zu beachten.

Chronische Polyarthritis
Bei der chronischen Polyarthritis geht besonders der Funktionszustand der Hände, der Schultern und der tragenden Gelenke wie der Knie- und Hüftgelenke in die Beurteilung ein.

Rehabilitationsziele bei dieser Erkrankung werden neben einer Schmerzlinderung und Funktionsverbesserung der betroffenen Gelenke die Anpassung des Patienten an gestörte Funktionen, aber auch das Erlernen von Gelenkschutzmaßnahmen sowie Krankheits- und Schmerzbewältigung sein.

Berücksichtigt werden muß, inwieweit die durchgeführte medikamentöse Therapie einerseits den erhobenen Befund positiv beeinflußt, z.B. durch Rückgang von Gelenkschwellungen, andererseits aber eine Belastung des allgemeinen Leistungsvermögens bei nicht guter Verträglichkeit darstellt.

Die Wahrscheinlichkeit einer Progredienz muß in die Überlegungen zur beruflichen Rehabilitation, insbesondere zur Berufsförderung, mit eingehen. !

Spondylitis ankylosans
Bei der Spondylitis ankylosans kommt der genauen und detaillierten Untersuchung der Wirbelsäule, der Atemfunktion und der evtl. vorhandenen Mitbeteiligung peripherer Gelenke besondere Bedeutung zu. Da diese Patienten meistens aktiv im Berufsleben stehen und die Erwerbsfähigkeit häufig langfristig erhalten werden kann, sind Rehabilitationsmaßnahmen hier besonders erfolgversprechend und angezeigt.

Die Therapieziele sind dann neben Schmerzlinderung und dem Erlernen von Schmerzbewältigungstechniken die Erhaltung der Wirbelsäulenfunktion. Ähnliches gilt für die anderen Spondarthritiden.

Arthrosen
Besonderer Beachtung bedürfen die Arthrosen, besonders die Polyarthrosen, die eine sehr hohe Prävalenz aufweisen. Für die gutachterliche Beurteilung ist von entscheidender Bedeutung, in welchem Umfang klinische Zeichen und Funktionsstörungen im Sinne einer Arthrosekrankheit entstehen und in welchem Umfang durch die entstehenden Funktionsstörungen das Erwerbsleben gefährdet wird.

Besondere Bedeutung kommt dabei den *Fingerpolyarthrosen* mit den Störungen der Kraft- und Feinmotorik der Hände zu. Sie können durchaus ein Ausmaß erreichen, das den Funktionsstörungen bei einer chronischen Polyarthritis entspricht.

Von herausgehobener Bedeutung ist auch die Beurteilung der Funktionsstörungen, die durch Knie- und Hüftgelenkarthrosen bedingt werden.

Rückenschmerzen

Besondere Probleme bereitet in der gutachterlichen Praxis häufig die Beurteilung des Rückenschmerzes, der stark von individuellen Faktoren abhängt und in hohem Prozentsatz nicht durch objektive Befunde für die Begutachtung abgesichert werden kann. Die genaue funktionelle Untersuchung aller Wirbelsäulenabschnitte dient als Grundlage einer objektiven Beurteilung. Erhebliche Schwierigkeiten treten jedoch häufig durch die Kombination objektiver Befunde mit vom Begutachteten stark in den Vordergrund gestellten subjektiven Befunden wie Schmerz und dadurch bedingter subjektiver Leistungsverminderung auf.

Fibromyalgiesyndrom

Diese Problematik tritt in noch größerem Umfang bei der Beurteilung von Patienten mit Fibromyalgiesyndrom auf. Hier kommt es häufig zu rezidivierender und langdauernder Arbeitsunfähigkeit und dadurch bedingter hoher Rehabilitationsbedürftigkeit. Die Prognose dieser Erkrankung ist bezüglich Besserung oder gar Heilung als problematisch anzusehen (Müller et al. 1997).

Erforderlich ist neben einer genauen körperlichen Untersuchung auch ein großes Einfühlungsvermögen des Gutachters in die Problematik chronisch-schmerzkranker Patienten, um abschätzen zu können, ob weitere Rehabilitationsmaßnahmen sinnvoll sind.

Leistungsvermögen im Erwerbsleben

Eine Minderung des Leistungsvermögens im Erwerbsleben folgt stets aus den krankheitsbedingten Funktionsstörungen und Beeinträchtigungen des Versicherten. Ziel ist schließlich die Erstellung eines Leistungsbildes, das folgende 3 Bereiche berücksichtigt:

1. Arbeitsschwere (leicht, mittelschwer, schwer),
2. zeitlicher Leistungsumfang (vollschichtig oder weniger),
3. qualitative Einschränkungen (z. B. kein ständiges Gehen oder Stehen).

Die Bewertungstabellen für die Festlegung einer GdB/MdE können dabei einen wichtigen Anhaltspunkt bieten (s. Tabelle 36.1).

Bei der *chronischen Polyarthritis* muß die Wahrscheinlichkeit einer Progredienz mitberücksichtigt werden.

Sollten evtl noch mehrere operative Maßnahmen, insbesondere bei jüngeren Patienten, geplant sein, ist eine Prognoseeinschätzung im Hinblick auf eine Besserung des Leistungsvermögens erforderlich, damit ggf. die Entscheidung zu Gunsten einer zeitlich befristeten Rente getroffen werden kann.

Bei der *Spondylitis ankylosans* kommt der Beurteilung der Erfassung einer peripheren Gelenkbeteiligung besondere Bedeutung zu. Dies gilt vor allem für junge Patienten, da schwere Verläufe eine außergewöhnliche Gehbehinderung bewirken können und dann zu einer besonders starken Minderung des Leistungsvermögens im Erwerbsleben führen.

Tabelle 36.1. Bewertung für entzündlich-rheumatische Krankheiten der Gelenke und/oder der Wirbelsäule. (Nach Scholz 1997)

Auswirkungen	GdB/MdE
Ohne wesentliche Funktionseinschränkung (mit leichten Beschwerden)	10
Mit geringen Auswirkungen (leichtgradige Funktionseinbußen und Beschwerden)	20–40
Mit mittelgradigen Auswirkungen (erhebliche Funktionseinbußen mit Beschwerden, therapeutisch schwer beeinflußbar)*	50–70
Mit schweren Auswirkungen (irreversible Funktionseinbußen, hochgradige Progredienz)*	80–100

*Auswirkungen über 6 Monate anhaltender aggressiver Therapien sind ggf. zusätzlich zu berücksichtigen.

Die größten Probleme bestehen in der Beurteilung von Versicherten mit chronischen Rückenschmerzsyndromen und Fibromyalgiesyndromen.

Bei Wirbelsäulenerkrankungen können Bewertungen der GdB/MdE nach Tabellen, die die funktionellen Auswirkungen erfassen, für die Beurteilung mit herangezogen werden (Scholz 1997). Dies gilt aber für das Fibromyalgiesyndrom nur eingeschränkt.

Hier kann nur eine Bewertung in Analogie zu vergleichbaren Gesundheitsstörungen vorgenommen werden (Berger 1997). Dabei bedürfen chronische Schmerzzustände, die über das übliche Maß hinausgehen, einer besonderer Berücksichtigung, die auch das Persönlichkeitsprofil des Betroffenen nicht außer acht lassen. Im Einzelfall können hier durchaus höhere und auch rentenrelevante Minderungen des Leistungsvermögens in Betracht kommen. Von herausragender Bedeutung ist bei diesen Krankheitsbildern die Abschätzung der Prognose, die sehr umfangreiche Erfahrungen und Kenntnisse des Gutachters im Umfang mit diesen Krankheitsbildern erfordert.

Literatur

Anhaltspunkte für die ärztliche Gutachtertätigkeit im sozialen Entschädigungsrecht und nach dem Schwerbehindertengesetz (1996) Bundesministerium für Arbeit und Sozialordnung (Hrsg), Köllen Druck und Verlag GmbH, Bonn

BAR – Bundesarbeitsgemeinschaft für Rehabilitation, Frankfurt a. M., Wegweiser, Eingliederung von Behinderten in Arbeit, Beruf und Gesellschaft, 9. Auflage (1995)

Berger HD (1997) Die gutachterliche Beurteilung des Fibromyalgie-Syndroms nach dem Schwerbehindertengesetz im Spannungsfeld zwischen psychischen und auf die Stütz- und Bewegungsorgane bezogenen Funktionsbehinderungen. Med Sach 93 No 6

Brockhaus Enzyklopädie (1969), FA Brockhaus, Wiesbaden

Franke M, Pezold E v. (1997) Erkrankungen des Bewegungsapparates. In: Marx HH, Klepzig H (Hrsg) Medizinische Begutachtung innerer Krankheiten. Thieme, Stuttgart

Klepzig H (Hrsg) Medizinische Begutachtung innerer Krankheiten. Thieme, Stuttgart

Fritze E (1996) Aufgaben und Bedeutung der ärztlichen Begutachtung in der Sozialversicherung und im privaten Versicherungsrecht. In: Fritze E (Hrsg) Die ärztliche Begutachtung. Steinkopff, Darmstadt

Gesetz zu Korrekturen in der Sozialversicherung und zur Sicherung der Arbeitnehmerrechte. Bundesgesetzblatt 1998, Teil I, Nr. 85, ausgegeben zu Bonn am 28. Dezember 1998

Hennies G (1995) Sozialmedizinisch relevante Begriffe. In: Verband Deutscher Rentenversicherungsträger (Hrsg) Sozialmedizinische Begutachtung in der gesetzlichen Rentenversicherung. Fischer, Stuttgart

Hennies G (1997) Allgemeine Rechtsgrundlagen der medizinischen Begutachtung. In: Marx HH, Klepzig H (Hrsg) Medizinische Begutachtung innerer Krankheiten. Thieme, Stuttgart

Jäckel WH, Beyer WF, Droste U, Engel M, Genth E, Pott HG, Schmidt KL (1996) Memorandum zur Lage und Entwicklung der Rehabilitation bei Rheumakranken. Z Rheumatol 55: 410–422

Ludolph E, Schröter F (1997) Die improfessionelle chirurgisch-orthopädische Begutachtung – Forderungen an die Kompetenz des Sachverständigen. Med Sach 93:112–125

Müller W, Kühl M, Stratz Th, Wild J (1997) Die Begutachtung der Fibromyalgie. Med Sach 93:189–192

Pichowiak H (1997) Praktische Hinweise zur Begutachtung in der Kranken- und Pflegeversicherung, der Rentenversicherung und der Arbeitsverwaltung. In: Marx HH, Klepzig H (Hrsg) Medizinische Begutachtung innerer Krankheiten. Thieme, Stuttgart

Raspe HH, Hagedorn U, Kohlmann T, Mattuseck S (1990) Diagnostik bei polyartikulären Erkrankungen. In: Sigrist J (Hrsg) Wohnortnahe Betreuung Rheumakranker. Schattauer, Stuttgart

Rentenreformgesetz 1999 – RRG 1999 – Gesetz zur Reform der gesetzlichen Rentenversicherung, veröffentlicht im Bundesgesetzblatt Jahrgang 1997, Teil I, Nr. 85, ausgegeben zu Bonn am 22. Dezember 1997

Richtlinien der Spitzenverbände der Pflegekassen zur Begutachtung von Pflegebedürftigkeit nach dem XI. Buch des Sozialgesetzbuches. (Begutachtungs-Richtlinien-BRI) vom 21. 3. 1997

Rösner N (1997) Praktische Hinweise zur Begutachtung im sozialmedizinischen Entschädigungsrecht und nach dem Schwerbehindertengesetz. In: Marx HH, Klepzig H (Hrsg) Medizinische Begutachtung innerer Krankheiten. Thieme, Stuttgart

Scholz M (1997) Rheumatische Krankheiten – Klinik und Kriterien für Begutachtungen nach dem Schwerbehindertengesetz. Med Sach 92:192–196

Schuntermann MF (1997) Die revidierte Fassung der Internationalen Klassifikation der Impairments, Disabilities und Handicaps (ICIDH-2). Was ist neu? Deutsche Rentenversicherung 9–10:529–542

Stoll M (1997) Ärztliche Gefälligkeitsbescheinigungen. Med Sach 93:159–161

Wasmus A (1993) Rehabilitation. In: Fischer GC, Schug SH, Busse V, Frause F, Schlopsnies W (Hrsg) Allgemeinmedizin. Springer, Berlin Heidelberg New York

Teil VI
Terminologie und Klassifikation

Kapitel 37

Terminologie und Klassifikation

H. Zeidler

INHALT

Unterschiedliche historische Entwicklungen in verschiedenen Ländern und Sprachräumen, divergierende ätiopathogenetische Vorstellungen und sprachliche Besonderheiten haben zu einer Vielfalt der Terminologie in der Rheumatologie geführt. Andererseits erfordert die Internationalisierung der Medizin, die weltweite Kommunikationsmöglichkeit (z.B. Internet), der wachsende Einsatz von elektronischen Medien sowie der Anspruch einer rationalen und kosteneffektiven Gesundheitsplanung eine zunehmende Anpassung und Standardisierung der Terminologie und Klassifikation.

37.1 Terminologie

„Rheuma" als Sammelbegriff

Die Terminologie (Nomenklatur) wird als Begriffs- und Benennungssystem eines Fachgebietes definiert, das alle Fachausdrücke umfaßt, die allgemein üblich sind. Sie zeichnen sich durch ihre feste, in einer Definition zusammengefaßte Geltung aus (Quelle: Brockhaus). Historisch ist die Terminologie einem steten Wandel ausgesetzt. Die einstige historische Bezeichnung Rheuma (griech. Fluß, Strömung) bezeichnete ursprünglich in der antiken Säftelehre den Fluß des kalten Schleims aus dem Gehirn in die verschiedenen Körperregionen. Heute sind diese Bezeichnungen „Rheuma" und „Rheumatismus" im klinischen Bereich als nosologisch und ätiologisch nicht klar definierte Sammelbegriffe abzulehnen, da sie eine in Wirklichkeit nicht gegebene Krankheitseinheit bzw. ursächliche Gemeinsamkeit implizieren.

Die moderne Untergliederung der Erkrankungen mit „rheumatischen Beschwerden" läßt allerdings die Bezeichnung „rheumatisch" fortleben im Zusammenhang mit Manifestationen ganz unterschiedlicher Ätiologie (entzündlich, infektiös, degenerativ, metabolisch), Lokalisation (z.B. Gelenke, Sehnen, Bursae, Muskulatur, Wirbelsäule) und Symptomatologie. Ableitungen des Begriffs „rheumatisch" finden sich auch noch in einigen Krankheitsbezeichnungen, wie z.B. rheumatoide Arthritis, rheumatisches Fieber, Polymyalgia rheumatica und palindromer Rheumatismus.

Abzulehnen sind hingegen Bezeichnungen wie „rheumatische Manifestation" bei Mitbeteiligung, Folgeerscheinungen und Begleitmanifestationen am Bewegungssystem bei primär inneren, neurologischen oder anderen Erkrankungen, da ihnen keine wissenschaftlich bzw. nosologisch begründeten Gemeinsamkeiten zugrunde liegen. Zu vermeiden sind auch Begriffe wie rheumatische Genese, rheumatischer Herd und Rheumatiker. Andererseits wird wiederum zur Verständigung mit dem Patienten und der Öffentlichkeit die Benennung „Rheumakranker" gebraucht werden müssen, um damit die Gesamtheit derjenigen Patienten zu bezeichnen, die an einer der vielfältigen rheumatischen Erkrankungen leiden.

Standardisierungsansätze

Der *Thesaurus of Rheumatology* (Ruhl u. Sokoloff 1965) stellt einen ersten, noch heute weitgehend gültigen Standardisierungsversuch der englischsprachigen rheumatologischen Terminologie dar. Eine Ergänzung und Erweiterung ist der von der Amerikanischen Gesellschaft herausgegebene *Dictionary of the Rheumatic Diseases* (1982, 1985), in dem Beschwerden, Symptome, Befunde und diagnostische Zeichen eindeutig definiert und ihre Durchführung bzw. Wertigkeit beschrieben werden. Schließlich wurde jüngst eine Liste der Abkürzungen für rheumatologische Publikationen veröffentlicht, der sich die wichtigsten rheumatologischen Zeitschriften weltweit angeschlossen haben (Bombardieri et al. 1998). Die genannten Werke berücksichtigen infolge der amerikanischen Autorenschaft europäische und besonders deutsche Entwicklungen der Nomenklatur und Terminologie nicht, sie bilden aber die Grundlage für die heute immer bedeutsamere weltweite englischsprachige Kommunikation in der Rheumatologie.

Im Zeitalter des zunehmenden Einsatzes von Computern und EDV in der Medizin wird ein Bedarf gesehen für die Erstellung eines Kodierungssystems. Damit sollen medizinische Fachausdrücke numerischen Kodierungen zugeordnet werden, die die Dateneingabe und Datenextraktion in Computern erleichtern sollen. Ein solches Kodierungssystem ist in England mit Unterstützung des nationalen Gesundheitsdienstes in Entwicklung. Dieses „Clinical Terms Project" sammelt alle klinisch rheumatologisch relevanten Fachausdrücke und ordnet sie einem Kodierungssystem, dem Read Code, zu (Symmons 1996). Ob dieses allerdings noch in der weiteren Entwicklung befindliche und speziell für den englischen Gesundheitsdienst entwickelte System auf andere europäische Länder übertragbar ist und Akzeptanz findet, muß die Zukunft zeigen.

37.2 Klassifikationen

Im Gegensatz zu der am Einzelfall orientierten Terminologie und Nomenklatur zielen Klassifikationen darauf ab, die Vielfalt der klinischen Erscheinungsbilder nach nosologischen und rationalen Gesichtspunkten sowie aufgrund gemeinsamer Merkmale zu einem Katalog von Krankheitsentitäten zusammenzufassen. Dieser Katalog dient Klinikern, Wissenschaftlern, Epidemiologen, Gesundheitsforschern und Kostenträgern dazu, sich miteinander zu verständigen. Da die meisten rheumatologischen Erkrankungen in ihren Ursachen bisher unbekannt sind, stützen sich die Klassifikationen im wesentlichen auf pathologisch-anatomische Veränderungen, klinische Manifestationen, vermutete Pathomechanismen (z.B. Autoimmunität, metabolisch, infektiös). Eine vielfach noch verwendete grobe Klassifikation der rheumatischen Erkrankungen unterteilt in:

- entzündlich-rheumatisch,
- degenerativ-rheumatisch,
- weichteilrheumatisch bzw. extraartikulär-rheumatisch,
- pararheumatisch.

So werden international auch alle nichttraumatischen Manifestationen, die durch Schmerzen und Funktionsbehinderungen am Bewegungssystem gekennzeichnet sind, den rheumatischen Erkrankungen und damit der Rheumatologie zugeordnet. Demgegenüber hat sich in unserem Lande aus berufspolitischen Gründen und aufgrund der Weiterbildungsordnung eine Eingrenzung der rheumatischen Erkrankungen auf die entzündlichen Formen ergeben, da die Betreuung der degenerativ-rheumatischen und weichteilrheumatischen Erkrankungen der Orthopädie zugeordnet wurde. Viele praktische Gründe sprechen jedoch dafür, wie international und in anderen europäischen Ländern üblich, alle Gruppen der rheumatischen Erkrankungen als Einheit zu sehen. Diesem umfassenderen und ganzheitlicheren Blick für das Fachgebiet Rheumatologie fühlt sich auch dieses Lehrbuch verpflichtet, das internistische Rheumatologen, Orthopäden und Immunologen als Autoren zusammengeführt hat.

Zuordnung nach klinischen Kernsyndromen

Vielfach läßt sich zu Beginn einer rheumatischen Erkrankung, häufig aber auch im weiteren Verlauf, keine eindeutige Zuordnung zu einer nosologischen Diagnose finden. Außerdem hat sich oftmals ein an klinischen Kernsyndromen orientiertes praktisches Vorgehen zur Diagnostik und Differentialdiagnostik bewährt. Deshalb wurde eine Klassifikation der Kernsyndrome rheumatischer Beschwerdebilder nach Art (Entzündung, Verschleiß, Funktionsstörung) und Ort der Störung (Gelenke, Wirbelsäule, Muskeln, Sehnen) vorgeschlagen (s. Tabelle 37.1; Hartmann et al. 1987). Diese vorläufige Einteilung gibt dem Rheumatologen, aber auch dem Allgemeinarzt, Internisten und Orthopäden bereits praktisch wichtige Hinweise auf Pathogenese, Prognose und Therapie:

Tabelle 37.1. Kernsyndrome rheumatischer Beschwerdebilder: Ort der Störung und Krankheitsbezeichnung. (Nach Hartmann et al. 1987)

Art der Störung	Gelenke	Wirbelsäule	Muskeln	Sehnen
Entzündungen	Arthritiden Spondylarthritiden	Spondylitiden Spondylarthritiden	Myositiden	Tendinitis Tendovaginitis
Verschleiß	Arthrose großer Gelenke Polyarthrose	Spondylosen Bandscheibenschäden	(Myosen)	Riß, Verkalkung z.B. Periathrosis humeroscapularis
Funktionsstörungen	Schmerzhafte Muskelverspannungen (Mylagien)	Rückenschmerzen (Zervikalgien, Lumbalgien)	Muskelschwäche bei Stoffwechselstörungen	Insertionstendinopathien, z.B. Tennisarm
	Psychosomatische Syndrome	Psychosomatische Syndrome	Psychosomatische Syndrome	Psychosomatische Syndrome

- Chronische Arthritiden und Spondylitiden neigen zu kontinuierlichem oder schubweisem Fortschreiten. Sie sind deswegen in der Regel dauernd behandlungsbedürftig, wenn auch mit Therapieplänen, die sich ständig dem wechselnden Verlauf anpassen. Wegen der Bedeutung der Immunpathogenese zielt die Therapie auch darauf ab.
- Degenerative Erkrankungen sind nicht rückbildungsfähig. Das muß den Kranken gesagt werden, aber auch, daß die Beschwerden nicht immer bestehen werden. Nebenwirkungsreiche Antiphlogistika sind – außer bei vorübergehenden Entzündungsereignissen, der sogenannten aktivierten Arthrose – zu vermeiden. Im übrigen richtet sich die Behandlung auf Schmerzbefreiung, Muskelentspannung und Gebrauchsübung.
- Funktionelle Syndrome haben eine gute Prognose. Sie sind bedingt durch mechanische Überlastungen, Lebensgeschichte und Lebenslage, arthrogen oder spondylogen begünstigt. Das einfühlsame, aufklärend belehrende, entspannende und vorbeugende ärztliche Gespräch ist das wichtigste (Hartmann et al. 1987).

ACR-Klassifikation

Eine weiterführende von der American Rheumatism Association (ARA, jetzt American College of Rheumatology = ACR) entwickelte Klassifikation rheumatischer Erkrankungen hat weite Verbreitung gefunden und wird v.a. den Ansprüchen des klinisch und wissenschaftlich orientierten Rheumatologen gerecht (Dictionary of the rheumatic disease 1985). Eine Zahl von 178 Diagnosen bzw. diagnostischen Kategorien verteilt sich auf 10 Hauptdiagnosegruppen, deren Taxonomie nach ätiologischen, pathologisch-anatomischen und topographischen Ähnlichkeiten bzw. Gemeinsamkeiten erfolgt (s. Tabelle 37.2). Orthopädische Gesichtspunkte der Klassifikation von Erkrankungen des Bewegungsapparates sind nur teilweise, unzureichend oder gar nicht berücksichtigt. Auch wichtige Erkrankungen der

Tabelle 37.2. Hauptgruppen der Klassifikation der American Rheumatism Association (ARA) für Arthritiden und rheumatische Erkrankungen (Schumacher 1994)

- Diffuse Bindegewebserkrankungen
- Arthritis, assoziiert mit Spondylitis (Spondylarthritis)
- Osteoarthritis (Osteoarthrose, degenerative Gelenkerkrankungen)
- Rheumatische Syndrome, assoziiert mit Infektionen
- Stoffwechsel- und endokrine Erkrankungen, assoziiert mit rheumatischen Beschwerdebildern
- Neoplasmen
- Neurovaskuläre Störungen
- Erkrankungen des Knochens und des Knorpels
- Extraartikuläre Störungen
- Verschiedene mit Gelenkmanifestationen assoziierte Störungen

Tabelle 37.3. ARA Nomenclature and Classification of Arthritis and Rheumatism (1983)

	ICD-9
A. ***Rheumatoid arthritis***	714.0
1. IgM rheumatoid factor+	nc
2. IgM rheumatoid factor-	nc
B. ***Juvenile arthritis***	714.30
1. Systemic onset	714.2
2. Polyarthritic onset	714.30
a. IgM rheumatoid factor+	nc
b. IgM rheumatoid factor-	nc
3. Oligoarthritis onset (pauciarticular)	714.32
a. Associated with chronic uveitis and ANA	nc
b. Associated with HLA-B27	nc
c. IgM rheumatoid factor+	nc
C. ***Lupus erythematosus***	
1. Discoid LE	695.4
2. Systemic LE	710.0
3. Drug-related LE	995.2
D. ***Scleroderma***	710.1
1. Localized	701.0
a. Morphea	701.0
b. Linear	701.0
2. Systemic sclerosis	710.1
a. Diffuse scleroderma	710.1
b. CREST syndrome	710.1
3. Chemical-(or drug-)induced	995.2
E. ***Diffuse fasciitis with or without eosinophilia***	729.4
F. ***Polymyositis***	
1. Polymyositis	710.4
2. Dermatomyositis	710.3
3. Polymyositis or dermatomyositis associated with malignancy	710.4
4. Childhood polymyositis or dermatomyositis associated with vasculopathy	nc
G. **Necrotizing vasculitis and other forms** of vasculopathy	447.6
1. Polyarteritis nodosa	446.0
a. Associated with hepatitis B Virus	446.0
b. Not associated with hepatitis B Virus	446.0
2. Allergic granulomatosis (i.e. Churg-Strauss, polyarteritis nodosa with lung involvement)	446.0
3. Hypersensitivity angiitis	446.2
a. Serum sickness	999.5
aa. Antigen known	999.5
ab. Antigen unknown	999.5
b. Henoch-Schönlein purpura	287.0
c. Mixed cryoglobulinemia	273.2
ca. Associated with hepatitis B Virus	273.2
cb. Not associated with hepatitis B Virus	273.2
d. Associated with malignancy	446.2
e. Hypocomplementemic vasculitis	nc
4. Granulomatous arteritis	nc
a. Wegener's granulomatous	446.4
b. Giant cell (or temporal) arteritis with or without polymyalgia rheumatica	446.5
c. Takayasu's arteritis	446.7
5. Kawasaki disease (i.e. mucocutaneous lymph node syndrome) including infantile polyarteritis	446.1
6. Behcet's disease	136.1
H. ***Sjögren's syndrome***	710.2
1. Primary	710.2
2. Secondary, associated with other connective tissue disease	710.2

Tabelle 37.3. (Fortsetzung)

	ICD-9
I. Overlap syndromes	nc
1. Mixed connective tissue disease	nc
2. Others	nc
J. Other	
1. Polymyalgia rheumatica (see also giant cell arteriitis, G.4.b.)	725
2. Relapsing panniculitis (i.e. Weber-Christian disease)	729.30
3. Relapsing polychondritis	nc
4. Lymphomatoid granulomatosis	nc
5. Erythema nodosum	695.2
Arthritis associated with spondylitis (i.e. spondylarthritis)	**720**
A. Ankylosing spondylitis	720.0
B. Reiter's syndrome	099.3
C. Psoriatic arthritis	696.0
1. Predominant distal interphalangeal involvement	nc
2. Oligoarticular	nc
3. Polyarticular	nc
4. Arthritis mutilans	nc
5. Spondylitis	696.0
D. Arthritis associated with inflammatory bowel disease	716.9
1. Peripheral arthritis	716.9
2. Spondylitis	720.9
Osteoarthritis (i.e. osteoarthrosis, degenerative joint disease)	
A. Primary	715.0
1. Peripheral	715.1
2. Spinal	721.9
B. Secondary	715.2
1. Congenital or developmental defects	715.2
2. Metabolic disease	715.2
3. Trauma	715.2
4. Other articular disorders	715.2
Rheumatic syndromes associated with infectious agents	
A. Direct	
1. Bacterial	711.0
a. Gram-positive cocci	711.0
b. Gram-negative cocci	711.0
c. Gram-negative rods	711.0
d. Mycobacteria	031.9
e. Spirochetes	104.9
2. Viral	711.5
3. Fungal	711.6
4. Parasitic	711.8
5. Suspected infectious cause	nc
a. Whipple's disease	040.2
B. Reactive	
1. Bacterial	nc
a. Acute rheumatic fever	390
b. Subacute bacterial endocarditis	421.0
c. With intestinal bypass surgery	nc
d. Post-dysenteric (e.g. due to Shigella, Yersinia, or Campylobacter)	711.3
e. After other infections (e.g. due to Meningococcus)	nc
2. Viral	nc
3. Post-immunization	nc
4. Other classes of infectious agents	nc

Tabelle 37.3. (Fortsetzung)

	ICD-9
Metabolic and endocrine diseases associated with rheumatic states	
A. Crystal-associated conditions	
1. MSUM (gout)	274.0
a. Inherited hyperuricemia	790.6
aa. HGPRT deficiency (Lesch-Nyhan syndrome)	277.2
ab. Increased phosphoribosyl-transferase synthetase activity	nc
ac. Associated with other disorders (e.g. sickle cell disease)	274.0
ad. Idiopathic	274.0
b. Acquired hyperuricemia	790.6
ba. Drug-related	790.6
bb. Saturnine gout	790.6
bc. Due to renal insufficiency	790.6
2. CPPD (pseudogout, chrondrocalcinosis)	712.2
a. Familial	nc
b. Associated with metabolic diseases (e.g. hyperparathyroidism)	712.2
c. Idiopathic	nc
3. Basic calcium phosphates (e.g. hydroxyapatite)	nc
B. Other biochemical abnormalities	277
1. Amyloidosis	277.3
a. Immunocyte dyscrasia (primary) AL protein	nc
b. Reactive systemic (secondary) AA protein	nc
c. Other	nc
2. Hemophilia	286.0
3. Other inborn errors of metabolism	
a. Connective tissue	
aa. Marfan sydrome	759.8
ab. Ehlers-Danlos sydrome	756.83
ac. Pseudoxanthome elasticum	757.3
ad. Homocystinuria	270.4
ae. Osteogenesis imperfecta	756.51
af. Hypophosphatasia	275.3
ag. Homogentisic acid oxidase deficiency (i.e. alkaptonuria, ochronosis)	270.2
ah. Mucopolysaccharidoses (e.g. Hurler, Hunter)	277.5
b. Hyperlipidemias	272
c. Hemoglobinopathies	282.6
d. Glucocerebrosidase deficiency (i.e. Gaucher's)	272.7
e. Galactosidase deficiency (i.e. Fabry)	272.7
f. Acid ceramidase deficiency (i.e. Farber)	272.8
4. Endocrine disease	
a. Diabetes mellitus	250.0
b Acromegaly	253.0
c. Hyperparathyroidism	252.0
d. Hyperthyroidism	242.9
e. Hypothyroidism	244.9
5. Immunodeficiency disease	
a. Hypogammaglobulinemia (e.g. Bruton)	279.04
b. IgA deficiency	279.01
c. Complement deficiency	279.8
d. Adenosine deaminase deficiency	nc
e. Purine nucleoside phosphorylase deficiency	nc
C. Hereditary disorders	
1. Familial Mediterranean fever	277.3
2. Arthrogryposis multiplex congenita	754.89

Tabelle 37.3. (Fortsetzung)

	ICD-9
3. Hypermobility sydromes, not otherwise specified	728.5
4. Myositis ossificans progressiva	728.11
Neoplasms	
A. Primary	
1. Benign (e.g. ganglion osteochondromatosis)	213
2. Malignant (e.g. synovial, sarcoma, hemangiosarcoma)	171
B. Secondary	
1. Leukemia	208
2. Multiple myeloma	203.0
3. Metastatic malignant tumors	198.89
Neurovascular disorders	
A. Charcot joint	713.5
B. Compression syndrome	
1. Peripheral entrapment (e.g. carpal tunnel)	355.9
2. Radiculopathy	729.2
3. Spinal stenosis	724.0
C. Reflex symphatetic dystrophy	337.0
D. Erythromelalgia	443.0
E. Raynaud's phenomenon or disease	433,0
Bone and cartilage disorders	
A. Osteoporosis	
1. Generalized	733.0
2. Regional	nc
B. Osteomalacia	268.2
C. Hyperthropic osteoarthropathy	731.2
D. DISH (i.e. Forestier's disease)	nc
E. Paget's disease of bone (i.e. osteitis derfomans)	731.0
F. Osteolysis or chondrolysis	nc
G. Osteonecrosis	732.7
1. Osteochondritis dissecans	
2. Associated with other conditions (e.g. alcoholism, hypercortisonism)	733.4
3. Caisson disease	993.3
4. Epiphysitis (e.g. Osgood-Schlatter)	732.9
5. Idiopathic	733.4
H. Costochondritis (i.e. Tietze)	733.6
I. Osteitis condensans iiii, osteitis pubis, or localized osteitis	733.5
J. Congenital dsyplasia of hip	754.3
K. Chondromalacia patellae	717.7
L. Biomechanical or anatomic abnormalities	
1. Scoliosis/kyphosis	737.30
2. Pronated feet	736.7
3. Leg-length discrepancy	736.81
4. Genu varus valgus	736.42
5. Pes cavus or planus	736.73
Extra-articular disorders	
A. Juxta-articular lesions	nc
1. Bursitis (e.g. subdeltoid)	727.3
2. Tendon lesions (e.g. de Quervain)	727.9
3. Enthesopathy (e.g. epicondylitis)	726.90
4. Cysts (e.g. popliteal [Baker])	727.40
B. Intervertebral disc disorder	722
C. Low back pain, idiopathic	724.2
D. Miscellaneous pain sydromes	
1. Generalized (i.e. fibrositis fibromyalgia)	729.0
2. Psychogenic rheumatism	306.0
3. Regional pain sydromes	
a. Facial pain with temporo-mandibular joint dysfunction	524.6
b. Cervical pain	723.1
c. Wry neck (i.e. torticollis)	723.5
d. Cervicobrachial pain	723.3
e. Coccydynia	724.79
f. Metatarsalgia	726.70
Miscellaneous disorders associated with articular manifestations	
A. Palindromic rheumatism	719.3
B. Intermittent hydrarthrosis	719.3
C. Drug-related rheumatic syndromes (excluding drug-related LE)	995.2
D. Multicentric reticulohistiocytosis	272.8
E. Villonodular synovitis	719.2
F. Sarcoidosis	135
G. Vitamin C Deficiency	267
H. Pancreatic disease	577
I. Chronic active hepatitis	571.49
J. Musculoskeletal trauma	
1. Internal derangement	717
2. Loose body	718.1

nc = „no code“

Tabelle 37.4. Diagnoseschlüssel der Kerndokumentation der Regionalen Kooperativen Rheumazentren mit Zuordnung der Kodierungen des ICD-9 und ICD-10

Bezeichnung der Diagnose	KD	ICD-9	ICD-10
Systemische entzündliche rheumatische Erkrankungen/ Kollagenosen			
SLE	1	710.0	M32.1 bis 9
Arzneimittelinduzierter LE	2	695.4	M32.0
Syst. Sklerose (diff. Skler.)	3	710.1	M34.0
Syst. Sklerose (CREST-S./ Lim. Sklerose	4	710.1	M34.1
Diff. Fasziitis (Shulman-Syndrom)	5	729.4	M35.4
Primäres Sjögren-Syndrom	6	710.2	M35.0
Sjögren-Syndrom mit entz.-rheum. Erkr.	7	710.2	M35.0+/...*
Dermatomyositis des Erwachsenen	8	710.3	M33.1
Dermatomyositis im Kindesalter	9	710.3	M33.0
Polymyositis des Erwachsenen	10	710.4	M33.2
Polymyositis im Kindesalter	11	710.4	M33.2
MCTD	12	710.8	M35.1
Anderes Overlapsyndrom	13	710.9	M35.1
Phospholipid-AK-Syndrom	14	–	–
Rezidivierende Polychondritis	15	733.9	M94.1
Nichtklassifizierte Kollagenose	16	710.9	M35.9
Vaskulitiden			
Polyarteriitis nodosa	20	446.0	M30.0
Mikroskopische Polyarteriitis	21	446.0	M31.8
Wegener-Syndrom	22	446.4	M31.3
Churg-Strauss-Syndrom	23	–	M30.1
Hypersensitivitätsvaskulitis	24	446.2	M31.0
Schoenlein-Henoch-Syndrom	25	287.0+/713.6	D69.0
Takayasu-Krankheit	26	446.7	M31.4
Arteriitis cranialis	27	446.5	M31.5
Polymyalgia rheumatica	28	725	M35.3
Behçet-Syndrom	29	136.1+/711.2	M35.2
Kryoglobulinämie	30	–	D89.1
Sneddon-Syndrom	31	–	–
Andere Vaskulitis	32	447.6	M31.9
Periphere Arthritis			
Rheumatoide Arthritis (RF+)	40	714.0	M05.0 bis 9
Rheumatoide Arthritis (RF–)	41	714.0	M06.0

Tabelle 37.4. (Fortsetzung)

Bezeichnung der Diagnose	KD	ICD-9	ICD-10
Felty-Syndrom	42	714.1	M05.0
Morbus Still im Erwachsenenalter	43	714.8	M06.1
Arthritis im Kindesalter			
JCA (RF+)	50	714.3	M08.0
JCA (RF–)	51	714.3	M08.3
JCA mit syst. Beginn (M. Still)	52	714.3	M08.2
JCA pauciart., früher Beginn	53	714.3	M08.4
JCA pauciart., später Beginn	54	714.3	M08.8
Andere juvenile Artheritis	55	714.3	M08.8
Coxitis fugax	56	716.4	M12.8
Arthritis bei			
Colitis ulcerosa	60	713.1*/556+	M07.5*/ K51.-+
Morbus Crohn	61	713.1*/555*	M07.4*/ K50.-+
Morbus Whipple	62	040.2	M14.8*/ K90.8+
Psoriasis vulgaris	63	713.3*/696.0	M07*/L40+
Erythema nodosum	64	695.2	M14.8/L52
anderen Hautkrankeiten	65	708.8	M14.8*/...+
Sarkoidose	66	135	M14.8*/ D86.8+
Allergie	67	716.2	M13.8
familiärem Mittelmeerfieber	68	713.7*/277.3	M14.8*/ E85.0+
chronisch aktiver Hepatitis	69	713.8*/571.4	M07.6*/ K73.2+
primär biliärer Zirrhose	70	713.8*/571.6	M07.6/ K74.3+
Hypo-/Agammaglobulinämie	71	713.8*/279.0	M36.8*/ D80.-+
anderem Immundefekt	72	713.8*/...+	M14.8/...+
Reaktive/postinfektiöse Arthritis/Reiter-Syndrom			
Nach enteralem Infekt	80	711.3*/...+	M02.1
Nach urogenitalem Infekt	81	711.1*/...+	M03.6*/ N34+
Streptokokken/rheumatisches Fieber	82	390	100 bis 102
Lyme-Borreliose	83	711.4*	M01.2*/A69.2+
Andere postinfektiöse Arthritis	84	711.4*/...+	M03.2*/...+
Infektiöse/parainfektiöse Arthritis			
Bakterielle Arthritis	90	711.0	M00.0 bis 9
Gonokokkenarthritis	91	711.4*/098.5+	M01.3*/ A54.4+
Tuberkulöse Arthritis	92	711.4*/ 015.±	M01.1*/ A18.0+
Bei Hepatitis B	93	711.5*/ 070.3	M01.5*/ B15-19+
Bei Röteln	94	711.5*/ 056.7	M01.4*/ B06.8+/...*
Bei Parvovirusinfekt	95	711.5*/...+	M01.5*/B08.3+
Nach Vakzination	96	711.5*/999.5	M02.2
Bei anderer Infektion	97	711.8*/...+	M01.8*/...+
Kristallinduzierte Arthritiden			
Arthritis urica	100	712.0*/274.0	M10.0 bis 9
Arthritis durch CPPD-Kristalle	101	712.2*/275.4	M11.2
Andere Kristallarthropathie	102	712.8	M11.9
Andere Arthritiden			
Palindromer Rheumatismus	110	719.3	M12.3
Hydrops intermittens	111	719.0	M12.4

Tabelle 37.4. (Fortsetzung)

Bezeichnung der Diagnose	KD	ICD-9	ICD-10
Villonoduläre Synovitis	112	719.2	M12.2
Nicht klassifizierte Polyarthritis	113	716.5	M13.0
Nicht klassifizierte Oligarthritis	114	716.9	M13.9
Nicht klassifizierte Monarthritis	115	716.5	M13.1
Arthropathien bei			
Hämophilie	120	713.2*/ 286.0	M14.8/ D66+
endokrinen Erkrankungen	121	713.0*/259.9	M14.5*/...+
Ochronose	122	713.0*/ 270.2	M36.8*/ E70.2+
Hämochromatose	123	713.0*/ 275.0	M14.5*/ E83.1+
Lipidstoffwechselerkrankungen	124	713.0*/ 272.8	M14.8*/ E78+
Amyloidose	125	713.7*/ 277.3	M14.4*/ E85.-+
Langzeitdialyse	126	713.8*/ 999.±	M14.8+/ Y62.2
Leukose/anderer Neoplasie	127	713.2*/...+	M36.1*/...+
Neuropathie	128	713.5*/...+	M14.6*/...+
anderer Erkrankung	129	713.7*/...+	M14.8*/...+
Arthrose			
Arthrose mehrerer Gelenke	140	715.0	M15.8/M15.9
Fingerpolyarthrose	141	715.0	M15.1
Arthrose der Hüftgelenke	142	715.3	M16.0/ M16.1
Arthrose der Kniegelenke	143	715.3	M17.0/ M17.1
Andere Arthrose	144	715.9	M19.9
Sonstige Gelenkveränderungen			
Meniskusläsion des Knies	150	836.2	M23.2
Patellaläsion	151	–	M22.0 bis 9
Gelenkchondromatose	152	–	–
Freier Gelenkkörper	153	718.1	M23.4 (Knie)/ M24.0
Pathologische Luxation	154	830.0	M24.3
Gelenkdysplasie	155	–	–
Epiphysiolyse	156	732.9	M93.0
Morbus Perthes	157	732.1	M91.1
Periarthropathien/Enthesiopathien			
Adhäsive Kapsulitis der Schulter	170	726.0	M75.0
Schultertendopathie (Rotat. u.a.)	171	726.1	M75.1
Akute Schultersteife	172	719.5	M75.0
Epicondylopathie/Ellbogen	173	726.3	M77.0/ M77.1
Enthesiopathie/Hüfte	174	726.5	M76/9
Andere periphere Enthesiopathie	175	726.8	M77.8
Tenosynovitis	176	727.0	M65.0 bis 9
Tendopathie/Tendinitis	177	726.9	M65.0 bis 9
Sehnenruptur	178	726.6	M66.2 bis 5
Bursitis	179	727.3	M71.0 bis 9
Ganglion	180	727.4	M67.4
Periartikuläre (Baker-)Zyste	181	727.4	M71.2
Kapsel-Band-Läsion	182	840–848	M24.2
Erkrankungen des Achsen- und Thoraxskeletts			
Ankylosierende Spondylitis	190	720.0	M45.9
Isolierte Sakroillitis	191	720.2	M46.1
Spondylodiszitis	192	720.0	M46.4
Spondarthritis bei Psoriasis	193	720.8	M07.2*/ L40.5+

Tabelle 37.4. (Fortsetzung)

Bezeichnung der Diagnose	KD	ICD-9	ICD-10
Spondarthritis bei entz. Darmerkrankung	194	720.8	M46.8*/...+
Andere Spondarthritis	195	720.8	M46.9
HWS-Syndrom	196	723.2/3	M50/ M53.1/.2
BWS-Syndrom	197	724.1	M54.6
LWS-Syndrom	198	724.2	M54.5
Lumbosakrales Syndrom	199	724.4	M53.3
Postdiskotomiesyndrom	200	722.8	M96.1
Spinalkanalstenose	201	723.0/ 724.0	M99.2/ M99.3/ M99.4/ M99.5/M48.0
Wurzelkompressionssyndrom	202	722.0/722.1	M50.1/ M51.1
Myelopathie durch Kompression	203	722.7+/ 336.3*	M50.0 + G99.2 M51.0 + G99.2*
Atlantodentale Subluxation	204	839.1	M43.4
Spondylolyse/-listhesis	205	738.5	M43.0/ M43.1
Traumatische Wirbelsäulenerkrankung	206	721.7	M48.3
Torticollis	207	723.5	M43.6
Morbus Forestier/DISH-Syndrom	208	721.6	M48.1
Morbus Scheuermann	209	732.0	M42.0
Baastrup-Syndrom	210	721.5	M48.2
Steißbeinerkrankung	211	724.7	M53.3
Andere Dorsopathien (z.B. Skoliose)	212	737.3	M41/M43/ M53.9
Sternocostoklavikulares Syndrom	213	-	-
Sternocostoklavikulare Arthrose	214	-	M19.8
Andere Thoraxwandläsion	215	-	-
Muskelkrankheiten			
Infektiöse/parainfektiöse Myositis	220	728.0	M60.0
Einschlußkörpermyositis	221	710.8	M60.2
Muskelspasmen	222	-	R25.2
Muskelverkalkungen	223	728.1	M61
Arzneimittelinduzierte Muskelerkrankung	224	359.4	G72.0
Hereditäre Muskeldystrophie	225	359.1	G71/G72
Metabolische Myopathie	226	359.8	G71.0 bis 9
Endokrine Myopathie	227	359.5	G73.5*/...+
Andere Myopathie	228	359.8	G73.7*/...+
Knochenkrankheiten			
Osteoporose	240	733.0	M80.0 bis 9 M81.0 bis 9
Osteomalazie	241	268.2	M83.0 bis 9
Akute Osteomyelitis	242	730.0	M86.0
Chronische Osteomyelitis	243	730.1	M86.4/ M86.5
Periostitis	244	730.3	M90.1*
Morbus Paget	245	731.0	M88.0 bis 9
Hypertrophische Osteoarthropathie	246	731.2	M89.4
Aseptische Knochennekrose	247	733.4	M87.0
Osteochondrosis dissecans	248	732.7	M93.2

Tabelle 37.4. (Fortsetzung)

Bezeichnung der Diagnose	KD	ICD-9	ICD-10
Pathologische Fraktur	249	733.1	M84.4
Osteodystrophie	250	756.5	- Q78.0 bis 9
Chondrodystrophie	251	756.4	- Q78.0 bis 9
Andere Knochenkrankheiten	252	733.9	M90.8*/...+
Zustand nach Frakturen	253	-	-
Bindegewebskrankheiten			
Benignes Hypermotilitätssyndrom	260	728.5	M35.7
Hereditäre Bindegewebskrankheit	261	-	Q79.0 bis 9
Dupuytren-Kontraktur	262	728.6	M72.0
Andere Fibromatose	263	728.7	M72.8
Andere Bindegewebserkrankungen	264	-	-
Neoplasien des Bewegungsapparats			
Maligne Neoplasie	270	-	-
Metastasen am Bewegungsapparat	271	170.9	-
Benigne Neoplasie	272	-	-
„Rheumatische" Schmerzsyndrome (ohne morphologischen Befund)			
Arthralgie	280	719.4	M25.5
Zervikalgie	281	723.1	M54.2
Dorsalgie	282	724.5	M54.4
Lumbalgie	283	724.2	M54.6
Lumboischialgie	284	724.3	M54.4
Kokzygodynie	285	724.7	M53.3
Thorakodynie	286	786.5	M54.6
Achillodynie	287	726.7	M76.6
Fibromyalgie	288	729.1	M79.0
Universelles Schmerzsyndrom	289	-	-
Andere Myalgie	290	729.1	M79.1
Myofasziales Schmerzsyndrom	291	-	-
Karpaltunnelsyndrom	292	354.0	G56.0
Tarsaltunnelsyndrom	293	355.5	G57.5
Meralgia paraesthetica	294	355.1	G57.1
Anderes Engpaßsyndrom	295	-	G55.0 bis 8
Tibialis-anterior-Syndrom	296	-	-
Morton-Metatarsalgie	297	355.6	G57.6
Algoneurodystrophie	298	733.7	M89.0
Andere weichteilrheumatische Erkrankung	299	729	M79.8
Vorausgegangene Operation am Bewegungsapparat (AHP)			
Vorausgegangene Bandscheiben-Op./Chemonukleoyse	310	-	-
Vorausgegangener Gelenkersatz	311	-	-
Vorausgegangene Synovektomie	312	-	-
Andere rheumachirurgische Op.	313	-	-
Andere orthopädische Op.	314	-	-
Zentrumspezifische Erweiterungen			
	320		
	321		
	322		
	323		
	324		

Entwicklungsländer finden sich nicht ausreichend repräsentiert.

In Tabelle 37.3 ist eine vollständige Aufstellung der ARA-Klassifikation dargestellt, mit den – soweit vorhanden – zugehörigen Kodierungsnummern des ICD-9, der zur Zeit der Entwicklung der Klassifikation gültig war (Schumacher 1994). Eine Einbringung des ICD-10 steht noch aus.

ICD-Schlüssel

Die Verschlüsselung der Diagnosen für Statistiken (z.B. Mortalität, Epidemiologie, Gesundheitsplanung) und neuerdings auch für Abrechnungsunterlagen und Arbeitsunfähigkeitsbescheinigungen erfolgt weltweit nach der *International Classification of Disease (ICD)*, wobei in Deutschland die ältere Version des ICD-9 bis 1999 im stationären Bereich gesetzlich vorgeschrieben war, während der neuere verbesserte ICD-10 jetzt im stationären und ambulanten Bereich eingeführt werden soll. Die Stärke der ICD liegt in der internationalen Verbreitung, der Weiterentwicklung und Pflege durch die Weltgesundheitsorganisation (WHO) (Symmons u. Sand 1996). Im Gegensatz zu dem bisher gültigen ICD-9, der numerisch aufgebaut ist, ist der ICD-10 alphanumerisch und enthält jetzt insgesamt ca. 14 004 Codes gegenüber den bisher 5504 Codes des ICD-9. Im Januar 1998 wurde die Todesursachenverschlüsselung bereits auf ICD-10 umgestellt. Der Wechsel von ICD-9 zu ICD-10 verlangt einen Umsteigeschlüssel, um statistische Zeitreihen fortzuschreiben und bereits verschlüsselte Diagnosesammlungen umzuschlüsseln. Das Deutsche Institut für Medizinische Dokumentation und Information stellt kostenlos eine solche ICD-Überleitungstabelle über den Internet-Server (http://www.dimdi.de) zur Verfügung.

Auch die Softwareanbieter für Praxis-EDV haben mittlerweile vielfach den ICD in ihre Programme integriert. Dabei kann die Verschlüsselung erleichtert werden durch den stufenweisen Einstieg über die Diagnosehierarchie, entsprechend der Systematik der offiziellen ICD, sowie über eine gezielte Eingabe von Diagnosebezeichnungen bzw. deren Anfangssequenzen, so daß auch ohne genaue Kenntnis der exakten Bezeichnung die entsprechende Verschlüsselungsebene möglich ist oder zumindestens ein Auswahlvorschlag gemacht wird.

Anwendungsbereiche der ICD-Kodierung

Im ICD-9 konnten viele rheumatologische Diagnosen nicht kodiert werden, und er entsprach deshalb nicht den Ansprüchen von Rheumatologen, Orthopäden und anderen Spezialisten. Deshalb wurden auf Initiative der International League Against Rheumatism (ILAR) 2 umfassendere Klassifikationen zusammengestellt: Die *International Classification of Musculosceletal Disorders* (ICMSD) und eine erweiterte und detaillierte Version des ICD-9, die *International Classification of Disease for Rheumatology and Orthopedics* (ICD-R&O) (Engleman 1985). Beide Klassifikationen haben aber niemals weitere Verbreitung gefunden. Grundlage der zukünftigen Kodierung von Diagnosen in der Praxis wird deshalb voraussichtlich der ICD-10 werden, mit den in Abschnitt M verschlüsselten Diagnosen der Krankheiten des Muskel-Skelett-Systems und des Bindegewebes.

Dieser Diagnoseschlüssel wurde deshalb auch der Gliederung der Erkrankungen in diesem Buch zugrunde gelegt, um erstmals in einem Lehrbuch einen direkten Bezug zwischen Krankheitslehre und ICD-Diagnoseschlüsseln herzustellen. Abweichungen von der herkömmlichen Gliederung in Lehrbüchern wurden in Kauf genommen, um andererseits die zukünftige Arbeit der Verschlüsselung im klinischen Alltag und in der Praxis zu fördern und zu erleichtern.

Dabei sind wir uns bewußt, daß die traditionelle Ordnung der Diagnosen im klinischen Alltag oft beibehalten werden wird. Dies ist z.B. auch der Fall in der in den letzten Jahren in den Regionalen Kooperativen Rheumazentren durchgeführten Kerndokumentation. Zum Zwecke der einfachen Transferierung der Kodierungen wurde von der Projektgruppe EDV und Dokumentation der Arbeitsgemeinschaft der Regionalen Kooperativen Rheumazentren in der DGRh eine Liste erstellt, in der die Schlüsselnummern der Kerndokumentation gleichzeitig mit den zugehörigen Kodierungen der ICD-9 und ICD-10 verknüpft sind (s. Tabelle 37.4).

Wichtige Anwendungsgebiete der Diagnosenverschlüsselung mit dem ICD sind nicht nur epidemiologische Fragestellungen und wissenschaftliche Auswertungen, sondern in zunehmendem Maße auch:

- Zwecke der Abrechnung,
- der Wirtschaftlichkeitsprüfung,
- des Leistungsnachweises,
- der medizinischen Qualitätssicherung und
- der Gesundheitsberichterstattung.

Die gesetzlichen Grundlagen für diese Anwendung sind im Gesundheitsstrukturgesetz und den zugehörigen Verordnungen, Bekanntmachungen und Vereinbarungen enthalten. Neben den oben erwähnten Überleitungstabellen des DIMDI existieren auch EDV-Programme zur automatischen Konvertierung der ICD-9-Schlüsselnummern in den ICD-10.

Kerndokumentation der Rheumazentren

Wie die Erfahrungen der Kerndokumentation in den Regionalen Kooperativen Rheumazentren zeigen, bietet die verschlüsselte Dokumentation nicht nur Chancen, die bisher in Deutschland zu sehr vernachlässigte medizinische Dokumentation rheumatologischer Erkrankungen zu verbessern, sondern auch die Dokumentation für die Patientenbehandlung selbst zu nutzen, für interne Zwecke in Krankenhäusern und Arztpraxen bis hin zur Qualitätssicherung und zu wirtschaftlichen Steuerungsprozessen. Auch die Verzahnung von ambulanter und stationärer rheumatologischer Behandlung und damit eine effektivere Patientenbehandlung kann durch solide Daten unterstützt werden. Zweifellos hat die Diagnoseverschlüsselung nach dem ICD-10 auch ihre Schwierigkeiten und Probleme, weshalb die zunächst gesetzlich geplante Verpflichtung zum Einsatz in der ambulanten Versorgung zurückgestellt wurde. Langfristig wird aber die Verknüpfung von Diagnosen und Leistungen nicht zu umgehen sein.

37.3 Nosologische Kriterien

Nosologische Kriterien sind wichtige Instrumente zur Diagnosefindung und Kategorisierung von Krankheiten, Krankheitszuständen und Krankheitsfolgen in der Rheumatologie (Genth 1996). Meist handelt es sich um Klassifikationskriterien für wissenschaftliche Untersuchungen, seltener um Diagnosekriterien zur individuellen Diagnosefindung oder aber um Statuskriterien (z.B. Krankheitsaktivität, funktionelle Schädigung), prognostische Kriterien und Outcomekriterien (s. Tabelle 37.5). Besonders die frühere American Rheumatism Association, jetzt ACR, hat sich um die Entwicklung von Klassifikationskriterien verdient gemacht. In jüngster Zeit bemühen sich auch internationale Expertengruppen um Diagnose- und Klassifikationskriterien z.B. für die Spondarthritiden, das Sjögren-Syndrom und den M. Behçet. Eine Übersicht über die wichtigsten Diagnose- und Klassifikationskriterien in der Rheumatologie gibt Tabelle 37.4.

Klassifikationskriterien

Diagnose- und Klassifikationskriterien sind etwas grundsätzlich Verschiedenes. „Wer klassifiziert, hat die Diagnose schon gestellt" (Raspe 1995). Klassifikationskriterien sollen in erster Linie die Verständigung zwischen verschiedenen Forschergruppen und Forschergenerationen fördern und die Vergleichbarkeit durch

Tabelle 37.5. Übersicht von wichtigen Diagnose- und Klassifikationskriterien in der Rheumatologie. (Nach Genth 1996)

Erkrankung	Diagnosekriterien Name	 Name
Chronische Polyarthritis	ARA 1958	ACR*** 1988
Juvenile chronische Arthritis	ACR 1977	ILAR 1995
Seronegative Spondarthritis	Amor et al. 1976	ESSG-Kriterien 1991
Ankylosierende Spondylitis	CIOMS 1961; New York 1966	–
Psoriasis-Arthritis	Moll u. Wright 1976	–
Enteropathische Arthritis	–	–
Reaktive Arthritis	–	–
Reiter-Syndrom	–	ACR 1981
Rheumatisches Fieber	Jones 1944; 1965 mod. N.Y.H. Assoc.	–
Systemischer Lupus erythematodes	–	ACR 1982
Phospholipidantikörpersyndrom	Harris, E.N. 1987	Alarcon-Segovia et al. 1992 p**
Sjögren-Syndrom	z.B. Copenhagen-Kriterien 1986	ECSG 1993 p**
Systemische Sklerose	z.B. Barnett et al. 1988	ACR 1980 p**
MCTD	z.B. Sharp 1987	–
Idiopathische Myositis	Bohan und Peter 1975	Tanimoto et al. 1995
Polymyalgia rheumatica	Bird 1979	–
Arteriitis cranialis	– *	ACR 1990
Takayasu-Syndrom	– *	ACR 1990
Panarteriitis nodosa	– *	ACR 1990
Mikroskopische Polyangiitis	– *	–
Wegener-Granulomatose	– *	ACR 1990
Churg-Strauss-Vaskulitis	– *	ACR 1990
Schoenlein-Henoch-Syndrom	– *	ACR 1990
Essentielle Kryoglobulinämie	– *	–
Leukozytoklastische Vaskulitis	– *	–
Behçet-Syndrom	ISG for Behçet's Disease 1992	ISG for Behçet's Disease 1992
Harnsäuregicht	Bennett und Wood 1968	ACR, Wallace et al. 1977 p**
CPPD-Ablagerungskrankheit	Ryan und McCarty 1985	–
Apatit-Ablagerungskrankheit	–	–
Fingerpolyarthrose	–	ACR 1990
Coxarthrose	–	ACR 1991
Gonarthrose	–	ACR 1986
Fibromyalgie	z.B. Wolfe et al. 1986	ACR 1990

* Definition bei Jennette et al. 1994; **p präliminäre Kriterien; ***ACR American College of Rheumatology, früher ARA (American Rheumatism Association).

Tabelle 37.6. Auswahl von Status- und Outcomekriterien

Diagnose	Kriterien	Quelle
Chronische Polyarthritis	ARA Remission Criteria	Pinals et al. 1981
	Disease Activity Score (DAS)	Heijde et al. 1993
	ACR Improvement	Felson et al. 1995
	EULAR Responce	Gestel et al. 1996
	WHO/ILAR Core Set of Endpoints	Tugwell u. Boers 1993
Lupus erythematodes	SLE Disease Activity Index (SLEDAI)	Bombardier et al. 1992
	European Consensus Lupus activity measure (ECLAM)	Vitali et al. 1992
Sklerodermie	Modif. Rodnan Skin Score	Clements et al. 1993
Arthrose	Western Ontario and McMaster Universities Osteoarthritis Index (WOMAC)	Bellamy et al. 1998

Standardisierung ermöglichen. Für diagnostische Zwecke sind sie, wenn überhaupt, nur mit großen Vorbehalten einzusetzen.

Der Kliniker wird einerseits trotz nicht erfüllter Klassifikationskriterien die Diagnose einer Erkrankung stellen und andererseits trotz erfüllter Klassifikationskriterien aufgrund anderer klinischer Merkmale und Befunde eine andere Krankheit diagnostizieren. Bezüglich weiterer wichtiger Fragen zum Nutzen und den Risiken der Klassifikationskriterien für die klinisch-rheumatologische Praxis sei auf eine Übersicht verwiesen, die sich sehr detailliert mit diesem Thema auseinandergesetzt hat (Raspe 1995).

Bezüglich nosologischer Kriterien zur Krankheitsaktivität, Funktionen, Prognose und Outcome, im Hinblick auf ihren Einsatz in therapeutischen und klinischen Studien, sind besonders die vielfältigen Aktivitäten der EULAR und der OMERACT-(Outcome-Measures-in-RA-Clinical-Trials-)Konferenzen zu erwähnen. Einige wichtige Kriterien, die auch außerhalb von klinischen Studien in der täglichen Praxis Verwendung finden sollten, sind in Tabelle 37.6 zusammengestellt. Für den Interessierten muß auf weiterführende Übersichten und die Orignalliteratur hingewiesen werden (Bellamy et al. 1998; Bombardier et al. 1992; Clements et al. 1993; Gestel u. Riel 1997; Heijde u. Linden 1998; Silman u. Symmons 1995, 1996; Tugwell u. Boers 1993; Vitali et al. 1992).

Literatur

American Rheumatism Association (1982) Dictionary of the rheumatic disease, vol. I: Signs and symptoms, pp 1–87, Atlanta

American Rheumatism Association (1985) Dictionary of the rheumatic disease, vol. II: Diagnostic testing, pp 1–105, Atlanta

Bellamy N, Buchanan WW, Goldsmith C et al. (1998) Validation of WOMAC: a health status instrument for measuring clinically important patient relevant outcomes to antirheumatic drug therapy in patients with OA of the hip and knee. J Rheumatol 15:1833–1840

Bombardier C, Gladman DD, Urowitz MB et al. (1992) Derivation of SLEDAI: a disease activity index for lupus patients. Arthr Rheum 35:630–640

Bombardieri S, Caponi L, Arend WP (1998) Editorial. A unified list of acronymes for the rheumatology literature. Arthr Rheum 41:1901–05

Clements PJ, Lochenbruch PA, Seibold JR et al. (1993) Skin Thickness Score in systemic sclerosis: an assessment of intraobserver variability in 3 independents studies. Br J Rheumatol 20:1892–96

Decker JL (1983) Glossary subcommittee of the ARA committee on rheumatologic practice: American Rheumatism Association nomenclature and classification of arthritis and rheumatism. Arthr Rheum 26:1023–1032

Engleman EP (ed) (1985) ICD-RE0: An application of the International Classification of Diseases for Rheumatology and Orthopaedics. International League Against Rheumatism. Indiana University School of Medicine

Felson DT, Anderson J, Boers M et al. (1995) American College of Rheumatology preliminary criteria for improvement in rheumatoid arthritis patients. Arthr Rheum 38:727–735

Genth E (1996) Nosologische Kriterien in der Rheumatologie. Z Rheumatol 55:319–330

Gestel AM van, Prevoo MLL, Hof MA van't et al. (1996) Development and validation of European League Against Rheumatism response criteria for rheumatoid arthritis. Arthr Rheum 39:34–40

Gestel AM van, Riel PLCM van (1997) Evaluation of early rheumatoid arthritis disease activity and outcome. Baill Clin Rheumatol 11:49–63

Hartmann F, Wittenborg A, Zeidler H (1987) Klinische Rheumatologie. Teil I. Allgemeine Grundlagen. In: Bock, HE (Hrsg) Klinik der Gegenwart, Band XII. Urban & Schwarzenberg, München Wien Baltimore, S 751

Heijde DMFM van der, Hof MA van't, Riel PLCM van, Putte LBA van der (1993) Development of a diseas activity score based on judgement in clinical practice by rheumatologists. J Rheumatol 20:579–581

Heijde DMFM van der, Linden SJ van der (1998) Measures of outcome in ankylosing spondylitis and other spondyloarthritides. Baill Clin Rheumatol 12:695–716

Pinals RS, Masi AT, Larsen RA (1981) Preliminary criteria for clinical remission in rheumatoid arthritis. Arthr Rheum 24:1308–1315

Raspe HH (1995) Diagnose- und Klassifikationskriterien in der Rheumatologie: Bedeutung, Nutzen und Gefahren. Akt Rheumatol 20:75–80

Ruhl MJ, Sokoloff L (1965) A thesaurus of rheumatology. Arthr Rheum 8:95–182

Schumacher HR (1994) Classification of rheumatic diseases. In: Klippel JH, Dieppe PA (eds) Rheumatology. Mosby, London, 7.1–4

Silman AJ, Symmons DPM (guest editors) (1995) Classification and assessment of rheumatic diseases, part I. Baill Clin Rheumatol 9:253–436

Silman AJ, Symmons DPM (guest editors) (1995) Classification and assessment of rheumatic diseases, part II. Baill Clin Rheumatol 9:437–618

Symmons D (1996) The language of rheumatology. I: Nomenclature and coding. Ann Rheum Dis 55:4–6

Symmons D, Sand S (1996) The language of rheumatology. II: Classification and grouping. Ann Rheum Dis 55:83–86

Tugwell P, Boers M (1993) For the OMERACT Committee: Developing consensus on preliminary care efficacy endpoints for rheumatoid clinical trials. J Rheumatol 20:555–556

Vitali C, Bencivelli W, Isenberg DA et al. (1992) Disease activity in systemic lupus erythematosus: report of the Consensus Study Group of the European Workshop for Rheumatology Research. II. Identification of the variables indicative of disease and their use in the development of an activity score. Clin Exp Rheumatol 10:541–547

Teil VII
Infektiöse Arthropathien
(M 00–M 03)

Kapitel 38

Eitrige Arthritis (M 00)

D. Brackertz

INHALT

38.1 Allgemeine Anmerkungen

Die bakterielle Arthritis ist ein Notfall, der einer raschen Erkennung und einer geeigneten Behandlung bedarf, um einen bleibenden Gelenkschaden zu vermeiden.

Unter einer infektiösen Arthritis verstehen wir definitionsgemäß die direkte Infektion eines Gelenkes und des periartikulären Gewebes durch Mikroorganismen. Von diesen Arthritisformen abzugrenzen sind die sog. symptomatischen oder reaktiven Arthritiden, die im Rahmen von viralen oder bakteriellen Infektionskrankheiten auftreten können, wie z.B. die Yersiniaarthritis. An der Wirbelsäule dominiert die Spondylitis, d.h. die Osteomyelitis der Wirbelkörper, die sekundär auch auf die kleinen Wirbelbogengelenke und die Zwischenwirbelscheiben übergreifen kann.

38.1.1 Manifestationsalter

Trotz der Entwicklung potenter Antibiotika ist die Erkrankungshäufigkeit der bakteriellen Arthritiden, insgesamt gesehen, in den letzten 3 Jahrzehnten konstant geblieben. Überraschenderweise ist es aber zu einer deutlichen Altersverschiebung gekommen, so daß heutzutage vorwiegend Patienten jenseits des 50. Lebensjahres an infektiösen Arthritiden erkranken. Hier hat sich die Inzidenzrate verdoppelt.

38.1.2 Pathogenese – Eintrittspforte

- Die meisten Patienten entwickeln eine mikrobielle Infektion der Gelenke infolge hämatogener Metastasierung aus einem entfernt liegenden Infektionsherd oder durch intravenösen Drogenabusus.
- Ein weiterer Weg ist die direkte Inokulation von Keimen in Gelenke im Rahmen von Traumen und diagnostischen sowie therapeutischen Gelenkeingriffen.
- Außerdem kann es aus paraartikulär liegenden Herden *per continuitatem* zur intraartikulären Dissemination von infektiösen Erregern kommen, wie z.B. aus einer gelenknahen Osteomyelitis. Ursachen der durch Infektion per continuitatem entstandenen Arthritiden sind v.a. Traumen, offene Wunden, Frakturen oder Infektionen im Rahmen von Operationen.
- In den letzten Jahren ist das Problem der Gelenkinfektion nach alloplastischem Gelenkersatz hinzugekommen.
- In einem hohen Prozentsatz ist jedoch die Eintrittspforte nicht eruierbar.

38.1.3 Prädisponierende Faktoren

Nur ein kleiner Teil der Patienten, die an einer Bakteriämie erkranken, entwickeln auch eine bakterielle Arthritis. Daraus kann geschlossen werden, daß ein vollkommen immunkompetenter Organismus durch Phagozytosefähigkeit der Synovialzellen in der Lage ist, die in das Gelenk eingedrungenen Keime rasch zu eliminieren. Erkrankt jedoch eine grundsätzlich gesunde Person an einer bakteriellen Arthritis, so sind dafür in der Regel entweder nur eine temporär veränderte Abwehrlage, lokale anatomische Veränderungen oder beide Faktoren gemeinsam verantwortlich zu machen.

Prädisponierende Faktoren bei Arthritiserregern

Grundsätzlich kann zwar jeder in ein Gelenk eingedrungene Erreger lokale Infektionen auslösen, doch werden in der Mehrzahl der Fälle Gelenkinfektionen nur durch einige wenige Keime aus der Spezies der Kokken hervorgerufen, was vermuten läßt, daß einige Erreger stärker arthritogen sind als andere. Die gesamte Komplexität der Beziehung zwischen Wirtsorganismus und infektiösem Erreger ergibt sich durch die Tatsache, daß in tierexperimentellen Modellen von bakterieller Arthritis gezeigt werden konnte, daß immunologische Faktoren, insbesondere Zytokine, eine entscheidende Rolle bei der Destruktion des Gelenkknorpels spielen.

In solchen Experimenten konnte für die Staphylococcus-aureus-Arthritis nachgewiesen werden, daß neben verschiedenen immunologischen Faktoren, insbesondere Zytokinen, auch verschiedene genetische Faktoren für die Entwicklung der Gelenkinfektionen von Bedeutung sind (Patti et al. 1994; Abeinour et al. 1985; Bremell et al. 1994). Ein Kollagenrezeptor auf den Staphylococcus-aureus-Stämmen ist für die Adhäsion der Bakterien an den Gelenkknorpel verantwortlich. Dieses kollagenbindende Protein konnte auch bei Patienten mit septischer Arthritis isoliert werden (Switalski et al. 1993), und die bakterielle Adhärenz des Staphylococcus aureus an Gelenkknorpel ließ sich mittels kollagenrezeptorspezifischer Antikörper blockieren.

Systemische prädisponierende Faktoren

Systemische Faktoren, die die Fähigkeit des Wirtsorganismus bei der Abwehr von Infektionen beeinflussen, sind zahlreich. Am häufigsten beim Erwachsenen mit septischen Arthritiden sind:

- Diabetes mellitus,
- Leberzirrhose,
- chronisches Nierenversagen,
- chronische Polyarthritis und
- Neoplasien.

Zwei weitere wichtige Risikofaktoren für die Entwicklung infektiöser Komplikationen sind langdauernde Steroid- und Immunsuppressivagaben oder kurz vorausgegangene antibiotische Therapie (Goldenberg u. Cohen 1976; Kellgren 1958; Mills 1957; Vincenti 1982). Selbst bei Fehlen von systemischen Erkrankungen ist zu bedenken, daß der natürliche Alterungsprozeß zu einer Schwächung bzw. Abnahme der Immunfunktion und somit zu einer erhöhten Krankheitsempfänglichkeit für infektiöse Arthritiden führt. Auch invasive diagnostische sowie chirurgische Eingriffe disponieren zu infektiösen Arthritiden.

Lokale prädisponierende Faktoren

Insbesondere im höheren Lebensalter sind neben den systemischen prädisponierenden Faktoren v.a. auch lokale Faktoren, und zwar vorbestehende Gelenkerkrankungen, zu erwähnen wie die Arthrose oder die chronische Polyarthritis (Cooper u. Cawley 1986; Ho u. Su 1982; Mc Guire et al. 1988; Willkens et al. 1960) sowie die Kristallarthropathien (Baer et al. 1986; Brancos et al. 1985; Gordon et al. 1986).

Bei der chronischen Polyarthritis entwickeln sich infektiöse Arthritiden vor allen Dingen bei Patienten im Steinbrocker-Stadium III und IV sowie bei Patienten, die einer aggressiven zytotoxischen sowie immunsuppresiven Therapie bedürfen.

In den meisten Studien ist die chronische Polyarthritis der häufigste disponierende Faktor für Gelenkinfektionen, wobei die Inzidenzrate zwischen 0,3 und 3% angegeben wird. !

38.1.4 Erregerspektrum

Obwohl grundsätzlich jeder in das Gelenk eingedrungene Erreger eine lokale Infektion auslösen kann, werden Gelenkinfektionen in der Mehrzahl der Fälle nur durch einige wenige Keime hervorgerufen.

Erreger bei monoartikulären Arthritiden

Häufigster Keim beim Erwachsenen ist Staphylococcus aureus, der in etwa 40–70% der Fälle von septischen Arthritiden im höheren Lebensalter gefunden wird. Sehr häufig kommen andere grampositive Kokken wie Streptokokken, Pneumokokken und Staphylococcus epidermidis vor. Neisseria gonorrhoeae ist bei jüngeren Patienten häufigste Ursache für eine infektiöse Arthritis. Gramnegative Bakterien haben in den letzten beiden Dekaden als Ursache bakterieller Arthritiden deutlich zugenommen, insbesondere bei intravenösem Drogenabusus. Der Prozentsatz dieser Erreger bei Gelenkinfektionen älterer Patienten liegt in mehreren Studien bei etwa 25%.

Erreger bei polyartikulären Arthritiden

Polyartikuläre Arthritiden machen etwa 5–8% der pädiatrischen und etwa 10–19% der nichtgonorrhoischen Fälle des Erwachsenen aus. Polyartikuläre Infektionen sind eine Funktion sowohl der Bakterien als auch des Organismus. Bestimmte Bakterien zeigen eine Prädilektion für einen polyartikulären Befall wie z.B.:

- Neisseria gonorrhoeae,
- Streptococcus pneumoniae,
- Gruppe-G-Streptokokken und
- Haemophilus influenzae.

Am häufigsten wird aber auch bei den polyartikulären Arthritiden *Staphylococcus aureus* isoliert. Polyartikuläre septische Arthritiden kommen besonders bei der chronischen Polyarthritis vor. Von Bedeutung ist die Kenntnis dieses Krankheitsbilds, um Fehldiagnosen zu vermeiden.

Polymikrobielle septische Arthritis

Die polymikrobielle septische Arthritis ist selten und wird häufig durch ein penetrierendes Trauma verursacht oder tritt im Rahmen von chirurgischen Eingriffen auf. Vor allem bei Infektionen von endoprothetisch versorgten Gelenken wurde in 6–25% der Fälle ein polymikrobieller Befall in der frühen postoperativen Phase beobachtet.

38.1.5 Diagnosestellung

Der wohl wichtigste prognostische Faktor für die septische Arthritis ist das Intervall, das zwischen Auftreten der Erkrankung bis zur Diagnosestellung verstreicht. Eine verspätete Diagnosestellung ist häufig assoziiert mit höherem Lebensalter, vorbestehenden Gelenkerkrankungen, Befall von Schulter- oder Hüftgelenken. Daher ist die frühzeitige Diagnose einer infektiösen Arthritis und der sofortige Beginn einer adäquaten Therapie von imperativer Bedeutung. In der folgenden Übersicht werden die zur Diagnosestellung notwendigen Untersuchungen aufgeführt.

Diagnostische Evaluierung bei infektiöser Arthritis

- Anamnese
- Körperliche Untersuchung
- Synoviaaspiration
- Kultur (aerob, anaerob, Pilze, Mykobakterien)
- Gram-Färbung
- Leukozytenzählung
- Kristalle
- Blutkultur
- Kultur von anderen Körperstellen
- Leukozytenzählung im peripheren Blut (erhöht bei 50–60% der Patienten)
- BSG, CRP
- Röntgen (Routine, CAT)
- Radionuklidszintigraphie
- Ultraschall
- MRT
- Ansprechen auf die Therapie

In den meisten Fällen infektiöser Arthritis hilft die klinische Präsentation zusammen mit der Aspiration der Synovia, der Gram-Färbung der Synoviakultur bei der Diagnosestellung und Einleitung einer antibiotischen Therapie.

38.1.6 Klinisches Bild

Typische Präsentation

■ **Klinik.** Typischerweise präsentiert sich eine bakterielle Arthritis als akut auftretende Mon- oder Oligoarthritis. Das klinische Bild ist gekennzeichnet durch:

- starke Gelenkschmerzen,
- Schwellung,
- Überwärmung und
- eine deutliche Funktionseinschränkung.

Fast immer ist ein Erguß vorhanden (s. Abb. 38.1).

■ **Manifestationsort.** Am häufigsten manifestiert sich die infektiöse Arthritis am Knie, es können aber sämtliche andere Gelenke einschließlich der Iliosakralgelenke und der kleinen Wirbelgelenke befallen sein.

■ **Extraartikuläre Hinweise auf Arthritiserreger.** Da die infektiösen Arthritiden nicht selten durch hämatogene Aussaat der Erreger entstehen, sollten die Patienten gründlich untersucht werden. Häufig findet sich dann eine Pneumonie als Herd für Pneumokokken oder ein Abszeß als Herd für Staphylokokken. Anamnestische Hinweise auf das Vorliegen einer Urethritis, Meningitis oder Prostatitis lassen auch bei älteren Patienten an das Vorliegen einer Gonokokkeninfektion denken.

■ **Allgemeinsymptome.** Neben dem Lokalbefund der Gelenkinfektionen mit mehr oder weniger ausgeprägten klassischen Entzündungszeichen treten in den meisten Fällen allgemeine Entzündungssymptome bis hin zum Vollbild der Sepsis auf. Vorkommen können:

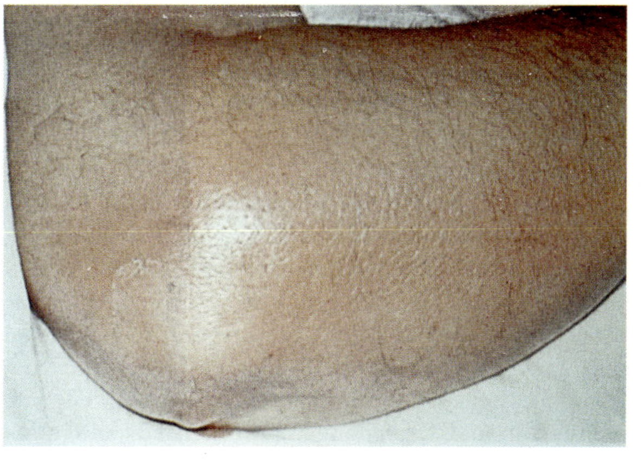

Abb. 38.1. Typisches Bild einer infektiösen Arthritis des Ellbogengelenks mit starker ödematöser Schwellung, glänzender Hautveränderung und Rötung des Ellbogens

- Fieber,
- Schüttelfrost,
- Leukozytose,
- maximale Blutsenkungsbeschleunigung,
- starke Erhöhung des C-reaktiven Proteins,
- erhebliches Krankheitsgefühl bis zur Schocksymptomatik

Hieraus ergibt sich die Möglichkeit der differentialdiagnostischen Abgrenzung einer infektiösen Arthritis von vorbestehenden systemischen entzündlichen rheumatischen Erkrankungen wie der chronischen Polyarthritis und der Psoriasisarthritis sowie auch der Polyarthrose.

Atypische Präsentation

Unglücklicherweise kommen aber auch atypische Verläufe mit chronischem Beginn und ohne wesentliche allgemeine oder lokale Entzündungszeichen vor (Kellgren 1958; Dodd 1982; Mitchell 1976). Gerade bei älteren immunsupprimierten Patienten und bei Infektionen der fibrokartilaginären Gelenke von anbehandelten Patienten kann sich das Krankheitsbild atypisch präsentieren. Eine Verminderung der aktiven und passiven Beweglichkeit ist das am häufigsten vorhandene Zeichen, mit dem sich eine septische Arthritis von einer Bursitis unterscheiden läßt. Nicht selten ist es hilfreich, das infizierte Gelenk mit dem nichtbetroffenen kontralateralen Gelenk zu vergleichen.

Auch Infektionen der tiefliegenden Gelenke wie Hüfte und Wirbelsäule verlaufen häufig ohne typischen Entzündungszeichen (Gelbermann 1980; Gordon 1980; Schaad et al. 1980; Sequeira 1982). Große diagnostische Schwierigkeiten können Superinfektionen von Gelenken bereiten, die durch Arthritiden anderer Art, wie z.B. eine chronische Polyarthritis, vorgeschädigt sind (Kellgren 1958). Eine sorgfältige Anamnese ergibt häufig, daß das infizierte Gelenk seit einiger Zeit wesentlich mehr Schmerzen bereitet als je zuvor. Insbesondere bei älteren Patienten, die mit Immunsuppressiva oder Kortikosteroiden behandelt werden, kommen solche infektiösen Pfropfarthritiden häufiger vor.

Gelenkinfektionen bei Kindern

Bei Neugeborenen im Alter von 1–28 Tagen können infektiöse Arthritiden, die meist durch Staphylokokken, Streptokokken oder gramnegative Bakterien hervorgerufen werden, mit den Symptomen einer Septikämie einhergehen (Fieber, Tachykardie, Hypertonie, Lethargie). Eine Abnahme der spontanen Bewegungsaktivität der betroffenen Extremität selbst bei Fehlen von Schmerzen und Schwellungen hilft meistens, die Infektion zu lokalisieren, auch infektiöse Polyarthritiden können in diesem Alter auftreten. Prädisponierende Faktoren sind niedriges Geburtsgewicht und perinatale Komplikationen, wie z.B. Austauschtransfusionen (Fink 1986; Memon 1979). Bei älteren Kindern gleicht die Symptomatik der septischen Arthritis bei Erwachsenen.

Infektionen des Hüftgelenks. Ein besonderes Problem stellt jedoch die Infektion des Hüftgelenks dar, das bei weitem am häufigsten befallen wird. Infolge übermäßiger Ergußbildung mit Dehnung des Gelenkes kann es innerhalb von Tagen zu einer Unterbrechung der Blutzufuhr des Femurkopfs mit konsekutiver Zerstörung des Knorpels und subchondralen Knochens kommen (Lunseth et al. 1979), weshalb der rechtzeitige Beginn einer adäquaten Therapie imperativ ist.

Die wichtigsten Symptome einer Hüftgelenkinfektion bei Kindern sind:

- Schmerzen in der Leiste,
- an der Außenseite des Oberschenkels,
- den entsprechenden Gesäßhälften und
- eine Schmerzausstrahlung entlang des N. obturatorius sowie nach distal.

Der Oberschenkel wird für gewöhnlich gebeugt, abduziert und außenrotiert gehalten. Infolge der starken Schmerzen beträgt das Bewegungsausmaß nur wenige Winkelgrade. Im Gegensatz dazu fehlen bei Erwachsenen die äußeren Entzündungszeichen weitgehend.

Infektion der Wirbelsäule

Klinisch sind für eine infektiöse Spondylitis vor allen Dingen ein intensiver, mechanisch kaum zu beeinflussender Nachtschmerz sowie ein umschriebener Erschütterungs- und Belastungsschmerz charakteristisch.

Spondylogene Irritationssyndrome mit Ausstrahlung in das Abdomen oder den Thorax sowie ein Spasmus der paravertebralen Psoasmuskulatur sind ebenfalls häufig. Andererseits kann eine Spondylitis aber auch sehr symptomarm verlaufen, so daß bei Patienten mit Fieber unklarer Genese an eine solche Möglichkeit gedacht werden sollte.

Infektionen alloplastischer Gelenke

Eine besondere, ausgesprochen teure Komplikation des höheren Lebensalters stellen bakterielle Infektionen endoprothetisch versorgter Gelenke dar. Da endoprothetische Eingriffe in der Regel um das 60. Lebensjahr und danach durchgeführt werden und die Lebenserwartung in unserer Region auch in Zukunft weiter zunehmen wird, wird dieses Problem zusehends gravierender. Unter optimalen Bedingungen liegt die Infektionsrate bei alloplastischem Gelenkersatz von Hüft- und Kniegelenken bei etwa 1,5–2% (Poss 1984; Total hip joint replacement in the United States 1982).

Ätiologie. Die meisten Infektionen entstehen entweder hämatogen oder durch Inokulation intraoperativ

Tabelle 38.1. Risikofaktoren für Infektionen prothetisch versorgter Gelenke

Frühe Infektion	Späte Infektion
Lange Operationszeit	Prothesenmodell
Anzahl der Personen im OP	Chronische Polyarthritis
Unerfahrener Operateur	Nichtartikuläre Infektionen
Fortgeschrittenes Alter	Zeitspanne nach Protheseninplantation
Chronische Polyarthritis	Lockerung der Prothese
Perioperative, nichtartikuläre Infektionen	

und manifestieren sich innerhalb der ersten 3 Monate (frühe Infektion 40%) bzw. innerhalb des 1. Jahres (späte Infektion 45%) (Gristina et al. 1983; Grogan et al. 1986). Inzwischen sind eine Reihe von Risikofaktoren sowohl für die frühe als auch für die späte Infektion nach diesen Operationen erkannt worden (s. Tabelle 38.1). Wichtig zu wissen ist aber, daß bei Patienten mit vorbestehender chronischer Polyarthritis das Risiko einer Protheseninfektion 5mal größer ist als bei Patienten mit Arthrose, wie eindrucksvoll durch die Daten einer Studie aus dem Brigham and Women's Hospital in Boston (Cook et al. 1993) belegt wird.

In bezug auf die Infektionshäufigkeit bestehen Geschlechtsunterschiede (Wynn u. Wilde 1992). Bei männlichen Patienten mit chronischer Polyarthritis lag die Infektionsrate bei 4%, bei weiblichen bei 1,7%. Bei diesen Patienten traten die Infektionen in der Regel spät – häufig erst nach Kniegelenkimplantationen – auf, was vermuten läßt, daß die hämatogene Infektionsroute bei diesen Patienten von entscheidender Bedeutung zu sein scheint. Als häufigste Erreger werden – wie in vielen anderen Studien – Staphylokokken, insbesondere Staphylococcus aureus sowie Staphylococcus epidermidis, gefunden.

■ **Klinik.** Einige Infektionen alloplastischer Gelenke präsentieren sich als akute fulminante Erkrankung mit Fieber, heftigen Gelenkschmerzen, Schwellungen und Erythem. Andere zeigen lange, indolente Verläufe mit langsam zunehmendem Schmerz, jedoch ohne Fieber, Weichteilschwellung oder Zeichen der systemischen Entzündung.

Bei Infektionen in der postoperativen Phase ist man geneigt, die systemischen Zeichen der Entzündung wie Fieber auf postoperative Komplikationen wie Pneumonie oder einen Harnwegsinfekt zurückzuführen. Ein Dauerschmerz kann dabei das einzige Symptom sein, das auf solche Infektionen hinweist. Das Symptom „Dauerschmerz" kann auch hilfreich sein bei der Unterscheidung zwischen Schmerzen infolge mechanischer Prothesenlockerung und solchen infolge Infektion. Bei Infektionen ist der Schmerz auch in Ruhe vorhanden und die Patienten beschreiben ihn als dumpf, nagend oder klopfend. Nach Einnahme von Antibiotika können diese Schmerzen nachlassen. Der mechanische Schmerz infolge Prothesenlockerung tritt besonders bei Bewegung oder Belastung auf.

38.1.7 Diagnostische Maßnahmen

! Erst der intraartikuläre Nachweis eines Erregers sichert die Diagnose „infektiöse Arthritis".

Kultur der Synovialflüssigkeit
Als zuverlässigste Methode zum Erregernachweis hat sich die aerobe und anaerobe Kultur der Synovialflüssigkeit etabliert. Mit dieser Methode läßt sich die Diagnose „infektiöse Arthritis" aber nur bei etwa $^1/_3$–$^2/_3$ aller Patienten sichern.

Anamnese und klinische Untersuchung
Von entscheidender Bedeutung sind die Anamnese und die exakte klinische Untersuchung der Patienten, wobei insbesondere nach Eintrittspforten der Infektion gefahndet werden sollte, denn nicht selten lassen sich bei solchen Patienten als Ausgangspunkt der hämatogenen Aussaat Infektionsherde eruieren (Sinusitis, Otitis media, Tonsillitis, Harnwegsinfekte, bronchopulmonale Infektionen oder eine bakterielle Endokarditis). Die Verdachtsdiagnose sollte außerdem immer dann gestellt werden, wenn der Patient eine Arthritis im Rahmen einer Infektionserkrankung entwickelt und die Arthritis auf eine adäquate antibiotische Therapie anspricht.

Laborparameter
In der Initialphase kann der Patient mit einer akuten septischen Arthritis oder mit einer hämatogenen Osteomyelitis eine Leukozytose mit Linksverschiebung zeigen, aber das Fehlen einer solchen Leukozytose schließt eine Sepsis nicht aus, insbesondere nicht bei Patienten mit konsumierenden Erkrankungen. Ebenso unspezifisch sind die begleitende Beschleunigung der BSG, die Erhöhung des CRP und die Anämie als Ausdruck der stärkeren und länger andauernden Entzündungsreaktion.

Synoviaanalyse
Die sofortige Aspiration des Gelenkergusses und die Identifizierung des Erregers sind die wichtigsten diagnostischen Maßnahmen (makroskopische und mikroskopische Beurteilung der Synovialflüssigkeit). Neben den aeroben und anaeroben Kulturen der Synovia und der Synovialis sowie der Resistenzbestimmung sollten gleichzeitig auch Blutkulturen angelegt werden, um eine Septikämie nachzuweisen. Typischerweise wird aus einem Pyarthros ein visköses, purulentes Punktat

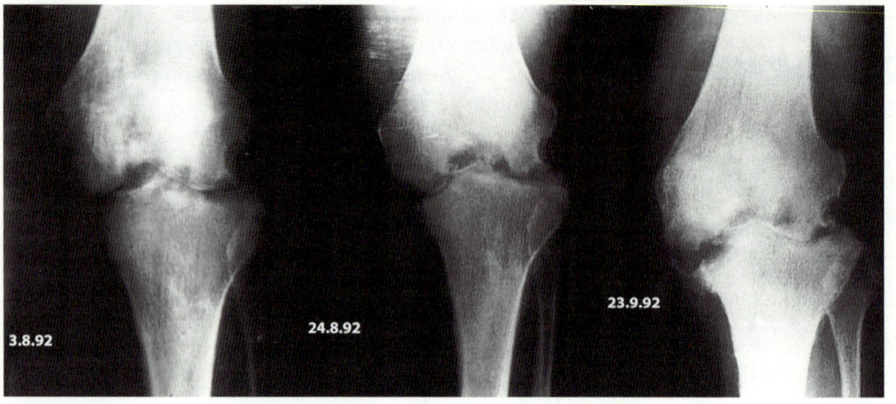

Abb. 38.2. Destruierender Verlauf einer durch Staphylococcus aureus hervorgerufenen Gonarthritis

gewonnen. Die Leukozytenzahl in diesen Ergüssen ist in der Regel größer als 50 000 Leukozyten/mm^3, wobei mehr als 90% der Zellen polymorphkernige Granulozyten sind. Es sei jedoch in diesem Zusammenhang ausdrücklich darauf hingewiesen, daß niedrige Leukozytenzahlen unter 1000–10 000 eine Gelenkinfektion nicht ausschließen.

Eine einmalige positive Blutkultur kann schwierig zu interpretieren sein, da immer die Möglichkeit einer Kontamination zu berücksichtigen ist. 2 Blutkulturen, die beide den gleichen Keim enthalten, schließen praktisch eine Kontamination aus (s. Übersicht unter 38.1.5).

■ **Bakteriologische Untersuchungen.** Der definitive Beweis für das Vorliegen einer septischen Arthritis ist erbracht, wenn die Gram-Färbung der Synovialflüssigkeit positiv ist. Ein solcher positiver Befund wird bei etwa 50–75% der Patienten mit nichtgonorrhoischer septischer Arthritis und bei weniger als 25% der Fälle von *Neisseria-gonorrhoeae*-Infektionen gefunden. Die mikrobiologische Untersuchung der Synovialflüssigkeit bei nichtgonorrhoischer septischer Arthritis ist in etwa 70–75% der Fälle positiv und bei der durch Neisseria gonorrhoeae ausgelösten Arthritis nur in 25% der Fälle. Blutkulturen sind positiv in 25–50% der Fälle bei den nichtgonorrhoischen Arthritiden im Vergleich zu 10% der Gonokokkeninfektionen. Es ist aber davon auszugehen, daß längst nicht alle der mit der septischen Arthritis assoziierten Merkmale bei sämtlichen Patienten nachweisbar sind.

Bildgebende Verfahren

■ **Röntgenaufnahmen.** Röntgenaufnahmen der infizierten Gelenke sowie derjenigen der Gegenseite sollten bereits in der Initialphase angefertigt werden, allein schon, um eine gelenknahe Osteomyelitis auszuschließen.

In der Regel dauert es aber einige Wochen, bevor Destruktionen am Knorpel und am Knochen im Röntgenbild zu erkennen sind, wohingegen eine Weichteilschwellung mit Hinweisen auf einen Erguß bereits in der Frühphase der Erkrankung nachweisbar ist.

In der Folge entwickeln sich eine gelenknahe Osteoporose und wegen der Destruktion des Gelenkknorpels eine Verschmälerung des Gelenkspalts und schließlich nach 2–3 Wochen subchondrale Osteolysen (s. Abb. 38.2). Die Gelenkveränderungen durch superimponierte infektiöse Pfropfarthritiden lassen sich häufig nicht von bereits vorhandenen Gelenkdestruktionen unterscheiden.

■ **Kernspin- und Computertomographie.** Kernspin- oder computertomographische Aufnahmen sind beide hilfreich in der Diagnostik septischer Arthritiden, da sich mit beiden Methoden das Ausmaß der Entzündung bestimmen läßt. Mit Hilfe der Computertomographie können Gelenkveränderungen früher nachgewiesen werden als mit den Standardröntgenfilmen, ebenso ist es möglich, Gelenkergüsse sehr frühzeitig zu diagnostizieren. Bei fortschreitender Gelenkinfektion lassen sich mit der Computertomographie Knochendestruktionen und Abszeßbildungen mit hoher Sensitivität feststellen. Bei Patienten ohne die klassischen Symptome einer septischen Arthritis ist die computertomographische Untersuchung ein sehr sensitiver Test, um eine Infektion des Hüftgelenks nachzuweisen oder auszuschließen. Die Kernspintomographie ist besonders geeignet zum Nachweis von Synovialflüssigkeit, Knorpelschäden und medullären Knochendestruktionen (s. Abb. 38.3). Sie hat ein ausgezeichnetes Auflösungsvermögen für Weichteile und ist besonders geeignet zum Nachweis einer intramedullären Osteomyelitis. Dennoch kann mit der Kernspintomographie ein infektiöser Erguß nicht von einem nichtinfektiösen unterschieden werden.

■ **Knochenszintigraphie.** Früher als im Röntgenbild werden Zeichen einer infektiösen Arthritis im Szintigramm sichtbar. Besonders geeignet ist die Technik, um Infektionen in tiefliegenden Gelenken, wie z.B. Hüft-

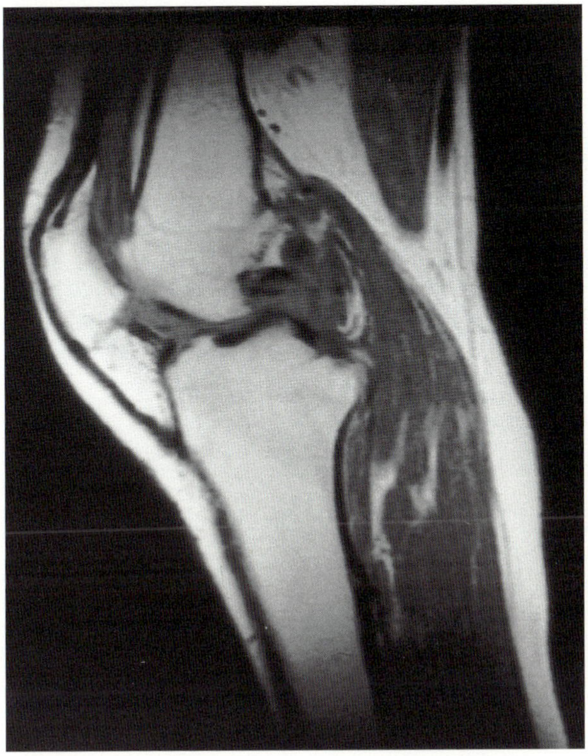

Abb. 38.3. Kernspintomographische Darstellung einer Kniegelenkarthritis. Insbesondere in den dorsalen Gelenkabschnitten kommt die verdickte Membrana synovialis zur Darstellung, die zu erheblichen Destruktionen des lateralen Femurkondylus und der Tibia geführt hat

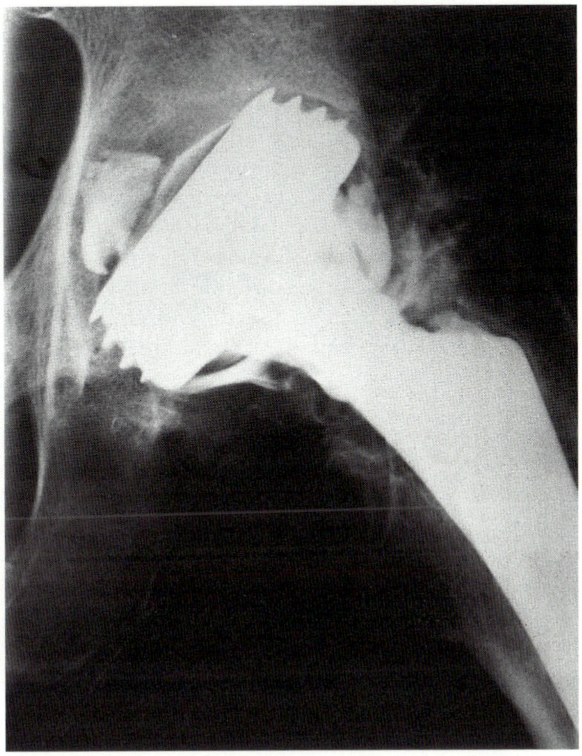

Abb. 38.4. Arthrographie bei implantierter teilzementierter Hüftendoprothese. Die Ausbreitung des Kontrastmittels sichert die Diagnose der Prothesenlockerung

und Schultergelenken oder an der Wirbelsäule, nachzuweisen. Positive Resultate sind jedoch keineswegs spezifisch. Mit Hilfe einer Ganzkörperszintigraphie lassen sich u.U. weitere, nicht erkannte Herde der Infektion nachweisen.

Arthroskopie und Arthrographie

Die *Arthroskopie* kann eingesetzt werden, um Synovialgewebe für die Kultur und Histologie zu gewinnen, wenn die Synovialflüssigkeitskulturen negativ waren. Bei positivem klinischen Bild sollte die Arthroskopie jedoch sofort therapeutisch genutzt werden.

Eine *Arthrographie* zeigt u.U. eine abnorme Kommunikation zwischen den Gelenkspalten und den multiplen Defekten an der Knochen-Zement-Grenze bei endoprothetisch versorgten Gelenken. Diese radiologischen Entzündungszeichen werden bei über 50% der Fälle von Protheseninfektionen beobachtet (s. Abb. 38.4).

38.1.8 Differentialdiagnose

Die Akuität und Schwere einer infektiösen Arthritis machen differentialdiagnostisch die Abgrenzung gegenüber einer Reihe von anderen Erkrankungen erforderlich, wie in der nachfolgenden Übersicht wiedergegeben. Bei diesen Gelenkerkrankungen kommen systemische Manifestationen wie hohes Fieber, Schüttelfrost und Leukozytose selten vor. Häufig ist auch schwierig zu unterscheiden, ob es sich um eine akute Exazerbation eines präexistenten Gelenkleidens oder

Differentialdiagnose der infektiösen Arthritis

- Septische Arthritis
  - gonorrhoisch
  - nichtgonorrhoisch
- Mikrokristallininduzierte Arthritis
- Nichteitrige infektallergische Arthritis
- Eubakteriae (Mykobakterien)
- Fungi
- Viral (Hepatitis, Rubella)
- Syphilis
- Lyme-Arthritis
- Bakterielle Endokarditis
- Sexuell aquirierte reaktive Arthritiden[a]
- Enteroarthritiden
- Akutes Rheumatisches Fieber
- Exazerbation einer chronischen Polyarthritis

Anmerkung: [a] Krankheitsbilder, die eine infektiöse Arthritis imitieren können, bei denen aber kulturell keine Erreger in den entzündeten Gelenken nachgewiesen werden können.

um eine neu aufgepfropfte Sepsis handelt. Klarheit bringt in solchen Fällen nur die mikroskopische und bakteriologische Untersuchung des Gelenkpunktats. Schwierig abzugrenzen sind auch sog. pseudoseptische Arthritisschübe bei Patienten mit chronischer Polyarthritis, die das Krankheitsbild weiter komplizieren können (Singleton et al. 1991). In einem solchen Fall entwickeln die Patienten Fieber und eine Monarthritis, die Synoviaanalyse ergibt das Bild einer Infektion, doch die Synovia- und Blutkulturen sowie die Gram-Färbungen sind negativ. Eine solche pseudoseptische Arthritis spricht gut auf intraartikuläre Steroidinjektionen an. Das Syndrom der pseudoseptischen Arthritis kommt aber nicht nur bei der chronischen Polyarthritis vor, sondern auch bei der Gicht, der Pseudogicht, dem M. Reiter, der Psoriasisarthritis und der juvenilen chronischen Polyarthritis.

Eine weitere Besonderheit, vornehmlich des höheren Lebensalters, ist das simultane Auftreten einer septischen Arthritis mit einer mikrokristallininduzierten Arthritis (Baer et al. 1986; Brancos et al. 1985; Gordon et al. 1986). Wie in mehreren Studien gezeigt werden konnte, liegt das Durchschnittsalter solcher Patienten bei etwa 75 Jahren. Möglicherweise kommt es infolge Absinkens des

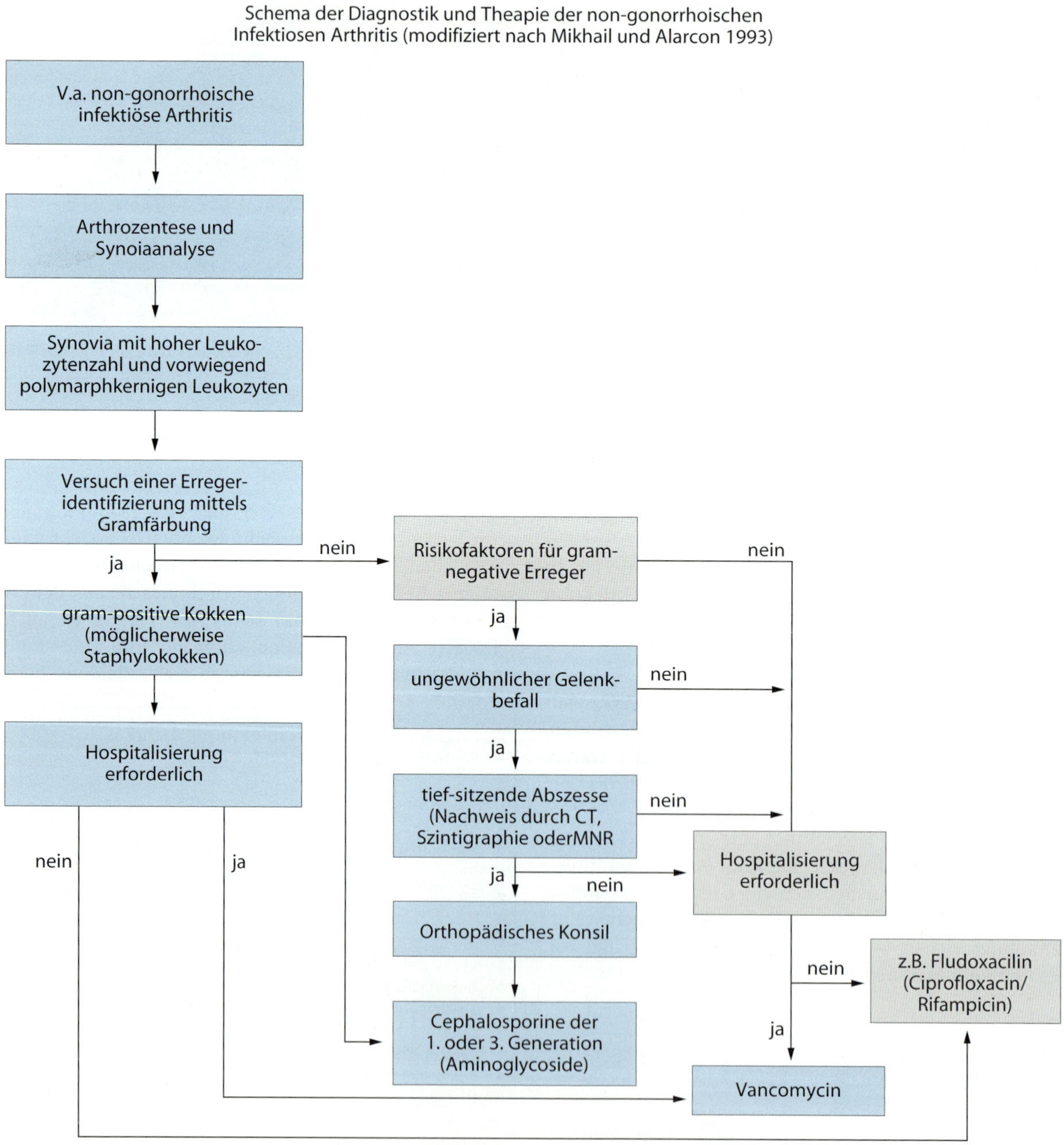

Abb. 38.5. Schema der Diagnostik und Therapie der nongonorrhoischen Arthritis. (Mod. nach Mikhail u. Alarcon 1993)

intraartikulären pH-Werts durch die Infektion zu einer Abnahme der Löslichkeit der Urat- und Kalziumpyrophosphatkristalle mit konsekutiver Präzipitation derselben ins Gelenkkavum. Am häufigsten wird dabei das Kniegelenk befallen. Alle Patienten mit einer akuten Arthritis sollten daher sowohl auf das Vorliegen einer Infektion als auch auf das Vorliegen einer mikrokistallininduzierten Arthropathie hin untersucht werden.

38.1.9 Therapie

Mit der Behandlung der infektiösen Arthritis sollte schon vor der Identifizierung des jeweiligen Keimes entsprechend dem in Abb. 38.5 wiedergegebenen Prozedere begonnen werden. Ziele der Behandlung infektiöser Arthritiden sind die Sterilisation, Dekompression und Elimination von Entzündungszellen, Enzymen, Débriden und Fremdkörpern sowie die Elimination von destruierendem Pannus und die Wiedererlangung der vollen Funktionsfähigkeit des Gelenks. Hierzu stehen uns eine Reihe von Behandlungsmethoden zur Verfügung wie

- antibiotische Therapie,
- Nadelaspiration,
- offene Arthrotomie,
- arthroskopische Drainage und
- Lavage.

Antibiotische Therapie

Eine antibiotische Therapie ist imperativ bei der Behandlung infektiöser Arthritiden. Mit ihr sollte schon vor Identifizierung der entsprechenden Keime begonnen werden. Häufig läßt sich schon infolge der Gram-Färbung des Synovialisausstriches erkennen, ob eine Infektion mit grampositiven oder gramnegativen Organismen vorliegt oder ob das Vorliegen einer infektiösen Arthritis wahrscheinlich ist, auch wenn sich keine Erreger nachweisen lassen. Bei Erwachsenen kann die Behandlung mit einem penicillinaseresistenten Staphylokokkenantibiotikum wie z.B. Oxacillin begonnen werden. Nach der bakteriologischen Untersuchung und Resistenzbestimmung muß dann auf die definitive Therapie mit einem geeigneten Antibiotikum umgestellt werden.

Orale vs. parenterale Antibiose. Prinzipiell sind orale und parenterale antibiotische Therapie gleichwertig. Dennoch ist die parenterale Antibiotikagabe der oralen vorzuziehen, da die Medikamentencompliance von Patient zu Patient verschieden ist. Allerdings ist in der Regel die intravenöse Therapie teurer. Fast alle neueren Antibiotika erreichen bei der parenteralen Gabe hohe Konzentrationen in der Synovialflüssigkeit, die um ein Vielfaches höher liegen als die zur Wachstumsinhibition der eingedrungenen Erreger erforderlichen Minimalspiegel.

Der Therapieerfolg läßt sich neben der klinischen Besserung auch an der Normalisierung der Laborwerte ablesen. Interessanterweise besteht eine Korrelation zwischen der Leukozytenzahl/mm^3 in der Synovia und dem Therapieerfolg. Ein rascher Abfall der Leukozytenzahl auf 20 000 und niedriger in der Synovialflüssigkeit innerhalb der 1. Behandlungswoche ist ein prognostisch günstiges Zeichen und wird in der Regel in solchen Fällen beobachtet, in denen es zu einer Restitutio ad integrum kommt.

Perioperative Infektionsprophylaxe. Für den Orthopäden stellt sich immer wieder die Frage, ob eine perioperative Infektionsprophylaxe angezeigt ist. Eine Empfehlung zur antibiotischen präoperativen Prophylaxe wurde gegeben (Blackburn u. Alarcon 1991; Thabe et al. 1991). Zudem muß präoperativ gründlich nach möglichen Infektionsquellen bei den Patienten gesucht werden, so daß jegliche Infektion adäquat behandelt werden kann.

Eine antibiotische Prophylaxe ist zu empfehlen und sollte bei Patienten mit chronischer Polyarthritis und anderen schweren konsumierenden Erkrankungen sowie immunsuppressiv behandelten Patienten bereits vor der Operation beginnen. Ähnlich wie die Kriterien der American Heart Association zur Vermeidung von bakteriellen Endokarditiden dürfte eine Konsenuskonferenz erfolgversprechend für die Hochrisikopatienten mit prothetischem Gelenkersatz sein.

Lokale Therapiemaßnahmen. Gegenwärtig wird intensiv diskutiert, mit welchen Methoden die infizierten Gelenke am besten drainiert, dekomprimiert und gereinigt werden können. Eine Vielzahl von dogmatischen Statements findet sich in der Literatur, entweder zugunsten der Arthrozentese oder aber zugunsten der Drainage durch Arthroskopie bzw. Arthrotomie. Während früher die wiederholte Nadelaspiration, u.U. kombiniert mit Kochsalzspülungen, favorisiert wurde und der offenen Arthrotomie in der Mehrzahl deutlich überlegen war (Broy u. Schmidt 1986; Goldenberg 1985), scheint sich jetzt eine Trendwende hin zur arthroskopischen Drainage bzw. Arthrotomie, insbesondere bei älteren Patienten, zu ergeben. Zugunsten des arthroskopischen Vorgehens wird angeführt,

- daß die verschiedenen Gelenkkompartimente besser eingesehen werden können und
- daß die Gelenke mit dieser Methode besser dekomprimiert und gereinigt werden könnten,
- daß das Débridement mit dieser Methode sorgfältiger durchgeführt werden kann als mit der offenen Arthrotomie sowie

- daß durch diese Behandlungsmethode der Krankenhausaufenthalt drastisch verkürzt werden kann.

In einer großen Studie konnte an über 70jährigen Patienten nachgewiesen werden (Lane et al. 1990), daß bei einer länger als 3 Tage bestehenden Gelenkinfektion mit Staphylococcus aureus oder gramnegativen Bakterien ein chirurgisches Vorgehen der wiederholten Nadelaspiration überlegen ist. Sicherlich sind noch weitere umfangreiche Untersuchungen erforderlich, jedoch scheint die Arthroskopie die beste begleitende Maßnahme der antibiotischen Therapie zu sein.

Analgesie

Eine weitere therapeutische Maßnahme ist die Schmerzbekämpfung, in der Regel mit nichtsteroidalen Antiphlogistika. Unter einer solchen Begleittherapie zur antibiotischen Therapie ist – wie experimentell gezeigt werden konnte (Smith et al. 1990) – der Verlust an Glykosamiden, Glykan und Kollagen deutlich weniger ausgeprägt als bei alleiniger antibiotischer Therapie.

Mit Abklingen der lokalen Entzündungszeichen sollten die passiven und später auch die aktiven Bewegungsübungen graduell gesteigert werden. So konnte gezeigt werden, daß eine verlängerte Immobilisation einen verheerenden Effekt auf die infizierten Gelenke hat, insbesondere auf die Beweglichkeit, die Schmerzen, die Muskelatrophie, die diffuse Osteoporose und die spätere Arthrose (Athanasion et al. 1990; Salter 1990).

Eine frühzeitige aktive Bewegung hingegen hat einen positiven therapeutischen Effekt, insbesondere bei älteren Menschen, bei denen Infektionen mit Staphylococcus aureus und gramnegativen Bakterien mit einer schlechten Prognose vergesellschaftet sind.

38.1.10 Prognose

Die Prognose der infektiösen Arthritiden hängt entscheidend von der rechtzeitigen Diagnosestellung und Beginn einer adäquaten Therapie innerhalb der ersten Tage nach Auftreten der Arthritissymptome ab.

! Insbesondere bei vorbestehender chronischer Polyarthritis ist die Prognose infektiöser Arthritiden wesentlich schlechter. Die Mortalitätsrate liegt bei etwa 20% der Patienten mit chronischer Polyarthritis im Vergleich zu 5–10% bei anderen Gruppen. Besonders schlecht ist die Prognose, wenn es bei der chronischen Polyarthritis zu einer polyartikulären Infektion kommt. In solchen Fällen erreicht die Mortalitätsrate den sehr hohen Prozentsatz von 56% im Vergleich zu 8% bei Patienten ohne chronische Polyarthritis (Epstein et al. 1986).

Ein weiterer kontributierender Faktor für die Prognose einer infektiösen Arthritis bei Patienten mit chronischer Polyarthritis ist sicher das verlängerte Intervall bis zur Diagnosestellung „superimponierte infektiöse Arthritis". Für diese verspätete Diagnosestellung verantwortlich sind unter anderem die Schwierigkeiten, die sich bei der Differenzierung zwischen einer Exazerbation der chronischen Polyarthritis und einer akuten Infektion ergeben. So kann der Patient mit chronischer Polyarthritis eine polyartikuläre Symptomatik bieten, auch wenn nur ein einziges Gelenk infiziert ist. Häufig ist das infizierte Gelenk nicht wesentlich überwärmt, und auch Fieber sowie eine Leukozytose können fehlen.

Zusammenfassend ist zu sagen, daß bei rechtzeitigem Behandlungsbeginn die Prognose ausgezeichnet ist. Bei verzögerter Diagnosestellung jedoch kommt es insbesondere bei älteren Menschen mit vorbestehenden Gelenkerkrankungen zu schlechteren funktionellen Ergebnissen und in einem hohen Prozentsatz zu Todesfällen.

38.2 Staphylokokkenarthritis (M 00.0)

Epidemiologie

Infektiöse, nongonorrhoische Arthritiden werden mehrheitlich durch grampositive Kokken hervorgerufen, und zwar insbesondere durch Staphylococcus aureus, der bei erwachsenen Patienten in etwa 40–60% der Fälle gefunden wird, während dieser Keim bei Patienten mit chronischer Polyarthritis sogar bei etwa $^3/_4$ aller Fälle isoliert werden kann. Infektionen endoprothetisch versorgter Gelenke werden mehrheitlich durch Staphylococcus epidermidis hervorgerufen. Bei Kindern machen Staphylokokkenarthritiden etwa $^1/_4$ aller Fälle aus, während die Häufigkeit der durch Haemophilus influenzae hervorgerufenen Arthritiden bei Kindern seit Einführung einer Haemophilus-influenzae-Vakzine im Jahr 1990 deutlich zurückgeht.

Therapie

In Anbetracht dieser Tatsache sollte bei der Verdachtsdiagnose *infektiöse Arthritis* bis zum Beweis des Gegenteils zunächst immer unter Verdacht auf Staphylokokkeninfektionen behandelt werden. !

In den letzten 30 Jahren hat jedoch die Zahl der penicillinresistenten Stämme erheblich zugenommen (Newman 1976; Ang-Fonte et al. 1985), weshalb in den meisten Kliniken initial mit Vancomycin oder einem Cephalosporin der 3. Generation behandelt wird. Penicillinresistente Staphylokokken kommen besonders häufig bei abwehrgeschwächten und drogenabhängigen Patienten vor (s. Tabelle 38.2).

Tabelle 38.2. Staphylokokkenarthritis

Staphylococcus-aureus-Arthritis:	Häufigste nichtgonorrhoische bakterielle Arthritis; besonders häufig bei abwehrgeschwächten Individuen, bei Patienten mit chron. Polyarthritis, bei i.v.-Drogenabusus; häufig penicillinresistent
Staphylococcus-epidermidis Arthritis:	Häufigster Keim bei Infektionen tionen alloplastischer Gelenke; häufig resistent gegen eine Vielzahl von Antibiotika

38.3 Pneumokokkenarthritis (M 00.1)

In der vorantibiotischen Ära war Streptococcus pneumoniae einer der häufigsten Keime, der aus infizierten Gelenken isoliert werden konnte (Bulkley 1914). In den letzten 20–30 Jahren jedoch ging die Zahl der infektiösen Arthritiden, die durch Pneumokokken hervorgerufen werden, deutlich zurück, und in den meisten Untersuchungsserien liegt der Prozentsatz bei 2–5% aller Fälle. In der Mehrzahl haben Patienten mit Pneumokokkenarthritis eine vorbestehende Erkrankung wie z.B.:

- eine chronische Polyarthritis,
- Gicht oder
- mit Endoprothesen versorgte Gelenke.

Häufig ist die Primärinfektion auch eine Meningitis, Pneumonie und gelegentlich auch eine Endokarditis. Zunehmend häufiger werden polyartikuläre Pneumokokkeninfektionen beobachtet, wohl als Folge einer generellen Resistenzschwäche oder aber auch auf dem Boden einer chronischen Polyarthritis.

38.4 Streptokokkenarthritis (M 00.2)

Streptokokken verursachen etwa 15–30% aller nongonorrhoischen infektiösen Arthritiden und rangieren damit hinter den Staphylokokken an 2. Stelle.

Gruppe-A-Streptokokken. Am häufigsten lassen sich Gruppe-A-Streptokokken (Streptococcus pyogenes) isolieren (s. folgende Übersicht).

> ***Streptokokkenarthritis***
> - In der Mehrzahl durch Gruppe-A-Streptokokken hervorgerufen
> - Besonders häufig bei abwehrgeschwächten Individuen wie z.B. Diabetikern und Patienten mit Endoprothesen
> - Infektionsquelle häufig Haut- und Urogenitaltraktinfektion
> - Zunehmend polyartikulärer Befall sowie erhöhte Morbidität und Mortalität

Gruppe-B-Streptokokken und Gruppe-C-Streptokokken. Infektionen durch Gruppe-B-Streptokokken (Streptococcus agalactiae) und Gruppe-C-Streptokokken kommen wesentlich seltener vor. Diabetes mellitus ist einer der hauptdisponierenden Faktoren für eine infektiöse Arthritis mit Gruppe-B-Streptokokken. Durch Gruppe-B-Streptokokken hervorgerufene septische Arthritiden verlaufen beim Erwachsenen in etwa 20% polyartikulär. Betroffen sein können neben peripheren Gelenken häufig auch Achsenskelett und endoprothetisch versorgte Gelenke. Schwere Verläufe führen nicht selten zu einem Funktionsverlust der befallenen Gelenke und zu einer signifikanten Morbidität bzw. Mortalität.

Gruppe-G-Streptokokken. Schwere Gruppe-G-Streptokokkeninfektionen kommen bei Patienten mit Neoplasien, Diabetes mellitus sowie Alkoholikern vor. Die durch Gruppe-G-Streptokokken hervorgerufene septische Arthritis verläuft in 25% der Fälle polyartikulär. Häufig leiden die Patienten an einer vorbestehenden chronischen Polyarthritis und in einem hohen Prozentsatz befällt dieser Erreger auch alloplastische Gelenke.

Polymikrobielle bakterielle Arthritiden. Polymikrobielle bakterielle Arthritiden kommen in etwa 1–10% aller größeren Studien vor. Eine solche Infektion mit Streptokokken ist am häufigsten mit Staphylococcus aureus vergesellschaftet, was darauf hindeutet, daß die Haut wohl die gemeinsame Eintrittspforte sein dürfte (Goldenberg u. Cohen 1976).

38.5 Sonstige bakteriell-eitrige Arthritiden (M 00.8)

38.5.1 Infektiöse Arthritiden durch gramnegative Kokken

Infektion mit Neisseria gonorrhoeae

Epidemiologie

Die wichtigsten gramnegativen Kokken sind Neisseria gonorrhoeae und Neisseria meningitidis sowie Haemophilus influenzae. 1997 wurden in Europa 2 große, über mehrere Jahre laufende Studien über infektiöse Arthritiden publiziert (Ryan et al. 1997; Kaandorp et al. 1997; Kaandorp et al. 1997). Danach nimmt die Zahl der gonorrhoischen Arthritiden in Europa ab, wohingegen die Zahl der Protheseninfektionen deutlich zunimmt. Seit Einführung einer Vakzine gegen Haemophilus influenzae im Jahre 1990 nehmen die durch Haemophilus influenzae hervorgerufenen septischen Arthritiden bei Kindern deutlich ab.

Pathogenese

Die Gonokokkenarthritis ist eine häufige infektiöse Arthropathie bei Erwachsenen und kommt bei Frauen

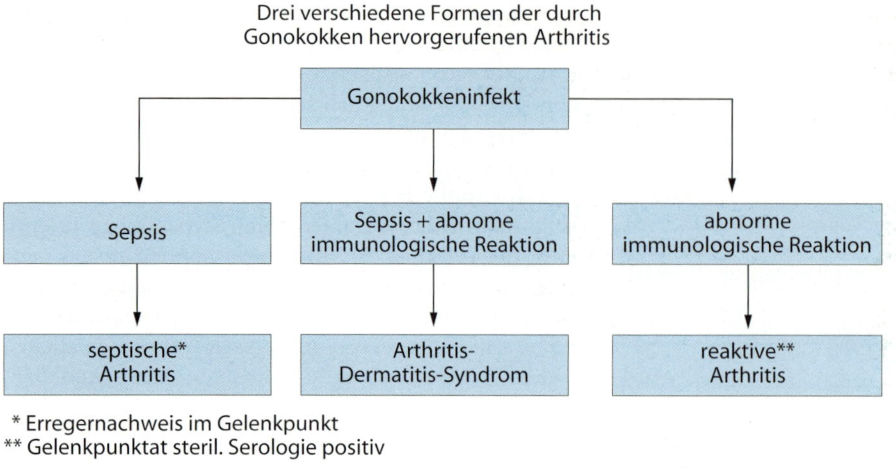

Abb. 38.6. Durch Gonokokken können 3 verschiedene Arthritisverlaufsformen hervorgerufen werden (s. Text)

wesentlich häufiger vor als bei Männern, bevorzugt während der Menstruation und während der Schwangerschaft. Die Arthritis geht häufig mit Fieber einher und tritt in der Regel kurze Zeit nach der Infektion durch Geschlechtsverkehr auf. Klinisch unterscheiden wir 3 Verlaufsformen mit jeweils unterschiedlicher Prognose (s. Abb. 38.6):

- septische Krankheitsbilder mit prominenten Hauterscheinungen als Ausdruck der disseminierten Gonokokkeninfektion, das sog. Arthritis-Dermatitis-Syndrom, und
- die seltener vorkommende exsudative Monarthritis mit positivem Keimnachweis in der Synovia.
- Des weiteren kann noch eine reaktive Arthritis nach abgelaufener Gonokokkeninfektion auftreten, wobei in diesem Fall Neisseria gonorrhoeae z.B. im Urethralabstrich nachgewiesen wird, die Synovialflüssigkeit aus dem betroffenen Gelenk aber steril ist.

Klinik

Septikämische Verlaufsform. Bei den disseminierten Gonokokkenerkrankungen mit Arthritiden liegen meist positive Blutkulturen vor, und die zunächst migratorischen Polyarthritiden bzw. Polyarthralgien führen im Verlauf zu faßbaren Ergußbildungen (s. Tabelle 38.3). Diese disseminierte Form der Gonorrhö befällt am häufigsten jugendliche Erwachsene, wobei die bevorzugt befallenen Gelenke die folgenden sind:

- Knie-,
- Hand-,
- Finger-,
- Sprung-,
- Ellbogengelenke.

Weitere charakteristische Merkmale sind:

- Pharyngitis,
- Urethritis,

Tabelle 38.3. Initiale Symptome der disseminierten Gonokokkeninfektion (Angaben in % nach der Literatur)

Symptome	[%]
Polyarthralgien	65
Monarthralgie	25
Dermatitis	25
Fieber, Schüttelfrost	31
Urogenitale Symptome	17
Initiale Zeichen:	
Tenosynovitis	67
Dermatitis	67
Fieber	63
Arthritis	42
Urogenitale Symptome	25

- Hepatitis,
- Meningitis,
- Endokarditis,
- Myokarditis,
- Konjunktivitis.

Diese Symptome treten etwa 1–4 Tage nach der Infektion auf. Während der septikämischen Phase der Erkrankung leidet der Patient an Fieber, Schüttelfrost, Tenosynovitis, Polyarthralgien und Polyarthritiden. Die septischen Erscheinungen manifestieren sich an der Haut als vesiko-pustuläre und oft hämorrhagische und später verkrustende Läsionen mit violettem Hof (s. Abb. 38.7).

Gonorrhoische Mono- oder Oligoarthritis. Bei Patienten mit gonorrhoischer Mono- oder Oligoarthritis, die nie die Symptome einer Septikämie entwickelt haben, sind am häufigsten befallen:

- Knie-,
- Hand-,
- Finger-,
- Sprung-,
- Ellbogengelenke.

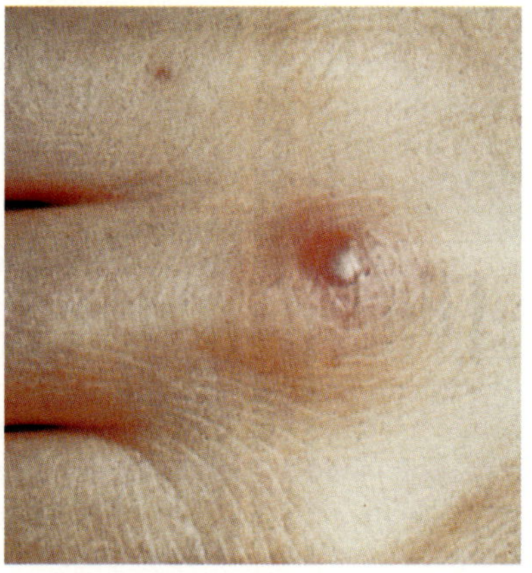

Abb. 38.7. Hautläsion bei Gonokokkeninfektion. Typische Pustel auf dem Handrücken mit hämorrhagischem Hof

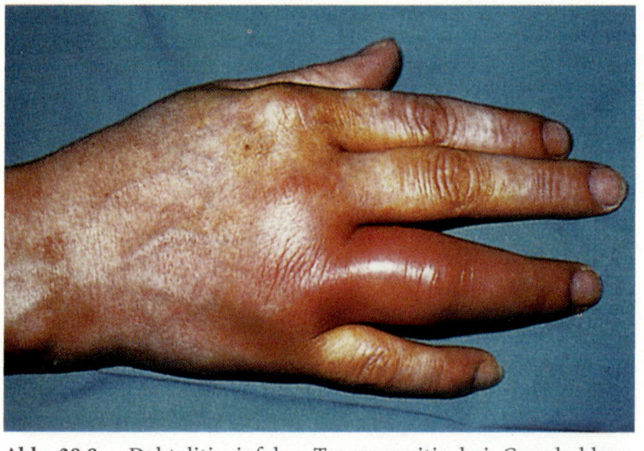

Abb. 38.8. Daktylitis infolge Tenosynovitis bei Gonokokkenarthritis

Tenosynovialitiden im Hand- und Sprunggelenkbereich sowie Periostitiden sind möglich (s. Abb. 38.8). Bei nicht rechtzeitigem Beginn einer adäquaten Therapie kommt es zur Knorpel- und Gelenkzerstörung.

Diagnostik

Bei Ergußbildung lassen sich die Erreger in etwa 50% der Fälle in der Synovia nachweisen. Die Synovialflüssigkeit zeigt ferner die für eine bakterielle Infektion typischen Veränderungen wie eine vermehrte Leukozytenzahl und einen erniedrigten Glukosespiegel.

CAVE

Zusammenfassend muß festgehalten werden, daß eine junge, sexuell aktive Frau, schwanger oder innerhalb einer Woche nach Eintreten der Menstruation mit migratorischen Polyarthralgien und Tenosynovitiden, hochverdächtig auf eine Gonokokkeninfektion bleibt, bis das Gegenteil bewiesen ist.

Sofern noch entsprechende Hautläsionen auftreten, erscheint diese Diagnose noch wahrscheinlicher. Im Unterschied zu einer gewöhnlichen bakteriellen Infektarthritis fällt hier die multiple Gelenklokalisation auf, mit häufigem Sitz auch an den oberen Extremitäten einschließlich der kleinen Gelenke, sowie die periartikuläre Beteiligung in Form von Tenosynovitiden am Handrücken.

Therapie

Die Therapieempfehlungen zur Behandlung einer Infektion mit Neisseria gonorrhoeae haben sich dramatisch geändert, da in letzter Zeit eine ganze Reihe von penicillinresistenten Stämmen entdeckt wurde. In der Vergangenheit wurden fast alle Neisseria-gonorrhoeae-Stämme mit mehr oder weniger hohen Dosen Penicillin erfolgreich behandelt.

■ **Lokale Gonokokkeninfektion.** Heutzutage ist die Therapie der Wahl bei allen lokalen Gonokokkeninfektionen Ceftriaxon 250 mg i.m. einmalig, gefolgt von 2mal 100 mg Doxycyclin täglich für 7 Tage.

■ **Disseminierte Gonokkokeninfektion.** Eine längere parenterale Therapie wird für die disseminierte Gonokkokeninfektion empfohlen, und zwar 1–2 g Ceftriaxon täglich oder eine vergleichbare Dosis von Cefotaxim i.v., bis die Symptome verschwinden. Solche Patienten sollten hospitalisiert und die Gelenke durch Nadelaspiration drainiert werden. Obwohl eine offene chirurgische oder arthroskopische Drainage selten erforderlich ist, sollten Gelenke, die auf die oben erwähnte Therapie nicht ansprechen, einer solchen aggressiven Drainage unterzogen werden. Nach Abklingen der Symptome sollte der Patient noch für 7 Tage 250 mg Ceftriaxon täglich i.m. erhalten. Alternative antibiotische Regime beinhalten Spectinomycin und Gyrasehemmer.

Meningokkokenarthritis M 01.0/A 39.8

Klinik

Die artikulären und dermatologischen Manifestationen der disseminierten Neisseria-meningitidis-Infektion sind praktisch identisch mit denen der disseminierten Gonokokkeninfektionen. Arthritiden kommen in 2–10% der akuten Meningokokkeninfektionen vor. 3 verschiedene Verlaufstypen können unterschieden werden, und zwar

- die akute Polyarthritis, die gewöhnlich mit einer akuten Meningokokkenämie und Meningitis assoziiert ist,
- die Mon(o)- oder Oligoarthritis, die für gewöhnlich 5–7 Tage nach der Septikämie beginnt und
- eine primär akute pyogene Arthritis, die nicht mit einer Meningitis oder den klassischen Zeichen einer Meningokokkenämie einhergeht.

Die *Hautveränderungen* können praktisch nicht von denen bei disseminierten Gonokokkeninfektionen unterschieden werden, und die Diagnose ist nur aufgrund der bakteriologischen Untersuchung zu stellen. Tenosynovitiden kommen im Gegensatz zur disseminierten Gonokokkeninfektion sehr selten vor. Die Synoviaanalyse ergibt einen leicht entzündlichen Erguß, der häufig jedoch steril ist. Arthritiden treten vor allen Dingen an den Knie-, Sprung- und Ellbogengelenken auf.

Diagnostik

Das diagnostische Vorgehen ist weitgehend identisch mit dem bei der Gonokokkeninfektion. Routinemäßige Untersuchungen des Liquors sollten bei solchen Patienten durchgeführt werden, bei denen eine Meningitis vermutet wird.

Therapie

Zur Behandlung ist eine antibiotische Therapie mit Penicillin angezeigt.

Haemophilus-influenzae-Arthritis

Epidemiologie

Früher war Haemophilus influenzae der häufigste Erreger einer infektiösen Arthritis bei Kindern im Alter zwischen 6 Monaten und 5 Jahren. Seit Einführung einer Vakzine gegen diesen Keim im Oktober 1990 hat die Inzidenz dieser Arthritiden aber dramatisch abgenommen.

Ätiologie

Mehrheitlich sind die Kinder mit einer infektiösen Haemophilus-influenzae-Arthritis zwischen 6 und 24 Monate alt, da zu diesem Zeitpunkt die mütterlichen Antikörper abnehmen und die autologe Antikörperproduktion gegen Haemophilus influenzae noch nicht auf vollen Touren läuft. Etwa $^{3}/_{4}$ der Kinder mit einer durch Haemophilus influenzae hervorgerufenen septischen Arthritis leiden an einem Immundefekt oder an einer anderen vorbestehenden Erkrankung. Interessanterweise liegt das Erkrankungsmaximum für diese Arthritisform in den Herbst- und Wintermonaten, insbesondere in der Zeit von Oktober bis Dezember.

Klinik

■ **Symptome im Kindesalter.** Die Arthritiden treten mon- oder oligoartikulär an Hüfte und Sprunggelenken und wesentlich seltener an den Knien, Ellbogen und Handgelenken auf. Mehrheitlich haben die kleinen Patienten Fieber, häufig mehr als 38,5 °C. Zumeist bestehen das Fieber und die Gelenkschmerzen schon mehrere Tage vor dem ersten Arztkontakt.

Die klassischen Zeichen der Entzündung sind typischerweise an einem infizierten Knie nachweisbar. Die Hälfte der Kinder hat einen respiratorischen Infekt, $^{1}/_{3}$ eine Otitis media und etwa 30% eine Meningitis. Von den Kindern mit Meningitis hat etwa die Hälfte keinerlei Symptome, die an eine Meningitis denken lassen, bis dann die Diagnose einer septischen Arthritis gestellt ist. Es ist daher imperativ, daß Kinder mit einer Haemophilus-influenzae-Arthritis engmaschig auf meningeale Zeichen hin untersucht werden. Hierzu gehört auch die Lumbalpunktion, insbesondere wenn Antibiotika benutzt werden, die nicht meningengängig sind.

■ **Symptome im Erwachsenenalter.** Haemophilus influenzae verursacht nicht nur bei Kindern Infektionen, sondern auch bei Erwachsenen, insbesondere der Typ B kann eine Gelenksepsis hervorrufen. Bei Erwachsenen ist eine solche infektiöse Arthritis ein akutes Krankheitsbild, bei dem sich die Gelenksymptome akut entwickeln, einhergehend mit Fieber, Schüttelfrost und unspezifischen Symptomen wie

- Abgeschlagenheit,
- Myalgien,
- Übelkeit und
- Kopfschmerzen.

Etwa $^{2}/_{3}$ der Patienten haben zusätzlich eine

- Pharyngitis,
- Konjunktivitis,
- Sinusitis,
- Zellulitis oder
- Nackensteifigkeit.

In etwa 16% der Fälle geht diese Arthritis mit einer Meningitis einher. Interessanterweise sind etwa 40% aller durch Haemophilus influenzae hervorgerufenen Fälle von septischen Arthritiden beim Erwachsenen polyartikulär, und nicht selten werden dabei auch Tenosynovitiden beobachtet.

38.5.2
Infektiöse Arthritiden durch gramnegative Bazillen

Ätiologie

Außer durch gramnegative Kokken können infektiöse Arthritiden auch durch gramnegative Bazillen wie E. coli, Salmonellen oder Enterobacterspezies hervorgerufen werden. Beim Erwachsenen unterscheidet man 2 Gruppen:

- septische Arthritiden bei chronisch kranken Patienten von den
- bei i.v.-Drogenabusus auftretenden.

Der chronisch kranke erwachsene Patient, der eine gramnegative infektiöse Arthritis entwickelt, ist in der Regel älter als 60 Jahre und leidet an Krankheiten wie:

- Diabetes mellitus,
- Sichelzellenanämie,

- Neoplasie,
- vorbestehenden Gelenkerkrankungen.

Nicht selten wird er auch immunsuppressiv behandelt. Weitere Risikofaktoren für eine gramnegative Gelenkinfektion sind:

- chronische Polyarthritis,
- Chondrokalzinose,
- Osteonekrose,
- traumatische Arthritis,
- systemischer Lupus erythematodes,
- alloplastischer Gelenkersatz.

Bei 75% der Erwachsenen mit einer gramnegativen septischen Arthritis läßt sich zumindestens einer dieser zur Infektion disponierenden Faktoren nachweisen.

Klinik

Fast alle Patienten (mehr als 90%) haben eine septische Monarthritis, gelegentlich wird jedoch ein polyartikulärer Befall beobachtet. Wenn auch hauptsächlich die Knie oder andere große Gelenke befallen werden, so fällt doch die ungewöhnlich hohe Frequenz des Sternoklavikular- und Sakroiliakalgelenkbefalls bei diesen Patienten auf. Insbesondere wenn Drogen intravenös appliziert werden, entwickeln sich gramnegative Gelenkinfektionen, die sich typischerweise mit Schmerzen und Schwellung präsentieren. Fieber kommt häufig vor, jedoch fehlen die Zeichen einer Bakteriämie. Der Befall der Sternoklavikular- und Iliosakralgelenke ist sehr schleichend, so daß die Diagnosestellung erst nach vielen Monaten verspätet erfolgt.

Diagnostik

Am häufigsten wird E. coli aus den infizierten Gelenken isoliert. Andere Bazillen sind Proteus mirabilis, Pseudomonas aeruginosa, Serratia marcescens sowie Salmonellen. Wenn sich auch mehrheitlich nur ein einziger Keim aus diesen Gelenken isolieren läßt, so sind jedoch etwa 10% der Gelenke multibakteriell infiziert, häufig sowohl mit einem gramnegativen als auch mit einem grampositiven Keim, wobei letzterer in der Regel Staphylococcus aureus ist.

Literatur

Abeinour A, Bremell T, Holmdahl R, Taarkowski A (1994) Role of T-lymphocytes in experimental Staphylococcus aureus arthritis. Scand J Immunol 39:403–408

Ang-Fonte GZ, Rozboril MB, Thompson GR (1985) Changes in nongonococcal septic arthritis: Drug abuse and methicillin-resistant Staphylococcus aureus. Arthritis Rheum 28:210–213

Athanasion KA, Rosenwasser MP, Spilker RL et al. (1990) Effect of passive motion on the material properties of healing articular cartilage. Trans. 36th ORS Meeting, p 156

Baer PA, Tenebaum J, Fam AG, Little H (1986) Coexistent septic arthritis and crystal arthritis. Report of four cases and literature review. J Rheumatol 13:604

Blackburn WD, Alarcon GS (1991) Prosthetic joints – a role for prophylaxis. A review. Arthritis Rheum 34:110

Brancos MA et al. (1985) Septic arthritis and pseudogout. J Rheumatol 12:1021

Bremell T, Lange S, Holmdahl R, Ryhdén C, Hansson GK, Tarkowski A (1994) Immunopathological features of rat staphylococcus aureus arthritis. Infekt Immun 62:2334–2344

Broy SB, Schmid FR (1986) A comparison of medical drainage (needle aspiration) and surgical drainage (arthrotomy or arthroscopy) in the initial treatment of infected joints. Clin Rheumatol 12:501

Bulkley K (1914) Penumococcic arthritis. Ann Surg 59:71–100

Cook SD, Barrack RL, Salkeld SL, Prewett AB, Edmunds JO Jr (1993) Bone ingrowth into a porous coated total shoulder component retrieved postmortem. J Arthroplast 8:189–194

Cooper C, Cawley MID (1986) Bacterial arthritis in the elderly. Gerontology 32:222

Dodd MJ (1982) Pyogenic arthritis due to bacteroides complicating rheumatoid arthritis. Ann Rheumat Dis 41:248

Epstein JH, Zimmermann B, Ho G Jr (1986) Polyarticular septic arthritis. J Rheumatol 13:1105

Fink CW, Nelson JD (1986) Septic arthritis and osteomyelitis in children. Clin Rheumatol Dis 12:423

Gelbermann RH (1980) Pyogenic arthritis of the shoulder in adults. J Bone Joint Surg 62-A:550

Goldenberg DL, Cohen AS (1976) Acute infectious arthritis: a review of patients with nongonococcal joint infections with emphasis on therapy and prognosis. Am J Med 60:369–377

Goldenberg DL, Reed JI (1985) Bacterial arthritis. N Engl J Med 312:764

Gordon G, Kabbins SA (1980) Pyogenic sacroiliitis. Am J Med 69:50

Gordon TP, Reid C, Rozenbilds MAM, Ahern M (1986) Crystal shedding in septic arthritis-case reports and in vivo evidence in an animal model. Aust J Med 16:336

Gristina AG, Kolkin J (1983) Total joint replacement and sepsis. J Bone Joint Surg 65-A:128

Grogan TJ, Dorey F, Rollins J, Amstutz HC (1986) Deep sepsis following total knee arthroplasty. J Bone Joint Surg 68-A:226

Ho GJ, Su EY (1982) Therapy of septic arthritis. JAMA 247:797

Kaandorp CJ, Dinant HJ, Laar MA van de, Moens HJ, Prins AP, Dijkmans BA (1997) Incidence and sources of native and prosthetic joint infection – a community based prospective survery. Ann Rheum Dis 56:470–475

Kaandorp CJ, Krijnen 0, Moens HJ, Habbema JD, Schaardenburg D van (1997) The outcome of bacterial arthritis: a prospective community-based study. Arthritis Rheum 40:884–892

Kellgren JH (1958) Suppurative arthritis complicating rheumatoid arthritis. Br Med J 1:1193

Lane JG, Falaboe MH, Wojlys EM (1990) Pyarthrosis of the knee: treatment considerations. Clin Orthop 252:108

Lunseth PA, Heiple KG (1979) Prognosis in septic arthritis of the hip in children. Clin Orthop 139:81

McGuire MR, Kyle RF, Gustilo RB, Premer RF (1988) Comparative analysis of ankle arthroplasty vs. ankle arthrodesis. Clin Orthop 226:174–181

Memon IA (1979) Group B streptococcal osteomyelitis and septic arthritis: Its occurence in infants less than two months old. Am J Dis Child 133:921

Mikhail JS, Alarcon GS (1993) Nongonococcal bacterial arthritis. In: Rheum Dis Clin North Am, vol. 19. Saunders, Philadelpha, pp 323

Mills LC (1957) Septic arthritis as a complication of orally given steroid therapy. JAMA 164:1310

Mitchell WS (1976) Septic arthritis in patients with rheumatoid disease: A still undiagnosed complication. J Rheumatol 3:124

Newman JH (1976) Review of septic arthritis throughout the antibiotic era. Ann Rheum Dis 35:198–205

Patti JM, Bremell T, Krajewska-Pietrasik D, Abelnour A, Tarkowski A, Rydén C, Höök M (1994) The Staphylococcus aureus collagen adhesin is a virulence determinant in experimental septic arthritis. Infect Immun 62:152–161

Poss R (1984) Factors influencing the incidence and outcome of infection following total joint arthroplasty. Clin Orthop 182:117

Ryan MJ, Kavanagh R, Wall PG, Hazleman BL (1997) Bacterial joint infections in England and Wales: analysis of bacterial isolates over a four year period. Br J Rheumatol 36:370–373

Salter, RB (1989) The biologic concept of continuous passive motion of synovial joints. Clin Orthop 242:12

Schaad UB, McCracken GH, Nelson JD (1980) Pyogenic arthritis of the sacroiliac joint in pediatric patients. Pediatrica 66:375

Sequeira W (1982) Pyogenic infections of the pubic symphysis. Ann Int Med 96:604

Singleton JD, West SG, Nordstrom DM (1991) Pseudoseptic arthritis complicating rheumatoid arthritis. J Rheumatol 18:1319

Smith RL, Schurmann DJ, Kajiyama G (1990) Effect of NSAID and antibiotic treatment in a rabbit model of Staph infectious arthritis. ORS 15:296

Switalski LM, Patti JIM, Butcher W, Gristina AG, Speziale P, Höök M (1993) A collagen receptor non staphylococcus aureus strains isolated from patients with septic arthritis mediates adhesion to cartilage. Mol Microbiol 7:99–107

Thabe H, Dinges H, Schassan HH (1991) Antibiotikaprophylaxe bei totaler Hüftendoprothetik. Akt Rheumatol 16:108–111

Total hip joint replacement in the United States (1982). JAMA 248:1871

Vincenti F (1982) Septic arthritis following renal transplantation. Nephron 30:253

Willkens RF, Healey LA, Decker JL (1960) Acute infectious arthritis in the aged and chronically ill. Arch Intern Med 106:354

Wynn AH, Wilde AH (1992) Long-term follow-up of the conaxial (Beck-Steffee) total ankle arthroplasty. Foot & Ankle 13: 303–306

Direkte Gelenkinfektionen bei anderen infektiösen und parasitären Erkrankungen (M 01)

39

D. Brackertz

Inhalt

Tuberkulöse, mykotische und parasitäre Infektionen sind relativ selten Ursache von Arthritiden. Sie sind aber von Wichtigkeit, da sie potentiell heilbar sind. Eine sichere Diagnose erfordert die genaue Kenntnis ihrer klinischen Präsentation zusammen mit der Identifikation der Organismen in der Synovialflüssigkeit oder in der Synovialis. Außerdem sind bestimmte immunologische Tests sehr hilfreich, ersetzen aber nicht die Untersuchung von Synovia bzw. Synovialgewebe. Allgemeinsymptome und röntgenologische Hinweise auf eine extraartikuläre Mitbeteiligung fehlen häufig. An derartige Infektionen sollte besonders gedacht werden bei Patienten mit chronischer Monarthritis oder aber mit Spondylitis, Tendinitis sowie Erythema nodosum. Einen Überblick über die wichtigsten Merkmale tuberkulöser und mykotischer Arthritiden gibt Tabelle 39.1 wieder.

Tabelle 39.1. Typische klinische Präsentation von tuberkulösen und mykotischen Arthritiden

Erkrankung	Kommentar
Aktinomykose	Spondylitis
Blastomykose	Pulmonärer Herd; Monarthritis großer gewichttragender Gelenke; kann ohne benachbarte Osteomyelitis vorkommen; Spondylitis
Candidiasis	Kann eine späte Manifestation einer transitorischen Candidämie sein oder aber Folge einer gleichzeitig bestehenden schweren Erkrankung; Monarthritis: bevorzugt Knie
Coccidiomyosis	Es können sowohl eine transitorische Polyarthritis mit Erythema nodosum als auch eine chronisch granulomatöse Synovitis (Knie) auftreten
Cryptococcosis	Sehr selten; eine Arthritis (Monarthritis) entwickelt sich in Nachbarschaft einer ossären Infektion; Spondylitis
Histoplasmose	Eine primäre Histoplasmose kann sich als akute selbstlimitierende Polyarthritis präsentieren mit Erythema nodosum
Sporotrichose	Resultiert sowohl aus chronischer Dissemination als auch aus direkter Gelenkinokulation. Monarthritis: Knie, Handgelenke oder Hände, Polyarthritis mit disseminierten Hautläsionen
Tuberkulose	Spondylitis; Monarthritis der großen gewichttragenden Gelenke
Atypische Tuberkulose	Tendinitis an Hand oder Handgelenk
Lepra	Polyarthritis mit Erythema nodosum leprosum; Destruktion der kleinen Knochen und der Gelenke von Händen und Füßen; neuropathische Hand- und Sprunggelenke

39.1 Tuberkulöse Arthritis (M 01.1/A 18.0)

Epidemiologie

Bis vor einigen Jahren hat die Zahl der Tuberkuloseerkrankungen in unseren Landen deutlich abgenommen. Durch den starken Zuzug von Gastarbeitern und Asylanten ist die Häufigkeit der Erkrankung jedoch wieder deutlich ansteigend, was bei der Differentialdiagnose unklarer Arthritiden berücksichtigt werden sollte.

Pathogenese

Eine primäre Tuberkulose beginnt in den Lungen und ist charakterisiert durch die rasche Multiplikation von Tuberkelbazillen und deren Dissemination über den Blut- und Lymphstrom in alle Körperregionen. Eine Knochentuberkulose kann auf 3 Wegen entstehen:

- durch hämatogene und
- lymphatische Aussaat, oder aber
- durch Reaktivierung einer latenten Infektion aus einem Primärkomplex.

Eine Gelenktuberkulose kann auf hämatologischem Weg entstehen oder per continuitatem aus einer in der Nachbarschaft gelegenen Infektion des Knochens.

Klinik

Die tuberkulöse Arthritis präsentiert sich in der Regel als Monarthritis der großen gewichtstragenden Gelenke, am häufigsten jedoch als Spondylitis, insbesondere im dorsolumbalen Bereich. Schmerzen und Schwellung entwickeln sich langsam, nicht selten in Abwesenheit von weiteren körperlichen Symptomen (s. Tabelle 39.1).

Diagnostik

Der Tuberkulintest ist fast immer positiv, und die beste Chance, zu einer sicheren Diagnose zu kommen, besteht in einer Arthrotomie zur Untersuchung der Synovia sowie der Synovialis. Färbungen der Synovialflüssigkeit auf säurefeste Stäbchen sind in der Regel negativ, hingegen sind die Kulturen der Synovialflüssigkeit in mehr als 80% der Fälle positiv. Die Histologie zeigt in mehr als 90% der Fälle eine tuberkulöse Synovitis.

Therapie

Eine frühe Diagnose einer tuberkulösen Arthritis ist imperativ, da der rechtzeitige Beginn einer Chemotherapie exzellente funktionelle Resultate erwarten läßt. Eine tuberkulostatische Dreierkombinationstherapie ist praktisch immer wirksam bei Infektionen mit Mycobacterium tuberculosis.

39.2 Atypische tuberkulöse Arthritis

Bis zum Ende des vorherigen Jahrhunderts wurden atypische Mykobakterien als harmlose Saprophyten angesehen, die von Pflanzen, Erdreich, Wasser und dergleichen isoliert werden können. Heute weiß man, daß diese atypischen Mykobakterien humanpathogen sind.

Hierzu zählen:

- Mycobacterium kansasii,
- Mycobacterium marinum,
- Mycobacterium scrofulaceum,
- Mycobacterium avium,
- Mycobacterium intracellulare,
- Mycobacterium xenopi,
- Mycobacterium fortiutum und
- Mycobacterium ulcerans.

Klinik

Die Infektion beim Menschen kann über den Respirations- oder aber auch über den Gastrointestinaltrakt geschehen. Diese atypischen Mykobakterien können zu pulmonalen Veränderungen führen, die sich in nichts von einer typischen Tuberkulose unterscheiden lassen. Sie infizieren daneben aber auch Gelenke, Sehnen und Bursen. Wichtig zu wissen ist, daß etwa 25% der Patienten, die an einer Infektion mit atypischen Mykobakterien erkranken, zusätzlich an einer schweren anderen Erkrankung leiden, am häufigsten an einer anderen Arthritisform.

39.3 Mykotische Arthritiden (M 01.6)

Ätiologie

Alle mykotischen Gelenkinfektionen sind selten und werden in der Regel nicht leicht diagnostiziert. Die meisten Pilzinfektionen präsentieren sich nicht in typischer Art und Weise und ihr Nachweis in den Geweben ist nicht ganz einfach (s. folgende Übersicht).

> ***Demographische und diagnostische Hauptgesichtspunkte von mykotischen Arthritiden***
> - Weltweites Vorkommen
> - Abwehrgeschwächte Individuen
> - Berufsrisiko
> - Gewöhnlich Mon(o)- oder Oligoarthritis
> - Häufig Osteomyelitis
> - Häufig verspätete Diagnose

Am häufigsten in Europa sind die Candida-, Kryptokokken- und Aspergillusinfektionen. Die anderen Pilzinfektionen kommen vorwiegend in den Vereinigten

Staaten vor, doch sollte an sie im Zeitalter zunehmender Reisetätigkeit ebenfalls gedacht werden.

Mimikry durch Pilzinfektionen bei anderen chronischen Knochen- und Gelenkerkrankungen kann zu einer verspäteten Diagnose führen mit unnötigen chirurgischen Eingriffen oder bleibenden Gelenkschäden bzw. Einschränkung der Gelenkfunktion. Für die Diagnose ist häufig der direkte Keimnachweis in der Synovia, der Synovialis oder beiden erforderlich.

Eine Vielzahl von prädisponierenden Faktoren konnte bei der Mehrheit von Patienten aufgezeigt werden, die an Pilzinfektionen und/oder Pilzarthritiden erkrankten. Hierzu gehören:

- Alkoholismus,
- Leberzirrhose,
- Diabetes mellitus,
- Tuberkulose,
- Neoplasien,
- Kortikosteroidtherapie,
- Granulozytopenie,
- Knochenmarkhyperplasie etc.

Also alle Erkrankungen, die das Immunsystem supprimieren, spielen eine wichtige Rolle bei der Dissemination von Pilzinfektionen. Infolgedessen sind klinische Verallgemeinerungen schwierig. Die Merkmale der wichtigsten Pilzarthritiden sind in der vorangegangenen Übersicht zusammengestellt.

In den meisten Fällen entstehen die Arthritiden infolge hämatogener Aussaat der Pilze aus einem pulmonalen Herd in den subchondralen Knochen oder in das Synovium. Seltener verursachen Pilze Arthritiden durch traumatische Hautläsionen (Aktinomykose, Sporotrichose).

Diagnostik

Eine ätiologische Diagnose läßt sich am besten durch Kultur der Synovialmembran bzw. der Synovialflüssigkeit stellen oder durch das charakteristische histologische Aussehen des infizierten Gewebes. Auch der immunologische Direktnachweis und serologische Antikörpertests können zur Diagnosefindung beitragen.

Therapie

Optimale Behandlungsregime liegen bisher noch nicht vor. Bei einigen dieser Erkrankungen hat sich jedoch Amphoterizin B als sehr wirksam erwiesen. Manchmal sind auch eine chirurgische Drainage, Débridement, Arthrodese oder im schlimmsten Fall sogar eine Amputation erforderlich.

39.4 Rheumatische Manifestation von parasitären Erkrankungen (M 01.8)

Ätiologie

Parasitäre Erkrankungen sind ein großes Gesundheitsproblem weltweit, insbesondere infolge ihres Einflusses auf die Gesellschaft und die Ökonomie der Länder der 3. Welt. Schätzungen der letzten Jahre haben ergeben, daß etwa $^1/_3$ der Weltbevölkerung mit einem oder mehreren Parasiten infiziert ist, wenn auch nur ein Bruchteil von ihr Symptome aufweist (Rosenfield et al. 1994). Askariasis und Hakenwurminfektion sind die dritt- und vierthäufigste infektiöse Erkrankung in Asien, Afrika und Lateinamerika, übertroffen nur noch von Diarrhö und Tuberkulose. Fünf andere parasitäre Erkrankungen (Malaria, Trichuriasis, Amöbiasis, Filariasis und Giardiasis) gehören ebenfalls zu den 10 häufigsten Infektionen in diesen Regionen. Die relevanten Keime sind entsprechend ihrer Klassifizierung in den Tabellen 39.2–39.5 aufgeführt (Walsh u. Warren 1979).

Tabelle 39.2. Protozoeninfektionen, assoziiert mit Arthritis

Parasit	Gelenkbefallmuster
Giardla lamblia	Oligoartikulär, asymmetrisch
Endolimax nana (?)	Ähnlich der chronischen Polyarthritis (cP)
Trichomona vaginalis	Beidseitige Sakroiliitis
Toxoplasma gondii	cP-ähnlich

Tabelle 39.3. Nemathelmintheninfektionen, assoziiert mit Arthritis

Parasit	Gelenkbefallmuster
Ascaris lumbricoides	Oligoartikulär, asymmetrisch
Trichuris trichura	Oligoartikulär, asymmetrisch
Ancylostoma duodenale	Oligoartikulär, asymmetrisch
Strongyloides stercoralis	Oligoartikulär, asymmetrisch, cP-ähnlich
Wucheria bancrofti	Monartikulär; oligoartikulär, asymmetrisch; polyartikulär
Onchocerca volvolus	Monartikulär; oligoartikulär, asymmetrisch
Loa-loa	Monartikulär; oligoartikulär, asymmetrisch; polyartikulär
Drancunculus medinensis	Monartikulär
Toxocara canis	Oligoartikulär, asymmetrisch

Tabelle 39.4. Plathelmintheninfektionen, assoziiert mit Arthritis

Parasit	Gelenkbefallmuster
Taenia saginata	Oligoartikulär, asymmetrisch, cP-ähnlich
Echinococcus granulosus (Hydatidenzyste)	Monartikulär, oligoartikulär, asymmetrisch
Schistosoma mansoni	Sakroiliitis, oligoartikulär, asymmetrisch

Tabelle 39.5. Typische rheumatologische Syndrome bei Infektionen mit Parasiten

Erkrankung	Kommentar
Cisticercosis	Myalgien; Knoten in Haut und Muskeln
Echinococcus	Knochenzysten
Filarien	Chylöser Erguß des Knies, Mon(o)- und Oligoarthritis der großen Gelenke
Giardiasis	Seronegative Arthritis an Knie- und Sprunggelenken sowie Füßen

Parasitäre Erkrankungen sind aber nicht nur auf die Länder der 3. Welt beschränkt, sie kommen ebenfalls in den entwickelten Ländern der 1. Welt vor. Auch werden parasitäre Infektionen mit zunehmender Häufigkeit bei Reisenden und Emigranten aus den Ländern der 3. Welt beobachtet sowie bei Patienten mit Immunschwäche und bei Homosexuellen. Die charakteristischen diagnostischen Hinweise auf diese Krankheitsbilder sind in folgender Übersicht zusammengestellt.

Infektionen mit Parasiten: Diagnosekriterien für die reaktiven Begleitarthritiden. (Nach Doury et al. 1974)
- Aufenthalt des Erkrankten in einem für Parasiten typischen Endemiegebiet
- Wechselnde Mon(o)-, Oligo- oder Polyarthritiden
- Erhöhte Blutsenkungsreaktion
- Eosinophilie im Blutbild
- Nachweis von Parasiten im Blut, im Stuhl, im Duodenalsekret, im Urin, in der Haut oder durch immunologische Teste auf Parasiten
- Fehlende röntgenologische Zeichen einer Gelenkdestruktion
- Schlechtes Ansprechen der Arthritis auf nichtsteroidale Antiphlogistika
- Hohe Wirksamkeit einer antiparasitären Therapie

Klinik

Neben Vaskulitiden und Myalgien sind Gelenkschmerzen ein häufiges Symptom bei bestimmten Infektionen mit Parasiten, wohingegen das Vollbild der Arthritis selten ist. Mon(o)-, Oligo- und Polyarthritiden sind aber bei infizierten Patienten (s. Tabellen 39.2–39.5) beschrieben worden. In einigen Fällen wird angenommen, daß die Arthritis Folge der Lokalisation des Parasiten im Gelenk bzw. im periartikulären Gewebe ist, aber in den meisten Fällen entwickelt sich eine reaktive Arthritis auf dem Boden von Immunmechanismen, die durch den an einem entfernten Ort lokalisierten Parasiten hervorgerufen werden.

Diagnostik

Die Diagnose basiert entweder auf dem kulturellen Erregernachweis im Gelenk oder dem direkten Parasitennachweis an der Eintrittspforte (Haut, Blut, Stuhl, Urin, Duodenalsaft) bzw. auf der serologischen Antikörperdiagnostik.

! Da bei einer parasitären Infektion der Gelenke rheumatologische Symptome vorherrschen, sollte bei unklaren Arthritiden eine solche Infektion immer mit in die Differentialdiagnose eingeschlossen werden, insbesondere wenn der betroffene Patient viel reist oder in einer Region lebt, in der parasitische Erkrankungen endemisch vorkommen, oder wenn klinische und/oder Laborparameter eine solche Infektion vermuten lassen wie z.B. eine Eosinophilie im peripheren Blut oder in der Synovialflüssigkeit sowie positive serologische Tests für Parasiten.

Therapie

Die Behandlung mit antiinflammatorischen Medikamenten ist unwirksam, nur die Eradikation des Parasiten durch eine spezifische Therapie führt zu einem Abklingen der Symptomatik. In einigen Fällen, in denen die Arthritis Folge einer intraartikulären Lokalisation von Nematoden ist, ist die chirurgische Beseitigung des Parasiten mittels Arthrotomie oder Arthroskopie erforderlich.

39.5 Arthritis bei Lyme-Borreliose (M 01.2/A 69.2)

Ein gehäuftes Vorkommen von Arthritiden bei Kindern wurde 1975 im Bezirk Lyme im US-Bundesstaat Connecticut beschrieben und als Lyme-Arthritis bezeichnet. Wenig später stellte sich aber heraus, daß die Lyme-Arthritis nur eine Manifestation einer komplexen Erkrankung darstellt, die auch dermatologische, neurologische, kardiologische und ophthalmologische Symptome verursachen kann, weshalb man heute auch vorwiegend von der Lyme-Borreliose spricht.

39.5.1 Ätiologie

Erreger

Die Lyme-Borreliose wird durch eine Infektion mit der von Zecken übertragenen Spirochäte Borrelia burgdorferi verursacht. Die Lyme-Borreliose kommt weltweit vor, hauptsächlich jedoch in den gemäßigten Zonen, in denen auch der Hauptvektor, nämlich Zecken der Klasse Ixodes, gehäuft angetroffen wird. Borrelien gehören zur Familie der Spirochäten und sind schraubenförmige Bakterien von 10–30 µm Länge und 0,2–2,5 µm Stärke. Borrelia burgdorferi wird heute in 3 humanpathogene Spezies klassifiziert:

- Borrelia afzelii,
- Borrelia garinii,
- Borrelia burgdorferi sensu stricto.

Tabelle 39.6. Genospezies von Borrelia burgdorferi sensu lato, die eine Lyme-Borreliose verursachen können

Genospezies	Vorkommen	Kommentar
Borrelia burgdorferi sensu stricto (ss)	Nordamerika, Europa	Einzige bekannte Genospezies, die eine Lyme-Borreliose in Nordamerika hervorruft
Borrelia afzelii	Eurasien	Verursacht im Vergleich zu Borrelia burgdorferi ss eine mildere systemische Erkrankung bei Erythema migrans; Hauptursache für die Entwicklung einer Acrodermatitis chronica atrophicans und eines Borrelienlymphozytoms
Borrelia garinii		Geht häufig mit neurologischen Manifestationen einher und verursacht Erythema migrans sowie Borrelienlymphozytom

Die weiteren, in jüngster Zeit identifizierten Spezies Borrelia andersonii, Borrelia japonica, Borrelia lusitaniae, Borrelia turdi, Borrelia purdi und Borrelia valaisiana wurden bei Patienten mit Lyme-Borreliose nicht angetroffen. Als Überbegriff ist Borrelia burgdorferi „sensu lato" in Gebrauch. Ausschließlicher Erreger der Lyme-Borreliose in Nordamerika ist Borrelia burgdorferi sensu stricto, wohingegen Borrelia afzelii, Borrelia burgdorferi sensu stricto und Borrelia garinii alle in Europa vorkommen (s. Tabelle 39.6).

Das größere genotypische Spektrum von Borellia burgdorferi in Eurasien ist möglicherweise für die unterschiedlichen Manifestationen der Lyme-Borreliose in Eurasien und Amerika verantwortlich (s. Tabelle 39.7). Aufgrund von Varianten des äußeren Membranenproteins (Outer-surface-Protein, Osp) OspA ist eine Serotypisierung möglich. Auf genetischer Ebene kann eine Typisierung auf der Grundlage der chromosomalen DNA bzw. von Plasmidprofilen mittels Pulsfeldgelelektrophorese (PFGE) oder Randomly amplified polymorphic DNA (RAPD) erfolgen. Die im Vergleich zu den USA heterogenen europäischen Stämme zeigen insofern einen Tropismus, als Borrelia afzelii dem Serotyp 2 ähnlich ist und zu Hautmanifestationen führt. Borrelia garinii (Serotyp 3–7) wird häufiger aus Liquor isoliert, Borrelia burgdorferi senu stricto entspricht Serotyp 1. Die immundominanten Membranenproteine OspA, OspB, OspC, OspD, OspE und OspF sind plasmidkodiert und genetisch sowie phänotypisch variabel.

Nach dem Eindringen sind Borrelien für lange Zeit in der Haut nachweisbar, die weiteren frühen Manifestationen (Stadium 2; s. Tabelle 39.8) beruhen auf hämatogener Verbreitung des Erregers. Die Pathogenese vieler Symptome bleibt jedoch weitgehend im unklaren. Adhäsion und Eindringen werden durch das

Tabelle 39.7. Lyme-Borreliose in Nordamerika und Eurasien. (Nach Nadelman et al. 1998)

Kontinent:	Nordamerika	Eurasien
Vektor:	Ixodes scapularis oder Ixodes pacificus	I. ricinus oder I. persulcatus
Erreger:	Borrelia burgdorferi ss	B. burdorferi sensu stricto (ss)
Erythema migrans:	-	In Europa: B. afzeii oder B.garinii
Anamnestisch Zeckenbiß:	selten (< 30%)	häufig (64%)
Dauer des Hautausschlags zu Beginn:	kurz (durchschnittlich 4 Tage)	lange (ca. 4 Tage bis 5–6 Wochen)
Zentrale Abblassung:	ungewöhnlich (< 35%)	häufig (> 65%)
Systemische Symptome:	häufig (bis zu 80%)	selten (oft < 35%)
Multiple Läsionen:	(13%)	(7%)
Negative Serologie zu Beginn:	häufig (50%)	sehr häufig (bis zu 80%)
Rheumatologische Manifestationen		
Arthritis bei unbehandelten Patienten mit Erythema migrans:	häufig (51%)	selten
Borellien-lymphozytom:	selten	gut dokumentiert
Acrodermatitis chro-- nica atrophicans:	selten	gut dokumentiert

OspA und weitere Oberflächenproteine vermittelt. Das OspB erleichtert die Zellinvasion nach einem „Rearrangement" des Aktins. Die Invasion extrazellulärer Matrizes wird durch Plasmidbindung an die Oberfläche der Erreger gefördert. Die genetische Variabilität der wichtigen Oberflächenantigene sowie die Variabilität ihrer Expression (OspA/OspB oder OspC) entziehen den Erreger der spezifischen Immunantwort („immunolocical escape"). Entzündungsprozesse werden durch lipopolysaccharidähnliche Strukturen über Zytokinaktivierung in Gang gesetzt, auch die Immunreaktion, beruhend auf Kreuzreaktionen zwischen dem Borrelienflagellin und einem neuronalen 64-kD-Antigen oder autoreaktiven T-Zellen.

Borrelia burgdorferi galt zunächst als extrazellulär pathogener Erreger, dessen Disseminierung u.a. durch das Flagellum begünstigt wurde. Die mittlerweile vorliegenden Ergebnisse zur Invasion von Endothelien und Fibroblasten lassen eine intrazelluläre Persistenz der Erreger vermuten. Dies würde zahlreiche Besonderheiten der Infektion (chronischer Verlauf, Unfähigkeit des Makroorganismus, den Erreger effizient zu eliminieren) erklären. Für eine lange Gewebspersistenz liegen mittlerweile auch klinische Fallberichte vor.

Vektor

Borrelia burgdorferi wird von Schildzecken in Europa (Ixodes ricinus), in Nordamerika von Ixodes scapularis

Tabelle 39.8. Klinische Stadien der Lyme-Borreliose

Frühe Manifestation		
Stadium I: – lokal	Erythema migrans (EM)	3–16 Wochen, im Mittel 10 Tage, nach Zeckenbiß bei 90% der Patienten; 10% haben multiple EM
– allgemein	Grippaler Infekt	Müdigkeit, Übelkeit, Lethargie, Kopfschmerzen, Myalgien, Arthralgien, regionale generalisierte Lymphadenopathie
Stadium II: (frühe disseminierte Infektion, wenige Tage bis 10 Monate nach Zeckenbiß)	Karditis	bei 8–10% unbehandelter Patienten transienter AV-Block; milde Kardiomyopathie
	Neuroborreliose	Bei 10–12% unbehandelter Patienten Meningitis (lymphozytär), kraniale Neuritis (N. facialis, auch bilateraler Befall möglich), periphere Radikoloneuropathie, Enzephalitis (selten), Myelitis
	Rheumatologische Manifestationen	Bei etwa 50% unbehandelter Patienten migratorische Polyarthralgien und/oder Polyarthritis
	Hautmanifestationen	Lymphadenosis benigna cutis (Lymphozytom), Erythema migrans mit multiplen Läsionen
	Manifestationen am Auge	Konjunktivitis, Iridozyklitis, Chorioiditis
	Lymphadenopathie	Regional und/oder generalisiert
	Manifestationen an der Leber	Abnormale Leberfunktionstests, Hepatitis
	Manifestationen an der Niere	Mikrohämaturie, Proteinurie
Späte Manifestation *Stadium III:* (Monate bis Jahre nach Zeckenbiß)	Rheumatologische Manifestationen	Etwa 50% unbehandelter Patienten entwickeln eine migratorische Polyarthritis; etwa 10% unbehandelter Patienten entwickeln eine chronische Monarthritis, speziell des Knies
	Neurologische Manifestationen	Chronische, oft progressive Enzephalopathie; chronische Polyneuropathie; Ataxie, Demenz, Schlafstörungen
	Hautmanifestationen	Acrodermatitis chronica atrophicans; (?) Morphea-/Sklerodermie--ähnliche Läsionen

sowie Ixodes pazificus und in Asien durch Ixodes persulcatus übertragen.

CAVE

Die Lyme-Borreliose ist in den gemäßigten Zonen der nördlichen Hemisphäre die am häufigsten durch Arthropoden übertragene Infektion.

Die Schildzecke (Ixodes ricinus) ist der Hauptvektor in Europa. Als Zwischenwirte (Reservoir) treten v.a. Weißfußmäuse auf. Ausgewachsene Zecken sind in Deutschland zwischen 15 und 38% infiziert, in den anderen europäischen Regionen wurden Durchseuchungen von 80%, in den USA von 100% gefunden. Die Übertragung auf den Menschen erfolgt beim Saugakt, wobei in der Regel ein Verweilen von mindestens 24 h notwendig ist, damit die Borrelien aus dem Darm der Zecke in die Saugorgane gelangen, um übertragen zu werden. Schnelles Entfernen der Zecken verringert die Infektionsgefahr. Die Infektion ist von Anfang März bis Ende Oktober möglich.

Infektionsrisiko und Inzidenz

Das Borrelieninfektionsrisiko nach Zeckenbiß wurde für Deutschland auf etwa 3–8% geschätzt. Die Frühstadien der Erkrankung werden am häufigsten im Juli/August gesehen. Etwa 6% der Personen entwickeln Symptome mit einer Serokonversion. Zahlen zur Morbidität der Borreliose sind bisher weltweit nur ungenügend verfügbar. In Deutschland wurde eine Borrelioseinzidenz von immerhin 0,2–0,3% geschätzt. Dies entspräche einer Morbidität von immerhin 200–300 Erkrankungen pro 100 000 Einwohnern (zum Vergleich Deutschland 1997: Hepatitis A ca. 6/100 000, Salmonellosen ca. 134/100 000). Bei einer neueren epidemiologischen Studie in Südschweden wurde eine Borrelioseinzidenz von 69/100 000 ermittelt. In Brandenburg wurde 1996 eine Meldepflicht für Borreliose eingeführt, für das Jahr 1997 ergab sich eine Erkrankungshäufigkeit von im Mittel 18 Fällen pro 100 000 Einwohnern. In der Häufigkeit der klinischen Manifestationen rangiert in beiden Studien das Erythema migrans deutlich vor Neuroborreliose bzw. Lyme-Arthritis.

Genetische Disposition

Befunde über eine genetisch bedingte Disposition, an einer bestimmten Form der Lyme-Borreliose zu erkranken, werden kontrovers diskutiert. Hypothesen zu einer Korrelation von Lyme-Arthritis mit bestimmten HLA-Merkmalen (Cw3, DR2 und DR4) haben sich nicht bestätigt.

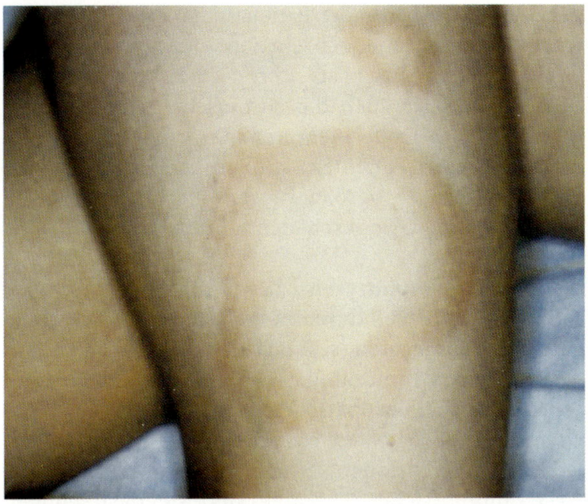

Abb. 39.1. Erythema chronicum migrans bei Lyme-Arthritis

39.5.2 Klinik

Stadieneinteilung

Stadium I

Die lokale Infektion (Stadium I) zeigt sich in Form des Erythema migrans (EM) (s. Abb. 39.1), ein sich zentrifugal ausbreitendes ringförmiges Erythem mit zentraler Abblassung an der Stelle des Zeckenbisses. Es tritt meist 1–4 Wochen nach dem Zeckenbiß auf und ist das Hauptcharakteristikum der Frühmanifestation der Lyme-Borreliose (s. Tabelle 39.8). Sekundäre kutane Läsionen können ohne Zeckenbiß infolge hämatogener Ausbreitung der Spirochäten entstehen. Auch kann es infolge hämatogener Aussaat der Erreger bei einigen Patienten zu einem grippeähnlichen Krankheitsbild kommen, und zwar mit

- Kopfschmerzen,
- Myalgien,
- Arthralgien,
- Fieber und
- Nackensteifigkeit,
- einer lokalisierten oder generalisierten Lymphadenopathie.

Solche systemischen Beschwerden bei Patienten mit Erythema migrans kommen in den USA häufiger vor als in Europa (s. Tabelle 39.9), möglicherweise als Folge einer erhöhten Virulenz der Genospezies Borrelia burgdorferi sensu stricto im Vergleich zu Borrelia afzelii oder infolge einer häufiger vorkommenden Koinfektion.

Stadium II

Das Stadium II der frühen disseminierten Infektion, das sich wenige Tage bis Monate nach dem Zeckenbiß entwickelt, kann mit einer Reihe von Veränderungen einhergehen (s. Tabelle 39.8).

Kardiale Manifestationen. Zu den kardialen Manifestationen der Lyme-Borreliose bei unbehandelten Patienten gehören ein transienter AV-Block und eine milde Perikarditis. Auch eine leichte Linksherzinsuffizienz kann sich entwickeln. Die Patienten klagen dann über Schwindel, Herzrasen, Dyspnoe, thorakale Schmerzen oder Synkopen (Steere 1989; Steere et al. 1980).

Neurologische Manifestationen. Etwa 10–15% unbehandelter Patienten mit Erythema migrans entwickeln neurologische Manifestationen (Neuroborreliose), wobei diese in Europa häufiger beobachtet werden als in Nordamerika, wohl als Folge des größeren Neurotropismus von Borrelia garinii. Die Neuroborreliose läßt sich in 3 Gruppen einteilen:

Tabelle 39.9. Klinische Manifestationen bei 79 Patienten mit Erythema migrans (kultur-positiv). (Nach Nadelman et al. 1996)

Symptome<?1>)	Patienten n	(%)	Symptome<?1>	Patienten n	(%)
Müdigkeit	43	(54)	Anorexie	21	(26)
Arthralgien	35	(44)	Dysästhesie	16	(20)
Myalgien	35	(44)	Schwindel	16	(20)
Kopfschmerzen	33	(42)	Übelkeit/Erbrechen	11	(14)
Fieber/Schüttelfrost	31	(39)	Konzentrationsschwäche	7	(9)
Nackensteife	28	(35)	Husten	5	(6)
Klinische Zeichen<?1>	**Patienten n**	**Klinische Zeichen [%]**		**Patienten n**	**[%]**
Irgendein klinisches Zeichen	33	(42)	Schmerzhafte Gelenke	6	(8)
Lokale Lymphadenopathie	18	(23)	Gelenkschwellung	1	(1)
Generalisierte Lymphadenopathie	5	(6)	Konjunktivitis	3	(4)
Fieber (>37,8 °C)	13	(16)	Fazialisparese	1	(1)
Nackenbeugen schmerzhaft	7	(9)	Schmerzhaftes Abdomen	1	(1)
Nackensteife	1	(1)	Pharyngitis	1	(1)

- Entzündung des extraparenchymalen zentralen Nervensystems (ZNS) (Meningitis),
- parenchymale Entzündung des Gehirns und des Rückenmarks (Enzephalomyelitis),
- ZNS-Dysfunktion ohne offensichtliche fokale ZNS-Entzündung (Enzephalopathie).

Mitbeteiligungen der kranialen Nerven, insbesondere des N. facialis, bei Patienten mit Lyme-Borreliose kommen besonders häufig bei Kindern vor (Cook et al. 1997). Gedächtnisstörungen, Depressionen und starke Müdigkeit sind häufige Klagen von Patienten mit Lyme-Borreliose. Diese Manifestationen können auch nach der antibiotischen Therapie weiter fortbestehen. Weniger häufig wird eine lymphozytäre Meningitis beobachtet, die mit einer kranialen Neuritis und einer Radikulopathie (Garin-Bujadoux-Bannwarth-Syndrom) einhergehen kann. Zusätzlich kann auch ein Erythema migrans bestehen. Solche Patienten klagen über intermittierend auftretende Kopfschmerzen. Die periphere Radikuloneuritis bei Patienten mit Lyme-Borreliose beginnt akut mit schweren radikulären Schmerzen und/oder motorischer Schwäche, die von Gefühlsstörungen bzw. Sensibilitätsverlust begleitet sein kann. Die Sensibilitätsstörungen und neurologischen Ausfälle können multifokal sowie asymmetrisch auftreten und sich als Garin-Bujadoux-Bannwarth-Syndrom präsentieren. Die Radikuloneuritis tritt häufiger in Europa als in Nordamerika auf.

■ **Rheumatologische Symptome.** Die rheumatologischen Frühsymptome (Stadium II) von seiten des Bewegungsapparats sind in dieser Phase typischerweise flüchtig und äußern sich durch „wandernde", z.T. heftige Arthralgien und Myalgien, die jeweils wenige Stunden bis einige Tage lang anhalten. Gelenkschwellungen werden in diesem Stadium nur selten beobachtet.

Stadium III

■ **Rheumatologische Symptome.** Nimmt die Arthritis unbehandelt ihren weiteren Verlauf, so erkranken etwa 60% der Patienten mit Erythema migrans (s. Abb. 39.1) im weiteren Verlauf an einer Arthritis Stadium III. Die Arthritis tritt bei diesen Patienten im Mittel 6 Monate nach der Infektion auf (Extremwerte 4 Tage bis 2 Jahre). Typischerweise handelt es sich bei der Lyme-Arthritis um eine rezidivierende Monarthritis oder Oligoarthritis, hauptsächlich der großen Gelenke im Bereich der unteren Extremitäten. Bei fast allen Patienten wird im Verlauf der Erkrankung ein Kniegelenk befallen. Ähnlich dem Stadium II können aber auch nur heftige Arthralgien ohne erkennbare Synovitiden bestehen. Ein symmetrischer Befall kleiner Gelenke, wie bei der chronischen Polyarthritis, ist selten. Durch adäquate antibiotische Therapie werden etwa 90% der Patienten geheilt. Bei etwa 10% der Patienten dauert die Arthritis trotz Behandlung jedoch ein Jahr oder länger. Dieses Krankheitsbild wird als chronische Lyme-Arthritis bezeichnet. Aber auch die chronische Lyme-Arthritis heilt meist im Laufe mehrerer Jahre spontan aus. Bei einigen dieser Patienten können jedoch Erosionen radiologisch nachweisbar werden und in selten Fällen zu dauerhaften Gelenkschäden führen.

■ **Borrelienlymphozytom.** Das Borrelienlymphozytom wird prinzipiell durch Borrelia afzelii und Borrelia garinii hervorgerufen (s. Tabelle 39.7). Dabei handelt es sich um einen tumorähnlichen Knoten, der sich typischerweise (bei europäischen Patienten) am Ohrläppchen, an der Brustwarze bzw. der Areola der Brust entwickelt. Diese Läsionen können spontan verschwinden. Nach antibiotischer Therapie sind sie nach einigen Wochen nicht mehr nachweisbar.

■ **Ophthalmologische Manifestationen.** Eine direkte Beteiligung des Auges (Konjunktivitis, Uveitis, Keratitis und Optikusneuritis; s. Tabelle 39.8) ist bei Borrelia-burgdorferi-Infektionen beobachtet worden (Steere 1989). Da die ophthalmologischen Manifestationen sich bisher aber weitgehend dem kulturellen Nachweis entzogen haben, ist die Pathogenese dieser Krankheitsbilder unklar (Nadelman 1996).

■ **Neurologische Manifestationen.** Die späten Manifestationen der Lyme-Borreliose treten häufig erst Jahre nach dem Zeckenbiß oder dem Erythema migrans auf, wobei sie das erste Zeichen einer Borrelia-burgdorferi-Infektion sein können. Typische neurologische Manifestationen sind:

- subakute Enzephalopathie,
- axonale Polyneuropathie,
- Leukoenzephalitis (Logigian et al. 1990).

Die *subakute Enzephalopathie* geht mit leichten kognitiven und Gedächtnisstörungen einher, wobei die körperliche Untersuchung in der Regel einen unauffälligen Befund ergibt. Diese Enzephalopathie kann aber mit einer peripheren Neuropathie vergesellschaftet sein als Folge eines indirekten Effekts der Infektion, weniger durch eine direkte Infektion des zentralen Nervensystems (Halperin et al. 1996).

Die *periphere Neuropathie* (chronische axonale Neuropathie) ist charakterisiert durch Parästhesien und weniger häufig durch radikuläre Schmerzen. Sensibilitätsstörungen finden sich selten bei der klinischen Untersuchung und die grobe Kraft sowie die Muskeleigenreflexe sind erhalten. Diese Art der Neuropathie geht in der Regel nicht mit einer Meningitis oder einer kranialen Neuritis einher.

Bei *Leukoenzephalitis* handelt es sich um eine langsam progressive uni- oder multifokale entzündliche

Erkrankung des Gehirns, die sich vorwiegend in der weißen und weniger in der grauen Substanz abspielt.

■ **Hautmanifestationen.** Die Acrodermatitis chronica atrophicans entwickelt sich schleichend an den unteren Extremitäten. Charakteristisch sind blau-rötliche Hautläsionen, die atrophieren. Diese Hautläsionen finden sich am ausgeprägtesten v.a. über den Gelenken („Arthrodermatitis"). Acrodermatitis atrophicans und Lyme-Arthritis können gleichzeitig bei einem Patienten vorhanden sein oder nacheinander auftreten. Die Arthritiden und Periostitiden können sich bei der Acrodermatitis atrophicans ausschließlich unter der befallenen Haut manifestieren und zu Gelenkdeformierungen (ähnlich einem Jaccoud-Syndrom) führen. Juxtaartikuläre fibrinoide Knoten bei der Acrodermatitis atrophicans können mit Rheumaknoten verwechselt werden. Pseudosklerodermiforme Hautveränderungen führen mitunter zur Fehldiagnose einer Sklerodermie. Außerdem wird bei der Acrodermatitis atrophicans eine weiche, schwammige, schmerzlose Fersenverbreiterung beobachtet, wohingegen die Fersenschwellungen bei den seronegativen Spondarthritiden schmerzhaft sind. Etwa $^{1}/_{3}$ der Patienten mit Acrodermatitis chronica atrophicans leiden an einer (gewöhnlich sensorischen) Polyneuropathie.

Problematik der Stadieneinteilung

Zur Beschreibung des klinischen Verlaufs wird häufig die Klassifikation der Lyme-Borreliose in 3 Stadien verwandt, die darauf basiert, wieviel Zeit seit dem Zeckenbiß verstrichen ist (s. Tabelle 39.8). Eine solche Einteilung ist notwendigerweise künstlich, da sich bei einzelnen Patienten erhebliche Überschneidungen zwischen den einzelnen Stadien ergeben können. Außerdem kann ein Patient eines oder mehrere dieser Stadien symptomlos durchlaufen, so daß sich die Erkrankung erstmals im fortgeschrittenen Stadium klinisch manifestiert. So erinnern sich nur etwa 33% aller Patienten mit Lyme-Arthritis an einen Zeckenbiß oder ein vorausgegangenes Erythema migrans. Durchseuchungsstudien an beruflich Exponierten (z.B. Waldarbeitern) weisen auf eine hohe Zahl asymptomatischer, subklinischer Verläufe hin. Die klinische Diagnose „Lyme-Borreliose" erfordert im besonderen Maße Erfahrung, gründliche anamnestische Exploration und sorgfältigsten Ausschluß anderer Krankheitsursachen.

Besondere Manifestationen

Einige wichtige Besonderheiten sind weiterhin festzuhalten:

- So wird oft übersehen, daß in endemischen Gegenden die Lyme-Borreliose v.a. bei Kindern als grippeähnliche Erkrankung verläuft.
- Bei $^{1}/_{5}$ der Fälle wird eine milde Hepatitis beobachtet.
- Viele Manifestationen sind weitgehend nicht bekannt (z.B. die Augenmanifestationen).
- Die Abgrenzung zu ähnlichen Krankheitsbildern anderer Ätiologie kann sehr schwierig sein (z.B. bei der Differentialdiagnose der Lyme-Arthritis).

Koinfektion

Wie neuere Untersuchungen ergeben haben (Persing 1997; Swan et al. 1996; Telford et al. 1997), können Schildzecken zusätzlich noch mit anderen Pathogenen, wie z.B. Babesia microti, einem Parasiten, der eine malariaähnliche Infektion hervorruft, und einer Rickettsie infiziert sein, die die humane granulozytäre Ehrlichiose hervorruft. Diese Erreger können separat oder simultan mit Borrelia burgdorferi übertragen werden. Doppelinfektionen mit Babesia microti und Borrelia burgdorferi zeigten beim Menschen einen wesentlich schwereren Verlauf als eine Infektion mit nur einem der beiden Keime (Nadelman et al. 1997; Duffy et al. 1997). Bestimmte klinische Zeichen (z.B. Thrombozytopenie oder Leukopenie), die nicht charakteristisch für die Lyme-Borreliose sind, sollten daran denken lassen, daß möglicherweise eine Doppelinfektion mit Ehrlichia oder Babesia vorliegt. Im Gegensatz zu Doxycyclin sind β-Laktam-Antibiotika bei Koinfektion unwirksam.

39.5.3 Differentialdiagnose

Die unterschiedlichen Verlaufsformen und Befallsmuster, die bei der Lyme-Arthritis vorkommen können, haben eine Vielzahl klinisch differentialdiagnostischer Aspekte zur Folge (s. folgende Übersicht).

Differentialdiagnose der Lyme-Arthritis unter den Aspekten Krankheitsbeginn, Krankheitsverlauf und Gelenkbefallsmuster

- Gicht und Pseudogicht
- Septische Arthritis
- Löfgren-Syndrom
- Rheumatisches Fieber
- Palindromer Rheumatismus
- Hydrops genus intermittens
- M. Whipple
- Seronegative Spondarthritiden
- Arthritis psoriatica

Krankheitsverlauf und Befallsmuster sind neben der Anamnese die wichtigsten Wegweiser der rheumatologischen Diagnostik. Der akute Beginn der Lyme-Arthritis läßt differentialdiagnostisch v.a. an infektiöse und kristallinduzierte Arthritiden (Gicht, Pseudogicht) denken. Auch das akute Löfgren-Syndrom beginnt meist akut und befällt darüber hinaus – wie die Lyme-Arthritis – vorwiegend Knie- und Sprunggelenke. Der anfallsweise Beginn und intermittierende Krankheitsverlauf ist ein Kennzeichen des Hydrops intermittens und des palindromen Rheumatismus. Bei diesen Krankheitsbildern handelt es sich jedoch eher um deskriptive Diagnosen, unter denen möglicherweise verschiedene bisher noch nicht differenzierbare oder noch inkomplett ausgebildetete rheumatologische Krankheitsbilder subsumiert werden.

Intermittierende Arthritiden können auch die Erstsymptomatik eines M. Whipple darstellen, wobei auch bei dieser Erkrankung neurologische Krankheitserscheinungen mit der Arthritis assoziiert sein können. Vielfältige Überschneidungen finden sich mit der klinischen Charakteristik bzw. dem peripheren Gelenkbefallmuster der seronegativen Spondarthritiden einschließlich der Arthritis psoriatica.

Patienten mit unspezifischen Myalgien oder Arthralgien werden häufig einem Rheumatologen mit der Frage nach dem Vorliegen einer Lyme-Arthritis vorgestellt. Hier ist das ganze Spektrum der möglichen Differentialdiagnosen zu beachten. Die Diagnose Lyme-Arthritis wird oftmals bei Vorliegen unspezifischer Symptome, die auch durch eine Borrelieninfektion verursacht sein können, fehlerhaft gestellt. Besonders häufige Ursachen einer Fehldiagnose sind das Fibromyalgiesyndrom und das chronische Müdigkeitssyndrom.

39.5.4 Komplikationen

Post-Lyme-Syndrom

Bis zu 50% der Patienten mit Lyme-Borreliose klagen nach abgeschlossener Therapie über unspezifische Symptome wie Kopfschmerzen, Müdigkeit, Myalgien und Arthralgien. Diese Beschwerden sprechen auf weitere antibiotische Therapie nicht an, sind jedoch in der Regel selbstlimitierend. Infektionsbedingte Gewebszerstörung, die auch nach antibiotischer Therapie der verursachenden Borrelien nicht zurückgeht, ist bei Lyme-Arthritiden beschrieben worden (Bujak et al. 1997). Ursache und Ätiologie solcher persistierender Symptome sind unbekannt und diese Symptomatik wurde als „Post-Lyme-Syndrom" bezeichnet.

Bujak et al. (1997) evaluierten die neurokognitiven Störungen bei 23 Patienten mit Post-Lyme-Syndrom und verglichen sie mit einem adäquaten Patientenkollektiv ohne vorausgegangene Lyme-Borreliose. Dabei fanden sie, daß Patienten mit Post-Lyme-Syndrom wesentlich höhere Quotienten für Aufmerksamkeits- und Konzentrationsstörungen hatten als die des Kontrollkollektivs. Patienten mit Post-Lyme-Syndrom hatten auch subjektiv stärkere Schlafstörungen, Gefühlsschwankungen und höhere Quotienten für körperlichen Streß und Depression. Es stellt sich die Frage, ob diese therapieresistenten Verläufe durch Persistenz des Erregers, Autoimmunphänomene oder beides bedingt sind. Neuere Befunde deuten darauf hin, daß die antibiotikaresistente Lyme-Arthritis bei einigen Patienten durch immunpathologische Vorgänge hervorgerufen sein könnte.

Fibromyalgie

Patienten mit Lyme-Borreliose können eine Fibromyalgie vor oder nach antibiotischer Therapie entwickeln. Es besteht jedoch kein Grund zur Annahme, daß die Schlafstörungen bei der Fibromyalgie Folge einer fortgeschrittenen Infektion mit Borrelia burgdorferi sind. Auch konnte nicht gezeigt werden, daß eine Fibromyalgie im Anschluß an eine Lyme-Borreliose sich auf Gabe von Antibiotika hin bessert, selbst bei Patienten, die zuvor nicht antibiotisch wegen ihrer Lyme-Borreliose behandelt wurden (Hsu et al. 1993). Das Fibromyalgiesyndrom und das chronische Müdigkeitssyndrom sind eine der häufigsten Fehldiagnosen für eine persistierende Lyme-Arthritis oder tertiäre Neuroborreliose.

39.5.5 Diagnose

Durch die Beschreibung der Lyme-Borreliose als nosologische Entität wurden bereits lange bekannte dermatologische und neurologische Krankheitsbilder Teil eines klinischen Spektrums, das nun auch in der inneren Medizin, Orthopädie, Augenheilkunde, HNO-Heilkunde und v.a. in der Allgemeinmedizin Berücksichtigung finden muß. Nur die Kenntnis der verschiedenen klinischen Bilder der Erkrankung ermöglicht eine gezielte Anamnese sowie die Interpretation anamnestischer Angaben.

Zur Diagnose der Lyme-Arthritis gehören eine Expositionsanamnese sowie das oben beschriebene klinische Bild und der Nachweis von IgG-Antikörpern gegen Borrelia burgdorferi, wobei jedoch darauf hinzuweisen ist, daß ein positiver Antikörperbefund, insbesondere IgG-AK, allein kein Beweis für die Diagnose ist. Auffällig ist, daß die humoralen Entzündungsparameter wie BSG und C-reaktives Protein oft nur gering oder überhaupt nicht erhöht sind.

Erregernachweis

■ **Kultur.** Für die Diagnose einer infektiösen Erkrankung ist der „golden standard" die Isolation des ursächlichen Erregers in der Kultur. Unglücklicherweise gelingt das in den meisten Fällen von Lyme-Borreliose nicht, obwohl sich Borrelia burgdorferi leicht in vitro kultivieren läßt. Für die tägliche Praxis ist die Anzucht des Erregers jedoch nur bedingt geeignet. Die Isolierungsraten betragen 50–70% aus Hautbiopsien bei Erythema

Tabelle 39.10. Verfahren des Erregernachweises und ihre Aussagekraft

Verfahren	Untersuchungsmaterial					
	Hautstanze	Liquor	Urin	Gelenkpunktat	Blut	Zecke
Anzucht	++	+	–	(+)	(+)	+++
PCR	+++	+	+/–	++	–	+++

– ungeeignet, + Sensitivität mäßig, ++ Sensitivität gut, +++ hohe Sensitivität, +/– kontrovers

migrans und etwa 7–10% aus Liquor. Bei ausreichender Blutmenge (6 · 3 ml) und Verwendung eines Spezialmediums (Barbour-Steonner-Kelly) wurde kürzlich über eine Positivrate von 25% an bei Patienten mit Erythema migrans durchgeführten Blutkulturen berichtet.

■ **Polymerase Chain Reaction (PCR).** Der Borreliennachweis erschien deshalb als eine besonders zukunftsträchtige Anwendung für Nukleinsäureamplifikationstechniken, wie z.B. die Polymerase chain reaction (PCR). Der Erregernachweis durch die PCR ist ggf. indiziert (in der Reihenfolge der Erfolgsaussicht) aus Hautstanze/Biopsie, Gelenkflüssigkeit und Liquor (s. Tabelle 39.10). Trotz hoher Spezifität der PCR liegt die Sensitivität jedoch in vielen Studien oft nur bei deutlich weniger als 70%. Versuche, diese Situation zu verbessern, betreffen die Auswahl geeigneter Primer (chromosomale vs. plasmidgebundene Sequenzen), die PCR-Protokolle (z.B. Nested-PCR) und die Auswahl geeigneter Untersuchungsmaterialien. So konnten Nocton et al. (1994) bei Verwendung von plasmidgebundenen Sequenzen eine diagnostische Sensitivität der PCR bei der Lyme-Arthritis von 85% erreichen (Untersuchungsmaterial: Synovialflüssigkeit). Bei Patienten mit Neuroborreliose erreichte die gleiche Arbeitsgruppe hingegen nur eine Sensitivität der PCR von maximal 38%.

Priem et al. (1997) empfehlen eine Nested-PCR mit Primern von chromosomalen Sequenzen, die für das 66-kD-Protein kodieren (p66) und Primern von plasmidgebundenen Sequenzen, kodierend für OspA. Wenn Synovialflüssigkeit und Urin parallel untersucht wurden, erreichten sie bei der Lyme-Arthritis eine Sensitivität von 91%. Die PCR-Analyse von Liquor-Urin-Paaren ergab bei Neuroborreliose 87% Sensitivität, die Spezifität betrug bei beiden Patientengruppen >99%.

Der Borreliennachweis mittels Nukleinsäureamplifikationstechniken (NAT) ist weit von einer Standardisierung entfernt, kommerzielle Kits sind nicht in Sicht. Deshalb gilt wie für andere Erregernachweise mittels NAT bis auf weiteres: Negative Resultate schließen eine Infektion nicht aus, positive Resultate sind für sich allein nicht als Beweis einer manifesten Infektion zu werten.

Serologie

Bis auf extrem seltene, anhaltend seronegative Verläufe führt die Borrelia-burgdorferi-Infektion in der Regel zu einer meßbaren humoralen Immunantwort.

■ **IgG-Antikörper.** In der Frühphase (Erythema migrans) kann bei etwa 20–50% der Patienten, bei Neuroborreliose bei 70–90% und im Spätstadium (Lyme-Arthritis, Acrodermatitis chronica atrophicans) bei 90–100% der Fälle mit erhöhten IgG-AK-Titern gerechnet werden. Die Höhe der IgG-AK-Spiegel korreliert nur sehr bedingt mit dem klinischen Bild, ist jedoch in der Befundinterpretation nicht zu vernachlässigen. Vor allem bei eher unspezifischen Beschwerden (z.B. Fibromyalgie, chronische Polyneuropathien) sind IgG-Titer meist als Durchseuchungstiter, nicht aber als ätiologisch beweisend für eine Borreliose anzusehen.

■ **IgM-Antikörper.** IgM-AK-Titer sind nicht regelmäßig nachweisbar. Sie treten in der Regel vor den IgG-Antikörpern auf. Die humorale Immunantwort kann durch Antibiotikatherapie unterdrückt werden. Diagnostische Probleme bereiten die Persistenz von IgG-Titern (z.T. auf hohem Niveau) und IgM-Titern ohne Korrelation zum klinischen Bild oder zur Therapie sowie das Auftreten unspezifischer IgM-Befunde bei verschiedenen entzündlichen Erkrankungen, darunter chronische Polyarthritis, Lupus erythematodes, subakute bakterielle Endokarditis, und – in der täglichen Praxis am häufigsten – bei frischen oder reaktivierten Epstein-Barr-Virus-Infektionen.

■ **Weiterentwicklung der Serodiagnostik.** Die Literatur zur methodischen Weiterentwicklung der Serodiagnostik ist kaum noch überschaubar. Zunächst konnte gezeigt werden, daß breit kreuzreagierende Antigene eine Vorbehandlung der Seren durch Absorption mit Treponema phagedenis erfordern. Verbesserungen der Spezifität wurden durch die Präparation nativer Antigene (z.B. Flagellin) erreicht. Gegenwärtig steht die Suche nach einer möglichst idealen Kombination nativer oder rekombinanter Antigene im Vordergrund. Als Kandidaten hierfür kommen neben einem spezifischen Flagellinfragment, dem OspA und dem OspC, unter anderem die Oberflächenproteine p39 und p83/100 in Frage. Spezifitäten und Sensitivitäten der auf dem Markt befindlichen serologischen Testkits, insbesondere der IgM-Tests, variieren stark.

Studien in den USA zeigten immer wieder erhebliche Diskrepanzen und Fehldiagnosen beim Vergleich von Resultaten der Lyme-Serologie auf. In Nordamerika empfiehlt das Center of Disease Control (CDC) ein

Tabelle 39.11. Verfahren zum Borrelienantikörpernachweis und ihre Aussagekraft

Verfahren	Spezifität	Sensitivität	Quantitativ
IHA/indirekte Hämagglutination	+	++	++
EIA/Enzymimmunassay (IgG)	++	+++	++
EIA/Enzymimmunassay (IgM)	+	+++	(+)
IFT/Indirekte Immunfluoreszenz (IgG)	++	+	++
IFT/Indirekte Immunfluoreszenz (IgM)	+	+	+
Immunoblot (IgG)	+++	++	-
Immunoblot (IgM)	++	++	-

– ungeeignet, + Sensitivität mäßig, ++ Sensitivität gut, +++ hohe Sensitivität, +/- kontrovers

Zweistufenprogramm für die Serologie, wobei in der 1. Stufe (Enzymimmunassay, EIA) positive Seren im Immunoblot zu bestätigen sind. Im IgG-Immunoblot gilt ein Antikörpernachweis als bestätigt, wenn mindestens 5 der folgenden Proteinbanden erkannt werden: 16,21 (OspC), 28,30,39 (BmpA), 41 (Fla), 45,58,66,93. Ein IgM-Nachweis gilt im Immunoblot als bestätigt, wenn von den Proteinen OspC, 39 (BmpA) und 41 (Fla) erkannt werden.

In Europa wird die Entwicklung und Standardisierung von geeigneten Enzymimmunassays und Immunoblots sowie deren Auswertungskritierien zusätzlich erschwert durch die Heterogenität der Borrelienstämme. Nach bisher vorliegenden Resultaten sind europäische Borrelia-afzelli- und Borrelia-garinii-Stämme für den Einsatz im Immunoblot geeigneter als Borrelia-burgdorferi-sensu-stricto-Isolate. Eine Standardisierung steht jedoch noch aus.

Tabelle 39.11 stellt den Versuch einer Synopsis aus den in der Literatur vorliegenden Daten dar. Für die Praxis ist die Kombination von Verfahren hoher Sensitivität (EIA) mit dem hochspezifischen Immunoblot zu empfehlen. Rekombinante Immunoblots gestatten dabei eine eindeutige Aussage zur individuellen Immunantwort gegenüber den immundominanten Borreliaproteinen. Was für jede Serodiagnostik gilt, ist für die Lyme-Serologie im besonderen Maße zwingend: Eine Befundinterpretation ist nur im epidemiologischen, klinisch-anamnestischen Zusammenhang möglich. Aus serologischen Resultaten allein sind keine Konsequenzen zu ziehen.

■ **Neuroborreliose.** Besonderes Augenmerk erfordert die sichere Labordiagnostik einer Neuroborreliose. Bei einer großen Zahl von Fällen kann der Antikörpernachweis im Serum (IgG und/oder IgM) trotz schon bestehender klinischer Symptomatik nicht geführt werden. Notwendig ist deshalb immer die Untersuchung von Serum-Liquor-Paaren zur Bestimmung des Anteils des Borrelien-spezifischen IgG am Liquor bzw. Serum-Gesamt-IgG, ausgedrückt als antikörperspezifischer Index. EIA und Immunoblot sind hierbei gegenüber der indirekten Immunfluoreszenztechnik der Vorzug zu geben. Auch im direkten Vergleich mit der PCR erwies sich die Bestimmung des antikörperspezifischen Index als die bessere diagnostische Methode.

39.5.6 Therapie

Die gegenwärtigen Therapieempfehlungen für Erythema migrans und die Lyme-Arthritis sind in Tabelle 39.12 zusammengefaßt. Wie ersichtlich, erfolgt die Therapie der Lyme-Arthritis stadien- und symptomabhängig mit oralen und parenteralen Antibiotika. Eine klinische Beurteilung des Therapieerfolgs ist oft erst nach ca. 3 Monaten möglich, da sich die Symptome nur langsam zurückbilden. Serologische Parameter sind zur Beurteilung des Therapieerfolgs nicht geeignet. Bei Persistenz der Beschwerden ist zunächst die Diagnose zu überdenken. Für die Therapie der antibiotikaresistenten Lyme-Arthritis gibt es derzeit keine gesicherten Richtlinien. Nichtsteroidale Antiphlogistika und chirurgische Synovektomie haben sich als nützlich erwiesen.

Tabelle 39.12. Therapieempfehlungen bei Erythema migrans und Lyme-Arthritis

Symptom		Therapieempfehlung	
	Medikament	Dosis	Dauer
Erythema migrans	Doxycyclin	2mal (oder 3mal) 100 mg/Tag p.o.	14 (–21) Tage[a]
	oder Amoxicillin	3mal 500 mg/Tag p.o.	14 (–21) Tage[a]
	oder Erythromycin[b]	3mal 250 mg/Tag p.o.	14 (–21) Tage[a]
Arthritis[c]	Doxycyclin	2mal 100 mg/Tag p.o.	30 Tage
	oder Ceftriaxon	1mal 2 g/Tag i.v.	14 Tage
	oder Cefotaxim	3mal 2 g/Tag i.m.	14 Tage

[a] Therapiedauer wird nach klinischem Erfolg bestimmt.
[b] Reservemedikament bei Penicillinallergie und Kontraindikationen gegen Doxycyclin.
[c] Zur Differentialindikation s. Text.

39.6 Arthritis bei sonstigen andernorts klassifizierten bakteriellen Arthritiden, z.B. Salmonellen, Shigellen, Brucellen, Lepra, Mykobakterien und Gonokokken (M 01.3)

Arthritiden können infektiöser Natur sein, d.h. es kommt zur Keimvermehrung im Gelenk und periartikulären Gewebe. Von dieser Arthritisform abzugrenzen sind die sog. symptomatischen oder reaktiven Arthritiden, wobei es sich um aseptische Arthritiden handelt, bei denen eine gelenkferne Infektion den Triggermechanismus für die Auslösung der Erkrankung darstellt. Mit den üblichen Routinemethoden lassen sich aber bei dieser Arthritisform kulturell keine Erreger im Gelenk nachweisen. Mit den neueren und empfindlicheren Nachweismethoden (PCR und Immunfluoreszenz) lassen sich jedoch wie z.B. im Falle der chlamydieninduzierten Arthritis lebende, aber nicht vermehrungsfähige Erreger bzw. Erregerantigene in der Synovia und der Synovialmembran identifizieren.

Einige Erreger sind in der Lage, sowohl eine infektiöse Arthritis zu verursachen als aber auch nur eine symptomatische „reaktive Arthritis". Hierzu zählen:

- Salmonellen,
- Brucellen,
- Mycobacterium leprae,
- Neisseria gonorrhoeae.

39.6.1 Salmonellenarthritis (M 01.3/A 02.2)

Ätiologie

Eine infektiöse *Salmonellenarthritis* ist eine seltene Komplikation einer Salmonellenseptikämie. Sie kommt mit einer Häufigkeit von etwa 2–2,4% vor. In der Regel entsteht sie auf hämatogenem Wege und wie die anderen gramnegativen Arthritiden. Für diese Form der Arthritis sind eine Reihe von disponierenden Faktoren beschrieben worden wie z.B.:

- Hämoglobinopathien (Sichelzellenanämie, Thalassaemia minor),
- Diabetes mellitus,
- Neoplasien,
- Kollagenosen,
- Alkoholismus,
- vorausgegangene antibiotische und
- immunsuppressive Therapie bzw.
- Steroidtherapie.

Viel häufiger jedoch ist die postenteritische HLA-B27-assoziierte reaktive Arthritis.

39.6.2 Bruceleninduzierte Arthritis (M 01.3/A23.–)

Ätiologie

Nach wie vor bleibt die *Brucellose* eine schwere infektiöse Erkrankung und eine wichtige Krankheitsursache bei Mensch und Tier. Für die Brucellose besteht ein großer klinischer Polymorphismus, und im Verlauf der Erkrankung können praktisch sämtliche Organe erkranken. Die Ursache hierfür ist das unterschiedliche klinische Verhalten der verschiedenen Brucellenstämme.

Klinik, Diagnostik und Therapie

Ähnlich wie bei den Salmonellen, kann sich bei der Brucellose einerseits eine klassische infektiöse Arthritis mit Erregernachweis von Brucellen im Gelenk entwickeln, die in der Regel monartikulär und nicht selbstlimitierend ist. Dabei unterscheiden wir 3 Verlaufsformen:

- die akute Form, die etwa nach 8 Wochen ausheilt,
- die undulierende Form und
- die chronische Verlaufsform, die in der Regel länger als 1 Jahr anhält.

In allen 3 Fällen ist eine antibiotische Therapie angezeigt.

Im Rahmen einer Brucelleninfektion kann sich aber auch eine reaktive Arthritis entwickeln, die nicht destruktiv ist und bei der ein Keimnachweis in der Synovialflüssigkeit nicht gelingt.

Die Arthritis tritt intermittierend auf, ist in der Regel polyartikulär (s. Tabelle 39.13), kann selbstlimitierend sein und erfordert in der Regel keine antibiotische Therapie. Das klinische Verlaufsmuster ähnelt dem der anderen reaktiven Arthritiden, wie sie durch Yersinien, Shigellen, Salmonellen oder Campylobacterinfektionen hervorgerufen werden.

Tabelle. 39.13. Gelenkbefall bei der Brucellose. (Nach Gotuzzo u. Carillo 1988)

Erkrankung	Fälle n	[%]
Periphere Arthritis	78	47,8
Sakroiliitis	54	33,1
Spondylitis	20	12,3
Gemischt	11	6,7
Gesamt	163	

39.6.3 Arthritis bei Lepra (M 01.3/A 30.–)

Ätiologie

Etwa 10 Mio. Menschen sind auf der ganzen Welt an Lepra erkrankt, wobei die Erkrankung am häufigsten in den Tropen und Subtropen vorkommt (Trantman 1984). Gelenkmanifestationen kommen etwa bei der Hälfte der Patienten vor. Sie können variieren von Arthralgien bis hin zu schweren entzündlichen Arthritiden. Diese Arthritiden können der Entwicklung des Erythema nodosum leprosum vorausgehen, simultan mit ihm auftreten oder sich erst zu einem späteren Zeitpunkt entwickeln.

Bei der Lepra kann es zu sehr unterschiedlichen Manifestationen an den Gelenken kommen.

- Bei einer Form der Arthritis zeigen Biopsien der Synovialmembran eine akute Entzündungsreaktion, in der Mehrzahl der Fälle lassen sich aber keine Lepraorganismen in der Synovialmembran oder in der Synovialflüssigkeit nachweisen. Für diese Form der Arthritis werden Immunmechanismen als Ursache angenommen, ähnlich wie bei reaktiven Arthritiden.
- Daneben werden aber auch bei Patienten mit Lepra infektiöse, durch Mycobacterium leprae hervorgerufene Arthritiden beschrieben.
- Am häufigsten sind die Gelenkdeformitäten bei der Lepra Folge des Befalls der peripheren Nerven. Die neurotrophen Veränderungen führen zur Osteolyse, insbesondere der distalen Anteile der Metatarsalia. Infolge Empfindungsverlust und rezidivierender Mikrotraumata entwickeln sich degenerative Veränderungen und aseptische Knochennekrosen. Dies und die Infektion des Knochens und der Weichteile führt schließlich zum Verlust der Fingerendglieder und zu den schweren Deformierungen.
- Die direkte Infektion des Knochens manifestiert sich am häufigsten an den Endphalangen, wodurch es zum Kollaps des subchondralen Knochens mit konsekutiver Gelenkdestruktion kommt. Zusätzlich zur Arthritis kann sich an den Unterschenkeln eine nekrotisierende Vaskulitis entwickeln.

Klinik

Die Gelenkbeschwerden sind in der Regel begleitet von Fieber, juckendem Ödem an Händen und Unterarmen sowie einer Oligo- oder Polyarthritis, die besonders Knie- und Sprunggelenke sowie die kleinen Gelenke an den Händen befällt.

Diagnostik

Die Diagnose basiert auf dem Erregernachweis in Hautabstrichen und histologischen Schnitten. Die Hautbiopsie zeigt einen Befall der peripheren Nerven.

Therapie

Die medikamentöse Therapie besteht aus der Gabe einer Dreierkombination von Dapson, Rifampicin und Clofazimin.

39.6.4 Arthritis bei Tuberkulose (M 01.1/A 18.0)

Im Rahmen einer aktiven Tuberkulose kann eine sterile Arthritis auftreten, bei der auch durch Synovialkulturen und Biopsien keine Erreger nachweisbar sind. Diese sehr seltene Form der parainfektiösen Arthritis wird als „Poncet-Rheumatismus“ bezeichnet und ist von der durch direkte Infektion mit Tuberkelbazillen bedingten Arthritis scharf abzugrenzen. Bei diesen Patienten sind die Röntgenaufnahmen der Gelenke normal, und die Gelenksymptome verschwinden einige Wochen nach Beginn einer medikamentösen Therapie der Tuberkulose.

39.7 Arthritis bei sonstigen andernorts klassifizierten Viruskrankheiten (M 01.5)

Ätiologie

Akute Arthritis

Eine Vielzahl von Viren kann zu einer akuten Arthritis mit meist guter Prognose führen (s. folgende Übersicht). Diese Erkrankungen sind v.a. differentialdiagnostisch wichtig bei der initialen Abklärung einer akut aufgetretenen Arthritis.

Viren, die beim Menschen eine Arthritis hervorrufen können

- Hepatitis-A-, -B- und -C-Viren
- Parvo-B19-Viren
- Rubellaviren
- Rubellavakzine
- Retroviren (HIV, HTLV 1)
- Picorna-Viren
  - Echoviren
  - Adenoviren
  - Coxsackie-Viren
- Herpes-simplex-Virus Typ 1
- Epstein-Barr-Virus
- Zytomegalievirus
- Influenzaviren
- Parainfluenzaviren
- Varizella-zoster-Viren
- Mumpsviren
- „Lymphocytic-choriomeningitis“-Viren
- Smallpoxviren
- α-Viren
  - Ross-River-Virus
  - Chikungunya-Virus
  - O'nyong-nyong-Virus
  - Mayaro
  - Sindbis
  - Ockelbo

Chronische Arthritis

Darüber hinaus kommen chronische Verläufe von viralen Arthritiden vor. Besondere Aufmerksamkeit verdient der Zusammenhang „Virus und Arthritis", weil Viren möglicherweise eine wichtige Rolle bei der Auslösung und/oder Unterhaltung chronisch-entzündlicher Gelenkerkrankungen, z.B. der chronischen Polyarthritis, und bei chronischen Schmerzzuständen, z.B. dem Fibromyalgiesyndrom, spielen.

Schon seit dem 19. Jahrhundert ist bekannt, daß Arthritiden in der Prodromalphase von Virushepatitiden auftreten können. In seinem Buch *Clinical Lectures* beschreibt der berühmte englische Arzt Robert Graves die Trias Urtikaria, Arthritis und Gelbsucht (Graves 1842). In der Mehrzahl sind die Hinweise für virusinduzierte bzw. virusassoziierte Arthritiden eher indirekt. Doch trotz der bislang eher indirekten Beweisführung einer Involvierung von Viren in der Ätiopathogenese von Arthritiden untermauern nicht zuletzt Studien am Versuchstier wie Befunde bei Patienten eine zentrale Rolle von Viren bei der Entwicklung von inflammatorischen Gelenkerkrankungen.

Klinik

In der rheumatologischen Praxis spielen die virusassoziierten Arthritiden keine große Rolle, da sie im Vergleich zu den oft extraartikulären Schwerpunkten der ursächlichen Virusinfektion nur von untergeordneter klinischer Bedeutung sind. Zudem nehmen sie nach akutem, heftigem schmerzhaftem Beginn meist einen flüchtigen, selbstlimitierenden Verlauf. Deshalb dürfte die virale Natur so mancher passagerer Arthritis unerkannt bleiben, zumal virusassoziierte Arthritiden in der Regel nicht zu Rezidiven oder zu Gelenkdestruktionen neigen. Nicht selten fehlen systemische Entzündungszeichen. Stattdessen kann man bei sorgfältiger klinischer Untersuchung öfter ein Exanthem, Fieber oder eine Lymphadenopathie beobachten.

Zu dieser Gruppe gehören die in Tabelle 39.14 aufgeführten viralen Arthritiden. Man sollte dabei aber berücksichtigen, daß für einzelne Viren lediglich Berichte von Untersuchungen an einem oder wenigen Patienten vorliegen, so daß eine klare Beziehung zwischen der Virusinfektion und dem Entstehen der Arthritis noch nicht gesichert ist. Andere Viren wie z.B. Parvo-B19, Hepatitis, Röteln und α-Viren bedürfen besonderer Betrachtung, da sie häufig vorkommen und diagnostische Verwirrung hervorrufen können. Letztere haben einen artikulären Erkrankungsschwerpunkt, während bei den weiter oben erwähnten Viren der extraartikuläre Erkrankungsschwerpunkt im Vordergrund steht.

Tabelle 39.14. Gelenkmanifestationen von Virusinfektionen, die seltener mit Arthritiden einhergehen

Virus	Häufigkeit der Arthritiden	Gelenkbefall	Dauer
Mumps-	0,4% (männl. >weibl.)	Nur Arthralgie oder migratorisch polyartikuläre Arthritis oder Monarthritis der großen Gelenke	<1–4 Wochen
Adeno-	Fallbeschreibungen	Symmetrisch oder asymmetrisch, große und kleine Gelenke	7–30 Tage; kann persistieren in immunkompromittierten Patienten
Zytomegalie-	Fallbeschreibung	Knie	>30 Tage
Epstein-Barr-	Fallbeschreibungen	Monartikulär – Knie- oder Sprunggelenk,oligoartikulär – Knie,polyartikulär	7–130 Tage
Herpes-simplex-Typ-I-	Fallbeschreibungen	monartikulär – Knie- oder Sprunggelenke	<14 Tage
Varicella-zoster-	Fallbeschreibungen	Monartikulär – Knie- oder Sprunggelenke	2–6 Tage
Lymphozytische Choriomeningitis	Fallbeschreibungen	Polyartikulär – kleine Gelenke der Hände	Nicht bekannt
Echo-	Fallbeschreibungen	Symmetrisch polyartikular oder monartikulär – Knie	2–9 Tage
Variola-	0,25–0,5%2–5% bei Kindern	Monartikulär – Ellbogen oder andere große Gelenke	≤60 Tage
Coxsackie-	Fallbeschreibungen zusammen mit Enterovirus 0,13%	Symmetrisch polyartikulär – große und kleine Gelenke; systemische Zeichen wie bei M. Still	Monate bis Jahre mit Rezidiven

39.7.1 Hepatitisvirusinfektionen (M 03.2/B 15–19)

Hepatitis-B-Virus

Klinik

Während der Prodrome der Infektion mit Hepatitis-B-Virus kommt es in etwa 10–20% der Fälle zu Arthralgien oder Arthritiden in Form einer wandernden Polyarthritis, die symmetrisch nicht selten die proximalen Interphalangealgelenke der Hände befällt (Inman 1982; Kalden 1994; Schnitzer 1993; Woolf 1993). Es können aber praktisch alle Gelenke einschließlich der Kiefer- sowie Wirbelsäulengelenke befallen werden. Die ausgeprägte Morgensteifigkeit kann an eine beginnende chronische Polyarthritis denken lassen.

Andere die Arthritis begleitende Symptome wie Übelkeit, Erbrechen, Bauchschmerzen und Urtikaria sowie epidemiologische Risikofaktoren sollten an eine Hepatitis-B-Infektion denken lassen. Die Gelenkerscheinungen treten typischerweise während der 10 Tage bis Wochen andauernden Prodromalphase der akuten HBV-Infektion auf und können damit der Gelbsucht um Tage bis maximal Wochen vorausgehen. Hinzu kommt die differentialdiagnostische Schwierigkeit, daß bis zu 60% der Patienten mit HBV-assoziierter Arthritis auf Dauer anikterisch bleiben. Rezidive, chronische Verläufe finden sich nicht.

Diagnostik

Häufig sind eine Komplementerniedrigung und Rheumafaktoren im Serum nachweisbar. Die Diagnose wird durch den Nachweis von HBs-Ag bei noch fehlendem Anti-HBs-AK gestellt. Radiologische Zeichen der Gelenkdestruktion liegen nicht vor.

Komplikationen

■ **Nekrotisierende Vaskulitis.** Eine viel schwerwiegendere Komplikation der Hepatitis-B-Infektion ist in der Regel jedoch die nekrotisierende Vaskulitis, die sich in nichts von einer Polyarteriitis nodosa unterscheidet. Solche Patienten sind in der Regel schwer krank, haben hohes Fieber und eine multisystemische Beteiligung. Chronische Polyarthritis, Nierenerkrankung, kongestives Herzversagen, neurologische Systemerkrankungen und intestinale Infarkte sind beschrieben worden. Die Vaskulitis kann mit den Hepatitisattacken parallel gehen, sie kann aber auch eine initiale oder eine Spätmanifestation einer chronisch-aktiven Hepatitis sein. Die Morbidität und Mortalität ist hoch. Eine effektive Therapie ist nicht bekannt, obgleich systemische Kortikosteroide mit und ohne Immunsuppressiva einen positiven therapeutischen Effekt haben können.

Hepatitis-A-Virus

Seltener als bei den HBV-Infektionen treten Arthralgien und passagere Arthritiden bei etwa 10% der Patienten mit *Hepatitis-A-Virusinfektionen* auf, insbesondere in der Akutphase der Hepatitis (Kalden 1994; Schnitzer 1993; Woolf 1993). Die Arthralgien gehen häufig mit einem Exanthem einher.

Hepatitis-C-Virus

Das *Hepatitis-C-Virus* hat eine Prävalenz von 1–2% in der normalen Bevölkerung und ist eine häufige Ursache von Lebererkrankungen. Bei etwa 50–80% der mit Hepatitis-C-Virus infizierten Patienten kommt es zu einer persistierenden Infektion, die zu chronischer Lebererkrankung, Zirrhose und zum hepatozellulären Karzinom führen kann (Alter et al. 1992; Alter 1995a; Alter 1995b; Scotiniotis et al. 1995; Sorrell 1995).

Ätiologie

Aufgrund klinischer und epidemiologischer Studien in den letzten Jahren kann als gesichert angesehen werden, daß eine Hepatitis-C-Virusinfektion mit einem breiten klinischen Spektrum von immunologischen und autoimmunen Störungen assoziiert ist (s. Tabelle 39.15). Eine solche Assoziation wird in etwa 20% der Fälle von Hepatitis-C-Virusinfektionen beobachtet. Hepatitis-C-Viren können „essentielle", gemischte (polyklonale) Kryoglobulinämien auslösen, die mit Vaskulitiden bzw. Glomerulonephritiden einhergehen (Gumber u. Chopra 1995). Im Rahmen einer Hepatitis-C-Virusinfektion kann es zum Auftreten einer Vielzahl von Autoantikörpern kommen wie z.B.

Tabelle 39.15. Klinisch-immunopathische Manifestationen bei Hepatitis-C-Infektion

Manifestationen am Muskel- und Skelettsystem
– Tenosynovitiden an der Hand und Karpaltunnelsyndrom
– Polyarthralgien
– nichterosive, progressive Arthritis
– chronische Polyarthritis
– systemischer Lupus erythematodes
– Polymyositis/Dermatomyositis
Kryoglobulinämische Manifestationen
– Glomerulonephritis
– Vaskulitis
– Mononeuritis multiplex
Antiphospholipidsyndrome, Thrombosen, glanduläre Manifestationen
– Thyreoiditis
– Sialoadenitis
Autoimmune Leber- und Nierenerkrankungen
– Membranoproliferative GN
– Membranöse GN
– Akute proliferative GN
Interstitielle Lungenerkrankung
Lymphoproliferative Erkrankungen
– Monoklonale Gammopathien
– Low-grade-Non-Hodgkin-Lymphom

- antinukleären Antikörpern,
- Rheumafaktoren,
- Kryoglobulinen oder
- Antikardiolipinantikörpern sowie
- antineutrophilen zytoplasmatischen Antikörpern (ANCA) (Clifford et al. 1995; Pawlotsky et al. 1995; Romani et al. 1996).

Immunkomplexablagerungen und eine veränderte zelluläre Immunität führen zu klinischen Syndromen wie

- SLE,
- chronischer Polyarthritis,
- Polymyositis und Dermatomyositis,
- Sjögren-Syndrom,
- Sialoadenitis,
- Thyreoiditis,
- Autoimmunhepatitis (Kawamoto et al. 1993; Siegel et al. 1993; Dalavacs 1991; Mariette 1993; Tran et al. 1992).

Eine vorwiegende Störung der humoralen Immunität führt zu Kryoglobulinen, Autoantikörpern und Immunkomplexablagerungen mit nachfolgender Glomerulonephritis oder Vaskulitis. An Hepatitis-C-Infektionen sollte bei Patienten mit Autoimmunerkrankungen gedacht werden, die Risikofaktoren für eine solche Infektion haben, wie z.B. eine vorausgegangene Hepatitis, erhöhte Leberenzymwerte, eine Kryoglobulinämie oder eine membranoproliferative Glomerulonephritis. Weitere anamnestische Risikofaktoren sind Bluttransfusionen, Sexualpartner, die HCV-positiv sind, intravenöser Drogenabusus, Tätowierungen und Hämodialyse.

Unbestritten ist, daß sich unter einer Therapie der Hepatitis-C-Virusinfektion mit Interferon-α Autoimmunerkrankungen entwickeln können wie z.B.

- Vaskulitiden,
- autoimmune Thyreoiditis,
- lupusähnliche Syndrome,
- Sjögren-Syndrom,
- Sklerodermie und Myasthenia gravis.

39.7.2 Parvovirus-B19-Infektion (M 01.5/B 08.3)

Ätiologie

Parvovirus-B19-Infektionen sind häufige Erkrankungen. 40–60% der Bevölkerung weisen positive Immunglobulintiter auf.

Klinik

Die bekannteste durch Parvovirus B19 ausgelöste Erkrankung ist das meist harmlos verlaufende Erythema infectiosum, auch Ringelröteln genannt (s. Tabelle 39.16). Aufgrund eines ausgeprägten Tropismus für erythropoetische Vorläuferzellen kann dieses Virus bei Patienten mit verkürzter Erythrozytenüberlebenszeit (Andersen u. Cohen 1987) und beim Föten lebensbedrohliche Erkrankungen auslösen wie z.B. eine transiente aplastische Krise oder einen Hydrops fetalis (Gratacos et al. 1995). Es mehren sich darüber hinaus Hinweise, daß dieses Virus bei immunsupprimierten Patienten persistieren kann und sich eine chronische Anämie entwickelt, wobei Verläufe von bis zu 10 Jahren beschrieben wurden (Cooling et al. 1995). Zu den weniger häufigen Komplikationen einer B19-Infektion gehören Hautausschläge, Neuropathien und akutes fulminantes Leberversagen.

Tabelle 39.16. Manifestationen einer Parvovirus-B19-Infektion

Häufig	Weniger häufig
Asymptomatische Infektion	*Haut* - vesikopustulärer Ausschlag - Purpura Schoenlein-Henoch - thrombotisch-thrombozytopenische Purpura
Transiente aplastische Krise	*Hämatologisch* - Anämie - Thrombozytopenie - Leukopenie - benigne akute Lymphadenopathie - hämophagozytische Syndrome
Erythema infectiosum (Ringelröteln)	*Vaskulitis* - Polyarteriitis nodosa Wegner-Granulomatose
Hydrops fetalis	*Leber* - Leberfermenterhöhung - non-A, non-B, non-C - fulminantes Leberversagen
Akute und chronische Arthropathie	*Nervensystem* - Parästhesien - Meningitis - sensorineurinaler Hörverlust
Chronische oder rezidivierende Knochenmarksuppression bei immunkompromittierten Patienten	

Klinik der Gelenkmanifestation

Aber auch bei gesunden Erwachsenen können im Stadium der Virämie Gelenkmanifestationen ganz im Vordergrund stehen, und zwar in 3/4 der Fälle Arthralgien und in etwa der Hälfte der Fälle Arthritiden (Fawaz-Estrup 1996) (s. folgende Übersicht). Dabei sind Frauen doppelt so häufig betroffen wie Männer.

Klinische Merkmale der Parvovirus-B19-assoziierten Arthritis

- Arthalgie: 7% bei Kindern; 80% bei Erwachsenen
- Arthritis: 5% bei Kindern; 50% bei Erwachsenen
- Frauen häufiger befallen als Männer
- Biphasischer Verlauf der Krankheit:
  - Fieber, Übelkeit, Myalgien, Kopfschmerzen, Erkältung – 1 Woche nach Infektion
  - Hautausschlag und Arthritis – 3 Wochen nach Infektion
- Symmetrisch, polyartikulär; kleine Gelenke an den Händen sowie Knie am häufigsten befallen
- Die Arthritis bessert sich normalerweise in 2 Wochen, Arthralgien in 4 Wochen
- Selten entwickelt sich eine persistierende oder rezidivierende, nichtdestruktive Arthritis
- Synovia mit geringer Entzündungsaktiviät

Die Arthropathie ist meist eine akute, symmetrische, periphere Polyarthritis und befällt in absteigender Häufigkeit:

- die Metakarpophalangealgelenke,
- die proximalen Interphalangealgelenke,
- die Knie-,
- Hand- und
- Sprunggelenke.

Die Symptomatik besteht in Schmerzen und Schwellung und klingt in der Regel nach wenigen Wochen ab. Bei einigen Patienten können die Symptome z.T. jahrelang intermittierend fortbestehen. Ein Teil dieser Beschwerden mit chronischer Arthropathie erfüllt die Kriterien einer chronischen Polyarthritis. Auch andere Erkrankungen aus dem rheumatischen Formenkreis wie Polyarteriitis nodosa, Schoenlein-Henoch, M. Kawasaki, M. Still und systemischer Lupus erythematodes wurden mit Parvovirus-B19-Infektionen in Zusammenhang gebracht. Die ätiologische Rolle von Parvovirus B19 ist bei diesen Erkrankungen jedoch nicht gesichert.

Diagnostik

Wie bei vielen viralen Erkrankungen sind auch bei der akuten Parvovirus-B19-assoziierten Arthritis die meisten Laborwerte normal, insbesondere wird keine Entzündungskonstellation beobachtet. Die Synoviaanalyse zeigt nur wenig entzündliche Veränderungen. Der Nachweis von IgM-Parvovirus-B19-Antikörpern erlaubt die Diagnose einer frischen Infektion, allerdings können diese Antikörper über Monate zusammen mit jahrelang persistierenden IgG-Antikörpern nachweisbar bleiben.

39.7.3 Rubellaarthritis (M 01.4/B 06.8)

Die Rubella-assoziierte Arthritis wurde zuerst von Sir William Oslar 1906 beschrieben, und seit dieser Zeit wurde diese Beobachtung vielfach bestätigt. Eine akute benigne Arthritis kann bei einer Rötelninfektion oder nach einer Rötelnimpfung auftreten.

Klinik Rubellainfektionsarthritis

Die wichtigsten klinischen Charakteristika dieser Arthritis sind in folgender Übersicht wiedergegeben. Röteln verlaufen in der Regel mild und sind ein selbstlimitierendes Krankheitsbild, charakterisiert durch Symptome wie Hautausschlag und Lymphadenopathie.

Klinische Charakteristika einer Rubellavirusarthritis

- Bei natürlicher Infektion ♦ Arthralgien in 30% der Fälle
- Rötelnimpfarthritis bei 3% der Kinder und 8–10% der geimpften Erwachsenen
- Arthritis bei Erwachsenen häufiger als bei Kindern
- Geschlechtsdisposition: Frauen erkranken 5mal häufiger als Männer
- Plötzlicher Beginn der Arthritis 2–3 Tage nach Auftreten der Hautveränderungen
- Befall der kleinen Gelenke an den Händen, Knien, Ellbogen, Sprunggelenken, Hüften und Zehen; Kniegelenkbefall am häufigsten bei der Impfarthritis
- Dauer der Arthritis ca. 1 Woche; manche Patienten haben chronische Symptome
- Neuropathische Syndrome
- Entzündlicher Erguß mit vorwiegend mononukleären Zellen
- Virus läßt sich häufig aus peripherem Blut und Synovialflüssigkeit isolieren

Die im Rahmen dieser Infektion auftretenden Arthritiden betreffen am häufigsten Frauen im Alter zwischen 20 und 40 Jahren. Wie aus der Übersicht ersichtlich, treten die Arthritiden perakut auf und können den Exanthemen entweder um eine Woche vorangehen oder ihnen nachfolgen. Das Befallsmuster ist migratorisch-systemisch, Erwachsene werden häufiger befallen als Kinder. Schmerz ist das Hauptsymptom, aber auch Gelenkschwellungen sowie Steifigkeit und andere Entzündungszeichen kommen vor. Am häufigsten sind die kleinen Fingergelenke und die Knie befallen, gefolgt von Handgelenken, Ellbogen, Sprunggelenken, Hüft- und Zehengelenken. Die Gelenkbeschwerden verschwinden in der Regel nach etwa 7 Tagen, doch werden gelegentlich rezidivierende Arthralgien beobachtet, die länger als 1 Jahr dauern können.

Klinik der Rötelnimpfarthritis

Eine Rötelnimpfarthritis tritt in der Regel kurz nach der Impfung auf. Die Arthropathien sind bei Erwachsenen etwa 3mal so häufig anzutreffen wie bei Kindern. Während die eigentliche Rötelnarthritis relativ rasch abklingt, kann die Rötelnimpfarthritis über Wochen, Monate und selten sogar über Jahre bestehenbleiben (Lermann et al. 1971; Thomson et al. 1971).

Tabelle 39.17. Epidemiologische und klinische Merkmale von einigen arthritisverursachenden α-Viren

	Chikungunya	O'nyong-nyong	Mayaro	Sindbis	Ross River
Ersterwähnung (Jahr)	1952	1960	1957	1952	1928
Geographische Verteilung	Ostafrika (südlich der Sahara) Südindien Südostasien Philippinen	Ostafrika (südlich der Sahara)	Trinidad Surinam Brasilien Kolumbien Bolivien	Weltweit	Australien Südpazifikraum
Reservoir	Affen	?	Mammalier Nager	Mammalier Vögel	Mammalier
Vektor(en)	A. africanus A. furcifer A. aegypti	Anopheles funestus u. gambiae	Hämegogus Culex spp Mansonja Psorophora	C. univittatus C. annulirostris C. tritaeniorhyn-chus	Culex annulirostris A. vigilax A. polyniensis Mansonia
Klinische Merkmale					
- akute Arthritis	Ja	Ja	Ja	Ja	Ja
- chronische Arthritis	Ja	Nein	Nein	Nein	Ja
- Adenopathie	±	Ja	Nein	Nein	Nein
- vesikulärer Hautausschlag	Nein	Nein	Nein	Ja	Ja
- hämorrhagischer Hautausschlag	Ja	Nein	Nein	Nein	Nein

39.7.4 α-Virusinfektionenassoziierte Arthritiden (M 01.5/..)

Bei Chikungunya-, O'nyong-nyong-, Ross-River-, Mayaro- und Sindbis-Viren ist das hervorstechende Merkmal bei Befall des menschlichen Organismus die Auslösung von Arthritiden. Zwar sind diese Viren, abgesehen vom Sindbis-Virus – wie aus Tabelle 39.17 ersichtlich – in Mitteleuropa nicht heimisch, doch mit dem ansteigenden Reiseverkehr wird die Gefahr einer potentiellen Infektion bei Touristen immer größer.

Hauptmerkmal der α-Virusinfektionen sind Arthritis und Hautausschläge. α-Viren können aus dem Blut und aus der Synovialflüssigkeit von befallenen Individuen isoliert werden (Tesh 1982; Fourie u. Morrison 1979; Schnitzer 1985; Brighton u. Simpsom 1984; Askow et al. 1981).

Klinik

Die in Tabelle 39.17 aufgeführten α-Virusinfektionen können beim Menschen einige gemeinsame klinische Merkmale hervorrufen. Das Infektionsmaximum ist die 2.–4. Lebensdekade, und die Inkubationszeit beträgt etwa 2–10 Tage. Neben der schon erwähnten Arthritis kommt Fieber als gemeinsame klinische Manifestation hinzu.

Fieber. Der Krankheitsausbruch ist in der Regel abrupt, Fieber ist häufig das erste Symptom. O'nyong-nyong-, Ross-River- und Sindbis-Virusinfektionen rufen Temperaturen von 37,5–38,5 °C hervor, die für einige Tage anhalten. Bei Chikungunya und Mayaro entwickeln sich Temperaturen zwischen 39 und 40 °C und die Patienten entwickeln mehr körperliche Frühsymptome. Charakteristisch ist ein biphasischer/phasischer Fieberverlauf, insbesondere bei einer Chikungunya-Infektion.

Hautmanifestationen. Morbiliforme und makulopapulöse Hautausschläge treten in der Regel am 3. und 4. Tag der Infektion auf, und zwar im Gesicht, am Körper und an den Extremitäten. Der Ausschlag ist in der Regel nicht juckend und dauert meist 3–4 Tage.

Rheumatologische Manifestationen. Arthralgien und Arthritiden sind das wichtigste Merkmal dieser Infektionen. Sie treten kurze Zeit nach Beginn des Fiebers auf und manifestieren sich an verschiedenen kleinen, mittleren und großen Gelenken der oberen und unteren Extremitäten in symmetrischer Verteilung. Die Schmerzen variieren, können aber so stark sein, daß der Patient erheblich behindert ist. Vorgeschädigte Gelenke sind besonders disponiert für Arthritiden.

Weitere Manifestationen. Unabhängig davon sind weitere klinische Merkmale:

- Übelkeit,
- Abgeschlagenheit,
- Myalgien,
- Photophobie,
- Konjunktivitis,

- retroorbitale Schmerzen,
- Kopfschmerzen sowie
- Erbrechen.

Auch eine thrombozytopenische Purpura mit Haut- und Schleimhautblutungen kann sich bei der Chikungunya-Infektion entwickeln. Hinzu kommt noch eine generalisierte Lymphadenopathie bei einigen Patienten, insbesondere bei Patienten mit O'nyong-nyong-Infektion.

Diagnostik

Die Diagnose dieser Infektionen während Epidemien wird in der Regel allein aufgrund des klinischen Bildes gestellt. Sporadische Fälle sind manchmal schwierig zu diagnostizieren, insbesondere wenn die für diese Infektion charakteristischen Merkmale fehlen. Eine definitive Diagnose läßt sich entweder durch Isolation des Virus oder durch Kontrolle der Antikörpertiterverläufe gegen a-Viren stellen.

Therapie

Da es sich bei diesen Erkrankungen um selbstlimitierende Infektionen handelt, ist die Therapie eine rein symptomatische. Hierzu gehören Bettruhe, reichlich Flüssigkeitszufuhr und die Gabe von Analgetika. Außerdem können nichtsteroidale Antiphlogistika gegeben werden und in besonderen Fällen auch intraartikulär Kortikosteroide.

39.7.5 Retrovirusinfektionen (M 01.5/..)

Ätiologie

Virale Infektionen, insbesondere Retrovirusinfektionen, werden bei einer ganzen Reihe von immunopathischen Erkrankungen wie

- Neoplasien,
- Immundefizienz,
- zentralnervösen Erkrankungen wie z.B. multiple Sklerose und
- Autoimmunerkrankungen wie z.B. Polymyositis, Arthritis, Sjögren-Syndrom und Glomerulonephritis als mögliche ätiologische Verursacher angesehen.

Erreger

Retroviren zeichnen sich durch ihre Fähigkeit aus, ihr RNA-Genom in DANN mit Hilfe der DANN-Polymerase umzuschreiben. Retroviren werden in 3 Familien unterteilt (s. Tabelle 39.18):

- Onkovirus, wobei es sich um das humane T-Zell-Leukämie-Virus (HTLV-I) handelt,
- Lentivirus = HIV und
- Spumavirus.

Tabelle 39.18. Retroviren

Humane Retroviren	Erkrankung
Oncovirus	Erwachsenen-T-Zell-Leukämie
HTLV-1	Tropische spastische Paraparese
HTLV-2	Haarzelleukämie
Lentivirus	Aids
HIV-1	
HIV-2	
Spumavirus	

HIV-Infektion

Ätiologie

Die gegenwärtige HIV-Aids-Pandemie und die sie begleitenden opportunistischen Non-HIV-Infektionen wie z.B. durch Parvoviren, Hepatitis-C-Viren und Herpesviren haben das Interesse an der möglichen Rolle von Viren bei immunvermittelten Erkrankungen stimuliert.

Die Infektion mit HIV ist mit einem breiten Spektrum von klinischen Merkmalen vergesellschaftet, das von symptomatischen Zuständen bis hin zur Aids-Erkrankung reicht. Die Manifestationen der Erkrankung am Bewegungsapparat können in jeder Phase der Infektion auftreten, wenngleich sie am häufigsten in der späten Phase zu finden sind. Zu diesen Manifestationen gehört eine ganze Anzahl gut definierter rheumatischer Krankheitsbilder, die von isolierten Symptomen wie Arthralgien und Myalgien bis hin zu bestimmten rheumatischen Krankheitsbildern einschließlich Reiter-Syndrom und Polymyositis reichen (Douvas u. Sobelman 1991; Gary 1990, Kalden u. Gay 1994; Mountz u. Talal 1993; Nishioka et al. 1993) (s. Tabelle 39.19).

■ **Immundefizienz.** Der exakte Mechanismus der HIV-induzierten Immundefizienz ist noch nicht gänzlich

Tabelle 39.19. Klinisches Spektrum von HIV-assoziierten rheumatischen Erkrankungen

Manifestation	Prävalenz [%] (Daten aus der Literatur)
Arthralgie	3,9–40
„Painful articular syndrome"	4,1–10
HIV-Arthropathie	5,0–12
Reiter-Syndrom	2,1–10,8
Psoriasisarthritis	1,7–20
Undifferenzierte Spondylarthropathie	1,0–15
Tendinitis	2,0–5
Myositis	0,5–1,1
Vaskulitis	1,0–40
Raynaud-Syndrom	1,0–17
Sicca-Syndrom	0,5–50
Septische Arthritis	0,0–3,5
Andere: Sweet-Syndrom, Uveitis, M. Behçet, Fibromyalgie	<1,0

aufgeklärt. Gemeinsamer Nenner für die Immundefizienz ist der erniedrigte Spiegel von CD4+-positiven Zellen, aber auch andere humorale und zelluläre Immunantworten spielen eine Rolle. Welche Rolle dieser pathogene Mechanismus im Rahmen der HIV-Infektion bei der Entstehung von rheumatischen Erkrankungen spielt, ist noch völlig unklar. Es dürfte sich aber um ein komplexes, multifaktorielles Geschehen handeln.

■ **Prävalenz der Manifestationen am Bewegungsapparat.** Die Prävalenz der Manifestationen am Bewegungsapparat bei Patienten mit HIV-Infektionen bleibt weiterhin unklar. Es konnte jedoch gezeigt werden, daß die Prävalenz von bestimmten rheumatischen Manifestationen durch Risikofaktoren für HIV-Infektionen beeinflußt ist, so z.B. durch intravenösen Drogenabusus oder Hämophilie, wobei solche Patienten eine größere Empfänglichkeit für septische Arthritiden und Osteomyelitiden haben. Besonders häufig kommen bei Patienten mit erworbener Immunschwäche bei HIV-Infektion folgende rheumatologische Manifestationen vor:

- seronegative Arthritis,
- Enthesitis,
- Myositis,
- Vaskulitis,
- infektiöse Arthritis,
- Osteomyelitis,
- Zellulitis (s. Tabelle 39.19).

Klinik

■ **Arthralgien und Painful Articular Syndrome.** Arthralgien sind die häufigste rheumatische Erkrankung im Rahmen von HIV-Infektionen (Berman 1988). Sie kommen in etwa 12–45% aller Fälle vor, und zwar in jedem Krankheitsstadium. Sie treten meistens oligoartikulär auf und haben einen milden bis moderaten Charakter.

Von Berman (1988) wurde zuerst das „painful articular syndrome" beschrieben, das durch schwerste intermittierende Schmerzen charakterisiert ist, die in der Regel weniger als 4 Gelenke befallen, ohne daß sich klinisch Hinweise für das Vorliegen einer Synovitis ergeben. Es ist von kurzer Dauer (nicht länger als 24 h) und erfordert eine analgetische Therapie, gelegentlich sind sogar Opiate erforderlich. Auch diese Manifestation kommt gewöhnlich in allen Stadien der HIV-Erkrankung vor.

■ **Spondylarthropathien.** Häufig beobachtet man bei Patienten mit HIV-Infektionen auch die Zeichen und Symptome von Spondylarthropathien. So können Psoriasisarthritis, Reiter-Syndrom, reaktive Arthritis, Oligoarthritis der großen Gelenke, SAPHO-Syndrom, lumbale Rückenschmerzen, Sakroiliitis, Tendinitis, plantare Fasziitis, Uveitis und M. Behçet beboachtet werden (Brancato et al. 1989).

■ **HIV-assoziierte Arthritis.** Im Rahmen einer HIV-Infektion entwickelt sich nicht selten eine asymmetrische periphere Oligoarthritis der Knie- und Sprunggelenke, die mit starken Schmerzen und Bewegungseinschränkung einhergeht (Rynes et al. 1988). Ferner kann eine polyartikuläre, erosive Verlaufsform beobachtet werden, die häufig mit der chronischen Polyarthritis verwechselt wird. Erstere beginnt akut, ist selbstlimitierend und dauert einige Wochen. Sie ist nicht erosiv und weder mit HLA-B27 noch mit Rheumafaktor assoziiert, wobei Männer häufiger erkranken.

■ **Muskelerkrankungen.** Eine ausgeprägte Muskelschwäche kann das Hauptmerkmal einer HIV-Infektion sein, eine Vielzahl von muskulären Krankheitsbildern ist inzwischen beschrieben worden (Charoit u. Gherardi 1995). Es können auftreten:

- Myalgien,
- HIV-assoziierte Myopathie,
- Polymyositis und aquirierte Nemalinmyopathie,
- Vaskulitis,
- Zidovudin-Myopathie
  (reversible mitochondriale Myopathie),
- Myasthenia gravis,
- Rhabdomyolyse,
- Pyomyositis.

■ Septische Arthritis. Weitere häufige Komplikationen bei Patienten mit HIV-Infektion sind septische Arthritiden (Highes et al. 1992). Isolierte septische Arthritiden, septische Arthritiden mit Osteomyelitiden oder septische Bursitiden sind beschrieben worden. Diese Arthritiden können durch eine Vielzahl von Keimen (s. Tabelle 39.20) hervorgerufen werden. Prädisponierend für die Entwicklung septischer Arthritiden sind intravenöser Drogenabusus sowie Hämophilie. Die Arthritis ist vornehmlich monartikulär, wobei am häufigsten das

Tabelle 39.20. Erreger von septischen Arthritiden bei Patienten mit HIV-Infektion

Staphylococcus aureus	Mycobacterium tuberculosis
Staphylococcus epidermidis	Helicobacter cinaedi
Haemophilus influenzae	Nocardia asteroides
Neisseria gonorrhoeae	Sporotrix schenkii
Salmonella	Morganella morganii
Atypische Mykobakterien	Histoplasma capsulatum
Candida albicans	Neisseria meningitidis
Gruppe-B-Streptokokken	Mucor spp.
Streptococcus pneumoniae	Pseudomonas spp.
Streptococcus pyogenes	
Gruppe A	Chlamydia
Meningococcus	Cryptococcus neoformans
Treponema pallidum	Cunninghamella bertholetiae

Hüftgelenk befallen ist, vorwiegend von Staphylococcus aureus und Candida albicans.

Therapie

Die Behandlung der rheumatologischen Komplikationen bei HIV-Infizierten stellt eine große Herausforderung dar. Erfreulicherweise sind die rheumatischen Manifestationen in der Regel aber nicht sehr stark ausgeprägt und selbstlimitierend. Sie sprechen gut auf eine konventionelle Therapie mit nichtsteroidalen Antiphlogistika an. Basistherapeutika wie Sulfasalazin und Methotrexat bleiben solchen Patienten vorbehalten, bei denen NSAID keine Wirkung zeigen. Andere Immunsuppressiva einschließlich Prednison und Ciclosporin wurden erfolgreich bei Patienten mit Polymyositis, maligne verlaufendem M. Reiter und Psoriasisarthritis eingesetzt.

Humanes T-Zell-Leukämie-Virus (HTLV-1)

Nicht nur Lentiviren (HIV), sondern auch onkogene Retroviren (HTLV) können Arthritiden auslösen. So wird v.a. bei Frauen eine chronische Oligoarthritis der Schulter-, Hand- und Kniegelenke beobachtet (Ijichi et al. 1990; Tachibana et al. 1993). Die histologische Untersuchung des Synovialgewebes zeigt eine deutliche villöse Proliferation der Synovialmembran. HTLV-1-Provirus-DNA ließ sich nicht nur im Synovialgewebe, sondern auch in den Zellen der Synovialflüssigkeit nachweisen.

Im Vordergrund der Klinik einer HTLV-I-Infektion stehen aber die extraartikulären, hämatologischen und neurologischen Manifestationen, nämlich T-Zellen-Leukämie und Myelopathie (Nishioka et al. 1993).

Literatur

Aaskov JG, Mataika JU, Lawrence GW et al. (1981) An epidemic of Ross River virus infection in Fiji, 1979. Am J Trp Med Hyg 30:1053–1059

Alter MJ, Margolis HS, Krawczynski K et al. (1992) The natural history of community aquired hepatitis C in the United States. N Engl J Med 327:1899

Alter MJ (1995a) Epidemiology of hepatitis C in the West. Semin Liver Dis 15:5

Alter MJ (1995b) To C or not to C? – These are the questions. Blood 85:1681

Anderson MJ, Cohen BJ (1987) Human parvovirus B19 infections in United Kindom 1984–86. Lancet I:738–739

Bakken JS, Krueth J, Tilden RL, Dumler JS, Kristiansen BE (1996) Serological evdindece of human granulocytic ehrlichiosis in Norway. Eur J Clin Microbiol Infect Dis 1996:829–832

Berman A, Espinoza LR, Diaz JD et al. (1988) Rheumatic manifestations of human immunodefiency virus infection. Am J Med 85:59

Brancato L, Itescu S, Skovron ML et al. (1989) Aspects of the spectrum, prevalence and disease susceptibility determinants of Reiter's syndrome and related disorders associated with HIV infection. Rheumatol Int 9:137

Brighton SW, Simpson IW (1984) A destructive arthropathy following Chikungunya virus arthritis – A possible association. Clin Rheumatol 3:253–258

Bujak DI, Weinstein A, Dornbush RL (1997) Clinical and neurocognitive features of the post Lyme syndrome. J Rheumatol 23:1297–1392

Chariot P, Gherardi R (1995) Myopathy and HIV infection. Curr Opin Rheum 7:497

Clifford BD, Donahue D, Smith L et al. (1995) High prevalence of serological markers of autoimmunity in patients with chronic hepatitis C. Hepatology 21:613

Cook SIP, Macartney KK, Rose CD, Hunt PG, Eppes SC, Reilly JS (1997) Lyme disease and seventh nerve paralysis in children. Am J Otolaryngol 18:320–323

Cooling LLW, Koerner TAW, Naides SJ (1995) Multiple glycosphingolipids determine the tissue tropism of parvovirus B19. J Infect Dis 172:1198–1205

Dalavacs MC (1991) Polymyositis, dermatomyositis, and inclusion body myositis. N Engl J Med 325:1487

Doury P, Pattin S, Dourosoir JL et al. (1974) Strongyloidiasis and articular manifestations. Ann Med Intern (Paris) 125:743–747

Douvas A, Sobelman S (1991) Multiple overlapping homologies between two rheumatoid antigens and immunosuppressive viruses. Proc Natl Acad Sci USA 88:6328

Duffy J, Pittlekow MR, Kolbert CP, Rutledge BJ, Persing DH (1997) Coinfection with Borrelia burgdorferi and the agent of human granulocytic ehrlichiosis. Lancet 349:339

Dumler JS, Dotevall L, Gustafson R, Granstrom M (1997) A population-based seroepidemiologic study of human granulocytic ehrlichiosis and lyme borreliosis on the west coast of Sweden. J Inf Dis 175:720–722

Fawaz-Estrup F (1996) Human parvovirus infection: Rheumatic manifestations, angioedema, C1 esterase inhibitor deficiency, ANA positivity, and possible onset of systemic lupus erythematosus. J Rheumatol 23:1180–1185

Fourie ED, Morrison JGL (1979) Rheumatoid arthritic syndrome after Chikungunya fever. SA Med J 56:130–132

Garry R (1990) Extensive antigenic mimicry by retrovirus capsid proteins. AIDS Res Hum Retroviruses 6:1361

Gratacos E, Torres P-J, Vidal J et al. (1995) The incidence of human parvovirus B19 infection during pregnancy and its impact on perinatal outcome. J Infect Dis 171:1360–1363

Graves RJ (1842) In: Gerhard WW, Barrington ED, Hassell GD (eds) Clinical Lectures, Philadelphia, pp 122–123

Gumber SC, Chopra S (1995) Hepatitis C: A multifaceted disease – Review of extrahepatic manifestations. Ann Intern Med 123:615

Halperin JJ, Logigian EL, Finkel MF, Pearl RA (1996) Practice parameters for the diagnosis of patients with nervous system Lyme borreliosis (Lyme disease). Neurology 46:619–627

Highes RA, Rowe IF, Shanson D et al. (1992) Septic bone, joint and muscle lesions associated with human immunodeficiency virus infection. Br J Rheumatol 31:381

Hsu V, Patella S, Sigal L (1993) „Chronic Lyme disease" as the incorrect diagnosis in patients with fibromyalgia. Arthritis Rheum 36:1493–1500

Ijichi S, Matsuda T, Maruyma I et al. (1990) Arthritis in a human T lymphotropic virus type I (HTLV-1) carrier. Ann Rheum Dis 49:718–721

Inman RD (1982) Rheumatic manifestations of hepatitis B virus infection. Semin Arthritis Rheum 11:406–420

Kalden JR (1994) Viral arthritis. In: Klippel JH, Dieppe PA (eds) Rheumatology. Mosby, St. Louis, pp 6.1–6.8

Kalden JR, Gay ST (1994) Retroviruses and autoimmune rheumatic diseases. Clin Exp Immunol 98:1

Kawamoto H, Sakaguchi K, Takaki A et al. (1993) Autoimmune responses as assessed by hypergammaglobulinemia and the presence of autoantibodies in patients with chronic hepatitis C. Acta Medica Okayama 47:305

Lerman SJ, Nankervis GA, Heggie AD et al. (1971) Immunologic response, virus excretion and joint reactions with rubella vaccine. Ann Intern Med 74:67–73

Logigian EL, Kaplan RF, Steere AC (1990) Chronic neurologic manifestations of Lyme disease. N Engl J Med 323:1438–1434

Mariette X, Zerbib M, Jaccard A et al. (1993) Hepatitis C virus and Sjögren's syndrome. Arthritis Rheum 36:280

Mountz JD, Talal N (1993) Retroviruses, apoptosis and autogenes. Immunol Today 14:532

Nadelman RB, Nowakowski J, Forseter G et al. (1996) The clinical spectrum of early Lyme borreliosis in patients with culture-confirmed erythema migrans. Am J Med 100:502–508

Nadelman RB, Horowitz HW, Hsieh T et al. (1997) Simultaneous human granulocytic ehrlichiosis and Lyme borreliosis. N Engl J Med 337:27–30

Nadelman RB, Wormser, GP (1998) Lyme borreliosis Lancet 11:557–565

Nishioka K, Nakajima T, Hasunuma T et al. (1993) Rheumatic manifestations of human leukemia virus infection. Rheum Dis Clin North Am 19:489

Nishioka K, Nakajima T, Hasunuma T, Sato K (1993) Rheumatic manifestation of human leukemia virus infection. Rheum Dis Clin 19:489–503

Nocton JJ, Dresler F, Rutledge BJ et al. (1994) Detection of Borrelia burgdorferi DNA by polymerase chain reaction in synovial fluid in Lyme arthritis. N Engl J Med 330:229–234

Osler Sir W (1906) The principles and practice of medicine, 6th edn. Appleton, New York, p 146

Pawlotsky JM, Roudot-Thoraval F, Simmonds P et al. (1995) Extrahepatic immunologic manifestations in chronic hepatitis C virus serotypes. Ann Intern Med 122:169

Persing DH (1997) The cold zone: a curious convergence of tick-transmitted diseases. Clin Infect Dis 25 [Suppl 1]:35–42

Priem S, Rittig MG, Kamradt T, Burmester GR, Krause A (1997) An optimized PCR leads to rapid and highly sensitive detection of Borrelia burgdorferi in patients with Lyme borreliosis. J Clin Micro 35:685–690

Romani J, Puig L, Moragas JM de (1996) Iletection of antineutrophil cytplasmic antibodies in patients with hepatitis C virus-induced cutaneous vasculitis with mixed cryoglobulinemia. Arch Dermatol 132:974

Rosenfield PL, Golladay F, Davidson RK (1984) The economics of parasitic diseases. Research priorities. Soc Sci Med 19: 1117–1126

Rynes RI, Goldenberg DL, DiGlacomo R et al. (1988) Acquired immunodeficiency syndrome-associated arthritis. Am J Med 84:810

Schnitzer TJ (1985) Viral arthritis, in kelly WN, Harris ED Jr, Ruddy S et al. (eds) Textbook of Rheumatology, 2nd edn. Saunders, Philadelphia, pp 1540–1556

Schnitzer TJ (1993) Viral arthritis. In: Kelly WN, Harris ED, Ruddy S, Sledge CB (eds) Textbook of Rheumatology. Saunders, Philadelphia, pp 1494–1508

Schwan TG, Schrumpf, ME, Hinnebusch BJ, Anderson DE, Konkel ME (1996) G1pQ: an antigen for serological discrimination between relapsing fever and Lyme borreliosis. Clin Microbiol 34:2483–2492

Scotiniotis I, Brass CA, Malet PF (1995) Hepatitis C: Diagnosis and treatment. J Gen Intern Med 10:273

Siegel LB, Cohn L, Nashel D (1993) Rheumatic manifestations of hepatitis C infection. Semin Arthritis Rheum 23:149

Sorrell MF (1995) Clinical crossroads: A 47-year-old man with asymptomatic Hepatitis C infection. JAMA 275:1023–1028

Steere AC, Batsford WP, Weinberg M et al. (1980) Lyme carditis: Cardiac abnomalities of Lyme disease. Ann Intern Med 93:8–16

Steere AC, Lyme Disease (1989) N Engl J Med 321:586–596

Telford SR, Armstrong PM, Katavolos P et al. (1997) A new tick-borne encephalitis-like virus infecting New England deer ticks, Nodes dammini. Emerg Inf Dis 3:165

Tesh RB (1982) Arthritides caused by mosquito-borne viruses. Ann Rev Med 33:31–40

Thompson GR, Ferreyra A, Brackett RG (1971) Acute arthritis complicating rubella vaccination. Arthritis Rheum 14:19–26

Tran A, Quaranta JF, Beusnel C et al. (1992) Hepatitis C virus and Hashimoto's thyroiditis. Eur J Med 1:116

Walsh A, Warren KS (1979) Selective primary health care: An interim strategy for disease control in developing countries. N Engl J Med 302:967–974

Wong SJ, Brady GS, Dumler JS (1997) Serological responses to Ehrlichia equi, Ehrlichia chaffeensis and Borrelia burgdorferi in patients from New York State. J Clin Microbiol 35:2198–2205

Woolf AD (1993) Viral arthritis. In: Maddison PJ, Isenberg DA, Woo P, Glass DN (eds) Oxford textbook of rheumatology. Oxford Univ Press, Oxford, pp 552–560

Kapitel 40

Reaktive Arthritiden (M 02)

S. Schnarr, M. C. Jendro, J. Wollenhaupt,
H. Zeidler

Inhalt

Reaktive Arthritiden sind entzündliche Gelenkerkrankungen, die infolge einer primär extraartikulären Infektion auftreten. Trotz überwiegender Manifestation am Bewegungssystem in Form einer peripheren Arthritis, Spondarthritis oder Enthesiopathie handelt es sich um systemische Erkrankungen. Auslösende Erreger sind Bakterien; die primäre Infektion kann symptomatisch oder häufiger sogar asymptomatisch verlaufen. Typische Orte der primären Infektion sind der Urogenitaltrakt, Gastrointestinaltrakt oder Respirationstrakt. Die Krankheitserreger sind im Unterschied zur septischen Arthritis aus Synovialflüssigkeit oder -membran nicht anzüchtbar. Der Zusammenhang mit einem auslösenden Infekt sowie der Nachweis von Erregerbestandteilen im Gelenk unterscheidet die reaktiven Arthritiden von den klassischen entzündlichen bzw. autoimmunen Gelenkerkrankungen.

Aufgrund ihrer Assoziation mit dem HLA-B27 und dem häufigen Achsenskelettbefall können die reaktiven Arthritiden auch den Spondarthritiden zugeordnet werden. Wegen der Erregerätiologie werden die reaktiven Arthritiden jedoch meist gesondert betrachtet, während dem Konzept der Spondarthritiden keine ätiologische, sondern eine klinisch-genetische Klassifikation zugrunde liegt.

40.1 Reiter-Syndrom (M 02.3)

Als Reiter-Syndrom wird das Vorliegen der Symptome Arthritis, Urethritis und Konjunktivitis bezeichnet. Fehlt die Urethritis oder Konjunktivitis, wird von einem „inkompletten Reiter-Syndrom" gesprochen. Im angelsächsischen Sprachraum wird der Begriff „Reiter-Syndrom" häufig synonym mit der Diagnose reaktive Arthritis verwendet. Es handelt sich jedoch nur um eine mögliche Verlaufsform einer reaktiven Arthritis. Das Reiter-Syndrom kann sowohl nach gastrointestinalen als auch nach urogenitalen Infekten beobachtet werden. Exakter ist daher eine Terminologie nach der Erregerätiologie (z.B. chlamydieninduzierte Arthritis) oder, falls nicht bekannt, nach der klinischen Infektsymptomatik (z.B. posturethritische oder postenteritische Arthritis).

40.2 Reaktive Arthritiden infolge gastrointestinaler Infektionen (M 02.1/A 04.9)

Bereits 1916 beschrieb Hans Reiter einen Patienten mit Arthritis, Urethritis und Konjunktivitis infolge einer Durchfallserkrankung. 1969 wurde dann von Ahvonen et al. der Terminus „reaktive Arthritis" für Gelenkerkrankungen nach gastrointestinaler Yersinieninfektionen eingeführt und 1973 von Aho et al. im Hinblick auf die Assoziation mit dem genetischen Merkmal HLA-B27 konkretisiert. Lange Zeit galten Arthritiden nach klinisch symptomatischer gastrointestinaler Infektion als reaktive Arthritiden schlechthin. Erst durch die verfeinerte erregerbezogene Diagnostik konnten später auch asymptomatische Infektionen insbesondere im Urogenitaltrakt erfaßt werden, so daß heute Enteritiskeime seltener als Urogenitalkeime für reaktive Arthritiden verantwortlich gemacht werden.

Tabelle 40.1. Bakterielle Enteritiserreger als potentielle Auslöser einer reaktiven Arthritis

Genus	Spezies
Yersinia	*Y. enterocolitica*, Serovare O:3, O:8, O:9
	Y. pseudotuberculosis, Serotypen I–VI
Salmonella	*S. typhimurium*
	S. enteritidis
	S. paratyphi
	S. heidelberg
Campylobacter	*C. jejuni*
	C. coli
Shigella	*S. flexneri*
	S. dysenteriae
Brucella	*B. abortus*
	B. canis
	B. melitensis
	B. suis
Clostridium	*C. difficile*

40.2.1 Epidemiologie

Die postenteritische reaktive Arthritis betrifft beide Geschlechter gleich häufig. Der Häufigkeitsgipfel der Erkrankung liegt zwischen dem 20. und 40. Lebensjahr. Die Inzidenz wurde in einer Studie über 3 Jahre in Oslo mit 5 Erkrankungen jährlich pro 100 000 Einwohner ermittelt, wobei die auslösende Darminfektion in 26% aller Fälle asymptomatisch war (Kvien et al. 1994). Die Prävalenz der reaktiven Arthritis liegt in Deutschland bei 0,01% der Bevölkerung bzw. bei 0,7% der HLA-B27-positiven Individuen (Braun et al. 1997). In der Praxis sind mindestens 17% der akuten Arthritiden von weniger als 4 Wochen Dauer reaktiv, beim Rheumatologen lassen sich 10% der Neuzuweisungen und bis zu 19% der frühen Arthritiden als reaktive Arthritis klassifizieren.

Die postenteritische reaktive Arthritis ist weltweit verbreitet, wobei die Häufigkeit je nach dem Vorkommen gastrointestinaler Infektionen und dem Erbmerkmal HLA-B27 variiert. So findet sich z.B. bei den Navajos des Keams-Canyon bei einer Prävalenz des HLA-B27 von 35% eine Prävalenz der meist durch Shigellen ausgelösten reaktiven Arthritis von 0,3%, und eine jährliche Inzidenz von 133 Erkrankungen pro 100 000 Einwohner.

40.2.2 Ätiologie und Pathogenese

Voraussetzung für die Entwicklung einer postenteritischen reaktiven Arthritis ist ein bakterieller gastrointestinaler Infekt. Tabelle 40.1 zeigt, welche Enteritiserreger als Auslöser reaktiver Arthritiden beschrieben wurden. Es handelt sich um gramnegative Stäbchenbakterien, die den Enterobacteriaceae zugerechnet werden. Warum andere Erreger dieser Gruppe wie z.B. Escherichia coli keine reaktiven Arthritiden auslösen können, ist unklar.

Zwischen 1% und 7% der Patienten mit einem symptomatischen gastrointestinalen Infekt entwickeln in Europa eine reaktive Arthritis. Auf die hohe Rate klinisch stummer Infektionen, die ebenfalls eine reaktive Arthritis auslösen können, wurde bereits hingewiesen. In Europa kommen Yersinien am häufigsten als Auslöser in Frage, gefolgt von Salmonellen- und Campylobacterspezies, während Shigelleninfektionen v.a. in warmen Klimazonen beschrieben sind.

Reaktive Arthritiden im Rahmen einer Brucellose oder nach antibiotikaassoziierter pseudomembranöser Kolitis gehen zwar ebenfalls mit einer gastrointestinalen Symptomatik einher, werden jedoch im Abschn. 40.4 gesondert behandelt.

Die genannten gastrointestinalen Infekte treten bevorzugt in der warmen Jahreszeit auf und werden im Zuge des zunehmenden Tourismus häufig in Ländern mit niedrigerem hygienischem Standard akquiriert. Die Pathogenese der reaktiven postenteritischen Arthritis umfaßt neben der Primärinfektion an der Eintrittspforte eine Distribution der Erreger bzw. Erregerantigene in die Gelenke mit anschließender Generierung einer Entzündungsreaktion, wahrscheinlich auf dem Boden einer persistierenden Infektion der Synovialmembran (s. unten, vgl. auch Kuipers u. Zeidler 1997).

Erreger

Yersinien

Die in Tabelle 40.1 genannten Yersinienspezies kommen weltweit bei Wild- und Nutztieren, Fischen sowie im

Erdboden und Wasser vor. Infektionsquelle für den Menschen sind meist infizierte Tiere bzw. kontaminierte Lebensmittel tierischer Herkunft. In Europa werden als Auslöser yersinieninduzierter Arthritiden überwiegend Y.-enterocolitica- (ca. 90%) und in weit geringerem Maß Y.-pseudotuberculosis-Stämme (ca. 10%) identifiziert. Nach oraler Aufnahme kommt es zu einem Befall der Schleimhaut vornehmlich des terminalen Ileums und des Kolons sowie einer Affektion des retikuloendothelialen Systems. Die Erreger können in mesenterialen Lymphknoten über lange Zeit eine persistierende Infektion unterhalten.

Salmonellen

Enteritissalmonellen sind ubiquitär v.a. in der Tierwelt verbreitet. Insbesondere die Massentierhaltung und die Verwendung von Futtermitteln (z.B. Fischmehl), die mit Salmonellen kontaminiert sind, führen zur Infektion großer Tierbestände. Fleischprodukte, aber auch Eier, Milchprodukte und Speiseeis, sind die häufigste Infektionsquelle für den Menschen. Hühner können Salmonellen sowohl transovariell übertragen als auch Eier durch Kontakt mit Fäzes infizieren. Dabei wird beim Gesunden eine Erkrankung nur nach Aufnahme relativ großer Keimmengen ($>10^5$ Bakterien) manifest, wie sie meist nur bei ungekühlter Aufbewahrung von Lebensmitteln und nachfolgender Vermehrung der Erreger vorkommt. Die Keime infizieren v.a. die Schleimhaut des unteren Dünndarms, seltener des Kolons. Eine persistierende Infektion v.a. im Bereich der Gallenwege mit der Folge einer Dauerausscheidung wird nach 6 Monaten bei <1% der Patienten beobachtet.

Campylobacter

Diese Bakterien leben in der Regel als Kommensalen im Darm von Rindern, Schafen, Schweinen und Geflügel. Die Infektion des Menschen erfolgt meist durch kontaminierte Lebensmittel, wobei bereits eine Infektionsdosis von ca. 500 Bakterien zu Krankheitserscheinungen führen kann. Die Prävalenz asymptomatischer Ausscheider in Westeuropa liegt bei <1%.

Shigellen

Der Mensch ist das einzige Erregerreservoir für Shigellen. Der Infektionsweg ist fäkal-oral, wobei eine zusätzliche Verbreitung durch Insekten mittels Schmierinfektion gesichert ist. Sehr kleine Erregermengen (10–100 Bakterien) reichen zur Infektion aus. Die Bakterien sind widerstandsfähig gegen einen niedrigen pH-Wert, so daß sie die Magensäurebarriere leicht überwinden. Pathognomonisch ist die Invasion des Kolonepithels mit anschließender Ausbreitung über benachbarte Zellen. Langzeitausscheidung von Shigellen kann bei Erregerpersistenz im Dickdarm gelegentlich beobachtet werden.

Distribution in das Gelenk

Ob ganze Bakterien oder lediglich Erregerantigene auf dem Blutweg in das Gelenk transportiert werden, ist für die postenteritischen reaktiven Arthritiden bisher unklar. Ganze Bakterien könnten auf dem Wege einer Bakteriämie das Gelenk erreichen, für fakultativ intrazelluläre Erreger wie z.B. Yersinien ist ein Transport durch Monozyten oder dendritische Zellen denkbar.

In welchem Zeitraum diese Distribution stattfindet, ob sie die 1- bis 3wöchige Latenz zwischen Infektsymptomatik und Arthritis erklärt oder ob letzteres vielmehr durch die erst langsam im Gelenk entstehende Entzündungsreaktion begründet wird, ist unklar.

Auch für den Gelenktropismus der auslösenden Keime gibt es bisher verschiedene Modelle: Einerseits wurde für Mikropartikel von 0,02–1,1 µm Größe gezeigt, daß sie sich bevorzugt in Grenzgebieten zwischen hochvaskularisierten und gefäßarmen Geweben ansammeln, andererseits sind auch bakterielle Oberflächenstrukturen für den Gelenktropismus relevant. So konnte für das YadA-Antigen von Yersinien eine Affinität zu artikulärem Fibronektin nachgewiesen werden. Für den Gelenktropismus intrazellulär disseminierter Erreger ist vermutlich die Expression bestimmter Adhäsionsmoleküle verantwortlich.

Bisher gelang lediglich für Salmonellen der Nachweis von Antigen (LPS) und DNA in der Synovialmembran, so daß hier in Analogie zur chlamydieninduzierten Arthritis eine Persistenz vitaler, aber nicht kultivierbarer Erreger als kontinuierlicher Stimulus der intraartikulären Immunreaktion denkbar ist. Bei Yersinien konnten zwar Antigene (YOP1, LPS) in Synovialmembran und Blutleukozyten nachgewiesen werden, ein reproduzierbarer Nachweis von DNA in Synovialmembran gelang bisher aber nicht. Diese Diskrepanz von immunfluoreszenzmikroskopisch gesicherter Anwesenheit von Yersinienantigenen bei fehlendem Nachweis von DNA hat zur Hypothese einer Persistenz von „ghosts", d.h. DNA-freier Erregerhüllen geführt. Ob methodische Gründe diese Diskrepanz erklären können, oder tatsächlich je nach Erreger unterschiedliche pathogenetische Wege zur reaktiven Arthritis führen, ist derzeit noch offen.

HLA-B27 und Inflammation

Bei Patienten mit reaktiver Arthritis findet sich in ca. 65% ein positives HLA-B27, während dieses genetische Merkmal in der deutschen Normalbevölkerung lediglich bei 8% vorliegt. Der Nachweis eines HLA-B27-Alleles erhöht das relative Risiko der Entwicklung einer reaktiven Arthritis um den Faktor 50. Schwere und chronifizierte Verläufe sind bei diesen Patienten häufiger. Da aber auch bei HLA-B27-positiven Verwandten ersten Grades von HLA-B27-positiven Spondarthritispatienten eine 10fach höhere Prävalenz von Spondarthritiden als in einem unselektionierten HLA-B27-

positiven Kollektiv gefunden wird, ist eine Bedeutung weiterer genetischer Faktoren anzunehmen. Die genaue Rolle des HLA-B27 im pathogenetischen Geschehen ist bisher unklar.

Hypothesen umfassen sowohl die Begünstigung der Erregerdissemination oder -persistenz im Gelenk durch HLA-B27, als auch die veränderte Präsentation von bakteriellen oder körpereigenen Antigenen mit der Folge einer persistierenden Immunantwort. Erregerspezifische CD4-Zellen sezernieren proinflammatorische Zytokine mit dem Ziel der Erregerelimination. Ein Ausheilen der Arthritis ließe sich mit der erfolgreichen Erregerelimination erklären, ein Rezidiv durch Reinfektion oder Redissemination, ausgehend von persistierend infizierten Kompartimenten.

40.2.3 Klinik

Gastrointestinaler Infekt

Allen postenteritischen reaktiven Arthritiden liegt ein bakterieller gastrointestinaler Infekt zu Grunde, der in ca. $^3/_4$ der Fälle symptomatisch, in $^1/_4$ asymptomatisch verläuft.

! Das Fehlen von Diarrhöen schließt die Diagnose einer postenteritischen reaktiven Arthritis also nicht aus.

Zwischen dem Beginn der gastrointestinalen Infektsymptomatik und Entwicklung der Arthritis besteht meist eine Latenz von 1–4 Wochen. Nach Campylobacterinfektionen kann dieses Intervall jedoch auch deutlich länger ausfallen. Bei Entwicklung der Arthritis ist in den meisten Fällen die Symptomatik des gastrointestinalen Primärinfektes bereits abgeklungen. Je nach Erreger, aufgenommener Keimmenge und Abwehrlage des Organismus kann die Infektsymptomatik stark variieren.

Yersinien

Nach einer Inkubationszeit von 3–10 Tagen treten wäßrig-schleimige Diarrhöen oder ein pseudoappendizitisches Krankheitsbild auf dem Boden einer mesenterialen Lymphadenitis auf. Letzteres wird v.a. bei jungen Patienten (< 20 Jahre) und bei Y. pseudotuberculosis Infektionen (75–90%) beobachtet. Bei immunkompetenten Patienten dauert der klinische Spontanverlauf selten länger als 2 Wochen. Septikämien wurden insbesondere bei abwehrgeschwächten Patienten beschrieben. Seltene Komplikationen sind:

- Ulzerationen,
- Perforationen mit konsekutiver Peritonitis,
- toxisches Megakolon,
- Cholangitis,
- granulomatöse Hepatitis,
- Mesenterialvenethrombose und
- Dünndarmgangrän.

In Einzelfällen wurden chronifizierte Krankheitsverläufe beschrieben, die einem M. Crohn ähneln. Yersinien konnten in Lymphknoten noch Monate nach einer Enterokolitis nachgewiesen werden. Einige Autoren haben in diesem Zusammenhang über Jahre hohe IgA-Antikörpertiter nachgewiesen.

Salmonellen

Nach einer Inkubationszeit von wenigen Stunden bis zu einem Tag nach oraler Aufnahme der Keime kommt es zu Übelkeit, Erbrechen, Kopfschmerzen, wäßrigen Durchfällen, gelegentlich auch zu Fieber. Die Bakterien haften dem Dünndarmepithel an, einige Stämme produzieren auch Enterotoxine. Beim selteneren Kolonbefall treten Tenesmen auf. Bakteriämien werden beobachtet und sind insbesondere bei immunkompromittierten Patienten häufig, die auch vermehrt septische Komplikationen entwickeln. Beim Immunkompetenten ist die Infektion meistens selbst limitiert. Die Erreger werden für die Dauer von wenigen Tagen bis Wochen mit dem Stuhl ausgeschieden. Sind in wenigen Fällen nach 10 Wochen noch Keime im Stuhl nachweisbar, ist der Patient als Dauerausscheider anzusehen (<5% nach 3 Monaten, <1% nach 6 Monaten).

Campylobacter

Nach oraler Aufnahme schließt sich eine Inkubationszeit von 2–11 Tagen an. Ein fieberhaftes Prodromalstadium mündet in schleimige, oft auch blutige Diarrhöen als Ausdruck einer Enterokolitis. Dabei ist die Campylobacterinfektion meistens invasiv, die Keime vermehren sich in der Lamina propria der Darmschleimhaut und häufig auch in den regionalen Lymphknoten. Dementsprechend sind Bakteriämien häufig. Ein pseudoappendizitisches Bild ähnlich wie bei Yersiniosen wird gelegentlich bei Kindern beobachtet. Seltene Komplikationen umfassen eine Karditis, Glomerulonephritis, Erythema nodosum sowie ein hämolytisch-urämisches Syndrom. Der Krankheitsverlauf ist jedoch meist unkompliziert und beträgt in 80% der Fälle weniger als eine Woche. Die Erregerausscheidung sistiert nach wenigen Tagen und wurde nur in einzelnen, unbehandelten Fällen länger als 7 Wochen beobachtet.

Shigellen

Nach oraler Aufnahme und einer Inkubationszeit von 2–7 Tagen kommt es zu enterotoxinvermittelten katarrhalischen Erscheinungen der Kolonschleimhaut mit zunächst leichteren Durchfällen. Eine Penetration der Erreger in die Darmschleimhaut kann dann zu ulzerösen Veränderungen bis hin zur Perforation führen. Die Diarrhöen werden in diesen Fällen zunehmend eitrig-blutig (ähnlich wie „Johannisbeergelee"), die Symptomatik umfaßt außerdem Fieber, Kopfschmerzen und Tenesmen. Seltene Komplikationen sind eine Meningitis, Appendizitis und Mesenterialvenenthrombosen.

CAVE Die Dehydratation ist bei der Shigellenruhr oft sehr ausgeprägt und kann insbesondere für Kinder und ältere Patienten lebensbedrohlich sein.

Nach 2 Wochen klingen die Symptome ab, es schließt sich ein lang dauernder Heilungsprozeß an. Die Ausscheidung von Shigellen kann teilweise noch über Wochen persistieren.

Arthritis und extraartikuläre Manifestation

Das typische Befallsmuster der postenteritischen reaktiven Arthritis am Beispiel der yersinieninduzierten Arthritis zeigt Abb. 40.1. Sie manifestiert sich meist als Mono- oder Oligoarthritis, ein polyartikulärer Befall ist selten. Große Gelenke unter Bevorzugung der unteren Extremitäten sind am häufigsten betroffen, das Befallsmuster ist meist asymmetrisch. Auch eine Tenosynovialitis, Bursitis oder Daktylitis (vgl. Abb. 40.2) kann vorkommen. Insbesondere bei HLA-B27 positiven Patienten findet man spondarthritische Verlaufsformen mit einer akuten Sakroiliitis in ca. 20% der Fälle. Typisch sind hierbei auch Enthesiopathien (plantar, am Achillessehnenansatz, im Bereich der Trochanteren, am Beckenkamm oder Epicondylus humeri). Entzündungen im Bereich der sternalen und sternokostalen Synchondrosen, des Sternoklavikular- und Kiefergelenkes sowie der Symphyse sind möglich. Übergänge in das Vollbild einer Spondylitis ankylosans wurden beobach-

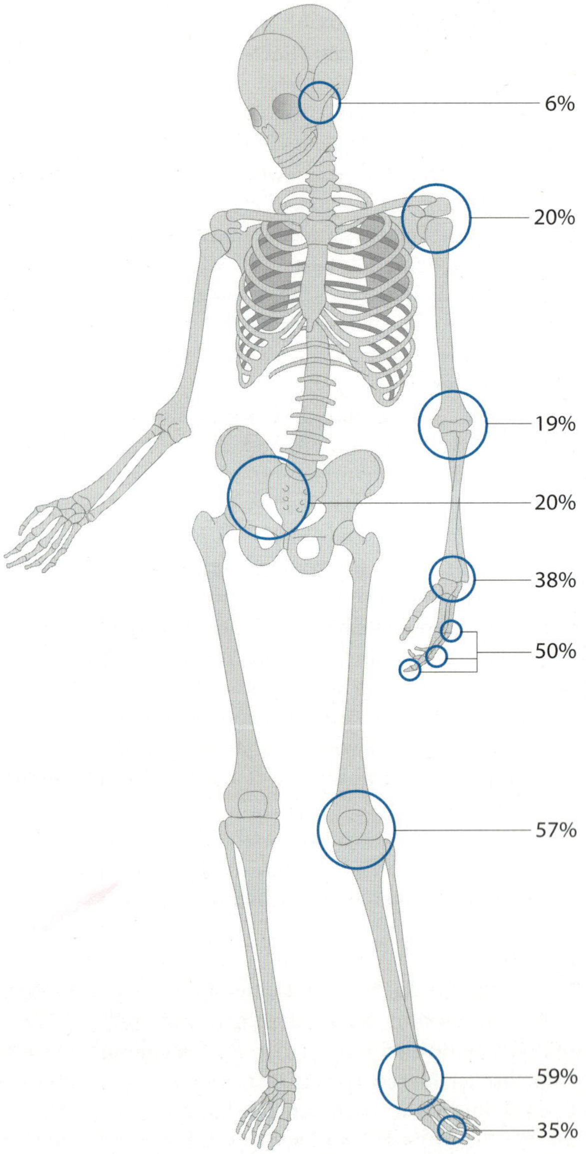

Abb. 40.1. Gelenkbefallmuster der yersinieninduzierten Arthritis. (Nach Kvien et al. 1994)

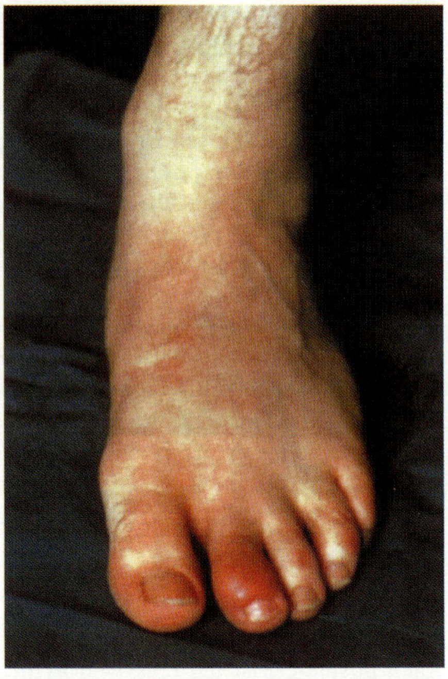

Abb. 40.2. Reaktive Arthritis mit Befall des 2. Zehenmittelgelenks links

Tabelle 40.2. Unterschiede zwischen reaktiver Arthritis (ReA) und ankylosierender Spondylitis (AS). (Mod. nach Calin 1998)

	AS	ReA
Beginn	Langsam	Plötzlich
HLA-B27 +	95%	65%
Urethritis	–	+++
Konjunktivitis	–	+
Uveitis	+	++
Hauterscheinungen	–	+
Peripherer Gelenkbefall	25%	90%
Hüft-, Schultergelenksbefall	+++	+
Wirbelsäulenbefall	+++	+
Symmetrie	+	–
Selbstlimitierender Verlauf	–	+

Tabelle 40.3. Extraartikuläre Manifestationen reaktiver Arthritiden

Haut/Schleimhäute	Erythema nodosum (v.a. nach Yersinieninfektion) Keratoderma blenorrhagicum (vgl. Abb 40.3 und 40.4) Urethritis (vgl. Reiter-Syndrom), Balanitis circinata
Auge	Konjunktivitis (vgl. Reiter-Syndrom), Uveitis anterior (Iritis, Iridozyklitis)
Niere	Milde Proteinurie, Leukozyturie und Mikrohämaturie als Ausdruck einer begleitenden Nephritis
Herz	Peri-/Myokarditis, Erregungsleitungsstörungen
Gefäße	Aortitis
Muskulatur	Myositis

tet; Unterschiede zwischen beiden Erkrankungen zeigt Tabelle 40.2. Milde Verlaufsformen mit Arthralgien ohne Gelenkschwellung sind häufig und entziehen sich oft einer genaueren Diagnostik. So klagten z.B. fast 40% der 919 Patienten einer Salmonella-typhimurium-Epidemie in Kanada über Arthralgien, 14% entwickelten eine Arthritis (Samuel et al. 1995).

Auch ohne septische Komplikationen können sich reaktive Arthritiden an multiplen Organen manifestieren, was ihre Bedeutung als Systemerkrankung unterstreicht (vgl. Tabelle 40.3). Eine extraartikuläre Beteiligung findet sich in 15–30% der Patienten (Leirisalo-Repo 1998). Hier bestehen keine nennenswerten Unterschiede zwischen postenteritischer und posturethritischer Arthritis. Lediglich das Erythema nodosum wird insbesondere bei Yersinieninfektionen beobachtet.

40.2.4 Verlauf und Prognose

Die Dauer der akuten Gelenkbeschwerden beträgt im Mittel 3–5 Monate (Leirisalo-Repo 1998). Ein chronischer Verlauf von mehr als 12 Monaten wird bei yersinieninduzierter Arthritis im Mittel mit 4%, bei salmonelleninduzierter Arthritis mit 19% angegeben. Chronische Verläufe der Arthritis über mehrere Jahre sind seltener und werden bei HLA-B27 positiven Patienten häufiger beschrieben. Tiefsitzender Kreuzschmerz als Zeichen einer Sakroiliitis findet sich bei 30–40% der Patienten, eine radiologisch nachweisbare Sakroiliitis dagegen nur bei 20%, bei HLA-B27 positiven Patienten bis 26%. Kumulierte Daten aus mehreren Studien über 111 Patienten mit yersinieninduzierter Arthritis ergaben nach 10jährigem Verlauf in 15% einen Übergang in eine ankylosierende Spondylitis, die Rate der rekurrierenden Arthritiden wurde nach dieser Zeit mit 6%, die der chronischen Arthritiden mit 2% angegeben. Arthralgien werden nach 5 Jahren noch in ca. 30% beklagt, nach 10 Jahren immerhin noch in 20% der Fälle.

40.2.5 Laboruntersuchungen

Blutkörperchensenkungsgeschwindigkeit

Typisches Zeichen der systemischen Entzündung ist die erhöhte Blutkörperchensenkungsgeschwindigkeit (BKS). Sie entsteht durch Zunahme des Fibrinogens und der Globuline auf Kosten des Albumins, wodurch sich die rheologischen Eigenschaften des Blutes ändern. Sie ist jedoch ein unspezifischer Parameter, der nicht zwischen infektiösen und nichtinfektiösen Erkrankungen diskriminiert. Außerdem wird sie durch zahlreiche Faktoren wie z.B. eine Anämie oder die Anwesenheit von Paraproteinen beeinflußt, benötigt ca. 2 Tage bis zu einem signifikanten Anstieg und in der Rekonvaleszenz noch länger bis zur Normalisierung.

Akute-Phase-Proteine

Verläßlicher ist daher die Bestimmung von entzündungsanzeigenden Eiweißkörpern, den sog. Akute-Phase-Proteinen. Hierzu zählen neben dem bereits erwähnten Fibrinogen insbesondere das C-reaktive Protein (CRP) sowie die Alpha 1- und Alpha 2-Globuline in der Eiweißelektrophorese und das Ferritin. Diese Parameter sind, eine normale Lebersyntheseleistung vorausgesetzt, weniger störanfällig als die BKS und zeigen einen Anstieg bereits innerhalb weniger Stunden. In Sonderfällen kann die Bestimmung des Prokalzitonins bei der Unterscheidung zwischen septischer und aseptischer Entzündung hilfreich sein.

Eisen

Zeichen einer Eisenmobilisationsstörung und konsekutiv einer sogenannten Entzündungsanämie entwickeln sich meist im Verlauf von 2 Monaten in Abhängigkeit von der Stärke der humoralen Entzündung. Sie entsteht durch eine verkürzte Lebenserwartung von Erythrozyten aufgrund einer Aktivierung des retikulohistiozytären Systems (RHS), sowie durch eine Eisenmobilisationsstörung (aktivierte Monozyten/Makrophagen speichern Eisen, statt es dem Knochenmark zur Verfügung zu stellen). Die Entzündungsanämie ist zunächst normochrom und normozytär. Im Verlauf wird sie dann durch die zunehmende Eisenverwertungsstörung hypochrom und mikrozytär. Das Serumeisen ist wie beim echten Eisenmangel meist erniedrigt, das Ferritin als Maß des Speichereisens und gleichzeitig als Akute-

Phase-Protein dagegen erhöht. Das Transferrin in seiner Funktion als Eisentransportprotein ist beim Eisenmangel kompensatorisch erhöht, bei der Entzündungsanämie dagegen erniedrigt.

Leberenzyme

GOT, GPT, AP und γGT können im Rahmen der systemischen Entzündung erhöht sein. Hier kann eine differentialdiagnostische Abgrenzung von therapieinduzierten Leberwerterhöhungen z.B. durch NSAID gelegentlich schwierig werden.

Weitere Laborwerte

Tests zur Bestimmung antinukleärer Antikörper (ANA) und Rheumafaktoren (RF) fallen negativ aus. Die Bestimmung des HLA-B27 ist aufgrund der Häufigkeit von 8% in der Normalbevölkerung und des Vorkommens bei anderen Spondarthritiden von geringem diagnostischem Wert, kann aber in der Einschätzung der Prognose helfen.

Serumantikörper

Sofern die Patientenanamnese auf einen gastrointestinalen Infekt hinweist, können serologische Untersuchungen hilfreich sein, wenngleich sich hierdurch allein die Diagnose in der Regel nicht sichern läßt. Der Nachweis spezifischer Serumantikörper ist dabei Ausdruck einer humoralen Immunantwort auf den Erreger. Während IgG-Antikörper insbesondere in niedrigen Titerstufen auf zurückliegende Infektionen hindeuten, sprechen IgM-Antikörper für einen frischen Infekt (dabei können IgG-Antikörper noch fehlen). Aufgrund der Latenz zwischen auslösendem Infekt und Entwicklung einer reaktiven Arthritis, werden IgM-Antikörper bei den Patienten mit bereits manifester Arthritis jedoch selten gefunden.

Aufschlußreicher ist der Nachweis von IgA-Antikörpern. Aufgrund ihrer kurzen Halbwertszeit von einigen Tagen spricht das gemeinsame Vorkommen von IgG- und IgA-Antikörpern für kurz zurückliegende oder auch persistierende Infektionen. Eine eindeutige Zuordnung aufgrund der Antikörperkonstellation ist jedoch im Einzelfall oft schwierig: So wurden z.B. bei gesunden Blutspendern Yersinien-IgG-Antikörper in bis zu 40%, -IgA-Antikörper in 10% der Fälle gefunden. Auch ist die Sensitivität und Spezifität vieler Tests bisher unbefriedigend, weil z.B. nicht alle relevanten Serovare erkannt werden (Campylobacter-Immunoblot) oder Kreuzreaktionen zu anderen gramnegativen Bakterien bestehen (Shigellen-Komplementbindungsreaktion). Einen Überblick über serologische Untersuchungen und deren Beurteilung zeigen die Tabellen 40.4 und 40.5.

Tabelle 40.4. Grundsätze der Interpretation serologischer Befunde. (Nach Wollenhaupt u. Zeidler 1997)

Parameter	Interpretation
IgM-Antikörper	Bei Erstkontakt in der Frühphase der Infektion (innerhalb 1–3 Wochen) nachweisbar; werden danach negativ (Serokonversion zur IgG-Klasse) Bei Arthritis wegen der oft zeitlichen Verzögerung bis zur Diagnostik von fraglicher Relevanz Kreuzreaktionen/falsch-positive Befunde durch Rheumafaktoren möglich
IgG-Antikörper	Nach der Frühphase, d.h. nach ca. 2–4 Wochen, erstmals nachweisbar In dieser Zeit Titeranstieg um 3 Stufen möglich, der als sicherer Hinweis auf floride Infektion gilt; hohe Titer gelten als Hinweis auf floride oder kürzlich durchgemachte Infektion Trotz Infektion sind auch niedrige Titer möglich; Antikörper bleiben auch Monate bis Jahre nach Infektion nachweisbar
IgA-Antikörper	Vor allem bei Schleimhaut/Mukosainfektion Wegen kurzer Halbwertszeit von wenigen Tagen gilt der IgA-Nachweis als Hinweis auf eine vor kurzem durchgemachte bzw. persistierende Infektion
IgG- und IgM-Nachweis	Typische Konstellation bei florider oder vor kurzem durchgemachter Infektion
IgG- und IgA-Nachweis	Typische Konstellation bei persistierender oder vor kurzem durchgemachter Infektion
Allein IgM-Antikörper	Bei Verdacht auf reaktive Arthritis von fraglicher Relevanz
Allein IgG-Antikörper	Diagnostisch nicht wegweisend, da möglicherweise Ausdruck einer früheren Infektion
Allein IgA-Antikörper	Sehr selten; in seiner Bedeutung bislang nicht verstanden, möglicherweise Hinweis auf persistierende Infektion

Für die praktische Anwendung ergeben sich hieraus folgende Konsequenzen: Liegen keine anamnestischen Hinweise für einen gastrointestinalen Infekt vor, sind serologische Tests entbehrlich. Ergibt die Anamnese dagegen Hinweise auf einen Infekt, sollte zumindest ein Yersinien-ELISA (sofern verfügbar auch ein Western-Blot) durchgeführt werden. Die Salmonellenagglutinationsreaktion ist aufgrund der eingeschränkten Sensitivität meist wenig ergiebig, der Campylobacter-ELISA bislang nicht hinreichend evaluiert, so daß diese beiden Tests dem dringenden klinischen Verdachtsfall vorbehalten sein sollten.

Erregerdirektnachweis

Der kulturelle Nachweis pathogener Keime im Stuhl ist der diagnostische „Goldstandard" und beweist das Vorliegen einer Infektion. Die Wahrscheinlichkeit eines Keimnachweises nimmt jedoch mit dem zeitlichen Abstand zur Durchfallsepisode stark ab (Nolte 1994). Stuhluntersuchungen sind daher nur bei noch bestehender Diarrhö oder 2 bis maximal 4 Wochen danach

Tabelle 40.5. Serologische Verfahren für Erreger postenteritischer reaktiver Arthritiden. (Nach Wollenhaupt u. Sieper 1997)

Spezies	Testverfahren	Erfaßte Antikörperklasse	Kommentar
Yersinia spp.	Agglutinationsreaktion	Überwiegend IgM	Bei klinischen Verdachtsfällen kurz nach Diarrhö empfohlen, hohe Spezifität, jedoch eingeschränkte Sensitivität
	ELISA, Immunoblot	IgG, IgA	Für Routine empfohlen, Verwendung plasmidkodierter, infektionsassoziierter Antigene, hohe Sensitivität, jedoch hohe Prävalenz bei Normalpersonen (>25%)
Salmonella spp.	Agglutinationsreaktion	Überwiegend IgM	Bei gastrointestinaler Symptomatik empfohlen, jedoch eingeschränkte Sensitivität
Campylobacter	ELISA	IgG, IgA	Bislang nicht hinreichend evaluiert
Brucella	Agglutinationsreaktion	Überwiegend IgM	Bei gastrointestinaler Symptomatik empfohlen, jedoch eingeschränkte Sensitivität

Anmerkung: Für Shigellen ist kein verläßlicher Test verfügbar, da eine hohe Homologie mit E. coli besteht.

erfolgversprechend. Salmonellen werden gelegentlich auch noch später nachgewiesen, so daß Stuhlkulturen bei positiver Salmonellenagglutinationsreaktion auch bei größerem zeitlichen Abstand noch sinnvoll sind.

Sollte die Gewinnung einer frischen Stuhlprobe schwierig sein, kann alternativ ein Rektalabstrich verwendet werden. Sofern die Stuhlprobe nicht sofort verarbeitet wird (Postversand), empfiehlt sich die Verwendung eines Transportmediums, wie z.B. Cary-Blair-Medium. Ansonsten ist ein sauberes Probenröhrchen aus Kunststoff ausreichend. Wird nach Aufenthalt im außereuropäischen Ausland ein Shigelleninfekt vermutet, sollte die Stuhlprobe nach Möglichkeit körperwarm im Labor verarbeitet werden. Alternativ wird ein gekühlter Transport in gepuffertem Medium mit 30% Glyzerin und 0,6% NaCl empfohlen. Die Proben werden üblicherweise bei 36 °C unter Verwendung eines gering selektiven Nährbodens (z.B. Mac-Conkey-Agar) aerob kultiviert.

Lediglich Yersinien können sich bei niedrigen Temperaturen vermehren, so daß Kälteanreicherungsverfahren die Sensitivität verbessern können. Im Gegensatz hierzu ist Campylobacter thermophil und wird bei 42 °C unter mikroaerophilen Bedingungen (O_2 <7%) kultiviert. Mäßig selektive Nährböden wie der Salmonella-Shigella-Agar oder Hektoen-Agar unterdrücken das störende Wachstum vieler anderer Enterobakterien. Stark selektive Medien wie der Cefsulodin-Irgasan-Novobiocin(CIN)-Agar für Yersinien oder Medien unter Zusatz von Wismutsalzen zur Kultivierung von Salmonellen unterdrücken das Wachstum aller anderen Bakterien und sollten daher nur zusätzlich zu den Standardmedien eingesetzt werden. Die einzelnen Kolonien werden dann im Anschluß durch eine Vielzahl biochemischer Tests identifiziert.

Synoviaanalyse und Histologie

Sofern bei einer neu aufgetretenen Gelenkerkrankung ein Gelenkerguß vorliegt, sollte dieser punktiert und untersucht werden. Die Synoviaanalyse gibt anhand der Zellzahlen und deren Differenzierung Aufschluß über die Stärke der Entzündung. Kultur und Gram-Präparat erlauben die Abgrenzung von einer septischen Arthritis, ein Kristallpräparat die Abgrenzung von Kristallarthropathien. Bezüglich Einzelheiten zur Synoviaanalyse vgl. Abschn. 11.3.

Der Nachweis von Erregerbestandteilen (Antigene, DNA) in Synovialflüssigkeit und -membran wird derzeit wissenschaftlich geprüft, ist aber noch nicht Bestandteil der Routinediagnostik. Während bei der Lyme-Arthritis und der chlamydieninduzierten Arthritis der Borrelien- bzw. Chlamydien-DNA-Nachweis in Synovialflüssigkeit und -membran mittels Polymerasekettenreaktion (PCR) bereits gut evaluiert ist, wurden derartige Befunde für postenteritische reaktive Arthritiden bisher nur exemplarisch erhoben.

Histologische Befunde der Synovialmembran zeigen entzündliche Infiltrate aus Granulozyten und mononukleären Zellen, teilweise auch Proliferation von Synoviozyten und Fibroblasten. Diese Befunde sind unspezifisch und nicht sicher von denen anderer entzündlich rheumatischer Gelenkerkrankungen zu unterscheiden.

40.2.6 Bildgebende Verfahren

Röntgendiagnostik

In den Röntgenaufnahmen der betroffenen peripheren Gelenke finden sich meist nur arthritische Weichteil- und Kollateralzeichen (Weichteilschwellung, Gelenkerguß, gelenknahe Osteoporose). Erosive Gelenkveränderungen fehlen in der Regel aufgrund des gutartigen Verlaufes der Erkrankung. Zur Verlaufsbeurteilung insbesondere chronischer Arthritiden ist die Röntgendiagnostik jedoch wertvoll, die Entwicklung von Erosionen muß im Falle einer Chronifizierung der Gelenkerkrankung im Verlauf überprüft werden. Ein Thoraxbild sollte bei Erstdiagnose insbesondere zum Ausschluß anderer Erkrankungen (z.B. einer Sarkoidose) vorliegen. Die Röntgendiagnostik der Iliosakralgelenke kann besonders bei HLA-B27 positiven Patienten eine vorbestehende, klinisch stumme Sakroiliitis zeigen, was in diesen Fällen zu einer Klassifikation der Erkrankung als Spondarthritis führt.

Bei einer akuten Sakroiliitis im Rahmen einer reaktiven Arthritis zeigt die Röntgenaufnahme der Iliosakralgelenke dagegen nur selten entzündliche Veränderungen, da frühe Formen hier nicht zur Darstellung kommen. Bei chronischen Verläufen finden sich dagegen insbesondere bei HLA-B27 positiven Patienten häufiger klassische Zeichen einer Sakroiliitis, seltener einer Spondylitis ankylosans. In seltenen Fällen werden beim Reiter-Syndrom die ansonsten für die Psoriasisarthritis typischen Parasyndesmophyten im Bereich des thorakolumbalen Überganges gefunden. Die Indikation zur Röntgenuntersuchung der LWS in 2 Ebenen unter Einbeziehung der Iliosakralgelenke im a.p.-Strahlengang ist nach Ansicht der Autoren gegeben, wenn tiefsitzende Kreuzschmerzen vorliegen und/oder der Patient HLA-B27 positiv ist.

Sonographie

Abdominelle Sonographie

Die abdominelle Sonographie ist im Rahmen des gastrointestinalen Primärinfektes gut geeignet zur Beurteilung von Darmwandverdickungen oder einer mesenterialen Lymphadenopathie. Motilitätsstörungen des Darmes fallen hierbei ebenso auf, wie freie Flüssigkeit im Abdomen, die entzündlich-exsudativ bedingt sein kann, aber besonders auch im Rahmen von Perforationen beobachtet werden kann.

Arthrosonographie

Die Arthrosonographie eignet sich zur Darstellung und Lokalisation von Gelenkergüssen, Tenosynovialitiden und Bursitiden. Bei kleineren Flüssigkeitsansammlungen erleichtert sie die gezielte Punktion. Auch läßt sich vom geübten Untersucher das Ausmaß proliferativer Veränderungen der Synovialmembran abschätzen. Dies ist sowohl im Hinblick auf diagnostische Maßnahmen, wie z.B. die transkutane Synovialisbiopsie mittels Parker-Pearson-Nadel oder Mikroendoskopie (beides sind bisher keine diagnostischen Routineverfahren), als auch im Hinblick auf therapeutische Eingriffe, wie die arthroskopische oder offene Synovektomie und die chemische oder Radionuklidsynoviorthese von Bedeutung.

Magnetresonanztomographie (MRT)

Dieses Verfahren wird insbesondere zur Beurteilung der Iliosakralgelenke eingesetzt, wenn das konventionelle Röntgenbild trotz typischer Klinik keine Veränderungen zeigt. Durch Darstellung des entzündlichen Knochenmarködems im T2-gewichteten Bild können auch Frühformen einer Sakroiliitis erfaßt werden. Darüber hinaus läßt sich mittels MRT-Diagnostik das Ausmaß der Synovialisproliferation in einem Gelenk präzise beurteilen.

3-Phasen-Skelettszintigraphie

Wenn bei blanden klinischen Verläufen die Diagnose einer Arthritis allein durch klinische Untersuchung und Labor Schwierigkeiten bereitet, kann die Ganzkörperskelettszintigrafie hilfreich sein. Die entzündlich veränderten und hyperämischen Gelenkregionen werden durch vermehrte Nuklidaufnahme selektiv darstellt. Bei der Frage nach entzündlichen Gelenkveränderungen sollte dabei auf die Durchführung als 3-Phasen-Szintigraphie Wert gelegt werden.

Während entzündliche Gelenkveränderungen eine vermehrte Nuklidbelegung bereits in der *Frühphase* (Blutpoolphase, gelegentlich sogar bereits in der Perfusionsphase) zeigen, kommen degenerative Gelenkprozesse typischerweise erst in der *Spätphase* zur Darstellung. Aufgrund der komplexen dreidimensionalen Struktur der Wirbelsäule sind Nuklidbelegungen hier oft nur ungenau den anatomischen Strukturen zuzuordnen. Mit einer rotierenden Gammakamera kann durch die sogenannte SPECT-Technik („Single photon emission computed tomography“) eine dreidimensionale Darstellung erzielt werden, was die anatomische Zuordnung deutlich verbessert (Beispiel: Entzündung der kleinen Wirbelgelenke), jedoch einen deutlichen apparativen Mehraufwand erfordert.

40.2.7
Diagnose und Differentialdiagnose

Die nachfolgende Übersicht zeigt die Diagnosekriterien der Deutschen Gesellschaft für Rheumatologie für reaktive Arthritiden. Der Patient mit einer postenteritischen reaktiven Arthritis wird in der Regel wegen neu aufgetretener Gelenkbeschwerden ärztliche Hilfe aufsuchen.

Kriterienkatalog der Deutschen Gesellschaft für Rheumatologie zur Diagnose reaktiver Arthritiden

1. Typischer Gelenkbefall (peripher, asymmetrisch, oligoartikulär, untere Extremität, insbesondere Knie und Sprunggelenke)
2. Typische Anamnese (Diarrhö, Urethritis) und/oder klinische Manifestation der Infektion an der Eintrittspforte
3. Erregerdirektnachweis an der Eintrittspforte.
4. Nachweis spezifischer agglutinierender Antikörper mit signifikantem Titeranstieg
5. Vorliegen des HLA-B27-Antigens
6. Nachweis von Erregermaterial mittels Polymerasekettenreaktion oder spezifischen monoklonalen Antikörpern (überwiegend experimentelle Verfahren, die noch nicht für die Routinediagnostik geeignet sind)

Sichere reaktive Arthritis: 1 + 3 oder 4 oder 6.
Wahrscheinliche reaktive Arthritis: 1 + 2 und/oder 5.

Anamnese

Wegweisend in der Diagnosefindung ist eine detaillierte Anamnese, da der Patient Diarrhö und Gelenkbeschwerden meist nicht in Zusammenhang bringt. Die Anamnese hinsichtlich des auslösenden Primärinfektes muß dabei nicht nur Durchfallserkrankungen berücksichtigen, sondern auch detailliert unklare abdominelle Schmerzen, eine vorangegangene Appendektomie („Pseudoappendizitis"), Gastroenteritiden im sozialen Umfeld sowie Auslandsaufenthalte erfassen.

Bezüglich der Gelenksymptomatik ist der genaue Beginn der Beschwerden und die zeitliche Beziehung zum auslösenden Infekt wegweisend. Bereits vor der klinischen Untersuchung ermöglichen Fragen nach dem Gelenkbefall und tiefsitzenden Kreuzschmerzen eine vorläufige Einschätzung der Erkrankung. Eine detaillierte Erhebung der Krankenvorgeschichte (rekurrierende oder neue Erkrankung?) ist darüber hinaus ebenso wichtig, wie eine kurze Familienanamnese bezüglich rheumatischer Erkrankungen oder dem Vorkommen einer HLA-B27 assoziierten Iritis.

Medikamentenanamnese

Fragen nach vorangegangener Antibiotikatherapie oder der Wirksamkeit bereits eingenommener Antiphlogistika vervollständigen die Anamnese.

Untersuchung

Die körperliche Untersuchung des muskuloskelettalen Systems wird ergänzt durch die allgemeine internistische und neurologische Untersuchung. Dabei besitzt auch die Inspektion von Augen, Haut, Schleimhäuten und äußerem Genitale besondere Bedeutung.

Ein Patient mit postenteritischer reaktiver Arthritis wird in den meisten Fällen die arthritischen Leitsymptome Ruheschmerz, Gelenkschwellung, Rötung und Überwärmung präsentieren. Fehlen anamnestische Hinweise auf einen auslösenden Infekt, sollte insbesondere die Konstellation „jüngerer Patient mit asymmetrischer Mono- oder Oligoarthritis oder tiefsitzendem Kreuzschmerz" an die Möglichkeit einer reaktiven Arthritis denken lassen. In diesen Fällen ist differentialdiagnostisch eine Reihe weiterer rheumatischer Erkrankungen zu erwägen (s. Übersicht). Die beschriebene Labordiagnostik und bildgebende Verfahren sind dabei wertvolle diagnostische Instrumente.

Differentialdiagnostik reaktiver Arthritiden

- Spondylitis ankylosans
- Arthritis psoriatica
- Enteropathieassoziierte Arthritiden (bei M. Crohn, Colitis ulcerosa)
- M. Whipple
- M. Behçet
- Lyme-Arthritis
- Akute Sarkoidose (Löfgren-Syndrom)
- Septische Arthritis
- Kristallarthropathien
- Atypisch beginnende chronische Polyarthritis
- Entzündliche Bindegewebserkrankungen

40.2.8 Therapie

Infektion

Unkomplizierte gastrointestinale Infektionen bedürfen in der Regel bei immunkompetenten Patienten keiner antibiotischen Therapie. Hier stehen symptomatische Maßnahmen wie Flüssigkeits- und Elektrolytersatz ganz im Vordergrund. Zur oralen Substitution stehen spezielle Präparate wie z.B. Elotrans zur Verfügung, in schwerwiegenden Fällen sollte die Substitution parenteral unter Kontrolle von Serumelektrolyten und zentralem Venendruck erfolgen. Eine vorübergehende Nahrungskarenz bis zur Abnahme der Stuhlfrequenz ist vorteilhaft, ein langsamer Kostaufbau sollte sich anschließen.

Motilitätshemmende Substanzen

Die Verwendung motilitätshemmender Substanzen wie z.B. *Loperamid* sollte ausschließlich bei unkomplizierten, wäßrigen Diarrhöen erfolgen. Sind die Durchfälle blutig oder tritt hohes Fieber auf, können Toxine aufgrund der medikamentös reduzierten Darmmotilität nur verlangsamt ausgeschieden werden, was die Erregerinvasion mit nachfolgenden septischen Komplikationen fördern kann. Perforationen, ein paralytischer Ileus oder ein toxisches Megakolon können die Folge sein.

Empfohlene Antibiotikatherapie

Bei abwehrgeschwächten Patienten, alten Menschen oder vorbestehenden Herzklappenfehlern wird zur Vermeidung von Komplikationen primär eine Antibiotikatherapie empfohlen, die bereits vor dem Ergebnis der Stuhlkulturen, also ungezielt begonnen werden muß. Hier hat sich besonders die Gabe von Chinolonen (*Ciprofloxacin* 2mal 500 mg per os oder *Ofloxacin* 2mal 300 mg per os für 5–10 Tage) bewährt, alternativ kann *Cotrimoxazol* gegeben werden.

Ein Patient, der sich mit einer postenteritischen reaktiven Arthritis vorstellt, hat bereits eine Komplikation als Folgeerkrankung seiner primären Infektion erlitten und sollte daher, sofern im Bereich der Eintrittspforte noch ein florider Infekt nachweisbar ist, resistenzgerecht behandelt werden. Durch diese antimikrobielle Behandlung soll eine mögliche Perpetuation der intraartikulären Erregerabsiedelung verhindert werden. Bisher konnte jedoch durch Studien nicht gezeigt werden, daß sich hierdurch Schweregrad und Prognose der reaktiven Arthritis verbessern lassen. Ebenso existieren bisher keine Daten, die bei reaktiver postenteritischer Arthritis eine Langzeitantibiose z.B. über 3 Monate rechtfertigen. Als Antibiotika der Wahl gelten wiederum Chinolone, lediglich für die gesicherte Yersiniose wird eine Behandlung mit *Tetrazyklinen* empfohlen.

Periphere Arthritis

Nichtmedikamentöse Therapie

Die nichtmedikamentöse Therapie der akuten Arthritis umfaßt krankengymnastische Übungsbehandlungen zur Erhaltung der Gelenkbeweglichkeit und Prophylaxe von Kontraktur und Muskelatrophie bei gleichzeitiger Gelenkentlastung. Zum Muskeltraining stehen dabei isometrische Übungen im Vordergrund. Kryotherapie lindert den akuten Entzündungsschmerz und kann durch Diadynamik oder Iontophorese ergänzt werden. Bei großen Ergußmengen in einzelnen Gelenken kann eine Entlastungspunktion die Kapselspannung reduzieren, der therapeutische Effekt ist jedoch meist nur passager, da bei fortbestehendem Entzündungsprozeß rasch Flüssigkeit nachgebildet wird.

Intraartikuläre Glukokortikoidgabe

Bei persistierendem großem Gelenkerguß ist die intraartikuläre Gabe einer Glukokortikoidkristallsuspension eine wirkungsvolle Therapie, die systemische Kortikoidnebenwirkungen weitgehend vermeidet. Für große Gelenke (z.B. Kniegelenk) beträgt die Dosierung 20–40 mg *Triamcinolonhexacetonid,* eine Wiederholung sollte frühestens nach 3 Monaten erfolgen, da Steroidkristallsuspensionen knorpelschädigend wirken können. Dem großen therapeutischen Nutzen der intraartikulären Glukokortikodinstillation steht die theoretische Überlegung entgegen, daß Kortikosteroide eine intraartikuläre Erregerpersistenz fördern und damit den langfristigen Krankheitsverlauf verschlechtern könnten. Dies ist jedoch bisher durch Studien nicht hinreichend belegt.

Nichtsteroidale Antiphlogistika

Die weitere medikamentöse Therapie umfaßt in erster Linie nichtsteroidale Antiphlogistika (NSAID) in regelmäßiger und ausreichender Dosierung. Da NSAID grundsätzlich mit gastrointestinalen Nebenwirkungen behaftet sind, sollte bei Riskopatienten eine zusätzliche prophylaktische Gabe von Misoprostol (2mal 200 µg pro Tag) oder die Wahl eines hochselektiven COX-2-Hemmers wie z.B. Celecoxib (2mal 100–200 mg pro Tag) oder Rofecoxib (1mal 12,5–25 mg pro Tag) erfolgen. Ist durch NSAID alleine keine ausreichende Schmerzreduktion zu erreichen, können zusätzlich Analgetika, z.B. Paracetamol (bis zu 3mal 1 g pro Tag) verabreicht werden.

Systemische Glukokortikoidgabe

Bei schwerem Verlauf, hochfloridem Befall mehrere Gelenke, ausgeprägter systemischer Entzündungsaktivität oder schwerwiegender Organbeteiligung (Myokarditis, lokal therapieresistente Uveitis) kann eine Behandlung mit systemischen Glukokortikoiden notwendig sein. Die Dosierung beträgt initial 0,5–1,0 mg/kgKG Prednisolonäquivalent, vorzugsweise als morgendliche Einzeldosis. Bei starkem Nachtschmerz kann eine Dosisaufteilung in $^{2}/_{3}$ morgens und $^{1}/_{3}$ abends hilfreich sein. Eine baldige sukzessive Dosisreduktion unter die Cushingschwelle von 7,5 mg pro Tag ist anzustreben.

Wirbelsäulenbefall und Enthesiopathie

Sakroiliitis

Bei akuter Sakroiliitis sollte eine antiphlogistische Behandlung mit NSAID erfolgen. Die Dosierung richtet sich hierbei nach Intensität und Tagesrhythmik der Beschwerden. Bei nächtlich betonten Beschwerden ist daher auf eine ausreichend hohe abendliche Dosierung (z.B. 100 mg Diclofenac retard) zu achten. Diese Behandlung kann durch Elektrotherapie (Niederfrequenztherapie) ergänzt werden. In Problemfällen wurde auch eine gute Wirksamkeit von Steroidinjektionen in das Iliosakralgelenk beschrieben.

Enthesiopathien

Bei der Behandlung von Enthesiopathien stehen physiotherapeutische Maßnahmen im Vordergrund: Ultraschallbehandlung der schmerzhaften Sehnenansatzstellen und analgetisch wirksame Gleichstrombehandlungen in Form von Iontophorese oder Diadynamik sind zu empfehlen. Nehmen die Beschwerden einen eher diffusen oder generalisierten Charakter an, können auch Bindegewebsmassage, Unterwasserstrahlmassagen, Evianduschen, Sprudelbäder oder Ganzkörperbürstungen eingesetzt werden. Aktive Bewegungsübungen sollen ergonomisch günstige Bewegungsmuster trainieren.

Chronische Arthritis

Wie bereits geschildert findet sich in 4–19% der Fälle eine Persistenz der postenteritischen reaktiven Arthritis über 12 Monate. Ist nach 3–6monatigem Verlauf unter obengenannten Therapiemaßnahmen eine deutliche Besserungstendenz zu erkennen, kann weitere 3–6 Monate ohne Therapieintensivierung zugewartet werden. Sollte in dieser Zeit die Lokalsymptomatik eines einzelnen großen Gelenkes im Vordergrund stehen und mittels Sonographie und/oder Magnetresonanztomographie eine starke Synovialisproliferation nachgewiesen werden, ist eine Verödung (Radiosynoviorthese, chemische Synoviorthese) oder Entfernung (offene, oder besser: arthroskopische Synovektomie) der Gelenkinnenhaut zu erwägen. Die Wahl des Verfahrens richtet sich hierbei nach dem Alter des Patienten (Radiosynoviorthese aus Strahlenschutzgründen nur >40 Jahre), den anatomischen Gegebenheiten (arthroskopischer Eingriff möglich?) und nicht zuletzt nach den Erfahrungen des betreffenden Zentrums.

Langwirksame Antirheumatika

Besteht in mehreren Gelenken eine länger als 3–6 Monate anhaltende floride Arthritis mit deutlich erhöhten humoralen Entzündungsparametern oder zeigen sich erste erosive Veränderungen im Röntgenbild, ist die Einleitung einer Behandlung mit langwirksamen Antirheumatika (LWAR, sogenannte „Basistherapie") indiziert. Mittel der ersten Wahl ist *Sulfasalazin* (z.B. Azulfidine RA 2 g pro Tag), dessen Wirksamkeit auch in kontrollierten Studien belegt werden konnte (Dougados et al. 1995). In schweren, therapieresistenten Fällen kann auch *Methotrexat* oder *Azathioprin* eingesetzt werden, wenngleich zur Therapie reaktiver Arthritiden mit diesen Medikamenten weniger Daten vorliegen.

Persistierende Arthralgien

Nach Remission der Arthritis können Arthralgien noch über Monate persistieren. Übergänge in ein chronisches Schmerzsyndrom sind selten. Eine symptomatische Therapie mit Analgetika kann hilfreich sein. Wichtig ist eine Aufklärung des Patienten hinsichtlich des zu erwartenden günstigen Krankheitsverlaufes.

! Persistierende Arthralgien rechtfertigen für sich genommen nicht die Einleitung einer Therapie mit langwirksamen Antirheumatika.

40.3 Reaktive Arthritiden infolge urogenitaler Infektionen (M 02.8/N 39.0)

40.3.1 Definition und Terminologie

Reaktive Arthritiden können nach verschiedenen klinisch manifesten oder lokal asymptomatischen urogenitalen Infektionen wie z.B. Urethrits, Zystitis, Prostatitis oder Epididymitis sowie Salpingitis auftreten. Aufgrund des lange bekannten Zusammenhangs zwischen Urethritiden und reaktiven Arthritiden in Form des sogenannten Reiter-Syndroms werden reaktive Arthritiden infolge urogenitaler Infektionen häufig auch unter dem Begriff „post-urethritische reaktive Arthritis" subsumiert, wenn Symptome einer Urogenitalinfektion der Arthritisentwicklung vorausgingen. Aufgrund der oft sexuell übertragbaren Primärinfektionen wurde der Begriff der „sexuell acquirierten reaktiven Arthritiden" (SARA) geprägt. Sofern die Ätiologie durch die erregerbezogene Diagnostik etwa im Falle einer urogenitalen Chlamydieninfektion geklärt werden kann, wird dies durch Begriffe wie z.B. chlamydieninduzierte Arthritis gekennzeichnet.

40.3.2 Epidemiologie und Klassifikation

Arthritiden infolge urogenitaler Infektionen sind die häufigste Form infektinduzierter reaktiver Gelenkentzündungen. Etwa 1–4% der nichtgonorrhöischen Urethritiden werden durch eine reaktive Arthritis kompliziert. Bei der Hälfte der Fälle ist eine Infektion mit Chlamydia trachomatis nachweisbar. Der Anteil reaktiver Arthritiden infolge urogenitaler Infektionen an frühen Arthritiden beträgt ca. 10%. Die Inzidenz der posturethritischen chlamydieninduzierten Arthritis wurde mit 4,6 pro 100 000 Einwohner pro Jahr ermittelt.

40.3.3 Ätiologie und Pathogenese

Als Ursache posturethritischer reaktiver Arthritiden spielen Infektionen mit Chlamydia trachomatis eine herausragende Rolle. Als weitere Auslöser werden Infektionen mit Mykoplasma genitalium, Ureaplasma urealyticum und Mykoplasma hominis diskutiert, jedoch ist die Rolle dieser Erreger für die Entstehung reaktiver Arthritiden noch unsicher. Davon abzugrenzen sind bakterielle Gelenkinfektionen mit Ureaplasmen bei immunsupprimierten, hypogammaglobulinämischen Patienten, bei denen es sich nicht um reaktive, sondern bakterielle Arthritiden handelt. Sehr selten kommen reaktive Arthritiden nach Gonokokkeninfektionen in Betracht, die von den bakteriell-septischen Gonokokkeninfektionen der Gelenke z.B. im Rahmen einer Gonokokkensepsis zu trennen sind.

Die Pathogenese der chlamydieninduzierten reaktiven Arthritiden ist besonders gut untersucht. Zusammengefaßt werden nach einer lokalsymptomatischen oder auch asymptomatischen Urogenitalinfektion mit Chlamydia trachomatis diese obligat intrazellulären Erreger offensichtlich von Monozyten des peripheren Blutes opsoniert und in diesen Wirtszellen unter anderem in das Gelenk transportiert. Dort entwickelt sich aufgrund nicht genau verstandener Mechanismen eine persistierende Infektion des Gelenkes, die durch molekularbiologischen und immunologischen Nachweis metabolisch aktiver, vitaler, jedoch nicht replikativer Erreger in Zellen der Synovialflüssigkeit, v.a. aber in der Synovialmembran bei fehlender Anzüchtbarkeit gekennzeichnet ist. Durch diese persistierende Infektion werden fortlaufend chlamydiale Antigene produziert, die das Immunsystem stimulieren und die Arthritis hervorrufen.

40.3.4
Klinik

Die rheumatologischen Manifestationen der reaktiven Arthritiden infolge urogenitaler Infektionen entspricht der in Abschn. 40.2 erläuterten Symptomatik. Die initiale Infektion an der urogenitalen Eintrittspforte verläuft überwiegend asymptomatisch. Bei weniger als der Hälfte der Patienten sind floride Infektionssymptome im Urogenitaltrakt nachweisbar, die nicht nur Urethritis und Zervizitis umfassen, sondern sich infolge der aufsteigenden Infektion auch in Form von Epididymitis, Prostatitis, Adnexitis, Salpingitis, Orchitis und Endometritis äußern können. Weitere extraartikuläre Manifestationen außerhalb der urogenitalen Eintrittspforte betreffen Konjunktivitis, Iridozyklitis (Uveitis), Perihepatitis, bronchopulmonale Infektionen (deren Zuordnung nach der Identifikation von Chlamydia pneumoniae als neuer, 3. Chlamydienspezies zweifelhaft ist) sowie Balanitis und Keratoderma blenorrhagicum. Kasuistisch ist auch über eine mögliche Herzbeteiligung in Form einer Myokarditis berichtet worden.

Die Abbildungen 40.3 und 40.4 zeigen ein Keratoderma blenorrhagicum im Früh- und im Spätstadium bei reaktiver Arthritis.

40.3.5
Verlauf und Prognose

Die Prognose posturethritischer reaktiver Arthritiden ist bisher nicht ausreichend geklärt. In einer Verlaufsbeobachtung von Frühfällen chlamydieninduzierter Arthritiden, die primär hausärztlich diagnostiziert wurden, entwickelten alle Patienten innerhalb von 2 Jahren eine Remission. Demgegenüber wurden bei Pati-

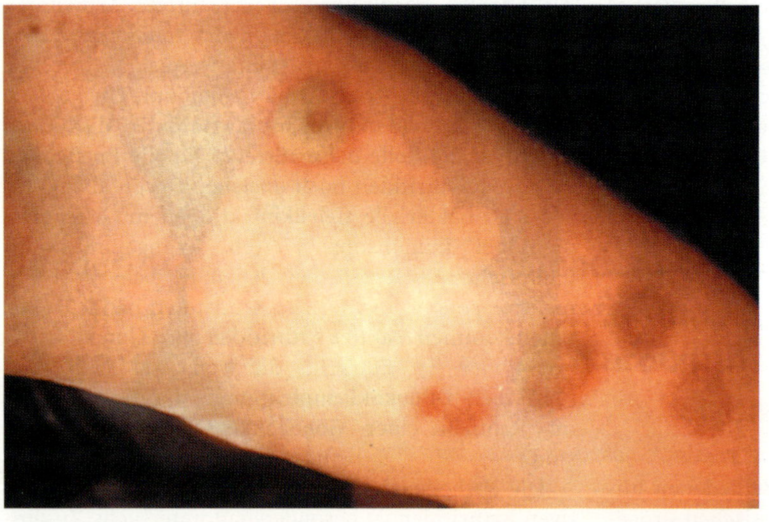

Abb. 40.3. Keratoderma blenorrhagicum im Frühstadium bei reaktiver Arthritis

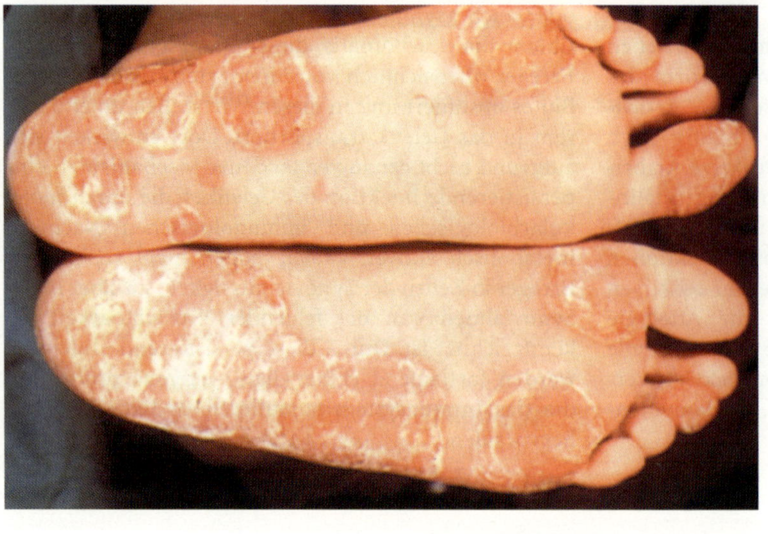

Abb. 40.4. Keratoderma blenorrhagicum im Spätstadium bei reaktiver Arthritis

enten, die universitären Rheumaambulanzen überwiesen wurden, chronische Beschwerden am Bewegungsapparat bei mehr als der Hälfte der Patienten und die Entwicklung einer chronischen Arthritis bei ca. 1/3 der Patienten beobachtet. Chronisch verlaufende Fälle, die sich über Jahre hinweg an der Wirbelsäule manifestieren, sind anzunehmen, da bei Patienten mit dem Vollbild einer Spondylitis ankylosans und anderen chronischen Spondarthritiden gehäuft urogenitale Chlamydieninfektionen beobachtet wurden.

HLA-B27 positive Patienten scheinen kein erhöhtes Risiko für einen chronischen Verlauf zu haben, jedoch entwickeln diese Patienten häufiger im Krankheitsverlauf eine Wirbelsäulenbeteiligung.

40.3.6 Labor und bildgebende Verfahren

Labor

Bezüglich allgemeiner Entzündungszeichen, des Fehlens von Rheumafaktoren und antinukleären Antikörpern sowie der positiven Assoziation mit dem HLA-B27 Histokompatibilitätsantigen sei auf Abschn. 40.2 verwiesen. Die Assoziation mit HLA-B27 beträgt ca. 50–75%.

Die für die ätiologische Klassifikation ausschlaggebende erregerbezogene Diagnostik zielt in erster Linie auf den Nachweis einer floriden Infektion an der urogenitalen Eintrittspforte.

Urinproben

Für den Chlamydiennachweis im Urogenitaltrakt stehen als sensitive Methoden molekularbiologische Amplifikationsverfahren (PCR, LCR und andere) routinemäßig zur Verfügung. Der Chlamydiennachweis erfolgt aus Urinproben, die mindestens 3 h nach der letzten Miktion als Erststrahlurin (sog. „first void urine", *nicht Mittelstrahlurin*) gewonnen wird.

Die Untersuchung der ersten Portion des Morgenurines steigert die Sensitivität des Chlamydiennachweises signifikant und ist deshalb unbedingt anzustreben. Die Sensitivität des Chlamydiennachweises in Urinproben mittels molekularbiologischer Verfahren ist fast ebenso hoch wie bei Untersuchung von Urethral- oder Zervikalabstrichen.

In Ausnahmefällen kann die Urinuntersuchung jedoch negativ sein, so daß bei begründetem Verdacht auch zusätzlich Urogenitalabstriche für die Untersuchung entnommen werden sollten. Andere Verfahren für den urogenitalen Chlamydiennachweis (direkter Immunfluoreszenztest, ELISA-Verfahren sowie kulturelle Anzüchtung) sind entweder zu arbeitsintensiv oder deutlich weniger sensitiv, was besonders bei Untersuchung von Patientengruppen mit einer niedrigen Prävalenz urogenitaler Chlamydieninfektionen die diagnostische Aussagekraft außerordentlich einschränkt.

Spezifische Antikörper

Der serologische Nachweis von Chlamydia-trachomatis-spezifischen Serumantikörpern (derzeit nur im indirekten Immunfluoreszenztest möglich) kann die Urogenitaldiagnostik nicht ersetzen, liefert jedoch in den Fällen, in denen ein urogenitaler Erregernachweis z.B. bei bereits erfolgter antibiotischer Behandlung nicht mehr möglich ist, wichtige Hinweise auf eine vorangegangene Chlamydieninfektion als wahrscheinliche Arthritisursache. Insbesondere der gleichzeitige Nachweis von IgG- und IgA-Antikörpern gegen Chlamydien kann als indirekter Hinweis für eine vor kurzem durchgemachte oder persistierende Chlamydieninfektion gelten. Aufgrund der Verbreitung von Chlamydien und der fehlenden Differenzierungsmöglichkeit zwischen bereits abgelaufener und noch bestehender Chlamydieninfektion ist die Spezifität serologischer Befunde für die Diagnostik gering und ermöglicht allenfalls eine wahrscheinliche Diagnosestellung.

Kulturelle Anzüchtung des Erregers

Der urogenitale Direktnachweis von Mykoplasmen und Ureaplasmen erfolgt mittels kultureller Anzüchtung des Erregers aus urethralen oder zervikalen Abstrichmaterialien. Die diagnostische Aussagekraft für die rheumatologische Klassifikation und die Behandlungsindikation bei positivem Mykoplasmennachweis ist derzeit wegen der hohen Prävalenz florider Mykoplasmeninfektionen des Urogenitaltraktes bei klinisch Gesunden noch unklar. Spezielle serologische Untersuchungsmöglichkeiten bestehen derzeit nicht.

Bildgebende Verfahren

Die bildgebende Diagnostik umfaßt die in Abschn. 40.2.6 erläuterten Verfahren. Neben konventioneller Röntgenuntersuchung der symptomatischen peripheren Gelenke und der Ileosakralgelenke spielt die Kernspintomographie für die Erkennung früher Formen der Sakroiliitis eine zunehmende Rolle. Die Arthrosonographie ermöglicht darüber hinaus die Differenzierung von Arthritiden und Periarthritiden (z.B. Tenosynovialitis mit Weichteilschwellung im Bereich der Sprunggelenke) und die Sicherung einer klinisch vermuteten Bakerzystenbildung oder Koxitis.

40.3.7 Diagnose und Differentialdiagnose

Die Diagnose reaktiver Arthritiden infolge urogenitaler Infektionen kann einerseits klinisch deskriptiv bei vorangehender Infektionssymptomatik, andererseits ätiologisch orientiert bei Identifikation der ursächlichen Infektion erfolgen.

Tabelle 40.6. Serologische Verfahren für Erreger urethritisassoziierter reaktiver Arthritiden. (Nach Wollenhaupt u. Sieper 1997)

Erreger	Antigenquelle	Verfahren	Beispiel
Chlamydia spp.	Chlamydieninfizierte Fibroblasten	Immunoperoxidaseassay	Ipazyme, Saryon Ltd., Beer Sheva, Israel
	Gereinigte Chlamydien, Elementarkörperchen	Indirekter Mikroimmunfluoreszenztest	SeroFlA, Hain Diagnostika, Nehren
	Synthetische Peptide des Lipopolysaccharid	ELISA	rELISA, Medac GmbH. Hamburg
Ch. trachomatis	Gereinigte Peptide aus Membranprotein	ELISA	SeroCT, Hain Diagnostika, Nehren
	Synthetische Peptide aus Membranprotein	ELISA	C. trachomatis EIA, Merlin Diagnostica. Bomheim
Ureaplasma urealyticum, Mykoplasma hominis	-	Nicht kommerziell verfügbar	-

Bei urogenitalen Infektionssymptomen vor Erstmanifestation der Arthritis sprechen wir von einer posturethritischen reaktiven Arthritis. Bei urogenitalem Direktnachweis von Chlamydien kann eine chlamydieninduzierte Arthritis diagnostiziert werden. Bestand vor Auftreten einer anderweitig nicht erklärbaren Arthritis eine urogenitale Infektionssymptomatik und findet sich eine positive Serologie beispielsweise gegen Chlamydia trachomatis, so bezeichnen wir dies als posturethritische reaktive Arthritis mit serologischem Hinweis auf Chlamydia trachomatis-Infektion (vgl. Tabelle 40.6 und Abb. 40.5).

Unbedingte Voraussetzung für eine derartige diagnostische Klassifikation ist der Ausschluß anderer Arthritisformen durch eine umfangreiche Differentialdiagnose, wie sie auch in Abschn. 40.2 ausführlich erläutert wurde.

40.3.8 Therapie

Für die symptomorientierte Behandlung mit nichtsteroidalen Antiphlogistika, Analgetika und ggf. Steroiden sowie den Einsatz langwirksamer Antirheumatika, v.a. Sulfasalazin in der Therapie gilt das in unter 40.2 Gesagte.

Antibiotikatherapie

Demgegenüber ergeben sich für den Antibiotikaeinsatz bei Urogenitalinfektionen Abweichungen zu dem vorherigen Abschnitt. Bei urogenitalem Nachweis von Chlamydia trachomatis ist stets eine antibiotische Behandlung einschließlich Partnerbehandlung indiziert. Diese kann entweder durch eine Behandlung mit *Azithromycin* (alternativ einmalig 1 g oder 500 mg/die an 3 aufeinanderfolgenden Tagen) oder mit *Doxycyclin* (200 mg/die für 10 Tage), ersatzweise *Erythromycin* (4mal 500 mg für 10 Tage) erfolgen. Hierdurch wird eine Urogenitalinfektion effektiv behandelt. Eine urogenitale Kontrolluntersuchung nach Therapie ist nicht erforderlich.

Diese Kurzzeitbehandlung soll das Auftreten von Komplikationen, aszendierender Infektionen sowie die weitere Erregerverbreitung verhindern, hat jedoch keinen aktuellen Einfluß auf Arthritisintensität und -dauer.

Ob eine anderweitige z.B. mehrwöchige Antibiotikabehandlung den Verlauf der chlamydieninduzierten reaktiven Arthritis beeinflußt ist zweifelhaft. Den wenigen positiven Erfahrungsberichten stehen vermehrt negative Studienergebnisse sowie Erkenntnisse aus In-vitro-Untersuchungen entgegen, nach denen eine antibiotische Behandlung möglicherweise eine Persistenz von Chlamydien weiter fördert. Von einer prolongierten Antibiotikatherapie sollte daher bis zum Vorliegen weiterer Daten Abstand genommen werden.

Antibiotische Sanierung

Die Frage der Behandlungsnotwendigkeit bei urogenitalem Nachweis von Mykoplasmen oder Ureaplasmen ist unklar. Aufgrund der hohen Prävalenz urogenitaler Ureaplasmeninfektionen (20–40%) wurde die Pathogenität dieser Mikroorganismen grundsätzlich in Frage gestellt. Bei eindeutigen klinischen Infektionssymptomen im Urogenitaltrakt und Direktnachweis von Mykoplasmen oder Ureaplasmen sollte eine antibiotische Sanierung z.B. mit Doxycyclin 200 mg für 10–20 Tage oder Ciprofloxacin 500 mg für 10–20 Tage erfolgen.

CAVE

Bei alleinigen serologischen Hinweisen auf eine Chlamydieninfektion oder klinischen Infektionssymptomen ohne Erregerbezug ist eine antibiotische Behandlung nicht indiziert.

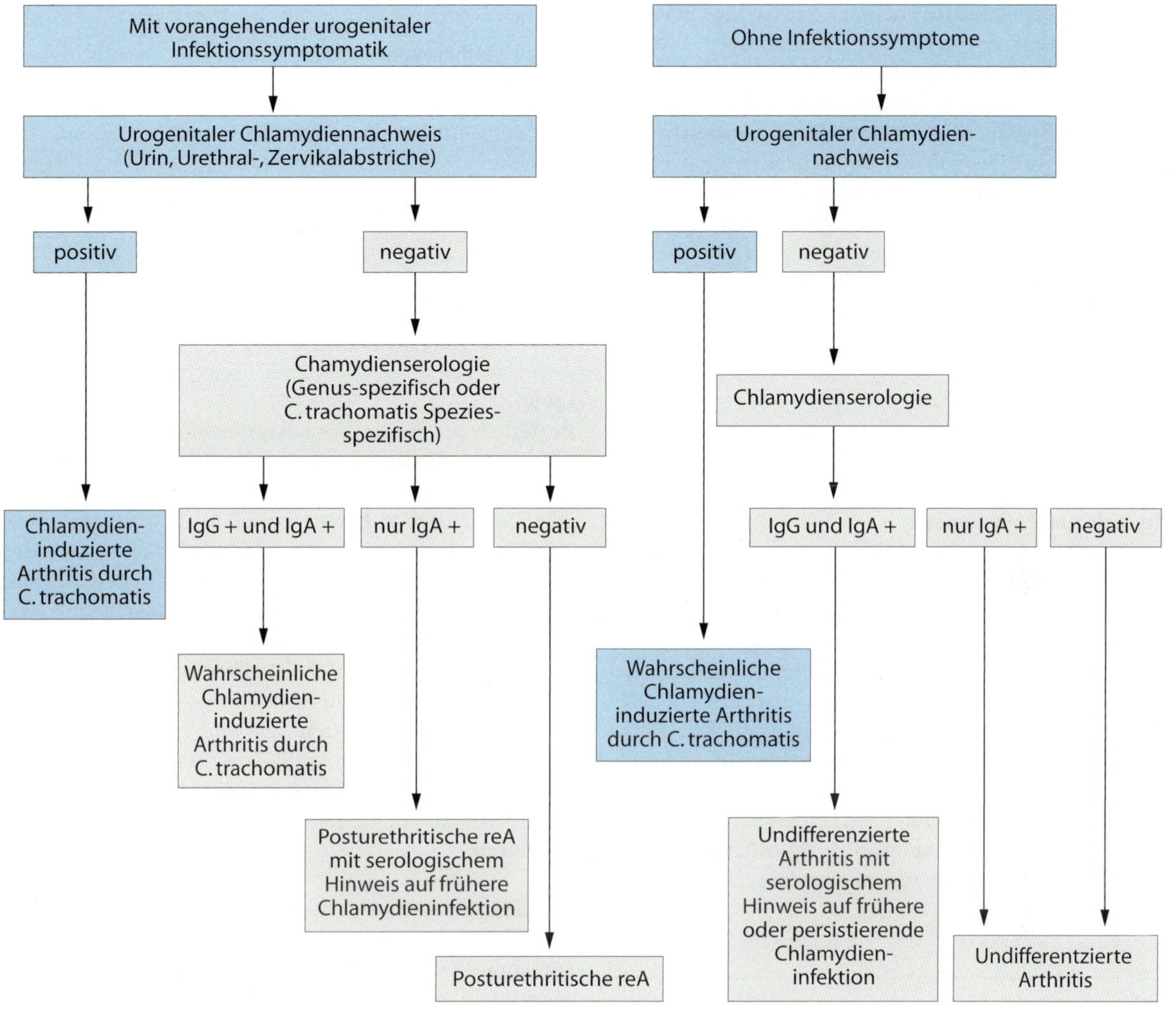

Abb. 40.5. Diagnostisches Procedere zur Klassifikation einer Arthritis/Spondarthritis als chlamydieninduzierte reaktive Arthritis. [Nach Wollenhaupt J, Zeidler H (1997) Klinik, Diagnostik und Therapie der chlamydieninduzierten Arthritis. Akt Rheumatol 22:180]

40.4 Reaktive Arthritiden infolge von Infektionen des Respirationstraktes (M 0.28/J 0.6–/J 22.–)

Neben Gastrointestinaltrakt und Urogenitaltrakt sind auch die Atemwege möglicher Ort einer Primärinfektion, aus der sich eine reaktive Arthritis entwickeln kann. Das rheumatische Fieber und die poststreptokokkenreaktive Arthritis als Folge einer Infektion mit -hämolysierenden Streptokokken der Lancefield Gruppe A werden gesondert behandelt (Abschn. 38.4.3). Auch verschiedene Virusinfekte können mit Symptomen eines respiratorischen Infektes und einer Arthritis einhergehen. Erst in jüngerer Zeit wurde die Chlamydia pneumoniae Infektion als Auslöser reaktiver Arthritiden identifiziert (Saaibi et al. 1996).

40.4.1 Epidemiologie und Klassifikation

Chlamydia pneumoniae wurde als 3. humanpathogene Spezies der Gattung Chlamydien (neben C. trachomatis und C. psittaci) beschrieben. Klinische Manifestationen dieser Infektion sind:

- Sinusitis,
- Tracheitis,
- Bronchitis und
- Pneumonie.

Oligo- oder asymptomatische Verläufe sind häufig, eine asymptomatische Kolonisation des Nasenrachenraumes bei Abwesenheit Chlamydia-pneumoniae-spezifischer Antikörper wurde ebenfalls beobachtet. Raucher oder Patienten mit chronisch obstruktiver Lungenerkrankung sind häufiger betroffen. Anhand serologischer Untersuchungen konnte eine hohe Durchseuchung der Bevölkerung nachgewiesen werden – eine israelische Studie ergab bei Erwachsenen eine Prävalenz von 69–84% für IgG- und 23–45% für IgA-Antikörper, während IgM-Antikörper als Zeichen einer frischen Infektion seltener gefunden werden. Jüngste Ergebnisse weisen auch auf mögliche kausale Zusammenhänge zwischen Chlamydia-pneumoniae-Infektion und koronarer Herzkrankheit sowie anderer arteriosklerotischer Manifestationen und Herzklappenvitien hin.

40.4.2 Ätiologie und Pathogenese

Voraussetzung für die Entwicklung der Arthritis ist ein respiratorischer Infekt mit Ch. pneumoniae. Mit welcher Latenz sich nach Infektion eine Arthritis ausbilden kann, ist nicht bekannt. Da im Gelenkmaterial betroffener Patienten bereits Ch.-pneumoniae-spezifische DNA nachgewiesen werden konnte, ist ein ähnliches pathogenetisches Modell wie bei Ch. trachomatis anzunehmen (Distribution des Erregers über Monozyten/Makrophagen, Entwicklung einer persistierenden Infektion der Synovialmembran – vgl. 40.3). Auch die reaktive Arthritis nach Ch.-pneumoniae-Infektion ist HLA-B27-assoziiert.

40.4.3 Klinik

Die Primärinfektion manifestiert sich meist im Bereich der oberen Atemwege, seltener als Pneumonie. Trockener Husten unklarer Ursache sollte dabei ebenso an diese Diagnose denken lassen, wie eine chronische Sinusitis. Daneben gibt es wie oben beschrieben oligo- oder asymptomatische Verläufe. Im Laufe ihres Lebens setzen sich die meisten Menschen mit diesem Keim auseinander.

Die Arthritis zeigt keine wesentlichen Unterschiede zur chlamydieninduzierten Arthritis nach Urogenitalinfekt mit Ch. trachomatis, wenngleich hierzu bisher nur wenige Daten vorliegen. Häufig wurde eine akute, selbstlimitierende periphere Arthritis beschrieben, über die Häufigkeit eines Achsenskelettbefalls existieren bisher keine Angaben. Eine Karditis als extraartikuläre Manifestation ist häufiger als nach Ch.-trachomatis-Infektion. Auch wurden bei Patienten mit Myokarditis signifikant höhere Ch.-pneumoniae-IgA-Titer als bei gesunden Blutspendern gefunden.

40.4.4 Verlauf und Prognose

In den wenigen bisher vorliegenden Kasuistiken wurde eher ein gutartiger, selbstlimitierender Verlauf beschrieben.

40.4.5 Labor und bildgebende Verfahren

Labor

Bezüglich der „Laborbasisdiagnostik" bei Verdacht auf eine reaktive Arthritis vgl. Abschn. 40.2. Früher verwendete serologische Testverfahren für Chlamydien waren genus-spezifisch, d. h. sie erfaßten Antikörper gegen alle 3 Chlamydienspezies. Neuere Methoden, wie der Immunfluoreszenztest können zwischen den Spezies unterscheiden und sind daher bei Verdacht auf eine chlamydieninduzierte Arthritis zu bevorzugen. IgM-Antikörper in einem Titer >1:16 können als Hinweis auf eine C.-pneumoniae-Erstinfektion gewertet werden, IgG Titer >1:512 gelten als ein Zeichen für eine Reinfektion. Hohe IgA-Antikörpertiter werden als Hinweis auf eine persistierende Infektion gewertet, wenngleich hierzu nur wenige epidemiologische Daten existieren.

Erregerdirektnachweis

Wird im Fall einer positiven Serologie und einer entsprechenden klinischen Symptomatik ein C.-pneumoniae-Infekt angenommen, so ist ein Erregernachweis aus Bronchialsekret oder einer bronchoalveolären Lavage anzustreben. Der kulturelle Erregernachweis ist schwierig, erfordert frisches Untersuchungsmaterial und ist nur spezialisierten Zentren vorbehalten. Der Nachweis von C.-pneumoniae-spezifischer DNA mittels Polymerasekettenreaktion (PCR) aus den genannten Materialien ist sehr sensitiv und einfacher durchzuführen, als die Kultur. Von handelsüblichen C.-trachomatis-PCR- oder -LCR-Tests wird C.-pneumoniae-DNA nicht erkannt.

Untersuchung von Gelenkmaterial

In Einzelfällen wurde bereits C.-pneumoniae-spezifische DNA mittels Polymerasekettenreaktion (PCR) in Gelenkmaterial nachgewiesen. Diese Methoden stehen derzeit für die Routinediagnostik aber noch nicht zur Verfügung.

Bildgebende Verfahren

Es gelten die gleichen Grundsätze wie in Abschn. 40.2.6 beschrieben.

40.4.6
Diagnose und Differentialdiagnose

Die Verdachtsdiagnose einer reaktiven Arthritis nach respiratorischem Infekt mit C. pneumoniae besteht bei typischer Infektanamnese und positiver C.-pneumoniae-Serologie. Als positive Serologie gilt hierbei mittels Mikroimmunfluoreszenztest ein IgG-Titer 1:512 und/oder ein IgM-Titer 1:16. Die Bedeutung der IgA-Antikörper für die Diagnosestellung ist noch unklar. Die Sicherung der Diagnose erfolgt mittels Erregerdirektnachweis an der Eintrittspforte. Bezüglich der Diagnosekriterien der Deutschen Gesellschaft für Rheumatologie für reaktive Arthritiden vgl. Abschn. 40.2.7. Differentialdiagnostisch sind andere reaktive Arthritiden zu erwägen, bzw. andere definierte rheumatologische Krankheitsbilder auszuschließen.

40.4.7
Therapie

Die antiinflammatorische Therapie unterscheidet sich bei den einzelnen reaktiven Arthritiden nicht.

Antibiotika
Im Fall eines positiven Erregerdirektnachweises ist eine antibiotische Therapie, vorzugsweise mit einem Makrolid (z.B. *Roxithromycin* 2mal 150 mg pro Tag für 14 Tage) indiziert. Diese Behandlung dient der Sanierung des Infektionsherdes an der Eintrittspforte. Bisher existieren keine Daten, die eine Wirksamkeit einer prolongierten Antibiotikatherapie auf den Verlauf der Arthritis belegen.

40.5
Reaktive Arthritiden infolge sonstiger bakterieller Infektionen (M 02.8)

40.5.1
Reaktive Arthritis bei pseudomembranöser Kolitis (M 02.8/A 04.7)

Clostridium difficile ist ein grampositives anaerobes Stäbchenbakterium, das häufig in der normalen Darmflora des Menschen vorkommt. Nach einer Antibiotikatherapie kann es zur starken Vermehrung des Keimes und Entwicklung einer sog. pseudomembranösen Kolitis kommen. Die Diagnose wird gesichert durch Nachweis des Bakterientoxins im Stuhl und durch die charakteristische Morphologie pseudomembranöser Beläge im Enddarm. Der kulturelle Nachweis des Keimes im Stuhl allein beweist die Diagnose dagegen nicht. Als Folge einer pseudomembranösen Kolitis wurde in wenigen Fällen eine reaktive Arthritis mit wechselndem Befall großer und kleiner Gelenke beschrieben. Die Erkrankung ist mit HLA-B27 assoziiert und besitzt eine gute Prognose. Während die pseudomembranöse Kolitis mit oralem *Vancomycin* (4mal 250 mg per os für 10 Tage) behandelt wird, ist ein Einfluß der Therapie auf die Arthritis nicht sicher dokumentiert.

40.5.2
Reaktive Arthritis bei Brucellose (M 02.8/A 23.–)

Brucellen sind gramnegative Stäbchenbakterien, die auf den Menschen v.a. durch infizierte Milchprodukte übertragen werden. Die humanpathogenen Spezies sind

- B. melitensis,
- B. abortus,
- B. suis und
- B. canis.

Uncharakteristische Prodromi, wie subfebrile Temperaturen, Abgeschlagenheit, Arthralgien, werden gefolgt von Hepatosplenomegalie, Lymphadenopathie und Leukopenie. Als rheumatische Manifestationen der Brucelleninfektion können sowohl septische Komplikationen wie z.B. die „Bang-Spondylitis", als auch eine reaktive Arthritis vorkommen. Letztere äußert sich meist als Monarthritis der unteren Extremität, aber auch oligo- und polyartikulärer Befall wurde beschrieben. Die antibiotische Therapie der Brucellose umfaßt Doxycyclin (200 mg pro Tag) und *Rifampicin* (15 mg/kg pro Tag) für die Dauer von mindestens 6 Wochen.

40.6
Reaktive Arthitiden nach Impfungen (M 02.2)

40.6.1
Definition und Terminologie

Im Anschluß an eine Impfung auftretende und durch den Impfstoff verursachte Arthritis. Ein gesicherter Zusammenhang mit dem Auftreten von akuten Arthritiden besteht bei der Rötelnimpfung mit dem derzeit benutztem Impfstamm RA 27/3 (Tingle et al. 1997; Ray et al. 1997). Vereinzelt wurde über Arthritiden nach Impfungen mit Hepatitis-B-Surface-Antigen (HBsAg) oder dem Vaccinia-Virus berichtet (Gross et al. 1995).

40.6.2
Epidemiologie und Klassifikation

Das Risiko eine akute Arthritis nach einer Rötelnimpfung zu entwickeln, liegt bei erwachsenen Frauen nach verschiedenen Untersuchungen zwischen 9–15%. Ob eine Rötelnimpfung eine chronische Arthritis auslösen kann, ist nicht abschließend geklärt. In einer großen retrospektiven Studie konnte kein erhöhtes Risiko gefunden werden, während in einer prospektiven Studie ein leicht erhöhtes Risiko bezüglich der Entstehung chronischer Arthralgien und Arthritiden, Dauer mehr als 1 Jahr, ermittelt wurde (Ray et al. 1997; Tingle et al. 1997). Risikofaktoren dieser Komplikation sind Geschlecht, Alter der Frauen und eine Immunsuppression.

In den USA wurde zur Kompensation von möglichen Impffolgen das „National Vaccine Injury Compensation Program" gegründet. Bezüglich der Anerkennung von chronischen Arthritiden infolge der Rötelnimpfung wurden Kriterien erarbeitet, die auch zur Klassifikation dieser Erkrankung hilfreich sind (s. folgende Übersicht; Weibel u. Benor 1996). Bei akuten Arthritiden ist der Zusatz: „von mindestens 6 Monaten Dauer" nicht anwendbar. In der Literatur existieren nur einzelne Fallberichte zum Auftreten einer Arthritis nach Impfung mit dem HBsAg (Gross et al. 1995). Nach Impfung mit dem Vaccinia-Impfstamm ist nur ein Fall einer akuten Arthritis beschrieben. Weitere Studien sind nötig, um einen Zusammenhang mit diesen Impfstoffen zu etablieren.

Kriterien des „National Vaccine Injury Compensation Program" für eine mögliche impfassoziierte Rötelnarthritis (nach Weibel u. Benor 1996)

- Alter >18 Jahre
- Keine Anamnese einer Gelenkerkrankung in den letzten 3 Jahren vor der Impfung
- Auftreten der Arthritis 1–6 Wochen nach der Impfung
- Nach der Impfung Nachweis von rötelnspezifischen Antikörpern
- Polyartikuläre Gelenkerkrankung von höchstens 6 Monaten Dauer
- Ausschluß einer anderen Gelenkerkrankung, z.B. chronische Polyarthritis

40.6.3 Ätiologie und Pathogenese

Die Rötelnimmunisierung erfolgt mit lebenden attenuierten Impfstämmen. Diese Viren können zu einer persistierenden Infektion von Synovialzellen führen. Die Fähigkeit Arthritiden zu verursachen, ist an diese Eigenschaft gebunden. Inzwischen vom Markt genommene Stämme mit häufiger Auslösung von Arthritiden vermehren sich auch am besten in Synovialzellen. Bei 2 Patientinnen mit einer chronischen Arthritis nach Rötelnimpfung konnte noch bis zu 10 Monate nach Immunisierung, virale RNA in Blutleukozyten nachgewiesen werden. Es ist davon auszugehen, daß die Rötelnarthritis durch eine persistierende Infektion verursacht wird.

40.6.4 Klinik

Die Klinik der Rötelnarthritis nach Impfung entspricht im wesentlichen der einer Infektion mit einem „Wildstamm". Unterschiedlich ist die Prävalenz dieser Komplikation. Bei Infektionen kann es in etwa 60% aller Infizierter zu Polyarthralgien kommen. Die Krankheitssymptome infolge der Impfung beginnen nach 4–5 Wochen. Es kommt zu akuten migratorischen Arthralgien, häufig begleitet von einem Rötelnexanthem, einer zervikalen Lymphadenopathie und Fieber. Weniger häufig entwickeln sich Synovialitiden, kurzdauernde Parästhesien, Karpaltunnelsyndrom und ein Fibromyalgiesyndrom. Am häufigsten sind MCP-, PIP-, Hand-, Ellbogen-, Knie- und Sprunggelenke betroffen.

40.6.5 Verlauf und Prognose

Die Prognose der Rötelnarthritis nach Immunisierung ist gut. Die akuten Symptome heilen zumeist ohne spezifische Therapie innerhalb von 2 Wochen aus. Nur in wenigen Fällen entwickeln sind chronische Verläufe mit rezidivierenden Synovialitiden, Karpaltunnelsyndrom und sekundärem Fibromyalgiesyndrom.

40.6.6 Labor

Der Nachweis von IgM-Antikörpern gegen Röteln ist Kennzeichen der kürzlich stattgehabten Infektion. Bei der akuten Rötelnarthritis sind bei Auftreten von Synovialitiden diese bereits nachweisbar. In unklaren Fällen, insbesondere bei der chronischen Rötelnarthritis, kann das Virus direkt aus Blutleukozyten isoliert werden. Auch ist in Einzelfällen eine PCR zum Erregernachweis im Blut angewandt worden.

40.6.7 Diagnose und Differentialdiagnose

Die Diagnose stützt sich auf die Anamnese der stattgehabten Rötelnimmunisierung, der Klinik mit Vorliegen eines Hautexanthems und einer zervikalen Lymphadenopathie und dem Nachweis von Rötelnantikörpern vom IgM-Typ.

40.6.8 Therapie

Im akuten Stadium ist nur eine symptomatische Therapie notwendig. Bei der chronischen Form wurde in Fallberichten über ein günstiges Ansprechen auf die Gabe von Immunglobulinen und Chloroquin berichtet (Naides 1998). Aufgrund des seltenen Auftretens liegen keine Therapiestudien vor.

Literatur

Aho K, Ahvonen P, Lassus A, Sievers K Tilikainen A (1973) HL-A antigen 27 and reactive arthritis. Lancet 7821:157

Ahvonen P, Sievers K, Aho K (1969) Arthritis associated with Yersinia enterocolitica infection. Acta Rheumatol Scand 15 83):232–253

Braun J, Bollow M, Remlinger G et al. (1997) Prevalence of spondyloarthropathies in HLA-B27-positive and -negative blood donors. Arthritis Rheum 41(1):58–67

Calin A (1998) Reactive arthritis and Reiter's syndrome – the clinical spectrum. In:Calin A, Taurog JD (eds) Spondylarthritides. Oxford Univ Press, Oxford, pp 41–57

Dougados M, van der Linden S, Leirisalo-Repo M et al. (1995) Sulfasalazine in the treatment of spondylarthropathy. Arthritis Rheum 38:618–627

Gross K, Krüger K, Schattenkirchner M (1995) Arthritis after hepatitis B vaccination. Scand J Rheumatol 24:50–52

Kuipers JG, Zeidler H (1997) Das Konzept der reaktiven Arthritiden. Entstehung, aktueller Stand und Perspektiven. Akt Rheumatol 22:151–161

Kvien TK, Glennås A, Melby K (1994) Reactive arthritis:incidence, triggering agents, and clinical presentation. J Rheumatol 21:115–122

Leirisalo-Repo M (1998) Enteric infections and arthritis:clinical aspects. In: Calin A and Taurog JD (Hrsg.) Spondylarthritides. Oxford Univ Press, Oxford, pp 59–67

Naides SJ (1998) Viral arthritis. In: Klippel JH, Dieppe PA (eds) Rheumatology 2. Mosby, London, pp 6.6.1–6.6.8

Nolte, FS (1994) Practical considerations in the laboratory diagnosis of bacterial enteric infections. Am J Clin Pathol 101 (Suppl 1): S14-S17

Ray P, Black S, Shinefield H et al. (1997) Risk of chronic arthropathy among women after rubella vaccination. JAMA 278: 551–556

Reiter H (1916) Über eine bisher unerkannte Spirochäten-Infektion (Spirochasetosis arthritica). Dtsch Med Wochenschr 42: 1535–1536

Saaibi DL, Arayssi T, Growin, KM et al. (1996) Clinical spectrum of arthritis associated with Chlamydia pneumonia in synovium. Arthritis Rheum 39 (Suppl) 189

Samuel MP, Zwillich SH, Thomson GTD et al. (1995) Fast food arthritis – a clinicopathologic study of post-salmonella reactive arthritis. J Rheumatol 22:1947–1952

Tingle AJ, Mitchell LA, Grace M et al. (1997) Randomised double-blind placebo controlled study on adverse effects of rubella immunisation in seronegeative women. Lancet 349:1277–1281

Weibel RE, Benor DE (1996) Chronic arthropathy and musculoskeletal symptoms associated with rubella vaccines. A review of 124 claims submitted to the National Vaccine Injury Compensation Program. Arthritis Rheum 39:1529–1534

Wollenhaupt J, Sieper J (1997) Erreger- und infektorientierte Differentialdiagnostik der reaktiven Arthritiden. Akt Rheumatol 22:191–197

Wollenhaupt J, Zeidler H (1997) Klinik, Diagnostik und Therapie der chlamydieninduzierten Arthritis. Akt Rheumatol 22: 176–182

Postinfektiöse und reaktive Arthritiden bei andernorts klassifizierten Krankheiten (M 03)

S. Schnarr, M. C. Jendro, J. Wollenhaupt, H. Zeidler

Inhalt

41.1 Arthritis nach Meningokokkeninfektion (M 03.0/A 39.8))

41.1.1 Definition und Terminologie

Durch die gramnegativen Diplokokken *Neisseria meningitidis* wird ein Syndrom aus Polyarthritis, Tenosynovitis, Fieber und Dermatitis verursacht (Goldenberg 1988; Mahowald 1997). Die Synovialitiden sind zumeist reaktiver Genese. In Einzelfällen konnten aber auch Meningokokken aus der Synovialflüssigkeit kultiviert werden. Sehr selten wurden Meningokokken als Ursache einer bakteriell eitrigen Monarthritis isoliert, ohne daß weitere Hinweise für eine Meningokokkeninfektion bestanden.

41.1.2 Epidemiologie und Klassifikation

Die jährliche Inzidenz von Meningokokkeninfektionen liegt bei 1–2 Personen pro 100 000. Besonders gefährdet sind Säuglinge und Kleinkinder mit einer Inzidenz von 10–15 pro 100 000 sowie Jugendliche. Meningokokken sind häufige Ursache einer Meningitis oder einer chronischen Meningokokkensepsis. Bei beiden Erkrankungen können Arthritiden auftreten, wobei die Prävalenz bei etwa 5–10% liegt. Die Prävalenz von septischen Monarthritiden durch Meningokokkeninfektionen ist gering. Nur im Rahmen von Immundefekten wurden sie bislang beschrieben.

41.1.3 Ätiologie und Pathogenese

Die Arthritis im Rahmen der Meningokokkeninfektion wird häufiger durch immunologische Entzündungsreaktionen ähnlich einer reaktiven Arthritis als durch eine septische Arthritis mit produktiver intraartikulärer Infektion verursacht. Anders als bei der Meningitis im Liquor oder bei der Sepsis im Blut konnten nur in wenigen Fällen Neisserien aus Gelenken kultiviert werden. In den meisten Fällen bleibt das Punktat steril, und die Synoviaanalyse zeigt die Charakteristika eines entzündlichen Ergusses. Bei der Infektion kommt es zur Bildung von Immunkomplexen aus Neisserienantigenen und Antikörpern. Diese konnten in Synovialflüssigkeit, Synovialmembranen und Hautbiopsien nachgewiesen werden. Risikofaktor der Neisserieninfektionen ist ein angeborener Defekt der Komplementfaktoren C5–C9.

41.1.4 Klinik

Nach einer Infektion der oberen Atemwege entwickelt die Hälfte der Patienten das alleinige Bild einer Meningokokkensepsis, während sich bei den anderen Patienten zusätzlich eine Meningitis oder Meningoenzephalitis ausbildet. Die Meningokokkensepsis ist charakterisiert durch das Auftreten von Fieber, Myalgien, Arthralgien, Arthritiden und Hauteffloreszenzen. Diese sind zunächst im Bereich des Stammes lokalisiert, makulopapulös und rosafarben. Später können sich im Zentrum der Flecken Petechien bilden, die im äußersten Fall konfluieren und sich zu hämorrhagischen Blasen umwandeln. Das Extrembild wird als *Waterhouse-Friderichsen-Syndrom* bezeichnet.

Arthralgien sind eine häufige Begleitsymptomatik, während Gelenkschwellungen bei etwa 5–10% der Patienten auftreten. Diese manifestieren sich zumeist 3–7 Tage nach Beginn der Erkrankung. Hauptsächlich sind die großen Gelenke betroffen, v.a. die Kniegelenke. Der Befall kann mon-, aber auch polyartikulär sein.

Häufig besteht zusätzlich eine Tenosynovitis, die dorsalseitig über Hand-, Knie-, oder Sprunggelenken lokalisiert ist. Nur in Einzelfällen lassen sich aus der Synovialflüssigkeit Meningokokken kultivieren, so daß das klinische Bild dem anderer reaktiver Arthritiden entspricht.

Durch Meningokokken ausgelöste septische Monarthritiden wurden nur in Einzelfällen bei immunkompromittierten Patienten beschrieben. Das Bild entspricht dem einer bakteriell-eitrigen Arthritis ohne Zeichen einer systemischen Meningokokkeninfektion. Der Übertragungsweg gleicht dem der anderen septischen Arthritiden.

41.1.5 Verlauf und Prognose

Der Verlauf der systemischen Meningokokkeninfektion wird durch das septische Krankheitsbild bestimmt. Die Arthritis heilt zumeist folgenlos aus. Nur in Einzelfällen ist eine chirurgische Intervention bei Vorliegen einer septischen Arthritis notwendig.

41.1.6 Labor

Bei Vorliegen einer systemischen Meningokokkeninfektion sind Meningokokken häufig aus Liquor oder peripherem Blut durch Kultur oder Direktpräparate isolierbar. Durch vor der Entnahme der Proben einsetzende Antibiotikabehandlung verringert sich der Nachweis mit diesen Methoden erheblich.

Immunoassays sind gerade in diesen Fällen hilfreich. Sie basieren auf dem Nachweis bakterienspezifischer Polysaccharide. Diese werden von den Bakterien sezerniert und können durch spezifische Antikörperassays in Liquor, Blut, Urin oder Synovialflüssigkeit nachgewiesen werden. Allerdings sind diese Tests in Sensitivität der Kultur und dem Direktnachweis unterlegen. Nur bei etwa 50% aller Patienten mit kulturellem Nachweis von Meningokokken sind sie positiv.

Durch den kombinierten Einsatz von Kultur, Direktnachweis und Immunoassays gelingt die Diagnosestellung in 85–95% aller Fälle bei Vorliegen einer Meningitis. Ohne Meningitis verringert sich der Nachweis einer Meningokokkeninfektion auf etwa 40–50%. Weitere diagnostische Methoden sind die Polymerasekettenreaktion und der Nachweis einer Antikörperreaktion gegen Meningokokken. Nach ersten Untersuchungen an Liquorproben hat die Polymerasekettenreaktion eine Sensitivität und Spezifität bei der zerebralen Verlaufsform der Meningokokkeninfektion von 90%.

41.1.7 Diagnose und Differentialdiagnose

Bei Vorliegen einer Meningitis oder dem Vollbild einer Meningokokkensepsis bereitet die Diagnose keine Schwierigkeiten. Allerdings liegt in einigen Fällen ein geringer ausgeprägtes Krankheitsbild mit Fieber, Tenosynovitis, Arthritis und Dermatitis vor. Dieses Krankheitsbild tritt wesentlich häufiger im Rahmen der disseminierten Gonokokkeninfektion auf. Da die Urethritis bei Gonokokkeninfektion auch inapparent verlaufen kann, können einige Fälle erst durch Laboruntersuchungen differenziert werden.

Die Pathogenese der Arthritis ist bei beiden Erkrankungen gleich. Weitere Erkrankungen, die sich mit dem gleichen Krankheitsbild manifestieren können, sind in der folgenden Übersicht zusammengefaßt.

Differentialdiagnose bei Fieber, Tenosynovitis, Arthritis und Dermatitis (mod. nach Mahowald 1997)

- Menningokokkeninfektion
- Disseminiertes Gonokokkeninfektionssyndrom
- Reaktive Arthritis/Reiter-Syndrom
- Nicht durch Gonokokken ausgelöste septische Arthritis
- Bakterielle Endokarditis
- Virale Hepatitis
- Rheumatisches Fieber
- Lyme-Borreliose
- Syphilis im Sekundärstadium

41.1.8 Therapie

Die antibiotische Behandlung der systemischen Meningokokkeninfektion steht im Vordergrund. Geeignete Antibiotika sind Penicillin G oder Cephalosporine der 3. Generation.

41.2 Postinfektiöse Arthritis bei Syphilis (M 03.1)/A 50–A 53)

41.2.1 Definition und Terminologie

Bei kongenitaler Syphilis oder im Sekundär- und Tertiärstadium dieser Erkrankung können sich Arthropathien und Arthritiden manifestieren, die durch die Infektion mit Treponema pallidum verursacht werden.

41.2.2 Epidemiologie und Klassifikation

Bei der kongenitalen Syphilis besteht bei etwa 10% der Patienten eine Mitbeteiligung des Skelettsystems (Reginato u. Falasca 1988). Im Sekundärstadium klagen 5–10% aller Patienten über Arthralgien, eine entzündliche Gelenkerkrankung besteht bei 1–2%. Im Tertiärstadium manifestiert sich eine Charcot-Arthropathie bei 10–20% der Patienten mit Tabes dorsalis, andere Manifestationen sind heute Raritäten.

41.2.3 Ätiologie und Pathogenese

Aufgrund des guten Ansprechens der rheumatischen Manifestationen auf die Antibiotikatherapie bei kongenitaler und sekundärer Syphilis wird die Erregerpersistenz als entscheidend in der Pathogenese angesehen. Die Manifestationen bei tertiärer Syphilis sind durch die Neuropathie bei Tabes dorsalis und durch die Ausbildung von Gummen in der Synovialmembran verursacht.

41.2.4 Klinik

Osteochondritis

Die häufigste Manifestation der kongenitalen Syphilis ist die Osteochondritis bereits 2–10 Wochen nach der Geburt (Reginato u. Falasca 1988). Prädilektionsstellen sind die Übergänge zwischen Epiphyse und Metaphyse der langen Knochen und die osteochondralen Verbindungen. Klinisch zeigen sich periartikuläre Schwellungen insbesondere der oberen Extremität. Im Extremfall führt die Entzündung zu einer Separation der Epiphyse, so daß der Eindruck einer Lähmung entstehen kann (Parrot-Pseudolähmung).

Weitere Manifestationen

Weitere Manifestationen sind Osteitis und Periostitis der Diaphysen, Osteolysen und eine Daktylitis. Gummen im Bereich der Knochen sind sehr selten. Ab dem 10. Lebensjahr kann kurzfristig eine symmetrische Polyarthritis der großen Gelenke auftreten *(Clutton-Arthropathie)*. Sie ist wahrscheinlich immunologischer Genese und bessert sich ohne Antibiotikatherapie.

Arthritiden im Sekundärstadium der Syphilis sind selten. Beobachtet wurden symmetrische Synovialitiden der Schulter-, Knie- und Sprunggelenke, vereinzelt auch Spondylitiden und eine unilaterale Sakroiliitis.

Veränderungen im Tertiärstadium werden nur noch äußerst selten beobachtet. Bei der Charcot-Arthropathie handelt es sich um Synovialitiden der tragenden Gelenke, die durch eine chronische Traumatisierung im Rahmen der gestörten Oberflächen- und Tiefensensibilität bei Tabes dorsalis verursacht werden. Die Gelenkveränderungen entstehen zumeist schleichend und sind nur von geringen Schmerzen begleitet. Gelegentlich kommt es zu einer akuten Entzündungsreaktion dieser Gelenke, dann lassen sich häufig Kalziumpyrophosphatkristalle in der Synovialflüssigkeit nachweisen. Aus der folgenden Übersicht sind die rheumatischen Manifestationen der einzelnen Stadien ersichtlich.

Rheumatische Manifestationen bei der Treponema-pallidum-Infektion

- *Kongenitale Syphilis*
  - Osteochondritis (Parrot-Pseudolähmung)
  - diaphysäre Osteitis
  - Periostitis
  - Daktylitis
  - Clutton-Arthropathie
  - Gummen im Bereich der Knochen
- *Syphilis im Sekundärstadium*
  - Polyarthralgien
  - Polyarthritis
  - Tenosynovitis
  - Spondylitis
  - unilaterale Sakroiliitis
  - Osteitis
  - Periostitis
- *Syphilis im Tertiärstadium*
  - chronische Syphilisarthritis
  - gummatöse Entzündung von Knochen und Gelenken
  - Charcot-Arthropathie

Neue Aufmerksamkeit hat die Syphilis durch das Auftreten der HIV-Infektion gewonnen. In den USA sind bis zu 25% aller Syphilispatienten HIV-infiziert. Im

Rahmen der Doppelinfektion kommt es zu atypischen Krankheitsbildern mit teilweise foudroyanten Verläufen. Die Diagnostik wird durch das Fehlen von Syphilisantikörpern erschwert.

41.2.5 Verlauf und Prognose

Rheumatische Manifestationen der kongentialen und sekundären Syphilis sprechen gut auf die Antibiotikatherapie an.

41.2.6 Labor

Grundlagen der Diagnostik sind der direkte Erregernachweis aus Läsionen und die serologischen Tests. Sowohl treponemenspezifische, als auch unspezifische kommen zur Anwendung, da bei der Syphilisinfektion auch Antikörper gegen Kardiolipine gebildet werden. Bei dem häufig angewandten „Veneral-Disease-Research-Laboratory(VDRL)-Test“ werden Kardiolipinantikörper und keine spezifischen Treponemenantikörper nachgewiesen.

Dieser Test ist deswegen häufig bei Patienten mit systemischem Lupus erythematodes (SLE) positiv. Bei Verdacht auf Syphilis und positivem Ergebnis sollte deshalb ein treponemenspezifischer Test angeschlossen werden.

Antikörper gegen Treponemen sind zumeist lebenslang auch bei adäquater Therapie nachweisbar, während Kardiolipinantikörper mit der Therapie korrelieren und zur Verlaufskontrolle quantifiziert werden sollten. Aufgrund der einfacheren Durchführbarkeit der Kardiolipintests und der vergleichbaren Sensitivität im Primär- und Sekundärstadium der Syphilis werden sie häufig als initiale Screeningtests eingesetzt. Im Tertiärstadium weisen die treponemenspezifischen Tests eine höhere Sensitivität auf. An treponemenspezifischen Tests werden zumeist angewandt:

- *Der Fluoreszenz-Treponemen-Antikörper-Absorptionstest (FTA-Abs):* Inaktivierte Treponemen werden mit Patientenserum beschichtet und die absorbierten Patientenantikörper durch fluoreszierende Anti-Humangammaglobulin-Antikörper detektiert. Durch Auswahl des fluoreszierenden Sekundärantikörpers ist es zusätzlich möglich, zwischen Patienten-IgG- und -IgM-Antikörpern zu differenzieren.
- *Hämagglutinationstests* mit an Schafserythrozyten gekoppelten Treponemenantigenen: Durch Zugabe von Patientenseren kommt es bei Vorliegen von Treponemenantikörpern zu einer Hämagglutinationsreaktion. Verwendet werden:
  - Mikrohämagglutinations-Assay für Treponema pallidum (MHA-TP) und
  - Treponema-pallidum-Hämagglutinations-Assaytest (TPHA).

41.2.7 Diagnose und Differentialdiagnose

Eine Arthritis im Rahmen der Syphilis ist äußerst selten geworden. Beim Erwachsenen ist an sie zu denken, wenn symmetrische Gelenkschwellungen zusammen mit einem palmaren und plantaren makulopapulösen Exanthem, einer Lymphadenopathie, einer Angina mit grau-weißlichen Belägen (Angina specifica) und weißlichen durchsichtigen Papeln im Bereich der Mundschleimhaut (Plaques muqueuses) auftreten.

41.2.8 Therapie und Rehabilitation

Die Antibiotikatherapie mit Penicillin G ist auch bezüglich der Skelettmanifestationen bei kongenitaler und sekundärer Syphilis erfolgreich.

41.3 Rheumatisches Fieber und poststreptokokkenreaktive Arthritis (M 03.2/B 95.0/I 00–I 02)

41.3.1 Definition und Terminologie

Das rheumatische Fieber ist eine durch β-hämolysierende Streptokokken der Lancefield-Gruppe A (Streptococcus pyogenes) verursachte, immunologisch mediierte Multiorganerkrankung, die durch einen vorausgehenden Racheninfekt mit Streptokokken verursacht wird und sich an verschiedenen Organsystemen, d.h. dem Herzen, dem Bewegungsapparat sowie dem Nervensystem manifestiert (Bisno 1991).

Hiervon abgegrenzt wird die streptokokkeninduzierte reaktive Arthritis als eine allein den Bewegungsapparat betreffende Manifestationsform nach einem Racheninfekt mit den angeführten Streptokokkengruppen. Poststreptokokkenreaktive Arthritis und rheumatisches Fieber unterscheiden sich demnach hinsichtlich der zusätzlichen Beteiligung anderer Organsysteme außerhalb des Bewegungsapparates, vor allen Dingen der Karditis (Arnold u. Tyndall 1989).

41.3.2
Epidemiologie und Klassifikation

Das akute rheumatische Fieber betrifft vorwiegend Kinder und Jugendliche im Alter zwischen 5 und 18 Jahren. Bei Erwachsenen ist das akute rheumatische Fieber äußerst selten, hier überwiegt die nur den Bewegungsapparat betreffende poststreptokokkenreaktive Arthritis (Deighton 1993).

Die Inzidenz des akuten rheumatischen Fiebers ist in der zweiten Hälfte dieses Jahrhunderts dramatisch zurückgegangen, was überwiegend, jedoch nicht allein, auf die frühe antibiotische Therapie der Streptokokkenangina zurückgeführt wird. Die Inzidenz liegt derzeit zwischen 0,06–0,7 Fällen pro 100 000 Einwohner. Die Prävalenz betrug in verschiedenen Studien zwischen 1–3 Fällen pro 1000 Schulkinder. Parallel mit der Verringerung der Inzidenz sind auch Krankheitsschwere und Mortalität in den letzten Jahren deutlich rückläufig. Die Mortalität wird mit 0,15 pro 100 000 Fällen bzw. 6,8 pro 100 000 hospitalisierten Fällen angegeben.

41.3.3
Ätiologie und Pathogenese

Die klinisch stumme asymptomatische Periode von ungefähr 3 Wochen zwischen der initialen Streptokokkeninfektion der oberen Luftwege und dem Einsetzen des akuten rheumatischen Fiebers sowie die Seltenheit der Erkrankung bei Kindern unter 3 Jahren legen nahe, daß die Erkrankung immunologisch mediiert und nicht direkt durch die Bakterien verursacht wird.

Die Identifikation einer Kreuzreaktivität zwischen Streptokokkenzellantigenen und humanen Geweben, z.B. Herzmuskelzellen, unterstreicht diese Vorstellungen einer immunologischen Pathogenese.

Zusätzlich zu der Antigenverwandschaft der Streptokokken mit Herz- und Nervensystemzellen könnte auch eine Kreuzantigenität mit zirkulierenden Lymphozyten oder bestimmten HLA-Molekülen eine Rolle in der Pathogenese spielen. Unter anderem sind derartige Kreuzreaktivitäten mit dem M-Protein der äußeren Zellwand von Streptokokken der Gruppe A mit Synovialgewebe, Knorpel, Gehirnstrukturen, Myosin und Tropomyosin nachgewiesen worden.

Glykoproteine der Streptokokkenzellwand zeigen eine Kreuzreaktivität mit Herzklappengewebe, ein 67-kDa-Protein der Streptokokken ist identisch mit einem Antigen auf Myosin und HLA-Klasse-II-Molekülen.

Wenngleich damit zahlreiche kreuzreagierende Strukturen identifiziert wurden, bleibt der exakte Pathomechanismus für die Entstehung der poststreptokokkenreaktiven Arthritis und des rheumatischen Fiebers noch unklar. Auch die Frage, ob analog etwa zur chlamydieninduzierten Arthritis eine Persistenz kompletter Erreger, z.B. in den betroffenen Gelenken, eine Rolle spielt, ist unbeantwortet.

41.3.4
Klinik

Das akute rheumatische Fieber manifestiert sich als Allgemeinerkrankung mit

- Fieber,
- akuter Polyarthritis und
- rheumatischer Karditis.

Die vorangehende Streptokokkeninfektion des Rachenraumes in Form einer typischen Angina tonsillaris geht dem rheumatischen Fieber um 1–3 Wochen voraus. In bis zu $^{2}/_{3}$ der Fälle bleibt die vorangehende Streptokokkeninfektion klinisch unbemerkt. Nach dem erwähnten symptomfreien Intervall entwickeln sich kurz dauernde Allgemeinsymptome mit Fieber, allgemeinem Krankheitsgefühl und einer charakteristischen Blässe. Obwohl unspezifisch, ist die Hautblässe ein häufiges und klinisch wichtiges Symptom. Sie ist nicht proportional zum Ausmaß einer Anämie.

Die typischen Manifestationen des akuten rheumatischen Fiebers umfassen

- Arthritis,
- Karditis,
- Chorea,
- Erythema marginatum und
- subkutane Knotenbildung.

Jones-Kriterien zur Klassifikation des rheumatischen Fiebers (aus Guidelines 1992)

- *Hauptkriterien*
  - Karditis
  - Polyarthritis
  - Chorea
  - Erythema marginatum
  - subkutane Knoten
- *Nebenkriterien*
  - klinisch:
    Fieber
    Arthralgie
    vorheriges rheumatisches Fieber oder rheumatische Karditis
  - Laborbefunde:
    Akutphasereaktionen: Erhöhung von BSG und CRP, Leukozytose
  - PQ-Verlängerung im EKG
- *Plus eine vorherige Streptokokkeninfektion, bewiesen durch*
  - Erhöhung von Streptokokkenantikörpern (AST)
  - positive Rachenkultur für Gruppe-A-Streptokokken
  - vor kurzer Zeit durchgemachten Scharlach

- *Andere begleitende Symptome*
  - Arthralgien,
  - Tachykardie,
  - Epistaxis,
  - Serositis (fibrinöser Pleuritis)
  - gelegentlich Lungen-, Nieren- und zentralnervöse Beteiligung.

Diese klinischen Manifestationen gelten als charakteristisch und diagnoseweisend und sind in den Jones-Kriterien des rheumatischen Fiebers berücksichtigt (s. folgende Übersicht, Guidelines 1992). Nach den Jones-Kriterien ist ein rheumatisches Fieber bei Vorliegen von mindestens 2 Hauptkriterien oder 1 Hauptkriterium plus mindestens 2 Nebenkriterien wahrscheinlich.

Arthritis

Die Arthritis ist die häufigste Manifestationsform des akuten rheumatischen Fiebers und alleiniges Symptom der poststreptokokkenreaktiven Arthritis. Klassischerweise ist die Arthritis durch starke Arthralgien, wandernde, oft nur kurz dauernde Gelenkschwellung und ein sehr gutes Ansprechen auf eine Behandlung mit nichtsteroidalen Antiphlogistika charakterisiert. Meist sind mehr als 4 Gelenke gleichzeitig betroffen, wobei auch größere Gelenke wie Kniegelenke, Sprunggelenke und Schultergelenke mit beteiligt sind. Die Arthritis kann additiv und symmetrisch sein und insbesondere bei mehrwöchiger Dauer mit einer akuten chronischen Polyarthritis verwechselt werden.

Häufiger jedoch ist der wechselnde, nur ein oder wenige Gelenke gleichzeitig betreffende Gelenkbefall meist größerer Gelenke. Selten sind kleine Fingergelenke beteiligt, ebenfalls selten ist eine Enthesiopathie. Eine Achsenskelettbeteiligung, u.a. eine HWS-Beteiligung, ist eine Rarität.

Die Erkrankung des Erwachsenen ist gekennzeichnet durch eine prolongierte Arthritisdauer, die gewöhnlich über 2 Monate beträgt, während die wandernde Arthritis des akuten rheumatischen Fiebers im Kindesalter typischerweise nur 1–5 Tage andauert und nach 3 Wochen vollständig zurückgebildet ist. Außerdem fehlt beim Erwachsenen das sehr gute Ansprechen auf Salicylate bzw. nichtsteroidale Antiphlogistika.

Karditis

Die Karditis des akuten rheumatischen Fiebers ist die schwerwiegendste Organmanifestation, die 41–84% der im Kindesalter Erkrankten befällt. Am häufigsten handelt es sich um einen Herzklappenbefall, der sich durch Herzgeräusche, Insuffizienz mit Kardiomegalie, Tachykardie und Rhythmusstörungen manifestieren kann. Eine isolierte Perikarditis oder Myokarditis ist selten, jedoch ist die Begleitperikarditis mit Thoraxschmerz und perikarditischem Reiben häufig. Das linke Herz sowie Mitral- und Aortenklappe sind am häufigsten betroffen, eine Mitbeteiligung des rechten Herzens ist selten.

Chorea

Die Chorea ist eine extrapyramidale Störung, die durch schnelle klonische ungewollte Faszikulationen, einen muskulären Hypotonus und emotionale Labilität gekennzeichnet ist. Häufiges erstes Symptom sind Schwierigkeiten beim Schreiben, beim Reden (Beteiligung von Zunge und Sprechmuskulatur) sowie Gehen. Die Chorea entwickelt sich bei bis zu 30% der jüngeren Kinder mit akutem rheumatischem Fieber.

Knotenbildung

Bei weniger als 10% der Patienten finden sich subkutane Knoten in Form 0,5–2 cm langer, fester nicht druckschmerzhafter subkutaner Knotenbildung meist entlang der Extensorensehnen an Knie-, Ellbogen- und Handgelenken, seltener auf dem Fußrücken, der Okzipitalregion oder prätibial.

Erythema marginatum

Dies ist eine spinnenartige Hautläsion, die durch ein rötliches Erythem mit zentraler Blässe charakterisiert ist. Das Erythema marginatum findet sich am häufigsten im Bereich des Stammes, des Abdomens sowie der Innenseiten von Armen und Oberschenkeln. Es wird bei weniger als 7% der Patienten mit akutem rheumatischen Fieber beobachtet und läßt eine begleitende Karditis wahrscheinlich werden.

Weitere Manifestationen

Unspezifische weitere Manifestationen betreffen Arthralgien, Epistaxis, die häufig, intermittierend und üblicherweise beidseitig ist, abdominelle Schmerzen durch eine Peritonitis und gelegentlich Hämaturie bzw. Erythrozyturie bei einer akuten Glomerulonephritis.

Die isolierte poststreptokokkenreaktive Arthritis manifestiert sich rheumatologisch wie die Arthritis des akuten rheumatischen Fiebers. Sind Erwachsene betroffen, so kann die Arthritis weniger eindrucksvoll, atypisch oder milder verlaufen, so daß die klinische Verdachtsdiagnose erschwert wird, insbesondere wenn der bei Kindern typische springende Gelenkbefall fehlt.

41.3.5 Diagnose und Differentialdiagnose

Das akute rheumatische Fieber ist beides, über- und unterdiagnostiziert. Die weite Verbreitung der Bestimmung des Antistreptolysintiters verleitet zur Stellung der Verdachtsdiagnose, auch wenn weitere Klassifikationskriterien nicht erfüllt sind. Andererseits wird die poststreptokokkenreaktive Arthritis des Erwachsenen häufig nicht erkannt.

Die Diagnose der reaktiven Arthritis nach Streptokokkeninfekten und des rheumatischen Fiebers basiert auf dem Nachweis einer vorangegangenen Streptokokkeninfektion durch entsprechende klinische Symptome, Nachweis von Streptokokken im Rachenabstrich und erhöhtem Antistreptolysintiter.

Der Antistreptolysintiter stellt die klassische serologische Untersuchungsmethode dar, ist aber nur bei 80–90% der Patienten mit rheumatischem Fieber pathologisch erhöht und kann andererseits nach einer früheren Infektion noch längere Zeit erhöht nachgewiesen werden. Daher ist vor allen Dingen ein Anstieg des ASL innerhalb von 2–4 Wochen und ein Titeranstieg über 2 oder mehr Titerstufen diagnoseweisend. Ergänzend zum ASL stehen Antihyaluronidase-, Antistreptokinase- und Anti-DNSase-B-Titer zur Verfügung.

Die Differentialdiagnose des akuten rheumatischen Fiebers bei Kindern und Jugendlichen besteht in

- der juvenilen chronischen Arthritis (JCA),
- dem systemischen Lupus erythematodes,
- anderen Kollagenosen und Vaskulitiden,
- der bakteriellen (infektiösen) Endokarditis,
- anderen reaktiver Arthritiden oder Spondarthritiden,
- dem familiären Mittelmeerfieber oder
- dem Antiphospholipidsyndrom sowie
- der Sarkoidose.

Im Erwachsenenalter treten chronische Polyarthritis, Psoriasisarthritis und andere Spondylarthritiden sowie die Kristallarthropathien differentialdiagnostisch hinzu.

41.3.6 Therapie

Der erste Schritt in der Behandlung ist, sofern noch eine floride Infektion des Rachenraumes mit Streptokokken nachgewiesen wird, die Eradikation des Erregers. Hierzu wird Penicillin, meist 1–2 Mio. IE Benzylpenicillin (Penicillin G), i.v. für 10 Tage, bei Penicillinallergie Erythromycin 20–25 mg pro kg Körpergewicht für 10 Tage, aufgeteilt in 4 Dosen pro Tag, empfohlen.

Die akute Arthritis sowohl des rheumatischen Fiebers als auch der poststreptokokkenreaktiven Arthritis wird mit nichtsteroidalen Antiphlogistika behandelt.

Der Einsatz von Glukokortikoiden als intraartikuläre Lokaltherapie oder bei hoher Entzündungsaktivität systemisch ist gelegentlich unumgänglich.

Bei Karditis im Rahmen des akuten rheumatischen Fiebers sind Glukokortikoide immer indiziert. Die initiale Therapie erfolgt mit 60 mg, in schweren Fällen bis zu 100 mg pro Tag Prednisolonäquivalent. Nach 1–2 Wochen kann die Dosis langsam reduziert werden, wenn sich die klinischen und laborchemischen Aktivitätszeichen der Erkrankung vollständig zurückgebildet haben. An die Glukokortikoidtherapie der rheumatischen Karditis sollte sich über 4–6 Wochen eine Behandlung mit Salizylaten oder einem nichtsteroidalen Antiphlogistikum anschließen (Tabelle 41.1).

Tabelle 41.1. Therapie des akuten rheumatischen Fiebers (Dosierungen s. Text)

Zeitraum	Antibiotische Therapie	Antiinflammatorische Therapie
Tag 1–10	Penicillin (alternativ: Erythromycin)	Glukokortikoide (immer bei Karditis und hoher systemischer scher Entzündung), sonst NSAID
Ab Tag 10		Ausschleichen der Glukokortikoide nach Normalisierung der Entzündungsparameter
Nach Absetzen der Glukokortikoide für 4–6 Wochen		NSAID oder Salicylate
Rezidivprophylaxe für mindestens 5 Jahre (s. Text)	Depotpenicillin (alternativ: Erythromycin, Sulfadiazin)	

Während bei rheumatischer Perikarditis strikte Bettruhe und eine rein passive physikalische krankengymnastische Übungungsbehandlung zur Kontrakturprophylaxe notwendig sind, sollte bei akuter Arthritis, wenn immer möglich, zumindest eine isometrische Krankengymnastik, nach Möglichkeit auch eine aktive Krankengymnastik, erfolgen.

41.3.7 Rezidivprophylaxe

Für die Indikation, Dosierung und Häufigkeit der Rezidivprophylaxe mit Antibiotika nach akutem rheumatischen Fieber gibt es verschiedene Empfehlungen. Laut American Heart Association werden 600 000 (bei weniger als 27 kg Körpergewicht) bis 1,2 Mio. (bei mehr als 27 kg Körpergewicht) Benzathinpenicillin G alle 4 Wochen i.m. empfohlen, wobei für Individuen mit hohem Risiko für Reinfektionen oder in endemischen Gebieten ein Intervall von 3 Wochen bevorzugt wird. Da in den letzten Tagen vor der Wiederauffrischimpfung kein sicherer Schutz mehr besteht, wurde zuletzt eine Verkürzung des Behandlungsintervalls auf 2 Wochen während der ersten 2 Jahre während der initialen Episode des rheumatischen Fiebers empfohlen, die anschießend auf 3 Wochen erweitert werden kann. Bei Patienten mit Penicillinallergie kommen orale Sulfadiazin (500–1000 mg täglich) oder Erythromycin (250 mg 2mal täglich) in Frage.

Unabhängig von dem gewählten Antibiotikum muß die Prophylaxe nach akutem rheumatischen Fieber mindestens 5 Jahre durchgeführt werden. Ereignet sich in dieser Zeit ein Rezidiv, sollte die Therapie auf mindestens 5 Jahre nach der letzten Episode oder bis zum 21. Lebensjahr des Patienten erweitert werden. Bei Karditis im Erwachsenenalter wird die Durchführung der Prophylaxe bis zum 40. Lebensjahr oder 10 Jahre nach der letzten Episode des rheumatischen Fiebers empfohlen.

Ob bei reiner poststreptokokkeninduzierter reaktiver Arthritis die für die Rezidivprophylaxe des akuten rheumatischen Fiebers geltenden Empfehlungen ebenfalls angewandt werden sollten, ist strittig. Nach Meinung der Autoren ist nach alleinigen Gelenkmanifestationen im Sinne der isolierten poststreptokokkenreaktiven Arthritis eine Rezidivprophylaxe nicht notwendig.

41.4 Arthritis bei Virushepatitiden (M 03.2/B 15–B 19)

41.4.1 Definition und Terminologie

Im Rahmen von Virushepatitiden treten gehäuft Arthritiden auf. Sie werden durch Hepatitis-B-(HBV) und -C-Virus (HCV) verursacht (Alarcon et al. 1988; Jendro et al. 1997; Naides 1997; Schnitzler 1993). Nur in wenigen Fällen ist eine Arthritis nach Hepatitis-A-Virus-Infektion beschrieben worden. In neueren Untersuchungen wird auch über eine erhöhte Prävalenz von Arthritiden im Rahmen der Hepatitis-G-Virus(HGV)-Infektion berichtet. Gesicherte Erkenntnisse zu diesem Krankheitsbild liegen allerdings noch nicht vor.

41.4.2 Epidemiologie und Klassifikation

Arthralgien treten bei HVB- und HCV-Infektionen bei bis zu 50% aller Patienten auf, Synovialitiden in etwa 3–10%. Neben einer Arthritis können sich im Rahmen beider Infektionen vielfältige rheumatische Manifestationen entwickeln, insbesondere eine Panarteriitis nodosa bei der HBV- und eine gemischte Kryoglobulinämie bei der HCV-Infektion.

41.4.3 Ätiologie und Pathogenese

Bei beiden Virusinfektionen konnten Immunkomplexe nachgewiesen werden. Diese finden sich insbesondere in der Synovialmembran und in den vaskulitischen Läsionen. Die Bildung dieser Immunkomplexe wird derzeit als entscheidend in der Pathogenese der rheumatischen Manifestationen angesehen. Bei der HCV-Infektion konnten darüber hinaus ätiologisch bedeutsame Beobachtungen gemacht werden: Das HC-Virus scheint in der Lage zu sein, eine maligne Transformation der B-Zellen auszulösen, die Kryoglobuline sezernieren. Das HC-Virus verändert seine antigene Struktur, was Ursache eines „molecular mimicry" sein kann. Es besteht eine Kreuzreaktivität zwischen dem HC-Virus und Epitopen menschlicher Antikörper, was zur Entstehung der Immunkomplexe beiträgt.

41.4.4 Arthritis bei einer HBV-Infektion (M 03.2/B 16.–)

Klinik

Bei der HBV-Infektion treten Synovialitiden in der präikterischen Prodromalphase der Infektion auf, wenn es zur Bildung von Immunkomplexen kommt. Das Einsetzen der Arthralgien und Synovialitiden ist akut und schmerzhaft. Die Gelenkbeteiligung ist häufig polyartikulär und symmetrisch, die Gelenkschwellungen aber zumeist wandernd. Bevorzugt betroffene Gelenke sind die Hand-, Finger-, Knie- und Sprunggelenke. Bei Auftreten der Gelenkschmerzen liegen häufig weitere Manifestationen einer Immunkomplexerkrankung vor. Es bestehen Fieber oder subfebrile Temperaturen, ein urtikarielles Exanthem des Stammes und der Extremitäten und migräneartige Kopfschmerzen. Mit Einsetzen des Ikterus verschwinden diese Symptome zumeist.

Verlauf und Prognose

Die Arthritis im Rahmen der HBV-Infektion verläuft zumeist selbstlimitierend. Die mittlere Dauer der Gelenkbeteiligung liegt bei 3 Wochen. Nur in einigen Fällen wurde über eine längere Arthritisdauer berichtet. Bei diesen Patienten entwickelte sich eine chronische HBV-Erkrankung.

Labor

Bei Auftreten einer Arthritis im Rahmen der HBV-Infektion lassen sich das Hepatitis-B-Surface-Antigen (HBsAg) und der Anti-Hepatitis-B-Core-Antigen-IgM-Antikörper (Anti-HBc-IgM) im Serum nachweisen.

Diagnose und Differentialdiagnose

Die diagnostische Einordnung der Arthritis im Rahmen der HBV-Infektion kann bis zur Entwicklung des Ikterus schwierig sein. Das Vorliegen einer Arthritis in Verbindung mit einem urtikariellen Hautexanthem ist Indikation zur Untersuchung auf eine HBV-Infektion. Zur Differentialdiagnose weiterer Arthritiden mit Dermatitis und Fieber s. Übersicht auf S. 605.

Therapie und Rehabilitation

Aufgrund des selbstlimitierenden Charakters der Arthritis ist eine spezifische Therapie zumeist nicht erforderlich.

41.4.5
Arthritis bei einer HCV-Infektion (M 03.2/B 18.2)

Klinik

Die HCV-Infektion zeigt zumeist von Beginn an einen chronischen Verlauf. Ikterus und Zeichen einer akuten Infektion sind nur in Ausnahmefällen vorhanden. Das Auftreten von Synovialitiden ist nicht an einen bestimmten Krankheitsverlauf gebunden. Die Synovialitiden sind stationär und können über Jahre persistieren. In etwa 85% der beschriebenen Fälle liegt eine rheumafaktorpositive polyartikuläre Arthritis vor, die die 1987 revidierten ACR-Klassifikationskriterien der chronischen Polyarthritis erfüllt. Erosive Gelenkveränderungen manifestieren sich aber nur in Ausnahmefällen trotz langjähriger Verläufe. Auch bei der HCV-Infektion finden sich Hinweise für weitere Organmanifestationen. Beschrieben wurden:

- Fibromyalgiesyndrom,
- Siccasyndrom,
- Polyneuropathie,
- kutane Vaskulitis,
- membranoproliferative Glomerulonephritis.

Neben dem Rheumafaktor in etwa 70% können häufig weitere Autoantikörper diagnostiziert werden, so ANA bei 60% der Fälle und Kryoglobuline bei 40–50%. Auf weitere Autoantikörper im Rahmen der HCV-Infektion wurde bereits in Kap. 6 hingewiesen.

Verlauf und Prognose

Die Arthritis im Rahmen der HCV-Infektion zeigt oftmals einen langjährigen Verlauf, der aber in der überwiegenden Zahl der Fälle nichterosiv ist.

Labor

Bei Verdacht auf eine HCV-Infektion sollte ein ELISA der 2. oder 3. Generation zum Nachweis von Anti-HCV-Antikörpern durchgeführt werden. In Zweifelsfällen ist eine reverse Transkriptase PCR (RT-PCR) zur Detektion von HCV-RNA allgemein verfügbar. Zusätzlich werden „rekombinante Immunoblot Assays (RIBA)" angeboten, mit denen die Spezifität der Anti-HCV-Antikörper betimmt werden kann. Mit dem Nachweis der HCV-RNA ist die replikative HCV-Infektion gesichert.

Diagnose und Differentialdiagnose

Aufgrund der Klinik kann die Arthritis im Rahmen der HCV-Infektion oftmals nicht von der chronischen Polyarthritis differenziert werden. Gleichzeitig ist die HCV-Infektion in vielen Fällen bei Auftreten der Arthritis nicht bekannt. Wir empfehlen deswegen die Durchführung einer HCV-Testung bei der Abklärung von Synovialitiden, wenn es anamnestisch einen Hinweis auf Risikofaktoren für eine Infektion durch Bluttransfusionen oder i.v.-Drogenabusus gibt, Hinweise auf andere HCV-assoziierte Erkrankungen wie Polyneuropathie oder kutane Vaskulitis vorliegen oder die Lebertransaminasen ungeklärt erhöht sind (Jendro et al. 1997).

Therapie und Rehabilitation

In der Behandlung der HCV-Arthritis ist zunächst zu klären, ob eine α-Interferontherapie möglich ist. Es ist noch nicht gesichert, ob die HCV-Arthritis günstig auf -Interferon anspricht, doch sollte aufgrund des hohen Risikos bei chronischer HCV-Infektion an Leberzirrhose oder hepatozellulärem Karzinom zu erkranken, die Chance zu einer möglichen Viruseradikation genutzt werden. Ist diese Therapie nicht möglich oder ineffektiv, folgt der Einsatz von Chloroquin/Hydroxychloroquin, von dem positive Effekte berichtet werden.

Diese Therapie kann man ggf. mit einer niedrigdosierten Glukokortikoidtherapie kombinieren. Als Ultima ratio wurde über den positiven Einsatz von Cyclophosphamid berichtet. LWAR und Glukokortikoide sollten allerdings nur nach Rücksprache mit einem Hepatologen und ggf. nach Durchführung einer Leberbiopsie an spezialisierten Zentren eingesetzt werden.

41.5
Arthritis bei akuter und subakuter infektiöser Endokarditis (M 03.2/I 33.–)

41.5.1
Definition und Terminologie

Rheumatische Symptome finden sich bei 30–50% aller Patienten mit einer bakteriellen Endokarditis. Die Symptome reichen von peripheren Arthralgien und/oder akuten entzündlichen Rückenschmerzen bis hin zu einer hochakuten Arthritis (Roberts-Thomson et al. 1992; Pinals 1994). Letztere wird bei weniger als 20% der Endokarditispatienten beobachtet und manifestiert sich überwiegend als Oligoarthritis mit Befall von 1–3 Gelenken. Charakteristischerweise sind große Extremitätengelenke, vor allen Dingen die Hüftgelenke, betroffen.

Daneben wird aber auch ein der chronischen Polyarthritis ähnelndes polyartikuläres Befallsmuster beobachtet. Da gleichzeitig bei bakterieller Endokarditis in etwa 1/3 der Fälle Rheumafaktoren nachgewiesen werden, stellen sich gelegentlich ernste differentialdiagnostische Probleme bei der Abgrenzung einer chronischen

Polyarthritis und einer Arthritis bei bakterieller Endokarditis.

41.5.2 Klinik

Das klinische Spektrum der Arthritis ist außerordentlich manigfaltig. Während einige Gelenke deutlich überwärmt und gerötet sind, stehen bei anderen Ruhe- und Nachtschmerzen ohne eindrückliche klinische Symptomatik oder im Gegensatz dazu ein nahezu asymptomatischer Gelenkerguß einzelner oder mehrerer Gelenke im Vordergrund. Grundsätzlich gilt, daß trotz der klinischen Ähnlichkeit mit septischen Arthritiden die Intensität und klinische Symptomatik weniger eindrucksvoll als bei septischer Arthritis ist.

! Typisch ist die Konstellation mit einem im Vergleich zur klinischen Symptomatik der Arthritis unverhältnismäßig hohem Fieber.

Diese Befundkonstellation ebenso wie eine oft zu beobachtende deutliche Leukozytose sollten an eine bakterielle Endokarditis als Arthritisursache denken lassen, selbst wenn ein pathologisches Herzgeräusch fehlt.

41.5.3 Diagnostik

Daher sollte bei allen Patienten mit Oligo- oder Polyarthritis und Fieber – auch bei Nachweis von Rheumafaktoren – an eine zugrundeliegende bakterielle Endokarditis gedacht, wiederholte Blutkulturen asserviert und untersucht sowie regelmäßige Herzauskultation und eine aussagekräftige Echokardiographie durchgeführt werden. Bei diagnostischen Unklarheiten muß auch im weiteren Verlauf immer wieder grundsätzlich an eine bakterielle Endokarditis gedacht werden.

41.5.4 Therapie

Für die Therapie ist der Erregernachweis im Rahmen der Septikämie, d. h. durch kulturellen Erregernachweis aus peripheren Blutkulturen und/oder Synovialflüssigkeit ausschlaggebend. Die initiale Behandlung der bakteriellen Endokarditis bis zur Therapieausrichtung nach Vorliegen eines Antibiogramms erfolgt in der Regel mit *Penicillin* und *Gentamycin*. Die antibiotische Therapie wird für die Dauer von 4–6 Wochen durchgeführt, mindestens jedoch bis 2 Wochen nach Entfieberung. Nach Ausheilung der Endokarditis gelten die üblichen Regeln für eine Rezidivprophylaxe. Die Arthritis selbst spricht gut auf nichtsteroidale Antiphlogistika an, die in ausreichend hoher Dosierung gegeben und ggf. durch Analgetika ergänzt werden sollten.

CAVE Steroide und Immunsuppressiva sind kontraindiziert.

Neben der medikamentösen Therapie sollten die betroffenen Gelenke insbesondere bei Schwellung und Überwärmung gekühlt, adäquat gelagert und mittels krankengymnastischer Bewegungsübungen mobilisiert werden.

41.6 Sonstige Arthritiden (M 03.6)

41.6.1 Parasiteninduzierte reaktive Arthritiden (M 01.8)

Vereinzelt wurden nach parasitären Infektionen reaktive Arthritiden beschrieben. Tabelle 41.2 zeigt die bekannten Erreger, das typische Befallsmuster und die Therapie der Primärinfektion. Auch eine Sakroiliitis und Uveitis anterior wurden beobachtet. Ob auch die parasiteninduzierten reaktiven Arthritiden HLA-B27 assoziiert sind, ist nicht bekannt. Diagnosekriterien nach Doury et al. 1977 gibt die nachfolgende Übersicht wieder. Die reaktive Arthritis spricht in der Regel gut auf die Therapie der Parasiteninfektion an. Zusätzlich verordnete nichtsteroidale Antiphlogistika helfen typischerweise wenig.

Tabelle 41.2. Parasiteninduzierte reaktive Arthritiden

Parasit	Befall	Therapie
Cryptosporidium	Polyarthritis	Selbstlimitierter Verlauf
Dirofilariae	Monarthritis	Selbstlimitierter Verlauf
Dracunculus	Monarthritis	Niridazol
Echinococcus	Mon(o)-/Polyarthritis	Mebendazol, chirurgische Therapie
Filariae	Mon(o)-/Oligoarthritis	Diäthylcarbamazin
Giardia	Polyarthritis	Tinidazol
Schistosoma	Enthesitis/Oligo-/Polyarthritis	Praziquantel
Strongyloidus	Oligo-/Polyarthritis	Thiabendazol
Taenia	Polyarthritis	Praziquantel
Toxoplasma	Polyarthritis	Pyrimetamin/Sulfadiazin

Kriterien für die Diagnose parasiteninduzierter reaktiver Arthritiden (nach Doury et al. 1977)

I. Wechselndes klinisches Bild mit Mon-, Oligo- oder Polyarthritiden mit Zeichen der Entzündung
II. Aufenthalt in einem für den Parasiten typischen Endemiegebiet
III. Fehlende radiologische Zeichen einer Gelenkdestruktion
IV. Entzündliche Konstellation in der Synoviaanalyse ohne Nachweis der Parasiten (mit Parasitennachweis = septische Arthritis)
V. Eosinophilie im Blutbild
VI. Nachweis von Parasiten im Blut, Stuhl, Duodenalsaft, Urin, in der Haut oder durch immunologische Tests auf Parasiten
VII. Versagen der Therapie mit nichtsteroidalen Antiphlogistika
VIII. Wirksamkeit der antiparasitären Therapie

Diagnosestellung bei Vorliegen der Kriterien I–III und VII–VIII; Kriterien IV–VI nicht obligat.

Literatur

Alarcon GS et al. (1988) Part II: Viral arthritis. In: Espinoza LR, Goldenberg DL, Arnett FC, Alarcon GS (eds) Infections in the rheumatic diseases. Grune und Stratton, Orlando, pp 79–122

Arnold MH, Tyndall A (1989) Poststreptococcal reactive arthritis. Ann Rheum Dis 48:686–688

Bisno AL (1991) Group A streptococcal infections and acute rheumatic fever. N Engl J Med 325:783–793

Deighton C (1993) Beta haemolytic Streptococci and reactive arthritis in adults. Ann Rheum Dis 52:475–482

Doury P, Pattin S, Dienot B, Roue R, Delahaye RP (1977) Les rhumatismes parasitaires. Sem Hôp Paris 53:1359–1363

Goldenberg DL (1988) Meningococcal and other neisserial arthritis. In: Espinoza LR, Goldenberg DL, Arnett FC, Alarcon GS (eds) Infections in the rheumatic diseases. Grune und Stratton, Orlando, pp 53–56

Guidelines for the diagnosis of rheumatic fever: Jones criteria, 1992 update (1992) JAMA 268:2069–2073

Jendro MC, Hülsemann JL, Zeidler H (1997) Das Hepatitis C-Virus und rheumatische Erkrankungen. Z Rheumatol 56:276–286

Mahowald ML (1997) Gonococcal arthritis. In: Klippel JH, Dieppe PA (eds) Rheumatology. Mosby, London, pp 6.3.1–6.3.8

Naides SJ (1997) Viral arthritis. In: Klippel JH, Dieppe PA (eds) Rheumatology. Mosby, London, pp 6.6.1–6.6.8

Pinals RS (1994) Polyarthritis and fever. N Engl J Med 330: 769–774

Reginato AJ, Falasca G (1988) Immunologic and musculoskeletal manifestations of syphilis. In: Espinoza LR, Goldenberg DL, Arnett FC, Alarcon GS (eds) Infections in the rheumatic diseases. Grune und Stratton, Orlando, pp 215–228

Roberts-Thomson PJ, Rischmueller M, Kwiatek RA et al. (1992) Rheumatic manifestations of infective endocarditis. Rheumatol Int 12:61–63

Schnitzler TJ (1993) Viral arthritis. In: Kelley WN, Harris ED, Ruddy S, Sledge CN (eds) Textbook of rheumatology. Saunders, Philadelphia, pp 1494–1508

Teil VIII
Entzündliche Polyarthropathien
(M 05–M 14)

Kapitel 42

Seropositive chronische Polyarthritis (M 05)

J. G. Kuipers, H. Zeidler

INHALT

Die chronische Polyarthritis oder rheumatoide Arthritis ist eine chronische, u.U. remittierende oder schubweise verlaufende entzündliche, destruierende Gelenkerkrankung. Symmetrische schmerzhafte Schwellung (Synovialitis) der peripheren Gelenke mit Tendenz zu Bewegungseinschränkung bis zur Ankylosierung, Stabilitätsverlust, Gelenkdeformierung und daraus resultierende Invalidität charakterisieren den klinischen Verlauf. Häufig kommt es zum entzündlichen Befall von Sehnenscheiden und Schleimbeuteln sowie extraartikulären Organmanifestationen.

Die Ätiologie ist unbekannt. Zur Klassifikation und Diagnose bewährt haben sich die 1987 revidierten Kriterien der American Rheumatism Association. Verlauf und Prognose der Erkrankung werden durch eine langfristige komprehensive Behandlung unter Einschluß aller therapeutischen Möglichkeiten (Medikamente, physikalische Therapie, Ergotherapie, Patientenschulung, Operationen) deutlich verbessert. Einen großen Stellenwert nehmen die langwirksamen Antirheumatika ein, die das Fortschreiten der Erkrankung aufhalten können.

42.1 Definition und Terminologie

Synonyme: rheumatoide Arthritis, „rheumatoid arthritis". Die chronische Polyarthritis ist eine entzündliche systemische Bindegewebserkrankung unklarer Ätiologie, deren Hauptcharakteristikum eine chronische, u.U. remittierend oder schubweise verlaufende Gelenkentzündung (Synovialitis) darstellt. Sie befällt zumeist symmetrisch die peripheren Gelenke und führt über eine erosive Synovialitis zur Gelenkdestruktion, Deformität und Invalidität. Allgemeine Krankheitszeichen sowie entzündlicher Befall von Sehnenscheiden und Schleimbeuteln, seltener von Gefäßen, serösen Häuten, der Augen sowie innerer Organe sind charakteristisch. Bestimmte Organmanifestationen definieren Sonderformen der chronischen Polyarthritis.

42.2 Epidemiologie und Klassifikation

Präzise Angaben über die Prävalenz der chronischen Polyarthritis sind dadurch erschwert, daß ihre Ätiologie unklar ist und eindeutige pathognomonische klinische Befunde oder Laborbefunde fehlen. Andere rheumatische Erkrankungen wie der systemische Lupus erythematodes, Spondylarthritiden mit peripherem Gelenkbefall, aber auch viral induzierte Arthritiden wie Hepatitis-C-assoziierte Polyarthritiden können mit der chronischen Polyarthritis verwechselt werden. Hilfreich in der Abgrenzung von anderen rheumatischen Erkrankungen sind die 1987 revidierten Kriterien der American Rheumatism Association (jetzt American College of Rheumatology; Arnett et al. 1988), die in der folgenden Übersicht dargestellt sind.

Klassifikationskriterien der American Rheumatism Association für die chronische Polyarthritis (nach Arnett et al. 1988)

1. Morgensteifigkeit über mehr als 6 Wochen von mehr als 1 h Dauer.
2. Arthritis von mehr als 3 Gelenken über einen Zeitraum von mehr als 6 Wochen.
3. Arthritis von Hand-, Fingergrund- und Fingermittelgelenk(en).
4. Symmetrische Arthritiden.
5. Subkutane Knoten.
6. Nachweis des Rheumafaktors im Serum.
7. Für eine chronische Polyarthritis typische Röntgenveränderungen an den Händen.

Die Diagnose chronische Polyarthritis gilt als gesichert bei Erfüllung von 4 dieser 7 Kriterien. Die Kriterien 1–4 müssen für mindestens 6 Wochen bestehen.

Diese Kriterien unterscheiden die chronische Polyarthritis von anderen rheumatischen Erkrankungen mit einer Spezifität von 89% und einer Sensitivität zwischen 91 und 94% (Hülsemann u. Zeidler 1989; Schumacher et al. 1993). Unter Zuhilfenahme dieser Klassifikationskriterien beträgt die Prävalenz zwischen 0,1 und 0,5%, die Inzidenz wird auf 0,3–0,6% geschätzt.

Entgegen der landläufig verbreiteten Meinung beeinflussen Klima, Rasse oder soziale Schicht nicht die Häufigkeit dieser Erkrankung. Alle Altersgruppen können von ihr betroffen sein; am häufigsten manifestiert sie sich in der 4. und 5. Lebensdekade. Frauen erkranken häufiger als Männer, das Geschlechtsverhältnis beträgt ca. 3:1. Bei einer Erstmanifestation jenseits des 60. Lebensjahres sind Männer und Frauen gleich häufig betroffen.

42.3 Ätiologie und Pathogenese

Ätiologie

Die primäre Ursache der chronischen Polyarthritis ist unbekannt. Epidemiologische und experimentelle Daten legen nahe, daß möglicherweise unterschiedliche auslösende Faktoren in genetisch prädisponierten Individuen zur chronischen Polyarthritis führen. So werden sowohl Viren (insbesondere Epstein-Barr-Virus) als auch Bakterien (Mykoplasmen, Mykobakterien) als auslösende Faktoren diskutiert.

Endokrine Faktoren

Wichtige endogene zur chronischen Polyarthritis prädisponierende Faktoren umfassen sowohl genetische Prädispositionen als auch endokrine Faktoren. So wurde beobachtet, daß die Einnahme oraler Kontrazeptiva das Risiko der Entwicklung einer chronischen Polyarthritis reduziert, daß Schwangerschaft meist mit einer Remission der Erkrankung verbunden ist und daß Exazerbationen häufig in die postpartale Phase fallen. Darüber hinaus ist der Krankheitseintritt häufig während der Menopause zu beobachten.

Genetische Faktoren

Genetische Faktoren spielen ebenfalls eine wichtige Rolle. So ist die Konkordanzrate für chronische Polyarthritis bei eineiigen Zwillingen 10fach höher als bei zweieiigen Zwillingen. Für maligne Verlaufsformen ergab sich ein 30fach erhöhtes Risiko bei eineiigen Zwillingen.

Die spezifischen für diese genetische Prädisposition verantwortlichen Genloci sind bislang nur unzureichend definiert. Gut charakterisiert ist jedoch die Assoziation mit bestimmten Allelen des Haupthistokompatibilitätskomplexes (MHC) auf Chromosom 6. So besteht eine Assoziation der chronischen Polyarthritis mit dem MHC-Klasse-II-Allel DR4 (DRB1*04)und DR1 (DRB1*01) (Übersicht bei Lautenschläger et al. 1997). Für MHC-Klasse-I-Allele wurde keine Assoziation gefunden.

■ **MHC-Klasse-II-Moleküle.** Ihre Funktion besteht darin, Fragmente von exogen aufgenommenen Proteinen spezifischen CD-4-positiven T-Lymphozyten zu präsentieren. So wurde vermutet, daß die Gemeinsamkeiten der mit chronischer Polyarthritis assoziierten DRB1-Subtypen in ihrer 3. hypervariablen Region über eine präferentielle Präsentation arthritogener Peptide mit konsekutiver Expansion bestimmter T-Zell-Populationen zur Erkrankung führt. Zusätzlich wurde festgestellt, daß diese gemeinsamen Epitope („shared epitopes") der DR-4-β-Kette Ähnlichkeit mit viralen Proteinen (Epstein-Barr-Virus GP 110) bzw. bakteriellen Heat-shock-Proteinen (E. coli DNA J) besitzen. Nach diesem hypothetischen Szenario werden spezifische T-Zellen gegen diese Erregerproteinstrukturen stimuliert, die dann in der Folge aufgrund der Nichtunterscheidbarkeit von Erregerproteinstrukturen mit der 3. hypervariablen Region des DR-4-Moleküls („molecular mimicry") zu Autoimmunität und Autoaggression mit chronischer Entzündung führen. In diesem Zusammenhang sind jüngste Daten von Interesse, die eine Korrelation der Krankheitsschwere der chronischen Polyarthritis mit der Präsenz und Homozygotie bestimmter DRB1-Subtypen postulieren (cf. Lautenschläger et al. 1997).

Pathogenese

Während die Ätiologie der chronischen Polyarthritis nach wie vor unverstanden ist und lediglich auf Assoziationen beruhende Hypothesen zur Krankheitsentstehung erstellt werden konnten, existiert eine große Vielzahl an Daten über mögliche pathogenetische Mechanismen. Inwieweit diese Mechanismen primär am Krankheitsprozeß beteiligt sind oder aber Sekundär- oder Tertiärphänomene einer generalisierten Entzündungsreaktion darstellen, kann angesichts der unklaren Ätiologie der chronischen Polyarthritis nicht gesagt werden.

Generell werden sowohl für den humoralen als auch für den zellulären Schenkel des Immunsystems sowie für ortsständige Zellen innerhalb der primär vom Entzündungsvorgang betroffenen Synovialmembran Aktivierungen und Veränderungen beschrieben (s. auch Schumacher et al. 1993; Maini u. Zvaifler 1997).

■ **Rheumafaktoren.** Ein für die chronische Polyarthritis charakteristisches, wenngleich nicht pathognomonisches Phänomen ist der Nachweis von Rheumafaktoren. Dies sind Immunglobuline, die an den konstanten (Fc-)Teil von Immunglobulin-G-Molekülen binden.

70–90% aller Patienten mit chronischer Polyarthritis sind seropositiv, d.h. haben Rheumafaktoren in ihrem Serum. Rheumafaktoren sind jedoch auch im Rahmen anderer Erkrankungen (z.B. systemischer Lupus erythematodes, Sarkoidose, Lues, Tuberkulose, Endocarditis lenta) und ebenso bei bis zu 3% klinisch gesunden Individuen nachweisbar. In einer longitudinalen Populationsstudie konnte gezeigt werden, daß klinisch gesunde Personen mit positivem Rheumafaktor ein erhöhtes Risiko für die Entwicklung einer chronischen Polyarthritis besitzen.

Insgesamt werden Rheumafaktoren nicht als primär auslösender oder ursächlicher Faktor der chronischen Polyarthritis angesehen, sie können aber sehr wohl eine Rolle in der Perpetuierung der chronischen Entzündung bewirken, sei es durch Aktivierung des Komplementsystems oder aber eine durch Fc-Rezeptor-Kreuzvernetzung induzierte Aktivierung von Lymphozyten und Granulozyten.

Folgende Zellreihen sind an der Pathogenese beteiligt:

■ **T-Lymphozyten.** Es wird angenommen, daß T-Lymphozyten bei der Initiierung und Perpetuierung der chronischen Polyarthritis eine entscheidende Rolle spielen. Basierend auf der Beobachtung, daß die chronische Polyarthritis mit bestimmten MHC-Klasse-II-Allelen assoziiert ist, wurde spekuliert, daß bestimmte T-Lymphozyten entscheidend an der Krankheitsentstehung beteiligt sind. So enthält die entzündlich veränderte Synovialmembran eine beträchtliche Anzahl von T-Lymphozyten, deren Oberflächenantigene einen aktivierten Zustand anzeigen. Ausgehend von der Hypothese, daß die Assoziation mit DRB1-Subtypen und die vermutete Präsentation arthritogener Peptide zu einer Proliferation bestimmter T-Zell-Subpopulationen geführt hat, wurde über eine T-Zell-Rezeptoranalyse eine mögliche Oligoklonalität der vorhandenen T-Zellen untersucht. Hierbei zeigten sich jedoch keine eindeutigen Häufungen bestimmter T-Zell-Rezeptor-Rearrangements. Von T-Lymphozyten abgeleitete Zytokine wie IL-2, IL-3 und Interferon-γ sind nur in geringer Konzentration in der Synovialflüssigkeit nachweisbar. Der therapeutische Nutzen von IL-2-Synthese-Inhibitoren wie Cyclosporin A in der Behandlung der chronischen Polyarthritis legt eine Mitbeteiligung der T-Lymphozyten nahe.

■ **Makrophagen und Synovialfibroblasten.** Makrophagen sind in jüngerer Zeit in den Mittelpunkt der pathogenetischen Betrachtung gerückt. Sie sind ebenfalls in großer Anzahl in den die Synovialis infiltrierenden mononukleären Zellpopulationen nachweisbar. Eine ganze Reihe von Makrophagen abgeleiteter Zytokine wie Interleukin-1, TNF-α, „platelet-derived growth factor“ (PDGF), „fibroblast growth factor“ (FGF) und „transforming growth factors“ (TGF) kann im entzündeten Gelenk nachgewiesen werden. Interleukin-1 und TNF-α sind wichtige Stimulatoren der Prostaglandin, Kollagenase- und Metalloproteinaseproduktion von Synovialfibroblasten und Chondrozyten. Interleukin-1 stimuliert die Interleukin-6-Produktion durch Synovialfibroblasten, das die in der Leber erfolgende Synthese von Akute-Phase-Proteinen wie dem C-reaktiven Protein induziert. PDGF, FGF, IL-1 und TNF-α stimulieren Synovialfibroblasten und Bindegewebszellen zu einem abnormen, invasiven Phänotyp. Diese fibroblastenähnlichen Zellen und Bindegewebszellen sind der vorherrschende Zelltyp in den knochenarrodierenden Pannusformationen. Eine Aktivierung der Makrophagen kann sowohl durch Phagozytose von Fremdkörpermaterialien, Bindung von Immunkomplexen und Komplementfragmenten als auch durch von T-Lymphozyten abgeleiteten Zykokine wie dem Interleukin-2 und dem Interferon-γ verursacht werden.

■ **B-Lymphozyten.** B-Lymphozyten und immunglobulinproduzierende Plasmazellen sind ebenfalls in der Synovialis anzutreffen. Die Analyse von Immunglobulingenrearrangements und eine hohe Rate somatischer Mutationen dieser Gene legen eine lokal stattfindende antigengesteuerte B-Zellentwicklung in der Synovialmembran nahe. Rheumafaktoren werden ebenfalls lokal in der Synovialis gebildet und können in frühen Stadien in der Synovialflüssigkeit nachweisbar sein, während sie im Serum noch fehlen. Der genaue Prozentsatz rheumafaktorproduzierender Plasmazellen in der Synovialis ist unbekannt; sie stellen vermutlich entgegen früheren Annahmen jedoch nicht den Hauptanteil der Plasmazellen in der Synovialmembran dar.

■ **Endothelzellen.** Neben den insbesondere an den Orten der Knochendestruktion nachweisbaren aktivierten Synovialfibroblasten sind darüber hinaus Endothelzellen von großer Wichtigkeit. In Antwort auf Zytokine wie Interleukin-1, Tumornekrosefaktor und Interferon exprimieren Endothelzellen Adhäsionsmoleküle, an die Lymphozyten und Monozyten binden und auf diese Weise an den Ort der Entzündung emigrieren. Darüber hinaus zeigen tierexperimentelle Daten zur medikamentösen Angiogeneseinhibition, daß der Neovaskularisation der entzündlichen Synovialis im Prozeß der Gelenkdestruktion eine wesentliche Rolle zukommt.

■ **Neutrophile Granulozyten.** Weiterhin spielen neutrophile Granulozyten und die von ihnen freigesetzten Proteinasen, Prostaglandine, Leukotriene sowie O_2-Radikale bei der Gelenkentzündung und Destruktion eine Rolle.

■ **Neurale Strukturen.** In jüngerer Zeit wurde gezeigt, daß Neuropeptide, die von sensorisch afferenten und sympathisch efferenten Nerven in die entzündeten Gelenke abgegeben werden, Makrophagen und Synovialfibroblasten zur Prostaglandin- und Metalloproteinasesynthese stimulieren.

! Die Allgemeinsymptome der chronischen Polyarthritis sind vermutlich die Folge der im Rahmen der lokalen und systemischen Entzündung freigesetzten Zytokine wie Interleukin-1 und Tumornekrosefaktor. Die darüber hinaus beobachteten Organmanifestationen werden hauptsächlich als das Ergebnis von Immunkomplexablagerungen in den Gefäßen verschiedener Organe und Bindegewebe zurückgeführt.

42.4 Histopathologie

Synovialmembran

Der Primärort der histopathologischen Veränderungen ist die Synovialmembran. Als früheste Veränderungen sind Aktivation und/oder Veränderung der synovialen mikrovaskulären Endothelzellen nachweisbar. Die Endothelzellen sind geschwollen, interzelluläre Lücken bilden sich in der Gefäßwand,und das Lumen der kleinen Blutgefäße ist mit Thrombozyten, Leukozyten und Fibringerinnseln okkludiert. Es kommt zur Plasmaexsudation mit Ödem der subsynovialen Deckzellschicht und einer Exsudation in die Gelenkhöhle. Während neutrophile Granulozyten insbesondere in den oberflächlichen Schichten der Synovialmembran erscheinen, akkumulieren mononukleäre Zellen initial um die abnormen Blutgefäße unterhalb der Deckzellschicht und in tieferen Bezirken der Synovialmembran.

Die Synovialmembranhypertrophie und villöse Fortsätze ragen in die Gelenkhöhle. Die synoviale Deckzellschicht, die normalerweise aus 1–3 Zellreihen besteht, nimmt an Breite zu und besteht hauptsächlich aus makrophagenähnlichen Zellen sowie proliferierenden fibroblastenähnlichen Synovialzellen. Unterhalb der Deckzellschicht sammeln sich mononukleäre Zellen insbesondere um abnorme Blutgefäße an. CD-4-positive T-Lymphozyten sind in fokalen Aggregaten angesammelt, umgeben von Plasmazellen, die u.a. Rheumafaktoren produzieren. Zwischen diesen lymphozytären Follikeln gibt es darüber hinaus diffuse Ansammlungen mononukleärer Zellen, die aus Makrophagen, T- und B-Lymphozyten sowie Plasmazellen bestehen.

Die Mehrzahl der Zellen in dem Synovialmembrangewebe sind hochaktivierte und invasiv wachsende fibroblastenähnliche Zellen sowie neue Blutgefäße, die insbesondere an der Stelle, wo die Synovialmembran dem Knochen anliegt, in die periartikulären Knochen und Knorpel invadieren und destruktiv wachsen. Dieses hochproliferative und invasive Granulationsgewebe, das durch autonomes Wachstum und Zerstörung der Nachbargewebe Züge malignen Gewebes aufweist, wird als Pannus bezeichnet.

Mit Fortschritt der Erkrankung kommt es zu einer zunehmenden Zerstörung der periartikulären Knochen und Knorpel, die Gelenkkapsel wird überdehnt und partiell zerstört, subchondraler Knochen wird z.T. infolge einer gesteigerten Osteoblastenaktivität (evtl. als Folge der Prostaglandin-E_2-Sekretion) abgebaut. Infolge reduzierter Kollagen- und Proteoglykansynthese durch Chondrozyten und zytokininduzierter Synthese von Kollagenasen und Transin/Stromelysin durch Chondrozyten wird die extrazelluläre Kollagen- und Proteoglykanmatrix degradiert, so daß es zum Knorpelverlust kommt. Das Ergebnis ist eine zunehmende Gelenkzerstörung mit Deformität, Subluxation und Luxation bzw. Ankylosierung.

42.5 Klinik

Allgemeinsymptome und Initialbefallsmuster

Bei 10–20% der Patienten kündigt sich die chronische Polyarthritis durch ein unspezifisches Vorstadium mit Allgemeinsymptomen wie Ermüdbarkeit, Appetitlosigkeit, Gewichtsabnahme, subfebrilen Temperaturen und Parästhesien an. Erst das spätere Hinzutreten einer oft flüchtigen Morgensteifigkeit der Gelenke sowie später auch Gelenkschmerzen und Gelenkschwellungen weisen auf eine Gelenkentzündung hin. Typisch ist der Befall der Fingergrund- und Fingermittelgelenke sowie der Handgelenke, wobei beide Seiten zumeist symmetrisch betroffen sind (Rainer u. Siegmeth 1984).

Bei der klinischen Untersuchung sind die klassischen Entzündungszeichen als Ausdruck der Synovialitis in unterschiedlicher Ausprägung nachweisbar. So sind die betroffenen Gelenke überwärmt, druckschmerzhaft und je nach Ergußbildung und Ausmaß der synovialitischen Schwellung prall elastisch (Erguß) oder weich (Synovialitis) geschwollen. Häufig manifestiert sich die Synovialitis auch an den Zehengrundgelenken. Synovialitische Schwellungen der Zehengrundgelenke sind klinisch jedoch oft nicht sicher zu tasten.

Abweichend von dem typischen Initialbefallsmuster können auch andere periphere Gelenke wie die Kiefergelenke oder die kleinen Gelenke der Halswirbelsäule Orte der Erstmanifestation sein. Praktisch nie betroffen sind Fingerend- und Zehenendgelenke. Bei ca. 30% der Patienten beginnt die Erkrankung atypisch bezüglich der Lokalisation (Kniegelenke, Schultergelenke) und der Verteilung (monoartikulär, oligoartikulär) und zeigt ein asymmetrisches Bild (Maini u. Zvaifler 1997).

Neben dem bei ca. 80% der Patienten anzutreffenden schleichenden Krankheitsbeginn kommt es bei 20% zu einem akuten Krankheitsbeginn mit zahlreichen Gelenkschwellungen, starken Schmerzen und einem stark reduzierten Allgemeinbefinden innerhalb weniger Tage.

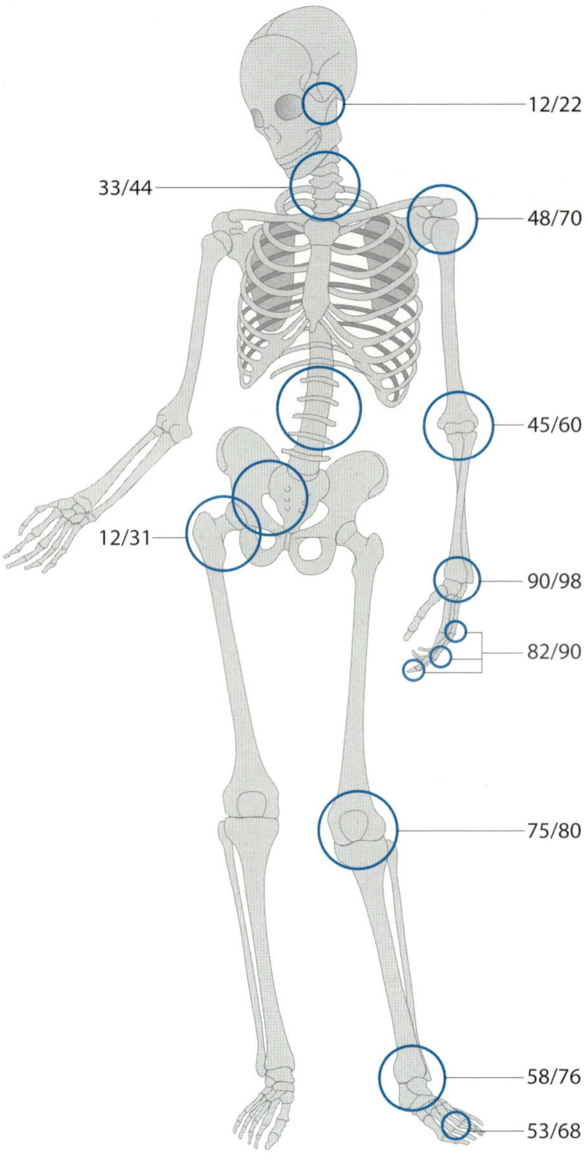

Abb. 42.1. Häufigkeit des Gelenkbefalls in frühen und fortgeschrittenen Krankheitsstadien (nach Hartmann u. Zeidler 1990). Angabe in %, *1.* Zahl: Häufigkeit nach 1- bis 3jähriger Krankheit, *2.* Zahl: Häufigkeit nach 10- bis 12jähriger Krankheit

Vollbild des Gelenkbefalls

Die Gelenksymptome der chronischen Polyarthritis können in 2 Kategorien eingruppiert werden. Zum einen existieren *reversible Symptome und Befunde* als Folge der Synovialitis, zum anderen entwickeln sich *strukturelle Veränderungen und Schäden,* die zeitversetzt zu den durch die Synovialitis bedingten Symptomen einsetzen. Die Symptome der Synovialitis sind Morgensteifigkeit sowie die klassischen Zeichen der Entzündung. Strukturelle Symptome und Befunde sind das Resultat von Gelenkdestruktionen und umfassen Schmerz aufgrund von Knorpeldestruktion, Gelenkflächeninkongruenzen, Fehlbelastungen, Subluxationen und Luxationen aufgrund von Zerstörungen des bindegewebigen Halteapparates bzw. von Sehnen und Bändern sowie Ankylosierungen. Diese Unterscheidung ist insbesondere im Hinblick auf die sich hieraus ergebenden unterschiedlichen Therapiekonzepte und Behandlungsziele von entscheidender Wichtigkeit.

Betroffene Gelenke

Der entzündliche Gelenkbefall ist geprägt durch eine symmetrische Synovialitis zahlreicher Extremitätengelenke mit den klassischen Entzündungszeichen: Schmerz (Ruheschmerz, Bewegungsschmerz, Druckschmerz), Schwellungen (prall elastisch bei Gelenkerguß, weiche Schwellungen bei synovialer Proliferation), Überwärmung und Funktionsbehinderung. Nur selten findet sich eine Rötung der entzündeten Gelenke. Die Häufigkeit des Gelenkbefalls in frühen und fortgeschrittenen Krankheitsstadien ist in Abb. 42.1 graphisch dargestellt (Keitel 1976).

Neben den Entzündungszeichen der Synovialitis wird insbesondere in späteren Phasen das Krankheitsbild ganz entscheidend durch die eingetretenen Destruktionen der Gelenke mit daraus resultierenden charakteristischen Gelenkdeformitäten bestimmt. !

Das Ausmaß der Gelenkveränderungen hängt ab von Krankheitsdauer, Krankheitsaktivität, Progredienz und Schwere der chronischen Polyarthritis. Die Pathobiomechanik der betroffenen Gelenke bedingt nicht nur das Erscheinungsbild und die Funktionseinschränkungen, sondern ist bei therapeutischen Maßnahmen zu berücksichtigen, wie z.B. Krankengymnastik, ergotherapeutischen Beratungen und Übungen, der Versorgung mit Hilfsmitteln, orthopädischen Korrekturen von Fehlstellungen sowie schließlich Indikation und Methodik gelenkchirurgischer Maßnahmen einschließlich endoprothetischer Gelenkersätze.

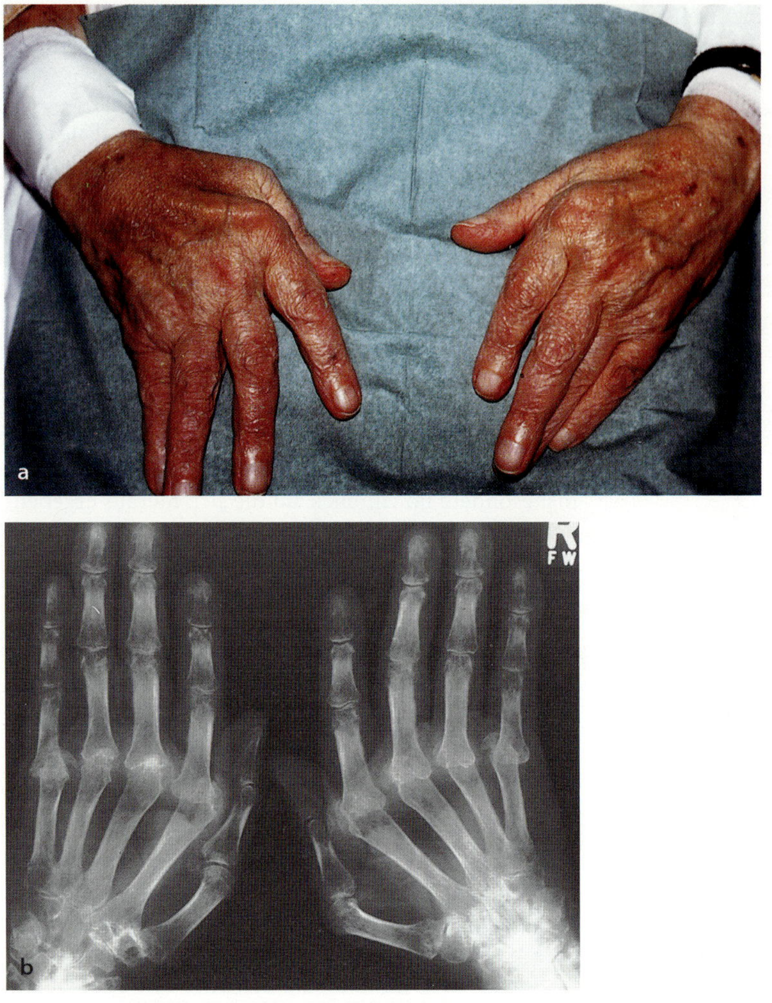

Abb. 42.2 a, b. Die Hände eines 78jährigen Patienten mit langjähriger seropositiver chronischer Polyarthritis (**a**) und die zeitgleich entstandenen Röntgenaufnahmen (**b**). Beachte die ausgeprägten Erosionen im Bereich der Köpfchen der Mittelhandknochen, die Luxation der MCP-Gelenke sowie die teils erodierten, teils ankylosierten Handwurzelknochen

Finger- und Zehengelenke

Am häufigsten wird die *ulnare Deviation* der Finger und Zehen in den Grundgelenken beobachtet (Abb. 42.2 a, b).

■ **Ulnardeviation.** Aufgrund einer Inkongruenz der Metakarpalköpfchen und größerer Straffheit der ulnaren Gelenkkapselanteile im Vergleich zu den schlafferen radialen weichen die Finger der gesunden Hand bereits leicht nach ulnar ab. Auch ziehen die Strecksehnen, insbesondere die des Zeigefingers, ulnar über die Fingergrundgelenke. Bei Lockerung ihrer Retinakula infolge der Gelenkentzündung rutschen sie ebenso wie die Beugesehnen über die Gelenkköpfchen nach ulnar ab, bis die Extensorensehnen zu Beugesehnen werden.

Durch Druckerhöhungen infolge von Erguß oder Pannus wird aufgrund der ungleichen Straffheit der Gelenkkapseln der distale Gelenkkörper nach ulnar und volar gehebelt. Das Abweichen nach volar ist Folge der größeren Laxheit der dorsalen Gelenkkapsel gegenüber der volaren. Dieser Unterschied bedingt auch, warum bei der klinischen Untersuchung der Erguß in den Fingergrundgelenken zumeist dorsalseitig nachweisbar ist und nur selten volar. Schon unter physiologischen Bedingungen überwiegt die Kraft der ulnaren kleinen Fingermuskeln die der radialen um das 4fache. Infolge von Substanz- und Kraftverlusten der radialen Muskelgruppe bei der rheumatischen Hand entwickeln sich Kontrakturen der ulnaren Gruppe. Zusätzlich flacht sich der Metakarpalbogen ab, weil die Gelenkergüsse in den Metakarpophalangealgelenken die Mittelhandköpfchen auseinanderdrängen. Hat die ulnare Deviation einmal begonnen, resultieren Beugebewegungen der Finger im Zusammenwirken mit Erosionen und Knorpelschwund in einem beschleunigten Abschliff der ulnaren Gelenkflächen.

■ **Schwanenhals- und Knopflochdeformität.** Die *Schwanenhalsdeformität* ist dadurch gekennzeichnet, daß es zu einer Überstreckung der Fingermittelgelenke mit Beugung der Endphalanx infolge einer Verkürzung der palmaren kleinen Fingermuskeln und ihrer Sehnen kommt. Bei der *Knopflochdeformität* gleiten die Strecksehnen durch Lockerung der Zügelbänder im Fingermittelgelenk seitlich nach volar ab und führen zu einer starken Flexion im Fingermittelgelenk und einer Extension im Fingerendgelenk.

■ **Rheumatischer Spreizfuß.** Am Fuß kommt es im Großzehengrundgelenk zu einer *lateralen (fibularen) Deviation.* Erodierte Zehengrundgelenke luxieren aufgrund von Bandinstabilitäten nach dorsal, die Grundphalangen werden dabei überstreckt, die Endphalangen stark gebeugt. Zusätzlich kommt es zu einem Auseinanderweichen der Mittelfußknochen mit Entwicklung eines *rheumatischen Spreizfußes.* Beim Abrollen trifft das Gewicht dann auf die verstümmelten Köpfchen der Metatarsalia, insbesondere des 2. und 3. Strahles. Diese Fehlbelastung läßt sich bei der klinischen Untersuchung insbesondere an plantarseitig lokalisierten Verschwielungen unter den Mittelfußköpfchen erkennen.

Daumengelenke

■ **90/90-Deformität.** Besondere Betrachtung verdient der Daumen, dessen ungestörte Funktion für den Daumen-Zeigefinger- und den Daumen-Mittelfinger-Griff entscheidend ist. 90% der Handleistung im täglichen Leben entfallen auf diese beiden Griffe. Die Synovialitis des Daumengrundgelenks (Metakarpophalangealgelenk) lockert die Gelenkkapsel und führt dazu, daß die an ihr ansetzenden Extensoren, Adduktoren und Abduktoren seitlich abrutschen, bis sie zu Beugern werden. Aufgrund der maximalen Beugung im Daumengrundgelenk steht die proximale Phalanx in senkrechter Stellung zum Os metacarpale I. Daraus resultierend kommt es zu einer Überstreckung im Interphalangealgelenk, so daß die sog. *90/90-Deformität* resultiert. Die Daumenendphalanx kann dann nicht mehr dem Zeige- und Mittelfinger spitz gegenübergestellt werden.

■ **Schusterdaumen.** Manifestiert sich die Synovialitis im Daumensattelgelenk (Karpometakarpalgelenk), so werden die Gelenkkapsel und die Sehnen des M. abductor policis longus überdehnt, das Gelenk gleitet radialwärts und gleichzeitig wird das Daumengrundgelenk durch die über dem Sattelgelenk angespannten Extensoren überstreckt, so daß die Opposition erschwert bis unmöglich ist. Sind sowohl Daumensattel- als auch Daumengrundgelenk erodiert, kippt der Daumen bei jeder Griffbewegung nach hinten und wird unbrauchbar. Bei dem seltener vorkommenden *Schusterdaumen* besteht eine ähnliche Instabilität mit Überstreckung im Interphalangealgelenk.

Handgelenk

Der Begriff *Handskoliose* macht deutlich, daß an der ulnaren Deformität auch das Handgelenk beteiligt ist. Der distale Gelenkkörper des Radiokarpalgelenks gleitet nach volar ab und kippt bei Destruktion des Processus styloideus nach ulnar, seltener nach radial ab. Durch fehlenden Widerstand im Radiokarpalgelenk kommt es zu einem Verlust an Greifkraft. Durch volarseitig stützende und das Radiokarpalgelenk zirkulär sichernde Hilfsmittel können teilweise die Gelenkpartner wieder achsengerecht orientiert werden, so daß es zu einer Verbesserung der Greifkraft kommt (Abb. 42.3).

■ **Caput-ulnae-Syndrom.** Die Synovialitis im Radiokarpalgelenk sorgt darüber hinaus für Gefügelockerungen im Bereich der Handwurzelknochen. Insbesondere das Os naviculare und Os triquetrum gleiten und kippen nach ulnar und verstärken so die ulnare Handdeviation. Zusätzlich kommt es durch Destruktion der Haltebänder zwischen Handwurzel und Ulnarköpfchen zu einer Dorsaldislokation der Ulnardiaphyse, ein Zustand, der als *Caput-ulnae-Syndrom* bezeichnet wird.

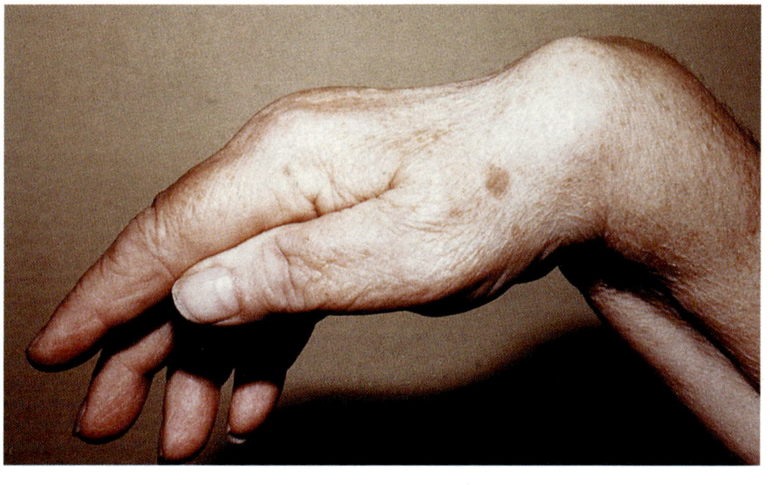

Abb. 42.3. Schwere volare Subluxation bei seropositiver chronischer Polyarthritis

Erhebliche Beugekontrakturen der Handgelenke sind häufig vergesellschaftet mit Überstreckung in den Fingergrundgelenken und Beugekontrakturen in den Mittel- und Endgelenken, Deformitäten, die Folge von Ungleichgewichten zwischen intraartikulären und kapsulären Spannungen sowie zwischen Beuge- und Strecksehnen und deren Muskeln sind.

Kniegelenk

Infolge der Synovialitis und der oft ausgeprägten Ergußbildung kommt es zu einer Lockerung der Gelenkkapsel mit *Wackelknie* und *anteriorer und posteriorer Instabilität.* Diese Instabilität wird zusätzlich verstärkt durch eine Atrophie der Oberschenkelmuskulatur. Erosiv destruierende Prozesse mit Knorpelschwund und Einbruch des lateralen Tibiaplateaus führen zum Genu valgum.

Hüftgelenk

Die Synovialitis und der Gelenkerguß sind am Hüftgelenk klinisch nur indirekt zu erfassen.

! So ist die Streckhemmung am Hüftgelenk ein frühes Zeichen einer Synovialitis. Auch legen Ruheschmerzen und Stauchungsschmerz eine entzündliche Affektion des Hüftgelenkes nahe.

Die zu Beginn reversible Streckhemmung führt mit fortschreitendem Krankheitsprozeß zu einer strukturell fixierten Beugekontraktur infolge von Schrumpfung von Sehnen, Kapseln und schließlich zu einer fibrösen und knöchernen Ankylosierung des Gelenkes.

Schultergelenk

Entzündungen des Schultergelenkes führen aufgrund der vom Patienten unbewußt eingestellten Schulterbewegungen frühzeitig zu Kapselkontrakturen. Die Knorpeldestruktion, die hierdurch bedingten Einschränkungen der Gleitbewegungen sowie die verstärkte Anspannung der Rotatorenmanschettenmuskulatur pressen den Humeruskopf in die Gelenkpfanne. Es kommt zu einer anterioren und superioren Subluxationsstellung, die durch eine schmerzbedingte Schwäche des M. biceps brachii und M. supraspinatus begünstigt wird.

Wirbelsäulengelenke

Häufig kommt es im Verlauf der chronischen Polyarthritis zu Entzündungen der Halswirbelsäulengelenke. Gelegentlich ist die Zervikalarthritis als Erstsymptom oder bereits in Frühstadien anzutreffen. Typische Symptome sind Nackenschmerzen vom entzündlichen Typ (Ruheschmerzen, nachts und frühmorgendliches Schmerzmaximum) mit Ausstrahlung in das Hinterhaupt, die Schultern und die Arme. Zusätzlich kommt es zu Bewegungsbehinderungen und schmerzhaften Verspannungen der Nackenmuskulatur.

Radiologisch nachweisbare Manifestationsorte sind am häufigsten das atlantodentale Gelenk, aber auch

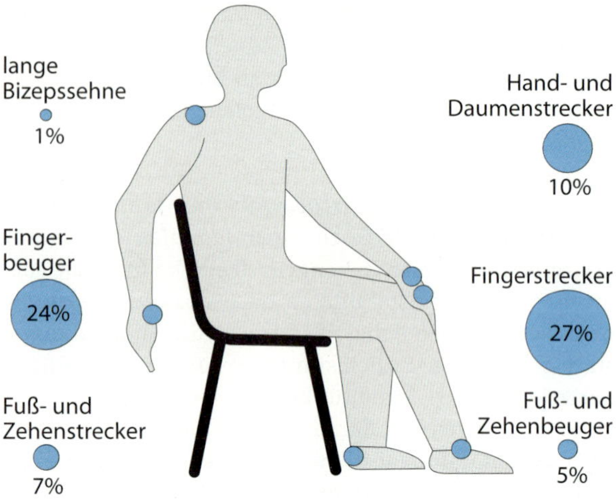

Abb. 42.4. Lokalisation und Häufigkeit von Tendosynovialitiden und Tendinitiden. (Nach Schilling 1980)
Anmerkung: Bezüglich der hier aufgeführten Lokalisation und Häufigkeit ist kritisch anzumerken, daß zum einen moderne Untersuchungsverfahren wie Arthrosonographie oder Kernspintomographie vermutlich hiervon abweichende Ergebnisse erbringen werden. Darüber hinaus basieren diese Angaben auf einer Studie, bei der die modifizierten ACR-Kriterien zur Klassifikation der seropositiven chronischen Polyarthritis noch nicht eingesetzt werden konnten

Intervertebral- und Unkovertebralgelenke. Seltener kommt es zu erosiven Spondylodiszitiden oder einem Befall der Dornfortsätze. Die Zervikalarthritis, insbesondere im atlantodentalen Gelenk mit Lockerung des Transversalbandes von C1 mit resultierender atlantodentaler Dislokation, ist aufgrund ihrer möglichen schweren und z.T. lebensbedrohlichen neurologischen Komplikation von großer Bedeutung.

Entzündliche Mitbeteiligungen der Lendenwirbelsäule (Spondylodiszitis) und der Iliosakralgelenke werden bei der chronischen Polyarthritis nur sehr selten angetroffen. Eine Sakroiliitis bei der chronischen Polyarthritis verläuft zumeist ohne klinische Beschwerden.

Entzündung des extraartikulären Bindegewebes

Tendosynovialitis, Tendinitis

Am häufigsten betroffen sind die Sehnen (Tendinitis) und Sehnenscheiden (Tendosynovialitis) im Bereich der Finger und der Hand, seltener der Füße, Sprung- oder Schultergelenke (Abb. 42.4).

Die Tendosynovialitis der Fingerstrecksehnen läßt sich an einer fluktuierenden Schwellung dorsal über dem Handgelenk bzw. dem Handrücken zumeist leicht erkennen. Der Sehnenbefall der Fingerbeugesehnen wird jedoch oft nur durch Palpation in der Hohlhand bei gleichzeitigem passivem Bewegen der Finger als Reibephänomen oder knotenförmige Verdickung der Sehne erkannt.

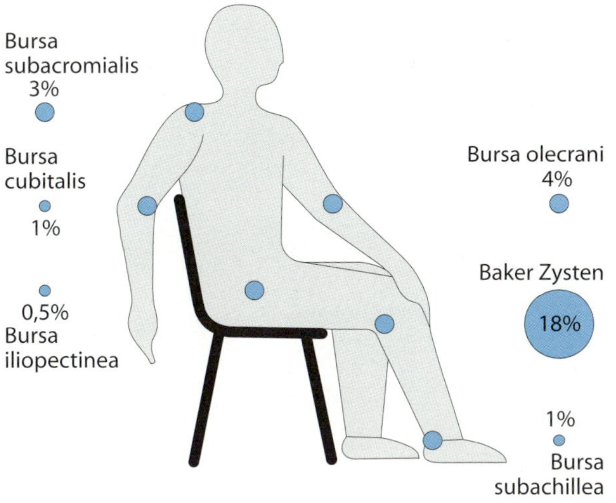

Abb. 42.5. Häufigkeit von Bursitiden. (Nach Schilling 1980)
Anmerkung: Bezüglich der hier aufgeführten Lokalisation und Häufigkeit ist kritisch anzumerken, daß zum einen moderne Untersuchungsverfahren wie Arthrosonographie oder Kernspintomographie vermutlich hiervon abweichende Ergebnisse erbringen werden. Darüber hinaus basieren diese Angaben auf einer Studie, bei der die modifizierten ACR-Kriterien zur Klassifikation der seropositiven chronischen Polyarthritis noch nicht eingesetzt werden konnten

■ **Schnellender Finger.** Gelegentlich läßt sich das *„Phänomen des schnellenden Fingers"* auslösen (Wessinhage u. Mohr 1988). Hierbei ist der Gleitvorgang einer Fingerbeugesehne beim Durchlauf durch die Sehnenscheide durch eine wulstförmige Verdickung am Eingang zur Sehnenscheide (gewöhnlich kurz proximal des Grundgelenks) und eine korrespondierende umschriebene Verdickung der Sehne gestört. Die Überwindung dieser Sperre erfordert einen erhöhten Kraftaufwand und führt bei Beuge- und Streckbewegungen des Fingers zu einem „Schnappphänomen" mit plötzlichem Vor- bzw. Zurückschnellen des Fingers. Zusätzlich können auch akute, schmerzhafte Entzündungen einzelner Sehnen (Fingerbeugesehnen, Achillessehne) mit Verdickung und passagerer Kontraktur auftreten.

■ **Sehnenrupturen.** Eine Zerstörung der Sehnen durch eine persistierende Tendosynovialitis und Tendinitis kann insbesondere im Bereich der Fingerstrecksehnen des 4. und 5. Fingers beobachtet werden. Neben Tendosynovialitiden kann auch das Caput-ulnae-Syndrom mit Sehnenrupturen insbesondere der Fingerstrecksehnen des 3.–5. Fingers einhergehen. Hierbei fungiert der durch Erosion aufgerauhte Processus styloideus ulnae als Säge, die die dorsal über ihn gleitenden Fingerstrecksehnen zerstört. Sämtliche Sehnenrupturen präsentieren sich als plötzlicher, zumeist schmerzloser Verlust einer spezifischen Funktion. Das klinische Charakteristikum ist die Diskrepanz zwischen eingeschränkter aktiver und ungestörter passiver Bewegung bei der klinischen Untersuchung.

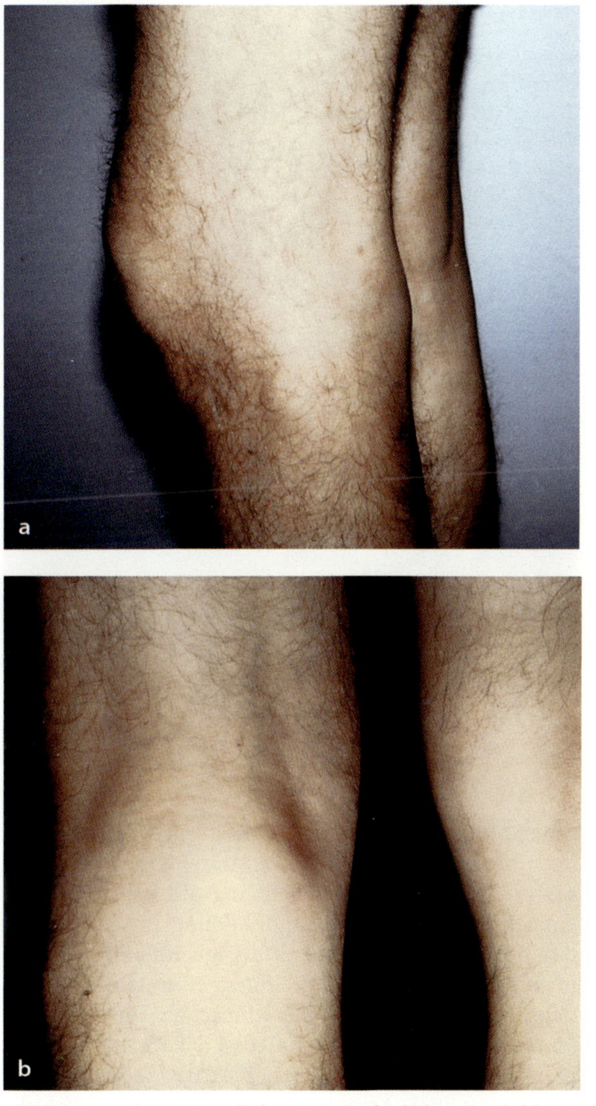

Abb. 42.6a–c. Rupturierte Baker-Zyste in der linken Kniekehle (**a**) mit Ausdehnung bis in den Unterschenkel (**b**) sowie der Sonographiebefund einer Baker-Zyste (**c**)

Bursitiden

Bursitiden finden sich am häufigsten im Bereich der Kniekehle (Bursa gastrocnemiosemimembranosa), an Ellbogen, Schulter sowie im Bereich der Achillessehne (Abb. 42.5).

■ **Baker-Zysten.** In diesem Zusammenhang sind auch Poplitealzysten (Baker-Zysten) wichtig, die zumeist verursacht sind durch eine präformierte Verbindung zwi-

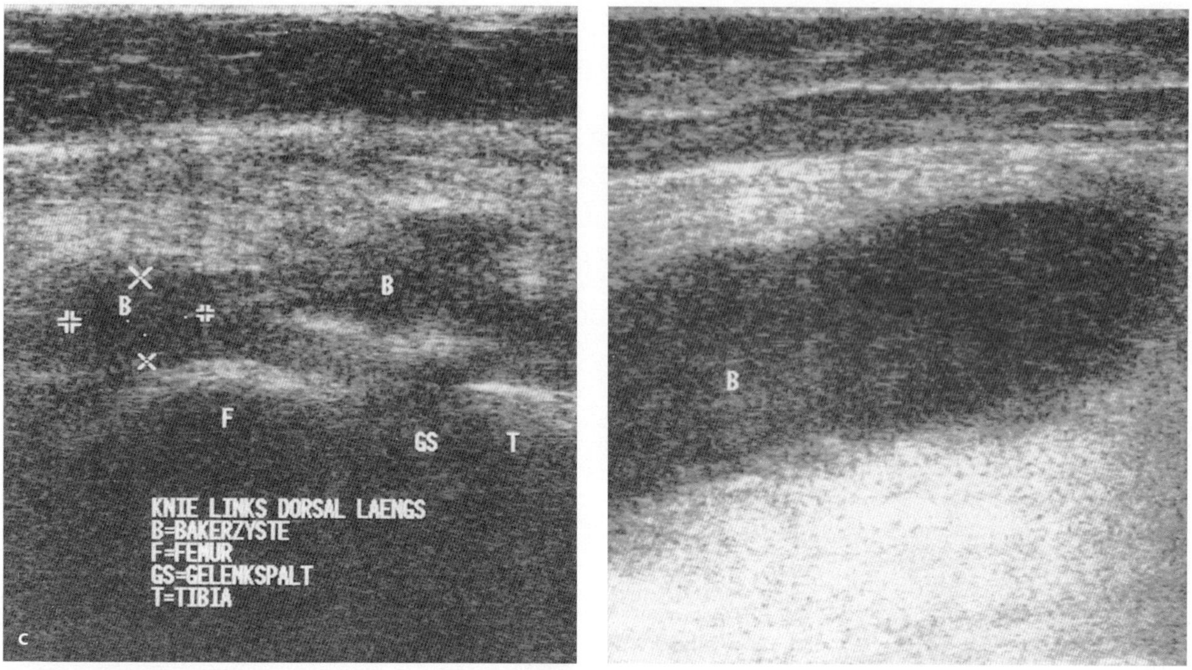

Abb. 42.6. c Rupturierte Baker-Zyste in der linken Kniekehle sowie der Sonographiebefund einer Baker-Zyste (c)

schen der Bursa gastrocnemiosemimembranosa und der Kniegelenkhöhle und selten durch eine Hernie der hinteren Kniegelenkkapsel entlang der Popliteussehne entstehen können. Eine Ergußbildung im Kniegelenk läßt durch Überdruck Gelenkflüssigkeit über diese präformierte Verbindung in die Bursa eintreten und diese deutlich aufdehnen. Bei der klinischen Untersuchung können Baker-Zysten dorsomedial am Kniegelenk palpiert werden, sensitiver und objektiver jedoch ist der Nachweis mittels Arthrosonographie, die zusätzlich die genaue Größe, Ausdehnung, Wandbeschaffenheit sowie Beziehungen zu Gefäßstrukturen erkennen läßt.

! Entzündliche Veränderungen der Wand der Baker-Zyste zusammen mit mechanischen Belastungen wie Treppensteigen oder Gehen führen mitunter zur plötzlichen Ruptur. Vom Patienten wird ein akutes Schmerzereignis angegeben, klinisch besteht eine Schwellung und Überwärmung im Bereich der Kniekehle und Wade, so daß eine rupturierte Baker-Zyste häufig mit einer akuten tiefen Beinvenenthrombose verwechselt wird (Pseudothrombose).

Zusätzlich können Baker-Zysten durch ihre Ausdehnung die Flexion im Kniegelenk behindern und bei Kompression der V. poplitea zu Ödemen im Bereich des Fußes und Unterschenkels führen (Abb. 42.6a–c).

■ **Rheumaknoten.** Diese sind charakteristisch für die chronische Polyarthritis und finden sich bei 10–20% der Patienten, wobei nahezu bei sämtlichen Patienten mit Rheumaknoten auch serologisch Rheumafaktoren nachweisbar sind. Es handelt sich um derbe, schmerzlose, zumeist subkutane oder periostale Knoten, die vorzugsweise über druckbelasteten Regionen wie der Ellbogenstreckseite, der Achillessehne, Fingerstreckseiten, aber auch über den Knien, dem Gesäß, den Sitzhöckern und am Kopf beobachtet werden. In seltenen Fällen findet man auch viszerale Rheumaknoten im Bereich innerer Organe sowie an Pleura und Peritoneum.

Histologisch handelt es sich um eine zentrale fibrinoide Nekrose, umgeben von palisadenartig angeordneten epitheloidzelligen Histiozyten, denen Langerhans-Riesenzellen beigemengt sind. Mechanische Belastungen sowie Entzündungen führen zur Exulzeration der Rheumaknoten mit verzögerter Heilungstendenz und der Gefahr einer Superinfektion. Mitunter ist hier die Notwendigkeit zur operativen Sanierung gegeben. Prinzipiell sind Rheumaknoten jedoch durch eine hohe Rezidivrate gekennzeichnet. Zusätzlich wird unter einer Methotrexattherapie gelegentlich ein Aufschießen von Rheumaknoten beobachtet; hier kann eine Dosisreduktion bzw. eine Kombination mit Chloroquin/Hydroxychloroquin hilfreich sein.

Extraartikuläre Organmanifestationen (M 05.1; M 05.2, M 05.3)

Die chronische Polyarthritis ist eine Systemerkrankung. Nahezu alle Patienten leiden an Allgemeinsymptomen wie allgemeinem Krankheitsgefühl, Müdigkeit,

Tabelle 42.1. Symptome und Befunde infolge extraartikulärer Manifestationen der chronischen Polyarthritis (cP) sowie Komplikationen der chronischen Polyarthritis als Therapienebenwirkung oder infolge von Begleiterkrankungen. (Nach Maini u. Zvaifler 1997)

Symptome/Befunde	Ursachen Extraartikuläre Manifestationen der cP	Komplikationen der cP	Nebenwirkungen der Therapie	Begleiterkrankungen
Neuropathie	Vaskulitis	Lokaler Druck, Nervenkompressionssyndrom, Amyloidneuropathie	Chloroquin, D-Penicillamin, Gold	Diabetes mellitus, Komplikationen operativer Eingriffe (Hüft-/Kniegelenk)
Sehnenruptur	Tendosynovialitis	Erodierte Knochenoberfläche	Lokale Kortikosteroidinjektion	Trauma
Hautulzera	Vaskulitis	Druckulzera, perforierte Rheumaknoten, Dekubitus		Diabetes mellitus, Klavus, Hautläsionen über Exostosen (z.B. bei Hallux valgus)
Anämie/Leukopenie	Felty-Syndrom	Eisenmangel durch chronischen Blutverlust infolge GI-Schleimhautläsionen	NSAID, LWAR	Bösartige Erkrankungen, multiples Myelom
Schwere Rückenschmerzen	Diszitis	Osteoporose	Kortikosteroide	Höheres Alter
Respiratorische Insuffizienz	Pleuritis, Pneumonitis	Krikoarytänoidarthritis	Methotrexat, Pneumonitis, Gold, D-Penicillamin	Herzinsuffizienz, Sarkoidose, bösartige Erkrankungen, Urämie, Infektionen
Herzinsuffizienz Karditis	Perikarditis Herzklappenbefall, Rheumaknoten	AV-Überleitungsstörungen	NSAID	Arteriosklerose Viruserkrankungen, kongenitaleVitien
Nierenfunktionsstörungen	Vaskulitis, proliferative Glomerulonephritis	Amyloid	NSAID, LWAR	Nephrosklerose, Diabetes mellitus
Gastrointestinale Symptome	Vaskulitis	Amyloid	NSAID, LWAR	Gastrointestinale Erkrankungen
Hepatomegalie, Leberfunktionsstörungen, Splenomegalie	Felty-Syndrom, Sjögren-Syndrom	Amyloidablagerung	NSAID, Azathioprin, Methotrexat, LWAR	Bösartige Erkrankungen, Virusinfektionen
Kopfschmerzen	C1-C2-Subluxation	Normaldruckhydrozephalus	NSAID	Arteriosklerose, Tumoren, arterieller Hypertonus
Augenbeteiligung	Rheumaknoten, Vaskulitis, Skleromalazie, Skleritis, Episkleritis	Keratokonjunctivitis sicca	Chloroquin, Kortikosteroide	Augenerkrankungen

Leistungsminderung und Gewichtsverlust. Extraartikuläre Organmanifestationen der chronischen Polyarthritis sind häufig klinisch stumm, können jedoch mitunter zu schweren klinischen Symptomen oder letalen Komplikationen führen. Sie werden insbesondere bei Rheumafaktor-positiven Patienten und bei Patienten mit Rheumaknoten beobachtet. Zusätzlich wird eine Häufung bei Patienten mit dem MHC-Klasse-II-Allel DRB1*04 postuliert.

Histopathologisch liegt den Organmanifestationen zumeist eine vermutlich immunkomplexvermittelte Vaskulitis zugrunde, aber auch Entzündungen seröser Häute (Pleuritis, Perikarditis) sowie viszerale Rheumaknoten können zu Organmanifestationen führen.

Wichtig und im Einzelfall schwierig ist die Abgrenzung von extraartikulären Organmanifestationen bzw. Komplikationen der chronischen Polyarthritis zu Medikamentennebenwirkungen bzw. unabhängig von der

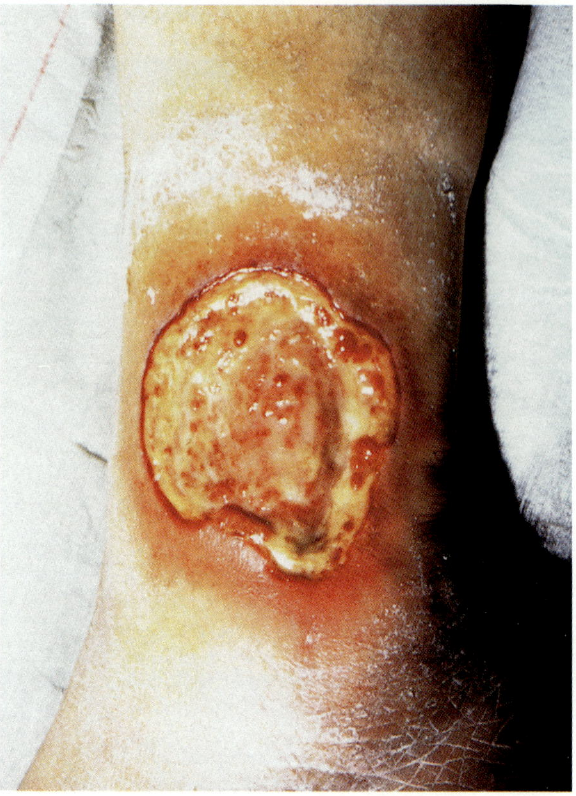

Abb. 42.7. Vaskulitisches Ulkus bei einem Patienten mit Felty-Syndrom. Unter Glukokortikosteroidmedikation kam es zu einer Abheilung des Ulkus (Abbildung freundlicherweise zur Verfügung gestellt von Prof. Dr. H. Mielke, Ev. Johannes-Krankenhaus, Bielefeld)

chronischen Polyarthritis bestehenden Begleiterkrankungen. Differentialdiagnostische Erklärungen für unterschiedliche Symptome und Befunde sind in Tabelle 42.1 dargestellt (nach Maini u. Zvaifler 1997).

Insgesamt sind extraartikuläre Organmanifestationen für spätere Stadien der Erkrankung typisch, in Einzelfällen finden sie sich jedoch bereits in Frühstadien oder können sogar die Erstmanifestation sein wie z.B. eine Pleuritis, Polyneuropathie oder Vaskulitis. Die wichtigsten Organmanifestationen werden im folgenden aufgeführt (Rainer u. Siegmeth 1984; Siegmeth u. Eberl 1976; Maini u. Zvaifler 1997).

Gefäßsystem (M 05.2)

Die Gefäßbeteiligung in Form einer vermutlich immunkomplexvermittelten „rheumatoiden Vaskulitis“ manifestiert sich am häufigsten als Raynaud-Syndrom und Fingervaskulitis. Hierbei kann es zu schweren Durchblutungsstörungen mit Nekrosen und Verlust von Fingern kommen. An der Haut, insbesondere des Unterschenkels, verursacht die Vaskulitis makulöse Exantheme und mitunter langwierige, oft multipel auftretende arterielle Ulzera (Abb. 42.7). Desweiteren werden nekrotisierende Arteriitiden im Bereich innerer Organe (Darm, Niere, Herz) sowie erosive hämorrhagische Läsionen der Darmschleimhaut, periphere Neuropathien infolge einer Vaskulitis der Vasa nervorum (Mononeuritis multiplex) und Myositiden beobachtet.

Herz (M 05.3)

Bei 40–60% der Patienten kann echokardiographisch ein Perikarderguß als Ausdruck einer Pericarditis exsudativa beobachtet werden, seltener finden sich Herzklappenbeteiligungen (Mitralinsuffizienz, Aortenklappeninsuffizienz), Myokarditis, Koronararteriitis mit Myokardinfarkt und Herzinsuffizienz. Im EKG manifestieren sich Rhythmusstörungen, Überleitungsverzögerungen und ST-Streckenveränderungen.

Lunge (M 05.1)

Die häufigste Beteiligung an der Lunge tritt in Form einer Pleuritis exsudativa auf, seltener gelingt der Nachweis intrapulmonaler Rheumaknoten. Zusätzlich werden aber auch diffuse Lungenfibrosen, Pneumonitis und pulmonale Hypertension infolge einer pulmonalen Arteriitis beobachtet. Eine Sonderform nimmt die knotige Lungenfibrose im Rahmen des Kaplan-Syndroms ein (s. unten).

Leber (M 05.3)

Die Mitbeteiligung der Leber äußert sich zumeist in einer Erhöhung der alkalischen Phosphatase und/oder der γ-GT, seltener kommt es zu einem Anstieg der Transaminasen. Dabei ist insbesondere die Abgrenzung zu therapieinduzierten Leberwerterhöhungen z.B. infolge einer Methotrexattherapie oder als Nebenwirkung von nichtsteroidalen Antirheumatika von großer Wichtigkeit.

Niere (M 05.3)

Im Gegensatz zum systemischen Lupus erythematodes ist eine Glomerulonephritis eine absolute Rarität im Zusammenhang mit einer chronischen Polyarthritis. Bei Nachweis einer neu aufgetretenen Proteinurie bei Patienten mit chronischer Polyarthritis ist sie entweder verursacht durch eine Medikamentennebenwirkung (Gold oder Penicillamin) oder Folge einer Amyloidose. Interstitielle Nephropathien lassen sich zumeist auf eine Therapie mit nichtsteroidalen Antirheumatika zurückführen, in seltenen Fällen werden sie primär beim Sjögren-Syndrom angetroffen.

Augen (M 05.3)

Hier sind insbesondere die Episkleritis, seltener eine Skleritis bis hin zur schweren Komplikation einer Scleromalacia perforans erwähnenwert. Letztere ist an einer Verdünnung der Skleren erkennbar, die den Glaskörper und die Aderhaut grau-blau durchscheinen lassen. Eine Konjunktivitis und ein vom Patienten berichtetes Fremdkörpergefühl und permanentes Brennen der Augen muß an ein Sicca-Syndrom (Sjögren-Syndrom) denken lassen. Iritiden gehören nicht zum Bild der chronischen Polyarthritis. Sie werden häufig bei Patienten mit Spondylarthritiden beobachtet.

Lymphknoten (M 05.3)
Multiple, schmerzlose Lymphknotenschwellungen histologisch mit den Zeichen einer unspezifischen Lymphadenopathie werden häufig bei der chronischen Polyarthritis insbesondere proximal hochentzündlich veränderter Gelenke beobachtet. Lymphknotenbiopsien sollten deshalb mit Zurückhaltung durchgeführt werden. Gelegentlich können sie jedoch erforderlich werden, so z.B. beim Sjögren-Syndrom oder beim Felty-Syndrom, die mit der Entwicklung von niedrigmalignen Non-Hodgkin-Lymphomen belastet sind.

Muskulatur (M 05.3)
Direkt entzündliche Mitbeteiligungen in Form herdförmiger myositischer Veränderungen möglicherweise als Folge von vaskulitisch bedingten Zirkulationsstörungen werden nur selten nachgewiesen. Sehr häufig wird eine Atrophie der den entzündlich betroffenen Gelenken zugeordneten Muskeln beobachtet, die in der Regel Folge einer Inaktivitätsatrophie ist.

Nervensystem (M 05.3)
Eine direkte entzündliche Mitbeteiligung des Nervensystems manifestiert sich zumeist als Mononeuritis multiplex. Hierbei kommt es durch eine Vaskulitis der Vasa nervorum zu axonalen Läsionen peripherer Nerven. Klinisch imponieren bei dieser Schwerpunktpolyneuropathie asymmetrisch verteilte, teils motorische Störungen und Reflexausfälle, teils Sensibilitätsstörungen mit brennenden Parästhesien. Ein Befall des Gehirns mit fokalen Symptomen oder psychotischen Erscheinungen ist eine Rarität. Lediglich beim Sjögren-Syndrom wird eine zerebrale Vaskulitis häufiger beobachtet, die sich z.T. sehr unspezifisch mit Abgeschlagenheit, Reizbarkeit und Kopfschmerzen äußern kann.

! Häufiger werden bei der chronischen Polyarthritis Nervenkompressionssyndrome bzw. Rückenmarkkompressionssyndrome beobachtet; diese werden unter „Komplikationen" beschrieben.

Hämatologische Manifestationen (M 05.3)
Nahezu immer wird eine hypochrome mikrozytäre Anämie mit niedrigem Serumeisen und reduziertem Transferrin bei erhöhtem Ferritin beobachtet. Eisensubstitutionstherapien sind erst dann indiziert, wenn es aufgrund von chronischen Blutverlusten, z.B. durch eine gastrointestinale Blutung infolge einer Therapie mit nichtsteroidalen Antiphlogistika, zu einer Reduktion des Speichereisens gekommen ist. Zusätzlich werden häufig Leukozytosen sowie Thrombozytosen als Ausdruck der systemischen Entzündungsaktivität gesehen; in diesem Zusammenhang ist auch die durch eine Steroidtherapie induzierte Leukozytose erwähnenswert.

Eine Leukopenie infolge einer Neutropenie wird in seltenen Fällen ebenfalls beobachtet und charakterisiert das Felty-Sndrom (s. nachfolgenden Abschnitt).

Sonderformen der chronischen Polyarthritis (M 35.0/M 05.–)
Sjögren-Syndrom
Dies ist eine chronische schleichend progressive Entzündung exokriner Gewebe unklarer Ätiologie. Neben einer primären Form werden auch sog. sekundäre Sjögren-Syndrome im Zusammenhang mit anderen entzündlichen Bindegewebserkrankungen wie der chronischen Polyarthritis, dem systemischen Lupus erythematodes oder der Sklerodermie beobachtet. Durch chronische Entzündung der Tränen- und Speicheldrüsen sowie der Schleimdrüsen im Magen-Darm-Kanal und in den Luftwegen kommt es zu einem Versiegen der Drüsensekretion (Sicca-Syndrom), die klinisch am ehesten am Auge und im Bereich des Mundes auffällt. So berichten Patienten über permanent brennende Augen und ein stetiges Fremdkörpergefühl in den Augen als Ausdruck des Tränenmangels sowie über erschwertes Kauen und Schlucken mit der Notwendigkeit, häufig zum Essen trinken zu müssen, als Kompensation einer verminderten Speichelabsonderung. Ähnliche Veränderungen betreffen:

- die Nasenschleimhäute,
- die Trachea,
- die Speiseröhre,
- den Magen (Achylie),
- das Pankreas (exkretorische Insuffizienz) sowie
- die Rektum- und Genitalschleimhaut.

Felty-Syndrom (M 05.0)

Dies Syndrom wird definiert durch die Trias

- chronische Polyarthritis,
- Leukopenie (periphere Blutleukozyten <4000 pro µl) infolge einer Neutropenie sowie
- Splenomegalie.

Häufig ist das Felty-Syndrom mit Rheumaknoten, einem sekundären Sjögren-Syndrom, Hepatomegalie, kutanen Ulzera infolge einer kutanen Vaskulitis sowie einer Lymphadenopathie vergesellschaftet. Die Arthritis nimmt bei diesen Patienten zumeist einen erosiven Verlauf mit deutlicher Gelenkdestruktion.

! Die Prognose des Felty-Syndroms ist ungünstig, vermehrte Todesursachen sind neben kardiovaskulären Erkrankungen insbesondere Infektionen.

Darüber hinaus ist das Risiko einer Entwicklung eines Non-Hodgkin-Lymphoms für Patienten mit Felty-Syndrom 6mal höher als für Patienten mit einer chronischen Polyarthritis (Kuipers u. Zeidler 1993).

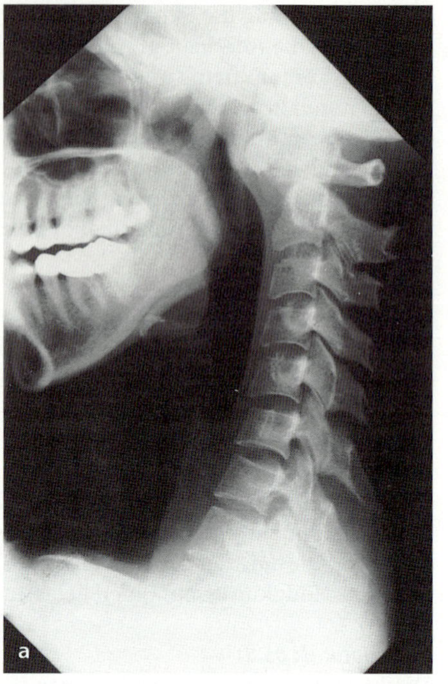

Abb. 42.8a. 38jährige Patientin mit seit 5 Jahren bestehender seropositiver chronischer Polyarthritis mit Halswirbelsäulenbefall. Beachte die ausgeprägte atlantodentale Dislokation bei Ventralaflexion

Kaplan-Syndrom

Dies umfaßt die Kombination einer chronischen Polyarthritis mit einer Pneumokoniose, gewöhnlich einer Silikose. Radiologisch finden sich zumeist multiple Rundherde in der Lungenperipherie als Ausdruck einer durch die chronische Polyarthritis modifizierten Reaktionslage, die im Gegensatz zur sonst typischen kleinfleckigen Herdverteilung bei Pneumokoniosen zu eher grobknotigen Veränderungen führt.

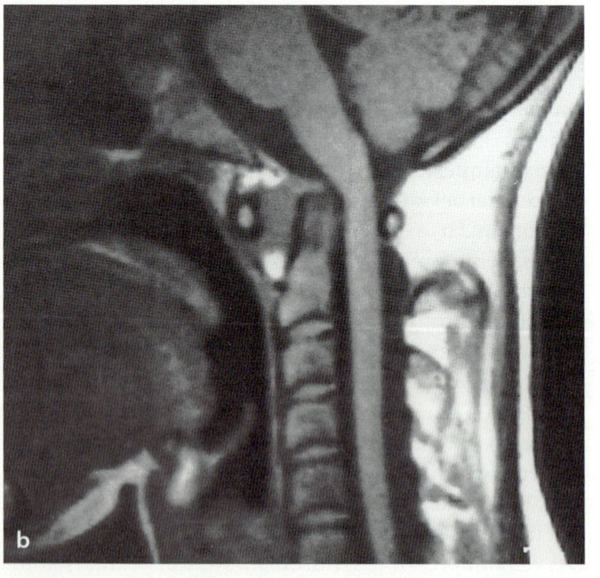

Abb. 42.8b. Das zur gleichen Zeit entstandene Kernspintomogramm zeigt ebenfalls die deutliche atlantodentale Dislokation und die Rückenmarkkompression durch den Dens

Komplikationen (s. Tabelle 42.1)

Neben den am Bewegungsapparat auftretenden Destruktionen sowie den extraartikulären Organmanifestationen sind folgende Komplikationen entweder aufgrund ihrer Häufigkeit, wie z.B. Nervenkompressionssyndrome, oder aber aufgrund ihrer Schwere, wie z.B. Rückenmarkkompressions- und Querschnittssyndrome bzw. die Amyloidose von großer praktisch-klinischer Relevanz.

Nervenkompressionssyndrome

Wenn periphere Nerven zusammen mit Sehnen durch Engen ziehen bzw. diese Engpässe an Gelenke angrenzen, so besteht die Möglichkeit, daß es durch tendosynovialitische Schwellungen oder aber durch Gelenkergüsse bzw. Synovialitiden zu einer Kompression der Nerven kommt.

■ **N. medianus.** Am häufigsten betroffen ist der N. medianus, der unterhalb des Retinaculum flexorum zusammen mit den Sehnen der langen Fingerbeuger durch den osteofibrösen Canalis carpi zieht. Schwellungen der Sehnenscheiden in diesem Kanal führen zur Kompression und damit zur Funktionsstörung des N. medianus, die sich in häufig nachts auftretenden Schmerzen des 1.–3. Fingers, insbesondere des Mittelfingers, äußern und bei längerem Bestehen zu einer Atrophie der Daumenballenmuskulatur führen.

■ **N. ulnaris.** Seltener ist ein Kompressionssyndrom des N. ulnaris. Dieser Nerv kann sowohl im Bereich des Ellbogens durch synovialitische Schwellungen komprimiert werden, was zu Parästhesien des 4. und 5. Fingers sowie einer Schwäche des langen Beugers des 5. Fingers führt, als auch weiter distal im Bereich des Handgelenks durch synovialitische Schwellungen. Im Gegensatz zur Kompression im Bereich des Sulcus nervi ulnaris humeri bleibt hier die Funktion des Beugers des 5. Fingers ungestört.

■ **N. tibialis posterior.** Brennende Parästhesien der Fußsohlen, die durch Stehen oder Gehen verschlechtert werden, können durch eine Kompression des N. tibialis posterior im Bereich des Tarsaltunnels posterior und inferior am medialen Maleolus bedingt sein und sind von einer Mononeuritis multiplex abzugrenzen.

■ **N. femoralis.** Seltener kommt es zu Kompressionen des N. femoralis durch synovialitische Schwellungen im Bereich des Hüftgelenks oder zu Kompressionen des N. peronaeus durch entzündliche Veränderungen im Bereich des Fibularköpfchens.

Rückenmarkkompression und Querschnittssyndrom

■ **Mechanismen.** Der Halswirbelsäulenbefall der chronischen Polyarthritis kann infolge der Bandzerstörungen und Knochendestruktionen mit resultierenden atlantoaxialen oder subaxialen Dislokationen zu schwerwiegenden neurologischen Ausfällen führen. Insbesondere die entzündlich bedingte Zerstörung des Lig. transversum, die den Dens gegenüber dem vorderen Atlasbogen stabilisiert, kann aufgrund der atlantodentalen Dislokation v.a. bei Flexion zu einer Kompression des Rückenmarks führen.

■ **Frühsymptome.** Frühsymptome einer *Rückenmarkkompression* sind sensible Störungen in Form von Parästhesien und Schmerzen in Händen und Füßen, Schwäche der Extremitätenmuskulatur und später Gangstörungen als Zeichen einer beginnenden Parese. Mehr oder weniger schnell entwickelt sich das Vollbild einer Tetraparese. Frühsymptome von Zervikalarthritiden sind Hinterhauptkopfschmerzen sowie Nackenschmerzen. *Zervikalarthritiden* können jedoch auch symptomarm verlaufen und sich erst spät durch schwere Rückenmarkkompressionssydrome demaskieren (Abb. 42.8 a, b).

■ **Weitere Mechanismen und Sypmtome.** Weitere Mechanismen der Rückenmarkkompression basieren auf Wucherungen eines entzündlichen Pannus im Bereich des Rückenmarkkanals, auf Diskusprolaps infolge einer Spondylodiszitis sowie auf reparativem Knochenumbau. Diese Veränderungen können auch Durchblutungsstörungen im A.-vertebralis-basilaris-Stromgebiet verursachen, welche sich klinisch als Synkopen bzw. Dropattack bei bestimmten Kopfbewegungen (Reklination, Seitdrehen) äußern. Weitere Symptome sind Schwindelgefühl mit Nystagmus, Ohrensausen, Doppelsehen, Augenflimmern sowie Gefühlsstörungen im Bereich des 2. und 3. Trigeminusastes. Eine diagnostische Schlüsselstellung nehmen die Röntgenuntersuchung der HWS mit zusätzlichen Funktionsaufnahmen in Extensions- und Flexionsstellung sowie ggf. eine Denszielaufnahme ein. Hierbei können atlantodentale Dislokationen (physiologischer Abstand bis 3 mm bei maximaler Inklination) sowie andere Wirbelkörperdislokationen bzw. Densarrosionen erkannt werden. Bei klinisch vermuteter Rückenmarkkompression und weitestgehend unauffälligem Röntgenbild sollte eine Kernspintomographie zum Nachweis von Pannus durchgeführt werden. Von den Zervikalgelenken ausgehendes Pannusgewebe führt in Einzelfällen bereits zur Rückenmarkkompression, bevor es radiologisch nachweisbare ossäre Destruktionen bedingt.

Amyloidose

Eine schwere, prognostisch ungünstige und therapierefraktäre Komplikation ist die Amyloidose in Form einer AA-Amyloidose. Diese Form der Amyloidose entsteht durch chronische Entzündung und ist von anderen Amyloidoseformen abzugrenzen. Befallen werden insbesondere Niere, Rektum, Lymphknoten, Leber und Herz. Die Diagnose kann durch Rektumschleimhautbiopsie, durch gastroskopisch entnommene Biopsie oder durch Nieren- oder Leberbiopsie gestellt werden. Die Nierenamyloidose wird zumeist auffällig durch eine große Proteinurie mit nephrotischem Syndrom und führt schließlich zur Niereninsuffizienz mit der Notwendigkeit einer Nierenersatztherapie.

Bakterielle Infektionen

Sowohl eine primär krankheitsbedingte, von ihren Mechanismen jedoch nicht genau verstandene Infektabwehrschwäche als auch eine durch Therapie induzierte Immunsuppression (z.B. durch Steroidmedikation und Basistherapeutika) begünstigen schwere bakterielle Infektionen. So sind Infektionen eine der Haupttodesursachen bei der chronischen Polyarthritis.

Von besonderer Relevanz sind bakterielle (septische) Arthritiden.

Wegen der Ähnlichkeit mit Schüben der Grunderkrankung wird die bakterielle Gelenkinfektion oft zu spät erkannt und kann zu letalen septischen Verläufen führen. Klinische, wenngleich nicht eindeutige Hinweise geben massive Überwärmung und Rötung eines oder weniger Gelenke mit starkem spontanem Bewegungsschmerz sowie eine ausgeprägte Störung des All-

Tabelle 42.2. Revidierte Kriterien des American College of Rheumatology für die Klassifikation des Funktionsstatus bei chronischer Polyarthritis. (Nach Hochbergt et al. 1992)

Grad	Definition
I	Vollständig in der Lage, die üblichen Aktivitäten des täglichen Lebens auszuüben (Selbstversorgungs-, Berufs- und nichtberufliche Aktivitäten).
II	In der Lage, die üblichen Selbstversorgungs- und Berufsaktivitäten auszuüben, jedoch eingeschränkt bei nichtberuflichen Aktivitäten.
III	In der Lage, die üblich en Selbstversorgungsaktivitäten auszuüben, jedoch eingeschränkt bei Berufs- und nichtberuflichen Aktivitäten.
IV	Eingeschränkt in der Fähigkeit, die üblichen Selbstversorgungs, Berufs- und nichtberuflichen Aktivitäten auszuüben.

Übliche Selbstversorgungsaktivitäten umfassen Ankleiden, Essen, Baden, Körperpflege, Toilette. Nichtberufliche (Erholung und/oder Freizeit) und berufliche Aktivitäten (Arbeit, Schule, Haushalt) werden vom Patienten bestimmt und sind alters- und geschlechtsspezifisch.

Tabelle 42.3. Klassifikation der chronischen Polyarthritis nach Stadien des Krankheitsprozesses. (Nach Arnett et al. 1988; Steinbroker et al. 1949)

Stadium	Röntgenbefund	Muskelatrophie	Extraartikuläre Veränderungen (subkutane Knoten), Tendovaginitis	Gelenkdeformation	Ankylose
I	Keine destruktiven Veränderungen, gelenknahe Osteoporose	–	–	–	–
II	Osteoporose, evtl. geringe Destruktion (Erosionen/Usuren) des subchondralen Knochens	Umgebung	Evtl. vorhanden	Einschränkung der Beweglichkeit evtl. vorhanden	– –
III	Osteoporose, ausgeprägte Knorpel- und Knochendestruktionen	Ausgeprägt	Evtl. vorhanden	Subluxation, Deviation, Hyperextension	–
IV	Wie III, mit knöcherner Ankylose	Ausgeprägt	Evtl. vorhanden	– wie III	Fibrose oder knöcherne Ankylose

gemeinbefindens. Die Schlüsselstellung zur Diagnose nimmt die Gelenkpunktion mit Synoviaanalyse einschließlich Laktatbestimmung und mikrobiologischer Untersuchung des Punktates ein.

Hyperviskositätssyndrom

Das Hyperviskositätssyndrom zählt zu den seltenen, aber gefährlichen Komplikationen. Infolge einer hohen Konzentration an Rheumafaktorimmunkomplexen und Plasmaeiweißen wie Fibrinogen kommt es zu einem starken Anstieg der Plasmaviskosität. Die resultierenden hämorheologischen Störungen führen zu zerebralen Funktionsausfällen mit Schwindel, Ohrensausen, Nystagmus, Verwirrtheit, Somnolenz bis hin zur Bewußtlosigkeit sowie Haut- und Schleimhautsugillationen und Herzinsuffizienz.

Klinisches Hauptcharakteristikum der chronischen Polyarthritis ist eine chronische u.U. remittierende oder schubweise verlaufende Synovialitis. Typisch sind symmetrischer Befall der MCP-, PIP-, MTP- und anderer peripherer Gelenke sowie über eine erosive Synovialitis sich entwickelnde Gelenkdestruktion mit Deformität und Ankylosierung. Entzündungen des extraartikulären Bindegewebes, insbesondere der Sehnenscheiden sowie Schleimbeutel, sind häufig. Extraartikuläre Organmanifestationen und z.T. lebensbedrohliche Komplikationen werden beobachtet. Bestimmte Organmanifestationen definieren Sonderformen der chronischen Polyarthritis.

Tabelle 42.4. Todesursachen bei Patienten mit chronischer Polyarthritis. (Nach Pincus u. Callahan 1986)

Todesursache	Anteil [%]
Herz-Kreislauf-Erkrankungen	42
Bösartige Erkrankungen	14
Infektionen	10
Nierenerkrankungen	8
Atemwegs-/Lungenerkrankungen	7
Chronische Polyarthritis	5
Gastrointestinale Erkrankungen	4
ZNS-Erkrankungen	4
Unfälle	1
Diverse	6
Unbekannte Todesursache	1
Gesamtzahl der Todesfälle	**n = 2262**

42.6 Verlauf und Prognose

Verlaufsformen

Der Verlauf der chronischen Polyarthritis zeigt eine große Variabilität und ist im Einzelfall nicht vorherzusagen. Orientierend lassen sich 3 Gruppen von unterschiedlichen Verlaufsformen bilden:

- *intermittierende Verlaufsformen* (ca. 20%): zwischenzeitlich Perioden mit subjektiver und objektiver Besserung, serologische Entzündungsparameter jedoch auch in Perioden geringerer Krankheitsaktivität erhöht, insgesamt Neigung zur Gelenkzerstörung und Funktionsbehinderung gering,
- *progrediente Verlaufsformen* (60–70%): schleichende, schubweise oder rasch zunehmende Verschlechterung oder Gelenkzerstörung,
- *maligne Verlaufsformen* (>10%): rapid verlaufende, therapeutisch nur schwer zu beeinflussende ausgeprägte Entzündungsaktivität mit Gelenkdestruktion, schweren extraartikulären Organmanifestationen und früher Invalidisierung. Serologisch charakterisiert durch hoch positive Rheumafaktoren, antinukleäre Antikörper, Rheumaknoten, anhaltend hohe BKS und CRP, Hypergammaglobulinämie und systemische Vaskulitis.

Verlaufsabschätzungen im Einzelfall sind schwierig und nur begrenzt möglich. Zumeist wird innerhalb der ersten 3–5 Krankheitsjahre deutlich, in welcher Richtung und Schwere sich die Krankheit bewegt. 2 Kriterienkataloge des American College of Rheumatology, der eine zur Beurteilung der Funktions- und Arbeitsfähigkeit, der andere zur Einschätzung der radiologischen und biomechanischen Progression des Krankheitsprozesses, können zur Verlaufsdokumentation angewendet werden (Tabelle 42.2, 42.3; Hochberg et al. 1992; Steinbrocker et al. 1949; Arnett et al. 1988).

Passagere oder aber auch andauernde Krankheitsstillstände sind jederzeit möglich, sei es spontan oder durch die Gabe von langfristig wirksamen Antirheumatika. 20% der Patienten zeigen einen monozyklischen Verlauf mit kompletter Remission für mindestens 1 Jahr, 70% der Patienten haben einen intermittierend/ polyzyklischen Verlauf mit zumeist nur inkompletter Remission. Zur Beurteilung der Remission ist ein ebenfalls vom American College of Rheumatology entwickelter Remissionkriterienkatalog hilfreich (s. folgende Übersicht).

Remissionskriterien der American Rheumatism Association für die chronische Polyarthritis (nach Pinals et al. 1981)

- Morgensteifigkeit (weniger als 15 min)
- Keine Müdigkeit
- Anamnestisch kein Gelenkschmerz
- Kein Druck- oder Bewegungsschmerz
- Keine Weichteilschwellung von Gelenken oder Sehnenscheiden
- BKS <30 mm/h bei Frauen, <20 mm/h bei Männern

Eine totale Remission kann erwartet werden, wenn 5 dieser Kriterien über einen Zeitraum von mehr als 2 Monaten erfüllt sind.

Prognose

Entgegen früherer Auffassungen konnte in jüngster Zeit gezeigt werden, daß Patienten mit chronischer Polyarthritis durchschnittlich 14–15 Jahre früher versterben. Die Haupttodesursache sind zum einen extraartikuläre Organmanifestationen (Amyloidose, Lungenfibrose, Karditis, zervikale Dislokation) oder Komplikationen der Krankheit wie bakterielle Infektionen oder Therapiefolgen wie gastrointestinale Blutungen infolge nichtsteroidaler Antirheumatika (Tabelle 42.4; Cosh 1984; Pincus u. Callahan 1986; Zeidler u. Langer 1986).

Basierend auf empirischen Daten und Hinweisen kann gesagt werden, daß eine frühzeitige Gabe langfristig wirksamer Antirheumatika, eine konsequente Übungstherapie und eine komprehensive einschließlich psychosoziale Behandlung und Unterstützung die Prognose wesentlich verbessern können (Zeidler 1986). Pathophysiologische Parameter wie Befall vieler Gelenke, Symmetrie, rapid einsetzende radiologische Veränderungen, positive Rheumafaktoren, Rheumaknoten sowie extraartikuläre Manifestationen sind Anzeichen eines schweren Krankheitsverlaufs (s. folgende Übersicht).

Frühe prognostische Indikatoren eines ungünstigen Verlaufs der chronischen Polyarthritis (nach Maini u. Zvaifler 1997)

- *Demographische Parameter*
  - hohes Erkrankungsalter
  - weibliches Geschlecht
- *Klinische Befunde*
  - hohe Zahl geschwollener Gelenke
  - symmetrische Gelenkbeteiligung
  - Funktionseinschränkung (verminderte Griffstärke, Alltagsfunktionen)
- *Laborchemische Befunde*
  - positiver Rheumafaktor
  - beschleunigte BKS, hohes CRP
  - (HLA DRB1*-Allele?)
- *Röntgenbefunde*
  - radiologische Veränderungen
  - Globalmaße
  - hohe Zahl positiver ACR-Kriterien

Bezüglich der Sozialprognose (Matthies 1972) läßt sich sagen, daß bereits in den ersten 5 Jahren 30% der Patienten berentet werden, hiervon sind 50% erwerbsunfähig, nahezu 20% berufsunfähig, 26% erhalten eine Zeitrente. Im Schnitt werden Patienten mit chronischer Polyarthritis um 11,6 Jahre früher berentet. Generell ist der Eintritt des Funktionsverlustes bei einem Krankheitsbeginn nach dem 40. Lebensjahr schneller als bei Erkrankungen vor diesem Zeitpunkt.

42.7 Labor, bildgebende und invasive Verfahren

Laborchemische Untersuchungen

Entzündungsparameter

Zur Beurteilung der Entzündungsaktivität sind folgende Laborparameter wichtig:

- Blutkörperchensenkungsgeschwindigkeit (BKS),
- C-reaktives Protein (CRP),
- Plasmaviskosität,
- Fibrinogengehalt,
- Elektrophorese sowie
- Blutbildveränderungen.

Die Beschleunigung der BKS ist die einfachste Meßgröße zur Beurteilung der Entzündungsaktivität. In Frühstadien finden sich jedoch bei bis zu 25% der Patienten Normwerte. Darüber hinaus ist die BKS durch verzögerten Anstieg und Abfall gekennzeichnet, so daß bei plötzlich einsetzenden Krankheitsschüben die BKS noch normal bzw. nach bereits remittierten Schüben die BKS noch erhöht sein kann. Akute Krankheitsschübe sowie die Beurteilung der eingesetzten Therapie können schneller durch quantitative Bestimmung des CRP oder die Plasmaviskosität angezeigt werden.

Tabelle 42.5. Stadien radiologischer Veränderungen bei chronischer Polyarthritis. (Nach Larsen 1995)

Grad	Veränderung	Details
0	Normale Konditionen	Veränderungen, die nicht mit einer Arthritis zusammenhängen, z.B. Osteophyten
I	Leichte Veränderungen	Eine oder mehrere Läsionen: - periartikuläre Weichteilschwellung, - periartikuläre Osteoporose, - auch leichte Gelenkspaltverschmälerung
II	Sichere Frühveränderung	Erosionen und Gelenkspaltverschmälerung
III	Mittelgradige Destruktionen	Erosionen und Gelenkspaltverschmälerung obligat in allen Gelenken
IV	Ausgeprägte Destruktionen	Knochendeformität in den gewichtstragenden Gelenken
V	Multilation	Ursprüngliche Gelenkoberfläche nicht mehr vorhanden. Dislokation und Ankylose

In der Elektrophorese deuten eine Erhöhung der γ-Globuline auf eine langfristig bestehende Entzündungsaktivität hin, während eine Erhöhung der α_1-und α_2-Globuline auf eine akute Entzündungssituation hinweisen. Im Blutbild ist eine hypochrome mikrozytäre Entzündungsanämie auffällig, seltener sind Leukozytosen oder Thrombozytosen als Ausdruck einer systemischen Entzündung nachweisbar. Auch selten ist die Erniedrigung der Komplementfaktoren (C3, C4) sowie der CH50 als Ausdruck der Gesamtkomplementaktivität. Dies tritt zumeist im Rahmen vaskulitischer Komplikationen oder schwerer Organmanifestationen auf.

Rheumafaktoren

Diese sind bei 70–90% der Patienten im Verlauf der Erkrankung nachweisbar, sie können jedoch im Frühstadium fehlen oder sehr selten in der Synovialflüssigkeit bereits nachweisbar sein, während sie im Serum noch nicht vorhanden sind.

Rheumafaktoren werden auch bei der Normalbevölkerung in bis zu 5% beobachtet. Es gibt Studien, die zeigen, daß positive Rheumafaktoren bei klinisch gesunden Individuen ein erhöhtes Risiko zur Entwicklung einer chronischen Polyarthritis anzeigen. Rheumafaktoren sind jedoch keineswegs spezifisch für die chronische Polyarthritis, sie werden ebenfalls beobachtet bei chronischen bakteriellen Infektionen wie Tuberkulose, Lues, Endocarditis lenta, bei der Sarkoidose und bei vielen Kollagenosen wie z.B. dem systemischen Lupus erythematodes.

Rheumafaktoren sind Autoantikörper unterschiedlichen Isotyps, die an den konstanten Teil (Fc-Fragment) von humanem Immunglobulin G (IgG) binden. Nachgewiesen wurden sie früher durch eine Agglutination von

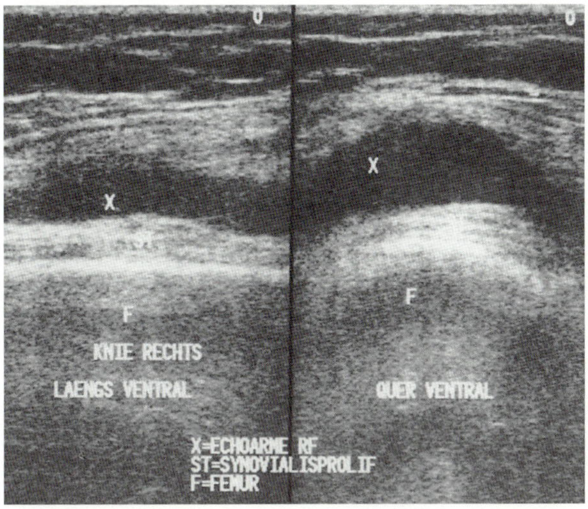

Abb. 42.9. Arthrosonographie des Recessus suprapatellaris bei einer Patientin mit seropositiver chronischer Polyarthritis mit deutlicher Ergußbildung und Synovialisproliferation

mit Kaninchenantikörpern beladenen Schaferythrozyten (Waaler-Rose-Test). Heute wird in der klinischen Diagnostik ein lasernephelometrischer Latextest eingesetzt, bei dem IgG-beladene Polystyrollatexpartikel verwendet werden, um die rheumafaktorvermittelte Agglutination zu detektieren. In jüngerer Zeit stehen darüber hinaus enzymgebundene Immuntests (ELISA) zur Verfügung, die Rheumafaktorisotyp-spezifische Nachweisverfahren erlauben.

Generell steht die Höhe des *Rheumafaktortiters* im Zusammenhang mit der Schwere des Krankheitsverlaufs. Unter erfolgreicher Therapie mit langfristig wirksamen Antirheumatika oder bei Spontanremission können die Titer abnehmen oder negativ werden. Patienten mit extraartikulären Organmanifestationen und Vaskulitis sowie Rheumaknotenbildungen sind zumeist seropositiv, d.h. sie haben Rheumafaktoren in ihrem Serum.

Antinukleäre Antikörper

Antinukleäre Antikörper sind nicht selten positiv, insbesondere bei Rheumafaktor-positiver chronischer Polyarthritis. Zumeist sind sie niedrigtitrig nachweisbar und richten sich gegen einzelsträngige DNA („single-strand", ss-DNA) und nicht gegen Doppelstrang-DNA (ds-DNA) wie beim systemischen Lupus erythematodes.

Synoviaanalyse

Die Gelenkpunktion mit Untersuchung der Synovialflüssigkeit läßt den entzündlichen Charakter des Punktates erkennen. Die Zellzahlen können stark variieren und bis zu 50000/mm^3 betragen. Der Anteil neutrophiler Granulozyten liegt über 50%. Die Gelenkpunktion und Analyse der Synovialfüssigkeit ist insbesondere zur Abgrenzung von Kristallarthropathien und zur Erkennung einer septischen Arthritis von großer Bedeutung.

Der Rheumafaktornachweis in der Synovialflüssigkeit ist von nachgeordneter Bedeutung, in Einzelfällen können in frühen Stadien Rheumafaktoren in der Synovia bereits nachweisbar sein, während sie im Serum noch nicht zu finden sind.

Bildgebende Verfahren

Röntgenuntersuchungen

In frühen Stadien (Tabelle 42.5) zeigen sich radiologisch Schwellungen der umgebenden Weichteile und evtl. eine periartikuläre Osteoporose. Die frühesten Destruktionsergebnisse sind an dem Schwund bzw. der Unterbrechung der kortikalen Grenzlamelle erkennbar. Typische Erosionen, Usuren und Gelenkspaltverschmälerungen sind innerhalb der ersten beiden Jahre nachweisbar.

Radiologisch sichtbare Subluxationen, Luxationen und Ankylosierungen sind erst in späteren Krankheitsphasen zu finden.

Zur Frühdiagnose sind Röntgenuntersuchungen deshalb nicht geeignet, sie sind jedoch von großer Bedeutung zum Erkennen der Destruktionstendenz und dem Ausschluß anderer Erkrankungen.

Auch sind sie wichtig im Verlauf der Erkrankung zur Beurteilung von Therapieeffekten und Geschwindigkeit der Destruktionstendenz, zum Erkennen reparativer Vorgänge mit Glättung von Usuren sowie zur Erkennung postarthritischer Arthrosen und zur präoperativen Diagnostik bei geplanter rheumachirurgischer bzw. orthopädisch-endoprothetischer Versorgung.

Arthrosonographie

Die Arthrosonographie hat in den letzten Jahren verstärkt Eingang in die rheumatologische Praxis gefunden. Bei der Diagnostik der chronischen Polyarthritis bietet sie folgende Vorteile:

- Der klinischen Untersuchung nur schwer zugängliche Gelenke wie das Schultergelenk oder das Hüftgelenk können arthrosonographisch exzellent untersucht werden; genaue Angaben über Gelenkerguß, Synovialisproliferation, Struktur und Funktion umgebender Muskelgruppen sind möglich (Abb. 42.9).
- Die klinisch durch Inspektion und Palpation oft nicht eindeutig zu entscheidende Frage, inwieweit eine Gelenkschwellung durch synoviale Proliferation oder Gelenkerguß verursacht wird, läßt sich arthrosonographisch mit guter Sensitivität erkennen. Diese Unterscheidung ist insbesondere wichtig, wenn lokale Maßnahmen (intraartikuläre Steroidinstillationen, Radiosynoviorthese, Synovektomie) geplant werden. Sind sonographisch ausgeprägte

Synovialisproliferationen nachweisbar, ist der therapeutische Nutzen einer lokalen Steroidinstillation bzw. Yttriumsynoviorthese fraglich und eine Synovektomie eher indiziert.

- Darüber hinaus bietet die Arthrosonographie die Möglichkeit einer dynamischen Untersuchung. So ist es insbesondere am Schultergelenk möglich, Rotatorenmanschettenrupturen, die gelegentlich im Krankheitsverlauf eintreten können, zu erkennen. Außerdem handelt es sich als Bedsidemethode um ein jederzeit zur Verfügung stehendes Verfahren, das z.B. zur Festlegung des genauen Punktionsortes bei nur kleinen Gelenkergüssen hilfreich sein kann.

Gelenk- und Skelettszintigraphie

Sind klinisch nur diskrete bzw. fragliche Zeichen einer Synovialitis zu erheben, überwiegen Arthralgien oder sind durch periartikuläres Ödem Synovialitiden maskiert, ist die Sklelettszintigraphie in Frühstadien diagnostisch hilfreich.

! Unabdingbar ist dann jedoch eine Durchführung als 3-Phasen-Skelettszintigraphie, um insbesondere durch die Perfusions- und Frühphase mögliche entzündliche Gelenkveränderungen von sich in der Spätphase anzeigenden degenerativen Gelenkveränderungen zu unterscheiden.

Kernspintomographie

Die Kernspintomographie bietet vom Prinzip her sowohl die Möglichkeit einer hochexakten Beurteilung der umgebenden Weichteile, des Ausmaßes synovialer Schwellungen sowie der Gelenkergußbildungen und erlaubt zusätzlich eine Beurteilung des Knochens, insbesondere früher Veränderungen wie Knochenmarködem oder früher Erosionen.

Darüber hinaus können kernspintomographisch erosive Veränderungen und Pannusinfiltrationen nachgewiesen werden zu Zeitpunkten, bei denen das Röntgenbild keine Veränderungen aufweist. Auch zur präoperativen Diagnostik kann die Kernspintomographie, insbesondere zur Beurteilung von Synovialisproliferationen und deren Beziehung zu Nachbarstrukturen (Gefäßen, Nerven), in Einzelfällen sehr hilfreich sein. Diesen großen Vorteilen der Kernspintomographie stehen jedoch der hohe apparative Aufwand sowie die hohen Kosten gegenüber. Die Indikationsstellung sollte deshalb restriktiv und nur dann erfolgen, wenn diagnostische bzw. therapeutische Konsequenzen erwartet werden, die durch ein anderes, kostengünstigeres Verfahren nicht erreicht werden können.

Computertomographie

Die Computertomographie wird zur Diagnose der chronischen Polyarthritis nur selten benötigt. Bei Zervikalarthritiden mit beginnender Myelopathie sowie vermuteten Densarrosionen oder Densfrakturen kann sie jedoch indiziert sein.

Weitere Verfahren

Weitere diagnostische Verfahren wie eine Untersuchung der Nervenleitgeschwindigkeit oder das Elektromyogramm zur Erkennung von Nervenkompressionssyndromen bzw. myositischer Veränderungen sind im Einzelfall angezeigt.

Gelenkbiopsie und Arthroskopie

Arthroskopie und Gelenkbiopsie tragen nur in seltenen Fällen zur Diagnostik bei. Mit dem zunehmend häufiger eingesetzten molekularbiologisch gestützten Nachweis intraartikulärer Erreger in der Diagnostik reaktiver Arthritiden und Spondylarthritiden wird der Gelenkbiopsie jedoch in der Zukunft eine zunehmende Rolle zukommen, um reaktive Arthritiden von der chronischen Polyarthritis sicher abzugrenzen.

Laborchemische Untersuchungen sind zur Diagnose und zur Beurteilung der Entzündungsaktivität wichtig. Zur Einschätzung der Entzündungsaktivität haben sich insbesondere BKS, CRP, Plasmaviskosität und Fibrinogengehalt sowie Serumelektrophorese und Blutbildveränderungen bewährt. Rheumafaktoren sind bei 70–90% der Patienten nachweisbar, jedoch keineswegs spezifisch für die chronische Polyarthritis, da sie bei zahlreichen anderen Erkrankungen ebenfalls beobachtet werden.

Gelenkpunktion und Synoviaanalyse haben große Bedeutung, v.a. in der Differentialdiagnose nichtentzündlicher und anderer entzündlicher Gelenkerkrankungen.

Bildgebende Verfahren unterstützen die Diagnose und lassen bei der Verlaufsbeobachtung die Gelenkdestruktion erkennen.

42.8 Diagnose und Differentialdiagnose

Diagnose

Insgesamt nehmen die klinischen Erscheinungen eine führende Bedeutung bei der Diagnose ein. Der entscheidende und für die Diagnose unabdingbare Befund ist der Nachweis einer entzündlichen Gelenkschwellung. Arthralgien bzw. bei der Untersuchung dokumentierte artikuläre Druckschmerzen ohne Synovialitis erlauben nicht die Diagnose einer chronischen Polyarthritis. Andererseits sollte bei nachweisbaren Gelenkschwellungen mit Ergußbildung unbedingt eine Gelenkpunktion erfolgen. Die in der Synoviaanalyse dokumentierte Leukozytose (mehr als 2000 Leukozyten/mm^3) bzw. mehr als 50% neutrophile Granulo-

Tabelle 42.6. Differentialdiagnotisch relevante Symptome. (Nach DGRh 1995)

Symptom	Mögliche Differentialdiagnose
Monarthritis oder asymmetrische Oligoarthritis	Psoriasisarthritis/reaktive Arthritis/periphere Arthritis bei Spondylitis ankylosans/Gelenkinfektion/Kristallarthropathien (Arthritis urica, Chondrokalzinose)/villonoduläre Synovialitis/Hämarth-
ros/	symptomatische Arthropathien u.a. bei Stoffwechselerkrankungen, Neuropathien, Enteropathien, Endokrinopathien/Arthrosen/gelenknahe Knochenprozesse
Fingerendgelenkbefall	Psoriasisarthritis/Fingerpolyarthrose/hypertrophische Osteoarthropathie
Anfallsartige Gelenksymptome (Entwicklung in wenigen Stunden, Dauer bis 1 Woche)	Kristallarthropathien/palindromer Rheumatismus/Hämarthros
Beginn nach Infekten	Reaktive Arthritiden/rheumatisches Fieber/Gelenkinfektionen
Durchfallanamnese	Enteropathische Arthritiden (z.B. bei M. Crohn, Colitis ulcerosa)/reaktive (z.B. Yersinien-)Arthritis
Fieber	Kollagenosen/reaktive Arthritiden/Gelenkinfektionen/adulter M. Still/Arthritis urica
Hautbeteiligung	Psoriasisarthritis/Kollagenosen/reaktive und enteropathische Arthritiden/Arthritis bei Sarkoidose/Purpura rheumatica
Schleimhautbeteiligung	Reaktive Arthritiden/Kollagenosen/M. Behçet
Sicca-Symptomatik	Kollagenosen
Augenbeteiligung	Arthritis bei Spondylitis ankylosans/reaktive Arthritis/M. Behçet
Raynaud-Symptomatik	Kollagenosen
„Atypische" Knoten	Arthritis urica/Arthropathie bei Hyperlipo- proteinämien/Fingerpolyarthrose/Fingerknöchelpolster/Granuloma anulare
Ausgeprägte viszerale Beteiligung (u.a. Herz, Lunge, Lymphknoten)	Kollagenosen/reaktive Arthritiden/adulter M. Still/M. Behçet/paraneoplastische Arthritis
BSG >100 mm	Polymyalgia rheumatica/Kollagenosen/Arthritiden bei Paraproteinämien/Gelenkinfektionen/ paraneoplastische Arthritis
Leuko-, Thrombozytopenie	Systemischer Lupus erythematodes/Felty-Syndrom/Arthritis bei Leukosen bzw. Koagulopathien
Leukozytose	Infektiöse und reaktive Arthritiden/adulter M. Still/Arthritis bei Leukosen

zyten beweisen die Gelenkentzündung. Auch erlaubt die Synoviaanalyse die Diagnose bzw. den Ausschluß von Kristallarthropathien.

Hilfreich für die Diagnose sind die vom American College of Rheumatology 1988 publizierten revidierten Klassifikationskriterien für die chronische Polyarthritis (Arnett et al. 1988). Danach kann eine chronische Polyarthritis diagnostiziert werden, wenn mindestens 4 dieser 7 Kriterien erfüllt sind (s. Kap. 42.2).

Ein bislang ungelöstes Problem ist die sichere Diagnose bei längeren Prodromalstadien mit unspezifischer Allgemeinsymptomatik und Arthralgien ohne Synovialitis. Darüber hinaus sind atypisch beginnende Krankheitsformen oder ein paucisymptomatischer Krankheitsbeginn mit z.B. Karpaltunnelsyndrom, alleiniger Zervikalarthritis, Mon- oder Oligoarthritis, Tendovaginitis oder viszeralen Erstmanifestationen nicht sicher als chronische Polyarthritis zu erkennen. Hier ist oft erst im Verlauf eine eindeutige Diagnose möglich.

Differentialdiagnose

Der Differentialdiagnose der chronischen Polyarthritis kommt aus folgenden Gründen eine große Bedeutung zu:

- Die Diagnose chronische Polyarthritis bedeutet für den Patienten aufgrund der damit mit hoher Wahrscheinlichkeit verbundenen Gelenkdestruktion bis hin zur Invalidität eine einschneidende Veränderung. Der betreuende Arzt sollte ein größtmögliches Maß an diagnostischer Sicherheit haben, bevor die Diagnose gestellt wird.
- Zahlreiche Erkrankungen können das Bild einer chronischen Polyarthritis imitieren. Die oft erheblichen Unterschiede in der indizierten Therapie bedingen einen sorgfältigen Ausschluß anderer Erkrankungen.
- In jüngster Zeit wurde deutlich, daß infektassoziierte Arthritiden, wie z.B. die Hepatitis-C-assoziierte Arthritis, die Parvovirus-B19-assoziierte Arthritis oder die Chlamydien-induzierte Arthritis das Bild einer chronischen Polyarthritis imitieren können. Aufgrund der Möglichkeit einer kurativen Behandlung oder Spontanremission solcher Arthritiden ist eine frühzeitige korrekte Differentialdiagnose von großer Relevanz.
- Atypische Verlaufsformen, die nicht eindeutig als chronische Polyarthritis z.B. unter Zuhilfenahme der ACR-Kriterien diagnostiziert werden können, sollten besser mit einer deskriptiven Diagnose, z.B. im Sinne einer „undifferenzierten Arthritis", definiert werden. Dieser Begriff bedeutet für den behandelnden Arzt keine Fehlleitung in der weiteren Diagnostik und Therapie und suggeriert dem Patienten nicht fälschlicherweise eine diagnostische Endgültigkeit. Als Orientierung zur differentialdiagnostischen Abgrenzung bzw. zum Ausschluß anderer

Erkrankungen können die Qualitätsrichtlinien der Deutschen Gesellschaft für Rheumatologie, Kommission für Qualitätssicherung, dienen (DGRH 1995).

- Hiernach werden die für die ARA-Kriterien von 1958 aufgeführten Ausschlußkriterien, die bei den 1987 revidierten ARA-Kriterien entfallen sind, nach wie vor für gültig erachtet (s. folgende Übersicht).

Ausschlußkriterien der chronischen Polyarthritis (nach DGRh 1995)

- Typische Hautveränderungen des SLE
- Hohe Konzentration von LE-Zellen
- Histologischer Nachweis einer Periarteriitis nodosa
- Klinische Symptome der Polymyositis/Dermatomyositis
- Sklerodermie
- Rheumatisches Fieber, Sarkoidose, Erythema nodosum
- Gichtarthritis
- Tophi
- Ochronose
- Akute infektiöse Arthritis
- Tuberkulöse Arthritis
- Reiter-Syndrom
- Schulter-Hand-Syndrom
- Hypertrophische Osteoarthropathie
- Neuropathische Arthropathie
- Multiples Myelom
- Leukämie oder Lymphome
- Agammaglobulinämie

Darüber hinaus führt die Kommission für Qualitätssicherung der Deutschen Gesellschaft für Rheumatologie eine Reihe von Symptomen auf, die zwar bei der chronischen Polyarthritis vorkommen können, die jedoch eher für andere Krankheitsbilder typisch sind. Diese Symptome sollten bei jedem Verdacht auf eine chronische Polyarthritis abgefragt oder gesucht werden, im positiven Falle sind die in Tabelle 42.6 genannten Entitäten auszuschließen.

Insgesamt ist das differentialdiagnostisch zu beachtende Spektrum bei der chronischen Polyarthritis sehr umfangreich. Es umfaßt sowohl degenerativ als auch metabolisch bedingte Erkrankungen wie die Polyarthrose, die Hämochromatose bzw. auch die Chondrokalzinose. Weiterhin sind andere entzündliche rheumatische Erkrankungen, insbesondere der systemische Lupus erythematodes, die Polymyalgia rheumatica und das Spektrum der Spondylarthritiden diagnostisch abzugrenzen. Zusätzlich müssen viral assoziierte Arthritiden bzw. reaktive Arthritiden erkannt werden. Intermittierende Gelenkerkrankungen wie der Hydrops intermittens oder aber auch der einer chronischen Polyarthritis und anderen rheumatischen Erkrankungen vorausgehende palindromische Rheumatismus müssen bedacht werden.

Polyarthrose

Die häufige Polyarthrose der Fingerend- und Mittelgelenke (Heberden-Arthrose bzw. Bouchard-Arthrose) kann im Regelfall durch die typische Lokalisation, den derben Tastbefund, das Fehlen synovialitischer Schwellungen und ein typisches Röntgenbild eindeutig identifiziert werden. Schwierigkeiten entstehen jedoch, wenn sich eine chronische Polyarthritis bei vorbestehender Polyarthrose manifestiert oder aber wenn die Polyarthrose einen erosiv-destruierenden Verlauf nimmt. Der bei der chronischen Polyarthritis fast nie zu beobachtende Befall der Fingerendgelenke sowie die radiologisch bestehenden reparativen Prozesse und Anbauprozesse, das Fehlen einer ausgeprägten Morgensteifigkeit sowie das Fehlen systemisch-entzündlicher Laborveränderungen sind jedoch richtungsweisend in der Abgrenzung der Polyarthrose von der chronischen Polyarthritis.

Hämochromatose bzw. Chondrokalzinose

Auch eine Hämochromatose bzw. Chondrokalzinose mit Fingergelenkbefall können das Bild einer chronischen Polyarthritis imitieren. So führt insbesondere die Hämochromatose zu synovialitischen Schwellungen im Bereich der Fingergrundgelenke. Typische Laborparameter mit massiv erhöhtem Ferritin, entsprechende Röntgenbildveränderungen sowie ggf. eine Leberblindbiopsie sichern die Diagnose.

Systemischer Lupus erythematodes

Entzündlich-rheumatische Erkrankungen wie der systemische Lupus erythematodes (SLE) können, insbesondere wenn sie sich mit einer Polysynovialitis der Fingermittel- und Fingergrundgelenke manifestieren, mit der chronischen Polyarthritis verwechselt werden. Typische Laborparameter, das Fehlen erosiver Veränderungen beim SLE sowie der weitere Krankheitsverlauf, in dem sich SLE-typische Krankheitsmanifestationen demaskieren, sind differentialdiagnostisch hilfreich.

Spondylarthritiden

Bei atypischem Beginn einer chronischen Polyarthritis mit einer Oligoarthritis oder einer Polyarthritis insbesondere der Gelenke der unteren Extremität umfaßt das differentialdiagnostische Spektrum nahezu sämtliche Ursachen von Arthritiden, v.a. aber Spondylarthritiden mit peripherem Gelenkbefall, wie z.B. die Spondylitis ankylosans, die Arthritis psoriatica, intestinale Arthropathien und reaktive Arthritiden wie die Chlamydien-induzierte Arthritis oder die Yersinien-induzierte Arthritis. Die Anamnese auslösender Infekte, der asymmetrische Gelenkbefall, tiefsitzende Rückenschmerzen vom entzündlichen Typ (nachts und frühmorgens, Besserung bei Bewegung, Morgensteifigkeit der Wirbelsäule), eine radiologisch nachweisbare Sakroiliitis, häufig positives HLA-B27, negative Rheumafaktoren sowie ein entsprechender mikrobiologisch-serologischer und in jüngerer Zeit insbesondere der direkte intraartikuläre molekularbiologisch gestützte Erregernachweis erlauben die Abgrenzung dieser Erkrankungen von der chronischen Polyarthritis.

Viral induzierte Arthritiden
Besondere Schwierigkeiten in frühen Stadien kann die Differentialdiagnose von viral induzierten Arthritiden mit polyartikulärem Befall wie die Hepatitis-C-assoziierte Arthritis, Parovirus-B-19-assoziierte-Arthritiden oder die Rötelnarthritis bereiten. Insbesondere die Hepatitis-C-assoziierte Arthritis kann chronifizieren. Rheumafaktoren sind hierbei häufig nachweisbar. Fehlende erosive Veränderungen, Leberwerterhöhungen sowie der Nachweis der Hepatitis-C-Virusinfektion erlauben hier die Diagnose.

Polymyalgia rheumatica
Differentialdiagnostisch bei älteren Patienten schwierig abzugrenzen ist die Polymyalgia rheumatica, insbesondere wenn sie mit Synovialitiden einhergeht. Darüber hinaus ist die Alterspolyarthritis durch ausgeprägte Begleitmyalgien charakterisiert, die ebenfalls die Differentialdiagnose zur Polymyalgia rheumatica erschweren können.

Hydrops intermittens, palindromer Rheumatismus
Der Hydrops intermittens, als plötzlich einsetzende akute hochschmerzhafte Schwellung eines Gelenkes, die nach wenigen Tagen wieder verschwindet, oder aber episodenhaft einsetzende schmerzhafte Gelenkschwellungen, wie sie beim palindromen Rheumatismus anzutreffen sind, lassen sich zumeist unschwer von einer chronischen Polyarthritis abgrenzen. Beide Erkrankungen können sich jedoch im Verlauf mehrerer Jahre zu einer chronischen Polyarthritis entwickeln.

Andere Differentialdiagnosen
Weiterhin umfaßt das differentialdiagnostische Spektrum der Prodromalstadien der chronischen Polyarthritis mit lediglich Arthralgien eine Vielzahl internistischer Erkrankungen. So sind bei malignen Erkrankungen des Blutes Gelenkschmerzen bzw. Schmerzen von seiten des Bewegungsapparates häufig anzutreffende Erstmanifestationssymptome. Insbesondere das *Plasmozytom* kann sich mit Arthralgien und z.T. sogar mit schmerzhaften Gelenkschwellungen primär manifestieren. Darüber hinaus gehen zahlreiche Infektionskrankheiten mit Arthralgien einher.

Differentialdiagnose des Felty-Syndroms
Bei der Differentialdiagnose des Felty-Syndroms ist in jüngerer Zeit eine lymphoproliferative Erkrankung, das T-lymphoproliferative Syndrom bzw. das Pseudo-Felty-Syndrom, in den Mittelpunkt gerückt (Kuipers u. Zeidler 1993). Diese Erkrankung geht wie das Felty-Syndrom mit einer Neutropenie einher. Häufig besteht jedoch eine Lymphozytose mit Vermehrung großer granulierter Lymphozyten, die sowohl zu der T-Zellreihe als auch zu der NK-Zellreihe gehören können.

42.9 Therapie und Rehabilitation

Hauptziele
Die Hauptziele der Behandlung sind:

- Besserung der Symptome (Schmerzreduktion, Funktionsverbesserung),
- Dämpfung der Entzündungsaktivität,
- Aufhalten der Krankheitsprogredienz,
- Verhinderung von Gelenkzerstörungen, Deformierungen und Versteifungen,
- Beherrschung extraartikulärer Organmanifestationen,
- Vorbeugung bzw. Behandlung psychosozialer Folgen.

Die Chronizität der Erkrankung bedingt, daß die genannten Ziele nur durch einen langfristigen, individuell angepaßten Behandlungsplan erreicht werden können, der alle zur Verfügung stehenden Therapiemöglichkeiten problemorientiert und verlaufsgerecht einsetzt.

Voraussetzungen einer individuellen Behandlung
Voraussetzungen zur Planung und Überwachung einer komprehensiven und individuell ausgerichteten Behandlung sind:

- Beurteilung des Gelenkstatus, der Entzündungsaktivität, der Destruktionstendenz, der extraartikulären Manifestationen, des Verlaufs, der psychosozialen Situation. Hilfreich für die Beurteilung der Progredienz und funktionellen Kapazität sind hier die Kriterien der American Rheumatism Association (ARA),
- Indikation und Planung der Therapie durch den Rheumatologen, !
- Information und aktive Mitarbeit des Patienten, stabiles Vertrauensverhältnis zwischen Arzt, medizinischen Assistenzberufen und Patient,
- Fortführung und Überwachung der Behandlung durch den Hausarzt nach einem vom Rheumatologen vorgegebenen Plan, hausärztliche Anleitung zur Selbsthilfe,
- Anschluß an Selbsthilfeorganisationen (Rheuma-Liga),
- überwiegend ambulante Behandlung,
- stationäre Behandlung lediglich zur Therapie einer akuten Schubsituation, für operative Eingriffe, bei

ausgeprägten viszeralen Organmanifestationen, für physikalisch-ergotherapeutische Komplexbehandlungen sowie bei schweren Komplikationen (durch nichtsteroidale Antirheumatika induzierte Ulkuskomplikation, bakterielle Arthritis, Rückenmarkkompression durch atlantoaxiale Dislokation).

Therapiefehler

Die häufigsten Fehler und Versäumnisse der Therapie sind:

- zu späte Verordnung von Krankengymnastik und Ergotherapie,
- Vernachlässigung der sog. Basistherapie mit langwirksamen Antirheumatika (zu spät, diskontinuierlich, mangelnde Laborkontrollen),
- unterbliebene, nicht rechtzeitige oder nicht regelmäßige Konsultation des internistischen Rheumatologen und orthopädischen Rheumachirurgen,
- mangelnde interdisziplinäre und psychosoziale Gesamtbetreuung.

Umfassende Betreuung

Die umfassende ambulante Betreuung eines Patienten mit chronischer Polyarthritis sollte in enger Kooperation zwischen dem internistischen Rheumatologen und dem Hausarzt erfolgen. Verlaufskontrollen durch den Rheumatologen sind abhängig von der Aktivität der Erkrankung in 3- bis 12monatigen Abständen erforderlich. Gegebenenfalls sollte zusätzlich der orthopädische Rheumachirurg, der Handchirurg, der Neurologe oder Dermatologe konsiliarisch hinzugezogen werden. Fehlende ambulante oder stationäre rheumatologische Versorgungsstrukturen in Wohnortnähe sind eine der häufigsten Ursachen für Defizite in der rheumatologischen Versorgung. Rheumazentren, ambulante Kooperationen sowie an Kurorten lokalisierte Rheumakliniken ermöglichen eine komprehensive Behandlung, sind jedoch aufgrund der Entfernung mit dem Nachteil der Diskontinuität behaftet.

Tabelle 42.7. Stufenplan der Schmerztherapie nach den Richtlinien der WHO

Stufe 1	Nichtopioidanalgetikum ± Adjuvanzien
Stufe 2	Schwaches Opioid ± Nichtopioidanalgetikum ± Adjuvanzien
Stufe 3	Starkes Opioid oral ± Nichtopioidanalgetikum ± Adjuvanzien
Stufe 4	Starkes Opioid kontinuierlich peridural, intrathekal, subkutan, intravenös, neurochirurgische Maßnahmen ± Nichtopioidanalgetikum ± Adjuvanzien

Medikamentöse Therapie (Hammer u. Zeidler 1996)

Nichtsteroidale Antiphlogistika

Die Azetylalizylsäure spielt wegen ihrer häufigen gastrointestinalen Nebenwirkungen in der Therapie der chronischen Polyarthritis keine Rolle mehr.

Neuere nichtsteroidale Antiphlogistika (NSAID) unterscheiden sich sowohl in ihrer Wirkstärke, Halbwertszeit und in ihrem Nebenwirkungsprofil. Bei der Auswahl des richtigen NSAID in der Praxis ist die individuelle Schmerzsymptomatik entscheidend. Folgendes praktische Vorgehen hat sich bewährt:

- *bei milden Synovialitiden:* Ibuprofen 2- bis 4mal tgl. 400 mg,
- *bei hochaktiven Synovialitiden:* Diclofenac 3mal tgl. 50 mg, evtl. 2mal tgl. 100 mg retard oder Indomethacin 3- bis 4mal tgl. 50 mg,
- *bei älteren Patienten bzw. umfangreicher oraler Medikation* (1mal tgl. Gabe günstig für Compliance): Nabumeton 1mal tgl. 1 g oder Meloxicam 1mal tgl. 7,5–15 mg.

Bei geringer Wirkung nach 5–6 Tagen Überprüfung der Compliance, evtl. Dosissteigerung auf Maximaldosis, bei fehlendem Ansprechen Wechsel auf eine andere

Tabelle 42.8. Auswahl von Pharmaka für den Stufenplan der WHO

Stoffklasse	Primäres Mittel der Wahl	Alternative
Nichtopioidanalgetikum	Nichtsteroidale Antiphlogistika	Paracetamol
Schwaches Opioid	Codein, Dihydrocodein (DHC Mundipharma), Tramadol (Tramal), Tilidin/Naloxon (Valoron-N)	
Starkes Opioid	Morphin (MST Mundipharma), Buprenorphin (Temgesic)	Levomethadon
Adjuvanzien		
Steroide (bei Nervenkompression, Hirndruck)	Dexamethason (z.B. Fortecortin)	Prednisolon (z.B. Decortin H)
Antikonvulsiva (bei anfallsweise stechendem Schmerz)	Carbamazepin (z.B. Tegretal)	Phenytoin (z.B. Phanhydan, Zentropil)
Antidepressiva	Amitriptylin (z.B. Laroxyl)	Maprotilin (z.B. Ludiomil)
Neuroleptika	Haloperidol (z.B. Haldol)	Levomepromazin (z.B. Neurocil)
Benzodiazepine	Diazepam (z.B. Valium)	

Substanzklasse (NSAID in aufsteigender Wirksamkeit: Ibuprofen, Nabumeton, Diclofenac, Indomethacin).

Individuell symptomorientierte Gabe von NSAID je nach Schmerzschilderung in unterschiedlicher Dosis (z.B. Diclofenac morgens 50, mittags 50, abends 25 mg).

Bei besonders nachts und morgens akzentuierten Schmerzen empfiehlt sich die abendliche Einnahme eines NSAID in retardierter Form (z.B. Diclofenac retard 100 mg bzw. Indomethacin retard 75 mg).

! Klassische nichtselektive NSAID sind grundsätzlich mit gastrointestinalen Nebenwirkungen belastet (Köhler et al. 1997).

Therapie bei floridem Ulkus. Bei Nachweis eines floriden Ulcus ventriculi oder duodeni sind deshalb nichtsteroidale Antiphlogistika abzusetzen und durch reine Analgetika (z.B. Paracetamol) zu ersetzen. Eine gezielte Ulkustherapie mit H_2-Rezeptorenblockern bzw. Protonenpumpenblockern (bei Nachweis von Helicobacter pylori entsprechende Eradikationstherapie) sollte für das Ulcus duodeni für 4 Wochen, für das Ulcus ventriculi über 6 Wochen durchgeführt werden. Danach ist eine endoskopische Kontrolle obligatorisch. Nach Abheilung der Läsion kann eine erneute Therapie mit einem NSAID erfolgen, dann jedoch ist eine Prophylaxe mit dem Prostaglandinanalogon Misoprostol in einer Dosierung von 2- bis 3mal 200 µg pro Tag erforderlich.

Therapie bei dyspeptischen Beschwerden. Bei Patienten ohne gastrointestinale Risikofaktoren mit dyspeptischen Beschwerden unter NSAID kann, wenn die Patienten eine Endoskopie ablehnen, zunächst für 2 Wochen symptomatisch mit Prokinetika, Antazida, H_2-Rezeptorenblockern und Protonenpumpenblockern behandelt werden. Bei Fortbestehen der Dyspepsie ist unbedingt eine Endoskopie anzustreben.

! Eine generelle Prophylaxe bei der Einnahme von nichtsteroidalen Antirheumatika ist nicht gerechtfertigt; insbesondere die prophylaktische Gabe von H_2-Rezeptorantagonisten bietet nach großen Studien keine Protektion vor NSAID-induzierten gastrointestinalen Nebenwirkungen.

Therapie bei Risikopatienten. Bei Risikopatienten ohne Ulkusanamnese (Alter >60 Jahre, Rauchen, Multimorbidität, zusätzliche Einnahme von mukosaschädigenden Medikamenten) wird eine prophylaktische Behandlung mit Misoprostol oder mit Cox-2-selektiven Inhibitoren empfohlen (Köhler et al. 1997).

Wirkprinzip. Das Wirkprinzip der NSAID ist eine Inhibition der Cyclooxygenase. In jüngerer Zeit konnte gezeigt werden, daß die Cyclooxygenase in 2 Isoformen existiert, von denen die Cox-2 die bei Entzündungen relevante Form darstellt. Cox-2-selektive Inhibitoren wie Rofecoxib oder Celecoxib sind nicht mit den typischen Magen-/Duodenalschleimhautläsionen nichtselektiver NSAID behaftet, wie z.B. Erosionen, Ulzera und deren Komplikationen. Cox-2-selektive Inhibitoren können deshalb bei Risikopatienten eingesetzt werden. Allerdings treten auch bei diesen Medikamenten subjektive Nebenwirkungen wie Nausea oder Dysplasie auf.

Analgetika

Neben der Therapie mit nichtsteroidalen Antiphlogistika, Glukokortikoiden und langwirksamen Antirheumatika bestehen zusätzlich Indikationen für eine medikamentöse Analgesie. Diese sind therapieresistente Schmerzen, insbesondere Rückenschmerzen, bei Kontraindikationen von nichtsteroidalen Antirheumatika (NSAID-induzierte Gastropathie, hochdosierte Steroidmedikation, kompensierte Niereninsuffizienz etc.) sowie nichtentzündlich bedingte Schmerzen (z.B. postarthritische Arthrose ohne Entzündungssymptomatik).

Die analgetische Therapie bei chronischer Polyarthritis sollte dem Stufenschema der WHO zur Behandlung von Tumorschmerzen folgen (Tabelle 42.7 und Tabelle 42.8).

- *Bei leichten Schmerzen:* Paracetamol 3- bis 6mal tgl. 500 mg oder Paracetamol/Codein 2- bis 4mal tgl. 500/30 mg,
- *bei stärkeren nichtentzündlichen Schmerzen:* Metamizol 3- bis 4mal tgl. 500–1000 mg oder Tramadol 3- bis 4mal tgl. 50–100 mg oder Tramadol retard 1- bis 2mal tgl. 100 mg;
- *bei sehr ausgeprägten Schmerzen:* Buprenorphin 3- bis 4mal tgl. 0,2–0,4 mg oder Morphinsulfate 2- bis 3mal tgl. 10–60 mg.

Glukokortikoide

Glukokortikoide sind die wirksamsten Substanzen zur Behandlung der lokalen und systemischen Entzündungsaktivität der chronischen Polyarthritis. !

Die Dosierung der Glukokortikoide erfolgt in Abhängigkeit von der Krankheitsaktivität:

- bei neu angesetztem langwirksamem Antirheumatikum und im Frühstadium: 0,25–0,5 mg pro kgKG Prednisolonäquivalent tgl.,
- bei hoher systemischer Entzündungsaktivität: 0,5–0,75 mg pro kgKG Prednisolonäquivalent tgl.,
- bei schwersten akuten Verläufen insbesondere mit Organmanifestationen: 0,75–1 mg pro kgKG Prednisolonäquivalent täglich.

Die Dosisreduktion der Glukokortikoide muß entsprechend der Klinik sowie der Laborparameter erfolgen. Eine forcierte Glukokortikoidtherapiereduktion bei nach wie vor bestehender Entzündungsaktivität wird unweigerlich zu erneuter Exazerbation und Schubsituation führen.

Die Tagesdosis der Glukokortikoide wird in der Regel morgens zwischen 6 und 8 Uhr oral eingenommen. Diese Anpassung an den zirkadianen Rhythmus der endogenen Kortisolproduktion führt zu einer geringeren Störung des Nebennieren-Hypophysen-Regelkreises. Eine alternierende Gabe mit einer Applikation jeden 2. Tag morgens zwischen 6 und 8 Uhr soll eine noch geringere Störung des Regelkreises ergeben, läßt sich aber häufig in der Praxis nicht realisieren (Compliance, Beschwerden am glukokortikoidfreien Tag).

Bei hoher Aktivität und starken nächtlichen Schmerzen ist nicht selten vorübergehend eine Aufteilung der gesamten Glukokortikoidtagesdosis in eine 2/3-Dosis morgens zwischen 6 und 8 Uhr und eine 1/3-Dosis abends zwischen 18 und 20 Uhr nötig.

■ **Niedrigdosierte Glukokortikoidtherapie (Low-dose-Therapie).** Eine niedrigdosierte Langzeittherapie kann mit Dosen zwischen 2,5 und 7,5 mg (maximal 10 mg) Prednisolonäquivalent täglich durchgeführt werden, wenn langwirksame Antirheumatika nicht ausreichend wirksam sind. Die Low-dose-Glukokortikoidtherapie scheint bei nur geringen Nebenwirkungen den Fortschritt der Erosivität der chronischen Polyarthritis zu verlangsamen. Die niedrigdosierte Glukokortikoidtherapie kann als Langzeittherapie durchgeführt werden, vorsichtige Dosisreduktionen um 0,5–1 mg z.B. jeden Monat können versucht werden.

■ **Hochdosierte intravenöse Stoßtherapie (Pulstherapie).** Bei sehr schweren Schüben kann eine hochdosierte Stoßtherapie mit i.v.-applizierten Glukokortikoiden durchgeführt werden, z.B. 1 g Methylprednisolon (Solu-Decortin H) an 3 aufeinanderfolgenden Tagen oder 3 Tagen einer Woche mit je einem Tag Pause. Wegen z.T. schwerer Nebenwirkungen sollten besser 250–500 mg Methylprednisolon eingesetzt werden. Ob die intravenöse Pulstherapie Vorteile gegenüber der konventionellen oralen Stoßtherapie besitzt, ist bislang nicht geklärt.

Langwirksame Antirheumatika

Die Therapie mit langwirksamen Antirheumatika (LWAR) ist indiziert bei:

- Vorliegen eines progredienten Krankheitsbildes mit lokaler (Synovialitis) und systemischer Entzündungsaktivität (erhöhte BKS und CRP),
- erosivem und destruierendem Verlauf (Röntgenuntersuchung),
- bei kontinuierlichem Glukokortikoidbedarf,
- beim Vorliegen von viszeralen Komplikationen.

Keine Behandlungsbedürftigkeit mit LWAR besteht bei:

- nichterosiven und klinisch blanden Verläufen,
- Erkrankungen ohne Entzündungsaktivität, bei denen Beschwerden von seiten postarthritischer Arthrosen, Arthralgien und Myalgien im Vordergrund stehen,
- ausgebrannten Spätstadien.

■ **Allgemeine Richtlinien.** Langwirksame Antirheumatika (LWAR), sog. Basistherapeutika, sind die einzigen Medikamente, die das Fortschreiten der Erkrankung aufhalten können. 60–80% der Patienten profitieren von einer LWAR-Behandlung. So kommt es zu einer Verringerung klinischer Krankheitssymptome, einem Rückgang der laborchemischen Entzündungsaktivität sowie einer Verlangsamung der Gelenkdestruktion.

Der therapeutische Effekt der LWAR-Therapie tritt erst langsam ein. So kann der Effekt einer Methotrexattherapie frühestens nach 6 Wochen beurteilt werden, die Wirksamkeit von Sulfasalazin tritt nach 4–8 Wochen ein, die Wirksamkeit von Resochin in 3–6 Monaten, die von Goldpräparaten in 4–6 Monaten.

Aufgrund der häufigen Nebenwirkungen ist eine intensive klinische und laborchemische Überwachung indiziert.

■ **Differentialindikation.** Sie orientiert sich an Krankheitsaktivität, Prognose und den jeweiligen Substanzeigenschaften. Dabei wird zunächst eine Einschätzung der Prognose der Erkrankung anhand von Prädiktoren für einen schweren Verlauf vorgenommen.

Bei hohem Risiko der Erkrankung wird die LWAR-Therapie mit wirksameren Substanzen begonnen als bei Erkrankungen mit geringem Risiko eines schweren Verlaufs. Bei unzureichender Wirkung eines LWAR nach einer Einnahmedauer von 3–6 Monaten wird ein stärker wirksames LWAR eingesetzt.

In jüngster Zeit wird zunehmend ein Konzept verfolgt, bei dem therapeutisch nicht ausreichende LWAR nicht abgesetzt und durch ein stärker wirksames ersetzt werden, sondern vielmehr ein 2. LWAR als Kombinationstherapie zusätzlich verordnet wird.

Ein diesbezüglich entwickeltes, früheffektives Behandlungsschema ist in Tabelle 42.9 dargestellt. Entsprechend der Krankheitsschwere wird eine LWAR-Therapie begonnen, die möglichst früh und maximal effektiv ansetzt (Tabelle 42.9). Insbesondere Kombinationsbasistherapien, z.B. die Therapie mit Methotrexat plus, Sulfasalazin plus, Hydroxychloroquin, sollte bei unzureichender Wirksamkeit der Methotrexat-Monotherapie eingesetzt werden.

Zu Wirkmechanismus, Dosierung, notwendigen Laborkontrollen und Nebenwirkungsprofil der Einzelsubstanzen s. Kap. 23.3.

■ **Antimalariamittel.** Substanzbezeichnung: Chloroquin (z.B. Resochin), Hydroxychloroquin (z.B. Quensyl).

Tabelle 42.9. Einsatzplan zur medikamentösen Therapie der chronischen Polyarthritis mit langfristig wirksamen Antirheumatika (LWAR). (Nach Wollenhaupt u. Zeidler, 2000)

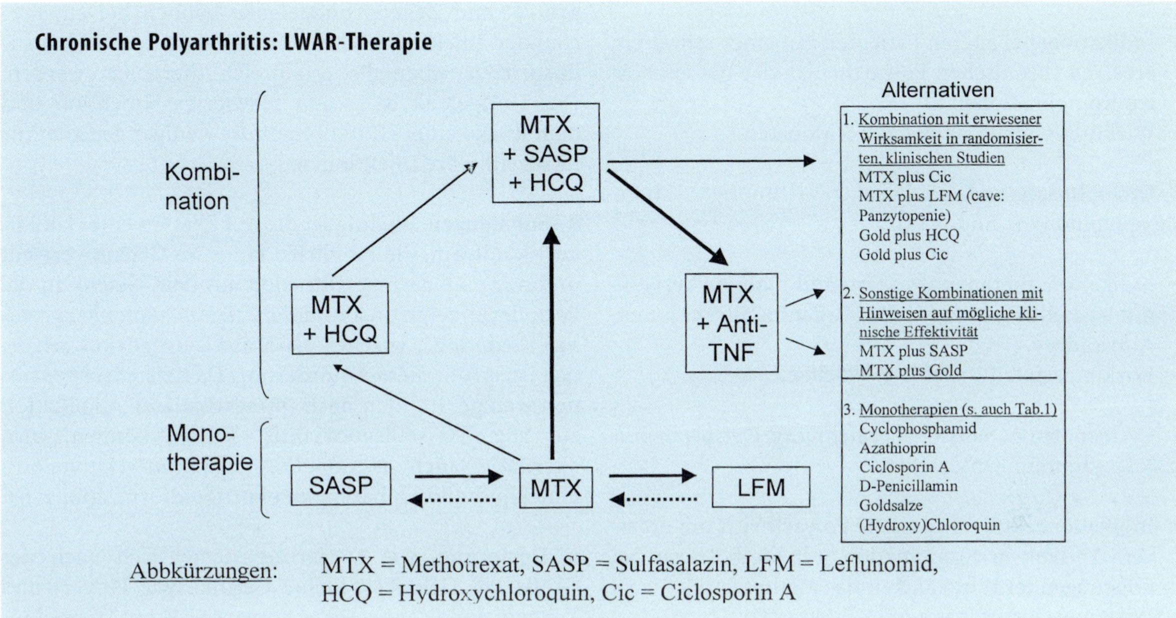

- Indikation: mild verlaufende chronische Polyarthritiden ohne radiologisch nachweisbare Erosivität, in Kombination mit anderen LWAR, z.B. mit Methotrexat oder mit parenteralem Gold (s. Tabelle 42.9).
- Wirkungseintritt: nach 3–4 Monaten, falls nach 6 Monaten keine Besserung, Therapie beenden.

■ **Sulfasalazin.** Substanzbezeichnung: Sulfasalazin (z.B. Azulfidine RA, Pleon RA).

- Indikation: frühe chronische Polyarthritis mit geringer und mittlerer systemischer sowie lokaler Entzündungsaktivität.
- Wirkungseintritt: nach ca. 4–8 Wochen. Therapieversagen in der Regel nach 4, maximal nach 6 Monaten zu erkennen.

■ **Orale Goldtherapie.** Substanzbezeichnung: Auranofin (Ridaura).

- Indikation: bei leichter bis mittlerer Entzündungsaktivität.
- Wirkungseintritt: nach ca. 4–6 Monaten, Therapieversagen nach spätestens 6 Monaten zu erkennen, bei nicht ausreichender Wirksamkeit ggf. Wechsel auf eine intramuskuläre Goldtherapie.

■ **Parenterale (intramuskuläre) Goldtherapie.** Substanzbezeichnung: Natriumaurothiomalat (Tauredon).

- Indikation: aktive chronische Polyarthritis mit erosivem Verlauf, parenterale Goldtherapie limitiert insgesamt durch zahlreiche und teilweise ernsthafte Nebenwirkungen.
- Wirkungseintritt: nach ca. 2–4 Monaten. Therapieversagen kann nach 6 Monaten beurteilt werden.

■ **Methotrexat.** Substanzbezeichnung: Methotrexat (z.B. Methotrexat lederle, Methotrexat medac, Lantarel).

- Indikation: bei chronischer Polyarthritis mit mittlerer und hoher Entzündungsaktivität. Gute Verträglichkeit, geringe Abbruchrate, in den letzten Jahren das am häufigsten eingesetzte LWAR bei chronischer Polyarthritis.
- Wirkungseintritt: nach ca. 4–8 Wochen, wenn nach 4 Monaten trotz Dosissteigerung bis auf 20– 25 mg pro Woche kein Therapieeffekt zu verzeichnen ist, kann die Behandlung abgebrochen werden.

■ **D-Penicillamin.** Substanzbezeichnung: D-Penicillamin (z.B. Metallcaptase).

- Indikation: schwer verlaufende, erosive chronische Polyarthritis nach erfolgloser Therapie mit anderen LWAR.
- Wirkungseintritt: nach ca. 2–3 Monaten.

■ **Azathioprin.** Substanzbezeichnung: Azathioprin (z.B. Imurek).

- Indikation: bei älteren Patienten mit einer schweren, erosiven chronischen Polyarthritis oder bei viszeralen Komplikationen.
- Wirkungseintritt: nach ca. 2–3 Monaten.

■ **Cyclophosphamid.** Substanzbezeichnung: Cyclophosphamid (z.B. Endoxan).

- Indikation: therapierefraktäre und maligne Verläufe mit Vaskulitis oder schweren Organmanifestationen, Amyloidose.
- Wirkungseintritt: nach 4–8 Wochen.

■ **Cyclosporin A.** Substanzbezeichnung: Cyclosporin A (z.B. Sandimmun Optoral).

- Indikation: aktive chronische Polyarthritis mit erosivem Verlauf, in Kombination mit Methotrexat bei ungenügender Wirksamkeit des Methotrexats.
- Wirkungseintritt: nach ca. 3–6 Monaten.

■ **Leflunomid:** Substanzbezeichnung: Ceflunomid (Arava).

- Indikation: bei chronischer Polyarthritis mit mittlerer und hoher Entzündungsaktivität, vergleichbare Wirksamkeit wie Methotrexat plus Folsäure, Reservetherapeutikum: erst nach Versagen anderer LWAR (wie z.B. Methotrexat oder Sulfasalazin).
- Wirkungseintritt: nach ca. 1–2 Monaten (Kassenärztl. Bundesvereinigung 2000).

■ **TNFα-Antagonisten:** Substanzbezeichnung: Infliximab (Remicade); Ethanercept (Enbrel).

- Indikation: schwer verlaufende, chronische Polyarthritis mit hoher Aktivität, nach erfolgloser Therapie mit konventionellen LWAR + LWAR-Kombinationstherapien, neues Therapieprinzip, teure Therapie, Reservetherapeutikum.
- Wirkungseintritt: oft innerhalb des ersten Monats, Therapieversagen kann nach 3 Monaten beurteilt werden (Wollenhaupt et al. 1999; Dt. Ärzteblatt 2000).

Lokale Therapiemaßnahmen

Intraartikuläre Glukokortikoidtherapie

Trotz Therapie mit einem langfristig wirksamen Antirheumatikum oder niedrigdosierter oraler Glukokortikoidtherapie weisen nicht selten ein oder mehrere Gelenke weiterhin akute Synovialitiden auf. In dieser Situation ist die intraartikuläre Therapie mit Glukokortikoiden indiziert. Hierzu bieten sich insbesondere größere Gelenke wie Kniegelenk, Ellbogen- und Schultergelenk an, aber auch kleine Gelenke wie Fingergrund- und Zehengrundgelenke können bei entsprechender Injektionstechnik (Insulinkanülen und Insulinspritzen) ebenfalls erfolgreich therapiert werden. Das Hüftgelenk ist wegen schwieriger Injektion und dem Risiko einer Hüftkopfnekrose weniger geeignet für intraartikuläre Injektionen.

■ **Substanzen.** Wichtig ist die Applikation einer Glukokortikoidform, die möglichst lange im Gelenk verweilt und nur eine geringe Diffusion aus dem Gelenk in die Peripherie zeigt. Insbesondere *Triamcinolonhexacetonid* (Lederlon), welches als Kristallsuspension erhältlich ist, erfüllt diese Anforderung. Da Kristallsuspensionen wenige Stunden nach intraartikulärer Applikation zur sog. „Kristallsynovialitis" führen können, wird alternativ auch *Dexamethasonpalmitat* (Lipotalon), eine Lipidmikrosphärenglukokortikoidform, appliziert.

■ **Dosierung.** Die Dosierung richtet sich nach der Größe des Gelenkes, kleine Gelenke wie Finger- und Zehengrundgelenke sollten mit 1,5–3 mg Triamcinolonhexacetonid, mittlere Gelenke (Hand-, Ellbogen-, Sprunggelenke) mit 10–20 mg und große Gelenke (Schulter- und Kniegelenke) mit 20–40 mg Triamicinolonhexacetonid injiziert werden. Nach Injektion soll das Gelenk für ca. 2 Tage geschont werden, Kontraindikationen sind infektiös-septische Arthritis, Blutungsneigung und Hautinfektionen.

Radiosynoviorthese

Die intraartikuläre Applikation eines kurzlebigen Radionuklids (z.B. ^{90}Yttrium) wirkt ebenfalls durch lokale Bestrahlung der entzündeten Synovialmembran antiphlogistisch. Indiziert ist diese Maßnahme insbesondere bei oligo- oder monarthritischen Verlaufsformen und persistierender Synovialitis nach erfolgloser Glukokortikoidinjektion. Diese Maßnahme ist schonender als eine operative Synovektomie, vermeidet das Narkoserisiko, und die Ansprechraten (Besserung bei ca. 50–70% der Patienten) sind gegenüber der operativen Synovektomie nur gering niedriger.

Bei fortgeschrittener erosiv-deformierender Arthritis oder bei postarthritischen Arthrosen ist die Radiosynoviorthese nicht mehr indiziert und kann evtl. sogar zu einem stärkeren Progreß führen. Kontraindikationen sind darüber hinaus Gelenkinstabilität, größere Gelenkzysten bzw. Synovialzysten, Gelenkinfektionen und Blutungsneigung. Aufgrund des Strahlenrisikos sollte diese Maßnahme nicht bei Patienten vor dem 40. Lebensjahr durchgeführt werden. Zumeist wird die Radiosynoviorthese für das Kniegelenk eingesetzt, aber auch Schulter-, Ellbogen-, Handgelenk, Hüftgelenk und Sprunggelenk können auf diese Art therapiert werden. Wichtig ist eine möglichst atraumatische Punktion, um einen Abfluß des Radionuklids in die Peripherie zu vermeiden, bei sehr ausgeprägter Synovialitis und zur Vermeidung einer evtl. Radionuklidsynovialitis ist die gleichzeitige Applikation von Triamcinolonhexacetonid (Lederlon) empfehlenswert (Hammer u. Zeidler 1996).

Chemische Synoviorthese

Statt einer intraartikulären Applikation kurzlebiger Radionuklide werden auch chemische Synoviorthesen durchgeführt. Das Indikationsspektrum entspricht dem der Radiosynoviorthese. Der Vorteil der chemischen Synoviorthese ist, daß sie auch bei jüngeren Patienten durchgeführt werden kann. Verwendet wird Varicocid, ein Fettsäuregemisch (Natriummorrhuat, 5%ige Lösung, pH 9,5). Die intraartikuläre Injektion von *Varicocid* führt zu einer Verödung der Synovialmembran durch Nekrose der oberflächlichen Deckzellschichten. Hierbei kommt es zu einer meist sehr ausgeprägten Entzündungsreaktion, die stark schmerzhaft sein kann. Daher ist die gleichzeitige Injektion eines Lokalanästhetikums (z.B. Bupivacain) intraartikulär angezeigt. Außerdem sollte der Patient bei Bedarf zentralwirksame Analgetika erhalten.

Das injizierte Gelenk ist für 1–3 Tage ruhig zu stellen und unmittelbar nach der Injektion bis zum Abklingen der therapeutisch induzierten Entzündungsreaktion kontinuierlich zu kühlen. Bei überschießender Ergußbildung kann evtl. eine Entlastungspunktion erforderlich werden. Nach der Injektion sollten krankengymnastische Übungsbehandlungen zunächst passiv, später zunehmend aktiv durchgeführt werden. Für große Gelenke werden 5–6 ml, für mittelgroße Gelenke 1–3 ml Varicocid injiziert. Die langfristige Effektivität der Methode ist bislang nicht belegt. Im Tiermodell zumindest sind Knorpelschäden durch chemische Synoviorthesen beschrieben worden.

Alternative oder komplementäre Heilverfahren

Eine Vielzahl von Heilverfahren werden alternativ oder komplementär zur schulmedizinisch-ärztlichen Therapie angewendet (Übersicht s. Champion 1997). Generelle Therapieempfehlungen können jedoch aufgrund fehlender klinischer Studien nicht erteilt werden. Vitamin E scheint eine antiinflammatorische Wirkung zu besitzen, und auch im Rahmen von Fastenkuren werden klinische Besserungen beobachtet. Einzelne Patienten berichten über Besserungen bei bestimmten Diäten, eine generelle Diätvorschrift zur Besserung des Krankheitsverlaufs existiert nicht. Eine ausgewogene und kalorisch ausreichende Ernährung ist zur Vermeidung von durch Fehldiät induzierten Substanzverlusten jedoch von großer Wichtigkeit. Phytotherapeutische Konzepte sind zahlreich und variieren stark nach dem jeweiligen Kulturkreis, in dem sie eingesetzt werden; auch hier können gegenwärtig keine sicheren Therapieempfehlungen erteilt werden.

Tabelle 42.10. Physikalische Kombinationstherapie der chronischen Polyarthritis in Abhängigkeit von der Krankheitsaktivität. (Nach Hartmann u. Zeidler 1990)

Therapieform	Krankheitsaktivität		
	akut	subakut	chronisch
Funktionelle Übungstherapie			
Präventive Lagerung in Funktionsstellung, Korrekturlagerung	X		
Atem- und Kreislaufübungen	X	(X)	(X)
Isometrische Muskelübungen	X	X	X
Aktiv geführte Übung in Entlastung	X	(X)	X
Dynamische Muskelübung		X	X
Aktive Gelenkmobilisation		X	X
Haltungs- und Gehschule		X	X
Unterwasserbewegungsübungen		(X)	X
Physikalische Zusatztherapie			
Kryotherapie	X	(X)	
Iontophoresen mit NSAID		X	X
Diadynamische Ströme		X	X
Mittelfrequenzströme		X	X
Massagen		(X)	X
Lokale Wärmebehandlung			X
Hochfrequenzdiathermie (Kurzwelle, Dezimeterwelle)			X
Hydrogalvanische Teil- oder Vollbäder			X
Hydrotherapie			(X)

Therapie im Frühstadium

Information des Patienten

Eine umfassende Information des Patienten ist vor Beginn der Behandlung und wiederholt bei weiteren Konsultationen ein unverzichtbarer Teil in der sich abzeichnenden Langzeitbetreuung (Zeidler 1983). Insbesondere Fragen nach Art und Ursache der Krankheit, Krankheitsverlauf, Medikamenten und ihren Nebenwirkungen sowie die laufenden Untersuchungen sind Fragen nahezu sämtlicher Patienten. Antworten hierauf erwarten sie insbesondere vom behandelnden Arzt.

Vielfach hat der Rheumatologe die Pflicht, von sich aus konkrete Themen anzusprechen. Dies sind zu Beginn der Erkrankung insbesondere Fragen nach Krankheitsentstehung und -verlauf sowie das Bedürfnis, über grundsätzliche Heilungschancen und eine optimierte allgemeine Lebensführung (Diät, körperliche Belastung) informiert zu werden. Das aktive Eingehen auf die Informationsbedürfnisse des Patienten, eine positive therapeutische Einstellung des Arztes, die sich ständig verbessernden Möglichkeiten zur therapeutischen Beeinflussung des Krankheitsverlaufs und zur Behandlung von Funktionsbehinderungen und eingetretenen Gelenkschäden sind die Voraussetzung für ein stabiles therapeutisches Bündnis zwischen Patient und Arzt.

Physikalische Therapie

Bereits vom Beginn der Erkrankung an muß eine *funktionelle Übungstherapie* verordnet werden. Unter krankengymnastischer Anleitung soll der Patient ein Übungsprogramm zur Erhaltung der Beweglichkeit der betroffenen Gelenke und der Kraft der benachbarten Muskulatur erlernen. Diese Übungen sollte der Patient selbständig täglich 5–10 min lang durchführen. Eine erneute Verordnung von Krankengymnastik empfiehlt sich in 1/4- bis 1/2jährlichen Abständen zur Auffrischung des Übungsplans, zur Kontrolle der richtigen Durchführung sowie zur krankheitsadaptierten Modifikation der Übungstherapie (Tabelle 42.10).

Ergotherapeutische Hinweise auf Gelenkschutzmaßnahmen sind bereits in Frühstadien angebracht und sollten alle Belange des täglichen Lebens, berufliche Tätigkeit, Haushalt, Gartenarbeit, Freizeitaktivitäten und Sport umfassen.

Die *lokale Frühtherapie* akuter und subakuter Synovialitiden hat zumeist einen guten analgetischen Effekt und eignet sich besonders zur häuslichen Selbstbehandlung. Lokale Wärmebehandlungen sind selten indiziert, zumeist nur bei wenig aktiven Verläufen bzw. bei postarthritischen Arthrosen.

Diadynamische Ströme bzw. Mittelfrequenzströme bedürfen in ihrem Einsatz spezieller Erfahrungen sowie genauer Kenntnisse von Indikation und Applikation.

Medikamentöse Therapie im Frühstadium

In seltenen Fällen kann bei nur geringer Steifigkeit und fehlender Schmerzsympomatik auf eine medikamentöse Therapie zunächst verzichtet werden. Zumeist ist jedoch die Gabe nichtsteroidaler Antiphlogistika zur Beseitigung bzw. Linderung der Schmerz- und Funktionsbehinderung bei aktiven Synovialitiden erforderlich. Auswahl und Dosierung des NSAID müssen sich an der individuellen Schmerzsymptomatik orientieren. Der Einsatz von Analgetika in Frühstadien ist nur selten erforderlich, bei Kontraindikationen gegen NSAID müssen sie jedoch stufenadaptiert eingesetzt werden.

Glukokortikoide im Frühstadium sind indiziert zur Behandlung eines akuten Schubes bzw. bei starker Entzündungsaktivität der chronischen Polyarthritis, bei viszeralen Komplikationen und zur Erhaltung der Arbeitsfähigkeit und körperlichen Unabhängigkeit. Eine krankheitsmodulierende Wirkung, wie sie die langwirksamen Antirheumatika haben, gilt bislang als nicht gesichert. Es scheint aber eine Verminderung der Erosivität im Verlauf der chronischen Polyarthritis bei einer langfristigen, niedrigdosierten Glukokortikoidtherapie (5–10 mg Prednisolonäquivalenzdosis pro Tag) möglich.

Da bereits 50% der Patienten deutliche Behinderungen in ihrer Funktion in den ersten 5 Krankheitsjahren entwickeln, ist eine frühzeitig einsetzende effektive Therapie mit langwirksamen Antirheumatika (LWAR) unbedingt indiziert. Die Differentialindikation orientiert sich an Krankheitsaktivität, Prognose und den jeweiligen Substanzeigenschaften. Risikoadaptierte Therapieschemata tragen diesem Prinzip Rechnung (Tabelle 42.9). Insbesondere im Frühstadium ist die sorgfältige Aufklärung des Patienten entscheidend, da ein verzögerter Wirkungseintritt und die möglichen zahlreichen Nebenwirkungen der Basistherapeutika die Compliance gefährden. Informationsblätter für Patient und Hausarzt, wie sie von der Arbeitsgemeinschaft Regionaler Kooperativer Rheumazentren entwickelt wurden, sind diesbezüglich sehr hilfreich.

Therapie im chronisch-progredienten Verlauf

Information des Patienten

Ständige Information über Krankheitsverlauf, Abstimmung des langfristigen Behandlungsplans, Risiken und Erfolge ganz bestimmter Behandlungsmöglichkeiten sowie Fragen zur persönlichen, familiären und beruflichen Zukunft gewinnen zunehmende Bedeutung in der Patient-Arzt-Beziehung in späteren Krankheitsstadien. Anleitung zur Selbsthilfe und ständige Aktivierung zu Krankengymnastik, Anschluß an Selbsthilfegruppen sowie eine Patientenschulung spielen eine wichtige Rolle auch im späteren Krankheitsverlauf.

Langwirksame Antirheumatika und Schmerztherapie

Langwirksame Antirheumatika wie Goldpräparate, Sulfasalazin und Methotrexat können über Jahre und Jahrzehnte eingenommen werden, der bereits erwähnte Stufenplan ist bei der Differentialindikation und Therapiefolge hilfreich (s. unter langwirksame Antirheumatika). Bei Versagen eines LWAR oder toxischen Nebenwirkungen wird auf ein anderes LWAR übergegangen. Bei inkompletten Remissionen durch ein LWAR, z.B. inkomplette Remission durch Methotrexat, ist eine Kombination z.B. mit Hydroxychloroquin bzw. mit Hydroxychloroquin plus Sulfasalazin oft hilfreich. Weitere Kombinationstherapien umfassen die parenterale Goldtherapie mit Resochin, Methotrexat in Kombination mit Sulfasalazin oder oralen Goldpräparaten, Methotrexat mit Cyclosporin A sowie Methotrexat mit TNFα-Antagonisten.

Komplette Remissionen können in ca. 10–20% der Fälle beobachtet werden. Diese halten zumeist jedoch nicht länger als 1 Jahr an, weshalb bei Remissionen langwirksame Antirheumatika zunächst nur in ihrer Dosis reduziert werden sollten. Erst bei einer Remission von länger als 1 Jahr kann ein Auslaßversuch unternommen werden. Zur Remissionsbeurteilung ist der vom American College of Rheumatology entwickelte Kriterienkatalog zur Beurteilung einer Remission hilfreich.

In späteren Phasen der Erkrankung kommt einer individuell ausgerichteten analgetischen, antiphlogistischen und funktionellen Therapie zunehmend größere Bedeutung zu. Insbesondere die Abgrenzung synovialitisch-entzündlicher Schmerzen von Schmerzen und Funktionsbehinderungen infolge bereits eingetretener Gelenkdestruktionen und postarthritischer Arthrosen ist wegen der damit verbundenen unterschiedlichen Therapieansätze von großer Bedeutung.

So können persistierende Synovialitiden oder akute Schubsituationen den passageren Einsatz von Glukokortikoiden erforderlich machen, subakute Synovialitiden und Gelenkschmerzen vom entzündlichen Typ (Morgensteifigkeit, Besserung durch Bewegung, Ruheschmerz) bedürfen einer Therapie mit nichtsteroidalen Antirheumatika.

Schmerzen aufgrund postarthritischer Arthrosen (Bewegungsschmerz, eingeschränkte Funktion, Anlaufschmerz) werden vorzugsweise mit reinen Analgetika, physikalischer Therapie, Hilfsmittelversorgung sowie ggf. rheumachirurgisch/orthopädischen chirurgischen Eingriffen behandelt. Entzündlich-aktivierte postarthritische Arthrosen, z.B. Detritussynovialitiden, infolge von Knorpel und Knochenabrieb, werden symptomatisch mit NSAR behandelt, bei rezidivierenden oder chronifizierenden Verläufen sind chirurgische Eingriffe erforderlich.

Physikalische Therapie

Wichtige Behandlungsziele sind:

- Entzündungsdämpfung,
- Muskelkräftigung,
- Durchblutungsförderung,
- Funktionsverbesserung,
- Gelenkstabilisierung und
- Kontrakturbeseitigung.

Tabelle 42.11. Operative Maßnahmen bei chronischer Polyarthritis im späten Stadium. (Nach Maini u. Zvaifler 1997)

Gelenk	Arthrodese	Gelenkersatz	Resektionsarthroplastik
HWS	++		
Schulter		+	
Ellbogen		++	
Handgelenk	+		+
MCP-Gelenk des Daumens	+		
MCP-Gelenke der Finger		+	
IP-Gelenke	+	?	
Hüftgelenk		+++	
Kniegelenk		++	
OSG			
USG	++		
MTP-Gelenk der Großzehe	++		
MTP-Gelenk der Zehen			+
IP-Gelenke			+

HWS Halswirbelsäule, *MCP* metakarpophalangeal, *IP* interphalangeal, *MTP* metatarsophalangeal, *OSG* oberes Sprunggelenk, *USG* unteres Sprunggelenk.

Tabelle 42.12. Operative Eingriffe bei chronischer Polyarthritis. (Nach Hartmann u. Zeidler 1990)

Lokalisation	Operation
Operationen 1. Ordnung (hoher Stellenwert)	
Hand	Caput-ulnae-Resektion
	Dorsale Tenosynovektomie
	Daumengrundgelenkarthrodese
Hüfte	Totalendoprothese
Knie	Arthroplastik
Fuß	Vorfußkorrektur
Ellbogen	Endoprothesenplastik
Wirbelsäule	Spondylodese der oberen HWS
Operationen 2. Ordnung (mittlerer Stellenwert)	
Hand	Flexorensynovektomie
	MP-Gelenkarthroplastik
	PIP-Gelenkarthrodese II und III
	Handgelenksynovektomie
	Handgelenkarthrodese
	Schwanenhalskorrektur
Ellbogen	Synovektomie
	Resektionsarthroplastik
Knie	Synovektomie
Fuß	Arthrodese der Sprunggelenke und des Chopart-Gelenks
Operationen 3. Ordnung (geringer Stellenwert)	
Hand	MP-, PIP-Synovektomie
	PIP-Arthrodese IV und V
	Knopflochkorrektur
	Handgelenkarthroplastik
Schulter	Synovektomie
	Arthroplastik
	Osteotomie
Fuß	Arthroplastik des oberen Sprunggelenkes

MP metakarpophalangeal, *PIP* proximal interphalangeal.

Eine ganze Reihe von physikalischen Therapiemöglichkeiten sowie Zusatztherapien kann hier erfolgreich eingesetzt werden (Hartmann u. Zeidler 1990). Erfahrungswerte zeigen, daß durch ambulante Behandlung die funktionelle Kapazität weitestgehend erhalten werden kann, Funktionsverbesserungen oder Stabilisierungen sind jedoch meist nur im Rahmen stationärer Kombinationsbehandlungen möglich.

Ergotherapeutische Versorgung, Hilfsmittelversorgung und ggf. konservativ-orthopädische Behandlung mit Schienen, Einlagenversorgung bei Vorfußdeformität, orthopädischen Zurichtungen des Schuhwerks und ggf. maßgeschneiderten orthopädischen Schuhen ergänzen das therapeutische Repertoire.

Operative Therapie

Rheumachirurgische Interventionen ermöglichen auch bei Versagen der Pharmako- und Physiotherapie eine Schmerzlinderung und Funktionsverbesserung (Gschwend 1977; Müller et al. 1989; Maini u. Zvaifler 1997; Tabellen 42.11, 42.12). Aufgrund der Chronizität der Erkrankung und des polyartikulären und polylokulären Befalls ist insgesamt eine gezielte Indikation zur Operation geboten, da nicht selten Patienten mit chronischer Polyarthritis bereits zwangsläufig im Verlauf ihrer langjährigen Krankheit sich zahlreichen Operationen unterziehen müssen.

Synovektomien sind erst nach zuvor durchgeführter konsequenter mehrmonatiger (mindestens 6 Monate) konservativer Therapie bei anhaltenden Zeichen einer lokalisierten Synovialitis indiziert. Dem vorgeschaltet sollten intraartikuläre Steroidtherapien sowie ggf. eine Synoviorthese stehen.

! Eine frühzeitige rheumachirurgische Intervention, deren rechtzeitige Indikationsstellung nicht übersehen werden darf, ist die Synovektomie bei Tendosynovialitis der Fingerstrecker, da diese Erkrankung durch eine hohe Rupturrate der funktionell wichtigen Strecksehnen belastet ist.

Hausarzt und internistischer Rheumatologe haben die Aufgabe, rechtzeitig an die operative Therapie zu denken, den Patienten entsprechend zu informieren und zu motivieren und für eine interdisziplinäre Indikationsstellung und Therapieplanung Sorge zu tragen (Hartmann u. Zeidler 1990).

Therapie in der akuten Schubsituation

Die Therapie der chronischen Polyarthritis im akuten Schub erfordert oft eine stationäre Aufnahme, um die notwendige allgemeine körperliche Schonung und Bettruhe zu ermöglichen. Täglich 3- bis 4mal Kryotherapie und krankengymnastische Bewegungsübungen mit schonendem, assistiertem Durchbewegen, isometrischen Anspannungs- und Halteübungen für die kontrakturantagonistischen Muskelgruppen sowie Lagerung der betroffenen Gelenke in funktionsgünstiger Stellung sind wichtige Elemente der Schubbehandlung.

Zusätzlich oder anstelle der nichtsteroidalen Antiphlogistika wird oft eine systemische oder lokale Glukokortikoidtherapie erforderlich sein. Gelegentlich sind auch Myotonolytika bei Myalgien und Muskelverspannungen angezeigt.

Bei schweren Schmerzzuständen werden neben einer stufenweisen zu erhöhenden Analgetikatherapie oft auch Psychopharmaka sinnvoll eingesetzt. So kann die Kombination von Clomipramin (Anafranil) mit Haloperidol (z.B. Haldol) oder Levomepromazin (z.B. Neurocil) die emotionale Seite des Schmerzgeschehens dämpfen und vorhandene depressive Komponenten bessern.

Therapie maligner Verlaufsformen

Insbesondere bei malignen Verlaufsformen besteht die Gefahr, daß die Patienten ein Gefühl von Hilflosigkeit und Ausweglosigkeit entwickeln, da sie feststellen, daß die vom Arzt eingesetzten Therapieformen nicht oder nur unzureichend greifen. Hier ist eine geduldige psychische Führung sowie Ausschöpfung aller psychosozialen und ergotherapeutischen Möglichkeiten als Hilfe für die Krankheitsbewältigung wichtiger als die stete Suche nach neuen Therapieformen, die falsche Hoffnungen wecken können, unbekannte Risiken in sich bergen und bei ausbleibendem Erfolg zu großen Entäuschungen führen. Oberstes Ziel muß es sein, auch diesen Patienten zu vermitteln, daß der Patient mit seinen Schmerzen und Krankheitssymptomen nicht allein steht, daß er kein „aufgegebener Fall“ ist.

Die unaufhaltsame Gelenkentzündung, das zunehmend reduzierte Allgemeinbefinden und schwere Organmanifestationen erfordern bei malignen Verläufen in der Regel eine langfristige und oft dauerhaft dosierte Glukokortikoidtherapie. Zusätzlich werden in dieser Situation Immunsupressiva wie Cyclophosphamid, Azathioprin oder Chlorambucil sowie neuerdings auch Cyclosporin A und insbesondere Kombinationstherapien verschiedener hochpotenter LWAR verwendet. Die Behandlung solcher Patienten gehört unbedingt in die Hände von rheumatologisch hocherfahrenen und versierten Spezialisten, die mit der Struktur eines Rheumazentrums jederzeit interdisziplinäre Lösungen erarbeiten können und Zugang zu allen neuen Therapiekonzepten und Therapiestudien haben.

Therapie im Spät- und Endstadium

Der Beginn einer Therapie mit langfristig wirksamen Antirheumatika im Spätstadium verspricht kaum mehr einen Erfolg.

Aufgrund des mit höherem Lebensalter steigenden Risikos von Nebenwirkungen sind auch nichtsteroidale Antiphlogistika und Glukokortikoide möglichst niedrig zu dosieren. !

Eine Zurückhaltung in der Pharmakotherapie leistet einen Beitrag zur Vorbeugung letaler Komplikationen. Die Vermeidung von intramuskulären oder intravenösen Injektionen, Urinkathetern und anderen invasiven Maßnahmen vermindert das Infektionsrisiko für diese sehr oft infektabwehrgeschwächten Patienten, die durch Pneumonien, Harnwegsinfektionen, bakterielle Arthritiden und Sepsis gefährdet sind.

In den Mittelpunkt der Behandlung rücken Bewegungstherapie, Versorgung mit Hilfsmitteln, ergotherapeutische Maßnahmen sowie psychosoziale Betreuung. Ziel muß es sein, noch vorhandene Funktionsfähigkeiten möglichst lange zu bewahren und eine ausreichende Lebensqualität zu ermöglichen. Richtige Lagerung, optimale Hautpflege, Mobilisation, Atemgymnastik sind wichtige therapeutische Maßnahmen im Spät- und Endstadium. !

Die *operative Therapie* muß sich beschränken auf den vor Rollstuhl und Bettlägerigkeit bewahrenden Gelenkersatz sowie unabdingbare Eingriffe wie z.B. bei Dislokation von Halswirbelkörpern mit Rückenmarkkompression.

Tabelle 42.13. Auswahl wichtiger Therapiemöglichkeiten bei Organmanifestationen der chronischen Polyarthritis. (Nach Zeidler u. Raspe 1990)

Organ und Manifestation	Therapie
Zentralnervensystem	
Zervikale Myelopathie	Operative Rückenmarkdekompression
Polyneuropathie	Glukokortikoide, Analgetika, Psychopharmaka
Nervenengpaßsyndrome	Lokale Glukokortikoidinfiltration, operative Dekompression
Auge	
Episkleritis, Skleritis	Glukokortikoidhaltige Augentropfen
Sicca-Syndrom	Systemische Glukokortikoide, künstliche Tränenflüssigkeit (z.B. Dakryo, Biciron, Ophtosol)
Mund/Nase	
Sicca-Syndrom	Künstlicher Speichel (z.B. Glandosane)
Lunge	
Pleuritis, Pneumonitis	Glukokortikoide
Rheumaknoten, Lungenfibrose	D-Penicillamin
Herz	
Perikarditis, Myokarditis, Endokarditis	Glukokortikoide
AV-Blockierung	Schrittmacherimplantation
Leber	
Begleithepatitis	Glukokortikoide
Gefäßsystem	
Vaskulitis	Glukokortikoide, Immunsuppressiva
Raynaud-Syndrom	Nifedipin, lokal Nitropräparate, Captopril
Arterielle Ulzera	D-Penicillamin
Hämatopoetisches System	
Leukopenie	Glukokortikoide, MTX, parenterales Gold
Thrombozytopenie	Glukokortikoide
Infektanämie	Glukokortikoide, langwirksame Antirheumatika, (kein Eisen)
Amyloidose	
Niere, Darmbefall mit Malabsorptionssyndrom, Hepatomegalie	Behandlung der Grundkrankheit, Dimethylsulfoxid, Colchicin; bei terminaler Niereninsuffizienz Dialyse bzw. Nierentransplantation

Therapie der Komplikationen

Fingersehnenrupturen, atlantookzipitale Dislokation mit neurologischer Symptomatik sowie das fortgeschrittene Karpaltunnelsyndrom stellen Indikationen für dringliche operative Eingriffe dar (Tabelle 42.13). Eine bakterielle Arthritis erfordert unverzügliches Handeln: Der Gelenkerguß ist abzupunktieren, Synoviaanalyse und mikrobiologische Untersuchung insbesondere zur Keimidentifikation mit Antibiogramm sind unabdingbar. Die antibiotische Therapie hat sofort einzusetzen und ist ggf. nach Erhalt des Antibiogramms zu modifizieren.

Antibiotikatherapie. Die Antibiotikatherapie hat unbedingt parenteral für mindestens 2–4 Wochen zu erfolgen und sollte bei blinder Anbehandlung z.B. aus einem staphylokokkenwirksamen Penicillin gegebenenfalls plus Cephalosporin bzw. Aminoglykosid bestehen. In nahezu der Hälfte der Patienten verläuft eine septische Arthritis polyartikulär, detaillierte klinische Untersuchung, ergänzt durch Röntgenaufnahmen sowie ggf. skelettszintigraphische Untersuchungen und Spezialverfahren (Kernspintomographie, Computertomographie), können erforderlich sein.

Saugspüldrainage/Synovektomie. Häufig ist auch die Anlage einer Saugspüldrainage oder eine Synovektomie indiziert. Septische Arthritiden und andere bakterielle Infektionen (Pneumonie, Harnwegsinfektion) repräsentieren für den Patienten mit einer chronischen Polyarthritis potentiell lebensbedrohliche Erkrankungen und erfordern deshalb eine hochpotente Therapie.

Glukokortikoidtherapie. Schwere viszerale Organmanifestationen wie eine nekrotisierende Vaskulitis, Myokarditis oder ein Hyperviskositätssyndrom erfordern eine unverzügliche und hochdosierte Glukokortikoidtherapie (1 mg pro kgKG). Darüber hinaus kommen jeweils spezifische Maßnahmen entsprechend der Organmanifestation zum Einsatz (entsprechende lokale Wundversorgung bei Vaskulitis der Haut, ggf. Diuretika bzw. Antiarrhythmika bei Myokarditis; s. Tabelle 42.13).

Therapie der Nierenschäden. Die Pharmakotherapie der fortgeschrittenen Nierenamyloidose mit nephrotischem Syndrom ist selten erfolgreich, in Einzelfällen wurde über eine Besserung durch Cyclophosphamid und Dimethylsulfoxid berichtet. Bei einer Nierenamyloidose wird sich deshalb der Schwerpunkt der Therapie auf unterstützende Maßnahmen zur Erhaltung der Nierenfunktion (eiweißarme Kost, Diuretika, Antihypertensiva) beschränken und macht bei terminaler Niereninsuffizienz eine Nierenersatztherapie oder Nierentransplantation erforderlich.

Essentiell ist die Prophylaxe einer Amyloidose durch frühzeitige, kontinuierliche, effektive Unterdrückung der Entzündungsaktivität mit LWAR.

Rehabilitation

Die Ziele der Rehabilitation des Patienten mit chronischer Polyarthritis sind:

- Erhaltung und Wiederherstellung der Berufsfähigkeit und
- Erhaltung größtmöglicher Selbständigkeit und Unabhängigkeit im Alltag des Behinderten oder von Behinderung bedrohten Kranken.

Aufgrund der Chronizität der Erkrankung sind diese Ziele nur im Rahmen einer umfassenden Langzeitplanung und einer kontinuierlich-medikamentös-physikalisch-therapeutischen Dauerbehandlung zu erreichen, in die spezielle Rehabilitationsmaßnahmen integriert werden (s. folgende Übersicht).

Rehabilitationsmaßnahmen bei chronischer Polyarthritis (nach Hartmann u. Zeidler 1990)

- *Ergotherapie*
  - Funktionsanalyse
  - Funktions- und Selbsthilfetraining
  - Gelenkschutzmaßnahmen
  - Hilfsmittel, Orthesen
- *Berufliche Rehabilitation*
  - Erprobung der beruflichen Belastbarkeit
  - Hilfen und Beratung am Arbeitsplatz einschließlich Haushalt
  - Berufsberatung, Berufsfindung, Umschulung
- *Psychosoziale Betreuung*
  - Hilfe zur Selbsthilfe (Rheuma-Liga)
  - soziale Hilfen (Sozialdienste)

Eine wohnortnahe, ambulante Rehabilitation muß bei diesen chronisch Erkrankten die kurortlichen Heilverfahren und Anschlußheilverfahren als traditionelle Rehabilitationsleistung der Rentenversicherungsträger bereits frühzeitig ergänzen.

Eine eingeschränkte oder verlorengegangene Alltagsaktivität kann oft durch Training kompensierender Funktionsabläufe, Einsatz von Hilfsmitteln sowie Anpassung von Arbeitsplatz bzw. Wohnung wieder ausgeübt werden. Diese Maßnahmen können fast immer Arbeitsfähigkeit und Lebensschicksal des Patienten mit chronischer Polyarthritis über lange Zeit verbessern, so daß ein bei Patienten und Ärzten häufig anzutreffender therapeutischer Pessimismus unbegründet ist.

Einen besonderen Stellenwert im Rahmen der medikamentösen Therapie nimmt die kontinuierliche, effektive Gabe von langwirksamen Antirheumatika ein. Diese Medikamente sind in der Lage, das Fortschreiten der Erkrankung aufzuhalten und eine Remission zu induzieren. Der therapeutische Effekt dieser Basistherapeutika tritt zumeist langsam ein, aufgrund häufiger Nebenwirkungen ist eine intensive klinische und laborchemische Überwachung indiziert. Zur Behandlung der Schmerzsymptomatik werden nichtsteroidale Antirheumatika sowie Analgetika eingesetzt. Glukokortikoide sind die wirksamsten Substanzen zur Behandlung der lokalen und systemischen Entzündungsaktivität. Ihre Gabe erfolgt in Abhängigkeit von der Krankheitsaktivität. Neben der Stoßtherapie zur Behandlung akuter Verläufe wird in jüngerer Zeit zusätzlich eine niedrigdosierte Glukokortikoidtherapie als Langzeittherapie durchgeführt.

Physikalische Therapie und Ergotherapie dienen dem Erhalt bzw. der Verbesserung der Gelenkfunktion. Rheumachirurgische Interventionen ermöglichen auch bei Versagen der Pharmako- und Physiotherapie Schmerzlinderung und Funktionsverbesserung. Ziele der Rehabilitation umfassen die Erhaltung und Wiederherstellung der Berufsfähigkeit sowie größtmöglicher Selbständigkeit und Unabhängigkeit.

Insgesamt ist eine langfristige, kontinuierliche, komprehensive Therapie sehr wirksam und erfolgreicher als allgemein bekannt.

Literatur

Arnett FC, Edworthy SM, Block DA (1988) The American Rheumatism Association 1987 revised criteria for the classification of rheumatoid arthritis. Arthr Rheum 31:315–323

Champion GD (1997) Unproven remedies: Alternative and complementary medicine. In: Klippel JH, Dieppe PA (eds) Rheumatology, 2nd edn. Mosby, St. Louis

Cosh JA (1984) Editorial. Survival and death in rheumatoid arthritis. J Rheumatol 11:117–119

Deutsche Gesellschaft für Rheumatologie, Kommission für Qualitätssicherung 1995. Qualitätssicherung in der Rheumatologie. Steinkopff, Darmstadt

Hammer M, Zeidler H (1996) Chronische Polyarthritis (rheumatoide Arthritis). In: Domschke, W, Hohenberger W, Meinertz T, Reinhardt D, Tölle R, Wilmanns W (Hrsg.) Therapie-Handbuch. Urban & Schwarzenberg, München Wien Baltimore

Hartmann F (1978) Die chronische Polyarthritis als gemeinsame Aufgabe von freier ärztlicher Praxis und Klinik. Kassenarzt 18:3327

Hartmann F, Wittenborg A, Zeidler H (1988) Praktische Rheumatologie. Urban & Schwarzenberg, München Wien Baltimore

Hartmann F, Zeidler H (1990) Chronische Polyarthritis. In: Gerok W, Hartmann F, Schuster H-P (Hrsg) Innere Medizin der Gegenwart, Bd. 7: Rheumatologie (Hrsg: Zeidler H). Urban & Schwarzenberg, München Wien Baltimore

Hochberg MC, Chang RW, Dwosh I, Lindsey S, Pincus T, Wolfe F (1992) The American College of Rheumatology 1991 revised criteria for the classification of global functional status in rheumatoid arthritis. Arthr Rheum 35:498–502

Hülsemann JL, Zeidler, H, Krech T (1989) Diagnostische Charakteristika früher Arthritiden und Spondarthritiden. Akt Rheumatol 15

Kassenärztliche Bundesvereinigung, Bekanntmachungen: Änderung der Arzneimittel-Richtlinien (2000) Dt Ärztebl 97: B1441–1443

Köhler L, Mau W, Zeidler H (1997) Ulkusrisiko und -prophylaxe bei der Therapie mit nicht-steroidalen Antirheumatika. Med Klinik 92:726–735

Kuipers JG, Zeidler H (1993) Das Felty-Syndrom und T-lymphoproliferative Syndrom: Aktuelle Aspekte der Diagnose, Differentialdiagnose und Therapie. Akt Rheumatol 18:77–84

Larsen A (1995) How to apply Larsen score in evaluating radiographs of rheumatoid arthritis in longterm studies? J Rheumatol 22:1974–1975

Lautenschläger J, Jendro MC, Mau W, Zeidler H (1997) Die Bedeutung des HLA-DRB1-Gens bei der chronischen Polyarthritis. Akt Rheumatol 22:1–6

Maini, RN, Zvaifler NJ (1997) Rheumatoid arthritis and other synovial disorders. In: Klippel JH, Dieppe PA (eds) Rheumatology, 2nd edn. Mosby, St. Louis

Mathies H (1972) Sozialprognose der chronischen Polyarthritis. Verh Dtsch Ges Rheumatologie 2. Z Rheumatol 31:318

Miehle W (1988) Klinisches Bild, Verlauf und HLA-Bestimmung bei der chronischen Polyarthritis. Akt Rheumatol 13:161–165

Müller W, Schilling F, Schmidt KL (1989) Rheumatherapie in der Praxis. Edition Roche, Basel

Pinals RS, Masi AT, Larsen R A and the Subcommittee for Criteria of Remission in Rheumatoid Arthritis of the American Rheumatism Association Diagnostic und Therapeutic Criteria Committee(1981) Preliminary criteria for clinical remission in rheumatoid arthritis. Arthr Rheum 24:1308–1315

Pincus T, Callahan LF (1986) Taking mortality in rheumatoid arthritis seriously. Predictive markers, socioeconomic status and comorbidity. J Rheumatol 13:841–845

Rainer F, Siegmeth W (1984) Klinik der chronischen Polyarthritis. In: Mathies H (Hrsg) Handbuch der Inneren Medizin, Bd VI, Teil 2 B: Rheumatologie. Springer, Berlin Heidelberg New York Tokio

Schilling F(1980) Die extra-artikulären Synovialitiden der chronischen Polyarthritis: Rheumatoide Tendosynovialitis und Bursitis. Z Rheumatol 39 (Suppl 6):10

Schumacher HR Jr, Klippel JH, Koopman WJ (1993) Primer on the rheumatic diseases, 10th edn. Arthritis Foundation, Atlanta

Siegmeth W, Eberl R (1976) Organmanifestationen und Komplikationen bei chronischer Polyarthritis. Documenta Geigy. Ciba-Geigy, Basel

Steinbrocker U, Traeger CH, Batterman RC (1949) Therapeutic criteria in rheumatoid arthritis. JAMA 140:659

Wessinghage D, Mohr W (1988) Entwicklung chronischer Arthritiden mit typischen Veränderungen. Schattauer, Stuttgart

Wilke WS, Sweeney TJ, Calabrese LH (1993) Early, aggressive therapy for rheumatoid arthritis: Concerns, descriptions, and estimate of Outcome. Semin Arthritis Rheum 23 (Suppl 1): 26–41

Wollenhaupt J, Pott H G, Weidemann H, Meyer E, Hülsemann J L (1999) Vorläufige Kriterien für den Einsatz von TNF-Antagonisten in der Behandlung der chronischen Polyarthritis. Konsensusreport des Qualitätszirkels niedersächsischer Rheumatologen. Akt Rheumatoalogie 24:47–50

Wollenhaupt J, Zeidler H (2000) Kombination langwirksamer Antirheumatika (sog. Basistherapeutika) bei der rheumatoiden Arthritis. Dt Ärzteblatt (im Druck)

Zeidler H (1983) Langzeittherapie der chronischen Polyarthritis in der Praxis. Therapiewoche 33:6262–6283

Zeidler H (1986) Früherkennung der chronischen Polyarthritis. Ändert eine Frühbehandlung den Verlauf? Internist 27: 185–191

Zeidler H, Langer HE (1986) Editorial. Krebsrisiko der chronischen Polyarthritis und Therapie mit Immunsuppressiva. Akt Rheumatol 11:137–139

Zeidler H, Raspe HH (1990) Symptom- und problemorientierte Behandlung. In: Gerok W, Hartmann F, Schuster HP (Hrsg) Innere Medizin der Gegenwart, Bd. 7: Rheumatologie (Hrsg: Zeidler H). Urban & Schwarzenberg, München Wien Baltimore

KAPITEL 43

Sonstige chronische Polyarthritiden (M 06)

J. G. KUIPERS, H. ZEIDLER

INHALT

Seronegative chronische Polyarthritiden sind definiert durch die Synovialitis von 5 und mehr Gelenken, die über mindestens 6 Wochen nachweisbar sein muß. Charakteristisch ist die dauerhafte Abwesenheit von Rheumafaktoren im Serum. In der Gruppe der seronegativen chronischen Polyarthritiden werden zusammengefaßt die seronegative chronische Polyarthritis, das RS3PE-Syndrom und die seronegative Polyarthritis des Älteren.

43.1 Seronegative chronische Polyarthritis („seronegative rheumatoid arthritis", M 06.0)

Epidemiologie und Klassifikation

Die Häufigkeit der seronegativen chronischen Polyarthritis ist bislang nicht bestimmt worden. Unter Zuhilfenahme der 1987 revidierten Kriterien der American Rheumatism Association beträgt die Prävalenz der seropositiven chronischen Polyarthritis 0,1–0,5%. Geht man davon aus, daß 10–25% dieser Patienten keine Rheumafaktoren in ihrem Serum haben, beträgt die geschätzte Prävalenz der seronegativen chronischen Polyarthritis ca. 0,01–0,125%.

Rheumafaktoren

Entscheidendes Charakteristikum ist, daß Rheumafaktoren bei dieser Erkrankung im Verlauf einer 3jährigen Beobachtungsphase zumindest 3mal getestet negativ sind.

Problematisch bei der Klassifikation als seronegative chronische Polyarthritis ist, daß das Vorkommen bzw. Fehlen des Rheumafaktors mit der Zeit variieren kann. In frühen Stadien tritt Serokonversion von positiv zu negativ bei bis zur Hälfte der Patienten mit klinischer chronischer Polyarthritis ein (Gran u. Husby 1997). Darüber hinaus kann die Behandlung mit langwirksamen Antirheumatika ebenfalls zu einer Serokonversion von positiv zu negativ führen.

Weitere Erklärungen für die Abwesenheit des Rheumafaktors bei chronischer Polyarthritis:

- Rheumafaktoren sind mit zirkulierendem Immunglobulin G komplexiert und entgehen der Detektion („hidden RF").
- Unzureichende Sensitivität des Nachweisverfahrens für Rheumafaktoren. Der Waaler-Rose-Test detektiert zumeist IgM-RF, in neueren Verfahren konnten seronegative chronische Polyarthritiden als seropositiv identifiziert werden, hier liegen zumeist RF vom IgA-, IgE- oder IgG-Subtyp vor.
- Unterschiedliche Immunoregulation der RF-Synthese (defiziente Anzahl von RF-produzierenden B-Zellen, intaktes regulatorisches Netzwerk, das die Produktion von RF verhindert, Produktion von Antiidiotypantikörpern, die die RF-Produktion unterdrücken).
- Serokonversion von seropositiv zu seronegativ im Verlauf der Krankheit, z.B. durch langwirksame Antirheumatika.

Diagnostische Kriterien

1987 wurden diagnostische Einschlußkriterien für die seronegative chronische Polyarthritis vorgeschlagen (nach Gran u. Husby 1987). Diese Kriterien sind dazu gedacht, in Verbindung mit den ARA-(ACR-)Kriterien benutzt zu werden. Wichtig ist, daß bei diesen Kriterien zugrunde gelegt wird:

1. daß die Erkrankung bereits für 3 Jahre besteht,
2. daß während dieser 3 Jahre mindestens 3 Tests für Rheumafaktoren negativ ausgefallen sind und
3. daß bereits erosive Veränderungen eingetreten sind.

Ausschlußkriterien der seronegativen chronischen Polyarthritis sind hiernach:

1. radiologischer Nachweis einer Sakroiliitis oder Spondylitis,

2. Psoriasis,
3. symptomatische entzündliche Darmerkrankung,
4. eine andere definierte rheumatische Erkrankung,
5. Verwandte 1. Grades mit Psoriasis, Spondylitis ankylosans, M. Reiter oder entzündlicher Darmerkrankung.

Ziel dieser Kriterien ist es, vergleichende Studien zwischen seronegativer und seropositiver chronischer Polyarthritis zu ermöglichen.

Klinik, Verlauf und Prognose

Erkrankungsbeginn sowie Geschlechtsverhältnis unterscheiden sich nicht zwischen seropositiver und seronegativer chronischer Polyarthritis. Zum Gelenkbefallmuster liegen unterschiedliche Studien vor, häufig werden keine Unterschiede zwischen seropositiver und seronegativer chronischer Polyarthritis beobachtet, in manchen Studien wird jedoch eine häufigere Beteiligung größerer Gelenke und von Gelenken der unteren Extremität bei seronegativer chronischer Polyarthritis gesehen. Hier bleibt allerdings zu fragen, ob nicht andere seronegative rheumatische Erkrankungen, wie z.B. HLA-B27-assoziierte Erkrankungen, als seronegative chronische Polyarthritis klassifiziert wurden.

Der Verlauf der seronegativen chronischen Polyarthritis ist zumeist günstiger als der der seropositiven chronischen Polyarthritis. Die Inzidenz einer Spontanremission ist deutlich größer in der Rheumafaktor-negativen Gruppe, ein positiver Rheumafaktor ist ein starker Prädiktor für einen erosiven Verlauf, niedrige Rate klinischer Remission sowie für im Verlauf eintretende Funktionsverschlechterungen. Die Rate der Spontanremissionen bei Patienten mit nichterosiver seronegativer chronischer Polyarthritis ist hoch und beträgt bis zu 50%.

Werden allerdings Patienten mit seronegativer und seropositiver chronischer Polyarthritis, bei denen bereits Erosionen eingetreten sind, verglichen, finden sich keine signifikanten Unterschiede im weiteren Krankheitsverlauf.

Nekrotisierende Vaskulitis und Rheumaknoten werden deutlich häufiger bei Patienten mit seropositiver chronischer Polyarthritis beobachtet. Interessanterweise soll die Amyloidose z.T. häufiger bei seronegativer chronischer Polyarthritis auftreten. Diesem Phänomen liegt jedoch möglicherweise zugrunde, daß in dieser Studie auch HLA-B27-assoziierte seronegative Arthritiden mit polyartikulärem Befall untersucht wurden.

Therapie

Die symptomatische Therapie mit nichtsteroidalen Antiphlogistika, physikalische Therapie mit Krankengymnastik inkl. Kryotherapie und ggf. Glukokortikosteroidtherapie bei ausgeprägter Polysynovialitis folgt den Prinzipien der Behandlung der seropositiven chronischen Polyarthritis.

Angesichts der häufigen Rate von Spontanremissionen ist es bei Patienten mit seronegativer chronischer Polyarthritis ohne Erosionen gerechtfertigt, den Krankheitsverlauf für 3 Monate zu beobachten, bevor eine Therapie mit langwirksamen Antirheumatika begonnen wird. Sollten jedoch bereits Erosionen eingetreten sein, unterscheidet sich der Verlauf nicht von der seropositiven chronischen Polyarthritis, und es sollte eine Therapie mit langwirksamen Antirheumatika (LWAR) entsprechend den für die seropositive chronische Polyarthritis gültigen Richtlinien begonnen werden.

Bei Patienten mit seronegativer chronischer Polyarthritis müssen sorgfältig andere seronegative rheumatische Erkrankungen ausgeschlossen werden. Kommt es innerhalb von 3 Monaten nicht zu Spontanremissionen, sollten die Patienten genauso behandelt werden wie Patienten mit seropositiver chronischer Polyarthritis. Beim Vorliegen von radiologischen Erosionen entspricht die Prognose derjenigen der seropositiven chronischen Polyarthritis. Rheumaknoten und Vaskulitis sind jedoch seltener bei seronegativer chronischer Polyarthritis.

43.2 RS3PE-Syndrom („remitting seronegative symmetrical synovitis with pitting oedema") (M 06.8)

Hierunter wird ein Syndrom verstanden, das durch eine sehr plötzlich einsetzende seronegative, symmetrische Polysynovialitis, häufig auch der großen Gelenke, und durch ausgeprägte Ödembildung auf Hand- und Fußrücken charakterisiert ist. Rasche Remission zumeist innerhalb eines Jahres ist die Regel, Rezidive können innerhalb von Monaten bis hin zu mehreren Jahren nach der ersten Attacke auftreten. Das RS3PE-Syndrom stellt keine distinkte Krankheitsentität dar, sondern beschreibt ein Syndrom, das anderen definierten rheumatischen Erkrankungen wie z.B. Spondylarthritiden oder der chronischen Polyarthritis vorausgeht. Häufiger wurde auch beobachtet, daß dem RS3PE-Syndrom maligne Erkrankungen wie z.B. Non-Hodgkin-Lymphome zugrunde liegen können. Aufgrund der hohen Spontanremissionsrate ist eine symptomatische Therapie mit physikalischer Therapie, nichtsteroidalen Antirheumatika oder evtl. Glukokortikoiden ausreichend.

CAVE

Bei der diagnostischen Abklärung sollte unbedingt eine mögliche Assoziation mit malignen Erkrankungen beachtet werden (Schaeverbeke et al. 1995; Gran u. Husby 1997).

43.3 Seronegative Polyarthritis des Älteren (M 06.8)

Diese Form der seronegativen Polyarthritis ist durch häufig abrupten Krankheitsbeginn bei älteren Patienten (älter als 60 Jahre) charakterisiert. Die initiale klinische Präsentation zeigt sich in ausgeprägten Begleitmyalgien und ist im Einzelfall schwer von der Polymyalgia rheumatica (CPMR) zu unterscheiden (Caroit 1993; Schaardenburg u. Breedveld 1994; Putschky u. Zeidler 1997).

Sie kann auch eine Manifestationsform der Polymyalgia rheumatica sein. Insgesamt muß jedoch betont werden, daß nur 25% der Patienten mit Polymyalgia rheumatica eine periphere Arthritis haben. Weniger als 20% von ihnen, d.h. <5% aller Patienten mit PMR, haben eine polyartikuläre Gelenkentzündung (Gran u. Husby 1997). Der Schulterschmerz vom entzündlichen Charakter bei arthrosonographisch ausgeschlossener Omarthritis ist ein guter Diskriminator der PMR gegenüber PMR-ähnlichen Symptomen (DGRh 1995).

Alternativ kann die seronegative chronische Polyarthritis des Älteren auch eine Manifestation der chronischen Polyarthritis bei einer Subgruppe von Patienten darstellen, die durch plötzlichen Beginn und seltenere extraartikuläre Manifestationen auffällt. Wurde initial vermutet, daß es sich hierbei um eine benigne Verlaufsform der chronischen Polyarthritis handelt, zeigt eine jüngere Untersuchung, daß es im Verlauf von 2 Jahren zu einem stärker progressiven Verlauf kommt als bei jüngeren Patienten (Desiré et al. 1991).

! Da degenerative Gelenkerkrankungen bei älteren Menschen gehäuft vorkommen, sind differentialdiagnostisch unbedingt aktivierte Polyarthrosen auszuschließen.

Diagnose und Differentialdiagnose der seronegativen chronischen Polyarthritiden

Diagnose

Die klinischen Erscheinungen nehmen die führende Position bei der Diagnose ein. Unabdingbar ist der Nachweis einer entzündlichen Gelenkschwellung. Ist diese mit Ergußbildung nachweisbar, sollte unbedingt eine Gelenkpunktion erfolgen. Die in der Synoviaanalyse dokumentierte Leukozytose (>2000 Leukozyten/mm^3) bzw. mehr als 50% neutrophile Granulozyten beweisen die Gelenkentzündung. Die Synoviaanalyse erlaubt auch den differentialdiagnostisch wichtigen Ausschluß von Kristallarthropathien.

Laborchemisch sind erhöhte Entzündungsparameter (BKS, CRP, Fibrinogengehalt und Plasmaviskosität) nachweisbar. Eine besondere Bedeutung nimmt der Nachweis des Rheumafaktors ein.

Entscheidend ist die Verlaufsbeobachtung. So sind insbesondere das RS3PE-Syndrom und die seronegative chronische Polyarthritis ohne Erosionen durch eine hohe Remissionsrate charakterisiert. Durch die Verlaufsbeobachtung wird die im Einzelfall oft sehr schwierige Differentialdiagnose erleichtert.

Differentialdiagnose

Eine Vielzahl von rheumatischen Erkrankungen ist bei der seronegativen chronischen Polyarthritis, dem RS3PE-Syndrom und der seronegativen Polyarthritis des Älteren differentialdiagnostisch abzugrenzen. Insgesamt muß betont werden, daß sowohl die seronegative chronische Polyarthritis ohne Erosionen als auch das RS3PE-Syndrom Prodromalstadien anderer definierter rheumatischer Erkrankungen wie z.B. von Spondylarthritiden, reaktiven Arthritiden, der Psoriasisarthritis und im Falle der seronegativen Polyarthritis des Älteren auch von degenerativen Gelenkerkrankungen sein können.

So werden insbesondere die seronegativen Spondarthropathien mit peripherem Gelenkbefall leicht mit einer seronegativen chronischen Arthritis verwechselt, v.a. dann, wenn der Wirbelsäulenbefall klinisch blande verläuft oder das HLA-B27-Antigen negativ ist. Auch Psoriasisarthritiden sollten bei seronegativer Polyarthritis differentialdiagnostisch beachtet werden. Der Gelenkbefall kann der Hautmanifestation z.T. um Jahrzehnte vorausgehen. Sorgfältige klinische Untersuchung der Haut inklusive der Kopfhaut, des Gehörkanals und der Finger- und Zehennägel sind von großer Bedeutung. Die entzündliche Beteiligung distaler Interphalangealgelenke gibt ebenfalls Hinweise auf eine möglicherweise zugrundeliegende Psoriasisarthritis.

In jüngerer Zeit sind virusassoziierte Erkrankungen wie die Parovirus-B19- oder die Hepatitis-C-assoziierte Polyarthritis in den Mittelpunkt gerückt. Diese Arthritiden können sowohl seropositiv als auch seronegativ sein, meistens fehlen erosive Veränderungen. Kollagenosen wie der SLE oder aber auch das Sharp-Syndrom (Mischkollagenose) können ebenfalls mit Polysynovialitiden einhergehen, insbesondere die Arthritis des SLE ist dabei durch einen nichterosiven Verlauf charakterisiert.

Eine wichtige Differentialdiagnose bei diesen oft älteren Patienten sind okkulte bösartige Erkrankungen, sowohl lymphoproliferativer Art als auch Karzinome.

! Subfebrile und febrile Temperaturen, Hautveränderungen, Müdigkeit, Gewichtsverlust, Nachtschweiß sowie gastrointestinale und pulmonale Symptome und eine therapierefraktäre Polyarthritis sollten an die Möglichkeit einer zugrundeliegenden malignen Erkrankung denken lassen.

Weiterhin ist bei akut auftretender Arthritis immer auch eine septische Arthritis, die ebenfalls polyartikulär verlaufen kann, zu berücksichtigen. An Kristallarthropathien und aktivierte degenerative Gelenkerkrankungen muß ebenfalls gedacht werden.

■ **Differentialdiagnosen bei seronegativer Polyarthritis.**

- Seronegative chronische Polyarthritis,
- RS3PE-Syndrom,
- seronegative Spondarthropathien: Spondylitis ankylosans, reaktive Arthritis,
- Polymyalgia rheumatica,
- Psoriasisarthritis,
- Arthropathien, die mit Darmerkrankungen assoziiert sind: Colitis ulcerosa, M. Crohn, M. Whipple, kollagene Kolitis, Zöliakie,
- entzündlich-systemische Bindegewebserkrankungen wie SLE, Mischkollagenosen,
- Kristallarthropathien: Gicht, Chondrokalzinose,
- Infektionen,
- bakterielle Arthritis,
- Pilzarthritis,
- virusassoziierte Arthritiden (insbesondere Parovirus-B19- und Hepatitis-C-assoziierte Arthritis),
- degenerative Gelenkerkrankungen,
- hämatologische Erkrankungen, Lebererkrankungen (Hämochromatose), Endokrinopathien (z.B. Immunthyreopathie), metabolische Störungen, Sarkoidose.

43.4 Adulte Form der Still-Krankheit (M 06.1)

Grundlagen

Definition und Terminologie

Die adulte Form der Still-Krankheit (Still-Syndrom des Erwachsenen, „adult onset Still's disease") repräsentiert ein der systemischen Verlaufsform der juvenilen chronischen Arthritis vergleichbares Krankheitsbild bei Erwachsenen. Charakteristisch ist die klinische Trias:

- hohes intermittierendes Fieber über mehrere Wochen,
- ein makulo- oder makulopapulöses, lachsfarbenes Exanthem im Bereich des Stammes und der Extremitäten sowie
- Arthralgien oder Arthritiden.

Laborchemisch charakteristisch ist eine deutliche Leukozytose mit gewöhnlich über 15 000 Leukozyten/mm^3 mit Vermehrung der neutrophilen Granulozyten und Linksverschiebung. Diagnosekriterien des M. Still des Erwachsenen werden in Haupt- und Nebenkriterien unterschieden. Bislang liegen jedoch keine prospektiv validierten Diagnosekriterien vor.

Diagnostische Kriterien des M. Still im Erwachsenenalter

■ **Hauptkriterien:**

- Alter >16 Jahre,
- intermittierendes, hohes Fieber vom septischen Typ (>39 °C), das nicht durch andere Ursachen erklärt werden kann,
- Arthralgien und/oder Arthritis im Krankheitsverlauf,
- negative Tests für IgM-Rheumafaktoren und antinukleäre Faktoren (vorübergehender Nachweis von niedrig-titrig positivem IgM-Rheumafaktor oder ANA sind mit der Diagnose vereinbar).

■ **Nebenkriterien:**

- Leukozytose,
- flüchtiges makulöses oder makulopapulöses Hautexanthem,
- Serositis,
- generalisierte Lymphadenopathie,
- Hepatomegalie,
- Splenomegalie,
- ähnliche Krankheitsepisode in der Anamnese.

Die Diagnose kann gestellt werden, wenn alle 4 Hauptkriterien und wenigstens 2 Nebenkriterien vorliegen (Cush et al. 1987).

Epidemiologie

Die Erkrankung betrifft Männer und Frauen gleich häufig, in erster Linie sind junge Erwachsene betroffen (88% zwischen dem 16. und 35. Lebensjahr). Sehr selten erst kommt es zu einer Manifestation nach dem 70. Lebensjahr. Angaben zur Inzidenz und Prävalenz der Erkrankung liegen nicht vor, aufgrund erheblicher diagnostischer Probleme wird die Erkrankung vermutlich zu selten festgestellt. Generell sollte bei der Abklärung unklaren Fiebers der M. Still des Erwachsenen zur Differentialdiagnose gehören. Es wird vermutet, daß 4–5% der Patienten mit Fieber unklarer Ätiologie an einem adulten M. Still leiden.

Ätiologie und Pathogenese

Sowohl die Ursache als auch die Pathogenese der Erkrankung sind unklar. Wurde bei Kindern eine Assoziation mit MHC-Klasse-I-Molekülen (HLA-Bw35 und B8) beschrieben, liegen vergleichbare eindeutige Ergebnisse für die adulte Form des M. Still nicht vor. Da klinisch über die Hälfte der Erkrankten initial über starke Halsschmerzen berichtet, wurden infektiöse Ursachen diskutiert. Das fehlende Ansprechen auf eine antibiotische Therapie, negative Rachenabstriche, insbesondere für Streptokokken, sowie das Fehlen eindeutiger serologischer Hinweise auf virale oder bakterielle Erkrankungen machen eine infektiöse Genese unwahrscheinlich.

Histopathologie

Die Synovialisbiopsie zeigt zumeist eine milde, chronische, nichtspezifische Synovialitis mit mäßiger Synovialzellproliferation, einem unterschiedlichen Ausmaß gesteigerter Vaskularität und Infiltrate mit Lymphozyten und Plasmazellen. In der Hautbiopsie zeigen sich unspezifische Veränderungen, die zumeist charakterisiert sind durch milde perivaskuläre Entzündungen der oberflächlichen Dermis mit einer schütteren Infiltration von Lymphozyten und Neutrophilen sowie einem Hautödem. Immunfluoreszenzuntersuchungen für Immunglobulin und Komplementablagerungen sind negativ. Eine Hautbiopsie mag gerechtfertigt sein zum Ausschluß einer Vaskulitis oder eines Sweet-Syndroms (Esdaile 1997).

Klinik

Die volle Ausprägung möglicher klinischer Symptome und Befunde ist häufig insbesondere zu Krankheitsbeginn nicht vorhanden, und die klinische Evaluation und Diagnosestellung eines Still-Syndroms im Erwachsenenalter ist häufig erst im Verlauf möglich.

■ **Intermittierendes Fieber.** Ein Hauptcharakteristikum des M. Still im Erwachsenenalter ist in der Regel über Wochen andauerndes, intermittierendes Fieber vom septischen Typ. Es tritt vorwiegend gegen Abend auf, steigt schnell an, währt nur kurz und fällt dann wieder ab. Die Häufigkeit des Fiebers sowie das Fehlen anderer Krankheitssymptome beim adulten M. Still sollten daran denken lassen, bei der Differentialdiagnose von Fieber unklarer Ätiologie grundsätzlich den adulten M. Still in die Differentialdiagnose mitaufzunehmen.

■ **Exanthem.** Häufig wird das Fieber von einem flüchtigen, makulo- oder makulopapulösen, lachsfarbenen Exanthem mit Betonung auf Stamm und Extremitäten begleitet. Insbesondere im Fieberanstieg ist dieses gar nicht oder wenig juckende Exanthem sichtbar. Es kann mit einem Arzneimittelexanthem, allergischen Reaktionen oder einer durch mechanische Irritation bedingten Effloreszenz verwechselt werden. Bei $^1/_3$ der Patienten kann es durch Reiben ausgelöst werden (Koebner-Phänomen).

■ **Halsschmerzen.** Über die Hälfte der Patienten berichtet initial über starke Halsschmerzen, klinisch zeigt sich zumeist kein morphologisches Korrelat, Untersuchungen von Pharynx und Tonsillarabstrichen auch auf Streptokokken sind zumeist negativ.

■ **Muskuloskeletale Manifestationen.** Muskuloskeletale Krankheitsmanifestationen sind sehr wichtig und liegen bei sämtlichen Patienten zumindest einmal im Krankheitsverlauf vor. Myalgien, Arthralgien sowie oligoartikuläre und polyartikuläre Arthritiden können auftreten. Die Arthritis betrifft üblicherweise die proximalen Interphalangealgelenke, Metakarpophalangealgelenke, Hand-, Knie-, Hüft- und Schultergelenke. Zumeist ist die Synovialitis milde und passagerer Natur. Bei manchen Patienten entwickeln sich jedoch schwere Funktionsstörungen und insbesondere eine progressive Zerstörung der Hüftgelenke.

■ **Allgemeinsymptomatik.** Eine schwere Allgemeinsymptomatik mit Abgeschlagenheit, starkem Gewichtsverlust, generalisierter Lymphadenopathie und Hepatosplenomegalie kann in wechselndem Ausmaß ebenfalls angetroffen werden.

■ **Seltene Manifestationen.** Sie umfassen:

- Keratokonjunktivitis, Augenhintergrundveränderungen (Cotton-wool-Exsudate), Iritis, Konjunktivitis, Panophthalmitis,
- Myokarditis, Endokarditis, Perikarditis,
- subakute Glomerulonephritis, Niereninsuffizienz,
- disseminierte intravasale Koagulation, sehr selten Amyloidose,
- akutes Leberversagen (bei einer kleinen Zahl von Patienten unter einer Hochdosistherapie mit Aspirin bzw. NSAID beschrieben), Transaminasenerhöhungen werden häufiger beobachtet,
- sekundäre bakterielle Infektionen (Tuberkulose, Sepsis, z.T. als Therapiefolge bei Glukokortikoidmedikation).

In Tabelle 43.1 sind die klinischen Manifestationen nochmals zusammengestellt.

Verlauf und Prognose

Im allgemeinen ist die Prognose gut, bei $^1/_3$ der Patienten verläuft die Erkrankung selbstlimittierend. Bis zu 60% der Patienten zeigen einen chronischen Verlauf, nur wenige Patienten entwickeln progressive, schwere Gelenkveränderungen, die eine totalendoprothetische Versorgung der Hüft- oder Kniegelenke erfordern. In

Tabelle 43.1. Klinische Manifestationen bei M. Still des Erwachsenen. (Nach Reginato 1993)

Klinik	Vorkommen [%]
Arthralgien	100
Fieber über 39°	97
Arthritis	94
Makulo- oder makulopapulöses, lachsfarbenes Exanthem	87
Halsschmerzen	64
Lymphadenopathie	63
Splenomegalie	52
Hepatomegalie	43
Pleuritis	31
Perikarditis	29
Bauchschmerzen	21
Beteiligung des ZNS, Niere, Augen	<10

Einzelfällen kann es zu einem tödlichen Verlauf als Ergebnis einer Sepsis, Tuberkulose oder Peritonitis während einer Glukokortikoidtherapie, infolge intravasaler Koagulation oder akutem Leberversagen, insbesondere bei Patienten unter einer hochdosierten Therapie mit Aspirin oder anderen nichtsteroidalen Antirheumatika kommen.

Diagnostik

Labor

Die Laborbefunde sind uncharakteristisch und zeigen eine erhöhte Entzündungsaktivität, insbesondere eine deutlich beschleunigte Blutkörperchensenkungsgeschwindigkeit (bei 30% der Patienten über 100 mm in der 1. Stunde). Führend und als diagnostisches Nebenkriterium aufgenommen ist eine Leukozytose mit über 15 000 Leukozyten/mm^3. Zumeist handelt es sich hierbei um neutrophile Granulozyten mit deutlicher Linksverschiebung. Darüber hinaus findet sich eine normochrome, normozytäre Anämie ohne Hinweis auf eine Hämolyse oder gastrointestinale Blutverluste.

IgM-Rheumafaktoren und antinukleäre Antikörper sind üblicherweise nicht nachweisbar, passagerer niedrig-titrig positiver Nachweis kann jedoch möglich sein. Häufig werden deutlich erhöhte Ferritinspiegel, z.T. 10fach über dem oberen Grenzwert gesehen. Neben den Entzündungsparametern BKS und CRP ist deshalb auch der Ferritinspiegel hilfreich in der Unterstützung der klinischen Diagnose und zum Therapiemonitoring.

In der Synoviaanalyse zeigt sich ein entzündlicher Gelenkerguß mit z.T. sehr hohen Leukozytenzahlen (2000–128 000 Leukozyten/mm^3) mit vorherrschenden neutrophilen Granulozyten (70–99%).

Röntgenbefunde

Bei über der Hälfte der Patienten sind keine radiologischen Gelenkdestruktionen nachweisbar. Vorzugsweise bei der chronischen Verlaufsform sieht man zumeist uncharakteristische radiologische Veränderungen wie gelenknahe Osteoporose und nur selten erosive Veränderungen oder Subluxationen. Als charakteristisch für die Erkrankung wird die Tendenz zur Ankylosierung, insbesondere im Bereich der Karpometakarpal- und Interkarpalgelenke, betrachtet, darüber hinaus werden v.a. bei chronischen Verläufen Ankylosierungen der Wirbelsäulengelenke der oberen Halswirbelsäule beobachtet. Sehr selten wurde auch eine Ankylose der Sakroiliakalgelenke beschrieben, eine Sakroiliitis gehört jedoch nicht zum Krankheitsbild.

Diagnose und Differentialdiagnose

Diagnose

Klinisch ist die Trias hohes intermittierendes Fieber, lachsfarbenes Exanthem und Arthralgien oder Arthritis charakteristisch. Häufig ist jedoch, insbesondere zu Krankheitsbeginn, Fieber unklarer Genese das einzige Symptom. So ist das anfängliche Fehlen einer Arthritis typisch und sollte nicht zum Ausschluß eines Still-Syndroms des Erwachsenen führen.

Diagnosekriterien (s. oben) können hilfreich sein, sind jedoch bislang klinisch nicht validiert. Da eine Reihe von schwerwiegenden Erkrankungen klinisch das Bild eines M. Still des Erwachsenen imitieren können, kommt der differentialdiagnostischen Abklärung eine entscheidende Rolle zu. Letztendlich ist der M. Still des Erwachsenen eine Ausschlußdiagnose, und insbesondere infektiöse Ursachen, aber auch myeloproliferative und lymphoproliferative Erkrankungen sowie andere entzündliche Bindegewebserkrankungen sollten ausgeschlossen werden.

Differentialdiagnose

Die Differentialdiagnose umfaßt ein großes Spektrum sowohl infektiöser Erkrankungen, maligner Erkrankungen als auch anderer entzündlicher Bindegewebserkrankungen.

Insbesondere die Leitsymptome hohes Fieber, Halsschmerzen, Hautveränderungen und Arthritis führen zu einer beträchtlichen Anzahl differentialdiagnostisch abzuklärender Erkrankungen.

Aufgrund der fast identischen Symptomatik, ähnlicher Altersverteilung und überlappender Diagnosekriterien ist insbesondere das familiäre Mittelmeerfieber abzugrenzen. Die fehlende familiäre Häufung des M. Still sowie die ethnische Herkunft des Patienten, kürzere Fieberattacken beim familiären Mittelmeerfieber, die häufigere AA-Amyloidose, d.h. durch lange Zeit bestehende Entzündungen ausgelöste Amyloidose, sowie in jüngerer Zeit der Nachweis bestimmter genetischer Defekte erlauben die Differentialdiagnose.

Von großer Bedeutung ist der Ausschluß infektiöser Erkrankungen, insbesondere einer bakteriellen Endokarditis oder anderer bakterieller Sepsiserkrankungen. Sorgfältige klinische Untersuchungen, bildgebende Verfahren wie Thoraxröntgen und ggf. Echokardiographie sowie mikrobiologische (Blutkultur) oder serologische Diagnostik gehören zur differentialdiagnostisch notwendigen Abklärung.

Darüber hinaus kommen myeloproliferative und lymphoproliferative Erkrankungen sowie Immundefektsyndrome in Frage. Bei älteren Patienten ist insbesondere wegen der Sturzsenkung ein multiples Myelom auszuschließen. Weitere entzündliche systemische Bindesgewebserkrankungen wie der systemische Lupus erythematodes, das rheumatische Fieber oder die Streptokokken-reaktive Arthritis sowie Vaskulitiden, insbesondere eine frühe Panarteriitis nodosa, müssen abgegrenzt werden.

Nachfolgend sind die Differentialdiagnosen nochmals zusammengefaßt:

- *Infektiöse Erkrankungen:* virale Infektionen wie Hepatitis B, Röteln, Parvovirus-B19, Coxsackie-, Epstein-Barr-Virus, Zytomegalievirus, HIV.
- *Bakterielle Infektionen:* Endocarditis lenta, Meningokokkensepsis, Gonokokkensepsis, Tuberkulose, Lyme-Erkrankung, Syphilis, rheumatisches Fieber, reaktive Arthritiden.
- *Bösartige Erkrankungen:* Leukämie, Lymphome, angioblastische Lymphadenopathie, multiples Myelom.
- *Entzündlich-systemische Bindegewebserkrankungen:* systemischer Lupus erythematodes, Mischkollagenosen, Sarkoidose, granulomatöse Erkrankungen wie granulomatöse Hepatitis oder M. Crohn, Panarteriitis nodosa, Wegener-Erkrankung, Takayasu-Arteriitis, Kawasaki-Erkrankung, thrombotische thrombozytopenische Purpura.
- *Andere Erkrankungen:* Arzneimittelreaktionen, „toxic shock syndrome", Serumkrankheit, familiäres Mittelmeerfieber.

Therapie

Nichtsteroidale Antiphlogistika sind die Mittel der ersten Wahl. Zumeist müssen sie in hoher Dosierung eingesetzt werden. Früher wandte man eine hochdosierte Therapie mit Azetylsalizylsäure (3–5 g/Tag) an. Aufgrund der erhöhten gastrointestinalen Nebenwirkungsrate hierunter werden heute modernere nichtsteroidale Antiphlogistika bevorzugt. In Einzelfällen wurde unter hochdosierter NSAID-Therapie ein akutes Leberversagen beschrieben. Regelmäßige Laborkontrollen, v.a. der Transaminasen, des Blutbildes sowie der Retentionsparameter, sollten zu Beginn der NSAID-Therapie wöchentlich erfolgen.

Bei 50% der Patienten reichen zur Kontrolle des Fiebers und der Begleitsymptome nichtsteroidale Antiphlogistika nicht aus. Bei diesen Patienten, sowie wenn es unter NSAID-Therapie zu toxischen Nebenwirkungen kommt, ist eine Kortikosteroidtherapie erforderlich. Diese wird zumeist als Stoßtherapie bei schweren Verläufen bis 1–2 mg/kg/Tag, bei milderen Verläufen mit 0,75–1 mg/kg begonnen und abhängig vom klinischen Ansprechen reduziert.

Langfristig wirksame Antirheumatika sind indiziert, wenn bei chronischem Verlauf Steroide eingespart werden sollen. Kontrollierte Studien fehlen, in Einzelfällen wurde über den erfolgreichen Einsatz von Gold, Hydroxychloroquin, D-Penicillamin sowie immunsuppressiven Medikamenten wie Cyclophosphamid, Azathioprin und niedrig dosiertem Methotrexat berichtet.

Therapeutisch sollten darüber hinaus eine physikalische Therapie mit Kryotherapie bei akuter Arthritis sowie eine funktionelle Übungstherapie zur Vermeidung von Funktionseinschränkungen der Gelenke stattfinden.

In Einzelfällen ist eine Totalendoprothese, z.B. des Hüftgelenks oder aber auch der Kniegelenke, erforderlich.

Das Still-Syndrom im Erwachsenenalter ist klinisch charakterisiert durch die Trias: über Wochen andauerndes, intermittierendes Fieber vom septischen Typ, ein flüchtiges, makulo- oder makulopapulöses, lachsfarbenes Exanthem sowie Arthralgien/Myalgien/Arthritiden. Darüber hinaus besteht eine ausgeprägte Allgemeinsymptomatik mit Abgeschlagenheit und Lymphadenopathie. Die Ursache ist unklar, laborchemisch auffällig ist eine deutliche Leukozytose infolge Neutrophilie mit Linksverschiebung, Rheumafaktoren sind negativ.

Insgesamt ist die Prognose gut, bei seltenen chronischen Verläufen kommt es zu Gelenkdestruktionen und charakteristischerweise zu Ankylosierungen im Handwurzelbereich. Letale Verläufe, z.B. infolge Septikämie oder akutem Leberversagen, sind sehr selten. Therapeutisch werden in erster Linie nichtsteroidale Antiphlogistika eingesetzt, bei Therapieresistenz oder NSAID-induzierter Toxizität auch Glukokortikoide. Bei chronischen Verläufen können langwirksame Antirheumatika indiziert sein.

Wichtig ist der differentialdiagnostische Ausschluß anderer Erkrankungen. Da insbesondere initial allein hohes, intermittierendes Fieber bestehen kann, ist der M. Still des Erwachsenen eine wichtige Differentialdiagnose bei der Abklärung von Fieber unklarer Ätiologie.

43.5 Rheumaknoten (M 06.3)

Knoten (Noduli, Nodus) sind dermal oder subkutan gelegene, verschieden große, z.T. druckdolente Gebilde. Die Zusammensetzung sowie Verteilung von kutanen sowie subkutanen Knoten spielt bei zahlreichen rheumatischen Erkrankungen wie der chronischen Polyarthritis, dem rheumatischen Fieber, Kristallarthropathien, Infektionskrankheiten, Vaskulitiden und bösartigen Erkrankungen eine wichtige Rolle.

Rheumaknoten (Nodulus oder Nodus rheumaticus, „rheumatoid nodules") sind feste, nichtschmerzhafte, haut-/fleischfarbene subkutane Läsionen unterschiedlicher Größe (0,5–4 cm). Sie können frei verschieblich, am Periost oder an tiefen Faszien fixiert sein. Sie werden zumeist in Bereichen erhöhten Druckes gefunden (an der Streckseite der proximalen Ulna, im Bereich des Olekranons, am Hinterhaupt, an den Handflächen, aber auch an den Fingerrücken, über dem Sakrum und im Bereich der Achillessehne). Darüber hinaus sind auch

Rheumaknotenbildungen in Organen beschrieben, insbesondere in der Lunge sind sie differentialdialgnostisch von z.B. pulmonalen Metastasen abzugrenzen.

Epidemiologie

Etwa 20–30% der Patienten mit einer seropositiven chronischen Polyarthritis zeigen bei sorgfältiger Untersuchung Rheumaknoten. Zumeist werden sie bei höherer Krankheitsaktivität beobachtet. Bei der seronegativen chronischen Polyarthritis findet man nur sehr selten Rheumaknoten.

Ätiologie, Pathogenese und Histopathologie

Wie auch die Ätiologie der chronischen Polyarthritis ist die Entstehungsursache von Rheumaknoten unklar. Es wird vermutet, daß Rheumaknoten das Ergebnis einer Vaskulitis kleiner Gefäße mit resultierender fibrinoider Nekrose darstellen. Histopathologisch ist ein Rheumaknoten durch eine zentrale fibrinoide Nekrose gekennzeichnet, die von Fibroblasten, Epiteloidzellen, Makrophagen/Monozyten und Lymphozyten umgeben wird. Die Knoten sind derb, rundlich bis oval. Bei längerem Bestehen kann es zur zentralen Erweichung und Zystenbildung kommen. Zumeist sind sie im subkutanen Gewebe lokalisiert, können aber auch an anderen Stellen (Myokard, Media der Aorta, Lunge) beobachtet werden.

Klinik

Zumeist verursachen Rheumaknoten keine Beschwerden. Sind sie jedoch ausgesprochen groß und treten sie in Regionen wie z.B. im Bereich der Finger auf, können sie mechanisch störend sein (Abb. 43.1) Wichtig ist, daß Rheumaknoten exulzerieren und sich sekundär infizieren können. Neben der lokalen Infektion kann es im Rahmen eines infizierten Rheumaknotens auch zu einer systemischen Infektion mit septischer Arthritis oder Sepsis bei diesen zumeist abwehrgeschwächten Patienten kommen. Intrapulmonale Rheumaknoten sind häufiger mit Pleuraergüssen assoziiert. Bei Pleuritis im Rahmen einer chronischen Polyarthritis ist eine Computertomographie, ggf. als High-resolution-CT zur Detektion von Rheumaknoten empfehlenswert.

Unter einer Therapie mit Methotrexat wurde gehäuft über das Aufschießen von Rheumaknoten berichtet. Rheumaknoten werden zumeist bei seropositiver chronischer Polyarthritis beobachtet, bei der klinischen Untersuchung ist gezielt an den Prädilektionsstellen sowohl durch Inspektion als auch durch Palpation nach ihnen zu fahnden.

Diagnose und Differentialdiagnose

Subkutane Knoten im Rahmen einer chronischen Polyarthritis werden zumeist ohne weitere Untersuchungen als Rheumaknoten diagnostiziert. In Einzelfällen ist aber auch bei chronischer Polyarthritis ein Rheumaknoten, z.B. mit atypischer Lokalisation in der Lunge, differentialdiagnostisch durch entsprechende bildgebende Verfahren und ggf. die Biopsie abklärungsbedürftig.

Differentialdiagnostisch ist ein großes Spektrum an anderen Knotenbildungen bei rheumatischen Erkrankungen abzugrenzen (Tabelle 43.2).

Therapie

Zumeist ist keine spezifische Therapie erforderlich. Einzelne Rheumaknoten können sowohl durch intranodale Glukokortikoidinjektion als auch in zweiter Linie operativ entfernt werden. Sollte es unter Methotrexat zu vermehrter Rheumaknotenbildung kommen, ist eine Dosisreduktion von Methotrexat und/oder zusätzliche Gabe von Antimalariamitteln (Chloroquin/Hydroxychloroquin) empfehlenswert. Erst kürzlich wurde über den erfolgreichen Einsatz von Colchicin (0,6 mg 2mal

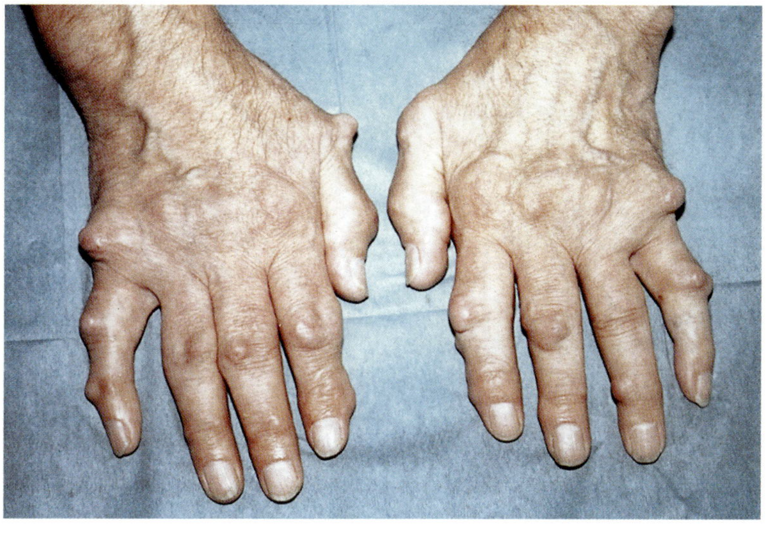

Abb. 43.1. Ausgeprägte Rheumaknotenbildung im Bereich der Hände bei einem Patienten mit seropositiver chronischer Polyarthritis

Tabelle 43.2. Erkrankungen, bei denen Knotenbildungen beobachtet werden, sowie die entsprechende Art des Knotens

Erkrankungen	Art des Knotens
Rheumatische und immunologische Erkrankungen	
Chronische Polyarthritis, juvenile Arthritis, rheumatisches Fieber	Feste, nicht schmerzhafte Läsion, zumeist <1 cm, zumeist weniger als 1 Monat bestehend
Jaccoud-Arthritis, systemischer Lupus erythematodes, diskoider Lupus erythematodes, systemische Sklerodermie, fibroblastischer Rheumatismus	(Systemische) Pannikulitis
Panarteriitis nodosa	Kleine schmerzhafte kutane und subkutane Knoten
Churg-Strauss-Syndrom	
Wegener-Granulomatose	Kleine schmerzhafte kutane und subkutane Knoten
Purpura Schoenlein-Henoch	Kleinste, stecknadelkopfgroße rötliche Knötchen
Entzündliche Darmerkrankungen	Erythema nodosum (rot-violette subkutane Knoten)
M. Behçet	Erythema nodosum
Degenerative Gelenkerkrankungen (Heberden-Knoten, Bouchard-Knoten)	Derbe Knoten und Wulstungen der DIP-(Heberden) bzw. PIP-(Bouchard-)Gelenke
Sarkoidose	Erythema nodosum
Weber-Christian-Erkrankungen	(Systemische) Pannikulitis
Agammaglobulinämie mit Polyarthritis	
Dermatologische Erkrankungen	
Granuloma anulare	Zumeist intrakutane Knoten (generalisiertes Granuloma anulare, wird häufiger bei Patienten mit rheumatoider Arthritis und Lupus beobachtet). Histologisch ist das Granuloma anulare oft nicht vom Rheumaknoten unterscheidbar
Erythema nodosum	
Erythema elevatum diutinum	
Acrodermatitis chronica atrophicans	
Basalzellkarzinom	
Seborrhoische Zysten	
Stoffwechselerkrankungen	
Gicht	Tophus
Chondrokalzinose	Kalziumpyrophosphatdihydratablagerungen
Amyloid	
Hyperlipoproteinämie Typ II	Subkutane Cholesterinknoten insbesondere im Bereich der Achillessehne
Tuberöse Xantomatose	
Diabetes mellitus	Nekrobiosis lipoidica diabeticorum (histologisch oft nicht vom Rheumaknoten zu unterscheiden)
α1-Antitrypsinmangel	(Systemische) Pannikulitis
Infektiöse Erkrankungen	
Löffgren-Syndrom	Erythema nodosum
Synoviale Tuberkulose	
Candidiasis	
Kokzidioidomykose	
Sporotrichose	
Syphilis	
Subkutane bakterielle Endokarditis	
Hepatitis B	
Lepra	
Verschiedene Erkrankungen	
Pankreatische Pannikulitis	(Systemische) Pannikulitis
Ganglion im Handbereich	
Fremdkörperreaktionen	
Chemische Reizzustände	
Verzögerte lokale Reaktionen auf Allergene (Tuberkuline etc.)	
M. Dupuytren	In der Frühform oft palmare Knoten tastbar
Paraamyloid	
Multizentrische Retikulohistiozytose	Kutane, kupfer- bis rotbraunfarbene Knoten
Thrombozytopenien	Kleinste, stecknadelkopfgroße rötliche Knötchen
SLE, Weber-Christian-Erkrankung	(Systemische) Pannikulitis

DIP distal interphalangeal, *PIP* proximal interphalangeal tgl. oral) zur Behandlung von Methotrexat-induzierten Rheumaknoten berichtet. In dieser offenen, nicht placebokontrollierten klinischen Studie sprachen insbesondere Rheumaknoten auf eine Colchicintherapie an, die innerhalb der letzten 6 Monate entstanden waren (Merrill et al. 1997). Infizierte Rheumaknoten müssen lokal chirurgisch saniert werden, ggf. ist eine antibiotische Therapie erforderlich.

Literatur

Literatur zu Kap. 43.1–43.3

Caroit M (1993) Die Alterspolyarthritis. Z Gerontol 26: 13–16

Desiré MFM, van der Heijde LCM et al. (1991) Older vs. younger onset rheumatoid arthritis: Result at onset and after two years of a prospective follow-up Study of early rheumatoid arthritis. J Rheumatol 18:1285–1289

Deutsche Gesellschaft für Rheumatologie, Kommission für Qualitätssicherung (1995) Qualitätssicherung in der Rheumatologie. Polymyalgia rheumatica. Steinkopf, Darmstadt, S 3.13.1–4

Gran JT, Husby G (1997). Seronegative polyarthritis. In: Koopman WJ (ed) Arthritis and allied conditions, 13th edn. Williams & Wilkins, Baltimore, pp 1145–1153

Gran JT, Husby G (1987). Seronegative rheumatoid arthritis and HLA DR 4: proposal for criteria. J Rheumatol 14:1079–1082

Putschky N, Zeidler H (1997). Polymyalgia rheumatica und Riesenzellarteriitis. Internist 38:887–897

Schaeverbeke T, Fatout E, Marce S et al. (1995) Remitting seronegative symmetrical synovitis with pitting oedema: disease or syndrome? Ann Rheum Dis 54/8:681–684

Schaardenburg D von , Breedveld FC (1994) Elderly-onset rheumatoid arthritis. Semin Arthritis Rheum 23:367–378

Literatur zu Kap. 43.4

Esdaile JM (1997) Adult Still's disease. In: Klippel JH, Dieppe PA (eds) Rheumatology, 2nd edn. Mosby, St. Louis, pp 22.1–8

Cush JJ, Medsger TA Jr, Christy WC, Herbert DC, Couperstein LA (1987) Adult onset stills disease: clinical course and outcome. Arthritis Rheum 30:186–94

Langer HE, Zeidler H (1990) Still-Syndrom des Erwachsenen. In: Gerock W, Hartmann F, Schuster HP (Hrsg) Innere Medizin der Gegenwart, Bd 7: Rheumatologie (Hrsg: Zeidler H). Urban & Schwarzenberg, München Wien Baltimore

Reginato A (1993) In: Schumacher HR Jr, Klippel JH, Coupman WJ (1993) Primer on the rheumatic diseases, 10th edn. Arthritis foundation. Atlanta/GA

Literatur zu Kap. 43.5

Kaye B, Kaye D, Bobrove A (1984) Rheumatoid nodules. Am J Med 76:279–292

Merrill JT, Cronstein BN, Mitnick H et al. (1997) Inhibition of Methotrexate-induced rheumatoid nodulosis by colchicine: Evidence from an in vitro model and regression in 7 of 14 patients. J Clin Rheumatol 3:328–333

Arthritis psoriatica und Arthritiden bei gastrointestinalen Grunderkrankungen (M 0.7)

44

E. Genth

INHALT

Arthritiden bei Psoriasis vulgaris und anderen Formen der Psoriasis (Rothschild 1996; Schilling 1986) sowie bei verschiedenen gastrointestinalen Grundkrankheiten (Veys u. Mielants 1994) sind eine klinisch vielgestaltige Gruppe von Erkrankungen des Bewegungssystems. Sie unterscheiden sich im Befallsmuster peripherer Gelenke, in der Art und Häufigkeit des Befalls des Achsenskeletts, in der Häufigkeit des entzündlichen Befalls der Enthesen (Enthesitis), des Knochens und Periosts sowie in der Beteiligung von destruierenden und ankylosierenden Prozessen. Neben chronisch progredienten Verläufen finden sich remittierende oder schubweise Verlaufsformen.

An den peripheren Gelenken findet sich am häufigsten eine asymmetrische Oligoarthritis. Der axiale Befall kann unterschiedliche Ausprägungsgrade bis hin zum Bild einer ankylosierenden Spondylitis aufweisen. Anerkannte validierte Klassifikationskriterien existieren nicht.

Bei der Arthritis psoriatica besteht i. allg. kein Zusammenhang zwischen dem Ausprägungsgrad der Hauterkrankung und dem muskuloskeletalen Befall (Ausnahme: Nagelpsoriasis und Arthritis der distalen Interphalangealgelenke). Dagegen findet sich häufig ein Zusammenhang der Aktivität der Arthritis und der entzündlichen Darmerkrankung (M. Crohn, Colitis ulcerosa). Die Entzündungsaktivität kann durch langfristige komprehensive Therapiemaßnahmen orientiert an der Krankheitsaktivität gebessert werden.

44.1 Arthritis psoriatica (M 07.0–M 07.4/L 40.5)

Definition und Terminologie

Synonyme: Psoriasisarthritis, psoriatische Arthropathie, Arthritis und Spondylitis bei Psoriasis. Die Arthritis psoriatica (Rothschild 1996; Schilling 1986) ist eine Erkrankung des Bewegungssystems mit Entzündungen an Gelenken (Synovialitis), am Periost (Periostitis), seltener am Knochen (Ostitis) und auch an den Enthesen (Enthesitis). Im Rahmen der Synovialitis findet sich häufig eine Mitbeteiligung der Bursen und Sehnenscheiden, charakteristischerweise unter dem Bild einer Daktylitis. Ein mon- oder oligoartikulärer Gelenkbefall überwiegt.

Typische Gelenkbefallsmuster sind der Transversalbefall der distalen Interphalangealgelenke an Händen und Füßen und die Arthritis im Strahl mit Beteiligung mehrerer Finger- oder Zehengelenke. Charakteristisch sind röntgenmorphologisch nachweisbare Gelenk- und Knochenveränderungen mit Destruktionen (Pencil-in-cup-Phänomen, periostale Proliferationen, Ankylosen). Rheumaknoten und Rheumafaktoren oder andere krankheitstypische Laborbefunde fehlen.

Die Diagnose wird gestellt aufgrund des klinischen Nachweises einer Arthritis in Verbindung mit dem Nachweis oder den anamnestischen Angaben einer Psoriasis vulgaris oder anderen Formen der Psoriasis bei Ausschluß anderer definierter arthritischer Krankheitsbilder. In seltenen Fällen wird die Diagnose einer Arthritis psoriatica auch ohne den Nachweis einer Psoriasis gestellt, wenn ein typisches Gelenkbefallsmuster einer Psoriasisarthritis vorliegt oder charakteristische röntgenmorphologische Befunde bei Ausschluß anderer entzündlicher Gelenkerkrankungen (Arthritis psoriatica sine psoriase).

Epidemiologie und Klassifikation

Epidemiologie

Genaue Zahlen über die Prävalenz der Psoriasisarthritis existieren nicht. Die rheumatologischen und dermatologischen Kriterien zur Diagnose sind uneinheitlich. Die Prävalenz der Psoriasis in der europäischen Bevölkerung wird auf 1–2% geschätzt. Im allgemeinen wird angenommen, daß 4–8% der Patienten mit einer Psoriasis an einer entzündlichen Gelenkerkrankung leiden. Bei ca. 20% der rheumafaktornegativen Patienten mit Polyarthritis findet sich eine Psoriasis. Die Prävalenz der Psoriasisarthritis wird mit 50–100 Erkrankten pro 100 000 Einwohner geschätzt. Die Geschlechterverteilung insgesamt ist in etwa ausgeglichen, jedoch abhängig von der Krankheitsausprägung. Bei Wirbelsäulenbefall und bei ausschließlichem Befall der Finger- oder Zehenendgelenke überwiegt der Anteil der Männer (bis 3:1), dagegen beobachtet man einen symmetrischen Gelenkbefall vorwiegend bei Frauen. Die Altersverteilung des Erkrankungsbeginns ist ähnlich wie bei der chronischen Polyarthritis (Beginn meist im 4. Lebensjahrzehnt). Auch Kinder können betroffen sein.

Im allgemeinen (ca. 70%) geht das Auftreten einer Psoriasis dem Beginn arthritischer Symptome voraus. Bei ca. 20% treten beide Erkrankungen gleichzeitig auf, in weniger als 10% beginnt die Psoriasis vulgaris nach dem Auftreten von Gelenkerscheinungen. Bei ca. 5% liegt eine Psoriasisarthritis sine psoriase vor.

Klassifikation

Die Arthritis und Spondylitis psoriatica zählen zur Gruppe den seronegativen Spondarthritiden. Es existieren unterschiedliche Einteilungen der verschiedenen klinischen Formen der Arthritis psoriatica. Die häufig verwendete Klassifikation von Wright u. Moll (1976) unterscheidet 5 verschiedene Erscheinungsformen (s. nachfolgende Übersicht).

Klinische Untergruppen der Arthritis psoriatica (nach Moll u. Wright)

- Klassische Psoriasisarthritis beschränkt auf die distalen Interphalangealgelenke von Händen und Füßen
- Arthritis mutilans mit Sakroiliitis
- Symmetrische Polyarthritis vom Typ der rheumatoiden Arthritis (ohne Nachweis von Rheumafaktoren)
- Asymmetrische Oligoarthritis
- Ankylosierende Spondylitis mit oder ohne periphere Arthritis

Diese Klassifikation entspricht eher der Beschreibung von Befallstypen. Kombinationen dieser Befallsmuster oder ein Übergang im Krankheitsverlauf sind nicht ungewöhnlich.

Am häufigsten fand sich in den Untersuchungen von Moll u. Wright der Typ der asymmetrischen Oligoarthritis (ca. 70%). Neuere Untersuchungen beschreiben dagegen häufiger eine symmetrische Polyarthritis vom Typ der chronischen Polyarthritis. Weniger als 10% der Patienten haben ausschließlich eine Arthritis der Finger- oder Zehenendgelenke, häufiger sind Kombinationen mit anderen Befallsmustern. Die Arthritis mutilans ist mit ca. 5% selten, ebenso die ausschließliche Wirbelsäulenbeteiligung in Form einer ankylosierenden Spondylitis, während ein entzündlicher Wirbelsäulenbefall mit einer Extremitätenarthritis in bis zu 25% der Fälle zu beobachten ist.

Ätiologie und Pathogenese

Ätiologie

Die Ätiologie der Arthritis psoriatica ist unbekannt. Als ätiologische Faktoren der Psoriasis guttata werden Streptokokken und Retrovirus-artige Partikel diskutiert. Durch eine Reihe verschiedener lokaler Stimuli kann das Auftreten typischer psoriatischer Läsionen am Einwirkungsort provoziert werden (Koebner-Phänomen). Bei Infektionen mit HIV-I-Virus kommt gehäuft eine Psoriasisarthritis mit schwerer Psoriasis vor (Naides 1995). Medikamente wie β-Blocker, Antimalariamittel und Lithiumpräparate, aber auch physischer und emotionaler Stress können eine Psoriasis auslösen oder verschlimmern. Bisher ist nicht bekannt, welche Faktoren am Auftreten einer Arthritis bei Psoriasis beteiligt sind.

Sowohl bei der Psoriasis als auch bei der Psoriasisarthritis sind genetische Faktoren im Sinne von Dispositionsfaktoren beteiligt. Die Psoriasis zeigt ethnische Häufigkeitsunterschiede, eine familiäre Häufung und hohe Konkordanzraten bei eineiigen Zwillingen (bis 72%).

Die Psoriasis ist assoziiert mit den HLA-Klasse-I-Merkmalen B13, B17, B37 sowie Cw6 und DR7 auf dem kurzen Arm des 6. Chromosoms. Diese Assoziation findet sich nicht bei Patienten mit palmoplantarer oder generalisierter Pustulose. Das HLA-Klasse-I-Merkmal B38 und B39 ist assoziiert mit Psoriasisarthritis, ebenso das HLA-Klasse-II-Merkmal DR4. HLA-DR3 findet sich insbesondere bei psoriatischer Arthropathie mit destruierendem Gelenkbefall, HLA-B27 v.a. bei Patienten mit bevorzugter Wirbelsäulenbeteiligung (Sakroiliitis, Spondylitis).

Pathogenese

In der Pathogenese werden v.a. immunologische Mechanismen diskutiert (Gladman 1993). In der Haut finden sich CD4-positive T-Zellen, aktivierte T-Helferzellen mit HLA-DR-Molekülen und IL-2-Rezeptoren an der Oberfläche. Sowohl in psoriatischen Läsionen als auch im Synovialdeckmesothel findet sich eine vermehrte Expression des Protoonkogens c-myc. Über die beteiligten zellulären Mechanismen und humoralen Faktoren besteht noch weitgehende Unklarheit.

Histopathologie

Die entzündlichen Veränderungen der Synovialmembran sind überwiegend uncharakteristisch. Im Vergleich zur chronischen Polyarthritis ist die Hyperplasie des Synovialdeckmesothels geringer ausgeprägt, Lymphfollikel und Granulome mit fibrinoiden Nekrosen fehlen und es finden sich weniger Makrophagen. Die verschiedenen Lymphozytenpopulationen sind ähnlich wie bei der chronischen Polyarthritis repräsentiert. Die Anzahl der Blutgefäße erscheint eher vermehrt. Bei erosivem Gelenkbefall findet sich destruierendes Granulationsgewebe, das den Knorpel und Knochen zerstört. Daneben finden sich Fibrosen und osteoproliferative Prozesse im Gelenk, am Periost und an den betroffenen Enthesen.

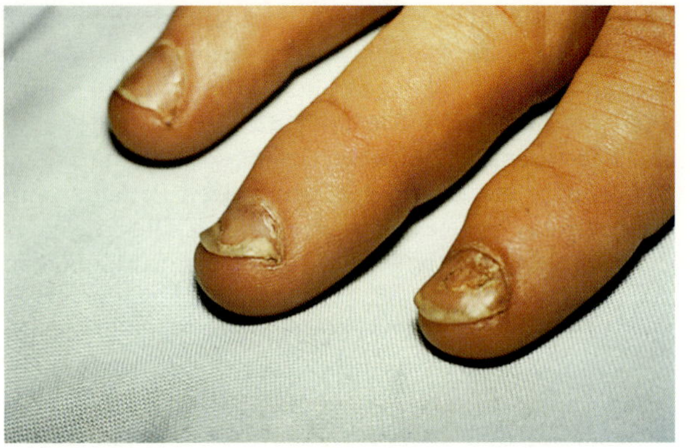

Abb. 44.2. Befall der Fingerendgelenke (Transversalbefall)

Klinische Erscheinungsformen

■ **Asymmetrische Oligoarthritis (M 07.0/L 40.5).** Die häufigste klinische Erscheinungsform der Arthritis psoriatica an den *peripheren Gelenken* ist die asymmetrische Oligoarthritis (Wright u. Moll 1976). Sie betrifft vorwiegend große Gelenke wie Knie- und Sprunggelenke in Verbindung mit einzelnen Interphalangealgelenken oder einer Daktylitis (Abb. 44.1). Bei der Daktylitis (diffuse entzündliche Schwellung einer Zehe oder eines Fingers) liegt vorwiegend eine Beteiligung der Beugesehnenscheide vor neben Beteiligung der Gelenke und des Periosts.

■ **Fingerendgelenkbeteiligung (M 07.0/L 40.5).** Die Beteiligung der Fingerendgelenke ist bei der Psoriasisarthritis im Gegensatz zur chronischen Polyarthritis häufig (Abb. 44.2), seltener jedoch der ausschließliche Befall zahlreicher Endgelenke. In diesen Fällen finden sich häufig deutliche destruierende Veränderungen an den Endgelenken im Röntgenbild sowie eine Nagelpsoriasis (bis zu 80%).

■ **Symmetrische Polyarthritis (M 07.0/L 40.5).** Bei ca. 20% der Patienten mit Arthritis psoriatica liegt eine symmetrische Polyarthritis vom Typ der chronischen Polyarthritis vor mit Beteiligung der kleinen Gelenke von Händen und Füßen, der Handgelenke, der Sprunggelenke, der Knie und Ellbogen. Die Abgrenzung zur chronischen Polyarthritis wird dann schwierig, wenn Rheumafaktoren (meist niedrigtitrig) vorhanden sind oder im Verlauf auftreten (bis 25% dieser Gruppe).

■ **Arthritis mutilans (M 07.1/L 40.5).** Bei der seltenen Arthritis mutilans stehen destruierende Gelenkveränderungen mit Osteolysen an einzelnen Fingern oder Zehen im Vordergrund, die zur Verkürzung der Finger

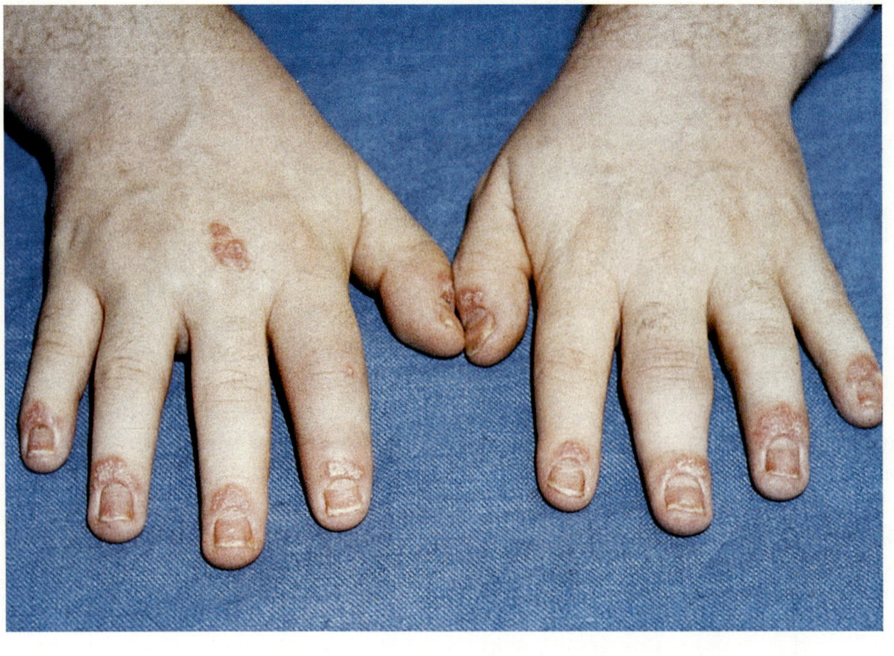

Abb. 44.1. Daktylitis der Hand mit diffuser Fingerschwellung bei Psoriasisarthritis

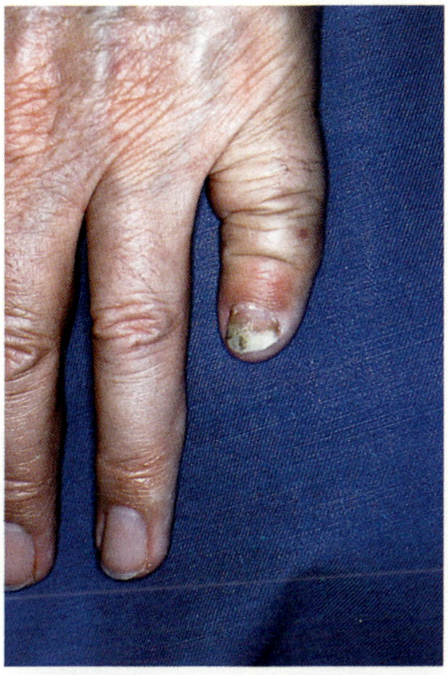

Abb. 44.3. Verkürzung des Kleinfingers durch destruierende Gelenkveränderungen mit Teleskoping

und zur Gelenkinstabilität durch Bänderzerstörung führen (sog. Teleskoping; Abb. 44.3). Klinisch finden sich an den betroffenen Gelenken oft keine deutlich ausgeprägten synovitischen Aktivitätszeichen. Bei wenigen Patienten stehen an den peripheren Gelenken ankylosierende Prozesse im Vordergrund mit rasch fortschreitender knöcherner Durchbauung entzündlich betroffener Gelenke.

■ **Wirbelsäulenbefall (M 07.2/L 40.5).** Der *entzündliche Wirbelsäulenbefall* verläuft bei der Arthritis psoriatica oft beschwerdearm. Bei ca. $^{1}/_{3}$ der Patienten mit Psoriasisarthritis findet sich eine einseitige Sakroiliitis mit gelegentlichen Schmerzepisoden (oft frühmorgendlicher „tiefsitzender" Kreuzschmerz). Bei ca. 10% der Patienten ist die Sakroiliitis bilateral und röntgenmorphologisch nicht von der bei ankylosierender Spondylitis zu unterscheiden. Der Befall der Wirbelsäule ist häufig segmental und asymmetrisch (Spondylitis psoriatica). Beschwerdegrad und funktionelle Einschränkung sind abhängig von der Ausdehnung des Wirbelsäulenbefalls, die manchmal nicht von einer ankylosierenden Spondylitis zu unterscheiden ist. Die Halswirbelsäule wird nach einigen Untersuchungen häufiger betroffen, wenn eine schwere Psoriasis capitis vorliegt. Die Mitbeteiligung der Atlantoaxialgelenke und der Zwischenwirbelgelenke der darunterliegenden Segmente kann zu Instabilitäten führen, wenngleich häufiger dort Ankylosen beobachtet werden. Oft ist bei der Arthritis psoriatica auch die vordere Brustwand (Sternoklavikulargelenke, Synchondrosis manubriosternalis und costosternalis) betroffen mit Schmerzen beim Husten und Niesen. Auch die Symphyse kann beteiligt sein.

■ **Enthesitiden.** Im Krankheitsverlauf der Arthritis psoriatica kann es zu einer entzündlichen Mitbeteiligung der Enthesen (Enthesitis) kommen, insbesondere am Ansatz der Achillessehnen und der Plantaraponeurose am Kalkaneus, dort oft begleitet von einer plantaren Fasziitis. Eine begleitende Achillobursitis ist nicht selten.

■ **Extralokomotorische Manifestationen.** Extralokomotorische Manifestationen (mit Ausnahme der Haut) sind bei der Arthritis psoriatica selten. Am Auge kann es zu Konjunktivitiden, teilweise im Rahmen eines Sicca-Syndroms, kommen (bis zu 20%), die Iridozyklitis ist selten und vorwiegend bei HLA-B27-positiven Individuen. Die entzündliche Beteiligung der Aortenwurzel oder die Entwicklung einer Amyloidose sind sehr selten.

■ **SAPHO-Syndrom.** Bei der palmoplantaren Pustulose findet sich häufig ein besonderer Gelenkbefall mit Beteiligung vor allen Dingen der sternoklavikularen und sternokostalen Verbindungen (sternokostoklavikulare Hyperostose, akquiriertes Hyperostosesyndrom). Diese Veränderungen werden oft auch zusammen mit hyperostotischen Veränderungen der Wirbelsäule, Synovitiden der peripheren Gelenke und rezidivierender steriler multifokaler Osteomyelitis dem SAPHO-Syndrom zugerechnet (Kahn 1993).

■ **Juvenile psoriatische Arthritis.** Bei der juvenilen psoriatischen Arthritis tritt die Arthritis häufig (in ca. der Hälfte der Fälle) vor der Psoriasis auf (Roberton et al. 1993). Die häufigste Manifestation der Psoriasisarthritis ist auch bei Kindern die asymmetrische Polyarthritis.

Verlauf und Prognose

Der Verlauf der Psoriasisarthritis ist häufiger chronisch mit entzündlichen Schubsituationen, seltener akut schubförmig mit unterschiedlich langen symptomarmen und -freien Intervallen. Die prognostische Bewertung ist uneinheitlich. Prognostische Kriterien oder Indikatoren stehen nicht zur Verfügung. Im allgemeinen geht ein polyartikulärer chronischer Befall mit einem schlechteren funktionellen Status einher. Die Prognose der juvenilen Arthritis psoriatica wird i.allg. als gut beurteilt. Bei einem kleineren Teil der betroffenen Kinder persistiert die Erkrankung im Erwachsenenalter. Die Gesamtprognose ist darüber hinaus abhängig von der Ausdehnung und Aktivität der Psoriasis.

Die Mortalitätsrate ist erhöht. Im Gegensatz zur chronischen Polyarthritis spielen Faktoren wie Vaskulitis und andere systemische Manifestationen, Amyloidose oder Infektionen keine wesentliche komplizierende Rolle.

Labormedizinische Untersuchungen und Diagnostik mittels bildgebender Verfahren

Labor

Labormedizinische Untersuchungen haben für die nosologische Diagnostik der Arthritis psoriatica keine Bedeutung, sie sind jedoch für die Differentialdiagnose wesentlich. Krankheitsassoziierte Infektionen oder Autoantikörper sind nicht bekannt. Bei der Arthritis psoriatica können in bis zu 25% der Fälle Rheumafaktoren (meist niedrigtitrig) vorkommen. Die Untersuchung von Klasse-I- oder Klasse-II-Merkmalen hat für die Diagnostik der psoriatischen Arthropathie und ihrer Varianten keinen diagnostischen Wert. Die prognostische Bedeutung von HLA-DR4 und HLA-B27 ist nicht ausreichend untersucht. Insbesondere bei ausgedehnter Psoriasis können die Serumharnsäurekonzentrationen erhöht sein.

Die Entzündungsdiagnostik im Blut (BSG, Akute-Phase-Proteine, insbesondere C-reaktives Protein) ist zur Verlaufsbeurteilung nur bei einem Teil der Patienten von Nutzen, da viele Patienten mit Arthritis psoriatica keine oder keine wesentlichen entzündlichen Veränderungen im Blut haben.

Die Untersuchung der Synovialflüssigkeit bei Patienten mit Psoriasisarthritis gibt anhand der Zellzahl sowie der Eiweißkonzentration Auskunft über den Grad der lokalen Entzündungsaktivität der Arthritis, hat darüber hinaus jedoch für die Diagnostik der Psoriasisarthritis keine Bedeutung.

Bildgebende Verfahren

Die radiologische Diagnostik zeigt an betroffenen Skelettabschnitten oft typische Veränderungen, die in besonderen diagnostischen Situationen (fehlender oder atypischer Hautbefall, Differentialdiagnose gegenüber anderen Arthritisformen) und zur Beurteilung des radiologisch nachweisbaren Schadens erforderlich ist (Dihlmann 1987). Typische Röntgenphänomene bei Arthritis psoriatica sind marginale Erosionen mit angrenzender knöcherner Proliferation (Abb. 44.4), Ankylosen einzelner Gelenke (Abb. 44.5), Osteolysen an den Akren, ausgedehnte Gelenkdestruktionen an den Phalangen und Metakarpalknochen und die typische „Pencil-in-cup"-Deformität (Abb. 44.6), periostale Proliferationen („Protuberanzen"; Abb. 44.7) und ostitische Veränderungen insbesondere an den Phalangen,

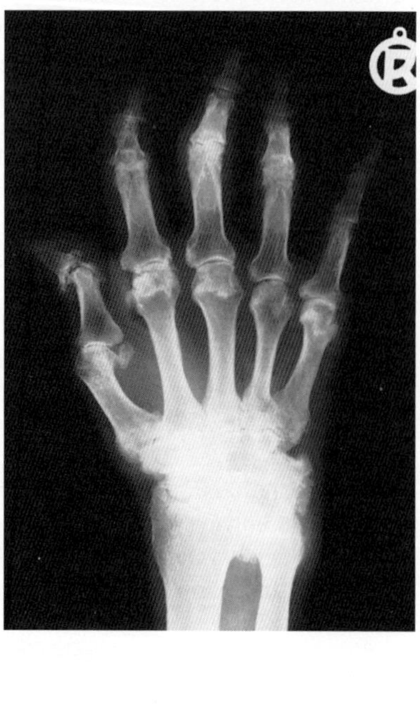

Abb. 44.4. Marginale Erosionen und Proliferationen mit begleitender Periostitis bei Psoriasisarthritis

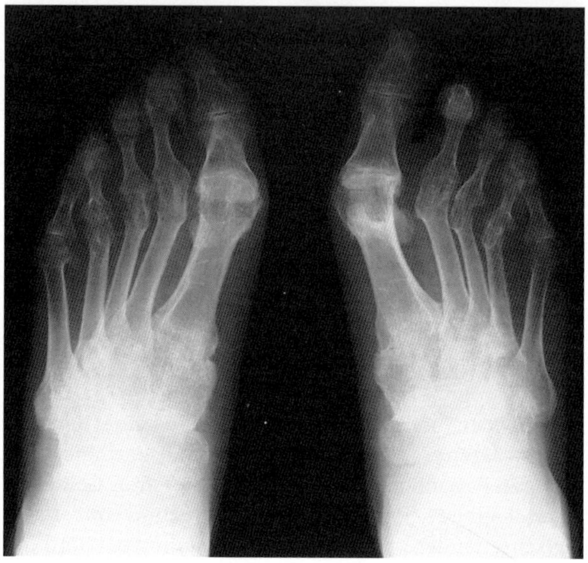

Abb. 44.5. Ankylosen mehrerer Gelenke im Vorfußbereich bei Psoriasisarthritis

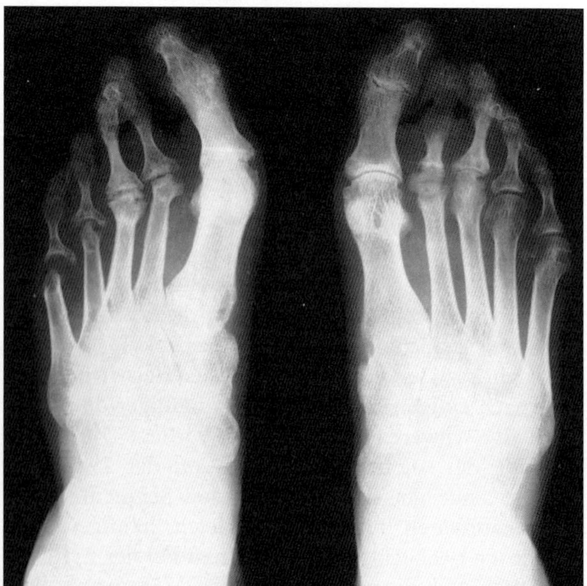

Abb. 44.6. „Pencil-in-cup-Deformität" bei mutilierender Psoriasisarthritis

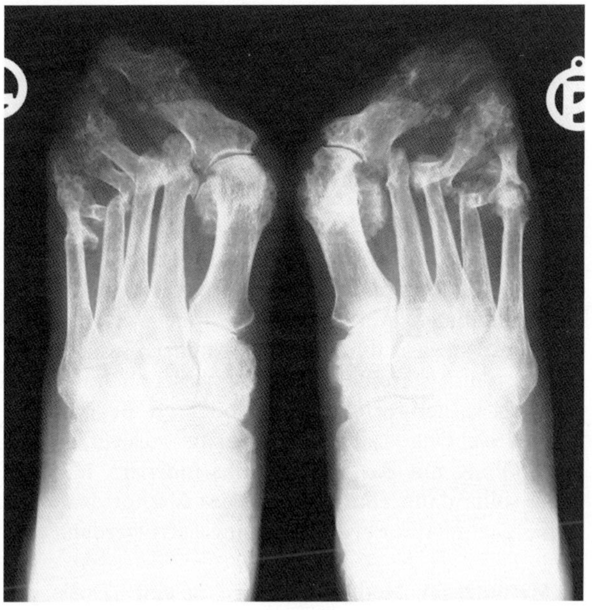

Abb. 44.7. Periostale Proliferationen (Protuberanzen) mit Veränderungen der Akren

produktive oder rarefizierende Fibroostitiden im Bereich des Kalkaneus und am Becken.

! Im Gegensatz zur chronischen Polyarthritis fehlt bei der Arthritis psoriatica oft die gelenknahe Osteopenie.

Die radiologischen Veränderungen an der Wirbelsäule (Dihlmann 1987) sind im Unterschied zur klassischen ankylosierenden Spondylitis dadurch charakterisiert, daß sie vorwiegend segmental und asymmetrisch auftreten (Abb. 44.8) mit asymmetrischer Sakroiliitis, seltenerem Auftreten von marginalen Syndesmophyten, häufigerem Vorkommen von asymmetrischen Syndesmophyten und Parasyndesmophyten, Auftreten von Hyperostose an der Vorderseite der Wirbelkörper, insbesondere im Zervikalbereich, paravertebralen Ossifikationen, schwerem HWS-Befall bei geringer Ausprägung von Veränderungen an der BWS und LWS. Daneben beobachtet man aber auch, wenngleich seltener, typische Veränderungen wie bei ankylosierender Spondylitis (bilaterale Sakroiliitis, marginale Syndesmophyten, Spondylitis anterior, Spondylarthritis, Spondylodiszitis).

Abb. 44.8. Segmentale asymmetrische Veränderungen der Lendenwirbelsäule mit Nachweis von Parasyndesmophyten

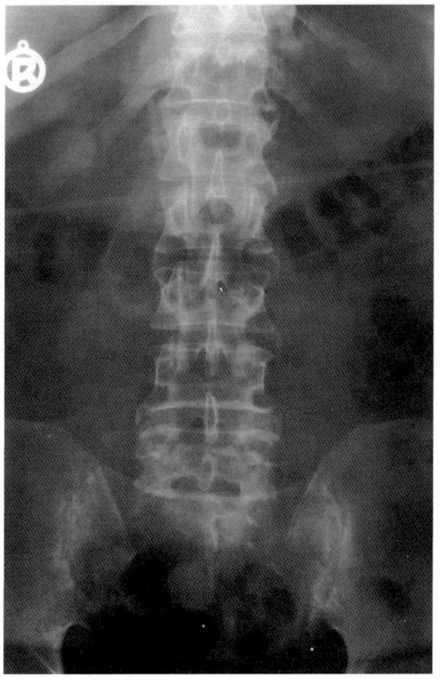

Das Knochenszintigramm ist in der Diagnostik von zusätzlichem Nutzen zur Untersuchung palpatorisch nicht ausreichend zugänglicher Gelenke (z.B. Hüftgelenk), zur genaueren Feststellung der entzündlichen Beteiligung verschiedener Abschnitte des Achsenskeletts und zur zusätzlichen Information über das Gelenkbefallsmuster. Im besonderen ergeben sich aus szintigraphischen Untersuchungen Hinweise auf eine begleitende Ostitis oder Periostitis.

Die Sonographie unterstützt die Diagnostik von Synovitiden an Gelenken und Sehnenscheiden (inbesondere Ergußnachweis), von Bursitiden und Gelenkzysten. Die Kernspintomographie ermöglicht darüber hinaus bei einer Daktylitis eine genauere Untersuchung der beteiligten Strukturen (häufig Flexortenosynovitis; Olivieri et al. 1997).

Diagnose und Differentialdiagnose

Diagnose

Die Diagnose einer Arthritis psoriatica wird klinisch aufgrund des Nachweises einer Psoriasis oder ihrer Varianten in Verbindung mit der Feststellung eines entzündlichen Gelenk- oder Wirbelsäulenbefalls gestellt. Die Wahrscheinlichkeit der Diagnose wird dadurch erhöht, wenn ein typisches Gelenkbefallsmuster vorliegt und/oder typische röntgenmorphologische Befunde an Gelenken und/oder Wirbelsäule nachweisbar sind.

Bei fehlender Hautbeteiligung, auch in versteckten Arealen (behaarter Kopf, Gehörgang, Nabel, Rima ani) oder an den Nägeln (Ölflecken, Tüpfelnägel, Krümelnägel, Leukonychie, Onycholyse) kann eine positive Familienanamnese für Psoriasis oder Psoriasisarthritis zusätzliche diagnostische Hinweise geben und eine typische Röntgenmorphologie die diagnostische Zuordnung zur Psoriasisarthritis ermöglichen.

Differentialdiagnose

Differentialdiagnostische Überlegungen beziehen sich zum einen auf Fälle mit *fehlender Psoriasis und Psoriasisanamnese,* zum anderen auf anderweitig zuzuordnende Arthritiden bei gleichzeitigem Nachweis einer Psoriasis. Dies ist immer dann von Bedeutung, wenn eine symmetrische Polyarthritis vorliegt oder eine Mon- oder Oligoarthritis mit uncharakteristischem Verteilungsmuster. Ausschlaggebend sind dann die klinisch-arthrologischen und röntgenologischen Befunde, die Anwesenheit einer begleitenden Enthesitis oder einer typischen röntgenologischen Wirbelsäulenveränderung bei Fehlen von Zeichen differentialdiagnostisch relevanter Erkrankungen wie z.B. Rheumaknoten, Manifestationen an inneren Organen (Pleuritis, Vaskulitis, Nierenbeteiligung u.a.) oder Autoantikörper (Rheumafaktoren, antinukleäre Antikörper). Eine HIV-Infektion kann mit Psoriasis und Arthritis einhergehen (Naides 1995).

Weitere differentialdiagnostische Überlegungen sind im folgenden aufgeführt:

- Differentialdiagnostische Probleme können in der Abgrenzung zur *reaktiven Arthritis bzw. zum Reiter-Syndrom* auftreten, insbesondere wenn Nageldystrophien oder pustulöse Veränderungen an Handflächen und Fußsohlen oder eine Keratodermie vorkommen. In dieser Situation ist der Nachweis möglicher assoziierter Infektionen (Anamnese, Erregerdiagnostik) notwendig.
- Differentialdiagnostisch kommt auch ein *SAPHO-Syndrom* in Betracht, insbesondere bei Beschwerden an der vorderen Thoraxwand (Kahn 1993).
- Nicht selten findet man bei der Psoriasisarthritis erhöhte Harnsäurewerte, insbesondere bei ausgedehnter Psoriasis. Die Untersuchung der Synovialflüssigkeit auf Mononatriumuratkristalle klärt den Verdacht auf eine *Harnsäuregicht.*
- Eine entzündlich *aktivierte oder destruierende Fingerpolyarthrose* mit Befall distaler Interphalangealgelenke ähnelt dem Befallsmuster der Arthritis psoriatica, befällt jedoch nur selten die Vorfüße, dagegen häufig die Daumensattelgelenke.
- Die Spondarthritis psoriatica muß von der *ankylosierenden Spondylitis* und *anderen Spondarthritisformen* abgegrenzt werden. Typisch für die psoriatische Spondarthritis sind der mono- oder oligosegmentale, asymmetrische Wirbelsäulenbefall, Parasyndesmophyten und paravertebrale Ossifikationen. Auch hier ist die Abgrenzung zum chronischen Reiter-Syndrom gelegentlich schwierig, da ein ähnliches Befallsmuster vorliegen kann.
- Dagegen bereitet die Unterscheidung zur nichtentzündlichen Spondylosis hyperostotica *(M. Ott-Forestier, DISH-Syndrom)* röntgenmorphologisch keine Schwierigkeiten (brückenbildende Spondylophyten vor allem im BWS-Bereich).

Therapie und Rehabilitation

Im Vordergrund der Therapie der Gelenk- und Wirbelsäulenmanifestationen der psoriatischen Arthropathie steht die medikamentöse Therapie. Die Behandlungsprinzipien entsprechen denen bei der chronischen Polyarthritis bzw. bei der ankylosierenden Spondylitis. Besonderheiten im Hinblick auf die Beeinflussung der Psoriasis durch die medikamentöse Therapie sind zu beachten.

Medikamentöse Therapie

■ **Nichtsteroidale Antiphlogistika.** Die *medikamentöse Therapie* (Cuellar u. Espinoza 1996) erfolgt zuerst mit nichtsteroidalen Antiphlogistika. Eine Verschlimmerung der Psoriasis durch diese Substanzen ist selten.

Wenn nichtsteroidale Antirheumatika nach wenigen Wochen keinen Erfolg zeigen oder zu Beginn eine hochaktive Oligo- oder Polyarthritis vorliegt, ist die Behandlung mit Basistherapeutika indiziert. In erster Linie sollte dann eine Therapie mit Methotrexat oder Sulfasalazin (Amor et al. 1995) eingesetzt werden.

■ **Methotrexat.** Methotrexat wird in einer Dosis von 7,5 bis zu 25 mg an einem Tag der Woche parenteral oder peroral eingesetzt. Bei der Mehrzahl der Behandelten zeigt sich nach 4–8 Wochen ein deutlicher Rückgang der lokalen und systemischen Entzündungsaktivität. Häufig wird unter einer Methotrexattherapie auch eine aktive Psoriasis gebessert (Willkens et al. 1984)

■ **Sulfasalazin.** Sulfasalazin führt in einer Dosis von 2 g täglich nach einschleichender Dosierung mit 1 g in der 1. Woche, 1,5 g in der 2. Woche und 2 g ab der 3. Woche zu einer Verbesserung der Gelenksymptomatik und der systemischen Entzündungszeichen im Blut (Dougados et al. 1995). Die Psoriasis wird durch Sulfasalazin nicht gebessert.

■ **Cyclosporin A.** Bei auf diese Medikamente therapierefraktärer Arthritis psoriatica kann als Alternative Cyclosporin A eingesetzt werden. Als Dosis werden initial 2,5 mg/kgKG/Tag eingesetzt mit Steigerung auf höchstens 5 mg/kgKG/Tag entsprechend der Krankheitsaktivität. Cyclosporin A ist auch wirksam bei ausgedehnten Formen der Psoriasis.

■ **Andere Basistherapeutika.** In einigen Studien haben sich Goldsalze insbesondere bei polyartikulärem Gelenkbefall als wirksam erwiesen. Der therapeutische Nutzen von Azathioprin und D-Penicillamin ist bisher nicht gut belegt. Die Wirksamkeit von Antimalariamitteln wird kontrovers beurteilt; in seltenen Fällen wurden Exazerbationen bis hin zu Erythrodermien und Dermatitis exfoliativa beschrieben. Vitamin-A-Derivate (Retinoide) haben sich bei der Behandlung sowohl der Psoriasis als auch der Arthritis als wirksam erwiesen, die hohe Nebenwirkungsrate (Pruritus, Dermatitis, Haarausfall, Cheilitis, Sicca-Symptome, Knochenschmerzen u.a.) begrenzt den Einsatz.

Lokaltherapien

Insbesondere bei mon- oder oligartikulären Verläufen sind *intraartikuläre Injektionen mit kristallinen Glukokortikosteroiden* sinnvoll. Bei Rezidiven kann eine *Radiosynoviorthese,* z. B. mit ^{90}Yttrium an den großen Gelenken (Hüfte, Knie), mit ^{186}Rhenium an mittelgroßen Gelenken oder mit ^{169}Erbium an kleinen Gelenken, zu einer lange anhaltenden Besserung der lokalen Entzündungsaktivität führen. In Erprobung sind die extrakorporale Photochemotherapie, Tacrolimus (FK-506) und verschiedene Anticytokintherapien.

Physikalische Therapie

Die physikalische Therapie der psoriatischen Arthropathie und der Wirbelsäulenmanifestationen erfolgt nach den Regeln der Behandlung der chronischen Polyarthritis bzw. der ankylosierenden Spondylitis. Bei aktiven Synovitiden empfehlen sich unterstützende lokale Kältetherapien (mehrmals täglich für 10–15 min Kältepackungen oder Kaltluft), bei subakuten bis chronischen Synovitiden lokale Elektrotherapie bzw. hydrogalvanische Bäder. Da die Psoriasisarthritis eine erhöhte Tendenz zur Ankylosierung aufweist, ist auch in aktiven Phasen eine vorsichtige funktionserhaltende Krankengymnastik betroffener Gelenke erforderlich mit Anleiten zu Eigenübungen.

Wenn die lokale Entzündungssymptomatik unter Kontrolle ist, werden in Abhängigkeit von der funktionellen Einschränkung mobilisierende krankengymnastische Maßnahmen erforderlich. Beim entzündlichen Wirbelsäulenbefall mit Funktionseinschränkung ist ebenfalls mobilisierende Krankengymnastik, bei Beteiligung des Thoraxskeletts auch Atemgymnastik erforderlich, um einer fortschreitenden Motilitätseinschränkung entgegenzuwirken.

Insbesondere bei einer Wirbelsäulenbeteiligung mit zunehmender Funktionseinschränkung sollte der Patient über geeignete Formen des Patientensports informiert und auf die Möglichkeiten der Funktionstherapie in Selbsthilfegruppen hingewiesen werden.

Die Teilnahme an einem komplexen Patientenschulungsprogramm, wie z.B. der Patientenschulung der Deutschen Gesellschaft für Rheumatologie, ist sinnvoll. Patienten mit einer Psoriasisarthritis können von einer Teilnahme am Schulungsprogramm „Chronische Polyarthritis“ profitieren.

44.2 Arthritiden bei gastrointestinalen Erkrankungen (M 07.4/K 50.– Arthritis bei Morbus Crohn; M 07.5/K 51.– Arthritis bei Colitis ulcerosa)

Definition und Terminologie

Synonyme: Enteropathische Arthritiden, enterocolitische Arthropathien.

Zur Gruppe der Arthritiden bei gastrointestinalen Grunderkrankungen (Veys u. Mielants 1994; Weiner et al. 1991) zählen Krankheiten des Bewegungssystems mit Entzündungen an Gelenken (Synovialitis), an Enthesen (Enthesitis), am Periost und seltener am Knochen, die als extraintestinale Manifestation einer entzündlichen Darmerkrankung (M. Crohn, Colitis ulcerosa, nichtklassifizierbare Enterokolitis), einer glutensensitiven Enteropathie oder nach einer intestinalen Bypasschirurgie auftreten.

Bei Arthritiden im Rahmen eines M. Crohn oder einer Colitis ulcerosa überwiegt ein mon- bis oligoartikulärer asymmetrischer peripherer Gelenkbefall. Das Achsenskelett kann mitbetroffen sein, insbesondere bei HLA-B27-positiven Individuen. Die Arthritis bei glutensensitiver Enteropathie oder nach intestinaler Bypassoperation ist überwiegend polyartikulär symmetrisch. Die Diagnose basiert auf den jeweiligen gastroenterologischen Befunden bei Ausschluß anderer Arthritisformen.

Arthritiden nach enteralen Infektionen (reaktive Arthritiden) mit Yersinien, Salmonellen, Shigellen oder Campylobacter jejuni, oder nach Antibiotikatherapie durch Clostridium difficile, sowie Arthritiden bei M. Whipple (Durand et al. 1997) bedingt durch Tropheryma whippeli gehen ebenfalls mit gastrointestinalen Symptomen einher, zählen im engeren Sinne nicht zu den enteropathischen Arthritiden.

Epidemiologie und Klassifikation

Epidemiologie

Die Prävalenz der Colitis ulcerosa bzw. des M. Crohn in Mitteleuropa wird auf ca. 50 Erkrankungen pro 100 000 Einwohner geschätzt, die Inzidenz auf 4–6 Neuerkrankungen pro 100 000 Einwohner und Jahr. In prospektiven Studien liegt die Häufigkeit einer peripheren Arthritis bei Colitis ulcerosa zwischen 4 und 11%, beim M. Crohn zwischen 11 und 21%, insbesondere bei Patienten mit Kolonbefall und anderen extraintestinalen Manifestationen (aphthöse Stomatitis, Uveitis, Pyoderma gangraenosum, Erythema nodosum; Veys u. Mielants 1994). Mehr als 80% der enteropathischen Arthritiden beginnen nach Beginn der entzündlichen Darmerkrankung. Eine Sakroiliitis wird in verschiedenen Studien in bis zu 25% der Fälle beschrieben, eine ankylosierende Spondylitis in 2–8%. Die Häufigkeit einer entzündlichen Darmerkrankung bei ankylosierender Spondylitis liegt zwischen 1 und 4%.

Arthritiden und Spondarthritiden haben keine Alterspräferenz. Eine periphere Arthritis in Verbindung mit einer entzündlichen Darmerkrankung ist auch bei Kindern, wenngleich selten, bekannt.

Klassifikation

International anerkannte Klassifikationskriterien der Arthritis bei entzündlichen Darmerkrankungen exi-

Tabelle 44.1. Beziehung zwischen Wirbelsäulenbefall und entzündlicher Darmkrankheit. (Mod. nach Dekker et al. 1978)

Typ	Häufigkeit	Bezug WS-Darm
I	ca. 30%	Auftreten der Spondylitis meist vor der Darmerkrankung ca. 70% mit Wirbelsäulenbefall wie bei ankylosierender Spondylitis (marginale Syndesmophyten, symmetrische Veränderungen), ca. 25% Iridozyklitis, ca. 70% HLA-B27-positiv
II	ca. 25%	Spondylitis meist nach dem Auftreten der Darmerkrankung, Syndesmophyten seltener (ca. 40%), Iritis selten, oft schwerer Darmbefall (Fisteln, häufige Schübe), ca. 15% HLA-B27-positiv
III	bis zu 50%	Simultanes Auftreten von Darm- und Wirbelsäulensymptomen

stieren nicht. Nach Dekker-Saeys et al. (1978) werden 3 verschiedene Typen des entzündlichen Wirbelsäulenbefalls in Verbindung mit einer entzündlichen Darmerkrankung beschrieben (Tabelle 44.1).

Ätiologie und Pathogenese

Über die Ätiologie der enteropathischen Spondarthritiden ist wenig bekannt. Diskutiert wird ein vermehrtes Eindringen enteraler Bakterienbestandteile in den Organismus auf der Grundlage einer durch Entzündung geschädigten Mukosabarriere als Ursache der extraintestinalen Manifestationen. Andere Hypothesen gehen von einer Störung der Toleranz gegen Antigene der Darmflora aus.

Sowohl die Colitis ulcerosa als auch der M. Crohn zeigt eine familiäre Häufung. Die Sakroiliitis bzw. der entzündliche Wirbelsäulenbefall bei entzündlichen Darmerkrankungen ist assoziiert mit HLA-B27 (ca. 50%; relatives Risiko 10). Darüber hinaus besteht eine Assoziation mit HLA-B44 und -Bw62.

Histopathologie

Die Histologie der entzündeten Synovialmembran zeigt das Bild einer uncharakteristischen Synovialitis mit geringer Synovialdeckzellhyperplasie und lockeren diffusen, vorwiegend lymphozytären Zellinfiltraten.

Klinische Manifestationen

Die Arthritis bei entzündlicher Darmerkrankung ist vorwiegend mon- oder oligoartikulär. Sie betrifft überwiegend die Gelenke der unteren Extremitäten, am häufigsten die Kniegelenke (ca. 75%), die Sprunggelenke (ca. 40%), die Schultergelenke (ca. 23%), seltener die Handgelenke, Ellbogengelenke und Fingergrundgelenke (Wright u. Moll 1976). Die stammnahen Gelenke (Hüften, Schultern) sind häufig in Verbindung mit einem entzündlichen Befall des Achsenskeletts betroffen.

Die Arthritis hat in der Regel einen rekurrierenden Verlauf. Nach einigen Untersuchungen steht die Aktivität der Arthritis in Zusammenhang mit der Aktivität der entzündlichen Darmerkrankung, insbesondere der Colitis ulcerosa (Wright u. Moll 1976). Bei ca. $^1/_4$ der Patienten ist der Gelenkbefall chronisch. Erosive Gelenkveränderungen sind selten.

■ **Enthesitiden.** Enthesitiden treten vorwiegend am Ansatz der Achillessehne und der Plantarfaszie am Kalkaneus auf, seltener am Ansatz der Patellasehne oder im Beckenbereich.

■ **Wirbelsäulenbefall.** Die Häufigkeit des entzündlichen Wirbelsäulenbefalls mit und ohne periphere Arthritis wird mit 5–12% angegeben, eine weitgehend asymptomatische Sakroiliitis ist jedoch nicht selten. Betroffen sind überwiegend Männer. Die radiomorphologischen Befunde an der Wirbelsäule entsprechen oft denen einer ankylosierenden Spondylitis, wenn die Wirbelsäulenerkrankung der Darmerkrankung vorausgeht, während bei gleichzeitigem oder späterem Auftreten eines axialen Skelettbefalls bei einer entzündlichen Darmerkrankung häufiger asymmetrische und in ihrer Intensität meistens geringer ausgeprägte Veränderungen vorkommen.

Klinisch äußert sich der Wirbelsäulenbefall in frühmorgendlichen Kreuzschmerzen oder Glutäalgien sowie Thorakodynien mit eingeschränkter Mobilität, insbesondere bei Beugung und Seitneigung in der LWS und verminderter Thoraxexpansion. Im Gegensatz zur Beteiligung der peripheren Gelenke besteht kein Zusammenhang der Entzündungsaktivität am Achsenskelett mit der Entzündungsaktivität im Darm.

■ **Iridozyklitis und Episkleritis.** Zu den extraintestinalen Manifestationen einer entzündlichen Darmerkrankung, die auch gemeinsam mit einer peripheren Arthritis auftreten können, gehört die meist einseitige akute Iridozyklitis, seltener die Episkleritis. Auch eine Stomatitis aphthosa, ein Erythema nodosum oder seltener ein Pyoderma gangraenosum können auftreten (Veys u. Mielants 1994).

Verlauf und Prognose

Der Verlauf der peripheren Arthritis ist häufig schubweise rekurrierend, manchmal migratorisch und steht oft in Zusammenhang mit der Aktivität der entzündlichen Darmerkrankung (Veys u. Mielants 1994). In der Regel klingt der arthritische Schub nach Tagen bis Wochen ab, ohne daß stärkere Bewegungseinschränkungen oder gar Deformitäten oder destruierende Gelenkveränderungen vorkommen. Die Prognose in funktioneller Hinsicht ist langfristig gut.

Bei entzündlichem Wirbelsäulenbefall vom Typ einer ankylosierenden Spondylitis entspricht die Prognose der dieser Erkrankung mit oft progredienter Funktionseinschränkung, insbesondere der unteren Wirbelsäulenabschnitte.

Hartnäckig und beeinträchtigend können Enthesitiden im Bereich des Fersenbeins sein, die oft erst nach Wochen bis Monaten abklingen.

Labormedizinische Untersuchung und Diagnostik mittels bildgebender Verfahren

Labor

Bei Arthritiden im Rahmen einer entzündlichen Darmerkrankung fehlen krankheitsspezifische labormedizinische Befunde. Die Blutsenkung und die Akute-Phase-Parameter sind in Abhängigkeit von der Entzündungsaktivität der Gelenke, aber auch der Darmerkrankung erhöht. Bei hoher Entzündungsaktivität und stärkeren Blutverlusten durch den Darm (positiver Haemoccult-Test) kann es zum Auftreten einer Eisenmangelanämie kommen. Charakteristische Autoantikörper in bezug auf die Gelenkmanifestationen fehlen. Bei der Colitis ulcerosa finden sind häufig pANCAs (ca. 60%) mit Spezifität gegen Lactoferrin und das BPI-Protein (bactericidal permeabiliting protein).

In der Synovialflüssigkeit sind in Abhängigkeit von der lokalen Entzündungsaktivität mäßige bis deutliche Erhöhungen der Zellzahl (oft überwiegend Lymphozyten) nachzuweisen mit erhöhtem Eiweißgehalt. Mikrobiologische Kulturen auf Erreger sind negativ.

Bildgebende Verfahren

Röntgenmorphologisch findet man bei der peripheren Arthritis an den großen Gelenken keine wesentlichen Auffälligkeiten. In seltenen Fällen mit chronischem Verlauf können jedoch erosive Veränderungen vor allen Dingen an den Tarsometatarsalgelenken auftreten. Gelenknahe periostale Proliferationen sind ebenfalls selten. Sowohl rarefizierende als auch produktive Fibroostitiden im Kalkaneusbereich wurden beschrieben.

Die Röntgenmorphologie des Achsenskeletts entspricht meist der ankylosierenden Spondylitis. Wenn der Wirbelsäulenbefall sich erst nach langjähriger Darmerkrankung entwickelt hat, sind sie insgesamt geringer und öfters asymmetrisch ausgeprägt.

Diagnose und Differentialdiagnose

Die Diagnose einer Arthritis oder Spondarthritis bei entzündlicher Darmerkrankung wird aufgrund des Nachweises des entzündlichen Gelenk- oder Wirbelsäulenbefalls in Verbindung mit dem klinischen bzw. endoskopisch-bioptischen Nachweis einer entzündlichen Darmerkrankung vom Typ der Colitis ulcerosa oder des M. Crohn gestellt. Wenn eine abdominelle Symptomatik (Bauchschmerzen, blutige Diarrhöen, Fistelbildung, andere extraintestinale Manifestationen einer entzündlichen Darmerkrankung) besteht, wird der Verdacht primär auf eine entzündliche Darmerkrankung gelenkt. Die abdominelle Symptomatik kann jedoch gering sein oder fehlen, so daß auch in dieser Situation bei Vorliegen einer nicht näher zuzuordnenden Mon- oder Oligoarthritis an eine subklinische Manifestation der entzündlichen Darmerkrankung gedacht werden muß (Veys u. Mielants 1994).

Tabelle 44.2. Differentialdiagnose der Arthritiden bei enteralen Krankheiten

Erkrankung	DD
Gastrointestinale Manifestationen rheumatischer Krankheiten	
Behçet-Syndrom	Vaskulitis
Wegener-Granulomatose	Vaskulitis
Systemischer Lupus erythematodes	Vaskulitis
Systemische Sklerose	Malabsorption, Refluxkrankheit
Chronische Polyarthritis	Ulzera, Vaskulitis, Arzneimittel
Fibromyalgie	Colon irritabile
Skelettmanifestationen bei primär gastrointestinalen Krankheiten	
Glutensensitive Enteropathie	Osteoporose/Osteomalazie, Arthritis
Maldigestion/Maldigestion anderer Genese	Osteoporose/Osteomalazie
Gastrointestinale Allergie	Arthralgien, Arthritis
Intestinaler Bypass	Arthritis
Pankreatitis	Arthritis mit Pannikulitis
Kollagene Colitis	Assoziiert mit verschiedenen entzündlichen Gelenkkrankheiten
Para-/postinfektiöse rheumatische Krankheiten nach/mit gastrointestinalen Infektionen	
Infektionen mit: Yersinien, Salmonellen, Shigella flexneri, Campylobacter jejuni; Clostidium difficile Reiter-Syndrom	Reaktive Arthritis (meist Mon- oder Oligoarthritis),
Tropheryma whippeli	M. Whipple mit gastrointestinalem Befall und Arthritis/Wirbelsäulenbefall
Hepatitis B oder C	Arthralgien, Arthritis, Kryoglobulinämie
Entero-, ECHO- oder Coxsackie-Viren	Arthralgien, Arthritis, Myositis

Differentialdiagnostisch (Tabelle 44.2) kommen *Arthritiden bei erregerinduzierten entzündlichen Darmerkrankungen* (Yersinien, Salmonellen, Shigellen, Campylobacter jejuni) in Betracht. Zur weiteren Diagnostik empfiehlt sich die mikrobiologische Untersuchung des Stuhls und insbesondere der Nachweis von erregerspezifischen Antikörpern (IgG und IgA). Differentialdiagnostisch muß auch an eine *Arthritis bei glutensensitiver Enteropathie* und an einen *M. Whipple* gedacht werden.

Therapie und Rehabilitation

Zur *medikamentösen antiphlogistisch-analgetischen Therapie* (Veys u. Mielants 1994) der Arthritis und Spondylitis bei entzündlicher Darmkrankheit werden nichtsteroidale Antiphlogistika eingesetzt, sie können jedoch eine Zunahme der Darmsymptome der Colitis ulcerosa hervorrufen.

Bei monartikulärem Befall empfiehlt sich zunächst eine *intraartikuläre Injektion* mit einem kristallinen Glukokortikosteroidpräparat (z.B. Triamcinolonhexacetonid). Die systemische Anwendung von Glukokortikosteroiden ist i. allg. nur erforderlich zur Kontrolle der Darmentzündung.

Bei schwereren Verlaufsformen, die anderweitig nicht zu kontrollieren sind, wird in erster Linie Sulfasalazin (3 g/Tag) eingesetzt (kontrollierte Studien fehlen), das gleichzeitig auch wirksam ist auf die Colitis ulcerosa (Schölmerich 1996). Über andere Basistherapeutika wie Methotrexat, das auch wirksam ist bei M. Crohn (Schölmerich 1996), bzw. Goldsalze, Azathioprin oder Antimalariamittel liegen keine ausreichenden Untersuchungen vor.

Patienten mit undifferenzierter Spondarthropathie weisen in bis zu 65% der Fälle subklinische, nur mikroskopisch nachweisbare entzündliche Veränderungen der Dünn- oder Dickdarmschleimhaut auf. Von einigen Autoren (Mielants et al. 1996) werden diesen – teils akuten, teils chronischen – Läsionen im terminalen Ileum als Manifestation einer subklinischen Crohn-Erkrankung angesehen. In unkontrollierten Studien konnte hier gezeigt werden, daß die Behandlung mit Salazopyrin zu einer deutlichen Besserung der Gelenksymptomatik geführt hat.

44.3 Arthritis bei glutensensitiver Enteropathie (M 07.6/K 90.0)

Definition und Terminologie

Synonyme: Arthropathie bei Zöliakie. Die glutensensitive Enteropathie (GSE; Zöliakie beim Kind, einheimische Sprue beim Erwachsenen) ist eine Darmerkrankung, die durch eine Überempfindlichkeit auf Bestandteile von Gluten verschiedener Zerealien hervorgerufen wird (Schölmerich 1996). Durch Gluten kommt es zu einer fortschreitenden Atrophie der Dünndarmzotten mit verschiedenartigen Symptomen der Malabsorption und Maldigestion (Blähungen, Gewichtsverlust, Bauchschmerzen, Diarrhöen, Fettstühle, Protein- und Vitaminmangelerscheinungen) sowie zu einer erhöhten Permeabilität der Darmschleimhaut.

Zu den extraintestinalen Symptomen der Erkrankung gehört neben der Dermatitis herpetiformis und der IgA-Nephropathie auch eine Arthropathie. Verschiedene Autoimmunerkrankungen (Sjögren-Syndrom, insulinabhängiger Diabetes mellitus, primär biliäre Zirrhose u.a.) sind mit der GSE assoziiert. Unter einer glutenfreien Diät bilden sich nicht nur die intestinalen Symptome, sondern auch die Gelenksymptome zurück.

Epidemiologie

Die Prävalenz der GSE wird auf 1 von 300 geschätzt. Die Arthritis bei glutensensitiver Enteropathie ist selten. Epidemiologische Daten fehlen. Die Krankheit wird zur Gruppe der enteropathischen Arthritiden gezählt. Sie hat jedoch wenig Gemeinsamkeiten mit den seronegativen Spondarthritiden (keine Assoziation mit HLA-B27).

Ätiologie und Pathogenese

Die Pathogenese der Arthritis ist unklar. In Analogie zu anderen Arthritiden bei entzündlichen Darmerkrankungen wird vermutet, daß es zur vermehrten Absorption von Antigenen aus dem Darm durch die geschädigte Dünndarmmukosa kommt. Die glutensensitive Enteropathie tritt familiär gehäuft auf. Die Konkordanzrate bei monozygoten Zwillingen liegt bei 75% (Schölmerich 1996). Sie ist assoziiert mit HLA-B8 und HLA-DR3, mit selektivem IgA-Mangel sowie anderen genetischen Faktoren . Eine genetische Disposition zur Arthritis bei dieser Erkrankung ist nicht bekannt.

Klinische Manifestationen

Die Arthritis bei glutensensitiver Enteropathie zeigt kein eigenständiges Verteilungsmuster. Wie bei anderen Arthritiden in Verbindung mit entzündlichen Darmerkrankungen findet sich eine Mitbeteiligung der Kniegelenke, aber auch der Schultern und Hüften, seltener der Ellbogengelenke, der Handgelenke und Sprunggelenke. Häufig werden auch Beschwerden im Bereich der unteren Lendenwirbelsäule angegeben.

Verlauf und Prognose

Der Verlauf der Arthritis bei glutensensitiver Enteropathie ist gutartig. Bleibende Funktionseinschränkungen oder gar radiologisch nachweisbare Gelenkschäden (Erosionen) sind selten. Unter glutenfreier Kost verschwinden die Symptome.

Diagnose und Differentialdiagnose

Der Zusammenhang einer Oligo- oder Polyarthritis mit einer glutensensitiven Enteropathie ist bei Vorliegen typischer Symptome dieser Erkrankung wie Gewichtsverlust, Kräfteverfall, Fettstühlen sowie anderen Zeichen der Malabsorption möglich, schwieriger jedoch bei fehlenden klinischen Zeichen einer Darmerkrankung. Die Diagnose wird durch die Dünndarmbiopsie und den Nachweis von Antikörpern gegen Endomysium bzw. Gliadin in hohen Titern gestellt (Grodinsky et al. 1992). Antikörper gegen Gliadin kommen allerdings auch bei ca. 20% der Erwachsenen mit anderen

Darmerkrankungen vor. IgA-Antikörper gegen Gliadin haben eine höhere Spezifität für die glutensensitive Enteropathie (Schölmerich 1996).

Therapie

Unter einer glutenfreien Diät verschwinden die Gelenksymptome und auch die Veränderungen in der Darmschleimhaut. Einem Rezidiv der glutensensitiven Enteropathie bei Nichteinhalten der Diät folgt häufig nicht ein Rezidiv der Arthritis.

Medikamentöse Maßnahmen zur Behandlung der Arthritis (nichtsteroidale Antirheumatika) sind i.allg. nur vorübergehend erforderlich.

44.4 Sonstige Arthritiden bei Darmkrankheiten (M 07.6)

Zu den Arthritiden bei Darmerkrankungen wird auch die *Arthritis nach intestinaler Bypassoperation* gerechnet (Zapanta 1979). Zwischen 1954 und 1983 wurden operative Verfahren zur Behandlung starker Adipositas angewendet, bei denen man eine Verbindung zwischen Jejunum und Ileum oder Jejunum und Colon zur Verkleinerung der Resorptionsfläche des Darms herstellte. In etwa 25% der Fälle kam es zu ausgeprägter Polyarthritis und zu dermatitischen Veränderungen (Arthritis-Dermatitis-Syndrom). Die Wiederherstellung der ursprünglichen anatomischen Verhältnisse bei Patienten mit schwerem Arthritis-Dermatitis-Syndrom brachte die Symptomatik zum Verschwinden. Es wurde vermutet, daß durch den vermehrten Übertritt bakterieller Antigene (insbesondere Bacillus fragilis) aus der blinden Schlinge durch die Darmmukosa die entzündlichen Veränderungen in Gelenken und Haut ausgelöst wurden. Die intestinale Bypasschirurgie ist heute verlassen. Einzelbeobachtungen von Arthritis liegen nach Sigma-Volvulus (Gladman 1993) und beim Blind-loop-Syndrom vor.

Literatur

Amor B, Dougados M, Khan MA (1995) Management of refractory ankylosing spondylitis and related spondyloarthropathies. Rheum Dis Clin North Am 21:117–128

Cuellar ML, Espinoza LR (1996) Management of spondylarthropathies. Curr Opin Rheumatol 8:288–295

Dekker-Saeys BJ, Meuwissen SGM, van den Berg-Loonen E, de Haas WHD, Agenant D, Tytgat GNJ (1978) II: Prevalence uf peripheral arthritis, sacroiliitis, and ankylosing spondylitis in patients suffering from inflammatory bowel disease. Ann Rheum Dis 37:33–41

Dihlmann W (1987) Gelenke – Wirbelverbindungen, 3. Aufl. Thieme, Stuttgart New York

Dougados M, van der Linden S, Leirisalo-Repo M et al. (1995) Sulfasalazine in the treatment of spondylarthropathy. Arthritis Rheum 38:618–627

Durand DV, Lecomte C, Cathebras P et al. (1997) Whipple disease: Clinical review of 52 cases. Medicine 76:170–184

Gladman DD (1993) Toward unraveling the mystery of psoriatic arthritis. Arthritis Rheum 36:881–884

Grodinsky E, Franzen J, Hed J, Srom M (1992) High prevalence of celiac disease in healthy adults revealed by gliadin antibodies. Ann Allergy 69:66–70

Kahn M (1993) Psoriatic arthritis and synovitis, acne, pustulosis, hyperostosis, and osteitis syndrome. Curr Opin Rheumatol 5:428–435

Mielants H, Veys EM, Cuvelier C, De Vos M (1996) Course of gut inflammation in spon dylarthropathies and therapeutic consequences. Baill Clin Rheumatol 10:147–164

Naides SJ (1995) Viral arthritis including HIV. Curr Opini Rheumatol 7:337–342

Olivieri I, Barozzi L, Pierro A, DeMatteis M, Padula A, Pavlica P (1997) Toe dactylitis in patients with spondyloarthropathy: Assessment by magnetic resonance imaging. J Rheumatol 24:926–930

Roberton DM, Cabral DA, Malleson PN, Petty RE (1996) Juvenile psoriatic arthritis: Follow-up and evaluation of diagnostic criteria. J Rheumatol 23:166–170

Rothschild BM (1996) The myriad faces of psoriatic arthritis. Comprehen Ther 22:165–168

Schilling F (1986) Arthritis und Spondylitis psoriatica. Steinkopff, Darmstadt

Schölmerich J (1996) Autoimmune Erkrankungen des Magen-Darm-Trakts. In: Peter H-H, Pichler WJ (Hrsg) Klinische Immunologie. Urban & Schwarzenberg, München Wien Baltimore, S 532 ff.

Veys EM, Mielants H (1994) Enteropathic arthropathies. In: Klippel JH, Dieppe PA (eds) Rheumatology. Mosby, St.Louis

Weiner SR, Clarke J, Taggart NA, Utsinger PD (1991) Rheumatic manifestations of inflammatory bowel disease. Semin Arthritis Rheum 18:353–366

Willkens RF, Williams HJ, Ward JR (1984) Randomized double-blind placebo controlled trial of low-dose pulse methotrexate in psoriatic arthritis. Arthritis Rheum 27:376–381

Wright V, Moll JMH (1976) Definition and diagnostic criteria. (Psoriatic arthritis, Chap 4). In: Wright V, Moll JMH (eds) Seronegative polyarthritis. North-Holland Publ Company, Amsterdam, pp 213–214

Zapanta M, Aldo-Benson M, Biegel A, Madura M (1979) Arthritis associated with jejunoileal bypass. Arthritis Rheum 22: 711–717

Juvenile Arthritis (JCA, M 08)

H. Michels

INHALT

Synonyme: juvenile chronische Arthritis (JCA; Europa-EULAR), juvenile rheumatoide Arthritis (JRA; USA-ACR), juvenile Arthritis (JA), neue ILAR/WHO-Nomenklatur: „juvenile idiopathic arthritis" (JIA).

Siehe Tabelle 45.5.

Bei der juvenilen chronischen Arthritis (JCA) handelt es sich um eine im Kindes- oder Jugendalter beginnende ätiologisch ungeklärte, mit persistierenden oder rezidivierenden Synovialitiden sowie Tenosynovitiden und Bursitiden einhergehende systemische Bindegewebserkrankung. Die Synovialitiden können zu destruktiven Gelenkveränderungen führen mit resultierenden Fehlstellungen und Funktionseinschränkungen sowie entsprechenden Einschränkungen im Alltag. Extraartikuläre Manifestationen kommen je nach Beginn- und Verlaufsform (Tabelle 45.1) als Fieber, Hauterscheinungen, Polyserositis, Myokarditis, Hepatosplenomegalie, Lymphknotenschwellungen, Iridozyklitis und Amyloid-A-Amyloidose vor.

45.1 JCA (M 08.–): Ätiologie, Pathogenese, Klinik und allgemeine Therapieprinzipien

45.1.1 Epidemiologie und Klassifikation

Epidemiologie

Zu den wichtigsten Untersuchungen zur Inzidenz juveniler Arthritiden zählt die prospektive finnische Studie von Kunnamo et al.: für „prolongierte idiopathische

Tabelle 45.1. Kriterien für die Beginnformen der juvenilen chronischen Arthritis (JCA) nach dem Verlauf während der ersten 6 Erkrankungsmonate (RF Rheumafaktor: 3 unabhängige Bestimmungen). (Nach EULAR 1977)

Beginnform	Kriterien	Mögliche Verlaufsformen	Charakteristika
(Verlauf während der ersten 6 Monate)		(Verlauf nach 6 Monaten)	
Oligoarthritis Typ I	Arthritis von ≤4 Gelenken, Beginn im Kleinkindalter	Remission, oligoarthritisch, „extended“ oligoarthritisch (5–9 Gelenke) oder polyarthritisch	Asymmetrischer Gelenkbefall vorwiegend großer Gelenke, 70–80% Mädchen, symptomarme chronische Iridozyklitis, ANA in 70–90% der Fälle
Oligoarthritis Typ II	Arthritis von ≤4 Gelenken, Beginn im Schulalter	Remission, oligoarthritisch, „extended“ oligoarthritisch (5–9 Gelenke) oder polyarthritisch	Asymmetrischer Befall großer und kleiner Gelenke, bevorzugt untere Extremität, 60–80% Jungen, akute Iridozyklitis, Enthesiopathien, HLA-B27 in 40–70%
RF-positive Polyarthritis	Arthritis von ≥5 Gelenken, RF-positiv	Remission, oligoarthritisch oder polyarthritisch (RF-positiv oder -negativ)	Symmetrischer Befall großer und kleiner Gelenke, Mädchen ≫ Jungen, Beginn jenseits des 10. Lebensjahres, aggressive, gelenkdestruierende Verläufe, HLA-DR4 häufig positiv
RF-negative Polyarthritis	Arthritis von ≥5 Gelenken, RF-negativ	Remission, oligoarthritisch oder polyarthritisch (RF-positiv oder -negativ)	Symmetrischer Befall großer und kleiner Gelenke, Mädchen > Jungen, Beginn in jedem Alter
Systemische JCA	Fieber 39 °C über ≥14 Tage, Arthritis, flüchtige Exantheme	Remission, systemisch, oligoarthritisch oder polyarthritisch	Poly- (75%) und oligoarthritische Verläufe, Mädchen = Jungen, Beginn überwiegend im Kleinkindalter (2/3), Organmanifestationen: Polyserositis, insbesondere Perikarditis, Hepatosplenomegalie, Lymphknotenschwellungen, Gefahr: Amyloid-A-Amyloidose

Arthritiden“ mit einer Dauer von >3 Monaten fand sich eine Inzidenz von 18,9 pro 100 000 Kinder pro Jahr (Tabelle 45.2).

In einer auf Oberbayern bezogenen prospektiven Untersuchung fanden von Koskull et al. dagegen nur 5–6 Fälle pro 100 000 Kinder pro Jahr und damit eine ähnliche Häufigkeit wie sie in Schweden von Anderson Gäre beschrieben wurde. Die Prävalenz der JCA/JRA wird mit 20–64 Fällen pro 100 000 Kindern ebenfalls recht unterschiedlich angegeben (Tabelle 45.2). Übertragen auf Deutschland müßte in der Altersgruppe unter 16 Jahren, je nachdem, welche Schätzung zugrunde gelegt wird, mit einer Prävalenz von 3200–10 200 JCA-Patienten bei 600–3000 Neuerkrankungen pro Jahr gerechnet werden.

Klassifikation

Unter JCA (EULAR 1977) versteht man eine über mindestens 3 Monate persistierende Entzündung eines oder mehrerer Gelenke, die sich vor dem 16. Lebensjahr manifestiert und bei der alle anderen für eine solche Symptomatik ebenfalls in Frage kommenden Erkrankungen ausgeschlossen sind. Es handelt sich also um eine Ausschlußdiagnose, die insofern auch nie mit letzter Sicherheit gestellt werden kann, sondern besonders anfangs ein kritisches Hinterfragen erforderlich macht, wenn man schwerwiegende und anders zu behandelnde Diagnosen nicht übersehen will. Die Spezifität dieser bislang nicht validierten Klassifikationskriterien hängt insofern wesentlich von der Güte der Ausschlußdiagno-

Tabelle 45.2. Prävalenz und Inzidenz der juvenilen chronischen Arthritis bzw. juvenilen rheumatoiden Arthritis

Quelle	Jahr	Inzidenz (Fälle/ 100 000/Jahr)	Prävalenz (Fälle/ 100 000)	Bemerkungen
Towner et al. (1983)	1983	–	57	Aktive Fälle
Kunnamo et al. (1986)	1986	18,9	–	„Prolongierte idiopathische Arthritis“
Anderson Gäre et al. (1987)	1994	10,9	64,1	Prospektiv
Kiessling et al. (1998)	1998	3,5	20,3	Retrospektiv
Von Koskull et al.[a]		5–6	25–30	Prospektiv (Oberbayern)

[a] Von Koskull et al.: vorläufige Rohdaten der „Prinz-Arik-Studie“.

Tabelle 45.3. Erkrankungen, die vor der Diagnosestellung einer JCA ausgeschlossen werden müssen (s. Text). (Mod. nach Wood 1978; Cassidy et al. 1989)

Infektiöse Arthritiden
- Bakteriell (Staphylokokken, tuberkulös, Borrelien usw.)
- Viral
- Pilze

Hämatologische und maligne Erkrankungen, Tumoren
- Leukämie, Lymphome
- Histiozytosen
- Neuroblastom
- Knochen-, Knorpel-, Synovialtumoren, Osteoidosteom
- Sichelzellanämie
- Hämophilie

Rheumatische Erkrankungen bei Immundefizienz
- Agammaglobulinämie Typ Bruton
- Andere

Reaktive bzw postinfektiöse Arthritiden
- Nach Yersinien-, Salmonellen-, Campylobacterinfektion u.a.
- Rheumatisches Fieber und Poststreptokokkenarthritis

Andere rheumatische Erkrankungen
- Entzündliche Darmerkrankungen[a]
- Kollagenosen
- M. Behçet
- Kawasaki-Syndrom
- Purpura rheumatica Schoenlein-Henoch
- Streptokokkeninduzierte Vaskulitis
- Andere systemische Vaskulitiden
- Sarkoidose, Blau-Syndrom[a]
- Familiäres Mittelmeerfieber
- Chronische rekurrierende multifokale Osteomyelitis
- Villonoduläre Synovitis
- Hyper-IgD-Syndrom[a]
- FAPA
- CINCA-Syndrom bzw. NOMID
- Weichteilrheumatische Erkrankungen, juveniles Fibromyalgiesyndrom

Nichtrheumatische Erkrankungen
- Coxitis fugax
- Durch Traumen ausgelöste Erkrankungen, Mißhandlung
- M. Perthes
- Epiphyseolysis capitis femoris
- M. Schlatter und andere Osteonekrosen
- Coalitio calcaneo-navucularis
- Osteolysesyndrome
- Hypermobilitätssyndrome
- Fremdkörperinduzierte Synovitis
- „Wachstumsschmerzen"
- Reflexdystrophie
- Chondropathia patellae
- Transiente Osteoporose
- Adoleszentenchondrolyse
- Arthropathie bei Diabetes mellitus
- Arthropathie bei Mukoviszidose
- Psychogener Rheumatismus
- Spondyloepiphysäre Dysplasien
- Andere hereditäre Stoffwechselstörungen
- Speicherkrankheiten, z.B. Mukopolysaccharidosen

[a] s. Kap. 39.4.6 und 39.5

stik ab. Diese wurde deshalb in Form von „Exklusionen" bei der Definition der JCA richtlinienartig vorgegeben (Tabelle 45.3).

Verlaufsformen

Der Verlauf während der ersten 6 Monate entscheidet über die Zuordnung zu einer von 5 Beginnformen, nach 6 Monaten wird definitionsgemäß aus der Beginn- die Verlaufsform (s. Tabelle 45.1). Nach der Zahl der arthritischen Gelenke werden je 2 Formen mit oligo- (≤4 Gelenke) und mit polyarthritischem (>4 Gelenke) Beginn unterschieden. Die frühkindliche Oligoarthritis („Oligoarthritis I") beginnt in aller Regel im Kleinkindalter, während die Oligoarthritis II sich im Schulalter manifestiert. Bei den polyarthritischen Beginnformen wird eine Rheumafaktor-(RF-)positive von einer RF-negativen Polyarthritis unterschieden. Hinzu kommt die systemische Beginnform, die durch die Trias „Arthritis, Fieberschübe und flüchtige Exantheme" charakterisiert ist. Bei den Verlaufsformen werden unterschieden:

- oligoarthritischer Verlauf,
- RF-positiv-polyarthritischer Verlauf,
- RF-negativ-polyarthritischer Verlauf und
- systemischer Verlauf sowie
- Remission (s. Tabelle 45.1).

Eine Remission liegt nach einer Definition von Cassidy (1967) vor, wenn während 2 Jahren ohne medikamentöse Therapie weder eine klinische noch eine humorale entzündlich-rheumatische Aktivität gegeben sind. Praktisch nie geht eine nichtsystemische Form in eine systemische über.

Unterscheidungsmerkmale Europa – USA

Gegenüber der US-amerikanischen juvenilen rheumatoiden Arthritis bestehen v.a. 2 Unterschiede (Tabelle 45.4):

1. Die Mindestdauer der persistierenden Arthritis beträgt für die JRA nur 6 Wochen.
2. Die sog. Spondylarthropathien sind unter dem Überbegriff JCA enthalten, nicht jedoch unter dem Begriff JRA.

Bei der Definition der JCA war man von der geläufigen Beobachtung ausgegangen, daß vor dem 14. Lebensjahr sich die „Spondylarthropathie" immer nur an den peripheren Gelenken, praktisch nie an der Wirbelsäule oder den Iliosakralgelenken (ISG) abspielt, so daß klinisch keine exakte Unterscheidungsmöglichkeit zwischen JCA im engeren Sinne und juveniler Spondylarthropathie besteht. Kommt es dann im Jugendalter doch zu einem ISG-Befall, so wird die Erkrankung als „juvenile Spondarthritis" spezifiziert. Wird dann auch die Wir-

Tabelle 45.4. Vergleich von „juveniler chronischer Arthritis" (Europa – EULAR 1977; s. Wood 1978) und „juveniler rheumatoider Arthritis" (USA – ACR 1977; s. Brewer et al. 1977)

Parameter	JCA (Europa – EULAR 1977)	JRA (USA – ACR 1977)
Beginnalter	<16 Jahre	<16 Jahre
Mindestdauer der Arthritis	≥3 Monate	≥6 Wochen
Beginnformen	Subklassifikation nach dem Verlauf während der ersten 6 Monate: • Oligoarthritis Typ I (≤4 Gelenke) • Oligoarthritis Typ II (≤4 Gelenke) • RF-positive Polyarthritis (≥5 Gelenke); (z. T. als „juvenile rheumatoide Arthritis" bezeichnet) • RF-negative Polyarthritis (≥5 Gelenke) • systemische JCA (Fieber, Arthritis, Exantheme)	Subklassifikation nach dem Verlauf während der ersten 6 Monate: • Oligoarthritis (≤4 Gelenke) • Polyarthritis (≥5 Gelenke) • systemische JRA (Fieber, Arthritis, Exantheme)
Weitere Erkrankungen	• Juvenile Spondarthritis, juvenile ankylosierende Spondylitis[a] • juvenile Psoriasisarthritis[a] • Arthritis bei entzündlichen Darmerkrankungen[a]	Keine
Exklusionen festgelegt?	Ja	Ja

[a] In der Praxis werden diese Erkrankungen nicht mehr als JCA geführt, sondern, sobald sie von der JCA abgrenzbar werden, mit der definitiven Diagnose bezeichnet.

belsäule in den Krankheitsprozeß einbezogen, so handelt es sich um eine „juvenile ankylosierende Spondylitis".

Psoriasisassoziierte Arthritis (M 09.0/L 40.5)

Bei den psoriasisassoziierten Arthritiden unterscheiden wir im Kindesalter eine frühkindliche Form, die der juvenilen chronischen Arthritis nahezu vollständig entspricht, und eine Form, die den sogenannten Spondylarthropathien zugerechnet werden kann (Häfner u. Michels 1996). Da sich die psoriatischen Hautmanifestationen oft erst Jahre nach der Arthritis manifestieren und insofern eine Differenzierung von der JCA im engeren Sinne bis zum Erscheinen der Hautveränderungen spekulativ bleibt, rechnet man die Erkrankung in der täglichen Praxis zunächst der entsprechenden Beginnform der JCA (s. unten) zu und spricht, sobald die Hautveränderungen erkennbar werden bzw. aber die Klassifikationskriterien für eine juvenile psoriasisassoziierte Arthritis erfüllt sind (Tabelle 45.5/Kate-

Tabelle 45.5. „Juvenile idiopathic arthritis" - ILAR-/WHO-Vorschlag für eine neue Klassifikation chronischer Arthritiden im Kindesalter. (Mod. nach Petty u. Southwood, in: J Rheumatol 25, 1991–1994, 1998)

Kategorie	Kriterien	Entspricht der JCA-Kategorie
(1) RF-neg-Polyarthritis	5 Gelenke innerhalb der ersten 6 Monate	RF-neg-Polyarthritis
(2) RF-pos-Polyarthritis	1. 5 Gelenke innerhalb der ersten 6 Monate, 2. RF mindestens 2-mal im Abstand von 3 Monaten positiv	RF-pos-Polyarthritis
(3) Systemische Arthritis	Arthritis (innerhalb der ersten 6 Monate) + Fieber (mindestens 14 Tage, davon mindestens 3 Tage intermittierend 39 °C) + eines der folgenden Kriterien: – Exanthem, – generalisierte Lymphknotenschwellung, Hepato- oder Splenomegalie, – Serositis	SJCA
(4) Oligoarthritis		Oligoarthritis Typ I
a) persistierend	≤4 Gelenke im Verlauf	Oligoarthritis Typ I
b) „extended"	≥5 Gelenke nach den ersten 6 Monaten	„extended oligoarthritis" bzw. polyarthritischer Verlauf
(5) Psoriasisarthritis	Arthritis und Psoriasis oder Arthritis und 2 der folgenden Kriterien: – Daktylitits, – Tüpfnägel oder Onycholyse, – hautärztlich bestätigte Psoriasis bei einem Angehörigen 1. Grades	Juvenile psoriasisassoziierte Arthritis
(6) „Enthesitis-related arthritis"	Arthritis und Enthesitis oder Arthritis oder Enthesitis + mindestens 2 der 5 Kriterien: – Sakroiliakaldruckschmerz oder entzündlicher Rückenschmerz, – HLA-B27-positiv, – HLA-B27-assoziierte Erkrankung bei einem Angehörigen 1. oder 2. Grades (Sakroiliitis bei entzündlicher Darmerkrankung, ankylosierende Spondylitits, Uveitis anterior), – Uveitis anterior mit Schmerz, Rötung oder Lichtempfindlichkeit, – Junge im Erkrankungsalter >8 Jahre	Oligoarthritis Typ II
(7) Andere Arthritis	1. Erfüllt die Kriterien keiner Kategorie, 2. erfüllt die Kriterien von mehr als einer Kategorie	Ø

gorie 5), von juveniler Psoriasisarthritis. Ebenso wird bei entzündlichen Darmerkrankungen die Arthritis solange als JCA bezeichnet wie noch keine Darmsymptomatik erkennbar ist, aber unter der definitiven Diagnose geführt, sobald die enteralen Symptome erkennbar werden. Insofern handelt es sich bei der „JCA" um eine pragmatische Definition, die sich an den klinischen Gegebenheiten orientiert und sich in der täglichen Praxis durchaus bewährt hat.

Begriffsdefinitionen

Die „JCA" wird u.a. wegen des Adjektivs „chronisch" kritisiert, denn bei einem nicht unwesentlichen Teil der Erkrankten entwickelt sich nach unterschiedlicher Erkrankungsdauer eine permanente Remission. Auch die zusätzliche Subsummierung der „juvenilen Spondylarthropathien" unter den Begriff „JCA" ist einer der Kritikpunkte. Das Adjektiv „rheumatoid" der JRA bedeutet „rheumaähnlich", obwohl es sich um „die" rheumatische Erkrankung des Kindesalters handelt. Der mittlerweile von nicht wenigen, v.a. amerikanischen Fachleuten verwendete Begriff „juvenile Arthritis" befriedigt wegen seiner Unbestimmtheit ebensowenig.

Bei allen 3 Begriffen läßt sich formal-sprachlich kritisieren, daß es ja nicht die Arthritis ist, die juvenil ist, sondern der Patient. Hinzu kommt die unbefriedigende Situation, daß aufgrund der unterschiedlichen Nomenklaturen die Vergleichbarkeit von Studienergebnissen erschwert ist, aber auch seit längerem die Erkenntnis, daß mit den sogenannten Subgruppen genetisch, immunologisch und klinisch offensichtlich unterschiedliche Erkrankungen als juvenile chronische oder rheumatoide Arthritis zusammengefaßt werden. Deshalb wird seit 1995 von einem internationalen Expertengremium, dem Fachleute aus allen 5 Erdteilen angehören, unter der Schirmherrschaft der ILAR und der WHO eine neue Nomenklatur mit dem Überbegriff „juvenile idiopathische Arthritis" (JIA) erarbeitet, deren nach Kritik mehrmals überarbeitete Fassung 1998 vorgelegt wurde (Tabelle 45.5). Nach der ausdrücklichen Vorstellung des Expertengremiums soll die neue Klassifikation bis zu ihrer Validierung wissenschaftlichen Fragestellungen vorbehalten bleiben, während in der täglichen Praxis die bisherigen Begriffe zunächst weiter benutzt werden sollen (Petty 1998). Wir verwenden darum nach wie vor die Bezeichnung JCA.

45.1.2 Ätiologie und Pathogenese

Die Ätiologie der JCA ist bislang ungeklärt. Zudem handelt es sich bei den verschiedenen Beginnformen bzw. Subgruppen um verschiedene Erkrankungen mit möglicherweise unterschiedlicher Ätiologie. Derzeit geht man davon aus, daß die Entstehung der JCA ein multifaktorielles Geschehen darstellt, bei dem als Auslöser möglicherweise eine Infektion (Viren?) beteiligt ist und bei dem darüber hinaus unter anderem immungenetische und neuroendokrine Faktoren einschließlich der Geschlechtszugehörigkeit eine Rolle spielen. Bei diesem auslösenden Geschehen entstehen Autoantigene („Heat-shock-Proteine"?, Kollagen Typ II?, Von HLA-Molekülen stammende Autoantigene?, Andere?), die durch dendritische Zellen mittels der Klasse-II-Histokompatibilitätsantigene den T-Zellrezeptoren („trimolekularer Komplex": HLA-Molekül – Antigen – T-Zellrezeptor) präsentiert werden und zu einer Aktivierung der entsprechenden T-Lymphozyten führen (Grom et al. 1994). Weitere Zellen, v.a. Makrophagen werden nun rekrutiert und nehmen an einem sich selbst verstärkenden Entzündungsprozeß teil. Die am Entzündungsgeschehen beteiligten Zellen setzen Zytokine und proteolytische Enzyme frei und bewirken dadurch eine Gewebs- bzw. Gelenkschädigung.

Immungenetische Assoziationen weisen zum einen auf die Unterschiede zwischen den Subgruppen, aber auch zur adulten chronischen Polyarthritis hin (Tabelle 45.6).

Tabelle 45.6. HLA-Assoziationen der JCA. (Nach Ploski R (1997) Rev Rhum [Engl Ed], 64 (Suppl):127S–130 S]

Beginnform	Positive Korrelation	Negative Korrelation	Bemerkungen
Oligoarthritis Typ I	DR5, DR6, DR8, DP2, A2	DR4, DR7	DR5 assoziiert mit chronischer Iridozyklitis
Oligoarthritis Typ I mit polyarthritischem Verlauf	DR1, DQ1	–	Diese Patienten haben in der Regel keine ANA und keine chronische Iridozyklitis
Juvenile Psoriasisarthritis, frühkindlicher Typ	DR5, DR8, A2	DR4	Klinisch ganz ähnlich wie JCA/Oligoarthritis Typ I
Oligoarthritis Typ II	B27	–	Ein Teil dieser Patienten entwickelt im Verlauf eine juvenile Spondarthritis bzw. eine juvenile ankylosierende Spondylitis
RF-positive Polyarthritis	DR4	–	Entspricht der adulten chronischen Polyarthritis
RF-negative Polyarthritis	DR8, DP3	DR4, DR7	–
Systemische JCA	DR4 ?	–	Keine konsistenten HLA-Assoziationen

45.1.3
Histopathologie

Die histopathologischen Veränderungen der JCA sind denen der adulten chronischen Polyarthritis nicht unähnlich. Zwischen den verschiedenen Beginnformen der JCA finden sich keine eindeutigen Unterschiede, d.h. sie können nicht aufgrund der Histopathologie des Synovialgewebes voneinander differenziert werden. Die Synovialis ist ödematös, hyperämisiert, hypervaskularisiert und zottenartig hypertrophiert. Perivaskulär finden sich Lymphozyten- und Plasmazellinfiltrate, bei starker Entzündung auch Granulozyten, was dann an das Bild einer bakteriellen Infektion erinnern kann. Bei Vorliegen eines ausgeprägten persistierenden Entzündungsprozesses kommt es schließlich zur Pannusbildung und dann auch zur Zerstörung des angrenzenden Knorpel- und Knochengewebes. Bei Kindern finden sich zwar Granulomäquivalente, klassische Rheumagranulome mit zentraler Nekrose jedoch nur bei der RF-positiven Beginnform.

45.1.4
Diagnose und Differentialdiagnose

Die Diagnose einer JCA kann gestellt werden, wenn eine vor dem 16. Lebensjahr auftretende Arthritis mindestens 3 Monate persistiert. Als Kernstück dieser Definition ist jedoch der Zusatz „*nach* Ausschluß aller anderen in Frage kommenden Ursachen" anzusehen. Einen wesentlichen Teil der Diagnosestellung bildet also die Differentialdiagnose (Tabelle 45.3). Liegt eine Gelenkschwellung und/oder -erwärmung vor, so sollte zunächst mit Hilfe einer sorgfältigen Anamnese einschließlich Familienanamnese, von Klinik, Labor und ergänzenden apparativen Untersuchungen die „idiopathische" Natur der Arthritis herausgearbeitet werden (Abb. 45.1). Liegt bei der Gelenkmanifestation keine Mon-, sondern eine Oligo- oder Polyarthritis vor, so schränkt dies die Differentialdiagnose ein.

! Bei der JCA handelt es sich um eine „Mosaiksteinchendiagnose", für die es keine beweisenden Einzelbefunde gibt. Erst die Zusammenschau der verschiedenen Befunde erlaubt, vergleichbar dem nach und nach entstehenden Bild beim Zusammenlegen von Mosaiksteinchen, eine Diagnose hinreichender Verläßlichkeit.

Von seiten der Laborbefunde sind außer den Entzündungsparametern BKS und CRP die 3 wichtigen „Marker"

- antinukleäre Antikörper (ANA),
- RF und
- HLA-B27

zu bestimmen, die für die Zuordnung zu einer der 5 Beginnformen besondere Bedeutung haben (s. Tabelle 45.1). Gelingt diese Zuordnung nicht, so sollte die Diagnose JCA nochmals überprüft werden (Abb. 45.1).

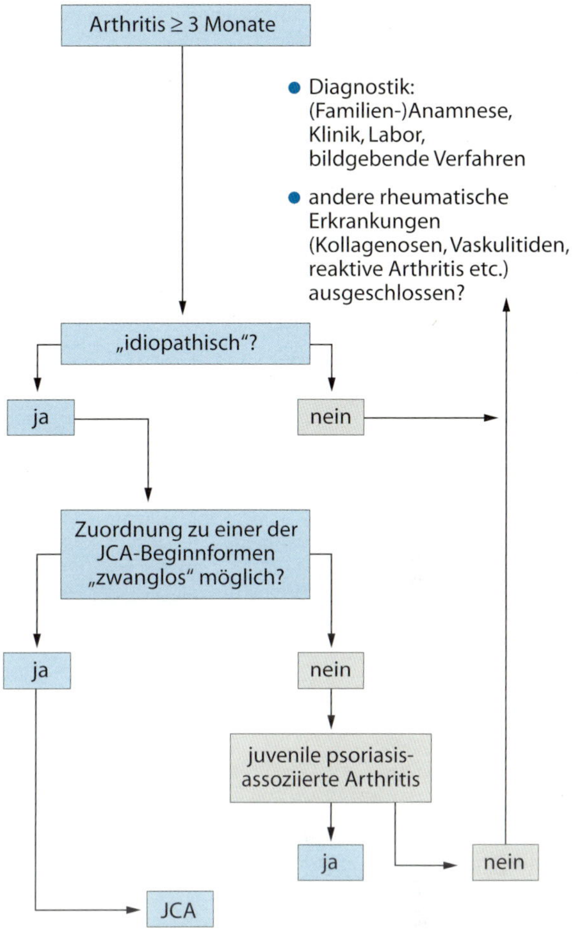

Abb. 45.1. Diagnostische Schritte bis zur Annahme einer juvenilen chronischen Arthritis

Bei der Differentialdiagnose wird man der Häufigkeit nach zunächst an traumatische, infektiöse oder orthopädische Ursachen, bei Hüftgelenksbefall an die häufigste Arthritisform des Kleinkind- und frühen Schulalters, die Coxitis fugax denken (s. Tabelle 45.3). Wesentlich ist, daß gerade bei Erkrankungsbeginn solche Differentialdiagnosen nicht übersehen werden, bei denen eine spezifische Therapie verfügbar ist und deren Verzögerung oder Nichtanwendung zu irreversiblen Schäden beim Kind führen könnte (Tabelle 45.7). Bei der septischen Arthritis geht es letztendlich um Stunden, da der bakteriell-zerstörende Prozeß unaufhaltsam voranschreitet und irreversible Folgeschäden hinterläßt.

Beim rheumatischen Fieber, beim Kawasaki-Syndrom und beim familiären Mittelmeerfieber türkischer Kinder handelt es sich um potentiell chronisch oder

Tabelle 45.7. Dringliche Differentialdiagnosen bei einem erstmals vorgestellten Kind mit Arthritis. Vorsicht vor vorschneller Diagnose einer juvenilen chronischen Arthritis!

Differentialdiagnose	Kritische Zeit	Diagnostik	Therapie	Folgen einer verspäteten Therapie
Septische Arthritis/ Osteomyelitis	Stunden bis Tage	Mikrobiologie des Punktats, Blutkultur	Gezielte antibiotische Therapie	Irreversible Knorpel-/Knochenzerstörung
Malignome wie Leukose	Wochen	Knochenmarkpunktion	Gezielte onkologische Therapie	Verschlechterung der Prognose bis hin zum Tod
Endokarditis lenta	Tage bis Wochen	Blutkulturen, Echokardiographie	Gezielte antibiotische Therapie	Irreversible Klappenschäden, Sepsis
Lyme-Arthritis	Wochen	Anamnese, Klinik, Serologie, Westernblot	Gezielte antibiotische Therapie	Verschlechterung der Gelenkprognose
M. Perthes	Wochen	Kernspintomographie, Röntgen	Gezielte orthopädische Behandlung	Verschlechterung der Gelenkprognose
Epiphyseolysis capitis femoris	Tage bis Wochen	Röntgen	Gezielte orthopädische Behandlung	Verschlechterung der Gelenkprognose
Fremdkörpersynovitis	Wochen	Bildgebende Verfahren, Arthroskopie	Entfernung des Fremdkörpers	Gefahr weiterer Schädigung
Arthropathie infolge Mißhandlung	Tage bis Wochen	Anamnese, Klinik, Röntgen	Gezielte Intervention	Akute Gefahr zusätzlicher Schäden, Lebensgefahr (!)
Rheumatisches Fieber	Tage (bis Wochen)	Klinik, Anwendung der JONES-Kriterien	Penicillintherapie/ -prophylaxe	Irreversibler Herzklappenschaden
Kawasaki-Syndrom	Tage	Klinik, Anwendung der diagnostischen Kriterien	i.v.-Immunglobuline innerhalb der ersten 10 Tage	Schädigung der Koronararterien durch Aneurysmenbildung
Familiäres Mittelmeerfieber	Wochen	Klinik, Anwendung der diagnostischen Kriterien von Livneh et al., „Colchicinversuch"	Colchicinprophylaxe	Amyloidose mit irreversibler Schädigung der Nieren und anderer Organe

sogar letal verlaufende rheumatische Erkrankungen, die jedoch bei rechtzeitiger korrekter Behandlung zur Ausheilung gebracht werden können.

45.1.5 Verlauf und Prognose

Verlauf und Prognose hängen wesentlich von der jeweiligen Beginn- und Verlaufsform ab (s. Abschn. 45.2–45.6).

45.1.6 Labor und bildgebende Verfahren

Die Laboruntersuchungen und bildgebende Verfahren haben unterschiedliche Bedeutung für die Diagnosestellung, die Verlaufsbeurteilung, die Überwachung der medikamentösen Therapie und für wissenschaftliche Fragestellungen. Die Hauptbedeutung der Laboruntersuchungen liegt in der Ausschluß- bzw. Differentialdiagnostik sowie in der Therapieüberwachung (Tabelle 45.8).

Die bildgebenden Verfahren einschließlich Röntgenuntersuchungen sind bei Erkrankungsbeginn für die Ausschluß- bzw. Differentialdiagnostik erforderlich, nicht jedoch für die Bestätigung der Diagnose, da entsprechende Veränderungen in aller Regel erst nach vielen Monaten bis Jahren auftreten. Für die Verlaufsbeurteilung einschließlich der Therapieerfolgskontrolle sind die bildgebenden Verfahren unerläßlich. In der Regel werden etwa jährlich Röntgenuntersuchungen der stärker betroffenen Gelenke durchgeführt.

Tabelle 45.8. Bedeutung von Laboruntersuchungen und von bildgebenden Verfahren für die JCA (s. Text)

Ziel	Laboruntersuchungen	Bildgebende Verfahren
Diagnosestellung	++	+–++
• Differentialdiagnose	+++	+++
• Unterstützung/Bestätigung	+[a]	(+)[b]
Verlaufsbeurteilung	++[c]	+++[d]
Überwachung der medikamentösen Therapie	+++	+
• unerwünschte Wirkungen?	+++[e]	+–++[f]
• Therapieerfolg?	++[g]	+++[h]
Wissenschaftliche Fragestellungen	++	++

[a] RF, ANA, HLA-B27.
[b] Keine Bedeutung für die Frühdiagnose, erst nach (vielen Monaten bis) Jahren ist mit typischen, aber nicht pathognomonischen Befunden zu rechnen; dann Bestätigungscharakter.
[c] Entzündungsparameter (BKS, CRP, SAA usw.).
[d] *Röntgen:* u.a. Kalksalzgehalt, Knochenstruktur, Knochenkonturen, Gelenkspalte, Wachstum und Knochenkernentwicklung. *Sonographie:* u.a. Synovitis?, Knochenkonturen. *Kernspintomographie:* Anatomie? Synovitis?
[e] Blutbild mit Differentialblutbild und Thrombozyten, „Leber- und Nierenchemie", Urinstatus.
[f] Unter anderem Osteoporose/Knochendichte?
[g] Entzündungsparameter.
[h] Vergleiche [d]: radiologische Progression? Synovitis?

Wegen der fehlenden Strahlenbelastung und der leichten Verfügbarkeit kommt der Sonographie in der Kinderrheumatologie eine herausragende Bedeutung zu. Die Kernspintomografie erfordert bei sehr kleinen Kindern oft eine Narkose und setzt für einen optimalen Gebrauch eine kompetente Interpretation voraus.

45.1.7 Therapie und Rehabilitation

Da die Ätiologie der JCA ungeklärt ist, steht bislang keine ursächliche oder kurative Therapie zur Verfügung. Mit Hilfe eines mehrdimensionalen Therapieansatzes, der gleichberechtigt medikamentöse und nichtmedikamentöse Maßnahmen umfaßt und ein interdisziplinäres Handeln erfordert, kann jedoch für die meisten Kinder ein befriedigender therapeutischer Weg gefunden werden (Michels 1995).

Unmittelbares Therapieziel ist die Behandlung von Entzündung und Schmerzen sowie die Aufrechterhaltung der normalen Gelenkfunktionen. Langfristig geht es um die Vermeidung von

- irreversiblen Gelenkschäden,
- Visuseinschränkungen als Folge einer chronischen Iridozyklitis,
- lokalen und allgemeinen Wachstumsstörungen sowie von
- Organversagen, etwa einer Herzinsuffizienz im Rahmen einer Myokarditis bei SJCA oder einer Niereninsuffizienz als Folge einer Amyloid-A-Amyloidose.

Bei der Auswahl der therapeutischen Verfahren müssen die Beginn- und Verlaufsform sowie die Phase der Erkrankung, z.B. immunologisch aktives Anfangsstadium oder „ausgebranntes“ Spätstadium, berücksichtigt werden. Immer sollte die aussichtsreichere Frühbehandlung angestrebt werden. Das therapeutische Risiko darf gerade bei Kindern niemals das Risiko durch die Erkrankung selbst übersteigen. Schließlich soll eine optimale Behandlung eine altersgemäße psychosoziale Entwicklung gewährleisten. Im Schul- und Jugendalter sollte durch systematische Schulung der Kinder eine zunehmende Eigenverantwortung in der Durchführung der therapeutischen Maßnahmen angestrebt werden.

Medikamentöse Therapie

Grundsätzlich stehen dieselben Medikamente zur Verfügung wie in der Erwachsenenrheumatologie, nämlich nichtsteroidale Antiphlogistika, „Basistherapeutika“ im engeren Sinne, Immunsuppressiva/Zytostatika und Glukokortikoide.

Nichtsteroidale Antiphlogistika

Solange Synovitiden vorliegen, erhalten die Kinder nichtsteroidale Antiphlogistika. Dabei hat sich die Beschränkung auf einige wenige, vom Therapeuten gut abschätzbare Substanzen bewährt. Die therapeutische Breite der Azetylsalizylsäure, des am längsten bekannten und preiswertesten Präparates, scheint geringer zu sein scheint als die anderer Substanzen, die deshalb in der Kinderrheumatologie bevorzugt werden. Im Kleinkindesalter wird auf Präparate, die als Suspension zur Verfügung stehen, zurückgegriffen, da diese eine präzise Dosierung pro Kilogramm Körpergewicht und eine individuelle Verteilung der Einzeldosen über den Tag erlauben und auch besser akzeptiert werden (Tabelle 45.9).

Tabelle 45.9. Bei Kindern mit JCA gebräuchliche nichtsteroidale Antiphlogistika

Substanz	Tagesdosis [mg/kgKG/24 h]	Zahl der Einzeldosen pro Tag
Azetylsalizylsäure[a]	50–80	3–4
Diclofenac[b]	2– 3	3–4
Ibuprofen[c]	30–40	3–4
Indometazin[c]	2– 3	3–4
Naproxen[d]	10–15	2

[a] Zur exakteren Dosierung im Kleinkindesalter 100-mg-Tabletten und Brausetabletten erhältlich.
[b] Zur exakteren Dosierung im Kleinkindesalter in Wasser auflösbare Tabletten erhältlich.
[c] Zur exakteren Dosierung im Kleinkindesalter Suspension oder Sirup erhältlich.
[d] Suspension über die Schweiz erhältlich.

Hinsichtlich unerwünschter Wirkungen der nichtsteroidalen Antiphlogistika ist bei Kleinkindern zu beachten, daß sie ihre Beschwerden oft nicht in einer unmittelbar erkennbaren Weise zum Ausdruck bringen. Ein wenig beachtetes, aber durchaus nicht seltenes Problem bei Kindern ist, daß mit Schmerzen verbundene Erkrankungen, z.B. Otitis media, unter der antiphlogistischen Therapie verspätet erst in einem fortgeschrittenen Stadium diagnostiziert werden mit allen für den Patienten damit verbundenen Nachteilen. Dem ist mit vorausschauender klinischer Aufmerksamkeit zu begegnen.

„Basistherapeutika“ und Immunsuppressiva/Zytostatika

Blande oligoarthritische Verläufe bedürfen keiner „Basistherapie“. Andererseits zeichnet sich auch in der Kinderrheumatologie bei aktiven polyarthritischen und/oder destruktiven, bei systemischen und neuerdings auch bei aktiven oligoarthritischen Verläufen die Tendenz zu einem frühen Einsatz dieser Medikamente ab (weiterführende Informationen bei den einzelnen Subgruppen, Abschn. 45.2–45.6).

Kortikosteroide

Absolute Indikationen für eine Therapie mit Glukokortikoiden stellen die lokale Applikation bei rheumatischer Iridozyklitis und die systemische Gabe bei schwerer rheumatischer Myokarditis dar. Sehr hilfreich können intraartikulär verabreichte Glukokortikoide (Triamcinolonhexacetonid) sein. Wegen der drohenden Wachstumsstörungen, aber auch wegen der zahlreichen anderen unerwünschten Wirkungen und der sich rasch entwickelnden „Kortisonpflichtigkeit“ sollten Glukokortikoide systemisch nur mit größter Zurückhaltung bei der JCA verwendet werden. Bei längerfristiger Verabreichung sollten sie möglichst nicht über 0,15 mg Prednisonäquivalent/kgKG/die gegeben werden. Die Tagesdosis wird vorzugsweise in einer morgendlichen Dosis verabreicht und eine alternierende Gabe angestrebt.

Therapiedauer

Eine Reduktion und schließlich Beendigung der medikamentösen Therapie ist indiziert, wenn die Erkrankung 4–6 Monate klinisch und humoral zur Ruhe gekommen ist. Da eine abrupte Therapiebeendigung von einer erhöhten Rezidivgefahr bedroht ist, sollte das Absetzen ausschleichend über Monate unter Supervision eines erfahrenen Kinderrheumatologen erfolgen. In der Regel sollte jeweils nur ein Medikament und nicht mehrere gleichzeitig reduziert werden, damit etwaige Folgeprobleme möglichst gering gehalten werden und deren korrekte Zuordnung möglich bleibt.

Nichtmedikamentöse Therapien

Physio- und Ergotherapie

Diese sind unentbehrliche Säulen im Behandlungskonzept der JCA und stehen gleichberechtigt neben der medikamentösen Behandlung (Michels 1995). Die Krankengymnastik wird als Einzeltherapie unabhängig vom Alter, also auch bei Kleinkindern, so früh wie möglich durchgeführt, auch im Krankheitsschub. Sie erfolgt gezielt passiv-assistiv und soll die verkürzten Muskeln, die das Gelenk in eine Fehlhaltung bringen, dehnen und dann schrittweise auf eine Erweiterung des Bewegungsumfanges hinarbeiten. Entzündete Gelenke werden in Entlastung bewegt, was bei den Hüft-, Knie- und Schultergelenken besonders gut im Schlingenkäfig nach Prof. Seyfried möglich ist. Therapieroller, -fahrräder, -dreiräder und Schedepferdchen ermöglichen eine altersadäquate Fortbewegung in Entlastung.

Gelenkschützende Maßnahmen werden den Kindern durch die Ergotherapie vermittelt. Die Funktions- und Lagerungsschienen sollen die Entwicklung von Fehlstellungen vermeiden bzw. begrenzen helfen und den Behandlungsfortschritt sichern. Adäquates Schuhwerk, korrigierende weiche Einlagen, Abrollhilfen, ggf. auch orthopädische Schuhe stellen eine wesentliche Ergänzung in der Behandlung der Arthritiden der unteren Extremitäten dar. Weitere Hilfsmittel können bei schwerer behinderten Kindern die Aktivitäten des täglichen Lebens erleichtern.

Physikalische Maßnahmen wie lokale Kälte- oder Wärmeanwendung oder Elektrotherapie können die Physiotherapie erleichtern und gegebenenfalls Medikamente einsparen.

Rheumachirurgische Eingriffe

Ziel der Frühbehandlung der JCA ist die Vermeidung rheumachirurgischer Eingriffe. Aber auch bei bester Behandlung mit den heute zur Verfügung stehenden konservativen Therapien sind sie in bestimmten Situationen unverzichtbar. Die günstigsten Ergebnisse werden erzielt, wenn der Rheumachirurg mit den Problemen der JCA vertraut ist, die Indikation in Teamarbeit zwischen Rheumachirurgen und Kinderrheumatologen gestellt wird, der Patient bzw. die Familie motiviert sind und eine ausreichende postoperative Nachbehandlung garantiert ist.

Gelenk- und Sehnenscheidensynovektomien kommen in Frage, wenn trotz intensiver systemischer und lokaler Behandlung die Synovitis persistiert. Gelenksynovektomien werden heute auch bei Kindern mit gutem Erfolg vielfach als arthroskopische Eingriffe durchgeführt. Im Kleinkindalter sind sie im allgemeinen kontraindiziert, da sich postoperativ bei der meist nicht ausreichenden Mitarbeit der Kinder nicht selten schwer behandelbare Beugekontrakturen (Knie) entwickeln. Diese Einschränkung gilt um so mehr als sich die Gonarthritiden dieser Kinder durch intraartikuläre Applikation von Triamcinolonhexacetonid in Verbindung mit der spezifischen Krankengymnastik meist effektiv behandeln lassen.

Weitere chirurgische Behandlungsmöglichkeiten stellen *Umstellungsosteotomien,* die operative Behandlung von Gelenkkontrakturen, nach Wachstumsbeendigung auch der endoprothetische Gelenkersatz und kosmetische Eingriffe (Unterkieferhypoplasie) dar.

Irreversible visusmindernde Iridozyklitisfolgeschäden können *augenchirurgische Eingriffe* erforderlich machen (s. Abschn. 45.4).

Weitere Maßnahmen

Je nach Problematik kann die Behandlung eine Ergänzung durch psychologische, sozialpädagogische und schulische Hilfen erfordern. Wesentliche Unterstützung und Erfahrungsaustausch ermöglichen Selbsthilfegruppen bzw. Elternkreise (Überblick in der bislang kostenlos von der Deutschen Rheumaliga Bundesverband e.V., 53173 Bonn, Rheinallee 69, abgegebenen Broschüre „Mein Kind hat Rheuma – was kann ich tun?“).

45.2 JCA: Rheumafaktor-(RF-)positive Polyarthritis (M 08.0)

Synonyme: juvenile chronische Polyarthritis, adulter Typ, JCA/seropositive Polyarthritis, juvenile rheumatoide Arthritis (in einigen europäischen Ländern; in Analogie zur „rheumatoiden Arthritis" des Erwachsenen), künftige ILAR-/WHO-Nomenklatur: RF-positive Polyarthritis.

Siehe Tabelle 45.5.

45.2.1 Epidemiologie und Klassifikation

Die RF-positive Polyarthritis stellt die Beginnform der JCA dar, die durch IgM-Rheumafaktor-Positivität sowie durch einen polyarthritischen Gelenkbefall (d.h. >4 Gelenke) innerhalb der ersten 6 Erkrankungsmonate gekennzeichnet ist (s. Tabelle 45.1). Nach den EULAR-Kriterien wird „RF-Positivität" angenommen, wenn sich der IgM-RF in 3 aufeinanderfolgenden unabhängigen Untersuchungen in einer Zeit von 3 Monaten nachweisen ließ. Von RF-positivem Verlauf wird gesprochen, wenn in symmetrischem Befallsmuster unter Einbeziehung großer und kleiner Gelenke nach 6 Monaten mindestens 5 Gelenke, in der Regel jedoch mehr als 10 Gelenke betroffen sind. Somit entspricht diese Subgruppe der „seropositiven chronischen Polyarthritis" des Erwachsenen. Über 90% der betroffenen Kinder sind Mädchen, die in aller Regel nach dem 10.–12. Lebensjahr erkranken. Die RF-positive Polyarthritis macht 5–10% der Patienten mit JCA aus.

45.2.2 Klinik

Noch vor Auftreten der Gelenksymptomatik kann u.U. eine Art Prodromalstadium mit Abgeschlagenheit, Müdigkeit, Gewichtsverlust, Arthralgien oder subfebrilen Temperaturen beobachtet werden. Wochen oder Monate später kommt es zu einem symmetrischen Befall großer und kleiner Gelenke, wobei die MCP- und PIP-Gelenke der Hand, die Hand-, Knie-, Sprung- und die MTP-Gelenke, zunächst am häufigsten betroffen sind. An den Fingern können sich Schwanenhals- und Knopflochdeformitäten ausbilden. Im weiteren Verlauf werden häufig auch die Kiefergelenke, die Schulter-, Ellenbogen- und die Hüftgelenke, aber auch die HWS vom Krankheitsprozeß erfaßt. Zusätzlich sind oft auch die Sehnenscheiden der Hand („Flexotenosynovitis") betroffen, was unbehandelt zu einer zunehmenden Versteifung in leichter Beugestellung der Finger führt.

Im typischen Fall handelt es sich um ausgeprägte, oft von Destruktion und Deformität gekennzeichnete exsudative Synovitiden. Die Morgensteifigkeit ist meist ausgeprägt. Als extraartikuläre Manifestationen finden sich in 20–30% der Patienten Rheumaknötchen. Gelegentlich wird wie bei der adulten Form ein Karpaltunnelsyndrom beobachtet. Andere extraartikuläre Manifestationen wie Vaskulitiden des Integuments oder eine Lungenfibrose gehören zu den Ausnahmen.

45.2.3 Verlauf und Prognose

Gefürchtet ist bei dieser Beginnform die rasche Progredienz mit Gelenkzerstörung, Deformität und Ausbildung von Ankylosen. Besonders gefährdet sind Hand- und Fingergelenke, aber auch HWS, Schulter-, Hüft- und Kniegelenke. Daraus resultieren Funktionsbehinderungen, und im ausgeprägten Fall entwickeln sich Gehbehinderung/-unfähigkeit und Abhängigkeit von Hilfe im Alltag. Einer Remissionsrate von etwa 10% stehen gelegentliche Todesfälle (Infektionen im Rahmen der Therapie, Amyloidose) gegenüber. Die meisten Patienten entwickeln jedoch einen persistierend polyarthritischen Verlauf, der nicht so selten zur Notwendigkeit eines Gelenkersatzes (Hüften, Knie) führt. Seitdem frühzeitig immunsuppressiv behandelt wird, scheinen jedoch sowohl die mittel- als auch die langfristigen Ergebnisse besser zu sein.

45.2.4 Labor und bildgebende Verfahren

Von den Laborbefunden sind v.a. die Entzündungsparameter, aber auch die Serumkonzentration des IgM-RF zur Einschätzung der Akuität und Destruktivität der Erkrankung wichtig. Eine hohe BSG, v.a. aber hohe CRP-Werte und ein hoher IgM-RF bedeuten diesbezüglich eine erhöhte Gefährdung. Der Nachweis des RF ist im übrigen Voraussetzung für die Klassifizierung in diese Subgruppe. In ca. 70% der Fälle sind ANA nachweisbar.

45.2.5 Diagnose und Differentialdiagnose

Da die RF-positive Polyarthritis mit 5–10% die kleinste Subgruppe der JCA darstellt, also relativ selten vorkommt, erscheint die Differentialdiagnose zu anderen fakultativ RF-positiven Erkrankungen besonders wichtig. Hier ist an Infektionen einschließlich Endocarditis lenta, an Kollagenosen (Sharp-Syndrom, systemischer Lupus erythematodes), eine Sarkoidose oder an das rheumatische Fieber zu denken. Eine Methotrexat-(MTX-)Therapie kann auch im Kindesalter zur Ausbildung von subkutanen Knötchen führen. Rheumafaktorpositivität und chronische rheumatische Uveitis schließen sich praktisch aus.

45.2.6
Therapie und Rehabilitation

Wegen des oft rasch progredienten Verlaufes gilt die RF-positive Polyarthritis als Indikation für eine frühzeitige immunsuppressive Therapie. Derzeit wird neben der Gabe nichtsteroidaler Antiphlogistika primär das Methotrexat (MTX) eingesetzt, sobald die Diagnose feststeht. Sofern ein Ansprechen nicht innerhalb von 3–6 Monaten erkennbar wird, sollte die Therapie verstärkt bzw. modifiziert werden. In Frage kommt zunächst eine Dosiserhöhung des MTX. Dieses Vorgehen wird derzeit in einer europaweiten multizentrischen Studie überprüft. Weitere Optionen basieren auf Ergebnissen aus der Erwachsenenrheumatologie und umfassen u.a. eine Kombination des MTX mit Sulfasalazin oder Ciclosporin A. Intramuskulär verabreichtes Gold stellt nach wie vor auch in der Kinderrheumatologie eine therapeutische Möglichkeit dar. Azathioprin ist bei MTX-Unverträglichkeit als mögliche Alternative anzusehen. Kortikosteroide werden in der Kinderrheumatologie mit Zurückhaltung verwendet und dann in Form einer Low-dose-Therapie von 0,10–0,15 mg Prednison/kgKG und nach Möglichkeit mit Verabreichung in einer Morgendosis und an alternierenden Tagen.

45.3
JCA: Rheumafaktor-(RF-)negative Polyarthritis (M 08.3)

Synonyme: seronegative Polyarthritis, künftige ILAR-/WHO-Nomenklatur: RF-negative Polyarthritis.

45.3.1
Epidemiologie und Klassifikation

Die RF-negative Polyarthritis stellt die Beginnform der JCA dar, die durch einen polyarthritischen Gelenkbefall (d.h. >4 Gelenke) innerhalb der ersten 6 Erkrankungsmonate bei Fehlen des IgM-RF gekennzeichnet ist. In der Regel sind mehr als 10 Gelenke in symmetrischem Befallsmuster unter Einbeziehung großer und kleiner Gelenke betroffen.

! Im Gegensatz zur RF-positiven Polyarthritis beginnt die Erkrankung oft vor dem 10. Lebensjahr, in bis zu 40% bereits im Kleinkindalter.

Mädchen sind häufiger als Jungen (3:2) betroffen. Die RF-negative Polyarthritis macht etwa 20–30% der JCA-Patienten aus. Nach Ablauf von 6 Monaten spricht man definitionsgemäß bei Befall von >4 Gelenken von der RF-negativen Verlaufsform, bei der üblicherweise aber mehr als 10 Gelenke betroffen sind.

Die RF-negative Polyarthritis stellt vermutlich keine homogene Gruppe dar, sondern beinhaltet weitere Untergruppen mit unterschiedlichen Verläufen. So stellen HLA-DR5- bzw. HLA-DR8-positive Patienten eine Unterform mit frühzeitigem Erkrankungsbeginn (2.–3. LJ.) und oft ungünstigem Verlauf, d.h. fortschreitender Polyarthritis, dar, weisen meist unspezifische antinukleäre Antikörper auf und machen etwa 50% der Patienten mit RF-negativer Polyarthritis aus (Prieur 1998). Eine weitere Untergruppe zeichnet sich durch eine „trockene“ Synovialitis bei humoral geringer Entzündungsaktivität aus, während eine dritte Form mit ausgeprägter Synovialitis und eher geringer Schmerzhaftigkeit oft einen funktionell verhältnismäßig günstigen Verlauf zeigt.

45.3.2
Klinik

Klinisch im Vordergrund steht die Polyarthritis, wobei große und kleine Gelenke in symmetrischem Verteilungsmuster betroffen sind. An Händen und Füßen handelt es sich bevorzugt um MCP- und PIP-Gelenke, während die DIP-Gelenke seltener involviert sind. Zusätzlich sind häufig auch die Sehnenscheiden der Hand („Flexotenosynovitis“) in den Krankheitsprozeß einbezogen. An den Fingern können sich Schwanenhals- oder Knopflochdeformitäten ausbilden, nicht selten an derselben Hand kombiniert, etwa indem die Finger 2 und 3 eine Schwanenhals- und die Finger 4 und 5 eine Knopflochdeformität aufweisen. Die Finger zeigen typischerweise im Unterschied zur adulten chronischen Polyarthritis eine Radialabweichung bei Ulnardrift der Mittelhand („kindliche Handskoliose“; Abb. 45.2), während ältere Kinder und Jugendliche die erwachsenentypischen Veränderungen aufweisen können. Mittel- und langfristig kann eine Schultergelenksarthritis mit destruktiven Veränderungen und massiv eingeschränkter Abduktion und Elevation ein erhebliches Problem darstellen, etwa beim Haarekämmen oder Pulloveranziehen.

An der unteren Extremität stellen neben der Koxitis die Beteiligung von oberem und unterem Sprunggelenk zunehmende und therapeutisch oft schwierig anzugehende Probleme im Langzeitverlauf dar. Bei Erkrankungsbeginn im Kleinkindesalter und Mitbeteiligung der Kiefergelenke kann sich eine funktionell und kosmetisch ungünstige Mikrognathie mit Malokklusion der Backenzähne entwickeln (Abb. 45.3). Bei Beteiligung der HWS kann es durch eine Entzündung der kleinen Zwischenwirbelgelenke zu einer massiven Bewegungseinschränkung, evtl. mit Schiefhals kommen. Extraartikuläre Manifestationen können als subkutane Knötchen, chronische Iridozyklitis oder als Amyloidose vorkommen, sind insgesamt jedoch selten.

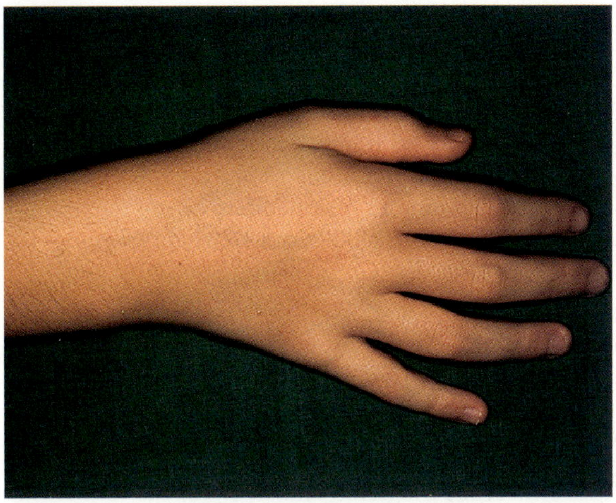

Abb. 45.2. „Kindliche Handskoliose" bei 10jährigem Mädchen mit RF-negativer Polyarthritis: die Mittelhand weist nach ulnar, die Finger weisen angedeutet radialwärts

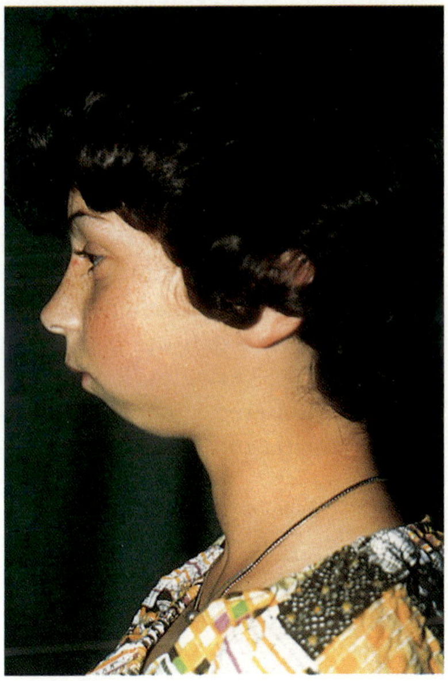

Abb. 45.3. Mikrognathie nach langdauernder doppelseitiger Kiefergelenksentzündung mit Beginn im Kleinkindesalter bei 14jährigem Mädchen mit RF-negativer Polyarthritis

45.3.3 Verlauf und Prognose

Einen polyarthritischen Verlauf weisen 50–60% der Patienten auf, bei 5–10% dieser Kinder können Totalendoprothesen von Hüft- und/oder Kniegelenken erforderlich werden. Bei 15–20% wird ein oligoarthritischer Verlauf beobachtet, während man in ca. 25% mit Remissionen rechnen kann.

45.3.4 Labor und bildgebende Verfahren

Die Kinder mit ausgeprägter und persistierender Akutphasereaktion (hohes CRP) sind stärker gefährdet, einen funktionell und radiologisch progredienten Verlauf, evtl. auch eine Amyloidose zu entwickeln. In ca. 40% lassen sich ANA nachweisen. Sonographie, Röntgen- und kernspintomografische Befunde geben über Aktivität und Progredienz der Gelenkveränderungen Auskunft.

45.3.5 Diagnose und Differentialdiagnose

Bei typischem Verlauf ist die Diagnose unschwer zu stellen. Diagnostisch müssen der idiopathische Charakter der Erkrankung herausgearbeitet (Abb. 45.1) und Erkrankungen mit ähnlichem Erscheinungsbild ausgeschlossen werden. Dabei handelt sich v.a. um infektiöse und postinfektiöse Arthritiden (u.a. nach Röteln-, Parvo-B19-, Hepatitis-, EBV-Infektion, Poststreptokokkenarthritis) sowie um Kollagenosen (MCTD und andere Mischkollagenosen, SLE). Insbesondere bei Patienten mit „trockener" Synovialitis muß auch an Speicherkrankheiten wie Mukopolysaccharidosen, die u.a. zu Beugekontrakturen der kleinen Fingergelenke führen können, gedacht werden.

45.3.6 Therapie und Rehabilitation

Für die medikamentöse Therapie stehen dieselben Medikamente zur Verfügung wie für die RF-positive Polyarthritis, und es gelten, abhängig vom klinischen Bild und vom Verlauf ähnliche Grundsätze bei der Auswahl der Medikamente.

45.4 JCA: Oligoarthritis Typ I (M 08.4)

Synonyme: frühkindliche Oligoarthritis, Pauciarthritis I, EOPA (für „early onset pauci arthritis"), ILAR-/WHO-Nomenklatur: Oligoarthritis, (1) persistierende (im Verlauf ≤4 Gelenke betroffen), (2) „extended" (wenn nach 6 Monaten >4 Gelenke betroffen sind).

Siehe Tabelle 45.5.

45.4.1 Epidemiologie und Klassifikation

Die frühkindliche Oligoarthritis stellt die Beginnform der JCA dar, die durch einen im Kleinkindalter beginnenden asymmetrisch-oligoarthritischen Gelenkbefall (d.h. ≤4 Gelenke) innerhalb der ersten 6 Erkrankungsmonate gekennzeichnet ist (s. Tabelle 45.1). Sie besitzt kein Äquivalent im Erwachsenenalter. Mit einem Anteil von 30–40% handelt es sich um die prozentual größte Subgruppe der JCA. Mädchen sind deutlich häufiger als Jungen betroffen (3:1).

45.4.2 Klinik

Betroffen sind v.a. die großen Gelenke in asymmetrischem Verteilungsmuster. Die Erkrankung beginnt in bis zu 90% mit einer Gonarthritis, nach der Häufigkeit folgen das Sprung- und das Handgelenk. Das Hüftgelenk ist anfangs in allenfalls 1% der Fälle mitbeteiligt; eine primäre Koxitis sollte deshalb an andere Erkrankungen denken lassen. Mitbefall kleiner Gelenke, insbesondere als „Strahlbefall" oder der Zehengrundgelenke, deuten auf eine Psoriasis-Assoziation hin, zumal wenn der Beginn jenseits des 6. Lebensjahres liegt; die Familienanamnese ist diesbezüglich häufig positiv.

Iridozyklitis

Ein besonderes Problem stellt die chronische, gegebenenfalls Wochen und Monate dauernde, meist doppelseitige Iridozyklitis dar, mit der je nach Risikofaktoren bei 20–70% der Kinder gerechnet werden muß (Tabelle 45.10).

CAVE

Das Gefährliche an dieser besonderen Form der Iridozyklitis ist das weitgehende Fehlen von äußeren, makroskopisch wahrnehmbaren Symptomen oder subjektiven Beschwerden. Dadurch wird die Diagnose häufig zu spät gestellt.

Ehe der Augenarzt aufgesucht und therapeutische Maßnahmen ergriffen werden, haben sich vielfach bereits irreversible Komplikationen eingestellt. Den Entzündungsschwerpunkt stellen Iris und der Ziliarkörper dar. Sekundär können auch die Linse, der Glaskörper, die Ader- und die Netzhaut in den Krankheitsprozeß einbezogen werden und

Tabelle 45.10. Risikofaktoren für die Manifestation einer chronischen rheumatischen Iridozyklitis

- ANA-Titer
  - negativ bzw. niedrigerer Titer: geringeres Risiko
  - höherer Titer: höheres Risiko
- Beginnform Oligoarthritis I
- Mädchen
- Junges Alter (je jünger, desto größeres Risiko)
- Erste 2 Erkrankungsjahre (90% der Erstmanifestationen innerhalb der ersten 2 Erkrankungsjahre)
- IgA-Mangel
- Früher bereits Iridozyklitis
- Negative Korrelation: IgM-Rheumafaktorpositivität

- durch Trübung der brechenden Medien,
- durch Netzhautschädigung,
- durch ein sekundäres Glaukom mit Optikusschädigung,
- durch eine zentrale Schädigung im Sinne einer Amblyopie,
- durch ein zystoides Makulaödem oder
- durch eine Phthisis bulbi mit Netzhautablösung

zu permanenter Visuseinschränkung bis hin zur Erblindung führen. Die Häufigkeit permanenter Iridozyklitisfolgeschäden beträgt 50–60%, bis Ende der 70er Jahre mit bis zu 20% Erblindungen. Durch prophylaktische, je nach Risiko 4- bis 12wöchige augenfachärztliche Spaltlampenkontrollen gelingt heute in den meisten Fällen die rechtzeitige Diagnose, d.h. die Diagnose vor Manifestation irreversibler Folgekomplikationen.

Bei Kindern mit hohem Risiko sollten die Eltern angehalten und unterwiesen werden, mindestens einmal pro Woche die Pupillen in ihrer Form und Reaktion auf Licht zu überprüfen, gegebenenfalls unter Einsatz von kurzwirksamen Mydriaka. Bei Auffälligkeiten wäre sofort augenärztliche Hilfe zu suchen. Durch die dann rechtzeitige Therapie können Synechien in den meisten Fällen noch gelöst werden.

Die Häufigkeit von Erblindungen konnte inzwischen bis auf 1% gesenkt werden. Besonders gefährdet sind v.a. die 5% der Patienten, bei denen die Iridozyklitis vor der Arthritis auftritt und bei denen deshalb die regelmäßigen prophylaktischen Spaltlampenuntersuchungen entfallen, so daß die Iridozyklitis wegen des symptomenarmen Verlaufes dann oft erst nach der Ausbildung von hinteren Synechien oder nach Manifestation einer Arthritis entdeckt wird.

45.4.3 Verlauf und Prognose

Bleibt es bei einem mon- oder oligoarthritischen Verlauf, so ist die Gelenkprognose bei adäquater Behandlung gut. Man kann von etwa 40–50% Remissionen ausgehen. In ca. 10% muß mit einem Übergang der Oligoarthritis in eine Polyarthritis mit Befall von 10 Gelenken und mehr gerechnet werden. Erfahrungsgemäß handelt es sich bei diesen Kindern, die z.T. immungenetisch charakterisierbar sind (s. Tabelle 45.6), um therapeutisch schwierig beeinflußbare Verläufe mit der Gefahr persistierender Funktionseinschränkungen.

Prognoseentscheidend kann die Iridozyklitis sein, wenn es nicht gelingt, sie durch prophylaktische Spaltlampenuntersuchungen frühzeitig zu erkennen und zu behandeln und so die Ausbildung von Synechien und weiteren visuseinschränkenden Folgeschäden (s. oben) zu verhindern.

45.4.4
Labor und bildgebende Verfahren

In etwa 90% lassen sich ANA bislang ungeklärter Spezifität nachweisen. Ein hoher ANA-Titer bedeutet ein erhöhtes Iridozyklitismanifestationsrisiko. Die ANA-Titer ändern sich nur mittel- bis langfristig, d.h. in Monaten bis Jahren, wobei abfallende Titer als prognostisch gutes Zeichen gewertet werden können.

Neuerdings wird geltend gemacht, daß die kernspintomografische Beurteilung des Ausmaßes der Synovitis zur vorausschauenden Risikoeinschätzung und damit für das zu wählende therapeutische Vorgehen bedeutsam sein kann.

45.4.5
Diagnose und Differentialdiagnose

Bei typischem Krankheitsbild – weibliches Kleinkind mit ANA-positiver asymmetrischer Oligoarthritis und chronischer Iridozyklitis – bereitet die Diagnosestellung keine Schwierigkeiten. Bei oligosymptomatischer Ausprägung der Erkrankung muß v.a. an Differentialdiagnosen gedacht werden, die zusätzlich zu einer Mon-/Oligoarthritis ANA aufweisen können (Kollagenosen, virusassoziierte Arthritiden) und/oder eine Iridozyklitis (Sarkoidose einschließlich Blau-Syndrom, Vaskulitiden, Kollagenosen, CINCA-Syndrom, psoriasisassoziierte Arthritis, juvenile „Spondylarthropathie", selten Poststreptokokkenarthritis).

In Frage kommen auch andere Mon-/Oligoarthritiden wie Fremdkörpersynovitis, villonoduläre Synovitis, Gelenkinfektionen einschließich Lyme-Arthritis sowie „orthopädische" Ursachen wie Osteochondritis dissecans, Osteoidosteom, chronische multifokale Osteomyelitis oder Coalitio calcaneonavicularis.

45.4.6
Therapie und Rehabilitation

Arthritis

Die im Kleinkindalter verwendeten nichtsteroidalen Antiphlogistika sollten wegen der Möglichkeit einer exakteren Dosierung und wegen der besseren Akzeptanz vorzugsweise als Suspension zur Verfügung stehen (s. Tabelle 45.9). Als „Basistherapeutikum" haben sich in dieser Subgruppe Chloroquin (auch als Suspension erhältlich) bzw. Hydroxychloroquin bewährt.

Die intraartikuläre Injektion von Triamcinolonhexacetonid spielt in der Arthritisbehandlung der Oligoarthritis I eine große Rolle („je lokaler die Erkrankung, desto lokaler die Therapie"), wirkt zuverlässig und führt am betroffenen Gelenk zumindest zu monatelangen, wenn nicht sogar langfristigeren Remissionen. Synovialektomien werden bei diesen Kindern seit Einführung dieser Therapie nur noch selten durchgeführt, im Kleinkindalter wegen der Gefahr postoperativer Gelenkfunktionsstörungen bei oft nicht ausreichender Mitarbeit bei der Krankengymnastik gar nicht.

Chronische Iridozyklitis

Die *Iridozyklitistherapie* liegt grundsätzlich in der Verantwortlichkeit des Augenarztes und besteht zunächst in lokaler Anwendung von Kortikosteroidaugentropfen/-salbe („absolute Indikation") in Kombination mit Mydriatika. Als unerwünschte Wirkungen der Kortikosteroidlokaltherapie können bei längerfristiger Behandlung eine Katarakt oder ein Glaukom auftreten. Immer muß auch mit einer durch die Kortisontropfen/-salbe begünstigten lokalen Infektion gerechnet werden, wenn dies in der täglichen Praxis auch selten beobachtet wird.

Falls die Lokalbehandlung nicht ausreicht, kann eine intravenöse Pulstherapie mit Methylprednisolon versucht werden. Eine mittel- oder längerfristige systemische Kortisonbehandlung der chronischen Iridozyklitis hat sich dagegen in unserer Erfahrung nicht bewährt und ist nur bei den schweren Formen mit Beteiligung der hinteren Augenabschnitte zu erwägen, bei zystischem Makulaödem jedoch unabdingbar.

Bei protrahierten Iridozyklitisverläufen, d.h. wenn die Uveitis nach etwa 6wöchiger Lokaltherapie nicht zu beherrschen ist bzw. bei gesteigerter Synechierungstendenz, kommen auch Immunsuppressiva zum Einsatz: Methotrexat, Azathioprin oder auch Ciclosporin A. Augenchirurgische Maßnahmen wie Katarakt- oder Glaukomoperationen oder Vitrektomie sollten durch rechtzeitige konservative Behandlung nach Möglichkeit vermieden werden.

Operatives Vorgehen bei Folgekomplikationen der chronischen Iridozyklitis, die von weiteren Folgeproblemen wie Exazerbation der Entzündung mit Gefährdung des Auges bis hin zur Phthisis bulbi begleitet sein können, erfordert nicht nur operative Geschicklichkeit, sondern große Erfahrung speziell mit dieser Form der chronischen Iridozyklitis und beinhaltet u.U. nur zeitlich begrenzte Erfolge. Mithilfe moderner mikrochirurgischer Verfahren und Lasertherapie zeichnen sich jedoch bessere Erfolgsaussichten ab. Zunehmend werden bei der Cataracta-complicata-Operation künstliche Linsen, auf die früher in der Regel wegen der Gefahr nicht abschätzbarer Exazerbationen verzichtet wurde, mit Erfolg verwendet.

45.5 JCA: Oligoarthritis Typ II (M 08.4, bei Ausdifferenzierung im Erkrankungsverlauf: M 09.0/L 40.5 juvenile Psoriasisarthritis, M 08.1 juvenile Spondylitis ankylosans)

Synonyme: „juvenile Spondylarthropathie“ (nur Teilübereinstimmung), künftige ILAR-/WHO-Nomenklatur: „enthesitis-related arthritis“, Psoriasisarthritis.

Siehe Tabelle 45.5.

45.5.1 Epidemiologie und Klassifikation

Die Oligoarthritis Typ II stellt die Beginnform der JCA dar, die durch einen asymmetrischen oligoarthritischen Gelenkbefall vorzugsweise der unteren Extremität (d.h. ≤4 Gelenke) innerhalb der ersten 6 Erkrankungsmonate gekennzeichnet ist, sich im Schulalter manifestiert und v.a. Jungen (4:1) betrifft, die in 40–60% HLA-B27-positiv sind. Es handelt sich mit 20–30% um die zweithäufigste Subgruppe.

Nicht selten treten schmerzhafte Enthesiopathien auf, v.a. im Fersenbereich. Diese Beginnform stellt eine Erkrankungsgruppe dar, aus der verschiedene „juvenile Spondylarthropathien“ (etwas unglücklicher, weil inkorrekter Ausdruck aus dem angelsächsischen Schrifttum: die kleinen Wirbelgelenke, „Spondylarthropathy“, sind in aller Regel niemals betroffen) hervorgehen können, aber durchaus nicht müssen. In diesem Sinne handelt es sich bei der Oligoarthritis II um eine „undifferenzierte Spondylarthropathie“, und viele Patienten verbleiben in diesem Stadium. Wenn ISG-, Wirbelsäulen-, Darm- oder Psoriasisbefall auftreten, wird die Erkrankung mit „juvenile Spondarthritis“ bzw. „juvenile ankylisierende Spondylitis“ bzw. „M. Crohn“ bzw. „juvenile Psoriasisarthritis“ spezifiziert.

45.5.2 Klinik

Typischerweise handelt es sich um einen asymmetrischen Gelenkbefall der unteren Extremitäten. Als besonders gefährdet hinsichtlich destruktiver Veränderungen gelten die Hüft- und die Zehengrundgelenke. Am Arm sind vorzugsweise die Ellenbogen- und Handgelenke und auch einzelne Fingergrund- oder -mittelgelenke involviert. Bei 30–40% finden sich Enthesiopathien, wobei plantare und achilläre Fersenschmerzen charakteristisch sind. Bis zu 30–40% der Patienten klagen über Rückenschmerzen; röntgenologische Veränderungen der ISG werden allerdings nur selten vor dem 14. Lebensjahr gesehen.

Extraartikuläre Manifestationen beziehen sich auf die akute Iridozyklitis. Im Gegensatz zur chronischen Iridozyklitis der Oligoarthritis I kommt es hier zu einer heftigen Symptomatik mit Rötung, Schmerz, Lichtempfindlichkeit und Tränenfluß. Im akuten Schub verläuft die akute Iridozyklitis einseitig, unabhängig davon, ob beim folgenden Schub dasselbe oder das andere Auge betroffen ist. Die bessere Prognose der akuten gegenüber der chronischen Iridozyklitis beruht v.a. darauf, daß die Patienten wegen der heftigen Symptomatik rasch zum Augenarzt gehen und so einer rechtzeitigen Therapie zugeführt werden.

45.5.3 Verlauf und Prognose

Wegen der unterschiedlichen Nomenklaturen stehen nur wenige gut vergleichbare Daten zur Verfügung. In einer prospektiven Kohortenstudie kamen knapp $^2/_3$ der HLA-B27-positiven JCA-Patienten nach durchschnittlich 3 Jahren zur Remission (Michels et al. 1987). Bei 23% der Patienten von Jacobs et al. (1982) entwickelte sich im weiteren Verlauf eine Sakroiliitis und damit eine juvenile Spondarthritis. In einer Verlaufsstudie von Prieur (1987) wurden nach 5 Jahren von 65 HLA-B27-positiven Kindern 7 (11%) als juvenile ankylosierende Spondylitis, 2 (3%) als Reiter-Syndrom, 9 (14%) als juvenile Psoriasisarthritis und 3 (5%) als M. Crohn nachklassifiziert. Von 96 Kindern einer Untersuchung von Dequeker und Mardjuadi (1982) entwickelten 11 (12%) eine „Spondylarthropathie“.

Insgesamt ist das ganze Spektrum von blandem Verlauf bis hin zu schwerem Wirbelsäulenbefall möglich. In unserer Erfahrung sind von den extrem ungünstigen Verläufen (immobilisierender M. Bechterew) nur wenige Patienten betroffen. Wegen der nicht selten ausgeprägten und persistierenden Akutphasereaktion entwickelt sich bei diesen Kindern gelegentlich eine Amyloid-A-Amyloidose mit der Gefahr des Organversagens, insbesondere der Nieren.

45.5.4 Labor und bildgebende Verfahren

In 40–60% kann das HLA-B27 nachgewiesen werden. Wichtig ist die Verlaufsbeobachtung der Akutphasereaktion, insbesondere des CRP (s. oben).

Die Sonographie spielt in der Verlaufsbeobachtung eines Hüftgelenksbefalls eine wichtige Rolle, ohne daß man allerdings auf Röntgenaufnahmen verzichten sollte. Kernspintomographische Darstellungen bleiben wegen der Kosten besonderen Fällen vorbehalten.

45.5.5 Diagnose und Differentialdiagnose

Die Diagnose kann nach 3monatigem Verlauf einer Mon- oder asymmetrischen Oligoarthritis mit Beginn im Schulalter gestellt werden, zumal wenn sich das HLA-B27 nachweisen läßt. Zuvor müssen jedoch andere ähnlich verlaufende Erkrankungen ausgeschlossen werden, v.a. reaktive Arthritiden (Yersinien, Salmonellen, Campylobacter) einschließlich Reiter-Syndrom, Psoriasisarthritis und Arthritiden bei entzündlichen Darmerkrankungen.

45.5.6 Therapie und Rehabilitation

Medikamentös gilt bei diesen Kindern v.a. das Sulfasalazin als wirksam. Bei protrahierten und komplizierten Verläufen kommen auch Immunsuppressiva wie Azathioprin und Methotrexat in Frage, gegebenenfalls in Kombination mit (Hydroxy-)Chloroquin. Im Jugendlichenalter muß nicht so selten mit geringer „Compliance" bei der Medikamenteneinnahme, aber auch bei anderen therapeutischen Maßnahmen gerechnet werden. Wie generell bei Mon-/Oligoarthritiden kommt der intraartikulären Injektion von Triamcinolonhexacetonid eine besondere Bedeutung zu.

Krankengymnastisch ist dem Hüftgelenk wegen seiner Gefährdung im Krankheitsverlauf (s. oben) besondere Achtsamkeit zu widmen. Die Hüftgelenksbehandlung im Schlingentisch hat hier ihren besonderen Stellenwert („Bewegung in Entlastung"). Sehnenansatzschmerzen im Fersenbereich können durch Fersenpolster beeinflußt werden.

45.6 Systemische juvenile chronische Arthritis (M 08.2)

Synonyme: Still-Syndrom, künftige ILAR-/WHO-Nomenklatur: systemische Arthritis.

Siehe Tabelle 45.5.

45.6.1 Epidemiologie und Klassifikation

Die systemische Beginnform der JCA (SJCA) ist durch die Trias Arthritis – Fieberschübe (mindestens über 2 Wochen >39 °C) – flüchtiges Exanthem gekennzeichnet. Die Arthritis kann oligo- (30–40%) oder polyarthritisch (40–50%) sein, bis zu 10% der Kinder weisen anfangs lediglich Arthralgien oder gar keine Gelenksymptome auf (früher: „Wissler-Syndrom").

Die SJCA macht 5–10% der JCA-Beginnformen aus und kann bei einem Häufigkeitsgipfel im Kleinkindalter in jeder Altersgruppe beginnen. Jungen und Mädchen sind im Gegensatz zu den übrigen Beginnformen gleich häufig betroffen.

45.6.2 Klinik

Im Vordergrund stehen zunächst „septische" Fieberschübe mit steilem Fieberanstieg und -abfall, gegebenenfalls mit Schüttelfrost. Die Kinder wirken v.a. während der Fieberschübe schwerkrank. Während des Fiebers finden sich flüchtige, diskrete und leicht zu übersehende lachsfarbene, makulöse Exantheme. Hinzu kommen die Gelenkmanifestationen in oligo- oder polyarthritischer, dann meist symmetrischer Ausprägung, wobei große und kleine Gelenke betroffen sind.

Während des fieberhaften Stadiums finden sich häufig eine Peri-, evtl. auch Myokarditis, eine Leber-/Milzvergrößerung und Lymphknotenschwellungen. Im Rahmen einer Polyserositis können heftige Bauchschmerzattacken auftreten, die klinisch größte Schwierigkeiten in der Abgrenzung zu einer akuten Appendizitis oder anderer Ursachen für ein akutes Abdomen einschließlich medikamentös bedingter Perforationen bereiten kann. Pleuritiden werden nur selten beobachtet. Diese systemische Phase der Erkrankung kann wochen-, monate-, sogar jahrelang andauern und wird schließlich von einem nichtsystemischen Stadium abgelöst, bei dem die Arthritis im Vordergrund der Symptomatik steht.

45.6.3 Verlauf und Prognose

In einer US-amerikanischen Studie, bei der die Beginnform SJCA allerdings nur 19 Patienten umfaßte, waren nach 5 Jahren 74% zur Remission gekommen, 16% hatten einen oligoarthritischen und 10% einen polyarthritischen Verlauf (Cassidy et al. 1986). In einer prospektiven Kohortenstudie betrug die Remissionsrate nach 5 Jahren immerhin 50% (Michels et al. 1987). Dem stehen retrospektive Untersuchungen mit ungünstigen polyarthritischen Verläufen und einer Letalität von 16% gegenüber (Häfner u. Truckenbrodt 1986). Die polyarthritischen Verläufe sind durch Progredienz und Destruktivität gekennzeichnet, wobei besonders die Hüft- und die Handgelenke als bedroht gelten. Aber auch jedes andere Gelenk kann entsprechend betroffen sein. Nicht selten werden später Hüfttotalendoprothesen erforderlich.

Läßt sich die entzündlich-rheumatische Aktivität nicht beherrschen, erkennbar an einer persistierend hohen Akutphasereaktion (CRP, SAA!), so droht ca. 5–10% der betroffenen Patienten die Entwicklung einer Amyloid-A-Amyloidose, begünstigt durch eine noch nicht identifizierte genetische Komponente. Dabei wird aus dem in den Hepatozyten gebildeten Serum-Amyloid-A durch Abspaltung eines Peptids Amyloid-A gebildet. Durch eine progrediente Ablagerung von Amyloid-A in verschiedene Organe kommt es zur Amyloidose, schließlich droht Organversagen. Lebensbedroht sind die Patienten v.a. durch eine Nieren-, Darm- oder Herzamyloidose.

45.6.4 Labor und bildgebende Verfahren

Von den Laborbefunden sind die Entzündungsparameter zur Einschätzung der Akuität und Destruktivität der Erkrankung und hinsichtlich der Amyloidosegefährdung wichtig. Regelmäßige Bestimmungen von Blutbild, Differentialblutbild und Thrombozyten, „Leber- und Nierenchemie" sollen frühzeitig unerwünschte Medikamentenwirkungen erkennen lassen. Bei Verdacht auf Amyloidose ist die subkutane Fettaspiration indiziert (Tabelle 45.11). Bei negativer Fettaspiration, aber persistierendem Amyloidoseverdacht wird entweder die Fettaspiration wiederholt oder aber eine Organbiopsie durchgeführt (Rektum, Leber, Niere).

EKG und Echokardiografie, gegebenenfalls ergänzt durch eine Röntgenthoraxaufnahme, dienen der Einschätzung einer Herzbeteiligung.

Tabelle 45.11. Technik der Fettgewebsaspiration

Arbeitsschritt	Bemerkungen
Entnahme	Nach Lokalanästhesie mit geeigneter Spritze subkutanes Fett aus Bauch-, bei Kindern evtl. aus Glutäalregion aspirieren
Plazieren der Fettgewebspartikel auf Objektträger	2–3 Partikel umschrieben auf Objektträger verteilen
Pressen	2. Objektträger zum Pressen verwenden, Preßdauer ca. 1 h, definierter Preßdruck von 10 kg durch speziellen Preßapparat
Trennen der Objekträger	Durch kulissenartiges Auseinanderziehen
Trocknen	24 h, beide Objektträger werden verwendet
Färben	Kongorotfärbung nach Puchtler et al. (1962)
Auswertung	Im polarisierten Licht
Beurteilung	Amyloid zeigt apfelgrüne Doppelbrechung; in der Hand des Erfahrenen Spezifität bei 100%, Sensitivität bei 80%

45.6.5 Diagnose und Differentialdiagnose

Bei der SJCA handelt es sich um eine Ausschlußdiagnose. Vor Beginn einer Kortikosteroidtherapie sollen neben infektiösen Ursachen auch bösartige Erkrankungen, insbesondere eine Leukämie (Knochenmarkpunktion) ausgeschlossen sein. Darüber hinaus muß an alle anderen Erkrankungen, die mit der Trias „Fieber, Hauterscheinungen und Arthritis" einhergehen können, gedacht werden, v.a. an

- familiäres Mittelmeerfieber,
- Kawasaki-Syndrom,
- Purpura rheumatica Schoenlein-Henoch und andere Vaskulitiden,
- rheumatisches Fieber,
- sonstige reaktive Arthritiden oder
- M. Crohn.

Eine Iridozyklitis gehört nicht zum Krankheitsbild der SJCA; hier müssen v.a. die infantile Sarkoidose, Vaskulitis-Syndrome, reaktive Arthritiden, M. Crohn oder auch das CINCA-Syndrom erwogen werden. Bei monarthritischem Beginn ist umgehend eine septische Arthritis durch Gelenkpunktion auszuschließen.

45.6.6 Therapie und Rehabilitation

Prinzipien der medikamentösen Therapie

Zunächst wird versucht, durch ausreichend dosierte nichtsteroidale Antiphlogistika (NSAID) die Symptomatik zu beherrschen. Bei typischen schweren Verläufen mit einem sepsisartigen Krankheitsbild wird man um eine Kortikosteroidtherapie allerdings meist nicht herumkommen. Vielfach wird mit 2 mg Prednison/kgKG begonnen. Leider gelingt es dann häufig nicht, die Kortikosteroiddosis in der beabsichtigten Weise zu reduzieren.

Vielmehr kommt es oft bei noch hoher Dosierung zu einem Wiederauftreten der schweren Krankheitssymptomatik („Zauberlehrlingseffekt" der Kortikosteroide, die man „nicht mehr los wird"). Deshalb wird versucht, durch Einführung eines Immunsuppressivums, Methotrexat und/oder Azathioprin, evtl. Ciclosporin A, Kortikosteroide einzusparen. Gelingt dies nicht, so entwickeln sich die gefürchteten unerwünschten Wirkungen einer Kortikosteroidlangzeittherapie, die in der Langzeitbeobachtung im Einzelfall schwerwiegender sein können als die Auswirkungen der Erkrankung selbst.

Deshalb sollte man versuchen, falls das Krankheitsbild dies erlaubt, statt mit einer hohen Kortikosteroiddosis zu beginnen, von vornherein die Erhaltungsdosis, z.B. 0,15–0,20 mg Prednison/kgKG, in Kombination mit einem Immunsuppressivum zu verabreichen und die Zeit bis zum Einsetzen der Wirkung mit Kortikosteroidpulsen zu überbrücken (z.B. 10– 20 mg Methylprednisolon/kgKG an 3 aufeinanderfolgenden Tagen).

Schwere Verlaufsformen

Bei schwer beeinflußbaren progredienten Verläufen oder bei Vorliegen einer Amyloidose, die sich ja entwickelt, wenn trotz aller therapeutischer Bemühungen die entzündlich-rheumatische Aktivität nicht zu beherrschen ist (Parameter: Serumamyloid A, CRP), muß nach zusätzlichen therapeutischen Möglichkeiten gesucht werden. Gelingt dies nicht mit den vorgenannten Medikamenten, so ist die Gabe von Chlorambucil zu erwägen (David et al. 1993). Bei ausbleibendem Erfolg oder bei nicht akzeptablen unerwünschten Wirkungen wie Thrombozytopenie sind andere Zytostatika oder experimentelle Therapieformen zu erwägen. Erste positive Ergebnisse führen derzeit zu einer europaweiten multizentrischen Studie über den Einsatz einer autologen Stammzelltransplantation nach voraufgegangener radikaler Immunsuppression. Bei irreversibler Nierenschädigung mit Niereninsuffizienz kommt die Nierentransplantation in Frage.

45.7 Andere juvenile Arthritiden (M 08.8)

Einen Überblick über weitere wichtige Arthritiden/Arthropathien gibt die folgende Übersicht, die zugleich beschreibt, in welchem Alter schwerpunktmäßig mit der Manifestation der verschiedenen Erkrankungen gerechnet werden muß.

Gelenkerkrankungen mit zeitlichem Schwerpunkt für die Erstmanifestation

- *Säuglingsalter*
  - neonataler Lupus
  - CINCA-Syndrom
  - NOMID-Syndrom
  - Hyper-IgD-Syndrom
  - Agammaglobulinämie Typ Bruton
  - infantile Sarkoidose
  - Sichelzellanämie
  - Muckle-Wells-Syndrom
  - hypertrophe familiäre Synovitis
- *Kleinkindalter*
  - Coxitis fugax
  - systemische JCA
  - JCA/Oligoarthritis I
  - Psoriasisarthritis (frühkindliche Form)
  - Rothman-Makai-Syndrom
  - Kawasaki-Syndrom
  - Mucha-Haberman-Vaskulitis
  - Mukopolysaccharidosen
  - FMF
  - PPAC
  - Osteolysesyndrome
  - Weber-Christian-Erkankung
- *Schulalter*
  - JCA/Oligoarthritis II
  - JCA/RF-negative Polyarthritis
  - CRMO
  - M. Perthes
  - Purpura rheumatica Schoenlein-Henoch
  - Poststreptokokkenvaskulitis
  - rheumatisches Fieber
  - Poststreptokokkenarthritis
  - juveniler SLE
  - juveniler MCTD
  - juvenile Dermatomyositis
  - zirkumskripte Sklerodermie
  - Epiphyseolysis capitis femoris
- *Jugendalter*
  Definition: > Pubertät bis Abschluß des Knochenwachstums (Schluß der Epiphysenfugen.)
  - JCA/RF-positive Polyarthritis
  - juvenile ankylosierende Spondylitis
  - juvenile Spondarthritis
  - M. Reiter
  - Adoleszentenchondrolyse
  - systemische Sklerodermie
  - Psoriasisarthritis
  - reaktive Arthritiden

45.7.1 CINCA-Syndrom (M 35.9)

CINCA ist das Akronym für „chronic infantile neurological cutaneous articular syndrome“ und beschreibt die klinischen Hauptmanifestationen. Es ist vermutlich mit dem NOMID-Syndrom (*n*eonatal *o*nset *m*ultisystem *i*nflammatory *d*isease) identisch. Die Erkrankung kann bereits beim Neugeborenen mit polymorphen Exanthemen, Fieber, Hepatosplenomegalie und Lymphknotenschwellungen erkennbar sein. Hinzu kommen Periostitiden, dysplastisches Epiphysenwachstum, zunehmende Gelenkkontrakturen, aseptische Meningitiden, Uveitiden und zunehmende Schwerhörigkeit. Die Intelligenz kann normal sein. Charakteristisch ist oft ein montröses Wachstum der Patellae. Die Therapie ist symptomatisch. Eine autosomal-dominante Vererbung wird diskutiert.

45.7.2 Hyper-IgD-Syndrom (M 35.9)

Das Hyper-IgD-Syndrom beginnt häufig im Säuglingsalter. Die Kinder erkranken mit Exanthemen, Fieber, Arthritiden, Bauchschmerzattacken und Lymphknotenschwellungen. Der rezidivierend-episodische Verlauf erinnert an das familiären Mittelmeerfieber.

Die Arthritiden hinterlassen keine Residuen. Die Diagnose kann bei erhöhter Serum-IgD-Konzentration vermutet werden (mindestens 2 Bestimmungen). Die Therapie ist symptomatisch. Das Hyper-IgD-Syndrom wird autosomal-rezessiv vererbt. Als Ursache konnte kürzlich ein Defekt des Mevalonatkinase-Gens (Cholesterinstoffwechsel) identifiziert werden.

45.7.3 Agammaglobulinämie Typ Bruton (D 80.1)

Die x-chromosomal vererbte Erkrankung ist durch das Fehlen der Immunglobuline und die daraus resultierenden Folgen gekennzeichnet. Die Kinder fallen durch rezidivierende eitrige Infektionen (Haut, Mittelohr etc.) auf. Gelenkmanifestationen kommen als septische, virale oder auch sterile Arthritiden vor. Septische Arthritiden müssen selbstverständlich antibiotisch, aber auch zusätzlich durch intravenöse Zufuhr von Immunglobulinen behandelt werden. Wenn durch 3- bis 4wöchentliche Immunglobulingaben die Serum-IgG-Konzentration normalisiert werden kann, verschwinden auch die Gelenksymptome sowie die eitrigen Komplikationen.

45.7.4 Mucha-Haberman-Vaskulitis (M 35.9)

Es handelt sich um ein ätiologisch unklares kutanes Vaskulitissyndrom, das durch in Schüben auftretende windpockenähnliche und Narben hinterlassende Hauteffloreszenzen plus Arthritis/Arthralgien großer Gelenke sowie Fieber charakterisiert ist. Die Erkrankungsdauer beträgt Monate, in Einzelfällen auch Jahre. Die Diagnose wird histologisch bestätigt durch den Nachweis einer lymphozytären Entzündung von Kapillaren und Venolen. Die Therapie ist symptomatisch.

45.7.5 Sichelzellanämie (M 36.3)

Die Sichelzellanämie, eine autosomal-dominant vererbte Hämoglobinopathie, kann Schmerzen von seiten des Muskelskelettsystems verursachen. Im Rahmen der „Gefäßverschlußkrisen", die bereits im Säuglingsalter auftreten können, kommt es u.a. zu Knochen- und Knochenmarksinfarkten mit schmerzhafter reaktiver Entzündung. Sekundär kann sich eine Osteomyelitis (oft Salmonellen) aufpfropfen. Darüber hinaus kommen „wandernde" Polyarthritiden (Differentialdiagnose rheumatisches Fieber) vor. Die ethnische Herkunft der Patienten sollte an diese Erkrankung denken lassen; in Deutschland handelt es sich am ehesten um aus dem Mittelmeerraum stammende Patienten.

45.7.6 Hypertrophe familiäre Synovitis (M 08.8)

Die Patienten fallen im frühen Säuglingsalter durch Fingerbeugekontrakturen auf. Hinzu kommen deutliche Gelenkergüsse und Synovialisschwellungen. Die Kinder empfinden wenig oder gar keine Schmerzen. Eine humorale Entzündungsaktivität fehlt. Histologisch werden Riesenzellen, aber keine Entzündungsreaktionen gefunden. Es wird eine autosomal-dominante Vererbung angenommen. Die Therapie ist symptomatisch.

45.7.7 Muckle-Wells-Syndrom (M 35.9)

Das Muckle-Wells-Syndrom ist eine ätiologisch ungeklärte durch Fieberschübe, Exantheme, zunehmende Schwerhörigkeit, gegebenenfalls auch durch Arthritiden gekennzeichnete Erkrankung und kann bereits im Säuglingsalter beginnen. In der 2. Hälfte des 2. Lebensjahrzehnts droht die Manifestation einer AA-Amyloidose.

45.7.8 „Progressive pseudorheumatic arthritis of childhood" (PPAC) (M 08.8)

Es handelt sich um eine erstmals 1983 beschriebene, zu den spondyloepiphysären Dysplasien gehörende autosomal-rezessiv vererbte Erkrankung (Spranger et al. 1983). Die Patienten fallen um das dritte Lebensjahr durch zunehmende Gehschwierigkeiten infolge Befall der Hüftgelenke auf. Nachfolgend werden die übrigen Gelenke der unteren Extremitäten einbezogen und im weiteren Verlauf auch alle anderen großen und kleinen Gelenke einschließlich der Wirbelsäule mit zunehmender Gelenkversteifung.

Röntgenologisch finden sich enchondrale Ossifikationsdefekte, die Wirbelkörper sind abgeflacht, im Erkrankungsverlauf entwickeln sich Gelenkspaltverschmälerungen und Früharthrose. Auffallend und diagnostisch weiterführend ist der Minderwuchs mit einer Endgröße von 140– 150 cm. Entzündungszeichen fehlen sowohl klinisch als auch von seiten der Laborbefunde. Die Therapie ist symptomatisch. Wichtig ist die genetische Beratung.

45.7.9 Mukopolysaccharidosen (M 14.5)

Die Mukopolysaccharidosen (MPS) sind autosomal-rezessiv vererbte (Ausnahme MPS II: X-chromosomal-rezessiv) lysosomale Speicherkrankheiten, bei denen der Proteoglykanabbau gestört ist. Entsprechend den verschiedenen Enzymdefekten werden 6 Hauptformen sowie Untergruppen unterschieden. Mehrere Formen gehen mit Gelenkkontrakturen großer und kleiner Gelenke einher, die das Bild einer Polyarthritis vortäuschen können. Differentialdiagnostisch sind v.a. die Formen wichtig, bei denen sich die Patienten geistig normal und phänotypisch zunächst nicht besonders auffällig entwickeln (MPS I S, MPS II), während die anderen Patienten wegen ihres auffälligen Äußeren bzw. wegen der geistigen Behinderung bereits frühzeitig auffallen und diagnostiziert werden. Die Therapie ist symptomatisch.

45.7.10 Osteolysesyndrome (M 85.9)

Es handelt sich um eine Gruppe von ätiologisch ungeklärten Erkrankungen, die durch eine fortschreitende Knochenresorption („vanishing bone disease"), auch im Gelenkbereich, gekennzeichnet sind und zu teils ungewöhnlichen Fehlstellungen führen. Auch Knochentransplantate unterliegen der Osteolyse. Röntgenologisch fallen ungewöhnliche, „reaktionslose" Knochendefekte auf. So können die gesamte Handwurzel, die Radius- oder die Ulnaepiphyse nach und nach resorbiert werden, ggf. mit Zuspitzung des Knochenendes, das sich dann durch die Haut bohren kann.

Entzündungszeichen sind weder laborchemisch noch histologisch nachzuweisen. Da es jedoch im Bereich der kleinen Finger-, aber auch der großen Gelenke zu Schwellungen und Kontrakturen kommen kann, ist anfangs eine Verwechslung mit der JCA möglich. Bislang werden 5 teils hereditäre Formen unterschieden, von denen eine zusätzlich mit progressiver Nephropathie einhergeht. Die Therapie ist symptomatisch.

45.7.11 Adoleszentenchondrolyse (M 94.3)

Ohne erkennbare Ursache und ätiologisch unklar entwickeln die meist weiblichen jugendlichen Patienten Hüftschmerzen. Die röntgenologische Überprüfung zeigt eine deutliche, evtl. auch unregelmäßige Gelenkspaltverschmälerung. Die Therapie ist symptomatisch.

45.7.12 Zirkumskripte Sklerodermie (L 94.0)

Die zirkumskripte Sklerodermie kann in 2 Hauptgruppen unterteilt werden. Dabei handelt es sich um eine überwiegend mit Hautveränderungen vom Morpheatyp einhergehende Gruppe und um die lineare Sklerodermie. Nicht selten entwickeln sich gleichzeitig Arthritiden, öfter handelt es sich aber um Gelenkfunktionseinschränkungen aufgrund der Hautveränderungen. Im Kindesalter finden sich im Unterschied zum Erwachsenenalter häufig in ihrer Spezifität nicht geklärte antinukleäre Antikörper. Ein besonderes pädiatrisches Problem der linearen Sklerodermie sind die Wachstumsstörungen, die zur – gelegentlich extremen – Verkürzung einer Extremität oder bei Gesichts-

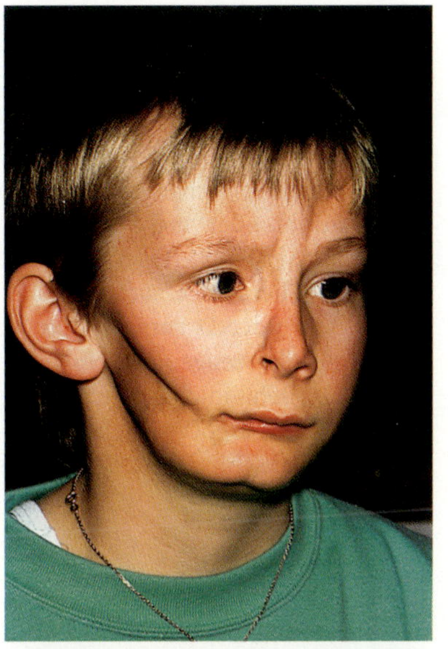

Abb. 45.4. Knochendeformierung durch lineare Sklerodermie bei 13jährigem Jungen

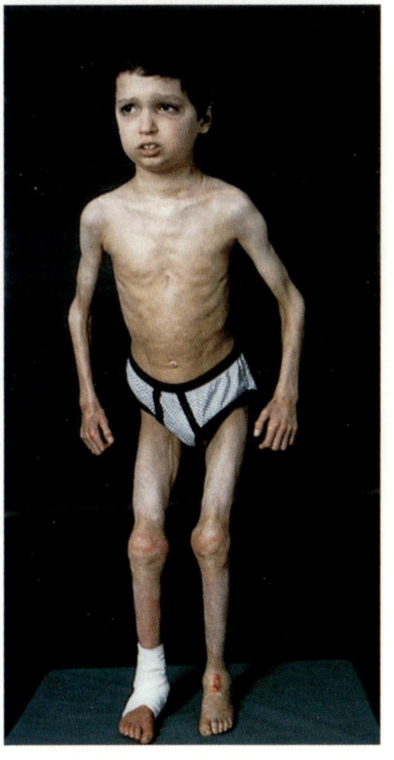

Abb. 45.5. 13jähriger Junge mit „disabling pansclerotic morphea"

befall zu kosmetisch ungünstigen Knochenwachstumsstörungen führen können (Abb. 45.4).

Eine auf das Kindesalter beschränkte Extremvariante einer generalisierten Morphea stellt die „disabling pansclerotic morphea“ dar, bei der es im Krankheitsverlauf zu einer Verhärtung des gesamten Integuments mit resultierender mehr oder weniger vollständiger Bewegungsunfähigkeit kommt (Abb. 45.5). Medikamentöse Therapieversuche mit Immunsuppressiva, Chloroquin oder D-Penicillamin bleiben im allgemeinen ohne überzeugende Erfolge, so daß der Schwerpunkt der Behandlung in krankengymnastisch-physikalischen und ergotherapeutischen Maßnahmen, nach Wachstumsabschluß in chirurgisch-korrigierenden Eingriffen besteht.

Literatur

Anderson Gäre B, Fasth A, Andersson J et al. (1987) Incidence and prevalence of juvenile chronic arthritis: a population survey. Ann Rheum Dis 46:277–281

Brewer EJ, Bass J, Baum J et al. (1977) Current proposed revision of JRA criteria. Arthritis Rheum 20:195–199

Cassidy JT, Brody GL, Martel W (1967) Monarticular juvenile rheumatoid arthritis. J Pediatr 70:867

Cassidy JT, Levinson JE, Bass JC et al. (1986) A study of classification criteria for a diagnosis of juvenile rheumatoid arthritis. Arthritis Rheum 29:274–281

Cassidy JT, Levinson, JE, Brewer EJ (1989) The development of classification criteria for children with juvenile rheumatoid arthritis. Bull Rheum Dis 38:1–7

David J, Vouyiouka O, Ansell BM, Hall A, Woo P (1993) Amyloidosis in juvenile chronic arthritis: A morbidity and mortality study. Clin Exp Rheumatol 11:85–90

Dequeker J, Mardjuadi A (1982) Prognostic factors in juvenile chronic arthritis. J Rheumatol 9:909–915

Grom AA, Giannini EH, Glass DN (1994) Juvenile rheumatoid arthritis and the trimolecular complex (HLA, T cell receptor, and antigen). Differences from rheumatoid arthritis. Arthr Rheum 37:601–607

Häfner R, Truckenbrodt H (1986) Verlauf und Prognose der systemischen juvenilen chronischen Arthritis – retrospektive Studie an 187 Patienten. Klin Pädiatr 198:401–407

Häfner R, Michels H (1996) Psoriatic arthritis in children. Curr Opin Rheumatol 8:467–472

Jacobs JC, Berdon WE, Johnson AD (1982) HLA-B27-associated spondylarthritis and enthesiopathy in childhood: clinical, pathological, and radiographic observations in 58 children. J Pediatr 100:521–528

Kiessling U, Döring E, Listing J et al. (1998) Incidence and prevalence of juvenile chronic arthritis in East Berlin 1980–88. J Rheumatol 25:1837–1843

Kunnamo I, Kallio P, Pelkonen P (1986) Incidence of arthritis in urban Finnish children. Arthritis Rheum 29:1232–1238

Michels H (1995) Therapie der juvenilen chronischen Arthritis. In: Qualitätssicherung in der Rheumatologie. Herausgeber: Dt Ges f Rheumatologie: Kommission f Qualitätssicherung. Darmstadt, Steinkopff

Michels H, Häfner R, Morhart R, Schuchmann L, Truckenbrodt H (1987) Five year follow-up of a prospective cohort of juvenile chronic arthritis with recent onset. Clin Rheumatol 6 [Suppl 2]: 87–92

Petty RE (1997) Classification of childhood arthritis: 1897–1997. Rev Rhum [Engl edn] 64:161S-162S]

Petty RE (1998) Approach to children and adolescents with rheumatic diseases. In: Maddison PJ, Isenberg DA, Woo P, Glass DN (eds) Oxford textbook of rheumatology. Oxford, Oxford Medical Publications

Ploski R (1997) Immunogenetic polymorphism and disease mechanisms in juvenile chronic arthritis. Rev Rhum [Engl edn] 64 (Suppl):127S-130S

Prieur AM (1987) HLA B27 associated arthritis in children: review of 65 cases. Scand J Rheumatol 66 [Suppl]:51–56

Prieur AM (1998) Rheumatoid factor-negative polyarthritis in children („seronegative polyarthritis“). In: Maddison PJ, Isenberg DA, Woo P, Glass DN (eds) Oxford textbook of rheumatology. Oxford Medical Publications, Oxford

Puchtler H, Sweat F, Levine M (1962) On the binding of Congo red by amyloid. J Histochem Cytochem 10:355–364

Spranger J, Albert C, Schilling F, Bartsocas C, Stöss H (1983) Progressive pseudorheumatoid arthritis of childhood (PPAC). Eur J Pediatr 140:34–40

Towner SR, Michet CJ Jr, O'Fallon WM, Nelson AM (1983) The epidemiology of juvenile arthritis in Rochester, Minnesota, 1960–1979. Arthritis Rheum 26:1208–1213

Wood P (1978) Nomenclature and classification of arthritis in children. In: Munthe E (ed) The care of rheumatic children EULAR Publ, Basel

Kapitel 46

Juvenile Arthritis bei anderenorts klassifizierten Krankheiten (M 09) 46

H. Michels

INHALT

Verschiedene rheumatische Erkrankungen, die sowohl im Kindes- wie im Erwachsenenalter vorkommen, können bei Kindern zusätzliche Aspekte aufweisen.

46.1 Neonataler Lupus (M 32.8)

Beim neonatalen Lupus handelt es sich um eine potentiell lebensbedrohliche Neugeborenenerkrankung. Sie entsteht durch diaplazentar von der Mutter auf das Kind übertragene Autoantikörper (Anti-SS-A, Anti-SS-B). Die Gefahr liegt in einer Schädigung des Reizleitungssystems, was zu einem kompletten AV-Block führen kann. Während die übrigen klinischen Manifestationen wie Erytheme, hämolytische Anämie, Thrombopenie oder Leberfunktionsstörungen zeitlich limitiert und reversibel sind, benötigen bis zu 50% der von AV-Block betroffenen Kinder eine lebenslange Schrittmachertherapie. Todesfälle sind durch intrauterines Herzversagen oder durch zu späte oder inkorrekte Schrittmachertherapie möglich.

46.2 Kawasaki-Syndrom (M 30.3)

Es handelt sich um ein akut beginnendes, ätiologisch ungeklärtes, hochfieberhaftes Vaskulitissyndrom des Kleinkindalters, dessen Gefahr in einer Koronararterienvaskulitis mit Aneurysmenbildung und den daraus resultierenden Folgeproblemen bis hin zum Herzinfarkt liegt. Da durch eine prompte i.v.-Immunglobulingabe innerhalb der ersten 10 Erkrankungstage die Ausbildung von Koronararterienaneurysmen verhindert werden kann, muß auch bei oligosymptomatischen Formen an das Kawasaki-Syndrom gedacht bzw. die Immunglobulintherapie erwogen werden. Eine echokardiographische Verlaufsbeobachtung ist bei diesen Patienten obligat.

46.3 Infantile Sarkoidose/Blausyndrom (D 86.8)

Es handelt sich um eine fieberhafte Variante der adulten Sarkoidose, von der es sich in der klinischen Symptomatik, aber nicht in der Histologie (granulomatöse Entzündung) unterscheidet. Der Erkrankungsbeginn liegt im Säuglings- oder frühen Kleinkindalter, Mädchen und Jungen sind etwa gleich häufig betroffen. Charakteristisch ist die Trias „Hauterscheinungen – Polyarthritis – Uveitis". Das Exanthem ist im Gegensatz zu dem der systemischen JCA nicht flüchtig. Die Arthritis großer und kleiner Gelenke verläuft erosiv und führt zu Kontrakturen. Die Uveitis neigt zur Synechierung und nachfolgend weiteren visusmindernden Schäden wie z. B. Cataracta complicata.

Weitere Manifestationen betreffen die Parotis („Sjögren-Syndrom"), das Herz-Kreislauf-System (Peri-, Myokarditis, Hypertonie), die Lunge (Pleuritis, Pneumonitis) und das Zentralnervensystem (zerebrale Anfälle, Bewußtseinstörungen, Kopfschmerzen). Eine autosomal-dominant vererbte Variante („Blausyndrom", Chromosom 16) weist zusätzlich noch eine Kamptodaktylie auf. Langzeitprobleme ergeben sich durch die Polyarthritis und durch Uveitisfolgeschäden. Die Therapie mit Kortikosteroiden und Immunsuppressiva ist nur teilweise effektiv.

46.4 Coxitis fugax (M 12.8)

Bei der Coxitis fugax (*Synonyme:* transitorische Koxitis, Hüftschnupfen) handelt es sich um eine im Alter von

4–8 Jahren (2–12 Jahren) akut auftretende sterile Hüftgelenksarthritis unklarer Ursache mit 1- bis 2wöchigem Verlauf und folgenloser Ausheilung. Es handelt sich um die häufigste Arthritisform im Kindesalter und betrifft Jungen ca. 2,5mal häufiger als Mädchen. Oft gehen eine Infektion der oberen Luftwege oder eine Tonsillitis voraus, nicht selten läßt sich aber gar keine Vorerkrankung eruieren.

Die Kinder fallen durch plötzlich auftretendes Hinken auf, geben im typischen Fall Schmerzen in der Leiste, evtl. aber auch im gleichseitigen Kniegelenk an. Die BKS ist nur leicht beschleunigt, das CRP normal oder gering erhöht, es finden sich normale Leukozytenwerte. Der Erguß ist sonographisch darstellbar; dieser Befund sollte bis zur Normalisierung kontrolliert werden. Die Therapie ist symptomatisch.

46.5 Psoriasisarthritis (M 09.0/L 40.5)

Psoriasisassoziierte Arthritiden verlaufen im frühen Kindesalter ganz ähnlich der juvenilen chronischen Arthritis/Oligoarthritis Typ I (Häfner u. Michels 1996). Die Patienten sind meist weiblich, weisen nichtspezifische ANA auf und können eine chronische Iridozyklitis entwickeln. Im Unterschied zur JCA/Oligoarthritis Typ I findet sich meist ein Befall von einzelnen Zehengrund- oder -endgelenken, eines Fingerendgelenks oder eine Daktylitis. Tüpfelnägel oder eine Onycholyse ergänzen das Krankheitsbild.

Meist geht die Arthritis den Hauterscheinungen voraus; dann muß die Familienanmnese für die Diagnosestellung positiv sein. Ältere Schulkinder und Jugendliche zeigen ein der Psoriasisarthritis des Erwachsenenalters ähnliches Krankheitsbild und werden üblicherweise bei Fehlen der Hautmanifestationen zunächst der JCA/Oligoarthritis Typ II zugeordnet.

46.6 Purpura rheumatica Schoenlein-Henoch (D 69.0)

Bei der Purpura rheumatica Schoenlein-Henoch handelt es sich um ein vorzugsweise im Kleinkindes- und Schulalter auftretendes, ätiologisch nicht geklärtes akutes Vaskulitissyndrom („Hypersensitivitätsangiitis"). Diagnostisch wegweisend sind die Hauterscheinungen, die sich v.a. im Glutäalbereich und an den unteren Extremitäten finden. Sie beginnen oft mit einem makulopapulösen Erythem (1–3 mm), zu dem sich petechiale und/oder mehr flächenhafte Hautblutungen gesellen.

Charakteristisch ist die klinische Kombination „Fieber – typisches Exanthem – Arthritis – Abdominalkoliken – nephrologische Symptomatik". Die Arthritis betrifft große Gelenke und dauert üblicherweise nur 3–7 Tage. Den in der Regel zwei bis vier Wochen dauernden gutartigen Verläufen stehen gelegentlich rezidivierende Erkrankungen gegenüber. Akute Probleme können durch die gastrointestinalen (Perforation, Invagination, Blutung) oder durch die ZNS-Manifestationen (zerebrale Anfälle) gegeben sein, während 2–5% der Patienten mit nephrologischer Symptomatik eine chronische Glomerulonephritis entwickeln.

46.7 Familiäres Mittelmeerfieber (FMF/E 85.0)

Beim FMF handelt es sich um eine autosomal-rezessiv vererbte Erkrankung, die vorzugsweise bei ethnisch aus dem Mittelmeerraum stammenden Menschen auftritt und sich oft bereits im Kleinkindesalter manifestiert. In Deutschland müssen wir v.a. bei türkischen Kindern mit einem FMF rechnen, das bei diesen genauso häufig wie die systemische juvenile chronische Arthritis gefunden wird.

Das FMF ist klinisch gekennzeichnet durch aus voller Gesundheit auftretende rezidivierende, nur Stunden bis wenige Tage dauernde Fieberschübe mit begleitender Polyserositis und/oder Arthritis und/oder Hauterscheinungen. Typisch sind fieberhafte Bauchschmerzattacken mit den Zeichen einer Peritonitis. Von den Hauterscheinungen sind die erysipelartigen schmerzhaften Veränderungen an den Unterschenkeln hervorzuheben. Als ebenfalls wichtige klinische Symptome, die erst während der letzten 10 Jahre zunehmend berichtet wurden, kommen noch die einseitige Orchitis (Differentialdiagnose Hodentorsion!) und die symmetrischen Myalgien hinzu.

Differentialdiagnostisch sind andere mit Fieber, Hauterscheinungen, Bauchschmerzen und Arthritis einhergehende Erkrankungen abzugrenzen; für das Kindesalter hervorgehoben seien die systemische juvenile chronische Arthritis, die Purpura rheumatica Schoenlein-Henoch, der Morbus Crohn, das Hyper-IgD-Syndrom und das Muckle-Wells-Syndrom.

Als Komplikation droht die Amyloidose vom Amyloid-A-Typ, die v.a. die Nieren, aber auch andere Organsysteme wie Darm oder Leber befällt und zu Organversagen führt. Da seit 1972 bekannt ist, daß beim FMF die Amyloidose durch eine lebenslang durchgeführte prophylaktische Behandlung mit 1,5 mg Colchicin pro Tag verhindert werden kann, ist seither die auf die Nierenamyloidose zurückzuführende hohe Letalität von 25–30% dramatisch zurückgegangen und tritt praktisch nur noch bei den Patienten auf, die die Prophylaxe nicht konsequent durchführen.

Das für das FMF verantwortliche Gen wurde kürzlich identifiziert: es liegt auf dem Chromosom 16, kodiert das 781 Aminosäuren umfassende Protein Pyrin und ist bei FMF-Patienten fehlerhaft aufgebaut.

Patienten mit FMF können demzufolge Pyrin nicht bzw. nur fehlerhaft synthetisieren. Die Aufklärung der Struktur des Gens ermöglicht inzwischen in der Routinediagnostik eine zusätzliche Charakterisierung von FMF-Patienten durch den Nachweis typischer Mutationen.

46.8 Rheumatisches Fieber/Poststreptokokkenarthritis (M 09.8/I 00–I 02)

Das rheumatische Fieber ist heute in Deutschland zwar selten, doch muß v.a. bei ausländischen Kindern (Osteuropa, Türkei) nach wie vor damit gerechnet werden. Die Poststreptokokkenarthritis unterscheidet sich vom rheumatischen Fieber dadurch, daß die Arthritis als einziges Jones-Hauptkriterium gefunden wird. Die Arthritis weist bei der Poststreptokokkenarthritis keinen „wandernden" Charakter auf und verläuft eher protrahiert über Wochen bis Monate. Den Hauptunterschied zum rheumatischen Fieber stellt zwar das Fehlen einer Karditis dar, jedoch fanden sich in Langzeituntersuchungen in bis zu 5% der Patienten Mitral- und/oder Aortenvitien. Deshalb wird auch für die Poststreptokokkenarthritis eine Penicillinprophylaxe empfohlen.

46.9 Juvenile Dermatomyositis (M 33.0)

Die juvenile Dermatomyositis manifestiert sich meist im Schulalter. Besonderheiten gegenüber der adulten Form stellen das Fehlen einer Assoziation mit malignen Erkrankungen (nur wenige Ausnahmen), das Auftreten vaskulitischer Komplikationen (v.a. im Bereich des Darmes mit der Gefahr von Blutung und Perforation) und die Neigung zu Verkalkungen im Muskel- und Hautbereich dar.

Literatur

Häfner R, Michels H (1996) Psoriatic arthritis in children. Curr Opin Rheumatol 8:467–472

Gicht (M 10)

U. Gresser

INHALT

Unter den stoffwechselbedingten Arthritiden ist die Gicht die häufigste, die Pseudogicht/Chondrokalzinose die zweithäufigste. Andere stoffwechselbedingte Arthritiden spielen eine geringe Rolle.

Etwa 3% der Männer und 0,3% der Frauen erleiden im Laufe ihres Lebens eine Gicht, und es gibt in praktisch jeder Arztpraxis Patienten mit Gicht. Typisch für die Gicht ist die hochakute, extrem schmerzhafte Monarthritis im Wechsel mit beschwerdefreien Intervallen. Ursache ist eine Hyperurikämie, die meist durch eine familiär gehäuft auftretende renale Ausscheidungsschwäche für Harnsäure oder – in wenigen Fällen – durch einen Enzymdefekt (v.a. der HPRTase) bedingt ist. Patienten mit Hyperurikämie aufgrund einer Erkrankung außerhalb des Purinstoffwechsels (z.B. Niereninsuffizienz) oder einer Therapie (z.B. mit Zytostatika) entwickeln nur selten eine Gicht.

Diagnostik und Therapie der Gicht sind einfach und kostengünstig. Die Dauertherapie mit Allopurinol oder Benzbromaron ist unkompliziert, wirksam und gut verträglich.

Bei sachgerechter Therapie der Gicht unterscheiden sich Lebensqualität, Arbeitsfähigkeit und Lebenslänge von Gichtpatienten nicht von Gesunden. Unbehandelt führt die Gicht zu schweren Schäden an den Gelenken und zum Verlust von Lebensqualität und Arbeitsfähigkeit bis zur krankheitsbedingten Berentung.

47.1 Definition, Terminologie und Klassifikation

Man unterscheidet zwischen Hyperurikämie und Gicht.

Hyperurikämie

Eine *Hyperurikämie* hat keinen Krankheitswert, ist aber ein wichtiger Hinweis auf die Stoffwechsellage des Patienten. Der Normalwertbereich für die Harnsäure wird nach ihrem Löslichkeitsprodukt unter physiologischen Bedingungen definiert. Bei 37,0 °C und einem pH von 7,4 beträgt die Löslichkeit der Harnsäure in Plasmawasser 6,4 mg/dl. Harnsäurewerte über 6,4 mg/dl gelten als Hyperurikämie. Dies entspricht auch der klinischen Beobachtung, daß Gichtanfälle bei Harnsäurewerten unter 6,5 mg/dl eine Rarität sind.

Akute und chronische Gicht

Von einer *Gicht* spricht man bei Vorliegen einer Hyperurikämie in Verbindung mit einer Arthritis urica und/oder Tophi. Der *akute Gichtanfall* beschreibt die hochakute Entzündung eines Gelenkes (Arthritis urica), der Begriff *chronische Gicht* wird bei Patienten mit schwerer tophöser Gicht mit Gelenkdestruktionen angewandt, unabhängig davon, ob der Patient unter akuten Gichtanfällen leidet oder nicht.

Da die Ablagerung von Harnsäure in den Geweben mit dem Auftreten einer Hyperurikämie beginnt, ist die Hyperurikämie als Beginn der chronischen Gicht anzusehen.

Nur noch selten gebraucht wird die Einteilung des Krankheitsverlaufs der Gicht nach Talbott in die 4 Stadien: Hyperurikämie, akute Gichtarthritis, interkritische Phase und chronisch deformierende Gicht.

47.2 Epidemiologie

Die Gicht ist in wohlhabenden Ländern eine der häufigsten Stoffwechselkrankheiten. Bei etwa 30% der Männer und 3% der Frauen findet sich eine Hyperurikämie und damit ein erhöhtes Risiko, eine Gicht zu entwickeln. Seit Anfang der 50er Jahre stieg der durchschnittliche Harnsäurewert in der Bevölkerung infolge veränderter Ernährungsmöglichkeiten (purinreiche Ernährung, höherer Alkoholkonsum) stetig an, seit Anfang der 70er Jahre gibt es kaum noch Veränderungen.

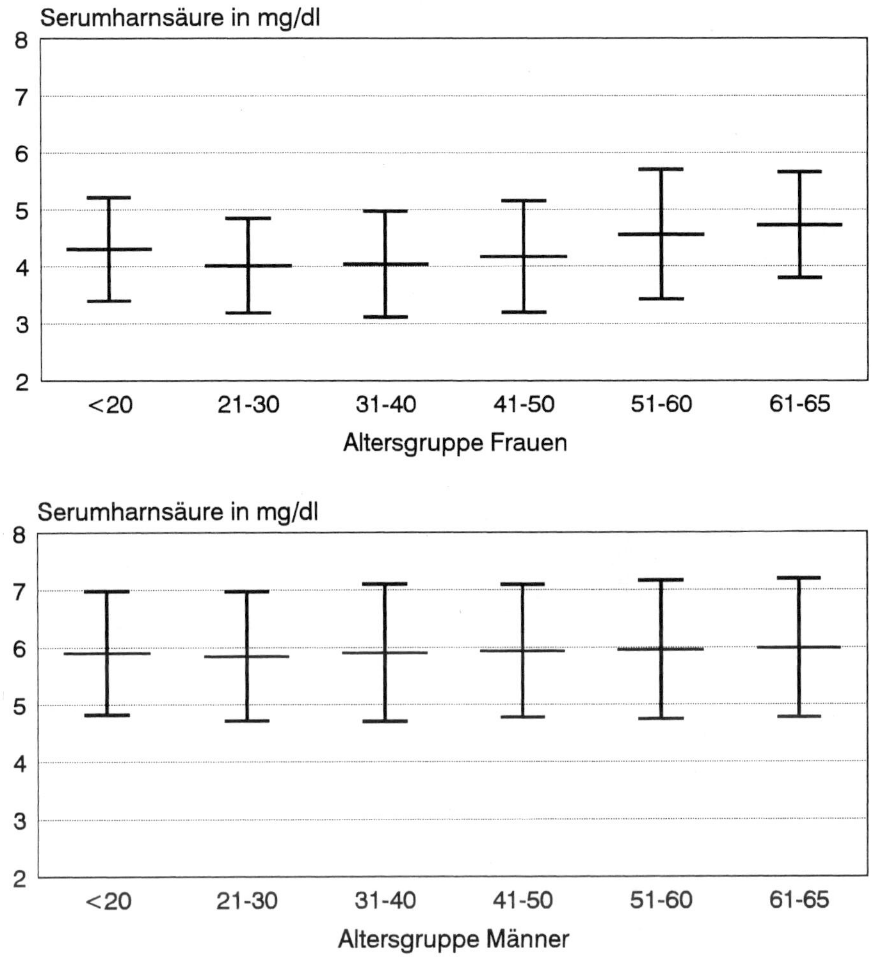

Abb. 47.1. Harnsäurespiegel bei Frauen und Männern, aufgeteilt nach Altersgruppen. Gesunde Blutspender, n = 3200, davon 1103 Frauen und 2097 Männer. Dargestellt sind Mittelwert ± Standardabweichung. (Nach Gresser et al. 1990)

Geschlechtsverteilung

Die Gicht ist v.a. eine Krankheit der Männer. Bei Männern sind die Harnsäurewerte unabhängig vom Lebensalter, bei Frauen sind sie stark von den Lebensphasen abhängig (Abb. 47.1a, b). In den hormonaktiven Lebensjahren sind bei Frauen die Harnsäurewerte signifikant niedriger als in der Jugend und nach der Menopause. Grund hierfür ist ein urikosurischer Effekt der Östrogene, der auch zu niedrigeren Harnsäurewerten unter Einnahme von Kontrazeptiva oder bei Leberzirrhose (Östrogenabbaustörung in der Leber) führt.

Bei ausgeprägter renaler Ausscheidungsstörung für Harnsäure können aber auch Frauen vor der Menopause eine Gicht entwickeln, v.a. wenn eine purinreiche Ernährung und/oder erhöhter Alkoholkonsum (Alkohol hemmt die renale Ausscheidung der Harnsäure) hinzukommen. Geschlechts- und altersunabhängig sind Hyperurikämie und Gicht aufgrund einer Störung außerhalb des Purinstoffwechsels, wie einer Niereninsuffizienz, vermehrtem Zellzerfall oder Hemmung der Harnsäureausscheidung infolge einer Saluretikatherapie.

Zusammenhang Hyperurikämie/Gicht

Etwa jeder 10. Patient mit Hyperurikämie entwickelt im Laufe seines Lebens eine Gicht. Das Risiko, einen Gichtanfall oder Nierensteine zu entwickeln, hängt von Dauer und Ausmaß einer Hyperurikämie sowie von einer genetischen Veranlagung ab. Deshalb kommt der *Familienanamnese* für die Einschätzung der Prognose und der Indikation zu einer medikamentösen Therapie eine Schlüsselrolle zu.

47.3 Ätiologie und Pathogenese

Purine

Sie sind für das Leben von zentraler Bedeutung. Die Purindesoxyribonukleotide spielen eine wichtige Rolle als Basis der Gene (DNS), der Ribonukleotide im Energiehaushalt (ATP), bei der Proteinbiosynthese (GTP, cAMP, cGMP, RNS) und als Koenzyme (NAD, NADP, FAD). Wichtige Purinbasen sind z.B. Adenin und Guanin. Da beim Purinstoffwechsel endogen produzierte und exogen zugeführte Purine nicht nur abgebaut, sondern auch wiederverwertet werden, spricht man von einem *„salvage pathway"*. Beim Menschen ist das Endprodukt des Purin-(Harnsäure-)stoffwechsels Harnsäure, bei einigen Tierarten geht der Abbau noch eine Stufe weiter zum Allantoin.

Enzymdefekte

Man kennt eine große Zahl an Enzymdefekten im Purinstoffwechsel, die zu unterschiedlichsten Krankheitbildern führen, von der Gicht (partieller HPRTase-Mangel) über komplexe neurologische Krankheitsbilder (Lesch-Nyhan-Syndrom bei komplettem HPRTase-Mangel) bis zu schweren angeborenen Immundefekten (SCID bei ADA-Mangel oder PNP-Mangel). Bei den meisten dieser Erkrankungen gibt es keine befriedigende Therapie. Der ADA-Mangel war die erste Krankheit, bei der erfolgreich eine Gene-replacement-Therapie (1986) durchgeführt und zugelassen wurde. Die Gentherapie wird dadurch erschwert, daß für die verschiedenen Enzymdefekte eine Vielzahl an unterschiedlichen Mutationen verantwortlich ist, so kennt man z.B. beim HPRTase-Mangel über 120 Mutationen.

Renale Ausscheidungsstörung für Harnsäure

Die häufigste und bekannteste Störung des Purinstoffwechsels ist eine erbliche renale tubuläre Ausscheidungsstörung der Niere für Harnsäure. Die verringerte Ausscheidungskapazität der Niere bei sonst regelrechter Nierenfunktion führt zu einer Hyperurikämie und bei etwa jedem 10. Patienten zum klinischen Bild der Gicht.

Primäre und sekundäre Gicht

Je nach Ursache unterscheidet man zwischen *primärer* und *sekundärer* Hyperurikämie bzw. Gicht. Von primär spricht man, wenn die Erkrankung durch eine renale tubuläre Ausscheidungsschwäche für Harnsäure (familiär gehäuft, unterschiedliche Erbgänge) oder einen angeborenen Enzymdefekt (z.B. HPRTase-Mangel, x-chromosomal-rezessiv) bedingt ist, von sekundär, wenn die Hyperurikämie Folge einer Erkrankung außerhalb des Purinstoffwechsels (z.B. Niereninsuffizienz, CML, Polycythämia vera) oder einer Therapie (z.B. Saluretika, Zytostatika) ist. Auch bei Hungerkuren kann es durch vermehrten Zellabbau zu ausgeprägten Hyperurikämien kommen. Von den primären Hyperurikämien sind über 99% durch eine Ausscheidungsschwäche für Harnsäure bedingt, nur ein kleiner Teil durch einen Enzymdefekt.

Metabolisches Syndrom

Da die Hyperurikämie überzufällig häufig bei Patienten mit Hyperlipidämie, Diabetes mellitus, Adipositas oder Hypertonie auftritt, wird ein genetischer Zusammenhang zwischen diesen Erkrankungen diskutiert.

Akuter Gichtanfall

Zum *akuten Gichtanfall* kommt es durch Ausfällung und Phagozytose von Harnsäurekristallen durch Granulozyten im Gelenk. Auslöser sind rasche Änderungen des Harnsäurespiegels nach oben (nach purinreichem Essen in Verbindung mit Alkoholkonsum) oder unten (bei Beginn einer harnsäureesenkenden Therapie).

Tophi

Tophi (Ablagerungen von Natriumuratkristallen) entstehen bei hohen Harnsäurewerten an Gelenken, Knorpeln und Sehnen. Sie sind oft schmerzfrei.

Pathogenese

Der Mechanismus, der zu Ausfällung und Ablagerung von Uratkristallen mit den Folgen akuter Gichtanfall, Tophusbildung und chronische Gelenkzerstörung führt, ist noch nicht endgültig geklärt. Neben der Höhe des Harnsäurespiegels und der Dauer der Hyperurikämie spielt eine genetische Disposition bei der Ausbildung der Folgen der Hyperurikämie eine zentrale Rolle.

So bekommen z.B. Patienten mit Hyperurikämie aus Gichtikerfamilien mit sehr hoher Wahrscheinlichkeit eine Gicht, während Gichtanfälle bei Patienten mit sekundärer Hyperurikämie eher selten sind. Gichtanfälle und Tophi führen zu einer zunehmenden Schädigung der Gelenke und damit zu einer chronischen Gicht. Da offensichtlich die Knochenmatrix auch bei schwerer chronischer Gicht erhalten bleibt, kehrt bei konsequenter harnsäuresenkender Therapie die Funktionsfähigkeit der Gelenke zurück und es bleiben mäßige Sekundärarthrosen.

47.4 Histopathologie

In der histologischen Untersuchung stellen sich Natriumuratkristalle als negativ-doppelbrechende nadelförmige Kristalle dar, die von Phagozyten und Riesenzellen umgeben sind. Trotz zahlreicher Hypothesen ist letzlich noch immer unklar, weshalb die Kristalle beginnen auszufallen und weshalb bevorzugt an und in bestimmten Geweben wie Kochen, Knorpel und Sehnen.

In den Nieren von Patienten mit Gicht fanden sich bei Autopsien intrarenale Tophi, die von sternförmigen Narben umgeben waren, Arteriosklerose und interstitielle Fibrose sowie von Entzündungszellen umgebene Uratablagerungen im Nierenmark und – häufiger als bei gesunden Personen – sklerotische Veränderungen der Niere.

47.5 Klinik

Bei der Klinik ist die akute Gicht von der chronischen Gicht zu unterscheiden.

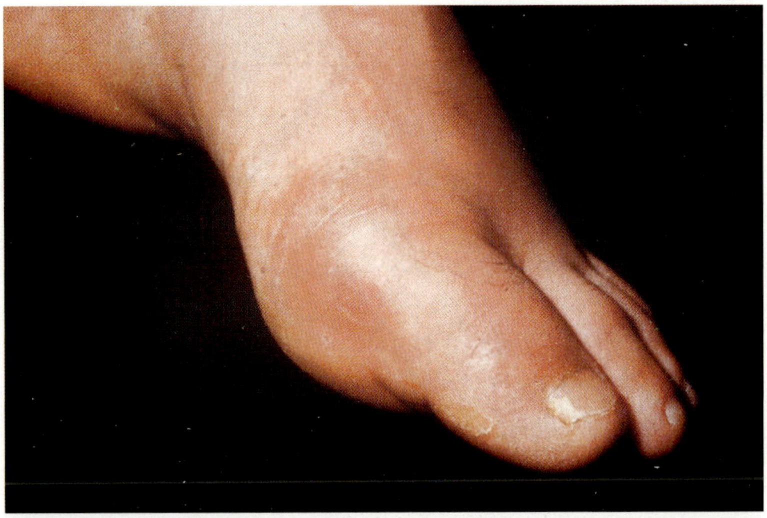

Abb. 47.2. Akuter Gichtanfall am Großzehengrundgelenk des linken Fußes („Podagra")

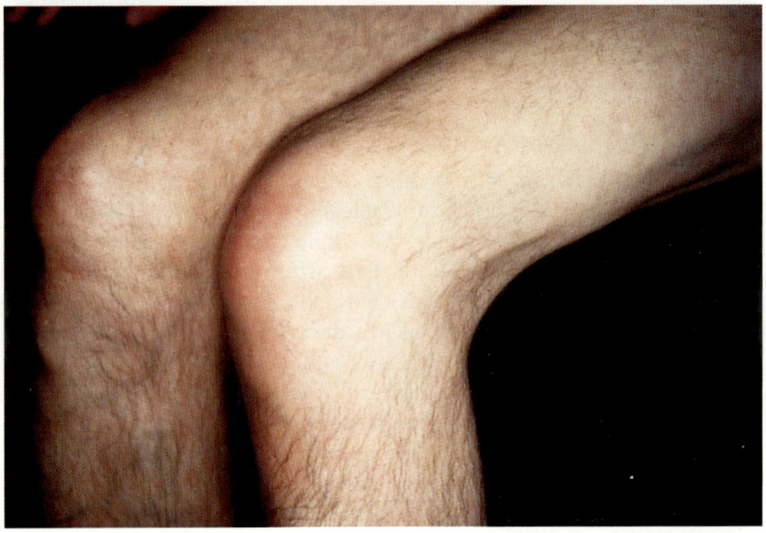

Abb. 47.3. Akuter Gichtanfall am linken Kniegelenk

Tabelle 47.1. Häufigkeit des Befalls verschiedener Gelenke durch den ersten Gichtanfall

Gelenk	Häufigkeit [%]
Großzehengrundgelenk	50–90
Sprunggelenk und Fußwurzel	5–30
Kniegelenk	bis 10
Fingergelenk	3– 7
Handgelenk	2– 6
Gelenke der kleinen Zehen	bis 5
Ellbogengelenk	bis 3

Klinik der akuten Gicht

Der *akute Gichtanfall* (Arthritis urica) tritt fast immer als plötzliche, hochakute, extrem schmerzhafte *Monarthritis* mit allen klassischen Entzündungszeichen auf (Calor, Dolor, Tumor, Rubor). Bevorzugte Lokalisation ist das Großzehengrundgelenk („Podagra"; Abb. 47.2), es kann aber auch jedes andere Gelenk betroffen sein (Tabelle 47.1; Abb. 47.3), wie z.B. in seltenen Fällen der Bereich des Iliosakralgelenkes. Typischerweise tritt der akute Gichtanfall am Morgen nach einer üppigen

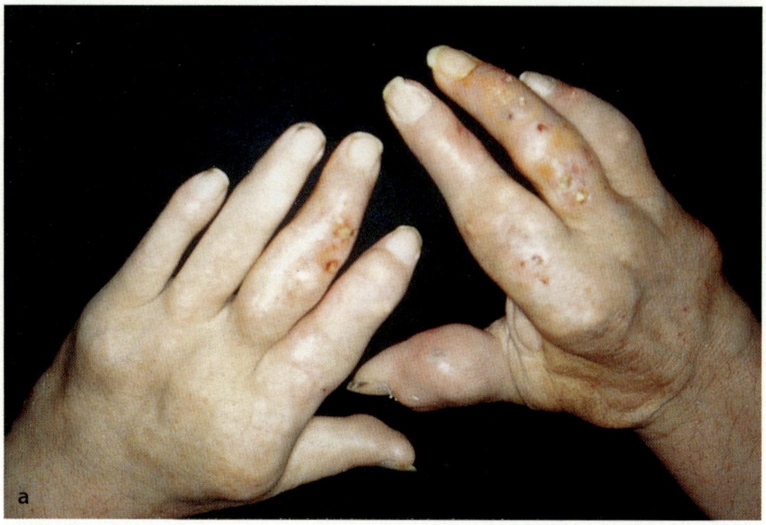

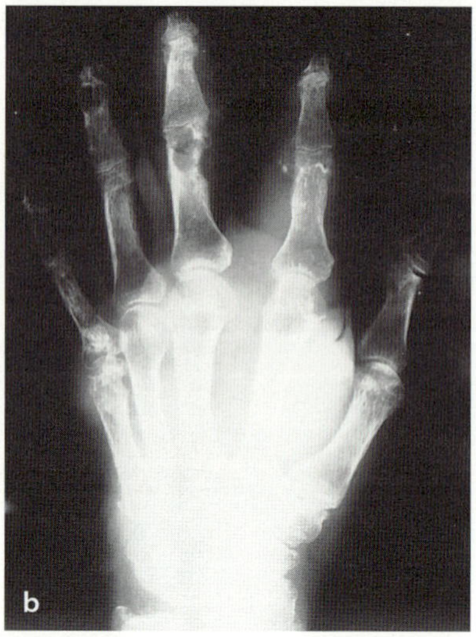

Abb. 47.4a, b. 49jähriger Patient mit chronischer Gicht seit etwa 20 Jahren, unregelmäßig therapiert, bei renaler Ausscheidungsschwäche für Harnsäure. **a** Klinisches Bild beider Hände. **b** Röntgenbild der linken Hand mit gelenknahen Tophi und Zerstörung fast aller Gelenke (Füße dieses Patienten s. Abb. 47.10)

purinreichen Mahlzeit mit reichlich Alkoholkonsum (schneller Anstieg des Harnsäurespiegels) oder zu Beginn einer harnsäuresenkenden Therapie (schneller Abfall des Harnsäurespiegels) auf. Fast schon pathognomonisch für den akuten Gichtanfall ist seine *extreme Schmerzhaftigkeit.* Die Verdachtsdiagnose Gicht liegt bereits nahe, wenn ein Patient mit geschwollenem Vorfuß ohne Socken, Schuh oder Verband auf einem Bein in die Praxis gehumpelt kommt.

Der akute Gichtanfall tritt immer als Monarthritis auf. Die Patienten sind durch den extremen Schmerz und die Einschränkung ihrer Mobilität in ihrem Allgemeinbefinden eingeschränkt. Schwere systemische Begleitsymptome, wie z.B. Fieber, sieht man heute nur noch selten bei extremen Krankheitsbildern.

Bei sachgerechter Behandlung ab dem 1. Gichtanfall wird die Gicht asymptomatisch. Wird der Patient nach dem 1. Gichtanfall nicht behandelt, so werden sich die Anfälle in immer kürzeren Abständen wiederholen, entweder am gleichen Gelenk oder mit wechselnder Lokalisation. Dies führt langfristig zum Krankheitsbild der chronischen Gicht mit Gelenkdeformitäten und -zerstörungen, geschlossenen oder aufbrechenden Tophi und zur Schädigung der Nieren.

Klinik der chronischen Gicht

Kennzeichen der *chronischen Gicht* sind lokale Ansammlungen von Natriumurat, sog. Tophi (Abb. 47.4a, b). Bevorzugt findet man Harnsäuretophi im gelenknahen Knochen, in der Synovialis, aber auch in Schleimbeuteln und Sehnenscheiden. Seltene Manifestationsorte sind andere bradytrophe Gewebe wie Mitral- und Aortenklappe, verschiedene Gewebe von Auge, Augenlidern, Nasenflügeln, Penis, Skrotum, Zunge, Epiglottis, Stimmbändern oder Aryknorpeln.

Die früher als typische Frühzeichen deklarierten Tophi an der Helix des Ohres („Gichtperlen"; Abb. 47.5) finden sich heute nur noch selten.

Die Tophi zerstören bzw. verdrängen das normale Gewebe, welches sich bei Auflösung der Tophi durch Therapie als ausgesprochen regenerationsfreudig erweist. Radiologisch scheinbar zerstörte Gelenke regenerieren sich dann erstaunlich oft und gewinnen ihre Funktion wieder. Über die Histologie des Tophus ist wenig bekannt. Auffallend ist die geringe entzündungsartige Reaktion im Bereich der Tophi.

■ **Knochentophi.** Knochentophi findet man am häufigsten in den Füßen, in den Händen (Abb. 47.6) oder in

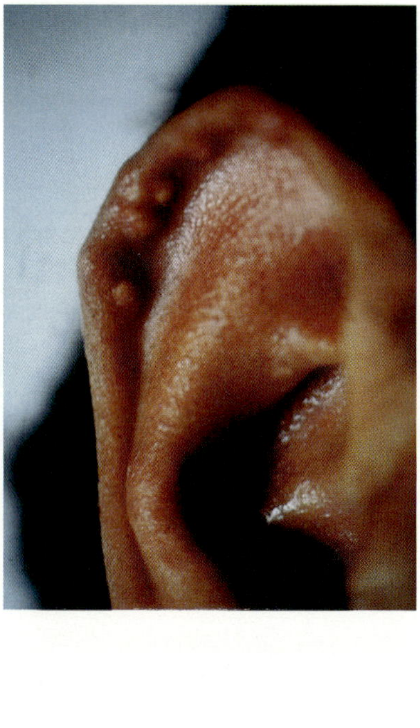

Abb. 47.5. Natriumurattophi an der Helix der Ohrmuschel („Gichtperlen")

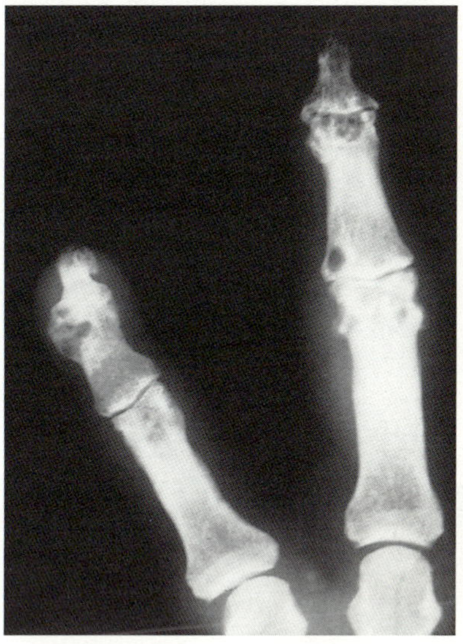

Abb. 47.6. Knochentophi an den Fingern IV und V der linken Hand bei einem 58jährigen Patienten mit langjähriger chronischer Gicht

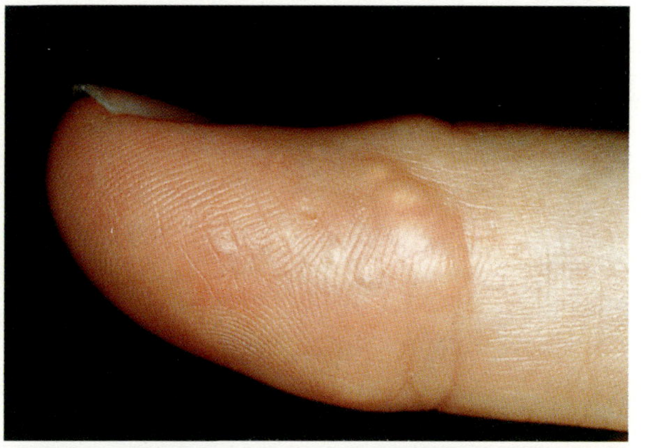

Abb. 47.7. Subkutaner Tophus am Zeigefinger der rechten Hand bei einer 50jährigen Patientin mit Gicht

den Kniegelenken. Der Knochentophus liegt zunächst subchondral, so daß er im Röntgenbild wie eine Zyste, eine Arrosion von lateral her oder wie eine örtliche Osteoporose aussieht, um so mehr, als ossäre Reaktionen wie osteoarthrotische Randzackenbildungen zunächst nicht entstehen. Erst im Lauf der Zeit wird das Gelenk deformiert und funktionsuntüchtig. Tophi finden sich auch an Gelenken, an denen niemals eine akute Gichtarthritis abgelaufen ist. Dies zeigt, daß die Harnsäureablagerung schmerzlos zu Zerstörungen führen kann, und illustriert eindrücklich die Konsequenzen der chronischen Gicht.

■ **Subkutane Tophi.** Außerhalb der Knochen kommt es häufig, speziell an Händen und Füßen, zu subkutanen Harnsäureansammlungen in der Nähe von Gelenken. Tophi in der Subkutis können weiß oder weißgelb durch die Haut schimmern (Abb. 47.7). Perforieren solche Tophi, so entsteht ein Gichtgeschwür (Abb. 47.8). Die weißen Massen, die sich bröckelig oder zähflüssig entleeren, bestehen mikroskopisch aus Nadeln kristalliner Urate. Tophi in Sehnenscheiden und Sehnenansätzen können schmerzhafte Bewegungseinschränkungen bzw. Insertionstendinopathien verursachen.

■ **Komplikationen von Tophi.** So harmlos die Harnsäureablagerungen mechanisch gesehen i.allg. sind, so folgenschwer können sie in der Nachbarschaft des empfindlichen Nervensystems sein. Harnsäureablagerungen sind gelegentlich für ein Karpaltunnelsyndrom und in seltenen Fällen für Querschnittsläsionen verantwortlich.

Im Muskel, in der Leber, in der Milz, in der Lunge und im Nervengewebe wurden bislang keine Tophi beschrieben.

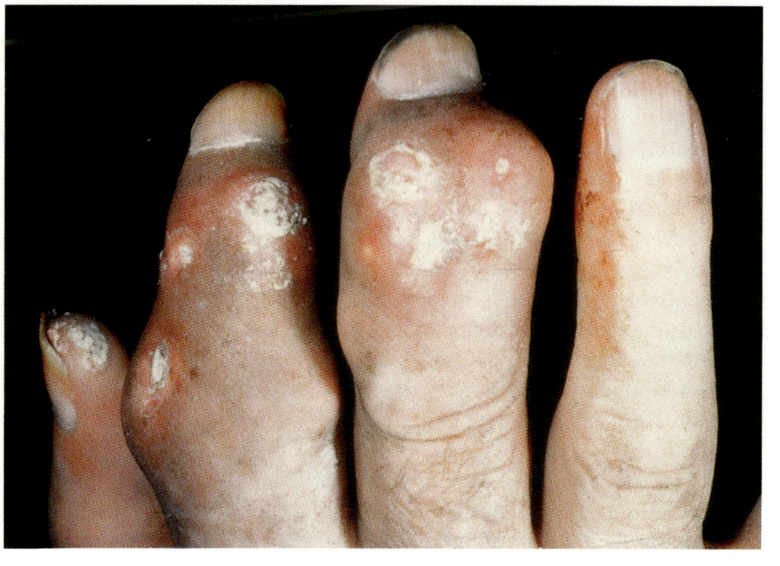

Abb. 47.8. Multiple spontan ulzerierte Tophi an den Fingern („Gichtgeschwür") bei einem 58jährigen Patienten mit langjähriger, nicht therapierter chronischer Gicht

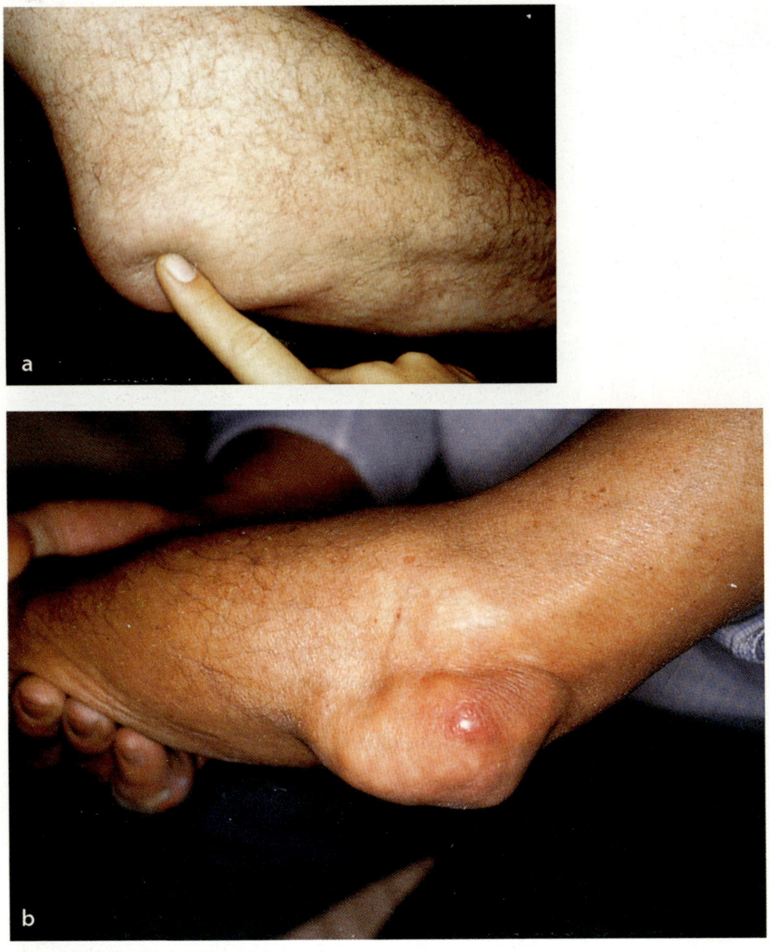

Abb. 47.9. Akute (**a**) und chronisch tophöse (**b**) Bursitis am Ellbogen bei Gicht

■ **Bursitis bei Gicht.** Gichtpatienten leiden häufig unter *Bursitiden,* bevorzugt am Ellbogen, welche akut oder chronisch auftreten können (Abb. 47.9).

■ **Nephrolithiasis.** *Nierensteine* aus Natriumurat findet man gehäuft bei Gichtpatienten mit hoher Purinzufuhr oder pathologisch hohem Zellzerfall sowie bei über 80% der Patienten mit einem partiellen oder kompletten HPRTase-Mangel. Natriumuratsteine bei niedrigen Harnsäurewerten sind Hinweis auf eine familiäre Hypourikämie infolge einer pathologischen Erhöhung der renalen Harnsäureausscheidung.

Natriumuratnierensteine sind – wie alle anderen Purinsteine auch – in der Röntgenaufnahme nicht zu sehen („röntgennegativ"). Die Diagnose erfolgt mit Hilfe der Ultraschalluntersuchung.

■ **Gichtniere.** Bei Patienten mit langjähriger Gicht beobachtet man häufig eine Proteinurie und eine Einschränkung der Nierenfunktion. Es ist umstritten, ob dies die Folge der Gicht (*„Gichtniere"*) oder deren spät erkannte Ursache ist.

■ **Parotisschwellung.** Patienten mit Gicht haben oft eine beidseitige symmetrische, klinisch asymptomatische Parotisschwellung. Die Ursache ist unklar.

47.6 Verlauf und Prognose

Bei sachgerechter Therapie der Gicht unterscheiden sich Lebensqualität, Arbeitsfähigkeit und Lebenslänge von Gichtpatienten nicht von Gesunden. Unbehandelt führt die Gicht zu schweren Schäden an den Gelenken und zum Verlust von Lebensqualität und Arbeitsfähigkeit bis zur krankheitsbedingten Berentung. Abb. 47.10 zeigt die Füsse eines unregelmäßig therapierten 49jährigen Patienten mit einer klassischen „Gichtikerkarriere".

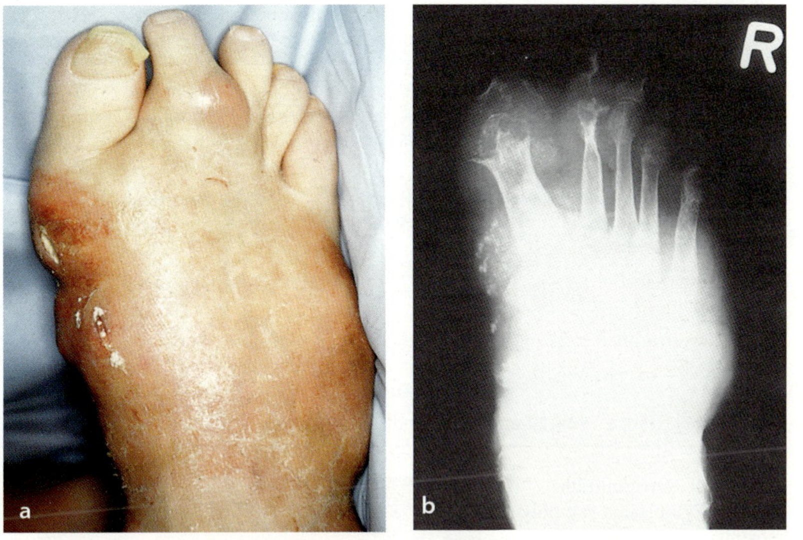

Abb. 47.10a, b. Gleicher Patient wie in Abb. 4. Klinisches Bild (**a**) und Röntgenbild (**b**) des rechten Vorfußes. Der gesamte Mittelfuß ist von einem Tophus durchsetzt, die peripheren Gelenke sind weitgehend zerstört

47.7 Labor und bildgebende Verfahren

Die Diagnose der Gicht ergibt sich aus der Zusammenschau von Anamnese einschließlich Familienanamnese, klinischem Bild, Analyse des Harnsäurestoffwechsels, Röntgendiagnostik der betroffenen Gelenke, Sonographie des Abdomens (Nieren, Leber, Pankreas) und – in unklaren Fällen – der diagnostischen Gelenkpunktion. Ergibt sich aus der Analyse des Harnsäurestoffwechsels (Tabelle 47.2) der Verdacht auf einen Enzymdefekt, so folgt die Analyse der Enzymaktivität in gewaschenen Erythrozyten. Diese Analysen werden in Speziallabors, wie z.B. dem Stoffwechsellabor der Hauner-Kinderklinik in München, durchgeführt.

Laboranalysen

Bei Verdacht auf Gicht empfehlen sich folgende Laboruntersuchungen:

- Harnsäure im Serum und im 24-h-Urin (für die Bestimmung von renaler Harnsäureausscheidung und Harnsäureclearance), wegen erheblicher Schwankungsbreite möglichst 3mal durchführen,
- Kreatinin im Serum und im 24-h-Urin (für die Bestimmung der Kreatininclearance),
- Leberwerte GOT, GPT, GGT, AP (als Hinweis auf einen evtl. erhöhten Alkoholkonsum),
- Blutzuckertagesprofil und orale Glukosebelastung (als Hinweis auf einen Diabetes mellitus bei evtl. erhöhtem Alkoholkonsum).

Es ist nicht selten, daß gleichzeitig mit der Hyperurikämie auch eine Nierenfunktionsstörung diagnostiziert wird. In solchen Fällen kann man nicht mehr unterscheiden, ob die Gicht primär durch einen renalen Ausscheidungsdefekt oder sekundär durch eine Niereninsuffizienz verursacht ist.

Arthro- und Weichteilsonographie

Mit Hilfe der *Arthrosonographie* kann man Informationen über einen Gelenkerguß oder Bandrupturen erhalten. Die *Weichteilsonographie* ermöglicht die Erfassung der Ausdehnung eines Tophus und seine Abgrenzung gegenüber zystischen Prozessen oder Rheumaknoten. Natriumurattophi stellen sich als solide, gemischt echoarme bis echoreiche Knoten – teils mit dorsalem Schallschatten – dar, Rheumaknoten sind echoarm ohne Schallschatten.

Abdominelle Sonographie

Die abdominelle Sonographie ist eine sichere Methode zum Nachweis von Nierensteinen oder Nierenparchenchymschäden. Sonographische Hinweise auf einen Leberparenchymschaden oder eine chronische Pankreatitis sind als eventuelles Zeichen eines erhöhten Alkoholkonsums diagnostisch hilfreich. Bei Verdacht auf ein malignes Geschehen als Ursache der Hyperurikämie dient die sonographische Untersuchung des Abdomens der Tumorsuche.

Diagnostische Gelenkpunktion

Meist sind bereits Anamnese, Klinik und die Analyse des Harnsäurestoffwechsels (s. Tabelle 47.2) so typisch, daß eine *Gelenkpunktion* nicht erforderlich ist. Bei unklaren Fällen, v.a. beim 1. Gichtanfall an einem größeren Gelenk zum Ausschluß einer septischen Arthritis, besteht die Indikation zur Gelenkpunktion. Als beweisend für einen akuten Gichtanfall gelten in Leukozyten phagozytierte Harnsäurekristalle (negative Doppelbrechung im Polarisationsmikroskop, Abb. 47.11). Freie, nichtphagozytierte Kristalle finden sich auch bei anderen Gelenkentzündungen und sind diagnostisch ohne Bedeutung.

Tabelle 47.2. Harnsäurestoffwechsel bei Hyperurikämie unterschiedlicher Ursache

		Primäre Hyperurikämie		Sekundäre Hyperurikämie	
Ursache	*Normalwertbereich*	*Renal tubuläre Ausscheidungsstörung für Harnsäure*	*Endogene Harnsäureüberproduktion infolge Enzymdefekts*	*Ausscheidungsstörung für Harnsäure infolge Niereninsuffizienz*	*Endogene Harnsäureüberproduktion infolge vermehrten Zellabbaus*
Serumharnsäure	Bis 6,4 mg/dl	Hoch ↑ zwischen 8–14 mg/dl	Sehr hoch ↑↑↑ zwischen 12–22 mg/dl	Erhöht ↑ bis- ↑↑↑ alle Ausprägungen möglich	Erhöht ↑ bis ↑↑↑ alle Ausprägungen möglich
Renale Harnsäureausscheidung	800–1200 mg/Tag	Niedrig ↓	Sehr hoch ↑↑↑	Niedrig ↓	Hoch bis sehr hoch ↑ bis ↑↑↑
Harnsäureclearance	5–12 ml/min	Reduziert ↓ bis ↓↓↓ in unterschiedlichem Ausmaß	Normal	Reduziert ↓ bis ↓↓↓ analog zur Reduktion der Kreatininclearance	Normal
Kreatininclearance	80–120 ml/min	normal	Normal	Reduziert ↓ bis ↓↓↓	Normal

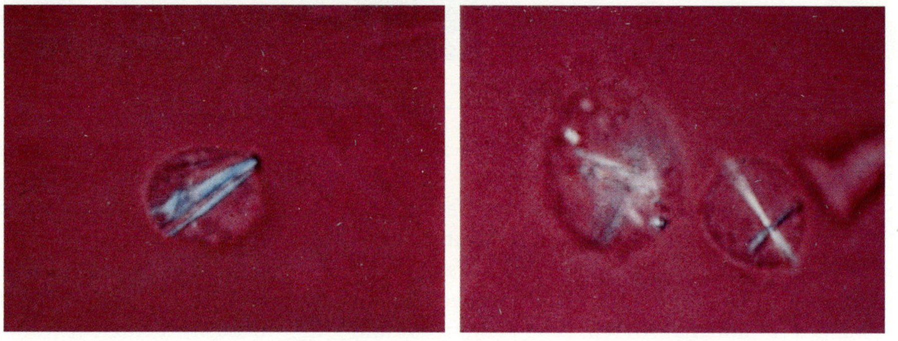

Abb. 47.11. Natriumuratkristalle im Zytoplasma von polymorphkernigen Leukozyten im Polarisationsmikroskop („negative Doppelbrechung")

Röntgenuntersuchung der Gelenke

Während der Chirurg sich bei Verdacht auf eine Fraktur auf die Röntgendarstellung des betroffenen Bereichs beschränken kann, muß der Rheumatologe bei seiner Suche nach kleinsten Veränderungen stets *beidseits* röntgen. Das Röntgenbild dient hier nicht nur der aktuellen Diagnose, sondern ist Bestandteil der Verlaufsbeobachtung. Die Zeichen der Gicht entwickeln sich langsam und oft schmerzlos. So kann das Röntgenbild beim 1. Gichtanfall unauffällig sein oder bereits deutliche gichttypische Veränderungen am betroffenen Gelenk und an der Gegenseite oder anderen Gelenken zeigen. Bei der Erstuntersuchung eines Gichtpatienten empfiehlt sich die röntgenologische Darstellung von Füßen, Händen und Kniegelenken.

Da Natriumurat röntgennegativ ist, sieht man im Röntgenbild nur indirekte Hinweise auf einen Tophus, wie Defekte (Usuren, Zysten, s. Abb. 47.6), Verkalkungen oder osteoplastische Periostreaktionen. Bei schwerer chronischer Gicht sind die Gelenke im Röntgenbild nicht mehr als solche zu erkennen (s. Abb. 47.10).

47.8 Diagnose und Differentialdiagnose

Die Kenntnis der Ursache der Hyperurikämie bzw. Gicht ist für die Wahl der Therapie unabdingbare Voraussetzung (Tabelle 47.3).

Septische Arthritis

Die wichtigste Differentialdiagnose zum akuten Gichtanfall an einem großen Gelenk ist die septische Arthritis, ansonsten kommen differentialdiagnostisch alle Erkrankungen des rheumatischen Formenkreises in Frage. Beim Gichtanfall an einem großen Gelenk, z.B. dem Kniegelenk, unklarem Krankheitsbild und Risikofaktoren für eine septische Arthritis (z.B. Verletzungen, vorangegangene Gelenkpunktionen bzw. -injektionen) ist die diagnostische Gelenkpunktion ein Muß.

Chondrokalzinose

Vom klinischen Bild her kaum zu unterscheiden sind akute Gelenkentzündungen bei der Chondrokalzinose, die deshalb auch als *Pseudogicht* bezeichnet wird. Mit Chondrokalzinose bezeichnet man die Einlagerung von Kalziumpyrophosphatdihydratkristallen (CPPD) in Knorpeln, Synovialis und Sehnen. Die Differentialdiagnose ergibt sich aus dem typischen Röntgenbild.

47.9 Therapie und Rehabilitation

Asymptomatische Hyperurikämie

Die asymptomatische Hyperurikämie wird mit purinarmer Ernährung und Reduktion der Alkoholzufuhr behandelt. Eine medikamentöse Therapie ist nur bei ausgeprägter Hyperurikämie und/oder Gicht in der

Tabelle 47.3. Diagnoseschritte und typische Ergebnisse bei Verdacht auf eine primäre Gicht

Maßnahme	Typische Befunde bei Gicht infolge einer renal tubulären Ausscheidungsschwäche	Typische Befunde bei Gicht infolge eines HPRTase-Mangels
Akutanamnese	Am Vortag hohe Zufuhr an Nahrungspurinen und Alkoholkonsum, morgens Monarthritis, oft am Großzehengrundgelenk	Oft keine auslösende Situation
Voranamnese	Frühere Gichtanfälle bekannt	Oft vorangegangene Nephrolithiasis
Familienanamnese	Gicht in der Familie bekannt	Männliche Verwandte haben Gicht und/oder Nierensteine, weibliche Verwandte sind gesund
Klinische Untersuchung	Hochakut entzündetes Gelenk, Monarthritis, extreme Schmerzen, evtl. Tophi	Hochakut entzündetes Gelenk, Mon- oder Oligoarthritis, extreme Schmerzen, evtl. Tophi
Labor	Hohe Serumharnsäure (8–14 mg/dl), reduzierte Harnsäureclearance	Sehr hohe Serumharnsäurewerte (12–22 mg/dl), normale Harnsäureclearance, häufig Hämaturie (Nephrolithiasis)
Sonographie	evtl. Fettleber als Zeiches eines Alkoholabusus, evtl. Nierensteine	bei ca. 80% Nephrolithiasis (röntgennegativ!), evtl. Schrumpfnieren nach langem Verlauf
Röntgen	Bei wiederholten Anfällen typisches Röntgenbild am betroffenen Gelenk, evtl. gichttypische Veränderungen auch an anderen Gelenken, z.B. der Gegenseite	
NMR	Sinnvoll bei Tophi in schwer zugänglichen Regionen	
Gelenkpunktion	Bei unklaren Fällen, z.B. einer erstmaligen Monarthritis am Kniegelenk bei vorangegangener Gelenkpunktion zum Ausschluß einer septischen Arthritis	
Operation Tophi	Ausschließlich bei akut bedrohlichen Situationen, z.B. verdrängendem Tophus im Bereich des Rückenmarks	
Operation Nierensteine	Ausschließlich bei therapieresistentem Harnstau infolge Steineinklemmung	
Therapie	Allopurinol (100–300 mg/Tag) oder Benzbromaron (50–mg/Tag)	Allopurinol (300 mg oder mehr/Tag), Alkalisierung des Urins mit Uralyt-U[a], kein Urikosurikum!!!

[a] Kaliumnatriumhydrogenzitrat.

Familie zu erwägen. Bei Patienten mit Niereninsuffizienz ist die Indikation zur medikamentösen Harnsäuresenkung eine Einzelfallentscheidung und wegen der erhöhten Komplikationsrate zurückhaltend zu stellen.

Akuter Gichtanfall (Arthritis urica)

Prinzipiell gibt es 3 Wege, einen akuten Gichtanfall zu behandeln: mit Colchicin, NSAID oder einem Steroid (Tabelle 47.4).

■ **Colchicin.** Im Anfall 2 Drg. à 0,5 mg, gefolgt von 1–3 Drg. alle 1–2 h bis zum Abklingen der Schmerzen über 1–2 Tage. Maximale Tagesdosis 8 mg. *Nebenwirkungen:* Durchfälle, Übelkeit, Bauchschmerzen, Erbrechen, Leukopenie, Myopathie, Agranulozytose, aplastische Anämie, Hautveränderungen, Alopezie.

■ **NSAID.** Am wirksamsten beim akuten Gichtanfall ist Indometacin. Dosis im oberen Bereich, z.B. 3mal 50 mg bis 3mal 100 mg über 1–2 Tage. Maximale Tagesdosis 300 mg. *Nebenwirkungen:* bei allen NSAID ähnlich, bei kurzer Therapiedauer selten Nebenwirkungen. Am wichtigsten ist die Entstehung meist schmerzloser Erosionen der Magenschleimhaut (auch bei Suppositorien!). Weitere Nebenwirkungen sind Haarausfall, Verstärkung epileptischer Symptome, Neuropathien, Sprachstörungen, Stomatitis, Nasenbluten u.v.m.

■ **Steroide.** Die orale Gabe ist aufgrund der schnellen Resorption absolut ausreichend, es besteht keine Notwendigkeit einer i.v.- oder i.m.-Gabe. Einmalig 20 mg p.o., bei schweren Fällen 40 mg am 1. Tag, 30 mg am 2. Tag, 20 mg am 3. Tag, dann Absetzen. *Nebenwirkungen:* bei kurzzeitiger Gabe gering, z.B. Unruhe, Schlafstörung, Depression, bei längerfristiger Gabe alle für Steroide bekannten Nebenwirkungen, wie z.B. Osteoporose, Kortisonhaut, verstärkte Infektanfälligkeit, Steroiddiabetes, M. Cushing.

Dauertherapie der Hyperurikämie bei Gichtpatienten

Arthritiden, Tophi und Nierensteine bei Gicht sind durch die Maßnahmen der internistischen Therapie sowohl vermeidbar als auch zu beseitigen.

Ziel der Dauertherapie

Dies ist die Vermeidung von akuten Gichtanfällen, Tophusbildung, Natriumuratnierensteinen, Nierenparenchymschädigung bzw. die Beseitigung bereits bestehender Depots. Um dies zu erreichen, ist eine Normalisierung der Serum-/Plasmaharnsäure auf Werte zwischen 5,5–6,4 mg/dl erforderlich. Eine weitergehende Senkung der Harnsäure bringt keinen zusätzlichen therapeutischen Gewinn.

Bei der primären Gicht durch renale Ausscheidungsstörung oder Enzymdefekt gibt es keine ursächliche,

Tabelle 47.4. Therapiemöglichkleiten beim akuten Gichtanfall

	Colchicin	NSAID	Steroid
Dosierung	Im Anfall 2 Drg. à 0,5 mg, dann alle 1–2 h 1–3 Drg. bis zum Abklingen der Schmerzen	Zum Beispiel Indometacin 3mal 50 mg bis 3mal 100 mg	Einmalig 20 mg p.o. (Prednisolonäquivalent). Bei schweren Fällen 40 mg am 1. Tag, 30 mg am 2. Tag, 20 mg am 3. Tag, dann Absetzen
Maximale Tagesdosis	8 mg = 16 Drg.	300 mg	
Therapiedauer		1–3 Tage	
Nebenwirkungen	Durchfälle, Übelkeit, Bauchschmerzen, Erbrechen, Leukopenie, Myopathie, Agranulozytose, aplastische Anämie, Hautveränderungen, Alopezie. Ab einer Dosis von etwa 20 mg bei Erwachsenen (Kinder: ab etwa 5 mg) Gefahr der lebensbedrohenden Vergiftung	Bei allen NSAID ähnlich, bei kurzer Therapiedauer selten Nebenwirkungen. Am wichtigsten ist die Entstehung oft schmerzloser Erosionen der Magenschleimhaut (auch bei Suppositorien!). Weitere Nebenwirkungen sind Haarausfall, Verstärkung epileptischer Symptome, Neuropathien, Sprachstörungen, Stomatitis, Nasenbluten	Bei kurzzeitiger Gabe gering, z.B. Unruhe, Schlafstörung, auch Depression, bei wiederholter und längerfristiger Gabe alle für Steroide bekannten Nebenwirkungen, wie z.B. Osteoporose, Kortisonhaut, verstärkte Infektanfälligkeit, Steroiddiabetes, M. Cushing

sondern lediglich eine symptomatische Therapie, und die Therapiemaßnahmen müssen konsequent und dauerhaft durchgeführt werden.

Ernährung

Da die Ernährungsumstellung lebenslang erfolgen sollte, kommt der individuellen Beratung des Patienten große Bedeutung zu. Die Ernährung sollte purinarm (d.h. weniger Fleisch und Fisch, Erbsen, Linsen und Bohnen), die Alkoholzufuhr so gering wie möglich sein. Bei der Ernährungsumstellung ist der Puringehalt pro Portion entscheidend, nicht pro Gewichtseinheit. Bei adipösen Patienten kann eine Normalisierung des Körpergewichts zu niedrigeren Harnsäurewerten führen.

Bei ausgeprägter renaler Ausscheidungsschwäche für Harnsäure ist auch bei konsequent purinarmer Ernährung und Gewichtsnormalisierung keine Normalisierung der Harnsäurewerte zu erreichen.

Medikamentöse Therapie

Die Indikation zu einer zusätzlichen medikamentösen Therapie (Tabelle 47.5) besteht bei folgenden Konstellationen:

- Hyperurikämie >9 mg/dl,
- Hyperurikämie plus familiäre Belastung mit Gicht und/oder Nephrolithiasis,
- Arthritis urica,
- Uratnephrolithiasis,
- chronisch tophöse Gicht.

Medikament der 1. Wahl ist Allopurinol, Alternative ist Benzbromaron. Sulfinpyrazon und Probenecid spielen in der Therapie der Gicht keine Rolle mehr.

■ **Allopurinol.** Allopurinol und sein Hauptmetabolit Oxipurinol (Elimination renal) hemmen die Xanthinoxidase und bewirken eine verringerte Produktion von Harnsäure. Dosierung 300 mg/Tag lebenslang. Ausnahme: Reduktion von die Hyperurikämie mitverursachenden Faktoren (Gewichtsnormalisierung, weniger Alkoholkonsum, Ernährungsumstellung). *Nebenwirkungen:* Eine toxisch-allergische Allopurinolvaskulitis ist nicht selten (Exanthem!) und tritt v.a. bei niereninsuffizienten Patienten auf. Sie ist bei Absetzen reversibel, bei Weiterbehandlung besteht die Gefahr einer lebensbedrohlichen Vaskulitis. Wichtig sind vielfältige Interaktionen mit anderen Arzneimitteln. Bei Überdosierung bzw. unterlassener Dosisreduktion (bei Niereninsuffizienz, bei Gabe von anderen Medikamenten, welche von Allo-/Oxipurinol in ihrem Metabolismus beeinflußt werden, z.B. Azathioprin) hohes Risiko von Vaskulitis bis hin zum Lyell-Syndrom bzw. von Agranulozytose.

Eine Wirkungslosigkeit von Allopurinol ist nicht bekannt, Therapieversager sind auf fehlende Einnahme zurückzuführen. In Zweifelsfällen empfiehlt sich die Bestimmung des Allo- und Oxipurinolspiegels im Plasma. Da Oxipurinol eine Eliminationshalbwertszeit von 28 h hat, finden sich nach Einnahme von Allopurinol auch noch nach Tagen meßbare Oxipurinolspiegel im Plasma.

Allopurinol ist das einzige Medikament zur Therapie der Hyperurikämie infolge eines partiellen HPRTase-Mangels oder einer Hyperurikämie infolge vermehrten Zellabbaus oder exzessiv vermehrter Purinzufuhr.

■ **Allopurinol bei Niereninsuffizienz.** Allopurinol und seine Metabolite (Hauptmetabolit Oxipurinol) werden nahezu ausschließlich über die Niere ausgeschieden und können deshalb bei Niereninsuffizienz im Körper kumulieren. Bei Patienten mit eingeschränkter Nierenfunktion und/oder zusätzlicher Medikation ist die

Tabelle 47.5. Medikamentöse Therapie der Gicht

	Allopurinol	Benzbromaron
Wirkmechanismus	Hemmung der Xanthinoxidase	Hemmung der tubulären Rückresorption von Harnsäure
Metabolismus	Ausscheidung renal Eliminations-HWZ: Allopurinol 2–3 h Oxipurinol 28 h	Ausscheidung zu 95% biliär, zu 5% renal Eliminations-HWZ: Benzbromaron 3,3 h 1-Hydroxybenzbromaron 17 h 6-Hydroxybenzbromaron 20 h
Dosierung	300 mg/Tag	100 mg/Tag
Niereninsuffiziente Patienten	Gefahr der Kumulation, deshalb strenge Dosisreduktion	Abnahme der Wirksamkeit, durch Dosiserhöhung teilweise ausgleichbar
Arzneimittelinteraktionen	Zahlreich, z.B. Azathioprin, Cumarin	
Therapiesicherheit	Bei niereninsuffizienten Patienten und unzureichender Dosisreduktion hohes Risiko einer allergisch-toxischen Reaktion bis zur Agranulozytose	Unproblematisch, evtl. bei hoher Purinzufuhr Nephrolithiasis
Wirksamkeit	Sehr gut, keine Therapieversager bekannt	Sehr gut bei normaler Nierenfunktion
Bedrohliche Nebenwirkungen	Allergisch-toxische Reaktion von Exanthem bis Agranulozytose	
Kontraindikationen		Patienten mit Überproduktion von Harnsäure (Enzymdefekt, Zellzerfall)
Besonderheiten	Einziges Medikament zur Therapie des HPRTasemangels	

Allopurinoldosis streng nach Vorschrift zu reduzieren. Bei Überdosierung von Allopurinol drohen schwerste Krankheitsbilder wie z.B. eine lebensbedrohliche Agranulozytose. Bei Auftreten von Hauterscheinungen oder Blutbildveränderungen ist Allopurinol unverzüglich abzusetzen.

■ **Benzbromaron.** Benzbromaron und seine Metabolite (Elimination hepatobiliär) sind Urikosurika, sie erhöhen die Ausscheidung der Harnsäure über die Niere durch Hemmung der tubulären Rückresorption der Harnsäure. Tagesdosis meist 100 mg, lebenslang. Bei Patienten mit hohen Harnsäurewerten einschleichende Dosierung, um die Ausscheidung einer sehr großen Harnsäuremenge innerhalb kurzer Zeit über die Niere (mit der Gefahr einer akuten Uratnephropathie bzw. der Nierensteinbildung) zu vermeiden. Bei Niereninsuffizienz Wirkungsabnahme, unterhalb einer Kreatininclearance von 20–25 ml/min Wirkungslosigkeit. *Nebenwirkungen:* nur bei Patienten mit hoher Harnsäureproduktion bzw. -zufuhr Bildung von Nierensteinen. Insgesamt nebenwirkungsarm, gelegentlich gastrointestinale Störungen.

■ **Benzbromaron bei Niereninsuffizienz.** Im Unterschied zu Allopurinol und dessen Metaboliten werden Benzbromaron und seine Metabolite nicht über die Niere, sondern hepatobiliär ausgeschieden. Nur 3–5% werden renal eliminiert, so daß eine Kumulation bei Niereninsuffizienz sehr unwahrscheinlich ist. Benzbromaron verliert allerdings mit zunehmender Einschränkung der Nierenfunktion an Wirksamkeit. Bei dringender Therapieindikation und Allopurinolunverträglichkeit kann unter strenger Kontrolle eine Dosiserhöhung versucht werden.

■ **Kontraindikationen für Benzbromaron.** Bei Patienten mit einer Überproduktion von Harnsäure (z.B. HPRTasemangel oder Zellzerfall) oder Natriumuratnephrolithiasis ist die Gabe eines Urikosurikums (Benzbromaron, Probenecid, Sulfinpyrazon) kontraindiziert.

■ **Kombinationspräparate Allopurinol-Benzbromaron.** Die gängigen Kombinationspräparate enthalten 20 mg Benzbromaron plus 100 mg Allopurinol. Ihre Wirkung ist etwas geringer als die Summe der Wirkungen bei getrennter Verabreichung. Deshalb sind die Kombinationspräparate umstritten. Da sie jedoch von manchen Patienten besser toleriert und eingenommen werden als eine höher dosierte Monotherapie mit Allopurinol oder Benzbromaron, kann man eine Therapie mit einem solchen Kombinationspräparat durchaus vertreten.

■ **Anfallsprophylaxe bei Therapiebeginn.** In den ersten Monaten einer harnsäuresenkenden Therapie können gehäuft Gichtanfälle auftreten. Dem kann man mit der Gabe von niedrigdosiertem Colchicin („*Colchicinprophylaxe*“, 1–3 Drg. pro Tag) oder einem nichtsteroidalen Antirheumatikum (z.B. 2mal 50 mg Indometacin pro Tag) vorbeugen.

■ **Natriumuratnephrolithiasis.** Nierensteine aus Harnsäure lassen sich durch Harnsäurenormalisierung in Kombination mit einer alkalisierenden Therapie (Kaliumnatriumhydrogenzitrat) gut auflösen. Bei ausbleibendem Therapieerfolg muß daran gedacht werden, daß es sich evtl. nicht um Natriumuratsteine, sondern um 2,8-Dihydroxyadeninsteine handelt. Beide Substanzen sind röntgennegativ und verhalten sich in den gängigen Laboranalysen identisch, eine Unterscheidung ist nur mit Spezialmethoden möglich.

Chirurgische Therapie

Die vor der Entwicklung wirksamer harnsäuresenkender Medikamente übliche operative Tophusverkleinerung gilt heute als obsolet. Ein operatives Vorgehen ist ausschließlich bei akut bedrohlichen Situationen, wie z.B. Kompression des Rückenmarks oder Karpaltunnelsyndrom durch einen Tophus, zu erwägen.

Literatur

Gresser U (Hrsg) (1993) Molecular genetics, biochemistry and clinical aspects of inherited disorders of purine and pyrimidine metabolism. Springer, Berlin Heidelberg New York Tokio

Gresser U, Gathof BS, Zöllner N (1990) Uric acid levels in Southern Germany 1989. A comparison with studies from 1962, 1971 and 1984. Klin Wochenschr 68:1222–1228

Gresser U, Gathof BS, Gross M (1995) Gicht und andere Störungen des Purin-/Pyrimidinstoffwechsels. In: Bünte H, Domschke W, Meinertz T, Reinhardt D, Tölle R, Wilmanns W (Hrsg) Therapie-Handbuch. 4. Aufl. Urban & Schwarzenberg, München

Gresser U, Zöllner N (Hrsg) (1991) Urate Deposition in man and its clinical consequences. Springer, Berlin Heidelberg New York Tokio

Miehle W, Fehr K, Schattenkichner M, Tillmann K (Hrsg) (2000) Rheumatologie in Klinik und Praxis. Thieme, Stuttgart

Zöllner N (Hrsg) (1990) Hyperurikämie, Gicht und andere Störungen des Purinhaushalts, 2. Aufl. Springer, Berlin Heidelberg New York Tokio

Zöllner, N (1990) Diät bei Gicht und Harnsäuresteinen. Falkenverlag, Niedernhausen

Zöllner N, Gröbner W (Hrsg) (1976) Gicht. Handbuch der Inneren Medizin, 5. Aufl, Bd VII/3. Springer, Berlin Heidelberg New York

Zöllner N, Gröbner W, Gresser U (1996) Gicht und andere Störungen des Purin- und Pyrimidinstoffwechsels. In: Gross R, Schölmerich P, Gerok W (Hrsg) Die Innere Medizin, 9. Aufl. Schattauer, Stuttgart

Zöllner N, Gröbner W, Gresser U (1996) Purinstoffwechsel; Urikosurika, Urikostatika. Pharmakotherapie der Gicht. In: Forth W, Hentschler D, Rummel W, Starke K (Hrsg) Allgemeine und spezielle Pharmakologie und Toxikologie, 7. Aufl. Bibliographisches Institut (Wissenschaftsverlag), Mannheim

Kapitel 48

Sonstige Kristallarthropathien (M 11) 48

P. Schneider

INHALT

Mit Verbreitung der Röntgendiagnostik wurden bereits im 1. Drittel des Jahrhunderts systemische Knorpelverkalkungen der Gelenke und Wirbelsäule beschrieben, deren nosologische Einheit und klinische Ausprägung eingehende Studien von Zitnan u. Sitaj (1966) im Begriff Chondrocalcinosis articularis individualisierten. Die Identifizierung von Kalziumpyrophosphatdihydrat- (CPPD-)mikrokristallen bei Chondrokalzinose gelang McCarty und seinen Mitarbeitern, die in Analogie zur Uratgicht den klinischen Terminus Pseudogichtsyndrom einführten, um in der Folgezeit ihr pathogenetisches Modell einer Kristallablagerungskrankheit und kristallinduzierten Synovitis klinisch und experimentell zu belegen.

48.1 Arthropathie bei Chondrokalzinose (M 11.1, M 11.2)

Synonyme: artikuläre Chondrokalzinose, Kalziumpyrophosphatdihydrat-Kristallablagerungskrankheit, Pseudogicht, Pyrophosphatarthropathie.

48.1.1 Definition und Terminologie

Die systemische Chondrokalzinose (Chk) ist durch Ablagerung von Kalziumpyrophosphatdihydrat- (CPPD-) Kristallen im Faser- und hyalinen Knorpel sowie Kapselbandapparat der Gelenke und Wirbelsäule mit und ohne klinische Folgen gekennzeichnet. Die idiopathische Erkrankung kommt in hereditär-familiärer und mit spätem Erwachsenenalter zunehmender sporadischer Ausprägung vor; eine sekundäre Chk wird in gehäufter Verbindung mit endokrinen und metabolischen Affektionen (z.B. Hyperparathyreoidismus, Hämochromatose, Hypothyreose u.a.) beobachtet. Eine akute Mon(o)- oder Oligoarthritis, eine chronische, gelegentlich destruktive Arthropathie und eine häufig symptomarme Spondylopathie sind klinische Manifestationen.

48.1.2 Epidemiologie und Klassifikation

Zahlreiche anatomische und radiologische Untersuchungen belegen eine mit dem Alter ansteigende Prävalenz der Chk. Die Framingham-Studie zeigt in der Altersspanne zwischen 63 und 93 Jahren eine Prävalenzrate von 8% der Allgemeinbevölkerung, die von 3% in der Altersstufe unter 70 Jahren bis 27% in der über 85 Jahre zunimmt. Ohne ethnische, geografische und geschlechtsbezogene Präferenz im Alter unter 60 Jahren kommt die Chondrokalzinose im 7. und 8. Lebensjahrzehnt 2- bis 7mal häufiger bei Frauen als Männern vor.

Den Beginn klinischer, meist schwerer Manifestationen im 3. und 4. Lebensjahrzehnt bietet die hereditär-familiäre Chk, die in Familienstudien aus Tschechoslowakei, Chile, Holland, Frankreich, Kanada, Deutsch-

Tabelle 48.1. Klassifikation der Chondrokalzinose (Chk)

Primäre idiopathische Chondrokalzinose		Sekundäre chondrokalzinoseassoziierte Krankheiten	
Hereditär-familiäre Form (2)	**Sporadische Form**	**Definitive Assoziation**	**Mögliche Assoziation**
Tschechoslowakei 1963	Häufigste Manifestation	Hyperparathyreoidismus	Hypothyreose
USA 1964		Hämochromatose	Ochronose
Chile 1970		Hypophosphatasie	Uratgicht
Holland 1974		Hypomagnesiämie	
Frankreich 1977		M. Wilson	
Spanien 1980, 1986			
Kanada 1981			
Schweden 1982			
England 1991			

land, Schweden, USA, Spanien und England dokumentiert ist und einen autosomal-dominanten Erbmodus mit variabler Penetranz aufweist (Doherty et al. 1991; McCarty 1976).

Eine vermutete Korrelation mit dem Haplotyp HLA-A2W5 konnte nicht allgemein bestätigt werden. Eine gehäufte Assoziation der Chk mit bestimmten endokrinen und metabolischen Krankheiten wie Hyperparathyreoidismus, Hämachromatose, Hypothyreose u.a. ist gesichert (Doherty u. Dieppe 1988; McCarty 1976). Eine überzufällige Koninzidenz mit Diabetes mellitus und diffuser idiopathischer Skeletthyperostose wurde nicht verifiziert. In einer Sammelstatistik von 1226 Patienten mit Chk wird die Häufigkeit der sekundären Form mit 10,7% beziffert (Sany et al. 1977). Eine nosologische Klassifikation der Chk zeigt Tabelle 48.1.

48.1.3 Ätiologie und Pathogenese

Ursache und Entstehung der Präzipitation von CPPD-Kristallen im Knorpel sind unzureichend geklärt. Diskutiert werden erbliche und erworbene Alterationen der Chondrozytenfunktion, die mit der Aggregation von CPPD-Kristallen in der extrazellulären Matrix einhergehen. Ursächliche Störungen im intra- und extrachondrozytären Stoffwechsel von anorganischem Pyrophosphat (PPi) sind nach experimentellen Befunden aus Synovia und Chondrozytenkulturen von Patienten mit Chk wahrscheinlich.

In großen Mengen entsteht anorganisches Pyrophosphat (PPi) als Intermediärprodukt des Stoffwechsels energiereicher Nucleosidphosphate und wird durch ubiquitäre Pyrophosphatasen in Anwesenheit von Magnesium zu Orthophosphat abgebaut. Seine Funktionen umfassen intrazellulären Kalziumumsatz, Nukleotid- und Eisentransport, Aktivierung von Enzymsystemen, Molekülspeicherung in Zellorganellen und Modulation der Matrixmineralisation, wobei erhöhte Konzentrationen die Apatitaggregation hemmen. Alkalische Phosphatase ist die wichtigste extrazelläre Pyrophosphatase.

Erhöhte PPi-Konzentrationen in Synovia und Knorpelextrakten, erniedrigte Werte für alkalische Phosphatasen und ein extrem niedriges Verhältnis von Pyrophosphatase zu alkalischer Phosphatase wurden im Vergleich mit arthrotischem und normalem Knorpel bei Patienten mit Chk gefunden (Tenenbaum et al. 1981). Erhöhte PPi-Konzentrationen entstehen aus gesteigertem Abbau von Nukleosidtriphosphat, auf den erhöhte Aktivitäten von Nukleosidtriphosphat-Pyrophosphohydrolase (NTPPPH) und von 5-Nucleotidase (5-NTase) verweisen, welche in Synovia und Knorpeleluaten von Patienten mit Chondrokalzinose gemessen wurden (Howell et al. 1984; Muniz et al. 1984).

Die Akkumulation von PPi in der extrazellulären Matrix und die extrachondrozytäre Nukleation von CPPD können also Folge eines gesteigerten Abbaus der Nukleosidtriphosphate und einer verminderten Aktivität der Pyrophosphatase/alkalische Phosphatase sein (Abb. 48.1). Eine Affinität von CPPD zu Matrixstrukturen wie Kollagenfasern wird beschrieben. Die vorliegenden Untersuchungsergebnisse lassen folgern, daß die CPPD-Aggregation Ausdruck einer chondrozytären Dysfunktion und nicht einer systemischen Störung außerhalb des Knorpels ist (McCarty 1976).

Koinzidenz mit endokrin-metabolischen Krankheiten

Die vermehrte Koinzidenz von Chk und endokrin-metabolischen Krankheiten verweist die Pathogenese der CPPD-Kristallisation auf Möglichkeiten einer direkten Stoffwechselinteraktion oder einer phänotypischen Ausprägung der Chk durch die Begleitstörungen. Für die Chk bei Hyperparathyreoidismus (16,9%), Hämochromatose (33%) und M. Wilson (11,7%) folgert man eine lokale CPPD-Anhäufung aus der Beobachtung, daß Kalzium-, Eisen- und Kupferionen bei neutralem pH die erythrozytäre Pyrophosphatase-Aktivität hemmen und die Präzipitation unlöslicher Mikrokristalle fördern (McCarty 1976; Schneider 1984).

Auch ein Einfluß des Parathormons auf den Pyrophosphatstoffwechsel wird vermutet, da erhöhte PTH-Serumwerte nicht nur bei Hyperparathyreoidismus, sondern auch bei Chk mit Normokalzämie oder Hämochromatose nachweisbar waren. Ein gehäuftes,

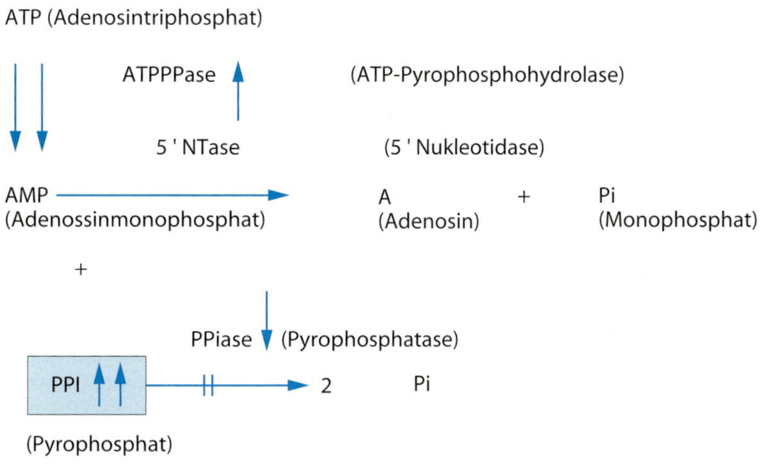

Abb. 48.1. Pyrophosphatstoffwechselstörung bei Chondrokalzinose

nicht allgemein bestätigtes Vorkommen von Chk bei Uratgicht (6,7%) läßt einen wechselseitigen Einfluß von Urat- und CPPD-Kristallablagerungen annehmen. Eine Assoziation mit Ochronose (alkaptonurische Arthropathie) ist in genauen Falldokumentationen belegt, ebenso die Kombination von Chondrokalzinose und Hypophosphatasie (Schneider 1984).

Diese seltene kongenitale Enzymstörung mit Mangel alkalischer Phosphatasen zeigt eine systemische Erhöhung und vermehrte renale Ausscheidung von PPi, während die idiopathische Chondrokalzinose normale Serumwerte aufweist.

Auch die nicht unwidersprochene Kombination der Chk mit Hypothyreose (8,3%) wird mit erhöhter CPPD-Konzentration infolge hormonabhängiger Störungen im Proteoglykan- und Pyrophosphatstoffwechsel erklärt.

Lebensalter

Zunehmendes Lebensalter und Arthrose sind in gehäufter Prävalenz untereinander und mit Chk assoziiert. Die genannte Framingham-Studie vermerkt im Altersvergleich ein erhöhtes Vorkommen radiologischer Veränderungen und der Schweregrade von Arthrose bei Patienten mit Chk. Zahlreiche Autoren favorisieren Modelle, in denen sowohl degenerative Knorpelveränderungen mit CPPD-Ablagerung als auch eine progrediente Chrondrokalzinose mit vorzeitiger Knorpeldegeneration einhergehen können; Entzündungsschübe, die durch Kristalle, Knorpeldetritus und Knochenpartikel ausgelöst werden, können mittels enzymatischer Degradation sowohl die Knorpelschädigung verstärken als auch die Freisetzung und fortgesetzte Präzipitation von Mikrokristallen („amplification loop"; Abb. 48.2) fördern (Doherty u. Dieppe 1981, 1988; Schneider 1987).

Synthetische CPPD-Kristalle induzieren tierexperimentell eine Entzündung. Die Freisetzung von CPPD-Kristallen aus intraartikulären Depots ist mit einer akut entzündlichen Reaktion der Synovialis (Kristallsynovitis) verbunden (McCarty 1976, 1988). Die Frage, ob Kristalle in einer mit Kalzium und PPi überstättigten

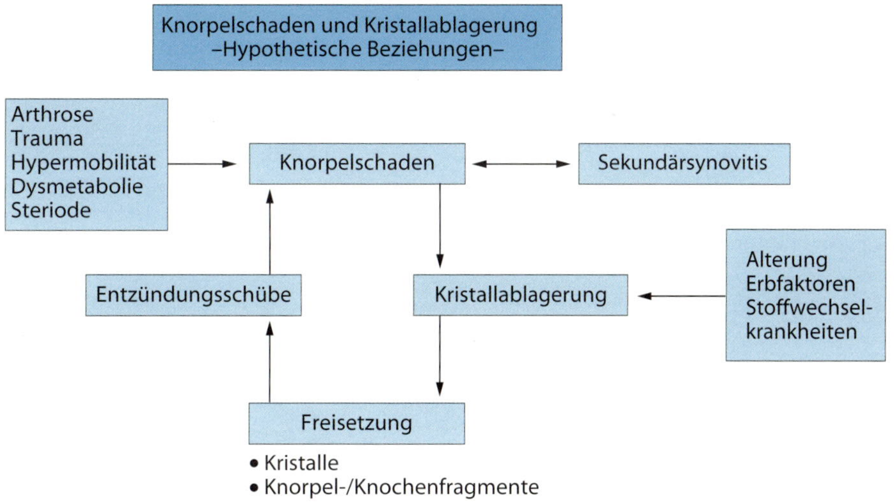

Abb. 48.2. Knorpelschaden und Kristalle

Gelenkflüssigkeit de novo entstehen, ist ungelöst. Änderungen im thermodynamischen Gleichgewicht zwischen CPPD-Kristallen und ionisierten Anteilen bewirken eine Kristallausschüttung (Autoinjektion) in den Gelenkraum. Änderungen der synovialen und plasmatischen Konzentration von Kalzium und Magnesium (z.B. nach Kniegelenksspülung mit Na-EDTA- und magnesiumhaltigen Pufferlösungen) setzen ebenfalls Kristalle aus den Depots frei.

Pseudogicht

Pseudogichtanfälle, die nach Operationen, insbesondere Parathyreoidektomie, aber auch bei okklusiven Gefäßkrankheiten und Saluretikagabe gehäuft vorkommen, korrelieren mit einer passageren Erniedrigung des Plasmakalziums. Weitere auslösende Mechanismen für die Kristallfreisetzung sind mechanische Alterationen der Knorpelarchitektur infolge Trauma, Fehlbelastung, Mikrofrakturen des subchondralen Knochens sowie eine enzymatische Degradation und metabolische Störungen der Knorpelmatrix, welche bei pyogener Arthritis, nach Hormonsubstitution bei Chondrokalzinose mit Hypothyreose und nach Eisentherapie beobachtet wurden. Intrasynovial werden die mit Immunglobulinen oder weiteren Proteinen besetzten CPPD-Kristalle von polymorphkernigen Leukozyten und Monozyten phagozytiert. Nach Endozytose und Abbau der Proteinhülle führt die membranolytische Eigenschaft der Kristalle zur Zerstörung der Phagolysosomen, Freigabe lysosomaler Enzyme und Zellautolyse.

Die membranolytische Aktivität der CPPD-Kristalle ist im Vergleich mit Uratkristallen schwächer ausgeprägt.

Analog zum Gichtanfall induzieren Mikrokristalle und lysosomale Enzyme durch Vermittlung des Hageman-Faktors die Aktivierung von Zytokinen (Interleukin-1, TNFα, Interleukin-6), Prostaglandinen, Leukotrien B4 und Entzündungsmediatoren des Gerinnungs-, Komplement-, Plasmin- und Kininsystems, wobei keines der Systeme allein unerläßlich für die Entzündungsreaktion zu sein scheint. Ein niedermolekularer chemotaktischer Faktor wird nach CPPD-Kristallphagozytose aus den Granulozyten freigesetzt. Die Rekrutierung dieser Zellen bestimmt den Entzündungsablauf, der durch experimentelle Leukopenie gehemmt werden kann. Die phagozytrierten Kristalle werden z.T. lysiert oder in der Synovialis in größeren Depots inaktiviert und organisiert (Abb. 48.3).

Die Progredienz der chronischen Arthropathie scheint mit zunehmender Matrixdegeneration und Verlust von Chondrozyten im Umfeld größerer Kristallablagerungen sowie rezidiverenden Synovitisschüben zusammenzuhängen (Abb. 48.2).

48.1.4 Histopathologie

Die Kristallablagerungen im hyalinen Gelenk- und Faserknorpel sowie Synovialisgewebe bei Chk lassen sich durch Analyse in der Röntgenstreukammer defini-

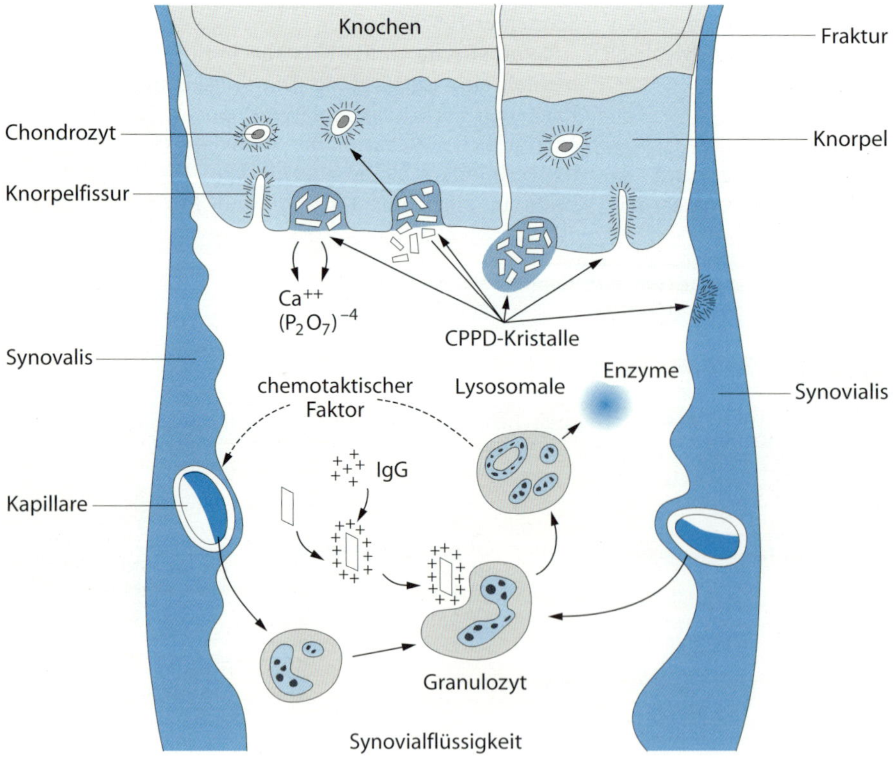

Abb. 48.3. Pathogenese der mikrokristallen CPPD-Synovitis

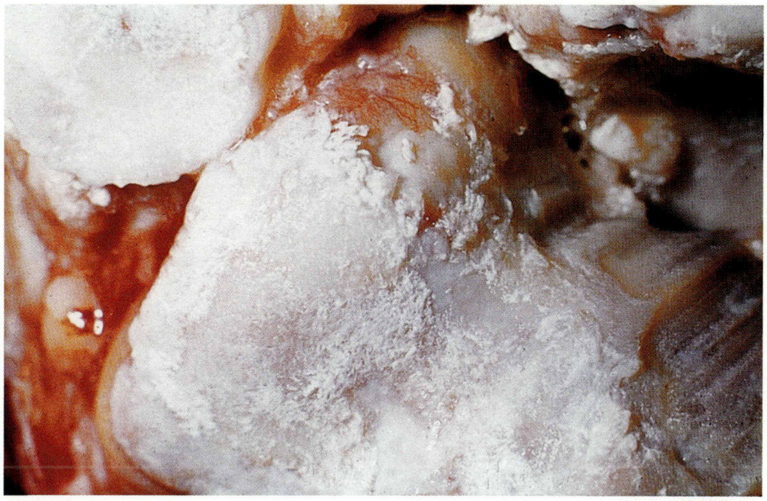

Abb. 48.4. CPPD-Kristallarthropathie. Weißliche Kalkinkrustationen des kondylären Gelenkknorpels. Ödematös verdickte Synovialis

tiv als Kalziumpyrophosphatdihydratkristalle ($Ca_2P_2O_7 \times 2\,H_2O$) identifizieren. Im chronischen Stadium erscheinen die Gelenkstrukturen von diffusen weißlichen Kalkinkrustationen durchsetzt, die besonders in Arealen erosiver Gelenkknorpelläsionen und aufgefaserter Menisken hervortreten (Abb. 48.4). In der Gelenkbelastungszone ist häufig der verkalkte Knorpel bis zum eburnisierten subchondralen Knochen geschwunden.

Initial erscheinen die Kristalldepots, die sich mit HE-Färbung deutlich basophil und bei der Kossa-Reaktion schwarz anfärben, als umschriebene Herde ohne zelluläre Reaktionen in der Intermediärzone oder den oberflächlichen Schichten von histochemisch normalem oder degenerativem Gelenkknorpel in der Umgebung von Fibrillationen (Abb. 48.5a, b). Das umgebende Knorpelgewebe ist unauffällig oder zeigt einen Verlust an Metachromasie, normale oder proliferierte Chondrozyten ohne intrazelluläre Mikrokristalle und mit gelegentlichen Lipideinlagerungen.

Die akute Synovitis äußert ein milchig-trübes fibrinöses Exsudat mit Kristallphygozytosen in Granulozyten, die Synovialmembran eine Proliferation der Deckzellen und Infiltrate von polymorphkernigen Leukozyten und mononukleären Zellen, in deren Phagosomen elektronenoptisch Mikrokristalle nachweisbar sind. Im chronischen Verlauf werden in Zottenstroma und tieferen Schichten der Synovialis Kristalldepots angetroffen, die entweder von einer entzündlichen Fremdkörperreaktion mit mehrkernigen Riesenzellen, deren Zytoplasma basophile kristalline Einschlüsse enthält, sowie von mononukleären Rundzellinfiltraten umgeben oder ohne zelluläre Reaktion im fibrotischen hyalinisierten Bindegewebe organisiert sind. Der subchondrale Knochen erscheint verdickt und von zahlreichen Zysten durchsetzt. Extraartikuläre CPPD-Kristalle kommen mit streifen- oder büschelförmigen Verkalkungen der Sehnenfasern häufig vor, gelegentlich auch in bursosynovialen Strukturen.

48.1.5 Klinik

Die meist symmetrische oligo- oder polyartikuläre CPPD-Kristallablagerung ist klinisch asymptomatisch oder nur im Röntgenbild faßbar, so lange die Knorpelarchitektur intakt bleibt und keine Kristallinjektion des freien Gelenkraums erfolgt. Da sie gewöhnlich von degenerativen Veränderungen und einer kristallinduzierten akuten oder chronischen Synovitis begleitet ist, kann die klinische Ausprägung der Arthropathie bei Chk ein variables Spektrum und die Kombination degenerativer und entzündlicher Symptome enthalten und folglich akute und chronische Gelenkaffektionen wie Uratgicht, chronische Polyarthritis und Arthrose nachahmen. Diese Vielfalt veranlaßte McCarty (1976) zur Einteilung verschiedener klinischer Phänotypen, die freilich häufige Überlappungen aufweisen:

- Typ A: Pseudogicht,
- Typ B: pseudorheumatoide Arthritis,
- Typ C und D: arthroseähnliche Arthropathie mit und ohne Entzündungsschübe,
- Typ E: asymptomatische Arthropathie,
- Typ F: pseudoneuropathische Arthropathie.

Akute Arthritis (Pseudogicht)

Die Pseudogicht ist im fortgeschrittenen Alter die häufigste Form einer akuten Arthritis. Mit bevorzugter Erstmanifestation im 6. und 7. Lebensjahrzehnt entfaltet die Chk bei 25% der Patienten, vorzugsweise Frauen, die gichtähnliche Symptomatik, die durch anfallsartige akute Mon(o)-, selten Oligoarthritiden meist großer Gelenke, in über der Hälfte der Kniegelenke mit Spontanremissionen und symptomfreien Intervallen gekennzeichnet ist. Die Intensität der akuten Entzündungszeichen erreicht ihr Maximum in 12–36 h, ist aber allgemein geringer als bei Uratgicht. Hochentzündliche

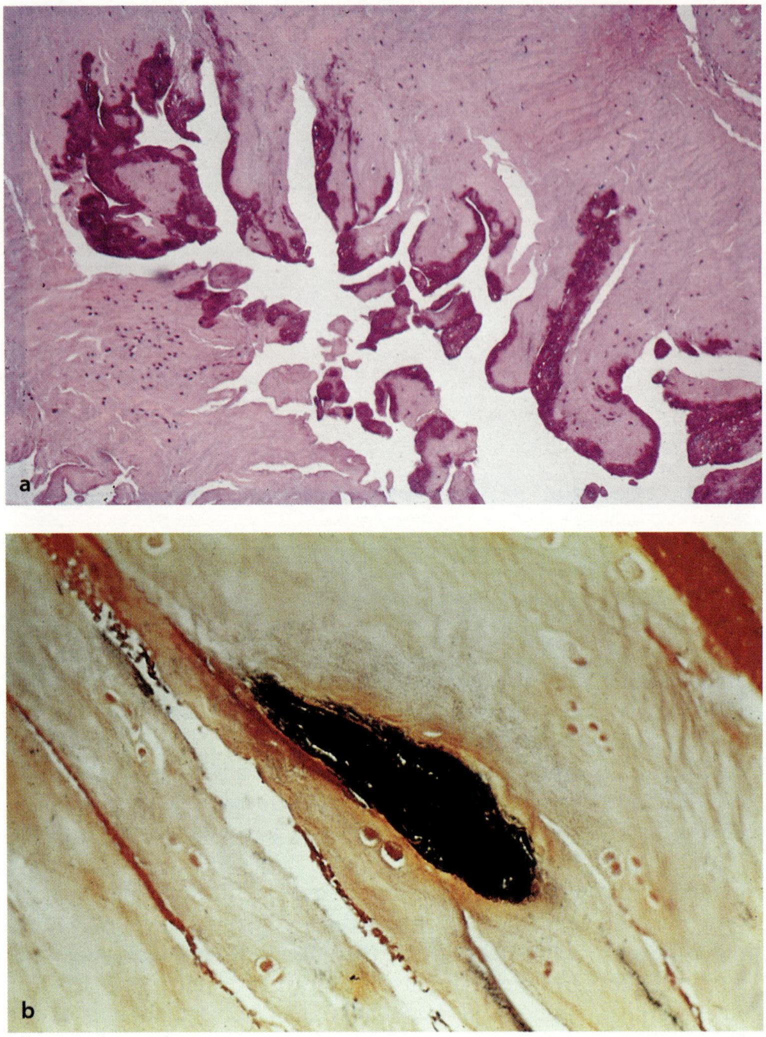

Abb. 48.5 a, b. CPPD-Kristallablagerungen im Faserknorpel mit Fibrillation. **a** HE-Färbung, Vergrößerung 220 : 1; **b** Van-Kossa-Reaktion, Vergrößerung 220 : 1

Anfälle können mit schmerzarmen Episoden von Gelenkschwellungen abwechseln.

Der manchmal fieberhafte Pseudogichtanfall wird oft durch Operationen (u.a. Parathyreoidektomie), akute Gefäßverschlüsse, Saluretikainjektionen und posttraumatisch ausgelöst und endet nach einer Spanne von 1 Tag bis 4 Wochen in einer interkritischen Phase. Der Befall des Großzehengrundgelenks kommt ausnahmsweise vor (Pseudopodagra) und verweist eher auf die Kombination der Chk mit Uratgicht. Etwa 20% der Patienten haben eine Hyperurikämie. Hand-, Schulter-, Knöchel- und Ellbogengelenke sind mit fallender Häufigkeit betroffen.

Chronische Pyrophosphatarthropathie

Eine chronische, oligo- oder polyartikuläre Arthropathie wird bei mehr als der Hälfte der Chk-Kranken mit Bevorzugung des weiblichen Geschlechts beobachtet. Degenerative Gelenkerscheinungen mit

- Anlauf- und Belastungsschmerz,
- Morgensteifigkeit,
- deformierendem Gelenkumbau,
- Bewegungseinschränkungen und
- Beugekontrakturen

können mit variablen kurzfristigen oder episodischen Entzündungsschüben kombiniert sein, die mit

- weichen und chronischen Kapselentzündungen,
- Spontanschmerzen,
- mehrstündiger Steifigkeit nach Ruhephasen und
- systemischen Entzündungsbefunden

die degenerative Symptomatik überlagern können. Ein häufiger Befall der Hand- und Metakarpophalangeal- (MCP-)Gelenk v.a. im I. und II. Strahl und ein gelegentliches Karpaltunnelsyndrom können zu Verwechselungen mit chronischer Polyarthritis führen.

Die akute oder chronische Verstärkung der klinischen Erkrankung mit rasch progredienten Funktionsdefiziten kann Ausdruck einer destruktiven Verlaufsform sein, die überwiegend bei Frauen im 7.–9. Lebensjahrzehnt und etwa in 15–35% der Fälle als Komplikation auftritt. Pseudogichtige, häufig hämorrhagische Gelenkergüsse mit starken Schmerzen werden an Knie- und Schultergelenken, Hüften und Handgelenken gefunden. Die destruktiven Veränderungen erinnern an neuropathische Gelenkumbauten.

Spondylopathie und Tendopathie

Die Häufigkeit einer vertebralen Chondrokalzinose mit polysegmentalen Diskuskalzifikationen wird auf 20–80% der Fälle beziffert (Schneider 1984). Sie ist bei familiärer und polyartikulärer Manifestation größer als in sporadisch-oligoartikulären Verläufen. Die klinische Ausprägung der Spondylopathie ist häufig asymptomatisch, zumeist unspezifisch und bietet chronische, gelegentlich akute vertebrale oder radikuläre Schmerzsyndrome mit intermittierender, selten progredienter Bewegungseinbuße und Fehlform einzelner Wirbelsäulenabschnitte. Ankylosierungen sind ungewöhnlich und nur bei familiärer Chk beschrieben.

! Spezifische Sehnenverkalkungen sind bei ausgeprägter Chk ein häufiger radiologischer Befund und von diagnostischer Bedeutung.

Eher selten treten klinische Entzündungszeichen in den Vordergrund, die an Quadrizeps- und Achillessehne sowie am Ellbogen nachweisbar sind.

48.1.6 Labor und bildgebende Verfahren

Labor

Serumwerte

Die idiopathische Chk ist ohne pathognomonische Blutbefunde; bei der sekundären Form sind die Kennzeichen der Grundkrankheit maßgeblich. Der Kalzium-phosphorstoffwechsel enthält keine systemischen Abweichungen; die Serumkonzentrationen von anorganischem Pyrophosphat und Parathormon sind normal. Eine Hyperurikämie wird bei etwa 20%, positive Tests für IgM-Rheumafaktoren bei 10% der Chk-Kranken angetroffen. Im Pseudogichtanfall können systemische Entzündungsbefunde wie BSG-Anstieg, Leukozytose und Zunahme der Akutphaseproteine ersichtlich sein; humorale Aktivitätszeichen fehlen gewöhnlich bei der chronischen Arthropathie oder sind gering und episodisch.

Veränderungen der Synovialflüssigkeit

Die akut entzündliche Synovialflüssigkeit erscheint milchigtrüb, minderviskös und enthält durchschnittlich über 20 000 Leukozyten/ml mit einem Anteil von mehr als 80% polymorphkernigen Zellen und Kristallphagozytosen.

Die CPPD-Kristalle sind im Vergleich mit den meist nadelförmigen Uratkristallen plumper, stäbchenförmige (monokline) oder rhomboide (trikline) Gebilde, die sich jedoch von diesen nur im polarisierten Licht definitiv unterscheiden lassen; schwach positiv doppelbrechend erscheint sie mit ihrer Längsachse parallel zum Kompensator bläulich, während die stark negativ doppelbrechenden Uratkristalle in gleicher Ausrichtung gelb aufleuchten (Abb. 48.6).

Die chronische Arthropathie zeigt meist eine Synovia vom degenerativen Typ, in der Kristalle schwer auffindbar sein können. Die Konzentration von PPi ist in nichtentzündlicher Gelenkflüssigkeit um das 4- bis 8fache der Norm erhöht.

Bildgebende Verfahren

Die diagnostisch maßgeblichen Röntgenbefunde lassen in oligo- oder polyartikulärer, meist bilateral-symme-

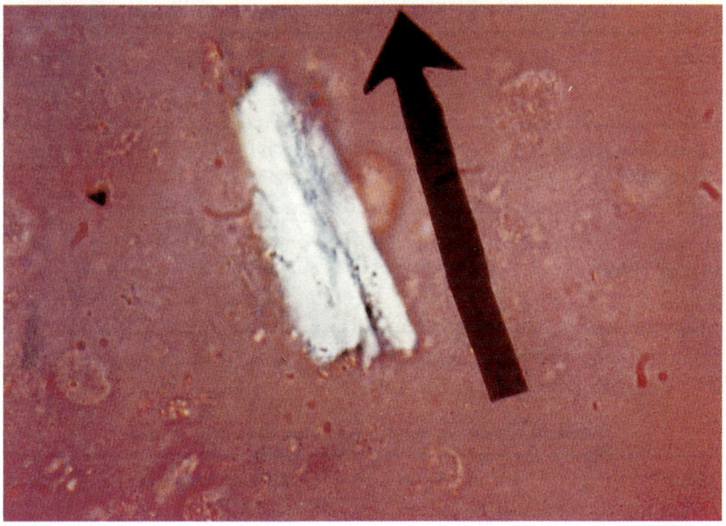

Abb. 48.6. CPPD-Kristall im polarisierten Licht. Parallel zur Kompensatorachse erscheint das Kristall in seiner Längsachse blau. Polarisator und Analysator im Winkel von 45° zueinander

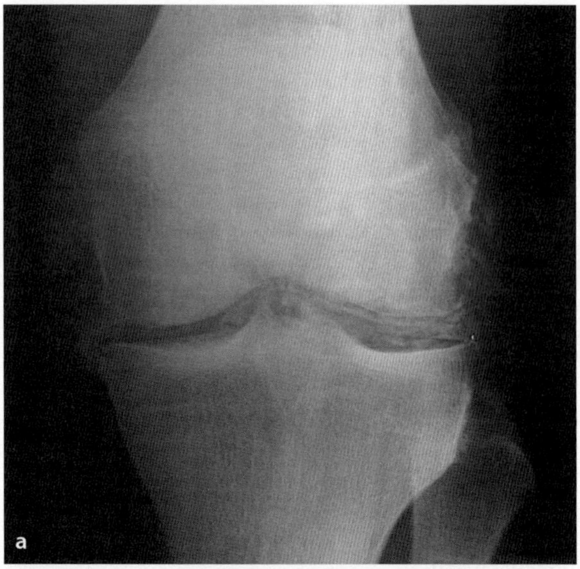

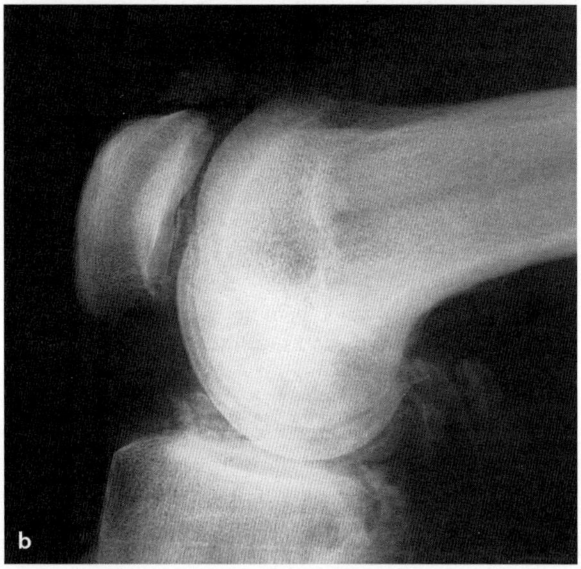

Abb. 48.7a, b. Chondrokalzinose. Kniegelenk a.-p. und seitlich. Meniskale und hyaline granulär-lineare Kalzifikation. Synoviale und tendinöse Kalkablagerungen

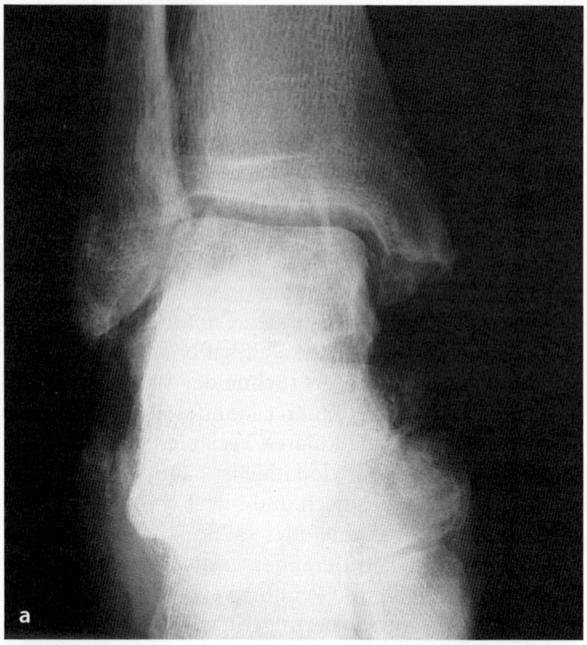

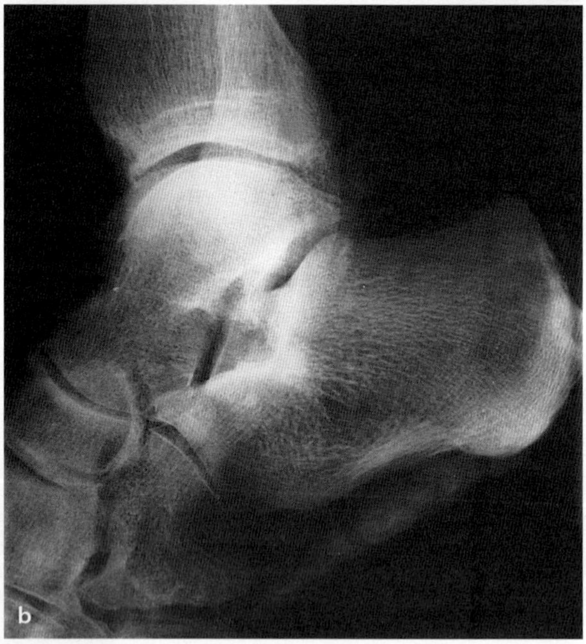

Abb. 48.8 a–b. Chondrokalzinose. Sprunggelenk a.-p. und seitlich (a, b), Schulter- und Ellbogengelenk a.-p.

trischer Verteilung Kalzifikationen zuerst im Faserknorpel, nachfolgend im hyalinen Gelenkknorpel erkennen. An den Menisken in Y-förmiger Konfiguration, erscheinen sie als granuläre oder lineare Verdichtungen in Gelenkdisken, Symphyse und Labra glenoidalia, während sie in parallelem Verlauf zur subchondralen Gelenkkontur eine von dieser abgesetzte, streifige oder punktierte Zeichnung aufweisen, die häufig auf Profilaufnahmen gut ersichtlich ist (Abb. 48.7). In der Reihenfolge der Häufigkeit sind Kniegelenke, Symphyse, Handwurzel, Hüfte, Schultern (einschließlich Akromioklavikulargelenke), Ellbogen Sprunggelenke, Metakarpo- und Metatarsophalangealgelenke sowie Interphalagealgelenke befallen (Abb. 48.8–48.10).

Die progrediente Arthropathie ist durch partielle oder globale Gelenkspaltverschmälerung, subchondrale Sklerose und Pseudozysten sowie Verplumpung der Gelenkumrisse mit häufig hypertrophischer Osteophytose charakterisiert. Erosionen der Grenzlamelle, subchondrale zystoide Strukturläsionen und Fragmentationen können eine Unterscheidung von der einfachen Arthrose anbieten, insbesondere wenn in fortge-

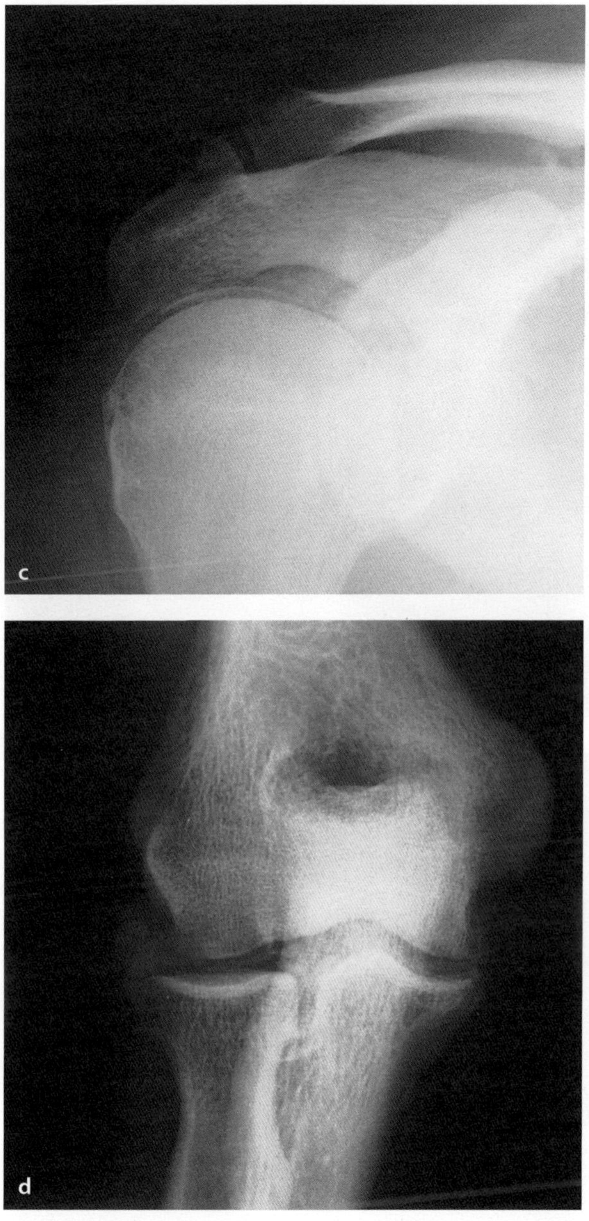

Abb. 48.8a–d. Chondrokalzinose. (c, d) Parakortikale intraartikuläre Kalzifikation. Ausgeprägte Kalkdepots in Synovialis, Achillessehne und Plantarfaszie

schrittenem Stadium Knorpelverkalkungen weniger oder nicht mehr nachweisbar sind. Ausgedehnte Destruktionen, Fragmentationen und Amputationen häufig des Tibiaplateaus, des Humerus- oder Femurkopfes mit reparativem Knochenumbau prägen die destruierende Verlaufsform (Abb. 48.11).

Auch ohne Nachweis intraartikulärer Kalzifikationen begründen die Konstellation und das Befallsmuster der radiologischen Veränderungen, v.a. bei Lokalisation im Radiokarpal- und Trapezonavikulargelenk, den Verdacht der Pyrophosphatarthropathie und die Suche nach CPPD-Kristallen. Die Sehnenverkalkungen zeigen in der Regel eine charakteristische feinstreifige Anordnung, welche oft eine morphologische Abgrenzung von den amorphen Apatitkristallablagerungen zuläßt.

48.1.7
Diagnose und Differentialdiagnose

Die Diagnose der Chk-Arthropathie wird durch den radiologischen Nachweis typischer intraartikulärer Verkalkungen und die Identifizierung von CPPD-Kristallen gesichert. Isolierte Meniskusverkalkungen, die auch posttraumatisch und bei Kniearthrose vorkommen, erhalten nur bei weiterer Lokalisation der Chk diagnostische Bedeutung. Aufnahmen der Knie, Hände, Schultern und Beckenübersicht sind als Suchprogramm bewährt.

Die Vielfalt der klinischen Manifestationen erfordert eine diagnostische Unterscheidung der Chk-Arthropathie vom heterogenen Spektrum akuter, subakuter und chronischer Mon(o)- oder Polyarthritiden, degenerativer und neuropathischer Arthropathien, die gemeinhin durch Befunde der polyartikulären Knorpelverkalkung einfach ist. Bei akuter Monarthritis ist eine Differenzierung zwischen Urat- und Pseudogichtanfall sowie Gelenkinfektion durch das polarisationsoptisch verschiedene Verhalten phagozytierter CPPD- oder Harnsäurekristalle und einen Erregernachweis im Gelenkpunktat möglich.

Das Großzehengrundgelenk, in dem die Arthritis urica in über 50% der Fälle beginnt, ist nur ausnahmsweise bei Pseudogicht betroffen. Der Befall von Schultern, Hüft- und Handgelenken läßt eine akute Periarthritis calcificans oder Apatitkristallarthropathie abgrenzen.

Die akute oder chronische Gelenksymptomatik verlangt im weiteren den Ausschluß einer reaktiven Arthritis, der chronischen Polyarthritis und von Manifestationen der seronegativen Spondarthropathie. Die cP zeigt gelenknahe Demineralisationen und typische marginale Destruktionen, die bei der chronischen Pyrophosphatarthropathie an Hand- und Fingergelenken nicht beobachtet werden. Primäre Arthrosen entwickeln sich an Gelenken der oberen Extremität mit Ausnahme der systemischen Interphalangealarthrose relativ selten. Rasch progrediente Verlaufsformen der Hüft- und Kniearthrose lassen immer eine Pyrophosphatarthropathie bedenken; bei Verlust der Knorpelkalzifikationen ist eine Zuordnung oft nur durch bioptischen Nachweis der CPPD-Kristalle gegeben. Eine unter- oder überzufällige Koinzidenz der Chk mit chronischer Polyarthritis wird nicht beobachtet.

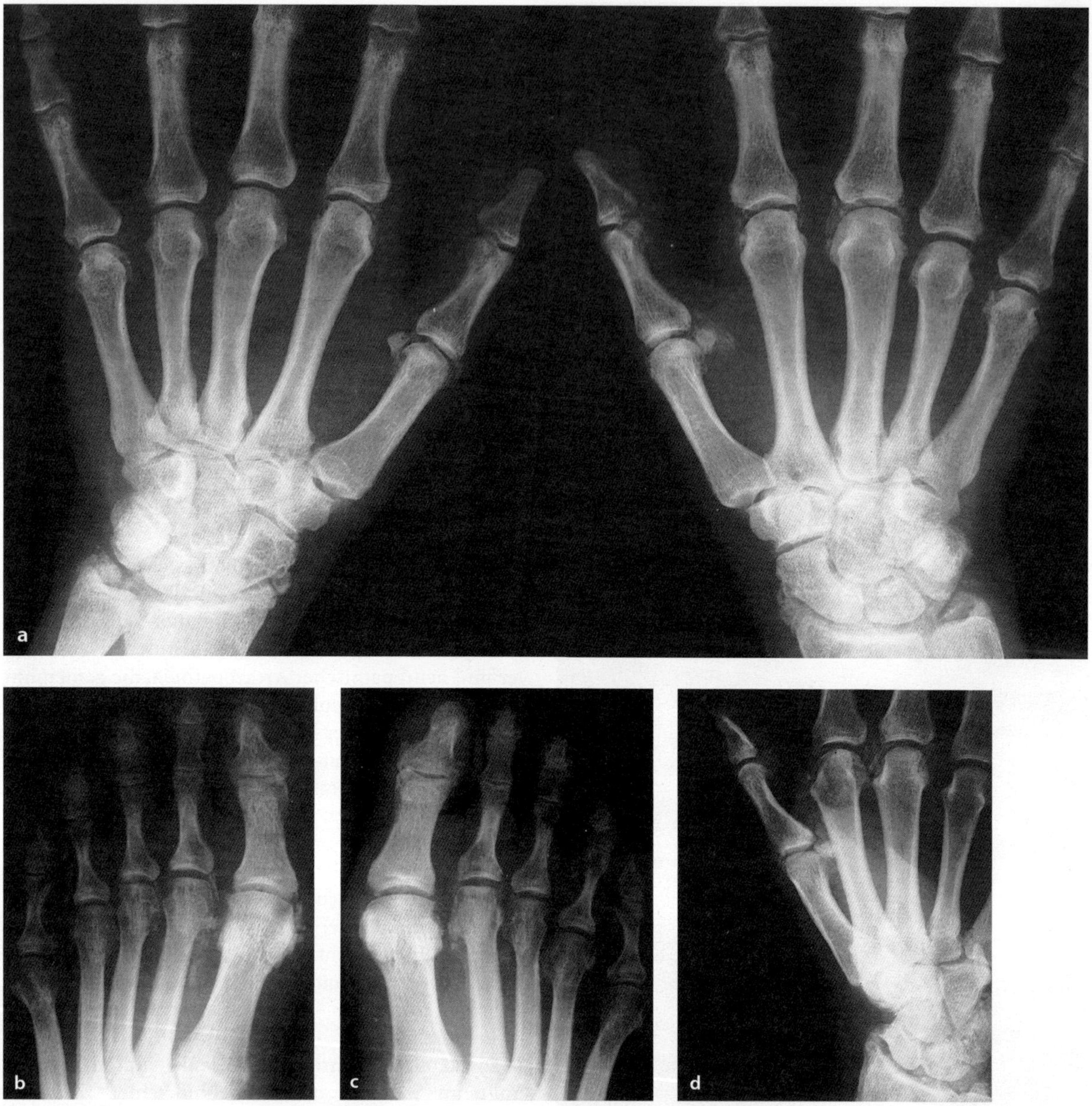

Abb. 48.9 a–d. Chondrokalzinose. Hände, Vorfüße, Fingergelenke (Detail) a.-p. Symmetrische intraartikuläre Kalkimprägnation

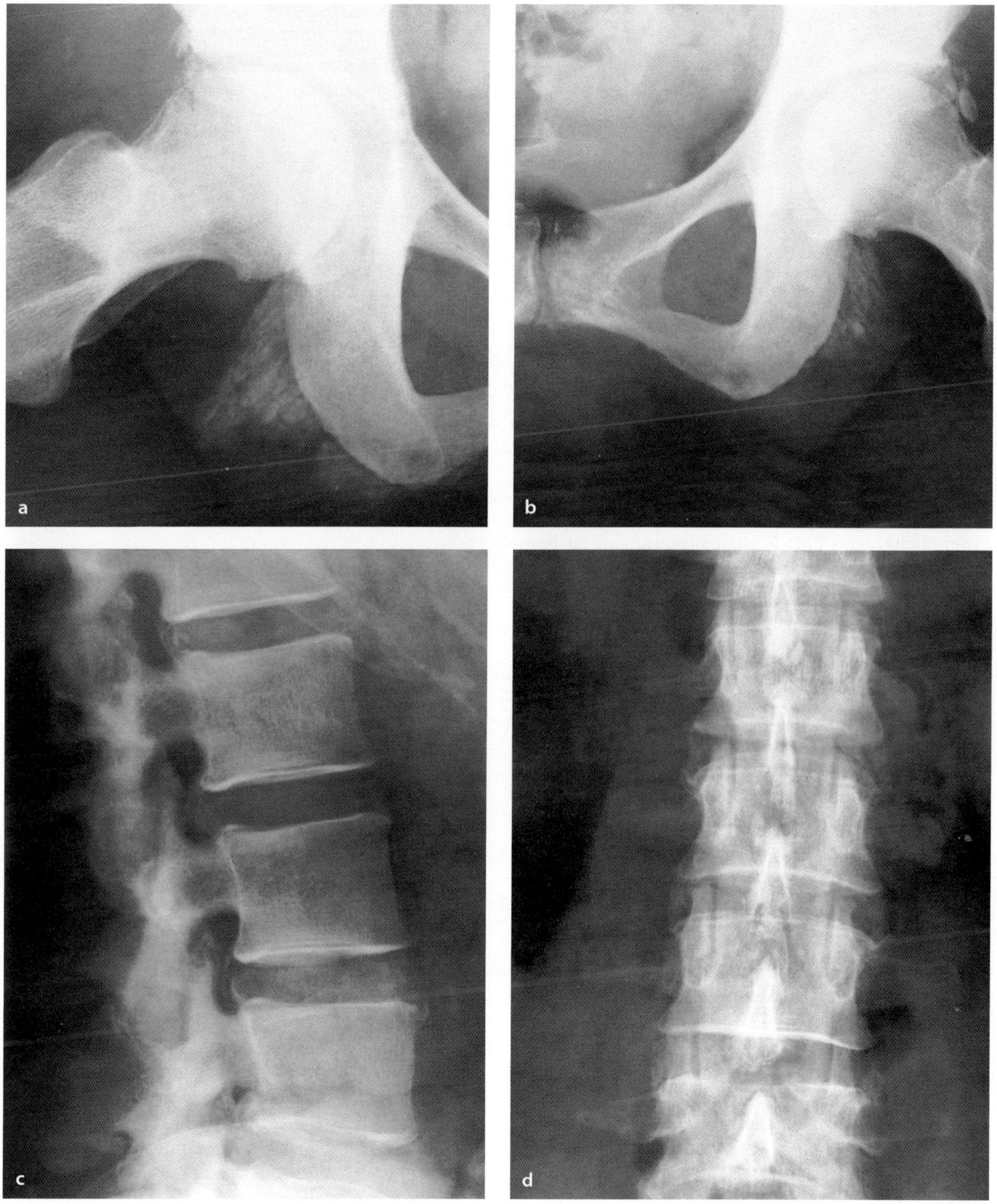

Abb. 48.10 a–d. Chondrokalzinose. Hüftgelenke, Symphyse und LWS seitlich und a.-p. Lineare Faserknorpel- und Sehnenverkalkungen

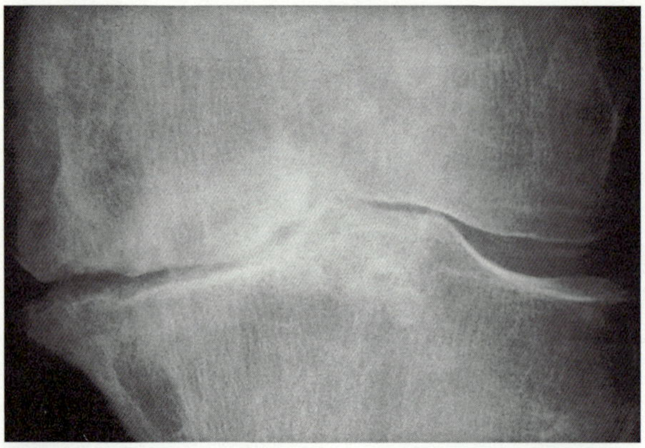

Abb. 48.11. Chondrokalzinose. Knie a.-p. Erosive Pyrophosphatarthropathie

48.1.8
Therapie

Therapeutische Möglichkeiten, die Entstehung und Progredienz der CPPD-Kristallablagerungen zu hemmen, sind klinisch nicht gesichert. Versuche mit intraartikulärer Gabe von Natrium-EDTA und Magnesiumsulfat, die in vitro die Löslichkeit von CPPD-Kristallen steigern, waren unwirksam und lösten Pseudogichtanfälle aus. Die Therapie von Grundkrankheiten wie Parathyreoidektomie bei Hyerparathyreoidismus und Phlebotomie bei Hämochromatose ist ohne sicheren Einfluß auf radiologischen und klinischen Verlauf der sekundären Chk.

Der symtomatischen Behandlung der Pseudogicht und entzündlicher Schübe der Pyrophosphatarthropathie dienen Entlastungspunktion, nichtsteroidale Antiphlogistika, gelegentlich die systemische oder intraartikuläre Gabe von Steroiden. Kolchizin ist weniger wirksam als im Uratgichtanfall. Kälteapplikationen sind vorteilhaft. Die chronischen Verlaufsformen erfordern gewöhnlich die gleichen medikamentösen, physiotherapeutischen und operativen Maßnahmen, die sich im Behandlungskonzept der Arthrosen bewähren.

48.2
Arthropathie bei Apatitkristallablagerung (M 11.0)

Synonyme: Kalziumapatit- (Hydroxyapatit-)Kristallablagerungskrankheit, Periarthritis calcificans, Apatitrheumatismus.

48.2.1
Definition und Terminologie

Die Ablagerung von basischen Kalziumphosphatkristallen in Sehnen, periartikulärem Gewebe und Gelenkstrukturen kann mit entzündlichen Vorgängen verbunden sein, die sich in einer mono- oder polytopen kalzifizierenden Periarthritis, selten in einer akuten oder chronischen und destruktiven Arthropathie äußern. Symptomatische Apatitkalzifikationen kommen auch bei chronischer Niereninsuffizienz (Dialyse), entzündlich-systemischen Bindegewebekrankheiten und anderen Kristallarthropathien vor.

Tabelle 48.2. Klassifikation der Apatitkristallarthropathien

Primäre basische Kalzium-phosphat- (BCP-)Ablagerung	Sekundäre BCP-Ablagerung
Periarthritis (Tendinitis, Bursitis) calcificans	Terminale Niereninsuffizienz/ Dialyse
Mono- oder polytop	Entzündlich-systemische Bindegewebekrankheiten
Familiäre Form	Neuropathische Arthropathie/ Paraosteoarthropathie
BCP-Arthropathie	
Akute Synovitis	
Arthrose	
Destruktive Arthropathie	

48.2.2
Epidemiologie und Klassifikation

Asymptomatische periartikuläre Weichteilverkalkungen v. a. an der Schulter sind ein häufiger radiologischer Befund, dessen Prävalenz eine Studie mit 7,5% der Erwachsenen beziffert (Welfling et al. 1965). Klinische Erscheinungen treten bevorzugt bei Frauen und in der 4. Lebensdekade in ca. einem Drittel bis zur Hälfte der Fälle auf. Die Klassifikation unterscheidet zwischen primärer und sekundärer Erkrankungsform (Tabelle 48.2).

48.2.3
Ätiologie und Pathogenese

Basische Kalziumphosphatsalze (Hydroxyapatit, Oktakalzium- und Trikalziumphosphat) neigen zu globulärer Aggregation v.a. in kollagenhaltigen Strukturen und induzieren nach subkutaner Infektion eine akute Entzündungsreaktion. Apatitkristalle treten in hypovaskulären und degenerativ veränderten Arealen von Sehnen mit Chondrometaplasie auf (Uhthoff et al. 1976). Mikrokristalle können in Matrixvesikeln von metaplastischen Chondrozyten entstehen. Eine Resorption der Kristallaggregate durch lokale Entzündungszellen wird beobachtet; in vitro können Synovialzellen Apatitkristalle auflösen (Evans et al. 1984).

Die Kristallphagozytose in Leukozyten induziert die Freisetzung von Entzündungsmediatoren. Oberflächenstruktur, Absorption von Lipoproteinen und die globuläre Aggregation der Apatitkristalle können verantwortlich sein, daß in vivo geringere Entzündungsvorgänge ablaufen und die Kristallablagerungen häufig ohne entzündliche Umgebungsreaktion gefunden werden. Globuläre Kristallaggregate kommen in der mittleren oder tiefen Zone des Gelenkknorpels bei degenerativen und destruktiven Gelenkveränderungen vor; in der Synovialis werden sie als basophile Klümpchen in den Deckzellen und tiefer gelegenen Makrophagen beobachtet. Umstritten ist, in welchem Umfang Apatitkristalle aus fragmentiertem subchondralem Knochen kommen, die Folge einer Schädigung von Chondrozyten und Knorpelmatrix sind oder selbst zur Knorpeldegeneration beitragen. Die pathogenetische Rolle intraartikulärer Apatitkristalle für Synovialisentzündung und progrediente Knorpelschädigung ist nicht ausreichend definiert.

Ektope Kalzifikationen bei Bindegewebsentzündungen werden durch den entzündlichen Gewebeschaden und metastatische Kalkablagerungen bei chronischer Niereninsuffizienz mit Änderungen des Kalziumphosphorstoffwechsels (Überschreiten des lokalen Kalziumphosphatprodukts) und Assoziation von β_2-Mikroglobulin-Amyloid erklärt.

48.2.4 Klinik

Akute Periarthritis calcificans

Die Ruptur tendinöser Kalkdepots mit Kristallausschüttung in Schleimbeutel und umgebendes Weichteilgewebe äußert sich in einer akuten Entzündungsreaktion, die spontan oder nach lokalem Streß innerhalb weniger Stunden auftritt und den Phänotyp eines Gichtanfalls annehmen kann. Heftige Spontanschmerzen, Schwellungen mit lokaler Überwärmung und Bewegungsblockade sind bei mehr als 70% der Patienten in der Schulter lokalisiert, können aber meist monotop andere Gelenkregionen wie Trochanter major, Ellbogen, Hände und Kniegelenke ebenso betreffen. Selten kommt in familiärer Häufung eine polytope und protrahierte Manifestation vor. Änderungen im radiologischen Profil und die reversible Pro- und Regression der periartikulären mono- oder polytopen Kalzifikate sind für die diagnostische Zuordnung der Entzündungszeichen maßgeblich.

Akute und destruktive Arthropathie

Sehr selten wird eine akute Synovitis in radiologisch normalen oder degenerativen Gelenken und eine erosive Polyarthritis an Hand- und Fingergelenken beobachtet (Schumacher et al. 1981). In Verbindung mit akuten Entzündungszeichen können Apatit- und Kalziumpyrophosphatdihydrat- (CPPD-)Kristalle in der Gelenkflüssigkeit von Patienten mit Pyrophosphatarthropathie gefunden werden (Dieppe et al. 1988; Schumacher 1988). Am häufigsten beobachtet man Apatitkristalle in der Gelenkflüssigkeit von Arthrosepatienten. Es wird diskutiert, ob der Kristallnachweis mit schwereren Verlaufsformen der Arthrosekrankheit assoziiert ist; in der klinischen Praxis ist er von untergeordneter Bedeutung.

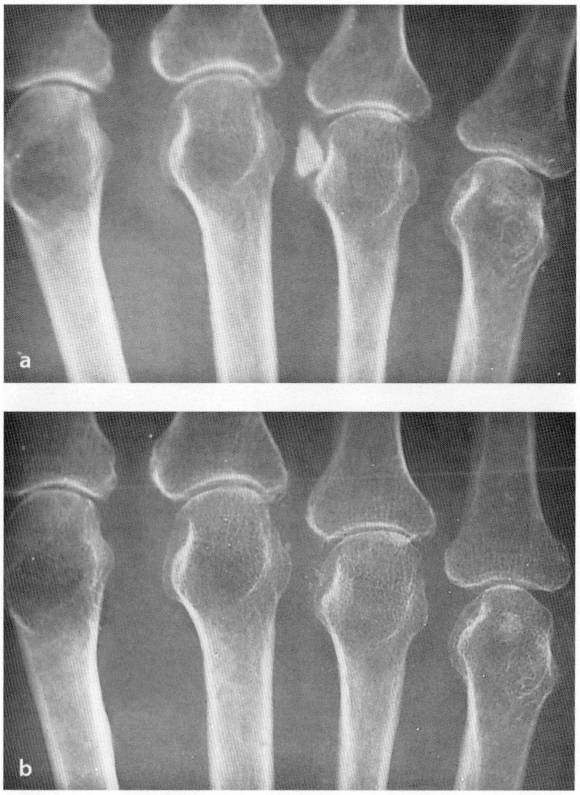

Abb. 48.12 a, b. Apatitkristallarthropathie. Reversibles amorphes Kapselkalzifikat bei episodischer Arthritis MCP-Gelenk IV rechts im Verlauf eines Jahres

Nahezu ausschließlich bei Frauen im 7. und 8. Lebensjahrzehnt wird eine häufig invalisierende destruktive Arthropathie an Schulter- und Kniegelenken mit schwach entzündlichen Gelenkergüssen beschrieben, in denen Apatitkristalle und Kollagenpartikel bei kaum ausgeprägter entzündlicher Zellularität nachweisbar sind. Fortgeschrittene degenerative und erosive Veränderungen der glenohumeralen Kompartimente sind fast immer mit einem ausgedehnten Schaden und einer Ruptur der Rotatorenmanschette verbunden, so daß auch der Begriff einer Arthropathie bei Rotatorenmanschettenläsion gebraucht wird (Neer et al. 1983, Abb. 48.12).

Spontane und mechanische Schmerzen, Krepitation, Gelenkinstabilität und fortschreitende Bewegungseinschränkungen beider Schultern verweisen auf die progrediente Entwicklung mit gelegentlich massiven Ergüssen. Etwa die Hälfte der Patienten zeigt einen Mit-

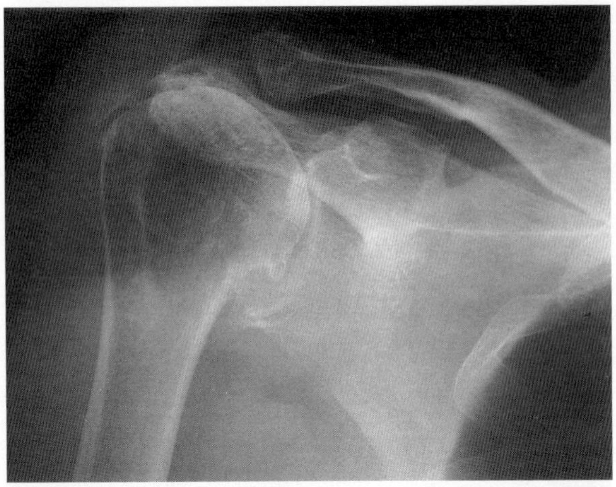

Abb. 48.13. Apatitkristallarthropathie. Rechte Schulter: Ruptur der Rotatorenmanschette mit subakromialer Arthropathie und Degeneration des glenohumeralen Kompartiments

befall der Kniegelenke mit häufig erosiven Läsionen, deren Vorkommen auch an Sprunggelenken, Hüfte und Ellbogen berichtet wird (Dieppe et al. 1984; Halverson u. McCarty 1988).

Oft ausgedehnte subkutane Kalkeinlagerungen kommen bei kindlicher Dermatomyositis, systemischer Sklerodermie und Jo-1-Antikörpersyndrom („Overlapsyndrom" von Polymyositis, systemischer Sklerose und Arthritis) vor.

48.2.5 Labor und bildgebende Verfahren

Die primäre Apatitkristallablagerung ist ohne spezifische Laborbefunde. Systemische Veränderungen des Kalziumphosphorstoffwechsel sind bei chronischer Niereninsuffizienz mit sekundären Verkalkungen ersichtlich (s. Abschn. 48.4). Die weniger als 1 μm großen Kristalle sind nur elektronenoptisch identifizierbar und können im Lichtmikroskop als nichtdoppelbrechende sphäroidale Mikroaggregate nachweisbar sein, die sich unspezifisch mit Alizarin S rotbraun anfärben. Im Zusammenhang entzündlicher Reaktionen zeigen die radiologisch nachweisbaren periartikulären Kalzifikate häufig eine morphologische Modifikation und Dichteabnahme der Kalkdepots mit potentieller Resorption und Rezidivneigung (Abb. 48.12, 48.13).

48.2.6 Diagnose und Differentialdiagnose

Der Kontext entzündlicher periartikulärer Weichteilschwellungen mit potentiell reversiblen periartikulären Kalzifikationen bestimmt die Diagnose, da der lichtoptische Nachweis von Apatitkristallkügelchen oft schwierig ist und der klinischen Praxis entbehrt. Akute Entzündungsbefunde verlangen den Ausschluß anderer akuter Monarthritiden wie Gicht, Pseudogicht, Gelenkinfektion und Weichteiltrauma. Destruierende Verlaufsformen werden auch bei chronischer Pyrophosphatarthropathie, neuropathischer Arthropathie, chronischer Polyarthritis und Arthritis mutilans der Psoriasis beobachtet.

48.2.7 Therapie

Nichtsteroidale Antiphlogistika, Gelenkpunktion mit gelegentlicher Aspiration von Kalkmaterial, lokale Steroideingabe und Kälteapplikationen reichen häufig für die symptomatische Rückbildung akuter Erscheinungen aus.

Konservative und operative Behandlungsverfahren zeigen bei der destruktiven Arthropathie der Schultern häufig unbefriedigende Ergebnisse. !

48.3 Seltene Kristallarthropathien (M 11.8)

48.3.1 Definition

Seltene klinische Manifestationen mit mikrokristalliner Pathologie werden bei primärer und sekundärer Oxalose und im Zusammenhang mit Kortikosteroidkristallen beobachtet. Weitere Kristalle mit pathogenem Potential umfassen Lipidkristalle (Cholesterin, Phospholipide) Haematoidin, Immunglobuline und Charcot-Leyden-Kristalle.

48.3.2 Klinik

Oxalatkristalle

Kalziumoxalatkristalle werden v.a. bei Patienten mit terminaler Niereninsuffizienz beobachtet und können zumeist in Hand- und Kniegelenken, seltener an anderen Gelenken und periartikulären Weichteilen eine akute oder chronische Entzündung induzieren (Hoffman et al. 1982). Der synoviale Zellgehalt ist meist unter 2000/ml und entzündliche Reaktionen um die Oxalatdepots können fehlen. Für die Pathogenese diskovertebraler Destruktionen, wie sie bei Patienten mit chronischer Hämodialyse beschrieben sind (s. Abschn. 48.4) wird der Einfluß von Oxalatkristallen diskutiert.

Extraartikuläre Manifestationen umfassen Kardiomyopathie und Neuropathie. Die in Synovia und Biopsaten nachweisbaren Mikrokristalle sind 5–30 μm groß, doppelbrechend und haben ein kennzeichnendes bipyramidales Aussehen.

Glukokortikoidkristalle

Langsam lösliche Kortikosteroidkristalle wie Triamcinolonhexacetonid zeigen gelegentlich eine den Urat- und CPPD-Kristallen ähnliche Morphologie mit antiphlogistischem Potential. Die entzündliche Gelenkreaktion ist meist flüchtig, da sie durch die Steroidwirkung nach Kristallauflösung unterdrückt wird. Die überaus pleomorphen Kristalle zeigen im polarisierten Licht intensive positive oder negative Doppelbrechung.

Lipidkristalle

Cholesterinkristalle

Diese erscheinen als breite plättchenförmige, seltener nadelförmige Kristalle in cholesterinreicher Gelenkflüssigkeit mit manchmal goldfarbenem Aussehen. Am häufigsten werden sie in Exsudaten der Schultergelenke und einer Bursitis olecrani bei chronischer Polyarthritis oder arthrotischen Gelenkergüssen gefunden. Infolge eingeschränkter Phagozytose ist ihr Entzündungspotential wahrscheinlich begrenzt. Intraartikuläre Cholesterinkristalle werden bei Arthropathie der Hyperlipoproteinämie IIa und IV nicht vermehrt beobachtet und sind wahrscheinlich ohne ursächliche Bedeutung für die Gelenksymptomatik.

Phospholipidkristalle

Eine akute Synovitis mit ausgeprägter entzündlicher Zellularität (10×10^3 bis 40×10^3 Leukozyten/ml) können mikrosphäroidale Phospholipidkristalle auslösen. Eine Monarthritis der Knie-, seltener der Handgelenke wurde hierbei im Gefolge von Hämarthros oder Gelenktrauma beschrieben (Trostle et al. 1986). Die 2–20 μm großen polarisationsoptisch doppelbrechenden Kristalle haben ein charakteristisches Aussehen von Malteserkreuzen. Auch die Bedeutung dieser Kristalle für artikuläre und tenosynoviale Symptome der Hyperlipoproteinämie Typ IIa und IV ist nicht definiert. Mikrokristalle aus Handschuhpuder können ebenfalls das Aussehen von Malteserkreuzen aufweisen.

Immunglobulinkristalle und Charcot-Leyden-Kristalle

Kasuistische Mitteilungen über entzündliche und erosive Gelenkveränderungen liegen für monoklonale Kryoglobulinkristalle vor (Langlans et al. 1980). Immunglobulinkristalle sind pleomorph, >60 μm groß, färben sich mit Methylenblau und können mit monoklonalen Antikörpern identifiziert werden. Charcot-Leyden-Kristalle enthalten Phospholipase und wurden bei Patienten mit Erkrankungen des atopischen Formenkreises beschrieben, die eine sogenannte eosinophile Synovitis mit vermehrten eosinophilen Granulozyten in der Gelenkflüssigkeit zeigen (Brown et al. 1986).

48.3.3 Therapie

Systematische Untersuchungen liegen nicht vor. Nichtsteroidale Antiphlogistika genügen häufig zur symptomatischen Besserung. Die Akkumulation von Oxalatkristallen bei Dialysepatienten kann durch eingeschränkte Zufuhr von Vitamin C, welches zu Oxalaten metabolisiert wird, verzögert werden.

48.4 Dialyseassoziierte Arthropathie (M 14.8/N 18.0)

48.4.1 Definition

Die dialyseassoziierte Arthropathie umfaßt klinische osteoartikuläre und periartikuläre Manifestationen, die durch potentiell entzündungswirksame Kristallablagerungen von

- Kalziumphosphat,
- Oxalatsalzen,
- Amyloid
- sowie Uraten

und Auswirkungen der komplexen renalen Osteopathie bei Patienten mit chronischer Hämo- oder Peritonealdialyse gekennzeichnet sind. Akute Periarthritis, akute und chronische, seltener destruktive Arthropathien peripherer Gelenke und der Wirbelsäule sowie ein Karpaltunnelsyndrom werden beobachtet.

48.4.2 Epidemiologie

Periartikuläre Kalzifikationen sind bei 15 bis 50% der chronischen Dialysepatienten nachweisbar. Die Häufigkeit von Karpaltunnelsyndrom und chronischer Arthropathie wächst mit der Dialysedauer und erreicht 5% der Kranken innerhalb der ersten 5 Jahre, 56% nach 10 Jahren, 75–100% nach 15 Jahren Dialysepflichtigkeit (Bardin u. Kuntz 1998).

48.4.3 Ätiologie und Pathogenese

Langfristige und starke Konzentrationsvermehrungen von β_2-Mikroglobulin, einem Molekül der Klasse-I-

HLA-Antigene, bei Langzeitdialyse führen zur Anhäufung und Ablagerung von β_2-Mikroglobulin-Amyloid in Gelenk- und Weichteilgeweben.

Möglicherweise besteht auch eine besondere Affinität für Glykosaminoglykane und Typ-II-Kollagen, welche mit vorzeitigen regressiven Veränderungen der Gelenkgewebe verbunden sein kann. Apatitkristalle haben ein phlogistisches Potential und entstehen durch Übersättigung und Nukleation des Kalziumphosphatprodukts infolge zu hoher Phosphatkonzentrationen. Erhöhte Oxalatkonzentrationen führen zu Kalziumoxalatkristallen, die ebenso wie Kalziumpyrophosphatkristalle entzündliche Gewebereaktionen induzieren können.

Für die Pathogenese der chronischen Arthropathie ist eine komplexe Interaktion von Amyloid- und Kristallablagerungen, metabolischen Chondrozytenschädigungen, Aluminiumexposition und sekundärem Hyperparathyreoidismus anzunehmen.

48.4.4 Klinik

Kristallinduzierte Arthritis

Das Ausmaß der periartikulären Kalkablagerungen überwiegend aus Apatitkristallen kann von kleinen perikapsulären Kalzifikaten bis zu ausgedehnten, die Gelenkmechanik beeinträchtigenden Weichteilverhärtungen führen. Die Kristallfreisetzung aus den meist asymptomatischen Kalkdepots vermag neben weiteren lokalen Einflüssen eine akute entzündliche Reaktion im periartikulären Gewebe, evtl. auch an Sehnenscheiden und seltener eine Artikulosynovitis auszulösen. Alle Gelenkregionen können involviert sein, häufig sind jedoch akute Erscheinungen an den Händen, den Knie- und Schultergelenken. Gering entzündliche Gelenkergüsse können Apatitkristalle enthalten, deren polarisationsoptische Identifikation im Gegensatz zu Harnsäure- und Kalziumpyrophosphatkristallen nicht möglich ist; allenfalls sind sie in stärkerer Aggregation als amorphe Klümpchen sichtbar. Der elektronenoptische oder kristallografische Nachweis entbehrt zumeist der klinischen Praktikabilität.

Die akut entzündlichen Erscheinungen entwickeln sich vorwiegend anfallsartig und remittieren nach wenigen Tagen meist spontan.

Eine häufig bilaterale Medianuskompression wird bei der Mehrzahl der Patienten beobachtet und durch Akkumulation von b2-Mikroglobulin-Amyloid im Karpaltunnel mitbedingt.

Chronische und destruktive Arthropathie

Chronische Gelenkveränderungen mit synovialen Amyloidablagerungen äußern sich mit intermittierenden Schmerzschüben, Kapselschwellungen und Bewegungseinschränkungen v.a. an den Schulter-, Hand- und Fingergelenken und gelegentlich symmetrischem Befall. Eine Tenosynovitis der Fingerbeuger mit mechanischem Engpaßsyndrom wird oft angetroffen. Destruktive Gelenk- und Wirbelmanifestationen entwickeln sich häufig rasch bei zunehmendem subchondralen Strukturverlust und raschem Knorpelabbau, oft innerhalb weniger Monate. Schmerzen und Funktionseinbussen korrelieren nicht unbedingt mit dem Ausmaß der radiologisch nachweisbaren osteoartikulären Destruktionen. Die Halswirbelsäule zeigt polysegmentale Diskusdegenerationen und erosiv veränderte Wirbelkörper im osteopenischen Profil. Wirbelgleiten und radikuläre Kompression sind häufige Komplikationen (Kuntz et al. 1984).

Periphere osteoartikuläre Erosionen mit symptomatischer Verschlechterung erscheinen an den Hüften, den Kniegelenken, Schulter- und Handgelenken gelegentlich in polyartikulärer Manifestation. Ihre Entstehung wird mit subchondralen Amyloiddepots assoziiert, während gelegentlich ausgeprägte osteodestruktive Veränderungen der Fingermittelgelenke ohne Nachweis lokaler Amyloiddepots sind.

48.4.5 Labor und bildgebende Verfahren

Konstant erhöhte Serumkonzentrationen von β_2-Mikroglobulin zeigen eine eindeutige Korrelation mit dem Auftreten klinischer Manifestationen. Amyloid findet sich gelegentlich in Gelenkpunktaten und β_2-Mikroglobulin kann durch Immunfluoreszenztechniken in Amyloidablagerungen, die durch Synovialisbiopsie oder Revision eines Karpaltunnelsyndroms gewonnen wurden, nachgewiesen werden. Subchondrale Erosionen und zystoide Läsionen v.a. der Gelenkränder und an der Kapselumschlagsfalte werden als diagnostisch maßgebliche radiologische Veränderungen für Amyloiddepots angesehen (Bardin et al. 1987). Serienaufnahmen belegen häufig eine Vermehrung und Vergrößerung der subchondralen Knochendefekte, die v.a. an Hüften, Hand- und Schultergelenken ersichtlich sind.

- Periartikuläre Weichteilkalzifikate,
- diffuse Demineralisation,
- osteoresorptive Läsionen und nur
- geringe reparative Anbauten

kennzeichnen die Arthropathie (Abb. 48.14).

48.4.6 Diagnose und Differentialdiagnose

Radiologischer Verdacht auf und histochemischer Nachweis von Amyloiddepots und β_2-Mikroglobulin-Amyloid bestimmen die Diagnose. Akute und floride Gelenkver-

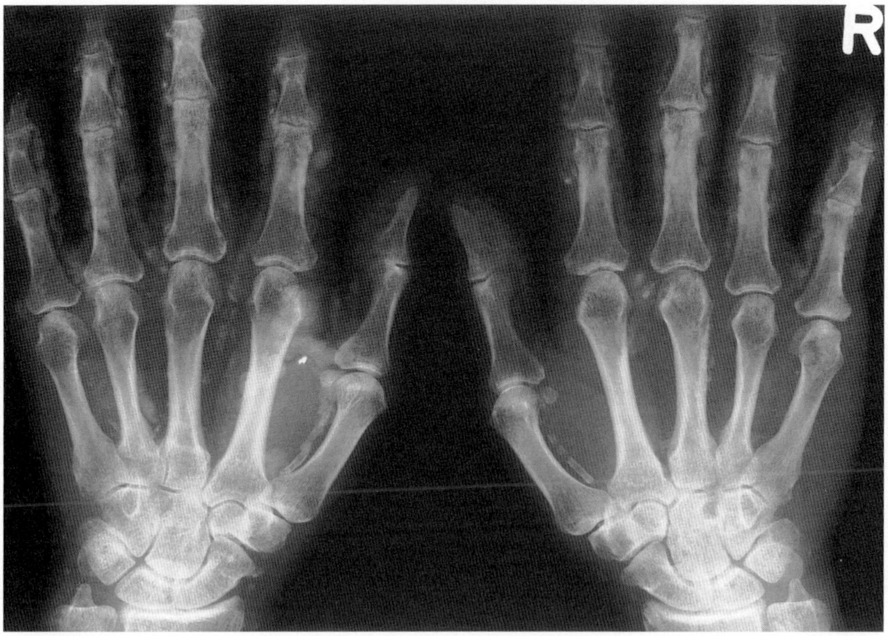

Abb. 48.14. Dialyseassoziierte Arthropathie. Hände p.-a. Polytope amorphe paraartikuläre Weichteilkalzifikate. Ausgedehnte Gefäßverkalkungen

änderungen erfordern den Ausschluß einer Gelenkinfektion mit Synoviakulturen. Eine stärkergradige entzündliche Zellularität der Synovia wie bei Sepsis ist bei der Amyloidarthropathie nicht vorhanden. Hohe synoviale Leukozytenwerte induziert auch die Kristallsynovitis.

48.4.7 Therapie

Nichtsteroidale Antiphlogistika und eine niedrig dosierte Steroidmedikation erreichen zumeist eine ausreichende symptomatische Kompensation; die kristallinduzierten Entzündungen lassen sich häufig auch durch Kolchizin beeinflussen und zeigen bei niedriger Erhaltungsdosis (z.B. 1–1,5 mg/Tag) eine verminderte Rezidivquote. Schwere Gelenkveränderungen erfordern meist endoprothetische Maßnahmen. Die Nierentransplantation behebt die osteoartikulären Beschwerden, sofern keine irreversible Gelenkschädigung vorliegt.

Literatur

Literatur zu Kap. 48.1

Doherty M, Dieppe PA (1981) Acute pseudogout: „Crystal shedding" or acute crystallization? Arthritis Rheum 24:954–957

Doherty M, Dieppe PA (1988) Clinical aspect of calciumpyrophosphate dihydrate crystal deposition. Rheum Dis Clin North Am 14:395–414

Doherty M, Hamilton E, Anderson J, Misra H, Dixey H (1991) Familial chrondrocalcinosis due to calciumpyrophosphatdihydrate crystal deposition in English families. Br J Rheumatol 30:10–15

Felson DT, Anderson JJ, Naimark A, Kannel W, Meenan RS (1989) The prevalence of chondrocalcinosis in the elderly and its association with knee osteoarthritis: The Framingham Study, J Rheumatol 16:1241–1245

Howell DS, Martel-Pelletier J, Pelletier JP, Morales S, Muniz O (1984) NTP pyrophosphohydrolase in human chondrocalcinotic and osteoarthritis cartilage. II. Further studies on histologie and subcellular distribution. Arthritis Rheum 27:193

McCarty DJ (1976) Calcium pyrophosphate dihydrate crystal deposition disease - 1975. Arthritis Rheum 19:275–285

McCarty DJ (1988) Crystal idenification in human synovial fluids. Rheum Dis Clin North Am 14:253–267

Muniz O, Pelletier JP, Martel-Pelletier J, Morales S, Howell DS (1984) NTP-Pyrophosphohydrolase in Human chondrocalcinosis and osteoarthritic cartilage. I. Some biochemical caracteristics. Arthritis Rheum 27:186

Rachow JW, Ryan LM (1988) Inorganic pyrophophate metabolism. Arthritis Rheum Dis Clin North Am 14:298–302

Sany J, Rosenberg F, Bataille R, Serre H (1977) Chondrocalcinoses secondaires et associées. Rev Rhum 44:565–577

Schneider P (1984) Arthropathie bei Chondrokalzinose. In: Mathies H (Hrsg) Handbuch der Inneren Medizin, Rheumatologie B, Bd VI/2B. Springer, Berlin Heidelberg New York, pp 521–548

Schneider P (1987) Erosive Arthopathie bei artikulärer Chondrokalzinose (Erosive Pyrophosphat-Arthropathie). Akt Rheumatol 12:204–207

Tenenbaum J, Muniz O, Schumacher HR, Good AE, Howell DS (1981) Comparison of pyrophosphohydrolase activities from articular cartilage in calciumpyrophosphate deposition disease and primary osteoarthritis. Arthritis Rheum 24:492

Zitnan D, Sitaj S (1966) Chondrocalcinosis articularis. Acta Rheumatol Balneol Pistiniana 2, Piestany

Literatur zu Kap. 48.2

Dieppe PA, Doherty M, McFarlane DG et al (1984) Apatite associated destructive arthropathy. Br J Rheumatol 22:84–91

Dieppe PA, Campion G, Doherty M (1988) Mixed crystal deposition. Rheum Dis Clin North Am 14:415–426
Evans RW, Cheung HS, McCarty DH (1984) Cultured synovial calls solubilize 45Ca-labelled hydroxyapatite crystals. Arthritis Rheum 27:829
Halverson PB, McCarty DJ (1988) Clinical aspects of besic calciumphosphate crystal deposition. Rheum Dis Clin North Am 14:427–439
Neer CS, Craig EV, Fakuda H (1983) Cuff-tear arthropathy. J Bone Joint Surg 65 A:1232–1244
Schumacher HR (1988) Pathology of crystal deposition diseases. Rheum Dis Clin North Am 14:269–288
Schumacher HR, Miller J, Ludivico C, Jessar RA (1981) Erosive arthritis associated wiht apatite crystal deposition. Arthritis Rheum 24:31–37
Uhthoff HK, Sarkar K, Maynard JA (1976) Calcifying tendonitis. A new concept of ist pathogenesis. Clin Orthop 118:164–168
Welfling J, Kahn MF, Desroy M, Paologgi JB, Sèze S de (1965) Les calcifications de l'épaule. Rev Rhum 32:325–334

Literatur zu Kap. 48.3

Brown JP, Rola-Pleszcynski MR, Menard HA et al. (1986) Eosinophilic synovitis: Clinical observations on a newly recognized subset of patients with dermatographism. Arthritis Rheum 29:1147–1151
Hoffman GS, Schumacher HR, Paul H et al. (1982) Calcium oxalate microcrystalline associated arthritis in end stage renal desease. Ann Intern Med 97:36–42
Langlans DR, Dawkins RL, Matz LR et al. (1980) Arthritis associated with crystallizing cryoprecipitate IgG paraprotein. Am J Med 68:461–465
Trostle DC, Schumacher HR, Medsger TA, Kapoor WN (1986) Microspherule associated acute arthritis. Arthritis Rheum 29:116–119

Literatur zu Kap. 48.4

Bardin T, Kuntz D (1998) Dialysis Arthropathy. In Klippel JH, Dieppe PA (eds) Rheumatology. Mosby, Boston, pp 8:29.1–4
Bardin T, Zingraff J, Shirahama T et al. (1987) Hämodialysis associated amyloidosis and beta-2-Microglobulin: A clinical and immunohistochemical study. Am J Med 83:419–424
Kuntz D, Naveau B, Bardin T et al. (1984) Destructive spondyloarthropathies in haemodialysed patients. Arthritis Rheum 27:369–375

Kapitel 49

Sonstige näher bezeichnete Arthropathien (M 12)

49

P. Schneider

INHALT

49.1 Chronische Arthritis bei rheumatischem Fieber (Jaccoud-Arthritis, chronische streptokokkenassoziierte Arthritis, M 12.0)

49.1.1 Definition

Die Entität einer chronischen Arthritis nach Streptokokkeninfektion und Rheumatischem Fieber, die sich mit den von Jaccoud (1869) beschriebenen Gelenkveränderungen verbindet, ist umstritten (Zvaifler 1962). Nach Bywaters (1950) werden unter diesem Begriff nichterosive Gelenkerscheinungen der Hände bezeichnet, welche an den Fingergelenken nach schweren und wiederholten Schüben des rheumatischen Fiebers mit rezidivierender Synovitis zu Ulnardeviation der Metakarpophalangeal(MCP)-Gelenke und reversibler oder fixierter Überstreckung der proximalen Interphalangeal(PIP)-Gelenke (Schwanenhalsdeformität) führen. Chronisch aktive Synovialentzündungen mit erosiven Läsionen werden nicht beobachtet.

49.1.2 Klinik

Die Deformität entspricht der pathomechanischen Dynamik, die auch bei chronischer Polyarthritis zu vergleichbaren Fehlstellungen führt. Sie ist krankheitsunspezifisch und verweist auf modifizierte Bewegungsmuster, die sich im Zusammenhang intermittierender oder persistierender kapsuloligamentärer Instabilitäten der MCP- und PIP-Gelenke einstellen. Die Gelenkveränderungen sind ohne lokale oder systemische Entzündungsphänomene und lassen sich eher als dysfunktionelle Residuen beschreiben. Gleichartige Deformitäten können sich auch im Zusammenhang nichterosiver Arthritisschübe bei systemischem Lupus erythematodes entwickeln und werden auch bei M. Parkinson angetroffen. In aktuellen rheumatologischen Standardwerken wird der Terminus nicht mehr verwendet (Williams 1994).

49.2 Arthropathie bei Osteochondropathia endemica (M. Kaschin-Beck, M 12.1)

Synonyme: Osteoarthrosis deformans endemica, M. Kaschin-Beck.

49.2.1 Definition

Die endemische Osteochondropathie Kaschin-Beck ist eine epi- und metaphysäre dystrophische Wachstumsstörung, die wahrscheinlich durch vasopressorische und chondrotoxische Substanzen des Pilzes Fusarium sporotrichiella alimentär bewirkt wird und progrediente degenerative Veränderungen peripherer kleiner und großer Gelenke sowie der Wirbelsäule zur Folge hat. Die chronische deformierende Polyarthropathie kommt in Endemiegebieten Nordkoreas, Ostsibiriens und der Mandschurei vor, in denen die Ernährung infolge lokaler Klimafaktoren pilzinfizierte Getreideprodukte aufweist, und bietet klinische Merkmale einer generalisierten Arthrose und Deformationen der peripheren Extremitäten.

49.2.2 Epidemiologie

Das Leiden kommt endemisch in bestimmten Regionen Ostsibiriens (Zuflußgebiet des Amur), Nordkoreas und der Mandschurei vor, deren Umwelt- und Klimabedingungen sich ähneln. Beide Geschlechter sind betroffen. Die um die vergangene Jahrhundertwende hohe Morbiditätsrate (Inzidenz von 31% im Urover Gebiet) ist nach Aufklärung der mykotoxischen Genese und Verbesserung der Ernährungsbedingungen weitgehend zurückgegangen.

49.2.3 Ätiologie und Pathogenese

Klinisch-epidemiologische und experimentelle Untersuchungen haben die alimentär-mykotoxische Ätiologie der Erkrankung belegt (Nestorov 1964). Vergleichbare Umwelt- und Klimafaktoren (mittlere Jahrestemperatur −3,3 °C) in den Endemiegebieten korrelieren mit dem Vorkommen des Pilzstamms Fusarium sporotrichiella und seiner Kontamination von Gräsern und Getreide. Im Getreidemehl sind toxische Substanzen nachweisbar, welche die epi- und metaphysären Blutgefäße schädigen und die Trophik von enchondraler Ossifikation und Gelenkknorpel stören. Die alimentäre chronische Intoxikation führt in der Wachstumsphase kurzer und langer Röhrenknochen zu fokalen aseptischen Nekrosen und progressiven dystrophischen Veränderungen des Knorpel- und Knochengewebes. Die Epi- und Metaphysen unterliegen einem kontinuierlichen Umbau und Formveränderungen, die durch Inkongruenz der Gelenkflächen, Struktur- und Trophikstörungen des Gelenkknorpels Voraussetzungen zur Entwicklung einer chronischen degenerativen Arthropathie geben. Verzögerung oder Stillstand des Längenwachstums äußern sich in Verkürzungen und Verplumpungen der distalen Extremitätenknochen.

49.2.4 Histopathologie

Frühe dystrophische Läsionen entstehen im Alter zwischen 7 und 15 Jahren und zeigen sich in der Verschmälerung und Schädigung der primären Verkalkungszone an Epi- und Metaphysen, einer nachfolgenden Erweiterung und irregulären Sklerosierung. Mit fortschreitendem Prozeß verschwindet die primäre Verkalkungszone und es entstehen höhlenartige Defekte des degenerativ veränderten metaphysären Knochengewebes, die mit Proliferationen des deformierten Epiphysenknochens kommunizieren können. Während und nach vorzeitigem Abschluß des enchondralen Wachstums erscheinen degenerative Läsionen des Gelenkknorpels, destruktive und reparative Veränderungen der deformierten epi- und metaphysären Knochenplatte und ein chronisch degenerativer Gelenkumbau.

49.2.5 Klinik

Schleichende unspezifische Gelenkbeschwerden mit Muskelschwäche beginnen im Schulkindesalter, gefolgt von symmetrischen derben schmerzhaften Gelenkverdickungen, die zuerst und meistens an den Fingergelenken, dann an Hand-, Sprunggelenken, geringer an Knie- und Ellbogengelenken nachweisbar sind. Entzündliche Phänomene und Gelenkergüsse fehlen, eine frühzeitige Krepitation ist typisch. Die Erkrankungsprogredienz ist durch eine zunehmende Intensität der degenerativen Symptome und Erweiterung des zentripetalen Gelenkbefalls gekennzeichnet. Die vollständige Ausprägung der deformierenden Polyarthropathie zeigt fixierte schmerzhafte Funktionseinbussen, Gelenkdeformitäten, Verkürzung und Verplumpung der Hände, Vorarme, Füße und Unterschenkel. Das Spätstadium im 3.–4. Lebensjahrzehnt bedingt mit kontrakten Deformitäten zumeist Invalidität.

49.2.6 Labor und bildgebende Verfahren

Labor

Spezifische und entzündliche Befunde sind nicht gegeben.

Bildgebende Verfahren

Radiologisch zeigen sich

- verbreiterte unregelmäßige Konturen mit Deformation und Randsklerose an den phalangealen Wachstumsfugen,
- Verformungen, Fragmentationen der Epiphysenkerne,
- fokale resorptive oder sklerosierende Veränderungen mit erweiterten Gelenkspalten.

Fortgeschrittene Manifestationen sind durch Verkürzungen und Deformationen der Röhrenknochen sowie Befunde des progredienten polyarthrotischen Umbaus gekennzeichnet.

49.2.7 Diagnose und Differentialdiagnose

Die endemische Manifestation sichert die diagnostische Bewertung der klinischen Symptomatik und typischen Röntgenmorphologie. Kongenitale oder erworbene Entwicklungs- und Wachstumsstörungen des Skelettes wie polyepiphysäre Dysplasien und aseptische Epiphysennekrosen v.a. an den Metakarpo- und Interphalangealgelenken sind formal abzugrenzen.

49.2.8 Therapie

Die Elimination der Noxe konnte die Inzidenz von Neuerkrankungen reduzieren (Schneider 1984). Die Therapie der irreversiblen und progredienten Arthropathie umfaßt Maßnahmen, die im Behandlungskonzept der Arthrose bewährt sind.

49.3 Pigmentöse villonoduläre Synovitis (M 12.2)

Synonyme: Arthropathia (Arthritis) villonodularis pigmentosa, benignes Synovialom, benignes fibröses Histiozytom.

49.3.1 Definition und Terminologie

Die pigmentöse villonoduläre Synovitis (PVNS) ist die artikuläre Manifestation einer ätiologisch ungeklärten benignen Proliferation der Synovialmembran und subsynovialer Gewebe mit tumorähnlicher Zotten- und Knotenbildung, die eine diffuse von einer lokalisierten Wuchsform (lokalisierte noduläre Synovitis) mit bevorzugtem Kniegelenksbefall unterscheiden läßt. Eine tenosynoviale Manifestation der Synovialishyperplasie (lokalisierte noduläre (pigmentöse villonoduläre) Tenosynovitis, Riesenzelltumor (Riesenzellsynovialom der Sehnenscheide) kommt häufig an den Sehnenscheiden der Hände vor. Die vielfältige Terminologie spiegelt die bislang ungeklärte neoplastische oder entzündliche Genese. Morphologische Kriterien lassen eine histopathologische Zuordnung in die Kategorie der fibrösen Histiozytome diskutieren. Der klinische Gebrauch einer Neoplasienomenklatur hat sich nicht eingebürgert.

49.3.2 Ätiologie und Pathogenese

Die Ätiologie der PVNS ist ungeklärt. Experimentelle Studien nach intraartikulären Eigenblutinjektionen bieten zwar morphologische Ähnlichkeiten mit villöser Synovialishyperplasie, gesteigerter Fibroblastenreaktion, Riesenzellen sowie lipid- und hämosiderinhaltigen Makrophagen, induzieren jedoch keine fortdauernde Synovialisproliferation (Rao u. Vigorita 1984; Schmitt 1980). Patienten mit Blutungsstörungen und Arthropathie sowie Individuen mit hohem Risiko sportlicher Gelenkverletzungen und Gelenkeinblutungen zeigen kein vermehrtes Vorkommen von PVNS, obwohl wiederholte Traumen die synoviale Proliferationskinetik verstärken können.

In der Regel sind bei Patienten mit PVNS auch keine relevanten Traumen aus der Vorgeschichte ersichtlich, die von ätiopathogenetischer Bedeutung sind. Nach Jaffe (1958) werden die typischen Veränderungen nicht als neoplastisch, sondern als reaktiver Typ einer Synovitis auf unbekannte auslösende Faktoren bewertet. Manche Pathologen (Fassbender 1980; Rao u. Vigorita 1984; Stout u. Lattes 1967) betonen den primär neoplastischen Charakter der Veränderungen, die sie den benignen fibrösen Histiozytomen zuordnen.

Frühe Läsionen umfassen eine oberflächliche und subsynoviale Proliferation der Synoviozyten und Histiozyten mit zunehmender Hyperplasie der Synovialiszotten. Zum Teil verschmelzen die Synovialiszotten nach wiederholten intrasynovialen Einblutungen und nachfolgender Fibrosierung. Die zottigen Wucherungen erfahren eine zunehmende knotige Umformung und fibröse Organisation. Bei diffuser Ausprägung können die blutig getränkten Gewebewucherungen den gesamten Gelenkraum ausfüllen und den subchondralen Knochen infiltrieren. Die zottige Synovialisproliferation kann den Knorpel erodieren, wenngleich bis zur durchschnittlichen Diagnosestellung i.allg. die hyaline Knorpelfläche relativ intakt bleibt. In fortgeschrittenen oder späten Stadien nehmen sekundäre arthrotische Umbauten zu.

49.3.3 Histopathologie

Die Synovialis zeigt eine rot- oder dunkelbraune, gelegentlich gelbliche Hyperplasie der Synovialzotten, zwischen denen organisiertes Fibrin die hyperplastischen Formationen verkleben läßt und zu knotiger Umwandlung führt. Knorpel- und Knochenfragmente sind primär in der Synovialis nicht vorhanden.

Histomorphologisch zeigt die Proliferation der Synoviozyten eine oberflächliche und subsynoviale Ausbreitung und Invasion mit polygonalen oder runden Zellen, zwischen denen Riesenzellen vom Fremdkörpertyp, hämosiderinhaltige Makrophagen und Fibroblasten vorliegen. Hämorrhagische Herde mit umgebenden Riesenzellen und Makrophagen sind häufig, Hämosiderinablagerungen erscheinen extra- und intrazellulär in Synoviozyten und Makrophagen.

Lipidbeladene Makrophagen (Xanthomzellen) werden in über 50% der Fälle beobachtet. Die noduläre Transformation mit Fibroblastenvermehrung, Kollagenablagerung und zunehmender hyaliner Fibrose ist von chronisch entzündlichen Infiltraten umgeben. Gesteigerte Mitosen und zytologische Kriterien für Malignität fehlen in den Synoviozyten.

Im Unterschied zur PVNS ist bei Hämochromatose das Hämosiderin nur in den Synoviozyten, bei posttraumatischer Hämosiderose in Synoviozyten und Makrophagen organisiert; eine invasive Synovialisproliferation wird hierbei nicht beobachtet.

49.3.4 Klinik

Diffuse pigmentöse villonoduläre Artikulosynovitis

Ohne Geschlechtspräferenz tritt die PVNS in allen Altersstufen, am häufigsten im 3. Lebensjahrzehnt auf. Angaben über die Prävalenz beziffern eine Erkrankung bei 650 Arthroskopien (Bequin et al. 1989). Etwa 80% der Patienten zeigen einen monartikulären Kniebefall, der sich mit Schmerzen, schleichend einsetzender und progredienter Kapselschwellung, intermittierenden Entzündungsschüben und blutigen Gelenkergüssen äußert. Systemische Krankheitszeichen fehlen, der Schmerztyp ist unspezifisch oder mechanisch. Akute Episoden können mit Blockadesymptomatik durch Einklemmung von hyperplastischem Synovialgewebe auftreten. Da die Beschwerden häufig uncharakteristisch sind, ist für eine Frühdiagnose der wiederholte Befund eines hämorrhagischen oder bräunlich-gelb verfärbten Gelenkergusses ohne Hinweise für relevante Traumen oder Gerinnungsstörung maßgeblich. In fortgeschrittenen Stadien können derb-elastische Formationen in der verdickten Gelenkkapsel tastbar sein. Weitere in der Regel monartikuläre Manifestationen betreffen in der Häufigkeitsfolge Hüften, Sprunggelenke und Ellbogen. Schulter- und Fingergelenke sowie die Halswirbelsäule sind selten erkrankt.

Lokalisierte noduläre Artikulosynovitis

Der Häufigkeitsgipfel der lokalisierten Erkrankungsform ist im 4. Lebensjahrzehnt. Die klinische Ausprägung ist i. allg. geringer als bei der diffusen Synovitis mit schwächeren Einblutungen und Kapselverdickungen. Meist läßt sich die solitäre sessile oder gestielte Knotenbildung von 1–8 cm Durchmesser durch mögliche Einklemmungserscheinungen vermuten und arthroskopisch oder arthrographisch verifizieren.

Lokalisierte noduläre Tenosynovitis (LNTS)

Nach dem Ganglion ist die LNTS die häufigste Raumforderung an den Händen. Relativ schmerzarme, progrediente derbknotige Formationen treten häufig an der distalen Beugesehnenscheide der Finger, v.a. des Zeige- und Mittelfingers auf, seltener an den Streckseiten, ferner an den beugeseitigen Sehnenscheiden in Höhe der Fingergrund- und Handgelenke, der Sprunggelenke und Zehen. Bei stärkergradiger Ausprägung können Engpaßsymptome und Bewegungseinschränkungen sowie Druckerosionen der anliegenden Knochen hinzukommen. Histologisch sind die Veränderungen identisch mit den villonodulären Läsionen am Gelenk.

49.3.5 Labor und bildgebende Verfahren

Labor

Der Gelenkerguß zeigt durchschnittliche Zellzahlen von 3000–5000/ml vorwiegend mononukleärer Elemente mit Hämosiderineinlagerungen, z.T. papillären Ansammlungen von Synoviozyten und Lipidmakrophagen (Xanthomzellen). Systemische Entzündungsbefunde fehlen.

Bildgebende Verfahren

Radiologie

Im Röntgenbild erscheinen gelegentlich asymmetrische Verbreiterungen und Verdichtungen des Weichteilprofils, erst in Spätstadien Hinweise der Knorpelreduktion und subchondraler und marginaler zystoider Strukturdefekte mit glatter Begrenzung und Sklerosesaum.

Arthroskopie

Die Arthroskopie zeigt in der Regel eine ausgedehnte hyperplastische und blutig imbibierte Gelenkschleimhaut mit zottiger Transformation und gelegentlich xanthomatösen Arealen. Arthrographisch lassen sich im Doppelkontrastverfahren die synovialen Raumforderungen konturieren. Im Kernspintomogramm sind die Läsionen darzustellen.

49.3.6 Diagnose und Differentialdiagnose

! Vor allem im Kindes- und mittleren Erwachsenenalter sind rezidivierende, atraumatische hämorrhagische Gelenkergüsse verdächtig auf PVNS.

Eine Frühdiagnose ist mittels Arthroskopie und bioptischer Identifizierung wichtig, da sie die Ergebnisse der Synovektomie und die Rezidivquote erwartungsgemäß beeinflußt und die Langzeitprognose verbessert. Neben traumatisch-hämorrhagischen Ergüssen sind rezidivierende hämorrhagische Synovitiden bei posttraumatischen oder postoperativen Reizzuständen abzugrenzen, die über längere Zeit sanguinolente Ergüsse bieten können.

Monartikuläre Manifestationen chronischer Arthritiden können gelegentlich ebenso wie erosive Kristallarthropathien mit sanguinolent imbibierten Gelenkergüssen einhergehen. Seltene Gelenktumoren, insbesondere kapilläre oder kavernöse Synovialhämangiome können durch differenzierte bildgebende Verfahren wie Subtraktionsangiographie und Kernspintomographie sowie endoskopisch abgegrenzt werden.

49.3.7 Therapie

Die arthoskopische oder offene Artikulosynovektomie ist die Therapie der Wahl, eine lokale Exstirpation bei der lokalisierten Erkrankungsform oft ausreichend. Eine chemische oder radiogene Synoviorthese ist nicht indiziert. In Abhängikeit vom Operationszeitpunkt werden Rezidivquoten zwischen 14 und 21% angegeben (von Torklus 1997).

49.4 Palindromer Rheumatismus (palindrome Arthritis, M 12.3)

49.4.1 Definition

Der palindrome Rheumatismus (pR; palindrome Arthritis) umfaßt ein klinisches Syndrom, das durch die unregelmäßige Wiederkehr akuter artikulärer und paraartikulärer Entzündungen zwischen symptomfreien Intervallen und ohne progrediente Gewebeschädigung charakterisiert ist.

Die Ätiopathogenese des von Hench u. Rosenberg (1941) erstbeschriebenen Syndroms ist ungeklärt. Langzeitstudien belegen die v.a. im angloamerikanischen Schrifttum vertretene, wenngleich nicht unbestrittene, Anschauung, daß der pR eine prodromale oder atypische Manifestation der chronischen Polyarthritis (cP) sei (Schneider 1981; Zvaifler 1998).

49.4.2 Epidemiologie

Die Diagnose eines pR betrifft etwa 1% der Arthritiskranken. Die Erkrankung kann jede Altersstufe betreffen; die Mehrheit der Erstmanifestationen erfaßt das mittlere Erwachsenenalter. Männer und Frauen erkranken gleich häufig, ein vermehrtes familiäres Auftreten wird beobachtet.

49.4.3 Ätiologie und Pathogenese

Die Ätiopathogenese des pR ist ungeklärt. Vermutliche Beziehungen zu allergischer Diathese sind nicht gesichert. Verlaufsstudien belegen entgegen den Vorstellungen der Erstbeschreiber das Auftreten einer chronischen Polyarthritis bei 30–55% der Patienten mit 1- bis 25jährigem Verlauf (Dunn et al. 1981; Mattingly 1966; Wajed et al. 1977). 75% dieser Fälle zeigen positive Tests für Rheumafaktoren. Gelegentlich wurden auch Übergänge zum Lupus erythematodes, zur Arthritis psoriatica, zum Felty-Syndrom und zur Uratgicht beobachtet.

Die Krankheitsmerkmale des pR erlauben keine Differenzierung zwischen Verläufen mit oder ohne Übergang in eine cP und bestimmen die vorwiegende Auffassung, daß der pR nicht einer ätiopathogenetisch spezifischen Krankheit entspricht, sondern eine prodromale oder atypische Manifestation der cP darstellt. Patienten mit pR und HLA-DR4 scheinen für die Entwicklung einer cP disponiert. Untersuchungen des Komplementsystems und der C1q-Bindungskapazität lassen nicht folgern, daß an dem entzündlichen Anfallsgeschehen zirkulierende Immunkomplexe mit systemischer Komplementaktivierung maßgeblich beteiligt sind (Schneider 1981).

Histopathologie
Histomorphologische Ergebnisse sind spärlich und verweisen auf leichte Deckzellproliferationen und oberflächliche Entzündungsinfiltrate der Synovialmembran mit Granulozyten und Lymphozyten. Elektronenoptisch wurden tubuloretikuläre Strukturen an Endothelzellen und feinkörnige Ablagerungen in Vakuolen der Synoviozyten Typ A und C und Gefäßwänden nachgewiesen, deren ursächliche Bedeutung für Antigenmaterial und Immunkomplexe unklar ist.

49.4.4 Klinik

Das klinisch definierte Syndrom ist durch unregelmäßig wiederkehrende Anfälle von akuter Arthritis und Periarthritis in einem oder mehreren Gelenken charakterisiert, die ohne systemische Krankheitszeichen nach wenigen Stunden oder Tagen remittieren und von interkritischen symptomfreien Intervallen sehr unterschiedlicher Dauer abgelöst werden. Die Symptomatik ähnelt am ehesten einer kristallinduzierten Synovitis und verursacht in typischen und langjährigen Verläufen keine permanenten oder progredienten Gelenkschädigungen.

Akute Arthritis
Die entzündliche Attacke beginnt meist unvermittelt und am späten Nachmittag mit Spontanschmerz, druckdolenter weicher Kapselschwellung, häufiger Überwärmung und Rötung des Gelenkes und der darüberliegenden Haut, Schonhaltung und Bewegungseinschränkungen. Das Maximum der Entzündungszeichen stellt sich in wenigen Stunden ein. Selten von subfebrilen Temperaturen begleitet, bildet sich die akute Arthritis ohne Residuen gewöhnlich nach 2–5 Tagen zurück.

Das Befallmuster ist monartikulär und migratorisch. Jedes Gelenk, an erster Stelle das Knie, kann betroffen sein, wobei der rezidivierende Verlauf eine bestimmte Gelenktopologie vermitteln kann. Verläufe mit kurzen interkritischen Intervallen und hoher wöchentlicher oder monatlicher Anfallsfrequenz können das Muster einer migratorischen Polyarthritis annehmen. Nach dem Kniegelenk werden mit abnehmender Häufigkeit Handgelenk, Sprunggelenk, Metakarpophalangeal- und proximale Interphalangealgelenke, Schulter, Ellbogen, Fußwurzel und Zehengelenke erfaßt, selten Halswirbelsäule, Hüfte, Kiefer- und Sternoklavikulargelenke.

Die *Anfallsfrequenz* und die Dauer der interkritischen Intervalle lassen keine Periodik erkennen und können äußerst variabel sein. Die Angaben schwanken über eine Häufigkeit von 1–100 Anfällen im Jahr, die Mehrzahl der Patienten mit langjährigem Verlauf erfahren jährlich zwischen 12 und 25 Rückfälle der akuten Arthritis. Übergänge in eine definitive cP kommen nach 1- bis 20jähriger Erkrankungsdauer vor.

Auftreten und Persistenz positiver Tests für IgM-Rheumafaktoren und einer BSG-Beschleunigung deuten auf diese Entwicklung hin, auch wenn das klinische Erscheinungsbild noch palindromen oder episodischen Charakter hat.

Periarthritis
Periarthritische Anfälle kommen bei einem Drittel der Kranken vor und können in typischer Ausprägung ein diagnostisches Merkmal sein; sie äußern sich in floriden Entzündungsinfiltraten der periartikulären Weichteilstrukturen während oder zwischen den Gelenkattacken. Flüchtige überwärmte Schwellungen sind an Fingerkuppen, Phalangen, Handrücken, Beuge- und Streckseite des Vorarms und der Ferse lokalisiert und können gelegentlich eine passagere knotige Konsistenz annehmen.

49.4.5 Labor und bildgebende Verfahren

Labor
Serumwerte
Eine humorale Entzündungskonstellation mit leichtem Anstieg der BSG und Akutphase-Proteine kann im Anfall nachweisbar sein. Positive Reaktionen für IgM-Rheumafaktoren, antinukleäre Antikörper, zirkulierende Immunkomplexe, Veränderungen des Serumkomplements, der Harnsäure und des Kalziumphosphor-Stoffwechsels verweisen auf mögliche entzündliche Systemkrankheiten, in die ein pR übergehen kann oder die mit vorangehender oder begleitender palindromer Gelenksymptomatik kombiniert sind.

Analyse der Synovialflüssigkeit
Die Gelenkflüssigkeit kann im Anfall eine erhöhte Zellzahl ohne konstante Verschiebung einzelner Zelltypen enthalten.

Bildgebende Verfahren
Die radiologische Entwicklung ossärer Kontur- und Strukturläsionen ist Ausdruck von Chronifizierung und Organschädigung, die den Übergang in eine cP kennzeichnen.

49.4.6 Diagnose und Differentialdiagnose

Die Diagnose des pR erfordert die Bestimmung von mindestens 3 Kriterien, die das klinische Syndrom charakterisieren, im Attribut palindrom impliziert und folglich an eine temporäre Beobachtungsspanne gebunden sind. Bewertet werden

- Anfalls- und Rezidivcharakter der akuten Arthritis und Periarthritis,
- Remission ohne Residuen in symptomfreien irregulären Intervallen,
- Fehlen eines persistenten oder progredienten Gelenkschadens (Schneider 1981).

Die Sicherung der Diagnose gewinnt also in der Retrospektive und behält ihren prodromalen Aspekt, wenn sich nach selbst langjährigem typischem Verlauf ein irreversibler chronischer Entzündungsprozeß abzeichnet.

Der Nachweis objektiver Entzündungszeichen ist zur Bestimmung des Anfallscharakters maßgeblich. Die anfallsartige Entzündung verlangt differentialdiagnostisch den Ausschluß der kristallinduzierten Arthropathien und weiterer Affektionen, die mit passagerer oder episodischer Gelenkentzündung einhergehen.

Die Arthritis urica läßt sich durch den Nachweis von Hyperurikämie und Harnsäurekristallen in der entzündlichen Synovia, die Pseudogicht (Kalziumpyrophosphatkristall-Arthropathie) durch Befunde intraartikulärer Kalziumpyrophosphatkristalle und systemischer Gelenkknorpelverkalkungen im Röntgenbild abgrenzen. Die akute rezidivierende, mono- oder polytope Periarthritis kann im Einzelfall intensivere Entzündungssymptome entwickeln und ist mit radiologisch meist gut ersichtlichen und reversiblen kapsulären oder periartikulären Kalkpräzipitaten aus Apatitkristallen kombiniert. Beim familiären Mittelmeerfieber sind die intermittierenden Gelenkepisoden von Fieber und polyserositischen Schmerzen begleitet mit ethnischer Prävalenz und hoher Komplikationsrate für Amyloidose.

49.4.7 Therapie

Die symptomatische und langfristige Therapie versucht, Dauer, Akuität und Frequenz der Anfälle zu vermindern und eine möglichst anhaltende Remission zu induzieren. Die Mehrzahl der nichtsteroidalen Antiphlogistika kann die Anfälle hinreichend kupieren. In der Regel bestimmt die fallweise sehr variable Rezidivfrequenz, ob eine Langzeittherapie erforderlich oder die temporäre symptomatische Beeinflussung ausreichend ist. Parenterale Goldverbindungen können partielle oder komplette Remissionen induzieren (Dunn et al. 1981; Mattingly 1966). Meist sind Gaben von 20 mg Aurothiomalat i.m. wöchentlich über eine mehrmonatige Spanne ausreichend wirksam. Positive Resultate werden auch nach Langzeitgabe von D-Penicillamin und Chloroquinen berichtet (Richardson u. Zalin 1987).

49.5 Hydrops intermittens (M 12.4)

Synonyme: intermittierender Hydrarthros, periodische benigne Synovitis.

49.5.1 Definition

Hydrops intermittens ist eine sehr seltene, nichtentzündliche Gelenkerkrankung, die durch periodisch wiederkehrende, überwiegend monartikuläre und anfallsartige Ergüsse mit Bevorzugung des weiblichen Geschlechts und der Kniegelenke gekennzeichnet ist. Trotz ihrer Chronizität entwickeln die Rezidive in der Regel keine dauerhafte Gelenkschädigung.

49.5.2 Ätiologie und Pathogenese

Ätiologie und Pathogenese der Erkrankung sind ungeklärt. Beziehungen zu allergischer Diathese und einer abnormen synovialen Gefäßpermeabilität wurden vermutet. Eine Korrelation der periodischen Gelenkergüsse mit der Monatsblutung wird gelegentlich vermerkt; auch eine variante Verlaufsform der juvenilen chronischen Arthritis wurde vermutet. Für die Synovialis wurden eine villöse Proliferation und Rundzellinfiltrate, gelegentlich auf lymphoplasmazelluläre Aggregate wie bei einer frühen chronischen Polyarthritis beschrieben. Die Gelenkflüssigkeit ist ohne entzündliche Elemente.

49.5.3 Klinik

Die seltene Erkrankung betrifft häufiger Frauen als Männer und beginnt meist in der Adoleszenz mit periodisch wiederkehrenden nichtentzündlichen monartikulären Ergüssen. In der Regel ist das Kniegelenk mit 1–2 Rezidiven im Monat betroffen, seltener das Ellbogen-, Hüft- oder Sprunggelenk. Eine Synchronizität mit den Menses wird häufig vermerkt. Der Synovialerguß entsteht innerhalb eines Tages, verursacht keine Spontanschmerzen, behindert aber durch die rasche Volumenzunahme die Gelenkmotilität. Zeichen einer örtlichen Entzündung mit Überwärmung und Kapselschwellung fehlen; nach 2–4 Tagen sind die Erscheinungen remittiert. Auch nach langjährigem Verlauf wird gewöhnlich kein permanenter oder progredienter Gelenkschaden beobachtet.

! Eine intraartikuläre Steroidtherapie oder Synovektomie verhindern nicht die Rezidive (Ehrlich 1979).

Auffällige, insbesondere entzündliche Labor- und Röntgenbefunde fehlen.

49.5.4 Diagnose und Differentialdiagnose

Der Nachweis lokaler oder systemischer Entzündungszeichen schließt die Diagnose des Hydrops intermittens aus. Dessen Kriterien sind:

- Periodizität,
- Fehlen von Entzündlichkeit und
- progredienter Gelenkschädigung.

Auszuschließen sind differentialdiagnostisch episodische Reizergüsse bei degenerativen oder traumatischen Gelenkveränderungen und rezidivierende Monarthritiden. Unter diesen ist die palindrome Arthritis durch aperiodische entzündliche Rezidive, die mikrokristalline Synovitis durch spezifische Kristallanalyse zu differenzieren. Ebenfalls auszuschließen sind monartikuläre Manifestationen akuter Arthritiden, der chronischen Polyarthritis, der seronegativen Spondarthropathien und des familiären Mittelmeerfiebers, die durch ihre klinisch-anamnestischen und systemischen Merkmale differenzierbar sind.

49.5.5 Therapie

Die intraartikuläre Steroidtherapie verhindert nicht spätere Rezidive und ist bei Wiederholung von einem erhöhtem Infektionsrisiko begleitet. Da eine progrediente Gelenkschädigung primär nicht vorkommt und eine fakultative Rezidivprävention nicht gesichert ist, sind die Indikationen von Synovektomie und chemischer oder radiogener Synoviorthese umstritten.

49.6 Coxitis fugax (M 12.8)

Synonyme: transitorische Synovitis des Hüftgelenks, „Hüftgelenkschnupfen", „toxic synovitis of the hip".

49.6.1 Definition

Die Coxitis fugax ist eine ätiologisch ungeklärte passagere Synovitis des Hüftgelenks ohne Spätschäden und häufigste Ursache für Hüftschmerzen im Kindesalter zwischen 2 und 13 Jahren.

49.6.2 Ätiologie

Die Ätiologie der episodischen Hüftentzündungen ist unbekannt. Ein reaktiver entzündlicher Vorgang nach febrilen Infekten der Atemwege ist naheliegend, jedoch für spezifisch auslösende Trigger nicht belegt. Bei der transitorischen Symptomatik fehlen repräsentative Hinweise zu pathomorphologischen Veränderungen der Synovialis.

49.6.3 Klinik

Oft im Gefolge eines Atemwegsinfektes kommt es häufiger bei Jungen als Mädchen und meist im Alter von 4–7 Jahren zu akuten Hüftschmerzen und Schonhinken. Die häufig spontanen Schmerzen sind bewegungsabhängig verstärkt und mit einer reflektorischen Schonhaltung in Beugung, Außenrotation und Adduktion kombiniert. Eine Druckdolenz der Leistenbeuge und schmerzhafte Einschränkungen der Rotations- und Spreizbewegungen können mit leichter Erhöhung der Körpertemperatur und humoralen Entzündungsbefunden einhergehen. Die Symptomatik ist meist nach 5–35 Tagen abgeklungen. Als mögliche Folgen werden eine geringe Hüftkopfvergrößerung und Gelenkspalterweiterung mitgeteilt (Landin et al. 1987).

49.6.4 Bildgebende Verfahren

Im Röntgenbild ist eine Verbreitung des Weichteilprofils möglich, spezifische Befunde fehlen. Arthrosonographisch läßt sich häufig eine echoarme Volumenzunahme mit Kapseldistension nachweisen.

49.6.5 Diagnose und Differentialdiagnose

Zumeist bestätigt sich die Verdachtsdiagnose aus der transitorischen Symptomatik. Bei stärkergradiger und persistierender Entzündungsaktivität sind differentialdiagnostisch eine infektiöse Arthritis und Osteomyelitis, eine Perthes-Erkrankung, Epiphysenlösung des Femurkopfes und eine monartikuläre Manifestation der juvenilen chronischen Arthritis, selten Hämophilie und Sichelzellanämie auszuschließen.

49.7 Traumatische Arthropathie (M 12.5)

49.7.1 Definition

Die traumatische Arthropathie umfaßt eine Vielzahl krankhafter Veränderungen und Schädigungen am Gelenk, die mit Schmerz, Schwellung und Bewegungseinschränkung im Zusammenhang eines einmaligen oder wiederholten Gelenktraumas auftreten. Nach Ursache und Umfang eines singulären Gelenktraumas lassen sich eine traumatische Synovitis ohne akute Läsionen des Gelenkknorpels und weiterer Binnenstrukturen, eine Gelenkruptur mit Fraktur des Gelenkknorpels oder kompletten Rupturen anderer Gelenkstrukturen und eine posttraumatische Arthrose differenzieren, die sich als Folgeerkrankung eines posttraumatischen Gelenkschadens entwickelt. Repetitive mechanische Überlastungen, wie sie im Zusammenhang bestimmter beruflicher und sportlicher Aktivitäten vorkommen können, vermögen eine chronische degenerative Arthropathie zu induzieren.

49.7.2 Ätiologie und Pathogenese

Trauma ohne Ruptur der Gelenkstrukturen

Ein Einzeltrauma ohne stärkergradige oder persistente Ruptur einzelner oder mehrerer Gelenkstrukturen verursacht einen akuten, in der Regel haemorrhagischen Gelenkerguß, der sich gewöhnlich ohne bleibende Binnenschädigung innerhalb weniger Wochen zurückbildet.

Traumatische Ruptur

Eine rupturierende Verletzung der Gelenkstrukturen ohne Wiederherstellung der Oberflächenkongruenz und Gelenkstabilität führt langfristig zur Dekompensation der Knorpeltrophik und sekundären degenerativen Gelenkerkrankung. Hierzu gehören auch subchondrale Knochenläsionen ohne gleichzeitige Knorpelschädigung und sekundäre Osteonekrosen.

Mikrofrakturen

Die Pufferkapazität und die Kraftabsorption des Gelenkknorpels sind v.a. gegenüber vertikalen Punktüberlastungen begrenzt, die hauptsächlich über Gelenkbewegung und Längenzunahme der angespannten Muskulatur sowie eine Verformung des subchondralen Knochen kompensiert werden. Muskelermüdung geht mit einer eingeschränkten neuromuskulären Reflexfolge einher und verschlechtert die Kompensationskapazität für die Übertragung und Verteilung der Belastungskräfte.

Unter Belastung zeigen Knorpel und subchondraler Knochen adaptive Veränderungen, die eine Zunahme der Oberflächenkongruenz mit verbreiterter Kraftverteilung induzieren. Abnorme Überlastungen können Mikrofrakturen der subchondralen Spongiosa bedingen, deren Reparation mit einer Abnahme der ossären Pufferkapazität verbunden ist. Bei verminderter Oberflächenkongruenz werden die Belastungskräfte auf den Knorpel verdichtet, der mit zunehmender chondrozytärer Dysfunktion für degenerative Veränderungen anfällig werden kann (Bullough et al. 1973).

Persistierende Kapsel- und Bandlockerungen

Persistierende Kapsel- und Bandlockerungen reduzieren die Gelenkstabilität, ebenso wie Störungen der propriozeptiven und nozizeptiven Kapazität zur Gelenkhypermobilität beitragen können, welche die degenerativen Veränderungen fördert.

49.7.3 Klinik

Akute traumatische Synovitis

Nach Kontusion oder akuter abnormer Gelenkmechanik entwickeln sich akuter Schmerz und Anschwellung mit meist hämorrhagischem Gelenkerguß in Minuten bis 2 h. Frakturen, Schädigungen der Binnenstrukturen und Einrisse des Kapsel-Band-Apparates müssen mit entsprechender klinischer und bildgebender Diagnostik ausgeschlossen werden. Der Nachweis von Fettkügelchen an der Oberfläche der blutigen Gelenkflüssigkeit verweist auf eine Fraktur. Bei Fehlen einer makroskopischen Blutung zeigt das Gelenkpunktat vermehrt Erythrozyten und eine leichte Erhöhung leukozytärer Elemente mit vermehrtem Eiweißgehalt. Die akuten Erscheinungen klingen bei adäquater Therapie in Tagen bis wenigen Wochen ohne Folgeschäden ab.

Entzündliche Gelenksymptome im Gefolge von Hämarthros mit oder ohne Trauma können möglicherweise auch durch mikrosphäroidale Lipidkristalle, die das Aussehen von Malteserkreuzen und polarisationsoptisch eine positive Doppelbrechung haben, induziert werden. Wahrscheinlich entstehen sie aus membranösen Phospholipiden der Erythrozyten oder anderer Zellen und werden phagozytiert. Die Synovia zeigt einen entzündlichen Zellgehalt zwischen 10 000 und 40 000 Leukozyten/ml mit Überwiegen von polymorphkernigen Granulozyten.

Posttraumatische degenerative Arthropathie

Ein permanenter Gelenkschaden kann im Gefolge von Frakturen, Luxationen, Distorsionen und Rupturen der Gelenkbinnenstrukturen und des Kapsel-Band-Apparates auftreten. Die posttraumatischen Struktur- und Funktionsstörungen umfassen permanente oder progrediente Gelenkknorpeldegenerationen, Kapselkontrakturen, Gelenkinstabilität und Fehlstellungen. Die Beurteilung der Traumafolge erfordert eine Dokumentation, gemäß derer eine Gelenkerkrankung vor dem Trauma nicht relevant war, eine Strukturschädigung in zeitlicher Korrelation mit dem Trauma ersichtlich ist und vergleichbare Gelenkveränderungen an nichttraumatisierten Gelenken nicht vorliegen.

Degenerative Arthropathie nach repetitiver Gelenküberlastung

Degenerative Gelenkveränderungen werden im Zusammenhang mit chronisch repetitiven Gelenküberlastungen bei beruflichen und sportlichen Aktivitäten beobachtet. Sie sind Beispiele für Umweltfaktoren, die die Entwicklung einer nicht selten asymptomatischen Arthrose induzieren können. So werden Hand- und Fingerarthrosen bei Boxern, Straßenarbeitern mit Preßlufthammer, Knie- und Sprunggelenksarthrosen bei Fallschirmspringern und Rugbyspielern, Fingerarthrosen bei Baseballspielern und Pianisten, Sprunggelenks- und Zehenarthrosen bei Ballettkünstlern beobachtet.

49.7.4 Therapie

Eine adäquate traumatologische Versorgung reduziert das Risiko von Sekundärveränderungen und Folgeschäden, die mit der Entwicklung einer progredienten Sekundärarthrose einhergehen können.

Literatur

Literatur zu Kap. 49.1

Bywaters WGL (1950) Relation between heart und joint disease including „rheumatoid heart disease“ and chronic post-rheumatic arthritis (Type Jaccoud). Br Heart J 12:101

Jaccoud FS (1869) Leçons de Clinique médicale faite à l'hôpital de la Charité. Delhage, Paris

Williams Jr RC (1994) Acute rheumatic fever. In: Klippel JH, Dieppe PA (eds) Rheumatology, vol 4. Mosby, Boston, pp 8.1–8.9

Zvaifler NJ (1962) Chronic post-rheumatic fever (Jaccoud's Arthritis). N Engl J Med 267:10

Literatur zu Kap. 49.2

Nestorov AI (1964) The clinical course of Kashin-Beck disease. Arthritis Rheum 7:29–39

Schneider P (1984) Arthropathie bei Osteochondropathia endemica (Kaschin-Beck). In: Mathies H (Hrsg) Handbuch der Inneren Medizin, Rheumatologie B, Bd VI/2B. Springer, Berlin Heidelberg New York, S 564–568

Literatur zu Kap. 49.3

Bequin J, Locker B, Vielpeau L, Souquières G (1989) Arthroscopy. J Arthros Rel Surg 5:62–64

Fassbender HG (1980) Vorwort. In: Schmidt H-J (Hrsg) Nosologische Stellung der „villonodulären Synovitis“. Rheumaforum 8, Braun, Karlsruhe

Jaffe HL (1958) Pigmented villonodular synovitis, bursitis and tenosynovitis. In: Jaffe HL (eds) Tumors and tumorous conditions of the bones and joints. Lea & Febiger, Phildelphia, pp 532–557

Rao AS, Vigorita VS (1984) Pigmented vilonodular synovitis (giant cell tumor of tendon sheath and synovial membrane). J Bone Joint Surg 66 A:76–94

Schmitt H-J (1980) Nosologische Stellung der „villonodulären Synovitis“. Rheumaforum 8, Braun, Karlsruhe

Stout AP, Lattes R (1967) Tumors of the soft tissues. Atlas of tumor pathology, fascicle 1. Armed Forces Institute of Pathology, Washington/DC

Torklus D von (1997) Verlauf und Behandlung der pigmentierten villonodulären Synovitis. Orthop Prax 15:478

Literatur zu Kap. 49.4

Dunn EC, Jones DW, Mattingly S, Robinson WM, Williams RA (1981) The prognosis in palindromic rheumatism. Ann Rheum Dis 40:206–207

Hench PS, Rosenberg EF (1941) Palindromic rheumatism. A new of recurring disease of joints (arthritis, periarthritis, paraarthritis); apparently producing no articular residues. Report of 34 cases (ist relationship to „angioneural arthrosis“, „allergic rheumatism“, rheumatoid arthritis). Mayo Clin Proc 16: 808–815

Mattingly S (1966) Palindromic rheumatism. Ann Rheum Dis 25: 306–317

Richardson MR, Zalin AM (1987) Treatment of palindromic rheumatism with cloroquine. Br Med J 224:107

Schneider P (1981) Palindromer Rheumatismus (palindrome Arthritis). Akt Rheumatol 6:183–187

Wajed MA, Braun DL, Currey HLF (1977) Palindromic rheumatism. Clinical and serum complement study. Ann Rheum Dis 36:56–61

Zvaifler N (1998) Palindromic rheumatism. In: Klippel JH, Dieppe PA (eds) Rheumatology, cancer and miscellaneous arthropathies. Mosby, Boston, pp 5:28.2

Literatur zu Kap. 49.5

Ehrlich EG (1979) Intermittent and periodic rheumatic syndromes. Bull Rheum Dis 24:746

Literatur zu Kap. 49.6

Landin LA, Danielsson LG, Wattsgard C (1987) Transient synovitis of the hip. Ist incidence, epidemiology and relation to Perthes' disease. J Bone Joint Surg 69B:238–242

Literatur zu Kap. 49.7

Bullough P, Goodfellow J, O'Connor J (1973) The relationship between degenerative changes and load-bearing in the human hip. J Bone Joint Surg 55B:746

Sonstige Arthritis (undifferenzierte Arthritis und undifferenzierte Spondarthritis, M 13)

J. L. Hülsemann, H. Zeidler

INHALT

Ein Teil entzündlich-rheumatischer Erkrankungen läßt sich insbesondere im Frühstadium, aber auch bei chronischem Verlauf nicht eindeutig einem bekannten Krankheitsbild zuordnen (Hülsemann u. Zeidler 1995; Isomäki et al. 1978; Mau et al. 1989). Zur Umschreibung dieser Bilder wurden Begriffe geprägt wie z.B.: Synovitis unbekannter Ursache, unklassifizierte seronegative Arthritis, nicht definierte Arthritis, Arthritis unbekannter Diagnose, nicht klassifizierte Monarthritis, nicht spezifische Arthritis etc. In den letzten Jahren hat sich der Begriff „undifferenziert" für nicht sicher klassifizierbare Arthritiden bzw. Spondarthritiden durchgesetzt, im Sinne einer vorläufigen Benennung nosologisch nicht sicher einzuordnender Erkrankungen (Calin u. Marks 1982; Zeidler et al. 1987).

50.1 Definition und Terminologie

Insbesondere bei frühen Arthritiden ist eine Zuordnung zu bekannten entzündlich-rheumatischen Krankheitsbildern oft nicht möglich, so daß erst der weitere Verlauf der Erkrankung eine definitive Klassifikation oder Diagnose möglich macht. Der Begriff „undifferenziert" umschreibt somit eine heterogene Gruppe von Krankheitsbildern, die z.B. folgende umfassen können:

- Frühformen bekannter Erkrankungen,
- abortive Verlaufsformen,
- Überlappungssyndrome und
- ätiologisch-nosologisch noch unklare Erkrankungen.

Je nach klinischen Gesichtspunkten kann eine weitere Unterteilung vorgenommen werden in

- undifferenzierte Arthritiden und
- undifferenzierte Spondarthritiden.

Insbesondere bei monosymptomatischen Frühformen kann eine Zuordnung schwierig sein und muß bei Auftreten neuer Krankheitsmanifestationen im Verlauf modifiziert werden. So macht z.B. anstelle einer Klassifikation als „undifferenzierte Arthritis" die klinische Manifestation eines entzündlichen Rückenschmerzes oder die radiologische Manifestation einer Sakroiliitis die Klassifikation einer „undifferenzierten Spondarthritis" notwendig.

50.2 Epidemiologie

20–56% der frühen Arthritiden und Spondarthritiden mit einer Krankheitsdauer von weniger als 6–12 Monaten können nicht sicher einer bekannten Erkrankung zugeordnet werden (Hülsemann u. Zeidler 1995). In einer Frühdiagnoseambulanz bzw. in der Klinik sind die undifferenzierten Erkrankungen häufiger als z.B. die chronische Polyarthritis (Hülsemann u. Zeidler 1995; Wolfe et al. 1993).

In der allgemeinärztlichen Praxis nehmen sie unter den akuten Arthritiden von weniger als 4 Wochen Dauer zusammen mit der chronischen Polyarthritis (jeweils 13%) einen führenden Platz hinter der Gichtarthritis (18%) und der reaktiven Arthritis (17%) ein. In der klinischen Praxis ist zu vermuten, daß ein Teil dieser Patienten als seronegative chronische Polyarthritis oder auch als reaktive Arthritis fehlklassifiziert wird, da bei einem Teil der Patienten Rheumafaktoren gefunden werden, bei einem anderen Teil eine Infektanamnese zu eruieren ist.

50.3 Ätiologie und Pathogenese

Der Begriff „undifferenziert" verleiht neben der unbekannten Ursache der Arthritiden und Spondarthritiden auch der Tatsache Ausdruck, daß es sich hierbei um eine sehr heterogene Gruppe von entzündlich-rheumatischen Erkrankungen handelt. Bei 17% der Patienten lassen sich Rheumafaktoren nachweisen, bei 27% besteht eine Assoziation mit dem HLA-B-27. 21% der Patienten geben anamnestisch eine kürzlich durchgemachte Infektion an (Hülsemann u. Zeidler 1995).

Befunde experimenteller Studien weisen ebenfalls Hinweise für eine Infektion als auslösende Ursache auf. So findet sich eine antigenspezifische Lymphozytenproliferation gegen reaktive arthritisassoziierte Bakterien (Chlamydia trachomatis, Yersinia enterocolitica, Shigella flexneri, Salmonella enteritidis, Campylobacter jejuni, Borrelia burgdorferi) in der Synovialflüssigkeit von 39% der Patienten mit einer undifferenzierten Arthritis (Sieper et al. 1993). Bei 69% der Patienten mit einer undifferenzierten Oligoarthritis besteht eine klinisch inapparent verlaufende bakterielle Infektion (Weyand u. Goronzy 1992).

Mittels PCR-Technik konnte bei einem Teil von Patienten mit einer undifferenzierten Arthritis Bakterien-DNA in Synovialflüssigkeit oder Synovialmembran nachgewiesen werden (Braun et al. 1997; Wilbrink et al. 1998).

Möglicherweise stellen undifferenzierte Arthritiden abortive oder Frühformen einer chronischen Polyarthritis oder einer reaktiven Arthritis dar.

50.4 Krankheitsbilder

Die Unterteilung in undifferenzierte Arthritiden und undifferenzierte Spondarthritiden bietet in erster Linie eine Hilfe für diagnostische und differentialdiagnostische Überlegungen.

Daneben resultiert hieraus eine Anleitung zur empirischen und pragmatischen Auswahl therapeutischer Möglichkeiten sowie eine Strukturierung der notwendigen langfristigen Verlaufsbeobachtung bezüglich Art, Umfang und Häufigkeit, was für ein rheumatologisches Qualitätsmanagement unerläßlich ist. Schließlich bildet dies auch eine Grundlage für eine praktische und wissenschaftliche Kommunikation.

50.4.1 Undifferenzierte Arthritis (M 13.0–M 13.1)

Klinik

Betroffen sind Patienten in jüngerem bis mittlerem Lebensalter (41 ± 15 Jahre), Frauen etwa doppelt so häufig wie Männer. Der Gelenkbefall ist meist mon- oder oligoartikulär, nur selten polyartikulär, mit besonderer Bevorzugung des Kniegelenkes. Bei akut auftretender undifferenzierter Monarthritis ist das Knie in bis zu 47% der Fälle betroffen (Windisch et al. 1992) und stellt somit für die Praxis das häufigste Problem dar. Der Beginn kann aber ebenso gut subakut oder primär chronisch sein.

Anamnestisch finden sich oft Hinweise auf durchgemachte Infekte, wie z.B. der oberen Luftwege, des Urogenital- oder des Gastrointestinaltraktes, ohne daß sich aber ein Erreger nachweisen oder ein sicherer Zusammenhang mit der Arthritis beweisen läßt.

Diagnostik

Klinische Untersuchung

Klinisch ergeben sich neben den typischen Zeichen der Arthritis keine spezifischen Veränderungen. Es sollte jedoch auch im weiterenVerlauf immer nach Beteiligung der periartikulären Strukturen, z.B. von Sehnen und Sehnenscheiden, gesucht werden. Auch die Enthesien sollten gründlich untersucht werden.

Laborchemische Untersuchungen

Laborchemisch bestehen häufig Zeichen der Entzündung mit Erhöhung der Blutkörperchensenkungsgeschwindigkeit und des C-reaktiven Proteins, die jedoch auch normal sein können. Daneben empfiehlt sich die Bestimmung der Rheumafaktoren, eine HLA-B27-Typisierung, die Durchführung der Serologie für die bekannten Auslöser einer reaktiven Arthritis (Chlamydia trachomatis, Yersinia enterocolitica, Campylobacter jejuni, Salmonellen, Shigellen, Borrelia burgdorferi) sowie bei entsprechender Anamnese oder Klink Harnröhrenabstriche und Stuhluntersuchungen auf darmpathogene Bakterien. Neuere Methoden, wie z.B. PCR-Analysen des Urins auf DNA von Chlamydia trachomatis können den bisherigen Direktnachweis durch Abstriche der Harnröhre z.T. ersetzen.

Die *Analyse der Synovialflüssigkeit* ergibt den Befund eines unspezifisch entzündlichen, überwiegend granulozytären Ergusses, z.T. mit deutlich erhöhter Gesamtleukozytenzahl. Durch PCR-Analysen auf bakterielle DNA oder RNA in der Synovia sowie in der durch Blindpunktion oder arthroskopisch gewonnenen Synovialmembran mit molekularbiologischen Methoden wird in Zukunft ein Teil der bisher undifferenziert gebliebenen Arthritiden als reaktive Arthritiden identifiziert werden können.

Bildgebende Verfahren

Bei entsprechender Anamnese oder Klinik können *Röntgenaufnahmen* der Wirbelsäule mit Nachweis von Syndesmophyten, Parasyndesmophyten oder einer Sakroiliitis eine Zuordnung zu den Spondarthritiden ermöglichen.

Gelegentlich wird eine *Skelettszintigraphie,* evtl. mit SPECT, erforderlich sein, um die Frage nach weiteren, klinisch nicht eindeutig nachweisbaren artikulären oder extraartikulären Manifestationen zu beantworten.

Auch die *Arthrosonographie* kann für den Nachweis eines geringen Ergusses oder einer Synovialproliferation sowie für die Beantwortung der Frage einer Tenosynovialitis oder einer Enthesopathie eingesetzt werden.

Differentialdiagnose

Die Diagnostik muß insbesondere darauf ausgerichtet sein, definierte rheumatische Erkrankungen zu erkennen oder auszuschließen. Die Differentialdiagnose umfaßt sämtliche bekannten entzündlichen Erkrankungen, dies sind insbesondere

- chronische Polyarthritis,
- Spondylitis ankylosans und andere Spondarthritiden,
- reaktive Arthritis,
- Psoriasisarthropathie,
- Arthritis urica,
- Chondrocalcinose,
- intestinale Arthropathien (M. Crohn, Colitis ulcerosa, M. Whipple),
- Sarkoidarthritis,
- degenerative Gelenkerkrankungen.

Für viele dieser Erkrankungen stehen Diagnosekriterien zur Verfügung. Läßt sich die Arthritis keiner dieser Erkrankungen zuordnen, ist die Bezeichnung „undifferenzierte Arthritis“ angebracht. Da es sich hierbei jedoch nur um eine vorläufige Arbeitsdiagnose handelt, sollte sie im weiteren Verlauf der Erkrankung immer wieder kritisch hinterfragt und ggf. revidiert werden.

Therapie

Medikamentöse und physikalische Therapie

Da die Ätiologie der undifferenzierten Arthritis nicht bekannt ist, steht eine allgemeine spezifische Therapie nicht zur Verfügung. Vielmehr muß die Therapie symptom- und problemorientiert sein. Hierbei steht die analgetisch-antiphlogistische Behandlung mit NSAID im Vordergrund. Daneben kommt der funktionserhaltenden physikalischen Therapie mit krankengymnastischer Übungsbehandlung, Kryotherapie und Elektrotherapie eine weitere wichtige Rolle zu. Gelegentlich kann bei oligoartikulärem Gelenkbefall mit hoher systemischer Entzündungsaktivität die systemische Gabe oder bei monartikulärem Befall die intraartikuläre Instillation von Glukokortikoiden erforderlich sein.

In aller Regel ist die Gabe von langwirksamen Antirheumatika nicht indiziert. Handelt es sich jedoch um einen rasch progredienten, oder um einen erosiv-destruierenden Verlauf, so sollte die Indikation zur Einleitung einer solchen Therapie rechtzeitig gestellt werden. In diesem Fall kann die Therapie mit Sulfasalazin (Azulfidine RA) in der üblichen Dosis von 2 bis maximal 3 g/Tag indiziert sein. Bei Unverträglichkeit von Sulfasalazin, auftretenden Nebenwirkungen oder unter Sulfasalazin weiterhin progredientem und erosivem Verlauf ist rechtzeitig auf eine Therapie mit Methotrexat umzustellen. Therapiestudien der undifferenzierten Arthritiden liegen bisher nicht vor.

Operative Maßnahmen

Operative Maßnahmen – hier ist z.B. eine Synovektomie zu erwähnen – sind primär nicht indiziert, können aber bei einer vorwiegend proliferativen Form der Synovialitis mit persistierend hoher Entzündungsaktivität erforderlich werden. Hierbei ist der arthroskopisch durchzuführenden Synovektomie häufig der Vorzug zu geben. Bei monartikulärem Befall kann auch an eine Radiosynoviorthese oder eine chemische Synoviorthese gedacht werden.

Verlauf und Prognose

Der Krankheitsverlauf der undifferenzierten Arthritis zeigt sich äußerst variabel. Es werden Verläufe mit kompletter spontaner Remission über rezidivierend schubweise Verläufe bis hin zu chronischen Formen mit erosivem Verlauf beobachtet. In der überwiegenden Zahl der Fälle kommt es nach Wochen bis Monaten zur kompletten Remission ohne Residuen. So zeigte eine Nachuntersuchung von 28 Patienten mit einer undifferenzierten Arthritis und Spondarthritis nach im Mittel 27 Monaten bei 54% der Patienten eine komplette Remission, bei 18% lag eine Teilremission vor, 29% hatten unverändert Beschwerden oder waren progredient (Hülsemann u. Zeidler 1995). Auch Patienten mit einer frühen undifferenzierten Polyarthritis haben zu über 50% im weiteren Verlauf eine selbstlimitierende Form der Erkrankung, die vom Verlauf einer typischen chronischen Polyarthritis unterschieden werden kann (Tunn u. Bacon 1993; Wolfe et al. 1993). HLA-B27-assoziierte Arthritiden hingegen weisen nach 2- bis 5jähriger Beobachtungszeit in 25% der Fälle die Klinik einer Spondylitis ankylosans auf (Schattenkirchner u. Krüger 1987).

50.4.2 Undifferenzierte Spondarthritis (M 13.8)

Klinik

Anders als bei den undifferenzierten Arthritiden steht bei den undifferenzierten Spondarthritiden häufig die Wirbelsäule im Vordergrund (Burns u. Calin 1994; Zeidler et al. 1992).

Spondylitis

Charakteristisch ist der Wirbelsäulenschmerz vom entzündlichen Typ, der besonders als Nacht- und Ruheschmerz auftritt. Neben Schmerzen im Bereich des

Hauptmanifestationsorts der tiefen Lendenwirbelsäule und der Gesäßregion klagen die Patienten oft über Schmerzen im Bereich der Brust- und Halswirbelsäule sowie des Thorax mit angrenzenden Gelenken (Sternoklavikular-, Sternokostal-, Kostotransversalgelenke). Nicht selten besteht auch eine klinisch stumme Sakroiliitis, die erst im Röntgenbild auffällt. Insgesamt besteht eine große Variabilität der Intensität und der Dauer der Manifestationen am Stammskelett. Ebenso wechselhaft ist der Zusammenhang mit den arthritischen und extraartikulären Manifestationen, die z.T. vorher, gleichzeitig oder erst im weiteren Verlauf auftreten können.

Arthritis

Die Arthritis betrifft überwiegend die Gelenke der unteren Extremitäten und ist asymmetrisch und mon- oder oligoartikulär. Das Kniegelenk ist dabei am häufigsten betroffen, gefolgt von Sprung- und Handgelenken.

Extraartikuläre Manifestationen

Hinzu treten extraartikuläre Manifestationen. Am häufigsten kommt es hierbei zu einer Enthesopathie im Bereich des Achillessehnenansatzes am Kalkaneus, aber ebenso im plantaren Fersenbereich. Auch Schmerzen im Beckenbereich (Tuber ischiadicum, Symphyse, Trochanter major) sowie im Sternalbereich (Sternoklavikulargelenke, kostosternale Synchondrosen) können Hinweise für spondarthritische Enthesopathien sein.

Als weitere extraartikuläre Manifestationen können eine okuläre Beteiligung (Konjunktivitis, Iritis), mukokutane Veränderungen (Keratoderma blenorrhagicum, Balanitis circinata, Onycholyse, Onychodystrophie, orale Aphten), eine urogenitale Beteiligung (Urethritis, Epididymitis, Prostatitis, sterile Pyurie), entzündliche Darmbeteiligung sowie eine Mitbeteiligung des Herzens (Reizleitungsstörungen, Perikarditis, Aorteninsuffizienz) beobachtet werden. Klassifikationskriterien für die Spondarthritis wurden von der „European Spondylarthropathy Study Group" (ESSG) aufgestellt (Dougados et al. 1991).

Diagnostik

Laborchemische Untersuchungen

Besteht der Verdacht auf das Vorliegen einer Spondarthritis, so sollte die Diagnostik, neben der Bestimmung der Entzündungsaktivität (BSG, CRP), HLA-B27-Typisierung, mikrobiologisch-serologische Untersuchungen zur Identifizierung reaktiver Arthritiden, Urogenitalabstriche sowie ggf. eine ophthalmologische, urologische oder dermatologische Konsiliaruntersuchung beinhalten. Fakultativ kann bei entsprechender Klinik die Bestimmung von Rheumafaktoren zur Abgrenzung einer chronischen Polyarthritis notwendig sein, bei noch bestehender gastrointestinaler Symptomatik die Untersuchung des Stuhls auf darmpathogene Bakterien.

Bildgebende Verfahren

Außer den betroffenen Gelenken sollten *Röntgenaufnahmen* von Hals-, Brust- und Lendenwirbelsäule mit Darstellung der Iliosakralgelenkfugen angefertigt werden.

Ist der nativ-radiologische Befund der ISG-Fugen fraglich, empfiehlt sich die Anfertigung einer *Computertomographie,* bei unauffälligem Röntgenbild, aber eindeutiger Klinik eine Kernspintomografie zur Feststellung der Aktivität einer Sakroiliitis.

Auch die *Skelettszintigraphie,* insbesondere mit SPECT, kann neben der Sakroiliitis Veränderungen an den kleinen Wirbelgelenken detektieren.

Die *Arthrosonographie* kann zur Darstellung von Veränderungen der Enthesien hilfreich sein. Ebenso lassen sich hiermit frühzeitig Bursitiden, z.B. der Bursa subachillea, nachweisen.

Differentialdiagnose

Als Differentialdiagnosen müssen auch hier alle genannten Diagnosen, die unter der Differentialdiagnose der undifferenzierten Arthritiden aufgeführt sind, in Betracht gezogen werden, insbesondere die seronegative chronische Polyarthritis, die reaktive Arthritis und die Psoriasisarthritis. Daneben sollten aber auch alle degenerativen Wirbelsäulenerkrankungen, die diffuse idiopathische Skeletthyperostose (DISH), maligne Erkrankungen, die Spinalstenose sowie das Fibromyalgiesyndrom ausgeschlossen werden.

Therapie

Wie für die undifferenzierte Arthritis gilt für die undifferenzierte Spondarthritis, daß nur ein geringer Teil der Patienten eine spezifische Therapie benötigt. In aller Regel werden zunächst NSAID ausreichend sein. Besonderer Wert ist auf eine Rückenschule sowie die frühzeitige Durchführung einer Bechterew-Gymnastik zu legen (Mau et al. 1990). Daneben kommen physikalische Maßnahmen zum Einsatz. Beim Vorliegen einer Enthesopathie können neben lokalen antiphlogistischen Maßnahmen auch eine Iontophorese, diadynamische Ströme, Stanger-Bäder sowie Ultraschall zu einer Besserung der Beschwerden führen. Gelegentlich kann bei ausgeprägterer Arthritis die Instillation von Glukokortikoiden erforderlich sein, während systemische Steroidgaben nur Fällen mit einer ausgeprägten systemischen Entzündungsaktivität vorbehalten bleiben.

Der Einsatz von Langzeittherapeutika bei reinem Achsenskelettbefall ist nicht indiziert, kann aber bei ausgeprägter peripherer Arthritis erforderlich werden. Die meisten Erfahrungen liegen mit Sulfasalazin (Azulfidine RA) vor (Dougados et al. 1992), jedoch kommen gelegentlich andere Langzeittherapeutika wie z.B. Methotrexat zum Einsatz.

Verlauf und Prognose

Der Verlauf der Arthritis im Rahmen der undifferenzierten Spondarthritis ist variabel. Patienten, bei denen zunächst nur eine HLA-B27-assoziierte Arthritis vorliegt, entwickeln jedoch nicht selten eine Spondylitis ankylosans (Schattenkirchner u. Krüger 1987). Patienten mit einer undifferenzierten Spondarthritis entwickeln nach 10 Jahren zu 60% eine sichere Spondylitis ankylosans, in einem hohen Prozentsatz jedoch mit guter bis ausreichender Wirbelsäulenfunktion (Mau et al. 1988).

Literatur

Braun J, Tuszewski M, Eggens U et al. (1997) Nested polymerase chain reaction strategy simultaneously targeting DNA sequences of multiple bacterial species in inflammatory joint diseases. I. Screening of synovial fluid samples of patients with spondyloarthropathies and other arthritides: J Rheumatol 24:1092–1100

Burns TM, Calin A (1994) Undifferentiated spondylarthropathy. In: Calin A (ed) Spondylarthropathies. Grune and Stratton, Orlando, pp 253–265

Calin A, Marks SH (1982) The case against seronegative rheumatoid arthritis: Am J Med 70:992–994

Dougados M, Linden SJEF van der, Juhlin R et al. (1991) The european spondylarthropathy study group preliminary criteria for the classification of spondylarthropathy. Arthritis Rheum 24:1218–1227

Dougados M, Maetzel A, Mijiyawa M, Amor B (1992) Evaluation of sulphasalazine in the treatment of spondyloarthropathies. Ann Rheum Dis 51:955–958

Hülsemann JL, Zeidler H (1995) Undifferentiated arthritis in an early synovitis out-patient clinic. Clin Exp Rheumatol 13:37–43

Isomäki H, Raunio J, Von Essen R, Hämeenkorpi R (1978) Incidence of inflammatory diseases in Finland. Scand J Rheumatol 7:188–192

Mau W, Zeidler H, Mau R (1988) Clinical features and prognosis of patients with possible ankylosing spondylitis. Results of a 10-year follow-up. J Rheumatol 15:1109–1114

Mau W, Raspe H.H., Mersjann H (1989) Early arthritides: nosography, nosology, and diagnostic criteria. Scand J Rheumatol S 79:3–12

Mau W, Meran JG, Langer HE (1990) Fortschritte in der Therapie der Spondarthritiden. Wien Med Wochenschr 12:338–342

Schattenkirchner M, Krüger K (1987) Natural course of prognosis of HLA B27 positive oligoarthritis. Clin Rheumatol 6 [Suppl 2]: 84–86

Sieper J, Braun J, Laitko S et al. (1993) Reaktive Arthritis-assoziierte Bakterien als auslösende Ursache der undifferenzierten Oligoarthritis. Z Rheumatol 52:19–27

Tunn EJ, Bacon PA (1993) Differentiating persistent from self-limiting symmetrical synovitis in an early arthritis clinic. Br J Rheumatol 32:97–103

Weyand CM, Goronzy JJ (1992) Clinically silent infections in patients with oligoarthritis: results of a prospective study. Ann Rheum Dis 51:253–258

Wilbrink B, Heijden IM van der, Schouls LM et al. (1998) Detection of bacterial DNA in joint samples from patients with undifferentiated arthritis and reactive arthritis, using polymerase chain reaction with universal 16 S ribosomal RNA primers. Arthritis Rheum 41:535–543

Windisch X, Keusch K, Rey B, Gerber NJ (1992) Monarthritis unklarer Ätiologie; eine Verlaufsbeobachtung. Schweiz Med Wochenschr 1322:727–731

Wolfe F, Ross K, Hawley DJ, Roberts FK, Cathey MA (1993) The prognosis of rheumatoid arthritis and the undifferentiated polyarthritis syndrome in the clinic: a study of 1141 patients. J Rheumatol 20:2005–2009

Zeidler H, Werdier D, Klauder A et al. (1987) Undifferentiated arthritis and spondylarthropathy as a challenge for prospective follow-up. Clin Rheumatol S 6:112–120

Zeidler H, Mau W, Khan MA (1992) Undifferentiated spondyloarthropathies. Rheum Dis Clin North Am 18:18–202

KAPITEL 51

Arthropathien bei sonstigen anderenorts klassifizierten Krankheiten (M 14) 51

M. KRUSE, E. GENTH, P. SCHNEIDER, F.-J. LUDWIG,
W. RÜTHER, H. GUDERIAN, A. KRAUSE

INHALT

51.1 Muskuloskelettale Manifestationen bei Diabetes mellitus (M 14.2/E 10–E 14)

M. KRUSE, E. GENTH

Beim Diabetes mellitus können am Bewegungssystem vielgestaltige Komplikationen (Krankheitsfolgen) oder assoziierte Erkrankungen auftreten. Die wichtigsten klinischen Erscheinungsformen sind die diabetische Cheiroarthropathie, die diabetische Osteoarthropathie und Neuroarthropathie, die idiopathische Skeletthyperostose (M. Ott-Forestier) und die Periarthropathia humeroscapularis (adhäsive Schulterkapsulitis; Forgacs 1994).

51.1.1 Pathogenese

Die Pathogenese muskuloskelettaler Veränderungen bei Diabetes mellitus ist komplex und nur unvollständig geklärt. Veränderungen der Kapillaren mit Verdickung der Basalmembran führen zu funktionellen Störungen mit Erhöhung der Kapillarpermeabilität für Plasmaproteine. Die Hyperglykämie scheint kausal beteiligt zu sein. Infolge der Hyperglykämie kann es zu einer Akkumulation von Sorbit in Bindegewebszellen kommen mit Gefäßwandstörung. Die Sorbitbildung wird durch die Aldosereduktase katalysiert. Die nichtenzymatische Glykosylierung von Kollagen ist deutlich erhöht.

Destruierende Gelenkveränderungen
Die destruierenden Gelenkveränderungen bei der diabetischen Osteoarthropathie werden z.T. durch regionale angiopathisch bedingte Osteonekrosen hervorgerufen, zum anderen v.a. durch die begleitende Neuropathie (Charcot-Arthropathie).

Hyperostose
Als mögliche Ursache der Hyperostose wird der langanhaltende Hyperinsulinismus von Typ-2-Diabetikern diskutiert. Es kommt zu metaplastischer Verkalkung und Ossifikation, insbesondere des vorderen Längs-

bands der Wirbelsäule, aber auch von anderen Bändern, von Gelenkkapseln und Sehnenansätzen. Die Hyperostose tritt 3mal häufiger bei Patienten mit einer Hyperlipoproteinämie auf als bei solchen ohne eine derartige Stoffwechselstörung. Viele dieser Patienten leiden auch an Störungen des Purinstoffwechsels.

Osteoporose

Die Pathogenese der Osteoporose bei Typ-1-Diabetikern ist nicht geklärt. Ein möglicher Faktor ist die Hyperkalzi- und Hyperphosphaturie durch eine osmotische Diurese bei Glukosurie. Diskutiert wird auch ein verminderter Knochenaufbau oder ein erhöhter Knochenabbau durch Insulinmangel. Die knochenaufbauende Wirkung des Insulins könnte die erhöhte Knochendichte bei Typ-2-Diabetikern erklären (Barnet-Connor u. Holbrook 1992), deren Stoffwechselsituation durch einen Hyperinsulinismus charakterisiert ist.

51.1.2 Histopathologie

Die histologische Untersuchung von Hautbiopsien bei Patienten mit Cheiropathie zeigt einen mehr oder weniger ausgeprägten Verlust elastischer Fasern im Corium und eine Akkumulation von Kollagenfasern in der tieferen Dermis (Buckingham et al. 1984). Das gemeinsame morphologische Korrelat der diabetischen (mikroangiopathischen) Spätkomplikationen ist die Verdickung der kapillären Basalmembran in Retina, Glomerula, Haut-, Skelett-, Muskel- und Nervengewebe.

51.1.3 Klinische Erscheinungsformen

Diabetische Cheiroarthropathie (diabetisches Handsyndrom; „skleroderma-like syndrome")

Die diabetische Cheiroarthropathie (Aljahlan et al. 1999) tritt bei 8–50% aller Typ-1-Diabetiker, v.a. bei Kindern, nach längerer Krankheitsdauer auf. Seltener sind erwachsene Typ-2-Diabetiker betroffen.

Klinik

Typisch für diese Erkrankung ist eine dicke, wachsartige, kaum verschiebliche Haut der Hände, insbesondere auf dem Handrücken, die vom Aspekt her an eine Sklerodermie erinnern kann. Die sklerodermieartigen Hautveränderungen können auch an Armen und Beinen sowie im Nacken und oberen Rücken (Scleroedema diabeticorum) auftreten. Begleitend findet sich oft eine Verdickung der Hohlhandsehnenscheiden. Die Beweglichkeit der Fingergelenke ist eingeschränkt (s. Abb. 51.1). Häufig besteht eine diabetische Mikroangiopathie anderer Organe. Die Erkrankung schreitet nur sehr langsam fort. Im weiteren Verlauf können auch Bewegungsschmerzen sowie Motilitätseinschränkungen großer Gelenke (v.a. Hand-, Ellbogen- und Sprunggelenke) hinzutreten.

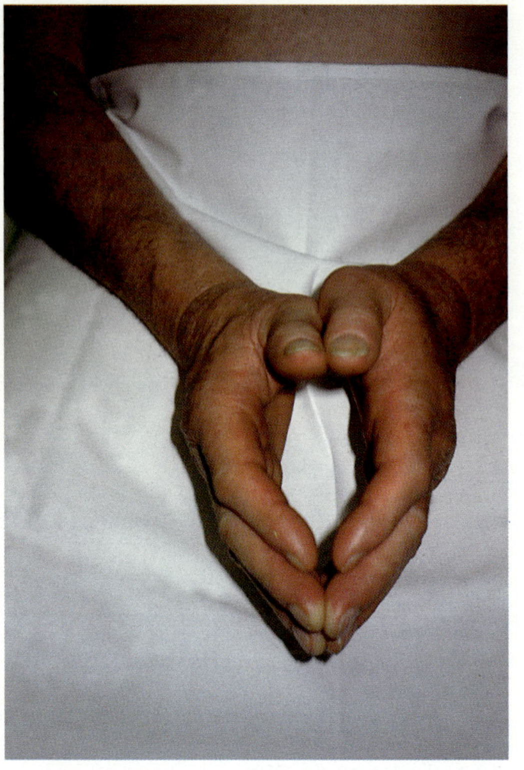

Abb. 51.1. Beugefehlstellung der Finger bei diabetischer Cheiroarthropathie („prayer's hands")

Differentialdiagnose

Differentialdiagnostisch sind insbesondere die familiäre Cheiroarthropathie, die ohne Diabetes mellitus einhergeht (Scott et al. 1982), die chronische Polyarthritis und die Hämochromatosearthropathie abzugrenzen. Fingerkuppenschwund, akrale Nekrosen, periunguale Teleangiektasien, Raynaud-Phänomen und sklerodermieassoziierte Autoantikörper kommen im Unterschied zur systemischen Sklerose nicht vor.

Therapie

In therapeutischer Hinsicht ist in erster Linie die Optimierung der antidiabetischen Therapie erforderlich. Lokale Injektionen von kristallinen Glukokortikoiden in die Sehnenscheiden der Handbeuger haben sich als wirksam erwiesen (Sibbitt u. Eaton 1997).

Diabetische Osteoarthropathie und Neuroarthropathie

Hierunter werden osteolytische, v.a. an kleinen Röhrenknochen auftretende Zerstörungen verstanden, die als Spätkomplikation des Diabetes mellitus vorzugsweise im Bereich der Füße auftreten. Etwa 0,1–0,4% aller Diabetiker leiden an dieser Erkrankung. Es handelt sich überwiegend um Diabetiker im Alter von 50–70 Jahren mit längerer Krankheitsdauer (Sinha et al. 1972) und unzureichender Blutzuckereinstellung bei gleichzeitiger diabetischer peripherer Neuropathie.

Klinik

Die im Vergleich zu den sehr ausgeprägten radiologischen Veränderungen nur sehr geringen oder gar fehlenden Schmerzen führen die Erkrankten erst spät zum Arzt. Am häufigsten betroffen sind die Vorfüße (v.a. Metatarsophalangealgelenke), aber auch die Fußwurzel- und Sprunggelenke und die Interphalangealgelenke der Füße. Begleitend finden sich meist typische Hautveränderungen mit Erythemen (mit bzw. ohne Nekrose), Blutungen oder Pigmentierungen, gelb gefärbten Nägeln, Hyperkeratosen und Hautatrophien. Häufig kommt es auch zu schmerzfreien, scharf begrenzten Ulzera. Diese treten v.a. plantar und zwar im Bereich der MTP auf, da hier die Druckbelastung am größten ist (Malum perforans pedis).

Häufig besteht wegen der Kapsel-Ligament-Lockerung eine Hypermobilität der betroffenen Gelenke. Infolge der gleichzeitigen diabetischen Innervationsstörung, v.a. des M. extensor bzw. flexor digitorum longus, kommt es zu einer Dorsalextension und Subluxation der MTP. Oft ist auch das periartikuläre Weichteilgewebe geschwollen, typischerweise sind diese Weichteilschwellungen schmerzlos. In fortgeschrittenen Fällen besteht eine typische Fehlform des Fußes mit einer Zerstörung des Längs- und Quergewölbes, Verkürzung (durch die Destruktion der Tarsometatarsalgelenke) sowie medialer Fußdislokation und gleichzeitiger Verkürzung (durch Mitbeteiligung des Talokruralgelenks) (Forgacs 1976).

Die Diagnose der diabetischen Osteoarthropathie wird aufgrund der klinischen Veränderungen bei bekanntem Diabetes mellitus durch das Röntgenbild gestellt. Nach Forgács werden 3 Stadien unterschieden (Forgacs 1977):

- *Stadium 1:* Umschriebene, v.a. subchondrale Entkalkung, die allmählich in eine Osteolyse übergeht; Kortikalisdefekte, primär juxtraartikulär in Knochen normaler Dichte auftretend. Subluxation (in – noch – intaktem Gelenk; sie ist besonders bedeutungsvoll, da sie auf später dort auftretende Osteolysen hinweist).
- *Stadium 2:* Mutilierende und destruierende Osteolysen, die innerhalb kurzer Zeit zu einer Zerstörung der Gelenkflächen führen (oft in Form eines „Zerbröckelns"). Spontanfrakturen; periostale Reaktionen, die u. U. gleichzeitig mit ausgedehnten Osteolysen auftreten und in fortgeschrittenen Fällen in eine periostale Kalzifikation übergehen.
- *Stadium 3:* (= Heilung) mit partieller oder sogar völligem Wiederaufbau der befallenen Gelenke; Arthrosis deformans; Ankylosierung.

Differentialdiagnose

Die Differentialdiagnose der diabetisches Osteoarthropathie umfaßt entzündliche und degenerative Gelenkerkrankungen, aber auch Tumoren sowie neurogene Arthropathien anderer Ursachen. Vor allem hinsichtlich der Frage einer evtl. bestehenden Infektion (und ihrer Ausdehnung) bietet die MRT eine wertvolle Hilfestellung.

Prognose

Die Prognose der diabetischen Osteoarthropathie ist i.allg. gut. Erforderlich ist eine Optimierung der Blutzuckereinstellung (dies beinhaltet oft die Umstellung von einer oral-antidiabetischen auf eine Insulinbehandlung) sowie eine konsequente Entlastung des betroffenen Gelenks bzw. der Gelenke. Die Rolle eines Infekts sollte nicht überbewertet und die Indikation zu einer Resektion nur mit großer Zurückhaltung gestellt werden.

Eine Teilamputation ist oft nur dann notwendig, wenn die Erkrankung von einer ausgedehnten Makroangiopathie bzw. Gangrän begleitet ist. !

Diffuse idiopathische Skeletthyperostose (DISH-Syndrom)

1950 beschrieben Forestier und Rotes-Querol die ankylosierende Hyperostose der Wirbelsäule. Diese ist charakterisiert durch eine metaplastische Kalzifikation und Ossifikation der peripheren Anteile der Zwischenwirbelscheiben, des perivertebralen Bindegewebes einschließlich des Ligamentum longitudinale anterius und posterius. Diese ist häufig begleitet von einer generalisierten Ossifikationsneigung der Bänder und Sehnenansätze des Körperstamms und der Extremitäten (diffuse idiopathische Skeletthyperostose = DISH-Syndrom; Resnick et al. 1975; s. Abb. 51.2, 51.3).

Die Häufigkeit der Wirbelsäulenhyperostose in der Allgemeinbevölkerung beträgt 1,6–13%. Im Gegensatz dazu ist die Prävalenz dieser Erkrankung unter Diabetikern 13–49%. 12–80% der Patienten mit einer Hyperostose der Wirbelsäule leiden an einem manifesten Diabetes bzw. einer pathologischen oralen Glukosetoleranz.

Generell ist das DISH-Syndrom eine Erkrankung des älteren Menschen, bei Diabetikern hingegen manifestiert es sich früher. Vor allem das gemeinsame Auftreten des DISH-Syndroms und des Typ-2-Diabetes-mellitus ist charakteristisch; fast 3mal soviel Patienten mit Typ-II-Diabetes-mellitus leiden an einer Hyperostose wie Patienten mit einem Typ-1-Diabetes. Eine Korrelation zwischen der Hyperostose und der Erkrankungsdauer an Diabetes besteht jedoch nicht. Oft erfolgt die Diagnose der Hyperostose vor der des Diabetes melli-

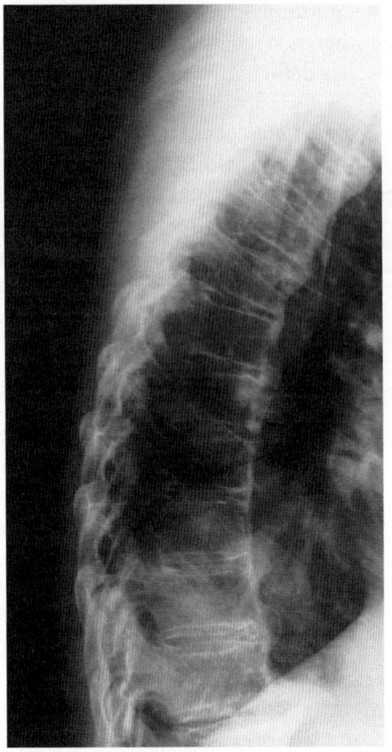

Abb. 51.2. Seitenbandverknöcherung und brückenbildende Osteophyten der Brustwirbelsäule bei M. Forestier

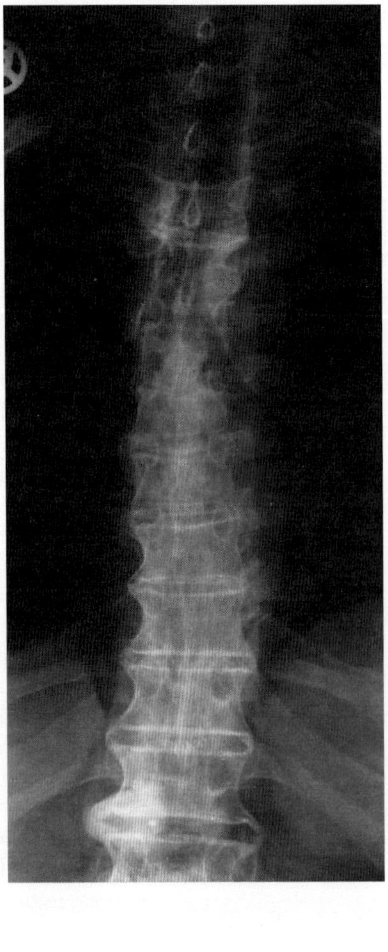

Abb. 51.3. Verknöcherung des vorderen Längsbands bei M. Forestier

tus. Dies ist insofern von Bedeutung, als bei allen Patienten mit einer Hyperostose der Wirbelsäule bzw. einer diffusen idiopathischen Skeletthyperostose ein Diabetes mellitus ausgeschlossen werden sollte.

Diagnose

Die Diagnose eines DISH-Syndroms wird aufgrund der klinischen Veränderungen an der Wirbelsäule (Bewegungseinschränkung u.a.), an Gelenken und Enthesen (Enthesiopathie) und den typischen Röntgenveränderungen gestellt. Differentialdiagnostisch sind v.a. entzündlich bedingte Spondarthritiden (ankylosierende Spondylitis, psoriatische oder enteropathische Spondarthritis) auszuschließen.

Therapie

Eine den Krankheitsverlauf modifizierende Therapie ist nicht bekannt. Funktionserhaltende und -verbessernde Krankengymnastik und analgesierende systemische (Analgetika, nichtsteroidale Antiphlogistika) oder lokale (analgetische Elektrotherapie, lokale Glukokortikoidinfiltrationen) Maßnahmen werden angewendet.

Andere klinische Erscheinungsformen

Dupuytren-Kontraktur

Die Dupuytren-Kontraktur tritt bei bis zu 63% der Diabetiker und zwar v.a. bei einem lange bestehenden Diabetes mellitus auf (Forgacs 1986). Die Qualität der Blutzuckereinstellung scheint keinen Einfluß auf den Schweregrad der Dupuytren-Kontraktur zu haben. Generell sind die Kontrakturen nur gering ausgeprägt; eine operative Behandlung ist nur selten notwendig.

Schnellender Finger

Ein schnellender Finger aufgrund einer chronischen stenosierenden Tenosynovitis des Musculus flexor digitorum kommt bei ca. 10% aller Diabetiker vor. Diesbezüglich existieren jedoch nur sehr wenig gut dokumentierte Studien (Yosipovitch 1990).

Karpaltunnelsyndrom

Ein Karpaltunnelsyndrom kommt bei 6–17% der Diabetiker vor (Forgacs 1994). Ursache hierfür kann entweder die Verdickung oder auch Fibrose der Synovialis des Musculus flexor digitorum innerhalb des Karpaltunnels oder aber eine Ischämie des Nervus medianus infolge einer Mikroangiopathie der Vasa nervorum sein.

Periarthropathia humeroscapularis

Typ-1- und Typ-2-Diabetiker erkranken häufiger an Periarthropathia humeroscapularis (Schulterkapsulitis, adhäsive Kapsulitis) als die Durchschnittsbevölkerung (10–20%, Arkkila 1996). Die Erkrankungshäufigkeit nimmt mit der Krankheitsdauer und dem Alter zu. Die Erkrankung tritt häufig bilateral auf. Bei oft nur mäßigem Bewegungsschmerz ist die Motilitätseinschränkung in vielen Fällen deutlich ausgeprägt und therapeutisch schwierig zu beeinflussen. Oft bestehen auch multiple, in vielen Fällen bilaterale, klinisch häufig asymptomatische periartikuläre Verkalkungen.

Hämochromatoseartige Veränderungen

Eine hämochromatoseartige Veränderung an den Händen ohne Hämochromatose wurde bei nichtinsulinpflichtigen Diabetikern in Einzelfällen beschrieben (McCarthy et al. 1996).

Osteoporose

Die Osteoporose tritt bei Typ-1-Diabetikern häufiger auf, einigen Studien zufolge bei fast 50% dieser Patienten (Barnet-Connor u. Holbrook 1992). Die Frakturrate ist jedoch nicht erhöht (Piepkorn et al. 1997). Bei Typ-2-Diabetikern fanden die meisten Studien entweder eine normale (Weinstock et al. 1989) oder gar erhöhte (Barnet-Connor u. Holbrook 1992) Knochendichte.

Diabetischer Muskelinfarkt

Der diabetische Muskelinfarkt (Rocca et al. 1993) ist durch eine sich über Tage bis Wochen allmählich entwickelnde schmerzlose Schwellung im Bereich einer unteren Extremität charakterisiert. Diese bildet sich dann innerhalb einiger Wochen wieder vollständig zurück. Typisch für diese Patienten ist eine schlechte Blutzuckereinstellung; häufig leiden sie an einer ausgeprägten diabetischen Angiopathie. Meist besteht Insulinabhängigkeit. Die Prognose des diabetischen Muskelinfarkts ist gut; die Schwellung bildet sich innerhalb weniger Wochen auch ohne differente Therapie zurück. Die Langzeitprognose dieser Patienten ist jedoch – v.a. infolge der bestehenden diabetischen Angiopathie – sehr schlecht.

Harnsäuregicht, Chondrokalzinose und chronische Polyarthritis

Zusammenhänge zwischen Diabetes mellitus einerseits und Harnsäuregicht, Chondrokalzinose und chronischer Polyarthritis anderseits wurden in einzelnen Publikationen aufgezeigt, konnten jedoch von der Mehrzahl nachfolgender Studien nicht belegt werden.

51.2 Multizentrische Retikulohistiozytose (M 14.3/E 78.8)

P. Schneider

51.2.1 Definition

Die multizentrische Retikulohistiozytose ist eine sehr seltene Systemerkrankung, die durch die fokale Infiltration zahlreicher Gewebe mit lipidhaltigen Histiozyten und vielkernigen Riesenzellen gekennzeichnet ist und sich mit papulonodulären Veränderungen der Haut und Schleimhäute und einer zumeist destruierenden Polyarthritis äußert (Lipoiddermatoarthritis).

51.2.2 Ätiologie und Pathogenese

Die Ätiologie der Retikulohistiozytose ist unbekannt. Definierte systemische Fettstoffwechselstörungen liegen nicht vor. Bei einzelnen Patienten wurde eine Assoziation mit Tuberkulose, primär-biliärer Zirrhose und Sjögren-Syndrom, in 1/4 der Fälle mit Malignomen und konkordantem Erkrankungsbeginn innerhalb 8 Monaten gefunden (Barrow u. Holubar 1969; Doherty et al. 1984; Catterall 1980). In Haut und Synovialisbiopsien lassen sich typische fokale Ansammlungen von Histiozyten und vielkernigen Riesenzellen mit PAS-positivem intrazellulärem Material nachweisen. Elektronenoptisch wurden in den Histiozyten große membrangebundene Vakuolen mit vermutlicher Lipidanreicherung beobachtet. Aktivierte Histiozyten enthalten zahlreiche primäre und sekundäre Lysosomen mit zytochemischem Nachweis von saurer Phosphatase als lysosomalem Enzymmarker. Die Freisetzung lysosomaler Enzyme kann zur Entzündung und Gewebeschädigung beitragen.

51.2.3 Klinik

Die Erkrankung beginnt meist schleichend im 4. Lebensjahrzehnt mit einer symmetrischen Polyarthritis, der durchschnittlich 3 Jahre später die knotigen Haut- und Schleimhautinfiltrate folgen.

Knotige Haut- und Schleimhautinfiltrate

In etwa 20% der Fälle sind die knotigen Haut- und Schleimhautinfiltrate Erstmanifestation. Sie erscheinen als isolierte, später teilweise konfluierende papulöse und nodöse Gebilde mit rötlich-bräunlicher Hautverfärbung an der Streckseite der Hände, an den Armen, am Rumpf und im Gesicht und ähneln gelegentlich den subkutanen Knoten der chronischen Polyarthritis. Knotige Schleimhautinfiltrate werden oft an Lippen, Mund- und Nasenschleimhaut sowie Pharynx beobachtet. Mit Beginn der mukokutanen Eruptionen wird häufig ein schwerer Pruritus beklagt.

Symmetrische Polyarthritis

Die symmetrische Polyarthritis erfaßt gewöhnlich die Fingergelenke mit schmerzhaften Kapselschwellungen, Morgensteifigkeit, daneben nach Häufigkeit Knie-,

Schulter- und Handgelenke, Hüften, Sprunggelenke und die Wirbelsäule einschließlich der atlantoaxialen Gelenke. Im Unterschied zur chronischen Polyarthritis sind die distalen Interphalangealgelenke regelmäßig mitbetroffen. Nach 7- bis 8jähriger Progredienz werden bei 50% der Patienten mutilierende und deformierende Gelenkveränderungen beobachtet, die an den Händen den Aspekt der „Operngläsdeformität“ annehmen. Verläufe ohne Destruktionen und seltene Spontanremissionen kommen jedoch auch vor.

Weitere Organmanifestationen

Weitere Organmanifestationen können sein:

- Myositis,
- Pleuraergüsse,
- Perikarditis,
- Lymphknotenschwellungen,
- Endo- und Myokarditis,
- Augenbeteiligung.

51.2.4 Labor und bildgebende Verfahren

Die humoralen Entzündungsparameter sind mäßig ausgeprägt.

Der *Zellgehalt in der Synovia* ist sehr variabel mit überwiegend polymorphkernigen oder mononukleären Zellen. Im Synovialisbiopsat sind typische fokale Anhäufungen von Histiozyten und Riesenzellen nachweisbar.

Radiologisch lassen sich Erosionen und osteodestruktive Läsionen mit subchondralen Osteolysen v.a. an den proximalen und distalen Interphalangealgelenken erkennen, neben extraartikulären nodulären Weichteilverdichtungen. Gelenknahe Osteoporose und Periostreaktionen sind kaum ausgeprägt.

51.2.5 Diagnose und Differentialdiagnose

Die Diagnose wird durch die typische Histomorphologie der Hautveränderungen bei gleichzeitig bestehender Polyarthritis gesichert. Nur bei fehlenden Hauterscheinungen kann die Abgrenzung der chronischen Polyarthritis bedeutsam sein, im weiteren auch der Sarkoidose, xanthomatöser Weichteil- und Knochenveränderungen und der Histiozytose X.

51.2.6 Therapie

Der Einsatz von Cyclophosphamid (1,25–2,5 mg/kg/Tag) oder Chlorambucil (0,1 mg/kg/Tag) wird mit oder ohne Kortikosteroide empfohlen. Komplette Remissionen der Retikulohistiozytose wurden unter diesem Therapieschema berichtet (Doherty et al. 1984; Ginsburg et al. 1989).

51.3 Arthropathie bei Amyloidose (M 14.4/E 85)

P. SCHNEIDER

51.3.1 Definition

Die Amyloidose ist durch die extrazelluläre Lagerung fibrillärer unlöslicher Proteinkomplexe in zahlreichen Organen und den Gelenken gekennzeichnet. In erblicher Form äußert sie sich in familiärer Polyneuropathie und familiärem Mittelmeerfieber, die erworbene Form mit AA- und AL-Amyloid tritt im Gefolge chronischer Entzündungen oder einer monoklonalen Gammopathie als Multiorganerkrankung, Nephropathie und chronische Arthropathie auf.

51.3.2 Epidemiologie

Das familiäre Vorkommen einer primären Amyloidose mit Polyneuropathie, Kardiomyopathie und Hautveränderungen ist für zahlreiche europäische Länder belegt. Für die nichterbliche AL- und AA-Amyloidose wird eine Prävalenz von 0,1% geschätzt. Die Prävalenzraten für AA-Amyloidose werden je nach Methode (Biopsie, Autopsie) bei chronischer Polyarthritis mit 6–26%, bei juveniler chronischer Arthritis mit 3,1–17% und bei Spondylitis ankylosans mit 4–6% beziffert (Barash 1990; Buxbaum 1998).

51.3.3 Ätiologie und Pathogenese

Das Amyloidprotein ist ein fibrillärer unlöslicher Komplex mit β-Faltblattstruktur, welche für die fehlende physiologische Proteolyse, die Affinität zur Kongorotfärbung und die apfelgrüne Doppelbrechung unter polarisiertem Licht verantwortlich ist. Die systemische extrazelluläre Akkumulation und Gewebeablagerung von Amyloid bedingt die Volumenzunahme zahlreicher Organe mit sekundären Funktionsstörungen. Einlagerungen und Gewebeproliferationen der Gelenkstrukturen und Synovialmembran können das Bild einer symmetrischen Polyarthropathie und tenosynovialer Manifestation entwickeln. Zahlreiche Vorläuferproteine wie

Serumamyloid-A (SAA), Leicht- und schwere Kettenimmunglobuline (AL-Protein, AH-Protein), Gelosin und Apolipoprotein A1 sind identifiziert (Buxbaum 1998).

51.3.4 Klinik

AA-Amyloidose

Serumamyloid-A ist ein Akutephaseprotein, das als Vorläuferprotein des AA-Amyloids bei Infektionen und aktiven Entzündungsvorgängen in erhöhten Serumkonzentrationen gefunden wird. Persistierende erhöhte Serumspiegel von SAA werden bei chronischer Polyarthritis, juveniler chronischer Arthritis, familiärem Mittelmeerfieber, Tuberkulose und Osteomyelitis beobachtet. Nicht alle Patienten mit therapierefraktärer chronischer Entzündungsaktivität entwickeln eine Amyloidose, so daß eine genetische Disposition und weitere nichtdefinierte Faktoren für die Strukturierung des AA-Amyloids maßgeblich erscheinen.

Klinisch und prognostisch bedeutsame Manifestation ist die Amyloidnephropathie.

AL-Amyloidose

Chronische Nephropathie und restriktive Kardiomyopathie bestimmen die klinischen Manifestationen der AL-Amyloidose, die zumeist bei multiplem Myelom oder monoklonaler Gammopathie vorkommt.

Weniger als 5% der Fälle zeigen eine chronische Polyarthropathie mit bilateralem Befall großer und kleiner Gelenke und einem Karpaltunnelsyndrom. Befallsmuster und klinische Erscheinungen gleichen jenen der chronischen Polyarthritis. Schmerzen, Steifigkeit und Synovialverdickungen treten v.a. an Hand-, Fingergrund- und -mittelgelenken, den Schultern und Kniegelenken auf. Auch subkutane Knoten sind häufig, während IgM-Rheumafaktoren und weitere Autoantikörper seltener als bei chronischer Polyarthritis nachweisbar sind.

β_2-Mikroglobulin-Amyloidose

β_2-Mikroglobulin-Amyloid wird bei der Mehrzahl der Patienten mit chronischer Hämodialyse gefunden und ist mit einer chronischen Arthropathie assoziiert.

51.3.5 Labor und bildgebende Verfahren

Labor

Wiederholte Bestimmungen mit persistierender Erhöhung von Akutephaseproteinen und SAA lenken den Verdacht auf Amyloidose, zumal bei Proteinurie. Serumelektrophorese, Immun- und Diskelektrophorese von Serum und Urin qualifizieren ebenso wie die Immunfluoreszenz von AL-Protein an den Plasmazellen des Knochenmarks die monoklonale Gammopathie.

Histologie

Zum histologischen Nachweis der Amyloidablagerungen eignen sich Rektumbiopsie und subkutane Fettgewebeproben. Ablagerungen lassen sich durch Kongorotfärbung und ihr polarisationsoptisches Verhalten in Biopsaten verschiedener Organe identifizieren. Subchondrale Strukturdefekte wie bei dialyseassoziierter Arthropathie oder Erosionen wie bei chronischer Polyarthritis kommen bei der Amyloidarthropathie in der Regel nicht vor.

51.3.6 Diagnose und Differentialdiagnose

Eine sichere Diagnose ist an den morphologischen Nachweis von Amyloid aus Organ- und Synovialisbiopsaten gebunden. Bei Gemeinsamkeiten in Gelenkbefall und klinischer Ausprägung dient die morphologische Klärung auch der Abgrenzung einer chronischen Polyarthritis. AA-Amyloid-Ablagerungen werden bei chronischer Polyarthritis mit sekundärer Amyloidose in synovialen Gefäßwänden gefunden. Bei Patienten mit chronischer Polyarthritis und Proteinurie sind zur ursächlichen Differenzierung der Nephropathie eine Rektum- und eine Nierenbiopsie evtl. indiziert, da bei 15% der Fälle Amyloid in der Rektumschleimhaut, nicht jedoch in der Niere nachweisbar ist (Cohen u. Connors 1987).

51.3.7 Therapie

Die Elimination oder Reduktion der Vorläuferproteine ist die aussichtsreiche Rationale zur Prävention einer progredienten Amyloidose. Eine Auflösung der Amyloidablagerungen in vivo ist nicht möglich; Entwicklung und Progredienz können durch konsequente und effiziente Entzündungskontrolle mit Symptomatika und krankheitsmodifizierenden Substanzen verringert werden. Bei der AL-Amyloidose erfolgt in der Regel die Behandlung mit einem Kombinationsschema, bestehend aus Prednisolon und Melphalan (David et al. 1993). Positive Wirkungen werden für den Einsatz von zytotoxischen Substanzen berichtet, kombiniert mit oder ohne Prednisolon (Barash 1990; Buxbaum 1998; David et al. 1993; Skinner et al. 1996). Kolchizin (1–2 mg/Tag) vermag die Entwicklung der Amyloid-A-Nephropathie bei familiärem Mittelmeerfieber zu verhindern (Buxbaum 1998). Dimethylsulfoxid (DMSO) kann in sehr hohen Dosen die experimentellen Amyloidablagerungen auflösen. Seine extreme Geruchsbelastung bei systemischer Gabe behindert einen breiten Therapieansatz.

51.4 Arthopathien bei sonstigen endokrinen Krankheiten (M 14.5/...)

P. Schneider

51.4.1 Arthropathie bei Akromegalie (M 14.5/E 22.0)

Definition

Die Akromegalie bezeichnet krankhafte Veränderungen des Stütz- und Bewegungssystems und innerer Organe, die durch Überproduktion von Wachstumshormonen infolge eines Hypoyhysenvorderlappenadenoms verursacht sind und mit einem vermehrten Wachstum von Binde- und Parenchymgewebe einhergehen. Klinische Kennzeichen sind ein proportionierter Riesenwuchs im Kindesalter, ein akrales Skelettwachstum beim Erwachsenen, Weichteilverdickungen, Vergrößerungen von Herz, Leber und Nieren, Knorpelverbreiterungen und vorzeitige arthrotische Manifestationen.

Ätiologie und Pathogenese

Ursache der Hypersekretion von Wachstumshormonen (STH) ist ein eosinophiles Adenom, seltener eine schneller wachsende Mischzellgeschwulst des Hypophysenvorderlappens. Die gesteigerte Proliferation von Chondrozyten, Knochenzellen und Fibroblasten stimuliert die Protein- und Kollagensynthese und steigert den Sulfateinbau in Chondroitinsulfat. Der hypertrophierte Gelenk- und Faserknorpel kann für vorzeitige Degeneration und Kalzifikation anfällig sein. Weichteil- und Knochengewebe zeigen ein gesteigertes appositionelles und periostales Wachstum mit Deformation der Wirbelkörper. Das akrale Wachstum führt zur Vergrößerung des Gesichtschädels, Hyperostosis frontalis sowie verdickten Händen und Füßen. Die Hypertrophie von Haut und Weichteilstrukturen geht mit einer Hypermobilität einher; die Bindegewebezunahme bedingt nervale Engpaßsyndrome.

Klinik

Arthropathie, Spondylopathie

Uncharakteristische Gelenk- und Weichteilschmerzen können ohne diagnostische Spezifität bereits im Frühstadium der Akromegalie auftreten. Typische Veränderungen kommen bei mehr als der Hälfte der Patienten erst nach mehrjährigem Verlauf vor und äußern sich mit einer degenerativen Symptomatik am häufigsten in den Knie-, Schulter- und Hüftgelenken. Belastungsschmerzen, Krepitation und Vergröberungen des knöchernen Gelenkprofils kontrastieren mit dem vollständigen, gelegentlich hypermobilen Bewegungsausmaß v.a. in der frühen Krankheitsphase (Schneider 1984). Druckdolente Kapsel- und periartikuläre Weichteilverdickungen sind häufiger Hinweis eines fortgeschrittenen degenerativen Gelenkumbaus, der mit Bewegungseinschränkungen, Instabilität und Fehlstellungen einhergehen kann. Gelenkergüsse sind selten ausgeprägt. Die Weichteilvermehrung der Haut mit grober Faltenbildung, die Verplumpung der Endphalangen und die knöchernen Vergröberungen der Fingergelenke mit schmerzhaften Funktionseinschränkungen können ein diagnostisch maßgebliches Aussehen der Hände und Füße gewinnen.

Chronische mechanische Rückenschmerzen ohne gehäufte Wurzelsymptomatik äußern etwa 50% der Kranken; die Wirbelsäule zeigt oft eine zunehmende Kyphosierung ohne dauerhafte Bewegungseinbuße, da das Knorpelwachstum der Bewegungssegmente den Erhalt der vertebralen Motilität begünstigen kann.

Neuropathie, Myopathie

Die Bindegewebevermehrung führt zur Verdickung der Nervenscheiden und Kompression peripherer Nerven. Auch eine metabolische oder ischämische Schädigung der Nervenfasern wird für die periphere Neuropathie diskutiert. Typisch ist die frühe Manifestation eines Karpaltunnelsyndroms, das etwa die Hälfte der Patienten entwickelt und das sich nach Therapie des Hypophysenadenoms vollständig zurückbilden kann. Eine etwa gleich häufige Myopathie äußert sich in stammnaher Muskelschwäche und Myalgie.

Labor und bildgebende Verfahren

Labor

Die gesteigerte STH-Sekretion ist bei oraler Glukosebelastung nicht supprimierbar. Als Ausdruck der erhöhten metabolischen Aktivität sind die Serumkonzentrationen von Prokollagen-III-Propeptid und alkalischer Phosphatase erhöht und korrelieren mit der Krankheitsaktivität (Hampel et al. 1990).

Bildgebende Verfahren

Die radiologischen Veränderungen, welche das vermehrte Knorpel- und Knochenwachstum und die degenerativen Folgeerscheinungen wiedergeben, bieten am Handskelett und der Wirbelsäule pathognomische Befunde (s. folgende Übersicht).

Röntgenbefunde der Hand bei Akromegalie

- Weichteilverbreiterung
- Gelenkspalterweiterung
- Konturdeformation der Metakarpalköpfchen
- Vergröberung der Endphalangen
- Diaphysäre Periostappositionen
- Verdickung und streifige Spongiosierung der Kompakta
- Frühe Osteophytose bei normaler Spaltweite
- Progrediente Arthrosezeichen

Typisch sind:

- die erweiterten Gelenkspalten der Hand- und Fingergelenke,
- periostale Appositionen an den Phalangen mit verplumpter und verdickter Kompakta,
- verbreiterte Weichteilprofile und Knochenanbauten v.a. an den Endgliedern der Finger und Zehen,
- frühe osteophytäre Reaktionen an den Gelenkrändern und
- z.T. ausgeprägte und grob konfigurierte Ossifikationen der Sehnen- und Bandansätze z.B. an Ferse, Patella, Trochanter und Schultern.

Die proliferativen Anbaureaktionen sind im Vergleich mit den Zeichen des Knorpelverlusts und reparativen subchondralen Knochenumbaus betont. Gelegentlich ist eine Chondrokalzinose nachweisbar.

Das Schädelskelett zeigt:

- eine vergrößerte Sella turcica,
- Hyperostosis frontalis,
- verdickte und verdichtete Schädelkalotte,
- Prominenz der Gesichtsknochen und
- verstärkte Pneumatisation der Nasennebenhöhlen und Warzenfortsätze (Schneider 1984).

An der Wirbelsäule gibt es folgende Auffälligkeiten:

- Die Diskusräume sind erweitert und leicht balloniert, erst bei fortschreitender Knorpeldegeneration höhengemindert.
- Der Längsdurchmesser der Wirbelkörper ist durch appositionelles Wachstum vergrößert, die dorsale Wirbelkörpertaille betont.
- Ausgedehnte Band- und Ansatzossifikationen können die Bewegungssegmente überbrücken und den vertebralen Veränderungen der diffusen idiopathischen Skelettḥyperostose gleichen.
- Die Vergröberung und Betonung der Spongiosazeichnung kann den Aspekt einer Osteoporose annehmen, obwohl ein Knochenmasseverlust erst bei längerfristigem Hypogonadismus zu erwarten ist (Diamond et al. 1984).

Diagnose

Der Nachweis der autonomen STH-Überfunktion ergibt mit den typischen klinischen und radiologischen Veränderungen in der Regel eine sichere Diagnose. Die radiologische oder sonographische Bestimmung der plantaren Weichteildicke unter dem Fersenbein ist eine diagnostische und für den Therapieverlauf einsetzbare Meßgröße, die eine Korrelation mit Schwere und Aktivität der Erkrankung und der Serumkonzentration des Wachstumshormons aufweist. Durchmesser von mehr als 23 mm bei Frauen und 25 mm bei Männern sind von diagnostischer Signifikanz. Ausgeprägte Skelettveränderungen erfordern differentialdiagnostisch eine Abgrenzung der peripheren und vertebralen Manifestationen der diffusen idiopathischen Skeletthyperostose (Spondylosis hyperostotica) und der Pachydermoperiostose.

Therapie

Die transsphenoidale Hypophysektomie ist das bevorzugte Verfahren zur operativen Revision des Adenoms, ergänzt durch medikamentöse Suppression mit Bromocriptin oder das Somatostatinanalogon Octreotid. Die Behandlung führt zur symptomatischen Besserung der osteoartikulären Beschwerden sowie Rückbildung von Weichteilverdickung und Karpaltunnelsyndrom, obwohl fortgeschrittene degenerative Umbauten irreversibel sind (Lacks u. Jacobs 1986).

51.4.2 Rheumatische Manifestationen bei Hyperthyreose (M 14.5/E 05.–)

Definition

Osteoartikuläre Manifestationen und eine Myopathie werden bei immunogener Hyperthyreose und Thyreotoxikose beobachtet und erklären sich teilweise durch metabolische und immunvermittelte Effekte am Bindegewebe, Knochen und Muskel.

Klinik

Der Knochenumsatz ist unter erhöhtem Thyroxin mit verstärkter osteoklastärer Resorption und reduzierter intestinaler Kalziumaufnahme gesteigert und führt v.a. im Alter zu klinischen Erscheinungen der Osteoporose mit Rückenschmerzen, Rundrücken und pathologischen Frakturen an Wirbeln und peripheren Knochen. Auch die Thyroxinsubstitution mit Dosen über 150 µg täglich kann den Knochenabbau steigern. Eine proximal betonte Myopathie mit schmerzloser Muskelschwäche und ohne erhöhte Muskelenzyme wird bei 70% der Fälle von Hyperthyreose gefunden und bildet sich nach Hormonkorrektur rasch zurück.

Eine adhäsive Kapsulopathie der Schultern, ein prätibiales Myxödem und eine Apatitperiarthritis werden in Assoziation mit M. Basedow beschrieben. Die seltene thyreogene Akropachie ist durch phalangeale Weichteil- und Periostverdickungen an Händen und Füßen gekennzeichnet (Golding 1993; Kinsella 1968).

Erhöhte Serumwerte für alkalische Phosphatase, Kalzium und Osteocalcin bei gering erniedrigtem Parathormon und vermehrten renalen Resorptionsmarkern korrelieren mit dem gesteigerten Knochenumsatz. IgM-Rheumafaktoren und DNA-Antikörper kommen in hohem Prozentsatz der Fälle mit immunogener Hyperthyreose vor (Katakura et al. 1987).

Therapie

Die operative oder radiotherapeutische Hormonkorrektur führt häufig zur Remission der rheumatischen Symptome.

51.4.3 Rheumatische Manifestationen bei Hypothyreose (M 14.5/E 00–E 03)

Definition

Osteoartikuläre Manifestationen, Myopathie und Weichteilveränderungen werden bei langfristiger Hypothyreose nach Hashimoto-Thyreoiditis und Radiojodtherapie beobachtet und erklären sich z.T. durch systemische Defizite im Protein- und Proteoglykanstoffwechsel von Bindegewebe und Muskulatur.

Klinik

Die myxödematöse Arthropathie betrifft v.a. große Gelenke, seltener die Fingergelenke mit Kapselverdickungen, kapsuloligamentärer Instabilität, Belastungsschmerzen und einem charakteristischen hochviskösen Gelenkerguß (Bland u. Frymyer 1970). Akute entzündliche Erscheinungen können Ausdruck einer Kalziumpyrophosphatkristallsynovitis sein bei vermehrter Assoziation mit Chondrokalzinose, die jedoch nicht allgemein anerkannt ist. Auch eine Polyarthritis, die der chronischen Polyarthritis ähneln kann, wird bei Hashimoto-Thyreoiditis beschrieben (Leriche u. Bell 1984). Die nosologische Entität dieser Polyarthritis ist ungewiß, da die Koinzidenz von chronischer Polyarthritis und Hashimoto-Thyreoiditis nicht ungewöhnlich ist.

Die Abklärung eines Karpaltunnelsyndroms, das in 7% der Fälle vorkommt, läßt eine Hypothyreose mit myxödematöser Kompression oder Infiltration des Nervus medianus bedenken. An den Händen zeigt das Myxödem Fingerschwellungen, Kapselverdickungen, Haut- und Weichteilverdichtungen sowie Trommelschlegelfinger. Die Myopathie äußert sich mit Muskelschmerzen, Steifigkeit und Muskelwulst, gelegentlich erhöhten Fermentaktivitäten, während eine Muskelschwäche nicht vorrangig ist. Eine Osteonekrose des Hüftkopfes ist eine seltene Manifestation. Periostale Appositionen an den Fingerphalangen können radiologisch neben der wegweisenden klinischen und humoralen Befundkonstellation diagnostisch maßgeblich sein (McLean u. Podell 1995).

Therapie

Die Hormonsubstitution führt zur Remission der rheumatischen Manifestation.

51.4.4 Rheumatische Manifestationen bei Hyperparathyreoidismus (M 14.5/E 21.0–E 21.3)

Osteoartikuläre Manifestationen des autonomen Hyperparathyreoidismus sind bei etwa 5–10% der hyperkalzämischen Patienten zu erwarten.

Klinik

Erfassen die osteoresorptiven Läsionen subchondrale Knochenabschnitte, können konsekutive Knorpelläsionen und Gelenkeinbrüche eine entzündliche Reaktion der Synovialis unter dem Bild einer akuten oder chronischen Polyarthropathie auslösen. Eine akute Synovitis ist meist Ausdruck einer Pseudogicht bei sekundärer Kalziumpyrophosphatkristallablagerung; eine Chondrokalzinose wird bei ca. 17% der Fälle von Hyperparathyreoidismus vorgefunden (Bland u. Frymyer 1970).

Entzündliche periartikuläre Erscheinungen können sich auch als Folge von Weichteilkalzifikationen durch Ablagerung von Apatitkristallen einstellen. Die akute Periarthritis, besonders der Hand, wird v.a. beim renalen Hyperparathyreoidismus chronischer Dialysepatienten (s. Kap. 48.3) beobachtet. Die stärkergradige Hyperkalzämie kann neben der Möglichkeit extraartikulärer Verkalkungen auch Mittler klinisch weniger gewichtiger Muskelbeschwerden sein.

Bildgebende Verfahren

Der gesteigerte Knochenabbau unter dem Bild der Fibroosteoklasie äußert sich in einer generalisierten Demineralisation am peripheren und axialen Skelett, wobei zystische intraossäre Läsionen seltener sind als Befunde der subperiostalen Resorption, die mit einer Rarefikation und streifigen Strukturauflockerungen der Kompakta typische radiologische Befunde abgeben können (s. folgende Übersicht). Auch akrale osteoresorptive Läsionen kommen weniger häufig vor und können Knochen- und Gelenkbeschwerden verursachen.

Hyperparathyreoidismus: Radiologische Skelettmanifestationen

- Diaphysäre Arrosionen an der Radialseite von Phalangen, Metakarpalia und Metatarsalia („Spongiosierung“)
- Osteolysen (Nagelfortsatz, Styloid, Olekranon, Akromion; zystoide epi-, meta- oder diaphysäre Defekte)
- Gelenkmanifestation: Rarefikation oder Erosion der subchondralen Grenzlamelle, Usuren, Spaltreduktion, Chondrokalzinose
- Radiologisch Osteopenie mit granulärer Strukturzeichnung
- Dreischichtung der Wirbelköper infolge subdiskaler Spongiosasklerose („rugger jersey spine“)
- Wirbelkörperdeformität, vertebrale Chondrokalzinose
- Pseudoerweiterung der Iliosakralgelenkspalten und muldenförmige Sitzbeindefekte (subchondrale Osteoresorption)
- Spongiosierung und Defekte der Schädelkompakta

Tabelle 51.1. Ätiologie der Hyperkalzämie

- Primärer Hyperparathyreodismus
- Lithium- und thiazidinduzierte Hyperkalzämie
- PTH-Protein bei Malignomen
- Zytokine bei Hämoblastosen (Myelom) und Skelettmetastasen
- Vitamin-D-Intoxikation
- Nierenzellkarzinom
- Hyperthyreose

Tabelle 51.2. Hyperparathyreoidismus: Laborparameter des Kalzium- und Knochenstoffwechsels

PTH erhöht	Serum						24 h Urin	
	Ca	P	aPH	25-OHD_3	1,25-$(OH)_2D_3$	Krea	Ca	P
Störung								
(primär) autonom	↑	↓↔	↔	↔	↔(↓)	(↑)↔	↑↔	↑
(sekundär) regulativ renal	↓↔	↑	↑↔	↔(↓)	↓	↑	↓	↓
intestinal	↓↔	↓↔	↑↔	↓	↔↓	↔	↓	↑↔

Ca Kalzium, *P* anorganisches Phosphat, *aPh* alkalische Phospatase, *25-OHD_3* 25-Hydroxycholecalciferol, *1,25-$(OH)_2D_3$* Calcitriol, *Krea* Kreatinin.

Diagnose und Differentialdiagnose

Die diagnostische Zuordnung der osteoartikulären Manifestationen ist nur durch den radiologischen Nachweis weiterer extraartikulärer Veränderungen am Skelett und typischer Konstellationen des Kalzium-Phosphor-Stoffwechsels bei den verschiedenen Hyperparathyreoidismusformen möglich (s. Tabellen 51.1, 51.2).

Therapie

Die Parathyreoidektomie ist ohne sicheren Einfluß auf die sekundäre Chondrokalzinose und nicht selten von Pseudogichtanfällen begleitet.

51.5 Arthropathien bei Stoffwechselerkrankungen (z.B. Ochronose, Hämochromatose, Lipidstoffwechselerkrankungen) (M 14.5)

51.5.1 Ochronose (M 14.5/E 70.2)

F.-J. Ludwig

Die Ochronose (*Synonym:* alkaptonurische Arthropathie) ist charakterisiert durch eine dunkle Pigmentierung des mesenchymalen Gewebes wie z.B. Ohrknorpel, Nasenflügel, Skleren, Bandscheiben, Gelenkknorpel, Sehnen, Herzklappen und Gefäßintima (s. Abb. 51.4).

Virchow beschrieb 1866 erstmals diese auffällige Verfärbung des Bindegewebes. Aufgrund der gelblich-bräunlichen Erscheinung in der lichtmikroskopischen Darstellung (s. Abb. 51.5) gab er der Krankheit den Namen „Ochronosis" (gr. ochros = gelblich; Ritter u. Schwandt 1993).

Epidemiologie

Die Ochronose gilt als eine sehr seltene Erkrankung mit einer Häufigkeit von ca. 1 Fall pro 1 000 000 Einwohner (Corra et al. 1995).

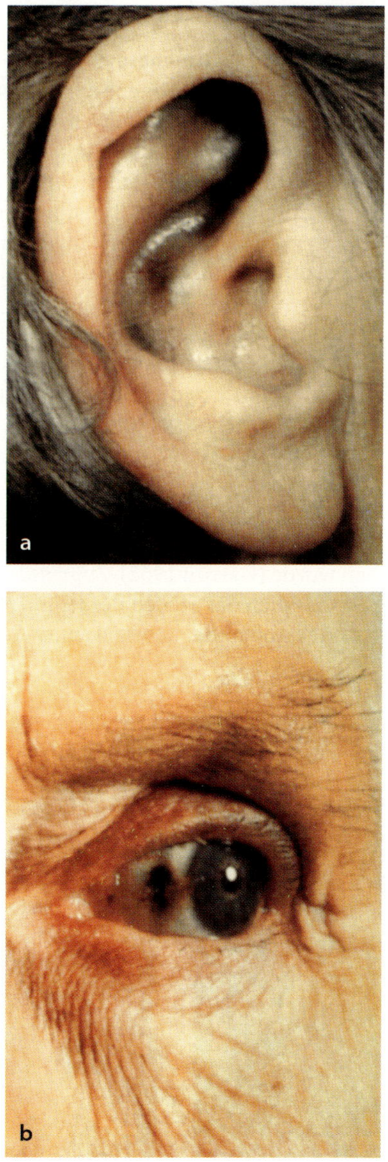

Abb. 51.4a, b. Pigmenteinlagerung in den Ohrknorpel (**a**) bzw. in die Skleren (**b**) bei Ochronose

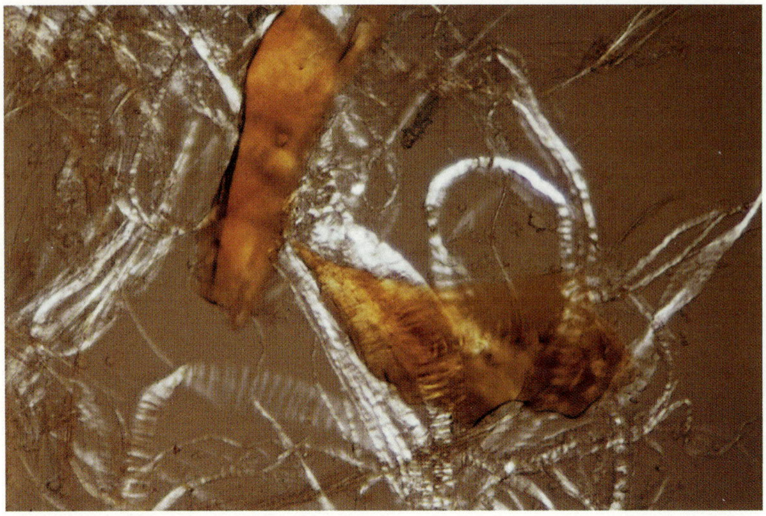

Abb. 51.5. Gelblich-bräunlicher Detritus in der Synovialflüssigkeit bei Ochronose

Ätiologie und Pathogenese

Aufgrund der Pathogenese können 2 Formen der Ochronose unterschieden werden:

- die erbliche Form im Rahmen der Alkaptonurie (alkaptonurische Arthropathie) und
- die erworbene Form bei längerer hochdosierter Phenolzufuhr (z.B. Levodopa).

Typischerweise wird mit dem Begriff „Ochronose" die erbliche Form beschrieben. Die erworbene Form verursacht – nach derzeitigem Kenntnisstand – keine Schäden an Knorpel oder Bandscheiben.

Alkaptonurie

Die Alkaptonurie war die erste Erkrankung, welche als angeborene Stoffwechselstörung erkannt und beschrieben wurde (Garrod 1902). Zugrunde liegt ein Enzymdefekt, nämlich das Fehlen der Homogentisinatoxidase, so daß der Abbau der aromatischen Aminosäuren Phenylalanin und Tyrosin nur bis zur Homogentisinsäure erfolgen kann. Die oxidative Spaltung des Rings findet nicht statt.

Die Ursache für diesen Enzymdefekt liegt in einem Gendefekt, der auf dem Chromosom 3 (q2) lokalisiert ist. Die Erkrankung wird autosomal-rezessiv vererbt (Pollak et al. 1993).

Durch die Abbaustörung des aromatischen Rings fällt vermehrt Homogentisinsäure an. Diese wird zum einen im Urin ausgeschieden, wo sie – insbesondere im alkalischen Milieu – zu einem melaninähnlichen Produkt oxidiert und den Urin dunkel verfärbt (Alkaptonurie, s. Abb. 51.6). Zum anderen lagert sich die Homogentisinsäure bzw. ihr Oxidationsprodukt im mesenchymalen Gewebe, insbesondere in den Bandscheiben und im hyalinen Gelenkknorpel, ab. Diese Ablagerungen führen zu einer Gewebedegeneration, insbesondere zur Spondylopathie und zur Arthropathie. Makroskopisch fällt eine dunkle Verfärbung des Knorpels auf.

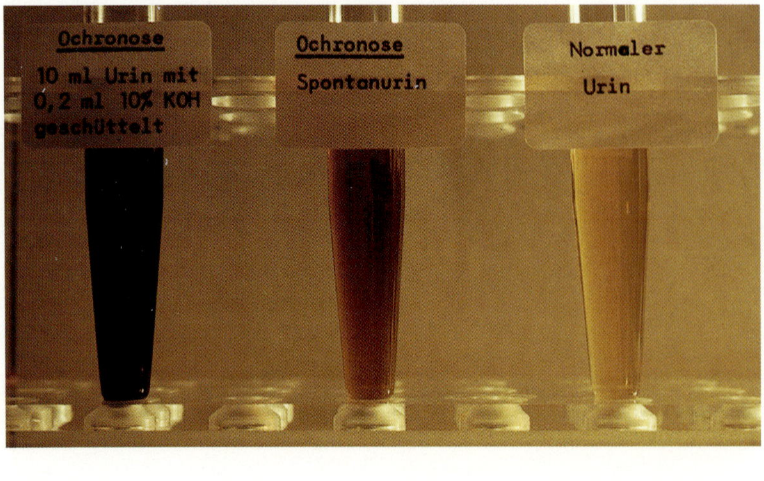

Abb. 51.6. Dunkelfärbung des Urins bei Ochronose im alkalischen Milieu

Unter dem Lichtmikroskop sind körnige oder scherbenförmige Pigmente zu erkennen. Im Bereich dieser Pigmenteinlagerungen bestehen oft umschriebene Knorpelaufbrüche.

Die elektronenmikroskopische Darstellung zeigt eine Veränderung der Kollagenfasern, die wellig erscheinen, teilweise Brüche aufweisen und ihre Periodizität verlieren (Melis et al. 1994).

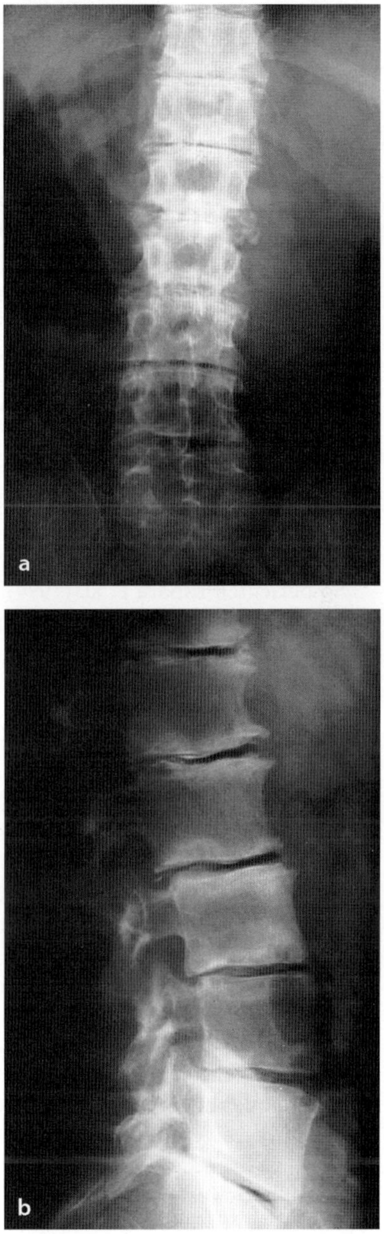

Abb. 51.7a, b. Ausgeprägte Höhenminderung der Bandscheibenfächer mit Vakuumphänomen bei Ochronose

Erworbene Form

Die langfristige Therapie mit Levodopa bei M. Parkinson oder mit Methyldopa bei Hypertonie kann zu dunklen Verfärbungen des Knorpels und der Bandscheiben führen. Dabei entstehen jedoch keine Knorpelschäden, so daß diese Verfärbungen zwar irreversibel, ansonsten aber harmlos zu sein scheinen.

Klinische Manifestationen

Die wichtigsten klinischen Zeichen der Ochronose sind:

- Spondylopathie und Arthropathie,
- Pigmenteinlagerungen im Bereich der Hand und der Augen,
- urologische Symptomatik mit Steinabgängen und
- kardiovaskuläre Ochronose, insbesondere die Kalzifikation und Stenosierung der Aortenklappe.

Die ochronotische Spondylopathie mit rasch progredienten degenerativen Veränderungen der Zwischenwirbelscheiben manifestiert sich meist früher als die ochronotische Arthropathie. Die klinische Symptomatik beginnt daher oft mit Lumbalgien oder Lumboischialgien. Im weiteren Krankheitsverlauf kommt es dann zu einem zunehmenden Verlust der Körpergröße und einer Verminderung der Wirbelsäulenbeweglichkeit etwa ab dem 4. Lebensjahrzehnt.

Die Osteoarthropathie betrifft in erster Linie die großen Gelenke (v.a. Schulter-, Hüft- und Kniegelenke). Die Beschwerden sowie die klinischen Untersuchungsbefunde ähneln dem Erscheinungsbild der Arthrosen peripherer Gelenke, allerdings mit rascherem Verlauf und in einem Alter, in dem derartige Schäden an großen Gelenken noch nicht zu erwarten sind.

Neben diesem typischen klinischen Verlauf der Ochronose wird in der Literatur auch die Gelenkschädigung als mögliche Erstmanifestation beschrieben (z.B. rasch progrediente Koxarthrose; Corra et al. 1995).

Diagnose

! Richtungweisend für die Diagnose der Ochronose sind Rücken- oder Gelenkbeschwerden in Verbindung mit Pigmentablagerungen in der Haut, den Skleren oder den Ohrmuscheln (s. Abb. 51.4).

Die Laboruntersuchung zeigt keine Entzündungsreaktion, jedoch eine Dunkelfärbung des Urins beim Stehenlassen oder im alkalischen Milieu (s. Abb. 51.6).

Im Röntgenbild sind die Veränderungen der lumbalen und thorakalen Bandscheiben charakteristisch. Anfänglich entsteht eine ausgeprägte Höhenreduktion der Zwischenwirbelräume durch Sinterung der Bandscheiben. In weiterer Folge kommt es zu streifigen Kalkeinlagerungen in den Bandscheiben sowie röntgenologischen Vakuumphänomenen (s. Abb. 51.7).

In den Wirbelkörpern zeigen sich nahe den Abschlußplatten unscharfe Aufhellungen (Bauer-Kienböck-Herde). Die Entstehung von knöchernen Intervertebralbrücken führt zur weitgehenden Versteifung.

Die Röntgenveränderungen an peripheren Gelenken gleichen jenen bei Arthrosen mit Gelenkspaltverschmälerung, subchondraler Sklerosierung und osteophytären Anbauten. Die Bauer-Kienböck-Herde (s. oben) können auch im näheren und weiteren Subchondrium größerer Gelenke auftreten.

Differentialdiagnose

Bei vollständiger Ausprägung des Krankheitsbilds sind die Befunde so charakteristisch, daß die Abgrenzung gegen andere Erkrankungen nicht schwer fällt.

Radiologisch wurden ähnliche Veränderungen bei der primären Amyloidose mit massiver Amyloidablagerung und sekundärer Verkalkung der Zwischenwirbelscheiben beobachtet.

Bei der Chondrokalzinose sind Diskusverkalkungen bekannt – allerdings meist ohne die starke Höhenminderung der Zwischenwirbelscheibe, wie sie für die Ochronose typisch ist. Schwierig kann sich die Diagnosestellung jedoch dann gestalten, wenn gleichzeitig andere Gelenkerkrankungen bestehen.

So berichten Kihara et al. (1994) erstmals über eine Koinzidenz von chronischer Polyarthritis und Ochronose:

Die Patientin erfüllt einerseits die ACR-Klassifikationskriterien für die chronische Polyarthritis (Arthritis in 4 Gelenkregionen, symmetrische Arthritis an Hand- und Fingergelenken, Rheumaknoten, Rheumafaktor, radiologisch gelenknahe Osteoporose und leichte Erosionen), die Erkrankung ist floride mit einer BSG von 74 mm und einem CRP von 96 mg/l. Andererseits bestand die typische Symptomatik der Ochronose mit dunkler Pigmentierung von Skleren und Ohrknorpel, Dunkelfärbung des Urins bei Alkalisierung und charakteristischen radiologischen Veränderungen der Wirbelsäule.

Während Ochronose und chronische Polyarthritis – auch bei gleichzeitigem Auftreten – noch relativ gut gegeneinander abgegrenzt werden können, ist die Diskussion über eine mögliche Koinzidenz von M. Bechterew und Ochronose noch nicht abgeschlossen. Zanetakis et al. berichteten 1989 erstmals über einen Patienten, der sowohl die Symptomatik einer Ochronose aufwies als auch typische Veränderungen im Sinne eines M. Bechterew zeigte (Bambusstabdeformität, Ankylose der Kreuzdarmbeingelenke, HLA-B27-positiv).

Die Autoren interpretierten die Befunde zunächst nicht als Koinzidenz einer entzündlichen und einer stoffwechselbedingten Erkrankung. Vielmehr vermuteten sie, daß die genetische Disposition bei HLA-B27-positiven Patienten die Entwicklung einer Ochronose fördert und daß die Erkrankung vergleichsweise schwer verläuft – insbesondere was die Veränderungen am Achsenskelett anbelangt.

Diese Sichtweise wird von einigen Autoren geteilt, andere deuten die Befunde im Sinne zweier unabhängiger Erkrankungen, einer Ochronose einerseits und eines M. Bechterew andererseits (Weinberger 1991).

Therapie

Eine kausale Therapie der Ochronose ist bislang nicht bekannt. Die Behandlung erfolgt daher symptomatisch mit physikalischen Maßnahmen und nichtsteroidalen Antiphlogistika.

Bei der Destruktion großer Gelenke hat sich auch bei der Ochronose der endoprothetische Gelenkersatz bewährt (Corra et al. 1995).

Bei In-vitro-Untersuchungen zeigte sich, daß antioxidative Substanzen wie Ascorbinsäure oder D-Penicillamin in der Lage sind, die Oxidation und Polymerisation von Homogentisinsäure zu hemmen (Hegedus u. Nayak 1994). Tierversuche an Ratten belegten, daß Vitamin C die Bindung von Homogentisinsäure an das mesenchymale Gewebe vermindert (Lustberg et al. 1970). Die Behandlung von Ochronosepatienten mit Ascorbinsäure bei einer Dosierung von 2mal 500 mg pro Tag über 12 Monate erwies sich jedoch als nicht effektiv (Forslind et al. 1988).

51.5.2 Arthropathie bei Hämochromatose (M 14.5/E 83.1)

E. Genth

Die Hämochromatose ist eine genetisch bedingte Erkrankung, die durch Eisenüberladung von Organen und Geweben aufgrund einer erhöhten Eisenabsorption entsteht (Gottschalk et al. 1997). Sie manifestiert sich meistens im 4.–5. Lebensjahrzehnt. Die Eisenüberladung der Organe führt zu funktionellen und strukturellen Veränderungen der Leber (Leberenzymerhöhungen, Leberzirrhose), des Herzens (Kardiomyopathie), der Haut (Hyperpigmentation), der endokrinen Drüsen (Diabetes mellitus, Hypothyreose, Hypogonadismus u.a.) und bei mehr als der Hälfte der Patienten zu einer Arthropathie, vorwiegend an den Fingergrundgelenken, aber auch an Hüft-, Knie- und Sprunggelenken. Begleitende Synovitiden werden häufig durch Ablagerungen von Kalziumpyrophosphatdihydratkristallen hervorgerufen.

Definition und Terminologie

Die Hämochromatose ist eine Eisenspeicherkrankheit aufgrund einer genetisch bedingten vermehrten Eisenabsorption. Im Vergleich zu Hämosiderosen aufgrund von häufigen Bluttransfusionen, bei denen die Eisenablagerung im retikulohistiozytären System im Vordergrund steht, ist die Hämochromatose vor allen Dingen durch Eisenablagerungen in den Zellen parenchymatöser Organe charakterisiert.

Epidemiologie

Die Prävalenz der Hämochromatose in der kaukasischen Bevölkerung liegt bei 4–7 pro 1000 Einwohner.

Die Frequenz für das Hämochromatosegen wird auf 0,05–0,12 geschätzt. Hieraus resultiert eine Frequenz von homozygoten Merkmalsträgern von 3–8 pro 1000 (McDonnell 1998) und eine Heterozygotenfrequenz von ca. 100–116 pro 1000 in der Bevölkerung. Die jährliche Inzidenz beträgt 2–4 Neuerkrankungen pro 100 000 Einwohner. Die Genfrequenz ist höher in der skandinavischen Bevölkerung als in Mitteleuropa, Männer erkranken etwa 4mal häufiger als Frauen. Die Hämochromatose manifestiert sich meistens zwischen dem 40. und 60. Lebensjahr. Die juvenile Hämochromatose ist nicht mit dem HFE-Gen assoziert und wird autosomal-rezessiv vererbt; beide Geschlechter sind gleich häufig betroffen (Camaschella 1998).

Ätiologie und Pathogenese

Bei den meisten Patienten mit Hämochromatose liegt eine Punktmutation des HLA-H-Gens (HFE-Gen) vor. Das Allel C282Y ist bei über 80% der Hämochromatosepatienten nachweisbar, jedoch nur bei 3% der Gesunden. Seltener findet sich das H63D-Allel bei der Hämochromatose (ca. 16%) (Barton et al. 1997). Das C282Y-Allel wird nicht an der Zelloberfläche exprimiert und bindet kein β_2-Mikroglobulin. Die HLA-Antigene A3, B7 und B14 finden sich aufgrund der genetischen Kopplung ebenfalls gehäuft bei Hämochromatosepatienten (ca. 70–80%).

Der Mechanismus der pathologisch erhöhten Eisenresorption ist im einzelnen noch unbekannt. Das seltenere Vorkommen von Hämochromatose bei Frauen wird durch den physiologisch erhöhten Blutverlust durch die Menstruation erklärt.

Die Eisenüberladung in den Zellen führt zur Zellschädigung und Funktionsstörung in den verschiedenen Organen. In der Haut wird die Melaninbildung stimuliert. Die Eisenüberladung der Leberzellen führt zum Parenchymschaden mit Erhöhung von SGPT und SGOT im Serum und allmählichem zirrhotischen Umbau. Die Hormonproduktion der B-Zellen des Pankreas, der Gonaden und der Schilddrüse sinkt. Im Herzen entwickelt sich ein fibrotischer Umbau.

Histopathologie

In den parenchymatösen Organen, insbesondere in der Leber, findet man bioptisch nach Eisenfärbung mit der Berliner-Blau-Reaktion eine starke Ablagerung von granulären eisenhaltigen Partikeln innerhalb der Leberzellen und in den Makrophagen der Lebersinusoide. Der Eisengehalt der Leber ist erhöht (Gottschalk et al. 1997). In Abhängigkeit vom Stadium der Erkrankung ist eine Organfibrose, an der Leber oft auch ein zirrhotischer Umbau nachzuweisen.

In den Gelenken sieht man eine Eisenüberladung von synovialen Makrophagen, insbesondere in der Deckzellschicht, evtl. mit begleitenden synovitischen Veränderungen der Deckzellhyperplasie und überwiegend lymphozytärer Infiltration der Synovialmembran. Ablagerungen von Kalziumpyrophosphatdihydratkristallen können nachgewiesen werden. Der Gelenkknorpel zeigt Veränderungen wie bei einer Arthrose mit unterschiedlich stark ausgeprägten oberflächlichen bis tiefen Schäden.

Klinische Manifestationen

Die Hämochromatose manifestiert sich meistens zwischen dem 40. und 60. Lebensjahr (Gottschalk et al. 1997). Bei einem kleinen Teil der Betroffenen – überwiegend bei Homozygoten – treten die ersten Symptome schon um das 20. oder 30. Lebensjahr auf.

■ **Leber.** Schon früh finden sich leicht erhöhte Serumwerte der SGOT oder SGPT, die Leber kann initial vergrößert sein. Im späteren Stadium können weitere Symptome der Leberzellinsuffizienz oder des zirrhotischen Umbaus (portale Hypertension) hinzukommen.

■ **Haut.** An der Haut entwickelt sich durch eine vermehrte Melaninbildung allmählich ein braunes Kolorit.

■ **Endokrine Manifestationen.** Der Diabetes mellitus ist im allgemeinen eine Spätmanifestation. Seine Häufigkeit wird mit bis zu 10% bei Hämochromatosekranken angegeben. Durch einen Hypogonadismus kann es zu verminderter Libido, Impotenz, Amenorrhö und spärlicher Körperbehaarung kommen. Eine manifeste Hypothyreose ist selten.

■ **Herz.** Die myokardiale Manifestation durch eine Fibrose mit nachfolgender Kardiomyopathie und Herzinsuffizienz gehört zu den seltenen Manifestationen. Die Herzbeteiligung ist bei der juvenilen Hämochromatose häufiger (Cazzola et al. 1998).

■ **Gelenke.** Gelenkmanifestationen der Hämochromatose werden bei mehr als der Hälfte der Patienten beobachtet. Sie können zahlreiche Gelenke betreffen, besonders häufig die Fingergrundgelenke II und III, aber auch die proximalen Interphalangealgelenke, die Handgelenke, Knie-, Hüft- und Sprunggelenke sowie die Schultern. Charakteristische Beschwerden sind Steifigkeit und ziehende Schmerzen in den Händen, v.a. nach Belastung. An den Gelenken findet man meist eine harte Schwellung mit einem endgradigen Bewegungsdefizit. Häufig ist eine leichte Schwellung der Gelenkkapsel an den Fingergrundgelenken palpabel.

Bei bis zu 30% der Patienten entwickelt sich eine Chondrokalzinose, manchmal mit akuten entzündlichen Episoden an den Gelenken. !

Verlauf und Prognose

Der Verlauf der Hämochromatose ist im wesentlichen vom Ausmaß der Organschädigung zum Zeitpunkt der

Diagnose bzw. der Eisenentzugstherapie abhängig (Niederau et al. 1996; Yang et al. 1998). Durch eine frühzeitige Erkennung der Erkrankung oder auch der genetischen Risikokonstellation läßt sich eine Progredienz von Schäden an den parenchymatösen Organen meistens aufhalten. Dagegen hat die Eisenentzugsbehandlung auf die Gelenkmanifestationen meistens keinen wesentlichen Einfluß. Der Gelenkschaden ist oft auch unter konsequenter Aderlaßtherapie mit Reduktion von Serumferritin und Eisensättigung des Transferrins weiter progredient.

CAVE

Patienten, die erst im Stadium einer Leberzirrhose diagnostiziert werden, haben ein 200fach erhöhtes Risiko für ein Leberzellkarzinom.

Labor und bildgebende Verfahren

Labor

Die labormedizinische Diagnose der Eisenüberladung des Organismus erfolgt durch den Nachweis der erhöhten Eisensättigung des Transferrins (über 55%) und der Erhöhung des Serumferritins (über 300 μg/l). In der Regel ist die Eisensättigung des Transferrins bei einer klinisch manifesten Hämochromatose über 85%, die Ferritinkonzentration über 1000 μg/l. Das Serumeisen ist häufig, jedoch nicht immer erhöht. Die Diagnose einer Hämochromatose als Ursache der Eisenüberladung wird durch den homozygoten, seltener auch heterozygoten Nachweis hämochromatoseassoziierter MHC-Allele, insbesondere des C282Y-Allels, gesichert.

Die labormedizinische Organdiagnostik ist zum Nachweis hämochromatosebedingter Organschäden erforderlich, insbesondere der Leber (SGOT, SGPT, Cholinesterase) und des endokrinen Pankreas (Glukosestoffwechsel).

Bildgebende Verfahren

Die Röntgendiagnostik bei Verdacht auf Hämochromatosearthropathie zeigt häufig ein typisches Befallsmuster an den Händen mit Beteiligung insbesondere der Fingergrundgelenke, v.a. II und III beiderseits, Gelenkspaltverschmälerung, subchondralen Zysten und osteophytären Randveränderungen (s. Abb. 51.8). Bei bis zu 30% der Patienten findet sich eine Chondrokalzinose, insbesondere im Bereich der Knie, Handgelenke, Zwischenwirbelscheiben und Symphysis pubis. Im Gelenkszintigramm mit ^{99}Technetiumpertechnat zeigen die betroffenen Gelenke eine Tracermehraufnahme insbesondere in der Spätphase.

Diagnose und Differentialdiagnose

Diagnose

An die Diagnose einer Hämochromatosearthropathie muß bei schmerzhaften arthropathischen Veränderungen insbesondere an den Fingergrundgelenken II und III gedacht werden, v.a. auch dann, wenn Hinweise auf eine Leberschädigung und einen Diabetes mellitus vorhanden sind oder eine zunehmende Braunfärbung der Haut auftritt. Die Diagnose wird durch den Nachweis der erhöhten Eisensättigung des Transferrins (>55%) und des Ferritins (>300 μg/l) in Verbindung mit typischen Organ- und Gelenkschäden gestellt, sie kann präklinisch durch den Nachweis des homozygoten Hämochromatoseallels C282Y (insbesondere bei Blutsverwandten von Hämochromatosekranken) gesichert werden.

Differentialdiagnose

Differentialdiagnostisch kommen andere Ursachen der Eisenüberladung in Betracht wie

- Polytransfusion,
- parenterale Eisentherapie,
- nahrungsbedingte Eisenüberladung oder
- bestimmte Formen einer Anämie (β-Thalassämie, sideroblastische Anämie).

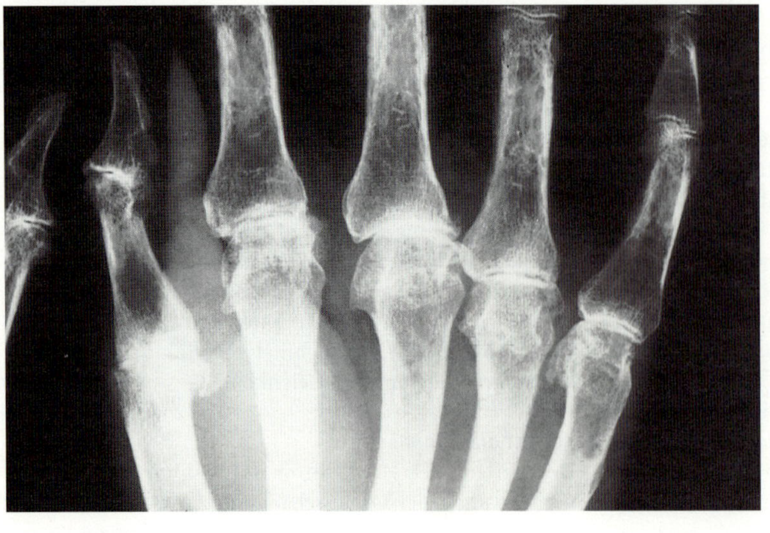

Abb. 51.8. Röntgenveränderungen an den Fingergrundgelenken bei Hämochromatose

Des weiteren muß an eine Porphyria cutanea tarda gedacht werden, die mit andersartigen Hautveränderungen (Blasen, Hautfragilität etc.) einhergeht. Hyperferritinämien durch Entzündungen, Tumoren, Leberkrankheiten und andere Ursachen (Hyperferritinämie-Katarakt-Syndrom; Girelli et al. 1997) sind ebenfalls abzugrenzen.

Die Differentialdiagnose der Hämochromatosearthropathie bezieht sich insbesondere auf die mechanisch stark belastete Hand („worker's hand") und die seronegative chronische Polyarthritis. Bei röntgenologischem Nachweis einer Chondrokalzinose sollte als Ursache auch an eine Hämochromatose gedacht werden.

Therapie und Rehabilitation

Die Therapie der Hämochromatose besteht in der Verminderung des Körpereisens durch mindestens einmal wöchentliche Aderlässe von ungefähr 400 ml Blut (Barton et al. 1998). Die Aderlaßtherapie ist bis zur Absenkung des Ferritins (<50 µg/l) und der Eisensättigung des Transferrins in den niedrig-normalen Bereich fortzuführen. Danach sind zur Erhaltung eines niedrigen Körpereisens Aderlässe 4- bis 8mal pro Jahr ausreichend. Unter dieser Therapie sind Leistungsminderung, Schwäche, Veränderungen an der Leber und am Herzen in einem frühen Stadium rückbildungsfähig. Die Arthropathie bessert sich dagegen i.allg. durch die Phlebotomie nur bei einem kleinen Teil der Patienten. Die zusätzliche Behandlung der Gelenkbeschwerden mit einem nichtsteroidalen Antiphlogistikum ist daher meistens erforderlich.

51.5.3 Lipidstoffwechselkrankheiten (M 14.5/E 78.0–E 78.8)

E. Genth

Lipidstoffwechselkrankheiten können in seltenen Fällen durch Ablagerungen von Lipiden an Strukturen des Bewegungssystems zu Beschwerden und Symptomen führen (Bardin u. Kuntz 1994; Struthers et al. 1983). In besonderem Maße ist das Bewegungssystem bei bestimmten Formen der primären Hyperlipoproteinämie betroffen, bei denen es zur Ausbildung von Sehnenxanthomen und Arthritiden kommen kann.

Der M. Gaucher geht mit Ablagerungen von Glukozerebrosiden in verschiedenen Organen einher. Durch den Befall der Knochen kann es zu episodischen Schmerzen, im Rücken, in den Hüften, den Beinen und Schultern kommen, aber auch zu pathologischen Frakturen, Knocheninfarkten, Osteonekrosen.

Rheumatische Manifestationen bei primärer Hyperlipoproteinämie (M 14.5/E 78.0–E 78.2)

Bei primärer Hyperlipoproteinämie können neben den Veränderungen an den Blutgefäßen (Atheromatose), der Haut (Xanthome) und den Augen (Arcus lipoides) auch Manifestationen am Bewegungssystem auftreten. Betroffen sind vorwiegend Individuen mit Hyperlipoproteinämie Typ IIa und III. Bei der seltenen homozygoten Form der Hypercholesterinämie (etwa 1:1 000 000) entwickeln mehr als 50% der Betroffenen Sehnenxanthome. Weniger häufig finden sich diese Veränderungen bei Heterozygoten.

Ätiologie und Pathogenese

Die familiäre Hypercholesterinämie wird durch autosomal-dominant vererbte Veränderungen des Zellrezeptors für Low-density-Lipoproteine (LDL) hervorgerufen (Rezeptordefekt. Internalisierungsstörung, verminderte Rezeptorfunktion), verbunden mit einer verminderten Plasmaeliminationsrate für LDL. Die Folge ist die Ablagerung von LDL im Bindegewebe und in den Makrophagen.

Der familiären Dysbetalipoproteinämie (Typ III) liegt eine Mutation von Apolipoprotein E zugrunde, die eine abnormale Bindung an Lipoproteinrezeptoren verursacht. Hierdurch entwickelt sich ein Anstieg von Chilomikronen und „very low-density lipoprotein remnants", die von Makrophagen aufgenommen werden und zu Atheromen und Xanthomen führen.

Histopathologie

Die Sehnen sind überwiegend von lipoproteinhaltigen Makrophagen (Schaumzellen) infiltriert, die bei der familiären Hypercholesterinämie LDL aufnehmen, bei der Typ-III-Hyperlipoproteinämie VLDL-Remnants. Diese werden zu intrazellulären Cholesterinablagerungen umgewandelt. Auch in der Synovialflüssigkeit kann man Cholesterinkristalle finden, die jedoch nicht die Ursache akuter arthritischer Episoden sind.

Klinische Manifestationen

■ **Typ-IIa-Hypercholesterinämie.** Bei der familiären Hypercholesterinämie (Typ-IIa-Hypercholesterinämie) stehen Sehnenxanthome im Vordergrund. Die Entwicklung der Sehnenxanthome erfolgt meistens schleichend. Insbesondere bei homozygoten Patienten mit familiärer Hypercholesterinämie entstehen sie bereits in der Kindheit. Prädilektionsstellen sind die Strecksehnen der Finger und die Achillessehnen nahe der Insertion am Kalkaneus (s. Abb. 51.9). Sie können auch an der Insertion des M. triceps brachii sowie an der Quadriceps-femoris-Sehne, an der Tuberositas tibiae und subperiostal lokalisiert auftreten.

Die Ablagerung in den Sehnen sind meist asymptomatisch. Beschwerden können durch tendinitische oder tendosynovitische Episoden hervorgerufen werden. In

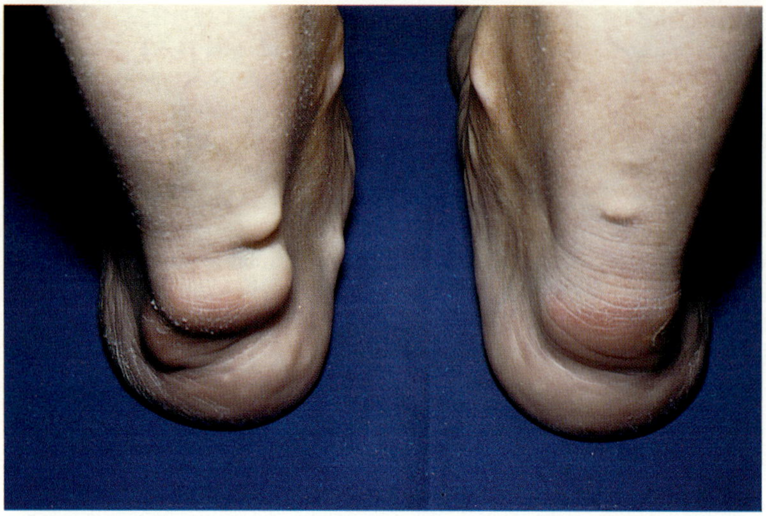

Abb. 51.9. Sehnenxanthome an der Achillessehne bei einem Patienten mit Hyperlipoproteinämie Typ IIa

seltenen Fällen kommt es zur Achillessehnenruptur. Selten ist auch eine migratorische Polyarthritis (Fistel et al. 1987), die mit Erhöhung der BSG und der Akutephaseproteine einhergeht. Betroffen sind dabei v.a. Knie- und Sprunggelenke. Sie führt nicht zu destruierenden Gelenkveränderungen. Häufiger werden von den Patienten Arthralgien angegeben.

■ **Typ-III-Hypercholesterinämie.** Hierbei entwickeln sich bei ca. 10–25% der Betroffenen Xanthome, die als intraossäre Xanthome insbesondere in den Handknochen auftreten. Auch der Schädel, die Wirbelsäule und die langen Röhrenknochen können betroffen sein. Knochenfrakturen wurden beschrieben.

■ **Typ-IV-Hypercholesterinämie.** Bei dieser Erkrankung kommt es nicht zur Entwicklung von Sehnenxanthomen. Das Auftreten einer chronischen Oligoarthritis mit Infiltration der Membrana synovialis wurde jedoch beschrieben (Buckingham 1975).

Labor und bildgebende Verfahren

Labormedizinisch findet sich bei der familiären Hypercholesterinämie eine deutliche Erhöhung des Serumcholesterins (über 400 mg/dl) und des LDL-Cholesterins.

Bei arthritischen Episoden sind oft die BSG und die Akutephaseproteine erhöht.

Subperiostal oder intraossär gelegene Xanthome können insbesondere bei der familiären Dysbetalipoproteinämie zu röntgentransparenten rundlichen Veränderungen im Knochen führen. Sehnenxanthome verkalken gelegentlich und knochennahe Xanthome können zu Druckerosionen führen.

Diagnose und Differentialdiagnose

Die Diagnose wird durch die klinischen Veränderungen der Sehnenxanthome, evtl. in Verbindung mit klinischen oder anamnestischen vaskulären Manifestationen (Herzinfarkt, periphere arterielle Verschlußkrankheit) und dem Nachweis einer Hypercholesterinämie Typ IIa und III gestellt.

Differentialdiagnostische Probleme entstehen insbesondere bei einer migratorischen Polyarthritis, wenn Sehnenxanthome fehlen. In diesen Fällen müssen andere Ursachen einer Mon- oder Oligoarthritis (reaktive Arthritis, streptokokkenreaktiver Prozeß, Arthritis im Rahmen einer Spondylarthritis etc.) ausgeschlossen werden.

Therapie

Die Therapie von rheumatischen Beschwerden und Symptomen besteht in der Gabe von nichtsteroidalen Antiphlogistika. Eine lipidsenkende Therapie (cholesterinarme Kost, Cholesterinsynthesehemmer, Cholesterinresorptionshemmer, Plasmapherese) kann zu einer Rückbildung der Größe von Xanthomen führen. Bei starker Ausprägung der Symptome ist eine chirurgische Entfernung notwendig. Die Senkung der Serumlipidkonzentration kann auch die arthritischen Erscheinungen bessern, dies ist jedoch nicht immer der Fall.

Muskuloskelettale Manifestationen bei Morbus Gaucher (M 14.5/E 75.2)

Der M. Gaucher ist eine seltene Ablagerungskrankheit von Glukozerebrosiden in verschiedenen Organsystemen aufgrund verminderter Aktivität des Enzyms Glukozerebrosidase, bedingt durch verschiedene Genmutationen (Orcel et al. 1994).

Epidemiologie

Der M. Gaucher ist die häufigste Glykolipidspeicherkrankheit und tritt in 3 verschiedenen klinischen Varianten auf, die auch muskuloskelettale Manifestationen unterschiedlicher Ausprägung zeigen. Typ I ist die häufigste Form des M. Gaucher und kommt vorwiegend bei Ashkenasijuden vor (15–40:100 000), Typ II und III sind wesentlich seltener und treten meist bei nichtjüdischen Patienten auf. Typ I kann in jedem Lebensalter beginnen, Typ II bei Kleinkindern und Typ III im Jugendalter. Die Vererbung ist autosomal-rezessiv, den unterschiedlichen Typen liegen wahrscheinlich verschiedene Punktmutationen zugrunde.

Ätiologie und Pathogenese

Der M. Gaucher entsteht durch eine genetisch bedingte Minderung der Aktivität der Glukozerebrosidase, einem membranständigen Enzym, das β-Glukosidesterbindungen hydrolysiert und komplexe Lipidsubstrate degradiert, insbesondere Zellmembranen, v.a. von Leukozyten. Die verminderte Enzymaktivität verursacht eine Akkumulation von Glukosylzeramid. Glukosylzeramid steht am Ende des Glykosphingolipidabbaus und wird von der Glukozerebrosidase in Zeramid und Glukose gespalten. Das Gen für das Enzym ist auf Chromosom 1 lokalisiert, verschiedene Punktmutationen sind bekannt.

Histopathologie

Histologisch finden sich in den betroffenen Organen sogenannte Gaucher-Zellen. Die Zellen sind groß und ein- bis mehrkernig. Das Zytoplasma, das wie geknitterte Seide aussieht, enthält Ablagerungen von Glukozerebrosiden. Bei den Gaucher-Zellen handelt es sich um transformierte Makrophagen, die Glukozerebroside aufnehmen und lysosomale Enzyme, Interleukine und andere Faktoren an die Umgebung abgeben.

Klinische Manifestationen

Klinisch findet man bei der häufigsten Form des M. Gaucher, dem Typ I, eine Splenomegalie mit primärem Hypersplenismus und Thrombozytopenie, Anämie und Leukopenie. Die Leber kann ebenfalls vergrößert sein mit Erhöhung der lebertypischen Enzyme. Das zentrale Nervensystem ist im Gegensatz zu Typ II und III nicht betroffen.

Bei ca. 50–75% der Patienten mit Typ I kommt es zu Skelettmanifestationen durch eine Akkumulation von Gaucher-Zellen im Knochenmark. Viele Patienten haben meist symmetrische, episodische Schmerzen im Rücken, in den Hüften, den Beinen und Schultern. Die Knochenveränderungen können zu pathologischen Frakturen führen, vorwiegend im Bereich der Wirbelkörper, seltener in den Röhrenknochen der Extremitäten und an den Rippen (Elstein et al. 1997). Durch die Akkumulation von Gaucher-Zellen kommt es zu einer Verdünnung der Kortikalis und zu einer Auftreibung der Röhrenknochen unter dem Bild einer sog. Erlenmeyer-Kolben-Deformität. Weitere Manifestationen am Skelettsystem sind Osteonekrosen und Knocheninfarkte, hervorgerufen durch eine akute Ischämie, die mit Schmerzepisoden und Temperaturerhöhungen einhergehen kann. Die epiphysäre Osteonekrose tritt häufig multipel auf, vorwiegend am Oberschenkel- oder Schulterkopf, seltener in den Femurkondylen und im Tibiaplateau. Raritäten sind eine septische Arthritis, Osteomyelitis oder migratorische Polyarthritis.

Diagnose und Differentialdiagnose

Die Diagnose des M. Gaucher erfolgt aufgrund der klinischen Manifestationen in Verbindung mit dem Nachweis von Gaucher-Zellen in Knochenmarkbiopsien und dem verminderten Gehalt des Enzyms Glukozerebrosidase in Blutleukozyten oder kultivierten Fibroblasten oder der erhöhten Konzentration im Urin.

Verteilung und Ausmaß der Skelettmanifestationen können durch 99mTechnetiumschwefelkolloidszintigraphie erfaßt werden. Typische Röntgenbefunde sind knöcherne Auftreibungen epiphysennah mit Verdünnung der Kortikalis und ischämischen Osteonekrosen.

Die Knochenveränderungen bei M. Gaucher sind nicht krankheitsspezifisch, sie können auch bei Hämoglobinopathien beobachtet werden. Die Differentialdiagnose der radiologischen Veränderungen beim M. Gaucher umfaßt die diffusen und lokalisierten Osteopenien, Erkrankungen mit Osteosklerose, Osteonekrose und sog. Erlenmeyer-Kolben-Deformität (Orcel 1994).

Therapie

Für die Therapie des M.-Gaucher-Typ-I steht heute die Enzymersatztherapie durch Infusion von modifizierter humaner Plazenta-β-Glukozerebrosidase (30–130 I.E. Algluzerase/kgKG) oder rekombinante Glukozerebrosidase zur Verfügung (Beck et al. 1997; Beutler 1997). Der Gentransfer in hämatopoetische Stammzellen ist in der Erprobung (Richter 1997). Knochen- und Gelenkschmerzen bedürfen einer analgetischen Therapie. Bei den starken Knochenschmerzen (Knochenkrise) beim M. Gaucher vom Typ I sind hohe Dosen von Prednisolon wirksam (Cohen et al. 1996). Osteonekrosen und pathologische Frakturen müssen orthopädisch-chirurgisch versorgt werden. Infektiöse Komplikationen, z.B. Osteomyelitis, bedürfen einer gezielten antibiotischen Therapie.

51.6 Neuropathische Arthropathien (M 14.6/...)

W. Rüther, H. Guderian

Unter dem Begriff der neuropathischen Arthropathie werden Manifestationen an Gelenken zusammengefaßt, die im Zusammenhang mit ganz unterschiedlichen Krankheiten des zentralen oder des peri-

pheren Nervensystems entstehen. Aufgrund einer verminderten Propriozeption und Schmerzempfindung wird das Krankheitsbild vom Patienten oft unterschätzt. Es kommt zu einer fortschreitenden Gelenkdestruktion bis hin zur kompletten Auflösung des Gelenks und der angrenzenden Knochen.

Synonyme: **neurogene Arthropathie, Neuroarthropathie, „Charcot joints", „neuropathic joint disease", „neuropathic arthritis", „Charcot's arthropathy", „neurotrophic arthritis".**

51.6.1 Epidemiologie

Die 3 typischen Krankheitsbilder, bei denen neuropathische Gelenkdestruktionen auftreten, sind die Syphilis, die Syringomyelie und der Diabetes mellitus. Bei Syphiliskranken tritt die neuropathische Arthropathie mit einer Inzidenz von 5–10% auf (Recordier 1961). Die Syringomyelie ist in 25% der Fälle mit einer neuropathischen Arthropathie vergesellschaftet (Stotz 1983). Heute ist der Diabetes mellitus mit einer Inzidenz von 1% die häufigste Ursache für die neuropathische Arthropathie (Resnick 1993).

Mittlerweile sind eine große Zahl von Grunderkrankungen beschrieben worden, bei denen eine Neuroarthropathie beobachtet wurde. Sie sind in folgender Übersicht unter ätiologischen Gesichtspunkten und ungeachtet ihrer Häufigkeit aufgelistet.

Krankheiten, die mit einer neuropathischen Arthropathie vergesellschaftet sein können

1. Krankheiten des zentralen Nervensystems
   - Tabes dorsalis
   - Syringomyelie
   - traumatische Syringohydromyelie
   - spinale Raumforderung
   - Myelomeningozele
   - Myelopathie nach Strahlenexposition
   - Paraplegie
   - multiple Sklerose
   - Angeborene Analgesie
2. Krankheiten des peripheren Nervensystems
   - metabolische Neuropathien bei Diabetes mellitus, Amyloidose und Akromegalie
   - posttraumatisch oder nach chirurgischer Nervendurchtrennung
   - angeborene Neuropathien bei Charcot-Marie-Tooth, Déjerine-Sottas und autonomer Neuropathie Typ I–V
   - entzündlich bei Lepra, chronischer Polyarthritis
   - nutritiv-toxische Neuropathien (z.B. alkoholtoxisch)
3. Idiopathisch

51.6.2 Ätiologie und Pathogenese

In der Diskussion über die pathophysiologischen Vorgänge bei neuropathischer Arthropathie herrscht nach wie vor Uneinigkeit (Stevens 1993). Charcot (1868) ging davon aus, daß es sich um eine Störung „neurotrophischer Zentren" mit gelenkprotektiver Funktion handle. Von Volkmann nahm an, daß die reduzierte Schmerzempfindung und die gestörte Propriozeption der wesentliche Pathomechanismus sei (Deafferentierung des Gelenks). Das Gelenk sei Mikrotraumatisierungen schutzlos ausgesetzt, in deren Folge es zerstört wird. Recordier (1961) sieht die Ursache der neuropathischen Arthropathie in einer Angiopathie, weil eine Vielzahl von neurovaskulären Dysfunktionen wie Hyperhidrose, Hyperthermie, erythematöse Verfärbung etc. anzutreffen seien.

Man kann davon ausgehen, daß die neuropathische Arthropathie durch ein Miteinander verschiedenster Faktoren entsteht. In 30% der Fälle gelingt der Nachweis neurologischer Defizite oder neuropathologischer Veränderungen nicht.

51.6.3 Klinisches Bild

■ Wirbelsäule. Die Wirbelsäule (Spondylopathie) ist seltener befallen als die peripheren Gelenke. An der Wirbelsäule bestehen meist nur milde lokale Beschwerden. Erst wenn zusätzlich Nervenwurzel- oder Myelonkompressionen auftreten, kommt es zu einer ausgeprägteren Symptomatik.

■ **Gelenke.** An den Gelenken sind zu Beginn zu beobachten:

- eine über Wochen oder Monate andauernde, intermittierende, periartikuläre Schwellung,
- ein Gelenkerguß und
- eine diskrete Rötung und Überwärmung.

Nur selten werden leichte Schmerzen und Bewegungseinschränkungen oder Funktionsdefizite angegeben (Fried 1972). Vorwiegend ist nur ein Gelenk betroffen, der polyartikuläre Befall ist selten. Ein adäquates Trauma liegt meist nicht vor. Aufgrund der Beschwerdearmut besteht bei den Patienten nicht immer Einsicht in die Behandlungsbedürftigkeit. Die Extremität wird ungeachtet des Ergusses und der Schwellung weiter belastet und mehr oder weniger uneingeschränkt eingesetzt. Ein oft massiver Gelenkerguß fördert die Dehnung der Bandstrukturen und die komplexe Instabilität des Gelenks. Oft sind zu diesem Zeitpunkt neurologische Defizite oder radiologische Veränderungen noch nicht nachweisbar.

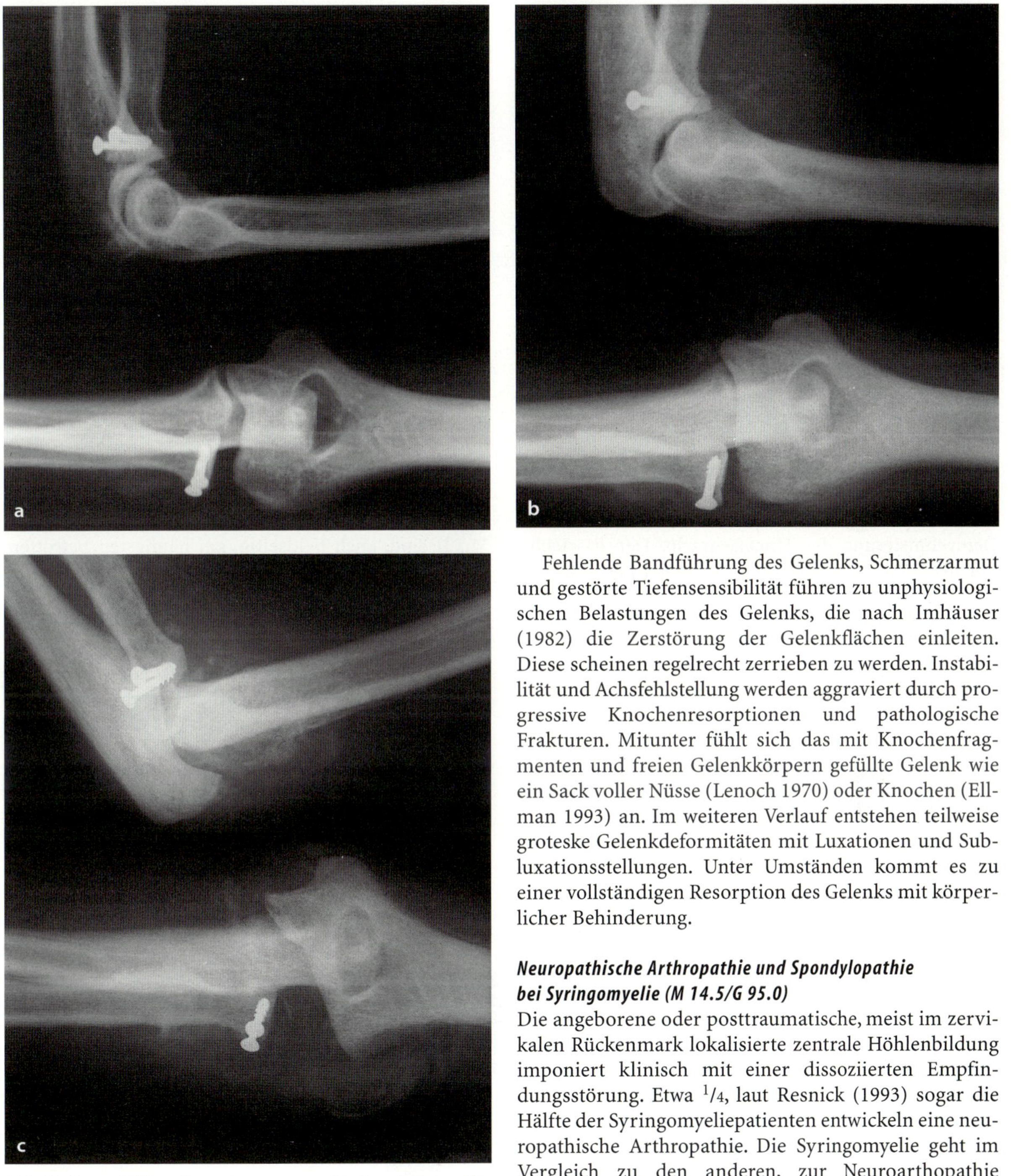

Abb. 51.10a–c. Frühstadium einer neuropathischen Arthropathie am rechten Ellbogengelenk. **a** Persistierender Gelenkerguß nach Osteosynthese einer Radiusköpfchenfraktur. **b** 3 Monate später geringe Resorption am Condylus radialis humeri. **c** Weitere 3 Monate später progressive Knochendestruktion. Neurologische Defizite bestanden nicht. Der Verdacht einer neuropathischen Arthropathie führte schließlich zum kernspintomographischen Nachweis einer Syringomyelie

Fehlende Bandführung des Gelenks, Schmerzarmut und gestörte Tiefensensibilität führen zu unphysiologischen Belastungen des Gelenks, die nach Imhäuser (1982) die Zerstörung der Gelenkflächen einleiten. Diese scheinen regelrecht zerrieben zu werden. Instabilität und Achsfehlstellung werden aggraviert durch progressive Knochenresorptionen und pathologische Frakturen. Mitunter fühlt sich das mit Knochenfragmenten und freien Gelenkkörpern gefüllte Gelenk wie ein Sack voller Nüsse (Lenoch 1970) oder Knochen (Ellman 1993) an. Im weiteren Verlauf entstehen teilweise groteske Gelenkdeformitäten mit Luxationen und Subluxationsstellungen. Unter Umständen kommt es zu einer vollständigen Resorption des Gelenks mit körperlicher Behinderung.

Neuropathische Arthropathie und Spondylopathie bei Syringomyelie (M 14.5/G 95.0)

Die angeborene oder posttraumatische, meist im zervikalen Rückenmark lokalisierte zentrale Höhlenbildung imponiert klinisch mit einer dissoziierten Empfindungsstörung. Etwa $^1/_4$, laut Resnick (1993) sogar die Hälfte der Syringomyeliepatienten entwickeln eine neuropathische Arthropathie. Die Syringomyelie geht im Vergleich zu den anderen, zur Neuroarthopathie führenden Grunderkrankungen mit dem größten neurologischen Defizit einher, namentlich mit einem fast kompletten Verlust der Tiefensensibilität. Wahrscheinlich ist dies der Grund für die hohe Inzidenz (Ellman 1993).

- **Schulter und Ellbogen.** Außer der Halswirbelsäule sind die Schulter oder der Ellbogen (s. Abb. 51.10a–c) öfter als bei jeder anderen Grunderkrankung betroffen (Fried 1972).

Polyartikulärer Befall kommt vor. Zu beachten ist, daß die Arthropathie schon lange vor den ersten neurologischen Ausfällen auftreten kann. Bei arthropathischen Veränderungen an der oberen Extremität sollte unbedingt die Syringomyelie als Ursache in Erwägung gezogen werden (Ellman 1993). Die für die Arthropathie bei Syringomyelie typische rapide und progrediente Knochendestruktion betrifft häufig den Humeruskopf und kann klinisch u.U. mit dem Bild einer „habituellen" Schulterluxation imponieren.

■ **Wirbelsäule.** Beim Befall der Wirbelsäule sieht man beeindruckende Wirbelkörperverklumpungen, Wirbelkörperbrüche und Spangenbildungen auf den Röntgenaufnahmen. Diese massiven Veränderungen stehen oft im eindrücklichen Gegensatz zu der relativen Beschwerdefreiheit des Patienten (Stotz 1983).

Neuropathische Arthropathie bei Tabes dorsalis (M 14.6/A 52.1)

Der Befall des ZNS äußert sich unter anderem in einer Demyelinisierung der Hinterwurzeln. Der Fasciculus gracilis (Schmerzempfindung) ist immer betroffen. Oft gerät auch der Fasciculus cuneatus in Mitleidenschaft, wobei u.U. auch die Propriozeption verloren geht. Das Kniegelenk (s. Abb. 51.11) ist, gefolgt von Fuß und oberem Sprunggelenk, der Hüfte, der Wirbelsäule, dem Ellbogen und der Schulter, von der tabischen Arthropathie am häufigsten betroffen.

In epidemiologischen Untersuchungen aus den 30er, 40er und 50er Jahren wird die tabische Arthropathie meistens erst jenseits des 4. Lebensjahrzehnts festgestellt. Im Durchschnitt ist erst 19 Jahre nach der Erstdiagnose „Lues" mit arthropathischen Veränderungen zu rechnen. In seltenen Fällen führt erst die Arthropathie zur Diagnose der Lues (Blencke 1931). Männer sind doppelt so häufig betroffen wie Frauen.

■ **Kniegelenk.** Auch nach Durchsicht der neueren Literatur ist die Erstbeschreibung durch Charcot immer noch sehr treffend: Die akute, für den Patienten unerklärliche und oftmals nicht bemerkte Schwellung des Kniegelenks, die komplette Schmerzfreiheit und das Ausbleiben allgemeiner Symptome wie Fieber und Mattigkeit, gefolgt von einer dramatischen Gelenkdestruktion mit hörbaren knackenden Geräuschen bei Bewegungen und abnormen Gelenkstellungen aufgrund der destruierten Bandführung und fehlenden Propriozeption ist nach seiner Beschreibung für die tabische Arthropathie charakteristisch.

Neuropathische Arthropathie bei diabetischer Neuropathie (M 14.6/E10–E 14)

Bei 1% der Patienten mit diabetischer Polyneuropathie tritt eine Neuroarthropathie auf.

■ **Tarsometatarsalgelenke und oberes Sprunggelenk.** Die Tarsometatarsalgelenke (Lisfrank-Gelenklinie, s. Abb. 51.12a, b) und das obere Sprunggelenk (s. Abb. 51.13) sind, auch beidseitig, am häufigsten betroffen. Die anfänglich nur mäßige und schmerzfreie Schwellung und Rötung des Fußrückens oder des Knöchels wird oft als Infektion fehlgedeutet. Durch eine Destruktion des Fußgewölbes entsteht der typische diabetische Plattfuß. Die Konturen des Fußes verklumpen, der Fuß wird kürzer und der Fußaußenrand zunehmend prominenter, bis der Fuß u.U. eine fast quadratische Form annimmt. Ulzerationen unter den Metatarsalköpfchen sind ebenso wie sezernierende Fisteln häufig. Bei progredienten Verläufen resultieren groteske Deformitäten oder Luxationsstellungen, die der Patient oft schmerzfrei und ohne Hilfsmittel belastet.

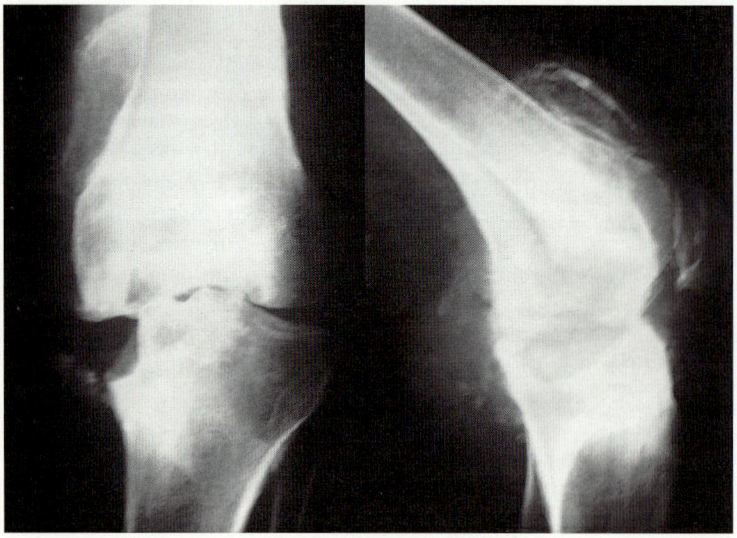

Abb. 51.11. Charcot-Gelenk bei Tabes. Neben den Knochenresorptionen am Tibiakopf erkennt man den Gelenkerguß, ektope Mineralisationen und Ablagerungen von Detritus im oberen Recessus, Achsabweichung in Varusrichtung

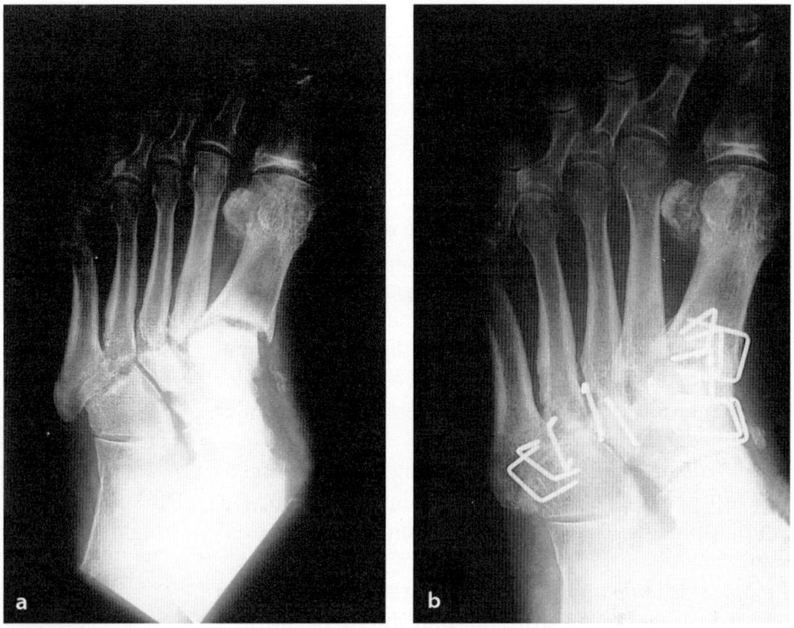

Abb. 51.12a, b. Neuropathische Arthropathie bei Diabetes mellitus. **a** Auffällige Weite des gesamten Lisfranc-Gelenkspalts, Knochenresorptionen v.a. im Bereich der medialen Fußsäule, ektoper Knochen; **b** nach Arthrodese in Korrekturposition

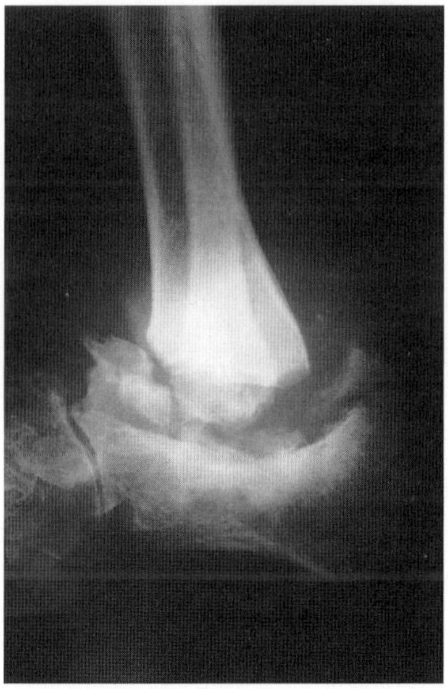

Abb. 51.13. Neuropathische Arthropathie bei Diabetes mellitus. Vollständige Auflösung des Talus, partielle Osteolyse des Kalkaneus, Weichteilschwellung, Detritus, ektoper Knochen

Neuropathische Arthropathie bei angeborener Analgesie (M 14.6/Q 07.8)

Wegen fehlender Schmerzempfindung fügen sich die betroffenen Kinder unbemerkt gravierende Verletzungen zu. Verbrühungen, Bißverletzungen, Stürze oder ähnliche Traumata bis hin zu Frakturen werden klaglos hingenommen. Ursache ist das komplette Fehlen des Fasciculus dorsolateralis, fehlende kleine Ganglienzellen in den Spinalganglien und fehlende schmale Fasern in den dorsalen Wurzeln. Die Arthropathie betrifft hauptsächlich die Kniegelenke und Füße. Ein Befall der Wirbelsäule ist möglich.

Neuropathische Arthropathie bei Lepra (M 14.6/B 92)

Die bei Lepra oft beobachtetete Entzündung des Nervus tibialis und des Nervus peroneus bewirkt eine Hypästhesie oder sogar Anästhesie des Fußes. Aufgrund der trotzdem gesicherten motorischen Versorgung der Unterschenkelmuskulatur kann der Fuß schmerzfrei belastet werden (Shibata 1990).

Neuropathische Arthropathien bei anderen Ursachen

Nach Verletzungen peripherer Nerven sind Arthropathien selten. Die umfangreichste Untersuchung von alkoholinduzierten Neuropathien mit neuropathischen Arthropathien liefert Thornhill (1973). Ähnlich wie bei der diabetischen Neuroarthropathie ist hier der Vorfuß am häufigsten betroffen.

51.6.4 Diagnosestellung

Klinische Untersuchung

In den meisten Fällen führt entweder die Grunderkrankung, kombiniert mit Gelenkveränderungen und neurologischen Defiziten, oder das Röntgenbild zur Diagnose. In Frühstadien findet man schmerzlose Gelenkergüsse, leichte Weichteilschwellungen und lokale Überwärmung. Schließlich treten Bandinstabilitäten und Deformierungen auf. In Spätstadien erweckt die krasse Diskrepanz zwischen der starken Gelenk- und Knochenzerstörung und den geringen Beschwerden den Verdacht.

Laborparameter und Synovialanalyse

Spezifische Laborparameter stehen nicht zur Verfügung. Die Ergebnisse der Synovialanalyse sind unspezifisch. Das Gelenkpunktat kann klar, blutig oder xantochrom sein. Die Zellzahl variiert stark.

Bildgebende Verfahren

■ **Röntgen.** Die herausragende Rolle des Röntgenbilds bringt Resnick (1983) zum Ausdruck: „Das radiologische Bild ist das eines in Unordnung geratenen Gelenks, charakterisiert durch das Nebeneinander von Knochenresorption und Knochenformation. Das Ausmaß der Sklerosierung, der osteophytären Anbauten und der Fragmentation ist bei dieser Gelenkerkrankung größer als bei jeder anderen Krankheit."

Im *frühen Stadium* der Erkrankung ist das Röntgenbild unspezifisch verändert und wenig hilfreich. Die Sonographie des Gelenkergusses ist nicht diagnoseweisend.

Im *Spätstadium* kommt es zur Subluxation des Gelenks durch ligamentäre Insuffizienz und durch Zerstörung der knöchernen Gelenkpartner. Knochenanteile werden scheinbar reaktionslos resorbiert (s. Abb. 51.14). In den periartikulären Weichteilen wird Knochendetritus eingelagert, und knöcherne Fragmente lösen sich aus dem Verbund. Schreitet die Erkrankung weiter fort, werden pathologische Frakturen beobachtet. Im Stadium der Knochenproliferation treten osteophytäre Anbauten mit teilweise groteskem Ausmaß in den Vordergrund. Ein osteophytärer Anbau im Bereich der Metaphyse gilt hierbei als diagnoseweisend. Das destruktive Stadium imponiert röntgenologisch mit subchondralen Resorptionszonen, die bis in den Bereich der Metaphyse reichen können. Die fortschreitende Resorption kann bis hin zur vollständigen Lyse und Resorption des Gelenks führen.

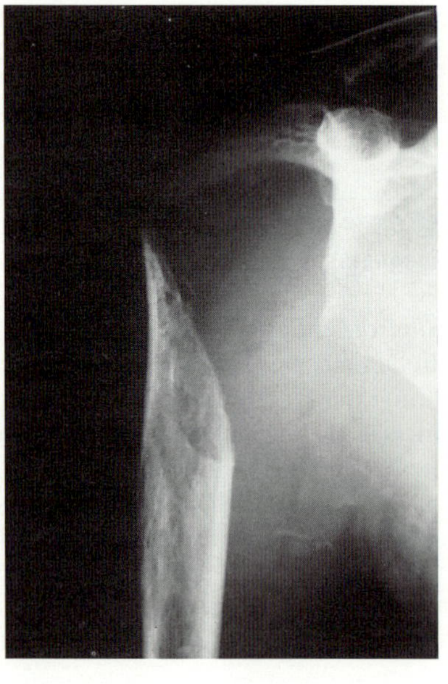

Abb. 51.14. Charcot-Gelenk bei rheumatoider Arthritis mit 20jährigem Verlauf und Vaskulitis

■ **Andere bildgebende Verfahren.** Das Nebeneinander von Knochendestruktion und Knochenproliferation ist röntgenologisch so eindrücklich, daß andere Untersuchungsmethoden in der Diagnosefindung untergeordnete Bedeutung haben.

Die Computertomographie ermöglicht eine genauere Beurteilung der Destruktion und kann die Operationsplanung erleichtern. Mittels der Kernspintomographie kann eine Abgrenzung zur Osteomyelitis versucht werden (Seabold 1990).

Angiographisch besteht eine deutliche Avaskularisierung des neuropathischen Gelenks.

Bei der Szintigraphie werden technetiummarkierte Diphosphonate schon in der frühen Phase der Erkrankung deutlich vermindert aufgenommen.

51.6.5 Differentialdiagnose

Größte Schwierigkeiten kann die Abgrenzung der neuropathischen Arthropathie gegenüber einer Monarthritis bereiten. Vielfach bleibt der schmerzfreie Gelenkerguß in seiner Ursache zunächst ungeklärt. In späteren Stadien kann v.a. am Fuß eine phlogistische Weichteilschwellung auftreten, die zum Ausschluß einer Osteomyelitis zwingt. Hier kann die Kernspintomographie hilfreich sein. Die histologische Untersuchung von Gewebeproben erbringt meist keine entscheidende Hilfe.

51.6.6 Therapie

Das frühe Erkennen der neuropathischen Arthropathie ist wichtig für die Prognose der Erkrankung. Nur frühe prophylaktische und therapeutische Maßnahmen können das Ausmaß der Knochendestruktion vermindern. In den meisten Fällen wird die Diagnose erst sehr spät gestellt, die Patienten werden häufig unter der Vorstellung einer degenerativen Gelenkerkrankung, einer Knochennekrose oder pathologischer Frakturen anderer Ursache behandelt.

Therapie der Grunderkrankung

Entscheidend ist auch die Therapie der ursächlichen Grunderkrankung. !

Knochenszintigraphien haben den positiven Effekt einer exakten Diabeteseinstellung auf den Knochenstoffwechsel bei der diabetischen Neuroarthropathie nachgewiesen.

Lokale Therapie
Bei lokaler Überwärmung und Schwellung muß eine Infektion ausgeschlossen werden.

■ **Konservative Therapie.** Bei massiven intraartikulären Ergüssen steht die Ergußentlastung und Ruhigstellung des Gelenks im Vordergrund, um einer ligamentären Instabilität nicht zusätzlich Vorschub zu leisten. Der Einsatz von nichtsteroidalen Antiphlogistika (NSAID) erscheint sinnvoll.

Besteht bereits eine einfache oder komplexe Instabilität des Gelenks, zielt die Therapie auf eine Stabilisierung hin. An der oberen Extremität bietet sich die Versorgung mit Scharniergelenkschienen, z.B. am Ellbogengelenk. Für die untere Extremität stehen Geh- und Schienenapparate zur Verfügung. Insbesondere die Sprunggelenke und der Fuß bieten sich für eine konservative Therapie an.

■ **Operative Therapie.** Gelingt auf diesem Wege eine Stabilisierung nicht und kommt es zu einer weiteren Knochendestruktion, ist v.a. an der unteren Extremität die operative Versteifung des Gelenks oder der Gelenkgruppe indiziert. Die Pseudarthroserate nach Arthrodese ist bei der neuropathischen Arthropathie hoch und steigt mit zunehmendem Ausmaß der Knochendestruktion.

CAVE

Die endoprothetische Versorgung neuropathischer Gelenke ist kontraindiziert.

Die gestörte Tiefensensibilität und die fehlende adäquate Muskelführung führt zu einer hohen Zahl von Frühlockerungen. Der Prothesenwechsel löst dann das Problem langfristig nicht, und der Rückzug auf eine Arthrodese ist nach endoprothetischem Gelenkersatz meist technisch nicht möglich.

In der Wirbelsäule wird die Indikation zur operativen Stabilisierung aufgrund der häufigen Komplikationen erst bei drohender oder bestehender Wurzel- oder Rückenmarkkompression gestellt. Danach ist wegen der sehr hohen Pseudarthroserate eine deutlich prolongierte Immobilisation anzustreben (Anand 1997).

51.7 Arthropathien bei sonstigen näher bezeichneten, andernorts klassifizierten Krankheiten (M 14.8/...)

A. Krause

51.7.1 Familiäres Mittelmeerfieber (M 14.8/E 85.0)

Das familiäre Mittelmeerfieber (FMF) ist eine autosomal-rezessiv vererbte Erkrankung, die fast ausschließlich bei Personen mediterraner Herkunft vorkommt und durch unregelmäßig auftretende Entzündungsschübe mit Fieber, Peritonitis, Arthritis und/oder Pleuritis gekennzeichnet ist.

Ätiologie und Pathogenese
Der dem FMF zugrundeliegende Gendefekt konnte auf dem kurzen Arm des Chromosom 16 lokalisiert werden (Pras et al. 1992). Die Funktion des vom FMF-Gen kodierten Proteins und die Pathophysiologie der Entzündungsschübe sind aber noch ungeklärt. Es gibt Hinweise, daß ein C5A-Inhibitormangel oder ein Lipocortinmangel zu einer defekten Kontrolle von Entzündungsreaktionen nach unspezifischen Reizen führt.

Klinik
Das FMF kommt fast ausschließlich bei Personen aus dem Mittelmeerraum vor, insbesondere bei Sephardijuden, Armeniern und Türken, und wird meist in der Kindheit erstmalig klinisch manifest.

In unregelmäßigen Abständen und ohne erkennbaren Auslöser kommt es zu wenige Tage andauernden Fieberattacken, verbunden mit Arthritis, Peritonitis und/oder Pleuritis.

■ **Peritonitis.** Fast alle Patienten klagen während der Anfälle über Bauchschmerzen, die durch eine sterile, granulozytäre Peritonitis hervorgerufen werden und meist innerhalb von 2–3 Tagen wieder zurückgehen. Nicht selten werden unter Verkennung der Diagnose chirurgische Eingriffe durchgeführt.

■ **Arthritis.** Etwa 75% der Patienten erleiden schmerzhafte Arthritiden, wobei meist ein großes Gelenk der unteren Extremitäten betroffen ist. Die Beschwerden gehen gewöhnlich innerhalb einer Woche folgenlos zurück. Nur selten bildet sich eine länger als einen Monat andauernde Arthritis aus (Garcia-Gonzales u. Weisman 1992).

■ **Pleuritis.** Eine pleurale Beteiligung mit Thoraxschmerzen und evtl. Pleuraerguß findet sich bei etwa der Hälfte der Patienten. Die einzelnen Schübe können im Krankheitsverlauf in Ausprägung und klinischem Bild stark variieren. Zwischen den Entzündungsschüben sind die Patienten vollkommen beschwerdefrei. !

Gefürchtetste Langzeitkomplikation des FMF ist eine AA-Amyloidose, die bei unbehandelten Patienten u.a. zu einer progredienten Niereninsuffizienz führt und die häufigste Todesursache bei FMF-Patienten darstellt. Ihr Auftreten ist stark vom ethnischen Hintergrund der Patienten (z.B. Türken aus Anatolien), weniger vom klinischen Verlauf des FMF abhängig (Pras u. Kastner 1998).

Diagnostik
Die Diagnose wird klinisch gestellt bei rezidivierenden

Fieberschüben mit einer oder mehreren der beschriebenen entzündlichen Manifestationen. Die ethnische Abstammung der Patienten, eine positive Familienanamnese und der Nachweis einer AA-Amyloidose unterstützen die Diagnose. Schließlich kann auch das gute Ansprechen auf Kolchizin als diagnostischer Hinweis gewertet werden. Die Labordiagnostik zeigt im Anfall, z.T. auch im beschwerdefreien Intervall, unspezifische Entzündungszeichen mit Erhöhung von C-reaktivem Protein und Serumamyloid A.

Röntgenuntersuchungen der betroffenen Gelenke zeigen uncharakteristische Gelenkspaltverschmälerungen, subchondrale Sklerosierungen und evtl. eine periartikuläre Osteopenie.

Therapie

Mittel der Wahl ist Kolchizin, das in einer Dosis von 1–2 mg als Langzeittherapeutikum zur Verhinderung von Schüben und der Entwicklung einer Amyloidose eingesetzt wird. Etwa 95% aller Patienten sprechen klinisch auf diese Behandlung an. Akute Nebenwirkungen betreffen v.a. den Gastrointestinaltrakt, Langzeitfolgen sind nicht bekannt. Die akute Attacke wird symptomatisch mit Analgetika behandelt, Glukokortikoide sind wirkungslos (Ben-Chetrit u. Levy 1991; Zemer et al. 1991).

51.7.2 Sarkoidose und Löfgren-Syndrom (M 14.8/D 86.8)

Die Sarkoidose ist eine entzündliche Systemerkrankung unklarer Ätiologie, die zur Bildung nichtverkäsender Granulome führt. Das Löfgren-Syndrom bezeichnet eine akute Verlaufsform, gekennzeichnet durch die Trias aus bihilärer Lymphadenopathie, Erythema nodosum und Oligoarthritis.

Ätiologie und Pathogenese

Die Ätiologie der Sarkoidose ist ungeklärt. Die in verschiedenen ethnischen Gruppen stark unterschiedliche Prävalenz und die Assoziation der akuten Arthritis mit dem HLA-DR3 weisen auf eine genetisch determinierte Erkrankungsdisposition hin. Pathogenetisch spielt offenbar eine durch CD4+-T-Lymphozyten vermittelte zelluläre Immunantwort gegen ein noch unbekanntes Antigen eine entscheidende Rolle.

Es kommt zur Bildung nichtverkäsender Granulome mit zentral gelegenen Makrophagen, Epitheloidzellen und mehrkernigen Riesenzellen sowie einem Wall aus CD4+-T-Lymphozyten und einigen B-Lymphozyten. Krankheitssymptome werden entweder durch lokal verdrängende Wirkung der Granulome oder Freisetzung proinflammatorischer Zytokine hervorgerufen. Der T-Zell-Aktivierung in betroffenen Organen steht eine verminderte periphere T-Zell-Funktion entgegen, erkennbar an einer charakteristischen Anergie im Mendel-Mantoux-Hauttest. Die bei einigen Patienten zu beobachtende Hyperkalziämie wird durch Hydroxylierung von Vitamin D3 zu 1,25-Dihydroxyvitamin D3 (Calcitriol) in aktivierten Makrophagen verursacht (Crystal 1995).

Klinik

Die Sarkoidose ist eine häufige Erkrankung mit einer Prävalenz in Europa zwischen 10 (Frankreich) und 60 (Schweden) pro 100 000 Einwohner. Das Haupterkrankungsalter liegt zwischen 20 und 40 Jahren. Die Erkrankung manifestiert sich insbesondere an hilären und mediastinalen Lymphknoten sowie an der Lunge. Allgemeinsymptome wie Fieber und Abgeschlagenheit und extrathorakale Manifestationen, v.a. im Bereich von Haut, Auge und Bewegungsapparat, finden sich jeweils bei ca. 25% der Patienten (Crystal 1995).

Zwei Verlaufsformen können unterschieden werden: Die akute Sarkoidose entwickelt sich innerhalb weniger Wochen, geht oft mit deutlichen konstitutionellen Symptomen einher und heilt in den meisten Fällen innerhalb von 2 Jahren wieder folgenlos aus. Die chronische Sarkoidose hingegen beginnt schleichend über Monate, äußert sich vorwiegend durch respiratorische Symptome und nimmt oft einen langjährigen Verlauf.

Thorakale Manifestationen

Intrathorakale Lymphome finden sich radiologisch bei ca. 90% aller Patienten und bei 10–20% wird die Erkrankung zufällig aufgrund der charakteristischen bihilären oder auch mediastinal gelegenen Lymphome entdeckt (s. Abb. 51.15). Der (radiologisch) alleinige Lymphknotenbefall wird auch als Typ I der Sarkoidose eingestuft.

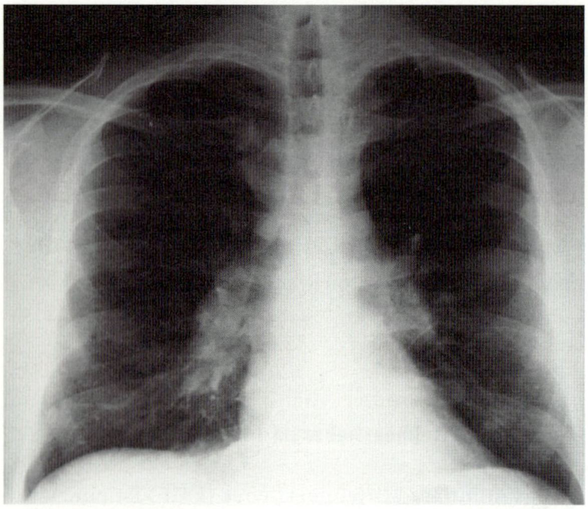

Abb. 51.15. Typische bihiläre Lymphadenopathie bei einem Patienten mit Sarkoidose

Eine Lungenbeteiligung in Form einer interstitiellen Entzündung mit lymphozytärer Alveolitis ist im Krankheitsverlauf ebenfalls bei ca. 90% der Fälle nachweisbar. Klinisch fallen trockener Husten und Dyspnoe, seltener Hämoptysen auf. Im Verlauf kommt es bei der Hälfte der Patienten zu einem irreparablen Lungenparenchymschaden und bei 5–15% entwickelt sich eine progressive Lungenfibrose. Im Röntgenbild zeigen sich retikulonoduläre pulmonale Infiltrate (radiologischer Typ II) und evtl. fibrotische Veränderungen (Typ III) (Crystal 1995; Stiefelhagen 1998).

Rheumatologische Manifestationen

Arthralgien und Arthritiden treten insbesondere bei der akuten Sarkoidose auf. Typischerweise sind zunächst beide Sprunggelenke befallen mit starken Schmerzen und vorwiegend periartikulärer Schwellung und Rötung. Im weiteren können auch die Kniegelenke und, weniger häufig, die Hüft-, Schulter-, Hand- und proximalen kleinen Fingergelenke betroffen sein. Ein Achsenskelettbefall kommt nicht vor, was zur Abgrenzung gegenüber den Spondylarthropathien hilfreich ist. Radiologische Veränderungen zeigen sich praktisch nie.

Bei $^{2}/_{3}$ der Patienten geht die akute Arthritis mit einem Erythema nodosum und bihilären Lymphomen einher (s. Abb. 51.16). Diese Trias wird als *Löfgren-Syndrom* bezeichnet. Das Löfgren-Syndrom hat eine extrem gute Prognose und heilt in 90% der Fälle spontan innerhalb weniger Wochen bis Monate aus (Glennas et al. 1995).

Arthritiden bei chronischer Sarkoidose sind seltener, treten meist erst im späteren Krankheitsverlauf auf und können transient, chronisch-rezidivierend oder chronisch verlaufen. In der Regel sind 2–3 proximale Interphalangealgelenke, seltener auch die Knie- und Sprunggelenke, betroffen, und häufig entwickelt sich eine Daktylitis. Obligat finden sich weitere Manifestationen der Sarkoidose, wobei die chronische Arthritis nicht selten mit einer Hautsarkoidose (z.B. Lupus pernio) assoziiert ist. Radiologisch stellen sich die betroffenen Gelenke meist unauffällig dar.

Im Falle eines Knochenbefalls der Sarkoidose finden sich gelegentlich wie ausgestanzt wirkende zystoide Knochenläsionen im Bereich der Mittel- und Endphalangen von Zehen und Fingern (Ostitis cystoides multiplex Jüngling), die durch Granulome hervorgerufen werden. Besonders bei Patienten mit Daktylitis zeigen sich zudem vergröberte und gefurchte Trabekel, die dem Knochen ein honigwabenartiges Muster verleihen.

Eine Myositis tritt nur bei 4% aller Patienten mit chronischer Sarkoidose auf. Symptome wie Myalgien, proximale Muskelschwäche und erhöhte Muskelenzyme im Serum sind typisch, können aber auch gänzlich fehlen (Mitchel 1998).

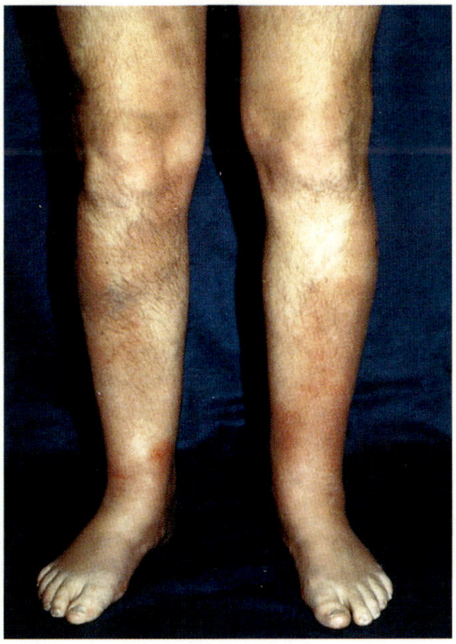

Abb. 51.16. Erythema nodosum und linksseitig betonte Sprunggelenk(peri)arthritis bei einer Patientin mit Löfgren-Syndrom

Andere extrathorakale Manifestationen

Als Systemerkrankung kann die Sarkoidose praktisch jedes Organ befallen. Am häufigsten finden sich indolente periphere Lymphome. Die Augen sind meist in Form einer anterioren oder auch intermediären Uveitis betroffen. Bei Beteiligung der Bindehaut können hier histologisch Granulome nachgewiesen werden. Ein seltener Befall der Tränendrüsen mit Keratoconjunctivitis sicca oder der Glandula parotis kann zu Problemen in der Abgrenzung der Erkrankung zu Kollagenosen führen.

Das Erythema nodosum bei akuter Sarkoidose zeigt eine gute Prognose der Erkrankung an, während makulopapulöse, plaqueförmige oder vernarbende Hautveränderungen Manifestationen einer chronischen kutanen Sarkoidose darstellen. Bei über 80% aller Patienten finden sich nichtverkäsende Granulome in der Leberhistologie, trotzdem ist die Leberbeteiligung nur selten von klinischer Relevanz. Eine Neurosarkoidose tritt bei 5% der Patienten auf und kann zu einer basalen Meningitis und verschiedensten neurologischen Ausfallerscheinungen führen, am häufigsten zu einer Fazialisparese (Crystal 1995).

Diagnostik

Die Diagnose wird in der Zusammenschau von klinischen, radiologischen und histologischen Befunden gestellt. Wegweisend ist dabei neben der beschriebenen klinischen Symptomatik der Nachweis von bihilären Lymphomen und nichtverkäsenden Granulomen in befallener Haut oder Bindehaut, ansonsten in Lunge, Leber oder Lymphknoten. Die bronchoalveoläre Lavage zeigt charakteristischerweise eine lymphozytäre Alveolitis mit einem Verhältnis von CD4+- zu CD8+-Lymphozyten über 3,5. Im Serum finden sich in etwa 2/3 der Fälle erhöhte Aktivitäten von „angiotensin converting enzyme" (ACE) oder Lysozym sowie selten erhöhte Kalzium- und Calcitriolspiegel. Diagnostisch hilfreich ist weiterhin ein negativer Tuberkulinhauttest und die Darstellung des typischen Verteilungsmuster der granulomatösen Entzündung im Galliumszintigramm. Kein Befund allein ist jedoch beweisend für die Sarkoidose, die oftmals nur nach Ausschluß anderer Erkrankungen (malignes Lymphom, Infektionen) sicher diagnostiziert werden kann (Crystal 1995; Mitchel 1998).

Therapie

Bei akuter Sarkoidose und ausschließlich hilärem Lymphknotenbefall (Typ I) wird aufgrund der günstigen Prognose abgewartet oder nur symptomatisch mit nichtsteroidalen Antirheumatika behandelt. Bei radiologisch und in der Lungenfunktion nachweisbarer Lungenbeteiligung, anderem Organbefall oder Hyperkalziämie ist eine Behandlung mit Glukokortikoiden in einer Anfangsdosis von täglich 0,5–1 mg/kg Körpergewicht indiziert. Die Dosis wird alle 14 Tage um 5–10 mg reduziert, bis eine Erhaltungsdosis von 10 mg/Tag erreicht ist. Die Dauer der weiteren Behandlung richtet sich nach dem klinischen Verlauf, in der Regel wird versucht, die Steroidmedikation nach etwa 6monatiger Behandlung auszuschleichen. Bei unzureichendem Ansprechen auf die Steroidtherapie wird die zusätzliche Gabe von Methotrexat oder Azathioprin empfohlen. Mukokutane Manifestationen und Hyperkalziämien können zusätzlich mit Chloroquin therapiert werden. Der Wert von Immunsuppressiva ist umstritten (Hunninghake et al. 1994; Stiefelhagen 1998).

51.7.3 Morbus Whipple (M 14.8/K 90.8)

Der M. Whipple ist eine seltene, systemische Infektionskrankheit, die v.a. den Dünndarm und die Gelenke betrifft.

Ätiologie und Pathogenese

Die Erkrankung wird durch eine Dünndarminfektion mit der Aktinomyzete *Tropheryma Whippelii* verursacht (Relman et al. 1992). Von hier aus kommt es zur Streuung des Erregers mit Befall verschiedenster Organe. Die Pathogenese ist weitgehend ungeklärt, doch scheint eine defekte T-Zell-Immunität eine Rolle zu spielen. *Tropheryma Whippelii* kann elektronenmikroskopisch und mit Hilfe der Polymerasekettenreaktion (PCR) nachgewiesen werden, Kultivierungsversuche hingegen waren bisher erfolglos.

Klinik

Die Erkrankung betrifft ganz überwiegend Männer im jungen und mittleren Erwachsenenalter. Die klassischen Symptome sind Fieber, Malabsorption, Diarrhöen und Gewichtsverlust. Darüber hinaus können verschiedenste extraintestinale Manifestationen auftreten.

Arthritis

Mit ca. 60% am häufigsten sind dabei Arthritiden zu beobachten, die den intestinalen Symptomen in etwa der Hälfte der Fälle z.T. um viele Jahre vorausgehen und deshalb zunächst diagnostisch nicht einem M. Whipple zugeordnet werden. Meist treten wandernde, symmetrische Polyarthritiden der Knie-, Sprung- und Handgelenke auf, prinzipiell kann aber jedes Gelenk betroffen sein. Die Arthritis verläuft schubartig und bildet sich meist ohne Residuen innerhalb von Stunden bis Tagen wieder zurück; nur sehr selten entwickeln sich lang anhaltende, chronische Verläufe. Entsprechend finden sich nur vereinzelt radiologische Veränderungen. Ein Achsenskelettbefall ist mit ca. 10% selten und offenbar nicht mit dem HLA-B27 assoziiert, obwohl dieses bei Patienten mit M. Whipple 2- bis 3mal häufiger als in der Normalbevölkerung nachweisbar ist.

Weitere extraintestinale Manifestationen

Weitere mögliche Symptome umfassen generalisierte Lymphknotenschwellungen, periphere Ödeme, Hyperpigmentierung der Haut, Herz- und Lungenbefall (Endo- und Perikarditis, Husten, Pleuritis, Pneumonitis) und Befall des zentralen und peripheren Nervensystems (Fleming et al. 1988).

Diagnostik

Die Diagnose wird histologisch durch Nachweis PAS-positiver zytoplasmatischer Einschlüsse in Makrophagen von Jejunal- oder Duodenalschleimhaut, Lymphknoten oder Synovialmembran gestellt. Seit kurzem ist es zudem möglich, *Tropheryma-Whippelii*-DNA mittels PCR in den betroffenen Organen und auch im Blut zu detektieren (Lowsky et al. 1994).

Therapie

Eine orale antibiotische Langzeittherapie mit Cotrimoxazol oder Doxycyclin über mindestens 1 Jahr ist Therapie der Wahl. Nur bei Befall des Zentralnervensystems ist Doxycyclin ungeeignet und es muß aufgrund der besseren Liquorgängigkeit auf Cotrimoxazol, ersatzweise auf Chloramphenicol, zurückgegriffen werden. In den ersten 14 Tagen wird höher dosiert behandelt mit Cotrimoxazol forte (Kombination von Trimethoprim 160 mg und Sulfamethoxazol 480 mg) 3mal 1 Tbl./Tag bzw. Doxycyclin 200 mg/Tag, danach wird die Dosis auf Cotrimoxazol forte 2mal 1 Tbl./Tag bzw. Doxycyclin 100 mg/Tag reduziert und für mindestens 1

Jahr so beibehalten. Die Arthritis spricht oft nur unzureichend auf nichtsteroidale Antiphlogistika an (Durand 1997; Fleming et al. 1988).

Literatur

Literatur zu Kap. 51.1

Aljahlan M, Lee KC, Toth E (1999) Limited joint mobility in diabetes. Postgrad Med 105:99–101, 105–106

Arkkila PE, Kantola IM, Viikari JS, Ronnemaa T (1996) Shoulder capsulitis in type I and II diabetic patients: association with diabetic complications and related diseases. Ann Rheum Dis 55:907–914

Barnet-Connor E, Holbrook TL (1992) Sex differences in osteoporosis in adults with non insulin dependent diabetes mellitus. JAMA 268:3333–3337

Buckingham BA, Uitto J, Sandborg C et al. (1984) Scleroderma-like changes in insulin-dependent diabetes mellitus: clinical and biochemical studies. Diabetes Care 7:163–169

Forestier J, Rotes-Querol J (1950) Hyperostose ankylosante vertebrale senile. Rev Rheum 17:525–534

Forgacs S (1976) The clinical picture of diabetic osteoarthropathy. Acta Diabetolog Lat 13:111–129

Forgacs S (1977) Stages and radiological pictures of diabetic osteoarthropathy. Röfo: Fortschr Geb Röntgenstr Neu Bildgeb Verfahr 126:36–42

Forgacs S (1986) Diabetes mellitus and rheumatic disease. Clin Rheum Dis 12:729–753

Forgacs S (1994) Endocrine and hemoglobin arthropathies. In: Klippel JH, Dieppe PA (eds) Rheumatology. Mosby, St. Louis

McCarthy GM, Rosenthal AK, Carrera GF (1996) Hemochromatosis-like arthropathy in diabetes mellitus without hemochromatosis. J Rheumatol 23:1453–1456

Piepkorn B, Kann P, Forst T et al. (1997) Bone mineral density and bone metabolism in diabetes mellitus. Horm Metab Res 29:584–591

Resnick D, Shaul SR, Robins JM (1975) Diffuse idiopathic skeletal hyperostosis (DISH): Forestier's disease with extraspinal manifestations. Radiology 115:513–524

Rocca PV, Alloway JA, Nashed DJ (1993) Diabetic muscular infarction. Semin Arthritis Rheum 22:280–287

Scott DL, Delamere JP, Mackintosh LP, Jobson S (1982) Familial cheiroarthropathy without juvenile onset diabetes mellitus. Rheumatol Int 2:141–143

Sibbitt WL jr, Eaton RP (1997) Corticosteroid responsive tenosynovitis is a common pathway for limited joint mobility in the diabetic hand. J Rheumatol 24:931–936

Sinha S, Munichoodappa C, Kozak G (1972) Neuroarthropathy (Charcot's joints) in diabetes mellitus. Medicine 51:210–219

Weinstock R, Goland R, Shane E et al. (1989) Bone mineral density in women with type II diabetes mellitus. J Bone Min Res 4:97–101

Yosipovitch G, Yosipovitch Z, Karp M, Murkamel M (1990) Trigger finger in young patients with diabetes mellitus. J Rheumatol 17:951–952

Literatur zu Kap. 51.2

Barrow MV, Holubar K (1969) Multicentric reticulohistiocytosis: A review of 33 patients. Medicine 48:287–305

Catterall MD (1980) Multicentric Reticulohistiocytosis: A review of eigth cases. Clin Exp Dermatol 5:267–279

Doherty M, Martin MF, Dieppe PA (1984) Multicentric reticulohistiocytosis associated with primary biliary cirrhosis: Successful treatment with cytotoxic agents. Arthritis Rheum 27:344–398

Ginsburg WW, O'Duffy JD, Morris JL, Huston KA (1989) Multicentric reticulohistiocytosis: Response to alkylating agents in six patients. Ann Intern Med 111:384–388

Literatur zu Kap. 51.3

Barash J (1990) Amyloidosis in rheumatic disease. Ann Rheum Dis 49:337–339

Buxbaum J (1998) The amyloidoses. In: Klippel JH, Dieppe PA (eds) Rheumatology (8:27.1–10) Mosby, St. Louis Boston Chicago London Philadelphia

Cohen AS, Connors LH (1987) The pathogenesis and biochemistry of amyloidosis. J Pathol 151:1–10

David J, Vouyiouka O, Ansell BM, Hall A, Woo P (1993) Amyloidosis in juvenile chronic arthritis: a morbidity and mortality study. Clin Exp Rheumatol 11:85–90

Skinner M, Anderson JJ, Simms R et al. (1996) Treatment of 100 patients with primary amyloidosis: a randomized trial of melphalan, prednison and colchicine vs. colchicine only. Am J Med 100:290–298

Literatur zu Kap. 51.4

Bland JH, Frymyer JW (1970) Rheumatic syndromes of myxedema. N Engl J Med 282:1171

Bluestone R, Bywaters E, Hartog M, Holt P, Hyde S (1971) Acromegalie arthropathy. Ann Rheum Dis 30:243–258

Diamond T, Mery L, Posen S (1984) Spinal and peripheral bone mineral densities in acromegaly: the effect of excess grath hormone und hypogonadism. Ann Intern Med 111:567–573

Golding DN (1993) Rheumatism and the thyreoid. J R Soc Med 86:130–132

Hampel R, Rose H, Jahreis G, Krabbe S, Meng W, Hesse V (1990) Alkalische Knochenphosphatase als Aktivitätsparameter der Akromegalie. Dtsch Med Wochenschr 115:363–366

Katakura M, Yamada T, Aizawa T et al. (1987) Presence of antideoxyribonucleicacid antibody in patients with hyperthyreodism of Graves disease. J Clin Endocrinol Metab 64:405

Kinsella RA, Black DK (1968) Thyreoid acropachy. Med Clin North Am 52:393–398

Lacks S, Jacobs R (1986) Acromegalie arthropathy: a reversible rheumatic diesease. J Rheumatol 13:634–636

Leriche NGH, Bell DA (1984) Hashimoto's thyreoiditis and polyarthritis: A possible subset of seronegative polyarthritis. Ann Rheum Dis 43:594

McLean RM, Podell DN (1995) Bone and joint manifestations of hypothyreoidism. Semin Arthritis Rheum 24:282–290

Schneider P (1984) Arthropathie bei Chondrokalzinose. In: Mathies H (Hrsg) Handbuch der inneren Medizin. Springer, Berlin Heidelberg New York (Bd VI/2B: Rheumatologie B, S 521–548)

Literatur zu Kap. 51.5

Bardin T, Kuntz D (1994) Primary hyperlipidemias and xanthmatosis. In: Klippel JH, Dieppe PA (eds) Rheumatology. Mosby, St. Louis

Barton JC, McDonnell SM, Adams PC et al. (1998) Management of hemochromatosis. Hemochromatosis Management Working Group. Ann Intern Med 129:932–939

Barton JC, Shih WWH, Sawada-Hirai R et al. (1997) Genetic and clinical description of hemochromatosis probands and heterozygotes: Evidence that multiple genes linked to the major histocompatibility complex are responsible for hemochromatosis. Blood Cells Molecules Dis 23/8:135–145, 1079–9796

Beck M, Engel E, Barone R (1997) Enzymersatztherapie: Ein neues Behandlungsprinzip bei Morbus Gaucher. Wien Klin Wochenschr 109:81–85

Beutler E (1997) Enzyme replacemant therapy for Gaucher's disease. Bailleres Clin Haematol 10:751–763

Buckingham RB, Bole GG, Basett DR (1975) Polyarthritis associated with type IV hyperlipoproteinemia. Arch Intern Med 135:286–290

Camaschella C (1998) Juvenile haemochromatosis. Baillieres Clin Gastroenterol 12:227–235

Cazzola M, Cerani P, Rovati A et al. (1998) Juvenile genetic hemochromatosis is clinically and genetically distinct from the classical HLA-related disorder [letter]. Blood 92:2979–2981

Cohen IJ, Kornreich L, Mehmandarov S, Katz K, Zaizov R (1996) Effective treatment of painful bone crisis in type I Gaucher's disease with high dose prednisolone. Arch Dis Child 75:218–222

Corra T, Zaccala M, Galante M (1995) Ochronotic arthropathy: rapid destructive hip osteoarthritis associated with metabolic disease. Clin Rheumatol 14/4:474–477

Elstein D, Itzchaki M, Mankin HJ (1997) Skeletal involvement in Gaucher's disease. Bailleres Clin Haematol 10:793–810

Fishel B, Rosenbach TO, Yaron M, Rubinstein A (1986) Hyperlipedemias and rheumatic manifestations. Clin Rheumatol 5:75–79

Forslind K, Wollheim FA, Akesson B, Rydholm U (1988) Alkaptonuria and ochronosis in three siblings. Ascorbic acid treatment monitored by urinary HGA excretion. Clin Exp Rheumatol 6/3:289–292

Garod AE (1902) Lancet II:1616–1620

Girelli D, R Corrocher, L Bisceglia et al. (1997) Hereditary hyperferritinemia-cataract syndrome caused by a 29-base pair deletion in the iron responsive element of ferritin L-subunit gene. Blood 90/5:2084–2088. 0006–4971

Gottschalk R, Neeck G, Wigand R, Vogtherr B, Kaltwasser JP (1997) Die hämochromatotische Arthropathie – eine frühe Manifestation genetischer Hämochromatose. Z Rheumatol 56:156–162

Hegedus ZL, Nayak U (1994) Homogentisic acid and structurally related compounds as intermediates in plasma soluble melanin formation and in tissue toxicities. Arch Int Physiol Biochem Biophys 102/3:175–181

Kihara T, Yasuda M, Watanabe H et al. (1994) Coexistence of ochronosis and rheumatoid arthritis. Clin Rheumatol 13/1: 135–138

Lustberg TJ, Schulman JD, Seegmiller JE (1970) Decreased binding of 14C-homogentisic acid induced by ascorbic acid in connective tissue of rats with experimental alcaptonuria. Nature 228 (273):770–771

McDonnell SM, Witte DL, Cogswell ME, McIntyre R (1998) Strategies to increase detection of hemochromatosis. Ann Intern Med 129:987–992

Melis M, Onori P, Aliberti G, Vecci E, Gaudio E (1994) Ochronotic arthropathy: structural and ultrastructural features. Ultrastruct Pathol 18/5:467–471

Niederau C, Fischer R, Pörschel A et al. (1996) Long-term survival in patients with hereditary hemochromatosis. Gastroenterology 110:1107–1119

Orcel P, Bardin T, Kuntz D (1994) Gaucher's disease. In: Klippel JH, Dieppe PA (eds) Rheumatology. Mosby, St. Louis

Pollak MR, Chou YH, Cerda JJ et al. (1993) Homozygosity mapping of the gene for alkaptonuria to chromosome 3q2. Nat Genet 5/2:201–204

Richter J (1997) Gene transfer to hematopoetic cells – the clinical experience. Eur J Haematol 59:67–75

Ritter MM, Schwandt P (1993) Ochronosis. Dtsch Med Wochenschr 118/20:762–763

Struthers GR, Scott DL, Bacon PA, Walton KW (1983) Musculoskeletal disorders in patients with hyperlipidemia. Ann Rheum Dis 42:519–523

Weinberger KA (1991) The coexistence of ochronosis and ankylosing spondylitis. J Rheumatol 18/12:1948–1949

Yang Q, McDonnell SM, Khoury MJ, Cono J, Parrish RG (1998) Hemochromatosis-associated mortality in the United States from 1979 to 1992: An analysis of multiple-cause mortality data. Ann Intern Med 129:946–953

Zanetakis E, Khan MA, Yagan R, Kushner I (1989) Ochronotic arthropathy, post – traumatic spinal pseudoarthrosis and HLA-B27. J Orthop Rheumatol 2:48–53

Literatur zu Kap. 51.6

Anand N, Levine DB, Burke S, Bansal M (1997) Neuropathic Spinal Arthropathy in Charcot-Marie-Tooth disease. J Bone Joint Surg 79-A:1235–1239

Ellman MH (1993) Neuropathic joint disease (Charcot joints). In: McCarthy DJ, Kooperman WJ (eds) Arthritis and allied conditions, 12th edn. Lea & Felbiger, pp 1407–1425

Fried K (1972) Neurotrophic osteo-arthropathies. In: Vinken PJ, Bruyn GW (eds) Handbook of clinical neurology, vol 38. North-Holland Publ. (Neurological manifestations of systemic diseases: part I:chap 18, pp 431–479)

Imhäuser G (1982) Neurogene Arthropathien. In: Witt AN, Rettig H, Schlegel KF, Hackenbroch M, Hupfauer W (Hrsg) Orthopädie in Praxis und Klinik. Thieme, Stuttgart (Bd IV: Kap 3:3.1–3.17)

Lenoch F (1970) Stoffwechselbedingte Gelenkerkrankungen. In: Schoen R, Böni A, Miehlke K (Hrsg) Klinik der rheumatischen Erkrankungen. Springer, Berlin Heidelberg New York, S 449–450

Recordier AM, Mouren P, Serratrice G (1961) Les ostéoarthropathies nerveuses. Expansion scientifique, Paris

Resnick D, Berthiaume MJ, Sartoris D (1993) Neuroathropathy. In: Kelley WN, Harris ED, Ruddy S, Sledge CB (eds) Textbook of rheumatology, 4th edn. Saunders, Philadelphia (vol 1, pp 621–624)

Seabold JE (1990) Indium-111-leucocyte/technetium-99m-MDP bone and magnetic resonance imaging: Difficulty of diagnosing osteomyelitis in patients with neuropathic osteoarthropathy. J Nucl Med 31:556–569

Shibata T, Tada K, Hashizume C (1990) The results of arthrodesis of the ankle for leprotic neuroarthropathy. J Bone Joint Surg 72-A:749–757

Stevens JC (1993) Neurotrophic arthritis. In: Morrey BF (ed) The ellbow and its disorders, 2nd edn. Saunders, Philadelphia (chap 59, pp 803–812)

Stotz S (1983) Neurotrophische Veränderungen der Wirbelsäule bei Erkrankungen des Nervensystems (Tabes, Syringomyelie) In: Mathies H (Hrsg) Rheumatologie. Springer, Berlin Heidelberg New York (C, Spezieller Teil II, X:S 255–258)

Thornhill HL, Richter RW, Shelton ML, Johnson CA (1973) Neuropathic arthropathy (Charcot forefeet) in alcoholics. Orthop Clin North Am 4:7–20

Literatur zu Kap. 51.7

Ben-Chetrit E, Levy M (1991) Colchicine prophylaxis in familial Mediterranean fever: reappraisal after 15 years. Semin Arthritis Rheum 20:241–246

Crystal RG (dt. Übersetzung: Burmester GR, Krause A) (1995) Sarkoidose. In: Schmailzl KJG (Hrsg) Harrisons Innere Medizin (dt. Ausg), vol 2. McGraw-Hill, Mailand New York, S 1957–1963

Durand DV, Lecomte C, Cathebras P, Rousset H, Godeau P (1997) Whipple's disease. Clinical review of 52 cases. Medicine Baltimore 76:170–184

Fleming JL, Wiesner RH, Shorter RG (1988) Whipple's disease: clinical, biochemical, and histopathological features and assessment of treatment in 29 patients. Mayo Clin Proc 63:539–551

Garcia-Gonzalez A, Weisman MH (1992) The arthritis of familial Mediterranean fever. Semin Arthritis Rheum 22:139–150

Glennas A, Kvien TK, Melby K et al. (1995) Acute sarcoid arthritis: occurrence, seasonal onset, clinical features, and outcome. Br J Rheumatol 34:45–50

Hunninghake GW, Gilbert S, Pueringer R et al. (1994) Outcome of the treatment of sarcoidosis. Am J Respir Crit Care Med 149:893–898

Lowsky R, Archer GL, Fyles G et al. (1994) Diagnosis of Whipple's disease by molecular analysis of peripheral blood. N Engl J Med 331:1343–1346

Mitchel DN (1998) Sarcoidosis with skeletal involvement. In: Klippel JH, Dieppe PA (eds) Rheumatology. Mosby, St Louis London, pp 5.26.1–5.26.8

Pras E, Aksentijevich I, Gruberg L et al. (1992) Mapping of a gene causing familial Mediterranean fever to the short arm of chromosome 16. N Engl J Med 326:1509–1513

Pras M, Kastner DL (1994) Familial Mediterranean fever. In: Klippel JH, Dieppe PA (eds) Rheumatology. Mosby, London St Louis, pp 5.23.1–5.23.4

Relman DA, Schmidt TM, MacDermott RP, Falkow S (1992) Identification of the uncultured bacillus of Whipple's disease. N Engl J Med 327:293–301

Stiefelhagen P (1998) Sarkoidose – state of the art. Internist 39:334–336

Zemer D, Livneh A, Danon YL, Pras M, Sohar-E (1991) Long-term colchicine treatment in children with familial Mediterranean fever. Arthritis Rheum 34:973–977

Teil IX
Arthrose (M 15–M 19)

Kapitel 52

Polyarthrose (M 15)

A. Roth, R. Fuhrmann, R. Venbrocks

INHALT

Synonyme: Arthrosis deformans, Arthropathia deformans, Osteoarthrose, „osteoarthrosis", „osteoarthritis", „degenerative joint disease", „joint failure".

Im europäischen Sprachgebrauch wird vorwiegend der Begriff „Arthrose" verwendet. Damit soll betont werden, daß es sich um eine nichtentzündliche Gelenkerkrankung handelt. Die Bezeichnung „osteoarthritis" hingegen hat sich im angloamerikanischen Bereich durchgesetzt, um die Vorgänge mehr zu berücksichtigen, die entzündlichen Charakter tragen.

Für die Arthrose gibt es keine eindeutigen Marker bzw. keine pathognomonischen Merkmale. Außerdem besteht keine klare Übereinstimmung der klinischen, radiologischen und pathologischen Manifestation der Erkrankung. Das erklärt die Schwierigkeit der Definition der Arthrose. Mit dem Begriff „Arthrose" wird eine heterogene Gruppe von Erkrankungen gekennzeichnet, die zu Gelenksymptomen und -befunden führt. Diese ist mit einer mangelnden Integrität des Gelenkknorpels in Kombination mit Veränderungen des subchondralen Knochens und der das Gelenk begrenzenden Strukturen gekoppelt. Im Verlauf der Erkrankung verliert der Knorpel seine Funktion als lastübertragendes Medium. Die biomechanischen Veränderungen münden dabei zunehmend in ein pathologisch-anatomisches Substrat, welches klinisch und radiologisch faßbar ist. Dieser Prozeß wird mit dem Fortschreiten immer deutlicher und letztlich irreversibel.

Die Erkrankung verläuft meist schleichend, z.T. aber auch schubweise mit akuter Verschlechterung. Klinisch treten Funktionsstörungen der Muskulatur, Fehlstellungen und Bewegungseinschränkungen im Gelenk auf, Krepitation, Gelenkschmerzen, Druckschmerz, Schwellungen, Gelenkergüsse und verschiedene Schweregrade lokaler Entzündung, jedoch ohne systemische Effekte.

Pathologisch-anatomisch findet sich eine Veränderung der Spannung, Kompressionsfähigkeit, der Schereigenschaften und hydraulischen Permeabilität des Knorpels. Im Verlauf der Erkrankung entwickelt sich ein irregulär verteilter Knorpelverlust, besonders an gewichttragenden Stellen. Dabei kommt es zu einer Verschmälerung des Gelenkspaltes bis zum Schwund, subchondraler Sklerosierung, zunehmend unregelmäßiger Konfigurierung der Gelenkflächen bis hin zu Defekten, Ausbildung von randständigen Osteophyten und subchondralen Zysten. Diese Merkmale werden auch radiologisch sichtbar. Die Erkrankung geht häufig mit einer Synovialitis einher.

Histologisch treten im frühen Stadium eine Fragmentierung der Knorpeloberfläche, Ausbildung von Knorpelzellnestern, vertikale Fissuren im Knorpel, variable Kristallablagerungen, subchondrale Umbau- und eventuelle Gefäßschäden sowie Störungen der Tidemark auf. Biochemisch wird die Krankheit durch eine Abnahme der Konzentration sowie mögliche Veränderungen in der Größe und Aggregation der Proteoglykane, Veränderungen der Kollagenfibrillen in Größe und Zusammensetzung und steigende Synthese, Abbau und Verlust der extrazellulären Matrix charakterisiert.

Mit den Begriffen „Präarthrose" und „präarthrotische Deformität" werden neben Deformitäten zusätzlich entzündliche, metabolische und andere Ursachen zusammengefaßt, welche bekanntermaßen zu einer Arthrose führen können.

Die Ursache der primären Arthrose ist nicht bekannt. Die sekundäre Arthrose ist Folge einer bekannten Erkrankung bzw. Schädigung. Man spricht auch von strukturellen und mechanisch bedingten Arthrosen.

Bei der strukturellen Arthrose liegt primär eine verminderte Belastbarkeit des Gelenkknorpels vor, bei der mechanisch bedingten Arthrose eine vermehrte Belastung von normalem Gelenkknorpel. In allen Fällen liegt ein Mißverhältnis von Belastung und Belastbarkeit vor. Bei der klinisch stummen (oder auch latenten) Arthrose finden sich radiologisch und morphologisch

eindeutige Zeichen des degenerativen Prozesses, klinisch aber keine Schmerzen und tolerierbare Bewegungseinschränkungen. Die klinisch manifeste, dekompensierte Arthrose weist radiologisch meist deutliche Veränderungen und klinische Befunde wie Schmerzen, Kapselschwellung, geringen Erguß und Bewegungseinschränkungen auf. Bei der akuten aktivierten Arthrose treten starke Schmerzen, deutliche Schwellung und Erguß sowie Hyperthermie auf.

52.1 Definition und Terminologie

Synonym: primär generalisierte hypertrophische Osteoarthritis (engl. Sprachraum).

Unter *Polyarthrose* versteht die deutsche Rheumatologie die Fingergelenkarthrose im Sinne einer auf die Hände beschränkten Systemarthrose. Das Vollbild der Endgelenkarthrose wird auch als Heberden-Arthrose bezeichnet. Die Arthrose der Mittelgelenke ist aus pathologisch-anatomischen Gründen deutlich von den sog. Bouchard-Knötchen abzugrenzen. Meist tritt die Polyarthrose in Kombination mit einer Arthrose des Daumensattelgelenks, der sog. Rhizarthrose, auf. Sie kann auch im Rahmen einer *primären generalisierten Arthrose* vorkommen, bei der aber der Befall von Knie- und Hüftgelenken im Vordergrund steht. Dies entspricht einer systemischen Arthrose.

Einen Sonderfall stellt die *juvenile Polyarthrose* dar, die das Bild einer Polyarthrose nachahmen kann. Eine weitere Sonderform der banalen Polyarthrose ist die *destruierende erosive Arthrose* der Fingerend- und Mittelgelenke. Eine entsprechende Arthrose der Zehen ist selten, kommt aber vor.

52.2 Epidemiologie und Klassifikation

Die *Polyarthrose* weist hohe Prävalenzraten in der Bevölkerung auf. Die Heridität der Polyarthrose ist nachgewiesen. Sie befällt 3% der männlichen und 30% der weiblichen Bevölkerung. Die Erkrankung tritt meist bei Frauen im Klimakterium auf. Der Gipfel des Manifestationsalters liegt im 52. Lebensjahr. Im 7. Lebensjahrzehnt sind über 50% betroffen. Nur ein Drittel bis zur Hälfte der Heberden-Arthrosen entwickeln auch eine Arthrose des Mittelgelenks. Am häufigsten sind der Zeige- und der Mittelfinger betroffen. Nicht selten findet sich eine Seitensymmetrie.

Die *destruierende erosive Arthrose* der Fingerend- und Mittelgelenke macht etwa 5–10% der Fingerpolyarthrosen aus. Hier verschiebt sich die Relation zugunsten des männlichen Geschlechts auf einen Anteil von 25–30%. Der Beginn der Erkrankung liegt bei Frauen zu Beginn des 5. Lebensjahrzehnts, bei Männern Mitte der 40er. Die Mittelgelenke sind etwa doppelt so häufig betroffen wie die Endgelenke. Am häufigsten ist der Mittelfinger betroffen, gefolgt von Finger II und IV.

52.3 Ätiologie und Pathogenese

Die primäre Ursache der *Polyarthrose* ist unbekannt. Der Umstand, daß sie vorwiegend bei Frauen im Klimakterium auftritt, weist darauf hin, daß die Erkrankung einen hormonellen Hintergrund besitzt bzw. endokrine Einflüsse bestehen. Es werden auch neurovaskuläre Faktoren als auslösend angenommen. Die Erblichkeit ist bekannt (bei Frauen dominanter, bei Männern rezessiver Erbgang). Im Falle der *juvenilen Polyarthrose* kommen primär entzündliche Gelenkprozesse der Arthritis psoriatica und der juvenilen chronischen Arthritis in Betracht. Diese führen nach der relativ häufigen Inaktivierung der entzündlichen Prozesse im 2.–3. Lebensjahrzehnt sekundär zum arthrotischen Erscheinungsbild dieser jugendlichen bzw. erwachsen gewordenen Fälle.

52.4 Histopathologie

Schon sehr frühzeitig kommt es im Erwachsenenalter zum verstärkten Umbau des subchondralen Knochens, was mit einer Verschiebung der Tidemark in Richtung Gelenkoberfläche einhergeht. Am Krümmungsscheitel der verdrängten Tidemark kommt es zwischen hyalinem und verkalktem Knorpel zu Einrissen, dem sog. Tidemarkflaking. Diese Defekte kommen im weiteren Prozeß mit vertikalen Einrissen der Oberfläche in Kontakt. Teilweise findet sich ein Substanzverlust des hyalinen Knorpels und die Tidemark bildet die Gelenkoberfläche.

Aus subchondralen Zysten sowie vom Übergang des Knorpels zur Synovialis wächst Granulationsgewebe in die Tidemarkdefekte ein, welches sich in Faserknorpel umwandelt. Die entstehenden Randosteophyten sind nachfolgend von Faserknorpel überdeckt. Vereinzelt finden sich auch Gefäßpenetrationen in den Kalkknorpel. Die kleinen ganglienartigen Zysten im Unterhautbindegewebe sind mit Hyaluronsäure gefüllt. Bei schweren Destruktionen finden sich im Gelenk sekundär entzündliche Erscheinungen in Form einer Synovialitis.

52.5 Klinik

Die Polyarthrose macht relativ wenig Beschwerden. Eine typische, längerdauernde Morgensteifigkeit fehlt. Weitere Merkmale sind eine Kälteempfindlichkeit,

Parästhesien oder Herabsetzung des Tastgefühls. Das Faltenrelief der Haut erscheint vergröbert – im Gegensatz zur chronischen Polyarthritis, wo es eher verstrichen ist. Bei entzündlichen Schüben finden sich stechende Schmerzen, Rötung und Druckschmerzhaftigkeit. Die betroffenen Gelenke sind kolbig aufgetrieben.

Im Rahmen der Polyarthrose entwickeln sich Streckdefizit und Einschränkungen der Beugefähigkeit. Trotzdem ist die funktionelle Beeinträchtigung gering. Es kommt zu keinem deutlichen Kraftverlust bei Faustschluß. Letzterer ist allerdings oft inkomplett.

Die juvenile Polyarthrose hingegen ist zwar auch schmerzarm, aber erheblich behindernd.

52.6 Verlauf und Prognose

Die Erkrankung entwickelt sich meist langsam. Seltener sind rasche Verläufe mit entzündlichen Schüben. Zu Beginn der Erkrankung der Fingerendgelenke manifestieren sich lokal Heberden-Knötchen. Diese Knoten bilden sich zunächst dorsolateral über den distalen Interphalangealgelenken. Meist sind ein medialer und ein lateraler Knoten getrennt zu palpieren. Im weiteren Verlauf kann sich eine einheitliche knotige Verdickung ausbilden. Später wird auch der Heberden-Knoten durch sich entwickelnde Osteophyten gebildet. Die Heberden-Arthrose führt im fortgeschrittenen Stadium zur Achsabweichung der Fingerendglieder meist nach radial (s. Abb. 52.1).

Die Mittelgelenke der Langfinger sind – anders als die Endgelenke – von einer osteophytären Wulst betroffen, welche klar vom Bouchard-Knötchen abzugrenzen ist. Wegen der Osteophyten kommt es zur Verplumpung der betroffenen Gelenke. Auch hier können im fortgeschrittenen Stadium Achsabweichungen, meist jedoch nach ulnar, und Subluxationen auftreten.

Bei der juvenilen Polyarthrose kommen gelegentlich Synostosen und/oder Wachstumsstörungen vor.

52.7 Labor und bildgebende Verfahren

Labor

Auffällige bzw. typische Veränderungen von Laborwerten finden sich bei der Polyarthrose nicht. Systemische Entzündungszeichen (BSG-Beschleunigung, Leukozytenzahl, CRP, Veränderungen in der Elektrophorese) und Rheumafaktoren sind nicht vorhanden.

Bildgebende Verfahren

Röntgen

Zur Darstellung der Gelenkveränderungen bei Polyarthrose reichen konventionelle Röntgenaufnahmen der Hände in 2 Ebenen aus. Radiologische Zeichen können im Anfangsstadium noch fehlen. Es folgt eine Gelenkspaltverschmälerung, welche oft asymmetrisch ist. Außerdem finden sich gelegentlich paraartikulär gelegene Ossikel. Später treten eine subchondrale Sklerose, Osteophyten, Ossifikationen und zystenartige Spongiosadefekte auf. Die osteophytären Randwülste an der Basis der Fingerendgelenke sind spornartig und bilden die sog. „Hütchenform". Charakteristisch sind auch die ausgeprägten Ossifikationen der Sehnen- und Kapselansatzstellen (s. Abb. 52.2).

Im Falle der juvenilen Polyarthrose haben die Wülste nicht den osteophytären Charakter, sondern stellen eher eine Hypertrophie der Trochlea in Form zweier Kondylen dar, die eine typische Lücke offen lassen. Auch Synostosen kommen vor.

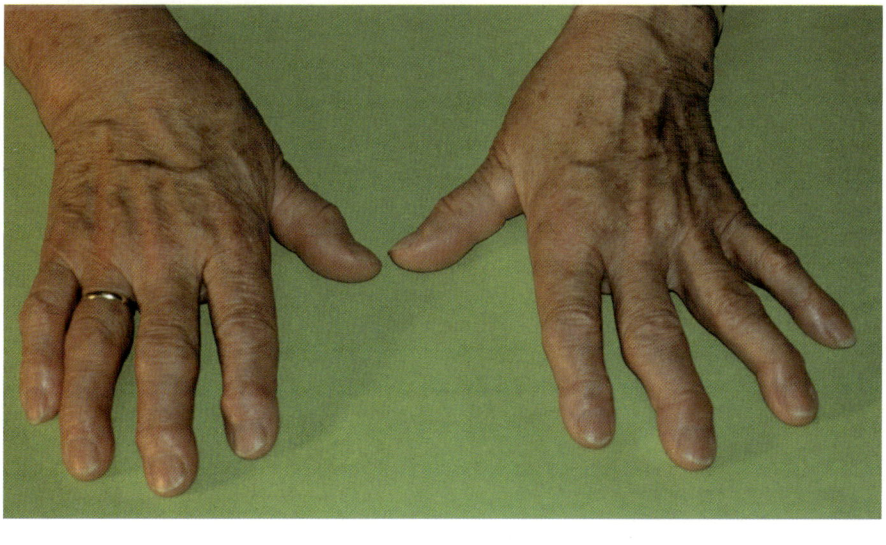

Abb. 52.1. Klinisches Bild der Polyarthrose

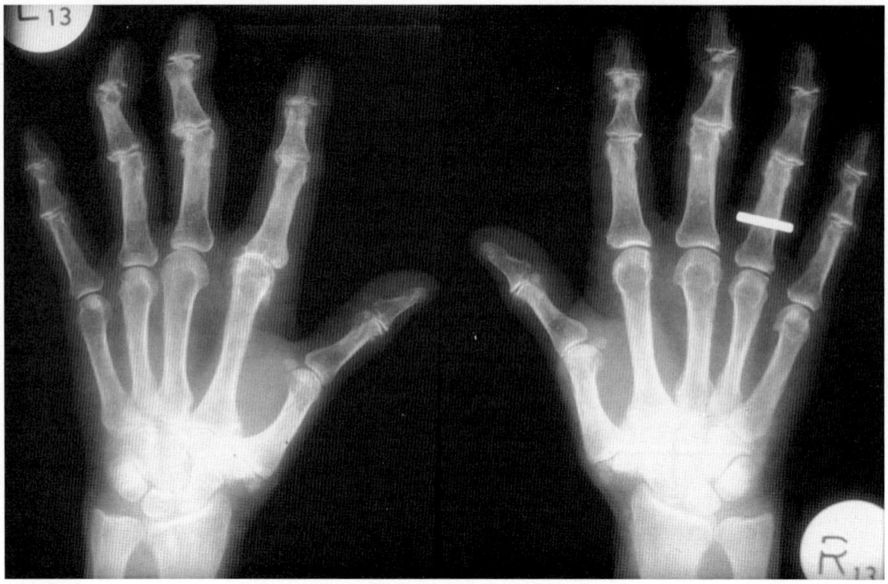

Abb. 52.2. Radiologisches Bild der Polyarthrose

Szintigraphie

Mit der Skelettszintigraphie können v.a. entzündliche Begleitreaktionen nachgewiesen werden. Sie bringt somit wenig zusätzliche Informationen.

52.8 Diagnose und Differentialdiagnose

Diagnose

Die Diagnose wird im wesentlichen anhand des Befalls mit Knötchenbildung im Bereich der distalen Interphalangealgelenke bzw. der Verplumpung der Fingermittelgelenke durch Entwicklung von Osteophyten gestellt. Meist liegt gleichzeitig eine Arthrose im Daumensattelgelenk, die sog. Rhizarthrose, vor. Das Alter und Geschlecht geben zusätzliche Hinweise auf das Vorliegen der Erkrankung.

Differentialdiagnose

Die Polyarthrose ähnelt der chronischen *Polyarthritis* bezüglich des bilateralen und annähernd symmetrischen Gelenkbefalls. Es fehlen jedoch die primäre lokale Entzündung und die systemische Verbreitung der entzündlichen Prozesse mit Befall auch anderer Gelenke. Außerdem ist das Verhältnis von Grundgelenkbefall bei chronischer Polyarthritis und Endgelenkbefall bei Polyarthrose numerisch umgekehrt. Dieser Umstand ist charakteristisch und kann differentialdiagnostisch hinweisend sein.

Eine Sonderform der Polyarthrose, die *destruierende erosive Arthrose* der Fingerend- und Mittelgelenke, hat einen häufiger entzündlichen Charakter. Sie bevorzugt die Fingermittelgelenke. Die entzündlichen Schübe führen leicht zu einer Verkennung als Gichtarthritis oder chronische Polyarthritis.

Differentialdiagnostisch ist auch an die *juvenile Polyarthrose* zu denken. Hier geben eine Arthritis psoriatica oder juvenile chronische Arthritis in jungen Jahren einen entscheidenden Hinweis.

Bei gleichzeitigem Vorliegen einer Arthrose von Hüft- und Kniegelenk handelt es sich um eine *primäre generalisierte Arthrose.*

52.9 Therapie und Rehabilitation

Im wesentlichen erfolgt die Behandlung von Polyarthrosen konservativ. Hierzu kommen in Abhängigkeit vom Schmerzbild, welches stark durch den Grad der Synovialitis geprägt wird, nichtsteroidale Antiphlogistika zum Einsatz. Diese werden systemisch verordnet. Lokale intraartikuläre Injektionen von Kortison sind kaum erforderlich. Die Ergotherapie dient der Gelenkmobilisation mit Erhalt und der Förderung der Gelenkbeweglichkeit. In Abhängigkeit vom Schweregrad können Schienen zum Gelenkschutz angefertigt werden. Operationen kommen nur in Ausnahmefällen bei sekundär entzündlicher Destruktion oder Fehlstellungen zur Anwendung.

Literatur zu Kap. 52 s. Kap. 56

Kapitel 53

Koxarthrose (M 16)

53

A. Roth, R. Fuhrmann, R. Venbrocks

INHALT

53.1 Definition und Terminologie

Mit dem Begriff *Koxarthrose* wird eine Verschleißerkrankung des Hüftgelenks beschrieben. Im Falle der *primären* bzw. *idiopathischen Koxarthrose* ist die Ursache der Erkrankung nicht bekannt. Bei der *sekundären Koxarthrose* liegt eine bekannte Grunderkrankung vor, welche zur Koxarthrose führt. Die Koxarthrose läßt sich häufig auf eine „präarthrotische Deformität" als initiales Geschehen zurückführen. Dazu gehören Inkongruenzen artikulierender Gelenkflächen durch angeborene oder erworbene Fehlform, Fehlstellungen und Achsabweichungen, die zu Verschiebung von Druckbelastungszonen und Spannungsspitzen im Gelenk führen.

Radiologisch wird in Abhängigkeit von der Gelenkfehlstellung zwischen einem

- *superioren Typ* (Schädigung kranial und kraniomedial),
- einem *medialen Typ* (Schädigung am medialen Gelenkabschnitt),
- einem *axialen Typ* (Schädigung zentral am Pfannengrund) und einem
- *konzentrischen Typ* (mehr oder weniger symmetrisch verteilte Schädigung im gesamten Tragflächenbereich) unterschieden (s. Abb. 53.1–53.4).

Der Begriff *Protrusionskoxarthrose* beschreibt eine Wanderung des Hüftkopfes nach medial mit Vorwölbung des Azetabulumgrundes in das kleine Becken. Mit der *Dysplasiekoxarthrose* wird eine sekundäre Koxarthrose infolge einer Hüftdysplasie bezeichnet (s. Abb. 53.5).

53.2 Epidemiologie und Klassifikation

Die epidemiologischen Angaben zur Koxarthrose schwanken erheblich und sind z. T. widersprüchlich. Die Ursachen sind Unterschiede bezüglich Forschungsdesign, Stichprobe, zeitlichem Rahmen, Meßgrößen, Klassifikationskriterien und Forschungsrichtung.

Die Koxarthrose agiert klinisch in der Prävalenzskala peripherer degenerativer Gelenkerkrankungen an Platz 4. Aus sozialmedizinischer Sicht nimmt sie jedoch die wichtigste Stelle unter den Arthrosen ein.

Bei der Beurteilung des *klinischen Befundes* findet sich eine Prävalenz der Koxarthrose von ca. 25%. Abweichend davon ist die Prävalenz der Koxarthrose, betrachtet man den *radiologischen Befund*. Sie beträgt 1% bei Menschen unter 55 Jahren und 4% bei über

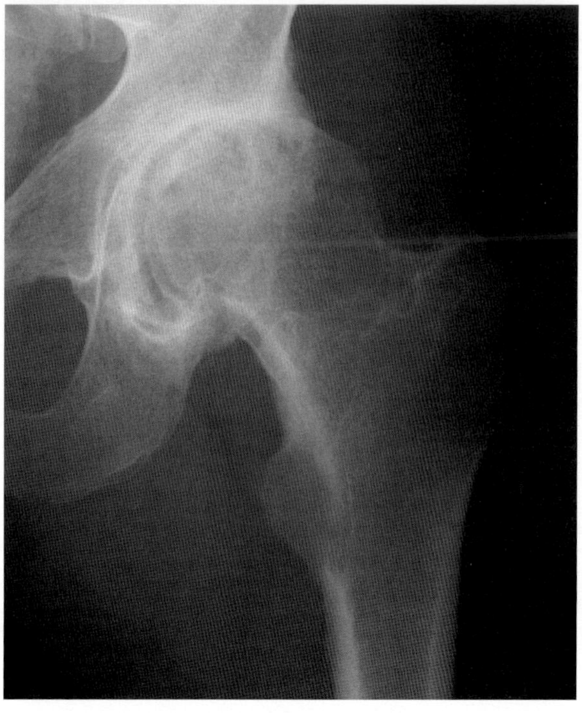

Abb. 53.1. Koxarthrose; superiorer Typ (Wiberg-Zeichen am Calcar femoris; Double fond; hyperostotischer Typ)

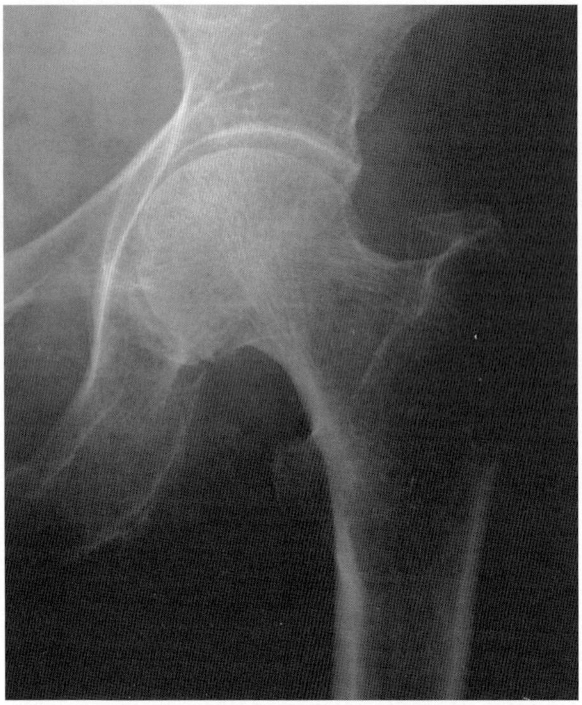

Abb. 53.2. Koxarthrose; medialer Typ; (osteopenischer Typ)

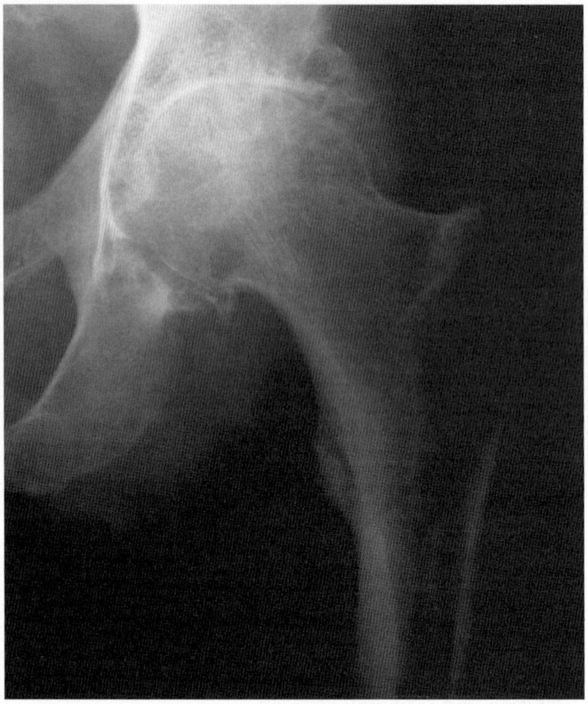

Abb. 53.4. Koxarthrose; konzentrischer Typ

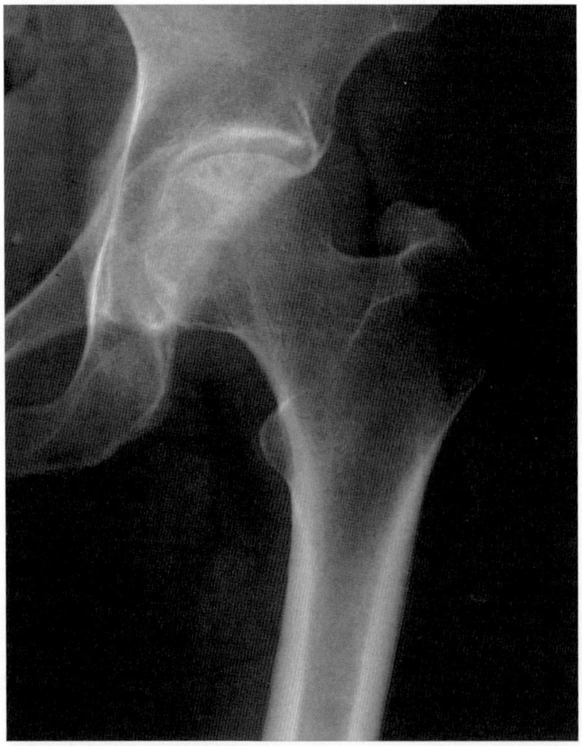

Abb. 53.3. Koxarthrose; axialer Typ

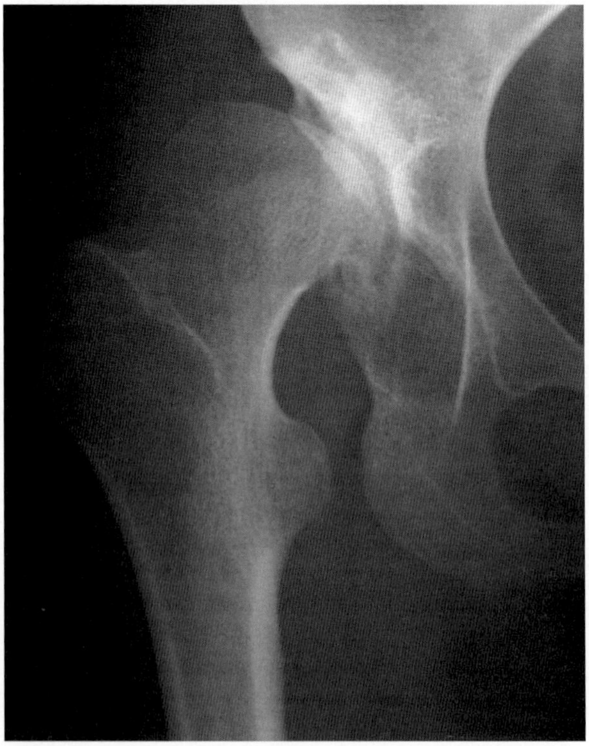

Abb. 53.5. Dysplasiekoxarthrose

70jährigen. Andere Angaben sprechen jedoch auch von 20% zwischen 55–64 Jahren und 30% jenseits des 65. Lebensjahres. Der (radiologische) superiore Arthrosetyp tritt am häufigsten auf (60–80%). Seltener ist der mediale Typ (10–30%). Der axiale Typ wird kaum beobachtet. Die Unterschiede zwischen klinischer und radiologischer Häufigkeit der Koxarthrose ergeben sich daraus, daß die strukturellen Veränderungen den radiologischen vorausgehen. *Autoptische Befunde* zeigen eine Prävalenz von 1% im 3. Lebensjahrzehnt, ca. 8% im 4. Jenseits des 60. Lebensjahres ist jeder 2. von einer Koxarthrose betroffen. Im Alter von 90 Jahren 90%.

Erste Beschwerden bei Koxarthrose treten bei Männern durchschnittlich um das 50. und bei Frauen um das 56. Lebensjahr auf. Sie nehmen jeweils nach ca. 5 Jahren stark zu. Zusammenhänge zwischen beruflicher Belastung und Koxarthrose werden bei Bauarbeitern und Bauern beschrieben. Auch exzessiv ausgeübte Sportarten scheinen die Koxarthrose zu fördern. Ein Zusammenhang mit Übergewicht ist nicht sicher. Auch das Alter führt nicht zwangsläufig zur Koxarthrose. Die Annahme, daß bei Vorliegen eine Osteoporose seltener eine Koxarthrose entstehe, ist nicht bewiesen.

53.3 Ätiologie und Pathogenese

Ätiologie

Die primäre Ursache der Koxarthrose ist nicht bekannt. Es scheinen genetische Einflüsse zu existieren. Wesentlich sind jedoch mechanische Faktoren, die zu einer Erhöhung des Gelenkdruckes führen. Das Mißverhältnis zwischen physiologischer Belastbarkeit und Druckverteilung im Gelenk führt zur Schädigung des Knorpels, des subchondralen Knochens und der Synovialis. Dies geht mit einer Störung der das Gelenk stabilisierenden Muskulatur, Sehnen und Bänder einher. Als primärer Schädigungsort wird meist der Knorpel angenommen. Es werden aber auch subchondrale Veränderungen als Ausgangspunkt diskutiert.

Die Zahl der *primären Koxarthrosen* liegt zwischen 11 und 25%. Die Mehrzahl sind *sekundäre Koxarthrosen* infolge einer präarthrotischen Deformität bzw. Präarthrose.

Die häufigsten Ursachen sind:

- Hüftdysplasie,
- Epiphyseolysis capitis femoris,
- entzündliche Erkrankungen.

Seltenere Ursachen sind:

- M. Perthes,
- Traumata.

Andere Präarthrosen sind:

- Protrusio acetabuli,
- Hüftkopfnekrose,
- Coxa vara congenita,
- Osteochondrosis dissecans coxae,
- Knochen- und Gelenktumoren,
- Stoffwechselstörungen sowie Dysostosis endochondralis und Chondrodystrophie.

Ein bisher noch nicht eindeutig klassifizierter pathologischer Befund ist der eingeschlagene Limbus der Hüfte, der ähnlich wie der luxierte Meniskus am Knie zu einer Gelenkstörung führt. Dieser Befund wird auch als „acetabular rim-Syndrom" bezeichnet.

■ **Hüftdysplasie.** Bereits geringe Schweregrade der Hüftdysplasie führen zur sekundären Koxarthrose. Lediglich bei der hohen iliakalen Luxation entwickelt sich, da die Gelenkflächen nicht miteinander artikulieren, keine Koxarthrose. Die primäre Störung resultiert aus der unzureichenden Zentrierung des Hüftkopfes in der Hüftpfanne und der fehlenden Gelenkkongruenz mit mangelnder Überdachung. Auch geringe azetabuläre Dysplasien der Hüftpfanne – sie betreffen das Pfannendach – führen zur Koxarthrose.

■ **Epiphyseolysis capitis femoris.** Die typische Deformität, die nach dem Stillstand des Abrutschvorganges vorliegt, ist die sog. „Einrollungsform" im Röntgenbild („pistol grip deformity"). Dieses Bild weist jedoch umgekehrt nicht immer auf eine durchgemachte Epiphyseolysis capitis femoris hin! Ein Teil der sog. idiopathischen Koxarthrosen läßt sich auf eine in der Jugend unbemerkt abgelaufene Epiphyseolyse am Hüftgelenk zurückführen. Ein gewisses Maß an Abweichung von der anatomischen Normalform wird bei dieser Erkrankung toleriert. Das Arthroserisiko wird ab einem Winkel von 30° als hoch eingestuft. Weiterhin beeinflußt der Schädigungsgrad des Gelenkknorpels im Rahmen der floriden Krankheitsphase die Entwicklung einer Koxarthrose.

■ **Entzündliche Erkrankungen.** Ursachen für die primär entzündliche Schädigung des Hüftgelenks sind die akute und chronische Koxitis sowie die Osteomyelitis. Es handelt sich um spezifische und unspezifische Entzündungen. Wesentlich sind die entzündlich-rheumatischen Erkrankungen, die sekundär zu einer Gelenkschädigung führen. Die Mechanismen der Gelenkdestruktion bei diesen Erkrankungen sind in den entsprechenden Kapiteln dieses Lehrbuches nachzulesen.

■ **M. Perthes.** Im Ausheilungsstadium (Primärheilungsstadium) ist die vorerst bleibende Form des Hüftkopfes festgeschrieben. Auch hier bestimmt die Deformität das Risiko der Entstehung einer Koxarthrose.

■ **Traumata.** Nach schweren Kontusionen, Schenkelhalsfrakturen, Azetabulum- und Beckenringfrakturen und traumatischen Hüftgelenkluxationen kommt es beim Erwachsenen durch Umbauvorgänge in Knochen und Knorpel sowie die fehlende Kongruenz der Gelenkflächen infolge des Traumas - oft über das Zwischenstadium der Hüftkopfnekrose - zur sog. posttraumatischen Koxarthrose.

■ **Protrusio acetabuli.** Neben der primären Protrusion gibt es sekundäre Protrusionen im Verlauf chronischer Arthritiden, bei Pfannentumoren, beim M. Paget und nach Traumen. Die primäre Protrusion geht meist mit einer Coxa vara einher. Sie ist doppelseitig und einseitig zu beobachten. Sie tritt bei Frauen 4mal häufiger als bei Männern auf.

■ **Hüftkopfnekrose.** Es wird zwischen der idiopathischen (ischämischen) und der symptomatischen Hüftkopfnekrose (s. Abb. 53.6) unterschieden. Letztere ist Folge von Traumata (Schenkelhalsfrakturen, Hüftgelenkluxationen), Behandlung mit Glukokortikoiden und chronischem Alkoholmißbrauch. Sie tritt auch bei der Caissonkrankheit, beim M. Gaucher und bestimmten Bluterkrankungen (Sichelzellanämie, Hämophilie, Polycythaemia vera) auf.

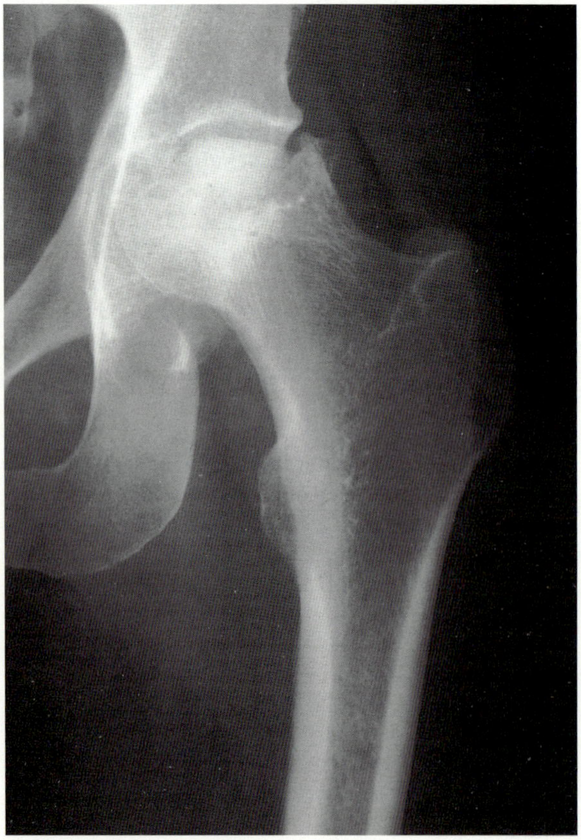

Abb. 53.6. Hüftkopfnekrose

■ **Coxa vara congenita/symptomatica.** Die Coxa vara congenita sive infantum entsteht durch eine Verknöcherungsstörung der proximalen Femurmetaphyse. Die Ursache ist nicht bekannt. Manchmal tritt sie nach einer in dieser Region abgelaufenen Osteomyelitis auf.

Die Coxa vara symptomatica ist Folge einer allgemeinen Verminderung der Skelettfestigkeit, z.B. bei Rachitis oder Osteomalazie. Als lokale Erkrankungen sind der M. Paget und die fibröse Dysplasie zu nennen.

■ **Osteochondrosis dissecans coxae.** Die Osteochondrosis dissecans betrifft häufiger den Femurkopf als die Pfanne. Verläßt das Dissekat das Mausbett, so stellt es ein mechanisches Hindernis dar, welches den Verschleiß fördert.

Pathogenese

Hinsichtlich der initialen Läsion existieren unterschiedliche Theorien und Ansatzpunkte. Sie betreffen Veränderungen des Gelenkknorpels, des subchondralen Knochens und der Synovialmembran. Dabei werden biochemische und biomechanische Ursachen angenommen. Eine ausführliche Darstellung der wichtigsten Hypothesen erfolgt im Rahmen der Abhandlungen zur Gonarthrose in Kap. 54.3.

53.4 Histopatologie

■ **Hyaliner Knorpel.** Dieser reagiert im Prozeß der degenerativen Veränderungen zuerst in den Bereichen, die am stärksten belastet sind. Zunächst findet sich, als Folge der Läsionen des Kollagennetzwerkes der oberflächlichen Knorpelschicht und der damit einhergehenden vermehrten Einlagerung von Wasser durch Bindung an die *Proteoglykane,* eine Dickenzuname des hyalinen Knorpels. Im weiteren Prozeß tritt eine zunehmende oberflächliche Fibrillierung des hyalinen Knorpels ein, gefolgt von vertikalen Einrissen und einem progredienten Knorpelverlust. Das normalerweise konstante Verhältnis zwischen der Dicke des hyalinen Knorpels und der Gesamtknorpeldicke wird in diesem Prozeß gestört.

Die Zahl der *Chondrozyten* nimmt initial zu, später umgibt sie ein heller Hof. In der tiefen Schicht des hyalinen Knorpels finden sich mit Fortschreiten der degenerativen Prozesse in Gruppen gelegene Chondrozyten, die sog. Knorpelzellnester oder Cluster.

■ **Kalkknorpel und Faserknorpel.** Auch die Kalkknorpeldicke nimmt zu. Die *Tidemark* als Übergang zwischen hyalinem und *Kalkknorpel* weist Duplikationen und später auch Einrisse auf. Im Prozeß der Arthrose entwickeln sich vermehrt Kanälchen zwischen subchondralem Markraum und basalem hyalinem Knorpel, über die es später zu einem Einsprossen von *Gefäßen*, Granulationsgewebe und Ausbildung von Faserknorpel kommt.

Randständig entwickeln sich *Osteophyten*, welche einen Überzug aus Granulationsgewebe und Faserknorpel aufweisen. Sie haben eine senkrecht zur Oberfläche angeordnete Spongiosaarchitektur.

■ **Pseudozysten.** In mehr als der Hälfte aller Koxarthrosen finden sich im *subchondralen Knochen* gelegene keilförmige ischämische Knochennekrosen oder Residuen in Form von *Pseudozysten*. Letztere sind mit Hyaluronan gefüllt. Ihre Wandung besteht aus einem fibrösen Saum mit Zeichen der Osteoneogenese. Teilweise finden sich darin auch Knorpelfragmente und Reste nekrotischer Knochenbälkchen.

■ **Subchondrale Nekrosen.** Es gibt auch avaskuläre subchondrale *Nekrosen*, welche sich flächenförmig ausbreiten. Im subchondralen Knochen können 3 *Typen der Adaptation* beobachtet werden:

- der klassische oder osteosklerotische Typ,
- der hyperostotische Typ (mit exzessiver Neogenese) und
- der osteopenische Typ (reduzierte Knochenmasse und Knochenumbauprozesse).

■ **Synovialis.** Hier finden sich frühzeitig multiple kleine, von Fibrin eingehüllte Knorpelfragmente. Besonders häufig treten diese bei ischämischen Knochennekrosen auf. Hier sieht man Riesenzellen. Bei fortgeschrittenen Koxarthrosen finden sich auch Knochenfragmente, welche partiell von neugebildetem Geflechtknochen eingeschlossen sind.

53.5 Klinik

■ **Frühes Stadium.** Im frühen Stadium der Koxarthrose geben die Patienten häufig primär Schmerzen im Kniegelenk an. Die Schmerzen sind belastungsabhängig. Das Gangbild ist meist noch unauffällig. Liegt keine schwere Dysplasie vor, dann besteht ein Beckengeradstand und das Trendelenburg-Zeichen, bei dem es zum Absinken des Beckens beim Einbeinstand kommt, ist negativ. Es findet sich keine auffällige Muskelatrophie. Ein Leistendruckschmerz liegt vor. Seltener ist ein Bewegungsschmerz. Der Piriformisdehnungstest und Zeichen der Iliosakralgelenkblockierung können positiv sein. Meist sind die Innenrotation und Adduktion eingeschränkt und endgradig schmerzhaft.

■ **Fortgeschrittenes Stadium.** Im fortgeschrittenen Stadium bestehen auch Schmerzen in Ruhe, die bei Belastung zunehmen. Man sieht ein deutlich hinkendes Gangbild (Schmerzhinken, Verkürzungshinken, Versteifungshinken). Die funktionelle oder später auch echte Beinverkürzung führt zu einem Beckenschiefstand. Die Muskulatur an Gesäß und Oberschenkel ist atrophisch. Es finden sich ein Leistendruck- und ein Trochanterklopfschmerz. Die Beweglichkeit ist deutlich schmerzhaft eingeschränkt. Oft besteht eine Flexions- und Adduktionskontraktur, es kommt aber auch die Abduktionsfehlstellung vor. An der Lendenwirbelsäule findet sich bei Flexionskontraktur der Hüfte eine kompensatorische Hyperlordose.

53.6 Verlauf und Prognose

Verlauf

Das klinische Bild geht insbesondere bezüglich der Schmerzen häufig nicht mit dem radiologischen Befund konform. Das heißt, es gibt klinisch v.a. durch starke Schmerzen auffällige Befunde, bei denen radiologisch nur geringe Veränderungen vorliegen. Andererseits stellen sich Patienten mit starken Bewegungseinschränkungen, Beinverkürzung und Muskelatrophie und auch radiologisch fortgeschrittener Koxarthrose vor, die jedoch kaum über Schmerzen klagen.

Die Koxarthrose kann zunächst viele Jahre asymptomatisch verlaufen (klinisch stumme bzw. latente Arthrose). Die Beschwerden können langsam schleichend zunehmen, aber auch akut auftreten. Das klinische Bild der Koxarthrose ist zu Beginn durch wiederholt auftretende Schmerzen in der Leistengegend oder aber auch nur im Kniegelenk der betroffenen Seite charakterisiert.

Die Schmerzen sind meist belastungsabhängig. Häufig findet sich ein Anlaufschmerz. Im weiteren Prozeß der aktivierten Koxarthrose treten auch Ruheschmerzen auf. Beschwerdearme Intervalle werden von schmerzhaften Phasen abgelöst. Es gibt aber genauso Verläufe, bei denen die Schmerzen stetig zunehmen. Eine akute Schmerzzunahme tritt im Rahmen von Synovialitiden auf. Dann sind die Schmerzen in Ruhe erheblich und nehmen unter Belastung stark zu. Tendenziell ist immer eine Zunahme der Beschwerden zu verzeichnen.

Zu Beginn der Erkrankung findet sich eine nur geringe Einschränkung der Innenrotation und (meist) der Abduktion im Hüftgelenk. Die Beweglichkeit im Hüftgelenk nimmt im Verlauf der Koxarthrose deutlich weiter ab. Es entwickeln sich meist eine Adduktions- und Beugekontraktur mit Aufhebung der Innenrotation. Seltener ist eine Abduktionsfehlstellung. Eine funktionelle Beinverküzung wird zur echten Beinverkürzung. Bei einer Dysplasiehüfte mit Subluxation oder Luxation liegt meist von vornherein eine Beinverkürzung vor und das Zeichen nach Trendelenburg ist bei entsprechendem Trochanterhochstand positiv. Der Grad des Beckenschiefstandes wird vom Ausmaß der Hüftkopfschädigung (Knorpelverschleiß, Hüftkopfdysplasie, Hüftkopfnekrose) und der Pfannenschädigung (Knorpelverschleiß, Protrusion, Dysplasie, Pfannendachdestruktion) bestimmt.

Das Gangbild wird durch die Beinverkürzung (Verkürzungshinken, Tendelenburghinken), die Schmerzen (Schmerzhinken) und die zunehmende Einsteifung der Hüfte (Versteifungshinken) beeinflußt. Die Gehstrecke ist mit Fortschreiten der Erkrankung zunehmend eingeschränkt und eine Benutzung von Gehhilfen wird erforderlich. Das Bild der ankylosierenden Koxarthrose als Endzustand mit Flexions- und Adduktionsstellung der Hüfte wird heute nur selten gesehen. Sie ist meist Folge einer bakteriellen Entzündung.

Prognose

Risikoindikatoren für eine spätere Koxarthrose sind die radiologische Gelenkspaltverschmälerung, unregelmäßige Begrenzungen der Gelenkflächen in der Hauptbelastungszone und eine ungenügende Deckung des Hüftkopfes.

Hüftdysplasie und -luxation sind mit einem hohen Risiko einer sekundären Koxarthrose behaftet. Bei Vorschädigung des Hüftgelenks durch eine Dysplasie entstehen erste Symptome zwischen dem 20. und 40. Lebensjahr. Das Arthroserisiko zeigt eine enge Verbindung zur Ausbildung des Pfannendaches (Zentrumeckenwinkel).

Die *Epiphyseolysis capitis femoris* hat eine mittlere Arthrosegefährdung. Das Arthroserisiko wird nach unkompliziertem Verlauf durch das Ausmaß der verbleibenden Fehlstellung der Hüftkopfkalotte bestimmt. Ein erhöhtes Arthroserisiko besteht bei Verläufen, welche in der floriden Phase des Hüftkopfgleitens eine Verschmälerung des Gelenkspaltes aufweisen.

Beim *M. Perthes* kommt es in den seltensten Fällen zu einer schweren Koxarthrose. Hier wird die Prognose durch die sphärische Ausheilung des Hüftkopfes bestimmt. Sie ist in der Regel gut. Bei Erkrankungsfällen vor dem 6. Lebensjahr besteht grundsätzlich eine günstigere Prognose. Bei den beiden letzteren Erkrankungen treten die Beschwerden meist später auf.

Die *Schenkelhalsfraktur beim Kind* bzw. Jugendlichen führt wegen der intrakapsulären Lage des Schenkelhalses zur Zerstörung der den Hüftkopf versorgenden Gefäße. Deswegen entwickelt sich innerhalb der ersten 2 Jahre immer eine sekundäre Hüftkopfnekrose und Koxarthrose. Die idiopathische *Hüftkopfnekrose* tritt häufig zwischen dem 30. und 50. Lebensjahr auf. Ihr Verlauf hängt, genau wie bei der symptomatischen Hüftkopfnekrose, wesentlich von der erhaltenen Gelenkfunktion und der verbleibenden Formstörung ab. Bei der *Protrusio acetabuli* treten die Beschwerden erst Mitte bis Ende des 5. Lebensjahrzehnts auf. Bei *Coxa vara* entsteht eine Koxarthrose erst in der 2. Lebenshälfte.

53.7 Labor und bildgebende Verfahren

Labor

Labordaten sind meist wenig aussagekräftig. Die Blutsenkungsgeschwindigkeit, die Leukozytenzahl und andere Serumparameter sind für gewöhnlich normal. Im Rahmen einer akuten aktivierten Koxarthrose mit Zusammenbruch des Hüftkopfes kann eine geringe Erhöhung von BSG und Leukozytenzahl auftreten. Die Untersuchung der Synovialflüssigkeit kann eine geringe Erhöhung der Leukozytenzahl bei einer aktivierten Koxarthrose erbringen, ist allerdings für die Diagnostik kaum von Bedeutung.

Bildgebende Verfahren

Röntgen

Die *radiologische Darstellung* des Hüftgelenks erfordert die Aufnahme in 2 Ebenen (a.-p. und seitlich als Lauenstein-Aufnahme oder Fauxprofilprojektion). Schichtaufnahmen dienen v.a. der Differentialdiagnostik destruktiver Erscheinungen im Hüftkopf. Sie sind geeignet zur Darstellung einer Osteochondrosis dissecans, einer Chondrodysplasie und tumoröser Veränderungen. Die Computertomographie dient ebenfalls der Diagnostik konsumierender Leiden. Der Einsatz zur Routinediagnostík der Koxarthrose ist nicht gerechtfertigt.

■ **Radiologische Frühzeichen.** Die *ersten Röntgenzeichen* einer Koxarthrose treten in Form kleiner Randosteophyten in der Fovea capitis in der a.-p.-Aufnahme auf. Weiterhin findet sich das sog. Plaque-Zeichen. Durch periostale Knochenbildung kommt es an der Vorderfläche des Schenkelhalses zu einer knöchernen Höckerbildung, dem sog. Plaque. Dieser wird in der Lauenstein-Aufnahme als kleiner „Hügel“ sichtbar, der aus der konkaven oder planen Vorderfläche des Schenkelhalses herausragt. 3. Zeichen einer frühen Koxarthrose ist das pathologische Pfannensupercilium. Physiologisch ist eine parallel zum Pfannendach verlaufende, sehr schmale, geringgradig nach kranial konvex gebogene subchondrale Sklerosierung mit augenbrauenartiger Gestalt. Ist diese Sklerosierung verbreitert und weist eine deutliche konvexe Wölbung nach kranial auf, so handelt es sich um ein pathologisches Supercilium. Es tritt häufig vor einer *Gelenkspaltverschmälerung* auf, stellt also auch ein frühes Koxarthrosezeichen dar.

Durch den Substanzverlust im Rahmen der degenerativen Prozesse kommt es zu einer Verschmälerung des radiologischen Gelenkspaltes meist in der Hauptbelastungszone. Die Lokalisation der Gelenkspaltverschmälerung hängt vom Collodiaphysenwinkel, der Antetorsion, der Retrotorsion, dem Pfanneneingangswinkel und der Pfannentiefe ab. Sie tritt bei ungleichmäßig belasteten Gelenken exzentrisch auf. So z.B. bei Coxa valga antetorta superior (kranial), bei Coxa vara mehr axial (zentral), bei anderen wiederum medial (kaudal). Bei Koxarthrosen infolge einer Arthritis stellt sich die Gelenkspaltverschmälerung dagegen gleichmäßig, also konzentrisch dar.

Charakteristisch ist weiterhin die vermehrte *subchondrale Sklerosierung* der Gelenkflächen in den Bereichen des Knorpelabriebes. In diesen Regionen treten außerdem arthrotische Zysten *(Pseudozysten)* auf. In den Druckentlastungszonen wachsen *Osteophyten.* Desweiteren finden sich Umbauten der gelenktragenden Knochenareale in Form von Entrundung, unregelmäßiger Begrenzung und Deformierung.

- In die Hüftpfanne und in den Femurkopf gelegte Kreisbögen haben normalerweise denselben Mittelpunkt. Im Prozeß der Koxarthrose kann sich eine Dezentrierung entwickeln, was dazu führt, daß die Kreismittelpunkte sich nicht mehr decken. Es gibt 3 *Dezentrierungszeichen:*
- Das Wiberg-Zeichen beschreibt eine vorwiegend medial im Bereich des Calcar femoris gelegene periostale Apposition der Femurkompakta.
- Weiterhin gibt es den subfovealen Osteophyten, den man auf Schichtaufnahmen sicher erkennen kann. Er ist ein Zeichen dafür, daß die Fehlstellung irreversibel ist.
- Auch eine Doppelung des Pfannenbodens („double fond“) zeigt eine Dezentrierung des Hüftkopfes an.

■ **Radiologische Zeichen der fortgeschrittenen Koxarthrose.** Bei der radiologischen Beurteilung fortgeschrittener Koxarthrosen können verschiedene *Typen* bezüglich der *Strukturierung des Knochens* unterschieden werden. Beim hypertrophischen Typ findet sich ein segmentaler Aufbrauch des Gelenkspaltes, welcher meist superior gelegen ist. Manchmal liegt eine geringgradige Subluxation des Hüftkopfes durch Aufbrauch des Pfannendaches vor. Bei diesem Typ finden sich Zysten, es liegt jedoch kein exzessiver Knochenverlust vor. Es gibt, allerdings seltener, einen ähnlichen Typ, bei dem ein deutlicher Knochenverlust v.a. am Hüftkopf auftritt. Letztere Koxarthrosen haben klinisch einen rasch progredienten Verlauf. Drittens findet sich der osteopenische Typ. Der Gelenkspalt ist eher gleichmäßig im gesamten Bereich des Hüftkopfes verschmälert. Es sind nur spärlich Osteophyten ausgebildet, subchondral liegt eine Osteopenie vor.

Die ätiologisch bedeutsamen Hüftgelenkerkrankungen unterscheiden sich bezüglich ihrer *radiologischen Verläufe:*

■ **Hüftdysplasie.** Bereits bei der einfachen Dysplasie besteht meist eine Coxa valga mit Antetorsion des Schenkelhalses. Die größte Bedeutung für das Entstehen einer Koxarthrose hat jedoch ein Zentrumeckenwinkel (CE-Winkel), der kleiner als 25° ist. Hier besteht eine unzureichende Hüftkopfdeckung. Kritisch ist auch ein pathologischer Pfannendachwinkel, der größer als 10–12° ist. Bei Subluxation und Luxation steht der Hüftkopf in der Sekundärpfanne.

Die Verschmälerung des Gelenkspaltes und die subchondrale Sklerosierung treten früh und immer am oberen seitlichen Pol auf. Später ist der gesamte Gelenkspalt betroffen. Osteophyten entstehen erst in der Fovea capitis, dann (insbesondere bei der Subluxation) am Pfannengrund (Double fond) und erst später am Kopfrand. Auch die Osteophytenbildung am lateralen Pfannenrand setzt schon früh ein und bildet eine Art Überdachung. Kleine Zysten können auftreten. Im weiteren Verlauf kommt es zu einer ovalären Entrundung.

■ **Epiphyseolysis capitis femoris.** Bei Koxarthrose infolge einer Epiphyseolysis capitis femoris liegt das Zentrum des Hüftkopfes in der a.-p.-Aufnahme nicht mehr auf der Schenkelhalsachse. Die Schenkelhalstangente schneidet ein kleineres Kopfsegment als normal. In der a.-p.-Aufnahme stellt sich eine geschweifte Kopf-Hals-Linie dar. Der Hüftkopf erscheint eingerollt. Gelenkspaltverschmälerungen treten sowohl medial wie auch lateral auf. Der erste Osteophyt bildet sich am lateralen Rand des Hüftkopfes, dort wo einst die Epiphysenfuge verlief. Später wird daraus ein marginaler Osteophytenkranz.

Die Osteophyten am Pfannendach treten im Gegensatz zur Dysplasiehüfte erst spät auf. Nicht selten sind auffällig stark ausgeprägte Osteophyten und das Ausbilden eines Riesenkopfes. Eine sog. Pseudofrakturlinie im a.-p.-Bild entsteht durch Ausbildung eines starken Osteophyten am hinteren oder vorderen Pfannenrand.

Im fortgeschrittenen Stadium kann durch eine Subluxationsstellung das Bild einer Dysplasie oder Subluxation vorgetäuscht werden.

■ **Entzündungen.** Bei Frühfällen nach chronischer Polyarthritis ist der Gelenkspalt in seiner gesamten Zirkumferenz, d.h. konzentrisch verschmälert. Das Gelenk ist gut zentriert. Wichtigstes Zeichen ist die subchondrale Osteopenie, welche den Kopf früher als die Pfanne betrifft. Es finden sich nur kleine und spitz ausgezogene Osteophyten sowie multiple kleine Zysten. Wenn der letzte entzündliche Schub schon lange zurückliegt, können Osteophyten und Sklerose derart zugenommen haben, daß eine Zuordnung zur entzündlichen Genese praktisch unmöglich ist.

Insbesondere nach tuberkulösen, aber auch nach septischen Koxitiden tritt eine knöcherne Ankylose des Hüftkopfes ein. Seltener ist ein Teilverlust des Hüftkopfes (Coxa parva).

■ **M. Perthes.** Der Hüftkopf ist in Folge der aseptischen Knochennekrose im Kindesalter walzen- oder pilzförmig gestaltet und der Schenkelhals verbreitert (Coxa plana bzw. Coxa magna). Die laterale Expansion des Hüftkopfes ist typisch. Der Gelenkspalt bleibt lange erhalten. Die Sklerosierung und Zysten treten erst später auf als bei Subluxation und Epiphysenlösung. Es besteht eine sekundäre Subluxationstendenz mit ebenfalls sekundärer Abflachung des Pfannendaches, so daß im späten Stadium eine Abgrenzung zum Luxationsperthes (aseptische Hüftkopfnekrose bei Dysplasiehüfte) nur mit Hilfe der anamnestischen Angaben möglich ist.

■ **Trauma.** Hier finden sich unterschiedliche Bilder. Alte Frakturlinien bei Beckenringfrakturen können sichtbar sein. Meist entwickelt sich nach mehreren Jahren eine sekundäre Hüftkopfnekrose. Später finden sich eine Entrundung und Lateralisation des Hüftkopfes, Osteophyten am Pfannendach und eine Doppelung des Pfannenbodens. Nach kindlichen Schenkelhalsfrakturen tritt die Hüftkopfnekrose innerhalb von 2 Jahren nach dem Trauma auf.

■ **Protrusio acetabuli.** Durch stark hervortretende zirkuläre Osteophyten an Hüftkopf und Pfanne kann das Bild einer Pseudoprotrusion hervorgerufen werden. Dies kann sich auch als sog. Walzenkopf darstellen. Beträgt die Distanz Pfannenboden und Darmbein-Sitzbein-Linie weniger als 3 mm, spricht man von einem vertieften Azetabulum. Bei der Coxa profunda beträgt sie zwischen 3 und 5 mm. Die echte Protrusion beginnt bei Distanzen von mehr als 5 mm. Der Korpelverschleiß beginnt meist zentral am Pfannenboden. Die Osteophyten liegen zirkulär.

Szintigraphie

Die 3-Phasen-Szintigraphie wird bei der Koxarthrose bei radiologischer Abbildung von Zysten sowie Zerstörung des Hüftkopfes mit überschießender Sklerosierung und zystischer Durchsetzung zum Ausschluß tumoröser Erkrankungen, eines M. Paget, einer röntgenologisch nicht erkennbaren gelenknahen Fraktur sowie entzündlicher Prozesse angewendet. Eine Mehrspeicherung findet sich auch im frühen Stadium der Hüftkopfnekrose und bei der transitorischen Osteoporose des Hüftkopfes.

Eine Koxarthrose ergibt immer eine deutliche Aktivitätsanreicherung in der Spätphase bei unauffälliger Perfusion und Blutpool. Eine intensive Anreicherung in der Spätphase bzw. eine vermehrte Perfusion oder Blutpool ist Hinweis auf ein entzündliches Geschehen, tritt aber auch bei der aktivierten Koxarthrose mit Synovialitis auf. Da beim Skelettszintigramm eine Beteiligung des Knochens vorliegen muß, läßt sich mit einer Entzündungsszintigraphie eine Entzündung innerhalb des Gelenks mit hoher Treffsicherheit nachweisen.

Magnetresonanztomographie

Mit Hilfe der MRT können frühzeitige Veränderungen im Prozeß der Hüftkopfnekrose dargestellt werden, bevor diese im Röntgenbild sichtbar sind. Desgleichen dient sie dem Nachweis und der Verlaufskontrolle einer transitorischen Osteoporose.

Ultraschall

Die Sonographie dient bei der Diagnostik v.a. dazu, intraartikuläre Ergüsse nachzuweisen. Diese geben im Zusammenhang mit der Klinik und dem Röntgenbild Auskunft über die Aktivität der Koxarthrose, sowie über das Vorliegen einer rheumatisch-entzündlichen Erkrankung oder einer begleitenden Koxitis. Weiterhin gibt der Ultraschall die Möglichkeit zur Bestimmung des Antetorsionswinkels, was insbesondere bei der präoperativen Planung der totalendoprothetischen Versorgung von schweren Dysplasiekoxarthrosen Bedeutung hat.

53.8 Diagnose und Differentialdiagnose

Diagnose

Die Diagnose der Koxarthrose wird anhand der Anamnese, des klinischen Befundes und der Röntgenbilder gestellt. Hüftgelenkerkrankungen in der Kindheit, auch länger zurückliegende Traumata und Operationen, Entzündungen, einschließlich entzündlich-rheumatischer Erkrankungen, und Stoffwechseldefekte können Hinweis auf eine Vorschädigung des Hüftgelenks geben. Die Patienten klagen über akute oder chronische Schmerzen im Hüftgelenk. Aufgrund der gemeinsamen Innervation von Hüfte und Kniegelenk tritt häufig zu Beginn der Erkrankung ein Projektionsschmerz im Kniegelenk auf. Auch die Verspannung der Adduktoren führt oft zu Schmerzen im Bereich des Pes anserinus als 1. Symptom der Koxarthrose. Später treten die Schmerzen eindeutig in der Leistenregion und über dem Trochanter major auf.

Auch ein hinkendes Gangbild und der Beckenschiefstand weisen auf eine Hüftgelenkerkrankung hin. Die Gehstrecke und die Benutzung eines Gehstockes geben einen Eindruck über den Grad der Schädigung.

Ein weiteres diagnostisches Kriterium ist die Einschränkung insbesondere der Adduktion und der Innenrotation, welche mit Fortschreiten der Erkrankung zunimmt. Aber auch Abduktionsfehlstellungen kommen vor. Bei Flexionskontraktur findet sich eine kompensatorische Hyperlordose der Lendenwirbelsäule. Das Zeichen nach Trendelenburg ist bei Trochanterhochstand positiv. Ein positives Zeichen nach Drehmann, bei dem bei stärkerer Beugung im Hüftgelenk der Oberschenkel eine zunehmende Außenrotation einnimmt, gibt ebenfalls Hinweise auf eine Schädigung des

Hüftgelenks. Im fortgeschrittenen Stadium ist die Muskulatur an Gesäß und Oberschenkel atrophisch.

Die klinische Diagnostik umfaßt immer die Untersuchung der Lendenwirbelsäule und des Kniegelenks. An der Wirbelsäule ist neben der Lordose auf eine Skoliose, Blockierungen etc. zu achten, am Kniegelenk auf Varus- und Valgusfehlstellung sowie Einschränkungen der Beweglichkeit. Immer sind der neurologische und der Gefäßstatus zu erheben. Die Röntgenaufnahmen der betroffenen Seite erbringen die typischen Zeichen des Verschleißes. Die Grunderkrankung ist besonders bei fortgeschrittenen Befunden anhand des Röntgenbildes häufig nicht mehr sicher festzustellen .

Differentialdiagnose

Beim lokalisierten Schmerz kommen *Insertionstendopathien, Bursitiden, Tendomyosen* und insbesondere das *M.-piriformis-Syndrom* in Frage. Dabei findet sich eine schmerzhafte Innenrotation und Abduktion sowie Adduktion gegen Widerstand. Der M. piriformis ist druckschmerzhaft. Auch eine Blockierung des Iliosakralgelenks kann als schmerzhafte Hüfte erscheinen. Bei diesen Erkrankungen sind die Röntgenaufnahmen unauffällig. Sie können aber auch 1. Symptom einer beginnenden Koxarthrose sein.

! Selbst bei positivem radiologischen Befund der Hüfte darf nicht vergessen werden, daß dieser nicht mit den Schmerzen korrelieren muß!

Deswegen ist es wichtig, daß ein *enger Spinalkanal* als Ursache der Schmerzen ausgeschlossen wird. Durch Vorbeugen, Hinsetzen oder Hinlegen kann hier eine Besserung der Beschwerden erreicht werden.

■ **Transitorische Osteoporose.** Bei der transitorischen Osteoporose des Hüftkopfes treten Schmerzen im Hüftgelenk auf. Es finden sich ein Leistendruckschmerz und ein hinkendes Gangbild. Im Labor kann eine Erhöhung der alkalischen Phosphatase auffallen. Die Entzündungsparameter und die Röntgenaufnahmen sind unauffällig. Die Szintigraphie erbringt eine Mehranreicherung und im MRT ist eine vermehrte Signalgebung sichtbar. Die Symptome und Befunde bilden sich nach einigen Wochen spontan zurück.

■ **Hüftkopfnekrose.** Ähnliche Befunde finden sich bei der Hüftkopfnekrose. Diese wird jedoch oft erst dann auffällig, wenn bereits morphologische Schäden entstanden sind, welche auch im Röntgenbild zur Abbildung kommen. Da sie meist beidseitig auftritt, können im MRT beginnende Prozesse in der gegenseitigen Hüfte festgestellt und einer frühzeitigen Therapie zugeführt werden. Die Anamnese gibt Hinweise auf das Vorliegen einer symptomatischen Hüftkopfnekrose.

■ **Schenkelhalsfraktur.** Hüftschmerzen können auch durch eine eingestauchte oder nicht dislozierte Schenkelhalsfraktur entstehen. Wenn diese sich radiologisch nicht eindeutig abbildet, bringt die Szintigraphie den entscheidenden Hinweis.

■ **Entzündlich-rheumatische Erkrankungen.** Sie können im Rahmen einer Koxitis zu Hüftgelenkschmerzen führen. Hier gibt die entsprechende Diagnostik und Differentialdiagnostik den Aufschluß. Dabei sollte auch an die Sakroiliitis gedacht werden.

■ **Unspezifische Koxitis.** Bei ihr liegt kein Trauma vor. Der Patient ist eher mittleren Alters. Typisch ist der starke Schmerz. Der Patient läßt sich kaum anfassen. Allgemeinsymptome wie Abgeschlagenheit und Fieber stehen nicht im Vordergrund. Im Labor sind die Entzündungsparameter erhöht. Im Röntgenbild kann ein Weichteilschatten sichtbar sein. Die Sonographie zeigt im Seitenvergleich einen deutlichen Erguß. Die Punktion unter strengen sterilen Bedingungen bestätigt in der Regel die Diagnose. Bei geringem Erguß erfolgt dies über die Szintigraphie.

■ **Spezifische Koxitis.** Sie ist heute sehr selten. Es handelt sich um eine Allgemeinerkrankung mit schleichendem Verlauf, subfebrilen Temperaturen und Nachtschweiß. In der Anamnese ist nach einer Tuberkulose zu fahnden. Im Labor findet sich eine leichte Erhöhung der BSG, im Frühstadium liegt eine allenfalls leichte Leukozytose mit relativer Lymphozytose vor. Die intrakutane Testung ist positiv. Im Röntgen können Zeichen der Destruktion anfangs fehlen. Eine radiologische Beurteilung der Wirbelsäule, wobei auf einen Psoasschatten als Zeichen eines Senkungsabszesses geachtet werden muß, und der Lunge sollten erfolgen. In der Frühphase bei noch negativem Röntgenbefund bringt die Szintigraphie den Hinweis auf eine Entzündung. Klärung über das Vorliegen einer Destruktion bringt auch die MRT.

■ **Weitere Ursachen.** Weitere Ursachen des Hüftschmerzes, an welche differentialdiagnostisch gedacht werden muß, sind *Neuralgien* des N. cutaneus femoris lateralis, des N. obturatorius und des N. ilioinguinalis, außerdem die eingeklemmte *Leistenhernie* und *Gefäßstenosen.*

53.9 Therapie und Rehabilitation

Allgemeine Richtlinien

Die Behandlung der Koxarthrose beinhaltet einige allgemeine Haltungs- und Bewegungsregeln, durch die bereits eine Linderung der Beschwerden erreicht werden kann. Die Beanspruchung muß der eingeschränkten Belastbarkeit des Gelenks angepaßt werden.

Grundsätzlich gilt, das Gelenk so wenig wie möglich zu belasten, aber soviel wie möglich zu bewegen. Dazu gehören die Reduktion von Übergewicht und ergonomische Aspekte, die einen Wechsel von Sitzen, Gehen und Stehen gestatten. Geeignete sportliche Betätigungen sind z.B. Rückenschwimmen, Kraulen und Radfahren. Ungeeignet sind Sprung- und Laufsportarten, Tennis und alpiner Skisport. Kälte und Nässe sind als pathogenetische Faktoren zu meiden.

Konservative Therapie

Bei der konservativen Therapie muß in Abhängigkeit vom klinischen Lokalbefund über die erforderliche Reihenfolge entschieden werden. Es ist zu beachten, ob es sich um eine latente, eine aktivierte oder eine aktivierte Koxarthrose im akuten Stadium handelt.

Physiotherapie

Zur Beeinflussung periartikulärer Weichteilveränderungen, die in jeder Phase einer Koxarthrose bestehen, müssen krankengymnastische Regeln beachtet werden. Prinzipiell gilt es, die muskulären Dysbalancen abzubauen. Im Rahmen der *Bewegungstherapie* müssen zuerst verkürzte Muskeln (RSV = reversible strukturelle Verkürzung) mittels PIR-Technik (postisometrische Relaxation) gedehnt werden. Im Vordergrund stehen an der Hüfte die Adduktoren und der M. iliopsoas. Danach werden abgeschwächte Muskeln aktiv gekräftigt. Eine Kräftigung ist für die Glutealmuskulatur und die Kniestrecker indiziert. Zweckmäßige Techniken sind dafür dynamische Stabilisationen bzw. PNF-Techniken (propriozeptive neuromuskuläre Fazilitation) auch in Form der sensomotorischen Fazilitation („kurzer Fuß"). Bewegungsübungen im warmen Wasserbad als Kombination von Behandlungsmethoden sind für Patienten mit stärkeren Bewegungseinschränkungen wegen der Schmerzreduktion zweckmäßiger.

■ **Wärmetherapie.** Bei der Wärmetherapie kommt es zu einer besseren Durchblutung mit Abtransport entzündlicher Infiltrate. Verspannungen der Muskulatur werden gelöst. Damit wird die Reduktion von Schmerzen unterstützt. Die Beweglichkeit im Hüftgelenk wird verbessert. Kollagen und Bindegewebe sind besser zu dehnen. Anwendungsformen sind u.a. heiße Wickel, Moorpackungen, die Balneotherapie und Heusacktherapie („Morphium der Naturheilkunde").

Bei der aktivierten Koxarthrose kommt auch die Kryotherapie zum Einsatz.

■ **Massagen.** Die Anwendung von detonisierenden Massagegriffen führt letztlich zu einer verbesserten Durchblutung und Lockerung der Muskulatur. Zur Behandlung von Beschwerden an der Hüfte werden die klassische Massage (seltener), die Reflexzonenmassage und die Unterwassermassage verordnet.

■ **Manualtherapie.** *Manualtherapeutische Behandlungen* und die *Maitland-Mobilisation* in Form von Gelenkspieltechniken (Traktionen) der Hüfte und Manipulation bzw. Mobilisation, insbesondere der Iliosakralgelenke und der Wirbelsäule, bringen v.a. im Frühstadium der Koxarthrose gute Ergebnisse. Dies gilt auch für die Dehnung des Tractus iliotibialis. Der Vorteil dieser passiven Mobilisationen besteht in der Ausschaltung eines bei aktiver Bewegung induzierten Schmerzes.

■ **Elektrotherapie und Ultraschall.** Durch die Anwendung von Elektrotherapie im Hochfrequenzbereich und Ultraschall wird eine Erwärmung tieferer Schichten erreicht. Die Niederfrequenztherapie in Form der Galvanisation führt zu einer Erhöhung der Schmerzschwelle (Depletion von Neuropeptiden) und reflektorischen Hyperämie (Axonreflex). In Kombination mit einem hydrophilen/lipophilen Arzneimittel im Rahmen der *Iontophorese* wird gleichzeitig die Wirkung von Gleichstrom und Medikament genutzt. Bei Anwendung von niederfrequenten Strömen (Wechselstrom und Gleichstromimpulse bis 1000 Hz) beruht die analgetische Wirkung auf einer Blockierung der Erregungsbildung, v.a. an den langsamen, nichtmyelinisierten Schmerzfasern (Gate-control-Theorie), sowie einer Aktivierung schmerzkontrollierender Zentren im Mittelhirn („counter irritation").

Medikamentöse Therapie

Die schmerzfreie kompensierte Koxarthrose erfordert keine medikamentöse Behandlung.

Bei der systemischen medikamentösen Therapie der Koxarthrose kommen sowohl im Anfangs- als auch im chronischen Stadium v.a. *nichtsteroidale Antiphlogistika* zum Einsatz. Diese haben neben einer schwachen analgetischen und antipyretischen auch eine ausgeprägte antiphlogistische Wirkung. Letztere beruht v.a. auf der Hemmung der Prostaglandinsynthese. Geeignete Präparate enthalten Diclophenac, Naproxen oder Indometacin. Ihr Einsatz ist v.a. dort angezeigt, wo eine Synovialitis das morphologische Substrat der Gelenkreizung darstellt. Typische Nebenwirkungen können in Form von gastrointestinalen Beschwerden auftreten. Als Alternative können selektive COX-2-Inhibitoren, wie z.B. Celecoxib und Rofecoxib, verordnet werden. Myotonolytika sind als Begleittherapie geeignet, um die muskulären Verspannungen mitzubehandeln. Die Verordnung von schwach wirksamen *Opiaten* wie Codein, Dihydrocodein und Tramadol kann sowohl als Monotherapie als auch in Kombination mit einer antiphlogistischen Therapie erfolgen. Dies ist jedoch eher die Ausnahme. Dasselbe gilt für *Einreibemittel*.

Für die lokale medikamentöse Therapie sind v.a. *Lokalanästhetika* vom Typ der Amide geeignet. Die Infiltration der Gelenkkapsel reicht meist aus, um eine Schmerzlinderung zu erreichen. Die Kombination mit

Kortisonpräparaten oder alleinige Injektion solcher in das Hüftgelenk ist grundsätzlich möglich. Dabei sollte jedoch immer an das Risiko der Hüftkopfnekrose gedacht werden. Es empfiehlt sich daher, diese Behandlung wirklich nur dann anzuwenden, wenn andere Methoden versagt haben.

Die lokale Applikation von *Chondroprotektiva* wird kontrovers diskutiert. Damit sollen knorpelabbauende Enzyme (z.B. Metalloproteinasen) gehemmt bzw. die Produktion von Mukopolysacchariden, Hyaluronsäure, Glykosaminoglycan und Kollagen stimuliert werden. Ihre Anwendung ist nur im Frühstadium einer Arthrose sinnvoll.

Orthpädietechnische Versorgung

Es sollten ein Gehstock und *Pufferabsätze* bzw. ein *elastischer Fersenkeil* verordnet werden. Der Gehstock wird auf der gesunden Seite getragen. Ruhigstellende *Hüftgelenkbandagen* und die *entlastende Beinorthese* mit Tuberaufsitz werden seltener verordnet. Sie können bei starken Schmerzen und Inoperabilität gelegentlich zur Anwendung kommen. Für das häusliche Milieu ist die Verwendung einer *Toilettensitzerhöhung* und eines *Arthrodesenstuhls* empfehlenswert.

Operative Therapie

Die operative Therapie der Hüfte bei Koxarthrose umfaßt gelenkerhaltende Maßnamen und den endoprothetischen Gelenkersatz.

Gelenkerhaltende Verfahren

Die Indikation zu einer *gelenkerhaltenden Osteotomie* ist bei Vorliegen einer entsprechenden präarthrotischen Deformität und beginnender Koxarthrose leichter zu stellen. Bei fortgeschrittenen Befunden ist sie häufig eine Ermessensfrage. Sie sollte jedoch bei jüngeren Patienten (<60 Jahre) immer zunächst in Betracht gezogen werden.

Bei Pfannendysplasien besteht die Möglichkeit einer *Osteotomie des Beckens* direkt oberhalb des Pfannendaches mit folgender Lateralisierung des proximalen Fragmentes (Operation nach Chiari). Damit soll eine Verbesserung der Überdachung des Hüftkopfes erreicht werden.

Günstiger, jedoch technisch schwieriger, ist die Tripelosteotomie nach Tönnis. Dabei wird das Becken oberhalb des Pfannendaches sowie am Sitz- und am Schambein osteotomiert und anschließend die gesamte Pfanne derart gedreht, daß der Pfannenneigungswinkel flacher wird. Damit ist eine bessere Korrektur der anatomischen Fehlbildung im Pfannenbereich möglich. Die Indikation zu diesen Eingriffen sollte bei bekannten Dysplasien frühzeitig (vor dem 40. Lebensjahr), d.h. vor der klinischen und radiologischen Manifestation der Koxarthrose, gestellt werden. Bei gleichzeitigem Vorliegen einer Coxa valga erfolgt die *intertrochantere Varisationsosteotomie* des Femurs. Diese wird, falls ein Drehfehler besteht, mit einer Derotation kombiniert. Es ist auch möglich, eine alleinige Umstellungsosteotomie am Femur durchzuführen, wenn die Pfannenverhältnisse im wesentlichen normal sind. Bei Coxa vara und Protrusio acetabuli erfolgt eine *intertrochantere Valgisierung* des Femurs. Die Epiphyseolysis capitis femoris erfordert eine derotierende und flektierende intertrochantere Femurosteotomie. Bei der Hüftkopfnekrose wird entweder der Herd angebohrt oder eine Flexionsosteotomie durchgeführt, wodurch die Nekrose aus der Hauptbelastungszone gedreht wird.

Im Falle einer therapieresistenten Adduktionskontraktur ist eine *Adduktorentenotomie* indiziert. Ein weiteres Verfahren, welches bei präarthrotischen Deformitäten, die mit einem Trochanterhochstand einhergehen, Anwendung findet, ist die Osteotomie und *Distalisierung des Trochanters.*

Gelenkersatz

Bei therapieresistenten fortgeschrittenen Koxarthrosen oberhalb des 60. Lebensjahres mit entsprechendem Leidensdruck besteht die Indikation zum endoprothetischen Gelenkersatz.

■ **Hemiendoprothese.** Die Hemiendoprothese (ohne künstliche Pfanne) wird mittlerweile wegen der häufig folgenden sekundären Protrusion in den Pfannengrund seltener angewandt. Auch sind die Führung der Narkose und die operative Technik zur Versorgung der Pfanne so weit fortgeschritten, daß dadurch kaum ein Zeitverlust, welcher das Leben des Patienten gefährdet, in Kauf genommen werden muß.

■ **Totalendoprothesen.** Sie werden sowohl zementfrei (eher bei jüngeren Patienten) als auch zementiert oder als Hybridvariante (Schaft zementiert, Pfanne zementfrei, eher bei älteren Patienten) implantiert. Bei schweren Dysplasien des Femurs (starke Drehfehler, enger Schafteingang etc.) ist die Anfertigung einer Individualprothese möglich. Die endoprothetische Versorgung fortgeschrittener Koxarthrosen infolge schwerer Dysplasie oder Hüftkopfnekrose bei jüngeren Patienten birgt langfristig aufgrund der zu erwartenden Wechseloperationen noch immer Risiken. Sie wird heutzutage trotzdem häufig der *Arthrodese* des Hüftgelenks vorgezogen.

Literatur siehe Ende Kap. 56.

Kapitel 54

Gonarthrose (M 17)

A. Roth, R. Fuhrmann, R. Venbrocks

INHALT

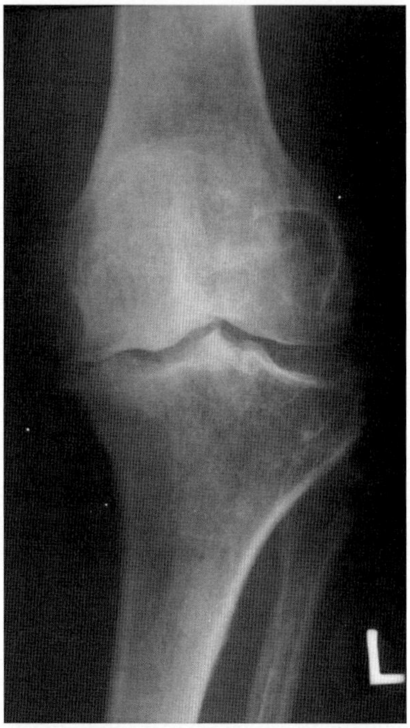

Abb. 54.1. Varusgonarthrose

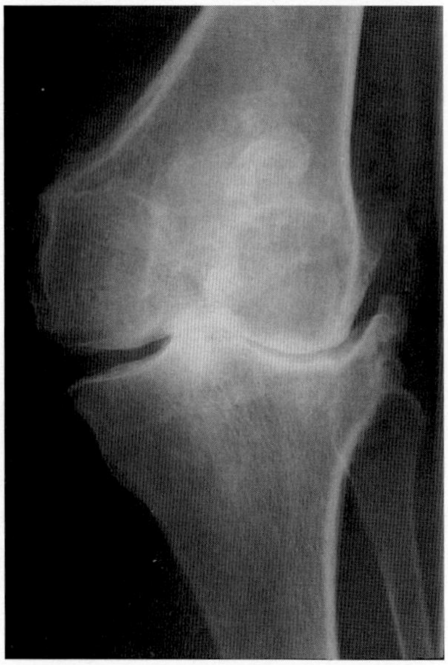

Abb. 54.2. Valgusgonarthrose

54.1 Definition und Terminologie

Der Begriff „Gonarthrose" beschreibt eine Verschleißerkrankung des Kniegelenks. Die Ursache der Erkrankung ist bei der *primären* bzw. *idiopathischen Gonarthrose* nicht bekannt. Ist die Grunderkrankung, welche zur Gonarthrose führt, bekannt, so handelt es sich um eine *sekundäre Gonarthrose.* Genau wie die Koxarthrose, so läßt sich die Gonarthrose ebenfalls häufig auf eine „präarthrotische Deformität" bzw. auf eine Präarthrose als initiales Geschehen zurückführen. Auch hier kann somit das Risiko eines arthrotischen Spätschadens näher definiert werden. Bei Befall des medialen Gelenkspaltes mit vermehrter O-Fehlstellung spricht man von der *Varusgonarthrose* (s. Abb. 54.1), bei vorwiegend im lateralen Gelenkspalt bestehendem Verschleiß mit vermehrter X-Fehlstellung des Unterschenkels von der *Valgusgonarthrose* (s. Abb. 54.2). Mit den Begriffen *Retropatellararthrose* oder auch *Femoropatellararthrose* beschreibt man eine Arthrose des Femoropatellargelenks. Sind alle Kompartimente betroffen, wird auch (jedoch seltener) der Begriff *Pangonarthrose* verwendet.

54.2 Epidemiologie und Klassifikation

Die epidemiologischen Angaben zur Gonarthrose schwanken erheblich. Die Ergebnisse sind sowohl von unterschiedlichen diagnostischen Kriterien als auch von der Art der Studie abhängig. Dabei ist zwischen klinischen, radiologischen und pathologisch-anatomischen (autoptischen) Resultaten zu unterscheiden.

Klinisch stellt die Gonarthrose die häufigste degenerative Gelenkerkrankung der Extremitäten dar. Sie weist mittlere Prävalenzen auf, die schon bei Frauen in der Altersgruppe 45–65 Jahre ansteigen. Prävalenz sowie Ausprägung der Beschwerden und Befund bleiben im 7.–9. Lebensjahrzehnt konstant. Das höhere Lebensalter korreliert jedoch nicht zwingend mit der Zahl der Gonarthrosen. Außerdem muß eine Gonarthrose nicht immer progredient verlaufen.

Adipositas, einseitige berufliche Belastung und vorausgegangene Traumata bei Sportunfällen scheinen zu einem erheblichen Krankheitsrisiko zu führen. Bei Übergewichtigkeit ist bisher ungeklärt, ob ein primär biomechanischer oder ein biochemischer Kausalmechanismus bei der Entstehung der Gonarthrose wirksam ist.

Die *radiologische* Prävalenz zeigt trotz beträchtlicher Schwankungen einen Anstieg mit zunehmendem Alter. Bis 45 Jahre überwiegen dabei die Männer. Später sind deutlich mehr Frauen als Männer betroffen. Die Femoropatellararthrose bei der idiopathischen Form der Chondropathia patellae setzt meist zeitiger (zwischen 30. und 40. Lebensjahr) ein und entwickelt sich später zur Pangonarthrose. Eine direkte Korrelation zwischen Beschwerden und radiologischem Befund findet sich nicht. Trotzdem treten bei radiologisch fortgeschrittener Gonarthrose häufiger Beschwerden auf. Insgesamt verursachen nur 5–10% der radiologisch faßbaren Gonarthrosen Beschwerden, wobei wiederum Frauen öfter betroffen sind als Männer.

Bei *Autopsien* finden sich meist wesentlich höhere Werte. Bereits im 2. und 3. Lebenjahrzehnt zeigen sich häufig Knorpelfibrillationen, welche im Alter an Ausdehnung und Schweregrad zunehmen.

54.3 Ätiologie und Pathogenese

Ätiologie

Die primäre Ursache der Gonarthrose ist nicht bekannt. Als ätiologische Faktoren werden mechanische und biochemische Faktoren diskutiert. Ursachen sekundärer Gonarthrosen sind:

- traumatische Knorpelschädigungen,
- Meniskusverletzungen,
- Luxationen, Kapsel-Band-Verletzungen,
- intra- und extraartikuläre Frakturen,
- Entzündungen (unspezifisch, spezifisch, rheumatisch),
- Osteochondrosis dissecans und M. Ahlbäck,
- Adipositas,
- beruflich oder durch Sport bedingte Überlastung,
- Genu varum, Genu valgum, Genu recurvatum, Torsionsfehler, Fehlformen der Patella.

Weitere Ursachen sind:

- unphysiologische Immobilisation,
- Klumpfuß, Beinlängendifferenzen,
- Metabolische Störungen (Gicht, Chondrokalzinose, Diabetes mellitus, Ochronose, Rachitis, Hyperlipoproteinämien, M. Wilson, Nephrokalzinose),
- Gerinnungsstörungen (Hämophilie),
- Systemerkrankungen (Marfan-Syndrom, Ehlers-Danlos-Syndrom),
- Osteopathien (M. Paget),
- neurogene Erkrankungen (neuromuskuläre Dyskoordination, Tabes dorsalis).

In der täglichen Praxis überwiegen Gonarthrosen, bei denen mechanische Faktoren die Ursache zu sein scheinen und die zu einer Störung des Gleichgewichts zwischen Belastung und Belastbarkeit führen.

Pathogenese

Die meisten Ergebnisse über die Prozesse bei Arthrose wurden im Rahmen von tierexperimentellen Untersuchungen (metabolisch, mechanisch) am Kniegelenk gewonnen. Es sei deswegen betont, daß die beschriebenen Befunde grundsätzlich nicht zu verallgemeinern sind. Unterschiedliche Theorien über die initialen Prozesse der Entwicklung einer Arthrose gehen von einer primären Schädigung des hyalinen Knorpels, des subchondralen Knochens bzw. der Synovialis aus. Neben *biochemischen Konzepten* gibt es auch die Theorie, daß die Veränderungen von einer mechanischen Schädigung ausgehen *(biomechanisches Konzept)*. Inwiefern genetische Einflüsse vorliegen, welche letztlich zu einer verminderten Belastbarkeit des Knorpels führen, bleibt offen. Klar ist, daß Veränderungen der einen Struktur Veränderungen der anderen Strukturen nach sich ziehen. Dabei ist häufig nicht mehr zu klären, welche Prozesse initial aufgetreten sind. Folgende Theorien zur Pathogenese der Arthrose werden diskutiert:

Knorpel

Im Prozeß der Arthrose findet sich eine gesteigerte Syntheseaktivität der Chondrozyten. Es wird vermutet, daß im Verlauf der Arthrose ein intensiver Reparaturversuch abläuft, der irgendwann zum Erliegen kommt.

Im Bereich des hyalinen Knorpels tritt bereits im frühen Stadium der Arthrose ein die oberflächlichen Anteile des hyalinen Knorpels betreffender Verlust von Proteoglykanen ein, welcher im Prozeß der Arthrose zunimmt. Er entwickelt sich proportional zum Schädigungsgrad. Einhergehend damit kommt es zur Erweichung des Knorpels. Als Ursache für den Verlust kommen eine Störung der Proteoglykansynthese, eine Störung des Proteoglykanabbaus und die Schädigung des Kollagenfasernetzes in Frage.

Gestörte Proteoglykansynthese. Folgende Befunde beschreiben die gestörte Proteoglykansynthese als Ursache einer Arthrose:

- die Synthese von Proteoglykanen mit einem erhöhten Gehalt an Chondroitinsulfat, was einem unreifen Knorpel entspricht,
- vermehrtes Auftreten von Proteoglykanen, die nicht mit Hyaluronsäure aggregieren,
- Störung des Linkproteins zwischen Proteoglykanen und Hyaluronsäure,
- verminderte Konzentration von Hyaluronsäure, die für die Aggregatbildung unabdingbar ist,
- erhöhte Konzentration niedermolekularer Proteoglykane,
- gesteigerte Proteoglykansynthese,
- Zunahme oder Abnahme der Relation zwischen Chondroitin-4-sulfat und Chondroitin-6-sulfat,
- Abnahme der Chondroitin-6-sulfatkettenlänge,
- Abnahme von Keratinsulfat.

Gesteigerter Abbau der Proteoglykane. Theorien über einen gesteigerten Abbau der Proteoglykane gehen von der Aktivierung degradativer Enzyme aus. Die Chondrozyten können diese katabolen Enzyme selbst produzieren. Enzyme, welche im pathologisch veränderten Knorpel mit gesteigerter Aktivität gefunden wurden, sind Kollagenase, saure Phosphatase, Kathepsin D und B, Arylsulfatase A und B, Lysozym und β-Glukuronidase. Das Fehlen von Proteaseninhibitoren in den Chondrozyten spielt möglicherweise eine Rolle dabei. Im arthrotischen Knorpel findet sich eine erhöhte Aktivität saurer Phosphatase als allgemeiner Marker der lysosomalen Aktivität. Sowohl in der synovialen Membran als auch im arthrotischen Knorpel finden sich die sog. neutralen Metalloproteinasen. Sie bauen experimentell Proteoglykanaggregate ab und spalten das Proteoglykanmolekül.

Synthesestörung. Auch die *Schädigung des Kollagenfasernetzes* kann durch eine *Störung der Synthese* oder einen vermehrten Abbau hervorgerufen werden. Im Rahmen der Arthrose kommt es zu einer Steigerung der Syntheserate um ein Vielfaches – es wurde allerdings auch eine Reduktion des Gesamtkollagens gefunden. Kollagen Typ II ist der Hauptbestandteil der interzellulären Knorpelmatrix. Perizellulär kommt auch Typ V vor. Im arthrotischen Knorpel finden sich aber auch Typ I und III, sowie ein erhöhter Anteil von Typ IX, X und XI. Es wird eine Änderung der Qualität des Knorpels durch diese Kollagene angenommen. Im arthrotischen Knorpel ist außerdem die Menge der ansonsten nur gering vorhandenen Kollagenase erhöht. Diese ist normalerweise an einen Inhibitor gebunden, welcher durch Trypsin freigesetzt werden kann. Eine erhöhte *Kollagenaseaktivität* findet sich allerdings erst bei mittleren und schweren arthrotischen Veränderungen und nicht im initialen Stadium.

Folgen der Prozeßstörungen. Durch den Verlust der Proteoglykane, einhergehend mit einer Schädigung des Kollagenfasernetzes, kommt es zu einer vermehrten Einlagerung von Wasser in die Knorpelmatrix. Ursache dafür ist die hohe Wasserbindungskapazität der Proteoglykane. Es kommt zu einer Dickenzunahme des fibrillierten Knorpels. Eine andere Annahme geht davon aus, daß die zurückgebliebenen Aggregate durch ihre große Anzahl freigewordener hydrophiler Gruppen mehr Wasser binden können, was auch bei nichtfibrilliertem Knorpel bei erhaltener Schichtdicke zu einer vermehrten Wassereinlagerung führt.

Im hyalinen Knorpel finden sich außerdem perichondrozytäre Verkalkungen. Die *Tidemark,* welche den hyalinen vom Kalkknorpel trennt, weist im arthrotischen Prozeß eine vermehrte Aktivität auf. Dabei wird das sonst ausgeglichene Verhältnis zwischen den Promotoren (Matrixvesikel, Glykoproteine, Ca^{++}-Phospholipid-Phosphatase-Komplexe, alkalische Phosphatase u.a.) und Hemmern der Verkalkung (Proteoglykane, ATPase, Pyrophosphate u.a.) gestört. Faserbrüche in der Tidemark werden für horizontale Spalten zwischen hyalinem und Kalkknorpel (Tidemarkflaking) verantwortlich gemacht.

Subchondraler Knochen

Auch Theorien, welche den subchondralen Knochen als primären Schädigungsort der Arthrose annehmen, haben unterschiedliche Ansätze. Zum einen wird angenommen, daß Mikrofrakturen der Knochentrabekel durch *mechanische Überlastung* eine Zunahme der Dicke der subchondralen Knochenlamelle bewirken. Dadurch erhöht sich die Steifigkeit des Knochens, was wiederum zu einer vermehrten Stoßbelastung mit sekundärer Schädigung des Knorpels führt (biomechanisches Konzept). Man vermutet aber auch, daß es immer dann, wenn die Chondrozyten nicht mehr in der Lage sind, Proteaseinhibitoren zu synthetisieren, zu *Gefäßeinbrüchen* kommt, welche bis an den basalen hyalinen Knorpel reichen. Weiterhin gibt es Ergebnisse, die darauf hindeuten, daß die *Erhöhung des intraossären Druckes* zu Knochenverlust und Knochenneubildung mit Ausbildung einer *subchondralen Sklerose* führt. Die dabei auftretende subchondrale *venöse Hyperämie* soll möglicherweise ebenfalls zur Arthrose führen (Konzept der gestörten Gefäßversorgung und Durchblutung). Die Ursache der venösen Stase soll in einer Veränderung der Venen auch außerhalb des Gelenks im Rahmen der Varikosis liegen (sog. *phleboarthrotischer Komplex*).

Synovialis

Die Hypothese einer sekundären Schädigung des Gelenkknorpels durch primäre Veränderungen der

Synovialis wird eher als unwahrscheinlich angesehen. Im Rahmen der Arthrose findet sich ein erhöhter Spiegel an Hyaluronsäure im betroffenen Gelenk. Damit einhergehend ist die *Viskosität der Synovia* vermehrt. Daraus soll eine mechanische Störung der Schmierfunktion des Knorpels resultieren. Weiterhin wird angenommen, daß im Rahmen eines *phleboarthrotischen Komplexes* die Stauungshyperämie mit Gewebehypoxie zu einer Veränderung der Zusammensetzung der Synovia führt, was die Ernährung des Knorpels beeinträchtigt.

Man geht auch davon aus, daß durch die Synovialitis eine Hemmung der Glykosaminoglykansynthese im Knorpel eintritt. Durch die fehlende Synthese von Proteinasenhemmern in den F-Zellen der Synovialis soll zudem eine gesteigerte Aktivität der in den M-Zellen der Synovialis gebildeten *lysosomalen Enzyme* möglich sein. Auch lokale *immunologische Vorgänge* und *Prostaglandine* werden diskutiert. Gegen diese Hypothesen spricht u.a. die Tatsache, daß sich am Knorpel lokale und nicht diffuse Schäden finden.

Eine Beeinflussung des arthrotischen Prozesses durch sekundäre Veränderungen an der Synovialmembran scheint eher möglich. Die schlechtere Durchblutung, die zunehmende *Fibrose* der Synovialis und die Ausbildung von *Exophyten* im Prozeß der Arthrose werden als Faktoren betrachtet, welche die Progredienz des Gelenkschadens begünstigen.

54.4 Histopathologie

Histologisch lassen sich 4 Stadien der Gonarthrose voneinander abgrenzen. Es sei darauf verwiesen, daß der histologische Befund nicht immer mit dem radiologischen und dem makroskopischen Befund korreliert. So läßt sich z.B. bei der radiologisch monokompartimentellen Varusgonarthrose histologisch ein spätes Stadium der Gonarthrose in beiden Kompartimenten nachweisen.

■ **Stadium I.** Im Stadium I kommt es zu einer deutlichen Knorpelverdickung. Knorpelfibrillationen treten an der Tibia in diesen Stadien überwiegend lateral auf. Dabei ist auch der dorsale meniskusbedeckte Teil betroffen. Es findet sich eine Knorpelerweichung, gefolgt von horizontalen und vertikalen Einrissen des Knorpels. In der oberflächlichen Schicht nimmt die Zahl der Chondrozyten ab. Es ist ein Proteoglykanverlust nachweisbar.

■ **Stadium II.** Im Stadium II tritt eine Knorpelverschmälerung auf.

■ **Stadium III.** In den tieferen Schichten bilden sich im Stadium III Cluster, bestehend aus Gruppen funktionstüchtiger Chondrozyten. Die vertikalen Einrisse vergrößern sich, was den Knorpelverlust fördert. Der Korpelverschleiß wird im Stadium III auch durch aggressiv wachsendes Pannusgewebe gefördert. Der Anteil des Kalkknorpels am Gesamtknorpel nimmt zu, desgleichen die Dicke der subchondralen Knochenlamelle. Die Tidemark weist Verdopplungen und Unregelmäßigkeiten auf.

■ **Stadium IV.** Bei fortgeschrittener Arthrose im Stadium IV finden sich auch in den tieferen Schichten des hyalinen Knorpels nekrotische oder „geschädigte" Chondrozyten. Der Knorpelabrieb betrifft zunehmend auch den Kalkknorpel und endet in einem vollständigen Knorpelverlust. Vom subchondralen Raum entwickelt sich im späten Stadium der Arthrose eine zunehmende Vaskularisation mit Zeichen einer chondroiden Metaplasie in Nähe der Gefäßscheiden. Diese betrifft zunächst den Kalkknorpel, später aber auch den hyalinen Knorpel. In diesen Regionen treten mononukleäre Zellen auf, welche den angrenzenden Knochen und hyalinen Knorpel resorbieren. Durch Einbrüche in die subchondrale Lamelle kommt es zur Ausbildung von Pseudozysten, die nur im frühen Stadium ihrer Entstehung mit dem Gelenkinnenraum verbunden sind. Außerdem dringt Granulationsgewebe an die Gelenkoberfläche, wo eine Umwandlung in faserknorpelartiges Gewebe erfolgt.

In den nichtbelasteten Regionen entwickeln sich Exostosen. Sie haben ihren Ursprung im synovialen Gewebe. Ihre Spongiosaarchitektur weist eine Osteoporose auf, die Trabekel sind senkrecht zur Oberfläche ausgerichtet. Davon abzugrenzen sind arthrotische Randwülste, welche als Anpassung an die vermehrte Belastung entstehen. Sie gehen aus der Spongiosa hervor. Ihre Trabekel ordnen sich entsprechend der Belastung aus.

Knorpelabrieb und später auch Knochenpartikel führen zu einer sog. Detritussynovialitis. Im frühen Arthrosestadium finden sich in der Synovialis lymphoplasmazelluläre Infiltrate, später eine Synovialishypertrophie, Fibrose und villöse Hyperplasie. Es sprossen vermehrt Kapillaren ein und die Gefäße weisen Sklerosen auf.

54.5 Klinik

Bei der Gonarthrose geben die Patienten oft eine Morgensteifigkeit von weniger als 30 min an, desweiteren Schmerzen nach längeren Ruhepausen sowie einen Anlauf- und Ermüdungsschmerz. Die Gehstrecke ist eingeschränkt. Eine Gehhilfe kann erforderlich sein. In Abhängigkeit von der Aktivität der Gonarthrose, der Deformität und der Bandinstabilität fällt eine hinkendes Gangbild auf. Am Kniegelenk zeigt sich eine Konturauftreibung und später eine regelrechte Verplumpung der Konturen. Ein Erguß findet sich nur bei aktivierten Gonarthrosen bzw. bei Gonarthrosen entzündlicher Genese.

■ **Fehlstellung.** Je nach Ausprägung und vorwiegendem Befall des medialen oder des lateralen Kompartiments findet sich eine entsprechende Varus- oder Valgusfehlstellung. Über den Gelenkspalten besteht eine Druckschmerzhaftigkeit. Das Zeichen nach Zohlen ist bei retropatellarem Befall positiv. Es kann eine Poplitealzyste vorliegen. Bei der Varusgonarthrose findet sich medial, bei der Valgusgonarthrose lateral eine vermehrte Aufklappbarkeit. Bei fortgeschrittenen Befunden ist jedoch häufig keine passive Korrektur in die physiologische leichte X-Stellung möglich. Der Abstand zwischen den Femurkondylen ist bei Varusgonarthrose erhöht. Bei Valgusgonarthrose ist der Abstand zwischen dem Malleolus medialis beider Sprunggelenke erhöht.

■ **Beweglichkeit und strukturelle Veränderungen.** Bei der Beweglichkeitsprüfung fallen eine Krepitation und Bewegungsschmerzen auf. Häufig ist deutlich ein Knacken tastbar und auch hörbar. Die Beweglichkeit wird zunächst in Richtung Flexion eingeschränkt. Im fortgeschrittenen Stadium findet sich oft auch eine Beugekontraktur. Die das Gelenk umgebende Muskulatur weist Verkürzungen (Flexoren) und Abschwächungen (Extensoren) auf. Bei längerdauernden Schmerzen in der Anamnese findet sich eine Atrophie der Oberschenkelmuskulatur.

54.6 Verlauf und Prognose

Der Beginn der Gonarthrose wird insbesondere bei sekundären Gonarthrosen durch das Alter beim Auftreten der primären Erkrankung und deren erfolgreiche Behandlung bestimmt. Die Gonarthrose kann viele Jahre asymptomatisch verlaufen. Die Schmerzen entwickeln sich langsam, können aber auch akut auftreten. Der klinische Befund zu Beginn einer Gonarthrose ist häufig unauffällig. Dann dominiert der Schmerz. Ein Erguß entsteht, wenn es sich um eine sekundäre oder aber um eine aktivierte Gonarthrose handelt. Poplitealzysten (Baker-Zyste) können sich bilden. Es entwickeln sich Deformitäten und Bewegungseinschränkungen, die mehr oder weniger progredient sind. Außerdem kommt es zu Instabilitäten, die ihre Ursache v.a. in der Ausbildung köcherner Defekte haben. Bei längeren Schmerzen tritt eine Atrophie der Oberschenkelmuskulatur auf, von der häufig zuerst der M. vastus medialis betroffen ist. Die Gehstrecke wird eingeschränkt und die Benutzung von Gehhilfen erforderlich.

! Gerade am Kniegelenk ist nicht selten eine Diskrepanz zwischen klinischem und radiologischem Befund auffällig.

Trotz radiologisch fortgeschrittener Gonarthrose und entsprechenden klinischen Befunden können oft subjektive Beschwerden fehlen. Umgekehrt stellen sich Patienten mit klinisch auffälligen Befunden, d.h. mit einer aktivierten Gonarthrose, vor, bei denen das Röntgenbild unauffällig ist. Das relativiert die Beurteilung der Prognose der Gonarthrose. Sie wird in bezug auf das Auftreten erster Symptome durch eine entsprechende Vorschädigung des Gelenks bestimmt. Der Verlauf wird durch die Schmerzen und die Behinderung infolge Deformität, Instabilität, Beugekontaktur und Muskelatrophie beeinflußt.

54.7 Labor und bildgebende Verfahren

Labor

Der biochemische Nachweis von Arthrosemarkern (Proteoglykane, Kollagene) ist v.a. im frühen bis mittleren Stadium prinzipiell möglich, gehört jedoch noch nicht zur klinischen Routine. In der Praxis existieren für die Gonarthrose kaum aussagefähige Serumparameter, es sei denn, man betrachtet die üblichen Parameter im Rahmen einer entzündlichen Genese oder bei Vorliegen einer Stoffwechselstörung. Im Gelenkpunktat, welches klar und gelb gefärbt ist, findet sich eine erhöhte Viskosität. Die Zellzahl liegt unter $2000/mm^3$ und die Zahl der Leukozyten bei ca. 10%. Es können keine Bakterien und keine erhöhte Enzymaktivität nachgewiesen werden.

Bildgebende Verfahren

■ **Röntgen.** Um Achse und Gelenkspaltverschmälerung besser beurteilen zu können, sind Einbeinstandaufnahmen geeigneter als Aufnahmen im Liegen. Die Patellagleitbahnaufnahme stellt das femoropatellare Gelenk dar. Bei jüngeren Patienten dienen Defiléaufnahmen (Patellagleitbahn in 30°-, 60°- und 90°-Flexion des Kniegelenks) der Beurteilung von Patelladysplasien und der Führung der Patella im Femoropatellargelenk.

Die Gonarthrose wird radiologisch in 4 Grade unterteilt:

- *Grad 1:* initiale Gonarthrose mit beginnenden Osteophyten an der Eminentia intercondylaris und den gelenkseitigen Patellapolen,
- *Grad 2:* definitiver Nachweis von Osteophyten, mäßige Gelenkspaltverschmälerung, mäßige subchondrale Sklerosierung,
- *Grad 3:* Osteophyten, halbseitige Verschmälerung des Gelenkspaltes, ausgeprägte subchondrale Sklerosierung, Entrundung der Femurkondylen,

- *Grad 4:* Gelenkdestruktion, ausgeprägte Verschmälerung bis Aufhebung des Gelenkspaltes, Zysten an Tibiakopf und Femurkondylen, Subluxationsstellung.

Es finden sich außerdem mitunter freie Gelenkkörper und Verkalkungen der Menisci. Die Begrenzung auf ein Kompartiment ist möglich (medial, lateral, femoropatellar). Bei der sog. nicht proliferativen Form der Gonarthrose kommt es trotz Gelenkspaltverschmälerung nicht zu reaktiven Veränderungen des Knochens.

Die Computertomographie besitzt für die Routinediagnostik der Gonarthrose keine Bedeutung.

■ **Szintigraphie.** Die 3-Phasen-Szintigraphie wird bei Verdacht auf entzündliche und tumoröse Prozeße, beim M. Paget und beim M. Ahlbäck angewendet.

■ **Magnetresonanztomographie.** Der Einsatz der MRT erfolgt v.a. zur Diagnostik von Kniebinnenschäden, welche sekundär zu einer Gonarthrose führen können, und zur Differentialdiagnostik (z.B. M. Ahlbäck, gelenknahe Tumoren etc.). Zunehmend werden auch Erfolge in der Frühdiagnostik der Gonarthrose erzielt. Dabei wird angestrebt, die aus der Histopathologie bekannten Veränderungen von Knorpel und subchondralen Knochen darzustellen.

■ **Ultraschall.** Mit Hilfe der Sonographie lassen sich bei Gonarthrose folgende Befunde diagnostizieren:

- Ergüsse,
- Kapselschwellungen,
- Fibrin- oder Synovialiszotten im Erguß,
- Bursitiden,
- Poplitealzysten.

54.8 Diagnose und Differentialdiagnose

Diagnose

Für die Diagnose der Gonarthrose sind die Anamnese, der klinische Befund und das Röntgenbild meist ausreichend. In der Anamnese ist auf zurückliegende Traumata (insbesondere Meniskusschäden und Bandverletzungen), entzündliche Erkrankungen und Stoffwechselerkrankungen zu achten. Die Patienten geben anfangs uncharakteristische Schmerzen im Gelenk an. Es besteht eine Steifigkeit und Schwellneigung. Anfangs werden auch Anlauf- und Belastungsschmerzen geklagt, später Schmerzen in Ruhe und nachts. Eine Wetterfühligkeit wird angegeben. Beim klinischen Befund ist auf die Beinachse, Erguß, Schwellung, Überwärmung und eine Muskelatrophie zu achten, desweiteren auf die Bandstabilität, Krepitation, Bewegungseinschränkungen, eine Beugekontraktur, Druck- und Bewegungsschmerzen sowie vorhandene Poplitealzysten. Radiologisch sind die typischen Zeichen der Abnutzung zu finden.

Es besteht keine strenge Korrelation zwischen Röntgenbefund und Beschwerdebild! **!**

Differentialdiagnose

■ **Hüfterkrankungen.** Bei etwa 20% aller Hüfterkrankungen werden primär Schmerzen im Kniegelenk angegeben. Deswegen sollte bei Kniegelenkschmerzen immer auch an eine Erkrankung des Hüftgelenks gedacht werden.

■ **Chronische Polyarthritis.** Bei der chronischen Polyarthritis (CP) steht der systemische Charakter mit den entsprechenden klinischen und paraklinischen Merkmalen im Vordergrund. Der punktierte Erguß ist gelblich-grün und leicht getrübt. Die Viskosität ist erniedrigt. Die Zellzahl liegt je nach Aktivität zwischen 5000 und 50 000 mit einem Anteil von 50–75% Leukozyten. Es finden sich zahlreiche Rhagozyten.

■ **Reaktive Arthritis.** Die reaktive Arthritis geht mit rezidivierenden Ergüssen einher. Die Diagnose kann mit Hilfe einer Arthritisserologie gestellt werden. Hier finden sich als Zeichen einer frischen Infektion erhöhte IgM-Titer. Die häufigsten Erreger sind Chlamydien, Borrelien, Yersinien und Neisserien.

■ **Psoriasisarthritis.** Bei einer monoartikulären Psoriasisarthritis ist die Diagnose erschwert, wenn der Gelenkbefall dem Hautbefall als erstes Symptom vorausgeht.

■ **Meniskusläsion.** Eine Meniskusläsion kann Symptome einer beginnenden Gonarthrose vortäuschen. Dies gilt besonders dann, wenn in der Anamnese kein Trauma erinnerlich ist. Bei therapieresistenten Beschwerden und rezidivierenden Ergüssen sollte daran gedacht werden. Mitunter besteht keine eindeutige Meniskussymptomatik. Ein Magnetresonanztomogramm kann in diesen Fällen Aufschluß über den Schaden geben.

■ **Osteochondrosis dissecans.** Bei jüngeren Patienten mit anhaltenden Kniegelenkbeschwerden ist an eine *Osteochondrosis dissecans* zu denken. Diese bildet sich auf den konventionellen Röntgenaufnahmen in zwei Ebenen häufig nicht ab. Bei Verdacht wird eine Einblickaufnahme des gebeugten Kniegelenks angefordert. Darauf stellt sich der Defekt dar. Ein ähnliches Bild kann beim älteren Patienten der *M. Ahlbäck* (s. Abb. 54.3) ergeben. Hier weist die Szintigraphie eine Mehrspeicherung auf. Auch die MRT eignet sich zur Darstellung dieser aseptischen Knochennekrosen,

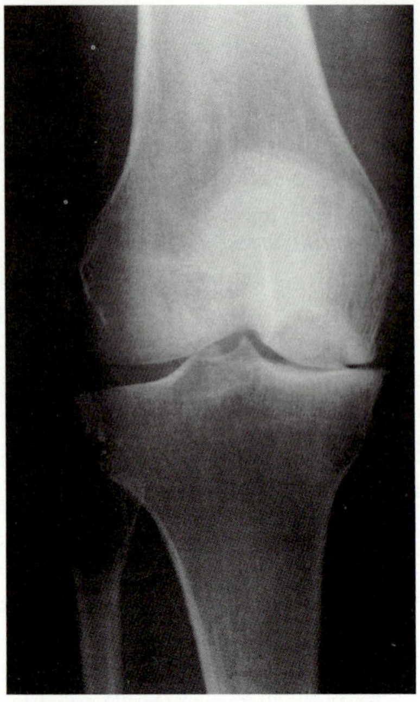

Abb. 54.3. M. Ahlbäck

wenn radiologisch keine eindeutige Feststellung möglich ist.

■ **Gichtarthropathie.** Eine Gichtarthropathie wird anhand der meist typischen Anamnese mit initialem Befall des Großzehengrundgelenks und der Serumparameter (Erhöhung des Harnsäurespiegels) ausgeschlossen. Typisch für das Kniegelenk (Gonagra) ist ein meist ausgeprägter Gelenkerguß. Das Punktat ist milchig-trüb. Die Viskosität ist erhöht. Die Zellzahl liegt bei 10 000, wobei der Leukozytenanteil 90% beträgt. Es finden sich Harnsäurenadeln.

■ **Chondrokalzinose.** Verhältnismäßig häufig kommt am Kniegelenk die *Chondrokalzinose (Pseudogicht)* vor. Die Serumwerte für Pyrophosphat sind normal. Der Erguß ist gelb und milchig-trüb, die Viskosität ist erhöht. Die Zellzahl liegt bei 20 000 mit einem Leukozytenanteil von 90%. Es finden sich Kalziumpyrophosphatkristalle. Im Röntgenbild können sich freie Körper darstellen. Oft sind auch andere Gelenke betroffen, welche jedoch noch symptomfrei sein können. Eine sekundäre Form dieser Erkrankung kommt u.a. beim Hyperparathyreoidismus, bei der Hämochromatose, der Ochronose und der echten Gicht vor.

54.9 Therapie und Rehabilitation

Allgemeine Richtlinien

Das erkrankte Gelenk sollte viel bewegt und so wenig wie möglich belastet werden. Gegebenenfalls ist eine Gewichtsreduktion anzustreben. Geeignete Sportarten sind Fahrradfahren und Schwimmen. Es muß grundsätzlich beachtet werden, daß bei einem chronischen Erguß mit stärker entzündlichem Charakter sowohl Produktion als auch Resorption der Synovia mit einer positiven Nettobilanz zugunsten der Ergußbildung gesteigert sind. Dementsprechend muß die Auswahl der zur Verfügung stehenden Maßnahmen gewählt werden.

Konservative Therapie

Physiotherapie

■ **Bewegungstherapie.** Im Rahmen der *Bewegungstherapie* werden muskuläre Dysbalancen beseitigt. Zuerst werden verkürzte Muskeln mittels PIR-Technik (postisometrische Relaxation) gedehnt (Kniebeuger) und anschließend abgeschwächte Muskeln gekräftigt. Die Kräftigung betrifft den Streckapparat, wobei meist besonders der M. vastus medialis beachtet werden muß. Die Kräftigung erfolgt aktiv. Zu Beginn der Erkrankung mittels dynamischer Stabilisation bzw. PNF-Techniken (propriozeptive neuromuskuläre Fazilitation), bei fortgeschrittenen Befunden in Form isometrischer und isotonischer *Spannungsübungen.*

Bestehen Schmerzen in unterschiedlichen Beugestellungen, so empfehlen sich *isokinetische Kräftigungsübungen.* Dabei wird z.B. auf einem Fahrrad über ein elektronisches Feedback beim Nachlassen der Kraft wegen Schmerzen der Widerstand des Trainingsgerätes automatisch angepaßt, so daß eine gleichmäßige und harmonische Bewegung im Kniegelenk erfolgt. Auf diese Weise werden Kraft, Beweglichkeit und Koordination geschult.

■ **Elektromechanotherapie.** Auch beim älteren Patienten hat sich die Elektromechanotherapie bewährt. Hierbei wird die aktive Anspannung der Strecker am Oberschenkel mit einem elektrischen Stimulus (Reizstrom) kombiniert. Es gilt die Regel, erst die verkürzte Muskulatur zu dehnen und anschließend geschwächte Muskelgruppen zu kräftigen. Die Bedeutung dieser Behandlung wird klar, wenn man bedenkt, daß ein zunächst rein muskulär bedingtes Streckdefizit sich rasch in eine durch Schrumpfung insbesondere der dorsalen Kapsel manifeste Beugekontraktur umwandelt.

■ **Wärmetherapie.** Die Schmerzreduktion wird auch durch Wärmetherapie unterstützt. Dazu gehören Bewegungsübungen im warmen Wasserbad, Moorpackungen sowie die ganzheitliche Erwärmung im Saunabad.

■ **Kältetherapie.** Die Kältetherapie findet besonders im akuten Stadium einer aktivierten Gonarthrose Anwendung. Nach dem Aufenthalt in einer Kältekammer wird die Schmerzschwelle angehoben (Freisetzung von Endorphinen), was bei anschließenden Bewegungsübungen zu besseren Resultaten führt. Die lokale Kryotherapie wirkt bei kurzzeitiger Anwendung (1–3 min) infolge nervaler Mechanismen auf peripherer und zentraler Ebene analgetisch mit konsekutiver reaktiver Hyperämie. Bei Langzeitbehandlung (10–30 min) wirkt sie über eine Reduktion der lokalen Stoffwechselaktivität antiphlogistisch. Zur Anwendung kommen Eiskompressen bzw. Kaltluft. Dabei bedingen Kaltluftstufen von 300 l/min für 10 min eine antiphlogistische und 1000 l/min für 3 min eine analgetische Wirkung.

■ **Massagen.** Spezielle Grifftechniken der Allgemeinmassage (Reibung, Knetung, Vibration) führen zu einer Lockerung der Muskulatur. Im Bereich der Sehnen und der muskulotendinösen Ansätze kann durch Reizung der Mechanorezeptoren mittels „deep friction" nach Cyriax neben dem „mechanisch lösenden" (Adhäsionen) auch ein „entzündungshemmender" Effekt durch Freisetzung von Histamin und Serotonin erreicht werden.

■ **Manualtherapeutische Behandlung.** Die manualtherapeutische Behandlung zielt insbesondere im Frühstadium der Gonarthrose auf die passive Mobilisation der fibulotibialen Syndesmose und der Patella.

■ **Ultraschall.** *Elektrotherapie* im Hochfrequenzbereich (Kurzwelle) und *Ultraschall* bedingen eine Steigerung der Durchblutung und damit eine Schmerzlinderung. Bei einer aktivierten Gonarthrose im akuten Stadium wird durch die stärkere Erwärmung der tieferen Schichten bei Verwendung von Kurzwelle jedoch eher eine Verschlechterung erreicht. Hier eignet sich besser diadynamischer Strom. Für die aktivierte Gonarthrose mit weniger entzündlichem Charakter stellt der Ultraschall die adäquate Therapie dar. Mittels Ultraschall erfolgt wirkungsphysiologisch eine selektive Thermotherapie vornehmlich für bradytrophes mesenchymales Gewebe (Sehne, Kapsel, Band). Durch die Erwärmung kommt es primär zu einer Schmerzexazerbation. Sekundär tritt eine Beschwerdelinderung ein (Schmerzreduktion, Resorptionsförderung, Entzündungshemmung). Die therapeutische Dosis liegt bei Intensitäten zwischen 0,7 bis maximal 1,2 W/cm^2. Der Ultraschall wird auch zur *Phonophorese* lipophiler Arzneimittel (z.B. nichtsteroidale Antirheumatika, 5–10%ige Gele) benutzt. Desweiteren können am Kniegelenk durch *Iontophorese* mittels Gleichstrom hydrophile/lipophile Arzneimittel (NSAID-Lösungen, 5%ig, pH 5) appliziert werden.

Medikamentöse Therapie

Das Ziel der medikamentösen Therapie der Gonarthrose besteht darin, eine aktivierte Gonarthrose in eine latente „umzuwandeln". Sie soll gleichzeitig die schmerzarme oder -freie Bewegungstherapie unterstützen, da Bewegung und gezielte Krankengymnastik die Ernährung des Knorpels verbessern. Dazu eignen sich insbesondere *nichtsteroidale Antiphlogistika* wie Diclophenac, Indometacin und Naproxen, sowie selektive COX-2-Inhibitoren wie z.B. Celecoxib und Rofecoxib. Diese Medikamente werden systemisch verordnet. Auch lokale *Einreibemittel* bringen Linderung der Schmerzen. Lokale Infiltrationen der Gelenkkapsel mit einem *Lokalanästhetikum* vom Typ der Amide im Bereich ausgeprägter Schmerzpunkte sind v.a. im Frühstadium zur Behandlung geeignet. Gerade am Kniegelenk können durch intraartikuläre Injektionen von *Kortisonpräparaten* gute Erfolge erreicht werden.

Die lokale oder systemische Gabe von *Chondroprotektiva* erfolgt nur in einem frühen Stadium der Gonarthrose.

Orthopädietechnische Versorgung

Dem Patienten mit einer Gonarthrose sollten ein Gehstock für die gesunde Seite und *Pufferabsätze* oder ein *elastischer Fersenkeil* für die betroffene Seite verordnet werden. Bei leichten Varus- bzw. Valgusgonarthrosen wird eine *Schuhaußen- bzw. Schuhinnenranderhöhung* verschrieben. In Abhängigkeit vom Ausmaß eventueller Bandinstabilitäten ist die Verwendung von *Kniebandagen* ohne oder mit flexiblen seitlichen Gelenkstäben möglich. Bei starken Instabilitäten können *Orthesen* mit Scharniergelenken angewendet werden.

Operative Therapie

Zur operativen Behandlung der Gonarthrose gehören gelenkerhaltende Maßnahmen und der endoprothetische Gelenkersatz.

Gelenkerhaltende Maßnahmen

■ **Arthroskopische Spülung.** Die alleinige arthroskopische Spülung zum Auswaschen des Zelldetritus bringt bei beginnender Gonarthrose gute Ergebnisse. Bei Gonarthrosen, welche bereits deutliche Verschleißerscheinungen aufweisen, ist im Rahmen der Arthroskopie eine *Gelenktoilette* möglich. Die Indikation wird gestellt, wenn eine Umstellungsosteotomie oder ein endoprothetischer Gelenkersatz nicht in Frage kommen. Dabei erfolgt neben einer ausgiebigen Spülung die Glättung degenerativ aufgefaserter Meniskusanteile. Umschriebene Knorpelschäden werden geglättet und mit mehreren kleinen Bohrlöchern versehen, über die Faserknorpel einsprossen soll.

■ **Weitere Maßnahmen.** Die *autologe Knorpeltransplantation* wird in Zukunft diesbezüglich neue Möglichkeiten eröffnen, ist derzeit jedoch noch keine etablierte Methode. Auch Osteophyten können arthoskopisch abgetragen werden. Die *Synovektomie* bringt nur bei einem geringen Teil dieser Patienten eine wirklich anhaltende Beschwerdelinderung.

Mit Hilfe der Arthroskopie kann auch bei relativ jungen Patienten mit anscheinend fortgeschrittener Gonarthrose festgestellt werden, ob eine Umstellungsosteotomie wirklich noch Sinn macht. Bei Baker-Zysten liegt oft eine degenerative Meniskusläsion vor. Zunächst wird diese arthroskopisch behandelt, anschließend die Baker-Zyste extirpiert.

■ **Gelenknahe Korrekturosteotomie.** Das Ziel der gelenknahen Korrekturosteotomie ist es, die gleichmäßige Lastverteilung auf der gesamten Gelenkfläche der Tibia wiederherzustellen. Man bedenke, daß der Schädigungsgrad in beiden Kompartimenten häufig einheitlicher ist als makroskopisch sichtbar. Die Indikation wird deshalb bei nicht zu stark fortgeschrittenen unikompartimentellen Gonarthrosen ohne multiple Bandinstabilitäten gestellt. Die Gelenklinie soll nach der Osteotomie horizontal stehen. Die Korrektur der Beinachse erfolgt auf ca. 7° Valgus. Bei Varusgonarthrosen ist wegen der Revarisierungstendenz eine leichte Überkorrektur notwendig.

Bei Varusfehlstellung erfolgt die Osteotomie oberhalb der Tuberositas tibiae mit Entnahme eines lateralen Keils. Zusätzlich ist eine Durchtrennung der fibulotibialen Syndesmose oder eine schräge Fibulaosteotomie im mittleren Drittel notwendig. Bei der Valgusgonarthrose liegt der Sitz der Deformität meist im Femur. In solchen Fällen wird die Osteotomie eher suprakondylär durchgeführt.

Gelenkersatz

Bei Patienten zwischen dem 50. und dem 60. Lebensjahr sollte die Implantation einer *unikondylären Schlittenprothese* erfolgen. Sie ist nicht mehr bei vorausgegangener Umstellungsosteotomie der Tibia möglich. Die Ergebnisse des *totalendoprothetischen Gelenkersatzes* am Kniegelenk sind heutzutage mit denen am Hüftgelenk absolut vergleichbar. Dabei stehen „gekoppelte" und „halbgekoppelte" Knieendoprothesen zur Verfügung. Sie werden bei Zerstörung des für die Stabilität des Gelenks notwendigen Bandapparates verwendet. Bei Erhalt des Bandapparates werden ungekoppelte kondyläre Prothesen implantiert. Es gibt sowohl zementierte als auch unzementierte Modelle.

Die *Arthrodese* erfolgt heutzutage nur noch selten.

Literatur siehe Ende Kap. 56

Kapitel 55

Rhizarthrose (M 18)

55

A. Roth, R. Fuhrmann, R. Venbrocks

INHALT

55.1 Definition und Terminologie

Bei der Rhizarthrose handelt es sich um eine Arthrose im Daumensattelgelenk (Karpometakarpalgelenk I).

55.2 Epidemiologie und Klassifikation

Die idiopathische Rhizarthrose tritt häufig in Kombination mit einer Polyarthrose und fast immer beidseitig auf. Sie kommt bei etwa 10% der Bevölkerung vor. Meist sind Frauen nach der Menopause betroffen.

55.3 Ätiologie und Pathogenese

Die Ursache der Rhizarthrose ist nicht bekannt. Die sekundäre Rhizarthrose ist meist Folge einer Basis-Fraktur des Os metacarpale I (Bennett- oder Rolando-Fraktur). Der Knorpel wird vollständig aufgebraucht. Es kommt zu einer subchondralen Sklerosierung und Ausbildung kleiner randständiger Osteophyten. Es tritt außerdem eine Lockerung des Kapsel-Band-Apparates ein. Dadurch entwickeln sich eine dorsoradiale Subluxation des Os metakarpale I und eine zunehmende Fehlstellung der Gelenkflächen.

55.4 Klinik, Verlauf und Prognose

Die Rhizarthrose macht bereits frühzeitig Beschwerden. Anfänglich bestehen belastungsabhängige Schmerzen bei Opposition des Daumens. Es findet sich ein lokaler Druckschmerz. Später liegt auch ein Ruheschmerz vor, und es werden nächtliche Schmerzen angegeben. Die Schmerzen strahlen nach proximal und distal aus. Lokal finden sich eine Kapselschwellung und Bewegungseinschränkung. Eine Krepitation ist nachweisbar. Es findet sich ein Zug- und Stauchungsschmerz. Die Abspreizung nimmt immer weiter ab. Bei fortgeschrittenen Befunden entwickelt sich eine Adduktionskontraktur des Os metacarpale I. Diese geht mit einer kompensatorischen Überstreckung des Daumengrundgelenks einher.

55.5 Labor und bildgebende Verfahren

■ **Labor.** Bei der Rhizarthrose finden sich keine auffälligen Laborparameter.

■ **Bildgebende Verfahren.** Zur Beurteilung der Handwurzel erfolgen eine a.-p.-Aufnahme und eine Aufnahme in 25°-Pronation. Zu Beginn der Erkrankung ist als erstes radiologisches Merkmal eine Verschmälerung des Gelenkspaltes zu finden. Es entwickelt sich eine subchondrale Sklerosierung. Später treten Randwülste und Osteophyten, besonders im Bereich der Basis des I. und II. Os metacarpale, auf. Es zeigen sich freie Gelenkkörper und die Kapsel erscheint verdickt. Die dorsoradiale Subluxation der Basis des Os metacarpale I wird zunehmend deutlich (s. Abb. 55.1).

55.6 Diagnose und Differentialdiagnose

■ **Diagnose.** Für die Diagnose sind neben der Anamnese der zunehmend charakteristische Lokalbefund und v.a. der Röntgenbefund hinweisend.

■ **Differentialdiagnose.** Das klinische Bild der Rhizarthrose ähnelt dem bei einer isolierten Arthrose zwischen Os naviculare, Os trapezium und Os trapezoideum. Weiterhin muß an eine *Navikularepseudarthrose*

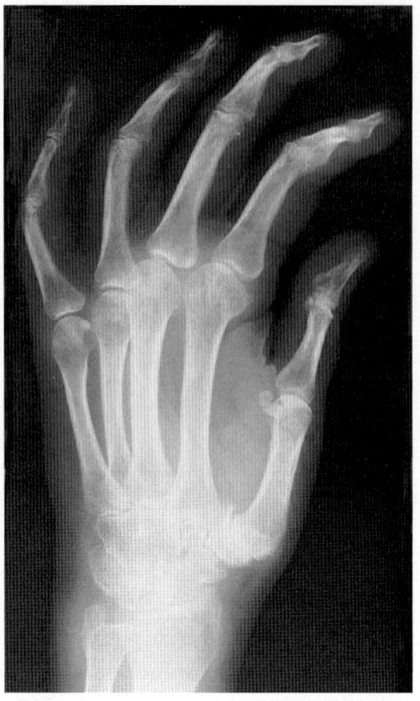

Abb. 55.1. Rhizarthrose

bzw. eine *Arthrose anderer Handwurzelknochen* gedacht werden. Den Aufschluß bringt hier v.a. das Röntgenbild. Eine weitere Differentialdiagnose ist die *Tendovaginitis stenosans de Quervain.*

55.7 Therapie und Rehabilitation

Konservative Therapie

Wärmebehandlung und *Röntgenbestrahlung* haben im Anfangsstadium bei noch freier Abspreizung guten Erfolg. Eine Schmerzlinderung kann auch durch *lokale Infiltrationen* von kortisonhaltigen Medikamenten erreicht werden. Orthopädietechnisch ist eine *Handgelenkorthese* mit Stabilisierung des Os metacarpale I oder eine Ledermanschette zur Ruhigstellung des Gelenks sinnvoll.

Operative Therapie

Die Indikation zur operativen Versorgung wird gestellt, wenn die konservativen Maßnahmen versagt haben.

Vor allem bei jüngeren Patienten bringt die *offene Synovektomie mit Denervierung* und Entfernung freier Gelenkkörper gute Erfolge.

Die *Arthrodese* im Daumensattelgelenk hat sehr gute Erfolgsaussichten. Sie wird v.a. bei jüngeren Patienten mit manueller Tätigkeit angewendet. Es kommt neben der Stabilität und Schmerzfreiheit zu einer Besserung der Kraft, insbesondere bei Spitz- und Schlüsselgriff. Nachteilig sind die Einschränkung der Beweglichkeit des Daumens und das Risiko einer sekundären Arthrose zwischen Trapezium und Navikulare.

Bei der alleinigen Resektion des Trapeziums *(Resektionsarthroplastik)* werden die Mobilität erhalten und die Schmerzen vermindert. Der Eingriff ist relativ einfach. Dem steht gegenüber, daß der Daumenstrahl erheblich gekürzt wird, was zur Instabilität des Daumens mit herabgesetzter Kraft führt. Diese Nachteile treten durch das Höhertreten des I. Strahles ein. Um sie zu vermeiden, kann die Trapeziumresektion mit einer Interposition kombiniert werden. Der entstandene Defekt wird entweder durch eine autologe Sehne (Sehne des M. palmaris longus oder abgespaltener Sehnenstreifen des M. flexor carpi radialis) oder ein Silikatimplantat *(Swanson-Spacer)* als Platzhalter aufgefüllt. Bei letzterem besteht der Nachteil, daß eine Luxation oder Subluxation sowie ein Materialverschleiß oder -bruch mit Synovialitis und Osteolysen eintreten kann.

Bei der *Resektions-Suspensions-Arthroplastik* wird die Sehne des M. flexor carpi radialis auf eine Länge von ca. 2 cm gespalten und distal an einer Hälfte abgetrennt. Das freie Stück wird von ulnar durch die Basis des Os metacarpale I gezogen und im Defekt wieder mit der Sehne vernäht.

Literatur siehe Ende Kap. 56

Kapitel 56

Sonstige Arthrosen (M 19)

56

A. Roth, R. Fuhrmann, R. Venbrocks

INHALT

56.1 Arthrose im oberen Sprunggelenk (M 19.0/7)

Die Arthrose im oberen Sprunggelenk ist relativ selten. Sie kommt meist posttraumatisch, nach einem Infekt oder bei entzündlich-rheumatischen Erkrankungen vor. Seltenere Ursache ist die Osteochondrosis dissecans tali. Klinisch bestehen ein Anlauf- und Belastungsschmerz sowie eine Schwellneigung. Die Diagnose wird durch typische arthrotische Veränderungen im Röntgenbild bestätigt. Differentialdiagnostisch sind die genannten Ursachen abzuklären. Als Zusatzuntersuchungen dienen die Szintigraphie, die MRT und ggf. die Arthroskopie. Die Therapie erfolgt zunächst immer konservativ in Form medikamentöser und physikalischer Behandlung. Orthopädietechnisch können Knöchelbandagen und Unterschenkelorthesen zur Stabilisierung verordnet werden. Eine Beschwerdelinderung wird auch durch Einlagen mit Fußbettung, einen Pufferabsatz oder einen elastischen Fersenkeil erreicht. Ist durch diese Maßnahmen keine befriedigende Versorgung möglich, können orthopädische Schuhe verschrieben werden. Bei schmerzhaften fortgeschrittenen Arthrosen, die durch konservative Behandlung keine Linderung erfahren, besteht die Indikation zur Arthrodese. Es gibt arthroskopische Techniken, am besten hat sich jedoch die Kompressionsarthrodese bewährt. Bei gleichzeitigem Befall des unteren Sprunggelenks erfolgt eine Doublearthrodese. Totalendoprothesen zeigen bislang noch keine befriedigenden Ergebnisse. Die Versteifung des oberen Sprunggelenks erfordert einen Abrollschuh.

56.2 Arthrose im Großzehengrundgelenk (Hallux rigidus) (M 20.2)

Der Hallux rigidus ist eine Arthrose im Großzehengrundgelenk, die meistens einseitig auftritt. Einen Sonderfall stellt der Hallux flexus dar, bei dem zusätzlich eine Beugekontraktur besteht. Die Ursache ist nicht bekannt. Sekundär entwickelt sich ein Hallux rigidus nach Traumen sowie bakteriellen und rheumatisch bedingten Entzündungen. In der Mehrzahl der Fälle sind Männer betroffen. Klinisch besteht ein Belastungsschmerz im Großzehengrundgelenk, insbesondere in der Abrollphase. Die Schmerzen führen oft dazu, daß der Patient kompensatorisch über den Fußaußenrand abrollt. Am Grundgelenk besteht ein Druckschmerz. Häufig ist es geschwollen. Die Dorsalextension ist schmerzhaft eingeschränkt. Das Stehen auf den Fußspitzen ist schmerzhaft. Die Diagnose wird durch Röntgenaufnahmen in 2 Ebenen unterstützt (s. Abb. 56.1). Diese bilden die typischen Zeichen des Verschleißes ab. Differentialdiagnostisch muß die Arthritis urica ausgeschlossen werden. Bei dieser bestehen anfallsartige Schmerzen. Im Serum finden sich erhöhte Harnsäurewerte.

Die konservative Behandlung zu Beginn der Erkrankung erfolgt in Form einer selbständigen Extension der Großzehe und einer Beübung der Dorsalextension. Orthopädietechnische Hilfsmittel sind über das Großzehengrundgelenk vorgezogene starre Einlagen, die Ballenrolle am Schuh mit steifer Sohle und die Rigidus-Federeinlage. Operative Verfahren sind die $^2/_3$-Resektion der Grundphalanx (Operation nach Brandes), die Verkürzungsosteotomie der Grundphalanx unter Erhalt der Gelenkflächen (Operation nach Regnault) und die Resektion des Mittelfußköpfchens I (Operation nach Hueter-Mayo). Bevorzugte Verfahren sind die Arthrodese und die Prothesenimplantation.

56.3 Schultergelenkarthrose (Omarthrose) (M 19.0/1)

Die primäre Omarthrose tritt sehr selten auf. Meist handelt es sich um sekundäre Omarthrosen infolge von

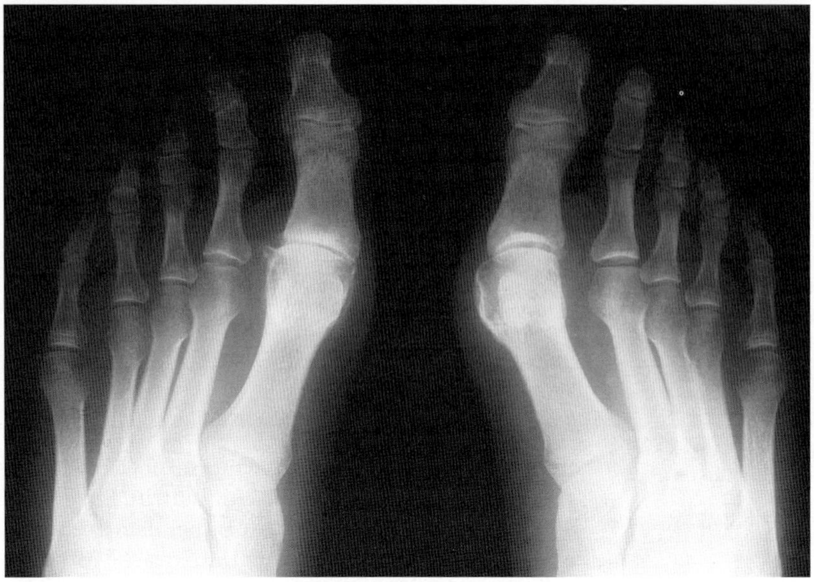

Abb. 56.1. Hallux rigidus

Traumata, habituellen Luxationen, Osteonekrosen oder chronischer Polyarthritis. Klinisch finden sich neben den Schmerzen eine Einschränkung der aktiven und passiven Beweglichkeit, Krepitation und Muskelatrophien der das Schultergelenk stabilisierenden Muskulatur. Radiologisch sind die typischen Zeichen der Arthrose sichtbar (s. Abb. 56.2). Differentialdiagnostisch muß an die Ursachen und möglicherweise vorliegende Begleiterkrankungen gedacht werden. Die konservative Behandlung erfordert den Einsatz schmerzlindernder Medikamente in Kombination mit physikalischer Therapie und Ergotherapie. Die Verordnung von Hilfsmitteln für den täglichen Gebrauch ist sinnvoll. Operativ kommen die Arthroskopie mit Gelenktoilette (im frühen Stadium) und die Arthrodese oder die endoprothetische Versorgung des Schultergelenks in Betracht.

56.4 Arthrose des Ellbogengelenks (M 19.0/2)

Arthrosen im Ellbogengelenk sind nicht häufig. Ursachen sind Traumata, besonders in Fehlstellung verheilte

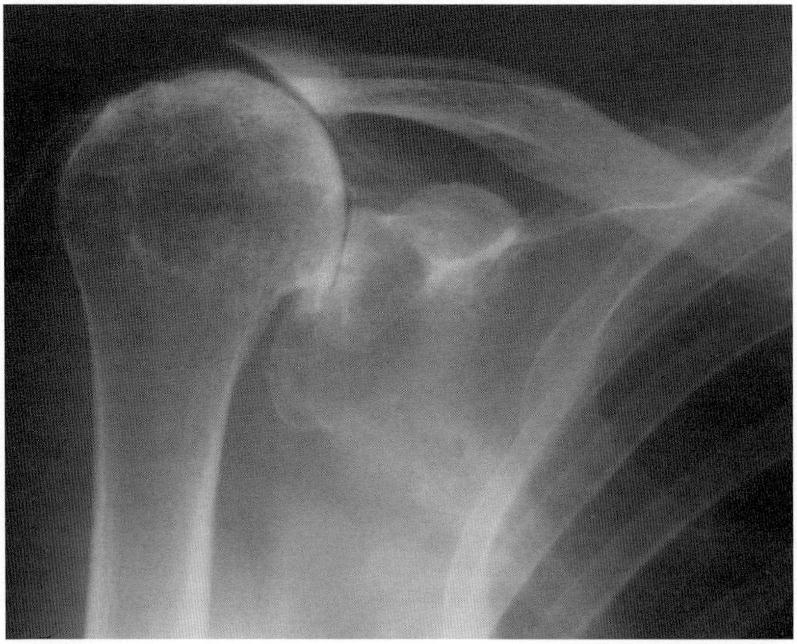

Abb. 56.2. Omarthrose

intraartikuläre Frakturen, bakterielle und rheumatische Entzündungen, Chondromatosen, Vibrationsschäden und aseptische Knochennekrosen. Häufig handelt es sich um eine latente Arthrose. Bei der aktivierten Arthrose findet sich eine tastbare Schwellung und Ergußbildung. Bei schweren Fällen mit knöcherner Deformierung ist die Gelenkkontur verplumpt. Klinisch findet sich außerdem eine zunehmende Einschränkung der aktiven und passiven Beweglichkeit. Dabei steht die Beugekontraktur neben der Einschränkung der Flexion im Vordergrund.

Der radiologische Befund weist die typischen Verschleißmerkmale auf. Konservativ werden lokal Wärme und Kurzwelle, bei akuter aktivierter Arthrose Kälte verordnet. Weiterhin Bewegungstherapie. Medikamentös sind lokale intraartikuläre Injektionen von Lokalanästhetika mit Kortison sinnvoll. Operativ bringt die Arthroskopie mit Gelenktoilette und Adhäsiolyse z.T. gute Erfolge. Bei stärkeren Funktionsbehinderungen kann auch die offene Arthrolyse notwendig werden. Schwerarbeiter werden mit einer Arthrodese versorgt. Eine weitere Möglichkeit ist die Resektions-Interpositions-Arthroplastik. Endoprothesen bringen am Ellbogengelenk wegen des hohen Lockerungsrisikos noch nicht ausreichend befriedigende Ergebnisse.

56.5 Handgelenkarthrosen (M 19.0/4)

Handgelenkarthrosen entstehen infolge knöcherner Verletzungen, bei chronischer Polyarthritis, Lunatummalazie (M. Kienböck) und Navikularepseudarthrosen. Klinisch sind belastungsabhängige und Ruheschmerzen auffällig, außerdem die schmerzhafte Bewegungseinschränkung. Die konservative Therapie bei leichten Fällen erfolgt in Form von Ruhigstellung in einer stabilisierenden Handgelenkorthese, ist aber wenig erfolgversprechend. In schweren Fällen ist die Arthrodese indiziert. Dabei wird die Hand in 20°-Dorsalflektionsstellung eingestellt. Die Gelenkspalte wird nach Entfernen des Knorpels mit vorzugsweise körpereigener Spongiosa aufgefüllt. Die Fixation erfolgt mit einer AO-Platte und einem kortikospongiösen Span aus dem Becken.

Literatur zu Kap. 52–56

Beyer W (1991) Die Dichteverteilung des subchondralen Knochens am Tibiakopf bei humanen Früharthrosen. Habilitationsschrift. Hohe Medizinische Fakultät der Friedrich-Alexander-Universität Erlangen Nürnberg

Danielson LG (1993) Incidence and prognosis of Coxarthrosis. Clin Orthop Rel Res 187:13–18

Dieppe PA (1994) Osteoarthritis. In: Klippel JH, Dieppe PA (eds) Rheumatology. Mosby, St. Louis Baltimore, 7.2.1–7.2.6

Engelhardt P (1988) Das Risiko einer sekundären Koxarthrose nach Hüftluxation, M. Perthes und Epiphyseolysis capitis femoris. Thieme, Stuttgart,

Franchi A, Bullough PF (1992) Secondary avascular necrosis in coxarthrosis: A morphological study. J Rheumatol 19: 1263–1268

Heine J (1926) Über die Arthrosis deformans. Virch Arch Pathol Anat 260:521–663

Hochberg MC (1991) Epidemiology of osteoarthritis: current concepts and new insights. J Rheumatol 18 [Supplement 27]:4–6

Ilardi CF, Sokoloff L (1984) Secondary ostenecrosis in osteoarthrosis of the femoral head. Hum Pathol 15:79–83

Irlenbusch U, Dominik G (1990) Veränderungen der Tidemark im Rahmen der Fingerpolyarthrose. In: Quartum colloquium osteologicum jenense. Friedrich Schiller-Universität, S 167–168

Irlenbusch U (1987) Epidemiologische, klinische, genetische und morphologische Untersuchungen zur generalisierten Osteoarthrose. Habilitationsschrift. Karl-Marx-Universität, Leipzig

Mohr W (1984) Arthrosis deformans. In: Doer W, Seifert G, Uehlinger E (Hrsg) Spezielle Pathologie, Bd. 18/1. Pathologie der Gelenke und Weichteiltumoren. Springer, Berlin Heidelberg New York, S 280–293

Oettmeier R, Abendroth K (1989) Osteoarthritis and bone: osteologic types of human osteoarthritis of the hip. Skeletal Radiology 18:167–174

Puhl W, Gondolph-Zink B (1990) Epidemiologie und Ätiologie der Coxarthrose. Praktische Orthopädie, Bd 22

Radin EL, Paul JL, Rosew RM (1972) Role of mechanical factors in pathogenesis of primary osteoarthritis. Lancet 1:519–521

Resnick D, Niwayama G (1988) Diagnosis of bone and joint disorders. Saunders, Philadelphia

Schilling F, Schacherl M (1972) „Banale“ und destruierende Polyarthrose. Verh Dtsch Ges Rheumatol 2 – Z Rheumaforschg: 247–255

Swoboda B, Pullig O, Kladny B, Willausschus W (1996) Molekulare Aspekte zur Charakterisierung und Früherfassung humaner Arthrosen. Akt Rheumatol 21:10–16

Uhlemann Ch (1997) Physiotherapie als Schmerztherapie. Z Krankengymn 49:1867–1876

Von der Mark K, Glückert K (1990) Biochemische und molekularbiologische Aspekte zur Früherfassung humaner Arthrosen. Orthopäde:2–15

Wagenhäuser FJ (1969) Die Rheumamorbidität. Huber, Bern

Teil X
Sonstige Gelenkkrankheiten
(M 20–M 25)

Kapitel 57

Erworbene Deformitäten der Finger und Zehen (M 20)

57

R. Fuhrmann, A. Roth, R. Venbrocks

INHALT

57.1 Erworbene Deformitäten der Langfinger (M 20.0)

Knopflochdeformität (Boutonnière-Deformität)

Hierbei handelt es sich um eine zunächst noch flexible, später kontrakte Beugefehlstellung des Fingermittelgelenks, die mit einer konsekutiven Hyperextension im Fingerendgelenk einhergehen kann (s. Abb. 57.1).

Ätiologie und Pathogenese

Die Ursache liegt in einer Überdehnung oder Ruptur des zentralen Strecksehnenzügels. Dieser Pathomechanismus kann ausgelöst sein durch eine Artikulosynovialitis des Mittelgelenks sowie einer traumatischen oder degenerativen Ruptur des zentralen Strecksehnenzügels. Die Seitenzügel gleiten nach palmar ab, kommen unterhalb des Drehzentrums zu liegen und fixieren damit die Beugefehlstellung. Weiterhin wirkt die intrinsische Muskulatur nun extendierend auf das Endgelenk.

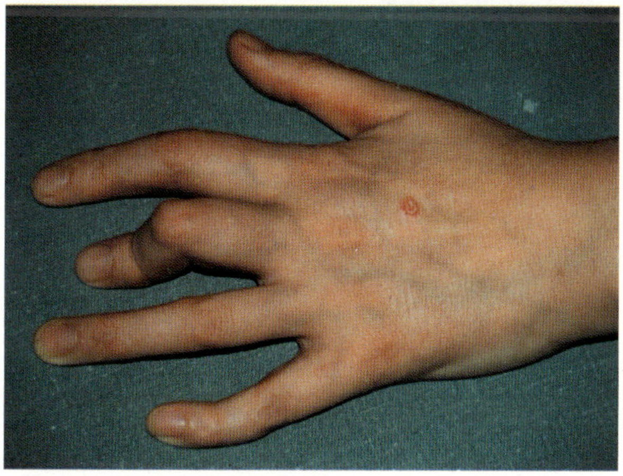

Abb. 57.1. Knopflochdeformität des linken Mittelfingers mit Beugefehlstellung im Fingermittelgelenk und kompensatorischer Hyperextension im Fingerendgelenk

Befund und Diagnostik

Da die Deformität auch bei einer traumatischen Ruptur des zentralen Strecksehnenzügels allmählich und meist schmerzlos entsteht und bis auf das Streckdefizit im Fingermittelgelenk nur eine geringe funktionelle Behinderung resultiert, kommen die Betroffenen in der Regel erst spät zur Behandlung. Das Gelenk wird bei der Palpation oft als schmerzhaft angegeben und ist im Vergleich zur Gegenseite diffus geschwollen. Die Extension im Mittelgelenk gegen Widerstand und die Flexion im Endgelenk sind bei einer noch flexiblen Fehlstellung deutlich abgeschwächt, im kontrakten Stadium sogar aktiv und passiv nicht mehr möglich.

Die Röntgenaufnahme des betroffenen Fingers in 2 Ebenen dient dem Nachweis oder Ausschluß knöcherner Verletzungen.

Therapie

Offene Verletzungen des Fingerstreckapparates stellen eine Indikation zur sofortigen operativen Revision und Rekonstruktion dar. Meist ist bei Schnittverletzungen mit Durchtrennung des Tractus centralis eine direkte Naht möglich. Erschwerend kommt bei diesen Verletzungen der meist begleitende Defekt der dorsalen Kapsel hinzu, der durch den Verlust der Gleitschicht das Risiko einer narbigen Adhäsion des rekonstruierten Strecksehnenzügels beinhaltet.

Liegt die Verletzung noch nicht länger als 8 Wochen zurück und ist die Deformität noch flexibel, so kann ein konservativer Behandlungsversuch unternommen werden. Hierzu wird eine dynamische „Knopflochschiene" angepaßt, die das Mittelgelenk in Streckstellung hält und eine aktive Übungsbehandlung des Endgelenks zuläßt.

Kontrakte Fehlstellungen sollten präoperativ möglichst durch eine Schienenbehandlung und manuelle Traktionsmobilisation aufgedehnt werden. Bei der daran anschließenden operativen Rekonstruktion des Streckapparates ist eine End-zu-End-Naht des zentralen Strecksehnenzügels oder eine direkte Reinsertion an der Mittelgliedbasis meist nicht mehr möglich, weshalb eine Verlängerung des Tractus centralis oder eine Ersatzplastik mit den Tractus laterales notwendig ist. Zur sicheren Ruhigstellung des Gelenks empfiehlt sich das Einbringen eines transartikulären Kirschner-Drahtes in Extensionsstellung des Fingermittelgelenks. Die aktive Bewegung des Fingerendgelenks muß unmittelbar postoperativ beginnen, um die Gleitfähigkeit des Streckapparates zu erhalten. Die Nachbehandlung derartiger rekonstruktiver Eingriffe ist langwierig und beträgt oft mehrere Monate.

Hammerfinger

Eine Kontinuitätsdurchtrennung der gemeinsamen Endstrecke der Tractus laterales führt zu einem Streckdefizit im Fingerendgelenk. Dabei sind sowohl offene als auch geschlossene Verletzungsmechanismen möglich. Der Verletzungsort kann im tendinösen Bereich liegen, oder es kann sich um eine Avulsionsverletzung mit Ausriß eines knöchernen Fragmentes in Höhe der Insertionszone handeln.

Der betroffene Patient bemerkt auch bei einer geschlossenen Verletzung in der Regel sofort die fehlende Streckfähigkeit im Fingerendgelenk, wobei das Ausmaß des Extensionsdefizits unterschiedlich sein kann.

Therapie

Alle geschlossenen Verletzungen sind eine Domäne der konservativen Behandlung, die in einer Ruhigstellung des Fingers besteht. Das Endgelenk wird dabei in einer konfektionierten Schiene in maximaler Extensionsstellung über 6 Wochen immobilisiert.

Eine Indikation zur operativen Revision besteht bei allen offenen Verletzungen und bei knöchernen Avulsionsfragmenten, die mehr als $^1/_3$ der Endgliedbasis umfassen. Die Sehnenrekonstruktion kann, abhängig vom Befund und der Lokalisation der Verletzungsstelle, selten in Form einer direkten Sehnennaht oder häufiger mittels knöcherner Reinsertion erfolgen. Zur temporären Ruhigstellung des Endgelenks empfiehlt sich ein transartikulär eingebrachter Kirschnerdraht. Trotzdem sind die postoperativen Ergebnisse nicht immer zufriedenstellend, weshalb bei ausgeprägtem Extensionsdefizit des Zeige- oder Mittelfingers zum Erreichen eines kraftvollen Spitzgriffs die Arthrodese des Endgelenks erwogen werden muß.

Ist in seltenen Fällen die Extensor-pollicis-longus-Sehne des Daumens betroffen, so wird die Indikation zur operativen Revision großzügiger gestellt, da die postoperativen Ergebnisse aufgrund der anatomischen Gegebenheiten (größerer Sehnendurchschnitt) günstiger sind.

Schwanenhalsdeformität

Diese Fehlstellung der Langfinger betrifft das Fingermittel- und -endgelenk. Das Mittelgelenk ist dabei in unterschiedlichem Ausmaß überstreckt, das Endgelenk hingegen gebeugt (s. Abb. 57.2).

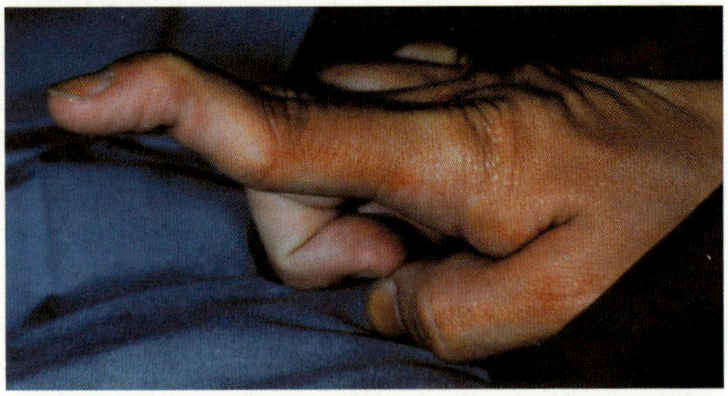

Abb. 57.2. Schwanenhalsdeformität des rechten Zeigefingers mit Hyperextension im Fingermittelgelenk und Beugefehlstellung im Fingerendgelenk

Ätiologie und Pathogenese

Die Ursachen dieser Deformität sind vielfältig und können ihren Ursprung an allen Fingergelenken und der intrinsischen Handmuskulatur haben. Eine Synovialitis des Fingergrundgelenks oder eine palmare Luxation der Grundgliedbasis, wie sie bei der chronischen Polyarthritis vorkommen, kann zur Schwanenhalsdeformität führen. Ausrisse oder Überdehnungen der palmaren Platte am Mittelgelenk sind genauso wie ein Strecksehnenabriß am Fingerendglied geeignet, die Entstehung der Deformität zu induzieren. Auch eine Kontraktur der intrinsischen Handmuskulatur, neurologische Erkrankungen (Zerebralparese), fehlverheilte gelenknahe Frakturen sowie eine nicht versorgte Ruptur der tiefen Beugesehne mit daraus resultierendem Ausfall der Mm. lumbricales und Abschwächung der Beugung im Mittelgelenk können ursächlich sein.

Im Gegensatz zur Knopflochdeformität kommt es am Mittelgelenk zu einer Dorsalverlagerung der Seitenzügel des Streckapparates. Ihre Vorspannung nimmt damit ab, so daß keine aktive Extension im Endgelenk mehr möglich ist und die Beugefehlstellung eingeleitet wird.

Befund und Diagnostik

Die Deformität entsteht langsam und ohne nennenswerte Beschwerden. Sie behindert die Greiffunktion allerdings deutlich mehr als die Knopflochdeformität, weil der Faustschluß und der Grobgiff mit dem betroffenen Finger nicht mehr möglich sind. Anfangs ist die Fehlstellung noch flexibel und tritt nur bei forcierter aktiver Streckung des Fingers auf, wobei die Patienten oft weiterhin in der Lage sind, den Finger aktiv endgradig zu beugen. Bei dieser Befundkonstellation kann der Untersucher einfach feststellen, ob die Ursache der Deformität in einer Kontraktur der intrinsischen Muskulatur zu suchen ist.

Wenn die Beugung im Fingermittelgelenk bei passiver Extension im Fingergrundgelenk geringer ist als bei passiv gebeugtem Fingergrundgelenk, so kann man von einer intrinsischen Kontraktur ausgehen. Später wird die Fehlstellung zunehmend kontrakt. Vor allem bei

Patienten mit chronischer Polyarthritis und kontrakter Schwanenhalsdeformität ist die Perforation der palmarseitigen Weichteile und der Haut durch die Hyperextension im Fingermittelgelenk nicht selten.

Röntgenologisch muß nach dem Vorliegen knöcherner Veränderungen gefahndet werden.

Therapie

Die Therapie richtet sich nach dem Stadium der Deformität und ihrer Ursache, wobei die vorliegende Dysbalance des Streckapparates grundsätzlich einer konservativen Therapie nicht zugänglich ist. Trotzdem gibt es konfektionierte statische Schienen, die das Mittelgelenk in Beugung halten und so der weiter fortschreitenden Hyperextension entgegenwirken sollen.

Handelt es sich um eine sekundäre Schwanenhalsdeformität (z.B. fehlverheilte gelenknahe Fraktur), so genügt die Rekonstruktion des auslösenden Faktors, um den Strecksehnenmechanismus ins Gleichgewicht zu bringen. Besonders bei Patienten mit einer chronischen Polyarthritis muß der Behandler zur Vermeidung unbefriedigender postoperativer Resultate zunächst jede vorliegende dynamische Imbalance am Fingergrundgelenk, z.B. eine intrinsische Kontraktur, beheben, bevor er die eigentliche Schwanenhalsdeformität rekonstruktiv angeht.

Operativ kommt bei einer flexiblen Hyperextensionsstellung des Mittelgelenks eine Tenodese mit Hilfe der retinakulären Bänder oder einem Zügel der Flexor-digitorum-superficialis-Sehne in Frage. Im Spätstadium mit kontrakten Gelenkfehlstellungen, neurologischen Grunderkrankungen (spastische Deformität) oder degenerativen Gelenkveränderungen ist nur noch die Arthrodese des Fingermittelgelenks in Funktionsstellung erfolgversprechend.

57.2 Erworbene Deformitäten des Daumens (M 20.0)

Besonders bei der chronischen Polyarthritis kommt es häufig zu einer Mitbeteiligung des Daumens. Eine Kontraktur oder Bewegungseinschränkung der Daumengelenke führt zu einer deutlichen Beeinträchtigung des Greifmusters mit kompensatorischen Ausweichbewegungen.

Knopflochdeformität des Daumens (Boutonnière-Deformität, „90–90-Deformität")

Diese Fehlstellung ist gekennzeichnet von einer Beugefehlstellung des Daumengrundgelenks und kommt nahezu ausschließlich bei Patienten mit einer chronischen Polyarthritis vor. Bei ausgeprägten Deformitäten kann sich wie an den Langfingern eine Hyperextension am Interphalangealgelenk des Daumens entwickeln (s. Abb. 57.3).

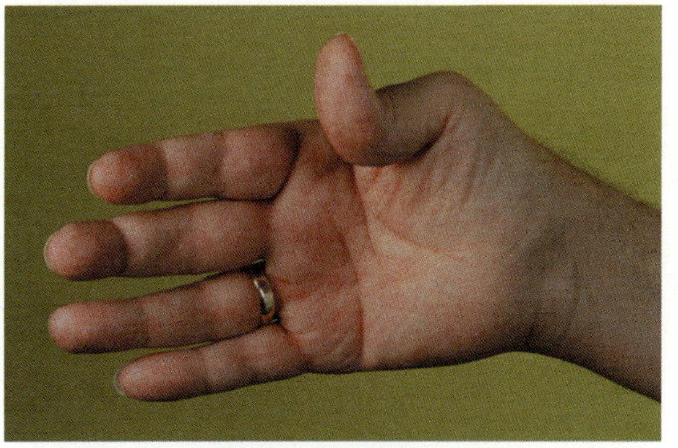

Abb. 57.3. Knopflochdeformität des rechten Daumens mit Beugefehlstellung im Daumengrundgelenk und Hyperextension des Interphalangealgelenks

Ätiologie und Pathogenese

Zugrunde liegt eine raumfordernde Synovialitis, die dorsalseitig zu einer Überdehnung des Streckapparates, speziell der Extensor-pollicis-brevis-Sehne, führt. Konsekutiv kann sich infolge der palmaren Subluxation des Daumengrundgliedes und der vermehrten intrinsischen Vorspannung eine Hyperextension im Interphalangealgelenk des Daumens entwickeln, was auch als „90–90-Deformität" bezeichnet wird.

Befund und Diagnostik

Die Fehlstellung entwickelt sich allmählich in Form einer teigigen Schwellung dorsal über dem Daumengrundgelenk und ist meist schmerzlos. Die Betroffenen gewöhnen sich deshalb rasch ein verändertes Greifmuster an. Das Umfassen voluminöser Gegenstände (Flaschengriff) ist meist nicht mehr möglich.

Therapie

Im Anfangsstadium können das flexible Streckdefizit im Daumengrundgelenk mit einem Weichteileingriff und einer Synovialektomie suffizient versorgt werden. Dabei wird eine streckseitige Tenodese des Grundgelenks mit der Extensor-pollicis-longus-Sehne durchgeführt. In späteren Stadien mit kontrakten Gelenken oder degenerativen Veränderungen ist nur noch die Arthrodese erfolgversprechend. Dabei gilt der Grundsatz, bei einer Arthrodese eines Daumengelenks die angrenzenden Gelenke solange wie möglich beweglich zu erhalten.

Schwanenhalsdeformität des Daumens

Die Synovialitis und Instabilität des Daumensattelgelenks bewirken im Rahmen entzündlich-rheumatischer Gelenkerkrankungen eine Subluxationsstellung, in deren Folge sich eine Adduktionskontraktur des 1. Mittelhandstrahls mit kompensatorischer Überstreckung im Daumengrundgelenk entwickelt.

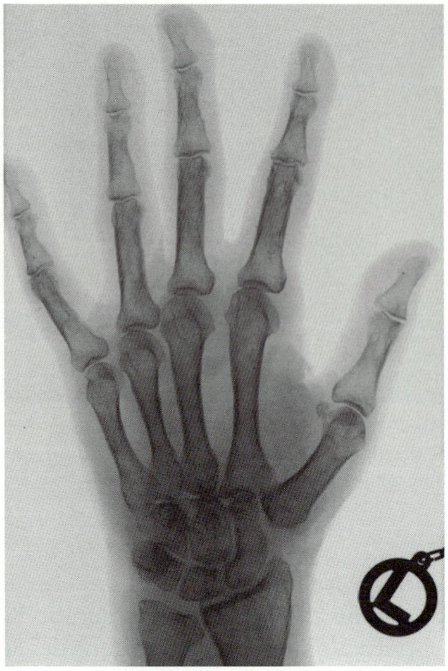

Abb. 57.4. Postoperatives Röntgenbild nach Durchführung einer Resektionsarthroplastik am Daumensattelgelenk

Die Entstehung der Deformität ist schmerzlos und verläuft über einen längeren Zeitraum, so daß sich auch hierbei die Betroffenen ein angepaßtes Greifmuster angewöhnen. Größere Gegenstände können allerdings wegen der eingeschränkten Abspreizung des 1. Mittelhandstrahls nicht mehr umfaßt werden. Unbehandelt kann die Überstreckstellung im Daumengrundgelenk auch kontrakt werden.

Therapie

Solange die Fehlstellung noch nicht kontrakt ist, läßt sich die Greiffunktion durch die individuelle Anfertigung einer Oppositionsschiene deutlich bessern.

In späteren Stadien ist die Resektions-Suspensions-Arthroplastik im Daumensattelgelenk, d.h. die ersatzlose Entfernung des Os trapezium und die Aufhängung der Metakarpalebasis über einen abgespaltenen Teil der Flexor-carpi-radialis-Sehne in Kombination mit einem intrinsischen Release sinnvoll (s. Abb. 57.4). Durch diese Operationsmethode wird die wichtige mehrdimensionale Beweglichkeit im Daumensattelgelenk verbessert. Zu berücksichtigen ist allerdings, daß es wegen der relativen Verkürzung des 1. Mittelhandstrahls zu einer Kraftminderung im Daumen kommt.

Die Arthrodese des Daumensattelgelenks ist nur in Ausnahmefällen indiziert und setzt voraus, daß das Daumengrundgelenk beispielsweise durch Implantation einer Endoprothese beweglich erhalten werden kann. Dies ist jedoch bei Hyperextensionskontrakturen nicht immer möglich, so daß in diesen Fällen die Arthrodese im Daumensattelgelenk kontraindiziert ist.

57.3 Erworbene Deformitäten der Großzehe (M 20.1–M 20.3)

Hallux valgus (M 20.1)

Bei der Valgusfehlstellung der Großzehe handelt es sich in den überwiegenden Fällen um eine erworbene mehrdimensionale Deformität. Die Großzehe zeigt dabei eine nach fibular gerichtete Achsenabweichung (Horizontalebene). Zusätzlich kann sie in der Frontalebene nach tibial gedreht sein und eine dorsale bzw. plantare Abweichung in der Sagittalebene aufweisen. Nur in seltenen Fällen ist die Hallux-valgus-Fehlstellung eine isolierte Erkrankung des 1. Strahls, meist handelt es sich um eine komplexe Störung der Vorfußstatik mit Befall der Kleinzehen oder auch der Fußwurzel (s. Abb. 57.5).

Ätiologie

Die Ursache der Hallux-valgus-Fehlstellung muß als multifaktoriell angesehen werden, wenngleich ein autosomal dominanter Erbgang mit unvollständiger Penetration wahrscheinlich ist. Dafür sprechen zahlreiche Untersuchungen, die eine familiäre Belastung angeben. Im Rahmen von neuromuskulären Erkrankungen, einer konstitutionellen Hypermobilität sowie einer Hyperpronation der Fußwurzel ist die Hallux-valgus-Deformität ebenfalls gehäuft.

Das Verhältnis von Frauen zu Männern zeigt mit 4:1 eine deutliche Bevorzugung des weiblichen Geschlechts. Symptomatisch wird die erworbene Hallux-valgus-Deformität meist erst ab dem 20. Lebensjahr. Der Einfluß externer Faktoren (z.B. Schuhwerk) auf die Deformität konnte statistisch an Populationen unter-

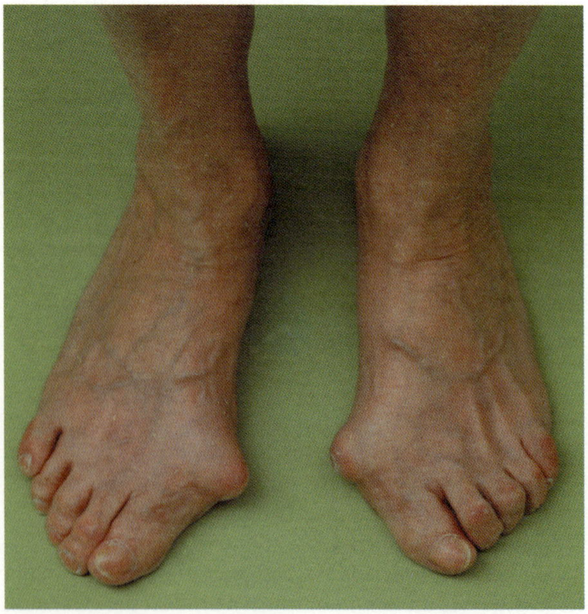

Abb. 57.5. Hallux valgus beidseits mit deutlich prominenter Pseudoexostose und Krallenzehen

sucht werden, bei denen sowohl das Barfußlaufen (Hallux-valgus-Ausprägung 2%) als auch das Tragen von Schuhen (Hallux-valgus-Ausprägung 48%) verbreitet ist (Shine 1965).

Pathogenese

Das in Höhe des Großzehengrundgelenks entstehende muskuläre Ungleichgewicht leitet die Entwicklung der Fehlstellung ein. Die zunehmende Varisation des 1. Mittelfußstrahls und die Valgisation der Großzehe bedingen sich dabei gegenseitig. Die anatomisch fixierte lange Großzehenstrecksehne kommt lateral der sagittalen Bewegungsachse des Großzehengrundgelenks zu liegen und verstärkt die Deformität weiter. Die tibiale Verlagerung des 1. Mittelfußkopfes wird durch das Fehlen muskulärer Insertionen begünstigt und führt zur Dislokation über dem anatomisch fixierten Sesambeinkomplex. Die tibial prominente Zirkumferenz des 1. Mittelfußkopfes induziert durch den Schuhkonflikt die Ausbildung der sog. „Pseudoexostose“ und einer darüberliegenden Bursa.

Beschwerden

Grundsätzlich ist festzustellen, daß das Ausmaß der Hallux-valgus-Deformität mit dem Ausmaß der beklagten Beschwerden oft nicht übereinstimmt. Meist klagen die Betroffenen über einen Schuhkonflikt, der dadurch zustande kommt, daß die im Vorfußbereich enger geschnittenen Schuhe zu Druckbeschwerden am tibialseitig prominenten 1. Mittelfußkopf führen. Die nach lateral abgewinkelte Großzehe kann sich über oder unter die 2. Zehe schieben und so zu sekundären Krallen- oder Klauenzehen mit schmerzhafter Schwielenbildung über den kontrakten Kleinzehenmittelgelenken führen oder sogar eine Metatarsalgie induzieren. Nur selten berichten die Patienten über Schmerzen unter dem 1. Mittelfußkopf, die auf die inkongruente Beziehung zu den Sesambeinen zurückzuführen sind.

Befund und Diagnostik

Die unterschiedlich stark ausgeprägte Valgusfehlstellung der Großzehe stellt bei der Inspektion den auffälligsten krankhaften Befund dar. Der Winkel der Valgusfehlstellung in Höhe des Großzehengrundgelenks sollte ausgemessen werden, um das Ausmaß der Deformität dokumentieren zu können. Abzugrenzen ist bereits klinisch das zusätzliche oder isolierte Vorliegen eines Hallux valgus interphalangeus, bei dem die Valgusabweichung der Großzehe zwischen Grund- und Endglied ausgebildet ist. Die Großzehe kann zusätzlich eine pronatorische Verdrehung aufweisen, wobei der Zehennagel nach medial zeigt. Die medial ausgebildete sog. „Pseudoexostose“ kann durch eine darüberliegende flüssigkeitsgefüllte Bursa aufgetrieben sein. Die darüberliegende Haut ist meist gerötet, verdickt und kann bei Vorliegen einer floriden Bursitis auch überwärmt sein.

■ **Klinische Befunderhebung.** Die klinische Befunderhebung beim Krankheitsbild des Hallux valgus muß den gesamten Vorfuß und Mittelfuß, die Fußwurzel, den Rückfuß, das Sprunggelenk und auch, zumindest orientierend, die gesamte untere Extremität mit einschließen. Dies ist erforderlich, um Achsenfehlstellungen oder Veränderungen der Fußwölbungen als Ursache der Großzehenfehlstellung erkennen und in das therapeutische Regime mit einbeziehen zu können.

■ **Beweglichkeit und Druckverteilung.** Die aktive und passive Beweglichkeit im Großzehengrund- und -endgelenk muß nach der Neutral-Null-Methode dokumentiert werden. Wichtig für die Wahl der adäquaten Therapiemaßnahme ist es auch, die passive Korrigierbarkeit der Valgusfehlstellung zu überprüfen.

Zahlreiche auf dem Markt befindliche podometrische Meßvorrichtungen erlauben die quantitative Analyse der Druckverteilung unter der Fußsohle zur Therapieplanung und -kontrolle.

■ **Röntgen.** Um eine funktionsbezogene Auswertung des Röntgenbildes zu gewährleisten, müssen die Aufnahmen des Fußes unter Belastung angefertigt werden. Nach dem Ausschluß anderweitiger krankhafter knöcherner Veränderungen am Fußskelett wird der Zustand des Großzehengrundgelenks hinsichtlich degenerativer Veränderungen und seiner Gelenkkongruenz beurteilt (s. Abb. 57.6). Das Ausmessen der Valgusfehlstellung, der Größe des 1. intermetatarsalen Winkels und des proximalen wie distalen metatarsalen Artikulationswinkels sind erforderlich, um die Planung einer angemessenen operativen Maßnahme durchführen zu können. Auch die Position des 1. Mittelfußkopfes zum Sesambeinkomplex sollte dokumentiert werden, wobei eine Klassifizierung des Dislokationsausmaßes nicht erforderlich erscheint.

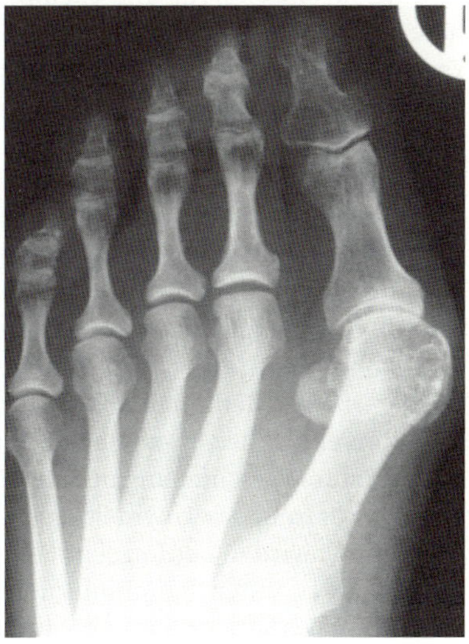

Abb. 57.6. Röntgenbild einer beidseitigen Hallux-valgus-Fehlstellung mit vergrößertem 1. intermetatarsalem Winkel und daraus resultierender mangelhafter Überdeckung der Sesambeine

Konservative Therapie
Die konservativen Therapiemöglichkeiten konzentrieren sich in erster Linie darauf, den Druck des Schuhwerks auf die medial prominente Pseudoexostose zu reduzieren. Dies kann durch die Wahl von Schuhen mit flachen Absätzen sowie einem breiten und ausreichend hohen Vorfußbereich realisiert werden. Einlagen oder orthopädische Maßschuhe sind geeignet, begleitende Gewölbeabflachungen zu stützen oder einer pronatorischen Verdrehung der Fußwurzel entgegen zu wirken. Auf dem Markt befindliche Lagerungsschienen und -bandagen können, wenn sie frühzeitig und konsequent eingesetzt werden, zumindest einer lateralen Weichteilkontraktur vorbeugen. Aktive Maßnahmen, wie eine physiotherapeutische Kräftigung der Fußmuskulatur, sind als Begleittherapie sinnvoll. Diese konservativen Behandlungsmöglichkeiten werden jedoch v.a. von modebewußten jüngeren Patienten nicht akzeptiert, so daß der Wunsch nach einer operativen Stellungskorrektur in den Vordergrund rückt.

Operative Therapie
Grundsätzlich muß der Behandler die geeignete Therapie nach dem klinischen und röntgenologischen Befund, dem Ausmaß der Beschwerden, den Funktionsansprüchen und dem Alter des Patienten vorschlagen. Korrektureingriffe unter rein ästhetischen Gesichtspunkten sollten besonders kritisch und unter Abwägung aller Komplikationsmöglichkeiten erwogen werden.

Gelenkerhaltende, stellungskorrigierende Maßnahmen sind den Resektionsarthroplastiken grundsätzlich vorzuziehen, solange es die Befundkonstellation erlaubt. Die Vielfalt der operativen Korrekturverfahren am 1. Strahl ist groß und es ist kaum noch möglich, Ergebnisse einzelner Techniken miteinander zu vergleichen. Aus diesem Grund sind im folgenden die maßgeblichen Therapieziele zur gelenkerhaltenden Korrektur eines Hallux valgus und exemplarisch einige geeignete Operationsverfahren hierzu aufgeführt. Dabei ist zu berücksichtigen, daß in aller Regel nur durch eine sinnvolle, befundadaptierte Kombination dieser Eingriffe eine erfolgreiche Korrektur zu erreichen ist.

Intermetatarsalwinkel <20°. Liegt der Winkel zwischen dem 1. und 2. Metatarsale unter 20° (s. Abb. 57.7), so kann dieser durch eine subkapitale (Chevron-Osteotomie) oder diaphysäre Korrekturosteotomie (Scarf-Osteotomie) am 1. Metatarsale ausreichend verkleinert werden. Beide Methoden erlauben auch die gleichzeitige Korrektur des proximalen Artikulationswinkels, eine plantare Verschiebung des Metatarsalekopfes sowie eine Verkürzung des 1. Mittelfußstrahls. Die diaphysäre Osteotomie wird in der Regel mit einem distalen Weichteileingriff (s. unten) kombiniert. Bei den subkapitalen Osteotomieverfahren muß die Indikation hierzu kritisch gestellt werden, um das Risiko der avaskulären Nekrose des 1. Mittelfußkopfes nicht zu erhöhen. Beide Osteotomien können durch eine Schraubenosteosynthese stabilisiert werden, so daß eine sofortige Belastung des Fußes möglich ist.

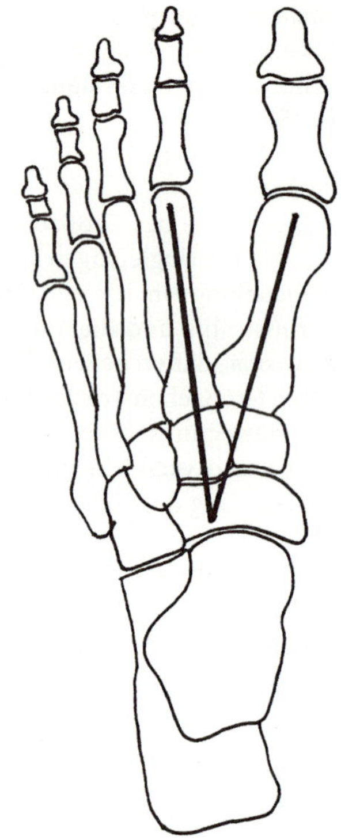

Abb. 57.7. Schematische Darstellung eines Fußskelettes mit eingezeichnetem 1. intermetatarsalem Winkel

Intermetatarsalwinkel >20°. Beträgt der 1. Intermetatarsalwinkel über 20° (s. Abb. 57.7), so handelt es sich um eine ausgeprägte Fehlstellung, die die Durchführung einer proximalen Korrekturosteotomie, ca. 1 cm distal des 1. Tarsometatarsalgelenks erfordert. Der knöcherne Korrektureffekt ist im Vergleich zu den oben angegebenen Verfahren größer, wobei die eigentliche Stellungskorrektur der Großzehe durch den begleitenden distalen Weichteileingriff realisiert werden muß. Die proximale Korrekturosteotomie kann in Form einer „Open-wedge-Technik" erfolgen, wobei ein kleiner Knochenkeil mit tibialer Basis bei belassener fibularer Kortikalis in die Osteotomie eingebracht wird. Damit muß eine gewisse Verlängerung des 1. Strahls in Kauf genommen werden. Die „Closed-wedge-Technik" besteht in der basisnahen Entnahme eines kleinen Knochenkeils mit fibularer Basis, was gleichbedeutend mit einer Verkürzung des 1. Strahls ist. Beide Methoden erlauben keine Korrektur des proximalen Gelenkwinkels und bergen zudem das Risiko einer dorsalen Aufrichtung des Metatarsale, was sich auf die angestrebte Lastübernahme des 1. Mittelfußkopfes ungünstig auswirkt.

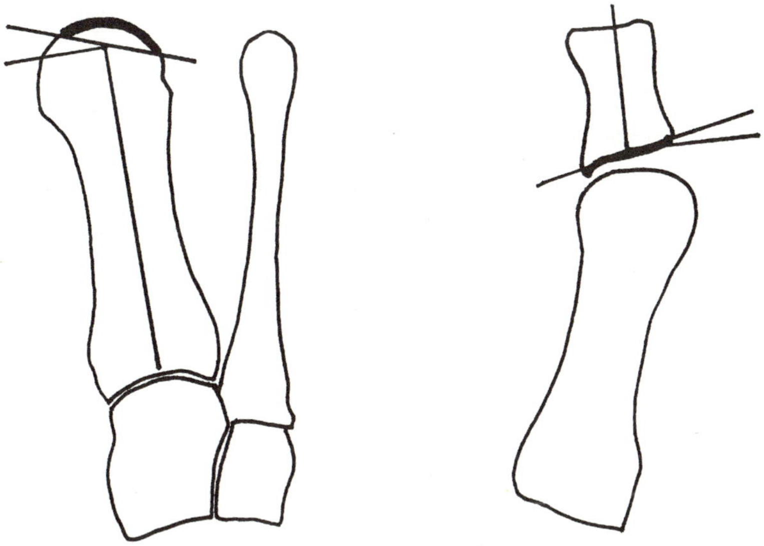

Abb. 57.8a,b. Schematische Darstellung des 1. Mittelfußstrahls, **a** Konstruktion des proximalen Artikulationswinkels in Relation zur Schafthalbierenden des Metatarsale, **b** Konstruktion des distalen Artikulationswinkels in Relation zur Schafthalbierenden der Grundphalanx

Die stabile Schraubenosteosynthese der Osteotomie ist technisch anspruchsvoll, wird häufig mit einem Kirschner-Draht zusätzlich gesichert und erlaubt nur selten eine sofortige postoperative Belastung.

■ **Pathologischer proximaler Artikulationswinkel.** Zur Korrektur des proximalen Artikulationswinkels ist die gelenknahe Entfernung eines anhand des präoperativen Röntgenbildes ermittelten Knochenkeils notwendig (s. Abb. 57.8a). Dies kann bei den subkapitalen und diaphysären Osteotomien im Rahmen der knöchernen Korrektur erfolgen. Bei Durchführung einer proximalen Osteotomie muß zum Ausgleich des Gelenkwinkels gelegentlich eine 2. distale Osteotomie angeschlossen werden.

■ **Pathologischer distaler Artikulationswinkel.** Die Korrektur des distalen Gelenkwinkels läßt sich in Form einer basisnahen Osteotomie der Grundphalanx (Akin-Osteotomie) unter Entnahme eines berechneten Knochenkeils ausgleichen (s. Abb. 57.8b). Diese Methode ist auch indiziert, um die Großzehengrundphalanx zu verkürzen oder zu derotieren.

■ **Inkongruentes Großzehengrundgelenk.** Eine Inkongruenz der Gelenkflächen des Großzehengrundgelenks liegt dann vor, wenn die zeichnerisch konstruierten Tangenten an die Gelenkfläche des Mittelfußkopfes und der Grundphalanx nicht parallel zueinander verlaufen. In diesem Fall ist ein distaler Weichteileingriff indiziert.

Der distale Weichteileingriff setzt sich zusammen aus einer Tenotomie der Ansätze des M. adductor hallucis an der fibularen Grundphalanx der Großzehe sowie dem fibularen Sesambein, einer Einkerbung der fibularen Gelenkkapsel am Großzehengrundgelenk und einer Raffung der tibialseitigen Gelenkkapsel nach Resektion der Pseudoexostose. Dieser Eingriff erlaubt eine gute Stellungskorrektur der Großzehenposition und wird deshalb mit den meisten knöchernen Korrekturverfahren kombiniert. Er ist jedoch nur indiziert, wenn das Großzehengrundgelenk inkongruent ist (s. unten).

■ **Arthrose des Großzehengrundgelenks.** Bei bereits erheblich degenerativ verändertem Großzehengrundgelenk beim Hallux valgus ist die Arthrodese oder Resektionsarthroplastik indiziert. Durch die Arthrodese wird eine gute Lastübertragung des 1. Strahls erreicht. Das Abrollen erfolgt über das bewegliche Großzehenendgelenk oder kann, wenn nötig, über eine Sohlenversteifung und Ballenrolle erleichtert werden.

Die als „Keller-Brandes-Operation" bekannte Resektionsarthroplastik am Großzehengrundgelenk beinhaltet eine Teilresektion der Grundgliedphalanx, ein Abtragen der Pseudoexostose und eine Weichteilkorrektur. Da bei der Resektion die Ansätze der Flexor-hallucis-brevis-Sehne abgelöst werden, kommt es häufig zu einer radiologisch erkennbaren proximalen Retraktion der Sesambeine und einer Hyperextension der Großzehe. Der kraftvolle Abstoß der Großzehe ist nicht mehr möglich, so daß es im Lauf der Zeit zu einer Insuffizienz des 1. Strahls und dem Entstehen einer Transfermetatarsalgie der benachbarten Strahlen kommt. Bei Fortbestehen des vergrößerten 1. Intermetatarsalwinkels ist zudem eine rezidivierende Valgusfehlstellung wahrscheinlich. Aus diesen genannten Gründen ist die Resektionsarthroplastik am Großzehengrundgelenk heute nur noch in Ausnahmefällen indiziert.

Die Palette der operationsspezifischen Komplikationsmöglichkeiten ist groß und reicht von der Pseudarthrose über die avaskuläre Nekrose des 1. Mittelfußkopfes bis hin zu Fehlstellungsrezidiven oder dem Entstehen einer Transfermetatarsalgie. Auch Wundheilungsstörungen und lang anhaltende Vorfußschwellungen sind häufig zu beobachten. Grundsätzlich muß der Patient darüber informiert werden, daß nach einem komplexen Korrektureingriff am 1. Strahl mit einer Rehabilitation von 12 Wochen zu rechnen ist.

57.4 Erworbene Deformitäten der Kleinzehen (M 20.4–M 20.6)

Die Nomenklatur der Kleinzehendeformitäten führt im deutschsprachigen Raum immer wieder zu Mißverständnissen, da sie sich von der angloamerikanischen Definition unterscheidet. Aus diesem Grund sei eindrücklich darauf hingewiesen, daß im folgenden die deutsche Nomenklatur zur Anwendung kommt.

Hammerzehe (M 20.4)

Sie ist definiert durch eine Beugekontraktur im Kleinzehenendgelenk, die anfangs noch flexibel, später jedoch kontrakt sein kann. Die Ursache der Deformität liegt in einer muskulären Dysbalance.

Die Patienten klagen über Druckbeschwerden an der plantar prominenten Kleinzehenkuppe, eine zunehmende Deformierung und Verfärbung des Nagels und eine Verplumpung und Größenzunahme des Endgliedes.

Befund und Diagnostik

Klinisch imponiert die meist kontrakte Beugefehlstellung im Kleinzehenendgelenk. Die Zehenkuppe zeigt eine deutliche Schwielenbildung. Je nach Ausmaß der Kontraktur wird auch der Zehennagel vermehrt druckbelastet, was zu einer Nageldeformierung und dunkler Verfärbung führen kann.

Die Röntgenaufnahme einer Kleinzehe ist durch die Gelenkfehlstellung schwierig zu interpretieren, dient jedoch dem Ausschluß anderweitiger knöcherner Veränderungen.

Therapie

Die konservative Therapie besteht in einer Weichpolsterung der Zehenkuppe und der Verwendung eines im Vorfußbereich ausreichend hohen Schuhs.

Operativ ist eine Resektionsarthroplastik des Zehenendgelenks indiziert, wobei der Mittelgliedkopf entfernt und der Streckapparat so gerafft wird, daß die Fehlstellung korrigiert wird. Alternativ kann auch eine Arthrodese des Endgliedes durchgeführt werden.

Krallenzehe (M 20.5)

Die Krallenzehe ist gekennzeichnet von einer Beugefehlstellung im Kleinzehenmittelgelenk. Das Endgelenk kann dabei kompensatorisch überstreckt oder auch in Neutralposition stehen. Das Zehengrundgelenk ist von dieser Deformität nicht betroffen. Die Krallenzehenfehlstellung tritt, da ihr meist eine komplexe Dysbalance des Beuge- und Streckapparates zugrunde liegt, meist an mehreren Kleinzehen und in Kombination mit einer Hallux-valgus-Deformität auf.

Im Vordergrund stehen für den Patienten die Schmerzen über dem nach dorsal prominenten Zehenmittelgelenk, was v.a. im geschlossenen Schuh zu bemerken ist.

Befund und Diagnostik

Bei der klinischen Untersuchung imponiert die Rötung, Schwellung oder dorsale Schwielenbildung über dem gebeugten Zehenmittelgelenk als Ausdruck des Schuhkonfliktes. Die Unterscheidung, ob die Fehlstellung noch flexibel oder bereits kontrakt ist, gelingt durch den „Push-up-Test". Dabei richtet der Untersucher durch manuellen Druck von plantar etwas proximal der Mittelfußköpfe die Querwölbung des Fußes auf. Gleicht sich dabei die Zehenfehlstellung aus, so liegt eine flexible Deformität vor.

Das Röntgenbild im Stand in der a.-p.-Projektion muß zum Ausschluß knöcherner Veränderungen angefertigt werden. Die seitliche Aufnahme ist nur unter Verwendung von Dentalfilmen, die in den Zehenzwischenraum gelegt werden, möglich. Alternativ dazu wird die 2. Ebene in Form einer schrägen Projektion vorgenommen.

Therapie

Neben den konservativen Therapiemaßnahmen wie der dorsalseitigen Polsterung der Zehenmittelgelenke und der Verwendung von Schuhen mit ausreichender Vorfußhöhe stehen verschiedene operative Verfahren zur Verfügung, die sich nach der Schwere der Kontraktur und den begleitenden Zehendeformitäten richten. Ist die Hallux-valgus-Fehlstellung so stark ausgeprägt, daß für die Entfaltung der 2. Zehe kein ausreichender Platz mehr zur Verfügung steht, so muß neben der Kleinzehendeformität auch der 1. Strahl korrigiert werden.

Bei einer flexiblen Krallenzehendeformität bietet sich der Transfer der langen Beugesehne auf den Zehenstreckapparat an. Dieser Eingriff kann allerdings nur dann langfristig erfolgreich sein, wenn die 2. Zehe in korrigierter Position nicht länger ist als die Großzehe („griechischer Fuß"). Bei einer Überlänge der 2. Zehe muß mit einem raschen Rezidiv der Fehlstellung gerechnet werden, weil die Zehe im Schuhwerk keinen ausreichenden Platz zur Längenentfaltung hat.

Die kontrakte Krallenzehe läßt sich durch eine Resektionsarthroplastik des Zehenmittelgelenks behandeln, bei dem der Grundgliedkopf reseziert und der Streckapparat so gerafft wird, daß die Fehlstellung korrigiert ist. Auch eine Arthrodese des Zehenmittelgelenks ist möglich.

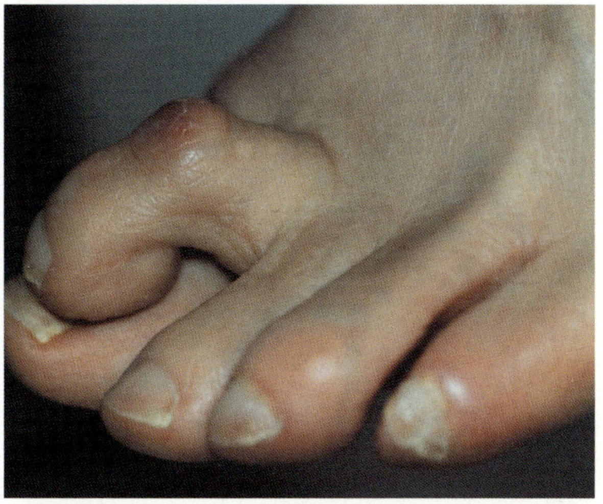

Abb. 57.9. Klauenzehendeformität der 2. Zehe links mit deutlicher dorsaler Luxation im Zehengrundgelenk und Beugekontraktur im Zehenmittelgelenk

Bei korrekter Indikationsstellung und Operationstechnik sind keine rezidivierenden Fehlstellungen zu erwarten. Ein erneutes Auftreten resultiert in aller Regel aus operationstechnischen Fehlern oder unzutreffender Indikation, z.B. einer nicht beachteten Subluxationsstellung im Zehengrundgelenk (s. unter Klauenzehe).

Klauenzehe (M 20.5)

Bei der Klauenzehendeformität handelt es sich um eine komplexe und schwerwiegende Kleinzehenfehlstellung, bei der das Zehengrundgelenk überstreckt ist und das Zehenmittelgelenk eine Beugekontraktur aufweist. Das Endgelenk kann dabei sowohl in Beugestellung als auch in Überstreckstellung fixiert sein (s. Abb. 57.9). Diese Fehlstellung tritt meist im Rahmen komplexer Vorfußdeformitäten und beim sog. „neurogenen Ballenhohlfuß" auf.

Die Patienten klagen über ausgeprägte plantare Beschwerden unter den betroffenen Mittelfußköpfen (Metatarsalgie) sowie druckbedingte Schmerzen über dem flektierten Zehenmittelgelenk.

Die Metatarsalgie wird unter anderem durch die nach dorsal subluxierte oder luxierte Zehengrundgliedbasis induziert, die den Mittelfußkopf v.a. beim Tragen geschlossener Schuhe weiter nach plantar abdrängt.

Therapie

Die konservative Therapie in Form einer Weichbettung der Mittelfußköpfe und dem Anfertigen orthopädischer Maßschuhe ist nur begrenzt möglich, da die Vorfußhöhe durch die luxierten Zehengrundgelenke nicht selten 7–8 cm beträgt.

Die operative Korrektur ist anspruchsvoll und beginnt immer am Zehengrundgelenk. Ist die dorsale Subluxation im Zehengrundgelenk noch redressierbar, so kann eine komplette Arthrolyse in Verbindung mit einer Tenotomie der Extensor-digitorum-brevis-Sehne sowie einer Z-förmigen Verlängerung der Extensor-digitorum-longus-Sehne und einer Resektionsarthroplastik des Zehenmittelgelenks noch ausreichend sein.

Oftmals läßt sich jedoch durch diese Maßnahmen keine stabile Reposition des Zehengrundgelenks erreichen, weshalb sich eine dosierte Verkürzung des betroffenen Mittelfußstrahls anbietet. Dies läßt sich am einfachsten durch eine langstreckige diaphysäre Schrägosteotomie und anschließende stabile Schraubenosteosynthese erreichen. Durch die Entspannung der Weichteile kommt es zur spontanen Reposition des Zehengrundgelenks.

Am beugekontrakten Zehenmittelgelenk reicht in aller Regel eine manuelle Redression aus, um die Fehlstellung zu korrigieren. Bei der metatarsalen Verkürzungsosteotomie muß allerdings das Mittelfußalignement, also die nach lateral abfallende Länge der Metatarsalia, berücksichtigt werden. Deswegen kann es nötig sein, den 2.–4. Mittelfußstrahl als funktionelle Einheit angemessen zu verkürzen. Die ebenfalls weit verbreitete retrokapitale Schrägosteotomie (Helal-Operation) hat den Nachteil der häufigen Pseudarthrosenbildung, ist nicht genau dosierbar und muß sofort postoperativ belastet werden, was ihre Kombination mit Korrekturosteotomien am 1. Strahl einschränkt.

Literatur siehe Ende Kap. 62

Kapitel 58

Sonstige erworbene Deformitäten der Extremitäten (M 21) 58

R. Fuhrmann, A. Roth, R. Venbrocks

INHALT

58.1 Plattfuß (M 21.4)

Beim Krankheitsbild des Plattfußes (Pes planus) liegt eine meist bilaterale Störung der Fußstatik vor, die sich durch eine vermehrte Eversion des Fußes mit daraus resultierender abgeflachter Längswölbung äußert. Hieraus resultiert auch, daß der Fuß in der späten Abstoßphase nicht ausreichend stabil ist. Bei dem erworbenen Krankheitsbild liegt in den überwiegenden Fällen zusätzlich eine Valgusstellung des Rückfußes vor, weshalb man in diesen Fällen von einem Knickplattfuß (Pes planovalgus) spricht.

Auch bei Kindern kann dieses Krankheitsbild bereits ausgebildet sein, weist jedoch eine hohe spontane Remissionsrate auf. Man führt dies zurück auf die Beinachsenentwicklung mit Rückbildung der Valgusstellung, weshalb der *frühkindliche Pes planovalgus* als physiologisches Entwicklungsstadium aufgefaßt wird und keiner Therapie bedarf.

Der sog. *„Adoleszentenplattfuß"* („entzündlicher Plattfuß") zeigt ebenfalls alle Kriterien des Knickplattfußes, ist jedoch charakterisiert durch akut schmerzhafte Phasen.

Der *Plattfuß des Erwachsenen* entwickelt sich langsam progredient und geht oft auf Fußdeformitäten im Wachstumsalter zurück.

Ätiologie

Die Ätiologie des erworbenen Plattfußes ist unterschiedlich. Entzündliche (chronische Polyarthritis), posttraumatische (Kalkaneusfraktur) und neurologische Erkrankungen können ebenso wie eine Insuffizienz der Tibialis-posterior-Sehne (Kupcha u. Shah 1997) oder des Lig.calcaneonaviculare (Borton u. Saxby 1997) als ursächlich bezeichnet werden. Bei Patienten mit einer im Rahmen der chronischen Polyarthritis auftretenden Pes-planovalgus-Deformität konnten Masterson et al. (1995) hingegen tenographisch keine Ruptur der Tibialis-posterior-Sehne nachweisen. Ein überhöhtes Körpergewicht muß zumindest als prädisponierender Faktor eingeschätzt werden.

Der kindliche Pes planovalgus hat seinen Ursprung in einem Ungleichgewicht zwischen den peronealen und tibialen Muskelgruppen sowie einer konstitutionellen Hypermobilität, während die Ätiologie des „Adoleszentenplattfuß" weitgehend ungeklärt ist.

Beschwerden

Viele klinisch eindeutige Plattfußdeformitäten verursachen keine Beschwerden, was insbesondere für Kinder zutrifft.

Bei Jugendlichen in der Pubertätsphase kann das Krankheitsbild des „Adoleszentenplattfuß" hingegen nach einer vermehrten Belastung auftreten und schmerzhaft verlaufen.

Beim Erwachsenen stehen die sekundär degenerativen Veränderungen der Rückfuß- und Fußwurzelgelenke im Vordergrund, die für die belastungsabhängige Beschwerdesymptomatik verantwortlich sind. In ausgeprägten Fällen kann es durch die Valgusstellung sogar zu einem schmerzhaften Kontakt der distalen Fibula mit dem Kalkaneus kommen.

Befund und Diagnostik

Grundsätzlich muß beim Vorliegen einer Plattfußdeformität die gesamte untere Extremität mit in den Untersuchungsablauf einbezogen werden.

Die Inspektion des belasteten Fußes zeigt, daß die mediale Längswölbung in unterschiedlichem Ausmaß abgeflacht, in Extremfällen sogar konvex ausgebildet ist. Oftmals ist über dem medial prominenten Os naviculare oder dem Taluskopf eine vermehrte Beschwielung zu erkennen (s. Abb. 58.1). Der Vorfuß ist abduziert und invertiert, während die Ferse sich evertiert darstellt. Das 1. Metatarsale ist gegenüber dem lateralen Mittelfußstrahl nach dorsal aufgebogen. Diese Fehlstellungskomponenten müssen einzeln untersucht und dokumentiert werden.

Das Ausmaß der Vorfußabduktion kann der Untersucher bei einer noch flexiblen Deformität feststellen, indem er das talonavikulare Gelenk palpiert, reponiert

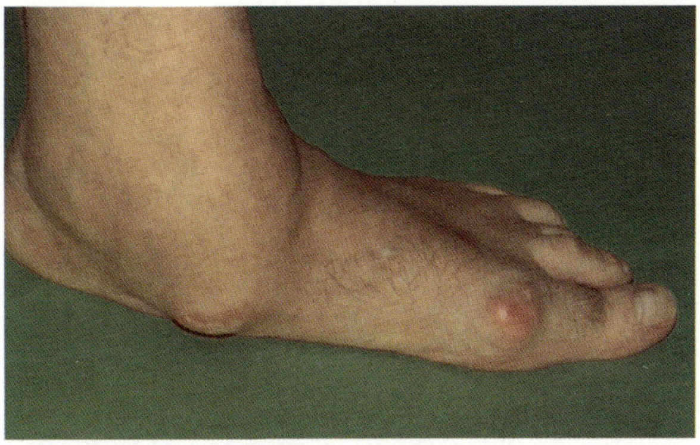

Abb. 58.1. Pes-planovalgus-Deformität im Rahmen einer chronischen Polyarthritis mit deutlicher Prominenz des nach medial plantar dislozierten Taluskopfes

und die Abweichung des 2. Metatarsale zur Mittellinie abschätzt. Nach der Überprüfung des Bewegungsausmaßes im oberen Sprunggelenk und dem subtalaren Gelenkkomplex (talokalkaneares, kalkaneokuboidales und talonavikulares Gelenk) muß die funktionelle Länge des M. triceps surae, der häufig verkürzt ist, abschließend beurteilt werden.

Bei Kindern kommt es oft zu einem spontanen Ausgleich der Rückfußeversion im Zehenstand als Ausdruck einer flexiblen Deformität. Sie setzt eine ausreichende Beweglichkeit im subtalaren Gelenkkomplex voraus. Gleicht sich die Ferseneversion im aktiven Zehenstand nicht aus, so handelt es sich um eine fixierte Fehlstellung, die durch eine schwerwiegende Funktionsstörung im subtalaren Gelenkkomplex oder das Vorliegen einer tarsalen Koalition hervorgerufen sein kann.

Jugendliche mit dem Krankheitsbild des „entzündlichen Adoleszentenplattfuß" demonstrieren oft eine schmerzhaft aufgehobene Beweglichkeit im Talonavikulargelenk. Durch intraartikuläre Injektion von wenigen Millilitern eines Lokalanästhetikums kann man eine deutliche Beschwerdebesserung erreichen (Lorenz-Test).

Vor allem beim noch flexiblen Pes planovalgus des Erwachsenen muß die Funktion der Tibialis-posterior-Sehne überprüft werden. Hierzu evertiert der Untersucher den leicht nach plantar flektierten Fuß und fordert den Patienten auf, den Fuß aktiv und gegen Widerstand zu invertieren und nach dorsal zu extendieren.

■ **Diagnostik.** Die Standardaufnahmen des gesamten Fußes in 2 Ebenen werden am belasteten Fuß im Einbeinstand durchgeführt. Besonders zur präoperativen Planung und Therapiekontrolle ist es hilfreich, Winkelmessungen vorzunehmen. Dazu gehört v.a. der talometatarsale Winkel (Linie durch den Talushals und das 1. Metatarsale), der sowohl in der seitlichen Projektion als auch in der Aufsichtsaufnahme bestimmt wird. Während sich in der seitlichen Aufnahme des gesunden Fußes eine durchgehende Gerade ergibt, zeigt die Talushalslinie im Vergleich zum 1. Metatarsale beim Plattfuß nach plantar. Konstruiert man den talometatarsalen Winkel in der Aufsichtsaufnahme, so ergibt sich dadurch ein Maß für die Abduktion des Vorfußes. Ergeben sich Hinweise auf das Vorliegen einer tarsalen Koalition, so empfiehlt sich die Durchführung einer Computertomographie.

Wenn die klinische Untersuchung der Tibialis posterior-Sehne keinen eindeutigen Rückschluß auf den Zustand der Sehne zuläßt, sind die Sonographie und auch die Kernspintomographie (Rosenberg 1994) geeignet, diese Frage zu klären.

Therapie

■ **Erworbener frühkindlicher Pes planovalgus.** Der erworbene frühkindliche Pes planovalgus bedarf in der Regel keiner eingreifenden Therapie. Spielerische Fußgymnastik, vermehrtes Laufen auf den Zehen und eine regelmäßige Befundkontrolle sind ausreichend. Die Indikation zur Einlagenversorgung wird zunehmend zurückhaltender gestellt, zumal große statistisch abgesicherte Studien belegen, daß trotz konsequenter Einlagenversorgung (z.B. Helfet-Schale, Zweibackeneinlage) keine langfristige Korrektur der Plattfußdeformität zu erreichen ist.

Ist die Deformität bis zum Erreichen des 6. Lebensjahres progredient, muß eine operative Therapie in Erwägung gezogen werden. In Frage kommen in diesem Lebensalter die anteilige Rückverlagerung der Tibialis-anterior-Sehne oder die extraartikuläre Arthrodese des Talonavikulargelenks (Operation nach Grice-Green). Bei Kindern über 10 Jahren ist eine Kalkaneusosteotomie in Kombination mit einer anteiligen Rückverlagerung der Tibialis-anterior-Sehne und ggf. einer Achillessehnenverlängerung indiziert.

■ **Entzündlicher Adoleszentenplattfuß.** Der „entzündliche Adoleszentenplattfuß" sollte in der akuten Phase konsequent hochgelagert und immobilisiert werden. Antiphlogistika sind ebenfalls indiziert. Nach Abklingen der Symptomatik wird ein Unterschenkelgehgips über weitere 4 Wochen angelegt und anschließend eine vorsichtige Mobilisation und physiotherapeutische Kräftigung durchgeführt. Nicht selten sind bei erneuten Schmerzattacken und Übergang in einen kontrakte Fehlstellung die Stabilisation der medialen Säule der Fußwurzel (talonavikulare Arthrodese) oder eine adduzierende Talushalsosteotomie (Walter et al. 1995) in Kombination mit einer Rückverlagerung der Tibialis-anterior-Sehne auf das Os naviculare indiziert.

■ **Plattfußdeformität mit Insuffizienz der Tibialis-posterior-Sehne.** Die Plattfußdeformität des Erwachsenen mit begleitender Insuffizienz der Tibialis-posterior-Sehne bzw. des Lig. calcaneonaviculare wird nur selten in einem noch flexiblen Stadium diagnostiziert. Eine operative Rekonstruktion der insuffizienten Stabilisatoren oder eine Augmentation der Tibialis posterior-Sehne mit der Flexor-digitorum-longus-Sehne ermöglicht wieder eine aktive Aufrichtung der Längswölbung.

■ **Kontrakter Plattfuß.** Beim kontrakten Plattfuß des Erwachsenen besteht die konservative Therapie darin, den deformierten Fuß zu stützen und Druckstellen über dem prominenten Os naviculare und dem Taluskopf vorzubeugen.

Die operativen Maßnahmen richten sich natürlich nach der vorliegenden Befundkonstellation und setzen sich in der Regel aus mehreren knöchernen Korrektureingriffen und Maßnahmen zur Weichteilbilanzierung zusammen. Die Korrekturprinzipien sind dabei die Verlängerung der lateralen Fußsäule, die Stabilisation der medialen Fußsäule, die Arthrodese des subtalaren Gelenkkomplexes, die Korrekturosteotomie des Kalkaneus und die Achillessehnenverlängerung.

Eine isolierte Arthrodese im Talonavikulargelenk (Mann 1997) oder im gesamten subtalaren Gelenkkomplex (Doublearthrodese) unter Entnahme entsprechend dimensionierter Knochensegmente können bereits ausreichend sein, um die Fehlstellung zu korrigieren. Die Verlängerung der lateralen Fußsäule zum Ausgleich der vermehrten Vorfußabduktion ist durch Transplantation eines kortikospongiösen Knochenspans in das zu versteifende Kalkaneokuboidalgelenk oder den anterioren Kalkaneusanteil zu erreichen. Auch die Korrekturosteotomie des Kalkaneus ist eine gängige Methode zur Korrektur der Rückfußeversion, wobei zur Wiederherstellung eines physiologischen talokalkanearen Winkels die Verlängerung der Achillessehne meist nicht zu umgehen ist. Bei extrem deformierten Knickplattfüßen kann es sogar notwendig sein, das obere Sprunggelenk ebenfalls zu versteifen.

Fällt die Entscheidung für eine Teilarthrodese der Fußwurzel, so muß man in Betracht ziehen, daß die angrenzenden Gelenke vermehrt belastet werden und degenerativen Veränderungen Vorschub geleistet wird. Dies gilt insbesondere bei jüngeren Patienten.

58.2 Klumpfuß (M 21.5)

Der erworbene Pes equinovarus setzt sich aus 4 hauptsächlichen Fehlstellungskomponenten zusammen, die unterschiedlich stark ausgeprägt sein können. Die Varusposition des Rückfußes und die oft eindrucksvolle Supinationsfehlstellung des Fußes mit einer Adduktion des Vorfußes und unterschiedlich starker Plantarflexion bedingen die Überlastung der konvex deformierten dorsolateralen Fußanteile. Die mediale Längswölbung des Fußes ist im Hohlfußsinn verstärkt.

Ätiologie

Der erworbene Klumpfuß tritt bei neurologischen Grunderkrankungen (z.B. Charcot-Marie-Tooth-Erkrankung), posttraumatisch oder in Folge eines Kompartmentsyndroms auf (David et al. 1996). Neurologische Erkrankungen können zu einer schlaffen oder spastischen Lähmung einzelner Muskelgruppen führen, bei denen die peroneale Muskelgruppe gegenüber der tibialen deutlich schwächer ist. Sekundär bilden sich dann Weichteilkontrakturen und Gelenkfehlstellungen aus, die anfangs noch flexibel sind, später jedoch kontrakt werden.

Beschwerden

Die Schmerzsymptomatik des Betroffenen richtet sich unter anderem nach der neurologischen Grunderkrankung. Während manche Patienten überhaupt keine Schmerzen beklagen, ist bei anderen die Gebrauchsfähigkeit des Fußes durch die schmerzhafte Überbelastung des lateralen Fußstrahls stark eingeschränkt.

Oftmals sind es schuhtechnische Probleme oder rezidivierende Ulzerationen, weswegen der Betroffene sich beim Arzt vorstellt.

Befund und Diagnostik

Betrachtet man den Fuß am stehenden Patienten von hinten, so fällt zunächst die deutliche mehrdimensionale Fehlstellung des Rückfußes auf, die sich am ehesten mit einer kombinierten Varus-Inversions-Fehlstellung beschreiben läßt. Die Supination der Fußwurzel führt dazu, daß der Außenknöchel lateral stark prominent wird und die Achillessehnengruben nicht mehr abgrenzbar sind. Durch die Adduktion des Mittelfußes erlangt der gesamte Fuß eine C-förmige, nach lateral konvexe Konfiguration. Die mediale Fußlängswölbung ist ähnlich wie beim Hohlfuß deutlich verstärkt. Die Spitzfußkomponente ist variabel ausgeprägt. Die Überprüfung und Dokumentation der aktiven und passiven Beweglichkeit in den beteiligten Gelenken ist zur Planung der Therapie unerläßlich.

Die Unterscheidung, ob es sich um eine noch flexible Fehlstellung (z.B. durch Verkürzung der Achillessehne) oder eine kontrakte Deformität handelt, kann klinisch getroffen werden. Läßt sich in Rückenlage bei gebeugtem Knie- und Hüftgelenk der Fuß passiv in die Neutralstellung überführen, so handelt es sich um eine weichteilbedingte, flexible Fehlstellung. Je nach Ausprägung der Fehlstellung kann am lateralen und dorsalen Fußrand eine vermehrte Schwielenbildung resultieren.

Die einzelnen Fehlstellungskomponenten müssen nun hinsichtlich ihrer passiven Korrigierbarkeit untersucht werden, um die geeigneten therapeutischen Maßnahmen abwägen zu können.

■ **Röntgen.** Röntgenologisch ist die Beurteilung der Fußwurzelgelenke wegen der veränderten Projektion oft schwierig. Dazu kommt, daß die Aufnahmen im Stehen nur unter Ausgleich der Spitzfußkomponente durchführbar sind.

Talus und Kalkaneus sind nahezu parallel zueinander ausgerichtet, wobei der Taluskopf durch die Supination vermehrt nach lateral plantar gerichtet ist. Das Kahnbein ist nach mediodorsal verschoben und zeigt auch beim Erwachsenen zunehmende strukturelle Umformungen, da es zwischen dem distalen Tarsus und dem Talus komprimiert wird.

Therapie

■ **Konservative Therapie.** Die konservative Therapie der flexiblen Fehlstellung besteht in einer intensiven physiotherapeutischen Kräftigung der Pronatoren und Dehnung der Supinatoren, soweit dies durch die neurologische Erkrankung möglich ist. Auch eine Traktionsmobilisation der Fußwurzel kann sich günstig auswirken. Das Anpassen individuell angefertigter Schuhe hat zum Ziel, den Fuß zu stützen und dem Entstehen von Ulzerationen am lateralen Fußrand verläßlich vorzubeugen.

■ **Operative Therapie.** Isolierte Weichteileingriffe sind beim Erwachsenen nur selten indiziert, da die Veränderungen in aller Regel schon kontrakt und strukturell fixiert sind. Ist der M. triceps surae bei neurologischen Krankheitsbildern deutlich verkürzt, so kann man durch eine Verlängerung der Achillessehne eine deutlich bessere Stellung des Fußes erreichen. Die Bestimmung des erforderlichen Verlängerungsausmaßes ist prä- wie intraoperativ sehr schwierig und bedarf besonders bei spastischen Krankheitsbildern einer großen Erfahrung des Operateurs. Liegt präoperativ ein spastisch-ataktisches Gangbild vor, so darf die Spitzfußkomponente keinesfalls komplett ausgeglichen werden, um die trotz einer krankhaft veränderten Muskelkoordination gewährleistete Steh- und Gehfähigkeit nicht zu gefährden. Die Indikation zur Verlängerung supinatorisch wirkender Sehnen (z.B. Tibialis-posterior-Sehne) oder ihre Transposition auf den lateralen Fußrand kann ebenfalls indiziert sein.

In aller Regel sind die erworbenen Klumpfußdeformitäten soweit strukturell fixiert, daß sie sich nur noch über knöcherne Korrektureingriffe und kombinierte Weichteileingriffe verbessern lassen. Das Ziel eines operativen Eingriffs ist es dabei, einen schmerzlos plantigrad belastungsfähigen Fuß zu erreichen. Die Varusinversionsfehlstellung des Rückfußes läßt sich über eine Korrekturarthrodese des subtalaren Gelenkkomplexes oder eine mehrdimensionale Kalkaneusosteotomie ausgleichen. Die Hohlfußkomponente und die Supinationsstellung der Fußwurzel lassen sich ebenfalls durch die Korrekturosteomie im subtalaren Gelenkkomplex individuell angepaßt korrigieren (David et al. 1996). Die Stabilisation wird dabei durch geeignete interne Implantate oder auch einen Ringfixateur realisiert.

58.3 Unterschiedliche Extremitätenlängen (M 21.7)

Einem gravierenden Längenunterschied der oberen oder unteren Extremitäten liegt in aller Regel eine angeborene Erkrankung zugrunde. Im Gegensatz dazu entsteht die erworbene Längendifferenz meist posttraumatisch, postinfektiös oder ist Folge eines operativen Eingriffs.

Während es sich beim Erwachsenen meist um geringe Längenunterschiede handelt, aus der sich eine therapeutische Konsequenz in aller Regel nur im Bereich der unteren Extremitäten ergibt, kann eine Verletzung im Wachstumsalter zu einer gravierenden Verkürzung der betroffenen Extremität, beispielsweise durch Verletzung der Epiphysenfuge führen, die mehrfache operative Korrekturen erforderlich macht.

Die echte meßbare Verkürzung der unteren Extremität muß klinisch von einer funktionellen Beinverkürzung unterschieden werden, die in Folge einer Gelenkkontraktur oder einer krankhaften Wirbelsäulenkonfiguration entstehen kann. !

Während ein Längenunterschied der oberen Extremitäten den Betroffenen oft nur funktionell und ästhetisch unwesentlich beeinträchtigt, kann sich ein Längenunterschied der Beine über 1,5 cm statisch bereits ungünstig auf den Beckengürtel und die Wirbelsäule auswirken und sekundäre Veränderungen induzieren.

Alle geringeren Beinlängendifferenzen sind als physiologisch anzusehen und durch die sich anschließenden Gliederketten ausreichend funktionell zu adaptieren.

Befund und Diagnostik

Inspektorisch fällt bei vorliegender Beinlängendifferenz am stehenden Patienten eine Asymmetrie des Beckengürtels und der Taillendreiecke auf. Als einfache Methode zur klinischen Bestimmung der Längendifferenz empfiehlt sich die Orientierung an der beidseits palpablen Spina iliaca posterior superior. Stabile Holz- oder Kunststoffbretter der ausgemessenen Höhe werden dann unter den Fuß des verkürzten Beines gelegt und anhand der Position der hinteren Beckenkämme überprüft.

Um differentialdiagnostisch eine funktionelle Beinverkürzung ausschließen zu können, ist es erforderlich, die gesamte Wirbelsäule und die Gelenke der unteren Extremität klinisch eingehend zu untersuchen. Anschließend müssen im Seitenvergleich die Oberschenkellänge, gemessen von der Spina iliaca anterior superior zum medialen Kniegelenkspalt, und die Unterschenkellänge, gemessen vom inneren Kniegelenkspalt bis zur Innenknöchelspitze, bestimmt werden, wenngleich diese Methode Meßfehler durch den unterschiedlich ausgeprägten Weichteilmanteil impliziert.

■ **Röntgen.** Die röntgenologische Diagnostik muß neben der kompletten Abbildung des betroffenen Gliedmaßenabschnittes auch die angrenzenden Gelenke bei bekanntem Film-Fokus-Abstand und Einblendung eines Maßstabs abbilden. Für die Diagnose von Achsenfehlern und einer möglicherweise veränderten Gelenkkonfiguration sind Röntgenaufnahmen in 2 Ebenen unerläßlich.

Therapie

■ **Konservative Therapie.** Eine Beinlängendifferenz von bis zu 3 cm kann an geeignetem Konfektionsschuhwerk ausgeglichen werden. 0,5–1 cm werden dabei als Einlage im Schuh angebracht, die restliche Differenz durch eine kombinierte Sohlen- und Absatzerhöhung. Längenunterschiede der unteren Extremitäten über 3 cm sind orthopädietechnisch mittels Maßschuh oder einer Innenschuhkonstruktion ausgleichbar.

■ **Operative Therapie.** Die operativen Therapiemöglichkeiten richten sich nach dem Lokalbefund, dabei insbesondere den Knochen- und Weichteilverhältnissen, dem Ausmaß der Verkürzung, der Körpergröße und dem Alter des Betroffenen. Grundsätzlich kann eine Verlängerung des betroffenen Gliedmaßenabschnittes, eine Verkürzung des gesunden gegenseitigen Anteils oder eine Kombination beider Verfahren erwogen werden.

Die Verlängerung im Ober- oder Unterschenkelbereich wird meist über eine kontinuierliche Kallusdistraktion mittels Ringfixateur oder über einen Segmenttransport durchgeführt, wobei in Abhängigkeit von der angestrebten Verlängerung zusätzliche Weichteileingriffe (z.B. Sehnenverlängerungen) oft nicht zu umgehen sind. Jüngere Patienten mit einem kräftig ausgebildeten Periostschlauch haben dabei deutliche Vorteile, da es aus tierexperimentellen Untersuchungen bekannt ist, daß die knöcherne Überbrückung der Distraktionsstrecke maßgeblich von einer periostal gelegenen osteoblastären Zellage ausgeht (Choi et al. 1997).

■ **Verlängernde Femurosteotomien.** In einer operativen Sitzung sind bis zu 4 cm durch eine treppenförmige Osteotomie in der subtrochanteren oder suprakondylären Oberschenkelregion und der Transplantation kortikospongiösen Knochenmaterials mit anschließender interner Stabilisierung möglich (Stricker et al. 1997).

Präoperativ muß der Betroffene bei geplanter Extremitätenverlängerung über den langwierigen Krankheitsverlauf und auf die möglichen Komplikationen hingewiesen werden. Neben Verletzungen der neurovaskulären Strukturen muß der Patient insbesondere auf die möglicherweise eintretende Notwendigkeit zur Durchführung von Zweiteingriffen aufgeklärt werden. Dazu gehören auch Korrekturmaßnahmen zur Behebung der bei Oberschenkelverlängerung auftretenden Kniebeugekontraktur oder der Spitzfußstellung bei Unterschenkelverlängerung. Aus einer repräsentativen Multicenterstudie ist bekannt, daß mit einer durchschnittlichen Tragedauer des Fixateurs von 6 Monaten zu rechnen ist. Als Anhaltspunkt für die Dauer der knöchernen Heilung gelten 35 Tage/cm Distraktionsstrecke, wobei die Konsolidierung im Oberschenkelbereich schneller als am Unterschenkel verläuft (Maffulli et al. 1996).

Während der Kallusdistraktion kann die Mineralisation des Knochens mit der DEXA-Methode (Dual Energy X-ray Absorptiometry) quantitativ erfaßt werden, was für die Festlegung der Belastbarkeit von Bedeutung ist (Reiter et al. 1997).

Eine qualitativ-morphologische Beurteilung der Distraktionsstrecke ist auch mittels der Sonographie möglich.

Literatur siehe Ende Kap. 62

Kapitel 59

Krankheiten der Patella (M 22)

59

R. Fuhrmann, A. Roth, R. Venbrocks

INHALT

59.1 Patellaluxation (M 22.0)

Neben der retropatellaren Arthrose (s. Kap. 54) stellt die traumatische oder habituelle Luxation der Patella die häufigste Erkrankung der Kniescheibe dar.

Traumatische Patellaluxation (S 83.0)

Eine traumatische Patellaluxation tritt meist im Rahmen eines Anpralltraumas bei sportlichen Betätigungen auf, wobei der eigentliche Unfallmechanismus vom Betroffenen nur ungenau geschildert werden kann. In den überwiegenden Fällen tritt die Luxation nach lateral unter Zerreißung des medialen Retinakulums auf. Die Reposition kommt oft spontan bei Kniestreckung zustande, wobei Knorpelimpressionsverletzungen oder Abscherungen osteochondraler Flakes von der lateralen Femurkondyle oder der medialen Patellafacette entstehen können.

Befund und Diagnostik

Nur selten werden Patienten vorstellig, bei denen sich die Kniescheibe noch in ihrer luxierten Position befindet. In der Regel ist es nach dem Ereignis durch Anspannung des M. quadriceps in Kniestreckung zur spontanen Reposition gekommen.

Bei der klinischen Untersuchung imponiert nach einer stattgehabten traumatischen Patellaluxation meist ein deutlicher seröser oder blutiger Kniegelenkerguß mit schmerzhaft eingeschränkter Beweglichkeit. Schmerzen bei der Palpation des medialen Patellarandes können auf die Zerreißung des medialen Retinakulums hindeuten. Provoziert der Untersucher einen erhöhten Anpreßdruck auf die Kniescheibe in ihrem femoralen Gleitager, so wird dies insbesondere bei einer frischen Knorpelverletzung der Patellarückfläche vom Patienten als schmerzhaft angegeben.

■ **Röntgen.** Röntgenologisch müssen zusätzlich zu den Standardaufnahmen des Kniegelenks (Aufnahmen im Einbeinstand) Tangentialaufnahmen der Kniescheibe in 30°-, 60°- und 90°-Beugung des Kniegelenks angefertigt werden, um die Form des retropatellaren Gleitlagers und der Kniescheibe beurteilen zu können. Nach einer traumatischen Patellaluxation muß röntgenologisch insbesondere nach osteochondralen Abscherfragmenten an der medialen Patellafacette oder der lateralen Femurkondyle gefahndet werden. Dabei ist jedoch zu berücksichtigen, daß chondrale Fragmente röntgenologisch oft nur unzureichend zu erkennen sind. Deswegen kann in ausgewählten Fällen auch eine Kernspintomographie indiziert sein.

Therapie

Liegt posttraumatisch ein blutiger Kniegelenkerguß vor, so stellt dies eine Indikation zur Arthroskopie dar, um Begleitverletzungen oder osteochondrale Abscherfragmente diagnostizieren und adäquat behandeln zu können. Abhängig von der Größe der Fragmente werden diese ersatzlos entfernt oder refixiert. Die Refixation wird in der Regel mit resorbierbaren Stiften (Ethipins) oder Fibrinkleber durchgeführt. Anschließend sollte die betroffene Zone über 6 Wochen nicht belastet werden. Arthroskopisch läßt sich dabei genau feststellen, ab welchem Grad der Kniegelenkbeugung die Frakturzone einem vermehrten Anpreßdruck ausgesetzt ist. Durch Anpassen einer geeigneten Kniegelenkorthese mit limitierter Beugung ist eine funktionelle Nachbehandlung mit isometrischem Muskelaufbautraining realisierbar.

Habituelle Patellaluxation (s. Abb. 59.1) (M 22.0)

In nahezu allen Fällen liegt bei der gewohnheitsmäßigen Kniescheibenverrenkung ein unzureichend ausgebildeter M. vastus medialis und eine Laxität des Kapsel-Band-Apparates zugrunde. Die Fehlform der Kniescheibe selbst oder ihres lateralen Gleitlagers mit unzureichender knöcherner Führung spielt neueren Erkenntnissen zufolge nur eine untergeordnete Rolle (Schultz et al. 1996). Ein Hochstand der Patella (Patella alta), eine Valgusposition des Kniegelenks mit der dar-

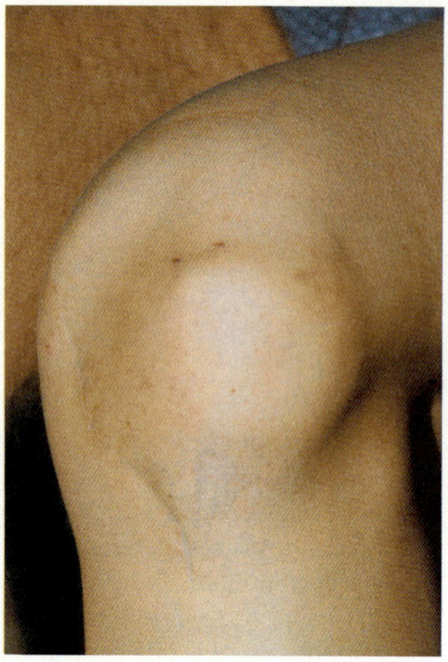

Abb. 59.1. Klinisches Bild einer habituellen Patellaluxation links nach lateral

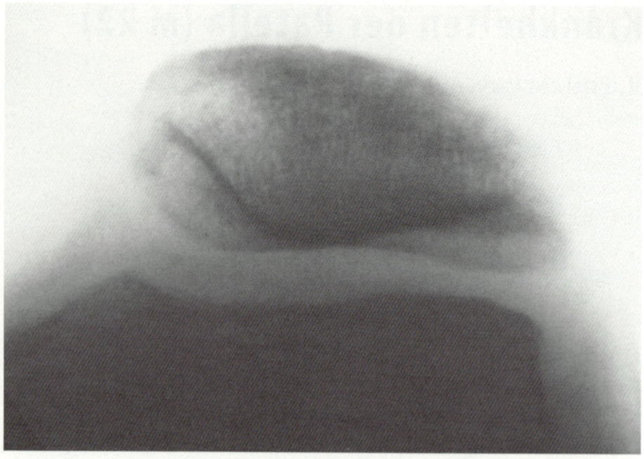

Abb. 59.2. Patellatangentialaufnahme bei habitueller Patellaluxation mit deutlicher Abflachung des lateralen Femuranteils

aus resultierenden lateralisierten Zugrichtung der Patellarsehne oder eine verstärkte Außenrotation der Tibia können sich pathomorphologisch disponierend auswirken.

Die habituelle Patellaluxation findet ohne ein adäquates Trauma statt und wird, weil die Reposition meist spontan eintritt, vom Betroffenen nicht immer als solche registriert. Ähnlich wie bei der traumatischen Läsion ist auch hierbei die Luxation nach lateral am häufigsten.

Befund und Diagnostik

Nur selten stellen sich die Patienten nach einer habituellen Patellaluxation unmittelbar beim Arzt vor. Sie berichten anamnestisch über mehrere Luxationsereignisse im Verlauf alltäglicher Bewegungen mit unterschiedlich langen dazwischen liegenden Zeitintervallen. Im beschwerdefreien Intervall stellt sich das Kniegelenk reizlos und ohne Ergußbildung oder Bewegungseinschränkung dar. Meist läßt sich eine deutlich vermehrte laterale Verschieblichkeit der Patella feststellen. Bei Palpation der Kniescheibe und gleichzeitiger aktiver Beugung im Kniegelenk kann der Untersucher die Lateralisationstendenz der Patella einschätzen. Der M. vastus medialis ist oft unzureichend ausgebildet und das Kniegelenk weist eine im Stand erkennbare valgische Position auf. Häufig findet man zusätzlich eine allgemeine Hypermobilität der Gelenke.

Auch hierbei empfiehlt es sich, standardmäßig das Kniegelenk im Einbeinstand und 2 Ebenen zu röntgen, bevor die Patella-Tangentialaufnahmen in 30°, 60° und 90° angefertigt werden. Oft ist besonders bei Kindern und Jugendlichen auch die Röntgendiagnostik der Gegenseite zum Vergleich sinnvoll. Bei einer habituellen Luxation der Kniescheibe ist meist eine Abflachung des lateralen Femurkondylus oder des Patellafirstes zu erkennen (s. Abb. 59.2). Die Einbeinstandaufnahme erlaubt die Abgrenzung einer valgischen Position des Kniegelenks und eines relativen Hochstandes der Patella.

Therapie

Therapeutisch steht die Kräftigung des M. vastus medialis im Vordergrund, um der Lateralisationstendenz der Kniescheibe dynamisch entgegen zu wirken. Da meist Jugendliche von dieser Erkrankung betroffen sind und die Pathomorphologie vielschichtig ist, sollte die Behandlung vorwiegend konservativ erfolgen.

Operationen, die eine laterale Retinakulumspaltung und eine mediale Weichteilzügelung der Kniescheibe bewirken, gelten als Standardverfahren. Knöcherne Korrektureingriffe zur Anhebung eines lateral dysplastischen femoralen Gleitlagers wirken der Luxation wirkungsvoll entgegen, beinhalten jedoch die Gefahr einer retropatellaren Druckerhöhung.

59.2 Chondropathia patellae (M 22.2)

Unter diesem unspezifischen Sammelbegriff werden ätiologisch verschiedene retropatellare Schmerzsyndrome zusammengefaßt.

Häufig sind es Jugendliche oder junge Erwachsene, die über uncharakteristische Beschwerden hinter der Kniescheibe v.a. nach längerem Sitzen oder beim Treppabgehen klagen. Zugrunde liegt vermutlich eine lokale Überbeanspruchung retropatellarer Gelenkfacetten, wobei sich makroskopisch oft eine Knorpelerweichung abgrenzen läßt. Histologisch imponiert eine reaktive fibröse Metaplasie der Chondrozyten sowie eine Rarefizierung der Knorpelmatrix (Mori et al. 1995).

Der klinische Befund ist oft wenig aussagekräftig. Gelegentlich läßt sich der Schmerz jedoch bei manuellem Druck auf die Kniescheibe und gleichzeitiger aktiver Anspannung des M. quadriceps provozieren (Zohlen-Zeichen).

Röntgenologisch finden sich in aller Regel keine Auffälligkeiten. T2-gewichtete Kernspintomographiebilder sind v.a. in fortgeschrittenen Stadien aussagekräftiger als die konventionellen Röntgenaufnahmen.

Die therapeutischen Maßnahmen sollten die gesamte Palette der physikalischen Therapieverfahren einschließen, bevor ein operatives Vorgehen erwogen wird. Dazu gehören die intensive Kräftigung des M. quadriceps, Ionto- oder Phonophorese, Ultraschall, Sportkarenz und das Vermeiden längerer Phasen in Kniebeugung.

59.3 Laterales Hyperkompressionssyndrom der Patella (M 22.8)

Auch dieses Krankheitsbild tritt besonders bei jungen, asthenischen Erwachsenen und Jugendlichen auf. Die Schmerzen werden als schlecht lokalisierbar in der Umgebung der Kniescheibe angegeben. Eine Verstärkung der Beschwerden wird häufig bei längerem Sitzen oder Treppabgehen verspürt.

Bei der klinischen Untersuchung zeigt sich eine freie Beweglichkeit des Kniegelenks mit einer Lateralisierungstendenz der Kniescheibe bei aktiver Beugung. Das Zohlen-Zeichen (s. oben) wird v.a. lateral als schmerzhaft angegeben. Röntgenologisch erscheint die Weite des retropatellaren Gelenkspaltes bei zunehmender Beugung lateralseitig verringert.

Therapie

Da es sich in erster Linie um ein funktionelles Schmerzsyndrom handelt, stehen die Kräftigung des M. vastus medialis und physikalische Maßnahmen im Vordergrund. Dabei zeigt sich die beste Kongruenz des Retropatellargelenks bei Übungen in einer geschlossenen Gliederkette bis zu einem Flexionswinkel von 20°, ab 30° hingegen in der offenen Gliederkette (Doucette u. Child 1996). Kommt es unter diesen Therapiemaßnahmen zu keiner Beschwerdebesserung, so kann das laterale Retinakulum gespalten werden, um so eine Druckreduktion im lateralen retropatellaren Gelenkkompartment zu erreichen. Dies kann transarthroskopisch auch durch Verwendung eines Lasers oder konventionell operativ durchgeführt werden. Knöcherne Eingriffe, wie die mediale und ventrale Versetzung der Tuberositas tibiae, haben sich langfristig nicht bewährt.

Literatur siehe Ende Kap. 62

Kapitel 60

Binnenschäden des Kniegelenks (M 23) 60

R. Fuhrmann, A. Roth, R. Venbrocks

INHALT

Intraartikuläre Läsionen im Kniegelenk betreffen in erster Linie die Menisken, das vordere und hintere Kreuzband, die Kollateralbänder oder die Gelenkschleimhaut. Der überwiegende Anteil dieser Verletzungen ist traumatischer Genese. Im Bereich der Menisken und Keuzbänder gibt es jedoch auch degenerativ verursachte Erkrankungen.

60.1 Meniskusläsionen (M 23.2)

Eine Kniegelenkrotation bei gebeugtem Gelenk ist geeignet, einen Meniskuseinriß hervorzurufen. Auch die berufsbedingte chronische Überbelastung der hinteren Meniskusbezirke bei Tätigkeiten in der tiefen Hocke gilt als ätiologisch gesichert. Der mediale Meniskus ist wegen seiner anatomischen Verbindung zur Kniegelenkkapsel und seiner dadurch eingeschränkten Verschieblichkeit wesentlich häufiger von Verletzungen betroffen.

Je nach dem makroskopischen Befund können die Verletzungen in Längs- oder Querrisse, Korbhenkel- oder Lappenrisse eingeteilt werden. Betroffen ist dabei meist die gefäßlose innere Zone des Meniskus. Ausrisse der vaskularisierten Meniskusbasis sind seltener und erfordern eine erhebliche Gewalteinwirkung.

Beschwerden

Die klinische Symptomatik kann sehr unterschiedlich sein. Ein frischer Meniskuseinriß kann sich sofort durch eine schmerzhafte Bewegungseinschränkung (meist Streckhemmung) oder Blockierung der Gelenkbeweglichkeit und einen Gelenkerguß äußern. Degenerative Rißbildungen hingegen können uncharakteristische Befunde hervorrufen.

Befund und Diagnostik

Nach einer traumatischen Meniskusläsion entwickelt sich meist rasch ein Kniegelenkerguß, der serös oder blutig sein kann. Die aktive Beweglichkeit im betroffenen Kniegelenk ist, abhängig von der Lokalisation und der Art der Meniskusläsion, unterschiedlich stark eingeschränkt.

Es gibt zahlreiche Untersuchungsverfahren, die alle darauf basieren, den betroffenen Meniskus einer manuell provozierten Druck-, Scher- oder Rotationsbelastung auszusetzen und dadurch die dem Patienten bekannten Beschwerden zu reproduzieren.

■ **Bildgebende Verfahren.** Röntgenaufnahmen des betroffenen Kniegelenks sind erforderlich, um knöcherne Veränderungen auszuschließen und den Zustand des Gelenks beurteilen zu können.

Mit der Sonographie des Kniegelenks bietet sich dem erfahrenen Untersucher eine weitere nichtinvasive Möglichkeit der Diagnostik.

Die seit einigen Jahren vermehrt durchgeführte Kernspintomographie bietet bei der Verdachtsdiagnose einer Meniskusläsion gegenüber der exakten klinischen Untersuchung keine Vorteile, die ihren Kostenaufwand rechtfertigen würden, zumal ihre Spezifität nur 28% beträgt (Adalberth et al. 1997).

Die invasive Arthrographie des Kniegelenks hat zur Diagnostik von Meniskusverletzungen heute keinen Stellenwert mehr.

Therapie

Degenerative Meniskusveränderungen können zunächst konservativ behandelt werden. Dazu gehören isometrische Spannungsübungen und der Einsatz von physikalischen Therapiemaßnahmen.

Frische Meniskuseinrisse, die v.a. bei jüngeren Patienten nach Sportunfällen auftreten, stellen eine Indikation zur Kniegelenkarthroskopie dar. Dies gilt v.a. beim Nachweis eines blutigen Kniegelenkergusses. Abhängig vom intraoperativen Befund kann die partielle Meniskusresektion oder basisnah die Refixation vorgenommen werden. Grundsätzlich gilt dabei die Regel, möglichst viel gesundes Meniskusgewebe zu erhalten. Die Refixation des Meniskus ist besonders bei frischen Verletzungen angezeigt. Bei adäquater Technik kann mit einer Heilungsrate von 80% gerechnet werden.

Prognostisch ist v.a. nach subtotalen Meniskusresektionen mit der Entwicklung einer unikompartimentalen Kniegelenkarthrose zu rechnen, weshalb die Belastung des betroffenen Gelenks reduziert werden sollte.

60.2 Kreuzbandläsionen (M 23.6)

Die funktionelle Bedeutung der Kreuzbänder leitet sich aus ihrem anatomischen Aufbau ab. Bei gestrecktem Kniegelenk sind alle Fasern des vorderen Kreuzbandes gleichmäßig angespannt. Mit zunehmender Beugung nimmt die Faserspannung innerhalb der unterschiedlichen Ligamentanteile in definierter Weise ab. Das hintere Kreuzband ist bei maximaler Kniebeugung gleichmäßig angespannt. In voller Kniestreckung ist das Ligament bis auf einen kleinen Anteil entspannt.

Der anatomische Aufbau beider Kreuzbänder gewährleistet damit, daß in Abhängigkeit von der Stellung des Kniegelenks definierte Bandanteile zur Limitierung des Bewegungsausmaßes angespannt werden und daß durch Aktivierung intraligamentärer propriozeptiver Elemente eine Rückkopplung auf weitere kniestabilisierende Elemente realisiert wird.

! Das vordere Kreuzband ist die am häufigsten von Verletzungen betroffene ligamentäre Struktur im Kniegelenk.

Unfallmechanismus

Traumatische Kreuzbandrupturen entstehen meist bei sportlichen Betätigungen, wobei der genaue Unfallhergang nicht immer nachvollziehbar ist. Oft berichten die Patienten darüber, ein Knacken oder Reißen im Kniegelenk verspürt zu haben. Als klassischer Mechanismus für das Entstehen einer vorderen Kreuzbandruptur gilt das Einwirken einer abduzierenden und außenrotierenden Kraft auf das gebeugte Kniegelenk. Die häufige Kombination einer vorderen Kreuzbandruptur mit einer Läsion des medialen Kollateralbandes und der medialen Kapsel wird auch als „unhappy triad" bezeichnet.

Das hintere Kreuzband rupturiert wesentlich seltener und meist in Kombination mit anderen ligamentären Verletzungen.

Degenerative Rupturen der Kreuzbänder treten im Rahmen globaler verschleißbedingter Veränderungen des Kniegelenks ohne adäquates Trauma auf.

Beschwerden

Die vom Patienten beklagte Schmerzsymptomatik ist unterschiedlich und reicht von diffusen Schmerzen, Beschwerden in der Kniekehle über ein Instabilitätsgefühl („giving way") bis zu einer schmerzbedingten Belastungsunfähigkeit des betroffenen Beines.

Die auftretenden unphysiologischen intraartikulären Scherkräfte können zu sekundären Schäden an Menisken und Knorpel führen und damit die eigentliche Symptomatik überdecken.

Befund und Diagnostik

Nach einem frischen Trauma steht der sich innerhalb der ersten beiden Stunden ausbildende Kniegelenkerguß im Vordergrund, der aufgrund des meist mit zerrissenen synovialen Kreuzbandüberzugs blutig ist. Dieser ist allerdings ein unspezifisches diagnostisches Kriterium, da auch andere intraartikuläre Verletzungen (z.B. basisnaher Meniskuseinriß) ursächlich sein können. Aufgrund seiner raschen posttraumatischen Ausbildung läßt er sich von einem serösen Reizerguß, der langsam über mehrere Tage entsteht, unterscheiden.

Die aktive Beweglichkeit im Kniegelenk kann schmerzhaft eingeschränkt sein. Das Ergebnis einer dynamischen Untersuchung der Kreuzbänder ist v.a. unmittelbar nach einer Verletzung oft schwer zu beurteilen. Vor allem das sog. „Schubladenphänomen" kann bei intaktem synovialen Überzug des Kreuzbandes oder einem eingeklemmten Korbhenkelriß des Meniskus trotz einer Ruptur des vorderen Kreuzbandes nicht auslösbar sein. Gleiches gilt für die Partialrupturen im Kreuzbandbereich.

Die vom Untersucher zu beurteilende pathologische Verschieblichkeit der Tibia gegenüber dem distalen Femur wird dabei am geringgradig gebeugten Kniegelenk sowie bei Innen- und Außenrotation des Unterschenkels durchgeführt werden, um komplexe Rotationsinstabilitäten (z.B. anterolateral) aufdecken zu können. Abzugrenzen ist durch den Untersucher zusätzlich ein harter Anschlag, der für eine Reststabilität spricht, von einem weichen Anschlag, der typisch für eine komplette Kreuzbandruptur ist.

■ **Bildgebende Verfahren.** Die Röntgenaufnahme des betroffenen Kniegelenks in 2 Ebenen muß zum Ausschluß begleitender knöcherner Verletzungen (z.B. Verletzungen der Eminentia intercondylica) angefertigt werden. Gehaltene Aufnahmen sind im Rahmen der Primärdiagnostik in der Regel nicht indiziert.

Die Durchführung einer Kernspintomographie unter der Verdachtsdiagnose einer Kreuzbandruptur ist nur in Ausnahmesituationen indiziert, da keine weiterführenden Informationen bei eindeutigem klinischen Untersuchungsbefund zu erwarten sind (Adalberth et al. 1997).

Erfahrene Untersucher erreichen mit der Sonographie zur Diagnostik der vorderen Kreuzbandruptur eine Spezifität von 100% und eine Sensitivität von 91%, so daß diese nichtinvasive Diagnostik bei unklarem klinischen Befund mit herangezogen werden sollte (Ptaszník et al. 1995).

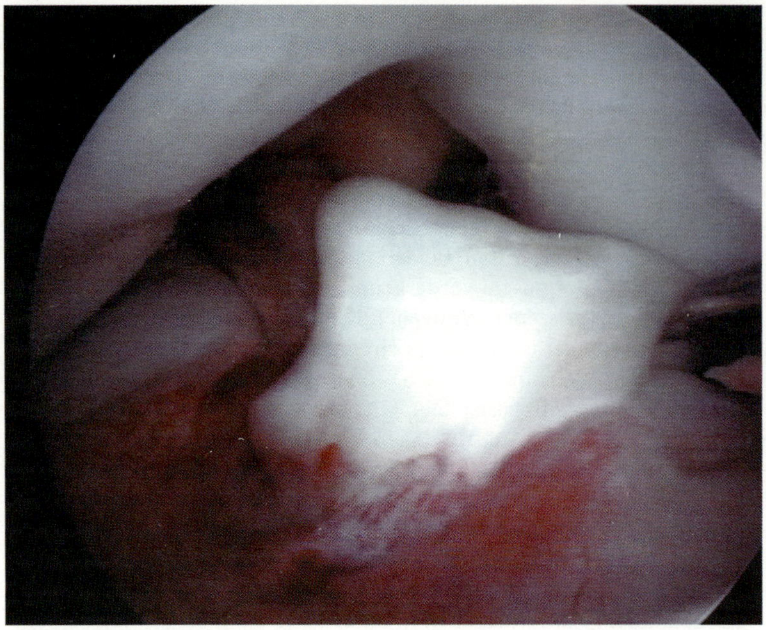

Abb. 60.1. Intraoperativer arthroskopischer Situs. Der distale Kreuzbandstumpf ist beim Blick in die Interkondylärregion des Kniegelenks deutlich zu erkennen

Therapie

Frische Verletzungen mit einem begleitenden blutigen Kniegelenkerguß stellen unabhängig von der klinischen Verdachtsdiagnose eine Indikation zur Arthroskopie dar (s. Abb. 60.1). Bereits präoperativ muß mit dem Patienten besprochen werden, wie das weitere Vorgehen bei Bestätigung einer Kreuzbandruptur geplant werden soll.

Patienten mit geringen Funktionsansprüchen und fehlenden sportlichen Ambitionen können die ligamentäre Instabilität oft erstaunlich gut muskulär kompensieren, so daß rekonstruktive Maßnahmen nicht zwingend erforderlich sind. Oberhalb des 45. Lebensjahres ist die Indikation zum Kreuzbandersatz kritisch zu stellen.

Die Frage, ob eine Kreuzbandruptur unmittelbar postoperativ oder erst nach einem Intervall von 6 Wochen versorgt werden soll, wird kontrovers diskutiert. Wenn man sich für die späte sekundäre Versorgung entscheidet, können in diesem Zeitraum Begleitverletzungen ausheilen und die Oberschenkelmuskulatur intensiv auftrainiert werden. Die Wahrscheinlichkeit für das Auftreten einer postoperativen Arthrofibrose mit Bewegungseinschränkung des Kniegelenks ist bei der späteren Versorgung als geringer einzuschätzen.

Die früher gebräuchliche Naht des vorderen Kreuzbandes ist heute in den Hintergrund gerückt und wird nur noch selten durchgeführt.

■ **Ersatzplastik.** Die klassische Versorgung einer vorderen Kreuzbandruptur ist die Ersatzplastik mit dem transossär fixierten mittleren Patellarsehnendrittel, was in arthroskopisch gestützter Technik möglich ist. Fascia-lata-Streifen oder die Semimenbranosussehne werden ebenso wie alloplastische Materialien seltener zur Versorgung der Kreuzbandruptur oder zur Rekonstruktion komplexer ligamentärer Knieverletzungen herangezogen. Grundsätzlich muß man davon ausgehen, daß die Gesamtheit der sich bildenden Narbe für die Wiedererlangung der Stabilität verantwortlich ist, wobei die propriozeptiven Qualitäten des Kreuzbandes nicht wiederherzustellen sind. Maßgeblich für den Operationserfolg sind neben der Wahl der korrekten Insertionspunkte die vom Operateur herbeigeführte Vorspannung des Transplantates.

Die Nachbehandlung kann funktionell erfolgen und beinhaltet eine intensive Kräftigung des M. quadriceps sowie der ischiokruralen Muskelgruppen.

Die Behandlungsrichtlinien zur Versorgung der seltenen hinteren Kreuzbandruptur sind nicht einheitlich. Neben guten funktionellen Ergebnissen der konservativen Behandlung erbringt auch die Reinsertion eines Bandausrisses erstaunlich gute Ergebnisse.

Prognostisch muß man davon ausgehen, daß etwa $^1/_3$ der Patienten nicht mehr ihre alte Sportfähigkeit erreichen. Die dafür verantwortlichen Fakten können in einer verbleibenden restlichen Instabilität, einer endgradigen Bewegungseinschränkung oder retropatellaren Problemen gesehen werden.

60.3
Läsionen der Kollateralbänder (M 23.8)

Der im Rahmen eines Verletzungsmechanismus wirksame Varus- oder Valgusstreß kann am Kniegelenk zu einer Verletzung des in die Kapsel integrierten Kollateralbandapparates führen. Der mediale Kollateralbandapparat ist dabei bevorzugt betroffen. Das Ausmaß der Verletzung kann dabei von einer Überdehnung bis zur einer kompletten Ruptur reichen. Bei einer isolierten Verletzung eines Kollateralbandes ist von einer „einfachen Instabilität" (Kennedy 1978) auszugehen, die isoliert jedoch vergleichsweise selten vorkommt. Häufig und typisch für eine Verletzung des alpinen Skifahrens ist vielmehr die Kombination einer Läsion des medialen Kollateralbandapparates mit einer vorderen Kreuzbandruptur.

Beschwerden

Der Betroffene klagt über medial oder lateral projizierte Beschwerden im Verlauf der Seitenbänder oder ihrer knöchernen Insertionszonen. Bei der Palpation des Bandverlaufes gibt der Patient mit einer frischen Verletzung meist Schmerzen an, die sich bei der dynamischen Untersuchung (Varus- bzw. Valgusstreß) in 30°-Beugung und Streckstellung des Kniegelenks noch verstärken lassen. Die Beweglichkeit ist oft endgradig schmerzhaft eingeschränkt.

Befund und Diagnostik

Die klinische Untersuchung umfaßt neben der gründlichen Befunderhebung am verletzten Kniegelenk die Palpation der lokalen Bandinsertionen sowie die Stabilitätsüberprüfung im Seitenvergleich unter adäquater Analgesie. Häufig kombiniert vorkommende Begleitverletzungen müssen ausgeschlossen werden.

Um eine Quantifizierung des Instabilitätsgrades vornehmen zu können, entspricht der Grad I einer geringen Bandzerrung mit leicht druckdolentem Bandansatz ohne Nachweis einer Instabilität, Grad II einer Bandverletzung mit deutlich druckdolentem Bandansatz ohne Nachweis einer Instabilität und Grad III einer Bandruptur mit nachweisbarer Instabilität. Die manuelle Aufklappbarkeit bis 5 mm wird dabei als 1+-Instabilität, von 6–10 mm als 2+-Instabilität und von mehr als 10 mm als 3+-Instabilität bewertet.

Das Stellen der korrekten Diagnose hängt maßgeblich von der Erfahrung des Untersuchers ab. O'Shea et al. (1996) haben bei ihrer Studie festgestellt, daß unter Berücksichtigung der Anamnese, des klinischen Befundes und des Röntgenbildes in 83% mit einer korrekten Diagnosestellung zu rechnen ist.

■ **Bildgebende Verfahren.** Der Röntgenbefund bei Verletzungen des Kollateralbandapparates ist meist unauffällig. Später sind mitunter kleine knöcherne Fragmente („Stieda-Pellegrini-Schatten") Ausdruck der abgelaufenen ligamentären Ausrißverletzung. Zur Dokumentation der Instabilität können Streßaufnahmen in Varus- oder Valgusrichtung in 20°-Flexion des Kniegelenks angefertigt werden. Voraussetzung hierzu ist, ähnlich wie bei der manuellen Untersuchung, die Schmerzfreiheit. Der Einsatz der Kernspintomographie erscheint nicht gerechtfertigt.

Therapie

Isolierte Läsionen der Kollateralbänder Grad 1 und Grad 2 stellen eine klassische Indikation zur konservativen Behandlung dar. Tapeverbände oder Kniegelenkorthesen mit Seitenführung erlauben eine frühfunktionelle Behandlung. Die adäquate Therapie für die seltenen isolierten Grad-3-Verletzungen mit einer Aufklappbarkeit von mehr als 10 mm (3+) wird auch heute noch diskutiert, wobei in den letzten 10 Jahren immer mehr Studien bekannt wurden, die keinen signifikanten Unterschied bei konservativ frühfunktioneller oder operativer Behandlung ergaben. Diese Aussagen gelten auch für die Kombinationsverletzung des medialen Seitenbandapparates und des vorderen Kreuzbandes.

60.4
Plica-Shelf-Syndrom (M 23.8)

Unter Plicae versteht man intraartikuläre Synovialisduplikaturen, die septumähnlich aufgefaltet sind. Es handelt sich dabei um Überreste eines mesenchymalen Gewebes, das im Embryonalstadium den distalen Femur- vom proximalen Tibiabereich trennt. Am Kniegelenk liegt die Inzidenz der Plica suprapatellaris bei 87%, der Plica infrapatellaris bei 86% und der Plica mediopatellaris bei 72% (Kim u. Choe 1997).

Bei dem Plica-Shelf-Syndrom spannt sich die angespannte Plica suprapatellaris bei Kniebeugung über den medialen Femurkondylus und kann vorübergehend unter der medialen Gelenkfacette der Patella eingeklemmt werden. Diese mechanische Alteration kann wiederum zu einer Hypertrophie der Plica führen.

Beschwerden

Die Patienten klagen über medial vorne lokalisierte Knieschmerzen, gelegentliches Krepitieren, manchmal auch über ein Schnappen im Gelenk. Die beklagte Symptomatik kann gelegentlich der einer Meniskusläsion ähnlich sein.

Befund und Diagnostik

Das Kniegelenk kann sich reizlos darstellen oder auch eine geringe bis mäßige seröse Ergußbildung aufweisen. Während die Untersuchung des Kniegelenks auf Vorliegen von Meniskusschäden oder Verletzungen ligamentärer Strukturen keinen krankhaften Befund ergibt, klagen die Betroffenen oft über einen Druckschmerz, der sich mediosuperior parapatellar lokalisieren läßt. Gelegentlich gelingt auch die Provokation des typischen Schnapp-Phänomens bei Kniebeugung.

Therapie

Die Therapie der Wahl ist die transarthroskopische Plicaresektion.

Literatur siehe Ende Kap. 62

Kapitel 61

Sonstige näher bezeichnete Gelenkschädigungen (M 24) 61

R. Fuhrmann, A. Roth, R. Venbrocks

INHALT

61.1 Chondromatose (M 24.1)

Ätiologie

Dieser Erkrankung liegt eine metaplastische Umbildung der Synovialis mit Entstehung zahlreicher unterschiedlich großer Chondrome zugrunde, die an der Synovialis anhaften oder als freie Körper intraartikulär zu liegen kommen. Neuere zytogenetische Untersuchungen zeigen, daß es sich vermutlich um eine klonale Zellproliferation handelt (Mertens et al. 1996).

Grundsätzlich können alle Gelenke befallen sein, wobei am häufigsten das Knie-, Hüft- oder Ellbogengelenk monoartikulär betroffen ist.

Befund und Diagnostik

Symptomatisch wird die Erkrankung für den Patienten erst durch bewegungsabhängige Schmerzen, Einklemmungserscheinungen oder durch die Umfangsvermehrung des Gelenks.

Röntgenologisch läßt sich das Ausmaß der Erkrankung nicht immer eindeutig feststellen, da die Körper nicht alle verkalkt sind und sich somit nativ-röntgenologisch nicht sicher nachweisen lassen (s. Abb. 61.1).

Bei Durchführung eines Technetiumknochenszintigramms ist eine ausgeprägte, diffuse Anreicherung zu erwarten. Einen kompletten Überblick über das Ausmaß der Chondromatose erlaubt die Kernspintomographie, die aus diesem Grund in Einzelfällen indiziert ist.

Therapie

Die Therapie besteht in einer radikalen Synovialektomie und Entfernung aller auffindbaren Körper. Dies kann arthroskopisch, aber auch konventionell chirurgisch über eine Arthrotomie erfolgen.

Grundsätzlich stellt die Gelenkchondromatose eine Präarthrose dar. Auch maligne Entartungen sind beschrieben (Hermann et al. 1997).

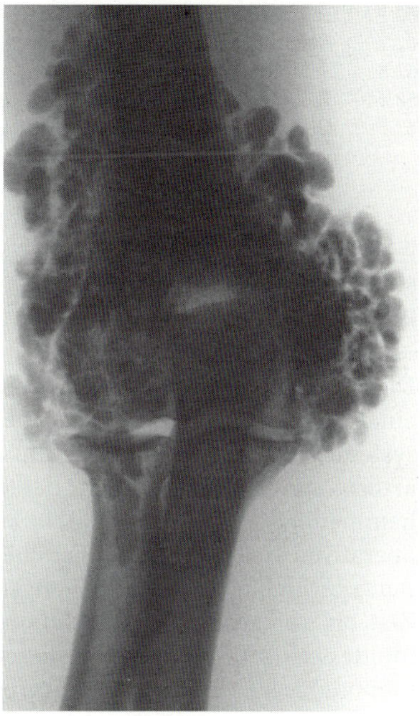

Abb. 61.1. Chondromatose des Ellbogengelenks. Röntgenologische Darstellung zahlreicher Gelenkkörper

61.2 Intraossäres Ganglion (M 67.4)

Die Ätiologie und Pathogenese der intraossären Ganglien ist noch nicht hinreichend geklärt. Diskutiert wird ein traumatisch oder degenerativ verursachter Knorpelaufbruch, durch den Synovialflüssigkeit in die Subchondralregion gelangt und ähnlich einem Ventilmechanismus nicht mehr frei zirkulieren kann. Die Folge ist ein röntgenologisch gelenknaher zystischer Tumor, der entsprechende belastungsabhängige Beschwerden verursacht. Betroffen sind häufig das Sprunggelenk und das Handgelenk (Fealy u. Lineaweaver 1995).

Therapeutisch ist die Exkochleation des Tumors und die Auffüllung mit autogenem Knochenmaterial indiziert.

Literatur zu Kap. 61 siehe Kap. 62

Kapitel 62

Sonstige Gelenkkrankheiten, andernorts nicht klassifiziert (M 25) 62

R. Fuhrmann, A. Roth, R. Venbrocks

INHALT

62.1 Hämarthros (M 25.0)

Die intraartikuläre Ansammlung von Blut ist Ausdruck einer stattgehabten Verletzung, einer lokalen oder systemischen Erkrankung. Die Entstehung eines Hämarthros auf dem Boden einer Therapie mit gerinnungshemmenden Medikamenten, Hämangiomen oder nach operativen Gelenkeingriffen ist ebenfalls bekannt. Aus tierexperimentellen Untersuchungen weiß man, daß die Zeit bis zur spontanen Resorption eines Hämarthros mindestens 4 Tage beträgt. In dieser Zeit bewirken v.a. mononukleäre Zellen und Erythrozyten eine irreversible Hemmung der Proteoglykansynthese (Roosendaal et al. 1997).

Das Kniegelenk ist von einem Hämarthros am häufigsten betroffen, wobei nach einer Untersuchung von Bachmann et al. (1996) die vordere Kreuzbandruptur (86%), basisnahe Meniskuseinrisse (55%), Kollateralbandverletzungen (17%), osteochondrale Läsionen (5%) sowie Risse in den Plicae oder der Kapsel (13%) die Ursache sein können. Tumoröse Erkrankungen (s. Kap 13 u. 49.3) und die Hämophilie (s. Kap. 69.4) müssen ausgeschlossen werden.

Unter Berücksichtigung des oben genannten Pathomechanismus leitet sich die Forderung nach einer sofortigen Entlastung und Spülung des Gelenks ab.

62.2 Gelenkfistel (M 25.1)

Verbindungen vom Gelenkbinnenraum durch das umgebende Weichteilgewebe zur Haut werden als Gelenkfistel bezeichnet. Sie können sich spontan im Rahmen chronisch entzündlicher Gelenkerkrankungen (z.B. Gelenkempyem) bilden und so zu einem Abfluß des intraartikulären Sekrets führen. Nach operativen Gelenkeingriffen kann es ebenfalls zur Ausbildung einer Gelenkfistel kommen, wenn der Verschluß der Gelenkkapsel nicht ausreichend vorgenommen wurde.

Die Verbindung vom Gelenk zur Hautoberfläche birgt die Gefahr einer aufsteigenden Infektion. In seltenen Fällen wurden sogar karzinomatöse Entartungen des Fistelganges nach chronischen Verläufen beschrieben (Meyer et al. 1995).

In beiden Fällen muß die Indikation zur operativen Revision gestellt werden, wobei bei Vorliegen einer entzündlichen Gelenkerkrankung die Herdsanierung unverzichtbar ist.

62.3 Schlottergelenk (M 25.2)

Ätiologie

Gelenke mit einer unzureichenden strukturellen oder ligamentären Führung werden auch als „Schlottergelenke“ bezeichnet.

Beim Vorliegen schlaffer Lähmungen, bei denen keinerlei propriozeptive Rückkoppelung zu der Muskulatur möglich ist, kommt es v.a. bei Gelenken mit geringer knöcherner Kongruenz zu einer allmählichen Überbeanspruchung der Kapsel-Band-Strukturen, was in eine völlige Gelenkinstabilität münden kann.

Im Rahmen anderer neurogener Erkrankungen (z.B. Syringomyelie) und des Diabetes mellitus sind trophische Störungen mit mutilierenden Veränderungen der Gelenke und daraus resultierender Instabilität häufig (Charcot-Gelenk). Zugrunde liegt eine exzessive Osteoklastenaktivität, die für die resorptiven Knochenveränderungen verantwortlich ist (Gough et al. 1997).

Beschwerden

Aufgrund der neurologischen Genese sind die betroffenen Patienten oft schmerzfrei, was einerseits den Leidensdruck reduziert, andererseits aber die Krankheitseinsicht und die Notwendigkeit zur Einleitung einer adäquaten Behandlung erschwert.

Befund und Diagnostik

Durch die fortgesetzte funktionelle Beanspruchung des formveränderten Gelenks wird die ligamentäre Führung weiter überbeansprucht und geschwächt. Die Folge sind groteske Fehlstellungen der Gelenke. Im Bereich des Fußes kommt es häufig zu chronischen Druckschädigungen und der Entstehung tiefreichender Ulzerationen.

Auch im Rahmen der chronischen Polyarthritis und assoziierter Erkrankungen kann es durch den Gelenkerguß und die Ausbildung einer Synovialitis zu einer fortschreitenden Überdehnung des Kapsel-Band-Apparates kommen, so daß keine Belastungsfähigkeit mehr gegeben ist.

■ **Bildgebende Verfahren.** Röntgenologisch sind das Ausmaß der osteolytischen Destruktion, die Verschmelzung benachbarter Gelenkanteile und der reaktive Knochenanbau gut abgrenzbar, wobei es schwierig sein kann, die destruktiven Veränderungen differentialdiagnostisch von einer Osteomyelitis oder einer tumorösen Erkrankung abzugrenzen. Die Unterscheidung gelingt selbst mit Hilfe der Leukozytenszintigraphie nicht in allen Fällen. Dann kann die Durchführung einer Kernspintomographie hilfreich sein.

Therapie

Therapeutisch stehen konservative Maßnahmen wie das Anpassen individuell angefertigter Maßorthesen im Vordergrund. Aufgrund der gestörten Tiefensensibilität können hierdurch allerdings weitere Druckulzera induziert werden. Gelenkersatzoperationen (Fullerton u. Browngoehl 1997) oder Arthrodesen sind beschrieben, jedoch mit einer extrem hohen Komplikationsrate behaftet.

62.4 Gelenkerguß (M 25.4)

Eine vermehrte Flüssigkeitsansammlung im Gelenk kann Ausdruck eines synovialen Reizzustandes mit übermäßiger Sekretion von Synovialflüssigkeit sein. Ebenso sind blutige Gelenkergüsse (s. 62.1) oder putride Gelenkergüsse möglich.

Die Ätiologie des sog. „Reizergusses" kann unterschiedlich sein:

- intraartikuläre Läsion (z.B. Meniskusschaden),
- entzündliche Veränderungen der Synovialis (z.B. chronische Polyarthritis),
- sympathische Arthritis (z.B. gelenknahes Osteoidosteom),
- infektassoziierte Arthritis (z.B. Yersinien, Chlamydien),
- paraneoplastische Arthritis oder
- Arthritis bei Stoffwechselerkrankungen (z.B. Amyloidose).

Klinisch imponiert die verstrichene Gelenkkontur und die abhängig vom Ausmaß des Ergusses schmerzhaft eingeschränkte Beweglichkeit. Sonographisch ist der Flüssigkeitsnachweis durch die Kapselabhebung gut darstellbar. Röntgenologisch läßt sich bei fehlenden knöchernen Veränderungen nur der verbreiterte Weichteilschatten und der weite Gelenkspalt abgrenzen.

Oftmals ist die Analyse des Gelenkergusses diagnostisch weiterführend (s. Kap. 2).

62.5 Gelenksteife (M 25.6)

Infolge verschiedenartiger Erkrankungen oder einer längeren Immobilisation kann es zur Ausbildung einer Gelenkkontraktur kommen. Hierunter versteht man eine durch Verkürzung periartikulärer Strukturen hervorgerufene aufgehobene Beweglichkeit eines Gelenks. In Abhängigkeit von der Ätiologie kann das betreffende Gelenk in jeder denkbaren Position eingesteift sein. Neben seltenen angeborenen Erkrankungen (z.B. Arthrogrypose) sind folgende Ursachen am häufigsten.

Arthrogene Kontraktur

Die arthrogene Kontraktur kann ihre Ursache in einer Inkongruenz der Gelenkflächen, z.B. im Rahmen einer fehlverheilten Fraktur, haben. Die schmerzbedingte Bewegungseinschränkung bewirkt eine Verkürzung der periartikulären Strukturen, so daß die Kontraktur schließlich nicht nur arthrogen, sondern auch weichteilbedingt ist. Ein ähnlicher Pathomechanismus kann durch lange Immobilisation eines Gelenks eingeleitet werden. Aus diesem Grund ist es wesentlich, den anatomischen Aufbau der periartikulären Strukturen vor der Ruhigstellung zu rekapitulieren, um einer sekundären Verkürzung der Weichteile vorbeugen zu können.

Therapeutisch steht bei einer rein periartikulär bedingten Kontraktur die Traktionsmobilisation im Vordergrund. Führt dies nicht mehr zum Erfolg, muß eine operative Arthrolyse mit intensiver postoperativer Physiotherapie angeschlossen werden. Ist die Gelenkinkongruenz ursächlich für die Kontraktur, so kommt operativ in Abhängigkeit vom betroffenen Gelenk die Resektionsarthroplastik, Arthrodese oder die endoprothetische Versorgung in Frage.

Myogene/neurogene Kontraktur

Eine muskulär bedingte Gelenkkontraktur kommt meist im Rahmen neurologischer Erkrankungen mit spastischer Komponente vor, ist jedoch auch bei anderen neurogenen Erkrankungen (z.B. Nervenläsion) denkbar. Der gesteigerte Tonus einer Muskelgruppe führt langfristig zu sekundären Veränderungen der Gelenkmorphologie.

Die Indikation zu einer operativen Behandlung ist bei neurologischen Krankheitsbildern schwierig zu stellen und muß mit dem behandelnden Neurologen abgestimmt werden. Während bei noch vorhandener passiver Korrigierbarkeit des Gelenks Eingriffe an den Sehnen zur Korrektur der Deformität erfolgreich sein können, ist bei sekundär arthrogener Kontraktur meist die Arthrodese nicht zu umgehen.

Tendoge Kontraktur

Komplexe Verletzungen mit Sehnenläsionen führen trotz adäquater operativer Maßnahmen nicht selten zu narbigen Adhäsionen der betroffenen Sehnen mit ihrer Umgebung oder innerhalb ihres Sehnengleitlagers, so daß die Beweglichkeit des angrenzenden Gelenks erheblich eingeschränkt sein kann. Ohne operative Revision und anschließende intensive Physiotherapie münden derartige Verletzungsfolgen häufig in eine Gelenkkontraktur.

Dermogene Kontraktur

Großflächige Verbrennungen in unmittelbarer Umgebung von Gelenken können zu einer narbenbedingten Schrumpfung des Hautmantels oder zur Ausbildung sog. „Flügelfelle" führen, die die Beweglichkeit des betroffenen Gelenks stark einschränken oder sogar aufheben können.

Die Therapie besteht in der Durchführung plastisch-chirurgischer Eingriffe zur Erweiterung des periartikulären Weichteilmantels.

Ischämische Kontraktur (Volkmann-Kontraktur)

Die ischämische Kontraktur kann infolge ausgedehnter Weichteilverletzungen an den Extremitäten entstehen. Der durch Hämatom oder Schwellung bedingte Druckanstieg in der betroffenen Muskelloge kann unbehandelt zu einer Nekrose der Muskulatur und damit auch zu begleitenden Gelenkkontrakturen führen.

Die Therapie richtet sich nach der individuellen Befundkonstellation, wobei meist eine Kombination von Weichteilkorrekturen und knöchernen Eingriffen (Arthrodese in Funktionsstellung) nicht zu umgehen ist.

Literatur zu den Kap. 57–62

Adalberth T, Roos H, Lauren M et al. (1997) Magnetic resonance imaging, scintigraphy, and arthroscopic evaluation of traumatic hemarthros of the knee. Am J Sports Med 25/2:231–237

Bachmann G, Jürgensen I, Leiers S, Rauber K (1996) Die MRT beim Hämarthros des Kniegelenks: Bestimmung von Blutungsursachen, Verletzungsmustern und Therapie. Röfo Fortschr Geb Röntgenstr Neuen Bildgeb Verfahr 165/3:270–275

Borton DC, Saxby TS (1997) Tear of the plantar calcaneonavicular (spring) ligament causing flatfoot. J Bone Joint Surg 79B/4: 641–643

Choi IH, Shim JS, Seong SC et al. (1997) Effect of the distraction rate on the activity of the osteoblast lineage in distraction osteogenesis of rat's tibia. Immunostaining study of the proliferating cell nuclear antigen, osteocalcin and transglutaminase C. Bull Hosp Joint Dis 56/1:34–40

David A, Lewandrowski KU, Josten C et al. (1996) Surgical correction of talipes equinovarus following foot and leg compartment syndrome. Foot Ankle Int 17/6:334–339

Doucette SA, Child DD (1996) The effect of open and closed chain exercise and knee joint position on patella tracking in lateral patellar compression syndrome. J Orthop Sports Phys Ther 23/2:104–110

Fealy MJ, Lineaweaver W (1995) Intraosseous ganglion cyst of the scaphoid. Ann Plast Surg 34/2:215–217

Fullerton BD, Browngoehl LA (1997) Total knee arthroplasty in a patient with bilateral Charcot knees. Arch Phys Med Rehabil 78/7:780–782

Gough A, Abraha A, Li F et al. (1997) Measurement of markers of osteoclast and osteoblast activity in patients with acute and chronic diabetic Charcot neuropathy. Diabet Med 14/7: 527–531

Hermann G, Klein MJ, Abdelwahab IF, Kenan F (1997) Synovial Chondrosarcoma arising in Synovial Chondromatosis of the right Hip. Skeletal Radiol 26/6:366–369

Kennedy JC (1978) Classification of knee joint instability resulting from ligamentous damage. In: Schulitz KP, Krahl H, Stein WH (eds) Late reconstructions of injuries of the ligaments of the knee. Springer, Berlin Heidelberg New York

Kim SJ, Choe WS (1997) Arthroscopic findings of the synovial plicae of the knee. Arthroscopy 13/1:33–41

Kupcha PC, Shah SA (1997) Posterior tibial tendon dysfunction as a cause of acquired flatfoot in adults. Del Med J 69/5:255–257

Maffulli N, Lombari C, Matarazzo L et al. (1996) A review of 240 patients undergoing distraction osteogenesis for congenital post-traumatic or postinfective lower limb length discrepancy. J Am Coll Surg 182/5:394–402

Marcinko DE (1994) Hallux valgus. Morphologie, Klinik, Operative Therapie. Ullstein Mosby, Berlin

Mann RA (1997) Talonavicular arthrodesis for the painfaul adult acquired flatfoot. Foot Ankle Int 18/6:375–376

Masterson E, Mulcahy D, McElwain J, McInerney D (1995) The planovalgus rheumatoid foot – is tibialis posterior tendon rupture a factor? Br J Rheumatol 34/7:645–646

Meyer DR, Schröder H, Friedrich M (1995) Fistelkarzinom bei chronischer Weichteilinfektion. Aktuelle Radiol 5/4:246–248

Mertens F, Jonsson K, Willen H et al. (1996) Chromosome rearrangements in synovial chondromatous lesions. Br J Cancer 74/2:251–254

Mori Y, Kubo M, Okumo H, Kuroki Y (1995) Histological comparison of patella cartilage degeneration between chondromalacia in youth and osteoarthritis in aging. Knee Surg Sports Traumatol Arthrosc 3/3:167–172

O'Shea KJ, Murphy KP, Heekin RD, Herzwurm PJ (1996) The diagnostic accuracy of history, physical examination and radiographs in the evaluation of traumatic knee disorders. Am J Sports Med 24/2:164–167

Ptasznik R, Feller J, Bartlett J et al. (1995) The value of sonography in the diagnosis of traumatic rupture of the anterior cruciate ligament of the knee. Am J Roentgenol 164/6:1461–1463

Reiter A, Sabo D, Pfeil J, Cotta H (1997) Quantitative assessment of callus distraction using dual energy X-ray absorptiometry. Int Orthop 21/1:35–40

Roosendaal G, Vianen ME, Berg HM van den et al. (1997) Cartilage damage as a result of hemarthrosis in a human in vito model. J Rheumatol 24/7:1350–1354
Rosenberg ZS (1994) Chronic ruptures of the posterior tibial tendon. Magn Reson Imaging Clin N Am 2/1:79–87
Shine IB (1965) Incidence of hallux valgus in a partially shoe wearing community. Br Med J 6:1648
Schultz W, Buhmann HW, Leib S (1996) Differenzierte Indikation zur Anwendung des sogenannten „Lateralen Releases" zur Behandlung der Chondropathia patellae. Sportverletz Sportschaden 10/1:13–18
Strecker W, Becker U, Hehl G et al. (1997) Die einseitige treppenförmige Verlängerung des Femurs. Unfallchirurg 100/2: 124–132
Walther JH, Bailey MA, Kressler MR (1995) Subcapital talar osteotomy to correct transverse plane structural flatfoot deformities. J Foot Ankle Surg 34/2:177–182
Wülker N (1994) Decision making in hallux valgus surgery. Eur J Foot Ankle Surg 1:11–19

Teil XI
Systemkrankheiten des Bindegewebes (M 30–M 36)

Kapitel 63

Panarteriitis nodosa und verwandte Zustände (M 30)

W.-J. Mayet

INHALT

Die Vaskulitiden repräsentieren eine heterogene Gruppe von Erkrankungen. Sie sind charakterisiert durch eine entzündliche Infiltration und Nekrose von Blutgefäßen. Das Ausmaß der Schädigung hängt ab von der Anzahl und der Größe der befallenen Gefäße. Die Vaskulitis kann zunächst auf ein Gefäß oder Organ begrenzt bleiben, dann aber auch rasch zu einer lebensbedrohlichen Multisystemerkrankung generalisieren.

Die Ursache der sog. primären oder idiopathischen Vaskulitiden, wie z.B. der Panarteriitis nodosa oder der Wegener-Granulomatose, ist unbekannt. Im Rahmen anderer Erkrankungen (z.B. systemischer Lupus erythematodes, chronische Polyarthritis) oder medikamenteninduziert können sekundäre Vaskulitiden auftreten.

63.1 Klassifikation der Vaskulitiden

Bei unterschiedlichen Vorschlägen zur Klassifikation hat sich auch unter praktischen Gesichtspunkten eine Einteilung nach der Größe der befallenen Gefäße bewährt.

In der Literatur gibt es kontroverse und teilweise auch verwirrende Klassifikationen.

1952 teilte Zeek erstmals Vaskulitiden auf der Basis unterschiedlicher Gefäßkaliber ein. Sie führte auch den Oberbegriff „nekrotisierende Angiitis" für 5 unterschiedliche Formen der systemischen Vaskulitis ein:

- Hypersensitivitätsangiitis,
- allergisch-granulomatöse Angiitis,
- rheumatische Angiitis,
- Periarteriitis nodosa und
- Arteriitis temporalis.

Die Wegener-Granulomatose oder die Takayasu-Arteriitis wurden noch nicht berücksichtigt.

1990 schlug das American College of Rheumatology (ACR) Klassifikationskriterien für 7 Typen von systemischen Vaskulitiden vor. 1993 fand eine internationale Konsensuskonferenz in Chapel Hill, North Carolina, USA statt. Das Arbeitsziel war es, Vaskulitisdefinitionen auf der Basis von klinischen Symptomen und Labordaten festzulegen. Die folgende Übersicht zeigt die resultierende aktuelle Krankheitsdefinition.

Krankheitsdefinition nach der Chapel Hill Consensus Conference 1993

- *Vaskulitis großer Gefäße:*
  - Riesenzell- (Temporal-)arteriitis,
  - Takayasu-Arteriitis.
- *Vaskulitis mittelgroßer Gefäße:*
  - Panarteriitis nodosa (klassische Form),
  - M. Kawasaki.
- *Vaskulitis kleiner Gefäße:*
  - Wegener-Granulomatose,
  - Churg-Strauss-Syndrom,
  - mikroskopische Panarteriitis,
  - Purpura Schoenlein-Henoch,
  - essentielle kryoglobulinämische Vaskulitis,
  - kutane leukozytoklastische Angiitis,

Alle bisher vorgeschlagenen Klassifikationsschemata sind nicht ganz problemlos. So schließt beispielsweise die Chapel-Hill-Klassifikation 1993 der Panarteriitis nodosa die Beteiligung mikroskopisch kleiner Gefäße aus.

Da die Ätiologie der primären Vaskulitiden noch nicht geklärt ist, muß jede Klassifikation auf der Basis klinischer Symptome und Labordaten lückenhaft bleiben. Diese Überlegung führte zur Berücksichtigung immunpathologischer Kriterien. So lassen sich unterscheiden:

- eine T-Zell-vermittelte granulomatöse Vaskulitis (mononukleäre Zellinfiltrate in der Gefäßwand, Riesenzellarteriitiden),
- eine Immunkomplexvaskulitis mit Komplementverbrauch (Ablagerung von Immunkomplexen),
- eine ANCA-assoziierte, pauciimmune Vaskulitis (Fehlen von Immunkomplexablagerungen in der Gefäßwand).

63.2 Klassische Panarteriitis nodosa (M 30.0)

63.2.1 Definition und Terminologie

Im Jahre 1866 beschrieben Kussmaul und Maier die Panarteriitis nodosa als eine Entzündung und fibrinoide Nekrose von Arterien mittlerer Größe mit Aneurysmenformation und Organinfarkten.

63.2.2 Epidemiologie und Klassifikation

Die jährliche Inzidenz der Panarteriitis nodosa wird mit 2–9 Mio. angegeben (Kurland et al. 1969; Watts et al. 1996). Im Vergleich zur Wegener-Granulomatose und zur mikroskopischen Polyangiitis ist sie eine seltenere Erkrankung.

Die Panarteriitis nodosa kommt bei Kindern und Älteren vor (m : w = 2 : 1), wobei das mittlere Manifestationsalter zwischen dem 40.–60. Lebensjahr liegt.

Gemäß den ACR-Kriterien 1990 wird noch nicht zwischen der Panarteriitis nodosa und der mikroskopischen Polyangiitis unterschieden. Die Chapel-Hill-Klassifikation definiert jedoch beide Formen (Jenette et al. 1994). Die klassische Panarteriitis nodosa wird hier als Erkrankung der mittleren und kleinen Arterien, jedoch ohne Glomerulonephritis oder Vaskulitis der Arteriolen, Kapillaren oder Venolen beschrieben.

63.2.3 Ätiologie und Pathogenese

Derzeit wird ein multifaktorieller Pathomechanismus des Gefäßschadens diskutiert. Auffällig ist die Assoziation mit anderen Erkrankungen wie z.B. die Haarzelleukämie und viralen Infekten, insbesondere der B-Hepatitis. Neben der früher diskutierten Ablagerung von Immunkomplexen mit nachfolgender Komplementaktivierung könnte ein T-Zell-mediierter Immunmechanismus eine Rolle spielen (CID 1996).

63.2.4 Histopathologie

Die klassische Panarteriitis nodosa manifestiert sich als nekrotisierende Vaskulitis kleiner und mittlerer muskulärer Arterien (Abb. 63.1). Große elastische Arterien sind nie und Venen sehr selten befallen. Typischerweise finden sich histologisch sowohl akute Läsionen als auch solche in Abheilung. Auffällig ist ein segmentaler Befall mit Zerstörung der Gefäßwand inklusive der Elastika mit aneurysmatischer Dilatation. In den entzündlichen Infiltraten lassen sich hauptsächlich CD4+-T-Lymphozyten und Makrophagen identifizieren.

63.2.5 Klinik

Neben Allgemeinsymptomen wie Gewichtsabnahme, Fieber und Nachtschweiß können rheumatische Symptome (Arthralgien, asymmetrische Polyarthritiden) Frühsymptome der Vaskulitis sein.

Ein Organbefall kommt bei 40–50% der Patienten mit Panarteriitis nodosa vor.

Beim Befall des Gastrointestinaltrakts finden sich neben Schmerzen im Abdomen Durchfälle mit oder ohne Blutbeimengungen. Allerdings kommen auch massive Blutungen und Darmperforationen vor. Die intestinale Ischämie kann das klinische Bild einer Angina abdominalis hervorrufen.

Der gastrointestinale Befall geht mit einer hohen Mortalität einher (80–90%) (Chakravarty u. Scott 1993). !

Neurologische Symptome sind eine Mononeuritis multiplex und/oder eine Polyneuropathie.

Ein Befall des ZNS tritt meist spät im Verlauf der Erkrankung auf. Man unterscheidet eine diffuse Enzephalopathie mit vorwiegender Beeinträchtigung der kognitiven Funktionen von einem fokalen zerebralen oder spinalen Befall. Sehstörungen sind ein häufiges Symptom. Selten treten generalisierte Krampfanfälle und apoplektische Insulte auf.

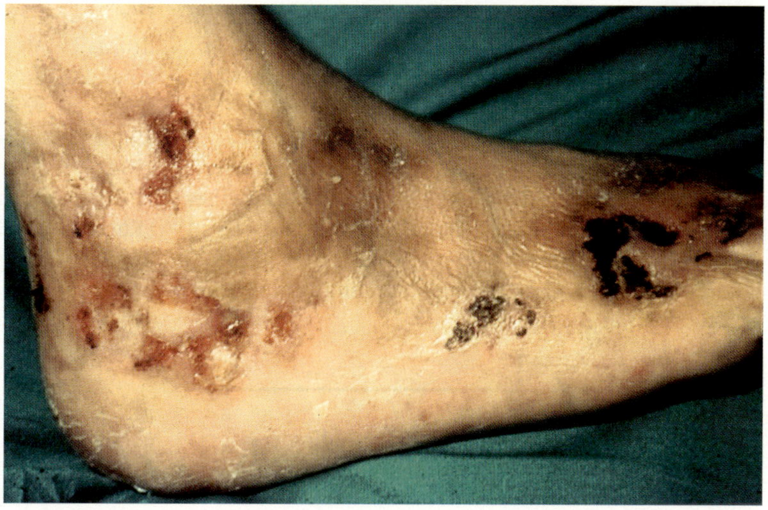

Abb. 63.1. Kutane Manifestation bei Panarteriitis nodosa. (Reproduktion mit frdl. Genehmigung von Prof. Dr. H. Lehmann, Ev. Krankenhaus Zweibrücken)

In 70–80% der Fälle liegt eine renale Manifestation vor. Im Rahmen der renalen Vaskulitis kann es zu einer Niereninsuffizienz kommen. Auch eine maligne Hypertension kann auftreten. Ein typischer Befund sind Mikroaneurysmen in renalen Angiogrammen. Eine Glomerulonephritis ist selten.

Im Rahmen der Panarteriitis nodosa ist eine kardiale Beteiligung nicht selten. Als Komplikationen sind Myokardinfarkte und Herzversagen bekannt.

63.2.6
Verlauf und Prognose

Die Mortalität ohne adäquate Therapie liegt bei 90% innerhalb der ersten 5 Jahre. Durch den Einsatz von Immunsuppressiva kann die Fünfjahresüberlebensrate um 50% gesteigert werden.

63.2.7
Labor und bildgebende Verfahren

Im Labor findet man unspezifische Befunde wie Leukozytose, BSG-Beschleunigung oder eine normochrome Anämie. Eine Verminderung der Komplementkomponenten C3/C4 ist in aktiven Krankheitsstadien möglich. Weitere Laborbefunde sind ein positives Hbs-Antigen (10–50%), Kryoglobuline (25%), Immunkomplexe (60%) und antineutrophile zytoplasmatische Antikörper vom perinukleären Fluoreszenztyp (p-ANCA) mit Myeloperoxidasespezifität (40–45%).

Je nach Organbefall kommen noch weitere Laborbefunde dazu.

Als bildgebendes Verfahren ist die angiographische Darstellung der betroffenen Gefäßabschnitte zu empfehlen.

Es gilt als obsolet, im Rahmen der Diagnostik der Panarteriitis nodosa die verfügbare Virusdiagnostik (z.B. PCR) nicht auszuschöpfen.

63.2.8
Diagnose und Differentialdiagnose

Das differentialdiagnostische Spektrum ist weit und umfaßt alle anderen Systemerkrankungen, Vaskulitiden und Kollagenosen.

63.2.9
Therapie

Ohne Therapie liegt die Fünfjüberlebensrate deutlich niedriger als 35% bei intestinalem und gastrointestinalem Befall. !

■ **Steroide.** Empfohlen wird zunächst der Einsatz von Steroiden (Prednisolon oder Methylprednisolon) in einer Dosis von 1–2 mg/kg/Tag. Bei Besserung der Symptome kann die Dosis innerhalb der ersten 2 Wochen auf 60–80 mg/Tag und über die nächsten 3–4 Monate auf 20 mg/Tag reduziert werden. Eine weitere Reduktion erfolgt in kleinen Schritten (2,5 mg).

■ **Cyclophosphamid.** Nach 4 Wochen kann eine zusätzliche zytotoxische Therapie mit Cyclophosphamid (1–2 mg/kg/Tag) begonnen werden. Die spätere Dosis sollte der peripheren Leukozytenzahl angepaßt werden. Bei Nichtansprechen kann evtl. zusätzlich Methylprednisolon als Bolus i.v., eine Hochdosistherapie mit Cyclophosphamid oder Cyclosporin A durchgeführt werden.

Cyclophosphamid sollte noch mindestens 1 Jahr über den Remissionsbeginn hinaus gegeben werden.

Über 2–3 Monate kann in 25–50 Milligrammschritten reduziert werden.

Azathioprin, das deutlich weniger wirksam ist, kann alternativ eingesetzt werden.

■ **Weitere Therapie.** Bei Virus-assoziierter Panarteriitis nodosa wird auch die Kombination von Plasmapherese mit einer antiviralen Behandlung (z.B. Vidarabin) diskutiert. Bei Hepatitis B oder C assoziierter Panarteriitis nodosa, die z.T. mit Kryoglobulinämie einhergeht, wird Interferon α eingesetzt.

63.3 Allergische Granulomatose (Churg-Strauss-Granulomatose) (M 30.1)

63.3.1 Definition und Terminologie

1951 wurden die klassischen pathologischen Befunde von Churg und Strauss beschrieben:

- nekrotisierende Vaskulitis kleiner und mittelgroßer Gefäße,
- Gewebsinfiltration mit Eosinophilen,
- extravasal gelegene Granulome (Churg u. Strauss 1951).

Außerdem liegt eine Assoziation mit Asthma und einer Bluteosinophilie vor.

In einer ersten größeren Patientenserie von Chumbley und Kollegen (1977) fand sich eine signifikante kardiale und neurologische Beteiligung, eine renale Manifestation war deutlich seltener.

63.3.2 Epidemiologie und Klassifikation

Diese seltene Vaskulitisform geht einher mit einer Hypereosinophilie, einer allergischen Rhinitis und Asthma.

Die ACR-Kriterien (1990) zur Klassifikation des Churg-Strauss-Syndroms zeigt die folgende Übersicht. Insbesondere die Kombination von Asthma und Eosinophilie ist hochspezifisch für diese Krankheit.

ACR-Kriterien (1990) zur Klassifikation des Churg-Strauss-Syndroms

- Asthma bronchiale
- Eosinophilie (mehr als 10% im Differentialblutbild)
- Allergie
- Mono-/Polyneuropathie
- Lungeninfiltration (z.T. transitorisch)
- Auffälligkeiten im Bereich der paranasalen Sinus
- Extravaskuläre Akkumulation von Eosinophilen (Histologie)

Die Chapel-Hill-Klassifikation des Churg-Strauss-Syndroms beinhaltet auch das Vorliegen von Asthma und einer Eosinophilie zusammen mit dem histologischen Nachweis von granulomatöser und eosinophiler Entzündung sowie systemischer Vaskulitis (Jenette et al. 1994).

Die jährliche Inzidenz wird mit 4/Mio. angegeben (Kurland et al. 1984). Das Churg-Strauss-Syndrom ist ähnlich häufig wie die mikroskopische Polyangiitis, kommt aber seltener als die Wegener-Granulomatose vor.

63.3.3 Ätiologie und Pathogenese

Die exakte Ätiopathogenese der Erkrankung ist noch nicht geklärt. Typisch ist ein phasenhafter Verlauf mit allergischen Prodromen, gefolgt von einer Hypereosinophilie. Am Ende steht die systemische Vaskulitis. Diskutiert wird eine Deposition von IgE-haltigen zirkulierenden Immunkomplexen. In Nierenbiopsien wurden auch unterschiedliche Ig-Klassen und Komplementkomponenten (C3) nachgewiesen (Manger et al. 1985). Auf der Seite der zellulären Immunität findet man eine spezifische Stimulation der TH_2-Zellen.

63.3.4 Histopathologie

Das Churg-Strauss-Syndrom ist charakterisiert durch extravaskuläre eosinophile Granulome sowie eine pulmonale und systemische granulomatöse oder eosinophile nekrotisierende Vaskulitis. Nur in ca. 50% der Biopsien findet man jedoch die extravaskulären Granulome. Der Nachweis der Granulome ist zur Diagnosestellung nicht unbedingt erforderlich.

63.3.5 Klinik

Allgemeinsymptome sind Fieber, Abgeschlagenheit und Gewichtsverlust. An der Haut findet man Petechien, eine palpable Purpura oder auch Ulzera.

Manche Patienten leiden an Thoraxschmerzen oder Dyspnoe, die auch im Verlauf einer Kardiomyopathie auftreten können. Schmerzen im Abdomen oder Durchfälle können Symptome intestinaler Durchblutungsstörungen oder Infarzierungen sein. Als renale Komplikation muß mit einer Glomerulonephritis gerechnet werden. Die Mehrzahl der Patienten leidet an einer peripheren meist motorischen Neuropathie (Mononeuritis multiplex).

63.3.6 Verlauf und Prognose

Die Einjahresüberlebensrate ohne Therapie ist der der Panarteriitis nodosa ähnlich (4%). Asthma oder allergische Rhinitiden können der Vaskulitis bis zu 7 Jahre vorausgehen. Tödlich endet die Krankheit infolge eines pulmonalen Befalls, eines Herz- oder Nierenversagens oder einer zerebralen Blutung (Clair 1995).

63.3.7 Labor und bildgebende Verfahren

Auffällig ist eine Eosinophilie mit Absolutwerten >1500/mm^3. Die Gesamt-IgE-Werte sind erhöht, außerdem können vermehrt IgE-haltige zirkulierende Immunkomplexe nachgewiesen werden. ANCA vom perinukleären Fluoreszenztyp findet man selten, vereinzelt auch ANCA vom zytoplasmatischen Fluoreszenztyp (c-ANCA). Diese treten besonders häufig bei der Formation von Granulomen auf.

63.3.8 Diagnose und Differentialdiagnose

Differentialdiagnostisch abgegrenzt werden sollten andere Vaskulitiden wie die Panarteriitis nodosa, Wegener-Granulomatose, mikroskopische Polyangiitis oder die kutane leukozytoklastische Angiitis.

63.3.9 Therapie

Das Churg-Strauss-Syndrom spricht gut auf Steroide (1 mg/kg/Tag Prednisolon) an. Im Falle lebensbedrohlicher Komplikationen ist der kombinierte Einsatz von Cyclophosphamid angeraten. Neuere Studien weisen auf IFN-α als Alternative zum Cyclophosphamid hin (Tatsis et al. 1996).

63.4 Kawasaki-Syndrom (M 30.3)

63.4.1 Definition und Terminologie

Das Kawasaki-Syndrom, auch „mukokutanes Lymphknotensyndrom (MCLS)" genannt, wurde erstmals 1967 in Japan beschrieben (Kawasaki et al. 1967). Die akute Vaskulitis unbekannter Ätiologie betrifft besonders Kinder und Jugendliche. Weltweit sind sowohl epidemische als auch endemische Verläufe bekannt.

63.4.2 Epidemiologie und Klassifikation

Die jährliche Inzidenz in Japan wurde für Kinder unter 5 Jahren im Zeitraum von 1991–1992 mit 900/Mio. angegeben. Der Gipfel der Erkrankungshäufigkeit liegt im 1. Lebensjahr mit saisonaler Verteilung (häufiger im Sommer und Winter). Bisher wurde auch eine Häufung in den Jahren 1979, 1982 und 1986 festgestellt.

63.4.3 Ätiologie und Pathogenese

Die Ätiologie ist nicht bekannt. Auffällig im Verlauf der Krankheit sind Parallelen zum Staphylokokken- bzw. Superantigen-induzierten toxischen Schocksyndrom, Scharlach und anderen viralen Exanthemen. Es wird daher eine infektiöse Ursache für das Kawasaki-Syndrom diskutiert. Eine direkte pathogenetische Wirkung von Antikörpern gegen endotheliale Antigene ist noch nicht geklärt. Im Rahmen der Vaskulitis, die bevorzugt an den Koronararterien abläuft, kommt es zu einem Verbrauch der Komplementkomponenten C3 und C4. Am befallenen Koronarsystem bilden sich charakteristischerweise Aneurysmen aus.

63.4.4 Histopathologie

In frühen Krankheitsstadien findet man histologisch ein gemischtes Infiltrat lymphoider und neutrophiler Zellen in allen Schichten der Arterienwand und dem umgebenden epikardialen Gewebe. Die Media der betroffenen Gefäße ist segmental zerstört, die Intima fibrosiert. Die Formation von Aneurysmen ist typisch. Zusätzlich kann es zu akuten thrombotischen Gefäßverschlüssen kommen.

Anders als bei der Panarteriitis nodosa des Erwachsenen betrifft die Koronararteriitis des Kawasaki-Syndroms die größeren epikardial gelegenen Arterien von den Ostien ab im gesamten weiteren Verlauf. Eine fibrinoide Nekrose findet sich selten. Nach Abheilung der Läsionen bleibt eine Verdickung der Gefäßwand und eine deutliche Lumenverengung.

63.4.5 Klinik

Die akut fieberhafte Vaskulitis befällt hauptsächlich Kinder und Jugendliche. In der nachfolgenden Übersicht sind die diagnostischen Kriterien des „Kawasaki Disease Research Committee" aufgeführt. Mindestens 5 der Kriterien sollten zur Diagnosestellung erfüllt sein

(Dillon 1996). Im Falle einer Beteiligung der Koronararterien reichen allerdings schon 4 Kriterien aus. In der daran anschließenden Übersicht sind noch andere mit dem Kawasaki-Syndrom assoziierte Symptome aufgeführt.

Diagnostische Kriterien des Kawasaki-Syndroms

- Fieber über 5 Tage oder länger
- Auffälligkeiten im Bereich der Lippen und der Mundhöhle
  - Rötung der Lippen
  - „Erdbeerzunge"
  - diffuse Injektion der oralen und pharyngealen Mukosa
- bilaterale konjunktivale Injektion
- Auffälligkeiten an den peripheren Extremitäten
  - Rötung der Handflächen und Fußsohlen
  - induriertes Ödem und im Verlauf Desquamation der Fingerkuppen
- polymorphes Exanthem
- akute nichteitrige zervikale Lymphadenopathie

Andere mit dem Kawasaki-Syndrom assoziierte klinische Symptome

- Herz-Kreislaufsystem
  - Herzgeräusche
  - Galopprhythmen
  - EKG-Veränderungen
  - Kardiomegalie
  - Perikarderguß
  - Aneurysmen der Koronararterien
  - Myokardinfarkt
- Gastrointestinaltrakt
  - Durchfälle
  - Erbrechen
  - Schmerzen im Abdomen
  - Hydrops der Gallenblase
  - Ileus
- Blut
  - Leukozytose, Thrombozytose
  - Anstieg der BSG und des CRP
  - Anämie
  - Hypoalbuminämie
- Urin
  - Leukozyten im Sediment
  - Proteinurie
- Haut
  - Querfurchen auf den Fingernägeln
- Respirationstrakt
  - Husten
- Gelenke
  - schmerzhafte Schwellung
- Nervensystem
  - Liquorpleozytose
  - Gesichtslähmungen

Im zeitlichen Ablauf ergeben sich 3 Phasen. In den ersten 2 Wochen treten z. B. Fieber und Lymphknotenschwellungen auf (akute Phase). In der Zeit zwischen dem 10.–25. Tag kommt es zu einer leichten Remission des Fiebers (subakute Phase) mit jedoch weiter andauernder Konjunktivitis, Arthralgien bzw. Arthritis, Thrombozytose und myokardialer Funktionsstörung. Die letzte Phase ist gekennzeichnet durch eine Rückbildung der klinischen Beschwerden und Entzündungszeichen in den Laborwerten.

63.4.6
Verlauf und Prognose

Die Erkrankung ist auch für Erwachsene relevant, da beispielsweise eine Manifestation an den Koronararterien Einfluß auf die Prognose im späteren Leben hat. Das mittlere Alter der adulten Form ist 25,6 Jahre (Jackson et al. 1994). Die Haupttodesursache sind Aneurysmen der Koronararterien. Insgesamt nimmt die Zahl der bis ins Erwachsenenalter Überlebenden zu. Nach der Rückbildung von Aneurysmen kann jedoch eine lokale Stenose fortschreiten und eine myokardiale Ischämie auslösen. Die Frage, ob ein im Rahmen des Kawasaki-Syndroms vorgeschädigtes Gefäß leichter an einer Atherosklerose erkrankt, ist noch nicht endgültig geklärt.

63.4.7
Labor und bildgebende Verfahren

Im Labor finden sich eine erhöhte BSG und eine Leukozytose. Beide Befunde sollen mit dem Befall der Koronararterien assoziiert sein (Nakamura et al. 1991). Veränderungen der Koronararterien können angiographisch dokumentiert werden.

63.4.8
Diagnose und Differentialdiagnose

Differentialdiagnostisch abgegrenzt werden müssen das bereits erwähnte toxische Schocksyndrom, virale Infektionen, Rickettsiosen, Leptospirosen und der M. Still.

63.4.9
Therapie

Die Basis der Therapie ist die intravenöse Gabe von Immunglobulinen entweder in 5 täglichen Dosen von 400 mg/kg/Tag oder einer Einzeldosis von 2 g/kg/Tag (Newburger et al. 1991). Zusätzlich sollte Acetylsalicylsäure gegeben werden (50 mg/kg/Tag). Die Dosis kann nach Abfallen des Fiebers auf bis zu 3 mg/kg/Tag gesenkt werden. Bei Okklusion von Gefäßen wird Prostaglandin E eingesetzt bzw. eine Lysetherapie durchgeführt.

Literatur siehe Ende Kap. 64

Kapitel 64

Sonstige nekrotisierende Vaskulopathien (M 31)

W.-J. Mayet

INHALT

Der Terminus „Hypersensitivitätsvaskulitis" definiert eine heterogene Gruppe von Vaskulitiden mit entzündlichen Veränderungen an Arteriolen, Kapillaren und Venolen. Prinzipiell kann jedes Gefäß bzw. Organsystem befallen sein, jedoch sind Hautmanifestationen am häufigsten.

Historisch gesehen werden auch andere Krankheiten wie die Serumkrankheit, die Purpura Schoenlein-Henoch oder mit malignen Erkrankungen assoziierte Vaskulitiden subsummiert.

64.1 Hypersensitivitätsangiitis/ kutane leukozytoklastische Vaskulitis (M 31.0/D 69.0)

Definition und Terminologie

Die folgende Übersicht gibt die 1990 publizierten ACR-Kriterien zur Klassifizierung der Hypersensitivitätsvaskulitis wieder. Die Chapel-Hill-Konsensuskonferenz (1992) definiert sie klinisch als palpable Purpura und histologisch als leukozytoklastische Vaskulitis.

ACR-Kriterien (1990) zur Klassifizierung der Hypersensitivitätsvaskulitis (gefordert mindestens 3 der 5 Kriterien)

- Alter über 16 Jahre bei Auftreten der Krankheit
- Bei Auftreten der ersten Symptome Medikamenteneinnahme
- Palpable Purpura
- Makulopapuläres Hautexanthem
- Durch Biopsie nachweisbare Veränderungen an Arterien und Venulen

Epidemiologie und Klassifikation

Nach den Daten der Norwich Health Authority in England (Zeitraum 1990–1994) ist die jährliche Inzidenz histologisch gesicherter kutaner leukozytoklastischer Angiitiden 15,4/Mio.

Ätiologie und Pathogenese

Die Ätiologie der idiopathischen leukozytoklastischen Vaskulitis ist definitionsgemäß unbekannt. Sekundäre Formen werden in Assoziation mit anderen Erkrankungen wie Kollagenosen, chronisch aktiver Hepatitis, primär biliärer Zirrhose und chronisch entzündlichen Darmerkrankungen gesehen.

Es wird angenommen, daß die Hypersensitivitätsvaskulitis eine Immunantwort nach Exposition gegen ein Umwelttoxin, Fremdprotein, Tumorantigen, Drogen, infektiöses Agens oder Autoantigen ist.

Die Entzündung der Gefäße kann durch die direkte Invasion von infektiösen Agenzien oder durch einen humoralen oder zellulären Schädigungsmechanismus hervorgerufen werden. Häufig wird eine leukozytoklastische Vaskulitis durch *Neisseria meningitidis* oder auch andere gramnegative und grampositive Bakterien ausgelöst (Pether et al. 1993). Auch Parvovirus B19 kann eine Rolle spielen. Weiter können Kryoglobuline (Typ II oder III) eine Ursache sein. Autoantikörper (z.B. ANA, AMA) führen über einen Immunkomplexmechanismus zu einer Endothelschädigung. Die Serumkrankheit kann als Muster dieser Erkrankung dienen.

Histopathologie

Die Histopathologie der Hypersensitivitätsvaskulitis ist unspezifisch. Charakteristika sind das neutrophile Infiltrat mit Karyorrhexis und Extravasation von Erythrozyten. Auch ein Lymphozyteninfiltrat kommt vor. Die Purpuraläsionen zeigen histologisch eine fibrinoide Degeneration der Gefäßwand mit einer prädominanten Infiltration von Neutrophilen der Gefäßwand und der perivaskulären Region. Man findet Hämorrhagien und Fragmente von Entzündungszellen. Werden die Läsionen nach einem Zeitraum von 24 h biopsiert, findet man die Neutrophilen ersetzt durch mononukleäre Zellen. Unter Anwendung der direkten Immunfluoreszenztechnik können Immunkomplexe in der Gefäßwand nachgewiesen werden (Zax et al. 1990). Im Verlauf der Erkrankung ist auch ein Übergang vom neutrophilen zum lymphozytären Infiltrat möglich.

Klinik
Die Klinik der kutanen leukozytoklastischen Vaskulitis ist vielfältig. Typisch sind Exantheme von urtikariellem Charakter und Papeln, die nicht wegdrückbar sind. Die palpable Purpura ist die initiale Läsion der kutanen nekrotisierenden Vaskulitis. Sie ist meist an den unteren Extremitäten lokalisiert und kann einen brennenden Schmerz hervorrufen. Oft treten die Läsionen auch an Stellen lokaler Druckeinwirkung auf. Die Effloreszenzen können als Purpura-artige Flecken beginnen, die sich zu Papeln und Plaques entwickeln. Abgeheilte Läsionen hinterlassen oft bräunlich-gelbe Pigmentationen infolge des Erythrozytenzerfalles. Weiter findet man akrale Läsionen und einen Dermographismus.

Bei viszeraler Beteiligung steht die Niere im Vordergrund (Glomerulonephritis). Häufig sind auch Arthralgien. Eine Beteiligung der peripheren Nerven geht mit einer Mononeuritis oder einer Polyneuropathie einher. Vaskulitische zerebrale Infarkte sind möglich.

Verlauf und Prognose
Der klinische Verlauf mit Hypersensitivitätsvaskulitis ist nicht genau vorhersehbar. In einer Studie von 82 Patienten war der klinische Verlauf charakterisiert als akut (56%), chronisch (28%) oder rezidivierend (16%) mit wiederkehrenden Episoden dermaler Manifestationen, unterbrochen von Intervallen von Monaten oder Jahren.

Labor und bildgebende Verfahren
Die Labordiagnostik sollte ähnlich der der Kollagenosen sein. Zusätzlich sollten frühe Komplementkomponenten (C3, C4, C3d) bestimmt werden. Ergänzend erfolgt das Screening von kältelabilen Serumeiweißen.

Diagnose und Differentialdiagnose
Wichtige Differentialdiagnosen der Hypersensitivitätsvaskulitis sind:

- Purpura Schoenlein-Henoch,
- kutane Polyarteriitis nodosa,
- essentielle kryoglobulinämische Vaskulitis,
- Purpura bei M. Waldenström,
- Vaskulitiden nach Virusinfekten (HBV, HCV, EBV, CMV, HIV),
- allergische Vaskulitiden (medikamenteninduziert).

Therapie
In den meisten Fällen der Hypersensitivitätsvaskulitis ist die Identifikation und Elimination eines auslösenden Medikamentes die effektivste therapeutische Maßnahme. Hautpigmentationen können mit topischen Glukokortikoiden, nichtsteroidalen Antirheumatika oder Antihistaminika behandelt werden. Systemisch applizierte Steroide können die Manifestation von Hautläsionen unterdrücken.

Im Falle sekundärer Formen hat die Therapie der Grunderkrankung Priorität. Eingesetzt werden Glukokortikoide (1 mg/kg/Tag), evtl. in Kombination mit Azathioprin (2–3 mg/kg/Tag), Cyclophosphamid (2 mg/kg/Tag), MTX (10–20 mg Woche) oder Chloroquin. Auch über den erfolgreichen Einsatz von Dapsone und Thalidomid wurde berichtet.

64.2 Hypersensitivitätsangiitis/Purpura Schoenlein-Henoch (M 31.9/D 69.0)

Definition und Terminologie
Die Purpura Schoenlein-Henoch ist eine systemische Vaskulitis kleiner Gefäße mit vorwiegender Beteiligung der Haut, der Gelenke, der Nieren und des Gastrointestinaltraktes. In der folgenden Übersicht sind die ACR-Kriterien zusammengestellt.

> ***ACR-Kriterien (1990) zur Klassifizierung der Purpura Schoenlein-Henoch (gefordert mindestens 2 der 4 Kriterien)***
> - Palpable Purpura
> - Alter unter 20 Jahren bei Auftreten der Krankheit
> - Angina abdominalis
> - Durch Biopsie nachweisbare Gefäßwandgranulozyten

Epidemiologie
Die Krankheit tritt gewöhnlich im Kindesalter (3–15 Jahre) auf, Erwachsene können jedoch sporadisch auch betroffen sein.

Ätiologie und Pathogenese
Als ätiologisch relevant wurden Infekte des oberen und unteren Respirationstraktes diskutiert, die exakte Analyse steht jedoch noch aus. Auffällig sind weiter hohe IgA-Spiegel sowie IgA-haltige Immunkomplexe, ohne daß jedoch ein entsprechendes Fremdantigen in den Komplexen identifiziert werden konnte. Auch Rheumafaktoren vom Typ IgA werden nachgewiesen.

Sowohl in Seren als auch in Geweben konnte der sog. „membrane attack complex" (C5b-9) nachgewiesen werden. Eine Aktivierung des Komplementsystems über den alternativen Weg wird diskutiert. Ein Komplementverbrauch ist nicht obligat.

Histopathologie
Das typische Bild ist das einer leukozytoklastischen Vaskulitis kleiner Gefäße. Häufig lassen sich IgA und C3 in kleinen dermalen Gefäßen und auch in Glomeruli nachweisen.

In der Nierenbiopsie findet sich ein breites Spektrum, das von einer milden diffusen mesangialen Zellproliferation bis zu einer schweren diffus-proliferativen Glomerulonephritis mit Halbmondformation reicht. Ein häufiger Befund ist der einer fokalen und segmental-proliferierenden Glomerulonephritis.

Klinik

Obwohl die nichtthrombozytopenische Purpura ein entscheidendes diagnostisches Kriterium ist, tritt sie nur in ca. 50% der Fälle auf. Im Initialstadium kann ein Ödem der Extremitäten oder der Kopfhaut der Purpura vorausgehen. Typische Läsionen beginnen als kleine Punkte und entwickeln sich zu Papeln von 0,5–1 cm Durchmesser. Betroffen sind besonders abhängige Partien der unteren Extremität. Bei schweren Verläufen können die Papeln ulzerieren. Die Läsionen können sich in verschiedenen Stadien befinden und in einigen Tagen bis auf die Hautpigmentation zurückbilden (Szer 1996).

Ein weiteres häufiges Symptom sind Arthralgien bzw. eine Arthritis. Gelenkbeschwerden können der Hautmanifestation vorausgehen, sind symmetrisch und betreffen besonders die großen Gelenke der unteren Extremitäten. Im Verlauf bilden sich diese Symptome ohne Folgen zurück.

Nicht selten sind auch Symptome des Gastrointestinaltraktes wie Übelkeit, kolikartige abdominelle Schmerzen im Sinne eines akuten Abdomens, Durchfall, z.T. auch blutig. Eine Komplikation des Kindesalters ist die Intussuszeption.

Renale Manifestationen präsentieren sich vorwiegend als transiente Mikro- und Makrohämaturie und Proteinurie. Selten gibt es schwere Verläufe mit rapidprogressiver Glomerulonephritis, arterieller Hypertonie, nephrotischem Syndrom oder akutem Nierenversagen. In seltenen Fällen treten beispielsweise auch intramuskuläre Blutungen, eine Beteiligung des Nervensystems, eine Pankreatitis und eine Hodenschwellung auf.

Verlauf und Prognose

Der Krankheitsverlauf ist gekennzeichnet durch einen Wechsel von Remissionen und Phasen der Exazerbation. Falls keine renale Beteiligung vorliegt, bildet sich die Erkrankung gewöhnlich komplett zurück. Tritt die Erkrankung später als im 5. Lebensjahrzehnt auf, sind renale Komplikationen häufiger. Bei renaler Beteiligung können bis zu 15% der Patienten in einen chronischen Verlauf übergehen, davon ca. 2% in ein chronisches Nierenversagen. Diesbezüglich eine schlechte Prognose haben Patienten mit nephrotischem Syndrom und Nierenversagen (Goldstein et al. 1992).

Labor und bildgebende Verfahren

Im Labor finden sich eher unspezifische Befunde systemischer Vaskulitiden mit erhöhter BSG und CRP. Ein Komplementverbrauch ist nicht obligat. Bereits erwähnt wurde die isolierte IgA-Erhöhung mit IgA-haltigen zirkulierenden Immunkomplexen. In bis zu 20% liegt ein nephrotisches Syndrom vor. Im Falle gastrointestinaler Komplikationen ist eine Ultraschalluntersuchung des Abdomens indiziert.

Differentialdiagnose

Die typische Hautmanifestation, die palpable Purpura, kann beispielsweise auch als allergische Reaktion nach Medikamenten auftreten. Ein ähnliches histologisches Bild findet sich auch bei kutanen Läsionen im Rahmen einer Kryoglobulinämie und Urtikariavaskulitis. Eine weitere Differentialdiagnose stellen sekundäre Vaskulitiden im Rahmen von Malignomen oder Infektionserkrankungen dar.

Therapie

Derzeit ist noch keine Placebo-kontrollierte Therapiestudie verfügbar. Ein milder klinischer Verlauf erfordert bei guter Prognose im Kindesalter keine Therapie.

Der Einsatz von Steroiden wird noch kontrovers diskutiert. Innerhalb der ersten 24 h eingesetzt, sollen Steroide den Verlauf gastrointestinaler Manifestationen abmildern. Ob Steroide jedoch den Übergang in eine protrahierte Nephritis beeinflussen können, ist nicht gänzlich geklärt. Bei schweren renalen Komplikationen werden auch Immunsuppressiva wie Azathioprin oder Cyclophosphamid eingesetzt. Auch i.v.-Immunglobuline und die Plasmapherese gehören zum therapeutischen Repertoire (Szer 1996).

64.3 Letales Mittelliniengranulom (M 31.2)

Definition und Terminologie

Als letales Mittelliniengranulom (Synonyme: lymphomatoide Granulomatose, Granuloma gangraenescens) bezeichnet man eine nekrotisierende Entzündung, die im Mittelgesicht beginnt. Ohne entsprechende Behandlung schreitet der Prozeß in die Umgebung fort. Die lymphomatoide Granulomatose wurde als ein angiozentrischer lymphoproliferativer Prozeß definiert (Liebow 1972). Typischerweise sind dermale, pulmonale und ZNS-Manifestationen bekannt. Das Mittelliniengranulom ist als limitierte Form der lymphomatoiden Granulomatose anzusehen, die sich auf den oberen Respirationstrakt beschränkt.

Epidemiologie

Das Granuloma gangraenescens bzw. die lymphomatoide Granulomatose sind seltene Erkrankungen. Bei leichter Bevorzugung des männlichen Geschlechtes (m : w = 2–3 : 1) können ab dem 2. Lebensjahr alle Altersstufen betroffen sein.

Ätiologie und Pathogenese
Die Ätiologie ist noch nicht entgültig geklärt. Diskutiert wird eine Schlüsselrolle des Epstein-Barr-Virus (EBV). In Biopsien der lymphomatoiden Granulomatose konnten mittels Polymerasekettenreaktion (PCR) und In-situ-Hybridisierung DNS bzw. RNS von EBV nachgewiesen werden.

Histopathologie
In der Histologie findet sich die typische Trias Granulomatose, polymorphe lymphozytäre Infiltrate und Angiitis. Die Infiltrate weisen häufig eine zentrale Nekrose auf und enthalten Plasmazellen, Lymphozyten und mononukleäre Zellen. Immunhistochemisch kann die lymphomatoide Granulomatose den peripheren T-Zell-Lymphomen zugeordnet werden.

Klinik
Die Krankheit beginnt häufig mit einer B-Symptomatik. Im Verlauf leiden die Patienten im Prodromalstadium zunächst an einer Rhinitis bzw. Entzündungen der Kieferhöhlen. Die Symptome entwickeln sich im Verlauf zu einer Schwellung und Hautrötung im Bereich der Wangen und der Nase. Nicht selten ist zusätzlich die Nasenschleimhaut und der Gaumen beteiligt. Das aktive Stadium manifestiert sich mit Ulzera und fortschreitender Gewebsdestruktion des Mittelgesichtes. Neben der Kieferhöhle können auch das Nasenskelett, die Orbita, die Tränenwege und die Lamina cribrosa betroffen sein. Komplizierend kann eine meningeale Beteiligung dazukommen.

Im Endstadium bilden oft der Nasen-Rachen-Raum, Mund und Nebenhöhlen einen einzigen kommunizierenden Raum.

Neben dem Nasen-Rachen-Raum können noch andere Organe wie die Lunge (bilaterale basale Rundherde), das ZNS (z.B. Hemiparese, zentrale Krampfanfälle, Ataxie), die Haut (fleckige Erytheme, subkutane Knoten) beteiligt sein. Selten finden sich Granulome im Gastrointestinaltrakt, Herz und Knochenmark. Die Nierenfunktion ist ebenfalls selten eingeschränkt.

Verlauf und Prognose
Seit Einführung der kombinierten Immunsuppression bzw. Strahlentherapie sind Verläufe mit längerfristigen Remissionen möglich. In 15% kommt es zu einem Übergang in ein malignes Lymphom.

Labor und bildgebende Verfahren
Im Zentrum der Diagnostik steht die Histologie. Das Labor zeigt unspezifische Befunde wie Erhöhung der BSG, Anämie und Leukopenie. Typisch ist eine Hypergammaglobulinämie.

Differentialdiagnose
Die Differentialdiagnose der lymphomatoiden Granulomatose sind maligne Lymphome, die Wegener-Granulomatose (lokoregionäre Manifestation) und andere infektiöse Granulomatosen. Die dermalen Manifestationen ähneln dem Erythema nodosum.

Therapie
Das Granuloma gangraenescens wird nach chirurgischem Débridement bestrahlt. Neben der klassischen Immunsuppression mit Prednison und Cyclophosphamid wird das ABVD-Schema empfohlen [Doxorubicin 25 mg/m^2; Bleomycin 2 mg/m^2; Vinblastin 6 mg/m^2; DTIC 250–350 mg/m^2 (Letentre 1989)].

64.4 Wegener-Granulomatose (M 31.3)

Definition und Terminologie
Wegener beschrieb 1939 eine Krankheit mit nekrotisierenden Granulomen des oberen und unteren Respirationstraktes, einer fokalen Glomerulonephritis und einer nekrotisierenden systemischen Vaskulitis (Godman u. Churg 1954).

In der folgenden Übersicht sind die ACR-Klassifikationskriterien 1990 wiedergegeben. Anläßlich der Chapel Hill Consensus Conference 1992 wurde die Krankheit als granulomatöse Entzündung des Respirationstraktes und mit einer nekrotisierenden Vaskulitis kleiner und mittlerer Gefäße (Kapillaren, Venolen, Arteriolen und Arterien) definiert. Eine nekrotisierende Glomerulonephritis ist häufig.

ACR-Kriterien (1990) zur Klassifizierung der Wegener-Granulomatose (gefordert mindestens 2 der 4 Kriterien)
- Entzündung im Nasen-Rachenraum
  - schmerzhafte oder schmerzlose orale Ulzera oder
  - eitrige oder blutige Nasensekretion
- Auffälliges Thoraxröntgenbild
  - kleine Knötchen
  - Infiltrate
- Urinsediment
  - Mikrohämaturie
- Granulomatöse Entzündung
  - Gefäßwand von Arterien
  - perivaskulär
  - extravaskulär (Arterie oder Arteriole)

Die Erkenntnis, daß die Wegener-Granulomatose auch abortive Verläufe nehmen kann, führte zur sog. ELK-Klassifikation von DeRemee et al. (1976). Dabei meint „E" Symptome des oberen Respirationstraktes, „L" die Lunge und „K" die Nieren. Die klinische Beobachtung zeigt, daß der M. Wegener zunächst als Granulomatose beginnt und sekundär eine Vaskulitis hinzukommt.

Epidemiologie
Die Inzidenz der Wegener-Granulomatose ist steigend. Beispielsweise berichten Andrews et al. (1990) über eine

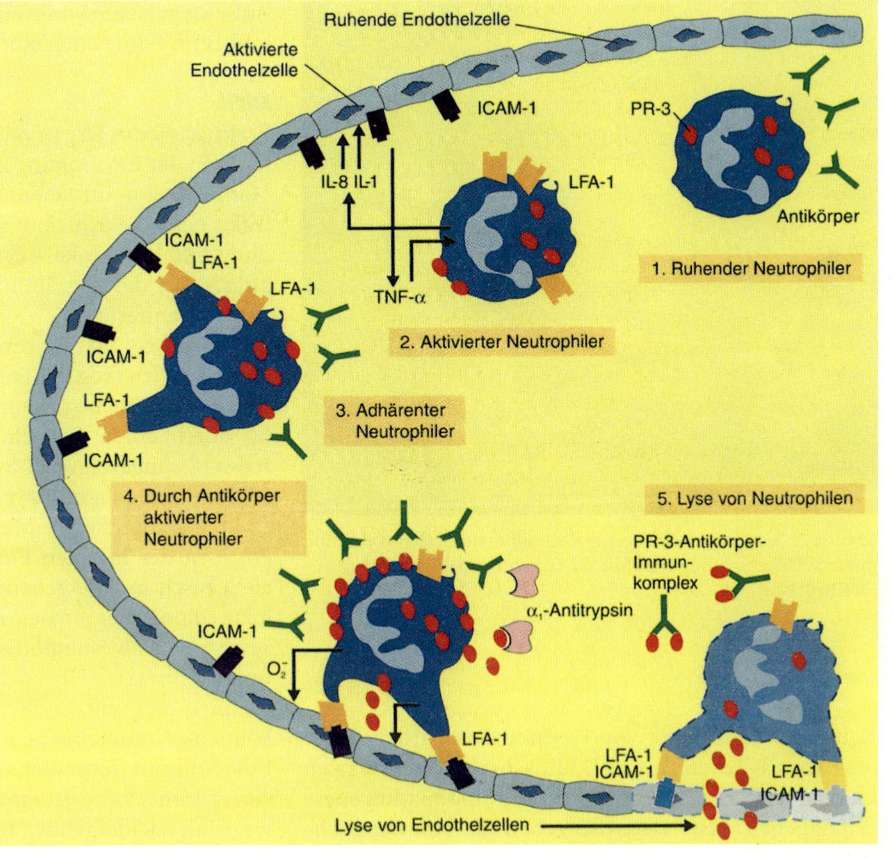

Abb. 64.1. Pathogenesemodell bei Wegener-Granulomatose. (Mit freundlicher Genehmigung der Med. Verlagsgesellschaft Umwelt und Medizintechnik mbH, Königstein)

steigende jährliche Inzidenz von 0,7/Mio 1980–1986 auf 2,8/Mio. 1987–1989, Carruthers et al. (1996) über eine Inzidenz von 8,5/Mio. in Leicester und Cotch et al. über eine Prävalenz in den USA von 1986–1990 von 30/Mio. (1996).

Im Laufe der Zeit geänderte Klassifikationskriterien machen einen Vergleich der unterschiedlichen Studien schwierig. Einen besonderen Einfluß hat auch die Etablierung der antineutrophilen zytoplasmatischen Antikörper (ANCA) als diagnostischer Marker.

Auffallend ist eine saisonale Schwankung der Manifestationsrate mit einem Maximum im Winter (Dezember–Februar).

Ätiologie und Pathogenese

Die Pathogenese der Wegener-Granulomatose (Abb. 64.1) ist ähnlich der der mikroskopischen Polyarteriitis oder des Churg-Strauss-Syndroms und noch nicht voll verstanden.

Ein wesentlicher Unterschied zu anderen Vaskulitiden ist das Fehlen von Immunkomplexen. Entsprechend wird auch ein anderer Pathomechanismus als bei den Immunkomplexvaskulitiden diskutiert, bei denen ANCA eine zentrale Rolle spielen. Unter der Einwirkung von Zytokinen ist die Adhäsion von Neutrophilen an Endothelzellen nach Induktion von Adhäsionsmolekülen erhöht. Außerdem kommt es zur Translokation von ANCA-Zielantigenen in die Membran von Neutrophilen, Monozyten und Endothelzellen. An Neutrophilen induziert die Bindung der zirkulierenden ANCA an das membrantranslozierte Antigen eine Degranulation mit Freisetzung von lysosomalen Enzymen bzw. einen „respiratory burst" mit Freisetzung von toxischen O_2-Radikalen. Die Folge ist ein lokaler Schaden des Gefäßendothels.

Interessant ist auch die direkte Interaktion von ANCA (insbesondere Antikörper gegen Proteinase-3) mit vaskulären Endothelzellen. So konnte gezeigt werden, daß ANCA humane Endothelzellen *in vitro* aktivieren können. In der folgenden Übersicht sind daraus resultierende Effekte aufgeführt (Übersicht bei Mayet et al. 1996).

In-vitro-Effekte von Antiproteinase-3-Antikörpern auf humane Endothelzellen

- Induktion spezifischer Signaltransduktionswege in Endothelzellen
- Induktion der endothelialen Expression von E-Selektin und VCAM-1
- Induktion der Adhäsion von Neutrophilen und T-Lymphozyten
- Induktion der endothelialen Produktion von IL-8

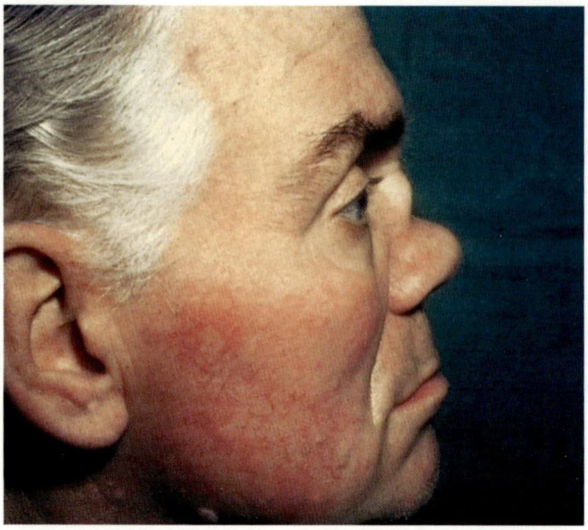

Abb. 64.2. Sattelnase bei Wegener-Granulomatose. (Reproduktion mit frdl. Genehmigung von Prof. Dr. H. Lehmann, Ev. Krankenhaus Zweibrücken)

Neben der Etablierung von Tiermodellen wird die Analyse von T-Zellen aus vaskulitischen Gewebsarealen künftig weitere Einsichten in die Immunpathogenese ermöglichen. Erste Daten sprechen für eine mögliche Schlüsselrolle von Superantigenen bei der initialen Induktion der Immunantwort.

Histopathologie

Der klassische histologische Befund ist eine granulomatöse Entzündung mit Gewebsnekrose und einer variablen Zahl von mehrkernigen Riesenzellen. Eine granulomatöse oder nekrotisierende Vaskulitis findet man in weniger als 50%.

In Biopsien aus dem HNO-Bereich findet man fokal-nekrotisierende Läsionen mit Mikroabszessen mit oder ohne granulomatöse Entzündung sowie Riesenzellen. Außerdem ist eine mikrovaskuläre nekrotisierende Vaskulitis im Sinne einer Kapillaritis typisch.

Klinik

Praktisch jedes Organ oder auch mehrere Organe können von der Erkrankung betroffen sein. Klassisch ist die Manifestation im oberen und unteren Respirationstrakt, einer nekrotisierenden granulomatösen Entzündung und einer fokal-segmental nekrotisierenden Vaskulitis. Bei der sog. limitierten Form fehlt die initiale renale Manifestation.

Meist beginnt die Erkrankung begrenzt auf den HNO-Bereich (sog. E-Stadium, lokoregionäres Stadium; Abb. 64.2). Eine beginnende Generalisierung wird häufig durch einen Gewichtsverlust, Fieber oder Nachtschweiß angezeigt (B-Symptomatik). Häufig treten auch Arthralgien und Myalgien auf.

Eine lokoregionäre Manifestation kann als limitierte Form in der initialen Phase verbleiben, langsam oder auch rasch in eine generalisierte Phase übergehen. Die lokoregionär begrenzten Formen präsentieren sich beispielsweise als subglottische Stenose oder rezidivierende Epistaxis (Übersicht bei Gross et al. 1996). Im Rahmen der entzündlichen Reaktion der Subglottis können Granulome entstehen, die ähnlich einem Pseudotumor imponieren. Die Beteiligung des Bronchialsystems kann zu einer Obstruktion größerer Luftwege mit nachfolgender Teilatelektase der Lunge führen.

In der Lunge finden sich noduläre Infiltrate, manchmal mit zentraler Höhle. Die Patienten leiden an Husten, einer Pleuritis oder an Hämoptoe (Abb. 64.3).

Außer einer progredienten B-Symptomatik und uncharakteristischen rheumatischen Beschwerden können eine Purpura, eine Episkleritis oder eine periphere Neuropathie Zeichen des Übergangs in eine generalisierte Verlaufsform sein.

Das generalisierte Stadium ist charakterisiert durch eine Kapillaritis der Lunge mit Hämorrhagie (sog. L-Stadium) und eine rapid-progressive Glomerulonephritis (sog. K-Stadium; vgl. Abb. 64.4).

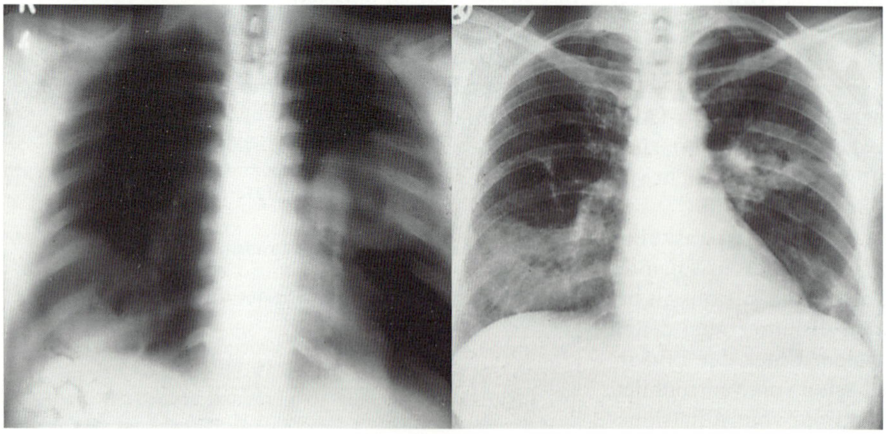

Abb. 64.3. Lungenbeteiligung bei Wegener-Granulomatose. (Reproduktion mit frdl. Genehmigung von Prof. Dr. H. Lehmann, Ev. Krankenhaus Zweibrücken)

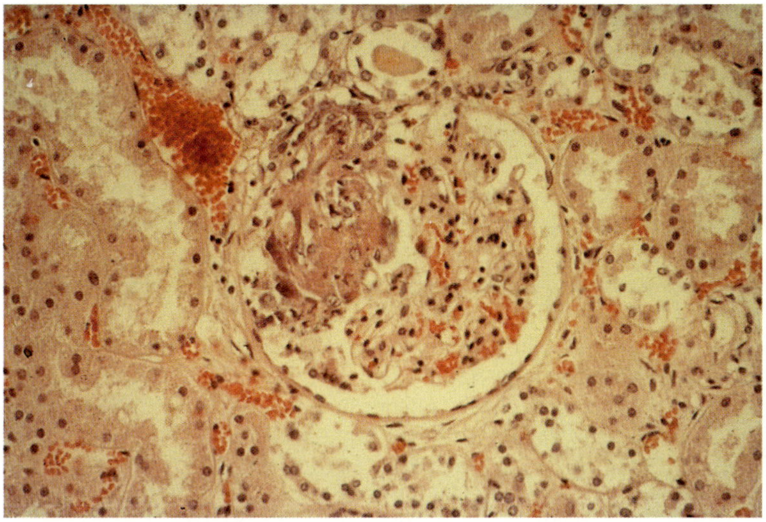

Abb. 64.4. Fokale Glomerulonephritis bei Wegener-Granulomatose. (Reproduktion mit frdl. Genehmigung von Prof. Dr. H. Lehmann, Ev. Krankenhaus Zweibrücken)

Verlauf und Prognose

Vor der Einführung der immunsuppressiven Therapie war die generalisierte Wegener-Granulomatose eine Erkrankung mit einer Überlebensrate von 5 Jahren. Die Patienten leiden an einer disseminierten Vaskulitis und sterben in der respiratorischen Insuffizienz bzw. der Urämie. Auch limitierte Formen mit längerer Überlebensrate können durch respiratorische Probleme oder progrediente Niereninsuffizienz kompliziert sein. Trotz des deutlichen Fortschrittes in der Diagnostik und der Behandlung ist die Lebenserwartung von Patienten mit Wegener-Granulomatose im Vergleich zur allgemeinen Population reduziert.

Labor und bildgebende Verfahren

Im Verlauf der Erkrankung findet man abhängig von der Krankheitsaktivität eine Erhöhung allgemeiner Marker der Entzündung wie Blutsenkungsgeschwindigkeit (BSG) oder C-reaktives Protein (CRP). Im Differentialblutbild fällt eine Anämie (normochrom), Thrombozytose oder Leukozytose auf.

Im Gegensatz zu Immunkomplexvaskulitiden kommt es bei der Wegener-Granulomatose nicht zu einem Komplementverbrauch oder zum Auftreten von Kryoglobulinen. Charakteristisch sind vielmehr sog. antineutrophile zytoplasmatische Antikörper (ANCA), die zu über 95% in der aktiven Generalisationsphase auftreten. Die Titer der ANCA mit zytoplasmatischem Fluoreszenzmuster (c-ANCA) korrelieren mit der Krankheitsaktivität. Allerdings fehlen c-ANCA bei $^1/_3$ der Patienten im Initialstadium. Im Gegensatz zu den allgemeinen Entzündungsmarkern BSG und CRP wird der c-ANCA-Titer nicht durch interkurrente Infekte beeinflußt.

Die Einführung des Nachweises von antineutrophilen zytoplasmatischen Antikörpern (ANCA) hat die Diagnostik der pauciimmunen Vaskulitiden revolutioniert.

Weitere Labormarker sind der lösliche Interleukin-2-Rezeptor (sIL-2R), das Faktor-VIII-assoziierte Antigen und Thrombomodulin. Auch diese Marker sind im akuten Krankheitsstadium erhöht, jedoch sind über deren Wertigkeit noch keine größeren Studien verfügbar.

Biopsien, beispielsweise aus dem HNO-Bereich oder den Bronchien, sollten aus makroskopisch veränderten Arealen erfolgen und ausreichend Material enthalten. Ideal ist die offene Lungenbiopsie, die jedoch meist nicht durchgeführt werden kann.

Zur Diagnostik pulmonaler Granulome kann außer der konventionellen Röntgentechnik auch die Computertomographie eingesetzt werden. Lungenveränderungen manifestieren sich in der Initialphase als einzelne oder mehrere Rundherde, die auch nach Einschmelzung als Pseudokaverne imponieren können. Mittels der Magnetresonanztomographie (MRT) werden granulomatöse Läsionen der Sinus oder zerebrale Manifestationen sichtbar gemacht.

Differentialdiagnose

Differentialdiagnostisch kommen andere ANCA-positive, pauciimmune Vaskulitiden wie die mikroskopische Polyangiitis oder das Churg-Strauss-Syndrom in Betracht. Die pulmonale Manifestation kann im konventionellen Röntgenthorax oft schwer von einer Tuberkulose oder einem Malignom differenziert werden.

Therapie

Die für die Erkrankung typische chronische Sinusitis sollte mit Antibiotika bzw. Trimethoprimsulfamethoxazol und physikalischen Maßnahmen (Inhalation etc.) behandelt werden. Initial kann Cotrimoxazol, evtl. auch kombiniert mit niedrig dosierten Steroiden, eingesetzt werden.

In der Phase der Generalisation wird die Krankheit bis zum Erreichen einer Teilremission nach dem Fauci-Schema mit Prednison (1–2 mg/kg/Tag) und Cyclophosphamid (2–4 mg/kg/Tag) oral behandelt. Die Leukozytenzahl soll dabei bei 3- bis 4mal 10^3 Zellen pro µl liegen. Im Falle eines fulminanten Verlaufes kann initial 1 g Prednison für 3 Tage gegeben werden.

Als Intervalltherapie kann eine Cyclophosphamidbolustherapie nach dem Austin-Schema durchgeführt werden. Vorteile sind die geringere Toxizität bei Reduktion der Cyclophosphamidgesamtdosis auf 1,5 g. Allerdings sollte sie nur bei geringerer Krankheitsausdehnung und -aktivität eingesetzt werden.

Patienten mit schlechtem Ansprechen auf Cyclophosphamid wurden im Rahmen unterschiedlicher Studien u.a. auch mit Cyclosporin A, Methotrexat und intravenösen γ-Globulinen behandelt.

Falls nach 6–12 Monaten eine Remission eintritt, ist eine Rezidivprophylaxe mit Azathioprin (2–3 mg/kg Körpergewicht/Tag) oder Low-dose-Methotrexat (0,3 mg/kg Körpergewicht/Tag) möglich. Eine Einschränkung der Nierenfunktion muß beachtet werden.

64.5 Aortenbogensyndrom (Takayasu-Syndrom) (M 31.4)

Definition und Terminologie

Das Krankheitsbild wurde 1856 von Savory beschrieben, aber später nach Takayasu benannt (1908), der vaskulitische Veränderungen in der Retina einer jungen Japanerin beschrieb. Die Takayasu-Arteriitis (Aortenbogensyndrom) ist eine entzündliche Gefäßerkrankung großer elastischer Gefäße wie der Aorta und ihrer Abgänge sowie der Pulmonalarterien. In der folgenden Übersicht sind die ACR-Kriterien zur Klassifizierung (1990) zusammengestellt.

> ***ACR-Kriterien (1990) zur Klassifizierung der Takayasu-Arteriitis***
> (gefordert mindestens 3 der 6 Kriterien)
> - Alter unter 40 Jahren bei Auftreten der Krankheit
> - Claudicatio der Extremitäten
> - Blutdruckdifferenz größer 10 mmHg zwischen beiden Armen
> - Brachialarterienpuls vermindert
> - Geräusch über der Aorta oder A. subclavia
> - Auffällige Angiographie

Epidemiologie und Klassifikation

Die ersten Fälle wurden aus Japan berichtet, später hat man die Krankheit weltweit beschrieben.

Die Krankheit tritt typischerweise (70–90%) bei Frauen im gebärfähigen Alter auf. Allerdings wurden auch Krankheitsfälle bei Kindern und Erwachsenen, die älter als 40 Jahre sind, beschrieben.

Ätiologie und Pathogenese

Die Ätiologie der Erkrankung ist derzeit noch nicht geklärt. Vermehrt wurde beschrieben, daß die Gefäßentzündung initial in der Adventitia beginnt und sich dann auf die Media und das Endothel ausbreitet (Wagner et al. 1996).

Histologie

Es handelt sich um eine Riesenzellarteriitis. Die Läsionen präsentieren sich histologisch als eine Entzündung der gesamten Gefäßwand mit Intimaproliferation. Vereinzelt findet man auch eine fibrinoide Nekrose. In der Media finden sich lymphozytäre Infiltrate (CD4 und CD8), mehrkernige Riesenzellen, vereinzelt auch Makrophagen. B-Zellen finden sich selten. Im Verlauf der Erkrankung wird elastisches Gewebe durch fibröses Gewebe ersetzt, es kommt zu einer Obliteration der *Vasa vasorum* und einer unregelmäßigen Verdickung der Intima.

Klinik

Die Krankheit geht typischerweise mit Stenosen, Verschlüssen oder aneurysmatischen Veränderungen an größeren Gefäßen einher. Die Symptomatik ist entsprechend. Auffällig ist auch, daß das Befallsmuster je nach Population wechselt.

Typisch ist ein stadienhafter Verlauf. Anfangs finden sich Allgemeinsymptome wie Übelkeit, Fieber, Gewichtsverlust, Nachtschweiß, Myalgien, Arthralgien und Gelenkentzündungen. Hautmanifestationen können ein Lupus-ähnliches Erythem und ein Erythema nodosum sein. Später steht die Vaskulitis mehr im Vordergrund mit progredienter Stenosierung und Bildung von Aneurysmen. Im weiteren Verlauf sind die Gefäße verschlossen, was zu entsprechenden ischämischen Ausfällen führt. Typisch sind Beschwerden bei der Arbeit mit erhobenen Armen, die Pulse an den Karotiden oder der A. radialis fehlen.

Verlauf und Prognose

Die Prognose hängt vom Manifestationsmuster der Stenosen ab. In der Literatur wird eine allgemeine Fünfjahresüberlebensrate von 83% angegeben. Diese verringert sich allerdings bei schweren Verläufen auf 66% (Ishikawa et al. 1978). Andere Autoren geben eine Fünfjahresüberlebenszeit von 94% an (Hall et al. 1985).

Labor und bildgebende Verfahren

Im Labor findet sich eine systemische Enzündungskonstellation. Die Morphologie der Aorta und ihrer Seitenäste ist sowohl sonographisch (auch echokardiographisch) als auch mittels invasiver bildgebender Verfahren (Angiographie) zu untersuchen. Zunehmend werden CT und MRT eingesetzt. Neben der BSG kann die Duplexsonographie als Verlaufsuntersuchung dienen.

Differentialdiagnose

Differentialdiagnostisch kommen Gefäßverschlüsse anderer Ätiologie in Frage (z.B. Thrombosen).

Therapie

Therapeutisch müssen sowohl die systemischen Symptome als auch die vaskulären Manifestationen angegangen werden. Wichtig ist die frühzeitige Suppression der charakteristischen fibrösen Intimahyperplasie. Therapeutisch kann sowohl medikamentös als auch chirurgisch interveniert werden.

Initial werden Steroide (z.B. Prednison) in einer Dosis von 40–60 mg/Tag eingesetzt. Nach etwa 4 Wochen kann die Dosis um 10% der Tagesdosis pro Woche reduziert werden. Die Erhaltungsdosis sollte 5–7,5 mg/Tag betragen. Zur Einsparung von Steroiden können Methotrexat oder Cyclophosphamid im Rahmen einer Kombinationstherapie eingesetzt werden. Cyclophosphamid sollte allerdings schweren Verläufen vorbehalten sein. Die BSG und die Duplexsonographie können als Verlaufsparameter herangezogen werden.

Falls die medikamentöse Therapie die ischämischen Symptome nicht beeinflußt, gibt es noch chirurgische Optionen wie z.B. die Angioplasie oder die Bypasschirurgie, die in der Regel bei Inaktivität des Krankheitsprozesses durchgeführt werden sollte.

64.6 Riesenzellarteriitis bei Polymyalgia rheumatica (M 31.5)

Definition und Terminologie

Die Riesenzellarteriitis (Synonyme: Arteriitis cranialis, M. Horton) wurde möglicherweise schon früher beschrieben, jedoch gilt die Beschreibung eines 80jährigen Patienten mit „roten Streifen am Kopf und schmerzhafter Kopfhaut beim Tragen des Hutes“ von Hutchinson (1889) als beispielhaft.

Die Riesenzellarteriitis tritt selten bei Patienten unter 50 Jahren auf (Abb. 64.5). Beteiligt sind große und mittelgroße Arterien mit einem hohen Anteil an elastischen Fasern. Bevorzugt betroffen sind nach kranial abgehende Gefäße wie beispielsweise die A. ophthalmica oder A. temporalis. Die folgende Übersicht gibt die ACR-Kriterien 1990 zur Klassifizierung der Riesenzellarteriitis wieder.

ACR-Kriterien (1990) zur Klassifizierung der Riesenzellarteriitis (gefordert mindestens 3 der 5 Kriterien)

- Alter über 50 Jahre bei Auftreten der Krankheit
- Neu auftretende Kopfschmerzen
- Deutlich erhöhte BSG
- Klinische Symptomatik der Temporalarterien (Pulslosigkeit, Druckschmerz)
- Typische Histologie

Epidemiologie

Die Riesenzellarteriitis ist die häufigste der primären systemischen Vaskulitiden in Westeuropa und Nordamerika. Anscheinend ist die Verteilung streng abhängig von der Bevölkerungsgruppe und geographischen Lage. In der Literatur wird die Inzidenz variierend zwischen 0,49–23,3 pro 100 000 Einwohner angegeben.

Ätiologie und Pathogenese

Derzeit ist kein krankheitsauslösender Faktor bekannt. Ähnliches gilt für die Rolle von Makrophagen oder T-Zellen, Zytokinen oder humoralen Mechanismen. In Phasen erhöhter Krankheitsaktivität findet man zirkulierende Immunkomplexe und erhöhte Spiegel von IL-6 im Serum. Die Assoziation mit HLA-DR4 ist wahrscheinlich.

Histopathologie

Im Rahmen der Riesenzellarteriitis sind alle Wandschichten großer und mittlerer Gefäße betroffen. Zusätzlich findet man eine Intimaproliferation.

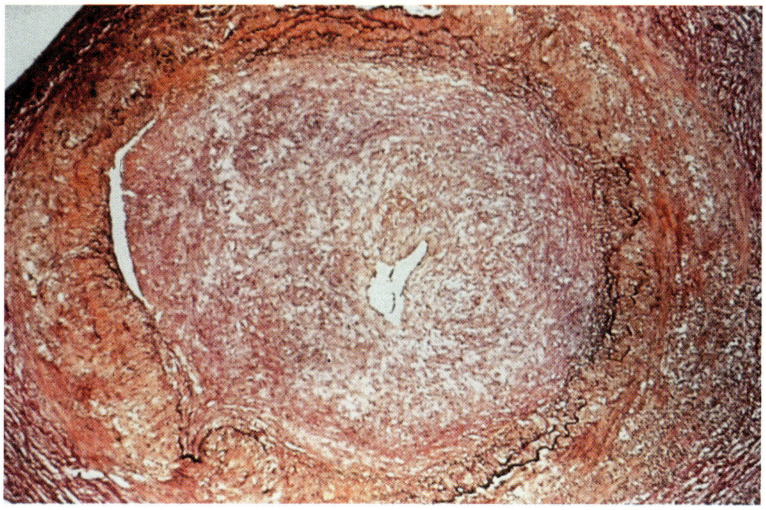

Abb. 64.5. Riesenzellarteriitis. (Reproduktion mit frdl. Genehmigung von Prof. Dr. H. Lehmann, Ev. Krankenhaus Zweibrücken)

Eine Biopsie der A. temporalis ist zur Sicherung der Diagnose dringend zu empfehlen. Sie kann durchaus auch ohne entsprechende klinische Symptome positiv ausfallen. Entscheidend für die histologische Sicherung ist die Entzündung der Temporalarterie mit diffusem transmuralem Infiltrat und nicht unbedingt das Auftreten der typischen Riesenzellen. Diese werden oft nur vereinzelt gefunden oder können auch fehlen (in bis zu 40%). Ein weiterer Befund ist die Fragmentierung der inneren elastischen Lamelle. Da dies jedoch ein allgemeines Phänomen alternder Gefäße ist, ist dieser Befund auch nicht spezifisch.

Klinik

Im Prodromalstadium leiden die Patienten meist an einem uncharakteristischen allgemeinen Krankheitsgefühl mit Myalgien, Zephalagien und Abgeschlagenheit. Charakteristisch ist auch eine B-Symptomatik mit subfebrilen Temperaturen, Nachtschweiß und Gewichtsabnahme.

Eines der häufigsten Symptome ist der Kopfschmerz, meist im Bereich der Temporalarterien, aber durchaus auch diffus ohne genaue Lokalisation. Bei bis zu 40% der Patienten kommt noch eine Schmerzhaftigkeit der Kopfhaut dazu. Ebenfalls bei ca. 40% der Patienten findet sich eine Claudicatio-Symptomatik im Bereich der Kaumuskeln. Bei mehr als 30% der Patienten ist eine Polymyalgia rheumatica das erste Symptom. Die Klinik beginnt typischerweise plötzlich.

In etwa 15% der Fälle sind größere Gefäße betroffen. Das Risiko der Beteiligung eines lokalen bzw. abdominellen Segmentes der Aorta ist 17,3- bzw. 2,4-mal im Vergleich zur Normalbevölkerung erhöht (Evans et al. 1995). Als Komplikationen sind Aneurysmen der entsprechenden Regionen bekannt geworden. Bei ca. 25% der Patienten treten neuro-ophthalmologische Symptome auf. Noch in den 50er Jahren lag die Häufigkeit eines totalen Sehverlustes bei 60%, heute liegt sie bei 10%. Ein Verschluß der kurzen hinteren Ziliararterien führt zu einer ischämischen Optikusatrophie. Ebenfalls bei bis zu 10% der Patienten kann eine Amaurosis fugax auftreten.

Ist das vertebrobasiläre System beteiligt, können Symptome wie Hörverlust, Ataxie und Demenz auftreten. Falls andere größere Arterien als die Temporalarterie befallen sind, kann eine Mononeuritis multiplex an der unteren Extremität auftreten. Schwindel kommt in ca. 5% vor.

Im Rahmen der Riesenzellarteriitis ist auch ein Gelenkbefall möglich. Beschrieben sind Arthritiden des Sternoklavikulargelenks, des Akromioklavikulargelenks, Kniegelenks und der Handgelenke. Im Röntgenbild werden Erosionen im Bereich der Ileosakralgelenke häufiger gesehen.

Besonders das Bild der Polymyalgia rheumatica (s. u.) ist schwer von der Klinik der chronischen Polyarthritis im Alter zu differenzieren.

Eine gastrointestinale Manifestation meist in Form eines Mesenterialinfarktes ist ebenfalls bekannt. Weiter wurde eine granulomatöse Hepatitis mit erhöhten Transaminasen und erhöhter alkalischer Phosphatase beschrieben (in bis zu 30% der Fälle).

Verlauf und Prognose

Bezüglich der Überlebensrate besteht noch Uneinigkeit in der Literatur. Einige Studien schätzen die Lebenserwartung im Vergleich zur Normalbevölkerung als nicht eingeschränkt ein (Matteson et al. 1996). Andere Studien berichten jedoch über eine gesteigerte Mortalität im Rahmen der Riesenzellarteriitis (2,12mal größeres Risiko; Nesher et al. 1994). Besonders zu niedrig dosierte Steroide mit mangelnder Suppression der Krankheitsaktivität führen zu vermehrten Todesfällen.

CAVE

Unbehandelt kann die Erkrankung rasch zur Erblindung führen.

Labor und bildgebende Verfahren

Ein spezifischer Labortest wurde bisher noch nicht beschrieben. Man findet dagegen eher unspezifische Symptome wie eine normochrome, normozytische Anämie, Thrombozytose, eine Transaminasenerhöhung oder, besonders charakteristisch, eine erhöhte BSG.

Diagnose und Differentialdiagnose

Differentialdiagnostisch sind andere Vaskulitiden wie die Wegener-Granulomatose oder die Panarteriitis nodosa abzugrenzen. Wichtige Differentialdiagnosen sind außerdem Infektionen, Neoplasien, myeloproliferative Erkrankungen und die Polymyositis.

Schwierig ist die Abgrenzung der Riesenzellarteriitis von der Polymyalgia rheumatica, da beide ähnliche klinische Symptome zeigen. Außerdem leiden ca. 40% der Patienten an beiden Erkrankungen. Es wird diskutiert, daß die Riesenzellarteriitis und die Polymyalgia rheumatica evtl. das Spektrum einer Erkrankung repräsentieren.

Therapie

Steroide sind Therapeutika der Wahl. In 95% der Fälle kann eine initiale Dosis von 10–25 mg Prednisolon die Symptome kupieren. Derzeit liegen die allgemeinen Empfehlungen für Patienten ohne Sehstörungen und isolierter Arteriitis temporalis zwischen 20–60 mg/Tag (Wilke u. Hoffmann 1995). Die Therapiedauer sollte zunächst mindestens 2 Jahre betragen.

Bei Sehstörungen oder Beteiligung größerer Gefäße sollte die Dosis bei 60–80 mg/Tag liegen. Bei akutem Visusverlust werden Megadosen eingesetzt.

Zur Einsparung von Steroiden werden Methotrexat, Dapsone, Azathioprin und Cyclophosphamid empfohlen. Allerdings gibt es für den Einsatz dieser Immunsuppressiva keine einheitliche Empfehlung. In jüngster Zeit wird besonders Methotrexat in einer Dosis von 7,5 mg oral/Woche favorisiert. Bei ausbleibendem Erfolg kann die Dosis in 2,5 mg Schritten auf maximal 20 mg gesteigert werden.

64.7 Hypokomplementämische (urtikarielle) Vaskulitis (M 31.8)

Definition und Terminologie

Die urtikarielle Vaskulitis ist charakterisiert durch urtikarielle Hautläsionen, die histologisch als nekrotisierende Vaskulitis imponieren.

Klassifikation

Die Urtikariavaskulitis stellt eine Sonderform der Vasculitis allergica superficialis dar. Oft werden die Patienten als chronische Urtikaria-Patienten klassifiziert.

Ätiologie und Pathogenese

Als sekundäre Form kommt sie bei Kollagenosen oder auch Arzneimittelallergien vor. Bei der idiopathischen Form können C1q-Antikörper und eine Hypokomplementämie nachgewiesen werden. Die Pathogenese ist im einzelnen nicht bekannt.

Histopathologie

In Hautbiopsien findet man meist eine leukozytoklastische Vaskulitis (kleine Gefäße). In Biopsien der Niere zeigt sich das Bild einer membrano-proliferativen Glomerulonephritis mit subendothelialer Deposition von IgG und C'.

Klinik

In Abgrenzung zur echten Urtikaria persistieren die Effloreszenzen der Urtikariavaskulitis über mehr als 24 h. Das Verhältnis Frauen : Männer ist 2,6 : 1. Die Rückbildung der Effloreszenzen erfolgt von zentral und geht häufig mit einer residualen Hyperpigmentation oder mit Purpura einher. Betroffen sind hauptsächlich Gesicht, obere Extremitäten und Stamm. Die Läsionen manifestieren sich in unterschiedlichen Stadien und können mit brennenden Schmerzen assoziiert sein. Zusätzliche Symptome sind Gelenkschmerzen (60%), Arthritiden (28%), eine Glomerulonephritis (15%), Schmerzen in der Brust und im Abdomen (ohne rektalen Blutabgang; 25%) sowie pulmonale Manifestationen (30%).

Unregelmäßig leiden die Patienten unter Schwellungen der Augenlider, Lippen und selten auch an einem Larynxödem. Seltene ophthalmologische bzw. neurologische Komplikationen sind die Episkleritis oder Uveitis bzw. apoplektische Insulte.

Verlauf und Prognose

Eine progrediente Niereninsuffizienz ist eher selten, jedoch manifestiert sich in über 50% der Patienten eine obstruktive Lungenerkrankung, wobei Nikotinabusus ein wichtiger Kofaktor ist. Die Urtikariavaskulitis gilt als erfolgreich therapierbar.

Labor und bildgebende Verfahren

Die auffälligste Laborveränderung ist ein Anstieg der BSG. Bis zu 40% der Patienten weisen eine Hypokomplementämie auf. In diesen Fällen konnte eine IgG-Antikörperbindung an die kollagenartige Region von C1q (Anti-C1q-Autoantikörper) nachgewiesen werden. Im Falle einer Nierenbeteiligung findet man eine Hämaturie, eine Proteinurie und Erythrozytenzylinder.

Diagnose und Differentialdiagnose

Mit der Urtikariavaskulitis können andere Erkrankungen wie der SLE, die infektiöse Mononukleose, die Virushepatitis, das Sjögren-Syndrom oder Paraproteinämien assoziiert sein. Abzugrenzen sind der adulte M. Still, der sog. ANA-negative Lupus oder andere Formen der Urtikaria.

Therapie

Für die Therapie der Urtikariavaskulitis gibt es keine einheitlichen Richtlinien. Meist werden Antihistaminika, aber auch NSAID (z.B. Indomethacin) oder Dapsone eingesetzt. Steroide sind fast immer wirksam (10–60 mg/Tag Prednisolon). Immunsuppressiva wie Azathioprin und Cyclophosphamid sollten schwereren Verläufen vorbehalten bleiben.

64.8 Isolierte Angiitis des ZNS (M 31.9)

Definition und Terminologie

Neurologische Manifestationen kommen im Verlauf systemischer Vaskulitiden nicht selten vor (50–5%).

Als „isolierte Angiitis des ZNS" wird eine Vaskulitis mit vorwiegender ZNS-Beteiligung (zerebrale Arterien und Rückenmark) ohne systemische Manifestation bezeichnet. Synonym wird von einer „primären Angiitis des ZNS" oder einer „primären granulomatösen Angiitis des ZNS" gesprochen.

Sekundäre Vaskulitiden des ZNS kommen beispielsweise im Rahmen von Kollagenosen, lymphoproliferativen Erkrankungen und Infektionen vor.

Epidemiologie

Seit der Erstbeschreibung im Jahre 1950 wurden bis 1986 nur 46 Fälle in der Literatur beschrieben (Calabrese u. Mallek 1988). Mittlerweile sind noch etwa 100 weitere Fälle dazugekommen. Infolge verbesserter diagnostischer Möglichkeiten wird die Krankeit zunehmend häufiger diagnostiziert.

Ätiologie und Pathogenese
Ätiologie und Pathogenese der isolierten Angiitis des ZNS sind nicht bekannt.

Histopathologie
Das klassische Bild in Gehirnbiopsien zeigt granulomatöse Reaktionen.

Klinik
Erste Symptome können Kopfschmerzen, eine kraniale Neuritis, eine chronische aseptische Meningitis und ein fokales oder multifokales neurologisches Defizit sein. Die folgende Übersicht faßt wichtige klinische Symptome der isolierten Angiitis des ZNS zusammen.

Klinische Besonderheiten der primären Angiitis des ZNS
- Männliches Geschlecht (Alter 40–60 Jahre),
- Kopfschmerz,
- fokale oder multifokale Nervenausfälle,
- Myelopathie,
- kraniale Neuritis,
- chronische Meningitis.

In 15–20% der Fälle treten fokale oder generalisierte Insulte auf. Ein klassisches Symptom ist eine Hemiparese nach multiplen Insulten. Auch Merkfähigkeitsstörungen, Wesensveränderungen und Verwirrtheitszustände bzw. Psychosen können vorkommen.

Verlauf und Prognose
Die Krankheit kann plötzlich und fulminant beginnen, häufig ist jedoch auch eine Prodromalphase von 6–9 Monaten. Unbehandelt endet die Erkrankung fast immer tödlich mit schweren zerebralen Insulten und Koma.

Falls die Krankheit überlebt wird, verbleiben bei über einem Drittel der Patienten neurologische Defizite wie Hemiparese, Quadriplegie, kortikale Blindheit oder Inkontinenz.

Labor und bildgebende Verfahren
Eine der wichtigsten diagnostischen Maßnahmen ist die Biopsie zum histologischen Nachweis einer Vaskulitis des Gehirns oder des Rückenmarks. Biopsien der Meningen können in bis zu 25% falsch-negative Befunde ergeben.

Als bildgebendes Verfahren eignet sich die Magnetresonanztomographie, die jedoch z.B. durch Tumoren oder infektiöse Prozesse gestört sein kann. Dies gilt auch für die zerebrale Angiographie. Hier zeigen sich Stenosen oder Dilatationen kleiner Arterien.

Differentialdiagnose
Differentialdiagnostisch müssen ZNS-Manifestationen anderer primärer Vaskulitiden wie z.B. Panarteriitis nodosa, Wegener-Granulomatose, Churg-Strauss-Syndrom, Arteriitis temporalis, M. Takayasu oder M. Behçet abgegrenzt werden.

Wichtige Differentialdiagnosen sind auch sekundäre Formen der ZNS-Vaskulitis, z.B. im Verlauf von Kollagenosen.

Therapie
Da die Krankheit eher selten auftritt, sind keine Daten aus größeren Therapiestudien verfügbar. Der frühzeitige Einsatz von Steroiden kann zwar die Mortalität deutlich reduzieren, jedoch sollte zur Vermeidung schwerer neurologischer Defizite zusätzlich Cyclophosphamid eingesetzt werden. Der Therapieerfolg kann anhand des klinischen Verlaufes und durch wiederholten Einsatz von bildgebenden Verfahren (MRT, zerebrale Angiographie) innerhalb von 2–3 Monaten dokumentiert werden.

64.9 Mikroskopische Polyangiitis (M 31.9)

Definition und Terminologie
Der Ausdruck „mikroskopische Polyangiitis" geht auf Wohwill (1923) zurück, der eine systemische nekrotisierende Vaskulitis kleiner Gefäße beschrieb, die nur im Mikroskop gesehen werden konnte. Charakteristisch sind weiter Glomerulonephritiden mit Diathese zum rapid-progressiven Nierenversagen. Auch mittlere und große Gefäße können betroffen sein. Synonym zur mikroskopischen Polyangiitis werden u.a. „mikroskopische Periarteriitis" oder „mikroskopische Polyarteriitis nodosa" gebraucht. Die Krankheit gehört zu den sog. ANCA-assoziierten Vaskulitiden.

Epidemiologie
In einer Studie von Watts et al. (1996) wird eine jährliche Inzidenz der Krankheit von 3,6/Mio. angegeben.

Ätiologie und Pathogenese
Derzeit wird eine Ätiologie vergleichbar der der Wegener-Granulomatose angenommen.

Histopathologie
Histologisch liegt eine Small-vessel-Vaskulitis ohne Granulome vor. Charakteristisch ist das Bild einer rapid-progressiven Glomerulonephritis (fokal-nekrotisierende Glomerulonephritis, in bis zu 90% mit Halbmondbildung) bzw. einer pulmonalen Kapillaritis. In der direkten Immunfluoreszenz findet man keine oder nur minimale Ablagerungen von C3 oder IgG im Sinne einer „pauciimmunen Vaskulitis". Eine Unterscheidung von der Wegener-Granulomatose im Nierenbiopsat ist kaum möglich. Biopsien der im Prodromalstadium auftretenden Purpura zeigen eine leukozytoklastische Vaskulitis.

Klinik

Der fulminanten Erkrankung kann ein monatelanges klinisch relativ blandes Prodromalstadium vorausgehen. Die Patienten berichten über ein tendomyotisches und/oder arthralgisches Beschwerdebild. Im weiteren Verlauf ist ein vaskulitisches pulmorenales Syndrom ähnlich dem bei der Wegener-Granulomatose mit rapid-progressiver Glomerulonephritis und alveolärer Hämorrhagie charakteristisch. Ein Befall des Nasopharynx mit Epistaxis, Sinusitiden und oralen Ulzera ist möglich. Während eine intestinale Manifestation häufiger gesehen wird, sind neurologische oder kardiovaskuläre Symptome eher selten.

Verlauf und Prognose

Der Verlauf ist ähnlich dem der Wegener-Granulomatose und kann ohne immunsuppressive Therapie fatal sein. Todesfälle im Rahmen der aktiven Vaskulitis ereignen sich meist innerhalb der ersten Monate. Im späteren Verlauf kann das immunsuppressive Regime zu tödlichen Komplikationen führen. Nach Absetzen der Therapie ist jederzeit mit einer Exazerbation der Vaskulitis zu rechnen.

Labor und bildgebende Verfahren

Als allgemeine Laborparameter finden sich eine erhöhte BSG, Leukozytose, Thrombozytose, Anämie, Mikrohämaturie und erhöhte Serumkreatininwerte. Im Serum können typischerweise ANCA mit perinukleärem Fluoreszenzmuster (P-ANCA) nachgewiesen werden. Mittlerweile konnte man die Myeloperoxidase (MPO) als relevantes Zielantigen charakterisieren (Jennette et al. 1994). Der Nachweis von Anti-MPO-Antikörpern ist auch ein Kriterium zur Abgrenzung von der Wegener-Granulomatose.

Differentialdiagnose

Differentialdiagnostisch muß v.a. die Wegener-Granulomatose abgegrenzt werden. Für das Vorliegen des M. Wegener spricht der histologische Nachweis von Granulomen sowie der serologische Nachweis von C-ANCA mit dem Zielantigen Proteinase-3. Die oben beschriebenen Anti-MPO-Antikörper sind eher mit der mikroskopischen Polyangiitis assoziiert.

Therapie

Die Therapie ähnelt der der Wegener-Granulomatose. Ein immunsuppressives Regime nach dem Fauci-Schema (s. S. 854) sollte frühzeitig begonnen werden. Bei hoher Rezidiv- bzw. Exazerbationsrate muß jede Dosisreduktion mit engmaschigen klinischen und serologischen Aktivitätskontrollen einhergehen.

64.10
Essentielle kryoglobulinämische Vaskulitis

Definition und Terminologie

Die essentielle kryoglobulinämische Vaskulitis ist charakterisiert durch:

- Kryoglobuline Typ II oder III,
- Purpura,
- Hepatomegalie,
- Splenomegalie,
- Arthralgien,
- Arthritiden,
- Glomerulonephritis,
- neurologische Defizite.

Epidemiologie

Bezüglich der Epidemiologie sind derzeit keine großen Studien bekannt. Andererseits konnte eine Assoziation zwischen der Kryoglobulinämie Typ II und der Hepatitis C festgestellt werden (Agnello et al. 1992).

Ätiologie und Pathogenese

Als Kryoglobuline bezeichnet man zirkulierende Immunglobuline, die bei niedrigen Temperaturen reversibel präzipitieren. Man unterscheidet 3 Typen:

- *Typ I* besteht aus einem monoklonalen Protein und kommt bei der Makroglobulinämie und beim multiplen Myelom vor.
- *Typ II* enthält monoklonale IgM-Moleküle, die Rheumafaktoraktivität haben, sowie polyklonale Immunglobuline.
- *Typ III* besteht dagegen ausschließlich aus polyklonalen Immunglobulinen.

In letzter Zeit wurden vermehrt Fälle mit Hepatitis-C-Infektion und Typ-II-Kryoglobulinämie beschrieben. Es wurde diskutiert, daß Immunkomplexe nach Hepatitis-C-Infektion die Produktion von monoklonalem IgM mit Rheumafaktoraktivität induzieren. Gemischte Kryoglobuline lagern sich an den Gefäßwänden ab und induzieren nach Komplementaktivierung eine Entzündungsreaktion mit nachfolgender vaskulärer Läsion.

Histopathologie

Histologisch findet sich eine perivaskuläre Entzündung mit Zeichen einer Leukozytoklasie. In der Nierenbiopsie fallen neben intraglomerulären Thromben glomeruläre Läsionen mit fokalen oder diffusen proliferativen Veränderungen auf. Immunhistologisch lassen sich Ablagerungen von IgG, IgM und C3 nachweisen (Kapillarschlingen, Thromben). Elektronenmikroskopisch findet man elektronendichte subendotheliale Ablagerungen mit einer auffälligen kristalloiden Struktur.

Andere Organe zeigen ein Bild vom Typ „small vessel vasculitis".

Klinik

Wie schon oben beschrieben, sind Purpura, Hepatomegalie, Splenomegalie, Arthralgien, Arthritiden, Glomerulonephritis und neurologische Defizite charakteristische Symptome. Seltener treten auch Myokardinfarkte oder abdominale Schmerzen auf. Eine renale Manifestation ist jedoch häufig. Diese tritt meist Jahre nach den ersten Symptomen auf, kann aber auch bereits die initiale Purpura begleiten. Im Verlauf kommt es bei ca. $^1/_3$ der Patienten zu einer Remission, sonst ist der Übergang in ein chronisches Nierenversagen möglich. Bei renaler Beteiligung ist die Entwicklung einer arteriellen Hypertonie nicht selten.

Verlauf

Ohne Therapie sind die häufigsten Todesursachen zerebrale Blutungen bzw. kardiovaskuläre Manifestationen. Besonders Patienten mit arterieller Hypertonie sind gefährdet. Auch Ulzera können die Eintrittspforte für Infektionen mit nachfolgender Sepsis sein.

Labor

Allgemeine Laborveränderungen sind eine erhöhte BSG, Leukozytose, manchmal Eosinophilie, Hypergammaglobulinämie, Rheumafaktoren, Erniedrigung der Komplementkomponenten C1q und C4.

Zum Nachweis der Kryoglobuline muß die Blutprobe bei 37 °C transportiert werden. Danach muß das Serum über mindestens 7 Tage bei 4 °C gelagert werden. Die gemischten Kryoglobuline sind schwerer als die monoklonalen vom Typ I nachzuweisen (langsame Präzipitation, niedrige Konzentrationen). Die Hepatitis-C-assoziierte Kryoglobulinämie muß nicht immer mit dem Nachweis von Antihepatitis-C-Virusantikörpern assoziiert sein. Zuverlässiger ist hier der Nachweis der Viruslast mittels PCR.

Differentialdiagnose

Differentialdiagnostisch sollten z.B.Vaskulitiden mit ähnlicher kutaner Manifestation (z.B. Purpura Schoenlein-Henoch, Panarteriitis nodosa) oder das primäre Raynaud-Syndrom abgegrenzt werden.

Therapie

Symptome der kutanen Vaskulitis oder Arthralgien können mit nichtsteroidalen Antirheumatika oder mit Salizylaten behandelt werden. Im Falle einer systemischen Manifestation müssen jedoch auch Steroide oder andere Immunsuppressiva eingesetzt werden. Im Falle einer Nephritis wird beispielsweise eine Kombinationstherapie mit Prednison (1 mg/kg/Tag) und Cyclophosphamid (1–2 mg/kg/Tag) empfohlen. In schweren Fällen kann zusätzlich eine Plasmapherese hilfreich sein. Da mit diesem Verfahren zirkulierende Immunkomplexe entfernt werden können, scheint die Plasmapherese theoretisch eine effektive therapeutische Option zu sein. Allerdings gibt es diesbezüglich noch keine überzeugende Studie und außerdem kommt es nach Beendigung der Plasmapherese zu einem „rebound" der Ig-Synthese. Als Alternative wird die Kryofiltration diskutiert.

Die Dauer der immunsuppressiven Therapie hängt (wie auch bei anderen Vaskulitiden) vom klinischen Verlauf ab.

Im Falle der HCV-Hepatitis assoziierten gemischten Kryoglobulinämie kann eine Therapie mit Interferon-α versucht werden. Derzeit ist die Therapiedauer noch nicht standardisiert.

64.11 Endangiitis obliterans (M 31.9)

Definition und Terminologie

Die durch von Winiwarter (1879) und Bürger (1908) beschriebene Thrombangiitis obliterans (Synonyme: Endangiitis obliterans, Winiwarter-Bürger-Syndrom) ist eine Vaskulitis mit obliterativen entzündlichen Läsionen mittlerer und kleiner Venen und Arterien.

Epidemiologie

Typischerweise sind starke Raucher betroffen. Männer sind etwa 10mal häufiger erkrankt. Bei zunehmender Diskussion der Folgen des Nikotinabusus ist die Inzidenz rückläufig.

Ätiologie

Derzeit ist der exakte Pathomechanismus noch nicht bekannt. Diskutiert werden endotheliale Funktionsstörungen, wobei möglicherweise ein Tabakglykoprotein als Antigen eine zentrale Rolle spielt (Papa et al. 1992). Auch ist eine Assoziation mit HLA-A9, B5 und DR4 beschrieben.

Histopathologie

Histologisch liegt eine fibrinoide Reaktion mit leukozytären Infiltraten vor. Charakteristisch sind thrombotische Obliterationen der segmental betroffenen Gefäße. Im Verlauf können zusätzlich noch Abszedierungen am Rande des Thrombus auftreten.

Klinik

Häufig führen starke Schmerzen mit einer peripheren Durchblutungsstörung an Händen und Füßen zum Arzt. Typisch ist das Bild einer „Thrombophlebitis saltans et migrans". Im Verlauf kommt es zu Nekrosen der Akren mit Gefahr der Superinfektion.

Verlauf und Prognose

! Entscheidend für den Verlauf ist das Einstellen des Nikotinabusus. In diesem Fall sinkt das Risko einer nötigen Amputation drastisch von 42 auf 5%.

Labor und bildgebende Verfahren

Sonst im Rahmen von Vaskulitiden deutlich veränderte Laborparameter wie die BSG oder das CRP sind nur mäßig erhöht. Im Zentrum der Diagnostik steht neben der typischen Anamnese die angiographische Darstellung. Das charakteristische Bild sind segmentale Stenosen in verdämmernden Unterschenkelarterien. Pathognomonisch sind auch Kollateralen mit korkenzieherartiger Formation.

Differentialdiagnose

Differentialdiagnostisch muß neben anderen Vaskulitisformen eine arterielle Verschlußkrankheit abgegrenzt werden.

Therapie

Wie bereits oben beschrieben, ist das Beenden des Nikotinabusus eine zentrale therapeutische Maßnahme. Der Einsatz von Immunsuppressiva ist wenig erfolgversprechend. Weitere Optionen sind eine lokale Lyse mit Urokinase und der Einsatz von Prostaglandin E1 sowie Prostacyclin.

Literatur zu Kap. 63 und 64

Agnello V, Chung RT, Kaplan LM (1992) A role of hepatitis C virus infection in type II cryoglobulinemia. N Engl J Med 327: 1490–1495

Andrews M, Edmunds M, Campbell A (1990) Systemic vasculitis in the 1980 s – is there an increasing incidence of Wegener's granulomatosis and microscopic polyarteriitis? J Roy Coll Phys 24:284–288

Calabrese LH, Mallek JA (1988) Primary angiitis of the central nervous system – report of eight new cases, review of the literature and proposal for diagnostic criteria. Medicine 67:20

Carruthers DC, Watts RA, Symmons DP, Scott DGI (1996) Wegener's granulomatosis – increased incidence or increased recognition? Br J Rheumatol 35:142–145

Chakravarty K, Scott DGI (1993) Clinical aspects of systemic vasculitis in adults. Vasc Med Rev 4:195–200

Churg J, Strauss L (1951) Allergic granulomatosis, allergic angiitis and periarteritis nodosa. Am J Pathol 27:277–301

Cid MC (1996) New developments in the pathogenesis of systemic vasculitis. Curr Opin Rheumatol 8:1–11

Cotch MF, Hoffman GS, Yerg DE et al. (1996) The epidemiology of Wegener's granulomatosis. Arthritis Rheum 39:87–92

DeRemee RA, McDonald TJ, Harrison EG, Coles DT (1985) Wegener's granulomatosis. Anatomic correlates, a proposed classification. Mayo Clin Proc 60:27–32

Dillon MJ (1996) Kawasaki syndrome. In: Ansell BM, Bacon PA, Li JT, Yazici H (eds) The vasculitides. Chapman & Hall, London, pp 384–391

Evans JM, O'Fallon M, Hunder GG (1995) Increased incidence of aortic aneurysm and dissection in giant cell (temporal) arteritis. Ann Intern Med 122:502–507

Godman GC, Churg J (1954) Wegener's granulomatosis: pathology and review of the literature. Arch Pathol 58:533–553

Goldstein AR, White RR, Akuse R, Chantler C (1992) Long-term follow-up of childhood Henoch-Schönlein nephritis. Lancet 339:280–282

Gross WL (1996) New concepts in Wegener's granulomatosis. In: Ansell BM, Bacon PA, Li JT, Yazici H (eds) The vasculitides Chapman & Hall, London, pp 145–170

Hall S, Barr W, Lie JT, Stanson AW, Kazmier FJ, Hunder GG (1985) Takayasu's arteritis: a study of 32 North American patients. Medicine 64:89–73

Ishikawa K (1978) Natural history and classification of occlusive thromboaortopathy (Takayasu's disease). Circulation 57:27–31

Jackson JL, Kunkel MR, Libow L, Gates RH (1994) Adult Kawasaki disease: report of two cases treated with intravenous gamma globulin. Arch Int Med 154:1398–1405

Jennette JC, Falk RJ, Andrassy K et al. (1994) Nomenclature of systemic vasculitides. Proposal of an international consensus conference. Arthritis Rheum 37:187–192

Kawasaki T (1967) Acute febrile mucocutaneous syndrome with lymphoid involvement with specific desquamation of the fingers and toes in children: clinical observations in 50 cases. Jap J Allergol 16:178–222

Kurland LT, Chuang TY, Hunder G (1984) The epidemiology of systemic arteritis. In: Lawrence RC, Shulman LE (eds) The epidemiology of the rheumatic diseases. Gower, New York, pp 196–205

Kurland LT, Hauser WA, Ferguson RH, Holley KE (1969) Epidemiologic features of diffuse connective tissue disorders in Rochester/MN, 1951 through 1967, with special reference to systemic lupus erythematosus. Mayo Clinic Proc 44:649–663

Letentre L (1989) Treatment of lymphomatoid granulomatosis: old and new perspectives. Semin Respir Dis 10:178–181

Liebow AA, Carrington B, Friedman PJ (1997) Lymphomatoid granulomatosis. Hum Pathol 3:457–558

Manger BJ, Krapf FE, Gramatzki M et al. (1985) IgE-containing circulating immune complexes in Churg-Strauss vasculitis. Scand J Immunol 21:369–373

Matteson EL, Gold KN, Bloch DA, Hunder GG (1996) Long-term survival of patients with giant cell arteritis in the American College of Rheumatology giant cell arteritis classification criteria cohort. Am J Med 100:193–196

Mayet W-J, Helmreich-Becker I, Meyer zum Büschenfelde K-H (1996) The pathophysiology of anti-neutrophil cytoplasmic antibodies (ANCA) and their clinical relevance. Crit Rev Oncol Haematol 23:151–165

Nakamura Y, Fujita Y, Nagai M et al. (1991) Cardiac sequalae of Kawasaki disease in Japan: statistical analysis. Paediatrics 88:1144–1147

Nesher G, Sonnenblick M, Friedlander Y (1994) Analysis of steroid related complications and mortality in temporal arteritis: a 15-year survey of 43 patients. J Rheumatol 21:1203–1286

Newburger JW, Takahashi M, Beiser AS et al. (1991) A single intravenous infusion of gammaglobulin as compared with four infusions in the treatment of acute Kawasaki syndrome. N Engl J Med 324:1633–1639

Papa M, Bass A, Adar R, Halperin Z, Schneiderman J, Becker CG, Brautbar H, Mozes E (1992) Autoimmune mechanisms in thrombangitis obliterans (Burger's disease). The role of tobacco antigen and the major histocompatibility complex. Surgery 111:527–531

Pether JV, Thurlow J, Pelferman TG et al. (1993) Acute hantavirus infection presenting as hypersensitivity vasculitis with arthropathy. J Infect 26:75–77

Savory WS (1856) Case of a young woman in whom the main arteries of both upper extremities and of the left side of the neck were throughout completely obliterated. Med Chir Trans (Lond) 39: 205

St. Clair EW (1995) Vasculitis. In: Weisman MH, Weinblatt ME (eds) Treatment of rheumatic diseases. Saunders, Philadelphia (Companion to the Textbook of Rheumatology), pp 137–157
Szer IS (1996) Henoch-Schönlein purpura: when and how to treat. J Rheumatol 23:1661–1665
Takayasu M (1908) Case with unusual changes of the central vessels in the retina. Act Soc Ophthalmol Jap 12:554
Tatsis E, Mühler M, Schnabel A et al. (1996) Treatment of Churg-Strauss syndrome with interferon-alpha. Arthritis Rheum 39:S 64
Wagner AD, Bjornsson J, Bartley GB et al. (1996) Interferon-gamma-producing T-cells in giant cell vasculitis represent a minority of tissue-infiltrating cells and are located distant from the site of pathology. Am J Pathol 148:1925–1933
Watts RA, Jolliffe VA, Carruthers DM et al. (1996) Effect of classification on the incidence of polyarteritis nodosa and microscopic polyangiitis. Artrhritis Rheum 39:1208–1212
Wilke WS, Hoffman GS (1995) Treatment of corticosteroid-resistant giant cell arteritis. Rheum Clin North Am 21:59–71
Winiwarter F von (1879) Über eine eigenthümliche Form von Endarteriitis und Endophlebitis mit Gangrän des Fusses. Arch Clin Chir 23:203–206
Zax RH, Hodge SJ, Callen JP (1990) Cutaneous leucocytoclastic vasculitis. Arch Dermatol 126:69–72
Zeek PM (1952) Periarteriitis nodosa: A critical review. Am J Clin Pathol 22:777

Kollagenosen –
Übersicht, Einleitung, Systematik

Kapitel 65

Systemischer Lupus erythematodes (M 32)

65

F. Hiepe, T. Dörner

INHALT

65.1 Arzneimittelinduzierter Lupus (AIL, M 32.0)

F. Hiepe

Über das Auslösen eines Lupus-ähnlichen Krankheitsbildes mit Fieber, Erythem, Myalgien und Nephritis sowie erhöhter Blutsenkungsgeschwindigkeit bei einem 19jährigen Patienten durch ein Medikament (Sulfadiazin) ist erstmals 1945 von Hoffmann berichtet worden. Daraufhin wurden 1951 mehrere Fälle eines durch Arzneimittel induzierten Lupus in Assoziation zu Sulfonamiden und Penicillin publiziert. Bereits kurz nach Einführung von Hydralazin als Antihypertensivum im Jahre 1952 konnte gezeigt werden, daß 7% der Patienten klinische Merkmale eines systemischen Lupus erythematodes (SLE) entwickelten. Für Antikonvulsiva ließ sich 1957 bei Erwachsenen und 1962 bei Kindern ein Zusammenhang mit dem AIL herstellen. In den 60er Jahren konnte dies für Procainamid und Isoniazid dokumentiert werden.

Seitdem erweitert sich die Liste der Medikamente, für die ein Zusammenhang mit der Entstehung eines AIL bewiesen oder vermutet wird, ständig. Diese Liste umfaßt gegenwärtig mehr als 80 Präparate. In den letzten Jahren konnte dies u.a. auch für Minocyclin demonstriert werden (Farver 1997). Aber auch die zunehmende Anwendung von sog. "Biologics" (Interferon-α, Interferon-γ, Anti-TNF-α) in die Therapie chronisch-entzündlicher Erkrankungen hat dazu geführt, daß offensichtlich durch die gezielte Beeinflussung des Immunsystems über das Zytokinnetzwerk Autoimmunphänomene und Lupus-ähnliche Krankheitsmanifestationen entstehen können.

65.1.1 Definition und Terminologie

Der arzneimittelinduzierte Lupus (AIL) ist ein durch verschiedene Medikamente ausgelöstes Lupus-ähnliches Krankheitsbild, das insbesondere charakterisiert ist durch das Auftreten von

- Arthralgien,
- Myalgien,
- Pleuritis,
- Erythemen,
- Fieber und
- antinukleären Antikörpern (ANA).

Schwere Organmanifestationen wie eine zerebrale und/oder renale Beteiligung treten selten in Erscheinung. Nach Absetzen des verursachenden Medikaments verschwinden die klinischen Symptome innerhalb von Tagen/Wochen und die Autoimmunphänomene im Verlauf eines Jahres. Epidemiologische Daten, Klinik und serologische Befunde des AIL werden von dem auslösenden Arzneimittel beeinflußt.

65.1.2
Epidemiologie und Klassifikation

Die Inzidenz des AIL wird auf 15 000–20 000 Fälle pro Jahr geschätzt. In den USA rechnet man mit ungefähr 30 000–50 000 Patienten. Dies entspricht einem Anteil von 5–10% im Vergleich zur Gesamtzahl der Patienten mit einem SLE (Yung u. Richardson 1994). Möglicherweise liegt die wahre Inzidenz höher, da viele Fälle infolge eines milden Verlaufs unerkannt bleiben können. Das Alter der Patienten mit AIL liegt deutlich höher als beim SLE. Dies ist u.a. darauf zurückzuführen, daß ältere Menschen viel häufiger mit Arzneimitteln behandelt werden müssen, die einen AIL hervorrufen können, wie z.B. mit Antiarrhythmika und β-Rezeptorenblockern.

Ausnahmen sind der durch Antikonvulsiva induzierte Lupus bei Kindern und ein durch Minocyclin induzierter Lupus. Letzterer wird hauptsächlich bei jungen Frauen beschrieben, da Minocyclin als Langzeittherapie der Akne Anwendung findet.

Der AIL betrifft Männer und Frauen gleich häufig. Die europäische Rasse erkrankt 6mal häufiger und schwerer als die afrikanische Rasse.

Am häufigsten führt Procainamid zu einem AIL.

29–35% der Patienten, die mindestens 1 Jahr Procainamid verordnet bekamen, entwickeln einen AIL, wobei Krankheitserscheinungen auch früher auftreten können. Das Durchschnittsalter dieser Patienten beträgt 59–68 Jahre. Bei 2–21% der Patienten, die Hydralazin einnehmen, entsteht in Abhängigkeit von Dosis, Therapiedauer und Azetylatortyp ein AIL. Das höchste Risiko besteht bei einer Tagesdosis von 200 mg und einer kumulativen Dosis von über 100 g. Der hydralazininduzierte Lupus betrifft signifikant mehr Frauen als Männer. Das Durchschnittsalter der Patienten liegt zwischen 53 und 59 Jahren. Bei Patienten mit einer chronischen Polyarthritis, die mit einem monoklonalen Anti-TNF-α-Antikörper behandelt wurden, kam es zu einem Anstieg der ANA-Positivität von 25 auf 53%. 16% dieser Patienten entwickeln Anti-dsDNA-Antikörper der IgM-Klasse und 0,75% der IgG-Klasse. Die Häufigkeit des Auftretens einer Lupus-ähnlichen Erkrankung liegt unter 0,3%. Generell ist zu beachten, daß die Inzidenz von positiven ANA deutlich höher ist als die Inzidenz eines AIL (Tabelle 65.1).

Für den AIL existieren keine eigenständigen Klassifikationskriterien. Nur ein geringer Teil der Patienten mit einem AIL erfüllt die Kriterien eines systemischen Lupus erythematodes (SLE).

Tabelle 65.1. Häufigkeit der Entwicklung positiver ANA oder eines AIL in Abhängigkeit von dem verordneten Medikament. (Mod. nach Yung u. Richardson 1994)

Medikament	ANA [%]	AIL [%]
Procainamid	>90[a]	30
Hydralazin	50[b]	10[b]
Chlorpromazin	50[c]	<5
Isoniazid	25	<1
Methyldopa	15	<1
Penicillamin	67	2
Anti-TNF-α	53[d]	<0,3

[a] Nach Medikation von mindestens 1 Jahr.
[b] Dosis 200 mg/Tag.
[c] Dosis >400 mg/Tag.
[d] Bei Patienten mit chronischer Polyarthritis (vor Therapie waren 25% ANA-positiv).

65.1.3
Ätiologie und Pathogenese

Eine große Zahl von Arzneimitteln kann einen AIL verursachen. Die Liste der Präparate beinhaltet:

- Antiarrhythmika,
- β-Rezeptorenblocker,
- Antihypertensiva,
- Psychopharmaka,
- Antikonvulsiva,
- Thyreostatika,
- Antibiotika,
- antientzündliche Präparate,
- Antiphlogistika,
- Diuretika und
- Zytokine bzw. Antizytokine (s. nachfogende Übersicht).

Procainamid und Hydralazin stellen die klassischen Medikamente dar, die in hoher Frequenz einen AIL auslösen können.

Liste der Arzneimittel, die für einen AIL verantwortlich sein können

- *Arzneimittel mit häufiger Assoziation*
  - Hydralazin
  - Procainamid
- *Arzneimittel mit gesicherter Assoziation*
  - Carbamazepin
  - Chlorpromazin
  - Hydrazin
  - Isoniazid
  - Methyldopa
  - Penicillamin
  - Phenytoin
  - Quinidin
  - Sulfasalazin
- *Arzneimittel mit Fallberichten*
  - Acebutolol
  - Allopurinol
  - Aminoglutethimid
  - Amoproxan
  - Anthiomalin
  - Anti-TNF-α
  - Atenolol

- Benoxaprofen
- Captopril
- Chlorprothixen
- Chlorthalidon
- Cimetidin
- Cinnarizin
- Clobazam
- Clonidin
- Danazol
- Dapson
- Debrisoquin
- Diclofenac
- Diphenylhydantoin
- Disopyramid
- Ethosuximid
- Enalapril
- Goldsalze
- Griseofulvin
- Hydrochlorothiazid
- Ibuprofen
- Interferon-α, -γ
- Labetalol
- Leuprorelinacetat
- Levodopa
- Levomepromazin
- Lithium
- Lovastatin
- Mephenytoin
- Methimazol
- Methylsergid
- Methylthiouracil
- Metoprolol
- Minocyclin
- Minoxidil
- Nalidixinsäure
- Nitrofurantoin
- Orale Kontrazeptiva
- Oxprenolol
- p-Aminosalizylsäure
- Penicillin
- Perazin
- Perphenazin
- Phenelzin
- Phenopyrazon
- Phenylbutazon
- Pindolol
- Practolol
- Prazosin
- Primidon
- Promethazin
- Propylthiuracil
- Psoralen
- Pyrathiazin
- Pyrithioxin
- Reserpin
- Simvastatin
- Spironolacton
- Streptomycin
- Sulindac
- Sulfadimethoxin
- Sulfamethoxypyridazin
- Sulfonamide
- Tetracyclin
- Tetrazin
- Thionamid
- Thioridazin
- Timolol-Augentropfen
- Tolazadin
- Tolmetin
- Trimethadion
- Valproinsäure

Aufgrund der Vielfalt der induzierenden Medikamente mit ihren unterschiedlichen biochemischen und pharmakologischen Eigenschaften ist es nicht möglich, einen einheitlichen Pathomechanismus für den AIL darzustellen. Trotz der pharmakologischen Unterschiede zwischen Procainamid und Hydralazin lassen jedoch die Ähnlichkeiten hinsichtlich der klinischen und immunologischen Effekte auch gemeinsame Pathomechanismen vermuten. Offensichtlich spielt eine genetische Prädisposition eine Rolle. So ist die Entwicklung eines AIL mit dem Azetylatortyp assoziiert. Bei langsamen Azetylatoren treten ANA eher und in höheren Titern bei Patienten auf, die Procainamid und Hydralazin erhalten; die Wahrscheinlichkeit der Entstehung von klinischen Erscheinungen ist ebenfalls erhöht. Assoziationen zum HLA-System sind nicht bekannt.

Hydralazin, Isoniazid, Penicillamin und ein Procainamidmetabolit (Hydroxylamin) führen über die direkte Bindung an die aktive Bindungsstelle der Komplementkomponente C4 zu einer Reduktion der Clearance von Immunkomplexen. Zwischen Hydralazin und Adenosin bestehen strukturelle Ähnlichkeiten. Antihydralazinantikörper können mit Adenosin kreuzreagieren. Dies unterstützt die Vorstellungen, daß das molekulare Mimikry in der Ätiopathogenese des AIL beteiligt ist. Das Medikament kann sich auch direkt an Histone binden und somit als Hapten wirken, was wiederum einen Antigenkomplex produzieren könnte, der die Autoantikörperbildung stimuliert. Procainamid, Hydralazin und in geringem Maße Isoniazid und Penicillamin können unter experimentellen Bedingungen eine Transition der B- (rechtsdrehende) in eine Z- (linksdrehende) Konformation der DNA mit stärkerer Immunogenität induzieren. Interessant ist auch die Hypothese, daß Medikamente über die Hemmung der DNA-Methylierung die Genexpression von T-Zellen modifizieren können und dies wiederum die Entstehung von autoreaktiven T-Zellen fördert (Yung et al. 1995). Die Beobachtungen, daß Interferon-α und Interferon-γ sowie auch monoklonale Anti-TNF-α-Antikörper antinukleäre Antikörper, einschließlich Anti-DNA-Antikörper, und klinische Merkmale des Lupus induzieren können, lassen vermuten, daß die Beeinflussung der Immunregulation über das Zytokinnetzwerk eine pathogenetische Rolle spielen kann.

65.1.4
Histopathologie

Gute histopathologische Beschreibungen liegen nicht vor. Der Lupusbandtest fällt nur selten positiv aus. Bei Vorhandensein einer Nephritis können die histologischen Veränderungen denen ähneln, die beim SLE beobachtet werden.

65.1.5
Klinik

Das klinische Bild des AIL ähnelt milden Verlaufsformen eines idiopathischen SLE. Es kann in Abhängigkeit vom auslösenden Medikament variieren. Fieber bis 41 °C, das kein spezielles Verhalten aufweist, ist nicht selten. Über Gewichtsverlust, der dramatisch sein kann, wird berichtet. Ungefähr 80% der Patienten klagen über symmetrische Arthralgien. Eine Arthritis wird bei 18% der Patienten mit einem procainamidinduzierten und bei 63% mit hydralazininduziertem Lupus beobachtet. In der Regel handelt es sich um eine nichtdestruktive Arthritis der kleinen Gelenke, insbesondere der Hand. Myalgien, die bei der Hälfte der Patienten auftreten, betreffen sowohl die proximalen als auch die distalen Muskelgruppen. Pleuritis und Perikarditis kommen mindestens genauso häufig wie beim SLE vor. Das klassische Schmetterlingserythem tritt beim AIL selten auf. Eine Hautbeteiligung im Sinne eines makulopapulösen Exanthems wird bei $^{1}/_{3}$ der Patienten beobachtet. Gelegentlich kann eine Livedo reticularis bzw. eine kutane Vaskulitis beobachtet werden. Eine Nierenbeteiligung ist selten und wird v.a. durch Hydralazin induziert. Sie verläuft in der Regel mild und ist reversibel. Beschrieben wurden nur wenige Fälle mit einem fulminanten Verlauf.

Auch Beteiligungen des Nervensystems sind selten; Fallberichte über periphere und kraniale Neuropathien und unspezifische Symptome einer Nervensystemmanifestation liegen jedoch vor. Ein Raynaud-Phänomen wird bei weniger als 5% der Patienten beobachtet. Eine Vaskulitis, die selten auftritt, ist gewöhnlich auf die Haut beschränkt. Es gibt wenige Fallberichte über eine renale, retinale und systemische Vaskulitis.

65.1.6
Verlauf und Prognose

! Die Prognose der Erkrankung ist gut.

Schwere Organmanifestationen sind ungewöhnlich. Nach Absetzen des auslösenden Medikaments verschwinden die klinischen Erscheinungen innerhalb von Tagen und Wochen. Die Autoantikörper können über Monate noch positiv bleiben. Es läßt sich jedoch im Verlauf ein Titerabfall der ANA beobachten. Nach ungefähr einem Jahr sind die Autoantikörper nicht mehr im Serum nachweisbar.

65.1.7
Labor

Die Blutsenkungsgeschwindigkeit ist bei fast allen Patienten beschleunigt. Eine normozytäre, normochrome Anämie kommt häufig vor. Ein positiver Coombs-Test, Leukozytopenie und Thrombozytopenie lassen sich bei weniger als $^{1}/_{3}$ der Patienten nachweisen. Die Komplementspiegel im Serum sind nicht verändert. Charakteristisch ist der Nachweis von antinukleären Antikörpern (ANA) mit einem homogenen Fluoreszenzmuster, das für Antihistonantikörper spricht. Da Antihistonantikörper häufig auch beim SLE vorkommen, können sie nicht als ein spezifischer Marker des AIL gelten. Die wichtigsten Zielantigene der Antihistonantikörper sind die Proteine H1, H2A, H2B, H3, H4 und ein (H2A-H2B-) DNA-Komplex. Insbesondere die Seren von Patienten mit einem procainamidinduzierten Lupus reagieren mit einem (H2A-H2B-)DNA-Komplex. IgG-Antikörper, die mit diesem Histon-DNA-Komplex reagieren, kommen häufiger bei Patienten mit einer klinischen Symptomatik vor, während IgM-Antikörper bei asymptomatischen Verläufen beobachtet werden. Anti-dsDNA- und Anti-Sm-Antikörper sind selten bzw. überhaupt nicht nachweisbar. Bei bis zu 70% der Patienten entwickeln sich Antiphospholipidantikörper, die oft dem IgM-Isotyp angehören. Entsprechende thrombotische Ereignisse im Sinne eines Antiphospholipidsyndroms sind jedoch selten.

65.1.8
Diagnose und Differentialdiagnose

Definitive Kriterien für die Diagnose eines AIL liegen nicht vor. Positive ANA, das Auftreten von Lupus-ähnlichen Symptomen und das Verschwinden dieses Krankheitsbildes nach Absetzen des auslösenden Medikaments werden als primäre diagnostische Kriterien empfohlen (Hess u. Mongey 1991). Eine Reexposition mit dem Medikament führt in der Regel innerhalb von 1–2 Tagen zum Wiedererscheinen der Symptomatik. Der alleinige Nachweis von positiven ANA berechtigt nicht zur Diagnose eines AIL. Es ist nicht ungewöhnlich, daß Medikamente positive ANA induzieren, ohne daß klinische Symptome eines Lupus auftreten.

Rubin (1997) schlägt folgende Richtlinien für die Diagnose eines AIL vor:

1. Kontinuierliche Behandlung mit einem bekannten Lupus-induzierenden Medikament für mindestens 1 Monat.

2. Häufige Symptome/Organmanifestationen: Arthralgien, Myalgien, Übelkeit, Fieber, Serositis, Pleuroperikarditis (insbesondere bei Procainamid), Polyarthritis (insbesondere bei Quinidin).
   Seltene Symptome/Organmanifestationen: Exanthem oder andere dermatologische Probleme, Glomerulonephritis (bei hydralazininduziertem Lupus).
3. Symptome und Organbeteiligungen, die nicht mit einem AIL assoziiert sind und eher einen SLE vermuten lassen: Multiorganbeteiligungen, insbesondere renale, neurologische und dermatologische Manifestationen.
4. Laborbefunde: Positive ANA (Antihistonantikörper, insbesondere IgG-Anti-[(H2A-H2B)-DNA]), LE-Zellen, Leukozytopenie, Thrombozytopenie, milde Anämie, erhöhte Blutsenkungsgeschwindigkeit.
   Extrem seltener oder fehlender Nachweis von Autoantikörpern gegen dsDNA, Sm, U1RNP, Ro/SS-A und La/SS-B sowie einer Hypokomplementämie.
5. Verbesserung und Verschwinden der Symptomatik innerhalb von Tagen oder Wochen nach Absetzen des auslösenden Medikaments. Die Autoantikörper benötigen Monate bis zur Negativität.

Tabelle 65.2. Epidemiologische, klinische und Laborbefunde bei Patienten mit einem AIL im Vergleich zum idiopathischen SLE. (Die Daten wurden aus verschiedenen Übersichtsarbeiten entnommen: Yung u. Richardson 1994; Hess u. Mongey 1991; Alloway u. Salata 1995; Rich 1996)

Parameter	AIL	SLE
Geschlecht (w. : m.):	1 : 1 bis 1,6 : 1	9 : 1
Rasse (Afrikaner : Kaukasier):	0,3 : 1	2,7 : 1
Hauptmanifestationsalter (Jahre):	50–70	15–40
Azetylatortyp:	Langsamer Azetylator	Gleiche Verteilung
Fieber:	25–50%	52%
Arthralgien/Arthritis:	77–95%	84%
Myalgien:	2–50%	50%
Erythem:	5–34%	50–70%
Pleuritis:	14–52%	42–60%
Pleuraerguß:	10–33%	16–20%
Perikarditis:	0–18%	20–30%
Orale Ulzera:	selten	24%
Hepatomegalie:	3–25%	10–31%
Splenomegalie:	5–20%	9–46%
Lymphadenopathie:	sehr selten	23–67%
Nierenbeteiligung:	0–20%	50%
Neurologische Beteiligung:	0–2%	25–50%
Raynaud-Phänomen:	0–5%	34%
Erhöhte BSG:	>75%	25–50%
Anämie:	<25%	50–75%
Leukopenie:	<25%	25–50%
Thrombopenie:	<25%	20–50%
Hypokomplementämie:	selten	45%
LE-Zellen:	bis 70%	70–95%
ANA:	100%	100%
Anti-Histon-Antikörper:	70–95%	bis zu 70%
Anti-dsDNA-Antikörper	<5%	78%
Anti-ssDNA-Antikörper	30–48%	50–75%
Anti-Sm-Antikörper	<5%	10–30%
Positiver Coombs-Test	25–50%	25–50%
Antiphospholipidantikörper:	bis 70%	20–25%

Diese Richtlinien können für die Abgrenzung zum SLE, der die wichtigste Differentialdiagnose darstellt, hilfreich sein. Obwohl einige der Klassifikationskriterien des SLE auch für den AIL zutreffen können, erfüllen nur selten Patienten mit einem AIL 4 der 11 Kriterien. Schmetterlingserythem, diskoide Hautveränderungen, Sonnenempfindlichkeit, orale Ulzera sowie neuropsychiatrische und renale Manifestationen stellen ungewöhnliche Kriterien für den AIL dar. Ein Vergleich der epidemiologischen, klinischen und Laborbefunde bei SLE und AIL ist in Tabelle 65.2 dargestellt. Differentialdiagnostische Schwierigkeiten kann v.a. die Unterscheidung vom SLE, der im höheren Lebensalter beginnt („Late-onset"-SLE), bereiten. Der „Late-onset"-SLE verläuft milder und weist ebenfalls seltener klassische Manifestationen wie ein Schmetterlingserythem und Nephritis auf.

Differentialdiagnostisch sollten weiterhin Infektionen, die mit Arthralgien, Fieber und Pleuroperikarditis einhergehen können, berücksichtigt werden. Das Dressler-Syndrom nach einem abgelaufenen Myokardinfarkt und das Postkardiotomiesyndrom sind differentialdiagnostisch in Betracht zu ziehen, da diese Patienten häufig mit Antiarrhythmika behandelt werden. Weitere Differentialdiagnosen können maligne Erkrankungen, Hypersensitivitätsreaktionen auf Medikamente und die Graft-versus-host-Krankheit darstellen.

65.1.9
Therapie und Rehabilitation

Die kausale Therapie besteht im Absetzen des die klinische Symptomatik induzierenden Medikaments. Deshalb ist die Identifikation des auslösenden Arzneimittels von entscheidender Bedeutung. Dies kann schwierig sein, wenn die Patienten viele Medikamente einnehmen. Die Symptome verschwinden spätestens 4–6 Wochen nach dem Absetzen des Medikaments, wobei die ANA über 6–12 Monate positiv bleiben können. Bis zum Erreichen von Beschwerdefreiheit kann eine medikamentöse Therapie erforderlich sein. Fieber, Arthralgien und Myalgien sprechen auf nichtsteroidale Antiphlogistika an. Bei schwereren Verläufen mit Serositis und Nephritis sind Kortikoide angezeigt.

Bei Vorhandensein von positiven ANA ohne klinische Symptomatik muß das auslösende Medikament nicht unbedingt abgesetzt werden. Es gibt auch keine sicheren Hinweise, daß Medikamente, die einen AIL verursachen können, zu einer Aktivierung eines SLE führen. Sollten beim SLE jedoch solche Medikamente verabreicht werden müssen, dann ist eine engmaschige Kontrolle des klinischen Verlaufs und der Laborbefunde anzuraten.

65.2 Systemischer Lupus erythematodes (SLE) (M 32.1)

F. HIEPE

Der systemische Lupus erythematodes (SLE) gilt als Prototyp einer Autoimmun- und Immunkomplexerkrankung, weil bei den Patienten eine Vielzahl von Autoantikörpern, die mit verschiedenen nukleären, zytoplasmatischen und Zellmembranantigenen reagieren, sowie immunkomplexvermittelte Pathomechanismen, die zu multiplen Organbeteiligungen führen, eine große Bedeutung innehaben. Der kutane LE wurde 1845 erstmalig von Hebra beschrieben, wobei der Begriff „Lupus erythémateux" von Casenave geprägt wurde. Über eine disseminierte Form mit Allgemeinerscheinungen und letalem Ausgang berichtete Kaposi zum ersten Mal. Der SLE galt früher als eine sehr seltene, meist letal endende Erkrankung. Die Einführung der immunologischen Diagnostik, eingeleitet durch die Entdeckung der LE-Zellen im Knochenmark von SLE-Patienten im Jahre 1948 an der Mayo-Klinik und dem sich daraufhin anschließenden Nachweis von antinukleären Antikörpern (ANA) Ende der 50er Jahre, führte zu einer deutlich häufigeren Diagnosestellung, da abortive und klinisch untypische Verlaufsformen erfaßbar wurden. Durch die Verbesserung der diagnostischen und therapeutischen Möglichkeiten vollzieht sich ein Wandel hinsichtlich Morbidität und Mortalität der Erkrankung, der bei der Betreuung der Patienten zu berücksichtigen ist.

65.2.1 Definition und Terminologie

Synonyme: Lupus erythematodes visceralis, Lupus erythematodes disseminatus. Der systemische Lupus erythematodes ist eine nichtinfektiöse, schubweise verlaufende, chronisch-entzündliche Autoimmunerkrankung mit Befall zahlreicher Organsysteme wie Haut, Gelenke, seröse Häute, Nieren, Blutzellen und ZNS.

! Charakteristisch ist der Nachweis von Autoantikörpern gegen Zellkernbestandteile (antinukleäre Antikörper), wobei Autoantikörper gegen native Doppelstrang-DNA und gegen das Sm-Antigen Markerantikörper darstellen.

65.2.2 Epidemiologie und Klassifikation

Die Erkrankung kommt weltweit in territorial unterschiedlicher Häufigkeit vor. Frauen erkranken 10mal häufiger als Männer. Die Prävalenz beträgt in Mitteleuropa 12,5 : 100 000 Frauen, in den USA bis zu 1 : 1000 Frauen. In den USA erkranken afroamerikanische Frauen 3mal häufiger. Die Inzidenzrate variiert zwischen 1,8 und 7,6 Erkrankten pro 100 000 Personen pro Jahr. Das Prädilektionsalter liegt zwischen dem 15. und 30. Lebensjahr.

Für die Klassifikation des SLE stehen die 1982 von der American Rheumatism Association (jetzt American College of Rheumatology) modifizierten Kriterien zur Verfügung (s. nachfolgende Übersicht). Diese Kriterien haben ihre Bedeutung, um die Vergleichbarkeit der Studien zu verbessern. Für die Frühdiagnose sind sie weniger gut geeignet.

Klassifikationskriterien des systemischen Lupus erythematodes des American College of Rheumatology. (Nach Tan et al. 1982, 1997 modifiziert)

1. Schmetterlingserythem
2. Diskoide Hautveränderungen
3. Photosensibilität
4. Orale Ulzera, orale oder nasopharyngeale Ulzerationen, gewöhnlich schmerzlos
5. Arthritis nichterosive Arthritis an 2 oder mehr Gelenken
6. Serositis
   a) Pleuritis oder
   b) Perikarditis
7. Nephritis
   a) persistierende Proteinurie >0,5 g/l oder
   b) Zylindrurie oder Erythrozyturie
8. ZNS-Beteiligung (nicht durch Medikamente oder metabolisch bedingt)
   a) Anfallsleiden oder
   b) Psychosen
9. Hämatologische Symptome
   a) hämolytische Anämie oder
   b) Leukozytopenie ($<4 \cdot 10^9$/l; 2- oder mehrmalig) oder
   c) Lymphozytopenie ($<1,5 \cdot 10^9$/l; 2- oder mehrmalig) oder
   d) Thrombozytopenie ($<100 \cdot 10^9$/l)
10. Immunologische Befunde
    a) Nachweis von Anti-dsDNA-Antikörpern oder
    b) Nachweis von Anti-Sm-Antikörpern oder
    c) Nachweis von Antiphospholipidantikörpern für mindestens 6 Monate durch
       - Antikardiolipinantikörper der IgG- oder IgM-Klasse oder
       - positiver Test für Lupusantikoagulans oder
       - falsch-positiver Test auf Syphilis und bestätigter Treponemapallidum-Immobilisations- (TPI) oder Fluoreszenz-Treponemaantikörper-Absorptionstest (FTA)
    d) falsch-positive WaR (Antikardiolipinantikörper), mindestens 6 Monate persistierend
11. Antinukleäre Antikörper (ANA)

Wenn 4 der 11 Kriterien vorliegen, kann definitiv die Diagnose eines SLE gestellt werden.

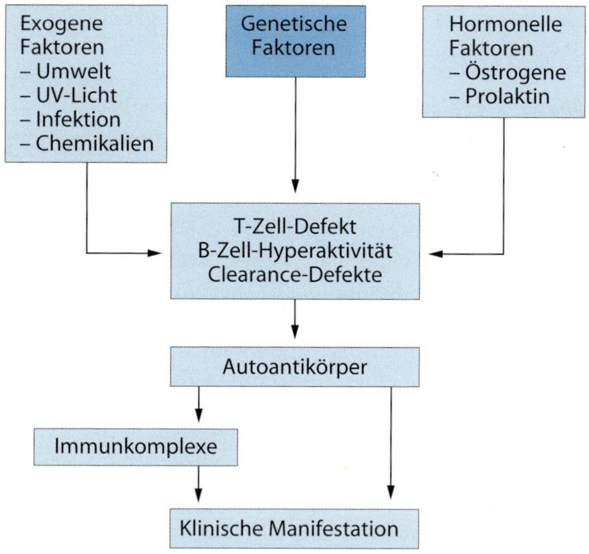

Abb. 65.1. Ätiopathogenese des systemischen Lupus erythematodes

65.2.3 Ätiologie und Pathogenese

Die Ätiologie der Erkrankung ist unklar. Diskutiert wird eine multifaktorielle Genese, an der endogene (genetische, hormonelle) und exogene (mikrobielle Erreger, UV-Exposition) Faktoren zusammenwirken. Gesichert ist eine Autoimmunpathogenese. Es werden eine Vielzahl von Autoantikörpern, die mit nukleären, zytoplasmatischen oder Zellmembranantigenen reagieren, im Serum nachgewiesen. Über die Ablagerung von zirkulierenden Immunkomplexen in den kleinen Gefäßen kommt es zu den entsprechenden entzündlichen Organveränderungen. Möglich ist auch ein direkt pathogener Effekt der Autoantikörper, wenn sie beispielsweise gegen Zellmembranen (antierythrozytäre Antikörper) gerichtet sind. Die prinzipiellen ätiopathogenetischen Mechanismen sind in Abb. 65.1 dargestellt.

Genetik

Familienstudien weisen auf einen Zusammenhang zwischen SLE und genetischen Faktoren hin. Bei bis zu 10% der Patienten haben ein oder mehrere Verwandte einen Autoimmunprozeß. Es gibt eine Konkordanz des SLE bei monozygoten Zwillingen, die in der Literatur zwischen 25 und 67% angegeben wird, nicht jedoch bei dizygoten Zwillingen. Die fehlende 100%ige Übereinstimmung bei monozygoten Zwillingen ist als Hinweis zu werten, daß neben dem genetischen Einfluß noch andere Faktoren für die Entwicklung eines SLE von Bedeutung sind.

Verschiedene Gene zeigen eine erhöhte Empfänglichkeit für einen SLE. Hierzu gehören der homozygote Mangel von C1q, C1r und C1s, die mit dem HLA-System verknüpft sind, von C2 und C4 (unabhängig vom HLA-System) sowie partielle Defizienzen von C4 (insbesondere C4 A). HLA-Klasse-II-Gene (DR und DQ) sind mit der Bildung bestimmter Autoantikörper (Anti-dsDNA, Anti-Sm, Anti-U1RNP, Anti-Ro/SS-A, Anti-La/SS-B, Antiphospholipide) assoziiert. Weiterhin besteht ein Zusammenhang zwischen SLE und T-Zell-Rezeptor-, Immunglobulin-, Komplementrezeptor-, TNF-, Fc_{γ}-Rezeptor- sowie Apoptosegenen.

Hormonelle Faktoren

In tierexperimentellen Untersuchungen unter Verwendung von Lupusmäusen konnte gezeigt werden, daß Östrogene eine wichtige Rolle bei der Akzeleration der Erkrankung spielen, während Androgene einen krankheitshemmenden Effekt haben. Bei einem Teil der SLE-Patienten wird über erhöhte Prolaktinspiegel berichtet.

T-Lymphozyten

Beim aktiven SLE ist die Zahl der Lymphozyten und natürlichen Killerzellen vermindert. Während die $CD8^+$-T-Zellen kaum verändert sind, findet sich eine deutliche Abnahme der $CD4^+$-T-Zellen, was zu einer deutlichen Reduktion der CD4/CD8-Rate führt. Bei den $CD4^+$-T-Zellen sind insbesondere diese mit dem naiven Phänotyp (CD45RA+) vermindert, die Zahl der $CD4^+$-Zellen mit dem Gedächtniszellphänotyp (CD45RO+) ist hingegen erhöht. Die erhöhte Zahl von CD45RO+-Zellen, die vermehrte Oberflächenexpression von HLA-DR und HLA-DP sowie des IL-2-Rezeptors, die erhöhten Serumspiegel von IL-2, des löslichen IL-2-Rezeptors, von Interferon-γ und der löslichen TNF-Rezeptoren spiegeln die T-Zell-Aktivierung beim SLE wider.

Bereits die schlechte Reaktion auf intradermal injizierte Hauttestantigene läßt auf eine gestörte Funktion der T-Lymphozyten schließen. In-vitro-Untersuchungen weisen auf eine verminderte Proliferation sowie reduzierte Helfer-, Suppressor- und zytotoxische Aktivität hin.

B-Lymphozyten

Bei SLE-Patienten läßt sich eine erhöhte Zahl von immunglobulin- und autoantikörpersekretierenden Zellen im peripheren Blut nachweisen. Es findet sich eine Zunahme von B-Zellen in allen Reifungsstadien und der B-Zell-Aktivierung. Offensichtlich expandieren bei Aktivierung des SLE bestimmte B-Zell-Klone, die pathogene IgG-Autoantikörper bilden. Von Interesse ist hierbei eine besondere B-Zell-Subgruppe, die CD5 exprimiert.

Zytokine

Es finden sich vielfältige Störungen der Zytokinproduktion, wobei teilweise deutliche Differenzen hinsichtlich der spontanen Sekretion, der stimulierten Sekretion und der Serumspiegel bestehen. Beim SLE sind die Serumspiegel der meisten Zytokine erhöht. Die Th2-Zytokine (IL-6, IL-10) werden spontan vermehrt durch periphere mononukleäre Blutzellen produziert, während die Synthese der Th1-Zytokine (IL-2, Interferon-γ, IL-12) vermindert ist.

Apoptose

Im Tiermodell kann ein Apoptosedefekt zu einer Autoimmunerkrankung führen. Bei *lpr*-Mäusen, denen das Fas-Molekül (CD95), das den programmierten Zelltod vermittelt, fehlt, entwickelt sich ein Lupus-ähnliches Krankheitsbild infolge eines veränderten Lymphozytenüberlebens mit daraus resultierender Lymphozytenproliferation. Beim humanen SLE wurden keine Störungen der Expression und Funktion des Fas-Moleküls beschrieben. Trotzdem gibt es Hinweise für eine abnormale Apoptose bei SLE. Hierfür sprechen die erhöhte Serumkonzentration des löslichen Fas-Moleküls, eine erhöhte bcl-2-Expression, eine erhöhte Apoptoserate von Lymphozyten in der In-vitro-Kultur und eine erhöhte Zahl von frühen apoptotischen Zellen in der Zirkulation. Die Clearance von apoptotischen Zellen ist aufgrund einer Phagozytendysfunktion beim SLE vermindert (Herrmann et al. 1998).

Im Rahmen des programmierten Zelltodes werden Autoantigene (z.T. modifiziert) in sog. apoptotischen Bläschen auf der Zelloberfläche präsentiert. Dies könnte eine Erklärung für die Induktion von Autoantikörpern gegen Zellkernantigene und andere intrazelluläre Antigene sein (Casciola-Rosen et al. 1994). Die Apoptose kann durch eine Virusinfektion oder UV-Exposition ausgelöst werden.

Immunkomplexe

Die Bildung zirkulierender Immunkomplexe ist ein physiologischer Abwehrmechanismus, der der schnellen Eliminierung von pathogenen Antigenen (u.a. Erregerantigene) dient. Beim SLE ist die Ablagerung von Immunkomplexen an den kleinen Gefäßen der verschiedenen Organe wesentlich an den Entzündungsvorgängen beteiligt. Durch die überschießende Produktion von Autoantikörpern kommt es zu einer ständig erhöhten Immunkomplexbildung, die sich aus den Autoantikörpern und Autoantigenen zusammensetzt. Diese exzessive Immunkomplexbildung führt zu einer Erschöpfung des RES, so daß die Clearance der Immunkomplexe sich verschlechtert. Außerdem wird über Störungen der Immunkomplexclearance durch Defekte der Fc- und Komplementrezeptoren des Monozyten-Makrophagen-Systems berichtet. Auch die Immunkomplexclearance über die CR1-Rezeptoren der Erythrozyten ist vermindert. Der Komplementverbrauch sowie genetische Komplementdefekte verringern die Löslichkeit der zirkulierenden Immunkomplexe und fördern ihre Ablagerung. Neben der Entstehung zirkulierender Immunkomplexe, die mittels verschiedener Tests im Serum nachgewiesen werden können, ist auch die In-situ-Bildung von Immunkomplexen möglich. Dieser Mechanismus spielt bei der Entstehung der Lupusnephritis eine Rolle, wo über die In-situ-Bindung von Nukleosomen an die glomeruläre Basalmembran durch nachfolgende Reaktion mit Anti-dsDNA- und Antinukleosomenautoantikörpern eine pathogenetisch bedeutsame Immunkomplexablagerung zustande kommt.

Idiotyp-Antiidiotyp-Netzwerk

Dieses Netzwerk spielt eine wichtige Rolle bei der Immunregulation und kann beim SLE gestört sein. So lassen sich beim aktiven SLE Antiidiotypantikörper, die gegen den Idiotyp von Anti-dsDNA-Antikörpern gerichtet sind, nicht nachweisen, während sie nach Erreichen einer Remission im Serum wieder auftauchen. Empfängliche normale Mausstämme können nach Immunisierung mit monoklonalen Anti-dsDNA-Antikörpern, die einen bestimmten Idiotyp aufweisen (Id 16/6), oder mit Antiidiotypantikörpern (Anti-Id 16/6) als Immunogen eine Lupus-ähnliche Erkrankung induzieren. Da durch Infektionen antibakterielle Antikörper mit einem Idiotyp, der auch bei Autoantikörpern angetroffen wird (z.B. Id 16/6), induziert werden können, existiert eine Hypothese, daß bei entsprechender genetischer Disposition der SLE durch Störung des Idiotyp-Antiidiotyp-Netzwerks infolge einer Infektion ausgelöst wird (Shoenfeld 1994).

65.2.4 Histopathologie

Da es sich beim SLE um eine Systemerkrankung handelt, lassen sich histopathologische Veränderungen an vielen Geweben und Organen nachweisen. Charakteristisch ist der immunhistologische Nachweis von Immunkomplexablagerungen (IgG, IgM, Komplement) an den kleinen Gefäßen, die zu einer Immunkomplexvaskulitis führen. Einige Patienten, insbesondere solche mit einer ZNS-Beteiligung, weisen eine Vaskulitis der kleinen Gefäße ohne lokale Immunkomplexablagerung auf. Diese Veränderungen entsprechen dem Swartzman-Phänomen. Dabei kommt es über die intravaskuläre Aktivierung von Komplement, die Freisetzung von Anaphylatoxinen, Ansammlung, Aktivierung und Aggregation von Leukozyten und Thrombozyten, die sich an das Endothel adhärieren (Leukothrombose), sowie Freisetzung von toxischen Mediatoren zu einer Okklusion der betroffenen Gefäße mit entsprechenden ischämischen Veränderungen.

Die histologische Untersuchung dient weniger der Sicherung der Diagnose, sondern in erster Linie der Abklärung von Organmanifestationen. Von Bedeutung ist hierbei insbesondere die Nierenbiopsie. Die Einteilung der Lupusnephritis erfolgt nach der WHO-Klassifikation (Tabelle 65.3) sowie nach Aktivitäts- und Chronifizierungsgrad (s. nachfolgende Übersicht).

Bei der immunhistologischen Untersuchung der Haut finden sich Immunglobulin- und Komplementablagerungen im Bereich der dermoepidermalen Junktionszone (Lupusband). Während sich diese Verände-

Tabelle 65.3. WHO-Klassifikation der Lupusnephritis. (Überarbeitete Version von 1995)

Klasse	Charakteristik	Häufigkeit
I	**Normale Niere oder minimale Veränderungen**	**1–4%**
Ia	Normale Niere in allen Untersuchungstechniken	
Ib	Normal in der Lichtmikroskopie, aber Nachweis von Ablagerungen in der Elektronen- oder Immunfluoreszenzmikroskopie	
II	**Reine mesangiale Veränderungen (Mesangiopathie)**	**20%**
IIa	Mesangiale Verbreiterungen und/oder milde Hyperzellularität	
IIb	Moderate Hyperzellularität	
III	**Fokal-segmentale Glomerulonephritis (assoziiert mit milden oder moderaten mesangialen Veränderungen)**	**25%**
IIIa	Aktive nekrotisierende Läsionen	
IIIb	Aktive und sklerosierende Läsionen	
IIIc	Sklerosierende Läsionen	
IV	**Diffuse Glomerulonephritis (schwere mesangiale, endokapilläre oder mesangiokapilläre Proliferation und/oder ausgedehnte subendotheliale Ablagerungen. Mesangiale Ablagerungen sind immer, subepitheliale Ablagerungen sind häufig vorhanden und können zahlreich sein)**	**37%**
IVa	Ohne segmentale Läsionen	
IVb	Mit „aktiven" nekrotisierenden Läsionen	
IVc	Mit „aktiven" und sklerosierenden Läsionen	
IVd	Mit sklerosierenden Läsionen	
V	**Diffuse membranöse Glomerulonephritis**	**13%**
Va	Reine membranöse Glomerulonephritis	
Vb	Assoziiert mit Läsionen der Klasse II (a oder b)	
VI	**Fortgeschrittene sklerosierende Glomerulonephritis**	**2%**

rungen beim SLE sowohl an befallener als auch nichtbefallener Haut beobachten lassen, besteht ein positiver Lupusbandtest beim kutanen LE nur an Stellen mit entsprechenden Hautläsionen.

Histologische Indizes für die Aktivitäts- und Chronifizierungsbeurteilung der Lupusnephritis. Die individuellen Läsionen können jeweils 0–3 Punkte erhalten: abwesend = 0, mild = 1, moderat = 2, schwer = 3. Karyorrhexis/Nekrose und zelluläre Zylinder werden mit dem Faktor 2 gewichtet

- Aktivitätsindex (0–24 Punkte)
  - glomeruläre Hyperzellularität
  - Leukozytenexsudation
  - Karyorrhexis/fibrinoide Nekrose
  - zelluläre Zylinder
  - hyaline Thromben
  - tubulointerstitielle Entzündung
- Chronifizierungsindex (0–24 Punkte)
  - glomeruläre Läsionen
  - glomeruläre Sklerose
  - fibröse Zylinder
  - tubulointerstitielle Läsionen
  - tubuläre Atrophie
  - interstitielle Fibrose

65.2.5 Klinik

Das klinische Bild wird wesentlich von der Art der Organbeteiligung, die in unterschiedlicher Häufigkeit auftritt (Tabelle 65.4), mitbestimmt.

Allgemeinsymptome

Fast alle Patienten klagen über allgemeine Symptome wie Fieber, Müdigkeit, Abgeschlagenheit und Gewichtsverlust, die oft auch die ersten Beschwerden darstellen. Das Fieber weist in der Regel einen subfebrilen Charakter auf. Selten übersteigen die Temperaturen 39 °C. Bei hohem Fieber muß immer auch an eine Infektion gedacht werden. Müdigkeit und Abgeschlagenheit sind oft die einzigen Symptome, über die Patienten auch nach erfolgreicher Behandlung eines Schubes berichten. Eine Anorexie tritt selten auf und ist im Zusammenhang mit schweren Krankheitsverläufen und Organmanifestationen zu sehen.

Haut

Ein charakteristisches Symptom des SLE ist das Schmetterlingserythem an Wangen und Nasenrücken mit Aussparung der Nasolabialfalte, das bei der Hälfte der Patienten, v.a. nach Sonnenexposition, in Erschei-

Tabelle 65.4. Häufigkeit von Symptomen beim SLE zu Beginn und im Verlauf der Erkrankung

Organbeteiligung/Symptom	Krankheitsbeginn (%)	Krankheitsverlauf (%)
Fieber	36	52
Photosensitivität	29	45
Schmetterlingserythem	40	58
Diskoide Hautveränderungen	6	10
Subakut-kutaner LE	3	6
Orale Ulzerationen	11	24
Livedo reticularis	5	14
Thrombose	4	14
Arthritis	69	84
Myositis	4	9
Sicca-Symptomatik	5	16
Lymphadenopathie	7	12
Serositis	17	36
Nephritis	17	39
Lungenbeteiligung	3	7
Neurologische Beteiligung	12	27
Chorea	1	2
Thrombozytopenie	9	22
Hämolytische Anämie	4	8
Raynaud-Syndrom	18	34

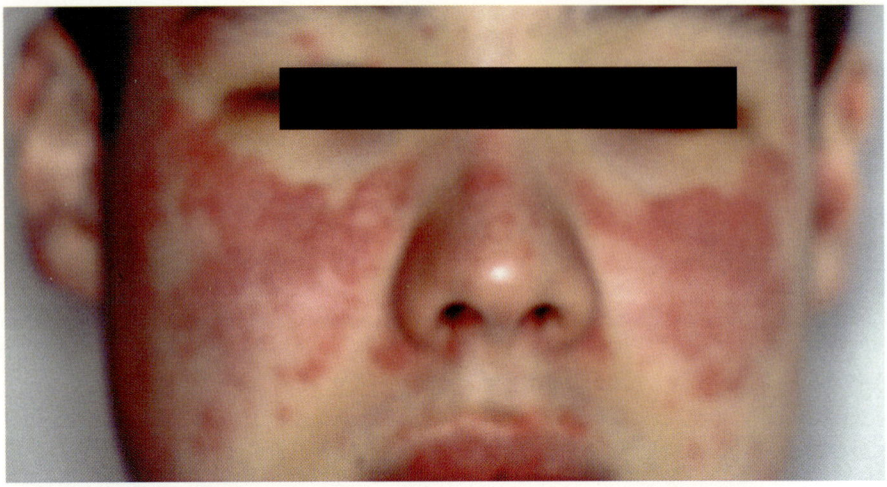

Abb. 65.2. Schmetterlingserythem

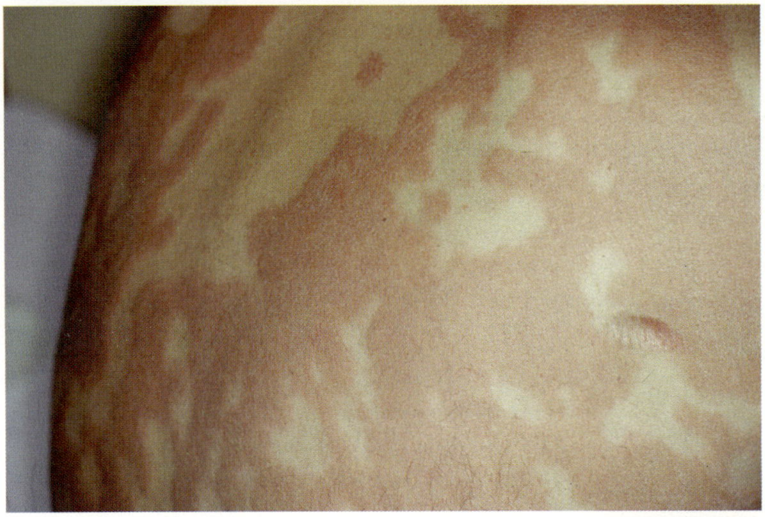

Abb. 65.3. Ausgeprägtes Erythem am Körperstamm

nung tritt (Abb. 65.2). Ein diffuseres makulopapulöses Exanthem ist auch an anderen sonnenexponierten Arealen häufig (Abb. 65.3). Diskoide Hautveränderungen (DLE) bzw. der chronische kutane LE kommen bei 15–20% der SLE-Patienten vor (Abb. 65.4). Sie treten aber auch als eigenständiges dermatologisches Krankheitsbild ohne viszerale Manifestationen auf; die ANA sind bei diesen Patienten negativ oder nur in niedrigen Titern nachweisbar. Nur 5% dieser Patienten können in einen SLE übergehen. Die DLE-Läsionen beginnen als erythematöse Papeln oder Plaques und können zu entstellenden Veränderungen mit zentraler Atrophie und Vernarbungen, die den dauerhaften Verlust von Hautanhangsgebilden beinhalten, führen. Die DLE-Läsionen sind zirkulär und weisen einen erhabenen erythematösen Rand sowie eine zentrale follikuläre Hyperkeratose und Teleangiektasien auf. Sie sind meist auf den Kopf beschränkt, können jedoch auch am Kör-

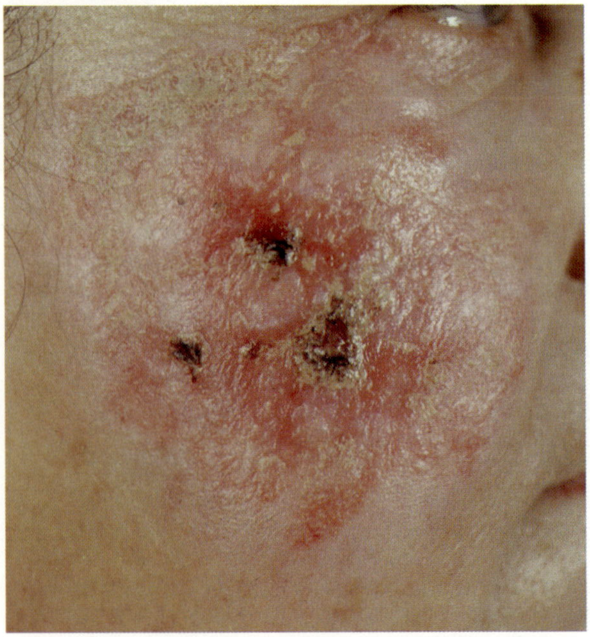

Abb. 65.4. Diskoide Hautveränderungen

Abb. 65.5. Orale Ulzera

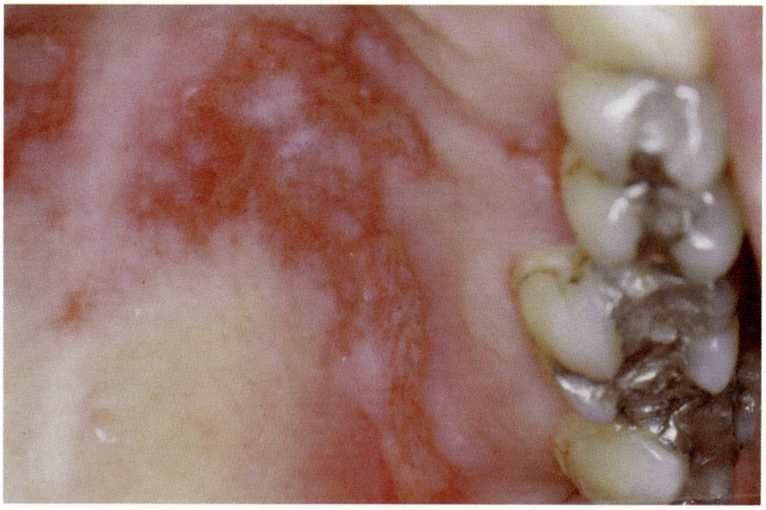

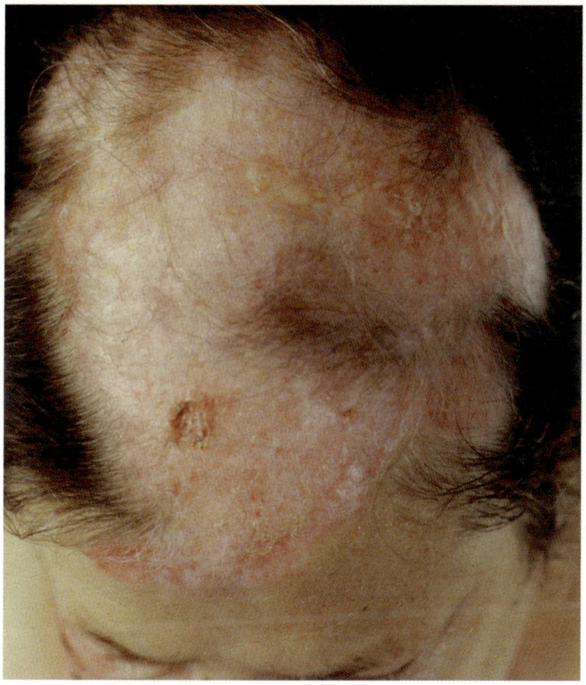

Abb. 65.6. Alopezie bei diskoiden Hautveränderungen

perstamm und an den Extremitäten vorkommen. Andere kutane Manifestationen sind eine Pannikulitis (Lupus profundus), orale oder nasopharyngeale Schleimhautulzerationen (Abb. 65.5) sowie eine Alopecia areata oder diffusa (Abb. 65.6). Eine Purpura, meist im Bereich der Unterschenkel, kann entweder durch eine Vaskulitis oder eine Thrombozytopenie bedingt sein. Eine Livedo reticularis ist ein Hinweis für ein sekundäres Antiphospholipidsyndrom. Eine Sonderform stellt der subakute kutane Lupus erythematodes (s. unten) dar.

Gelenke und Stützapparat

Nahezu alle Patienten klagen im Verlauf der Erkrankung über Arthralgien oder Arthritis, die in der Regel nichtdestruierend ist. Oftmals stellen Gelenkbeschwerden das erste Symptom des SLE dar, was zur Fehldiagnose einer chronischen Polyarthritis führen kann. Gelegentlich können Rheumaknoten und eine destruierende Arthritis im Sinne eines Overlapsyndroms, auch „Rhupus“ genannt, auftreten (Panush et al. 1988). Bei bis zu 10% der Patienten entwickeln sich an den Händen und Füßen Gelenkdeformitäten, die den Veränderungen bei der chronischen Polyarthritis ähneln (Abb. 65.7). Röntgenologisch sind jedoch destruierende Gelenkveränderungen nicht nachweisbar. Als Ursache für diese auch an eine Jaccoud-Arthropathie erinnernden Veränderungen, die nach einem rheumatischen Fieber auftreten können, wird eine periartikuläre Fibrose und Lockerheit des Bandapparates angesehen. Begleitmyositiden äußern sich in Form von Myalgien und Muskelschwäche. Eine medikamentös (Glukokortikoide, Chloroquin) bedingte Myopathie sollte differentialdiagnostisch bedacht werden.

Niere

Der Schweregrad der Lupusnephritis, der von subklinisch bis aggressiv und irreversibel reicht, ist ein wichtiger Faktor für die Prognose der Erkrankung. Unter Verwendung empfindlicher licht-, elektronen- und immunmikroskopischer Untersuchungstechniken lassen sich bei nahezu allen Patienten zumindest geringe Veränderungen in der Nierenbiopsie feststellen. Eine symptomatische Lupusnephritis entwickelt sich bei 40–50% der Patienten. Eine eher selten zu beobachtende rapid progressive Glomerulonephritis (RPGN), die innerhalb von 3 Monaten zu einer Reduktion der Nierenfunktion um mindestens 50% führt, stellt klinisch die ungünstigste Variante dar.

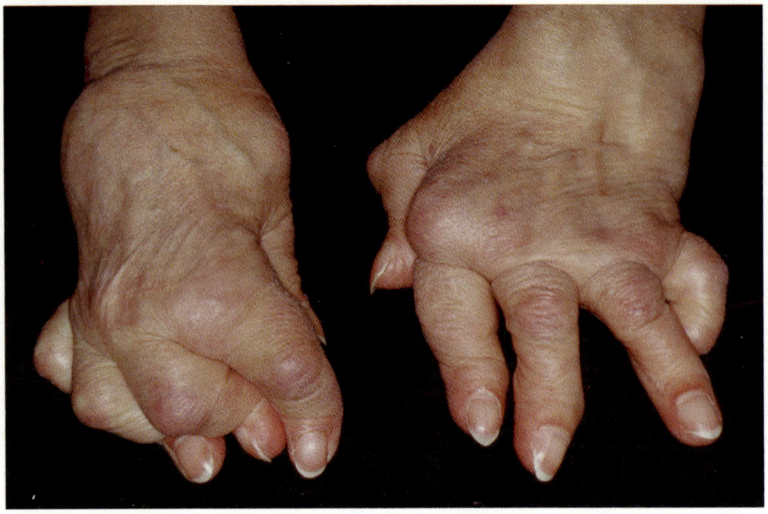

Abb. 65.7. Schwere Gelenkdeformierungen bei SLE

Die schwere Lupusnephritis ist definiert als proliferative Nephritis mit signifikanter Verschlechterung der Nierenfunktion (Kreatininclearance <80 ml/min oder Serumkreatinin >1,5 mg/dl). Die typische Symptomatik bei der akuten Lupusnephritis beinhaltet Ödeme und Hypertonie. Bei der Laboruntersuchung finden sich nephritisches Urinsediment (Erythrozyturie, zelluläre Zylinder), Proteinurie, Azotämie, Hypalbuminämie bzw. -proteinämie, Hypokomplementämie und hohe Anti-dsDNA-Antikörpertiter. Eine Erythrozyturie mit dysmorphen Erythrozyten und zelluläre Zylinder sind als Hinweis für eine aktive Nephritis zu werten. Breite und/oder wachsartige Zylinder sprechen für eine längere Zeit bestehende oder fortgeschrittene Lupusnephritis.

Ein Abfall der Komplementspiegel C3 und C4 sowie ein Anstieg der Anti-dsDNA-Antikörpertiter lassen eine beginnende Exazerbation der Lupusnephritis vermuten. Mit Hilfe der Nierenbiopsie kann die Diagnose einer Lupusnephritis gesichert werden. Die Einteilung der Lupusnephritis, entsprechend der WHO-Klassifikation (s. Tabelle 65.3), und die Beurteilung des Aktivitäts- und Chronifizierungsgrades (s. S. 873) sind für die Prognose und Therapieentscheidung von Bedeutung (Esdaile et al 1991; McLaughlin et al. 1991).

! Ungünstige prognostische Faktoren sind ein erhöhter Kreatininspiegel, nephrotisches Syndrom, Anämie und Hypertonie (Austin et al. 1994; Donadio et al. 1995).

Beteiligung des Nervensystems

Beim SLE können zentrales, peripheres oder autonomes Nervensystem beteiligt sein. Die möglichen neuropsychiatrischen Symptome umfassen die gesamte Breite der Neurologie und Psychiatrie (West 1994).

■ **Zentrales Nervensystem.** Insbesondere bei einem aktiven SLE mit weiteren schweren Organmanifestationen läßt sich auch eine zerebrale Beteiligung nachweisen. Dabei ist insbesondere das organische Hirnsyndrom zu beachten, das bei ungefähr 20% der Patienten beobachtet wird. Es manifestiert sich in verschiedenen Graden von Konzentrations- und Merkfähigkeitsstörungen, Apathie, Verlust des Orientierungsvermögens, Intellekts oder Urteilsvermögens. In schweren Fällen können Agitation, Delirium, Stupor oder Koma vorkommen. Eine langsame, fortschreitende Verschlechterung kann bei wenigen Patienten zu einer Demenz führen.

Als Ursache der Demenz kommen ein aktiver neuropsychiatrischer Lupus, frühere apoplektische Insulte oder multiple Mikroinfarkte infolge eines sekundären Antiphospholipidsyndroms in Frage. Subklinisch lassen sich kognitive Störungen bei 20–70% der Patienten mittels neuropsychologischer Tests nachweisen, ohne daß ein Zusammenhang mit anderen neuropsychiatrischen Beteiligungen oder der SLE-Aktivität bestehen muß. Fokale zerebrale Störungen äußern sich in schweren Fällen als Grand-mal-Anfälle oder Plegien bei zerebrovaskulärem Insult. Migräneähnliche Kopfschmerzen sind nicht selten. Psychosen treten in Form von schizophrenieähnlichen Bildern, Depressionen und organischen Psychosyndromen in Erscheinung. Eine Differenzierung von glukokortikoidbedingten Psychosen kann schwierig sein.

Folgende zerebrale Manifestationen können auftreten:

- extrapyramidale Störungen,
- Dysfunktionen des Kleinhirns und des Hypothalamus mit gestörter Sekretion des antidiuretischen Hormons, was zum Diabetes insipidus führt,
- Pseudotumor cerebri,
- Subarachnoidalblutungen,
- aseptische Meningitis,
- Querschnittmyelitis und
- Retrobulbärneuritis.

■ **Peripheres Nervensystem.** Das periphere Nervensystem beteiligt sich u.U. in Form von sensomotorischen Polyneuropathien.

■ **Liquoruntersuchung.** Obwohl sich bei der Liquoruntersuchung nur bei ca. 30% der Patienten mit neuropsychiatrischen Symptomen erhöhte Zellzahlen und/oder Proteinkonzentrationen feststellen lassen, hat die Lumbalpunktion eine große praktische Relevanz beim Ausschluß einer infektiösen Meningitis. Im Liquor nachgewiesene antineuronale Antikörper sind hochspezifisch für neurologische Manifestationen eines SLE. Im Serum nachweisbare Antikörper gegen das ribosomale P-Protein sollen mit psychotischen Symptomen assoziiert sein, wobei hierzu unterschiedliche Auffassungen bestehen.

Antiphospholipidantikörper sind mit zerebrovaskulären Insulten, Multiinfarktdemenz, Anfallsleiden, intrakranieller arterieller und venöser Thrombose, Chorea und Querschnittmyelitis assoziiert. Von den bildgebenden Verfahren weist das MRT im Vergleich zum CT einen größeren Kontrast auf. Das CT ist für die initiale Diagnostik größerer Läsionen und intrakranieller Blutungen geeignet. Die bildgebenden Verfahren können in der Regel nicht zwischen primären und sekundären neuropsychiatrischen Ereignissen beim SLE differenzieren. Fokale neurologische Läsionen lassen sich eher erfassen als diffuse Hirnbeteiligungen. Die SPECT-Untersuchung („single-photon emission computed tomography") kann Auskunft über eine gestörte kortikale Perfusion geben, die häufiger bei neuropsychiatrischem Lupus vorkommt (Rubbert et al. 1993). Zur endgültigen Bewertung der Aussagekraft von MRT und SPECT fehlen jedoch noch kontrollierte Studien mit einer großen Fallzahl.

Differentialdiagnostisch müssen beim Auftreten neuropsychiatrischer Symptome Infektionen (Meningitis, Abszeß, Diszitis), zerebrovaskuläre Insulte infolge einer akzelerierten Arteriosklerose, eine hypertensive oder metabolische Enzephalopathie sowie medikamentöse Ursachen (Glukokortikoide, Hydroxychlorochin, nichtsteroidale Antiphlogistika) bedacht werden.

Seröse Häute

Im akuten Schub besteht häufig eine Serositis, die als Pleuritis oder Perikarditis, gelegentlich auch als Peritonitis imponiert.

Lunge

Die akute Lupuspneumonitis und die alveoläre Hämorrhagie sind sehr seltene, lebensbedrohliche Manifestationen eines SLE. Charakteristisch für die akute Lupuspneumonitis ist das plötzliche Auftreten von Fieber, Husten, Dyspnoe mit Hypoxämie und fleckigen, meist beidseits und bevorzugt in den unteren Lungenlappen auftretenden Infiltraten bei der Röntgenuntersuchung des Thorax. Bei der alveolären Hämorrhagie kommt es zudem noch zu einem Hb-Abfall aufgrund der pulmonalen Einblutungen. Differentialdiagnostisch müssen eine Pneumonie und ein Lungenödem berücksichtigt werden. Bei einem SLE-Patienten mit Fieber und pulmonalen Infiltraten im Röntgenbild ist unbedingt nach einer infektiösen Ursache zu fahnden. In Betracht kommen übliche Erreger wie Pneumokokken oder Hämophilus, aber auch seltenere Erreger wie Legionellen, opportunistische Infektionen mit Pneumozystis, Candida, Aspergillus, Mykobakterien sowie eine CMV-Infektion. Diagnostisch ist hierbei eine Bronchoskopie mit bronchoalveolärer Lavage und/oder transbronchialer Biopsie entscheidend. Eine chronische interstitielle Lungengerüsterkrankung kann sich zum einen aus einer akuten Pneumonitis entwickeln, zum anderen aber eine unabhängige Manifestation des SLE darstellen. Für die Unterscheidung zwischen einer therapeutisch beeinflußbaren entzündlichen Alveolitis und einer irreversiblen Lungenfibrose eignet sich neben der Galliumszintigraphie und der bronchoalveolären Lavage insbesondere die HR-CT, die sehr gut mit den histologischen Ergebnissen der offenen Lungenbiopsie korreliert (Wells et al. 1993). Schwere pulmonale Hypertonien, die mit Anti-U1RNP- und Antiphospholipidantikörpern assoziiert sind, treten eher selten auf.

Herz und Gefäße

Eine klassische abakterielle, verruköse Libman-Sachs-Endokarditis ist selten. Jedoch finden sich häufig mittels moderner echokardiographischer Methoden Klappensegelverdickungen, die ohne oder mit geringgradigen Klappendysfunktionen einhergehen können. Es besteht eine Assoziation zwischen einer Herzklappenbeteiligung und den Antiphospholipidantikörpern. Myokarditiden, die im späteren Verlauf in eine Kardiomyopathie übergehen können, sind ebenfalls selten.

Kardiovaskuläre Komplikationen, insbesondere die koronare Herzkrankheit, beeinflussen zunehmend die Morbidität und Mortalität des SLE (Ginzler et al. 1993; Petri et al. 1992). Die Inzidenz eines Myokardinfarkts, der auch bei Patienten mit einem Lebensalter unter 35 Jahre vorkommen kann, ist 9fach höher. Als Ursache wird v.a. eine akzelerierte Atherosklerose multifaktorieller Genese diskutiert, wobei arterielle Hypertonie, Adipositas, Fettstoffwechselstörungen und Langzeittherapie mit Kortikoiden eine wichtige Rolle spielen. Eine Koronaritis sowie durch Antiphospholipidantikörper bedingte Vaskulopathien und In-situ-Thrombosierungen müssen ebenfalls berücksichtigt werden. Die serielle Koronarangiographie kann für die Differenzierung einer Koronaritis von einer Koronarsklerose Anhaltspunkte liefern. Für eine Koronaritis sprechen Aneurysmen ohne eine begleitende distale Stenose, isolierte schmale, sich zuspitzende Stenosen oder sich

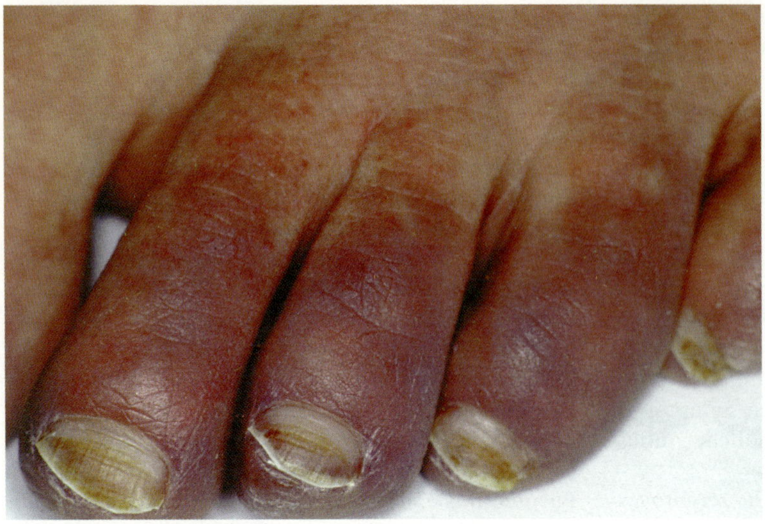

Abb. 65.8. Vaskulitis der Zehen bei SLE

rasch entwickelnde arterielle Verschlüsse, die bei wiederholter Untersuchung nachweisbar sind.

Hinweise für akrale Durchblutungsstörungen können ein Frühzeichen eines SLE sein und einem voll ausgeprägtem klinischen Bild Jahre vorausgehen. Häufigkeit und Intensität der Raynaud-Symptomatik sind in der Regel jedoch nicht so ausgeprägt wie bei der systemischen Sklerodermie oder MCTD. Jedoch sind schwere gangränöse Bilder nicht ausgeschlossen (Abb. 65.8). Photoplethysmographie mit Kaltwasserexposition und Angiographie sind hierbei aussagekräftige diagnostische Methoden.

Hämatologische Manifestationen

Bei den meisten Patienten mit einem aktiven SLE liegt eine Anämie vor. Eine Hämolyse besteht nur bei einem geringen Teil der Patienten mit positivem Coombs-Test. Leukozyto- und Lymphozytopenien sind häufig. Eine schwerwiegende Agranulozytose tritt hingegen selten auf. Während geringgradige Thrombozytopenien oft zu beobachten sind, treten schwere Thrombozytopenien mit Blutungsrisiko bei 5–10% der Patienten auf. Häufig besteht eine mäßig ausgeprägte Lymphadenopathie und selten eine Splenomegalie.

Augen

Augenbeteiligungen kommen insbesondere beim Vorhandensein eines sekundären Sjögren-Syndroms im Sinne einer Konjunktivitis oder Keratokonjunktivitis sicca vor. Seltene, aber sehr ernst zu nehmende Manifestationen stellen eine Vaskulitis der Retina, Episkleritis und Retrobulbärneuritis dar.

Gastrointestinum und Leber

Gastrointestinale Manifestationen haben eine eher untergeordnete Bedeutung, wobei Übelkeit oder Diarrhöen gar nicht so selten auftreten. Mögliche schwerwiegende Manifestationen sind eine Pankreatitis, wobei differentialdiagnostisch medikamenteninduzierte (Kortikoide, Azathioprin) Formen in Betracht zu ziehen sind, sowie eine Peritonitis oder eine Vaskulitis der mesenterialen Gefäße, die zur Darmperforation führen kann. Ein Viertel der Patienten hat eine Hepatomegalie. Erhöhte Serumtransaminasen lassen sich häufig bei einem aktiven SLE nachweisen, ohne daß schwerwiegende Leberschädigungen auftreten. Differentialdiagnostisch sind eine lupoide Autoimmunhepatitis und medikamenteninduzierte Schädigungen abzugrenzen (Tabelle 65.5; Barthel u. Hiepe 1995).

Subakuter kutaner LE

Charakteristisch ist eine rezidivierende, therapeutisch schwer zu beeinflussende Dermatitis mit ausgeprägter Photosensitivität. Die erythematösen Plaques und Papeln expandieren oft zu papulosquamösen und/oder polyzyklischen annulären Hautläsionen an den Armen, Körperstamm und im Gesicht (s. Abb. 65.3). Sie führen nicht zu Vernarbungen und Atrophie. Die meisten Patienten weisen Anti-Ro/SS-A- sowie Anti-La/SS-B-Antikörper auf und sind HLA-DR3-, -DQw1- oder -DQw2-positiv. Markerautoantikörper des SLE wie Anti-dsDNA- und Anti-Sm-Antikörper sind selten nachweis-

Tabelle 65.5. Differenzierung zwischen Autoimmunhepatitis und SLE

Antikörper	Autoimmunhepatitis Typ 1	Typ 2	SLE
ANA	Positiv	Negativ	Positiv
Anti-dsDNA	Negativ	Negativ	Positiv
Anti-Sm	Negativ	Negativ	Positiv
SMA	Positiv	Negativ	Negativ
Anti-LKM-1	Negativ	Positiv	Negativ
Progression zur Zirrhose	Häufig	Sehr häufig	selten

bar. Die antinukleären Antikörper sind gelegentlich negativ. Die viszeralen Manifestationen sind meist nicht so ausgeprägt und milder. Nierenbeteiligung, Serositis und Arthritis lassen sich seltener beobachten. Nur ungefähr die Hälfte dieser Patienten erfüllen die Kriterien für einen SLE. Deshalb wird der subakute kutane LE als eine eigenständiges Lupusuntergruppe angesehen (Lamann u. Provost 1994; Chlebus et al. 1998).

Sekundäres Antiphospholipidsyndrom

Im Rahmen eines SLE kann sich ein sekundäres Antiphospholipidsyndrom entwickeln. Es ist gekennzeichnet durch das gehäufte Auftreten von arteriellen und venösen Thrombosen, rezidivierenden Aborten und Thrombozytopenie bei Nachweis von Antiphospholipidantikörpern. Am gebräuchlichsten ist hierbei die Bestimmung der Antikardiolipinantikörper und des Lupusantikoagulans. Selten kommt es zum Auftreten eines sog. „catastrophic" Antiphospholipidsyndroms mit ausgeprägten vaskulären Verschlüsssen in multiplen Organen mit Nierenversagen und maligner arterieller Hypertonie, schwerer ZNS-Beteiligung, Akrozyanose und Gangrän (s. Kap. 68.9).

Sekundäres Sjögren-Syndrom

Für das Sjögren-Syndrom ist der Befall der exokrinen Drüsen charakteristisch. Neben den hauptsächlich beteiligten Tränen- (Keratoconjunctivitis sicca) und Speicheldrüsen (Parotitis, Xerostomie) können auch die Drüsen des Pankreas, die schleimsezernierenden Drüsen des Darmes, des Bronchialsystems und der Vagina sowie die Schweißdrüsen der Haut einbezogen sein. Die Symptome entwickeln sich oftmals über Jahre hinweg sehr schleichend, so daß erst eine gründliche Anamnese und der pathologische Ausfall des Schirmer-Tests an ein Sjögren-Syndrom denken lassen. Charakteristisch ist der Nachweis von hohen Anti-Ro/SS-A- und Anti-La/SS-B-Autoantikörpern, Rheumafaktoren sowie einer Hypergammaglobulinämie. Histologisch kann in der Lippenbiopsie eine massive lymphozytäre Infiltration der kleinen Speicheldrüsen festgestellt werden (s. auch Kap. 68.1).

SLE und Schwangerschaft

Die Fertilitätsraten von Patientinnen mit einem SLE unterscheiden sich nicht von denen gesunder Frauen. Erstmanifestationen des SLE in der Schwangerschaft oder postpartal können auftreten, die oftmals mit schwereren Verlaufsformen einhergehen. Über die Exazerbationshäufigkeit peri- und postpartal liegen unterschiedliche Angaben vor. Generell sind während des gesamten Schwangerschaftsverlaufs und postpartal Exazerbationen des SLE möglich. Eine wichtige differentialdiagnostische Fragestellung ist die Unterscheidung zwischen Exazerbation des SLE und einer Gestose (Tabelle 65.6). Dabei ist zu berücksichtigen, daß eine Aktivierung der Nephritis und eine Präeklampsie koexistent auftreten können, da Präeklampsien wiederum gehäuft bei Nierenmanifestationen beobachtet werden.

Tabelle 65.6. Differenzierung zwischen einem akuten Schub der Lupusnephritis und einer Präeklampsie

Befunde	Präeklampsie	Akuter Schub
Proteinurie	+	+
Ödeme/Hypertonie	+	+
Kreatininanstieg	+	+
Thrombozytopenie	+	+
Hämolytische Anämie	+	+
Hypokomplementämie	(+)	+
Arthritis	-	+
Kutane Vaskulitis	-	+
Anstieg der Anti-dsDNA-Antikörper	-	+
Nephritisches Urinsediment	-	+

Bei Patientinnen mit schweren viszeralen Manifestationen ist eine Schwangerschaft sowohl aus allgemeininternistischer Sicht als auch im Hinblick auf eine mögliche Exazerbation als risikoreich anzusehen (Rubbert et al. 1992). Patientinnen mit schweren Organmanifestationen (aktive Nephritis, pulmonale Hypertonie, schwere zerebrale Störungen) und hoher immunologischer Aktivität ist von einer Schwangerschaft abzuraten. Günstige Voraussetzungen für eine Schwangerschaft bestehen bei längerer Inaktivität des SLE und nach dem Absetzen der Immunsuppressiva (Cyclophosphamid), was möglichst 6 Monate vor der Konzeption erfolgen sollte.

Spontanaborte, Früh- und Totgeburten treten häufiger auf. Diese sind u.a. im Zusammenhang mit einer durch Antiphospholipidantikörper bedingten plazentaren Vaskulopathie zu sehen. Eine weitere Ursache können die mit Anti-Ro/SS-A- und Anti-La/SS-B-Antikörpern assoziierten neonatalen Lupussyndrome sein (s. Kap. 65.3). SLE-Patientinnen sollten während der Schwangerschaft engmaschig gemeinsam von Rheumatologen und Frauenärzten in erfahrenen Zentren betreut werden.

SLE und Infektionen

Sowohl die immunologischen Störungen, bedingt durch die Grunderkrankung, als auch die immunsuppressive Therapie begünstigen bakterielle, parasitäre, mykotische, virale und opportunistische Infektionen. Sie gehören zu den häufigsten Todesursachen bei SLE-Patienten (Donadio et al. 1995). Häufig sind insbesondere Infektionen mit Herpesviren und Salmonellen. Die Differentialdiagnose zwischen einem akuten Schub eines SLE und einer Infektion ist klinisch schwierig. Das oft einen akuten Schub begleitende Fieber weist keinen charakteristischen Typ oder Kurvenverlauf auf. Jedoch sollte bei Temperaturen über 39 °C und Schüt-

Tabelle 65.7. Die Bedeutung von ausgewählten Befunden für die Differentialdiagnose zwischen einem akuten Schub eines SLE und einer Infektion

Befunde	Akuter Schub	Infektion
Fiebertyp	Uncharakteristisch	Schüttelfrost
CRP	Oft normal oder erniedrigt	Erhöht
Prokalzitonin	Normal	Erhöht
Leukozyten	Oft vermindert keine Linksverschiebung	Normal bis erhöht, zunehmend Linksverschiebung
Anti-dsDNA-Antikörper	Oft hohe Titer	Negativ
C3, C4, CH50	Erniedrigt	Normal
Erregernachweis	Negativ	Positiv

telfrost immer zuerst an eine Infektion gedacht werden. Ein fehlender Anstieg der Anti-dsDNA-Titer, normale Komplementspiegel, eine Zunahme von CRP und Leukozytenzahl mit Linksverschiebung im Differentialblutbild weisen auf eine Infektion hin (Tabelle 65.7). Der Anstieg des Prokalzitonins ist ein sehr spezifischer Marker für eine bakterielle oder mykotische Infektion. Nach Möglichkeit sollten der Infektionsherd und der Erreger verifiziert werden. Der indirekte Errgernachweis mittels serologischer Untersuchungsmethoden ist wegen häufiger Kreuzreaktionen der Autoantikörper mit Erregerantigenen wertlos. Das gleichzeitige Vorkommen eines akuten Schubes und einer Infektion ist möglich.

65.2.6 Verlauf und Prognose

Der SLE kann sehr schleichend und oligosymptomatisch, aber auch hochakut beginnen. Typisch ist ein schubweiser Verlauf.

Während die Fünfjahresüberlebensrate 1955 unter 50% betrug, liegt gegenwärtig die Zehnjahresüberlebensrate bei über 90%. Diese deutlichen Verbesserungen der Lebenserwartung sind zurückzuführen auf die Einführung der Therapie mit Glukokortikoiden, die allgemeinen Fortschritte in der Medizin (u.a. Entwicklung sehr potenter Antibiotika und Antihypertensiva, Möglichkeit der Dialyse und Nierentransplantation bei terminaler Niereninsuffizienz), frühzeitigere Diagnosestellung aufgrund der Autoantikörperdiagnostik und evtl. auch auf das Erfassen milderer Verlaufsformen.

Auch bezüglich der Todesursachen hat es deutliche Verschiebungen gegeben. In den 50iger Jahren verstarben über 50% der Patienten an den Folgen eines aktiven SLE. Heutzutage ist ein aktiver SLE bei weniger als $^1/_5$ der Patienten die primäre Todesursache. Dafür haben Behandlungskomplikationen und eine SLE-bezogene Morbidität an Bedeutung gewonnen. Schwere Infektionen stellen die primäre Todesursache bei $^1/_3$ der Patienten dar und bei weiteren 10% sind sie am Tod beteiligt. Bei $^2/_3$ der Patienten, die an einer Infektion versterben, besteht gleichzeitig ein aktiver SLE. Dies bedeutet, daß Infektionen häufiger bei Patienten mit einem aktiven SLE entstehen, die hohe Dosen Glukokortikoide und Immunsuppressiva erhalten.

■ **Atherosklerose.** Bei 25–30% werden die Komplikationen einer Atherosklerose als Todesursache angesehen. Als Risikofaktoren für die Entwicklung einer akzelerierten Atherosklerose beim SLE gelten höheres Alter, längere Dauer des SLE, arterielle Hypertonie, erhöhtes Serumcholesterol und v.a. die längere Dauer der Prednisolontherapie (Petri et al. 1992). Generell gesehen weist die Mortalität beim SLE ein bimodales Muster auf. Frühzeitige Todesfälle innerhalb der ersten 5 Jahre nach Diagnosestellung werden insbesondere durch einen aktiven SLE und/oder interkurrente Infektionen verursacht. Später, nach über 5 Jahren Krankheitsdauer, überwiegen die Folge einer Atherosklerose als Todesursache.

■ **Mortalität.** Die Mortalität wird duch eine Vielzahl von Faktoren beeinflußt. Unabhängige Prädiktoren für die Mortalität sind:

- Nierenbeteiligung,
- Thrombozytopenie,
- hohe Krankheitsaktivität,
- pulmonale Beteiligung und
- ein Alter von über 50 Jahren zum Zeitpunkt der Diagnosestellung (Abu-Shakra et al. 1995).

Mit einer ungünstigen Prognose der Lupusnephritis ist bei einem Alter über 30 Jahre, schwarzer Rasse, Hämatokrit <26%, Serumkreatinin über 2,4 mg/dl, erniedrigtem C3-Spiegel und schweren aktiven sowie chronischen Veränderungen in der Nierenhistologie zu rechnen (Austin et al. 1994).

Die totale Malignitätsrate ist im Vergleich zu einer gesunden Kontrollpopulation beim SLE nicht erhöht. Allerdings gibt es Hinweise, daß maligne Lymphome häufiger auftreten können (Abu-Shakra et al. 1996).

65.2.7 Labor und bildgebende Verfahren

Die laborchemischen Befunde weisen auf einen chronisch-entzündlichen Prozeß hin. So finden sich in den meisten Fällen eine Erhöhung der BSG und eine Hypergammaglobulinämie. Das CRP ist oft niedrig. Neben einer Anämie, die verschiedene Ursachen haben kann, fallen im Blutbild weiterhin Leuko-, Lympho- und/oder Thrombozytopenie auf, die auf einen akuten Schub hin-

Tabelle 65.8. Diagnostische Bedeutung verschiedener Autoantikörper beim SLE. (Die mit * markierten Angaben zur Häufigkeit stammen aus einer Studie bei 1000 SLE-Patienten: Cervera et al. 1993)

Autoantikörper gegen	Häufigkeit [%]	Spezifität	Klinische Assoziationen
ANA	96*	Niedrig	
dsDNA	78*	Hoch	Nephritis, ZNS-Beteiligung
Histon	70	Niedrig	medikamenteninduzierter Lupus
Nichthistonproteine			
- Sm	10*-30	Hoch	Nephritis, ZNS-Beteiligung
- U1RNP	13*-32	Niedrig,	Raynaud-Phänomen, Myositis
- Ro (SS-A)	25*-60	Niedrig	Sjögren-Syndrom, Pneumonitis, Lymphopenie, Photosensitivität, leukozytoklastische Vaskulitis, subakuter kutaner LE, ANA-negativer SLE, kongenitaler Herzblock, neonataler LE, homozygoter C2- und C4-Mangel
- La (SS-B)	19*-30	Niedrig	Sjögren-Syndrom, kongenitaler Herzblock, neonataler LE, subakuter kutaner LE, seltener Nephritis
- PCNA (Cyclin)	3	Hoch	Proliferative Nephritis
- Ku	19	Niedrig	Keine Angaben
- Ribosomales P	11-3-8	Hoch	Psychosen, Leberbeteiligung, Nephritis
- RA33	20	Niedrig	Erosive Arthritis
Zellmembranen			
- Erythrozyten	65	Niedrig	Hämolytische Anämie bei einem geringen Anteil der Patienten
- Lymphozyten	47	Niedrig	Lymphozytopenie
- Thrombozyten	häufig	Niedrig	Thrombozytopenie
- Neuron	34	Hoch	Neurologische Manifestationen
Rheumafaktor	18*	Niedrig	Sekundäres Sjögren-Syndrom
Kardiolipin	24*	Niedrig	Thrombosen, Thrombozytopenie, Coombs-positive Anämie, aseptische Knochennekrose, Endokarditis, zerebrovaskulärer Insult, Multiinfarktdemenz, Anfallsleiden, intrakranielle arterielle und venöse Thrombose, Chorea, Querschnittmyelitis, „catastrophic" Antiphospholipidsyndrom
C1q	17-58	Niedrig	Nephritis

weisen können. Die weiteren laborchemischen Untersuchungen richten sich nach den Organmanifestationen. Insbesondere sollten regelmäßig das Serumkreatinin und der Urinstatus wegen der prognostisch wichtigen Nierenbeteiligung untersucht werden.

■ **Autoantikörper.** Die Autoantikörperdiagnostik besitzt einen hohen Stellenwert (Hiepe et al. 1995; Mühlen u. Tan 1995). Der Nachweis von antinukleären Antikörpern (ANA) in einem hohen Titer ist richtungsweisend. Eine hohe Spezifität für den SLE besitzen die Anti-dsDNA-Antikörper, die mit der Krankheitsaktivität und schweren Organmanifestationen, insbesondere Nephritis und ZNS-Beteiligung, assoziiert sind, und die Anti-Sm-Antikörper. Anti-U1RNP-, Anti-Ro/SS-A- und Anti-La/SS-B-Antikörper können ebenfalls beim SLE positiv sein. Da sie auch bei anderen Autoimmunerkrankungen nachweisbar sind, ist ihre diagnostische Spezifität für den SLE eingeschränkt. Ihr Nachweis ist aber für die Charakterisierung von SLE-Untergruppen mit unterschiedlichen klinischen Verläufen von Bedeutung (Tabelle 65.8).

Dies trifft ebenfalls für die Antikardiolipinantikörper und das Lupusantikoagulans als Hinweis für ein sekundäres Antiphospholipidsyndrom zu. Das Lupusantikoagulans wird durch eine Verlängerung der partiellen Thromboplastinzeit (PTT) angezeigt. Ein empfindlicherer Test basiert auf der Gerinnungszeitbestimmung mit dem Gift der Klapperschlange („Russell viper venom time"; Petri 1994). Plasmatische Gerinnungsstörungen infolge von Autoantikörpern gegen Gerinnungsfaktoren im Sinne einer Hemmkörperhämophilie können gelegentlich vorkommen. Als Akuitätsparameter gelten neben den Anti-dsDNA-Antikörpern die zirkulierenden Immunkomplexe, eine erhöhte gesamthämolytische Aktivität (CH50) sowie erniedrigte Spiegel der Komplementfaktoren C3, C3d und C4.

■ **Diagnostisches Prozedere.** Die weiterführende laborchemische und apparative Diagnostik richtet sich auch nach der klinischen Symptomatik. Diese sollte in enger Zusammenarbeit mit den entsprechenden Fachspezialisten erfolgen, insbesondere bei der Indikation zu invasiven Verfahren. Tabelle 65.9 faßt die diagnostischen Möglichkeiten bei den verschiedenen Organmanifestationen zusammen.

65.2.8
Diagnose und Differentialdiagnose

Die Diagnose eines SLE wird anhand der klinischen Symptomatik und der immunologischen Befunde gestellt. Die Diagnosestellung fällt bei typischen Hauterscheinungen nicht schwer. Es vergehen jedoch nicht selten Monate bis Jahre, bevor bei einem Patienten die

Tabelle 65.9. Zusammenstellung der diagnostischen Möglichkeiten bei ausgewählten Organmanifestationen des SLE

Organmanifestation	Diagnostik
Nephritis	Kreatinin, Harnstoff, Albumin, Gesamteiweiß, Kreatininclearance, Elektrolyte, Urinsediment, Protein im 24-h-Urin, Nephrosonographie, Nierenbiopsie
Neuropsychiatrischer Lupus	Neuropsychologische Leistungstests, Lumbalpunktion, EEG, CT, MRT, SPECT, Angiographie
Pulmonale Beteiligung	Lungenfunktion einschließlich CO-Diffusion, Thoraxröntgen p.-a. und seitlich, HR-CT, Galliumszintigraphie, bronchoalveoläre Lavage
Perikarditis	Echokardiographie
Libman-Sachs-Endokarditis	Transösophageale Echokardiographie
Koronarsklerose/ Koronaritis	Kreatinkinase, EKG, Thalliumszintigraphie, Koronarographie
Zytopenie	Blutbild, Knochenmarkzytologie
Raynaud-Syndrom	Photoplethysmographie mit Kaltwassertest, Angiographie
Sjögren-Syndrom	Schirmer-Test, Lippenbiopsie
Arthritis	Arthrosonographie, Röntgen
Myalgien, Myositis	Kreatinkinase, Myoglobin, ASAT, ALAT, EMG, MRT, Muskelbiopsie
Leberbeteiligung	ASAT, ALAT, AP, G-GT, Oberbauchsonographie, Leberbiopsie
Rezidivierende Aborte bei Antiphospholipidsyndrom	Plazentare Dopplersonographie
Kongenitaler Herzblock	fetale Echokardiographie

Diagnose eines SLE gestellt wird. Die Ursache ist in der großen klinischen Variabilität der Erkrankung zu suchen. Desweiteren fehlen bei Krankheitsbeginn oftmals die typischen klinischen Manifestationen. Somit kommt es inital häufig zu Fehldiagnosen, die u.a. die chronische Polyarthritis oder das akute rheumatische Fieber beinhalten. Die ACR-Kriterien des SLE (s. Übersicht S. 870) werden in der Frühphase oft nicht erfüllt. Im Vollbild der Erkrankung erlauben diese Kriterien eine sichere Diagnose mit einer Sensitivität von 83% und Spezifität von 89%.

Andere Autoimmunerkrankungen

Generell ist der SLE differentialdiagnostisch gegenüber anderen systemischen Autoimmunerkrankungen abzugrenzen. Hierzu gehören andere Kollagenosen wie die systemische Sklerose, die Myositiden, das Sjögren-Syndrom und die Mischkollagenose (MCTD), die chronishe Polyarthritis, das primäre Antiphospholipidsyndrom sowie systemische Vaskulitiden.

■ **Mischkollagenose.** Die Abgrenzung des MCTD vom SLE kann schwierig sein, da Symptome des SLE zu den MCTD-Kriterien gehören. Charakteristisch für MCTD sind die Raynaud-Symptomatik und Wurstfinger bei Nachweis von sehr hohen ANA-Titern mit einem granulären Fluoreszenzmuster (Anti-U1RNP-Antikörper). Die Anti-U1RNP-Antikörper können jedoch auch bei 30% der SLE-Patienten auftreten; meist sind die Titer niedriger und weitere Autoantikörper (u.a. Anti-Sm, Anti-dsDNA) sind nachweisbar. Etwa 33% der Patienten, die klinisch initial als MCTD imponieren, entwickeln im weiteren Verlauf einen SLE.

■ **Sjögren-Syndrom.** Die Differenzierung zwischen primärem und sekundärem Sjögren-Syndrom kann Schwierigkeiten bereiten, da die Autoantikörperprofile sich nicht unterscheiden müssen. Entscheidend ist hierbei, welche Organmanifestationen im Vordergrund stehen. Fließende Übergänge zwischen SLE mit Sjögren-Syndrom und primärem Sjögren-Syndrom sind möglich.

■ **Antiphospholipidsyndrom.** Beim primären Antiphospholipidsyndrom sind die ANA negativ oder nur schwach positiv. Anti-dsDNA- und Anti-Sm-Antikörper lassen sich ebenfalls nicht nachweisen. Bei Vorliegen eines sekundären Antiphospholipidsyndroms bei SLE kann es jedoch schwierig sein, zwischen SLE- und Antiphospholipidantikörper-bedingten Veränderungen zu unterscheiden. Dies trifft u.a. auf die Thrombozytopenie und bestimmte zerebrale Manifestationen, die eine thrombotische oder vaskulitische Genese haben können, zu. Die Spiegel der Antiphospholipidantikörper korrelieren beim SLE mit der Krankheitsaktivität, während sie beim primären Antiphospholipidsyndrom auf eine immunsuppressive Therapie kaum ansprechen. Auch zwischen primärem und sekundärem Antiphospholipidsyndrom scheint es fließende Übergänge zu geben.

■ **Nierenfunktionseinschränkungen.** Bei einer Verschlechterung der Nierenfunktion müssen neben einer Aktivierung der Lupusnephritis differentialdiagnostisch rezidivierende Harnwegsinfekte, Medikamente (nichtsteroidale Antiphlogistika, Kombinationen von Diuretika mit ACE-Inhibitoren), Kontrastmittel, Nierenvenenthrombose und eine akute interstitielle Nephritis berücksichtigt werden.

■ **Zytopenie.** Bei den Zytopenien sind differentialdiagnostisch medikamentöse Ursachen (Immunsuppressiva, nichtsteroidale Antiphlogistika, ACE-Hemmer) zu bedenken.

65.2.9 Therapie und Rehabilitation

Das Behandlungsziel besteht in einer Beeinflussung der Symptome, Reduktion der Krankheitsaktivität und Verhinderung eines Fortschreitens der Erkrankung hinsichtlich ihrer Organmanifestationen. Die Entscheidung über die Art und Aggressivität der Therapie hängt von verschiedenen Faktoren ab. Im Vordergrund stehen dabei die Aktivität des SLE sowie die Art und Schwere der Organmanifestationen. Daneben sind auch das Alter und das Geschlecht zu berücksichtigen. Prinzipiell untergliedert sich die Behandlung des SLE in allgemeine Maßnahmen, eine die Grunderkrankung beeinflussende Therapie und die organspezifischen Behandlungsformen der Folgeschäden (s. nachfolgende Übersicht).

Prinzipielle Behandlungsmöglichkeiten beim SLE

- Allgemeine Maßnahmen
  - Schutz vor UV-Exposition
  - Vermeidung hormoneller Antikonzeptiva
- Medikamentöse Therapie
  - Nichtsteroidale Antiphlogistika
  - Antimalariamittel
  - Glukokortikoide
  - Immunsuppressiva
  - i.v.-Immunglobuline
- Plasmapherese, Immunadsorption
- Behandlung der Organschädigungen
- Behandlung von Infektionen

Allgemeine Maßnahmen

Eine wichtige Voraussetzung für den Therapieerfolg ist die gründliche Aufklärung der Patienten über den Charakter der Erkrankung und die Behandlungsmöglichkeiten sowie die Notwendigkeit regelmäßiger klinischer und laborchemischer Kontrolluntersuchungen. Auf eine erhöhte Infektanfälligkeit ist hinzuweisen. Bei der Notwendigkeit einer Antibiotikagabe ist das häufige Auftreten von allergischen Reaktionen, insbesondere auf Penicillinderivate und Sulfonamide, zu berücksichtigen. Sonnenempfindliche Patienten sollten eine UV-Exposition vermeiden und Sonnenschutzcremes mit einem hohen Lichtschutzfaktor (bis 64) verwenden. Da auch Östrogene Exazerbationen induzieren können, sind bei der Empfängnisverhütung alternative Methoden zu bevorzugen. Wenn auf eine hormonelle Antikonzeption nicht verzichtet werden kann, sollten Östrogen-arme oder Gelbkörperhormonpräparate eingesetzt werden. Bei postmenopausalen Patientinnen mit einer Osteoporose ist eine Hormonsubstitution mit Östrogenpräparaten vertretbar, wenn der SLE inaktiv ist.

Medikamentöse Therapie

Für die medikamentöse Therapie stehen 4 Substanzgruppen zur Verfügung:

1. nichtsteroidale Antiphlogistika,
2. Antimalariamittel,
3. Glukokortikoide,
4. Immunsuppressiva (Tabelle 65.10).

Nichtsteroidale Antiphlogistika

Diese Medikamente können zunächst versucht werden, wenn Arthralgien oder Myalgien im Vordergrund der Symptomatik stehen.

Antimalariamittel

Bei Arthralgien/Arthritis und Myalgien sowie bei kutanen Manifestationen können Antimalariamittel eingesetzt werden. Hydroxychloroquin reduziert die Schubfrequenz und die Krankheitsaktivität des milden SLE (Canadian Hydroxychloroquine Study Group 1991). Außerdem wird darunter eine Hyperlipidämie günstig beeinflußt und das Risiko thrombotischer Ereignisse beim sekundären Antiphospholipidantikörpersyndrom vermindert (Wallace 1994). Wegen seiner guten Verträglichkeit (geringeres Retinopathierisiko im Vergleich mit Chloroquin) sollte Hydroxychloroquin bevorzugt werden. Therapeutische Effekte können frühestens nach 6 Wochen beobachtet werden. Die volle Wirkung tritt nach 6 Monaten auf.

Glukokortikoide

Glukokortikoide haben einen hohen Stellenwert in der Therapie des SLE. Insbesondere durch ihren raschen Wirkungseintritt sind sie bei der Behandlung von akuten Schüben unentbehrlich. In einer initialen Dosierung von etwa 1 mg/kg/Tag Prednisolonäquivalent lassen sich stärkere Krankheitsschübe beherrschen. Innerhalb von 2–3 Monaten sollte nach Möglichkeit eine Prednisolondosis von 10 mg/Tag erreicht werden, die über einen längeren Zeitraum fortgeführt wird. Wenn nach 6–12 Monaten keine Hinweise für eine Aktivität vorliegen, kann versucht werden, die Prednisolondosis unter Kontrolle der Aktivitätsparameter langsam weiter zu reduzieren und evtl. abzusetzen. Die Anpassung der Prednisolondosis an das Verhalten der Anti-dsDNA-Antikörpertiter, die einer Exazerbation vorausgehen, kann schwerere Schübe verhindern helfen (Bootsma et al. 1995). Bei lebensbedrohlichen Akutsituationen hat sich die Bolustherapie mit Methylprednisolon bewährt. Danach wird die Glukokortikoiddosis rasch reduziert.

Immunsuppressiva

Wenn sich die Aktivität des SLE unter Glukokortikoiden nicht ausreichend beeinflussen läßt und viszerale Manifestationen vorliegen, ist eine zusätzliche immunsuppressive Therapie indiziert. Zu den am besten dokumentierten Präparaten gehört das Azathioprin, das einen Glukokortikoid-sparenden Effekt aufweist sowie die Symptomatik bessert und die Mortalität senkt. Schwere Nebenwirkungen sind selten. Das Malignomrisiko ist gering.

Tabelle 65.10. Medikamentöse Therapie des SLE

Medikament	Dosierung	Indikationen und Bemerkungen
Nichtsteroidale Antiphlogistika (Unter anderem Diclofenac, Indometacin, Ibuprofen)	Abhängig vom verwendeten Präparat	Arthralgien, Arthritis, Myalgien
Antimalariamittel		
- Hydroxychloroquin	200–400 mg/Tag (5 mg/kg/Tag)	Milde Verlaufsformen, Hautbeteiligung, Arthralgien, Arthritis, Myalgien, günstiger Effekt auf Hyperlipidämie. ¹/₄jährliche Augenarztkontrolle!
Glukokortikoide		
- Prednisolon	Initial 1 mg/kg/Tag über 2 Wochen bis zu 12 Wochen	Akuter SLE: Perikarditis, Pleuritis, Nephritis, hämolytische Anämie, Thrombozytopenie, neuropsychiatrischer Lupus, Vaskulitis, Myokarditis, Pneumonitis
- Methylprednisolonbolus	3 Tage 750–1000 mg/Tag sowie 2 Tage 500–750 mg/Tag als Infusion über 45 min oder 3 Tage 1000 mg/m²/Tag als Infusion über 45 min (NIH-Protokoll)	Akuter SLE mit lebensbedrohlichen Organmanifestationen wie ausgeprägte Thrombozytopenie oder hämolytische Anämie, neuropsychiatrischer Lupus (Koma, Apoplex, Chorea, akute Querschnittmyelitis), Nephritis, Pneumonitis, pulmonale Hämorrhagie
- Dexamethason	4 mg/Tag	Neonatale Lupussyndrome: fetale Perikarditis und Pleuritis, intrauterine Herzinsuffizienz bei fetaler Myokarditis
Immunsuppressiva		
- Azathioprin	1–2,5 mg/kg/Tag	Moderate Multiorganmanifestationen: Nephritis WHO-Klasse II und V, Arthritis, Myositis, hämolytische Anämie, Thrombozytopenie, refraktäre Hautmanifestationen, Leberbeteiligung. Glukokortikoid-sparender Effekt.
- Cyclophosphamidbolus i.v.	500–1000 mg/m²/Tag i.v. monatlich über 6 Monate, danach ¹/₄jährlich über 24 Monate (NIH-Protokoll)	Schwere Organmanifestationen: aktive proliferative Nephritis, neuropsychiatrischer Lupus, Pneumonitis, pulmonale Hämorrhagie Auftreten von Amenorrhö, hämorrhagischer Zystitis möglich, Teratogenität.
- Cyclophosphamid oral	1–2 mg/kg/Tag	Reine membranöse Nephritis (WHO-Klasse V) mit Zeichen der Nierenfunktionsverschlechterung
Kombination von Methylprednisolonbolus und Cyclophsophamidbolus i.v.	1000 mg/m²/Tag Methylprednisolon initial über 3 Tage, danach 1000 mg/m² monatlich plus 500–1000 mg/m²/Tag Cyclophsophamid i.v. monatlich über 6 Monate, danach ¹/₄jährlich	Bisher beschrieben bei aktiver proliferativer Nephritis
Methotrexat	15 mg/Woche	Arthritis, Myositis, Cave: Niereninsuffizienz
Cyclosporin A	3–5 mg/kg/Tag	Therapierefraktäre Proteinurie, Cave: Nierenfunktion, Hypertonie
Hochdosierte Immunglobuline	0,4 g/kg/Tag über 5 Tage in monatlichen Abständen	Glukokortikoid-refraktäre Thrombozytopenie, aktiver SLE und gleichzeitige Infektion, Abortprophylaxe bei Antiphospholipidsyndrom

CAVE

Eine Kombination des Azathioprins mit Allopurinol sollte wegen des potenzierenden knochenmarktoxischen Effekts unbedingt vermieden werden.

■ **Cyclophosphamid.** Insbesondere bei sehr schweren Organmanifestationen besteht die Indikation für die Gabe von Cyclophosphamid. In randomisierten Studien der National Institutes of Health (NIH) konnte die Überlegenheit des Cyclophosphamids gegenüber einer Monotherapie mit Glukokortikoiden in der Behandlung der aktiven (meist) proliferativen Lupusnephritis bestätigt werden (Boumpas et al. 1992; Steinberg u. Steinberg 1991). Dabei hat sich wegen der geringeren Nebenwirkungsrate die intravenöse Bolustherapie gegenüber der peroralen kontinuierlichen Langzeitmedikation durchgesetzt. Bei der intravenösen Bolustherapie erhalten die Patienten 500–1000 mg/m² Cyclophosphamid in monatlichen Abständen über 6 Monate.

! Bei Patienten mit eingeschränkter Nierenfunktion ist die Cyclophosphamiddosis entsprechend zu reduzieren.

Danach sollte die Cyclophosphamidapplikation in ¹/₄jährlichen Abständen über weitere 2 Jahre fortgesetzt werden, da mit diesem Behandlungsprotokoll eine bessere Wirksamkeit auf die Stabilisierung der Nierenfunktion und die Verhinderung schwerer Exazerbationen erzielt wurde (Boumpas et al. 1992).

Mittels forcierter Diurese und prophylaktischer Gabe von Mesna (2-Mercaptoethansulfonsäure) kann eine durch Cyclophosphamid induzierte hämorrhagische Zystitis verhindert werden. Es wurde jedoch über das gehäufte Auftreten von Arzneimittelexanthemen bei Patienten mit Autoimmunerkrankungen, die prophylaktisch Mesna i.v. erhalten hatten, berichtet. Alternativ kann deshalb die Mesnalösung auch peroral gegeben werden. Schwere Infektionen wurden unter der i.v.-Cyclophosphamidbolustherapie beobachtet. Bei Patientinnen über 25 Jahre besteht ein höheres Risiko für die Entwicklung einer Amenorrhö. Das Malignomrisiko ist bei einer kumulativen Cyclophosphamiddosis über 50–60 g erhöht (Radis et al. 1995). In Abwandlung von dem NIH-Schema konnten wir mit deutlich niedrigeren Dosen i.v.-Cyclophosphamid (800–1000 mg/Monat) bei einem Großteil der Patienten gute Effekte beobachten (Backhaus u. Hiepe 1997).

Eine noch bessere Wirksamkeit auf die Langzeitergebnisse bei schweren SLE-Verlaufsformen scheint durch die Kombination der Methylprednisolonbolustherapie mit der i.v.-Cyclophosphamidbolustherapie erreichbar (Gourley et al. 1995).

■ **Methotrexat, Cyclosporin A.** Als Alternativen bei der immunsuppressiven Therapie bieten sich Methotrexat und Cyclosporin A an, wobei für beide Substanzen kontrollierte Studien bisher nicht vorliegen. Methotrexat führte zur Besserung einer Arthritis, kutanen Vaskulitis, Myositis und Serositis. Wegen seiner Nephrotoxizität wird Cyclosporin A eher zurückhaltend beim SLE eingesetzt, wobei insbesondere die therapierefraktäre Proteinurie beim nephrotischen Syndrom anspricht.

Immunglobuline

Die Wirksamkeit der hochdosierten i.v.-Immunglobuline beim SLE ist umstritten. Kontrollierte Studien fehlen. Vor allem die Immunthrombozytopenie läßt sich jedoch durch die Immunglobulintherapie temporär günstig beeinflussen. Die Immunglobulintherapie bietet sich bei Patienten als eine Alternative an, die weder hochdosiert Glukokortikoide noch Immunsuppressiva erhalten können. Dies betrifft u.a. die Schwangerschaft, begleitende Infektionen oder perioperative Zustände.

Plasmapherese und Immunadsorption

Mittels Plasmapherese können pathogenetisch bedeutsame Autoantikörper und Immunkomplexe aus der Zirkulation der Patienten entfernt werden. In einer kontrollierten, randomisierten Studie erbrachte die Behandlung der schweren Lupusnephritis mit Plasmapherese in Kombination mit Prednisolon und Cyclophosphamid keine besseren Ergebnisse als die alleinige medikamentöse Therapie (Lewis et al. 1992). Trotzdem kann die Plasmapherese in akuten, lebensbedrohlichen Krankheitsphasen, bei denen hochdosierte Glukokortikoide und Immunsuppressiva nicht gegeben werden können, sowie bei Therapieversagern eine wichtige Option darstellen. Durch Synchronisation von Plasmapherese und i.v.-Cyclophosphamid sowie sich anschließender oraler Cyclophosphamidgabe konnten bei schweren Verlaufsformen therapiefreie Remissionen erzielt werden (Euler et al. 1994).

Eine kontrollierte, multizentrische Studie, bei der Plasmapherese plus i.v.-Cyclophosphamid mit alleiniger i.v.-Cyclophosphamidtherapie verglichen wurde, ergab keine Unterschiede hinsichtlich der Wirksamkeit. Eine Alternative zur Plasmapherese besteht in extrakorporalen Immunadsorptionsverfahren.

Spezielle Therapie einzelner Manifestationen

Kutane Manifestationen

Die konventionelle Therapie beinhaltet Sonnenschutz, topische und intraläsionale Glukokortikoide sowie Antimalariamittel. Ein Großteil der Patienten mit kutanen Manifestationen sprechen auf eine Therapie mit Antimalariamitteln an. Bei Therapieversagen können Dapson, Azathioprin, Thalidomid, orale Goldpräparate, Interferon topisch und Retinoide versucht werden. Retinoide erwiesen sich ähnlich wirksam wie Hydroxychlorochin. Einschränkungen bei der Langzeitanwendung ergeben sich wegen der Nebenwirkungen (Teratogenität, Sicca-Symptomatik, Hyperlipidämie; Duna u. Cash 1995).

Nierenbeteiligung

Die Therapie hängt von dem Schweregrad der Nierenbeteiligung ab. Bei histologischen Veränderungen der WHO-Klasse I und II ist eine Monotherapie mit Glukokortikoiden ausreichend. Insbesondere bei einer Nephritis der histologischen WHO-Klassifikation III und IV droht das Fortschreiten des Prozesses in eine terminale Niereninsuffizienz. Deshalb ist hier eine zusätzliche immunsuppressive Therapie angezeigt, die bevorzugt mit i.v.-Cyclophosphamid in monatlichen Abständen (s. oben) erfolgt. Allerdings wurde in der NIH-Studie nur eine bessere Wirksamkeit der Cyclophosphamidtherapie im Vergleich mit einer Glukokortikoidmonotherapie bewiesen, während zwischen der Anwendung von Azathioprin und Cyclophosphamid kein signifikanter Unterschied bestand. In der Tendenz schnitten jedoch die mit Cyclophosphamid behandelten Patienten hinsichtlich des Effektes auf den Erhalt der Nierenfunktion besser ab.

■ **Membranöse Form.** Bei der reinen membranösen Form (WHO-Klasse V) wird eine Glukokortikoidmonotherapie oder eine Kombination von Glukokortikoiden und Azathioprin empfohlen. Bei Verschlechterung der Nierenfunktion ist aufgrund der Erfahrungen bei der Therapie der idiopathischen membranösen Glomerulonephritis eine tägliche orale Cyclophosphamidgabe angezeigt, um die Nierenfunktion zu erhalten. Mit der monatlichen i.v.-Cyclophosphamidtherapie ist die Nierenfunktionsverschlechterung nicht aufzuhalten. Es liegen nur begrenzt Erfahrungen mit Cyclosporin A bei der membranösen Lupusnephritis vor. Die Proteinurie wird günstig beeinflußt, wobei mit ihrem Ansteigen nach Absetzen des Cyclosporin A gerechnet werden muß. Eine Cyclosporin-A-induzierte Hypertonie und Nephrotoxizität tritt bei der Hälfte der Patienten auf und ist nach Absetzen des Medikaments mit einer Exazerbation assoziiert. Bei allen rebiopsierten Patienten fand sich eine Verschlechterung des histologischen Befunds (Berden 1997).

■ **Fortgeschrittene Glomerulosklerose.** Bei der fortgeschrittenen Glomerulosklerose (WHO-Klasse VI) ist durch eine immunsuppressive Therapie kein Benefit mehr zu erwarten. Die immunsuppressive Therapie orientiert sich an den extrarenalen Manifestationen.

■ **Interstitielle Nephritis.** Das Auftreten einer reinen interstitiellen Nephritis ist beim SLE selten. Therapierichtlinien existieren nicht. Analog zu anderen Formen der akuten interstitiellen Nephritis (ohne SLE) ist die orale Gukokortikoidmonotherapie angezeigt. Bei schweren Verläufen sollte ihr ein intravenöser Methylprednisolonbolus vorangehen (Berden 1997).

■ **Antihypertensive Behandlung.** Neben der immunsuppressiven Therapie und den in Abhängigkeit von der renalen Situation durchgeführten nephrologischen Behandlungsmaßnahmen ist eine optimale Blutdruckeinstellung für die Erhaltung der Nierenfunktion von großer Bedeutung. Als Antihypertensiva werden Kalziumantagonisten und niedrigdosierte ACE-Hemmer (regelmäßige Kontrolle der Nierenfunktion) bevorzugt. ACE-Hemmer haben zusätzlich einen günstigen Einfluß auf die Proteinurie.

Dialyse und Nierentransplantation

Die Dialyse hat wesentlich zur Verbesserung der Lebenserwartung von Patienten mit einer terminalen Niereninsuffizienz bei Lupusnephritis beigetragen. Bei den meisten Dialysepatienten ist der Lupus inaktiv.

Die Nierentransplantation stellt eine wichtige therapeutische Option zur Behandlung der terminalen Niereninsuffizienz bei Lupusnephritis dar, von der die Mehrzahl der SLE-Patienten mit terminaler Niereninsuffizienz wesentlich profitiert. Allerdings ist mit einem doppelt so hohen Verlust des Transplantats zu rechnen. Die schlechteren Ergebnisse sind durch häufigeres Auftreten von akuten Rejektionen, Rezidiv der Grunderkrankung und Thrombosen bei sekundärem Antiphospholipidsyndrom bedingt (Stone et al. 1998). Im Gegensatz zu der amerikanischen Studie ergaben die Daten von Eurotransplant keine signifikanten Unterschiede zwischen transplantierten SLE- und Nicht-SLE-Patienten hinsichtlich des Transplantatüberlebens und der Letalität (Berden 1997). Zum Zeitpunkt der Nierentransplantation sollte der SLE klinisch und immunologisch inaktiv sein.

Neuropsychiatrischer Lupus

Die Behandlung differiert in Abhängigkeit vom klinischen Bild, Schweregrad und von pathogenetischen Mechanismen (entzündliche oder thrombotische Genese), die bei akuten Verläufen oft komplexer Natur sind. Obwohl kontrollierte Studien bisher nicht vorliegen, sind bei entzündlicher Genese hochdosierte Glukokortikoide und Immunsuppressiva indiziert, wobei bei schweren Verläufen die i.v.-Cylophosphamidtherapie bevorzugt wird (Neuwelt et al. 1995). Bei SLE-bedingter Psychose erfolgt zusätzlich eine Therapie mit Psychopharmaka. Antikonvulsiva sind bei Anfallsleiden einzusetzen. Bei arteriellen thrombotischen Ereignissen im Rahmen des sekundären Antiphospholipidsyndroms sind ASS und Marcumar indiziert. Bei akuten Verläufen mit zerebraler Vaskulitis ist das erhöhte Blutungsrisiko zu berücksichtigen.

Sjögren-Syndrom

Die Parotitis spricht auf Glukokortikoide gut an. Ein Sjögren-Syndrom ist per se keine Indikation für eine Langzeittherapie mit Glukokortikoiden und/oder Immunsuppressiva. Im Vordergrund steht die symptomatische Behandlung der Sicca-Symptomatik mittels Substitution (Methylhydroxpropylcellulose-, Hypromellose-, Polyvidon-, Polyvinylalkoholaugentropfen, künstlicher Speichel) oder Stimulation der Speicheldrüsensekretion (Pilocarpin, Bromhexin).

Antiphospholipidsyndrom

Die Therapie von Symptomen, die auf ein sekundäres Antiphospholipidsyndrom zurückzuführen sind, unterscheidet sich nicht von der des primären Antiphospholipidsyndroms, die in Kap. 68.9 ausführlich dargestellt ist.

Schwangerschaft

Bei schweren Exazerbationen zu Beginn der Schwangerschaft (1. Trimester) besteht die medizinische Indikation zur Interruptio. Für die Behandlung eines Lupusschubes stehen Glukokortikoide, NSAID, IVIGG und Plasmapherese zur Verfügung. Die Therapie mit Hydroxychloroquin und Azathioprin kann während der Schwangerschaft fortgeführt werden. Cyclosporin A kann ebenfalls verabfolgt werden. Kontraindiziert ist die Gabe von Cyclophosphamid und Methotrexat. NSAID sollten in den letzen 6 Wochen der Schwangerschaft nicht mehr gegeben werden.

Impfungen

Obwohl Kasuistiken vereinzelt über das Auslösen eines SLE-Schubes nach Impfung berichten, wird empfohlen, daß SLE-Patienten alle notwendigen Immunisierungen erhalten. Die Impfungen sollten durchgeführt werden, wenn sich der Patient in einem inaktiven Krankheitsstadium befindet. Kinder von Patienten mit einem aktiven SLE, die mit hohen Dosen von Immunsuppressiva behandelt werden, sollten nach Immunisierung mit einem Lebendimpfstoff 2 Wochen den Kontakt zu den Eltern meiden. Zu beachten ist weiterhin, daß bei immunsupprimierten Patienten die Wirksamkeit des Impfschutzes eingeschränkt sein kann.

Neue Therapieansätze

In den letzten Jahren gibt es zunehmend Bestrebungen, neue therapeutische Verfahren beim SLE anzuwenden. Hierzu gehören die selektive Beeinflussung des Immunsystems mit monoklonalen Antikörpern (Anti-CD4, Anti-CD40, Antizytokine), die Zytokintherapie, die Behandlung mit Bromocriptin, die Induktion einer Immuntoleranz durch Injektion von Nukleotiden mit einer tetrameren Struktur sowie die selektive Entfernung von Immunkomplexen und Anti-C1q-Autoantikörpern mittels Immunadsorption mit C1q als Liganden. Es gibt erste Hinweise, daß bei sehr schweren, therapierefraktären SLE-Verläufen die autologe Stammzelltransplantation zu einer Remission führt.

65.3 Neonatale Lupussyndrome (M 32.8)

TH. DÖRNER

Vor ca. 100 Jahren wurde erstmals durch Morquio die seltene Erkrankung des isolierten kongenitalen Herzblocks (CHB) als Entität des neonatalen LE beschrieben. Obwohl 1928 Alyward die Assoziation von CHB und mütterlicher Mikulicz-Erkrankung beschrieb, ist erst in den vergangenen Jahren die charakteristische Assoziation der neonatalen Lupussyndrome mit der möglichen Entwicklung einer mütterlichen Autoimmunerkrankung und dem Nachweis von Autoantikörpern gegen die Antigene Ro (*Synonym:* SS-A) und La (*Synonym:* SS-B) näher charakterisiert worden. Dabei haben die Möglichkeiten der serologischen Bestätigungstests und im Falle des kongenitalen Herzblocks der Einsatz der fetalen Echokardiographie zur zunehmenden Erkennung dieser Erkrankungen geführt. Diese neonatalen Syndrome haben eine typische Beziehung zu maternalen IgG-Autoantikörpern, die transplazentar übertragen werden und bereits in utero zu kindlichen Gewebeveränderungen führen können.

65.3.1 Definition und Terminologie

Oberbegriff: Neugeborenen-LE (NLE).

Syndrome: isolierter kongenitaler Herzblock („congenital heart block“, CHB) und kutaner Neugeborenen-LE („cutaneous neonatal lupus erythematosus“).

Die neonatalen Lupussyndrome bezeichnen kongenitale Erkrankungen, die durch diaplazentaren Transport von maternalen Anti-Ro/SS-A- bzw. Anti-La/SS-B-Autoantikörpern und dadurch bedingte inflammatorische Gewebeveränderungen beim Feten verursacht werden. Die Mehrzahl der Fälle ist nicht mit einer mütterlichen Autoimmunerkrankung assoziiert. Klinisch stehen im Vordergrund einzeln oder in Kombination:

- kutane LE-Läsionen,
- isolierter kongenitaler Herzblock,
- fetale Kardiomyopathie,
- cholestatische Lebererkrankung und
- hämatologische Veränderungen (v.a. Thrombozytopenie) sowie weitere Organmanifestationen (Abb. 65.9).

Aufgrund ihrer Häufigkeit, Klinik und prognostischen Bedeutung müssen 2 wesentliche Syndrome des NLE differenziert werden:

1. Der irreversible *kongenitale Herzblock,* welcher intrauterin meist ab der 16.–24. Schwangerschaftswoche als kompletter atrioventrikulärer Block nachweisbar ist. Dieser hat serologische und immungenetische Gemeinsamkeiten mit einem Sjögren-Syndrom der Mutter.
2. Der sog. *kutane NLE* ohne kardiale Manifestationen, der charakteristischerweise innnerhalb der ersten 6 Lebensmonate mit dem Abbau der maternalen Antikörper verschwindet, hat insgesamt eine sehr gute Prognose. Allerdings wurde in jüngster Zeit über Anti-Ro(SS-A)-assoziierte ZNS-Vaskulopathien und -Vaskulitiden bei Neugeborenen mit irreversiblen Schädigungen berichtet, die prognostisch insgesamt noch nicht beurteilt werden können.

65.3.2 Epidemiologie und Klassifikation

Exakte Angaben zur Inzidenz bzw. Prävalenz des NLE sind nicht verfügbar. Da die Trennung dieser Syndrome erst in den letzten Jahren durch immundiagnostische Befunde unterstützt wurde, sind spezielle epidemiologische Daten der einzelnen Syndrome noch nicht erhältlich. Es wird geschätzt, daß der NLE in einer Fre-

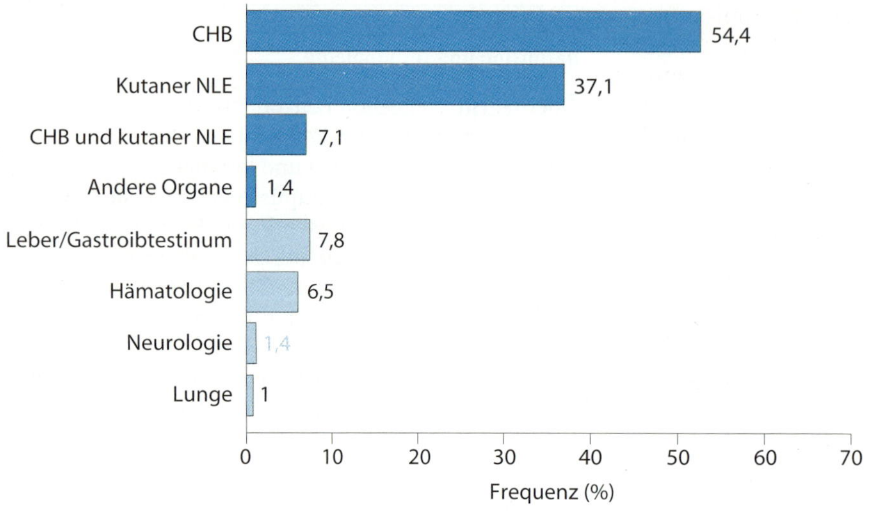

Abb. 65.9. Häufigkeit einzelner Manifestationen bei neonatalen Lupussyndromen, wobei der kongenitale Herzblock und der kutane NLE deutlich dominieren

quenz von 1 : 15 000–20 000 Lebendgeburten auftritt. Er ist die mit Abstand häufigste Ursache des isolierten kongenitalen Herzblocks und findet sich in allen ethnischen Gruppen. Die Geschlechtsrelation (Mädchen/Jungen) beträgt 3 : 1 für den kutanen LE bzw. 2 : 1 für den CHB. Beide Erkrankungen treten typischerweise nur bei 10% gemeinsam auf.

Obwohl der NLE eng mit maternalen Autoantikörpern gegen Ro/SS-A assoziiert ist, haben Neugeborene von bekannten Anti-Ro/SS-A-positiven Müttern nur in 1–10% einen NLE. Für Mütter mit bekanntem SLE bzw. Anti-Ro/SS-A-Titer wird das Risiko für eine NLE-Schwangerschaft mit 6–13% angegeben. Das Auftreten der kongenitalen Syndrome ohne eine manifeste, mütterliche Erkrankung erschwert deren Früherfassung erheblich.

Klassifikation des kongenitalen Herzblocks

Aus den Untersuchungen der letzten Jahre ergibt sich eine Differenzierung des Herzblocks in der Neugeborenenperiode. Der klassische isolierte kongenitale Herzblock als Syndrom des NLE ist bereits in utero nachweisbar und geht mit mütterlichen Immunstigmata einher. Davon zu trennen ist ein postnatal erworbener Herzblock, der ohne Autoantikörper der Mutter auftritt und als separate Entität anzusehen ist. Der klassische kongenitale Herzblock ist ein kompletter AV-Block, obwohl auch über AV-Blöcke 1. und 2. Grades berichtet wurde. Andere kardiale Reizleitungs- als auch Reizbildungsstörungen sind insgesamt so selten im Rahmen eines NLE, daß bei deren Vorliegen eher an andere Ursachen gedacht werden muß.

Klassifikation des kutanen neonatalen LE

Der kutane neonatale LE bzw. nichtkardiale Manifestationen beim NLE als passiv von der Mutter erworbene Erkrankungen müssen vom kindlichen SLE differenziert werden, der eine persistierende, aktiv erworbene Form des LE in der Kindheit ist.

65.3.3 Ätiologie und Pathogenese

Die Ätiologie des NLE ist unbekannt. Die strenge Assoziation mit diaplazentar übertragenen, mütterlichen Autoantikörpern gegen das Ro/SS-A-Antigen, der gewebespezifische Nachweis dieser Autoantikörper in Haut- und Herzmuskelgewebe von Neugeborenen sind Indikatoren für die pathogenetische Rolle dieser IgG-Antikörper. Vorrangig werden mütterliche Autoantikörper der IgG1-Klasse in den kindlichen Geweben nachgewiesen, die effizient Komplement aktivieren können. Unklar ist, welche Faktoren zum einen zur Entwicklung eines kutanen LE bzw. zum anderen zur Manifestation eines CHB führen.

■ **Gewebespezifische Faktoren.** Diese scheinen zusätzlich eine Rolle bei der Antikörperablagerung zu spielen. Diese Unterschiede können erklären, warum die Mehrzahl der Anti-Ro/SS-A- und -La/SS-B-positiven Patienten als auch die Mehrzahl der Mütter mit NLE-Kindern keine AV-Blockierungen bzw. ausgeprägten Hauterscheinungen etc. wie ihre Kinder aufweisen. Demzufolge sollten Gewebe- und Entwicklungseinflüsse zu Unterschieden in der Krankheitsmanifestation durch bindende Antikörper beitragen. In diesem Zusammenhang führen UV-Exposition, Östradiol und TNF-α sowie der programmierte Zelltod (Apoptose) zur erhöhten Bindung von Anti-Ro/SS-A- und -La/SS-B-Autoantikörpern an Keratinozyten (Casciola-Rosen et al. 1994) und somit zu antikörperbedingter Gewebeentzündung.

■ **Anti-Ro/SS-A-Antikörper.** Tierexperimentell reichern sich transfundierte humane Anti-Ro/SS-A-Antikörper in auf Mäuse transplantierter menschlicher Haut ab und führen zu inflammatorischen Veränderungen. Kasuistisch wurde über die Entwicklung von AV-Blöcken bei erwachsenen SLE- und Sjögren-Syndrom-Patienten berichtet, die mit Krankheitsmanifestation und Antikörperexpression gegen Ro/SS-A und La/SS-B einhergingen. Anti-52-kD-Ro/SS-A-Antikörper führen unabhängig von ihrer phlogistischen Wirkung (s. auch Histopathologie) zu Arrhythmien bzw. zum atrioventrikulären Block bei In-vitro-Untersuchungen an menschlichen Myozyten bzw. am Kaninchenherzen. Weiterhin konnte gezeigt werden, daß eine Perfusion von Neugeborenenmyozyten mit Anti-52-kD-Ro(SS-A)-IgG zu einer Reduktion der kardialen Repolarisation und der Beeinträchtigung des Ca^{2+}-Transportes führt (Alexander et al. 1992).

In vergleichbaren Ansätzen konnte ein AV-Block am Kaninchenherzen (Garcia et al. 1994) als auch eine Inhibition des langsamen Ca^{2+}-Influxes an menschlichen Myozyten (Boutjdir et al. 1997) beobachtet werden. Dabei scheint sich die inhibitorische Wirkung vorrangig auf den L-Typ des Ca^{2+}-Kanals zu entfalten, der präferentiell beim Neugeborenen, aber nicht beim Erwachsenen exprimiert wird.

Obwohl kreuzreaktive Antigene (u.a. Virusproteine) ätiologisch zur Expression von Autoantikörpern führen können (sog. „Molecular-mimicry"-Hypothese), sind die Induktionsmechanismen der Autoantikörper ungeklärt.

Immungenetische Befunde von Mutter und erkranktem Kind

Genetische Assoziationen zwischen Müttern, ihren NLE-Kindern und deren MHC-Molekülen haben gezeigt, daß ca. 70% der Mütter mit CHB-Kindern in Europa und der weißen Bevölkerung in Nordamerika HLA-B8- und HLA-DR3-positiv sind. Dieses Profil der HLA-Moleküle ist enger mit dem primären Sjögren-Syndrom als vergleichsweise mit dem SLE assoziiert. Für den kutanen LE liegt ebenfalls eine Assoziation mit dem HLA-DR3 der Mutter vor, jedoch dominieren andere Haplotypen. Im Gegensatz dazu gibt es kein typisches HLA-Muster bei den betroffenen Kindern. Detaillierte Untersuchungen zeigen, daß die Produktion der Autoantikörper gegen die Autoantigene Ro/SS-A und La/SS-B enger mit HLA-Klasse-II-Molekülen als mit der Manifestation bestimmter Erkrankungen auftritt. Dies unterstreicht die prädisponierende Rolle der Mutter in der Initialisierung der Autoimmunantwort. Ein gleichzeitig vererbter C4-Defekt wird bei 85% der Mütter mit NLE-Kindern gesehen.

65.3.4 Histopathologie und Immunhistopathologie

■ **NLE.** Die histopathologischen Veränderungen des kutanen NLE gleichen den Befunden beim subakut-kutanen LE (SCLE) des Erwachsenen mit Basalzelldestruktionen und geringgradigen Infiltraten mononukleärer Zellen in den oberflächlichen Dermisschichten. Typischerweise kommt es zu IgG-Anreicherungen in der gesamten Epidermis.

■ **CHB.** In Herzen von kurz nach der Geburt verstorbenen CHB-Kindern konnte die Anreicherung von IgG im Vorhof- und Kammerbereich histopathologisch nachgewiesen werden. Der Nachweis von Kalzifikationen und Fibrosierungen im AV-Bereich bestätigte die Irreversibilität der atrioventrikulären Reizleitungsstörungen.

65.3.5 Klinik

Obwohl der kutane LE und der weitaus häufigere CHB als isolierte Erkrankungen die Klinik beim NLE dominieren, kann der NLE auch mit anderen Organmanifestationen (Thrombozytopenie, Cholestase, ZNS-Beteiligung) einhergehen. Nur 10% der Fälle haben gleichzeitig einen CHB und kutanen NLE.

Kutaner NLE

Bei ca. 50% der NLE-Fälle ohne Herzbeteiligung dominiert eine kutane Manifestation. Diese Hautläsionen entwickeln sich innerhalb der ersten Lebenswochen. Nur in Einzelfällen liegen sie bereits bei der Geburt vor. Sonnenexposition kann sowohl das Auftreten der Läsionen als auch deren Exazerbation induzieren, obwohl dies keine essentielle Voraussetzung ist. Das wird aus den Beobachtungen von NLE-Hautläsionen bei Geburt sowie an sonnengeschützten Körperpartien nahegelegt. Die Läsionen bestehen aus annulären, erythematösen Effloreszenzen mit vereinzelt atrophischen, epidermalen Veränderungen. Charakteristischerweise sind diese Läsionen photosensitiv und nichtvernarbend. Dabei ist der Kopfbereich am häufigsten betroffen, obwohl jede andere Körperpartie einbezogen sein kann. Vereinzelt finden sich periorbitale Ödeme, Hypopigmentationen, Teleangiektasien und dermale Atrophien. Insgesamt ähneln die Hautveränderungen denen beim subakut kutanen LE (SCLE), dessen Leitantikörper ebenfalls Anti-Ro/SS-A ist.

CHB

In etwa 50% der NLE-Fälle tritt ein isolierter atrioventrikulärer Block auf, der überwiegend 3. Grades ist. Dieser ist zwischen der 16.–24. SSW nachweisbar und bereits zu diesem Zeitpunkt irreversibel. 10% der Kinder mit CHB weisen gleichzeitig eine neonatale Kardiomyopathie auf, die bereits intrauterin zur Herzinsuffizienz und konsekutiv zum Hydrops fetalis führen kann. Diese ist postnatal von Bedeutung, da eine Pacemakerimplantation die Myokardinsuffizienz nur unzureichend beheben kann. In etwa 30% der Fälle finden sich verschiedene Strukturanomalien des kindlichen Herzens (s. nachfolgende Übersicht).

Nachgewiesene Strukturanomalien bei immunbedingtem kongenitalen Herzblock

- Persistierender Ductus arteriosus
- Ventrikelseptumdefekt
- Vorhofseptumdefekt
- Persistierendes Foramen ovale
- M. Fallot
- Hypoplastischer rechter Ventrikel
- Dysplastische Pulmonalklappe
- Insuffizienz der Pulmonalklappe
- Trikuspidalinsuffizienz
- Mitralinsuffizienz

Weitere klinische Manifestationen des NLE

In ca. 10% der NLE-Fälle tritt eine cholestatische Lebererkrankung mit erhöhtem Bilirubin und normal bis gering erhöhten Aminotransferasen auf. Thrombozytopenien werden ebenfalls im Rahmen des NLE gesehen, die in Einzelfällen zu gastrointestinalen Blutungen führten. Leber- und hämatologische Veränderungen sind passager und normalisieren sich analog wie die Hautläsionen beim kutanen NLE nach einem halben Jahr. Zusätzlich wurden in den letzten Jahren zentralnervöse Vaskulopathien bzw. Vaskulitiden im Bereich des Thalamus, Linsenkerns als auch in anderen Hirnbereichen beim Anti-Ro/SS-A-positiven NLE mitgeteilt, deren langfristige Bedeutung noch unklar ist. Irreversible Schädigungen bei diesen Patienten müssen prognostisch vom NLE mit kutanen, hepatischen bzw. hämatologischen Manifestationen differenziert werden.

65.3.6 Verlauf und Prognose

Kindliche Prognose

NLE. Der NLE ohne kardiale Manifestationen ist prognostisch günstig, da es mit dem Abbau der maternalen Antikörper in der kindlichen Zirkulation nach ca. 6 Monaten zur spontanen Rückbildung der klinischen Erscheinungen kommt. Die meisten Kinder behalten keine Residuen ihrer Erkrankung; in Einzelfällen kann es zur Persistenz von Teleangiektasien bzw. atrophischen Hautläsionen kommen. Die Langzeitprognose dieser Patienten, insbesondere im Erwachsenenalter, kann noch nicht eingeschätzt werden. ZNS-Vaskulopathien bzw. -Vaskulitiden beim NLE resultieren oft in irreversiblen Schäden.

Tabelle 65.11. Mortalitätsangaben zum kongenitalen Herzblock

Autoren	(Jahr)	Mortalität (n)	Frequenz [%]
McCune et al.	1987	3/14	21
Julkunen et al.	1993	5/34	15
Tseng u. Buyon	1997	18/81	22
Charité Berlin	1984–1998	3/21	14

CHB. Die Morbidität und Mortalität beim CHB ist sehr hoch; keine Angaben liegen über den CHB als Ursache eines Hydrops fetalis bzw. eines Abortes vor. Dies limitiert erheblich Einschätzungen zur eigentlichen Häufigkeit und Bedeutung dieser Syndrome. Etwa 20% der Kinder leiden vor Schrittmacherimplantation an therapieresistenter Herzinsuffizienz und haben ein erhöhtes Risiko für den plötzlichen Herztod durch fatale Arrhythmien. Die Mortalitätsangaben liegen international zwischen 14–22% (Tabelle 65.11). Nach Schrittmacherversorgung entwickeln sich die CHB-Kinder allerdings altersentsprechend unauffällig, obwohl auch für diese Kinder keine langfristigen Verlaufsbeobachtungen vorliegen.

Obgleich NLE-Kinder aufgrund der immunserologischen Veränderungen ihrer Mütter eine familiäre Prädisposition haben, sind bei ihnen keine immunserologischen Veränderungen bzw. die Entwicklung von Autoimmunerkrankungen beobachtet worden.

Mütterliche Erkrankung und Verlauf für asymptomatische Mütter

70–85% der Mütter sind zum Zeitpunkt der Geburt ihrer NLE-Kinder asymptomatisch. Etwa 5–10% leiden an einem SLE, ca. 3% an einer chronischen Polyarthritis und ca. 5–10% an UCTD. Ein primäres Sjögren-Syndrom wurde bisher nur in ca. 2% der Fälle gesehen. Im Verlauf von ca. 15–20 Jahren dominiert die Entwicklung eines subklinischen Sjögren-Syndroms, eines SLE/Sjögren-Überlappungssyndroms oder einer undifferenzierten Autoimmunerkrankung bei den Müttern mit CHB-Kindern. Die Mehrzahl der Fälle (ca. 80–90%) bleibt klinisch gesund. Bei den symptomatischen Patientinnen stehen Arthalgien der MCP- und PIP-Gelenke bzw. Sicca-Symptome weit im Vordergrund.

Wiederholungsrisiko

Das Wiederholungsrisiko für eine NLE-Schwangerschaft wird mit 15% beziffert. Jedoch kann dieses Risiko im Einzelfall deutlich höher liegen. So wurde eine Mutter mit 3 aufeinanderfolgenden CHB-Schwangerschaf-

Tabelle 65.12. Vergleich des Autoantikörperprofils von 66 SLE-Müttern mit gesunden Kindern (SLE; Alter <35 Jahre) und 29 Müttern mit CHB-Kindern (CHB). Das Antikörperprofil der Mütter mit CHB-Kindern entspricht eher dem bei Sjögren-Patienten und unterscheidet sich signifikant vom SLE*

Autoantikörper gegen	ANA	DNA	52Ro	60Ro	La	U1-RNP	Sm	ACA	RF
SLE/nicht-CHB (n = 66)	63	51	33	16	19	23	6	7	15
CHB (n=29)	26	1	28	18	25	9	0	3	17
$\chi 2$-Test (p<)	n.s.	0,0001	0,0001	0,0001	0,0001	n.s.	n.s.	n.s.	0,001

Nachweis der Autoantikörper gegen dsDNA sowie gegen die Ribonukleoproteine Ro/SS-A, La/SS-B, U1RNPs und Sm. Des weiteren wurden die Antikardiolipinantikörper (ACA) und Rheumafaktoren (RF) in beiden Gruppen bestimmt. Signifikant unterschiedliche Häufigkeiten einzelner Antikörper wurden für Anti-dsDNA-, -Ro/SS-A-, -La/SS-B- sowie Rheumafaktoren bestimmt (n.s., nicht signifikant).

ten berichtet. Deshalb sollten Patienten ausdrücklich auf dieses hohe Risiko hingewiesen werden. Interessanterweise kommt es bei den erkrankten Geschwistern zu vergleichbaren klinischen Erscheinungen, d.h. einer CHB-Schwangerschaft folgt in der Regel erneut eine CHB-Gravidität bzw. einem kutanen NLE folgt wahrscheinlich ein kutaner LE.

65.3.7
Laborbefunde und bildgebende Verfahren

■ **Laborbefunde.** In der Feindifferenzierung der ANA stellen mütterliche Autoantikörper gegen Ro/SS-A und La/SS-B die Leitantikörper beim NLE dar, die ebenfalls in den ersten Lebenswochen in der kindlichen Zirkulation noch persistieren. Hämatologische Befunde sind v.a. Thrombozytopenien, während erhöhte Cholestaseparameter bei Leberbeteiligung auftreten.

■ **Bildgebende Verfahren.** Fetale Ultraschalldiagnostik sowie postnatale Echokardiographie und Elektrokardiogramm sind wesentlich für die Einschätzung des CHB, um oftmals assoziierte Strukturanomalien und Begleiterkrankungen des Herzens auszuschließen. NLE-Fälle mit Vaskulitiden im ZNS-Bereich werden computertomographisch und angiographisch gesichert.

■ **Autoantikörper.** Die Bestimmung eines Autoantikörpermusters gegen Ro/SS-A und La/SS-B bzw. in Einzelfällen zusätzlich gegen U1RNP erlaubt eine bessere differentialdiagnostische Unterscheidung zwischen kutanem NLE und CHB; eine sichere serologische Trennung beider Syndrome ist allerdings nicht möglich.

Beim kutanen *NLE* finden sich vorrangig Autoantikörper gegen die 60-kD-Ro-Komponente und den U1RNP-Komplex, während Antikörper gegen 52-kD-Ro/SS-A und La/SS-B sehr selten sind.

Hohe Titer von Anti-52-kD-Ro/SS-A- und Anti-La/SS-B-Antikörpern sind typisch bei *CHB* im Gegensatz zum NLE. Der zusätzliche Nachweis von Anti-60-kD-Ro/SS-A-Antikörpern ist ebenfalls charakteristisch. Alleinige Antikörper gegen U1RNP werden nicht beim CHB beobachtet. Desweiteren werden bei den Müttern häufig Rheumafaktoren nachgewiesen, während das Auftreten von Anti-dsDNA-Antikörpern untypisch ist (Tabelle 65.12). Somit entspricht das Antikörperprofil der CHB-Mütter dem bei Sjögren-Syndrom.

65.3.8
Diagnose und Differentialdiagnose

■ **CHB.** Der CHB wird i. allg. in der 16.–24. Schwangerschaftswoche durch den fetalen Ultraschall nachgewiesen (Abb. 65.10). Der Nachweis mütterlicher Autoantikörper gegen Ro/SS-A- bzw. La/SS-B- und Rheumafaktoren dient in ca. 90% der Fälle als Bestätigungstest für einen isolierten kongenitalen Herzblock.

■ **Kutaner und nichtkardialer NLE.** Nach der Geburt werden diese Syndrome durch die klinischen Befunde und die serologischen Profile des Kindes bzw. der Mutter diagnostiziert. In Einzelfällen sind spezielle, weiterführende Untersuchungen betroffener Organe (hämatologisches System, Leber, ZNS) angezeigt.

Differentialdiagnose

Der CHB muß v.a. von kongenitalen Strukturanomalien mit Rhythmusstörungen und einem postnatal auftretenden AV-Block differenziert werden. Alle nichtkardialen NLE-Manifestationen sind evtl. vom kindlichen SLE zu differenzieren.

65.3.9
Therapie

Für die Therapie der Schwangeren mit CHB-Kindern (der kutane NLE kann erst postnatal diagnostiziert werden) und die Behandlung der NLE-Syndrome gibt es keine kontrollierten Studien. Eine enge interdisziplinäre Zusammenarbeit hat sich in der komplexen Betreuung dieser komplizierten Schwangerschaften bewährt.

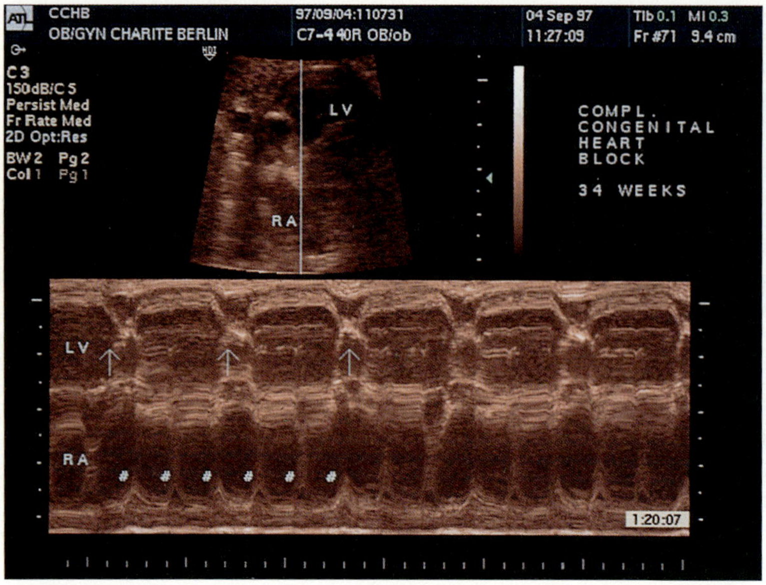

Abb. 65.10. Fetale Ultraschalldiagnostik mit Nachweis eines kompletten AV-Blocks

Behandlung in der Schwangerschaft

Nach Diagnosestellung eines intrauterinen CHB, der dann i.allg. irreversibel ist, kann durch Dexamethasongabe oder Gabe anderer C17-fluorierter Kortikoide die Entzündungsreaktion am kindlichen Herzen begrenzt werden. Prednisolon wird durch plazentare Hydroxylasen inaktiviert. Ziele sind die Verbesserung der fetalen Kardiomyopathie sowie eine Regression des Hydrops fetalis. Therapieversuche mit 4 mg/Tag Dexamethason und kombinierter Plasmapherese in der 12.–24. Schwangerschaftswoche sind unternommen worden (Feist et al. 1996). In vereinzelten Studien wurden Sympathomimetika an die Mutter zur Erhöhung der kindlichen Herzfrequenz verabreicht.

Differentialtherapie bei NLE

■ **Kutaner NLE.** Topische Steroide und Vermeidung direkter Sonneneinstrahlung sind die Säulen in der Behandlung kutaner Läsionen. Systemische Steroide sind für die Behandlung kutaner NLE-Effloreszenzen ebensowenig angezeigt wie die potentiell toxischen Antimalariamittel.

■ **CHB.** Etwa 50–60% (internationale Streubreite 36–86%) der Kinder bedürfen aufgrund der sich entwickelnden Herzinsuffizienz einer Schrittmacherversorgung. Diese führt zu einer altersentsprechend unauffälligen Entwicklung. Etwa 20% der Kinder sind vor der Pacemakerversorgung gefährdet, fatale Arrhythmien zu erleiden. Dieses Risiko ist erhöht bei NLE-Fällen mit Kardiomyopathie. In diesen Fällen wurde über erfolgreiche Herztransplantationen berichtet. Die konservative Therapie der chronischen Herzinsuffizienz umfaßt Glykoside und ggf. Sympathomimetika. Über ACE-Hemmer und niedrigdosierte Therapie mit β_1-Blockern bei CHB-Kindern liegen unzureichende Erfahrungen beim CHB vor.

Literatur

Literatur zu Kap. 65.1

Alloway JA, Salata MP (1995) Quinidine-induced rheumatic syndromes. Semin Arthritis Rheum 24:315–322
Farver DK (1997). Minocycline-induced lupus. Ann Pharmacother 31:1160–1163
Hess EV, Mongey AB (1991) Drug-related lupus. Bull Rheum Dis 40:1–8
Rich MW (1996) Drug-induced lupus. The list of culprits grows. Postgrad Med 100:299–298
Rubin RL (1997) Drug-induced Lupus. In: Wallace DJ, Hahn BH (eds) Dubois' Lupus erythematosus. Williams & Williams, Baltimore, pp 871–901
Yung RL, Richardson BC (1994) Drug-induced lupus. Rheum Dis Clin North Am 20:61–86
Yung RL, Johnson KJ, Richardson BC (1995) New concepts in the pathogenesis of drug-induced lupus. Lab Invest 73:746–759

Literatur zu Kap. 65.2

Abu-Shakra M, GladmanDD, Urowitz MB (1996) Malignancy in systemic lupus erythematosus. Arthritis Rheum 39:1050–1054
Abu-Shakra M, Urowitz MB, Gladman DD, Gough J (1995) Mortality studies in systemic lupus erythematosus. Results from a single center. II: Predictor variables for mortality. J Rheumatol 22:1265–1270
Austin HA 3., Boumpas DT, Vaughan EM, Balow JE (1994) Predicting renal outcomes in severe lupus nephritis: contributions of clinical and histologic data. Kidney Int 45:544–550

Backhaus M, Hiepe F (1997) Cyclophosphamidtherapie beim systemischen Lupus erythematodes (SLE). Z Rheumatol 56: 178–189

Barthel HR, Hiepe F (1995) Lupus erythematodes und Lebererkrankungen. Dtsch Med Wochenschr 120:1253–1257

Berden JH (1997) Lupus nephritis. Kidney Int 52:538–558

Bootsma H, Spronk P, Derksen R et al. (1995) Prevention of relapses in systemic lupus erythematosus. Lancet 345:1595–1599

Boumpas DT, Austin HA , Vaughn EM et al. (1992) Controlled trial of pulse methylprednisolone vs. two regimens of pulse cyclophosphamide in severe lupus nephritis. Lancet 340:741–745

Canadian Hydroxychloroquine Study Group (1991) A randomized study of the effect of withdrawing hydroxychloroquine sulfate in systemic lupus erythematosus. N Engl J Med 324:150–154

Casciola-Rosen LA, Anhalt G, Rosen A (1994) Autoantigens targeted in systemic lupus erythematosus are clustered in two populations of surface structures on apoptotic keratinocytes. J Exp Med 179:1317–1330

Cervera R, Khamashta MA, Font J et al. (1993) Systemic lupus ery Kumatosus: clinical and immunological patterns of disease expression in a cohort of 1,000 patients. The European Working Party on Systemic Lupus Erythematosus. Medicine 721: 113–114

Chlebus E, Wolska H, Blaszczyk M, Jablonska S (1998) Subacute cutaneous lupus erythematosus vs. systemic lupus erythematosus: diagnostic criteria and therapeutic implications. J Am Acad Dermatol 38:405–412

Donadio JV Jr, Hart GM, Bergstralh EJ, Holley KE (1995) Prognostic determinants in lupus nephritis: a long-term clinicopathologic study. Lupus 4:109–115

Duna GF, Cash JM (1995) Treatment of refractory cutaneous lupus erythematosus. Rheum Dis Clin North Am 21:99–115

Esdaile JM, Federgreen W, Quintal H et al. (1991) Predictors of one year outcome in lupus nephritis: the importance of renal biopsy. Q J Med 81:907–918

Euler HH, Schroeder JO, Harten P, Zeuner RA, Gutschmidt HJ (1994) Treatment-free remission in severe systemic lupus erythematosus following synchronization of plasmapheresis with subsequent pulse cyclophosphamide. Arthritis Rheum 37:1784–1794

Ginzler EM, Felson DT, Anthony JM, Anderson JJ (1993) Hypertension increases the risk of renal deterioration in systemic lupus erythematosus. J Rheumatol 20:1694–1700

Gourley MH, Austin III., Yarboro C et al. (1995) Randomized trial of multiple boluses of methylprednisolone (MP) or cyclophosphamide (CY) or the combination (CY/MP) in patients with lupus nephritis. Arthritis Rheum 38 (Suppl): S 392 (Abstract)

Herrmann M, Voll RE, Zoller OM et al. (1998) Impaired phagocytosis of apoptotic cell material by monocyte-derived macrophages from patients with systemic lupus erythematosus. Arthritis Rheum 41:1241–1250

Hiepe F, Riemekasten G, Dörner T (1996) Autoantikörperdiagnostik beim systemischen Lupus erythematodes (SLE). Akt Rheumatol 21:62–71

Lamann SD, Provost TT (1994) Cutaneous manifestations of lupus erythematosus. Rheum Dis Clin North Am 20:195–212

Lewis EJ, Hunsicker LG, Lan SP, Rohde RD, Lachin JM (1992) A controlled trial of plasmapheresis therapy in severe lupus nephritis. The Lupus Nephritis Collaborative Study Group. N Eng J Med 326:1373–1379

McLaughlin J, Gladman DD, Urowitz MB, Bombardier C, Farewell VT, Cole E (1991) Kidney biopsy in systemic lupus erythematosus. II: Survival analyses according to biopsy results. Arthritis Rheum 34:1268–1273

Mühlen CA v., Tan EM (1995) Autoantibodies in the diagnosis of systemic rheumatic diseases. Semin Arthitis Rheum 24: 323–358

Neuwelt CM,Lacks S, Kaye BR, Ellman JB, Borenstein DG 1995. Role of intravenous cyclophosphamide in the treatment of severe neuropsychiatric systemic lupus erythematosus. Am J Med 98:32–41

Panush RS, Edwards NL, Longley S, Webster E (1988) „Rhupus" syndrome. Arch Intern Med 148:1633–1636

Petri M (1994) Diagnosis of antiphospholipid antibodies. Rheum Dis Clin North Am 20:443–469

Petri M, Spence D, Bone LR, Hochberg MC (1992) Coronary artery disease risk factors in the Johns Hopkins lupus cohort: Prevalence, recognition by patients, and preventive practices. Medicine 71:291–302

Radis CD, Kahl LE, Baker GL et al. (1995) Effects of cyclophosphamide on the development of malignancy and on long-term survival of patients with rheumatoid arthritis: A 20-year follow-up study. Arthritis Rheum 38:1120–1127

Rubbert A, Marienhagen J, Pirner K et al. (1993) Single-photon-emission computed tomography analysis of cerebral blood flow in the evaluation of central nervous system involvement in patient with systemic lupus erythematosus. Arthritis Rheum 36:1253–1262

Rubbert A, Pirner K, Wildt L,Kalden JR, Manger B (1992) Systemischer Lupus erythematodes und Schwangerschaft. Z Rheumatol 51:78–86

Shoenfeld Y (1994) Idiotypic induction of autoimmunity: a new aspect of the idiotypic network. FASEB J 8:1296–1301

Steinberg AD, Steinberg SC (1991) Long-term preservation of renal function in patients with lupus nephritis receiving treatment that includes cyclophosphamide vs. those treated with prednisone only. Arthritis Rheum 34:945–950

Stone JH, Amend WJ, Criswell LA (1998) Outcome of renal transplantation in ninety-seven cyclosporine-era patients with systemic lupus erythematosus and matched controls. Arthritis Rheum 41:1438–1445

Tan EM, Cohen AS, Fries JF et al. (1982) The 1982 revised criteria for the classification of systemic lupus erythematosus. Arthritis Rheum 25:1271–1277

Wallace DJ (1994) Antimalarial agents and lupus. Rheum Dis Clin North Am 20:243–263

Wells A, Hansell DM, Rubens MB et al. (1993) The predictive value of appearances on thin section computed tomography in fibrosing alveolitis. Am Rev Respir Dis 148: 1076–1082

West SG (1994) Neuropsychiatric Lupus. Rheum Dis Clin North Am 20:129–158

Literatur zu Kap. 65.3

Casciola-Rosen LA, Anhalt G, Rosen A (1994) Autoantigens targeted in systemic lupus erythematosus are clustered in two populations of surface structures on apoptotic keratinocytes. J Exp Med 179:1317–1330

Dörner T, Chaoui R, Feist E, Göldner B, Yamamoto K, Hiepe F (1995) Significantly increased maternal and fetal autoantibody levels to 52 kD Ro(SS-A) and La(SS-B) in complete congenital heart block. J Autoimmunity 8:675–684

Dörner T, Feist E, Wagenmann A, Kato T, Yamamoto K, Nishioka K, Burmester GR, Hiepe F (1995) Anti-52 kD Ro(SS-A) autoantibodies occuring in different autoimmune diseases preferentially recognize B-cell epitopes present on the central region of the antigen. J Rheumatol 23:462–469

Dörner T, Trebeljahr G, Göldner B, Yamamoto K, Apostoloff E, Hiepe F (1994) Detection of autoantibodies to Ro(SS-A), La(SS-B) and U1RNP in different congenital heart rhythm disorders using immunoblot and enzyme immunoassay. J Autoimm 7:93–106

Feist E, Dörner T, Wagenmann A, Burmester GR, Hiepe F (1996) Erfolgreiches therapeutisches Management einer Risikoschwangerschaft bei Sjögren-Syndrom mit Plasmapherese und Dexamethason. Z Rheumatol 55:127–132

Julkunen H, Kurki P, Kaaja R et al. (1993) Isolated congenital heart block: long term outcome of mothers and characterization of the immune response to SS-A/Ro and SS-B/La. Arthritis Rheum 36:1588–1598

Lee LA, Weston WL (1997) Cutaneous lupus erythematosus during the neonatal and childhood periods. Lupus 6:132–138

McCune AB, Weston WL, Lee LA (1987) Maternal and fetal outcome in neonatal lupus erythematosus. Ann Intern Med 106: 518–523

Silverman ED, Laxer RM (1997) Neonatal lupus erythematosus. Rheum Dis Clin North Am 23:599–618

Tseng CE, Buyon JP (1997) Neonatal lupus syndromes. Rheum Dis Clin North Am 23:31–54

KAPITEL 66

Dermatomyositis – Polymyositis (M 33)

G.-R. BURMESTER, F. BUTTGEREIT

INHALT

66.1 Dermatomyositis und Polymyositis

Dermatomyositis und Polymyositis sind wichtige Vertreter erworbener entzündlicher Muskelerkrankungen. Als immunologisch vermittelte entzündliche Muskelerkrankungen gehören sie zu den entzündlichen Bindegewebserkrankungen. Das klinische Charakteristikum ist die progrediente Muskelschwäche, die differentialdiagnostisch hohe Ansprüche stellt. Die Diagnose wird im Ergebnis einer sorgfältigen klinischen Untersuchung sowie der gezielten Anwendung von laborchemischen, apparativen und histologischen Methoden gestellt. Als besondere Entitäten müssen die Einschlußkörperchenmyositis, das Anti-Jo-1-Syndrom und Überlappungen mit anderen entzündlichen Bindegewebserkrankungen herausgestellt werden.

Dermatomyositis und Polymyositis werden auch als entzündlich-immunologische Myositiden bezeichnet.

66.1.1 Epidemiologie und Klassifikation

Entzündlich-immunologische Myositiden sind selten und verlaufen im wesentlichen unter dem Bild der idiopathischen Polymyositis, der Dermatomyositis oder der Einschlußkörperchenmyositis. Es werden zwischen 5 und 7 Neuerkrankungen pro 1 Mio. Einwohner und Jahr beobachtet. Die Altersverteilung ist durch 2 Gipfel, bei Kindern zwischen dem 5. und 15. Lebensjahr und bei Erwachsenen jenseits des 50. Lebensjahres, gekennzeichnet. Hinsichtlich der Geschlechtsverteilung wird in allen Statistiken über ein häufigeres Vorkommen bei Frauen (weiblich : männlich = mindestens 2 : 1) berichtet.

Entzündliche Muskelerkrankungen treten entweder ohne erkennbaren Grund, als Paraneoplasie bei Malignomen oder im Rahmen einer Infektion auf. Nach diesen klinischen Beobachtungen wurde deren Einteilung vorgenommen (s. Übersicht).

Einteilung der Myositiden

1. Idiopathische Polymyositis:
   - primär idiopathische DM (M 33.1),
   - primär idiopathische PM (M 33.2),
   - DM oder PM im Kindesalter (M 33.0),
   - DM oder PM in Verbindung mit 1 Malignom (M 36.0),
   - DM oder PM in Verbindung mit einer entzündlich-rheumatischen Erkrankung (M 36.0),
   - okuläre Myositis (M 60.8),
   - Einschlußkörperchenmyositis (M 60.8);
2. interstitielle Herdmyositis (M 60.1);
3. parasitäre, bakterielle und durch Pilze bedingte Myositiden (M 60.0, M 63);
4. Myositiden bei generalisierten Virusinfektionen (M 60.0).

Idiopathische Polymyositis. Demnach wird als idiopathische Polymyositis eine Entzündung der Muskulatur bezeichnet, die ohne erkennbare Ursachen auftritt. Die Erkrankungen innerhalb dieser Gruppe werden als Dermatomyositis, Polymyositis, okuläre Myositis (vgl. Lehrbücher der Augenheilkunde) und Einschlußkörperchenmyositis bezeichnet. Für die Dermatomyositis und Polymyositis stellt man Sonderformen heraus, je nachdem ob sie im Kindesalter (vgl. Lehrbücher der Kinderheilkunde), in Verbindung mit einem Malignom oder im Rahmen einer anderen Erkrankung des entzündlich-rheumatischen Formenkreises auftreten.

Interstitielle Herdmyositis. Die interstitielle Herdmyositis ist durch das Auftreten von Entzündungsherden im Muskelinterstitium gekennzeichnet. Sie wird häufig begleitend bei Erkrankungen des entzündlich-rheumatischen Formenkreises beobachtet.

■ **Erregerbedingte Myositiden.** Bei der 3. und 4. Gruppe der Myositiden handelt es sich um Entzündungen der Muskulatur, die durch Erreger verursacht werden. So verursachen beispielsweise Trichinella spiralis und Toxoplasma gondii typische parasitär bedingte Myositiden. Bakterielle Erreger für Myositiden können z.B. Erreger des Gasbrandes (Clostridium perfringens) oder Staphylokokken und Pneumokokken sein. Eine begleitende Muskelsymptomatik wird bei generalisierten Virusinfektionen, beispielsweise bei grippalen Infekten, beim Dengue-Fieber, bei Aids oder dem Pfeiffer-Drüsenfieber beobachtet.

66.1.2 Ätiologie und Pathogenese

Das Wissen über die Ätiopathogenese dieser Krankheiten ist noch sehr unvollständig. So sind die auslösenden Ursachen unbekannt. Es gibt keine ausreichenden Beweise für die Annahme einer Virusätiologie, obwohl z.B. Picorna-, Coxsackie- und Echo-Viren eine Polymyositis-ähnliche Erkrankung induzieren können und auch bei einer HIV-bedingten Myositis autoimmune Prozesse („molecular mimicry", Formation von Immunkomplexen) eine pathogenetische Rolle spielen. Daher werden Infektionen ganz allgemein und auch Neoplasien als nicht auslösend, wohl aber als bedeutsame pathogenetische Faktoren angesehen, die über die Induktion einer sekundären Immunreaktion zur Myositis führen.

Nach den derzeitigen Vorstellungen kommt es durch eine Aktivierung antigenpräsentierender Zellen zur Stimulation von autoreaktiven Lymphozyten, die in die Muskulatur einwandern und diese zerstören oder aber über die Produktion von Autoantikörpern pathogenetisch wirksam werden. Dabei haben immunpathologische Untersuchungen ergeben, daß bei der Polymyositis zelluläre Infiltrationen, insbesondere zytotoxische T-Zellen (aktivierte $CD8^+$-T-Zellen), eine wesentliche Rolle spielen. Das bisher nicht identifizierte Autoantigen wird an der Oberfläche der Muskelfasern vermutet.

Bei der Dermatomyositis hingegen scheinen humorale Effektormechanismen zu dominieren, da perivaskulär ausgeprägte B-Zell- und $CD4^+$-T-Zellinfiltrate bei nahezu fehlenden Muskelzellnekrosen nachgewiesen werden. Autoantikörper sollen z.B. gegen Endothelzellantigene gerichtet sein. Letztlich ist jedoch die dargestellte pathogenetische Hypothese noch nicht durch die Identifikation krankheitsrelevanter Autoantigene/Autoantikörper bestätigt worden, obwohl einige Spezifitäten in niedrigen Frequenzen ausschließlich bei bestimmten Patientengruppen auftreten.

Für die prädisponierende Funktion genetischer Faktoren spricht die Beobachtung, daß die Polymyositis mit den HLA-Merkmalen B8/DR3, die Dermatomyositis des Erwachsenen mit HLA-B14 und -B-40 überzufällig häufig assoziiert ist.

66.1.3 Histopathologie

Bei den entzündlich-immunogenen Myositiden kann man durch konventionelle Histologie und Immunhistologie, für spezielle Fragestellungen auch mittels der Elektronenmikroskopie (s. Abb. 66.1a–c), charakteristischerweise Zellinfiltrate und Muskelfasernekrosen nachweisen. Bei den invadierenden Zellen handelt es sich um T- oder B-Lymphozyten, Makrophagen oder NK-Zellen (Mantagazza u. Bernasconi 1994), die sich diffus oder herdförmig im Perimysium, Endomysium oder perivaskulär ansammeln. Dabei gibt es hinsichtlich der Zellverteilung immunhistologische Unterschiede zwischen Dermato- und Polymyositis. Während sich bei der Polymyositis die einwandernden Zellen (überwiegend $CD8^+$/MHC-I-restringierte T-Lymphozyten) v.a. im Endomysium ansammeln, finden sich die Zellinfiltrate (mehr B- als T-Lymphozyten) bei der Dermatomyositis v.a. in der Umgebung der Gefäße (Man-

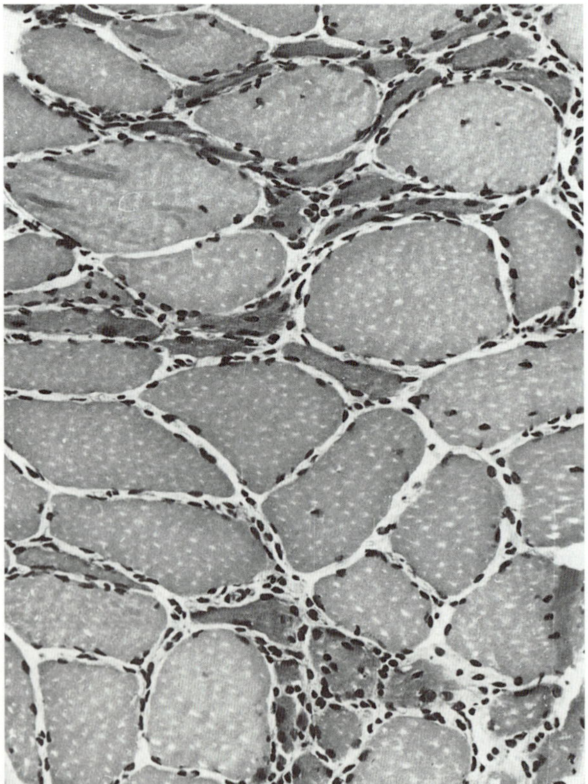

Abb. 66.1a–c. Konventionelle Histologie (**a**), Immun- (**b**) und Elektronenmikroskopie (**c**) zur Beurteilung der Muskulatur bei Myositis

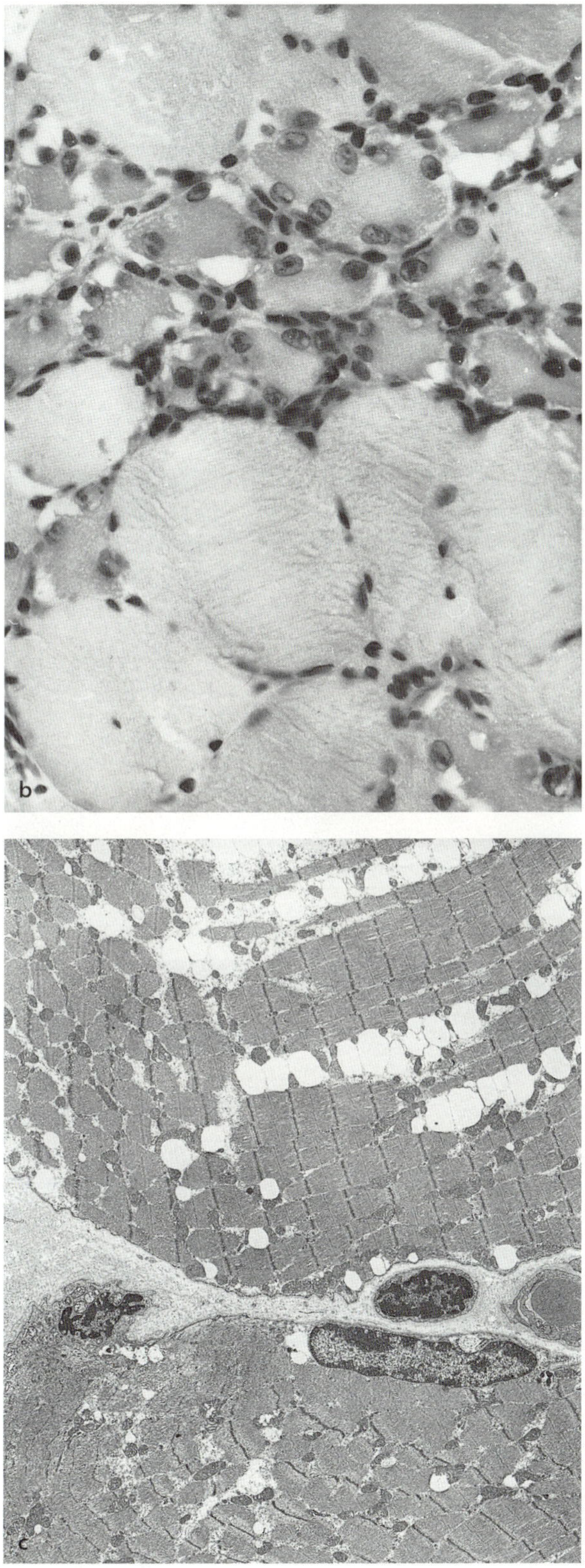

Abb. 66.1a–c. Konventionelle Histologie (a), Immun- (b) und Elektronenmikroskopie (c) zur Beurteilung der Muskulatur bei Myositis

tagazza u. Bernasconi 1994). Typische Veränderungen bei langwährender Dermatomyositis sind schmale, atrophische Fasern in der Peripherie der Faszikel (perifaszikuläre Atrophie) und die deutliche Zunahme bindegewebiger Anteile in der Muskulatur. Die Elektronenmikroskopie ist eher für die Differentialdiagnostik von Bedeutung, um z.B. von mitochondrialen Myopathien abzugrenzen.

66.1.4 Klinik, Verlauf und Prognose

Klinische muskuläre Leitsymptome sind die proximal betonte Muskelschwäche bis hin zu Paresen, Muskelatrophien und – überwiegend bei akuten Verlaufsformen – auch der Muskelschmerz. Die Häufigkeit dieser Symptome ist in Tabelle 66.1 aufgeführt (Pongratz 1995).

Muskelschwäche

Es ist charakteristisch, daß die sich infolge des Parenchymunterganges entwickelnde Muskelschwäche symmetrisch im Bereich des Schulter- und/oder Beckengürtels auftritt.

Dadurch kommt es zu Einschränkungen beim Heben der Arme, Aufrichten oder aber beim Treppensteigen. Bei einem ausgeprägten Befall der Nackenmuskulatur ist das Kopfheben im Liegen fast unmöglich. Es kann eine Dysphagie auftreten, wenn die Pharynxmuskeln betroffen sind. In seltenen Fällen ist die Atemmuskulatur mit entsprechender Klinik beteiligt. Ein Übergriff auf distale Muskeln kommt in ungefähr 1/3 der Fälle vor. Asymmetrien des Muskelbefalles werden beobachtet. Die Ausprägung und das Voranschreiten der Muskelsymptomatik ist individuell sehr unterschiedlich (von foudroyant bis sehr langsam chronisch voranschreitend) und wird durch die Therapie vermindert.

Die klinische Bewertung der Muskelkraft kann standardisiert nach der Skala des Medical Research Council (MRC-Skala) erfolgen, wobei folgende Kraftgrade

Tabelle 66.1. Klinische muskuläre Symptome der Polymyositis/Dermatomyositis

Symptom	Häufigkeit [%] Polymyositis (akut)	Polymyositis (chronisch)
Muskelschwäche		
Proximale Muskeln		
untere Extremität	94	91
obere Extremität	79	62
Distale Muskeln	35	28
Nackenbeuger	72	43
Dysphagie	43	7
Gesichtsmuskulatur	2	1
äußere Augenmuskulatur	0	0
Muskelatrophien	42	92
Muskelschmerzen	63	50

unterschieden werden:

- 5 (Normalbefund, volles Bewegungsausmaß gegen Widerstand),
- 4 (volles Bewegungsausmaß gegen leichten Widerstand),
- 3 (volles Bewegungsausmaß gegen die Schwerkraft),
- 2 (volles Bewegungsausmaß ohne Schwerkraft),
- 1 (unvollständiges Bewegungsausmaß, sicht-/tastbare Aktivität),
- 0 (komplette Lähmung, keine Kontraktion).

Muskelschmerzen

Die Tabelle 66.1 gibt darüber Auskunft, daß Muskelschmerzen kein obligates Symptom der Erkrankung sind. Sie treten bei etwa $^{2}/_{3}$ der akuten und nur bei der Hälfte der chronischen Verlaufsformen auf. Die Myalgien sind tief in den Muskelbäuchen lokalisiert und werden durch die Patienten „wie ein überstarker Muskelkater" charakterisiert. Die Symptomatik verstärkt sich zumeist unter Belastung.

Weitere Symptome

Gleichzeitig können Druckempfindlichkeit, ödematöse Muskelschwellungen, begleitendes Fieber und vaskulitische Mitreaktionen unterschiedlicher Lokalisation (intestinal, kardial, pulmonal) bestehen. Diese Symptome können bei schleichend bzw. chronisch verlaufenden Formen ganz fehlen. Je etwa $^{1}/_{3}$ der Patienten weisen Muskelkontrakturen, eine Raynaud-Symptomatik oder Arthralgien/Arthritiden auf.

Kutane Veränderungen bei der Dermatomyositis

Bei der Dermatomyositis gesellen sich zu den muskulären Symptomen in der Regel kutane Veränderungen hinzu; nur in seltenen Fällen treten die muskulären oder die Hautmanifestationen isoliert in den Vordergrund. Die Erstmanifestation ist häufig akuter als bei der Polymyositis, und ein Mitbefall innerer Organe durch begleitende vaskulitische Reaktionen tritt ebenfalls häufiger auf. Typische Hauterscheinungen sind symmetrische, flächenhafte, periorbitale oder periorale Erytheme (Abb. 66.2) oder Hautrötungen („heliotropes Exanthem") im Bereich der Streckerseiten von Armen und Beinen sowie des Decolletés (Abb. 66.3). Dabei können durch das Nebeneinander von De- und Hyperpigmentierungen, Atrophien und Teleangiektasien bunte Bilder entstehen. Auch am Nagelfalz können Teleangiektasien und Hyperkeratosen auftreten, deren Zurückschieben als schmerzhaft empfunden wird (Keinig-Zeichen). Schließlich gibt es violette Rötungen oder auch die sog. Gottron-Papeln, die auf dem Handrücken meist im Bereich der MCP-Gelenke lokalisiert sind (Abb. 66.4). Hautabschilferungen und Fissuren im Bereich der Fingerbeeren werden als Mechanikerhände („mechanic's hands") bezeichnet.

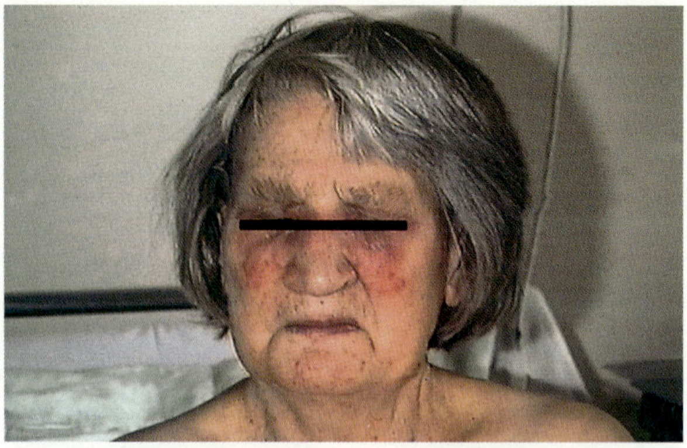

Abb. 66.2. Periorbitale Erytheme bei Dermatomyositis

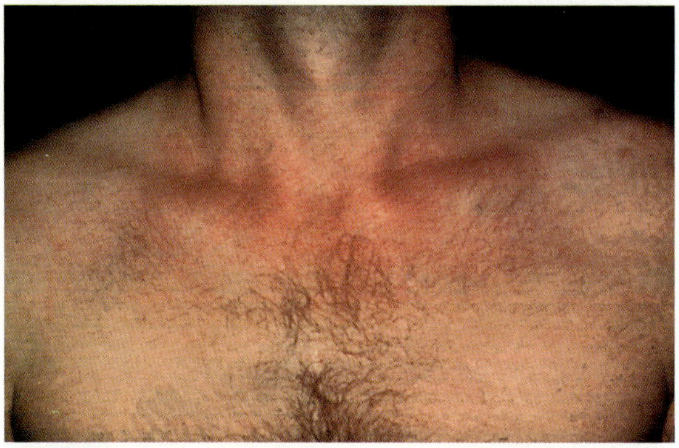

Abb. 66.3. Hautrötung im Bereich des Decolletés bei Dermatomyositis

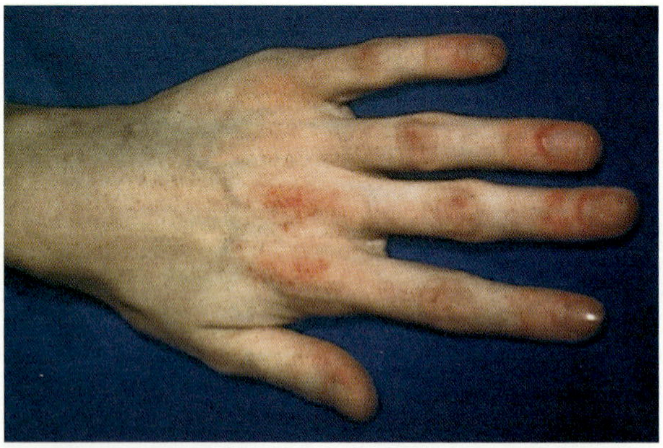

Abb. 66.4. Gottron-Papeln

66.1.5 Labor

Bei der idiopathischen Polymyositis sind gewöhnlicherweise das Myoglobin und die Muskelenzyme infolge der Zerstörung der Muskelzellen im Serum erhöht. Dazu gehören die Kreatinkinase (CK), Aldolase, Transaminasen (ASAT/SGOT, ALAT/SGPT) und die Laktatdehydrogenase. Dabei gilt die CK-Aktivität als Verlaufsparameter für die Akuität und Schwere eines polymyositischen Muskelzerfallsprozesses, wobei in der Regel ein schweres Krankheitsbild mit einer hohen CK-Aktivität einhergeht. Ein Problem sind jedoch sog. „ausgebrannte" Myositiden, bei denen bereits eine massive Atrophie eingetreten ist. Obwohl in diesen Situationen der destruierende Prozess noch sehr aktiv sein kann, ist die CK nur noch mild erhöht. Bei sehr schleichenden Verläufen kann die CK normal sein. Insgesamt wird über normale CK-Werte bei gesicherter Diagnose in 3,2–36% der Fälle berichtet (Mader et al. 1993).

! Ein weiteres Problem bei der Labordiagnostik entzündlich-immunologischer Myositiden ist die Tatsache, daß die klassischen Entzündungsparameter wie z.B. Blutsenkungsgeschwindigkeit, Erhöhung von CRP und α_2-Fraktion der Serumelektrophorese nur manchmal – also nicht generell – erhöht sind!

Autoantikörper

Myositis-assoziierte Autoantikörper sind nur bei einem Teil der Erkrankungsfälle nachweisbar. Dabei handelt es sich um antizytoplasmatische (Anti-Jo-1- und andere Antiaminoacyl-tRNA-Transferasen) sowie antinukleäre bzw. antinukleoläre Antikörper (Anti-Mi2, Anti-PM-Scl, Anti-U1/2RNP, Anti-Ku). Bei den primär idiopathischen Formen der Polymyositis (Dermatomyositis) wird in etwa 20% (10%) der Fälle Anti-Jo-1 (gegen die Histidyl-tRNA-Synthetase) und in jeweils weniger als 3% Anti-PL-7, Anti-PL-12, Anti-OJ bzw. Anti-EJ gegen die Threonyl-, Alanyl-, Isoleucyl- bzw. Glycyl-tRNA-Synthetase nachgewiesen. Erst kürzlich konnte gezeigt werden, daß zu 58% bei Patienten mit Myositis Antikörper gegen Proteasomen festzustellen sind (Feist et al. 1996). Anti-Mi-2-Antikörper sind gegen die Helikase gerichtet und werden bei etwa 20% der Patienten mit Dermatomyositis vom Erwachsenentyp gefunden. Anti-Ku tritt bei 36–78% der Myositiden und in 18–78% der Overlapsyndrome auf, Anti-SRP wird zu etwa 5% bei schweren Verläufen der Polymyositis gefunden (Pongratz 1995). Andere wichtige Autoantikörper wie U1-nRNP und PmScl werden gehäuft bei Myositiden im Rahmen von Overlapsyndromen nachgewiesen.

66.1.6 Diagnose und Differentialdiagnose

Die Diagnostik bzw. Differentialdiagnostik entzündlicher Muskelerkrankungen stützt sich auf die folgenden 3 Säulen:

1. klinische Befunde,
2. Ergebnisse der Labordiagnostik,
3. apparative Diagnostik (Bildgebung, EMG, Histopathologie).

Apparative Diagnostik

Hierbei ist zunächst die Elektromyographie (EMG) zu nennen. Bei den Myositiden sind die Aktionspotentiale myopathisch verändert. Charakteristisch ist, daß die Potentiale im Vergleich zum Normalen von verkürzter Dauer sind, kleinere Amplituden aufweisen und sehr zersplittert (polyphasisch) in Erscheinung treten. Darüber hinaus kann Muskelzittern auftreten, was sich in einer pathologischen Spontanaktivität im entspannten Muskel äußert.

Bildgebende Verfahren

Als bildgebende Verfahren haben die Sonographie, das CT und v.a. das MRT ihren Stellenwert. Sie werden derzeit zur Primärdiagnostik bzw. zur Verlaufskontrolle noch fakultativ angewandt und liefern charakteristische Befunde bei Muskelödem (Signalerhöhung der T2-gewichteten Sequenzen), Muskelatrophie und lipomatösen Umbauvorgängen.

Muskelbiopsie

Die Ergebnisse der klinischen, elektromyographischen und bildgebenden Diagnostik sind nicht zuletzt auch wichtig, um eine geeignete Biopsiestelle auszuwählen. Die Muskelbiopsie stellt in der Regel den Endpunkt der diagnostischen Bemühungen dar, da sie in 60–90% der Fälle ein diagnostisch relevantes Ergebnis bringt. Sie sollte am sehr schwer befallenen Muskel oder in Endstadien nicht mehr durchgeführt werden, weil sich dann die histologischen Abnormalitäten auf Atrophie, Fibrose oder Rhabdomyolyse beschränken (O'Rourke u. Ike 1995). Die Probe darf darüber hinaus nicht vor Ablauf von 4 Wochen aus sekundär traumatisierten Bereichen (einschließlich Injektions- und EMG-Stellen!) entnommen werden, um falsch-positive Ergebnisse zu vermeiden. Falsch-negative Ergebnisse können auftreten, wenn die Biopsie von einem nicht befallenen Muskel durchgeführt wird.

Chirurgen bevorzugen als Entnahmestelle den M. vastus lateralis, weil er am leichtesten zugänglich, am geringsten mit großen Gefäßen und Nerven versorgt und ohnehin bei den meisten Myopathien beteiligt ist. Generell muß jedoch die geeignete Biopsiestelle immer im Ergebnis der oben genannten Untersuchungen exakt festgelegt, angezeichnet bzw. dem Chirurgen mitgeteilt werden. Das Biopsat muß ausreichend groß sein und sachgerecht entnommen, aufgenommen und transportiert werden, damit eine histologisch korrekte Beurteilung möglich ist (O'Rourke u. Ike 1995).

Organscreening

Aufgrund der Assoziation dieser Erkrankungen mit Malignomen muß natürlich ein Organscreening zum Ausschluß einer Neoplasie (Röntgen des Thorax; Sonographie des Abdomens; Stuhl auf Blut; gynäkologische, urologische und andere Fachkonsultationen usw.) durchgeführt werden.

Klassifikationskriterien

Für die Poly- und Dermatomyositis sind nach Bohan u. Peter (1975) folgende Klassifikationskriterien am gebräuchlichsten (s. nachfolgende Übersicht).

Klassifikationskriterien der Poly- und Dermatomyositis

1. Klinisch symmetrische proximale Muskelschwäche (Schulter- und Beckengürtel, Halsflexoren);
2. histologisch gesicherte Nekrosen von Typ-I- und Typ-II-Muskelfasern, Myophagie, perifaszikuläre Atrophie, entzündliches Infiltrat (interstitiell oder perivaskulär);
3. labormedizinisch Erhöhung muskeltypischer Enzyme im Serum (Kreatinkinase u. a.) und/oder Myoglobin in Serum oder Urin;
4. elektromyographisch kurze, kleine polyphasische Aktionspotentiale, Fibrillationen, positive scharfe Wellen, insertionale Irritabilität und bizarre hochfrequente Entladungen;
5. Dermatomyositis-typische Hautveränderungen: periorbitale, livide Erytheme oder Ödeme, erythematöse Dermatitis (Gesicht, Hals, Hände, Nagelfalz).

Die Polymyositis ist gesichert bei Vorliegen aller 4, wahrscheinlich bei 3 und möglich bei Vorliegen von 2 der erstgenannten 4 Kriterien. Die Dermatomyositis gilt als gesichert, wenn 3 (wahrscheinlich bei 2, möglich bei 1) der 4 erstgenannten Kriterien in Verbindung mit den unter 5 genannten typischen Hautmanifestationen erfüllt sind.

Differentialdiagnose

Die Liste der möglichen Differentialdiagnosen bei myalgischen Beschwerden ist lang (s. nachfolgende Übersicht). Aus diesem Grund und wegen sehr unterschiedlicher therapeutischer Konsequenzen müssen die Befunde sorgfältig erhoben werden.

Differentialdiagnosen myalgischer Beschwerden

1. Myositiden:
   - infektiös,
   - parainfektiös,
   - paraneoplastisch,
   - entzündlich-immunogen,
   - bei entzündlich-rheumatischen Erkrankungen,
   - bei Sarkoidose,
   - arzneimittelinduziert,
   - histologische Sonderformen;
2. neurologische Erkrankungen (z.B. progressive Duchenne-Muskeldystrophie);
3. Polymyalgia rheumatica;
4. Endokrinopathien (z.B. Conn-Syndrom, hypothyreote Myopathie);
5. periphere Durchblutungsstörungen;
6. Fibromyalgiesyndrom;
7. Speicherkrankheiten (z.B. Glykogenosen vom Typ V und VII, Carnitinpalmityltransferasemangel);
8. mitochondriale Zytopathien (z.B. Merff- und Melas-Syndrom);
9. Rhabdomyolysen (z.B. bei Schock, Intoxikationen).

Tabelle 66.2. Aktuelles Konzept zur medikamentösen Therapie. (Mod. nach Schwarz-Eywill 1997)

Medikament(e)	Klinischer Einsatz
1. Glukokortikoide	Im Schub der Erkrankung dringlich indiziert, Initialdosis von 1 mg/kgKG Prednisolonäquivalent mit schrittweiser Reduktion nach 2 Wochen beginnend, auf eine Erhaltungsdosis je nach klinischem Befund. Ausgesprochen schwere Fälle: Glukokortikoidbolus von 1 g Prednisolonäquivalent über 3 Tage Therapieeffekt spätestens nach 3–4 Tagen zu erwarten
2. Azathioprin	Insbesondere bei schweren Myositiden im Erwachsenenalter in Kombination mit Prednisolon eingesetzt Dosierung: in der Regel 2 mg/kgKG/Tag. Wirkungseintritt nach 6–8 Wochen (steroidsparender Effekt)
3. Methotrexat	Als steroidsparendes Medikament alternativ zum Azathioprin, wenn noch eine Prednisolondosis von über 10 mg/Tag nach 3 Monaten erforderlich ist Dosierung beträgt 10–15 mg an einem Tag in der Woche, wenn möglich i.v. Schwere Fälle: kurzfristig über 4–6 Wochen die max. Gabe von 40 mg/Woche i.v. Ansprechen spätestens nach 3–4 Monaten Therapieerfolg: Grad der Steroideinsparung
4. Cyclophosphamid	Keine größeren Patientenstudien vorhanden Substanz ist bei einer Myopathie wahrscheinlich auf dem Boden einer Vaskulitis mit schweren Organmanifestationen wirksam Bei klarer Pathogenese: Therapieempfehlungen bei der Behandlung systemischer Vaskulitiden beachten
5. Cyclosporin	Besonders bei Patienten mit Overlapsyndrom vereinzelt deutliche Besserung des Befundes (Dosierung zu Beginn 3 mg/kgKG/Tag) Langsame Steigerungen in 0,5–1(–2 mg)-Schritten, sorgfältige Kontrolle der Nierenretentionswerte und des Blutdrucks Therapieeffekt nach etwa 6–8 Wochen
6. Immunglobulintherapie	Immunglobulin als Intervalltherapie zeigt bei größeren Kollektiven sowohl bei Poly- als auch Dermatomyositis einen positiven Effekt, länger anhaltend Dosierung: je nach Studienprotokoll unterschiedlich, gute Erfolge der Autoren bei 0,4 g/kgKG/Tag i.v. über 5 Tage (mehrfache monatliche Wiederholung) Gute Verträglichkeit Unerwünschte Wirkungen: Schüttelfrost, Kopfschmerzen, Fieber, Erbrechen, Übelkeit gelegentlich, selten anaphylaktischer Schock (*Cave:* IgA-Mangel!) oder Beeinträchtigung der Nierenfunktion bei vorgeschädigter Niere Risiko der Übertragung infektiösen Materials, da Präparationen aus einem Plasmapool Kontraindikationen: bekannte Überempfindlichkeitsreaktionen Strenge Indikationsstellung bei Hyperviskosität, Nierenerkrankungen, Schwangerschaft und Stillzeit

66.1.7 Therapie

Nach Ausschluß anderer Differentialdiagnosen (Infektion, Neoplasie usw.) wird eine antientzündlich-immunsuppressive Therapie eingeleitet. Die Ziele der Therapie bestehen im Erreichen einer klinischen Remission und in der Normalisierung der Laborparameter (CK mit oben genannten Einschränkungen). Für die Beurteilung des klinischen Erfolges sind Funktionsskalen, die Evaluation der Muskelkraft und EMG-Verlaufskontrollen hilfreich.

Die therapeutischen Optionen einer medikamentösen Therapie sind Glukokortikoide, Immunsuppressiva (Methotrexat, Cyclosporin, Azathioprin, Cyclophosphamid) und ggf. Immunglobuline. Wegen der geringen Fallzahlen existieren jedoch nur wenige randomisierte prospektive Studien. Daher wird gegenwärtig das in Tabelle 66.2 aufgeführte Therapiekonzept empfohlen.

■ **Immunglobuline.** Die Therapie mit Immunglobulinen ist trotz der Kostenintensität insbesondere bei jungen Patienten über einen umschriebenen Zeitraum zu empfehlen. Darüber hinaus sollte sie bei Patienten angewandt werden, die sich unter oben genannten Medikamenten therapieresistent verhalten oder diese nicht tolerieren (Dalakas 1993, 1996). Die vermuteten Wirkungsmechanismen der hochdosierten Therapie mit Immunglobulinen sind in der folgenden Übersicht zusammengefaßt.

Wirkungen der hochdosierten Therapie mit Immunglobulinen

Allgemein:

1. Neutralisation zirkulierender Antigene und Autoantikörper,
2. Verminderung der Produktion von Autoantikörpern durch Hemmung der B-Zell-Aktivität (antiidiotypische Wirkung),
3. Aktivierung von regulatorischen T-Zellen,
4. Verminderung der Freisetzung von Entzündungsmediatoren,
5. Aktivierung (auch partielle Blockade?) des mononukleären phagozytischen Systems mit verstärkter Immunkomplexentfernung,
6. Solubilisierung von Immunkomplexen.

Speziell bei entzündlichen Myositiden (Dalakas 1996):

1. Hemmung myotoxischer Zytokine wie z.B. TNF-α und IL-1,
2. Interferenz mit der Fc-Rezeptor-vermittelten Phagozytose durch Blockade des Fc-Rezeptors von endomysialen Makrophagen,
3. Hemmung der Bildung und Ablagerung von Immunkomplexen, die endomysiale Kapillaren membranolytisch schädigen.

66.2 Einschlußkörperchenmyositis (IBM) (M 60.8)

Die Einschlußkörperchenmyositis tritt sporadisch („sporadic inclusion body myositis – s-IBM") oder hereditär (h-IBM) auf. Die s-IBM ist nach Askanas u. Engel (1995) die häufigste Muskelerkrankung bei Patienten im Alter über 50 Jahre. Sie wird den entzündlich-immunologischen Myositiden zugeordnet, unterscheidet sich jedoch als eigenständige klinische Entität von anderen durch die in der folgenden Übersicht dargestellten Besonderheiten.

Charakteristika der Einschlußkörperchenmyositis

1. Extrem schleichend verlaufende, schmerzlos progressive proximale und distale Muskelatrophie und Muskelschwäche, wobei häufiger Männer im mittleren Lebensalter betroffen sind;
2. seltene/keine Assoziation mit malignen Erkrankungen oder anderen Erkrankungen des entzündlich-rheumatischen Formenkreises;
3. normale oder nur gering erhöht Kreatinkinase,
4. gemischte myopathische und neuropathische Veränderungen im EMG;
5. schlechtes Ansprechen auf Therapie mit Kortikoiden und Immunsuppressiva.

Muskelschwäche

Auffällig ist, daß sehr viel häufiger als bei der Polymyositis/Dermatomyositis eine asymmetrische Muskelschwäche und -atrophie gefunden wird. Distale Muskeln sind dabei nicht nur mitbetroffen, sondern stehen manchmal klinisch sogar im Vordergrund. Selektive Befallsmuster betreffen zumeist den M. quadriceps femoris, den M. biceps und/oder triceps brachii sowie die Fingerflexoren. Der langsam fortschreitende Verlauf führt zumeist zu schweren muskulären Einschränkungen. Die Schluck- und Atemmuskulatur kann ebenfalls betroffen sein. In der Regel treten keine anderen Manifestationen einer entzündlich-rheumatischen Erkrankung auf. Schwache oder fehlende Muskeldehnungsreflexe sowie Mischbilder im EMG sind Hinweise auf eine Beteiligung des peripheren Nervensystems.

Mononukleäre Zellinfiltrationen

Das histologische Charakteristikum der Erkrankung sind mononukleäre Zellinfiltrationen (vorwiegend CD8+-zytotoxische T-Zellen, zu 20–30% Makrophagen), atrophische Muskelfasern und schon lichtmikroskopisch erkennbare Vakuolen, die von basophilen Granula umgeben sind (sog. „umrandete Vakuolen"). In der elektronenoptischen Untersuchung fallen im Zellkern und im Zytoplasma der Muskelfasern gelegene 15–21 nm große tubulofilamentäre Einschlüsse auf.

Autoimmunpathogenese
Wegen der großen Anzahl aktivierter T-Lymphozyten in den endomysialen Infiltraten wird eine Autoimmunpathogenese vermutet. Andere Hypothesen nehmen Bezug auf die Tatsache, daß die abnormalen intrazellulären Ablagerungen Amyloid, Vorläufersubstanzen des β-Amyloid, Ubiquitin, Antichymotrypsin, Protein τ, Apolipoprotein E und sogar Prionen/Prionenprotein mRNA enthalten können. Es bestehen nämlich auffällige Ähnlichkeiten in der Pathologie von Muskelbefunden der IBM und Hirnbefunden bei der Alzheimer-Erkrankung hinsichtlich der Proteinablagerungen und der Kongorotpositivität. Ferner sind Deletionen mitochondrialer DNA, Abnormalitäten des Chromosoms 9 bei den hereditären Formen und eine Assoziation zu DR52 (100%), DR3 (92%) und HLA B8 (75%) beschrieben worden. Letztlich ist jedoch die exakte Ätiopathogenese dieser Erkankung derzeit noch unklar.

Therapiemaßnahmen
Das Krankheitsbild spricht leider auf die bereits dargestellten Therapiemaßnahmen nicht oder nur geringfügig an. Es gibt daher derzeit keine optimale Therapieempfehlung, wenngleich kürzlich über gewisse Erfolge durch die hochdosierte Gabe von Immunglobulinen berichtet wurde (Dalakas 1996).

66.3 Antisynthetasesyndrom (Anti-Jo-1-Syndrom) (M 33.2)

Das Antisynthetasesyndrom oder auch Anti-Jo-1-Syndrom ist eine Erkrankung, die durch das Auftreten einer Polymyositis in Verbindung mit einer fibrosierenden Alveolitis bei Nachweis von Antikörpern gegen die Histidyl-tRNA-Synthetase (Anti-Jo-1-Antikörper) gekennzeichnet ist. Zusätzlich werden auch andere klinische Manifestationen wie Polyarthritis, Polyarthralgien, Raynaud-Syndrom, Sklerodaktylie und Sicca-Syndrom häufig beobachtet. Dieser Symptomenkomplex ähnelt sehr stark den klinischen Befunden bei MCTD, so daß die Diagnose ohne Kenntnis der Autoantikörperbefunde manchmal klinisch nicht sichergestellt werden kann.

Die Bezeichnung Anti-Jo-1-Antikörper entstammt dem Namen des Patienten, bei dem dieser Antikörper gegen die Histidyl-tRNA-Synthetase erstmals nachgewiesen wurde.

▪ **tRNA-Synthetasen.** Die tRNA-Synthetasen sind zytoplasmatische Enzyme, die an der Proteinsynthese beteiligt sind. Sie fügen jeweils eine bestimmte, durch eine tRNA kodierte Aminosäure an die Kette des wachsenden Polypeptids. Dabei ist für verschiedene tRNA-Synthetasen bekannt, daß sie als Autoantigen in Erscheinung treten können, wobei der bedeutendste Autoantikörper dieser Gruppe gegen die Histidyl-tRNA-Synthetase gerichtet ist. Die Histidyl-tRNA-Synthetase ist auch bei der Aminoazetylierung von Enteroviren beteiligt. Eine Hypothese besagt daher, daß eine Immunreaktion gegen diese Viren zum Auftreten dieser Autoantikörper führen könnte. Immungenetisch ist bekannt, daß nahezu 100% der Patienten in der Gewebetypisierung das Merkmal HLA-DR3 aufweisen.

▪ **Anti-Jo-1-Antikörper.** Der Nachweis von Anti-Jo-1-Antikörpern sichert die Diagnose einer Polymyositis und zeigt häufig gleichzeitig an, daß der betroffene Patient bereits eine Lungenfibrose hat oder diese im Laufe der Erkrankung mit hoher Wahrscheinlichkeit entwickeln wird.

Verlauf und Therapie
Die Letalität von Patienten mit Antisynthetasesyndrom ist doppelt so hoch im Vergleich zur alleinigen Polymyositis, das Ansprechen auf eine Therapie mit Glukokortikoiden und Immunsupressiva schlechter. Neben Glukokortikoiden werden therapeutisch wie bei der klassischen Polymyositis langfristig Immunsuppressiva wie Cyclophosphamid und Azathioprin oder aber auch hochdosierte Immunglobuline angewandt. Therapeutisch wichtig sind die klinischen Beobachtungen, daß eine erneute Exazerbation der Krankheit häufig unter Reduktion der Glukokortikoiddosis auftritt und anhaltende Remissionen ohne Behandlung sehr selten sind.

66.4 Polymyositis-/Sklerodermieoverlap (M 35.1, M 34.8)

Als besondere klinische Entität werden Patienten herausgestellt, die sowohl die beschriebenen Symptome der Polymyositis, aber auch Zeichen der Sklerodermie aufweisen. Bei diesem Overlapsyndrom kann man in etwa 25% (50%) der Fälle das Auftreten des sog. PM/Scl-Antikörpers nachweisen. Dieser Nachweis gelingt allerdings auch in etwa 8–10% der Fälle bei der Polymyositis und in 2–5% bei der Sklerodermie. Das Antigen für diesen Autoantikörper ist im granulären Anteil des Nukleolus lokalisiert. Daher zeigt die indirekte Immunfluoreszenz auf HEp-2-Zellen eine gewöhnlich schwache homogene Fluoreszenz des Nukleoplasmas zusammen mit einer starken homogenen Nukleolenfluoreszenz.

In der Immunpräzipitation zeigt sich, daß das PM-Scl-Antigen aus mehr als 10 Peptiden besteht, deren Molekulargewicht sich zwischen 20 und 110 kD bewegt. Im Immunoblot finden sich meistens 2 Banden in Höhe von 75 bzw. 110 kD. Das 100-kD-Peptid weist Homologien mit der Aminosäuresequenz der Serin-/Threoninproteinkinase auf.

Die *Prognose* von Patienten mit PM-Scl-Antikörpern ist besser im Vergleich zu Sklerodermiepatienten ohne diesen Nachweis. Die PM-Scl-positiven Patienten haben eine höhere Überlebensrate (100% in 10 Jahren) und signifikant weniger viszerale Manifestationen, Kalzinosen und Arthritiden (Krapf et al. 1995). Bei Patienten mit einem Polymyositis-/Sklerodermieoverlap können neben den PM-Scl-Antikörpern auch andere spezielle Antigen-Antikörper-Systeme wie Ku und U2-RNP nachgewiesen werden. Es besteht eine Assoziation zu HLA-DR 3.

Die bei klinischem Verdacht auf ein Overlapsyndrom durchgeführte Diagnostik besteht aus den Komponenten, wie sie für die Polymyositis und Sklerodermie in den betreffenden Kapiteln beschrieben sind.

Hinsichtlich der *Behandlung* sind Steroide und Immunsuppressiva (Azathioprin, MTX) die Medikamente der Wahl.

Literatur

Askanas V, Engel WK (1995) New advances in the understanding of sporadic inclusion-body myositis and hereditary inclusion-body myopathies. Curr Opin Rheumatol 7/6:486–496

Bohan A, Peter JB (1975) Polymyositis and dermatomyositis. N Engl J Med 292/7:344–347 and 292/8:403–407

Dalakas MC, Illa I, Dambrosia JM et al. (1993) A controlled trial of high-dose intravenous immune globulin infusions as treatment for dermatomyositis. N Engl J Med 329/27:1993–2000

Dalakas MC (1996) Clinical benefits and immunopathological correlates of intravenous immune globulin in the treatment of inflammatory myopathies. Clin Exp Immunol 104 (Suppl 1): 55–60

Feist E, Dörner T, Kuckelkorn U et al. (1996) Proteasome alpha-type subunit C9 is a primary target of autoantibodies in sera of patients with myositis and systemic lupus erythematosus. J Exp Med 184/4:1313–1318

Krapf AR, Mühlen CA von, Krapf F, Nakamura RM, Tan EM (1995) Atlas of immunofluorescent autoantibodies. Urban & Schwarzenberg, München Wien Baltimore

Mader R, Keystone EC (1993) Inflammatory myopathy – do we have adequate measures of the treatment response? J Rheumatol 20/7:1105–1107

Mantegazza R, Bernasconi P (1994) Cellular aspects of myositis. Curr-Opin-Rheumatol 6/6:568–574

O'Rourke KS, Ike RW (1995) Muscle biopsy. Curr Opin Rheumatol 7/6:462–468

Pongratz DE (1995) Entzündlicher Muskel- und Weichteilrheumatismus. Dtsch Ärztebl 92 (34/35):B 1674–1678

Schwarz-Eyville M (1997) Medikamentöse Therapie – Poly- und Dermatomyositis. In: Qualitätssicherung in der Rheumatologie. Steinkopff, Darmstadt

Systemische Sklerose (M 34)

E. Genth

INHALT

Die systemische Sklerose (SSc) ist eine Multiorganerkrankung mit Entzündung und Fibrose, die regelmäßig die Haut und die Blutgefäße (Arterien, kleine Blutgefäße), oft auch die Lunge, den Magen-Darm-Trakt (Ösophagus, Magen, Duodenum, Jejunum und Ileum), seltener auch die Niere, das Herz, die exokrinen Drüsen und das Bewegungssystem betrifft. Im Vordergrund der klinischen Erscheinungen stehen die Sklerodermie (Dermatofibrose) unterschiedlicher Intensität und Ausdehnung (Akrosklerose, limitierte Sklerodermie, diffuse Sklerodermie) und die Durchblutungsstörungen, insbesondere der Finger und Zehen (Raynaud-Phänomen, Fingerkuppenulzera) mit progredientem Substanzverlust an den Akren. Verschiedene Varianten der systemischen Sklerose unterscheiden sich hinsichtlich der Ausdehnung des Hautbefalls, der Art und Intensität der Organmanifestationen, der Progredienz der Erscheinungen und der Prognose.

Zur Klassifikation werden die Kriterien des American College of Rheumatology [ACR, früher American Rheumatism Association (ARA) (Masi et al. 1980)] verwendet, die jedoch für eine Frühdiagnose nicht geeignet sind (s. Tabelle 67.1). Die komprehensive medikamentöse und physikalische Therapie und Rehabilitation vermag einzelne Krankheitsmanifestationen zu bessern.

67.1 Definition und Terminologie

Synonyme: progressive systemische Sklerose, progressive systemische Sklerodermie.

Die systemische Sklerose ist eine entzündliche systemische Bindegewebskrankheit unklarer Ätiologie. Aufgrund des regelmäßigen Vorkommens von krankheitstypischen nichtorganspezifischen Autoantikörpern wird sie zu den *nichtorganspezifischen Autoimmunkrankheiten* gerechnet. In seltenen Fällen können bestimmte Medikamente und einige andere chemische Substanzen bzw. Umweltfaktoren eine Sklerodermie auslösen [*medikamentös-induzierte systemische Sklerose;* (Bovenzi et al. 1995; Haustein u. Ziegler 1986; Silman u. Jones 1993; Smith u. LeRoy 1994)]. Die *Sklerodermie* ist eine Verdickung und Verhärtung der Haut mit verminderter Verschieblichkeit durch eine Fibrose. Sie stellt eine Manifestation verschiedener Krankheiten dar. Im Unterschied zu den auf die Haut beschränkten Sklerodermieformen (lokalisierte oder generalisierte Morphaea, lineare Sklerodermie u.a.) und der in der Subkutis und den Faszien lokalisierten diffusen (eosinophilen) Fasziitis (Shulman-Syndrom) befällt die *systemische Sklerose* neben der Haut regelmäßig auch die Blutgefäße (Arterien, Kapillaren) und die inneren Organe (Lunge, Gastrointestinaltrakt, Herz, Niere, exokrine Drüsen).

Tabelle 67.1. Klassifikationskriterien des American College of Rheumatology [ACR; früher American Rheumatism Association (Masi et al. 1980)] für die systemische Sklerose

Hauptkriterium	1. Sklerodermie proximal der Fingergrundgelenke
Nebenkriterien	2. Sklerodaktylie
	3. Grübchenförmige Narben oder Substanzverlust der Fingerbeere
	4. bilaterale basale Lungenfibrose
Die Klassifikationskriterien für die systemische Sklerose sind erfüllt, wenn entweder Kriterium 1 oder 2 der Kriterien 2–4 erfüllt sind.	

67.2 Epidemiologie und Klassifikation

Genaue Angaben zur Prävalenz und Inzidenz der systemischen Sklerose fehlen (Silman 1997). Nach Schätzungen beträgt die Inzidenz 0,2–2 Neuerkrankungen pro 100 000/Jahr und die Punktprävalenz 3–20 pro 100 000. Frauen sind etwa 3- bis 4mal häufiger betroffen als Männer. Die Erkrankung kann in allen Lebensaltern auftreten, am häufigsten in der 5.–6. Lebensdekade. Die mit Zentromerantikörpern assoziierte systemische Sklerose kommt im Kindes- und Jugendalter nicht vor.

Zur Klassifikation werden die Kriterien des American College of Rheumatology von 1980 herangezogen. Die Klassifikationskriterien sind erfüllt, wenn eine Sklerodermie proximal der Fingergrundgelenke nachweisbar ist (Hauptkriterium) oder wenn 2 der 3 Nebenkriterien Sklerodaktylie, digitale Ulzera bzw. grübchenförmige Narben mit Substanzverlust der Fingerbeere oder bibasale Lungenfibrose vorhanden sind (Masi et al. 1980).

Nach klinischen Kriterien unterscheidet man eine *systemische Sklerose mit diffuser Sklerodermie* (distal und proximal der Ellenbogengelenke; dcSSc; M 34.0) von einer *systemischen Sklerose mit limitiertem Hautbefall* (systemische Sklerose mit limitierter Sklerodermie; lcSSc; M 34.1), die weitgehend identisch mit dem sogenannten CREST-Syndrom ist, charakterisiert durch Calcinosis cutis, Raynaud-Phänomen, Ösophagusmotilitätsstörungen, Sklerodaktylie und Teleangiektasien (LeRoy 1992; LeRoy et al. 1988). Selten ist die systemische Sklerose sine scleroderma mit typischen Gefäß und Organveränderungen, jedoch ohne klinisch nachweisbare Sklerodermie. Als *Sklerodermie-overlap-Syndrome* werden Krankheitsbilder bezeichnet, die wesentliche Krankheitsmerkmale der systemischen Sklerose und einer anderen systemischen Bindegewebskrankheit aufweisen (systemischer Lupus erythematodes (SLE), idiopathische Myositis, Sjögren-Syndrom u.a.) oder gar international anerkannte Klassifikationskriterien dieser Krankheiten erfüllen.

Als undifferenzierte „Kollagenose“ oder undifferenzierte systemische Bindegewebskrankheit [undifferentiated connective tissue disease; UCTD (LeRoy et al. 1980)] werden Krankheiten mit Raynaud-Phänomen und klinischen und/oder serologischen bzw. morphologischen Merkmalen einer systemischen Sklerose bezeichnet. Diese Merkmale sind sklerodermieassoziierte Autoantiköper (insbesondere Zentromerantikörper), sklerodermietypische Kapillarmikroskopie, Fingerödeme und ischämische Schäden.

Dieser Einteilung nach klinischem Ausprägungsgrad steht eine neuere Einteilung gegenüber, die auf dem Nachweis sklerodermietypischer Autoantikörper beruht (s. Tabelle 67.2, Genth 1994 a).

Tabelle 67.2. Häufigkeit und Spezifität antinukleärer Autoantikörper bei systemischer Sklerose (Angaben der Literatur)

Antigen/Zielstruktur	Häufigkeit bei systemischer Sklerose (%)
Scl-70-Antigen/DNA-Topoisomerase I	21– 40 (60)
Zentromer/CENP-A, CENP-B, CENP-C	16– 42
RNA-Polymerase I, III	5– 22
To (Th)-RNP	3– 13
U3-RNP/Fibrillarin	2– 5
NOR-90/human upstream binding factor	<1
Centriol	<1
U1-RNP/68kD-Protein, A, C	5– 15
Pm-Scl/100 kD-Protein, 75 kD-Protein	1– 16
Ku/DNA-abhängige Proteinkinase	0– 5
Antinukleäre Antikörper (Immunfluoreszenztest an HEp-2-Zellen)	85–100

67.3 Ätiologie und Pathogenese

Die *Ätiologie* der diffusen Form der systemischen Sklerose ist weitgehend unbekannt.

Diskutiert wird insbesondere die *berufliche Exposition* mit silikat- und zementhaltigen Stäuben, Asbest, organischen Lösungsmitteln und Polyvinylchlorid (Fox u. Kang 1992; Silman u. Newman 1994; Smith u. LeRoy 1994). Verschiedene *Medikamente* (Bleomycin, Pentazocin u.a.) und eine Graft-versus-host-Reaktion nach Transplantationen (Furst et al. 1979) können eine Sklerodermie verursachen.

■ **Genetische Faktoren.** Obwohl Mehrfacherkrankungen an systemischer Sklerose mit <2% in Familien selten sind (Stephens et al. 1994), spielen *genetische Faktoren* in der Ätiologie der systemischen Sklerose eine wesentliche Rolle. In älteren Untersuchungen wurde ein Zusammenhang zwischen der diffusen kutanen Verlaufsform der systemischen Sklerose und HLA-DR5 beschrieben. Neuere Untersuchungen belegen einen engen Zusammenhang zwischen der Bildung bestimmter sklerodermietypischer Autoantikörper und HLA-Klasse-II-Molekülen (Genth et al. 1990; Reveille 1995; Reveille et al. 1992 a, b). Autoantikörper gegen Zentromerantigene sind mit HLA-DR1, -4 oder -8 und einer polaren Aminosäure in Position 26 (Glycin oder Tyrosin) assoziiert, Antikörper gegen DNA-Topoisomerase I sind mit HLA-DR5, -DQ3 und DQB1* 0301 assoziiert und Antikörper gegen das Pm-Scl-Antigen mit HLA-DR3 und DQA1*0501.

In der Ätiopathogenese sind *immunologische Prozesse* von zentraler Bedeutung (White 1996). Die Rolle von aktivierten T-Lymphozyten und Makrophagen/Monozyten ist bisher nicht ausreichend bekannt. Autoantikörper gegen nichtorganspezifische Antigene finden sich bei fast allen Patienten. Über 95% der Patienten mit systemischer Sklerose haben antinukleäre Antikörper unterschiedlicher Spezifität, die sich gegenseitig praktisch ausschließen (Genth u. Mierau 1993). In Familien mit Mehrfacherkrankungen von systemischer Sklerose haben die Betroffenen meistens denselben sklerodermieassoziierten Autoantikörper. Antinukleäre Autoantikörper sind bei Blutsverwandten von Patienten mit systemischer Sklerose vermehrt (Pereira et al. 1987). Es ist unbekannt, in welcher Weise die ätiologischen Autoimmunprozesse mit den pathogenetischen Mechanismen der Entzündung und Fibrose verknüpft sind.

Endothelien spielen eine große Rolle in der Pathogenese der systemischen Sklerose (LeRoy 1996). Sie zeigen histopathologisch Zeichen der Aktivierung und Schädigung. Im Serum finden sich erhöhte Konzentrationen von Von-Willebrand-Faktor und Endothelin. Auch Thrombozyten sind aktiviert (erhöhtes β-Thromboglobulin), wahrscheinlich als Folge der Endothelschäden.

Aktuelle Hypothesen (Furst 1997) gehen davon aus, daß auf immunologischem Wege eine Endothelschädigung (Endothelantikörper? Sklerodermieassoziierte Autoantikörper?) einerseits über Interleukin-1 die Immunreaktion weiter aktiviert, andererseits durch Vermittlung von Endothelin-1 und PDGF die Fibroblastenproliferation stimuliert und mittels Endothelin-1 und Interleukin-6 einerseits und TGF-β und Interleukin-4 andererseits die Kollagen- und Proteoglykansynthese stimuliert wird (s. Abb. 67.1; Tabelle 67.3).

Des weiteren wird vermutet, daß entweder eine defekte Regulation der Kollagenbiosynthese vorliegt oder aber, daß im Zuge der Fibroblastenproliferation selektiv Fibroblasten stimuliert werden, die eine hohe Kollagenbiosynthese aufweisen (Nash et al. 1997). Die Bildung von Prokollagen-mRNA in Fibroblasten wurde mittels In-situ-Hybridisation und in vitro nachgewiesen. Isolierte Fibroblasten behalten in der Zellkultur ihre hohe Syntheserate und proliferieren dort auch unter serumfreien Kulturbedingungen. Durch die Ablagerung von Kollagen und Proteoglykan in der Intima von peripheren Extremitätenarterien, aber auch in Nieren und Lungenarterien kommt es zur Minderperfusion mit Raynaud-Symptomatik und eventueller digitaler Gangrän im Bereich der Extremitäten, zu renovaskulärem Hochdruck, evtl. mit renaler Krise, und zu pulmonalem Hypertonus. Die Akkumulation von Kollagenfasern in der Haut führt zur Verdickung und Verhärtung sowie zur Bewegungseinschränkung. In der Lunge kann sich hierdurch eine restriktive Ventilationsstörung mit Behinderung des Gasaustausches entwickeln.

Darüber hinaus findet sich eine Fehlregulation des autonomen Nervensystems der distalen Abschnitte des Ösophagus und des Magens, deren Genese noch unklar ist.

Tabelle 67.3. Cytokine in der Pathogenese der systemischen Sklerose. (Nach Smith u. LeRoy 1994)

Cytokin	Mögliche pathogenetische Bedeutung
Interleukin 1	Proliferation von Fibroblasten vermehrte Kollagensynthese
Interleukin 2	Aktiviert Killerzellen
PDGF	Fibroblastenproliferation Chemotaxis von Fibroblasten
TGF-β	Induziert Kollagen- und Fibronektinsynthese, indirektes Fibroblastgenmitogen, chemotaktisch für Fibroblasten und Monozyten; induziert Interleukin-1-Sekretion
Tumornekrosefaktor	Endothelschädigung
Endothelin	Vasokonstriktion

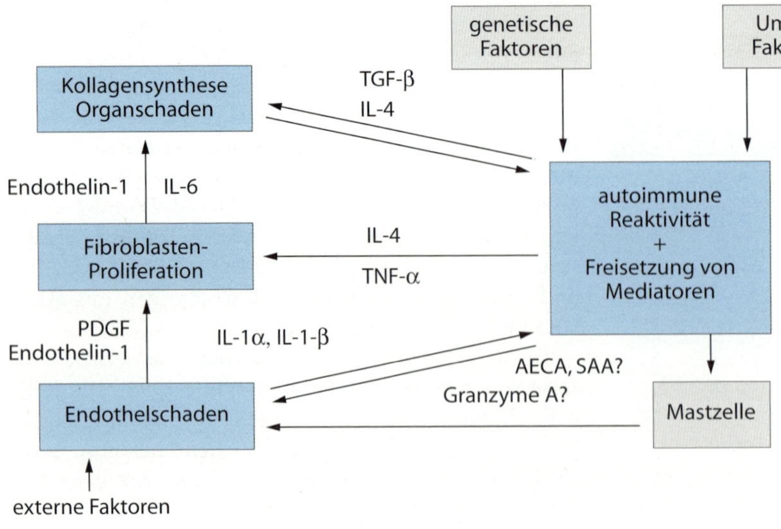

Abb. 67.1. Vorstellungen zur Pathogenese der systemischen Sklerose

67.4 Histopathologie

Die histologischen Veränderungen der Haut sind durch eine starke Vermehrung der extrazellulären Matrix, in erster Linie durch Kollagen Typ I und III, bedingt (D'Angelo et al. 1969; Smith u. LeRoy 1994). Die papilläre Dermis ist verdünnt, der Abstand zum subkutanen Fettgewebe vermehrt. Zusätzlich zu den Kollagenfasern werden Fibronektin und Glykosaminoglykane abgelagert.

In der Anfangsphase der systemischen Sklerose findet sich eine mononukleäre zelluläre Infiltration vorwiegend von T-Lymphozyten in der Umgebung der Hautgefäße und an der Grenze zwischen der Dermis und der Subkutis. In fortgeschrittenen Stadien nehmen Areale von exzessiver Kollagenfaserneubildung zu. Im Bindegewebe wird vor allen Dingen Kollagen Typ I und III vermehrt gebildet, vorwiegend in den perivaskulären Regionen. Die Hautanhangsgebilde werden rarefiziert. In der Wand von Arteriolen und Arterien kommt es zu einer Verengung des Lumens durch eine Verdickung der Intima. Die Anzahl der Kapillaren geht zurück.

Auch an der Lunge finden sich sowohl fibrotische Läsionen im Interstitium als auch vaskuläre Schäden. Die vaskulären Veränderungen können bei der systemischen Sklerose mit limitiertem Hautbefall ganz im Vordergrund stehen und sind oft mit einem pulmonalen Hypertonus assoziiert. Zu Beginn und in aktiven Phasen der Lungenfibrose findet sich eine Alveolitis. In der bronchoalveolaren Lavage sind alveoläre Makrophagen, CD-4-positive T-Lymphozyten und Granulozyten vermehrt. Nachfolgend kann kollagenfaseriges Bindegewebe im Interstitium mit Verdickung der Alveolarsepten entstehen.

Am Herzen kann sich eine Fibrose des Perikards mit gelegentlicher konstriktiver Perikarditis entwickeln, seltener findet sich eine exsudative Perikarditis. Histologisch ist sowohl das parietale als auch das viszerale Perikard verdickt.

Im Myokard findet sich eine diffuse Fibrose, insbesondere in der Umgebung von Blutgefäßen, die ebenfalls oft eine Intimafibrose aufweisen.

Die histologischen Veränderungen der Nieren betreffen in erster Linie die Aa. arcuatae und die Arteriolen mit Verdickung der Intima und gelegentlich fibrinoider Nekrose. Die Lamina elastica interna ist dabei oft aufgesplittert. Es können Nierenrindeninfarkte auftreten.

67.5 Klinische Manifestationen

Die klinischen Erscheinungen der systemischen Sklerose sind charakterisiert durch vaskuläre Störun-

Tabelle 67.4. Klinische Symptomatik, Autoantikörper und kumulative Überlebensrate der diffusen und limitierten kutanen Form der systemischen Sklerose. (Mod. nach Medsger 1993)

Klinik/Statistik	Diffuse Sklerodermie (n = 391) in %	Limitierte Sklerodermie (n = 354) in %
Klinische Symptomatik		
Raynaud-Phänomen	91	96
Fingerödem („puffy fingers“)	95	90
Calcinosis interstitialis	15	49
Teleangiektasien	68	88
Ösophagusdysmotilität	67	73
Dünndarmbefall	ca. 40	ca. 60
Herzbeteiligung	13	6
Nierenbeteiligung	16	3
Sehnenreiben	bis 70	5
Arthralgien, Arthritis	69	28
Autoantikörper		
Antizentromerantikörper	bis 5	45–90
Anti-Scl-70-Antikörper	32	14
Kumulative Überlebensrate		
5 Jahre	70	90
10 Jahre	50	70

Tabelle 67.5. Klinische Assoziationen sklerodermietypischer Autoantikörper

Antikörper gegen	Klinische Symptomatik
Scl-70 (DNA-Topoisomerase I)	Oft diffuse Sklerodermie (Typ II oder III), früher Organbefall (Lunge, Ösophagus), rasche Progredienz
Zentromer	Meist (ca. 90%) akrale Sklerodermie (Typ I), häufig Kalzinose und Teleangiektasien, Organbefall (Lunge, Ösophagus) schleichend und meist spät (pulmonale Hypertonie), langsame Progredienz, oft UCTD
RNA-Polymerase I, III	Oft diffuse Sklerodermie (Typ II oder III), früher Organbefall, häufig Nierenbeteiligung, schlechte Überlebensprognose
Fibrillarin	Oft UCTD oder Sklerodermie unterschiedlicher Verteilung
To (Th)-RNP	?, unzureichend untersucht
NOR-90	Meist UCTD, selten Sklerodermie Typ I–II
Pm-Scl	Oft Sklerodermie Typ I oder II, oft Organveränderungen (Lunge, Ösophagus), häufig Myositis (ca. 50%), oft dermatomyositisartige Hautveränderungen (Gottron-Zeichen, Lidödeme) und ekzemartige Handveränderungen („mechanics hands“) langsame Progredienz
U1-RNP/U2-RNP	Häufig Raynaud-Phänomen, limitierte Sklerodermie und Arthralgien, Arthritis, oft UCTD, ca. 50% MCTD
Ku	Oft Sklerodermie-Myositis-Overlap

UCTD = undifferenzierte systemische Bindegewebserkrankung, *MCTD* = „mixed connective tissue disease; Einteilung der Sklerodermie nach der Arbeitsgemeinschaft Dermatologische Forschung (Krieg u. Meurer 1988; s. Abb. 67.7)

gen und Schäden, Verdickung und Induration der Haut (Sklerodermie), Mitbeteiligung der inneren Organe einschließlich der Lungen, des Gastrointestinaltrakts, des Herzens und der Nieren.

Häufigkeit und Schweregrad der klinischen Manifestationen unterscheiden sich bei der limitierten und diffusen kutanen Form der systemischen Sklerose (vgl. Tabelle 67.4; LeRoy et al. 1988; Medsger 1988). Verschiedene sklerodermieassoziierte Autoantikörper sind mit unterschiedlicher klinischer Ausprägung einer systemischen Sklerose assoziiert (vgl. Tabelle 67.5; Genth 1996; Genth et al. 1990).

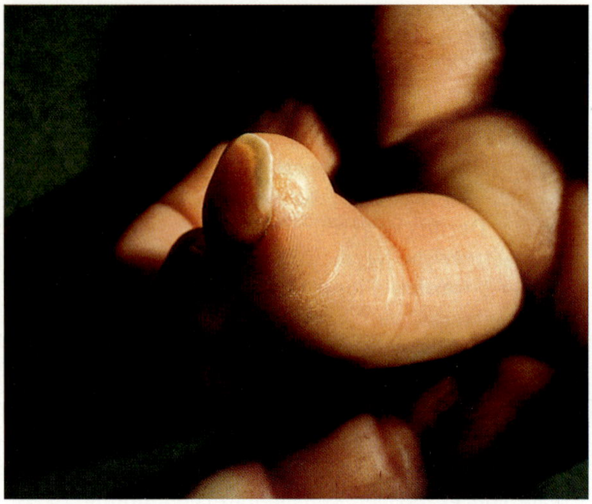

Abb. 67.2. Grübchenförmige Narben an den Fingerkuppen

67.5.1 Blutgefäßbeteiligung

Raynaud-Phänomen

Das Raynaud-Phänomen ist definiert als episodisch auftretende Hautverfärbung der Finger oder Zehen (Abblassung, Zyanose, Erythem) als Reaktion auf Kälte oder emotionalen Streß. Nase, Ohren und andere Körperregionen können ebenfalls betroffen sein (Kahaleh u. Matucci-Cerinic 1995; LeRoy 1992; Wigley u. Flavahan1996). Begleitend kommt es zu Gefühlsstörungen mit Taubheit, Schmerzen oder Brennen. In der Bevölkerung handelt es sich in über 85% der Fälle um eine funktionelle Störung ohne zugrunde liegende Bindegewebserkrankung (primäres Raynaud-Syndrom).

Das Raynaud-Phänomen ist meistens das Erstsymptom einer systemischen Sklerose. Bei ca. 5% der Patienten mit systemischer Sklerose entwickelt sich kein Raynaud-Phänomen. Es handelt sich dabei überwiegend um Männer eine Nieren- und Herzbeteiligung ist häufig, die Überlebensprognose schlechter.

■ **Ursache.** Die Hauptursache des Raynaud-Phänomens bei der systemischen Sklerose ist eine Einengung des Digitalarterienlumens durch Intimaverdickung, v.a. durch Anreicherung von Kollagenfasern. Die glatte Muskulatur der Digitalarterien ist wenig betroffen, die Konstriktion der glatten Muskulatur, z.B. durch Kältereiz, führt zum reversiblen Verschluß des Restlumens. Verschiedene Substanzen aus Thrombozyten (Thromboxan A_2, Serotonin) und Endothelien (Endothelin, endothelienabhängiger Relaxationsfaktor) sind wahrscheinlich an der lokalen Vasokonstriktion beteiligt.

■ **Auswirkungen.** In Abhängigkeit vom Schweregrad der Durchblutungsstörungen kann es zu Ulzerationen an den Finger- oder Zehenkuppen oder zur digitalen Gangrän kommen. Fingerkuppenulzera heilen im Verlauf von Wochen meist in Form grübchenförmiger Narben mit Substanzverlust der Fingerbeere ab (Abb. 67.2).

Auch an den inneren Organen, wie z.B. an der Lunge, am Herzen oder an der Niere, kann es durch Kälte zu

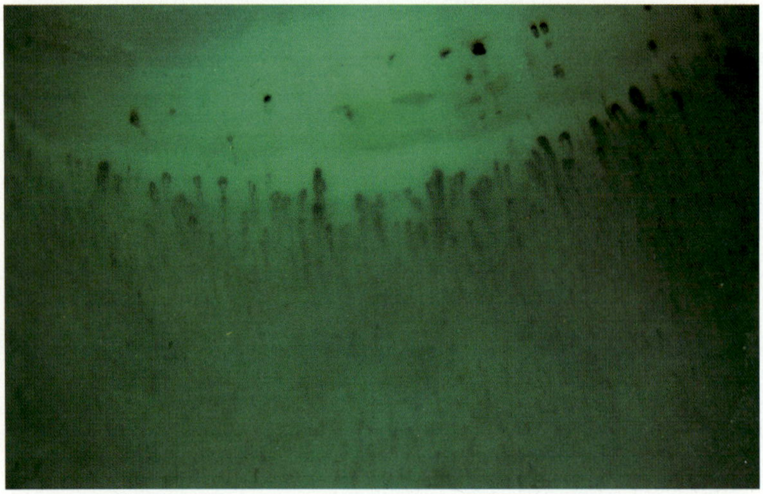

Abb. 67.3. Veränderungen an der Nagelfalz im kapillarmikroskopischen Bild mit Blutungen, avaskulären Zonen und erweiterten Kapillaren

raynaudartigen intermittierenden Organischämien kommen.

Die kleineren Blutgefäße und die Kapillaren sind bei der systemischen Sklerose ebenfalls in typischer Weise betroffen. Kapillarmikroskopisch kann man an der Nagelfalz der Finger eine Erweiterung der Kapillarschlingen mit vermehrter Schlängelung und der Bildung sogenannter Megakapillaren sehen. Durch Ruptur der Megakapillaren kommt es zu kleinen Blutungen und zu avaskulären Zonen in der distalen Kapillarreihe mit Zerstörung der Anordnung der Kapillaren (s. Abb. 67.3). Im weiteren Verlauf können sich im Bereich der Haut der Finger, des Gesichts, der Lippen und der Mundschleimhaut Teleangiektasien entwickeln. Diese finden sich häufiger bei der limitierten kutanen Form der SSc.

67.5.2 Hautbeteiligung

Die Sklerodermie beginnt oft mit einer Schwellung der Finger und Hände („puffy fingers“) mit morgendlicher Steifigkeit, Spannungsgefühl und Arthralgien (Abb. 67.4). Begleitend findet sich oft ein Medianuskompressionssyndrom. Zu Beginn ist das Ödem eindrückbar. Im Gewebe finden sich vermehrte Ablagerungen von Glykosaminoglykan und lokale Entzündungszeichen. Im weiteren Verlauf kommt es zur Induration des Ödems mit Verdickung und Verhärtung der Haut sowie Bewegungseinschränkungen der Finger (Sklerodaktylie; Abb. 67.5). Es kann sich ein unangenehmer Pruritus entwickeln. An den Fingern findet sich meist eine reduzierte Lanugobehaarung. Fleckige Hyper- und Depig-

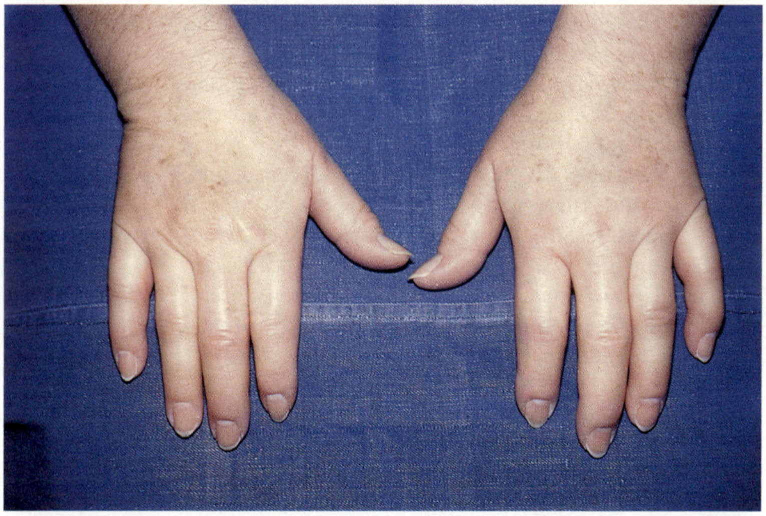

Abb. 67.4. Sklerödem der Finger bei systemischer Sklerose

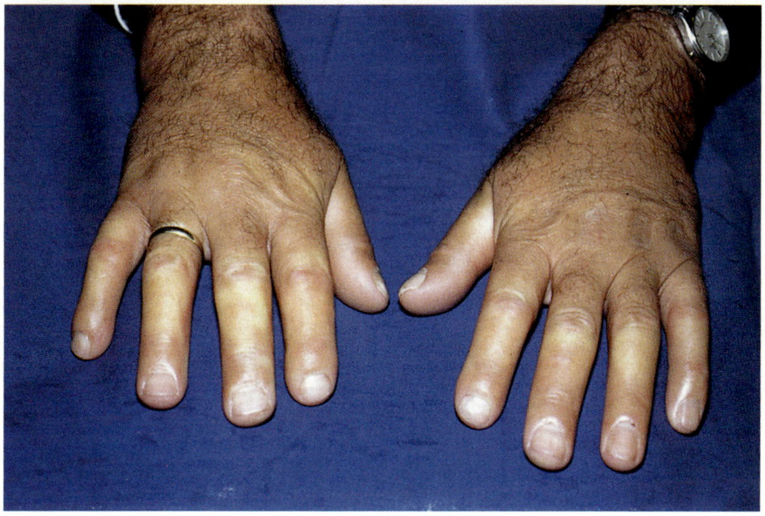

Abb. 67.5. Sklerodaktylie

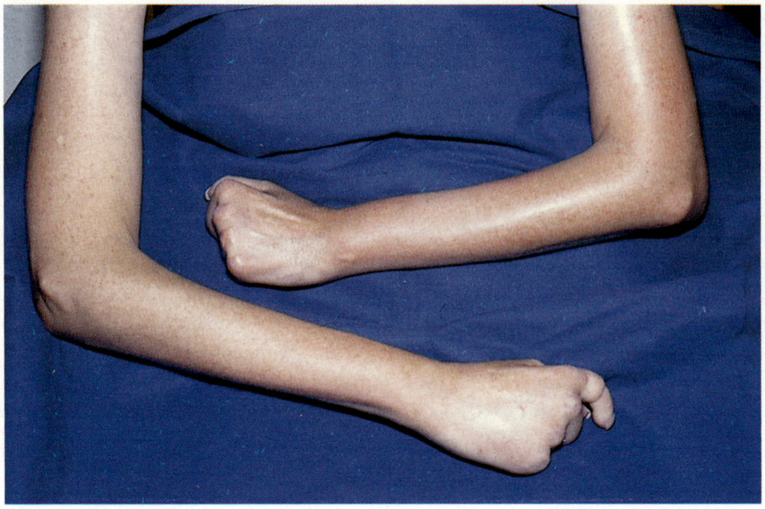

Abb 67.6. Sklerodermie distal und proximal des Ellbogengelenks

mentierungen können auftreten. Die Gesichtshaut wird straffer und behindert die Mimik. Um den Mund herum kann sich eine radiäre Furchung einstellen, die Mundöffnung ist oft vermindert und behindert das Essen und die Mundhygiene. Das Frenulum der Zunge ist oft verdickt und/oder verkürzt, die Mundschleimhaut retrahiert sich oft über die Zahnhälse mit erhöhtem Risiko für Karies und Zahnverlust.

Die Sklerodermie kann sich zentripetal auch auf Oberarme (Abb. 67.6), Schultern, Brustwand, Rücken, Abdomen und Beine ausdehnen. Im weiteren Verlauf zeigt die straffe Haut oft Pigmentverteilungsstörungen (Hyperpigmentation, Depigmentation).

Einteilung der Sklerodermie

Die Sklerodermie bei systemischer Sklerose variiert in Intensität und Ausdehnung. Nach der Ausdehnung des klinischen Hautbefalls wird eine systemische Sklerose mit limitierter Sklerodermie von einer systemischen Sklerose mit diffuser Sklerodermie unterschieden. Diese beiden Gruppen unterscheiden sich hinsichtlich Progredienz, Schweregrad und Prognose.

Von anderer Seite [Arbeitsgemeinschaft Dermatologische Forschung (Krieg u. Meurer 1988)] werden 3 Typen des Hautbefalls unterschieden:

- die Akrosklerose sensu strictu,
- der intermediäre Hautbefall der Sklerodermie und
- die diffuse Sklerodermie (Stammsklerose; Abb. 67.7).

Zur Feststellung der Ausprägung der Sklerodermie wurden verschiedene Scores entwickelt (Clements et al. 1990), mit Hilfe derer palpatorisch der Grad der Hautverdickung und ihrer Ausdehnung festgehalten wird. Ihre Einfachheit und die gute Übereinstimmung zwi-

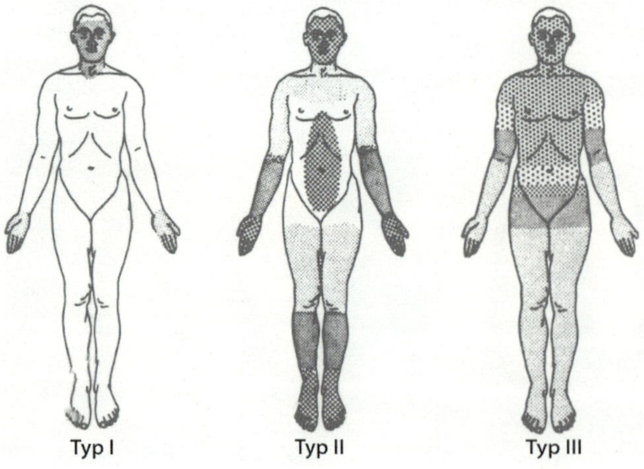

Abb. 67.7. Hautverteilung der Sklerodermie bei systemischer Sklerose (Arbeitsgemeinschaft Dermatologische Forschung)

schen den verschiedenen Untersuchern machen sie auch für die klinische Verlaufsbeurteilung geeignet (Clements et al. 1993 a). Die Beurteilung erfolgt meist in 4 Ausprägungsgraden (normal, leichte Verdickung, mäßige Verdickung, schwere Verdickung) an verschiedenen Körperregionen.

Ausprägung der Sklerodermie

Bei der systemischen Sklerose mit diffusem Hautbefall nimmt die Verdickung und Ausdehnung der Sklerodermie in den ersten Monaten und Jahren deutlich zu, um entweder nach 3–5 Jahren ein Plateau zu erreichen oder sich allmählich zurückzubilden, meist in Form einer Atrophie der Haut. Bei der systemischen Sklerose mit limitiertem Hautbefall zeigt die Sklerodermie im Verlauf von Jahren und Jahrzehnten nur eine geringe Progredienz.

! Die Ausdehnung des Hautbefalls in der früheren Krankheitsphase steht in Beziehung zur Häufigkeit und zum Schweregrad verschiedener Organmanifestationen und zur Überlebensprognose. Patienten mit früher, progredienter diffuser Sklerodermie haben das größte Risiko der Entwicklung neuer Organmanifestationen. Mit der Besserung des Hautbefalls nimmt auch das Risiko der Entwicklung neuer Organmanifestationen ab. Bei der systemischen Sklerose mit limitiertem Hautbefall und schleichender Progression der Hautbeteiligung finden sich Manifestationen an den inneren Organen oft erst nach Jahren.

Calcinosis interstitialis

Eine Calcinosis interstitialis ist bei Patienten mit limitiertem Hautbefall häufig (ca. 50%), bei diffuser Sklerodermie selten (ca. 10%). Die Kalzinosis findet sich oft im Bereich der Finger, der Ellbogen und in der Bursa präpatellaris, aber auch an anderen mechanisch belasteten Regionen. Die Kalkablagerungen können zu lokalen Entzündungserscheinungen und Infektionen führen und sich spontan nach außen entleeren.

67.5.3 Gastrointestinaltrakt

Patienten mit diffuser oder limitierter Sklerodermie unterscheiden sich nicht wesentlich in der Häufigkeit des *Ösophagusbefalls*. Die betroffenen Patienten klagen oft über Schluckstörungen. Bei Störung des unteren Ösophagussphinkters kommt es zu Refluxbeschwerden mit Sodbrennen.

Die lokalen Veränderungen im Bereich der unteren $^{2}/_{3}$ des Ösophagus bestehen in einer Atrophie der glatten Muskulatur, einer Fibrosis der Lamina muscularis, der Submukosa und der Lamina propria und aus unterschiedlichen Graden von Schleimhauterosionen. Darüber hinaus besteht eine Störung des autonomen Nervensystems in diesem Bereich mit verminderter Motilität der glatten Muskulatur (Abb. 67.8).

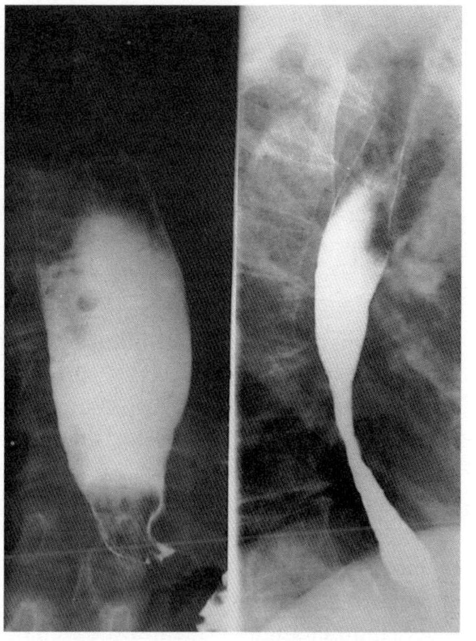

Abb. 67.8. Dilatation des Ösophagus (Bariumbreischluck)

Folgen der Veränderungen im unteren Ösophagus sind eine erosive Ösophagitis mit Entwicklung von Strikturen sowie Blutungen. Des weiteren kann sich ein Barrett-Ösophagus entwickeln. Die Refluxsymptomatik kann zur Aspiration und zu entsprechenden Komplikationen führen.

Die Mitbeteiligung des *Magens* in Form von Hypomotilität ist ebenfalls häufig, führt jedoch nur selten zu Beschwerden (Völlegefühl).

Die Mitbeteiligung des *Dünndarms* kann zu abdominellen Krämpfen, intermittierender oder chronischer Diarrhö und zu Obstruktion und Pseudoobstruktion führen. Durch Fibrose und Atrophie der glatten Muskulatur mit begleitender autonomer Fehlregulation kann sich eine Malabsorption entwickeln mit begleitender bakterieller Fehlbesiedlung.

Die *Dickdarmbeteiligung* tritt klinisch selten in Erscheinung, Obstipation und Pseudoobstruktion sind typische Manifestationen (Spiera et al. 1994). Röntgenologisch lassen sich Sakkulationen (Divertikel mit breiter Öffnung) nachweisen, selten ist ein Rektalprolaps oder eine Inkontinenz des analen Sphinkter.

Die limitierte kutane Verlaufsform der systemischen Sklerose ist mit der primär biliären Zirrhose assoziiert.

67.5.4 Lungenbeteiligung (M 34.0/J 99.1)

Die Lunge kann sowohl in Form einer Alveolitis mit interstitieller Pneumonitis als auch in Form einer vorwiegend vaskulären Störung betroffen sein. Bei größeren Patientenserien unterscheidet sich die Häufigkeit der interstitiellen Lungenerkrankung bei der limitierten und diffusen kutanen Form der SSc nicht, die interstitielle Lungenerkrankung tritt jedoch bei der diffusen Form früher auf und verläuft im allgemeinen schwerer. Die pulmonale Hypertonie ist eine Spätmanifestation der limitierten kutanen Verlaufsform (Stupi et al. 1986).

Interstitielle Pneumonitis. Der Beginn der interstitiellen Lungenkrankheit ist klinisch meist schleichend mit Belastungsdyspnoe und nichtproduktivem Husten. Thoraxschmerzen oder Pleurodynien sind selten. Auskultatorisch sind frühinspiratorisch ohrnahe feine Rasselgeräusche zu hören über den basalen Lungenabschnitten (Sklerosiphonie).

Fibrosierende Alveolitis. Die fibrosierende Alveolitis entwickelt sich vor allen Dingen bei Patienten mit diffuser Hautbeteiligung. Die infiltrativen Lungenveränderungen betreffen die Alveolen, das Interstitium und das peribronchioläre Bindegewebe.

Die Lungenfibrose äußert sich im Röntgenbild (Abb. 67.9) durch eine interstitielle Zeichnungsvermehrung, insbesondere über den basalen Lungenabschnitten. Zur Feststellung früher Veränderungen der fibrosierenden Alveolitis eignet sich besonders die hochauflösende Computertomographie (HRCT).

Differenzierung beider Erkrankungen. Die Unterscheidung zwischen florider Alveolitis (Milchglasbild) und interstitieller Fibrose ist jedoch schwierig. Die bronchoalveoläre Lavage zeigt das Bild einer Alveolitis mit Vermehrung von segmentkernigen Granulozyten, CD-4-positiven Lymphozyten und Alveolarmakrophagen. Der empfindlichste Parameter zum Nachweis einer Alveolitis bzw. interstitiellen Lungenerkrankung ist die CO-Diffusionskapazität oder der Abfall der arteriellen Sauerstoffsättigung unter Ergometerbelastung (Steen et al. 1992).

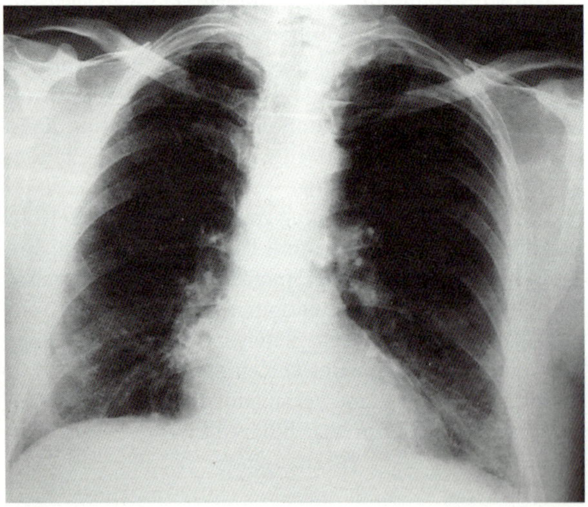

Abb. 67.9. Thoraxröntgen: basal betonte Lungenfibrose beiderseits bei systemischer Sklerose

Die Lungenfunktionsdiagnostik mittels Bodyplethysmographie ergibt eine überwiegend restriktive Ventilationsstörung mit Verkleinerung der Vitalkapazität. Obstruktive Lungenveränderungen finden sich bei Rauchern und bei Patienten mit chronischer Aspiration.

Bei Entwicklung einer pulmonalen Hypertonie (Stupi et al. 1986) können ein akzentuierter 2. Herzton, Geräusche von Pulmonal- oder Trikuspidalinsuffizienzen, positiver Venenpuls und Zeichen der Rechtsherzinsuffizienz auffällig werden.

67.5.5 Befall des Bewegungssystems

Die Mehrzahl der Patienten mit systemischer Sklerose hat Arthralgien und morgendliche Steifigkeit der Hände. Synovitische Veränderungen an Gelenken und Sehnenscheiden sind jedoch selten deutlich ausgeprägt. Erosive Gelenkveränderungen im Röntgenbild finden sich bei etwa 10–20%. Die funktionellen Veränderungen an den Extremitäten entstehen in erster Linie durch die dermogenen Kontrakturen. In den Sehnenscheiden kann sich eine Gleitstörung durch entzündliche Veränderungen entwickeln mit tastbarem Sehnenreiben über den Beuge- oder Strecksehnen der Hände und Füße (Steen u. Medsger 1997). Ähnliche Veränderungen finden sich auch im Bereich der Schleimbeutel an den Schultern und Knien.

Im späteren Krankheitsverlauf kann sich eine proximal betonte Muskelschwäche durch Inaktivitätsatrophie und durch eine sklerodermieassoziierte interstitielle Muskelerkrankung entwickeln (Calore et al. 1995). Erhöhung skelettmuskeltypischer Enzyme oder elektromyographische Auffälligkeiten (polyphasische Potentiale, erhöhte insertionale Aktivität, Fibrillation) sind selten und vorwiegend unter dem Bild eines Overlap-Syndroms in Verbindung mit Antikörpern gegen Pm-Scl oder U1-RNP.

Als Folge akraler Durchblutungsstörungen können sich nach langjährigem Verlauf an Fingern und Zehen Akroosteolysen entwickeln (Abb. 67.10). Eine vermehrte Knochenresorption findet sich auch im Bereich der Kiefergelenkskondylen und der Periodontalräume (Blackburn-Zeichen).

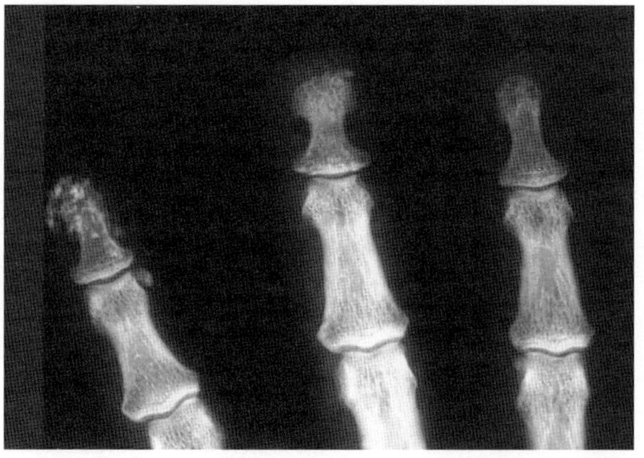

Abb. 67.10. Akroosteolysen und Calcinosis interstitialis bei einem Patienten mit limitierter kutaner Form der systemischen Sklerose

67.5.6 Weitere Organmanifestationen

Herzbeteiligung

Die vaskulären Veränderungen und die interstitielle Fibrose können auch das Herz betreffen. Eine Mitbeteiligung insbesondere des rechten Herzens kann sich im Rahmen einer pulmonalen Hypertonie entwickeln oder bei renovaskulärem Hypertonus (renale Krise).

Klinisch werden Herzrhythmusstörungen und Zeichen der Herzinsuffizienz beobachtet. Im Elektrokardiogramm finden sich supraventrikuläre und ventrikuläre, oft tachykarde Rhythmusstörungen. Bei etwa der Hälfte der Patienten finden sich echokardiographische Perikardverdickungen oder Ergüsse.

Nierenbeteiligung

Bei Patienten mit diffuser Hautbeteiligung kann sich in bis zu 20% der Fälle vorwiegend in den ersten 3–5 Krankheitsjahren eine schwere vaskuläre Nierenbeteiligung mit maligner Hypertonie, rasch progredienter Niereninsuffizienz, mikroangiopathischer Hämolyse und Verbrauchskoagulopathien unter dem Bild einer renalen Krise entwickeln (Steen 1996). Die Plasmareninkonzentrationen sind regelmäßig zu Beginn der arteriellen Hypertonie erhöht, sie sind jedoch nicht prädiktiv im Hinblick auf die Entwicklung einer renalen Krise. Häufig entwickelt sich eine terminale Niereninsuffizienz. Die Überlebensprognose dieser schwerwiegenden Komplikation hat sich unter der Therapie mit ACE-Hemmern deutlich gebessert (Steen et al. 1990).

Beteiligung exokriner Drüsen

Die Trockenheit von Augen- und Mundschleimhäuten ist bei etwa 20% der Patienten mit systemischer Sklerose ein lästiges Symptom. Eine entzündlich bedingte Vergrößerung der Ohrspeicheldrüse ist jedoch selten. Histologisch findet sich in den kleinen Drüsen der Lippenschleimhaut vorwiegend eine Fibrose mit geringer mononukleärer Zellinfiltration.

67.6 Verlauf und Prognose

Verlauf und Prognose der systemischen Sklerose sind abhängig von der Ausdehnung des Hautbefalls in der Frühphase der Erkrankung, von Art und Schweregrad der Manifestationen an inneren Organen und von den nachgewiesenen sklerodermieassoziierten Autoantikörpern (Abu-Shakra u. Lee 1995; Czirjak et al. 1996; Lee et al. 1992; Silman 1991, 1997).

Bei der diffusen kutanen Verlaufsform entwickelt sich innerhalb der ersten Monate bis Jahre eine ausgedehnte und deutliche Dermatosklerose mit Hautverdickung, die im späteren Verlauf an Ausdehnung meist gleich bleibt, hinsichtlich der Hautverdickung jedoch oft rückläufig ist. Bei dieser Verlaufsform finden sich meist früh Organbeteiligungen im Bereich des Ösophagus und der Lunge, aber auch am Herzen (Herzrhythmusstörungen, Perikarditis) und an der Niere (renale Krise). Durch die Dermatofibrose entwickeln sich insbesondere an den Händen Bewegungseinschränkungen und Kontrakturen mit fortschreitendem Substanzverlust an den Fingerbeeren.

Im Gegensatz dazu ist die systemische Sklerose mit limitierter Hautbeteiligung in den ersten Jahren vor allen Dingen durch die vaskulären Probleme (Raynaud-Symptomatik, digitale Ulzera) charakterisiert. Ausdehnung und Intensität der Sklerodermie nehmen in den folgenden Jahren nicht oder nur langsam zu. Nach 20–30 Jahren können Organmanifestationen (Lungenfibrose, Ösophagusmotilitätsstörung) im Vordergrund stehen. Die Entwicklung eines pulmonalen Hypertonus kommt häufiger vor als bei der diffusen Verlaufsform.

! Vor allem die Lungen- und Nierenmanifestation sind für den weiteren Verlauf der Erkrankung entscheidend.

Die Lungenfibrose mit pulmonaler Insuffizienz zählt zu den häufigsten Todesursachen (Steen et al. 1994 a). Im späteren Verlauf von Patienten mit systemischer Sklerodermie und limitiertem Hautbefall kann sich ein progredienter pulmonaler Hypertonus auch bei Fehlen von Zeichen einer Lungenfibrose entwickeln. Die terminale Niereninsuffizienz nach renaler Krise kann heute oft durch ACE-Hemmer abgewendet werden, die Funktionseinschränkung oder der Funktionsausfall der Niere durch Dialyse und/oder Nierentransplantation. Ein oft nicht rechtzeitig erkanntes Problem ist die Entwicklung eines pulmonalen Hypertonus mit nachfolgender Rechtsherzinsuffizienz.

Antikörpernachweis

Der Nachweis verschiedener sklerodermieassoziierter Autoantikörper markiert nicht nur unterschiedliche klinische Erscheinungsformen, sondern steht auch in Zusammenhang mit der Überlebensprognose der Patienten (Kuwana et al. 1994). Eine günstige Überlebensprognose findet sich insbesondere bei Patienten mit Antizentromerantikörpern und Anti-U1-RNP-Antikörpern, die überwiegend auch eine systemische Sklerose mit limitierter kutaner Beteiligung und gering ausgeprägten Organmanifestationen aufweisen. Patienten mit Antikörpern gegen DNA-Topoisomerase I (Scl-70) haben meist eine diffuse Sklerodermie mit frühen Organmanifestationen. Ihre Überlebensprognose ist im Vergleich zu den Patienten mit Antizentromerantikörpern deutlich schlechter. Die häufigste Todesursache ist die Lungenfibrose.

Noch schlechter ist die Prognose bei Patienten mit Antikörpern gegen RNA-Polymerase I oder III, die häufig ebenfalls eine diffuse Sklerodermie aufweisen und in bis zu $^1/_4$ der Fälle in den ersten Jahren eine Nierenmanifestation in Form einer renalen Krise entwickeln. Die häufigsten Todesursachen bei dieser Patientengruppe sind Herzmanifestation und der Nierenbefall. Bei Patienten mit Anti-Pm-Scl-Antikörpern findet sich in etwas mehr als der Hälfte der Fälle eine entzündliche Muskelerkrankung mit proximal betonter Muskelschwäche. Diese Patienten weisen an den Händen häufig ekzemartige Hautveränderungen mit Rhagaden und Keratosen auf. Ihre Überlebensprognose ist nach den bisherigen Beobachtungen ähnlich gut wie bei den Patienten mit Anti-Zentromer-Antikörpern. Der entzündliche Muskelbefall findet sich auch bei Patienten mit Anti-U1-RNP-Antikörpern oder Anti-Ku-Antikörpern, im ersteren Falle dann oft unter dem Bilde einer „mixed connective tissue disease".

67.7 Labormedizinische Diagnostik und bildgebende Verfahren

67.7.1 Labormedizinische Diagnostik

Bei Verdacht auf eine systemische Sklerose (Raynaud-Phänomen, diffuse Fingerschwellung, Sklerodermie, sklerodermietypische Organbefunde) sollte zuerst eine Untersuchung auf antinukleäre Antikörper mittels indirekter Immunfluoreszenztechnik (Genth 1994 b) an Monolayerzellen (z.B. HEp-2-Zellen) durchgeführt werden (Abb. 67.11).

! Da über 98% der Patienten mit systemischer Sklerose zu Erkrankungsbeginn antinukleäre Antikörper aufweisen, macht das Fehlen von antinukleären Antikörpern (ANA) die Diagnose unwahrscheinlich.

Bei einem positiven Testausfall ist es erforderlich, durch weiterführende Untersuchungsverfahren (Immundiffusionstests, ELISA mit rekombinanten Antigenen, Immunoblot) die Spezifität des nachgewiesenen ANA zu identifizieren, da ein positiver ANA-Test auch bei zahlreichen anderen Erkrankungen vorkommen kann. Bei ca. 90% der Patienten mit systemischer Sklerose gelingt es, die Identität des sklerodermietypischen Autoantikörpers zu klären. Die Kenntnis des jeweiligen sklerodermieassoziierten Autoantikörpers ist von Bedeutung für die Diagnostik verschiedener Varianten der systemischen Sklerose mit unterschiedlicher Prognose (s. Tabelle 67.5).

Zur Messung der Krankheitsaktivität einer systemischen Sklerose gibt es keine zuverlässigen labormedizinischen Parameter. Zwar wurden in verschiedenen Untersuchungen Zusammenhänge zwischen der Konzentration von löslichem IL-2, IL-2-Rezeptor, Endothelin-1, Von-Willebrand-Faktor, löslichen Adhäsionsmo-

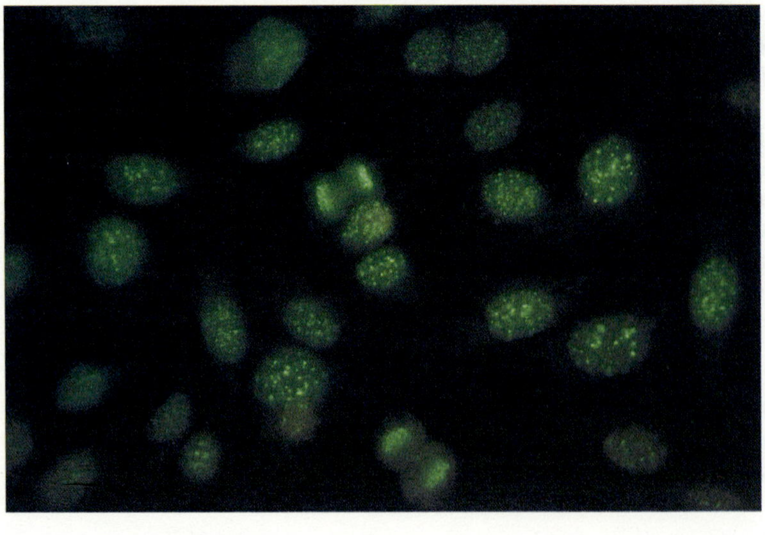

Abb. 67.11. Nachweis von Antizentromerantikörpern mit dem indirekten Immunfluoreszenztest an HEp-2-Zellen

lekülen und Prokollagen-III-Peptid mit klinischen Aktivitäts- und Schädigungsmarkern nachgewiesen, die Veränderungen zeigen jedoch keine ausreichende diagnostische Sensitivität und Spezifität (Clements 1995; Denton et al. 1995; Herrick et al. 1996). Ein erhöhtes C-reaktives Protein kann, sofern andere Ursachen auszuschließen sind, als Aktivitätszeichen angesehen werden.

Die labormedizinische Diagnostik ergibt darüber hinaus Informationen über eine Beteiligung der Niere (Proteinurie, Erythrozyturie, Erhöhung von Kreatinin), der Skelettmuskulatur (CK-Erhöhung u.a.) und der Lungen (CO-Diffusionskapazität, arterielle O_2-Sättigung vor und nach Ergometerbelastung).

67.7.2 Bildgebende Verfahren

Blutgefäße

■ **Kapillarmikroskopie.** Die Kapillarmikroskopie an der Nagelfalz der Finger zeigt sehr empfindlich entzündliche Veränderungen und Schäden der Kapillaren an (Scheja et al. 1996). Der Nachweis von dilatierten Kapillaren in Form von Megakapillaren ist ein häufiger Befund, insbesondere bei der limitierten kutanen Form der systemischen Sklerose. Darüber hinaus finden sich ausgedehntere Schäden mit Blutungen durch Ruptur der Kapillaren mit nachfolgenden avaskulären Zonen und Zerstörung der Kapillaranordnung vor allen Dingen bei der diffusen Form der systemischen Sklerose.

■ **Digitalarterienangiographie und weitere Untersuchungen.** Die Angiographie der Digitalarterien zeigt darüber hinaus durch Kaliberschwankungen und -verschlüsse Lokalisation und Ausdehnung von entzündlich bedingten Intimafibrosen als Teilursache einer Raynaud-Symptomatik. Funktionelle Tests zur Beurteilung der kälteabhängigen Vasospastik (Eiswassertest, Hautthermometrie u.a.) und die Dopplersonographie der Digitalarterien geben weitere Auskunft über Lokalisation und Ausmaß des Gefäßschadens.

Lunge

Die Lungenfibrose ist in fortgeschrittenen Stadien auf der Röntgenaufnahme im a.-p.-Strahlengang zu erkennen. Zur Feststellung früher Veränderungen einer fibrosierenden Alveolitis (Ground-glass-Muster) eignet sich in erster Linie die hochauflösende Computertomographie der Lunge, zur Bestimmung der entzündlichen Aktivität evtl. zusätzlich die Untersuchung der bronchoalveolären Flüssigkeit (BAL; Vermehrung von Granulozyten und aktivierten T-Helfer-Zellen). Der Verlauf der fibrosierenden Alveolitis kann gut anhand von Untersuchungen der Diffusionskapazität beurteilt werden. Die Lungenfunktionsuntersuchung mittels Bodyplethysmographie zeigt darüber hinaus eine restriktive Lungenfunktionsstörung an, seltener auch eine bronchiale Obstruktion.

Gastrointestinaltrakt

Funktionsstörungen im oberen Gastrointestinaltrakt, insbesondere im Ösophagus, können empfindlich mittels *Ösophagusszintigraphie* oder *Ösophagusmanometrie* nachgewiesen werden (Akeson et al. 1987). In Abhängigkeit von der klinischen Fragestellung stehen für die Diagnostik die Röntgenuntersuchung mittels Bariumbreischluck (Cineradiographie), die Ösophagusszintigraphie (mit Messung der Transitzeit), die Ösophagusmanometrie (Messung der Drücke im unteren Ösophagus) und die Endoskopie zur Verfügung.

Herz

Zeichen der Rechtsherzbelastung im EKG weisen auf eine pulmonale Hypertonie hin und erfordern eine weitere Abklärung mittels Dopplerechokardiographie und evtl. Rechtsherzkatheteruntersuchung.

Exokrine Drüsen

Zum Nachweis einer Siccasymptomatik an Augen und Mund eignet sich der Schirmer-I-Test (evtl. zusätzlich Spaltlampenuntersuchung mit Bengalrosa oder Fluorescein) bzw. der Saxon-Test oder andere Methoden der Sialometrie.

Skelettsystem

Röntgenuntersuchungen des Handskeletts zeigen neben den seltenen entzündlich bedingten Gelenkveränderungen (gelenknahe Osteopenie, selten Erosionen) eine Calcinosis interstitialis sowie bei stärkeren trophischen Störungen an den Akren eine Akroosteolyse.

67.8 Diagnose und Differentialdiagnose

Die Diagnose der systemischen Sklerose wird gestellt aufgrund der typischen klinischen Zeichen einer Sklerodermie proximal der Fingergrundgelenke und/oder einer Sklerodaktylie in Verbindung mit durchblutungsbedingten Schäden an den Akren (Nekrosen, Ulzera, Narben), einer bibasalen Lungenfibrose oder anderen sklerodermietypischen Organmanifestationen. Auch wenn diese Klassifikationskriterien noch nicht erfüllt sind, ist die Diagnose einer systemischen Sklerose bei Nachweis sklerodermietypischer Autoantikörper in Verbindung mit einer der sklerodermietypischen Manifestationen möglich.

Differentialdiagnostisch (Seibold 1994) sind von der systemischen Sklerose andere Erkrankungen mit Raynaud-Symptomatik (s. nachfolgende 1. Übersicht) und/oder Sklerodermie (s. nachfolgende 2. Übersicht) abzugrenzen.

Differentialdiagnose des Raynaud-Phänomens

Primäres Raynaud-Syndrom

- Symptome seit mehr als 2 Jahren ohne klinischen oder anderen Hinweis auf eine zugrundeliegende Krankheit.

Sekundäres Raynaud-Syndrom

- Entzündliche Bindegewebskrankheit:
  - systemische Sklerose,
  - systemischer Lupus erythematodes,
  - idiopathische Myositis,
  - chronische Polyarthritis,
  - Overlapsyndrome.
- Traumen:
  - Preßlufthammerläsionen,
  - Verletzungen,
- Thoracic-outlet-Syndrom:
  - Halsrippe,
  - enge Skalenuslücke.
- Arterielle Verschlußkrankheit:
  - Arteriosklerose,
  - Thrombangitis obliterans,
  - arterielle Thrombosen/Embolien.
- Arzneimittel/chemische Substanzen:
  - Ergotamin,
  - β-Blocker,
  - orale Antikonzeptiva,
  - Bleomycin,
  - Polyvinylchlorid,
- Sudeck-Syndrom
- Hyperviskositätssyndrom:
  - Kryoglobulinämie,
  - Kryofibrinogenämie,
  - monoklonale Gammopathie,
  - Polyzythämie.

Differentialdiagnose der systemischen Sklerose (mod. nach Seibold 1994)

Erkrankungen mit Raynaud-Phänomen (s. Übersicht links)

Erkrankungen mit Hautverdickung/-verhärtung mit Beteiligung der Finger

- Diabetische Cheiropathie,
- Vibrationstrauma,
- Vinylchloridkrankheit,
- Bleomycin-induzierte Sklerodermie,
- chronische Sudeck-Dystrophie,
- Amyloidose,
- Acrodermatitis chronica atrophicans.

Erkrankungen mit Hautverdickung/-verhärtung ohne Fingerbeteiligung

- Sklerödem (Buschke), Skleromyxödem,
- diffuse (eosinophile) Fasziitis,
- Eosinophilie-Myalgie-Syndrom,
- generalisierte Morphaea,
- Amyloidose,
- Karzinoidsyndrom,
- Pentazocin-induzierte Sklerodermie.

Erkrankungen mit sklerodermieähnlichem Organbefall

- Primäre pulmonale Hypertonie,
- primäre Lungenfibrose,
- primär biliäre Zirrhose,
- idiopathische intestinale Hypomotilität.

Erkrankungen mit manchmal ähnlicher klinischer Präsentation

- „mixed connective tissue disease",
- systemischer Lupus erythematodes,
- Antisynthetasesyndrom,
- chronische Polyarthritis, akute ödematöse Alterspolyarthritis.

Die *lokalisierten Sklerodermien* (lokalisierte oder disseminierte Morphaea, Pseudosklerodermien) und die *diffuse Fasziitis* zeigen keine Mitbeteiligung des Gefäßsystems oder der inneren Organe. Der Nachweis von antinukleären Antikörpern fällt negativ aus. Bei der diffusen Fasziitis ist die fibrosierende Entzündung in der unteren Subkutis und im Faszienbereich lokalisiert, die Finger sind im allgemeinen nicht betroffen. Typisch ist das sog. „groove-sign" (negative Venenzeichnung an Unterarmen oder Unterschenkeln bei nach oben gestrecktem Arm oder Bein). Die Diagnose wird durch eine Kernspintomographie (Verdickung der Faszien) und eine Haut-zu-Muskel-Biopsie (Nachweis der Fasziitis, oft mit zahlreichen eosinophilen Granulozyten) gestellt.

Zu einer meistens limitierten Sklerodermie kommt es auch im Rahmen der *Sklerodermie-Overlap-Syndrome.* Bei der *Mixed-connective-tissue-Erkrankung* (Sharp-Syndrom; Sharp et al. 1972) mit Nachweis von Anti-U1-RNP-Antikörpern in hohen Titern kommt es häufig zu einer Raynaud-Symptomatik (>80%) und zu Sklerodermie (ca. 40%) neben klinischen Zeichen eines SLE oder einer Myositis. Das *Antisynthetasesyndrom* (Genth et al. 1993) mit Myositis, fibrisierender Alveolitis und Polyarthritis bei Nachweis von Antikörpern gegen Aminoacyl-tRNA-Synthetasen (meist Histidyl-tRNA-Synthetase bzw. das Jo-1-Antigen) zeigt ebenfalls häufiger eine Raynaud-Symptomatik oder eine Sklerodermie (ca. 20%). Patienten mit Sklerodermie und Dermatomyositis *(Sklerodermatomyositis)* mit klinischen Zeichen beider Krankheiten haben häufig Anti-Pm-Scl- oder Anti-Ku-Antikörper.

Ausdehnte Fibrosen der Kutis und Subkutis sind auch im Rahmen des *Eosinophilie-Myalgie-Syndroms* 1989 nach Einnahme von verunreinigten tryptophanhaltigen Arzneimitteln beobachtet worden (Goulding 1994; Silver 1992). Das klinische Bild war gekennzeichnet von schweren Myalgien, Verdickung und Induration der Haut, der Subkutis und der Faszien, besonders an den Extremitäten, trockenem Husten, Pneumonitis und Pleuritiden mit Leukozytose und Eosinophilie, sowie Polyneuropathie und Hepatitis. Nach Einstellung des Vertriebs tryptophanhaltiger Arzneimittel sind keine neuen Erkrankungsfälle mehr bekannt geworden.

Durch Genuß von verunreinigtem Rapsöl kam es 1981 in Spanien zu einem Sklerodermie-ähnlichen Krankheitsbild, an dem zahlreiche Patienten erkrankten, mit oft tödlichem Ausgang. Das *Toxic-oil-Syndrom* (Goulding 1994: Silver 1992) manifestierte sich mit schweren Allgemeinsymptomen, interstitieller Lungenerkrankung, fortschreitender Myositis mit Muskelatrophie und einer Induration der Haut.

Bei Arbeitern, die in der Herstellung von *Polyvinylchlorid* (Crepi u. Conso 1996) arbeiteten, wurde eine Sklerodermie der Hände und Unterarme beobachtet mit Synovitiden der Fingergelenke. Häufig fanden sich Akroosteolysen der Finger. An den inneren Organen kommt es zu pulmonaler Hypertonie, Leberfibrose und Milzvergrößerung (Smith u. LeRoy 1994).

67.9 Therapie und Rehabilitation

Die Langzeitbetreuung von Patienten mit systemischer Sklerose ist eine interdisziplinäre Aufgabe von Hausarzt, Rheumatologen, Dermatologen und evtl. anderen Spezialisten sowie von Physiotherapeuten und Ergotherapeuten. Es sollte eine eingehende Information des Patienten über die Krankheit, die Behandlung und die Möglichkeiten zur Selbsthilfe (Kälteschutz, funktionserhaltende Eigenübungen, Hautpflege, Ernährung u.a.) erfolgen (Oelzner et al. 1995).

Wesentliche Therapieziele bei der systemischen Sklerose sind die Unterdrückung von Entzündungs- und Immunprozessen, die Hemmung der Fibrogenese und die Verbesserung der Mikrozirkulation. In Abhängigkeit von der Art und vom Schweregrad der Organschäden kommen entsprechende Therapieverfahren hinzu. Die Therapie orientiert sich an der jeweiligen Ausprägungsform und ihrer Progredienz.

Als klinische Zeichen von Krankheitsaktivität werden angesehen die Zunahme des Sklerodermiehautscores, entzündliche Herde in der Haut, Druck- und Bewegungsschmerz der Gelenke, Erhöhung der CK, Ground-glass-Muster in der HRCT-Untersuchung der Lunge und eine Vermehrung von Granulozyten in der bronchoalveolären Lavageflüssigkeit (Clements 1995).

Für die Mehrzahl der bisher eingesetzten Medikamente gibt es keine kontrollierten Studien. Es besteht Einigkeit, daß insbesondere bei der diffusen Form der systemischen Sklerose eine frühe medikamentöse Therapie erforderlich ist. Neben der medikamentösen Therapie spielen physikalische und krankengymnastische Therapieverfahren eine wesentliche Rolle.

67.9.1 Medikamentöse Therapie

Arthralgien oder geringe Artikulosynovitiden können mit *nichtsteroidalen Antiphlogistika* im allgemeinen gut beherrscht werden. Bei stärkerer ödematöser Schwellung der Finger empfiehlt sich der vorübergehende Einsatz von *Glukokortikosteroiden* (20–30 mg pro Tag in absteigender Dosierung). Glukokortikosteroide kommen insbesondere bei hoher Entzündungsaktivität sowie bei Alveolitis, Myositis und Polysynovitis zum Einsatz (initial 0,5–1 mg/kg Körpergewicht). Bei hochdosierter Anwendung von Glukokortikosteroiden ist das Risiko zur Entwicklung einer Niereninsuffizienz erhöht (Oelzner et al. 1995).

Bei der systemischen Sklerose mit limitiertem Hautbefall, insbesondere wenn nur eine Akrosklerose vorliegt, ist – sofern keine gravierenden Organmanifestationen (fibrosierende Alveolitis) bestehen – eine systemische immunsuppressive Therapie im allgemeinen nicht erforderlich (Pope 1993).

Systemische immunsuppressive Therapie

Die diffuse kutane Verlaufsform des systemischen Sklerose mit Beteiligung lebenswichtiger Organe (Steen et al. 1994 b) und rascher Progredienz rechtfertigt dagegen den Einsatz von immunsuppressiven bzw. immunmodulierenden Substanzen. In einer doppelblinden plazebokontrollierten Studie war eine signifikante Verbesserung der Sklerodermie unter parenteraler Therapie mit 15–20 mg *Methotrexat* pro Woche zu beobachten, bei höher dosierter Behandlung von früher diffuser Sklerodermie konnte gezeigt werden, daß neu aufgetretene Organmanifestationen unterblieben (van den Hoogen et al. 1996).

Cyclophosphamid (Silver et al. 1993) hat sich in unkontrollierten Studien in einer Dosierung von 1–2,5 mg/kg Körpergewicht in Verbindung mit niedrig dosiertem Prednisolon insbesondere bei pulmonaler Beteiligung als wirksam erwiesen. Die Erfahrungen mit *Azathioprin* (2 mg/kg Körpergewicht pro Tag) sind begrenzt. Unter Therapie mit *CiclosporinA* (2,5–5 mg/kg Körpergewicht/Tag) wurden vermehrt renale Komplikationen und Hypertonie beobachtet (Clements et al. 1993 b). D-Penicillamin, das in älteren unkontrollierten Studien positive Effekte auf Haut- und Lungenmanifestationen zeigte (Sattar et al. 1990; Steen et al. 1985), hat nach einer prospektiven kontrollierten Multicenter-Studie keine wesentlichen positiven Effekte (Clements et al. 1999). Es ist darüber hinaus mit einer relativ hohen Nebenwirkungsrate belastet.

Vasoaktive Therapie

Zur *vasoaktiven Therapie* (Czirjak u. Szegedi 1986; Meyrick et al 1987; Oelzner et al. 1995) der systemischen Sklerose werden eingesetzt: *Calciumantagonisten* (z.B. Nifedipin, 20–30 mg pro Tag), bei stärkeren Durchblutungsstörungen *Prostaglandinanaloga* (zyklische parenterale Gabe von Alprostadil (Prostavasin), 60 µg in 3 h über 10–14 Tage oder Carboprostacyclin (Iloprost 0,5–2 ng pro kgKG/min über 6–8 h an 3–5 aufeinander folgenden Tagen. Positive Effekte haben auch *α-Rezeptorenblocker* wie Prazosin (einschleichend dosieren, Steigerung auf 4–5 mg pro Tag; Vorsicht bei stärkerer Blutdrucksenkung (Steel-Effekt).

■ **Maligne Hypertonie.** Bei Patienten mit diffuser kutaner Form der systemischen Sklerose besteht ein erhöhtes Risiko für eine maligne Hypertonie mit renaler Krise. Dies gilt insbesondere für Patienten mit Antikörpern gegen RNA-Polymerase. Zur frühzeitigen Erkennung einer solchen Komplikation sind bei Patienten mit der diffusen Form der systemischen Sklerose regelmäßige Blutdruckkontrollen erforderlich. Die maligne Hypertonie kann mittels frühzeitiger Gabe von *ACE-Hemmern* (z.B. Captopril) beherrscht werden. Mit der Normalisierung des Blutdrucks wird auch eine deutliche Verbesserung der Überlebensprognose erreicht (Steen et al. 1990).

Weitere Therapien

Wirksame *antifibrotische Therapien* existieren zur Zeit nicht. Methotrexat hat in einer kontrollierten Studie auch zu einer Besserung der Sklerodermie geführt. In retrospektiven Untersuchungen wurde dies auch bei Anwendung von D-Penicillamin beobachtet.

Zur Therapie der *Refluxsymptomatik* werden Metoclopramid oder andere Prokinetika, sowie H_2-Blocker oder Protonenpumpenhemmer eingesetzt.

In *Erprobung* befinden sich die extrakorporale Photophorese (Pope 1993), die Therapie mit Antikörpern gegen Lymphozytenoberflächenantigene (z.B. anti-CD-4) und Ahhäsionsmoleküle (z.B. anti-ICAM-1), die PUVA-Therapie (Morita et al. 1995) und die autologe Stammzelltransplantation (Nash et al. 1997).

67.9.2 Nichtmedikamentöse Therapie

Die physikalische Therapie wird eingesetzt zur Verbesserung der Durchblutung, zur unterstützenden Behandlung des Sklerödems und zur Therapie und Prophylaxe von dermogenen oder arthrogenen Bewegungseinschränkungen.

Bewährt haben sich bei Durchblutungsstörungen ansteigende Teilbäder, hydroelektrische Teilbäder, CO_2-Gasbäder und Bindegewebsmassagen. Zur unterstützenden Behandlung des Sklerödems bzw. der Dermatosklerose werden manuelle Lymphdrainagen, Bindegewebsmassagen, Unterwassermassagen und Ultraschall eingesetzt. Die Erhaltung und Verbesserung der Motilität geschieht durch gezielte mobilisierende Krankengymnastik mit Anleitung zu Eigenübungen (z.B. Fingerübungen, Moorkneten, Training der mimischen Muskulatur) und Kräftigung der Muskulatur (medizinische Trainingstherapie). Die ergotherapeutische Funktionstherapie (z.B. Therapiekneten, ADL-Training) ergänzt und unterstützt diese Maßnahmen.

Literatur

Abu-Shakra M, Lee P (1995) Mortality in systemic sclerosis: A comparison with the general population. J Rheumatol 22: 2100–2102

Akeson A, Gustafson T, Wollheim F, Brismar J (1987) Esophageal dysfunction and radionuclide transit in progressive systemic sclerosis. Scand J Rheumatol 16:291–299

Bovenzi M, Barbone F, Betta A, Tommasini M, Versini W (1995) Scleroderma and occupational exposure. Scand J Work Environ Health 21:289–292

Calore EE, Cavaliere MJ, Perez NM, Takayasu V, Wakamatsu A, Kiss MH (1995) Skeletal muscle pathology in systemic sclerosis. J Rheumatol 22:2246–2249

Clements PJ (1995) Measuring disease activity and severity in scleroderma. Curr Opin Rheumatol 7:517–521

Clements PJ, Furst DE, Wong WK, Mayes M, White B, Wigley F, Weisman MH, Barr W, Moreland LW, Medsger TA jr, Steen V, Martin RW, Collier D, Weinstein A, Lally E, Varga J, Weiner S, Andrews B, Abeles M, Seibold JR (1999) High-dose versus low-dose D-penicillamine in early diffuse systemic sclerosis: analysis of a two-year, double-blind, randomized, controlled clinical trial. Arthritis Rheum 42:1194–1203

Clements PJ, Lachenbruch PA, Cheng Ng S, Simmons M, Sterz M, Furst DE (1990) Skin score. A semiquantitative measure of cutaneous involvement that improves prediction of prognosis in systemic sclerosis. Arthritis Rheum 33:1256–1263

Clements PJ, Lachenbruch PA, Seibold JR et al. (1993 a) Skin thickness score in systemic sclerosis: An assessment of interobserver variability in 3 independent studies. J Rheumatol 20: 1892–1896

Clements PJ, Lachenbruch PA, Sterz M et al. (1993 b) Cyclosporine in systemic sclerosis. Results of a forty-eight-week open safety study in ten patients. Arthritis Rheum 36:75–83

Crepy MN, Conso F (1996) Sclérodermie et facteurs professionels (ou environnementaux) – Sklerodermie und berufliche (oder Umwelt-) Faktoren. Zbl Arbeitsmed 46:155

Czirjak L, Nagy Z, Szegedi G (1993) Survival analysis of 118 patients with systemic sclerosis. J Intern Med 234:335–337

Czirjak L, Szegedi G (1986) Nifedipine treatment for progressive systemic sclerosis. Arthritis Rheum 29:1053–1054

D'Angelo WA, Fries JF, Masi AT, Shulman LE (1969) Pathologic observations in systemic sclerosis (scleroderma). A study of fifty-eight autopsy cases and fifty-eight matched controls. Am J Med 46:429–440

Denton CP, Bickerstaff MCM, Shiwen X et al. (1995) Serial circulating adhesion molecule levels reflect disease severity in systemic sclerosis. Br J Rheumatol 34:1048–1054

Fox RI, Kang H (1992) Genetic and environmental factors in systemic sclerosis. Curr Opin Rheumatol 4:857–861

Furst DE, Clements PJ (1997) Hypothesis for the pathogenesis of systemic sclerosis. J Rheumatol 24:53–57 (Abstract)

Furst DE, Clements PJ, Graze P, Gale R, Roberts N (1979) A syndrome resembling progressive systemic sclerosis after Bone marrow transplantation. Arthritis Rheum 22:904–910

Genth E (1994 a) Autoantikörper-definierte Varianten der systemischen Sklerose – klinische und immungenetische Aspekte. Nieren Hochdruckkrankh 23:596–604

Genth E (1994 b) Autoantikörper in der Diagnostik systemischer rheumatischer Erkrankungen. Kassenarzt 37:37–43

Genth E (1996) Serologisch-immunologische Erkenntnishilfen in der Diagnostik autoimmuner rheumatischer Erkrankungen. In: Gerok W et al. (Hrsg) Klinik der Gegenwart. Urban & Schwarzenberg, München, X pp XIV, 7:1 – XIV, 7:22

Genth E, Kaufmann S, Mierau R (1993) Das Anti-(Aminoacyl-tRNA-)Synthetase-Syndrom (Jo-1-Syndrom). Ein eigenständiges Autoantikörper-assoziiertes Krankheitsbild mit Myositis, fibrosierender Alveolitis und Polyarthritis. Akt Rheumatol 18:113–119

Genth E, Mierau R (1993) Skerodermie-assoziierte Autoantikörper. Z Rheumatol 52:323

Genth E, Mierau R, Genetzky P et al. (1990) Immunogenetic associations of scleroderma-related antinuclear antibodies. Arthritis Rheum 33:657–665

Goulding R (1994) Toxic oil syndrome – Erythro-myalgia syndrome. In: Kochen W, Steinhart H (eds) L-tryptophan: Current prospects in medicine and drug safety. De Gruyter, Berlin, pp 284–292

Haustein U, Ziegler V (1986) Sklerodermie und Sklerodermieähnliche Erkrankungen durch Umweltsubstanzen. Dermatosen 34:61–67

Herrick AL, Illingworth K, Blann A, Hay CRM, Hollis S, Jayson MIV (1996) Von Willebrand factor, thrombomodulin, thromboxane, b-thromboglobulin and markers of fibrinolysis in primary Raynaud's phenomenon and systemic sclerosis. Ann Rheum Dis 55:122–127

Kahaleh B, Matucci-Cerinic M (1995) Raynaud's phenomenon and scleroderma. Arthritis Rheum 38:1–4

Krieg T, Meurer M (1988) Continuing medical education. J Am Acad Dermatol 18:457–481

Kuwana M, Kaburaki J, Okano Y, Tojo T, Homma M (1994) Clinical and prognostic associations based on serum anti nuclear antibodies in Japanese patients with systemic sclerosis. Arthritis Rheum 37:75–83

Lee P, Langevitz P, Alderdice CA et al. (1992) Mortality in systemic sclerosis (scleroderma). Q J Med 82:139–148

LeRoy EC (1992) Raynaud's phenomenon, scleroderma, overlap syndromes, and other fibrosing syndromes. Curr Opin Rheumatol 4:821–824

LeRoy EC (1996) Systemic sclerosis. A vascular perspective. Rheum Dis Clin North Am 22/4:675–694

LeRoy EC, Black C, Fleischmajer R et al. (1988) Scleroderma (systemic sclerosis): Classification subsets and pathogenesis. J Rheumatol 15:202–205

LeRoy EC, Maricq HR, Kahaleh MB (1980) Undifferentiated connective tissue syndromes. Arthritis Rheum 23:341–343

Masi AT, Rodnan GP, Medsger T et al. (1980) Preliminary criteria for the classification of systemic sclerosis (scleroderma). Arthritis Rheum 23:581–590 (Abstract)

Medsger TA (1988) Classification of systemic sclerosis. In: Jayson MIV, Black CM (eds) Systemic sclerosis: scleroderma. Wiley, Chichester New York, pp 1–6

Medsger T (1993) Arthritis and allied conditions. (Eds: McCarthy DJ, KoopmanWJ). Philadelphia, Lea & Febiger

Meyrick Thomas RH, Rademaker M, Grimes SM et al. (1987) Nifedipine in the treatment of Raynaud's phenomenon in patients with systemic sclerosis. Br J Dermatol 117:237–241

Morita A, Sakakibara S, Sakakibara N, Yamauchi R, Tsuji T (1995) Successful treatment of systemic sclerosis with topical PUVA. J Rheumatol 22:2361–2365 (Abstract)

Nash RA, McSweeney PA, Storb R et al. (1997) Development of a protocol for allogeneic marrow transplantation for severe systemic sclerosis: Paradigm for autoimmune disease. J Rheumatol 24:72–78 (Abstract)

Oelzner O, Hein G, Uhlemann C, Wollina U (1995) Therapie der systemischen Sklerose, Qualitätssicherung in der Rheumatologie. (Eds: Genth E et al. und Kommission Qualitätssicherung der Deutschen Gesellschaft für Rheumatologie). Steinkopff, Darmstadt

Pereira S, Black C, Welch K et al. (1987) Autoantibodies and immunogenetics in 30 patients with systemic sclerosis and their families. J Rheumatol 14:760–765

Pope J (1993) Treatment of systemic sclerosis. Curr Opin Rheumatol 14:792–801

Reveille JD (1995) Molecular genetics of systemic sclerosis. Curr Opin Rheumatol 7:522–528

Reveille JD, Durban E, MacLeod-StClair M et al.(1992 a) Association of amino acid sequences in the HLA-DQB1 first domain with the antitopoisomerase I autoantibody response in scleroderma (progressive systemic sclerosis). J Clin Invest 89: 973–980

Reveille JD, Owerbach D, Goldstein R, Moreda R, Isern RA, Arnett FC (1992 b) Association of polar amino acids at position 26 of the HLA-DQB1 first domain with the anticentromere autoantibody response in systemic sclerosis (scleroderma). J Clin Invest 90:1208–1213

Sattar MA, Guindi RT, Sugathan TN (1990) Penicillamine in systemic sclerosis: A reappraisal. Clin Rheumatol 9:517–522

Scheja A, Akesson A, Niewierowicz I, Wallin L, Wildt M, Wollheim FA (1996) Computer based quantitative analysis of capillary abnormalities in systemic sclerosis and its relation to plasma concentration of von Willebrand factor. Ann Rheum Dis 55:52–56

Seibold JR (1994) Systemic sclerosis – clinical features. In: Klippel JH, Dieppe PA (eds) Rheumatology. Mosby, St. Louis

Sharp GC, Irvin WS, Tan EM, Gould RG, Holman HR (1972) Mixed connective tissue disease. An apparently distinct rheumatic disease syndrome associated with a specific antibody to an extractable nuclear antigen (ENA). Am J Med 52:148–159

Silman AJ (1991) Scleroderma and survival. Ann Rheum Dis 50:267–269

Silman AJ (1997) Scleroderma – Demographics and survival. J Rheumatol 24:58–61 (Abstract)

Silman AJ, Jones S (1992) What is the contribution of occupational environmental factors to the occurrence of scleroderma in men? Ann Rheum Dis 51:1322–1324

Silman AJ, Newman J (1994) Genetic and environmental factors in scleroderma. Curr Opin Rheumatol 6:607–611

Silver RM (1992) Eosinophilia-myalgia syndrome, toxic-oil syndrome, and diffuse fasciitis with eosinophilia. Curr Opin Rheumatol 4:851–856

Silver RM, Warrick JH, Kinsella MB et al. (1993) Cyclophosphamide and low-dose prednisone therapy in patients with systemic sclerosis (scleroderma) with intertitial lung disease. J Rheumatol 20:838–844

Smith EA, LeRoy EC (1994) Systemic sclerosis: etiology and pathogenesis. In: Klippel JH, Dieppe PA (eds) Rheumatology. Mosby, St. Louis

Spiera RF, Gibofsky A, Spiera H (1994) Silicone gel filled breast implants and connective tissue disease: An overview. J Rheumatol 21:239–245

Steen VD (1996) Scleroderma renal crisis. Rheum Dis Clin North Am 22:861–878

Steen VD, Medsger TA (1997) The palpable tendon friction rub: An important physical examination finding in patients with systemic sclerosis. Arthritis Rheum 40:1146–1151 (Abstract)

Steen VD, Owens GR, Redmond C, Rodnan GP, Medsger TA(1985) The effect of D-penicillamine on pulmonary findings in systemic sclerosis. Arthritis Rheum 28:882–888

Steen VD, Costantino JP, Shapiro AP, Medsger TA (1990) Outcome of renal crisis in systemic sclerosis: Relation to availability of angiotensin converting enzyme (ACE) inhibitors. Ann Intern Med 113:352–357

Steen VD, Graham G, Conte C, Owens G, Medsger TA (1992) Isolated diffusing capacity reduction in systemic sclerosis. Arthritis Rheum 35:765–770

Steen VD, Conte C, Owens GR, Medsger TA (1994 a) Severe restrictive lung disease in systemic sclerosis. Arthritis Rheum 37:1283–1289

Steen VD, Lanz JK, Conte C, Owens GR, Medsger TA (1994 b) Therapy for severe interstitial lung disease in systemic sclerosis. Arthritis Rheum 37:1290–1296

Stephens CO, Briggs DC, Whyte J et al. (1994) Familial scleroderma – Evidence for environmental vs. genetic trigger. Br J Rheumatol 33:1131–1135

Stupi AM, Steen VD, Owens GR, Barnes EL, Rodnan GP, Medsger TA (1986) Pulmonary hypertension in the CREST syndrome variant of systemic sclerosis. Arthritis Rheum 29:515–524

Van den Hoogen FHJ, Boerbooms AMT, Swaak AJG, Rasker JJ, van Lier HJJ, van de Putte LBA (1996) Comparison of methotrexate with placebo in the treatment of systemic sclerosis: A 24 week randomized double-blind trial, followed by a 24 week observational trial. Br J Rheumatol 35:364–372

White B (1996) Immunopathogenesis of systemic sclerosis. Rheum Dis Clin North Am 22:695–708

Wigley FM, Flavahan NA (1996) Raynaud's phenomenon. Rheum Dis Clin North Am 22:765–781

Kapitel 68

Sonstige Systembeteiligung des Bindegewebes (M 35) 68

T. Dörner, E. Gromnica-Ihle, B. Lang,
F. Buttgereit, H. Nüsslein, M. Meurer,
M. Schwarz-Eywill, F. Hiepe

INHALT

68.1 Sjögren-Syndrom (M 35.0)

T. Dörner

Erste Beschreibungen der Erkrankung gehen auf Mikulicz (1888) zurück. 1933 faßte der schwedische Ophthalmologe Henrik Sjögren in einer Monographie 19 Patienten mit typischer Keratoconjunctivitis sicca und Xerostomie zusammen. In jüngerer Zeit führten die Möglichkeiten der serologischen Bestätigungstests zur zunehmenden Erkennung des Sjögren-Syndroms und zur Abgrenzung einer Vielzahl von Erkrankungen ohne autoimmune Grundlage mit vergleichbaren Leitsymptomen.

68.1.1 Definition und Terminologie

Das Sjögren-Syndrom ist eine chronische, langsam fortschreitende Autoimmunerkrankung der exokrinen Drüsen bislang unbekannter Ätiologie. Entzündliche Infiltrationen der Speichel- und Tränendrüsen durch $CD4^+$-T-Zellen führen zu den Leitsymptomen *Keratoconjunctivitis sicca* und *Xerostomie.* Infiltrationen extraglandulärer Organe betreffen 10–20% der Patienten und gelten als Indikator für die Entwicklung von gehäuften Non-Hodgkin-Lymphomen. Das Sjögren-Syndrom kann neben einer isolierten (sog. primären) Form auch als sekundäre Form bei anderen Erkrankungen mit autoimmuner Grundlage (z.B. chronische Polyarthritis, systemischer Lupus erythematodes, progressive systemische Sklerodermie, primär-biliäre Zirrhose und autoimmune Hepatitis, multiple Sklerose, autoimmune Thyreoiditis u.a.) auftreten.

68.1.2 Epidemiologie und Klassifikation

Es besteht eine eindeutige Präferenz der Erkrankung für das weibliche Geschlecht (Geschlechtsindex 9 Frauen : 1 Mann), wobei eine Zunahme der Erkrankungsfrequenz im Alter zu verzeichnen ist. Obwohl keine exakten Angaben zur Prävalenz vorliegen und zudem die diagnostischen Kriterien der Erkrankung weltweit unterschiedlich restriktiv gehandhabt werden, wird die Häufigkeit des Sjögren-Syndroms im Alter über 50 Jahre mit 1–3% in Europa angegeben. Aufgrund unterschiedlicher Klassifikationen wird die Erkrankungshäufigkeit für China und Japan mit 0,5%–0,8% bzw. für die USA und Kanada mit 0,1% beziffert. Davon unabhängig ist das Sjögren-Syndrom in seiner primären und sekundären Form die zweithäufigste entzündliche rheumatische Erkrankung nach der chronischen Polyarthritis. Obwohl die Erkrankung selten beim männlichen Geschlecht auftritt und eine Rarität im Kindesalter darstellt, sind die klinischen Bilder nicht verschieden vom klassischen Sjögren-Syndrom.

68.1.3 Ätiologie und Pathogenese

Zur Ätiologie liegen keine gesicherten Befunde vor. Einige Faktoren stehen im Verdacht, die Erkrankung zu verursachen. Diese wurden durch molekularbiologische, immunologische und tierexperimentelle Untersuchungen gewonnen sowie durch klinische Beobachtungen und Analogieschlüsse nahegelegt. Konstitutionelle und Umweltfaktoren stehen im Verdacht, die Entwicklung krankheitsbestimmender Autoimmunreaktionen zu verursachen. Erstere sind v.a. hormonelle Einflüsse und bestimmte Determinanten des MHC-Komplexes, während Viren als krankheitsverursachende, sog. Umweltfaktoren kandidieren (Abb. 68.1).

Hormone

Das Überwiegen des weiblichen Geschlechts mit 90% beim Sjögren-Syndrom legt zweifelsohne einen pathogenetischen Einfluß hormoneller Faktoren nahe, wobei Östrogene im Gegensatz zu Androgenen immunaktivierend wirken.

Haupthistokompatibilitätskomplex (MHC)

Das primäre Sjögren-Syndrom ist mit HLA-DR3 und den benachbarten Genen B8, DQ2 sowie einem Nullallel des Komplementfaktors C4 in etwa 50% der Patienten assoziiert. Allerdings hat sich gezeigt, daß die Immunantwortgene enger mit der Produktion bestimmter Autoantikörper als mit einer spezifischen Erkrankung assoziiert sind. Dementsprechend ist das Auftreten bestimmter HLA-Muster weniger mit dem Sjögren-Syndrom selbst als mit der Produktion bestimmter Autoantikörper gegen die Antigene Ro/SS-A bzw. La/SS-B assoziiert.

Viren

Eine Vielzahl von Viren wurden in ätiologischen Zusammenhang mit dem Sjögren-Syndrom gebracht. Vor allem für eine Reihe sialotropher und lymphotropher Viren wie das Epstein-Barr-Virus, das Zytomegalievirus, das humane Herpesvirus 6 sowie das vesikuläre Stomatitisvirus wurde der Nachweis für deren Persistenz durch Ribonukleinsäure- bzw. Antikörpertiterdetektion erbracht. Für eine retrovirale Beteiligung in der Erkrankungsentwicklung spricht die Assoziation von „Sicca-Symptomatik" und HTLV-1-Infektion, die im fernen Osten endemisch ist. Diese HTLV-1-Infektion geht mit einer erosiven Arthritis einher, die untypisch für das klassische Sjögren-Syndrom ist. Insgesamt ist

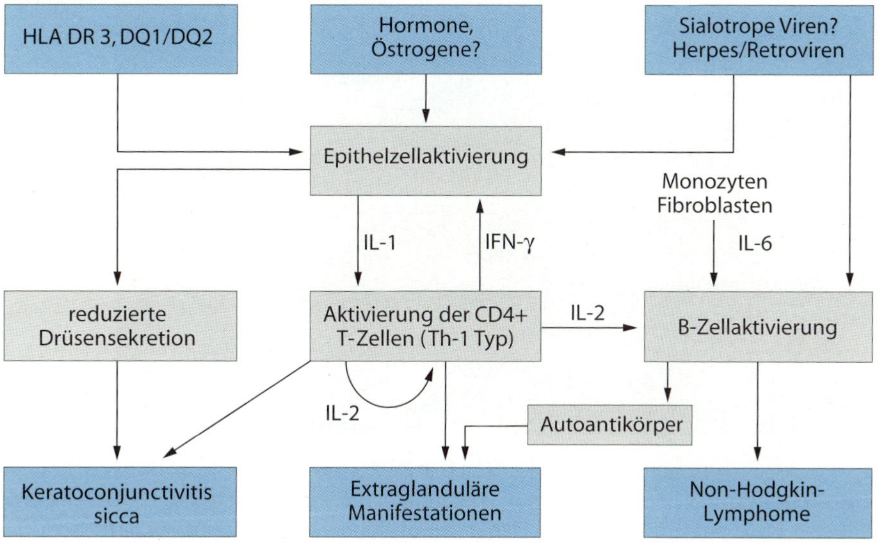

Abb. 68.1. Schema zu ätiologischen Einflüssen und immunpathogenetischen Beziehungen beim Sjögren-Syndrom. (Mit freundlicher Genehmigung aus Dörner 1998)

eine ätiopathogenetische Rolle von Viren nach wie vor für die Erkrankung nicht belegt. Eine „Sicca-Symptomatik" kann ebenfalls häufig bei HIV- und HCV-Infektionen auftreten und legt in Analogie eine virale Mitbeteiligung nahe. In diesem Zusammenhang ist allerdings per definitionem ausgeschlossen, von einem sekundären Sjögren-Syndrom zu sprechen.

T- und B-Lymphozyten

Autoimmunreaktiven *T-Zellen* kommt eine Schlüsselrolle in der Immunpathogenese des Sjögren-Syndroms zu. Etwa 50% der die Drüsen infiltrierenden Zellen sind $CD4^+$-T-Zellen vom sog. Th1-Typ. Gleichzeitig finden sich $CD8^+$-T-Zellen in 10–20%. Im peripheren Blut der Patienten liegt in ca. 50% eine deutliche Reduktion der $CD8^+$-T-Zellen und somit eine erhöhte CD4/CD8-Ratio vor. Sowohl Interferon als auch IL-2 und IL-10 werden vermehrt lokal nachgewiesen, wobei IFN-γ eine wesentliche Rolle in der Progression der Drüsenentzündung spielt. Eine immunaktive Rolle der *Drüsenepithelien* wird durch Antigenpräsentation und die Produktion einer Vielzahl proinflammatorischer Zytokine erfüllt.

In den infiltrierten Drüsengeweben bei Sjögren-Syndrom finden sich etwa 10–20% *B-Zellen* sowie Plasmazellen mit zytoplasmatisch nachweisbaren IgG- bzw. IgA-Depots. Die Struktur der Aggregate legt eine funktionelle Ähnlichkeit mit sekundären Lymphfollikeln nahe, d.h. die B-Zellen reifen unter Mithilfe aktivierter T-Helferzellen an den Orten der Drüsenentzündung und wahrscheinlich erfolgt dort die Produktion der Autoantikörper.

Die pathogenetische Relevanz von Veränderungen der zellulären Immunität wird u.a. auch durch „Sjögren"-ähnliche Manifestationen nach allogener Knochenmarktransplantation bei chronischer Graft-vs.-host-Erkrankung unterstützt, die sowohl die immunaktive Rolle der Drüsenepithelien als auch die Schrittmacherfunktion drüseninfiltrierender T-Zellen unterstreichen.

68.1.4 Histopathologie

Histopathologisch stellt sich die inflammatorische Kardinalläsion bei Sjögren-Syndrom als fokale Akkumulation mononukleärer Zellen dar (Abb. 68.2).

Diese konzentriert sich insbesondere um die Drüsengänge, kann aber in geringerem Maße auch um die Azini gefunden werden. Diese lymphozytären Infiltrate werden als Fokus bezeichnet, wenn sie mindestens 50 Zellen/4 mm^2 umfassen. Immunhistologisch dominieren $CD4^+$-T-Zellen; vereinzelt finden sich Plasmazellen und Makrophagen. Fortgeschrittene Erkrankungsstadien lassen die Azini als Folge der chronischen Entzündung vermissen und erscheinen dann als die klassischen myoepithelialen Inseln. Eine diffuse lymphozytäre Infiltration kann beim Sjögren-Syndrom auftreten, muß aber v.a. an eine Lymphominfiltration denken lassen.

68.1.5 Klinik

Klinisch stehen bei Patienten mit Sjögren-Syndrom die Mundtrockenheit mit reduzierter Speichelproduktion sowie die Beschwerden einer Keratoconjunctivitis sicca im Vordergrund, die 75–90% der Patienten angeben. Nicht in jedem Falle liegt eine Koinzidenz beider Beschwerdekomplexe vor. Die Initialsymptome von Patienten mit einem Sjögren-Syndrom, die an einer

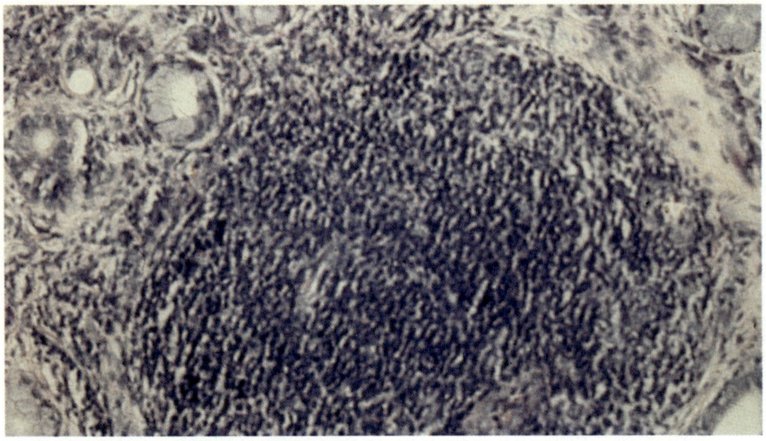

Abb. 68.2. Typischer histopathologischer Befund mit Nachweis der lymphozytären Foci (mehr als 50 Zellen/4 mm^2) in einem Lippendrüsenpräparat bei einer Patientin mit Sjögren-Syndrom

Universitätsklinik erfaßt werden können, sind in Tabelle 68.1 zusammengefaßt. Dabei dominieren in frühen Erkrankungsphasen v.a. Arthralgien ohne Schwellungen der MCP- und PIP-Gelenke sowie unspezifische Leistungseinschränkungen.

Glanduläre Manifestationen

Ein eingeschränkter Tränenfilm führt zu Sand- bzw. Fremdkörpergefühl im Auge, anhaltenden Phasen von geröteten Augen mit Brennen und Jucken sowie einer Unfähigkeit zu Weinen. Oftmals wird zudem über Lichtempfindlichkeit und schnelle Ermüdbarkeit der Augen berichtet. Ursache dieser Beschwerden ist eine Keratoconjunctivitis sicca der kleinen Tränendrüsen im Konjunktivialepithel. Eine Schwellung der großen Tränendrüsen tritt eher selten auf.

■ **Xerostomie.** Die Leitbeschwerden sind Mundtrockenheit, Brennen beim Kauen von trockenen Speisen bzw. die Notwendigkeit, ständig etwas Flüssigkeit als Salivaersatz zu sich zu nehmen. Begleitend kommt es zu Geschmacksstörungen und einer eingeschränkten Fähigkeit, über längere Zeit ununterbrochen zu sprechen. Indikativ für das Sjögren-Syndrom sind Schlafunterbrechungen, um durch Trinken geringer Flüssigkeitsmengen Beschwerden zu lindern. Das essentielle Wasserglas auf dem Nachttisch des Patienten wird dabei anamnestisch häufig erfaßt. Erhebliche und frühzeitige Karies sind charakteristisch. Oftmals haben die Patienten bereits eine zahnprothetische Versorgung vor Diagnosestellung (durchschnittlich zwischen dem 30.–40. Lebensjahr) erhalten.

Tabelle 68.1. Initialsymptome bei Patienten mit primärem Sjögren-Syndrom (n = 31) an einer universitären Einrichtung

Symptome	Frequenz [%]
Xerostomie	45
Parotisschwellung	30
Subjektive Augentrockenheit	42
Lichtscheu	22,5
Keratoconjunctivitis sicca	22,5
Arthralgien	68
Gelenkschwellungen	19
Dyspnoe	9,5
Leistungsinsuffizienz	22,5
Hautvaskulitiden/palpable Purpura	16
Infektanfälligkeit	22,5

■ **Parotisschwellung.** Eine Schwellung der Parotis in initialen Erkrankungsphasen (ca. 30–50%) wird vom Patienten oft als wiederholte Mumpserkrankung des Erwachsenen fehlgedeutet (Abb. 68.3).

Nach einer in der Kindheit überstandenen Mumpserkrankung besteht kein Anhalt für ein Durchbrechen der erworbenen Immunität gegen das Mumpsvirus. Sowohl die Entzündungen der Parotis als auch der Submandibulardrüsen erscheinen bilateral, sind indolent und persistieren über längere Zeit. Nur in ca. 10% sind die exkretorischen Drüsen der Nasen-, Rachen- und

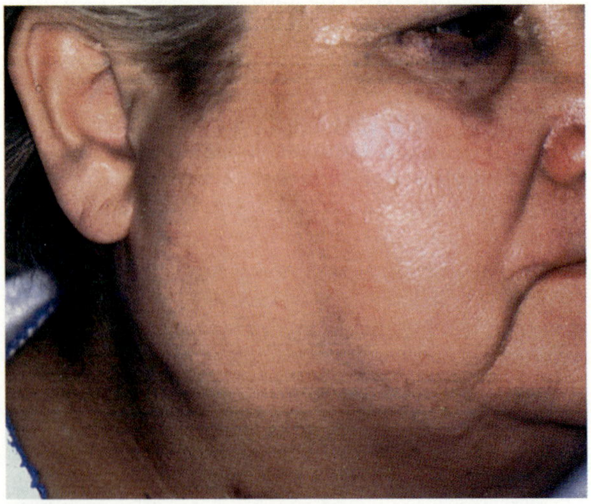

Abb. 68.3. Schwellung der Parotis bei einer Patientin mit Sjögren-Syndrom. Häufig wird dabei der Verdacht auf eine Mumpserkrankung beim Erwachsenen geäußert

Tabelle 68.2. Extraglanduläre Manifestationen bei Sjögren-Syndrom

Extraglanduläre Manifestation	Häufigkeit [%]
Gelenkmanifestationen	
Arthralgien/Arthritis	60
Gefäßmanifestationen	
Vaskulitis	8
Purpura	8
Raynaud-Phänomen	35
Renale Manifestationen	
Komplette renal-tubuläre Azidose	10
Inkomplette renal-tubuläre Azidose	7
Tracheobronchopulmonale Manifestationen	
Oberer Respirationstrakt	45
Unterer Respirationstrakt	24
- Bronchitis	12
- Lungenfibrose	12
Leberbeteiligung	6
Lymphadenopathie	14
Lymphome	6
Myositis	1
Serologische Befunde	
Anti-Ro/SS-A	85
Anti-La/SS-B	68
Anti-Ro/SS-A und/oder -La/SS-B	90

Trachealschleimhaut in den Erkrankungsprozeß einbezogen. Reduzierte Drüsensekretionen des Gastrointestinaltrakts (mit der Folge von Mukosaatrophien des Ösophagus, atrophischer Gastritis und subklinischer Pankreatitis), des Genitaltraktes und der Haut können auftreten.

Systemische Manifestationen

Extraglanduläre Manifestationen der Erkrankung treten bei ca. 10–15% der Patienten mit primärem Sjögren-Syndrom nach durchschnittlich 5–10 Jahren auf (Tabelle 68.2). Allgemeinbeschwerden sind ausgeprägte Müdigkeit und Leistungsinsuffizienz, subfebrile Temperaturen, Myalgien und Arthralgien bei nichterosiver Arthritis. 35% der Patienten klagen über eine Raynaud-Symptomatik. Diese können in einigen Fällen der Erkrankung um Jahre vorausgehen. Selten sind manifeste Synovitiden oder gar Gelenkdestruktionen. Es soll an dieser Stelle angemerkt werden, daß ca. 5–15% der Patienten mit intial primärem Sjögren-Syndrom im späteren Krankheitsverlauf eine erosive Arthritis und damit eine chronische Polyarthritis mit sekundärem Sjögren-Syndrom entwickeln. Bei ca. 25% der Patienten findet sich eine milde normochrome, normozytäre Anämie; seltener treten isolierte Thrombopenien auf.

■ **Extraglandulärer Organbefall.** Vorrangig sind als extraglanduläre Organe die Lungen, Nieren, Blutgefäße, Muskeln und das retikuloendotheliale System betroffen. Dominierend tritt eine diffuse interstitielle Lungenerkrankung auf. Eine Pleuritis bzw. andere Serositiden sind nicht typisch für die Erkrankung. Die renale Beteiligung in Form einer interstitiellen Nephritis wird klinisch durch Hyposthenurie und tubuläre Funktionsstörungen (renale Azidose Typ I und Fanconi-Syndrom) manifest. In 30% liegen tubuläre Funktionsstörungen vor. Membranöse bzw. membranoproliferative Glomerulonephritiden sprechen eher für das Vorliegen eines sekundären Sjögren-Syndroms bei SLE.

Als Gefäßmanifestation kann eine Vaskulitis der kleinen und mittelgroßen Gefäße auftreten, die als palpable Purpura, Vaskulitiden der peripheren Nerven, der Lungen, der Nieren, des Gastrointestinaltrakts, Milz und der Speicheldrüsen imponiert. Histologisch handelt es sich um leukozytoklastische und lymphozytäre Vaskulitiden, aber auch über das Vorkommen akut nekrotisierender Angiitiden sowie einer Endangitis obliterans wurde berichtet. Eine Einbeziehung des ZNS in die Vaskulitis kann zu Hemiparesen, Querschnittmyelitis, hemisensorischen Defiziten, epileptischen Anfällen und zu motorischen Störungen führen.

■ **Myositiden.** Diese treten selten bei Sjögren-Syndrom auf, obwohl es in Einzelfällen durch eine lymphozytäre Myositis zur Erhöhung muskelspezifischer Enzyme im Serum kommen kann. 50% der Patienten weisen eine subklinische Thyreoiditis in Assoziation mit antithyreoidalen Antikörpern und erhöhtem TSH sowie pathologischem TRH-Test auf.

Komplikationen

B-Zell-Lymphome gelten als typische Komplikationen bei primärem Sjögren-Syndrom. Die Lymphoproliferation ist zunächst oft auf das Speicheldrüsen- und Tränendrüsengewebe beschränkt, kann aber auch andere Organe (Lungen, Knochenmark, Gastrointestinaltrakt etc.) einbeziehen. Die Lymphome entwickeln sich oftmals nach jahrelanger Erkrankung, wobei bei diesen Patienten in der Regel systemische Manifestationen vorausgingen. Eine persistierende Schwellung der großen Speicheldrüsen muß eine Lymphominfiltration vermuten lassen. Das sekundäre Sjögren-Syndrom hat ein deutlich niedrigeres Risiko für die Entwicklung eines Non-Hodgkin-Lymphoms, obgleich dazu Einzelfälle berichtet wurden.

Weitere mögliche Komplikationen sind Hornhautulzerationen und -perforationen, unterschiedlichste neurologische Manifestationen sowie die Lungenfibrose.

68.1.6 Verlauf, Prognose und Operationsrisiken

Obwohl die Beschwerden der Patienten z.T. einen ausgeprägten Sicca-Komplex umfassen können, ist die Prognose der primären Erkrankung ohne systemische Manifestationen i. allg. günstig. Schwere Hornhautulzerationen schränken diese Aussage allerdings ein. Bei ca.

10–20% der Patienten mit systemischer Erkrankung wird die Prognose durch ein Non-Hodgkin-Lymphom bzw. eine Lungenfibrose diktiert. Inwieweit eine signifikante Einschränkung der Lebenserwartung bei Sjögren-Patienten vorliegt, kann gegenwärtig noch nicht eingeschätzt werden.

! Patienten mit einem Sjögren-Syndrom haben ein erhöhtes Operationsrisiko durch die Gefahr postoperativer Hornhautabrasionen nach Einsatz von Anticholinergika sowie vermehrte postoperative Atelektasen und Pneumonien aufgrund der krankheitsbedingten Mukostase.

68.1.7 Labordiagnostik und bildgebende Verfahren

■ **Schirmer-Test.** Der Schirmer-I-Test als orientierender Test spricht für die Keratoconjunctivitis sicca, wenn das in den unteren Bindehautsack eingelegte Filterpapier innerhalb von 5 min weniger als 5 mm befeuchtet wird. Allerdings ist dieser Test durch eine Anzahl falsch-positiver und -negativer Ergebnisse beeinflußt, die durch Applikation von lokalanästhetischen Augentropfen vor dem Test erheblich reduziert werden können (Schirmer-II-Test).

■ **Bengalrosatest.** Dieser Test mit Untersuchung der Korneaoberfläche und der Konjunktiven erlaubt unter der Spaltlampe einen Nachweis von punktuellen Korneaulzerationen sowie der Ablagerung von Epithelfilamenten der Konjunktivialschleimhaut auf der Kornea. Korneaulzerationen werden nach dem Van-Bijsterveld-Score als diagnostisches Kriterium entsprechend den Empfehlungen der Deutschen Gesellschaft für Rheumatologie erfaßt. Zudem sind die Bestimmung der Tränenfilmabrißzeit, Analysen von Komponenten der Tränenflüssigkeit (Lysozym, IgA etc.) möglich, ihre zusätzliche diagnostische Aussage ist aber eingeschränkt.

■ **Biopsien.** Die Dokumentation der Xerostomie kann durch Speichelflußmessungen, Parotissialographie bzw. -szintigraphie zum Nachweis der eingeschränkten Speichelproduktion erfolgen. Diese Methoden sind allerdings differentialdiagnostisch wenig hilfreich, da eine Vielzahl anderer Erkrankungen und ca. 300 Medikamente eine Reduktion der Speichelflüssigkeit bewirken können. Da die eingeschränkte Produktion von Speichelflüssigkeit ein charakteristisches histopathologisches Korrelat hat, stellt die Biopsie der kleinen Lippenspeicheldrüsen ein wichtiges Kriterium beim Sjögren-Syndrom dar.

■ **Serologische Befunde.** Serologisch sind neben Antikörpern gegen Zellen der Speicheldrüsen (ca. 50%) das Auftreten von Rheumafaktoren und antinukleären Antikörpern (ANA) in ca. 70–90% der Fälle charakteristisch. Vor allem Autoantikörper gegen die säureextrahierbaren Zellantigene Ro/SS-A bzw. La/SS-B, die in 80–95% der Patientenseren gefunden werden, sind die herausragendsten Immunphänomene der primären als auch der sekundären Erkrankung.

Zudem gilt eine IgG-Hypergammaglobulinämie als typisch bei Sjögren-Syndrom. Immunbedingte Thrombozytopenien sowie eine Anämie können auftreten. Für das Vorliegen einer tubulären Azidose spricht eine Reduktion des Standardbikarbonats. Genetisch bedingt liegt bei 75% der Patienten ein reduzierter C2-Spiegel und bei 50% ein verminderter C4-Spiegel vor, der eng mit der Produktion von Anti-Ro/SS-A-Antikörpern assoziiert ist. Dies ist differentialdiagnostisch zu berücksichtigen, da C4-Erniedrigungen mit der Aktivität eines SLE einhergehen.

68.1.8 Diagnose und Differentialdiagnose

Eine Studie innerhalb der Europäischen Gemeinschaft hat in den vergangenen Jahren diagnostische Kriterien für das Sjögren-Syndrom etabliert, die ebenfalls durch die Deutsche Gesellschaft für Rheumatologie empfohlen werden. Die Erfüllung von 4 der 6 Kriterien erlaubt die definitive Diagnose eines Sjögren-Syndroms (s. folgende Übersicht). Bei Patienten über 60 Jahre müssen die eingeschränkte Aussagekraft des Schirmer-I-Tests und des unstimulierten Speichelflusses berücksichtigt werden. Die Diagnose wird in der Regel durch die typische klinische Symptomenkonstellation gestellt. Daneben ist der objektive Nachweis eingeschränkter Tränenproduktion (mittels Schirmer-Test) und Beurteilung der Hornhautintegrität (mittels Bengalrosafärbung/Van-Bijsterveld-Score) erforderlich. Zusätzlich tragen eine histologische Untersuchung der kleinen Speicheldrüsen sowie der Autoantikörpernachweis zur Diagnosesicherung bei.

Diagnostische Kriterien des Sjögren-Syndroms

I. *Augensymptome:* eine positive Antwort auf eine der folgenden Fragen:
- Leiden Sie täglich an persistierenden trockenen Augen seit mindestens 3 Monaten?
- Haben sie wiederholt Sand- bzw. Fremdkörpergefühle in den Augen?
- Verwenden sie mehr als 3mal täglich Augentropfen zum Tränenersatz?

II. *Orale Symptome:* eine positive Antwort auf eine der folgenden Fragen:
- Haben Sie seit mehr als 3 Monaten täglich das Gefühl, einen trockenen Mund zu haben?
- Haben Sie als Erwachsener wiederholt oder anhaltend geschwollene Speicheldrüsen?

- Trinken Sie oft beim Essen, um trockene Speisen besser schlucken zu können?

III. *Augenbefunde:* ein objektiver Nachweis der Augenbeteiligung liegt vor, wenn einer der folgenden Befunde erhoben werden kann:
- Schirmer-I-Test positiv (5 mm/5 min)*,
- Bengalrosascore positiv (Van-Bijsterveld-Score 4).

IV. *Histopathologie:* Nachweis eines Fokusscore 1 in einer kleinen Speicheldrüse (dabei ist ein Fokus als ein Agglomerat von 50 mononukleären Zellen definiert; die Anzahl der Foci innerhalb von 4 mm^2 glandulären Gewebes ergeben den sog. Fokusscore).

V. *Speicheldrüsenbefunde:* objektiver Nachweis der Speicheldrüsenbeteiligung ist definiert durch mindestens einen positiven Befund bei den folgenden Untersuchungen:
- Speicheldrüsenszintigraphie,
- Parotissialographie,
- unstimulierter Speichelfluß (1.5 ml/15 min)*,

VI. *Autoantikörper:* serologischer Nachweis eines oder der beiden folgenden Autoantikörper:
- Autoantikörper gegen Ro(SS-A) bzw. La(SS-B)

Klassifikationsprinzipien: Bei Patienten, die 4 der 6 möglichen Kriterien erfüllen und keine andere potentiell assoziierte Erkrankung haben, ist die Konstellation indikativ für ein primäres Sjögren-Syndrom. Bei Patienten mit anderen Erkrankungen autoimmuner Grundlage (z.B. andere entzündliche Bindegewebserkrankungen) ist das Vorliegen von Symptomen der Gruppe I oder II sowie 2 der Befunde unter III–V indikativ für ein sekundäres Sjögren-Syndrom.

Ausschlußkriterien: Präexistente NHL, HIV-Infektion bzw. Aids, Sarkoidose, Graft-vs.-host-Erkrankung nach allogener Knochenmarktransplantation, Sialadenose. Etwa 300 Medikamente haben eine Reduktion der exokrinen Drüsenfunktion als Nebenwirkung, v.a. Antidepressiva, Antihypertensiva, Neuroleptika, Parasympatholytika etc.

* Bei Patienten über 60 Jahre können diese Teste unspezifisch positiv ausfallen und sollten daher bei diesen Patienten nicht berücksichtigt werden bzw. sind ohne diagnostischen Wert.

Differentialdiagnose

Differentialdiagnostisch müssen berücksichtigt werden und schließen *per definitionem* ein Sjögren-Syndrom aus:

- bakterielle oder virale Sialadenitis,
- HIV- und HCV-Infektion,
- Amyloidose,
- Sarkoidose,
- chronische Graft-vs.-host-Erkrankung,
- Hyperlipoproteinämie,
- präexistente Non-Hodgkin-Lymphome.

Bei HIV-Patienten mit „Sicca-Symptomatik" entwickelt sich häufig eine diffuse infiltrative Lymphozytose (DILS) verschiedener innerer Organe einschließlich der Speicheldrüsen. Obwohl das klinische Bild mit 85% Xerostomie, 40% Keratoconjunctivitis sicca, 90% bilaterale Parotisschwellung und pathologischem Sialogramm einem Sjögren-Syndrom ähnelt, finden sich histopathologisch $CD8^+$-T-Zellfoci mit einigen Plasmazellen in der Lippendrüsenbiopsie. Neben diesem immunpathologischen Unterschied zu den $CD4^+$-T-Zellfoci beim klassischen Sjögren-Syndrom, sind die typischen ANA, Anti-Ro/SS-A- und -La/SS-B-Autoantikörper bzw. Rheumafaktoren selten nachweisbar.

68.1.9 Therapie

Symptomatische Maßnahmen

Die Erkrankung ist nur symptomatisch zu behandeln. Keine kontrollierte Studie belegt die Wirksamkeit der bei Sjögren-Syndrom eingesetzten Medikamentengruppen. Als Allgemeinmaßnahmen sind der Aufenthalt an Orten mit niedriger Luftfeuchtigkeit zu meiden und ggf. die Nutzung von zusätzlichen Luftbefeuchtern zu empfehlen. Lokale Substitution von Speichel- bzw. Tränenflüssigkeit zielen auf Reduktion von Beschwerden als auch z.T. Eindämmung der destruktiven Prozesse an den Schleimhäuten.

■ Augentropfen. Erfahrungsgemäß bestehen individuelle Verträglichkeitsunterschiede für Augentropfen, die z.T. auf die Konservierungsstoffe zurückzuführen sind. Daher bedarf es einer Einstellungsphase; häufige lokale Applikationen von Tränentropfen sind in schweren Fällen keine Seltenheit (z.T. bis 1/2-stündlich).

1%ige *Carboxymethylcellulose* hat sich neben anderen Trägermitteln als günstig für Augentropfen erwiesen. Zwar enthalten diese verschiedene Elektrolyte wie KCl, NaCl, Na-Laktat etc., die die osmotischen und chemischen Eigenschaften der Tränenflüssigkeit, jedoch nicht deren immunbiologische Eigenschaften aufweisen. *Cyclosporin-A-Augentropfen* hatten in begrenzten Untersuchungen einen Effekt zur Verbesserung der Tränenproduktion, sind aber noch nicht kontrolliert geprüft worden.

■ **Weitere Therapieoptionen.** Als selten genutzte Therapieoptionen zur Verbesserung des Tränenfilms verbleiben anzuführen:

- der operative Verschluß des Ductus nasolacrimalis und die laterale Tarsorhaphie mit dem Ziel der artifiziellen Abflußbehinderung sowie
- bei schwersten Korneaulzerationen eine Hornhauttransplantation.

■ **Salivaersatz.** Als bester Salivaersatz hat sich Wasser erwiesen. In Einzelfällen hat Bromhexin oral in hohen Dosen (3mal 16 mg/Tag) zur Verbesserung der Xerostomie geführt. Zuckerfreier Kaugummi zur Stimulation residualer Speichelproduktion sowie künstliche Speichelflüssigkeit (ggf. als Spray; Glandosane-Spray) haben sich aufgrund guter Verträglichkeit bewährt. Natriumfluorid-haltige Zahnpasten sowie die Verordnung von Chlorhexidin als Zusätze zur regelmäßigen Mundspülung unterstützen signifikant die Kariesprophylaxe. Dabei können die Nebenwirkungen von Chlorhexidin durch Geschmacksstörungen und Zahnverfärbungen häufig zu Therapieabbrüchen führen. Candidasuperinfektionen lassen sich mit Nystatin (200 000 IE) oder Clotrimazol (5mal 10 mg/Tag) beherrschen.

Bei Verdacht einer bakteriellen Superinfektion der Parotis haben sich Tetrazykline als wirksam erwiesen.

Langwirksame Antirheumatika

Einige Studien belegen eine effektive Rolle von Hydroxychlorochin (5,5–6,5 mg/kg/Tag), inbesondere bei Patienten mit systemischer Erkrankung, obwohl dieses Medikament nicht als hochpotent einzuschätzen ist. Keine Indikation für die systemische Gabe von Immunsuppressiva besteht bei Sjögren-Syndrom. Phasen hoher Krankheitsaktivität mit ausgeprägter Vaskulitis, hämolytischer Anämie/Thrombopenie sowie selten einer Pleuroperikarditis lassen sich gut mit geringen Dosen Prednisolon (intial 20 mg) und Ausschleichen über ca. 3–4 Wochen kupieren. Insgesamt sind Kortikoide und Immunsuppressiva für Schübe von extraglandulären Manifestationen (schwere Lungenbeteiligung und Vaskulitiden) indiziert. Dabei spricht die lymphozytäre Infiltration der Lungen gut auf Cyclophosphamid (600–800 mg/4 Wochen über 3 Monate) in Abhängigkeit vom weißen Blutbild an. Bei Patienten mit renaler Azidose ist Natriumbikarbonatsubstitution (1–2 g/Tag) indiziert. Bei Frühformen der Erkrankung ist der Einsatz von Kortikoiden von Vorteil. Da das Sjögren-Syndrom aber oftmals sehr spät diagnostiziert wird, ist diese Option limitiert.

Experimenteller Ansatz

Experimentell ist die systemische Therapie mit Pilocarpin zur cholinergen Stimulation der exkretorischen Drüsenfunktion in Erprobung. Zu potentiellen Nebenwirkungen des Pilocarpins auf die Bronchien (Konstriktion) als auch hinsichtlich kardialer Rhythmusstörungen liegen keine abschließenden Einschätzungen vor.

Therapie eines Non-Hodgkin-Lymphoms bei Sjögren-Syndrom

Sie folgt den allgemeinen Richtlinien entsprechend der Ausbreitungs- und histopathologischen Stadien mittels Chemo- und/oder Radiotherapie.

68.2 Mixed Connective Tissue Disease (Sharp-Syndrom) (M 35.1)

E. Gromnica-Ihle

MCTD gehört zu den Overlapsyndromen, die eine Kombination von charakteristischen Symptomen von mehr als einer rheumatischen Erkrankung darstellen und meist durch einen spezifischen Autoantikörper definiert sind. MCTD wird charakterisiert durch Symptome des SLE, der systemischen Sklerose und der Dermatomyositis sowie durch Autoantikörper gegen U1n-Ribonukleoproteine (RNP). Das Krankheitsbild ist sehr variabel, von leichten klinischen Verläufen bis zu lebensbedrohlichen, v.a. pulmonalen Manifestationen. Die Therapie orientiert sich an den Hauptsymptomen der Erkrankung.

68.2.1 Definition und Terminologie

Synonym: Sharp-Syndrom. Lange gab es widersprüchliche Ansichten, ob MCTD eine eigene Entität oder ein Overlapsyndrom darstellt.

Die Mehrzahl der Autoren zählt heute die Erkrankung zu den Overlapsyndromen, die dadurch charakterisiert sind, daß sich klinische Symptome von mehr als einer Autoimmunerkrankung überlappen und eine zusätzliche Definition durch einen spezifischen serologischen Test erfolgt. Patienten mit MCTD können Symptome des SLE, der systemischen Sklerose und der Dermatomyositis entwickeln, verbunden mit dem Nachweis von Anti-U1nRNP-Antikörpern in hohen Titern. Weitere klinische Zeichen wie Sicca-Symptomatik und Trigeminusneuralgie (25–50% der Patienten) können hinzukommen.

68.2.2 Epidemiologie und Klassifikation

Die Erkrankung wurde 1972 von Sharp und Mitarbeitern beschrieben. Es liegen keine epidemiologischen Studien über ihre Häufigkeit vor. Die Prävalenz wird auf 10 von 100 000 der Bevölkerung geschätzt. Sie ist daher deutlich niedriger als die des SLE und der systemischen Sklerose, aber höher als die der Dermatomyositis/Polymyositis. Wie beim SLE dominiert das weibliche Geschlecht (7 : 1 bis 9 : 1). Das Haupterkrankungsalter liegt in der Regel höher als bei einem Lupus. MCTD kann jedoch in jedem Lebensalter auftreten und auch Kinder betreffen. Kranke mit einer positiven Familienanamnese für MCTD sind eine Rarität. Es werden jedoch Assoziationen zu HLA-DR4- und HLA-DR2-Allelen beschrieben.

Bisher fehlen allgemein akzeptierte Klassifikationskriterien für MCTD. Es existieren 4 Klassifikationskriteriensets der Arbeitsgruppen um Sharp, Alarcón-Segovia, Kasukawa und Kahn. Die Sharp-Kriterien (s. folgende Übersicht) schließen Symptome definierter Erkrankungen wie des SLE, der systemischen Sklerose, der Polymyositis und sogar der chronischen Polyarthritis ein. Anti-U1nRNP-Antikörper sind dabei eine obligate Bedingung. Der Nachweis von Anti-Sm-Antikörpern schließt MCTD aus.

Klassifikationskriterien für MCTD nach Sharp et al. (1972)

Hauptkriterien

- Schwere Myositis
- Lungenmanifestation
  a) CO-Diffusionskapazität <70% oder
  b) pulmonale Hypertonie oder
  c) proliferative Gefäßveränderungen in der Lungenbiopsie
- Raynaud-Phänomen oder Hypomotilität des Ösophagus
- Geschwollene Hände oder Sklerodaktylie
- Anti-ENA 1 : 10 000 (Hämagglutinationstiter) mit Anti-U1nRNP-Antikörper positiv, Anti-Sm-Antikörper negativ

Nebenkriterien

- Alopezie
- Leukozytopenie $<4 \cdot 10^9/l$
- Anämie
- Pleuritis
- Perikarditis
- Arthritis
- Trigeminusneuralgie
- Gesichtserythem
- Thrombozytopenie
- Leichte Myositis
- Geschwollene Hände in der Anamnese

MCTD *sicher:* 4 Hauptkriterien plus Anti-U1nRNP positiv mit Anti-ENA-Titer ≥1 : 4000.
MCTD *wahrscheinlich:* 3 Hauptkriterien, kein Anti-Sm-Antikörper oder 2 Hauptkriterien plus Anti-U1nRNP-Antikörper ≥1 : 1000.

Ähnlich ist der Kriterienkatalog von Kasukawa et al. (1987), hier sind Anti-U1nRNP-Antikörper obligat. Alarcón-Segovia und Villareal (1987) reduzierten in ihren Klassifikationskriterien die klinischen Symptome auf den „harten Kern" unter Beibehalten des obligaten Kriteriums Anti-U1nRNP-Antikörper (s. folgende Übersicht).

Klassifikationskriterien für MCTD nach Alarcón-Segovia u. Villareal (1987)

Serologisches Kriterium

- Anti-U1nRNP-Antikörper (Hämagglutinationstiter) ≥1 : 1600

Klinische Kriterien

a) Geschwollene Hände
b) Synovitis
c) Myositis (enzymatisch oder histologisch gesichert)
d) Raynaud-Phänomen
e) Akrosklerose mit oder ohne proximale systemische Sklerose

Für die Diagnose MCTD müssen erfüllt sein: Kriterium 1 + mindestens 3 klinische Kriterien (sind es die Kriterien a, d oder e, so sind noch b oder c notwendig).

Die Kriterien von Kahn u. Appelboom (1991) ähneln letzteren, wurden aber bisher im Gegensatz zu den Kriterien der Arbeitsgruppe Alarcón-Segovia an großen Patientengruppen nicht evaluiert. Die Alarcón-Segovia-Kriterien hatten, an 583 Patienten mit Kollagenosen geprüft, eine Sensitivität bei 3 und mehr positiven klinischen Kriterien von 100%, die Spezifität lag bei 91,8% (Alarcón-Segovia u. Cardiel 1989). Eine Multicenterstudie zur Evaluierung der Kriterien steht noch aus. Beim Vergleich der 4 vorliegenden Kriteriensets an Patienten mit Anti-U1nRNP-Antikörpern durch eine französische Arbeitsgruppe (Amigues et al. 1996) wurden ebenso die Kriterien der Gruppe um Alarcón-Segovia (Sensitivität 63%, Spezifität 86%) favorisiert. Diese werden jetzt auch in Europa überwiegend benutzt.

68.2.3 Ätiologie und Pathogenese

Bezüglich der Ätiologie besteht für MCTD ebensowenig Klarheit wie für andere Kollagenosen. In Seren, die Anti-RNP- und Anti-Sm-Antikörper aufweisen, wurde eine Kreuzreaktivität mit retroviralen env- und gag-Peptiden beobachtet (Blomberg et al. 1994). Bestimmte Virusinfektionen können möglicherweise durch ein „molekulares Mimikry" die Induktion von Autoantikörpern gegen U1nRNP auslösen (Query u. Keene 1987).

Weiterhin ist unklar, wie die Anwesenheit von Anti-U1nRNP-Antikörpern eine solche Vielgestaltigkeit der klinischen MCTD-Symptomatik hervorrufen kann. Für viele Organmanifestationen ist eine Gefäßschädigung anzunehmen wie für das Raynaud-Phänomen, die pulmonale Hypertonie oder die Nephritis; evtl. spielen dabei die Gefäßendothelien eine pathogenetische Rolle. Viele histopathologische Befunde bei MCTD stehen zwischen den Befunden von SLE und systemischer Sklerose. Es finden sich in den kleinen Arterien Intima- und Mediaproliferationen mit zunehmender Gefäß-

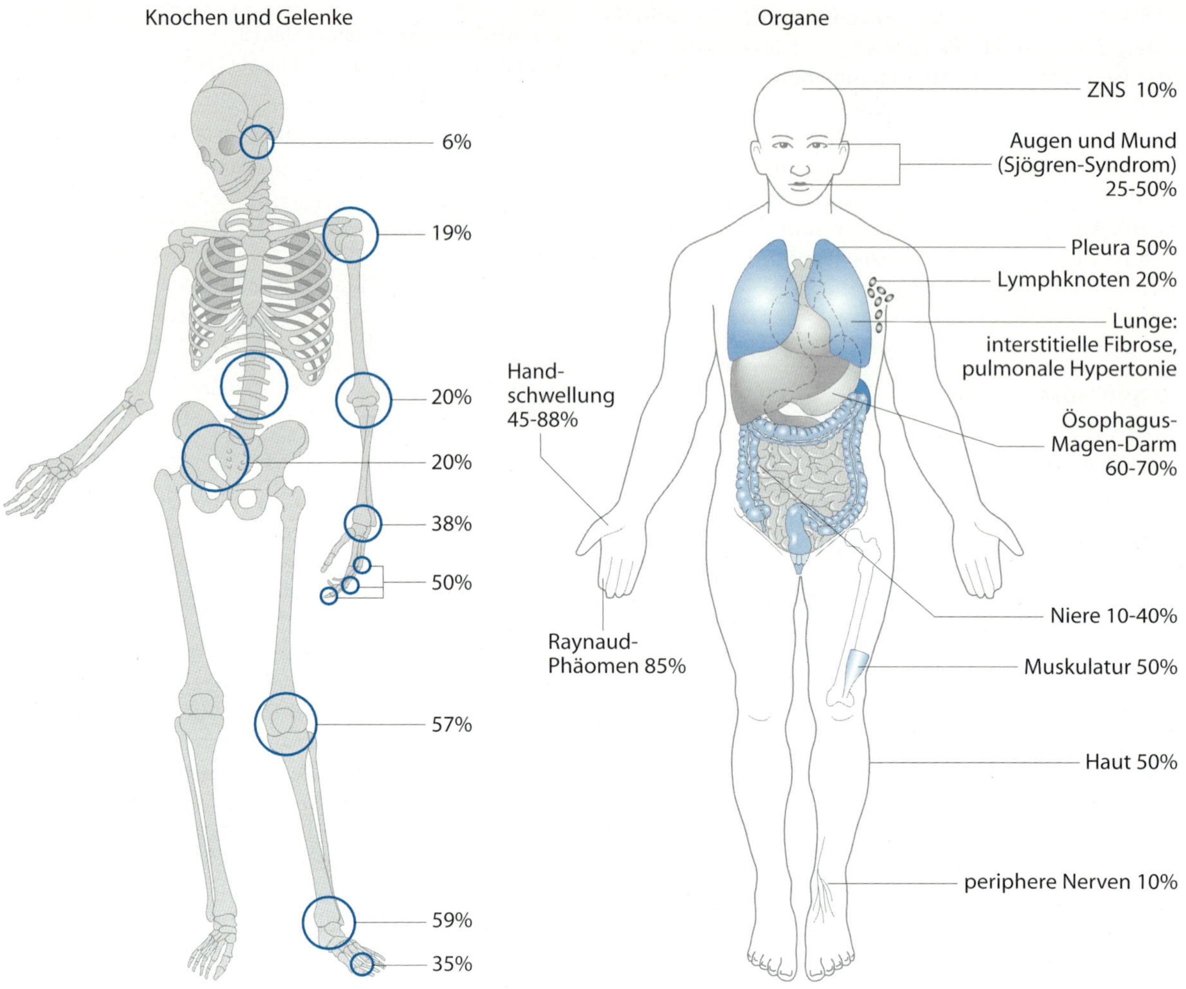

Abb. 68.4. MCTD-Organmanifestationen

lumeneinengung und weniger entzündlichen Gefäßveränderungen als bei SLE.

68.2.4 Klinik

Alle klinischen MCTD-Befunde können auch bei anderen Kollagenosen auftreten. Es gibt kein charakteristisches Zeichen, das nur bei MCTD nachweisbar ist (Abb. 68.4). Oft geht der Erkrankung jahrelang ein Raynaud-Phänomen voraus. Zum Zeitpunkt der Krankheitsmanifestation ist es – nachweisbar bei 85% – das häufigste Symptom überhaupt. 45–88% der Patienten entwickeln ödematös veränderte Hände (Abb. 68.5). Die Finger erinnern an „Wurstfinger“.

Obwohl die Handschwellung oft als typisches Kriterium für MCTD genannt wird, sind entsprechende Veränderungen auch bei Krankheitsbeginn einer systemischen Sklerose zu sehen. Später können sich die Hände im Sinne einer Sklerodaktylie verändern. Der sklerotische Prozeß geht bei MCTD jedoch äußerst selten über das Handgelenk hinaus.

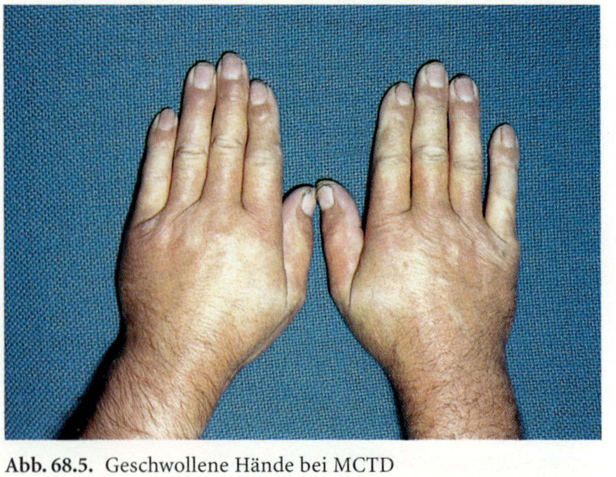

Abb. 68.5. Geschwollene Hände bei MCTD

Arthralgien, erosive Arthritiden und sogar mutilierende Gelenkveränderungen können auftreten (25–60%). Meistens sind es flüchtige Gelenkschwellungen am Morgen, die an SLE erinnern. Die Arthritiden verbessern sich im Gegensatz zur chronischen Polyarthritis nicht unter Kryotherapie (cave: Raynaud-Phänomen).

Mehr als die Hälfte der Patienten klagt über Myalgien. Es sind auch Myositiden mit erhöhten Muskelenzymen, verändertem Elektromyogramm und entsprechendem Biopsiebefund typisch. Die Prognose einer Myositis bei MCTD ist deutlich besser als die bei Polymyositis.

■ **Hautbefall.** Der Hautbefall ist vielgestaltig. Raynaud-Phänomen mit dilatierten Nagelfalzkapillaren, Sklerodaktylie und sogar Kalzinosis sowie Teleangiektasien oder Pigmentanomalien bei einem Teil der Patienten ähneln einer systemischen Sklerose. Photosensibilität, gelegentlich Gesichtserythem, kutane Vaskulitis oder Alopezie entsprechen den Hautbefunden bei SLE. Histologische Untersuchungen an Hautbiopsien, die klinisch einem kutanen LE ähnelten, ergaben eine Gefäßschädigung, die mehr einer Dermatomyositis ähnelte (Magro et al. 1997). Schließlich können Dermatomyositis-ähnliche Hautveränderungen an den Händen auftreten.

■ **Lungenbeteiligung.** Eine Lungenbeteiligung kann jahrelang als leichte interstitielle Fibrose bestehen mit Belastungsdyspnoe und verminderter Diffusionskapazität. Die fibrosierende Alveolitis kann jedoch ebenso zu einer schweren pulmonalen Insuffizienz führen. Im Gegensatz zur systemischen Sklerose scheint die MCTD-Lungenfibrose besser auf Kortikosteroide anzusprechen. Das Krankheitsbild wird gelegentlich durch eine schwere pulmonale Hypertonie kompliziert, die dann auch zum Tode führen kann.

■ **Gastrointestinale Beteiligung.** Mehr als 50% der Patienten zeigt ösophagogastrointestinale Dysmotilitäten mit Refluxösophagitis. Seltener kommt es zu Malabsorptionssymptomen oder Darmperforation als bei einer systemischen Sklerose.

■ **Nierenmanifestationen.** Obwohl in den Erstbeschreibungen von Sharp et al. (1972) auf eine fehlende Nieren- und ZNS-Manifestation des MCTD hingewiesen wurde, bestätigte sich diese Annahme später nicht. 10–40% der MCTD-Patienten weisen eine Nierenmanifestation auf. Das Spektrum reicht von der membranösen Glomerulonephritis bis zur „Sklerodermieniere", die mit einer malignen Hypertonie verbunden sein kann.

■ **Neurologische Manifestationen.** Hierbei steht die Trigeminusneuralgie ganz im Vordergrund (25%). Aseptische Meningitiden, Epilepsie, Psychosen, Kopfschmerz, periphere Neuropathien und das Karpaltunnelsyndrom (häufig Frühsymptom!) kommen bei 10% der MCTD-Patienten vor.

■ **Weitere Manifestationen.** Über die Hälfte der Patienten mit MCTD zeigt ein sekundäres Sjögren-Syndrom mit Keratoconjunctivitis sicca und Xerophthalmie. Bei MCTD im Kindesalter kommen häufiger renale Manifestationen vor (Michels 1997). Eine nationale Studie in Japan ergab Hinweise darauf, daß bei MCTD-Befall vor dem 16. Lebensjahr das Krankheitsbild mehr einem SLE ähnelt, hingegen zeigen die Betroffenen mit einer Manifestation nach dem 16. Lebensjahr ein klinisches Bild, das sich deutlich mit der systemischen Sklerose überlappt (Kotajima et al. 1996).

68.2.5
Labor und weitere diagnostische Verfahren

Als Basislabor sind hohe BSG, eine mögliche Hämozytopenie (Anämie, Leukozyto- und seltener Thrombozytopenie) und der Rheumafaktornachweis (60%) völlig unspezifisch. Auffällig ist die bei 80% nachweisbare Immunglobulin-G-Erhöhung. Zirkulierende Immunkomplexe sind ebenso nachweisbar. Eine Komplementverminderung besteht meist nicht. Hohe Muskelenzyme oder ein pathologischer Urinstatus geben Hinweise auf mögliche Organmanifestationen.

Alle MCTD-Patienten haben antinukleäre Antikörper (ANA). Das Fluoreszenzmuster ist gesprenkelt (s. Kap. 11.2). Es handelt sich dabei um Anti-U1nRNP-Antikörper. Sie richten sich gegen Epitope auf bestimmten Polypeptiden (68 kDa und 33 kDa) der nukleären Ribonukleoproteinpartikel. Für ihren Nachweis werden Hämagglutinationstechniken, Immundiffusion, Immunoblotting sowie heute meist quantitative Bestimmungsmethoden mittels ELISA mit gentechnologisch hergestellten Antigenen verwandt. Anti-U1nRNP-Antikörper sind auch bei anderen Kollagenosen nachweisbar. Für MCTD muß ihr Titer hoch sein (Hämagglutinationstechnik >1:10 000; Immundiffusion >1 : 20).

! Es gibt keine Abhängigkeit der Titer von der MCTD-Aktivität, auch bei Krankheitsremmission bleibt die Titerhöhe oft unverändert.

Anti-dsDNA- und -Sm-Antikörper sind bei MCTD negativ. Ein Teil der Patienten zeigt Antiphospholipidantikörper. Ein Antiphospholipidsyndrom entwickelt sich in der Regel nicht.

Die weiteren diagnostischen Verfahren richten sich nach der Organmanifestation und sind sowohl bei SLE als auch bei der systemischen Sklerose dargestellt. Besondere Beachtung müssen die pulmonale Situation (Lungenfunktionsprüfung, bronchoalveoläre Lavage, Lungenbiopsie und HR-CT) einschließlich des Erfassens einer pulmonalen Hypertonie sowie das Verhalten des systemischen Blutdrucks und der Nierenfunktionsparameter erfahren.

68.2.6 Verlauf und Prognose

Ein Teil der Patienten entwickelt im Krankheitsverlauf eine systemische Sklerose, ein anderer SLE. Aber auch die Patienten mit fortbestehender MCTD-Symptomatik zeigen sehr vielfältige Verläufe. Wurde MCTD bei ihrer Beschreibung durch Sharp et al. (1972) eher eine günstige Prognose eingeräumt, da Nieren- und ZNS-Manifestationen fehlten, so widersprachen weitere Beobachtung dieser Feststellung.

Heute wird MCTD besonders wegen der pulmonalen Komplikationen mit pulmonaler Hypertonie eine schlechtere Prognose als SLE beigemessen.

Die Entwicklung einer Sklerodermieniere mit schwerer Hypertonie verschlechtert die Prognose ebenso. Die Prognose des kindlichen MCTD unterscheidet sich noch einmal negativ von der des Erwachsenen.

68.2.7 Therapie

Die MCTD-Therapie orientiert sich an den Symptomen sowie der Organmanifestation (Tabelle 68.3).

NSAID und Kortikosteroide. Allgemeinsymptome und Arthralgien sind häufig gut mit *NSAID* zu therapieren. Mit NSAID nicht ausreichend behandelbare Arthritiden sowie ödematöse Hautveränderungen machen die Gabe von *Kortikosteroiden* in niedriger Dosierung (initial 15–30 mg/Tag) notwendig. Kortikosteroide in hoher Dosis (1 mg/kg/Tag) werden bei Serositiden, fibrosierender Alveolitis oder Myositis eingesetzt. Hämozytopenien mit Krankheitsdominanz sprechen ebensogut auf Kortikosteroide an.

Arthritiden mit SLE-ähnlichen Hautveränderungen sind oft auch mit *Chloroquin* bzw. *Hydroxychloroquin* therapierbar.

Immunsuppressiva. Sie werden zur Remissionsinduktion und im Hinblick auf einen Kortikosteroidspareffekt eingesetzt. Bei fibrosierender Alveolitis sowie systemischer Vaskulitis oder ZNS-Manifestationen ist, begleitend zur Kortikosteroidgabe, *Cyclophosphamid* in einer Dosierung von 1–2 mg/kg/Tag oder als Pulstherapie von 500–1000 mg alle 3–4 Wochen anzuwenden, wenngleich für diese Vorgehensweise kontrollierte Studien fehlen. Nach einer Remissionsinduktion durch Cyclophosphamid kann mit Azathioprin (2 mg/kg/Tag) fortgesetzt werden. Über den Gebrauch von *Cyclosporin* liegen bei MCTD zu wenig Erfahrungen vor. Im Hinblick auf eine mögliche Nierenmanifestation ist diese Therapie problematisch (Blutdruckanstieg). *Methotrexat* kann bei der Behandlung einer Myositis effektiv sein.

Behandlung des Raynaud-Phänomens. Problematisch ist die Behandlung des Raynaud-Phänomens. Hierbei sind Kortikosteroide ineffektiv. Kalziumantagonisten können zur Verbesserung der Mikrozirkulation angewandt werden (z.B. Nifedipin 20–30 mg/Tag). Ebenso kommen *Thrombozytenaggregationshemmer, Prazosin, Pentoxifyllin* und bei schweren akralen Durchblutungsstörungen *Prostaglandinanaloga* zur Anwendung:

- Prostavasin 60 µg in 3 h über 2 Wochen oder
- Carboprostacyclin (Iloprost) in einer Dosierung von 2,0 ng/kg/min über 6–8 h an 3–5 aufeinanderfolgenden Tagen können Fingerkuppennekrosen günstig beeinflussen.

Weitere Therapiemöglichkeiten. *ACE-Hemmer* sind bei einer pulmonalen Hypertonie dringend indiziert.

Tabelle 68.3. MCTD-Therapie in Abhängigkeit von Symptomen und Organmanifestationen

Medikament	Allgemeinsymptome	Arthritis/ Arthralgie	Myositis	Raynaud-Phänomen	Serositis	Fibrosierende Alveolitis	Pulmonale Hypertonie	Sklerodermieniere	Vaskulitis
NSAID	+	+	+		+				
Kortikosteroide									
– niedrige Dosis	+	+							
– hohe Dosis			+		+	+		Cave!	+
Chloroquin/ Hydroxychloroquin		+							
MTX			+						
Azathioprin		+	+			+			+
Cyclophosphamid						+			+
Kalziumantagonisten				+					
Prostaglandinanaloga				+			+	+	
ACE-Hemmer							+	+	

Diese kann, wird kasuistischen Mitteilungen gefolgt, auch durch Prostaglandinanaloga günstig beeinflußt werden. Bei Entwicklung einer Hypertonie mit der Gefahr des Entstehens einer „Sklerodermieniere" sind ACE-Hemmer ebenso unverzichtbar.

Motilitätsstörungen des Ösophagus werden durch *Metoclopramid* gebessert. Bei Ausbildung einer Refluxösophagitis ist eine Langzeittherapie mit *Protonenpumpenhemmern* angebracht. Nifedipin kann die Refluxösophagitis verschlechtern.

Ein begleitendes Sjögren-Syndrom wird, wie in Kap. 68.1. dargestellt, behandelt. Weitere seltene Organmanifestationen sind in Analogie zu jenen bei SLE oder systemischer Sklerose zu betrachten.

Physikalische Therapiemaßnahmen. Auch bei MCTD sind physikalische Therapiemaßnahmen sinnvoll. Ihre Auswahl richtet sich ebenso nach den krankheitsdominanten Symptomen.

Eine besondere Aufklärung der Patienten, insbesondere zum Schutz vor Kälte, zum Nikotinverbot oder über die Hautpflege, ist geboten.

68.3 Behçet-Krankheit (M 35.2)

B. Lang

68.3.1 Definition und Terminologie

Das Behçet-Syndrom, erstmals beschrieben 1937 von H. Behçet, einem türkischen Arzt, der längere Zeit auch in Berlin wissenschaftlich tätig war, ist gekennzeichnet durch eine aphthöse Stomatitis, aphthös-ulzeröse Genitalschleimhautveränderungen und eine Uveitis. Meistens wird das Behçet-Syndrom unter die Vaskulitiden eingereiht.

68.3.2 Epidemiologie und Klassifikation

In Japan und der Türkei erkranken Männer häufiger als Frauen. Hingegen sind in Mitteleuropa und den USA Frauen bevorzugt betroffen (70%). Der Erkrankungsgipfel liegt etwa im 3. Lebensjahrzehnt. Eine Gelenkbeteiligung wird in 40–80% beobachtet. Die Inzidenz und Prävalenz des Behçet-Syndroms ist in Japan, in der Türkei, im östlichen Mittelmeerraum und in Nordafrika am höchsten (bis 200/100 000 Einwohner). Hingegen wird es in Mitteleuropa und den USA nur selten diagnostiziert (Prävalenz 5–10/100 000 Einwohner).

Die internationalen Diagnosekriterien für das Behçet-Syndrom sind in nachfolgender Übersicht zusammengefaßt (International study group for Behçet's disease 1992).

Internationale Kriterien für die Klassifikation des Behçet-Syndroms

Hauptkriterium. Bei Abwesenheit anderer klinischer Ursachen müssen die Patienten aufweisen:

- rezidivierende orale Ulzerationen (aphthös und herpetiform), die in den vergangenen 12 Monaten mindestens 3mal aufgetreten sein müssen,

Nebenkriterien. 2 der 4 folgenden Symptome müssen außerdem vorhanden sein:

- rezidivierende genitale Ulzerationen (ca. 100%),
- ophthalmologische Läsionen: Uveitis anterior, Uveitis posterior, mittels Spaltlampe diagnostizierte Zellen im Vitreum oder Vaskulitis der Retina, die augenärztlich diagnostiziert wurde (80%),
- Hautläsionen: Erythema nodosum, Pseudofollikulitis, papulopustuläre Läsionen oder akneähnliche Knoten bei postadoleszenten Patienten, die nicht unter Kortikosteroiden stehen (80%),
- positiver Pathergie-Test (25–75%), d.h. Auftreten einer papulopustulösen Effloreszenz (Größe mindestens 2 mm) an der Einstichstelle eines einfachen Nadelstichs (schräg einstechen, 5 mm tief in die Haut) oder einer intrakutanen Injektion von Kochsalz, ablesen nach einer Latenzzeit von 24–48 h.

Eine Vielzahl weiterer Organmanifestationen weisen auf den systemischen Charakter dieser Erkrankung hin, deren Ursache bislang noch unbekannt ist.

68.3.3 Ätiologie und Pathogenese

Der histomorphologische Befund der meisten Organmanifestationen eines aktiven Behçet-Syndroms ist eine immunmediierte, vorwiegend die postkapillären Venolen betreffende Vaskulitis mit Infarzierung und lymphoplasmazelluären Infiltraten. Bei den meisten Patienten mit Vaskulitis werden antiendotheliale Antikörper nachgewiesen. Die Infiltrate bestehen zumeist aus T-Lymphozyten. Depositionen von IgM und C3 können in Hautgefäßen nachgewiesen werden. In einigen Bevölkerungsgruppen wird eine genetische Prädisposition und Assoziation mit HLA-B51 beschrieben, wobei in der japanischen Bevölkerung insbesondere eine Assoziation mit dem HLA-B51-Subtyp HLA-B5101 besteht. Bei Mittel- und Nordeuropäern ist eine HLA-Assoziation bislang nicht sicher belegt.

68.3.4 Histopathologie

An den Orten einer aktiven Erkrankung läßt sich eine immunologisch vermittelte okklusive Vaskulitis (Venen, Arterien) nachweisen. Die Infiltrate bestehen vorwiegend aus T-Lymphozyten mit Dominanz der $CD4^+$-Zellen. Es können aber auch neutrophile Infiltrate beobachtet werden. Bei den oralen Läsionen ist die Epidermis nekrotisch. In den Hautgefäßen können Ablagerungen von IgM und C3 gefunden werden.

68.3.5 Klinik

Das klinische Bild des Behçet-Syndroms ist vielgestaltig. Typischerweise gehen die oralen aphthösen Ulzerationen dem Augen- oder nervalen Befall um Jahre voraus. Viele Fälle eines inkompletten Behçet-Syndroms, besonders rezidivierende orale und genitale Ulzerationen bei jungen Frauen, können im Laufe der Zeit in das komplette Krankheitsbild übergehen. Die einzelnen Krankheitsmanifestationen treten meist episodisch auf. Aus Tabelle 68.4 sind die klinischen Befunde in der Häufigkeit ihres Auftretens zu entnehmen.

■ **Orale Ulzerationen.** Die oralen aphthösen Ulzerationen sind schmerzhaft, rund bis oval, mit einem Durchmesser von meist 2–10 mm mit einem weißen Zentrum und grobgerändertem Ulkus. Sie liegen entweder einzeln oder in kleinen Gruppen in der Schleimhaut der Wangen, der Zunge, der Mundhöhle, des Pharynx, des Hypopharynx oder des weichen Gaumens. Die meisten aphthösen Ulzerationen heilen innerhalb von 3 Wochen ohne Narbenbildung.

■ **Genitale Ulzerationen.** Die genitalen Ulzerationen ähneln den oralen Ulzerationen und finden sich an Penis, Skrotum, Vulva oder zervikovaginal. Selten einmal kann es zu einer Epididymitis, Prostatitis oder Zystitis kommen.

Tabelle 68.4. Klinische Befunde beim Behçet-Syndrom

Läsion	Häufigkeit [%]
Aphthöse Ulzerationen	97–100
Genitale Läsionen	80– 90
Hautläsionen	80
Augenläsionen	50
Arthritis	40– 50
Thrombophlebitis	25
Neurologische Beteiligung	1– 15
Gastrointestinale Beteiligung	0– 25

■ **Okuläre Manifestationen.** Am Auge finden sich neben der klassischen Hypopyoniritis in fortgeschrittenen Stadien eine anteriore Uveitis, insbesondere meist bilaterale Keratokonjunktivitiden, Keratitis, Uveitis, Chorioretinitis, Phlebitis retinalis, Vasculitis retinalis und Glaskörperblutungen. Die Augenmitbeteiligung ist meist bilateral und bei Männern häufiger zu finden als bei Frauen.

■ **Hautmanifestationen.** Als häufigste Hautmanifestation sind disseminierte, rezidivierende, vorwiegend den Stamm und die Extremitäten betreffende erythematöse Papeln und Pusteln, die nur einige Millimeter groß sind, zu finden. Das typische Erythema nodosum ist dagegen selten. Nodöse Läsionen mit pustulären Spitzen kommen selten einmal vor.

■ **Gefäßmanifestationen.** Venöse Verschlüsse sowohl der Vv. cavae als auch der Extremitätenvenen werden bei bis zu $^1/_3$ der Patienten beschrieben. Auch wenn rezidivierende Phlebitiden vorkommen, sind pulmonale Embolien erstaunlicherweise eher selten. Lebervenenverschluß mit Aszites und Leberversagen im Sinne eines Budd-Chiari-Syndroms können vorkommen. Arterielle Aneurysmen mit Neigung zur Ruptur betreffen typischerweise die paraaortalen Nebenäste, z.B. die Iliakalarterien, Pulmonalarterien oder hirnzuführenden Arterien. Myokardiale Infarkte sind selten und dann durch arterielle thrombotische oder vaskulitische Verschlüsse bedingt. Insbesondere in der Ileozökalregion können einzelne oder auch multiple, z.T. große Ulzerationen auftreten, wobei alle dafür typischen klinischen Komplikationen eintreten können bis hin zur Darmperforation.

■ **Manifestationen am Bewegungsapparat.** Eine morgendlich betonte Oligoarthritis der kleinen oder großen Gelenke wird bei etwa 40% der Patienten beschrieben. Dabei sind insbesondere Knie, Ellenbogen und Handgelenke betroffen. Auch Enthesiopathien und Mitbeteiligung der Sehnen sind beschrieben. Seltener werden Hüften, Zehengelenke, Kiefergelenke und Sternoklavikulargelenke befallen. Die Arthritis ist meist akut rezidivierend, häufig symmetrisch. Radiographisch nachweisbare Erosionen finden sich nur selten. Eine Mitbeteiligung des Achsenskeletts ist wesentlich seltener als früher angenommen. In seltenen Fällen wird auch eine Spondylitis oder eine Sakroiliitis beschrieben.

■ **Neurologische Manifestationen und Befunde.** Eine Vielzahl neurologischer Manifestationen können meist in späteren Krankheitsstadien auftreten:

- aseptische Meningitis,
- Meningoenzephalitis,

- diffuse lokale oder multilokuläre Störungen,
- organische Psychosyndrome,
- selten apoplektischer Insult.

Die Liquorzellzahl ist dann in aktiven Perioden meisten unter 100/mm, Liquoreiweiß ist leicht erhöht. Oligoklonale Banden (meist IgA und IgM) und erhöhte Immunglobulinkonzentrationen sprechen für eine lokale Produktion von Autoantikörpern und/oder eine gestörte Blut-Liquor-Schranke. Bei den bildgebenden Verfahren ist die Kernspintomographie der Computertomographie überlegen, insbesondere in den T2-gewichteten Bildern sieht man oft multiple Läsionen hoher Intensität im Hirnstamm, der weißen Substanz und im Thalamus. Zwar ist das Kleinhirn meistens ausgespart, es kommt aber durch Veränderungen in den Verbindungen zum Hirnstamm oft zu den klinischen Befunden eines kortikospinalen Syndroms mit zerebellärer Ataxie und pseudobulbärer Lähmung.

68.3.6 Verlauf und Prognose

Was die Arthritiden angeht, ist die Prognose des Behçet-Syndroms gut. Nur in großen Ausnahmefällen kommt es zu Destruktionen und Deformationen der Gelenke. Auch die Manifestationen an Haut und Schleimhäuten sind prognostisch günstig einzustufen. Hingegen sind die Uveitis anterior und posterior sowie die Retinitis mit einer schlechten Langzeitprognose mit Glaukom, Katarakt, Sehkraftminderung bis hin zur Erblindung verbunden. Erwartungsgemäß sind zentralnervöse Manifestationen prognostisch deutlich ungünstiger, insbesondere die Meningoenzephalitiden und Myelitiden. Der aneurysmatische Befall großer Gefäße schränkt die Prognose deutlich ein, wenn es zu Rupturen dieser Aneurysmen kommt. Man schätzt, daß innerhalb von 5 Jahren etwa 25% der Patienten erblinden, 25% in eine zumindest partielle Remission kommen und 50% der Patienten bei chronisch rezidivierenden Aphthen und Uveitis mäßg erkrankt bleiben.

68.3.7 Labor und bildgebende Verfahren

Es gibt keine spezifischen Laboruntersuchungen oder Laborbefunde beim Behçet-Syndrom. Es zeigen sich im wesentlichen unspezifische Entzündungszeichen wie:

- BSG-Beschleunigung,
- Leukozytose,
- Erhöhung der α_2- und γ-Globuline sowie
- eine Vermehrung von Akutphaseproteinen.

Eine diagnostische Hilfe kann insbesondere bei Patienten aus Japan oder dem Mittelmeerraum der Nachweis von HLA-B51 darstellen (in 60–80% der Fälle positiv). Auch der Pathergietest ist bei japanischen und türkischen Patienten wesentlich häufiger als bei Mittel- und Nordeuropäern pathologisch. Hierzu werden 0,1 ml einer physiologischen Kochsalzlösung intrakutan schräg in eine Tiefe von etwa 5 mm injiziert. Die Ablesung erfolgt nach 24–48 h.

68.3.8 Diagnose und Differentialdiagnose

Diagnose und Differentialdiagnose des Behçet-Syndroms sind in frühen und (noch) inkompletten Stadien oft schwierig. Etwa 50% der Patienten, die unter der Verdachtsdiagnose eines Behçet-Syndroms zum Rheumatologen überwiesen werden, haben eine andere Grundkrankheit. Als wichtigste Differentialdiagnosen gelten:

- benigne rezidivierende orale Aphthose,
- M. Crohn,
- Pemphigoid,
- Lichen planus,
- Hypereosinophiliesyndrome,
- myelodysplastische Syndrome,
- Aids.

Differentialdiagnostisch sind bei Gelenkmanifestationen des Behçet-Syndroms wegen der okulomukokutanen Manifestationen und des Gelenkbefallmusters v.a. das Reiter-Syndrom, die reaktiven Arthritiden und die seronegativen, HLA-B27 assoziierten Spondylarthropathien abzugrenzen. Als weitere Differentialdiagnosen kommen in Frage: systemischer Lupus erythematodes, andere Vaskulitiden, Stevens-Johnson-Syndrom.

68.3.9 Therapie und Rehabilitation

Die Behandlung des Behçet-Syndroms ist nach wie vor symptomatisch. !

Kortikosteroide können die Krankheitsaktivität zwar unterdrücken, jedoch nur selten komplett kontrollieren. Zum Einsatz kommen neben den Glukokortikoiden Colchicin oder Levamisol oder Azathioprin.

Bei schweren ZNS-Vaskulitiden werden zusätzlich zu hochdosierten Kortikosteroiden Chlorambucil mit einer Initialdosis von 0,1 mg/kg Körpergewicht pro Tag verabreicht.

Insbesondere für okuläre Manifestationen eignet sich Cyclosporin A in einer Dosis von 5 mg/kgKG pro Tag.

Mukokutane Krankheitserscheinungen können mit lokalen Glukokortikoiden, lokalen Adstringenzien und ggf. lokalen Anästhetika behandelt werden.

68.4 Polymyalgia rheumatica (M 35.3)

F. Buttgereit

Das Krankheitsbild der Polymyalgia rheumatica wurde erstmals in den 80er Jahren des 19. Jahrhunderts beschrieben, geriet dann aber in Vergessenheit. In den 50er Jahren wurde die Erkrankung wiederentdeckt und als Polymyalgia rheumatica bezeichnet. Bereits damals war die enge Beziehung zwischen Polymyalgia rheumatica und Arteriitis temporalis aufgefallen und als unterschiedliche Manifestation der gleichen Erkrankung, einer generalisierten Riesenzellarteriitis, interpretiert. Es gibt keinen pathognomonischen Einzelbefund. Die Erkrankung verläuft aber zumeist typisch. Die Betrachtung der Gesamtheit von klinischen und laborchemischen Befunden erlaubt daher in der Regel das Stellen der richtigen Diagnose. Dennoch wird die Polymyalgia rheumatica nicht immer erkannt oder manchmal zu häufig diagnostiziert.

68.4.1 Definition und Terminologie

Die *Polymyalgia rheumatica* ist eine entzündliche Systemerkrankung unklarer Ätiologie, die klinisch durch das Auftreten von charakteristischen Schmerzen im Schulter-/Beckengürtelbereich und laborchemisch durch eine hohe Entzündungsaktivität gekennzeichnet ist. Es handelt sich um eine typische Alterskrankheit, die auf einer (generalisierten) Riesenzellarteriitis beruht und therapeutisch prompt und dramatisch auf Glukokortikoide anspricht.

Unter einer *Arteriitis temporalis* im engeren Sinne (*Synonyme:* M. Horton; Arteriitis cranialis) wird die auf einer Riesenzellarteriitis beruhende Entzündung der A. temporalis verstanden. Sie tritt häufig zusammen mit der Polymyalgia rheumatica auf.

68.4.2 Epidemiologie

Die Polymyalgia rheumatica ist keine Rarität. Es werden etwa 10–50 Fälle pro Jahr auf 100 000 Einwohner beobachtet. Es ist überwiegend die weiße Bevölkerung betroffen, wobei ein Nord-Süd-Gefälle zu existieren scheint. So werden in den USA etwa 50, in Skandinavien etwa 30, in Mitteleuropa etwa 10 und in Spanien nur noch 6 Erkrankungen pro Jahr und 100 000 Menschen angegeben.

! Die Polymyalgia rheumatica ist eine ausgesprochene Alterserkrankung.

Das mittlere Erkrankungsmaximum wird im 7. Lebensjahrzehnt beobachtet, während das Auftreten bei Patienten unter 50 Jahren sehr selten ist. Zur Geschlechtspezifität gibt es unterschiedliche Angaben. In allen Statistiken wird jedoch das weibliche Geschlecht als bevorzugt (2- bis 5fach) angegeben.

68.4.3 Ätiologie und Pathogenese

Die Polymyalgia rheumatica ist eine Manifestation der Riesenzellarteriitis. Die auslösende Ursache für eine Riesenzellarteriitis ist derzeit noch unklar. Weyand u. Goronzy (1995) gehen jedoch davon aus, daß die Erkrankung durch Antigene getriggert wird. Andere Autoren vermuten, daß bestimmte $CD8^{+}$-Zellen von funktioneller Bedeutung bei der Pathogenese der Erkrankung sind. Möglicherweise prädisponieren altersbedingte Veränderungen in der Zusammensetzung des CD8-T-Zell-Rezeptor-Repertoires zu dieser Erkrankung (Martinez-Taboada et al. 1996). Wahrscheinlich ist die Ätiopathogenese der Erkrankung multifaktoriell. Nach derzeitigem Erkenntnisstand handelt es jedoch eher um eine Störung der zellulären als der humoralen Immunität.

68.4.4 Histopathologie

Die histopathologische Untersuchung ist der Goldstandard für den Beweis einer Arteriitis temporalis. Im Biopsat einer von der Entzündung betroffenen A. temporalis findet man intramural gelegene mononukleäre Zellinfiltrate oder eine granulomatöse Gefäßentzündung meist mit Riesenzellen. Dadurch kommt es zur Lumeneinengung des Gefäßes bis hin zur Okklusion (Abb. 68.6).

68.4.5 Klinik, Verlauf und Prognose

Das Charakteristikum der Erkrankung sind plötzlich einsetzende, sehr heftige, symmetrische Schmerzen und Steifigkeit in der Muskulatur des Schulter- und Beckengürtels. Sie strahlen vom Nacken über beide Schultern in die Oberarme bzw. vom lumbosakralen Übergang über die Hüfte in die Oberschenkel aus. Die Schmerzen sind besonders intensiv in der 2. Nacht-

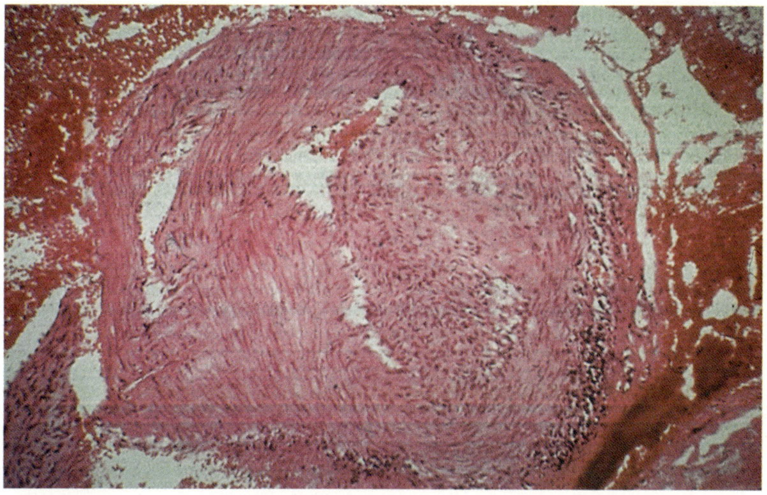

Abb. 68.6. Einengung des Gefäßlumens durch intramurale Zellinfiltrate

hälfte bzw. in den frühen Morgenstunden, so daß die Patienten davon geweckt werden bzw. dadurch nicht durchschlafen können. Im Laufe des Tages bessert sich die Symptomatik meist.

Den charakteristischen Muskelschmerzen gehen häufig unspezifische Symptome wie bei einem grippalen Infekt voraus, oft geht auch tatsächlich ein (respiratorischer) Infekt voran. Im weiteren Verlauf klagen die Patienten parallel zu den Schmerzen über ein allgemeines Krankheits- und Schwächegefühl. Sehr häufig werden subfebrile/febrile Temperaturen, Inappetenz und signifikante Gewichtsabnahme, Nachtschweiß und eine mehr oder weniger ausgeprägte depressive Verstimmung beobachtet. Bei etwa $^1/_3$ der Patienten wird klinisch eine Synovitis an einem peripheren Gelenk gesehen. Besonders häufig sind die Knie- und Handgelenke betroffen.

Sonographisch können Ergüsse aber auch in Hüft- und Schultergelenken nachgewiesen werden (Koski 1992). Nach Salvarani et al. (1996) sind auch Schwellungen im Bereich der distalen Extremitäten ein häufiges klinisches Symptom der Polymyalgia rheumatica.

Arteriitis temporalis

Etwa 20% der Patienten mit Polymyalgia rheumatica bieten klinische Hinweise für das gleichzeitige Bestehen einer Arteriitis temporalis. Sie berichten über quälende, stechende Kopfschmerzen, die temporal, seltener auch okzipital lokalisiert sind. Die Schmerzen können in Ruhe bestehen und/oder beim Kauen (sog. Masseterschmerz) ausgelöst bzw. verstärkt werden. Die Arterie ist beim ausgeprägten Krankheitsbild schmerzhaft verdickt (Abb. 68.7).

Etwa 15% der Patienten klagen über Sehstörungen. Manchmal wird die Diagnose durch den Augenarzt zuerst gestellt. Oft ist leider schon eine Sehverschlechterung eingetreten, obwohl die Beschwerden bereits vorher typische Hinweise geboten hätten. Prodrome einer drohenden Erblindung sind Augenflimmern, Amaurosis fugax sowie Farben- oder Fleckesehen.

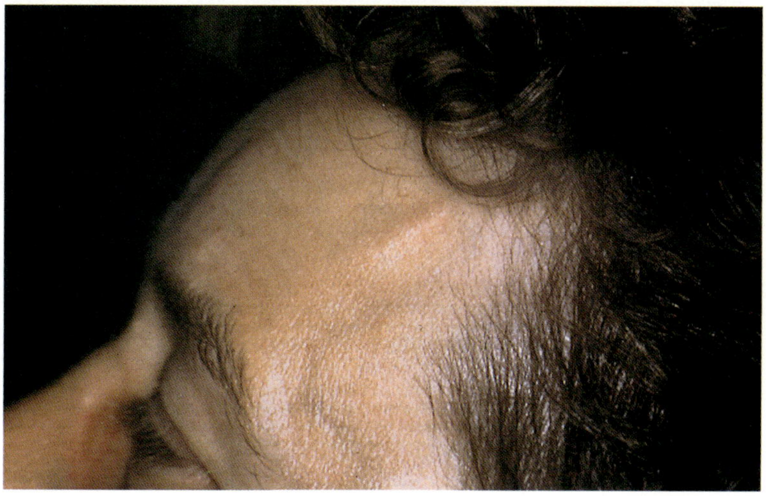

Abb. 68.7. Schmerzhaft verdickte Arterie

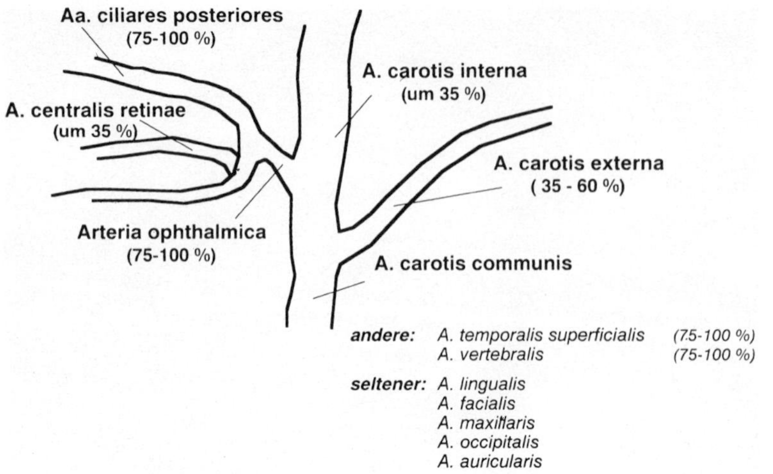

Abb. 68.8. Häufigkeit der Arteriitis im Kopf- und Halsbereich

Es muß noch einmal betont werden, daß es sich um eine Systemerkrankung handelt. Die A. temporalis ist zwar am häufigsten von der Riesenzellarteriitis betroffen, dennoch besteht bei der Polymyalgia rheumatica auch häufig eine Arteriitis in anderen Strombereichen. Dabei können andere Arterien der Kopf-/Halsregion (Abb. 68.8) ebenso wie arterielle Gefäße von z.B. Herz oder Hirn betroffen sein. Gefäßverschlüsse in den letztgenannten Organen führen zu entsprechenden Infarkten, wenn es zu einem Gefäßverschluß in einem nicht ausreichend durch Kollateralen versorgten Gebiet kommt.

68.4.6 Labor

Typisch für die Erkrankung ist der Nachweis stark erhöhter humoraler Entzündungsparameter (BSG, CRP, α_2-Fraktion in der Elektrophorese). Insbesondere eine stark beschleunigte BSG-Beschleunigung (>40 mm in der 1. Stunde) ist diagnostisch schwerwiegend, obwohl allerdings bei bis zu 20% der Fälle auch Normalwerte vorliegen können (Helfgott 1996). Nach Seyfarth et al. (1996) ist eine Thrombozytose so häufig, daß sie als ein zusätzliches laborchemisches Kriterium für Diagnostik und Verlaufsbeobachtung der Polymyalgia rheumatica dienen kann. Bei längerem Bestehen der Krankheit kann es zu einer sekundären Anämie kommen. Die Muskelfermente sind normal, spezifische Autoantikörper lassen sich nicht nachweisen.

68.4.7 Diagnose und Differentialdiagnose

Die Diagnose wird durch die Ergebnisse der klinischen, laborchemischen und apparativen Untersuchungen gestellt. Bei der klinischen Untersuchung der Patienten fällt ein deutlicher Druckschmerz und eine ausgeprägte Steifigkeit der betroffenen Muskelgruppen auf. Die Befunde sind morgens und vormittags stärker ausgeprägt als später am Tag. Die Schulter- und Hüftgelenke stellen sich klinisch unauffällig dar. Manchmal ist klinisch eine Synovitis eines peripheren Gelenkes nachweisbar. Bei einer ausgeprägten Arteriitis temporalis sind die Schläfenarterien evtl. pulslos und als verdickte, derbe, vermehrt geschlängelte und druckschmerzhafte Stränge zu tasten.

Die Polymyalgia rheumatica ohne Arteriitis temporalis wird in der Regel klinisch und laborchemisch diagnostiziert, da apparative Verfahren wie EMG, MRT, Sonographie und Muskelbiopsie ohne typische Befunde sind. Für den Nachweis der Arteriitis temporalis dagegen wird zunehmend die farbkodierte Dopplersonographie [Nachweis eines echoarmen Saums („Halo") um das perfundierte Lumen, von Stenosen oder Okklusionen] eingesetzt, der Goldstandard der Diagnostik ist jedoch die histologische Untersuchung eines Biopsats aus der A. temporalis mit dem Nachweis der Zellinfiltrate (s. Abb. 68.6). Bei einem Befund wie in Abb. 68.6 dargestellt, kann man sich leicht vorstellen, daß es zu einem Gefäßverschluß kommen kann. Bei Verschluß von kleineren Gefäßen des Augenhintergrunds (Abb. 68.9) treten Sehstörungen auf, wenn dieser Verschluß die A. centralis retinae betrifft, dann droht Erblindung. Der Pfeil in Abb. 68.9 markiert ein Gebiet des Augenhintergrunds ohne adäquate Durchblutung nach Gefäßverschluß.

Es wird immer wieder diskutiert, ob in jedem Fall eine Temporalisbiopsie durchgeführt werden muß. Das Argument dafür lautet, daß eine Riesenzellarteriitis nur histologisch gesichert werden kann. Dagegen spricht jedoch, daß nicht bei allen Patienten die Temporalarterien betroffen sind und die Arteriitis niemals diffus, sondern immer fokal und segmental auftritt. Eine negative Biopsie widerlegt demnach nicht die Diagnose. Daher wird heute in klassischen Fällen von einer Biop-

Abb. 68.9. Gebiet des Augenhintergrunds ohne adäquate Durchblutung nach Gefäßverschluß

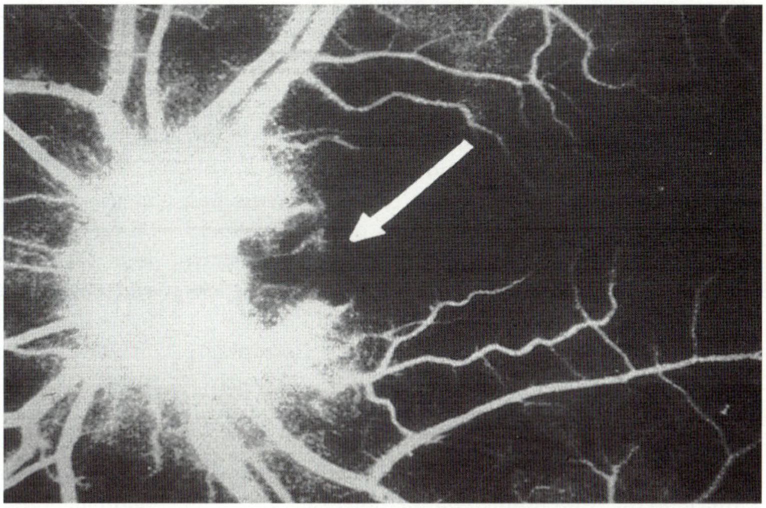

sie abgesehen. Die Biopsie ist jedoch unverzichtbar bei unklaren Fällen oder bei Erkrankungsfällen mit typischen klinischen Befunden, jedoch fehlenden humoralen Entzündungszeichen (Kaiser 1993).

Für die Polymyalgia rheumatica existieren keine international anerkannten diagnostischen Kriterien. In einer englischen Studie wurde jedoch eine Rangfolge von 7 Diagnosekriterien abgeleitet, die im Vergleich mit ähnlichen Krankheitsbildern die höchste Sensitivität und Spezifität aufweisen (s. nachfolgende Übersicht).

Diagnosekriterien der Polymyalgia rheumatica

1. Beidseitige Schulterschmerzen und/oder beidseitige Steifigkeit (alternativ auch Schmerzen in folgenden Regionen: Nacken, Oberarme, Gesäß, Oberschenkel)
2. Akuter Krankheitsbeginn (innerhalb von 2 Wochen)
3. Initiale BSG-Beschleunigung von über 40 mm in der 1. Stunde
4. Morgendliche Steifigkeit von mehr als einer Stunde
5. Alter über 65 Jahre
6. Depression und/oder Gewichtsverlust
7. Beidseitiger Oberarmdruckschmerz

Für die Arteriitis temporalis ermöglichen die Klassifikationskriterien des American College of Rheumatology (ACR) eine gute Abgrenzung von anderen Vaskulitiden (s. Kap. 64).

Die Differentialdiagnosen für die Arteriitis temporalis sind vielfältig und erfordern die interdisziplinäre Abklärung durch Ophthalmologen, Neurologen, HNO-Ärzte einschließlich spezifischer bildgebender Diagnostik. Bei der Polymyalgia rheumatica müssen Myalgien bei der Einnahme bestimmter Medikamente ausgeschlossen und die in Tabelle 68.5 dargestellten Differentialdiagnosen bedacht werden (Vaith 1996).

Tabelle 68.5. Wichtige Differentialdiagnosen der Polymyalgia rheumatica. (Nach Vaith 1996)

Erkankung	Unterscheidungskriterien
Alterspolyarthritis	Chronisch-symmetrische Synovialitiden; erosive Gelenkveränderungen; Rheumafaktornachweis
RS3PE-Syndrom	Remittierende, seronegative, symmetrische Synovialitis mit eindrückbaren Ödemen
Fibromyalgie	Fehlende systemische Entzündungszeichen; klinischer Nachweis typischer Druckpunkte an Sehnenansatzstellen
Para-/postinfektiöse Myalgien	Flüchtige Myalgien (Virusinfekte); Virustiter (z.B. Influenza, Röteln, Hepatitis); Bakterienserologie (z.B. Gruber-Widal, Lyme-Borreliose, Antistreptolysintiter, Chlamydien)
Bakterielle Endokarditis	Blutkulturen, Echokardiogramm
Paraneoplastische Syndrome	Tumornachweis, evtl. Glukokortikoidversuch
Polymyositis	Muskelschwäche stärker als Myalgien ausgeprägt; Muskelenzyme (CK, ASAT) erhöht; EMG pathologisch; Muskelbiopsie diagnoseabweichend
Kollagenosen (SLE)	Autoantikörper (ANA) positiv; Komplementverminderung; Multiorganbefall (Haut, Nieren, Lunge, ZNS)
Systemische Vaskulitiden	Autoantikörper (z.B. ANCA) positiv; Kryoglobuline, Multiorganbefall; Histologie
Plasmozytom	Immunelektrophorese; Bence-Jones-Proteine, Beckenkammbiopsie, röntgenologische Skelettveränderungen
Schilddrüsenerkrankungen	T3, T4, TSH, Schilddrüsenautoantikörper

68.4.8
Therapie

Die Polymyalgia rheumatica wird mit Glukokortikoiden behandelt, was nicht nur Komplikationen (Erblindung, Infarkt) verhindert, sondern sehr rasch (innerhalb von wenigen Tagen) zu einer dramatischen Beschwerdelinderung und zu einem deutlichen Rückgang der Entzündungsparameter führt. Dieser Effekt ist so charakteristisch, daß bei Nichteintritt an der Richtigkeit der Diagnose gezweifelt werden muß.

Nur in seltenen Fällen, bei denen die Erkrankung nicht monotherapeutisch zu beherrschen ist, müssen adjuvant z.B. Cyclophosphamid oder Methotrexat angewandt werden.

Es wird in jüngster Zeit allerdings auch darüber diskutiert, ob die Anwendung von Methotrexat Glukokortikoide spart und dadurch das Risiko des Auftretens osteoporotischer Frakuren mindert (Ferraccioloi et al. 1996).

Bei der Behandlung der Polymyalgia rheumatica mit Glukokortikoiden müssen die nachfolgend in der Übersicht dargestellten Richtlinien zu Initialdosierung, Reduktion und Dauer der Behandlung beachtet werden (Kaiser 1993; Nüsslein 1997).

Richtlinien zur Behandlung der Polymyalgia rheumatica mit Glukokortikoiden

- 1. Wie hoch soll man initial dosieren?
  - Polymyalgia rheumatica ohne Nachweis einer Arteriitis temporalis:
    10–20 (–40) mg/Tag Prednisolonäquivalent,
  - gesicherte Arteriitis temporalis:
    1 mg/kg/Tag Prednisolonäquivalent,
  - drohende Erblindung bei Beteiligung der Augenarterien:
    250–500 (–1000 mg) Prednisolonäquivalent i.v.
- 2. Wie soll man reduzieren?
  - Abbau der Initialdosen erst beginnen, wenn eine klinische und laborchemische Besserung eingetreten ist,
  - 20 mg/Tag (mit Arteriitis) bzw. 10 mg/Tag (ohne Arteriitis) in den ersten 2–3 Monaten nicht unterschreiten,
  - nach 3–6 Monaten Reduktion auf eine Erhaltungsdosis (1,5–5–7,5 mg/Tag) sehr langsam nach Klinik und Labor – z.B. alle paar Wochen um 1 mg.
- 3. Wie lange soll man behandeln?
  - Es muß sich um eine sehr langfristige Therapie handeln, da die Glukokortikoide zwar symptomatisch sehr gut und effizient wirken, die Erkrankung aber nicht heilen können. Vielmehr kommt die Erkrankung meist erst nach 1–2 (–10) Jahren spontan zum Stillstand. Aus diesem Grund darf die Therapie erst dann beendet werden, wenn die Ausheilung wahrscheinlich ist – niemals jedoch unter 1 Jahr. Voraussetzungen für einen Absetzversuch sind eine völlige klinische Beschwerdefreiheit seit 3 Monaten und das Fehlen einer humoralen Entzündungsaktivität.

68.5
Eosinophile Fasziitis und Eosinophilie-Myalgie-Syndrom (M 35.4)

H. NÜSSLEIN

Die eosinophile Fasziitis ist eine durch deutliche Verdickung und Entzündung der Faszien sowie eine periphere Bluteosinophilie charakterisierte Sklerodermie-ähnliche Erkrankung. Der synonym gebrauchte Begriff „Shulman-Syndrom" geht auf die Erstbeschreibung der Erkrankung durch Shulman zurück (1975).

Das Eosinophilie-Myalgie-Syndrom ist durch das Auftreten einer Fasziitis mit Sklerodermie-ähnlichen Veränderungen sowie zusätzlichen Myalgien, Neuropathien, Müdigkeit und weiteren Zeichen der Multisystemerkrankung sowie ebenfalls eine periphere Bluteosinophilie gekennzeichnet. Das Eosinophilie-Myalgie-Syndrom wurde wahrscheinlich durch die Einnahme von L-Tryptophan-haltigen Produkten verursacht und zeigt viele Parallelen zu dem 1981 endemisch in Spanien aufgetretenen Toxic-oil-Syndrom (Hertzman 1990).

68.5.1
Epidemiologie und Klassifikation

Die eosinophile Fasziitis ist eine seltene Erkrankung, genaue Zahlen über die Inzidenz liegen nicht vor. Männer und Frauen erkranken gleich häufig, das mittlere Manifestationsalter liegt bei ca. 45 Jahren. Die eosinophile Fasziitis kann auch im Kindesalter bei deutlicher Bevorzugung der Mädchen auftreten.

Das Eosinophilie-Myalgie-Syndrom trat epidemisch in den USA 1989 bei mehr als 1500 Patienten auf. Fälle wurden aber auch aus anderen Industrienationen einschließlich Deutschland berichtet. 98% der Patienten gaben an, L-Tryptophan eingenommen zu haben. Das 1981 in Spanien aufgetretene Toxic-oil-Syndrom betraf 20 000 Erkrankte und führte zu 350 Todesfällen.

68.5.2
Ätiologie und Pathogenese

Bei der eosinophilen Fasziitis legen das Vorhandensein von Plasmazellen, Hypergammaglobulinämie, Eosinophilie, die Assoziation mit Autoimmunerkrankungen wie Thyreoiditis und Sjögren-Syndrom sowie Komplement- und Immunglobulinablagerungen im Gewebe eine immunologisch vermittelte Erkrankung nahe.

Während die Ursache der eosinophilen Fasziitis unklar ist, gilt der ätiopathogenetische Zusammenhang des Eosinophilie-Myalgie-Syndroms mit der Einnahme von L-Tryptophan, enthalten in Aminosäurenpräparationen zur Supplementierung der Nahrung, als gesichert. Als mutmaßliches auslösendes Agens wurde dabei ein durch Indolstickstoff gebundenes Tryptophandimer, das sog. 1,1-Ethyliden-bis-L-tryptophan (EBT), identifiziert. Die genauen pathophysiologischen Abläufe sind nicht bekannt, allerdings bestand in den meisten Fällen auch nach Absetzen des Tryptophans die Erkrankung weiter, weshalb spekuliert wird, daß es sich schließlich um einen durch das Agens ausgelösten Autoimmunprozeß handelt.

In-vitro-Studien zeigen, daß EBT zur Proliferation von Fibroblasten und gesteigerter Kollagensynthese führt. Das Toxic-oil-Syndrom in Spanien wurde durch Speiseöl, das denaturiertes Rapsöl enthielt, verursacht. Eine genaue Identifizierung der auslösenden Substanz gelang nicht, es wird jedoch für möglich gehalten, daß sowohl das Eosinophilie-Myalgie-Syndrom als auch das Toxic-oil-Syndrom durch chemisch verwandte Verbindungen induziert wurden (Medsger 1990).

68.5.3 Histopathologie

Die zur histopathologischen Untersuchung entnommene Hautbiopsie muß sämtliche Hautschichten bis hin zur Muskulatur enthalten. Bei der eosinophilen Fasziitis kommt es zunächst zum Ödem der tiefen Faszien und der Subkutis, die mit Lymphozyten, Plasmazellen, Histiozyten, Eosinophilen und Mastzellen infiltriert sind. Spätere Stadien sind dann v.a. durch die Verdickung und Fibrose der Hautstrukturen gekennzeichnet.

Beim Eosinophilie-Myalgie-Syndrom finden sich ebenfalls Sklerodermie-ähnliche Veränderungen mit Verdünnung der Epidermis und Kollageneinbau in der Dermis. Die Histopathologie der anderen Organmanifestationen hat eine Mikroangiopathie mit Schwellung des Gefäßendothels sowie Verschlüssen kleiner, v.a. venöser Blutgefäße gemeinsam. Gefäßwandinfiltrate bestehen aus Makrophagen, Lymphozyten und, unterschiedlich ausgeprägt, einer Eosinophilie.

Die beim Toxic-oil-Syndrom beobachteten histopathologischen Veränderungen wiesen weitgehende Vergleichbarkeit mit denen bei Eosinophilie-Myalgie-Syndrom auf.

68.5.4 Klinik

■ **Eosinophile Fasziitis.** Die frühen Veränderungen bei der eosinophilen Fasziitis sind durch eine Schwellung, Erythem und Steifigkeit, v.a. im Bereich der Extremitäten, gekennzeichnet, die dann zu einer zunehmenden Induration der Haut und des Subkutangewebes führen. Bei vielen Patienten findet sich eine ausgeprägte Rinnenbildung im Bereich oberflächlicher Venen (sog. „Groove-Zeichen"), das durch Heben des Armes noch verstärkt wird.

Die Haut ist häufig glänzend, gerötet und hat ein orangenhautähnliches Aussehen. Bis zu 3/4 der Patienten entwickeln Gelenkkontrakturen, ca. jeder 5. Patient bekommt ein Karpaltunnelsyndrom. 40% können eine Arthritis entwickeln, die in der Hälfte der Fälle symmetrisch die kleinen Gelenke betrifft. Die eosinophile Fasziitis ist charakterisiert durch ein Fehlen viszeraler Organmanifestationen, obwohl einige wenige Fälle mit Herz- oder Lungenbeteiligung berichtet wurden (Moore 1980).

■ **Eosinophilie-Myalgie-Syndrom.** Die Klinik des Eosinophilie-Myalgie-Syndroms kann in 2 Stadien unterteilt werden:

- Zum einen kommt es zum plötzlichen Auftreten von Myalgie einhergehend mit erhöhten peripheren Eosinophilenzahlen,
- zum anderen findet man Rötungen, Fieber, periphere und periorbitale Ödeme, Gewichtsveränderungen, Atemnot mit unproduktivem Husten und Arthralgien.

Innerhalb eines Zeitraumes von Wochen bis wenigen Monaten verschwinden mit Ausnahme der Myalgien diese Symptome. Die Patienten können dann eine *Neuropathie* mit Hyperästhesie, Parästhesie oder Parese einzelner Nerven, aber auch eine *Polyneuropathie* entwickeln. Eine Beteiligung des zentralen Nervensystems ist nur in wenigen Fällen belegt. Die Gelenkmanifestationen sind v.a. in Form von Arthralgien großer Gelenke zu finden, jedoch können auch hier Kontrakturen und ein Karpaltunnelsyndrom auftreten. Eine kardiopulmonale Beteiligung kann durch fleckige pulmonale Infiltrate, Pleuraergüsse, Perikardergüsse und bis zum plötzlichen Herztod reichende Arrhythmien gekennzeichnet sein. Eine Hepatomegalie wurde bei ca. 5% der Patienten beobachtet (Varga 1997).

■ **Toxic-oil-Syndrom.** Beim Toxic-oil-Syndrom waren die Anfangssymptome ähnlich, jedoch deutlich stärker ausgeprägt. Im weiteren Verlauf stand bei dieser Epidemie eine massive, in vielen Fällen lebensbedrohliche Lungenerkrankung im Vordergrund.

68.5.5 Verlauf und Prognose

■ **Eosinophile Fasziitis.** Die eosinophile Fasziitis beginnt meist plötzlich. Viele Patienten erfahren eine Besserung spontan oder unter Glukokortikoidtherapie innerhalb von 2–5 Jahren. Manche Verläufe sind durch Rezidive und Remissionen gekennzeichnet. Bei einigen Patienten schreitet die Erkrankung langsam fort. Insgesamt sind somit die Prognose und der natürliche Verlauf schwer einschätzbar.

■ **Eosinophilie-Myalgie-Syndrom.** Beim Eosinophilie-Myalgie-Syndrom scheint die Prognose für die meisten Patienten, die bisher keine schwerwiegende Erkrankung entwickelt haben, günstig zu sein. Meist leiden sie nur unter Schmerzen und Muskelspasmen. Patienten, bei denen allerdings bereits eine extensive Fasziitis, neurologische Manifestationen oder innere Organbeteiligungen vorliegen, haben eine schlechtere Prognose. Es sind mindestens 30 Todesfälle durch das Eosinophilie-Myalgie-Syndrom bekannt geworden (Crofford 1994).

68.5.6 Laborparameter

■ **Eosinophile Fasziitis.** Für die eosinophile Fasziitis ist die Bluteosinophilie mit über 1000 Eosinophilen pro mm^3 kennzeichnend. Eine Hypergammaglobulinämie wird bei $^2/_3$ der Patienten beobachtet, ebenso eine leicht erhöhte Blutsenkung. Es existieren keine weiteren spezifischen Laborparameter.

■ **Eosinophilie-Myalgie-Syndrom.** Beim Eosinophilie-Myalgie-Syndrom sind die Eosinophilenzahlen mit 1000–15 000 Zellen pro mm^3 früh erhöht. Bei $^1/_5$ der Patienten wird ein erhöhtes IgE gemessen. Ein Anstieg der Aldolase wird bei ca. 50% der Patienten, der Kreatininkinase bei ca. 10% der Patienten beobachtet. Etwa $^1/_3$ der Patienten entwickelt antinukleäre Antikörper in niedrigen Titern (Swygert 1990).

68.5.7 Diagnose und Differentialdiagnose

Die Diagnose einer eosinophilen Fasziitis bzw. eines Eosinophilie-Myalgie-Syndroms läßt sich aufgrund der in der folgenden Übersicht genannten Kriterien stellen.

Diagnostische Kriterien für eosinophile Fasziitis und Eosinophilie-Myalgie-Syndrom (nach Crofford 1994)

- *Eosinophile Fasziitis*
  - Verdickte Haut und pflasterstein- oder orangenhautartige Oberfläche
  - Beugekontrakturen
  - Steifigkeit über den Gelenken
  - periphere Bluteosinophilie
  - Hypergammaglobulinämie
  - erhöhte Blutsenkung
  - keine systemische Manifestation (Ausnahme hämatologische Erkrankungen)
  - Ansprechen auf Glukokortikoide
- *Eosinophilie-Myalgie-Syndrom*
  - Einnahme von L-Tryptophan in der Vorgeschichte
  - Ausgeprägte Myalgie
  - Fasziitis mit Gelenkkontrakturen
  - Sklerodermie-ähnliche Hautveränderungen
  - Myopathie
  - Neuropathie
  - Allgemeinsymptome wie Hautrötung, Arthralgien und pulmonale Beschwerden
  - periphere Bluteosinophilie
  - fehlendes Ansprechen auf Pharmakotherapie

Differentialdiagnose

Zu den Differentialdiagnosen gehören:

- Sklerodermie,
- Morphea,
- Polymyositis,
- Dermatomyositis und
- Lupusassoziierte Pannikulitis.

Patienten mit eosinophiler Fasziitis weisen kein Raynaud-Phänomen, normale Nagelbettkapillaren, keine Teleangiektasien, keine Beteiligung innerer Organe und keine spezifischen Autoantikörper auf. Die zirkumskripte Sklerodermie ist nicht mit einer Eosinophilie assoziiert.

Wegen der systemischen Manifestationen ist das Eosinophilie-Myalgie-Syndrom differentialdiagnostisch schwerer abzugrenzen. Hierzu gehören z.B. Parasitosen, das idiopathische Hypeosinophiliesyndrom und die Churg-Strauss-Vaskulitis.

68.5.8 Therapie

■ **Eosinophile Fasziitis.** Die eosinophile Fasziitis spricht relativ gut auf Kortikosteroide an, wobei es nur bei einem Teil gelingt, eine komplette Remission zu erzielen. Empfohlen wird v.a. eine frühzeitige Therapie in einem Bereich von 40–60 mg *Prednison* pro Tag. Eine kleine Patientenzahl wurde auch erfolgreich mit *Hydroxychloroquin* therapiert. Über die Verwendung von D-Penicillamin, Colchicin und Azathioprin liegen bisher nur Fallbeschreibungen vor.

■ **Eosinophilie-Myalgie-Syndrom.** Weniger günstig ist das Ansprechen des Eosinophilie-Myalgie-Syndroms. Hier vermögen Glukokortikoide bei einigen Patienten zwar eine Reduktion der meisten Symptome der Eosinophilie zu bewirken, scheinen aber keinen generell günstigen Einfluß auf den Verlauf der Erkrankung zu nehmen. Auch bei diesem Krankheitsbild wurde eine

Reihe von Medikamenten wie Methotrexat, Cyclosporin, Cyclophosphamid eingesetzt oder Plasmaseparationen durchgeführt, ohne eindeutige Aussagen über deren Wirkung zuzulassen (Crofford 1994; Freundlich 1993).

68.6 Multifokale Fibrosklerose (M 35.5)

M. Meurer

Zu der multifokalen Fibrosklerose gehören die retroperitoneale Fibrose, die sklerosierende Cholangitis, die fibröse Mediastinitis, die Riedel-Struma, der Pseudotumor der Orbita und andere reaktive Polyfibromatosen in verschiedenen Körperregionen.

68.6.1 Epidemiologie

Die Erkrankung ist sehr selten. Über 60% der Fälle treten idiopathisch auf, etwa 30% entwickeln sich nach entzündlichen Prozessen im Bereich der Gefäße oder des Gastrointestinaltrakts oder sind mit malignen Tumoren assoziiert. Bei etwa 10% besteht ein möglicher Zusammenhang mit der Einnahme von Methysergit (Utz 1965), von anderen vasoaktiven Substanzen und β-Blockern oder mit einer Strahlentherapie. Ein Erkrankungsbeginn vor dem 40. Lebensjahr ist selten. Männer sind etwa doppelt so häufig wie Frauen betroffen. Ein familiäres Vorkommen ist in wenigen Fällen beschrieben (Comings 1967).

68.6.2 Ätiologie und Pathogenese

Die Ätiologie der idiopathischen multifokalen Fibrosklerose ist unbekannt. In vielen Fällen kann ein entzündliches Frühstadium von einem fibrotischen Spätstadium unterschieden werden. Die entzündlichen Veränderungen im Frühstadium betreffen v.a. venöse und arterielle Gefäße im Bindegewebe. Obwohl bei der multifokalen Fibrosklerose mit Ausnahme der pANCA bei der sklerosierenden Cholangitis keine Autoimmunphänomene nachweisbar sind, ist selten über Assoziationen mit Autoimmunkrankheiten wie der systemischen Sklerodermie und dem systemischen Lupus erythematodes berichtet worden.

68.6.3 Histopathologie

Die histopathologischen Veränderungen sind in den unterschiedlichen Lokalisationen der Erkrankung identisch.

▪ **Frühstadium.** Im Frühstadium lassen sich Zeichen einer Vaskulitis mit Infiltraten aus lymphozytären Mastzellen, vereinzelt Plasmazellen und neutrophilen Granulozyten in der Media und Adventitia der Gefäßwände und perivaskulär nachweisen.

▪ **Spätstadium.** Im Spätstadium sind die vaskulitischen Veränderungen diskreter. Es überwiegt eine deutliche Fibrose mit bandartig verbreiterten, anastomosierten Kollagenfaserbündeln und Hyalinisierung (Enzinger 1995).

68.6.4 Klinik

Zu den charakteristischen Manifestationen der multifokalen Fibrosklerose gehört die retroperitonale Fibrose, die sklerosierende Cholangitis, die fibröse Mediastinitis und die invasive fibröse Thyreoiditis („eisenharte" Riedel-Struma). Die folgende Übersicht faßt die Manifestationen noch einmal zusammen.

Klinische Manifestationen der multifokalen Fibrosklerose

- Retroperitoneale Fibrose
- Sklerosierende Cholangitits
- Fibröse Mediastinitis
- Apostrophische Thyreoiditis
- Pseudotumor der Orbita

▪ **Allgemeinsymptome.** Zu Krankheitsbeginn sind allgemeine Schwäche, Gewichtsverlust, Fieber, periphere Ödeme, bei retroperitonealer Fibrose auch diffuse Rücken- oder Bauchschmerzen möglich.

▪ **Retroperitoneale Fibrose.** Die retroperitoneale Fibrose entwickelt sich meist in Höhe des 4. und 5. Lendenwirbelkörpers. Eine häufige Komplikation ist die ein- oder doppelseitige Kompression der Ureteren, die zu einer Dilatation der oberen Harnleiterabschnitte, zu Hydronephrose und Pyelonephritis führen kann (Ormond 1948). Seltener ist die Kompression von Aorta, V. cava inferior und des Duodenums (Abb. 68.10).

▪ **Sklerosierende Cholangitis.** Die sklerosierende Cholangitis betrifft diffus alle Gallenwege oder ist auf den Ductus hepaticus begrenzt. Es besteht eine Assoziation

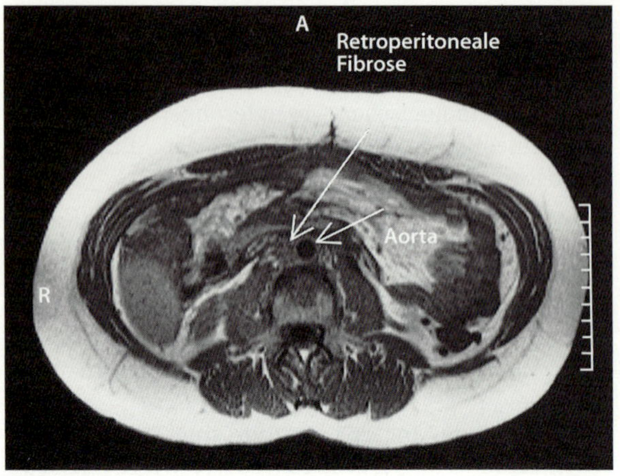

Abb. 68.10. Darstellung einer multifokalen Fibrosklerose im Bereich der Aorta

zu chronisch-entzündlichen Darmerkrankungen, insbesondere zur Colitis ulcerosa. Patienten mit sklerosierender Cholangitis können Ikterus und ein klinisches Bild wie bei Karzinomen des Pankreas und der Gallenblase entwickeln (Kittredge 1974). Im Finalstadium kommt es zu einer dekompensierten Leberzirrhose. Ein cholangiozelluläres Karzinom entsteht bei 10% der Patienten.

■ **Fibröse Mediastinitis.** Die fibröse Mediastinitis führt häufig zu einer oberen Einflußstauung durch Kompression der V. cava superior; charakteristisch sind dann morgendliche Gesichtsschwellungen und Ödeme der Arme.

CAVE

Eine gefürchtete Komplikation mit möglichem letalem Ausgang stellt bei fibröser Mediastinitis die Pulmonalvenenkompression dar.

■ **Riedel-Struma.** Die invasive fibröse Thyreoiditis kann klinisch durch Halsdruck, Dyspnoe, Rekurrenzparese und Hypothyreose gekennzeichnet sein. Im Frühstadium besteht eine entzündliche Infiltration der Schilddrüse mit Lymphozyten, Plasmazellen und Fibroblasten; im Spätstadium entwickelt sich ein chronisch-entzündlicher Prozeß mit Ersatz der betroffenen Schilddrüsenanteile durch hyalines Bindegewebe, welches die Schilddrüsenkapsel durchsetzen und ein ausgeprägtes invasives Wachstum in die Umgebung zeigen kann.

Seltene Assoziationen

Selten beschrieben sind Assoziationen der multifokalen Fibrosklerose mit weiteren fibrotischen Prozessen wie:

- Palmoplantarfibromatose,
- Induratio penis plastica,
- testikulärer Fibrose,
- Fibrose von Tränen- und Speicheldrüsen sowie
- intrakranieller Pachydermitis.

Auch kommen Assoziationen mit Vaskulitiden vor:

- Takayasu-Arteriitis,
- Panarteriitis nodosa,
- Riesenzellarteriitis sowie
- okklusive Phlebitis.

Als Hautmanifestationen können auch Keloide, Unterschenkelulzerationen, Livedovaskulitis und pseudosklerodermieartige fibrotische Plaques der Bauchhaut beobachtet werden (Fischer 1986).

68.6.5 Verlauf und Prognose

Die verschiedenen Manifestationen der multifokalen Fibrosklerose können gleichzeitig oder in zeitlicher Abfolge, multifokal oder, infolge invasiven Wachstums und Progression der Fibrose, in einem zusammenhängenden Kompartiment auftreten. Die Wachstumsprogredienz der Erkrankung ist außerordentlich variabel; es sind sowohl spontane Regressionen wie auch chronisch-fortschreitende Verlaufsformen möglich. Die Prognose hängt von der Lokalisation der Fibrosen und der dadurch möglichen Komplikationen ab. Die Riedel-Struma ist in der Regel gutartig, kann aber zur fibrösen Mediastinitis und zur interstitiellen Lungenfibrose führen; die Pulmonalvenenkompression als sehr seltene Komplikation der fibrösen Mediastinitis und eine assoziierte Takayasu-Arteriitis können letal verlaufen. !

Die häufigste Komplikation der retroperitonealen Fibromatose ist die Ureterkompression, die zu Nierenversagen führen kann.

68.6.6 Diagnose, Labor und bildgebende Verfahren

Spezifische Laborveränderungen finden sich bei der multifokalen Fibrosklerose nicht. Die Blutsenkungsgeschwindigkeit ist im Frühstadium meist erhöht. Die Diagnose wird durch den Nachweis einer diffusen Fibrosierung oder fibrotischer Massen in 2 oder mehreren Kompartimenten durch Ultraschallsonographie, Computertomographie oder Kernspintomographie gestellt (Hricak 1983). Die histologische Untersuchung der Fibromatose ist zum Ausschluß von malignen Prozessen und von aggressiven Fibromatosen wichtig. Autoantikörper (pANCA) lassen sich bei 82% der Patienten mit sklerosierender Cholangitis nachweisen.

68.6.7 Differentialdiagnose

Die Differentialdiagnose umfaßt v.a. maligne raumfordernde Prozesse in den betroffenen Arealen (Orbita, Schilddrüse, Gallengänge, Mediastinum, Retroperitoneum) und die Abgrenzung von verschiedenen Formen des Desmoids:

- Die *extraabdominale Fibromatose* geht meist von der Muskulatur und Faszien des Schulter- und Thoraxbereiches aus; histopathologisch zeigen sich spindelzellige Zellverbände mit reichlich Kollagen ohne Zeichen einer Vaskulitis.
- Die *abdominale Fibromatose* entwickelt sich in der Regel aus der Muskulatur der Bauchwand und betrifft überwiegend Frauen im gebärfähigen Alter in der oder nach einer Schwangerschaft.
- Die *Mesenterialfibromatose* ist häufig mit einer autosomal-dominant vererbten kolorektalen Polypose, mit epidermalen Zysten und Osteomen (Gardner-Syndrom) assoziiert.

68.6.8 Therapie

Im vaskulitischen Frühstadium der multifokalen Fibromatose ist eine hochdosierte und langdauerende Therapie mit Glukokortikosteroiden allein oder in Kombination mit Immunsuppressiva indiziert. In der Regel wird die Diagnose erst im fibrösen Spätstadium gestellt, in dem eine ausschließlich medikamentöse Therapie nicht mehr sinnvoll ist. Durch operative Behandlung mit Exzision der bindegewebigen Tumoren kann in einigen Fällen ein invasives Wachstum verhindert und, z.B. durch Ureterolyse bei retroperitonealer Fibrose, die Kompression lebenswichtiger Strukturen vermieden werden.

■ **Sklerosierende Cholangitis.** Bei der sklerosierenden Cholangitis wurden mit Glukokortikoiden, Azathioprin, D-Penicillamin, Methotrexat und Cyclosporin teilweise Verbesserungen der klinischen Symptomatik und der Laborparameter beobachtet, ohne daß der Langzeitverlauf entscheidend beeinflußt werden konnte. Ursodesoxycholsäure (10–15 mg/kg/Tag) scheint effektiv zu sein, obwohl Langzeitergebnisse noch nicht vorliegen. Die symptomatische Therapie ist insbesondere auf die Reduktion des Pruritus ausgerichtet.

68.7 Rezidivierende Pannikulitis (M 35.6)

M. Meurer

Unter einer rezidivierenden Pannikulitis versteht man eine chronisch-entzündliche, meist fieberhafte herdförmige Entzündung des subkutanen Fettgewebes mit schubweisem Verlauf, charakterisiert durch multiple subkutane Knoten, die muldenförmige atrophische Hauteinziehungen beim Abheilen hinterlassen.

Die Erkrankung wird auch als Panniculitis nodularis non suppurativa febrilis et recidivans oder als Pfeifer-Weber-Christian-Syndrom bezeichnet.

68.7.1 Epidemiologie und Klassifikation

Die Erkrankung ist sehr selten und betrifft meist adipöse Frauen im mittleren Lebensalter, selten auch Kleinkinder und Säuglinge. Die Erkrankung kommt als subkutane rezidivierende Pannikulitis und in einer systemischen Form vor, bei der außer der Subkutis auch das viszerale Fett befallen ist.

68.7.2 Ätiologie und Pathogenese

Die Ätiologie ist unbekannt und wahrscheinlich multifaktoriell; verschiedene auslösende Faktoren sind beschrieben, dazu gehören:

- Infektionen (Lues, Sporotrichose, Tuberkulose, Toxoplasmose, bakterielle Fokalinfekte),
- Medikamente (Halogene, Steroide) und
- mechanische Traumen (Khan 1996).

Es können pathogenetisch 3 Stadien unterschieden werden:

- Frühstadium mit Vaskulitis und sekundärer Fettnekrose,
- granulomatöses Stadium und
- fibrotisches Spätstadium.

Der Vaskulitis im Frühstadium liegt wahrscheinlich eine Epithelschädigung unterschiedlicher Genese zugrunde, für die Autoimmunprozesse, die Einwirkung von tumorassoziierten, viralen oder bakteriellen Antigenen oder chemische Noxen diskutiert werden (Nürnberger 1979).

68.7.3 Histopathologie

Akut entzündliches Frühstadium. Im akut entzündlichen Frühstadium ist eine lobuläre Pannikulitis mit Infiltration von polymorphkernigen neutrophilen Granulozyten, weniger von Lymphozyten und Histiozyten ohne Abzeßbildung zu erkennen. Durch die Einwirkung der neutrophilen Granulozyten kommt es zur umschriebenen lobuläen Fettgewebenekrose.

Granulomatöses Stadium. Im granulomatösen Stadium besteht das Infiltrat v.a. aus Histiozyten, weniger Lymphozyten und Plasmazellen. Durch Phagozytose von Fettbestandteilen aus den zerstörten Lipozyten wandeln sich die Histiozyten in mehrkernige Schaumzellen um, die schließlich das gesamte Fettgewebe verdrängen können (lipophages Granulom). Vereinzelt finden sich Fremdkörperriesenzellen.

Fibrotisches Stadium. Im fibrotischen Stadium wird das lipophagische Granulom durch fibrotisches Narbengewebe verdrängt. Die lobuläre Fibrose führt auch zu einer septalen Fibrosierung, in der noch vaskulitische Veränderungen erkennbar sein können (Lever 1949).

68.7.4 Klinik

Der Beginn der Erkrankung ist oft akut mit allgemeinem Krankheitsgefühl, Arthralgien, Müdigkeit und Fieber. Meist multipel und symmetrisch an Oberarmen, Beinen, Rumpf, weniger im Gesicht entstehen 1–10 cm im Durchmesser große, druckdolente, subkutane Knoten oder plaqueförmige Infiltrate, über denen die Haut entzündlich gerötet und ödematös geschwollen ist. Die subkutanen Knoten können abszeßartig einschmelzen und sogar mit Entleerung von hämorrhagisch-seröser Flüssigkeit perforieren („liquefying nodular panniculitis"). Im Verlauf einiger Wochen bilden sich die Knoten zurück und hinterlassen nach Abheilung eine charakteristische Dellenbildung in der Haut. Im Intervall von Wochen, Monaten oder sogar Jahren treten neue Knotenschübe auf, die mit Temperaturanstieg bis zu 40 °C einhergehen können (Lang 1986).

Systemische rezidivierende Pannikulitis. Bei der sehr seltenen systemischen rezidivierenden Pannikulitis ist auch das viszerale Fettgewebe befallen. Das Beschwerdebild ist von der Lokalisation abhängig; so kann es zu Koliken, Brechreiz, hypoplastischer Anämie und Hepatosplenomegalie kommen. Auch Darmperforationen, Steatorrhö und ein nephrotisches Syndrom sind bei der systemischen Form der Pfeifer-Weber-Christian-Erkrankung beschrieben worden und können zum Tode führen (Braun-Falco 1995).

68.7.5 Verlauf und Prognose

Die Prognose der ausschließlich subkutanen Form der rezidivierenden Pannikulitis ist günstig, obwohl über Jahrzehnte rezidivierende Verlaufsformen beschrieben sind. Häufig wird die Prognose durch die Nebenwirkung einer langdauernden und hochdosierten systemischen Therapie mit Glukokortikosteroiden mitbestimmt. Die Prognose der viszeralen Pannikulitis ist, je nach Lokalisation, ungünstig, letale Verläufe sind möglich.

68.7.6 Labor und bildgebende Verfahren

Im vaskulitischen Frühstadium ist die Blutsenkungsgeschwindigkeit meist deutlich beschleunigt, vereinzelt wurden immunologische Phänomene wie zirkulierende Immunkomplexe und erhöhte Serumglobulinkonzentrationen gemessen. Differentialdiagnostisch sind Komplementbestimmungen sowie Nachweis von antinukleären Faktoren und Antikörper gegen DNS sowie enzymatische Bestimmung von α_1-Antitrypsin und -Antichymotrypsin notwendig. Im weiteren Verlauf ist die Entwicklung einer Leukopenie und Anämie häufig.

68.7.7 Diagnose und Differentialdiagnose

Die rezidivierende Pannikulitis ist nicht als eigenständige Entität anerkannt. Abzugrenzen sind andere entzündliche nodöse Pannikulitiden, die jedoch häufig nicht die ausgeprägte Rezidivneigung und Fieberschübe aufweisen. Dazu gehören das Erythema nodosum, Pannikulitiden infolge eines α_1-Antitrypsin- oder -Antichymotrypsinmangels (Wozel 1993), die Lupuspannikulitis bei Lupus erythematodes profundus, die zytophagische histiozytäre Pannikulitis und Pannikulitiden bei Pankreatitis, chronischem Alkoholabusus oder Pankreaskarzinom. Auch bei verschiedenen Infektionen wie Tuberkulose, Aktinomykose und Fleckfieber können nodöse Pannikulitiden vorkommen.

68.7.8
Therapie

Glukokortikosteroide in relativ hoher Dosierung (1–2 mg Prednisolonäquivalent täglich) sind im entzündlichen Frühstadium in der Regel wirksam.

Kommt es infolge der Steroidwirkung nicht zur Entfieberung, muß eine andere Diagnose (z.B. erregerbedingte Genese) erwogen werden.

Antibiotika sind meist ohne Wirkung. Bei chronisch-rezidivierenden Verlaufsformen und bei α_1-Antitrypsinmangel sind auch Thalidomid, Dapson (Wozel 1993) und Immunsuppressiva wie Cyclophospamid eingesetzt worden.

68.8
Hypermobilitätssyndrom (M 35.7)

M. Schwarz-Eywill, H. Nüsslein

Das Hypermobilitätssyndrom ist durch Beschwerden der Gelenke, Bänder und Muskeln charakterisiert. Eine systemische Manifestation wird im Gegensatz zu den verwandten hereditären Kollagenerkrankungen nicht gefunden. Da rheumatologische Erkrankungen in der Regel mit einer Einschränkung der Gelenkbeweglichkeit einhergehen, wird bei Beschwerden des Bewegungsapparats mitunter nicht an eine Hypermobilität gedacht. Eine frühzeitige Diagnose, die Abgrenzung vom Ehlers-Danlos- und Marfan-Syndrom sowie von der Osteogenesis imperfecta und Aufklärung über den gutartigen Verlauf mit Informationen über bestimmte Verhaltensmaßnahmen sind für die Betroffenen entscheidend.

68.8.1
Definition und Terminologie

Das Hypermobilitätssyndrom wurde erstmals 1967 von Kirk als eigenständige Erkrankung definiert. Die Hypermobilität der Gelenke kann bei diesen Patienten mit Gelenk-, Band- und Muskelbeschwerden verbunden sein.

Das Hypermobilitätssyndrom, von manchen Autoren auch als „benignes Hypermobilitätssyndrom" bezeichnet, ist von anderen Erkrankungen abzugrenzen, die ebenfalls mit einer Überstreckbarkeit der Gelenke einhergehen. Hierzu gehören die verschiedenen Formen des Ehlers-Danlos-Syndroms, das Marfan-Syndrom sowie die Osteogenesis imperfecta. In der Praxis kann die Abgrenzung Schwierigkeiten bereiten, sollte aufgrund der unterschiedlichen Prognose der genannten Erkrankungen jedoch angestrebt werden (Klemp 1997). Die Bezeichnung des Hypermobilitätssyndroms als eine „forme fruste" des Marfan-Syndroms soll unterstreichen, daß ähnliche pathophysiologische Hintergründe und genetische Dispositionen vermutet werden.

68.8.2
Epidemiologie und Klassifikation

Eine lokalisierte oder generalisierte Bänderschwäche, die die Voraussetzung für ein Hypermobilitätssyndrom darstellt, ist in der Normalbevölkerung keine Seltenheit. Die Inzidenz ist schwer zu ermitteln und von vielen Faktoren abhängig. Mit zunehmendem Lebensalter nimmt die Gelenkmobilität physiologischerweise ab. Frauen sind im Verhältnis 5 : 1 hypermobil im Vergleich zu gleichaltrigen Männern. Asiaten besitzen generell eine weitaus höhere Gelenkmobilität als andere ethnische Gruppen. Die Abgrenzung einer physiologisch bedingten Hypermobilität von einer pathologischen Ausprägung bereitet daher unverändert Schwierigkeiten.

Zum praktischen Problem, insbesondere im Rahmen der Differentialdiagnose, wird die Hypermobilität dann, wenn Gelenk-, Band- und Muskelprobleme auftreten. In einer rheumatologischen Praxis hatten bei 9275 untersuchten Patienten 3,25% der Frauen und 0,63% der Männer ein Hypermobilitätssyndrom (Grahame 1990).

Zur Diagnosestellung wird der Beighton-Index herangezogen, wobei 9 definierte Gelenkregionen auf eine Hypermobilität hin untersucht werden (s. Kap. 68.8.6). Zusätzlich wurden Major- und Minorkriterien entwickelt, die die Diagnosefindung erleichtern sollen (Mishra 1996). In diese Kriterien gehen unterschiedliche Beschwerden sowie Merkmale ein, die die Verwandtschaft zu den anderen hereditären Kollagenerkrankungen unterstreichen.

Große Schwierigkeiten, sowohl in der Praxis als auch im Rahmen von Studien, bereitet die klare Abgrenzung des Hypermobilitätssyndroms von den oben genannten Erkrankungen, die ebenfalls mit einer Hypermobilität einhergehen. Der Kliniker ist daher angehalten, auch die Organsysteme zu untersuchen, die beim „reinen" Hypermobilitätssyndrom keine Rolle spielen sollten.

68.8.3
Ätiologie und Pathogenese

Im Gegensatz zu den übrigen hereditären Kollagenerkrankungen sind die Informationen zum vermuteten Gendefekt sowie zur Pathophysiologie gegenwärtig noch lückenhaft und teilweise widersprüchlich. Eine familiäre Häufung ist bekannt, wobei ein dominanter Erbgang vorzuliegen scheint. Frauen erkranken anscheinend früher als Männer und zeigen eine ausgeprägtere Symptomatik. Die Erkrankung läßt einen Kollagendefekt vermuten, der jedoch noch nicht näher klassifiziert werden konnte. Bisher konnte lediglich eine Veränderung der kleinen Fibrillen und eine Vermehrung der Kollagen-III- gegenüber den Kollagen-I-Fasern in der Haut nachgewiesen werden.

68.8.4 Klinik

Gelenküberbeweglichkeit

Die Patienten mit Hypermobilitätssyndrom besitzen eine ausgeprägte Überbeweglichkeit der Gelenke, die mehr als 2 Standardabweichungen verglichen mit einer Normalpopulation (Gauß-Normverteilung) betragen sollte. Meistens sind mehrere Gelenke beteiligt. In Einzelfällen kann die Hypermobilität aber auch nur ein einziges Gelenk betreffen. Bei der Anamneseerhebung ist eine ausführliche Familienanamnese durchzuführen. Die Möglichkeit einer erworbenen Hypermobilität durch bestimmte Tätigkeiten ist zu erfragen.

Weitere Symptome

Die Patienten klagen über unspezifische Arthralgien, Muskelschmerzen, Sehnenscheidenentzündungen und Subluxationen einzelner Gelenke. Bei einigen Patienten imponieren Gelenkveränderungen im Sinne einer Synovialitis, die an eine Arthritis bei chronischer Polyarthritis erinnern können. Eine frühzeitige Osteoarthrose einzelner großer und kleiner Gelenke ist möglich. Die Frakturrate und Verletzungsgefahr der hypermobilen Gelenke sind deutlich erhöht. Dabei sind die MTP-Gelenke sowie die Wirbelsäule nicht selten betroffen. Auf Bandscheibenveränderungen ist besonders zu achten. Zusätzlich kann die Haut auffallend dünn und von der Unterlage abhebbar sein.

Die verminderte Festigkeit von Muskel- und Bandstrukturen soll die erhöhte Inzidenz von Hernien, einem Prolaps von Rektum und Uterus sowie einer Varikosis der Beine erklären. Ein marfanoider Habitus kann dem Untersucher auffallen, ist jedoch keine Voraussetzung für die Diagnose. Eine sorgfältige kardiologische Untersuchung einschließlich Echokardiographie sollte unter der Fragestellung nach Veränderungen an der Mitralklappe im Sinne eines Mitraklappenprolapses sowie an der Aorta erfolgen.

68.8.5 Verlauf und Prognose

Die Frage, inwiefern eine vermehrte Inzidenz eines Mitralklappenprolapses, einer schwachen Bauchmuskulatur mit vermehrter Hernienentstehung oder von Streßfrakturen besteht, wird kontrovers diskutiert. Neuere Arbeiten, die methodisch besser aufgebaut sind und größere Patientenzahlen umfassen, deuten darauf hin, daß die Patienten zwar Merkmale aufweisen können, die primär bei den sehr viel ernsteren Erkrankungen wie dem Ehlers-Danlos- oder Marfan-Syndrom vorhanden sind. Eine erhöhte Inzidenz von kardiovaskulären Auffälligkeiten, insbesondere einem Mitralklappenprolaps oder Veränderungen der Aorta, konnte jedoch nicht eindeutig nachgewiesen werden.

Die Knochendichte kann in Einzelfällen leicht reduziert sein. Die Haut ist evtl. schlaffer und vermehrt transparent. Am Auge treten bis auf eine mögliche Hyperelastizität des Augenlids keine Veränderungen auf (Mishra 1996). Es ist daher davon auszugehen, daß das Hypermobilitätssyndrom eine gute Prognose hat und nicht mit systemischen Manifestationen zu rechnen ist. Da die Differentialdiagnose zu den erwähnten anderen Kollagenerkrankungen jedoch Schwierigkeiten bereitet, ist auf systemische Manifestationen zu achten und eine Verlaufskontrolle anzustreben.

68.8.6 Diagnose und Differentialdiagnose

Die Diagnose basiert auf der Anamnese und der klinischen Untersuchung. Der Beigthon-Index und die Kriterien nach Mishra können eine Hilfe bei der Diagnosefindung sein. Sie sind in den folgenden beiden Übersichten dargestellt.

Der Beighton-Score zur Diagnosestellung eines Hypermobilitätssyndroms

- *Jeweils 1 Punkt für jede Körperseite:*
  - passive Dorsalflexion des 5. Fingers bis 90°
  - flektierter Daumen bis auf den Unterarm zu legen
  - Hyperextension des Ellbogens
  - Hyperextension des Kniegelenkes

  maximal 8 Punkte
- *Jeweils 1 Punkt:*
  - Flexion des Rumpfes mit flach aufgelegten Händen auf dem Boden und gestreckten Knien (diese Übung ist erlernbar)

  insgesamt maximal 9 Punkte

Diagnosekriterien für das Hypermobilitätssyndrom (nach Mishra)

- *Majorkriterien*
  - Beighton-Score 4/9
  - Arthralgien >3 Monate in >4 Gelenken
- *Minorkriterien*
  - Beighton-Score 1–3/9
  - Arthralgien in 1–3 Gelenken
  - Anamnese einer Subluxation
  - Weichteilverletzungen (z.B. Bursitis, Tendinitis) >3
  - marfanoides Aussehen
  - Striae der Haut, hyperelastische Haut

- Schlaffheit des Augenlids
- Anamnese einer Varikosis, von Hernien, einem viszeralem Prolaps

Die Diagnose kann als gesichert gelten, sofern 2 Major- oder 1 Major- und 2 Minor- oder 4 Minorkriterien in Abwesenheit einer systemischen rheumatischen Erkrankung vorhanden sind. Majorkriterium 2 und Minorkriterium 2 schließen sich aus.

Im Rahmen der Abgrenzung von den übrigen hereditären Kollagenerkrankungen sollten eine Echokardiographie, eine Knochenmineralsalzbestimmung sowie eine Augenuntersuchung durchgeführt werden. Weitergehende Untersuchungen, insbesondere Labortests, sind nicht indiziert.

68.8.7 Therapie

Der Patient ist über den gutartigen Charakter der Erkrankung aufzuklären. Eine gezielte medikamentöse Therapie ist nicht notwendig. Bei leichten Formen ist im Verlauf nicht mit wesentlichen Funktionseinschränkungen zu rechnen. Bestimmte Tätigkeiten oder Hobbys können ungünstig sein, so daß der Patient rechtzeitig beraten werden sollte. Frakturen, Hernien oder andere Manifestationen, wie oben beschrieben, sind entsprechend zu behandeln.

Eine bessere Einschätzung des Krankheitsbildes und eine genauere Abgrenzung von verwandten Erkrankungen wird erst möglich sein, sobald Informationen über den genetischen und molekularbiologischen Hintergrund des Hypermobilitätssyndroms vorliegen.

68.9 Antiphospholipidsyndrom (M 35.8, D 68.8)

E. Gromnica-Ihle

Das Antiphospholipidsyndrom (APS), eine Erkrankung mit Neigung zu venösen und arteriellen Thrombosen sowie rezidivierenden Aborten bei gleichzeitigem Auftreten von Antikörpern gegen Phospholipid-Protein-Komplexe, ist ein junges Syndrom, das erst in den letzten 15 Jahren das Interesse von Klinikern und Forschern gefunden hat. Die Erkrankung kann isoliert oder in Verbindung mit anderen Autoimmunerkrankungen auftreten. Es gibt kaum epidemiologische Untersuchungen dazu. Bezüglich Ätiologie und Pathogenese sind noch viele Fragen offen. Das klinische Bild ist sehr mannigfaltig und reicht von Minimalbefunden bis zu vital-bedrohlichen Komplikationen. In der Therapie wird die Antikoagulation favorisiert.

68.9.1 Definition und Terminologie

Synonyme: Antikardiolipinsyndrom, Hughes-Syndrom.

Das APS ist eine Erkrankung mit venösen und arteriellen Thrombosen, rezidivierenden Aborten oder anderen geburtshilflichen Komplikationen und dem wiederholten Nachweis von Antiphospholipidantikörpern (aPL), die gegen Phospholipid-Protein-Komplexe gerichtet sind. Es kann mit weiteren Autoimmunerkrankungen, besonders dem systemischen Lupus erythematodes (SLE), assoziiert sein (sekundäres APS) oder isoliert als primäres APS (PAPS) auftreten.

68.9.2 Epidemiologie und Klassifikation

Möglicherweise ist das APS eine der häufigsten Autoimmunerkrankungen. Aussagen zur Häufigkeit eines Syndroms erfordern jedoch seine klare Klassifikation. 1998 wurden neue Klassifikationskriterien des APS (Tabelle 68.6) vorgeschlagen. Sie unterscheiden sich von anderen Klassifikationskriterien in der Rheumatologie, da sie nicht an großen Patientenzahlen geprüft sind und daher keine Angaben zu Spezifität und Sensitivität vorliegen.

Alarcón-Segovia et al. (1992) benutzen weitere klinische Kriterien, die an Patienten mit SLE und sekundärem APS überprüft wurden, und geben unterschiedliche Sicherheitsgrade für das APS an.

Erweiterte Klassifikationskriterien des APS (nach Alarcón-Segovia et al. 1992)

Definitiv:

2 oder mehr der folgenden klinischen Manifestationen

- Rezidivierende Aborte
- Venöse Thrombosen
- Beinulzera
- Livedo reticularis
- Hämolytische Anämie
- Thrombozytopenie
- aCL mit hohem Titer (IgG oder IgM >5SD)

Wahrscheinlich:

- 1 klinische Manifestation und hohe Titer der aCL oder
- 2 oder mehr klinische Manifestationen und niedrige Titer der aCL (IgG oder IgM 2–5 SD)

Schlußfolgernd existieren derzeit keine an großen Patientenzahlen geprüften Klassifikationskriterien mit ausgewiesener Spezifität und Sensitivität. Weiterhin sind verschiedene Subsets des APS zu beachten (Tabelle 68.7).

Für das APS scheint es eine genetische Basis zu geben, bei 10% tritt das PAPS familiär auf. Es zeigt Assoziationen mit den HLA-Loci DR4, DR7 und DRw53.

Tabelle 68.6. Vorläufige Kriterien für die Klassifikation des Antiphospholipidsyndroms (Wilson et al., 1999)

Klinische Kriterien

1. Gefäßverschlüsse
   ≥1 klinisches Ereignis einer arteriellen, venösen oder „small vessel"-Thrombose (Bestätigung durch Angiographie, Dopplersonographie oder histologischen Befund)
2. Schwangerschaftskomplikationen
   ≥1 Abort in oder nach der 10. SSW oder
   ≥1 Frühgeburt in oder vor der 34. SSW oder
   ≥3 Aborte (konsekutiv) vor der 10. SSW

Laborkriterien

1. aCL (IgG und/oder IgM) in mittlerem oder hohen Titer, bei 2 oder mehr Bestimmungen von mindestens 6 Wochen Abstand, gemessen mit einem ELISA mit β_2GPI-abhängigen aCL
2. Lupusantikoagulans bei 2 oder mehr Bestimmungen von mindestens 6 Wochen Abstand, gemessen in Übereinstimmung mit den Richtlinien der International Society on Thrombosis and Hemostasis in den folgenden Schritten:
   a) Verlängerung eines Phospholipid-abhängigen Gerinnungstests als Screening-Test, z.B. PTT, KCT, dRVVT, Textarin-Test
   b) Keine Korrektur der verlängerten Gerinnungszeit durch Zusatz von normalem PPP
   c) Verkürzung oder Korrektur der verlängerten Gerinnungszeit durch Zusatz von Phospholipid
   d) Ausschluß anderer Koagulopathien, z.B. F VIII-Inhibitor oder Heparin

Ein definitives APS liegt vor, wenn mindestens ein klinisches und ein Laborkriterium erfüllt sind.

Tabelle 68.7. APS-Subsets. (Nach Piette 1996)

- Primäres oder sekundäres APS
- Weitere klinische Subsets
  - sporadisch oder familiä
    arterielle oder venöse Verschlüsse
    - große oder kleine Gefäße
    - bevorzugter Organbefall
    - Krankheitsverlauf
      - ein oder mehrere Ereignisse
      - „catastrophic" APS
      - isolierte geburtshilfliche Komplikationen
- Biologische Subsets
  Antikörperspezifität

Phospholipid	*Kofaktor*
LA	Prothrombin
	β_2-GP1
	Protein C
	Protein S
	Annexin V
Kardiolipin	β_2-GP1
Phosphatidylserin	β_2-GP1
Phosphatidyläthanolamin	Kininogen
Phosphatidylcholin	–
–	β_2-GP1
–	Prothrombin

  - Antikörperisotyp
  - Antikörpertiter
  - Verschiedenes
    - LA-Hypoprothrombinämiesyndrom
    - Thrombotische thrombozytopenische Purpura

68.9.3 Ätiologie und Pathogenese

„Antiphospholipidantikörper" (aPL) sind eine Gruppe von heterogenen Antikörpern, die gegen phospholipidbindende Proteine oder Phospholipid-Protein-Komplexe gerichtet sind. Die Proteine sind:

- β_2-Glykoprotein 1 (β_2GP1),
- Prothrombin,
- Protein C,
- Protein S,
- Thrombomodulin,
- Annexin V,
- Kininogen u.a.

Der Begriff „Antiphospholipidantikörper" ist somit nicht mehr korrekt, da der Antikörper gegen einen Phospholipid-Protein-Komplex gerichtet ist, wird aber aus historischen Gründen beibehalten. Obwohl dem negativ geladenen Phospholipid Kardiolipin die größte Bedeutung zukommt, können Phospholipide des Komplexes auch Phosphatidylserin, Phosphatidyläthanolamin und Phosphatidylcholin sein. Die Targetepitope sind dabei noch ungeklärt. Am besten sind die Reaktionen zwischen Kardiolipin und β_2GP1 bekannt. Letzteres ist seit 1961 beschrieben. Seine Aminosäuresequenz ist aufgeklärt. Es wirkt als natürlicher Inhibitor der Blutgerinnung an verschiedenen Stellen der Gerinnungskaskade. Die Bindungsstelle für Kardiolipin am β_2GP1-Protein ist bekannt.

APL beeinflussen alle phospholipidabhängigen Hämostaseprozesse (Abb. 68.11). Durch die Hemmung der Prothrombinaktivierung sind die phospholipidabhängigen Hämostasetests in vitro verlängert. Die Interaktionen zwischen aPL und den natürlichen Inhibitoren der Blutgerinnung, wie aktiviertem Protein C, Protein S oder Thrombomodulin u.a., kann die thrombophile Situation dieser Patienten erklären. Den aPL kommt somit eine pathogenetische Bedeutung für die Entstehung von Thrombosen zu. Ihre pathogenetische Rolle wird auch durch Tierexperimente untermauert. APL erzeugen bei ihrer passiven Übertragung oder bei aktiver Immunisierung eine Thrombozytopenie, eine Resorption der Föten (entspricht Spontanaborten beim Menschen) und eine verstärkte Gerinnung. Es bleibt gegenwärtig die Frage offen, welches das Antigen für die aPL ist.

Weiterhin erleiden nicht alle Patienten mit aPL Thrombosen. Zusätzliche pathogenetische Mechanismen (Abb. 68.12) müssen zur Entstehung einer Thrombose beitragen (sekundärer „hit"). Die größte Bedeutung kommt dabei der Endothelschädigung der Gefäße zu (Infektion?).

Somit ist die Ursache der Hauptsymptome des APS, sei es primär oder sekundär, die Thrombose. Diese

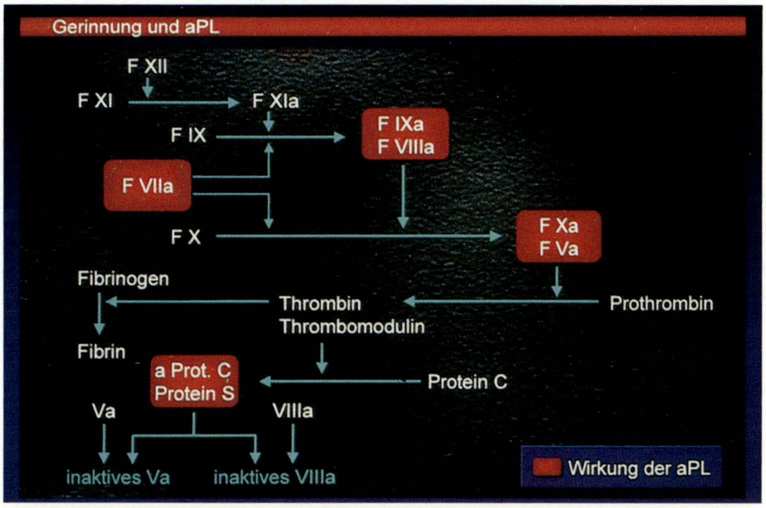

Abb. 68.11. Effekte der aPL im Hämostasesystem

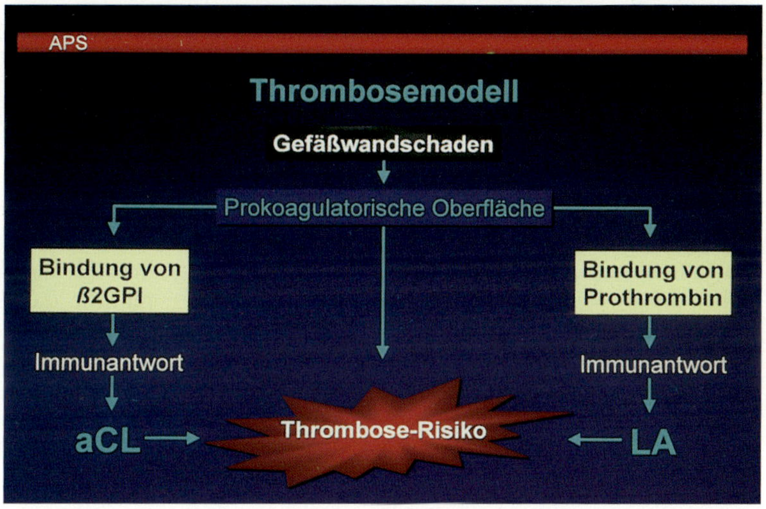

Abb. 68.12. Die Rolle der aPL bei der Thromboseentstehung

kann Venen und Arterien allerorts und aller Kaliber betreffen.

68.9.4 Klinik

Thrombosen

Rezidivierende Thrombosen sind die wichtigste Manifestation des APS. 2,5–3,5% der Patienten mit APS – unabhängig ob primär oder sekundär – erleiden pro Jahr eine Thrombose. Phlebothrombosen (65–70%) sind häufiger als arterielle Okklusionen. Bei 8–10% aller Patienten mit venösen Verschlüssen sind aPL nachweisbar. Aus retrospektiven Studien wurde ein Risiko, bei positiven aPL eine Phlebothrombose zu entwickeln, von 2,7–11,9 errechnet (Übersicht bei Ordi-Ros et al. 1996).

Die venösen Verschlüsse sind meist an den unteren Extremitäten lokalisiert, häufig multipel und bilateral, bei ca. 1/3 kompliziert durch Lungenembolien, die zu pulmonaler Hypertonie und Rechtsherzinsuffizienz führen können. Eine Lungenembolie kann auch durch primäre Thromben in der Lungenstrombahn bedingt sein. Etwa 10% aller Patienten mit pulmonalem Hochdruck weisen aPL auf. Postthrombotische Symptome mit Ulzera, häufig am medialen Malleolus, sind weitere Komplikationen der Bein- und Beckenvenenthrombosen. Okklusionen der Axillarvenen, der V. subclavia, der Vv. cava inferior et superior und verschiedener Organvenen mit entsprechenden klinischen Symptomen (Tabelle 68.8) sind ebenso möglich.

Arterielle Thrombosen großer Gefäße betreffen bevorzugt die Zerebralarterien, aber auch Koronar-, Extremitäten- und andere Organarterien. Bei Schlaganfallpatienten. die unter 50 Jahre alt sind, kann man in

Tabelle 68.8. Thrombosen und klinische Manifestationen bei APS (Auswahl)

Venös Gefäß	Klinik	Arteriell Gefäß	Klinik
Extremitäten	Phlebothrombose, Thrombophlebitis	Gehirn	Schlaganfall, TIA, Multiinfarktdemenz
Haut	Livedo reticularis, Ulzera	Herz	Klappenvegetationen, Herzinfarkt, Thromben, Kardiomyopathie
Lunge	Lungenembolie, pulmonale Hypertension	Niere	Niereninfarkt, renale thrombotische Mikroangiopathie
Leber	Budd-Chiari-Syndrom	Leber	Leberinfarkt
Nebenniere	M. Addison	Haut	Fingergangrän
ZNS	Sinusvenenthrombose, Sinus cavernosus-Thrombosen	Auge	Retinalarterienverschluß

18–20% der Fälle aPL nachweisen. Das Risiko aPL-positiver Personen, einen Schlaganfall zu erleiden, wurde mit 2,33–10,6 berechnet. Allgemeine Risikofaktoren wie Rauchen, Hochdruck, Stoffwechselerkrankungen, kardiale Krankheiten oder die Einnahme oraler Kontrazeptiva verstärken das Thromboserisiko.

$^{1}/_{3}$ der Patienten mit APS macht nur ein thrombotisches Ereignis durch, bei $^{2}/_{3}$ rezidivieren die Thrombosen. Eine stattgehabte Thrombose ist für weitere Okklusionen der größte Risikofaktor. 80% der Patienten erleiden entweder rezidivierende venöse oder rezidivierende arterielle Verschlüsse. Nur bei 20% tritt ein Wechsel zwischen einem arteriellen und einem venösen Verschluß und vice versa auf (Khamashta 1993). Der Zeitpunkt des Eintritts des Thromboserezidivs kann zwischen Tagen und Jahren liegen. Es bleibt die Frage offen, warum manche Patienten eine venöse (ca. 48%), andere eine arterielle (ca. 38%) Thrombose und einige rezidivierende Aborte erleiden.

Eine disseminierte Thrombenbildung in zahlreichen Gefäßen mit Multiorganversagen und Thrombozytopenie wird als „catastrophic" APS bezeichnet (Asherson 1992). Es kann letal enden.

Schwangerschafts- und Wochenbettkomplikationen

Mehr als die Hälfte der Thrombosen bei Frauen mit APS treten in der Schwangerschaft, im Wochenbett oder bei der Einnahme oraler Kontrazeptiva auf. In 2 prospektiven Studien an Schwangeren mit APS erlitten 5 bzw. 12%, trotz Heparinprophylaxe, Thrombosen oder Schlaganfälle (Branch et al. 1992; Lima et al. 1996). Weiterhin kommt es bei Frauen mit APS häufiger zu einer EPH-Gestose oder einem Schwangerschaftshypertonus.

Rezidivierende Aborte, intrauteriner Fruchttod, Frühgeburten (30%) und Wachstumsretardierung (30%) sind APS-Komplikationen, die den Fetus betreffen. Aborte nach der 10. Schwangerschaftswoche sind für ein APS typischer als Frühaborte. Es wird sogar angezweifelt, ob Frühaborte als alleiniges klinisches Symptom für ein APS überhaupt zu werten sind (Welsch u. Branch 1997). Problematisch ist die Einschätzung der Abortneigung bei gesunden Frauen mit aPL. Abgesehen davon, daß die Höhe der aPL in der Schwangerschaft stark schwankt, scheint nur bei einem kleinen Teil der Frauen mit aPL häufiger ein Abort als bei aPL-negativen Frauen aufzutreten. Weitere Faktoren, die das Abortrisiko bei aPL-positiven gesunden Schwangeren erhöhen, sind noch nicht identifiziert. Genetische Faktoren, Infektionen, Medikamente, eine subklinische Autoimmunität oder Umweltfaktoren sind zu diskutieren. Hohe aPL bei Graviden mit einem SLE sind sicher prädiktiv für einen Abort, es werden in der Literatur Angaben von 50–85% gemacht.

Weiterhin erleiden sonst gesunde Frauen mit hohen aPL und stattgehabten Aborten in der Fetalperiode ohne Therapie bei einer weiteren Schwangerschaft in 80% einen Abort.

Für die Schwangerschaftskomplikationen werden Plazentagefäßverschlüsse und Infarkte verantwortlich gemacht, doch nicht in allen Fällen ließen sich in der Plazenta diese Veränderungen nachweisen, so daß weitere Mechanismen diskutiert werden (Übersicht bei Salafia et Parke 1997).

Hämozytopenien

Bei Patienten mit einem APS werden Thrombozytopenien, hämolytische Anämien und seltener auch Leukozytopenien beobachtet. Die Thrombozytopenie ist meist leicht und verursacht keine schweren Blutungen. Es werden Prävalenzen zwischen 30–50% für leichte ($50–100 \cdot 10^9$/l) und 5–10% für schwere ($<50 \cdot 10^9$/l) Thrombozytopenien angegeben (IR-APA, 1993). Die Ursache der Thrombozytopenie ist komplex und noch nicht in allen Einzelheiten aufgeklärt. Offenbar findet eine Bindung von aPL an die Plättchenmembran bei Anwesenheit von β2GP1 statt.

30% aller Patienten mit idiopathischer thrombozytopenischer Purpura sind aPL-positiv, wahrscheinlich ein besonderes Subset charakterisierend.

Eine hämolytische Anämie bei einem APS kann als alleinige Hämozytopenie oder zusammen mit einer Thrombozytopenie auftreten. Häufig ist die hämolytische Anämie mit aCL vom IgM-Isotyp assoziiert.

Es werden auch Beziehungen zwischen einem APS und einer thrombotisch thrombozytopenischen Purpura sowie zum hämolytisch-urämischen Syndrom (HUS) angenommen.

Neurologische Manifestationen

Die häufigsten neurologischen Manifestationen des APS sind der ischämische Schlaganfall oder die transitorisch ischämische Attacke (TIA).

! Schlaganfallpatienten mit positiven aPL sind meist jünger als 50 Jahre. Sie zeigen ein sehr hohes Rezidivrisiko, das häufig innerhalb des ersten Jahres nach dem Erstereignis auftritt.

Aber auch in der älteren Population stellen aPL einen unabhängigen Risikofaktor für die Entstehung eines Hirninfarktes dar, ihre Bedeutung ist den Risikofaktoren Diabetes mellitus oder Hypertonie vergleichbar (Chakravarty et al. 1991).

Neben weiteren Risikofaktoren für einen Hirninsult müssen auch kardiale Ursachen wie Herzklappenfehler oder intrakardiale Thromben bedacht werden. Ein Multiinfarktgeschehen kann zu einer Demenz führen.

Eine Vielzahl weiterer neurologischer Symptome ist mit dem Auftreten von aPL verbunden, ohne daß in jedem Falle kausale Beziehungen herstellbar sind (s. folgende Übersicht). Auf eine mögliche Beziehung zum Sneddon-Syndrom, das durch die Symptome zerebrovaskuläre Erkrankung, Hypertonie und Livedo racemosa charakterisiert ist, sei verwiesen. Zumindest bei einem Teil der Patienten mit Sneddon-Syndrom sind aPL nachweisbar.

Neurologische Symptome, die mit aPL assoziiert sind (nach Levin u. Brey 1996)

- Zerebrovaskuläre Ischämie
  - Schlaganfall
  - TIA
  - Sinusthrombose
- Netzhautischämie
- Demenz
- Atypische Migräne
- Epilepsie
- Chorea
- Querschnittmyelitis
- Guillain-Barré-Syndrom
- Amnesie
- Psychiatrische Erkrankungen
- Orthostasereaktionen

Auch bei SLE-Patienten mit ZNS-Manifestation besteht eine signifikante Beziehung zum Nachweis positiver aPL. Es erscheint daher gerechtfertigt, bei allen SLE-Patienten mit Verdacht auf Neurolupus aPL zu bestimmen und neben der konventionellen neurologischen Diagnostik auch Kernspintomographie und Singlephotonemissionscomputertomographie (SPECT) zu veranlassen. Mit diesen Untersuchungen werden gegenwärtig klinisch stumme ZNS-APS-Manifestationen am besten erfaßt.

Herzmanifestationen

Kardiale Manifestationen eines APS können sein:

- Herzklappenerkrankungen (meist der Valvula mitralis),
- Koronararterienverschluß,
- intrakardiale Thromben,
- Perikarderguß,
- dilatative Kardiomyopathie durch Verschluß kleiner Gefäße sowie
- frühzeitige Bypassokklusion nach koronarchirurgischen Eingriffen.

Hohe aPL bilden einen unabhängigen Risikofaktor für einen Myokardinfarkt oder einen plötzlichen Herztod. Das Risiko erhöht sich bei gleichzeitigem Nachweis von Antikörpern gegen oxidierte Low-density-Lipoproteine. Es konnte eine Kreuzreaktion zwischen aCL und Antikörpern gegen oxydierte Low-density-Lipoproteine nachgewiesen werden (Vaarala et al. 1993). Da letztere bei der Progression der Arteriosklerose eine Rolle spielen, wird eine Verbindung zu arteriosklerotischen Komplikationen diskutiert.

In morphologischen Studien an Herzklappenveränderungen bei APS wurden Fibrinablagerungen mit nachfolgenden Klappenschäden ohne Entzündungsprozesse nachgewiesen. Es ist daher noch unklar, wie die aPL in die Pathogenese der Endokardläsionen involviert sind.

Hautmanifestationen

Hautmanifestationen des APS sind sehr vielgestaltig, nicht immer liegen thrombotische Verschlüsse der Hautgefäße zugrunde. Die Livedo reticularis, d.h. eine ring- und netzförmig angeordnete Zyanose der Haut mit blassem Zentrum, sowie Hautulzera sind die häufigsten dermatologischen Manifestationen des APS. Die Livedo reticularis kann als geschlossenes feines Muster – Ursache sind Anastomosen zwischen den feinsten Hautgefäßen mit vermindertem Blutfluß – oder größer und blitzfigurartig mit kleinen Nekrosen auftreten. Letzteres wird in der europäischen Literatur als Livedo racemosa bezeichnet. Bei 20–50% der Patienten mit APS wird eine Livedo reticularis beobachtet.

Die Hautulzera bei APS sind meist einer nekrotisierenden Purpura folgende kleine Ulzera von 0,5–3 cm Durchmesser an Knöchel, Fuß oder Wade, die nach ihrer Abheilung eine weiße atrophische Narbe (Atrophie blanche) hinterlassen. Andere, große Ulzera erinnern an ein Pyoderma gangraenosum. Postthrombotische Ulzera treten ebenso auf.

Große Hautnekrosen, Finger- und Zehengangrän, maligne „atrophic papulosis-like" Läsionen, multiple subunguale „splinter hemorrhages", Anetoderma und Melanoderma sind weitere mit einem APS assoziierte Hautbefunde.

Nierenmanifestationen

Es können sowohl Arterien als auch Venen sowie glomeruläre Kapillaren bei einem APS thrombosiert sein und zu Proteinurie, Hypertonus, Nierenrindeninfarkt oder Nierenversagen führen. Es wurde auch über einen Zusammenhang zwischen Gefäßtransplantatthrombose beim chronischen Dialysepatienten und aPL berichtet.

Verschiedene weitere Organmanifestationen

Weitere Organgefäßverschlüsse sind bei einem APS möglich:

- Ein M. Addison durch Thrombose der Nebennierengefäße,
- Verschlüsse der Darmgefäße mit Darmnekrosen,
- ein Budd-Chiari-Syndrom durch Lebervenenthrombosen,
- seltener Leberarterienokklusionen mit Leberinfarkten und Fibrinthromben in kleinen Lebergefäßen mit Hepatomegalie und erhöhten Enzymaktivitäten,
- Milzinfarkte.

Antiphospholipidantikörper bei Infektionskrankheiten

Es gibt eine strenge Assoziation zwischen aPL und Infektionskrankheiten. Syphilis war die erste Infektionskrankheit, bei der Antikardiolipinantikörper als „Reagin" nachgewiesen wurden. Aids, Malaria, Borreliose, Lepra, Tuberkulose, Streptokokken-, Mykoplasmen-, Salmonellen- und E.-coli-Infektionen gehen ebenso wie Röteln, Mumps oder Pfeiffer-Drüsenfieber in unterschiedlicher Häufigkeit mit aPL einher.

Allerdings bedürfen die aPL bei Infektionskrankheiten zu ihrer Bindung im ELISA nicht des β2GP1. Sie sind auch nicht mit der Entwicklung klinischer Symptome des APS assoziiert. Die bei Infektionskrankheiten nachgewiesenen aPL unterscheiden sich somit in ihrer pathogenetischen Bedeutung grundsätzlich von denen bei SLE oder PAPS.

68.9.5
Diagnostik der Antiphospholipidantikörper

APL werden als LA mittels Gerinnungstests und als Antikörper gegen negativ geladene Phospholipide mit weiteren Proteinen als Kofaktoren immunologisch im ELISA nachgewiesen.

Als Screeningtest zum Nachweis des LA hat sich die aktivierte partielle Thromboplastinzeit (PTT) durchgesetzt. Reagenzien verschiedener Hersteller zeigen unterschiedliche Empfindlichkeit für das LA. Alternativ können „kaolin clotting time" (KCT) und „diluted Russell viper venom time" (dRVVT) angewandt werden. In fraglichen Fällen ist die Untersuchung mit 2 Screeningtests sinnvoll.

Im Plasmatauschversuch werden die verlängerten Gerinnungszeiten bei Vorliegen des LA durch Zusatz von Normalplasma nicht normalisiert. Zur Bestätigung kann der Plättchenneutralisationstest eingesetzt werden (Übersicht bei Triplett 1994).

Die Bestimmung der aCL erfolgt durch ELISA. Hierfür können auch gelagerte Seren und Plasmen benutzt werden. Für die Bindung der aCL ist b2GP1 notwendig, welches eine Bindung mit negativ geladenen Phospholipiden der festen Phase oder mit negativen Ladungen von Oberflächen, die durch γ-Bestrahlung erzeugt wurden, im Assay eingeht.

Der Nachweis der verschiedenen Immunglobulinsubtypen der aCL (IgG, IgM und IgA) erscheint nicht unwichtig, wenngleich die größte klinische Bedeutung dem aCL-IgG zukommt. Der Nachweis von aPL gegen andere negativ geladene Phospholipide wie Phosphatidylserin, Phosphatidylinositol und Phosphatidsäure kann gelegentlich nutzbringend sein. In jedem Falle sind aber bei der Suche nach aPL sowohl Gerinnungstests als auch ELISA für aCL-IgG, aCL-IgM und auch aCL-IgA durchzuführen, da LA und aCL jeweils einzeln als auch kombiniert vorkommen können (Gromnica-Ihle et al. 1995). Es sind auch Patienten mit APS beschrieben worden, bei denen nur Antikörper gegen β2GP1 nachweisbar waren.

Obwohl auch eine biologisch falsch-positive Syphilisreaktion bei Patienten mit aPL auftreten kann, ist dieser Test als Nachweismethode zu unempfindlich.

68.9.6
Diagnose und Differentialdiagnose

Solange keine besser geprüften Klassifikationskriterien vorliegen, orientiert sich die Diagnostik an den in Tabelle 68.6 dargestellten Klassifikationskriterien. Von besonderer Bedeutung ist dabei die Überschneidung der Symptome des APS mit anderen Autoimmunerkrankungen, besonders dem SLE. Es wurden daher zur

Trennung zwischen SLE und PAPS die in der folgenden Übersicht dargestellten Ausschlußkriterien entwickelt.

Ausschlußkriterien für ein PAPS (nach Piette et al. 1993)
- Schmetterlingserythem
- Diskoider Lupus
- Orale oder nasopharyngeale Ulzera
- Arthritis
- Pleuritis (ohne Lungenembolie oder Rechtsherzversagen)
- Perikarditis (ohne Herzinfarkt oder Urämie)
- Proteinurie bei histologisch gesicherter Immunkomplex-nephritis
- Lymphopenie
- Anti-DNA-Antikörper
- Anti-ENA-Antikörper
- ANA mit hohem Titer
- Behandlung mit aPL-indizierenden Medikamenten (z.B. Procainamid, Phenothiazin, Chlorothiazid)

68.9.7 Therapie

Die optimale Therapie der Patienten mit APS ist nicht unumstritten, da größere Behandlungsstudien fehlen. Patienten mit akuten Gefäßverschlüssen können bei Fehlen von Kontraindikationen einer Fibrinolyse zugeführt werden. Nach der ersten stattgehabten Phlebothrombose ist eine suffiziente Langzeitantikoagulation mit Cumarinderivaten erforderlich. Rethrombosen entstehen nach Absetzen der Antikoagulation oft innerhalb des ersten Jahres.

Bei arteriellen Thrombosen (speziell bei Schlaganfällen) mit hohen Titern von aCL-IgG oder mit LA ist ebenfalls mit rezidivierenden thrombotischen Komplikationen zu rechnen. Therapeutisch ist auch hier die Antikoagulation der Thrombozytenaggregationshemmung überlegen.

Von besonderer Bedeutung ist das gleichzeitige Auftreten einer Thrombozytopenie und Thrombose. Hier ist eine extrem sorgfältige Kontrolle des Patienten erforderlich. Khamashta (1996) empfiehlt hierbei folgendes Vorgehen: Bei Thrombozytenwerten zwischen 50 und $100 \cdot 10^9$/l wird eine INR von 2,0–3,0 angestrebt; Thrombozytenwerte unter $50 \cdot 10^9$/l erfordern die zusätzliche Gabe von Kortikosteroiden. In Kasuistiken wurden auch positive Effekte bei einer kortikosteroidresistenten Thrombozytopenie durch Dapsone, Danazol und Chloroquin beschrieben.

Bei einer eventuellen simultanen Therapie von Azathioprin und Warfarin sind Interaktionen zu beachten. Wird Azathioprin abgesetzt, verstärkt sich der antikoagulatorische Effekt von Warfarin, es kann zur Blutung kommen.

Beim „catastrophic“ APS sind Fibrinolyse und Plasmapherese versucht worden.

Bei Frauen mit Aborten in der Anamnese und positiven aPL kann zur Zeit unter Berücksichtigung der vorliegenden Studien (Khamashta, 1998) folgende Prophylaxe empfohlen werden:

- Bei Feststellen der Schwangerschaft 75 mg ASS pro die.
- Bei Nachweis kindlicher Herztöne *zusätzlich* unfraktioniertes Heparin (z.B. 5000 E pro 12 Stunden) oder
  l.m.w. Heparin (5000–10 000 E pro die).
- Die Therapie kann in der 34. SSW beendet werden; bestand eine zusätzliche Thrombose in der Anamnese, ist die Heparinisierung fortzuführen.
- Wegen der Gefahr einer heparininduzierten Osteoporose: Kalzium- und evtl. Vitamin D3-Gabe sowie körperliche Aktivitäten.

Ist die beschriebene Therapie insuffizient oder besteht eine kortikosteroid-resistente ausgeprägte Thrombozytopenie kommt in seltenen Fällen die (teure!) intravenöse hochdosierte Immunglobulin-Gabe in Verbindung mit low-dose ASS in Betracht.

Eine sorgfältige Kontrolle der Schwangeren und eine rechtzeitige Intervention sind von größtem Einfluß auf das Schwangerschaftsergebnis (Khamashta u. Hughes 1994).

Frauen mit aPL sollten keine östrogenhaltigen Kontrazeptiva erhalten, da dadurch ihr Thromboserisiko signifikant erhöht werden kann.

Neben allen Maßnahmen zur Beeinflussung der Hämostase – in jüngster Zeit wird auch der prophylaktische Effekt von Chloroquin/Hydroxychloroquin diskutiert – ist z.B. bei zugrundeliegendem SLE auch die Therapie der Grunderkrankung je nach Aktivität und Organmanifestation geboten. Eine alleinige immunsuppressive Therapie bei thrombotischen Komplikationen ist unzureichend.

Prophylaxe bei Patienten ohne Symptomatik

Fraglich bleibt weiterhin die Prophylaxe des APS bei jenen Patienten, die zwar persistierende aPL oder das LA zeigen, aber bei denen keine klinischen Hinweise auf ein APS bestehen. Es ist nicht geklärt, warum ein Teil dieser Patienten Thrombosen entwickelt und ein anderer nicht. Unbedingt notwendig ist, bei Patienten mit LA und/oder aPL weitere Risikofaktoren für eine Thromboseentstehung wie Hypertonus, Hypercholesterinämie, Rauchen oder bei Frauen die Einnahme oraler östrogenhaltiger Kontrazeptiva auszuschalten.

Khamashta u. Hughes (1995) empfehlen bei Patienten mit persistierenden LA und/oder mittleren bis hohen IgG-aCL-Titern auch ohne Thromboseanamnese die Gabe von 75 mg ASS/Tag. Daneben ist eine sorgfältige klinische Kontrolle dieser Patientengruppe notwendig, da sie ein hohes Thromboserisiko aufweist.

68.10 Undifferenzierte systemische entzündliche Bindegewebserkrankungen (UCTD) (M 35.9)

F. HIEPE

Der Begriff undifferenzierte Bindegewebserkrankung („undifferentiated connective tissue disease", UCTD) wurde ursprünglich während der Diskussion über die Existenz der MCTD als eigenständige Entität geprägt. So vertraten Leroy et al. 1980 die Auffassung, daß die Diagnose MCTD zur Konfusion in der diagnostischen Klassifikation führt, da sie häufig Frühformen der systemischen Sklerose darstellt. Daher schlugen die Autoren vor, den Begriff „mixed" durch „undifferentiated" zu ersetzen. Dies war die Geburtsstunde des UCTS („undifferentiated connective tissue syndrome"), das später in UCTD umgenannt wurde. Trotzdem blieb die Diagnose MCTD erhalten.

Bereits zu Beginn der Beschreibung der MCTD durch Sharp wurde eine Assoziation zu Autoantikörpern hervorgehoben, deren Nachweis in den ersten Testsystemen auf einem Antigengemisch, das extrahierbare nukleäre Antigene (ENA) genannt wurde, beruhte. Nachdem das eigentliche Zielantigen U1RNP charakterisiert wurde, bestand die Hoffnung, daß MCTD besser definiert werden kann.

In der Zwischenzeit tauchten andere Überlappungssyndrome auf. Insbesondere 2 von ihnen sind klinisch kaum von der MCTD zu unterscheiden. Das eine Syndrom ist mit den Anti-Jo1-Antikörpern assoziiert, die ursprünglich als Myositis-spezifische Autoantikörper beschrieben wurden. Später stellte sich heraus, daß diese Autoantikörper bei Patienten, die sowohl an einer Myositis als auch fibrosierenden Alveolitis leiden sowie häufig auch Raynaud-Phänomen, Arthritis und Sjögren-Syndrom aufweisen, vorkommen. Ein 2. klinisches Syndrom wurde im Zusammenhang mit den Anti-PM-Scl-Autoantikörpern beschrieben.

Obwohl alle 3 Syndrome klinisch sehr ähnlich verlaufen können, so daß ihre Einordnung von den nachgewiesenen Autoantikörpern abhängig ist, existieren subtile klinische Unterschiede. Bei dem Anti-Jo1-Syndrom dominieren Myositis und Lungenerkrankung, während bei den Patienten mit Anti-PM-Scl-Antikörpern mehr die sklerodermiformen Veränderungen im Vordergrund stehen. Die MCTD tendiert mehr zu einer gleichmäßigen Verteilung der Symptome von SLE, systemischer Sklerose und Myositis, wobei nach langer Krankheitsdauer bei einem Teil der Patienten die Symptome einer systemischen Sklerose überwiegen.

Die UCTD stellt längst nicht mehr eine alternative Bezeichnung zu der MCTD dar. Der Begriff undifferenziert wird nun verwendet, wenn sich die Erkrankung nicht in eine klassische Kollagenose entwickelt. Solche Patienten weisen oft ANA mit niedrigem Titer und unspezifische klinische Symptome wie Arthralgien, Raynaud-Phänomen und Mattigkeit auf.

68.10.1 Definition und Terminologie

Die undifferenzierte Bindegewebserkrankung (UCTD) ist eine oligosymptomatisch verlaufende Kollagenose mit einem begrenzten autoimmunen Repertoire, die im weiteren Verlauf sehr selten in einen systemischen Lupus erythematodes übergeht. Sie scheint eine eigenständige Krankheitsentität darzustellen.

68.10.2 Epidemiologie und Klassifikation

Über die UCTD-Prävalenz und -Inzidenz liegen keine Daten vor. Es ist jedoch anzunehmen, daß die Erkrankung häufiger als der SLE auftritt. Es sind vorwiegend Frauen betroffen (Verhältnis Frauen : Männer ca. 20 : 1). Das mittlere Alter zu Beginn der Erkrankung beträgt 32 Jahre (7–72 Jahre). Für die UCTD existieren keine Klassifikationskriterien. Die Klassifikationskriterien einer anderen Kollagenose dürfen nicht erfüllt sein.

68.10.3 Ätiologie und Pathogenese

Die Ätiologie dieser Autoimmunerkrankung ist unbekannt. Die Erkrankung ist mit dem Nachweis von antinukleären Antikörpern (ANA) assoziiert. Die Pathomechanismen dürften ähnlich denen anderer Kollagenosen sein.

68.10.4 Histopathologie

Systematische Untersuchungen über histopathologische Veränderungen bei UCTD existieren nicht. Die Veränderungen dürften in Abhängigkeit von der Organbeteiligung denen verwandter Kollagenosen ähneln.

68.10.5 Klinik

Es handelt sich in der Regel um ein oligosymptomatisches Krankheitsbild. Die häufigsten klinischen Manifestationen sind Arthralgien, Raynaud-Phänomen, Arthritis, Leukopenie, Sicca-Symptomatik, Alopezie

Tabelle 68.9. Klinische und Laborbefunde bei UCTD

Befund	Häufigkeit [%]
Arthralgien	80
Arthritis	37–86
Raynaud-Phänomen	33–46
Alopezie	45
Photosensitivität	10–30
Xerophthalmie	7–41
Xerostomie	7–36
Serositis	5–16
Schmetterlingserythem	6–13
Orale Aphthose	3–27
Anämie	16–23
Leukopenie	11–41
Thrombozytopenie	2–33
ANA-Positivität	55–97

und Photosensitivität (Tabelle 68.9). Bei den Gelenkbeschwerden stehen die kleinen Gelenke der Hände und Füße im Vordergrund. Das Auftreten von Raynaud-Phänomen und Arthritis ist mit dem Nachweis von Anti-U1RNP-Antikörpern, Xerostomie und Xerophthalmie mit dem Vorhandensein von Anti-Ro/SS-A-Antikörpern assoziiert.

68.10.6 Verlauf und Prognose

Es handelt sich um eine eher milde und chronisch verlaufende Erkrankung ohne schwere Organmanifestationen. Selten (10%) kann UCTD in einen SLE übergehen.

68.10.7 Labor und bildgebende Verfahren

Die serologischen Entzündungsparameter (BSG, γ-Globuline) sind leicht bis mäßig erhöht, wobei das CRP, ähnlich wie beim SLE, oft normal oder erniedrigt ist. Eine meist geringgradige Leukopenie ist nicht selten. Eine Thrombozytopenie tritt bei bis zu 33% der Patienten auf.

Die ANA sind meist in einem niedrigen Titer positiv. Bei 80% der Patienten lassen sich die ANA weiter spezifizieren, wobei sich bei einem Patienten hauptsächlich nur eine Autoantikörperspezies nachweisen läßt. Am häufigsten werden Anti-Ro/SS-A- (30%) oder Anti-U1RNP-Antikörper (28%) im Serum beobachtet. Anti-dsDNA-Antikörper sind selten. Das Autoantikörperspektrum verändert sich im Verlauf der Erkrankung nicht.

Die bildgebende Diagnostik richtet sich nach der klinischen Symptomatik. Bei Arthralgien oder Arthritis ist eine Röntgenuntersuchung indiziert, wobei sich meist keine erosiven Veränderungen zeigen.

68.10.8 Diagnose und Differentialdiagnose

UCTD muß von anderen Kollagenosen und ihren Überlappungssyndromen (systemischer Lupus erythematodes, systemische Sklerose, Sjögren-Syndrom, MCTD, Polymyositis/Dermatomyositis, Anti-Jo1-Syndrom, Überlappung Sklerodermie/Myositis) sowie von der ANA-positiven rheumatoiden Arthritis abgegrenzt werden.

68.10.9 Therapie und Rehabilitation

Da es sich in den meisten Fällen um eine mild verlaufende Erkrankung handelt, besteht die Behandlung in der Medikation von nichtsteroidalen Antirheumatika (NSAR), Glukokortikoiden in niedriger Dosierung und Antimalariamitteln (Hydroxychloroquin). Immunsuppressiva sind nicht indiziert. Bei Arthralgien und Myalgien können physikalische Maßnahmen sinnvoll sein.

Literatur

Literatur zu Kap. 68.1

Dörner T, Hiepe F (1993) Zu aktuellen klinisch-immunologischen Aspekten des Sjögren-Syndroms. Z Ärztl Fortbild 87:279–286

Dörner, T (1998) Ätiologische und immunpathogenetische Aspekte des Sjögren-Syndroms. Akt Rheumatol 22 (in press)

Fox RI (1992) Treatment of the patient with Sjögren's syndrome. Rheum Dis Clin North Am 18:699–711

Fox RI (1996) Clinical features, pathogenesis, and treatment of Sjögren's syndrome. Curr Opinion Rheumatol 8:438–445

Fox RI, Maruyama T (1997) Pathogenesis and treatment of Sjögren's syndrome. Curr Opinion Rheumatol 9:393–399

Vitali C et al. (1996) Assessment of the European classification criteria for Sjögren's syndrome in a series of clinically defined cases: results of a prospective multicentre study. Ann Rheum Dis 55: 116–121

Literatur zu Kap. 68.2

Alarcón-Segovia D, Villareal M (1987) Classification and diagnostic criteria for mixed connective tissue disease. In: Kasukawa R, Sharp GC (eds) Mixed connective tissue disease and antinuclear antibodies. Elsevier, Amsterdam, pp 33–40

Alarcón-Segovia D, Cardiel MH (1989) Comparison between 3 diagnostic criteria for mixed connective tissue disease. Study of 583 patients. J Rheumatol 16:328–334

Amigues JM, Cantagrel A, Abbal M, Mazieres B (1996) Comparative study of 4 diagnosis criteria sets for mixed connective tissue disease in patients with anti-RNP antibodies. J Rheumatol 23:2055–2062

Blomberg J., Nived O, Pipkorn R, Bengtsson A, Erlinge D, Sturfelt G (1994) Increased antiretroviral antibody reactivity in sera from a defined population of patients with SLE. Arthritis Rheum 37:57–66

Kahn MF, Appelboom T (1991) Syndrome de Sharp. In: Kahn MF, Peltier AP, Meyer O, Piette JC (eds) Les maladies systémiques, 3ème edn. Flammarion, Paris, pp 545–556
Kasukawa R, Tojo T, Miyawaki S (1987) Preliminary diagnostic criteria for classification of mixed connective tissue disease. In: Kasukawa R, Sharp GC (eds) Mixed connective tissue disease and anti-nuclear Antibodies. Elsevier, Amsterdam, pp 41–68
Kotajima L, Aotsuka S, Sumiya M, Yokohari R, Tojo T, Kasukawa R (1996) Clinical features of patients with juvenile onset mixed connective tissue disease: analysis of data collected in a nation-wide collaborative study in Japan. J Rheumatol 23:1088–1094
Magro CM, Crowson AN, Regauer S (1997) Mixed connective tissue disease. A clinical, histologic, and immunofluorescenc study of eight cases. Am J Dermatopathol 19:206–213
Michels H (1997) Course of mixed connective tissue disease in children. Ann Med 29:359–364
Query CC, Keene JD (1987) A human autoimmune protein associated with U1RNA contains a region of homology that is cross reactive with retroviral p30 gag antigen. Cell 51:211–220
Sharp GC, Irwin WS, Tan EM, Gould RG, Holman HR (1972) Mixed connective tissue disease: An apparently distinct rheumatic disease syndrome associated with a specific extractable nuclear antigen. Am J Med 52:148–159
Sharp GC (1987) Diagnostic criteria for classification of MCTD. In: Kasukawa R, Sharp GC (eds) Mixed connective tissue disease and anti-nuclear antibodies. Elsevier, Amsterdam, pp 23–32

Literatur zu Kap. 68.3

International study group for Behçet's disease (1992) Diagnostic criteria for Behçet's disease. Br J Rheumatol 31:299–308

Literatur zu Kap. 68.4

Ferraccioli G, Salaffi F, De Vita S, Casatta L, Bartoli E (1996) Methotrexate in polymyalgia rheumatica: preliminary results of an open, randomized study. J Rheumatol 23/4:624–628
Helfgott SM, Kieval RI (1996) Polymyalgia rheumatica in patients with a normal erythrocyte sedimentation rate. Arthritis Rheum 39/2:304–307
Hunder GG, Bloch DA, Michel BA et al. (1990) The American College of Rheumatology 1990 criteria for the classification of giant cell arteritis. Arthritis Rheum 33/8:1122–1128
Kaiser H (1993) Polymyalgia rheumatica. Z Gerontol 26/1:20–23
Koski M (1992) Ultrasonographic evidence of synovitis in axial joints in patients with polymyalgia rheumatica. Br J Rheumatol 31/3:201–203
Martinez-Taboada VM, Goronzy JJ, Weyand CM (1996) Clonally expanded CD8 T cells in patients with polymyalgia rheumatica and giant cell arteritis. Clin Immunol Immunopathol 79/3: 263–270
Nüsslein H (1997) Medikamentöse Therapie – Polymyalgia rheumatica und Riesenzellarteriitis. In: Qualitätssicherung in der Rheumatologie. Steinkopff, Darmstadt
Salvarani C, Gabriel S, Hunder GG (1996) Distal extremity swelling with pitting edema in polymyalgia rheumatica. Report on nineteen cases. Arthritis Rheum 39/1:73–80
Seyfarth B, Harten P, Loffler H (1996) Die Thrombozytose bei Polymyalgia rheumatica. Dtsch Med Wochenschr 11; 121/41: 1255–60
Vaith P (1997) Diagnostische Kriterien – Polymyalgia rheumatica und Riesenzellarteriitis. In: Qualitätssicherung in der Rheumatologie. Steinkopff, Darmstadt
Weyand CM, Goronzy JJ (1995) Giant cell arteritis as an antigen-driven disease. Rheum Dis Clin North Am 21/4:1027–1039

Literatur zu Kap. 68.5

Crofford LJ (1994) Eosinophilic fasciitis and the eosinophilia-myalgia syndrome. In: Rheumatology. Mosby, St. Louis, pp 6:29.1–29.10
Freundlich B (1993) Eosinophilia-myalgia syndrome. In: Kelley/Harris/Ruddy/Sledge (eds) Textbook of rheumatology, 4th edn, vol 2, Saunders, Philadelphia, pp 1150–1157
Hertzman PA, Blevins WL, Mayer J (1990) Association of the eosinophilia-myalgia syndrome with the ingestion of tryptophan. In: N Engl J Med 322:869–873
Lakhanpal S, Ginsburg WW, Michet CJ, Doyle JA, Moore SB (1988) Eosinophilic fasciitis: clinical spectrum and therapeutic response in 52 cases. Semin Arthritis Rheum 17:221–231
Medsger TJ (1990) Tryptophan-induced eosinophilia-myalgia syndrome (editorial). N Engl J Med 322:926–928
Moore TL, Zuckner J (1980) Eosinophilic fasciitis. Semin Arthritis Rheum 9:228–35
Shulman LE (1975) Diffuse fasciitis with eosinophilia: A new syndrome? In: Trans Assoc Am Physicians 88:70
Swygert LA, Maes EF, Sewell LE et al. (1990) Eosinophilia-myalgia syndrome. Results of national surveillance. JAMA 264: 1698–1703
Varga J, Kähäri VM (1997) Eosinophilia-myalgia syndrome, eosinophilic fasciitis, and related fibrosing disorders. Curr Opin Rheumatol 9:562–570

Literatur zu Kap. 68.6

Comings DE, Skubi KB, Van Eyes J, Motulski AG (1967) Familial multifocal fibrosclerosis: findings suggesting that retroperitoneal fibrosis, mediastinal fibrosis, sclerosing cholangitis, Riedel's thyroiditis, and pseudotumor of the orbit may be different manifestations of a single disease. Ann Intern Med 66:884–892
Enzinger FM, Weiss SW (1995) Fibromatoses. In: Enzinger FM, Weiss SW (eds) Soft tissue tumors. Mosby, St. Louis, pp 201–229
Fischer GO, De Launey WE (1986) Multifocal fibroscleroris: Cutaneous associations. Aust J Derm 27:19–26
Hricak H, Higgins CB, Williams RD (1983) Nuclear magnetic resonance imaging in retroperitoneal fibrosis. Am J Radiol 141: 35–43
Kittredge RD, Nash AD (1974) The many facets of sclerosing fibrosis. Am J Roentgenol 122:288–298
Ormond JK (1948) Bilateral ureteral obstruction due to envelopment and compression by an inflammatory retroperitoneal process. J Urol 59:1072–1079
Utz DC, Rooke ED, Spittel JA, Bartholomew LG (1965) Retroperitoneal fibrosis in patients taking methysergide. JAMA 194:983–985

Literatur zu Kap. 68.7

Braun-Falco O, Plewig G, Wolf HH (1995) Dermatologie und Venerologie. Springer, Berlin Heidelberg New York Tokio, pp 777–779

Khan GA, Lewis FI (1996) Recognizing Weber-Christian disease. Tenn Med 89:468–449

Lang B, Wehner H, Vaith P, Oepke GH; Peter HH (1986) Pfeifer-Weber-Christian-Pannikulitis (PWCP). Beschreibung eines Falles und Literaturübersicht. Z Rheumatol 45:161–165

Lever WF (1949) Nodular nonsuppurative panniculitis (Weber-Christian disease): Report of a case in which an infiltate of polymorphonuclear leukocytes represented the earliest lesion. Arch Dermatol 59:31–35

Nürnberger F (1979) Krankheiten des subkutanen Fettgewebes. In: Korting GW (Hrsg) Dermatologie in Praxis und Klinik, Bd III. Thieme, Stuttgart, pp 3310–3321

Wozel G (1993) Rezidivierende nodulare Pannikulitis bei a1-Antitrypsinmangel. Erfolgreiche Dapson-Therapie. Hautarzt 44:653–657

Literatur zu Kap. 68.8

Beighton PH, Solomon L (1973) Articular mobility in an african population. Ann Rheum Dis 32:413–418

Grahame R (1990) The hypermobility syndrome. Ann Rheum Dis 49:190–200

Kirk JA, Ansell BM (1967) The hypermobility syndrome. Ann Rheum Dis 26:419–425

Klemp P (1997) Hypermobility. Ann Rheum Dis 56:573–575

Mishra MB, Ryan P (1996) Extra-articular features of benign joint hypermobility syndrome. Br J Rheumatol 35:861–866

Literatur zu Kap. 68.9

Alarcón-Segovia D, Pérez-Vásquez ME, Villa AR, Drenkard C, Cabiedes J (1992) Preminilary classification criteria for the antiphospholipid syndrome within systemic lupus erythematosus: Semin Arthritis Rheum 21:275–285

Asherson RA (1992) The catastrophic antiphospholipid syndrome. J Rheumatol 19:508–512

Branch DW, Silver RM, Blackwell JL et al. (1992) Outcome of treated pregnancies in women with antiphospholipid syndrome: An update of the Utah experience. Obstet Gynecol 80:614–620

Chakravarty MA, Byron MA, Webley M et al. (1991) Antibodies to cardiolipin in stroke: association with mortality and functional recovery in patients without systemic lupus erythematosus. Q J Med 79:397–405

Gromnica-Ihle E, Schößler W, Jahn M, Meise I (1995) The importance of the isotypes of the antiphospholipid antibodies and of the anti-2-Glycoprotein I antibodies for the clinic. Lupus 4 (Suppl 2):152 (abstract)

Italian Registry of Antiphospholipid Antibodies (IR-APA). Thrombosis and thrombocytopenia in antiphospholipid syndrome (idiopathic and secondary to SLE): first report from the Italian Registry (1993) Haematological 78:313–318

Khamashta MA (1993) Clinical features and outcome of patients with aPL syndrome: A 10-year follow-up study. 57th Annual Meeting American College of Rheumatology, San Antonio

Khamashta MA, Hughes GRV (1994) Das Antiphospholipid-Syndrom. Rheumatol Europa 23:23–26

Khamashta MA, Hughes GRV (1995) Antiphospholipid antibodies and antiphospholipid syndrome. Curr Opin Rheumatol 7:389–394

Khamashta MA (1996) Management of thrombosis in the antiphospholipid syndrome. Lupus 5:463–466

Khamashta MA (1998) Management of thrombosis and pregnancy loss in the antiphospholipid syndrome. Lupus. Suppl 2:162–165

Levine SR, Brey RL (1996) Neurological aspects of antiphospholipid antibody syndrome. Lupus 5:347–353

Lima F, Khamashta MA, Buchanan NMM et al. (1996) A study of sixty pregnancies in patients with the antiphospholipid syndrome. Clin Exp Rheumatol 14:131–136

Ordi-Ros J, O'Callaghan AS, Tarrés MV (1996) Thrombotic manifestations in the antiphospholipid syndrome – an overview. In: Asherson RA, Cervera R, Piette J-C, Shoenfeld Y (eds) The antiphospholipid syndrome. CRC Press, Boca Raton New York London, pp 107–115

Piette J-C (1996) 1996 diagnostic and classification criteria for the antiphospholipid/cofactors syndrome: a „mission impossible"? Lupus 5:354–363

Piette J-C, Wechsler B, Frances C, Papo T, Gadeau P (1993) Exclusion criteria for primary antiphospholipid syndrome. J Rheumatol 20:1802–1804

Salafia CM, Parke AL (1997) Placental pathology in systemic lupus erythematosus and phospholipid antibody syndrome. Rheum Dis Clin North Am 23: 85–98

Triplett DA (1994) Assays for detection of antiphospholipid antibodies. Lupus 3:281–287

Vaarala O, Alfthan G, Jauhiainen M et al. (1993) Crossreaction between antibodies to oxidised low-density lipoprotein and to cardiolipin in systemic lupus erythematosus. Lancet 341: 923–925

Welsch S, Branch DW (1997) Antiphospholipid syndrome in pregnancy: Obstetic concerns and treatment. Rheum Dis Clin North Am 23:71–84

Wilson WA, Gharavi AE, Koike T et al. (1999) International consensus statement on preliminary classification criteria for definitive antiphospholipid syndrome: report of an international workshop. Arthritis Rheum 42:1309–1311

Literatur zu Kap. 68.10

Alarcón GS, Williams GV, Singer JZ et al. (1991) Early undifferentiated connective tissue disease. I: Early clinical manifestation in a large cohort of patients with undifferentiated connective tissue diseases compared with cohorts of well established connective tissue disease. J Rheumatol 18:1332–1339

Alarcón GS, Willkens RF, Ward JR et al. (1996) Early undifferentiated connective tissue disease. IV: Musculoskeletal manifestations in a large cohort of patients with undifferentiated connective tissue diseases compared with cohorts of patients with well- established connective tissue diseases: followup analyses in patients with unexplained polyarthritis and patients with rheumatoid arthritis at baseline. Arthritis Rheum 39:403–414

LeRoy EC, Maricq HR, Kahaleh MB (1980) Undifferentiated connective tissue syndromes. Arthritis Rheum 23:341–343

Mosca M, Tavoni A, Neri R, Bencivelli W, Bombardieri S (1998) Undifferentiated connective tissue diseases: the clinical and serological profiles of 91 patients followed for at least 1 year. Lupus 7:95–100

Venables PJ (1998) Undifferentiated connective tissue diseases: mixed or muddled? Lupus 7:73–74

Systemkrankheiten des Bindegewebes bei anderenorts klassifizierten Krankheiten (M 36)

G.-R. Burmester, F. Buttgereit, W. Keitel, J. Sieper

Inhalt

69.1 Dermatomyositis/Polymyositis bei Neubildungen (M 36.0, C 00–D 48)

G.-R. Burmester, F. Buttgereit

Die Assoziation der Dermato- und Polymyositis mit Neubildungen wird derzeit noch kontrovers diskutiert. So ist eine Tumorprävalenz bei Patienten mit Dermatomyositis/Polymyositis von 3–60% angegeben worden. Die große Breite der Angabe resultiert möglicherweise aus der teilweise geringen Größe der betrachteten Stichprobe und aus den Auswahlkriterien in der jeweiligen Studie (MAOZ et al. 1998). Malignome können vor, nach oder während der klinischen Manifestation der Myositis auftreten. Dabei ist jede Art einer Tumorerkrankung möglich, und es gibt keine eindeutig prädominant auftretenden Malignome.

69.1.1 Geschichtliche Entwicklung

Der erste Bericht über die Assoziation einer Dermatomyositis mit einem Tumor stammt von Stertz, der 1916 einen Patienten mit Symptomen der Dermatomyositis und gleichzeitig existierendem Magenkarzinom beschrieb. Im selben Jahr berichtete Kankeleit über die Assoziation bei einer Patientin mit einem Mammakarzinom. Seither wird immer wieder kasuistisch über das koinzidente bzw. präinzidente Auftreten von entzündlich-immunologischen Myositiden und malignen Erkrankungen berichtet. Wir haben z.B. eine Patientin mit den typischen Zeichen der Dermatomyositis bei gleichzeitig nachweisbarem, in die Leber metastasiertem Adenokarzinom beobachtet (Abb. 69.1a, b).

Als mögliche Kausalzusammenhänge wurden immunologische Kreuzreaktionen zwischen dem tumorassoziierten Antigen und dem Antigen der Haut und des Muskelgewebes diskutiert. Möglicherweise bildet ein Tumor auch myotoxische Substanzen, die das klinische Bild der Dermatomyositis nachahmen (bereits 1916 durch Stertz vermutet). Schließlich wurde auch spekuliert, daß eine gemeinsame Noxe sowohl für das Entstehen der Dermatomyositis als auch der Neoplasie verantwortlich ist. Hinsichtlich dieser pathogenetischen Überlegungen ist es interessant, daß über eine günstige Beeinflussung des klinischen Verlaufs oder sogar über eine Rückbildung der Dermatomyositis (>10%) durch die Behandlung des Tumors berichtet wurde.

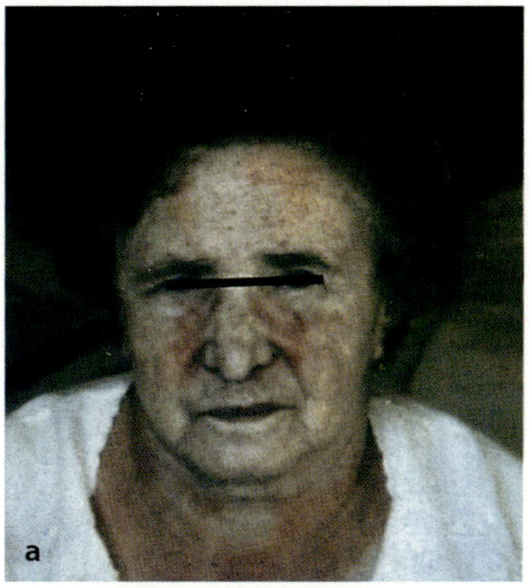

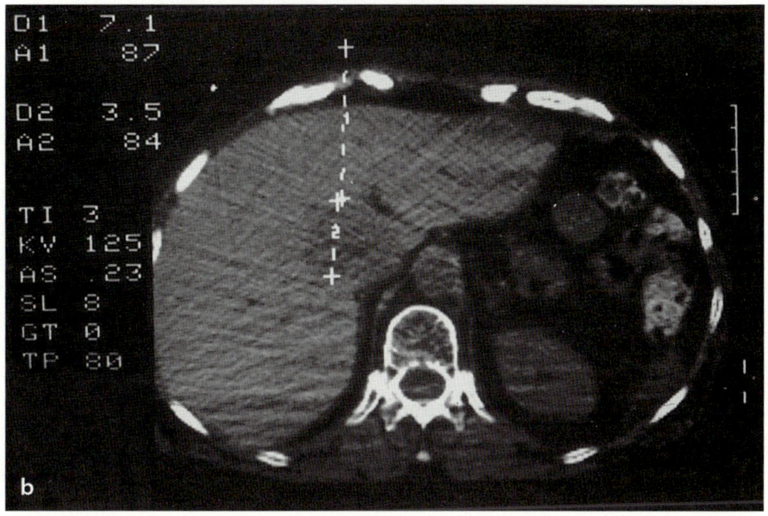

Abb. 69.1a, b. Patientin mit typischen Hautsymptomen der Dermatomyositis (**a**) und Lebermetastasten eines Adenokarzinoms (**b**)

69.1.2 Studienergebnisse

Trotz dieser Beobachtungen gibt es noch einige Unsicherheit bezüglich der Tumorassoziation von Myositiden. Größere Studien zu dieser Frage ergaben entweder unterschiedliche Ergebnisse, oder aber vorliegende Daten wurden verschieden bewertet (Bernard u. Bonnetblanc, 1993). So waren einige Studien ohne Nachweis einer signifikanten Assoziation (z.B. Lakhanpal et al. 1986), andere zeigten diese. Manchul et al. 1985 z.B. verglichen die Häufigkeit von Neubildungen bei Patienten mit Polymyositis/Dermatomyositis mit der von Patienten mit anderen rheumatischen Erkrankungen. In dieser Studie wiesen 15 der insgesamt 71 untersuchten PM/DM-Patienten ein vorangegangenes oder gleichzeitig aufgetretenes Malignom auf. Demgegenüber standen nur 4 und 1 maligne Erkrankung bei jeweils 71 Patienten mit anderen rheumatischen bzw. nichtentzündlichen Krankheiten des Muskel-Skelett-Apparats. In einer 1994 publizierten Arbeit analysierten Zantos et al. die Daten von 1078 Myositispatienten (565 PM und 513 DM). Danach trat bei 153 dieser Patienten innerhalb von 10 Jahren nach Diagnosestellung ein Malignom auf. Die detaillierte Auswertung der Daten ergab, daß das Karzinomrisiko bei Patienten mit Dermatomyositis sowohl vor als auch nach Diagnosestellung der Myositis erhöht ist, während bei der PM das Risiko nur nach dem Auftreten der Myositis erhöht ist. In einer jüngst publizierten Studie wurde bei 13 von 35 (37%) Patienten mit Dermatomyositis/Polymyositis ein maligner Tumor gefunden. Die Rate ist damit 12,6fach höher als der zu erwartende Wert (Maoz et al. 1998).

69.1.3 Malignomrisiko

Den aktuellen Kenntnisstand zusammenfassend formulierte Callen (1994), daß die Dermatomyositis mit einem erhöhten Auftreten von Malignomen assoziiert zu sein scheint, während für die Polymyositis kein deutlich erhöhtes Risiko sicher nachweisbar ist. Ein Krankheitsverlauf, bei dem sich die Aktivität einer Myositis parallel zu der eines Malignoms verhält, wurde zwar bei einigen Patienten beobachtet, ist aber selten. Möglicherweise sind Ovarialmalignome bei Patientinnen mit Dermatomyositis gehäuft, obwohl auch zu dieser Frage widersprüchliche Studienergebnisse existieren.

Als Argument gegen eine Tumorsyntropie der Dermatomyositis wurde angeführt, daß im höheren Lebensalter zwar deutlich mehr Malignome auftreten, die Häufigkeit der Dermatomyositis dagegen jedoch deutlich sinkt. Andererseits können auch durchaus bei jungen Patienten mit Myositis Neubildungen auftreten. Die Tumorsuche bei Myositispatienten sollte daher sorgfältig und orientiert an der Symptomatik und den Ergebnissen der klinischen und labortechnischen Untersuchung erfolgen (Callen 1994).

69.2 Arthropathien bei Neubildungen (M 36.1, C 00–D 48)

W. Keitel

Die Gelenkmanifestationen bei benignen und malignen Tumoren umfassen ein weites Ursachenspektrum:

- **Gelenktumoren,**
- **Gelenkmetastasen,**
- **synoviale Reaktionen auf juxtaartikuläre Tumoren,**
- **systemische Tumoren mit synovialer Infiltration,**
- **Leukämie,**
- **Lymphome und sonstige hämatogene Neubildungen,**
- **paraneoplastische (Poly)arthritiden,**
- **hypertrophische Osteoarthropathie (HOAP),**
- **Arthropathie als Folge der Tumortherapie.**

69.2.1 Pathogenese

Die pathogenetischen Vorgänge, die zur Einbeziehung artikulärer Strukturen führen, sind noch weitgehend unbekannt und bei verschiedenen Geschwulstarten sicher nicht einheitlich. Diskutiert werden tumorassoziierte Hormone, Tumorstoffwechselprodukte, gemeinsame ätiopathogenetische Faktoren von Malignomen und Arthritiden oder Immunreaktionen (Seda u. Alarcón 1995; Avina-Zubieta et al. 1995); für den Fall des Pankreaskarzinoms spielen die Enzyme Phospholipase A, Lipase und Trypsin (Shbeeb et al. 1996), bei HOAP der aus Thrombozyten stammende Fibroblastenwachstumsfaktor (= PDGF; Martinez-Lavin 1998) eine Rolle.

Abgesehen von den Gelenktumoren (s. Kap. 80, 81) soll im folgenden die Klinik, Diagnostik und Therapie der in der oben stehenden Aufzählung aufgeführten Syndrome besprochen werden.

69.2.2 Klinik und Diagnostik

Gelenkmetastasen

In der englischsprachigen Literatur wurden bis 1995 nur 27 Fälle solider Tumoren mit malignen Gelenkergüssen und histologischem Metastasennachweis in der Synovialis mitgeteilt (Munn et al. 1995). Es handelt sich meist um eine Monarthritis v.a. im Knie-, weniger häufig im Hüftgelenk. Die seltenen phalangealen Metastasen können das klinische Bild einer Arthritis urica, Osteomyelitis oder Tenosynovitis imitieren (Caldwell 1985). An erster Stelle der Primärtumoren stehen Mamma- und Bronchialkarzinome. Klinisch-radiologische Verdachtsmomente sind der reduzierte Allgemeinzustand, ein hämorrhagisch-nichtentzündlicher Erguß und Knochendestruktionen. Gelenknahe Metastasen treten fast nur bei epithelialen Tumoren (Bronchial-, Mamma-, Kolon-, Blasen- und Prostatakarzinome) auf.

Synoviale Reaktionen auf juxtaartikuläre Tumoren

Auslösend können benigne oder maligne Knochentumoren (Osteoidosteom, osteogenes Sarkom) bzw. ein Chondrosarkom sein. Die Entwicklung des immer monartikulären Prozesses erfolgt sehr langsam. Bei entsprechendem Verdacht ist eine sofortige Klärung durch Röntgendiagnostik, Computer- bzw. Magnetresonanztomographie (MRT) erforderlich.

Arthropathie bei Leukämien

Klinik

Gelenkschmerzen (Arthralgien) und eine ausgeprägte Arthritis mit zusätzlicher Schwellung, Rötung, Hyperthermie und Erguß entwickeln sich nur relativ selten bei Erwachsenen mit akuten und chronischen Leukämien. Sie treten aber in bis zu 60% der Fälle bei Kindern mit akuter Lymphoblastenleukämie auf (Zvaifler 1998; Spillberg u. Meyer 1975). Ursache sind leukämische Infiltrate der Synovialis oder subperiostal im Bereich der Metaphysen sowie Hämorrhagien in die Gelenkkapsel.

Klinisch handelt es sich meist um eine additive Polyarthritis in asymmetrischer Form, die bei akuten Leukosen zu einem Zeitpunkt beginnen kann, wo aus dem Blutausstrich die Diagnose der Grundkrankheit noch nicht zu stellen ist. !

In mehr symmetrischer Verteilung kommen sie bei chronischen Leukämien im späteren Verlauf vor. In erster Linie sind Knie-, Schulter- und Sprunggelenke betroffen. Im Erguß können pathologische Zellformen nachweisbar sein.

Röntgenbefunde

Röntgenologisch finden sich juxtaartikuläre Demineralisationen bis zur ausgeprägten Osteoporose, bei chronischem Verlauf Periostreaktionen ähnlich der HOAP (s. unten). Selten sind Knochenerosionen, fokale Läsionen mit pathologischen Frakturen oder osteoplastische Knochenherde (Dihlmann 1987).

Differentialdiagnostik

Differentialdiagnostische Schwierigkeiten ergeben sich im Kindesalter gegenüber der juvenilen chronischen Arthritis wegen des fieberhaften Verlaufs und des potentiellen Vorkommens von Rheuma- und antinukleären Faktoren bei der akuten lymphoblastischen Leukämie. Im Erwachsenenalter müssen neben der chronischen Polyarthritis – besonders bei symmetrischem Befall – alle anderen Formen der symptomatischen Arthropathien ausgeschlossen werden.

Die Haarzellenleukämie führt gelegentlich zu einem SLE-ähnlichen Krankheitsbild mit Polyarthritis und Vaskulitis vom Typ der Panarteriitis nodosa (Elkon et al. 1983). Vereinzelt sind Kristallarthropathien (Urat- und CPPD-Kristalle) bei Leukosen beschrieben worden.

Lymphome und sonstige hämatogene Neubildungen

Klinik

Beschwerden von seiten des Bewegungsapparates bei Plasmozytom (C 90.0), Makroglobulinämie Waldenström (C 88.0) und Lymphomen (C 81–C 85) bestehen überwiegend in diffusen Knochen- und Rückenschmerzen, Arthralgien und Myalgien. Selten kommt es zu objektivierbaren Gelenkbeteiligungen als Folge einer Invasion artikulärer und periartikulärer Strukturen durch maligne Zellen, Plasmazelltumoren, Hämarthros oder intrasynoviale Immunglobulinablagerungen (Roux et al. 1996). Eine regelmäßige Begleiterscheinung bei Plasmozytom ist eine Amyloidose (s. Kap. 51.3), die über eine symmetrische Polyarthritis, ein Karpaltunnelsyndrom oder rheumaknoten-ähnliche Hautinfiltrate differentialdiagnostische Schwierigkeiten bereiten kann.

Bei monoklonalen Gammopathien wurden teils atypische Oligoarthritiden, z.T. aber auch der chronischen Polyarthritis ähnliche symmetrische Polyarthritiden beschrieben (Vitali et al. 1991). Unter 87 Patienten mit myelodysplastischen Syndromen fanden sich 5 Fälle mit seronegativer Arthritis, myeloproliferative Erkrankungen wiesen keine erhöhte Arthritisfrequenz auf (Chandran et al. 1996).

Non-Hodgkin-Lymphome gehen in 7–25% mit einer Skelettbeteiligung durch Metastasen oder primären Knochenbefall einher. Auch die peripheren Anteile, z.B. der Hand, können betroffen sein.

Röntgenbefunde

Die klassischen Röntgenbefunde des Plasmozytoms sind die scharf begrenzten lytischen Knochenläsionen, oft findet sich aber nur eine verminderte Knochendichte. Generell sind die üblichen Regeln der Diagnostik und Differenzierung der Grundkrankheit zu beachten.

Paraneoplastische Arthritiden (Karzinompolyarthritis)

Polyarthritiden bei Tumoren bilden einen Teil des paraneoplastischen Syndroms, das sich auch in anderen Symptomen am Bewegungsapparat, z.B. Lupussyndrom, Vaskulitis, Reflexdystrophie oder Polychondritis (u.a. Tietze-Syndrom) äußern kann. Die Karzinompolyarthritis ist zu unterscheiden von der anschließend zu besprechenden HOAP, die auch durch nichttumoröse Erkrankungen ausgelöst werden kann und eine spezifische Symptomatik aufweist.

Klinik

Klinisch handelt es sich um eine symmetrische oder asymmetrische Polyarthritis mit deutlicher Bevorzugung der Gelenke der unteren Extremität. Sie kann als 1. Zeichen oder bald nach der Manifestation des Tumors auftreten. Betroffen sind meist Personen jenseits des 50. Lebensjahres oder senile Altersgruppen. Als wegweisend für die Diagnostik können ein sehr akuter Beginn, der schlechte Allgemeinzustand und eine stark erhöhte BSG bei relativ geringer Symptomatik angesehen werden. Radiologische oder histologische Besonderheiten an der Synovialmembran fehlen, das Zellbild des Ergusses entspricht meist dem einer wenig aktiven Arthritis (Caldwell 1985).

Die häufigste Tumorart ist das *Mammakarzinom* (Drenth et al. 1995). Bei einigen Geschwulstformen treten zusätzlich zu dem relativ uncharakteristischen Bild der Arthritis spezifische Symptome auf:

- *Ovarialkarzinom:* palmare Fasziitis (Willemsen et al. 1991; Vinkel et al. 1996), gelegentlich mit Vaskulitis und Immunglobulinablagerungen in der Synovialis,
- *Pankreaskarzinom und andere Pankreaserkrankungen:* periphere subkutane Knoten ähnlich einem Erythema nodosum, besonders bei Alkoholikern (Durden et al. 1996; Shbeeb et al. 1996).

Hypertrophische Osteoarthropathie (HOAP)

Das von Heinrich v. Bamberger (1889) und Pierre Marie (1890) beschriebene Krankheitsbild kann primär (= Pachydermoperiostose) sowie sekundär bei Tumoren (s. folgende Aufzählung) und bei einer Vielzahl anderer Primärerkrankungen, u.a. chronischen Infekten, Endokrinopathien, bei Abführmittelabusus und Thalassämie auftreten.

Bei folgenden Tumorarten kann HOAP vorkommen (mod. nach Altman 1997):

- *pulmonal:* Bronchial- und Pleurakarzinom, Sarkome, Metastasen,
- *gastrointestinal:* Dünndarm-, Leber-, Kolon-, Ösophaguskarzinom,
- *sonstige:* Nasopharynx, Niere, Thymus, Lymphome, Osteosarkom.

Klinik

Es handelt sich um eine entzündliche, sehr schmerzhafte Schwellung und Überwärmung der distalen großen Gelenke, die vorwiegend die Knie, aber auch Hände, Ellbogen und Wirbelsäule einbezieht und mit Trommelschlegelfingern sowie einer Periostitis einhergeht.

Die Gelenksymptome manifestieren sich manchmal bereits vor der Diagnose der Grundkrankheit, sie können sich nach deren Beseitigung völlig zurückbilden.

Befunde

Neben den charakteristischen Trommelschlegelfingern sind obligate Röntgensymptome periostaler Knochen-

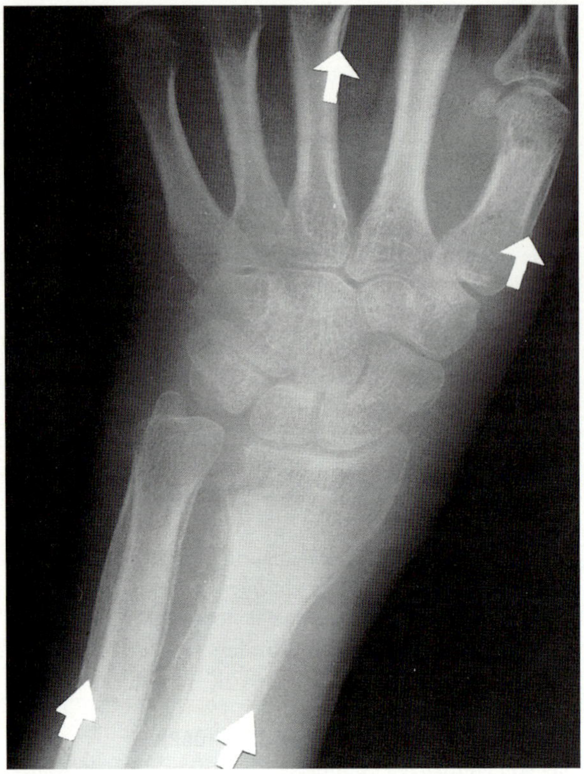

Abb. 69.2. Pulmonale hypertrophische Osteoarthropathie bei Hämangiosarkom der Lunge: periostale Knochenneubildung im Bereich der Unterarmknochen und der Metakarpalia; vollständige Rückbildung nach Tumorresektion

anlagerungen an den Diaphysen der Metakarpalia, der Phalangen, an den Handwurzelknochen oder den Knochen von Unterarm und Unterschenkel (Abb. 69.2). Gelenkergüsse sind klar, zellarm (maximal 700 Zellen/mm^3), fast ausschließlich lymphozytär und fibrinreich.

Arthropathien als Folge der Tumortherapie

Immunsuppressive Behandlungen können über eine Schwächung der Immunabwehr das Auftreten einer septischen Arthritis erleichtern. Ein klinisches Syndrom mit Arthralgie und Myalgie wurde als *Postchemotherapierheumatismus* beschrieben (Loprinzi et al. 1993). Durch Strahlen- oder Chemotherapie ohne Allopurinolgabe wird bei hämatologischen Systemerkrankungen gelegentlich eine sekundäre Gicht mit entsprechender Gelenksymptomatik induziert. Besonders bei HLA-B27-positiven Probanden können nach einer Immuntherapie von Blasentumoren mit BCG reaktive Arthritiden auftreten (Jawad et al. 1993). Vereinzelt wurden der chronischen Polyarthritis ähnliche Arthritiden in Assoziation mit einer Tamoxifentherapie beobachtet (Creamer et al. 1994).

69.2.3 Therapie

In jedem Fall steht die Therapie der Grundkrankheit im Vordergrund. Eine erfolgreiche Tumorentfernung auf operativem oder chemischem Wege führt in den meisten Fällen zu einer prompten Rückbildung der paraneoplastischen Symptome, im Falle der HOAP oft innerhalb von wenigen Tagen. Antientzündliche Medikamente können zu einer Linderung der Beschwerden führen. Bereits ein Versuch mit Salizylaten ist oft aussichtsreich (Zvaifler 1998), in anderen Fällen muß man zu nichtsteroidalen Antirheumatika, Kortikosteroiden, evtl. in Tagesdosen von über 60 mg (z.B. bei akuter Lymphoblastenleukämie) oder zu Opioiden greifen.

69.3 Arthropathia haemophilica bei Hämophilie A und B (M 36.2, D 66–D 68)

W. Keitel

Unter dem Begriff der Hämophilie werden genetisch bedingte funktionelle Mangelzustände von Gerinnungsfaktoren zusammengefaßt. Sie können in unterschiedlicher Häufigkeit zu Einblutungen in die Gelenke führen (Tabelle 69.1). Nahezu alle Patienten mit schwerem Faktorenmangel (1% Restfaktorenaktivität oder weniger) und bis zur Hälfte aller Kranken mit weniger schweren Formen (mittelschwere Hämophilie, Restaktivität bis 5%) erleben eine Gelenkblutung.

69.3.1 Definition und Pathogenese

Die besonders ausgeprägte Blutungsneigung in die Gelenke beruht wahrscheinlich auf dem physiologischen Mangel an Gewebsthromboplastin in der Synovialis. Bereits eine einmalige Gelenkblutung führt zu einer synovialen Gewebsproliferation, perivaskulären Entzündungsreaktion, subsynovialen Fibrosierung und Eiseneinlagerung in die Synovialmembran (Upchurch u. Brettler 1997).

Tabelle 69.1. Häufigkeit und Schwere von Gelenkblutungen bei erblichen Gerinnungsstörungen

Fehlender Faktor	Klinische Bezeichnung	Hämarthrose
VIII:C	Hämophilie A	+++
VIII R:Co	v.-Willebrand-Jürgens	(+)
IX	Hämophilie B	++
X	Stuart-Prower	(+)
VII	Hypoprokonvertinämie	+
II	Hypoprothrombinämie	(+)

Bei wiederholten Einblutungen tritt eine Hypertrophie und Hyperpigmentation des Stratum synoviale ein. Es kann sich ein Pannus bilden, der in den Knorpel eindringt, ihn arrodiert und später auch die gelenknahen Knochenanteile schädigt. Eine zentrale Rolle bei der Chronifizierung des Prozesses spielt wahrscheinlich die intrasynoviale Eisenspeicherung (Madhok et al. 1991). Zusätzlich führt die intraartikuläre Druckerhöhung an den knorpelfreien Gelenkoberflächen (Fossa olecrani des Ellbogens, Fossa intercondylaris am Knie) zum Knochenabbau. Das Vollbild der artikulären Veränderungen wird als Blutergelenk oder Hämophiliearthropathie bezeichnet.

69.3.2 Klinik und Diagnostik

Der initiale Hämarthros tritt in Abhängigkeit von der Schwere der Hämophilie oft bei den ersten Gehversuchen auf. Die Episoden setzen sich in einer Häufigkeit, die der Schwere des Faktorenmangels entspricht, bis in das Erwachsenenalter fort, wo ihre Inzidenz meist abnimmt. Betroffen sind v. a. die großen Gelenke: Knie, Sprunggelenke, Ellbogen zu je 50–60%, Schulter- und Hüftgelenke zu je 1/3. Gelenke der dominanten Seite werden schwerer, einmal betroffene Gelenke öfter befallen. Bei ausgeprägtem Faktorenmangel treten die Ereignisse spontan, sonst ausgelöst durch geringe oder stärkere Traumen auf.

Akutes Stadium

Das Ereignis beginnt in der Regel mit heftigen Schmerzen und leichtem Fieber. Das betroffene Gelenk ist geschwollen, überwärmt, in der Beweglichkeit eingeschränkt und in halbgebeugter Schonhaltung fixiert. Die Erscheinungen können sich in wenigen Tagen zurückbilden oder protrahiert bzw. rezidivierend über Wochen verlaufen. Bei Hämophilie A und B ist die Grundkrankheit durch ihre anderweitigen Manifestationen meist schon bekannt. Andere, weniger schwere Koagulopathien können sich aber primär gelegentlich in Form der Gelenksymptomatik manifestieren. In diesen Fällen gilt die Grundforderung der Rheumatologie, daß jeder Gelenkerguß unklarer Ätiologie punktiert und untersucht werden sollte. Bei hämorrhagischen Ergüssen gelten die üblichen differentialdiagnostischen Erwägungen, die vom Tumor über die neurogene Arthropathie bis zur pigmentierten villonodulären Synovialitis reichen (Keitel 1993).

Im Anfangsstadium ist die Röntgenaufnahme von begrenztem diagnostischem Wert, da sie nur den – auch dem Tastbefund zugänglichen – Weichteilbefund abbildet. Durch Arthrosonographie und MRT ist die Diagnose des Hämarthros zu verifizieren und besser zu quantifizieren.

Chronisches Stadium

■ **Chronische Synovialitis.** Bei schwerem Faktorenmangel kommt es aufgrund der rezidivierenden Blutungsschübe zu einer chronischen Synovialitis, die sich durch Dauerbeschwerden äußert. Sie führt weiter zu einer regionalen Muskelatrophie und Instabilität von Bändern der betroffenen Gelenke. In zunehmendem Maße treten auch die folgenden radiologischen Veränderungen auf, die z.T. denen anderer chronischer Arthropathien entsprechen (z.B. periartikuläre Osteoporose, marginale Erosionen, Gelenkspaltverschmälerung wie bei chronischer Polyarthritis bzw. Arthrose) oder auch relativ charakteristisch für das Blutergelenk sind (Dihlmann 1987):

- Erweiterung der Fossa olecrani bzw. der Fossa intercondylaris,

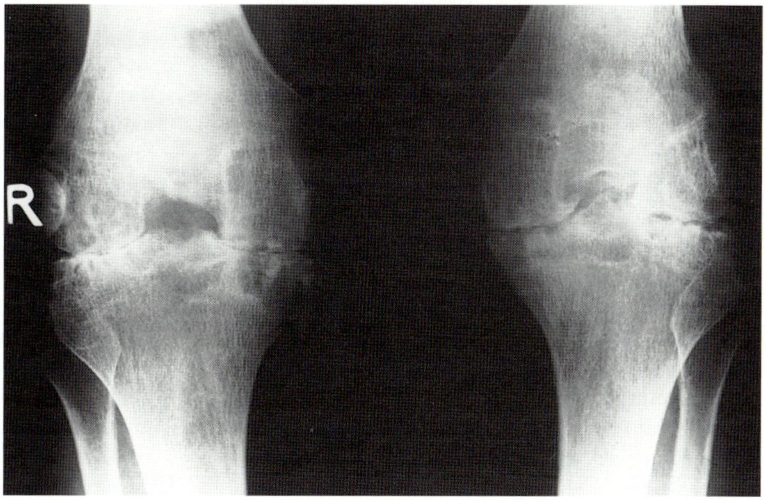

Abb. 69.3. Schwere Veränderungen der Kniegelenke bei einem Patienten mit Hämophilie A: Gelenkspaltverschmälerung, Erweiterung der Fossa intercondylaris, Destruktion der Gelenkflächen, hypertrophische Atrophie

- rechteckige Umformung der Patella, proximale Vergrößerung des Radius, Abflachung des Talus und Ankylose des Sprunggelenkes,
- beschleunigter oder verzögerter Epiphysenschluß,
- Umbau der gelenknahen Spongiosa (strähnige, hypertrophische Atrophie),
- heterotope Knochenneubildung durch extraartikuläre Weichteilblutung.

Im chronischen Stadium ähnelt das Gelenk auch im äußeren Aspekt dem der fortgeschrittenen chronischen Polyarthritis oder Arthrose: Es treten erhebliche Bewegungseinschränkung bis zur fibrösen Ankylose sowie Instabilität bis zur Subluxation (Abb. 69.3) auf. Es wird außerdem, besonders bei HIV-infizierten Patienten, anfällig für die Entwicklung einer septischen Arthritis (Gilbert et al. 1996). Diese ist immer differentialdiagnostisch auszuschließen, wenn hohes Fieber besteht oder die Gelenksymptome auf die übliche Substitutionstherapie nicht reagieren.

69.3.3 Therapie, Prophylaxe und Rehabilitation

Bei akutem Hämarthros kann nach sofortigem Ersatz des fehlenden Gerinnungsfaktors die volle Gelenkfunktion innerhalb von 12–24 h wiederhergestellt werden. Standardtherapie der schweren Hämophilie ist die Dauersubstitutionsbehandlung (Dosisempfehlung bis 30 IE Faktor/kgKG 3mal wöchentlich i.v.). In der Regel bedeutet das eine Dauerbehandlung ab dem Krabbelalter. Damit ist das Auftreten von Rezidivblutungen und die Entwicklung in ein chronisch-destruktives Stadium zu verhindern. In jedem Fall müssen kontaminationsfreie oder synthetische, rekombinante Konzentrate (Faktoren VIII und Va, Faktor IX und Von-Willebrand-Faktor in Vorbereitung) verwendet werden.

Die allgemeintherapeutischen Optionen tragen wesentlich zur Prophylaxe irreversibler Gelenkschäden bei (York 1998):

- Eine Aufklärung des Patienten bzw. der Angehörigen ist die Voraussetzung für eine erfolgreiche Langzeittherapie.
- Die Ruhigstellung des akut betroffenen Gelenkes sollte maximal 2 Tage durchgeführt werden. Gleichzeitig ist eine örtliche Kryotherapie und anschließende zielgerichtete Physiotherapie zur Aufrechterhaltung der Beweglichkeit und Muskelkräftigung sowie eine Prophylaxe bzw. Korrektur von Flexionskontrakturen durch Nachtschienen angezeigt.
- Analgetika oder nichtsteroidale Antirheumatika (z.B. Ibuprofen) können intermittierend bei Bedarf gegeben werden; orale Kortikoide sind nicht indiziert.
- Gelenkpunktionen führen bei schweren Blutungen zur Druckentlastung, wenn sie innerhalb der ersten 24 h (aber nach ausreichendem Faktorenersatz!) durchgeführt werden, sie sind obligatorisch, wenn eine septische Arthritis vermutet wird.
- Operative Maßnahmen lassen sich bei adäquatem Faktorenersatz durchführen, einzige Gegenindikation ist das Vorhandensein eines hochtitrigen Inhibitors (Hemmkörperhämophilie). Sie sollten allerdings nur in speziellen Zentren, in optimaler Kooperation mit Gerinnungsfachleuten durchgeführt werden (Weseloh 1992).
- Eine Synovialektomie (oder Synoviorthese mit radioaktivem ^{90}Yttrium) ist in der Lage, die Häufigkeit von Rezidivblutungen und die Schwere der Synovialitis zu reduzieren. Sie wird dann als indiziert angesehen, wenn trotz ausreichender prophylaktischer Maßnahmen (s. oben) Rezidive der Gelenkblutungen in einer Frequenz von 2/Monat auftreten (Upchurch u. Brettler 1997). Die arthroskopische Technik scheint gegenüber dem chirurgischen Vorgehen Vorteile im Hinblick auf das funktionelle Ergebnis zu besitzen. Der Eingriff wird besonders am Knie- und Ellbogengelenk durchgeführt, bei letzterem mit Resektion des Radiusköpfchens.
- Endoprothetischer Gelenkersatz bei zerstörten Gelenken (besonders Knie und Hüfte), erheblich reduzierter Gelenkfunktion und starkem Dauerschmerz.
- Arthrodese mit anschließender optimaler Schuhversorgung als Methode der Wahl bei fortgeschrittener Destruktion des Sprunggelenkes.

69.4 Arthropathien bei Hämoglobinopathien (M 36.3, D 50–D 76)

W. Keitel

Die Gelenksymptomatik bei hämatologischen Neubildungen ist in Kap. 69.2 abgehandelt. Hier sollen die Veränderungen bei den wichtigsten Hämoglobinopathien, der Sichelzellenanämie und Thalassämie, besprochen werden. Gemeinsame klinische Leitsymptome sind Anämie, Arthro- und Osteopathie.

69.4.1 Arthropathie bei Sichelzellenanämie (M 36.3, D 57.–)

Pathogenese und Klinik

Bei der Sichelzellenanomalie ist das Hämoglobinmolekül durch den Austausch einer Aminosäure derart verändert, daß das intrazelluläre Hämoglobin in desoxygeniertem Zustand von der löslichen Form in eine Gelphase übergeht. Dies überträgt sich auf die Gestalt der Erythrozyten, die dadurch eine Sichelform annehmen (Heimpel u. Fischer 1997). Das für Hämoglobin S kodierende Gen wird autosomal-dominant vererbt und kommt v.a. bei schwarzen US-Amerikanern, aber auch bei Bewohnern des östlichen Mittelmeerraums, in Indien und Saudi-Arabien vor. Skelettveränderungen sind bei etwa 15% der Patienten mit homozygoter Sichelzellerkrankung, kaum dagegen bei der heterozygoten Form (= Sichelzellanlage) zu erwarten. Sie können ihrer Entstehungsweise nach in 3 Formen eingeteilt werden (Keitel et al. 1976):

- Hyperplasie der erythroblastischen Elemente des Knochenmarkes, die zu der im Röntgenbild charakteristischen Vergröberung der (meist vertikalen) Knochentrabekel und einer zentralen Eindellung der Wirbelkörper führt,
- aseptische Knochennekrosen durch Thrombosierung nutritiver Gefäße, Osteonekrose des Femur (bei bis zu 20% der Patienten), seltener des Humeruskopfes; gelegentlich können kleine Infarkte auch in der Synovialmembran auftreten und zu Gelenkergüssen mit nichtentzündlichem Zellbild führen.
- Eine Osteomyelitis ist bei Sichelzellenanämie häufig, auslösende Keime sind in über 50% Salmonellen. Septische Arthritiden werden seltener beobachtet (Abb. 69.4).

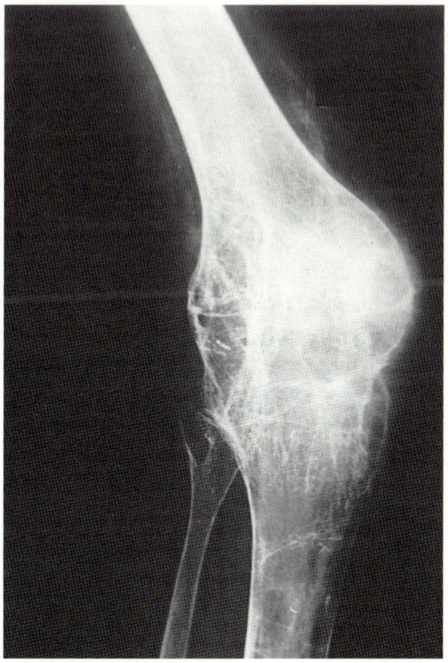

Abb. 69.4. Vollständiger knöcherner Durchbau des Kniegelenkes mit schwerer Osteoporose und Betonung der vertikalen Knochentrabekel bei 23jährigem Patienten mit Sichelzellenanämie und septischer Arthritis am dargestellten Gelenk

Daraus resultiert im Einzelfall ein vielfältiges klinisches Bild, welches durch die folgenden Symptome geprägt wird:

- spontan, durch Höhenexposition oder verschiedene andere Noxen ausgelöste Sichelzellkrisen mit Polyarthritis, intensivem Knochen- und Gelenkschmerz. Am häufigsten sind die Kniegelenke betroffen, die Dauer erstreckt sich von wenigen Stunden bis zu 2, selten mehreren Wochen. Potentielle Begleitsymptome sind Fieber, Leukozytose, abdomineller und thorakaler (Rippen)schmerz.
- Bei Kindern im Alter von 6 Monaten bis zu 2 Jahren führt das sog. Hand-Fuß-Syndrom zu einer ebenfalls sehr schmerzhaften ödematösen Schwellung einer oder beider Hände und/oder Füße von 1–3 Wochen Dauer (Daktylitis). Röntgenologische Veränderungen fehlen im Beginn; später, bei Rezidiven, kann es zu periostalen Knochenreaktionen an den Phalangen, Metakarpalia und Metatarsalia kommen.

Osteomyelitis. Diese Veränderung beginnt oft schleichend, ein multifokaler und symmetrischer Befall sind möglich. Daher muß bei langdauernden, schmerzhaften Krisen an eine solche Komplikation gedacht werden. !

Bei etwa 40% der Erwachsenen mit Sichelzellenanämie besteht eine Hyperurikämie (Schumacher 1997), eine manifeste Gicht tritt nur vereinzelt auf.

Diagnostik und Therapie

Die Diagnose wird durch den positiven Ausfall des Sichelzelltests oder den Nachweis des pathologischen Hämoglobins gestellt (Begemann u. Begemann 1997). Neben den üblichen hämatologischen Parametern sind Blutkulturen und Gelenkpunktionen bei Verdacht auf einen septischen Prozeß angezeigt. Knocheninfarkte können durch die Knochenszintigraphie, am besten jedoch durch die MRT nachgewiesen werden.

Die Therapie der Sichelzellkrise erfordert in 1. Linie eine reichliche Flüssigkeitszufuhr von 3–4 l täglich i.v. und unbegrenzten Mengen peroral (De Ceulaer 1998). In schweren Fällen können Austauschtransfusionen die Krisen abkürzen, hier sind zur Analgesie Opioide angezeigt.

Leichte Krisen sprechen auf einfache Analgetika an. Bei Knochennekrosen sind Bettruhe, lokale Immobilisation durch Schienen und eine Gewichtsentlastung der betroffenen Extremität angezeigt. Die Osteomyelitis reagiert in Abhängigkeit von dem verursachenden Keim meist gut auf Antibiotika, eine Gelenkinfektion auf Spülungen. Operative Interventionen sind meist nicht erforderlich. Bei Heterozygoten mit Hb-AS ist eine genetische Beratung zu empfehlen, da in 25% eine Hb-SS-Nachkommenschaft zu erwarten ist.

69.4.2
Thalassämie (M 36.3, D 56.–)

Es handelt sich um eine heterogene Gruppe kongenitaler Störungen, bei denen ein Defekt in der Synthese einer Untereinheit des Hämoglobins vorliegt. Bei der Major-, Intermediär-, gelegentlich auch Minorform kann es durch den verstärkten Erythrozytenabbau und die Expansion des hämatopoetischen Marks zu den gleichen Knochenveränderungen wie bei der Sichelzellenanämie kommen, allerdings ohne Nekrosen. Die Gelenksymptomatik beschränkt sich meist auf Schmerzen, Schwellungen und eine Ergußbildung (= Arthritis) der Sprung- (Schumacher 1997) oder der Knie- und Schultergelenke (Arman u. Bektas 1989). Eine effektive Therapie gibt es nicht. Transfusionen können die verstärkte Hämatopoese zurückdrängen, sind aber andererseits mit der Gefahr einer Eisenüberlagerung (dabei Möglichkeit einer Arthropathie ähnlich der Hämochromatose, s. Kap. 51.5) oder einer Virushepatitis verknüpft.

69.5
Hypoglobulinämie und rheumatische Erkrankungen (M 36.8, D 80.–)

J. Sieper

Man unterscheidet zwischen der kongenitalen Form der x-gebundenen infantilen Hypogammaglobulinämie oder Agammaglobulinämie und der erworbenen Form der Hypogammaglobulinämie. Erstere kann bereits mehrere Monate nach Geburt symptomatisch werden, wenn die Antikörper der Mutter verschwinden. Diese Patienten haben häufige pulmonale und Nasennebenhöhleninfekte, bevorzugt mit Pneumokokken und Haemophilus influenzae, jedoch auch andere nichtbakterielle und opportunistische Erreger kommen vor. Die erworbene Form der Hypogammaglobulinämie, das sog. variable Immunmangelsyndrom („common variable hypogammaglobulinemia", CVH) kann in jedem Alter auftreten und ist charakterisiert durch rezidivierende bakterielle Infekte.

Rheumatische Manifestationen können im Rahmen von Infektionen vorkommen, bei der CVH gibt es darüber hinaus eine vermehrte Prädisposition zu verschiedenen Autoimmunerkrankungen wie einer

- **autoimmunen Thrombozytopenie,**
- **autoimmunen Neutropenie,**
- **hämolytischen Anämie,**
- **zu autoimmunen Schilddrüsenerkrankungen und**
- **dem systemischen Lupus erythematodes.**

Wesentliche rheumatologische Manifestationen sind eine Arthritis und eine Polymyositis/Dermatomyositis.

69.5.1
Ätiologie und Pathogenese

Die CVH umfaßt eine heterogene Gruppe von verschiedenen Immundefekten, gemeinsam ist ihnen eine Verminderung aller Immunglobuline, wobei verschiedene Defekte auf der zellulären Ebene nachweisbar sind.

Bei der Arthritis ist zwischen einer septischen und einer nichtseptischen Variante zu unterscheiden. Die häufigsten Erreger bei der septischen Arthritis sind Mykoplasmen und nicht die sonst üblichen bakteriellen Keime.

Hier sind zu nennen Mycoplasma pneumoniae, Mycoplasma hominis, Mycoplasma salivarium und Ureaplasma urealyticum.

Die Pathogenese der nichtseptischen Form der Arthritis ist nicht klar, jedoch wird bei fehlenden Antikörpern eine antigene Überladung des Organismus ursächlich diskutiert, ähnlich wie bei Patienten nach einer intestinalen Bypassoperation.

Die Polymyositis/Dermatomyositis ist vergesellschaftet mit einer Echovirusinfektion des ZNS, weshalb dieser Virus auch am ehesten als ursächlich für die Myositis anzusehen ist, obwohl der Nachweis im Muskelgewebe nicht immer gelingt.

69.5.2
Klinik

Die nichtseptische Form der Arthritis ist häufig der chronischen Polyarthritis ähnlich, der Rheumafaktor ist jedoch negativ. Außerdem kommt es nur selten zu knöchernen Erosionen. Vorwiegend sind die großen Gelenke betroffen, während Finger und Zehen in der Regel ausgespart bleiben. Eine Tendovaginitis ist häufig.

Die septische Form der Arthritis ist in der Regel destruktiv. Monoartikuläre, oligoartikuläre und polyartikuläre Manifestationen kommen vor. Selbst subkutane Knoten können bei dieser Form auftreten. Berichtet wird auch über leicht erhöhte Temperaturen, Urethritis, Konjunktivitis und das gleichzeitige Auftreten einer Osteomyelitis.

Die Polymyositis hat in der Regel einen langsamen Beginn, die Steifheit steht anfänglich im Vordergrund, weniger die Muskelschwäche. So gut wie alle Patienten entwickeln im Verlaufe der Erkrankung eine ZNS-Manifestation. Diese kann jedoch auch erst Jahre später auftreten, trotz des frühen Nachweises von Echoviren im Liquor.

69.5.3 Verlauf und Prognose

Die nichtseptische Form der Arthritis bessert sich häufig durch Gabe geringer Mengen von Immunglobulinen. Die septische Form sollte durch eine höhere Gabe von Immunglobulin plus Antibiotika behandelt werden. Die Polymyositis/Dermatomyositis hat eine schlechte Prognose.

69.5.4 Labor und bildgebende Verfahren

Bei der Arthritis ist der Rheumafaktor negativ, durch Kultur und Polymerasekettenreaktion sollte sehr intensiv versucht werden, Erreger zu identifizieren. Die Kreatininkinase kann gerade bei chronischen Verläufen der Polymyositis häufig normal sein, mit einem Anstieg nur im akuten Schub. Die Elektromyographie zeigt einen unspezifischen myopathischen Prozeß. Im Liquor sollte versucht werden, Echoviren nachzuweisen.

69.5.5 Diagnose

Bei dem Vorliegen einer Hypogammaglobulinämie, dem Ausschluß anderer Erkrankungen und der oben geschilderten Konstellationen muß von einer rheumatischen Manifestation bei Hypogammaglobulinämie ausgegangen werden.

69.5.6 Therapie

Arthritis

Alle Patienten mit Hypogammaglobulinämie und Arthritis sollten mit intravenösen Immunglobulinen behandelt werden.

Für die nichtseptische Form ist eine monatliche Therapie mit 200 mg/kgKG Immunglobulin intravenös indiziert, für schwerere Fälle 400–600 mg/kgKG pro Monat. Bei Patienten mit einer septischen Arthritis sollten höhere Dosen verabreicht (>600 mg/kgKG pro Monat) und eine antibiotische Therapie entsprechend dem Kulturbefund vorgenommen werden. Da jedoch Mykoplasmen die häufigsten Erreger sind, kann auch eine empirische Therapie erfolgen, falls die diagnostischen Möglichkeiten nicht gegeben sind. In diesem Falle erfolgt eine intravenöse oder orale Therapie mit Tetrazyklinen über einen minimalen Zeitraum von 10 Wochen in Kombination mit Immunglobulinen.

Die Therapie der Polymyositis ist weniger klar. Die Gabe von intrathekalen Immunglobulinen in Kombination mit intravenösen Immunglobulinen, die Gabe von Immunglobulinen, die angereichert sind mit Antikörpern gegen Echoviren, und die extrem hohe Gabe von Immunglobulinen werden in der Literatur diskutiert.

69.5.7 Andere Immunmangelerkrankungen

Ein selektiver IgA-Mangel ist vermehrt vergesellschaftet mit Autoimmunerkrankungen wie dem systemischen Lupus erythematodes, der juvenilen chronischen Arthritis und anderen. Parenterale Immunglobuline sind nicht indiziert, solange es keinen deutlichen IgG-Mangel gibt. Anaphylaktische Reaktionen, auch gegen Immunglobuline, kommen aufgrund des Vorhandenseins von Anti-IgA-Antikörpern, v.a. vom IgE-Typ, gehäuft vor.

Literatur

Literatur zu Kap. 69.1

Bernard P, Bonnetblanc JM (1993) Dermatomyositis and malignancy. J Invest Dermatol 100/1:128 S–132 S

Callen JP (1994) Myositis and malignancy. Curr Opin Rheumatol 6/6:590–594

Lakhanpal S, Bunch TW, Ilstrup DM, Melton LJ (1986) Polymyositis-dermatomyositis and malignant lesions: does an association exist? Mayo Clin Proc 61:645–653

Manchul LA, Jin A, Pritchard KI et al. (1985) The frequency of malignant neoplasms in patients with polymyositis-dermatomyositis. A controlled study. Arch Intern Med 145/10: 1835–1839

Maoz CR, Langevitz P, Livneh A et al. (1998) High incidence of malignancies in patients with dermatomyositis and polymyositis: An 11-year analysis. Semin Arthritis Rheum 27/5: 319–324

Zantos D, Zhang Y, Felson D (1994) The overall and temporal association of cancer with polymyositis and dermatomyositis. J Rheumatol 21/10:1855–1859

Literatur zu Kap. 69.2

Altman RD (1997) Hypertrophic osteoarthopathy. In: Koopman WJ (ed) Arthritis and allied conditions, 13th edn. Lea & Febiger, Philadelphia London, pp 1511–1520

Avina-Zubieta JA, Enkerlin HL, Galindo-Rodriguez G (1996) Rheumatic manifestations of malignancy. Curr Opin Rheum 8:47–51

Caldwell DS (1985) Musculoskeletal syndromes associated with malignancy. In: Kelley WN, Harris ED, Ruddy S, Sledge CB (eds) Textbook of Rheumatology, 2nd edn. Saunders, Philadelphia London, pp 1603–1619

Chandran G, Ahern MJ, Seshadri P, Coghlan ID (1996) Rheumatic manifestations of the myelodysplastic syndromes: a comparative study. Aust N Z J Med 26:683–688

Creamer P, Lim K, Dieppe P (1994) Acute inflammatory polyarthritis in association with tamoxifen. Br J Rheumatol 33:583–585

Dihlman W (1987) Gelenke – Wirbelverbindungen, 3. Aufl. Thieme, Stuttgart

Drenth JP, de Kleijn EH, de Mulder PH, van de Meer JW (1995) Metastatic breast cancer presenting as fever, rash, and arthritis. Cancer 75:1608–1611

Durden FM, Variyam E, Chren MM (1996) Fat necrosis with features of erythema nodosum in a patient with metastatic pancreatic carcinoma. Int J Dermatol 35:39–41

Elkon KB, Hughes GRV, Catovsky D (1983) Hairy cell leukemia with polyarteritis nodosa. Lancet 42:516–518

Jawad ASM, Kahn I, Copland RPF, Henderson DC, Abdul-Ahad AK (1993) Reactive arthritis associated with bacillus Calmette-Guérin immunotherapy for carcinoma of the bladder: a report of two cases. Br J Rheumatol 32:1018–1020

Loprinzi CL, Duffly J, Ingle JN (1993) Postchemotherapy rheumatism. J Clin Oncol 11:768–769

Martinez-Lavin M (1998) Hypertrophic osteoarthropathy. In: Klippel JH, Dieppe PA (eds) Rheumatology, 2nd edn. Mosby, St. Louis London, pp 8.41.1–4

Memin Y, Bouchat J, Pattin S (1970) Manifestations osseuses et ostéo-articulaires au cours de la maladie de Waldenström. Rev Rheum 37:309–321

Munn RK, Pierce ST, Sloan D, Weeks JA (1995) Malignant joint effusions secondary to solid tumor metastasis. J Rheumatol 22:973–975

Roux S, Fermand JP, Brechignac S, Mariette X, Kahn MF, Brouet JF (1996) Tumoral joint involvement in multiple myeloma and Waldenstrom's macroglobulinemia – report of 4 cases. J Rheumatol 23:2175–2178

Seda H, Alarcón GS (1995) Musculoskeletal syndromes associated with malignancies. Curr Opin Rheum 7:48–53

Shbeeb MI, Duffy J, Bjornsson J, Ashby AM, Malteson EL (1996) Subcutaneous fat necrosis and polyarthritis associated with pancreatic disease. Arthritis Rheum 39:1922–1925

Spillberg I, Meyer GJ (1975) The arthritis of leukemia. Arthritis Rheum 18:630–563

Vinker S, Dgani R, Lifschitz-Mercer B, Sthoeger ZM, Green L (1996) Palmar fasciitis and polyarthritis associated with ovarian carcinoma in a young patient. Clin Rheumatol 15:495–497

Vitali C, Baglioni P, Vivaldi I, Cacialli R, Tavoni A, Bombardieri S (1991) Erosive arthritis in monoclonal gammopathy of uncertain significance: Report of four cases. Arthritis Rheum 34: 1600–1605

Zvaifler NJ (1998) Cancer and miscellaneous arthropathies. In: Klippel JH, Dieppe PA (eds) Rheumatology, 2nd edn. Mosby, St. Louis London, pp 5.28.1–6

Literatur zu Kap. 69.3

Dihlmann W (1987) Gelenke – Wirbelverbindungen, 3. Aufl. Thieme, Stuttgart New York

Gilbert MS, Aledort LM, Seremetis S, Needleman B, Oloumi G, Forster A (1996) Long-term evaluation of septic arthritis in haemophilic patients. Clin Orthop 328:54–59

Keitel W (1993) Differentialdiagnose der Gelenkerkrankungen, 4. Aufl. Fischer, Jena Stuttgart

Madhok R, York J, Sturrock RD (1991) Haemophilic arthritis. Ann Rheum Dis 50:588–591

Upchurch KS, Brettler DB (1997) Hemophilic arthropathy. In: Kelley WN, Harris ED, Ruddy S, Sledge CB (eds) Textbook of Rheumatology, 5th edn. Saunders, Philadelphia, London, pp 1695–1692

Weseloh G (1992) Hämophile Arthropathie. In: Jäger M, Wirth CJ (Hrsg) Praxis der Orthopädie, 2. Aufl. Thieme, Stuttgart New York

York JR (1998) Management of chronic hemophilic arthropathy. In: Klippel JH, Dieppe PA (eds) Rheumatology 2nd edn. Mosby, St. Louis London, pp 8.24.1– 4

Literatur zu Kap. 69.4

Arman I, Bektas S (1989) Rheumatologische Befunde bei Patienten mit Beta-Thalassaemia major und intermedia. Z Rheumatol 48 68–72

Begemann H, Begemann M (1997) Praktische Hämatologie, 10. Aufl. Thieme, Stuttgart New York

De Ceulaer K (1998) Joint and bone lesions in hemoglobinopathies. In: Klippel JH, Dieppe PA (eds) Rheumatology, 2nd edn. Mosby, St. Louis, pp 8.25.1– 4

Heimpel H, Fischer Jr. T (1997) Erkrankungen des Blutes und des Lymphsystems. In: Classen M, Dierkermann R, Heimpel H et al. (eds) Rationelle Diagnostik und Therapie in der Inneren Medizin. Urban & Schwarzenberg, München

Keitel W, Weber G, Fuchs R, Lutze G (1976) Ungewöhnliche Gelenkbeteiligung bei Sichelzellenanämie. Z Ges Inn Med 31:998–1000

Schumacher HR (1997) Hemoglobinopathies and arthritis. In: Kelley WN, Harris ED, Ruddy S, Sledge CB (eds) Textbook of Rheumatology, 5th edn. Saunders, Philadelphia London, pp 1493–1498

Literatur zu Kap. 69.5

Crennan JM, Van Scoy RE, McKenna CH, Smith TF (1986) Echovirus polymyositis in patients with hypogammaglobulinemia. Failure of high-dose intravenous gammaglobulin therapy and review of the literature. Am J Med 81:35–42

Itescu S (1996) Adult immunodeficiency and rheumatic disease. Rheum Dis Clin North Am 22:53–73

Johnston CL, Webster AD, Taylor Robinson D, Rapaport G, Hughes GR (1983) Primary late-onset hypogammaglobulinaemia associated with inflammatory polyarthritis and septic arthritis due to Mycoplasma pneumoniae. Ann Rheum Dis 42:108–110

Lee AH, Levinson AI, Schumacher HR (1993) Hypogammaglobulinemia and rheumatic disease. Semin Arthritis Rheum 22:252–264

Teil XII
Krankheiten der Wirbelsäule und des Rückens (M 40–M 54)

Kapitel 70

Deformitäten der Wirbelsäule und des Rückens (M 40–M 42)

J. Giehl, R. Willms

Inhalt

Hat die Wirbelsäule eine normale Konfiguration, ist sie in der Frontalebene gerade und hat in der Horizontalebene keine Rotation. In der Sagittalebene besteht eine Lordose an Hals- und Lendenwirbelsäule und eine Kyphose an Brustwirbelsäule und Sakrum. Diese Konfiguration ist einzigartig beim aufrecht und zweibeinig gehenden Primaten.

Das normale Wirbelsäulenprofil ist phylogenetisch aus der Totalkyphose entstanden und diese Entwicklung wiederholt sich ontogenetisch bei jedem Menschen. Die mehrfachen gegenläufigen Sagittalkrümmungen der Wirbelsäule sind offenbar optimal für die Stütz- und Bewegungsfunktion des menschlichen Achsenorgans. So wurde in biomechanischen Berechnungen festgestellt, daß die mechanische Widerstandsfähigkeit R der Wirbelsäule sich in Abhängigkeit der Krümmungszahl C quadratisch erhöht nach der Formel $R = C^2 + 1$.

Die Beweglichkeit der Halswirbelsäule ist am größten, gefolgt von der Lenden- und Brustwirbelsäule. Die vermehrte Mobilität von Hals- und Lendenwirbelsäule geht offenbar parallel mit der Hochentwicklung des menschlichen zentralen Nervensystems.

Das Wirbelsäulenprofil zeigt in der Bevölkerung eine große Streubreite des Normalen. Nach Stagnara hat jeder Mensch seine „individual spinal physiognomy". So haben zahlreiche Querschnittuntersuchungen gezeigt, daß statistisch bei +/– einer Standardabweichung eine Variationsbreite von etwa 20°–30° für Lordose, Kyphose und Sakralinklination resultiert. Die Normalbereiche wären dann 20°–50° Kyphose, 35°–65° Lordose und 35°–65° Sakralinklination. Stagnara hat die grundsätzlichen Abweichungen des Wirbelsäulenprofils klassifiziert (Abb. 70.1). Die Sagittalkrümmungen korrelieren intraindividuell und sie sind alters-, wachstums- und geschlechtsunabhängig.

70.1 Kyphose und Lordose als funktionelle Profilstörungen (M 40)

Gemäß einer umfassenden Einteilung dieser Gruppe (Stagnara) werden die funktionellen Profilstörungen unterschieden in

- konstitutionelle Profilstörungen,
- altersabhängige Profilstörungen,
- krankheitsbedingte Profilstörungen.

Klinisches Vorkommen und jeweilige Bedeutung lassen diese Klassifikation mehr angemessen erscheinen.

Die konstitutionellen Profilstörungen umfassen

- Hohlkreuz,
- Rundrücken und
- Sitzkyphose beim Astheniker.

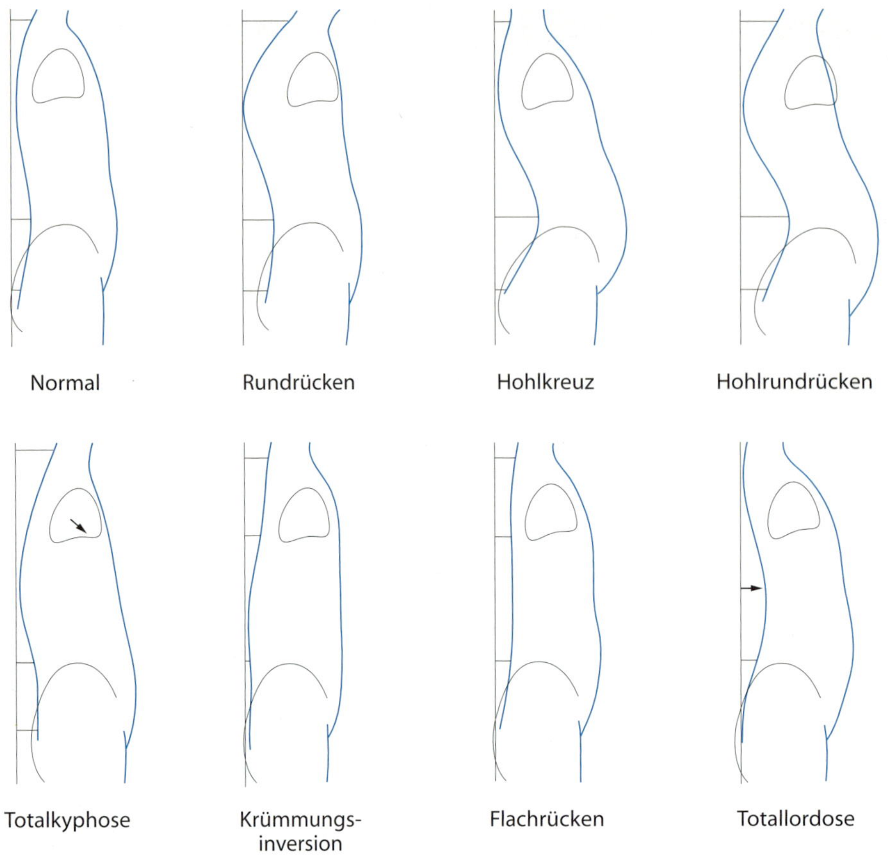

Abb. 70.1. Klassifikation der Abweichungen des Wirbelsäulenprofils nach Stagnara

Die altersabhängigen Profilstörungen beinhalten

- die normale Sitzkyphose beim Säugling und
- den Hohl-Rundrücken post partum und im Alter.

Die krankheitsbedingten Profilstörungen umfassen

- die Hyperlordose bei den neuromuskulären Erkrankungen,
- die Totalkyphose bei den nur sitzfähigen Hirngeschädigten,
- die antalgische Kyphose und Lordose und
- die kompensatorischen Kyphosen und Lordosen wegen struktureller Lordosen oder Kyphosen oder wegen Hüftbeugekontrakturen.

Allen funktionellen Profilabweichungen ist gemeinsam, daß sie verschwinden, wenn die Ursache behoben ist, sofern die Krümmungen wegen langen Bestehens nicht fixiert sind.

70.1.1 Kyphose als Haltungsschaden (M 40.0)

Definition und Vorkommen

Die Hyperkyphose als Haltungsschaden wird beim Schulkind und Jugendlichen dann festgestellt, wenn die thorakale Kyphose mehr als etwa 50° beträgt, wobei strukturelle Veränderungen (Keilwirbeldeformierungen, Schmorl-Knötchen, kongenitale Störungen usw.) fehlen. Die Hyperkyphose ist vornehmlich bei Asthenikern zu beobachten und sie soll eine zunehmende Inzidenz aufweisen.

Ätiologie

Die Schwäche der Rückenstreck- und Bauchmuskulatur bei den Betroffenen ist augenscheinlich, wobei ein Zurückbleiben der Muskelentwicklung hinter dem schnellen Skelettwachstum in dieser Altersphase postuliert wird. Außerdem wird die Entwicklung vom Spielkind zum Schulkind, das täglich stundenlang in oft inadäquatem Schulmöbel sitzen muß, als ätiologisches Moment angeschuldigt. Insbesondere groß gewachsene und schlanke Mädchen können eine Haltungskyphose aufweisen, wenn sie aus psychologischen Gründen durch eine vorgebeugte Haltung und eingezogene Schultern die Brustentwicklung zu verbergen suchen.

Klinik

Der typische Patient wird von seinen Eltern wegen eines zunehmenden Hohlrundrückens vorgestellt. Beschwerden bestehen nicht. Meist handelt es sich um muskelschwache Mädchen oder Jungen, die eher introvertiert sind und sportliche Aktivität weniger mögen. Klinisch imponieren groß gewachsene Patienten mit Hohlkreuz und vermehrter Brustkyphose, die aktiv und passiv ausgleichbar sind.

Mit dem Haltungstest nach Matthias (Armvorhaltetest) wird das Ausmaß der Haltungsschwäche objektiviert.

- Kommt es innerhalb von 30 s zu einer Rückverlagerung des Rumpfes, spricht man von einer Haltungsschwäche 1. Grades.
- Haltungsschwäche 2. Grades liegt vor, wenn der Rumpf sofort rückverlagert wird und
- Haltungsschwäche 3. Grades besteht, wenn sich der Patient überhaupt nicht aufrichten kann.

Differentialdiagnose

Die Haltungskyphose ist als langbogige Kyphose des Jugendlichen insbesondere vom Morbus Scheuermann und seltener von kongenitalen und erworbenen Kyphosen zu unterscheiden. Bei den letztgenannten zeigt das Röntgenbild typische Formstörungen der betroffenen Wirbel. Im Gegensatz zur Haltungskyphose liegt beim Morbus Scheuermann klinisch meist eine fixierte Kyphose vor, die bei Inklination über das Normalmaß verstärkt ist und der Musculus pectoralis ist kontrakt. Scheuermann-Patienten sind gewöhnlich nicht asthenisch. Röntgenologische Zeichen des Morbus Scheuermann fehlen.

Diagnose

Die Diagnose einer Haltungskyphose wird klinisch gestellt beim Vorliegen eines nicht fixierten Rundrückens, der allerdings nach jahrelangem Bestehen nicht mehr korrigierbar ist. Röntgen-Ganzaufnahmen der Wirbelsäule im Stehen in 2 Ebenen sind zum Ausschluß struktureller Veränderungen erforderlich.

Therapie

Die Behandlung besteht in einem konsequenten krankengymnastischen Übungsprogramm, welches die Rückenstreck- und Bauchmuskulatur kräftigt und zu aufrechtem Stehen und Sitzen anleitet. Gelegentlich ist eine psychotherapeutische Mitbetreuung bei adoleszenten Mädchen sinnvoll. Ausnahmsweise kann ein reklinierendes Korsett angezeigt sein, wenn die genannten grundlegenden Maßnahmen unzureichenden Erfolg zeitigen. Über die langfristige Prognose des konstitutionellen Rundrückens sind zuverlässige Angaben nicht bekannt.

70.1.2 Flachrücken (M 40.3)

Definition

Unter Flachrücken versteht man ein Sagittalprofil der Wirbelsäule mit verringert oder gar nicht ausgeprägten Kyphose- und Lordosekrümmungen.

Entstehung und klinische Präsentation

Wie bei der Haltungsschwäche mit Rundrücken und Hohlrundrücken handelt es sich um eine Fehlhaltung, die bei Schulkindern und Jugendlichen in Erscheinung tritt. Die Betroffenen klagen gewöhnlich über rasche körperliche Ermüdbarkeit. Schmerzen werden selten angegeben. Das klinische Erscheinungsbild ist neben der Rückenform von einer Haltungsschwäche geprägt (Armvorhaltetest nach Matthias). Die Ätiopathogenese des Flachrückens ist ungeklärt; die klinische Beobachtung läßt konstitutionelle und familiäre Faktoren erkennen. Der Flachrücken ist wesentlich seltener als die Haltungsschwäche mit Kyphose. Auch bei der verminderten Ausprägung der Sagittalkrümmungen der Wirbelsäule gibt es einen fließenden Übergang zur Normalkonfiguration.

Therapie und Prognose

Die Behandlung konzentriert sich wie bei der Haltungsschwäche mit Kyphose auf die krankengymnastische Kräftigung der Rückenstreck- und Bauchmuskulatur. Statistisch abgesicherte Langzeitverläufe zur Bewertung des Behandlungserfolges sind nicht bekannt. Die klinische Beobachtung lehrt allerdings eine hohe Inzidenz von symptomatischen LWS-Degenerationen bei Erwachsenen mit Flachrücken, ohne daß dies statistisch belegt ist. Die biomechanische Belastbarkeit einer Wirbelsäule mit gering oder nicht ausgeprägten Sagittalkrümmungen ist jedoch erheblich verringert durch die vermehrte Stauchungsbeanspruchung, inbesondere der Bewegungssegmente am lumbosakralen Übergang.

70.1.3 Lordose als Haltungsschaden (M 40.4)

Definition

Unter Lordose als Haltungsschaden versteht man eine vermehrte Lordosierung von Hals- und/oder Lendenwirbelsäule. Im Gegensatz zu lordotischen Deformitäten (z.B. Lordoskoliose, kongenitale Lordose) ist diese Lordoseform flexibel und reversibel, sofern sie nicht infolge langen Bestehens kontrakt ist.

Entstehung und klinische Präsentation

Hyperlordosen der Lenden- und Halswirbelsäule werden zusammen mit vermehrter Brustkyphose bei der Haltungsschwäche des Jugendlichen angetroffen. Klinisch imponieren Hohlkreuz und Rundrücken, also ein hohlrunder Rücken, der auch postpartum und im Alter infolge muskulärer Schwäche gefunden wird.

Krankheitsbedingt entsteht eine Lendenhyperlordose bei den kompensierten neuromuskulären Erkrankungen infolge Lähmung der Rückenstreck- und/oder der Bauchmuskulatur. Die antalgische Lordose ist gelegentlich beim Bandscheibenvorfall zu beobachten.

Die häufigen kompensatorischen Lendenhyperlordosen finden sich als Ausgleich zu strukturellen Kyphosen jeglicher Ätiologie, zu Anterolisthesen, zum Sacrum arcuatum und infolge von Hüftbeugekontrakturen.

Therapie und Prognose

Die kompensatorischen Hyperlordosen verschwinden, sobald deren Ursache behoben ist. Die durch Muskelinsuffizienz und neuromuskuläre Erkrankungen bedingten Haltungsfehler werden durch krankengymnastische Übungsprogramme zur Kräftigung der Rumpfmuskulatur gebessert. Insbesondere bei schlaffen Bauchdecken und adipösen Patienten ist die ergänzende Verordnung eines halbelastischen Stützmieders hilfreich. Es funktioniert dadurch, daß durch die Erhöhung des intraabdominalen Druckes gewissermaßen der Bauchinhalt als stabilisierende Säule vor der eigentlichen Wirbelsäule wirkt.

! Bei langfristigem Bestehen haben Lendenhyperlordosen aus biomechanischen Gründen eine ungünstige Prognose.

Infolge der Lastverlagerung nach dorsal werden die Facettengelenke vermehrt beansprucht und die Bandscheiben höheren Scherbelastungen ausgesetzt. Folglich sind dann Spondylarthrosen mit erheblichen Facettengelenkswülsten und sekundären Spinalkanalstenosen einerseits und Bandscheibendegenerationen, häufig mit Pseudospondylolisthesen, andererseits zu beobachten.

Farfan hat anhand von Präparatuntersuchungen gefunden, daß bei hohlrunder Rückenkonfiguration mehr das Segment L4/L5 von Degeneration betroffen ist, während beim Flachrücken eher das unterste Bewegungssegment degeneriert. Hyperlordose und Bandscheibenerniedrigung führen zur schmerzhaften Pseudoartikulation der Dornfortsätze (Baastrup-Phänomen, „kissing spine"). Die Behandlung von Folgeschäden der Lendenhyperlordose nutzt das Therapiearsenal für die degenerative Lendenwirbelsäule, wobei nicht selten stabilisierende operative Eingriffe notwendig werden.

70.2 Skoliose (M 41)

Skoliose ist definiert als eine (teil)fixierte (= nicht vollständig korrigierbare) Wirbelsäulenseitausbiegung mit Wirbelrotation in der Horizontalebene (Abb. 70.2, 70.3a, b. Diese strukturelle Skoliose ist abzugrenzen von der funktionellen skoliotischen Haltung infolge von Beinlängendifferenzen, Haltungsinsuffizienz und anderen Zuständen, die eine reversible Seitausbiegung bewirken können. Übergänge zur strukturellen Skoliose bestehen dort, wo skoliotische Fehlhaltungen infolge langen Bestehens fixiert werden.

Die Skoliose entwickelt sich fast ausschließlich am wachsenden Skelett. Sie ist trotzdem nicht als Wachstumsstörung zu betrachten, weil verschiedene zugrunde liegende Erkrankungen das „Symptom" Skoliose verursachen (Zielke). Allerdings ist nur in etwa 20% der Fälle die Skolioseursache bekannt (sekundäre Skoliosen); die weitaus meisten Skoliosen mit unbekannter Ätiologie werden als idiopathische Skoliosen bezeichnet. Die ätiologische Klassifikation von Moe ist in Tabelle 70.1 wiedergegeben.

Epidemiologie

Zur Häufigkeit der Skoliose im allgemeinen existieren keine gesicherten Daten. Hinsichtlich der Inzidenz

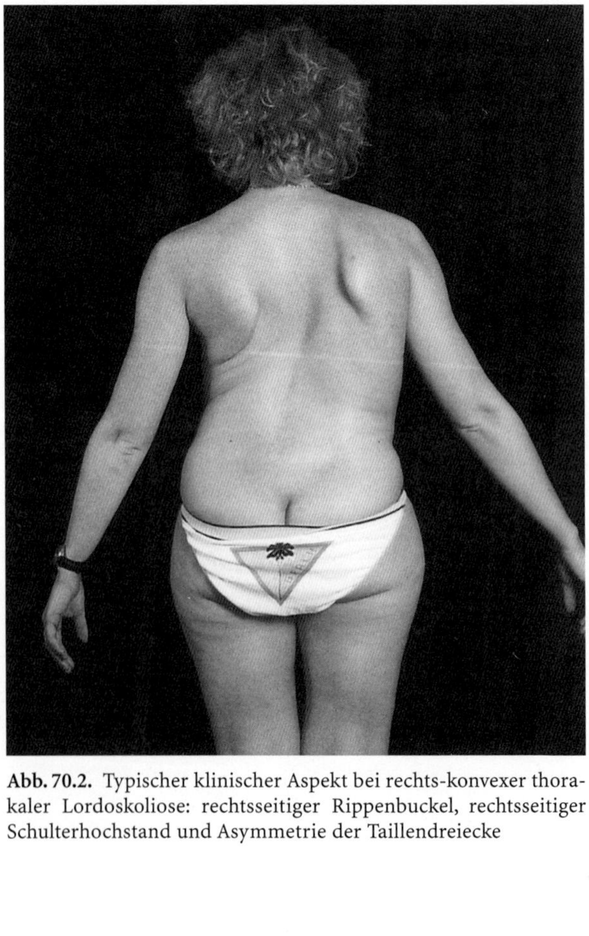

Abb. 70.2. Typischer klinischer Aspekt bei rechts-konvexer thorakaler Lordoskoliose: rechtsseitiger Rippenbuckel, rechtsseitiger Schulterhochstand und Asymmetrie der Taillendreiecke

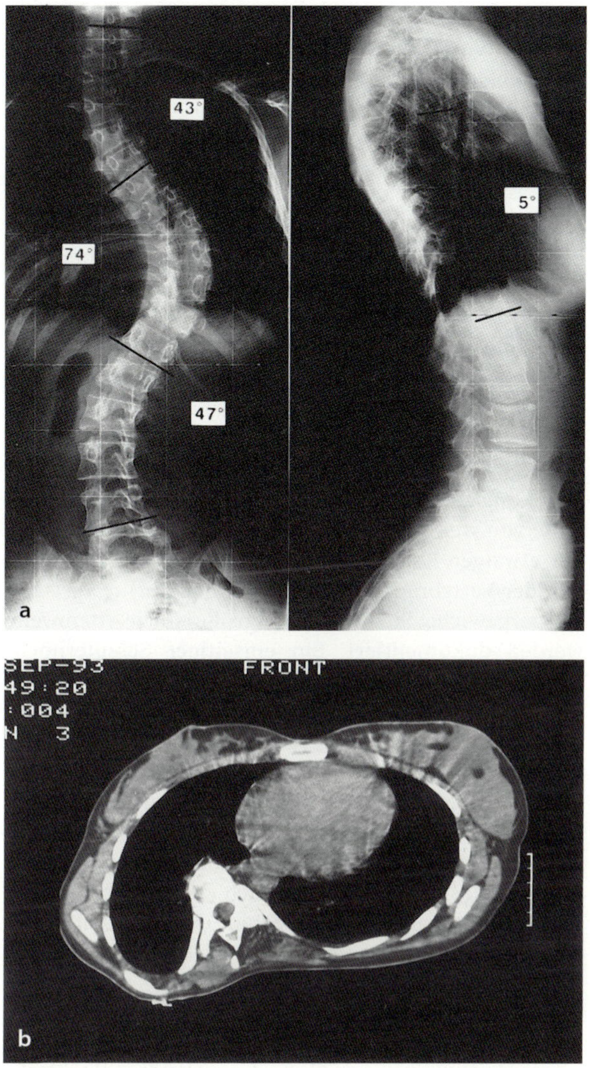

Abb. 70.3a, b. Rechts-konvexe thorakale Lordoskoliose mit Gegenkrümmungen hochthorakal und lumbal. **a** Röntgenganzaufnahmen im Stehen in 2 Ebenen: Rechts-konvexe thorakale Hauptkrümmung mit Scheitel T9/10, Vermessung des Krümmungswinkels mit 74° nach Cobb, thorakale Hypokyphose von 5°. **b** Ganzkörper-CT in Höhe des Scheitelwirbels: Wirbelrotation mit Asymmetrie des Thoraxskeletts und rechtsseitigem Rippenbuckel

besteht eine Abhängigkeit von der Häufigkeit sekundärer Skolioseursachen (Poliomyelitis, frühkindlicher Hirnschaden). Bei der Hauptgruppe der idiopathischen Skoliosen wurde eine Inzidenz von 0,1–0,4% angegeben, wobei unterschiedliche Einschlußkriterien (Region und Rasse der Population, Alter, Krümmungswirbel) sehr unterschiedliche Angaben entstehen ließen. Bei der idiopathischen Skoliose sind im Alter von 10–11 Jahren Mädchen und Jungen gleichermaßen betroffen, in der Adoleszenz jedoch ist das Verhältnis von Mädchen zu Jungen gleich 4:1.

Tabelle 70.1. Klassifikation der strukturellen Skoliosen. (Nach Moe)

1. Idiopathische Skoliose
   a. frühkindliche Skoliose („infantile scoliosis")
      i. „resolving scoliosis" (sog. Säuglingsskoliose)
      ii. progrediente Skoliose
   b. juvenile Skoliose
   c. Adoleszentenskoliose
2. Neuromuskuläre Skoliose
   a. neuropathische Skoliose, oberes motorisches Neuron betroffen
      i. frühkindlicher Hirnschaden/CP
      ii. spinozerebelläre Ataxien (Friedreich-Ataxie, Charcot-Marie-Tooth-Syndrom u.a.)
      iii. Syringomyelie
      iv. Rückenmarktumoren
      v. Rückenmarktraumen
   b. Neuropathische Skoliose, unteres motorisches Neuron betroffen
      i. Poliomyelitis
      ii. andere Virusmyelitiden
      iii. posttraumatisch
      iv. neurogene Muskelatrophien (Kugelberg-Welander, Werdnig-Hoffmann)
      v. Myelomeningozele
   c. Dysautonomie Riley-Day
   d. myopathische Skoliosen
      i. Arthrogryposis
      ii. Muskelatrophien (Duchenne-v.-Leyden)
3. Kongenitale Skoliosen
   a. Formationsstörungen
   b. Segmentationsstörungen
   c. Kombinationsformen
4. Skoliosen mit Neurofibromatose Recklinghausen
   a. Skoliosen bei Neurofibromatose
   b. Skoliosen durch Neurofibromatose
5. Skoliosen bei mesenchymalen Störungen
   a. Marfan-Syndrom
   b. Ehlers-Danlos-Syndrom
6. Skoliosen im rheumatischen Formenkreis
7. Posttraumatische und iatrogene Skoliosen
   a. Wirbelfrakturen
   b. nach chirurgischen Eingriffen
      i. nach Laminektomie
      ii. nach Thorakoplastik
      iii. nach Röntgenbestrahlungen
8. Narbenskoliosen
   a. nach Lungenempyem
   b. nach Verbrennungen
9. Skoliosen bei Dystostosen
   a. Dystrophischer Zwergwuchs
   b. Mukopolysaccharidose Morquio
   c. andere
10. Skoliosen aufgrund von Ostiomyelitiden
11. Skoliose bei Stoffwechselstörungen
   a. C-Avitaminose (Skorbut, Moeller-Barlow-Krankheit)
   b. Ostiogenesis imperfecta
   c. Homozysteinurie
12. Skoliosen bei Aufbaustörungen des lumbosakralen Übergangs
   a. Spondylolysen und Spondylolisthesen
   b. kongenitale Anomalien
13. Skoliose bei Tumoren
   a. Tumoren der Wirbelsäule
   b. Tumoren des Rückenmarks

Ätiologie

Zur Ätiologie der idiopathischen Skoliose gibt es zahlreiche Befunde, die verschiedene Störungen im Bindegewebsstoffwechsel, in der Muskulatur und im zentralen Nervensystem unter anderem feststellten; am ehesten wird heute jedoch eine genetische Ursache favorisiert, für die auch die familiäre Häufung spricht.

Krankheitsfolgen

Die Skoliosefolgen sind mannigfaltig und in ihrer Schwere abhängig vom Krümmungsausmaß, der Ätiologie und dem Progredienzverhalten. Augenscheinlich führt die Wirbelsäulenverkrümmung zu einer Rumpfverkürzung mit Einengung des intrathorakalen und intraabdominalen Raumes, die zur restriktiven Ventilationsstörung, pulmonalen Hypertonie und zur möglicherweise symptomatischen Verlagerung von Bauchorganen führen können.

Die Wirbelrotation bewirkt eine dorsale Prominenz des Thorax und der Lendenmuskulatur konvexseitig (Rippenbuckel und Lendenwulst), aufgrund der Seitkrümmung sind die Taillendreiecke konvexseitig verstrichen und konkavseitig eingezogen. Verschiedene Skolioseformen zeigen ein unterschiedliches Progredienzverhalten, wobei im Einzelfall nur die Verlaufsbeobachtung eine zuverlässige Information gibt. Im Gegensatz zu weitverbreiteter Meinung sind Schmerzen kaum das Problem jugendlicher Skoliosekranker. Im Erwachsenenalter sind Schmerzen häufiger die Folge sekundärer degenerativer Veränderungen (Osteochondrose, Spondylarthrose, Drehgleiten), wobei eine erhöhte Inzidenz im Vergleich zur Durchschnittsbevölkerung v.a. für geringe Krümmungsausmaße kontrovers diskutiert wird (Nachemson).

Die Rückenmarksläsion als Folge der Skoliose ist als Rarität zu sehen, abgesehen von der Skoliokyphose, bei der die kyphotische Komponente dominiert und zur Rückenmarksüberdehnung führt. Nicht zuletzt führt die Skoliose infolge der Rumpfdeformierung zu einer gravierenden psychosozialen Beeinträchtigung der meist jugendlichen Patienten, deren Persönlichkeitsentwicklung gestört wird (Kaminski und Walliczek). Obgleich eine Operationsindikation aus psychosozialen Gründen nicht gerechtfertigt erscheint, ist die häufige Skoliologenerfahrung nicht zu ignorieren, daß Jugendliche nach Skoliosekorrekturoperation immer wieder angeben, sich „wie neu geboren“ zu fühlen.

Diagnostik

Anamnese

Die Befunderhebung beim Skoliosepatienten besteht in der Erfragung der Familien- und der eigenen Vorgeschichte sowie in der klinischen und radiologischen Untersuchung. Die Anamnese deckt erbliche Zusammenhänge auf (z.B. erbliche neuromuskuläre Erkrankungen wie die Friedreich-Ataxie oder die Betroffenheit von Geschwistern und Vorfahren bei der idiopathischen Skoliose) und sie erfaßt relevante Vorerkrankungen (andere Fehlbildungen, neurologische Störungen, Bestrahlungen, Voroperationen usw.) und den bisherigen Verlauf (Zeitpunkt der Erkennung der Verformung, bisherige Behandlung, bisheriger Verlauf usw.).

Inspektion

Bei der Inspektion wird der Allgemeinzustand beurteilt ebenso wie die Rumpfproportionen, die Hautbeschaffenheit (z.B. Café-au-lait-Flecken), die Hautbehaarung (anomaler Haarwuchs über der Wirbelsäule), die skoliosetypische Rumpfsilhouette und die sekundären Geschlechtsmerkmale (Reifungszustand).

Klinische Untersuchung

Der klinische Befund der Deformität selbst wird mit Hilfe von wenigen harten Daten erfaßt. Zunächst wird ein etwaiger Rumpfüberhang (Abweichung des Lotes von der Vertebra prominens zur Rima ani) festgestellt. Körpergewicht, Sitz- und Stehgröße sowie Atemweite werden dokumentiert. Ein einseitiger Schulterhoch- oder -tiefstand ist ebenso zu vermerken wie ein Beckenschiefstand (Brettchenunterlage). Der gerundete oder gratartige Rippenbuckel ist metrisch zu vermessen (z.B. mit Hilfe des Rippenbuckelmeßgerätes nach Götze). Die Mobilität der Wirbelsäule bei Seitneigung, Rotation sowie bei Re- und Inklination wird überprüft. Der manuelle Zug am Kopf gibt Auskunft über die Krümmungsrigidität. Hinsichtlich der Lungenfunktion wird als globaler Parameter die Vitalkapazität mit einem Spirometer bestimmt.

Technische Untersuchungen

Die röntgenologische Untersuchung der Wirbelsäule ist beim Vorliegen einer Skoliose ausschlaggebend. Es erfolgen Ganzaufnahmen in 2 Ebenen im Stehen (frontale und seitliche Projektion, Abb. 70.3), die die gesamte Brust- und Lendenwirbelsäule abbilden müssen, bei der Erstuntersuchung auch die Beckenkämme zur Beurteilung der Apophysenossifikation (Risser-Stadien).

Mit Hilfe der Ganzaufnahmen wird das Vorliegen einer Skoliose bestätigt anhand von strukturellen Veränderungen (Wirbelverformung und Rotation bei idiopathischen Krümmungen, angeborene Fehlbildungen bei kongenitalen Krümmungen usw.) und das Wirbelsäulenprofil (Kyphoskoliose, Lordoskoliose) erfaßt.

Vermessungen

Die Auswertung der a.-p.-Aufnahme beinhaltet auch die Krümmungsvermessung. Die Hauptkrümmung ist in der Regel die größte Krümmung. Der Scheitelwirbel ist horizontal ausgerichtet, die Endwirbel der Krümmung sind am stärksten geneigt.

Mit der Meßmethode nach Cobb (s. Abb. 70.4) wird zwischen den Endwirbeln das Krümmungsausmaß in

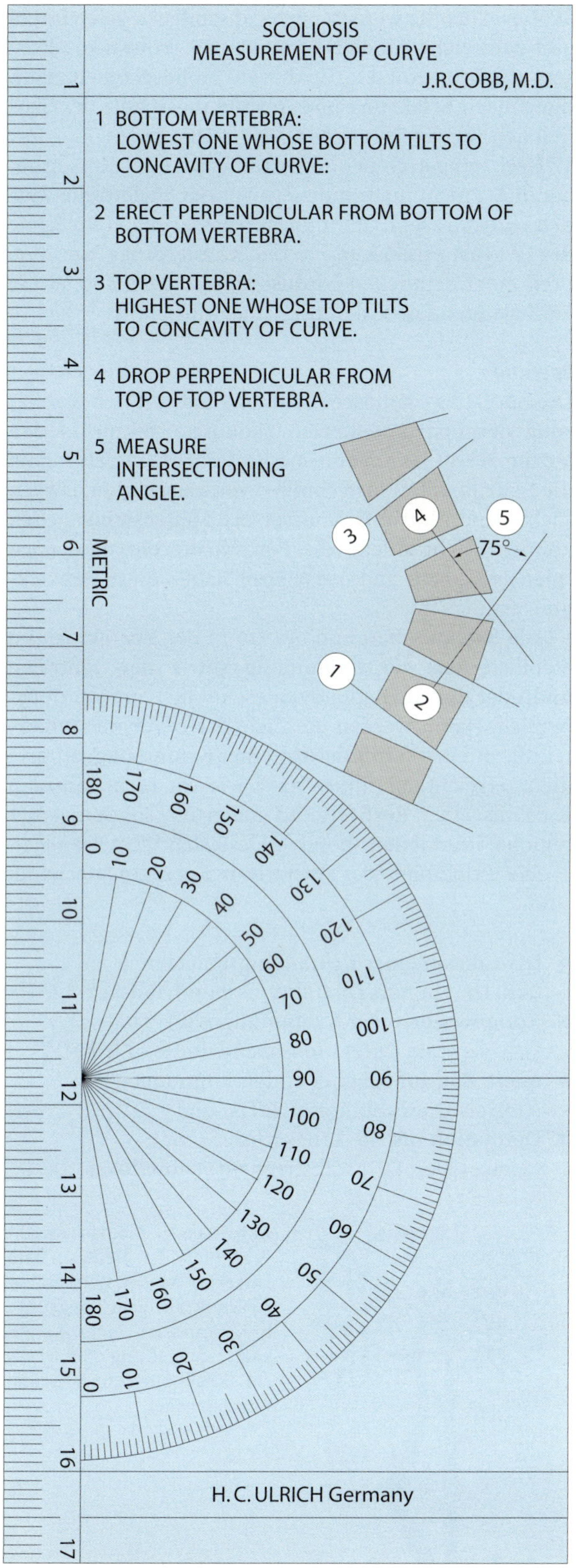

Abb. 70.4. Skoliosewinkelmesser nach Cobb mit Anleitung zur Krümmungsvermessung

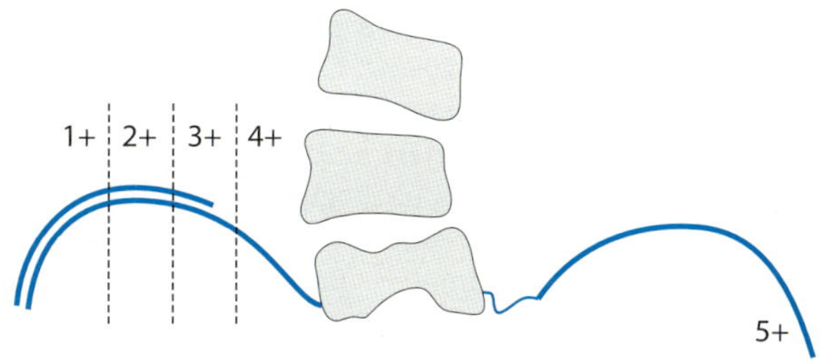

Abb. 70.5. Ossifikationsstadien der Beckenkammapophysen nach Risser. Die Stadien 1–4 bezeichnen die sukzessive Ossifikation der Apophysen, das Stadium 5 die Apophysenverschmelzung mit dem Os ilium

Graden festgestellt. Die Wirbelrotation des Scheitelwirbels wird nach der Methode von Nash und Moe abgeschätzt oder mit dem Meßlineal nach Perdriolle bestimmt. Jede Krümmung hat 2 Nebenkrümmungen, die als Halb- oder Vollkrümmungen bestehen können und ebenfalls vermessen werden.

Bestimmung des Skelettreife

Der Skelettreifezustand wird abgeschätzt anhand der Ossifikation der Darmbeinkammapophysen (Risser-Stadien, Abb. 70.5) und anhand einer a.-p.-Aufnahme der linken Hand zum Vergleich der Wachstumsfugen mit den Standardbefunden im Atlas von Greulich und Pyle. Die Scham- und Achselbehaarung, die Hoden- und Brustentwicklung (Tanner-Zeichen) und der Menarchestatus sind weitere wichtige Skelettreifeparameter. Gewöhnlich ist 2 Jahre nach der ersten Regelblutung nur noch ein geringes Skelettwachstum zu erwarten.

Weiterführende Untersuchungen

Die Durchführung bzw. Veranlassung von radiologischen Spezialuntersuchungen wie

- Bendingtestaufnahmen,
- „plan d'éléction",
- Liege- und Extensionsaufnahmen,
- Schichtaufnahmen,
- Myelographie,
- Computertomographie,
- urologische und internistische Untersuchungen,

sollten dem behandelnden Wirbelsäulenchirurgen vorbehalten sein.

Therapie

Die Skoliosebehandlung umfaßt grundsätzlich 3 Therapiemodalitäten, und zwar

- die Krankengymnastik,
- die Korsettbehandlung und
- die operative Skoliosekorrektur.

Als sehr grobe Faustregel kann gelten, daß bei Krümmungswinkeln bis etwa 20–30° Cobb Krankengymnastik, bei 30–50° Cobb-Korsettbehandlung und über 50° Cobb die Operation indiziert sind. Im konkreten Fall sind zudem Patientenalter, nachgewiesene Progression, Krümmungslokalisation und Ätiologie ausschlaggebende Indikationsparameter. Beispielsweise sollten Lumbalskoliosen bereits bei 10–20° Cobb mit Korsett behandelt werden oder es sollten Lähmungsskoliosen bei der Duchenne-Muskelatrophie bereits bei 20° Cobb operativ stabilisiert werden.

Krankengymnastik

Die Aufgabe der Krankengymnastik liegt in der Haltungsverbesserung, der Schulung von Restfunktionen bei Lähmungsskoliosen sowie der allgemeinen körperlichen Aktivierung der Patienten. Nach wie vor wird kontrovers diskutiert, ob Krankengymnastik krümmungskorrigierend oder progressionsverhindernd sein kann. Während einer Korsettbehandlung hat die krankengymnastische Rumpfmuskelkräftigung die immobilisationsbedingte Muskelatrophie zu verhindern und durch Atemgymnastik Krümmungsverbesserung durch die Entfaltung des Thorax in die Korsettfreiräume anzustreben. Im Rahmen der operativen Behandlung wird präoperativ unter anderem Mobilisationsgymnastik betrieben, postoperativ Atemgymnastik und Thromboseprophylaxe sowie isometrische Kräftigung.

Korsettbehandlung

Die Korsettbehandlung ist eine kombiniert aktiv-passive Maßnahme. Neben der aktiven krankengymnastischen Komponente wird durch Pelottendruck auf den Rippenbuckel nach dem Dreipunkteprinzip eine passive Krümmungskorrektur erreicht, wobei 30–50% Verbesserung gefordert werden.

Die Indikation zur Korsettbehandlung setzt voraus, daß eine Krümmung mobil ist und der Patient sich noch vor dem Abschluß des Skelettwachstums befindet. Skoliosekorsette werden nach Gipsabdruck gefertigt; es gibt zahlreiche Modellvarianten (z.B. Milwaukee-Korsett, Chêneau-Korsett, Cuxhaven-Skoliosekorsett u.a.), die je nach Erfahrung und Ausbildungsschule der Skoliologen verwendet werden.

Nach eingetretener Skelettreife ist eine Korsettbehandlung nicht mehr indiziert. Vor der Skelettreife werden jedoch reale Krümmungsverbesserungen im Sinne der Wachstumslenkung erreicht, allerdings um den Preis einer deutlichen Lordosierung, die bei den häufig vorliegenden Lordoskoliosen unerwünscht ist.

Operation

Die operative Skoliosebehandlung hat mit der Etablierung der instrumentierten Skoliosekorrektur in den letzten 30–40 Jahren enorme Fortschritte erzielt, wobei die Instrumentationstechniken von Harrington, Dwyer, Zielke und Cotrel-Dubousset als Meilensteine gelten können. Nicht zuletzt die Fortschritte der modernen Intensivmedizin und der Asepsis haben diese Entwicklung ermöglicht.

Die Skolioseoperation besteht in der Korrektur und Stabilisierung der Krümmung sowie der ventralen und/oder dorsalen Spondylodese im Instrumentationsbereich. Damit werden die Ziele der Deformitätenkorrektur und der Verhinderung einer Krümmungsprogredienz erreicht, allerdings nach wie vor nicht mit dem Ergebnis einer Restitutio ad integrum, sondern einer regional immobilen spondyloldesierten Wirbelsäule.

Die Prinzipien der operativen Korrekturmechanik sind

- Distraktion einer Krümmungskonkavität (z.B. Harrington-Distraktionsspondylodese),
- Kompression einer Krümmungskonvexität (z.B. ventrale Derotationsspondylodese Zielke),
- quere Zug auf Scheitel und Krümmung (Cotrels Querstabilisator, DTT) und
- Derotation um die Längsachse (Zielkes Derotationsinstrument) (Abb. 70.6a–d).

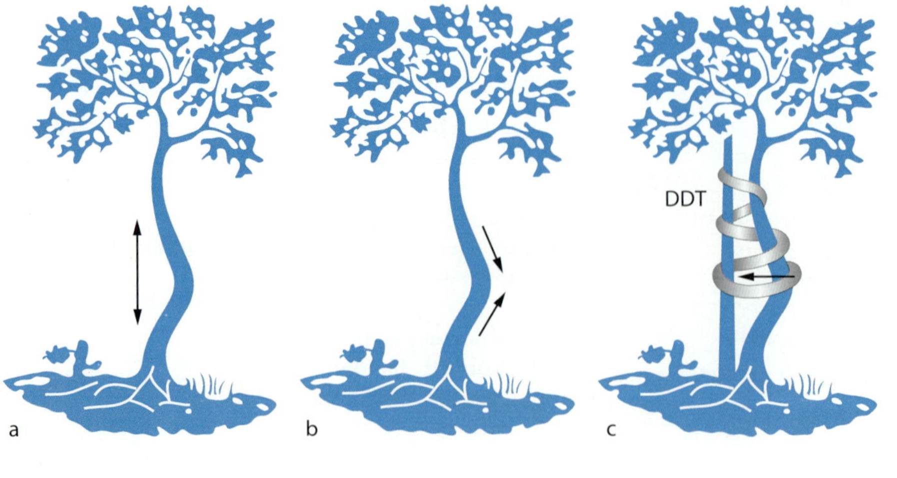

Abb. 70.6a–c. Biomechanische Prinzipien der Deformitätenkorrektur an der Wirbelsäule. **a** Distraktion einer Konkavität. **b** Kompression einer Konvexität. **c** Querer Zug oder Druck auf Krümmung und Krümmungsscheitel

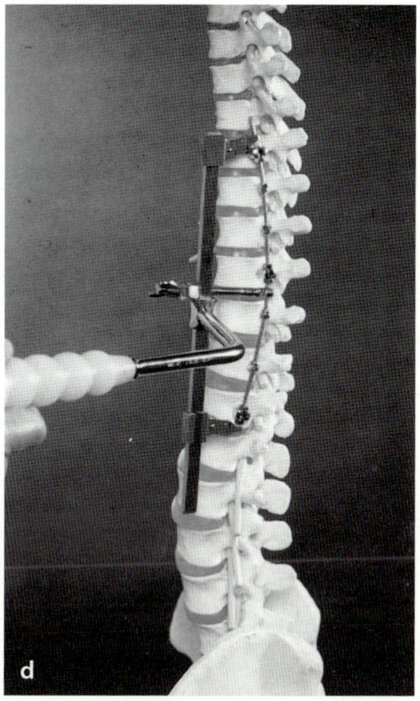

Abb. 70.6d. Biomechanische Prinzipien der Deformitätenkorrektur an der Wirbelsäule.
d Prinzip der Derotation in der Horizontalebene: die nach dorsal gedrehte Krümmungsseite wird um die Körperlängsachse nach ventral rotiert (Derotationsinstrument von Zielke)

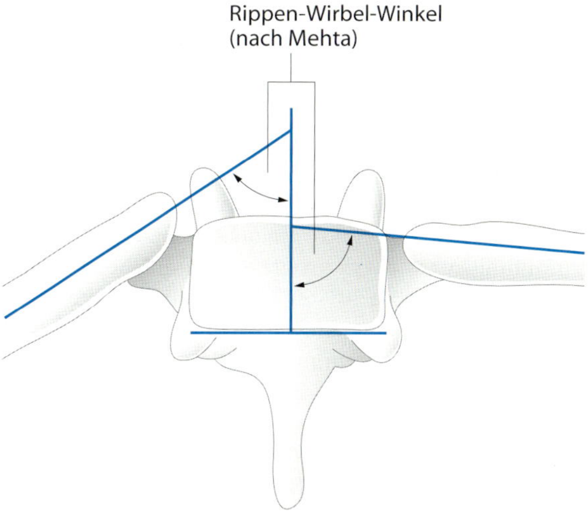

Abb. 70.7. Vermessung der Rippen-Wirbel-Winkel beidseits am Scheitelwirbel zur Berechnung der Rippen-Wirbel-Winkel-Differenz (RVAD nach Mehta)

Die jüngsten Fortschritte in der Skoliosechirurgie liegen in der Entwicklung primär-stabiler Instrumentationssysteme (Cotrel-Dubousset, CD-Hopf, Halm-Zielke), die eine orthesenfreie Nachbehandlung erlauben.

70.2.1 Skoliose beim Kind (M 41.0)

Nichtidiopathische Skoliosen verschiedener Ätiologien können in jedem Lebensalter auftreten. Die infantilen und juvenilen Skoliosen treten vor der Adoleszenz auf und gehören zu den idiopathischen Skoliosen.

Infantile Skoliose

Ätiologie und Klinik

Die infantile oder Säuglingsskoliose tritt nach der Geburt und vor dem Ende des 3. Lebensjahrs auf. Diesen seltenen Skoliosetyp findet man in 2 Verlaufsformen, nämlich einer „resolving scoliosis" (Säuglingsskoliose), die spontan verschwindet, und einer progressiven frühkindlichen Skoliose. Zur Erkennung der letzteren hat Mehta die „rib vertebral angle difference" (RVAD) angegeben, die dann mehr als 20° beträgt (Abb. 70.7). In einer großen Serie infantiler Skoliosen von Wynne Davies waren das Verhältnis männlich:weiblich gleich 3:2, 98% der Krümmungen thorakal und 76% links-konvex.

Therapie

Die Behandlung der progressiven Skolioseform besteht vor Laufbeginn in der Anlage eines korrigierenden Rumpfgipses, der in Narkose angefertigt wird. Nach Laufbeginn wird versucht, mit einem Korsett die Krümmungsprogression aufzuhalten. Ist dies nicht erfolgreich, sind diese Patienten schon im frühen Schulalter zu operieren. Flexible Krümmungen sollten einer korrigierenden Instrumentation ohne Fusion (Ascani-Zielke-Verfahren) und starre Krümmungen eher einer definitiven Spondylodese zugeführt werden. Es gilt dabei der Grundsatz, daß eine steife verkrümmte Wirbelsäule besser ist als eine nicht fusionierte, die noch stärker verkrümmt ist.

Juvenile idiopathische Skoliose

Ätiologie und Klinik

Die juvenile Skoliose tritt im Alter von 4–10 Jahren auf und hat etwa 12–16% Anteil an allen idiopathischen Skoliosen. Während in der Patientengruppe von 4–10 Jahren die Geschlechtsverteilung gleich ist, dominieren später die Mädchen, wobei der Übergang zur Adoleszentenskoliose fließend ist. Neben der vorhandenen Rechtskonvexität bei thorakalen Krümmungen sind dominierende Kurventypen bei der juvenilen Skoliose nicht bekannt.

Die juvenile Skoliose ist in der Regel schwerwiegender als die Adoleszentenskoliose, weil die Krümmungen infolge der noch langen Wachstumsperiode mehr zur Progression neigen und die Behandlung (meist Korsettbehandlung) für die Betroffenen eine oft viele Jahre dauernde Beeinträchtigung darstellt. Die unerwünschte Deformierung des noch plastisch-weichen Thorax durch jahrelange Korsettbehandlung kommt hinzu. In großen Serien von juvenilen Skoliosen von Figueiredo und von Tolo mußten etwa 50% der Patienten operiert werden.

Therapie

In der Behandlung ist bis zu Krümmungswinkeln von 20° Cobb die alleinige Beobachtung ausreichend, wobei halbjährliche Röntgenkontrollen (WS a.-p. im Stehen) erforderlich sind. Jenseits von 20°–30° Cobb ist die Korsettbehandlung notwendig.

In etwa der Hälfte der Fälle kann diese jedoch nur den Operationszeitpunkt hinausschieben, wenn die Krümmungen trotzdem progressiv sind. Überschreitet eine juvenile Skoliose 50°–60° Cobb, sollte im Alter bis 8 Jahren eine subkutane Zielke-Ascani-Instrumentation ohne Fusion erfolgen, um mit 10–12 Jahren eine definitive Fusion anzuschließen. Bedauerlicherweise ist dieses Verfahren, bei dem in 6- bis 12monatlichen Abständen Nachdistraktionen erforderlich sind, mit hohen Raten an Stabbrüchen und Infektionen belastet.

Progressive Krümmungen von mehr als 60° Cobb sollten im Alter von über 8 Jahren definitiv korrigiert und fusioniert werden, weil eine steife Wirbelsäulenregion besser ist als eine mobile und stärker verkrümmte. Die Indikation zur Operation ist jedoch in jedem Fall kritisch zu stellen, zumal ein spondylodesierter Wirbelsäulenabschnitt kein Längenwachstum mehr hat, eine definitive Rumpfverkürzung verbleibt und eine neuerliche Krümmungszunahme infolge plastischer Umformung der Spondylodesenmasse nicht ausgeschlossen ist.

70.2.2 Adoleszentenskoliose (M 41.1)

Vorkommen

Die idiopathische Adoleszentenskoliose ist die weitaus häufigste Skoliosediagnose. Innerhalb der Gruppe der idiopathischen Skoliosen umfaßt sie 80– 90% der Fälle. Die Prävalenz von Krümmungen ab 10° Cobb wird mit 2– 4% der Bevölkerung angegeben, die von Krümmungen ab 20° Cobb mit 0,13–0,30%. Mädchen sind im Verhältnis 5:1 bis 10:1 wesentlich häufiger betroffen.

Es handelt sich definitionsgemäß um eine Skoliose, die nach dem 10. Lebensjahr und in der Adoleszenz entsteht. Sie entwickelt sich demnach in der Zeit des schnellen präpubertären Skelettwachstums. Nach Wachstumsabschluß entstehen idiopathische Skoliosen nicht mehr und Krümmungen mit weniger als 30°–40° Cobb bleiben stabil.

Klinik

Skoliosen im Wachstumsalter tun nicht weh. Sie werden gewöhnlich beim Kleiderkauf, im Schwimmbad oder durch Elternbeobachtung bemerkt. Da die Früherkennung und Frühbehandlung Progression verhindern kann, ist ein Schulscreening in manchen Ländern, nicht jedoch in Deutschland, obligat. Dabei wird mit dem Vorbeugetest nach Adams eine Rumpfasymmetrie infolge der initial auftretenden Wirbelrotation frühzeitig erkannt.

Je nach der Krümmungslokalisation werden die Skoliosen eingeteilt in

- thorakale (Scheitelwirbel T 3–11),
- thorakolumbale (Scheitelwirbel T12–L1),
- lumbale (Scheitelwirbel L2–4) und
- kombinierte (etwa gleich große thorakale und lumbale Krümmungen) Skoliosen.

Weit überwiegend sind die thorakalen Krümmungen rechts-konvex und die thorakolumbalen und lumbalen Krümmungen links-konvex. Zervikothorakale Skoliosen (Scheitel C6–T2) und lumbosakrale Skoliosen (Scheitel L5–S1) sind selten. Weitere moderne Klassifikationen der idiopathischen Skoliosen stammen von King und Lenke. Die Rumpfdeformierung ist klinisch am stärksten bei den thorakalen Skoliosen und am geringsten bei den kombinierten Skoliosen (Abb. 70.8).

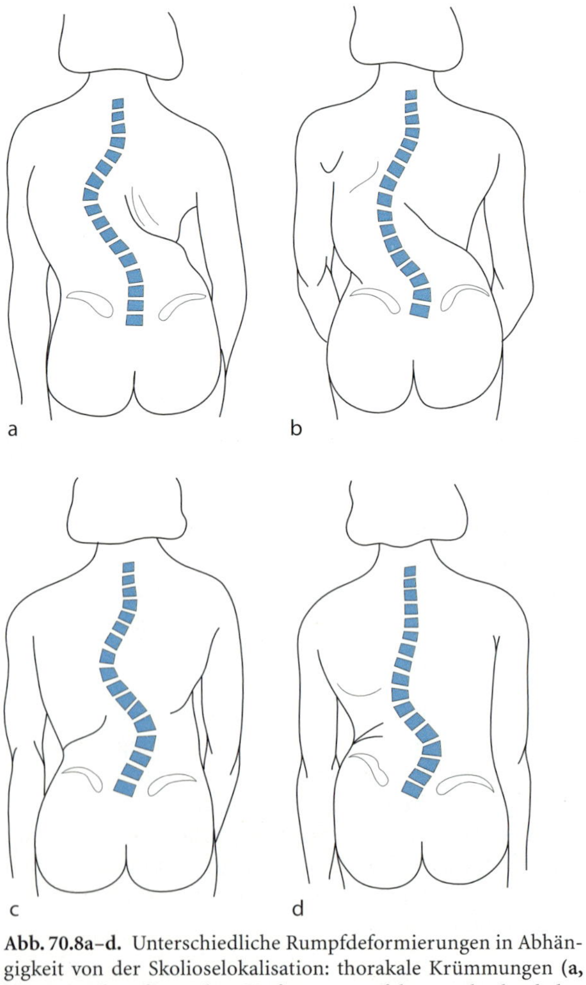

Abb. 70.8a–d. Unterschiedliche Rumpfdeformierungen in Abhängigkeit von der Skolioselokalisation: thorakale Krümmungen (**a**, **b**) verursachen die stärkste Verformung, gefolgt von den lumbalen (**d**) und kombinierten (**c**) Skoliosen; bei letzteren besteht gewissermaßen eine Kompensation beider gegenläufigen Kurven

Spontanverlauf und Prognose

Prognostische Faktoren in der Adoleszenz sind

- das Wachstumspotential (Alter, Menarchestatus, Risser-Zeichen),
- Krümmungstyp und -größe sowie
- Geschlecht.

Lonstein und Nachemson haben eine mehrfache Progressionswahrscheinlichkeit bei größeren Krümmungen (30° bis 50° Cobb) und jüngeren Patienten (Risser-Stadium 0–1) festgestellt. Lonstein fand vor der Menarche 50% Progressionswahrscheinlichkeit und nachher 20%. Die Skolioseentstehung bei adoleszenten Mädchen ist 8fach höher als bei Jungen. Ein prognostischer Geschlechtsunterschied beim Vorliegen einer Skoliose wird kontrovers diskutiert. Kombinierte Krümmungen neigen stärker zur Zunahme als Einzelkrümmungen.

Der Spontanverlauf unbehandelter Skoliosen im Erwachsenenalter wurde in Langzeitstudien von Ascani und von Weinstein (IOWA-Studie) untersucht. Generell hat man festgestellt, daß Krümmungen über 30° Cobb jährlich um 0,25°–0,75° zunehmen. Die IOWA-Studie zeigt, daß das Rückenschmerzproblem bei Skoliotikern nicht häufiger oder schwerwiegender ist als in der Durchschnittbevölkerung. Ascani hat gezeigt, daß bei Thorakalskoliosen die Lungenfunktion signifikant verringert ist, wenn Krümmungswinkel von etwa 100° Cobb vorliegen oder eine Profilstörung besteht. Ascani und Nachemson haben eine auf 17% verdoppelte Mortalitätsrate in den ersten 50 Lebensjahren bei Skoliotikern gefunden, Weinstein hat dies in seinem Kollektiv jedoch nicht bestätigt.

Hinsichtlich psychosozialer Aspekte nimmt man an, daß Skoliotiker sich im Erwachsenenalter mit ihrer Deformität besser arrangieren als Adoleszente. Mit zunehmender Ausprägung der Deformität nimmt jedoch die Quote der Verheirateten eindeutig ab und die psychosoziale Beeinträchtigung zu.

Therapie

Die konservative Behandlung der idiopathischen Skoliose umfaßt die Krankengymnastik und die Korsetttherapie.

Krankengymnastik

Die krankengymnastische Muskelkräftigung und Haltungsschulung hat eine gewisse Bedeutung auch dadurch, daß junge Skoliosepatienten der Behandlungsnotwendigkeit ihrer ja schmerzlosen Erkrankung bewußt werden und daß sie leichter in einer langjährigen ärztlichen Führung und Beobachtung gehalten werden können.

Darüber hinaus sind im Rahmen einer Korsettbehandlung die krankengymnastische Vorbeugung gegen Muskelatrophie und aktive Atemgymnastik in die Korsettfreiräume notwendig. Für unspezifische und gezielte Übungsprogramme, wie die Schroth-Technik, Chiropraxis, Elektrostimulation und Biofeedback-Verfahren, konnte bisher allerdings nicht nachgewiesen werden, daß sie eine skoliotische Krümmung dauerhaft verbessern oder Progression verhindern können.

Orthesen

Die Orthesenbehandlung der idiopathischen Skoliose ist in ihrer Wirksamkeit unbestritten, zumal zahlreiche Studien überlegene Ergebnisse im Vergleich zum Spontanverlauf belegt haben. Die Indikation besteht bei Krümmungen ab 20–25° Cobb und bei einem Progressionsnachweis von 5° schon ab 20° Cobb. Die Korsettbehandlung ist nur während des Skelettwachstums angezeigt; ihre Ziele sind Krümmungskorrektur und Progressionsverhinderung. Als Wirksamkeitsnachweis wird eine Korrektur von 20–50% im Korsett gefordert.

Die Korsettbehandlung sollte von erfahrenen Skoliologen durchgeführt werden, die im Team mit Krankengymnasten, Orthopädiemechaniker und Eltern zusammenwirken. Obgleich es zahlreiche Skoliosekorsetttypen gibt, hat sich heute das aktiv/passive Wirkprinzip durchgesetzt, wonach einerseits passive Korrektur durch Pelottendruck erfolgt und andererseits Freiräume im Korsett bestehen, in die sich der Brustkorb durch die Atmung ausbreiten soll (Abb. 70.9).

Mindestens vierteljährlich soll der behandelnde Arzt die Funktionstüchtigkeit des Korsettes überprüfen und eventuell Änderungen vornehmen lassen, halbjährlich sollen Röntgenkontrollen (WS a.-p. im Stehen im Korsett) erfolgen. Skoliosekorsette werden ganztags getragen und sind nur zur Körperpflege kurzzeitig abzunehmen. Die Korsettbehandlung wird beendet, wenn das Längenwachstum sistiert und mindestens ein Risser-Stadium 4–5 erreicht ist.

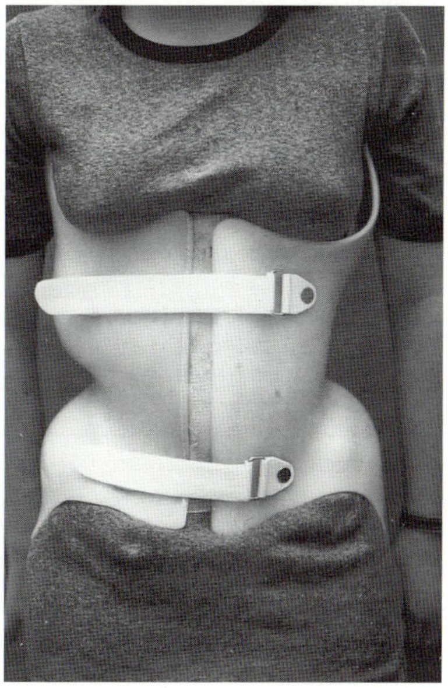

Abb. 70.9. Chêneau-Korsett (ohne Brustpelotten) zur Behandlung einer thorakolumbalen Skoliose

Operation

In der operativen Therapie der idiopathischen Skoliose war seit den 60er Jahren die Harrington-Distraktionsspondylodese der Goldstandard. Trotz einiger technischer Modifikationen (rotationssicherndes unteres Vierkantende des Distraktionsstabes, sublaminäre Drahtsicherung, konvexseitiges Kompressionssystem u.a.) ist dieses dorsale Verfahren heute nicht mehr oft indiziert. Verschiedene Varianten dorsaler Doppelstabsysteme (z.B. Cotrel-Dubousset-Instrumentation) und ventraler Korrekturtechniken (z.B. VDS-Zielke) haben diverse Probleme des Harrington-Verfahrens überwunden.

Je nach Erfahrung und Ausbildungsschule werden die modernsten Techniken (transpedikuläre Skoliosekorrekturinstrumentationen, ventrale Doppelstabsysteme) heute z.T. konkurrierend durchgeführt.

Im wesentlichen gelten als Vorzüge der dorsalen Doppelstabinstrumentationen die hohe Primärstabilität, die Verbesserung der thorakalen Kyphose und die Vielseitigkeit und als Vorteile der ventralen Systeme die überlegene dreidimensionale Korrektur, die Einsparung lumbaler Bewegungssegmente und das geringe Implantatvolumen (Tabelle 70.2).

In grober Näherung kann man feststellen, daß bei Mehrfachkrümmungen und hochthorakalen Skoliosen dorsale Doppelstabsysteme geeignet sind, während Einzelkrümmungen und insbesondere lumbale Skoliosen besser durch ventrale Techniken zu korrigieren sind

Tabelle 70.2. Vorteile (+) und Nachteile (–) verschiedener Operationsverfahren

Harrington-Distraktionsspondylodese	
Langzeiterfahrung	+
Preis	+
Implantatvolumen/Revisionsmöglichkeit	–
Profilverbesserung	–
Stabilität	–
Cotrel-Dubousset-Insrumentation	
Stabilität	+
Profilverbesserung	+
Variabiltät	+
Implantatvolumen/Revisionsmöglichkeit	–
Preis	–
Derotation	–
Ventrale Derotationsspondylodese	
Dreidimensionale Korrektur	+
Einsparung lumbaler Bewegungssegmente	+
Preis	+
Doppelkrümmungen, hochthorakale Anwendung	–
Primärstabilität	–

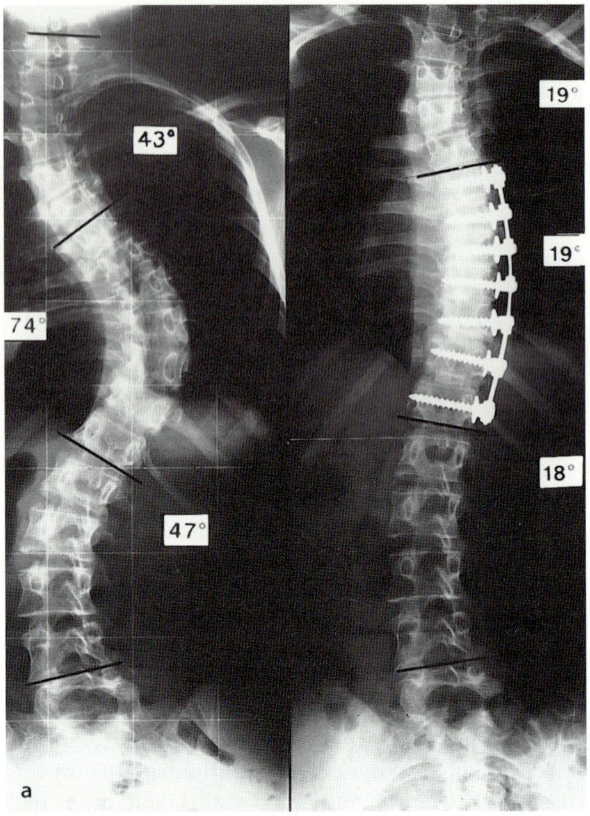

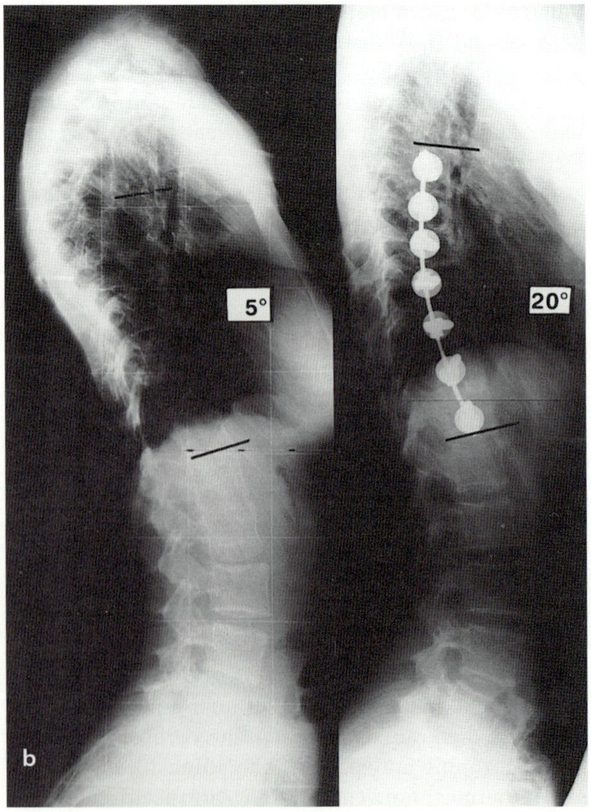

Abb. 70.10a, b. Operative Korrektur einer idiopathischen rechtskonvexen thorakalen Lordoskoliose. **a** Röntgenganzaufnahmen im Stehen im frontalen Strahlengang prä- und postoperativ: ventrale Derotationsspondylodese Zielke T6–12 mit Hauptkrümmungskorrektur von 74° auf 19° Cobb und spontanen Korrekturen der kompensatorischen Krümmungen. **b** Verbesserung der thorakalen Hypokyphose von 5° auf 20°

(Abb. 70.10a, b). Die besten Ergebnisse wird derjenige Wirbelsäulenchirurg erzielen, der mit allen Instrumentationsprinzipien vertraut ist und deswegen das optimale Verfahren auswählen und sicher durchführen kann.

Die Operationsindikation bei idiopathischen Skoliosen wird in der Adoleszenz dann gestellt, wenn Krümmungen 40–50° Cobb deutlich überschreiten. Die Verschiebung des Operationszeitpunktes auf das Erwachsenenalter ist sinnlos, weil dann stärkere und rigidere Krümmungen gewöhnlich mit schlechterem Ergebnis zu korrigieren sind. Erwachsene Skoliotiker mit Krümmungen des genannten Ausmaßes werden dann operiert, wenn Schmerzen, kosmetische Beeinträchtigung und Progression vorliegen.

Die Hauptziele der Skolioseoperation sind stets

- ein sicheres Korrekturverfahren,
- eine balancierte Wirbelsäule mit symmetrischem Schulterstand,
- eine möglichst weitgehende Horizontalisierung des untersten instrumentierten Wirbels,
- eine möglichst weitgehende dreidimensionale Deformitätenkorrektur unter Einbeziehung möglichst weniger Segmente und Erhaltung oder Wiederherstellung der Lendenlordose und schließlich
- das Erreichen einer stabilen Fusion.

In den Händen erfahrener Skoliosechirurgen sind diese Ziele heute zuverlässig erreichbar, so daß schwerwiegende und irreversible Komplikationen bei diesem Patientenkollektiv selten sind.

70.2.3 Neuromyopathische Skoliose (M 41.4)

Die Einteilung der neuromuskulären Skoliosen ist in Tabelle 70.1 wiedergegeben. Diese Deformitäten sind dadurch charakterisiert, daß motorische Funktionen durch neurale oder muskuläre Läsionen gestört sind. Manche neuromuskuläre Skoliosen werden häufiger, z.B. diejenigen infolge frühkindlicher Hirnschäden, andere werden seltener, z.B. diejenigen nach Poliomyelitis. Insgesamt ist eher eine Zunahme zu verzeichnen. Innerhalb der einzelnen Krankheitsgruppen ist die Prävalenz wesentlich höher als diejenige der idiopathischen Skoliose in der Gesamtbevölkerung, wobei stärkere und frühere Betroffenheit mit stärkerer Skolioseausprägung einhergeht (Tabelle 70.3).

Patienten mit dieser Skolioseform haben nicht nur das Problem der Wirbelsäulendeformität, sondern auch eine Fülle anderer Beeinträchtigungen, wie Kontrakturen, Lähmungen, geistige Retardierung, Inkontinenz, Hautulzera usw., so daß die Behandlung immer komplexe Anforderungen an ein interdisziplinäres Therapieteam stellt.

Tabelle 70.3. Prävalenz von Wirbelsäulendeformitäten bei neuromuskulären Erkrankungen

Erkrankung	Häufigkeit [%]
Infantile Zerebralparese	25
Myelodysplasie	60
Spinale Muskelatrophie	67
Friedreich-Ataxie	80
Duchenne-Muskelatrophie	90
Traumatische Querschnittslähmung (vor dem 10. Lebensjahr)	100

Krümmungstypen

Während bei der idiopathischen Skoliose typische Krümmungen bekannt sind, finden sich bei den neuromuskulären Erkrankungen sehr variable Deformitäten. Manche ähneln idiopathischen Krümmungen, manche sind lange c-förmige Skoliosen, die in Kyphose kollabieren und andere sind thorakolumbale Kyphoskoliosen, die typischerweise das Becken als Teil der Krümmung einbeziehen (kontrakter Beckenschiefstand, „bassin oblique"; Abb. 70.11).

Die Kyphose ist eine weitere typische Krümmungskomponente, entweder als echte kyphotische Angulation bei der „collapsing spine" oder der Myelodysplasie einerseits oder als rotationsbedingte Skoliose andererseits, wobei hier durch Rotation die Seitausbiegung in Bezug auf die Körperachsen in die Sagittalebene kommt und Kyphose wird.

Spontanverlauf

Die Spontanverläufe der Grunderkrankung und der Wirbelsäulendeformität sind zu unterscheiden. Die Duchenne-Muskeldystrophie ist progredient, der frühkindliche Hirnschaden jedoch nicht und bei der spinalen Muskelatrophie ist die Läsion gleichbleibend, die

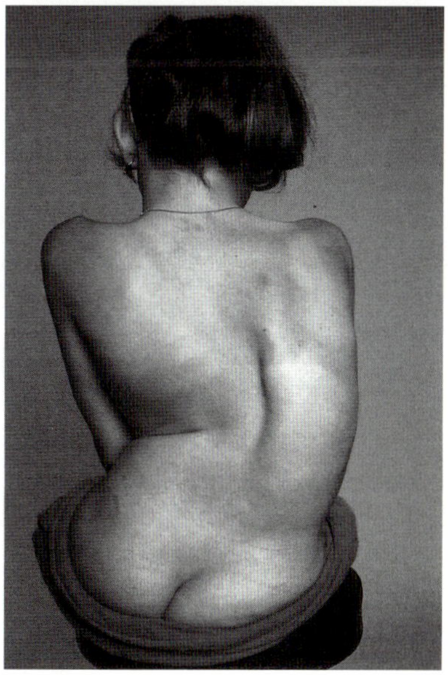

Abb. 70.11. Typischer klinischer Aspekt einer Lähmungsskoliose („collapsing spine") mit kontraktem Beckenschiefstand („bassin oblique") und großbogiger c-förmiger rechts-konvexer Krümmung von Brust- und Lendenwirbelsäule bei spinaler Muskeldystrophie. Die Patientin sitzt einseitig auf dem rechten Gesäß und dem rechten Trochanter major

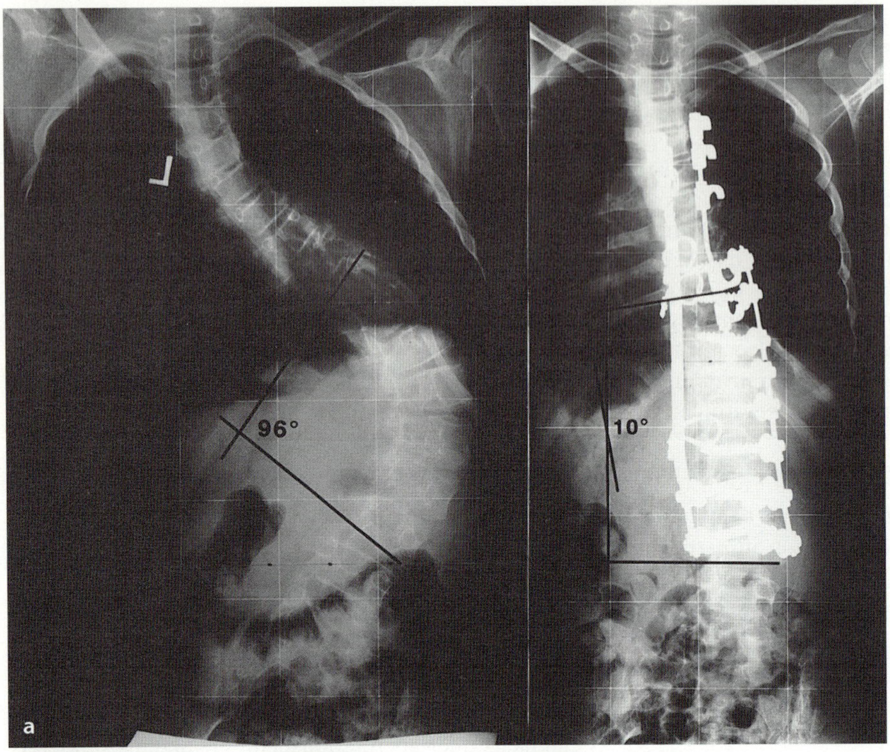

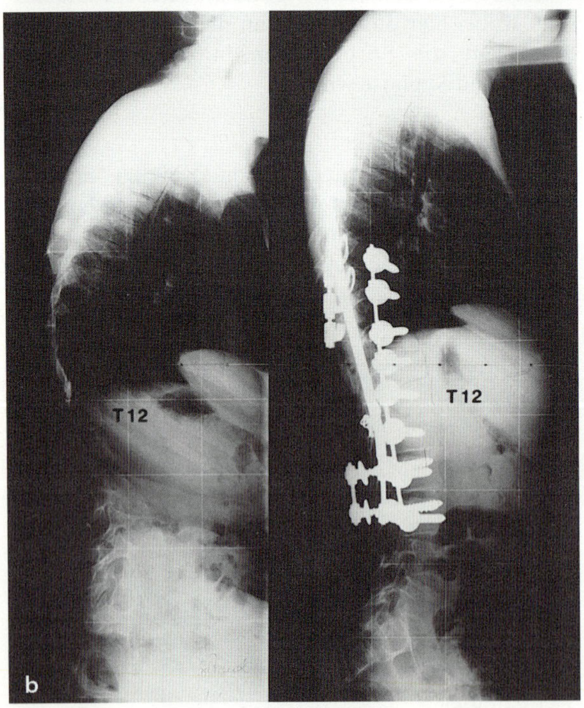

Abb. 70.12a, b. Operative Korrektur einer Lähmungsskoliose („collapsing spine") bei spinaler Muskeldystrophie (gleiche Patientin wie Abb. 70.11). **a** C-förmige rechts-konvexe Krümmung mit „bassin oblique". Nach ventraler Korrektur (ventrale Derotationsspondlodese Zielke Th8–L3) und zusätzlicher dorsaler Stabilisierungsinstrumentation ist die Krümmung weitgehend begradigt und der Beckenschiefstand ist beseitigt. **b** In der seitlichen Projektion besteht präoperativ eine thorakolumbale Kyphose und postoperativ eine physiologisches Wirbelsäulenprofil

Muskelschwäche infolge des Skelettwachstums jedoch zunehmend. Die Krümmungsprognose ist in der Regel ungünstig, d.h. neuromuskuläre Skoliosen sind auch im Erwachsenenalter progredient. Zudem verursachen sie im Vergleich zu den idiopathischen Skoliosen weit schwerwiegendere Beeinträchtigungen, z.B. den Verlust der Sitzfähigkeit oder eine Ateminsuffizienz, da die Atemhilfsmuskulatur ebenfalls betroffen ist.

Therapie

Konservative Therapie

Die konservative Therapie hat zwei Aufgabengebiete:

- die Verbesserung der Sitzfähigkeit durch Sitzschalen und
- die Kontrolle der Krümmung durch Korsette.

Die Korsettbehandlung kann im Gegensatz zur idiopathischen Skoliose gewöhnlich eine Krümmungsprogredienz nicht aufhalten; Ziel ist die Verzögerung des Operationszeitpunktes, wenn die Skelettstrukturen in früher Kindheit hierfür noch nicht geeignet sind. Die Korsettbehandlung ist außerdem anspruchsvoller als bei der idiopathischen Skoliose: Hautläsionen bei Sensibilitätsstörungen und fehlendem Fettpolster sind häufig und die Orthesen müssen leicht abnehmbar sein, weil sie oft nur tagsüber und nicht im Liegen sinnvoll sind.

Operative Therapie

Bei der operativen Therapie ist oft eine komplexe Situation zu bewerten. Entscheidend sind die Lungenfunktion (Testung oft nur anhand von Infektanamnese und körperlicher Belastbarkeit möglich), die Kooperationsfähigkeit und der erwartete Effekt einer Wirbelsäulenstabilisierung. Häufige pulmonale Infekte, fehlende Kooperation und schnell progressives Grundleiden sollen eine zurückhaltende Indikationsstellung bewirken.

Der durch die Operation zu erwartende Gewinn (Sitzfähigkeit, aufgehaltene Progression, verbesserte Atemfunktion infolge Behebung einer „collapsing spine") ist präoperativ gewissenhaft zu bestimmen, um die erheblich höheren Komplikationsrisiken zu rechtfertigen.

Operationstechnisch sind meist dorso-ventrale Verfahren notwendig, die eine orthesenfreie Primärstabilität gewährleisten (Abb. 70.12a, b). Die Fusionen sollen länger sein als bei idiopathischen Skoliosen und gehen häufig bis zum Sakrum. Bei der oft vorliegenden Osteoporose sind segmentale Fixationen notwendig und wegen der grazilen Knochenstrukturen ist häufig Fremdknochen zum Erreichen einer kräftigen Fusionsmasse erforderlich. Der intraoperative Blutverlust ist oft erheblich, insbesondere in Relation zum Gesamtblutvolumen.

Zusammenfassend ist festzustellen, daß ein oft enormer operativer Aufwand unter Inkaufnahme beträchtlicher Risiken meist zu einem großen Gewinn für diese multimorbiden Patienten führt, die dadurch ein wesentliches Problem ihres Schicksals verlieren.

70.2.4 Sonstige sekundäre Skoliose (M 41.5)

Die übrigen sekundären Skoliosen bilden eine sehr heterogene Gruppe (Tabelle 70.1). Aufgrund ihres relativ häufigen Vorkommens sind insbesondere die kongenitalen Skoliosen, die Skoliosen mit Neurofibromatose und die Skoliose mit Spondylolisthesis zu nennen. Jede einzelne Form unterscheidet sich grundlegend von der idiopathischen Skoliose.

Kongenitale Skoliose (Q 76.3)

Die Bezeichnung „angeborene Skoliose" ist durchaus irreführend, weil die Deformität bei der Geburt nicht vorhanden sein muß. Angeboren sind verschiedene Wirbelfehlbildungen, die im Verlaufe des Wachstums zu skoliotischen Verkrümmungen führen, insbesondere während der schnellen Wachstumsphasen, die im 1. und 2. Lebensjahr sowie in der Pubertät liegen. Kongenitale Skoliosen sind häufig mit weiteren Fehlbildungen des Myelons, des Herzens und des Urogenitalsystems kombiniert; sie dürfen bei der Diagnostik nicht übersehen werden.

Formen der Fehlbildungen

Die Einteilung der Fehlbildungen erfolgt nach Winter in

- Formations- und
- Segmentationsstörungen sowie
- Mischformen.

Bei den Segmentationsstörungen ist am häufigsten die einseitige Blockbildung der vorderen und/oder hinteren Wirbelelemente an einem oder mehreren Segmenten, so daß eine Konvexität zur Gegenseite resultiert. Je mehr die Bandscheiben auf der der Blockbildung gegenüberliegenden Seite normal konfiguriert sind, umso stärker ist die Progression. Beidseitige Blockbildungen führen naturgemäß nicht zur Skoliose, jedoch zur Bewegungseinschränkung, insbesondere an der Halswirbelsäule (Klippel-Feil-Syndrom).

Die typische Formationsstörung ist der Halbwirbel, der normale Bandscheiben aufweisen (inkarzerierter Halbwirbel) oder der ein- oder beidseits mit den Nachbarwirbeln verblockt sein kann (nicht inkarzerierter Halbwirbel). Die erstgenannte Form erzeugt eine hochgradig progressive Deformität, wenn nicht auf der Gegenseite ein kompensierender Halbwirbel existiert (hemimetamere Segmentverschiebung).

Therapie

Die Behandlung der kongenitalen Skoliose basiert auf der Frühdiagnose, der Befundprognose und der Verlaufsbeobachtung. Grundsätzlich ist die Verhinderung einer hochgradigen Deformität besser als die risikoreiche und die nur teilweise Spätkorrektur, die außerdem kompensatorische Krümmungen in die Fusion einbeziehen muß.

Die Orthesenbehandlung kongenitaler Deformitäten ist nicht sinnvoll, es sei denn, daß sekundäre strukturelle Krümmungen bei stabiler kongenitaler Deformität durch ein Korsett korrigiert und kontrolliert werden können. Die operativen Optionen im frühen Kindesalter (bis 5 Jahre) sind die konvexseitige ventrodorsale Epiphyseodese in situ und die Keilwirbelresektion, solange sekundäre Krümmungen ausreichend mobil sind. In der Adoleszenz oder gar im Erwachsenenalter sind lediglich langstreckige Fusionen und die Kolumnotomie möglich, die risikoreich sind und als Ziel eine einigermaßen balancierte Wirbelsäule haben.

Skoliose mit Neurofibromatose (M 41.5)

Die Neurofibromatose ist autosomal dominant vererbt mit variabler Penetranz. Die Erkrankung hat verschiedene Erscheinungsformen (periphere, zentrale, segmentale und Mischform). Wirbelsäulendeformitäten werden ausschließlich bei der am häufigsten vorkommenden peripheren Form beobachtet (Prävalenz in der Bevölkerung 1:4000). Skoliosen bei Neurofibromatose-Patienten umfassen etwa 2% aller Skoliosen, wobei dystrophische und nichtdystrophische Deformitäten zu unterscheiden sind.

Erstere imponieren typischerweise als kurzbogige skoliokyphotische Krümmungen der Brustwirbelsäule und Wirbelkörperaushöhlungen (scalloping), Erweiterung des Spinalkanals und der Foramina sowie Ausdünnung der Rippen (penciling) sind röntgenologisch zu objektivieren. Letztere sind Skoliosen, die sich hinsichtlich Form und Häufigkeit vorkommender Krümmungstypen nicht von idiopathischen Skoliosen unterscheiden, wobei die dystrophischen Wirbelveränderungen fehlen.

Therapie

Die Therapie der nichtdystrophischen Skoliosen entspricht derjenigen der idiopathischen Skoliosen. Bei der operativen Therapie ist eine sorgfältige radiologische Diagnostik des Spinalkanales erforderlich, um intraspinale Neurofibrome zu erkennen und ggf. vor der Wirbelsäulenkorrektur zu entfernen. Bei der dystrophischen Wirbelsäulendeformität ist die Orthesenbehandlung sinnlos. Bereits bei Krümmungen von 20–40° Cobb besteht die Operationsindikation, weil regelmäßig ein schnell progressiver Verlauf vorliegt. Die Operationstechnik besteht in einer üblichen dorsalen instrumentierten Spondylodese.

Bei den häufigen Kyphoskoliosen jedoch ist regelmäßig eine präoperative Haloextension notwendig, um das intraoperative neurologische Risiko zu minimieren. Infolge der ventralen Säulendefekte ist nach der dorsalen Korrekturinstrumentation fast immer eine ventrale Abstützung mit autologen Rippensegmenten oder Fibula notwendig. Trotz dorsoventraler Stabilisierung dieser Deformitäten werden hohe Pseudarthrosenraten, hohe neurologische Komplikationsraten und sogar die Resorption eingebrachter Fibulatransplantate beobachtet.

Skoliose bei Spondylolisthesis

Bei etwa 6% der Patienten mit Skoliose besteht auch eine Spondylolisthesis. Diese Häufigkeit entspricht dem Vorkommen in der Allgemeinbevölkerung. Die Skoliose kann als idiopathische Skoliose in unabhängiger Weise neben einer Spondylolisthese bestehen. Sie hat dann eine typische idiopathische Krümmungsform und ihre Behandlung entspricht den Therapierichtlinien für die idiopathische Skoliose.

Skoliosen in Zusammenhang mit Spondylolisthesen finden sich in 2 Formen:

- langbogige lordotische Krümmungen über die gesamte Lenden- und Brustwirbelsäule mit Rumpfüberhang und
- lumbale Krümmungen, bei denen bereits kranial des Gleitwirbels eine maximale Rotation besteht.

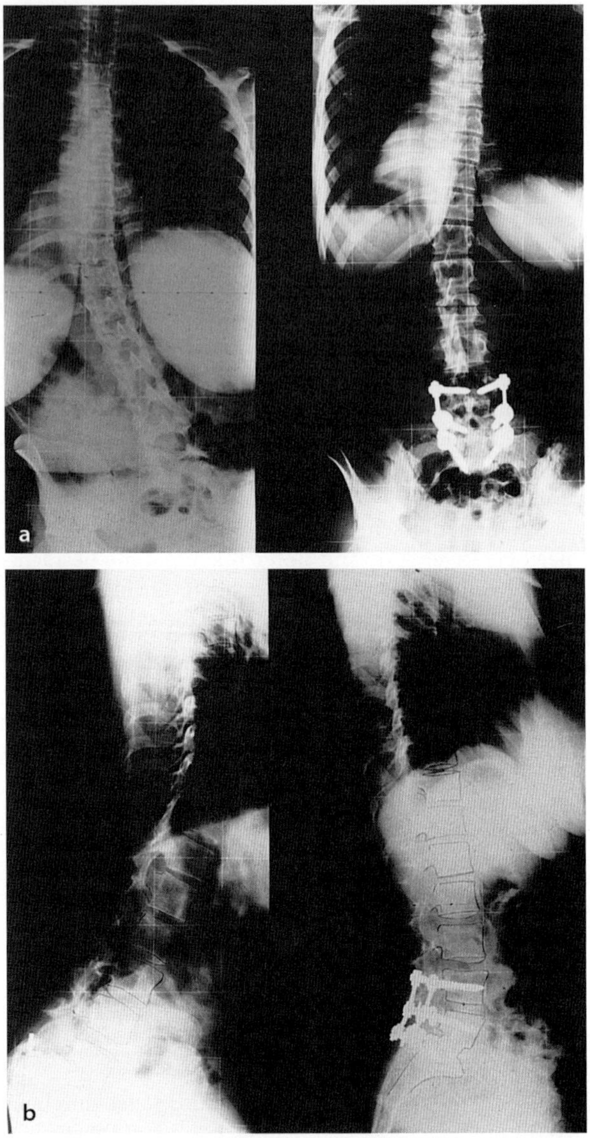

Abb. 70.13a, b. Hochgradige Spondylolisthesis L5 mit skoliotischer Fehlhaltung von Brust- und Lendenwirbelsäule, Totallordose und Rumpfüberhang nach links. **a** Im frontalen Strahlengang sind nach dorsoventraler Repositionsspondylodese L4–S1 die skoliotische Fehlhaltung und der Rumpfüberhang weitestgehend beseitigt. **b** In seitlicher Projektion sind die vollständige Reposition und die lumbosakrale Profilnormalisierung abgebildet; das Wirbelsäulengesamtprofil ist wieder nahezu physiologisch

Bei den ersteren bildet sich die sekundäre skoliotische Krümmung gewöhnlich nach der Reposition der Spondylolisthese zurück (Abb. 70.13a, b). Bei den letzteren ist je nach Vorherrschen des Gleitprozesses oder der Skoliose zuerst die dominierende Deformität zu korrigeren, wobei nach Skoliosekorrektur eine gewöhnlich geringgradige verbleibende Olisthese asymptomatisch ist. Die ventrale Derotationsspondylodese Zielke hat sich zur lumbalen Skoliosekorrektur bewährt, weil die Fusionsstrecke kurz ist und deswegen 2 oder 3 lumbosakrale Bewegungssegmente erhalten werden können (Abb. 70.14a, b).

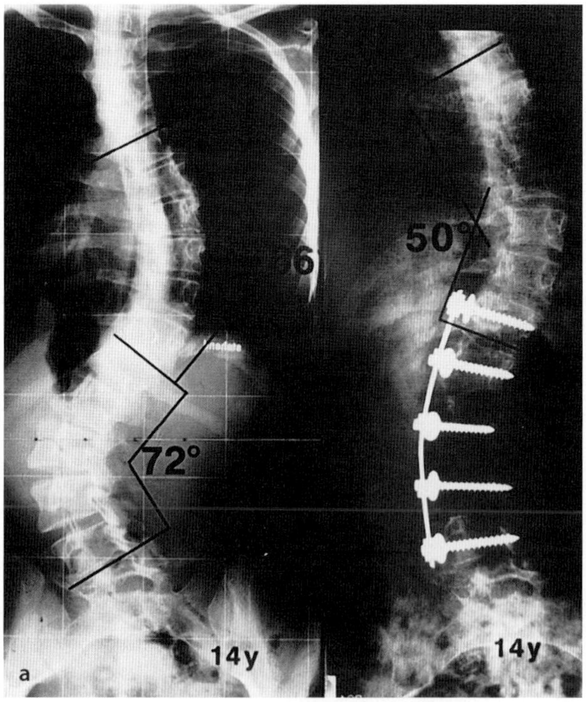

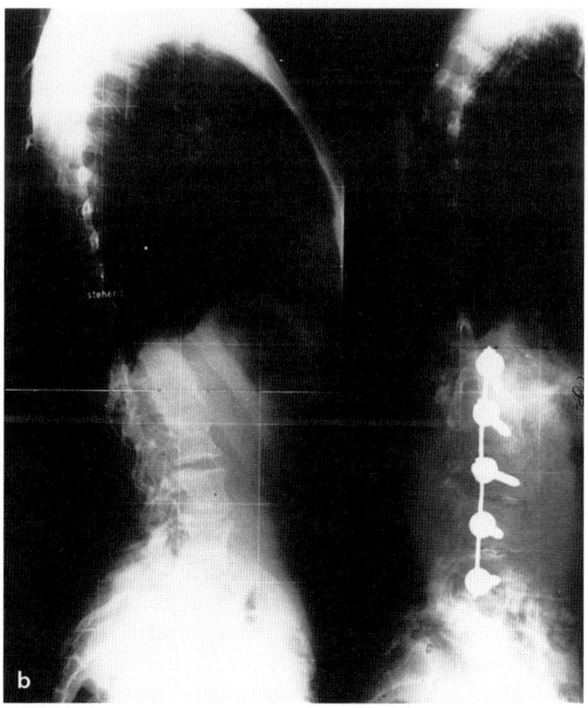

Abb. 70.14a, b. Links-konvexe Lumbalskoliose (Scheitel L2/3) oberhalb einer geringgradigen Spondylolisthesis L5, wobei eine hochgradige Rotation bereits bei L4 nachweisbar ist (Skolioseentstehung durch asymmetrischen Gleitvorgang L5?). **a** Die ventrale Seitkrümmungskorrektur (ventrale Derotationsspondylodese Zielke) resultiert in einer Balance zwischen thorakaler Krümmung und verbliebener lumbaler Skoliose. **b** In der seitlichen Projektion ist der geringgradige Gleitvorgang L5 erkennbar; postoperativ ist die Lendenlordose nicht zureichend erhalten

70.3 Juvenile Osteochondrose der Wirbelsäule (M 42.0)

Die juvenile Osteochondrose, auch Scheuermann-Krankheit, Adoleszentenkyphose oder Lehrlingsbuckel genannt, ist eine kyphotische Deformität von Brust- oder Lendenwirbelsäule. Obgleich eine leichte Rundrückenbildung infolge Haltungsschwäche und initialer juveniler Osteochondrose klinisch ähnlich imponieren, handelt es sich bei letzterer um strukturelle Verformungen mit progressiver Entwicklung, die eine differente Behandlung erfordern.

70.3.1 Definition und Vorkommen

Pathologisch-anatomisch handelt es sich um eine enchondrale Ossifikationsstörung des Wachstumsknorpels und der Wirbelabschlußplatten mit der Folge von verringertem Wachstum, Kyphosierung, Keilwirbelbildung, Bandscheibenerniedrigung und Abschlußplattendefekten. Die Inzidenz wird von Ascani mit 1% angegeben, wobei Jungen häufiger als Mädchen im Verhältnis 7:1 betroffen sind.

70.3.2 Ätiologie

Scheuermann, der die Erkrankung 1921 beschrieb, sah die Ursache in einer aseptischen Nekrose der Ringapophysen, während Schmorl und Junghanns eine Schwäche der Abschlußplatten anschuldigten. Andere vermuteten eine autosomal-dominante Vererbung oder die Verursachung durch eine erhöhte Wachstumshormoninkretion. Die häufige Assoziation mit anderen Erkrankungen (z.B. Morbus Perthes) und die Ätiologie sind letztlich ungeklärt.

70.3.3 Klinik

Die Erkrankung beginnt mit etwa 10 Jahren in der präpubertären Wachstumsphase. Die Patienten haben einen mehr oder weniger ausgeprägten Rundrücken, der im Gegensatz zur Haltungskyphose teilfixiert ist und bei Inklination mehr als normal kyphosiert. Die Betroffenen sind eher athletisch als asthenisch.

Typischerweise besteht eine langbogige Kyphose mit dem Scheitel bei Th7–9. Weniger häufig sind Krümmungsscheitel in der mittleren Brustwirbelsäule und thorakolumbal sowie lumbal. Lumbale Manifestationen führen zunächst zur Entlordosierung und in schweren Fällen zur lumbalen Kyphose, die dann kompensatorisch eine thorakale Lordose zur Folge hat.

! Neben der kosmetischen Auffälligkeit ist der Schmerz beim Scheuermann-Patienten typisch.

Insbesondere zur Zeit des schnellen Wachstums kann er stark ausgeprägt sein (florides Stadium), um nach Wachstumsabschluß zu sistieren. Später sind Schmerzsyndrome aufgrund degenerativer Veränderungen wieder zunehmend. Schmerzen sind mehr am Übergang der Krümmung zu nicht betroffenen Wirbelsäulenabschnitten lokalisiert und sie sind häufiger und stärker bei thorakolumbaler und lumbaler Krümmungslokalisation. Rückenmarksläsionen beim Morbus Scheuermann infolge von Bandscheibenvorfällen oder infolge der kyphotischen Deformität sind im Jugendlichen- und Erwachsenenalter selten, aber dennoch mehrfach beschrieben.

70.3.4 Diagnose

Diagnosekriterien

Die Diagnosestellung basiert auf dem röntgenologischen Befund. Bradford hat als Diagnosekriterien (die nicht alle vorhanden sein müssen) vorgeschlagen:

- Abschlußplattenirregularitäten,
- Bandscheibenhöhenminderung,
- Keilwirbelbildung mit mehr als 5° und
- Hyperkyphose.

! Schmorl-Knötchen als Ausdruck intraspongiöser Bandscheibenverlagerungen sind pathognomonisch aber nicht obligat.

Die bloße Wirbelkeildeformierung ohne sonstige Scheuermann-Zeichen hat Stagnara als idiopathische Kyphose abgegrenzt.

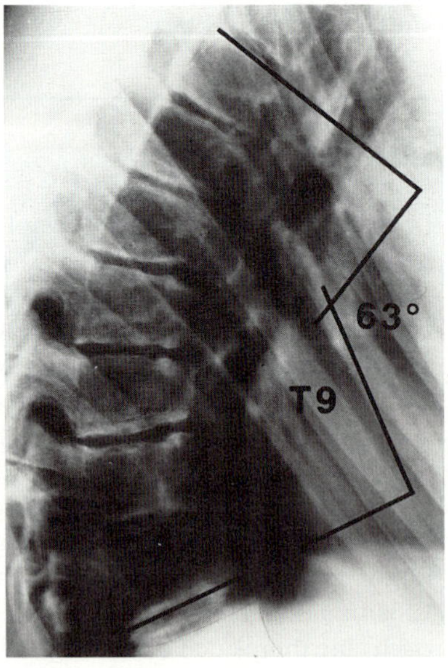

Abb. 70.15. Adoleszentenkyphose (M. Scheuermann). Röntgenmorphologie mit vermehrter BWS-Kyphose, Wirbelkörperkeildeformierungen, unregelmäßig und sklerotisch konturierten Wirbelkörperabschlußplatten, kleinen Schmorl-Knötchen sowie vermehrten sagittalen Wirbelkörperdurchmessern

Diagnostik

Die gründliche röntgenologische Diagnostik beim M. Scheuermann umfaßt Wirbelsäulen-Ganzaufnahmen im Stehen in 2 Ebenen mit Vermessung der Kyphose und der Feststellung der typischen Wirbelveränderungen, einer etwaigen Skoliose und des Risser-Stadiums. Mittels seitlicher Reklinationsaufnahmen im Liegen wird die Flexibilität der Krümmung und mittels ap-Aufnahme der linken Hand wird das Skelettalter bestimmt.

Diagnosestellung

Die Diagnosestellung erfolgt aufgrund des röntgenologischen Nachweises von Kyphosierung, Abschlußplattenirregularitäten, Schmorl-Knötchen, Zwischenwirbelraumerniedrigungen oder Keilwirbeldeformierungen (Abb. 70.15).

70.3.5 Differentialdiagnose

Die Haltungskyphose ist passiv und aktiv korrigierbar; sie überschreitet bei Inklination nicht das Normalmaß und röntgenologische Formstörungen fehlen. Die idiopathische Hyperkyphose, deren Verlauf der idiopathischen Skoliose entspricht, ist durch Keilwirbelbildungen ohne Abschlußplattenirregularitäten zusammen mit kontrakter Kyphosierung gekennzeichnet.

Spondylitiden lassen sich dadurch erkennen, daß die Abschlußplattenirregularitäten nicht sklerotisch begrenzt sind. Osteochondrale Dystrophien sind durch die Betroffenheit auch peripherer Gelenke zu erkennen. Kongenitale Kyphosen (Segmentationsstörungen) sind gelegentlich schwer zu unterscheiden, wobei Verlaufsbeobachtungen zeigen, daß im Gegensatz zur Scheuermann-Kyphose reaktive Spondylophyten kaum auftreten.

70.3.6 Therapie und Prognose

Der Krankheitsverlauf bei der Scheuermann-Kyphose ist im allgemeinen als eher gutartig zu bezeichnen, abgesehen von thorakolumbalen und lumbalen Formen mit starken Wirbelkörperdefekten. Starke Hyperkyphosen führen im Erwachsenenalter jedoch zu Verschleiß und Schmerzen am lumbosakralen Übergang infolge Hyperlordosierung und zu psychosozialen Störungen infolge der kosmetischen Erscheinung. Nach Stagnara erfordern folgende Situationen konservative oder operative Behandlungsmaßnahmen:

- rasche Krümmungszunahme,
- Zunahme der Abschlußplattenläsionen und Keilwirbelverformungen,

- Schmerzen,
- verminderte Atemfunktion infolge Kyphosierung.

Konservative Behandlung

Krankengymnastik

Bei milden Formen wird die Rückenstreck- und Bauchmuskulatur krankengymnastisch gekräftigt. Es erfolgen mobilisierende und LWS-entlordosierende Übungen sowie Dehnungen der Hamstrings. Bei lumbalen Formen ist schwerere körperliche Arbeit zu unterlassen und ein Rückenschulprogramm für die Alltagsaktivitäten zu realisieren.

Korsettbehandlung

Mit Hilfe einer Korsettbehandlung ist Kyphosekorrektur und Wachstumslenkung möglich. Voraussetzungen sind ein nicht abgeschlossenes Skelettwachstum und Flexibilität der Krümmung (mindestens 40% Korrigierbarkeit). Korsettindikationen sind typische thorakale Krümmungen von 50–75° Kyphose. Krümmungsscheitel kranial von Th8 erfordern ein reklinierendes Milwaukee-Korsett, welches nach dem Vierpunkteprinzip die LWS-Lordose verringert und die Kyphose aufrichtet.

Das modifizierte Gschwend-Korsett funktioniert nach dem gleichen Prinzip und ist für tieferliegende Krümmungsscheitel die Regelversorgung (Abb. 70.16). Bei lumbalen Scheuermann-Fällen muss korsettechnisch eine LWS-Lordosierung erreicht werden. Für rigide Kyphosen sind korrigierende Rumpfgipse mit nachfolgender Korsettbehandlung empfohlen worden (Lyoner Methode). Die Korsettbehandlung erfolgt prinzipiell ganztags bis zur Skelettreife.

Die Ergebnisse der Korsettbehandlung zeigen, daß für die angegebenen Indikationen sowohl die Keilwirbeldeformierungen als auch die Kyphose dauerhaft reduziert werden können.

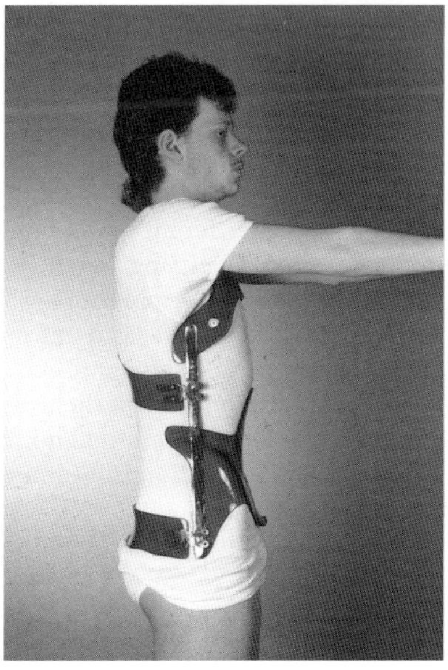

Abb. 70.16. Modifiziertes Gschwend-Korsett zur Behandlung der Adoleszentenkyphose

Operative Behandlung

Die Operationsindikation besteht bei den typischen thorakalen Krümmungen, die mehr als etwa 70° Kyphose messen. Bei den mehr kranial lokalisierten Krümmungen werden stärkere Krümmungen ohne Operation toleriert, bei den lumbalen Formen nur geringere. Die Indikationsstellung sollte berücksichtigen, daß milde und mittelthorakale Kyphosen im allgemeinen eine gute Prognose haben und daß die Operation eine zuverlässige Beschwerde- und Kosmetikverbesserung erbringen sollte. Die Kyphosekorrektur sollte ein dauerhaftes Ergebnis sein.

Operationstechnisch stehen dorsale und ventrale sowie kombinierte Verfahren zur Verfügung. Bei den dorsalen Instrumentationen wird die Krümmungskonvexität verkürzt (Harrington-Kompressionssysteme, transpedikuläre Instrumentationen) und/oder Druck auf den Krümmungsscheitel (CD-Instrumentation) ausgeübt. Bei den ventralen Instrumentationen wird die Konkavität verlängert (z.B. Zielke-Distraktor) oder zusätzlich querer Zug auf den Scheitel ausgeübt (Dunn-Technik).

In der eigenen Erfahrung hat sich eine ventrodorsale Technik bewährt, wobei zunächst ein ventrales Release mit segmentaler Spanabstützung (Rippen- oder Beckenkammknochen) erfolgt und anschließend eine dorsale Verkürzung der Konvexität mittels transpedikulärer Instrumentation durchgeführt wird. In jedem Fall konnte hierdurch eine dauerhafte Profilnormalisierung erreicht werden (Abb. 70.17a, b).

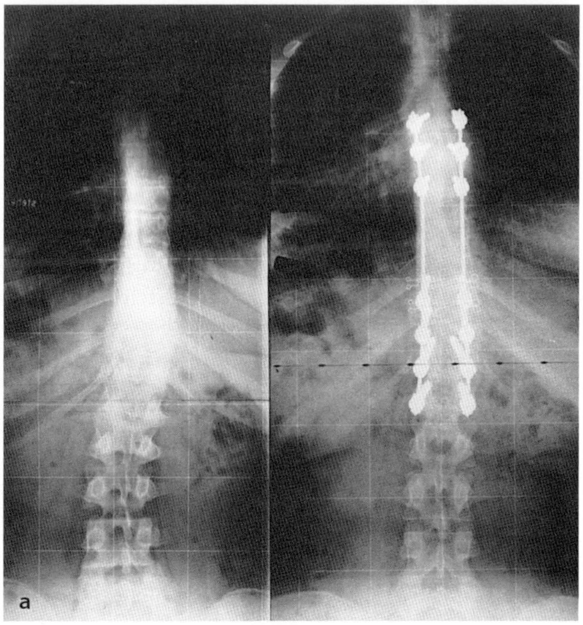

Abb. 70.17a, b. Operative Korrektur der Adoleszentenkyphose. **a** Frontale Röntgenprojetion prä- und postoperativ: eine leichte thorakolumbale Skoliosierung ist nach ventralem Release und dorsaler transpedikulärer Lordosierungsspondylodese Th5–L1 beseitigt

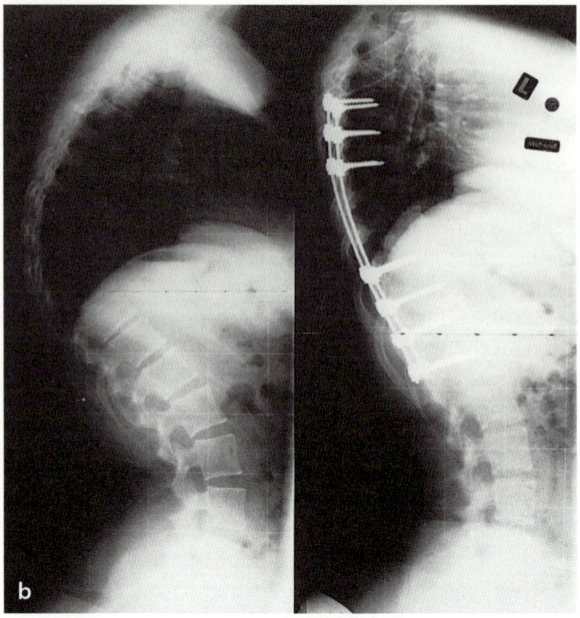

Abb. 70.17a, b. Operative Korrektur der Adoleszentenkyphose. **b** Seitliche Projektion: nach Korrektur der tiefthorakalen Hyperkyphose resultiert ein nahezu physiologisches Wirbelsäulenprofil

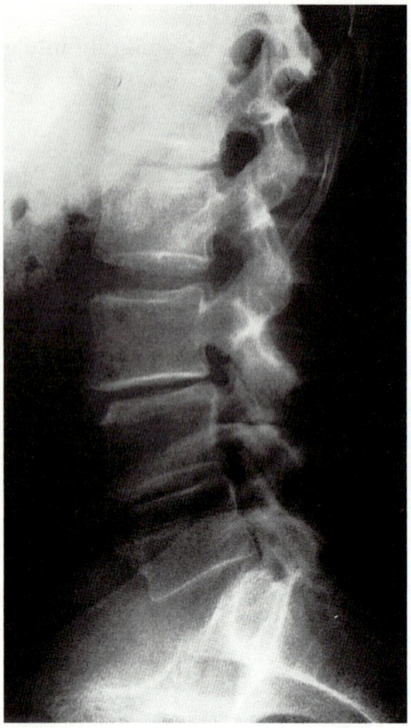

Abb. 70.18. Röntgenmorphologie der lumbalen Segmentdegeneration L3–5: Zwischenwirbelraum-Höhenminderung (Chondrose), Sklerosierung der Wirbelkörperabschlußplatten (Osteochondrose), osteophytäre Wirbelkörperausziehungen bei L3 und L4 (Spondylophyten) sowie Sklerosierung und spitzzipfelige Ausziehungen der Facettenfortsätze L3–5 (Spondylarthrose)

70.4 Osteochondrose der Wirbelsäule beim Erwachsenen (M 42.1)

Die Osteochondrose der Wirbelsäule umfaßt die degenerativen Veränderungen an Bandscheiben und Wirbeln, also

- Chondrose,
- Osteochondrose,
- Spondylose und
- Spondylarthrose (Abb. 70.18).

Derartige Befunde werden nach dem 50. Lebensjahr in mindestens 90% der Bevölkerung festgestellt, ohne daß damit Beschwerden verbunden sein müssen. Andererseits hat fast jeder Mensch in unserer Gesellschaft in seinem Leben einmal oder häufiger und kurzzeitig oder länger Schmerzen im Bereich der Wirbelsäule. Die degenerativen Wirbelsäulenleiden sind neben den Herz-Kreislauf-Erankungen die häufigste Ursache der vorzeitigen Berentung, und die Krankschreibungen ihretwegen sind in den letzten 10 Jahren in ihrer relativen Häufigkeit von 20% auf 30% gestiegen.

Wirbelsäulenschmerzsyndrome sind somit ökonomisch und für das Individuum ein schwerwiegender und zunehmender Kostenfaktor, abgesehen von der jeweiligen Beeinträchtigung durch den Schmerz.

70.4.1 Ätiologie

Bei der weit überwiegenden Zahl der primären Osteochondrosen ist die Ursache nicht bekannt; im radiologischen Erscheinungsbild besteht ein fließender Übergang zu den alterungsbedingten normalen Verschleißerscheinungen, die symptomlos sind. Grundsätzlich wird als Ursache der häufigen lumbalen Osteochondrose die beim zweibeinig gehenden Primaten entstandene biomechanische Schwachstelle am lumbosakralen Übergang gesehen. Die Zunahme der symptomatischen Veränderungen in der modernen Zivilisationsgesellschaft wird auf den Bewegungsmangel und die Fehlbelastung durch vermehrtes Sitzen zurückgeführt, zumal körperliche Schwerarbeit im Vergleich zu früheren Generationen immer seltener wird.

Sekundäre Osteochondrosen sind Folgen von Fehl- und Überbeanspruchung von Bewegungssegmenten durch Formstörungen oder Strukturdefekte (s. folgende Übersicht).

Ursachen sekundärer Osteochondrosen der Wirbelsäule

- Kongenitale Störungen
  - kongenitale Deformitäten
  - Assimilationsstörungen
- Wachstumsbedingte Erkrankungen
  - Skoliosen
  - Kyphosen und Lordosen
  - Spondylolisthesis
- Erworbene Wirbelsäulendeformitäten
  - posttraumatische Deformitäten
  - postentzündliche Destruktionen
  - Tumordestruktionen
  - Knochenstoffwechselstörungen (Osteoporose, Osteomalazie)
  - Versteifungsfolgezustände (iatrogen, spontan)
- Chronische Beckenfehlstellungen
  - Beckenasymmetrie
  - Hüftgelenkskontrakturen
  - Beinlängendifferenzen
- Erstere umfassen
  - Skoliosen
  - Kyphosen
  - Lordosen
  - Olisthesen
  - Beckenfehlstellungen
  - Versteifungen
- Letztere liegen vor
  - bei postentzündlichen Defekten
  - bei tumorösen und stoffwechselbedingten Osteopathien
  - bei posttraumatischen Läsionen

Jegliche Wirbelsäulenläsion kann somit die Ursache vorzeitig eintretender und symptomatischer Degenerationsprozesse sein, die oft in Abhängigkeit des Vorschadens ein typisches Erscheinungsbild geben, z.B. Spondylose auf einer Krümmungskonkavseite, Spondylarthrose bei Hyperlordose, Osteochondrose und Drehgleiten zwischen 2 skoliotischen Krümmungen usw.

70.4.2 Pathophysiologie

Die Bandscheiben sind am häufigsten der Ort des initialen Degenerationsprozesses. Sie bestehen aus einem Faserring (Anulus fibrosus, gebildet aus mehreren zirkulären Lagen von gitterförmig angeordneten Kollagenfasern) und einem wasserreichen Gallertkern (Nucleus pulposus). Die Bandscheiben sind bradytrophes Gewebe und haben keine Vaskularisation. Ihre Nutrition erfolgt über einen Pump-Saug-Mechanismus bei Be- und Entlastung. Normale Alterung und Nutritionsstörungen (infolge mangelnder Lastwechsel und Fehlbelastung) führen zu Dehydratation und Brüchigkeit des Anulus.

Die Funktionen der Bandscheiben werden dadurch kompromittiert: Instabilität, Mobilitätsverlust und mangelnde Pufferwirkung entstehen durch den abnehmenden Gewebsturgor. Durch Risse des Anulus wird Nukleusgewebe nach dorsal verlagert (Protrusion) oder es perforiert den Anulus (subligamentärer Bandscheibenvorfall) oder zusätzlich das hintere Längsband (intraspinaler Bandscheibenvorfall).

Die Bandscheibenläsion kann die übrigen Strukturen des Junghanns-Bewegungssegmentes in Mitleidenschaft ziehen. Das Bewegungssegment umfaßt dabei alle Verbindungsstrukturen zweier Wirbel, also

- Bandscheiben,
- Bänder,
- Muskulatur,
- Facettengelenke,
- Knochenelemente.

Mit Ausnahme des Knochens und der zentralen Bandscheibenanteile sind all diese Strukturen mit afferenten Schmerzfasern ausgestattet, wodurch komplexe Schmerzsyndrome erklärbar sind.

Verlauf des Degenerationsprozesses

Der Degenerationsprozeß hat einen stadienhaften Verlauf.

- Im 1. Stadium der Dysfunktion besteht eine interne Zerrüttung der Bandscheibe mit Wasserverlust, röntgenologisch eine geringe Bandscheibenerniedrigung. Die Patienten schildern intermittierend leichtere Beschwerden bei stärkerer Beanspruchung.
- Im 2. Stadium der Instabilität ist die interne Zerrüttung fortgeschritten, so daß auf Funktionsaufnahmen pathologische Angulationen und Translationen nachweisbar werden. Knochenreaktionen in Form der Osteochondrose, der Spondylose und der Spondylarthrose werden röntgenologisch sichtbar. In dieser Phase der stärksten Schmerzsymptomatik entwickeln sich Instabilitätssyndrome und/oder Bandscheibenvorfälle.
- Oft nach vielen Jahren zeigen sich im 3. Stadium der Segmentfestigung ein weitgehender Bandscheibenverlust, segmentale Immobilität und überbrückende Spondylophyten. Klinisch ist ein Beschwerderückgang zu verzeichnen, abgesehen von sekundären Spinalstenosen mit radikulärer Symptomatik oder neurogener Claudicatio infolge Facettenhypertrophie.

Die Zeitdauer und die klinische Symptomatik der einzelnen Stadien sind individuell sehr verschieden; insbesondere ist nicht vorhersehbar, bei welchen Patienten der Krankheitsverlauf zu einer operationsbedürftigen Instabilität oder zu einem Bandscheibenvorfall oder einer Spinalstenose führt.

70.4.3 Diagnose

Die Diagnose eines degenerativen Wirbelsäulensyndroms stützt sich auf den klinischen und radiologischen Befund. Allerdings sind die typischen röntgenologischen Veränderungen in den symptomatischen Stadien oft gering ausgeprägt und bei älteren Menschen häufig ubiquitär, so daß der Röntgenbefund mit dem Schmerzbild nicht korreliert. Röntgenaufnahmen dienen auch der Erkennung sekundärer Degenerationsformen und v.a. dem Ausschluß nicht degenerativer Prozesse (Tumoren, Infektdestruktionen u.a.).

Der klinische Befund soll mittels manueller Untersuchung erhoben werden und ggf. eine Korrelation zu lokalisierten röntgenologischen Veränderungen herstellen. Dabei sind Muskelhärten, segmentale Stauchungsschmerzen, Facettenblockierungen und Wirbelverschiebungen zu erfassen. Mittels seitlicher Röntgenfunktionsaufnahmen werden pathologische Angulationen und Translationen erfaßt. Die Funktionsmyelographie, die Computertomographie und die Kernspintomographie sind speziellen präoperativen Fragestellungen oder der Abklärung fraglicher klinischer Befund vorbehalten (Abb. 70.19a–c).

70.4.4 Differentialdiagnose

Die Differentialdiagnose degenerativer Wirbelsäulensyndrome umfasst einerseits eine topische Segmentdiagnose der degenerativen Läsion (wo entsteht der aktuell geklagte Schmerz?) und andererseits eine Abgrenzung von nicht-degenerativen Erkrankungen des Achsorgans (s. die folgenden 2 Übersichten).

Art der Läsion bei degenerativen Wirbelsäulensyndromen
- Diskusdegeneration
  - Chondrose
  - Osteochondrose
  - Spondylose
  - Bandscheibenprotrusion, -prolaps
- Spondylarthrose
- Myogelosen, Tendinosen
- Gelenkblockierungen
- Baastrup-Syndrom
- Wurzelläsion, Kaudasyndrom
- sekundäre degenerative Veränderungen

Art der Läsion bei nichtdegenerativen Wirbelsäulensyndromen
- Haltungsinsuffizienz
- Funktionelle Wirbelsäulenfehlstellungen
- Wirbelsäulentrauma
- Entzündliche Erkrankungen (bakteriell, rheumatisch)
- Metabolische Osteopathien (Osteomalazie, Osteoporose, Alkaptonurie)
- Osteodystrophien (M. Paget, eosinophiles Granulom)
- Tumoröse Wirbelsäulenerkrankungen
- Läsionen neuraler Strukturen (Rückenmark, Nervenwurzeln)

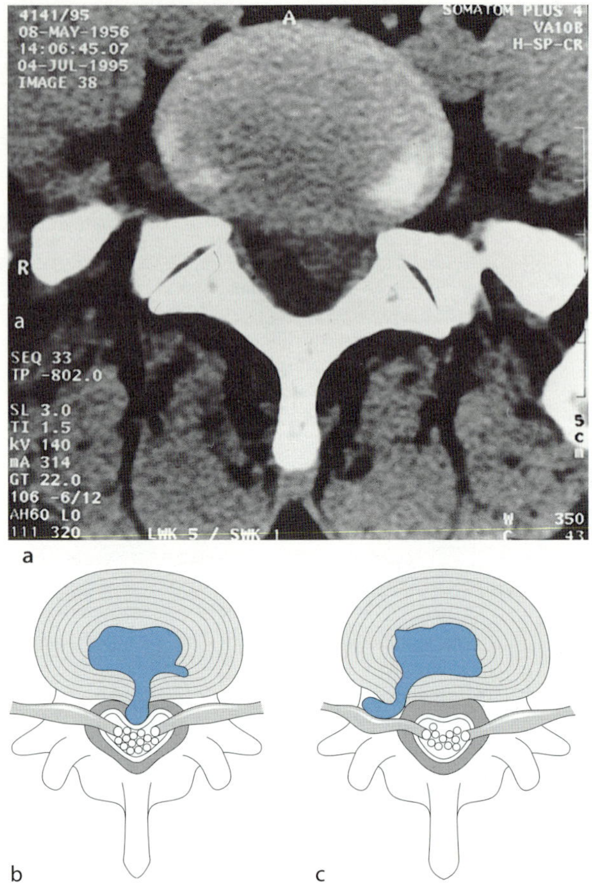

Abb. 70.19a–c. Bandscheibenvorfall. **a** Computertomografische Darstellung eines großen mediolateralen Bandscheibenvorfalles L5/S1 links. Nebenbefund: Knorpelverlust im Bereich der Facettengelenke. **b** Schematische Darstellung eines medianen Bandscheibenvorfalls mit Kompression der Cauda equina. **c** Lateraler intraforaminaler Banscheibenvorfall mit Kompression der austretenden Nervenwurzel

Besonders wichtig ist die Erkennung in den Rücken projizierter Schmerzen, weil die oft unspezifische Kreuz- oder Halswirbelsäulenschmerzbehandlung dann nur zu einer Verzögerung der wirklich notwendigen Therapie führt (s. nachfolgende Übersicht).

Differentialdiagnose in die Wirbelsäule projizierter Schmerzen
- Gynäkologische Affektionen
- Urologische Erkrankungen
- Intra- und retroperitoneale Tumoren im kleinen Becken
- Ischämieschmerzen (Aortenaneurysma, arterielle Verschlußkrankheit)

- Hüftgelenks- und Beckenaffektionen
- Allgemeinerkrankungen
- Psychiatrische Erkrankungen

Als Faustregel kann gelten, daß wirbelsäulenbedingte Schmerzen durch Beanspruchung derselben verstärkt und in Ruhe geringer werden. Sie ändern sich außerdem in Abhängigkeit von Liegen, Sitzen, Stehen oder längerem Gehen, während Beschwerden von anderen Organen hiervon weitgehend unabhängig sind.

70.4.5 Klinik und Diagnostik

Häufige Schmerzlokalisationen

Am häufigsten sind lumbale Schmerzsyndrome (Lumbago), ggf. mit Ausstrahlung in Gesäß und Bein (Ischialgie). Bei radikulären Syndromen folgen sensible und motorische Störungen dem Versorgungsgebiet einer Nervenwurzel, bei den pseudoradikulären Schmerzausstrahlungen handelt es sich um übertragene Schmerzen (referred pain) ohne neurologische Ausfallserscheinungen. Degenerative Prozesse in den beiden untersten Bewegungssegmenten sind vorherrschend. Am zweithäufigsten ist der Nackenschmerz, ggf. mit Ausstrahlung in Schulter und Arm (Zervikobrachialsyndrom) oder zum Hinterhaupt (zervikookzipitales Syndrom).

Radikuläre und pseudoradikuläre Syndrome im Bereich der Halswirbelsäule sind ebenfalls häufig. Seltener sind Brustwirbelsäulen-Syndrome (Rückenschmerzen), ggf. mit radikulären Ausstrahlungen (Interkostalneuralgie).

Körperliche Untersuchung

Bei jedem Patienten mit Wirbelsäulenschmerzen ist eine gründliche neurologische Untersuchung notwendig, die radikuläre oder myelogene Läsionen bestätigt oder ausschließt. Hierbei sind Sensibilitätsstörungen, Verminderung der groben Kraft (Kraftgrade), Reflexausfälle und insbesondere pathologische Reflexe zu erfassen.

Der Lokalbefund an der Wirbelsäule ist manchmal unspezifisch (schmerzhafte Bewegungseinschränkung, Schonhaltung, druckdolente Muskelhärten und Sehneninsertionen), häufig sind jedoch durch manuelle Untersuchungen die schmerzhaften Strukturen zu lokalisieren (z.B. Facettenblockierung oder Segmentidentifikation).

Verlauf

Gewöhnlich verläuft das degenerative Wirbelsäulensyndrom rezidivierend. Zunächst treten Beschwerden nur nach außergewöhnlichen Beanspruchungen auf (körperliche Arbeit, Kälte, Nässe), um später an Intensität und Häufigkeit zuzunehmen. In den meisten Fällen persistiert eine tolerable Beeinträchtigung, in manchen Fällen entsteht bei einer Gelegenheitsbewegung ein Vorfall oder eine Schmerzstärke, die körperliche Aktivität in unerträglicher Weise verhindert. Patienten im mittleren Lebensalter sind am häufigsten betroffen, während bei älteren im allgemeinen die Symptomatik wieder milder wird.

70.4.6 Konservative Therapie

Da es eine kausale Behandlung der degenerativen Prozesse nicht gibt, sind alle Maßnahmen symptomatische Therapien. Obgleich diese Prozesse grundsätzlich progressiver Natur sind, läßt sich bei den weitaus meisten Patienten eine Beschwerdelinderung mit konservativen Maßnahmen erreichen, so daß sich die Betroffenen in ihrem privaten und Arbeitsleben damit arrangieren können.

Information und Rückenschule

Die Patienten werden darüber aufgeklärt, daß ihr Beschwerdebild eine gute Prognose hat und daß sie durch ein rückenfreundliches Alltagsverhalten Schmerzen vermeiden können. Die krankengymnastische Rückenschule übt diese Verhaltensweisen ein, deren Prinzipien die Vermeidung von Bewegungsmangel und von Fehlbelastung sind.

Im einzelnen geht es um

- Bücktechniken,
- Liegeweise,
- aufrechtes Sitzen,
- Stehweise,
- häufiges Bewegen,
- Muskelkräftigungsübungen und vieles andere mehr.

Physiotherapie

Krankengymnastik ist intermittierend dann angezeigt, wenn Patienten eine Unterstützung bei der Muskelkräftigung benötigen. Da die meisten Schmerzsyndrome durch insuffiziente und fehlfunktionierende Muskeln ausgelöst werden, sind An- und Entspannungsübungen sowie isometrisches Training der Bauch- und Rückenstreckmuskulatur einschließlich Haltungsschule sehr oft erfolgreich.

Physikalische Therapie

Diese Maßnahmen unterstützen die Physiotherapie, indem Wärmeanwendungen, Massagen und Bewegungsbäder die Muskulatur detonisieren und deren Durchblutung fördern.

Medikamentöse Behandlung
Bei akuten Schmerzexazerbationen kommen vorübergehend nichtsteroidale Antiphlogistika und muskelrelaxierende Substanzen zur Anwendung, evtl. ergänzt durch die Lokalinfiltration schmerzhafter Myotendinosen oder Facettengelenke mit Lokalanästhetika und Kortisonpräparaten.

Manuelle Therapie
Geschulte Manualtherapeuten sind in der Lage, segmentale Dysfunktionen (Blockierungen) durch genau definierte Manipulationen zu beheben. Diese Methode hat mittlerweile einen festen Platz in der Behandlung von akuten und subakuten Schmerzsyndromen von Hals-, Brust- und Lendenwirbelsäulensyndromen.

Orthesenbehandlung
Die teilweise Ruhigstellung von Hals- oder Lendenwirbelsäule mittels Halskrawatte oder halbelastischem Lendenstützmieder ist häufig eine sehr erfolgreiche Maßnahme. Die Wirkung beruht auf der Verhinderung von Extrembewegungen, der wärmebedingten Detonisierung und der subjektiven Empfindung von Stützung.

Konservative Akutbehandlung
In der Akutbehandlung stärkerer Schmerzexazerbationen kommt der körperlichen Ruhe besondere Bedeutung zu. Patienten mit oder ohne Bandscheibenvorfall halten strenge Bettruhe ein, meist unter stationären Bedingungen. Bei radikulärer Symptomatik erfolgt Stufenbettlagerung. Stärkere akute Schmerzen werden zudem durch Eisanwendungen, medikamentös (systemisch und lokal) und durch Muskelentspannungsübungen sowie Traktionen (Glisson-Schlinge, Schlingentisch) gemildert.

Es folgt eine sukzessive Remobilisierung der Patienten unter Anwendung der oben genannten physiotherapeutischen und physikalischen Therapieoptionen.

70.4.7 Operative Behandlung

Die operative Behandlung bei degenerativen Wirbelsäulensyndromen umfaßt ein großes Arsenal von Verfahren. Man kann unterscheiden zwischen

- dekomprimierenden Techniken (Wurzel-, Kauda-, Myelondekompression) und
- stabilisierenden Techniken (Spondylodesen) sowie
- der intradiskalen Therapie.

Auch bei den operativen Maßnahmen handelt es sich um symptomatische Therapien, die streng indiziert werden sollen, wenn die konservative Behandlung des grundsätzlich gutartigen Grundleidens versagt.

Lumbale Bandscheibendegeneration
Bei der lumbalen Bandscheibenoperation wird ein dislozierter Bandscheibensequester, der eine Nervenwurzel oder die ganze Cauda equina komprimiert, entfernt (Abb. 70.19). Der Eingriff erfolgt gewöhnlich in mikrochirurgischer Technik unter Verwendung des Operationsmikroskops, hierdurch ist die zugangsbedingte Traumatisierung am geringsten.

Nachdem man lange Zeit die Operationsindikation großzügig stellte, gelten heute strenge Indikationskriterien, weil eine erhebliche Quote langfristiger Fehlschläge und die häufige Existenz asymptomatischer Vorfälle bekannt wurde (s. Abb. 70.20). !

Für Bandscheibenvorfälle an den häufig betroffenen unteren HWS-Segmenten gelten die gleichen Indikationskriterien, wobei zervikal und insbesondere bei begleitender Segmentinstabilität und vorliegenden ossären Engen (Retrospondylose, Unkovertebralarthrose) der vordere Zugang mit intersomatischer Verblockung gewählt wird.

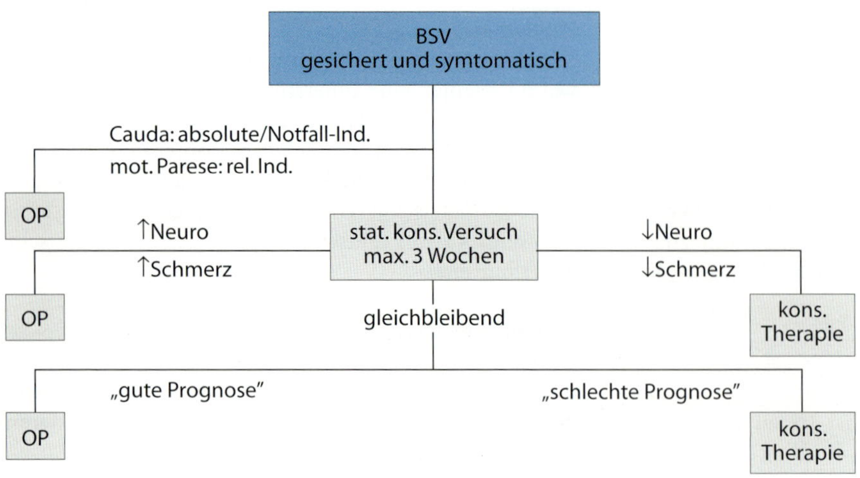

Abb. 70.20. Behandlungsalgorithmus zum gesicherten und symptomatischen Bandscheibenvorfall

Minimalinvasive Maßnahmen

Beschwerdebilder durch intradiskale Massenverschiebungen (Protrusionen) können durch eine Reihe von minimalinvasiven Maßnahmen beeinflußt werden, wobei das Prinzip die Gewebsreduktion ist. Zu nennen sind die perkutane Nukleotomie in verschiedenen technischen Varianten, die intradiskale Enzymtherapie (Chymopapain) und die Laservaporisation, wobei letztere in ihrer Wirksamkeit umstritten sind.

Ossäre Dekompression

Die degenerative sekundäre Spinalstenose entsteht durch spondylarthrotische Facettenauftreibungen, Kapselverdickungen und Hypertrophien des Ligamentum flavum. Dieser Befund ist häufig im 3. Stadium des Degenerationsprozesses und betrifft vornehmlich ältere Menschen. Schmerzen und neurogene Claudicatio (Beschwerdebesserung im Sitzen) zwingen bei zunehmender Einschränkung der Gehleistung zur ossären Dekompression, die dann eine hohe Erfolgsquote hat.

Stabilisierungsoperationen

Die Stabilisierungsoperation bei der primären Osteochondrose der Wirbelsäule sollte vorsichtig indiziert werden. Erst wenn mehrmonatige konservative Maßnahmen erfolglos sind und die Schmerzen auf einen lokalisierbaren Instabilitätsbefund zu beziehen sind, ist die Segmentversteifung sinnvoll. Die Symptomatik sollte nur bei Beanspruchung bestehen und bei probatorischer Korsettruhigstellung verschwinden.

Die Spondylodese ist sehr erfolgreich bei pseudospondylolisthetischer Instabilität, am wenigsten aussichtsreich als Ultima ratio nach zahlreichen fehlgeschlagenen Bandscheibenoperationen.

Die routinierte Durchführung der Spondylodesen in wirbelsäulenchirurgischen Spezialabteilungen gewährleistet heute eine fast 100%ige Fusionsrate unter Wiederherstellung des normalen Wirbelsäulenalignements (Zwischenwirbelraumhöhe, Profileinstellung), wobei gewöhnlich eine transpedikuläre Fixation mit einer intersomatischen Fusion von ventral („anterior lumbar interbody fusion", ALIF) oder von dorsal („posterior lumbal interbody fusion",PLIF) kombiniert wird (Abb. 70.21a, b).

In erfahrenen Händen sind diese Eingriffe nicht mehr risikoreich und die orthesenfreie Nachbehandlung ist für den Patienten angenehm. Insgesamt ist die Fusionsoperation bei den sekundären Osteochondrosen der Wirbelsäule erfolgreicher, offenbar weil dort vor der Behebung von Defekten oder Deformitäten die Korrelation von Beschwerden mit dem objektiven Befund besser gelingt.

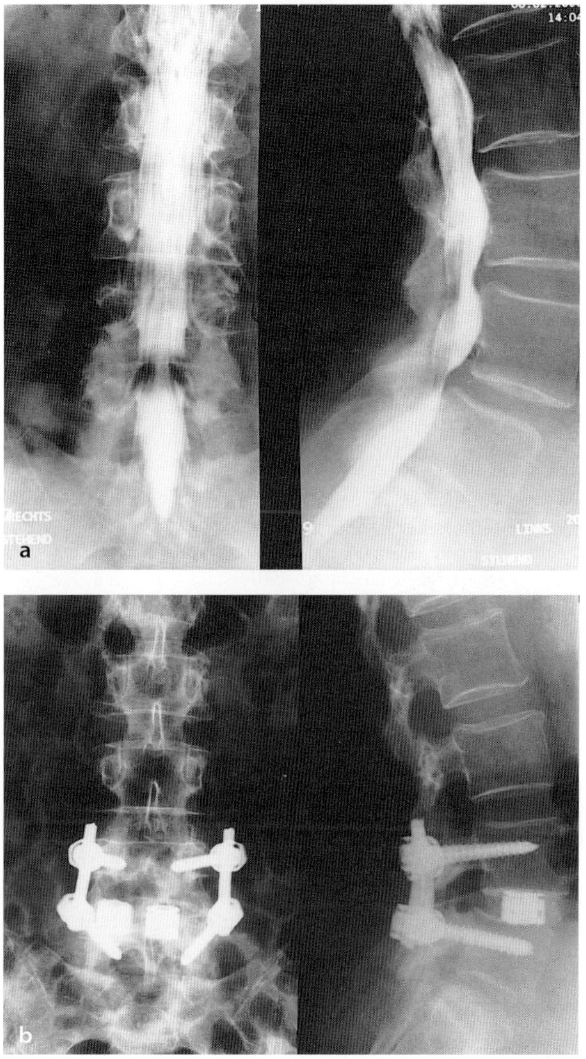

Abb. 70.21a, b. Pseudospondylolisthesis L4 infolge Bandscheibendegeneration L4/5. **a** Der präoperative Röntgenbefund mit Myelogramm zeigt eine geringgradige Olisthese L4 mit Höhenminderung des Zwischenwirbelraums L4/5 und eine typische sanduhrförmige Einschnürung des Kontrastmittelbandes in Höhe L4/5. **b** Nach dorsaler Repositionsspondylodese (transpedikuläre Instrumentation L4/5), ossärer Dekompression im Bereich der hypertrophischen Facettengelenke sowie ventraler Abstützung mit Titanplatzhaltern und Fusion bestehen Relordosierung, Wiederherstellung der Zwischenwirbelraumhöhe und Stabilität

Literatur

Bradford DS, Lonstein JE, Moe JH, Oglilvie JW, Winter RB (eds) (1987) Moe's textbook of scoliosis and other spinal deformities. Saunders, Philadelphia

Bridwell KHK, DeWald RL (eds) (1997) The textbook of spinal surgery. Lippincott-Raven, Philadelphia

Kirkaldy-Willis WH, Burton CV (eds) (1992) Managing low back pain. Churchill Livingstone, New York

Stagnara P (o. J.) Déviations et déformations sagittales du rachis. In: Encyclopédie médico-chirurgicale 15965 E10 4.1.01. 18. Rue Seguier, Paris VIe

Weinstein SL (ed) (1994) The pediatric spine, principles and practice. Raven, New York

Zielke K (1981) Strukturelle Skoliosen. In: Hipp E (Hrsg) Lehrbuch der Orthopädie und Traumatologie, Bd 2, Teil 2. Enke, Stuttgart

Kapitel 71

Sonstige Deformitäten der Wirbelsäule und des Rückens (M 43) 71

J. Giehl, R. Willms

INHALT

Spondylolisthesis bezeichnet das Ventralgleiten eines Wirbels auf dem darunter liegenden Wirbel. Spondylose bezeichnet einen ein- oder beidseitigen Defekt in der Interartikularportion eines Wirbels (Abb. 71.1).

Die Spondylolisthesis kann an jedem Wirbelsäulensegment vorkommen, betrifft aber weit überwiegend die beiden kaudalen Lendenwirbel. Bei der Retrospondylolisthese gleitet ein Wirbel auf dem darunter liegenden nach dorsal und beim Drehgleiten besteht neben der Anterolisthese eine Rotation des Gleitwirbels. Unter Spondylolisthesis vera versteht man eine Anterolisthese, die mit einem Defekt der Interartikularportion oder einer Elongation derselben einhergeht. Pseudospondylolisthesis bezeichnet das Ventralgleiten eines Wirbels im Rahmen einer Diskusdegeneration.

Der belgische Gynäkologe Herbiniaux hat im Jahre 1782 erstmals das Wirbelgleiten von L5 in das Becken als Geburtshindernis beschrieben. Kilian hat 1854 das Wort Spondylolisthesis geprägt. Es ist abgeleitet vom griechischen „spondylos" (Wirbel) und „olisthesis" (Gleiten). Die Kurzform ist demnach Olisthesis, nicht „Listhesis", wie von fachlich und sprachlich Unkundigen häufig zu hören ist.

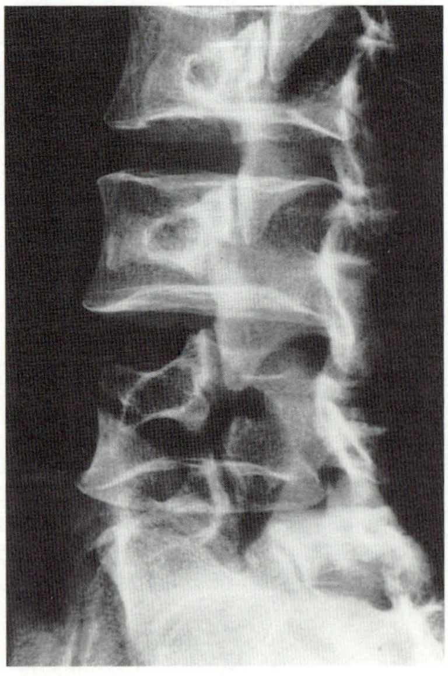

Abb. 71.1. Röntgenschrägaufnahme des lumbosakralen Übergangs. Darstellung der Facettengelenke und der Unterbrechung der Interartikularportion L4 (Spondylolyse L4): sog. Hundehalsband

71.1 Spondylolyse (M 43.0) und Spondylolisthesis (M 43.1)

71.1.1 Ätiologie

Die Spondylolisthesis umfasst sehr heterogene Krankheitsbilder von gänzlich unterschiedlicher Bedeutung, die zudem noch häufig unvollständig verstanden ist. Es ist beispielsweise nicht geklärt, warum die Spondylolisthesis manchmal progredient ist und manchmal nicht, warum sie in manchen Fällen mit Schmerzen einhergeht und warum sie mehr oder weniger rumpfverformend sein kann.

In den meisten Fällen ist die Ursache der Spondylolisthesis bis heute unbekannt. Verschiedene pathogenetische Konzepte betonen angeborene und hereditäre Faktoren oder auch erworbene und traumatische Einflüsse im Sinne von Ermüdungsfrakturen der Pars interarticularis. So haben Turner und Kontorsionisten wesentlich häufiger eine Spondylolisthesis. Bei Neugeborenen und Erwachsenen, die nie gehfähig waren, sowie bei anderen Säugetieren im Gegensatz zum Menschen wurden bisher nie Spondylolisthesen beobachtet.

71.1.2 Klassifikation

Die herkömmliche Klassifikation von Wiltse (Tabelle 71.1) betont den morphologischen Aspekt der Interartikularportion.

Tabelle 70.1. Klassifikation der Spondylolisthesis nach Wiltse

Typ I	Dysplastisch
Typ II	Isthmisch - Lyse der Interartikularportion - Elongation der Interartikularportion - Fraktur der Interartikularportion
Typ III	Degenerativ
Typ IV	Traumatisch
Typ V	Pathologisch

Tabelle 70.2. Klassifikation der Spondylolisthesis nach Marchetti-Bartulozzi

Dysplastische Spondylolisthesis („developmental spondylolisthesis")	Hochgradige Dysplasie - mit Lyse der Interartikularportion (IAP) - mit Elongation der IAP Geringgradige Dysplasie - mit Lyse der IAP - mit Elongation der IAP
Erworbene Spondylolisthesisis („acquired spondylolisthesis")	Traumatisch (akut/Streßfraktur) Iatrogen (direkte/indirekte Operationsfolge) Pathologisch (lokale/systemische Pathologie) Degenerativ (primär/sekundär)

Die pathogenetische Einteilung von Marchetti-Bertulozzi konzentriert sich mehr auf die Unterscheidung zwischen dysplastischen und erworbenen Formstörungen (Tabelle 71.2).

Die dysplastischen Merkmale sind:

- trapezförmiger Wirbelkörper,
- gerundeter Sakrumdom,
- elongierte oder defekte Interartikularportionen,
- Facettengelenksdysplasien,
- Spina bifida occulta,
- lumbosakrale Kyphose.

Abhängig von der Schwere des Defektes der dorsalen Haltestrukturen, von der biomechanischen Konfiguration der Gesamtwirbelsäule und von der ausstehenden Wachstumspotenz entwickelt sich nach Marchetti-Bertulozzi eine mehr oder weniger starke Progression des Gleitprozesses und der Knochenverformungen.

Bei der erworbenen Spondylolisthesis in dieser Klassifikation ist der dorsale Halteapparat zunächst intakt. Durch Trauma oder Streßfrakturen wird die Pars interarticularis defekt, so daß ein Gleitprozeß möglich wird und die betroffene Bandscheibe zusätzlicher Beanspruchung ausgesetzt ist. Derartige Spondylolisthesen haben normal geformte Wirbelkörper, geringe Gleitgrade und eine Schmerzsymptomatik infolge Bandscheibendegeneration. Knochenszintigramme bei Athleten haben einen vermehrten Knochenumbau der Interartikularportion bewiesen, der bei Sportkarenz reversibel war.

Der Vorteil der Klassifikation von Marchetti-Bertulozzi liegt darin, daß die ätiopathogenetische Unterscheidung zwischen dysplastischer und erworbener Spondylolisthese in den Vordergrund gestellt wird, zumal sie prognostisch und therapeutisch entscheidend ist. Demnach sind die wesentlichen Befunde bei einer vorliegenden Spondylolisthese folgende:

- Ausprägung dysplastischer Verformungen,
- Beschaffenheit der dorsalen Haltestrukturen (Facetten, Pars interartikularis, Pedikel),
- Alter des Patienten,
- Ausprägung der Lendenlordose,
- Deformität von Gleitwirbel und Sakrum,
- Beschaffenheit der betroffenen Bandscheibe.

71.1.3 Inzidenz

In der kaukasischen Rasse wurde die Spondylolisthese bei Männern in 5–6% und bei Frauen in 2–3% gefunden. Bei Eskimons soll die Inzidenz 50% der Bevölkerung betragen und bei Schwarzen nur 3%.

71.1.4 Klinik

Die klinische Symptomatik der Spondylolisthesis ist bei Kindern und Jugendlichen und bei Erwachsenen sehr verschieden.

Symptome bei Jugendlichen

In einer großen Patientenserie mit Spondylolisthesen hatten 23% der Fälle Beschwerden im Wachstumsalter. Bei Jugendlichen lassen sich 2 Typen von Beschwerdebildern differenzieren:

- einerseits beanspruchungsabhängig milde Kreuzschmerzen und leichte pseudoradikuläre Ausstrahlungen in Gesäß und Waden bei geringen Gleitgraden und
- andererseits starke Kreuzschmerzen und radikuläre Ausstrahlungen.

In der letzten Gruppe bestehen meist stärkere dysplastische Gleitprozesse, obgleich eine Korrelation zwischen Schmerzen und Gleitgrad nicht erwiesen ist.

Lokalbefund

Bei stärkeren Gleitgraden imponiert eine deutlich sicht- und tastbare Stufe in der Dornfortsatzreihe, wobei der prominente Dornfortsatz zum Gleitwirbel gehörig ist.

Infolge der konsekutiven Beckenaufrichtung kommt es zur Verkürzung der Hamstrings und zu Beugekontrakturen der Kniegelenke. In Kompensation des Ventralgleitens und der lumbosakralen Kyphose entsteht eine Lendenhyperlordose und oft sogar eine Totallordose der Wirbelsäule. Der Rumpf ist verkürzt und die Taillen sind nicht mehr sichtbar.

Der durch die Hamstring-Verkürzung und Beckenaufrichtung bedingte abnormale Gang wird als Phalen-Dixon-Zeichen bezeichnet. Solche Patienten haben häufig eine Lendenstrecksteife, wobei die passive Anhebung der Beine zu einem Abheben des Gesäßes und der fixierten Wirbelsäule von der Unterlage führt.

Neurologische Symptome

Neurologische Defizite sind auch bei hohen Gleitgraden selten zu finden. Bandscheibenvorfälle sind eine Rarität bei Jugendlichen mit Spondylolisthesis. Radikuläre Symptome entstehen durch Foramenstenosen am Parsdefekt und durch Wurzelkompression am Sakrumdom infolge des Ventralgleitens von LWK 5.

Skoliosen

Skoliosen infolge Spondylolisthesis sind dadurch gekennzeichnet, daß bereits kranial des Gleitwirbels eine hochgradige Rotation besteht. Daneben sind Skoliosen bei Spondylolisthesis in der bekannten Inzidenz in der Bevölkerung zu beobachten und sie unterscheiden sich nicht von diesen idiopathischen Skoliosen.

Symptome im Erwachsenenalter

Im Erwachsenenalter präsentieren sich Spondylolisthesispatienten typischerweise mit einer Instabilitätssymptomatik. Der Gleitwirbel besteht bei diesen Patienten seit der Kindheit und Jugendzeit und die Bandscheibendegeneration führt schließlich zu Beschwerden. Auch hier sind Bandscheibenvorfälle und neurologische Defizite selten. Gewöhnlich liegt ein geringer Gleitgrad vor.

71.1.5 Technische Untersuchungen

Röntgenaufnahmen

Standardaufnahmen

Röntgenaufnahmen der Lendenwirbelsäule in den beiden Standardprojektionen und Schrägaufnahmen des lumbosakralen Übergangs geben Informationen zur Verformung am Lendenwirbelsäulen-Sakrum-Übergang, zur Existenz degenerativer Veränderungen und zum Vorliegen einer Unterbrechung der Pars interarticularis, die sich auf den Schrägaufnahmen als sog. Hundehalsband zu erkennen gibt (s. Abb. 71.1).

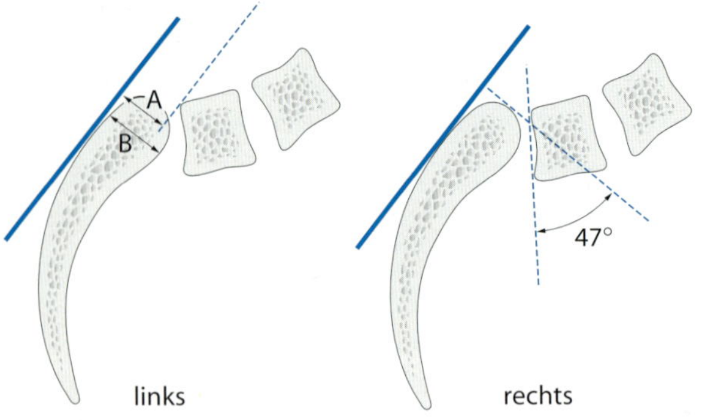

Abb. 71.2. Schematische Darstellung von Gleitgrad (links) und Gleitwinkel (rechts) bei Spondylolisthesis L5. Der Gleitgrad berechnet sich nach A/B – 100 (%). Der Gleitwinkel wird zwischen der Senkrechten auf die dorsale Sakrumkontur und der Grundplatte des Gleitwirbels gemessen

Wirbelsäulenganzaufnahme

Wirbelsäulenganzaufnahmen im Stehen sind erforderlich, um die statischen Veränderungen durch einen Gleitwirbel zu objektivieren. Meßtechnisch sind der Gleitgrad in Prozent, der Gleitwinkel und die Sakralinklination zu erfassen (Abb. 71.2). Typischerweise sind bei den nichtdysplastischen Olisthesen der Gleitgrad gering, der Gleitwinkel um 0° und die Sakralinklination mehr als 30°.

Einteilung der Schweregrade nach Meyerding

Die alleinige Einteilung der Schweregrade nach Meyerding ist heute verlassen, weil sie die übrigen pathomorphologischen Veränderungen (Profilstörung) nicht erfaßt. Bei der Meyerding-Klassifikation I–IV wird der sagittale Wirbeldurchmesser des kaudal folgenden Wirbels viergeteilt und anhand der Position der Gleitwirbelhinterunterkante der Gleitgrad I–IV festgestellt (s. Abb. 71.3).

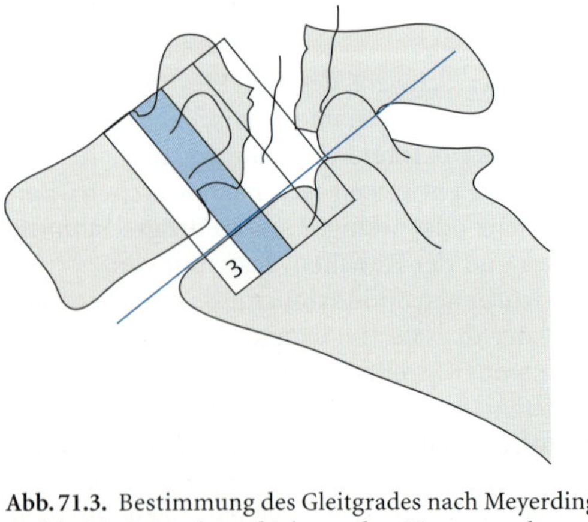

Abb. 71.3. Bestimmung des Gleitgrades nach Meyerding (schematisch). Die Ventralverschiebung der Hinterunterkante des Gleitwirbels um 1–4 Viertel der sagittalen Ausdehnung von SWK 1 bestimmt die Gleitgrade Meyerding I–IV, hier z.B. Meyerding III.

Hat der Gleitwirbel den Kontakt zur Deckplatte S1 verloren, so spricht man von Spondyloptose. Die Frontalaufnahme der Wirbelsäule zeigt eine etwaige Skoliose, die als Folge der Spondylolisthesis dort ihren Ausgang nimmt (hochgradige Wirbelrotation unmittelbar kranial des Gleitwirbels) oder als idiopathische Skoliose unabhängig von der Spondylolisthese am thorakolumbalen Übergang oder thorakal lokalisiert ist.

Seiliche Funktionsaufnahmen

Seitliche Funktionsaufnahmen der Lendenwirbelsäule objektivieren die Mobilität des Gleitsegmentes hinsichtlich Angulation und Translation. Außerdem wird festgestellt, ob angrenzende Segmente infolge des Gleitprozesses in kompensatorischer Retrolisthese eingestellt oder hypermobil sind.

Funktionsmyelographie

Im Hinblick auf die Operationsplanung hat apparativradiologisch die Funktionsmyelographie nach wie vor den höchsten Stellenwert. Hierbei werden die Einengung des Spinalkanales durch Angulation und Ventralgleiten des Gleitwirbels bzw. durch einen zusätzlichen Bandscheibenvorfall festgestellt und die Stenosierung der Foramina intervertebralia wird in Form von Wurzelabbrüchen erkannt.

Ein postmyelographisches Computertomogramm ist hilfreich zur Abklärung, ob diese Einengungen allein durch die Verformung bedingt sind oder ob Weichteilstrukturen (Pseudarthrosengewebe der Interartikularportion) zusätzlich hierzu beitragen.

Computertomographie, Skelettszintigraphie

Ausnahmsweise sind ein Nativ-CT und ein Skelettszintigramm indiziert, um eine beginnende Spondylolyse bei unauffälligem Röntgenübersichtsbefund zu entdecken. Sowohl Computertomographie als auch Kernspintomographie sind bislang dadurch in ihrer Aussagekraft limitiert, daß die Abbildung unter Funktionsbedingungen hier nicht möglich ist.

71.1.6 Konservative Behandlung

Die konservative Behandlung bei der Spondylolisthesis ist symptomatisch und auf Fälle mit leichten Beschwerden beschränkt. Sie umfaßt die üblichen physikalischen und physiotherapeutischen Maßnahmen zur Analgesie, Muskelkräftigung und Rückenschule.

Gewichtsreduktion ist ggf. hilfreich, ebenso wie das vorübergehende Tragen eines halbelastischen Stützmieders. Konservative Behandlungsmaßnahmen können einen Gleitprozeß nicht stoppen oder gar reversibel machen. Sie können tendomyogene Symptome günstig beeinflussen, wenn Fehlstatik und Instabilität gering ausgeprägt sind und neurologische Störungen nicht vorliegen.

71.1.7 Operative Behandlung

Operationsindikation

Legt man eine Inzidenz der Spondylolisthesis von etwa 5% in der Bevölkerung zugrunde, so ist die Indikation zur Operation nur in einem sehr geringen Prozentsatz gegeben, grundsätzlich aber dann, wenn lokalisierte Schmerzen mit konservativen Behandlungsmaßnahmen nicht beherrschbar sind und/oder wenn neurologische Störungen (Kaudasyndrom, Wurzelläsion) vorliegen.

Dies trifft insbesondere für Jugendliche mit erworbener Spondylolisthese und für Erwachsene zu, bei denen in der Regel sekundäre degenerative Veränderungen die Symptomatik bestimmen. Bei Jugendlichen mit mehr oder weniger ausgeprägten dysplastischen Formstörungen ist auch ohne Schmerzsymptomatik bei Gleitgraden ab 50% und insbesondere bei nachgewiesener Progression die Indikation zur Operation zu stellen, weil eine zunehmende Deformierung und sekundäre Schäden an der Gesamtwirbelsäule zuverlässig erwartet werden können.

Operationsverfahren

Die operativen Therapieoptionen bei der Spondylolisthese sind mannigfaltig und sie sollten befundbezogen gewählt werden. Nichtsdestotrotz gibt es keine strengen Therapierichtlinien. Die wirbelsäulenchirurgischen Vorgehensweisen reichen von der monomanen Durchführung einer einfachen dorsalen Spondylodese in situ bis zur Forderung einer dorsoventralen Repositionsspondylodese in jedem Fall mit dem Ziel, eine anatomische Normalkonfiguration wieder herzustellen.

Im einzelnen können folgende Operationstechniken unterschieden werden:

- Fusion der Pars interarticularis,
- Dekompressionsverfahren,
- dorsale und posterolaterale Fusion,
- posteriore lumbale intersomatische Fusion (PLIF),
- ventrale intersomatische Fusion,
- dorsale instrumentierte Fusion,
- dorsale Repositionsspondylodese mit intersomatischer Fusion (Abb. 71.4),
- Wirbelkörperresektion.

Die Fusion der Pars interarticularis ist nur bei wenigen Fällen sinnvoll, wenn ein nennenswerter Gleitgrad noch nicht vorliegt, degenerative Veränderungen fehlen und die Patienten jung sind (bis 20–25 Jahre). Buck, Bradford und Morscher haben Drahtgurtungen und

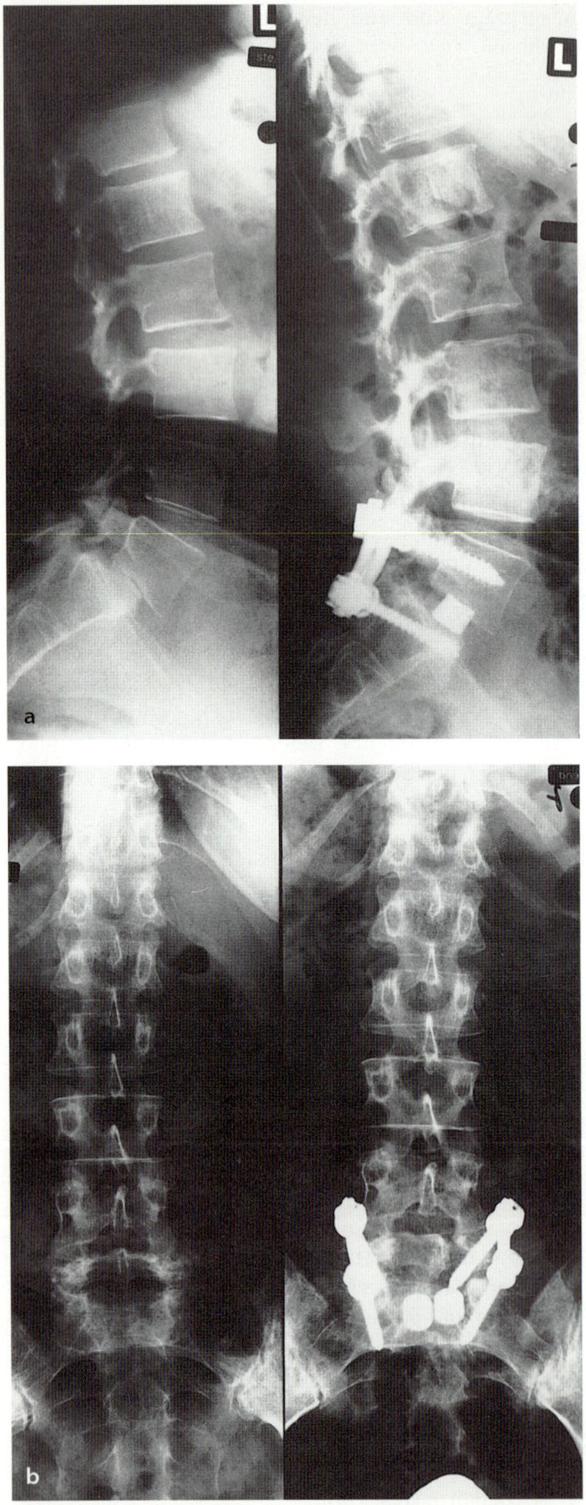

Abb. 71.4a, b. Spondylolisthesis L5. **a** Röntgenaufnahmen in seitlicher Projektion prä- und postoperativ: transpedikuläre Repositionsspondylodese mit vollständiger Reposition und Wiederherstellung von Zwischenwirbelraumhöhe und lumbosakraler Lordose, intersomatische Titanplatzhalter und ventrale Fusion („posterior lumbar interbody fusion", PLIF). **b** Röntgenaufnahmen in frontaler Projektion prä- und postoperativ

Haken-Schrauben-Instrumentationen angegeben, um den Parsdefekt bis zur Konsolidierung nach Knochenanlagerung zu stabilisieren. Die Autoren berichten über Heilungen in 80–90% ihrer ausgewählten Fälle.

Die Fusionen in situ und die dorsale Dekompression werden damit begründet, daß ebenfalls in 80–90% gute Resultate zu erzielen seien. Vor allem sind die Entfernung des dorsalen Bogens („Gill's procedure"), die posterolaterale Fusion in situ (Wiltse-Verfahren), die PLIF-Technik (Cloward) und die ventrale intersomatische Fusion (Capener) zu nennen.

Die Nachteile all dieser Verfahren sind

- hohe Pseudarthrosenraten,
- lange Fusionsstrecken,
- die Gefahr der Deformitätenprogression trotz Operation,
- die beträchtliche Rate neurologischer Störungen,
- nicht zuletzt die Persistenz der biomechanischen Fehlstatik, die zur Fehlbeanspruchung von Nachbarsegmenten und zum Verbleib der kosmetischen Störung führt.

Die dorsale Stabfixation und die transpedikuläre Fixation mit oder ohne (Teil)reposition haben sich infolge hoher Pseudarthroseraten und Implantatkomplikationen nicht durchgesetzt, zumal sie ohne die Wiederherstellung der ventralen tragenden Säule auf falschen biomechanischen Vorstellungen beruhen.

Wiederherstellung der physiologischen Konfiguration des lumbosakralen Übergangs

Die Wiederherstellung der physiologischen Konfiguration des lumbosakralen Übergangs ist derzeit der zunehmend favorisierte Anspruch an die operative Behandlung der Spondylolisthesis. Obgleich zahlreiche Korrektur- und Stabilisierungstechniken existieren, hat Harms das biomechanische Operationsprinzip wohl am klarsten dargestellt. Nach dorsaler Distraktion erfolgt die Dorsaltranslation des Gleitwirbels, die essentielle Wiederherstellung der ventralen Säule und schließlich die dorsale lordosierende Kompression und Fixation (s. Abb. 71.4).

Dieser Mechanismus berücksichtigt die ventral gerichteten Scherkräfte am lumbosakralen Übergang und die Stabilitätskomponenten, die aus ventraler Abstützung und dorsaler Zuggurtung bestehen. Die Formwiederherstellung und Stabilisierung des lumbosakralen Übergangs überwindet die Nachteile der In-situ-Fusionen.

Mit Ausnahme der Spondyloptose sind hierfür höhere Komplikationsraten nicht berichtet. Namentlich bei der Spondyloptose ist deswegen abzuwägen, ob die vorliegenden Symptome (Schmerzen, neurologische Läsionen, sekundäre Rumpfdeformität) eine operative Korrektur rechtfertigen. Die selben Vorbehalte gelten

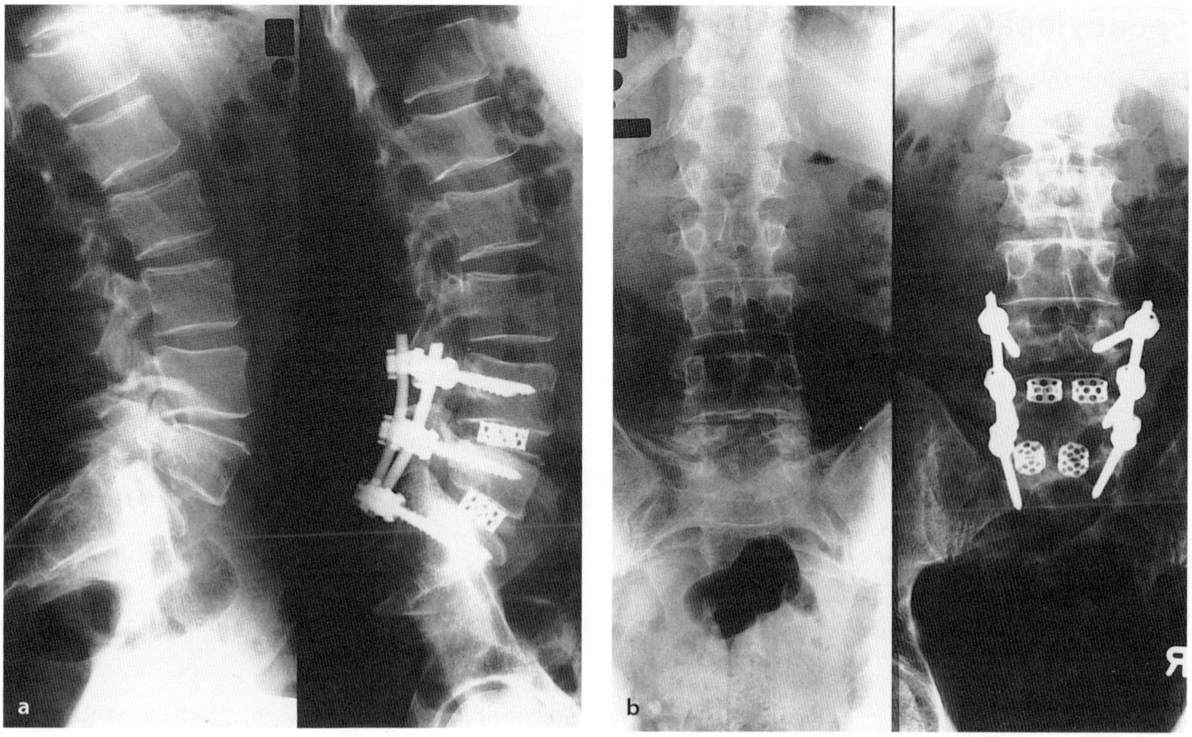

Abb. 71.5a, b. Dysplastische Spondylolisthesis L5 mit Retrolisthese L4. **a** Röntgenaufnahmen in seitlicher Projektion: bisegmentale transpedikuläre Repositionsspondylodese mit PLIF L4–S1, Reposition von Antero- und Retrolisthese sowie Wiederherstellung von Zwischenwirbelraumhöhe und LWS-Profil. **b** Frontale Projektion prä- und postoperativ: dorsale Bogenspaltbildung L5 und S1, gerade Frontaleinstellung der fusionierten Segmente

für die erstmals von Gaines und Nichols angegebene Gleitwirbelresektion. Zusammenfassend ist bei gegebener Operationsindikation heute der dorsoventralen Repositionsspondylodese der Vorzug zu geben, zumal die technische Durchführung mittlerweile standardisiert und die Komplikationsrate sehr gering ist (s. Abb. 71.5a, b).

Literatur

Bradford DS, Lonstein JE, Moe JH, Ogilvie JW, Winter RB (eds) (1987) Moe's textbook of scoliosis and other spinal deformities. Saunders, Philadelphia

Bradford DS, Hensinger RM (eds) (1985) The pediatric spine. Thieme, Stuttgart New York

Bridwell KHK, DeWald RL (eds) (1997) the textbook of spinal surgery. Lippincott-Raven, Philadelphia

Matzen KA (Hrsg) (1990) Wirbelsäulenchirurgie Spondylolisthesis. Thieme, Stuttgart New York

Strempel A von, Wirth CJ (Hrsg) (1992) Die Instabilität des lumbosakralen Scharniers. Thieme, Stuttgart New York

Weinstein SL (ed) (1994) The pediatric spine, principles and practice. Raven, New York

KAPITEL 72

Spondylopathien (M 45–M 49)

Spondylitis ankylosans, sonstige entzündliche Spondylopathien (M 45, M 46)

W. MAU, H. ZEIDLER

Spondylose, Spinalkanalstenose, Spondylosis hyperostotica
Baastrup-Syndrom, Spondylopathien bei anderorts klassifzierten Krankheiten (M 47, M 48.0, M 48.1, M 48.2, M 49)

R. WILLMS, J. P. GIEHL

INHALT

72.1
Spondylitis ankylosans (M 45)

W. MAU, H. ZEIDLER

Die Spondylitis ankylosans (Sp. a.) ist eine chronische entzündlich-rheumatische Erkrankung mit destruktiven und produktiv ankylosierenden Veränderungen am Achsenskelett (Sakroiliakalgelenke, Wirbelsäule und Thorax). Häufig treten auch eine periphere Arthritis, Enthesitis sowie Manifestationen außerhalb des Bewegungsapparates auf. Der radiologische Nachweis der Sakroiliitis sowie die Schmerzen und die Bewegungseinschränkungen am Achsenskelett führen zur klinischen Diagnose.

72.1.1
Terminologie

Synonyma
Ankylosierende Spondylitis entsprechend „ankylosing spondylitis" (englisch).

Die frühere Bezeichnung „Spondylitis ankylopoetica" wird heute nicht mehr verwandt. In Deutschland ist noch die Krankheitsbezeichnung M. Bechterew verbreitet, obwohl von dem russischen Arzt 1893 eine heterogene Gruppe von Krankheitsbildern beschrieben worden ist. Die erste präzise klinische Darstellung erfolgte bereits zuvor 1884 durch Strümpel. Weitere wertvolle klinische Beiträge lieferte Marie 1897.

72.1.2
Epidemiologie und Klassifikation

Die Angaben zur Prävalenz der weltweit vorkommenden Erkrankung sind in erster Linie abhängig von der untersuchten Population sowie der Falldefinition und -identifikation in verschiedenen Studien. Zur Klassifikation und Falldefinition wurden die New-York-Kriterien der Sp. a. modifiziert, weil die ursprüngliche Version nicht den spezifischeren entzündlichen Typ der Kreuzschmerzen und die Altersabhängigkeit der Atembreite berücksichtigte (Zeidler 1997; van der Linden et al. 1984, s. folgende Übersicht).

Modifizierte New-York-Kriterien der Sp. a. (nach van der Linden et al. 1984)
- Klinische Kriterien
  - Kreuzschmerzen und -steife >3 Monate mit Besserung durch Bewegung, nicht durch Ruhe
  - Bewegungseinschränkung der LWS in der sagittalen und frontalen Ebene

- Verminderte Atembreite – alters- und geschlechtsadaptiert (Moll u. Wright 1972)
- Radiologisches Kriterium
  - Sakroiliitis Grad 2 beidseits oder Grad 3–4 einseitig
- Diagnose
  - Sichere Sp. a.:
    radiologisches Kriterium und ein klinisches Kriterium
  - Wahrscheinlich Sp. a.:
    a) alle klinischen Kriterien ohne radiologisches Kriterium,
    b) radiologisches Kriterium ohne klinische Kriterien

Diese Kriterien werden nicht nur von Patienten mit einer primären Sp. a. erfüllt, sondern können auch bei anderen (sekundären) Spondarthritiden positiv sein, die mit verschiedenen Erkrankungen assoziiert sind (s. Kap. 72.2). Die folgenden Ausführungen beziehen sich in erster Linie auf die primäre Sp. a. Bei weißhäutigen Patienten wurde ausgehend von einem selektierten Patientengut in Kliniken eine niedrige Prävalenz von 0,1–0,2% berichtet. Wenn symptomarme Manifestationsformen in bevölkerungsepidemiologischen Studien und Untersuchungen von Blutspendern mitberücksichtigt werden, reichen die Prävalenzangaben bis 1,4% (Gran et al. 1985). In Deutschland wurde eine Prävalenz der Sp. a. von 0,9% ermittelt (Braun et al. 1998).

Das typische Manifestationsalter der Sp. a. ist das 20.–40. Lebensjahr. Selten sind auch Kinder und ältere Menschen betroffen. Wenn die blanderen Manifestationsformen bei Frauen mitberücksichtigt werden, sind sie nur wenig seltener als Männer befallen (Verhältnis Frauen : Männer = 1 : 1,8–2,6).

72.1.3 Ätiologie und Pathogenese

Genetische Disposition (HLA-B27)

Die ersten Hinweise auf die Bedeutung der genetischen Disposition fanden sich in Familienstudien. Das Risiko einer Sp. a. beträgt in Familien mit einer Spondarthritis 5–10%. Die Konkordanz ist bei zweieiigen Zwillingen 12%, bei eineiigen Zwillingen dagegen 67% (Brown u. Wordsworth 1997). Seit der 1973 beschriebenen hohen Assoziation der Sp. a. mit dem genetisch determinierten Zelloberflächenantigen HLA-B27 (88–96%) wurden deutliche Fortschritte bei der Erforschung der Struktur und Funktion dieses genetischen Markers erreicht. Dennoch sind viele Fragen zur eigentlichen Rolle des HLA-B27 offen.

Es ist unklar, warum nicht alle Merkmalträger erkranken. Der genetische Marker ist bei etwa 5–10% der gesunden weißhäutigen Bevölkerung zu finden. Je nach zugrundeliegender Prävalenzschätzung entwickeln nur 2–8% der Träger des HLA-B27-Merkmals eine Sp. a. Dazu wird die Bedeutung verschiedener HLA-B27-Subtypen diskutiert. Mindestens 11 Subtypen wurden identifiziert, die sich im wesentlichen durch 5 Aminosäuren von dem ursprünglich bekannten Subtyp B*2705 unterscheiden (Brown u. Wordsworth 1997).

Die meisten dieser Subtypen wurden zunächst in unterschiedlichem Ausmaß mit der Sp. a. assoziiert: B*2701, B*2702, B*2703, B*2704, B*2705, B*2706, B*2707. Inzwischen wird B*2709 und wahrscheinlich B*2706 ein deutlich vermindertes Erkrankungsrisiko zugeschrieben.

Durch die jeweilige Aminosäurenzusammensetzung der B27-Subtypen werden die Größe und die chemischen Eigenschaften der Antigenbindungsstelle definiert. Antigene, die an dieser Kontaktstelle gebunden werden, bestehen aus 8–10 Aminosäuren und sind sowohl Fremd- als auch Selbstantigene. Die gemeinsame Aminosäurensequenz besteht aus 9 Peptiden, von denen sich Arginin konstant in Position 2 befindet. Auf diese strukturellen und funktionellen Eigenschaften der HLA-B27-Peptidbindungsregion beziehen sich die Hypothesen zur Rolle von arthritogenen Peptiden und von einem molekularen Mimikry.

Die hypothetische Rolle bakterieller Erreger als exogene Kofaktoren zu genetischer Disposition wird an anderer Stelle diskutiert (Zeidler u. Schumacher Jr. 1998; Uksila et al. 1998). Dazu paßt die klinische Beobachtung gehäufter Urogenitalinfektionen bei Sp. a. (Lange et al. 1998).

Der direkte Nachweis der Beteiligung des B27 an der Pathogenese der Sp. a. stammt aus Untersuchungen mit transgenen Ratten und Mäusen (Zeidler 1996; Taurog 1998).

Tiere mit hoher Expression des humanen B27 und β_2-Mikroglobulin entwickeln typische Sp. a.-Manifestationen:

- Spondylitis,
- periphere Arthritis,
- psoriatische Hauterscheinungen,
- Gastroenteritis,
- urogenitale Entzündungen,
- Herzbeteiligung.

Durch Knochenmark- und Leberzellen ist die Krankheitsentwicklung auf nicht transgene Tiere übertragbar. Die Krankheitsentstehung ist T-Zell-abhängig, aber nicht thymusabhängig.

HLA-B27-Negativität und Sp. a.

Offen ist die Frage, warum auch HLA-B27-negative Personen erkranken können. Bei diesen Patienten fanden sich erhöhte Häufigkeiten von HLA-B7-kreuzreagierenden Antigenen, von HLA-B60, B40, von dem B60 ein Subtyp ist, sowie HLA-B39. Eine schwächere Assoziation als mit HLA-B27 ist für HLA-Klasse-II-Antigene beschrieben worden, HLA-DR1 bei familiärer Sp. a.

sowie DR4 und DR7 bei peripherer Arthritis als Manifestation der Sp. a.

72.1.4 Pathologie

Enthesen

Die typische Lokalisation pathologisch-anatomischer Veränderungen der Sp. a. sind die Enthesen, d.h. die Ansatzstellen von Sehnen, Bändern und Gelenkkapseln am Knochen (Moll 1983). Die Übergänge von Kollagenfasergewebe in Faserknorpel und Periost sind betroffen.

Sakroiliitis

Bei der Sakroiliitis sind entzündliche Infiltrationen mit Lymphozyten, Plasmazellen und Granulozyten, Bindegewebsneubildung (Fibroplasie), Knorpelmetaplasie und Knochenbildung bis zur Ankylosierung zu finden. Analoge Veränderungen bestehen an den Intervertebral- und Kostovertebralgelenken (Mohr 1984).

Syndesmophyten

An den Wirbelkörpern und den Bandscheiben kommt es durch metaplastisch ossifizierende Prozesse am äußeren Anulus fibrosus oder peridiskal im subligamentären Bindegewebe zur Ausbildung von Syndesmophyten. Sowohl Resorptionen als auch Ossifikationen an den Wirbelkörpern führen zur radiologisch sichtbaren Spondylitis anterior (Romanus-Läsion), Spondylitis marginalis und Spondylodiszitis.

! Typisch für die Sp. a. ist der entzündlich destruierende Prozeß mit Übergang in eine Ossifikation an den fibrokartilaginären Artikulationen, den Syndesmosen, an der Symphyse und der Synchondrosis sternalis.

Periphere Arthritis

Sie bietet das Bild einer unspezifischen Synovialitis mit Synovialishyperplasie und lymphozellulärer Infiltration in der Regel ohne ausgeprägte Proliferation der Synovialmembran, Fibrinablagerungen und Ulzerationen.

Bindegewebige Versteifungen und Ossifikationen sind vorzugsweise an den Hüft- und Schultergelenken sowie den Handgelenken zu finden. Destruierende und proliferative Prozesse an den Sehnenansätzen v.a. der Fersenregion und am Becken sind Ausdruck der extraartikulären Enthesitis.

Die Wirbelkörper zeigen häufig eine Osteoporose, die schon früh auftreten kann oder erst nach Beginn der Versteifung als Inaktivitätsatrophie. Die Ossifikation der Wirbelsäulenligamente (insbesondere Ligg. flava und Verstärkungsbänder der Gelenkkapseln) folgt erst spät im Krankheitsverlauf. Zusammen mit der Fusion gegenüberliegender Syndesmophyten entsteht bei einem Teil der Patienten das Endstadium einer Bambuswirbelsäule.

72.1.5 Klinisches Bild

Achsenskelettmanifestationen

Der ungünstige klassische Verlauf der Achsenskeletterkrankung, der mit einer Sakroiliitis beginnt und schubartig oder chronisch progredient an der Wirbelsäule aszendiert, kann in 4 Stadien eingeteilt werden (Schilling 1974):

1. Prodromal- oder Verdachtsstadium,
2. Stadium mit radiologischem Nachweis der Sakroiliitis,
3. versteifendes Wirbelsäulenstadium,
4. Spät- und Endstadium.

Prodromal- oder Verdachtsstadium

Im 1. Stadium können über Monate bis Jahre uncharakteristische Allgemeinsymptome wie Müdigkeit, Appetitmangel, Gewichtsverlust und Temperaturerhöhung auftreten. Ein wichtiges Symptom, das die Aufmerksamkeit auf die Sakroiliakalregion lenkt, ist der tiefsitzende Kreuzschmerz vom entzündlichen Typ (Zeidler 1997; Calin et al. 1977), der sich durch folgende Punkte manifestiert:

1. Beginn vor dem 40. Lebensjahr,
2. schleichender Beginn,
3. Dauer mindestens 3 Monate,
4. Morgensteife,
5. Besserung bei Bewegung.

Mindestens 4 dieser Kriterien müssen positiv sein. Schmerzen und ein Steifigkeitsgefühl werden in der Lumbosakralregion sowie im Gesäß verspürt. Die Patienten wachen in der zweiten Nachthälfte dadurch auf oder haben die Beschwerden beim Aufstehen mit Besserung bei Bewegung und im Tagesverlauf.

Typisch sind beidseits alternierende Schmerzen im Gesäß, die ischialgieform an der Oberschenkelrückseite bis ins Knie, selten noch weiter nach distal ausstrahlen. Gelegentlich werden die Beschwerden in die Leistenregion projiziert. Die Intensität der Schmerzen ist im Verlauf und interindividuell sehr unterschiedlich von kaum wahrnehmbaren Beschwerden bis zu unerträglichen Ruheschmerzen.

Bei der klinischen Untersuchung werden Schmerzen durch eine Scherbewegung im Sakroiliakalgelenk provoziert (Menell-Zeichen, Druck auf die Gelenke, das Sakrum, die Spina iliaca anterior superior beidseits in Rückenlage oder des Beckens in Seitlage).

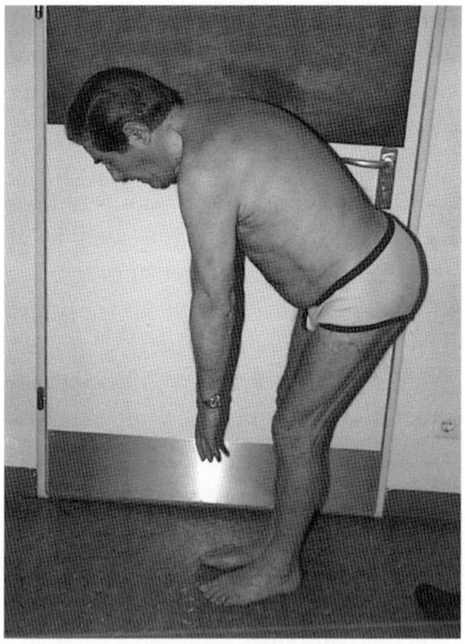

Abb. 72.1. Klinische Untersuchung eines Kranken mit fortgeschrittener Bewegungseinschränkung der Wirbelsäule bei Spondylitis ankylosans. Finger-Boden-Abstand vergrößert

Stadium mit radiologischem Nachweis der Sakroiliitis

Im 2. Stadium, in dem die Sakroiliitis radiologisch nachweisbar wird, bestehen Beschwerden analog zum 1. Stadium. Vor radiologischen Veränderungen werden vielfach Schmerzen vom entzündlichen Typ an höher gelegenen Wirbelsäulenabschnitten angegeben, typischerweise im thorakolumbalen Übergang

Versteifendes Wirbelsäulenstadium

Im 3. Stadium sind zusätzlich zu den Schmerzen Bewegungseinschränkungen festzustellen (s. Abb. 72.1). Im klassischen Verlauf ist aufsteigend die LWS, die BWS und schließlich auch die HWS betroffen. Gelegentlich sind abweichend davon andere mono- oder multilokuläre Manifestationen der HWS, BWS oder LWS zu sehen. Besonders früh ist die Lateralflexion der LWS und des thorakolumbalen Übergangs eingeschränkt (Mau u. Zeidler 1990).

Vielfach spielt bei den Bewegungseinschränkungen in verschiedenen Wirbelsäulenabschnitten ein reflektorischer Hartspann der paravertebralen Muskulatur eine Rolle. Wenn die obere BWS betroffen ist, kann es zu einer zunehmenden Kyphosierung in diesem Bereich kommen. An der HWS wird eine Entlordosierung bis zur Kyphosierung beobachtet.

Neben der klinischen Prüfung sämtlicher Bewegungsrichtungen in den einzelnen Wirbelsäulenabschnitten haben sich zur Dokumentation verschiedene Maße bewährt (s. Kap. 10). Beim Schober-Maß ist die Alters- und Geschlechtsabhängigkeit zu berücksichtigen (Moll u. Wright 1971). Der Hinterhauptwandabstand dokumentiert Deformierungen und Bewegungseinschränkungen der oberen BWS und der HWS; der Kinn-Manubrium-Abstand ist für die Einschränkung der HWS-Inklination bedeutsam. Das Ott-Maß und der Finger-Boden-Abstand sind von geringerer Bedeutung wegen der Normvariation bzw. extravertebraler Einflußgrößen wie der guten Hüftgelenkbeweglichkeit mit resultierendem geringen Finger-Boden-Abstand trotz verminderter LWS-Flexion.

Spät- und Endstadium

Im 4. Stadium besteht eine komplette Versteifung sämtlicher Wirbelsäulenabschnitte. Während die Schmerzen vom entzündlichen Typ nachlassen oder verschwinden, können Beschwerden durch begleitende Kontrakturen im Bereich der Pektoralismuskulatur, der Hüftflexoren, der Adduktoren und der ischiokruralen Muskeln in den Vordergrund treten.

Eine Atrophie der Rückenmuskulatur wird beobachtet. Bei der häufigen Osteoporose der Wirbelsäule, die bei hoher Entzündungsaktivität auch schon im Frühstadium beginnen kann, besteht die Möglichkeit von Frakturen. Wenn das Spät- oder Endstadium erreicht wird, versteift die Wirbelsäule bei ca. 60% in aufrechter Stellung (Schilling 1974).

Wenn die Ankylose in Kyphosierung eintritt (ca. 40%), kann in schwersten Fällen die Blickachse nicht mehr bis zur Horizontalen gehoben werden. Auch durch resultierende Beugung mit Flexionskontrakturen in Hüft- und Kniegelenken kann dann vielfach keine Kompensation erreicht werden.

Selten ist eine HWS-Beteiligung wie bei der chronischen Polyarthritis zu beobachten mit atlantodentalen, atlantoaxialen und axialen Dislokationen sowie den entsprechenden Folgen wie Rückenmarkkompression und A.-vertebralis-/A.-basilaris-Insuffizienz. !

Thoraxbeteiligung

Bereits frühzeitig oder im späteren Krankheitsverlauf finden sich bei gezielter Anamnese und Untersuchung Hinweise auf eine Beteiligung des Thorax (Fournié et al. 1997).

Die Patienten berichten über Spontanschmerzen im Bereich des Sternums oder parasternal sowie über gürtelförmige Schmerzen bei tiefer Inspiration oder beim Husten als Hinweis auf eine Kostovertebralarthritis. Bei der Untersuchung der vorderen Thoraxwand finden sich Schwellungen und/oder Druckschmerzen an den Sternoklavikulargelenken, im Bereich des gesamten Sternums insbesondere an den Synchondroses sternales, den Sternokostalgelenken sowie den Synchondrosen der Rippen (Fournié et al. 1997, s. Abb. 72.2).

Spontan- und Druckschmerzen am anterolateralen Thorax lassen an schmerzhafte Kontrakturen der Pektoralismuskulatur denken.

Durch schmerzhafte Funktionsbehinderung oder Ankylosierung der genannten Gelenke kommt es zu einer zunehmenden Einschränkung der Atembreite, die im 4. Interkostalraum gemessen wird. Dabei ist eine ausgeprägte Alters-, Geschlechts- und Gewichtsvariation der Normwerte zu beachten (Moll u. Wright 1972).

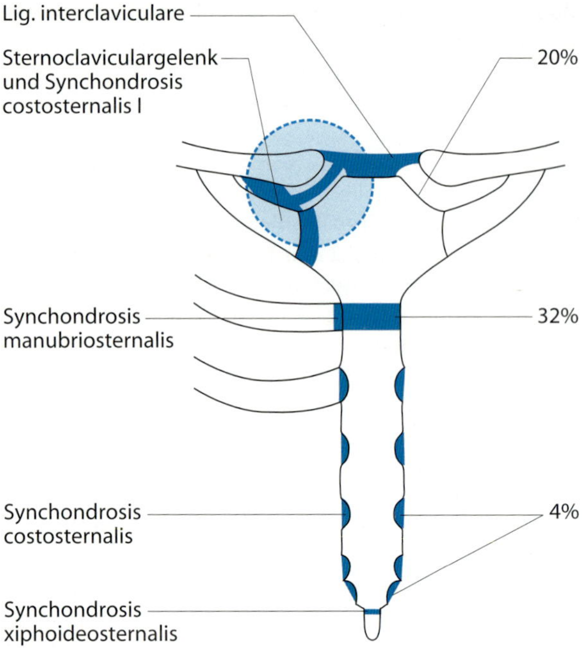

Abb. 72.2. Lokalisationen entzündlicher Veränderungen der vorderen Thoraxwand bei Spondylitis ankylosans. (Nach Fournié et al. 1997)

Die untere Normgrenze der Atembreite (2 Standardabweichungen unter dem Mittelwert von Kontrollpersonen) liegt unter 40 Jahren bei Frauen bei etwa 2,5 cm und bei Männern zwischen 2,5 und 4 cm. Mit der Abnahme der kostalen Atmung bis zur Thoraxstarre tritt die diaphragmale Atmung mit Vorwölbung des Abdomens („Fußballbauch") in den Vordergrund.

Periphere Arthritis

Etwa bei 20% (maximal bei 70%) wird eine periphere Arthritis beobachtet. Häufig (20–40%) tritt sie als Erstsymptom vor der Wirbelsäulenmanifestation auf. Typisch sind eine Monarthritis oder asymmetrische Oligoarthritis mit Betonung der unteren Extremitäten (besonders Kniegelenke). Die meisten Gelenke zeigen im Gegensatz zur chronischen Polyarthritis keine oder eine geringe Destruktion.

Allerdings ist bei einer chronischen Karpalarthritis eine Destruktions- und Ankylosierungstendenz zu beobachten. Das gilt auch für die Arthritis der Hüft- und Schultergelenke (rhizomelische Form). Die funktionell besonders einschränkende Koxitis tritt im Verlauf gewöhnlich bilateral auf besonders bei Manifestation in der Jugend oder im frühen Erwachsenenalter.

! Wenn die Hüftgelenke nicht innerhalb der ersten 10 Krankheitsjahre beteiligt sind, ist ein späterer Befall unwahrscheinlich.

Enthesitis

Unter zahlreichen entzündlich veränderten Enthesen findet die Kalkaneopathie bei bis zu $^{1}/_{3}$ der Patienten besondere Beachtung. Die Mobilität des Patienten kann durch schmerzhafte Schwellungen im Bereich des Achillessehnenansatzes oder durch Schmerzen an der Insertion der plantaren Ligamente am Kalkaneus deutlich eingeschränkt sein.

Unter zahlreichen weiteren Lokalisationen (s. Abb. 72.3) ist die Tuberositas des Os ischii gesondert zu erwähnen, die zu erheblichen Schmerzen beim Sitzen führen kann. Weiterhin können an den Dornfortsätzen der Wirbelsäule deutliche Druckschmerzen bestehen. Auch die im Abschnitt „Thoraxbeteiligung" genannten sternalen und parasternalen Lokalisationen sowie die Symphysitis pubis werden den Enthesitiden zugeordnet.

Manifestationen außerhalb des Bewegungsapparates

Augenbeteiligung

Im Krankheitsverlauf tritt bei 25–30% der Patienten eine akute Uveitis anterior auf. Typisch ist der akute Beginn mit Schmerzen, Lichtscheu und Rötung eines Auges und Besserung innerhalb von 3 Monaten. Rezidive betreffen das gleiche oder das andere Auge. Betroffen sind die Iris und der Ziliarkörper (Iridozyklitis), was sich an einer radiären Gefäßinjektion um die Iris zeigt (s. Abb. 72.4).

Die Kornea und die Retina sind in der Regel nicht beteiligt. Eine Entrundung der Pupillen als Folge von hinteren Synechien ist langfristig bei bis zu 50% der Patienten besonders bei rezidivierendem Verlauf mit inadäquater Therapie beschrieben worden. Ausgeprägte Visusverluste bis zur Blindheit sind äußerst selten.

Kardiovaskuläre Manifestationen

Charakteristische kardiovaskuläre Komplikationen der Sp. a. sind die Aorteninsuffizienz mit und ohne Beteiligung der Aorta ascendens (Mesaortitis) sowie verschiedene Überleitungsstörungen. Eine Aorteninsuffizienz wurde bei 1–10% der Patienten beschrieben in Abhängigkeit von der Krankheitsdauer und dem Auftreten einer peripheren Arthritis.

Überleitungsstörungen treten in 1–33% auf (O'Neill u. Bresnihan 1992). Dazu gehören:

- AV-Blockierungen I., II. und III. Grades,
- Schenkelblockbilder,
- Wolff-Parkinson-White-Syndrom.

Spontane Rückbildungen der Überleitungsstörungen sind beschrieben worden. Selten treten eine Mitralinsuffizienz und eine Perikarditis auf. Echokardiographisch wurden linksventrikuläre Funktionsstörungen bei ca. 20% der Patienten festgestellt. Eine klinisch manifeste Herzinsuffizienz ist allerdings selten mit einem aktiven progredienten Verlauf und einer peripheren Arthritis assoziiert. Vereinzelt wurde eine generalisierte Arteriitis bei Sp. a. berichtet.

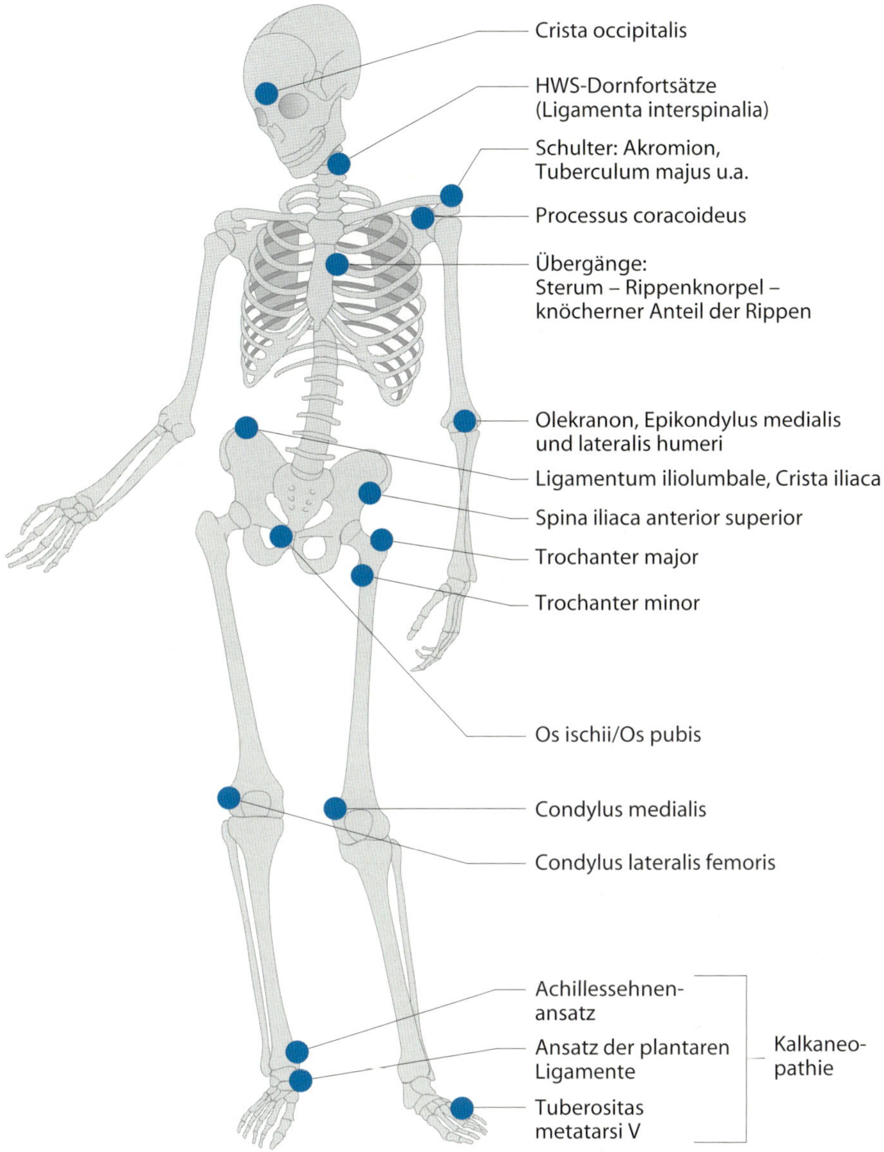

Abb. 72.3. Lokalisationen der Enthesitis bei Spondylitis ankylosans. (Nach Schilling 1974)

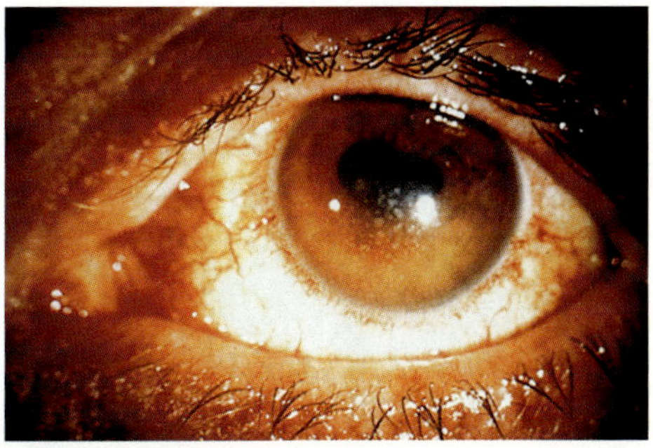

Abb. 72.4. Uveitis anterior mit radiärer Gefäßinjektion am Rand der Iris, Epithelbeschlägen und Endrundung der Pupille als Folge von Synechien. (Wir danken Herrn Prof. Brewitt von der Abteilung Augenheilkunde der Medizinischen Hochschule Hannover für die Überlassung der Aufnahme)

Pulmonale Manifestationen

Obwohl die verminderte Atembreite bis zur Thoraxstarre z.T. durch die vermehrte diaphragmale Atmung kompensiert werden kann, ist bei der Lungenfunktionsprüfung eine verminderte Vitalkapazität korrelierend zur Atembreite festzustellen (Haslock 1993).

Sehr selten führen eine schwere pulmonale Hypertonie und ein Cor pulmonale zum Tod.

Pathologische Veränderungen des Lungenparenchyms sind klinisch und mit konventionellen Röntgenverfahren bei nur 1% der Patienten beschrieben worden. Sehr selten entwickelt sich eine zystische Oberlappenfibrose, die nach langer Krankheitsdauer mit Dyspnoe und Hämoptoe einhergeht. Eine Besiedlung mit Aspergillus ist beobachet worden. Bei Patienten mit respiratorischen Beschwerden erwies sich die hochauflösende Computertomographie als deutlich überlegen gegenüber der konventionellen Thoraxaufnahme insbesondere zum Nachweis einer interstitiellen Lungenerkrankung (Casserly et al. 1997).

Nierenbeteiligung und Amyloidose

Renale Veränderungen sind bei bis zu 10% der Patienten beschrieben worden. Zu ihnen gehören eine IgA-Nephropathie, eine interstitielle Nephritis und Papillennekrosen im Zusammenhang mit Analgetika und nichtsteroidalen Antirheumatika.

Eine sekundäre Amyloidose wird selten beobachtet. Sie korreliert mit der Krankheitsdauer (durchschnittlich 15 Jahre), peripherer Arthritis und Uveitis anterior. Bei weniger als 1% der Sp. a.-Patienten weist ein nephrotisches Syndrom auf eine Nierenamyloidose hin.

Neurologische Komplikationen

Als sehr seltene, aber nicht zu übersehende Komplikation gilt das Cauda-Equina-Syndrom durch eine Arachnoiditis mit Arachnoidaldivertikeln. Klinische Hinweise sind Schmerzen und Schwäche in den Beinen, Hypästhesie in den Dermatomen S1–S4 (Reithosenanästhesie) und im Verlauf die Störung der Miktion und Defäkation. Gelegentlich wird eine Abschwächung des Achillessehnenreflexes und bei Männern Impotenz beobachtet. Weitere seltene Ursachen für Rückenmarkkompressionen sind Dislokationen im HWS-Bereich, eine Spondylodiszitis in der BWS und LWS sowie spontane oder traumatische Wirbelkörperfrakturen.

Muskelathrophien sind in der Regel Ausdruck der Inaktivität. Gelegentlich weisen eine Muskelschwäche und Erhöhung der CK auf eine Muskelbeteiligung hin (Zeidler 1996).

72.1.6 Labor und bildgebende Verfahren

Laborbefunde

Eine beschleunigte Blutkörperchensenkungsgeschwindigkeit (BSG) findet sich bei bis zu 75% der Patienten. Sie korreliert schlechter mit der klinischen Entzündungsaktivität als das C-reaktive Protein (Mau u. Zeidler 1990). In der Elektrophorese wird bei ca. 4% der Kranken eine exzessive Erhöhung der γ-Globulinfraktion als Hinweis auf hohe Aktivität und ungünstige Prognose gefunden.

Selten wurde über polyklonale oder monoklonale Gammopathien berichtet. Bei erhöhten Konzentrationen der Immunglobuline IgA und IgG korreliert insbesondere der IgA-Wert mit anderen laborchemischen und klinischen Zeichen der Krankheitsaktivität. Eine mäßig ausgeprägte normochrome normozytäre Anämie findet sich bei 15% der Patienten häufig im Zusammenhang mit einer aktiven Erkrankung.

Der genetische Marker HLA-B27 ist in 88–96% nachweisbar. Seine diagnostische Bedeutung wird im Abschnitt „Frühdiagnose“ diskutiert. Der Rheumafaktor ist nicht häufiger als in der Normalbevölkerung positiv (ca. 6%). Niedrigtitrige antinukleäre Antikörper sind beschrieben worden, ohne daß eine klinische Signifikanz erkennbar ist. Bei positiven ANA z.T. einschließlich Doppelstrang-DNS-Antikörpern ist die mögliche Induktion durch eine Therapie mit Sulfasalazin, die in der Regel ohne klinische Relevanz ist, zu bedenken.

Durch die Synoviaanalyse wird ein entzündlicher Erguß bestätigt und Bakterien sowie Kristalle im Gelenk werden ausgeschlossen (s. Kap. 11.3). Die Leukozytendifferenzierung zeigt bei Sp. a. mit ca. 50% einen tendenziell höheren Lymphozytenanteil als bei chronischer Polyarthritis, ohne daß das Analyseergebnis für die Sp. a. spezifisch ist.

Bildgebende Diagnostik

Konventionelle Röntgenuntersuchung

Bei klinischem Verdacht auf eine Sp. a. sind bildgebende Verfahren in einer rationalen Stufendiagnostik einzusetzen (Mau et al. 1994). An erster Stelle steht die konventionelle Röntgenaufnahme der LWS in 2 Ebenen mit Darstellung der Sakroiliakalgelenke.

Die in der Regel beidseitige Sakroiliitis ist der erste pathologische Röntgenbefund bei der Sp. a. !

Sie wird nach den New York-Kriterien in 4 Grade eingeteilt (s. Tabelle 72.1). Typisch ist das Nebeneinander von Destruktion, Sklerose und partieller Ankylose (sog. „buntes Bild“, s. Abb. 72.5).

Wenn die Erkrankung an der Wirbelsäule fortschreitet, werden bei ca. 60% der Patienten die nächsten Rönt-

Tabelle 72.1. Gradeinteilung der Sakroiliitis

Grad	Pathologische Veränderungen im Röntgenbild
0	Normal
1	Verwaschener Gelenkspalt, Pseudoerweiterung, mäßige Sklerosierung
2	Unregelmäßige Gelenkspaltenerweiterung, ausgeprägte Sklerosierung, Erosionen, „Perlschnurbild“
3	Gelenkspalterweiterung oder -verengung, Erosionen
4	Sklerosierung, partielle Ankylosierung, totale Ankylose

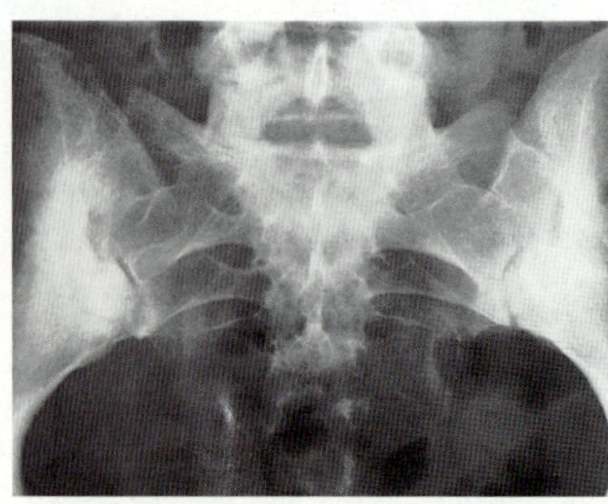

Abb. 72.5. Konventionelle Röntgenaufnahme einer bilateralen Sakroiliitis bei Spondylitis ankylosans (sog. „buntes Bild“)

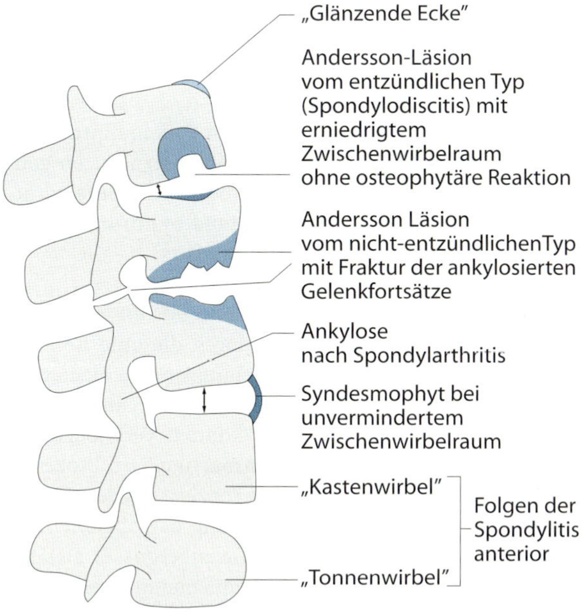

Abb. 72.6. Röntgenzeichen der Spondylitis ankylosans an der Wirbelsäule. (Mod. nach Dihlmann 1987)

genzeichen im thorakolumbalen Übergang (Th11–L2) gefunden. Typisch sind die Syndesmophyten. Dabei handelt es sich um zarte zipflige oder bandförmige Ossifikationen, die von der Zwischenwirbelscheibe oder ihrer Umgebung ausgehen und schließlich den nicht verschmälerten Zwischenwirbelraum überbrücken.

In der Regel kommen sie nicht vor dem 20. Lebensjahr vor. Bei Krankheitsbeginn nach dem 45. Lebensjahr entwickeln sich häufiger sog. Mixtaosteophyten, d.h. Mischbilder aus Syndesmophyten und mehr horizontal ausgerichteten Spondylophyten. Destruierende und produktive Veränderungen der Wirbelkörpervorderkante führen zur Spondylitis anterior oder marginalis (Romanus-Läsion, s. Abb. 72.6). Sie kann mit einer umschriebenen Spongiosaverdichtung („Glänzende Ecke") beginnen.

Wenn die konkaven Wirbelkörpervorderflächen durch Ossifikationsprozesse ausgefüllt sind, werden sog. Kastenwirbel darstellbar. Bei weiterer Vergrößerung der Wirbelkörpervorderflächen oder Kantenablösungen finden sich sog. Tonnenwirbel. Durch die Entzündung an den Wirbelbogengelenken sind Unregelmäßigkeiten der Gelenkfläche und schließlich Ankylosierungen zu erkennen (Spondylarthritis). Entsprechende Veränderungen finden sich auch im Bereich der Kostovertebral- und Kostotransversalgelenke.

! Bei ausgedehnten Destruktionsprozessen der Wirbelkörperober- und -unterfläche häufig mit Verminderung des Zwischenwirbelraumes ist an eine (sterile) Spondylodiszitis (Andersson-Läsion) zu denken.

Ausdruck der plantaren und dorsalen Kalkaneopathie sind bei der Sp. a. häufiger glatt begrenzte Fersensporne als die für Entzündungsprozesse typischere unregelmäßige und unscharfe Fibroostitis. Besonders bei Bursitis subachillea kann es zu einer Druckusur kommen. Im Beckenbereich (Beckenkamm, Sitzbeinhöcker, Schambein) finden sich Konturunschärfen sowie z.T. spikulöse Knochenapositionen („Stachelbecken").

Die Arthritiden bei der Sp. a. haben in der Regel eine geringe Destruktionstendenz. Selten ist ein erosiver Verlauf bei chronisch progredienten Arthritiden zu beobachten. Eine Neigung zu Ankylosierungen besteht im Bereich der Schulter-, Hüft- und Handgelenke.

Computer- und Kernspintomographie, Knochenszintigraphie, SPECT

Wenn bei der Standardröntgenaufnahme nur fragliche Hinweise auf eine Sakroiliitis bestehen, erlaubt die hohe Auflösung in der Computertomographie eine genauere Beurteilung auch kleiner knöcherner Defekte an den Begrenzungen des Gelenkspaltes. Dabei ist sie wahrscheinlich der früher häufiger durchgeführten konventionellen Tomographie überlegen.

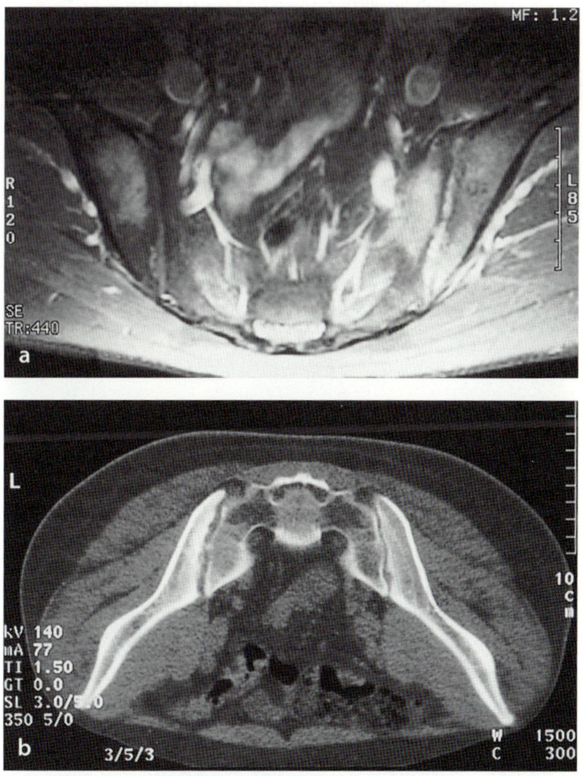

Abb. 72.7a, b. Kernspintomogramm der Sakroiliitis (T2-gewichtete Aufnahme und nach Kontrastmittel): Signalanhebungen im Os ilium beidseits und Os sakrum links als früher Hinweis auf intraossäres Ödem bei entzündlichem Prozeß **(a)**. **b.** Computertomogramm der Sakroiliakalgelenke des gleichen Patienten wie in Abb. 72.7a, links betont unregelmäßige Begrenzung des Gelenkspaltes und Sklerosierung iliumseitig als Hinweis auf Sakroiliitis

Bei unauffälligem konventionellen Röntgenbild der SI-Gelenke und klinischem Verdacht auf eine Sp. a. liefert die Kernspintomographie wertvolle Informationen über den Entzündungsprozeß. Durch verschiedene Anregungssequenzen (T1- oder T2-betonte Bilder) und die Applikation von Kontrastmittel lassen sich z.T. tief intraossär reichende Änderungen der Signalintensität als Zeichen entzündlicher Flüssigkeitseinlagerungen darstellen (s. Abb. 72.7).

Auch ein intraartikulärer Erguß wird durch das Verfahren differenziert. Durch das Kernspintomogramm lassen sich bei gleichzeitiger guter Darstellung anatomischer Strukturen floride Entzündungsprozesse von inaktiven Strukturveränderungen besser abgrenzen als mit anderen Verfahren (Battafarano et al. 1993). Bei der in spezialisierten Zentren verfügbaren dynamischen Kernspintomographie wird die Geschwindigkeit der Kontrastmittelanflutung als zusätzliche Information zur Beurteilung von entzündlichen Prozessen verwertet.

Wegen der zu geringen Sensitivität und Spezifität wurde die Knochenszintigraphie für den Nachweis einer Sakroiliitis mit Vorbehalt bewertet. Fortschritte konnten durch die Kombination der Szintigraphie mit einem tomographischen Verfahren („Single Photon Emission Computed Tomography", SPECT) erzielt werden. Mit diesem hochauflösendem Verfahren gelingt die Strukturzuordnung bei Entzündungslokalisationen, die im konventionellen Röntgenbild schwierig darstellbar sind (z.B. kleine Wirbelgelenke).

Wenn es um die Beurteilung von Weichteilprozessen oder um die Kompression von Nervenstrukturen geht, sind die Kernspintomographie oder Computertomographie indiziert (z.B. Cauda-Equina-Syndrom, antlantodentale Dislokation, Spondylodiszitits).

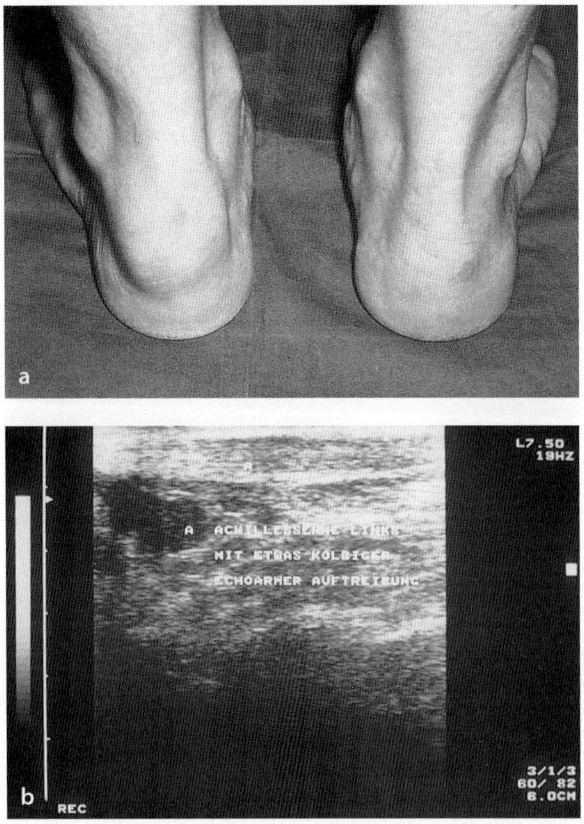

Abb. 72.8 a. Schmerzhafte Schwellung durch Enthesitis am Achillessehnenansatz (Kalkaneopathie). **b** Sonogramm der Achillotendinitis mit echoarmer kolbiger Auftreibung am Sehnenansatz

Sonographie

Die Sonographie zeichnet sich durch die gute Beurteilbarkeit der Weichteile, Untersuchungsmöglichkeit während der Bewegung, leichte Verfügbarkeit und geringe Kosten aus. Am Schultergelenk können Veränderungen der Rotatorenmanschette von intraartikulären Prozessen einschließlich Ergußbildung differenziert werden. Gerade bei den im Rahmen der Sp. a. häufig betroffenen Hüftgelenke ist der Nachweis eines Gelenkergusses als Hinweis auf eine Coxitis für die Therapieplanung relevant.

Die seltene Synovialisproliferation z.B. im Kniegelenk ist für die Entscheidung über intraartikuläre Lokalmaßnahmen wie Glukokortikoidinjektion oder Synovektomie von Bedeutung. Einen hohen Stellenwert hat die Sonographie zur Beurteilung der Enthesitis mit oder ohne begleitende Bursitis. An der Achillessehne können kolbige Auftreibungen sowie eine Bursitis subachillea z.T. sonographisch mit höherer Sensitivität erfaßt werden als durch die klinische Untersuchung (s. Abb. 72.8).

72.1.7
Diagnose und Krankheitsausprägung

Frühdiagnose

Es dauert immer noch 2–6 Jahre, bis die Diagnose einer Sp. a. gestellt wird. Das hängt damit zusammen, daß die radiologische Sicherung einer Sakroiliitis erst 3–9 Jahre nach Beginn der ersten Symptome gelingt. Umso wichtiger ist die Beachtung von Frühsymptomen.

Unter den Erstsymptomen wird am häufigsten mit 60–80% der Kreuzschmerz vom entzündlichen Typ genannt. Andere Symptome im Bereich der Thoraxwand, der Fersen, der Extremitätengelenke oder der Augen können der Wirbelsäulenmanifestation viele Jahre vorausgehen und liefern wichtige Hinweise auf eine Sp. a. (s. Tabelle 72.2).

Der diagnostische Wert verschiedener früher Zeichen hängt von der Vorauswahl der Patienten ab. Für die Kreuzschmerzen vom entzündlichen Typ wurden in klinischen Kollektiven eine Sensitivität von 75–95% und eine Spezifität von über 80% berichtet (Calin et al. 1977). Dagegen ist in einer Allgemeinpraxis davon auszugehen, daß weniger als 40% der Patienten mit Kreuzschmerzen vom entzündlichen Typ an einer Spondarthritis leiden.

Tabelle 72.2. Häufigkeit von Erstsymptomen der Spondylitis ankylosans

Erstsymptom	Häufigkeit [%]
Kreuz-/Gesäßschmerz	60–80
Extremitätenarthritis	20–40
Thoraxschmerz	10–20
Fersenschmerz	3–10
Akute Ureitis anterior	3–13

Bei Patienten, die sich mit akuter Iritis in einer Augenklinik vorstellten, war nach 9jähriger Verlaufsbeobachtung bei 37% der HLA-B27-positiven Patienten eine Sp. a. und bei weiteren 29% eine andere Spondarthritis zu beobachten gegenüber keiner Sp. a. und 6% anderen Spondarthritiden unter den HLA-B27-negativen (Linssen u. Meenken 1995).

Trotz der hohen Sensitivität des HLA-B27-Markers für die Sp. a. (88–96%) eignet sich die Bestimmung wegen der Häufigkeit des genetischen Markers bei 5–10% in der weißen Bevölkerung und der geringen Prävalenz der Sp. a. von maximal 1% nicht als Screeningtest.

Bei der überwiegenden Mehrzahl der Patienten ist die (Verdachts-)Diagnose aufgrund der typischen Anamnese sowie der klinischen und radiologischen Befunde ohne zusätzlichen Informationsgewinn durch die HLA-B27-Bestimmung zu stellen. Angesichts der hohen Prävalenz unspezifischer Rückenschmerzen ist der HLA-B27-Test bei diesen Patienten nicht gerechtfertigt, da ein positives Ergebnis keinesfalls die Diagnose einer Sp. a. zuläßt.

Bei Kranken, bei denen die gezielte Anamnese (z.B. Kreuzschmerzen vom entzündlichen Typ) und klinische Untersuchung den Verdacht auf eine Sp. a. ergibt, ohne daß sich radiologische Hinweise finden, führt die HLA-B27-Bestimmung hingegen zu einer größeren Sicherheit bei der vorläufigen Zuordnung zur Sp. a.

Da die genannten Symptome und Laborbefunde für sich allein nicht die Diagnose einer Sp. a. erlauben, wurde ihre Kombination für die Entwicklung von Frühdiagnosekriterien genutzt (s. Tabelle 72.3; Zeidler 1997; Mau et al. 1990).

Diagnosesicherung

Für die sichere Diagnose einer Sp. a. ist die Kombination aus Röntgenbefund einer Sakroiliits und klinischen Symptomen der Achsenskeletterkrankung erforderlich. Eine isolierte Sakroiliitis ohne Wirbelsäulensymptome kommt häufiger vor als das Vollbild der Sp. a. (s. Kap. 72.2.).

Bei ca. 1% der Patienten sind typische radiologische Veränderungen an der Wirbelsäule ohne Sakroiliitis zu sehen. Vor dem Nachweis einer Sakroiliitis, der häufig erst im Verlauf gelingt, ist eine Zuordnung zum Krankheitsbild einer Sp. a. allenfalls mit großer Zurückhaltung und nach sorgfältigem Ausschluß von Differentialdiagnosen möglich.

Tabelle 72.3. Frühdiagnosekriterien und Ausschlußkriterien der Spondylitis ankylosans (Mau et al. 1990) ab 3,5 Punkten Frühdiagnose Sp. a.

Spondylitis ankylosans	Punkte
a) Kriterien	
HLA-B27-positiv	1,5
Wirbelsäulenschmerz (entzündlicher Typ)	1
Ischialgieformer Schmerz oder pos. Mennell-Zeichen	1
Thoraxschmerz oder eingeschränkte Atembreite (2,5 cm)	1
Periphere Arthritis oder Fersenschmerz	1
Uveitis anterior	1
Eingeschränkte HWS-/LWS-Beweglichkeit	1
Beschleunigte BSG	1
Röntgenologische WS-Veränderungen: Syndesmophyten, Kasten-, Tonnenwirbel, Romanus-, Andersson-Läsion, Arthritis der Kostovertebral- und/oder der Intervertebralgelenke	1
b) Ausschlußkriterien	
Traumatische, degenerative oder andere nicht-entzündliche Wirbelsäulenerkrankungen	
Arthritis psoriatica oder reaktive Arthritis	
Maligne, infektiöse, metabolische oder endokrinologische Erkrankung	
Andere Gründe für eine erhöhte BSG	
Positiver Rheumafaktor	

Beurteilung der Krankheitsaktivität und -schwere

Die BSG ist zwar bei bis zu 75% der Patienten beschleunigt, kann aber diskrepant zur klinischen Entzündungsaktivität auch unauffällig sein. Im Endstadium der Sp. a. können die Patienten auch ohne klinische und laborchemische Entzündungsaktivität z.B. durch eine ausgeprägte Wirbelsäulenkyphosierung und Kontrakturen in den Hüft- und Kniegelenken unter einer schweren Krankheitsausprägung leiden.

Die Kombination aus Patientenangaben, körperlichen Untersuchungsbefunden und Ergebnissen technischer Untersuchungen erlauben zusammen die Beurteilung der Krankheitsaktivität und -schwere. In den letzten Jahren sind standardisierte Erhebungsinstrumente für die patientenseitige Dokumentation und die körperliche Untersuchung in erster Linie für Studien entwickelt worden (Calin 1995; van der Linden 1997, s. Tabelle 72.4).

Kurze Patientenfragebögen und standardisierte Befunddokumentationen können auch im klinischen Alltag das Qualitätsmanagement unterstützen.

72.1.8 Differentialdiagnose

Gegenüber der Sp. a. sind v.a. andere entzündliche und degenerative Wirbelsäulen- und Sakroiliakalgelenker-

Tabelle 72.4. Patientenangaben und Befunde zur Krankheitsaktivität und -schwere bei Sp. a. (modifiziert nach van der Linden, 1997)

	Patientenangaben	Körperliche Untersuchungsbefunde	Technische Untersuchungsbefunde
Routineparameter	Schmerzintensität, (Morgen-)steifigkeit, Schlafstörung, Ermüdung	Schober-Maß, Finger-Boden-Abstand, Hinterhaupt-Wand-Abstand, Kinn-Manubrium-Abstand, Atembreite, Beteiligung peripherer Gelenke, Enthesitis	Konventionelle Röntgenbefunde [periphere Gelenke, Sakroiliitis (Grad 0–4), Wirbelsäule], NMR/CT, Szintigraphie/SPECT, Laborbefunde (BSG, CRP, IgA, Hämoglobin)
Parameter für klinische Studien/Qualitätsmanagement	HAQ-S[1], Funktionsindex[2], BASFI[3], BASDAI[4], BAS-G[5]	Gelenkindex[2], BASMI[6], Enthesitisindex[7]	SASSS[8]
		Ankylosing Spondylitis Disease Activity Score (AS-DAS)[9]	

Indices aus mehreren Parametern:
[1] HAQ-S: Health Assessment Questionnaire for the Spondyloarthropathies [J Rheumatol 17:946–950 (1990)]
[2] Funktions- und Gelenkindex [J Rheumatol 15:302–307 (1988)]
[3] BASFI: Bath Ankylosing Spondylitis Functional Index [J Rheumatol 21:2281–2285 (1994)]
[4] BASDAI: Bath Ankylosing Spondylitis Disease Activity Index [J Rheumatol 21:2286–2288 (1994)]
[5] BAS-G: Bath Ankylosing Spondylitis Global [Br J Rheumatol 35:66–71 (1996)]
[6] BASMI: Bath Ankylosing Spondylitis Metrology Index [J Rheumatol 21:1694–1698 (1994)]
[7] Enthesitis Index [Ann Rheum Dis 46:197–202 (1987)]
[8] SASSS: Stoke Ankylosing Spondylitis Spine Score [Br J Rheumatol 30:330–335 (1991)]
[9] AS-DAS: Ankylosing Spondylitis Disease Activity Score [Br J Rheumatol 35:867–873 (1996)]

krankungen abzugrenzen sowie paravertebrale und extravertebrale Ursachen von Kreuzschmerzen (Mau et al. 1994).

Spondarthritiden, Arthrosen, Tumoren

Bei entzündlicher Achsenskeletterkrankung sind in erster Linie andere Spondarthritiden auszuschließen (s. Kap. 72.2). Bei radiologischen Veränderungen der Sakroiliakalgelenke sind v.a. die Arthrose, die Hyperostosis triangularis ilii (Synonym: Ostitis condensans ilii), Osteopathien, traumatische Veränderungen, Dysplasien, Tumoren und entzündlich septische Prozesse abzugrenzen.

Für die Sakroiliakalgelenkarthrose sprechen die Sklerosierung und osteophytäre Ausziehungen besonders in der 2. Lebenshälfte. Die Ostitis condensans ilii wird an der klinisch meist stummen dreieckigen Sklerosezone im Röntgenbild des kaudalen Iliumabschnitts bevorzugt bei Frauen erkannt. Der M. Paget als seltenes Beispiel für Osteopathien zeigt typische radiologische Knochenumbauzeichen auch an anderen Skelettabschnitten sowie die erhöhte alkalische Phosphatase.

Bakterielle Infekte

Bei Allgemeinsymptomen wie Fieber und Gewichtsabnahme sowie Leukozytose und stark beschleunigter BSG ist an septische, in erster Linie bakterielle Prozesse zu denken (am häufigsten durch Staphylokokken, seltener andere grampositive und gramnegative Erreger, Mykobakterien oder Pilze). Die septische Sakroiliitis ist häufig einseitig. In Verbindung mit den genannten Zusatzsymptomen ist auch bei der Diszitis oder Spondylodiszitis eine septische Streuung auszuschließen.

Kristallarthropathien und Sarkoidose

Selten kommen Kristallarthropathien wie die Chondrokalzinose und die Hydroxyapatiterkrankungen als Differentialdiagnosen bei Wirbelsäulenbeteiligung in Betracht. Sie zeigen in der Regel typische Verkalkungen im Bereich der Hände, Knie- und Hüftgelenke. Eine Sarkoidose mit den bekannten pulmonalen Veränderungen manifestiert sich sehr selten am Achsenskelett.

Hyperostosen

Die Differentialdiagnose der osteophytären Anbauten an der Wirbelsäule ist in Abb. 72.9 dargestellt. Auf die Abgrenzung zwischen Syndesmophyten, Mixtaosteophyten und degenerativen Spondylophyten wurde im Abschnitt „Bildgebende Verfahren" eingegangen. Parasyndesmophyten finden sich bei der Psoriasisspondarthritis und den infektreaktiven Spondarthritiden. Bei sehr groben brückenbildenden Spondylophyten und teilweise zuckergußartigen Ossifikationen besonders im Bereich des vorderen Längsbandes, ist an die Spondylosis hyperostotica zu denken (Synonyme: Forrestier-Erkrankung, diffuse idiopathische Skeletthyperostose, DISH; s. Kap. 72.5).

Sie ist assoziiert mit Stoffwechselstörungen (Diabetes mellitus, Hyperurikämie, Hyperlipidämie), Angio-

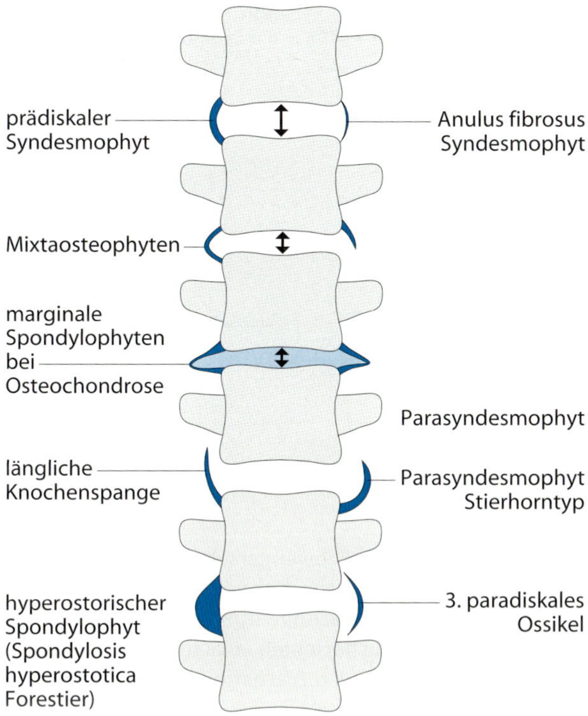

Abb. 72.9. Röntgenmorphologische Differentialdiagnose der Vertebralosteophyten (Mod. nach Dihlmann 1987)

Tabelle 72.5. Differentialdiagnose zwischen Spondylitis ankylosans und Spondylosis hyperostotica

	Spondylitis ankylosans	Spondylosis hyperostotica
Typisches Manifestationsalter (Jahre)	<40	>50
HLA-B27-Frequenz	88–96%	<10%
Schmerz	++	(+)
Thorakolumbale Kyphosierung	– bis +++	(+)
Wirbelsäulenversteifung	+ bis +++ (LWS >BWS)	(+) bis ++ (BWS > LWS)
Verminderte Atembreite	+ bis +++	(+)
systemische Entzündung	++	0
Stoffwechselstörung	0	++
Periphere Gelenkbeteiligung	++ (entzündlich)	+ (degenerativ)
Röntgenzeichen:		
• Prädilektion	Dorsolumbaler Übergang	BWS
• Morphologie	Syndesmophyt	Ventrales Verknöcherungsband
• Sakroiliitis	+++	0 (Kapselverknöcherung, Kapselschwund)
• Enthesiopathie (ossifizierend)	Tendoostitis	Tendoostose

pathien und Hypertonus. Eindrucksvoll ist die Diskrepanz zwischen relativ geringer klinischer Symptomatik und ausgeprägtem Röntgenbefund. Differentialdiagnostische Merkmale zur Sp. a. sind in Tabelle 72.5 dargestellt.

M. Scheuermann und Osteoporose

Als Differentialdiagnosen bei Wirbelsäulenkyphosierung sind in der Adoleszenz die Scheuermann-Erkrankung und besonders im höheren Lebensalter die Osteoporose als häufigere Ursachen zu nennen (Brocher u. Willert 1980).

Chronische Polyarthritis

Bei den Mon- und Oligoarthritiden sind in erster Linie die anderen Spondarthritiden abzugrenzen (Kap. 72.2). Bei den seltenen polyartikulären Manifestationsformen spricht ein symmetrischer Befall sowie die Beteiligung der Fingergrund- und -mittelgelenke, erosiver Verlauf und der positive Rheumafaktor für eine chronische Polyarthritis.

Arthritis psoriatica und reaktive Arthritiden

Die Enthesitis tritt häufig auch bei der Arthritis psoriatica und der reaktiven Arthritis auf. Von diesen Formen der entzündlichen Fibroostitis sind die häufigeren degenerativen Fibroostosen abzugrenzen (z.B. Haglund-Exostose am Kalkaneus).

Verkalkungen im Sehnenansatzbereich sind auch typisch für die Spondylosis hyperostotica in ca. 60% der Fälle. Schwierig ist im Einzelfall die Abgrenzung zwischen Enthesitis und Fibromyalgiesyndrom (s. Kap. 55.9), das begleitend zur Sp. a. auftreten kann.

Fibromyalgie

Für die Fibromyalgie spricht der generalisierte Spontanschmerz und die umschriebene Druckschmerzhaftigkeit nicht nur im Bereich typischer Sehneninsertionen sondern auch an definierten muskulären Punkten. Im Einzelfall kann die Knochenszintigraphie weiterhelfen, die Anreicherungen bei ausgeprägten entzündlichen Enthesitiden, aber nicht beim Fibromyalgiesyndrom zeigt.

Weitere Ursachen von Schmerzen und Schwellungen am Kalkaneus sind Trauma, Bursitis subachillea, Gichttophi, Xanthome, Rheumaknoten, Infekte und Tumoren.

72.1.9 Verlauf und Prognose

Verlauf

Der Verlauf der Sp. a. ist sehr variabel. Häufig findet sich ein milder oder abortiver Krankheitsverlauf mit unterschiedlich langen, beschwerdearmen Intervallen ohne

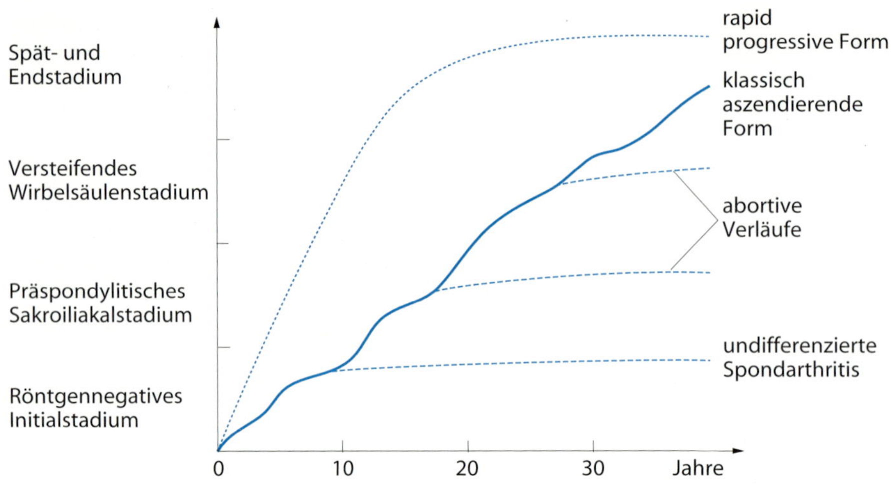

Abb. 72.10. Verlaufsformen der Spondylitis ankylosans

wesentliche funktionelle Beeinträchtigungen (Mau et al. 1988, s. Abb. 72.10). Aus retrospektiven Untersuchungen ist bekannt, daß 3–7 Jahre von den Erstsymptomen bis zum radiologischen Nachweis einer Sakroiliitis mit der konventionellen Röntgentechnik vergehen.

In prospektiven Untersuchungen von Patienten mit bereits lange bestehender undifferenzierter Spondarthritis ist der radiologische Progreß der Sakroiliitis noch protrahierter (Mau et al. 1988, s. Kap. 72.2). Die Arbeitsfähigkeit bleibt auch nach Jahrzehnten erhalten (bis 80%). Die Erkrankung kann in jedem Stadium inaktiv werden. Andererseits werden selten (ca. 5%) rapid progressive Verläufe mit kompletter Ankylose innerhalb von 10 Jahren beobachtet (Schilling 1974).

Prognose

Manifestationsalter

Für die Prognose des Krankheitsverlaufs ist das Manifestationsalter von Bedeutung. Bei Krankheitsbeginn in der Adoleszenz wird gehäuft ein ankylosierender Verlauf mit Hüftgelenkbefall beobachtet. Eine frühe Beteiligung der Zwischenwirbelgelenke (spondylarthritischer Typ) bei jugendlichem Beginn kann zu einer aufrechten Versteifung führen.

Die funktionell ungünstige kyphotische Ankylosierung wird bei später Manifestation nach dem 45. Lebensjahr seltener beobachtet als bei Patienten mit typischem Manifestationsalter. Bei Spätmanifestationen der Sp. a. wurden sowohl milde Verläufe als auch aktive Formen gesehen (Caplanne et al. 1997).

Weibliches Geschlecht

Bei Frauen besteht die Tendenz zu einem günstigeren Krankheitsverlauf. Allerdings kommen HWS-Symptome sowie eine Osteitis pubis und eine periphere Arthritis bei Frauen häufiger vor. Wenn es zur Wirbelsäulenankylosierung kommt, dann meistens in aufrechter Haltung (ca. 80%).

Der Einfluß einer Schwangerschaft auf die Krankheitssymptome ist nicht sicher vorhersehbar. Meistens ergibt sich keine Änderung. Innerhalb eines Monats nach der Entbindung berichten etwa die Hälfte der Patientinnen über eine Exerzerbation der Erkrankung (Ostensen et al. 1982).

Gelenkbeteiligung

Sie ist von großer Bedeutung für die Funktionsbeeinträchtigung. Insbesondere die Koxitis und die postarthritische Koxarthrose sind zu nennen, aber auch der Befall der Schulter- und Kniegelenke sowie selten eine Polyarthritis.

Laborbefunde

Bei 4% der Sp. a.-Kranken ist eine ausgeprägte Hypergammaglobulinämie von 30–40% in Assoziation mit einer ungünstigen Prognose festgestellt worden. Bei dieser als „γ-Typ" bezeichneten Form der Sp. a. (Schilling 1974), die besonders bei Jugendlichen und jungen Erwachsenen beobachtet wurde, zeigt die hochaktive Erkrankung einen raschen Progreß sowie vermehrt Organkomplikationen (z.B. eine Amyloidose der Nieren und anderer Organe).

Die prognostische Bedeutung des HLA-B27-Markers für den Verlauf der Erkrankung ist umstritten.

Sichere Aussagen werden dadurch eingeschränkt, daß nur 4–12% der Patienten mit negativem HLA-B27 zum Vergleich zur Verfügung stehen. Diskutiert wurde ein späterer Beginn und ein milderer Verlauf der Wirbelsäulenveränderungen bei den HLA-B27-negativen Patienten. HLA-DR4 ist möglicherweise mit dem gehäuften Auftreten einer peripheren Arthritis assoziiert.

Lebenserwartung

Kranke mit einer Sp. a. haben nicht grundsätzlich eine eingeschränkte Lebenserwartung (Carter et al. 1979). In

Einzelfällen können Organkomplikationen (z.B. Nierenamyloidose, Aorteninsuffizienz), eine atlantodentale Dislokation oder Frakturen der ankylosierten bzw. osteoporotischen Wirbelsäule zum Tod führen (Lehtinen 1980).

An der HWS sind C5/6 oder C6/7 die typischen Lokalisationen für in der Regel quer verlaufende Frakturen. In der Vergangenheit wurde eine bis zu 10fach erhöhte Leukämierate durch die Behandlung mit Radionukliden (Thorium X = ^{224}Ra) berichtet.

72.1.10 Therapie und Rehabilitation

Da eine kausale Therapie der Sp. a. bisher nicht möglich ist, zielt die Behandlung auf die Verminderung von Schmerzen Entzündungsaktivität an Wirbelsäule, Gelenken und Enthesen, Kontrolle extraskelettaler Manifestationen und Komplikationen, Aufhalten der Bewegungseinschränkung und Deformierung der Wirbelsäule, des Thorax und der Gelenke, umfassende Information über die Erkrankung und Erhaltung bzw. Wiederherstellung der Erwerbsfähigkeit.

Zum Erreichen dieser Ziele werden im wesentlichen eingesetzt:

- Medikamente,
- Krankengymnastik und begleitende physikalische Maßnahmen,
- Strahlentherapie,
- chirurgische Intervention,
- Beratung und Rehabilitation.

Medikamentöse Therapie

Nichtsteroidale Antiphlogistika (NSAID)

Die wichtigste Substanzgruppe gegen die entzündungsbedingten Schmerzen sind die nichtsteroidalen Antiphlogistika (NSAID). Sie sind vor dem Schlafen in ausreichend hoher Dosierung zu nehmen, um den nachts und frühmorgens betonten Schmerzen entgegenzuwirken: z.B. Diclofenac oder Indometacin 50–100 mg Suppositorien oder Retardpräparate, Piroxicam (z.B. Felden oder Brexidol) 20 mg oder der bevorzugte Inhibitor der Zyclooxygenase 2 Meloxicam (Mobec) 15 mg. Durch NSAID wird die zur Erhaltung der Beweglichkeit notwendige Alltagsaktivität und Übungsbehandlung vielfach erst ermöglicht.

Dafür erfolgt jeweils morgens und mittags die Einnahme von z.B. Diclofenac oder Indometacin 25–50 mg. Indometacin ist häufig besonders gut wirksam, führt allerdings mit 21% häufiger zu zentralnervösen Nebenwirkungen als Diclofenac (7%, Calin u. Elswood 1990). Viele Patienten nehmen täglich NSAID über Jahre bis Jahrzehnte ohne wesentliche Nebenwirkungen ein (Mau et al. 1990).

Bei positiver Ulkusanamnese oder anderen Risikoindikatoren für ein Ulkus ventrikuli/duodeni unter NSAID stehen die COX-II-selektiven Hemmer, z.B. Celecoxib (Celebrex) 1- bis 2mal 200 mg zur Verfügung (Dougados et al. 2000). Besonders wenn im Einzelfall herkömmliche NSAID besser wirksam sein sollten als die neuen selektiven COX-II-Hemmer, ist die zusätzliche Therapie mit Misoprostol 2mal 200 µg (Cytotec oder Arthotec als Kombinationspräparat mit Diclofenac 50 mg) oder Omeprazol (Antra) 1mal 20 mg indiziert.

Myotonolytika

Bei schmerzhaftem Muskelhartspann ist ggf. die Gabe von Myotonolytika [z.B. Carisoprodol (Sanoma) 3mal 350 mg] indiziert. Wenn ein begleitendes fibromyalgisches Syndrom sehr ausgeprägt ist, kann in Analogie zur primären Form dieses Syndroms die Kombination von Fluctin 20 mg am Morgen und Amitriptylin (Saroten) 25 mg zur Nacht versucht werden.

Langwirksame Antirheumatika

Bei hoher Entzündungsaktivität, rascher Progredienz oder bei peripherer Arthritis ist ein Therapieversuch mit Sulfasalazin (z.B. Azulfidine 2–3mal 2 Drg./die) indiziert (Clegg et al. 1996; Dougados et al. 1995).

Die Wirksamkeit von Sulfasalazin bei isoliertem Befall des Achsenskeletts ist nicht gesichert; zur Frühtherapie liegen allerdings keine ausreichenden Daten vor. Bei einigen Patienten ist auch Methotrexat (z.B. Lantarel 7,5–15 mg einmal pro Woche) als wirksam beschrieben worden (Creemers et al. 1994). Bei der seltenen erosiven Arthritis werden auch andere langwirksame Antirheumatika in Analogie zur Behandlung der chronischen Polyarthritis eingesetzt (s. Kap. 39.1). Bei Patienten mit therapierefraktärer hoher Entzündungsaktivität ist die Wirksamkeit der Behandlung mit TNF-Alpha-Antikörpern beschrieben worden. Nach dem Beginn der Infusionen von Infliximab (Remicade) jeweils 5 mg/kg in den Wochen 0, 2 und 6 (Brandt et al. 2000, Van den Bosch et al. 2000) muß individuell je nach Erfolg über die Fortsetzung entschieden werden, da hierzu bisher keine veröffentlichten Untersuchungen vorliegen.

Glukokortikoide

Eine systemische Behandlung mit Glukokortikoiden soll auf Phasen mit schweren Allgemeinsymptomen, ausgedehntem Gelenkbefall, Organmanifestationen und neurologischen Komplikationen (z.B. schwere Uveitis anterior, fortgeschrittene atlanto-axiale Dislokation mit ausgeprägter Synovialisproliferation) beschränkt bleiben. Dann wird für wenige Wochen eine orale Stoßtherapie verordnet [z.B. Prednisolon (Decortin H) 30–100 mg initial und dann ausschleichende Dosierung).

Zur lokalen medikamentösen Behandlung der therapierefraktären peripheren Mon-/Oligoarthritis oder Sakroiliitis mit starken Kreuzschmerzen kann eine Glukokortikoid-Kristallsuspension intraartikulär injiziert werden, z.B. Triamcinolonhexacetonid (Lederlon, Dosierung je nach Gelenk, z.B. Knie-, Sakroiliakalgelenk jeweils 40 mg, Maugars et al. 1996).

Eine sonographisch gesteuerte Glukokortikoidinjektion in eine Bursitis subachillea ist eine wirksame Behandlung dieser Ursache der Achillodynie. Dabei muß eine Infiltration der Sehne wegen Rupturgefahr vermieden werden.

Krankengymnastik und begleitende physikalische Maßnahmen

Die krankengymnastische Übungsbehandlung findet sowohl im Trockenen als auch im Bewegungsbad statt.

Sie konzentriert sich auf

- Verbesserung der Beweglichkeit in den verschiedenen Wirbelsäulenabschnitten und den betroffenen peripheren Gelenken,
- Dehnung der verkürzten Muskulatur,
- Kräftigung insuffizienter Muskeln, insbesondere der aufrichtenden Rumpfmuskulatur,
- Vergrößerung der Atembewegung,
- Koordinations- und Gleichgewichtsschulung,
- Erlernen von Kompensationsbewegungen bei fortgeschrittenen fixierten Funktionseinbußen.

Wertvolle Unterstützung bieten verschiedene physikalische Anwendungen wie die direkte Wärmeapplikation (z.B. Fangopackungen) oder die Elektrotherapie (z.B. Hochfrequenztherapie, Stangerbäder, niederfrequente Wechselströme). Zur Entspannung der Muskulatur tragen auch kontrolliert eingesetzte Massagen im Trockenen und unter Wasser bei.

Bei der Enthesitis z.B. im Bereich der Ferse hat sich die Ultraschalltherapie bewährt.

Bei hoher Entzündungsaktivität ist generell Zurückhaltung bei Wärmeapplikation geboten. Synovialitisch geschwollene Gelenke werden intensiv gekühlt, z.B. mit Eispackungen.

Wenn bei polytopen Schmerzen ein sekundäres fibromyalgisches Syndrom im Vordergrund steht, ist die physikalische Therapie (z.B. Stanger-Bäder, Wärmeanwendung bei geringer Entzündungsaktivität) zu intensivieren.

Strahlentherapie

Bei chronischen peripheren Arthritiden an einzelnen Gelenken, die auf die systemische Therapie und lokale Maßnahmen einschließlich der intraartikulären Glukokortikoidinjektion nicht ausreichend ansprechen, ist eine Radiosynoviorthese (z.B. mit Yttrium bei Kniegelenken) zu diskutieren. Wenn eine Enthesitis durch andere Maßnahmen nicht beherrschbar ist, kann der Einsatz von Röntgenstrahlen hilfreich sein. Kontrovers wird die Therapie mit Radionukleiden (Thorium X = ^{224}RA) bei hochaktiver Achsenskeletterkrankung diskutiert.

Wegen bis zu 10fach erhöhter Leukämierate und anderer ernsterer Folgen ist diese Therapieform weitgehend verlassen worden. Allerdings sind die entsprechenden Studien von anderen Autoren angezweifelt worden. Das Nutzen-Risiko-Verhältnis wurde bei niedrig-dosierter Bestrahlung für akzeptabel gehalten, zumal die Patienten vielfach über eine bis zu 2 Jahre anhaltende Besserung berichten (Dihlmann 1987).

Chirurgische Intervention

Wenn es zu einer ausgeprägten Wirbelsäulenkyphosierung mit Senkung der Blickachse kommt, sollte dem Patienten eine Aufrichtungsosteotomie angeboten werden. Schwerwiegende Komplikationen wie Paraplegie, Nervenwurzelkompression etc. sind durch polysegmentale Aufrichtung gegenüber früheren Operationstechniken selten. Bei drohenden oder akut aufgetretenen neurologischen Ausfällen sind gelegentlich notfallmäßige Operationen erforderlich (z.B. Laminektomie beim Cauda-equina-Syndrom, Spondylodesen bei Wirbelkörperfrakturen, Spondylodiszitis, atlanto-dentaler Dislokation; Zeidler 1996).

Bei therapierefraktärer Arthritis peripherer Gelenke kommt eine Synovektomie in Frage. Der endoprothetische Gelenkersatz führt zur wesentlichen Funktionsverbesserung bei destruierten oder ankylosierten Gelenken, insbesondere bei den Hüftgelenken. Gelegentlich ist eine Arthrodese bei schwer verlaufender Arthritis zur Schmerzlinderung indiziert (z.B. im Bereich der Karpal- oder Sprunggelenke).

Beratung und Rehabilitation

Schulungsprogramme

Einen hohen Stellenwert hat die umfassende Information und Beratung des Patienten für die Verringerung der Angst vor der Krankheit und ihren Folgen und für eine gute Compliance. Dazu kann unterstützend ein strukturiertes Patientenschulungsprogramm in festen Kleingruppen eingesetzt werden.

In 6 Einheiten von jeweils 90 min erfolgt durch ein geschultes interdisziplinäres Team aus Ärzten, Krankengymnasten, Ergotherapeuten und Psychologen eine Intervention auf kognitiver, psychomotorischer und emotionaler Ebene. Es ist ideal, wenn der Patient zum aktiven Partner der Therapeuten wird.

Der Arzt sollte auch Probleme im Privatleben ansprechen und zu wichtigen Fragen der Sexualität (z.B. bei Hüftgelenkbeteiligung) und Familienplanung (Schwangerschaft und Vererblichkeit der Erkrankung) Stellung nehmen. Bei Sorgen wegen der Vererbung der Sp. a. ist darauf hinzuweisen, daß nur bei etwa 20% der HLA-B27-positiven und bei weniger als 3% der HLA-B27-negativen Familienangehörigen 1. Grades eines Patienten mit

Sp. a. mit Symptomen der Spondarthritiden zu rechnen ist. Dabei ist der häufig milde oder abortive Krankheitsverlauf hervorzuheben (Mau u. Zeidler 1990).

Aktive Mitarbeit des Patienten

Das Hinführung zum aktiven „Krankheitsmanagement" des Patienten ist ein wesentlicher Schritt zu einem dauerhaft erfolgreichen Rehabilitationsprozeß. Nachts ist eine kyphosierende Lagerung unbedingt zu vermeiden, wie sie z.B. durch zu weiche Matratzen oder eine zu starke Kopfunterstützung provoziert wird.

Falls eine Bauchlagerung möglich ist, wird damit sowohl einer Kyphosierung der Wirbelsäule als auch Hüftgelenkkontrakturen entgegengewirkt. Im Tagesablauf sollte der Patient auf eine abwechslungsreiche Bewegung achten. Regelmäßiger Sport wie Schwimmen, Volleyball oder Skilanglauf unterstützen das Erreichen wichtiger therapeutischer Ziele.

Nach krankengymnastischer Anleitung soll der Patient täglich selbstständig ein Übungsprogramm durchführen, das in Intervallen nach individuellen Schwerpunkten durch eine krankengymnastische Übungsbehandlung gezielt zu korrigieren und zu ergänzen ist.

Stationäre oder teilstationäre Rehabilitation

Regelmäßige stationäre oder teilstationäre Rehabilitationsmaßnahmen wirken sich insbesondere wegen der konsequenten Krankengymnastik und begleitenden physikalischen Therapie günstig auf die Erkrankung aus. Zusätzlich wird die Schmerz- und Krankheitsverarbeitung durch eine Verhaltenstherapie mit gutem Erfolg unterstützt, die z.T. auch ambulant angeboten wird (Engst-Hastreiter 1995). Bei Sp. a.-Kranken sind häufig kürzere Intervalle zwischen den Rehabilitationsmaßnahmen medizinisch begründbar als der in der Regel 4jährige Mindestabstand.

Berufliche Rehabilitation

Bei der Berufsberatung bei juvenilem Beginn oder Umschulung sollte der Wechsel zwischen Gehen, Sitzen und Stehen ohne schwere körperliche Arbeit oder Einwirkung von Witterungseinflüssen wie Kälte und Nässe angestrebt werden. Der Arbeitsplatz ist nach ergotherapeutischen Gesichtspunkten zu überprüfen.

Selbsthilfegruppe

Viele Patienten erleben eine wertvolle Unterstützung in der Selbsthilfegruppe (Korrespondenzanschrift: Deutsche Vereinigung M. Bechterew e.V., Metzgergasse 16, 97421 Schweinfurt, Internet: www:dvmb.rheumanet.org).

72.2 Sonstige entzündliche Spondylopathien (M 46)

W. Mau, H. Zeidler

In dieser Gruppe werden nichtseptische, entzündliche rheumatische Erkrankungen zusammengefaßt, deren wesentliche Kennzeichen die Manifestationen am Achsenskelett (= „Spond"-ylitis) und den peripheren Gelenken (= „Arthritis") sind. Dazu gehören die spinale Enthesopathie (M 46.0), die andernorts nicht klassifizierte Sakroiliitis (M 46.1), sonstige näher bezeichnete entzündliche Spondylopathien (M 46.8) und nicht näher bezeichnete entzündliche Spondylopathien (M 46.9). Auf die Differentialdiagnosen der infektiösen Spondylopathien (M 46.2–5) wird im Kap. 72.1.8 eingegangen (s. auch Mau et al. 1994). Der Terminus Spondarthritiden (SA) wird im folgenden bevorzugt, weil damit die Verwechselung mit der Arthritis der Intervertebralgelenke (Spondylarthritis) vermieden wird (Mau et al. 1990).

Neben weiteren klinischen Gemeinsamkeiten (Zeidler 1996, 1997; Zeidler et al. 1992) haben die Assoziationen mit dem HLA-B27 und das Fehlen des Rheumafaktors zu den alternativ gebrauchten Termini geführt. Die folgende Übersicht gibt einen Überblick über die gemeinsamen Merkmale der Spondarthritiden.

Gemeinsame Merkmale der Spondarthritiden

- *Achsenskelettbeteiligung*
  - Sakroiliitis
  - Spondylitis
  - Thoraxschmerzen (Kostovertebralarthritis, Sternoklavikulararthritis, Beteiligung der Synchondroses sternales oder der kostosternalen Übergänge)
- *Periphere Arthritis*
  - asymmetrische Oligoarthritis vorwiegend der unteren Extremitäten
  - Daktylitis
  - selten (asymmetrische) Polyarthritis
- *Enthesitis, z.B.*
  - Fersen (dorsal/plantar)
  - Becken
  - Dornfortsätze
  - parasternal
- *Extraskelettale Manifestationen*
  - Augenentzündungen (Iritis, Konjunktivitis)
  - Haut- und Schleimhautveränderungen (psoriasiforme Effloreszenzen, Erythema nodosum, Mund-, Genital- und Darmulzerationen, Pyoderma gangraenosum)
  - Entzündungen des Darm- und Urogenitaltrakts
  - Thrombophlebitis
- *Überlappung der einzelnen Krankheitsbilder*
- *Genetische Disposition*
  - familiäre Häufung
  - Assoziation mit dem HLA-B27
- *Abgrenzung zur chronischen Polyarthritis*
  - negativer Rheumafaktor
  - keine Rheumaknoten

72.2.1 Definition und Terminologie

Synonyma

Spondarthritiden, (seronegative) Spondylarthritiden, (seronegative) Spondyloarthropathien, (seronegative) Spondylarthropathien, HLA-B27-assoziierte Spondylarthritiden.

Das Konzept der SA wurde zunächst im wesentlichen von 3 Beobachtungen abgeleitet:

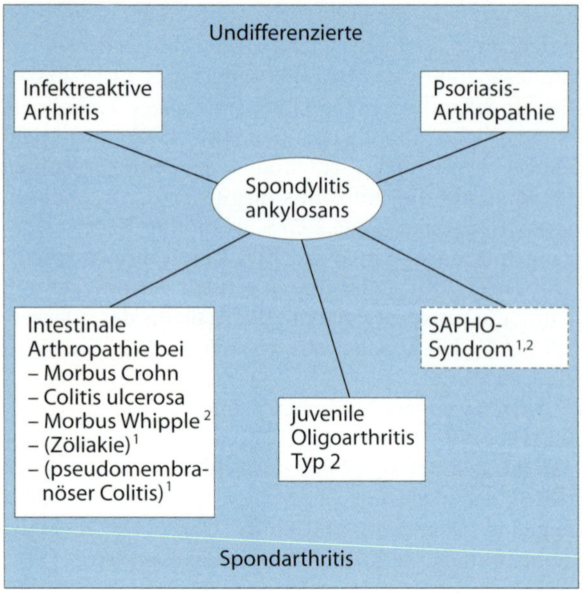

Abb. 72.11. Erkrankungen, die den Spondarthritiden zugerechnet werden (1: Zuordnung noch unklar, 2: keine Assoziation mit HLA-B27)

1. Vorkommen gleicher Merkmale bei verschiedenen Erkrankungen,
2. gleichzeitiges oder nacheinander beobachtetes Auftreten von Symptomen verschiedener Erkrankungen beim gleichen Patienten,
3. Häufung von Einzelsymptomen oder verschiedenen Formen der SA in Familien von SA-Kranken.

Die einzelnen Erkrankungen, die den SA zugerechnet werden, sind in Abb. 72.11 dargestellt. Die Spondylitis ankylosans (M 45) gilt als „Prototyp" der SA („primäre Form"), da ihre charakteristischen Merkmale (s. vorstehende Übersicht) auch bei den anderen („sekundären") SA-Formen auftreten. Zur Gruppe der Spondarthritiden werden z.T. Erkrankungen gezählt, die nicht eindeutig mit dem HLA-B27 assoziiert sind oder deren nosologische Abgrenzung nicht klar ist. Die von einzelnen Autoren den SA zugeordnete Uveitis anterior ist in Abb. 72.11 nicht enthalten, weil nur ein Teil der Betroffenen Manifestationen am Bewegungsapparat entwickelt (s. unten: „Extraskelettale Manifestationen").

Schließlich wurden die undifferenzierten Spondarthritiden (uSA) in das Konzept integriert. Darunter werden Erkrankungen verstanden, die trotz mehrerer Merkmale der SA nicht eindeutig zuzuordnen sind (Zeidler et al. 1992):

- Frühformen, die sich im späteren Verlauf in ein klinisches Vollbild differenzieren lassen,
- milde, abortive Formen (forme fruste), aus denen sich auch langfristig nicht ein klassisches Krankheitsbild entwickelt,
- Überlappungssyndrome, die gleichzeitig mehreren Erkrankungen zugeordnet werden können.

72.2.2 Epidemiologie und Klassifikation

Frühe Studien, die vor der Etablierung des Konzepts der SA durchgeführt wurden, untersuchten das Vorkommen des Leitsymptoms Sakroiliitis. Auf der Grundlage des konventionell radiologischen Nachweises wurden Prävalenzraten zwischen 0,5 und 2% für die Sakroiliitis ermittelt und damit mehr als 2fach höhere Raten als für die Spondylitis ankylosans (Zeidler et al. 1992).

Erst in jüngster Zeit sind epidemiologische Daten zu den SA verfügbar, die sich über radiologische Veränderungen hinaus auf klinische Kriterien stützen. Zur Klassifikation der SA sind im wesentlichen 2 Kriterienkataloge entwickelt worden, die international verbreiteteren „European Spondylarthrophy Study Group" (ESSG)-Kriterien (Dougados et al. 1991; Zeidler 1997, s. folgende Übersicht) und die Amor-Kriterien (Amor et al. 1990, s. Tabelle 72.6).

ESSG- (European Spondyloarthropathy Study Group-) Kriterien der Spondarthritiden (Dougados et al. 1991)

- *Wirbelsäulenschmerz vom entzündlichen Typ*
  oder
- *Arthritis*
  (asymmetrisch vorwiegend der unteren Extremitäten)

und mindestens ein weiteres Kriterium

- positive Familienanamnese (Spondylitis ankylosans, Arthritis psoriatica, Uveitis anterior, infektreaktive Arthritis, entzündliche Darmerkrankung)
- Psoriasis
- entzündliche Darmerkrankung
- Urethritis/Zervizitis/Diarrhö
  (höchstens 1 Monat vor Arthritis)
- wechselnde Gesäßschmerzen
- Fersenschmerz
- Sakroiliitis (bilateral Grad 2–4/unilateral Grad 3–4).

Tabelle 72.6. Amor-Kriterien der Spondarthritiden (Amor et al. 1990), Sp. a. bei 6 Punkten

Kriterien	Punkte
1. Nachtschmerz oder Morgensteife der BWS oder LWS	1
2. Asymmetrische Oligoarthritis	1
3a. Gesäßschmerz	
3b. Alternierender Gesäßschmerz	1 oder 2
4. Daktylitis	2
5. Enthesitis	2
6. Iritis	2
7. Urethitis/Zervizitis <1 Monat vor Arthritis	1
8. Akute Diarrhö <1 Monat vor Arthritis	1
9. Psoriasis, Balanitis, entzündliche Darmerkrankung	2
10. Sakroiliitis (Grad 2 beidseits oder Grad 3 unilateral	3
11. HLA-B27-Familienanamnese: Spondylitis ankylosans, infektreaktive Arthritis, Arthritis psoriatica, entzündliche Darmerkrankung	2
12. Deutliche Besserung innerhalb von 48 h nach NSAR, Rezidiv nach Absetzen	2

Unterschiede und Aussagekraft beider Kriterienkataloge (s. auch Tabelle 72.6) werden ausführlich im Abschnitt Diagnose diskutiert. In einer Population von erwachsenen Eskimos führten diese Kriterien zu einer effektiveren Fallidentifikation als die frühere Verwendung von Definitionen für die Krankheitsuntergruppen (Boyer et al. 1994).

Sowohl bei Verwendung der ESSG-Kriterien als auch der Amor-Kriterien (Tabelle 72.6) wurde eine SA-Prävalenz von 2,6% bei Erwachsenen im Alter von mindestens 20 Jahren ermittelt. Frauen und Männer waren gleich häufig betroffen. Sowohl reaktive Arthritiden als auch uSA waren in der Eskimopopulation jeweils häufiger als die primäre Spondylitis ankylosans (Tabelle 72.7).

In Deutschland wurde mit 1,9% eine ähnlich hohe Prävalenz für alle SA festgestellt (Braun et al. 1998). Hier war allerdings die Spondylitis ankylosans mit 0,9% am häufigsten, gefolgt von der uSA (0,7%), Psoriasisarthritis (0,3%) und reaktiver Arthritis (0,1%). Manifestationsalter und Geschlechtsverhältnis bei den einzelnen Formen der SA sind Tabelle 72.7 zu entnehmen.

Tabelle 72.8. Häufigkeit des HLA-B27 bei Spondarthritiden und Vergleichsgruppen

Erkrankungen	Häufigkeit des HLA-B27 [%]
Spondylitis ankylosans	88–96
Reaktive Arthritis bei	
• Yersinien, Salmonellen, Shigellen	60–95
• Chlamydien	40–60
Reiter-Syndrom	
• mit Sakroiliitis	70–100
• ohne Sakroiliitis	50
Intestinale Arthropathien	
• mit Sakroiliitis	50–70
• ohne Sakroiliitis	5
Psoriasisarthropathie	
• mit Sakroiliitis	35–100
• ohne Sakroiliitis	14–24
Juvenile chronische Arthritis mit Sakroiliitis	40–60
SAPHO-Syndrom	<30
Undifferenzierte Spondarthritis	47–84
Chronische Polyarthritis	6–10
Kontrollpersonen	4–10

72.2.3 Ätiologie und Pathogenese

Bei den verschiedenen SA haben die genetische Disposition und exogene Faktoren, insbesondere die Infektionen durch bakterielle Erreger, unterschiedliche Bedeutung für die Ätiologie und Pathogenese (s. vorausgegangene Kapitel zu den einzelnen Krankheitsbildern). Die genetische Disposition wird durch die familiäre Belastung und die HLA B27-Assoziation erkennbar. Am häufigsten ist der positive HLA-B27-Marker bei der Spondylitis ankylosans zu finden (ca. 90%, s. Tabelle 72.8).

Bei den verschiedenen SA ist er mit dem Auftreten der Achsenskelettmanifestationen (Sakroiliitis, Spondylitis) assoziiert. Das Zusammenwirken zwischen genetischer Disposition und Exposition gegenüber bakteriellen Erregern wie Chlamydien, Yersinien und anderen Erregern ist am deutlichsten bei der infektreaktiven

Tabelle 72.7. Gegenüberstellung der demographischen und klinischen Charakteristika verschiedener Spondarthritiden

	Spondylitis ankylosans	Psoriasisarthropathie	Reaktive Arthritis	Intestinale Arthropathie	Juvenile Oligoarthritis Typ II	SAPHO-Syndrom
Typisches Manifestationsalter	20–40	30–50	20–30	20–30	8–16	Variabel
Geschlecht (w:m)	1:2–3	Gleich	Gleich	Gleich	1:7	Gleich
Sakroiliitis/ Spondylitis [%]	ca. 100	ca. 20	<50	<20	<50	13–33
Sakroiliitissymmetrie	Symmetrie	Asymmetrie	Asymmetrie	Symmetrie	Variabel	Variabel
Periphere Arthritis [%]	ca. 20 (–70)	ca. 95	ca. 90	15–20	ca. 90	ca. 30
Enthesitis	++	++	++	+	+++	+
Diarrhö	–	–	+/++	++	–	–
Urogenitale Beteiligung	(+)	–	+/++	–	–	–
Augenbeteiligung [%]	25–30	ca. 20	ca. 50	<15	10–20	–
Mukokutane Läsionen [%]	–	ca. 100	<40	Selten	Selten	ca. 90
Herzbeteiligung [%]	1–10	Selten	5–10	Selten	Selten	–

Arthritis nach Urethritis oder Enteritis (s. Kap. 41.6; Zeidler u. Schumacher 1998; Uksila et al. 1998).

Die Bedeutung zum großen Teil subklinischer entzündlicher Veränderungen der Darmwand für die Pathogenese der SA wird zzt. intensiv diskutiert (Gaston 1997). Mit Hilfe von Technetium-markierten Leukozyten konnten verstärkte szintigraphische Anreicherungen im Kolon und terminalen Ilium v.a. bei SA-Formen mit Achsenskelettbeteiligung dargestellt werden. Bei mehr als 60% der Patienten mit verschiedenen SA-Formen einschließlich uSA wurden Entzündungsprozesse in iliokoloskopisch gewonnenen Biopsien gesichert. Diese Veränderungen beschränken sich nicht allein auf HLA-B27-positive Patienten.

Inwieweit diese Entzündungen der Darmwand durch bakterielle Erreger ausgelöst werden, ist noch nicht für alle Enteritiden geklärt. Kürzlich konnte der auslösende Erreger des M. Whipple identifiziert werden. Es handelt sich dabei um Tropheryma whippelii, dessen molekularbiologischer Nachweis zu einer deutlichen Verbesserung der Diagnosesicherheit geführt hat.

Beim SAPHO-Syndrom sind deutliche Fortschritte bei der Aufklärung der Infektionsätiologie durch den Nachweis von Proprionibacterium acnes aus den pathologisch veränderten osteoartikulären Arealen erzielt worden (Wagner et al. 1997). Mit der Verbesserung der Nachweismethoden bakterieller Erreger ist eine zunehmende Aufklärung der Infektionsätiologie auch bei den heute als uSA bezeichneten Erkrankungen zu erwarten (Aggarwal et al. 1997).

72.2.4 Klinisches Bild und Differenzierung der Spondarthritiden

Achsenskelettbeteiligung

Die Sakroiliitis und das Vollbild der Spondylitis ankylosans können sich prinzipiell bei jeder der SA-Formen mit unterschiedlicher Häufigkeit entwickeln (Zeidler 1996; Khan 1998, s. Tabelle 72.7). Häufig ist allerdings die Achsenskeletterkrankung auf die Sakroiliakalgelenke beschränkt, ohne daß die darüberliegenden Wirbelsäulenabschnitte mitbefallen sind.

Im Gegensatz zur primären Spondylitis ankylosans kommen eine einseitige oder asymmetrische Sakroiliitis bei den meisten anderen sekundären SA-Formen häufiger vor. Die Sakroiliitis verläuft vielfach asymptomatisch und wird nur bei gezielter Suche im Röntgenbild entdeckt. Bei der Psoriasisarthritis ist in etwa 20% mit einer häufig asymmetrischen Sakroiliitis zu rechnen. Zusätzliche Zeichen einer Spondylitis psoriatica wie einzelne Parasyndesmophyten werden bei weniger als der Hälfte dieser Patienten gefunden.

Das Vollbild der klassischen Spondylitis ankylosans entwickelt sich jedoch im Gegensatz zu umschriebenen Wirbelsäulenmanifestationen selten. Im langfristigen Verlauf einer infektreaktiven Arthritis ist bei weniger als 50% der Patienten mit einer Sakroiliitis zu rechnen. Bei den mit M. Crohn und Colitis ulcerosa assoziierten Arthropathien ist in 10–20% eine Sakroiliitis und eine Spondylitis ankylosans in 7–12% zu beobachten. Beim M. Whipple und der Zöliakie wurden in 7 bzw. 5 % eine Sakroiliitis beschrieben.

Extravertebrale Symptome am Bewegungsapparat

Die periphere Arthritis zeigt bei den verschiedenen SA-Formen typischerweise ein mon- oder oligoartikuläres Befallsmuster. Eine Besonderheit ist die Daktylitis („Wurstfinger, Wurstzeh"), die durch einen Strahlbefall sämtlicher 3 Gelenke eines Fingers bzw. Zehs und Schwellung der gesamten Weichteile gekennzeichnet ist. Sie tritt besonders bei der Psoriasisarthritis und der infektreaktiven Arthritis auf, seltener bei den anderen SA-Formen.

Ein flüchtiger Charakter der Gelenkbeteiligung z.T. mit springendem Verlauf über wenige Wochen wird z.B. beim M. Crohn und Colitis ulcerosa gesehen. Die Beschwerden korrelieren mit der Darmsymptomatik. Typisch für die verschiedenen SA ist die Enthesitis. Sie wird am häufigsten am Kalkaneus diagnostiziert (ca. 40% bei der Arthritis psoriatica, bis zu 80% bei der juvenilen Oligoarthritis Typ II). Selten tritt eine sekundäre hypertrophe Osteoarthropathie mit Trommelschlegelfingern und Periostitis bei M. Crohn und Colitis ulcerosa auf.

Extraskelettale Manifestationen

Extraskelettale Manifestationen gehören vielfach zum Krankheitsbild der SA. Eine akute Uveitis anterior (Iritis/Iridozyklitis) wird v.a. bei der primären Spondylitis ankylosans gesehen, seltener bei den anderen SA-Formen. Bei der juvenilen Oligoarthritis Typ II wird sie wegen der geringen oder fehlenden Beschwerden vielfach nur durch die routinemäßig durchzuführenden augenärztlichen Kontrollen entdeckt.

Unter Patienten mit einer akuten Uveiits anterior ist mit folgenden SA-Formen am häufigsten zu rechnen: Spondylitis ankylosans 5–35% (im Mittel 19%), infektreaktive Arthritis (Reiter-Syndrom) bei 2–25% (im Mittel 8%), Arthritis psoriatica in 2% (Careless u. Inman 1995). Bei bis zu 2/3 der HLA-B27-positiven Patienten mit einer akuten Iritis entwickelt sich langfristig eine SA (zu etwa gleichen Anteilen eine Spondylitis ankylosans bzw. andere SA) gegenüber nur 6% anderen SA-Formen beim Fehlen dieses genetischen Markers (Linssen u. Meenken 1995).

Eine Konjunktivitis ist besonders bei infektreaktiver Arthritis und Arthritis psoriatica zu sehen. Seltener treten eine Episkleritis oder eine Keratokonjunktivitis sicca auf. Bei den sekundären SA geben Haut- und Schleimhautläsionen wichtige Informationen zur Differenzierung der verschiedenen SA-Formen (s. Abb.

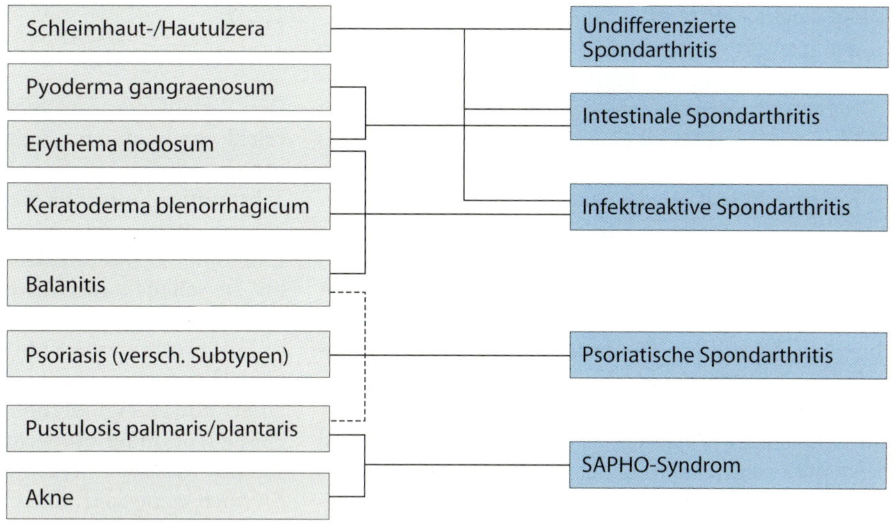

Abb. 72.12. Haut- und Schleimhautläsionen zur Differenzierung verschiedener Formen der Spondarthritiden

72.12). Einen Überblick über die aktuelle Nomenklatur der SA, die mit psoriatischen Hautläsionen und Akne assoziiert sind, gibt Abb. 72.13 (Schilling 1997).

Eine Thrombophlebitis wird gelegentlich bei den infektreaktiven Arthritiden und den intestinalen Arthropathien beobachtet. Eine Herzbeteiligung mit Peri-/Myokarditis und Reizleitungsstörungen tritt selten bei den infektreaktiven Arthritiden und vereinzelt bei anderen SA-Formen auf. Ebenfalls selten sind die Aortitis (mit Aorteninsuffizienz) und Myositis.

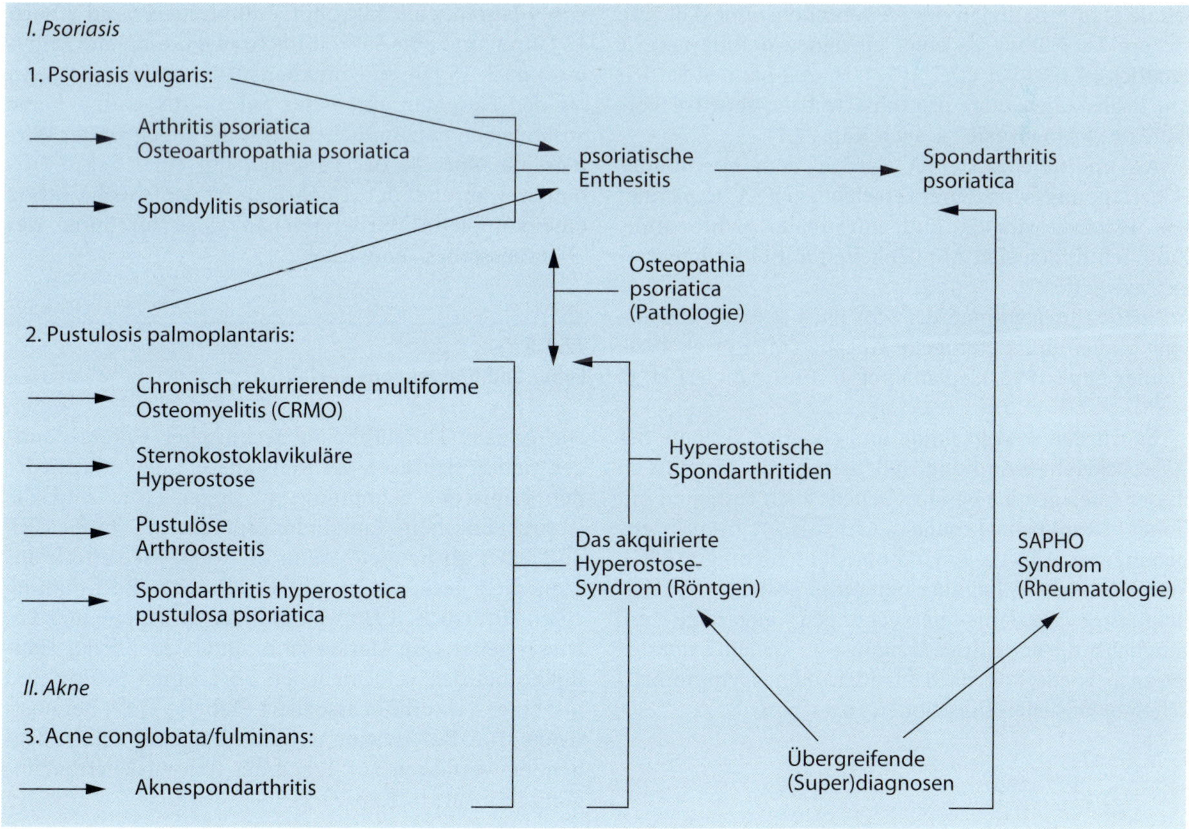

Abb. 72.13. Nomenklatur der Spondarthritiden, die mit psoriatischen Hautläsionen und Akne assoziiert sind. (Nach Schilling 1987)

SAPHO-Syndrom (M 46.8)

In den letzten Jahren wurde das SAPHO-Syndrom den SA zugeordnet (Abkürzung für Synovitis-Akne-Pustulosis-Hyperostosis-Osteitis-Syndrom; Kahn u. Chamot 1992). An der Haut wird eine palmoplantare Pustulosis oder eine schwere Form der Akne gesehen (Abb. 72.13).

Kennzeichnend ist die sternokostoklavikuläre Hyperostose, die auch als alternativer Terminus für die Krankheitsgruppe verwendet wird, sowie z.T. aseptische Osteomyelitiden. Die Zuordnung zu den SA erfolgte wegen assoziierter asymmetrischer Oligoarthritiden, Sakroiliitis, Syndesmophyten und Enthesiopathien. Gegenüber typischen Arthritiden wie bei den anderen SA-Formen, dominieren allerdings die hyperostotischen/sklerosierenden Skelettmanifestationen insbesondere an den Sakroiliakalgelenken und der Wirbelsäule, z.T. in einzelnen Wirbelkörpern). Auch die fragliche Assoziation mit HLA-B27 (nicht erhöht bis maximal 30%) führte dazu, daß die Einordnung des SAPHO-Syndroms in die Gruppe der SA umstritten ist.

Undifferenzierte Spondarthritis (uSA) (M 46.9)

Die uSA ist international inzwischen eine akzeptierte Arbeitsdiagnose in Analogie zur undifferenzierten Arthritis und undifferenzierten entzündlich systemischen Bindegewebserkrankung. Es werden typische artikuläre, vertebrale, enthesiopathische und extraskelettale Manifestationen der SA gefunden, ohne daß eine sichere Zuordnung zu einer einzelnen definierten SA möglich ist (Zeidler et al. 1992). Häufig handelt es sich um Frühstadien oder protrahierte bzw. abortive Verläufe (= „forme fruste", s. auch Kap. 72.1).

Als undifferenzierte SA werden auch Mischbilder (Überlappungssyndrome) verschiedener SA bezeichnet wie Psoriasisarthritis und intestinale Arthropathie. Zum Teil finden sich Ähnlichkeiten mit einer infektreaktiven Arthritis.

Spätmanifestationen der uSA nach dem 50. Lebensjahr bilden eine heterogene Gruppe (Mau et al. 1988; Zeidler et al. 1992; Caplanne et al. 1997; Olivieri et al. 1995).

Es wurden sowohl milde und abortive Verläufe der Achsenskeletterkrankung und peripheren Arthritis in dieser Altersgruppe beschrieben als auch Patienten mit hoher Krankheitsaktivität (Arthritis, Achsenskelettbeteiligung, Allgemeinsymptome, beschleunigte BSG). Wenn die Arbeitsdiagnose einer uSA gestellt wird, sind langfristige Verlaufsuntersuchungen angezeigt, um möglichst die endgültige Diagnose zu stellen. Eventuell ist auch wiederholt nach blanden oder asymptomatischen bakteriellen Infektionen zu suchen.

72.2.5 Verlauf und Prognose

Der Verlauf der verschieden SA ist sehr variabel. Er reicht von häufigen z.T. selbst limitierenden oligosymptomatischen Manifestationsformen (z.B. isolierte Sakroiliitis, Enthesitis peripher oder an der Thoraxwand, mon- oder oligoartikulären Arthritiden mit und ohne symptomatische Achsenskelettbeteiligung) bis zu seltenen rasch progredienten ankylosierenden Spondylitiden und Arthritiden.

Die protrahierte Krankheitsentwicklung konnte in einer Langzeitverlaufsbeobachtung von Patienten mit einer uSA gezeigt werden, die zu Beginn der Untersuchung trotz einer mittleren Krankheitsdauer von 5 Jahren mit Kreuzschmerzen und anderen Symptomen der SA noch keine Sakroiliitis im konventionellen Röntgenbild zeigten (Mau et al. 1996). Nach einer Verlaufsbeobachtung von bis zu 15 Jahren konnte eine Spondylitis ankylosans bei der Hälfte der Patienten gesichert werden. Bei 15% blieb die Zuordnung zur uSA auch im Verlauf bestehen. Eine degenerative Wirbelsäulenerkrankung oder ein Fibromyalgiesyndrom waren schließlich bei 20% zu diagnostizieren, und bei den übrigen Patienten ergaben sich verschiedene andere Diagnosen.

Eine Sakroiliitis mindestens Grad 2 (s. Kap. 72.1) wurde erstmals nach einer mittleren Krankheitsdauer von 9 Jahren, eine Sakroiliitis mindestens Grad 3 nach 12 Jahren und eine Sakroiliitis Grad 4 (komplette Ankylose) nach 18 Jahren Krankheitsdauer gesichert. Knapp $^1/_3$ der Patienten mit einer Sakroiliitis hatten keine zusätzlichen entzündlichen Veränderungen an der Wirbelsäule. Nur 7% der Patienten mit einer Sakroiliitis hatten während der 15jährigen Verlaufsbeobachtung eine komplette Wirbelsäulenankylose im Sinne des „Bambusstabes" entwickelt.

72.2.6 Labor und bildgebende Verfahren

Die gezielte Durchführung technischer Untersuchungen richtet sich nach der Konstellation der verschiedenen klinischen Symptome. In erster Linie sind die laborchemischen Entzündungsparameter (z.B. CRP und BSG) zu nennen. Wenn die Achsenskeletterkrankung nicht gesichert ist, gibt die HLA-B27-Bestimmung einen zusätzlichen Hinweis auf das Vorliegen einer SA. Dieser genetische Marker ist in unterschiedlicher Häufigkeit bei den verschiedenen SA-Formen positiv und mit einer Sakroiliitis assoziiert (Tabelle 72.8). Bei positivem HLA-B27 ist eine weitere Abklärung mit bildgebenden Verfahren zur Frage der Achsenskelettbeteiligung indiziert (s. Kap. 72.1).

Auch bei symptomarmen Formen sollte eine Sakroiliitis oder Spondylitis nicht übersehen werden, um mit gezielten Bewegungsübungen einer möglichen Versteifung rechtzeitig entgegenzuwirken. Bei Verdacht auf infektreaktive Genese und evtl. bei der Arbeitsdiagnose einer uSA sind die mikrobiologischen, immunologischen und molekularbiologischen Untersuchungen indiziert, die differenziert im Kap. 38.3 dargestellt sind. Zur Abklärung des Verdachts auf Darmerkrankungen wird ebenfalls auf dieses Kapitel verwiesen.

Diagnostische Maßnahmen zur Erfassung der Krankheitsaktivität und -schwere sind in Kap. 72.1 ausgeführt. Dort sind auch Einzelheiten zu bildgebenden Verfahren bei SA dargestellt. Wegen ihrer differentialdiagnostischen Bedeutung sind die Parasyndesmophyten zu erwähnen, die besonders auf die Spondylitis psoriatica und die infekt-reaktive SA hinweisen.

72.2.7 Diagnose

Sowohl die ESSG-Kriterien (Dougados et al. 1991) als auch die Amor-Kriterien (Amor et al. 1990) geben eine Orientierungshilfe für die Zuordnung zur Gruppe der SA (s. Übersicht S. 1020 und Tabelle 72.6). Die ESSG-Kriterien zeichnen sich dadurch aus, daß sie übersichtlicher und damit wahrscheinlich in der Praxis leichter zu handhaben sind. Im Gegensatz zu den Amor-Kriterien bieten sie eine hierarchische Ordnung, indem sie die Bedeutung der beiden alternativen Hauptkriterien Wirbelsäulenschmerz vom entzündlichen Typ oder asymmetrische Oligoarthritis vorwiegend der unteren Extremitäten hervorheben.

In den Amor-Kriterien sind einzelne klinische Aspekte (Daktylitis, Iritis, Schmerzerleichterung nach NSAID) und HLA-B27 als Merkmal der genetischen Disposition ergänzt. HLA-B27 ist nicht in den ESSG-Kriterien enthalten, weil sie für den Einsatz in epidemiologischen Studien nur leicht zu prüfende Kriterien beinhalten sollten.

In rheumatologischen Zentren wurden für die ESSG- bzw. Amor-Kriterien bei verschiedenen SA-Formen folgende Sensitivitätswerte ermittelt: Spondylitis ankylosans 92–94% bzw. 94–98%, Arthritis psoriatica 72–82% bzw. 88–93%, reaktive Arthritis 76–81% bzw. 76–89%, intestinale Arthropathien 100% bzw. 90% (jeweils bei wenigen Fällen), uSA 78% bzw. 93–97% (Dougados et al. 1991; Collantes Estevez et al. 1995; Amor et al. 1990). Mit beiden Kriterienkatalogen werden somit mindestens $^3/_4$ der Patienten mit uSA erfaßbar.

Sowohl für die uSA als auch für die Arthritis psoriatica zeigt sich eine leichte Überlegenheit der Amor-Kriterien gegenüber den ESSG-Kriterien. Es gibt bisher nur wenige Erfahrungen zur Sensitivität der beiden Kriteriensets in Frühstadien der SA (unter 1–4 Jahren Krankheitsdauer). Auch hier ergibt sich nach ersten Untersuchungen ein leichter Vorteil der Amor-Kriterien mit einer Sensitivität von ca. 80% für die Erfassung früher Spondarthritiden gegenüber ca. 70% bei den ESSG-Kriterien.

Es stehen noch Studien an weniger selektierten Patienten aus, um die positive Bewertung der Kriterien für klinische Kollektive z.B. für die Allgemeinpraxis zu bestätigen.

Obwohl es sich um Klassifikationskriterien handelt, die primär für die Falldefinitionen epidemiologischer Studien erstellt wurden, bieten sie zumindest eine erste Orientierung zur Frage der Zuordnung zur Gesamtgruppe der SA. Die individuelle Diagnose hat mehr Aspekte zu berücksichtigen und zu gewichten als in einer begrenzten Anzahl von Kriterien abbildbar ist. Zur Diagnosestellung der einzelnen SA wird auf die jeweiligen Kapitel in diesem Buch verwiesen.

72.2.8 Therapie

Die Behandlung richtet sich nach dem individuellen Befallsmuster und der Krankheitsaktivität (s. jeweilige Kapitel der verschiedenen SA-Formen). Zur medikamentösen Therapie sind in erster Linie nichtsteroidale Antiphlogistika (z.B. Diclofenac, Indometazin, Piroxicam, Meloxicam) einzusetzen (Braun u. Wollenhaupt 1997). Falls dadurch keine ausreichende Wirksamkeit erzielt wird, ist bei chronischem oder häufig rezidivierendem Verlauf der peripheren Arthritis bei den meisten SA-Formen Sulfasalazin als langfristig wirksames Antirheumatikum der ersten Wahl zu empfehlen.

Je nach Krankeitsschwere und -verlauf kommen auch andere LWAR in Analogie zur Behandlung der chronischen Polyarthritis (z.B. Methotrexat) zum Einsatz. Kontrollierte Studien zu Methotrexat liegen im wesentlichen für die Arthritis psoriatica vor. Während die intraartikuläre Applikation von Glukokortikoiden (z.B. Triamcinolonhexazethonid) häufig bei ausgeprägteren Mon- oder Oligoarthritiden durchgeführt wird, ist die Verordnung von systemischen Glukokortikoiden auf Phasen sehr hoher Entzündungsaktivität oder die seltenen ernsten Organkomplikationen zu beschränken. Einen hohen Stellenwert hat die intensive Physiotherapie sowohl für die peripheren Gelenke als auch für die Achsenskelettmanifestationen (Wirbelsäulen- und Thoraxbeweglichkeit; s. Kap. 72.1).

72.3 Spondylose (M 47)

R. Willms, J. P. Giehl

Definition

In der älteren Literatur wurde unter der Spondylosis deformans noch ein Krankheitsbild verstanden, das die Gesamtheit der degenerativen Veränderungen und Symptome an einem Bewegungssegment, das aus 2 angrenzenden Wirbeln, der verbindenden Bandscheibe und den Facettengelenken besteht, umfaßt. Eine differenziertere Betrachtungsweise und Formulierung der Diagnosen ist bei den gerade an der Wirbelsäule komplexen Zusammenhängen zwischen Symptomen und zugrunde liegender Pathologie aus Sicht der Autoren notwendig.

So sollte bei einem Patienten mit langwärenden Rückenschmerzen aufgrund einer Bandscheibendegeneration und ossären Veränderungen im Bewegungssegment L4/5 als Diagnose nicht mehr lapidar eine Spondylose L4/5 genannt werden, sondern besser chronische Lumbalgie bei Osteochondrose L4/5. Zeitlicher Aspekt, Symptom und das radiologisch-pathologische Substrat werden so korrekt beschrieben.

Eine Spondylose beschreibt nur noch die radiologisch nachweisbare Pathologie. Dihlmann (1987) hat eine differenzierte Beschreibung der unterschiedlichen Verlaufsformen degenerativer Veränderungen am Bewegungssegment vorgelegt.

Chondrose

Höhenminderung einer Bandscheibe ohne ossäre Beteiligung der angrenzenden Wirbel.

Osteochondrose

Höhenminderung der Bandscheibe, Sklerosierung der Grund- und Deckplatten sowie marginale Spondylophytenausbildung.

Spondylose

Submarginale Spondylophyten an einem Diskusraum, der keine Höhenabnahme zeigt.

Der Begriff Spondylose hat aus Sicht der Autoren nicht per se, sondern erst im Zusammenhang mit einer Symptomatik einen Krankheitswert. Es ist darum auch nicht sinnvoll Klinik, Diagnostik und die Therapie einer Spondylose zu beschreiben. Eine Spondylose kann mit einer Zervikalgie, Lumboischialgie, Claudicatio intermittens der Kauda etc. verbunden sein. Wir verweisen darum an dieser Stelle auf die entsprechenden Kapitel.

72.4 Spinalkanalstenose (M 48.0)

R. Willms, J. P. Giehl

72.4.1 Zervikomedulläres Syndrom

Ätiologie

Durch zentrale Stenosen infolge Spondylose oder großem Bandscheibenvorfall kommt es zu funktionellen und strukturellen Veränderungen des Halsmarkes mit Entwicklung einer spastischen Lähmung. Störungen der lokalen Durchblutung und Einflüsse durch beständige Irritation infolge der Mobilität im stenosierten Bereich, sollen für die Genese des Leidens mit verantwortlich sein.

Klinik

Betroffen sind in erster Linie Männer jenseits des 50. Lebensjahres und mit körperlich stark beanspruchender Arbeit (Jeffreys 1980). Die Patienten spüren meist zunächst eine Schwäche der Beine und eine Ungeschicklicheit der Hände. Schmerzen im Schulter-Nackenbereich treten hinzu. Bei der Untersuchung zeigen die Betroffenen ein breitbeiniges ataktisches Gangbild mit Gleichgewichtsstörungen, das Schriftbild ist vergröbert.

Darüber hinaus bestehen

- Sensibilitätsstörungen, insbesondere des Vibrationsempfindens,
- spastische Paresen (Beugespastik der Arme, Streckspastik der Beine),
- Hyperreflexien der Muskeleigenreflexe (Trömner-Reflex, Knips-Reflex, Patellarsehnen- und Achillessehnenreflex) bis zum Klonus,
- ein abgeschwächter Bauchhautreflex (Fremdreflex).

Der pathologische Babinski-Reflex findet sich erst im fortgeschrittenen Stadium. Der Verlauf ist periodisch mit langen Phasen ohne Progression und kann zur kompletten spastischen Tetraparese führen.

Diagnostik

Neurophysiologie

Neurophysiologische Untersuchungen (somatosensorisch-evozierte Potenziale SEP, motorisch evozierte Potenziale, MEP) geben Aufschluß über das Ausmaß der Schädigung der Somatosensorik (Hinterhorn, Hinterstrang, primärsensorische Rinde), die motorischen Bahnen und den Tractus corticospinalis (MEP).

Radiologie

Radiologisch ist auf Röntgenaufnahmen im seitlichen Strahlengang die Spinalkanalweite meßbar. Werte von weniger als 13 mm unterhalb von C4 weisen auf eine Stenose hin. Das Verhältnis von Spinalkanalweite zu Wirbelkörpertiefe sollte bei 1 liegen. Werte kleiner als 0,8 sind pathologisch (Torg 1989).

Die Kernspintomografie hat die Myelografie mit Computertomografie weitestgehend abgelöst, da im MR auch Myelopathieherde im Rückenmark dargestellt werden können, im CT jedoch nur die exakte Weite des Spinalkanales (Staudte u. Brussatis 1994).

Differentialdiagnose

Differentaldiagnostisch sind abzugrenzen:

- multiple Sklerose,
- amyotrope Lateralsklerosen,
- zerebral-vaskuläre Erkrankungen,
- neurogene Tumoren

Zur Diagnosesicherung und zum Ausschluß anderer Krankheitsbilder sollte bei diesem Leiden der Fachneurologe hinzugezogen werden.

Therapie

Unter konservativer Therapie erreichte Philipp 1973 (Staudte u. Brussatis 1994) bei über 100 Patienten nur bei 1/3 eine Besserung. Auf diesem Wege ist der Verlauf also nicht relevant zu beeinflussen.

Verschiedene Operationsverfahren wurden empfohlen. Im asiatischen Raum sind dorsale Dekompressionen mit Laminektomien oder sogenannte Open-door-Laminoplastiken mit und ohne Fusion aufgrund der relativen Häufigkeit von Verknöcherungen des hinteren Längsbandes weit verbreitet. Im Angloangelsächsischen Sprachraum werden wegen des leichteren Zuganges bei mono- und bisegmentalen Stenosen ventrale Dekompressionen mit Korporektomien (Abb. 72.14) und anschließender Spondylodese (Abb. 72.15) bevorzugt (Staudte u. Brussatis 1994).

Einige Zentren empfehlen ein überwiegend kombiniertes Vorgehen. Therapieziel ist die Verhinderung einer weiteren Progression des Leidens. Die beste Prognose haben Patienten unter 50 Jahre mit einer Ana-

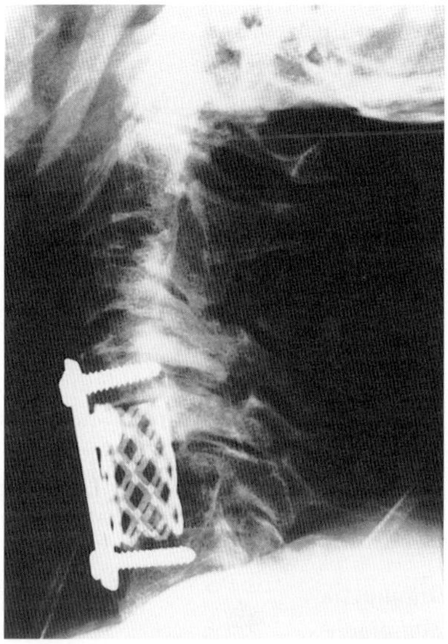

Abb. 72.15. Therapie einer Myelopathie mit Teilkorporektomie C5 und Korporektomie C6, Ersatz mit Titancage nach Harms, Spongiosaplastik und vertraler Plattenspondylodese

Abb. 72.14. Retrospondylophyt an C4 kranial *(Pfeil)* als Ursache einer Myelopathie

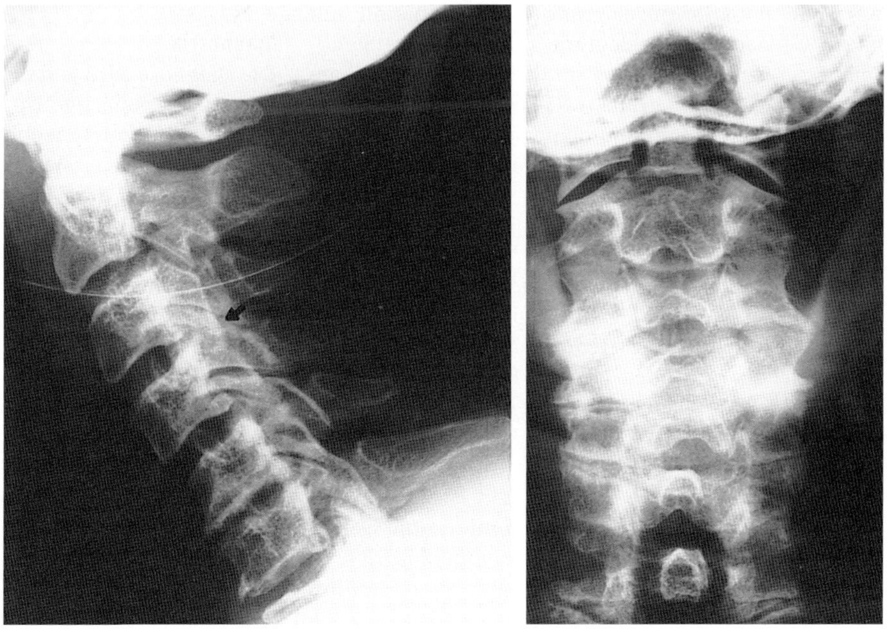

mnese von weniger als 2 Jahren und einem Restmyelonquerschnitt von mehr als 0,45cm^2 (Eismont u. Montero 1987; Staudte u. Brussatis 1994).

72.4.2
Claudicatio intermittens der Kauda

Ätiologie

Zum Teil anlagebedingt primär, aber vorwiegend sekundär durch

- Bandscheibendegeneration,
- Spondylarthrose,
- Hypertrophie von Gelenkkapseln und Bändern,
- als Folge diskoligamentärer Instabilität (Wirbelgleiten)

kommt es zur zentralen Stenose des Spinalkanales und Kompression der lumbalen Nervenwurzeln.

Klinik

Die Betroffenen leiden unter einer belastungsabhängigen Lumboischialgie mit einem Schwere- und Schwächegefühl sowie Mißempfindungen in den Beinen nach einer zunehmend kürzeren Wegstrecke. Eine Pause mit entlordosierenden Maßnahmen (Vorbeugung, Hinsetzen) führt zur Linderung der Symptomatik.

Diagnostik

Radiologie

Nativaufnahmen in 2 Ebenen zeigen stenosierende Retrospondylophyten und Spondylarthrosen. Funktionsaufnahmen im seitlichen Strahlengang bringen diskoligamentäre Instabilitäten zur Darstellung. Die wertvolle Funktionsmyelografie in Kombination mit einem CT nach der Myelografie kann relevante Stenosen besser veranschaulichen, als die im Liegen durchgeführte Kernspintomografie (MR). Eine relative Stenose liegt bei einem Sagittaldurchmesser von 10–12 mm, eine absolute Stenose bei Werten von unter 10 mm vor.

Therapie

Konservative Therapie

Konservativ kann bei wenig ausgeprägter Einengung erfolgreich mit Antiphlogistika, epiduralen Steroidinjektionen, mit entlordosierenden Orthesen und Krankengymnastik behandelt werden. Eine Indikation zur Operation ergibt sich bei Versagen der nichtoperativen Verfahren.

Operative Therapie

Eine operative Dekompression birgt immer die Gefahr einer Destabilisation im Bewegungssegment in sich, so daß im Einzelfall bei den meist älteren Patienten mit oligosegmentalen Degenerationen geprüft werden muß, ob neben einer Dekompression auch eine Spondylodese angezeigt ist. Ein gewisser Konsens findet sich in der Literatur dahingehend, daß bei einer Hypermobilität oder Skoliose von mehr als 10° und beim Wirbelgleiten von mehr als 4 mm eine zusätzliche Stabilisation empfohlen wird.

72.5
Spondylosis hyperostotica (M. Forestier) und diffuse ideopathische Skeletthyperostose (M 48.1)

R. Willms, J. P. Giehl

Ätiologie und Pathogenese

Hierbei handelt es sich um eine überschießende, hyperostotische, ankylosierende Form der Spondylose. Veränderungen der Stoffwechsellage scheinen eine relevante Rolle zu spielen, da das Krankheitsbild vermehrt bei Diabetikern, bei Patienten mit erhöhten Triglyzeriden, Gicht und bei Akromegalen zu beoachten ist.

Klinik

Der M. Forestier ist häufig asymptomatisch und wird oft als Zufallsbefund jenseits des 40. Lebensjahres erhoben. Dorsolumbalgien finden sich wie bei der Spondylose aufgrund der zugrundeliegenden degenerativen Veränderungen. Relevante Funktionseinschränkungen bestehen nicht, da vorwiegend die Brustwirbelsäule betroffen ist und Hals- und Lendenwirbelsäule weniger. Auch finden sich selten Zeichen einer neurogenen Kompression, da die Spondylophyten ventrolateral lokalisiert sind und nicht intraspinal/intraforaminal komprimieren.

Die Ossifikationsneigung besteht auch an Kapseln, Bändern und Sehenansätzen des peripheren Skelettes.

Diagnostik

Die Diagnose wird anhand der Nativaufnahmen gestellt. Eine zuckergußartige Überbauung der BWS mit bis zu zentimeterdicken Osteophyten ist typisch. Mindestens 3 Wirbel müssen einbezogen sein, bevor die Diagnose gestellt werden darf. Eine Höhenminderung der Bandscheiben besteht wie bei der Spondylose ebenfalls nicht. Differentialdiagnostisch ist die Spondylitis hyperostotica von der Spondylitis ankylosans abzugrenzen. Bei der Ersteren finden sich laborchemisch keine Entzündungszeichen, auch keine Assoziation mit dem HLA-B27-Antigen. Die monströsen Spondylophyten sind gut von den eher zarten Syndesmophyten abzugrenzen.

Therapie

Die Behandlung der relativ beschwerdearmen Patienten beschränkt sich auf die konservative Therapie der Dorsolumbalgien mit Antiphlogistika, Analgetika, stabilisierender Physiotherapie und physikalischen Maßnahmen (lokale Wärme, Massagen).

72.6 Baastrup-Syndrom (M 48.2)

R. Willms, J. P. Giehl

Ätiologie

Durch ein anlagebedingtes Mißverhältnis zwischen ventralen und dorsalen Wirbelelementen, infolge Höhenminderung von Bandscheiben, in Kombination mit Hyperlordosen und/oder appositionelles Knochenwachstum an den Dornfortsätzen im Bereich der Ligg. interspinosa (Traktionsosteophyten) kommt es zur pathologischen Annäherung der Dornfortsätze („kissing spine"), die zu Nearthrosen führt.

Klinik

Das Baastrup-Syndrom kann, muß aber nicht mit lokalen Schmerzen verbunden sein. Da es häufig mit anderen Degenerationen des Bewegungssegmentes verbunden ist, stehen sogar oft die diskogenen und arthralgenen Beschwerden im Vordergrund.

Diagnostik

Nativaufnahmen zeigen die abgeflachten Sklerosen der sich berührenden Dornfortsätze im Sinne einer Nearthrosbildung. Funktionsaufnahmen beweisen den lokalen Kontakt in Reklination. Bei der Abgrenzung der segmentalen Schmerzen kann die lokale diagnostische Infiltration mit einem Lokalanästhetikum hilfreich sein.

Therapie

Lokale Steroidinfiltrationen nach diagnostischer Infiltration können die Beschwerden mildern. Von isolierten Resektionen des Nearthros muß abgeraten werden, da sie nur bei etwa 25% der Patienten zur Linderung führen und eine Destabilisation des Bewegungssegmentes bewirken. Eine Resektion bietet sich nur an, wenn aufgrund der Segmentdegeneration eine Spondylodese durchgeführt wird und man dann auf den stabilisierenden Effekt des Lig. interspinosum verzichten kann.

72.7 Spondylopathien bei andernorts klassifizierten Krankheiten (M 49)

R. Willms, J. P. Giehl

72.7.1 Tuberkulose (M 49.0, A 18.0)

Epidemiologie

Bei dieser Erkrankung ist relevant, daß die ehemalige Volksseuche durch Impfung, Chemotherapie und operative Sanierung der Lokalherde in Häufigkeit und Ausprägung deutlich gesenkt werden konnte. In unterentwickelten Gebieten mit Überbevölkerung und Unterernährung sind noch bis zu 10% der Bevölkerung von der Tuberkulose betroffen (Govender et al. 1988).

Durch Zunahme der Migration kann man die Tbc auch wieder vermehrt in westeuropäischen Ländern beobachten. Bei 2% der Erkrankten ist das Skelettsystem mitbeteiligt. Etwa die Hälfte der Skelettmanifestationen finden sich an der Wirbelsäule.

Pathogenese

Es kommt hämatogen vom Primär- oder Sekundärherd zum ossären Befall (Miliartuberkulose). Vorwiegend ist die thorakolumbale Region betroffen, der Wirbel entweder peridiskal, zentral oder ventral.

- Peridiskaler Befall:
  Im Gegensatz zur unspezifischen Spondylodiszitis bleibt die Bandscheibe bei peridiskalem Befall oft unberührt trotz massiver ossärer Zerstörungen.
- Zentraler Befall:
  Hierbei bleibt die Destruktion auf den Wirbel begrenzt bis hin zum Wirbelkollaps.

Die Verwechslung mit einem Tumorleiden ist möglich. CAVE

- Ventrale Manifestation:
  Hierbei kann es entlang des vorderen Längsbandes zum oligosegmentalem Befall kommen. Ausgedehnte Abszedierungen sind häufiger als bei unspezifischen Infekten.

Klinik

Es bestehen allgemeine Krankheitszeichen mit

- Müdigkeit,
- Abgeschlagenheit,
- Appetitlosigkeit,
- Nachtschweiß.

Lokal findet sich:

- segmentaler Druckschmerz,
- Muskelhartspann und
- eine Bewegungseinschränkung.

Bei Erwachsenen kann die Lähmung das erste Symptom sein. Kinder zeigen üblicherweise zunächst eine kurzstreckige Kyphose (Eismont u. Montero 1987). Dies verdeutlicht den schleichenden Verlauf und wie lange die Patienten relativ beschwerdearm sind.

Pott beschrieb 1783 den Zusammenhang zwischen Gibbus und Querschnittslähmung, stellte die Verbindung zur Tuberkulose aber nicht her (Göb 1990). Die früher häufige Trias von Pott:

- Abszeß,
- Gibbus,
- Lähmung

ist zum Glück heute seltener zu verzeichnen. Bis zu 45% der Patienten entwickeln neurologische Defizite (Levine u. Heller 1997).

Diagnostik

Labor

Laborchemisch ist die BSG nur leicht oder gar nicht erhöht. Es besteht oft auch nur eine leichte Leukozytose mit relativer Lymphozytose. Das CRP ist ein hilfreicher Parameter, der auch der Verlaufskontrolle dient. Der intrakutane Tuberkulin-Test (Tine-Test) schließt nur im negativen Fall eine Infektion aus.

Bei Verdacht auf Tbc sind 3mal Sputum, Urin und Magensaft auf säurefeste Stäbchen zu untersuchen. Der Kulturnachweis gelingt oft erst nach Wochen (Tierversuch).

Radiologie

Radiologisch findet sich anders als bei unspezifischen Infektionen häufig bereits auf den Initialbildern eine ausgeprägte Knochendestruktion. Sekundäre Sklerosen sieht man später und dann nicht so ausgeprägt wie bei pyogenen Spondylodiszitiden. Die Szintigrafie ist aufgrund einer hohen falsch-negativen Rate von 33% (Technetium) bis 70% (Gallium) nicht hilfreich (Slucky u. Eismont 1997).

Das CT zeigt gut das Ausmaß der knöchernen Zerstörung und ist deshalb hilfreicher bei der Planung eines Eingriffs als das MR. Das Kernspintomogramm (MR) veranschaulicht gut den Weichteilstatus und läßt eine Differenzierung zwischen granulomatösem Gewebe und Abszessen zu, was im CT nicht so gut gelingt. Die positive Biopsie sichert auch hier die Verdachtsdiagnose ab.

Therapie

Die Therapie hat wie bei der unspezifischen Spondylodiszitis kombiniert zu erfolgen. 1943 wurde mit Streptomycin (SM) das erste effektive Tuberkolostatikum eingesetzt. Seither wurden Isoniazid (INH), Rifampicin (RF), Ethambutol (EMB) und Pyrazinamid (PZA) erfolgreich eingeführt.

Die Angaben zur Kombination der Medikamente (3er/4er-Kombination) und Therapiedauer (6–12 Monate) schwanken in der Literatur. Die neuere Literatur (Leong u. Fraser 1990) empfiehlt eine 6monatige Behandlung, die mit einer Dreierkombination beginnt: INH (5 mg/kg/Tag bei Erwachsenen, 10 mg/kg/Tag bei Kindern; maximal 300 mg/Tag), RF (10 mg/kg/Tag; maximal 600 mg/Tag) und PZA (25 mg/kg/Tag; maximal 2 g/Tag). Nach 2 Monaten werden nur noch INH und RF bis zum 6. Monat fortgeführt. Patienten aus Endemiegebieten und mit INH-Resistenz sollten in den ersten 2 Monaten zusätzlich EMB (25 mg/kg/Tag; maximal 2,5 g/Tag) erhalten.

Im Fall einer multiplen Resistenz sollten zusätzlich Amikacin oder Capreomycin und ein Fluroquinolon verabreicht werden.

Therapiekomplikationen

Mögliche Komplikationen der medikamentösen Therapie sind:

- Hepatitis (INH, RF),
- periphere Neuropathien (RF),
- Neuritis des N. opticus (EMB),
- Gleichgewichtsstörungen und Läsionen des VIII. Hirnnervs (SM).

Indikation und operative Therapie

Für die Indikation und operative Therapie gelten die gleichen Richtlinien wie bei der unspezifischen Spondylodiszitis. Eine umfangreiche Studie in Hongkong zeigte, daß eine radikale ventrale Resektion und Fusion zu weniger Deformitäten und einer schnelleren Spondylodese führte, als ein alleiniges Debridement oder konservativeTherapie. Bei der radikal operierten Gruppe lag die Fusionsrate bei 97% mit einer Kyphose von 1,4°. Nach Débridement lag die Fusionsrate bei 90% mit einer mittleren Kyphose von 9,8°.

Die alleinige konservative Therapie hatte nur eine geringe Fusionsrate von 27% und eine Kyphose von immerhin 17,8° nach 10 Jahren Beobachtungszeitraum (Leong u. Fraser 1990).

72.7.2 Fungale und nichttuberkulöse granulomatöse Infektionen (Spondylitis brucellosa) (M 49.1, A 23.–)

Klinik

Diese Erkrankungen sind selten. Sie betreffen meist Patienten mit Immundefekten. Die Diagnose wird häufig spät gestellt, da der Verlauf oft subakut ohne deutliche Infektzeichen voranschreiten kann bis zum Auftreten von

- Destruktion,
- Abszedierung,
- Fistelung,
- neurologischen Defiziten.

Diagnostik

Radiologisch ähneln viele dieser Erkrankungen der Tuberkulose.

Die Diagnose wird, obwohl es z.T. spezielle Charakteristika gibt, mikrobiologisch und histologisch nach einer Biopsie gestellt.

Folgende Pilze führen zu Spondylitiden:

- Aspergillus,
- Blastomyces dermatididis,
- Cryptococcus neoformans,
- Coccidioides immitis,
- Candida.

Auch andere bakterielle Infektionen ähneln der Tuberkulose:

- Mycobacterium avium intracellulare,
- Mycobacterium haemophilium,
- Actinomyces israelii,
- Nocardia asteroides,
- Brucellae,
- Treponema pallidum.

Therapie

Die antimikrobielle Therapie erfolgt auch hier spezifisch. Die konservative oder operative Behandlung folgt den Empfehlungen für unspezifische Spondylodisziti-den.

72.7.3
Spondylitis durch Enterobakterien (M 49.2, A 01–A 04)

Ätiologie und Pathogenese

Etwa 5% der Osteomyelitiden sind vertebral lokalisiert (Slucky u. Eismont 1997). Alte und immungeschwächte Menschen (z.B. Alkoholiker) und Diabetiker sind überproportional häufig betroffen. Männer erkranken öfter als Frauen (2 : 1).

Meist erfolgt die Infektion endogen hämatogen von einem Primärherd ausgehend. Der Ursprung ist häufig eine Infektion des Urogenitaltraktes gefolgt von Weichteilinfektionen und Leiden der Atemwege. Exogen kann die Spondylodiszitis durch Kontamination im Rahmen von Diskografien, Chemonukleolysen, Nukleotomien etc. ausgelöst werden. Bei etwa $^{1}/_{3}$ der Fälle bleibt die Quelle ungeklärt.

Das Keimspektrum umfaßt

- Staphylococcus aureus (etwa 50%),
- Streptococcus viridans und pyogenes,
- Escherichia coli,
- Pseudomonaden,
- Proteus (Göb u. Müller 1990; Levine u. Heller 1997; Sapico u. Montgomery 1979).

Andere Keime sind deutlich seltener. Die Infektion beginnt typischerweise im Bereich der Wirbelmetaphyse, aufgrund der guten Blutversorgung dieses Bereiches (Staudte u. Brussatis 1994). Wahrscheinlich kann die hämatogene Streuung arteriell und venös erfolgen. Die okzipitozervikalen venösen Plexus sind mit verantwortlich für die Abfilterung von Keimen in diesem Bereich.

Vom Bereich der Grund- und Deckplatten schreitet die Infektion schnell auf die bradytrophe Bandscheibe über, die leicht durch bakterielle Enzyme zerstört werden kann. Unbehandelt kommt es zur Abszedierung, die sich paravertebral und intraspinal ausdehnen kann. Die Destuktion von Bandscheibe und Corpus führt zur segmentalen Instabilität und Kyphose. Neurologische Strukturen können durch Kompression, Ischämie infolge septischer Thrombosen und durch direkte Einbeziehung in den Entzündungsprozeß ausgelöst werden.

Klinik

Nahezu alle Patienten geben einen lokalisierten Rückenschmerz an, der häufig über Wochen und Monate besteht. Bei der Hälfte ist die lumbale Region betroffen, bei $^{1}/_{3}$ die Brustwirbelsäule und bei <10% der zervikale Bereich (Waldvogel et al. 1970).

Nur etwa 50% der Patienten haben einen fieberhaften Verlauf. Schon-, Fehlhaltung, lokaler Druckschmerz sind bei akuten Verläufen regelmäßig zu finden. Es fehlen aufgrund der guten Weichteildeckung oft die typischen kutanen Infektzeichen wie

- Rötung,
- Schwellung,
- Überwärmung,
  was auch nicht selten zur Verzögerung der Diagnosestellung beiträgt.

Bei den häufigeren subakuten Verläufen können die Symptome diskret sein und in unspezifischen Brust-, Bauch-, oder Hüftschmerzen bestehen. Kinder zeigen eher ein ausgeprägteres klinisches Bild. Bei einem Psoasabszeß ist die Hüftstreckfähigkeit reduziert. Etwa 5–15% der Betroffenen entwickeln neurologische Defizite bis hin zur Paralyse.

Das Querschnittsrisiko ist erhöht bei

- Patienten >50 Jahre,
- Diabetikern,
- chronischer Polyarthritis,
- eher kranial gelegener Lokalisation des Prozesses,
- Infektion mit Stapylococcus aureus (Eismont et al. 1987).

Diagnostik

Labor

Beim klinischen Verdacht einer Spondylodiszitis sind Laboruntersuchungen obligat.

3 Parameter gehören zur Routinediagnostik:

- Blutsenkungsgeschwindigkeit (BSG),
- Leukozytenwert,
- C-reaktives Protein (CRP).

Die BSG ist bei über 90% der Patienten erhöht. Der Leukozytenwert ist nicht immer deutlich erhöht (<50%) und kann sogar normal sein.

! Ein normaler Leukozytenwert schließt somit das Vorliegen einer Spondylodiszitis nicht aus!

Das CRP gewinnt in der Diagnostik und als Verlaufskontrolle zunehmende Bedeutung, da es rascher steigt und bei Heilung früher fällt, als die träger reagierende BSG. Nichtsdestotrotz hat die BSG als kostengünstige Untersuchung ihren festen Platz in der Verlaufsbeurteilung des Krankheitsbildes.

Blutkulturen, die im Fieberanstieg wiederholt abgenommen werden müssen, führen nur bei weniger als 25% zum Keimnachweis.

Biopsie

Der Keimnachweis gelingt bei mehr als 2/3 der Patienten mit einer Biopsie, die heute minimal invasiv perkutan unter Kontrolle mit dem Bildverstärker oder besser CT-gesteuert durchgeführt werden sollte. Bei negativer Erstbiopsie empfehlen wir die Wiederholung mit derselben Technik, um später gezielt nach dem Antibiogramm therapieren zu können.

Eine Indikation zur offenen Biopsie sehen die Autoren nur noch bei Patienten, denen ein großer Eingriff nicht zugemutet werden und nur so eine gezielte Therapie sichergestellt werden kann. Ansonsten ist bei wiederholt erfolgloser perkutaner Biopsie die Probengewinnung im Rahmen des therapeutischen Eingriffs anzustreben, was voraussetzt, daß bis zum Eingriff auf eine unspezifische Antibiose verzichtet werden muß, um einen positiven Keimnachweis nicht unmöglich zu machen.

Bildgebende Verfahren

Die radiologische Diagnostik beginnt mit Nativaufnahmen in 2 Ebenen.

- In der Frühphase sind noch keine Veränderungen vorhanden.
- Erst nach 2–4 Wochen zeigt sich bei 3/4 der Patienten eine Verschmälerung des Bandscheibenfaches. Eine endplattennahe Osteopenie ist häufig zu beobachten.
- 3–6 Wochen nach Beginn der Erkrankung kommt es dann zur zunehmenden knöchernen Destruktion bis hin zum Wirbelzusammenbruch und Kyphose. Paravertebrale Veränderungen müssen beachtet werden. Eine Erweiterung des retropharyngealen Raumes, Vergrößerungen des paravertebralen Schattens thorakal, Lungenatelektasen und Veränderungen des Psoasschattens können Hinweis auf eine Abzedierung sein.
- Im Verlauf unter therapeutischen Einflüssen kommt es mit einer Verzögerung von 2–3 Monaten zur reaktiven Knochenbildung und Sklerose. Ohne operative Intervention tritt eine Defektheilung ein in Form einer fibrösen Versteifung oder Ankylose.

Die Szintigrafie ist eine hochsensitive Untersuchungstechnik. Sowohl mit Technetium und Gallium wird eine Sensitivität von fast 90% erzielt (Bruschwein et al. 1980, Modic et al. 1985). Die Spezifität beträgt fast 80% bzw. 85%. Szintigrafisch lassen sich auch weitere ossäre Läsionen verifizieren.Gallium-67-Scans bilden den Verlauf besser ab als Technetium-99-Scans.

Computertomografisch lassen sich sehr gut die knöchernen Destruktionen beurteilen und Weichteilprozesse erfassen (Göb u. Müller 1990, Kattapuram et al. 1983). Mit koronaren und sagittalen Rekonstuktionen ergibt sich auch die Möglichkeit der dreidimensionalen Beurteilung.

Die Computertomografie ist der konventionellen Tomografie, die ebenfalls die ossäre Destruktion gut veranschaulicht, aufgrund der Weichteildarstellung überlegen. Die konventionelle Tomografie bietet nur noch bei der Beurteilung der ossären Fusion eine sicherere Aussage als das CT. Sie wird darum von den Autoren nur noch selten eingesetzt.

Die Kernspintomografie (MR) ist in der Früherkennung der Szintigrafie mindestens gleichwertig, wenn nicht sogar überlegen. Sensitivität und Spezifität dieser nicht strahlenbelastenden Untersuchung liegen bei 90% (Modic et al. 1985). Sie bietet wie das CT eine sehr gute Beurteilbarkeit der Weichteile. Die ossären Strukturen sind schlechter zu beurteilen.

Auch werden noch nicht routinemäßig Biopsien MR-kontrolliert durchgeführt, da dies ein offenes MR und spezielle Instrumentarien zur Voraussetzung hat. Sofern keine Implantate eingebracht werden, die zur Artefaktbildung führen, ist die Kernspintomografie auch sehr gut zur Verlaufsbeuteilung heranzuziehen und verdrängt hierbei mehr und mehr die Szintigrafie.

Therapie

Medikamentöse Therapie

Da es sich regelmäßig um Sekundärinfektionen von infektanfälligen Patienten handelt, muß neben allgemeinen medizinischen Maßnahmen (gute Nutrition, Einstellung der Stoffwechsellage bei Diabetes etc.) eine Sanierung des Primärfokus erfolgen. Stets hat eine kombinierte Behandlung der Spondylodiszitis zu erfolgen, die aus einer antibiotischen Therapie und einer konservativen oder operativen orthopädischen Maßnahme besteht.

Vor Einführung moderner Antiobitika lag die Mortalität zwischen 25 und 70%. Sie konnte auf unter 5% gesenkt werden (Slucky u. Eismont 1997). Das Antibiotikum sollte nach Austestung im Antibiogramm gezielt gegen den bioptisch gewonnenen Keim wirken. Eine ungezielte Breitbandantibiose ist nur vertretbar wenn trotz wiederholter Biopsie kein Keim kultivierbar war.

- Clindamycin,
- Gentamycin,

- Teicoplanin,
- Tobramycin und
- Vancomycin

  erreichen den Nukleus pulposus mit ausreichender Dosis. Cephalosporine sind hier nicht so zuverlässig.

Die Antibiose sollte über mindestens 6 Wochen erfolgen. Studien zeigten, das eine Verabreichung von weniger als 4 Wochen zu einer Rezidivrate von 25% führten (Eismont u. Montero 1987). Viele Autoren empfehlen das Fortführen der Antibiose über 6 Wochen oder bis zur Normalisierung der BSG (Eismont et al. 1983, Frederickson et al. 1978, Härle 1991, Torg 1989).

Konservative Therapie

Empfohlen wird bei konservativer Therapie eine Immobilisation von 6–8 Wochen in der Gipsliegeschale, wobei die Mobilisation bei einem BSG-Wert von unter 50 mm/h eingeleitet werden kann. Die Mobilisation erfolgt dann mit einer Orthese. Thorakale und lumbale Spondylodiszitiden werden mit einem Korsett, zervikale und zervikothorakale im Halo-Body-Jackett bis zur Schmerzfreiheit und Normalisierung der Entzündungsparameter ruhiggestellt. Ein Zeitraum von 3–4 Monaten ist die Regel.

Die konservative Behandlung ist also zeitaufwendig und beinhaltet das Risiko von Komplikationen wie z.B. Thrombose und Lungenentzündung. Durch eine konsequente konservative Therapie kann die Spondylodiszitis oft zur Ausheilung gebracht werden und jeweils zur Hälfte in eine Ankylose oder fibröse Versteifung münden (Frederickson et al. 1978; Sapico u. Montgomery 1979), wobei letztere oft ebenfalls relativ wenig Beschwerden bereitet.

In Abhängigkeit vom Ausmaß der Destruktion resultieren lokale Kyhosen und sekundäre Skoliosen, insbesondere dann, wenn mehr als die Hälfte des Wirbels destruiert wurde.

Operative Therapie

Die Indikation zur Operation besteht bei

- Abszedierungen,
- drohenden oder manifesten neurologischen Defiziten,
- erfolgloser konservativer Behandlung über 3 Monate,
- ausgeprägter Deformität infolge ossärer Destruktionen (Göb u. Müller 1990; Slucky u. Eismont 1997).

In einer Studie von Frederickson et al. (1978) zeigten sich ausgeprägte Deformitäten bei einer Zerstörung von mehr als 50% eines Wirbels in den ersten 6–8 Wochen der Erkrankung im thorakolumbalen Übergangsbereich. Die Entscheidung für oder gegen ein operatives Prozedere wird entscheidend mitbeeinflußt vom Allgemeinzustand des Patienten, vom Erfahrungsschatz des Operateurs, dem zu erwartenden biomechanischen Therapieresultat und von der notwendigen Behandlungsdauer.

Die Entscheidung, was belastender für einen Patienten mit häufig vorhandenen Begleiterkrankungen ist, eine wochen- bis monatelange Immobilisation mit nicht sicherem Therapieerfolg, oder ein u.U. mehrzeitiges, aufwendiges, kombiniertes, ventro-dorsales operatives Vorgehen mit gutem biomechanischem Resultat, wenn man einen routinierten Operateur voraussetzt, ist nur im Einzelfall zu treffen.

Sicher ist ein deutlicher Trend zur Operation zu registrieren, da die zunehmende Zahl erfahrener Chirurgen und moderne Operationsverfahren und Implantate die operativen Risiken vermindern und den Erfolg sicherstellen.

Eine minimale operative Maßnahme ist die Abszeßdrainage, die offen oder besser perkutan CT-kontrolliert durchgeführt werden kann. Die alleinige Drainage kann den konservativen Verlauf verkürzen, oder für die operative Intervention günstigere Voraussetzungen schaffen.

Die Operation hat da zu erfolgen, wo der Entzündungsherd lokalisiert ist und wird darum im Regelfall von ventral durchgeführt. Von ventral ist ein komplettes Debridement möglich, sowie die biomechanisch suffiziente Rekonstruktion der ventralen Säule. Zur Rekonstruktion bieten sich autologe Transplantate vom Beckenkamm (trikortikal), die Rippen oder Fibula stehen für längere Defektüberbrückungen zur Verfügung (Härle 1991; Slucky u. Eismont 1997).

Der Einsatz frisch gefrorener Allografts ist offensichtlich nicht weniger erfolgreich, als der der autologen Transplantate. Auch gefäßgestielte Transplantate wurden schon verwandt. Der operative Aufwand ist jedoch erheblich und das klinisch radiologische Resultat aus Sicht der Autoren nicht besser. In den letzten Jahren wurden von großen Zentren erfolgreich Metallplatzhalter zur Rekonstrution der ventralen Säule implantiert, die mit spongiösem Knochen gefüllt, oder mit überbrückenden Spänen umgeben wurden, ohne vermehrt Infektrezidive zu beobachten.

Bei alleinigem ventralen Vorgehen ist postoperativ eine äußere Ruhigstellung mit einem Korsett für 4–8 Monate angezeigt. Zervikal und zervikothorakal sind dann eine Halskrawatte oder Halo-Body-Jackett notwendig. Die dorsale Instrumentation und Fusion ist nicht obligat. Die Zugurtungsspondylodese mit transpedikulärer Instrumentation erhöht jedoch die Möglichkeit der Profilbeeinflussung, erhöht die Primärstabilität und ermöglicht in Abhängigkeit von der ventralen Primärstabilität die orthesenfreie Nachbehandlung und wird darum von den Autoren empfohlen.

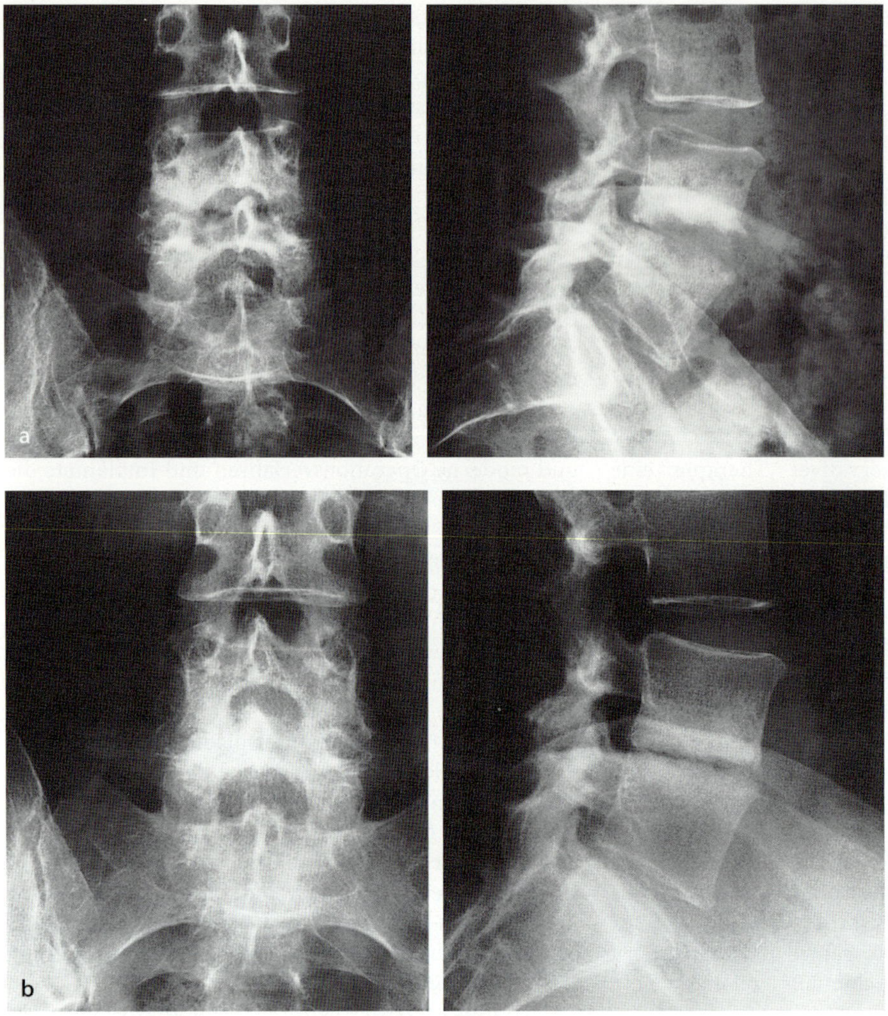

Abb. 72.16a, b. 46jährige mit Kreuzschmerzen seit 3 Monaten und durch Punktion nachgewiesener Spondylodiszitis L4/5 (St. aureus) ohne Nachweis eines Primärherdes **(a)**. Radiologisch besteht eine Erniedrigung des Bandscheibenfaches und Destruktionen der Deck- und Grundplatte. **b** Nach Immobilisation in der Gipsliegeschale für 3 Wochen und Ruhigstellung im Thoraxrumpfgips für weitere 4 Monate unter gezielter Antibiose kam es zur Defektheilung im Sinne einer fibrösen Versteifung. 15 Monate nach Therapiebeginn Wiedererlangung der Arbeitsfähigkeit als Verkaufsleiterin und nur noch leichte funktionelle Restbeschwerden. Radiologisch Ausheilung mit stabiler narbiger, fibröser Versteifung ohne relevante Profilstörung

Ein alleiniges dorsales Vorgehen führt in Bereichen des Myelons oft zur Verschlechterung der Neurologie. Sie kann thorakal über eine Kostotransversektomie retropleural erfolgen, wobei das Debridement und die ventrale Rekonstruktion erschwert sind. Sie ist somit vertretbar bei nur gering notwendigem Debridement und begrenzter Graftimplantation, um das Risiko einer intrathorakalen Infektstreuung zu verringern, oder zur Abszeßdrainage. Lumbal ist ein rein dorsales Vorgehen nur sinnvoll, wenn ein intraspinaler Abzeß vorliegt, die ventrale Destruktion gering und auch kein Psoasabszeß vorhanden ist, der einer Sanierung bedarf.

In der Literatur ist belegt, daß weniger als 7% postinfektiöse neurologische Defizite behalten (Sapico u. Montgomery 1979). Die Verläufe einer Spondylodiszitis unter konservativer bzw. operativer Therapie werden in Abb. 72.16 und 72.17 gezeigt.

72.7.4 Neuropathische Spondylopathie (M 49.4, ...)

Pathogenese

Durch Defekte der protektiven Sensorik mit reduzierter Schmerzempfindung und Hypotonie der Muskulatur kommt es infolge von rezidivierenden Mikrotraumen zur Überbeanspruchung des Stützapparates. Die Desintegration von Knochen und Gelenken übersteigt bei weitem das Maß der Veränderungen, wie wir sie bei Arthritiden und Arthrosen beoachten.

Ursache können sein:

- Infektionen (Syphilis, Lepra),
- metabolische Störungen (Perniziosa, Diabetes, Alkoholismus),
- neuromuskuläre Störungen (multiple Sklerose, Dysautonomia),
- Traumata (Paraplegie),
- kongenitale Leiden (Meningomyelozelen, Charcot-Marie-Tooth-Syndrom)

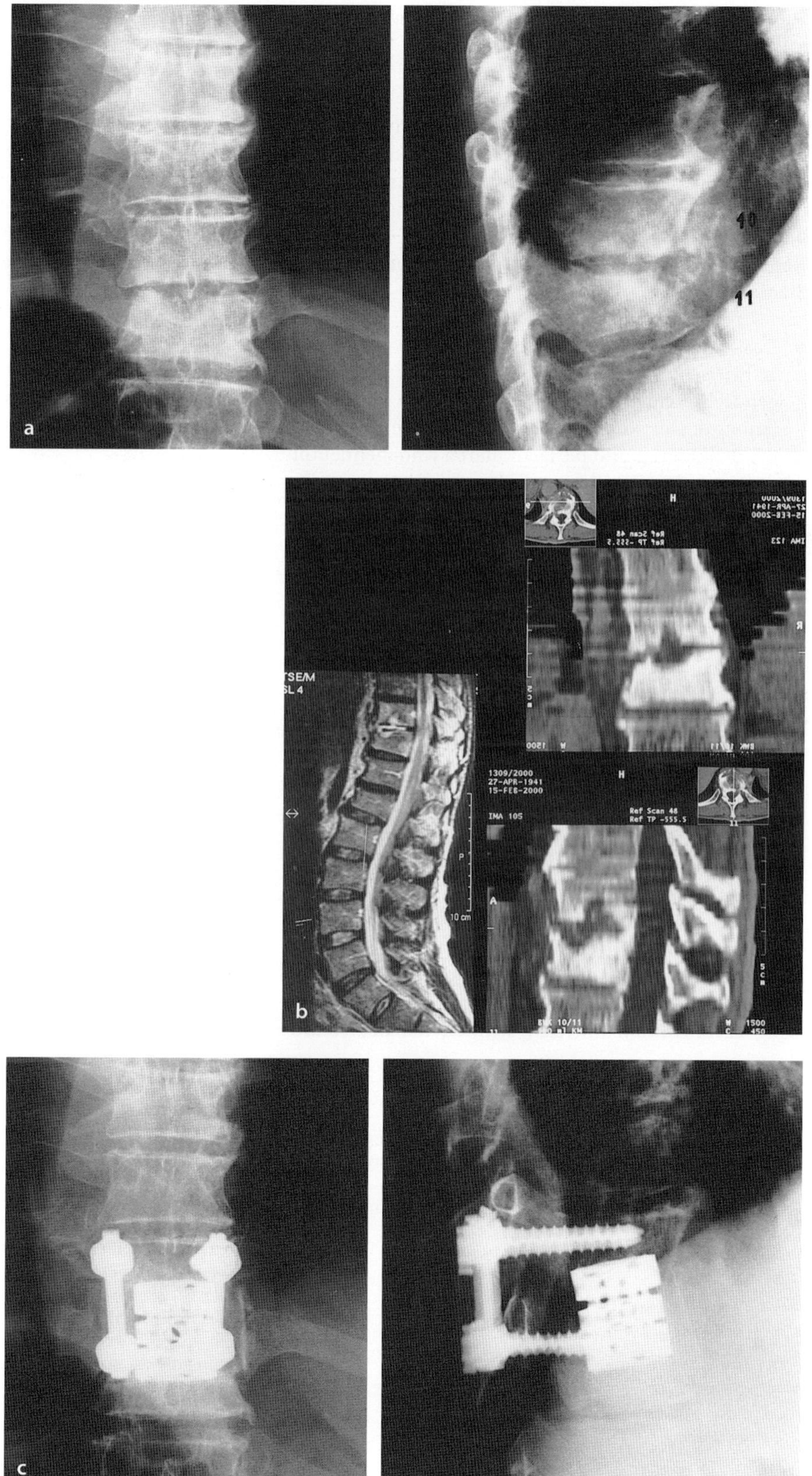

Abb. 72.17a–c. 59jähriger mit unspezifischer Spondylodiszitis T10/11 (**a**). Radiologisch Bandscheibenhöhenminderung, grund- und deckplattennahe Osteolysen. **b** Die Rekonstruktion des CT und das MR zeigen die ausgeprägten zentralen Defekte infolge des Infektes. **c** Nach ventralem Debridement, Rekonstruktion mit einem Metallspacer und überbrückender Verspanung (Rippe), sowie zweizeitiger dorsaler Zuggurtungsspondylodese, orthesenfreie Remobilisation eine Woche postoperativ

Die spinalen Veränderungen machen 6–12% der Neuroarthropathien aus.

Klinik

Das Leiden kann schleichend und schmerzarm verlaufen, oder pseudophlegmonös schmerzhaft mit serologischen Entzündungszeichen und Temperaturerhöhungen.

Diagnostik

Radiologisch unterscheidet Fried (1970) im Verlauf 3 Stadien:

- Das 1. chondroosteonekrotische Stadium erinnert an arthritische Veränderungen, wobei der gelenktragende Knochen am Rand abbricht oder abgeschliffen wird. Der Knochenschotter kann zum Zentrum der artikulären und periartikulären Knochenneubildung werden. Ermüdungsfrakturen gehören in dieses Stadium. Der Verlauf kann schleichend schmerzlos oder pseudophlegmonös schmerzhaft sein.
- Im 2. reaktiven Stadium besteht ein Nebeneinander von disharmonischer Knochenneubildung und Knochenzerfall oder reaktionsloser Knochenauflösung.
- Im 3. Stadium kommt es zur Stabilisation mit Abrundung der Knochen und Harmonisierung.

Das Charcot-Gelenk hat 6 Charakteristika (Dihlmann 1987):

1. Osteolyse,
2. subchondrale epiphysäre Sklerosierung,
3. pathologische Fragmentationsneigung,
4. gelenknahe Knochenneubildungen,
5. Kapsel-Band-Instabilität,
6. metaphysäre Periostreaktionen.

Das Kernspintomogramm (MR) kann bei der Abgrenzung zur Infektion hilfreich sein, da bei der Neuroarthropathie in der T1- und T2-Gewichtung eine verminderte Signalintensität vorliegt. Bei Infektionen ist die T2-Gewichtung signalintensiver.

Tabelle 72.9. Differentialdiagnose der Wirbelkörperkompression

Trauma	Isolierte Kompressionsverletzung (Typ A) Kombinierte Kompressions-Distraktions-Verletzung (Typ B) Rotationsverletzung mit Kompressionskomponente (Typ C)
Osteopathien	Primäre Osteoporose Sekundäre Osteoporose Osteomalazie Renale Osteopathie M. Paget
Neoplasien	Metastasen Primäre Benignome Primäre Malignome
Spondylitiden	Unspezifisch Spezifisch
Histiozytosis X	Lipoidgranulomatose Eosinophiles Granulom

Therapie

Die Orthesenversorgung zur Minderung der Mobilität ist angezeigt. Ob Operationen sinvoll sind ist umstritten. Exazerbationen nach Eingriffen wurden beschrieben. Die Autoren empfehlen autologe Knochentranplantation und eine rigide Instrumentation (Slucky u. Eismont 1997).

72.7.5 Wirbelkörperkompressionen bei anderenorts klassifizierten Krankheiten (M 49.5, ...)

Wirbelkörperkompressionen beruhen stets auf einem Mißverhältnis von Belastung und Belastbarkeit der Makro- und Mikroarchitektur des Lastträgers. Einerseits können adäquate Traumen mit einer Kompressionskomponente gesunde intakte Wirbel zum Brechen bringen, andererseits genügen bei geschwächter Knochenstrutur physiologische Beanspruchungen, um eine pathologische Deformierung herbeizuführen.

Hier kann nur eine systematische Listung der ursächlichen Krankheiten als Einstieg in die Differentialdiagnose der Wirbelkörperkompression dienen (Tabelle 72.9).

Literatur

Literatur zu Kap. 72.1

Battafarano DF, West SG, Rak KM, Fortenbery EJ, Chantelois AE (1993) Comparison of bone scan, computed tomography and magnetic resonance imaging in the diagnosis of active sacroiliitis. Semin Arthritis Rheum 23:161–176

Brandt J, Haibel H, Cornely D, Golder W, Gonzalez J, Reddig J, Thriene W, Sieper J, Braun J (2000) Successful treatment of active ankylosing spondylitis with the anti-tumor necrosis factor alpha monoclonal antibody infliximab. Arthritis Rheum 43:1346–1352

Braun J, Bollow M, Remlinger G, Eggens U, Rudwaleit M, Distler A, Sieper J (1998) Prevalence of spondylarthropathies in HLA-B27 positive and negative blood donors. Arthritis Rheum 41:58–67

Brocher JEW, Willert HG (1980) Differentialdiagnose der Wirbelsäulenerkrankungen. Thieme, Stuttgart

Brown M, Wordsworth P (1997) Predisposing factors to spondyloarthropathies. Curr Opin Rheumatol 9:308–314

Calin A (1995) The individual with ankylosing spondylitis: Defining disease status and the impact of the illness. Br J Rheumatol 34:663–672

Calin A, Elswood J (1990) A prospective nationwide cross-sectional study of NSAID usage in 1331 patients with ankylosing spondylitis. J Rheumatol 17:801–803

Calin A, Porta J, Fries JF, Schurmann DJ (1977) The clinical history as a screening test for ankylosing spondylitis. JAMA 237:2613–2614

Caplanne D, Tubach F, LeParc JM (1997) Late onset spondylarthropathy: clinical and biological comparison with early onset patients. Ann Rheum Dis 56:176–179

Carter ET, McKenna CH, Brian DD, Kurland LT (1979) Epidemiology of ankylosing spondylitis in Rochester, Minnesota, 1935–1973. Arthritis Rheum 22:365–370

Casserly IP, Fenlon HM, Breatnach E, Sant SM (1997) Lung findings on high-resolution computed tomography in idiopathic ankylosing spondylitis. Correlation with clinical findings, pulmonary function testing and plain radiography. Br J Rheumatol 36:677–682

Clegg DO, Reda DJ, Weisman MH, Blackburn WD, Cush JJ, Cannon GW, Mahowald ML, Schumacher HR, Taylor T, Budiman-Mak E, Cohen MR, Vasey FB, Luggen ME, Mejias E, Silverman SL, Makkena R, Alepa PF, Buxbaum J, Haakenson CM, Ward RH, Manaster WBJ, Anderson RJ, Ward JR, Henderson WG (1996) Comparison of sulfasalazine and placebo in the treatment of ankylosing spondylitis. Arthritis Rheum 39:2004–2012

Creemers MCW, Riel PLCMv, Franssen MJAM, Putte LBAv, Gribnau FW (1994) Second-line treatment in seronegative spondylartropathies. Semin Arthritis Rheum 24:71–81

Dihlmann W (1987) Grundlagen der Therapie der Spondylitis ankylosans mit ionisierenden Strahlen. Akt Rheumatol 12 (Sonderheft):17–22

Dihlmann W (1987) Gelenke – Wirbelverbindungen. Thieme, Stuttgart

Dougados M, van der Linden S, Leirisalo-Repo M, Huitfeld B, Juhlin R, Veys E, Zeidler H, Kvien TK, Olivieri I, Dijkmans B, Bertouch J, Brooks P, Edmonds J, Major G, Amor B, Calin A (1995) Sulfasalazine in the treatment of spondylarthropathy. Arthritis Rheum 38:618–627

Dougados M, Behier JM, Jolchine I, Calin A, van der Heijde D, Olivieri I, Zeidler H, Herman H (2000) Efficacy of celecoxib, a COX-2 specific inhibitor in ankylosing spondylitis: a placebo controlled and conventional NSAID (ketoprofen) 6-week controlled study. Ann Rheum Dis 59 (Suppl 1):204

Engst-Hastreiter U (1995) Psychologische Interventionsstrategien und Therapieziele bei Patienten mit Spondylitis ankylosans (Sp. a.). Akt Rheumatol 20:180–183

Fournié B, Boutes A, Dromer C, Sixou L, Le Guennec P, Granel J, Railhac J-J (1997) Etude prospective de l'atteinte du plastron sterno-costo-claviculaire dans la spondylarthrite ankylosante et dans le rhumatisme psoriasique. Rev Rhum 64:23–26

Gran JT, Husby G, Hordvik M (1985) Prevalence of ankylosing spondylitis in males and females in a young middle-aged population of Tromso, northern Norway. Ann Rheum Dis 44:359–367

Haslock I (1993) Lung disease in rheumatic disorders: ankylosing spondylitis. Bailliere's Clin Rheumatol 7/1:99–115

Lange U, Berliner M, Ludwig M, Schiefer HG, Teichmann J, Weidner W, Schmidt KL (1998) Ankylosing spondylitis and infections of the female urogenital tract. Rheumatol Int 17:181–184

Lehtinen K (1980) cause of death in 79 patients with ankylosing spondylitis. Scand J Rheumatol 9:145–147

Linssen A, Meenken C (1995) Outcomes of HLA-B27-positive and HLA-B27-negative acute anterior Uveitis. Am J Ophthalmology 120:351–361

Mau W, Mahrenholtz M, Zeidler H (1994) Kreuzschmerzen – Diagnostik aus internistischer Sicht. Dtsch Ärztebl 91:639–658

Mau W, Meran J, Zeidler H (1990) Fortschritte in der Therapie der Spondarthritiden. Wien Med Wochenschr 40:3–6

Mau W, Zeidler H (1990) Spondylitis ankylosans. In: Zeidler H (Hrsg) Innere Medizin der Gegenwart, Rheumatologie. Urban & Schwarzenberg, München, S 394–409

Mau W, Zeidler H, Mau R, Majewski A, Freyschmidt J, Stangel W, Deicher H (1988) Clinical features and prognosis of patients with possible ankylosing spondylitis. Results of a 10-year followup. J Rheumatol 15:1109–1114

Mau W, Zeidler H, Mau R, Majewski A, Freyschmidt J, Stangel W, Deicher H (1990) Evaluation of early diagnostic criteria for ankylosing spondylitis in a 10 year followup. Z Rheumatol 49:82–87

Maugars Y, Mathis C, Berthelot JM, Charlier C, Prost A (1996) Assessment of the efficacy of sacroiliac corticosteroid injections in spondylarthropathies: A double-blind study. Br J Rheumatol 35:767–770

Mohr W (1984) Gelenkerkrankungen. Diagnostik und Pathogenese makroskopischer und histologischer Strukturveränderungen. Thieme, Stuttgart New York

Moll JMH (1983) Pathogenetic mechanisms in B27 associated diseases. Br J Rheumatol 22:93–103

Moll JMH, Wright V (1971) Normal range of spinal mobility. An objective clinical study. Ann Rheum Dis 30:381–386

Moll JMH, Wright V (1972) An objective clinical study of chest expansion. Ann Rheum Dis 31:1–8

O'Neill TW, Bresnihan B (1992) The heart in ankylosing spondylitis. Ann Rheum Dis 51:705–706

Ostensen M, Romberg O, Husby G (1982) Ankylosing spondylitis and motherhood. Arthritis Rheum 25:140–143

Schilling F (1974) Spondylitis ankylopoetica: Die sogenannte Bechterewsche Krankheit und ihre Differentialdiagnose (einschl. Spondylitis hyperostotica, Spondylitis psoriatica und chronischem Reiter Syndrom). In: Diethelm L (Hrsg) Handbuch der medizischen Radiologie. Springer, Berlin Heidelberg New York Tokio, S 452–689

Taurog JD (1998) Animal models of the spondyloarthropathies. In: Calin A, Taurog JD (Hrsg) The Spondylarthritides. Oxford University Press, Oxford New York Tokyo, pp 224–237

Uksila J, Toivanen P, Granfors K (1998) Enteric infections and arthritis: bacteriological aspects. In: Calin A, Taurog JD (Hrsg) The Spondylarthritides. Oxford University Press, Oxford, New York Tokyo, pp 167–177

Van den Bosch F, Kruithof E, Baeten D, De Keyser F, Mielants H, Veys EM (2000) Effects of a loading dose regimen of three infusions of chimeric monoclonal antibody to tumour necrosis factor alpha (infliximab) in spondylarthropathy: an open pilot study. Ann Rheum Dis 59:428–433

van der Linden S (1997) Ankylosing spondylitis. In: Kelley WN, Ruddy S, Harris ED, Sledge CB (Hrsg) Textbook of Rheumatology. W.B. Saunders, Philadelphia London Toronto, pp 969–982

van der Linden S, Valkenburg HA, Cats A (1984) Evaluation of diagnostic criteria for ankylosing spondylitis: a proposal for modification of the New York criteria. Arthritis Rheum 27:361–368

Zeidler H (1996) Spondarthritiden. In: Peter HH, Pichler WJ (Hrsg) Innere Medizin der Gegenwart: Klinische Immunologie. Urban & Schwarzenberg, München, S 312–326

Zeidler H (1997) Spondylitis ankylosans. In: Kommission für Qualitätssicherung der DGRH (Hrsg) Qualitätssicherung in der Rheumatologie. Steinkopff, Darmstadt, S 3.5.1–3.5.5

Zeidler H, Schumacher HR, Jr. (1998) Chlamydia-induced arthritis. In: Calin A, Taurog JD (eds) The Spondylarthritides. Oxford University Press, Oxford New York Tokyo, pp 69–96

Literatur zu Kap. 72.2

Aggarwal A, Misra R, Chandrasekhar S, Prasad KN, Dayal R, Ayyagari A (1997) Is undifferentiated seronegative spondyloarthropathy a forme fruste of reactive arthritis? Br J Rheumatol 36:1001–1004

Amor B, Dougados M, Muiyawa M (1990) Critères de classification des Spondylarthropathies. Rev Rheum 57:85–89

Boyer GS, Templin DW, Cornoni-Huntley JC, Everett DF, Lawrence RC, Heyse SP, Miller MM, Goring WP (1994) Prevalence of spondyloarthropathies in alaskan eskimos. J Rheumatol 21:2292–2297

Braun J, Bollow M, Remlinger G, Eggens U, Rudwaleit M, Distler A, Sieper J (1998) Prevalence of spondylarthropathies in HLA-B27 positive and negative blood donors. Arthritis Rheum 41:58–67

Braun J, Wollenhaupt J (1997) Spondarthritiden. In: Kommission für Qualitätssicherung der DGRH (Hrsg) Qualitätssicherung in der Rheumatologie. Steinkopff, Darmstadt, S 5.5.3.1–5.5.3.6

Caplanne D, Tubach F, LeParc JM (1997) Late onset spondylarthropathy: clinical and biological comparison with early onset patients. Ann Rheum Dis 56:176–179

Careless DJ, Inman RD (1995) Acute anterior uveitis: clinical and experimental aspects. Semin Arthritis Rheum 24:432–441

Collantes Estevez E, Cisnal del Mazo A, Munoz Gomariz E (1995) Assessment of 2 systems of spondyloarthropathy diagnostic and classification criteria (Amor and ESSG) by a Spanish multicenter study. J Rheumatol 22:246–272

Dougados M, van der Linden S, Juhlin R, Huitfeld B, Amor B, Calin A, Cats A, Dijkmans B, Olivieri I, Pasero G, Veys E, Zeidler H (1991) The European Spondylarthropathy Study Group: preliminary criteria for the classification of spondylarthropathies. Arthritis Rheum 34:1218–1227

Gaston JSH (1997) Pathogenic role of gut inflammation in the spondyloarthropathies. Curr Opin Rheumatol 9:302–307

Kahn M-F, Chamot A-M (1992) Sapho Syndrome. In: Khan MA (ed) Rheumatic disease clinics of North America. WB Saunders, Philadelphia, pp 225–246

Khan MA (1998) Ankylosing spondylitis: Clinical features. In: Klippel JH, Dieppe PA (ed) Rheumatology. Mosby, London Philadelphia St. Louis, pp 1–16.10

Linssen A, Meenken C (1995) Outcomes of HLA-B27-positive and HLA-B27-negative acute anterior Uveitis. Am J Ophthalmology 120:351–361

Mau W, Kretschmer G, Grothe H, Zeidler H (1996) Slow radiographic progression in a 15-year follow-up of patients with undifferentiated spondarthritis. Br J Rheumatol 35:304

Mau W, Meran J, Zeidler H (1990) Konzept und Kriterien der Spondarthritiden. Wien Med Wochenschr 140:40–45

Mau W, Zeidler H, Mau R, Majewski A, Freyschmidt J, Stangel W, Deicher H (1988) Clinical features and prognosis of patients with possible ankylosing spondylitis. Results of a 10-year followup. J Rheumatol 15:1109–1114

Olivieri I, Padula A, Pierro A, Favaro L, Oranges GS, Ferri S (1995) Late onset undifferentiated seronegative spondyloarthropathy. J Rheumatol 22:899–903

Schilling (1997) Die chronisch rekurrierende multifokale Osteomyelitis. Jatros Orthopädie, Rheumatologie 12 (Suppl 1): 1–16

Uksila J, Toivanen P, Granfors K (1998) Enteric infections and arthritis: bacteriological aspects. In: Calin A, Taurog JD (eds) The Spondylarthritides. Oxford University Press, Oxford New York Tokyo, pp 167–177

Wagner AD, Mai U, Hammer M, Zeidler H (1997) Longterm antibiotic therapy successful in patients with SAPHO-syndrome. Arthritis Rheum 40 (Suppl):62

Zeidler H (1996) Spondarthritiden. In: Peter HH, Pichler WJ (Hrsg) Innere Medizin der Gegenwart: Klinische Immunologie. Urban & Schwarzenberg, München, S 312–326

Zeidler H (1997) Spondarthritiden. In: Kommission für Qualitätssicherung der DGRH (Hrsg) Qualitätssicherung in der Rheumatologie. Steinkopff, Darmstadt, S 3.4.1–3.4.4

Zeidler H, Mau W, Khan MA (1992) Undifferentiated spondyloarthropathies. Rheum Dis Clin North Am 187–202

Zeidler H, Schumacher HR, Jr. (1998) Chlamydia-induced arthritis. In: Calin A, Taurog JD (eds) The Spondylarthritides. Oxford University Press, Oxford New York Tokyo, pp 69–96

Literatur zu Kap. 72.3 bis 72.7

Brain RW, Northfield D, Wilkinson M (1952) the neurological manifestations of cervical spondylosis. Brain 75, S187–225

Bruschwein DA, Brown ML, McLeod RA (1980) Gallium scintigraphy in the evaluation of disc space infection: concise communications. J Nucl Med 21:925

Dihlmann W (1987) Gelenke – Wirbelverbindungen. Thieme, Stuttgart

Eismont FJ, Bohlmann HH, Soni PL, Goldberg VM, Freehafer AA (1983) Pyogenic and fungal vertebral Osteomyelitis with paralysis. J Bone Joint Surg (Am) 65:19

Eismont FJ, Montero C (1987) Infections of the spine. In: Davidoff RA (ed) Handbook of the spinal cord, vol 5. Marcel Dekker, New York, p 411

Frederickson B, Yuan H, Orlans R (1978) Management and outcome of pyogenic vertebral osteomyelitis. Clin Orthop 131: 160

Fried K (1970) Beitrag zum Verlauf und zur Pathogenese der neurotrophischen Osteoarthropathien. Fortsch Röntgenstr 113:560–575

Göb A, Müller T (1990) Tuberculose. In: Witt AN, Rettig H, Schlegel KF (Hrsg) Spezielle Orthopädie. Thieme, Stuttgart, S 9.71–9.117

Göb A, Müller T (1990) Unspezifische Erkrankungen. In: Witt AN, Rettig H, Schlegel KF (Hrsg) Spezielle Orthopädie. Thieme, Stuttgart, S 9.118–9.139

Govender S, Charles RW, Naidoo KS, Goga IE (1988) Results of surgical decompression in chronic tuberculous paraplegia. S Afr Med J 74:58

Härle A (1991) Spondylitis. In: Bauer R, Kerschbaumer F, Poisel S (Hrsg) Orthopädische Operationslehre/Wirbelsäule. Thieme, Stuttgart, S 377–390

Jeffreys E (1980) Disorders of the cervical spine, Butterworths, London

Kattapuram SV, Phillips WC, Boyd R (1983) CT in pyogenic osteomyelitis. Am J Radiol 140:1199

Leong JCY, Fraser RD (1990) Spinal Infections. In: Weinstein JN, Wiesel SW (Hrsg) The International Society for the Study of the Lumbar Spine: the lumbar spine. WB Saunders, Philadelphia, p 699

Levine MJ, Heller JG (1997) Spinal infections. In: Garfin SR, Vaccaro AR (eds) Orthopaedic knowledge update. American Acdemy of Orthopeadic Surgeons, Rosemont, pp 257–271

Modic MT, Feiglin DH, Piraino DW et al. (1985) Vertebral Osteomyelitis: assessment using MR. Radiology 157:157

Sapico FL, Montgomery FZ (1979) Pyogenic vertebral osteomyelitis: A review of nine cases and review of the literature. Rev Infect Dis 1:754

Slucky V, Eismont FJ (1997) Spinal Infections. In: Bridwell KH, DeWald AL (eds) The textbook of spinal surgery, 2nd edn. Lippincott-Raven Publishers, Philadelphia, pp 2141–2183

Staudte H.-W, Brussatis F (1994) Degenerative Erkrankungen der Wirbelsäule in: Witt AN, Rettig H, Schlegel KF (Hrsg.) Orthopädie in Praxis und Klinik. Band V/Teil 2. Thieme, Stuttgart, S 1.1–1.95

Torg JS (1989) Risk factors in congenital stenoses of the cervical spineal canal. In: Sherk HH (ed) The cervical spine, 2nd edn. S 272–285

Waldvogel FA, Medoff G, Swartz MN (1970) Osteomyelitis: a review of clinical features, therapeutic considerations and unusual aspects. N Engl J Med 282:198

Wiley AM, Trueta J (1959) The vascular anatomy of the spine and ist relationship to pyogenic vertebral osteomyelitis. J Bone Joint Surg (Br) 41:796

Wood II GW (1992) Infections of spine. In: Crenshaw AH (ed) Campbell's Operative Othopaedics. Mosby, St. Louis, pp 3791–3823

Kapitel 73

Sonstige Krankheiten der Wirbelsäule und des Rückens (M 50–M 54) 73

R. Willms, J. P. Giehl

INHALT

Schmorl u. Junghans (1968) konnten an Tausenden von pathologisch-anatomischen Präparaten belegen, daß bis zum 49. Lebensjahr bereits 60% der Frauen und 80% der Männer degenerative Wirbelsäulenveränderungen besitzen. In einer Allgemeinpraxis sucht jeder 10., beim niedergelassenen Orthopäden jeder 2. den Arzt wegen Bandscheibenbeschwerden auf (Krämer 1994).

Die sozialmedizinische Bedeutung ist erheblich. In den USA fallen pro 1000 Arbeiter und Jahr 1400 und in Großbritannien 2600 Fehltage wegen Kreuzschmerzen an (Wodd u. Bodley 1985). Nach Statistiken der Rentenversicherungsträger erfolgen 50% der vorzeitig gestellten Rentenanträge aufgrund von Bandscheibenleiden (Krämer 1994).

73.1 Zervikale Bandscheibenschäden (M 50)

73.1.1 Funktionelle Anatomie der Bandscheibe

Die Wirbelsäule ist eine Gliederkette von Bewegungssegmenten, die außer am okzipitozervikalen Übergang aus jeweils 2 Wirbeln, einer verbindenden Bandscheibe und 2 Facettengelenken besteht.

Funktion der Bandscheibe

Die Bandscheibe hat innerhalb dieser Gliederkette 2 mechanische Funktionen:

- Zum einen läßt sie als elastische Struktur limitierte Bewegungen zwischen den nicht verformbaren Wirbeln zu. Zervikal sind segmentale Bewegungsausschläge von Flexion zu Extension von 11–24° und eine Translation von 2,4–3,8 mm physiologisch (Dvorak u. Grob 1999). 50% der Flexion/Extension erfolgen zwischen C0 und C1. 50% der Rotation von seitengleich etwa 90° erfolgen zwischen C1 und C2, die andere Hälfte subaxial.
- Die 2. Aufgabe ist die statische Funktionen als Stoßfänger axial wirkender Kräfte. Bei aufrechter Position absorbiert die vordere Säule lumbal 80–90% der axialen Kompressionskräfte. Die dorsalen Facettengelenke und die Muskulatur sind nur für die verbleibenden 10–20% verantwortlich (Bergmark 1989; Kummer 1991).
  Dieses „load sharing principle" verdeutlicht, welchen Belastungen die Bandscheibe schon unter physiologischen Beanspruchungen ausgesetzt ist (Lowery u. Harms 1997). Die Belastungsdrücke intradiskal betragen im Liegen 15–25 kp, im Stehen 100 kp, im Sitzen 150 kp und bei funktioneller Belastung mehrere hundert kp (Nachemson 1966).

Makro- und Mikrostruktur der Bandscheibe

Aufgrund ihrer Makro- und Mikrostruktur kann sie die Doppelfunktion erfüllen. Die Bandscheiben bestehen aus

- hyalinen Knorpelplatten der Wirbelkörper,
- dem v.a. ventrolateral kräftigen Anulus fibrosus mit besonders in der Außenzone derben ineinander verflochtenen Fasern, welche die Wirbel verbinden und
- dem Gallertkern, der einen hohen Anteil an Glykoproteinen und Polysacchariden aufweist.

Die hydrophilen Makromoleküle binden viel Wasser in der Bandscheibe. Der Wassergehalt des Nucleus pulposus beträgt beim Kleinkind 90%, im Alter immerhin noch fast 75% (Kolditz et al. 1985). Die Ernährung erfolgt per Diffusion aus dem subchondralen Bereichen der Grund- und Deckplatten der Wirbel. Die Bandscheibe stellt das größte zusammenhängende nichtvaskularisierte Gebilde im Organismus dar (Krämer 1994).

Alterung und Degeneration

Im Verlauf des Lebens nimmt der Anteil und die Größe der Mukopolysaccharide im Bandscheibengewebe ab. Da diese Makromoleküle aufgrund ihrer onkotischen Eigenschaften für die Hydratationskraft der Bandscheibe verantwortlich sind, nimmt im Alter der Wassergehalt der Bandscheibe ab. Sie trocknet aus (Kolditz et al. 1985).

Der Wassergehalt in der Bandscheibe sichert nicht nur die statisch-dynamische Funktion, sondern ist gleichzeitig Transportmedium für Nährstoffe in der bradytrophen Struktur Die Austrocknung führt zur Verschlechterung der intradiskalen Stoffwechsellage, was degenerativen Prozessen Vorschub leistet.

Diskose

Im Verlauf kommt es bei fortbestehender Druckbelastung zu Rissen und Fissuren im Anulus fibrosus. Verschleißprozesse im Zwischenwirbelraum wurden von Schmorl u. Junghans (1968) als Chondrosis bezeichnet. Da sich jedoch nicht nur knorpelige Strukturen verändern, ist der Terminus Diskose zutreffender (Krämer 1994). In diesem Stadium ist aufgrund der Dehydratation eine Höhenminderung des Zwischenwirbelraumes ohne ossäre Veränderungen zu beobachten.

Osteochondrose

Infolge von Degeneration mit Turgorverlust kommt es zur Gefügelockerung im Bewegungssegment bis hin zur segmentalen Instabilität. Im mittleren Lebensalter (30–55 Jahre) bestehen nebeneinander ein geschwächter, den biomechanischen Erfordernissen nur bedingt gewachsener Anulus fibrosus und ein noch hoher intradiskaler Druck im Nucleus pulposus (Krämer 1994).

Die Konstellation begünstigt Massenverlagerungen des Bandscheibengewebes. Bandscheibenprotrusionen und Bandscheibenvorfälle sind gehäuft zu beobachten. Die ligamentären intervertebralen Verbindungen werden im Rahmen der Degeneration aufgrund der Gefügelockerung vermehrt beansprucht. Am Übergang der Ligamente in den Wirbel, jenseits der Randleisten, kommt es dann zu reaktiven ossären Reaktionen.

Die Spondylophyten bilden sich vorwiegend ventrolateral aus mit zunächst horizontalem dann vertikalen Wachstum. Die Grund- und Deckplatten sind jetzt unregelmäßig konfiguriert und subchondrale Sklerosen treten auf. Aufgrund des Nebeneinander von knöchernen und knorpeligen Veränderungen beschreibt nun der Begriff Osteochondrose den Status adäquat (Schmorl u. Junghans 1968).

Spondylosis

Die Spondylophyten können den Bandscheibenraum überbrücken. Gefäße wachsen in die zermürbte Bandscheibe ein und es kann die fibröse oder köcherne Ankylose resultieren. Bei ausgeprägten Verläufen mit wuchtigen überbrückenden Spondylophyten, die man gehäuft bei Diabetikern (Mohr 1982) beobachten kann, spricht man von Spondylosis hyperostotica (M. Forestier; Forestier u. Lagier 1971).

Weitere degenerative Veränderungen

Die Verschleißprozesse beschränken sich nicht allein auf den Discus intervertebralis und seine angrenzenden Strukturen. Höhenminderungen im Bandscheibenfach führen insbesondere in lordotischen Bereichen (HWS, LWS) zur vermehrten Druckbelastung der Facettengelenke (Dunlop et al. 1984) und zervikal auch der Processus uncinati. Arthrotische Veränderungen mit Sklerose, Gelenk- und Kapselhypertrophie und Remodelling sind die Folge (Aufdermauer 1984; Krämer 1994).

Folgen der degenerativen Prozesse

Die intradiskale Höhenminderung führt per se zur Stenose der Foramina intervertebralia. Sekundär auftretende Protrusionen, Bandscheibenvorfälle, Hypertrophien der Processus uncinati, der Facettengelenke und des Ligamentum flavum sowie segmentale Instabilitäten mit Wirbelgleiten haben ebenfalls zentrale spinale oder intraforaminale Stenosen zur Folge. Radikuläre Irritationen, Läsionen, eine Claudicatio intermittens der Kauda und zervikale Myelopathien können die Folge sein.

73.1.2 Klinik

Durch Bandscheibenvorfälle und Stenosen des Foramen intervertebrale infolge Höhenminderung des Bandscheibenfaches, Unkovertebralarthrosen und segmentale Instabilität kommt es ergänzend zur lokalen Problematik aufgrund einer Kompression des ventralen Astes des Spinalneren zu typischen radikulären Schmerzen und sensomotorischen Defiziten. Die Symptomatik kann akut (Bandscheibenvorfall) oder schleichend (z.B.Unkovertebralarthrose) auftreten. Betroffen ist in erster Linie das Segment C5/6 gefolgt von C6/7.

Schmerzen und sensomotorischen Defizite

Akute Zervikobrachialgien durch Bandscheibenvorfälle treten bevorzugt im Alter zwischen 30 und 45 Jahren auf. Ein schleichender Beginn bei Arthrosen findet sich gehäuft jenseits des 50. Lebensjahres. Im Vordergrund steht der dermatombezogene Schmerz (Abb. 73.1). Sensomotorische Defizite sind seltener. Auch Dysästhesien und Hyperästhesien sind aufgrund der radikulären

Abb. 73.1a, b. Dermatome der Spinalnerven (Ansichten: **a** von vorn, **b** von hinten)

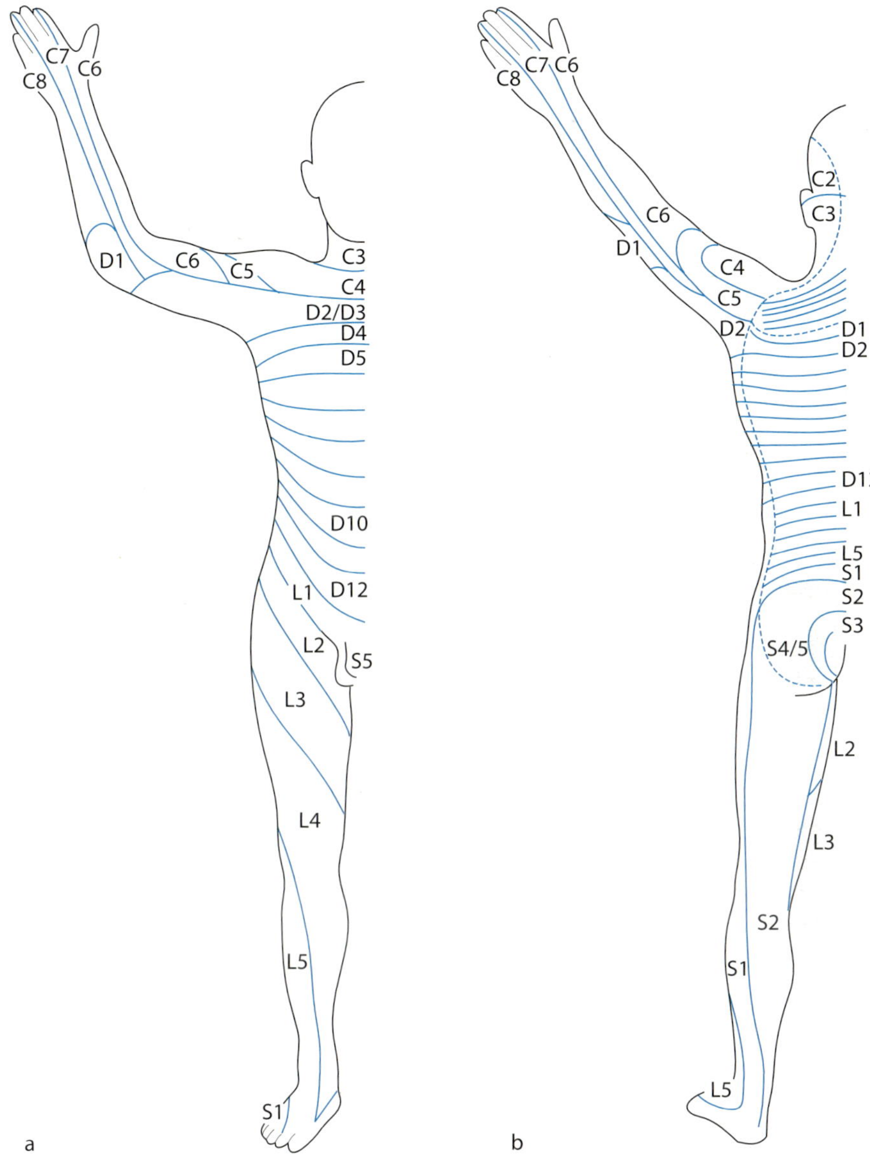

Irritation zu beobachten. Die charakteristische Schmerzausbreitung und Lokalisation der sensomotorischen Defizite hilft bei der Identifikation des betroffenen Segmentes(s. folgende Übersicht).

Zervikale Läsionen und ihre charakteristischen sensomotorischen Defizite

- *C5-Läsion:*
  - Sensibilitätsstörung Schulteraußenseite und radiale Oberarmseite
  - Paresen M. deltoideus, M. supra-, infraspinatus (Schulterabduktion), M. biceps, M. brachioradialis (Ellbogenbeugung)
  - Reflexminderung Bizepssehnenreflex
- *C6-Läsion:*
  - Sensibilitätsstörung Daumen und Zeigefinger, radiale Seite von Hand und Unterarm
  - Paresen M. biceps (Ellbogenbeugung), M. extensor carpi radialis (Handextension), M. brachioradialis
  - Reflexminderung Bizepssehnenreflex, Radiusperiostreflex
- *C7-Läsion:*
  - Sensibilitätsstörung Zeige- und Mittelfinger
  - Paresen Daumenballen, M. triceps (Ellbogenstreckung), M. pectoralis major
  - Reflexminderung Trizepssehnenreflex
- *C8-Läsion:*
  - Sensibilitätsstörung Ring- und Kleinfinger
  - Paresen Kleinfingerballen, Fingerbeuger, Mm. interossei
  - Reflexminderung Trizepssehnenreflex

Merke: Auf der Daumenseite sind Dermatom (C6) und Kennmuskeln (C7) different. Auf der Kleinfingerseite sind Dermatom (C8) und Kennmuskeln (C8) identisch.

73.1.3 Diagnostik

Klinische Untersuchung

Klinische Rotations- und Flexions/Extensionsprüfung

Die Rotationsprüfung der oberen HWS erfolgt in Inklination (Fixierung der Segmente C2–7 durch Straffung der Facettengelenkkapseln). Subaxial prüft man die zervikale Rotation in Reklination (Verriegelung C0–C2 durch Anspannung der Ligg. alaria). Eine Seitneigung von jeweils 45° ist physiologisch (Klein 1997).

Lumbal ist ein Bewegungsumfang im Bewegungssegment bezüglich Flexion/Extension von 7,5–22° nicht pathologisch (Farfan 1973). Klinisch wird der lumbale Flexions-Extensions-Umfang mit dem modifizierten Schober-Test bestimmt: Am stehenden Patienten wird ausgehend vom Dornfortsatz des 5. Lendenwirbels eine Strecke 10 cm nach kranial und 5 cm nach kaudal markiert. Bei Vorbeugung soll die Spanne um mindestens 6 cm zunehmen (Klein 1997).

Bildgebende Verfahren

Myelo-CT und Kernspintomographie

Ergänzend zu Nativaufnahmen in 2 Ebenen und Funktionsaufnahmen ist eine Beurteilung der Bandscheiben und neurogenen Strukturen angezeigt. Hier konkurrieren die invasive Myelographie mit anschließender Computertomographie (Myelo-CT) mit der nichtinvasiven, nicht mit Strahlungsbelastung verbundenen Kernspintomographie (MR), die ebenfalls eine Funktionsdiagnostik zuläßt.

Das CT bietet Vorteile bei der Einschätzung der Kompression durch ossäre Strukturen, das MR ermöglicht jedoch die wichtige Beurteilung des Myelons bezüglich myelopathischer Herde. Die Kernspintomographie gewinnt nach wie vor zunehmende diagnostische Wertigkeit bei der Untersuchung der Halswirbelsäule.

MR-Angiographie, Dopplersonographie und Diskographie

Sind Operationen geplant, empfiehlt sich zusätzlich die MR-Angiographie der Aa. vertebrales oder die Dopplersonographie der Gefäße, um Gewißheit darüber zu erlangen, ob das Gefäß beiderseits regulär angelegt ist und bei einer möglichen einseitigen intraoperativen Läsion die zentrale Versorgung über das Gefäß der Gegenseite und den Circulus Willisii gewährleistet ist.

Diskographie und diagnostische Infiltration haben den gleichen Stellenwert wie beim lokalen Zervikalsyndrom.

Neurophysiologische Zusatzuntersuchungen

Neurophysiologische Zusatzuntersuchungen (Elektromyographie, somatosensorisch evozierte Potentiale und motorisch evozierte Potentiale) können bei Unsicherheit in der klinischen Beurteilung Unterstützung bei der segmentalen Zuordnung von Beschwerden leisten.

73.1.4 Differentialdiagnostik

Es müssen verschiedene Krankheitsbilder ausgeschlossen werden:

- Bei der Polymyalgia rheumatica im Alter besteht eine hohe Blutsenkung, und sie ist gut durch Glukokortikoide beeinflußbar.
- Kompressionssyndrome in der Skalenuslücke und das Kostoklavikularsyndrom sind mit positionsabhängigen Durchblutungsstörungen verbunden.
- Karpaltunnel- und Ulnariskompressionssyndrome sind ebenfalls positionsabhängig, und lokale Steroidinjektionen können vorübergehend Linderung verschaffen. Neurophysiologische Untersuchungen helfen auch hier bei der Differenzierung.
- Degenerative Schultererkrankungen lassen sich durch lokale Klinik (Druckschmerz, Funktionslimitierung, funktionelle Provokationstests), durch diagnostische Infiltrationen, sonografisch und radiologisch abgrenzen.
- Der Pancoast-Tumor mit Plexusinvasion ist mit einer gestörten Schweißsekretion (Sympathikusstörung) und einem Horner-Syndrom verbunden.
- Insertionstendopathien sind durch ihren lokalen Druckschmerz und Schmerzauslösung durch Anspannung der lokal inserierenden Muskulatur charakterisiert.
- Das Wurzelneurinom führt zur radiologisch oder computertomografisch nachweisbaren Erweiterung des Neuroforamens.

Oberbaucherkrankungen (Galle, Pankreas), kardiale Leiden und Pleuraaffektionen sind interdisziplinär abzugrenzen.

73.1.5 Therapie

Die konservative Behandlung gleicht der des lokalen Zervikalsyndroms.

Operative Verfahren

Eine Indikation zur Operation besteht bei Versagen der konservativen Therapie über 6–12 Wochen, bei ausgeprägten sensiblen Defiziten insbesondere des Daumens und des Zeigefingers sowie erheblichen motorischen Defiziten.

Operationstechnisch ist bei weichen Bandscheibenvorfällen ohne spondylotische Veränderungen eine

Resektion des Bandscheibenmaterials von ventral angezeigt. Ob in diesen Fällen eine Fusion notwendig ist, wird in der Literatur noch diskutiert (Dvorak u. Grob 1999; Krämer 1994; Staudte u. Brussatis 1994; Rappoport u. O'Leary 1997). Die Resultate sind vergleichbar.

Aus Sicht der Autoren ist eine Fusion trotzdem in jedem Fall begründet, denn sie gewährleistet nach erfolgreicher Dekompression die ideale Voraussetzung für eine solide Durchbauung ohne relevante sekundäre Kyphosierung und auch die Chance, daß verbliebene Spondylophyten durch die Versteifung spontan abgebaut werden, was bei verbleibender Restmobilität bei Eingriffen ohne gleichzeitige Fusion nicht im selben Maß erwartet werden kann.

Bei Nervenkompression infolge von sekundären foraminalen Stenosen ist die Unkoforaminotomie von ventral als dekomprimierende Maßnahme angezeigt. Die Fusion ist auch hier aus den genannten Gründen zu empfehlen (Bertalanffy u. Eggert 1989; Seemann et al. 1987).

73.2 Sonstige Bandscheibenschäden (M 51)

73.2.1 Lumboischialgie (M 51.1)

Radikuläre Syndrome

Kompressionen des R. ventralis des Spinalnervs durch Bandscheibenvorfälle oder sekundäre Stenosen des Neuroforamens (Bandscheibenhöhenminderung, Hypertrophie der Facettengelenke, Wirbelgleiten) führen zu den typischen radikulären segmentabhängigen Symptomen (s. Abb. 73.1).

Klinik

Läsionen der Spinalnerven im Lumbosakralbereich der Wirbelsäule und deren typische Klinik sind in der folgenden Übersicht aufgeführt.

Lokalisation der Spinalnervenläsion und charakteristische sensomotorische Ausfälle

- L1/2-Syndrom
  Lasègue-Zeichen negativ (keine Ischiasbeteiligung), Sensibilitätsstörung in der Leistenbeuge, keine Paresen, Reflexe unauffällig
- L3-Syndrom
  Lasègue-Zeichen negativ, Sensibilitätstörung im ventrolateralen Aspekt des Oberschenkels, Paresen des M. quadriceps (Knieextension), Reflexabschwächung des Patellarsehnenreflexes
- L4-Syndrom
  Lasègue-Zeichen positiv (Ischiasbeteiligung), Sensibilitätsstörung im Bereich des ventrolateralen Oberschenkels, des Knies ventral und des anteromedialen Unterschenkels, Paresen des M. quadriceps, M. tibialis anterior, Reflexabschwächung des Patellarsehnenreflexes
- L5-Syndrom
  Lasègue-Zeichen positiv, Sensibilitätsstörung im Bereich des anterolateralen Unterschenkels, des medialen Fußrückens, Paresen des M. extensor hallucis longus (Fuß-, Zehenheber), keine Reflexabschwächung
- S1-Syndrom
  Lasègue-Zeichen positiv, Sensibilitätsstörung an der Fußaußenseite, Ferse, des dorsalen Unter- und Oberschenkels, Paresen des M. triceps surae (Fußsenkung), der Mm. glutei, Reflexabschwächung des Achillessehnenreflexes

Bandscheibenvorfälle einer Etage können den Wurzelabgang des kranial liegenden Radix in der Achsel und den Abgang des kaudal liegenden Radix an der Schulter komprimieren. Ein Prolaps kann also mono- oder biradikuläre Läsionen setzen. So kann beispielsweise ein Bandscheibenvorfall der Etage L4/5 Wurzelläsionen an L4 und L5 verursachen.

Kaudasyndrom (M 51.2)

Eine Sonderform der radikulären Syndrome stellt das Kaudasyndrom dar. Durch einen medianen Massenvorfall (L3/4, L4/5) oder Tumor kommt es zur polyradikulären Kompression. Klinisch tritt eine Sensibilitätsstörung in Form einer Reithosenanästhesie auf, es kommt zu Paresen der Wadenmuskulatur und Blasen-Mastdarm-Lähmung, zudem liegt eine Reflexabschwächung der Achillessehnenreflexe vor.

Claudicatio intermittens der Kauda (M 51.3)

Mit oder ohne anlagebedingte Stenose kann es auf dem Boden einer Kombination von degenerativen Prozessen, d.h. Bandscheibenprotrusion oder -vorfall, Hypertrophie der Facettengelenke, der Gelenkkapseln und des Lig. flavum zur sekundären Spinalkanalstenose kommen (Abb. 73.2). Insbesondere unter Belastung und Reklination nimmt die Stenose zu. Inklination und Entlastung/Traktion führen zur Weitung des Kanales (Krämer 1994).

Durch die Kompression von Nervenwurzeln und zentral des Duralschlauches kommt es zu Lumboischialgien und zur Claudicatio intermittens der Kauda. Hierbei beklagen die Patienten, daß es nach einer zunehmend kürzer werdenden Wegstrecke zu einem Schweregefühl in den Beinen kommt. Parästhesien und Schmerzen zwingen zur Unterbrechung des Gehens. Entlordosierende Maßnahmen wie z.B. Vorbeugen oder Hinsetzen führen zur Linderung der Beschwerden, so daß der Patient erneut eine kurze Strecke zurücklegen kann.

Diagnostik der Lumboischialgie

Nativaufnahmen

Die Aufnahmen der LWS im Stehen in 2 Ebenen, ergänzt um Funktionsaufnahmen bei Verdacht auf Instabilitäten, geben Hinweise auf die Genese der Wurzelkompression. Höhenminderungen der Interverte-

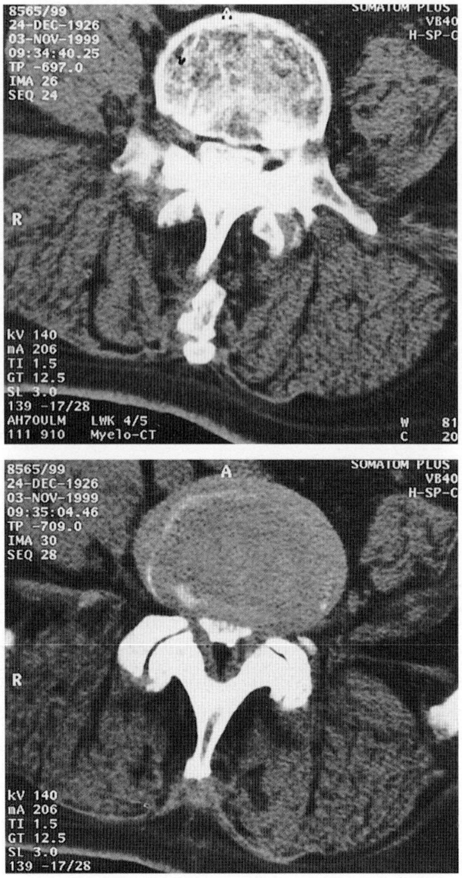

Abb. 73.2. Myelo-CT einer ausgeprägten sekundären Spinalkanalstenose

bralräume sind Ausdruck der Bandscheibendegeneration. Spondylarthrosen und Wirbelgleiten können Ursachen einer Stenose eines Neuroforamens sein. Osteodestruktionen durch Tumoren und Spondylodiszitis können durch Sinterung und extraossäre Weichteilbeteiligung Wurzelkompressionen auslösen.

Zur Beurteilung radikulärer und zentraler spinaler Kompressionen ist eine Darstellung der Nervenwurzeln, des Duralschlauchs und der komprimierenden Struktur dann notwendig, wenn konservative Therapie versagt, Operationen geplant sind oder Destruktionen vorliegen.

Myelographie

Bis vor 20 Jahren stellte die invasive Myelographie das diagnostische Verfahren der Wahl dar. Eine exakte Lokalisation der Kompression und die Möglichkeit der Untersuchung mit funktioneller Belastung zeichnen dieses Verfahren aus. Nach Verbiest (1954) liegt eine relative Spinalkanalstenose bei einem sagittalen Durchmesser von 10–12 mm vor. Eine absolute Stenose bei Werten von weniger als 10 mm.

Computertomographie

Diese vermag nichtinvasiv Struktur und Lokalisation der Kompression gut abzubilden. Mit dem CT sind auch lateral liegende Vorfälle noch darzustellen, die mit der Myelographie nicht erfaßt werden können. Das CT erlaubt jedoch keine Funktionsbeurteilung. Die Kombination beider Verfahren (Myelo-CT; s. Abb. 73.3) vereinigt die Vorteile beider Techniken. Eine Treffsicherheit von über 90% ist dann bei der Diagnostik der lumbalen Diskushernie gewährleistet (Claussen et al. 1982).

Kernspintomographie

Die nichtinvasive Kernspintomographie erlaubt ohne Strahlenbelastung eine sehr gute Beurteilbarkeit von komprimierenden Weichteilstrukturen und eine bessere Abgrenzung zur komprimierten Struktur als das CT. Eine Funktionsdiagnostik ist bislang nur zervikal möglich.

Die Kernspinmyelographie vermag derzeit nicht die wertvolle Funktionsmyelographie zu ersetzen. Das Kernspintomogramm ermöglicht jedoch eine Frühdiagnostik degenerativer Bandscheibenveränderungen noch vor Höhenverlust im Bewegungssegment unter anderem durch Darstellung des Hydratationsverlustes („black disc“, Schneiderman et al. 1987).

Differentialdiagnose

Differentialdiagnostisch müssen extravertebrale Leiden von vertebragenen Lumboischialgien abgegrenzt werden. Erkrankungen der Hüfte können Leistenschmerzen wie beim L1/2-Syndrom verursachen. Die Meralgia paraesthetica durch Schädigung des N. cutaneus femoris lateralis kann ein L3-Syndrom imitieren. Ischiassymptomatik wurde auch bei Aneurysmen der A. iliaca communis beschrieben. Tumoren (Rektum, Prostata, Uterus) können den lumbosakralen Nervenplexus komprimieren. Periphere Durchblutungsstörungen können einer Claudicatio intermittens der Kauda ähneln (Krämer 1994).

Therapie

Zur Therapie wird auf die Ausführungen in Kap. 73.1 verwiesen.

73.3 Zervikozephales Syndrom (M 53.0)

Ätiologie und Pathogenese

Posttraumatisch, auf dem Boden von degenerativen Veränderungen C1/2, C2/3, durch funktionelle Bewegungseinschränkungen, sogenannte Blockierungen, oder eine Kombination der Faktoren, kommt es positionsabhängig zur Kompression oder Irritation der A. vertebralis und/oder des Halssympathikus.

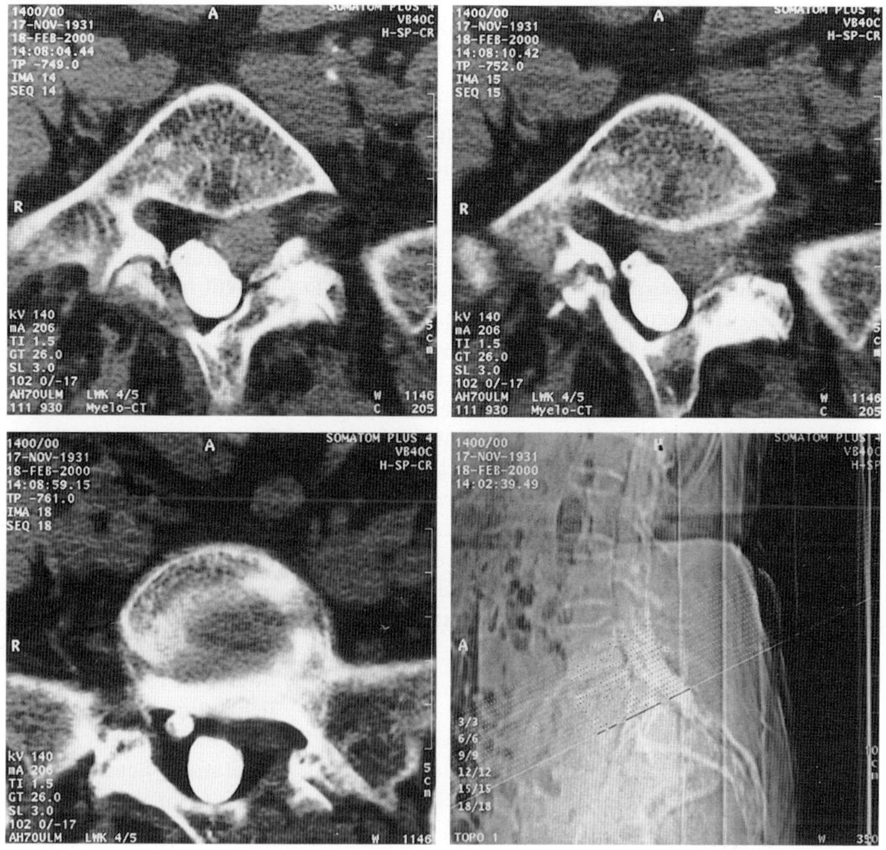

Abb. 73.3. Myelo-CT eines mediolateralen Bandscheibenvorfalls L4/5

Klinik

Es bestehen in Abhängigkeit von Kopf- und Halsposition Zervikalgien oder Zervikobachialgien in Kombination mit anfallsartigen, seitenbetonten Kopfschmerzen, durch Drehung oder Hyperextension provozierbare Schwindelattacken und auch Hör-, Seh- und Schluckstörungen. Die Hirnnervenstörungen (III–XII) sind Ausdruck der Mangelperfusion der hinteren Schädelgrube. Ausgeprägte Zustandsbilder wechseln mit Zeiten relativer Beschwerdefreiheit.

Diagnostik

Neben einer orthopädischen Untersuchung sind Statuserhebungen des Internisten, Neurologen und HNO-Arztes angezeigt.

Bildgebende Verfahren

Die Dopplersonographie kann den hämodynamischen Befund der Aa. vertebrales abklären. Eine invasive, nicht risikofreie Angiographie ist nur bei operativer Therapie einer vaskulären Kompression begründet.

Differentialdiagnose

Differentialdiagnostisch sind Tumoren der hinteren Schädelgrube, Mikroangiopathien, Intoxikationen (Quecksilber, Thallium, Brom), der M. Menière, die Encephalitis disseminata und der paroxysmale Lagerungsschwindel abzugrenzen. Die Migräne ist nicht durch Kopfhaltung provozierbar oder beeinflußbar, dauert länger, führt zu Erbrechen, hat keine Funktionseinschränkung der HWS und ist durch Extension oder äußere Ruhigstellung nicht zu beeinflussen.

Therapie

Sie ist in erster Linie konservativ. Funktionelle Bewegungsstörungen der oberen HWS werden manualtherapeutisch behandelt (Krämer 1994). Eine lokale Quaddeltherapie, Infiltrationen von schmerzhaften Muskelansätzen und Gelenken der oberen Halswirbelsäule oder bei Erkrankungen mit Beteiligung des N. trigeminus, Infiltrationen von Ästen des V. Hirnnervs und des Ganglions sphenopalatinum können hilfreich sein (Dvorak u. Grob 1999).

Temporäre Ruhigstellung mit einer Halskrawatte und in der Folge stabilisierende Physiotherapie ist angezeigt. Internistisch ist die Medikation mit Thromboytenaggregationshemmern und die Verbesserung der kardialen Leistungsfähigkeit anzustreben (Staudte u. Brussatis 1994). Operative Dekompressionen oder gar Bypassoperationen an der A. vertebralis sind nur selten begründet.

73.4 Instabilität der Wirbelsäule (M 53.2)

Ätiologie und Pathogenese

Was für die Diagnosen im allgemeinen gilt, trifft insbesondere auf die Instabilität der Wirbelsäule zu:

- Anamnese,
- klinische Symptomatik und
- radiologischer Befund

müssen korrelieren, müssen sich zum Gesamtbild ergänzen, bevor die Diagnose gestellt werden kann. Dies ist insbesondere bei diesem Leiden so, da es noch keine allgemeingültige Definition für dieses Krankheitsbild gibt. Die Instabilität kann sich plötzlich traumatisch durch Wirbelbruch, diskoligamentäre Zerreißungen, aufgrund von ossären Destruktionen bei Tumoren oder Entzündungen, sekundär aus einer Chondrose, Osteochondrose, Spondylose und Spondylolyse entwickeln oder iatrogen nach einer Nukleotomie oder operativer Dekompression.

Klinik

Die Patienten leiden an vertebralen bewegungs- und lageabhängigen Schmerzen, die meist durch Irritationen wie Husten und Niesen provozierbar sind, und sie berichten über eine Besserung der Symptome in ruhiger liegender Position. Oft beschreiben Betroffene eine direktes Instabilitätsgefühl („Mein Kreuz bricht mir ab!") oder beschreiben eine Steifigkeit nach prolongiertem Vorbeugen. Bei der Untersuchung findet sich nicht immer ein segmental zuordnungsfähiger Druck- und Federschmerz.

Diagnostik

Radiologisch werden in Abhängigkeit von der Höhenlokalisation unterschiedliche Kriterien benannt, die als Instabilitätszeichen gewertet werden.

Atlantoaxiale Instabilität

Eine atlantoaxiale Instabilität liegt dann vor, wenn beim Erwachsenen der atlantodentale Abstand größer als 3 mm ist. Eine Subluxation von mehr als 10–12 mm bedeutet eine komplette Zerreißung des atlantoaxialen ligamentären Komplexes. EineDistanz von mehr als 9 mm erhöht das Risiko für neurologische Komplikationen (Smith 1995). Subaxial ist eine Subluxation von mehr als 3,5 mm als instabil zu werten.

Denshochstand

Für die Beurteilung des Denshochstandes wurden verschiedene Meßmethoden entwickelt. Weit verbreitet ist das Verfahren nach McGregor (Smith 1995). Er verbindet mit einer Linie den harten Gaumen mit dem tiefsten Punkt am Okziput. Steht die Densspitze mehr als 4,5 mm oberhalb dieser Linie, liegt ein pathologischer Denshochstand vor.

Lumbale Translationen

Lumbal werden Translationen von 4 mm und Angulationen von 10 und mehr Grad allgemein weitgehend als Instabilitätszeichen gewertet. Nichtsdestotrotz kann ein Patient mit nur 1 mm Gleitvorgang eine klinisch relevante Instabilität besitzen, was die Relativität von Meßwerten in diesem Zusammenhang verdeutlicht.

Therapie

Therapieziel ist die Restabilisation der Bewegungssegmente.

Konservative Therapie

Konservativ kann durch Kräftigung der paravertebralen und ventralen Rumpfmuskulatur das muskuläre „innere Korsett" verbessert werden. Mieder und andere Orthesen sind sinnvoll bei akuten Beschwerdephasen oder passager bei für den Patienten unüblichen zeitlichen und körperlichen Belastungen. Sie sollten außer bei anders nicht zu therapierenden (Physiotherapie, Operation) Betroffenen oder hinfälligen betagten Patienten nicht als ständig und auf Dauer zu tragende Hilfe verstanden werden.

Operative Therapie

Die Indikationsstellung und die Wahl des Operationsverfahrens hängen ab von

- der zugrundeliegenden Pathologie (Lokalisation, Ausprägung, mono-, oligo-, polysegmentale Ausdehnung),
- den Schmerzen,
- den neurologischen Defiziten,
- der Operabilität und vom
- zu erwartenden Spontanverlauf unter konservativer Therapie

und sind nur am Einzelfall individuell festzulegen.

Atlantoaxial empfehlen wir die transartikuläre Verschraubung nach Magerl in Kombination mit einer dorsalen Spondylodese mit Knochenspan nach Gallie. Zervikal ist subaxial bei mono- und bisegmentaler Betroffenheit eine ventrale Spondylodese ausreichend, bei mehrsegmentaler Instabilität ein kombiniertes Verfahren (ventrodorsal) zu favorisieren. Lumbal ist die intersomatische Abstützung mit dorsaler Zuggurtungsspondylodese als TLIF („transforaminal lumbal interbody fusion") oder ein dorsoventrodorsales Vorgehen gut begründet.

73.5 Kokzygodynie (M 53.3)

Ätiologie

Es handelt sich hier um einen Sammelbegriff für Beschwerden im Bereich des Steißbeines und nicht um ein einheitliches Krankheitsbild. Ursächlich sind Steißbeintraumen, aber auch lumbosakrale Bandscheibendegenerationen mit Wurzelreizungen, gynäkologische Erkrankungen und auch intestinale Tumoren.

Klinik

Die überwiegend betroffenen Frauen (80%) beklagen hartnäckige Schmerzen beim Sitzen, Defäkation und Koitus. Es besteht ein lokaler Druckschmerz bei rektaler Untersuchung.

Diagnostik

Neben Röntgenaufnahmen des Steißbeines in 2 Ebenen als Basisdiagnostik sollten bei Therapieresistenz, die nicht selten ist, Tumor, Entzündung und Bandscheibenvorfall ausgeschlossen werden. Die Gefahr liegt hier ansonsten in der falschen Bagatellisierung des Leidens.

Therapie

Lokale Infiltrationen mit einem Lokalanästhikum und Steroiden können Linderung herbeiführen, ebenso wie ein Sitzring zur Entlastung des Steißes. Steißbeinmanipulationen und Akupunktur können mit begrenzten Erfolgsaussichten versucht werden. Als Ultima ratio bleibt die Resektion des Steißbeines, die aber nur nach monatelanger erfolgloser konservativer Behandlung ohne Gewähr für eine Beschwerdefreiheit dem Patienten angeboten werden sollte.

73.6 Rückenschmerzen (M 54)

73.6.1 Ursachen vertebragener Schmerzen

Schmerz kann nur dort wahrgenommen und weitergeleitet werden, wo schmerzempfindliches Gewebe vorhanden ist (Staudte u. Brussatis 1994). Die inneren Anteile des Anulus fibrosus und der Gallertkern sind nicht innerviert. Als völlig schmerzunempfindlich erwiesen sich auch das Lig. flavum, die Lumbalfaszie, die Lamina, der Facettenknorpel und nicht komprimierte Nervenwurzeln (Kuslich u. Ulstrom 1990).

Biochemische Einflüsse sind relevant. Aus dem Bandscheibenfach austretende saure Metaboliten können entzündliche Reaktionen an neurogenen Strukturen auslösen (Hayashi et al. 1997; Mooney u. Robertson 1976). Saal u. Saal (1989) konnten direkte toxische Wirkungen von Bandscheibenmaterial an Nerven nachweisen.

Radikuläre Schmerzen

Der ventrale Ast des Spinalnervs führt bei mechanischer und entzündlicher Irritation zu den typischen radikulären Symptomen.

Arthrogene Schmerzen

Der dorsale Ast des Spinalnervs versorgt die Facettengelenke, die dorsale Muskulatur und das entsprechennde Dermatom des Rückens. Der R. dorsalis leitet also Schmerzen bei Arthralgien der Facettengelenke, z.B. im Rahmen einer Spondylarthrose an das zentrale Nervensystem weiter.

Diskogene Schmerzen

Der N. sinuvertebralis, auch R. menigeus oder R. recurrens genannt, der aus dem Spinalnerv entspringt und sympathische Fasern aufnimmt innerviert die Dura, das hintere Längsband und dorsale Bandscheibenanteile (Luschka 1850) und vermittelt somit diskogene Schmerzen.

Myogene Schmerzen

Myogener Schmerz kann 2 Ursachen haben:

- Bei der Irritation des R. dorsalis kann es zur schmerzhaften Dauerinnervation kommen.
- Bei segmentaler Instabilität und überstrapazierter insuffizienter Muskulatur, welche die Instabilität nicht zu kompensieren vermag.

Die Krux ist, daß häufig verschiedene Schmerzursachen gleichzeitig wirken und eine Schmerzkombination resultiert, welche die Diagosestellung und gezielte Therapie erschweren kann.

73.6.2 Lokales Zervikalsyndrom (M 54.2)

Ätiologie

Aufgrund von degenerativen Veränderungen, posttraumatisch oder infolge funktioneller Bewegungsstörungen kommt es zur Reizung des R. dorsales an Facettengelenken (arthrogener Schmerz) oder des N. sinuvertebralis an der Dura, hinterem Längsband oder dorsalen Bandscheibenanteilen (diskogener Schmerz).

Klinik

Anamnese

Vom Patienten werden oft Unterkühlung, Zuglufteinwirkung, konstante Fehlhaltungen oder abrupte Rotationsbewegungen als Auslöser benannt. Der Beschwerdebeginn ist plötzlich akut oder schleichend und kann im Verlauf rezidivierend sein.

Schmerzen

Beklagt werden positions- und funktionsabhängige Schmerzen unterschiedlichster Intensität, die beim Ursprung an der oberen HWS okzipital und in den kranialen Trapeziusrand und beim Ursprung in den unteren Segmenten zwischen die Skapulae projiziert werden.

Diagnostik

Klinische Untersuchung

Es besteht eine Schonhaltung mit schmerzhafter seitenbetonter Funktionseinschränkung. Die Bewegungsausmaße sind aktiv und passiv limitiert. Reflektorisch ist oft eine muskuläre Verspannung der nerval mehrsegmental überlappend versorgten Schulter-Nacken-Muskulatur nachweisbar.

Bildgebende Verfahren

Röntgenaufnahmen anterior/posterior und im seitlichen Strahlengang, ergänzt um eine transorale Aufnahme, ermöglichen eine gute Beurteilung der HWS. Fehlhaltungen, Degenerationen wie Höhenminderungen der Bandscheiben, spondylotische Veränderungen und Arthrosen der Unkovertebralgelenke lassen sich gut darstellen. Funktionsaufnahmen im seitlichen Strahlengang geben Aufschluß über segmentale Instabilitäten. Hierbei darf das häufig bei Kindern und Jugendlichen nachweisbare „Treppenphänomen", als Ausdruck einer physiologischen Translationsfähigkeit der Wirbel, nicht als Instabilität fehlgedeutet werden.

Bei therapierefraktären Verläufen sind Kernspintomographie und Computertomographie zum differentialdiagnostischen Ausschluß einer Metastase, Spondylodiszitis und entzündlicher Veränderungen infolge chronischer Polyarthritis oder Spondylitis ankylosans begründet.

Weiterführende Untersuchungen

Lokale Infiltrationen mit Lokalanästhetika können bei der segmentalen Zuordnung von Facettengelenkaffektionen zur Abgrenzung extravertebraler Schmerzursachen (z.B. N. occipitalis major, Tendopathien, Akromioklavikulargelenk) hilfreich sein. Eine Diskographie als Provokationstest ist nur bei Diskrepanz zwischen Klinik und radiologischer Diagnostik präoperativ zur selektiven Prüfung einzelner Bandscheiben auf eine diskogene Schmerzkomponente begründet.

Das Fibromyalgiesyndrom ist durch die Vielzahl der typischen druckdolenten Schmerzpunkte abzugrenzen.

Koronare Herzkrankheiten und Gallenblasenerkrankungen können ebenfalls Auslöser von Schulter-Nacken-Schmerzen sein.

Therapie

Eine konservative nicht operative Behandlung ist in den meisten Fällen ausreichend. Da oft verschiedene Ursachen das Symptom Schmerz provozieren, ist der gleichzeitige Einsatz verschiedener Therapieansätze sinnvoll (Polypragmasie).

Immobilisation

Bei akuten Schmerzzuständen ist die Immobilisation sehr hilfreich. Schanz-Verband oder weiche nichtstarre Halskrawatten führen durch Vermeidung von schmerzauslösenden Bewegungen auf etwa $^1/_3$ des physiologischen Bewegungsumfanges, sowie durch Entlastung und Wärmung der angespannten Muskulatur zur Linderung der Beschwerden. Die Krawatte muß individuell angepaßt werden. Ist sie zu klein, ist sie ineffektiv. Ist sie zu groß, kann sie infolge einer erzwungenen Reklination sogar zur Schmerzverstärkung führen. Die Ruhigstellung hat auch nachts zu erfolgen, da gerade im Schlaf die Eigenkontrolle der stabilisierenden Muskulatur reduziert ist.

Traktion

Durch Traktion in leichter Kyphosestellung wird die verspannte Muskulatur gedehnt, die Neuroforamina erweitert, und die Rehydratation der Bandscheiben gefördert. Die Traktion kann über eine entsprechend bemessene Halskrawatte erfolgen, in der Glisson-Schlinge mit einem Zug von 4–6 kg oder als ein Element der manualtherapeutischen Maßnahmen zur Anwendung kommen.

Chiropraxis

Schmerzhafte funktionelle Bewegungsstörungen (sog. „Blockierungen") sind durch Manipulationen entsprechend geschulter Chirotherapeuten gut zu beeinflussen. Schattenseite der Extension und der Manipulation ist, daß nicht ausgeschlossen werden kann, daß sie zur unerwünschten Hypermobilität führen.

Medikamentöse Therapie

In der akuten Phase zu Beginn des Leidens sind folgende Medikamente indiziert:

- Antiphlogistika (Diclophenac, Indometacin, Ibuprofen),
- Analgetika (Azetylsalizylsäure, Paracetamol),
- Muskelrelaxanzien (Diazepam).

Antidepressiva (Amitriptylin, Clomopramin) haben ebenfalls analgetische Wirkungen, die bei Schmerzsyndromen genutzt werden. Eine Dauermedikation sollte jedoch nicht resultieren.

Physikalische Therapie

Vielmehr ist nach Abklingen der akuten Phase eine Reduzierung der Medikamente und eine Remobilisation mit stabilisierender, isometrischer Krankengymnastik angezeigt. Leichte Lockerungsmassagen

(Streichtechnik) helfen dann Verspannungszustände zu lösen. Lokale Wärmeanwendungen detonisieren ebenfalls die Muskulatur. Selbstständig kann sich der Patient daheim z.B. mit einem Schal warm halten, ein heißes Bad nehmen, Rotlicht anwenden und eine Wärmflasche oder Heizkissen auflegen.

Hydrotherapie

Die folgenden hydrotherapeutischen Maßnahmen besitzen positive schmerzlindernde Effekte:

- Fangopackungen,
- heiße Heukissen,
- Dampfdusche,
- heiße Bäder.

Elektrotherapie

Elektrotherapeutisch lassen sich im Hochfrequenzbereich (100 kHz–300 GHz) thermische Effekte erzielen. Elektromagnetische Energie wird in Reibungswärme umgewandelt. Bei der Kurzwelle (Wellenlänge 11 m, Frequenz 13–40 MHz) wird bei Einsatz der Spulenfeldmethode eine geringere unerwünschte Erwärmung des subkutanen Fettes erzielt als mit der Kondensatorfeldmethode. Die Dezimeterwelle (Wellenlänge 96 cm, Frequenz 400 MHz) hat eine größere Tiefenwirkung als die Mikrowelle (Wellenlänge 12 cm, Frequenz 2000–5000 MHz). Elektroanalgesie wird im Niederfrequenzbereich (1–1000 Hz) erzielt.

Nach der Gate-controll-Theorie schließen Reize der schnellen, großkalibrigen Ab-Fasern (Berührung, Druck/Kribbeln, Vibration) das „Tor" am Hinterhorn für die langsamen, dünnen Schmerzafferenzen der C-Fasern. Bei einer Impulsbreite von 0,1–10 ms, einer Frequenz von 100–150 Hz und gerade unterhalb der motorischen Innervation, soll der Patient hierbei eine Vibration der Muskulatur wahrnehmen, um eine adäquate Elektrostimulation zu erzielen.

TENS-Geräte (transkutane elektrische Nervenstimulation) arbeiten mit einer Impulsbreite von 0,05–0,3 ms, einer Frequenz von 10–100 Hz und einer Stärke von bis zu 40 mA und haben einen nicht zu leugnenden, deutlichen Placeboeffekt.

Lokalanästhesie

Die therapeutische Lokalanästhesie hat als primäre oder sekundäre Maßnahme ihren festen Platz in der Behandlung lokaler Zervikalsyndrome. Als subkutane Quaddelung oder als Infiltration schmerzhaft verspannter Muskelareale kann sie den reflektorischen Teufelskreis Schmerz – Muskelverspannung – Schmerz unterbrechen.

Die gezielte Infiltration spondylarthrotischer Facettengelenke mit einem Gemisch aus Lokalanästhetikum (0,5%) und 1 mg Kortison pro ml Injektionslösung bei aktivierten Arthrosen führt per se zur deutlichen Befundbesserung und kann die Durchführung nachfolgender physiotherapeutischer und physikalischer Anwendungen erleichtern.

Zervikale Nervenwurzelblockaden sind bei Zervikobrachialgien und epidurale Injektionen (2–3 ml 0,9%iger NaCl-Lösung mit 10 mg Triamcinolon) bei therapieresistenten Zervikalgien und Zervikobrachialgien indiziert (Krämer 1994).

Psychologische Betreuung

Bei Diskrepanz zwischen objektivem Befund und subjektivem Empfinden des Patienten, bei Verdacht auf eine Chronifizierung und/oder Zeichen einer depressiven Stimmungslage ist eine psychologische Mitbetreuung sinnvoll. Neben Gesprächstherapie mit Konfliktevaluation und Anleitung zur Schmerzbewältigung, hat sich auch das Erlernen von Entspannungstechniken (autogenes Training, progressive Muskelrelaxation) als positiv erwiesen.

Operative Therapie

Die Indikation zur Operation ist gegeben, wenn alle konservativen Maßnahmen konsequent umgesetzt wurden und trotzdem nicht beherrschbare, glaubhafte Beschwerden bestehen mit einer guten Korrelation zwischen Leidensdruck und klinisch-radiologischem Befund. Beim therapierefraktären lokalen Zervikalsyndrom liegt meist eine fehlende Spontanstabilisierung bei degenerativer Instabilität vor.

Die Operation muß also die suffiziente Stabilisation zum Ziel haben. Robinson und Smith veröffentlichten 1955 ihr Verfahren der Spondylodese, das auch noch heute weit verbreitet ist. Hierbei werden über einen ventralen Zugang nach Ausräumen des Bandscheibenfaches und Anfrischen der Grund- und Deckplatten kortikospongiöse Späne vom inneren vorderen Beckenkamm senkrecht unter Distraktion interkorporal eingesetzt.

Cloward (1963) verwendet einen horizontal eingebrachten Knochenzylinder als Dübel für die ventrale Spondylodese. Bei mehr als einem Segment ist die zusätzliche ventrale Stabilisation mit einer Osteosytheseplatte begründet (An 1998). Sind mehr als 2 Segmente zu versteifen, ist aus Sicht der Autoren eine zusätzliche dorsale Zuggurtungsspondylodese mit einem Schrauben-Stab-System begründet.

Bei monosegmentalem Vorgehen ist keine äußere Ruhigstellung notwendig, bei mehrsegmentaler Spondylodese wird das Tragen einer weichen Halskrawatte für 4–6 Wochen empfohlen.

Bei etwa $^3/_4$ der Patienten sind sehr gute und gute Resultate zu verzeichnen, wie Langzeitstudien belegten (Staudte u. Brussatis 1994). Die Pseudarthroserate liegt bei neueren Studien unter 5% (Gore u. Sepic 1984). Das Risiko einer Rückenmarksläsion beträgt weniger als $2^0/_{00}$ (Flynn 1982). Bis zu 20% der Patienten klagen über

Beschwerden im Bereich der Spanentnahme am Beckenkamm (Whitecloud 1976).

73.6.3 Lokales Lumbalsyndrom (M 54.3, M 54.4)

Ätiologie

Analog zum lokalen Zervikalsyndrom kommt es auf dem Boden von funktionellen Bewegungsstörungen oder degenerativen Prozessen zum diskogenen oder arthralgenen Schmerz, der über die Rr. sinuvertebalis und/oder dorsalis des Spinalnervs vermittelt wird. Akute und chronisch-rezidivierende Verläufe sind klinisch, diagnostisch und auch in der therapeutischen Konsequenz zu unterscheiden. Ursache des akuten lokalen Lumbalsyndromes (Lumbago, Hexenschuß) sind nach Krämer (1994) eine intradiskale Massenverschiebung, oder Zerrungen und Stauchungen der Facettengelenke.

Klinik

Akutes Lumbalsyndrom

Anfallsartig tritt der heftige Schmerz bei den meist jungen Erwachsenen häufig nach Bücken und Heben von Lasten in Kombination mit einer Rotationsbewegung auf. Kälte- und Nässeeinwirkung werden oft von den Betroffenen geschildert. Die Patienten haben eine fixierte entlordosierte Fehlhaltung. Es besteht ein deutlicher lokaler Druckschmerz an den lumbalen Dornfortsätzen. Im Liegen mit zur Entlordosierung angezogenen Beinen tritt deutliche Schmerzlinderung auf.

Subakutes Lumbalsyndrom

Subakute Verläufe mit einer Steigerung der Symptomatik im Tagesverlauf sind möglich.

Chronisch-rezidivierendes Lumbalsyndrom

Bei der chronisch-rezidivierenden Verlaufsform sind eher fortgeschrittene Degenerationen des Bewegungssegmentes ursächlich für das Beschwerdebild. Die Betroffenen sind darum vermehrt Menschen in der 2. Lebenshälfte. Die Symptomatik ist durch konstante Fehlhaltung provozierbar und durch Positionswechsel oder in ruhender Position zu bessern. Der Schmerzbeginn ist schleichend, die Intensität oft nicht so stark wie bei der akuten Lumbago. Die Linderung nach einer Schmerzperiode tritt langsam ein. Häufig verbleibt ein Dauerschmerz auf niedrigem Niveau.

Zum Teil beschreiben die Patienten auch eine Schmerzepisode am Morgen nach langen Ruhephasen. Dies läßt sich nach Krämer (1994) zum Einen dadurch erklären, daß bei diskoligamentärer Insuffizienz im Liegen durch Tonusabfall der stabilisierenden Muskulatur unphysiologische Fehlstellungen im Segment resultieren, und zum Anderen im Liegen infolge Rehydratation der degenerativen Bandscheibe nach Remobilisation am Morgen eine vermehrte Protrusion entsteht, die zu Irritationen des R. sinuvertebralis am hinteren Längsband führt.

Diagnostik

Klinische Untersuchung

Die Patienten zeigen wie beim lokalen Zervikalsyndrom eine entlordosierende Schonhaltung. Hyperlordosierung erzeugt Schmerzverstärkung durch Einstauchung der Facettengelenke und Stenosierung der Neuroforamina. Der Bewegungsumfang ist schmerzhaft eingeschränkt und ein lokaler Druckschmerz kann in Abhängigkeit vom Ausmaß der degenerativen Veränderungen mono- oder oligosegmatal sein.

Liegt dem lokalen Syndrom eine degenerative Spondylolisthese zugrunde, ist eine Stufe in der Reihe der Dornfortsätze palpabel. Bei degenerativen Skoliosen sind Asymmetrien der Taillendreiecke, ein bogenförmiger Verlauf der Dornfortsatzreihe und ein muskulärer Lendenwulst nachweisbar.

Bildgebende Verfahren

■ **Röntgenaufnahmen.** Röntgenaufnahmen des stehenden Patienten in 2 Ebenen veranschaulichen bereits gut degenerative Veränderungen und Mißbildungen und geben darüber hinaus, anders als Aufnahmen im Liegen, Auskunft über die statische Funktion des Wirbelsäulenabschnittes. Leichte degenerative Skoliosen und beginnendes Wirbelgleiten sowie der M. Baastrup, das Reiben zweier benachbarter Dornfortsätze aneinander, sind oft im Liegen noch nicht präsent, im Stehen unter statischer Belastung aber schon verifizierbar. Funktionsaufnahmen im seitlichen Strahlengang ergänzen die Beurteilung der statisch-dynamischen LWS-Funktion.

■ **Weitere bildgebende Verfahren.** Diagnostische Infiltrationen (Muskelansätze, Facettengelenke, M. Baastrup, Kokzygodynie) unter Bildwandlerkontolle und Diskographien sichern die segmentale Zuordnung der Beschwerden ab. Szintigraphie, Computertomographie (CT) und Kernspintomogramm (MR) sind bei Verdacht auf Destruktionen (Filia, Spondylodiszitis) oder bei Therapieresistenz angezeigt.

Laborchemische Untersuchungen

Laborchemische Untersuchungen sind bei Verdacht auf Infektionen (Leukozyten, C-reaktives Protein, Blutsenkung) notwendig.

Weitere Blutuntersuchungen können neben der klinisch-radiologischen Beurteilung zur Differentialdiagnose beitragen:

- BKS,
- HLA-B27 (M. Bechterew),
- alkalische Phosphatase (M. Paget).

Ausschluß extravertebraler Ursachen

Beim lokalen Kreuzschmerz müssen auch extravertebrale Ursachen aus anderen Fachgebieten differentialdiagnostisch erwogen werden:

- Gynäkologie (Ovarialzysten, Myome, Tumoren),
- Urologie (Steinleiden),
- Innere Medizin (Magen-, Gallen-, Pankreaserkrankungen).

Therapie

Konservative Behandlung

Die Prinzipien der Therapie der Lumbalgien und Lumboischalgien entsprechen denen der Zervikalsyndrome:

- Immobilisation,
- Wärme,
- Medikamente,
- therapeutische Lokalanästhesie,
- manuelle Medizin,
- Physiotherapie,
- Mechanotherapie,
- Hydrotherapie,
- Elektrotherapie,
- Psychotherapie
  sind auch hier die Säulen der Behandlung degenerativer Leiden.

Bei akuten Beschwerden erfolgt die Immobilisation initial nicht mit Orthesen. Vielmehr ist Bettruhe in möglichst schmerzarmer Position die Maßnahme der Wahl. Dies kann die sog. Stufenbettlagerung mit Entlordosierung der LWS sein, muß sie aber nicht. Der Patient wählt die Position, in der er sich am Wohlsten fühlt.

Die Traktion an der LWS erfolgt manualtherapeutisch oder ähnlich der Glisson-Schlinge mit einer Streckbandage, manuell oder apparativ als Dauerzug mit kleinen Gewichten, kurzfristig mit größerer Extensionskraft oder rhythmisch wechselnd. Neben Facetteninfiltrationen, paravertebralen Injektionen an die Nervenwurzel, epiduralen lumbalen Spritzungen kommt die epidurale sakrale Injektion zur Analgesierung der unteren lumbalen Wurzeln in Betracht.

Operative Behandlung

Die Indikation zur Operation und das zu wählende Verfahren hängen ab von dem der Lumbalgie/Lumboischialgie zugrunde liegenden Krankheitsbild.

■ **Bandscheibenprotrusion.** Die Protrusionen werden in 3 Grade eingeteilt (Krämer 1994):

1. Breitbasige Protrosion mit erhaltenen äußeren Fasern des Anulus fibrosus.
2. Mobile Bandscheibenanteile erreichen die äußersten Schichten des Anulus fibrosus.
3. Subligamentärer Sequester.

Die Behandlung von Bandscheibenprotrusionen ist eine Domäne der konservativen Therapie. Die Indikation zur Chemonukleolyse ist laut Krämer nach erfolgloser konsequenter konservativer Therapie (6 Wochen), einem Lasègue unter 60°, Protrusionen 2. und 3. Grades und entsprechendem Leidensdruck begründet.

Nicht als primäre Maßnahme, sondern nur als Alternative nach ausgeschöpfter konservativer Behandlung. Mit der Chemonukleolyse konnten Erfolgsraten von bis zu 70% erzielt werden (Bridwell u. DeWald 1997). In den Vereinigten Staaten ist dieses Verfahren trotzdem nicht mehr weit verbreitet. Perkutane Diskektomien (PLD) und Laserdiskusdekompressionen (PLDD) schneiden im Vergleich mit einer Erfolgsquote von 50% schlechter ab als die Chemonukleolyse und finden aus Sicht der Autoren zurecht weniger Akzeptanz als die Chemonukleolyse.

■ **Bandscheibenvorfall.** Eine absolute Indikation zum Eingriff besteht beim Kaudasyndrom und bei deutlichen Paresen (Kraftgrad 3 von 5 oder schlechter). Das trotz konsequenter Behandlung über 6 Wochen therapierefraktäre Wurzelreizsyndrom stellt eine relative Indikation dar. Das Verfahren der Wahl ist die Nukleotomie. Die Ergebnisse nach offener und mikrochirurgischer Technik sind vergleichbar (Bridwell u. DeWald 1997).

Mikrochirurgische Verfahren finden zunehmend Verbreitung. Diese Operationen werden im Rahmen eines kurzen stationären Aufenthaltes oder sogar ambulant durchgeführt. Die Nachbehandlung erfolgt mit einem Mieder für 4–6 Wochen und stabilisierender Krankengymnastik.

Die Erfolgsquoten dieser Eingriffe liegen bei 85–90%. Endoskopisch assistierte Nukleotomien mit gleichem Zugang wie beim mikrochirurgischen Eingriff ermöglichen kein dreidimensionales Bild, haben eine gleichgute Ausleuchtung und können in der Hand des erfahrenen Arthroskopeurs mit weniger apparativem Aufwand durchgeführt werden.

Bandscheibenersatzoperationen haben noch nicht den Standard erreicht, daß sie weite Verbreitung und Akzeptanz gefunden hätten. Hier ist noch umfangreiche wissenschaftliche Arbeit notwendig (Bridwell u. DeWald 1997).

Bei großen Vorfällen und Massenprolaps kann bereits primär eine Spondylodese gut begründet sein, wenn die klinisch radiologische Diagnostik eine segmentale Instabilität belegt.

■ **Postnukleotomiesyndrom.** Durch postoperative Verwachsungen im Spinalkanal und/oder sekundäre segmentale Instabilität persistieren Lumboischialgien oder treten im Verlauf erneut auf. Eine Indikation zur Operation ergibt sich auch hier, wenn das komplette Spektrum der konservativen Maßnahmen ausgeschöpft wurde.

Versuche, intraspinale Narben durch Radikololysen zu beseitigen und das Risiko erneuter Vernarbungen durch Fettlappentransplantate zu reduzieren, sind im klinischen Resultat eher entmutigend. Erfolversprechender ist die segmentale Spondylodese zur Beseitigung der Instabilität. Eine Besserung, wenn auch nicht Beschwerdefreiheit ist dann bei bis zu 90% möglich (Krämer 1994).

■ **Spinalkanalstenose.** Bei milden Stenosen sollte mit Antiphlogistika, epiduralen Steroidinjektionen, entlordosierendem Mieder und Physiotherapie behandelt werden. Eine Indikation zur Operation ist bei ausgeprägten Stenosen und bei weniger ausgeprägten Einengungen nach Versagen konservativer Maßnahmen angezeigt.

Das Ausmaß der durchzuführenden Dekompression hängt ab von der Lokalisation der Stenose und Art und Ausmaß der zugrundeliegenden Degeneration der Wirbelsäule. Das Spektrum reicht von mikrochirurgisch durchgeführten monosegmentalen selektiven Radikulodekompressionen mit Laminotomien und Foraminotomien bis hin zur oligosegmentalen Laminektomie, kompletten Facettenresektion und dorsoventraler Korrekturspondylodese. Die Dekompression birgt die

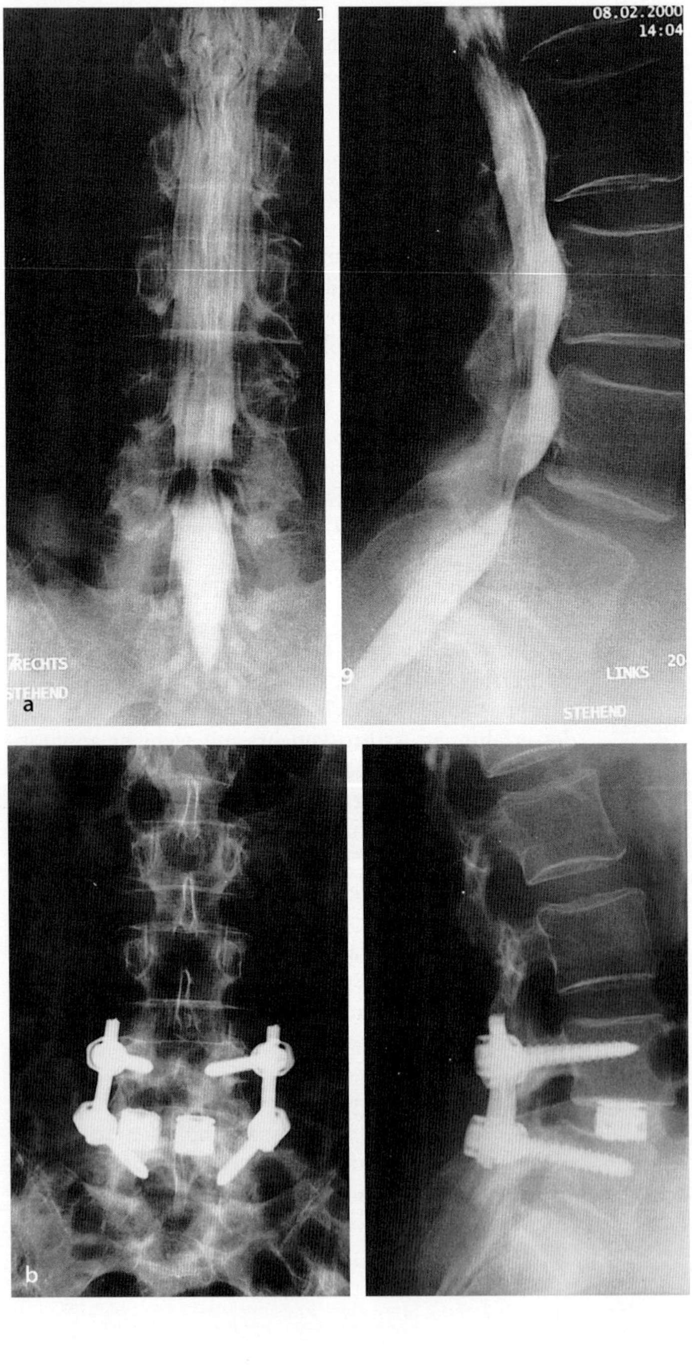

Abb. 73.4a, b. Degenerative Spondylolisthese L4/5 mit sekundärer Spinalkanalstenose einer 58jährigen Frau mit Kreuzschmerzen und Claudicatio intermittens der Kauda (**a**). Dorsoventrale Repositionsspondylodese L4/5 (**b**). Dekompression durch Flavektomie und Realignement

Gefahr einer relevanten Destabilisation im Bewegungssegment in sich, die dazu führen kann, daß postoperativ Instabilitäten mit entsprechender Klinik zunehmen. Ob, und wenn ja, wann, und mit welchem Verfahren eine Spondylodese durchgeführt werden sollte, wird in der Literatur sehr kontrovers diskutiert (Bridwell u. DeWald 1997).

Bei einer segmentalen Hypermobilität von mehr als 10°, degenerativen Spondylolisthesen mit einer Translation von mehr als 4 mm und einer degenerativen Skoliose von mehr als 10° wird von vielen Autoren eine Spondylodese mit Realignement der Segmente empfohlen (Abb 73.4).

■ **Osteochondrose mit Spondylarthrose.** Die Indikation zur Operation ist bei diesem Krankheitsbild, wenn keine neurologischen Läsionen vorliegen, stets eine relative. Sozialmedinische Aspekte, Lebensqualität, Erhalt oder Wiedererlangung der Berufs-, Arbeits- und privaten Leistungsfähigkeit sind hier von besonderer Relevanz. Das umfangreiche Spektrum der konservativen Maßnahmen auf ambulanter und stationärer Basis sollte ausgeschöpft sein, bevor eine Operation geplant und durchgeführt wird. Das Verfahren der Wahl ist die Spondylodese.

Versuche der endoprothetischen Versorgung des Bewegungssegmentes, wie sie dem routinemäßig durchgeführten endoprothetischen Ersatz des Hüftgelenkes bei Koxarthrose entsprechen, wurden unternommen, haben jedoch nicht zum durchschlagenden Erfolg geführt. Sie sind noch Gegenstand der Forschung und Entwicklung. Die Spondylodese ist noch der „golden standard". Bei den Verfahren sind nichtinstrumentierte von instrumentierten, rein dorsale, ventrale oder kombinierte Verfahren zu unterscheiden.

Zdeblick (1993) konnte zeigen, daß die Fusionsrate ohne Implantat bei 45%, mit Instrumentation jedoch 100% betragen kann. Es ist inzwischen auch weitgehend akzeptiert, daß die Kombination aus einer intersomatischen Spondylodese und einer dorsalen Zuggurtungsspondylodese die besten Korrekturmöglichkeiten und die größte Primärstabilität gewährleistet.

Nicht bewiesen ist, ob kombinierte Verfahren auch im klinischen Mittel- und Langzeitresultat den isolierten ventralen oder dorsalen Verfahren überlegen sind. Wir empfehlen bei noch relativ gut erhaltener Bandscheibenhöhe in den unteren lumbalen Etagen (L2–S1) das PLIF-Verfahren („posterior lumbal interbody fusion") in der transforamialen Technik nach Harms mit dorsaler Zuggurtungsspondylodese zur Profilgebung (Abb. 73.5).

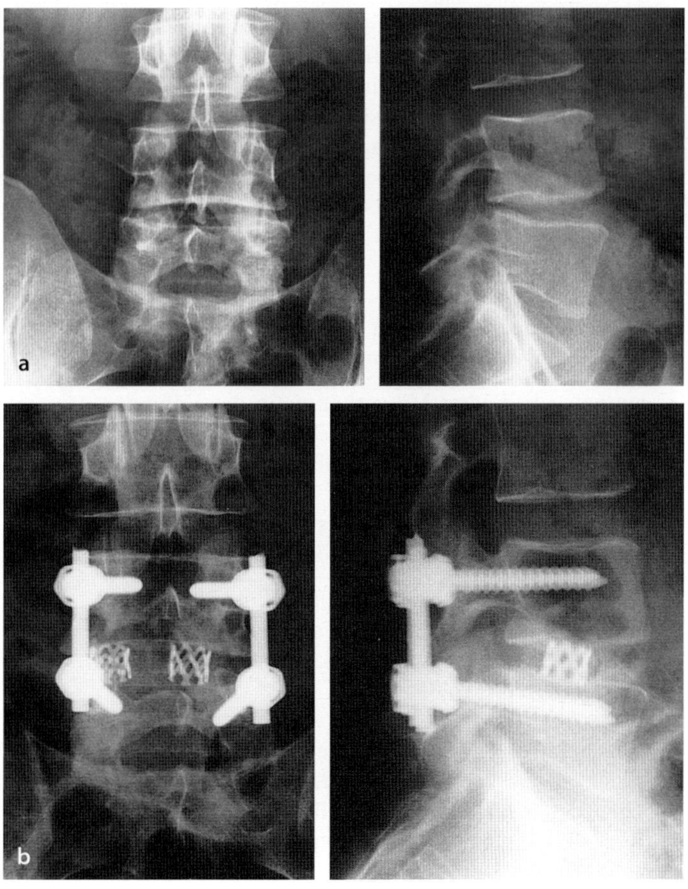

Abb. 73.5a, b. a: Osteochondrose L4/5 eines 45jährigen Patientin mit therapieresistenten Lumbalgien (**a**). Transforaminale lumbale intersomatische Fusion (TLIF; **b**)

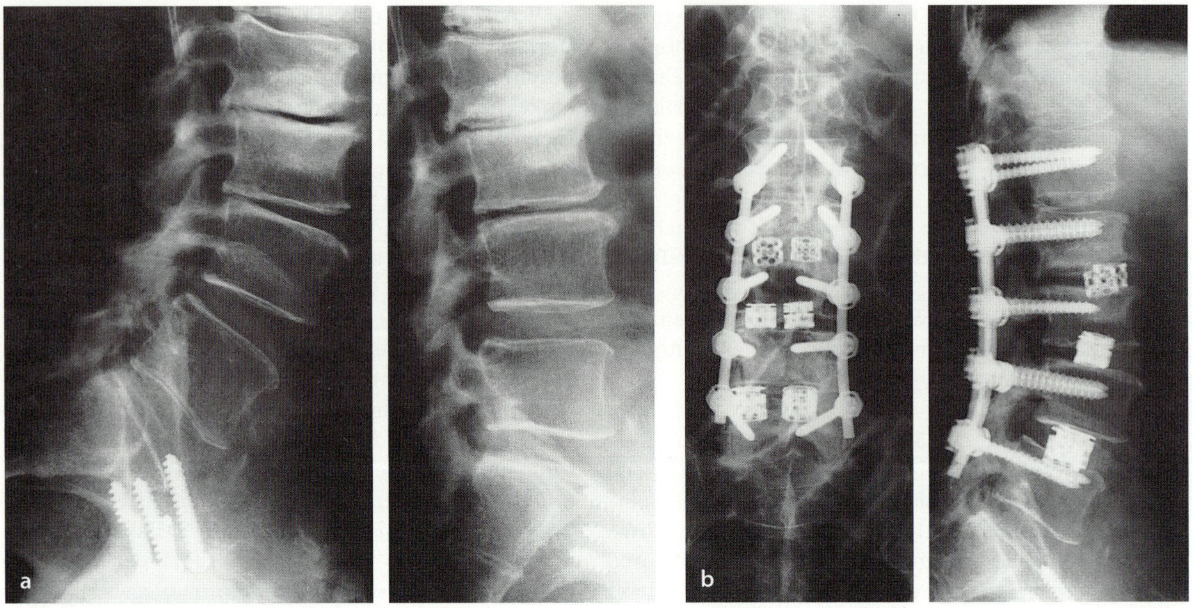

Abb. 73.6a, b. Oligosegmentale Degeneration mit Retrolisthese L2, Osteochondrose L1/2, L3/4, degenerative Spondylolisthese L4/5 (**a**). Dorsoventrale Repositionsspondylodese L1–5 (**b**)

Bei engen, narbigen intersomatischen Verhältnissen führen wie ein kombiniertes dorsoventrales (Abb. 73.6) oder dorsoventrodorsales Prozedere durch. Die Nachbehandlung erfolgt in der Regel mit einem Mieder, das für 8 Wochen getragen wird und dann abgeschult werden kann. Tiefes Sitzen ist in den ersten 2 Monaten postoperativ nicht zulässig. Bei den ventralen Zugangswegen wurden in den letzten Jahren minimal-invasive und laparoskopische Verfahren vorgestellt. Die Bedeutung dieser Verfahren ist noch Gegenstand klinisch-wissenschaftlicher Untersuchungen (Bridwell u. DeWald 1997).

■ **M. Baastrup.** Es kommt zur interspinösen Nearthrosbildung, die nicht immer schmerzhaft ist, durch

- ein anlagebedingtes Mißverhältnis in der Höhe der ventralen und dorsalen Wirbelelemente,
- Höhenminderung der Bandscheiben,
- Hyperlordose und
- appositionelles Knochenwachstum der Dornfortsätze infolge Degeneration des Lig. interspinosum.

Steroidinfilrationen können helfen. Eine Resektion führt nur bei etwa 1/4 der Patienten zu einem Teilerfolg (Franck 1943) und birgt das Risiko einer segmentalen Destabilisation in sich.

■ **Degenerative Spondylolisthese.** Die Degeneration und der Gleitvorgang erzeugen Kreuzschmerzen und Zeichen der Spinalkanalstenose. Bei Versagen konservativer Maßnahmen ist die Indikation zur Operation zu stellen. Studien konnten zeigen (Bridwell u. DeWald 1997), daß eine Fusion in Ergänzung zur Dekompression zu besseren Resultaten führt. Zdeblick (1993) wies nach, daß nach Instrumentation die Fusionsrate höher ist als nach alleiniger Fusion ohne Implantat.

Unter Beachtung des „load sharing principle" (Lowery u. Harms 1997) empfehlen wir nach Reposition mit transpedikulären Implantaten die intersomatische Spondylodese und dorsale Zuggurtungspondylodese als Posterior lumbal interbody fusion (PLIF) über einen alleinigen dorsalen Zugang. Über das Realignement kommt es durch Reposition zur Dekompression. Die Erfolgsquote für instrumentierte wie nichtinstrumentierte Fusionstechniken liegt zwischen 80 und 96% (Bridwell u. DeWald 1997, s. Abb. 73.4).

■ **Degenerative Lumbalskoliose.** Die Entscheidung für eine Operation und ein spezielles Verfahren sind bei diesem Krankheitsbild schwierig und nur individuell zu treffen. Denn hier liegt regelmäßig eine „polymorbide" Wirbelsäule mit oligo- oder polysegmentalen Degenerationen, Instabilitäten und radikulären und zentralen Spinalkanalstenosen, mit einer komplexen Deformität und einer Osteoporose vor, und dies alles bei einem alten Menschen mit multiplen Begleiterkrankungen.

Das Spektrum der Möglichkeiten reicht von minimal-invasiven, mikrochirurgischen, hochselektiven Dekompressionen bis hin zu mehrzeitigen, langstreckigen, thorakolumbalen dorsoventralen Korrekturspondylodesen. Der Wirbelsäulenchirurg muß zusammen mit dem Patienten zielgerichtet entscheiden was notwendig, möglich und zumutbar ist (Abb. 73.7).

Abb. 73.7a–c. Beginnende degenerative Lumbalskoliose mit Drehgleiten L4/5 und sekundäre Spinalkanalstenose eines 81jährigen Patienten (**a, b**). Monosegmentale Repositionsspondylodese in PLIF-Technik mit gutem Realignement der Lendenwirbelsäule (**c**)

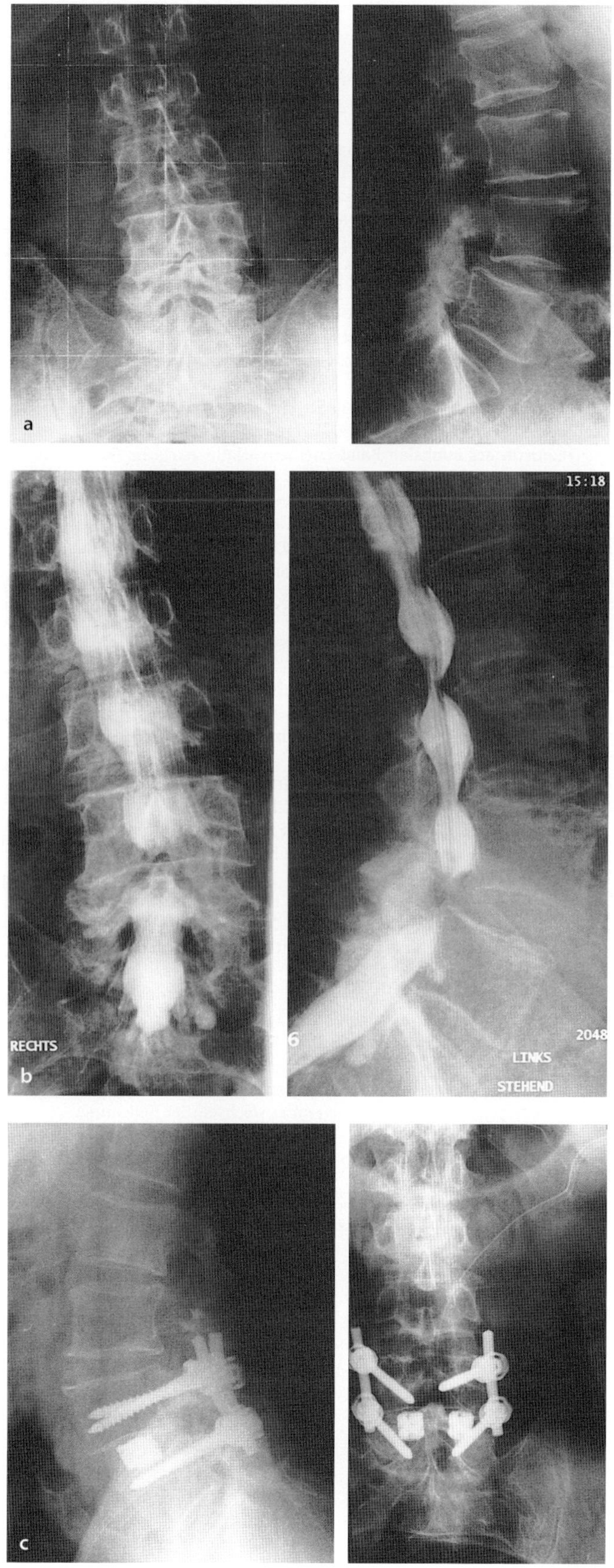

Literatur

An HS (1998) Anterior instrumentations of the cervical spine. In: An HS, Riley III LH (eds) Surgery of the spine. Martin Dunitz, London, pp 101–112

Aufdermauer M (1984) Bandscheibendegeneration und ihre Folgen. In: Doerr W, Seifert G (Hrsg) Spezielle pathlogische Anatomie. Pathologie der Gelenke und Weichteiltumoren, Bd 18. Springer, Berlin Heidelberg New York Tokio, S 1051–1139

Bergmark A (1989) Stability of the lumbar spine: a study of mechanical engineering. Acta Orthop Scand Suppl 230:28

Bertalanffy H, Eggert HR (1989) Developmental narrowing of the cervical canal. A major cause for recurrencies after simple anterior discectomy. Cervical Spine Res Soc, Eur Section, 6th Annual Meeting, June–July, St. Gallen

Bridwell KH, DeWald RL (1997) The textbook of spinal surgery.Lippincott-Raven, Philadelphia

Claussen C, Grumme Th, Treisch J, Lochner B, Kazner E (1982) Die Dianostik des lumbalen Bandscheibenvorfalls. Fortschr Röntgenstr 136:1–8

Cloward RB (1963) Lesions of the intervertebral discs and their treatment by interbody fusion methods. Clin Orthop 27:51

Dunlop R, Adams M, Hutton WC (1984) Disc space narrowing and the lumbar facet joints. J Bone Joint Surg 66:706–710

Dvorak J, Grob D (1999) Halswirbelsäule – Diagnostik und Therapie. Thieme, Stuttgart

Farfan HF (1973) Mechanical Disorders of the Low Back. Lea & Febiger, Philadelphia

Flynn T (1982) Neurological complications of anterior cervical fusion. Spine 7: 536

Forestier J, Lagier R (1971) Ankylosing hyperostosis of the spine. Chir Orthop 74:65–68

Franck S (1943) Surgial treatment of interspinal osteoarthrosis („kissing spine") Acta Orthop Scand 14:127–135

Gore DR, Sepic SB (1984) Anterior cervical fusion for degenerated or protruded discs. A review of one hundred fourty-six patients. Spine 9:667–671

Hayashi N, Lee HM, Weinstein N (1997) The Source of Pain in the Lumbar Spine. In: Bridwell KH, DeWald RL (eds) The textbook of spinal surgery 2nd edn. Lippincott-Raven, Philadelphia, pp 1503–1514

Klein JD (1997) Clinical evaluation of patients with spinal disorders. In: Garfin SG, Vaccaro AR (eds) Orthopaedic knowledge update – spine. Am Acad Orthop Surgeons, Rosemont, pp 27–40

Kolditz D, Krämer J, Gowin R (1985) Wasser- und Elektrolytgehalt der Bandscheiben des Menschen unter wechselnder Belastung. Z Orthop 123:235

Krämer J (1994) Bandscheibenbedingte Erkrankungen. Thieme, Stuttgart

Kummer B (1991) Biomechanische Aspekte zur Instabilität der Wirbelsäule. In: Fuchs GA (Hrsg) Die instabile Wirbelsäule. Thieme, Stuttgart, S 8

Kuslich S, Ulstrom C (1990) The origin of low back pain and sciatica: a microsurgial investigation. In: Williams R, McCulloch J, Young P (eds) Microsurgery of the lumbar spine. Aspen, Rockville/MD

Lowery GL, Harms J (1997) Principles of Load Sharing. In: Bridwell KH, DeWald RL (eds) The textbook of spinal surgery. Lippincott-Raven, Philadelphia, pp 155–155

Magerl F, Semann P (1987) Stable posterior fusion of the atlas and the axis by transarticular srew fixation. In: Kehr P, Weidner A (eds) Cervical spine 1. Springer, Berlin Heidelberg New York Tokio, p 322

Mohr W (1982) Morphologie und Pathogenese der Spondylosis hyperostotica. In: Ott VR Spondylosis hyperostotica. Bücherei des Orthopäden, Bd 30, Enke, Stuttgart, S 17–34

Mooney W, Robertson J (1976) The facet syndrome. Clin Orthop 115:149–156

Nachemson A (1966) The load on lumbar discs in different positions of the body. Clin Orthop, 45:107

Rappoport LH, O'Leary PF (1997) Cervical disc disease. In: Bridwell KH, DeWald RL (eds) The textbook of spinal surgery, Lippincott-Raven, Philadelphia, pp 1373–1396

Robinson RA, Smith SW (1955) Anterolateral cervical disc removal and interbody fusion for cervical disc syndrome. Bull Johns Hopkins Hosp 96:223

Saal A, Saal J (1989), Nonoperative treatment of herniated lumbar intervertebral disc. Spine 14:431

Schmorl G, Junghans H. (1968) Die gesunde und die kranke Wirbelsäule in Röntgenbild und Klinik. Thieme, Stuttgart

Schneiderman G, Flannigan B, Kingston S, Thomas J, Dillin WH, Watkins RG (1987) Magnetic resonance imaging in the diagnosis of disc degeneration: correlation with discography. Spine 12:276–281

Seemann, PS, Magerl F, Grob D (1987) Anterior interbody fusion with transdiscal decompression in the cervical spine. In: Kerr P, Weidner A (eds) Cervical spine 1, Springer, Berlin Heidelberg New York Tokio, pp 237–277

Smith MD (1997) Cervical spondylosis. In: Bridwell KH, DeWald RL (eds) The textbook of spinal surgery. Lippincott-Raven, Philadelphia, pp 1397–1419

Staudte H-W, Brussatis F (1994) Degenerative Erkrankungen der Wirbelsäule. In:Witt AN, Rettig H, Schlegel KF (Hrsg.) Orthopädie in Praxis und Klinik. Bd V/Teil 2. Thieme, Stuttgart, S 1.1–1.95

Verbiest H (1954) A radicular syndrome from developmental narrowness of the lumbar vertebral canal. J Bone Joint Surg B36:230

Whitecloud TS (1976) Complications of anterior cervical fusion. Instr Course Lect 27:223–227

Wood PN, Bodley EM (1985) Epidemiology of back pain. In: Jayson M (Hrsg) The lumbar spine and backpain. Pitman, London

Zdeblick TA (1993) A prospective, randomized study of lumbar fusion. Preliminary results. Spine 18, S 983

Teil XIII
Krankheiten der Weichteilgewebe
(M 60–M 79)

Kapitel 74

Krankheiten der Muskeln (M 60–M 63

C. D. Reimers

INHALT

74.1 Infektiöse Myositiden (M 60.0)

Infektiöse Myositiden lassen sich entsprechend ihres Auslösers in bakterielle, virale, Pilz- und parasitäre Myositiden einteilen. Die folgende Übersicht gibt eine Aufstellung der entsprechenden Erreger bzw. Krankheiten, bei denen eine Myositis auftreten kann.

Erreger bzw. Erkrankungen, bei denen eine Myositis auftreten kann

- *Bakterielle Myositiden,*
  - *eitrige Myositiden* (= Pyomyositis; 70–90% Staphylococcus aureus, aber auch Staphylococcus epidermidis, Streptokokken, Pneumokokken, Neisseria gonorrhoeae, Salmonella typhi and paratyphi, Yersinia enterocolitica, E. coli, Veillonella, Prevotella, Klebsiella, Haemophilus influenzae, Aeromonas, Serratia, Fusobacterium nucleatum, Morganella morganii, Bacteroides fragilis u.a.),
  - *nichteitrige Myositiden* (Gasbrand, Legionnellen, Pseudomonas mallei, Tuberkulose, Lepra, M. Whipple, Leptospiren, Lyme-Krankheit, Syphilis).
- *Virusmyositiden* (Influenza, Parainfluenza, Coxsackievirus, Echovirus, Varicella-Zoster-Virus, Zytomegalievirus, HIV-1, Epstein-Barr-Virus, Herpes-simplex-Virus, Adenovirus).
- *Pilzmyositiden* (Candidiasis, Mucormycosis, Cunninghamella bertholletiae, Cryptococcus neoformans, Mycobacterium avium intracellulare, Actinomyces).
- *Parasitäre Myositiden,*
  - Protozoeninfektionen (Toxoplasmose, Sarkosporidiose, Trypanosomiasis, Malaria, Mikrosporidiose),
  - Zestodeninfektionen (Zystizerkose, Echinokokkose, Zönurosis, Sparganosis),
  - Nematodeninfektionen (Trichinose, Toxokariasis, Drakunkulose).

74.1.1 Bakterielle Myositiden (M 60.0, B 95–B 97)

Unter den bakteriellen Myositiden lassen sich eitrige (Pyomyositis) und nichteitrige Erkrankungen unterscheiden.

Eitrige bakterielle Myositiden (M 60.0)

Diese treten in den tropischen Ländern in Form der sog. *tropischen Pyomyositis* häufig auf. Sie machen in bestimmten tropischen Regionen 3–4% aller stationären chirurgischen Behandlungsfälle aus. In industrialisierten Ländern sind v.a. immunkompromittierte Personen (z.B. Patienten mit Alkoholismus, Diabetes mellitus, HIV-Infektionen, immunsuppressiver Therapie) betroffen. Außerdem ist nach ausgedehnten Verbrennungen oder penetrierenden Verletzungen eine Superinfektion der Muskulatur zu befürchten. Durch den weltweit zunehmenden Tourismus sind in unseren

Breiten Erkrankungsfälle zu beobachten. Selten erkranken aber auch bisher gesunde Personen. So sind wiederholt Erkrankungen nach intensiver sportlicher Betätigung beschrieben worden.

Pyomyositis

Sowohl die tropische als auch die nichttropische Pyomyositis werden bei den meisten Patienten durch *Staphylococcus aureus* verursacht. Als zweithäufigster Erreger werden *Streptokokken* angeschuldigt. Insbesondere bei immunkompromittierten Patienten kommen aber auch zahlreiche andere Bakterien als Auslöser in Frage.

Klinische und laborchemische Befunde

Bei eitrigen Myositiden treten ein diffuser Befall einzelner Muskeln sowie einzelne oder multiple Abszesse auf. Klinisch machen sie sich durch Fieber, Muskelschmerzen, ein Spannungsgefühl, Krämpfe und eine Schwellung bemerkbar. Sie können Tumoren imitieren. Am häufigsten sind die Oberschenkel-, Rücken- und Gesäßmuskeln, nur selten die Arm- und Bauchwandmuskeln betroffen.

Es finden sich regelmäßig eine Leukozytose und erhöhte Blutkörperchensenkungsgeschwindigkeit. Die Kreatinkinaseaktivität ist nur ausnahmsweise erhöht.

Bildgebende Verfahren

Mit den modernen Schnittbildverfahren lassen sich die Entzündungsherde regelmäßig nachweisen. Sonographisch finden sich echoarme, echoreiche oder gemischt echogene Herde, die mehr oder weniger scharf vom umgebenden Gewebe abgegrenzt werden können. Erhöhte Echointensitäten des umgebenden Muskelgewebes und evtl. auch der Haut zeigen eine entzündliche Begleitreaktion an. Eine Differenzierung gegenüber Seromen oder Hämatomen ist allerdings sonographisch nicht möglich. Die Farb-Duplex-Sonographie vermag evtl. die Hypervaskularisation darzustellen.

Der Muskel selbst kann geschwollen sei. Computertomographisch finden sich hypodense Herde. Die Kernspintomographie zeigt Herde niedriger bis leicht erhöhter Signalintensität bei T1-gewichteten Sequenzen und homo- oder heterogen erhöhte Signalintensitäten bei T2-gewichteten Sequenzen. Um die Herde herum finden sich oft Zonen erhöhter Signalintensität auf den T1-gewichteten und niedriger Signalintensität auf T2-gewichteten Aufnahmen. Gadolinium kann die entzündliche Reaktion deutlicher hervorheben.

! Es ist jedoch zu beachten, daß normale bildgebende Befunde eine eitrige Myositis nicht sicher ausschließen.

Der Erreger läßt sich durch Punktion oder gelegentlich in Blutkulturen nachweisen, wobei die bildgebenden Verfahren eine gezielte Punktion der Abszesse erleichtern. Negative Kulturen sind aber keine Seltenheit.

Therapie

Die Therapie der eitrigen Myositiden besteht in der Gabe von Antibiotika und im Falle von Abszeßbildungen ggf. in der Drainage und chirurgischen Inzision. Sie heilen unter Therapie meist folgenlos aus, tödliche Ausgänge durch Septikämie kommen jedoch vor.

Myositis durch gasbildende Bakterien

Einige Bakterien neigen dazu, aus der Haut und Unterhaut in die Faszien und Muskeln einzudringen. Beispiele sind Actinomyces, Clostridien, Aeromonas, Vibrio und anaerobe Streptokokken. Sie führen akut oder schleichend zu Muskelentzündungen mit Schwellung, Schmerzen, Muskelschwäche sowie Gas- und daraus resultierender Blasenbildung. Dabei verfärben sich z.T. die Muskeln und die Haut. Es tritt schließlich eine Allgemeininfektion ein. Die Mortalität ist bei Infektionen mit Clostridien (Gasbrand) und Vibrio hoch. Der Nachweis der Gasbildung mit bildgebenden Verfahren (z.B. Röntgenuntersuchung, Sonographie) kann diagnoseweisend sein. Gas ist allerdings nicht unbedingt frühzeitig und ausgedehnt nachweisbar. Die Therapie besteht in der chirurgischen Sanierung des Herdes sowie Antibiotikagabe.

Nichteitrige bakterielle Myositiden

Borrelia-burgdorferi-Infektion

■ **Myalgien.** Generalisierte oder lokale, typischerweise wandernde Myalgien, Muskelkrämpfe und das Gefühl der Muskelsteifigkeit sind häufige Beschwerden im Rahmen einer Borrelia-burgdorferi-Infektion (Lyme-Krankheit). Die Häufigkeitsangaben schwanken zwischen 17 und 43% der Patienten in frühen Erkrankungsstadien. Klinisch finden sich allenfalls Muskelverspannungen. Die Zusatzuntersuchungen (CK, EMG) fallen bei den reinen Myalgien definitionsgemäß normal aus. Die Anamnese eines Zeckenbisses oder pathologische Antikörpertiter im Serum weisen auf die Diagnose hin. Meist verschwinden die Beschwerden auch ohne Therapie. Diese sollte jedoch zur Prophylaxe von Spätkomplikationen im Rahmen der Infektion dennoch vorgenommen werden. Meist reicht eine orale Behandlung (z.B. mit Tetrazyklinen).

■ **Myositis.** Histologisch nachweisbar ist eine Entzündungsreaktion in der Muskulatur recht selten bei einer Borrelia-burgdorferi-Infektion. Sie kommt allerdings in allen Krankheitsstadien vor. Auch hierbei stehen klinisch Myalgien im Vordergrund. Paresen und Muskelatrophien betreffen meist nur wenige Muskeln und sind eher gering ausgeprägt. Auch leichte Muskelschwellungen kommen vor. Das Vollbild einer Polymyositis mit generalisierten Paresen wird nicht erreicht. Oft wird die Myositis von anderen Symptomen der Infektion (z.B. Erythema migrans, Acrodermatitis chronica atrophicans, Arthritis) begleitet.

Die Kreatinkinaseaktivität ist nicht regelmäßig erhöht, das Elektromyogramm bei interstitiellen Myositiden nicht pathologisch.

Histologisch finden sich meist *blande interstitielle oder fokale nekrotisierende Myositiden.* Die Ätiologie der Entzündung läßt sich durch serologische Befunde untermauern. Dabei dürfen IgG-Antikörpertiter nur mit Vorbehalt bewertet werden. Der Nachweis des Erregers im Gewebe (immunhistologisch, mittels Polymerasekettenreaktion oder Kultur) ist schwierig, aber beweisend. Die Myositis läßt sich durch eine antibiotische Behandlung meist ausheilen. Eine Indikation für immunsuppressive Maßnahmen besteht nicht.

■ **Fasziitiden.** Auch diese kommen im Rahmen der Lyme-Erkrankung selten einmal vor. Sie können dem Shulman-Syndrom ähneln.

■ **Fibromyalgie.** Die sozialmedizinisch bedeutendste, weil hartnäckigste im Muskel-Sehnen-Bereich lokalisierte Manifestation der Borrelia-burgdorferi-Infektion ist die Fibromyalgie. Sie tritt besonders in Nordamerika nicht selten mit einer Latenz von bis zu 2 Jahren nach der akuten Infektion auf und unterscheidet sich klinisch nicht von der idiopathischen Fibromyalgie. Die Behandlung erfolgt wie bei der idiopathischen Form symptomatisch. Eine Therapie mit Antibiotika ist erfolglos.

Andere seltene nichteitrige, bakterielle Myositiden

Die *Legionellose,* verursacht durch die gramnegative aerobe Legionella pneumophila, führt häufig zu Polymyositiden mit schmerzhafter proximaler Muskelschwäche, erhöhter Aktivität der Muskelenzyme und Rhabdomyolysen.

Muskuläre Komplikationen bei *Tuberkulose* sind selten, bei der *Syphilis* eine extreme Rarität. Es handelt sich dabei meist um umschriebene, noch seltener diffuse granulomatöse Entzündungen. Auch bei der Lepra kommen umschriebene granulomatöse Myositiden vor. Bei der Whipple-Krankheit wurde eine proximale Myositis mit Paresen beschrieben. Bei der Leptospirose (M. Weil) sind Myalgien und Paresen v.a. der Beine führende Symptome. Histologisch finden sich fokale nekrotisierende Myositiden.

74.1.2
Virale Myositiden (M 63.2, B 00–B 34)

Influenzamyositis

Eine Reihe von Viren löst Myositiden aus. Typisch für Myositiden bei Influenza im Kindesalter sind sehr heftige dumpfe Wadenschmerzen, die nach wenigen Tagen wieder verschwinden. Ähnliche Symptome kommen aber auch bei anderen Virusinfektionen vor. In seltenen Fällen treten Rhabdomyolysen auf. Im Gegensatz zu der benignen Erkrankung im Kindesalter stellen sich bei Erwachsenen längerdauernde generalisierte Schmerzen mit z.T. deutlichen Paresen ein. Die Muskeln sind bei Kindern und Erwachsenen oft geschwollen. Die Kreatinkinaseaktivität ist regelmäßig erhöht. Eine besondere Manifestation sowohl im Kindes- als auch Erwachsenenalter sind isolierte Muskelschmerzen im Nacken und am Hinterhaupt.

Coxsackie-Myositis

Coxsackie-Viren lösen ebenfalls Myositiden aus. Bekannt ist die Bornholm-Krankheit mit Fieber, Muskelsteifigkeit, Symptomen des oberen Respirationstraktes und Schmerzen am Zwerchfellansatz besonders beim Atmen und Husten. Die Krankheit heilt innerhalb von wenigen Wochen aus. Selten führen Coxsackieviren zu generalisierten Myositiden.

HIV-Myositis

Die HIV-Infektion kann zu verschiedenen neuromuskulären Komplikationen führen. Sie werden in der folgenden Übersicht dargestellt. In allen Krankheitsstadien kommt die sog. HIV-Myopathie vor.

■ **Neuromuskuläre Komplikationen einer HIV-Infektion.**
- HIV-Myopathie,
  - HIV-Polymyositis,
  - Fasernekrosen mit minimaler Entzündung,
  - Stäbchenmyopathie,
- subklinische neuromuskuläre Beteiligung,
  - Entzündung,
  - Denervation,
  - Typ-2-Faseratrophie,
- kachektisches Syndrom,
- Myoglobinurie,
- Myasthenia gravis,
- Pyomyositis.

■ **HIV-Polymyositis.** Diese unterscheidet sich klinisch und histopathologisch nicht von der idiopathischen Polymyositis. Anders als bei der idiopathischen Form finden sich aber bei einigen Patienten Stäbchen („nemaline bodies") aus Aktin und α-Aktinin. Manchmal sind sie ein dominierendes Merkmal. Differentialdiagnostisch ist dann an eine toxische Myopathie bei Gabe von Azidothymidin zu denken, die nach mehrmonatiger Therapie auftritt und dosisabhängig zu sein scheint. Histologisch finden sich zahlreiche, sog. „ragged red fibers" als Zeichen einer mitochondrialen Funktionsstörung. Vor allem die Myalgien verschwinden nach Absetzen des Medikamentes rasch, die Paresen erst allmählich.

■ **Fasernekrosen.** In seltenen Fällen einer HIV-Myopathie prägen Fasernekrosen das histopathologische Bild, während die Entzündung gering ausgeprägt ist. Bei milden Myopathien werden nichtsteroidale Antiphlogistika empfohlen, bei deren Unwirksamkeit Azidothymidine, evtl. kombiniert mit einer kurzdauernden Glukokortikoidgabe.

Viele Patienten weisen leichte, unspezifische Auffälligkeiten der Muskulatur wie Typ-2-Faseratrophien, leichte, entzündliche Infiltrate oder Faseruntergänge auf, die nicht mit Paresen einhergehen, aber Myalgien, abnorme Ermüdbarkeit oder eine leicht erhöhte Aktivität der Kreatinkinase bedingen können.

Bei der HIV-assoziierten Kachexie bestehen eine ausgeprägte generalisierte Muskelatrophie bei normaler oder nur leicht reduzierter Kraft, aber extremer Ermüdbarkeit. Histopathologisch findet man eine schwere Typ-2-Faseratrophie, wie sie für muskuläre Inaktivitätsatrophien typisch ist.

Rhabdomyolysen kommen ebenfalls vor, vereinzelt wurde über myasthene Syndrome berichtet. Bezüglich der eitrigen Myositiden, die bei HIV-Patienten nicht selten sind, wird auf die obigen Ausführungen verwiesen.

Weitere Virusmyositiden

Einige weitere Viren, die in der Übersicht aufgelistet sind, können akute Myositiden mit deutlich erhöhter Aktivität der Kreatinkinase und Myoglobinurien auslösen.

74.1.3 Pilzmyositiden (M 63.2, B 35–B 49)

Pilzmyositiden kommen praktisch nur bei Patienten mit HIV-Infektionen oder anderen immunkompromittierenden Erkrankungen vor. Sie führen zu Myalgien und einem Spannungsgefühl in der Muskulatur.

74.1.4 Parasitäre Myositiden (M 63.1, ...)

Parasitäre Myositiden treten bei Protozoen-, Zestoden-(Bandwurm-) und Nematoden-(Fadenwurm-)infektionen auf.

Protozoenmyositiden

Toxoplasma gondii (M 63.1, B 58.8)

Protozoen sind Einzeller. Der wichtigste Vertreter ist Toxoplasma gondii. Infektionen kommen bei Patienten mit einer HIV-Infektion häufiger vor als bei Immunkompetenten, da die Immunität v.a. über T-Zellen vermittelt wird.

Die Übertragung erfolgt meist über Genuß ungaren, kontaminierten Fleisches infizierter Tiere oder durch Schmutz- und Schmierinfektion mit tierischen Ausscheidungen.

Manifestationsformen. Neben anderen Manifestationen besteht die Gefahr der Entwicklung einer subakuten Polymyositis mit Fieber, Myalgien, Steifigkeit der Nacken- und Rückenmuskulatur sowie oft einer Lymphadenopathie. Die Erkrankung kann einer idiopathischen Poly- oder Dermatomyositis ähneln. Eine Eosinophilie fehlt oder ist nur gering ausgeprägt, die Kreatinkinaseaktivität ist oft erhöht, das Elektromyogramm myopathisch verändert. Diagnoseweisend sind erhöhte serologische Tests (z.B. Sabin-Feldman-Test), die Isolierung des Erregers im Blut, der Nachweis von Trophozoiten (vegetative Formen in einer Wirtszelle) oder Zysten im Gewebe sowie Übertragungsversuche auf Tiere. Bei der Bewertung der serologischen Tests ist die Durchseuchungsrate der Bevölkerung von etwa einem Drittel der erwachsenen Bevölkerung zu beachten (Titeranstieg!).

Therapie. Therapie der Wahl ist eine Kombination aus Pyrimethamin (Folsäure hinzugeben, da das Medikament ein Folsäureantagonist ist!) und Sulfadiazin oder Trisulfapyrimidin.

Sarkosporidiose

Diese ist selten. Verursacht wird sie durch Infestation von Sarcocystis suihominis oder bovihominis. Die Übertragung erfolgt wie bei der Toxoplasmose. Sie verursacht schmerzhafte Muskelschwellungen und -schwäche. Auch hierbei fällt der Sabin-Feldman-Test pathologisch aus. Eine Therapie ist bisher nicht bekannt.

Bezüglich der in nördlichen Breiten nicht vorkommenden Trypanosomiasis und Malaria, die ebenfalls die Skelettmuskulatur beeinträchtigen können, sowie der Myositis bei Mikrosporidiose, die bei wenigen immundefizienten Patienten beschrieben wurde, wird auf weiterführende Literatur verwiesen.

Zystizerkose (M 63.1, B 69.8)

Diese Erkrankung, bei der der Mensch ausnahmsweise als Zwischen- und nicht als Endwirt fungiert, wird durch Verzehr ungaren, infestierten Schweine- oder Rindfleisches oder durch mit verseuchtem Stuhl kontaminierte Speisen oder Wasser übertragen. Die Muskelbeteiligung durch Einlagerung von kalzifizierenden, Larven enthaltenden Zysten führt innerhalb weniger Wochen zu einer ausgeprägten Pseudohypertrophie der Extremitäten- und Rumpfgürtelmuskeln mit Schwäche und Spannungsgefühl. Unter Umständen lassen sich in der Haut oder im Muskel Knötchen tasten. Meist besteht eine Bluteosinophilie. Die Behandlung erfolgt am besten mit Niclosamid, alternativ mit Paromomycin. Eine begleitende Glukokortikoidgabe kann die Reaktion auf die absterbenden Parasiten abmildern. Bei lokalisiertem Befall kann auch eine chirurgische Sanierung erwogen werden.

Zestodenmyositiden (M 63.1, B 71.–)

Die Echinokokkose, bei der der Mensch Zwischenwirt des Hundebandwurms ist, wird durch Umgang mit infestiertem Hunde- (Echinococcus granulosus) oder Fuchskot (Echinococcus multilocularis) erworben. Vor allem in der Rumpf- und proximalen Gliedmaßenmuskulatur können sich über Jahre Zysten entwickeln, die mit einem dumpfen Schmerz bei Belastung einhergehen. Durch Verkalkung können harte Tumoren entstehen, bei Sekundärinfektion Abszesse. Die Zysten sind mit bildgebenden Verfahren darstellbar. Eine Bluteosinophilie ist nicht regelmäßig vorhanden. Die Diagnose erfolgt serologisch. Die Zysten müssen chirurgisch entfernt werden, da bisher keine sicher wirksame medikamentöse Therapie zur Verfügung steht.

Weiterhin können Multiceps multiceps (Zönurose) und Spirometra mansonoides (Sparganose) selten einmal zu einer Muskelbeteiligung führen. Da dies aber in Mitteleuropa nicht beobachtet wurde, entfällt eine Darstellung.

Nematodenmyositiden

Trichinose (M 63.1, B 75.–)

Dies ist die bekannteste Fadenwurminfektion, verursacht durch Trichinella spiralis. Hierbei kommt es 2–12 Tage nach Verzehr infestierten Fleisches zu einem Prodromalstadium mit abdominellen Krämpfen und Durchfall. Wenige Tage später stellen sich durch Invasion von Larven in die Skelettmuskulatur Schmerzen, ein Spannungsgefühl und eine Schwäche v.a. der proximalen Muskeln ein. Häufig bestehen gleichzeitig Lidödeme, eine Ptosis, subkonjunktivale und subunguale Blutungen. Die Krankheit erinnert an eine Dermatomyositis. Die Kreatinkinaseaktivität ist im Akutstadium meist erhöht, eine Eosinophilie nicht obligat. Die Diagnose kann serologisch oder über den Nachweis von Larven in Muskelbiopsaten gestellt werden. Mit einer Größe von etwa 1 mm sind die Larven enthaltenden Zysten zu klein für den Nachweis mittels bildgebender Verfahren. Die Behandlung erfolgt mit Thiabendazol oder Mebendazol. Herxheimer-ähnliche Reaktionen auf die absterbenden Larven lassen sich durch Glukokortikoide verhindern.

Toxokariasis

Vor allem Kinder erkranken durch orale Infektion an einer Toxokariasis, verursacht durch Toxocara canis oder cati. Neben einer im Vordergrund stehenden Beteiligung der Augen und des Zentralnervensystems kann auch die Skelettmuskulatur befallen werden. Es besteht eine hohe Bluteosinophilie. Die Diagnose erfolgt serologisch. Die Behandlung entspricht derjenigen bei der Trichinose.

Die Ancylostomiasis und Drakunkulose als in Europa nicht vorkommende Erkrankungen bleiben hier unberücksichtigt.

74.1.5 Postinfektiöses Myalgie-Adynamie-Syndrom (M 60.8)

Gelegentlich treten nach unspezifischen Infekten über Monate bis zu 2 Jahren Myalgien, Krämpfe, Adynamie und abnorme muskuläre Ermüdbarkeit auf. Betroffen sind v.a. die Becken- und Oberschenkelmuskeln. Die Laborbefunde einschließlich der Kreatinkinaseaktivität sind meist normal, das Elektromyogramm allenfalls geringgradig auffällig. Möglicherweise handelt es sich dabei um blande interstitielle Myositiden.

74.2 Myositis ossificans (M 61.1)

Die Myositis ossificans ist keine entzündliche Erkrankung, sondern eine heterotope Knochenbildung (Metaplasie). Deshalb sollte sie zutreffender Myodysplasia ossificans genannt werden. Man unterscheidet zwischen einer lokalen (Myodysplasia ossificans localisata) und einer generalisierten Form (Myodysplasia ossificans progressiva Münchmeyer).

Myodysplasia ossificans localisata

Die Myodysplasia ossificans localisata wird in jedem Lebensalter beobachtet. Etwa 60–75% der lokalisierten Muskelverkalkungen des Erwachsenenalters sind posttraumatischer Natur, im Kindesalter weniger. Sie treten zudem nicht selten bei Patienten bei längerer Bettlägerigkeit aufgrund neurologischer Erkrankungen (z.B. Querschnittslähmungen) auf. Der Rest entsteht spontan (v.a. bei Sportlern). Betroffen sind v.a. die Arme und Oberschenkel. Klinisch äußert sich die Erkrankung anfangs durch ein intramuskuläres Spannungsgefühl mit einer tastbaren zähen Masse. Erst im weiteren Verlauf wird der Herd hart. Nach etwa 1 Monat treten Verkalkungen auf.

Bildgebende Verfahren

Die Verkalkungen lassen sich mit konventionellen Röntgenaufnahmen, sono-, computertomo- und knochenszintigraphisch nachweisen. Röntgenologisch finden sich etwa 3–4 Wochen nach Krankheitsbeginn flockige Verkalkungen, die in den nächsten Wochen schärfer abgegrenzt werden. Szintigraphisch (^{99m}Tc-Pyrophosphat) läßt sich eine extraossäre Aktivitätsanreicherung evtl. vor dem röntgenologischen Nachweis der Verkalkungen darstellen. Sonographisch finden sich dabei echoarme Herde, die teilweise von echoreichen Säumen umgeben sind, die das echoarme Zentrum maskieren können. Auch echoreiche Strukturen mit einigen echofreien Einschlüssen und einem Schallschatten werden beschrieben. Die Differenzen in den Ultraschallbefunden erklären sich möglicherweise auch durch unterschiedliche Untersuchungszeitpunkte.

Computertomographisch zeigen sich zunächst hypodense Herde und nach etwa 2 Wochen erste hyperdense Verkalkungen am Rand des Herdes. Kernspintomographisch schließlich finden sich in der frühen und intermediären Phase inhomogene Signalintensitäten auf den T2-gewichteten Aufnahmen, evtl. mit einem signalreichen Randsaum als Folge eines Ödems. Die T1-gewichteten Aufnahmen sind meist unauffällig. In Spätstadien findet sich sowohl auf T1- als auch auf T2-gewichteten Aufnahmen ein signalreiches Zentrum als Folge von Fettgewebe mit einem signalarmen Rand durch die Verkalkungen. Die bildgebenden Befunde können denen von Weichteilsarkomen mit Verkalkungen ähneln. Bei geringstem Zweifel ist daher eine Biopsie notwendig.

Histopathologisch besteht die Läsion aus 3 Schichten: einem zellreichen Zentrum aus Histiozyten und Fibroblasten, Riesenzellen und Fibrin, einer mittleren bindegewebigen Schicht und der äußeren Schicht mit Verkalkungen.

Die Therapie der Wahl ist die chirurgische Entfernung. Rezidive sind ungewöhnlich.

Myodysplasia ossificans generalisata Münchmeyer

Die Myodysplasia ossificans progressiva Münchmeyer ist eine seltene (0,6 pro 1 Mio. Personen), autosomal dominant erbliche Krankheit mit kompletter Penetranz, aber variabler Expression. Ein fortgeschrittenes Alter der Eltern und eine größere Zahl älterer Geschwister scheinen ihr Auftreten zu begünstigen.

Meist im 1. Lebensjahrzehnt stellen sich symmetrische Verkalkungen v.a. im Nacken und im Bereich der Schultern ein. Die Verkalkungen breiten sich vom Rumpf auf die Extremitäten, von kranial nach kaudal und von proximal nach distal aus. Sie äußern sich durch schmerzhafte Schwellungen und Überwärmung sowie eine muskuläre Steifigkeit, evtl. begleitet von Fieber. Die Verkalkungen können zu Ankylosen führen. Die Beteiligung der Wirbelsäule kann Anlaß zu Verwechslungen mit der Spondylitis ankylosans geben. Oft entwickelt sich eine Skoliose. Die Fusion der kostochondralen Gelenke bedingt eine restriktive Ventilationsstörung und begünstigt Pneumonien. Kalzifikationen der Mm. masseter oder pterygoideus oder Exostosen in der Nähe des Temporomandibulargelenkes schränken das Mundöffnen ein. Verkalkungen im Mittelohr führen zur Hypakusis. Traumen, chirurgische Eingriffe und intramuskuläre Injektionen können die Bildung der ektopischen Verkalkungen begünstigen. Die große Mehrzahl der Patienten weist kongenitale Skelettfehlbildungen auf, v.a. eine Mikrodaktylie (75–90% aller Patienten), Verkürzung des 1. Metatarsale (75%). Diese Veränderungen sind jedoch nicht spezifisch für die Erkrankung. Sie kommen selten auch bei anderen Syndromen vor (z.B. beim Down-Syndrom).

■ **Veränderungen auf zellulärer Ebene.** Pathologisch-anatomisch finden sich in frühen Krankheitsstadien Weichteilschwellungen, Blutungen und lokale Makrophagenakkumulationen als Basis des proliferierenden Bindegewebes. Entzündungszellen sezernieren Proteoglykane und Glykoproteine, die offensichtlich Kalzium und Phosphat binden und die Verkalkungen in Gang setzen. In fortgeschritteneren Stadien finden sich fibroblastenähnliche Zellen, umgeben von ödematösem Bindegewebe, Fibrin und Entzündungszellen (Histiozyten, Makrophagen, Lymphozyten, Plasma- und Mastzellen). Die Kollagenfasern sind abnorm strukturiert und wenig organisiert. Schließlich treten Osteoblasten, -zyten und -klasten hinzu. Es kommt innerhalb weniger Wochen zu umschriebenen Verkalkungen. Die Laborbefunde sind normal. Manchmal ist in Phasen der akuten Entzündung die Blutkörperchensenkungsgeschwindigkeit erhöht.

Bildgebende Verfahren

Die Ultraschalluntersuchung zeigt in frühen Stadien echoarme Weichteilformationen mit einem echoarmen Rand. Später stellen sich die echoreichen Kalzifikationen, evtl. mit Schallschatten, ein. Sehr sensitiv lassen sich die Verkalkungen auch computertomographisch darstellen. Darüber hinaus gibt die Intaktheit der Knochen differentialdiagnostische Hinweise (Knochentumor oder -infektion). Die bei der Myodysplasia ossificans weniger informative Kernspintomographie zeigt in frühen Stadien hohe Signalintensitäten auf T2-gewichteten Aufnahmen, in späten Stadien niedrige Signalintensitäten sowohl auf T1- als auch auf T2-gewichteten Aufnahmen als Folge der Verkalkungen. Knochenszintigraphien mit ^{99m}Tc-Pyrophosphat zeigen die Knochenneubildungen ebenfalls mit hoher Sensitivität. Röntgenweichteilaufnahmen fallen erst bei größeren Verkalkungen pathologisch aus.

Differentialdiagnose

Die Erkrankung muß gegenüber Weichteilverkalkungen nach Traumen, Injektionen oder bei Malignomen [z.B. (Osteo-)Sarkom], Verkalkungen nach Dermatomyositis, akutem rheumatischem Fieber, multiplen Exostosen (M. Ollier) und Gefäßverkalkungen abgegrenzt werden.

Verlauf

Auch wenn der Verlauf variabel ist, so sind doch die meisten Patienten mit 30 Jahren an den Rollstuhl gebunden. Die Lebenserwartung ist in der Regel vermindert. Die Mehrzahl der Patienten bleibt aufgrund von Infertilität, Fehlgeburten oder wegen ihrer körperlichen Gebrechlichkeit kinderlos.

Therapie

Dinatriumäthan-1-hydroxy-1,1-diphosphat (EHDP) in einer Dosierung von 20 mg/kg Körpergewicht pro Tag scheint die Progression der Verkalkungen zu verhindern, baut aber bereits bestehende Verkalkungen nicht ab. Im Gegensatz zur umschriebenen Myopathia ossificans fördert die chirurgische Entfernung der Herde nur die weitere Entwicklung von Verkalkungen.

74.3 Sonstige Muskelkrankheiten (M 62)

Grundlage der Klassifikation neuromuskulärer Erkrankungen ist üblicherweise der Schädigungsort (s. folgende Übersicht). Dementsprechend unterscheidet man Vorderhornerkrankungen, Radikulopathien, Plexopathien, Nervenläsionen, neuromuskuläre Überleitungsstörungen und die eigentlichen Muskelkrankheiten. Die einzelnen Läsionsorte sowie einzelnen Erkrankungsarten sind durch typische anamnestische und klinische Merkmale gekennzeichnet (s. auch Kap. 18). Weitere differentialdiagnostische Hinweise geben die Bestimmung der Aktivität der Muskelenzyme (v.a. Kreatinkinase) im Serum, die Elektromyographie und ggf. das Muskelbiopsat (Tabelle 74.1). Die Erkrankungen werden in hereditäre und erworbene Erkrankungen eingeteilt. Die Mehrzahl der hereditären neuromuskulären Erkrankungen beginnt bereits im Kindes- und Jugendalter, Spätmanifestationen schließen eine hereditäre Erkrankung jedoch nicht aus. So macht sich beispielsweise die autosomal dominant-erbliche okulopharyngeale Muskeldystrophie typischerweise erst nach dem 50. Lebensjahr bemerkbar. Inzwischen lassen sich manche Diagnosen molekulargenetisch zuverlässig stellen (z.B. Dystrophia myotonica).

Tabelle 74.1. Differentialdiagnostische Hinweise auf primär neuro- und myopathische Erkrankungen anhand technischer Zusatzuntersuchungen

Untersuchung	Primäre Neuropathie	Primäre Myopathie
Kreatinkinase-aktivität im Serum	Meist normal (bei Begleitmyopathie leicht bis mäßig erhöht)	Oft, jedoch nicht regelmäßig erhöht
Elektromyogramm	Pathologische Spontanaktivität (positive scharfe Wellen, Fibrillationen, Faszikulationen usw.), amplitudenüberhöhte, verbreiterte, polyphasische Potentiale motorischer Einheiten, gelichtetes Muster bei Maximalinnervation	Pathologische Spontanaktivität (positive scharfe Wellen, Fibrillationen, myotone Entladungen usw.), amplitudenniedrige, verkürzte, polyphasische Potentiale motorischer Einheiten, Frührekrutierung, dichtes Muster schon bei relativ geringer Innervation
Muskelbiopsat	Fasertypengruppierung (bei neurogenen Prozessen ist eine Muskelbiopsie selten notwendig)	Vermehrte zentrale Kerne, abgerundete Fasern, abnorme Kalibervariationen, Fasernekrosen, diffuser Befall der Fasern

Klassifikation neuromuskulärer Erkrankungen*

- Spinale Muskelatrophien:
  1. hereditäre Formen (z.B. infantile spinale Muskelatrophie Typ 1 Werdnig-Hoffmann);
  2. erworbene Formen (z.B. Poliomyelitis anterior acuta, degenerative Vorderhornerkrankungen).
- Wurzelläsionen (z.B. aufgrund von degenerativen Wirbelsäulenerkrankungen).
- Plexusläsionen:
  1. hereditäre Formen (z.B. hereditäre neuralgische Schulteramyotrophie);
  2. erworbene Formen (z.B. traumatisch).
- Erkrankungen der peripheren Nerven:
  1. hereditäre Formen (z.B. hereditäre motorisch-sensible Neuropathien);
  2. erworbene Formen (z.B. diabetische Polyneuropathie, Guillain-Barré-Syndrom).
- Erkrankungen der neuromuskulären Überleitung (z.B. Myasthenia gravis).
- Primäre Muskelerkrankungen:
  1. hereditäre Myopathien:
     progressive Muskeldystrophien (z.B. X-chromosomale Muskeldystrophie vom Typ Duchenne);
     kongenitale Myopathien ungeklärter Ätiologie (z.B. zentronukleäre Myopathie);
     myotone Erkrankungen (z.B. Dystrophia myotonica);
     periodische Lähmungen (z.B. hypokaliämische periodische Lähmung);
     hereditäre Myopathien bei bekanntem Enzymdefekt (z.B. Muskelphosphorylasemangel McArdle).
  2. Erworbene Myopathien:
     entzündliche Myopathien [infektiöse Myositiden (z.B. Coxsackie-Myositis), andere Myositiden (z.B. Polymyositis)];
     metabolische Myopathien, [Myopathien bei endokrinen Erkrankungen (z.B. hypothyreote Myopathie), andere metabolische Myopathien (z.B. Alkoholmyopathie)].

* Nach World Federation of Neurology Research Committee (1988). Research group on neuromuscular diseases. J Neurol Sci 86:333–360 (in stark verkürzter Form).

74.3.1 Spinale Muskelatrophien (G 12.–)

■ **Faszikulationen.** Die spinalen Muskelatrophien sind durch eine fortschreitende Muskelschwäche und -atrophie infolge Degeneration der motorischen Vorderhornzellen gekennzeichnet. Sie können sowohl hereditär als auch erworben sein. Ein typisches klinisches Merkmal sind Faszikulationen. Ausgedehnte, inspektorisch erkennbare Faszikulationen sind bis zum Beweis des Gegenteils immer als Symptom einer degenerativen Vorderhornerkrankung (z.B. im Rahmen einer myatrophen Lateralsklerose) aufzufassen. In geringerer Ausprägung kommen sie auch bei anderen Neuropathien und Gesunden („benigne Faszikulationen") vor. Bei leichter Ausprägung, z.B. bei hereditären spinalen Muskelatrophien, findet man nicht selten nur ein feines Zittern der Finger (Faszikulationstremor, s. Kap. 18).

Die Muskeleigenreflexe fallen frühzeitig aus, es sei denn, daß zusätzlich eine Beteiligung des 1. Motoneurons vorliegt (typisches Merkmal der myatrophen Lateralsklerose). Sensible Störungen fehlen. Die Kreatinkinaseaktivität im Serum ist normal oder als Ausdruck einer sog. Begleitmyopathie leicht erhöht. Die Diagnose läßt sich zuverlässig mit dem Elektromyogramm stellen, eine Muskelbiopsie ist fast nie erforderlich.

74.3.2 Erkrankungen der Nervenwurzeln (G 54.–)

Wurzelirritationen führen zu den epikritischen (stechenden, schneidenden, brennenden) Schmerzen und Mißempfindungen in den entsprechenden Dermatomen. Bei stärkeren Schäden treten dermatomgebundene Sensibilitätsausfälle, Paresen, ggf. mit Atrophien, und Reflexabschwächungen im entsprechenden Myotom hinzu. Autonome Störungen fehlen. In der Mehrzahl der Fälle läßt sich die Diagnose einer Radikulopathie klinisch stellen. Neurophysiologische Untersuchungen können Aussagen über die Floridität der Läsion machen und Radikulopathien von Läsionen der Plexus und peripheren Nerven abgrenzen. Sie helfen oft, radikuläre von pseudoradikulären Schmerzsyndromen abzugrenzen.

74.3.3 Erkrankungen der Plexus (G 54.–)

Erkrankungen der Nervenplexus sind grundsätzlich – jedoch nicht in jedem Einzelfall – durch Schmerzen, Paresen, Atrophien, Sensibilitätsstörungen, Reflexabschwächung und, im Gegensatz zu den Radikulopathien, durch autonome Störungen (verminderte, seltener vermehrte Schweißsekretion mit trockener oder verschwitzter Haut, gestörte Piloarrektion, gestörtes Nagelwachstum) gekennzeichnet. Meist ist zur differentialdiagnostischen Abgrenzung gegenüber Radikulopathien eine neurophysiologische Untersuchung (Elektromyo- und -neurographie) sinnvoll.

Tabelle 74.2. Häufigste Engpaßsyndrome und verwandte Krankheitsbilder

Engpaßsyndrom	Läsion	Rheumatologische Ursachen	Symptome	Therapie
Karpaltunnelsyndrom	Distaler N. medianus	Chronische Polyarthritis, Sklerodermie, Lupus erythematodes, Dermato- und Polymyositis, eosinophile Fasziitis, Polymyalgia rheumatica, Amyloidose, Chondrokalzinose, Ganglien	Brachialgia paraesthetica nocturna, Paresen, Atrophien und Sensibilitätsstörungen im distalen Medianusversorgungsgebiet	Dorsale Schiene, lokale Kortikoidinjektionen, operative Spaltung der Palmaraponeurose (bei permanenten neurologischen Defiziten, Therapieresistenz)
Sulcus-ulnaris-Syndrom	Proximaler N. ulnaris	Ganglien, Arthrosis deformans, chronische Polyarthritis, Synovialzysten	Schmerzen ulnarseitig am Unterarm und der Hand, Paresen, Atrophien und Sensibilitätsstörungen im Ulnarisversorgungsgebiet	Operative Dekompression des Nerven, Ventralverlagerung, bei Druckschäden Polsterung des Ellenbogens
Loge-de-Guyon-Syndrom	Distaler N. ulnaris	Chronische Polyarthritis, Synovialzysten, Ganglien	Je nach Läsionshöhe Sensibilitätsstörungen am 4. und 5. Finger, Paresen, Atrophien der Ulnaris-innervierten Handbinnenmuskeln	Operation
Tarsaltunnelsyndrom	Distaler N. tibialis	Lokale Tendosynovitis, chronische Polyarthritis M. Bechterew, granulomatöse Arteriitis, Lupus erythematodes, Sharp-Syndrom, Ganglien	Parästhesien und Schmerzen an der Fußsohle besonders beim Stehen und Gehen, Sensibilitätsstörungen an der Fußsohle, selten Paresen	Ruhigstellung des Fußes, Injektion von Lokalanästhetika, operative Dekompression
Morton-Neuralgie	Interdigitalnerven	Chronische Polyarthritis (selten)	Schmerzen am Vorfuß v.a. beim Stehen und Gehen, Provokation durch Kompression der Intermetatarsalräume	Operation

74.3.4
Erkrankungen der peripheren Nerven (G 56–G 59)

Engpaßsyndrome

Man kann Läsionen einzelner sowie mehrerer Nerven unterscheiden. Mit Erkrankungen einzelner Nerven hat es der Rheumatologe v.a. in Form der Engpaßsyndrome zu tun, am häufigsten als Karpaltunnelsyndrom (s. Tabelle 74.2). Hierbei berichtet der Patient bei Läsionen sensibler und gemischter Nerven über Schmerzen und Mißempfindungen im Ausbreitungsgebiet des entsprechenden Nerven. Klinisch finden sich je nach Art der Nerven (motorisch, sensibel oder gemischt) Sensibilitätsstörungen, Paresen und Atrophien. Dabei sind die Grenzen zwischen normaler und gestörter Sensibilität schärfer als bei Wurzelläsionen, die Bezirke gestörten Schmerzempfindens im Gegensatz zu radikulären Läsionen kleiner als die des Berührungsempfindens. Bei genauem Hinschauen können auch autonome Störungen erkannt werden.

■ **Neurophysiologische Untersuchungen.** Neurophysiologisch läßt sich der Schädigungsort meist exakt festlegen. Typisch für Engpaßsyndrome sind fokale Demyelinisierungen, d.h. Leitungsverzögerungen durch Schädigungen der Schwann-Zellen. Bestehen permanente Sensibilitätsstörungen oder Paresen oder finden sich neurophysiologisch axonale Nervenschäden (z.B. Amplitudenminderung bei der Elektroneurographie, pathologisches Elektromyogramm), ist in der Regel die Operationsindikation zu stellen, es sei denn, die Behandlung der Grundkrankheit läßt eine entscheidende Besserung erhoffen.

Polyneuropathien

Sie äußern sich meist durch distal betonte Parästhesien und Sensibilitätsstörungen, erst an den Füßen, später an den Händen, dann abgeschwächte Reflexe, Paresen und Atrophien. In ausgeprägteren Fällen treten autonome Störungen hinzu. Abweichungen von diesem Verhalten, z.B. mit rein oder ganz überwiegend sensiblen Störungen, können Hinweise auf die Ätiologie der Polyneuropathie geben. Neben den distal betonten, symmetrischen Polyneuropathien kommen asymmetrische und fokale Neuropathien vor. Treten fokale Ausfälle an verschiedenen Körperregionen auf, so spricht man von einer Mononeuropathia multiplex. Das akute Auftreten dieser Form ist hochsuspekt auf eine systemische Vaskulitis (z.B. Churg-Strauss-Syndrom) oder infektiöse Erkrankung (z.B. Lyme-Krankheit).

■ **Neurophysiologische Untersuchungen.** Sie vermögen zu differenzieren zwischen axonalen (verminderte Amplituden der Nerven- oder Muskelaktionspotentiale oder pathologisches Elektromyogramm aufgrund einer Axonschädigung) und demyelinisierenden Polyneuropathien (verlangsamte Nervenleitgeschwindigkeit durch Erkrankung der Markscheiden). Hieraus lassen sich oft wertvolle differentialdiagnostische Hinweise ableiten. So sind z.B. Polyneuropathien als Folge von Vaskulitiden und Infektionen meist axonaler Natur, diabetische Polyneuropathien beispielsweise aber typischerweise überwiegend demyelinisierend.

74.3.5
Erkrankungen der neuromuskulären Überleitung (G 70.–)

Es lassen sich präsynaptische Erkrankungen (z.B. Lambert-Eaton-Syndrom) mit einer verminderten Freisetzung von Acetylcholinquanten in den synaptischen Spalt und postsynaptische Erkrankungen (z.B. Myasthenia gravis) mit einer Störung der Azetylcholinrezeptoren unterscheiden. Auf die muskuläre Symptomatik wird in Kap. 18 eingegangen. Sensibilitäts- und autonome Störungen fehlen. Die Diagnose einer Störung der neuromuskulären Überleitung läßt sich durch den Nachweis spezifischer Antikörper (z.B. Acetylcholinrezeptorantikörper bei der Myasthenia gravis) und eines sinkenden Muskelsummenaktionspotentials bei repetitiver Nervenstimulation sehr zuverlässig stellen.

74.3.6
Primäre Muskelerkrankungen (G 71–G 72)

Erkrankungen der Muskeln selbst (primäre Myopathien) sind durch Paresen und manchmal Myalgien gekennzeichnet. Bei längerdauernden Erkrankungen können sich Atrophien einstellen, aber auch (kompensatorische) Hypertrophien sind nicht ganz selten und für manche Erkrankungen sogar typisch (z.B. Wadenhypertrophie bei den X-chromosomalen Muskeldystrophien vom Typ Duchenne u. Becker-Kiener). Störungen der Sensibilität und des autonomen Nervensystems fehlen. Die Muskeleigenreflexe sind manchmal trotz Paresen erstaunlich gut auslösbar. Die Elektromyographie erlaubt eine sehr zuverlässige Differenzierung primärer Neuro- und Myopathien, während nur eine sehr hohe Aktivität der Kreatinkinase im Serum sicher eine Myopathie anzeigt, leichte Aktivitätserhöhungen hingegen gelegentlich auch bei Neuropathien vorkommen. Eine ursächliche Therapie gibt es bei den hereditären Myopathien bisher noch nicht. Es sollte versucht werden, mit physikalisch-therapeutischen Maßnahmen eine noch vorhandene Trainierbarkeit zu nutzen und Sekundärkomplikationen zu verhindern (z.B. zusätzliche Inaktivitätsatrophien, Kontrakturen, Pneumonien durch Hypoventilation).

Tabelle 74.3. Wichtigste dystrophische Myopathien

Myopathie	Erbgang	Chromosomen/ Gendefekt	Fehlendes oder abnormes Genprodukt	Inzidenz	Manifestationsalter	Symptomatik	Prognose
Maligne X-chromosomale Muskeldystrophie Duchenne	X-chromosomal rezessiv	Xp21	Dystrophin fast fehlend	1:3.300 Knabengeburten	2.–5. Lebensjahr	Zunächst Schwäche im Beckengürtel, (Pseudo-)Hypertrophie der Waden	Lebenserwartung selten >25 J.
Benigne X-chromosomale Muskeldystrophie Becker-Kiener	X-chromosomal rezessiv	Xp21	Dystrophie reduziert oder abnorm	Ca. 1:27.000 Knabengeburten	Meist 4.–19. Lebensjahr	Wie maligne Form, aber milder	Mittlere Lebenserwartung 40 Jahre (sehr variabel)
Muskeldystrophie mit Frühkontrakturen Emery-Dreifuss	X-chromosomal rezessiv	Xq28	Fehlendes Membranprotein Emerin	Ca. 1:10.000	Kindheit, Adoleszenz	Frühkontrakturen ohne wesentliche Paresen, anfangs humeroperoneale, später skapulohumeropelviperoneale Schwäche, Herzblocks	Gehfähigkeit bis 3. Lebensjahrzehnt oder länger, Herzbeteiligung oft tödlich
Fazioskapulohumerale Muskeldystrophie	Autosomal-dominant	4q35-pter	Homeobox-Gen	1:100.000	Meist 1. bis 2. Lebensjahrzehnt	Parese der Gesichts-, Schulter- und Unterschenkelmuskeln	Gehfähigkeit bleibt meist erhalten, normale Lebenserwartung
Skapuloperoneale Muskeldystrophie	Autosomal-dominant oder rezessiv	Unbekannt	Unbekant	Sehr selten	Späte Kindheit bis frühes Erwachsenenalter	Parese des Schultergürtels und der Unterschenkelextensoren	Gehfähigkeit bleibt erhalten, normale Lebenserwartung
Gliedergürteldystrophien	Autosomal rezessiv (13q, 15q) oder dominant (5q)	5q, 13q, 15q, weitere Formen	Adhalin-Defekt (13q), bei den übrigen Formen Gendefekt unbekannt	Ca. 4:100.000	Kindheit bis Erwachsenenalter	Proximale Extremitätenparesen	Je nach Form sehr variabel
Distale Myopathien	Autosomal dominant oder rezessiv	Typ Miyoshi 2p, sonst unbekannt	Unbekannt	Sehr selten	Kindheit bis Erwachsenenalter	Distal betonte Paresen	Je nach Typ variabel
Okulopharyngeale Muskeldystrophie	Autosomal dominant	14q	Unbekannt	0,5:100.000	5. bis 6. Lebensjahrzehnt	Zunächst Ptosis und Dysphagie, später anderer bulbärer Muskeln und der Extremitäten	Begrenzt durch Dysphagie und deren Komplikationen
Kongenitale Dystrophien	Autosomal rezessiv	Unbekannt	Z.T. Merosin-Defekt (Membranprotein)	Selten	Bei Geburt	Kongenitale Muskelhypotonie, generalisierte Schwäche, variable Augen- und Hirnbeteiligung, Kontrakturen	Je nach Typ sehr variabel
Dystrophia myotonica	Autosomal dominant	19q	Proteinkinase	1:7.500	Selten kongenital, meist junges, aber auch spätes Erwachsenenalter	Faziozervikodistale Paresen, Myotonie, Katarakt	Lebenserwartung deutlich reduziert
Proximale myotone Myopathie	Autosomal dominant	Unbekannt	Unbekannt	Unbekannt*	Meist Erwachsenenalter, aber auch Kinder und selten kongenital	Paresen v.a. der Nacken- und Hüftbeuger, Ellbogenstrecker, Katarakt, Myotonie gering ausgeprägt	Relativ leichte Behinderung

* Nach eigenem Eindruck ähnlich wie Dystrophia myotonica oder gar höher.

Hereditäre Erkrankungen

Progressive Muskeldystrophien (G 71.0)

Die progressiven Muskeldystrophien sind eine außerordentlich heterogene Gruppe hereditärer Myopathien, die durch einen fortschreitenden Abbau der quergestreiften Muskulatur gekennzeichnet sind. Die wichtigsten Formen sind in Tabelle 74.3 aufgelistet. Die morphologischen Merkmale sind eine allgemeine myopathische Parenchymalteration mit abgerundeten Muskelfasern und zentralverlagerten Kernen, abnormen Kalibervariationen, regressiven und teilweise auch regenerativen Faserveränderungen sowie einer zunehmenden Fibrose und Fettgewebseinlagerung in die Muskulatur.

Myotone Erkrankungen (G 71.1)

Traditionell werden die Erkrankungen, die mit einer klinisch oder elektromyographisch nachweisbaren myotonen Reaktion einhergehen, als myotone Erkrankungen zusammengefaßt. Man kann diese Gruppe wiederum aufteilen in die dystrophischen Myotonien (s. Tabelle 74.3), bei denen die Paresen im Vordergrund stehen und zu einer erheblichen Behinderung führen können (Dystrophia myotonica, proximale myotone Myopathie), und in die nichtdystrophischen Myotonien, bei denen sich nur in ausgeprägten Erkrankungsfällen leichte Paresen einstellen können (z.B. kongenitale Myotonie Becker, Myotonia congenita Thomsen, Paramyotonia congenita Eulenburg). Bei den dystrophischen Myotonien finden sich häufig eine Katarakt und manchmal eine Herzbeteiligung (Rhythmusstörungen, Blockbilder), endokrine Störungen und Intelligenzdefekte. Sie sind zudem durch eine sog. Antizipation gekennzeichnet, d.h. eine von Generation zu Generation meist frühere Erstmanifestation und stärkere Krankheitsausprägung. Die Myotonie läßt sich medikamentös behandeln (z.B. mit Mexiletin, Tocainid).

Periodische Lähmungen (G 72.3)

Die Gruppe der periodischen Lähmungen umfaßt seltene hereditäre Erkrankungen, die durch fokale oder generalisierte Lähmungsattacken mit einer Dauer von Stunden bis Tagen gekennzeichnet sind. Die Gesichts- und Atemmuskulatur bleibt dabei meist verschont. Die Lähmungen können – je nach Typ – durch Hyper- oder Hypokaliämie, Kälte, Kohlenhydrat- oder Insulinzufuhr ausgelöst, durch bestimmte Diuretika oder β-Blocker verhindert werden. Nach langer Krankheitsdauer können sich auch permanente Paresen einstellen.

Metabolische Myopathien (G 73.6)

Bei den metabolischen Myopathien handelt es sich um eine heterogene Gruppe teils hereditärer, teils erworbener Erkrankungen, denen eine Störung des muskulären Glykogen- oder Fettstoffwechsels, der Atmungskettenfunktion oder des Purinnukleotidzyklus zugrunde liegt. Mit Ausnahme des Myoadenylatdeaminasemangels, den etwa 1–2% der Bevölkerung aufweisen, und der progressiven externen Ophthalmoplegie sind die hereditären Erkrankungen sehr selten. Der Myoadenylatdeaminasemangel ist jedoch meist asymptomatisch.

Klinisch lassen sich die Erkrankungen in eine Gruppe mit belastungsabhängigen Myalgien, Kontrakturen und bei starker Belastung auch Rhabdomyolysen, sowie in eine 2. Gruppe mit permanenten Paresen einteilen.

■ **Belastungsabhängige Myalgien.** Hierzu zählen die Defekte der Glykolyse und Glykogenolyse [z.B. Muskelphosphorylasemangel (McArdle-Syndrom)], der Carnitinpalmitoyltransferasemangel und der Myoadenylatdeaminasemangel. Dabei tritt die Belastungsintoleranz bei den Kohlenhydratstoffwechselstörungen schon nach wenigen Minuten, beim Carnitinpalmitoyltransferasemangel bei mehrstündigen Belastungen zutage. Im Intervall ist der klinische Befund normal.

Die Störungen der Glykolyse und der Myoadenylatdeaminasemangel lassen sich über den fehlenden Laktat- bzw. Ammoniakanstieg beim ischämischen Unterarmbelastungstest sehr zuverlässig erfassen. Bei diesem Test werden Laktat und Ammoniak vor und nach erschöpfender repetitiver, ischämischer Muskelkontraktion bestimmt.

■ **Permanente Paresen.** Die 2. Gruppe der metabolischen Myopathien mit permanenten Paresen schließt Störungen der Glykogenolyse [z.B. Mangel an saurer Maltase (M. Pompe)], Carnitinmangelmyopathien sowie mitochondriale Myopathien ein. Im Vordergrund stehen dabei permanente Paresen. Manche Patienten leiden zusätzlich an einer Belastungsintoleranz. Eine Besonderheit der mitochondrialen Myopathien im Erwachsenenalter ist das häufige Vorkommen einer Ptosis sowie weiterer Paresen der äußeren Augenmuskeln (externe Ophthalmoplegie), die im Frühstadium auch das einzige Symptom darstellen können.

Bei manchen metabolischen Myopathien gibt es diätetische Empfehlungen, bei manchen wird eine Substratsubstitution vorgenommen (z.B. L-Carnitin bei Carnitinmangelmyopathien).

Erworbene Myopathien

Entzündliche Myopathien

Entzündliche Myopathien sind von besonderem Interesse, da hier eine wirksame Therapie möglich ist. Der Polymyositis-Dermatomyositis-Komplex wird in Kap. 66 ausführlich dargestellt, infektiöse Myositiden in Abschn. 74.1, hier weitere seltene autoimmunogene Erkrankungen.

■ **Fokale Myositis.** Fokale Myositiden sind fast immer umschriebene, an einer Extremität oder in einem Muskel auftretende Myositiden, v.a. der Beine. Sie äußern sich durch meist schmerzhafte Schwellungen und lokale Schwäche. Nur selten generalisiert die Schwäche. Differentialdiagnostisch ist an Muskeltumoren zu denken. Histologisch finden sich lymphozytäre Infiltrate, Muskelfasernekrosen, Regenerate und Fibrosen. Eine immunsuppressive Therapie (z.B. mit Glukokortikoiden oder Methotrexat) ist in manchen Fällen erfolgreich.

Granulomatöse Myositis. Granulomatöse Myositiden kommen in verschiedenen Formen vor, als asymptomatische, akute oder chronische sowie noduläre Myositis. Die *asymptomatische Myositis* wird zufällig bei Muskelbiopsien oder als Knötchen im Muskel entdeckt. Die *Myositis bei akutem Morbus Boeck* äußert sich durch heftige Myalgien, ein Spannungsgefühl oder Krämpfe sowie eine leichte Muskelschwäche. Die *chronische Myositis* ist durch schleichend auftretende, schmerzfreie Paresen gekennzeichnet. Bei der *nodulären Myositis* finden sich multiple kleine Muskeltumoren oder Knötchen. Nicht selten entwickeln sich Kontrakturen.

Generell sind proximale Muskeln mehr betroffen als distale. Eine Sarkoidose anderer Organe läßt sich nicht regelmäßig nachweisen. Die Kreatinkinaseaktivität im Serum ist meist erhöht, das Elektromyogramm myopathisch verändert. Histopathologisch finden sich granulomatöse Entzündungen mit Epitheloidzellen und Riesenzellen vom Langhans-Typ. Die Therapie entspricht derjenigen bei anderen Organsarkoidosen (v.a. Glukokortikoide).

Eosinophile Myositis. Die eosinophile Myositis ist eine Manifestation des *hypereosinophilen Syndroms* (Bluteosinophilie und eosinophile Organmanifestationen ohne Parasitose oder andere bekannte Ursache der Eosinophilie). Sie ähnelt der idiopathischen Polymyositis. Hinzu treten ein Raynaud-Phänomen, subunguale Ekchymosen, Erytheme und eine Anämie. Trotz Ansprechens auf Glukokortikoide ist die Prognose durch die meist begleitende eosinophile Myokarditis infaust. Die mittlere Überlebenszeit liegt unter 1 Jahr.

Weitere Myositiden. Entzündliche Muskelaffektionen finden sich bei der chronischen Polyarthritis, beim Antisynthetasesyndrom, systemischen Lupus erythematodes, rheumatischen Fieber, bei der systemischen Sklerose, Morphaea, beim Sjögren- und Overlap-Syndrom sowie bei Vaskulitiden (Polyarteriitis nodosa, Churg-Strauss-Syndrom, Wegener-Granulomatose, Hypersensitivitätsangiitis). Es handelt sich dabei um fokale oder diffuse Myositiden, die einer idiopathischen Polymyositis ähneln können. Bezüglich Details wird auf die entsprechenden Kapitel verwiesen, in denen die Grundkrankheit beschrieben wird.

Tabelle 74.4. Endokrine Myopathien

Endokrinopathie	Symptomatik	CK
Hyperthreose	Proximale Paresen, periodische Lähmungen, endokrine Ophthalmoplegie, akute okulo-fazio-bulbäre Myopathie	Meist normal
Hypothyreose	Paresen und Muskelhypertrophien oder seltener -atrophien, abnorme Ermüdbarkeit, okuläre Myopathie, Myalgien, Krämpfe	Fast immer erhöht
Hyperparathyreoidismus	Proximale Paresen und Atrophien, abnorme Ermüdbarkeit	Normal
Hypoparathyreoidismus	Asymptomatisch	Erhöht
Akromegalie	Muskelhypertrophie und evtl. leichte proximale Paresen	Teilweise erhöht
Cushing-Syndrom	Proximale Paresen und Atrophien, abnorme Ermüdbarkeit, Myalgien, Krämpfe	Meist normal
M. Addison	Generalisierte Paresen, abnorme Ermüdbarkeit, Krämpfe	Meist normal
Hyperaldosteronismus	Permanente oder periodische proximale Paresen	Evtl. erhöht

Endokrine Myopathien. Myopathien sind ein häufiges, manchmal sogar das erste Symptom endokriner Erkrankungen (s. Tabelle 74.4). Bei muskulären Symptomen ungeklärter Ätiologie sollte daher auch immer an endokrine Störungen gedacht werden. Die Therapie besteht stets in der Behandlung der Grundkrankheit.

Medikamentös-toxische Myopathien

Grundsätzlich ist bei muskulären Beschwerden differentialdiagnostisch immer an die Möglichkeit einer medikamentös-toxischen Myopathie zu denken. Der Verdacht auf das Vorliegen dieser Erkrankung läßt sich durch einen Auslaßversuch bzw. eine Entzugsbehandlung sichern. Diese Myopathien können zu ganz unterschiedlichen Symptomen führen, manches Medikament bzw. Gift sogar zu verschiedenen klinischen Störungen, die in den folgenden Aufzählungen genannt werden.

Lokale Muskelaffektionen. Durch intramuskuläre Applikation von Medikamenten oder Drogen können Schäden wie eine das normale Maß überschreitende Erhöhung der Kreatinkinaseaktivität im Serum, eine Fibrose, eine lokale Atrophie oder Myositis ossificans gesetzt werden:

- ungewöhnlicher Anstieg der Kreatinkinaseaktivität im Serum: Cephalotin, Chlorpromazin, Promethazin, Diazepam, Lidocain, Phenobarbital, Rolitetracyclin, Oxytetracyclin,

- lokale Muskelatrophie: halogenierte Kortikosteroide,
- Fibrosen: Opioide (Meperidine, Pentazocin, Pethidine), Chloromycetin, Penicillin, Streptomycin (bei Kindern),
- lokale Myositis ossificans: Heroin.

Vorübergehende Myalgien. Vorübergehende muskelkaterähnliche Schmerzen und Krämpfe werden nach Aufnahme folgender Medikamente und Drogen beobachtet:

- 5-Azacytidin,
- Cimetidin,
- Clofibrat,
- Danazol,
- Diuretika (Bumetanide, Metolazone),
- D-Penicillamin,
- Ipecacuanha,
- Procainamid,
- Salbutamol,
- Succinylcholin,
- Alkohol in sehr hohen Dosen,
- Amphetamin,
- Heroin.

Akute toxische Myopathien. Die nachstehenden Medikamente und Gifte können zu akut auftretenden starken Myalgien, Muskelschwellungen, einer proximalen Muskelschwäche, Myoglobinurie und erheblichem Anstieg der Aktivität der Serumkreatinkinase führen:

- aromatische Carboxysäuren,
- Clofibrat, Gemfibrozil,
- Diphenhydramin,
- Doxylamin,
- Aminocapronsäure,
- Alkohol (akute Intoxikation),
- 2,4-Dichlorphenoxyessigsäure,
- Labetalol,
- Lovastatin, Pravastatin, Simvastatin, Mevastatin,
- Etretinate, Isotretinoin,
- Heroin,
- Kokain,
- Organophosphate,
- Schlangengifte,
- Vitamin-E-Überdosierung.

Schmerzlose Schwäche. Eine weitere Gruppe führt rasch zu einer schmerzlosen Schwäche, v.a. der Schulter- und Oberarmmuskeln. Die Serumkreatinkinase ist nur leicht erhöht:

- Amphotericin B,
- Chloroquin,
- Emetin,
- Ipecacuanha
- Perhexilin,
- sekundäre Hypokaliämie (Diuretika, Laxanzien, Carbenoxolon, Lakritz, Alkoholismus).

Chronische toxische Myopathien. Folgende Medikamente induzieren Myopathien mit Myalgien und/oder langsam progredienten Paresen, v.a. proximal an den Beinen:

- Amphotericin B,
- Clofibrat
(besonders bei eingeschränkter Nierenfunktion),
- Colchizin,
- Cyclosporin,
- Emetin,
- Kortikosteroide,
- Lovastatin, Pravastatin, Simvastatin, Mevastatin,
- Perhexilin,
- Phenytoin,
- Zidovudin, Germanium,
- Lösungsmittelmißbrauch,
- sekundäre Hypokaliämie bei Carbenoxolon, Laxanzien, Diuretika.

Die 2. Gruppe kann Neuromyopathien hervorrufen, also kombinierte Nerv-Muskel-Schäden (abgeschwächte Muskeleigenreflexe, sensible Defizite, verlangsamte Nervenleitgeschwindigkeiten):

- Amiodaron,
- Chloroquin, Hydroxychloroquin, Quinacrin, Plasmocid,
- Colchizin,
- Perhexilin,
- Vinkaalkaloide,
- Alkohol (chronischer Alkoholismus).

Myasthene Syndrome. Eine myasthene Symptomatik – allerdings ohne Erhöhung der Acetylcholinrezeptorantikörperkonzentrationen im Serum – kann sich unter Aufnahme folgender Medikamente einstellen:

- Aminoglykosidantibiotika,
- Anthelmintika (Piperazin),
- Atropin,
- β-Blocker (Oxprenolol, Practolol),
- Chinidin,
- Chloroquin,
- Cholinesterasehemmer
(Ecothiopatiodid, Physostigmin, Neostigmin),
- Clioquinolol,
- Colistin,
- Diäthylaminoäthanol,
- Diphenylhydantoin,
- Lokalanästhetika,
- D-Penicillamin,

- Phenothiazine,
- Phenytoin,
- Polymyxine,
- Trimethadion,
- Trimethaphan,
- Botulismustoxin,
- Organophosphate,
- Tetanusantitoxin.

Diese Medikamente sollten bei Patienten mit einer Myasthenia gravis wegen der Gefahr einer Symptomverstärkung möglichst gemieden werden.

Myotone Syndrome. Nur selten werden myotone Phänomene unter Einnahme von β-Sympathikomimetika (Propranolol, Fenoterol) beobachtet. Es dürfte sich hierbei wohl überwiegend um latente Myotonien handeln.

Myositiden. Medikamentös-toxisch induzierte Myositiden sind Raritäten. Ursächlich kommen folgende Substanzen in Frage:

- D-Penicillamin,
- Phenytoin,
- Procainamid,
- Quinacrin,
- Rötelnvakzine,
- toxisches Öl.

Maligne Hyperthermie. Eine besondere Form der medikamentös ausgelösten Myopathie ist die maligne Hyperthermie. Sie stellt eine schwere Komplikation bei der Allgemeinanästhesie dar, deren Inzidenz mit etwa 1 : 20000 Allgemeinanästhesien angegeben wird. Es kommt dabei zu einem raschen exzessiven Anstieg der Körpertemperatur mit hoher Mortalität als Folge eines exzessiv gesteigerten muskulären Stoffwechsels. Klinisch besteht neben der Hyperthermie meist eine ausgeprägte muskuläre Rigidität. Die Serumspiegel an Kalium, ionisiertem Kalzium und Natrium sowie der Kreatinkinaseaktivität (bis 100 000 U/l) steigen an. Die Mortalität ohne Behandlung liegt bei 70%. Ausgelöst wird die Erkrankung durch Succinylcholin und gasförmige Narkotika wie Halothan. Ursache ist eine autosomal-dominante Störung des Ryanodinrezeptors (Defekt auf Chromosom 19q13.1, aber auch Defekte an anderen Genorten werden angeschuldigt).

Die Folge ist ein pathologischer Einstrom ionisierten Kalziums in die Muskelfaser unter Exposition mit den genannten Pharmaka.

Durch die rasche intravenöse Gabe von Dantrolen kann die Mortalität erheblich gesenkt werden.

Die Neigung, mit einer malignen Hyperthermie zu reagieren, wird sehr zuverlässig mit dem In-vitro-Kontraktur-Test, bei dem die Kontrakturneigung bioptisch entnommener Muskelfasern auf Halothan und Koffein getestet wird, erfaßt. An die Möglichkeit einer Neigung zur malignen Hyperthermie ist bei einer verdächtigen Narkosekomplikation in der eigenen oder familiären Krankengeschichte, episodischen Myalgien und Temperaturerhöhungen bei körperlichen Belastungen oder einer präoperativ erhöhten Aktivität der Kreatinkinase im Serum zu denken. Außerdem ist die Neigung zur malignen Hyperthermie bei Patienten mit einer X-chromosomalen Muskeldystrophie vom Typ Duchenne oder Becker-Kiener, der Central-core-Myopathie sowie bei dem extrem seltenen King-Denborough-Syndrom und der Barnes-Myopathie erhöht.

74.4 Muskelkrankheiten bei anderenorts klassifizierten Krankheiten (M 63)

Muskelsymptome kommen bei einer Vielzahl von Erkrankungen vor, sogar solchen, die die Skelettmuskulatur nicht einmal direkt in Mitleidenschaft ziehen. So klagen manche Patienten mit einem beginnenden Parkinson-Syndrom über Myalgien. Viele rheumatologische Erkrankungen (Antisynthetasesyndrom, systemischer Lupus erythematodes, rheumatisches Fieber, systemische Sklerose, Morphaea, Sjögren- und Overlap-Syndrom) sowie Vaskulitiden (Polyarteriitis nodosa, Churg-Strauss-Syndrom, Wegener-Granulomatose, Hypersensitivitätsangiitis) können zu Myositiden führen (Kap. 1, 66 u. 74.3). Analoges gilt für die Endokrinopathien, bei denen Myopathien häufig sind . Wichtig für den Rheumatologen ist es, muskuläre Symptome bei entzündlich-rheumatischen Erkrankungen von anderen neuromuskulären Erkrankungen abzugrenzen. Im folgenden wird dargestellt, wie man bei zunächst ätiologisch ungeklärten muskulären Symptomen vorgeht.

74.4.1 Vorgehen bei ätiologisch ungeklärten muskulären Symptomen

Der Rheumatologe wird v.a. mit Muskelkrankheiten konfrontiert, wenn bei muskulären Beschwerden (v.a. Schmerzen) oder Symptomen (z.B. Rhabdomyolyse oder zufällig entdeckte erhöhte Enzymaktivität der Kreatinkinase im Serum; s. Abb. 74.1) an eine Myositis gedacht wird, oder wenn im Verlaufe einer rheumatologischen Grunderkrankung muskuläre Begleitsymptome auftreten. Es gibt jedoch kein einzelnes muskuläres Symptom, das für eine entzündliche Myopathie spezifisch ist. Differentialdiagnostische Hinweise auf degenerative oder entzündliche Myopathien sind in der Tabelle 74.5 wiedergegeben.

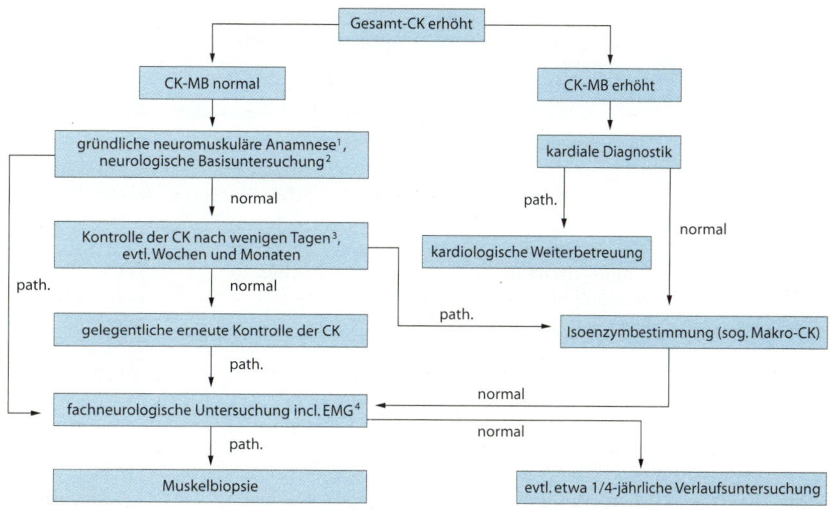

Abb. 74.1. Diagnostisches Vorgehen bei erhöhter Kreatinkinaseaktivität im Serum
[1] vorangegangene körperliche Belastung, regelmäßiges sportliches Training, (lokale) berufsbedingte körperliche Überlastung, Trauma, intramuskuläre Injektion, übermäßiger Alkoholkonsum, medikamentöse Ursache (dann möglichst Auslaßversuch), familiäre Myopathie, rheumatologische Grunderkrankung, die zu Muskelbeteiligung führen könnte, Narkosekomplikation in der Eigen- oder Familienanamnese (dann möglichst In-vitro-Kontraktur-Test)
[2] Paresen, Reflex-, Sensibilitätsstörungen
[3] vor Entnahme stärkere Belastungen meiden (Halbwertszeit der Gesamt-CK 15,5 h)
[4] evtl. zusätzlich bildgebende Untersuchungen der Muskulatur, ischämischer Unterarmbelastungstest, weitere Laboruntersuchungen, insbesondere TSH

Tabelle 74.5. Differentialdiagnostische Argumente für degenerative und entzündliche Myopathien

Symptome	Poly- und Dermatomyositis	Degenerative Myopathien
Heredität	Fehlt	Fakultativ
Beginn	Meist in Tagen bis Wochen	Schleichend
Myalgien	Oft vorhanden	Gelegentlich
Hautbeteiligung	Fakultativ	Fehlt
Arthritis	25–50% der Patienten	Fehlt
Interstitielle Lungenerkrankung	Ca. 10% der Patienten	Fehlt
Raynaud-Phänomen	Gelegentlich	Fehlt
Malignomassoziation	Ca. 25% der Patienten über 40 Jahre	Fehlt
Blutkörperchensenkungsgeschwindigkeit	Bei ca. 50% der Patienten erhöht	Normal
Autoantikörper	Ca. 40–70% der Patienten	Fehlen
Elektromyographie	Unspezifisch	Unspezifisch
Sonographie/Kernspintomographie: Muskelödem	Bei akuter Erkrankung häufig	Selten

74.4.2 Myalgien (M 79.1) und Paresen

Myalgien kommen bei einer ganzen Reihe von Muskelkrankheiten, häufig bei Myositiden, gelegentlich sogar bei Muskeldystrophien vor. Paresen finden sich bei allen neuromuskulären Erkrankungen, die zu einer Schädigung des Muskelparenchyms führen. Sie sind immer ein Alarmzeichen und erfordern eine konsequente Diagnostik, um keine behandelbare Erkrankung zu übersehen, deren Prognose bei einer verspäteten Diagnosestellung schlechter wäre. In der Regel ist zur Diagnosefindung eine enge Zusammenarbeit mit dem Neuropädiater oder Neurologen notwendig, da die Elektromyographie nach wie vor ein unverzichtbares diagnostisches Instrument ist. Tabelle 74.6 informiert über die wesentlichen diagnostischen Merkmale von Erkrankungen, die häufig oder regelmäßig mit Myalgien einhergehen. Das übliche Vorgehen bei neuromuskulären Erkrankungen mit Paresen sieht folgendermaßen aus (zum intensiveren Studium der primär neurologisch-neuropädiatrischen Krankheitsbilder wird auf die entsprechende Literatur verwiesen):

- Anamnese unter Einschluß der Familienanamnese,
- internistische und neurologische Untersuchung des Patienten (bei Verdacht auf eine hereditäre Erkrankung möglichst auch der Angehörigen),
- Bestimmung der Kreatinkinaseaktivität im Serum,
- weitere gezielte Laboruntersuchungen (z.B. endokrinologische Untersuchungen oder Antikörpernachweise),
- bei Verdacht auf eine hereditäre Erkrankung ggf. molekulargenetische Diagnostik,
- Elektroneuro- und -myographie,
- ggf. bildgebende Diagnostik der Skelettmuskulatur (Sonographie, Kernspintomographie),
- ggf. Muskel- und Nervenbiopsie.

74.4.3 Rhabdomyolysen

Bei vielen primären Myopathien werden erhöhte Myoglobinkonzentrationen im Serum beobachtet. Die Nie-

Tabelle 74.6. Differentialdiagnose der häufigsten Ursachen von Muskelschmerzen

Symptome und Befunde	Akute Poly-/ Dermatomyositis	Polymyalgia rheumatica	Fibromyalgie	Metabolische Myopathien	Hypothyreote Myopathie	Proximale myotone Myopathie
Subjektive Beschwerden	Dumpfe Muskelschmerzen	Vor allem nachts und bei Bewegungen Myalgien	Diffuse Schmerzen, v.a. an Sehnenansätzen	Bei Muskelarbeit, Kontrakturen	Myalgien, Steifigkeit, abnorme Ermüdbarkeit	Wechselnd ausgeprägte proximale Myalgien
Paresen	Symmetrische proximal betonte Paresen	Allenfalls Schmerzschonung	Keine	Leichte Paresen in Spätstadien möglich	Proximal	Nackenbeuger, Ellbogenstrecker, Hüftbeuger
Muskeltrophik	Anfangs normal	Allenfalls Inaktivitätsatrophien	Normal	Normal	Muskelhypertrophien	Leichte Atrophien möglich, gelegentlich Wadenhypertrophie
CK	Meist erhöht	Normal	Normal	CK evtl. erhöht	Regelmäßig erhöht	Oft leicht erhöht
Weitere Laborbefunde	Zum Teil erhöhte BSG, Auto-Antikörper	BSG regelmäßig (deutlich) erhöht	Normal	Pathologischer ischämischer Unterarmtest	TSH erhöht	γ-GT oft leicht erhöht
EMG	Meist myopathisch verändert	Unauffällig	Normal	Allenfalls gering myopathisch	Myopathisch	Myopathisch, gelegentlich auch neuropathisch, Myotonie
Weitere Befunde	Arthralgien, Raynaud-Phänomen, Haut-, Herz- und Lungenbeteiligung	Klinische Besonderheiten	Tender points		Kälteempfindlichkeit, Brady kardie, trockene Haut	Katarakt

renschwelle für Myoglobin liegt bei etwa 250 µmg/l. Sichtbar wird die Myoglobinurie ab einer Myoglobinkonzentration im Urin von über 250 mg/l. Hierzu müssen mindestens 15 g Skelettmuskeln zugrunde gehen. Als Folge des Muskelfaseruntergangs ist auch die Aktivität der Kreatinkinase im Serum deutlich bis massiv erhöht. Klinisch äußert sich die Myoglobinurie durch einen bierbraunen Urin. Lokale Muskelschmerzen oder eine Muskelschwellung können auf den Ort der Läsion hinweisen. Bei ausgeprägten Rhabdomyolysen droht eine akute Tubulusnekrose mit Nierenversagen, schwere Hyperkaliämie und Hypokalziämie. Zur Vermeidung eines Nierenversagens sind eine rasche und hohe Zufuhr von isotonischer Kochsalzlösung und ggf. von Mannitol oder anderen osmotischen Diuretika angezeigt. Liegt nur im Serum eine erhöhte Myoglobinkonzentration vor, so spricht man von einer Myoglobinämie. Die folgende Übersicht gibt die wichtigsten Ursachen von Myoglobinurien wieder.

Ursachen der Myoglobinurie

- idiopathische paroxysmale Myoglobinurie,
- Myositiden:
  - akute Dermato- und Polymyositis;
  - Pyomyositis;
  - virale Myositiden (z.B. bei Influenza, Coxsackie, Echo 9, Adenovirus 21, Herpes simplex, Epstein-Barr-Virus, HIV-I).
- Allgemeininfektionen:
  - bakterielle Infektionen (z.B. Staphylokokken, Legionärskrankheit, Typhus, Clostridien, E. coli, Rickettsien).
- Metabolische Myopathien:
  - Defekte der Glykolyse (Phosphorylase-, Phosphofruktokinase-, Phosphohexomerase-, Phosphoglyzeromutase und Laktatdehydrogenasemangel);
  - Azyl-CoA-Dehydrogenasemangel;
  - Carnitinmangel;
  - Carnitinpalmitoyltransferasemangel;
  - Myoadenylatdeaminasemangel;
  - mitochondriale Myopathien (Succinatdehydrogenase-, Cytochrom-c-Oxidase-, Coenzym-Q-Mangel).
- Muskeldystrophien,
- Poly- und Dermatomyositis,
- Traumen:
  - Crush-Syndrom;
  - Elektrounfall;
  - Erfrierungen, Verbrennungen.

- Überhitzung und Erfrierungen:
  - Hitzschlag;
  - malignes neuroleptisches Syndrom;
  - maligne Hyperthermie;
  - Hypothermie.
- Exzessive muskuläre Anstrengungen:
  - exzessive sportliche Betätigung (Body building, Marathonlauf usw.);
  - Status epilepticus; Status asthmaticus;
  - Tetanus; Delirien; andere Psychosen.
- Endokrine und Elektrolytstörungen:
  - hyperosmolare, nicht ketotische Zustände;
  - Hypothyreose;
  - Azidose (diabetisch, renal);
  - Conn-Syndrom;
  - Hypokaliämie (medikamentös, renale tubuläre Azidose, Aldosteronismus, gastrointestinal);
  - Hypophosphatämie;
  - Hypernatriämie;
  - Wasserintoxikation.
- Medikamente und Vergiftungen:
  - Alkoholmyopathie;
  - Haff-Krankheit;
  - Schlangen- und Insektengifte;
  - Medikamente (e-Aminocapronsäure, Aminoglykosidantibiotika, Amphotericin B, 5´-Azacytidin, Azathioprin, Barbiturate, Beza- und Clofibrat, Carbenoxolon, Diazepam, Emetin, Fenfluramin, Gemfibrozil, Glutethimid, Isoniazid, Lovastatin, Meprobamat, Methadon, Neuroleptika, Perhexilin, Phenformin, Plasmocid, Salizylatüberdosierung, Simvastatin, Succinylcholin, Theophyllin, Zytostatika);
  - Rauschgifte (Amphetamin, Cocain, Heroin, L.S.D., Phencyclidin);
  - Toxine (Äthanol, Äthylenglykol, Isopropylalkohol, Kohlenmonoxyd, Quecksilberchlorid, Strychnin, Tetanustoxin, Toluol, Typhustoxin).
- Ischämische Muskelschäden:
  - Komata (z.B. bei Barbiturat-, Narkotika- oder Alkoholintoxikation),
  - Muskelinfarkt;
  - Thrombosen großer Venen;
  - Tibialis-anterior-Syndrom;
  - Volkmann-Kontraktur;
  - Sichelzellanämie.

74.4.4 Erhöhte Kreatinkinaseaktivität ungeklärter Ätiologie

Gelegentlich wird der Rheumatologe mit der Frage der Ätiologie einer zufällig (etwa anläßlich einer Routineuntersuchung festgestellten) erhöhten Aktivität der Kreatinkinase im Serum konfrontiert. Wegen der therapeutischen Konsequenzen muß dabei v.a. auch an die Möglichkeit einer Myositis gedacht werden, insbesondere dann, wenn eine rheumatologische Grunderkrankung (z.B. eine chronische Polyarthritis oder ein Sharp-Syndrom) vorliegt, welche grundsätzlich mit einer Myositis einhergehen kann. Die Abb. 74.1 gibt Empfehlungen zum diagnostischen Prozedere bei erhöhter Kreatinkinaseaktivität im Serum.

Literatur

Ansaloni L (1996) Tropical pyomyositis. World J Surg 20:613–617

Banker BQ (1994) Other inflammatory myopathies. In: Engel AG, Franzini-Armstrong C (Hrsg) Myology – basic and clinical. 2. Aufl, Bd 2, McGraw-Hill, New York, S 1461–1486

Bridges AJ, Hsu K-C, Singh A, Churchill R, Miles J (1994) Fibrodysplasia (Myositis) ossificans progressiva. Semin Arthritis Rheum 24:155–164

Brook I (1996) Pyomyositis in children, caused by anaerobic bacteria. J Pediatr Surg 31:394–396

Connor JM, Evans DAP (1982) Fibrodysplasia ossificans progressiva. The clinical features and natural history of 34 patients. J Bone Joint Surg 64-B:76–83

Cushner FD, Morwessel RM (1995) Myositis ossificans in children. Orthopedics 18:287–291

Engel AG, Franzini-Armstrong C (Hrsg) (1994) Myology, Basic and clinical. 2. Aufl, Bd 2, McGraw-Hill, New York St. Louis San Francisco, Auckland Bogotá Guatemala Hamburg Johannesburg Lisbon London Madrid Mexico Montreal New Delhi Panama Paris San Juan Sao Paulo Singapore Sydney Tokyo Toronto

Fleckenstein JL, Burns DK, Murphy FK, Jayson HT, Bonte FJ (1991) Differential diagnosis of bacterial myositis in AIDS: Evaluation with MR imaging. Radiology 179:653–658

Fleckenstein JL, Crues JV III, Reimers CD (Hrsg) (1996) Muscle imaging in health and disease. Springer, New York

Gomez-Reino JJ, Aznar JJ, Pablos JL, Diaz-Gonzalez F, Laffon A (1994) Nontropical pyomyositis in adults. Semin Arthritis Rheum 23:396–405

Gordon BA, Martinez S, Collins AJ (1995) Pyomyositis: Characteristics at CT and MR Imaging. Radiology 197:279–286

Jerusalem F, Zierz S (Hrsg) (1991) Muskelerkrankungen. Klinik – Therapie – Pathologie. 2. Aufl, Thieme, Stuttgart New York

Kleppe B, Reimers CD, Altmann C, Pongratz DE (1995) Befunde bei 100 Patienten mit „ätiologisch ungeklärter" Erhöhung der Serum-Kreatinkinase-Aktivität. Med Klin 90:623–627

Martinez de Jesus FR, Mendiola-Segura I (1996) Clinical stage, age and treatment in tropical pyomyositis: a retrospective study including forty cases. Arch Med Res 27:165–170

Mumenthaler M, Schliack H (Hrsg) (1993) Läsionen peripherer Nerven. Diagnostik und Therapie. 6. Aufl, Thieme, Stuttgart New York

Nägele M, Hamann M, Koch WF (1996) Myositis ossificans. In: Fleckenstein JL, Crues JV III, Reimers CD (Hrsg): Muscle imaging in health and disease. Springer, New York, S 349–357

Pongratz DE, Reimers CD, Hahn D, Nägele M, Müller-Felber W (Hrsg) (1990) Atlas der Muskelkrankheiten. Urban & Schwarzenberg, München Wien Baltimore

Reimers CD, Ziemann U, Schulz-Schaeffer WJ (1995) Muskuläre Komplikationen bei Borrelia burgdorferi-Infektionen. Akt Rheumatol 20:201–211

Skoutelis A, Andonopoulos A, Panagiotopoulos E, Bassaris H (1993) Non-tropical pyomyositis in adults: report of four cases and literature review. Eur J Clin Microbiol Infect Dis 12:769–772

Smith R, Athanasou NA, Vipond SE (1996) Fibrodysplasia (myositis) ossificans progressiva: clinicopathological features and natural history. Q J Med 89:445- 456

Tackmann W, Richter H-P, Stöhr M (1989) Kompressionssyndrome peripherer Nerven. Springer, Berlin Heidelberg New York London Paris Tokyo

Kapitel 75

Krankheiten der Synovialis und der Sehnen (M 65–M 68) 75

W. Rüther, B. Fink, N. Hansen-Algenstaedt, O. Niggemeyer

Inhalt

75.1 Synovitis und Tenosynovitis (M 65)

W. Rüther, B. Fink

75.1.1 Sehnenscheidenabszeß (M 65.0)

Die Sehnenscheideninfektion ist fast immer Folge einer direkten perkutanen Verletzung. Bei den heute eher selten gewordenen tuberkulösen Entzündungen findet nur vereinzelt eine direkte Kontamination statt; vielmehr herrscht hier der hämatogene Infektionsweg vor.

Klinik

Eitrige Tenosynovitiden sind bevorzugt an den Händen zu finden, jedoch wird die klassische V-Phlegmone (Entzündung des Sehnenscheidensacks des Daumens und des Kleinfingers durch Verbindung im Handgelenkbereich) nur sehr selten gesehen. Es zeigen sich die typischen klinischen Zeichen der Entzündung, meist mit ausgeprägter Schmerzsymptomatik.

Bei der tuberkulösen Tenosynovitis sind Rötung und Überwärmung weniger deutlich ausgeprägt. So kann sie der rheumatischen Tenosynovitis ähneln, zumal ein Karpaltunnelsyndrom die Folge einer Sehnenscheidentuberkulose wie auch der rheumatischen Tenosynovitis sein kann.

Therapie

Therapeutisch ist die rasche operative Entlastung und das Débridement der Sehnen indiziert, um Sehnennekrosen und narbige Sehnenadhäsionen zu verhindern. Nicht selten ist die Infektion nicht auf die Sehnenscheiden beschränkt, sondern hat sich phlegmonös in die Muskulatur des Unterarms und der Hand ausgebreitet. Nach Säuberung der Sehnenanteile werden Spülkatheter eingelegt. Ist die Sehne bereits nekrotisch, muß sie entfernt und ein temporärer Platzhalter für eine spätere Sehnenplastik eingelegt werden.

75.1.2 Tendinosis calcarea (M 65.2)

Definition und Terminologie

Bei der Tendinosis calcarea handelt es sich um eine Sehnenkrankheit, die durch die lokale Ablagerung apatitischer Kalziumphosphatminerale charakterisiert ist. Man kann Verkalkungen in zahlreichen Sehnen finden; die Sehnen der Rotatorenmanschette der Schulter sind am häufigsten betroffen.

Epidemiologie

Sehnenverkalkungen werden am häufigsten zwischen dem 40. und 60. Lebensjahr diagnostiziert. Sie kommen auch außerhalb des Schultergelenks in zahlreichen Sehnen vor. So wurden Sehnenverkalkungen des M. flexor carpi ulnaris, der Beuge- und Strecksehnen der Hand oder des M. colli longum beschrieben. Sehnen verschiedener Regionen können gleichzeitig befallen sein.

Ätiologie und Pathogenese

■ **Ätiologie.** Hyperurikämie und Diabetes mellitus werden als prädisponierende Faktoren für Sehnenverkalkungen diskutiert, statistisch gesicherte Beziehungen konnten jedoch nicht dargelegt werden. Eine genetische Disposition wird aufgrund von familiärem Vorkommen vermutet. Eine Assoziation mit HLA-System-Komponenten (z.B. HLA-A1) ließ sich nicht nachweisen. Als lokale, prädisponierende Faktoren werden rezidivierende Traumen und Durchblutungsstörungen angenommen, die das Sehnengewebe schädigen und hierdurch die Grundlage für dystrophe Verkalkungen bilden.

■ **Pathogenese.** Pathogenetisch werden 2 unterschiedliche Entstehungswege für Kalkablagerungen in den Sehnen diskutiert, beide gehen von einer Minderdurchblutung der Sehne aus. Einerseits wird angenommen, daß verminderte Durchblutung oder chronische Traumatisierung einen Gewebeuntergang einleitet, der zu einer dystrophen Verkalkung der Sehne führt (Mohr 1984). Andererseits geht man davon aus, daß eine Minderdurchblutung der Sehne über eine lokale pH-Erniedrigung zu einer chondroiden Metaplasie des Sehnengewebes führt. Die chondrale Matrix werde dann mit Hydroxylapatitkristallen imprägniert. Der Phase der Kalzifikation folgt nach einer unterschiedlich langen Zeitspanne die Resorption des Verkalkungsherdes. Gefäßreiches Granulationsgewebe bringt Makrophagen an den Verkalkungsherd heran, die Minerale und Gewebenekrosen resorbieren. Der Resorptionsprozeß mündet in einer narbigen Ausheilung der Sehne (Uhthoff u. Sarkar 1990).

Klinik
Die klinische Symptomatik ist höchst unterschiedlich. Sehnenkalzinosen können zu heftigsten, meist plötzlich einsetzenden Schmerzen führen, die vielfach nicht nur als Belastungs-, sondern auch als Ruhe- und v.a. Nachtschmerz empfunden werden. Zeitweilig sind Sehnenverkalkungen die Ursache für chronisch-rezidivierende Lokalbeschwerden. Schließlich kann die Tendinosis calcarea auch völlig symptomlos bleiben. In wenigen Fällen kommt es zu einer mechanischen Irritation der Umgebung. So kann es durch eine Peritendinitis calcarea im Karpaltunnel zu einer Nervus-medianus-Kompression kommen.

■ **Resorptionsphase.** Bis zum Beginn der Resorption beschränkt sich die klinische Symptomatik meist auf eine umschriebene Schwellung der Sehne und ihrer Umgebung, die evtl. von lokaler Druckschmerzhaftigkeit begleitet wird. Radiologisch äußern sich die Verkalkungen in diesen Stadien als dichte, opake Struktur mit scharfen Grenzen. Schmerzen setzen meist erst mit der Resorptionsphase ein.

■ **Peritendinitis calcarea.** Treten aus dem Sehnenfaserverbund herausgelöste Kalkherde in benachbarte Gewebe, Schleimbeutel oder Gelenke über, kommt es zur akuten Peritendinitis calcarea, akuten Kristallbursitis oder Kristallarthritis. In einem Entzündungsprozeß kommt es zum phagozytotischen Abbau der Kristalle, die Beschwerden verstärken sich oft in den ersten Tagen, um dann langsam abzuklingen. In diesem Resorptionsstadium verlieren die Kalkherde im Röntgenbild ihre scharfe Begrenzung. Nach wenigen Wochen sind die Kalkherde resorbiert und radiologisch nicht mehr nachweisbar.

Differentialdiagnose
Differentialdiagnostisch abzugrenzen sind Tendopathien und Enthesiopathien anderer Genese. Für die im Röntgenbild auffallenden Kalkdepots sind alle Krankheiten bedeutsam, die mit ektopen Mineralisationen einhergehen.

Therapie
Der selbstlimitierende Krankheitsverlauf ist für die Indikation therapeutischer Maßnahmen beachtenswert. Die symptomatischen Therapieansätze beschränken sich auf die Schmerzreduktion durch lokale Kälteapplikation, Injektionen mit Lokalanästhetika und die Medikation von nichtsteroidalen Antiphlogistika. Akupunktur wird als hilfreich beschrieben. Mit Hilfe einer extrakorporalen Stoßwellentherapie soll der Kalk, einzelnen Berichten zufolge, „zertrümmert" und eine Schmerzlinderung erzielt werden (Stampendahl et al. 1998). Die operative Entfernung von Kalkherden ist in aller Regel nur bei rezidivierenden Schmerzphasen und besonders großen Kalkarealen indiziert.

75.1.3 Tendovaginitis crepitans (M 70.0)

Definition und Nomenklatur
Der Name beschreibt das Reiben und Knarren über der befallenen Sehne. Das Reiben hat vermutlich seine Ursache in starker Fibrinexsudation und ödematöser Auftreibung der Sehnenumgebung. Die pathomorphologischen Veränderungen spielen sich hauptsächlich im extrasynovialen Teil der Sehnenscheiden ab. Im Bereich der Achillessehne spricht man von Paratenonitis crepitans.

Synonyme: Tendovaginopathia crepitans, Peritendinopathia crepitans.

Ätiologie und Pathogenese
Als Ursache für die entzündlichen Veränderungen des tendinösen Gleitgewebes werden mechanische Belastungen durch monoton wiederholte und schnell durchgeführte Bewegungen v.a. der Finger angesehen. Durch diese schnell ausgeführten Bewegungen scheint das Sehnengleitgewebe geschädigt zu werden. Es entsteht eine exsudative Entzündung mit Ödem des Sehnengleitgewebes. Aufgrund zellulärer Infiltration und narbiger Ausheilung mit Zunahme fibrösen Gewebes kommt es zu einer Verdickung der Sehnengleitgewebes.

Klinik

Klinisch stehen Bewegungsschmerzen und Schwellungen im Verlauf der betroffenen Sehne im Vordergrund. Weiterhin findet man lokale Druckschmerzen sowie ein tastbares und manchmal sogar hörbares Knirschen bei Bewegung (Schneeballknirschen). Bevorzugt sind Strecksehnen des Vorderarms bzw. die Sehnen der radialen Handseite wie M. extensor carpi radialis longus, M. abductor pollicis und M. extensor pollicis longus befallen. Weiterhin sind die langen Zehenstrecker und die Sehne des M. tibialis anterior betroffen.

Prognose und Therapie

Übergänge in die Tendovaginitis stenosans de Quervain und in die Tendinitis nodosa sind bekannt.

Die Beschwerden bilden sich normalerweise bei Vermeiden der mechanischen Überbeanspruchung nach wenigen Wochen zurück. Als therapeutische Maßnahme haben sich die Ruhigstellung bzw. physikalische Maßnahmen wie z.B. Ultraschall- und Kurzwellenbehandlung bewährt. Auch lokale Steroidinjektionen in das peritendinöse Gleitgewebe können hilfreich sein.

75.1.4 Schnellender Finger (M 65.3)

Definition und Terminologie

Bei dem sog. schnellenden Finger besteht ein Mißverhältnis zwischen der Dicke der Sehne und ihres Gleitgewebes und der Größe des die Sehne zügelnden Ringbands, so daß eine Stenose beim Gleiten der Sehne resultiert. Die häufigste Lokalisation stellt das Ringband A1 über dem volaren Metakarpophalangealgelenk dar.

Synonyme: Tendopathia nodosa, Tendovaginitis stenosans, „trigger finger", Digitus saltans.

Ätiologie und Pathogenese

Der schnellende Finger kommt bei Kindern und Erwachsenen vor. Am häufigsten sind die Flexorensehnen der Daumen, der Mittelfinger und schließlich der übrigen Langfinger befallen. Sehnenscheidenstenosen können prinzipiell überall dort vorkommen, wo Sehnen in Sehnenscheiden gleiten.

▪ **Kindesalter.** Im Kindesalter liegt die Ursache vorrangig in einer knotigen Verdickung der Flexorensehne (des Daumens) begründet, so daß das Sehnengleiten beim Beugen und Strecken mehr oder weniger stark behindert wird.

▪ **Erwachsenenalter.** Im Erwachsenenalter scheint die primäre Störung in der Sehnenscheide zu liegen, die sich verengt und sekundär einen die Symptomatik verstärkenden oder erzeugenden Sehnenknoten hervorruft. Für ein klinisch relevantes Stenose- bzw. Schnappphänomen reichen bereits kleinere Dickenzunahmen der Sehnen aus, weil die Ring- und Kreuzbänder der Beugesehnenscheide einen rigiden fibroossären Kanal bilden, der so gut wie keine Dehnung zuläßt.

▪ **Chronische Polyarthritis.** Bei der chronischen Polyarthritis sind schnellende Finger häufig anzutreffen. Bei Krankheitsverläufen mit Rheumaknoten findet man bei fast 50% der Patienten Schnappphänomene an den Fingern (Flatt 1995). Rheumatische Sehnenknoten können sowohl an den Ringbändern wie auch an der Kreuzung der profunden und der superfizialen Beugesehne Stenosen erzeugen. Darüber hinaus kann die rheumatische Tenosynovitis die Enge verstärken oder auch primär allein induzieren.

Klinik

Der gebeugte Finger kann aktiv nur mit einem sichtbaren Schnappen gestreckt werden, wobei dann das verdickte Sehnenareal durch das Ringband gezwängt wird. In späteren Stadien ist auch die aktive Beugung behindert. Schmerzen sind selten. Meist läßt sich das Sehnenknötchen palpatorisch identifizieren. Manche Patienten beklagen eine morgendliche Steifigkeit des Fingers, die nach Massieren der Hohlhand nachlasse.

Diagnose und Differentialdiagnose

Die Diagnose gelingt bei typischem Schnappphänomen und tastbarem Sehnenknoten meist sicher. Vor allem bei der chronischen Polyarthritis muß man sich durch subtile klinische Untersuchung über den Ort der Stenose Gewißheit verschaffen. Mittels dynamischer Ultraschalluntersuchung kann die Bewegung des Knotens veranschaulicht werden. In der Differentialdiagnose müssen sekundäre Knotenbildungen nach partiellen Rupturen, echte Sehnentumoren und bei der chronischen Polyarthritis Bewegungsstörungen des Fingergrundgelenks ausgeschlossen werden.

Therapie

Vielfach ist die Symptomatik eine vorübergehende, die keiner spezifischen Therapie bedarf. Im Frühstadium kann durch lokale Injektion von Lokalanästhetika und Steroiden in die Sehnenscheide eine Linderung erzielt werden.

Es sollte jedoch darauf geachtet werden, daß die Injektion nicht in die Sehne erfolgt, um eine Sehnennekrose zu vermeiden. !

Wenn konservative Maßnahmen versagen oder der Finger blockiert bleibt, ist die operative Intervention angezeigt. In der Regel reicht die Spaltung des stenosierenden Ringbandes. Besteht eine starke Tenosynovitis oder ist sie gar ursächlich, wie z.B. bei der chronischen Polyarthritis, ist die Tenosynovektomie und Sehnenknötchenexzision Teil des operativen Eingriffs.

75.1.5
Tendovaginitis stenosans de Quervain (M 65.4)

Definition

Die Krankheit wurde erstmals von de Quervain als „eine Form von chronischer Tendovaginitis“ am Processus styloideus radii beschrieben (de Quervain 1897). Es liegt eine Gleitbehinderung der Sehne vor, die von einer verdickten bzw. verengten Sehnenscheide und nicht wie bei der Tendopathia nodosa von der Sehne selbst ausgeht. Die De-Quervain-Krankheit bezieht sich allein auf die Sehnen des 1. Strecksehnenfachs. Prinzipiell können sich vergleichbare Vorgänge an allen Sehnen entwickeln, die in einer Scheide mit knöcherner Unterlage verlaufen. Diese Krankheitsbilder werden je nach klinischem Aspekt als Paratenonitis crepitans, Tendovaginitis stenosans oder Tendopathia nodosa eingeordnet.

Ätiologie und Pathogenese

Als ursächlich wird eine mechanische Überbelastung der Sehnenscheide angenommen, wobei Überdehnungen, monoton repetitive Aktionen und direkte stumpfe Traumen in Frage kommen können. Teilweise werden Hyperextensionen des Daumens angeschuldigt, teilweise die Daumenflexion mit ulnarer oder radialer Handgelenkabduktion. Druck oder Reibung wird gefolgt von Exsudation und Hyperplasie, Fibroblastenaktivierung, Stenose.

Klinik

Klinisch fällt ein Druckschmerz und gelegentlich eine Schwellung über dem 1. Sehnenfach (M. abductor pollicis longus und M. extensor pollicis brevis), meist proximal radial des Processus styloideus radii, auf (s. Abb. 75.1). Das Finkelstein-Zeichen ist positiv, wenn sich durch die passive ulnare Abduktion der Hand bei Faustschluß mit eingeschlagenem Daumen ein Schmerz über dem Sehnenfach auslösen läßt.

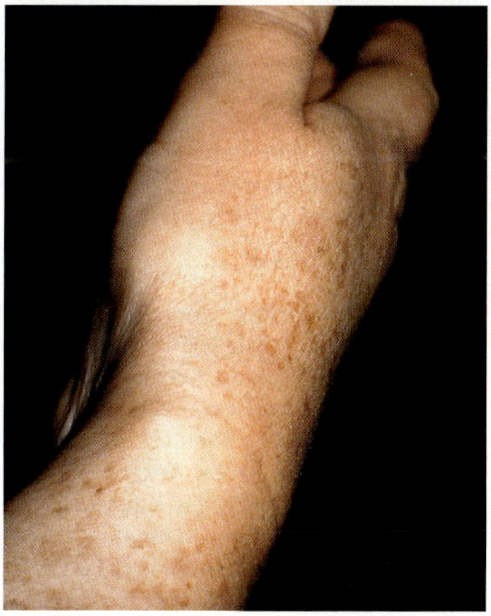

Abb. 75.1. De-Quervain-Krankheit mit leichter Schwellung im Verlauf des 1. Strecksehnenfachs

Diagnose und Differentialdiagnose

Die Diagnose wird klinisch gestellt (s. oben). Differentialdiagnostisch muß an die Styloiditis radii und eine Irritation des N. radialis superficialis gedacht werden.

Therapie

Die Grundzüge der Therapie entsprechen derjenigen der Tendovaginitis nodosa. Im Frühstadium ist auch die 2- bis 3wöchige Ruhigstellung im Unterarmgipsverband unter Einschluß des gesamten Daumens erfolgversprechend. Wenn lokale und systemische antiphlogistische Maßnahmen inklusive der lokalen Kortisonapplikation ohne ausreichende Wirkung bleiben, ist die vollständige Spaltung des 2. Sehnenfachs indiziert.

75.2
Spontanruptur der Synovialis und von Sehnen – Ruptur einer Poplitealzyste (M 66)

W. Rüther, B. Fink

75.2.1
Ruptur einer Poplitealzyste (M 66.0)

Definition

Eine Poplitealzyste ist eine geschwulstartige, mit Synovialflüssigkeit gefüllte Anschwellung des Schleimbeutels mit Bursitis in der Kniekehle. Die Zyste kommuniziert mit dem Kniegelenk.

Synonyme: Baker-Zyste, Kniekehlenzyste, Bursitis semimembranosogastrocnemica.

Ätiologie und Pathogenese

Die Zyste entsteht in aller Regel durch Ansammlung von Synovialflüssigkeit in der mit dem Kniegelenk kommunizierenden Bursa semimembranosogastrocnemica. Darüber hinaus führen aber auch Entzündungen nicht mit dem Kniegelenk kommunizierender Schleimbeutel zu zystischen Schwellungen in der Kniekehle. Schließlich wird die Entstehung von Poplitealzysten aufgrund einer Erhöhung des intraartikulären Drucks als Aussackung der Kniegelenkkapsel beschrieben.

■ **Baker-Zyste.** Bei der typischen Baker-Zyste handelt es sich um eine mehr oder weniger prall mit Synovia gefüllte Bursa semimembranosogastrocnemica, die auf der medialen Seite der proximalen Wade liegt (Abb.

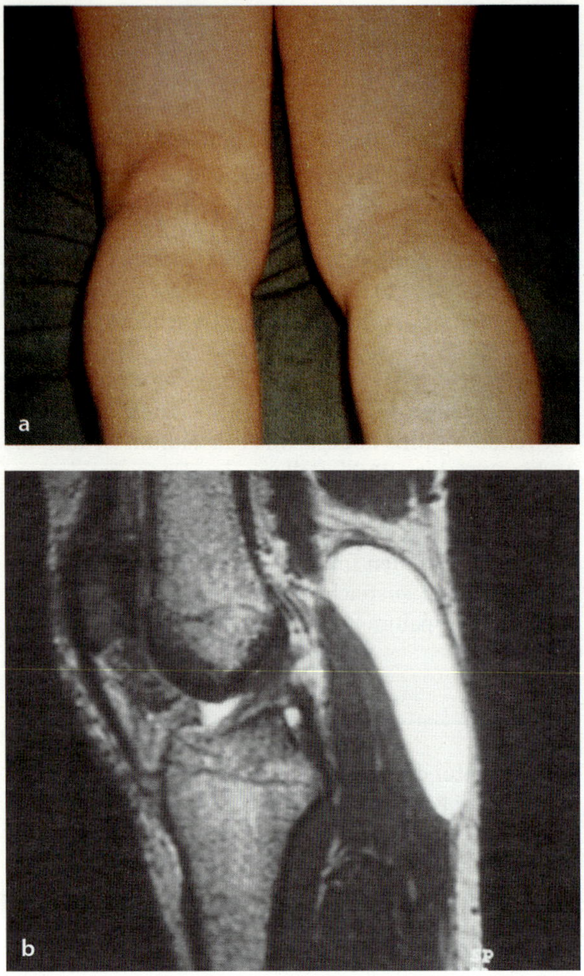

Abb. 75.2a, b. Baker-Zyste. **a** Schwellung in der Kniekehle links. **b** Typisches Kernspintomogramm

75.2a, b). Sie steht mit dem Kniegelenk über einen dünnen Gang in Verbindung, der immer zwischen dem medialen Gastrocnemiuskopf und der Membranosussehne verläuft und kranial des Innenmeniskus in das Kniegelenk mündet. Für den Verbindungsgang wird ein Ventilmechanismus angenommen, der den Rückfluß der aus dem Kniegelenk in die Zyste abgeflossene Synovia unterbindet. Als Ursache der vermehrten Synoviaproduktion im Kniegelenk kommen all jene Krankheiten in Betracht, die zu einem Kniegelenkerguß führen können:

- Krankheiten des Knorpels und der Menisken,
- Krankheiten des Synovialgewebes,
- Krankheiten des Knochens,
- Kristallosen und
- Infektionen.

Welchen Anteil die synoviale Auskleidung der Zyste am gesamten Krankheitsgeschehen hat, ist unbekannt. Je nach Wanddicke bzw. -beschaffenheit und Füllungszustand kann die Zystenwand in seltenen Fällen spontan oder traumatisch rupturieren.

Klinik

Eine Ruptur der Poplitealzyste führt zu einem Flüssigkeitsaustritt in das subkutane Gewebe und die intermuskulären Logen der Wade. Nicht immer wird ein akutes Ereignis oder ein lokales Anpralltrauma erinnert. Die klinischen Symptome können eine tiefe Beinvenenthrombose imitieren, so daß die Bezeichnung „Pseudothrombophlebitis" vorgeschlagen wurde. Die Ruptur einer Poplitealzyste soll über eine Druckerhöhung in den Weichteilkompartimenten eine tiefe Beinvenenthrombose begünstigen können.

Lokale Schwellung der dorsalen Wade mit Induration und Druckschmerz sind typische Symptome. Lokale Entzündungszeichen sind allenfalls mild ausgeprägt. Zu achten ist auf einen Kniegelenkerguß und eine entsprechende Anamnese.

Diagnose und Differentialdiagnose

Die Unterscheidung der beiden Krankheiten Thrombose und Ruptur einer Baker-Zyste ist aus therapeutischen und prognostischen Gründen wichtig.

Farbdoppler-Duplex-Ultraschall, Phlebographie und Arthrographie sind die bildgebenden Verfahren der Wahl. Die herkömmliche Sonographie läßt die rupturierte Zyste nicht immer erkennen.

CAVE !

Die Druckerhöhung im Kompartment kann ebenso eine Kompression von arteriellen Gefäßen hervorrufen und zu einer intermittierenden Claudicatio führen.

Eine prall gefüllte Poplitealzyste kann die benachbarten Nerven wie N. ibialis, N. peroneus communis und N. suralis komprimieren. Auch eine rupturierte Poplitealzyste kann durch Druckerhöhung eines Unterschenkelkompartments zu einer Nervenläsion führen. In diesen Fällen wird v.a. der N. tibialis durch ein hinteres Kompartmentsyndrom geschädigt. Die Ruptur einer mit dem Tibiofibulargelenk kommunizierenden Zyste kann über ein vorderes Kompartmentsyndrom zu einer Kompression des N. peroneus communis führen.

Therapie

Für die Therapie einer rupturierten Poplitealzyste sind meist Schonung, lokale Kühlung und antiphlogistische Medikation ausreichend. Sekundäre Kompartmentsyndrome verlangen meist eine operative Therapie.

Eine „drohende" Poplitealzystenruptur ist keine Indikation zu operativem Vorgehen. Vielmehr sollten die Zyste und ggf. auch das Kniegelenk punktiert und all jene therapeutischen Maßnahmen eingeleitet werden, die sich in der Behandlung eines Kniegelenkergusses bewährt haben (Kortikoidapplikation ventral in das Kniegelenk, operative Sanierung der ventralen Kniegelenkschäden mittels Arthroskopie, medikamentöse

Synovitistherapie). Vor einer Radiosynoviorthese ist die Ruptur einer Kniekehlenzyste auszuschließen.

Eine Operation kann dann indiziert sein, wenn die Zyste Corpora libera enthält (z.B. bei Chondromatose), wenn neurologische oder vaskuläre Defizite resultieren und wenn die Synovialis der Zyste wahrscheinlich wesentlichen Anteil an der klinischen Gesamtsymptomatik hat (z.B. primäre Synovialkrankheiten, chronische Polyarthritis)

75.2.2 Spontanrupturen von Sehnen (M 66.2–M 66.5)

Ätiologie und Pathogenese

Gesunde Sehnen zerreißen nur bei Einwirkung von großen Kräften. Bei Einwirkung rascher Zugkräfte erfolgt dann die Ruptur am muskulotendinösen Übergang oder an der ossären Insertion. Rupturen im tendinösen, mittleren Bereich der Sehnen entstehen meist nur nach direkten Traumen wie z.B. nach Schnittverletzungen. Somit müssen Sehnen, die im Verlauf ihres tendinösen Bereiches rupturieren, in der Regel eine Schwächung bzw. Vorschädigung aufweisen.

Eine Schwächung der biomechanischen Zugfestigkeit können Sehnen durch degenerative Veränderungen aufgrund des Alterungsprozesses und/oder chronischer Überbelastung erfahren. So entsteht die häufige Achillessehnenruptur beim schnellen Antritt oder Sprung des Sportlers mittleren und fortgeschrittenen Alters. Weitere Ursachen der Sehnenvorschädigung können sein (Brown u. Gower 1982; Lauzon et al. 1987):

- zelluläre Infiltrationen im Rahmen einer Tenosynovitis,
- Rheumaknoten in Sehnen,
- Kalkablagerungen in Sehnen,
- Sehnenauffaserungen an scharfkantigen Knochenvorsprüngen (Frakturenden, Osteophyten),
- Amyloidablagerungen unter Hämodialyse,
- lokale Applikationen von Kortikoidkristallsuspension.

! Die systemische Gabe von Kortikosteroiden wird als ätiologischer Faktor für Sehnenspontanrupturen angesehen (Lauzon et al. 1987; Woodward u.Sliwinski 1975).

Vor allem gilt dies für die Sehnenspontanrupturen beim Lupus erythematodes (Hanly u. Urowitz 1986). Unter Medikation mit Chinolonen (Ciprofloxacin, Ofloxacin) sind spontane Achillessehnenrupturen beschrieben worden.

Klinik

Spontanrupturen der Sehnen machen sich klinisch durch einen plötzlichen, deutlich fühlbaren und gelegentlich hörbaren Schlag bemerkbar, der zu einem obligatorisch auftretenden Schmerz führt. Falls die Funktion der gerissenen Sehne durch synergistische Muskulatur nicht voll kompensiert werden kann, entsteht ein Funktions- oder Kraftdefizit. Bei einer distal gelegenen Sehnenruptur bildet sich proximal des Risses ein Wulst und distal eine Delle aus; ein proximaler Riß führt zu einer distalen Wulst- und einer proximalen Dellenbildung.

Klinik, Diagnostik, Therapie einzelner Spontanrupturen

■ **Achillessehnenruptur.** Die häufige Achillessehnenruptur geht nicht selten mit einem hörbaren Knall und anschließenden Schmerzen einher. Eine distale Dellenbildung ist nahezu regelhaft anzutreffen. Häufig sind die mediale und laterale Fersengrube verstrichen. Der aktive Zehenstand ist nur schwer möglich, jedoch die aktive Bewegung des oberen Sprunggelenks ohne Belastung durch den meist noch intakten M. plantaris nur wenig eingeschränkt. Beim Druck auf die Wade ist die passive Plantarflexion des Fußes deutlich vermindert und der Achillessehnenreflex ist erloschen (Holz u. Ascherl 1981). Die *Diagnose* kann sonographisch oder durch eine seitliche Röntgenweichteilaufnahme bestätigt werden. Je nach Ätiologie ist eine operative Versorgung der Ruptur mit Sehnennaht oder -plastik (Umkehr-, Z- oder Griffelplastik) indiziert. Bei degenerativer Ruptur wird heute zunehmend eine konservativ-funktionelle Behandlung empfohlen (Thermann 1998).

■ **Peroneussehnenruptur, Ruptur der Sehne des M. tibialis posterior.** Insbesondere bei der chronischen Polyarthritis kann es aufgrund einer Tenosynovitis zu einer Ruptur der Peroneussehnen oder der Sehne des M. tibialis posterior kommen. Funktionsverlust, Stabilitätsverlust und teils gravierende Folgen für die Fußstatik und -dynamik machen häufig eine operative Rekonstruktion notwendig. Durch klinisch-funktionelle Tests ist im Verdachtsfall die Sehnenfunktion sorgfältig zu prüfen.

■ **Ruptur der Quadrizepssehne, Patellasehnenriß.** Quadrizepssehnenrupturen treten als Spontanrupturen meistens 1,5–2 cm oberhalb des oberen Patellapols auf. Meist handelt es sich um einen kompletten Querriß. Bei dieser Ruptur kommt es oberhalb der Patella zu einer schmerzhaften Dellenbildung. Die aktive Kniestrekkung ist deutlich eingeschränkt.

Die Ruptur des Lig. patellae führt dagegen zu einem Patellahochstand. Knöcherne Ausrißfrakturen der Tuberositas tibiae oder des distalen Patellapols müssen röntgenologisch ausgeschlossen werden. Therapeutisch sollte die frühzeitige End-zu-End-Naht angestrebt werden, wobei beim Patellasehnenriß die Bandnaht durch eine zusätzliche Drahtcerclage in der Patella und der Tuberositas tibiae gesichert wird. Abrißfrakturen werden osteosynthetisch versorgt.

■ **Bizepssehnenruptur.** Die lange Bizepssehne reißt im Sulcus intertubercularis humeri, der als Hypomochlion bei der Änderung der Verlaufsrichtung mitwirkt. Hier erfährt die Sehne eine mechanische Beeinträchtigung durch Osteophyten im Zuge einer Omarthrose oder eine strukturelle Schwächung durch Tenosynovitiden. Der Muskelbauch rutscht nach distal und wölbt sich oberhalb des Ellbogens sichtbar hervor. Dies wird v.a. bei der kräftigen Ellenbeugung gegen Widerstand sichtbar, die im Seitenvergleich einen Konturunterschied erkennen läßt. Der Funktionsverlust ist aufgrund der intakten kurzen Bizepssehne nur gering, so daß eine operative Tenodese nur beim jungen, aktiven Patienten mit hohem Funktionsanspruch und bei traumatischen Rupturen indiziert ist. Beim distalen Abriß der Bizepssehne am Tuberculum radii handelt es sich häufiger um traumatische als um degenerative Sehnenrupturen. Es resultiert ein kompletter Ausfall der Bizepsfunktion, so daß die Beugung und Supination des Unterarms stark eingeschränkt ist. Daher sollte regelhaft die transossäre Refixation der Sehne am Tuberculum radii erfolgen.

■ **Strecksehnenrupturen.** Häufige Lokalisation von Strecksehnenrupturen ist die Insertionsstelle an der Basis des Fingerendglieds. Es handelt sich vorwiegend um degenerativ vorgeschädigte Sehnen (z.B. im Zuge einer Heberden-Arthrose), so daß die abrupte Beugung des im Endgelenk kräftig gestreckten Fingers (wie z.B. beim Bettlakeneinstopfen in die Bettkanten) zum Sehnenabriß führt. Das Endglied kann aktiv nicht mehr voll gestreckt werden. Als Therapie erfolgt allgemein eine Ruhigstellung des distalen Interphalangealgelenks in Überstreckung, z.B. in einer sog. Stackschiene für 6 Wochen. Für ein gutes Ergebnis ist jedoch die konsequente Ruhigstellung in dieser Schiene notwendig. Nur selten ist die temporäre transartikuläre Fixierung mit einem Kirschner-Draht für 6 Wochen notwendig.

75.2.3 Spontanrupturen von Strecksehnen im Bereich des Handgelenks (M 66.2)

Spontanrupturen von Strecksehnen der Hand unterscheiden sich in ihrer Ätiologie, klinischen Symptomatik und v.a. im therapeutischen Vorgehen von den Sehnenrupturen anderer Lokalisation.

Ätiologie und Pathogenese

Spontanrupturen von Strecksehnen der Hand- und Fingergelenke entstehen auf der Ebene des Handgelenks; dies gilt für

- die chronische Polyarthritis,
- Frakturen des distalen Radius (z.B. Colles-Frakturen),
- den M. Kienböck,
- die Madelung-Deformität,
- Kontusionen,
- Arthrosen des Handgelenks mit Ulnavorschub,
- die Chondrokalzinose des Handgelenks.

Pathogenetisch werden verschiedene Mechanismen für die biomechanische Schwächung der Sehnen angeführt. Hierzu zählen Sehnennekrosen aufgrund von Druckschädigungen, Beeinträchtigung der Gefäßversorgung, Zerreibung an scharfen Kanten des Radius bzw. des Tuberculum listeri radii (Extensor pollicis longus) oder an der dorsal subluxierten Ulna (Strecksehnen des 4. und 5. Fingers) und Einwanderung von Lymphozyten und rheumatischem Granulationsgewebe in die Sehne.

Epidemiologie

Die am häufigsten von einer Spontanruptur an der rheumatischen Hand befallenen Sehnen sind in abnehmender Reihenfolge:

- die Sehne des Extensor digitorum communis des 5. Fingers,
- die des 4. Fingers,
- die Propriussehne des Extensor digiti minimi,
- die Communissehne des 3. Fingers und
- die Sehne des Extensor pollicis longus.

Klinik

Die Sehnenruptur führt zu einem Funktionsverlust mit Atrophie und späterer Fibrose der zugehörigen Muskulatur. Aufgrund der engen mechanischen Beziehung der einzelnen Muskeln kann die Gesamtfunktion von Muskelgruppen beeinträchtigt sein.

Diagnose und Differentialdiagnose

Die Diagnose ist anhand der Funktionsausfälle meist sicher zu stellen. Hilfreich ist ggf. die Sonographie und auch die Kernspintomographie. Differentialdiagnostisch sind Funktionsdefizite durch artikuläre Krankheiten oder durch Lähmungen peripherer Nerven abzugrenzen.

Therapie

Die Ruptur einer Sehne bedarf einer möglichst zeitnahen operativen Rekonstruktion. !

Grundsätzlich bestehen 3 Möglichkeiten:

- primäre End-zu-End-Naht,
- Sehnentransfer und
- freie Sehnentransplantation.

■ **End-zu-End-Naht.** Die primäre End-zu-End-Naht ist bei der rheumatischen Hand nur in Ausnahmefällen möglich. In der Regel ist der Substanzverlust der Sehne langstreckig oder der Zeitabstand nach der Ruptur so lang, so daß sich bereits eine Muskelfibrose und -kontraktur gebildet hat (Hove 1994).

End-zu-Seit-Sehnentransfer. Beim End-zu-Seit-Sehnentransfer wird meistens der distale Teil der rupturierten Sehne an eine intakte benachbarte Sehne genäht. Hierdurch entsteht eine gleichzeitige Extension zweier Finger durch den Zug eines Muskels. Jedoch erfolgt der Zug an der ursprünglichen Strecksehne über eine andere Achse und ist daher biomechanisch ineffektiver. Darüber hinaus ist der Zug an der neu als Motor dienenden Sehne erhöht und bei ebenfalls rheumatischer Schwächung dieser Sehne erhöht sich deren Rupturrisiko.

Bei der Ruptur der Sehne des Extensor pollicis longus, die meist am Tuberculum listeri aufgrund einer Auffaserung und Ischämie eintritt, wird eine Ersatzsehne aus der Nachbarschaft für die Daumenstreckung genommen und zum Daumen transferiert. Bei dieser Technik wird das proximale Ende der Sehne des als neuer Motor dienenden Muskels auf das distale Ende der Extensor-pollicis-longus-Sehne transferiert. Am häufigsten wird die Sehne des M. indicis proprius, gefolgt von der Sehne des M. extensor carpi radialis longus, verwendet. Vor allem für die erstgenannte Sehne werden gute Ergebnisse berichtet, da sie einen ähnlichen Verlauf wie die Sehne des M. extensor pollicis longus hat (Hove 1994). Verschiedene Transfertechniken können und müssen kombiniert werden, um komplexe Rupturen mehrerer Sehnen zu versorgen.

Freie End-zu-End-Sehnentransplantation. Die Nachteile des Sehnentransfers werden mit der freien End-zu-End-Sehnentransplantation umgangen. Die Achsverhältnisse des Sehnenverlaufs bleiben unverändert und der ursprüngliche Muskel wird als Motor verwendet. Hierzu ist allerdings die noch vorhandene Funktion des Ursprungsmuskels notwendig (Wilson u. DeVito 1996). Durch diese Technik wird eine Überbelastung der benachbarten Sehne und des dazugehörigen Muskels vermieden. Als Transplantat kann die Sehne des M. palmaris longus sowohl für den Ersatz der Sehne des M. extensor pollicis longus als auch für die Strecksehnen der Langfinger verwendet werden.

Chronische Polyarthritis. Als Risikofaktoren für eine Strecksehnenruptur bei der chronischen Polyarthritis fanden Ryu et al. (1998) die dorsale Dislokation des Ulnarköpfchens, Osteophyten des distalen Radioulnargelenks (Scallop-Zeichen) und eine länger als 6 Monate persistierende Tenosynovitis. Zur Vermeidung einer Sehnenruptur wird daher empfohlen, bei gleichzeitigem Vorkommen von 2 dieser 3 Risikofaktoren eine prophylaktische Tenosynovektomie mit Dorsalverlagerung der Strecksehnen, Ulnarköpfchenresektion und Stabilisierung der Restulna sowie einer Abtragung des Tuberculum listeri radii und ggf. sogar die Handgelenkarthrodese vorzunehmen.

75.2.4 Spontanrupturen von Beugesehnen im Bereich des Handgelenks (M 66.3)

Spontanrupturen von Beugesehnen der Hand unterscheiden sich in ihrer Ätiologie, klinischen Symptomatik und v.a. im therapeutischen Vorgehen von den Sehnenrupturen anderer Lokalisation.

Ätiologie und Pathogenese

Beugesehnenrupturen treten meistens bei Patienten mit chronischer Polyarthritis aufgrund von knöchernen Vorsprüngen im Karpaltunnel oder Tenosynovitis im Karpaltunnel und/oder Handgelenkbereich auf. Die Aufreibung der Sehnen an knöchernen Vorsprüngen erfolgt in abnehmender Reihenfolge am häufigsten:

- am Skaphoid,
- am Trapezius,
- an der distalen Ulna,
- am Os hamatum, am Os lunatum,
- am distalen Radius.

Bei Patienten ohne chronische Polyarthritis sind Beugesehnenrupturen selten. Sie werden beobachtet bei

- Colles-Frakturen,
- Bennett-Frakturen,
- Frakturen oder Dislokationen von Handwurzelknochen,
- bakteriellen Infektionen,
- M. Kienböck,
- M. v. Recklinghausen,
- intraossären Ganglien des Os hamatum,
- arthrotischen Osteophyten.

Epidemiologie

Die Sehne, die am häufigsten an der rheumatischen Hand rupturiert, ist die Flexor-pollicis-longus-Sehne, gefolgt von der Profundussehne des 2. Fingers. Der Grund liegt in ihrer räumlichen Nähe zum Skaphoid. Nächsthäufig ist die Profundussehne des 5. Fingers, gefolgt von deren oberflächlicher Beugesehne, betroffen (Ferlic 1996).

Diagnose und Differentialdiagnose

Die Diagnose kann anhand der Funktionsausfälle meist sicher gestellt werden. Hilfreich ist ggf. die Sonographie und auch die Kernspintomographie. Differentialdiagnostisch sind Funktionsdefizite durch artikuläre Krankheiten oder durch Lähmungen peripherer Nerven abzugrenzen.

Therapie

Obwohl die Ruptur der Flexor-pollicis-longus-Sehne beim Rheumakranken häufig nur einen geringen Funktionsverlust hervorruft, ist die operative Intervention zur Vorbeugung weiterer Rupturen notwendig (Ferlic 1996). Hierbei werden eine Tenosynovektomie der Beugesehnen, eine Exploration des Karpaltunnels und eine Entfernung ossärer Vorsprünge, die eine Sehnenruptur hervorrufen könnten, durchgeführt.

Wenn das Interphalangealgelenk des Daumens bereits arthritische Destruktionen oder eine Instabilität aufweist, sollte bei einer Ruptur des Flexor pollicis longus eine Arthrodese dieses Gelenks erfolgen. Bei intaktem Interphalangealgelenk ist der Transfer einer Superfizialissehne (meist Ringfinger) hilfreich.

Die Ruptur der Profundussehnen der Langfinger werden am besten durch den Transfer auf eine intakte benachbarte Profundussehne oder, bei arthritischer Gelenkzerstörung, durch eine Arthrodese des distalen Interphalangealgelenks behandelt. Bei der gleichzeitigen Ruptur der Profundus- und Superfizialissehne eines Fingers erfolgt der Transfer einer intakten Superfizialissehne der Nachbarschaft auf die rupturierte Profundussehne (Ferlic 1996). Eine weitere Möglichkeit stellen die freien Sehnentransplantate dar (Ertel 1989), die nach Ferlic (1996) jedoch nicht so gute Ergebnisse liefern wie die Sehnentransfers.

Isolierte Superfizialisrupturen auf Handgelenkebene brauchen aufgrund des geringen Funktionsverlusts nicht rekonstruiert zu werden. Nach rekonstruktiven Maßnahmen sind zügige funktionelle Übungsbehandlungen notwendig, um Verklebungen durch Ruhigstellung der Finger zu verhindern. Hierdurch können akzeptable postoperative Resultate erzielt werden, obwohl normale Fingerfunktionen nur selten zu erreichen sind.

75.3 Transitorische Synovitis (M 67.3)

W. Rüther, N. Hansen-Algenstaedt

Es handelt sich um eine vorübergehende Synovitis des Hüftgelenks unklarer Genese im Kindesalter.

Synonyme: transitorische Synovitis, Coxitis fugax, „transitory arthritis“.

Epidemiologie

Die Coxitis fugax ist die häufigste Ursache für akute Hüftgelenkbeschwerden im 3.–10. Lebensjahr. Jungen werden häufiger betroffen als Mädchen.

Ätiologie und Pathogenese

Die Ursache ist unklar. Bei etwa der Hälfte der Kinder werden zeitnahe Allgemeininfekte festgestellt. Allergische Diathesen und Traumen werden als Ursachen angeschuldigt. Es sind Übergänge zur Perthes-Krankheit beschrieben. Ob es sich um unterschiedliche Krankheiten mit gleicher Altersverteilung handelt, ob der Gelenkerguß bei der Coxitis fugax durch Distension der Gelenkkapsel zu einer (vorübergehenden) Perfusionsstörung führen und die Perthes-Krankheit initiieren kann, oder ob beide Krankheiten eine ähnliche Ursache haben, ist unbekannt.

Diagnose und Differentialdiagnose

Die Kinder stellen sich meist hinkend etwa 2–3 Tage nach Schmerzbeginn vor. Es besteht oft ein Leistendruckschmerz durch den Gelenkerguß und eine Bewegungseinschränkung des Gelenks. In der Vorgeschichte kann ein fieberhafter Infekt, oft des Nasen-Rachen-Raums, auffallen.

Laborchemisch fällt eine leicht erhöhte Blutsenkungsgeschwindigkeit auf. Im Sonogramm läßt sich der Gelenkerguß nachweisen. Das Röntgenbild trägt nicht zur Diagnosesicherung bei.

Die Differentialdiagnose ist umfangreich. Die Coxitis fugax stellt eine Ausschlußdiagnose dar, die erst als gesichert gelten kann, wenn die Symptome innerhalb weniger Tagen verschwinden und kein Rezidiv auftritt. Abzugrenzen sind: juvenile chronische Arthritis, septische Arthritis, Perthes-Krankheit.

Therapie

Die Behandlung richtet sich nach dem individuellen Beschwerdebild. In ausgeprägteren Fällen empfehlen sich Bettruhe und nichtsteroidale Antiphlogistika. Eine ultraschallgesteuerte Punktion innerhalb der ersten 24 h reduziert den schmerzauslösenden Erguß.

75.4 Ganglione (M 67.4)

W. Rüther, O. Niggemeyer

Definition und Terminologie

Das Ganglion ist eine prallelastische, tumoröse Neubildung des Bindegewebes, die in der Umgebung von Gelenken, Sehnenscheiden und in Sehnen und Menisken vorkommt.

Synonyme: Überbein, „menisceal cyst“.

Epidemiologie und Klassifikation

Ganglione sind die häufigste tumorartige Neubildung des Bindegewebes. Sie treten bevorzugt an der Streckseite des Handgelenks auf. Sie entstehen spontan und zeigen keine überproportional häufige Assoziation zu anderen Erkrankungen. Eine familiäre Häufung wird beschrieben. Ganglione treten in allen Altersklassen auf, auch bei Kindern. Eine Häufung zeigt sich im 3. Lebensjahrzehnt.

Man unterscheidet die intratendinös gelegenen von den weitaus häufigeren Ganglien, die von den Sehnenscheiden bzw. Retinacula ausgehen. Eine seltenere Lokalisation sind die Meniskusganglien.

Ätiologie und Pathogenese

Die Ätiologie der Ganglione ist unbekannt. Hinsichtlich der Pathogenese variieren die Auffassungen zwischen einer myxomatösen Neubildung und einer degenerativen Genese. Heute werden die Ganglione zu den Kollagenreifungsstörungen im Rahmen der Krankheiten der Kollagendefekte gerechnet. Durch eine Erhöhung atypischer Proteoglykane im Bindegewebe kommt es zu einer mukoiden Degeneration (= schleimigen Veränderung) des betroffenen Bindegewebes. Es bilden sich so prallelastische, zystenartige, teilweise gekammerte Ganglione, die mit einer klaren gallertigen, zähen Flüssigkeit angefüllt sind.

Bei der Entstehung eines Ganglions sammeln sich Proteoglykane im Kollagen an und unterbrechen die Kontinuität des Kollagenfaserverlaufs, so daß es hier zu einer verminderten Reißfestigkeit des Gewebes kommt. Hieraus resultieren die typischen, teilweise gekammerten Aussackungen des kollagenen Muttergewebes mit den klinisch dann tastbaren Knotenbildungen.

Klinik

■ **Lokalisation.** Die häufigste Lokalisation der Ganglione ist die Streckseite des Handgelenks distal des Tuberculum listeri, radial vom Verlauf der langen Daumenstrecksehne im Bereich der dorsalen Bandverbindung zwischen Mondbein und Kahnbein. Weitere Lokalisationen sind das Handgelenk palmar-radial mit enger Nachbarschaftsbeziehung zur A. radialis und die Ulnarseite des Handgelenks mit möglicher Kompression des N. ulnaris. Auch eine Lokalisation im Bereich des Karpaltunnels mit teilweise gestieltem Verlauf bis in die Hohlhand ist möglich. Im Bereich der Fußgelenke treten Ganglione an unterschiedlichen Lokalisationen auf.

■ **Symptome.** Das sicht- und tastbare Überbein haftet zumeist fest auf der Unterlage, während sich die darüberliegende Haut gut verschieben läßt. Es besteht ein Druckschmerz und Bewegungsschmerz des Gelenks. Die Größe des Ganglions kann schwanken, was sich durch eine „funktionelle Stenose" aufgrund der Viskosität oder durch einen Ventilmechanismus der enthaltenen Flüssigkeit erklärt. Von der Größe des Überbeins und der Nachbarschaftsbeziehung hängen auch die Beschwerden des Patienten ab, die von kosmetischen Problemen bis hin zu manifesten Nervenkompressionssyndromen reichen können.

■ **Anularligamentganglion.** Eine Sonderform stellt das Anularligamentganglion dar, das sich als harter Tumor im distalen Hohlhand- bzw. proximalen Grundgliedbereich des Fingers tasten läßt. Es stört durch Schmerzen beim kräftigen Zugreifen und wandert – im Gegensatz zu den in der Sehne gelegenen Knoten beim schnellenden Finger – nicht bei der Beugung und Streckung der Finger mit.

■ **Meniskusganglion.** Diese Ganglien des Kniegelenks gehen meist vom lateralen Meniskus aus. In Streckung des Gelenks kann man eine bis pflaumengroße prallelastische und wenig druckdolente Schwellung über dem Gelenkspalt tasten. Mit zunehmender Kniebeugung scheint das Ganglion im Gelenkspalt zu verschwinden. Der Meniskuskörper ist in unterschiedlichem Ausmaß in den zystischen Prozeß involviert. Meist besteht ein Querriß im Meniskus, der die klinische Symptomatik dominiert (s. Abb. 75.3).

Verlauf und Prognose

Ganglione treten spontan auf. Es kann zu einem Größenwachstum bis hin zum Platzen des Ganglions kommen, wodurch dann zumeist die Beschwerden spontan nachlassen. Bei solchen Verläufen ist aufgrund des verbliebenen Restgewebes des Überbeins die Rezidivgefahr groß. Auch nach einer operativen oder Injektionstherapie ist die Rezidivrate hoch und wird mit bis zu 30% in Abhängigkeit vom Verfahren angegeben. Entartungen sind nicht beschrieben.

Labor und bildgebende Verfahren

Die Laborparameter sind nicht verändert. Je nach Lokalisation sind Röntgenaufnahmen zum Ausschluß anderer Krankheiten nötig. Zum Beispiel ist beim Handrückenganglion eine seitliche Röntgenaufnahme zu fordern, um eine Exostose der Basis des 2. und 3. Mittelhandknochens (Carpe bossu) auszuschließen. Zur Differenzierung und Lagebestimmung des Tumors

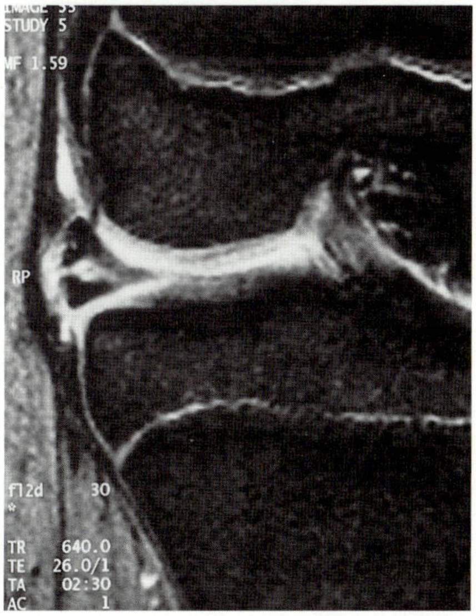

Abb. 75.3. Kernspintomographie eines Meniskusganglions bei einem 13jährigen Jungen

kann die Kernspintomographie der betroffenen Region beitragen, z.B. beim Meniskusganglion. Für orientierende Fragestellungen kann auch die Ultraschalluntersuchung herangezogen werden.

Nur noch seltene Anwendung findet die Arthrographie, bei der sich das Handgelenk vom Ganglion her nicht füllt, wohl aber häufiger das Ganglion vom Gelenk her.

Diagnose und Differentialdiagnose

Die Diagnose kann in der Regel nach Anamnese und klinischem Befund gestellt werden. Die bildgebenden Verfahren stehen ergänzend zur Verfügung.

Differentialdiagnostisch kommen derbe Tumoren, wie Epithelzysten, Fibrome und Exostosen, in Frage. Auch Gelenkdegenerationen oder posttraumatische Sekundärveränderungen der Gelenke können zu Verwechslungen führen, ebenso wie Sesambeine oder Veränderungen der Synovialis im Rahmen einer chronischen Polyarthritis.

Therapie

Eine Therapie der Ganglione kommt bei Störung des Bewegungsablaufs oder bei Beschwerden in Betracht. Die früher häufiger gewählte Therapie des Zerstichelns oder Zerdrückens sollte wegen der hohen Rezidivrate nicht erfolgen.

Geeignet zur Therapie ist die intraganglionäre Instillation von Kortikoiden, deren Erfolgsrate mit bis zu 80% aller behandelten Fälle angegeben wird.

Die operative Versorgung sieht die sorgfältige Präparation und basisnahe Resektion des Ganglions, ggf. unter Fensterung der Gelenkkapsel, vor und sollte ausgedehnt erfolgen, um Rezidive zu vermeiden.

Meniskusganglien werden ebenfalls sorgsam reseziert, Meniskusrisse lokal geglättet.

Literatur

Albertini A von (1929) Spezielle Pathologie der Sehnen, Sehnenscheiden und Schleimbeutel. In: Lubarsch O, Henke F (Hrsg) Handbuch der Speziellen Pathologischen Anatomie, Bd IX/1. Springer, Berlin, S 508–609

Brown EA, Gower PE (1982) Joint problems in patients on maintenance hemodialysis. Clin Nephrol 18:24–250

Ciccotti MG, Shields CL, ElAttrache NS (1994) Meniscectomy. In: FH Fu, CD Harner, KG Vince (eds) Knee surgery. William & Wilkins, Baltimore

Connor JM (1983) Soft tissue ossification. Springer, Berlin Heidelberg New York

Dash S, Bheemreddy SR, Tiku ML (1998) Posterior tibial neuropathy from ruptured Baker's cyst. Semin Arthritis Rheum 27:272–276

Ertel AN, Millender LH (1987) Flexor tendon involvement in rheumatoid arthritis. In: Hunter JM, Schneider LH, Mackin EJ (eds): Tendon surgery in the hand. Mosby, St Louis, pp 370–384

Ertel AN (1989) Flexor tendon ruptures in rheumatoid arthritis. Hand Clin 5:177–190

Flatt AE (1995) Care of the arthritic hand, 5th edn. Quality Medical Publishing, St. Louis

Ferlic DC (1996) Rheumatoid flexor tenosynovitis and rupture. Hand Clin 12:561–572

Geldmacher J, Flügel M (1981) Infektionen. In: Nigst H, Buck-Gramcko D, Millesi H (Hrsg) Handchirurgie.Thieme, Stuttgart

Gordon G, Edell S, Brogadir S et al. (1979) Baker's cysts and true thrombophlebitis. Arch Intern Med 139:40–42

Hanly JG, Urowith MB (1986) Tendon rupture in systemic lupus erythematosus. Ann Rheum Dis 45:349

Hefti F (1998) Kinderorthopädie in der Praxis. Springer, Berlin Heidelberg New York Tokio

Holz U, Ascherl I (1981) Die Achillessehnenruptur. Eine klinische Analyse von 560 Verletzungen. Chir Prax 28:511–526

Holzrichter D, Hrynyschyn K, Thoma G (1982) Sehnen, Sehnenscheiden, Schleimbeutel und Faszien. In: Baumgartl F, Kremer K, Schreiber HW (Hrsg) Spezielle Chirurgie für die Praxis, Bd III, Teil 3: Haltungs- und Bewegungsapparat-Erkrankungen. Thieme, Stuttgart, S 293–338

Hove LM (1994) Delayed rupture of the thumb extensor tendon. A 5-year study of 18 consecutive cases. Acta Orhtop Scand 65:199–203

Hunter JM, Schneider LH, Mackin EJ (eds) Tendon surgery in the hand. Mosby, St Louis, pp 370–384

Kahn MA, Ganuza C (1977) Ruptured popliteal cyst and thrombophlebitis. Arthritis Rheum 20:1560–1561

Lauzon C, Carette S, Mathon G (1987) Multiple tendon rupture at unusual sites in rheumatoid arthritis. J Rheumatol 14:369–371

Mannerfelt LG (1988) Tendon transfers in surgery of the rheumatoid hand. Hand Clin 4:309–316

Mohr W (1984) Pathologie des Bandapparates. Springer, Berlin Heidelberg New York Tokio

Niethard FU (1997) Kinderorthopädie. Thieme, Stuttgart

Nigst H (1981) Erkrankungen der Sehnen und Sehnenscheiden. In: Nigst H, Buck-Gramcko D, Millesi H (Hrsg) Handchirurgie. Thieme, Stuttgart

Nigst N (1981) Tumoren. In: Nigst H, Buck-Gramcko D, Millesi H (Hrsg) Handchirurgie. Thieme, Stuttgart

Petros DP, Hanley JF, Gilbreath P, Toon RD (1990) Posterior compartment syndrome following ruptured Baker's cyst. Ann Reum Dis 49:944–945

Ryu J, Saito S, Honda T, Yamamoto K (1998) Risk facros and prophylactic tenosynovectomy for extensor tendon ruptures in the rheumatoid hand. J Hand Surg 23-B:658–661

Sariano ER, Catoggio LJ (1990) Baker's csts, pseudothrombophlebitis, pseudo-pseudothrombophlebitis: where do we stand? Clin Exp Rheum 8:107–112

Schulitz KP Dustmann HO (1991) Morbus Perthes. Springer, Berlin Heidelberg New York Tokio

Stampendahl D, Maier M, Refior H-J (1998) Extrakorporale niederenergetische Stoßwellentheraphie der Tendinitis calcarea und der Epicondylitis humeri radialis/ulnaris. Z Orthop 136:A96

Stellbrink G (1981) Krankheiten der Gelenke. In: Nigst H, Buck-Gramcko D, Millesi H (Hrsg) Handchirurgie. Thieme, Stuttgart

Thermann H (1998) Rupture of the Achilles tendon – conservative functional treatment. Z Orthop 136:20–22

Uhthoff HK, Sarkar K (1990) Calcifying tendinitis. In: Rockwood CA, Matsen FA (eds) The shoulder. Saunders, Philadelphia

Wilson RL, DeVito MC (1996) Extensor tendon problems in rheumatoid arthritis. Hand Clin 12:551–559

Wolfe RD, Colloff B (1972) Popliteal cysts: an arthrographic study and review of the literature. J Bone Joint Surg 54-A:1057–1063

Woodward AH, Sliwinski A (1975) Tendon ruptures. Arthritis Rheum 18:281

Kapitel 76

Sonstige Erkrankungen des Weichteilgewebes (M 70–M 79)

W. Rüther, N. Hansen-Algenstaedt, J. M. Strauss, O. Niggemeyer, G. Neeck, W. Eich, A. Ben Taher, G. L. Bach

Inhalt

76.1 Bursitiden

W. Rüther

Schleimbeutel sind Gewebespalten oder -räume, die von Synovialgewebe ausgekleidet sind. Man findet Schleimbeutel normalerweise in der Umgebung von Gelenken und in solchen Zonen, in denen Druck- oder Scherbelastungen bestehen. Schleimbeutel dienen dazu, Friktionen zu mildern und Gewebe vor übermäßigem Druck zu schützen. Sie haben unterschiedliche Größen und beinhalten nur wenig nachweisbare Flüssigkeit. Erst durch eine entzündliche Reaktion des Synovialgewebes kommt es zu einer vermehrten Flüssigkeitsansammlung und zu dem typischen klinischen Bild der Bursitis.

Ätiologie

Ursachen. Die Ursachen einer Bursitis sind vielfältig. Ein lokales Trauma oder repetitive kleinere Traumen und verstärkte Belastungen können zu einer Hyperplasie des Synovialgewebes mit verstärkter Flüssigkeitsansammlung führen und eine Bursitis verursachen (Abb. 76.1). Bei systemischen Synovialkrankheiten (z.B. der chronischen Polyarthritis) kann das Synovialgewebe eines Schleimbeutels ebenfalls von der chronischen Entzündung betroffen sein (rheumatische Bursitis). Dieses gilt auch für die Gicht, die Pseudogicht, die Chondromatose und den tenosynovialen Riesenzelltumor. Die histopathologischen Veränderungen entsprechen dann denjenigen, die man am artikulären Synovialgewebe findet.

Lokalisation. Die meisten Schleimbeutel sind periartikulär lokalisiert. In besonderen Fällen können sie mit einem Gelenk in Verbindung stehen; so kommuniziert die Bursa semimembranosogastrocnemica häufig mit dem Kniegelenk (Abb. 76.2). Schleimbeutel können auch sekundär mit einem Gelenkkavum kommunizieren, wie z.B. bei der Bursa subacrominalis, die durch eine Rotatorenmanschettenruptur Kontakt zum glenohumoralen Gelenk erhält. Schleimbeutel können sich auch bei krankhaften Veränderungen neu bilden, so

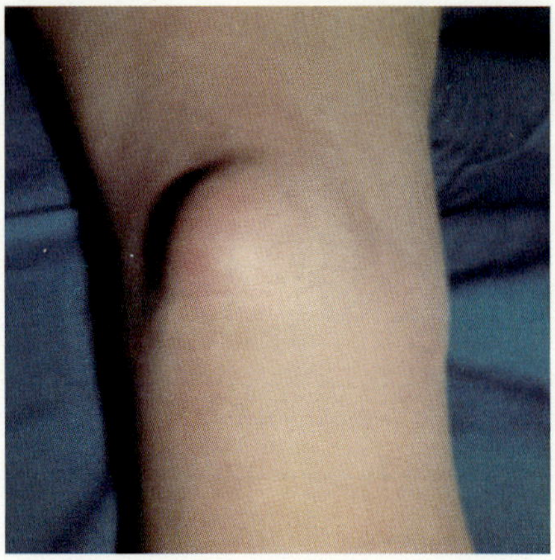

Abb. 76.1. Akute Bursitis praepatellaris traumatica mit praller, gut abgrenzbarer Schwellung und leichter Hautrötung

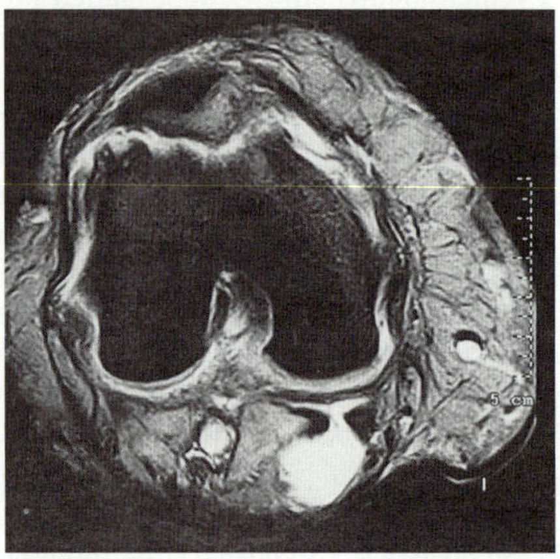

Abb. 76.2. Sogenannte Baker-Zyste im kernspintomographischen Bild bei aktivierter Gonarthrose. Die Bursa semimembranosogastrocnemica steht über einen zarten Verbindungsgang mit dem Kniegelenk in Verbindung. Eine Art Ventilmechanismus gestattet den Abfluß der Synovialflüssigkeit in die Bursa, verhindert aber den Rückfluß in das Gelenk

z.B. auf der Oberfläche eines Enchondroms, über dem prominenten Metatarsalköpfchen beim Hallux valgus, über der Haglund-Exostose (Abb. 76.3a–c) oder über prominenten Implantaten wie Platten und Schrauben.

■ **Systemische Synovialkrankheiten.** Bei systemischen Synovialkrankheiten, z.B. der chronischen Polyarthritis, können die synovialen Proliferationen zu Perforationen der fibrösen Gelenkkapsel führen und zu einer (teilweise monströsen) Vorwölbung synovialen Gewebes in die periartikulären Weichteile (Arthrozele). Der synoviale Sack steht dann immer mit dem Gelenk in Verbindung. Die Arthrozele ist vom Entstehungsmechanismus her von einer Bursitis zu trennen. Die therapeutischen Richtlinien orientieren sich an der Behandlung des zugehörigen Gelenks.

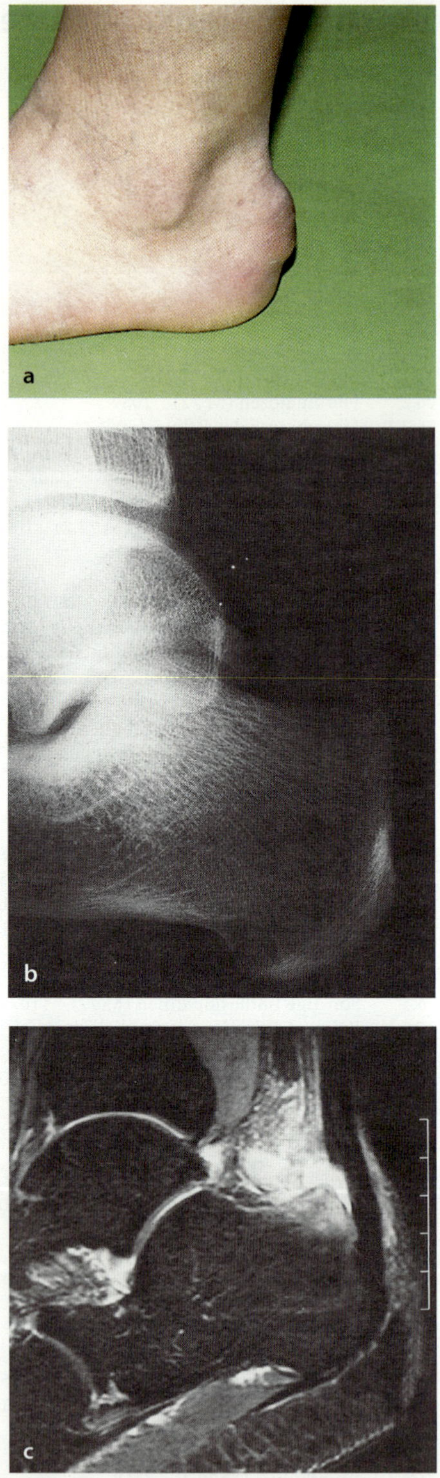

Abb. 76.3a–c. Haglund-Exostose mit Bursitis. **a** Klinisches Bild. **b** Typisches Röntgenbild mit dreieckförmiger Exostose am dorsokranialen Kalkaneus. **c** Das Kernspintomogramm zeigt die Bursitis zwischen der Exostose und der Achillessehne mit perifokalem Ödem

Klinik und Diagnose
Ihrer Häufigkeit wegen sind Bursitiden an folgenden Lokalisationen von praktischer Bedeutung:

- subakromial,
- präpatellar,
- dorsal des Trochanter major,
- in Höhe der Iliopsoassehne,
- am Olekranon,
- dorsal des Kalkaneus und
- im Bereich des Pes anserinus.

Meistens läßt sich die Diagnose einer Bursitis anhand der Anamnese und des klinischen Befunds sicher stellen. Bei subkutan liegenden Bursitiden findet man eine umschriebene, abgrenzbare, prallelastische Schwellung, oft begleitet von Überwärmung und Hautrötung. Bei tiefliegenden Bursitiden gelingt eine Schmerzprovokation dadurch, daß der Schleimbeutel komprimiert wird, z.B. durch starke Hüftbeugung oder auch Hüftüberstreckung im Falle einer Bursitis an der Iliopsoassehne. Oft entsteht ein Schmerz bei Bewegung des angrenzenden Gelenks. Bei diagnostischer Unsicherheit kann die Skelettszintigraphie, v.a. aber auch die Kernspintomographie, eine gute Möglichkeit darstellen, die Bursitis bildhaft nachzuweisen.

Therapie
Die Therapie der Bursitis reicht von der konservativen Behandlung bis zur chirurgischen Exstirpation. Die Therapie orientiert sich an der Ätiologie und der Aktivität der Entzündung.

■ **Posttraumatische Bursitis.** Die Behandlung der posttraumatischen Bursitis ist in der Regel symptomatisch und besteht in lokaler Kühlung, Belastungseinschränkung und Bewegungseinschränkung des angrenzenden Gelenks und Medikation mit nichtsteroidalen Antiphlogistika. In ausgeprägten Fällen kann eine Aspiration des Schleimbeutelinhalts indiziert sein.

■ **Septische Bursitis.** Die septische Bursitis verlangt neben der systemischen Antibiose in aller Regel die chirurgische Drainage oder Exzision.

■ **Bursitiden bei rheumatischen Krankheiten.** Bei rheumatischen Krankheiten können lokale Steroidinjektionen wertvoll sein; in diesem Falle sollte man sich Klarheit darüber verschaffen, ob der periartikuläre Schleimbeutel mit dem Gelenk in Verbindung steht (Arthrographie). Die Therapie einer Arthrozele orientiert sich an der Behandlung des zugehörigen Gelenks.

Differentialdiagnose
Die Differentialdiagnose zwischen einer septischen und aseptischen Bursitis ist nicht immer leicht. Vor allem am Olekranon, vor der Kniescheibe und in Höhe des Großzehengrundgelenks beobachtet man sekundäre Infektionen bei einer zunächst aseptischen Bursitis. Eine ausgeprägte Schwellung, Ruheschmerz und starke Rötung sprechen für eine Infektion. Das Aspirat zeigt eine hohe Zahl von Granulozyten; mikrobiologisch gelingt der Bakteriennachweis.

Periartikuläre Bursitiden sind gegenüber Tendopathien abzugrenzen, v.a. im Bereich des Schultergelenks, des Kniegelenks und des Rückfußes. Periartikuläre Tenosynovitiden können wegen der lokalen Schwellung Anlaß zur Verwechslungen mit einer Bursitis geben. Bei systemischen Synovialkrankheiten können Arthozelen auftreten, die klinisch wie Bursitiden imponieren. Rheumaknoten können einer chronischen Bursitis ähneln.

76.2 Fibromatosen (M 72)

W. Rüther, N. Hansen-Algenstaedt

76.2.1 Fibromatose der Palmarfaszie (Dupuytren-Kontraktur) (M 72.0)

Die Dupuytren-Kontraktur ist eine relativ häufige Krankheit, die sich als noduläre fibrosierende Veränderung in der Palmarfaszie darstellt. Sie verursacht Kontrakturen, so daß einzelne Finger die volle Streckung nicht mehr erreichen.

Ätiologie und Pathogenese
Die Ursache der Dupuytren-Kontraktur ist nicht bekannt. Allerdings konnte der Nachweis von CD3-positiven Lymphozyten und die Expression von MHC-Klasse-II-Proteinen erbracht werden, so daß der Verdacht einer T-Zell-induzierten autoimmunologischen Erkrankung besteht. Diese Erkrankung findet sich v.a. bei über 50jährigen Männern mit einer hohen genetischen Disposition.

Die Dupuytren-Kontraktur ist durch eine Proliferation von Fibroblasten und Kollagenablagerungen gekennzeichnet, die in der Palmarfaszie zur Knötchenbildung führen. Das charakteristische Hautbild wird durch eine Verdickung der Dermis hervorgerufen. Es wurde bislang kein Zusammenhang zu Verletzungen oder repetitivenTraumata gesehen.

Klinik
Am häufigsten ist die ulnare Seite beider Hände gleichzeitig befallen, D4 und D5 sind meistens zuerst betroffen. Es kommt zu knotigen Veränderungen in der Palmarfaszie mit Verdickung und Verhärtung der oberflächlichen Hautschicht. Die Veränderungen sind in

aller Regel schmerzlos und manchmal vergesellschaftet mit ähnlichen Veränderungen der Plantarfaszie.

Diagnose und Differentialdiagnose

Normalerweise kann die Diagnose bei der klinischen Untersuchung bereits gestellt werden. Man sollte eine Dupuytren-Kontraktur von einer Narbenbildung nach Trauma, Volkmann-Kontraktur und Gelenkerkrankungen abgrenzen.

Therapie

Die Behandlung hängt von der Schwere und dem Grad der Bewegungseinschränkung ab.

▪ **Konservative Therapie.** Patienten mit geringer Beeinträchtigung sollten angeleitet werden, regelmäßig gymnastische Übungen durchzuführen. Bei handwerklichen Tätigkeiten sollten diese Patienten Handschuhe tragen. Injektionen mit Triamcinolonacetonid und Lidocain sind zu Beginn der Erkrankung erfolgversprechend.

▪ **Operative Therapie.** Chirurgische Interventionen wie die partielle oder vollständige Fasziektomie stellen die Therapie der Wahl bei schwereren funktionellen Beeinträchtigungen dar. Die Rezidivrate ist jedoch besonders bei jüngeren Patienten relativ hoch. Daher sollte bei diesen eine operative Therapie nur bei strenger Indikationsstellung erfolgen. Die Rezidivhäufigkeit scheint v.a. von der Regenerationsfreudigkeit des Gewebes abhängig zu sein.

76.2.2
Fingerknöchelpolster („knuckle pads") (M 72.1)

Ätiologie

Bei den Fingerköchelpolstern liegt eine derbe Verdickung der Haut über den Mittelgelenkstreckseiten der Finger, die mehr oder minder ausgeprägt alle befallen sind, vor. Die Knöchelpolster sind nicht fest mit der Dorsalaponeurose verhaftet. Die Veränderungen treten gehäuft im mittleren Alter auf, und selbst im Endstadium liegen normalerweise keine ausgeprägten funktionellen Beeinträchtigungen vor.

Klinik und Diagnose

Die Veränderungen sind fast immer schmerzlos, bei beginnenden Fingerbewegungen jedoch, z.B. am frühen Morgen, wird häufig ein Rigiditätsgefühl beschrieben. Bei fortschreitender Verdickung der Haut kann es zur Beugebehinderung in den proximalen Interphalangealgelenken kommen. Bei Streckung der Finger ist die normale querverlaufende Hautfältelung fast komplett aufgehoben.

Differentialdiagnose

Differentialdiagnostisch kommen eine Mittelgelenkbeteiligung bei chronischer Polyarthritis, Bouchard-Arthrose und eine Dupuytren-Kontraktur in Frage.

Therapie

Es ist keine Therapie bekannt, die eine Entwicklung aufhalten oder eine Besserung bringen könnte. Die plastische Deckung der Defekte nach Exzision ist aufgrund ihrer Aufwendigkeit nur in Ausnahmefällen gerechtfertigt.

76.2.3
Fibromatose der Plantarfaszie (Ledderhose-Kontraktur) (M 72.2)

Ätiologie und Klinik

Die Fibromatose der Plantarfaszie ist eine seltene Ursache für Schmerzen in der Fußsohle bei Erwachsenen. Das Hauptsymptom der Plantarfasziitis ist der Schmerz in der Plantarregion mit einer deutlichen Zunahme der Schmerzen beim Gehen.

Diagnose und Differentialdiagnose

Typisch ist der lokale Druckschmerz, am besten in der Dorsalextension zu untersuchen, sowie ein Fersenschmerz. Differentialdiagnostisch kommen Nervenverletzungen, Knochen oder Sehnenverletzungen in Betracht. Spondyloarthropathien und die Sarkoidose sind weitere Differentialdiagnosen. Zusätzlich besteht oft noch ein Weichteilschmerz.

Laboruntersuchungen sind in aller Regel bei der Diagnosestellung nicht hilfreich. Die Entzündungszeichen sind normalerweise nicht erhöht.

Radiologisch sollten eine laterale und axiale Aufnahme, v.a. zum Ausschluß anderer Erkrankungen, durchgeführt werden.

Therapie

Zur Schmerzreduktionn können nichtsteroidale Antiphlogistika eingesetzt werden, hilfreich sind auch lokale Maßnahmen wie Hochlagerung und Kühlung. Zusätzliche Entlastung kann durch verbessertes Schuhwerk, Einlagen und entsprechendes Training und ggf. auch eine Ultraschallbehandlung erreicht werden. Größere mechanische Belastungen sollten vermieden werden. Bei andauernden Symptomen ist eine lokale Injektion aus einer Kombination von Steroiden und Lokalanästhetikum zu erwägen. Weniger als 2% aller Patienten mit M. Ledderhose werden operativ versorgt. Eine Indikation besteht bei Patienten mit anhaltenden Beschwerden trotz konservativer Maßnahmen.

76.2.4
Fasziitis (M 72.5)

Infektiöse Fasziitis

Ätiologie. Entzündliche Erkrankungen der Faszien, insbesondere der oberflächlichen Faszien, sind seltene Erkrankungen. Ein Zusammenhang mit einem chirurgischen Eingriff oder mit einem Trauma ist zumeist offenkundig. So dringen Erreger bis zu den oberflächlichen Faszien vor und breiten sich entlang der bindegewebigen Grenzschicht aus. Häufig liegt ein Immundefekt im Rahmen einer Grunderkrankung (z.B. Diabetes mellitus) oder immunsuppressiver Therapie (z.B. Steroide) vor.

Nekrotisierende Fasziitis

Ätiologie. Eine besonders schwere Verlaufsform der infektiösen Fasziitis ist die nekrotisierende Fasziitis. Typische Erreger sind β-hämolysierende Streptokokken, aber auch grampositive und gramnegative Erreger und Anaerobier. Die nekrotisierende Fasziitis tritt überwiegend im Abdominalbereich auf, v.a. nach gynäkologischen Eingriffen oder Infektionen des äußeren Genitale. Die Mortalität ist hoch, die Angaben der Literatur liegen zwischen 19 und 60%.

Klinik. Innerhalb von 24–48 h nach Eindringen der Bakterien zeigen sich Rötung, Schmerz und Ödem über den betroffenen Körperabschnitten, vorwiegend dem Abdomen, seltener einer Extremität. Durch die Infektion, das lokale Ödem und die verminderte Immunabwehr kommt es zur lividen Verfärbung, Induration, Blasenbildung mit bläulicher Verfärbung, die innerhalb weniger Tage nekrotisch wird. Dabei sind neben der Faszie auch die benachbarten Weichteilstrukturen betroffen.

Therapie. Rechtzeitiges chirurgisches Débridement mit ausreichender Exzision der Haut, der Weichteile und der betroffenen Faszienanteile und gezielte hochdosierte Antibiose verbessern die Prognose. Eine hyperbare Sauerstofftherapie hat keinen wesentlichen Einfluß auf die Prognose, mit Ausnahme der anaeroben Infektionen.

Eosinophile Fasziitis

Die eosinophile Fasziitis ist durch entzündliche Veränderungen im Bereich der Muskelfaszie mit nachfolgender Entzündung der angrenzenden Gewebe gekennzeichnet:

- Muskel,
- Subkutis,
- Haut.

Klinik und Diagnose. Klassischerweise finden sich laborchemisch eine Eosinophilie, Hypergammaglobulinämie und erhöhte BSG. Es kommt zu sklerodermieartig veränderter Haut v.a. der Extremitäten, z.T. bis hin zu Flexionskontrakturen, unter Aussparungen der Finger ohne Raynaud-Phänomen. Typisch ist eine rasche Schwellung einer oder mehrerer Extremitäten mit Einschränkungen der Muskelaktivitäten durch Verdickung der subkutanen Faszien. Zur Diagnosesicherung sollte eine Biopsie entnommen werden. Histologisch zeigt sich eine Verdickung der Faszien mit Hypertrophie des Kollagenanteils mit Plasmazell- und Lymphozyteninfiltration.

Therapie und Prognose. Die eosinophile Fasziitis spricht gut auf eine Steroidtherapie an. Die Prognose ist unter dieser Therapie im allgemeinen gut.

76.3
Schulterläsionen (M 75)

J. M. Strauss, W. Rüther

76.3.1
Adhäsive Kapsulitis (M 75.0)

Definition und Terminologie

Synonyme: Periarthritis humeroscapularis adhaesiva, „frozen shoulder“, Schultersteife.

Bei der adhäsiven Kapsulitis handelt es sich um eine primäre idiopathische Schultersteife mit Einschränkung der Beweglichkeit des Glenohumeralgelenks in allen 3 Raumebenen. Davon zu unterscheiden ist die sekundäre Schultersteife bei längerer Schonhaltung des Gelenks nach Trauma, Infektion, Degeneration oder Operation.

Epidemiologie und Klassifikation

Die adhäsive Kapsulitis trifft bevorzugt Frauen zwischen dem 40. und 60. Lebensjahr. Bei einem Drittel der Fälle gibt es einen bilateralen Verlauf. Begleitend finden sich gehäuft Dupuytren-Kontrakturen, Diabetes mellitus, Schilddrüsenerkrankungen und hormonelle Veränderungen (Klimakterium).

Ätiologie, Pathogenese und Histopathologie

Die Ätiologie ist unklar, diskutiert wird eine Dysfunktion der Fibroblasten. Die Erkrankung ist auf das Schultergelenk beschränkt. Histologisch zeigt sich in der Anfangsphase eine milde nichtspezifische Synovitis mit Hypervaskularität und ein Ödem der Bursa subacromialis. Später überwiegt die Fibroblastenproliferation. Sie führt nicht nur zu einer Verdickung der Gelenkkapsel, sondern auch zu einer starken Restriktion des Gelenklumens und so zur Bewegungseinschränkung.

Klinik
Der klinische Verlauf der Erkrankung verläuft immer in 3 Phasen:

- In der initialen *„freezing phase"* kommt es zu einer raschen Schmerzzunahme und einer beginnenden Einsteifung.
- In der *„frozen phase"* gehen die Schmerzen langsam zurück und die Einsteifung erreicht ihren Höhepunkt.
- In der abschließenden *„melting phase"* gehen die Schmerzen vollständig zurück und das Ausmaß der Beweglichkeit entspricht wieder dem vor Krankheitsbeginn.

Der Krankheitsprozeß zieht sich über 12–24 Monate hin, die Phasen sind in etwa gleich lang.

Labor und bildgebende Verfahren
Labor und Standardröntgenaufnahmen zeigen bis auf eine Inaktivitätsosteopenie gegen Ende der Erkrankung keine Auffälligkeiten. Beweisend ist die Arthrographie mit dem nur schmalen Kontrastmittelsaum um den Humeruskopf und fehlendem Recessus axillaris. Es kommt dabei nicht zu einem Austritt von Kontrastmittel in die Bursa subacromialis.

Verlauf und Prognose
Regelhaft kommt es nach spätestens 24 Monaten zur Ausheilung der Erkrankung nahezu unabhängig von der zwischenzeitlich durchgeführten Therapie. Vereinzelt sind jedoch auch persistierende Verläufe wie bei der sekundären Schultersteife beschrieben.

Diagnose und Differentialdiagnose
Die wesentliche Differentialdiagnose ist die sekundäre Schultersteife, die keine spontane Besserungstendenz zeigt und daher zügig behandelt werden sollte. Neben Rotatorenmanschettendefekten sind hier insbesondere veraltete und verhakte Luxationen zu nennen, Omarthrosen und Omarthritiden.

Therapie und Rehabilitation
Die Therapie ist rein symptomatisch analgetisch und antiphlogistisch in Kombination mit sanft mobilisierender Krankengymnastik zur Erhaltung der aktuellen Beweglichkeit und Muskelkraft. Der Krankheitsverlauf kann durch kein Verfahren nachweislich abgekürzt werden. Neben dem lange Zeit üblichen Brisement der Schulter sind hier die diagnostische Arthroskopie mit Distension der Kapsel oder gar Kapsulotomie, die therapeutische Arthrographie mit zusätzlicher Instillation von Lokalanästhetika und Kortikoiden unter hohem Druck und andere mehr oder minder invasive Verfahren zu nennen. In Einzelfällen verhilft die vorübergehende Besserung dem Patienten, den Krankheitszeitraum besser zu überbrücken.

76.3.2
Läsionen der Rotatorenmanschette (M 75.1)

Eng verknüpft mit dem Impingementsyndrom sind die Läsionen der Rotatorenmanschette. Die Abgrenzung vom Impingement III ist nötig, da auch andere Erkrankungen (primäre Degeneration der Sehne, Alterung, primäre und sekundäre Synovialkrankheiten) zu Rupturen der Rotatorenmanschette führen können.

Definition und Terminologie
Synonyme: Rotatorenmanschettensyndrom, Rotatorenmanschettenruptur, Cuff-Ruptur, Impingement III, Supraspinatussyndrom, Periarthritis humeroscapularis.

Epidemiologie und Klassifikation
Die Häufigkeit des Auftretens von partiellen oder kompletten Rupturen der Rotatorenmanschette steigt mit dem Lebensalter. Bei alten Menschen fand Jerosch (1991) im Sektionsgut vor dem 70. Lebensjahr partielle und komplette Rupturen in insgesamt 30%, zwischen dem 70. und 80. Lebensjahr in knapp 60% und bei >80jährigen in 70% der Fälle. Bei großen Defekten ist in über 50% der Fälle mit einer Beteiligung der kontralateralen Schulter zu rechnen. In der Altersgruppe <40 Jahre sind komplette Rupturen mit 5% jedoch relativ selten (Neer 1987) und betreffen zumeist isoliert die Subskapularissehne (Walch 1993). Bei Schulterluxationen von über 40jährigen Patienten finden sich in bis zu 70% der Fälle Läsionen der Rotatorenmanschette.

Längst nicht jede Sehnenruptur wird also klinisch manifest und therapiebedürftig. !

Ätiologie, Pathogenese und Histopathologie
Die Ätiologie der Rotatorenmanschettenruptur ist bis heute nicht eindeutig geklärt. In der Vergangenheit wurden insbesondere extrinsische Faktoren wie das Impingement als wesentliche Ursache angesehen.

■ **Intrinsische Schädigung.** In der letzten Zeit sind jedoch auch zunehmend Hinweise auf eine intrinsische Schädigung der Sehne eingegangen, d.h. Hinweise auf eine primär nicht mechanische Ursache der Ruptur wie Alterung des Sehnengewebes (Ogata 1990), regionale Minderperfusion der Sehne oder lokale Stoffwechselstörungen wie bei der Tendinosis calcarea. Löhr u. Uhthoff (1990) konnten nachweisen, daß in der hypovaskulären Zone im Ansatzbereich der Supraspinatussehne am Tuberculum majus der bursaseitige Teil der Sehne gut, der intraartikuläre Teil der Sehne schlechter durchblutet ist. In diesen Zusammenhang paßt, daß Partialrupturen weitaus häufiger gelenkseitig auftreten. Bei einer primär mechanischen Genese durch ein Impingement am Akromion würde man eher an eine Häufung im bursaseitigen Teil der Sehne denken.

Darüber hinaus fanden Ogata u. Uhthoff (1990) eine starke Korrelation zwischen Alter und degenerativen Veränderungen der Sehne, jedoch keinen Zusammenhang zwischen Alter und degenerativen Veränderungen am Akromion. Es liegt also nahe, insbesondere bei älteren Menschen von einer intrinsischen Schädigung der Sehne auszugehen.

Klinik

Die Symptomatik der Ruptur entspricht weitgehend den Beschwerden beim Impingement III. Für die Rotatorenmanschette wurde eine Reihe von mehr oder weniger spezifischen Streßtests vorgeschlagen:

- für die Supraspinatussehne der Test nach Jobe,
- für die Infraspinatussehne der Test nach Hawkins,
- für die Subskapularissehne der „Lift-off"-Test nach Gerber und
- für die lange Bizepssehne der „Palm-up"-Test und der Test nach Yergason.

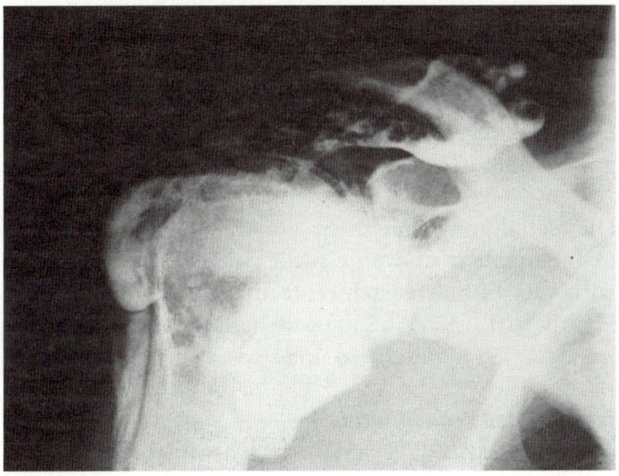

Abb. 76.4. Doppelkontrastarthrographie bei einem Patienten mit Massenruptur der Rotatorenmanschette. Man erkennt deutlich den Austritt des Kontrastmittels in den subakromialen Raum

Bei kompletter Ruptur berichten die Patienten neben nächtlichen Ruheschmerzen über einen „dropping arm" bzw. eine Pseudoparalyse des Arms z.B. beim Greifen nach Gegenständen, die oberhalb des Kopfes liegen, oder beim Eingießen von Getränken. Die passive Beweglichkeit ist bei nicht veralteten Rupturen in der Regel nicht oder nur wenig eingeschränkt.

Labor und bildgebende Verfahren

Die Wertigkeit der verschiedenen diagnostischen Verfahren ist in der Vergangenheit kontrovers diskutiert worden. Neben klinischen Tests und radiologischen Kriterien in a.p.-Übersichtsbildern der Schulter in verschiedenen Abduktionsstellungen, die nur indirekte Hinweise auf eine Ruptur geben können, läßt sich mit der Doppelkontrastarthrographie (Abb. 76.4), der Bursographie (Abb. 76.5) und Kernspintomographie (Abb. 76.6, 76.7) der Defekt darstellen und in der Größe abschätzen. Die größte Sensitivität und Spezifität insbesondere bei Partialrupturen hat die Kernspintomographie. Auch die Sonographie hat sich in der Hand des Geübten bewährt, ist aber sehr abhängig von der Erfahrung des Untersuchenden.

■ **Einteilung der Komplett- und Partialrupturen.** Aus den bildgebenden Verfahren lassen sich Partial- und Komplettrupturen wie folgt einteilen:

Partialrupturen werden nach Ellmann (1986) in Aseitige (= artikulärseitige) und Bseitige (= bursaseitige) Läsionen mit dem Schweregrad I–III je nach Rißtiefe eingeteilt. Dabei bedeutet:

- Grad I: Riß $<1/4$ der Sehnendicke
- Grad II: Riß $<1/2$ der Sehnendicke
- Grad III: Riß $>1/2$ der Sehnendicke

Abb. 76.5. Subakromiale Bursographie bei einer Patientin mit „Bseitiger" (bursaseitiger) Partialruptur der Supraspinatussehne

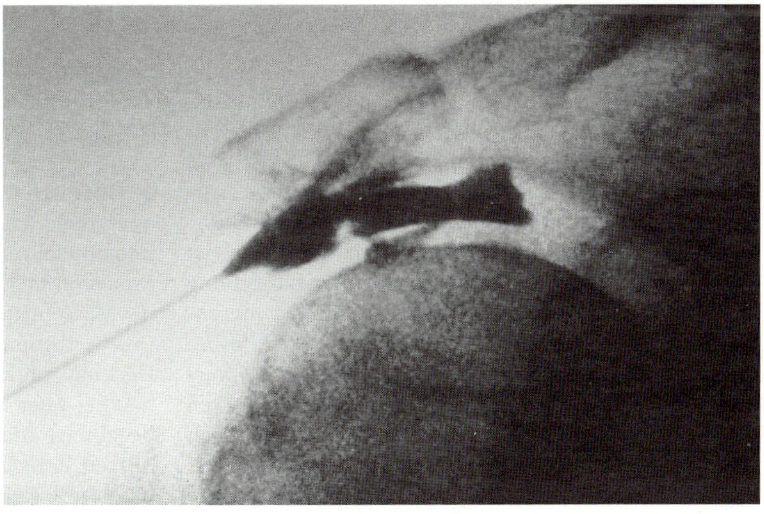

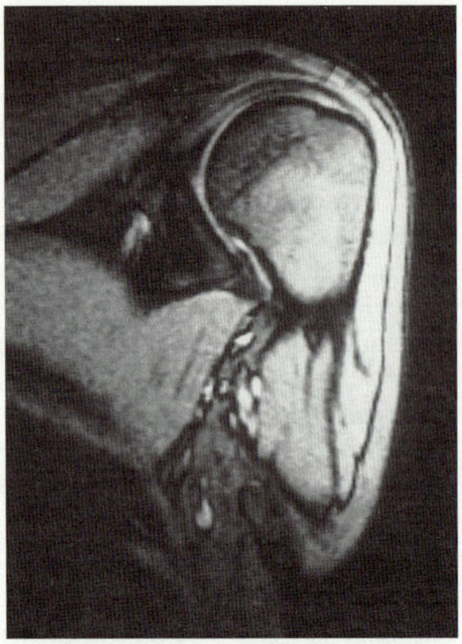

Abb. 76.6. „Aseitige" (gelenkseitige) Partialruptur der Supraspinatussehne im MRT (koronare Schicht)

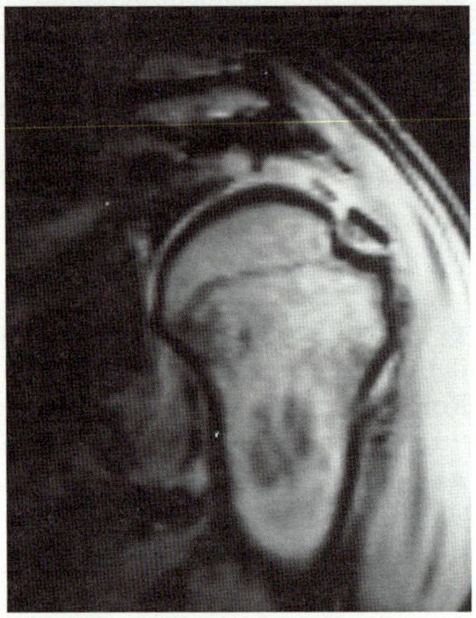

Abb. 76.7. Komplette Ruptur der Supraspinatussehne im MRT (koronare Schicht)

Eine Sonderstellung nehmen horizontal verlaufende Partialrupturen ein, da ihre Diagnose schwierig und ihre Prognose unklar ist.

Komplettrupturen werden nach ihrer Größe (klein, mittel, groß, massiv), nach größter Defektbreite und nach ihrer Form (Längs-, Quer-, Dreiecks-, Massenruptur) unterschieden.

Diagnose und Differentialdiagnose

Die Diagnose einer Rotatorenmanschettenruptur ist aufgrund der Symptome und mit Hilfe der Bildgebung in der Regel sicher zu stellen. Diagnose und Differentialdiagnose entsprechen dem Impingement III, insbesondere sind Erkrankungen der Halswirbelsäule (Wurzelkompression), Erkrankungen der peripheren Nerven (Plexusneuritis), Krankheiten des akromioklavikulären und des glenohumeralen Gelenks, aber auch pathologische Frakturen bei Malignomen auszuschließen.

Verlauf und Prognose

Spontanheilungen mit Restitutio ad integrum wie bei der Tendinosis calcarea sind bei Rupturen der Rotatorenmanschette nicht bekannt. Man muß daher von einem mehr oder weniger schnellen Progreß der Degeneration ausgehen, so daß es sinnvoll erscheinen mag, schon partielle Rupturen operativ zu versorgen, um so einer vollständigen Ruptur mit größeren Funktionseinschränkungen vorzubeugen. Dies kann aber angesichts der großen Zahl beschwerdefreier Patienten mit Rupturen der Sehne insbesondere im höheren Alter sicher nicht empfohlen werden.

Die Prognose nach operativer Naht der Manschette ist gut, Rezidive sind selten. In der Regel kommt es zur Schmerzbefreiung, es verbleiben oft kleinere Einschränkungen der Beweglichkeit und v.a. bei älteren Rupturen deutliche Defizite in der groben Kraft. Nach Habermeyer (1996) sind prognostisch ungünstig:

- ausgedehnte Ruptur,
- Kraftverlust bei Außenrotation und Abduktion,
- Muskelatrophien,
- Schultersteife,
- Rauchen und
- Rentenbegehren sowie
- mehr als 3 Kortisoninjektionen.

Die Beteiligung von mehr als einer Sehne, schlechte Sehnenqualität und eine nicht „wasserdichte" Refixierung der Sehne verschlechtern die Prognose weiter. Positiv wirkt sich ein kurzes Behandlungsintervall zwischen ersten Symptomen und operativer Therapie aus.

Therapie und Rehabilitation

Konservative Therapie. Ein Therapiekonzept folgt den prognostischen Faktoren, dem Lebensalter und dem Ausmaß der Beschwerden. Zunächst ist immer eine konservative Therapie angezeigt, es sei denn, es liegt ein akutes Trauma vor (Schulterluxation), oder der Patient ist jung (<50 Jahre) und hat einen hohen Funktionsanspruch. Die Ergebnisse der konservativen Behandlung sind jedoch mit einer „Heilungsrate" von 40% deutlich schlechter als bei operativer Therapie mit >70%.

Operative Therapie. Demnach ist die Indikation zur operativen Therapie bei akutem Trauma, Lebensalter unter 50 Jahren und nach frustraner konservativer Therapie von mehr als 3 Monaten zu stellen. Insbesondere bei Massenrupturen sollte wegen der Möglichkeit einer Cuff-Arthropathie von 4% (Neer 1983) eine operative Deckung angestrebt werden. Kontraindikationen bestehen bei Alter >75 Jahre, fehlender Motivation (Rentenbegehren) oder einer „frozen shoulder". Vor einer operativen Refixation der Rotatorenmanschette sollte die passive Beweglichkeit weitgehend frei sein.

■ **Operationsverfahren.** Die Wahl des Operationsverfahrens ist läsionsspezifisch:

- Bei Partialrupturen Typ II (Ellmann) ist das arthroskopische Débridement mit Akromioplastik indiziert, beim Typ III in Kombination mit offener Exzision des Defekts und transossärer Refixation der Sehne („mini open repair").
- Bei Komplettrupturen wird in der Regel eine primär offene transossäre Refixation der Supraspinatussehne am Tuberculum majus in Kombination mit einer Akromioplastik und bei größeren Defekten mit Resektion der lateralen Klavikula angestrebt. Sollte eine primäre Defektdeckung so nicht möglich sein, gibt es verschiedene Verfahren zur plastischen Überbrückung des Defekts. Im einzelnen sind dies Schwenkoperationen des M. deltoideus („delta flap" nach Augereau) und des M. infraspinatus und subscapularis („Neviaser flap", „Cofield procedure"). Als Ultima ratio bleibt das palliative Débridement der Sehnen, dies bietet jedoch die mit Abstand schlechtesten Ergebnisse.
- Bei Massenrupturen der Rotatorenmanschette erfahren die meisten Patienten jedoch durch die arthroskopische oder offene Ablösung der langen Bizepssehne proximal am Glenoid eine wesentliche Schmerzerleichterung.

76.3.3 Bizepssehnentendinitis und Intervalläsion als Sonderform der Rotatorenmanschettenruptur (M 75.2)

Epidemiologie und Pathogenese

Degenerative Rupturen der Supraspinatussehne sind oft begleitet von Rupturen der langen Bizepssehne. Umgekehrt findet sich bei Läsionen der Bizepssehne in bis zu 90% der Fälle eine Schädigung der Rotatorenmanschette. Ursächlich dafür sind neben sportbedingten Überlastungen (Hebetraumen, Dezelerationstraumen) v.a. die fehlende Stabilisierung der Sehne im Sulcus bicipitalis und die zerstörte akromiale Überdachung im Rahmen von degenerativen Veränderungen im Intervall zwischen der Supraspinatus- und Subskapularissehne (Intervalläsion).

Klinik

■ **Komplette Ruptur der langen Bizepssehne.** Klinisch imponierend ist die komplette Ruptur der langen Bizepssehne durch die typische Distalisierung des Muskelbauchs.

■ **Bizepstendinitis und Partialruptur.** Auch im Stadium der Bizepstendinitis und der Partialruptur sind die klinischen Zeichen typisch.

! Druckschmerz im Sulcus bicipitalis (bisweilen ist auch ein leerer Sulcus tastbar) und ein schmerzhaft positiver *„Palm-up"- und Yergason-Test.*

Beim „Palm-up"-Test drückt der Patient beide Arme in 90°-Abduktion und 30°-Horizontalflexion sowie Supination gegen den Widerstand des Untersuchers nach oben.

Der Yergason-Test prüft die Supination gegen Widerstand bei gebeugtem Ellbogengelenk.

■ **Ruptur der Intervallschlinge.** Bei der Ruptur der Intervallschlinge (ein Ringband aus Lig. coracohumerale und Lig. glenohumerale superius mit Verstärkung durch Fasern der Supraspinatus- und Subskapularissehne, das die Bizepssehne proximal des Sulcus sichert) mit Luxation der Bizepssehne aus dem Sulcus läßt sich bisweilen ein Schnappen der Sehne durch Außenrotation in Abduktion („Schnapptest") auslösen. Nach Ruptur der langen Bizepssehne bleibt eine kräftige Ellbogenbeugung erhalten, die vom kurzen Bizepskopf vermittelt wird.

■ **Rheumatische Tenosynovitiden.** Bei rheumatischen Tenosynovitiden geht die Zerstörung der Sehne meist mit einer Adhärenz der Sehne im Bizepssehnenkanal einher. Bis auf eine Druckempfindlichkeit des Sulcus bicipitalis bleiben so die sonst typischen klinischen Phänomene negativ.

Therapie

Bei der kompletten Ruptur der Sehne verschwinden die schmerzhaften Symptome meist spontan nach 6 Wochen, ein persistierender Schmerz deutet auf einen proximalen verbliebenen Bizepssehnenstumpf hin mit Einklemmungssymptomatik im Glenohumeralgelenk und fokaler Synovitis.

Dies macht dann eine operative Intervention mit Resektion des Stumpfs und Rekonstruktion der begleitenden Rotatorenmanschettenruptur notwendig. Intervalläsionen werden bei persistierenden Beschwerden operativ mit Rekonstruktion des Intervalls und einer Bizepstenodese behandelt. Eine Naht der rupturierten Sehne ist wegen des langstreckigen Defekts nicht möglich. Bei der Schlüssellochplastik wird das geknotete proximale Ende der Sehne in ein Kortikalisfenster am proximalen Humerus eingehängt, um die Vorspannung des Muskels wiederherzustellen.

76.3.4 Tendinosis calcarea im Schulterbereich (M 75.3)

Nur wenige Läsionen im Bereich des Schultergelenks werden bezüglich Pathogenese und Therapie so kontrovers diskutiert wie die Tendinosis calcarea.

Nach der Erstbeschreibung einer „subdeltoidalen Bursitis" durch Javjavay (1867) und der Prägung des Begriffs „Periarthritis humeroscapularis" durch Duplay (1872) finden sich erste Berichte über eine operative Entfernung eines Kalkdepots aus der Sehne des M. supraspinatus bereits 1902 durch Harrington u. Codman. In der Folgezeit werden von vielen anderen Autoren Kalkdepots in der Rotatorenmanschette gefunden und eine Fülle von konservativen und operativen Behandlungsverfahren angegeben. Die Tendinosis calcarea ist bezüglich Pathogenese und Therapie streng zu unterscheiden von den sog. Impingementsyndromen.

Definition und Terminologie

Synonyme: Tendinitis calcarea, Periarthritis humeroscapularis acuta, Periarthritis humeroscapularis deformans, Periarthritis humeroscapularis calcificans.

Als Tendinosis calcarea wird das uni- oder multilokuläre Auftreten von Kalkdepots (Hydroxylapatit) in der Rotatorenmanschette bezeichnet. Kommt es zur Perforation und Entleerung des Depots in die Bursa subacromialis, so spricht man von einer Bursitis calcarea.

Epidemiologie und Klassifikation

■ **Inzidenz.** Aufgrund der schwierigen Begriffsbestimmung finden sich in der Literatur sehr unterschiedliche Angaben zur Inzidenz der Erkrankung. Nach Angaben verschiedener Autoren liegt die Inzidenz für Gesunde zwischen 2,7% und 20%, bei Patienten mit Schulterbeschwerden zwischen 6,7% und 54%. Beidseitige Verkalkungen finden sich in 11–24% der Fälle, das weibliche Geschlecht ist mit 52–77% leicht bevorzugt.

■ **Prädisponierende Faktoren.** Prädisponierende Faktoren werden vielfach angegeben, sind bisher aber nicht schlüssig bewiesen. Dazu zählen unter anderem die Zugehörigkeit zu bestimmmten Berufsgruppen (Hausfrau, Sekretärin, Prediger), bei denen die Arme über einen längeren Zeitraum in leichter Abduktion gehalten werden. Als möglicher Pathomechanismus wird dabei das Fehlen des „wring out effect" (Rathbun u. Macnab 1970) diskutiert. Über die Bedeutung genetischer Faktoren (gehäuftes Vorkommen von HLA-A1) liegen widersprüchliche Berichte vor. Ebenso widersprüchlich sind die Angaben über ein gehäuftes Auftreten bei Diabetikern und eine Häufung der Beschwerden in den Monaten März und Oktober.

■ **Lokalisation.** Am häufigsten (51–88%) werden Kalkdepots im Sehnenansatz der Supraspinatussehne in der sog. „critical zone" oder im myotendinösen Übergang gefunden (Abb. 76.8). Die Sehne des M. infraspinatus ist in 19–45%, die Sehne des M. subscapularis nur in 3–12% betroffen. In bis zu 1/3 der Fälle findet sich ein multilokuläres Auftreten der Kalkdepots.

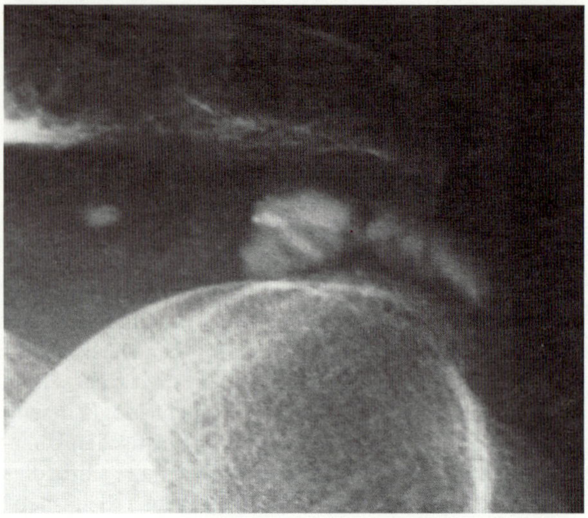

Abb. 76.8. a.p.-Röntgenaufnahme der linken Schulter in Innenrotation einer 47jährigen Patientin mit Tendinosis calcarea: großes Kalkdepot im distalen Ansatz der Supraspinatussehne, weiter medial ein kleineres im myotendinösen Übergang

Ätiologie, Pathogenese und Histopathologie

Die Ätiologie der Erkrankung ist zum gegenwärtigen Zeitpunkt noch nicht endgültig geklärt. Im wesentlichen werden 3 Hypothesen über die Entstehung der Tendinosis calcarea diskutiert.

■ **Mechanische Genese.** Viele Autoren gingen von einer primär mechanischen Schädigung der Sehne, z.B. im Rahmen eines subakromialen Engpaßsyndroms, aus. Sekundär sollte es dann zur Einlagerung von Kalziummineralen in die Sehne gekommen sein. Aufgrund neuerer Untersuchungen hat diese Vorstellung an Aktualität verloren: Zum einen ist der Altersgipfel bei degenerativen Sehnenerkrankungen gegenüber der Tendinosis calcarea um gut 10 Jahre nach oben verschoben, zum anderen ist eine Bevorzugung der dominanten Seite nicht nachgewiesen worden. Auch die ausgeprägte Spontanheilungstendenz und das Fehlen von Rezidiven spricht gegen eine mechanische Genese. Darüber hinaus ist das gleichzeitige Auftreten von Kalkdepots und Rupturen der Rotatorenmanschette sehr selten.

■ **Primäre Kalzifizierung („Ulm theory").** Andere Autoren (Rathbun u. Macnab 1970) gehen von einer dystrophen Verkalkung über den Weg einer Nekrobiose aus. Primäre Ursache ist hier eine Minderperfusion der Sehne im Bereich der sog. „critical zone", also dem Bereich der Supraspinatussehne im distalen Drittel, der a priori schon weniger gefäßreich ist. Sekundär kommt es dann durch Drucksteigerung im Kalkdepot zur chondroiden Metaplasie der Sehne in der Umgebung des Kalkdepots (Mohr u. Harland 1992).

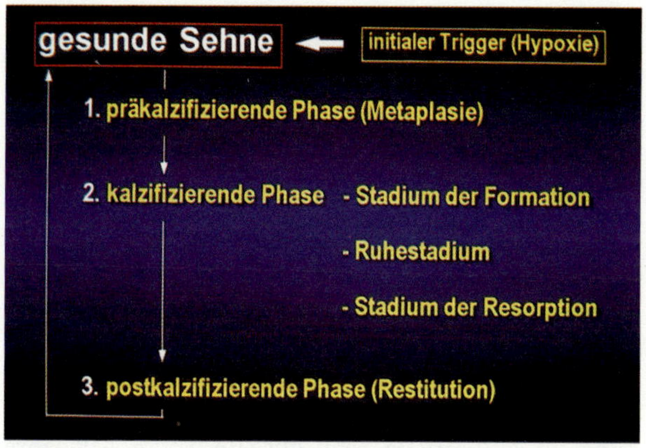

Abb. 76.9. Pathogenese der Tendinosis calcarea nach Uhthoff (weitere Erläuterung im Text)

■ **Primäre Metaplasie („Ottawa theory").** Uhthoff u. Sarkar (1990) vermuten genau den umgekehrten Enstehungsmechanismus. Über einen initialen Trigger kommt es primär zur chondroiden Metaplasie der Sehne und erst sekundär zur Ablagerung von Kalziummineralen. Die Metaplasie ist reversibel.

Demnach läßt sich die Erkrankung in 3 Phasen (Abb. 76.9) einteilen:

1. *präkalzifizierende Phase* mit reversibler chondroider Metaplasie,
2. *kalzifizierende Phase* mit den 3 Stadien der Kalkformation, der Ruhephase und der Kalkresorption,
3. *postkalzifizierende Phase* mit Restitutio ad integrum der Sehne.

In der kalzifizierenden Phase findet sich histopathologisch eine Metaplasie der Tendozyten zu Chondrozyten, umgeben von Matrixvesikeln mit Hydroxylapatitkristallen.

Klinik

Die klinische Symptomatik zeigt einen engen Bezug zu den beschriebenen krankhaften Veränderungen:

- Im Stadium der Kalkformation, der beginnenden Ablagerung von Kalkkristallen, sind klinische Symptome die Ausnahme.
- Im Ruhe- oder Latenzstadium finden sich in der Sehne ein oder mehrere Kalkdepots von zumeist kreideartiger Konsistenz. Radiologisch imponieren diese Kalzifikationen als röntgendichte scharf begrenzte Strukturen. Dieses Stadium ist begleitet von chronischem bis subakutem Schmerz, der sich teilweise über Jahre bis Jahrzehnte hinziehen kann.
- Im letzten Stadium, der Resorption, treten die heftigsten Schmerzen auf bis hin zu einer schmerzbedingten Pseudoparalyse des betroffenen Arms. Bedingt sind die Schmerzen in diesem Stadium durch den Anstieg des Gewebedrucks in der Umgebung des Kalkdepots durch Einwanderung von granulozytären Zellen.

Bei der Wertung der klinischen Symptome ist zu berücksichtigen, daß in der Rotatorenmanschette mehrere Kalkdepots in unterschiedlichen Reifestadien vorkommen können. Intraoperativ ist der Kalk von milchiger bis zahnpastaartiger Konsistenz.

■ **Komplikationen.** Bei ausgedehnten Kalkdepots kann dadurch der Eindruck eines *intratendinösen* Abszesses entstehen.

Der Gewebedruck kann dabei so groß werden, daß es zur spontanen oder durch ein Bagatelltrauma getriggerten Partialruptur der Sehne mit Austritt des Kalks in die Bursa subacromialis kommt. Dies führt zu einer heftigen Bursitis subacromialis. In dieser klinisch auffälligsten Phase sind daher auch die Impingementtests positiv („painful arc", Impingementtest nach Neer, Streßtests der Rotatorenmanschette nach Jobe u. Hawkins). Dies kann zur Verwechslung mit diesen Krankheitsbildern führen. Differentialdiagnostisch kann im hochakuten Stadium mit Fieber, Leukozytose und CRP-Erhöhung auch die Abgrenzung zu einem Empyem schwierig sein.

Labor und bildgebende Verfahren

■ **Labor.** Die Laborparameter sind bei der Tendinosis calcarea in der Regel normal. Nur im akutem Stadium werden bisweilen eine Leukozytose und Erhöhungen der Entzündungsparameter (BSG, CRP) gefunden. Insbesondere finden sich keine Abweichungen der Serumkonzentrationen von Kalzium und Phosphat.

■ **Radiologie.** Das Röntgenbild dagegen ist typisch und letztlich wegweisend für die Erkrankung. In den üblicherweise angefertigten Röntgenaufnahmen der Schulter a.p. in Innen- und Außenrotation sowie im axialen Strahlengang finden sich die typischen Kalkdepots im distalen Drittel der Sehnen der Rotatorenmanschette oder seltener auch im myotendinösen Übergang oder infratendinös. Gärtner (1993) hat aufgrund der engen Beziehung zwischen radiologischem Erscheinungsbild und klinischer Symptomatik eine Einteilung in 3 Typen vorgeschlagen:

- Typ I: röntgendichtes, scharf begrenztes Depot, entspicht dem chronischen Stadium
- Typ II: Mischtyp aus scharf begrenzten und diffusen Veränderungen, entspricht meist chronisch-rezidivierenden Beschwerden
- Typ III: wenig röntgendichtes, diffus begrenztes Kalkdepot, am häufigsten in der akuten Phase der Erkrankung

Diagnose und Differentialdiagnose

Die Diagnose ist in der Regel aufgrund der Symptomatik (positive Impingementtests) und der typischen Röntgenbefunde sicher zu stellen. Im Einzelfall kann jedoch eine Abgrenzung zu anderen Erkrankungen schwierig sein:

- Von den *reaktiven Verkalkungen* der Tendinosis calcarea streng zu unterscheiden sind dystrophe Verkalkungen nach Sehnenrupturen und bei Arthropathien. In diesen Fällen ist das Kalkdepot kleiner und stets in unmittelbarer Nähe der knöchernen Insertion der Sehne zu finden.
- Die *Chondrokalzinose* tritt in höherem Lebensalter auf, zeigt einen diffusen Befall zumeist von Menisci und Knorpel, aber fast nie der Sehnen.
- Die „*generalisierte Hydroxylapatiterkrankung*" zeigt einen multiplen Befall mit Bevorzugung der Hüftgelenke.
- Das *Teutschländer-Syndrom* („tumoral calcinosis", Lipokalzinogranulomatose) und seine lokalisierte Form, das Proficher-Syndrom (Calcinosis circumscripta), finden sich vorwiegend in der schwarzen Rasse im 1. und 2. Dezennium familiär gehäuft, das Labor zeigt eine Hyperphosphatämie, die Verkalkungen betreffen die periartikulären Weichteile und die Subkutis, jedoch nie die Sehnen.
- Andere *metastatische Kalzifizierungen* wie bei der Tumorkalzinose oder dem Hyperparathyreoidismus (Abb. 76.10) sind durch Diagnose der Grundkrankheit auszuschließen.
- Die klinische Differentialdiagnose umfaßt zudem die Impingementsyndrome, degenerative Erkrankungen der Halswirbelsäule und neurologische Krankheiten wie z.B. die akute Plexusneuritis.

Verlauf und Prognose

In der Akutphase der Krankheit (Auflösung des Kalkdepots) kommt es nach einigen Tagen auch ohne differente Therapie zu einer spontanen Besserung der Beschwerden. Dies ist bei der Beurteilung der Wirksamkeit der verschiedenen Therapieverfahren zu berücksichtigen. Bei den meisten Patienten entsteht jedoch ein chronisches Schmerzbild unterschiedlicher Intensität mit rezidivierenden akuten Schüben, die manchmal über Jahre anhalten. Bosworth (1941) fand ein vollständiges Verschwinden des Depots in einem Beobachtungszeitraum von 3 Jahren in nur 9,3% der Fälle. Patienten mit klinisch stummen Kalkdepots bekamen in demselben Zeitraum in 34,6% der Fälle Symptome. Andere Autoren geben hier Werte bis zu 60% an (Sandström 1938).

Bei rezidivierenden Beschwerden ist daher eine differente Therapie erforderlich. Die Prognose der Erkrankung ist mittelfristig sehr gut. Im Laufe der Jahre kommt es fast immer zu einem vollständigen Verschwinden der Kalkdepots und damit verbundener Beschwerden. Eine Tendinosis calcarea bei einem über 65jährigen Patienten ist selten. Der Übergang in eine Rotatorenmanschettenruptur ist aufgrund der Restitutio ad integrum der Sehne nach Entleerung des Depots unwahrscheinlich und in der Literatur nicht belegt.

Therapie und Rehabilitation

Die Therapie richtet sich nach der Stärke des Beschwerdebilds und dem Stadium der Erkrankung. Sie ist immer primär konservativ. Nur bei persistierenden oder rezidivierenden Beschwerden kann eine Indikation zur operativen Therapie gegeben sein.

■ **Konservative Therapie.** Zur konservativen Therapie wurden in der Vergangenheit verschiedene Verfahren mit unterschiedlichem Erfolg vorgeschlagen (Tabelle 76.1). Dazu gehören:

- allgemeine physikalische Maßnahmen unterschiedlichster Art (Kryotherapie, Wärmeanwendung, Ultraschall, Interferenzstrom, Iontophorese, Hochfrequenztherapie),
- spezielle physikalische Maßnahmen wie die Röntgenreizbestrahlung und in neuerer Zeit die Stoßwel-

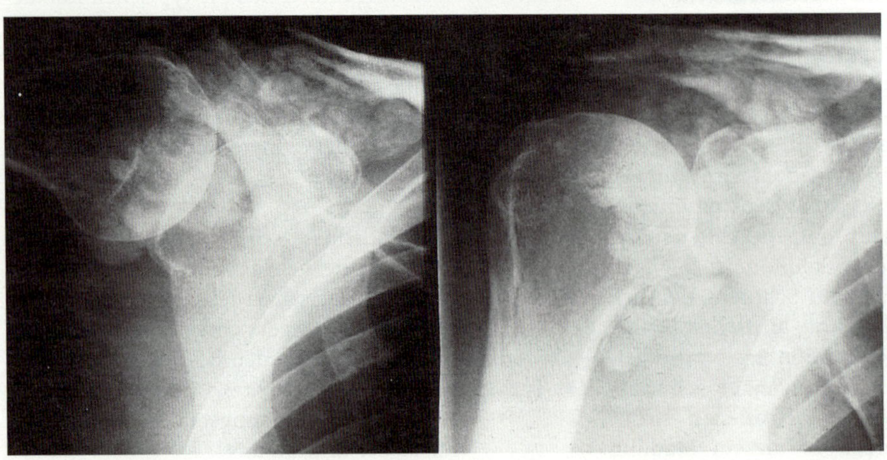

Abb. 76.10. Renale metastatische Kalzifizierung im Bereich des Schultergelenks bei einer 46jährigen Patientin mit tertiärem Hyperparathyreoidismus

Tabelle 76.1. Ergebnisse konservativer Therapieverfahren

Methode	Ergebnis	Autor
Lithotripsie	Kalkdesintegration bei 4 von 5 Patienten	Loew (1993)
TENS	Schmerzbesserung bei 10 von 11 Patienten	Kaada (1984)
Laser (Infrarot)	Effekt mit Plazebo vergleichbar	Gusetti (1989)
Physiotherapie	Temporärer Effekt	Harmon (1958)
Röntgenbestrahlung	Akutes Stadium: 90% gut, chronisches Stadium: 63% gut. Keine Unterschiede mit/ohne Bestrahlung	Milone (1961)
Needling	79% gut (400 Patienten) 61% gut (136 Patienten) 31–85% gut (33 Patienten), abhängig von der Kalkstruktur im Röntgenbild	Harmon (1958) Depalma (1961) Gärtner (1993)

lenlithotrypsie, das breite Spektrum der Physiotherapie und das sog. „Needling".

Beim „Needling" wird das Kalkdepot unter sonographischer oder radiologischer Kontrolle in lokaler Betäubung mehrfach mit einer Injektionsnadel perforiert und anschließend mit physiologischer Kochsalzlösung teilweise mit Steroidzusatz gespült. Im akuten Stadium sind fast alle Verfahren gut wirksam. Dies mag an der hohen Spontanheilungstendenz in diesem Stadium liegen. Bei chronischen Beschwerden sind die Ergebnisse deutlich schlechter.

■ **Operative Therapie.** Die Notwendigkeit einer operativen Intervention wird in der Literatur in Abhängigkeit vom Krankengut zwischen 1% und 20% der Fälle angegeben. Eine Operation sollte erst bei einer persistierenden oder rezidivierenden Beschwerdesymptomatik über mehr als 6 Monate durchgeführt werden, wenn konservative Maßnahmen keine ausreichende Linderung mehr erbringen. Aufgrund der hohen Spontanheilungsrate relativiert sich eine Operationsindikation in der Akutphase.

Bei der Auswahl der operativen Verfahren stellt sich die Frage nach dem Ausmaß der Operation, dem Operationszeitpunkt und der Operationstechnik.

Über das Ausmaß der Operation gehen die Meinungen weit auseinander, je nachdem ob für die Beschwerden das Kalkdepot selbst oder das durch das Kalkdepot ausgelöste Impingement am korakoakromialen Band oder am Akromion verantwortlich gemacht wird. Ausgehend von der Beobachtung, daß im Falle einer Spontanheilung die alleinige Auflösung des Kalkdepots schon zum Verschwinden der Beschwerden führen kann, hat sich im wesentlichen die Meinung durchgesetzt, daß eine alleinige, möglichst vollständige Ausräumung des Kalkdepots genügt und eine zusätzliche subakromiale Dekompression mit Resektion des Lig. coracoacromiale nicht erforderlich ist.

■ **Operationsverfahren.** Bei der Wahl des Operationsverfahrens wird heute zumeist dem arthroskopischen Vorgehen der Vorzug gegeben, da es weniger traumatisiert und intraoperativ eine bessere Übersicht über das Gelenk und den Subakromialraum ermöglicht (Abb. 76.11, 76.12). Ein offenes Vorgehen ist indiziert bei tief intratendinösen Kalkdepots und multiplen Lokalisationen aufgrund der besseren Erkennungsrate. Die Ergebnisse der arthroskopischen und operativen Therapieverfahren zeigen Tabelle 76.2 und 76.3.

■ **Zusammenfassung.** Zusammenfassend ergibt sich für die Tendinosis calcarea daher folgendes Therapieregime:

- In der *akuten Phase* immer konservative Behandlung mit lokaler Injektion von Steroiden in Kombination mit Lokalanästhetika in die Bursa subacromialis und das Kalkdepot (maximal 3malige Gabe von Steroiden im Abstand von mindestens 2 Wochen). Adjuvant sollten eine lokale Kryotherapie und die orale Gabe von NSAID vorgenommen werden. Nach Abklingen der Akutsymptomatik (14 Tage) sollte mit Diadynamik und aufbauender Krankengymnastik begonnen werden.
- In der *chronischen Phase* sind lokale Wärme, Diathermie, Ultraschall und eine dekomprimierende Krankengymnastik mit Aufschulung der Rotatoren und Adduktoren angezeigt. Von einer vollständigen Wiederherstellung der körperliche Leistungsfähigkeit ist bei adäquater operativer Therapie nach einem Zeitraum von 6–12 Wochen auszugehen.

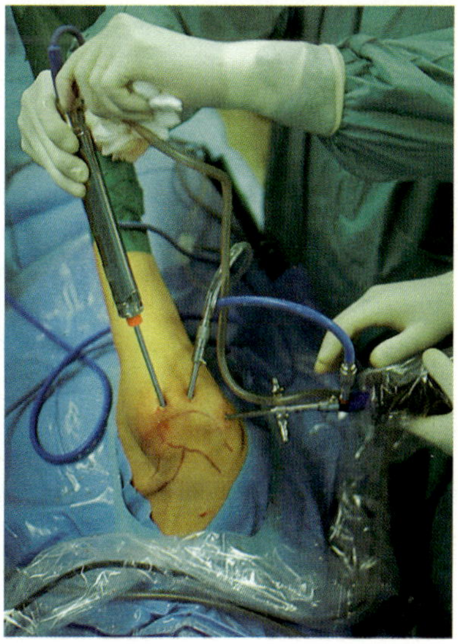

Abb. 76.11. Arthroskopische Portale: Blick von kranial auf einen Patienten in Linksseitenlage, rechter Arm unter axialem Zug. Dorsal ist der Zugang für die Optik bereits erfolgt. Die weiteren Zugänge sind ventrolateral der Instrumentenzugang und dorsolateral ein Inflowzugang

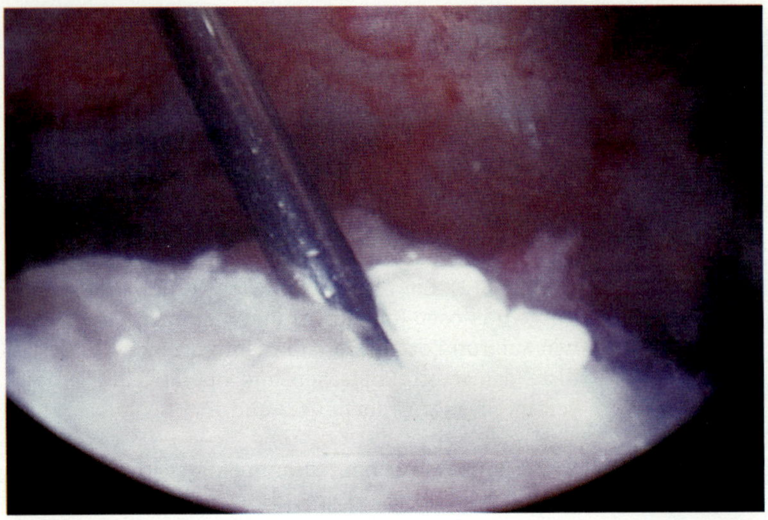

Abb. 76.12. Arthroskopischer Blick von dorsal in den Subakromialraum: mit einer Injektionskanüle wird ein liquides Kalkdepot eröffnet (Needling). Spontan entleert sich Kalk von milchiger bis zahnpastaartiger Konsistenz

Tabelle 76.2. Ergebnisse offener Operationsverfahren

Autor	Patienten-zahl (n)	Follow-up (Monate)	Gute Ergebnisse
Vebostad (1975)	43	24–156	79%
Gschwend (1981)	28	-	89%
DePalma	68	12–120	96%
Reichelt (1981)	11	6	82%
Kulenkampff (1988)	46	12–120	77%

Tabelle 76.3. Ergebnisse arthroskopischer Operationsverfahren

Autor	Patienten-zahl (n)	Follow-up (Monate)	Gute Ergebnisse
Ark (1992)	23	12–47	91%
Sperner (1992)	25	6–39	83%
Zarins (1990)	12	6–48	75%
Schmiel (1995)	48	3–75	86%

76.3.5 Impingementsyndrome der Schulter (M 75.4)

Die Engpaß- oder Impingementsyndrome können für eine Vielzahl verschiedener klinischer Symptome verantwortlich sein. Eine klare Diagnose ist nicht immer einfach, aber für ein Therapiekonzept unerläßlich. Der Begriff „Impingement" scheint auf dem besten Wege zu sein, genauso unkritisch und universell angewendet zu werden wie seinerzeit der Begriff „Periarthropathia humeroscapularis".

Definition und Terminologie

Synonyme: Bursitis subacromialis, Supraspinatussyndrom, Rotatorenmanschettensyndrom, subakromiales Engpaßsyndrom, subakromiales Schmerzsyndrom, Periarthopathia humeroscapularis.

Als „Impingementsyndrom" (to impinge = anschlagen) werden alle Erkrankungen der Schulter bezeichnet, bei denen es aufgrund morphologisch („outlet impingement") oder ligmentär bzw. neuromuskulär bedingter Funktionsstörungen („non-outlet impingement") zu einer Kompromittierung der Strukturen im Subakromialraum kommt.

Epidemiologie und Klassifikation

Impingementsyndrome sind häufig und finden sich mit unterschiedlicher Ursache in unterschiedlichen Schweregraden in jeder Altersklasse.

Die Definition des Impingementsyndroms geht auf C. S. Neer zurück. Er unterschied im wesentlichen 2 Formen:

- „outlet impingement" (häufig) und
- „non-outlet impingement" (seltener; Beispiele in Tabelle 76.4).

Tabelle 76.4. Impingementformen nach Neer

„Outlet impingement"	Ventraler Akromionosteophyt Formveränderungen des Akromions (flach, gebogen, hakenförmig) Neigungswinkel des Akromions Osteophyten des Akromioklavikulargelenks
„Non-outlet impingement"	Prominentes Tuberculum majus (nach Fraktur) Verlust der Depressormuskeln (Rotatorenmanschette, lange Bizepssehne) Multidirektionale Instabilität Verlust der Suspensormuskulatur (M. trapezius) Os acromiale Chronisch hypertrophe Bursitis subacromialis Sekundäre Überbeanspruchung, z.B. bei Gliedmaßenverlust an der unteren Extremität

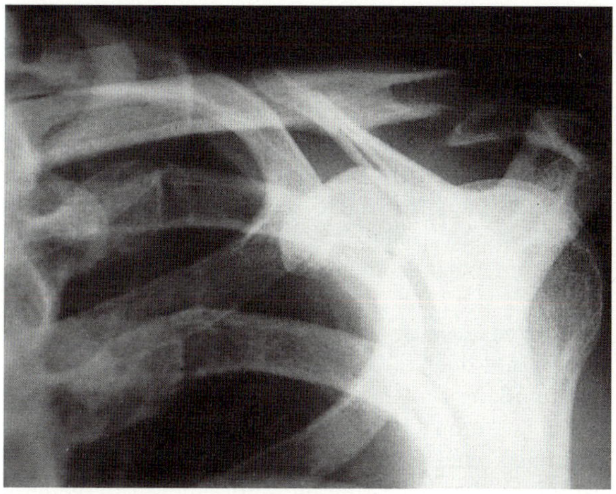

Abb. 76.13. Röntgenbild eines Patienten im „outlet view" mit ventralem Akromionsporn als mögliche Ursache einer Rotatorenmanschettenruptur

■ **Outlet Impingement.** Beim „outlet impingement" ist der Verlauf der Supraspinatussehne im Subakromialraum mechanisch behindert

- durch Osteophyten des ventralen Akromionrands (meistens im Verlauf des Lig. coracoacromiale (Abb. 76.13),
- durch die Form des Akromions („shape": flach, gebogen, hakenförmig),
- durch die Neigung des Akromions in der Sagittalebene („slope"),
- durch Osteophyten des Akromioklavikulargelenks.

■ **Non-Outlet Impingement.** Beim „non-outlet impingement" sind die Ursachen vielfältiger:

- Instabilitäten des Glenohumeralgelenks, z.B. als anlagebedingte, multidirektionale Instabilität,
- Funktionsverlust der Depressormuskeln, d.h. jener Muskeln, die den Humeruskopf in der Pfanne zentrieren (Rotatorenmanschette und lange Bizepssehne),
- Funktionsverlust der Suspensormuskeln, d.h. jener Muskeln, die den Schultergürtel stabilisieren (M. trapezius, M. serratus anterior et posterior, M. levator scapulae). Durch die beeinträchtigte Rotation des Schulterblatts bei der Abduktionsbewegung (skapulothorakaler Rhythmus) kommt es dabei zu einer mechanischen Enge zwischen Humeruskopf und Akromion.
- Einklemmung der distalen Supra- oder Infraspinatussehne zwischen Humeruskopf und Glenoid in extremer Wurfposition (posteriorsuperiores Impingement des Überkopfsportlers).
- Instabilität des Akromioklavikulargelenks oder dislozierte Klavikulafrakturen.

Von diesen Impingementformen ist das „coracoidale impingement" als eine Irritation der Subskapularissehne durch Formvarianten des Processus coracoideus bei der horizontalen Adduktionsbewegung des Armes zu unterscheiden.

■ **Einteilung.** Das Impingement wird nach Neer in 3 morphologische Schweregrade eingeteilt:

- Grad I: reversible entzündlich-ödematöse Veränderungen in der Bursa subacromialis, bedingt durch eine akute Überbeanspruchung (z.B. Überkopfsport), typischerweise in der Altersgruppe <25 Jahre.
- Grad II: Bursafibrose und beginnende Tendinitis der Supraspinatussehne durch repetitive Mikrotraumen und chronische Überlastung des Schultergelenks, z.B. bei berufsbedingter Überkopfarbeit (Maler, Stuckateur), typischerweise in der Altersgruppe der 25- bis 40jährigen.
- Grad III: Osteophyten und Läsionen der Rotatorenmanschette. Bei fortgesetzter mechanischer Überlastung kommt es schließlich zu Umbauvorgängen an Knochen und Sehnen mit dem Auftreten von Osteophyten und partiellen oder sogar kompletten Rupturen der Rotatorenmanschette. Diese Veränderungen finden sich typischerweise in der Altersgruppe der über 40jährigen.

Ätiologie, Pathogenese und Histopathologie

Ätiologie und Pathogenese richten sich nach der Ursache des Impingements. Beim „outlet impingement" kommt es zu einer direkten mechanischen Irritation der Bursa subacromialis und der Supraspinatussehne mit Entzündung und Ödem, beim „non-outlet impingement" sind die Ursachen vielfältiger und reichen von einer indirekten mechanischen Schädigung durch Druck auf Sehne und Bursa bis zu Verletzungen der Sehnen durch exzentrische Belastung bei der Stabilisierung des Glenohumeralgelenks.

Das histopathologische Bild entspricht daher demjenigen bei Sehnenschäden anderer Orte (vgl. Enthesiopathien).

Klinik

Die Symptomatik des Impingements entspricht weitgehend den morphologischen Stadien.

■ **Stadium I.** Im Stadium I findet sich ein akut nach einem bestimmten Ereignis auftretender Schmerz, diskret in Ruhe, verstärkt unter Belastung, insbesondere bei Tätigkeiten über Kopf. Der Schmerz wird zumeist tief in der Schulter angegeben mit Austrahlung in den distalen Ansatz des Deltamuskels am Humerus. Typischerweise ist die Abduktion zwischen 60° und 120° besonders schmerzhaft („painful arc"). Die passive Beweglichkeit und die grobe Kraft sind in der Regel erhalten.

Die sog. Impingementtests können bei erhaltener Kraft schmerzhaft sein.

- *Impingementtest nach Neer.* Der vom Untersucher innenrotiert gehaltene Arm wird unter Fixierung der Skapula passiv abduziert. Damit wird eine schmerzhafte Kompression der Bursa subacromialis ausgelöst. Nach Injektion eines Lokalanästhetikums in die Bursa kann kein Schmerz mehr ausgelöst werden.
- *Supraspinatustest nach Jobe.* Der Patient versucht, den um 90° abduzierten, um 30° horizontalflektierten und innenrotierten Arm gegen den Widerstand des Untersuchers zu halten. Dabei wird ein Schmerz ausgelöst. Im Falle einer Schwäche entsteht zudem der Verdacht auf eine Ruptur der Supraspinatussehne.

■ **Stadium II.** Im Stadium II kommt es bedingt durch Adhäsion und Fibrose der Bursa subacromialis zu einer endgradigen schmerzhaften Einschränkung der Beweglichkeit bei Abduktion, Flexion und Innenrotation in Abduktion. Die Kraft ist weiterhin erhalten, der Ruheschmerz verstärkt.

■ **Stadium III.** Das Stadium III ist gekennzeichnet durch zunehmende Kraftlosigkeit in Abduktion und Rotation als Folge einer Sehnenruptur .

Labor und bildgebende Verfahren

Die Diagnose des Impingements ist im wesentlichen klinisch zu stellen. Die Laborparameter geben allenfalls Hinweise zur Differentialdiagnose.

■ **Radiologie.** In den Röntgenaufnahmen der Schulter in Innenrotation, Außenrotation, Abduktion von 60° in Neutralrotation (jeweils a.p.), im axialen Strahlengang und im sog. „outlet view" zeigen sich Normalbefunde, erst in fortgeschritteneren Stadien sind die typischen knöchernen Veränderungen an Akromion und Akromioklavikulargelenk oder ein Humeruskopfhochstand als indirektes Zeichen einer Ruptur der Supraspinatussehne zu erkennen.

■ **Sonographie.** In der Hand eines geübten Untersuchers ist die Sonographie hilfreich; mit ihr können in der statischen wie in der dynamischen Untersuchungstechnik frühzeitig Flüssigkeitsansammlungen in der Bursa subacromialis und Ausdünnungen der Rotatorenmanschette nachgewiesen werden (Hedtmann 1991).

■ **Kernspintomographie.** Übertroffen in Sensitivität und Spezifität wird die Sonographie nur von der Kernspintomographie. Sie sichert, wenn nötig, die klinische Diagnose und bringt Begleitschäden zur Darstellung, die für die Planung einer rekonstruierenden Operation bedeutsam sein können.

Diagnose und Differentialdiagnose

Die Differentialdiagnose umfaßt neben einer Artikulosynovitis, Bizepstendinitis und adhäsiven Kapsulitis Erkrankungen der Halswirbelsäule mit pseudoradikulärem Schmerzbild und Wurzelkompressionssyndrome, insbesondere der Wurzel C5 mit Ausstrahlung in den Deltamuskel. Auch eine Plexusneuritis kann in der Akutphase Anlaß zur Verwechslung mit einem Impingementsyndrom geben.

Verlauf und Prognose

Der Verlauf der Erkrankung richtet sich nach dem Stadium und der stadienabhängigen Therapie.

Im Stadium I bessert sich die Symptomatik unter Schonung meist spontan. Nur bei persistierender pathologischer Belastung muß mit einem Übergang in das Stadium II gerechnet werden. Unterbleiben in diesem Stadium spezifische Maßnahmen wie dekomprimierende Krankengymnastik oder ggf. eine operative Sanierung, so kann die Schädigung bis zur Sehnenruptur fortschreiten.

Therapie und Rehabilitation

Die Therapie erfolgt stadienorientiert.

■ **Stadium I.** Im Stadium I ist das Vorgehen immer konservativ. Neben der krankengymnastischen Aufschulung der Rotatoren und Adduktoren können je nach Stärke der Beschwerden die Gabe von NSAID (z.B. Diclofenac 3mal 50 mg für 1 Woche) oder die einmalige subakromiale Injektion von 10 ml Lokalanästhetika in Kombination mit Steroiden erforderlich werden.

■ **Stadium II.** Im Stadium II ist bei persistierenden Beschwerden darüber hinaus die endoskopische subakromiale Dekompression (ESD, s. Abb. 76.14) mit Entfernung des fibrotischen Schleimbeutels und ggf. Erweiterung des subakromialen Raums durch eine Akromioplastik angezeigt.

■ **Stadium III.** Im Stadium III erfolgt die in der Regel offene Rekonstruktion der Rotatorenmanschette in Kombination mit einer Akromioplastik und ggf. einer Resektion der lateralen Klavikula. Mit einer vollständigen Wiederherstellung der Arbeitsfähigkeit ist dann oft erst mehrere Monate nach der Operation zu rechnen.

76.3.6
Bursitis subacromialis (M 75.5)

Ätiologie

Die Bursa subacromialis breitet sich im subakromialen und subdeltoidalen Raum großflächig aus. Eine Synovitis findet man hier am häufigsten im Zusammenhang mit dem subakromialen Impingement oder mit

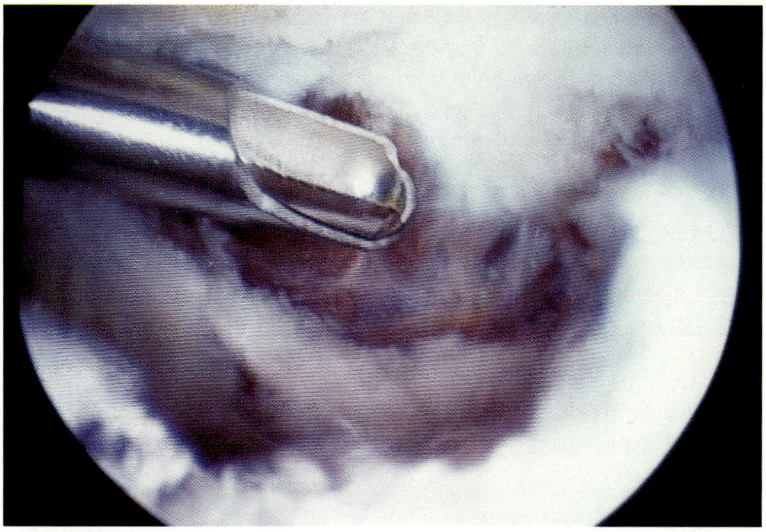

Abb. 76.14. Endoskopische subakromiale Dekompression (ESD): Entfernung der Bursa subacromialis mit einer Fräse über ein ventrolaterales Portal

primären Synovialkrankheiten wie der chronischen Polyarthritis.

Pathogenese, Klinik und Therapie

Die Pathogenese, die klinische Symptomatik und die therapeutische Option bei der Bursitis im Zuge einer subakromialen Enge entsprechen denjenigen, die beim Subakromialsyndrom beschrieben sind.

■ **Rheumatische Bursitis.** Als Ausnahme kann die rheumatische Bursitis unabhängig von einem artikulo-synovitischen Befall des Glenohumeralgelenks bestehen. Meistens tritt sie aber gleichzeitig mit der Arthritis des Glenohumeralgelenks auf. Pathogenese, klinische Symptomatik und Therapie entsprechen denjenigen der chronischen Polyarthritis im Bereich der Schulter.

■ **Bursitiden anderer Genese.** Anders als bei der Bursa praepatellaris oder der Bursa olecrani ist die traumatische Genese bei der Bursitis subacromialis eher selten. Eine Kristallbursitis kann dann auftreten, wenn sich bei einer Tendinosis calcarea der Schulter das Kalkdepot in die Bursa entleert.

76.4 Enthesiopathien der unteren Extremität mit Ausnahme des Fußes (M 76)

W. Rüther, O. Niggemeyer

Enthesiopathien sind Krankheiten des Sehnen-Knochen-Übergangs. Sie treten als primär nichtentzündliche, degenerative Erkrankungen im Bereich der Sehnen selbst (Tendinose) oder im Bereich des Sehnenansatzes auf (Insertionstendinose). Seltener kann die Erkrankung als primär entzündliche Tendinitis im Rahmen einer systemischen Grunderkrankung auftreten. Nicht immer ist zu klären, ob die lokalen degenerativen Sehnenveränderungen Folge oder Ursache einer Fehlbelastung sind.

Epidemiologie und Klassifikation

Synonyme: Tendinose, Myotendinose, Tendomyose, Tendoperiostose, Tendinitis, Enthesitis, Tendopathien, Fasziopathien, Fibroostosen, Fibroosteopathien.

Enthesiopathien gehören zu den häufigsten Erkrankungen in der Orthopädie. Die Klassifikation unterscheidet die Enthesiopathien in die primären und sekundären Gruppen, entsprechend der pathophysiologischen Grundlage. Dem klinischen Verlauf folgend kann man die akuten von den chronischen Enthesiopathien unterscheiden.

Ätiologie und Pathogenese

Ätiologisch unterteilt man die Enthesiopathien in 2 große Gruppen.

- Zur *1. Gruppe* zählt man die Enthesiopathien im Rahmen von Systemerkrankungen, also den primären Synovialkrankheiten, Kollagenosen, reaktiven Arthritiden, Kristallarthropathien. In dieser Gruppe folgt die Sehnenbeteiligung zumeist der klinischen Aktivität der Grunderkrankung.
- Davon abzugrenzen ist die *2. Gruppe* der Enthesiopathien, die durch lokale Veränderungen der Sehnen ohne Zusammenhang mit einer systemischen Grunderkrankung gekennzeichnet sind.

Ätiopathogenetisch besteht hier eine chronische oder akute Überlastung der Sehnenansätze. Vor allem ist ein unphysiologisch schneller Muskel- und Kraftzuwachs zu nennen, der die sich nur langsam adaptierende Sehne überfordert. Bedeutsam ist das verminderte Substratangebot an die Sehne durch Gefäßeinengungen oder -verschlüsse und die paradoxe arterielle Ischämie des Sportlers mit erhöhtem Stoffwechselbedarf der Sehne. Zudem besteht im Bereich der Sehnenansätze eine nur geringe Gefäßdichte mit langsamer und teilweise inkompletter Regenerationsfähigkeit.

Histopathologie

Enthesiopathien bei systemischen Grunderkrankungen zeigen histologisch ähnliche Phänomene, die im Rahmen der Grunderkrankung auch an anderen Strukturen beobachtet werden. So sind bei der rheumatischen Tendovaginitis alle histologischen Merkmale nachweisbar, die auch bei einer Artikulosynovitis auftreten.

Die degenerativen Veränderungen sind gekennzeichnet durch

- Entzündungsreaktionen,
- ödematöse Auflockerungen,
- Faserverquellungen und
- Verknöcherungsreaktionen im Ansatzbereich der Sehne.

Zusätzlich zeigen sich im freien Sehnenanteil noch vereinzelte

- Nekrosen,
- Partialrupturen,
- Verknöcherungen.

Im Paratendon finden sich Fibrinablagerungen, die zu einer Adhärenz der Sehne mit dem Nachbargewebe führen können. Makroskopisch verliert die Sehne ihren typischen Glanz, wirkt stumpf und von der Konsistenz eher weich.

Klinik, Diagnostik, Therapie, Verlauf, Prognose

Die klinischen Zeichen der Enthesiopathien, die Diagnostik und Differentialdiagnosen sowie Therapie, Verlauf und Prognose unterscheiden sich nach Ursache und Lokalisation.

76.4.1
Perikoxale Enthesiopathien (M 76.0–M 76.3)

Ätiologie und Pathognese

Die Enthesiopathien im Bereich des Hüftgelenks treten häufig zusammen mit Koxarthrosen auf und werden dann auch unter dem Überbegriff Periarthrosis coxae zusammengefaßt. Sie treten an umschriebenen Punkten, ggf. auch kombiniert, auf. Die Lokalisation ist in enger Nachbarschaft des Hüftgelenks mit unterschiedlich starkem Befallsmuster. Eine Mitbeteiligung benachbarter Schleimbeutel oder ein Übergreifen bis in die Muskulatur findet man insbesondere im Bereich des Trochanter major.

Mögliche auslösende Ursachen der Enthesiopathien der hüftumgebenden Sehnen sind:

- seitendifferente Beinlängen und -achsen oder Kontrakturen des Hüftgelenks mit Störung der Statik und Kinematik,
- Begleitenthesiopathie bei primär artikulärer Hüftgelenkerkrankung,
- retroperitoneale Prozesse mit Iliopsoasenthesiopathie,
- Enthesiopathien im Rahmen entzündlich-rheumatischer Grunderkrankungen,
- rezidivierende Mikrotraumatisierungen (Sportler),
- Enthesiopathien unklarer Genese.

Klinik

Klinisch imponiert ein lokaler Druckschmerz an den Insertionsstellen der perikoxalen Muskulatur. Zumeist kann hier auch ein gesteigerter Muskeltonus palpiert oder eine manifeste Kontraktur festgestellt werden. Oftmals besteht ein pathologischer Dehnungsschmerz der Muskulatur. Auch durch Anspannen des Muskels gegen Widerstand läßt sich Schmerz auslösen.

Diagnose und Differentialdiagnose

Die Diagnose ist eine Ausschlußdiagnose, die sich durch die typische Anamnese und den charakteristischen klinischen Befund erhärtet. Anamnestisch, klinisch, laborchemisch und radiologisch sind regionale Krankheiten der Knochen und Gelenke auszuschließen. Abzugrenzen sind lumbale und lumboischialgieforme Schmerzsyndrome, Affektionen der Iliosakralgelenke sowie Tumorkrankheiten.

Therapie und Prognose

Therapeutisch steht die Behandlung der auslösenden Ursache im Vordergrund.

■ **Akutes Stadium.** Im akuten Stadium kommen Ruhigstellung, Kühlung, NSAID systemisch und lokal, Ultraschallbehandlung und die lokale Injektion von Kortikoiden und Lokalanästhetika, auch Unterwassermassagen zur Anwendung.

■ **Chronisches Stadium.** Im chronischen Stadium stehen die krankengymnastische Übungsbehandlung mit Muskelkräftigung, Kontrakturbehandlung und -prophylaxe, Friktionsmassagen, Unterwassermassagen sowie Wärmeanwendungen in unterschiedlicher Form zur Verfügung. In der langfristigen Therapie steht die Rezidivprophylaxe der oft hartnäckigen Enthesiopathien im Vordergrund. Hierbei ist die Änderung der Belastungsmuster ein wesentlicher Bestandteil der Therapie. Zugrundeliegende statische Veränderungen sind in das Therapiekonzept einzubeziehen.

■ **Verlauf.** Der Verlauf der hüftgelenknahen Enthesiopathien ist in der Regel langwierig und rezidivträchtig. Die günstigsten Prognosen haben mechanisch induzierte Tendinosen, die oft kausal therapiert werden können. Nicht selten kommt die Periarthrose wie von selbst plötzlich zum Stillstand.

76.4.2 Bursitis Stieda-Pellegrini (M 76.4)

Ätiologie und Pathognese

Die Bursitis Stieda-Pellegrini beschreibt einen posttraumatisch bedingten Zustand der Ansatzbereiche der knieumgebenden Seitenbänder. Die Erkrankung ist selten und tritt zumeist längere Zeit nach Ablauf eines spezifischen Knietraumas bei chronischer Instabilität des Gelenks und infolge eines neuerlichen Traumas auf.

Das morphologische Korrelat der radiologisch sichtbaren Weichteilverkalkung ist eine alte Bandruptur oder ein organisiertes Hämatom. Die häufigsten Lokalisationen sind der proximale mediale Kapsel-Band- oder der Adductor-magnus-Ansatz. Vereinzelt finden sich diese Verknöcherungen auch im distalen Seitenbandansatz.

Klinik und Diagnose

Die klinischen Beschwerden sind eine Druckdolenz des Seitenbandansatzes im Sinne einer Bursitis mit Bewegungseinschränkung des Kniegelenks, die bei der häufig bestehenden chronischen Instabilität des Knies führend sein kann.

Neben der Klinik dient das Röntgenbild zur Diagnosesicherung.

Therapie

Die Therapie ist in der Regel konservativ mit physikalischer Therapie und muß in jedem Fall die Verminderung der Instabilität des Kniegelenks zum Ziel haben. Lokale Kryotherapie und lokale antiphlogistische Maßnahmen kommen in der Akutphase adjuvant zum Einsatz.

Solange die Instabilität des Kniegelenks bestehen bleibt, treten im Verlauf häufig Rezidive auf. Die radiologisch sichtbare Knochenausziehung an typischer Stelle bleibt in der Regel auch nach Abklingen der klinischen Symptome bestehen.

76.4.3 Tendinitis der Patellasehne (M 76.5)

Ätiologie und Pathogenese

Die Tendinitis der Patellasehne beruht fast immer auf einer Überlastungsschädigung des Kniestreckapparats und findet sich häufig bei Sportlern.

Die Beschwerden setzen zumeist schleichend ein und stehen anamnestisch oft im Zusammenhang mit einer Steigerung oder einem Wechsel der zuvor bekannten und erreichten Belastung.

Klinik

Die klinischen Zeichen sind eine schmerzhafte Tuberositas tibiae und ein schmerzhafter Sehnenverlauf der Patellasehne. Die aktive Kniestreckung gegen Widerstand ist ebenfalls schmerzhaft. Eine begleitende Bursitis praepatellaris kann bestehen.

Diagnose

Die Diagnose stellt sich in Kenntnis der Anamnese und des Befunds als Ausschlußdiagnose. Eine ossäre Genese im Sinne eines M. Osgood-Schlatter und einer Sinding-Larsen-Johansson-Erkrankung sind auszuschließen. Ebenso ist eine Chondropathia patellae differentialdiagnostisch abzugrenzen. Es kommt hierbei die gesamte Palette der bildgebenden Verfahren in Betracht, insbesondere auch das Kernspintomogramm, um die Osteonekrosen auszuschließen. Die Ultraschalluntersuchung kann Unregelmäßigkeiten im Verlauf der geschädigten Patellasehne aufdecken und die Diagnose damit quantifizieren.

Therapie

Die Therapie ist primär konservativ. Neben lokal antiphlogistischen und analgetischen Maßnahmen ist eine Änderung der Belastungssituation anzustreben, damit der rezidivfreudige Verlauf unterbrochen wird. Eine operative Therapie kommt nur in Ausnahmefällen in Betracht und strebt eine Optimierung des Patellagleitlagers und der Kräfteverteilung an. Es kommen hier die gängigen Verfahren zum Einsatz, die auch bei der Chondropathia patellae eingesetzt werden.

Die Nachbehandlung ist oft langwierig und muß die sorgfältige physiotherapeutische Aufschulung unter Vermeidung von Überlastungsstreß umfassen. Dennoch werden viele Verläufe chronisch und es treten häufig Rezidive auf.

76.4.4 Tendinitis der Achillessehne (M 76.6)

Synonym: hinterer Fersensporn.

Es handelt sich hierbei um eine zumeist bei Laufsportlern auftretende Druckschmerzhaftigkeit an der Ferse im Ansatzbereich der Achillessehne.

Ätiologie

Ätiologisch dominieren die Enthesiopathien nach Überlastung oder sportlicher Aktivität, eine Tendinitis der Achillessehne auf dem Boden einer Grunderkrankung ist eher die Ausnahme.

Klinik

Klinisch imponiert der Druckschmerz, der zuweilen mit einem Schmerz bei Hyperextension des oberen Sprunggelenks einhergehen kann.

Diagnose

Radiologisch findet sich in einigen Fällen eine Knochenlamelle in der Faserverlaufrichtung der Achillessehne, die aber auch als Zufallsbefund bei asymptomatischen Patienten gefunden werden kann.

Therapie

Therapeutisch steht in der Akutphase die Ruhigstellung mit begleitend antiphlogistischen Maßnahmen im Vordergrund. Eine adäquate Schuhversorgung mit Fersenhohllagerung und Dämpfung ist erforderlich. Bei chronifizierten Verläufen kommt in Ausnahmefällen die operative Ausschälung des tendinitisch veränderten Bereichs oder die Kerbung des Achillessehnenansatzes in Betracht.

76.4.5
Tendinitis der Peronäussehnen (M 76.7)

Ätiologie

Es handelt sich hierbei um ein seltenes, meistens degenerativ oder posttraumatisch bedingtes Krankheitsbild der Peronealsehne. Langdauernde unphysiologische Mehrbelastungen, posttraumatische Fehlstellungen nach Kalkaneusfrakturen und rezidivierende Distorsionen können aufgrund der straffen Führung der Peronealsehne im Halteapparat, besonders im Bereich des bogenförmigen Verlaufs um die Trochlea peronealis, zu einer Verdickung der Sehne mit nachfolgender Tendovaginitis stenosans führen.

Klinik

Häufig beklagen die Patienten ein initiales Ereignis mit stechendem Schmerz, bisweilen tritt ein schmerzhaftes, andauerndes retromalleoläres Schnappen auf. Es treten dann klinisch eine Schwellung sowie ein Instabilitätsgefühl hinzu. Die Dorsalextension gegen Widerstand ist schmerzhaft, ebenso besteht oft ein lokaler Druckschmerz. Eine Varusfehlstellung des Fußes bildet sich in der Regel nur bei langwierigem Verlauf der Erkrankung oder bei sekundären Tendinitiden auf dem Boden einer kompletten Sehnenruptur aus.

Diagnostik

Die Diagnosestellung ist durch die Anamnese und Befunderhebung mit Funktionsprüfung fast immer schon klinisch möglich.

- Bei klinisch dominierenden Schmerzen kann eine *probatorische Instillation von Lokalanästhetika* in den Sehnenverlauf erfolgen.
- Unterstützend kommt die *Ultraschalluntersuchung* zum Einsatz, die in der Regel morphologische Veränderungen im Sinne einer tendinitischen Verdickung und Rupturen aufdecken kann.
- Die *Röntgenaufnahme* zeigt zusätzlich eine mögliche Beteiligung des knöchernen Ansatzes der Peronäussehne am Metatarsale V im Sinne einer posttraumatischen Enthesiopathie mit partiellem oder komplettem Ausriß des Ansatzes der Sehne.
- Wichtige Hinweise auf die Morphologie der Sehne und bestehende pathologische Veränderungen erlaubt die *Kernspintomographie*. Sie sollte daher bei allen unklaren Beschwerden herangezogen werden.
- Nur in Ausnahmefällen, wie bei der Sonderform der seltenen Tendovaginitis stenosans der verdickten Peronealsehne, kommt noch die *Tenographie* zum Einsatz. Durch eine Instillation von Röntgenkontrastmittel unter Bildwandlerkontrolle kann hier der Kontrastmittelablauf mit Kontrastmittelstop dargestellt und so die Diagnose dieser seltenen Erkrankung gesichert werden.

Therapie

■ **Konservative Therapie.** Die Therapie besteht in der Regel aus Ruhigstellung, verbunden mit lokal abschwellenden Maßnahmen. Injektionen mit Kortikoiden und Lokalanästhetika können ergänzend eingesetzt werden. Eine begleitend bestehende Fußdeformität ist auszugleichen und mit einer entsprechenden Einlagenversorgung zu behandeln. Die konservative Therapie sollte konsequent mindestens über einen Zeitraum von 6 Wochen eingehalten werden, um erfolgreich zu sein.

■ **Operative Therapie.** Beim Scheitern der konservativen Maßnahmen ist die operative Therapie indiziert, es wird dazu die Sehne im Verlauf bis zum knöchernen Ansatz an der Basis des Metatarsale V dargestellt. Hierbei ist die Sehne oft spindelförmig verdickt und im Ansatzbereich teilrupturiert. Es erfolgt dann die sorgfältige Resektion des degenerierten Sehnenanteils und die ggf. erforderliche knöcherne Reinsertion der Sehne in das Metatarsale V. Postoperativ erfolgt die Ruhigstellung zur Pro-/Supinationsprophylaxe für 6 Wochen.

Der Verlauf der Peronealsehnentendinitis ist rezidivfreudig und langwierig, insbesondere bei Fortbestehen der auslösenden Ursachen.

76.4.6
Tendinitis der Tibialissehnen (M 76.8)

Ätiologie

Die Tendinitiden der Tibialissehnen sind ein seltenes Krankheitsbild mit zumeist traumatischer oder degenerativer Ursache. Als begünstigende Faktoren gelten neben dem Diabetes die Luxation oder Subluxation der Tibialissehnen sowie die Fußfehlstellungen im Sinne eines Plattfußes. Nur in Einzelfällen kommt es bei systemischen seronegativen entzündlichen Affektionen zu einer Sehnenscheidensynovitis mit nachfolgender Tendinitis.

Klinik

Klinisch beklagen die Patienten einen diffusen Druckschmerz im Sehnenverlauf, der oft nach einer vermehrten körperlichen Belastung auftritt. Eine Schwellung im Bereich des Os naviculare kann hinzutreten. Eine Fallfußhaltung wird oft schmerzbedingt eingenommen und kann eine Komplettruptur der Tibialissehnen vortäuschen.

Diagnose und Differentialdiagnose

Für die Diagnose sind die Anamnese und die klinische Untersuchung in der Regel ausreichend, dennoch können in Einzelfällen v.a. die Ultraschalluntersuchung und das Kernspintomogramm hilfreich sein, um die Größenausdehnung und den klinischen Verlauf zu quantifizieren. Die Nativröntgenaufnahme zeigt häufig die begleitende Längsgewölbeabflachung des Fußes und schließt frische knöcherne Verletzungen aus.

Differentialdiagnostisch abzugrenzen sind neurologische Affektionen des Fußes, die zu einer verminderten Kraftentfaltung der Fußhebung führen können, insbesondere die spinalen Affektionen. Die verbreiterte, degenerativ veränderte Sehne kann zu Schwierigkeiten in der Abgrenzung von Synovial-, Weichteil- und Sehnentumoren führen. Hier sind die fibrösen Xanthome, die Fibrome, Liposarkome und die tenosynovialen Riesenzelltumoren zu nennen.

Therapie

■ **Konservative Therapie.** Die Therapie ist primär konservativ und umfaßt die Korrektur der Fußfehlstellung durch eine Einlage sowie lokal analgetisch-antiphlogistische Maßnahmen. Begleitend kann eine krankengymnastische Aufschulung der Zehenextensoren erfolgen, da diese teilweise die Funktion der Tibialissehnen mit übernehmen können.

■ **Operative Therapie.** Bei ausbleibendem Erfolg der konservativen Therapie kommt die operative Therapie in Betracht. Hier ist die Sehnenrekonstruktion unter Ausschälen des degenerativ veränderten Sehnenanteils indiziert. Die Sehnen sind hierbei bis zum knöchernen Ansatz zu verfolgen, um ggf. bestehende knöcherne Ausrisse zu entdecken und zu versorgen. Die Nachbehandlung erfolgt im Gips oder in einer das obere Sprunggelenk immobilisierenden Orthese, wobei zumindest Teilbelastung möglich ist. Die Wahl des Behandlungsverfahrens ist abhängig vom Alter des Patienten und von seinen Ansprüchen und Bedürfnissen. Die Ergebnisse sind zumeist gut und chronische Verläufe stellen eher die Ausnahme dar.

76.5 Sonstige Enthesiopathien (M 77)

W. Rüther, O. Niggemeyer

76.5.1 Epicondylitis ulnaris et radialis humeri (M 77.0/M 77.1)

Ätiologie

Die schmerzhafte Veränderung der Muskelursprünge des radialen und ulnaren Epikondylus entsteht zumeist aufgrund der endogenen Voraussetzung einer lokalen Sehnendegeneration. Eine dann hinzukommende Überlastung des Muskelsehnengewebes führt zum Auftreten der typischen Symptome.

Klinik

Das Leitsymptom der Epikondylitis ist der Druckschmerz an den ulnaren und radialen Muskelansätzen knapp distal oder direkt am Epikondylus. Funktioneller Dehnungs- und Spannungsschmerz tritt hinzu.

Diagnose und Differentialdiagnose

Das Röntgenbild ist in der Regel unauffällig und zeigt nur gelegentlich eine knöcherne Begleitreaktion mit einer Ausziehung am Epicondylus humeri und kann dann klinisch mit einer Irritation des N. ulnaris einhergehen. Auch lokale Sehnenkalzifikationen sind selten.

Differentialdiagnostisch abzugrenzen ist die sekundäre Myogelose der ellbogenumgebenden Muskulatur mit ähnlichen Symptomen, die aber auf einer artikulären oder ligamentären Überlastung beruhen und als Schutzmechanismus für das Gelenk interpretiert werden. Auslöser sind hierbei häufig sportliche Überlastungen, die dann klinisch mit einer auch artikulären Schmerzreproduktion humeroradial und humeroulnar einhergehen.

Bei Therapieresistenz der Epikondylitis ist differentialdiagnostisch an ein Supinator- oder Radialistunnelsyndrom zu denken.

Therapie

■ **Konservative Therapie.** Die Therapie der Epikondylitiden ist primär konservativ. Wichtigste Maßnahme ist hierbei der Ausschluß der schädigenden Noxe und die antiphlogistische Therapie. Diese kann lokal als Salbe oder Injektion appliziert werden oder auch systemisch. Lokal kommen hierbei nichtsteroidale und steroidale Antiphlogistika zum Einsatz, systemisch nur nichtsteroidale Antiphlogistika. Im akuten Stadium kann eine Ruhigstellung erforderlich sein, ggf. auch Gipsverband.

■ **Operative Therapie.** Bei Therapieresistenz ist ggf. eine operative Therapie erforderlich. Diese umfaßt die Ablösung der schmerzhaften Muskelursprünge am Epikondylus. Sie kann ggf. durch die Denervation nach Wilhelm erweitert werden.

■ **Nachbehandlung.** Wichtig in der Nachbehandlung sowohl bei der konservativen als auch der operativen Therapie ist die isometrische Krankengymnastik.

76.5.2 Periarthritis im Bereich des Handgelenks (M 77.2)

Synonym: Styloiditis radii.

Die Periarthritis im Bereich des Handgelenks beschreibt einen Reizzustand des Processus styloideus radii.

Auslöser sind chronisch-mechanische Belastungen, die lokal am distalen, radialseitigen Radiusende zu einer Druckschmerzhaftigkeit führen und eine Schmerzverstärkung bei der Radialabduktion der Hand erkennen lassen.

Differentialdiagnostisch müssen Erkrankungen, v.a. des Os naviculare mit einer schmerzhaften Tabatière, ausgeschlossen werden. Hierzu können diagnostisch wie auch therapeutisch Lokalanästhetikum und Kortikoid lokal appliziert werden. Ist unter dieser Therapie in Kombination mit Schonung keine Besserung zu erzielen, steht als operative Maßnahme die Denervierung mit Abtragung des Griffelfortsatzes zur Verfügung.

Die Prognose ist insgesamt günstig und zeigt wenig Rezidive.

76.5.3 Kalkaneussporn (M 77.3)

Ätiologie

Diese spornartige Knochenneubildung entsteht plantar am Tuberculum medialis calcanei und wird häufig auch synonym als unterer Fersensporn benannt.

Es liegt eine Überlastung der Ansätze des M. abductor hallucis, der Plantaraponeurose und des M. flexor digitorum brevis vor. Oftmals kann eine vorbestehende Fußfehlform mit flachgestelltem Kalkaneus, z.B. eine Knick-Senk-Fußstellung, die Entstehung solcher Beschwerden begünstigen. Durch die Aufdehnung des Längsgewölbes des Fußes und den erhöhten Belastungsdruck des medialen Anteils des Kalkaneus kommt es zu einer Überlastung der kleinen Fußmuskeln. So können die mikrotraumatischen Schädigungen der Sehnenansätze eintreten und zu den typischen Beschwerden führen.

Der Kalkaneussporn soll in 8–10% der Bevölkerung bestehen, wobei nicht alle Betroffenen Beschwerden entwickeln. Stehende Berufsgruppen und übergewichtige Patienten weisen ein erhöhtes Risiko auf.

Klinik

Typisch sind einschießende, stichartige Schmerzen unter der Ferse, die sich auf die gesamte Fersenregion ausbreiten können. Es kommt hierdurch zu einer schmerzabhängigen Veränderung des Gangbilds mit Belastung nur des Vorfußes.

Diagnose und Differentialdiagnose

Richtungweisend in der Diagnostik ist bereits der typische Druckschmerz am medialen Vorderrand des Tuber calcanei. Ergänzend zur Diagnostik kann die Röntgenaufnahme im seitlichen Strahlengang herangezogen werden, hier zeigt sich eine oftmals in Form und Größe stark variierende exostosenartige Ausziehung am Tuberculum mediale calcanei. Die Größe der Exostose korreliert hierbei nicht mit dem Ausmaß klinischer Beschwerden, so findet man einen Fersensporn bei asymptomatischen Patienten häufig als Zufallsbefund.

Differentialdiagnostisch abzugrenzen sind aufgrund des klinischen Bilds alle unspezifischen und spezifischen Entzündungen der Knochen und Weichteile, ebenso eine Polyneuropathie und eine Osteomalazie mit Looser-Umbauzone. Plantarer Druckschmerz kann auch beim M. Ledderhose auftreten. Selten kommt ein Knochen- oder Weichteiltumor differentialdiagnostisch in Betracht.

Therapie

Therapeutisch an erster Stelle steht die Korrektur der oftmals auslösenden oder begleitenden Fußfehlstellung. Dies geschieht durch eine Einlagenversorgung, die das mediale Längsgewölbe stabil abstützt und die Variation des Rückfußes korrigiert. Die Hohllagerung der schmerzhaften Region ist meist nicht ausreichend.

Eine Röntgenbestrahlung ist in Erwägung zu ziehen. Von der Stoßwellentherapie werden neuerdings gute Ergebnisse berichtet. Nur selten beim Versagen der konservativen Therapie besteht die Indikation zur Operation. Es erfolgt die Durchtrennung des Ansatzes der Plantaraponeurose mit anschließender Einlagenversorgung.

76.5.4 Metatarsalgie (M 77.4)

Ätiologie und Einteilung

Unter Metatarsalgie versteht man ein Syndrombild, das durch Schmerzen an einem oder mehreren Mittelfußköpfchen im Fußsohlenbereich gekennzeichnet ist. Hinsichtlich der Ätiologie unterscheidet man die biomechanischen von den strukturellen, also entzündlich-degenerativen oder auf einer anderen Grunderkrankung beruhenden Metatarsalgien.

Die biomechanischen Metatarsalgien werden unterteilt in

- proximale und
- distale sowie
- lokale Formen.

Pathogenese
Die *lokale Metatarsalgie* beruht auf einer dysontomorphogenetischen Längenveränderung des Fußskeletts mit Inkongruenzen der Metatarsalia.

Die *distale Form* hat als pathomorphologische Grundlage eine Veränderung des Fußes distal der Metatarsalia mit nachfolgender Stellungsänderung der Mittelfußknochen und entsprechenden klinischen Zeichen, wie z.B. Krallenzehen mit sekundärer Metatarsalgie.

Die *proximale Form* der Metatarsalgie ist durch eine Fehlstellung der Metatarsalia infolge einer Veränderung des Fußes proximal der Mittelfußknochen gekennzeichnet und kann beim Knick-/Hohlfuß beobachtet werden.

- Gemeinsam ist allen Formen die Überlastung des Mittelfußes mit Veränderungen des Unterhautgewebes sowie der Haut mit einer Hyperkeratose.
- Die weiteren Veränderungen des Weichgewebes sind die reaktive plantare Bursitis, die sich infizieren und nach plantar fisteln kann.
- Erst spät im Verlauf treten Knochenveränderungen hinzu, die als Verdickung des Periosts und ggf. als Ermüdungsbruch des Metatarsalknochens imponieren können.
- Häufiger sind Gelenkveränderungen der Metatarsophalangealgelenke, die über eine Degeneration des Kapsel-Band-Apparats bis hin zur Dorsalsubluxation der Zehen führen können.

Klinik
Die klinische Symptomatik kann in den unterschiedlichen Stadien verschieden stark ausgeprägt sein und teilweise auch ganz fehlen.

Therapie
Therapeutisch steht die Behandlung des biomechanisch auslösenden Moments im Vordergrund. Wenn konservative Maßnahmen wie Schuhzurichtungen und Einlagenversorgungen scheitern, ist die operative Therapie indiziert. Von ausschlaggebender Bedeutung ist hierbei – in genauer Kenntnis der Ätiopathogenese – die Behebung der auslösenden Ursache ihrer Begleiterscheinungen.

76.6 Hypertrophie des Corpus adiposum infrapatellare (Hoffa-Kastert-Syndrom) (M 79.4)

W. Rüther

Die Hypertrophie des infrapatellaren Fettkörpers (Hoffa-Fettkörper) stellt keine eigenständige Krankheitsentität dar. Allenfalls ist dieser Terminus ein Oberbegriff für Schmerz- und Schwellungszustände im Bereich dieses periartikulären Fettkörpers.

Ursachen
Schmerzen im Bereich des Hoffa-Fettkörpers können auftreten

- infolge einer Gonitis bei Synovialkrankheiten (z.B. chronische Polyarthritis, tenosynovialer Riesenzelltumor),
- infolge lokaler Einblutungen durch Trauma oder auch
- durch lokale Kalzifikationen.

Darüber hinaus sollen lappig-zottige Ausläufer des Fettkörpers einschießende Schmerzen verursachen können, indem sie zwischen den Gelenkkörpern eingeklemmt werden. Eine Fibrose des Hoffa-Fettkörpers oder Zottenbildungen mit konsekutivem Einklemmphänomen können Ursache für einen ventralen Kniegelenkschmerz nach endoprothetischem Gelenkersatz darstellen.

Klinik
Der Hoffa-Fettkörper tritt besonders in voller Streckung des Kniegelenks und aktiver Quadrizepsanspannung zutage. Er wird dann beidseits des Lig. patellae als leichte Vorwölbung erkennbar. Lokal läßt sich ein Druckschmerz auslösen. In Ruhe und bei Bewegung bzw. bei Belastung tritt ein ventraler Kniegelenkschmerz auf.

Differentialdiagnose
Differentialdiagnostisch ist eine Synovialkrankheit des Kniegelenks, eine Bursitis infrapatellaris profunda und eine proximale und distale Tendinose des Lig. patellae abzugrenzen. Meist weist bereits die Anamnese und der klinische Befund den diagnostischen Weg.

76.7 Fibromyalgie (M 79.0)

G. Neeck

Die Fibromyalgie zeichnet sich einmal durch großflächige, vorzugsweise muskuläre chronische Schmerzen aus, für die keine andere rheumatologische Erkrankung verantwortlich gemacht werden kann. Sie ist deshalb zunächst einmal immer eine Ausschlußdiagnose, und dies gilt insbesondere deshalb, weil die Symptomatologie der Fibromyalgie auch sekundär bei anderen rheumatischen Erkrankungen, insbesondere Kollagenosen, auftreten kann. Neben den Schmerzen am Bewegungsapparat sind die Patienten mit Fibromy-

algie auffällig, da sie auch unter mehr oder weniger stark ausgeprägten vegetativ-funktionellen Störungen anderer Organsysteme leiden und, individuell verschieden, psychische Symptome zeigen, die sich in entsprechenden Testsystemen mit erhöhten Werten auf Skalen für Ängstlichkeit und Depressivität widerspiegeln.

Die Fibromyalgie gehört heute zu den häufigsten Diagnosen, mit denen der Rheumatologe konfrontiert wird. Dabei gehört die Erkrankung zu jenen innerhalb der Rheumatologie, welche bislang am schlechtesten definiert und erforscht sind und deren therapeutische Beeinflußbarkeit als vergleichsweise unbefriedigend eingestuft werden muß. Aufgrund der Häufigkeit der Erkrankung wurde sie weltweit in den letzten Jahren intensiver erforscht und es wurden damit Grundlagen für die Therapie gelegt. Infolge der Komplexität der Fibromyalgie ist sie eines jener rheumatologischen Krankheitsbilder, welche besonders des interdisziplinären Ansatzes bedarf.

76.7.1 Definition und Terminologie

Terminologisch wird die Fibromyalgie unter verschiedenen Begriffen geführt. Häufig synonym wird heute Fibromyalgiesyndrom (Yunus 1981) verwendet, im deutschsprachigen Raum galten früher das „generalisierte tendomyotische Syndrom" oder die „generalisierte Tendomyopathie" (Müller 1987) oder wiederum seltener die „polytope Insertionstendopathie". Der alte Begriff der Fibrositis ist heute obsolet. Im manualtherapeutisch orientierten orthopädischen Bereich wird auch der Begriff „myoskelletales Syndrom" gebraucht, was wahrscheinlich das gleiche meint. International übereinstimmend werden Fibromyalgiesyndrom und Fibromyalgie synonym verwendet. Dabei plädiert Masi 1997 für den Zusatz „Syndrom", da einerseits weder Ätiologie, Pathogenese, noch überhaupt die Lokalisation des pathomorphologischen Substrats geklärt sind und andererseits der Symptomenkomplex auch sekundär durch andere Erkrankungen ausgelöst werden kann.

Die Fibromyalgie ist eine nichtentzündliche rheumatische Erkrankung mit dem Kardinalsymptom des großflächigen Schmerzes mehr oder weniger im Bereich des gesamten Bewegungsapparats, wobei sog. Hauptschmerzpunkte, welche vorzugsweise periartikulär im Sehnenansatzbereich lokalisiert sind, besonders schmerzhaft imponieren (Lautenschläger et al. 1988). Ätiologie und Pathogenese der Erkrankung sind bis heute ungeklärt. Störungen in schmerzverarbeitenden Systemen des zentralen Nervensystems mit der Folge einer erniedrigten Schmerzschwelle werden ursächlich v.a. diskutiert (s. unten).

76.7.2 Epidemiologie und Klassifikation

Die durchschnittlilche Prävalenz für die Fibromyalgie in den Industrieländern wird mit 2–3% angegeben. Frauen sind etwa 7- bis 8mal häufiger betroffen. Dabei gibt es hinsichtlich der Prävalenz in den einzelnen Ländern teilweise erhebliche Unterschiede. Werden nur weibliche Patientinnen berücksichtigt, so schwanken die Angaben in Europa zwischen 0,8% (Finnland) über 3,0% (Deutschland) bis zu 10,5% (Norwegen) (Schochat et al. 1994).

Diese großen Unterschiede sind auch durch die Unschärfe der Definition der Erkrankung bedingt. Die Fibromyalgie kann schon im Schulalter im Vollbild auftreten, aber auch im hohen Lebensalter bestehen. Eine Häufung besteht um das mittlere Lebensalter (Müller 1987).

Diagnosekriterien

Auf die alten, sehr einfachen diagnostischen Kriterien der Fibromyalgie nach Smyth folgten 1981 die ausführlicheren diagnostischen Kriterien nach Yunus, welche schließlich 1990 durch die Klassifikationskriterien des American College of Rheumatology (ACR) abgelöst wurden. Nach diesen Klassifikationskriterien muß bei Fibromyalgie ein großflächiger Schmerz am Bewegungsapparat für mindestens 3 Monate bestehen mit einer erniedrigten Schmerzschwelle (4 kg auslösbar durch Daumendruck oder den Druckaufnehmer eines Dolorimeters) an mindestens 11 von insgesamt 18 ana-

Tabelle 76.5. 18 Hauptschmerzpunkte der Fibromyalgie nach den ACR-Kriterien (Wolfe et al. 1990) und Kontrollpunkte, paarweise jeweils rechts und links

Hauptschmerzpunkte	rechts	links
1. Okziput, im Ansatzbereich der subokzipitalen Muskeln		
2. Untere HWS von ventral der Raum zwischen den Querfortsätzen C5–7		
3. Mitte Oberrand des M. trapezius		
4. Ursprungsbereich des M. supraspinatus obere Skapula		
5. Knochen-Knorpel-Übergang der II. Rippe		
6. Mitte des äußeren oberen Quadranten der Glutealregion		
7. Distale Region (ca. 2 cm) des lateralen Epikondylus des Ellbogens		
8. Hintere Spitze des Trochanter major		
9. Mediales Fettpolster am Kniegelenk proximal des Gelenkspalts		
Kontrollpunkte	**rechts**	**links**
1. Mitte des distalen Drittels der Dorsalseite des Unterarms		
2. Mitte der Dorsalseite des Mittelfußes über dem III. Os metatarsale		
3. Daumennagel		

tomisch definierten sog. Hauptschmerzpunkten (Tabelle 76.5). Daneben werden sog. Kontrollpunkte angegeben (Tabelle 76.5), an denen die Schmerzschwelle nicht verändert sein soll.

Die ACR-Kriterien werden zwar weltweit in entsprechenden Studien der Klassifikation der Erkrankung verwendet, sie werden aber vielfach auch kritisch bewertet. Dies bezieht sich einmal auf ihre fälschlicherweise häufige Verwendung als diagnostische Kriterien, da die Druckempfindlichkeit nur einen kleinen Ausschnitt der Gesamtsymptomatologie darstellt („Druckpunkte als Spitze des Eisbergs der Fibromyalgie"). Interessant in diesem Zusammenhang ist die Feststellung, daß die Anwendung der ACR-Kriterien in der gesunden Normalbevölkerung einen wesentlich höheren Anteil von Individuen ergibt, welche zwar die Kriterien erfüllen, aber keine medizinische Hilfe in Anspruch nehmen. Bradley u. Alarcon (1994) fanden bei diesen „non-patients" im Vergleich zu Gesunden zwar eine erniedrigte Schmerzschwelle (2,8 kg gegenüber 5,4 kg), Fibromyalgiepatienten hatten aber eine durchschnittlich noch deutlich niedrigere Schwelle mit 1,9 kg (Bradley u. Alacron 1997).

Schließlich ist das beschriebene Verfahren auch von starken subjektiven Momenten beeinflußt und muß entsprechend relativiert werden. Für erfahrene Untersucher hat sich das Verfahren der Druckpunktdolorimetrie aber bewährt. Objektivere Methoden der Charakterisierung der Patienten, beispielsweise mittels Positronenemissionstomographie, somatisch evozierten Potentialen auf definierte Schmerzreize oder Labormethoden, befinden sich noch im experimentellen Stadium (s. unten).

Subgruppendifferenzierung

Von zunehmender Bedeutung ist die Differenzierung von Subgruppen. Die Unterscheidung in primäre und sekundäre Fibromyalgie (Yunus 1981) wurde mit den ACR-Kriterien fallengelassen. Die Unterscheidung ist aber unverändert von großer praktischer Bedeutung. So kann die Fibromyalgie zusammen mit wohl definierten Erkrankungen rheumatologischer und nichtrheumatologischer Art auftreten (s. nachfolgende Übersicht). Dabei scheint die Fibromyalgie durch solche Erkrankungen ausgelöst, getriggert zu werden, nach erfolgreicher Behandlung bzw. Abklingen dieser Erkrankungen persistiert dann die Fibromyalgie, losgelöst vom auslösenden Moment, weiter.

Erkrankungen, bei denen die Fibromyalgie häufig reaktiv oder sekundär auftreten kann (nach Müller 1987)

- Entzündlich-rheumatische Erkrankungen wie chronische Polyarthritis und Kollagenosen
- Andere entzündliche Erkrankungen wie Sarkoidose, M. Crohn, Colitis ulcerosa
- Infektionskrankheiten wie Hepatitis
- Metabolische Erkrankungen wie die Hämochromatose
- Endokrine Erkrankungen wie Hypothyreose, Hyperparathyreoidismus
- Als paraneoplastisches Syndrom bei Malignomen

Zusätzlich kann eine Fibromyalgie im Zusammenhang mit einer anderen Erkrankung ebenfalls begleitend auftreten, ihre Intensität aber in einem Zusammenhang mit der Grunderkrankung stehen. Man spricht dann von einer reaktiven Fibromyalgie.

Eine weitere Differenzierung in der Zukunft dürfte durch die Bewertung des jeweiligen Anteils somatischer, v.a. biomechanischer Faktoren einerseits und der zentralnervösen Komponente andererseits bestehen. Biomechanische Faktoren der Wirbelsäule spielen bei vielen Patienten mit Fibromyalgie eine auslösende Rolle. Als ein Beispiel sei die Hypermobilität genannt. Solche Patienten erfüllen auch die ACR-Kriterien der Fibromyalgie. Sie weisen aber oft einen geringeren Anteil der vegetativ-funktionellen Störungen anderer Organsysteme sowie eine geringere psychische Symptomatik auf. Am anderen Ende des Spektrums stehen jene Fälle der Fibromyalgie, bei denen keinerlei somatische Korrelate beispielsweise im Bereich des Achsenskeletts gefunden werden, die ausgeprägte vegetativ-funktionelle Störungen anderer Organsysteme und eine entsprechend deutliche psychische Symptomatik haben. Beim einzelnen Patienten müssen diese Anteile jeweils individuell gewichtet werden, da sie schließlich auch Konsequenzen hinsichtlich der Therapie haben.

Diese hier aufgezeigten beiden Pole bzw. Anteile bei der Fibromyalgie scheinen sich auch in dolorimetrischen Untersuchungen widerzuspiegeln. So fällt einmal auf, daß in großen Untersuchungen mittels Dolorimetrie ein Teil der Patienten eine ausgeprägte Diskriminierung der Schmerzschwelle auf Druck im Bereich der Hauptschmerzpunkte (Schmerzschwelle erniedrigt) und den Kontrollpunkten (Schmerzschwelle normal) hat, dann aber eine andere Gruppe eine deutliche Einebnung dieser Unterschiede zeigt bis hin zu jener Subgruppe, bei der eine allgemeine Schmerzschwellenerniedrigung sowohl im Bereich der Hauptschmerz- als auch der Kontrollpunkte vorliegt.

Untersuchungen bei Patienten mit primärem Sjögren-Syndrom, also einer Kollagenose ohne primäre Manifestation am Bewegungsapparat, zeigten eben jene allgemeine Schmerzschwellenerniedrigung, wenn gleichzeitig eine Fibromyalgie vorlag. Es ist deshalb bei jenen Patienten, welche eine allgemeine Schmerzschwellenerniedrigung aufweisen, eher von einer zentralnervösen Störung auszugehen, während bei anderen mit deutlicher Diskriminierung zwischen Hauptschmerzpunkten und Kontrollpunkten periphere Faktoren eine entsprechend größere Rolle spielen.

76.7.3
Ätiologie und Pathogenese

Ätiologie

Genetik und Umgebungsfaktoren

Die Ursache der Fibromyalgie ist unbekannt. Verschiedene Untersuchungen lassen einerseits einen gewissen genetischen Hintergrund vermuten, andererseits dürften auch prägende Umgebungsfaktoren eine große Rolle spielen. So werden in Familien von Fibromyalgiepatienten häufiger Depressionen und Alkoholismus gefunden. Junge Patientinnen mit Fibromyalgie haben überdurchschnittlich häufig auch eine mit Fibromyalgie behaftete Mutter. Auch das Ausmaß von psychosozialen Belastungsfaktoren in den Familien von Kindern und Jugendlichen, welche bereits Fibromyalgie haben, sind ebenfalls überdurchschnittlich häufig gegeben. Neueste Untersuchungen zeigen auch eine genetische Komponente (Yunus 1997). Schließlich ist die schon erwähnte eindeutige Prävalenz des weiblichen Geschlechts als möglicher genetischer Hinweis zu werten und/oder deutet eine besondere Empfindlichkeit gegenüber bestimmten Umgebungsfaktoren beim weiblichen Geschlecht an.

Biomechanische Faktoren

Biomechanische Faktoren sind ebenfalls bedeutsam. Biomechanische Störungen im Bereich des Achsenskeletts und die erwähnte Hypermobilität sind überdurchschnittlich häufig bei Fibromyalgie gegeben. Die Anamnese beginnt meist schon in der Jugend mit lokalen Schmerzsyndromen, vorzugsweise im Bereich des Achsenskeletts (HWS- und/oder LWS-Syndrom), was die Bedeutung der beschriebenen Faktoren unterstreicht. Das Krankheitsbild entwickelt sich bei den Frauen dann in seiner vollen Ausprägung gehäuft um die Menopause, eine Lebensperiode mit besonderen Belastungen im Zusammenhang mit der hormonellen Umstellung. Patientinnen mit Fibromyalgie scheinen auf stressige Lebenssituation besonders empfindlich zu reagieren mit der entsprechenden Ausprägung ihrer Symptomatologie. In diesem Zusammenhang wichtig sind Bezüge zum sog. prämenstruellen Syndrom, ein episodischer Beschwerdekomplex, der aber zahlreiche Parallelen zur Fibromyalgie aufweist. Erst kürzlich konnte nachgewiesen werden, daß auch die Intensität der Fibromyalgiesymptome bei der noch menstruierenden Frau stark abhängig vom monatlichen Hormonzyklus ist (Anderberg 1997).

Pathogenese

Bestehen hinsichtlich der Ätiologie bei der Fibromyalgie nur bestimmmte Anhaltspunkte, so liegen zur Frage der Pathogenese eine ganze Reihe von Hypothesen vor. Orientiert man sich an der klinischen Symptomatologie, so dürften meistens biomechanische Faktoren im Bereich der Wirbelsäule am Beginn der Erkrankung stehen. Dabei sind lokale Schmerzsyndrome im Bereich des Achsenskeletts außerordentlich häufig.

Bei diesen Patienten bleibt das Schmerzgeschehen aber meistens begrenzt, z.B. als LWS-Syndrom. Bei der Fibromyalgie scheinen bestimmte Mechanismen der lokalen bzw. regionalen Schmerzeingrenzung jedoch zu versagen und, das läßt sich häufig aus den Anamnesen entnehmen, es werden nach und nach weitere Regionen des Bewegungsapparats schmerzhaft befallen bis zu dem Vollbild der beschriebenen polytopen Schmerzen. Dieser Ablauf läßt an eine Störung auf der Ebene schmerzverarbeitender Systeme im Zentralnervensystem schließen. Andererseits werden auch Störungen im Bereich der Muskulatur diskutiert (s. unten), so daß prinzipiell die Frage ungeklärt ist, ob es sich um eine periphere muskuläre oder zentralnervöse Erkrankung handelt.

■ **Serotonin.** Zu den zahlreichen Substanzen, welche bei der Schmerzverarbeitung im Zentralnervensystem eine Rolle spielen, wird v.a. das Serotonin als ein möglicherweise bedeutsamer Überträgerstoff im Zusammenhang mit der Fibromyalgie diskutiert. Dies ergibt sich einmal aus den vielfältigen physiologischen Wirkungen des Serotonins, wobei es an der Regulation des Schlafs, des Muskeltonus, des psychischen Befindens und eben auch des Schmerzes beteiligt ist. Bezüglich des Schmerzes spielt es v.a. eine Rolle im sog. deszendierenden antinozizeptiven System, also eines endogenen analgetisch wirksamen Systems, was v.a. bei stärksten akuten Schmerzen aktiviert wird und bei Traumatisierungen zu einer passageren Analgesie führt (Mense 1997).

Ein Mangel an Serotonin könnte zahlreiche Symptome der Fibromyalgie im Sinne einer übergeordneten Störung erklären. Tatsächlich finden sich Hinweise, daß Serotonin im Liquor bei Fibromyalgie erniedrigt ist. Ursachen dafür können bislang allein hypothetisch diskutiert werden. Der pathogenetische Ansatz einer bedeutenden Rolle reduzierter Serotoninspiegel bzw. Serotoninwirkungen findet seine Entsprechung, indem das Serotonin erhöhende Medikamente wie Amitriptylin zumindest bei einem Teil der Patienten wirksam sind.

■ **Substanz P.** Dieses Gewebshormon und Neurotransmitter spielt einmal im Zentralnervensystem eine wichtige Rolle im sog. aszendierenden nozizeptiven System. Darüber hinaus ist es in der Körperperipherie von Bedeutung im System der neurogenen Entzündung, indem es durch entsprechende Reize aus sog. polymodalen Nozizeptoren freigesetzt ins Gewebe diffundiert und bei solchen Entzündungszeichen wie der Vasodilatation und auch dem Schmerz wichtig ist. Auch Substanz P wurde bei Fibromyalgie im Liquor gemessen und war erhöht. In der Körperperipherie, z.B. in der

Haut, wird es nach Applikation von Capsaicin, ein Inhaltsstoff von scharfen Gewürzen, freigesetzt. Bei Fibromyalgie wurde eine entsprechend verstärkte Vasodilatation auf Capsaicin in der Haut nachgewiesen, was durch eine stärkere Freisetzung von Substanz P aus polymodalen Nozizeptoren bei Fibromyalgie erklärbar wird (Littlejohn et al. 1990). Dieser Befund findet seine klinische Entsprechung im Phänomen des verstärkten Dermographismus, der bei vielen Fibromyalgieptienten gefunden wird. Erhöhte Spiegel von Substanz P bzw. ihre vermehrte Ausschüttung könnten die Schmerzschwellenerniedrigung bei Fibromyalgie erklären.

Bewertung der Befunde

Bei allen bislang erhobenen Befunden besteht natürlich grundsätzlich die Frage, inwieweit es sich um für die Pathogenese relevante Ergebnisse oder mehr sekundäre Regulationsänderungen bzw. sogar nur um Epiphänomene handelt. Diese Fragen sind bis heute nicht zu beantworten. Aber die Untersuchungen der klassischen endokrinen Achsen haben zum Verständnis der Fibromyalgie einiges beigetragen. Fast man diese Ergebnisse zusammen, so ergibt sich insgesamt das Bild eines Konzerts vielfältiger Regulationsänderungen, die man als chronische Streßreaktion beschreiben kann, also neuroendokrine und endokrine Korrelate unspezifischer Art, wie sie bei den verschiedensten somatischen aber auch psychischen Erkrankungen gefunden werden. Eine Zusammenschau dieser Befunde findet sich in der nachfolgenden Übersicht.

Häufige funktionell-vegetative Störungen anderer Organsysteme bei Fibromyalgie (mod. nach Brückle 1992)

- Schlafstörungen
- Kopfschmerzen
- Globusgefühl
- Obstipation/Diarrhö
- Meteorismus
- Kalte Akren
- Hypotone Kreislaufdysregulation
- Herzbeschwerden
- Dermographismus
- Schwäche

Vergleicht man verschiedene schmerzhafte Erkrankungen des Bewegungsapparats wie chronische Polyarthritis und LWS-Syndrom mit der Fibromyalgie hinsichtlich dieser endokrinen und neuroendokrinen Funktionen, so weisen die Veränderungen jeweils in dieselbe Richtung. Sie sind somit unspezifische Regulationsänderungen im Ablauf einer jeweils chronisch verlaufenden schmerzhaften Erkrankung. Die Unterschiede liegen in dem Ausmaß dieser Veränderungen. Es erscheint nur auf den ersten Blick verwunderlich, daß Fibromyalgiepatienten diesbezüglich im Mittel deutlich ausgeprägtere Befunde als Patienten mit chronischer Polyarthritis zeigen. Sie erscheinen somit nicht nur wesentlich mehr gestreßt als die meisten Patienten mit chronischer Polyarthritis, sie zeigen auch endokrinologisch wesentlich deutlichere Streßreaktionen. Oder anders ausgedrückt: Nur jene Patienten mit chronischer Polyarthritis, die eine sehr hohe entzündliche Aktivität haben, besitzen ähnlich deutliche endokrine Veränderungen wie Patienten mit Fibromyalgie. Zudem liefern diese Befunde ein objektives Maß des „Krankseins“ bei Fibromyalgie, ohne daß wir aber die spezifische Störung kennen.

76.7.4 Histopathologie

Da es sich bei der Fibromyalgie v.a. um Myalgien bzw. Sehnenansatzschmerzen handelt, ergibt sich die Frage nach Befunden aus Muskelbiopsien. So wurden in Hauptschmerzpunkten des M. trapezius ein reduzierter Gehalt von ATP sowie ein höherer Anteil abnormer roter Muskelfasern („ragged red fibers“) gefunden.

Andererseits finden sich elektronenmikroskopische Befunde, welche keine Unterschiede im Vergleich zu Biopsien bei gesunden Freiwilligen ergaben. Somit fehlt bislang ein eindeutiger Beweis für ein histomorphologisches Substrat im Muskel bei Fibromyalgie. Darüber hinaus müssen alle Befunde auch daraufhin überprüft werden, ob bei diesen infolge der Schmerzen dekonditionierten Patienten nicht auch unspezifische Befunde vorliegen können, die allein den mangelnden Trainingszustand der Muskulatur widerspiegeln.

76.7.5 Klinik

Wenn das Vollbild der Fibromyalgie erreicht ist, klagen die Patienten über polytope Schmerzen praktisch am gesamten Bewegungsapparat. Typisch ist eine meist jahre- oft sogar jahrzehntelange Vorgeschichte. Die genaue Anamneseerhebung deckt häufig schon frühe Schmerzerlebnisse im Jugendalter am Bewegungsapparat, hier vorzugsweise im Bereich von LWS und/oder HWS bzw. der entsprechenden paravertebralen Muskulatur, auf. Mitunter führt dies schon zu frühen Arztkontakten, vorzugsweise in orthopädische Behandlung. Im Durchschnitt exazerbiert dann das Krankheitsbild in mittleren Lebensjahren, indem immer mehr Regionen des Bewegungsapparats schmerzhaft involviert werden.

Bei den häufiger betroffenen Frauen liegt der Häufigkeitsgipfel der Manifestation des Vollbilds um die Menopause herum. Allerdings können bereits Jugendliche das Vollbild der Erkrankung entwickeln und dem pädiatrischen Rheumatologen vorgestellt werden. Größere epidemiologische Untersuchungen bei Schülern ergaben einen relativ großen Anteil von Jugendlichen, welche die ACR-Kriterien der Fibromyalgie erfüllten, die aber die Symptome nach einigen Jahren wieder verloren.

Myalgien und Arthralgien

Die Schmerzintensität bei Fibromyalgie wird durch moderate Bewegung gebessert, völlige Ruhe oder stärkere körperliche Belastung führen zur Schmerzzunahme. Psychischer Streß sowie kalte, feuchte Witterung wirken ebenfalls verschlimmernd. Die Patienten empfinden vorwiegend Myalgien und Arthralgien.

Der klinische Untersuchungsbefund zeigt gleichwohl eine freie Gelenkbeweglichkeit, Gelenkschwellungen fehlen. Subjektiv berichten die Patienten eine eher diffuse Schwellungsneigung der Hände, vorzugsweise am Morgen, welche von einem Steifigkeitsgefühl begleitet wird, das sich für die Patienten in der Unfähigkeit, Ringe abzustreifen, objektiviert. Es gibt Hinweise, daß bei einem Teil der Patienten das Fäusteballen im Schlaf zu Arthralgien und Steifigkeit der Hände am Morgen führt.

Myofasziales Schmerzsyndrom

Schmerzen der Kaumuskulatur und im Kiefergelenk wiederum am Morgen können durch das Phänomen des Bruxismus bedingt sein, dem unbewußten Knirschen mit den Zähnen während des Schlafs. Dieser Beschwerdekomplex, der auch als myofasziales Schmerzsyndrom der Kau- und Gesichtsmuskulatur bezeichnet wird, existiert auch isoliert und beschäftigt dann vorzugsweise Zahnärzte und Kieferorthopäden. Myofasziale Schmerzsyndrome anderer Muskeln oder Muskelgruppen als sog. lokale weichteilrheumatische Syndrome können ebenfalls mit der Fibromyalgie vergesellschaftet sein und sind therapeutisch von ihr zu differenzieren.

Schlafstörungen

Diese bzw. ein leichter, nicht erholsamer Schlaf sind ebenfalls typisch für das Krankheitsbild.

Vegetative funktionelle Störungen

Darüber hinaus klagen die Patienten mehr oder weniger ausgeprägt über verschiedene vegetativ-funktionelle Störungen anderer Organsysteme wie Meteorismus, Obstipation, gelegentlich Diarrhöen, hypotone Kreislaufdysregulationen, kalte Akren, Globusgefühl u.a. Einzelne derartige Symptome können mitunter derart im Vordergrund stehen, daß jeweils verschiedene andere Fachrichtungen vorzugweise der inneren Medizin konsultiert werden, ohne daß aber faßbare somatische Befunde erhoben werden können. Diese Störungen sind deshalb insgesamt in typischer Weise ebenfalls der Symptomatologie der Fibromyalgie zuzuordnen.

Psychische Symptome

Auch dem nicht speziell psychologisch geschulten Arzt erscheinen viele Fibromyalgiepatienten psychisch auffällig. Entsprechende Testuntersuchungen ergeben v.a. erhöhte Werte auf Skalen für Ängstlichkeit und Depressivität, so daß der Terminus „ängstlich-depressive" Haltung der psychischen Symptomatik nahekommt. Dabei wirken die Patienten oft zunächst agitiert und erst die nähere Untersuchung offenbart das dahinterstehende depressive Geschehen. Die Frage der Bedeutung einer Depression bei Fibromyalgie wird kontrovers diskutiert. Neuere psychiatrische Untersuchungen verneinen eher eine Depression im klassischen Sinn bei Fibromyalgie. Danach wären die psychischen Symptome eher reaktiv durch die Schmerzen bedingt, oder was ebenfalls möglich ist, beide Symptomenkomplexe, die Schmerzen und die psychischen Veränderungen, werden durch eine übergeordnete Störung beispielsweise im Transmittersystem des zentralen Nervensystems verursacht (s. oben).

Wichtig erscheint aber für den Zugang des Klinikers zum Fibromyalgiepatienten die Bereitschaft, die Schmerzen des Patienten als real zu akzeptieren. Untersuchungen mittels somatisch evozierter Potentiale oder mit Photonenemissionstomographie belegen dies. Für die klinische Routine stehen diese Verfahren allerdings nicht zur Verfügung, sie sind aktuell allein Instrumente der Forschung. Bei der klinischen Untersuchung beschränkt man sich bislang auf die Prüfung der Hauptschmerzpunkte (Abb. 76.15), welche auf Daumendruck oder Testung mittels Druckaufnehmer (Dolorimeter) als druckdolent imponieren und beim Patienten eine entsprechende verbale oder nonverbale Reaktion hervorrufen.

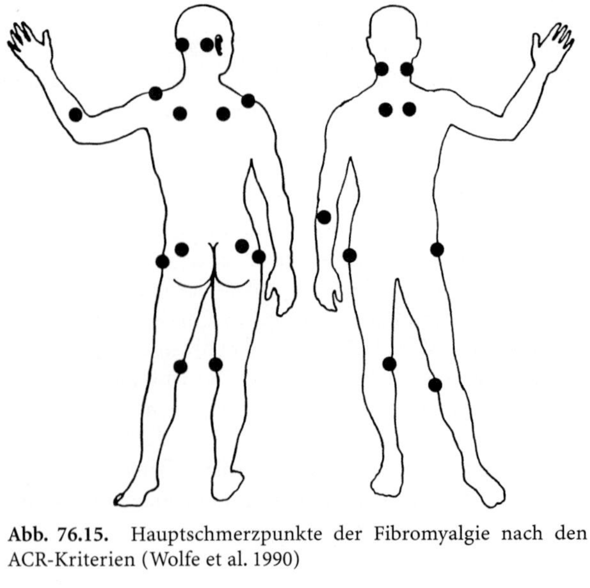

Abb. 76.15. Hauptschmerzpunkte der Fibromyalgie nach den ACR-Kriterien (Wolfe et al. 1990)

76.7.6
Labor und bildgebende Verfahren

Das typische der Fibromyalgie ist, daß entsprechende Methoden des Labors und bildgebender Verfahren der Routineversorgung keine positiven Befunde ergeben. Versuche einer entsprechenden Objektivierung sind bislang als rein experimentell einzustufen. Insofern ist die Fibromyalgie immer eine Ausschlußdiagnose, d.h. die Diagnose kann dann gestellt werden, wenn sich bei entsprechender Symptomatologie keine anderen Ursachen für die Schmerzen am Bewegungsapparat finden lassen.

Bei der Befunddokumentation der Fibromyalgie existieren eine Fülle von Instrumenten, welche in aller Ausführlichkeit, v.a. im Rahmen von Studienprotokollen, zum Einsatz kommen. Für die tägliche rheumatologische Praxis relevant sind die systematische druckdolorimetrische Erfassung der Hauptschmerzpunkte und der Kontrollpunkte. Weiter ist die visuelle analoge Schmerzskala und das Abfragen der Liste der vegetativ-funktionellen Symptome anderer Organsysteme sinnvoll. Ein mehr das allgemeine Ausmaß der Gesundheitsstörung erfassendes Instrument ist der „fibromyalgia impact questionaire", FIQ.

76.7.7
Diagnose und Differentialdiagnose

Die Diagnose ist deshalb allein aus der geschilderten typischen Anamnese und dem klinischen Befund zu stellen. Da aber die Fibromyalgie auch sekundär bei anderen entzündlich-rheumatischen Systemerkrankungen auftreten kann, müssen diese Erkrankungen jeweils ausgeschlossen werden. Dies gilt v.a. für die Kollagenosen. Daß überhaupt der Rheumatologe so häufig mit diesem Beschwerdebild konfrontiert wird, hat v.a. seine Ursache in den Tatbeständen der Lokalisation der Schmerzen am Bewegungsapparat und den vielfältigen anderen Symptomen des vegetativen Nervensystems und der Psyche, welche auch an so vielgestaltige Erkrankungen wie die Kollagenosen, so den Lupus erythematodes, denken lassen. Untersucher, welche über Jahre Fibromyalgiepatienten betreuen, berichten über die (seltenen) Befundkonstellationen, daß sich nach Jahren doch in Einzelfällen zusätzlich eine entzündlich-rheumatische Erkrankung entwickeln kann. Diese möglichen Koinzidenzen sind u.a. ein Grund, warum im interdisziplinären Behandlungsteam der Fibromyalgie der Rheumatologe eine herausragende Rolle einnimmt.

■ **Borreliose.** Ein besonderes differentialdiagnostisches Problemfeld bildet die Borreliose. Es scheint sicher so zu sein, daß eine Infektion wie eine Borreliose von einer Symptomatologie wie bei Fibromyalgie reaktiv begleitet werden kann. Weiter scheint es so zu sein, daß eine Borreliose eine (vielleicht latente) Fibromyalgie triggern kann, d.h. selbst nach Abheilung der aktiven Infektion kann die Fibromyalgie persistieren. Wichtig ist aber hervorzuheben, daß dann die Borreliose nicht mehr ursächlich ist und entsprechende Antibiosen nutzlos sind. Die Problematik Fibromyalgie und Borreliose dürfte v.a. durch die Häufigkeit der Fibromyalgie einerseits und die geringe Spezifität der serologischen Diagnostik der Borreliose andererseits bedingt sein.

76.7.8
Verlauf und Prognose

Ist das Vollbild der Erkrankung, meist im mittleren Lebensalter, erreicht, zeigt die Erkrankung einen in Intensität und auch der Lokalisation der Schmerzen wechselnden Verlauf, wobei völlige Schmerzfreiheit auch unter entsprechenden therapeutischen Bemühungen bislang nicht erzielt werden kann. Strukturelle Schäden im Bereich der schmerzhaften Partien des Bewegungsapparats, also v.a. der Muskulatur, sind nach heutigem Kenntnisstand nicht zu befürchten. Trotz des großen Leidensdrucks der Patienten ist die Prognose der Erkrankung deshalb im Vergleich zu anderen rheumatologischen Erkrankungen eher gut.

Zwar verlieren die Patienten ihre Symptome auch im höheren Lebensalter nie völlig, die Intensität nimmt aber im Mittel etwa jenseits des 60. Lebensjahrs ab (Müller 1987). Ansonsten scheint eine einmal chronifizierte Fibromyalgie kaum zu remittieren. Ausnahmen bilden die Fibromyalgie im jugendlichen Lebensalter und sekundäre bzw. reaktive Formen, die mit der Aktivität einer Grunderkrankung korrelieren. Der Anteil jener Patienten, die einen schweren therapieresistenten Verlauf haben, welcher im Sinne einer vorzeitigen Berentung sozialmedizinisch relevant wird, liegt in den USA bei rund 30%, ein Anteil vergleichbar dem bei chronischer Polyarthritis.

Sozialmedizinische Einschätzung

Aufgrund der großen sozialmedizinischen Bedeutung wurde die Fibromyalgie in die Richtlinien für die ärztliche gutachterliche Tätigkeit, herausgegeben vom Bundesministerium für Arbeit (Auflage 1996), aufgenommen. Raspe schlägt eine im Mittel vollschichtige Belastbarkeit durch leichte Tätigkeiten vor. Bei erheblichen Beeinträchtigungen auf mehreren Dimensionen (Bewegungsapparat, vegetativ-funktionelle Beschwerden, Depressivität/Angst) ist je nach Umfang und Ausprägung eine zeitliche Minderung des Leistungsvermögens auf halb- bis unter vollschichtig anzunehmen. Funktionseinschränkungen betreffen Arbeiten v.a. in Kälte,

Nässe, unter besonderem Zeitdruck und im Wechselrhythmus bzw. mit Nachtschichten.

Bei allen rheumatologischen Erkrankungen, auch den entzündlichen Formen, gilt, daß keine Entität per se eine bestimmte sozialmedizinische Bewertung bedeutet. Bei der großen Variabilität des Verlaufs ist immer die konkrete Ausprägung beim einzelnen Patienten zu würdigen. Die Kriterien der sozialmedizinischen Bewertung sind bei einer Erkrankung wie der Fibromyalgie, die auf etablierte objektive Befunde des Labors und bildgebender Verfahren bislang verzichten muß, zudem hauptsächlich empirisch geprägt.

■ **Dauer der Krankengeschichte.** Für die Fibromyalgie ist die Dauer der dokumentierten Krankengeschichte bei dieser Würdigung ein wichtiges Kriterium. Denn die Erkrankung beginnt in typischer Weise schon in jungen Jahren mit lokalen Schmerzen, vorzugsweise im Bereich der Wirbelsäule, und eine jahre- bis jahrzehntelange Anamnese der Schmerzausbreitung sind typisch. Wesentlich kürzere Anamnesen mit der Ausprägung des Vollbilds schon in wenigen Jahren oder sogar Monaten sollte zunächst primär an andere, beispielsweise rheumatologische Krankheitsbilder denken lassen, die auszuschließen sind. Bei wiederum kurzer Anamnese mit rascher Entwicklung des Vollbilds und gleichzeitig deutlicher psychischer Auffälligkeit kann eine somatisierte Depression vorliegen und Anlaß sein, einen mit der Fibromyalgie vertrauten Psychiater/Psychologen oder psychologisch geschulten Arzt hinzuzuziehen.

■ **Interdisziplinäre Beurteilung.** Überhaupt ist die sozialmedizinische Bewertung bei Fibromyalgie aufgrund der Komplexität des Krankheitsbilds idealerweise in einem interdisziplinären Konsilium beispielsweise im Rahmen einer Rehabilitationsmaßnahme einer mit der Fibromyalgie vertrauten Einrichtung vorzunehmen, um allen Aspekten dieses Krankseins gerecht zu werden. Schließlich sind aus rein somatischer Sicht noch zusätzliche Erkrankungen, v.a. degenerativer Art im Bereich des Bewegungsapparats wie Arthrosen, zusätzlich zu werten.

76.7.9 Therapie und Rehabilitation

W. Eich

Therapie und Rehabilitation der Fibromyalgie stellen für den Arzt eine Herausforderung dar. Aufgrund der multifaktoriellen Genese der Fibromyalgie läßt sich die Erkrankung nur mit einem komplexen Therapieregime behandeln. Zudem variiert der Schwerpunkt und die Intensität der Symptomatik von Patient zu Patient. Das erklärt, warum es bis jetzt keine einfachen oder monomethodalen Therapieansätze gibt. Es geht also darum, die individuellen Gegebenheiten zu beachten.

Das Ziel der Therapie sollte darin bestehen, die Erkrankung erträglicher zu machen oder sie in ihrer Progression zu stoppen. Die meisten Therapieempfehlungen laufen auf eine Kombinationtherapie hinaus, indem sie verschiedene Therapieelemente im Rahmen eines biopsychosozialen Therapieansatzes kombinieren. Therapieziele sind dabei eine optimale periphere und zentrale Schmerztherapie, eine Therapie der Schlafstörung sowie der begleitenden Depression.

Aufklärung und Information

Zunächst sollte der Arzt die Diagnose Fibromyalgie gegenüber dem Patienten bestätigen und deren Bedeutung erklären. Vor allem muß er in Hinblick auf die Prognose verdeutlichen, daß weder eine entzündlich-deformierende noch eine die Lebenserwartung einschränkende Erkrankung vorliegt. Aber die mit der Erkrankung verknüpften Schmerzen können in der Regel nicht völlig behoben werden, sondern nur in ihren funktionellen Auswirkungen auf das Bewegungssystem gemildert werden.

Diese beratende, unterstützende und immer wieder beruhigende Haltung des Arztes ist von grundlegender Bedeutung für den Patienten. Die Information und Aufklärung des Patienten kann auch in Gruppen erfolgen. Der Arbeitskreis Patientenschulung der Deutschen Gesellschaft für Rheumatologie hat hierfür ein Programm entwickelt, das in speziellen Kursen erlernt werden kann.

Physikalische Therapie

Die Anwendungen von Hitze (Heißluft und Fango), manchmal aber auch von Kälte (Kältekammer), sowie Massagen, Akupunktur und passives Stretching bringen oft kurzfristige Besserungen, die für den Patienten sehr wichtig sind. Die klassische Behandlung mit physikalischer Therapie und Krankengymnastik zeigt oft nur im Anfangsstadium und bei einem Teil der Patienten einen Erfolg. Hier sollte darauf geachtet werden, daß die Patienten auf die Dauer ein Programm erlernen, daß sie selbständig durchführen können. Auch Feldenkrais-Therapie zeigt positive Effekte.

Medikamentöse Therapieansätze

■ **Antidepressiva.** Lange Zeit war die niedrigdosierte Verordnung von Amitriptylin (10 mg abends) (Carette et al. 1994), die einzige evaluierte medikamentöse Therapieform. Die psychopharmakologische, insbesondere antidepressive Behandlung wurde aber weitgehend unterschätzt. Da aber bei bis zu 50% der Patienten eine behandlungsbedürftige Depression vorliegt, wird neuerdings auf die adäquate und ausreichende antidepressive Therapie dieser Subgruppe von Fibromyalgiepatienten großer Wert gelegt. Dadurch können nicht nur die Schmerzen, sondern bei abendlicher Applikation auch der gestörte Schlaf positiv beeinflußt werden. Zur Vermeidung von Nebenwirkungen sollte mit einer geringen Dosis von 10 mg Amitriptylin zur Nacht zunächst für 1–2 Wochen begonnen werden, bei Verträglichkeit Steigerung auf 25–50 mg. Kürzlich wurden in einer kontrollierten doppelblinden Studie auch für Fluoxetin (20 mg morgens) vergleichbare Effekte wie mit Amitriptylin berichtet (Goldenberg et al. 1996). Noch effektiver war eine Kombinationsbehandlung von 20 mg Fluoxetin morgens und 25 mg Amitriptylin abends. Sollte diese vorgenannte Medikation nicht zu einem ausreichenden Erfolg führen, muß evtl. die Auswahl weiterer Antidepressiva in Abstimmung mit dem Psychiater erfolgen.

■ **Muskelrelaxanzien und nichtsteroidale Antiphlogistika.** Bei lokalen Schmerzzuständen werden nach wie vor Muskelrelaxanzien und nichtsteroidale Antiphlogistika appliziert. In einigen klinischen Studien wurde über den Erfolg von Analgetika (Tramadol) und 5-HT-3-Rezeptorantagonisten (Tropisetron 5 mg über 10 Tage) berichtet. An welcher Stelle und bei welcher Subgruppe von Patienten diese Medikamente aber in einem Therapieregime einzusetzen sind, bleibt vorerst noch zu bestimmen. NSAR bringen keinen Benefit, Prednisolon ist ineffektiv.

Körperliche Aktivität

Schmerzen am Bewegungssystem in Kombination mit der oft vorhandenen Müdigkeit führen zu Inaktivität und stellen damit in einem Circulus vitiosus einen der wirksamsten Verstärker für Schmerzen dar. Deshalb sollten die Patienten zu körperlicher Aktivität bzw. zur Steigerung ihrer körperlichen Aktivität angehalten werden. Diese Aktivität kann auch in spezialisierten Trainingszentren erfolgen, sollte aber auf Dauer auf jeden Fall in den Alltag integriert werden. Spezielle krankengymnastische Übungen, die auf individuelle Besonderheiten des jeweiligen Patienten eingehen, sollten ebenfalls in Selbsthilfeprogramme eingebaut werden und wenn möglich in spielerischer Weise erfolgen.

Psychologische Therapie

Im Rahmen eines multifaktoriellen biopsychosozialen Konzepts der Fibromyalgie werden auch psychologische Faktoren beachtet. Unter den psychologischen Faktoren bei der Fibromyalgie können prädisponierende, auslösende und chronifizierende psychologische Faktoren unterschieden werden.

■ **Prädisponierende Faktoren.** Unter den prädisponierenden Faktoren werden Persönlichkeitsfaktoren, z.B. die Neigung zum Perfektionismus oder neurotische Persönlichkeitsprofile und Persönlichkeitsstörungen, aufgeführt. Hier sind in vergleichenden Untersuchungen mit Patienten mit anderen rheumatologischen Erkrankungen und mit schmerzfreien Kontrollen Ergebnisse gefunden worden, die zwar auf eine Häufung solcher Persönlichkeitsfaktoren bei Patienten mit Fibromyalgie, keineswegs aber auf eine Spezifität dieser psychischen Auffälligkeiten bei Fibromyalgiepatienten hinweisen.

Als weiterer prädisponierender Faktor wird in neueren Studien ein höherer Anteil an Patienten mit körperlichem oder sexuellen Mißbrauch in der Kindheit aufgeführt. In kontrollierten Studien zeigte sich, daß es sich wohl um einen von der Erkrankung unabhängigen Faktor handelt, denn sowohl in der Gruppe der Fibromyalgiepatienten als auch in der Gruppe der Patienten mit rheumatoider Arthritis fanden sich annähernd gleichhohe Patientenzahlen mit sexuellem und körperlichem Mißbrauch in der Vorgeschichte. Die Patienten mit Fibromyalgie und körperlichem Mißbrauch zeigten jedoch eine deutlich stärkere Ausprägung der Fibromyalgiesymptomatik, so daß die Erfahrung des Mißbrauchs mit der Intensität der Fibromyalgiesymptomatik korreliert.

■ **Auslösenden Faktoren.** Unter den auslösenden Faktoren werden immer wieder lebensgeschichtlich bedeutsame Situationen angenommen. So gibt es mehrere Untersuchungen, die zeigen, daß aktuelle Traumata oder eine deutliche Zunahme von Life events zum Auslösen einer chronischen Schmerzsymptomatik führen können. Hier ist insbesondere auf den Verlust von nahen Angehörigen oder deren Pflege hinzuweisen.

Auch Angsterkrankungen kommen bei Fibromyalgiepatienten gehäuft vor und sollten dann zusammen mit einem Psychiater oder einem Facharzt für psychotherapeutische Medizin konsequent behandelt werden.

■ **Chronifizierende Faktoren.** Unter den Faktoren die weiterhin zu einer Chronifizierung der Symptomatik beitragen, hat sich die komorbide Depression oder die depressive Episode als ein Element erwiesen, was zu einer deutlichen Verstärkung der Fibromyalgie führen kann. Eine Assoziation zwischen Fibromyalgie und verschiedenen Depressionsphasen ist recht gut belegt. Die Richtung des Zusammenhangs ist allerdings wegen des Fehlens prospektiver Studien noch nicht geklärt.

Von verschiedenen Arbeitsgruppen wurden auch *maladaptive Copingstrategien* für die Chronifizierung der Erkrankung verantwortlich gemacht. Hier geht es insbesondere um das sog. „Katastrophisieren". Auf die Korrektur solcher pathologischer, maladaptiver Copingstile legt die kognitive Verhaltenstherapie großen Wert.

■ **Ziele der psychologischen Therapie.** Die psychologische Therapie sollte daher insgesamt das Gefühl des Patienten für die Kontrolle der Erkrankung stärken und Problemlösungsstrategien und Techniken anbieten, die es dem Patienten erlauben, besser mit der Erkrankung umzugehen. Das geschieht je nach Eignung des Patienten teilweise mit kognitiver Verhaltenstherapie, teilweise mit körperorientierten Psychotherapien oder mit tiefenpsychologisch fundierten Verfahren. Auch speziell hierfür entwickelte Gruppentherapieverfahren sind wertvoll und hilfreich.

Therapie bei sozialen Faktoren

Immer mehr ins Zentrum der Aufmerksamkeit kommt die Erforschung der familiären Beziehungsgefüge, die ähnlich wie bei anderen Schmerzerkrankungen nachweist, daß die Stabilisierung oder Chronifizierung von Schmerzattacken auch durch den familiären Beziehungskontext mitbedingt ist. Auch arbeitsplatzbezogene Befürchtungen und Verstärkungen durch die Situation am Arbeitsplatz werden beschrieben.

Integrierte, multimodale Therapiemodelle

In einem zusammenfassenden Modell handelt es sich um ein Zusammenspiel von prädisponierenden, auslösenden und stabilisierenden Bedingungen in einem biopsychosozialen Kontext. Als Folge des langen Leidens treten Verunsicherung und vermehrt depressive und hypochondrische Veränderungen auf, die mit Schonung, Verlust von körperlichen Fähigkeiten, Schonhaltungen und einer Verschlechterung der therapeutischen Beziehung einhergehen, so daß die Patienten manchmal auch als „Koryphäenkiller“ erscheinen.

Für den niedergelassenen Rheumatologen gilt, daß es im Anfangsstadium der Erkrankung durch einfühlsames Verstehen der Patienten und die Therapie begleitende Gespräche zu einer Besserung der Symptomatik kommen kann (Masi 1994). Ziel wäre es, auf die Dauer zu einem effektiven Selbstmanagement der Patienten zu gelangen. Hilfreich kann hier u.U. auch der Hinweis auf lokale Selbsthilfegruppen oder ambulante Gruppenschulungen sein. So gibt es ausgearbeitete Fibromyalgieschulungsprogramme, die ambulant von Rheumatologen und Psychologen durchgeführt werden können.

Die Therapie und die Rehabilitation in spezialisierten Zentren oder in speziell ausgerichteten Praxen orientiert sich an einem multimodalen Therapiekonzept, in dem die medikamentösen, kognitiven, behavioralen, sozialen und psychologischen Faktoren integriert werden. Dabei wird versucht, durch die Beachtung auch der sozialen Umgebung sowie des Berufs und der familiären Situation die Chronifizierung zurückzuschrauben.

Da bisher keine Behandlungsmethode bekannt ist, die für sich allein genommen eine anhaltende Schmerzfreiheit bewirkt, wird in diesem kombinierten multimodalen und multifaktoriellen Behandlungsregime der beste Ansatz für die Therapie der Fibromyalgie gesehen.

Am frühesten wurden die positiven Effekte von Gruppen mit autogenem Training beschrieben, später mit progressiver Muskelrelaxation. Auch 10wöchige Streßreduktionsprogramme zeigten einen guten Effekt. Keel überprüfte 1987 in einer kontrollierten Studie den Erfolg eines Gruppenbehandlungsprogramms, in dem autogenes Training mit kognitiven verhaltenstherapeutischen Methoden der Selbstkontrolle kombiniert wurde.

Burkhardt untersuchte 1994 den Effekt eines Schmerzreduktionsprogramms. In Kombination mit einem körperlichen Trainingsprogramm konnte sie hier deutliche Effekte zeigen. Insbesondere auf die Steigerung der Selbstwirksamkeitsüberzeugung wird hierbei Wert gelegt. McCain konnte schon 1988 den Effekt eines supervidierten körperlichen Fitneßtrainings mit psychologischen Betreuungselementen belegen.

1996 stellten Bennett et al. ein 6monatiges ambulantes Behandlungsprogramm vor, in dem Patientenedukation durch Vorträge und Gruppengespräche, medikamentöse Schmerztherapie, Behandlung von Schlafstörungen und Verbesserung der Schlafhygiene, Verbesserung der körperlichen Fitneß sowie psychotherapeutische Einzel- und Gruppengespräche kombiniert sind. In einer Multicenterfibromyalgietherapiestudie wurde von Eich (1998) der Effekt einer 4wöchigen stationären Behandlungsmaßnahme evaluiert. Hier zeigt sich, daß durch die stationäre Aufnahme eine deutliche Reduktion von Schmerz und Depressivität erreicht wird. Außerdem kommt es in einer bewegungstherapeutisch-psychotherapeutisch kombinierten Gruppe zu einer klinisch bedeutsamen Verbesserung der Copingstrategien und auch zu einer deutlichen Verbesserung der Beweglichkeit. Die Effekte dieser Therapieformen halten aber nur zwischen 4 und 7 Monate lang an.

Die Therapie der Fibromyalgie stellt daher an den Behandler komplexe Anforderungen, sowohl auf der Wissensebene als auch auf der Verhaltensebene. So ergibt sich bei dieser doch scheinbar so „einfachen“ Symptomatik die Erkenntnis, daß es sich um eine ebenso komplex und multidisziplinär zu behandelnde Erkrankung dreht, die – um sie zu kurieren – eines ebenso hohen, wenn nicht so gar höheren Aufwands bedarf als selbst entzündlich-rheumatische Erkrankungen. Das spiegelt sich auch in der Tatsache, daß mittlerweile mehr öffentliche Gelder für die Fibromyalgie ausgegeben werden müssen als für andere entzündlich-rheumatische Erkrankungen.

76.8
Pannikulitis (M 79.3)

A. BEN TAHER, G. L. BACH

Das subkutane Fettgewebe dehnt sich zwischen Haut und Muskulatur aus. Seine Funktion liegt in der mechanischen und thermischen Isolierung. Daneben ist es ein metabolisch und immunologisch aktives Organ. Die charakteristischen „Siegelringlipozyten“ organisieren sich zu Läppchen (Lobuli), unterteilt von

fibrösen Septen. Sie gehen in die Dermis über und enthalten retikuloendotheliale Zellen, Blut- und Lymphgefäße.

76.8.1 Definition und Terminologie

Der Begriff *Pannikulitis* bezieht sich auf die Entzündung innerhalb des subkutanen Fettgewebes. Dabei ist die Pannikulitis als ein dynamischer Prozeß zu verstehen, bei dem die Entzündung über die Infiltration mit zunächst neutrophilen Granulozyten über Lymphozyten und Histiozyten zur Fibrose führt (Black 1988). In dieser Phase können Granulome auftreten. Die Biopsie des subkutanen Fettgewebes spiegelt den zeitlichen Verlauf der Entzündung wieder.

Die Pannikulitis wird nach histopathologischen Kriterin in 4 verschiedene Formen eingeteilt (Callen 1996):

- septale,
- lobuläre,
- gemischte septale und lobuläre,
- vaskulitische Pannikulitis.

76.8.2 Epidemiologie und Klassifikation

Die Pannikulitis kommt in allen Altersgruppen, also auch im Kindesalter, vor. Die Altershäufigkeit des Erythema nodosum ist variabel. Das Weber-Christian-Syndrom und die Lupus-erythematodes-Pannikulitis kommen gewöhnlich bei jüngeren Erwachsenen vor. Ausgenommen bei Pankreaserkrankung sind die verschiedenen Pannikulitiden häufiger bei Frauen. Epidemiologische Daten bei Erythema nodosum, Weber-Christian-Syndrom und Lupus-erythematodes-Pannikulitis gibt die Tabelle 76.6 wieder.

Tabelle 76.7 listet die derzeit akzeptierte Klassifikation der Pannikulitiden auf. Diese kommen häufig mit systemischen Krankheiten vor und können nicht selten nur nach einer längeren Beobachtungszeit voneinander unterschieden werden.

Tabelle 76.6. Epidemiologie des Erythema nodosum, des Weber-Christian-Syndroms und des Lupus erythematodes profundus. (Nach Callen 1996)

Parameter	Erythema nodosum	Weber-Christian	Lupus profundus
Altersgipfel (Jahre	Keine	37	27
Mann : Frau	1 : 9	3 : 7	1 : 9
Prävalenz (pro 100.000 EW)	<1	<1	<1
Jährliche Inzidenz	<1	<1	<1
Bevorzugte Rasse	Keine	Keine	Nicht bekannt
Genetischer Zusammenhang	Nicht bekannt	Nicht bekannt	Nicht bekannt

Tabelle 76.7. Klassifikation der Pannikulitiden. (Nach Callen 1996)

I: Septale Pannikulitis
- A. Erythema nodosum
- B. Vilanova-Syndrom (subakute noduläre migratorische Pannikulitis)

II: Lobuläre Pannikulitis
- A. (Pfeifer-)Weber-Christian-Syndrom (schubweise rezidivierende, nichteitrige, febrile Lipogranulomatose, Panniculitis nodularis non suppurativa febrilis et recidivans)
- B. Rothmann-Makai-Syndrom (subkutane Lipogranulomatose)
- C. Subkutane Fettgewebsnekrose des Neugeborenen
- D. Poststeroidale Pannikulitis
- E. Enzymatische Pannikulitis

1. Pankreaserkrankungen
2. α_1-Antitrypsin-Mangel

- F. Physikalische oder artifizielle Pannikulitis
- G. Phagozytäre Pannikulitis
- H. Lipodystrophiesyndrom
- I. Konnektivitiden (Kollagenosen) – Pannikulitis bei Sklerodermie, Myositis

III: Gemischte Pannikulitis

Lupus profundus (Lupus-erythematodes-Pannikulitis)

IV: Pannikulitis mit Vaskulitis
- A. Vaskulitis kleiner Gefäße (postkapilläre Venolen), leukozytoklastische Vaskulitis
- B. Vaskulitis mittlerer Gefäße (Arteriolen oder kleine Arterien)
  1. Polyarteriitis/Panarteriitis nodosa
  2. Erythema induratum (Bazin)

76.8.3 Allgemeine Klinik

Die allgemeine Klinik der Pannikulitis ist gekennzeichnet durch akutes oder schleichendes Auftreten einzelner oder multipler erythematöser Knötchen und/oder Plaques im subkutanen Fettgewebe. Die Pannikulitis kann sich spontan zurückbilden, rezidivieren oder einen chronischen Verlauf annehmen. Die Knoten sind fest oder flukturieren, sie können mehr oder minder schmerzhaft sein, ulzerieren, und gelegentlich entleert sich eine ölige Flüssigkeit. Prädilektionsstellen der Knoten finden sich v.a. an den unteren Extremitäten: über dem Schienbein, der Wade und am Oberschenkel, sie treten aber auch am Gesäß, den Brüsten und an den oberen Extremitäten auf. Der Durchmesser dieser Läsionen ist sehr variabel. Er schwankt zwischen 0,5 und 10 cm.

Das Erythema nodosum als Prototyp der septalen Pannikulitis tritt meistens akut auf und zeigt einen zeitlich begrenzten Verlauf. Während dieses Verlaufs sind

Ulzerationen selten, die Knötchen werden weicher und ekchymotisch und heilen innerhalb von 4–6 Wochen ohne Narbenbildung ab.

In den meisten Fällen von Pannikulitis bestehen allgemeine oder spezifische Krankheitssymptome. Eine Pannikulitis ohne Systemkrankheit ist gewöhnlich Folge eines Traumas oder von Kälteeinwirkung. Für die Pannikulitis mit Systemkrankheit kommen verschiedene Krankheitsursachen in Frage, wie sie in Tabelle 76.7 aufgelistet sind.

76.8.4 Spezielle Klinik der verschiedenen Pannikulitisformen

Erythema nodosum

Als typische septale Form ist das Erythema nodosum die häufigste Pannikulitis. Kinder erkranken weniger häufig (Labbe et al. 1996).

Klinik

Akuter Verlauf. Für die Klinik charakteristisch ist das akute Auftreten eines oder mehrerer empfindlicher, geröteter Knötchen, gewöhnlich über dem Schienbein (Abb. 76.16). Sie sind ein- oder beidseitig als tiefsitzende Knötchen manchmal mehr tastbar als sichtbar (Callen 1996). Gelegentlich sind sie über den Stamm und die oberen Extremitäten verteilt (Cohen 1991). Das Erythem nimmt ein blauviolettes Aussehen an. Die Knötchen werden schließlich weicher, erscheinen ekchymotisch, wobei neue Läsionen hinzukommen. Innerhalb von 4–6 Wochen erfolgt Ausheilung ohne Narbe. Der Verlauf ist also selbstbegrenzt. Ulzerierende Verläufe sind extrem selten.

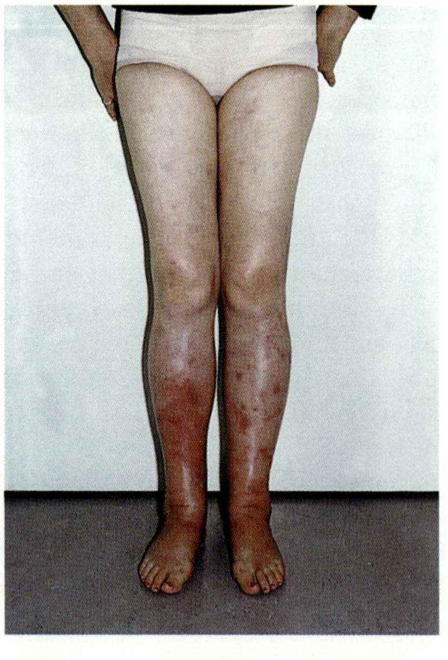

Abb. 76.16. Akutes Erythema nodosum: multiple rötliche Knötchen in verschiedenen „Stadien"

Chronischer Verlauf. Obwohl das Erythema nodosum einen akuten Prozeß darstellt, sind chronische Verläufe beschrieben worden. Sie wurden mit Bezeichnungen wie chronisches Erythema nodosum, Erythema nodosum migrans, subakute noduläre migratorische (Vilanova-Syndrom) oder septal granulomatöse Pannikulitis belegt.

Begleitsymptome. Patienten mit Erythema nodosum klagen häufig über Arthralgien, die selbst nach Abklingen der Hauterscheinungen noch andauern können. Weitere Begleitsymptome richten sich nach einer vorliegenden Grundkrankheit. Fieber, allgemeines Unwohlsein, Schüttelfrost und Leukozytose werden beobachtet.

Auslösende Ursachen

Auslösende Ursachen oder begleitende Erkrankungen sind in etwa der Hälfte der Patienten bei einem akuten oder chronischen Verlauf des Erythema nodosum vorhanden. Diese Ursachen können pauschal in 3 Gruppen eingeteilt werden:

- Infektionen,
- Medikamente,
- systemische Erkrankungen.

Eine Zusammenfassung vermittelt Tabelle 76.8.

Tabelle 76.8. Ursache eines Erythema nodosum. (Nach Callen 1996, erweitert)

Infektionen:	Streptokokkenpharyngitis Tuberkulose Lepra Salmonellengastroenteritis Yersinien Borreliose Tularämie Leptospirose Psittakose Lymphogranuloma venereum Fungi (Kokzidioidomykose, Blastomykose, Histoplasmose) Katzenkratzkrankheit Infektiöse Mononukleose Paravaccinia Hepatitis B
Medikamente:	Antimikrobielle Therapie: Penicillin, Sulfonamide Kontrazeptiva, Bromide
Systemische Krankheiten:	„Schwangerschaft" Sarkoidose Entzündliche Darmerkrankungen Konnektivitiden (Kollagenosen): Lupus erythematodes disseminatus, Dermatomyositis, Sklerodermie, M. Behçet Maligne Erkrankungen Sweet-Syndrom
Idiopathisch	

■ **Sarkoidose.** Von 100 000 Einwohnern erkranken 15 an einer Sarkoidose. Es handelt sich dabei um eine entzündliche, granulomatöse Systemkrankheit unbekannter Genese, die bei Personen beiderlei Geschlechts im Alter von 20–40 Jahren auftritt. Etwa ein Drittel der Erkrankten klagt über Gelenkbeschwerden. Frauen erkranken häufiger an einer akuten Arthritis. Es können 2 Verlaufsformen der Sarkoidarthritis unterschieden werden.

Die als *Löfgren-Syndrom* bezeichnete klassische Manifestation besteht aus einer Trias mit akuter Arthritis, Erythema nodosum und röntgenologisch nachweisbarer bihilärer Lymphadenopathie. Häufig beginnt die Arthritis in einem oder beiden Sprunggelenken und breitet sich gelegentlich auf die Knie-, PIP-, MCP-, Hand- und Ellbogengelenke aus. Meistens sind 4–6 Gelenke befallen. Eine schmerzhafte periartikuläre Schwellung, auch als „Periarthritis" bezeichnet, ist häufiger als ein Gelenkerguß. Letzterer bietet das Bild einer meist nicht entzündlichen Synovia. Ein Erythema nodosum kommt in 66% mit einer frühen Arthritis vor.

Die *akute Arthritis* bleibt gewöhnlich über einige Wochen bestehen, um spätestens nach 3 Monaten völlig abzuklingen. Selten ist sie von Tenosynovitis und Fersenschmerz begleitet. Röntgenaufnahmen zeigen gewöhnlich keine pathologischen Veränderungen an Knochen und Knorpel. Auf einen immungenetischen Zusammenhang der akuten Sarkoidarthritis und des Erythema nodosum verweist das Vorliegen von HLAB8 in 67% und HLADR3 in 90% der Fälle (Normalbevölkerung 24% bzw. 26%).

Bei der *chronischen Sarkoidose* fehlen oft Allgemeinsymptome. Die Arthritis beginnt 6 oder mehr Monate nach Ausbruch der Erkrankung in Verbindung mit einer chronischen Hautsarkoidose. Am häufigsten sind die Knie befallen, gefolgt von den Sprung- und PIP-Gelenken. Im Schnitt erkranken 2–3 Gelenke, aber eine Monarthritis kann vorkommen. Die chronische Form manifestiert sich als Daktylitis, einer wurstähnlichen Schwellung der Finger, häufig überlagert von Hautsarkoidose. Röntgenologisch können destruktive und zystische Veränderungen meist in den PIP- und DIP-Gelenken vorkommen. Dies ist aber nicht die Regel. Röntgenologische Veränderungen gehen überwiegend mit Daktylitis einher, kommen gelegentlich aber auch ohne Arthritis vor.

Weitere Manifestationen der Sarkoidose, welche die Arthritis begleiten können, sind:

- bei 22% eine Erkrankung der Augen, meistens eine Uveitis; ähnlich dem Sjögren-Syndrom,
- eine Schwellung der Parotis, Tränendrüsen und konjunktivalen Lymphknoten sowie
- Keratokonjunktivitis.

Weitere Begleitsymptome bestehen in Fazialisparese, Mononeuritis, Proptose und Myositis. Das *Heerfordt-Syndrom*, eine Variante der akuten Sarkoidose, ist charakterisiert durch Parotisschwellung, Fazialisparese und Uveitis (Sharma u. Tirmizi 1996; Zeidler 1990).

In einem Drittel der Fälle von Sarkoidose finden sich palpable periphere Lymphknoten. Mit der Splenomegalie kommt es zur Anämie, Leukopenie und Thrombozytopenie. Weitere Befunde sind Eosinophilie, Monozytose und eine beschleunigte Blutsenkung. Erhöhte Serumspiegel des Angiotensin converting enzyme in weniger als $^{2}/_{3}$ der Fälle eignen sich als Monitor des Krankheitsverlaufs. Weiterhin ist zu achten auf eine Hyperkalziämie, Hyperurikämie und Hyperkalziurie.

Leichte Formen der akuten Sarkoidarthritis bedürfen keiner Behandlung, da eine Tendenz zur Spontanremission besteht. Bei schweren Verläufen sind nichtsteroidale Antirheumatika, physikalische Maßnahmen (Kältetherapie) und körperliche Schonung angebracht. Lediglich bei hochaktiven Verläufen können befristet Kortikosteroide eingesetzt werden.

Nichtsteroidale Antirheumatika und Kortikosteroide sind häufiger bei der chronischen Sarkoidarthritis indiziert. Chloroquin, Methotrexat, Azathioprin und Kolchizin können versucht werden, wenn Kortikosteroide versagen oder kontraindiziert sind (Ehrenfeld et al. 1984; Zeidler 1990).

■ **Weitere Ursachen.** Unter den medikamentösen Ursachen sind Antibiotika und Antikonzeptiva am häufigsten. Eine Schwangerschaft, besonders im 2. Trimester, kann ebenfalls ein Erythema nodosum verursachen, welches erneut mit weiteren Schwangerschaften oder oraler Antikonzeption auftritt. Ein Erythema nodosum kann auch im Zusammenhang mit der regionalen Enteritis (M. Crohn) und der Colitis ulcerosa vorkommen. Parallelen zur enteropathischen Krankheitsaktivität scheinen zu bestehen.

Subakute noduläre migratorische Pannikulitis (Vilanova-Syndrom)

Diese Form der Pannikulitis wird als chronisch verlaufendes Erythema nodosum aufgefaßt (Cohen 1996). Es findet sich gewöhnlich bei Frauen mittleren Alters (45 bis 50 Jahre) Es treten Hautläsionen auf, die kaum schmerzhaft sind. Die Knötchen haben eine vergleichsweise irreguläre Begrenzung und sind mehr einseitig, z.B. nahe am Sprunggelenk. Sie dehnen sich zentrifugal aus und zeigen eine Abblassung im Zentrum: hellroter Rand und gelbliches Zentrum. Sie vergrößern sich im Verlaufe von 2–3 Wochen, bleiben länger bestehen als das Erythema nodosum und lassen histopathologisch eine ausgeprägte Kapillarproliferation erkennen. Wie beim Erythema nodosum können Begleitsymptome vorkommen.

(Pfeifer-)Weber-Christian-Syndrom (schubweise rezidivierende nichteitrige, febrile Lipogranulomatose; Panniculitis nodularis non suppurativa febrilis et recidivans) (M 35.6)

Die lobuläre Pannikulitis wird durch rezidivierendes Auftreten einzelner oder multipler, nichteitriger und schmerzhafter Knötchen im subkutanen Fettgewebe an Rumpf und Beinen mit Fieberschüben charakterisiert (Panush et al. 1985). Frauen im Alter von 30–60 Jahren sind am häufigsten betroffen.

Klinik

Der Durchmesser der Knötchen beträgt 0,5–10 cm, ihre gewöhnliche Verweildauer 1–8 Wochen. Nach der Entleerung einer öligen Flüssigkeit erfolgt narbige (z.T. pigmentiert) Ausheilung mit einer eingezogenen Narbe. Klinische Begleitsymptome sind rezidivierende Arthralgien, Myalgien und Bauchbeschwerden. Eine seltene Form, die Panniculitis mesenterica mit Herz-, Lungen-, Leber- und Nierenbeteiligung, wurde beschrieben. Der Verlauf ist chronisch; die Mortalität liegt bei 10–15% (Lemley et al. 1991).

Labor

Eine beschleunigte BSG, Anämie, Leukopenie oder Leukozytose, Komplementabfall und zirkulierende Immunkomplexe sind häufigste abnormale Laborparameter. Ungeklärt ist die Assoziation von α_1-Antitrypsin-Mangel und Weber-Christian-Syndrom.

α_1-Antitrypsin-Mangel

Eine Form der septalen Pannikulitis (gelegentlich lobuläre) kann mit einem Mangel an α_1-Antitrypsin einhergehen. Diese Patienten neigen zu mehr Fettgewebsnekrosen und Ulzerationen (Eriksson 1996). Patienten mit dieser Vaskulitis entwickeln sehr leicht durch Traumen verursachte Hautschädigungen. Ein Débridement dieser Läsionen sollte vermieden werden. Im übrigen muß bei Patienten mit artifizieller Pannikulitis an einen Antitrypsin-Mangel gedacht werden. Eine Erkrankung der Lunge ist auszuschließen, Rauchen sollte unterbleiben. An therapeutischen Maßnahmen werden Infusionen mit α_1-Proteinase-Inhibitor-Konzentraten empfohlen. In einem Fall konnte auch die positive Wirkung von Doxycyclin beobachtet werden (Humbert P et al. 1992).

Kältepannikulitis, subkutane Fettgewebsnekrose des Neugeborenen

Diese seltene Form der Pannikulitis kommt meist bei sonst gesunden Kindern unter 9 Monaten vor. Auslöser sind Kaltluft oder kalte Gegenstände wie Eispackungen oder Eis am Stiel in Kontakt mit den Wangen. Histopathologisch werden Nekrosen, Fibrose und Entzündungsreaktion des Fettgewebes gefunden. Die Ausheilung folgt schnell und komplikationsfrei. Ähnliches gilt für die Kältepannikulitis der Reiter, bei der die Hautläsionen an der Außenseite der Oberschenkel vorkommen.

Poststeroidale Pannikulitis

Selten ist das Auftreten einer Pannikulitis nach Kortikosteroidentzug bei Kindern (Roenigk et al.1964). Es handelt sich um Patienten, die wegen einer Vielzahl von Leiden u.a. Leukämie, nephrotisches Syndrom, Poststreptokokkenkarditis und Enzephalopathien mit Kortikosteroiden behandelt wurden. Die Pannikulitis verschwindet gewöhnlich nach erneuter Kortisongabe. Der pathologische Mechanismus ist bisher ungeklärt.

Pannikulitis bei Erkrankung des Pankreas

Diese Pannikulitis ist eine seltene Manifestation als Folge einer akuten Pankreatitis, sekundärer Entzündungen bei Cholelithiasis, Pseudozysten, Traumen, Ischämie und Karzinomen (Cohen 1996). Eine weitere Ursache stellt eine kongenitale Pankreasanomalie dar.

Klinik

Der Verlauf der schmerzhaften erythematösen Knötchen mit bevorzugter Lokalisation an Beinen, Stamm und Gesäß ist variabel. Sie können ulzerieren und eine dicke, cremige Flüssigkeit entleeren, reich an Triglyzeriden, um dann unter Narbenbildung auszuheilen. Die Arthropathie ist Folge einer periartikulären Fettnekrose. Die klinische Trias – Pannikulitis, Arthritis (mon(o)-/polyartikulär) und Pankreatitis – ist jedoch selten (Haller et al. 1989).

Fieber, allgemeines Unwohlsein, Myalgien, aber auch Polyserositis (Pleuritis, Perikarditis, Synovitis) sind mögliche Begleitsymptome.

Histologie

Histopathologisch zeigt die akute Pannikulitis fokale Fettnekrosen mit „Geistzellen". Die chronische Form wird als lipophage und granulomatöse Pannikulitis beschrieben. Hier finden sich auch basophile Fettgewebsnekrosen.

Labor

2–3 Tage nach der Eruption der Hautläsionen kommt es zum maximalen Anstieg der Amylase. Lipase und Protease im Serum sind ebenfalls erhöht.(Cohen 1996). Ein Zusammenhang zwischen den genannten Enzymen als Ursache der Fettnekrose oder deren Folge liegt auf der Hand. Eine Eosinophilie kommt bei 5–20% der Erkrankten vor. Sie ist 3mal häufiger beim Pankreaskarzinom. Mit der Normalisierung der Enzymblutspiegel bilden sich auch die Hautveränderungen zurück.

Physikalische oder artifizielle Pannikulitis (Faktitielle Pannikulitis)

Eine artifizielle Pannikulitis kann durch die Einwirkung eines äußeren Traumas oder durch die Injektion von Fremdsubstanzen erfolgen. So wurde eine ungewöhnliche traumatische Pannikulitis in Brüsten von über 50jährigen adipösen Frauen beobachtet. Silikon- und andere Fremdmaterialien können in der Mamma, dem Gesäß oder männlichen Genitale eine noduläre, granulomatöse Fremdkörperpannikulitis auslösen. Ähnliche Veränderungen wurden nach der Injektion von Pentazocin beobachtet.

Histiophagozytäre Pannikulitis

Klinik

Vor 18 Jahren erstmals beschrieben, handelt es sich um eine seltene, chronisch-histiozytäre Erkrankung des subkutanen Fettgewebes mit Fieber, Serositis, Hepatosplenomegalie, Lymphadenopathie, Panzytopenie und abnormaler Blutgerinnung. In ausgedehnter Verteilung finden sich hämorrhagische, tiefsitzende Knötchen und Plaques, die später ulzerieren. Hautbiopsien zeigen Infiltrate von Histiozyten mit intakten oder fragmentierten Erythrozyten oder Leukozyten und Lymphozyten, die sich um Fettzellen gruppieren.

Pathogenese

Angenommen werden Reaktionen auf Mikroorganismen (Viren, Bakterien, Spirochäten, Fungi) oder in Verbindung mit Neoplasien (typischerweise T-Zell-Lymphom).

Therapie

Die Behandlung der histiophagozytären Pannikulitis ist in ihren Ergebnissen enttäuschend. Aber in einigen Fällen führten eine frühe aggressive, kombinierte Chemotherapie (Cyclophosphamid, Doxorubicin, Vincristin, Prednisolon), eine wiederholte Steroidpulstherapie und Ciclosporin A, wenn nicht zu einer Heilung, so doch zu einer merklichen Besserung der Krankheit (Wang et al. 1996).

Lipoatrophische Pannikulitis

Mehrere Erkrankungen mit Lipatrophie wurden bei Kindern beschrieben. Dazu gehören:

- das Rothmann-Makai-Syndrom (subkutane Lipogranulomatose),
- die lipoatrophische Pannikulitis (Handfield et al. 1993),
- die lipophage Pannikulitis der Kinder,
- die lokalisierte Lipoatrophie (atrophische Pannikulitis von Konnektivitiden).

Die Kinder entwickeln multiple Erytheme meist an den Extremitäten mit subkutaner Atrophie. Fieber und begleitende Autoimmunkrankheiten wie juvenile chronische Arthritis, Hashimoto-Thyreoiditis oder Diabetes mellitus kommen vor. Eine spezifische Therapie gibt es nicht, aber über Erfolge mit Kortikosteroiden, Antimalarika und Dapson wurde berichtet.

Lupus-erythematodes-Pannikulitis (Lupus profundus)

Die Lupus-erythematodes-Pannikulitis (LEP) kommt in weniger als 3% der Fälle als Manifestation des systemischen Lupus oder unter 1% beim diskoiden Lupus vor (Peters u. Su 1992; Cohen 1996). Es sind überwiegend Frauen zwischen 30 und 70 Jahren betroffen.

Die Hautläsionen bestehen in schmerzhaften, subkutanen, blauroten Knötchen im Gesicht, an Oberarmen, Oberschenkeln, Brüsten und am Gesäß. Histopathologische Veränderungen zeigen eine lobuläre und septale Pannikulitis. Im Bereich der Läsionen kann die Haut typische diskoide Veränderungen aufweisen. Fokale Verkalkungen kommen in chronischen Verläufen vor. Der Lupus-Band-Test hilft die Diagnose LEP sichern, wenngleich der Verlauf der Pannikulitis nicht der Aktivität des systemischern Lupus zu folgen scheint.

Sklerosierende Pannikulitis (Lipodermatosklerose oder Hypodermitis sclerodermaformis)

Die sklerosierende Pannikulitis mit Erythem, Teleangiektasien, Ödem, Hyperpigmentation und „hölzerner“ Induration kommt fast ausschließlich bei über 40jährigen Frauen (5.–8. Lebensjahrzehnt) einseitig oder beidseitig an den Unterschenkeln vor. In Einzelfällen treten Ulzerationen auf. Venöse Stase und vorausgehende Thrombophlebitis spielen wahrscheinlich eine Rolle in der Pathogenese. Die Histopathologie zeigt Infiltration mit Entzündungszellen, Mikrozysten und membranöse Fettgewebsnekrose. Lediglich Kompressionsstrümpfe versprechen Besserung der Beschwerden (Jorizzo et al. 1991; Naschitz et al. 1993).

Kalzifizierende Pannikulitis

Diese seltene Pannikulitis kommt bei Patienten mit Erkrankung der Nieren im Endstadium vor (Lugo-Somoliros et al. 1992). Gewöhnlich liegen ein abnormales Verhältnis von Kalzium zu Phosphor und ein sekundärer Hyperparathyreoidismus vor. Traumen oder Injektionen verschiedener Medikamente lösen dann schmerzhaft indurierte Plaques oder Knötchen aus, die relativ häufig zur Nekrose oder Ulzeration neigen. Histopathologisch bestehen eine lobuläre Pannikulitis, Fettgewebsnekrose und Kalzifikation der Gefäßwände. Die Behandlung richtet sich nach der metabolischen Störung und den lokalen Gewebeveränderungen.

Eosinophile Pannikulitis

Mit dieser Bezeichnung wird eine seltene, lobuläre und septale Pannikulitis beschrieben, die sich durch eosinophile Zellinfiltrate im subkutanen Fettgewebe auszeichnet (Burket u. Burket 1985; Adame u. Cohen 1996). Noduläre Hautläsionen sind am häufigsten, aber Plaques und Bläschen kommen ebenfalls vor. Vermutlich handelt es sich um eine Begleitreaktion auf andere Erkrankungen wie leukozytoklastische Vaskulitis, Erythema nodosum, Arthopodenstiche, Neoplasien u.a.

(Cho et al. 1994; Naschitz et al. 1994; Adame u. Cohen 1996).

Verschiedene Pannikulitiden

Die Pannikulitis mit Allgemeinerkrankungen läßt sich in mehrere Kategorien einteilen. Gefäßerkrankungen bei Kollagenosen, Beispiele sind der Lupus erythematodes disseminatus und die Sklerodermie, sind nicht selten. Noduläre Vaskulitis, Panarteriitis nodosa (kutan und systemisch) und Vaskulitis kleiner Gefäße lösen Entzündungen oder Ischämien im subkutanen Fettgewebe aus. Das Erythema induratum (Bazin-Krankheit), eine Form von nodulärer Vaskulitis, wird bei der Tuberkulose gefunden.

76.8.5 Diagnostik

Allgemeine Untersuchungen

Grundlagen der Diagnostik der Pannikulitis bilden eine sorgfältige Anamnese und klinische Untersuchung. Letztere umfaßt v.a. eine genaue Inspektion der Haut und Identifizierung bläulich-rötlicher, indolenter oder schmerzhafter Knötchen sowie Plaques mit und ohne Ulzerationen oder Narbenbildungen. Geschlecht und Alter des Patienten, Befallsmuster und begleitende Beschwerden wie Allgemeinsymptome (Fieber, Appetitlosigkeit, Gewichtsverlust, Müdigkeit, Unwohlsein), Arthralgien/Arthritiden und spezifische Organbeteiligungen tragen zur Diagnose bei.

Labor

Blutbild, Blutsenkung, CRP und Urinanalyse gehören zur Routine. Weitere Laboruntersuchungen hängen vom Krankheitsbild und dessen Differentialdiagnose ab. Hierzu gehören die Bestimmung der Pankreasenzyme (Lipase, Amylase), antinukleärer Antikörper, Angiotensin converting enzyme (ACE), α_1-Antitrypsin, Kalzium und Harnsäure.

Eine Beziehung zwischen Infektionskrankheiten und Erythema nodosum ist erwiesen. Eine Infektion mit β-hämolytischen Streptokokken und Yersinien ist auszuschließen. Endemisch sind Blastomykose, Kokzidioidomykose und Histoplasmose auslösende Mikroorganismen. Dazu kommen die infektiöse Mononukleose, das Lymphogranuloma venereum, Leptospirose, Katzenkratzkrankheit u.a. An der Entstehung eines Erythema nodosum beteiligte Medikamente sind v.a. Sulfonamide und orale Kontrazeptiva.

Invasive Diagnostik

Eine Biopsie der Haut kann besonders bei rezidivierenden und chronischen Läsionen zur Diagnose der Pannikulitis, deren Einteilung und Unterscheidung maligner Zellinfiltrate beitragen. Die Untersuchung des Knochenmarks erlaubt die Diagnose eines begleitenden lymphoproliferativen Prozesses. Der Lupus-Band-Test mittels Immunfluoreszenz ist in 50–70% der Fälle bei begleitendem Lupus erythematodes positiv.

Bildgebende Verfahren

Unter den bildgebenden Verfahren ist das konventionelle Röntgen für die Diagnostik der Pannikulitis unentbehrlich. Hierzu gehören eine *Routineaufnahme des Thorax* und, je nach klinischem Befund, erkrankter Gelenke sowie betroffener Skelett-/Körperpartien.

Die *Ultrasonographie* ist eine besonders hilfreiche und einfache Methode, um Veränderungen im Bindegewebe festzustellen. Sie eignet sich als erweiterte diagnostische Methode in Ergänzung zur klinischen Untersuchung. Hierzu gehört v.a. die Beurteilung der Abdominalorgane und der Lymphknoten. Mit der Arthrosonographie bietet sich ein weiterer Vorteil für die nichtinvasive Untersuchung. Sie kann zwischen soliden und flüssigkeitsgefüllten Weichteilveränderungen wie Synovialzysten, Ganglien und Bursitiden unterscheiden. Ihre Bedeutung in der Gelenkdiagnostik ist unbestreitbar.

Die *Computertomographie* (CT) ermöglicht eine bessere Darstellung der Weichteil- und Knochenstrukturen im Vergleich zum konventionellen Röntgen.

Die *Kernspintomographie* („magnetic resonance imaging", MRI) eignet sich besonders zur Früherfassung von Weichteilerkrankungen und zur Darstellung intramedullärer Neoplasien. CT oder MRI können in Fällen schwieriger Diagnostik wie Pankreasneoplasie und Lymphomen ausschlaggebend sein (Bird u. Dougados 1996).

76.8.6 Therapie

Die Behandlung des Erythema nodosum und anderer Formen der Pannikulitis erfordert zuerst die Diagnostik der zugrundeliegenden Erkrankung und anschließend deren spezifische Therapie.

Allgemeine Maßnahmen

Ist die Krankheit nicht behandelbar, dann können symptomatische Maßnahmen durchgeführt werden. Einige Allgemeinmaßnahmen sind in der Lage, lindernd zu wirken: Bettruhe, Hochlagerung der Beine, Stützstrümpfe und Verordnung nichtsteroidaler Antirheumatika. So tragen Stützstrümpfe zur Besserung der Veneninsuffizienz der sklerosierenden Pannikulitis bei.

Medikamentöse Therapie

Das chronische Erythema nodosum spricht auf orale Kortikosteroide, Immunsuppressiva (Azathioprin, Cyclosporin) und intraläsionale Steroidinjektionen (z.B. Triamcinolon) an. In einigen Fällen war auch orales Kaliumjodid (300–900 mg/Tag) wirksam (Callen 1996).

Für das (Pfeifer-)Weber-Christian-Syndrom gibt es keine spezifische Therapie. Eingesetzt werden Aspirin, nichtsteroidale Antirheumatika, Kortikosteroide, Antimalariamittel, Immunsuppressiva, einschließlich Cyclophosphamid und Ciclosporin. Kolchizin, Dapson und Kaliumjodid waren in einigen Fällen effektiv.

Bei der Pannikulitis des Pankreas mit persistierender Hyperamylasämie und Hyperlipasämie kann die Enzymerhöhung durch operative Entfernung der Pankreasnekrose oder Neutralisierung mit Enzyminhibitoren behandelt werden. Auch die Plasmapherese kann versucht werden.

Patienten mit Lupus-erythematodes-Pannikulitis sprechen gewöhnlich auf Antimalarika an. Kortikosteroide und/oder Immunsuppressiva sind selten notwendig.

Besteht die Möglichkeit als Ursache einen Erreger, ein Medikament, eine Neoplasie oder Autoimmunkrankheit zu indentifizieren, dann richtet sich die Therapie primär nach diesem Befund.

Literatur

Literatur zu Kap. 76.1 bis 76.6

Bosworth BM (1941) Calcium deposits in the shoulder and subacromial bursitis: A survey of 12.122 shoulders. JAMA 116:2477–2481
Connor JM (1983) Soft tissue ossification. Springer, Berlin Heidelberg New York Tokio
Dihlmann W (1991) Gelenke – Wirbelverbindungen. Thieme, Stuttgart
Ellmann H, Hanker G, Bayer M (1986) Repair of the rotator cuff and end result study of factors influencing reconstruction. J Bone Joint Surg 68 A:1136–1144
Fassbender HG (1975) Pathologie rheumatischer Erkrankungen. Springer, Berlin Heidelberg New York
Gärtner J (1993) Ist die Tendinosis calcarea HLA-A1 assoziiert? Z Orthop 131:469
Gschwend N, Scherer M, Löhr J (1981) Die Tendinitis calcarea des Schultergelenks. Orthopäde 10:196–205
Habermeyer P, Schweiberer L (Hrsg) (1996) Schulterchirurgie, 2. Aufl. Urban & Schwarzenberg, München Wien Baltimore
Hedtmann A, Fett H (1991) Atlas und Lehrbuch der Schultersonographie, 2. Aufl. Enke, Stuttgart
Jerosch J, Müller T, Castro WM (1991) The incidence of rotator cuff rupture: An anatomic study. Acta Orthop Belg 57:124–129
Löhr JF, Uhthoff HK (1990) The microvascular pattern of the supraspinatus tendon. Clin Orthop 254:35–38
Mohr W, Harland U (1992) Pathologische Befunde an der Rotatorenmanschette und Interpretation histopathologischer Veränderungen am Sehnengewebe. Akt Rheumatol 17:67–73
Neer CS (1990) Shoulder reconstruction. Saunders, Philadelphia
Neer CSII, Craig EV, Fukuda H (1983) Cuff tear arthropathy. J Bone Joint Surg 65 A:1232–1244
Neer CSII, Poppen NK (1987) The supraspinatus outlet. Orthop Trans 11:234
Nigst H, Buck-Gramcko D, Millesi H (1981) Handchirurgie, Bd I. Thieme, Stuttgart
Ogata S., Uhthoff HK (1990) Acromial enthesiopathy and rotator cuff tear: A radiologic and postmortem investigation on the coracoacromial arch. Clin Orthop 254:39–48
Pisani G (1998) Fußchirurgie. Thieme, Stuttgart
Rathbun JB, Macnab J (1970) The microvascular pattern of the rotator cuff. J Bone Joint Surg 52 B:540–553
Riede U, Schäfer H, Wehner H (1989) Allgemeine und spezielle Pathologie. Thieme, Stuttgart
Rockwood CA, Matsen FA (1990) The shoulder. Saunders, Philadelphia
Sandström C (1938) Peritendinitis calcarea: common desease of middle life: its diagnosis, pathology and treatment. AJR 40:1–21
Sperner G, Resch H, Golser K et al. (1992) Arthroskopisches Management bei Tendinosis calcarea. Arthroskopie 5:74–78
Uhthoff HK, Sarkar K (1990) Calcifying tendinitis. In: Rockwood CA, Matsen FA (eds) The shoulder. Saunders, Philadelphia
Vigorith VJ (1999) Orthopedic pathology. Lippincott, Philadelphia
Zollinger H (1993) Sehnenschädigungen am Rückfuß. Huber, Bern

Literatur zu Kap. 76.7

Abstracts international conference „fibromyalgia syndrome – an interdisciplinary challenge of basic and clinical science", october 23–25, 1997 in Bad Nauheim. Z Rheumatol 56:351–79
Bradley LA, Alarcon GS (1997) Fibromyalgia. In: Koopman WJ (ed) Arthritis and allied conditions. Williams & Wilkins, Baltimore London
Bennett RM, Burckhardt CS, Clark SR et al.: Group Treatment of Fibromyalgia (1996) A 6 Month outpatient Program. J Rheumatol 23, 521–8
Brückle W (1992) Die generalisierte Tendomyopathie. Fortschr Med 14/110:251–257
Burckhardt CS, Mannerkorpi K, Hedenberg L, Bjelle A (1994) A randomized, controlled clinical trial of education and physical training for women with fibromyalgia. J Rheumatol 21:714 –20
Carette S, Bell MJ, Reynolds WJ et al. (1994) Comparison of amytriptyline, cyclobenzaprine, and placebo in the treatment of fibromyalgia. J Rheumatol 37:32–40
Dohrenbusch R, Grüterich M, Genth E (1996) Fibromyalgie und Sjögren-Syndrom – klinische und methodische Aspekte. Z Rheumatol 55:19–27
Eich W, Hartmann M, Müller A (1998) Ein-Jahres-Katamnese der Multi-Center Fibromyalgie-Therapie-Studie (Mc-FITS). Z Rheumatol 57 (Suppl 1):42
Goldenberg D, Mayskiy M, Mossey CH, Ruthhazer R, Schmid CH (1996) A randomized, double-blind cross-over trial of fluoxetine and amitriptyline in the treatment of fibromyalgia. Arthritis Rheum 39:1852–1859
Keel PJ (1987) Generalisierte Tendomyopathie. Psychologisches Profil einer Patientengruppe im Verlauf einer integrierten Behandlung. Z Rheumatol 47:322–371
Lautenschläger J, Brückle W, Schnorrenberger CC, Müller W (1988) Die Messung von Druckschmerzen im Bereich von Sehnen und Muskeln bei Gesunden und Patienten mit generalisierter Tendomyopathie (Fibromyalgiesyndrom). Z Rheumatol 47:397–404
Lorenz J, Grasedyck K, Bromm B (1996) Middle and long latency somatosensory evoked potentials after painful laser stimulation in patients with fibromyalgia syndrome. Electroenceph clin Neurophysiol 100:165–168
Masi AT (1994) An intuitive person-centered perspective on fibromyalgia symptomatology and its management. Baillieres Clin Rheumatol 8:957–993

McCain GA, Bell DA, Mai FM (1988) A controlled study of the effects of supervised cardiovascular fitness training program on the manifestation of primary fibromyalgia. Arthritis Rheum 31:1135–41

Müller W (1987) The fibrositis syndrome : diagnosis, differentialdiagnosis and pathogenesis. Scand J Rheumatol 65:40–53

Neeck G, Riedel E (1994) Neuromediators and hormonal abnormalities in fibromyalgia syndrome – results of chronic stress? In: Masi A (ed) Fibromyalgia and myofascial pain syndromes, Baillière's clinical rheumatology. Baillière Tindall, London Philadelphia, pp 763–775

Schochat T, Croft R, Raspe H (1994) The epidemiology of fibromyalgia. Br J Rheumatol 33:783–6

Wolfe F, Smythe HA, Yunus MB et al. (1990) The American College of Rheumatology 1990: criteria for the classification of fibromyalgia. Report of the Multicenter Criteria Committee. Arthritis Rheum 33:160–172

Yunus M, Masi AT, Calabro JJ, Miller KA, Feigenbaum SL (1981) Primary fibromyalgia: Clinical study of 50 patients with matched controls. Semin Arthritis Rheum 11:151–71

Literatur zu Kap. 76.8

Adame J, Cohen PR (1996) Eosinophilic panniculitis: diagnostic considerations and evaluation. J Am Acad Dermatol 34:229–234

Bird HA, Dougados M (Hrsg) (1996) Imaging techniques, part II: Modern methods. Baillière's Clin Rheumatol

Black MM (1988) Panniculitis: problems with diagnosis. Austral J Dermatol 29:79–84

Burket JM, Burket BJ (1985) Eosinophilic panniculitis. J Am Acad Dermatol 12:161–164

Callen JP (1996) Miscellaneous disorders that commonly affect both skin and joints. In: Sontheimer RD, Provost TT (eds) Cutaneous manifestations of rheumatic diseases. Williams & Wilkens, Baltimore, pp 257–283

Cho BK et al. (1994) Tick bites in Korea. Int J Dermatol 33: 552–555

Cohen LM (1996) Panniculitis: diagnosis and management. Dermatol Nursing 8:405–416

Ehrenfeld et al. (1984) Intravenous colchicine in acute sarcoid arthritis. J Rheumatol 11:412–413

Eriksson S (1996) A 30-year perspective on alpha-1-antitrypsin deficiency. Chest 110 (Suppl):237–242

Haller J et al. (1989) Intraosseous fat necrosis associated with acute pancreatitis. MR Imag Radiol 173:193–195

Handfield-Jones SE et al. (1993) The clinical spectrum of lipoatrophic panniculitis encompasses connective tissue panniculitis. Br J Dermatol 129:619–624

Humbert P et al. (1992) Use of anti-collagenase properties of doxycycline in treatment of alpha-1-antitrypsin deficiency panniculitis. Acta Dermatol Venereol 71:189–194

Izumi AK, Takiguchi P (1983) Lupus erythematosus panniculitis. Arch Dermatol 119:61–64

Jorizzo et al. (1991) Sclerosing panniculitis: a clinicopathologic assessment. Arch Dermatol 127:554–558

Kuerer H et al. (1997) Functioning pancreatic acinar cell carcinoma: immunhistochemical and ultrastructural analyses. Am J Clin Oncol 20:101–107

Labbe L et al. (1996) Erythema nodosum in children: a study of 27 patients. Paediatr Dermatol 13:447–450

Lemley DE et al. (1991) Cardiac manifestations of Weber-Christian-disease: report and review of the literature. J Rheumatol 18:756–760

Lugo-Somoliros A et al. (1992) Calcifying panniculitis associated with polycystic kidney disease and chronic renal failure. J Am Acad Dermatol 22:743–747

Naschitz JE et al. (1993) Pathogenesis of lipodermatosclerosis of venous disease: the lesson learned from eosinophilic fasciitis. Cardiovasc Surg 1:524–529

Naschitz JE et al. (1994) Cancer-associated fasciitis panniculitis. Cancer 73:231–235

Panush RS et al. (1985) Weber-Christian disease. Medicine 64:181–190

Peters MS, Su WP (1992) Panniculitis. Dermatol Clin 10: 37–57

Roenigk HH et al. (1964) Post steroid panniculitis. Report of a case and review of the literature. Arch Dermatol 90:387–391

Sharma OP, Tirmizi O (1996) Three key steps in diagnosing and staging sarcoidosis. Contemp Int Med 8:68–81

Wang CY et al. (1996) Subcutaneous panniculitic T-cell lymphoma. Int J Dermatol 35:1–8

Zeidler H (1990) Sarkoidarthritis. In: Zeidler H (Hrsg) Rheumatologie. Urban & Schwarzenberg, München (Innere Medizin der Gegenwart, Bd 7, S 514–518)

Teil XIV
Osteopathien und Chondropathien
(M 80–M 94)

Kapitel 77

Veränderungen von Knochendichte und Knochenstruktur (M 80–M 85) 77

J. Braun, D. Felsenberg, H. Minne

INHALT

Die über 200 Knochen des menschlichen Körpers haben die Aufgabe, dessen Form, Festigkeit und Widerstandsfähigkeit nach außen zu gewährleisten und so die inneren Organe zu schützen. Gleichzeitig dienen die Knochen als Kalzium- und Phosphatreserven. Die Schutzfunktion wird im Falle der langen Röhrenknochen v.a. durch die äußeren, sehr dichten *kortikalen Knochen* wahrgenommen, der durch kompakte Knochensubstanz gekennzeichnet ist. Der innere *trabekuläre Knochen* mit eher spongiöser Struktur hat mehr metabolische Aufgaben (Regulation des Kalziumhaushalts), trägt aber, z.B. am Schenkelhals, auch wesentlich zur Knochenfestigkeit bei.

Der wesentliche Unterschied zwischen *Kompakta* und *Spongiosa* ist strukturell: Während 80–90% des kortikalen Knochens kalzifiziert sind, trifft dies nur auf 15–25% des trabekulären Knochens zu. Der kompakte Knochen besteht aus *Osteon* mit zirkulär und lamellär dicht um die gefäßführende Havers-Kanäle angelegten Lamellen, während der spongiöse Knochen als weites dreidimensionales Trabekelnetzwerk angeordnet ist.

Der Knochen ist ein lebendiges Organ, das einem lebhaften Stoffwechsel unterliegt. Knochen besteht zu 50% aus Mineralien, zu 25% aus Wasser und zu 25% aus organischem Material. Dieses setzt sich zu 90% aus kollagenen Fibrillen, vorwiegend Kollagen I, und zu 10% aus umgebender Grundsubstanz, den Proteoglykanen, zusammen. Nichtkollagene Knochenproteine mit unterschiedlichen Aufgaben wie Kalziumbindung, Zellproliferation, Zelladhäsion und Bindung von Wachstumsfaktoren sind Osteonektin, Osteokalzin, Osteopontin, „bone sialoprotein" und Fibronektin sowie alkalische Phosphatase, Thrombospondin und Decorin.

Osteoblasten bauen die organische Matrix des Knochens zyklisch auf. Diese auch *Osteoid* genannte Matrix wird durch Einbau von Hydroxylapatit (kristalline Kalziumphosphatverbindung) mineralisiert. Aus den Osteoblasten entwickelte Osteozyten persistieren in dieser festen Struktur und beeinflussen den Stoffwechsel, z.B. die Kalziumfreisetzungals biomechanische Sensoren. Die wesentlich größeren mehrkernigen *Osteoklasten* bauen die mineralisierte Knochensubstanz unter Bildung von sog. Howship-Lakunen zyklisch ab.

Sind die Fibrillen gerichtet, spricht man von *lamellärem Knochen;* sind sie regellos angeordnet, von *Faser- oder Geflechtknochen.* Letzteres trifft z.B. auf die Kallusbildung nach einer Fraktur zu.

Biomechanische Faktoren, Hormone, Zytokine und Wachstumsfaktoren beeinflussen Wachstum, Entwicklung und Homöostase des Knochens. Veränderungen von Knochendichte und Knochenstruktur beeinflussen die elastischen Eigenschaften des Knochens und können das Auftreten von Frakturen, auch bei nichtadäquaten Traumen, begünstigen.

Störungen des Knochenstoffwechsels treten zuerst an den Stellen auf, wo physiologisch der größte Umsatz stattfindet: Wirbelsäule → Becken → Rippen → Röhrenknochen → Schädel.

Die häufigsten Osteopathien sind in der nachfolgenden Übersicht zusammengestellt.

Häufige metabolische Osteopathien
- Osteoporose
- Osteomalazie
- Hyperparathyreoidismus
- Renale Osteopathie

77.1 Osteoporose (M 80.–, M 81.–)

77.1.1 Definition und Terminologie

Die Osteoporose ist eine metabolische Knochenerkrankung, die durch Verminderung der Knochenmasse, -struktur und -funktion charakterisiert ist, wobei das

Verhältnis zwischen Knochenmatrix- und Mineralgehalt des Knochens nicht gestört ist. Von entscheidender klinischer Bedeutung ist, daß bei den betroffenen Patienten gehäuft Frakturen, auch schon bei inadäquat leichten Traumen auftreten. 3 Entitäten sind hierbei zu unterscheiden (siehe auch Tab. 77.1):

1. die *Osteopenie*, das ist die einfache Minderung der Knochendichte im Vergleich zur maximalen Knochenmasse im jungen Erwachsenenalter („peak bone mass"),
2. die *präklinische Osteoporose* entspricht einer höhergradigen Osteopenie, die bereits mit einem deutlich erhöhten Frakturrisiko einhergeht,
3. bei der *manifesten Osteoporose* sind bereits Frakturen aufgetreten.

Primäre und sekundäre Osteoporose

Diese Einteilung ist unabhängig von klinischen Symptomen. Die genaue Quantifizierung entsprechend der WHO-Definition und die Darstellung der beiden heute gebräuchlichen Scoresysteme ist in der Tabelle 77.1 wiedergegeben. Nach klinischen Gesichtspunkten werden *primäre* und *sekundäre Osteoporose* unterschieden: Erstere ist idiopathisch, d.h. es liegt keine definierte Erkrankung vor, die die Knochendichteminderung erklären könnte. Im 2. Fall liegen oft chronisch-entzündliche Erkrankungen, z.B. aus dem rheumatischen Formenkreis, zugrunde. Bei solchen Erkrankungen ist auch die *steroidinduzierte Osteoporose* (SIOP) von großer Bedeutung. Bei der chronischen Polyarthritis ist zudem die *lokale gelenknahe Osteoporose* von der systemischen Osteoporose zu unterscheiden.

Typ-I- und Typ-II-Osteoporose

Klinisch hilfreich ist auch die Unterscheidung in eine Typ-I- und Typ-II-Osteoporose. Hierfür sind Alter, Geschlecht und der Hormonstatus des/r Patienten/in von Bedeutung.

Tabelle 77.1. Klinische Graduierung des Schweregrads der Osteoporose

Grad	Knochendichte (KD)	Klinik
0	Niedrige KD (-1 bis -2,5 SD <PBM, T-Score)	Osteopenie, keine Frakturen
1	Niedrige KD (<-2,5 SD <PBM, T-Score)	Osteoporose ohne Fraktur
2	Niedrige KD (<-2,5 SD T-Score)	Osteoporose, erste WK-Frakturen
3	Niedrige KD /<-2,5 SD T-Score)	Osteoporose mit multiplen Frakturen >4 Wirbelkörper und extravertebral

PBM = peak bone man, das ist die in der Regel im 25. Lebensjahr erreichte maximale Knochenmasse; SD = standard derivation (Standardabweichung); +-score = beschreibt SD eines Individuums gegenüber PBM, während dem z.T. auch verwendeten z-Score die SD gegenüber eines altersgematchten Kontrollkollektivs zugrunde liegen.

Als *Typ-I-Osteoporose* wird die postmenopausale Osteoporose, die besonders durch den Verlust spongiösen Knochens charakterisiert ist, bezeichnet.

Die *Typ-II-Osteoporose* entspricht der senilen Osteoporose, die erst in späteren Lebensjahren bei beiden Geschlechtern auftritt; hierbei geht gleichermaßen spongiöser und kompakter Knochen verloren. Da diese beiden Typen nicht streng voneinander zu trennen sind und meist Übergänge und Kombinationen vorkommen, hat diese Einteilung nur begrenzte orientierende Bedeutung.

Osteoporotische Fraktur

Die *Definition der osteoporotischen Fraktur* ist äußerst schwierig. Jedoch lassen sich einige Merkmale herausheben. Durch Osteoporose bedingte Frakturen sind charakterisiert durch:

1. strenge Korrelation mit dem Lebensalter,
2. niedrige Knochendichte und
3. das Auftreten von Frakturen, unabhängig vom adäquaten Trauma.

Die häufigsten Fraktur-Lokalisationen sind der distale Radius, der proximale Oberschenkel und die Wirbelsäule. Abb. 77.1 zeigt multiple osteoporosebedingte Frakturen in der Brustwirbelsäule einer Patientin.

In der Wirbelsäule ist die Differenzierung zwischen Frakturen und Deformationen von Wirbelkörpern von Bedeutung. Definitionsgemäß spricht man bei einem Osteoporosepatienten von einer Wirbelkörperfraktur, wenn der Unterschied zwischen vorderer und hinterer Höhe des Wirbelkörpers mehr als 25% beträgt. Voraussetzung ist hierbei, daß keine andere Ursache für die

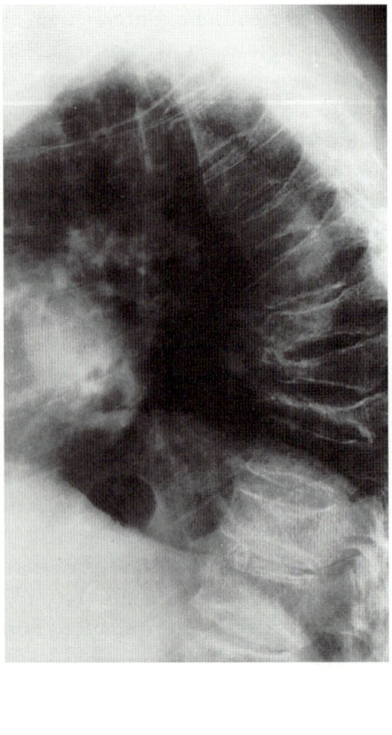

Abb. 77.1. Multiple-Osteoporose-bedingte Frakturen in der Brustwirbelsäule bei einer Patientin mit Steroid-induzierter Osteoporose. Die typischen Osteoporosefrakturen sind Sinterungsfrakturen mit Einsenkung der Deckplatten bis zur völligen Abflachung der Wirbelkörper (Kompressionswirbel)

Wirbelkörperdeformationen, wie z.B. M. Scheuermann, Spondylose oder eine ankylosierende Spondylitis, vorliegt.

77.1.2 Epidemiologie und Klassifikation

Da die Osteopenie und die präklinische Osteoporose zwar meist noch keine klinischen Symptome verursachen, aber, hierin ähnlich dem Diabetes mellitus und der arteriellen Hypertonie, meßbare Risikokonstellationen für Frakturen und Behinderung darstellen, kommt der Epidemiologie eine besondere Bedeutung zu, um vernünftige Screeningprogramme zu entwerfen und effektive präventive Behandlungsstrategien zu entwickeln.

Eckdaten der Epidemiologie

■ **Prävalenz.** In Deutschland geht man von ca. 4 Mio. an manifester Osteoporose erkrankten Menschen mit bereits eingetretenen Frakturen aus. Davon sind ca. 150000 Schenkelhalsfrakturen, wobei Frauen doppelt so häufig wie Männer betroffen sind. Etwa 30% der über 70jährigen Frauen haben Wirbelkörperfrakturen/deformationen.

■ **Alter und Geschlecht.** Die Osteoporose ist eine Erkrankung des höheren Lebensalters. Nach dem 75. Lebensjahr steigt die Inzidenz von Schenkelhalsfrakturen dramatisch an. Frauen sind von Osteoporose deutlich häufiger betroffen als Männer. Bereits 10 Jahre nach Eintreten der Menopause gibt es einen deutlichen Anstieg der Inzidenz von Radiusfrakturen.

■ **Mortalität und Behinderung.** Auch nach erfolgter Behandlung einer Schenkelhalsfraktur behalten 50% der Betroffenen eine Bewegungseinschränkung und 30% werden versorgungspflichtig invalidisiert. Im Zusammenhang mit einer Schenkelhalsfraktur sterben 30% der betroffenen Männer und 9% der Frauen in der Folgezeit.

■ **Rasse.** Während Kaukasier und Asiaten häufig an Osteoporose erkranken, ist dies bei Schwarzen sehr selten.

■ **Genetik.** Einer erbliche, bislang unzureichend definierte Disposition wird diskutiert, da Töchter von Patientinnen mit Osteoporose eine im Vergleich erniedrigte Knochendichte aufweisen und signifikant häufiger eine Osteoporose bekommen als Frauen ohne familiäre Belastung. Hinsichtlich der Bedeutung der Vitamin-D-Allele liegen Studien mit unterschiedlichen Ergebnissen vor, so daß eine abschließende Bewertung noch schwierig ist.

Häufigste Lokalisation der Frakturen

■ **Wirbelkörperfrakturen.** Diese treten am häufigsten zwischen T7 und L1 auf. Typische osteoporotische Wirbelkörperfrakturen sind sog. Fisch- und Konkavitätswirbelbildungen; diese werden oft zufällig im Röntgenbild diagnostiziert. Die klinisch symptomatischen WK-Einbrüche machen insgesamt $^1/_4$ aller WK-Frakturen aus. Das mittlere Lebensalter bei der ersten Fraktur beträgt 70 Jahre. Frauen sind 3mal häufiger betroffen. Das Risiko einer >50jährigen Frau, eine WK-Fraktur zu bekommen, beträgt 32%.

■ **Oberschenkelhalsfrakturen.** Diese Frakturen treten bei Frauen doppelt so häufig auf wie bei Männern. Das mittlere Lebensalter bei der 1. Fraktur beträgt 79 Jahre. Das Risiko einer >50jährigen Frau, eine proximale Femurfraktur zu erleiden, beträgt 16%.

■ **Distale Radiusfrakturen.** Das mittlere Lebensalter bei der 1. distalen Radiusfraktur beträgt 65 Jahre. Frauen sind 4mal häufiger betroffen als Männer. Das Risiko der Radiusfraktur ist bei einer >50jährigen Frau 15%.

77.1.3 Ätiologie und Pathogenese

Für das Verständnis der Ursachen der Osteoporose sind einige physiologische und pathophysiologische Grundlagen der Osteologie essentiell.

Determinanten der Knochendichteentwicklung

Für den Aufbau und die Aufrechterhaltung einer normalen Knochenmasse sind folgende Faktoren, neben dem aktuellen Lebensalter von grundsätzlicher Wichtigkeit:

- Mobilität,
- Sexualhormone,
- Ernährung,
- Sonnenexposition.

Der tägliche Kalziumbedarf beträgt 800–1000 mg/Tag, nach der Menopause 1500 mg/Tag. Kalzium ist v.a. in Milch- und Milchprodukten enthalten. Von einer ausreichenden Nahrungszufuhr ist bei den derzeitigen Nahrungsgewohnheiten oft nicht auszugehen.

Die Sonnenbestrahlung ist abhängig von der geographischen Lage und der Jahreszeit; entsprechend ist sie im Norden und im Winter am geringsten.

Knochen und Muskeln sind adaptiert an ihre Beanspruchung, d.h. bei fehlender oder geringer Beanspruchung werden vorhandene Strukturen vermehrt abgebaut.

Einfluß von Alter und Geschlecht

Frauen haben im Durchschnitt eine niedrigere Knochenmasse als Männer und erleiden häufiger Frakturen. Hormonmangel führt bei beiden Geschlechtern zum Knochenverlust; dies betrifft v.a. die Frau nach der Menopause.

Im Kindes- und Jugendalter, v.a. in der Pubertät, nehmen die Knochen an Größe, Stabilität, Mineralgehalt und Masse zu („bone modeling"). In dieser Phase ist die alkalische Phosphatase im Serum grundsätzlich erhöht nachweisbar. Im 3. Lebensjahrzehnt wird die maximale individuelle Knochenmasse („peak bone mass") erreicht. Die Sexualhormone spielen hierbei eine wichtige Rolle. Durch eine Gonadendysfunktion kann die maximal aufgebaute Knochenmasse erheblich vermindert werden.

Im 4. Lebensjahrzehnt verschiebt sich im Prozeß der kontinuierlichen Knochenerneuerung („bone remodeling") das Gleichgewicht zugunsten des Abbaus, so daß eine negative Bilanz mit einem kontinuierlichen Verlust an Knochenmasse in der Größenordnung von 0,5–1,5%/Jahr resultiert; in diesem Bereich gilt das noch als physiologisch. Im höheren Alter führt dieser Prozeß in der Regel aber zu einer statischen Inkompetenz des Knochens.

Die Verminderung der Knochendichte ist ein eindeutiger Risikofaktor für das Auftreten osteoporotischer Frakturen.

Die Ätiologie der Osteoporose ist vielfältig und kann hier nicht umfassend dargestellt werden. Grundsätzlich kann eine verminderte Knochendichte dadurch zu erklären sein, daß

1. im Kindes- und Jugendalter aus verschiedenen Gründen keine hohe maximale Knochenmasse aufgebaut werden konnte (s. 1. folgende Übersicht) und
2. im Erwachsenenalter aus verschiedenen Gründen Knochen vermehrt abgebaut wurde (s. 2. folgende Übersicht).

Das Ausmaß des Knochenverlustes kann begrenzt bleiben („slow losers"), aber auch auf 5–10%/Jahr ansteigen („fast losers").

Gründe für eine niedrige Knochenmasse im Jugendalter

- Späte Menarche
- Amenorrhö
- Anorexia nervosa
- Pubertas tarda
- Hypogonadismus
- Nutritives Kalziumdefizit
- Ungenügende Muskelkraft

Gründe für eine niedrige Knochenmasse im Alter

- Erlöschen/Verminderung der Gonadenfunktion
- Östrogenmangel (Menopause)
- Testosteronmangel
- Gesteigerter Knochenmetabolismus
- intestinale Kalziumresorption vermindert
- renale Kalziumausscheidung erhöht
- diätetische Kalzium- und Vitamin-D-Zufuhr vermindert
- Bewegungsmangel
- mangelnde Sonnenexposition

Gesamtknochenmasse

Die maximale individuelle Knochenmasse wird unter anderem durch die Muskulatur bestimmt. Dabei steht die Gesamtknochenmasse in einem definierten Verhältnis zur Muskelmasse. Dieses Verhältnis ist beim weiblichen Geschlecht präpubertal und postmenopausal dem männlichen ähnlich. Während der Pubertät und in der fertilen Phase ist es aber in Richtung einer im Verhältnis zur Muskelmasse höheren Knochenmasse verschoben. Die Frau akkumuliert also Knochenmasse, die sie für die statische Kompetenz des Skeletts nicht benötigt.

In der Schwangerschaft, v.a. aber in der Stillzeit, verliert die Mutter große Mengen an Kalzium: ca. 500 mg/Tag werden mit der Muttermilch an den Säugling abgegeben. Bei langen und häufigen Stillperioden kann die Mutter theoretisch ihr ganzes, im Skelett gespeichertes Kalzium verlieren. Dies wird durch die reproduktionsphysiologisch erhöhten Östrogenspiegel teilweise kompensiert.

Veränderungen im Alter

Im Alter ändert sich nicht nur die Knochenmasse, sondern auch die Knochenstruktur und -geometrie, da sich die in der Jugend stabil vernetzte Trabekelstruktur ausdünnt und weniger Vernetzungspunkte aufweist. Auch die Reparationsfähigkeit bei Mikrofrakturen läßt nach. Deshalb steigt die Anzahl der Frakturen im Alter z.T. auch unabhängig von der Knochendichte an.

Die zahlreichen biochemischen Faktoren, die den Knochenstoffwechsel beeinflussen, sind in nachfolgender Übersicht zusammengefaßt. Neben den bereits seit langer Zeit bekannten Hormonen und den Steroiden, wird der bedeutende Einfluß von Wachstumsfaktoren zunehmend klarer.

Faktoren, die den Knochenstoffwechsel beeinflussen

- *Hormone*
  - Parathormon
  - Kalzitonin
  - Insulin
  - Wachstumshormon
  - Schilddrüsenhormon
- *Steroide*
  - Vitamin D
  - Glukokortikoide
  - Sexualhormone
- *Wachstumsfaktoren*
  - „Insulin-like-growth-factor" (IGF)
  - „Transforming growth factor β" (TGF-β)
  - „Bone morphogenic proteins" (BMP)
  - „Fibroblast growth factors" (FGF)
  - „Platelet-derived growth factors" (PGF)
- *Zytokine*
  - Interleukine (1, 4, 6, 11)
  - Tumornekrosefaktor (TNF)
  - Kolonie-stimulierende Faktoren

Vor allem bei den chronisch-entzündlichen Erkrankungen spielen systemische Faktoren in der Pathogenese der Osteoporose eine wichtige Rolle. So hat bei der chronischen Polyarthritis die gesteigerte Sekretion proinflammatorischer Zytokine, v.a. IL-1, IL-6 und TNF-α eine wichtige Bedeutung für die Entwicklung der systemischen und der gelenknahen Osteoporose.

77.1.4 Histopathologie

Für die Funktion des Knochenstoffwechsels hat das Bone-remodeling-System hervorragende Bedeutung. Dieser zyklische Ab- und Wiederaufbau des Knochens spielt sich auf den trabekulären und Haversianischen Knochenoberflächen ab. Zunächst graben die Osteoklasten eine Grube von etwa 0,05 mm^3, die eine Zeit so verbleibt, bis sie von Osteoblasten wieder aufgefüllt wird. Normalerweise wird die Knochenmasse dadurch letztlich nicht verändert. Der ganze Zyklus dauert 6 Monate: die Resorption benötigt 1 Monat, die Formation 5 Monate.

Um den Knochenmetabolismus beurteilen zu können, muß man eine Fluorochrommarkierung mit Tetrazyklinen vornehmen. Diese müssen nüchtern und ohne gleichzeitige Milchprodukte an 2–3 Tagen und nach einer 10- bis 14tägigen Pause erneut 3 Tage lang (4mal 250 mg Tetrazyklinhydrochlorid) verabreicht werden; nach 5 Tagen muß dann eine Biopsie erfolgen. Die Tetrazykline markieren die Mineralisierungsfront, die sich fluoreszenzmikroskopisch darstellen läßt.

Die transiliakale bzw. die iliakale Biopsie wird ungefähr 2 cm hinter der Spina iliaca anterior superior unmittelbar unter dem Rand am seitlich liegenden Patienten nach großzügiger Lokalanästhesie z.B. mit einer 7,5-mm-Bordiernadel durchgeführt. Die Prozedur ist in der geübten Hand schmerzlos und komplikationsarm (0,7%). Hämatome, Tage anhaltende Schmerzzustände, Mißempfindungen und Wundinfektionen können auftreten.

Die Biopsate müssen sofort in 70% Äthanol für mindestens 48 h gelagert werden, bevor sie entwässert und entfettet in ein Medium, z.B. Methylmethacrylat, eingebettet werden.

Gemessen werden können:

- das relative trabekuläre Knochenvolumen (ca. 22,8%),
- die mit Osteoblasten in Kontakt stehende Knochenoberfläche (3,8%),
- die mineralisierte Knochenoberfläche (7,5%),
- das Osteoidvolumen (4,4 mm^3/cm^3 Knochen),
- die Trabekelwanddicke (283 μm),
- die Osteoiddicke (10 μm) und
- die Mineralappositionsrate (ca. 0,65 μm/Tag).

Die Osteomyelotomie oder Knochenbiopsie wird heute mit der Frage nach dem Vorliegen einer sekundären Osteoporose bei Vorhandensein einer signifikanten Knochendichteminderung unklarer Ursache, z.B. auf dem Boden einer systemischen Mastozytose und bei klinischem Erkenntnisbedarf hinsichtlich des Knochenan- bzw. abbaustatus, z.B. bei renaler Osteodystrophie und Osteomalazie durchgeführt (s. Abb. 77.2 und 77.3).

77.1.5 Klinik

Frühstadium

Die reine Minderung der Knochendichte bei Osteopenie und präklinischer Osteoporose ist an sich nicht schmerzhaft, da die knöcherne Matrix selbst nicht

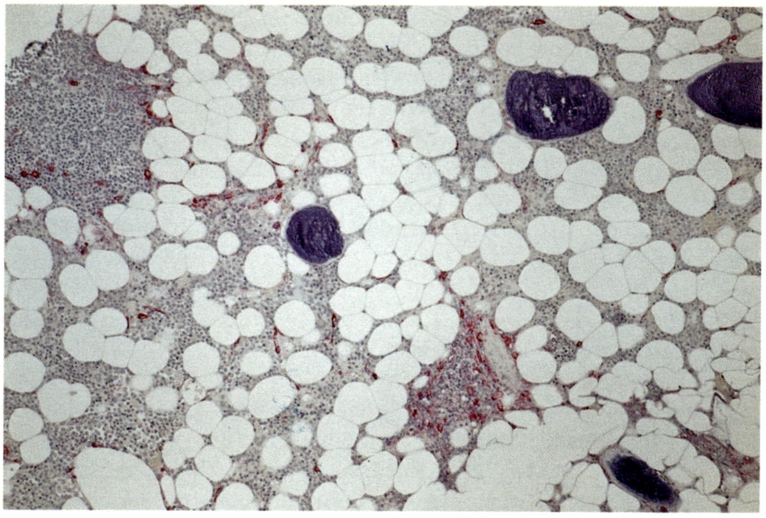

Abb. 77.2. Osteoporose bei Mastozytose mit fokalen, perivaskulär betonten Mastzellinfiltraten (Mastzelltryptase, unentkalkte Präparation). (Diese Abb. wurde von Prof. Delling, Universität Hamburg, zur Verfügung gestellt)

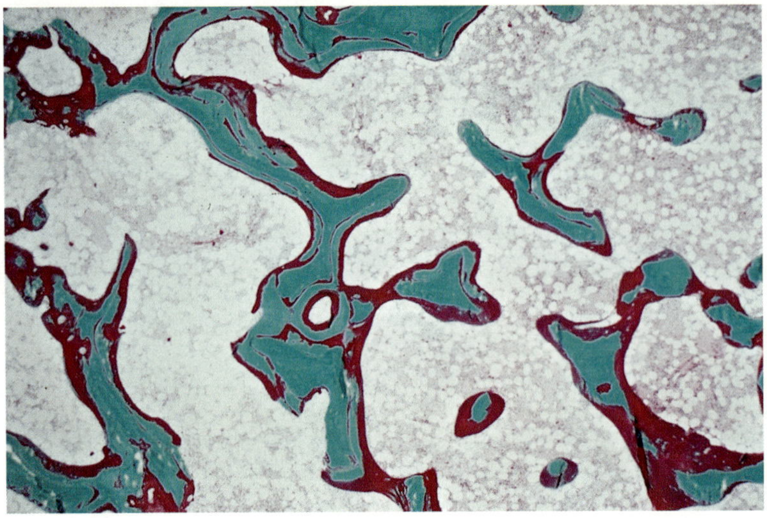

Abb. 77.3. Ausgeprägte Osteomalazie mit erheblicher Osteoidvermehrung (rot; Goldnerfärbung, unentkalkte Präparation). (Diese Abb. wurde von Prof. Delling, Universität Hamburg, zur Verfügung gestellt)

schmerzinnerviert ist. Durch Mikrofrakturen bedingte Änderungen des Knochenbinnendrucks können aber über eine Reizung des Periosts und der Gefäßwände Schmerzreize zu führen.

Bei der vertebralen Osteoporose ist es schwer, einen direkten Einfluß von erniedrigter Knochendichte oder von Wirbelkörperfrakturen geringeren Ausmaßes auf eine klinische Schmerzsymptomatik zu erkennen, da mehr als $^{1}/_{3}$ der Menschen Rückenschmerzen ohne meßbares Korrelat allein auf der Grundlage von Muskelverspannungen und Fehlhaltungen angibt. Osteoporose-assoziierte Beschwerden entstehen typischerweise nach Frakturen oder Wirbelkörperdeformierungen.

Bei den Röhrenknochen und auch bei der zu 95% aus trabekulärem Knochen bestehenden Schenkelhalsregion ist diese Beziehung eindeutig: Periost- und Weichteilzerstörung erzeugen akute Schmerzen mit Funktionsverlust benachbarter Gelenke und folgender Immobilisation.

Beim Bruch von Wirbelkörpern können bei akutem Ereignis ebenfalls solche Beschwerden auftreten. Nicht selten kommt es aber auch zu „Kriechfrakturen“, die den Betroffenen zum Zeitpunkt der zufälligen Entdeckung unbekannt waren. Wirbelkörperfrakturen bleiben häufig unentdeckt, weil die Diagnose nicht gestellt wird, da in der Annahme, daß wie so oft keine spezifische Ursache für die beklagten Rückenschmerzen vorliegt, die Diagnose „Hexenschuß“ oder „Lumbago“ gestellt wird.

Spätstadium

Mit steigender Zahl von Wirbelkörperfrakturen entsteht eine Verformung des Achsenskeletts mit Rundrücken, Rumpfverkürzung und ein Größenverlust bis zu 20%. Mit zunehmender Anzahl der erlittenen Frakturen und dem Fortschreiten der Rundrückenbildung geht das klinische Beschwerdebild oft mit bohrenden chronischen Schmerzen und schneidenden, akut intermittierenden Schmerzen einher. Eine selbstverordnete Bewegungslimitation führt vorübergehend zur Beschwerdelinderung. Die Belastbarkeit ist aber eindeutig eingeschränkt und der Bedarf an Fremdhilfe wächst. Ein Drittel der betroffenen Patienten benötigt Unterstützung bei der täglichen Versorgung.

Die Gesamtkrankheitslast durch Osteoporose bzw. osteoporotisch-bedingte Frakturen ist nicht einfach zu messen, da Präsenz und Häufigkeit von Frakturen und Beschwerden z.T. schlecht korrelieren. Es gibt aber keinen Zweifel, daß die Lebensqualität der Patienten mit Osteoporose eingeschränkt ist und mit zunehmender Anzahl von Frakturen erheblich negativ beeinflußt wird.

Als grobe klinische Einteilung für die Osteoporose hat sich eine Graduierung bewährt, die über die WHO-Definition hinaus noch ein fortgeschrittenes Ausmaß von Frakturen erkennt (s. Tabelle 77.1).

In Abhängigkeit von der Einstufung in dieser Tabelle können Therapieentscheidungen getroffen werden.

77.1.6 Verlauf und Prognose

Verlauf und Prognose der Osteoporose werden v.a. durch das Frakturrisiko und die Lokalisation und Häufigkeit von Frakturen sowie das Alter der betroffenen Patienten bestimmt. Über die unter 77.1.3 dargestellten ossären Faktoren hinaus gibt es auch wesentliche extraossäre Einflüsse auf das Frakturrisiko.

Der bedeutendste Faktor ist die Fallneigung, die mit zunehmendem Alter und evtl. dem Ausmaß an bereits bestehender Behinderung zunimmt (s. nachfolgende Übersicht). So steigt das Frakturrisiko mit der Anzahl der bereits geschehenen Stürze an.

Gründe für die zunehmende Fallneigung im Alter

- Abnahme der zerebralen Leistungsfähigkeit
- Abnahme der Muskelkraft
- Medikation mit Schlafmitteln, Psychopharmaka
- Orthostaseprobleme/Blutdruckschwankungen verschiedener Ursache
  - kardiovaskulär
  - neurologisch
  - medikamentös
- Sehstörungen

Darüber hinaus nimmt im Alter die Fähigkeit ab, sich im Falle eines Sturzes abzustützen, „abzufedern" oder gar „abzurollen". Hierbei spielen neben der verminderten Beweglichkeit Einschränkungen der Reaktionsfähigkeit und Störungen der neuromuskulären Koordination eine Rolle. Folge sind „hilflose" Stürze, bei denen das gealterte Skelettsystem inadäquat mechanisch beansprucht wird. Das Alter ist damit ein unabhängiger Risikofaktor für das Auftreten von Frakturen. Diese treten meist im Rahmen von banalen Unfällen im Haushalt auf (ca. 80%), aber auch beim Treppensteigen kommt es gehäuft zu Stürzen (ca. 25%).

Die Osteoporose schreitet ohne gezielte Behandlung fort und resultiert letztlich in einer zunehmenden Anzahl von Frakturen, was zu fortschreitender Immobilisierung und Behinderung führt.

Wird bei Feststellung einer erniedrigten Knochendichte bzw. nach der 1. Fraktur rechtzeitig eine effektive Therapie eingeleitet, kann ein weiteres Fortschreiten verhindert bzw. verzögert und einer Invalidisierung des Patienten vorgebeugt werden.

! Auch zu einem Zeitpunkt, zu dem noch keine Beschwerden vorliegen, gibt es bei entsprechendem Risikoprofil eine klare Behandlungsindikation.

Hierüber müssen die Patienten ausführlich informiert und intermittierend motiviert werden.

Verlauf und Prognose der Patienten sind also zum einen davon abhängig, zu welchem Zeitpunkt der Risikofaktor „erniedrigte Knochendichte" erkannt und medikamentös sowie mobilisatorisch behandelt wird. Zum anderen ist von Bedeutung, wie erfolgreich die dargestellten extraossären Risikofaktoren kontrolliert werden können.

77.1.7
Labor und bildgebende Verfahren

Für die diagnostische Annäherung an Patienten mit Knochenerkrankungen ist es von wesentlicher Bedeutung, die verschiedenen klinisch relevanten Methoden zu kennen, die eine Einschätzung der Knochenstoffwechselsituation und der Knochendichte des Patienten erlauben.

Labor

Patienten mit primärer Osteoporose haben keine spezifischen Laborveränderungen. Nach Frakturen kann vorübergehend ein Anstieg der alkalischen Phosphatase auftreten. Essentiell sind verschiedene Laboruntersuchungen aber zur differentialdiagnostichen Abgrenzung.

Zu den unspezifischen, aber differentialdiagnostisch wichtigen, initialen Untersuchungen gehören:

- Blutkörperchensenkungsgeschwindigkeit (BSG),
- Blutbild, Differentialblutbild,
- Kreatinin, Harnstoff,
- Natrium, Kalium, Kalzium, Phosphat,
- Transaminasen,
- bei hoher BSG und Plasmozytomverdacht: Immunelektrophorese, Eiweißausscheidung im Urin.

Biochemische Marker des Knochenstoffwechsels

■ **Serumkalzium.** Kalzium liegt im Serum in 3 verschiedenen Formen vor:

- Protein-(Albumin-)gebundenes Kalzium (stark pH-abhängig, 40% des Gesamtkalziums),
- freies ionisiertes Kalzium (48%) und
- komplexgebundenes Kalzium (an Phosphat, Zitrat, Bikarbonat; 12%).

Konventionell gemessen wird das Gesamtkalzium mittels Spektrometrie. Der so ermittelte Kalziumwert ist abhängig von der Serumalbuminkonzentration, so daß bei Albuminwerten <40 g/l falsch-niedrige Werte gemessen werden. Die Messung des ionisierten Kalziums, welches für physiologische Prozesse das entscheidende ist, war bisher technisch schwierig, ist jetzt mit Ionen-selektiven Elektroden aber möglich. Klinisch wichtig ist die Bestimmung des ionisierten Kalziums bei schwerkranken Patienten mit niedrigem Serumprotein, pH-Verschiebungen und bei Infusion von zitrathaltigen Blutprodukten.

Das proteingebundene Kalzium ist nicht ultrafiltrierbar durch die Nieren.

- *Normal:* Gesamtkalzium 8,9–10,6 mg/dl = 2,2–2,9 mmol/l (Umrechnung :4); ionisiertes Kalzium 4,5–5,2 mg/dl = 1,1–1,3 mmol/l.
  Tageszeitliche Schwankungen um 0,3–0,5 mg/dl sind bekannt, morgens sind die Spiegel höher als abends. Kinder haben höhere, Senioren niedrigere Normalwerte.
- *Hyperkalzämie:* Hyperparathyreoidismus, Malignom.
- *Hypokalzämie:* Hypoparathyreoidismus, fehlendes Ansprechen auf PTH.

■ **Kalzium im Urin.** Die Menge des im Urin ausgeschiedenen Kalziums ist abhängig von der Zufuhr von

Kalzium, Natrium und Protein sowie von der glomerulären Filtrationsrate und Medikamenten wie Thiaziddiuretika.

Die Bestimmung der ausgeschiedenen Kalziummenge/Tag ist indiziert bei:

- familiärer hypokalziurischer Hyperkalzämie (Abnormalität des Kalzium-sensing-Rezeptors),
- Nephrolithiasis (25% haben Hyperkalziurie) und
- High-turnover-Osteoporose (Hyperkalziurie Bestandteil der Diagnose).

Als Höchstwert des Kalzium-Kreatinin-Verhältnisses im Urin wird 0,3 angegeben.

■ **Phosphat.** Phosphat liegt im Serum in 2 Formen vor:

- organisch als grundsätzlicher Bestandteil von Phospholipiden ($^2/_3$ des Gesamtphosphats, d.h. ca. 8 mg/dl) und
- anorganisch ($^1/_3$, ca. 4 mg/dl), davon 15% Proteingebunden, 85% als undissoziierte freie Ionen bzw. Komplex-gebunden (an Natrium, Kalzium, Magnesium); dieser Anteil ist ultrafiltrierbar.

Klinisch wird nur das anorganische Phosphat mittels Spektrometrie gemessen. Die Spiegel sind stark abhängig von der Tageszeit (30% Schwankung), morgens niedrig und nachts hoch (Amplitude 1,2 mg/dl). Bei Kindern liegen die Werte höher.

- *Normal:* 3–4,5 mg/dl = 0,9–1,45 mmol/l (Umrechnung : 3,1).
- *Hypophosphatämie:* Hyperparathyreoidismus, Zustand nach Nierentransplantation, Osteomalazie

■ **Parathormon.** Parathormon (PTH) ist ein aus 84 Aminosäuren aufgebautes Polypeptid, das in den Nebenschilddrüsen gebildet wird, eine Halbwertszeit von 2–4 min hat und über Leber und Nieren ausgeschieden wird. Im Rahmen eines regen Stoffwechsels werden zahlreiche PTH-Metaboliten gebildet, die früher die Meßergebnisse beeinflussen konnten. Beim primären Hyperparathyreoidismus ist der Nachweis der PTH-Erhöhung neben der entsprechenden Klinik diagnostisch.

- *Normal:* 10–55 ng/l [Radioimmunometrischer Assay (IRMA), Radioimmunoassay (RIA)].
  Abnahme vor 11.00 Uhr vormittags, da später physiologisch höhere Werte vorkommen.
- *Erhöht:* Hyperparathyreoidismus, PTH-Resistenz (z.B. Pseudohyperparathyreoidismus).
- *Erniedrigt:* Hypoparathyreoidismus.

Eine unphysiologisch hohe Produktion des PTH-related protein (PTHrP) wurde kürzlich bei Patienten mit Malignom-induzierter Hyperkalzämie nachgewiesen. PTHrP wird in vielen verschiedenen Geweben gebildet und hat wahrscheinlich para- und autokrine Funktionen. In der Klinik wird es bisher nicht routinemäßig eingesetzt, da erhöhte Werte bei verschiedenen Erkrankungen wie Niereninsuffizienz, Lymphödem, Mammahypertrophie usw. vorkommen.

■ **Vitamin-D-Metaboliten.** Der klinisch bedeutsamste Vitamin-D-Metabolit ist das 25-Hydroxyvitamin D, dessen Spiegel am besten mit dem Vitamin-D-Speicher des Körpers korrelieren. Der biologisch aktivere Metabolit 1,25-Dihydroxyvitamin D hat eine 500- bis 1000fach geringere Serumkonzentration.

25-Hydroxyvitamin D hat eine Halbwertszeit von 15–60 Tagen. Die Spiegel von 25-Hydroxyvitamin D sind abhängig von der Konzentration des Vitamin-D-bindenden Proteins. Die Spiegel 25-Hydroxyvitamin D korrelieren mit dem Osteomalaziegrad in Knochenbiopsaten.

- *Normal:* 10–50 ng/ml (kompetitiver Proteinbindungsassay, HPLC).
- *Erhöht:* bei Vitamin-D-Intoxikation, Östrogenmedikation und in der Schwangerschaft.
- *Erniedrigt:* bei Lebersynthesestörungen, im Winter, im Alter.

1,25-Dihydroxyvitamin D2: Die Bestimmung ist klinisch eher selten erforderlich. Bedeutung hat die Messung v.a. beim Nierenversagen, bei der Differenzierung der Osteomalazie I und II, bei der Vitamin-D-Intoxikation, der idiopathischen Hyperkalziurie, Hyperphosphatämie.

- *Normal:* 10–60 pg/ml (Radiorezeptorassay).
- *Erniedrigt:* bei Hämodialysepatienten, aber keine Korrelation zu Ausmaß der Osteodystrophie bzw. Osteomalazie.
- *Erhöht:* bei primärem Hyperparathyreoidismus, idiopathischer Hyperkalziurie, Sarkoidose, in der Schwangerschaft, bei Kindern.

■ **Kalzitonin.** Kalzitonin (CT) ist ein aus 32 Aminosäuren bestehendes Peptid, das v.a. von thyroidalen C-Zellen sezerniert wird. Adäquater Reiz ist ein Anstieg des Serumkalziums. Die Halbwertszeit von CT beträgt wenige Minuten und die Metabolisierung erfolgt über Leber und Nieren. CT hemmt die Osteoklastentätigkeit und beeinflußt verschiedene andere Organsysteme wie den Gastrointestinaltrakt und die Produktion anderer Hormone.

Klinische Bedeutung hat die Bestimmung von CT v.a. in der Diagnostik des seltenen medullären Schilddrüsenkarzinoms, was familiär gehäuft im Rahmen eines MEN II (MEN = **m**ultiple **e**ndokrine **N**eoplasien) auftreten kann. Hierfür kann der Einsatz von Provokationstests mittels Kalzium und Pentagastrin erforderlich werden, wenn die basalen CT-Spiegel nicht erhöht sind.

- *Normal:* 2–10 pg/ml (RIA).
- *Erhöht:* beim medullären Schilddrüsenkarzinom.

! Keine Indikation zur Bestimmung bei Osteoporose.

Knochenaufbauparameter

■ **Alkalische Phosphatase.** Das Enzym alkalische Phosphatase (AP) wird neben dem Knochen in Leber, Niere und Plazenta exprimiert. Insgesamt stammen etwa 50% aus dem Skelett, wo es von Osteoblasten gebildet wird. Die wesentliche Funktion der AP besteht wahrscheinlich im Rahmen der Mineralisierung, der genaue Mechanismus ist aber noch ungeklärt.

AP-Serumspiegel sind abhängig vom Alter und der benutzten Labormethode.

Eine Bestimmung des Knochenisoenzyms (Immunoassay) ist nur erforderlich, wenn klinische Unklarheit besteht, ob eine Gallenwegs- oder Knochenerkrankung vorliegt.

- *Normal:* (laborabhängig) 120–180 U/l, bei Osteoporose.
- *Erhöht:* M. Paget, Osteomalazie.
- *Erniedrigt:* Hypophosphatasie.

■ **Osteocalcin.** Das Polypeptid Osteocalcin (bone Gla protein, OC) wird unter Vitamin-D_3-Kontrolle von Osteoblasten während der Kalzifizierung im Knochen gebildet. OC macht insgesamt 1% der organischen Knochenmatrix aus. OC kommt aber auch in kalzifiziertem Knorpel und im Dentin vor. OC-Spiegel korrelieren nur begrenzt mit AP-Spiegeln.

OC-Messungen (Immunoassay) sind abhängig von der primären Handhabung des Serums, Transport auf Eis ist erforderlich. Unterschiede zwischen Männern und Frauen sind zu beachten.

- *Normal:* 4–7 pg/ml, abhängig vom Geschlecht und vom Menopausenstatus.
- *Erhöht:* bei Verschlechterung der Nierenfunktion, z.B. bei postmenopausalem High-turnover-Status, aber kaum bei M. Paget!!
- *Erniedrigt:* bei Kortisonmedikation.

■ **Typ-I-Kollagen-Propeptid.** Die Kollagene werden als Prokollagenmoleküle synthetisiert, die ihre N- und C-Propeptide extrazellulär verlieren. Diese Propeptide werden parallel zur Kollagensynthese gebildet und wurden deshalb als Serummarker für den Knochenaufbau verwendet; ihre Spezifität wird jedoch bezweifelt.

Knochenabbauparameter

■ **Hydroxyprolin.** Ein Teil der Abbauprodukte des Knochenkollagens wird über die Nieren ausgeschieden. Wenn es zu vermehrtem Knochenabbau kommt, wird im Urin mehr Hydroxyprolin ausgeschieden; die Werte sind durch orale Gelatinezufuhr und reduzierte Nierenfunktion stark beeinflußt. Ausgedrückt im Verhältnis zum ausgeschiedenen Kreatinin liegt der obere Grenzwert bei 29 mg Hydroxyprolin/g Kreatinin (0,025 mmol Hydroxyprolin/mmol Kreatinin). Da Knochenabbau und Neubildung eng miteinander verbunden sind, korreliert die Erhöhung der alkalischen Phosphatase mit der Ausscheidung des Hydroxyprolins, wenn die Kopplung nicht durch Krankheit oder medikamentöse Einflüsse gestört ist. Klinisch sind Bestimmungen des Hydroxyprolins im Urin kaum erforderlich.

■ **Pyridinoline.** Bei der Bestimmung anderer Knochenresorptionsparameter im Urin standen Pyridinolin und Desoxypyridinolin in den letzten Jahren im Vordergrund. Die Pyridinoline, deren Aufgabe es ist, die Kollagenfasern zu vernetzen, werden beim Kollagenabbau frei und über den Urin ausgeschieden. Da der Knochen v.a. aus Kollagen I besteht und schneller als andere Gewebe umgebaut wird, stammt der größte Anteil des im Urin ausgeschiedenen Pyridinolins aus dem Knochen und stellt damit einen möglichen Marker für Knochenresorption dar.

Das Verhältnis von Pyridinolin und Desoxypyridinolin hat möglicherweise Bedeutung, da es im Knochen 3:1, in anderen Geweben aber 10:1 beträgt. Desoxypyridinolin ist dadurch wahrscheinlich knochenspezifischer. Da jedoch trotzdem noch mehr als die Hälfte des Gesamtpyridinolins im Urin nicht aus dem Knochen, sondern aus anderen Geweben mit unbekannten Kollagenstoffwechselraten kommt, ist die letztliche klinische Bedeutung der Messung noch unsicher. Das gilt auch für HPLC-Messungen der freien Pyridinoline, die in vitro aber nicht von Osteoklasten gebildet werden.

Die Pyridinoline sind in der Rheumatologie auf großes Interesse gestoßen, da mit der Bestimmung beider Parameter eine Messung der Knorpel- und Knochendegradation möglich erscheint. Dies hat klinisch bisher aber noch keine Bedeutung.

Von den Pyridinolincrosslinks ist v.a. das N-Telopeptid (NTx)-$\alpha 2$ an der Kollagenvernetzung im Knochen während der Mineralisierung beteiligt. Hierfür gibt es einen spezifischen monoklonalen Antikörper, der das NTx-Antigen nur nach Degradierung von Kollagen in Peptide z.B. durch Osteoklasten erkennt. Mit einem ELISA-System können die NTx direkt im Urin nachgewiesen werden.

C-Telopeptid-Bestimmungen in Serum und Urin haben z.Z. noch keine erkennbare Bedeutung gewonnen.

Bildgebende Verfahren

Die Aufgabenstellung der konventionellen Röntgentechnik und der modernen Knochendichtemeßverfahren ist unterschiedlich. Während sich erstere v.a. für die Diagnostik bereits eingetretener Frakturen eignet, hat die Feststellung der Knochendichte von Patienten eine wichtige Bedeutung für die Prävention der Osteoporose mit dem Ziel der Verhinderung von Frakturen.

Konventionelle Röntgentechnik

Das Röntgenbild in 2 Ebenen ist v.a. für die Differentialdiagnose von Wirbelsäulenerkrankungen, Lokalisation von Frakturen, Feststellung und Ausmaß degenerativer Veränderungen erforderlich. An der Wirbelsäule ist die Diagnose einer Fraktur nicht selten schwierig, da verschiedene Deck- und Grundplattendeformitäten zu berücksichtigen und bei klinischen Verläufen und wissenschaftlichen Fragestellungen zu quantifizieren sind.

Für die einfache Diagnostik von Osteoporose oder gar Osteopenie ist das einfache Röntgenbild nur eingeschränkt geeignet, da zu starke Einflüße anderer Faktoren wie Dicke und Dichte des umgebenden Weichteilgewebes, Geräteeinstellung (Härte des Röntgenstrahls) und Filmqualität eine Rolle spielen. Eine radiologisch sichtbare Verminderung der Knochendichte ist erst bei einem Knochenmasseverlust von ungefähr 30% zu erwarten. Laterale Röntgenbilder der Brustwirbelsäule können in Veratmungstechnik aufgenommen werden, um Überlagerungsartefakte zu minimieren.

Für klinische Studien, aber auch für Verlaufsuntersuchungen, ist es erwünscht, das Ausmaß der Verformung von Wirbelkörpern zu quantifizieren. Hierbei wird die anteriore, mediale und posteriore Höhe eines Wirbelkörpers gemessen und ein Index berechnet. Bei definierter Abweichung geht man von einer Deformation bzw. Fraktur des Wirbelkörpers aus.

Techniken der Knochendichtemessung

Im Gegensatz zur Röntgentechnik wird bei der Single- (s) oder Dual- (d) Photonenabsorptiometrie (PA), aber auch bei der quantitativen Computertomographie (QCT) die Fähigkeit des untersuchten Knochen getestet, Photonenstrahlen von nur 1 oder 2 Energieebenen zu absorbieren. Die hierbei ermittelten Werte korrelieren mit der Knochenmasse, die bei der PA entsprechend als Fläche in g/cm^2 bzw. bei der QCT als Volumen in g/m^3 angegeben werden.

Während die einfache sPA-Technik nur bei langen Röhrenknochen ohne umgebendes Weichteilgewebe einsetzbar ist, kann man diesen Faktor mit dPA-Geräten subtrahieren; hierdurch können quasi alle Knochen und das ganze Skelettsystem gemessen werden.

Zunächst wurden Radionuklide als Energiequelle verwendet. Diese werden zunehmend durch Röntgenröhren ersetzt [dual x-ray absorptiometry (DXA-Verfahren, s. Abb. 77.4)].

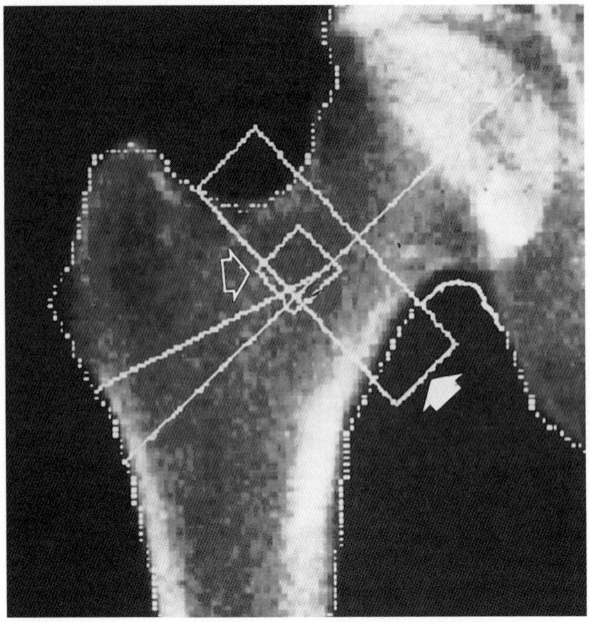

Abb. 77.4. DXA-Untersuchung des proximalen Femurs. Darstellung der möglichen Untersuchungsregionen, die softwaregesteuert, automatisiert definiert werden (Hologic, QDR 2000 plus). Die Schenkelhalsregion (geschlossener weißer Pfeil) und die „Total-hip"-Region (ganze Hüfte gestrichelt umrandet) sind die für die Praxis sinnvollen Messorte. Das „ward triangle" (offener Pfeil) ist der Ort der niedrigsten Knochendichte im Schenkelhals

Der Vorteil der QCT ist, daß es die einzige Methode ist, mit der die Knochendichte des trabekulären Knochens der Wirbelkörper selektiv gemessen werden kann. Die ermittelten Werte können mit denen eines parallel gemessenen Kalibrierphantoms verglichen werden. Während die QCT-Meßmethode mit einem Spektrum präziser ist, ist die mit 2 Spektren akkurater, da das gelbe Fettmark differenziert und subtrahiert werden kann (s. Tabelle 77.2).

Mit der Technik des quantitativen Ultraschalls (QUS) werden Schallabsorption und Schallgeschwindigkeit gemessen. Die Meßwerte korrelieren nur mäßig mit der Knochendichte, sind aber in der Lage, Hüftfrakturen vorherzusagen. Deshalb ist davon auszugehen, daß mit dem QUS eine andere Qualität des Knochens gemessen wird als mit den Röntgentechniken.

Für die Interpretation der Knochendichtewerte ist es essentiell, neben der Lokalisations- auch deren Alters- und Geschlechtsabhängigkeit zu kennen. Die Knochendichteparameter eignen sich v.a. dazu, das „materialbezogene" Frakturrisiko einzuschätzen und den Therapieverlauf zu dokumentieren. Eine Minderung der Knochendichte tritt auch bei anderen Knochenerkrankungen wie Osteomalazie und Hyperparthyreoidismus auf.

Bei entzündlich-rheumatischen Erkrankungen wie der chronischen Polyarthritis und der ankylosierenden

Tabelle 77.2. Zusammenfassende Darstellung der Methoden zur Knochendichtemessung

Technik	Meßort	Knochen	Richtigkeit	Präzision	Absorbierte Strahlendosis
sPA	Unterarm	Kortikal	2–5%	1–2%	1–2 μSv
	Kalkaneus	Integral			
dPA	WS, Hüfte, ganzer Körper	Integral	5–10%	1–3%	5–15 μSv
DEXA	WS, Hüfte, ganzer Körper, Unterarm	Integral	2–8%	1–3%	3–10 μSv
SEQCT	WS, Hüfte	Kortikal	5–20%	2–4%	100–400 μSv
DEQCT	Unterarm	Trabekulär	5–10%	4–6%	1 μSv
pQCT		Trabekulär		1%	

Spondylitis kann es deutliche Unterschiede zwischen lokalem und systemischem Knochendichteverlust geben. Bei der cP kann man inzwischen sehr differenziert die lokale Osteopenie quantifizieren. Dies könnte zukünftig klinische Therapieentscheidungen beeinflussen.

Sichere Indikationen für eine Bestimmmng der Knochendichte können der nachfolgenden Übersicht entnommen werden.

Sichere Indikationen für eine Bestimmung der Knochendichte

- Osteopenie-/Osteoporoseverdacht plus ein Risikofaktor
- Frakturen
- Steroidbehandlung
- Östrogenmangel (prämenopausal)
- Primärer Hyperparathyreoidismus
- Zusätzliche Risikofaktoren
  - Malabsorption
  - antiepileptische Therapie
  - Thyroxinbehandlung
- Therapiekontrolle

77.1.8 Diagnose und Differentialdiagnose

Die Kriterien für die Diagnosestellung und klinische Einteilung der Osteoporose wurden in den 1. beiden Abschnitten bereits dargestellt. Die von der WHO vorgeschlagene Einteilung hat heute auch im klinischen Alltag weitgehend Verwendung gefunden (s. nachfolgende Übersicht).

WHO-Definition Osteoporose/Osteopenie

- Osteopenie – quantitative Verminderung der Knochenmasse (–1 bis –2,5 SD) verglichen mit der maximalen Knochenmasse junger Erwachsener (T-Score)
- Präklinische Osteoporose – ausgeprägtere Verminderung der Knochenmasse (>–2,5 SD) – ohne Fraktur
- Manifeste Osteoporose – ausgeprägte Verminderung der Knochenmasse (>–2,5 SD) - mit Fraktur

Erläuterung: Der T-Score gibt an, um wieviel Standardabweichungen (SD) der/die untersuchte Patient/in vom Mittelwert eines 25- bis 30jährigen Kontrollkollektivs gleichen Geschlechts abweicht. Ein anderes System verwendet den MW der Knochendichte eines altersgleichen gesunden Kollektivs gleichen Geschlechts (Z-Score).

Bei der Erhebung der Anamnese können verschiedene Befunde Bedeutung haben. Folgende Parameter sollten grundsätzlich erhoben werden:

- Alter,
- Geschlecht,
- Rasse,
- Familienanamnese,
- Menopausenstatus,
- bekannte Grunderkrankungen*,
- frühere Frakturen,
- Ernährungsgewohnheiten,
- Mobilität,
- Medikamentenanamnese.

Anmerkung: Verschiedene rheumatologische Erkrankungen wie chronische Polyarthritis und ankylosierende Spondylitis, aber auch das Sjögren-Syndrom sind als unabhängiger Risikofaktor für die Entwicklung einer Osteoporose anzusehen.

Bei der Bewertung des Beschwerdebildes spielt neben der möglicherweise typischen Frakturlokalisation die körperliche Untersuchung eine wichtige Rolle. Hierbei sollten grundsätzlich erfaßt werden:

- Größe,
- Gewicht,
- Wirbelsäulendeformitäten,
- Wirbelsäulenklopfschmerz,
- Beweglichkeit,
- Operationsnarben,
- neurologischer Status.

Bei anderen metabolischen Erkrankungen müssen z.T. spezifische körperliche Veränderungen wie z.B. Sklerenfarbe (Osteogenesis imperfecta), Café-au-lait-Flecken der Haut (McCune-Albright-Syndrom), verdickte Rippenwirbel- und Handgelenke, Haarausfall (Osteomalazie) beachtet werden.

Wichtig ist die Kenntnis der möglichen Ursachen einer sekundären Osteoporose. Diese sind in nachfolgender Übersicht aufgeführt.

Differentialdiagnose der sekundären Osteoporose

- Endokrine Ursachen
  - Hypogonadismus
  - Ovarialinsuffizienz
  - Hyperkortisolismus
  - Hyperthyreose
- Neoplasien
  - Plasmozytom
  - systemische Mastozytose
  - Lymphome
  - Knochenmarkskarzinose
- Pharmaka
  - Glukokortikoide
  - LH-RH-Analoga
  - Heparine
  - Cholestyramin
  - L-Thyroxin in hoher Dosis
- Gastrointestinale Erkrankungen
  - einheimische Sprue
  - M. Crohn
  - biliäre Zirrhose
  - Pankreasinsuffizienz
- Rheumatische Erkrankungen
  - chronische Polyarthritis
  - ankylosierende Spondylitis
- Immobilisation
  - Bettruhe
  - Behinderungen (Lähmungen etc.)
- Hereditäre Bindegewebserkrankungen
  - Osteogenesis imperfecta
  - Marfan-Syndrom
  - Ehlers-Danlos-Syndrom
  - Homozystinurie

77.1.9
Therapie und Rehabilitation

Wenn bei der Osteoporose im Rahmen von bereits eingetretener Fraktur bzw. eingetretenen Frakturen Schmerzen auftreten, ist eine analgetische Therapie indiziert und essentiell, um eine Frühmobilisation zu ermöglichen. Im weiteren Verlauf nach einer Fraktur muß versucht werden, durch geeignete Rehabilitationsmaßnahmen, Funktion und Lebensqualität der Patienten wiederherzustellen.

Das vorrangige Ziel der Behandlung von Osteoporose und Osteopenie ist aber die Vermeidung von Frakturen und konsekutiver Behinderung. Um eine effektive Prävention zu betreiben, können Teilziele definiert werden, die eine Verbesserung der Biomechanik des Knochens und eine Ökonomisierung der Knochenstoffwechsellage zum Ziel haben.

Prinzipiell gibt es verschiedene Möglichkeiten, Knochenstoffwechsel und Knochendichte medikamentös zu beeinflussen. Die meisten Wirkstoffe wirken antiresorptiv; nur ein Agens kann aktiv zur vermehrten Knochenbildung führen (Fluor). Adjuvant hat v.a. die Physiotherapie, die Diät- und die Heliotherapie Bedeutung.

Medikamentöse Therapie

■ **Kalzium.** Eine unzureichende diätetische Kalziumzufuhr führt zu einer negativen Knochenbilanz, d.h. zum Überwiegen der Knochenresorption. Daher besteht die Grundlage einer jeden Osteoporosetherapie in der Sicherstellung einer ausreichenden Kalziumzufuhr. Hierzu sind *1000–1500 mg Kalzium/Tag* erforderlich, die vorzugsweise am Abend vor dem Zubettgehen eingenommen werden sollten, da die Resorption zyklisch verläuft und um diese Zeit optimale Werte erreicht werden.

■ **Vitamin D.** Die intestinale Kalziumresorption wird darüber hinaus durch das Prohormon *Vitamin D (800–1000 I.E. Vitamin D_3/Tag)* gefördert. Allein durch diese beiden Maßnahmen läßt sich das Risiko einer Schenkelhalsfraktur schon um 25% senken.

■ **Thiaziddiuretika.** Liegt eine Hyperkalziurie vor, kommt eine Behandlung mit *Thiaziddiuretika* in Frage, die die Kalziumausscheidung verringern.

■ **Hormone.** Bei postmenopausalen Frauen mit erniedrigter Knochendichte sollte immer die Möglichkeit einer *Östrogentherapie* in Kombination mit Gestagenen erwogen werden. Östrogene greifen direkt an den Knochenzellen an und vermindern die Knochenresorption. Deshalb nimmt unter der Therapie die Knochendichte zu und die Frakturrate ab. Die knochenwirksamen Mindestdosen sind 0,625 mg konjugierte Östrogene bzw. 2 mg Estradiolrabriat. Da mehr als 70% der Frauen eine Östrogentherapie aus verschiedenen Gründen früher oder später ablehnen, sind alternative Prinzipien wie die Therapie mit Bisphosphonaten wichtig. Auch bei Männern mit Hormonmangel hat eine *Testosterontherapie* positive Auswirkungen auf den Knochenstoffwechsel.

■ **Bisphosphonate.** Diese hemmen die Osteoklasten und damit die Knochenresorption. Unter einer Dauertherapie kommt es zur Anhebung der Knochendichte schon nach einem Jahr, Wirbelsäulenfrakturen treten seltener auf. In Deutschland sind *Etidronat* (Didrone 1400 mg/Tag zyklisch für 2 Wochen alle 3 Monate) und *Alendronat* (Fosamax 10 mg/täglich bzw. *Risedronat* 5 mg täglich) für die Behandlung der Osteoporose zugelassen.

Unter Alendronattherapie wird das Risiko für Schenkelhalsfrakturen halbiert. Alendronat wird wie alle Bisphosphonate schlecht resorbiert und muß deshalb nüchtern ½ h vor dem Frühstück in aufrechter Körperhaltung mit einem Glas Wasser eingenommen werden. Letzteres ist erforderlich, um den Transport der Tablette in den Magen zu gewährleisten, da zuweilen Reizungen der Speiseröhre auftreten. Unter der Therapie mit Etidronat kann es zu Mineralisationsstörungen kommen. Zur Förderung der Mineralisierung wird bei der Bisphosphonatbehandlung zusätzlich Kalzium und Vitamin D gegeben.

In Deutschland ist das Bisphosphonat *Pamidronat* (Aredia) für die Behandlung der Osteoporose bisher nicht zugelassen. Es wird jedoch vielfach verwendet, weil auch für dieses Präparat eine Wirksamkeit auf die Knochendichte nachgewiesen wurde (z.B. bei Patienten mit chronischer Polyarthritis). Mit der intravenösen Infusion von 30–60 mg Pamidronat über 2–4 h alle 1–3 Monate läßt sich das geschilderte Resorptions- und Complianceproblem umgehen. Dieses Vorgehen im Analogieschluß ist aber bisher nicht durch Studien abgesichert. Zukünftig wird das derzeit wirkungsstärkste Bisphosphonat Ibandronat das Therapieverhalten wesentlich beeinflussen.

■ **Kalzitonin.** Nach frischen Wirbelkörperfrakturen können *Kalzitonine* schmerzlindernd wirken. Auch mit diesem Prinzip ist ein Knochendichtezuwachs verbunden und eine Abnahme von Frakturen zu erreichen. Beim Einsatz von Kalzitoninnasenspray (in Deutschland zugelassen) kommt es nicht zu den bei Injektionen möglichen Nebenwirkungen wie z.B. Flush, Übelkeit oder Erbrechen (100 IE/Tag zunächst für 3 Monate).

■ **Fluoride.** Natriumfluorid und Monofluorphosphat führen über eine Stimulation der Osteoblasten zur Anregung der Knochenneubildung. Nachdem frühere Studien, in denen wahrscheinlich zu hohe Dosen gegeben wurden, Anlaß zur Zurückhaltung gegeben hatten, zumal Anhaltspunkte für eine Häufung von Schenkelhalsfrakturen bestanden, liegen jetzt Studien vor, die bei einer Dosierung mit 50 mg Natriumfluorid/Tag bzw. 20 mg Monofluorphosphat einen Anstieg der Knochendichte in der Wirbelsäule um 4–6%/Jahr bei gleichzeitig reduzierter Frakturinzidenz gezeigt haben.

CAVE Bei Patienten mit eingeschränkter Nierenfunktion können Fluoride nicht gegeben werden.

An möglichen Nebenwirkungen können neben Magenschmerzen auch eine Rötung und Schmerzen im Bereich der Sprunggelenke auftreten. Röntgenologisch kann an diesen Stellen die Spongiosa verdichtet sein (Fluorose). Innerhalb von 4 Wochen nach Unterbrechung der Therapie sind diese unerwünschten Wirkungen rückläufig. Die obligatorische Kombination mit einem Kalziumpräparat senkt die Nebenwirkungsrate. Hierbei ist darauf zu achten, daß Natriumfluorid zeitlich getrennt zum Kalzium verabreicht wird, da es sonst zu einer erschwerten Resorption durch Komplexbildung im Darm kommt. Fluoride werden maximal über einen Zeitraum von 3 Jahren gegeben.

Bei zu langer Therapie besteht die Gefahr einer Fluorose.

■ **Alfacalcidol, Calcitriol.** Der *Vitamin-D*-Metabolit *Alfacalcidol* wird in der Leber zum aktiven Vitamin-D-Hormon Calcitriol (1,25-Dihydroxycholecalciferol) hydroxyliert. Beide Substanzen stehen als Medikament zur Verfügung. *Alfacalcidol* (EinsAlpha, Doss) in einer Dosis von 0,5–1,0 µg/Tag und Calcitriol (Rocaltrol) führen zu Anhebung und Stabilisierung der Knochendichte sowie zur Senkung der Frakturrate. Wegen der nicht geringen Gefahr von Hyperkalzämien muß das Serumkalzium zunächst alle 4 Wochen kontrolliert werden; ggf. ist eine Dosisreduktion vorzunehmen. Hinsichtlich der Wirksamkeit gibt es bisher noch keine vergleichende Studie mit dem einfachen Vitamin-D-Präparat, so daß die Überlegungen hinsichtlich einer möglichen Überlegenheit der aktiven Metaboliten noch theoretischer Natur sind. Bei der Therapieentscheidung ist auch der deutlich höhere Preis von *Alfacalcidol* zu berücksichtigen. Für die Prophylaxe reicht das einfache Vitamin D aus. Bei Patienten mit starker Entzündungsaktivität ist Alfacalcidol wahrscheinlich überlegen.

■ **Anabolika, Parathormon.** Weitere Medikamente mit potentiellem Nutzen für die Prophylaxe und Behandlung der Osteoporose sind Anabolika und das Parathormon bzw. PTH-Fragmente. Unter Anabolika wurde eine Zunahme der Knochendichte beobachtet, es ist aber noch unklar, ob auch die Frakturrate beeinflußt wird. Zum PTH gibt es erste positive Ergebnisse, aber noch keine klare Indikation bzw. Zulassung.

■ **Hilfsmittel.** Zur Prophylaxe der Schenkelhalsfraktur stehen neben den genannten Medikamenten auch sog. Hüftprotektoren zur Verfügung, schockdämmende Kunststoffschalen, die seitlich in eine Fixationshose eingearbeitet sind. Damit ließ sich in einer dänischen Studie die Frakturhäufigkeit um 50% senken.

Symptomatische Schmerztherapie

Die Schmerzbehandlung, v.a. bei der klinisch manifesten Osteoporose, folgt hierbei etablierten Schemata, d.h. einfache Analgesie mit Paracetamol, Novaminsulfon, bzw. antiphlogistische Therapie mit Azetylsalizylsäure, Diclofenac, Indometacin, Ibuprofen, Meloxicam etc. und ggf. Opiate.

Bei frischen Wirbelkörperfrakturen kann es in Absprache mit Neurochirurgen und/oder Orthopäden erforderlich werden, sicherheitshalber vorübergehend (2–3 Wochen) ein Dreipunktkorsett zur Stabilisierung und Schmerzlinderung zu verordnen, um neurologische Komplikationen zu vermeiden. Zum Teil können angepaßte Leibbinden die Patienten aufrichten und die Wirbelsäulenfunktion stützen, auch um effektive Physiotherapie durchführen zu können. Bei starken Muskelverspannungen sind balneologische Therapieformen wie lokale Wärmeanwendungen u.a. zusätzlich hilfreich.

Rehabilitation

Die Rehabilitation von Osteoporosepatienten nach stattgehabter Fraktur erfolgt am besten in einer geeigneten Einrichtung für stationäre Heilverfahren, um eine abge-

Tabelle 77.3. Therapie der Osteoporose gemäß dem klinischen Schweregrad in Bezugnahme auf die in Tabelle 77.1 gegebene Einteilung

Schweregrad	Frakturrisiko	Behandlung
0	Zwischen der Risikoerkennung und dem Eintreten von Frakturen vergehen oft Jahre	Prophylaxe: Bewegung (Muskeltraining), Milchprodukte, ggf. Kontrolle der Knochendichte
1	Bei inadäquater Belastung können jederzeit Frakturen auftreten	Therapie: Kalzium 1 g/Tag (abends), Vitamin D_3 1000 I.E./Tag bzw. 0,25–1,0 µg Alfacalcidol/Tag, ggf. Hormonsubstitution
2	Frakturrisiko vervielfacht	Therapie: zusätzlich Bisphosphonate, Kalzitonin v.a. bei schmerzhafter Osteoporose, ggf. Schmerzmedikation, Orthesen, Physiotherapie und Rehabilitation
3	Fortgeschrittenes Stadium mit deutlich erhöhter Mortalität	Therapie: wie 2, intensiviert

stimmte interdisziplinäre Therapie mit dem Ziel der optimalen Mobilisation zu realisieren. Die im Vordergrund stehende Krankengymnastik kann hierbei durch Medikamente, physikalische, orthetische und balneologische Maßnahmen unterstützt werden. Die Wiedererlangung der Selbstständigkeit der Patienten und die vollständige Reintegration in Familie, Beruf und Gesellschaft sind Endziele der Rehabilitation, die auch erhebliche sozioökonomische Implikationen haben.

Die vielen Selbsthilfegruppen tragen erheblich dazu bei, die soziale Isolation zu durchbrechen. Regelmäßige gemeinsame Physiotherapie mit gegenseitiger Motivationsförderung sind wichtige Bausteine eines umfassenden Therapiekonzepts. Hierbei könnten zukünftig in Erweiterung klassischer Therapieformen auch Behandlungsansätze eine Rolle spielen, die als Ziel haben, die Fähigkeit der Patienten zu trainieren, das Leben verstehbar, sinnhaft und bewältigbar wahrzuehmen. Tabelle 77.3 zeigt die differenzierte Therapie der Osteoporose gemäß ihrem klinischen Schweregrad.

77.2 Osteoporose bei Plasmozytom (M 82.0, C 90.0) und Knochenmetastasen (M 82.0, C 30.0)

Verschiedene hämatologische Systemerkrankungen wie das *multiple Myelom*, lymphoproliferative Erkrankungen wie die Non-Hodgkin-Lymphome, aber

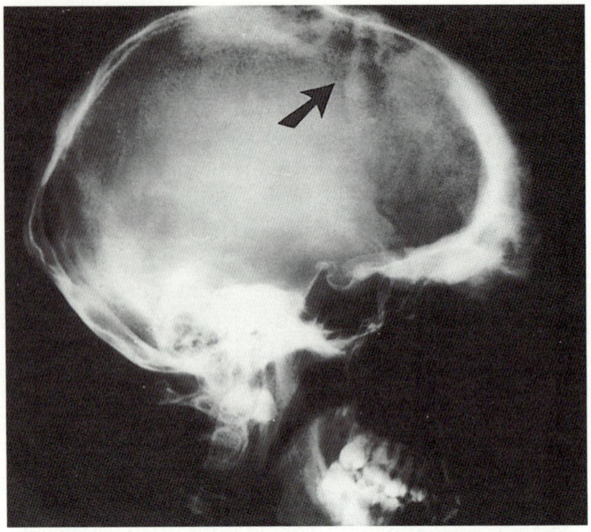

Abb. 77.5. Fibröse Dysplasie der Schädelkalotte. Differentialdiagnosisch muß diese Veränderung vom M. Paget abgegrenzt werden

auch *Knochenmetastasen* und eine systemische Mastozytose können an der Wirbelsäule eine diffuse Osteopenie und Osteoporose erzeugen. Hierbei ist die Differenzierung zwischen Knochendichteminderung und direkter Manifestation der Grunderkrankung z.T. schwierig. Für den Kliniker ist wichtig, daß solche Veränderungen auch erste Manifestationen eines Malignoms sein können (s. Abb. 77.5).

Primäre maligne oder benigne Knochentumoren sind insgesamt selten, können aber Ursache von Knochendeformierungen und pathologischen Frakturen sein.

77.2.1 Definition und Terminologie

Das multiple Myelom ist eine lymphoproliferative Systemerkrankung, die durch eine monoklonale Transformation von Plasmazellen gekennzeichnet ist, die bestimmte Immunglobuline meist [IgG (50%) und IgA (25%)] bzw. die leichten Ketten von Immunglobulinen [z.B. „kappa light chains" (20%)] im Knochenmark im Übermaß produzieren (Paraproteine). Hierbei können verschiedene Knochen befallen sein, häufig sind die Wirbelkörper betroffen. Je nach Stadium treten Knochenmark- und Niereninsuffizienz auf.

■ **Pathologische Fraktur.** Unter einer pathologischen Fraktur versteht man einen Knochenbruch oft ungewöhnlicher Lokalisation meist ohne adäquates Trauma. Der Frakturspalt befindet sich typischerweise in einer Zone minderer Knochendichte bzw. in unmittelbarer

Nähe einer Osteolyse. Die Anamnese bzw. das aktuelle Vorliegen anderer Osteolysen können wichtige Hinweise geben.

77.2.2
Epidemiologie und Klassifikation

Eine Metastasierung in den Knochen ist häufig. Die häufigsten Primärtumoren bei Knochenmetastasen sind:

- Prostatakarzinom,
- Mammakarzinom,
- Bronchialkarzinom,
- Nierenzellkarzinom,
- Schilddrüsenkarzinom.

Die meisten Patienten mit einem Malignom haben gemischtförmige Filiae mit osteolytischen und osteoblastischen Anteilen. Primäre Knochentumoren machen dagegen nur 0,2% aller Malignome aus. Die Inzidenz des Plasmozytoms beträgt $^{3}/_{100\,000}$, ältere Menschen und Männer sind gehäuft betroffen.

Stadieneinteilung nach Durie und Salmon. Für die klinische Klassifikation des Plasmozytoms hat sich die *Stadieneinteilung nach Durie und Salmon* durchgesetzt. Hierbei wird im wesentlichen das Stadium I mit niedriger Myelomzellmasse $<0{,}6 \cdot 10^{12}/m^2$ vom Stadium III mit hoher Masse $1{,}2 \cdot 10^{12}/m^2$ unterschieden. Im Stadium I besteht definitionsgemäß keine Anämie <10 g/dl, ein normales Kalzium, maximal eine solitäre Knochenläsion, keine ausgeprägte Osteoporose und eine niedrige Paraproteinkonzentration im Serum (IgG <5 g/dl bzw, IgA <3 g/dl) bzw. eine geringe Leichtkettenausscheidung (<4 g/24 h) im Urin.

Für das Stadium III gilt Hb <8,5 g/dl, Kalzium >3,1 mmol/l, >3 Osteolysen bzw. diffuse hochgradige Osteoporose und eine hohe Paraproteinkonzentration im Serum (IgG >7 g/dl bzw, IgA >5 g/dl) und/oder eine hohe Leichtkettenausscheidung (>12 g/24 h) im Urin. Stadium II bedeutet weder I noch III. Der Zusatz A bedeutet normale und B eingeschränkte Nierenfunktion mit einem Kreatinin >115 μmol/l.

77.2.3
Ätiologie und Pathogenese

Viele maligne Zellen können Faktoren produzieren, die Osteoklasten und/oder Osteoblasten stimulieren. Das Resultat ist gesteigerter Knochenabbau oder Knochenneubildung. Tumorprodukte wie Interleukine (v.a. IL-1 und IL-6), Tumornekrosefaktor (TNF-α), Wachstumsfaktoren oder das PTH-ähnliche Peptid (PTH-related peptide = PTHrp) können Osteolysen und Hyperkalzämien induzieren. Die Faktoren, die osteoblastische Metastasen bewirken, wurden bislang nicht identifiziert.

Osteoklastenaktivierung. Beim Plasmozytom spielt die durch IL-6 vermittelte starke Osteoklastenaktivierung eine wichtige Rolle. Dies führt zur vermehrten Knochenresorption und diffusen generalisierten Osteoporose. Eine Hyperkalzämie kann resultieren.

Die Plasmazellvermehrung im Knochenmark führt durch Verdrängung zu Anämie und sekundärem Antikörpermangelsyndrom. Große Mengen sezernierten Paraproteins können zum Hyperviskositätssyndrom führen.

Bei 50% der Plasmozytompatienten tritt eine oft in der Dialysepflicht endende Niereninsuffizienz auf. Diese ist durch Tubulusschäden und z.T. durch sekundäre Amyloidose bedingt.

77.2.4
Histopathologie

Beim Plasmozytom ist der quantitative Anteil Plasmazellen im Knochenmark im Ausstrich bzw. die histologisch gesicherte Infiltration durch Plasmazellen für die klinische Einschätzung mitentscheidend.

Nach Autopsiebefunden finden sich histologisch bei 80% aller Malignompatienten vorwiegend osteolytische Knochenfiliae. Bei unklaren pathologischen Frakturen ist deshalb immer eine histopathologische Diagnose anzustreben.

77.2.5
Klinik

Die Darstellung des Plasmozytoms im Rahmen eines rheumatologischen Lehrbuchs konzentriert sich auf die knöchernen Manifestationen der Erkrankung.

Bei den hämatologischen Malignomen manifestiert sich das Plasmozytom am häufigsten im Knochen; hierbei steht das Achsenskelett im Vordergrund: Wirbelsäule, Becken und Schädel sind häufiger betroffen als die Extremitäten. Bei osteolytischer Knochendestruktion können auch direkt benachbarte Strukturen infiltrativ befallen werden.

Neu aufgetretene neurologische Symptome sind immer ernstzunehmende mögliche Warnsignale, die eine Einengung des Spinalkanals und eine Wurzelkompression andeuten können. !

Aus der nachfolgenden Übersicht sind die klinischen Symptome des multiplen Myeloms zu ersehen.

Klinische Symptomatik beim multiplen Myelom

- *Knochen*
  - Skelettschmerzen
  - pathologische Frakturen
  - Osteolysen
  - Osteoporose
  - Hyperkalzämie
- *Knochenmark*
  - Infektionen
  - Anämie
- *Niere*
  - Urämie
  - Anämie
  - renale Osteodystrophie

77.2.6
Verlauf und Prognose

Plasmozytome zeigen in der Regel einen protrahierten Verlauf. Die mittlere Überlebenszeit liegt bei 2–2 1/2 Jahren, im Stadium I aber noch bei 4 Jahren.

Knochenmetastasen verursachen eine erhebliche Morbidität durch Knochenschmerzen, pathologische Frakturen und mögliche neurologische Komplikationen (Einbruch der Wirbelkörperrückwand in den Spinalkanal etc.).

77.2.7
Labor und bildgebende Verfahren

Labor

Die Serumelektrophorese ist bei Verdacht auf Plasmozytom in den meisten, aber nicht allen Fällen hinweisend. Klassisch ist der sogenannte M-Gradient: eine in der Regel steil verlaufende Zacke in der γ-Globulinfraktion.

Entsprechend den möglichen Manifestationen des Plasmozytoms gehören BSG, CRP, Blutbild, Kreatinin, Harnstoff, Elektrolyte, einschließlich Kalzium und Phosphat, zu den essentiellen Laborbefunden.

Es gibt bisher keine zuverlässigen Tumormarker in Serum oder Urin.

Bildgebende Verfahren

Der sog. Röntgenknochenstatus bei Verdacht auf Plasmozytom umfaßt die gesamte Wirbelsäule, das Becken, den Schädel, knöcherner Thorax, proximale Oberarme und Oberschenkel.

Für die knochenbezogene Ausbreitungsdiagnostik eignet sich bei Metastasenverdacht v.a. die Knochenszintigraphie, die für das Plasmozytom aber ungeeignet ist. Osteolysen, die im konventionellen Röntgenbild nicht sichtbar sind, können möglicherweise mittels Computertomographie (CT) und v.a. Magnetresonanztomographie (MRT) dargestellt werden. Bei klinischen Fragen, die eine mögliche Einengung des Spinalkanals betreffen, ist die sagittale Darstellung der Wirbelsäule mittels MRT die Methode der Wahl.

77.2.8
Diagnose und Differentialdiagnose

Beim Vorliegen eines der bekannten mit Knochenmetastasen einhergehenden Malignome gehört die Knochenszintigraphie zum Screening und Verlauf, eine gezielte Röntgenuntersuchung kann sich dann zu Diagnosesicherung und Dokumentation anschließen.

Für die Diagnose Plasmozytom gibt es 3 Hauptkriterien nach Ossermann, von denen 2 für die Diagnosestellung zu fordern sind:

1. mehr als 10% Plasmazellen im Knochenmark und/oder histologisch nachgewiesene Plasmazellinfiltration,
2. Nachweis eines Paraproteins in Plasma oder Urin,
3. Nachweis von Osteolysen oder einer höhergradigen generalisierten Osteoporose bei nachgewiesener Plasmazellvermehrung im Knochenmark.

Die wichtigste Differentialdiagnose des Plasmozytoms ist die *benigne monoklonale Gammopathie.* Hierbei besteht ebenfalls eine monoklonale Plasmazellexpansion, die aber keine Progredienz zeigt. In den meisten Fällen bleibt die Paraproteinkonzentration in Serum und Urin bei diesen Patienten niedrig und v.a. konstant. Ein Übergang in ein Plasmozytom ergibt sich in 10–15% der Fälle.

Non-Hodgkin-Lymphome wie der M. Waldenström, die ebenfalls Paraproteine induzieren können, gehen meist mit Lymphknotenschwellungen einher.

Bei Vorliegen einer pathologischen Fraktur muß immer ein Malignom ausgeschlossen werden. Dazu kann auch die histopathologische Untersuchung des lokalen Prozesses erforderlich werden. Die nachstehende Übersicht gibt einen Überblick über die Differentialdiagnose lokaler Knochenprozesse.

Differentialdiagnose lokaler Knochenprozesse

- Benigne Knochenzysten
- Enchondrome
- Osteoklastome
- Jaffé-Lichtenstein-Syndrom
- Albright-McCune-Sternberg-Syndrom
- M. Paget

77.2.9
Therapie und Rehabilitation

Beim Plasmozytom und Knochenmetastasen, z.B. im Rahmen eines Mamma- oder Prostatakarzinoms, ist neben der Schmerzbehandlung die Gabe von Bisphosphonaten indiziert. Hiermit konnten die Knochenschmerzen vermindert, eine Metastasenausbreitung verhindert und Hyperkalzämien vorgebeugt werden.

Bei lokalisierten Metastasen oder osteolytischen Plasmozytomherden besteht grundsätzlich die Möglichkeit einer Strahlentherapie. In Einzelfällen kann bei isoliertem Wirbelkörperbefall eine wirbelsäulenstabilisierende Operation sinnvoll sein.

Die hämatologische Therapie des multiplen Myeloms kann hier nicht ausführlich dargestellt werden. Behandelt wird in diesen Fällen grundsätzlich erst ab Übergang von Stadium II in III. Die Kombination einer alkylierenden Substanz wie Melphalan mit Prednisolon ist nach wie vor die Basis der zytostatischen Therapie, mit der eine Verminderung der Gesamttumormasse bis auf 50% erreicht werden kann.

Nach einer pathologischen Fraktur sind bei noch nicht fortgeschrittenem Stadium der Grunderkrankung und entsprechendem Allgemeinzustand Rehabilitationsmaßnahmen indiziert.

77.3 Osteoporose bei endokrinen Störungen (M 82.1, E 00–E 34)

Die möglichen endokrinen Störungen, die eine Verminderung der Knochendichte zur Folge haben können, sind in nachfolgender Übersicht aufgelistet.

> ***Sekundäre Formen der Osteoporose bei endokrinen Erkrankungen***
> - Hyperparathyreoidismus
> - Hypogonadismus
> - Ovarialinsuffizienz
> - Hyperkortisolismus
> - Hyperthyreose

Die häufigste potentiell mit einer Verminderung der Knochendichte einhergehende endokrine Störung ist der Hyperparathyreoidismus.

77.3.1 Definition und Terminologie

Der primäre Hyperparathyreoidismus ist eine v.a. den Knochen betreffende endokrine Erkrankung, die mit einer inadäquat hohen Sekretion des von den Nebenschilddrüsen sezernierten Parathormons (PTH) einhergeht.

77.3.2 Epidemiologie und Klassifikation

Der primäre Hyperparathyreoidismus ist mit einer Inzidenz von $^{25}/_{100\,000}$ eine relativ häufige Erkrankung, die Frauen etwas öfter als Männer betrifft und gehäuft im 6. Lebensjahrzehnt auftritt. Die Einteilung der verschiedenen Erscheinungsformen des Hyperparathyreoidismus orientiert sich an der Ätiologie:

- primärer Hyperparathyreoidismus – meist Adenom der Nebenschilddrüse,
- sekundärer Hyperparathyreoidismus – meist renal bedingt,
- tertiärer Hyperparathyreoidismus – Hyperkalzämie auf dem Boden eines sekundären HPT.

77.3.3 Ätiologie und Pathogenese

Das PTH ist ein aus 84 Aminosäuren bestehendes Polypeptidhormon, welches in geringen Mengen im Serum nachweisbar ist. PTH spielt eine wichtige Rolle im Kalziumhaushalt, in dem es für die Normokalzämie verantwortlich ist. PTH aktiviert die Osteoklasten im Knochen, steigert die Kalziumresorption im Dünndarm und die renale Ausscheidung von Phosphat bei Steigerung der tubulären Rückresorption von Kalzium.

Beim primären HPT wird PTH z.T. autonom sezerniert, d.h. ohne auf Änderungen des Serumkalziumsspiegels zu reagieren.

Beim sekundären HPT liegt eine regulative Mehrsekretion von PTH vor, die meist durch eine Hypokalzämie wie bei Vitamin-D-Mangel infolge Osteomalazie oder fortgeschrittener Niereninsuffizienz bedingt ist. Auch die seltene Resistenz der Zielorgane Knochen und Niere gegenüber PTH geht mit erhöhten PTH-Spiegeln einher (Pseudohypoparathyreoidismus).

Beim sekundären HPT kommt es nie zu einer Hyperkalzämie, da es sich um einen Regulationsvorgang mit dem Ziel des Ausgleichs der Hypokalzämie handelt. Genau dies ist beim tertiären HPT anders: v.a. bei langdauernder Niereninsuffizienz kommt es zur Hyperkalzämie durch Bildung autonomer Areale in den hyperplasierten Epithelkörperchen.

77.3.4
Histopathologie

Dem primären HPT liegen ein (in ca. 80% der Fälle) oder mehrere Adenome (5%), eine diffuse Hyperplasie aller Epithelkörperchen (15%) oder deren Kombination zugrunde; Nebenschilddrüsenkarzinome sind eine Rarität.

In der für die Diagnosestellung nicht erforderlichen Knochenbiopsie finden sich beim HPT Zeichen des gesteigerten Knochenumbaus. Nur selten findet sich die für den HPT früher als klassisch geltende fibröse Osteoklasie.

77.3.5
Klinik

Patienten mit Hyperparathyreoidismus sind:

1. entweder asymptomatisch und werden nur durch die Hyperkalzämie bei einer Routinebestimmung entdeckt, oder haben
2. symptomatische Nierensteine oder
3. Knochenschmerzen und pathologische Frakturen.

Die im Vordergrund stehende klinische Symptomatik bei deutlicher Hyperkalzämie besteht in Übelkeit und Erbrechen. Einige Patienten bleiben aber auch bei hohen Werten beschwerdefrei.

Die sehr seltene hyperkalzämische Krise ist lebensbedrohlich und muß intensivmedizinisch behandelt werden.

Die klassische skelettale Manifestation des Hyperparathyreoidismus ist die Osteitis fibrosa cystica, die mit Knochenschmerzen und generalisierter kortikal betonter Osteopenie einhergeht. Die Areale gesteigerter Knochenresorption, die sich v.a. in den subperiostalen Zonen befinden, und die Zysten kann man vorwiegend an den distalen Phalangen, der distalen Klavikula und dem Schädel finden (s. Abb. 77.6).

Fortgeschrittene Knochenmanifestationen wie die Osteitis fibrosa cystica oder eine ausgeprägte Nephrolithiasis findet man heute nur noch selten, da erhöhte Kalzium- und PTH-Spiegel schon frühzeitig erfaßbar geworden sind.

Die renalen Manifestationen des Hyperparathyreoidismus sind Nephrolithiasis und renale Koliken durch Kalziumoxalat- und, deutlich weniger häufig, durch Kalziumphosphatsteine, die auch zur seltenen Nephrokalzinose führen können. Vor allem bei Nierenbeteiligung kommt es zur arteriellen Hypertonie.

Peptische Ulzera treten beim Hyperparathyreoidismus nicht sicher gehäuft auf. Eine chronische Pankreatitis kann exazerbieren.

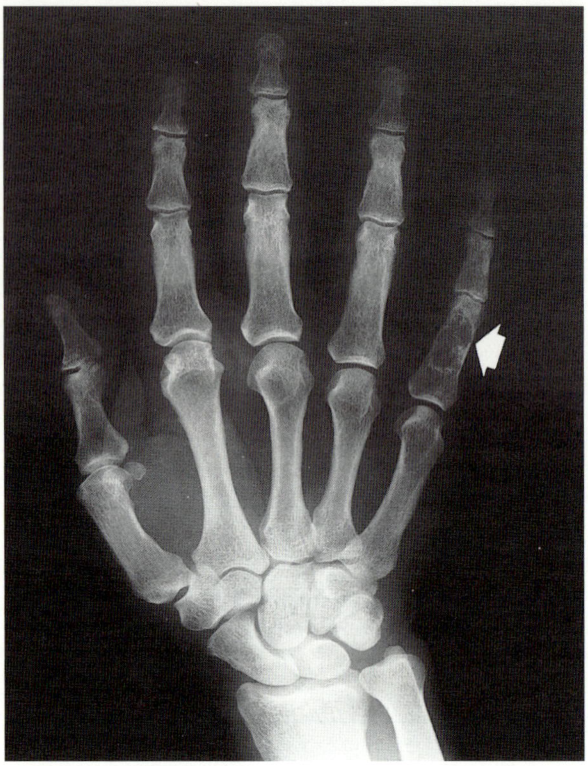

Abb. 77.6. Typischer „brauner Tumor" (Pfeil) bei einem Patienten mit primärem Hyperparathyreoidismus

Neurologische Manifestationen sind mentale Verlangsamung, Gedächtnisschwund, emotionale Labilität und leichte Ermüdbarkeit. Proximal betonte Muskelschwäche kommt vor.

Die Hyperkalzämie kann mit Polyurie, Polydipsie, verkürzter QT-Zeit und ektopen Gefäßkalzifizierungen einhergehen.

Der primäre Hyperparathyreoidismus kann Teil eines MEN-Syndroms (multiple endokrine Neoplasien) sein. Beim MEN Typ I (Wermer-Syndrom) treten gehäuft Magen- und Duodenalulzera auf. In nachstehender Übersicht sind die klinischen Manifestationen des Hyperparathyreoidismus aufgelistet.

Klinische Manifestationen des Hyperparathyreoidismus

- Knochenschmerzen
- Kortikale Osteopenie
- Subperiostale Resorption
- Knochenschwellung mit Zysten (braune Tumoren)
- Osteitis fibrosa cystica
- Pathologische Frakturen
- Nephrolithiasis
- Nephrokalzinosis
- Nierenkoliken
- Niereninsuffizienz
- Arthralgien (Hände, PIP-Gelenke)
- Pseudogicht, Chondrokalzinose

77.3.6
Verlauf und Prognose

Die chirurgische Entfernung der autonomen Nebenschilddrüse(n) ist kurativ, Rezidive selten. Beim sekundären HPT sind Verlauf und Prognose von der Grunderkrankung abhängig.

77.3.7
Labor

Laborchemisch ist das Kalzium beim primären Hyperparathyreoidismus fast immer erhöht; serielle Messungen können aber erforderlich werden. Grundsätzlich wäre die Bestimmung des ionisierten Kalziums exakter, die Labormethode ist aber sehr anfällig und wird für die Routine kaum angeboten.

Das Serumphosphat ist niedrig normal, in 25% der Fälle erniedrigt. Die Spiegel des intakten PTH liegen sicher über 50 pg/ml, meist über 100 pg/ml. Bei einer Hyperkalzämie im Rahmen von Malignomen sind die PTH-Spiegel niedrig oder normal. Gering erhöhte PTH-Spiegel kommen auch bei der Lithium- oder Thiazid-induzierten Hyperkalzämie und bei der familiären hypokalziurischen Form vor. Die Interpretation des PTH-Spiegels kann beim sekundären Hyperparathyreoidismus schwieriger sein, weil PTH-Fragmente bei der Niereninsuffizienz retiniert werden. Bei diesen Patienten sind aber Kalzium- und 1,25-Dihydroxycholecalciferol-Spiegel erniedrigt.

In Zweifelsfällen muß eine Osteomyelotomie durchgeführt werden. Im Knochenbiopsat ist bei Vorliegen eines Hyperparathyreoidismus ein gesteigerter Knochenmetabolismus („high turnover") zu erwarten.

77.3.8
Diagnose und Differentialdiagnose

Neben den dargestellten klinischen Zeichen ist für den primären HPT die Hyperkalzämie wegweisend. Es gibt aber auch normokalzämische Patienten mit HPT, z.B. wenn parallel ein Vitamin-D-Mangel vorliegt. Die Urinkalziumausscheidung ist hierbei immer erhöht. Die PTH-Spiegel sind beim HPT erhöht.

Die Differentialdiagnose der Hyperkalzämie, geordnet nach bekannten Ursachen, ist der nachfolgenden Übersicht zu entnehmen.

Differentialdiagnose der Hyperkalzämie

- *Parathormon*
  - Adenom, Hyperplasie
  - Malignom
  - Lithium-induziert
  - Thiazid-induziert
- *PTH-ähnliches Peptid*
  - Knochen/Knorpelmalignome mit/ohne Knochenmetastasen
- *Zytokine*
  - Hämatologische Malignome (multiples Myelom, Lymphome)
- *Vitamin D, Metaboliten*
  - granulomatöse Erkrankungen (Sarkoidose)
  - Lymphome
  - Vitamin-D-Intoxikation
- *Prostaglandin*
  - Nierenzellkarzinom
- *Verschiedene, seltene Ursachen*
  - Hyperthyreose
  - akute Nebenniereninsuffizienz
  - Phäochromozytom
  - Immobilisation
  - familiäre benigne hypokalziurische Hyperkalzämie

Die häufigsten Ursachen der Hyperkalzämie sind der primäre Hyperparathyreoidismus und Malignome. !

77.3.9
Therapie und Rehabilitation

Kann der Kalziumspiegel nicht dauerhaft unter 3 mmol/l gehalten werden, ist die operative Entfernung des Adenoms indiziert. Die Erfahrung des Chirurgen mehr noch als die sonographische präoperative Lokalisationsdiagnostik garantiert den Erfolg der Entfernung in 95% der Fälle. Im Falle eines Rezidivs ist eine ausführlichere Diagnostik mit z.B. CT, MRT, Szintigraphie sowie Angiographie mit Parathormonbestimmung gerechtfertigt.

Die Therapie der Hyperkalzämie besteht in:

■ **Steigerung der Kalziumausscheidung.** Sie erfolgt durch:

- viel trinken (kalziumarme Flüssigkeit),
- Infusion physiologischer Kochsalzlösung (0,9% NaCl 4–8 l/Tag),
- Furosemid 20–500 mg/Tag i.v. (bei der forcierten Diurese mit einem Schleifendiuretikum kommt es zum Verlust von Kalium und Magnesium, der eine entsprechende Substitution erfordert),
- Hämodialyse.

■ **Hemmung der Osteolyse.** Sie läßt sich erzielen durch:

- Kalzitonin 200–500 IE/Tag s.c. oder i.v.;
- Bisphosponate:
  - Clodronat 300 mg/Tag i.v.,
  - Pamidronat 15–120 mg/Tag i.v.,
  - Ibandronat 1–4 mg/Tag i.v..

Die Bisphosphonate müssen wegen der Gefahr des Nierenversagens bei zu schneller Infusion über mehrere Stunden appliziert werden!!!

- Hemmung der Kalziumresorption. Sie wird gehemmt durch:

- Prednison 40–100 mg/Tag.

77.4 Osteomalazie im Erwachsenenalter (M 83.–)

77.4.1 Definition und Terminologie

Die Osteomalazie ist eine metabolische Störung der Skelettmineralisation, die auch Wachstum, Knorpel und Knochen beeinträchtigt, verursacht durch Vitamin-D-Mangel oder -Resistenz.

77.4.2 Epidemiologie und Klassifikation

Die Hypovitaminose D ist in bestimmten Regionen wie Nordchina, Indien, Nordafrika und dem Mittleren Osten endemisch gewesen und in Europa ist die Osteomalazie im Zusammenhang mit wachsender Armut und den Weltkriegen durch mangelnde Zufuhr prävalent geworden. Heute stellt die Osteomalazie in Europa kein großes Problem dar. Ausnahmen sind ständig verschleierte muslimische Frauen und Zugereiste.

77.4.3 Ätiologie und Pathogenese

Selten tritt die Osteomalazie in Folge einer Malabsorption von Vitamin D auf. Hier ist an 1. Stelle die Glutenenteropathie im Rahmen der Sprue und seltener ein Zustand nach Gastrektomie zu nennen. Die Ursachen der Osteomalazie sind in nachfolgender Übersicht angeführt.

Ursachen der Osteomalazie

1. Verminderte Nahrungszufuhr

2. Gastrointestinale Störungen

- Sprue
- Gastrektomie
- Laxanzienabusus
- Sklerodermie mit gastrointestinaler Beteiligung
- Amyloidose
- M. Crohn
- Mesenterialtuberkulose
- Chronische Pankreasinsuffizienz
- Primär biliäre Zirrhose
- Chronisch-aktive Hepatitis

3. Renale Ursachen

Vererbte renale Erkrankungen.

- Hypophosphatämie
- Vitamin-D-abhängige Osteomalazie Typ I
- Vitamin-D-abhängige Osteomalazie Typ II
- Fanconi-Syndrome
  - adulte Form ohne Zystinose mit/ohne Diabetes mellitus
  - okulozerebrorenale Form (Lowe-Syndrom)
  - hepatolentikuläre Degeneration (M. Wilson)
- Tyrosinämie
- Glukogenese mit abnormem Galaktosemetabolismus
- Familiäre Nephrose
- Fruktoseintoleranz mit Galaktosämie
- Distale renal tubuläre Azidose mit Nephrokalzinose und Zwergenwuchs

Erworbene renale Erkrankungen, glomerulär.

- Renale Osteodystrophie

Erworbene renale Erkrankungen, tubulär.

- Hypophosphatämische Syndrome
  - idiopathisch
  - mit mesenchymalen Tumoren
    benigne
    maligne
- Linearer Naevus sebaceus
- Neurofibromatose
- polyostotische fibröse Dysplasie
- hyperkalziurische Hypophosphatämie
- Fanconi-Syndrom*

* Unter dem Terminus Fanconi-Syndrom werden verschiedene Transportdefekte des proximalen Tubulussystems zusammengefaßt, die u. a. auch mit Kalzium- und Phosphatverlust bzw. renal tubulärer Azidose einhergehen können.

  - obstruktive Uropathie
  - Ureterosigmoidostomie und Ileum conduit
  - Gammopathien
  - Primäre Amyloidose
  - Sjögren-Syndrom
  - Nierentransplantation
  - Tetrazykline
  - Schwermetallvergiftung (Kadmium, Blei, Gold, Uran, Quecksilber)

4. Verschiedenes

- Primärer Hyperparathyreoidismus
- Medikamente
  - Antiepileptika (Phenytoin, Carbamazepin)
  - Bisphosphonate (Etidronat)
- Malignome (meist mesenchymalen Ursprungs)

Während bei der Vitamin-D-abhängigen Osteomalazie Typ I ein Enzymdefekt der 25-OHD 1α-Hydroxylase und erniedrigte Spiegel von 25-Hydroxycholecalciferol vorliegen, besteht bei der Vitamin-D-abhängigen Osteomalazie Typ II ein Defekt des Vitamin-D-Rezeptors (selten); hier können die Spiegel der Vitamin-D-Metaboliten normal sein. Diese Erkrankung wird wegen des gleichzeitig vorliegenden Phosphatverlusts auch Phophatdiabetes genannt.

Vitamin D

Das Besondere an 1,25-Dihydroxycholecalciferol (Calcitriol) als Steroidhormon ist, daß 3 verschiedene Organe an der Synthese beteiligt sind: Haut, Leber und Niere.

■ **UV-Licht.** Unter dem äußeren Einfluß von UV-Licht der Wellenlänge 290–320 nm wird in der Epidermis das Prohormon Cholecalciferol (Vitamin D_3) aus 7-Dehydrocholesterol gebildet. Die Serumspiegel dieses Hormons sind von der Jahreszeit abhängig: die höchsten Spiegel von 20–25 ng/ml werden im September, die niedrigsten im März um 10 ng/ml gemessen.

■ **Nahrungsaufnahme.** Alternativ zu dem Weg der Eigenproduktion durch Sonnenbestrahlung der Haut ist der Weg über die Nahrungsaufnahme in Form verschiedener meist tierischer Produkte; dies hat historisch auch zur Klassifizierung als „Vitamin" geführt. Die empfohlene tägliche Aufnahme von Vitamin D beträgt 400 IU für Kinder und 1000 IU für Erwachsene, vorausgesetzt, daß keine ausreichende Sonnenbestrahlung gewährleistet ist (40 IU entsprechen 1 mg Vitamin D).

Nutritiver Mangel an Vitamin D entsteht in Folge einseitiger Ernährung oder durch eine Resorptionsstörung bei gastrointestinalen Erkrankungen.

■ **Körpereigener Umbau.** Durch selektive Bindung an das Vitamin-D-Transportprotein wird das Vitamin D_3 zur Leber gebracht, wo es mikrosomal 25-hydroxyliert wird: Es entsteht der Hauptmetabolit 25-Hydroxycholecalciferol, der an ein spezifisches Globulin gebunden wird. In der Niere erfolgt dann die Konversion zu *Alfacalcidol* durch die proximalen Tubuluszellen, die das erforderliche Enzym 25-OHD-1α-Hydroxylase unter dem Einfluß von PTH, stimuliert auch durch Hypokalzämie, produzieren. Calcitriolrezeptoren gibt es auf fast allen Körperzellen. Calcitriol fördert die Kalziumresorption im Darm, stimuliert die Osteogenese und fördert die Verkalkung des Osteoblastenprodukts Osteoid.

■ **Abbau.** Vitamin D und Derivate werden biliär ausgeschieden und unterliegen dem enterohepatischen Kreislauf. Antikonvulsiva können Enzyme induzieren, die vermehrt inaktive Vitamin-D-Metaboliten durch Hydroxylierung produzieren; darüber hinaus hemmen sie den Kalziumtransport und behindern PTH-Wirkungen. Enzymdefekte liegen auch bei der Vitamin-D-abhängigen Osteomalazie vor.

Wenn im Rahmen einer wie immer gearteten Nierenschädigung die Funktion des proximalen Tubulus beschädigt ist, kommt es zum Calcitriolmangel. Die hierbei ebenfalls potentiell auftretenden multiplen Resorptionsdefekte betreffen Phosphat, Glukose, Aminosäuren wie Zystin, Bicarbonat, Kalzium, Kalium, Harnsäure und Wasser (Fanconi-Syndrome). Defekte im distalen Tubulus können zur renalen tubulären Azidose führen, da Wasserstoffionen nicht genügend sezerniert werden, um den Urin-pH trotz systemischer Azidose zu senken.

77.4.4 Histopathologie

Eine histopathologische Objektivierung der Osteomalazie ist durch Osteomyelotomie möglich. Diese sollte nach zweimaliger Gabe von Tetrazyklinen im Abstand von 10–20 Tagen erfolgen. Hierdurch kann man neben der Osteoidmenge die Mineralisationsrate bestimmen. Die normale trabekuläre Knochenoberfläche ist mit weniger als 27% Osteoid bedeckt. Bei der Osteomalazie können das 100% sein. Differentialdiagnostisch bedeutsam ist, daß eine starke Osteoidvermehrung auch im Rahmen einer gesteigerten Kollagensynthese, z.B. bei Hyperthyreose, M. Paget und bei mit Osteosklerotischen Prozessen einhergehenden Malignomen vorkommt. Nicht nur bei der Vitamin-D-resistenten Osteomalazie (Phosphatdiabetes) können aber histologisch „Mischbilder" mit Zeichen des gesteigerten Knochenumbaus oder, unter bereits begonnener Therapie, mit vermehrter Kalzifikation vorkommen.

Eine Hypokalzämie tritt in höchstens 50% der Patienten mit Osteomalazie auf, häufiger bei bereits bestehendem sekundären Hyperparathyreoidismus. In fast allen Fällen besteht eine Erhöhung der alkalischen Phosphatase; nur etwa 6% bilden hier die Ausnahme.

77.4.5 Klinik

Klinische Manifestationen sind Hypotonie, Muskelschwäche und Beugedeformitäten der langen Röhrenknochen, die Knochenschmerzen verursachen. Menschen mit sehr geringer Sonnenlichtexposition und verminderter Vitamin-D-Aufnahme durch die Nahrung sind am stärksten gefährdet.

Bei Kindern mit Osteomalazie ist der radiologische Hauptbefund an den am schnellsten wachsenden Regionen, den Metaphysen der langen Röhrenknochen, zu finden. Die Knochenschmerzen beim Erwachsenen betreffen das Achsenskelett, die Wirbelsäule, Schultern, Rippen und Becken. Schmerzen in der Leistenregion können auch auf nicht dislozierte Schenkelhalsfrakturen oder Pseudofrakturen auf dem Boden von Looser-Umbauzonen zurückgehen (s. Abb. 77.7). Die Knochen mit dünner Kortikalis verursachen am häufigsten Schmerzen.

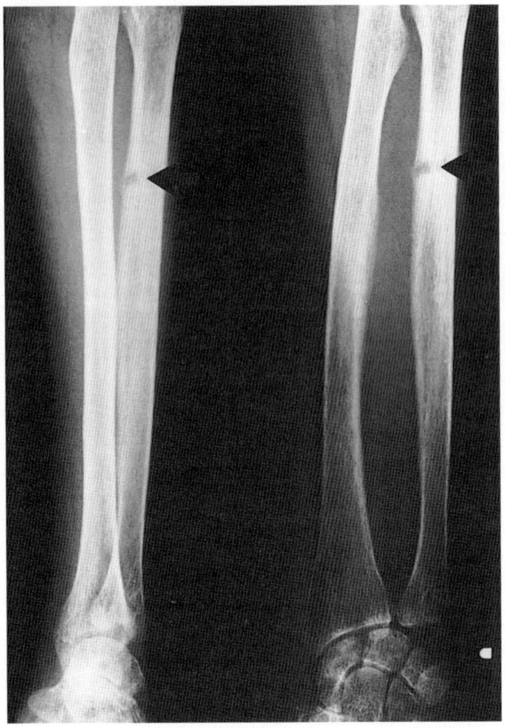

Abb. 77.7. Looser-Umbauzone in der Ulna (Pfeil) eines Patienten mit Osteomalazie. Typischerweise entstehen Zerrüttungsfrakturen, wenn die Zahl der Mikroläsionen die Reparaturkapazität des Knochens übersteigt

Die osteomalazische Myopathie betrifft charakteristischerweise die proximalen Extremitäten; eine Objektivierung ist meist nicht möglich.

77.4.6
Verlauf und Prognose

Neben der spezifischen Form der vorliegenden Osteomalazie sind Verlauf und Prognose v.a. von rechtzeitiger Diagnosestellung und Therapie abhängig. Unbehandelt kommt es bei Kindern zu Wachstumshemmung und Skelettverformung und bei Erwachsenen zu Knochenerweichung und Streßfrakturen. Das Ausmaß der bei Diagnosestellung bereits vorhandenen Skelettmißbildungen bestimmt die Prognose der Rachitis. Selten sind chirurgische Korrekturen notwendig. Unter adäquater Behandlung sind die initialen klinischen Manifestationen zum größten Teil reversibel.

77.4.7
Diagnose und Differentialdiagnose

Die Differentialdiagnose der Osteomalazie im Kindesalter umfaßt neben der rezessiven und dominanten Form der Hypophosphatasie einige andere vererbte Erkrankungen, die sich v.a. am Knochen manifestieren, wie die Chondrodysplasien und die Marmorknochenkrankheit. Im Erwachsenenalter können Streßfrakturen, selten der M. Paget und das Osteoidosteom, schwierig abzugrenzen sein. Sehr selten ist die im mittleren Lebensalter auftretende Fibrogenesis imperfecta ossium, die durch einen lamellären Defekt des Knochenkollagens charakterisiert ist. Die Differenzierung zur Osteomalazie ist letztlich nur histologisch unter Zuhilfenahme des Polarisationsmikroskops möglich. Eine Störung der Knochenmineralisation kommt aber auch bei chronischer Fluoridbehandlung, bei Überdosierung des Bisphosphonats Etidronat und bei der Aluminiumintoxikation vor.

77.4.8
Bildgebende Verfahren

Dekalzifizierungszonen, die außer im Schädel überall auftauchen können, sind charakteristisch. Bei chronischer Erkrankung können sie kallusartige Randverkalkungen aufweisen. Häufig sind sie an der oberen medialen Femurseite, im Becken, an den Rippen und an der Skapula. Auch Zeichen des Hyperparathyreoidismus können die Diagnose Osteomalazie stützen: subperiostale Resorptionszonen (radiale Seite der Mittelphalanx des Zeigefingers, s. Abb. 77.8) und Erosionen an den äußeren Enden der Klavikel oder der Symphyse. Zonen vermehrter Knochendichte an den Wirbelkör-

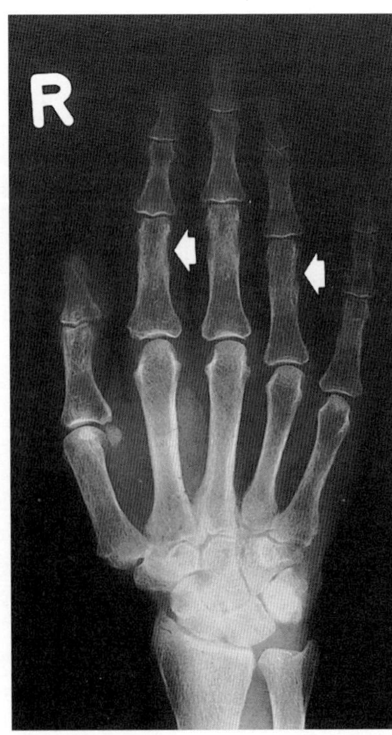

Abb. 77.8. Sekundärer Hyperparathyreoidismus bei einem Dialysepatienten mit Osteoporomalazie mit subperiostaler Resorption an den Grundphalangen sowie Spongiosierung der Kortikalis (Pfeile)

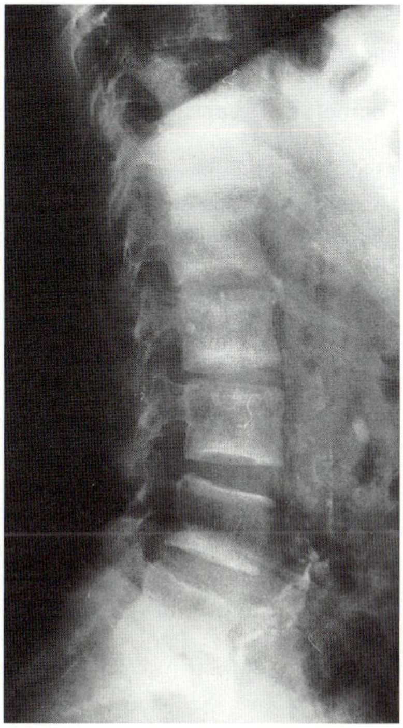

Abb. 77.9. Rugger-jersey-Wirbelsäule bei einem Dialysepatienten. Die streifige Zeichnung der Wirbelkörper entsteht durch den fortschreitenden Mineralverlust an der großen spongiösen Oberfläche im zentralen Bereich des Wirbelkörpers, während die endplattennahen Bereiche noch stärker mineralisiert sind

perendplatten, die auch Rugger-jersey-spine (s. Abb. 77.9) genannt werden, sind vermutlich ebenfalls auf einen sekundären Hyperparathyreoidismus zurückzuführen.

77.4.9 Therapie und Rehabilitation

Die Therapie richtet sich nach der zugrunde liegenden Störung. Beim nutritiven Vitamin-D-Mangel wird über vermehrte Sonnenexposition hinaus Vitamin D_2 1500–5000 IU/Tag per os bzw. 10 000–50 000 IU/Monat i.m. je nach Lebensalter verabreicht. Alternativ wurde eine Akuttherapie mit 600 000 IU = 15 mg Cholecalciferol in 6 peroralen Dosen in 2 h empfohlen. Hierbei ist nach 4–7 Tagen bereits eine deutliche Besserung zu erwarten. Wenn das nicht der Fall ist, liegt wahrscheinlich kein diätetischer Mangel vor.

Für eine ausreichende Kalziumzufuhr von 1–2 g/Tag ist zu sorgen. Eine Phosphatdefizienz ist mit 25 mg/kg/Tag auszugleichen.

Bei den seltenen Vitamin-D-abhängigen Formen I und II besteht die Behandlung in einer hochdosierten Vitamin-D-Therapie (6 µg/kg Vitamin D_3) plus 3 g Kalzium/Tag über 3–5 Monate.

Bei der hypophosphatämischen Form werden Phosphat (1–3 g/Tag in 5 Dosen) und Vitamin D (30–70 ng/kg/Tag) verabreicht.

77.4.10 Renale Osteodystrophie (N 25.0)

Der Terminus „renale Osteodystrophie“ umfaßt zunächst alle Arten von Knochenerkrankungen in Zusammenhang mit Nierenerkrankungen.

Schon bei einer Einschränkung der glomerulären Filtrationsrate (GFR) auf 60–90 ml/min findet man erhöhte PTH-Spiegel und eine veränderte Knochenhistologie. Bei fast allen Patienten mit präterminaler Niereninsuffizienz (GFR 5–10 ml/min) findet man erhöhte PTH-Spiegel und eine Vergrößerung der Nebenschilddrüsen bis zum 15fachen (normal 100–150 mg).

Risikofaktoren für die Entwicklung subperiostaler Resorptionszonen sind:

- Dauer des Nierenversagens,
- Alter,
- weibliches Geschlecht,
- nichtglomeruläre Ursachen der Nierenerkrankung.

Der sekundäre Hyperparathyreoidismus führt zu vermehrter Osteoblasten- und Osteoklastentätigkeit, was eine Vermehrung des Osteoids und der Resorptionslakunen zur Folge hat. Das Osteoid entspricht Faserknochen („woven bone“). Die Ursache für den Hyperparathyreoidismus ist im wesentlichen die Erniedrigung des Serumkalziums durch:

1. die Phosphatretention, die zur vermehrten Bildung von Kalziumphosphatkomplexen führt, oder
2. die verminderte intestinale Resorption bei erniedrigtem Vitamin D, welches auch die PTH-Synthese direkt inhibiert. Als wichtiger Faktor werden zunehmend Zytokine wie IL-1 und IL-6 angesehen.

Vitamin-D-Mangel. Bei 20–30% der Patienten mit chronischer Niereninsuffizienz findet man auch unabhängig von der Höhe der PTH-Spiegel histologisch eine Akkumulation von Osteoid, die einer Osteomalazie entspricht. In vielen Fällen lassen sich erniedrigte Spiegel des 25-Hydroxycholecalciferols nachweisen; es besteht also ein Vitamin-D-Mangel. Für die renale Osteomalazie werden v.a. diätetische Gründe und die renale Enzymminderleistung verantwortlich gemacht; sie ist nicht Vitamin-D-resistent.

Toxische Effekte der Hämodialyse. Bei chronischen Hämodialysepatienten kann es auch zu knochentoxischen Effekten durch Aluminium kommen, welches in einigen Phosphatbindern enthalten ist. Neben einer Vitamin-D-resistenten Osteomalazie kann sich hier eine Demenz entwickeln.

Peritonealdialyse. Eine andere Form der renalen Osteodystrophie ist die adyname Erscheinungsform, die durch normales Osteoid, aber eine verminderte Zahl von Osteoblasten und Osteoklasten sowie sehr niedrige Spiegel der Knochenumbauparameter charakterisiert ist. Als beteiligte Faktoren werden Aluminium, Vitamin D und Kalziumüberdosierung sowie längere Zeit erhöhte Kalziumspiegel bei Peritonealdialyse diskutiert.

■ **Kalziphylaxie.** Patienten mit Niereninsuffizienz, die noch keiner Dialysebehandlung bedürfen, haben in der Regel trotz Hyperparathyreoidismus und Vitamin-D-Mangel meist noch keine Symptome der renalen Osteodystrophie. Patienten mit einem anhaltend hohen Kalziumphosphatprodukt können Kalkablagerungen in Weichteilen entwickeln. Wenn das zu Hautulzera führt, wird dieses klinische Bild Kalziphylaxie genannt.

Laborveränderungen

Laborchemisch haben niereninsuffiziente Patienten meist ein niedriges Serumkalzium und hohes Phosphat. Eine Erhöhung der alkalischen Phosphatase deutet auf einen aktiven Knochenprozeß im Sinne der Osteomalazie hin. Bei der Aluminium-assoziierten Osteomalazie ist das Serumkalzium hoch und Phosphat und alkalische Phosphatase sind erniedrigt. Das PTH ist meist erhöht und die Spiegel des 25-Hydroxycholecalciferols sind nahrungsabhängig normal bis erniedrigt, während das 1,25-Dihydroxycholecalciferol mit sinkender GFR immer niedriger wird. Eine Erhöhung des Osteokalzinspiegels spricht für verstärkten Knochenstoffwechsel („high turnover"). Der erhöhte Serumaluminiumspiegel zeigt eine vermehrte Belastung an, korreliert aber nicht mit der Toxizität im Knochen.

! Die wichtigste Untersuchung für die Differenzierung der verschiedenen Arten der renalen Osteodystrophie und des Schweregrades des Befalls ist die Knochenbiopsie.

Bildgebende Verfahren

Die radiologischen Veränderungen wie subperiostale Resorptionen erscheinen erst spät im Krankheitsverlauf. Sehr charakteristisch ist die „rugger jersey spine" (s. Abb. 77.9), die bandförmig-fleckige Osteosklerose der Wirbelkörpergrund- und deckplatten. Das Auftreten zystischer Läsionen im Röntgenbild suggeriert, daß Amyloidablagerungen eine Rolle spielen.

Diese kommen bei den chronischen Hämodialysepatienten durch Retention von $\beta 2$-Mikroglobulin zustande. Amyloidablagerungen führen häufig zum Karpaltunnelsyndrom, aber auch zur erosiven Arthritis kleiner und großer Gelenke. Die Differentialdiagnose zu Hyperparathyreoidismus und Osteomalazie ist wichtig, da die therapeutischen Konsequenzen sehr unterschiedlich sind.

77.5 Fibröse Dysplasie (M 85.0)

Die fibröse Dysplasie gehört zu einer Gruppe von Kollagen- und Knochenerkrankungen, die Epiphysen, Meta- und Diaphysen betreffen und die mit und ohne Gelenkbeteiligung einhergehen. Hierbei können Osteogenese, Chondrogenese und Fibrogenese beeinträchtigt sein. Bekanntere Erkrankungen sind die Achondroplasie, die Hyper- und Hypophosphatasien, die Osteopetrose, Osteogenesis imperfecta, die Neurofibromatose und die tuberöse Sklerose.

Die fibröse Dysplasie tritt mon- oder polyostotisch auf. Der zugrundeliegende Defekt betrifft Proliferation und Reifung bzw. die Entwicklung von Fibroblasten in Chondrozyten und Osteozyten. Dies führt zu umschriebenen, teils zystischen Läsionen im Knochen, in denen sich kollagenes Bindegewebe und mehr oder weniger verkalkte Knorpel- und Knocheninseln befinden (Jaffé-Lichtenstein-Syndrom). In solchen Arealen können sich Enchondrome und aneurysmatische Knochenzysten entwickeln. Nur in 0,5% der Fälle kann eine maligne Entartung in ein Osteosarkom, Fibrosarkom, Chondrosarkom oder einen Riesenzelltumor (Osteoklastom) vorkommen.

McCune-Albright-Syndrom (Q 78.1)

Der Terminus McCune-Albright-Syndrom bezieht sich auf Patienten mit meist polyostotischer fibröser Dysplasie, die außerdem Café-au-lait-Flecken, die sich von denen bei Neurofibromatose durch die unregelmäßige Begrenzung unterscheiden, und eine Überfunktion einer oder mehrerer exokriner Drüsen haben. Am häufigsten ist hierbei die verfrühte Sexualentwicklung (Pubertas praecox) bei Mädchen, seltener sind Thyreotoxikose, Hypercortisolismus, Akromegalie, Hyperprolaktinämie, Gynäkomastie, Hyperparathyreoidismus, Nebenschilddrüsenvergrößerungen und die hypophosphatämische Osteomalazie. Bei Patienten mit McCune-Albright-Syndrom wurde vor kurzer Zeit eine Mutation des stimulierenden Gsa-Proteins der Adenylatzyklase gefunden.

Während sich die häufigere monostotische Form erst im 2.–3. Lebensjahrzehnt entwickelt, wird die polyostotische Form in der Regel vor dem 10. Lebensjahr manifest. Meist kommt es zu einer Fraktur oder einer Nervenkompression.

Die radiologischen Veränderungen sind ziemlich charakteristisch: umschriebene lytische Läsionen mit sklerotischem Rand, z.T. mit Randexpansionen. Darüber hinaus können pathologische Frakturen und Beugedeformitäten auftreten.

Spontanheilungen sind nicht zu erwarten. Meist kommt es allerdings auch nicht zur Progression. Eine spezielle Behandlung gibt es nicht. Ein Behandlungsversuch mit Pamidronat erscheint nach einer neueren Publikation gerechtfertigt.

77.6 Skelettfluorose (M 85.1)

Eine Skelettfluorose tritt selten und erst nach längerer Einnahme von hohen Dosen Fluor oder Fluorverbindungen auf:

1. in Endemiegebieten (z.B. Indien) durch hohe Trinkwasserkonzentrationen (>0,4%),
2. durch Exposition in der Aluminium- und Keramikindustrie oder
3. durch langjährigen Medikamentenkonsum (Fluorid 100 mg/Tag).

Aufnahme und Einlagerung

Fluoride werden im Duodenum resorbiert und in affine Gewebe wie Knochen, Zähne und kalzifizierte Gefäße eingebaut. Der größte Teil wird allerdings über die Nieren ausgeschieden; dadurch kann es zur Niereninsuffizienz und zu Retention und Akkumulation von Fluor kommen. Fluor stimuliert die Osteoblasten direkt und wird als Fluorapatit in die Hydroxylapatitkristalle eingelagert. Vor allem in der Spongiosa von Becken und Wirbelkörpern kommt es wegen der großen Oberfläche zuerst und verstärkt zur Zunahme der Knochendichte.

Klinik

Klinisch kommt es bei der Fluorintoxikation zu produktiven Wachstumsveränderungen an Knochen, Sehnen, Bändern und Muskelinsertionen. Abhängig von Dauer und Schwere der Fluorintoxikation können lokalisierte oder diffuse Knochenschmerzen unterschiedlicher Intensität auftreten. Die Fluorose führt zu vermehrter Sklerosierung und Periostverdickung des Knochens. Die ebenfalls in diesem Rahmen auftretende Enthesiopathie kann mit erheblichen Weichteilverkalkungen und Enthesophytenbildung an vielen Lokalisationen einhergehen.

In schweren Fällen kann durch Knochenmarkraumverdrängung sogar eine Anämie entstehen.

Therapie

Das therapeutische Fenster von Fluorpräparaten ist schmal. In den 70er Jahren ist zu hoch dosiert und zu lange behandelt worden. Ältere Studien mit Natriumfluorid 75–100 mg/Tag haben zu widersprüchlichen Ergebnissen geführt. Zwar wurde eine Zunahme der Knochendichte an der Wirbelsäule und eine geringere Häufigkeit von Frakturen im Achsenskelett in der mit Fluoriden behandelten Gruppe gefunden, aber auch eine Häufung von Oberschenkelhalsfrakturen beobachtet.

Pathogenetisch spielen hierbei Mineralisationsdefekte des im Rahmen der Fluortherapie neu gebildeten, aber nicht normal strukturierten Knochens wahrscheinlich eine wesentliche Rolle. Dies führt zu einer schlechteren Elastizität des Knochens. Neuere Studien mit geringeren Dosen von 20–50 mg/Tag zeigen wenig unerwünschte Wirkungen durch eine Behandlung mit Fluor bei gleichzeitiger Senkung der Frakturhäufigkeit.

Radiologische Veränderungen

Radiologisch erkennt man bei der Fluorose eine Verdickung der Trabekel und der Kompakta sowie periostale Knochenneubildungen und pathologische Ossifikationen von Sehnen, Bändern und Muskelansätzen. Nach einer historischen Einteilung (Roholm 1937) lassen sich 3 Schweregrade des röntgenologischen Befalls unterscheiden (s. nachfolgende Übersicht).

> ***Radiologische Graduierung der Skelettfluorose (nach Roholm 1937)***
> - Grad I: verschwommene Knochenstruktur, beginnende periostale Anbauten (Ulna, Radius, Tibia),
> - Grad II: Spongiosaverdichtungen, Ossifikationen an Sehnen und Bandansätzen,
> - Grad III: Marmorierung des Knochens (Becken, Wirbelsäule), Einengung des Markraumes durch Kompaktaverdickung, Ossifikationen der Wirbelsäulenlängsbänder.

In früheren Phasen zeigen sich knochenszintigraphisch lokalisierte Mehranreicherungen an Stellen, wo die vermehrte Knochenneubildung stattfindet.

Histologisch findet man eine Osteoidvermehrung und z.T. Mikrokallusbildungen.

Therapeutisch ist das Absetzen des Fluorpräparats entscheidend.

77.7 Osteitis condensans ilii (M 85.3)

Die Osteitis condensans ilii ist eine wichtige radiologische Differentialdiagnose zu der mit den Spondylarthropathien und HLA-B27-assoziierten Sakroiliitis. Die Osteitis condensans ilii ist eine rein radiologische Diagnose, die gehäuft bei meist asymptomatischen, jungen, mehrfachgebärenden Frauen gestellt wird. Auf dem Röntgenbild ist eine charakteristische trianguläre Zone dichten hypersklerotischen Knochens an der unteren iliakalen Seite des sonst normal erscheinenden Sakroiliakalgelenks zu sehen. Eine spezifische Therapie ist in der Regel nicht erforderlich.

Literatur

Adachi JD, Bensen WG, Brown J et al. (1997) Intermittent etidronate therapy to prevent corticosteroid-induced osteoporosis. N Engl J Med 337:382–387
Bernson JR, Lichtenstein A, Porter L et al. (1996) Efficacy of pamidronate in reducing skeletal events in patients with advanced multiple myeloma. N Engl J Med 334:488–493
Colditz GA, Hankinson SE, Hunter DJ et al. (1996) The use of estrogens an progestings and the risk of breast cancer in postmenopausal women. N Engl J Med 332:1589–1593
Cummings SR, Black DM, Nevitt MC et al. (1993) Bone densitiy at various sites for prediciption of hip fractures: the Study of Osteoporotic Fractures Research Group. Lancet 341:72–75
Dawson-Hughes B, Dallal GE, Krall EA et al. (1990) A controlled trial of the effect of calcium supplementation on bone densitiy in postmenopausal women. N Engl J Med 323:878–883
Dawson-Hughes B, Harris SS, Krall EA, Dallal GE (1997) Effect of calcium and vitamin D supplementation on bone densitiy in men and women 65 years of age or older. N Engl J Med 337:670–676
Favus MJ (ed) (1996) Primer on the metabolic bone diseases and disorders of mineral metabolism. An official publication of the American Society for Bone and Mineral Research, 3rd edn. Lipincott Raven, Chicaco/IL
Felson DT, Zhang Y, Hannan MT et al. (1993) The effect of postmenopausal estrogen therapoy on bone density in elderly women. N Engl J Med 329:1141–1146
Gennari C, Agnusdei D, Camporeale A (1991) Use of calcitonin in the treatment of bone pain associated with oesteoporosis. Calcif Tissue Int 49 (Suppl 2):S9–S13
Hosking D, Chilvers CED, Christiansen C et al. (1998) Prevention of bone loss with alendronate in postmenopausal women under 60 years of age. N Engl J Med 338:485–492
Lauritzen JB, Petersen Mm, Lund B (1993) Effect of external hip protectors in hip fractures. Lancet 341:11–13
Liberman UA, Weiss Sr, Bröll J et al. (1995) Effect of oral alendronate on bone mineral density and incidence of fractures in postmenopausal osteoporosis. N Engl J Med 333:1437–1443
Pak CYC, Sakhaee K, Bell NH et al. (1996) Comparison of nonrandomized trials with slow-release sodium fluoride with a randomized plazebo.controlled trial in postmenopausal osteoporosis. J Bone Miner Res 11:160–168
Pfeifer M, Minne HW (1996) Endocrine causes of osteoporosis. In: Bröll J, Dambacher MA (eds) Osteoporosis: A guide to diagnosis and treatment. Rheumatology 18:52–63
Roholm K (1937) Fluoride intoxication. A clinical hygienic study with a review of the literature and some experimental investigations. Lewis, London
Zhang Y, Kiel DP, Kreger BE et al. (1997) Bone mass and the risk of breast cancer among postmenopausal women. N Engl J Med 336:611–617

Kapitel 78

Sonstige Osteopathien (M 86–M 89)

K. Abendroth

INHALT

78.1 Osteonekrosen (M 87.–)

Osteonekrosen sind Erkrankungen einzelner Knochen bzw. Knochenteile durch eine Vielzahl von Ursachen. Es gibt dazu typische Krankheitsbilder des wachsenden und des adulten Knochens. Osteonekrose ist der Zelltod in den Kompartimenten Knochen und Knochenmark. Die Osteonekrose ist keine spezifische Krankheitsentität, sondern das Ergebnis oder das Ende sehr verschiedener pathophysiologischer Mechanismen. Die meisten von ihnen führen zur Beeinträchtigung der Blutversorgung des betroffenen Knochens oder Knochenteils.

Andere Begriffe sind „avaskuläre Nekrose", „aseptische Nekrose" und, wenn der Knorpel mitbetroffen ist, „Osteochondronekrose".

Uncharakteristische, z.T. auch schwer lokalisierbare, belastungsabhängige, dumpfe Schmerzen mit und ohne Funktionsbehinderung prägen das klinische Bild. Mit zunehmendem Verlauf kann sich ein heftig bohrender Dauerschmerz entwickeln. Durch Schonung der erkrankten Seite dominieren die Schmerzen in einigen Fällen in der gesunden Seite. Prädisponierende Faktoren (hauptsächlich Glukokortikoide und Alkoholismus) sollten sorgfältig gesucht werden (s. Tabelle 78.1). Der Hüftkopf ist die häufigste und schwerste Lokalisation der Osteonekrose. Außerdem können sich Nekrosen im distalen Femur, im Humeruskopf, in einzelnen kleinen Knochen der Hand und des Fußes sowie in Wirbelkörpern entwickeln. Typische, diagnostisch verwertbare Laborbefunde fehlen. In den frühen Stadien der Osteonekrose sind nur Magnetresonanztomographie und Szintigraphie diagnostisch hilfreich. Erst in den späteren Stadien sind morphologische Symptome der Knochendestruktion im Röntgenbild und im CT zu finden (s. Abb. 78.1 und 78.2). Die Hüftkopfnekrose ist eine für den Rheumatologen wichtige Erkrankung dieser Gruppe.

78.1.1 Epidemiologie der Hüftkopfnekrose (M 87.0)

1962 berichteten Mankin u. Brower erstmals über 5 Fälle doppelseitiger Hüftkopfnekrose in den USA und fanden in der englischen Literatur weitere 22 Fälle. Rückblickend sind ähnliche Befunde schon seit 1794 beschrieben worden. Heute wird für die USA eine Häufigkeit von etwa 15 000 neuen Erkrankungen jährlich angegeben. In Japan wurden 1988 von 3300 Fällen 35% durch eine Steroidbehandlung ausgelöst, bei 22% war der Alkoholismus wahrscheinlich die Ursachen und bei 37% wurde die Erkrankung als idiopathisch eingestuft. Die Altersverteilung zeigt ein weites Spektrum. Die meisten Patienten sind aber jünger als 50 Jahre. Die Erkrankung ist bei jungen Männern häufiger als bei jungen Frauen (8 : 1). Im höheren Alter ist das Geschlechterverhältnis nahezu ausgeglichen.

Tabelle 78.1. Potentielle Ursachen für die Osteonekroseentstehung, Versuch einer Pathogenese-orientierten Gruppierung

Gruppen	Erkrankungen
Physikalische Ursachen	Traumen (Frakturen, Luxationen, Distorsionen), Dekompressionssyndrom, Caissonkrankheit, Strahlenschäden, Verbrennungen, Stromunfälle
Rheumatische Erkrankungen (unabhängig von Glukokortikoiden)	Systemischer Lupus erythematodes, Vaskulitis, systemische Sklerose, chronische Polyarthritis, Antiphospholipidsyndrom
Glukokortikoide	Cushing-Syndrom, Glukokortikoidtherapie - bei entzündlich rheumatischen Erkrankungen, - bei Organtransplantationen, - bei anderen Erkrankungen wie Asthma, Ekzem, Allergien, Sarkoidose u.ä.
Hämatologische Erkrankungen	Hämoglobinopathien, Sichelzellanämien, Hämophilie, Koagulopathien, Hämophilie
Fettstoffwechselstörungen	Hyperlipidämien, Triglyzeridämien, metabolisches Syndrom
Vaskuläre Prozesse	Embolien, Thrombosen, Vaskulitis, (Arteriosklerose), Lymphödem
Zellvolumenvermehrung im Markraum	
Vielschichtige Pathogenesemechanismen	Alkoholismus, Diabetes mellitus, chronische Lebererkrankungen, chronische Dialyse, Pankreatitis, Sepsis, Schwangerschaft, Hyperviskositätssyndrom
Ideopathische Osteonekrosen	Speicherkrankheiten (M. Gaucher) Metastasen

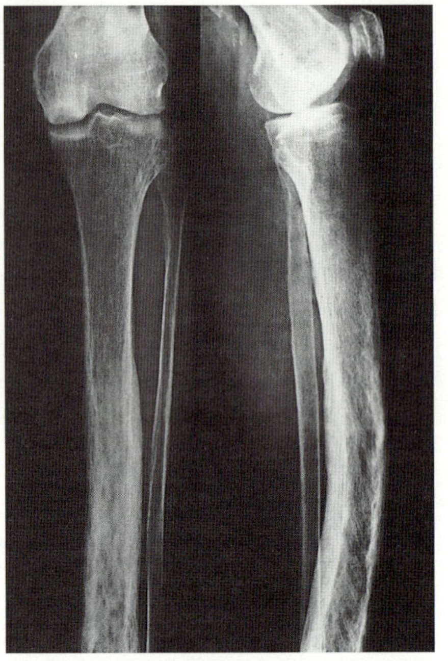

Abb. 78.1. Röntgenbild des Unterschenkels mit Kniegelenk einer 74jährigen Patientin. In der distalen Tibia sind typische Veränderungen eines M. Paget zu erkennen (Auflockerung der kortikalen Struktur mit Rarefizierung in der konvexen und Verdichtung in der konkaven Seite). Das proximale Drittel der Tibia ist unauffällig. Der laterale Kondylus des Femur zeigt von der Gelenkfläche her eine Aufhellung

78.1.2 Ätiologie und Pathogenese der Hüftkopfnekrose

Eine Störung des arteriellen, venösen oder kapillären Blutflusses wird zumindest für den Bereich des Hüftkopfes angenommen. Diesen Prozeß können einleiten:

- Blutgefäßveränderungen durch die Arteriitis bei rheumatischen Erkrankungen, die diabetische Angiopathie, durch chronischen Alkoholismus, durch Hyperlipidämien und durch alle Prozesse mit hoher Blutviskosität,
- wiederholte Mikrotraumata bei lokalen Überbelastungen besonders der gewichtstragenden Knochenbereiche,
- Fettzellhyperplasien, wie sie beim Cushing-Syndrom und bei der Glukokortikiodtherapie zu beobachten sind,
- Thrombose bei Antiphospholipidsyndrom.

Alle 4 prinzipiellen Pathogenesemechanismen führen zu einer intramedullären und intraossären Druckerhöhung und so zu der Morphogenese der Osteonekrose über Stase, Ödem und Blutung, denen Nekrose der hämatopoetischen Zellen mit Hypozellularität und eosinophile Atrophie der Lipozyten folgen (morphologischer Typ I und II). Der Prozeß beginnt fokal und breitet sich über ganze Areale des Knochenmarks aus. Parallel entwickelt sich die Apoptose der Liningzellen und der Osteozyten – der Knochen stirbt. Sind 50–100% der Osteozytenhöhlen leer, ist der morphologische Typ III der Osteonekrose – der Knochentod des Areals – erreicht. Schließlich wird der befallene Markraum im Rahmen der Narbenbildung fibrosiert. In die Fibrose wandern Gefäße und neue hämatopoetische Zellen ein. An den toten Knochen wird neues Osteoid, neuer Knochen angelagert (morphologischer Typ IV der Osteonekrose). Nur manchmal kann der tote Knochen auch vollständig abgebaut und ersetzt werden.

In der Rheumatologie ist die Osteonekrose eine schwere Komplikation der Glukokortikoidtherapie. Sie ist bei 4–25% der mit Glukokortikoiden behandelten Patienten zu beobachten. Das Hüftgelenk, der Humeruskopf und der distale Femur sind an häufigsten davon betroffen. Nach Dihlman ist beim systemischen Lupus unabhängig von der Glukokortikoidtherapie besonders häufig mit Osteonekrosen zu rechnen.

Eine Übersicht über die bei der Osteonekrose ursächlich diskutierten Veränderungen und Erkrankungen gibt Tabelle 78.1.

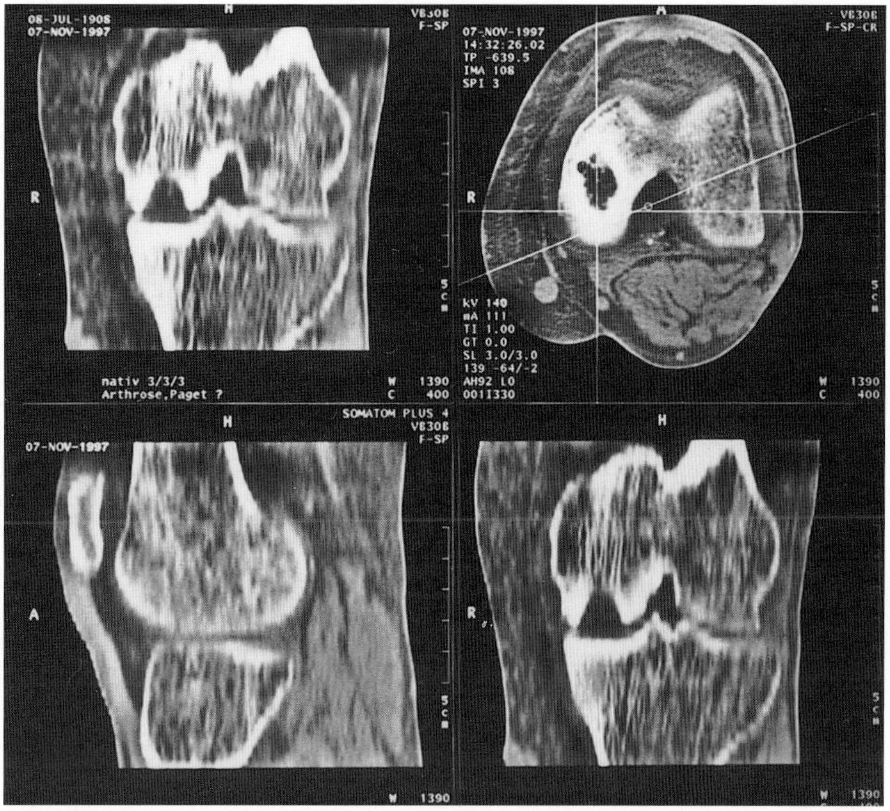

Abb. 78.2. CT-Bilder einer Osteochrondronekrose der lateralen Femurkondyle im Sinne eines M. Ahlbeck bei bestehendem M. Paget in der distalen Tibia bei der 74jährigen Frau (siehe Röntgenbefund in Abb. 78.1)

78.1.3 Klinisches Bild der Hüftkopfnekrose

Es gibt keine spezifischen Symptome für eine Hüftkopfnekrose. In einem Teil der Fälle entwickeln sich initial belastungsabhängige Schmerzen, die über Wochen bis Monate persistieren, bevor sich röntgenologische Veränderungen zeigen. Die Schmerzen können direkt im Hüftgelenkbereich bestehen, sehr häufig aber auch in die Leistengegend, in das Gesäß, in den Oberschenkel oder sogar in das Knie ausstrahlen. Die Schmerzen exazerbieren unter Belastung, bestehen bei längerer Krankheitsdauer auch in Ruhe. Sie werden in den ersten Krankheitsstadien durch die intramedulläre Druckerhöhung bedingt.

Die Hüftgelenkbeweglichkeit kann initial völlig normal sein, erst die einsetzende knöcherne Nekrose schränkt die Beweglichkeit ein. In vielen Fällen können die Patienten asymptomatisch bleiben und die Situation wird oft erst aufgedeckt, weil die gesunde Hüfte schmerzt oder weil sich ein Hinken, später auch mit Bewegungseinschränkung, eingestellt hat und daraufhin beide Hüften röntgenologisch untersucht werden.

78.1.4 Diagnostik der Hüftkopfnekrose

Es gibt keine die Osteonekrose beweisenden Laborbefunde. !

Selbst bei ausgeprägten Destruktionen können Zeichen der systemischen Entzündung fehlen. Bildgebende Verfahren haben je nach Stadium der Erkrankung einen unterschiedlichen diagnostischen Aussagewert.

Die internationale „Association Research on Circulation Osseous (ARCO)“ hat 7 Stadien des Osteonekroseprozesses abgegrenzt, um die oft großen Differenzen von Symptom und Befund systematisch zu ordnen und so eine Vergleichbarkeit zu erreichen. Es werden daraus Diagnostikstrategien, verbunden mit Therapieentscheidungshilfen, abgeleitet.

Das Stadium 0 dient zur Einordnung von positiven Autopsie- bzw. Biopsiebefunden bei sonst asymptomatischen Patienten. Im Stadium 1 finden sich pathologische Veränderungen nur im Magnetresonanztomogramm (Doppelbanden im T2-gewichteten Bild) und/ oder im Knochenszintigramm (kalte Zonen). Klinische Symptome können noch sehr diskret sein oder fehlen.

Röntgenbilder und Computertomographie ergeben keinen abweichenden Befund. Der Beweis für das Stadium 1 erfolgt entweder durch das MRT oder histologisch.

Im Stadium 2 besteht eine klinische Symptomatik, die aber unterschiedlich stark ausgeprägt ist, genau wie die röntgenologischen Zeichen des fokal geschädigten Knochens mit linearen Sklerosen, fleckiger Demineralisation bis hin zu einzelnen kleinen Zysten in Hüftkopf und Schenkelhals. Der Hüftkopf selbst zeigt aber noch keine Formveränderungen und noch nicht die typische halbmondförmige subchondrale Aufhellung, die für das Stadium 3 typisch ist und in dem sich die subchondrale Osteopenie und die Zysten über mehr als 1/3 des von der Gelenkfläche her noch sphärisch intakt scheinenden Hüftkopfes ausdehnen.

Bis zum Stadium 3 besteht zumindest theoretisch noch die Möglichkeit, durch chirurgische Maßnahmen (z.B. Heranführen von gefäßführenden Knochenteilen oder Hüftkopfumstellung) eine weitgehende Erhaltung des natürlichen Gelenks zu erreichen. Erst im Stadium 4 kommt es zur Abflachung, Entrundung des Hüftkopfes mit Zeichen des fokalen Kollapses. Ein weitgehender Zusammenbruch des Hüftkopfes und eine Verschmälerung des Gelenkspaltes prägen das Stadium 5. Das Endstadium (Stadium 6) wird von einer schweren Sekundärarthrose gebildet. Tabelle 78.2 faßt die Vorgehensweise bzw. die Stadien noch einmal zusammen.

Tabelle 78.2. Staging des Osteonekroseprozesses (ACRO-Kriterien, modifiziert)

Stadium	Art der Veränderung	Technik
0	Nur histologisch: Nekrose im Markraum	Biopsie/ Sektion
1	Klinischer Verdacht aber ohne sicheren Befund: MRT: Doppelbanden im T2-gewichteten Bild	Szintigraphie: kalte Areale, Szinitigraphie, MRT
2	Klinisch diskrete, untypische Befunde, 1 + erste subchondrale Veränderungen mit linearen Sklerosen, Zysten, fleckiger Mineralisation	MRT, CT, Röntgenbild
3	Klinisch schon typische Symptome, 2 + Entwicklung der typischen halbmondförmigen subchondralen Aufhellungen, Ausdehnung von Zysten, Sklerosen auf mehr als 1/3 des Hüftkopfes	MRT, CT, Röntgenbild
4	3 + Abflachung des Hüftkopfes, Zeichen des Kollaps	CT, Röntgenbild
5	4 + Gelenkspaltverschmälerung, Kollaps des Hüftkopfes	CT, Röntgenbild
6	Schwere Sekundärarthrose	Röntgenbild

78.1.5 Differentialdiagnose der Hüftkopfnekrose

Differentialdiagnostische Probleme bereiten besonders die Stadien 1 und 2, in denen noch differentialtherapeutische Entscheidungen möglich sind. Ab dem Stadium 4 ist unabhängig von der verursachenden Erkrankung die endoprothetische Versorgung das Mittel der Wahl.

Im Stadium 1 sind alle möglichen Erkrankungen des Knochen-, Knorpel- und Synovialgewebes des betreffenden Gelenks zu bedenken. Hier ist die Aufgabe des Rheumatologen mit der Abgrenzung von beginnender Arthritis oder Arthrose besonders schwierig.

Im Stadium 2 ist zusätzlich die transiente Osteoporose bzw. Algodystrophie des Hüftkopfes von der Osteonekrose abzugrenzen. Dies gelingt nur über das unterschiedliche Bild in der T2-Wichtung im MRT.

78.1.6 Therapie und Prävention der Hüftkopfnekrose

Solange der subchondrale Knochen röntgenologisch (auch im CT) keine Veränderungen zeigt (Stadium 1–2), ist eine Heilung möglich. Ist es zu morphologischen Veränderungen des Hüftkopfes, speziell auch der Gelenkoberfläche, gekommen, bleibt langfristig nur der Gelenkersatz. Die bei der Entwicklung der Hüftkopfnekrose häufig zu beobachtende Erkrankung auch der zunächst gesund erscheinenden kontralateralen Seite, ebenso wie die vom Patienten (Alkoholkonsum) oder vom behandelnden Arzt (Prednisolontherapie z.B.) eingegangenen Risikosituationen für eine Hüftkopfnekrose erfordern präventives Denken und Handeln. Dabei stehen neben dem Diabetes mellitus, der Hyperlipidämie in Deutschland v. a. Alkohol, entzündlich-rheumatische Erkrankungen und die Glukokortikoidtherapie im Vordergrund. Bei Kombination der genannten Risiken verstärkt sich die Gefahr der Hüftkopfnekrose erheblich.

Es sollten deshalb bei Risikopatienten

- die Fettstoffwechselstörung und der Diabetes mellitus optimal behandelt werden,
- der Alkoholgenuß auf ein Minimum reduziert werden,
- die Glukokortikoidbehandlung mit optimaler aber möglichst niedriger Dosierung erfolgen.

Bei Patienten mit einem systemischen Lupus erythematodes sind diese Prämissen besonders zu bedenken. Es ist zu beachten, daß die beim Lupus oft ablaufende Myelovaskulitis selbst eine häufige Ursache für die Hüftosteonekrose darstellt und nur durch eine optimale, meist relativ hochdosierte Glukokortikoidtherapie behandelt werden kann. Der schnelle Einsatz einer hochwirksamen Basistherapie mit dem Glukokortikoidspareffekt kann hier auch eine Präventionsstrategie sein. Dies trifft nicht zu, wenn der Mechanismus auf ein sekundäres Antiphospholipidsyndrom zurückzuführen ist.

Konservative Therapiestrategien

Bei Patienten mit einer manifesten Osteonekrose im Stadium 1–3 sollte neben den genannten Risikopräventionstrategien die Entlastung der befallenen Hüfte für einige Wochen (6–8) konsequent eingehalten werden. Jeder mechanische Streß für die befallene Hüfte ist zu meiden und das Benutzen von Gehhilfen unbedingt zu empfehlen. Eine zusätzliche medikamentöse Therapie der Osteonekrose hat sich bis heute nicht bewährt. Alle Versuche mit Vasodilatanzien haben am Ort der Schädigung keinen sicheren Effekt gezeigt.

Physikalische Maßnahmen der Durchblutungsförderung sind nicht eindeutig positiv evaluiert, sie erreichen nur das periossale bzw. periartikuläre Gewebe, das allerdings auf diese Weise gut konditioniert werden kann. Dabei sind perkutane Anwendungen zur Erwärmung und zur Erhöhung der Durchblutung besser als alleinige Tiefenerwärmungen. Ist die Muskulatur aber auch geschädigt (Alkohol, Kollagenosen), kann auch auf diese Weise nur wenig Positives erreicht werden. Weiche manuelle Techniken und Übungen unter Entlastung können in den Stadien 1–2 (3) das Gelenkspiel erhalten und die Versorgung des Knorpels sichern helfen. Am intraossären Nekroseprozeß ist aber auf diese Weise nichts Entscheidendes zu ändern.

In den Stadien 4–6 sollte die physikalische Therapie neben analgetischen und gelenkmobilisierenden Effekten die Muskelkraft bis zur endoprothetischen Versorgung konservieren bzw. wieder aufbauen helfen.

Chirurgische Therapiestrategien

Maßnahmen zur Markdekompression, zur Reaktivierung der Blutversorgung im Knochen, Umstellungsosteotomien zur mechanischen Entlastung der geschädigten Knochenstruktur und der endoprothetische Ersatz bilden das Spektrum chirurgisch-orthopädischer Möglichkeiten:

- Die Dekompression des Markraumes durch Bohrungen vom Trochanter bis in den Hüftkopf, z.T. mit Bohrkernentfernung, führt in frühen Stadien der Erkrankung (1 und 2) meist zu einer subjektiven Besserung, in einem Teil der Fälle auch zur Heilung. Dabei sind intraossäre Druckentlastung und einsprossende Gefäße in den mangelhaft durchbluteten Bereich die Wirkungsprinzipien.
- Die Implantation von autologen, vitalen Knochenteilen, möglichst mit anhaftender Muskulatur und/oder einem Gefäßstiel, in den Nekrosebereich wirkt in ähnlicher Weise, aber auch nur in den frühen Stadien der Osteonekrose (Stadium 1–2/3).
- Durch Umstellungsosteotomien können mechanisch stark beanspruchte Nekrosebereiche entlastet werden, die dadurch auch neue Gefäßzuführungen erhalten. Diese Maßnahmen können bis zum Stadium 3 der Osteonekrose auch langfristig noch erfolgreich sein. Ein Versuch im Stadium 4 kann mittelfristig eine Zwischenlösung besonders für sehr junge Patienten bis zur Endoprothesenversorgung darstellen.
- Bei eingetretener, morhologisch nachweisbarer Hüftkopfdestruktion (Stadium 4–6) ist der endoprothetische Ersatz des Hüftgelenks das Mittel der Wahl.

78.2 Ostitis deformans Paget (M 88.–)

78.2.1 Definition

Die Ostitits deformans Paget oder der M. Paget des Knochens ist eine lokalisierte, mono- oder polyostotische, progrediente Skeletterkrankung, bedingt durch einen lokal erheblich gesteigerten Knochenumbau, mit dem Risiko von Knochenverformungen bis hin zu Frakturen, verbunden mit chronischen Schmerzen sowie mit artikulären und neurologischen Komplikationen.

78.2.2 Epidemiologie

Die Erkrankung wird in der Regel nach dem 40. Lebensjahr entdeckt. In Deutschland nimmt man eine Prävalenzrate von 1–3% an, exakte Zahlenangaben fehlen aber.

Unter Asiaten und der negroiden Bevölkerung von Afrika ist der M. Paget weitgehend unbekannt. In Osteuropa und Skandinavien ist er sehr selten. In Mittel- und Westeuropa handelt es sich dagegen um eine verbreitete Erkrankung. Es bestehen aber regionale Häufungen in Spanien und Frankreich mit einem Maximum in England. In den vorzugsweise von Westeuropäern besiedelten Gebieten in Australien, Neuseeland, Südafrika und Nordamerika ist der M. Paget ebenfalls anzutreffen.

In Deutschland gilt der M. Paget allgemein als seltene Osteopathie. In systematischen Studien wird aber eine überraschend hohe Prävalenz dokumentiert. In der klassischen Arbeit von Schmorl von 1932 wurde an 4.614 Autopsien bei über 40jährigen, nichtselektierten Verstorbenen eine Morbidität von 3% beschrieben. Neue systematische Analysen zur Häufigkeit in Deutschland fehlen. In England berichtete Collins 1956 auch aus einer pathologisch-anatomischen Studie über eine Prävalenz von 3,7% der über 40jährigen, wobei nur 1/3 zu Lebzeiten diagnostiziert wurden.

Da säkulare Trends in der Prävalenz und regionale Unterschiede in Deutschland nicht auszuschließen sind, erscheint eine neue systematische Erfassung der Erkrankungen erforderlich.

78.2.3 Ätiologie, Pathogenese und Histopathologie

Der Paget-Knochen ist charakterisiert durch eine Desorganisation der Knochenarchitektur und der Lamellentextur der Knochenmatrix. Die Zahl der Osteoklasten und Osteoblasten ist ebenso wie die Menge des neuproduzierten Knochens erhöht.

Die typischen Paget-Osteoklasten enthalten neben einer erhöhten Zahl von Nukleoli auch elektronenmikroskopisch nachweisbare Viruspartikel, die Anlaß sind, eine entsprechende Ätiopathogenese abzuleiten. Diskutiert werden v.a. Paramyxoviren, Viren der Hundestaupe und neuerdings auch das Masernvirus.

Die Ausbildung von „Paget-Nestern", besonders in England, Frankreich und Spanien, und die Beobachtung einer positiven Familienanamnese bis zu einer familiären Häufung in 15–40% der Fälle läßt ebenso wie das epidemiologische Ausbreitungsmuster in der Welt eine genetische Determinante der Erkrankung vermuten. Der familiäre Defekt soll auf dem Chromosom 18 liegen.

Die Entwicklung des typischen Paget-Knochens beginnt zunächst mit einer Strukturreduktion, an die sich eine überschießende, sklerosierende Neubildung mit unregelmäßiger Verdichtung der Struktur anschließt. Dabei werden auch die äußeren Grenzen der befallenen Knochen verändert, der Wirbelkörper, der Schädel oder der Röhrenknochen wird größer und z.T. deformiert. Damit sind häufig neurologische Komplikationen durch Nervenkompressionen verbunden. Trotz scheinbarer Sklerosierung der knöchernen Strukturen nimmt aber die Brüchigkeit zu – eine Folge der für den Paget-Knochen typischen Struktur- und Mineralveränderungen.

Histologisch imponiert der intratrabekuläre Wechsel von lamellären und Geflechtknochenstrukturen. Die rasche Folge von Umbaueinheiten führt zur typischen Mosaik- oder Landkartenstruktur. Riesenosteoklasten mit einer hohen Zahl von Nukleoli (oft mit mehr als 30 Kernen) sind in der Lage, auch Knochenpartikel herauszulösen und sie z.T. in sich aufzunehmen (vgl. Abb. 78.3). Diesem rasanten Abbau steht meist ein ebenso hochaktiver Anbau mit reichlich Oberflächenosteoid und dichten Osteoblastensäumen gegenüber. Eine an der Belastung orientierte Trabekelarchitektur wird durch eine plumpe unregelmäßige Trabekelstruktur ersetzt. Die Kompakta ist verdickt, aufgesplittert oder fleckig verdichtet mit eingelagerten Bezirken reduzierter Strukturdichte, die zu Frakturen prädestinieren. Das intramedulläre Gefäßsystem der befallenen Knochen ist deutlich vermehrt und zeigt arteriovenöse Anastomosen.

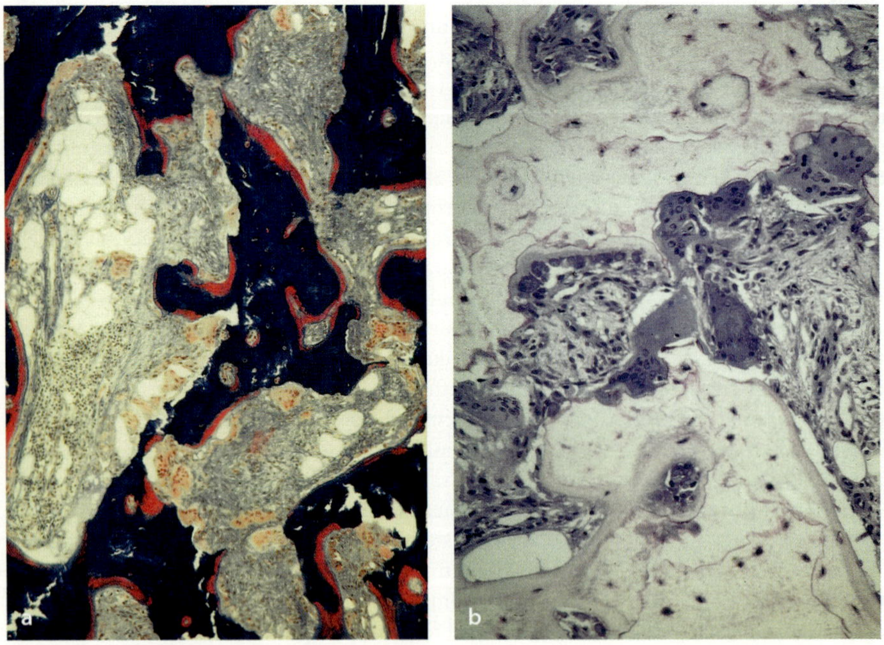

Abb. 78.3a, b. Beckenkammspongiosa mit intensivem Knochenumbau durch einen M. Paget. Hartschnittechnik. **a** Trichromfärbung nach Masson-Goldner – Osteoid rot, mineralisierter Knochen blau – in der rechten Bildhälfte sind noch Markreste zu erkennen. Mehrere kernreiche Osteoklasten nebeneinander sind typisch für den M. Paget. **b** Färbung nach Giemsa, Knochen hell, Zellen kräftig blau, Mark blau strukturiert. Mehrere Riesenosteoklasten mit zahlreichen Kernen und eine Gruppe von hochaktiven Osteoblasten zeigen den intensiven Knochenumbau an; girlandenförmige, dicht aufeinanderfolgende Kittlinien im Knochen machen die sog. Mosaikstruktur aus und weisen auch auf den M. Paget hin

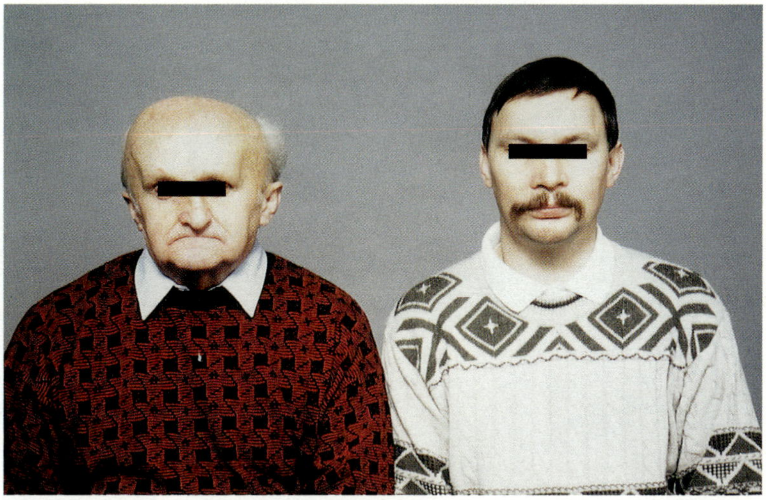

Abb. 78.4. Vater und Sohn, beide mit ausgedehntem Schädelbefall durch den M. Paget mit hochgradiger Schwerhörigkeit

78.2.4 Klinik

Sir James Paget hat die Erkrankung anhand der auffallenden Deformierungen befallener Skelettteile beschrieben, wobei das Schädelwachstum im hohen Alter und die Verbiegung eines Beines (Säbelscheidentibia oder Hirtenstockfemur) oder eines befallenen Armes besonders eindrucksvoll sein kann. Abbildung 78.4 zeigt eine Schädelerkrankung durch den M. Paget bei Vater und Sohn.

In einem hohen Prozentsatz ist die Entdeckung eines M. Paget rein zufällig meist bei einer Röntgenuntersuchung von Skelettbereichen, heute aber auch durch eine auffallend hohe alkalische Phosphatase bei einem Laborroutinescreening. Es werden in der Regel einzelne oder auch mehrere Knochen von der Krankheit befallen, eine systemische Ausbreitung wird nicht beobachtet. Tabelle 78.3 gibt einen Überblick über häufig befallene Skelettregionen und Einzelknochen. In etwa 1/3 der Fälle macht der befallene Knochen Beschwerden. Symptome und Folgeerscheinungen können sein:

- *Knochen-, Gelenk- und Muskelschmerzen:* Die verminderte mechanische Stabilität der Knochen führt, besonders in Bereichen statischer Belastung (Femur, Tibia), zur Deformierung. Folgen sind: a) vermehrter mechanischer Streß, der schmerzhafte kortikale Fissuren und manifeste Frakturen zur Folge haben kann, b) Sekundärarthrosen der angrenzenden Gelenke, c) Muskelfehlbelastungen mit Verkrampfungen und hartnäckigen Muskelschmerzen.
- *Überwärmung:* Sie entsteht durch Hypervaskularisation und fällt v.a. an Knochen auf, die direkt unter der Hautoberfläche liegen.
- *Nervenkompression:* Durch die Auftreibungen des vom M. Paget befallenen Knochens droht besonders bei Befall der Wirbelkörper und der Schädelbasis eine Einengung der Nervenkanäle und Durchtrittsstellen.
- *Schwerhörigkeit:* Bei Schädelbefall tritt in 30–50% der Fälle eine Hypakusis auf. Ursache sind Schallempfindungsstörungen und seltener Schalleitungsstörungen durch ankylosierte Ohrknöchelchen oder eine Kompression des Hörnerven.
- *Hyperurikämie und Nephrolithiasis:* Beides sind häufige Begleitsymptome des M. Paget und können auch als Hinweis auf die Erkrankung dienen.
- *Kardiovaskuläre Volumenbelastung:* Dazu kann es durch den z.T. erheblich gesteigerten Blutfluß im hypervaskularisierten Paget-Knochen kommen.
- *Maligne Entartung:* Diese seltene Komplikation tritt bei weniger als 1% der symptomatischen Fälle auf. Klinisch beeindruckt eine plötzliche Zunahme des Beschwerdebildes: Es zeigen sich rapid progrediente Osteolysen, oft mit rasantem Anstieg der alkalischen Phosphatase im Serum. Histologisch liegt meist ein Osteosarkom vor. Davon befallen werden v.a. Becken, Femur und Humerus.

Tabelle 78.3. Prozentuale Häufigkeiten von M. Paget befallener Knochen in den einzelnen Skelettregionen und die am häufigsten betroffenen Einzelknochen. (Nach Crisp 1998)

Skelettbereich/Knochen	[%]
Becken	72–76
Lendenwirbelsäule	33–58
Brustwirbelsäule	24–45
Femur	25–55
Sakrum	29–44
Schädel	28–42
Tibia	22–35
Radius	16
Füße	10
Hände	9
Rippen	3

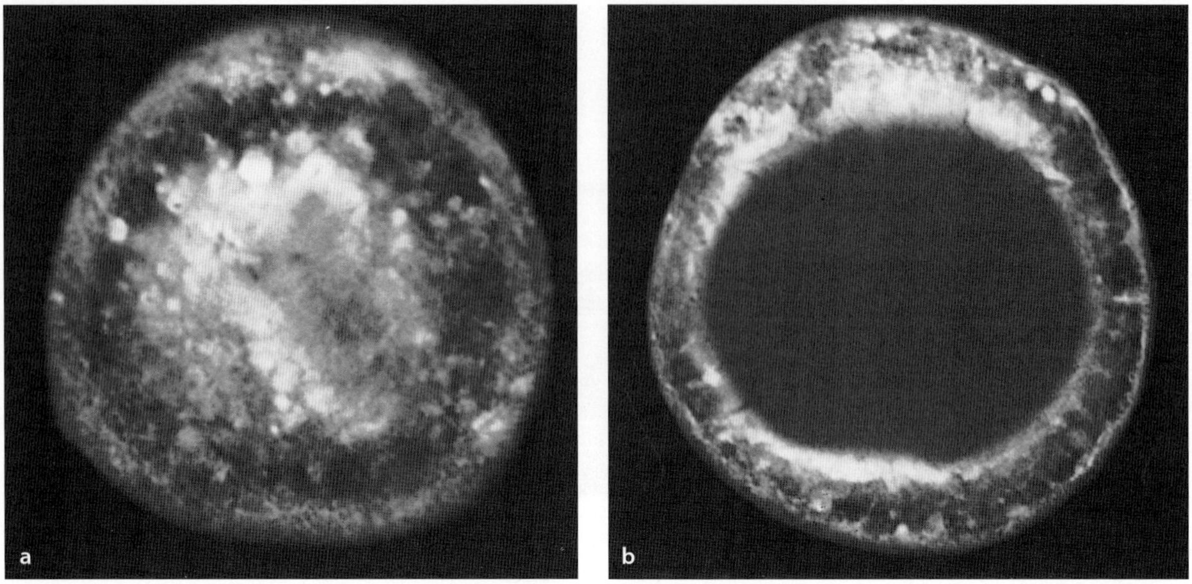

Abb. 78.5a, b. 2 Ausschnittbilder eines Computertomogramms eines Schädelbefalls durch den M. Paget. Die Kalotte ist deutlich verbreitert. Es fehlt die normale Strukturierung der Schädelknochen. Das Nebeneinander osteoklastischer und osteoblastischer Prozesse ist typisch für einen noch progredienten M. Paget

78.2.5 Diagnostik

3 Säulen prägen die Diagnostikstrategie – Röntgen, Labor und Szintigraphie. Typische Veränderungen im Röntgenbild, seltener abnorme Laborbefunde (extrem erhöhte alkalische Phosphatase) stellen Ausgangspunkte für die Diagnostik dar. Für die Bestimmung der Ausdehnung der Erkrankung ist das Knochenszintigramm aussagefähig.

Röntgen

Der erfahrene Radiologe kann die Diagnose des M. Paget oft schon aus dem Röntgenbild der befallenen Knochen mit hoher Sicherheit stellen. Dabei helfen ihm typische Befalls- und Verlaufsmuster der Knochenveränderungen.

Als *Frühmanifestation* können osteolytische Veränderungen dominieren (Osteolysis circumscripta cranii, V-förmige Osteolyse im Bereich des medio-anterioren Schaftes von langen Röhrenknochen).

In der *2.*, der häufigsten *Phase*, liegt ein Mischbild aus lytischen und sklerotischen Bezirken vor. Abbildung 78.5 zeigt eine Schädelerkrankung durch den M. Paget im CT-Bild. Im insgesamt verbreiterten Schädelknochen sind osteosklerotische und osteolytische Strukturen nebeneinander zu erkennen.

Die *3. Phase* ist vorwiegend durch Sklerosierungen gekennzeichnet. Hier sind Auftreibungen und Deformierungen der befallenen Knochen zu sehen. Die Kompakta der Konkavseite ist verdickt, die der Konvexseite aufgeblättert und streifig. Die Spongiosa zeigt sich verplumpt und vergröbert, von einzelnen osteolytischen Herden durchsetzt. Auf der Konvexseite können querverlaufende Infraktionen auftreten. Alle 3 Phasen können auch gleichzeitig vorhanden sein (siehe Abb. 78.1, Seite 1156).

Knochenszintigraphie

Die Knochenszintigraphie dient v.a. als Suchtest für die Bestimmung der Anzahl der befallenen Knochen und der Ausdehnung, die sich im Laufe der Jahre nicht wesentlich ändert. Betroffene Areale imponieren als fokale Mehrspeicherungen. Jede Mehrspeicherung muß aber röntgenologisch als Paget-Befall identifiziert werden.

Labor

Eine erheblich über die obere Norm erhöhte alkalische Phosphatase bei normalen Leberenzymen gilt ebenfalls als ein zuverlässiger Hinweis auf den M. Paget. Die Aktivität der alkalischen Phospatase (AP) im Serum hat deshalb den höchsten Stellenwert in der Verlaufsbeobachtung. Das Ausmaß ihrer Erhöhung spiegelt die metabolische Aktivität und die Ausdehnung der Erkrankung wieder. Sind nur sehr begrenzte Knochenareale vom M. Paget befallen, kann die AP auch bei aktiver Erkrankung noch im statistischen Normbereich liegen. Auch kann eine individuell sehr niedrige AP-Aktivität beim M. Paget nur zu einer Erhöhung in den Grenzwertbereich führen, so daß eine normale AP einen M. Paget nicht ausschließt.

Weitere Untersuchungsmöglichkeiten

Computertomographie bzw. Magnetresonanztomographie sind bei zerebralen oder spinalen neurologischen

Komplikationen, oder wenn ein Paget-Sarkom vermutet wird, angezeigt. Die Quantifizierung des knochenspezifischen Isoenzyms der AP gibt bei gleichzeitig vorliegenden Lebererkrankungen mehr diagnostische Sicherheit. Die Bestimmung weiterer Knochenmarker (wie z.B. Osteocalcin, Crosslinks) kann in speziellen Fällen hilfreich sein. Sie reagieren z.T. innerhalb von Tagen auf eine Therapie und können damit schnellere und zusätzliche Informationen über die Effizienz der Behandlung liefern. Für die Langzeittherapie ist die Kontrolle der AP ausreichend.

Eine Knochenbiopsie aus dem betroffenen Areal ist in Zweifelsfällen angezeigt, um die Diagnose zu sichern oder das Therapieversagen zu ergründen.

78.2.6 Therapie

Indikationen

Die Erkrankung ist momentan nicht heilbar. Ziele der Paget-Therapie sind:

- Linderung von Symptomen,
- Stabilisierung betroffener Knochenareale und
- Verhinderung von Sekundärkomplikationen.

Nur ein Teil der vom M. Paget befallenen Patienten ist behandlungsbedürftig. Eine eindeutige Therapieindikation ist gegeben:

- bei Schmerzen oder anderen beeinträchtigenden Symptomen,
- bei Befall mechanisch belasteter Knochenregionen (z.B. Becken, Femur, Tibia), um das Auftreten oder zumindest die Verstärkung von Deformierungen zu verhindern,
- bei Befall der Wirbelsäule oder des Schädels, um Kompressionserscheinungen an peripheren Nerven oder an ZNS-Anteilen zu verhindern,
- bei möglichen Fehlstellungen mit Sekundärarthrosen (z.B. besonders im Hüft- und Kniegelenkbereich, aber auch am Handgelenk beim Befall des Radius) und
- bei erheblich erhöhten Werten der alkalischen Phosphatase und gesichertem M. Paget.

Medikamentöse Therapie

Der M. Paget kann durch eine Hemmung der gesteigerten osteoklastären Knochenresorption nachhaltig in seiner Aktivität gebremst werden. Eine anhaltende Suppression des gesteigerten Knochenumbaus führt zu einer allmählichen Konsolidierung der Knochenstruktur. Das Therapieziel ist daher eine Normalisierung der AP. Wenn die AP nach einer Therapieserie von 3 Monaten auf einem Plateau innerhalb des statistischen Normbereiches bleibt, ist von einer befriedigenden Suppression auszugehen und der erreichte Wert als individuelle Norm zu fixieren. Erneute Therapiezyklen sind sinnvoll, wenn

- die AP signifikant, d.h. um 25% des minimalen individuellen Wertes wieder angestiegen ist,
- die Beschwerden nach vorübergehender Besserung wieder zunehmen oder
- die Erkrankung radiologisch progredient ist.

Der Therapieeffekt des folgenden Therapiezyklus kann bei gleicher Dosierung schwächer ausfallen und so evtl. eine Umstellung der Medikation erforderlich machen.

Zugelassen für die Therapie des M. Paget sind in Deutschland Kalzitonine verschiedener Spezies sowie verschiedene Bisphosphonate.

■ **Bisphosphonate.** Sie stellen heute bei allen Verlaufsformen des M. Paget das Mittel der Wahl dar. Für die zur Therapie zugelassenen Präparate werden initiale Dosis und Dauer der ersten Behandlungsphase angegeben.

Mittel der ersten Wahl mit höchster Effektivität sind:

- *Risedronat* (Actonel) 1 Tabl. à 30 mg/Tag über 8 Wochen.
- *Pamidronat* (Aredia) Infusion à 60 mg/Tag, 4 Tage bis zu einer Gesamtdosis von 240 mg.

Mittel der 2. Wahl:

- *Tiludronat* (Sklelid) 400 mg (2x 1 Tabl. à 200 mg/Tag per os über 3 Monate,
- *Etidronat* (Diphos, Didronel, Etidronat) 5–20 mg KGW/Tag als Tabl. (à 200 mg) über 3 Monate.

Der gewählte Behandlungszyklus sollte zu einer deutlichen Suppression um >50% des Ausgangswertes der alkalischen Phosphatase im Serum führen. Ist das nicht der Fall, ist nach 3–6 Monaten Behandlungspause eine erneute Therapieserie angezeigt. Dieses Verfahren ist so oft zu wiederholen, bis die AP den Normbereich erreicht bzw. bis keine Reduktion der AP mehr zu erzielen ist. Im letzteren Falle gilt dieser stabil bleibende AP-Wert als individuelle „Norm" für die Verlaufskontrollen und für die Entscheidung zu einem neuen Therapiezyklus (s.o.).

■ **Kalzitonin.** Es führt nur zu einer begrenzten Dämpfung der Krankheitsaktivität (AP-Absenkung nur um etwa 25%) und ist deshalb für eine Langzeittherapie mit anhaltender Progredienzreduktion nicht geeignet. Es kann eine Indikation im Sonderfall der Unverträglichkeit von zugelassenen Bisphosphonaten haben.

Nichtmedikamentöse konservative Therapie

Anhaltende Schmerzzustände, zunehmende Knochendeformierungen, pathologische Frakturen, Sekundärarthrosen, Zustand nach Frakturen und Endoprothesenimplantation erfordern häufig zusätzlich eine symptomatische physikalische Therapie.

Mit Maßnahmen wie Krankengymnastik, Massagen, Elektro- und Balneotherapie sowie mit lokalen Injektionen können günstige Ergebnisse bei den meist betagten Patienten erreicht werden.

Besonderheit der physikalischen Therapie beim M. Paget ist die lokale physikalische Therapie des veränderten Knochens.

CAVE

Hier sind Wärmeanwendungen jeder Art nicht angezeigt, da sie die ohnehin schon erheblich gesteigerte Durchblutung noch verstärken würden und damit die Beschwerden zunehmen könnten.

Die Anwendung von Kälte ist individuell anzupassen, nicht jeder Patient empfindet diese als angenehm und bessernd.

Orthopädisch-chirurgische Therapie

Ausgewählte operative Eingriffe sollten in mit der Problematik des Paget-Knochens erfahrenen Zentren durchgeführt werden. Mindestens 3 Monate vor dem geplanten Eingriff sollte eine antiosteoklastäre Vorbehandlung mit Bisphosphonaten begonnen (orale Dauertherapie) oder durchgeführt (Infusionsbehandlung) werden, um zum Operationstermin eine Suppression der biochemischen Krankheitsaktivität, gemessen an der AP, zu erzielen.

Achsenkorrekturen zur Arthroseprävention können mit Osteosyntheseplatten, dem Fixateur extern oder auch mit intramedullären Kraftträgern unter den gleichen therapeutischen Vorbedingungen durchgeführt werden.

Bei etablierten oder drohenden Frakturen sollte gleichzeitig eine Fehlstellungskorrektur erfolgen, um Frakturrezidive zu vermeiden.

Endoprothesen kommen bei Frakturen in Gelenknähe und bei schweren Arthosen auch beim M. Paget mit Erfolg zum Einsatz und sollten aufgrund der unmittelbaren mechanischen Belastbarkeit zementiert implantiert werden. Es ist aber dabei mit einer vermehrten Lockerung zu rechnen.

Bei neurologischen Symptomen können auch dekomprimierende Eingriffe an der Wirbelsäule erforderlich werden.

Bei allen operativen Eingriffen am Paget-Knochen ist in Folge der Hypervaskularisierung trotz optimaler Vorbehandlung mit verstärkten Blutungen zu rechnen.

78.2.7 Verlaufsbeobachtung

Die alkalische Phosphatase ist *der* Verlaufsindikator für die Aktivität der Erkrankung und die Effektivität der Therapie und sollte zusammen mit dem klinischen Befund je nach Schwere und Ausdehnung der Erkrankung alle 3–6 Monate kontrolliert werden. !

Röntgenkontrollen bekannter Herde sind alle 2–4 Jahre und sofort bei klinischer oder laborchemischer Befundverschlechterung zu empfehlen. Bei neu aufgetretenen Schmerzlokalisationen sind Szintigraphie und Röntgenuntersuchung angezeigt, obwohl eine Ausbreitung des M. Paget über einmal vorhandene Manifestationen bislang nicht eindeutig belegt wurde.

78.3 Neurodystrophische Syndrome (M 89.0)

Synonyme: **Algodystrophiesyndrom, Kausalgiesyndrom, posttraumatisches Ödem, Reflexdystrophiesyndrom, Sudeck-Syndrom, sympathische Reflexdystrophie, Sympathalgiesyndrom.**

78.3.1 Definition

Zu neurodystrophischen Syndromen wird eine Gruppe von Erkrankungen zusammengefaßt, die charakterisiert sind durch heftige, penetrante Schmerzen, verbunden mit objektiven Veränderungen der Gelenkbeweglichkeit und/oder der Hautbeschaffenheit. Der Prozeß ist gekennzeichnet durch eine typische regionale Ausbreitung einer entzündlich-dystrophischen Reaktion von Haut, Sehnen, Bändern, Muskeln und Knochen. Das Krankheitsmuster der unterschiedlichen Syndrome kann alle, aber auch nur Teile der genannten Symptomatologie umfassen.

Die pathogenetische Grundlage scheint eine Verbindung einer Schädigung peripherer Nerven und/oder einer konsekutiven neurogenen Fehlsteuerung sowie einer sterilen, nichtinfektiösen, lokalisierten Entzündungsreaktion aller Gewebsstrukturen der betroffenen Körperregion zu sein, die postentzündlich in ein atrophisches Fibrosestadium übergeht. Die Erkrankung ist häufig mit typischen psychosomatischen Mustern verbunden, die bei Therapieresistenz eine besondere Rolle zu spielen scheinen. Die therapeutische Beeinflußbarkeit dieser Neurodystrophiesyndrome ist schwierig, z.T. begrenzt und erfordert Erfahrung, Ausdauer und Mühe.

78.3.2
Epidemiologie

Allgemeine epidemiologische Angaben zu der Gesamtheit aller neurodystrophischen Syndrome fehlen. Bei dem geringen Kenntnisstand zu dieser Erkrankungsgruppe, bei der Neigung zu Minorvarianten bzw. der Ausprägung nur einer Teilsymptomatik in Kombination mit anderen Erkrankungen ist mit einer hohen Dunkelziffer auch und vielleicht sogar besonders im rheumatologischen Krankengut zu rechnen.

Die Frühmobilisierung von Herzinfarkt- und Schlaganfallpatienten und die Optimierung der chirurgischen Therapie bei distalen Extremitätenfrakturen haben in dem letzten Jahrzehnt zu einem Rückgang neurodystrophischer Syndrome geführt.

Als Haupterkrankungsalter gilt die Spanne zwischen dem 40. und 60. Lebensjahr. Es wird aber auch eine Häufung in der Adoleszenz beobachtet. Die Geschlechterverteilung für die einzelnen neurodystrophischen Syndrome scheint etwas unterschiedlich und different altersstrukturiert zu sein. Ein leichtes Überwiegen des weiblichen Geschlechts ist aber der Trend. Es ist mit einer Zunahme solcher Erkrankungen und einer Änderung der vorzugsweise betroffenen Population durch die Umstrukturierung der Arbeitswelt und der damit verbundenen Änderung vieler Lebensbedingungen zu rechnen.

Tabelle 78.4. Vorstellung zu pathophysiologischen Mechanismen der klinischen Symptomatik der Neurodystrophie

Klinisches Merkmal	Pathophysiologische Mechanismen
Schmerz	
– spontan	Sensibilisierte periphere und oder zentrale Nozizeptoren
– Allodynie	Große myelinisierte Fasern stimulieren sensibilisierte Hinterhornneurone
– Hyperalgesie	Sensibilisierung der C-Fasern in der Peripherie und der Neuronen 2. Ordnung
– Bewegungsschmerz	Große myelinisierte Fasern stimulieren sensibilisierte Hinterhornneurone
Schwellung	Neuropeptide von C-Fasern; Sympathikuseffekte auf die postkapillären Venolen
Knochenveränderungen	Sekundäre Hyperämie durch Neuropeptide, Sympathikuseffekte, Abbau durch muskuläre Inaktivität und intramedulläre Azidose
Synovialitis	Neuropeptide
Dystrophie	Unbekannte neurologische Mechanismen

78.3.3
Pathophysiologische Grundlagen

Die neurodystrophischen Syndrome werden verursacht durch eine regional veränderte Schmerzentstehung und -verarbeitung. Klinische Symptome reflektieren Veränderungen in mehreren Funktionsebenen des peripheren Nervensystems, es sind aber auch zentralnervöse Mechanismen involviert.

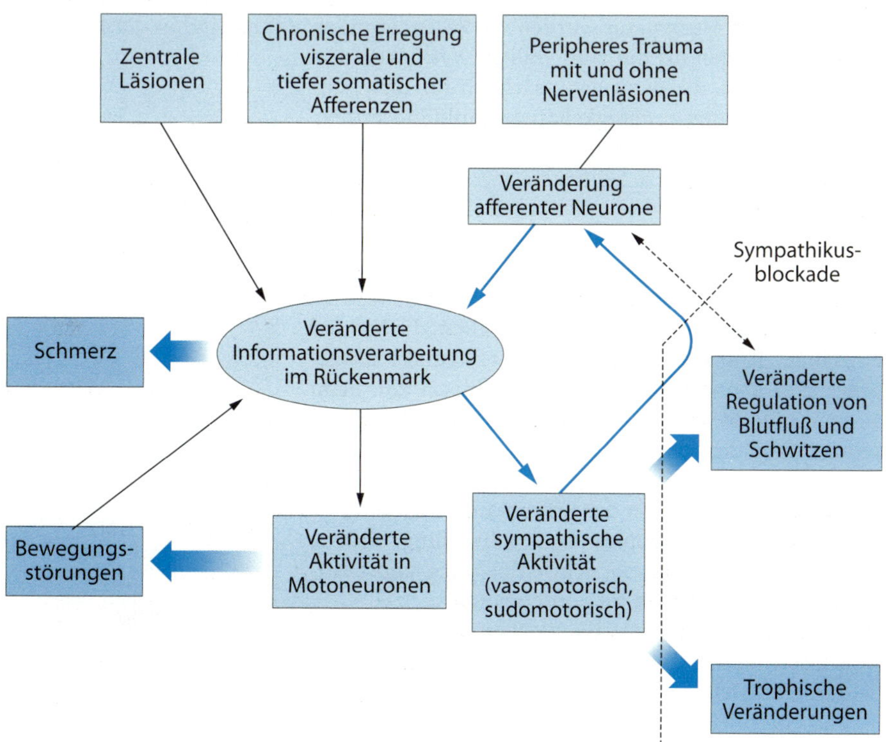

Abb. 78.6. Hypothese über die neuronalen Mechanismen der Entstehung der klinischen Symptomatik bei neurodystrophischen Syndromen (modifiziert nach Jänig). Zu den klinischen Symptomen (doppelt gerahmt) führen breite (graue) Pfeile von den entscheidenden Störungsmechanismen, der Circulus vitiosus in der rechten Bildhälfte. Die eingezeichnete Sympathikusblockade kann nach diesen Vorstellungen die Schmerzsymptomatik nur über sekundäre Mechanismen erfassen

In Tabelle 78.4 wird die Zuordnung klinischer Erscheinungen zu entsprechenden Störungsmechanismen versucht (modifiziert nach Littlejohn). Die differenten nervalen Störungen führen zu einem sich selbst unterhaltenden, aber auch potenzierenden Regelkreis. Dieser Circulus vitiosus aus peripherer Spontanaktivität, afferenter Entladung im Rückenmark, Umschaltung auf efferente somatische und sympathische Bahnen in die Peripherie führt zur Ausprägung der klinischen Symptomatik (s. Abb. 78.6), und ihn gilt es therapeutisch zu unterbrechen. In dem Schema nach Jänig wird deutlich, daß durch Sympathikusblockaden nur ein Teil der akuten Symptomatik zu beeinflussen ist.

Histopathologie

Exakte morphologische Verlaufsanalysen gibt es nicht, da invasiv-diagnostische Eingriffe zur Materialgewinnung zu einer wesentlichen Verschlechterung der Erkrankung und v.a. der Prognose führen können. In einem entsprechenden Tiermodell sind zwar nervale Fehlsteuerungen programmierbar, aber zentralnervöse oder gar psychische Überlagerungen nicht exakt zu reproduzieren. Aus Einzelbeobachtungen sind uncharakteristische und vom Stadium der Erkrankung abhängige Veränderungen beschrieben:

- einmal im Sinne einer milden Entzündung mit vaskulärer Stase, einer diskreten Synovialitis und Periarthritis, einem progredienten Knochenabbau (Stadium 1) und -umbau,
- aber auch mit einer periartikulären Fibrose und einer Hautatrophie.

Im Bereich der Muskulatur wurden v.a. Veränderungen der Gleitschichten bis hin zum völligen Verkleben dieser beschrieben, die dann hauptsächlich für die resultierende Bewegungsunfähigkeit angeschuldigt werden.

78.3.4 Klinische Bilder

Die Entwicklung neurodystrophischer Syndrome wird in 3 lokal ablaufenden Phasen beschrieben, die bei den einzelnen Krankheitsbildern unterschiedlich ausgeprägt sein können. So dominieren klinisch z.B. beim akuten Sudeck-Syndrom die Stadien 1 und 2, bei der „frozen shoulder“ das Stadium 3.

- *Stadium 1:* Zu Beginn der Erkrankung steht die entzündliche Hypertrophie mit Schwellung, Ödem, Rötung, Überwärmung, Schweißneigung und heftigen Dauerschmerzen im Vordergrund.
- *Stadium 2:* Nach Tagen bis Wochen entwickeln sich als Zeichen der Dystrophie eine kühle, zyanotische derbe Schwellung mit Gelenk- und Bewegungssteife und einschießenden Schmerzen.
- *Stadium 3:* Nach Monaten kann der Prozeß in eine allgemeine Atrophie der Haut, der Sehnen und Bänder, aber auch der Muskulatur übergehen. Schmerzen sind gering.

Zum neurodystrophischen Syndrom sind nach heutigem Verständnis folgende Krankheitsbilder zu rechnen:

- die postraumatische Neurodystrophie (das eigentliche Sudeck-Syndrom),
- das Schultersyndrom (Frozen shoulder),
- das Schulter-Hand-Syndrom,
- die Neurodystrophie der Hüfte (die transitorische Osteoporose des proximalen Femur),
- die Neurodystrophie im Bereich des Beckens und
- die sogenannten Kausalgiesyndrome.

78.3.5 Therapieprinzipien

Die Behandlung neurodystrophischer Syndrome erfordert einen erfahrenen und entschlossenen, einfühlsamen Arzt mit viel Geduld und einem klaren Behandlungsprogramm, das auf Dramatik und vordergründigen Aktionismus verzichtet. Bei Verdacht sollte eine diagnostische Zuordnung dem Primat der klinischen Befunde folgen, denn die Frühdiagnose entscheidet über den raschen Behandlungserfolg. Die Therapie sollte deshalb sofort nach Diagnosestellung und möglichst vor Eintritt röntgenmorphologischer Veränderungen beginnen. Allgemeine Leitlinien dieser Behandlung sind in der folgenden Übersicht dargestellt.

Allgemeine Leitlinien zur Therapie neurodystrophischer Syndrome (mod. nach Doury, Dequecker und Littljohn)

- Schmerzbekämpfung:
  - Beobachtung des Schmerzverhaltens, danach adäquate Therapieführung, Medikamente, Analgetika, NSAID, Glukokortikoide, Kalzitonin, physikalische Maßnahmen (Kälte), transkutane Elektrostimulation;
- Reduzierung der venösen Stase:
  - Lagerungs- bzw.Umlagerungsprogramm, besonders für das Stadium 1 und 2, zeitweilige Blockierung des lokalen sympathischen Nervensystems;
- Vermeidung von Kontrakturen und Kapselschrumpfungen:
  - passive Bewegungen und aktive isometrische Übungen, aber nur bis an die Schmerzgrenze;
- Verminderung des meist unbewußten Angstpotentials:
  - Beruhigung des Patienten durch Aufklärung über Verlauf und Prognose
  - Behandlung depressiver Stimmungen, Antidepressiva,
  - Behebung von Schlafstörungen,
  - Abbau von psychosozialen Streßfaktoren und ihrer Kompensationsmechanismen,
  - psychologisch begleitende Therapieführung.

Die Behandlung muß sich bei der Wahl ihrer Mittel an den pathophysiologischen Gegebenheiten der 3 Stadien orientieren.

Die Prognose dieser Syndrome ist quoad vitam gut. Eine komplette, manchmal auch spontane Heilung in den Stadien 1 und 2 kann erwartet werden. Ein langwieriger Behandlungsverlauf über Monate und Jahre mit bestehenden Behinderungen prägt das Stadium 3 und ist bei einzelnen Formen nicht selten.

78.3.6 Postraumatische Neurodystrophie (Sudeck-Syndrom) (M 89.0)

Das Sudeck-Syndrom ist, soweit abschätzbar, das häufigste und dramatischste Krankheitsbild der neurodystrophischen Syndrome und soll deshalb hier eine exemplarische Darstellung erfahren.

Wenige Tage nach einem Trauma entwickelt sich eine sehr schmerzhafte, hochentzündliche Schwellung der betroffenen Extremitätenregion (in der Regel Hand und Unterarm oder Fuß und Unterschenkel, seltener Knie- oder Ellbogenregion). Als Trauma stehen Knochenbrüche, Kontusionen, Quetschungen, aber auch operative Manipulationen und nicht sachgemäße, komprimierende (Gips-)Verbände, besonders bei starken Blutungen, im Vordergrund.

Epidemiologie

Sichere Aussagen zu Inzidenz und Prävalenz fehlen auch für das Sudeck-Syndrom.

Als Haupterkrankungsalter wird hier das 40.–60. Lebensjahr festgestellt. In der Adoleszenz dominieren die Mädchen und bei den Erwachsenen sollen die Männer etwas häufiger betroffen sein. Die Erkrankung als Unfallfolge hat in dem letzten Jahrzehnt durch eine Optimierung der chirurgischen Therapie und durch präventive Strategien deutlich abgenommen. Nach internationalen Angaben ist in 0,2–11% aller distalen Unterarmfrakturen mit einem Sudeck-Syndrom zu rechnen. Dabei kann nach Atkins (1989) mit zunehmender Heilungsverzögerung der „Colles"-Frakturen die Zahl der Sudeck-Fälle bis auf 62% ansteigen. Er betont dabei die Oligosymptomatik vieler Fälle, die häufig übersehen werden.

Das gilt in ähnlicher Weise auch für die Klinik entzündlich-rheumatischer Erkrankungen. Minorvarianten des Sudeck-Syndroms mit einer Teilsymptomatik werden häufig als akute Verschlechterung der Arthritis oder als Operationsfolge eingeordnet.

Klinik des Sudeck-Syndroms

Das klinische Bild des Sudeck-Syndroms wird durch eine sich im phasenhaften Verlauf der Erkrankung ändernde Symptomatik geprägt. Die klinischen Merkmale sind dabei die sichersten Diagnostikkriterien. Es werden folgende Stadien des Sudeck-Syndroms (mod. nach Zinn) unterschieden:

Stadium 1 = Stadium der heißen Schwellung

- *Haut* erwärmt, rötlich livide, weich, glänzend, gespannt, leicht verletzlich, keine Verhornung, heftiger Berührungsschmerz, Bewegungen werden ängstlich vermieden, Hautgefäße reagieren nicht mehr auf thermische Reize, lokal vermehrte Schweißabsonderung, verstärkter Haarwuchs, teigiges, weiches Ödem der betroffenen Region.
- *Gelenke* und Sehnenscheiden schwellen an, sind druck- und bewegungsschmerzhaft.
- Die *Muskulatur* ist ebenfalls sehr druckschmerzhaft, die Kraft läßt rasch nach, schnelle Entwicklung der Inaktivitätsatrophie.

In diesem Stadium ist die Ausheilung nach 2–3 Monaten möglich.

Stadium 2 = Stadium der Dystrophie

Es entwickelt sich nach 3–5 Wochen aus dem Stadium 1

- *Haut* kühl, livide-zyanotisch, schuppig-geschrumpft, fester, nicht mehr so verletzlich, kein Dauerschmerz, z.T. einschießende brennende Schmerzen, kaum noch Schweißneigung, Haarwuchs, das Ödem wird fester, bei Umlagerung wechselnder Flüssigkeitsdruck.
- *Gelenke und Muskeln* wieder etwas besser beweglich.

Auch in diesem Stadium ist eine Ausheilung nach etwa 3–6 Monaten möglich.

Stadium 3 = Stadium der Atrophie

Nach Monaten kann das Stadium 2 in die Atrophie übergehen.

- *Haut* atrophisch, derb, kalt, unelastisch, kein Schmerz mehr;
- *betroffene Gelenke* wenig oder unbeweglich, steif fixiert, Kontraktur aber nicht ankylosiert!
- *Muskulatur* vermindert, derb, wenig Kraft.

Die Gesamtdauer des Sudeck-Syndroms wird mit 2 Monaten bis Jahre angegeben, im Durchschnitt aber sind es 6–10 Monate.

Diagnostik

! An das Sudeck-Syndrom zu denken, ist das Wichtigste in der Diagnostik dieser Erkrankung. Das klinische Bild ist entscheidend für die Diagnose.

In der Frühdiagnose spielt in hohem Maße der klinische Verdacht bei gegebenen pathophysiologischen Bedingungen eine Rolle. Lokalisierte, hochentzündliche Veränderungen können dabei das Bild einer infektiösen

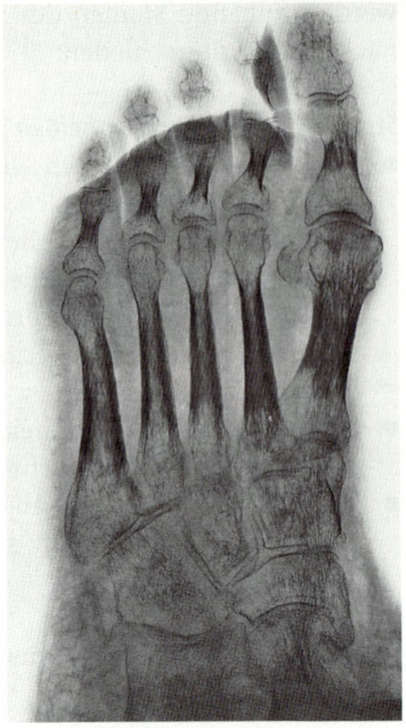

Abb. 78.7. Röntgenbild eines Vorfußes im Stadium 2 eines Sudeck-Syndroms mit ausgeprägter periartikulärer Demineralisierung und beginnender Koritkalislamellierung

Gelenk- oder Knochenerkrankung vortäuschen. Die beschriebenen charakteristischen klinischen Merkmale und der Ausschluß anderer Ursachen für die Symptomatik erlauben klinisch in der Regel eine sichere Diagnose.

Laboruntersuchungen

Diese können keine typischen, die Diagnose sichernden Befunde beitragen. Sie zeigen bestenfalls die Schwere der entzündlichen Reaktion oder der Gewebsdestruktion an.

Bildgebende Verfahren

■ **Röntgendiagnostik.** Die normale Röntgendiagnostik liefert im Stadium 2 und 3 der Erkrankung wichtige diagnostische Hinweise mit Zeichen der diffusen Weichteilschwellung und unregelmäßig, fleckig verwaschener Knochenstruktur besonders in den gelenknahen Bereichen (wie stellenweise „radiert") bis hin zu schwerer allgemeiner Demineralisierung mit Lamellierung auch der kortikalen Strukturen (s. Abb. 78.7). Das Stadium 1 wird durch die Weichteilschwellung geprägt, die Knochenveränderungen fehlen noch oder sind sehr diskret. Nur der auf diesem Gebiet erfahrene Radiologe kann bei entsprechender klinischer Information hier schon einen Hinweis finden, insbesondere bei Einsatz hochauflösender Technik und elektronischer Bildbearbeitung. Im *MRT* sind verstärkte Signale im T2-gewichteten Bild beschrieben, ohne daß daraus bisher Hinweise auf eine Frühdiagnose abgeleitet werden konnten.

■ **Szintigraphie.** Die Szintigraphie, insbesondere die 3-Phasen-Technik, kann schon frühzeitig im Stadium 1 vor dem Auftreten eindeutiger Röntgensymptome Hinweise auf die Algodystrophie geben. Zeichen des verminderten Blutflusses in der Frühphase und des vermehrten Uptakes des Technetiumbisphosphonates an den Knochen werden in etwa 80% der Fälle gefunden, wobei die Häufigkeit dieser Befunde mit dem Alter variiert. Bei Kindern und Jugendlichen kann die Steigerung des Uptakes durch den normal hohen Uptake des wachsenden Knochens überdeckt werden. Ein nicht pathologischer, falsch-normaler Befund wäre die Folge. Der verminderte Knochenumbau im höheren Alter kann die Steigerung des Knochenabbaus durch die Algodystrophie im Vergleich zur gesunden Seite vom Umfang her auch als Normalisierung erscheinen lassen.

Mit der Szintigraphie kann also eine Sudeck-Syndromausschlußdiagnostik nicht sicher erreicht werden. !

■ **Weitere Untersuchungen.** Die Thermographie kann die klinischen Befunde objektivieren helfen.

Dopplersonographische und kapillarmikroskopische Untersuchungen zeigen sehr unterschiedliche, meist uncharakteristische Befunde. Das Gleiche gilt auch für die Angiographie.

Therapie und Prävention

Basis der Therapie ist die Beruhigung und die dem Stadium der Erkrankung angepaßte Verhaltensschulung des Patienten. Darauf aufgebaut werden medikamentöse und physikalische Therapiestrategien.

Die Therapie sollte mit der Besprechung des Behandlungsplanes beginnen. Durch häufige Kontakte der Behandler mit dem Patienten werden nicht nur die optimale Lagerung und die adäquate Analgesie gefunden, sondern Hoffnung und Zuversicht vermittelt.

Völlige Immobilisierung, besonders mit Schienen oder gar Gipsverbänden können das klinische Bild wesentlich verschlechtern. CAVE

Therapie im Stadium 1

■ **Allgemeine und physiotherapeutische Maßnahmen.** Optimale (schmerzarme, Kontraktur-vorbeugende) Lagerung, die Tag und Nacht mehrfach geändert werden muß. Hochlagerung der befallenen Gliedmaße, sehr vorsichtige aktive Bewegungsübungen strikt unterhalb der Schmerzgrenze und isometrische Spannungsübungen, beides lieber diskret und schonend, aber dafür häufiger pro Tag.

Kälteanwendungen bis zur lokalen Unterkühlung, Eispackungen für 10–15 min, aber nur bis an die Schmerzgrenze, können auch analgetisch gut wirksam sein.

Senn weist daraufhin, daß in die physikalische Behandlungsstrategie des Sudeck-Syndroms der gesamte nichterkrankte Körper einzubeziehen ist, um die Integration der erkrankten Gliedmaße in das Gesamtkörperempfinden zu erhalten. Bei heftigsten Schmerzen kann die Konzentration der physikalischen Behandlung auf die gesunden Köperregionen eine neurosensorische Umstimmung auch in der erkrankten Region anbahnen helfen.

■ **Medikamentöse Therapie.**

- *Analgetika/Antirheumatika/Antidepressiva.* Reine Analgetika bis hin zu den Opioiden sind bei schweren, extrem schmerzhaften Erkrankungen initial unbedingt angezeigt. NSAID sollen die analgetische mit der antientzündlichen Wirkung kombinieren. In der Literatur gibt es dazu keine einheitliche Meinung. Zinn empfiehlt Brufen oder Indometazin. Antidepressiva hellen die oft depressive Grundstimmung auf und verstärken den Effekt der Analgetika.
- *Glukokortikoide.* Orale Glukokortikoide werden eingesetzt, um den exzessiven „high turnover" besonders im Stadium 1 zu bremsen. Die Anfangsdosis kann 40–50 mg/Tag betragen und sollte in abfallender Dosis für 2–4, maximal 6 Wochen weitergeführt werden. Littlejohn empfiehlt dabei eine Teilung der Tagesgesamtdosis, wobei nach unserer Erfahrung die morgendliche Dosis $^{2}/_{3}$–$^{3}/_{4}$ der Gesamtdosis betragen sollte und der Rest abends gegeben werden kann, um eine möglichst physiologische Streßbewältigung zu erreichen. Neben dieser Zielstellung ist mit der Glukokortikoidbehandlung auch eine Schmerzlinderung zu erwarten.
- *Kalzitonin.* Zur zentralen Schmerzblockade, zur Aktivierung endogener vasoaktiver Substanzen und zur Bremsung der Osteoklastenaktivierung wird gern Kalzitonin eingesetzt. Dabei sollten 100–160 IU Kalzitonin s.c. täglich über 2–4 Wochen verabreicht werden. Danach sind noch umtägige Injektionen für 3–6 Wochen zu empfehlen. Der Einsatz von Kalzitoninnasenspray (initial 2mal täglich) oder Kalzitoninfusionen scheint ebenso effektiv zu sein, es liegen aber noch keine Zulassungen und keine vergleichenden Studien dazu vor.
- *Bisphosphonate.* Von Dequecker wird der Einsatz von Bisphosphonaten (15–60 mg Aminobisphosphonatinfusion über 3–5 Tage) zur Osteoklastenblockade empfohlen. Auch hierzu fehlen noch klinische Studien und entsprechende Zulassungen.
- *Sympathikusblockaden.* In einem Teil der Fälle ist die schwere Symptomatik des Stadiums 1 mit Sympathikusblockaden passager ausschaltbar. Die technisch anspruchsvolle Verfahrensweise sollte dem Versierten (meist dem Anästhesisten) vorbehalten sein, ebenso wie eine entsprechend lokalisierte Infusionsbehandlung mit Lokalanästhetika. Ist das Verfahren effektiv, kann in schweren Fällen auch eine chirurgische Unterbrechung des Sympathikus an notwendiger Stelle erwogen werden.

Therapie im Stadium 2

■ **Physiotherapie.** Hautpflege und Stimulation der Hautgefäße auch durch thermische Reize. Vollbäder werden häufig als wohltuend und entspannend empfunden.

Intensivierung der aktiven Beübung, Dehnungs- und Lockerungsübungen, Wiederherstellung und Erhaltung der Gelenkmobilität, Muskelaufbautraining, aber alles nur bis zur Schmerzgrenze! Die kräftigende Beübung des Gesamtkörpers ist weiter auszubauen. Damit kann auch die Aufmerksamkeit des Patienten von der erkrankten Region etwas abgelenkt werden.

■ **Medikamentöse Therapie.** Analgetika sind nur ausnahmsweise noch erforderlich. Da die entzündliche Komponente weitgehend rückläufig ist, sind NSAID nicht mehr angezeigt.

Antidepressiva sollten aber zur Rezidivprophylaxe beibehalten werden.

Eine Glukokortikoidtherapie im Dystrophiestadium wird diskutiert und kann in niedrigerer Dosierung, zeitlich begrenzt, sicher versucht werden.

Kalzitonin kann in niedriger/alternierender Gabe auch zur Verbesserung der Mikrozirkulation und zur Osteoklastenbremsung weitergeführt werden. Auch in diesem Stadium ist die Hemmung des Knochenabbaus mit Bisphosphonaten zu erwägen.

Therapie im Stadium 3

■ **Physiotherapie.** Im Atrophiestadium stehen die Erhaltung und v.a. die Wiederherstellung der Gelenkmobilität, der Muskelkraft und der Hautelastizität im Vordergrund. Hier wird die Schmerzgrenze meist durch geschrumpfte Sehnen, Bänder oder Muskeln sowie durch verklebte Gleitflächen gebildet, die dann bei den physikalischen Therapiemaßnahmen täglich etwas überschritten werden muß, um eine optimale Mobilisierung zu erreichen.

Aktive und passive Bewegungen in Kombination mit Wärme müssen eine ständige Bewegungszunahme anstreben. Es ist dabei aber vom Patienten wie vom Therapeuten sehr viel Geduld erforderlich. Ein vom Patienten und Therapeuten gemeinsam aufgestellter Rehabilitationsplan und die laufende Dokumentation des Erreichten können im Einzelfall eine entscheidende Motivation bilden! Bei allen diesen Maßnahmen ist auch die Behandlung – das Muskelkraft-, Gelenk- und Kreislauftraining – der nichterkrankten Körperregionen immer betont mit zu betreiben. Diese Ganzkörperbehandlung hilft den behinderten Körperteil auch sensomotorisch und neurovegetativ wieder zu integrieren. Ist nach 2–3 Monaten kein Fortschritt, z.B. bei Gelenkkontrakturen, zu erreichen, ist auch eine chirurgisch-orthopädische Mobilisierung des meist unversehrten Gelenks durch Dehnungen in Narkose, aber auch durch Mobilisierung der Gleitschichten im Gelenk- und Muskelbereich zu erwägen.

■ **Medikamentöse Therapie.** Antidepressiva sind in diesem Stadium nach Maßgabe des Psychotherapeuten sinnvoll. Myotonolytika sind manchmal im Rahmen der Muskelmobilisierung vorübergehend angezeigt, eine Dauerbehandlung könnte eine Kontrakturneigung fördern.

Im Atrophiestadium ist eine Glukokortikoidbehandlung nur im Zusammenhang mit einer chirurgischen Mobilisierung von Gleitflächen angezeigt, um eine erneute Verklebung zu verhindern.

78.4 Hypertrophe Osteoarthropathie (M 89.3, M 89.4)

Synonyme: **Pierre-Marie-Bamberger-Syndrom, pulmonale hypertrophe Osteoarthropathie, Pachydermoperiostosis, Akropachie.**

78.4.1 Definition

Das Syndrom der hypertrophen Osteoarthropathie wird geprägt durch abnorme Proliferationen im Bereich des Knochens und der Haut der distalen Extremitäten.

Trommelschlegelartige Anschwellungen der Endglieder der Finger und Zehen mit Uhrglasnägeln, Periostosen an den langen Röhrenknochen und Gelenkergüsse prägen das klinische Bild.

78.4.2 Epidemiologie

Trommelschlegelfinger wurden schon von Hippokrates beschrieben. P. Marie und E. Bamberger haben 1890/91 erstmals den Zusammenhang der Knochen- und Gelenkveränderungen mit Lungen- und Herzerkrankungen erkannt. Die primäre Form des Syndroms stellt eine heriditäre Erkrankung dar, wobei die jeweilige Form des Syndroms vererbt wird. Die Krankheit ist auf die Kindheit und Jugend begrenzt, danach wird der Verlauf asymptomatisch.

Für die sekundäre Form der hypertrophen Osteoarthropathie wird eine Vielzahl sehr unterschiedlicher Grunderkrankungen mit dem Syndrom verbunden (s. Tabelle 78.5), wobei Herzerkrankungen mit Rechts-links-Shunt und Lungenkrebs die beiden Haupterkrankungen darstellen. In größeren Studien in den USA und in England sind zur Inzidenz von Lungenkrebs und hypertropher Osteoarthropathie Häufigkeiten zwischen 0,8% und 10% gefunden worden. Bei dieser Konstellation der Erkrankung soll es nur in $^{1}/_{3}$ der Fälle zur Metastasierung kommen.

Tabelle 78.5. Klassifikation der hypertrophen Osteoarthropathie nach möglichen Ursachen entsprechend klinischen Beobachtungen. (Mod. nach Martinez-Lavin 1994)

Hypertrophe Osteoarthropathie (Trommelschlegelfinger)		
● *Primär heriditäre Erkrankung*		
● *Sekundäre Form*		
lokalisiert durch	*generalisiert* durch Erkrankungen von	
– Aneurysmen	– Lunge:	Fibrose,
– Infektarthritis		Zystenlunge,
– Hemiplegie		maligne Tumoren/ Metastasen,
– lokale AV-Fisteln		chronische Infektion,
		Mesotheliom,
		AV-Fisteln
	– Herz:	Zyanotische Vitien, infektiöse Endokarditis
	– Leber:	Zirrhose, Karzinom
	– Darm:	M. Crohn, Colitis ulcerosa, Polyposis, maligne Tumoren, chronische Infektionen
	Mediastinum:	Ösophaguskarzinom, Thymom, Achalasie
	Schilddrüse:	M. Basedow
	Sonstiges:	Verschiedene Tumoren, Thalassämie

78.4.3 Pathogenese

Die Pathophysiologie der hypertrophen Osteoarthropathie besteht in einer gesteigerten Durchblutung der Knochen und der angrenzenden Gewebestrukturen der Beine und der Unterarme. Zu dieser Situation können ganz unterschiedliche Erkrankungen beitragen (s. Tabelle 78.5). Diese Vielfalt der Ausgangssituationen und die relativ uniforme und unilokale Krankheitsantwort führte zu der Annahme neuraler Mechanismen. Auch tumorassoziierte Produkte wurden als Ursache angegeben.

Eine einleuchtende Erklärung für viele, aber nicht alle Pathogenesewege gibt die unzureichende Elimination zu großer Thrombozyten bzw. von Megakaryozytenbruchstücken in den Lungen. Die übergroßen Thrombozyten sollen in den Kapillaren der Endglieder zerfallen und dort zur Freisetzung der Thrombozyten-

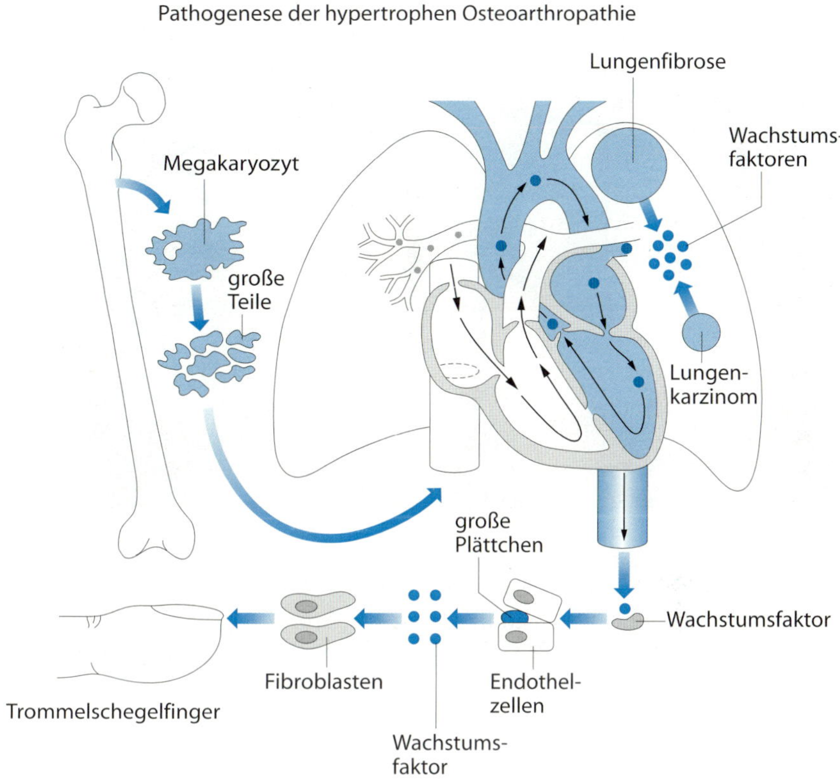

Abb. 78.8. Pathogeneseschema für die hypertrophe Osteoarthropathie auf der Basis von Thrombozytenanomalien und atypischer Wachstumsfaktorproduktion. (Nach Martinez-Lavin 1994)

assoziierten Wachstumsfaktoren (PDGF) führen, die dann zu lokalem Wachstum von Gefäßen, Bindegeweben und Knochen führen. Zum anderen ist in zahlreichen Lungentumoren die Produktion solcher auch in der Peripherie wirkenden Wachstumsfaktoren beschrieben. Abbildung 78.8 zeigt das auf diesen Vorstellungen von Dickson 1987 entwickelte und von Martinez-Lavin 1994 verwendete Pathogeneseschema für die hypertrophe Osteoarthropathie. Damit sind aber nicht alle Formen dieser vielschichtigen Erkrankung erklärbar, so daß schließlich bei der weiterhin unsicheren Pathogenese dieser Erkrankung ganz allgemein neurohumorale Faktoren als Krankheitsvermittler postuliert werden.

78.4.4 Klinik

Die klinische Symptomatik der hypertrophen Osteoarthropathie reicht von asymptomatischen Trommelschlegelfingern mit Uhrglasnägeln (Abb. 78.9) und disseminierten Hautverdickungen (Pachydermoperiostosis bis zur Cutis verticis gyrata, meist heriditäre Erkrankungen), über zyanotische Herz- oder Lungenerkrankungen, über brennende Empfindungen in den Fingerspitzen der Trommelschlegelfinger bis zu bohrenden Knochenschmerzen, besonders bei der Kombination mit malignen Lungenerkrankungen. Dieser Knochenschmerz wird meist flächig an den Streckseiten der Extremitäten lokalisiert und verstärkt sich in den herunterhängenden Beinen.

Die meist symmetrischen, arthralgiformen Beschwerden besonders in den Knie-, Ellbogen- und Handgelenken sind z.T. mit kleinen, dickflüssigen Gelenkergüssen verbunden, die bei Punktion steril sind, normale Leukozytenzahlen (meist <500 Zellen/mm^3) enthalten und schnell zur „Gerinnung" neigen.

Bei der Akropachie werden Trommelschlegelfinger zusammen mit einem Exophthalmus, einem prätibialen Myxödem und einer Hyperthyreose beobachtet.

Chronische Leber- und Darmerkrankungen ergänzen mit ihrer spezifischen Symptomatik die Buntheit des klinischen Erscheinungsbildes der hypertrophen Osteoarthropathie.

78.4.5 Diagnostik

Trommelschlegelfinger mit typischen uhrglasförmigen Nägeln sind immer ein Zeichen der fortgeschrittenen Erkrankung. In frühen Formen sind die Endgliedveränderungen an den Füßen wesentlich eher und deutlicher nachweisbar.

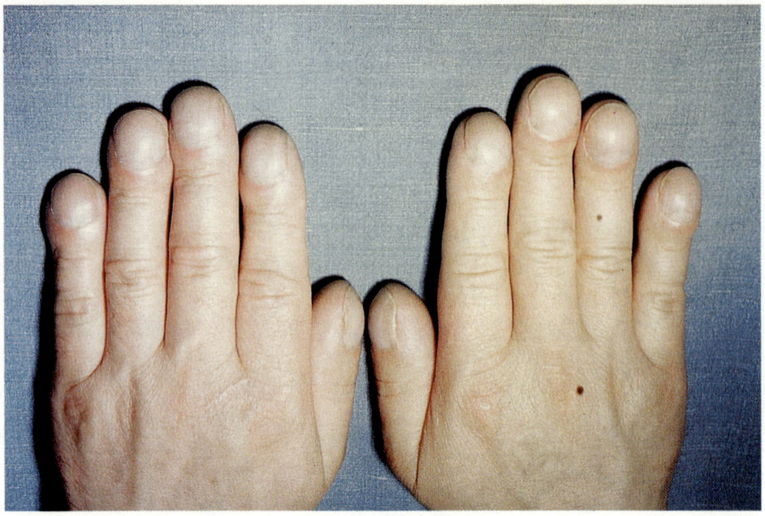

Abb. 78.9. Trommelschlegelfinger mit Uhrglasnägeln, idiopathische Erkrankung eines jungen Mannes

Die Identifikation und Quantifizierung der Trommelschlegelfinger kann durch den Quotienten aus Umfangsmessungen an den Fingern im Bereich des Nagelbettes und über dem distalen Interphalangealgelenk nach Martínez-Lavin erfolgen. Diese Messungen sind pathognomonisch, wenn der Quotient für alle 10 Finger >1,0 ist. Bei klinischem Verdacht kann diese relativ objektive und einfache Messung hilfreich sein. Die Familienanamnese ist für die Sicherung der primären, heriditären Form der hypertrophen Osteoarthropathie unerläßlich, da sich in der Regel entsprechende Krankheitsbilder identisch vererben.

Bei klinischer Verdachtsdiagnose muß nach allen Symptomen des Syndroms der hypertrophen Osteoarthropathie gesucht werden. Dazu sind Röntgenbilder der Trommelschlegelglieder hilfreich, die neben partiellen Zeichen der Akroosteolyse an den Fingern die pilzartigen Veränderungen der Processus uncinati der Zehen offenbaren, über denen sich dann die uhrglasförmigen Nägel befinden. Die Identifikation der periostalen Reaktion erfolgt im normalen Röntgenbild der langen Röhrenknochen der Extremitäten, bei der Akropachie v. a. der kurzen Röhrenknochen des Vorfußes und der Mittelhand. Die periostalen Reaktionen sind mit der Skelettszintigraphie schon sehr frühzeitig durch die Hyperämie des Periostes und dem damit verbundenen gesteigerten Knochenanbau erkennbar.

Das Fortschreiten der periostalen Veränderungen ist an der zunehmenden Zahl der befallenen Knochen, der Ausdehnung an den einzelnen Knochen und an der Form der periostalen Apposition ablesbar.

Schließlich ist nach den eigentlichen Ursachen bei der sekundären Form der hypertrophen Osteoarthropathie, den Erkankungen des Herzens, der Lungen, der Leber, des Darmes und der Schilddrüse mit entsprechenden Methoden zu suchen.

78.4.6 Differentialdiagnose

Differentialdiagnostisch sind bei der klinischen Symptomatik der hypertrophen Osteoarthropathie mit symmetrischen Gelenkbeschwerden, einschließlich Ergüssen, frühe Formen der chronischen Polyarthritis zu differenzieren. Die klinisch exakte Lokalisation des Schmerzes – periostal und periartikulär, nicht intraartikulär – der nichtentzündliche Synoviabefund (s. oben) und der in der Regel fehlende Rheumafaktornachweis können dabei hilfreich sein. Hautveränderungen im Sinne der Cutis verticis gyrata, zusammen mit Vergrößerungen der Endglieder der Extremitäten, und die Periostosen lassen auch an eine Akromegalie denken, die durch die fehlende Prognatie, die nicht veränderte Sella und den normalen Wachstumshormonspiegel ausgeschlossen werden kann.

78.4.7 Therapie

Die klinische Beschwerdesymptomatik der hypertrophen Osteoarthropathie ist mit NSAID gut beeinflußbar. Heilbar ist die Erkrankung meist nur über die Beseitigung der Ursache. Nach Entfernung des Lungentumors verliert sich relativ rasch die Beschwerdesymptomatik ebenso wie nach einer Lebertransplantation bei einer ursächlich bestehenden Leberzirrhose oder nach Behandlung der Hyperthyreose, wobei hier die Persistenz eher mit der des Exophthalmus verbunden ist. Auch nach erfolgreicher Operation des zyanotischen Herzfehlers gibt es keine Zeichen der Krankheitsprogredienz mehr. Die aber einmal ausgebildeten Trommelschlegelveränderungen können nur in der Wachstumsperiode vollständig ausgeglichen werden, im höheren Alter bleiben sie bestehen. Gleiches gilt für die Periostveränderungen.

Literatur

Literatur zu Kap. 78.1

Byers PB (1994) Circulation disorders of bone. In: Salisbury JR, Woods CG, Byers PD (eds) Diseases of bone and joints. Chapman & Hall Medical London Glasgow New York, pp 211–232

Lukert PB (1996) Glucocorticoid and drug-induced osteoporosis. In: Favus M (ed) Primer on the metabolic bone diseases and disorders of mineral metabolism, 3rd edn. Lippincott-Raven, Philadelphia New York, pp Seite 278–282

Maddison PJ (1998) Diseases of bone, cartilage, and synovium: osteonecrosis. In : Maddison PJ, Isenberg DA, Woo P, Glass DN (eds) Oxford textbook of rheumatology. Oxford Univ Press, pp 1621–1624

Mazières B (1995) Osteonecrosis. In: Klippel JH, Diepe PA (eds) Rheumatology. Mosby, St. Louis London, pp 7.41.1–7.41.8

Mohr W (1989) Arthropathien bei ischämischen Knochenkrankheiten. In: Fehr K, Miehle W, Schattenkrichner M, Tillmann K (Hrsg) Rheumatologie in Praxis und Klinik. Thieme, Stuttgart New York, S 2,14–2,15

Literatur zu Kap. 78.2

Grauer A, Abendroth K, Heller M et al. (1998) Der Morbus Paget des Knochens . Dtsch Ärztebl 95:A-2021–2026

Leitlinie 1998 zur Diagnostik und Therapie des Morbus Paget der Deutschen Gesellschaft für Osteologie und der Sektion Calcium-regulierende Hormone und Knochenstoffwechsel der Deutschen Gesellschaft für Endokrinologie. Osteologie (im Druck)

Kanis JA (1991) Pathophysiology and treatment of Paget's disease of bone. Carolina Academic Press, Durham, & Martin Dunitz, London, pp 1–291

Singer FR, Krane SM (1998) Paget's disease of bone. In: Avioli LV, Krane SM (eds) Metabolic bone diseases and clinical related disorders. Saunders, Philadelphia London, pp S 545–615

Siris ES (1996) Paget's disease of bone. In: Favus MJ (ed) Primer on the metabolic bone diseases and disorders of mineral metabolism, 3rd edn. Lippincott-Raven, Philadelphia New York, pp 409–431

Literatur zu Kap. 78.3

Atkins RM, Duckworth T, Kanis JA (1989): Algodystrophy following Colles' fractures. J Hand Surg 14:161–164

Blumberg H (1993) Sympathische Reflexdystrophie. In: Zenz M, Jurna I (Hrsg) Lehrbuch der Schmerztherapie. Wiss. Verlagsges., Stuttgart, S 369–376

Doury P, Dequecker J (1994) Algodystrophy/reflex-sympathetic dystrophy syndrome. In: Klippel JH, Diepe PA (eds) Rheumatology. Mosby, St. Louis, London, pp 7.38.1–7.38.8

Jänig W (1993) Biologie und Pathobiologie der Schmerzmechanismen. In: Zenz M, Jurna I (Hrsg) Lehrbuch der Schmerztherapie. Wiss.Verlagsges., Stuttgart, S 15–33

Littlejohn GO (1998) Algodystrophy (reflex sympathetic dystrophy syndrome. In: Maddison PJ, Isenberg DA, Woo P, Glass DN (eds) Oxford textbook of rheumatology, 2nd edn. Oxford Univ Press, Oxford New York, pp 1679–1689

Senn E (1989) Physikalische Therapie. In: Fehr K, Miehle W, Schattenkirchner M, Tillmann K (Hrsg) Rheumatologie in Klinik und Praxis. Thieme, Stuttgart New York, S 6.7 und 6.16–6.18

Zinn WM (1989) Neurodystrophische Syndrome. In: Fehr K, Miehle W, Schattenkirchner M, Tillmann K (Hrsg) Rheumatologie in Klinik und Praxis. Thieme, Stuttgart New York, S 15.1–15.32

Literatur zu Kap. 78.4

Benedek G (1998) Rheumatic diseases and neoplasia. In: Maddison PJ, Isenberg DA, Woo P, Glass DN (eds)) Oxford textbook of rheumatology, 2nd edn. Oxford Univ Press, Oxford New York, pp 1671–1673

Byers PB (1994) Circulation disorders of bone. In: Salisbury JR, Woods CG, Byers PD (eds) Diseases of bone and joints. Chapman & Hall Medical, London Glasgow New York, pp 230–232

Dickson CJ, Matin JF (1987) Megakaryocytes and platelet clumps as the cause of finger clubbing. Lancet II:1434–1435

Martínez-Lavin M (1995)Hypertrophic osteoarthropathy. In: Klippel JH, Diepe PA (eds) Rheumatology. Mosby, St. Louis London, pp 7.40.1–7.40.4

Kapitel 79

Chondropathien (M 91–M 94)

L. Weh, J. Sieper, B. Lang

INHALT

79.1 Osteochondrosis dissecans (M 93.2)

L. Weh

Bei der Osteochondrosis dissecans handelt es sich um eine herdförmige Erkrankung des subchondralen Knochens, welche die Knorpeloberfläche miteinbezieht. Sie kann zu einer Ablösung eines Knochen-Knorpel-Fragments aus der Gelenkfläche führen. Befallen werden v.a. Sprung-, Knie- und Ellbogengelenke.

Die Prävalenz wird mit ca. $^{6}/_{10\,000}$ Personen, die maximale Inzidenz für das 2. Lebensjahrzehnt mit $^{30}/_{100\,000}$ bei männlichen und $^{20}/_{100\,000}$ bei weiblichen Personen genannt.

79.1.1 Ätiologie und Pathogenese

Die Ätiologie ist nicht sicher bekannt. Verschiedene Ursachen wurden zugrundegelegt:

- *Vaskuläre Faktoren:*
  Diskutiert wird die Möglichkeit mykotisch-embolischer Gefäßverschlüsse der subchondralen Endstrombahn, Fettembolien oder reflektorischer Durchblutungsstörungen.
- *Mikrotraumen:*
  Vermutet werden tangentiale Scherkräfte auf den Herd. Eine wechselnde tangential angreifende Kraft auf das Mausbett führt allmählich zu einer schalenförmigen Sklerosierung mit sukzessiver Durchblutungsstörung des Dissekates. Man stellt sich einen Mechanismus ähnlich eines Ermüdungsbruches oder einer Pseudarthrose vor (Abb. 79.1).

Pathogenetisch lassen sich 4 Phasen differenzieren:

- Stadium 1: subchondrale Nekrose,
- Stadium 2: perifokale Sklerosierung,
- Stadium 3: beginnende Lösung des Dissekats aus dem knöchernen Verbund mit zirkulärem knorpeligem Aufweichungsring („Dissekat in situ"),
- Stadium 4: freier Gelenkkörper.

79.1.2 Klinik

Die Symptomatik korreliert nur gering mit dem röntgenologisch faßbaren Stadium der Erkrankung. Solange sich das Dissekat im Gelenkverband befindet, werden häufig unspezifische belastungsabhängige Gelenkschmerzen und leichtere Schwellneigungen genannt. Die klinische Untersuchung ergibt keine oder eine nur geringe Kapselschwellung und Druckschmerzangabe

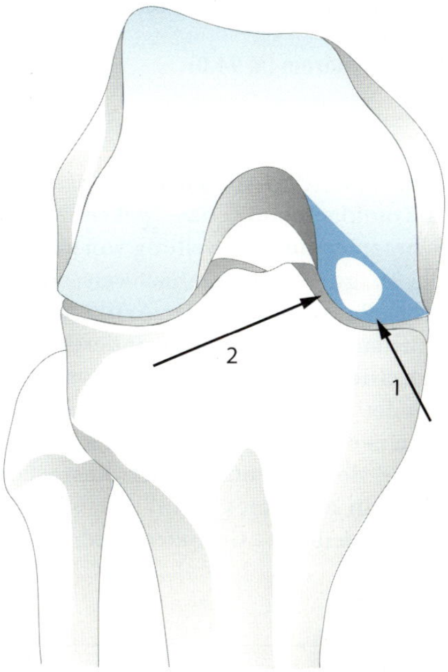

Abb. 79.1. Der Dissekatherd wird abwechselnd vom Tibiaplateau lateralseitig *(1)* und der Patella medialseitig *(2)* unter Druck gesetzt. Möglicherweise entsteht hierdurch eine schalenförmige Sklerosierung und eine Ermüdungsfraktur

im entsprechenden Gelenkkompartiment. Bei partieller und kompletter Auslösung des Dissekates beherrschen Blockierungen und Einklemmungserscheinungen des Gelenkes das klinische Bild. Der freie Körper („Gelenkmaus") kann gelegentlich getastet werden. Die Gelenkblockierungen lassen sich durch ein Ausschütteln der Extremität meist lösen.

Im Verlauf wird der freie Körper oft in einer Kapseltasche fibrös fixiert. Die klinische Symptomatik klingt dann ab. Die Osteochondrosis dissecans läuft aber häufig klinisch stumm ab. Über das Verhältnis von symptomatischen zu asymptomatischen Verläufen existieren keine Zahlen.

79.1.3 Verlauf und Prognose

Charakteristischerweise werden mehrere Phasen durchlaufen. Sicherlich geschieht dies nicht in jedem Fall. Spontanheilungen der Osteochondrosis werden beschrieben. Ein Ausbruch des Dissekates aus dem Gelenkverband muß jedoch als Präarthrose betrachtet werden. Das Gelenk wird durch Einklemmungen des ausgebrochenen Partikels und die gestörte Kongruenz der Gelenkoberfläche geschädigt. Das Mausbett füllt sich meist zunächst mit Faserknorpel. Der Herd stellt die Initialfläche einer Knorpelauffaserung des Gelenkes dar. Die Entwicklung einer Arthrose in gewichtsbelasteten Gelenken dürfte die Regel sein.

79.1.4 Labor und bildgebende Verfahren

Die Labordiagnostik bietet keine Hilfe. Standardaufnahmen des Gelenkes in 2 Ebenen sind für die Diagnosestellung erforderlich und meist ausreichend. Die konventionelle Tomographie oder auch Computertomographie dient der Klärung spezieller Fragen. Sie kann einen Beitrag leisten zur Beurteilung der Stabilität des Dissekates im „Mausbett" oder zur Präzisierung der Ausdehnung bei unübersichtlichen Gelenkverhältnissen, z.B. am Ellbogengelenk.

79.1.5 Diagnose und Differentialdiagnose

Die Diagnose läßt sich unter Berücksichtigung der Klinik und der Standardröntgenaufnahmen in der Regel zweifelsfrei stellen.

Differentialdiagnostische Schwierigkeiten können bei Vorliegen freier Gelenkkörper nach ihrer Entstehungsursache bestehen. Osteochondrale Frakturen sind abzugrenzen. Anamnestisch läßt sich hier meist ein stumpfes Trauma erfragen, welches geeignet war, eine osteochondrale Abscherfraktur hervorzurufen. Diese wird häufig durch eine Subluxation der Patella mit tangentialem Ausbruch eines osteochondralen Fragmentes verursacht. Im Gegensatz zur Osteochondrosis dissecans sind die Frakturflächen nicht sklerosiert.

Ein dem Stadium 1 der Osteochondrosis dissecans vergleichbares Röntgenbild am Kniegelenk bietet die Osteochondromalazie (M. Ahlboeck). Die Ränder des Herdes sind meist unscharf begrenzt. Im Gegensatz zur Osteochondrosis dissecans tritt der M. Ahlboeck beim älteren Menschen mit Gonarthrose auf. Es handelt sich hierbei um eine lokale Nekrose, welche meist eine rasch progrediente degenerative Gelenkzerstörung einleitet.

79.1.6 Therapie und Rehabilitation

Die Therapie der Osteochondrosis dissecans ist abhängig vom Gelenk und der Symptomatik. Allgemein gilt: Ein Zufallsbefund einer Osteochondrosis dissecans sollte zu weiteren Kontrollen veranlassen und ist nicht zwangsläufig ein Anlaß für eine spezifische Therapie. Ein freier Gelenkkörper mit Einklemmungssymptomen stellt eine Indikation zu einem operativen Vorgehen dar.

Die vorliegenden Erkenntnisse lassen einen breiten Handlungs- und Entscheidungsspielraum zu.

Stadium 1 oder 2
Hier wird zunächst ein konservatives Vorgehen favorisiert. Es besteht an der unteren Extremität in einer

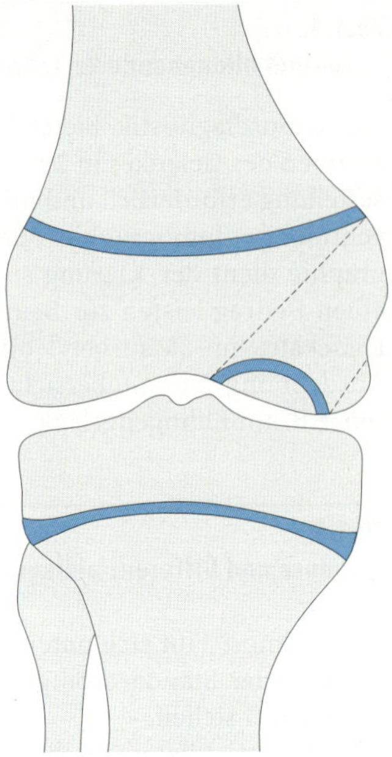

Abb. 79.2. Die Skleroseschale wird perkondylär unter sorgfältiger Schonung der Epiphysenfuge und des Gelenkknorpels durchbrochen, der Defekt mit Spongiosa aufgefüllt

Reduktion der Belastung bei gleichzeitiger Aufrechterhaltung der Bewegung. Je nach Ausprägungsgrad und Irritation des Gelenkes bedeutet dies eine vollständige oder teilweise Entlastung, z.B. mit Unterarmstützen oder auch einer Thomasschiene.

Von einigen Autoren wird auch in diesen Stadien ein operatives Vorgehen als sinnvoll erachtet. Angestrebt wird eine Durchblutungsverbesserung des Dissekates. Bei intakter Knorpeloberfläche ist ein retrogrades Vorgehen empfehlenswert. Hierbei kann mittels einer Hohlstanze ein Knochenzylinder vom Epikondylus bis unter die Knorpelschicht entfernt werden. Der Zylinder wird umgedreht und wieder implantiert. Alternativ wird der Bohrkanal mit Spongiosa (z.B. aus dem Beckenkamm) aufgefüllt (Abb. 79.2). Auch ein einfaches transkondyläres Anbohren des Herdes unter sorgfältiger Beobachtung der Knorpeloberfläche wird zum Zweck der Durchblutungssteigerung des Herdes durchgeführt.

Stadium 3

In diesem Stadium, bei drohender Dissekatlösung, ist ein operatives Vorgehen angezeigt. Angestrebt wird hierbei die möglichst bündige Reintegration des Knorpels. Verwendet werden z.B. Fibrinkleber. Die Sklerosierung des Mausbettes und des Dissekates sollte durchbrochen werden. Der subchondrale Raum wird mit Spongiosa plombiert.

Stadium 4

Hier stehen eine Reimplantation des Dissekates, die alleinige Entfernung oder eine Knorpeltransplantation zur Diskussion. Entscheidungskriterien sind die Zustände des Implantates, des Knorpellagers und das Alter.

79.2 Tietze-Syndrom (M 94.0)

J. Sieper

Im Jahr 1921 beschrieb Alexander Tietze dieses Krankheitsbild, das gekennzeichnet ist durch Schmerzen und Schwellung von kostalem Knorpel. Für die Diagnose ist der Nachweis einer umschriebenen Schwellung an einer der Artikulationen des vorderen Brustkorbs bei Ausschluß anderer Diagnosen erforderlich. Die Bezeichnung Tietze-Syndrom sollte nur verwendet werden, wenn auch eine objektive Schwellung in einem oder mehreren Gelenken nachweisbar ist. Unter der Diagnose einer Kostochondritis versteht man ein diffuseres Krankheitsbild mit Schmerzen in den jeweiligen Gelenken, jedoch ohne objektiven Befund.

79.2.1 Epidemiologie

50–75% der Patienten sind Frauen, das mittlere Alter bei Krankheitsbeginn beträgt ca. 32 Jahre.

79.2.2 Ätiologie und Pathogenese

Die Ursache dieser Erkrankung ist unklar, häufig wird versucht, ein vorangegangenes Trauma anzuschuldigen. So können Hustenanfälle und vorausgegangene Infekte der oberen Luftwege gefunden werden. Die Histologie ergibt in der Regel einen Normalbefund, ein Ödem kann nachweisbar sein, und in einzelnen Untersuchungen wurde auch von lymphozytären Infiltrationen berichtet.

79.2.3 Klinik

Betroffen sind die folgenden Gelenke:

- kostochondrale,
- sternoklavikulare,
- sternochondrale,
- manubriosternalen und
- xiphosternale.

Bei weitem am häufigsten sind jedoch die kostochondralen Artikulationen betroffen, und in ca. 80% der Fälle ist nur ein Gelenk befallen.

Sollten mehrere Regionen betroffen sein, dann sind es meistens benachbarte Artikulationen auf der gleichen Seite des Sternums. Selten finden sich Symptome auch bilateral. Am häufigsten findet sich ein Befall des ersten kostochondralen Gelenks, die nachfolgenden Gelenke folgen dann mit abnehmender Häufigkeit.

In der Mehrzahl der Fälle entwickeln sich die Beschwerden langsam, gelegentlich halten die Schmerzen nur wenige Tage an, meist jedoch über einige Wochen. In einer Untersuchung hatte die Mehrzahl der Patienten 4–9 Schmerzanfälle/Jahr, wobei jede Episode zwischen 5 und 27 Tagen dauerte. Da der Schmerz in den gesamten Brustkorb ausstrahlen kann, kann es differentialdiagnostische Probleme zu kardial bedingten Schmerzen geben.

79.2.4 Verlauf und Prognose

Die Prognose kann generell als gut eingeschätzt werden. Die Erkrankung ist in der Regel selbstlimitierend, obwohl es zu Rezidiven über Jahre kommen kann.

79.2.5 Diagnose und Differentialdiagnose

Zur Diagnose ist eine objektivierbare harte Schwellung in einem Gelenk erforderlich. Differentialdiagnostisch müssen ausgeschlossen werden:

- kardiale Ursachen,
- Rippenfrakturen,
- eine Arthritis im Rahmen einer systemisch rheumatischen Erkrankung wie einer chronischen Polyarthritis,
- Knochen- und Weichteiltumoren,
- pulmonale Ursachen und
- eine Interkostalneuritis.

Besonders zu erwähnen ist noch das sog. SAPHO-Syndrom (S = Synovitis, A = Akne, P = Pustulosis, H = Hyperostosis und O = Osteitis). Hierbei sollte zusätzlich ein Hautbefall und eine Hyperostosis oder Osteitis nachweisbar sein.

79.2.6 Therapie

Die Patienten sollten auf den harmlosen Charakter und die gute Prognose ihrer Erkrankung hingewiesen werden, v.a. daß keine kardiale Ursache vorliegt. Lokale Applikationen von Wärme und der Gebrauch von nichtsteroidalen Antiphlogistika sind in der Regel ausreichend. Die lokale Injektion von Anästhetika gibt in der Regel nur vorübergehende Besserung, bei persistierenden Beschwerden ist die lokale Injektion von Glukokortikoiden die Therapie der Wahl.

79.3 Chronisch rezidivierende Polychondritis (M 94.1)

B. Lang

79.3.1 Definition und Terminologie

Die chronisch rezidivierende Polychondritis, erstmals 1923 von Jaksch-Wartenhorst beschrieben, ist ein selten diagnostiziertes Krankheitsbild. Die Diagnose kann insbesondere dann schwierig werden, wenn die Erkrankung nicht mit den klassischen Symptomen der aurikulären und nasalen Chondritis beginnt. Da aber gerade die extrakartilaginären Organmanifestationen folgenschwere Komplikationen nach sich ziehen können und die Prognose nachhaltig verschlechtern, ist eine zeitige Diagnosestellung erforderlich. Die chronisch-rezidivierende Polychondritis ist klinisch charakterisiert durch rezidivierende Knorpelentzündungen, insbesondere der Ohren, der Nase, des Respirationstraktes und der Gelenke. Auch nichtkartilaginäre, biochemisch und strukturell aber verwandte Strukturen können befallen werden. So finden sich begleitend Arthritiden, Entzündungen der Augen (mit Konjunktivitis, Episkleritis, Keratitis, Uveitis, Iritis), Hörverlust und vestibuläre Störungen. Das kardiovaskuläre System, das zentrale Nervensystem, Haut und Nieren sind oft mitbeteiligt.

79.3.2 Epidemiologie und Klassifikation

Die chronisch rezidivierende Polychondritis ist eine seltene Erkrankung, die gehäuft mit anderen entzündlich-rheumatischen Erkrankungen, Autoimmunerkrankungen und Vaskulitiden vorkommt. Das Hauptmanifestationsalter liegt zwischen dem 40. und 60. Lebensjahr, das Geschlechterverhältnis ist ausgewogen.

Eine Vielzahl weiterer Organmanifestationen weist auf den systemischen Charakter dieser Erkrankung hin, deren Ursache bislang noch unbekannt ist.

Nach McAdam (1976) müssen zur Diagnose 3 oder mehr der in der folgenden Übersicht genannten Kriterien erfüllt sein, um klinisch die Diagnose einer chronisch-rezidivierenden Polychondritis zu stellen.

Kriterien für die Diagnose einer chronisch-rezidivierenden Polychondritis

- Rezidiverende Chondritis beider Ohrmuscheln
- Nichterosive Polyarthritis
- Chondritis des Nasenknorpels
- Augenbeteiligung
- Chondritis des Respirationstraktes einschließlich laryngealer und trachealer Knorpelstrukturen
- Kochleäre oder vestibuläre Störungen

Nach Meinung anderer Autoren sollten neben den oben aufgeführten Kriterien zusätzlich eindeutige histopathologische Befunde vorliegen. Allgemein sind aber die Diagnosekriterien von McAdam gebräuchlich, zumal die Knorpelbiopsie nicht unproblematisch ist.

In den allermeisten Fällen kann auf eine histologische Sicherung der Diagnose verzichtet werden. Jedoch ist anzumerken, daß es sich bei der chronisch rezidivierenden Polychondritis um ein heterogenes Krankheitsbild handelt. Es kann deshalb durchaus Patienten geben, die die relativ „harten" Diagnosekriterien nicht ganz erfüllen. Bei diesen ist eine histologische Sicherung der Diagnose zwingend. Allerdings macht eine Biopsie nur Sinn, wenn klinisch Entzündungszeichen vorliegen.

79.3.3 Ätiologie und Pathogenese

Die Ätiologie ist bisher unbekannt. Es wird angenommen, daß es sich um eine Autoimmunerkrankung innerhalb der Kollagenose-/Vaskulitisgruppe handelt oder daß zumindest immunmediierte Mechanismen eine bedeutende Rolle spielen. Autoantikörper gegen natives Kollagen sind beschrieben worden sowie eine zelluläre Immunantwort gegen Knorpelbestandteile. Ein weiterer, starker Hinweis auf eine immunmediierte Erkrankung ist die deutliche Assoziation des Auftretens der chronisch-rezidivierenden Polychondritis mit HLA-DR4 (Lang et al. 1993). 60% der Patienten weisen das HLA-Merkmal DR4 auf, hingegen nur etwa 1/4 in der Kontrollgruppe.

Im Gegensatz zur chronischen Polyarthritis, die ja mit bestimmten Subtypen von DR4 assoziiert ist, findet sich eine solche Subtypenspezifität bei der chronisch-rezidivierenden Polychondritis nicht (Zeuner et al. 1997).

79.3.4 Histopathologie

Im histologischen Bild fällt ein Verlust der Metachromasie des Knorpels auf sowie insbesondere die Infiltration durch Lymphozyten, Plasmazellen und polymorphkernige Leukozyten an der Knorpelgrenze. Histologisch wird das Bild also eher als Perichondritis beschrieben.

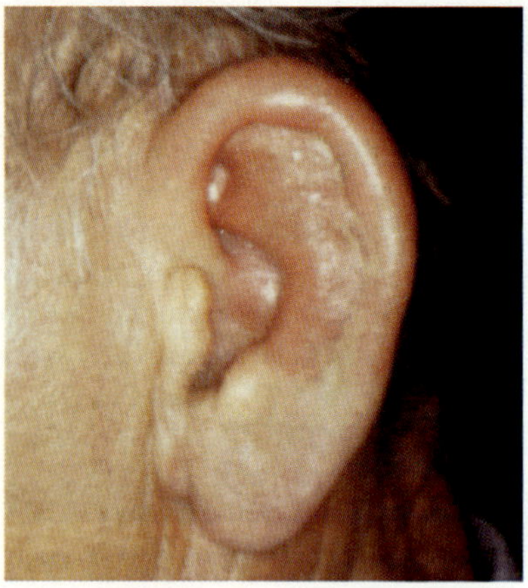

Abb. 79.3. Akute Entzündung des Ohrknorpels bei einem Patienten mit chronisch rezidivierender Polychondritis

Tabelle 79.1. Häufigkeit verschiedener Organbeteiligungen bei Patienten mit chronisch rezidivierender Polychondritis

Klinische Manifestationen	Erstmanifestationen [%]	Kumulative Manifestation [%]
Aurikuläre Chondritis	25–55	90–95
Nasale Chondritis	15–30	60–80
Chondritis des Respirationstraktes	12–25	30–70
Arthralgien/Arthritis	20–35	50–80
Audiovestibuläre Symptome	6–20	40–50
Kardiovaskuläres System	0–5	10–40
Nierenbeteiligung	0–5	10–25
Augenbeteiligung	15–30	50–60
Hautbeteiligung	10–20	25–40

79.3.5 Klinik

Aurikuläre Chrondritis

Die wichtigsten klinischen Manifestationen sind in Tabelle 79.1 aufgeführt.

Häufigstes Erstsymptom ist eine aurikuläre Chondritis (Abb. 79.3). Diese kommt bei etwa 1/3 der Patienten als Erstmanifestation vor und ist meist beidseitig. Im weiteren Verlauf entwickeln allerdings über 90% eine aurikuläre Chondritis. Diese Ohrchondritis beginnt meist mit relativ plötzlichem Einsetzen von Schmerzen, Schwellung und Spannungsgefühl, manchmal auch Rötung der Helix, Antehelix, des Tragus und gelegentlich des äußeren Gehörganges. Das Ohrläppchen ist knorpelfrei und wird deshalb ausgespart. Durch ein Ödem des äußeren Gehörganges kommt es zu einer Hörminderung. Bei zunehmenden Knorpelschwund können sich sogenannte Schlappohren ausbilden.

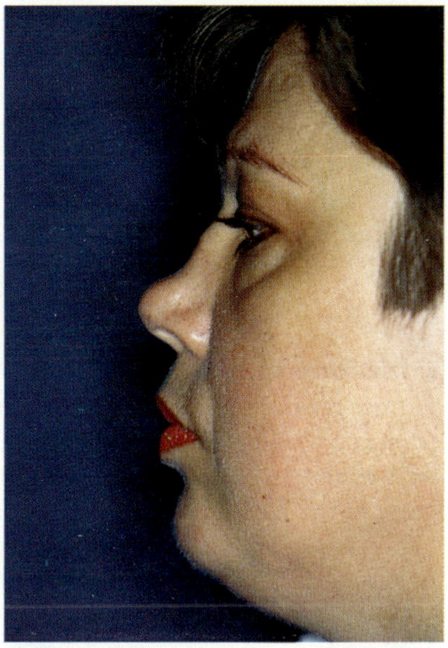

Abb. 79.4. Sattelnase bei einer Patientin mit chronisch rezidivierender Polychondritis

Arthralgien und Arthritiden

Arthralgien und Arthritiden sind das zweithäufigste Symptom der Erkrankung. Als Initialsymptom tritt bei etwa $^1/_3$ eine Gelenkbeteiligung auf. Im Laufe der Erkrankung leiden etwa 70–80% der Betroffenen an Gelenksymptomen. Meist ist der Befall oligo- oder polyartikulär mit Bevorzugung der kleinen und mittelgroßen Gelenke. Bei knapp der Hälfte der Patienten mit Gelenkbeteiligung sind die kostochondralen, sternoklavikularen und sternomanubrialen Gelenke mitbetroffen. Die Gelenkbeteiligung, meist milder Natur, dauert oft nur einige Wochen an, verläuft in der Regel nicht erosiv und remittiert häufig spontan. Vereinzelt kommen aber auch destruktive Verläufe vor.

Chondritis des Nasenknorpels

Das dritthäufigste Symptom ist die Chondritis des Nasenknorpels (Abb. 79.4). Erstsymptome sind in der Regel Schleimhautschwellung, Sekretabsonderung und selten auch Nasenbluten. Die Chondritis führt in der Folge bei etwa einem $^1/_3$ der Patienten zur Entwicklung einer Sattelnase.

Okuläre Beteiligung

Über die Hälfte der Patienten weisen im Verlauf der Erkrankung eine okuläre Beteiligung auf. Dabei dominieren Skleritis oder Episkleritis, gefolgt von Iritis, Keratitis oder Keratokonjunktivitis sicca. Chorioretinitis, Skleromalazie, Exophthalmus und Katarakt kommen vergleichsweise selten vor. Gelegentlich kann der Augenbefall der Knorpelentzündung vorausgehen.

Allgemeinsymptome

Allgemeinsymptome weisen über die Hälfte der Patienten auf, z.B. subfebrile Temperaturen während eines akuten Schubes, Körpergewichtsabnahme, Müdigkeit, Nachtschweiß.

Mitbeteiligung des Respirationstraktes

Der Respirationstrakt ist bei bis zu $^2/_3$ der Patienten mitbetroffen. Im Rahmen der Tracheitis oder Bronchitis entsteht zunächst ein entzündliches Ödem. Zu den Frühsymptomen zählen weiterhin eine durch eine Laryngitis bedingte Heiserkeit oder Aphonie, trockener Husten oder Dyspnoe. Durch zunehmenden Knorpelschwund kommt es zu einer Wandinstabilität von Trachea und Bronchialsystem mit nachfolgendem Kollaps und Obstruktionen. Der resultierende Stridor kann sowohl inspiratorisch (bei Trachealkollaps) wie auch exspiratorisch (bei Bronchialkollaps) sein.

Ferner wird eine Lumeneinengung durch ausgedehnte fibrotische Veränderungen und Knorpeldestruktionen verursacht. Diese sind meistens diffus über weite Abschnitte der Trachea verteilt. Erstaunlicherweise bekommen nur $^2/_3$ der Patienten mit Strikturen der Trachea und des Bronchialsystems Symptome.

Mitbeteiligung des kardiovaskulären Systems

Über die Häufigkeit einer Mitbeteiligung des kardiovaskulären Systems gehen die Angaben in der Literatur z.T. erheblich auseinander. Die mitgeteilten Häufigkeiten reichen von 10% bis zu 46%. Die Aorteninsuffizienz, meist durch entzündliche Dilatation des Klappenringes bedingt, wird mit 6% angegeben. Es sind weiterhin beschrieben: Mitralinsuffizienz, Aortenklappenendokarditis, Perikarditis und selten einmal eine myokardiale Ischämie durch eine Koronararteriitis. Auch Aortitiden sind beobachtet worden.

Nierenbeteiligung

Nierenbeteiligungen sind mit 25% relativ häufig (Mikrohämaturie, Proteinurie und/oder positive Nierenbiopsie). Diese Gruppe ist allerdings sehr heterogen. Oft stellt sich die Frage, ob die renalen Veränderungen wirklich mit der chronisch-rezidivierenden Polychondritis zusammenhängen oder eine andere Ätiologie haben.

Kochleovestibuläre Mitbeteiligung

Eine kochleovestibuläre Symptomatik wird in bis zu 50% der Fälle beobachtet.

Hautbeteiligung

In etwa $^1/_3$ der Patienten kommt es zu Hautmanifestationen. Auch diese Gruppe ist sehr heterogen. Man findet häufiger eine Psoriasis vulgaris, pustolöse Psoriasis oder gar eine Psoriasisarthropathie. Häufiger kommen auch leukozytoklastische Vaskulitiden vor, vereinzelt werden Livedo reticularis, Pannikulitis, Thrombophlebitis, Urtikaria und Erythema nodosum beobachtet.

Tabelle 79.2. Assoziationen der chronisch-rezidivierenden Polychondritis mit anderen Erkrankungen (Angaben in %)

Assoziationen	Häufigkeit [%]
Systemische Vaskulitis	5–10
Chronische Polyarthritis	5–10
Systemischer Lupus erythematodes	5
Sjögren-Syndrom	<5
Hashimoto-Thyreoditis	<5
Progressive systemische Sklerose	Einzelfälle
Mischkollagenose	Einzelfälle
Seronegative Spondarthritiden	Einzelfälle
Colitis ulcerosa	Einzelfälle
Primär biliäre Zirrhose	Einzelfälle
Behçet-Syndrom	Einzelfälle
M. Crohn	Einzelfälle
Myeloproliferative Syndrome	Einzelfälle
Autoimmunhämolytische Anämie	Einzelfälle

Mitbeteiligung des Nervensystems

Die Mitbeteiligung des zentralen und peripheren Nervensystems (unter 10%) ist in der Regel auf eine Vaskulitis zurückzuführen.

79.3.6 Verlauf und Prognose

Die Prognose der Polychondritis ist individuell sehr unterschiedlich. Größere Statistiken sprechen von einer durchschnittlichen Überlebenszeit nach Diagnosestellung zwischen 7 und 11 Jahren. Die Prognose hängt stark von den assoziierten Erkrankungen ab sowie von einer Mitbeteiligung des Trachealknorpels.

Ein gleichzeitiges Vorkommen anderer entzündlicher rheumatischer oder Autoimmunerkrankungen und Vaskulitiden wird bei etwa $^1/_3$ der Patienten mit chronisch rezidivierender Polychondritis beobachtet (Tabelle 79.2). Man könnte diese Patientengruppe, bei der gleichzeitig eine andere Erkrankung vorliegt, auch als „sekundäre Polychondritis“ definieren. Ob eine solche Unterscheidung vom pathophysiologischen Standpunkt her sinnvoll und notwendig ist, muß offenbleiben.

Bei etwa 10% der Patienten tritt eine begleitende Vaskulitis auf, vereinzelt wurden Patienten beschrieben, bei denen gleichzeitig eine Wegener-Granulomatose oder ein Churg-Strauss-Syndrom vorliegt. In etwa 5–10% der Fälle besteht gleichzeitig eine chronische Polyarthritis, Spondarthropathie oder eine juvenile Arthritis. Auch Patienten mit gleichzeitigem Sjögren-Syndrom, systemischem Lupus erythematodes, Thyreoiditis Hashimoto, progressiver systemischer Sklerose und Überlappungssyndromen sind beschrieben worden. Vereinzelt kommen auch andere Autoimmunerkrankungen vor wie Colitis ulcerosa, primär biliäre Zirrhose, M. Behçet, Polymyalgia rheumatica, Sarkoidose, Myasthenia gravis, Thymom und Lungenfibrose. Manchmal gehen die assoziierten Erkrankungen der chronisch rezidivierenden Polychondritis um mehrere Jahre voraus, können aber auch erst im späteren Verlauf der Polychondritis manifest werden.

79.3.7 Labor

Entzündungszeichen

Für die rezidivierende Polychondritis gibt es keine spezifischen diagnostischen Labortests. In fast allen Fällen ist bei akuten Schüben eine Blutsenkungsbeschleunigung festzustellen, bei etwa der Hälfte der Patienten eine Anämie und eine mäßige Leukozytose. Vereinzelt wird eine autoimmunhämolytische Anämie beobachtet.

Antikörper

Bei 10–30% der Patienten findet sich ein positiver Rheumafaktor. Antinukleäre Antikörper kommen bei etwa 20% der Patienten vor. In der Regel müssen in diesen Fällen gleichzeitig eine begleitende bzw. zugrundeliegende chronische Polyarthritis oder ein systemischer Lupus erythematodes ausgeschlossen werden. Mindestens $^1/_3$ der Patienten mit chronisch-rezidivierender Polychondritis hat im akuten Schub Autoantikörper gegen Kollagen Typ II, wobei diese Autoantikörper selbstverständlich nicht spezifisch oder pathognomonisch für die Polychondritis sind. Die laborchemischen Untersuchungen dienen überwiegend dazu, andere Erkrankungen auszuschließen und die Krankheitsaktivität, die in der Regel mit den unspezifischen Entzündungsparametern korreliert, abzuschätzen.

79.3.8 Diagnose und Differentialdiagnose

Die Differentialdiagnose der chronisch rezidivierenden Polychondritis ist insbesondere dann schwierig, wenn gleichzeitig assoziierte Erkrankungen vorliegen. Differentialdiagnostische Probleme können auch dann entstehen, wenn die chronische Polychondritis nicht mit einer typischen Chondritis der Ohren oder der Nase beginnt. Gelegentlich tritt z.B. eine Trachealstenose ohne weitere Organmanifestationen als Erstsymptom auf.

Selten beginnt die Erkrankung mit Fieber unklarer Genese. Auch wenn zunächst ausschließlich entzündliche Augenveränderungen oder Arthralgien vorkommen, bleibt die Diagnose oft einige Zeit unklar. Die Polychondritis ist differentialdiagnostisch in erster Linie auch von einer nekrotisierenden Vaskulitis, z.B. einer Wegener-Granulomatose abzugrenzen. Ferner muß die Polychondritis vom seltenen Cogan-Syndrom abgegrenzt werden. Weitere Differentialdiagnosen sind unter anderem:

- hereditäre degenerative Chondropathie,
- Sarkoidose,
- systemischer Lupus erythematodes,
- Sjögren-Syndrom,
- seronegative Spondylarthropathien,
- Behçet-Syndrom und
- die chronische Polyarthritis.

79.3.9
Therapie und Rehabilitation

Die Behandlung der Polychondritis erfolgt rein symptomatisch. Eine kausale Therapie ist nicht bekannt. Medikamentös werden *nichtsteriodale Antiphlogistika,* Kortikosteroide und Zytostatika eingesetzt. 1/3 der Patienten benötigt bei milden Verlaufsformen lediglich nichtsteroidale Antiphlogistika. In diesen Fällen war die Erkrankung meist auf eine Chondritis der Ohren und/oder der Nase mit blander Arthritis begrenzt.

Bei Patienten mit weiteren Organmanifestationen ist eine *Kortikosteroidtherapie* angezeigt, wodurch die Intensität und die Häufigkeit der Schübe gemildert, die Progression der Erkrankung aber nicht aufgehalten werden kann. Immunsupressiva oder Zytostatika werden eingesetzt, um auf lange Sicht Kortikosteroide einzusparen und wenn die Erkrankung durch Kortikosteroide allein nicht beherrschbar ist. Therapiestudien an größeren Patientenkollektiven liegen nicht vor. Bewährt haben sich Azathioprin mit 2–2,5 mg/kgKG sowie Methotrexat, z.B. eine Dosis von 15 mg/Woche. In seltenen Fällen werden chirurgische Verfahren wie Tracheotomie, Resektion eines Segments bei Tracheomalazie und Implantation aufweitbarer Stents bei Kollaps von Hauptbronchien notwendig. Bei Mitbefall innerer Organe ist die Therapie ähnlich wie die bei Kollagenosen und Vaskulitiden.

79.4
Chondromalazie (94.2)

L. Weh

Der Sprachgebrauch ist uneinheitlich. Der Terminus „Chondromalazie“ (malachia, griech. Erweichung) bezeichnet im engeren Wortsinn einen morphologisch oder palpatorisch erkennbaren Schaden des Knorpels. Der Begriff steht heute für ein durch einen Knorpelschaden entstandenes Schmerzsyndrom des Knies und des Retropatellargelenks im Speziellen. Es erfolgt bis zum heutigen Tag häufig keine klare begriffliche Abgrenzung gegenüber peripatellären Insertionstendopathien oder Femoropatellararthrosen.

Die unterschiedlichen Definitionen und z.T. fehlleitenden Begriffe verzögerten die differenzierte Weiterentwicklung der Konzepte zu peripatellären Schmerzsyndromen. Die Vergleichbarkeit der Kollektive verschiedener Autoren, welche sich mit Patellasyndromen befassen, bleibt bis heute ungenügend.

79.4.1
Epidemiologie und Klassifikation

Zahlreich sind Statistiken zur Frequenz von Knorpelauffaserungen an der Kniescheibe. Diese werden in einer Häufigkeit von 30%–87% bei Arthrotomien – aus anderem Anlaß – angegeben. Die Häufigkeit nimmt mit dem Alter zu. Jenseits des 30. Lebensjahres lassen sich fast ausnahmslos Knorpelschäden der Patella beobachten.

Da die meisten Veröffentlichungen über Patellasyndrome nicht zwischen Sehnen- oder Kapselschmerz differenzieren und sich unter den Begriffen „Chondropathia“ und „Chondromalacia patellae“ meist Mischkollektive verbergen, bleiben epidemiologische Angaben über symptomatische Chondromalaziesyndrome problematisch. Die Häufigkeit retropatellärer Knorpelschäden steht in Kontrast zum Vorkommen von Kniegelenksbeschwerden.

79.4.2
Ätiologie und Pathogenese

Sowohl mechanische als auch humorale Noxen kommen in Betracht.

Mechanische Faktoren

Die Kniescheibensyndrome werden als Folge einer Fehlform oder -funktion interpretiert. Ein besonderer Stellenwert wird folgenden Faktoren zugeordnet

- pathologische Patellaform,
- Anteversion des Schenkelhalses,
- vergrößerter Quadrizeps- oder „Q“-Winkel,
- vergrößerter Sulkuswinkel,
- Genu valgum und
- pathologische Tibiatorsion.

Bei den funktionellen Gesichtspunkten spielt die Oberschenkelmuskulatur eine zentrale Rolle. Diskutiert wird eine muskulär oder ligamentär bedingte Änderung des femoropatellären Gleitens. Angenommen wird als Ursache der Malazie eine:

- Insuffizienz des M. vastus medialis mit Patellalateralisation,
- Patella alta,

- Gelenklaxität, anlagebedingt oder durch rezidivierende Ergüsse und Luxationen erworben,
- Patellainstabilität,
- Überlastung der medialen Facette sowie
- Minderbelastung der „odd facet".

Möglicherweise spielt eine mangelhafte Rotationsführung der Patella beim Streckvorgang eine Rolle. So korreliert die Höhe des Ansatzes des. M. vastus medialis mit dem Grad der retropatellären Chondromalazie. Außerdem wurden bei der Chondromalazie Innervationsstörungen der Oberschenkelmuskulatur gefunden.

Hohe Kompressionskräfte, v.a. aber Kontusionen stellen eine weitere Ursache dar. So treten peripatelläre Schmerzsyndrome bei ca. 8% aller sporttreibenden Jugendlichen und Erwachsenen in irgendeiner Form auf.

Humorale Faktoren

Destruktionen der Knorpeloberfläche sind durch Enzyme aus Granulozyten, Serum und Synoviozyten möglich. Enzymsysteme der Chondrozyten selbst können die Knorpelmatrix abbauen. Unerkannte reaktive Arthritiden spielen möglicherweise eine größere Rolle, als sich derzeit belegen läßt. Neben Gelenkinfektionen führen auch endokrine Störungen, wie Hypothyreoidismus und Sexualhormondefizite, zu Knorpelschädigungen (Abb. 79.5).

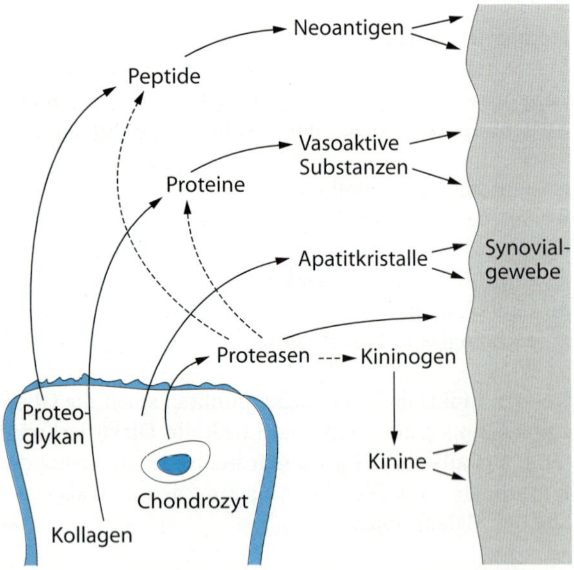

Abb. 79.5. Auslösung einer sekundären Synovitis durch Substanzen, die dem untergehenden Knorpel und Knochen entstammen. (Nach Faßbender 1983)

79.4.3 Histopathologie

Die Chondromalazie läßt sich morphologisch in 4 Schweregrade eingeteilt (Bentley u. Dowd 1984):

- Stadium 1:
  Auffaserung und Spaltbildung in einer Fläche mit Kantenlänge <0,5 cm,
- Stadium 2:
  Auffaserung und Spaltbildung in einer Fläche mit Kantenlänge von 0,5–1 cm,
- Stadium 3:
  Auffaserung und Spaltbildung in einer Fläche mit Kantenlänge von 1–2 cm,
- Stadium 4:
  Auffaserung in einer Fläche mit Kantenlänge von >2 cm mit oder ohne Freiliegen des subchondralen Knochens.

Histologisch zeigen sich in den aufgefaserten Arealen Zellverluste und Clusterbildungen. Diese können als Reparaturversuch interpretiert werden. „Schwellungen" oder Ödeme des Knorpels werden beschrieben. Wahrscheinlich liegen diesen Brüche in den Kollagenfasern zugrunde.

Als Bindeglied zwischen Knorpelschaden und Knieschmerz gilt die „Synovialitis chondrodetritica". Analog des Unterschieds zwischen einer latenten und einer aktivierten Arthrose läßt sich auch bei der Chondromalazie zwischen einer latenten (asymptomatischen) und aktivierten (symptomatischen) Form unterscheiden.

79.4.4 Klinik

Die symptomatische Chondromalazie kommt überwiegend bei Jugendlichen oder jungen Erwachsenen vor. Anamnestisch wird eine Schmerzhaftigkeit bei Beugung und Belastung der Kniegelenke angegeben. Charakteristisch sind Schmerzen beim Treppauf- und Treppabgehen sowie bei längerem Sitzen (frz. „signe de cinéma", engl. „movie sign"). Typisch ist auch das unwillkürliche Einknicken des Kniegelenks („giving way"). Über Gelenkschwellungen wird berichtet.

Oft ist eine samtartige Kapselverdickung zu palpieren, die parapatellären Recessus sind verstrichen. Ein Druckschmerz wird um die Kniescheibe angegeben. Gelegentlich läßt sich auch ein Erguß nachweisen. Ziemlich regelmäßig läßt sich in fortgeschrittenen Fällen eine Quadrizepsverschmächtigung feststellen (Abb. 79.6)

Die retropatelläre Krepitation ist bei oberflächlichen Knorpelläsionen inkonstant und für die Einschätzung

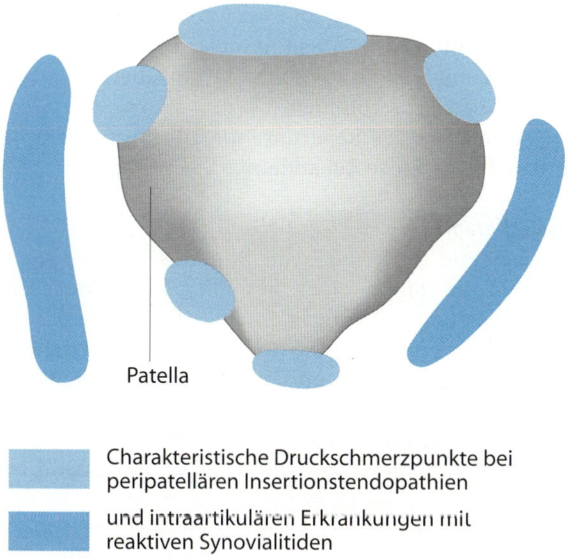

Abb. 79.6. Charakteristische Lokalisationen von Druckschmerzangaben bei peripatellären Insertionstendopathien

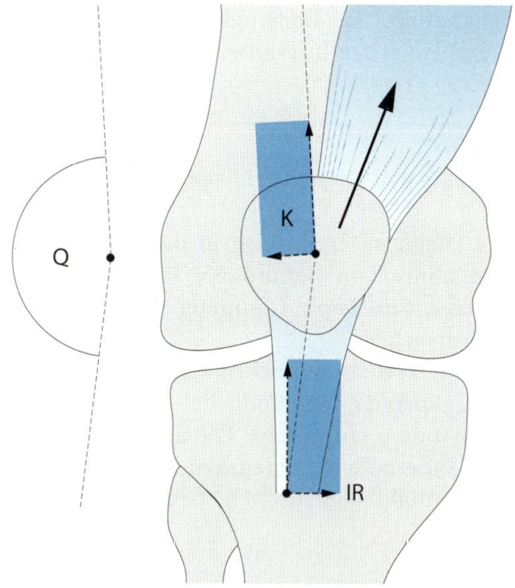

Abb. 79.7. Die Zugrichtung des M. quadrizeps verläuft in der Frontalebene nicht gestreckt gerade von proximal bis zur Tuberositas tibiae, sondern ändert sich so, daß ein nach lateral offener Winkel, der sog. Quadrizepswinkel, entsteht. Dieser Q-Winkel hat entsprechend dem Parallelogramm der Kräfte zur Folge, daß an der Patella eine nach lateral gerichtete Kraft *K* zur Wirkung kommt. Der laterale Anteil der Femurkondylenrolle wird nach dorsal gedrängt, während die Tibia gegenüber dem Femur gleichzeitig nach innen rotiert *(IR)*. Der V. medialis ist mit seiner distalen Pars transversalis ein Antagonist zu dieser Kraft K. (Nach Müller 1985)

des Defektausmaßes wenig hilfreich. Erst bei fortgeschrittenen Schäden läßt sich ein eindeutiges Reiben tasten. Die Zeichen nach Zohlen oder Fründ sind von geringem Wert und fallen häufig falsch-positiv aus.

79.4.5 Verlauf und Prognose

Inwieweit die Chondromalazie eine Vorstufe zur Arthrose darstellt, ist umstritten. Es kann nach dem heutigen Kenntnisstand davon ausgegangen werden, daß die medialseitigen Areale mit Knorpelauffaserungen nicht progredieren. Dies trifft v.a. für die Veränderungen an der „odd facet", dem medialen Patellarand und dem Knorpelfirst zu. Hingegen wird den lateralseitigen Knorpelveränderungen – v.a. im Rahmen eines lateralen Hyperpressionssyndroms – eine Entwicklung zur Femoropatellararthrose zugeschrieben (Abb. 79.7). In Anbetracht der geringen Koinzidenz morphologischer retropatellarer Schäden mit Schmerzempfindung kann die Prognose insgesamt eher optimistisch dargestellt werden.

79.4.6 Labor und bildgebende Verfahren

Labor

Labordiagnostisch lassen sich bei der Chondromalazie keine spezifischen Befunde erheben. Bei der häufig unklaren Ätiologie mag im Einzelfall der Ausschluß immunologischer Faktoren, wie bei einer reaktiven Arthropathie, sinnvoll sein.

Bildgebende Verfahren

Röntgen

Die konventionelle Röntgendiagnostik leistet ihren Beitrag als Ausschlußverfahren knöcherner Veränderungen (z.B. freier Gelenkkörper). Sie ist zur Erkennung eines möglicherweise bereits bestehenden Übergangs zur Femoropatellararthrose sinnvoll. Die Darstellung des femoropatellaren Gleitlagers im axialen Strahlengang bei 30° ist zur Feststellung einer lateralen Hyperpression und einer Dysplasie der Trochlea sinnvoll. Die Bestimmung der Formgebung der Patella nach Wiberg und ihrer pathogenen Relevanz wurde sicher überschätzt und sollte Extremfällen (z.B. bei Dysplasie oder Patellaluxationen) vorbehalten bleiben. Auch die vielen beschriebenen Kongruenzwinkel am femoropatellaren Gleitlager konnten bezüglich ihrer Bedeutung für den Einzelfall nicht überzeugen.

Computer- und Kernspintomographie

Mit der Computer- und Kernspintomographie ist eine nichtinvasive Beurteilung der Qualität der Knorpeloberfläche möglich.

Arthroskopie

Die Arthroskopie erlaubt eine genaue Beurteilung von Lokalisation, Ausdehnung und Schweregrad des Knorpelschadens. Sie bietet gleichzeitig den Vorteil eines therapeutischen Instruments.

79.4.7 Diagnose und Differentialdiagnose

Die Diagnose ergibt sich in der Regel aus Anamnese und klinischem Befund. Sie läßt sich im Bedarfsfall durch Arthroskopie, Computer- und Kernspintomographie absichern.

Differentialdiagnostisch ist v.a. die Abgrenzung gegen primär entzündliche Gelenkleiden (reaktive Arthritiden, chronische Polyarthritis etc.) von Interesse. Innerhalb der Patellasyndrome sind die folgenden differentialdiagnostischen Grenzziehungen erforderlich:

Peripatelläre Insertionstendopathien

Es handelt sich hierbei um Irritationen bzw. degenerative Vorgänge in den peripatellären Sehneneinstrahlungen. Die häufigste Form ist das Patellaspitzensyndrom („Springerknie"). Die Abgrenzung von Sehnenansatz- und Kapselschmerz bereitet in der Regel keine Schwierigkeiten. Die Schmerzhaftigkeit ist bei Insertionstendopathie oberflächlich, deutlich ventral der Knochen-Knorpel-Grenze und auf die großen Sehnenzügel beziehbar. Kapselverdickungen finden sich nicht. Ursachen des Patellaspitzensyndroms sind physische Überlastung und konstitutionelle Bandschwäche (Weh u. Augustin 1994). Anamnestisch wird keine Schwellung angegeben. Sehnenansatzirritationen treten häufig auch reflektorisch im Gefolge einer Chondromalazie auf (nicht umgekehrt).

Femoropatellararthrose

Bei der Femoropatellararthrose sind röntgenologisch ossäre Reaktionen an der Patella oder der Trochlea nachweisbar. Eine wichtige Unterform ist das laterale Hyperpressionssyndrom der Patella.

Habituelle Patellaluxation

Die Abgrenzung beruht in erster Linie auf den anamnestischen Angaben. Zwar läßt die Palpation der Patella in Streckstellung eine vermehrte Lateralisation erkennen. Die Übergänge zum Normalbefund sind jedoch fließend.

79.4.8 Therapie und Rehabilitation

Bei einer Knorpelauffaserung kann keine heute bekannte Therapie die Integrität der Knorpeloberfläche wiederherstellen. Vergleichbar der Arthrosebehandlung besteht das Ziel darin, die symptomatische in eine nichtsymptomatische Chondromalazie überzuführen. Wahrscheinlich ist damit auch ein (vorübergehender) Progredienzstop verbunden.

Das konservative Repertoire umfaßt Physiotherapie und medikamentöse Behandlung.

Physiotherapie

Entscheidend ist der adäquate Stimulus auf die Chondrozyten im Sinne einer physiologischen Wechseldruckbelastung. Wichtig ist zudem die Muskelpflege. Hierzu gehört die Dehnung der verkürzten Oberschenkelmuskulatur und das muskuläre Training. Chondrozytenstimulation und muskuläres Training lassen sich am besten durch regelmäßiges Fahrradfahren, z.B. auch auf einem Ergometer, verwirklichen. Entscheidend ist hierbei die richtige Dosierung, knapp unterhalb der synovitischen Reizschwelle, mit konsequenter Steigerung der Intensität und Dauer. Der Effekt ist nicht vor 3 Monaten zu erwarten.

Zur Physiotherapie zählen – je nach Symptomatik – Maßnahmen der Reizhemmung, Durchblutungssteigerung, Koordinationsverbesserung und Muskelpflege. Die Reizhemmung ist durch wärmeentziehende Anwendungen, wie Eisapplikationen, Priesnitz-Wickel, aber auch Gele möglich. Zur Durchlutungsförderung und muskulären Detonisierung haben sich Peloide oder Ultraschall bewährt.

Medikamentöse Therapie

Es stehen einige wenige pharmakologische Präparate mit dem Nachweis einer positiven Beeinflussung des Knorpels zur Verfügung.

Nichtsteroidale Antiphlogistika (NSAID) und Kortikoide

Aktivierte Synovialzellen spielen eine wichtige Rolle bei der symptomatischen Chondromalazie. Sie produzieren eine Vielzahl von Mediatoren, welche den Knorpelstoffwechsel negativ beeinflussen. Hemmung des Knorpelanabolismus als auch -katabolismus durch NSAID wurden beschrieben. Der Wissensstand bleibt vorläufig unbefriedigend. Nicht zuletzt aus Kostengründen stellen die NSAID momentan das Rückgrat der Arthrosebehandlung dar. In therapieresistenten Fällen – z.B. mit rezidivierenden Ergüssen – ist auch die intraartikuläre Gabe von Kortikoiden sinnvoll.

Glykosaminsulfat

D-Glukosamin ist das Schwefelsäuresalz des Aminozuckers Glukosamin. Es ist in den wichtigsten Bausteinen des Bindegewebes enthalten. Hierzu zählen die Glykosaminoglykane, Hyaluronsäure, Keratan- und Chondroitinsulfate. Zielsetzung der Therapie ist primär eine Steigerung der Produktion der oben genannten Moleküle durch ein hohes Substratangebot.

Hyaluronsäure
Die Hyaluronsäure ist ein lineares, unverzweigtes Polysaccharid, welches aus Disaccharideinheiten von (1–4)-D-Glukuronsäure-β-(1–3)-D-N-azetylglukosaminen besteht und ubiquitär im Körper vorkommt. Sie ist eines der längsten Biomoleküle und besitzt ein ausgeprägtes Wasserbindungsvermögen (1 g bindet 3 l Wasser!). Sie bildet mit Proteoglykanen des Knorpels Aggregate, welche in das Kollagenfasernetz eingelagert werden. Die Applikation erfolgt ausschließlich intraartikulär.

Ademetionin
Das Molekül-S-Adenosyl-L-methionin (Ademetionin) spielt in der Zellphysiologie eine bedeutende Rolle. Es ist an der Phospholipidmethylierung und an den für die Proteoglykansynthese relevanten Transsulphurierungen beteiligt. An menschlichen Chondrozyten- und Synoviafibroblastenkulturen konnte ein Einfluß von Ademetionin auf die Proteoglykan- und Mukopolysaccharidsynthese gezeigt werden.

Operative Therapie der Chondromalazie
Abrasionsarthroplastiken
Hierbei handelt es sich um eine operative Entfernung des Restknorpels mit Eröffnung des subchondralen Raumes. Aus dem Markraum sprießt undifferenziertes Gewebe ein, welches sich metaplastisch unter Wechseldruck in Knorpelgewebe umwandelt. Dieses Verfahren hat seine Wirksamkeit nicht bewiesen.

Laserbehandlung
Mittels Laser wird die Knorpeloberfläche geglättet, „versiegelt". Tiefreichende Nekrosen wurden beobachtet. Von diesem Verfahren ist beim aktuellen Stand der Technik und des Wissens abzuraten.

Weitere operative Therapieformen sind die Retinakulumspaltungen bei lateralem Hyperpressionssyndrom und Pridie-Bohrungen bei umschriebenen tiefgreifenden Knorpeldefekten. Auch intraossäre Druckentlastungen durch Bohrungen werden seit Jahrzehnten propagiert, ohne daß bis heute hierzu gesicherte positive Ergebnisse vorliegen.

Literatur

Literatur zu Kap. 79.1

Bruns J (1997) Osteochondrosis dissecans. Orthopäde 6:573–794
Schenk RC, Goodnight JM (1996) Current concepts review. Osteochondritis dissecans. J Bone Joint Surg 78 A:439–456

Literatur zu Kap. 79.2

Gupta SK, Chatterjee S (1984) Tietze's syndrome. J Indian Med Assoc 82:397–399
Verdickt W, Dequeker J (1984) Tietze's syndrome: a clinical retrospective study. Acta Clin Belg 39:13–17
Wolf E, Stern S (1976) Costosternal syndrome: its frequency and importance in differential diagnosis of coronary heart disease. Arch Intern Med 136:189–191

Literatur zu Kap. 79.3

Jaksch-Wartenhorst R (1923) Polychondropathiae. Wien Arch Inn Med 6:93–100
Lang B, Rothenfusser A, Lanchburry JS et al. (1993) Susceptibility to relapsing polychondritis ist associated with HLA-DR4. Arthritis Rheum 36:660–664
McAdam LP, O'Hanlan MA, Bluestone R, Pearson CM (1976) Relapsing polychondritis: prospective study of 23 patients and a review of the literature. Medicine 55:193–215
Zeuner M, Straub RH, Rauh G, Albert ED, Schölmerich J, Lang B (1997) Relapsing polychondritis: clinical and immunogenetic analysis of 62 patients. J Rheumatol 24:96–101

Literatur zu Kap. 79.4

Bentley G, Dowd G (1984) Current concepts of etiology and treatment of chondromalacia patellae. Clin Orth Rel Res 189: 209–228
Fassbender HG (1983) Die Bedeutung entzündlicher Prozesse bei der Osteoarthrose. Z Rheumatol 42:4
Müller W (1985) Das femoropatellare Gelenk. Orthopäde 14:204–214
Weh L, Augustin A (1994) Der Einfluß der konstitutionellen Bandlaxität und der körperlichen Belastung auf die Entstehung des Patellaspitzensyndroms. Z Orthop 130:213–217

Teil XV
Weitere Aspekte rheumatologischer Erkrankungen

Sonstige Krankheiten des Muskel-Skelett-Systems und des Bindegewebes (M 95–M 99)

H. TILSCHER

INHALT

Der Titel dieses Kapitels läßt primär darauf schließen, daß es sich um eine Randgruppe von Erkrankungen handelt, mit welchen der praktizierende Mediziner so gut wie nichts zu tun hat. Es zeigt sich aber, daß außer den erworbenen Deformitäten des Muskel-Skelett-Systems und des Bindegewebes, die oft durch ihre Pathomorphologie, aber nicht immer durch ihren Krankheitswert imponieren, ein Großteil der Patienten, mit denen v.a. die niedergelassenen Ärzte konfrontiert werden, die sich mit Störungen des Stütz- und Bewegungsapparates auseinandersetzen, unter einer anderen Gruppe von Erkrankungen leidet. Es handelt sich hier um Patienten mit biomechanischen Funktionsstörungen, für die wiederum die verschiedensten Hypothesen, ihre Pathophysiologie betreffend, wie auch konsequenterweise ihre Nomenklatur, besonders aber die Therapie, aufgestellt wurden.

Besonders die Gruppe der biomechanischen Funktionsstörungen ist, v.a. durch die klinische Untersuchung, nosologisch einzuordnen. Durch die vorwiegend nach morphologischen Gesichtspunkten erfolgende Ausbildung des Mediziners und durch die Tendenz zur Hochtechnologie könnte aber das bereits in der Diagnostik entstehende Wissensdefizit für viele der Patienten schicksalhaft werden.

Erkrankungen basieren auf Störungen, die entweder auf die Materie einwirken, wo sie durch typische morphologische Veränderungen sichtbar werden, oder über die Steuerung bzw. über die Energie. Die dabei entstehende Beschwerdesymptomatik hängt von vielen anderen Faktoren ab.

80.1 Sonstige erworbene Deformitäten des Muskel-Skelett-Systems und des Bindegewebes (M 95)

80.1.1 Erworbene Deformität des Halses – Schiefhals

Schiefhals

Synonyme: Torticollis, Caput obstipum. Unter diesem Krankheitsbild versteht man eine Fehlhaltung des Kopfes (meist Rotation und Seitneigung) aufgrund angeborener oder erworbener Störungen der Halswirbelsäule. Hierbei unterscheidet man verschiedene Formen, die im folgenden genannt sind.

Formen des Schiefhalses

■ **Muskulärer Schiefhals.** Die häufigste Form des muskulären Schiefhalses, speziell im Säuglings- und Kindesalter, entsteht durch eine einseitige Verkürzung des M. sternocleidomastoideus mit Neigung des Kopfes zur Seite des verkürzten und verdickten Muskels (Hämatom) und Rotation zur Gegenseite. Als Ursache gelten geburtstraumatische oder lagebedingte (in utero) Muskelveränderungen. Die Dehnung und die Zerrung des Muskels erzeugen ein Hämatom – Kopfnickerhämatom – und führen sekundär über eine lokale Ischämie zur Narbenbildung im Muskel.

■ **Rheumatischer Schiefhals (Torticollis acutus).** Der rheumatische Schiefhals, eine plötzlich auftretende schmerzbedingte Fehlhaltung des Kopfes, die gelegentlich einem grippalen Infekt vorausgeht oder nachfolgt (Rheumatoid?), ist durch die Kombination von Seitneigung und Rotation zu derselben Seite auffällig. Ohne Befund sind Röntgen und die Entzündungsparameter

- Senkung,
- CRP,
- α_1-Globuline,
- α_2-Globuline,
- γ-Globuline,
- Elektrophorese,
- Rheumafaktoren.

Diskutiert wird eine Synovitis vorwiegend im Facettengelenk C2–C3.

Infektiös-entzündlicher Schiefhals. Der infektiösentzündliche Schiefhals entsteht durch eine schmerzhafte bakterielle Entzündung der Weichteile. Die Entzündungsparameter im Labor sind pathologisch.

Postinfektiöser Schiefhals (Grisel-Syndrom). Im Anschluß an einen Infekt im Nasen-Rachen-Raum kommt es durch einen lymphogen fortgeleiteten Prozeß zum Auftreten eines akuten Tortikollis. Besteht eine atlantoaxiale Dislokation bzw. eine Segmentinstabilität der Halswirbelsäule aufgrund einer Lockerung des entzündlich-destruierten hinteren Längsbandes bzw. des Lig. transversum altlantis, so spricht man von einem Grisel-Syndrom.

Torticollis osseus. Eine asymmetrische Atlasassimilation, eine zervikale Halswirbelmißbildung (Klippel-Feil-Syndrom), eine einseitige Halsrippe oder die traumatische einseitige Höhenreduktion eines Wirbels können die Kopffehlhaltung verursachen, die durch das Wachstum akzentuiert wird.

Neurogener Schiefhals (Torticollis spasticus). Das hyperkinetisch-extrapyramidale Krankheitsbild aus dem Formenkreis der Torsionsdystonie bewirkt durch eine gestörte Abstimmung von Spannung und Erschlaffung der Agonisten und Antagonisten besonders durch die Aktivierung des M. sternocleidomastoideus eine *Seitneigung* mit Zwangsrotation *zur Gegenseite.*

Otogener Schiefhals. Der otogene Schiefhals findet sich bei einseitiger Schwerhörigkeit durch die Fixierung der Stereotypie des Hinhörens. Die aktive und passive Beweglichkeit der HWS ist meistens frei.

Okulärer Schiefhals. Ähnlich dem otogenen Schiefhals kann es bei Sehstörungen, wie z.B. bei Augenmuskellähmungen, zu allmählich fixierten Zwangshaltungen kommen.

In schweren Fällen eines Schiefhalses entsteht eine Schädel- und Gesichtsasymmetrie.

Klinische Untersuchung

Neben den röntgenologisch und labormäßig erhebbaren Befunden ist die exakte Palpation, die Überprüfung des Muskeltonus und der Beweglichkeit der HWS für die Diagnosestellung von entscheidender Bedeutung.

Laboruntersuchungen

Die Bestimmung der Blutkörperchensenkungsgeschwindigkeit, der Leukozytenzahl, des CRP und der α_1-Globuline, α_2-Globuline und γ-Globuline in der Elektrophorese bringt besonders bei den entzündlichen Formen des Schiefhalses wichtige Informationen.

Röntgen

Zur Diagnosefindung sollten bei jedem Schiefhals Röntgenbilder angefertigt werden. Mißbildungen und entzündliche Veränderungen am Skelett sind dadurch im Säuglings- oder Kindesalter allerdings oft nicht eindeutig zu definieren.

Therapie

Die Therapie des erworbenen Schiefhalses richtet sich nach der Ätiologie:

- der muskuläre Schiefhals kann in Abhängigkeit von der Intensität der Haltungsanomalie operiert werden (Durchtrennung des M. sternocleidomastoideus);
- der rheumatische Schiefhals bessert sich durch die vorübergehende Ruhigstellung mit einer Halskrause und der Gabe von nichtsteroidalen Antiphlogistika;
- der Schiefhals durch Infektionen muß v.a. antibiotisch behandelt werden;
- der neurogene Schiefhals wird mit Botulinustoxin therapiert.

Thoraxdeformitäten entwickeln in Abhängigkeit ihrer Genese differente klinische Symptome. Hier müssen neben der Grunderkrankung (Infektionen, renale, endokrine, enterale Osteopathien) und Tumoren v.a. die Funktionsbehinderung der Atmung und der Herzfunktion genannt werden, wodurch oft ein chirurgischer Handlungsbedarf entsteht, der zusätzlich zur Behandlung der Grundkrankheit überlegt werden muß.

80.1.2 Erworbene Deformitäten des Brustkorbes und der Rippen (M 95.4)

Hühnerbrust (Pectus carinatum)

Diese meist rachitische Deformität ist durch eine charakteristische schiffbugartige Vorwölbung des Brustbeins und der angrenzenden Rippenabschnitte bei sonst asthenischem Habitus gekennzeichnet.

Als rachitogen sollte die Kielbrust nur beim Bestehen weiterer typischer rachitischer Befunde angesehen werden. Als Differentialdiagnose muß die sog. Harrenstein-Thoraxdeformität mit unilateraler parasternaler Rippenvorwölbung genannt werden. Ihre Ätiopathogenese ist ungeklärt.

Andere Thoraxdeformitäten

Thoraxdeformitäten können auch bei anderen Erkrankungen entstehen; hier hilft die anamnestische, klinische, laborchemische und morphologische Befunderhebung bei der nosologischen Einordnung. Man unterscheidet folgende Deformitäten:

- Thoraxdeformität durch andere komplexe Osteopathien (renale, endokrine, enterale Osteopathien),
- Thoraxdeformität durch Entzündungen (Tuberkulose, Osteomyelitis, Typhus, Lues, Aktinomykose),
- Thoraxdeformität durch Tumoren,
- Thoraxdeformität durch Traumen,
- Thoraxdeformität durch die Osteochondrose der Sternokostalverbindungen (Tietze-Syndrom).

Tietze-Syndrom

Hinweise auf das Vorliegen eines Tietze-Syndromes erhält man durch die klinische Untersuchung (Schmerzpalpation) bzw. durch die Probebehandlung (lokale Infiltration).

Das sogenannte Tietze-Syndrom umfaßt auch Funktionsstörungen der Rippen, bei welchen die Maximalpunkte umschrieben nur eine Sternokostalfuge, aber auch dorsal die Kostovertebralverbindungen betreffen können. In seltenen Fälle sind Nearthrosen zwischen dem Manubrium und Corpus sterni wichtige Gründe für atem- und lagerungsabhängige ventrale Thoraxbeschwerden. Beim Blockierungssyndrom ist die chirotherapeutische Manipulation die Methode der Wahl. Nearthrosen reagieren in ihrer Schmerzsymptomatik ausgezeichnet auf lokale Infiltrationen eines Gemisches von einem Lokalanästhetikum mit einem Steroid.

80.1.3
Erworbene Deformitäten des Beckens (M 95.5)

Bei der genannten Krankheitsgruppe müssen die klinisch bereits sichtbaren Deformitäten von den primär röntgenologisch sichtbaren gestaltlichen Veränderungen unterschieden werden.

Klinisch sichtbare Deformitäten

Zu dieser Gruppe gehören die posttraumatischen Veränderungen wie der Zustand nach Beckenringfrakturen, evtl. unter Beteiligung des Hüftgelenkes, und das Luxationsbecken. Ursachen für die erworbene Hüftgelenkluxation sind:

- exogene Faktoren der Luxatio coxae congenita,
- Destruktionsluxation (Säuglingsosteomyelitis), Koxitis,
- Tumoren,
- Lähmungsluxation verschiedener Ätiologien (spastische, schlaffe Lähmung; infantile Zerebralparese, Poliomyelitis etc.).

▪ **Diagnosestellung.** In Abhängigkeit von den röntgenologisch erkennbaren morphologischen Veränderungen und deren Auswirkung auf die Form und die Funktion ergeben sich typische Befunde bei der Inspektion und der Funktionsuntersuchung (z.B. im Gangbild) wie auch bei den neurologischen Befunderhebungen. Der normale Gang ist eine der höchsten Leistungen des lokomotorischen Systems, bereits bei geringen Störungen kommt es zu Änderungen des normalen Gangbildes (Hinken).

▪ **Therapie.** Die Therapie richtet sich nach der Ätiologie der Erkrankungen.

Die häufigste Hüftgelenkluxation ist die Luxatio coxae congenita des Säuglings. In Abhängigkeit von den Befunden wird mit konservativen Methoden (Extension, Zügel) die Reposition angestrebt. Je nach Verlauf müssen auch chirurgische Interventionen überlegt werden.

Die Säuglingsosteomyelitis muß primär antibiotisch behandelt werden.

Tumoren, die eine Luxation verursachen, müssen chirurgisch angegangen werden.

Die Lähmungsluxation wird durch konservativ-orthopädische, in Abhängigkeit von den motorischen Fähigkeiten auch mit chirurgischen Methoden angegangen.

Primär röntgenologisch sichtbare Deformitäten

Zu den v.a. röntgenologisch sichtbaren Deformitäten gehören alle gravierenden erworbenen Erkrankungen, die über die Störung der Knochenstruktur und ihrer Belastbarkeit zu den pathomorphologischen Veränderungen führen. Ihre Erkennung erfolgt besonders durch die morphologischen Darstellungen sowie durch typische Laborbefunde. Man unterscheidet:

- rachitisches Becken (Kartenherzbecken),
- Becken bei Osteopathien (z.B. Osteomalazie),
- Becken bei entzündlichen Erkrankungen,
- Becken bei infektiösen Erkrankungen,
- Becken bei tumorösen Erkrankungen,
- Ostitis pubica
- das Grazilissyndrom (Osteonecrosis pubica posttraumatica),
- die Kokzygodynie und
- die Ostitis condensans ilii (Hyperostosis triangularis ilii).

Ostitis pubica

▪ **Pathogenese.** Diese entzündliche Veränderung im Symphysenbereich kann etwa 4–12 Wochen nach urologischen und gynäkologischen Operationen, aber auch nach Operationen am Rektum oder nach stumpfen Beckentraumen auftreten.

■ **Diagnose.** Die Diagnose wird klinisch, labortechnisch und radiologisch gestellt.

■ **Klinik.** Es bestehen Schmerzen in der Symphysenregion, die teilweise in die Leistengegend und in die Adduktoren ausstrahlen können. Fieber ist möglich.

■ **Labor.** Eine Erhöhung der Blutsenkungsreaktion ist möglich.

■ **Bildgebende Verfahren.** Anfangs wird eine unscharf strukturierte Demineralisation in der Symphysenumgebung sichtbar. Später entstehen Arrosionen, eine Vergrößerung des Symphysenspaltes und schließlich reparative Veränderungen mit einer Rekalzifizierung.

Grazilissyndrom (Osteonecrosis pubica posttraumatica)

■ **Definition.** Es handelt sich um einen meist sportbedingten chronischen Überlastungsschaden der Adduktoren, besonders der Insertionen der Mm. gracilis, adductor longus und adductor brevis.

■ **Bildgebende Verfahren.** Im Röntgenbild zeigen sich eine Stufenbildung in der Symphyse, Arrosionen am Grazilisursprung, dichte perifokale Spongiosaverdichtungen, evtl. Knochenbröckel (Dihlmann).

Kokzygodynie

■ **Pathogenese.** Die häufigste Ursache für die Kokzygodynie ist eine Insertionstendopathie des M. levator ani, teilweise des M. glutaeus maximus am Steißbein. Diese meist reflektorische Störung tritt im Rahmen von lumbosakralen Diskusschäden und Wurzelreizsyndromen (Filum terminale) auf, ist aber auch eine Folge von Steißbeintraumen oder von schweren Geburten.

■ **Epidemiologie.** 80% der Patienten sind Frauen.

■ **Klinik.** Die Beschwerden werden meist als tiefer Kreuzschmerz (Sakralgie), aber auch im Bereich der Steißbeinspitze angegeben. Typisch ist die äußerst druckschmerzhafte, von kaudal-ventral zu palpierende Steißbeinspitze.

Ostitis condensans ilii (Hyperostosis triangularis ilii, Sacroileitis condensans)

■ **Definition.** Es handelt sich um eine röntgenologische Diagnose, welche oft durch Zufall bei Frauen im mittleren Lebensalter anhand von Beckenübersichtsaufnahmen gestellt wird.

■ **Pathogenese.** Diskutiert wird ein Überlastungsschaden des Kapsel-Band-Apparates am vorderen Iliosakralgelenk (im Anschluß an Geburten?).

■ **Bildgebende Verfahren.** Radiologisch zeigt sich eine dreieckige iliakale Verdichtungszone im unmittelbaren Anschluß an das Sakroiliakalgelenk.

80.1.4
Erworbene Deformitäten des Bindegewebes, nicht näher bezeichnet (M 95.9)

Eine Fülle von Beschwerdebildern des Bewegungsapparates, die vorwiegend mit dem Symptom Schmerz einhergehen, weisen keine meßbaren pathomorphologischen Substrate auf und zeigen auch bei den labormäßigen Befundungen keine typischen Informationen.

Eine nosologische Einordnung der hierbei in Frage kommenden Erkrankungen erfolgt

- durch den Ausschluß aller anderen (bisher als Differentialdiagnose in Frage kommenden) beschriebenen Erkrankungen,
- durch die Spezifizierung der Beschwerden, die von den Patienten angegeben werden,
- durch die klinische Untersuchung und
- durch die sog. Probebehandlungen.

Zum Unterschied zu den bisher aufgelisteten und beschriebenen Krankheitsbildern weisen die folgenden Erkrankungen Befunde auf, die schwer quantifizierbar sind, v.a. als Funktionsstörungen bezeichnet werden müssen, im Gegensatz zu den Funktionsstörungen bei anderen Erkrankungen wenig oder keine meßbaren pathomorphologischen Veränderungen aufweisen und auch im Labor keine Befunde zeigen, welche die diagnostische Einengung ermöglichen.

Die Existenz dieser Krankheitsgruppen kann von vorwiegend morphologisch ausgerichteten Medizinern in Frage gestellt werden, besonders von jenen, die in der klinischen Untersuchungstechnik, d.h. im Testen von Normalfunktionen, um typische Fehlfunktionen zu finden, nicht entsprechend ausgebildet worden sind.

Die in diesem Zusammenhang immer wieder aufgeworfene Problemstellung, ob „sonstige erworbene Deformitäten des Muskel-Skelett-Systems und des Bindegewebes" oder ob „biomechanische Funktionsstörungen" Beschwerden verursachen, läßt sich auch auf viele andere der bisher geschilderten Krankheiten ausdehnen. Auch schwere pathomorphologische Veränderungen verursachen des öfteren als „Krankheitspotenz" keine Schmerzen oder weisen zumindestens beschwerdefreie Intervalle auf, was Anlaß dazu gibt, die Mechanismen der Schmerzentstehung, besonders die der Rezeptorenschmerzen, zu überdenken.

Die hier zu besprechenden Beschwerdebilder sind vorwiegend im Vorfeld schwerer degenerativer morphologischer Erkrankungen zu orten. Sie müssen mit ihrer Schmerzsymptomatik als Warnmechanismus aufgefaßt werden, daß die bestehende Deformität oder Funktionsstörung, sei sie statischer, dynamischer oder andere Störungen bewirkender Natur, bei ihrer Perpetuierung zu irreversiblen morphologischen Veränderungen, d.h. zu Schäden führen könnte.

Ein weiteres Problem, welches besonders die nun folgenden Abschnitte, teilweise auch die vorherigen betrifft, behandelt die Schmerzperzeption, die Schmerzweiterleitung, die Schmerzhemmung und die Schmerzverarbeitung, welche die Phänomene eines Krankheitsbildes formen. Erst das Wissen um diese neurolophysiologischen Vorgänge ermöglicht das Verständnis um die sog. sonstigen Krankheiten des Muskel-Skelett-Systems und des Bindegewebes, aber auch anderer früherer Kapitel, weshalb auf die Schmerzentstehungsmechanismen einzugehen eine vervollständigende Notwendigkeit zu sein scheint.

80.1.5 Sonstige näher bezeichnete erworbene Deformitäten des Muskel-Skelett-Systems (M 95.8)

Zu den näher bezeichneten erworbenen Deformitäten der Muskulatur gehören v.a. (reversible) Funktionsstörungen, welche vorwiegend durch klinische Untersuchungstechniken nosologisch eingeordnet werden können.

Dazu gehören die in der folgenden Übersicht genannten Erkrankungen.

Funktionsstörungen der Muskulatur

- *Vermehrte Ruhespannung (Muskelverspannung, Hypertonus, Hartspann)*
  - lokalisiert – umschrieben
Triggerpunkt (myofaszialer Punkt)
muskulärer Maximalpunkt
segmentaler Irritationspunkt
Myose
  - Spannung eines ganzen Muskels oder einer Muskelgruppe
  - generalisierte Muskelverspannung
- *Muskelverkürzung*
  - reflektorische Verkürzung
  - reversible strukturelle Verkürzung
  - irreversible strukturelle Verkürzung = Kontraktur
  - Verminderte Ruhespannung (Hypotonus)
  - reflektorischer Hypotonus (Hemmung)
  - periphere Parese
- *Gestörte Muskelaktivierung*
  - gestörter Stereotyp (Bewegungsmuster)
  - Parese
- *Kraftminderung*
  - reflektorisch (Hemmung)
  - dehnungsbedingt
  - strukturell neurogen
  - strukturell myogen
  - gestörter Stereotyp

(Schmerzhafte) Muskelverspannungen

Häufige Schmerzursachen des Bewegungsapparates sind Störungen der Muskulatur, v.a. die sog. „schmerzhaften Muskelverspannungen“. Zahllose Therapieformen zielen auf deren Beeinflussung hin, viele auf die zu Muskelverspannungen führenden Mechanismen.

Zur diagnostischen Erfassung dieser Muskelstörungen wurden verschiedene Methoden entwickelt. Dem klinisch tätigen Arzt und Therapeuten sind Befunde wichtig, die, bei der körperlichen manuellen Untersuchung erhoben, effiziente diagnostische Ergebnisse erwarten lassen.

Die Phänomenologie von Muskelverspannungen und deren (manuelle) Diagnostik

Muskelverspannungen können bei ihrem Auftreten in Abhängigkeit von der Art der vorliegenden Funktionsstörung, deren Schmerzperzeption und der Schmerzverarbeitung subjektiv schmerzlos sein. Die schmerzlose, wie aber auch die nur druckschmerzhafte Muskelverspannung sollten als ein vom Sollzustand differenter Befund zumindest als Krankheitspotenz gelten. Bedeutungsvoll ist die Bewegungsschmerzhaftigkeit bzw. die Schmerzhaftigkeit der Muskelverspannung in Ruhe.

In folgender Art und Weise können Muskelverspannungen in Erscheinung treten:

- schmerzlos,
- druckschmerzhaft,
- passiv oder aktiv bewegungsschmerzhaft,
- spontan schmerzhaft.

Schmerzlose Muskelverspannung

Die durch die mit den schichtweise tastenden, gleitenden, greifenden Fingern erfolgende Beurteilung des Tonus von Muskeln liefert rein subjektive Eindrücke. Trotzdem scheint es für den aufgrund von zahllosen körperlichen Untersuchungen erfahrenen Diagnostiker möglich zu sein, Muskeln gegenüber dem Ruhetonus als verspannt zu beurteilen. Auch Vergleiche mit den Tonusverhältnissen des anderen Muskels von bilateralen Muskeln oder verschiedener Individuen können dabei weiterhelfen. Die hierzu notwendigen Erfahrungen des Arztes rekrutieren sich aus den sicherlich emotional mitbestimmten (subjektiven), zahlenmäßig selten repräsentierten, durch wiederholte Engrammbildung geschaffenen unverzichtbaren Wissensinhalten.

Druckschmerzhafte Muskelverspannung

Die Druckschmerzhaftigkeit ist eines der klinischen Phänomene, auf welches sich sehr viele der klinischen Untersuchungen in verschiedensten Bereichen der Medizin stützen und aus welcher oft schicksalhafte therapeutische Konsequenzen gezogen werden. Schadensmeldungen und die sie begleitenden Prozesse schaffen eine durch die Schmerzschwellenerniedrigung unspezifische Druckdolenz. Deshalb bietet die Druckschmerzhaftigkeit allein der manuellen Medizin zuwenig an kritischen Details, so daß auch andere klinische Befunderhebungen, besonders die der (Bewegungs)funktionsuntersuchungen, dann in Kombination mit der Schmerzpalpation erst als weiterführende diagnostische Hinweise gelten.

Die Schmerzpalpation ist dabei abhängig von:

- Schmerzpunkttopik,
- Druckintensität,
- Mitarbeit des Patienten unter besonderer Berücksichtigung der individuellen Schmerzempfindlichkeit.

Bei allen 3 genannten Punkten liegen Fehlerquellen vor, und somit ist die Schmerzpalpation eingeschränkt aussagekräftig.

Die Schmerzempfindlichkeit kann krankheitsbedingt außergewöhnlich hoch sein (vorerregte Bahnen). Das gesunde Gewebe verträgt oft sehr viel Druck, das kranke oft nicht einmal eine leichte Berührung.

Ausschlaggebend sind auch die Kooperation bzw. die mentalen Fähigkeiten der Patienten.

Muskelverspannung – Bewegungsschmerz

Als bedeutsames Zeichen gilt der sog. muskulogene Bewegungsschmerz. Hier muß zwischen einem passiven Bewegungsschmerz, dem „Dehnschmerz", und dem aktiven Bewegungsschmerz bei der Anspannung gegen Widerstand, dem „Anspannungsschmerz", unterschieden werden.

Bewegungsschmerz passiv. Der passive Bewegungsschmerz, das Auslösen oder Verstärken von Schmerzen durch exzentrische, dehnende Bewegungen tritt auf, wenn der Muskel nicht nur verspannt, sondern auch verkürzt ist. Die *Muskelverspannung* kennzeichnet eine umschriebene oder generalisierte Tonuserhöhung und die *Muskelverkürzung* eine im Ruhezustand erfolgende Annäherung von Ursprung und Ansatz des Muskels.

! Als Beispiel für den Bewegungsschmerz „passiv" gilt der sog. *Pseudo-Lasègue* mit der Schmerzprovokation der ischiokruralen Muskulatur.

Bewegungsschmerz aktiv. Die Provokationstests von Muskelverspannungen erfolgen durch die isometrische Anspannung. Sie dienen v.a. zur Identifikation und Lokalisation von Muskel-Sehnen-Störungen, welche mit schmerzhaften Muskelverspannungen einhergehen können. Die Schmerzauslösung durch eine leichte Anspannung ist ein Zeichen einer großen Läsion, während die Schmerzprovokation erst durch eine starke Anspannung eher für eine geringe Läsion spricht. Die Provokation des Schmerzes bei der Epicondylitis radialis durch den Händedruck erfolgt durch die dabei notwendige Dorsalflexion und Radialabduktion, d.h. die Anspannung des M. extensor carpi radialis brevis.

Die in der Literatur häufig angegebenen Provokationsteste erweisen sich in der Praxis aber selten als positiv und sind daher wenig aussagekräftig. Der Grund dafür liegt sicherlich darin, daß viele dieser Techniken nicht aus einer dazu notwendigen Dehnstellung erfolgen.

Muskelverspannung – Spontanschmerzhaftigkeit

Die Ursache für die vom Patienten zu beschreibende Spontanschmerzhaftigkeit von verspannten Muskeln kann durch die Kombination mit anderen bestehenden Symptomen und Befunden genauer nosologisch eingeordnet werden. Neurologische und rheumatologische Systemerkrankungen, Verletzungen, viszeroreflektorische Phänomene, aber auch lang dauernde schmerzhafte Erkrankungen (chronische Schmerzkrankheit) mit einer Schmerzschwellenerniedrigung sind hier v.a. zu berücksichtigen (s. entsprechende Kapitel).

Ursachen für schmerzhafte Muskelverspannungen

Zu den wichtigen Ursachen von schmerzhaften Muskelverspannungen gehören primär alle nozisensorischen Afferenzen, sowohl aus dem somatischen wie auch aus dem viszeralen Bereich. Die dabei erfolgende Erregung von großen motorischen Vorderhornzellen ist ein Teil des sog. (segmentalen?) reflektorischen Komplexes und verkompliziert durch die auftretende „pseudoradikuläre Symptomatik" die Beschwerdebilder.

Probleme der Fehlstatik, wie die Beinlängendifferenz oder die posturale Haltung (die ideale Statik ist durch ein Minimum der muskulären Tätigkeit zur Beibehaltung der aufrechten Haltung im Raum gekennzeichnet), lassen entsprechende Muskelgruppen verspannen.

Dynamische Überbelastungen bei falschen Bewegungsabläufen (Fehlstereotypien), eintönige wiederkehrende Bewegungen z.B. bei Arbeitsabläufen, sportbedingte Überbelastungen etc. führen zu muskulärem Hartspann einzelner Muskeln bzw. Muskelgruppen.

Von besonderer Bedeutung ist das Tonusverhalten der Muskulatur in ihrer Abhängigkeit von psychischen Vorgängen. Ein seelisch verspannter Mensch ist ein muskulär verspannter Mensch. Streß bedeutet für den Bewegungsapparat die Vorbereitung zur Flucht oder zum Angriff, also auch eine muskuläre Aktivierung. Die Stressoren aus unserer Umwelt, besonders die Informationsüberflutung, bewirken eine generalisierte Verspannung, besonders der psychischen Erfolgsmuskeln.

Posttraumatische, entzündliche, zentralnervöse, endokrine, metabolische Prozesse, aber auch andere Veränderungen des Bewegungsapparates, besonders mit pathomorphologischen Befunden, produzieren Muskelverspannungen als einen Teil der Schmerzsymptomatik. Beispiele großer und intensiver passagerer

Muskelverspannungen sind die Nackensteifigkeit (Kernig), das „Brettsymptom", das akute Abdomen, der Torticollis acutus oder die Lumbago.

Die mögliche, eher übliche Kombination der genannten Entstehungsursachen ist ein weiterer Grund für die oft schwere Durchschaubarkeit von vertebragenen Schmerzsyndromen.

In der folgenden Übersicht werden nochmals die häufigsten Ursachen aufgelistet.

Ursachen für schmerzhafte Myogelosen

- Reflektorisch
- Durch statische Überbelastung
- Durch dynamische Überbelastung
- Psychogen
- (Entzündlich)
- Teil einer Schmerzsymptomatik

Begriffe und Definitionen von Muskelverspannungen

Von den verschiedenen Autoren wurde der Begriff der lokalen Muskelverspannung bzw. Muskelhärte definiert und variiert. Als Definitionen werden verwendet: der sog. „muskuläre Maximalpunkt", die „lokale Muskelhärte", die „umschriebene Verspannung", die „lokale Myogelose" oder „der Triggerpunkt". Allen gemeinsam ist, daß durch die Schmerzpalpation die lokale und/oder Ausstrahlungsschmerzsymptomatik ausgelöst oder verstärkt werden kann. Diese muskulären Störphänomene scheinen allerdings nicht, wie verschiedentlich angenommen, schicksalshaft und isoliert als Schmerzursache aufzutreten.

Die lokalen Verspannungen sind oft Ausdruck einer entfernten Erkrankung, wobei Art, Ort, Intensität und Kombination dieser muskulären Maximalpunkte, häufig ähnlich einem Muster auftretend, Rückschlüsse auf den primären Krankheitsort schließen lassen. Von den muskulären Maximalpunkten müssen andere druckschmerzhafte Strukturen unterschieden werden wie Gelenke, Kapsel- und Bandansätze, Sehnen, Sehnenscheiden, Sehnenansätze, Periostpunkte etc., mit welchen die Muskelpunkte kombiniert auftreten können.

Diagnosestellung

Die Diagnostik der muskulären Verspannung ist Aufgabe der klinischen Untersuchung, die wie in den obigen Kapiteln erwähnt, aus folgenden Maßnahmen besteht:

- Strukturpalpation,
- Schmerzpalpation,
- Verkürzungstests,
- Provokationstests.

Muskuläre Verspannungen sind einerseits ein reflektorischer Ausdruck einer Erkrankung sowohl im somatischen als auch im viszeralen Bereich (MacKenzie-Punkt), andererseits Symptom einer fehlerhaften Statik, einer gestörten Dynamik, aber auch Ausdruck von psychischen Verspannungszuständen, einhergehend mit einer herabgesetzten Schmerzschwelle.

Muskuläre Verspannungen können schmerzlos sein, aber auch druckschmerzhaft und spontanschmerzhaft werden bzw. bewegungsabhängig auftreten. Sie verkomplizieren die Störungen des Stütz- und Bewegungsapparates (pseudradikuläre Symptomatik), bieten aber durch ihre genaue Analyse Hinweise für Ort und Art der Störungen (z.B. MacBurnie – schmerzhafter Glutaeus medius Mediusursprung und Trochanterschmerz bei Funktionsstörungen des Segmentes L4/5 – schmerzhafter interskapulovertebraler Punkt bei radikulären Läsionen im Plexus cervicobrachialis).

Therapie

Die schmerzhaft verspannte Muskulatur ist Zielstruktur der verschiedensten, v.a. manuellen Techniken. Von der klassischen Muskelmassage reichen diese Behandlungsformen über das lokale Drücken (Inhibition), die lokale Reibung (Friktion) über die Weichteiltechnik der manuellen Medizin bis zu den neuromuskulären Behandlungstechniken wie den aktiven Anspannungs- und Entspannungsmethoden (postisometrische Relaxation) und den verschiedensten Dehntechniken. Von besonderer Wichtigkeit sind allerdings die Behandlungstechniken der Triggerpunkte mit der Nadel, sei es jetzt mit einem Lokalanästhetikum oder durch die Trockennadelung.

Bei Therapieresistenz oder Rezidivneigung müssen andere verantwortliche Funktionsstörungen gesucht werden, wie viszerale Erkrankungen (viszerovertebraler Reflex), radikuläre Läsionen, Gelenkfunktionsstörungen etc. Von besonderer Wichtigkeit ist die Heilgymnastik, durch welche erst sich immer wieder aufbauende pseudoradikuläre Schmerzsyndrome dauerhaft beeinflußt werden können.

Muskuläre Dysbalance (Fehlhaltung)

Die bekannte Einteilung der Muskulatur nach histologischen Qualitäten in glatte und quergestreifte Muskeln genügt zwar zur einfachen Darstellung anatomischer Verhältnisse, ist jedoch für funktionelle Erklärungen ungenügend.

Die Skelettmuskulatur muß funktionell unterteilt werden in:

- überwiegend tonisch reagierende,
- überwiegend phasisch reagierende Muskeln.

Neurophysiologische Untersuchungen ergaben die Notwendigkeit einer weiteren Unterteilung der Skelettmuskulatur und zeitigten als Ergebnis ein nahezu divergierendes Verhalten bestimmter Muskeln oder Muskelanteile, welches in gewisser Weise mit den Begriffen der

Tabelle 80.1. Charakteristika phasischer und tonischer Muskeln

Posturale Muskeln	Phasische Muskeln
Stützmotorik	*Zielmotorik*
– ermüden langsam, aktivieren leicht	– ermüden rasch, aktivieren langsam
– neigen zur Verkürzung	– neigen zur Abschwächung
M. triceps surae	M. tibialis anterior
M. rectus femoris	M. vastus lateralis
M. tensor fasciae latae	M. vastus medialis
M. sartorius	
M. biceps femoris	M. glutaeus maximus
M. semitendinosus	
M. semimembranosus	
Kurze Adduktoren des Oberschenkels	*Lange Adduktoren des Oberschenkels*
M. iliopsoas	
M. piriformis	
Rückenstrecker	*Gerade und schräge Bauchmuskeln*
M. quadratus lumborum	
M. pectoralis major (sternaler Anteil)	M. rhomboideus M. serratus anterior
Oberer Trapeziusanteil	*Mittlerer und unterer Trapeziusanteil*
M. levator scapulae	Mm. scaleni
Flexoren der Hand	*Kleine Hand- und Fußmuskulatur*

Stütz- und Zielmotorik korreliert. Dies drückt sich schon in der Benennung insofern aus, als jene Muskelpartien, die überwiegend stützende, also die Haltung bestimmende Aufgaben erfüllen, als tonische oder posturale und solche, die gezielte, rasche Bewegungen ermöglichen, als phasische Muskeln bezeichnet werden. Das Ansprechverhalten auf Erregungsvorgänge oder Reizsetzung ist schon aufgrund der Determination deutlich verschieden, in einigen Punkten sogar konträr.

Tonische (posturale) Muskulatur (Tabelle 80.1)

Tonische bzw. posturale Muskeln ermüden langsam, aktivieren sich leicht, kontrahieren sich langsamer und neigen zur Verkürzung. Ihre Innervation weist eine niedrigere Entladungsfrequenz und geringere Leitungsgeschwindigkeit auf.

Phasische Muskulatur (s. Tabelle 80.1)

Die phasische Muskulatur ermüdet rasch, aktiviert sich schwer, kontrahiert sich schneller und neigt zur Abschwächung. Leitungsgeschwindigkeit und Entladungsfrequenz ihrer nervösen Versorgung sind höher. In Tabelle 80.1 sind überwiegend posturale und phasische Muskeln gegenübergestellt.

Fehlstereotyp (falsches Bewegungsmuster als Krankheitsfaktor)

Eine weitere Erschwernis für die Durchschaubarkeit muskulärer Funktionen liegt darin begründet, daß es praktisch keine muskulären Einzelaktionen gibt und das Muskelspiel stets in Form einer Kettenfunktion reagiert. Die ursprünglich beim Kleinkind vorhandenen subkortikal verankerten Primitivbewegungen bilden sich im Laufe der Entwicklung zu kortikal gesteuerten und verankerten stereotypen Bewegungsmustern („muscular patterns") aus. Nahezu bedingt-reflektorisch laufen schließlich alle sich ständig wiederholenden Bewegungen des täglichen Lebens in individualtypisch variierter Form ab. Diese Vorprogrammierung ist allerdings bei *Inaktivität* oder anhaltenden *Störeinflüssen* nicht unverwundbar, und gesunde motorische Stereotypien können sich so zu Fehlstereotypen wandeln, Vorgänge, die im Alltagsleben nur allzu leicht vorkommen. Man denke an die zahlreichen Be- und Überlastungen, die aus dem Berufsleben und aus übertriebenen Sport- oder Freizeitbetätigungen erwachsen.

Anhaltende und das Muskelsystem schädigende Reizzustände (etwa die erwähnten chronischen Überlastungen) begünstigen primär die tonische Muskulatur, die größere Belastungen verträgt. Die ohnehin anfälligen phasischen Muskeln, die häufig funktionell antagonistisch zu tonischen Muskelgruppen eingestellt sind, erfahren eine gezielte Inaktivierung durch die von Sherrington erkannte Gesetzmäßigkeit, der zufolge die Erregung in den funktionell antagonistisch ausgerichteten Muskeln eine Erschlaffung bewirkt.

Dieser im Normalfall dem Ökonomieprinzip des Muskelspiels dienende Vorgang bringt es mit sich, daß im Störungsfalle, wie bei verschiedenen schmerzhaften Funktionsstörungen des Bewegungsapparates, etwa eine Hartspannbildung im dazu neigenden tonischen Muskel, in der antagonistisch orientierten phasischen Muskulatur dagegen eine Abschwächung entsteht. Die daraus erwachsende zunehmende muskuläre Dysbalance ist nicht nur ein wesentlicher pathogenetischer Faktor der Erkrankung des Bewegungsapparates im Sinne der Fehlhaltung, sondern in direkter Folge ein oft kaum überwindbares Therapieproblem als resultierender Haltungsschaden oder Bewegungsschaden.

Fehlstatik, Fehlhaltung

Biologische Systeme sind nur dann als gesund zu bezeichnen, wenn sie unter ökonomischen Prinzipien funktionieren. Genauso können die beiden miteinander verknüpften Gegebenheiten von Statik und Dynamik dann als ausgeglichen angesehen werden, wenn sie der Ökonomie folgen. Das heißt mit anderen Worten, daß diesbezüglich Normalverhältnisse bestehen, wenn für die Ausgangssituation nur der minimal notwendige Energieaufwand aufgebracht oder, anders ausgedrückt, die geringste eben erforderliche Muskelarbeit geleistet werden muß. Die Statik des aufrecht stehenden Menschen entspricht dieser Forderung, wenn die Schwerpunkte aller massenbildenden Teile in einer Lotlinie liegen, die in a.-p.-Ansicht von der Mitte des Hinterhauptes zum Auftreffpunkt in der Mitte zwischen beiden Füßen zieht. Bei der seitlichen Ansicht sollte das Schwerelot den äußeren Gehörgang mit dem Chopart-Gelenk verbinden.

Beurteilung der Statik

Üblicherweise wird die Statik durch die Inspektion evtl. unter Palpation der Beckenkämme beurteilt. Die Höhendifferenz der letzteren kann dabei probatorisch mit dem Unterlegen von Verkürzungsausgleichen begegnet werden, um festzustellen, ob ein sog. ästhesierender Effekt eintritt. Es muß von der fehlerhaften Statik mit der dabei entstehenden Skoliosierung streng ein schmerzbedingtes Haltungsprovisorium im Sinne der antalgischen Fehlhaltung unterschieden werden, welche passagere Phänomene sein können.

Von wesentlicher Bedeutung für therapeutische Konsequenzen ist selbstverständlich die Wirbelsäulengesamtaufnahme im Stehen, bei welcher man v.a. die Position der Sakrumbasis beurteilen kann bzw. die Reaktion der Wirbelsäule auf den Verkürzungsausgleich. Wichtig scheint auf jeden Fall, daß das Kopflot in das Basislot fällt und wie sich die Wirbelsäule bei einer Beinlängendifferenz verhält.

Normale Kompensationsmechanismen von Schiefebenen der Wirbelsäulenbasis sind dann gegeben, wenn das Becken zur höheren Seite ausweicht und die Skoliosierung in aufrechter Haltung von einer gleichsinnigen Rotation begleitet zur niedereren Seite zeigt. Die Ursachen der Schiefebenenbildung liegen nicht nur in Beinlängendifferenzen. Muskuläre Balancestörungen oder pathomorphologische Veränderungen können ebensolche Abweichungen veranlassen. Als Störungen der Statik wirksam sind sie, wenn daraus fehlende oder den aufgezeigten Kompensationsvorgängen nicht entsprechende Antworten der Wirbelsäule resultieren wie:

- fehlende Ausweichreaktion des Beckens zur höheren Seite,
- fehlende oder der Skoliosierung entgegengesetzte Rotation der Wirbelsäule.
- Eine nicht kompensierte Skoliosierung liegt auch dann vor, wenn der thorakolumbale Übergang vom lumbosakralen im Lot abweicht.

Der therapeutische Ausgleich der Schiefebenen wirft häufig Probleme auf. Klinisch ist man nur dann in der Lage, Höhendifferenzen der Beckenkämme zu diagnostizieren, die wie erwähnt durchaus nicht immer auf Beinlängendifferenzen beruhen. Schiefebenen der Wirbelsäulenbasis benötigen daher zur Erkennung und richtigen Einschätzung eine zusätzliche Röntgenuntersuchung, wobei strenge Kriterien bezüglich der Einstelltechnik gefordert werden müssen.

Nur die Verbindung von klinischer Untersuchung und korrekter Röntgenanalyse sichert gegen statische Artefakte ab, die immer wieder Anlaß zu unsinnigen Absatzerhöhungen sind. Ausgleichsversuche bei Schiefebenen sollen aufgrund der erwähnten Umstände nicht nur über Schuhkorrekturen erprobt, sondern auch im Sitzen durch Unterlegen am Sitzbein überprüft werden.

Neben einer Röntgenkontrolle gibt vielfach die „Harmonisierung des Rückenbildes“ Auskunft über die Zweckmäßigkeit des therapeutischen Schiefebenenausgleichs. Statische Störfaktoren der übrigen Regionen des Achsenorgans sind lange nicht so bedeutungsvoll wie die eben aufgezeigten des LBH-Abschnittes. Diesbezüglich ergänzend zu erwähnen ist nur die Anteversion des Schädels bei entspannter Rumpfmuskulatur.

Die Untersuchung der Fehlhaltung

In der a.-p.-Aufnahme sind die statischen Verhältnisse durch die Beinlängen weitgehend definiert. Beim Blick von der Seite des aufrecht stehenden Menschen wäre eine ebenfalls gerade Wirbelsäule vom Gesichtspunkt der Statik ideal, vom Blickwinkel der Dynamik, z.B. des Schreitens, durch das Zuwenig an federnden Strukturen (nur Bandscheiben, keine Krümmungen) fatal. Hier hängt der Verlauf des Kopflotes und seine Relation zum Basislot von den verschiedensten Faktoren ab. So sind es muskuläre Phänomene, die mit ihrer Auswirkung auf das Becken bestimmen, in welcher „Haltung“ das Becken auf den Hüftköpfen reitet, durch welche Abschwächungen und Verkürzungen der Rumpfmuskulatur das Hohlkreuz, die vermehrte Brustkyphose und die Halswirbelsäulenhyperlordose entstehen oder nicht und damit Haltungen aufbauen, von welchen erfahrungsgemäß verschiedene differente Beschwerdesyndrome, ebenso wie beim Beckenschiefstand zumindestens mitbedingt werden können.

Statik und Haltung als fiktive Begriffe

Die bisher beschriebenen Phänomene entsprechen Augenblicksitutationen, welche noch bei Ehrenwache haltenden Soldaten ihren praktischen Wert erfahren.

Festzuhalten ist dazu, daß die so gegebene Ausgangssituation nur als theoretisches Basismodell dienen kann, welches zur Ergänzung die Einbeziehung dynamischer Abläufe verlangt. Stehen und Gehen sind mit dem ständigen Wechsel von Standbein, Spielbein und verbundenen Ausschwingbewegungen von Becken und Achsenorgan verknüpft, wobei die Summation aller Aktivitäten des Bewegungsapparates das ergeben, was wir als Haltung bezeichnen. So ist die Haltung der individuelle Kompromiß zwischen Statik und Dynamik, an dem wir darüber hinaus den Einzelnen typisieren und wiedererkennen.

Zur Beurteilung und Dokumentation der statischen Situation genügt jedoch die Beschränkung auf das Basismodell. Auch damit gelingt es, krankheitsfördernde Faktoren bestimmten Abweichungen vom Normalbild beizuordnen.

Die reversiblen, erworbenen Deformitäten des Muskel-Skelett-Systems gelten als Krankheitspotenz, aber nicht als Krankheit sui generis, die aus der Kombination mit anderen Störfaktoren und in Abhängigkeit von der Verarbeitung von Schmerzreizen zur Krankheit werden können, sicherlich aber als Vorfeld von sog. degenerativen Veränderungen zu gelten haben.

Beckentypen nach Gutmann

In diesem Zusammenhang sei an die Beckentypen nach Gutmann erinnert, die sich als prognostisch verwertbar erwiesen haben. Ihrer Bedeutung zuliebe sollen im Anschluß die wesentlichen Einzelheiten der 3 Beckeneinstellungen und ihrer pathogenetischen Potenz rekapituliert werden.

■ **Normalbecken.** Hier liegt der Diskus zwischen L4 und L5 in Höhe der Beckenkämme und die Deckplatte von S1 ist um ca. 35–45° gegen die Horizontale (Leger-Winkel) geneigt. Störungen, die diesen Beckentyp begleiten, bevorzugen die Bandscheiben L4/L5, die zugehörigen Wirbelbogengelenke und die Iliosakralgelenke.

■ **Assimilationsbecken.** Das hohe Assimilationsbecken weist ein steil stehendes Kreuzbein auf, das hoch nach kranial reicht. Der Leger-Winkel beträgt zwischen 15° und 30°. Die Iliosakralgelenke stehen mehr sagittal und erwecken im Röntgenbild den Eindruck der fehlenden Überlappung, man sieht sozusagen ungestört durch das Gelenk. Die Krankheitsanfälligkeit betrifft hier die ligamentären Strukturen, und Wurzelkompressionssyndrome gehen überwiegend vom präsakralen Diskus aus.

■ **Horizontales oder Überlastungsbecken.** Dieser Beckentyp hat ein tiefliegendes Promontorium und der Winkel zwischen der Horizontalen und der Deckplatte von S1 ist 45–70°. Bei der Seitenansicht projizieren sich Kopf und Promontoriumslot vor die Hüftgelenkquerachse. Die pathogenetische Tendenz geht in die Richtung Iliosakralgelenkblockierung, interspinale Reizzustände und Koxarthrose.

Herd, Störstelle, Neuraltherapie

Der sog. Herd oder die Störstelle sind mit der Neuraltherapie eng verbunden. Diese Begriffe, aber auch die dabei verwendete Therapie haben die ärztlichen Gemüter erregt und die Diskussion pro und kontra angefacht.

Das große Gebiet der sog. Regulationsstörungen, welches sich nach der Literatur v.a. im bindegeweblichen Milieu abspielt, ist bei den erworbenen Deformitäten des Bindegewebes zu berücksichtigen.

Definition und Neurophysiologie

Die Neuraltherapie bietet die Möglichkeit, in die Abläufe des Fokalgeschehens diagnostisch als auch therapeutisch einzugreifen. Die damit verbundenen Mechanismen münden letztlich im sog. Sekundenphänomen, das, nach den Brüdern Hunecke (1961) benannt, das schlagartige Schwinden der Fernstörungssymptomatik des Herdgeschehens nach Unterspritzung der auslösenden Störstellen mit einem Lokalanästhetikum beinhaltet.

Es soll wertungsfrei das Denkmodell bzw. die Theorie dieses Problems abgehandelt werden.

Funktion des interstitiellen Bindegewebes

Als Zellmilieu gilt im Organismus die im inneren Kreislauf bewegte interstitielle Zellflüssigkeit, also das zwischen Kapillare und Organzelle bewegte Substrat. In dem vom inneren Kreislauf benutzten interstitiellen Raum liegen ebenso zwischen Kapillare und Organzelle die Bindegewebszellen, denen dieselbe Tätigkeit der zellulären Milieukorrektur zugesprochen werden darf, wie sie in vitro studiert werden kann. Sie haben den Zweck, der Organzelle das Milieu optimal zu korrigieren, zum einen, um deren Funktion ebenso optimal zu erhalten, und zum anderen, um sie vor möglichen schädigenden Substanzen, die aus der Blutbahn ausgeschleust werden können, zu schützen. Diese als Regulationsleistung primitivster und entwicklungsgeschichtlich ältester Form zu bezeichnende Tätigkeit der interstitiellen Bindegewebszellen wird an allen Stellen der Peripherie und somit auch an allen Geweben und Organen durchgeführt.

Dysregulation

Die hier bestehende Kompensationskapazität kann überschritten werden. Es entsteht eine Dysregulation, die sich klinisch in einer mangelnden Lösung einer Muskelkontraktion auswirkt. Sie verursacht das Fortbestehen eines erhöhten Muskeltonus bei glatter und quergestreifter Muskulatur, die teilweise Abschaltung der Gefäßversorgung über die präkapillaren Anostomosen und die über die normale Dauer eines Entzündungsvorgangs anhaltende Schwellung wie eine lokal umschriebene Sekretion der Schweißdrüsen oder die teigig weiche Verquellung des Unterhautgewebes.

■ **Dysregulationsursachen.** Die Ursachen für eine Dysregulation sind vielfältig, sie liegen in Gewebezerstörungen in der Haut, in der Skelettmuskulatur oder in einem Organ, scheinen aber nach einem bestimmten Schema erklärbar. Die Art der Gewebezerstörung, ob jetzt traumatisch, iatrogen oder durch die Chirurgie, aber auch durch einen bakteriellen Prozeß, ist ebenfalls gleich.

■ **Herddefinition.** Um initiale Fehldeutungen zu verhindern, muß an dieser Stelle der Herd definiert werden. Die Vorstellung bakterieller Streuung oder Toxinausschüttung ist unhaltbar geworden, und man versteht heute unter einem Fokus eine Störungsstelle an einem beliebigen Körperort, die über unphysiologische Gewebeveränderungen und Fehlreaktionen das komplexe

Regelkreisgeschehen der Gesamtregulation durch Reizüberflutung überlastet und an vorbelasteten Strukturen Fernstörungen auslöst.

Die normale Antwort des Organismus auf strukturelle Schädigungen wird als unspezifische Mesenchymreaktion bezeichnet und läuft in typischer Weise ab. Eine primäre Enzymreaktion setzt sich mit einer granulohistiozytären Phase, dem Abbau und Abtransport zerstörten Gewebes, fort, beinhaltet eine temporäre Steuerung von Reparationsvorgängen durch saure Mukopolysaccharide und mündet in der Bildung eines zellreichen Granulationsgewebes, in dem zahlreiche kollagene Fasern eingebaut werden. In längstens 6 Wochen sollten diese Stadien durchlaufen und die Heilungsvorgänge abgeschlossen sein. Wird nun dieser Normalablauf durch entzündliche, traumatische, stoffwechselbedingte oder iatrogene Noxen belastet und fehlgeleitet und bleibt nicht abgebautes oder nicht abbaubares Material liegen, so beginnt eine Kette von Fehlregulationen, die in einer terminalen Dysregulation endet.

Perivaskuläre Rundzelleninfiltrate, die Permanenz der sauren Mukopolysaccharide und eine Dekompensation neurovaskulärer Regelvorgänge zeichnen die pathologische Mesenchymreaktion aus, die zugleich Ausgangspunkt des Herdgeschehens ist.

■ **Störstellen.** Pathophysiologisch gesehen stört die Desaggregation der Grundsubstanz mit ihrer verstärkten Kolloidquellung das kontinuierliche Druckgefälle vom arteriellen zum venösen Kapillarteil und bewirkt neurovaskuläre Regulationsimpulse. Die permanente Erregung arteriovenöser Anostomosen zum Druckausgleich überspielt den lokalisierten pathologischen Bezirk und löst in Gewebebereichen, die den erhöhten Kapillardruck nicht mehr benötigen, Rückregelungen aus, die ihrerseits wieder im entzündlichen Vorfeld der Störstelle das Kapillargefälle negativ beeinflussen. Mit Zunahme des gesamten Reizgeschehens werden Regelsysteme höherer Ordnung angesprochen und schließlich eine neurovaskuläre Dystonie ausgelöst. Letztlich führt die Desaggregation der Grundsubstanz zum Einbau von sauren Mukopolysacchariden in die Gefäßwand mit Verlust der Gefäßmotilität und läßt somit eine primär funktionelle Störung in eine fixierte pathologische Organveränderung ausarten.

Erwähnt werden muß an dieser Stelle die Bedeutung grenzflächenaktiver Stoffe, die im Körper eine überragende Rolle spielen. Als Lösungsvermittler für aufgeschlossene Nahrung, als Aktivatoren des Bindegewebes und als magnesium- und kalziumbindende Substanzen können sie den inneren Oberflächen grundsätzlich neue Eigenschaften verleihen, Polarisations- und Depolarisationsvorgänge steuern und damit auch die Sensibilität der Rückkoppelungssysteme beeinflussen.

Diese vorgestellten Pathomechanismen bilden die Basis der Entwicklung zur klinischen Manifestation der Herdbelastung, die mit Störstelle und Ausbildung eines entzündlichen Vorfeldes startet, welches zur Auslösung oder/und Chronifizierung einer topisch entfernten Erkrankung beitragen kann.

Herd und Wirbelsäule

Der Umstand, daß herdbedingte Impulse mit besonderer Vorliebe Strukturen des Bewegungsapparates belasten und dabei die Wirbelsäule als zentrales steuerndes Achsenorgan eine Führungsrolle innehat, mag darin begründet sein, daß dieses System, durch Zivilisationsnoxen auf breitester Basis vorgeschädigt, ein prädisponiertes Substrat für Herdwirkungen liefert. Jede weitere Reizeinwirkung genügt in dieser Situation, die Dekompensation einzuleiten. In der Praxis ist ein Bagatellereignis wie Unterkühlung, Trauma, Infekt oder ähnliches in der Lage, als Auslöser des bis dahin subklinisch verlaufenden Herdgeschehens zu wirken und Fokalimpulse mit der Prämorbidität zu koppeln. Phänomene ähnlicher Art wurden bereits von Speransky beschrieben und von ihm als Zweitschlag bezeichnet. Solche Ereignisse verleiten dann auch dazu, Auslöser als ursächlich zu deuten und am Kern des Problems vorbei zu therapieren.

Die Neuraltherapie verwendet nun im Sinne der oben erwähnten Probebehandlung ein Lokalanästhetikum zur passageren Ausschaltung der Störimpulse aus einem geschädigten Gewebe, um eine abgelegene (andere) Erkrankung in ihrer Symptomatologie zu beeinflussen. Das dabei erwartete Hunecke-Phänomen kann, wie eigene Erfahrungen auch bestätigen, in den letzten Jahren nur mehr selten ausgelöst werden, was von den Neuraltherapeuten dadurch begründet wird, daß als Zivilisationserkrankung bei vielen Menschen eine Mehrbeherdung vorliegen soll.

Kibler-Hautfalte

Die Kibler-Hautfalte ist eine erworbene Deformität des subkutanen Bindegewebes, bei der es sich um ein klinisches Symptom handelt, welches als typische Funktionsstörung oder Funktionsveränderung des Bindegewebes gilt.

Klinik

Bei der Palpation der Haut kann durch das Abheben einer Hautfalte der Turgor bzw. der Quellungszustand der Subkutis getastet werden. Diese Hautfalte erweist sich dabei mit einer viszeralen oder vertebralen Erkrankung im Segment-entsprechenden Dermatom verdickt und verquollen und ermöglicht dadurch Rückschlüsse auf eine vorliegende Krankheitstopik. Kibler-Hautfalten werden dabei v.a. im Wirbelsäulenbereich paraspinös, also im Versorgungsbereich der Rr. dorsales der entsprechenden Segmentalnerven, aufgefunden. Sie gelten als eine über das Bindegewebe wirkende vegetative Aktivierung im Rahmen eines segmentalen

Geschehens. Die Rr. dorsales haben einen erhöhten Anteil an vegetativen (sympathischen) Fasern, weshalb sich bei Angst die Haupthaare sträuben sollen (nicht der Bart) und es einem kalt über den Rücken läuft.

Die Kibler-Hautfalte ist neben ihrer diagnostischen Aussagekraft eine Indikation zur lokalen (Reflex)therapie wie die Qaddelung, die Reflexzonenmassage etc.

80.2 Krankheiten des Muskel- und Skelettsystems nach medizinischen Maßnahmen, andernorts nicht klassifiziert (M 96)

80.2.1 Postlaminektomiesyndrom (M 96.1)

Die hohe Zahl bandscheibenbedingter Erkrankungen, vorwiegend im Lumbalbereich, bedingt trotz der bei etwa 90% der Erkrankten erfolgreichen konservativen orthopädischen Therapie doch eine hohe Anzahl an Operationen, die in der Bundesrepublik pro Jahr auf etwa 40 000 geschätzt werden. Bei einer in der Literatur oft deutlich differierenden Patientenzahl mit nach der Operation persistierenden oder durch die Operation entstandenen Beschwerden wird auch von einem *Postlaminektomiesyndrom* gesprochen, das bei genauer Analyse des Ausdrucks in den seltensten Fällen vorkommt, denn die komplette „Laminektomie", d.h. die Entfernung der Lamina samt Dornfortsatz wird vorwiegend bei einer vergleichsmäßig geringen Anzahl von Menschen (mit spinalen Stenosen) durchgeführt.

Korrekter wäre der Ausdruck *Postdiskektomiesyndrom* als Sammelbegriff für Beschwerden durch die Kombinationen von epiduralen Fibrosen, segmentalen Instabilitäten, persistierender Anulusbildung, Rezidivprolaps etc.

Postdiskektomiesyndrome als Ausdruck schlechter Resultate nach Bandscheibenoperationen haben im wesentlichen 5 Fehlerquellen:

- Fehler in der Operationsindikation,
- Fehler in der Operationstechnik,
- Fehler trotz optimaler Indikation und Technik,
- Fehler, die durch die Operation nicht beseitigt wurden,
- Fehler in der Rehabilitation.

Fehler in der Operationsindikation

Die beste Aussicht auf eine erfolgreiche Operation ergibt sich bei freiem Sequester eines jugendlichen Patienten.

Der Kreuzschmerz allein ist selten die Indikation zum operativen Vorgehen, auch eine lange präoperative Anamnese scheint sich auf den Operationserfolg negativ auszuwirken.

Fehler in der Operationstechnik

Läsionen von Gefäßen und Nerven

Nervenwurzelverletzungen, besonders bei stark angreifenden retrahierenden Haken während der Operation, wirken sich auf den Operationserfolg aus. Duraverletzungen gehören zu den häufigsten Operationskomplikationen, besonders bei stark an den Nervenwurzeln und dem Durasack adhäsiven Prolapsen und bei Rediskotomien. Duraverletzungen finden sich häufiger bei schlechten als bei guten Resultaten.

Infektion

Nach Nelson soll eine Diszitis bei etwa 2,5% der Operierten aufgetreten sein. Diese Diszitis beginnt mit dem sog. postoperativen Reizzustand, einem Wiederauftreten von Beschwerden, durchschnittlich 14 Tage nach der Operation, charakterisiert durch eine deutliche Senkungserhöhung und subfebrile Temperaturen. Weder das Nativröntgen noch das Labor zeigen dabei weiterführende Auffälligkeiten. Erst nach etwa 22 Tagen kann man auch mit röntgenologischen Veränderungen rechnen.

Übersehene freie Sequester

Bei der Entfernung eines Bandscheibenprolapses kann es passieren, daß ein Bandscheibensequester, d.h. also ein freies Stück des Anulus fibrosus, z.B. nach kaudal gleitet und sich dabei dem Blick des Operateurs entzieht. Dieser Sequester kann nach erfolgter Operation weiterhin oft ungeklärte Beschwerden verursachen.

Fehler trotz optimaler Indikation und Technik

■ **Persistierende Anulusbildung.** Sind beim Nativröntgen deutliche retrospondylotische Veränderungen mit deutlicher Höhenminderung des Bandscheibenraumes vorhanden, findet man eine mehr oder weniger fixierte Anulusdeformität. Eine lokale Exzision kann dabei wieder zu klinisch relevanten Aufwulstungen führen.

■ **Rezidivprolaps.** Bei 11% aller Operationen können innerhalb der ersten 2 Jahre sog. Rezidivprolapse auftreten, 60% davon auf derselben Seite und im selben Segment. Klinisch ist das schmerzfreie Intervall nach der 1. Operation zu erwähnen, nach dem wieder die gleiche Schmerzsymptomatik auftritt. Die Differenzierung eines Rezidivprolapses bzw. die Differentialdiagnose zur Narbenbildung kann manchmal Schwierigkeiten machen.

■ **Segmentinstabilität, segmentale Hypermobilität.** Besonders bei Diskotomien und Hemilaminektomien kommt es zu einer weitgehenden Entfernung von Bändern, wodurch der sog. diskoligamentäre Spannungsausgleich gestört wird, der schmerzhafte translatorische Wirbelgleitbewegungen ermöglicht. Die daraus entstehende segmentale Instabilität ist klinisch dadurch gekennzeichnet, daß der Lendenwirbelsäulenabschnitt eine eingeschränkte Beweglichkeit erfährt, daß aber beim Springingtest – das sind dorsoventrale manuelle Impulse auf den zum Bewegungssegment kaudalen Wirbel des in Bauchlage befindlichen Patienten – ein vermehrtes schmerzhaftes transversales Gleiten zu fühlen ist.

Die Hypermobilität zeigt im Gegensatz dazu eine Vermehrung der Bewegungsfunktionen (Ante-/Retroflexion), wie durch den Lordose-Kyphose-Test nach Tilscher/Hanna/Graf radiologisch nachweisbar ist.

Die Beweglichkeitsvermehrung sowohl durch die Instabilität als auch durch die Hypermobilität ist ein adäquater Reiz für Schmerzrezeptoren in den Gelenken und Bandansätzen, besonders beim längeren Sitzen, Stehen und Gehen. Sehr häufig findet man die Instabilität bei Mehrfachoperierten.

■ **Epidurale Fibrose.** Narbenbildungen im Epiduralraum kommen nach jeder Bandscheibenoperation vor und sind als solche auch asymptomatisch. In ungünstigsten Fällen, besonders beim gleichzeitigen Vorliegen von Instabilitäten, können die Narben an den Nervenwurzeln ziehen und dadurch radikuläre Symptome auslösen. Ein klinisches Kennzeichen der Verwachsungen bzw. Vernarbungen ist die schmerzhafte Bewegungseinschränkung bei der Prüfung des Finger-Boden-Abstandes und des Lasègue-Zeichens, das dabei auch beidseitig positiv sein kann. Entsprechende morphologische Darstellungen objektivieren die klinischen Befunderhebungen.

Außer der segmentalen Instabilität, die durch den Lordose-Kyphose-Test nach Tilscher/Graf/Hanna radiologisch nachweisbar ist, sind fast alle der genannten morphologischen Veränderungen v.a. durch die Magnetresonanztomographie, evtl. mit Kontrastmittel, nachweisbar. Es ist gerechtfertigt, in fast allen Fällen eine gezielte konservative orthopädische Behandlung einzuleiten. So reagieren segmentale Instabilitäten besonders gut auf Trockennadelungen oder eine Sklerosierungstherapie, evtl. in Kombination mit einer Mahnbandage und entsprechenden heilgymnastischen Übungen. Bei der epiduralen Fibrose können epidurale Infiltrationen die Beschwerdesymptomatik lindern. In Abhängigkeit vom Erfolg dieser Therapie müssen dann chirurgische Eingriffe geplant werden, wie die Entfernung des Rezidivprolapses, die Verblockung eines instabilen Segmentes bzw. die Entfernung der epiduralen Fibrose.

Fehler, die durch die Operation nicht beseitigt wurden

Das Beschwerdebild einer Lumboischialgie besteht meistens aus der Kombination von radikulären Beschwerden mit Muskelverspannungen, Ausstrahlungsschmerzen von schmerzhaften Bändern, Gelenkblockierungen, Kreuz-/Darmbein-Gelenkstörungen, Hüftproblemen, manchmal auch Polyneuropathien, die besonders bei zusätzlichen psychischen Erkrankungen den Operationserfolg negativ beeinflussen können.

Fehler in der Rehabilitation

Die mangelhafte Berücksichtigung der postoperativ notwendigen Auflagen wie die Durchführung einer Heilgymnastik und das wirbelsäulengerechte Verhalten sind ebenfalls Risikofaktoren, die sich besonders auf den Langzeiteffekt der Bandscheibenoperation auswirken.

80.2.2 Beschwerden nach oder durch fehlerhafte chirotherapeutische Eingriffe (M 96.2–M 96.9)

Die Chirotherapie beinhaltet eine Fülle von manualmedizinischen Techniken, von denen besonders die Gelenkbehandlungen bekannt sind, die nach einer sog. „Vorspannung des Gelenks" (dem Ende der passiven Beweglichkeit) mit einem schnellen, aber in seiner Amplitude kurzen Ruck, ein Krachgeräusch auslösend, einen Impuls auf das Gelenk ausüben, der als therapeutischer Reiz auf Gelenkrezeptoren mit schnelleitenden Fasern gilt (Reflextherapie).

Diese „harte" Technik (mit Impuls), „Manipulation" genannt, darf im Wirbelsäulenbereich nur von Ärzten durchgeführt werden. Mobilisationen, nämlich leichte rhythmisch dehnende Gelenkbewegungen, können auch von ausgebildeten Physiotherapeuten verwendet werden.

Ursachen für Erkrankungen nach oder durch Manipulationen

Fehler in der Diagnose

Die Indikation zur chirotherapeutischen Manipulation ist die reversible Beweglichkeitseinschränkung eines Gelenkes, die Blockierung. Diese Blockierung kann mit einer segmentalen Hypermobilität verwechselt werden, besonders dann, wenn das schmerzhafte überbewegliche Gelenk durch eine intensive reflektorische muskuläre Aktivierung eine Bewegungseinschränkung vortäuscht und damit anscheinend eine (die Beweglichkeit noch mehr verstärkende) Manipulation indiziert.

Zu den Fehlern der Diagnose gehört auch die Nichterkennung von pathomorphologischen Veränderungen, welche naturgemäß eine entsprechende intensive Funktionsbehandlung verbietet. Entzündlich Prozesse, Tumoren, Frakturen, osteoporotische Veränderungen sind aber nicht nur eine Kontraindikation, sondern überhaupt keine Indikation zur manuellen Therapie.

Auch eine hochakute Bandscheibensymptomatik kann durch die Chirotherapie eine Beschwerdeverschlimmerung erfahren. CAVE

Myelopathien und der enge Spinalkanal sind weitere Erkrankungen, bei welchen die Chirotherapie eine Verschlimmerung des Krankheitsbildes erbringen könnte.

Fehler in der Technik

Chirotherapeutische Eingriffe, besonders im Halswirbelsäulenbereich, bedürfen:

- einer schonenden Vorbereitung durch Mobilisationstechniken sowie
- einer exakten Segmentdiagnostik,
- einer sorgfältigen Vorspannung und nur
- eines kurzen Impulses, der besonders im Halswirbelsäulenbereich nicht zu einer Vermehrung der Kombination Kopfrotation und Kopfretroflexion zu derselben Seite führen darf,
- der Vermeidung eines brüsken Vorgehens mit viel Kraft und ohne strenge Beobachtung des Patientenverhaltens.

Krankheiten durch die fehlerhafte Chirotherapie

Dissektion der A. vertebralis

Extreme Rotationsbewegungen des Kopfes, besonders in Kombination mit der Retroflexion, können zum kompletten funktionellen Verschluß der A. vertebralis führen, der in der Regel harmlos ist, besonders, wenn die Bewegung langsam erfolgt.

Durch rigorose Rotationsbewegungen in die Endstellung der Halswirbelsäule kommt es zu Verletzungen der A. vertebralis, und zwar zu Einrissen der Lamina interna und damit zur Bildung von Dissektionen. Nach Einriß der Lamina interna bildet sich zunächst eine Lefze, das strömende Blut hebt die Lamina interna von der Lamina media ab, und es entsteht ein Vertebralisverschluß, der in der Regel noch keine oder noch reversible Insulte auslöst, jedoch häufig zu einem heftigen pulsierenden Schmerz im Nacken der betroffenen Seite führt. Häufig läuft aber das Blut innerhalb der Wand der A. vertebralis weiter nach distal und spült dann Embolien in den Basilariskreislauf, die zu schweren Insulten führen können.

Besonders gefährdet sind Menschen mit Strukturanomalien des Bindegewebes, insbesondere mit fibromuskulärer Dysplasie. Die Beschwerdebilder reichen von flüchtigen Gehirnstammsymptomen mit Dysathrie, Schwindel, Nystagmus, Doppeltsehen, perioraler Taubheit, Schluckstörungen, Zungenlähmungen, Hörstörungen bis zur Tetraplegie, Atemlähmung und Exitus.

Nackenbeschwerden

Wesentlich häufiger sind Beschwerden das Resultat einer besonders brüsken Behandlung. Sie treten in Form von lang anhaltenden Nackenbeschwerden auf mit Tendenz zurAusstrahlung in die Arme und in den Hinterkopf. Sie erinnern also in ihrer Symptomatik an Zustände nach Beschleunigungsverletzungen.

Kreuzschmerzen

Im Lendenwirbelsäulenbereich können nach Manipulationen vermehrt Kreuzschmerzen auftreten, die an segmentale Instabilitätsbeschwerden erinnern. Es wurden aber auch schon Cauda-equina-Syndrome und Wurzelläsionen mit Paresen beobachtet.

Schmerzentstehung bei den sonstigen Krankheiten des Muskel-Skelett-Systems und des Bindegewebes

Um die beschriebenen Krankheitsbilder besser verstehen zu können, soll zunächst auf die dabei bestehende Schmerzsymptomatik und deren Entstehungsmechanismen eingegangen werden.

Schmerzmechanismen

Der häufigste Schmerz des Bewegungsapparates ist der Rezeptorenschmerz. Diese Schmerzart geht von ubiquitären Nozizeptoren, den sog. freien Nervenendigungen, aus. Über dünne myelinisierte Aδ-Fasern vermittelte Signale imponieren dabei als heller, scharfer oder schneidender Erstschmerz. Über dünne, marklose und langsamleitende C-Fasern aufsteigende Reize lösen den dumpfen, tiefen, schlecht lokalisierbaren Zweitschmerz aus. Aδ-Nozizeptoren konzentrieren sich demzufolge besonders in der Haut, die zu den C-Fasern gehörenden Nozizeptoren liegen in den tiefen Strukturen des Bewegungsapparates und in inneren Organen.

Begriff der Nozizeption

Die erste Station der aufsteigenden Nozizeption liegt im Hinterhorn. Im ersten „Verrechnungszentrum", wo auch aus allen anderen Rezeptoren (Mechano-, Thermo-, Propriorezeptoren) einlaufende Afferenzen gesammelt und integriert werden, entscheiden die eintreffenden Reizintensitäten der Nozizeption sowie absteigende hemmende Impulse aus höheren Steuerebenen, ob eine Weiterleitung erfolgt. Da die Schmerzschwelle selbst deutlich höher liegt als die Erregungsschwelle der Nozizeptoren, bewirkt erst die räumliche und zeitliche Summierung im zentralen Nervensystem eine Schmerzwahrnehmung. Die vereinfachende Gleichsetzung des Begriffes „Nozizeptor" mit „Schmerzrezeptor" ist somit nicht angemessen.

Nozizeptoren dienen, verallgemeinert ausgedrückt, primär der Schadensmeldung. Bei zunehmender Reizintensität steigt dann die Frequenz der Aktionspotentiale des Nozizeptors linear im Sinne einer Intensitätskodierung an, bis der Schmerzschwellenwert überschritten wird. Zusätzlich ist zu bedenken, daß jeweils viele afferente Fasern ein Hinterhornneuron ansprechen, damit zur Reizsummation beitragen (Konvergenzprinzip) und darüber hinaus auch das Erregungsniveau auf spinaler Ebene nur langsam abklingt. Dieser Vorgang ist als Korrelat der Schmerznachempfindung anzusehen.

Reize bevorzugen vorerregte Bahnen. In häufig erregten Synapsen klingen Reize langsamer ab.

Wesentlich für therapeutische Überlegungen ist, daß bereits im Hinterhorn die ersten hemmenden Mechanismen ablaufen, die teils über absteigende Bahnen aus dem periaquäduktalen Grau, dem Locus caeruleus, den Raphekernen und der Formatio reticularis vermittelt werden, aber auch durch afferente Stimulation zustande kommen können. Dazu wird vermutet, daß z.B. die periphere therapeutische Stimulation über Mechanorezeptoren und A_β-Fasern spinale Aktivitäten anregt, die nach Eintreffen im periaquäduktalen Grau wiederum über absteigende Signale die Schmerzhemmung bewerkstelligen.

Im Blick auf die Gate-control-Theorie ist hier anzumerken, daß eine reflextherapeutische Stimulierung über dicke, myelinisierte Fasern das Tor für Schmerzreize auch direkt im Hinterhorn selbst schließen soll.

■ **Gate-control-Theorie.** Durch afferente Impulse aus der Peripherie werden im Zentralnervensystem nicht nur erregende Vorgänge ausgelöst, sondern auch Hemmungsvorgänge. Diese Hemmung kann sich als Dämpfung von nozizeptiven Reaktionen des Nervensystems bis hin zur Verminderung der wahrgenommenen Schmerzen auswirken.

Bei Stimulation niederschwelliger Afferenzen wird v.a. die segmentale Hemmung ausgelöst, bei Stimulation der hochschwelligen Afferenzen – z.B. von Nozizeptoren – werden auch supraspinale Hemmungssysteme aktiviert, die zum Rückenmark absteigen und wahrscheinlich auch zum Großhirn projizieren. Entsprechend diesem Prinzip scheinen viele in der Peripherie einwirkende stimulierende Methoden (Reflextherapien) zu wirken.

Zentrale Schaltebenen

Die im Zentralnervensystem aufsteigende nozizeptive Information, die nach Umschaltung auf das 2. Neuron im Hinterhorn über den Vorderseitenstrang der Gegenseite verläuft (Tractus spinothalamicus und spinoreticularis), erreicht teils direkt, teils multisynaptisch zuerst die Gehirnstammumschaltebene, aus der affektive und emotionelle Reaktionen resultieren, und schließlich die kortikalen Zentren, die das nozizeptive Signal zum bewußten Schmerzerlebnis machen. Auf diesen höheren Schaltebenen differenziert sich das Schmerzgeschehen in die situationsgebundenen, verschieden in Erscheinung tretenden psychischen Schmerzdimensionen, die folgende Qualitäten beinhalten:

- sensorisch unterscheidende,
- motivierend affektive und
- kognitiv abwägende.

Hier entwickeln sich auch die seelisch-körperlichen Rückkoppelungen, die über zentrifugale Aktivitäten das primäre Schmerzgeschehen fördernd oder hemmend beeinflussen und das klinische Bild über vegetative Begleiterscheinungen, Emotionen und kortikale psychische Reaktionen variieren.

Wesentlich für die Gestaltung der klinischen Symptomatik sind aber schon jene spinalen Umschaltungen der Nozizeption auf das 2. Neuron im Hinterhorn, die direkte Verbindungen zum motorischen Vorderhorn eröffnen bzw. das sympathische Kerngebiet im Seitenhorn erregen.

Schmerz- und Entzündungserscheinungen

Die Erregungsübertragung selbst wird in allen Abschnitten durch biochemische Reaktionen gesteuert. Diese sind von praktischem Interesse, da von ihnen Verlauf und Intensität des Schmerzgeschehens abhängen und hier auch schmerztherapeutische Maßnahmen angreifen.

Periphere Kompontenten

Bereits im Bereich der Nozizeptoren wirkt das umgebende Mikromilieu auf die Erregbarkeit ein. Bei erhöhter Freisetzung bestimmter körpereigener Substanzen wie K^+-, Cl^--, H^+-Ionen, Serotonin, Bradykinin und Prostaglandinen kommt es zur Stimulierung der Erregungsbereitschaft; gleichzeitig muß in Erinnerung gerufen werden, daß diese Stoffe auch an Entzündungsvorgängen maßgeblich beteiligt sind. Bei hoher Konzentration wirken die erwähnten algetischen Substanzen, wie ihr Name schon besagt, schmerzerregend und in unterschwelliger Konzentration immer noch sensibilisierend, so daß die Schwelle der Nozizeptoren für andere Reize (z.B. thermische, mechanische) absinkt.

Die Wirkungskomplexität der algetischen Substanzen wird am Beispiel ihrer Effizienz auf Muskelnozizeptoren noch deutlicher. Sie werden durch Bradykinin hochgradig erregbar, wenn gleichzeitig Serotonin und Prostaglandin vorhanden sind, wobei wiederum Bradykinin die Prostaglandinsynthese verstärkt. Die Hemmung der Prostaglandinsynthese über das Enzym Cyclooxigenase, welches die Aufbereitung von Prostaglandinen, Prostazyklinen und Thromboxanen aus der Arachidonsäure steuert, ist durch die Gabe von Azetylsalizylsäure und andere nichtsteroidale Antiphlogistika zu erreichen, eine Maßnahme, die millionenfach täglich therapeutisch genutzt wird.

Spinale Ebene

Auf spinaler Ebene ist weiterhin ein Neuropeptid, die Substanz P, in die Schmerzmechanismen eingeschaltet, ein Stoff, der stärker schmerzerregend wirkt als Bradykinin. Diese Substanz wird bei Nozizeptionen im Rückenmark freigesetzt und fördert bzw. verstärkt die Schmerzübertragung.

Entzündungschemismus und algetische Substanzen stimulieren die Sensivität der Schmerzmechanismen.

Inhibitoren

Einer inneren Logik gehorchend produziert unser Organismus auch Substanzen mit hemmendem Einfluß auf das Schmerzgeschehen. Ihre pharmakologischen Wirkungen entsprechen denen der Opiate, also morphinähnlich, weshalb sie als Endorphine bezeichnet werden. Chemisch als Fragmente des β-Lipotropins entschlüsselt, werden sie im Zentralnervensystem gebildet und blockieren die Schmerzübertragung v.a. im Hinterhorn des Rückenmarks. Forschungen über das Serotonin ergaben, daß dieser Stoff nicht nur peripher algetisch wirksam ist, sondern im zentralen Bereich schmerzhemmend wirkt.

Schmerzausstrahlung

Wie schon erwähnt, stellt der Rezeptorenschmerz, der am Entstehungsort empfunden wird, den Haupt anteil am Schmerzgeschehen des Bewegungsapparates. Da ihm aber auch Ausstrahlungstendenzen zuge schrieben werden müssen, die vielfach segmentalen Ausbreitungsgebieten ähneln, wurde und wird er gelegentlich mit radikulären Schmerzmechanismen verwechselt.

Projektionsschmerzen – „referred pain" – Dolor translatus

Das gemeinsame Einströmen der Afferenzen aus den verschiedensten Körperstrukturen in das Hinterhorn bzw. die Weiterleitung der nozizeptiven Signale über den Tractus spinothalamicus bis zum Kortex soll dort eine Wahrnehmungstäuschung hervorrufen, die darauf zurückgeht, daß die Haut als Angriffspunkt der meisten Reize in den kortikalen Zentren am stärksten repräsentiert wird. Das bedeutet, daß alle eintreffenden Schadensmeldungen, entsprechend der segmentalen Ordnung, in zugehörigen Regionen projiziert empfunden werden.

Radikuläre Schmerzen

■ **Rolle der Kompression.** Die Schädigung der Leitungsbahn zwischen Rezeptor und Synapse bewirkt im peripheren Körperbereich echte Neuralgien, oder, prolapsbedingt im Foramen intervertebrale, die radikuläre Läsion, die, je nach Ausdehnung und Lage der Kompressionsmassen, sensorische, motorische, aber auch kombinierte Läsionen verursacht.

■ **Sensorische und motorische Ausfälle.** Normalerweise können Nervenfasern durch mechanische, lokal einwirkende Reize kaum geschädigt werden. Erst lang anhaltende Dauerkompressionen, wie beim Bandscheibenvorfall im Foramen intervertebrale oder beim Karpaltunnelsyndrom, führen zur Faserentartung, die dann die Eigenschaften sensorischer Rezeptoren annimmt.

Der radikuläre Schmerz wird nicht am Ort der Kompression empfunden, sondern in das distale Ausbreitungs- bzw. Versorgungsgebiet projiziert. Auch hier kommt es zur bereits erwähnten Fehlinterpretation, als ob die afferenten Signale aus den zugehörigen peripheren Rezeptoren kommen würden. Bei der Kompression von Spinalwurzeln richtet sich die Schmerzempfindung genau nach der zugehörigen segmentalen Ordnung. Sensorische Ausfälle wirken sich daher nur im entsprechenden Dermatom, motorische Ausfälle nur in den Muskeln des Myotoms aus.

Das Charakteristikum radikulärer Syndrome ist die Defizitsymptomatik (Hypalgesie, Reflexausfälle, Paresen). !

■ **Segmentgebundenes Algesieverhalten.** Für segmentdiagnostische Überlegungen ist wichtig, daß bei der Naduntersuchung der Dermatome nur das Algesieverhalten streng segmentgebunden gefunden wird. Die Oberflächenempfindlichkeit der Haut und hyperästhetische Zonen sind durch überlappende Versorgung unscharf begrenzt. Darüber hinaus treten Hyperästhesien auch bei pseudoradikulärer Symptomatik in Erscheinung, hypalgetische Zonen findet man hingegen nur bei echten radikulären Läsionen als Ausdruck des Leitungsblocks.

Pseudoradikuläre Schmerzen und Syndromaufbau

■ **Reizbeantwortung.** Das Wesentliche der pseudoradikulären Symptomatik liegt darin, daß sie die gesamte Reizbeantwortung auf die Nozizeption beinhaltet und deshalb als Repräsentationsmodell der Schmerzäußerung und begleitender Pathomechanismen geeignet erscheint.

Wie erwähnt wirkt die Nozizeption nach Umschaltung im Hinterhornkomplex folgendermaßen weiter:

Über die Vorderseitenstrangbahnen zu Hirnstamm und Kortex, via Seitenhorn mit sympathischem Kerngebiet, und durch direkte Umschaltung auf das motorische Vorderhorn.

■ **Vom Hartspann zur Myotendinopathie.** Diese Direktschaltung zu den Motoneuronen des Vorderhorns bedingt, daß neben der Schmerzwahrnehmung via Kortex als erste Begleitreaktion der Nozizeption eine segmentale muskuläre Tonuserhöhung eintritt. Bei anhaltenden Reizen entgleisen die Rückkoppelungsmechanismen mit dem Gammasystem, die Tonuserhöhung eskaliert zum Hypertonus und Hartspann mit konsekutiver Hypoxämie und schließlich Strukturschäden im Sinne der Myotendinopathie. Eingebunden in diese Entwicklung wirken die vom sympathischen Kerngebiet ausgehenden Efferenzen über Gefäßsystem und Kapillarfiltration mit Veränderungen des segmentalen Kolloidzustandes und Bindegewebemilieus (Schmerzchemismus!) am Symptomaufbau mit.

Die ursprünglich segmental beschränkte muskuläre Reaktion greift infolge der meist multisegmentalen Muskelinnervation und durch das Eingebundensein der Muskeltätigkeit in Funktionsketten auf benachbarte Myotome über, wobei die Richtung der Hartspannentwicklung eine unscharfe Pseudoradikularität wahrt.

Bei langer Krankheitsdauer kann sich auf diesen Wegen eine Systematisierung oder sogar Generalisierung der Symptomatik entwickeln. Dies sollte bei den Überlegungen zur Ausbildung des sog. Weichteilrheumatismus berücksichtigt werden.

■ **Triggerpunkte und Referenzzonen.** Auch die von verschiedenen Autoren als muskulofasziale Triggerpunkte bezeichneten druckempfindlichen Irritationsstellen im Einzelmuskel mit typischen zugehörigen Ausstrahlungszonen sind wohl auf die erwähnten Pathomechanismen zurückzuführen.

Pseudoradikuläre Schmerzen, Triggerpunkte und Referenzzonen sind das Resultat der reflektorischen Schmerzverarbeitung. Haupteffektor pseudoradikulärer Schmerzmechanismen ist die Muskulatur.

Vegetative Schmerzreaktionen

■ **Anatomie.** Die oben erwähnte Einbindung des Vegetativums in die Abläufe des Schmerzgeschehens ist therapeutisch zu berücksichtigen. Um die nicht leicht durchschaubaren Reaktionen verständlicher zu machen, werden im folgenden die anatomischen Gegebenheiten kurz vorgestellt.

Von der sympathischen Kernsäule des Seitenhorns, die sich von C8 bis L1 erstreckt und Ausgangspunkt der Antworten auf nozizeptive Signale ist, verlassen sympathische Efferenzen über das Vorderhorn und markhaltige präganglionäre Fasern das Rückenmark. Sie ziehen als Rr. communicantes albi zu den Grenzstrangganglien, wo sie teilweise umgeschaltet werden, um als postganglionäre Fasern über die Rr. communicantes grisei zurück zum Spinalnerv oder mit peripheren Nerven weiter zu Erfolgsorganen zu gelangen oder auch über die Adventitia der Gefäße die Peripherie zu erreichen. Während die Rr. communicantes albi für die Versorgung mehrerer Segmente zuständig sind, zeigen die Rr. communicantes grisei ein segmentgebundes Verhalten.

■ **Diagnostische und therapeutische Konsequenzen.** Sympathische Fasern im R. dorsalis des Spinalnervs leiten die Reizreaktion zum segmentalen Bindegewebe des Rückens. Die resultierenden Gewebeveränderungen stellen palpable segmentdiagnostische Hinweise dar.

Aufgrund der Konzentration der vegetativen Reizbeantwortung im Ausbreitungsgebiet des R. dorsalis sind reflextherapeutische Maßnahmen in dieser Region besonders wirksam.

■ **C-Fasern und sympathische Efferenz.** Die für die periphere Schmerzvermittlung hauptsächlich vorgesehenen C-Fasern führen nicht nur nozizeptive Afferenzen, sondern vermitteln auch efferente sympathische Signale. Schon aufgrund der anatomischen Konzeption ist somit speziell das sympathische System mit allen ablaufenden Schmerzmechanismen verwoben.

Thematisch relevanter Angriffspunkt der sympathischen Efferenzen ist das Gefäßsystem: Durchblutung, Kapillarfiltration und Quellungs- bzw. Kolloidalzustand des betroffenen Bindegewebes werden beeinflußt.

■ **Vegetative Komponente.** Vereinfacht ausgedrückt läuft die vegetative Komponente der Schmerzgestaltung in 3 Phasen ab.

Zunächst kommt es über die anlaufende Sympathikusaktivierung im zugehörigen segmentalen Bereich zur veränderten Durchblutung und damit zur Verquellung des Bindegewebes. Wie bereits aufgezeigt, ziehen die in die nozizeptiven Afferenzen führenden C-Fasern auch efferente sympathische Signale zum Reizgebiet und verändern dort das Mikromilieu. Die damit eingeleitete nächste Stufe der sympathischen Nozireaktion wird durch die freiwerdenden algetischen Substanzen, aber auch durch die Neurotransmitter des Sympathikus (Adrenalin, Noradrenalin) im Sinne einer weiteren Erregungsförderung und Herabsetzung der Schmerzschwelle begünstigt. Eine so gestartete Regelkreisentgleisung über positive Feedbacks läßt die Gewebeirritation in Intensität und Dimension eskalieren. Die segmentüberschreitende und quadrantenorientierte Ausbreitung der sympathischen Stimulation trägt schließlich auch zur Verwischung und Ausbreitung der ursprünglich segmental gebundenen Pathomechanismen bei.

Die (intensivste) 3. Stufe der vegetativen Schmerzbegleitreaktion bleibt stärksten und dramatischen Nozizeptionen vorbehalten. Sie ist der Alarmreaktion, also der 1. Stufe des Adaptationssyndroms nach Selye, gleichzusetzen. Dieses Syndrom bezeichnet die Reaktionen und die Anpassung des Organismus auf starke äußere Reize mit evtl. pathologischen Folgen lokal und in Form von Allgemeinreaktionen.

Synopse

Die protektive Bedeutung des Schmerzes ist unübersehbar. Das Schmerzerlebnis, die Schmerzempfindung sind das Ergebnis physiopsychischer Wechselbeziehungen. Schmerztheorien und neurophysiologische Untersuchungsergebnisse erklären die überaus komplexe Schmerzmaterie bis heute nur unvollkommen.

Folgendes scheint gesichert:

- Die häufigste Schmerzart ist der Rezeptorenschmerz. Die 1. Umschaltstelle, das primäre „Verrechnungszentrum" eintreffender Reize, liegt im Hinterhorn des Rückenmarks. Die 2. und 3. Schaltebene liegen in Hirnstamm und Kortex. Psychophysische Schmerzdimensionen stehen in Relation zu diesen Schaltebenen. Sensorisch unterscheidende Qualitäten entstehen auf spinaler Ebene, motivierend affektive im Hirnstamm, kognitive abwägende kortikal.

- Die Erregungsübertragung selbst wird in allen Abschnitten durch biochemische Reaktionen gesteuert und so fördernd oder hemmend beeinflußt (algetische Substanzen, Neurotransmitter, Endorphine).
- Aus der Verarbeitung und Weiterleitung der im Hinterhorn eintreffenden Schmerzsignale resultieren stets eine Schmerzwahrnehmung und -projektion, die direkte Aktivierung der Motoneurone im Vorderhorn und vegetativ-sympathische Begleitreaktionen.
- Der wesentlichste Punkt für die Klinik der Schmerzen ist der Circulus vitiosus aus überschießender Muskelerregung, vegetativen Begleitreaktionen und „referred pain".
- „Referred pain" und Projektionsschmerz gehen in ihren Grundmechanismen auf die Untersuchungen von Head zurück und sind prinzipiell Wahrnehmungstäuschungen auf metamerer Basis.
- Echte radikuläre Schmerzen bzw. Neuralgien entstehen bei anhaltender Kompression von Nervenfasern (Diskusprolaps, Karpaltunnelsyndrom usw.) und führen zu Ausfallserscheinungen sensorischer (Hypalgesie im Dermatom) und/oder motorischer Art (Parese im Versorgungsgebiet). Der resultierende Schmerz wird ebenfalls metamer projiziert.
- Radikuläre Schmerzen lösen besonders heftige und anhaltende vegetative Begleitreaktionen aus.
- Ein wesentliches Moment der Reflextherapie des Schmerzes liegt in der Unterbrechung in der inadäquaten Skeletomotorik und der Blockade sympathischer Erregungskreise über die Ausschaltung oder Reduzierung der nozizeptiven Afferenzen zum Hinterhorn.

80.3 Biomechanische Funktionsstörungen, andernorts nicht klassifiziert (segmentale und somatische Funktionsstörungen, M 99)

80.3.1 Segmentale Funktionsstörungen (M 99.0)

Leitsymptome am Gelenk – der Gelenkfaktor

Ein Hauptfaktor im Verbund der segmentalen Ordnung ist die volle Funktionstüchtigkeit des vertebralen Gelenkapparates. Störungen dieses Systems überspannen einen Bereich von subklinischer Präsenz bis zu manifesten akuten oder chronischen Beschwerdebildern. Im Zusammenhang interessieren vordergründig die Fragen, welche Pathomechanismen damit verbunden sind und wie sich Funktionsstörungen der vertebralen Gelenke erkennen lassen.

Gelenkfunktionen

Hier hilft die Definition des Normalzustands weiter: Die volle Funktionstüchtigkeit eines Gelenkes ist gegeben, wenn neben der unbehinderten Ausnutzung des gelenktypischen Bewegungsraumes („voluntary room") eine passive Beweglichkeit im Gelenk, das sog. „joint play" oder „Gelenkspiel" („unvoluntary room"), möglich und nachweisbar ist, d.h. daß freie Gleitvorgänge gegeben sein müssen, die 3 prüfbare Komponenten beinhalten (s. folgende Übersicht).

> ***Die prüfbaren Komponenten der Gelenkfunktion***
> - Traktorische Komponente – Distanzieren der Gelenkpartner
> - Translatorisches Gleiten – Parallelverschiebung der Gelenkflächen
> - Elastischer Widerstand bei passivem Erreichen des Bewegungsendes – Endgefühl

In Abhängigkeit von den regionalen anatomischen Verhältnissen lassen sich eine oder mehrere dieser Testkomponenten in allen Wirbelsäulenabschnitten zur Prüfung der segmentalen Gelenkfunktion bzw. ihrer Beeinträchtigung heranziehen.

Gelenkdysfunktionen

Die Störungsmodalitäten offenbaren sich in 2 diametral voneinander abweichenden Formen. Es sind dies:

- Minusvariante = Hypomobilität,
- Plusvariante = Hypermobilität.

Für die Hypomobilität ist speziell im Rahmen der manuellen Medizin der Begriff „Blockierung" üblich.

Gelenkinnervation

■ **Rezeptortypen.** Die für die Information über die Gelenkfunktion verantwortlichen Rezeptoren lassen sich in 2 Untertypen gliedern, die spezifische Aufgaben zu erfüllen haben. Der eine Rezeptortyp überwacht die Ruhestellung des Gelenkes und übermittelt niederfrequente Afferenzen, die die jeweilige Gelenkstellung anzeigen. Die Bewegung selbst wird hingegen von Rezeptoren erfaßt, die höherfrequent sowie entsprechend der Bewegungsgeschwindigkeit feuern, in Ruhestellung jedoch abschalten. Darüber hinaus enthalten die Gelenkkapseln der kleinen Wirbelgelenke reichlich freie Nervenendigungen. Diese Nozizeptoren reagieren auf schädigende Reize und dienen zur Schadensmeldung im Sinne der bereits im entsprechenden Kap. vorgestellten Schmerzmechanismen.

■ **Auswirkungen von Störungen.** Bei Blockierungen sowie bei Hypermobilitäten ergeben sich aus dem veränderten Afferenzmuster der Propriozeptoren zusammen mit den nozizeptiven Signalen pathologische Muster, die zur Störung der segmentalen Ordnung führen. Die gegebenen Innervationsverhältnisse bestimmen weitgehend die Ausrichtung der klinischen Symptomatik, die sich primär im Versorgungsbereich des R. dorsalis des Spinalnervs manifestiert. Der R. dorsalis ist ein gemischter Nerv, der sowohl sensible und sympathische als auch motorische Fasern enthält, das Wirbelbogengelenk und die Ligg. interspinalia sensibel sowie die autochthonen Muskeln (Mm. rotatores, interspinales, transversospinales) motorisch versorgt.

Wesentlich daran ist seine weitgehend monoradikuläre Ausrichtung. Nozireaktionen aus seinem Versorgungsbereich bleiben daher primär streng segmental begrenzt. Blockierungen sowie Hypermobilitäten bzw. Instabilitäten agieren als Reizgeschehen und entwickeln eine nahezu identische Symptomatik, deren Ausbreitung rein segmental begrenzt zu erwarten wäre. Dies würde auch bei einer solitären Gelenkstörung eintreten. Die funktionelle Einbindung in das gesamte Bewegungssegment bedingt aber eine Störungsübertragung auch auf solche Strukturen, die vom N. recurrens sive N. meningicus (Luschka) versorgt werden, der zufolge eine Innervationsüberlappung durch Anastomosierung mit Rekurrensfasern aus den Nachbarsegmenten die segmentale Ordnung sprengt.

■ **Diagnostik.** Einen guten diagnostischen Anhaltspunkt zur Vororientierung über die Höhenlokalisierung der Gelenkstörung bietet jedoch die Palpation des interspinösen Raumes. Die hier verlaufenden Ligamente werden vom gleichen R. dorsalis versorgt wie der segmental zugehörige Gelenkapparat, und dessen Irritation führt zur interspinösen Druckempfindlichkeit. Damit ist aber noch nicht entschieden, welche Form der Gelenkstörung vorliegt.

Ihre Differenzierung ist nur über die Beurteilung des „joint play" möglich und erfordert daher das Beherrschen manualmedizinischer Untersuchungstechniken.

Die Differenzierung der verschiedenen Formen der gestörten Gelenkfunktion ist schon deshalb von eminenter praktischer Bedeutung, weil zu planende Therapiemethoden entsprechend verschieden sein müssen.

Es ist klar, daß die bei Blockierungen so erfolgreich einsetzbare chirotherapeutische Manipulation bei der Hypermobilität bzw. der Instabilität kontraindiziert sein wird, weil sie durch ihren beweglichkeitssteigernden Effekt verschlechternd auf das bestehende Beschwerdebild einwirken kann.

Von den möglichen Störungsformen der Wirbelgelenke bedingt die Hypermobilität besonders dann die größeren therapeutischen Probleme, wenn sie zufolge fortgeschrittener degenerativer Prozesse als Instabilität auftritt.

Die vorgestellten reflektorischen Krankheitszeichen begleiten die Klinik der Wirbelsäule in praktisch allen Bereichen und wurden deshalb hier bewußt aus ihrer Anonymität herausgeholt und ausführlich besprochen. Die vermittelten Kenntnisse schaffen erst die Grundlage zur diagnostischen Verwertung der im Rahmen des klinischen Untersuchungsgangs erhobenen Befunde.

Stenosen des Spinalkanals

Ein enger Spinalkanal, die spinale Stenose, bezeichnet jede Form der ossären oder ligamentären Einengung des Spinalkanals. Durch die spinale Stenosierung kann im Bereich der Halswirbelsäule und Brustwirbelsäule das Rückenmark betroffen sein, im Bereich der Lendenwirbelsäule die Cauda equina. Eine genaue neurologische Abklärung einer bestehenden Beschwerdesymptomatik ist notwendig. Als Hinweise auf eine Störung des Rückenmarks gelten Angaben über unbestimmte Gangstörungen, Miktionsstörungen und Sensibilitätsstörungen der unteren Extremität oder des Rumpfes sowie Gürtelgefühle. Im Vordergrund stehen dann beidseitige Ausfälle wie eine Paraspastik mit beidseitigen Pyramidenzeichen und Sensibilitätsstörungen mit einem entsprechendem sensiblen Niveau am Rumpf. Traumatische Rückenmarkläsionen müssen ebenso berücksichtigt werden wie die Symptome von Tumoren des Rückenmarks und anderen komprimierenden Rückenmarkprozessen.

Ätiologie

Die Stenose kann angeboren oder erworben, zentral oder randständig sein. Bei den sekundären (erworbenen) Einengungen handelt es sich um osteophytäre Randablagerungen (Spondylose, Spondylarthrose) bzw. um Ligamentverdickungen. Ähnlich kann auch eine Spondylolisthesis durch die Abknickung des Spinalkanals zu den typischen Beschwerden einer Claudicatio intermittens spinalis führen.

Frakturen und Luxationen der Wirbelsäule sind weitere Ursachen für die Enge des Spinalkanals.

Tumoren können ebenfalls randständig entsprechende Einengungen verursachen. Als weitere wichtige Stenosierung muß die postoperative meningeale Narbenbildung genannt werden.

Erwähnt werden müssen auch Kompressionsfrakturen, die mit massiven Einengungen des Spinalkanals einhergehen. Die nachfolgende Übersicht stellt die unterschiedlichen Formen der spinalen Stenose dar.

Formen der spinalen Stenose

- *Angeboren*
  - Chondroplasie, Chondrodystrophie
- *Erworben*
  - degenerativ-osteophytär
Osteochondrose
Spondylose
Spondylarthrose
  - degenerativ-ligamentäre Hyperplasie
Bänderverdickung
  - (Pseudo)spondylolisthesis
  - Tumoren
  - bindegewebige Proliferation
Narbenbildung – s. Postdiskektomiesyndrom
Status post fusionem
  - posttraumatisch
Kompression

- Subluxation
- Entzündungen (Spondylitis)
- Knochenerkrankungen
- Stenose des Spinalkanals durch Bandscheiben

Mögliche pathophysiologische Ursachen der Schmerzentstehung bei spinaler Stenose

Durch tierexperimentelle Untersuchungen am Schwein konnten Baker et al. (1995) bei Kaudakompression einen verminderten Blutfluß in der Cauda equina zeigen, der physiologische Anstieg des Blutflusses unter peripherer Nervenreizung blieb aus. Jespersen et al. (1995) untersuchte Änderungen des Blutflusses bei spinaler Stenose an einem tierexperimentellen Model mit Minischweinen. Dabei fand sich unter körperlicher Belastung eine Reduktion des Blutflusses an den Nervenwurzeln, jedoch keine Änderung des Blutflusses in der grauen und weißen Substanz.

Am Menschen fanden Takahashi et al. (1995) bei epiduralen Druckmessungen auf Höhe der spinalen Stenose erhöhte Druckwerte im Stehen, eine zusätzliche Druckerhöhung bei Retroflexion sowie eine relative Druckabnahme bei Anteflexion. In einer weiteren Arbeit konnten von Takahashi et al. Druckerhöhungen beim Gehen nachgewiesen werden.

■ **Zervikale Spinalstenose.** Im Halswirbelsäulenbereich kann eine spinale Stenose auch bei degenerativen Veränderungen durch die Drosselung der Blutversorgung der A. spinalis anterior auftreten. Es entsteht das Bild einer sog. vaskulären Myelopathie mit besonderem Befall der motorischen Vorderhornzellen, kenntlich an entsprechenden Atrophien in der Handmuskulatur, bzw. eine dissoziierte Sensibilitätsstörung.

■ **Thorakale Spinalstenose.** Im Brustwirbelsäulenbereich kann ebenfalls die A. spinalis anterior betroffen sein. Es findet sich eine spastische Paraplegie mit kolikartigen Oberbauchbeschwerden, Ausfall des Temperaturempfindens, des weiteren Blasen- und Mastdarmstörungen.

■ **Lumbale Spinalstenose.** Angegeben werden diffuse Kreuzschmerzen und eine eingeschränkte Beweglichkeit der Wirbelsäule und Ausstrahlungsschmerzen in beide Beine an der Außenseite des Oberschenkels, aber auch an der Vorderseite des Oberschenkels bis zum Knie. Die Beschwerden sind belastungsabhängig, sie treten nach verschieden langen Gehstrecken, aber auch beim langen Stehen auf und zwingen den Patienten zum Stehenbleiben (Pseudoclaudicatio intermittens, Claudicatio intermittens spinalis), wobei das Vorbeugen bzw. das Hinsetzen, also die Kyphosierung der Lendenwirbelsäule, eine Erleichterung bringt. Neurologische Ausfälle sind möglich. Die klinische Untersuchung allein kann dabei einen Diskusprolaps nur schwer von einem engen Spinalkanal unterscheiden.

■ **Stenose des Spinalkanals durch Bandscheiben.** Dorsale bzw. dorsolaterale Bandscheibenprotrusionen oder Bandscheibenvorfälle bewirken in Abhängigkeit von der Höhe des Ortes und der Akuität und Intensität ihres Auftretens verschiedene klinische Bilder. So können von klinisch stummen Bandscheibenvorfällen bis zu schweren neurologischen Ausfällen wie Querschnittslähmung oder inkompletten Querschnittsymptomen alle Krankheitsbilder auftreten.

Wie eingangs erwähnt, sind es Gangstörungen, Miktionsstörungen, aber auch Sensibilitätsstörungen unterhalb der Läsion mit einer Paraspastik und Pyramidenzeichen sowie entsprechenden Sensibilitätsstörungen, die hier diagnostisch weiterführen können. Von besonderer Bedeutung sind aber bandscheibenbedingte Stenosen des Spinalkanals im Lendenwirbelsäulenbereich, die bei ihrem akuten Auftreten als Kaudasymptomatik ein Beschwerdebild darstellen, das wegen der Notwendigkeit einer möglichst raschen chirurgischen Intervention auf jeden Fall erkannt werden sollte.

Die Kaudasymptomatik ist durch folgende Punkte gekennzeichnet:

- häufig aus einer Lumboischialgie,
- seltener ohne vorherige lumboischialgiforme Symptomatik,
- Bestehen von beidseitiger Lumboischialgie,
- mit fehlenden Achillessehnenreflexen beidseits,
- mit Störungen der Blasen- und Mastdarmfunktion und
- mit Sensibilitätsstörungen im Reithosenbereich.

Stenose der Foramina intervertebralia knöchern oder durch die Subluxation

Hierbei handelt es sich um eine Einengung des Zwischenwirbellochs durch knöcherne Veränderungen, besonders durch Subluxationen, welche in folgenden Varianten auftreten können:

- asymptomatisch,
- mit Schmerzen,
- mit Schmerzen und neurologischen Ausfällen.

Ätiopathogenese

Im Halswirbelsäulenbereich sind es v.a. die Wirbelbogengelenke, aber auch Unkovertebralarthrosen, die durch osteophytäre Reaktionen das Foramen intervertebrale einengen, wodurch insbesondere bewegungsabhängige Beschwerden auftreten können.

Aufgrund degenerativer Veränderungen der Bandscheibe mit deren Höhenminderung erfolgt eine Entspannung des Bandapparates und eine Störung des diskoligamentären Spannungsausgleichs und dadurch besonders bei der kyphotischen Fehlhaltung oder bei der Kopfanteflexion eine Tendenz zur Subluxation. Es können also im Halswirbelsäulenbereich aufgrund von degenerativen Vorgängen entsprechende Fehlstellungen der Wirbel zueinander entstehen, die ebenfalls die Symptome einer extraduralen Raumforderung verursachen können.

Röntgendiagnostik

Durch die sog. Drehaufnahmen, besonders kombiniert mit einer Kopfretroflexion, wird das eingeengte Foramen der Intervertebrallöcher dargestellt. Stenosierungsprozesse werden sonst prinzipiell durch die Methoden der Computertomographie oder der Magnetresonanztomographie nachgewiesen.

Stenose der Foramina intervertebralia – bindegewebig oder durch Bandscheiben

Hierbei liegt eine Einengung des Zwischenwirbellochs durch Narbenbildung oder durch Bandscheiben vor.

Klinik

Die auftretende (neurologische) Beschwerdesymptomatik wurde bereits bei den vorhergehenden Kapiteln abgehandelt.

CAVE

■ **Akuter Wurzeltod.**
Eine Sonderform einer Stenosierung durch einen Bandscheibenprolaps ist der sog. *akute Wurzeltod.* Durch einen massiven stenosierenden dorsolateralen Bandscheibenvorfall kann es zur Kompression einer Nervenwurzel in einem Ausmaß kommen, daß nicht nur ein ausgeprägter motorischer Ausfall entsteht (Fallfuß), sondern auch eine als diagnostische Fallgrube zu bezeichnende Schmerzfreiheit, welche einen dringend notwendigen chirurgischen Eingriff verzögern könnte.

Diagnostik

Extradurale Raumforderungen im Wirbelsäulenbereich bedürfen immer der genauen Abklärung, einerseits ist es das neurologische Wissen, welches bereits aus der klinischen Untersuchung und durch anamnestische Gegebenheiten mögliche periphere Kompressionssyndrome erkennt oder ausschließt, andererseits aber auch entzündliche oder systemische neurologische Erkrankungen in die Differentialdiagnose miteinbezieht (Radikulitis, Polyneuropathiesyndrome etc.).

Therapie

Von den morphologischen Darstellungen, besonders aber vom klinischen Verlauf hängt auch das therapeutische Vorgehen ab, Befunde aus der Magnetresonanztomographie allein sind im Wissen um viele klinisch stumme Bandscheibenvorfälle noch nicht die Indikation zur Operation.

80.3.2 Sonstige biomechanische Funktionsstörungen

Zu den biomechanischen Funktionsstörungen gehören auch Beschwerdebilder, bei welchen die Schmerzsymptomatik eher im Hintergrund steht.

Hier sind Zustandsbilder einzuordnen, welche verschiedene Körperfunktionen betreffen wie

- Gleichgewichtssinn (Schwindel),
- Atmung (Atemstörung),
- Zirkulation bzw. den Blutdruck (Kreislaufstörung) und
- kardiale Funktionen (Pseudostenokardie).

Als Ursachen gelten häufig vertebrale Funktionsstörungen, vorwiegend aus den Gelenken des Achsenorgans, sowie Störungen des muskulären Innervierungsmusters (Fehlstereotyp) mit beschwerdeverursachenden Auswirkungen auf verschiedene der oben genannten Körperfunktionen.

■ **Zervikogener Schwindel.** Zervikogene Gleichgewichtsstörungen unterliegen dem Mechanismus der Störung der A. vertebralis basilaris.

Die Vertebralarterie läuft ab C6 im gleichnamigen Kanal der Halswirbelsäule nach kranial bis C2, um dort nach lateral, dem weitausladenden Querfortsatz von C1 folgend, anschließend nach medial ventral und kranial zu ziehen. Durch morphologische Veränderungen der Halswirbelsäule (Spondylarthrosen, Unkovertebralarthrosen) gemeinsam mit segmentalen Funktionsstörungen, aber auch durch die Irritabilität des Gefäßes aufgrund der in seiner Adventitia verlaufenden vegetativen Fasern (hinterer Halssympathikus) kann durch die Rotation und die Retroflexion die A. vertebralis komprimiert und ihr Blutdurchfluß gedrosselt werden, wodurch es zu Schwindelattacken und vereinzelt zu Synkopen kommen kann.

■ **Propriozeptiver Schwindel.** Das Innenohr informiert die zentralen Vestibulariskerne v.a. über die Haltung des Kopfes, aber durch die Beweglichkeit des Hauptes zum Rumpf nicht über die Körperhaltung. Es sind dadurch auch Informationen aus der oberen Halswirbelsäule notwendig, um entsprechende korrekte motorische Antworten zu starten. Durch Funktionsstörungen der Kopfgelenke, besonders des Segmentes C2/3, können die daraus entstandenen Afferenzen kopfbewegungsabhängige falsche Informationen übermitteln und dadurch fehlerhafte motorische Antworten verursachen, die ebenfalls zum Symptom Schwindel führen.

■ **Vertebropulmonales Syndrom.** Störungen im zervikothorakalen Übergang und in den Kopfgelenken bedingen muskuläre Fehlabläufe bei der atmungsabhängigen Thoraxbewegung. Subjektiv entstehen Beschwerden wie das Nicht-durchatmen-können.

■ **Vertebrozirkulatorisches Syndrom.** Durch die Verminderung des inspiratorischen Thoraxsogs, der neben der peripheren Muskelaktion die stärkste zentral gerichtete Kraft für das Niederdrucksystem des Kreislaufs darstellt, entsteht eine Verminderung der Blutdruckamplitude bei Erhöhung des diastolischen Drucks, besonders unter orthostatischen Belastungen, und führt als Nebensymptom vieler Wirbelsäulenstörungen zur Kreislauffunktionsstörung und Adynamie.

■ **Kardiovertebrales Syndrom (Pseudostenokardie).** Störungen der Kostotransversalgelenke, besonders in der Höhe von D4–D6 links, vermögen stenokardieähnliche Beschwerdebilder aufzubauen, die besonders bei sensiblen Patienten die Herzangstsyndromatik fördern und an Attacken einer koronaren Herzkrankheit denken lassen. Die funktionelle Untersuchung und die Maximalpunkte im Bereich der Sternokostalfugen sind klinische weiterführende kritische Details.

Literatur

Literatur zu Kap. 80.1

Althoff M (1973) Heilanästhesie, Therapie mit Novocain. In: Killian M (Hrsg) Lokalanästhesie und Lokalanästhetika. Thieme, Stuttgart, S 745–755
Bauer R, Kerschbaumer (1992) Wirbelsäule und Brustkorb. In: Jäger M, Wirth CS (Hrsg) Praxis der Orthopädie. Thieme, Stuttgart New York, S 628–725
Bergsmann O, Bergsmann R, Kellner U (Hrsg) (1984) Grundsystem und Regulationsstörungen, Gedenkband der Arbeiten von G. Keller. Haug, Heidelberg
Brückl R (1992) Hüftgelenk In: Jäger M, Wirth CS (Hrsg) Praxis der Orthopädie. Thieme, Stuttgart New York, S 854–882
Brügger A, Rhonheimer C (1967) Pseudoradikuläre Syndrome des Stammes. Huber, Bern
Dihlmann W, Bandick J (1995) Die Gelenkssilhouette. Springer, Berlin Heidelberg New York Tokio
Dosch P (1977) Lehrbuch der Neuraltherapie. Haug, Heidelberg
Eder M, Tilscher H (1995) Chirotherapie. Vom Befund zur Behandlung. Hippokrates, Stuttgart, insbes. S 44-45
Emre M, Mathies H (1988) Muscle spasms and pain. Parthenon Publ Group. Lancs, New Jersey
Feigl W (1997) Myogelosen – eine Bestandsaufnahme, Symposium 97, Kongreßband der Wiener Internationalen Akademie für Ganzheitsmedizin, Wien
Gutmann G (1970) Statik der Wirbelsäule In: Wolff HD (Hrsg) Manuelle Medizin und ihre wissenschaftlichen Grundlagen. Verlag für physikalische Medizin, Heidelberg, S 109–127
Hackett GS (1956) Joint ligament relaxation treated by fibrosseus proliferation. Springfield/IL
Huneke F (1975) Das Sekundenphänomen, 4. Aufl. Haug, Heidelberg
Janda V (1983) Muscle function testing. Butterworth, London
Kellner G (1970) Regulation und Dysregulation im Bindegewebe. In: Wolff HD (Hrsg) Manuelle Medizin und ihre wissenschaftlichen Grundlagen, Verlag für Medizin, Heidelberg, S 60–69
Kibler M (1955) Segmenttherapie bei Gelenkerkrankungen und inneren Krankheiten. Hippokrates, Stuttgart
Laser T (1996) Muskelverspannung und Rückenschmerz. Thieme, Stuttgart New York
Lewit K (1992) Manuelle Medizin. J.A. Barth, Leipzig Heidelberg, S 71–85
Luban-Plozza B, Pöldinger W (1980) Der psychosomatische Kranke in der Praxis, Erkenntnisse und Erfahrungen. Springer, Berlin Heidelberg New York, S 95–99
Simons DG (1994) Symptomatologie und klinische Pathophysiologie des myofaszialen Schmerzes. Springer, Berlin Heidelberg New York Tokio (Manuelle Medizin 32:47–56)
Simons DG (1997) Triggerpunkte und Myogelosen. Springer, Berlin Heidelberg New York Tokio (Manuelle Medizin 35: 290–294)
Tilscher H, Eder M (1989) Der Wirbelsäulenpatient, Rehabilitation – Ganzheitsmedizin. Springer, Berlin Heidelberg New York Tokio, S 26–28
Tilscher H, Eder M (1991) Die Infiltrationstherapie, therapeutische Lokalanästhesie. Hippokrates, Stuttgart, S 209–213
Tilscher H, Eder M (1993) Klinik der Wirbelsäule. Hippokrates, Stuttgart
Tilscher H, Eder M (1996) Reflextherapie – zur Behandlung schmerzhafter Störungen des Bewegungsapparates. Hippokrates, Stuttgart
Tilscher H, Redtenbacher H, Schaffer I (1996) Bedeutung der Antidepressiva in der Therapie des gestörten Bewegungsapparates. In: Klingler D, Morawetz R, Thoden U, Zimmermann M (Hrsg) Antidepressiva als Analgetika. Arachne, Wien, S 145–155
Torklus VD, Gehle W (1970) Die obere Halswirbelsäule. Thieme, Stuttgart, S 58–68
Travell JG, Simons DG (1983) Myofascial pain and dysfunction. The trigger point manual. Williams & Wilkins, Baltimore London
Wirth CS, Dambacher MH (1992) Erworbene Skelettsystemerkrankungen. In: Jäger M, Wirth CS (Hrsg) Praxis der Orthopädie. Thieme, Stuttgart New York, S 361–398

Literatur zu Kap. 80.2

Benini A (1989) Komplikationen und Mißerfolge der lumbalen Diskus-Chirurgie. In: Benini A (Hrsg) Aktuelle Probleme in Chirurgie und Orthopädie, Bd. 35. Huber, Bern Stuttgart Toronto
Jänig W (1993) Biologie und Pathobiologie der Schmerzmechanismen In: Zenz M, Jurna I (Hrsg) Lehrbuch der Schmerztherapie. Wiss. Verlagsgesellschaft, Stuttgart, S 3–13
Kane WJ (1983) World-wide incidence of surgery for lumbar disc herniation. Vortrag 10. Kongreß der International Society for the Study of the Lumbar Spine
Krämer J (1987) Das Postdiskotomiesyndrom – PDS. Z Orthop Grenzgeb 125:622
Lörincz St, Tilscher H, Hanna M (1988) Lumboischialgie – 10 Jahre danach. Vergleichende Untersuchung von operierten und nichtoperierten Patienten. Springer, Berlin Heidelberg New York Tokio (Manuelle Medizin 26:55–60)
Nelson MA (1982) Survey of surgical management of lumbar disc prolapse in UK and North Eire 1981. Vortrag, Kongreß der International Society for the Study of the Lumbar Spine, Toronto

Ringelstein EB (1997) Dissektionen der A. vertebralis durch die chirotherapeutische Behandlung. Springer, Berlin Heidelberg New York Tokio (Manuelle Medizin 5:240–245)

Szabela DA, Szabela MA, Baumgartner H (1997) Komplikationen nach Chirotherapie der Wirbelsäule. Springer, Berlin Heidelberg New York Tokio (Manuelle Medizin 5:258–262

Thomalske G, Galow W, Plake G (1977) Operationsergebnisse bei 2000 Fällen lumbaler Bandscheibenläsionen. MMW 36:119

Tilscher H, Eder M (1996) Reflextherapie. Methoden nichtmedikamentöser Schmerzbehandlung. Hippokrates, Stuttgart, S 19–29

Tilscher H, Friedrich M, Bogner G, Landsiedl F (1980) Ursachen für rezidivierende Schmerzzustände nach Bandscheibenoperationen. In: Schöllner D (Hrsg) Buchreihe für Orthopädie. MLF, Ülzen, S 22–27

Tilscher H, Hanna M, Graf E (1994) Klinische und röntgenologische Befunde bei der Hypermobilität und Instabilität im Lendenwirbelsäulenbereich, Springer, Berlin Heidelberg New York Tokio (Manuelle Medizin 32:1–7)

Zimmermann M (1993) Physiologische Grundlagen des Schmerzes und der Schmerztherapie In: Zenz M, Jurna I (Hrsg) Lehrbuch der Schmerztherapie. Wiss. Verlagsgesellschaft, Stuttgart, S 15–33

Literatur zu Kap. 80.3

Baker AR, Collins TA, Porter RW, Kidd C (1995) Laser Doppler study of porcine cauda equina flood flow. The effect of electrical stimulation of the rootlets during single and double site, low pressure compression of the cauda equina. Spine 15/20(6): 660–664

Bergsmann O, Eder M (1982) Funktionelle Pathologie und Klinik der Brustwirbelsäule. G. Fischer, Stuttgart New York

Duus P (1990) Neurologisch-topische Diagnostik. Thieme, Stuttgart New York, S 78–96

Eder M, Tilscher H (1996) Chirotherapie. Hippokrates, Stuttgart

Fenzl G, Hahn D (1992) Computertomographie In: Jäger M, Wirth CJ (Hrsg) Praxis der Orthopädie. Thieme, Stuttgart New York, S 39–41

Gutmann G (1985) Arteria vertebralis. Springer, Berlin Heidelberg New York Tokio

Jespersen SM, Hansen ES, Hoy K, Christensen K, Lindblad BE, Ahrensberg J, Bunger C (1995) Two level spinal stenosis in minipigs. Hemodynamic effects of exercise. Spine 20/24: 2765–2773

Keyl W (1992) Röntgenkontrastmitteluntersuchung In: Jäger M, Wirth CJ (Hrsg) Praxis der Orthopädie. Thieme, Stuttgart New York, S 31–32

Lewit K (1992) Manuelle Medizin. J. A. Barth, Leipzig Heidelberg, S 38–66

Maigne R (1989) Diagnostic et traitement des douleurs d'origine rachidienne expansion scientifique française. Paris, S 47–65

Mummenthaler M (1982) Neurologie. Thieme, Stuttgart New York, S 256–259

Nutzinger DO, Pfersmann D, Welan T, Zapotoczky HG (1987) (Hrsg) Herzphobie. Enke, Stuttgart

Paal G (1992) Erkrankungen und Schädigungen des Rückenmarks In: Jäger M, Wirth CJ (Hrsg) Praxis der Orthopädie. Thieme, Stuttgart New York, S 453–458

Takahashi K, Kagechika K, Takino T, Matsui T, Miyazaki T, Shima I (1995) Changes in epidural pressure during walking in patients with lumbar spinal stenosis. Spine 20/24:2746–2749

Tilscher H (1993) Die Kopfgelenke – ein zusätzliches Sinnesorgan? In: Reinhardt B (Hrsg) Das Bewegungssegment der Wirbelsäule im Blickfeld der orthopädischen Rückenschule. Med. Verlagsgesellschaft Ülzen, S 89–97

Wolff HD (1988) Die Sonderstellung des Kopfgelenkbereiches. Springer, Berlin Heidelberg New York Tokio

KAPITEL 81

Ausgewählte rheumatologisch relevante Tumoren 81

P. BÖHM

INHALT

Während Diagnostik und Therapie vieler Tumorerkrankungen heute weitgehend standardisiert sind, herrscht bei den Knochen- und Weichteiltumoren oftmals noch eine erhebliche Unsicherheit. Dies mag zum einen an der relativen Seltenheit dieser Tumoren liegen, andererseits sind die morphologischen Erscheinungsformen und die biologischen Besonderheiten äußerst vielfältig. Nachdem die Erstsymptome von Knochen- und Weichteiltumoren häufig sehr unspezifisch sind und sich oftmals mit denen rheumatischer Erkrankungen überschneiden, sollten tumoröse Erkrankungen in die Differentialdiagnose muskuloskelettaler Erkrankungen mit einbezogen werden, auch schon vor dem Hintergrund möglicher deletärer Folgen bei langer Verzögerung der Diagnose von Sarkomen.

81.1 Allgemeine Vorbemerkungen

81.1.1 Terminologie

Im Rahmen der Beschäftigung mit den Weichteil- und Knochentumoren sollen zunächst die Definitionen einiger grundlegender Termini festgelegt werden.

■ **Hyperplasie.** Unter *Hyperplasie* oder numerischer Hypertrophie wird eine Vergrößerung eines Gewebes oder Organs durch Zunahme der Zellzahl bei unveränderter Zellgröße verstanden. Die Hyperplasie ist funktionell und als solche von einem Stimulus (z.B. vermehrte funktionelle Belastung oder hormonell) abhängig, d.h. nach Ende der Stimulation reversibel. Beispiele für eine Hyperplasie sind überschießende Kallusbildung und braune Tumoren bei Hyperparathyreoidismus.

■ **Hamartome.** Hierbei handelt es sich um tumorartige Fehlbildungen, die ihre Ursache in einer atypischen Differenzierung von Keimgewebe (Hamartie) haben. Beispiele hierfür sind Exostosen, Chondrome, fibröse Dysplasie, Angiome und Neurofibrome. Entsprechend ihrer Genese können Hamartome solitär, multipel, diffus oder auch auf eine Körperhälfte beschränkt vorkommen.

■ **Tumoren.** Diese schließlich stellen im engeren Sinn eine irreversible autonome und progressive gewebliche Neubildung mit Enthemmung unterschiedlichen Grades dar, die meist mit einem Verlust spezifischer Zell- und Gewebefunktionen verbunden ist.

■ **Tumorähnliche Läsionen.** Neben den eigentlichen Tumoren werden sog. *tumorähnliche Läsionen* unterschieden. In der Regel sind diese entweder von dysplastischer oder hyperplastischer Struktur. Wichtig sind diese Entitäten auch als Differentialdiagnose. Die wichtigsten tumorähnlichen Läsionen im Knochen sind:

- Knochenzysten (solitär, juvenil),
- aneurysmatische Knochenzysten und
- Histiozytosis X.

In den Weichteilen sind als Beispiele die palmare (Dupuytren) und plantare (Ledderhose) Fibromatose, noduläre Fasziitis, Xanthom, synoviale Chondromatose und pseudotumoröse Myositis ossificans zu nennen.

81.1.2 Häufigkeit

Knochen- und Weichteiltumoren sind im Vergleich zu epithelialen Tumoren relativ selten. So liegt der relative Anteil maligner primärer Knochentumoren etwa in der Größenordnung von 0,5% aller Malignome oder einer Inzidenz von etwa 10 Neuerkrankungen pro 1 Mio. Einwohner und Jahr. Weichteilsarkome sind mit einem Anteil von etwa 1% aller Malignome bei Erwachsenen etwa doppelt so häufig, woraus sich eine Inzidenz von ungefähr 20 Neuerkrankungen pro Million Einwohner und Jahr ergibt (Campanacci 1990; Enzinger u. Weiss 1988). Bei Kindern haben Weichteilsarkome allerdings einen Anteil von etwa 6,5% an den Malignomen (Boring et al. 1993). Benigne Weichteiltumoren sind demgegenüber erheblich häufiger und die Relation benigner zu maligner Weichteiltumoren wird auf über 10:1 geschätzt (Campanacci 1990).

81.1.3 Klinik und Lokalisation

Sowohl Weichteiltumoren als auch Knochentumoren können lange asymptomatisch bleiben.

Bei etwa $^2/_3$ der Weichteiltumoren stellt eine vom Patienten selbst bemerkte Schwellung das erste Symptom dar (Weber u. Müller 1984). Gelenknahe Schwellung und leichte Schmerzen wechselnder Intensität werden in der Anfangsphase bei Kindern und Jugendlichen häufig als „wachstumsbedingt" oder bei Erwachsenen als „rheumatische" Beschwerden fehlgedeutet. Lange Verzögerungen vom ersten Symptom bis zur Diagnose von bis über einem Jahr lassen sich daher insbesondere bei langsam wachsenden niedrigmalignen Tumoren erklären.

Sogar bei schnell wachsenden hochmalignen Tumoren finden sich häufig Zeiträume von 3–5 Monaten bis zur definitiven Diagnose und Einleitung einer Therapie (Böhm et al. 1989). Ernsthafte subjektive Beschwerden treten meist erst bei Kompression oder Infiltration benachbarter Strukturen (z.B. Nerven, Gefäße) auf. Osteolytisch wachsende Knochentumoren werden gelegentlich erst beim Auftreten einer pathologischen Fraktur diagnostiziert. Das männliche Geschlecht ist sowohl bei Knochentumoren als auch bei Weichteiltumoren stärker betroffen (Campanacci 1990; Enzinger u. Weiss 1988).

Primäre Knochentumoren finden sich bevorzugt im Bereich der Extremitätenknochen (75%), wobei die untere Extremität etwas überwiegt (Kotz et al. 1984). Das Osteosarkom zeigt dabei z.B. eine eindeutige Bevorzugung der wachstumsaktivsten Epiphysenregionen des Kniegelenkes, wo je nach Statistik bis zu über 60% lokalisiert sind (Campanacci 1990). Unterschiedliche Entitäten haben auch innerhalb eines Knochens einen bevorzugten Sitz. So finden sich Riesenzelltumoren und Chondroblastome nahezu immer epiphysär, während das Ewing-Sarkom bevorzugt metadiaphysär lokalisiert ist.

Weichteilsarkome entsprechen hinsichtlich ihrer topographischen Verteilung in etwa der volumenmäßigen Verteilung der Ursprungsgewebe. Dementsprechend ist das Bein mit Bevorzugung des Oberschenkels der am häufigsten betroffene Sitz (40%). Die anderen Lokalisationen verteilen sich auf Brustkorb und Abdomen (30%), Arme und Hände (20%) sowie Kopf und Nackenregion (10%) (Enzinger u. Weiss 1988).

81.1.4 Altersverteilung

Die verschiedenen Knochentumoren und tumorähnlichen Läsionen treten in den einzelnen Altersstufen mit unterschiedlicher Häufigkeit auf. Das Osteosarkom als der häufigste maligne primäre Knochentumor hat seinen Altersgipfel im 2. Lebensjahrzehnt während der maximalen Wachstumsphase. Auch das Ewing-Sarkom befällt bevorzugt Kinder und Jugendliche im 2. Lebensjahrzehnt und tritt nach dem 25. Lebensjahr sehr selten auf. Das Chondrosarkom hingegen ist zwischen dem 2. und 8. Lebensjahrzehnt anzutreffen, mit einer geringfügigen Häufung um das 55. Lebensjahr. Zwischen dem 5. und 20. Lebensjahr findet sich auch eine Häufung der tumorähnlichen Läsionen wie juveniler und aneurysmatischer Knochenzysten. Insgesamt besteht also eine ungleichmäßige Altersverteilung der Knochentumoren mit Bevorzugung jüngerer Patienten.

Weichteiltumoren sind in jedem Lebensalter vorzufinden, wobei das Durchschnittsalter der Weichteilsarkome zwischen 40 und 50 Jahren liegt. Bevorzugte Altersgruppen sind das Kindesalter, in dem etwa 15% aller Weichteilsarkome auftreten, und ein weiterer Altersgipfel liegt im 6. Lebensjahrzehnt. Die verschiedenen Tumorentitäten weisen allerdings ebenso wie die Knochentumoren ein bevorzugtes Manifestationsalter auf (Enzinger u. Weiss 1988). Beispielhaft seien einige häufige Entitäten mit ihrem typischen Erkrankungsalter aufgeführt. Rhabdomyosarkom (0–14 Jahre), Synovialsarkom (15–40 Jahre), Fibrosarkom (35–55 Jahre), Liposarkom (40–60 Jahre), malignes Schwannom (30–60 Jahre), malignes fibröses Histiozytom (50–70 Jahre).

81.1.5 Bildgebende Diagnostik

Die lokale Ausbreitungsdiagnostik hat in den letzten beiden Jahrzehnten durch die Entwicklung hochauflösender Schnittbildverfahren eine entscheidende Verbesserung erfahren, die letztlich selbst bei hochmalignen Weichteil- und Knochensarkomen zum überwiegenden Einsatz extremitätenerhaltender Operationsverfahren geführt hat.

Nativröntgenbild und Szintigraphie

Ausgangspunkt der bildgebenden Diagnostik ist bei Knochentumoren nach wie vor das Nativröntgenbild (Simon u. Finn 1993). Stellt sich dabei eine aktive oder malignitätsverdächtige Läsion dar, sollte der Prozeß zunächst mit Hilfe eines Ganzkörperskelettszintigramms weiter abgeklärt werden. Der Lokalbefund wird dabei günstigerweise in ROI-Technik („regions of interest“) untersucht, wobei eine Quotientenbestimmung in der Differentialdiagnostik hilfreich sein kann und darüber hinaus z.B. bei Osteosarkomen bei Wiederholung der Untersuchung nach einer präoperativen Chemotherapie eine gute Abschätzung des Ansprechens auf die Chemotherapie erlaubt (Knop et al. 1985). Neben dem Lokalbefund kann mit der Szintigraphie auch eine mögliche ossäre Metastasierung erfaßt werden.

Magnetresonanztomographie

Die Beurteilung der intraossären und extraossären Tumorausdehnung läßt sich in der Mehrzahl der Fälle am sichersten mit einer MRT durchführen (Pettersson et al. 1987; Böhm et al. 1991). In Einzelfällen kann eine zusätzliche CT oder bei speziellen Fragestellungen auch eine Angiographie wertvolle Zusatzinformationen liefern.

Sonographie

Bei Weichteiltumoren dürfte nach der klinischen Untersuchung in der Mehrzahl der Fälle die Sonographie zum Einsatz kommen. Bei malignen Tumoren genügt die Sonographie jedoch keineswegs den Anforderungen an eine suffiziente lokale Diagnostik, und auch hier ist die MRT in der Regel die mit Abstand aussagekräftigste Untersuchungstechnik, die sowohl eine exakte Größenausdehnungsmessung erlaubt als auch eine genaue Beurteilung, welche Strukturen und Kompartmente befallen sind (Simon u. Finn 1993).

Computertomographie

Aufgrund des überwiegenden pulmonalen Metastasierungsweges von Sarkomen ist hier regelmäßig eine Abklärung der Lunge mit Übersichtsaufnahmen in 2 Ebenen und einer CT des Thorax (möglichst Spiral-CT) zu fordern. Bei hochmalignen Knochentumoren wie Osteosarkom und Ewing-Sarkom liegen bei primär als nicht metastasiert eingestuften Tumoren bereits in etwa 80–90% der Fälle okkulte Fernmetastasen vor (Campanacci 1990). Durch die (neo-)adjuvante Chemotherapie lassen sich allerdings Heilungsraten zwischen 50% und 70% erzielen. Bei hochmalignen Weichteilsarkomen muß mit einer Fernmetastasierungsrate von ungefähr 40% gerechnet werden. Der gesicherte Nachweis der Effektivität einer Chemotherapie steht bei den Weichteilsarkomen im Erwachsenenalter allerdings noch aus.

Die histopathologische Sicherung des Tumors mittels Biopsie steht erst am Abschluß der Untersuchungen. In diesem Zusammenhang sei auch auf die Probleme einer ungünstig durchgeführten Biopsie mit all ihren möglichen katastrophalen Folgen hingewiesen (Simon u. Biermann 1993). Bei malignitätsverdächtigen Tumoren sollte dieser Eingriff daher möglichst dort durchgeführt werden, wo genügend Erfahrungen mit Knochen- und Weichteiltumoren vorhanden sind.

81.1.6 Klassifikation

Die Einteilung der Tumorentitäten erfolgt nach histogenetischen Gesichtspunkten, d.h. die Tumoren werden nach der gebildeten Matrix bzw. dem Zelltyp, aus dem sie zusammengesetzt sind und von dem sie wahrscheinlich auch entstanden sind, klassifiziert (s. Tabelle 81.1, 81.2). Neben histologischen Kriterien werden klinische, radiologische, prognostische und therapeutische Merkmale bei der Einteilung mit berücksichtigt (Campanacci 1990).

Hinsichtlich der Dignität werden benigne und maligne Tumoren unterschieden. Gutartige Tumoren sind durch langsameres Wachstum, typische Zellmorphologie und eine Differenzierungstendenz der Zellen charakterisiert. Dementsprechend behalten die Zellen zu einem erheblichen Teil ihre spezifische Funktion. Das Wachstum ist expansiv mit meist guter Abgrenzung gegenüber dem umgebenden Gewebe und häufig Ausbildung einer Kapsel. Benigne Tumoren metastasieren in der Regel nicht. Je nach Aktivität werden inaktive, aktive und aggressive gutartige Tumoren unterschieden (Enneking 1983).

Demgegenüber ist die Metastasierung ein wesentliches Kriterium maligner Tumoren. Lokal wachsen maligne Tumoren tendenziell aggressiver als benigne Tumoren mit einer Tendenz zu lokal invasiver und infil-

Tabelle 81.1. Knochentumoren. (Mod. nach Campanacci 1990)

Ursprungsgewebe oder Differenzierung	Benigne	Niedrigmaligne	Hochmaligne
Fibröses Gewebe oder histiozytär	Histiozytäres Fibrom, benignes fibröses Histiozytom, Riesenzelltumor, desmoplastisches Fibrom	Niedrigmalignes Fibrosarkom	Hochmalignes Fibrosarkom
Knorpel	Exostose, Dysplasia epiphysealis hemimelica, Chondrom, Chondroblastom, Chondromyxoidfibrom	Niedrigmalignes zentrales Chondrosarkom, peripheres Chondrosarkom, periostales Chondrosarkom, Klarzell-Chondrosarkom, fibrokartilaginäres Mesenchymom	Hochmalignes zentrales Chondrosarkom, mesenchymales Chondrosarkom
Knochen	Osteom, Osteoidosteom, Osteoblastom, fibröse Dysplasie, osteofibröse Dysplasie	Parosteales Osteosarkom, periostales Osteosarkom, niedrigmalignes zentrales Osteosarkom	Klassisches Osteosarkom, teleangiektatisches Osteosarkom, kleinzelliges Osteosarkom, Osteosarkomatose
Hämopoetisches System			Lymphom, Plasmozytom, (Leukämie, Hodgkin)
Gefäße	Hämangiom, Lymphangiom	Niedrigmalignes Hämangioendotheliom, Hämangioperizytom	Hochmalignes Hämangioendotheliom, Hämangioperizytom
Nerven	Neurinom, Neurofibrom		Ewing-Sarkom (?)
Fettgewebe	Lipom		Liposarkom
Gemischter Ursprung		Adamantinom (?)	Malignes Mesenchymom
Notochordal		Chordom	

Tabelle 81.2. Weichteiltumoren. (Mod. nach Campanacci 1990)

Ursprungsgewebe oder Differenzierung	Benigne	Niedrigmaligne	Hochmaligne
Fibröses Gewebe	Fibromatose (subdermal, digital, aponeurotisch, kongenital), Desmoidtumor	Niedrigmalignes Fibrosarkom, infantiles Fibrosarkom	Hochmalignes Fibrosarkom
Fibrohistiozytären Ursprungs	benignes fibröses Histiozytom	Dermatofibrosarcoma protuberans, atypisches Fibroxanthom	Malignes fibröses Histiozytom (pleomorph storiform, myxoid, riesenzellulär, angiomatös, histiozytär)
Fettgewebe	Lipom (angiolipomatös, spindelzellig, pleomorph, Lipoblastom, Lipoblastomatose, intranerval, Lipomatose, Hibernom)	Liposarkom (gut differenziert, myxoid)	Liposarkom (pleomorph, rundzellig, dedifferenziert)
Glatte Muskulatur	Leiomyom (vaskulär, tief)	Niedrigmalignes Leiomyosarkom	Hochmalignes Leiomyosarkom
Quergestreifte Muskulatur	Rhabdomyom (adult, fetal, genital, kardial)		Rhabdomyosarkom (embryonal, alveolär, pleomorph)
Gefäße	Angiome und Angiodysplasien. Glomustumor, epitheloides Hämangiom, Hämangioperizytom	Niedrigmalignes Hämangioendotheliom, Kaposi-Sarkom, Hämangioperizytom	Hochmalignes Hämangioendotheliom, Kaposi-Sarkom, Hämangioperizytom
Synovialis			Synovialsarkom
Nerven	Neurinom, Neurofibrom, Neurilemmom (Schwannom)		Neuroblastom, maligner peripherer Nervenscheidentumor
Knorpel		Myxoides Chondrosarkom, synoviales Chondrosarkom	Mesenchymales Chondrosarkom
Knochen			Osteosarkom
unsichere Herkunft	intramuskuläres Myxom, Granularzelltumor		Maligner Granularzelltumor, Ewing-Sarkom, Alveolarzellsarkom, Epitheloidsarkom, Klarzellsarkom der Sehnen und Aponeurosen

trativer Ausbreitung. Aus praktischen Gründen hat es sich bewährt, die malignen Tumoren in niedrigmaligne und hochmaligne einzuteilen. Die wesentlichste Differenzierungshilfe ist hierbei das Grading. Beim Grading werden folgende Faktoren berücksichtigt:

- Mitosezahl,
- Nekrosen,
- Polymorphie,
- Zellularität und
- Wachstumstyp (expansiv oder infiltrativ).

Die oben aufgeführten Definitionen erlauben leider nur eine annähernde Klassifizierung, da oftmals die mögliche Grenzziehung in der Praxis wesentlich unschärfer ist als in der Theorie. So weisen z.B. aggressive Fibromatosen, die zu den benignen Weichteiltumoren zu rechnen sind, oftmals ein extrem infiltratives Wachstum auf, während z.B. niedrigmaligne Chondrosarkome eher verdrängend wachsen.

81.1.7 Staging

Für eine standardisierte Klassifikation von Tumoraggressivität und Tumorausbreitung stehen folgende Einzelkomponenten zur Verfügung.

- Grading,
- lokale Tumorausbreitung,
- regionaler Lymphknotenbefall und
- Fernmetastasierungsstatus.

Aufgrund der relativ seltenen lymphogenen Metastasierung von Sarkomen wird in der mittlerweile international meist gebräuchlichen Stadieneinteilung nach Enneking (1983) lediglich zwischen metastasiert und nicht metastasiert unterschieden (Tabelle 81.3). Bei einigen Tumoren mit häufigerer lymphogener Metastasierung, wie z.B. dem Epitheloidsarkom, zeigt sich allerdings doch eine erheblich günstigere Prognose lediglich lymphogen metastasierter Tumoren im Vergleich zu Tumoren mit Fernmetastasen (Böhm 1997).

Entscheidend für das zu erwartende Metastasierungsrisiko bzw. die Wahrscheinlichkeit, daß bereits Mikrometastasen vorliegen, ist das Grading, wobei hier nur zwischen niedrigmaligne (G1) und hochmaligne (G2) unterschieden wird. Ein wesentlicher lokaler Faktor, der insbesondere für das chirurgische Vorgehen von Bedeutung ist, ist die Beschränkung der Tumorausbreitung auf das Ausgangskompartment (T1) oder die Ausdehnung auf Nachbarkompartmente (T2). Ausgangskompartment bei Knochentumoren ist in der Regel der befallene Knochen, und Kompartmentgrenzen sind die Kortikalis bzw. im Gelenkbereich die entsprechende Grenzlamelle. Bei Weichteiltumoren kann z.B. eine Muskelloge das Ausgangskompartment darstellen. Bei bestimmten Tumorlokalisationen, wie intrapelvin, popliteal oder axillär, liegt primär eine extrakompartmentale Lokalisation vor.

Tabelle 81.3. Tumorstadieneinteilung nach Enneking

Stadium	Grading	Lokale Tumorausbreitung	Metastasierung
IA	G1 (niedrigmaligne)	T1 (intrakompartmental)	M0
IB	G1	T2 (extrakompartmental)	M0
IIA	G2 (hochmaligne)	T1	M0
IIB	G2	T2	M0
IIIA	G1 oder G2	T1	M1
IIIB	G1 oder G2	T2	M1

Eine etwas differenziertere Stadieneinteilung unter Verwendung des TNMG-Systems wird vom „American Joint Committee on Cancer“ vorgenommen (American Joint Committee on Cancer 1992).

81.1.8 Lokale Therapie

Die Definition der Radikalität der lokalen Therapie erfolgt unabhängig von der Frage einer Extremitätenerhaltung bzw. einer Amputation nach den chirurgischen Resektionsgrenzen. Auch hier hat sich die Klassifizierung von Enneking (1983) weitgehend durchgesetzt. Es werden dabei folgende Verfahren unterschieden:

- intraläsionale,
- marginale,
- weite und
- radikale Verfahren.

Eine *intraläsionale Resektionsgrenze* liegt vor, wenn die Resektions- oder Amputationslinie durch den Tumor zieht; dies bedeutet, daß in der Regel makroskopische Tumoranteile verbleiben. Als *marginal* werden Operationsverfahren dann definiert, wenn die Resektion entlang der Pseudokapsel bzw. durch die Reaktionszone geht. Bei Malignomen muß in einem hohen Prozentsatz mit dem Verbleib von mikroskopischen Tumorresten gerechnet werden. Als *weit* kann eine Resektion dann bezeichnet werden, wenn der Tumor en bloc einschließlich seiner Pseudokapsel und Reaktionszone sowie einer zirkulären Manschette von gesundem Gewebe entfernt wird. Eine *radikale* Resektion liegt nach Enneking dann vor, wenn alle befallenen Kompartmente komplett entfernt werden. In der Regel kann davon ausgegangen werden, daß bei malignen Knochen- und Weichteiltumoren eine weite Resektionsgrenze adäquat ist und dementsprechend eine lokale Tumorkontrolle resultiert.

Bei hochmalignen Knochentumoren (Osteosarkom, Ewing-Sarkom, MFH) wird in der Regel bereits vor der Operation eine neoadjuvante Chemotherapie durchgeführt, wodurch sich der Tumor häufig insbesondere bei gutem Ansprechen auf die Chemotherapie verkleinert und gegenüber dem nichtbefallenen Gewebe deutlich abgrenzt. Hierdurch können extremitätenerhaltende Operationen erheblich erleichtert werden.

Bei Weichteilsarkomen sind neoadjuvante chemotherapeutische Therapieansätze aufgrund der bislang verfügbaren Daten noch nicht fest etabliert (Mertens u. Bramwell 1993). Aufgrund hoher Lokalrezidivraten werden daher möglichst Kompartmentresektionen angestrebt. Weite Resektionen mit einem Sicherheitsabstand von möglichst 2 cm und einer prä- bzw. postoperativen Strahlentherapie scheinen allerdings auch lokale Tumorkontrollraten von 90% zu ermöglichen (Hoekstra et al. 1994).

81.2 Benigne Tumoren

81.2.1 Benigne Weichteiltumoren (D 16, D 17, D 21)

Noduläre Fasziitis (D 21.–)

Bei der nodulären Fasziitis liegt eine gutartige und quasineoplastische Proliferation von Fibroblasten vor. Aufgrund des raschen Wachstums, der hohen Zelldichte und einer hohen Mitoserate kann sie mit einem Sarkom verwechselt werden. Die Ursache der nodulären Fasziitis ist unbekannt. Es handelt sich jedoch eher um einen sich selbst limitierenden Prozeß als um einen echten Tumor.

Die noduläre Fasziitis (Synonyme: pseudosarkomatöse Fasziitis, proliferative Fasziitis, infiltrative Fasziitis) stellt die häufigste fibröse Proliferation dar. Betroffen sind v.a. junge Erwachsene zwischen 20 und 40 Jahren, wobei beide Geschlechter gleich häufig befallen werden. Etwa die Hälfte der Fälle findet sich an der oberen Extremität. Der Rest verteilt sich gleichmäßig auf Kopf-Nacken-Region, Stamm und untere Extremitäten. Man unterscheidet einen subkutanen Typ von einem intramuskulären und einem faszialen Typ, wobei der subkutane Typ ungefähr 4mal häufiger als die anderen Typen auftritt. Nach Exzision kommt es nur sehr selten (1–2%) zu Rezidiven.

Lipom (D 17.–)

Lipome sind gutartige Tumoren, die aus ausdifferenzierten Lipozyten bestehen. Es dürfte sich wohl um den häufigsten Weichteiltumor handeln (Campanacci 1990). Oberflächliche Lipome werden gehäuft bei Frauen gesehen, während tiefe und die etwa in 5% multipel auftretenden Lipome mehr bei Männern anzutreffen sind (Weber u. Müller 1984; Campanacci 1990).

Die Mehrzahl der Lipome weist als einziges Symptom den tast- oder sichtbaren Tumor auf. Das Hauptmanifestationsalter für Lipome liegt zwischen 40 und 60 Jahren. Sie sind am häufigsten dort lokalisiert, wo auch normalerweise Fettgewebe vorkommt, d.h. als oberflächliche Tumoren in der Subkutis des Rumpfes und der proximalen Extremitäten. Subkutane Lipome haben meist eine Kapsel, während diese bei tief gelegenen Lipomen häufig fehlt. Lipome wachsen in der Regel sehr langsam und erreichen bei oberflächlichem Sitz eine Durchschnittsgröße von etwa 4 cm (1–15 cm), während sie bei tiefer Lokalisation eine durchschnittliche Größe von 8 cm (1–15 cm) erreichen.

Rezidive treten nach marginaler Resektion oberflächlicher Lipome kaum auf. Das intramuskuläre Lipom weist häufig ein infiltrierendes Wachstum auf, weshalb es von der Bildgebung den Eindruck einer malignen Geschwulst erwecken kann. Durch die schlechte Abgrenzbarkeit neigt das intramuskuläre Lipom, ähnlich wie andere nicht durch eine Kapsel begrenzte tiefe Lipome, zu Rezidiven.

Leiomyom (D 21.–)

Das Leiomyom (Synonym: Angiomyom) ist in der weit überwiegenden Mehrzahl der Fälle oberflächlich im subkutanen Fettgewebe mit Bevorzugung der unteren Extremität lokalisiert und besteht aus glatten Muskelfasern. Der Tumor enthält häufig zahlreiche Gefäße und Nervenfibrillen. In etwa der Hälfte der Fälle klagen die Patienten über Schmerzen. Eine Alters- oder Geschlechtsdisposition ist nicht bekannt. Bei oberflächlichen Leiomyomen ist eine marginale Resektion zu empfehlen. Während Rezidive nach marginaler Resektion bei oberflächlichen Leiomyomen eine Rarität sind, wird bei den sehr seltenen tiefen Leiomyomen aufgrund einer verstärkten Rezidivneigung eher eine weite Resektion empfohlen.

Synovialom (D 21.–)

Das Synovialom ist ein von der *Membrana synovialis* ausgehender Tumor. Die Existenz gutartiger Tumoren der Synovialis ist umstritten (Weber u. Müller 1984).

! Um Verwechslungen mit der malignen Variante (malignes Synovialom oder Synovialsarkom) zu vermeiden, sollte die gutartigen Variante immer als benignes Synovialom bezeichnet werden.

Der Begriff benignes Synovialom wird auch als Synonym für die pigmentierte villonoduläre Synovialitis (s. Kap. 49.3) verwendet. Enzinger u. Weiss (1988) empfehlen daher die Bezeichnung tenosynovialer Riesenzelltumor und teilen die Tumoren in eine lokalisierte Form und eine diffuse Form ein.

Lokalisierte Form
Die lokalisierte Form (noduläre Tenosynovitis, fibröses Histiozytom der Synovialis, pigmentierte Synovialitis) ist durch langsames Wachstum, häufige Lokalisation an der Hand, wo sie gleichzeitig den häufigsten Tumor darstellt, und ein vermehrtes Auftreten beim weiblichen Geschlecht gekennzeichnet. Der Tumor kann in jedem Alter auftreten, findet sich aber gehäuft zwischen dem 30. und 50. Lebensjahr. Aufgrund einer gewissen Rezidivneigung, die in der Literatur zwischen 10 und 44% angegeben wird, wird eine weite Resektion mit einem schmalen Rand gesunden Gewebes empfohlen.

Diffuse Form
Die diffuse Form des tenosynovialen Riesenzelltumors wird als das Gegenstück in den Weichteilen zur diffusen intraartikulären pigmentierten villonodulären Synovialitis angesehen. Tendenziell treten diese eher seltenen Tumoren mehr bei jungen Patienten auf, wobei die Hälfte der Patienten jünger als 40 Jahre ist. Als häufigste Lokalisationen werden Knie, Sprunggelenk und Fuß angegeben. Die typischen Symptome bestehen häufig bereits über eine längere Zeit. Bei zusätzlichem Gelenkbefall finden sich neben den meist angegebenen Schmerzen auch Gelenkerguß, Hämarthros, eingeschränkte Gelenkbeweglichkeit und Gelenkblockaden. Nativradiologisch kann neben Gelenkspalterweiterung und lokaler Kalksalzminderung auch eine Arrosion des Knochens nachweisbar sein. Angiographisch müssen bei Hypervaskularität und früher Füllung des Venensystems differentialdiagnostisch auch maligne Neoplasmen erwogen werden.

Im Gegensatz zu den lokalisierten Formen sind die diffusen Formen nicht von einer Kapsel aus reifem Kollagengewebe umgeben. Hierdurch läßt sich auch die starke Rezidivneigung, die mit etwa 50% angegeben wird, erklären. Wenn mit vertretbarer Morbidität eine weite Resektiongrenze erzielt werden kann, ist diese daher unbedingt anzustreben.

Hämangiom
Hämangiome sind gutartige Tumoren, deren Struktur oftmals sehr der Struktur normaler Gefäße ähnelt. Die Differenzierung zwischen echten Neoplasmen, Fehlbildungen und Hamartomen kann im Einzelfall sehr schwierig sein, was die teilweise sehr unterschiedlichen Einteilungen, die in der Literatur existieren, erklärt. Von den lokalisierten Hämangiomen sind die sog. Hämangiomatosen (z.B. Sturge-Weber-Krabbe-Syndrom, Hippel-Lindau-Syndrom, Maffucci-Syndrom etc.) zu unterscheiden.

Bei den lokalisierten Hämangiomen werden verschiedene Formen unterschieden:

- kapillär,
- kavernös,
- venös,
- arteriovenös,
- epitheloid,
- granulomatös,
- tiefgelegene Hämangiome der Weichteile (synovial, intramuskulär und neural; Enzinger u. Weiss 1988).

Hämangiome gehören mit einem Anteil von etwa 7% zu den häufigsten benignen Weichteiltumoren. Dabei ist weit über die Hälfte dieser Tumoren in der Haut oder Schleimhaut lokalisiert. Unter den relativ seltenen Hämangiomen der tief gelegenen Weichteile dürfte das intramuskuläre Hämangiom am häufigsten sein. Der Anteil dieser Entität an den benignen Gefäßtumoren wird auf unter 1% geschätzt.

Die Mehrzahl dieser Tumoren manifestiert sich im Kindes- und Adoleszentenalter. Im Gegensatz zu den kutanen Hämangiomen, die beim weiblichen Geschlecht häufiger vorkommen, liegt bei den intramuskulären Hämangiomen eine gleichmäßige Geschlechtsverteilung vor.

Neben der tumorösen Schwellung findet sich auch häufig ein Schmerz wechselnder Intensität als eher unspezifisches Symptom. In Abhängigkeit von der Lokalisation und Resezierbarkeit des Tumors wird das Lokalrezidivrisiko auf ungefähr 20% geschätzt. Eine weite Resektion sollte bei diesen Tumoren daher angestrebt werden. Eine präoperative Embolisierung kann im Einzelfall die Resektion erheblich erleichtern.

Gelenkhämangiom (D 18.0)
Das meist im Kniegelenk gelegene Gelenkhämangiom gehört ebenfalls zu den seltenen Entitäten, weist aber häufig eine charakteristische Symptomatik, die üblicherweise im Kindesalter beginnt, auf. Neben rezidivierenden schmerzhaften Gelenkschwellungen mit blutiger Ergußbildung kann es auch zu Einklemmungserscheinungen kommen. Radiologisch können sich gelenknahe Osteolysen, Kalksalzminderung oder periostale Reaktionen zeigen.

Wiederholte Einblutungen führen gelegentlich zu einem Gelenkbefund, der einem Hämophiliegelenk sehr ähnelt. Differentialdiagnostisch muß an eine villonoduläre Synovialitis gedacht werden. Die Therapie besteht üblicherweise in der kompletten Resektion des Tumors. Bei schwer operablen Tumoren mit diffuser Ausdehnung werden die alleinige Embolisierung oder Bestrahlung empfohlen.

81.2.2
Benigne Knochentumoren (D 16.–)

Osteochondrom (D 16.–)
Als Osteochondrom (*Synonym:* solitäre kartilaginäre Exostose) wird ein an der Knochenoberfläche gelegener

knöcherner Auswuchs bezeichnet, der von einer hyalinknorpeligen Kappe überzogen ist. Es handelt sich um keinen neoplastischen Prozeß (Kotz et al. 1984). Ursächlich wird ein versprengter Wachstumsknorpel angenommen, d.h. es handelt sich im strengen Sinne um ein Hamartom (Campanacci 1990).

Von den Autoren, die das Osteochondrom den Tumoren zurechnen, ist dies mit etwa 50% aller benignen und ca. 10–20% aller primären Knochentumoren der häufigste Knochentumor. Es wird meist ein Überwiegen des männlichen Geschlechts von 1,5 : 1 bis 2 : 1 beobachtet. Da sich Osteochondrome während der Wachstumsphase vergrößern, werden sie meist zwischen dem 10. und 20. Lebensjahr diagnostiziert.

■ **Lokalisation und Symptomatik.** 90% der Osteochondrome entwickeln sich in der proximalen Metaphysenregion der großen Röhrenknochen, wobei Knie- und Schulterregion bevorzugt werden. In der Mehrzahl der Fälle ist die schmerzlose tumoröse Schwellung das einzige Symptom. Bei peripher gelegenen Osteochondromen besteht die Indikation zur Resektion bei Vorliegen funktioneller Störungen. Stammnahe Osteochondrome bergen eine vermehrte Entartungsgefahr von etwa 10% in sich und sollten daher, insbesondere wenn sie szintigraphisch stark anreichern, marginal reseziert werden.

! Als verdächtig auf sekundäre Entartung sind Osteochondrome dann anzusehen, wenn sie nach Abschluß des Körperwachstums größer werden oder bei Auftreten von Schmerzen.

Bei Tumoren der Skapula kann das Reiben auf der skapulothorakalen Gleitfläche zu Schmerzen führen. Durch zunehmende Größe wird bei in Gelenknähe lokalisierten Tumoren manchmal die Beweglichkeit erheblich eingeschränkt. Darüber hinaus werden Osteochondrome gelegentlich durch Kompression von Nerven oder seltener Gefäßen symptomatisch. Druck kann auch insbesondere bei den paarigen Knochen am Unterarm oder Unterschenkel zu Fehlwachstum führen.

Multiple kartilaginäre Exostosen

Sie sind als eigenes Krankheitsbild abzugrenzen, wobei die Häufigkeit im Verhältnis zu solitären Osteochondromen etwa 1:10 beträgt. Auch hier überwiegt wiederum das männliche Geschlecht (2 : 1), wobei in etwa 2/3 der Fälle eine erbliche Belastung nachweisbar ist. Entsprechend der Vielzahl der Exostosen ist auch das Entartungsrisiko im Vergleich zu solitären Befunden entsprechend höher und wird mit etwa 20–25% angegeben.

Die Therapie kann bei der Vielzahl der Exostosen nur in der Abtragung der Osteochondrome bestehen, die entweder funktionell störend sind oder durch Sitz und Größe am ehesten zur Entartung prädisponieren.

Enchondrom (D 16.–)

Das Enchondrom ist ein benigner intraossärer Tumor, der aus mehr oder weniger gut differenziertem Knorpelgewebe aufgebaut ist. Diese Entität wird von einigen Autoren zu den Hamartomen gerechnet (Campanacci 1990). Eine Geschlechtsdisposition liegt bei den sehr häufigen Tumoren, die etwa 10% aller benignen Knochentumoren und 2,6–4% aller Knochentumoren ausmachen, nicht vor.

■ **Lokalisation.** 2/3 der Enchondrome finden sich in den kleinen Röhrenknochen der Hand. An dieser Lokalisation werden sie durch die äußerlich sichtbare Schwellung des aufgetriebenen Knochens oder durch eine Spontanfraktur auch am ehesten symptomatisch. Der Rest verteilt sich auf die langen Röhrenknochen und, weniger häufig, das Stammskelett.

■ **Radiologisches Erscheinungsbild.** Radiologisch sind Enchondrome als deutlich abgrenzbarer, manchmal polyzyklischer, osteolytischer Prozeß charakterisiert. Ausbuchtungen und Ausdünnungen der Kortikalis können sich ebenso finden wie amorphe fleckförmige Verkalkungen der Knorpelmatrix.

■ **Verlauf.** Während die peripher gelegenen Tumoren kaum zur Entartung neigen und nach Kürettage und autogener oder allogener Spongiosatransplantation nur eine minimale Rezidivrate aufweisen, besteht bei den Enchondromen der langen Röhrenknochen doch eine gewisse Entartungstendenz, insbesondere wenn sie mehrere Zentimeter groß sind, eine Wachstumstendenz aufweisen, die Kortikalis arrodieren oder Schmerzen verursachen.

■ **Therapie.** Bei histologisch nachgewiesener Gutartigkeit werden auch Enchondrome der langen Röhrenknochen in der Regel durch intraläsionale Verfahren ausreichend therapiert. Es sei hier allerdings auf die starke Neigung zur Ausbildung von Implantationsmetastasen bei chondromatösen Tumoren hingewiesen. Enchondrome des Körperstamms werden von einigen Autoren, unabhängig von der histopathologischen Beurteilung, immer als Chondrosarkome eingestuft (Kotz et al. 1984). Dementsprechend sollten diese Tumoren mit einer weiten Resektionsgrenze en bloc entfernt werden.

Enchondromatosen (D 16.–)

Multiple Enchondrome, die Enchondromatosen, sind als eigenes Krankheitsbild abzugrenzen. Sie sind nur etwa 1/10mal so häufig wie solitäre Enchondrome. Der einseitige Befall einer Körperhälfte wird als M. Ollier bezeichnet, während die relativ seltene Kombination von multiplen Enchondromen mit Hämangiomen der Haut und der inneren Organe als Maffucci-Syndrom bezeichnet wird.

Durch den multiplen Befall der Phalangen und der Extremitäten und das im Vergleich zu solitären Enchondromen deutlich stärkere Wachstum der Tumoren kommt es frühzeitig zu entsprechenden Deformierungen der Hände und der Extremitäten. Aufgrund der Deformierungen sind hier häufig korrigierende Osteotomien erforderlich. Bei erheblichen Deformierungen der Finger sind Strahlamputationen manchmal nicht zu umgehen. Wichtig ist für diese Patienten eine regelmäßige Überwachung, da die Entartungsrate mit 30–50% erheblich höher als bei solitären Enchondromen ist (Campanacci 1990).

Riesenzelltumor des Knochens (D 16.–)

Der Riesenzelltumor des Knochens ist ein osteolytisch wachsender epi-metaphysär lokalisierter Tumor. Integraler Bestandteil dieser Entität sind mehrkernige Riesenzellen mit bis zu 100 gleichförmigen Kernen. Der Tumor wächst lokal aggressiv und kann in weniger als 5% der Fälle, v.a. nach strahlentherapeutischer Behandlung, maligne entarten. Fernmetastasen können allerdings auch bei histologisch als benigne einzuordnenden Tumoren auftreten. Das Risiko hierfür liegt bei etwa 1–2% und dürfte v.a. bei Rezidivtumoren von Bedeutung sein.

Der Riesenzelltumor macht etwa 4% aller primären Knochentumoren oder 15% aller benignen Knochentumoren aus. Die Inzidenz wird mit etwa 0,6 Neuerkrankungen pro Million Einwohner und Jahr angegeben, wobei Männer und Frauen ungefähr gleich häufig betroffen sind. Das Hauptmanifestationsalter liegt zwischen 20 und 40 Jahren. Zwischen dem 15. und 20. Lebensjahr finden sich etwa 14% der Riesenzelltumoren. In diesem Alter werden vermehrt weibliche Patienten betroffen, was vielleicht mit der etwas früher einsetzenden Skelettreife zusammenhängt.

■ **Lokalisation.** Bevorzugte Lokalisationen sind die langen Röhrenknochen, wobei etwa die Hälfte der Fälle kniegelenksnah im Bereich des distalen Femurs oder der proximalen Tibia auftreten. Die 4 häufigsten Lokalisationen sind nach einer Zusammenstellung von Freyschmidt und Ostertag (1988):

- distales Femur (25%),
- proximale Tibia (23%),
- distaler Radius (11%) und
- proximaler Humerus (6%).

■ **Symptomatik.** Der Schmerz, häufig in das nahegelegene Gelenk projiziert, ist das häufigste Symptom. Gelegentlich kann auch ein durch Gelenkirritation verursachter Gelenkerguß auftreten. Wie bei allen osteolytisch wachsenden Tumoren besteht die Möglichkeit des Auftretens pathologischer Frakturen.

■ **Radiologisches Erscheinungsbild.** Das typische radiologische Erscheinungsbild ist eine rein osteolytische, exzentrisch in der epimetaphysären Region gelegene Läsion. Der Tumor wächst nicht permeativ und ist daher meist gut abgrenzbar, zeigt allerdings in der Regel keine Randsklerose. Campanacci (1990) unterscheidet radiologisch 3 Stufen:

- Als *Grad 1* oder ruhend werden Riesenzelltumoren radiologisch klassifiziert, wenn die Kortikalis erhalten und nicht expandiert ist, sowie der osteolytische Tumorbezirk klar abgrenzbar und von einem dünnen Sklerosesaum umgeben ist. Diese Variante findet sich eher selten.
- Am häufigsten trifft man *Grad 2* oder aktive Riesenzelltumoren an. Die Kortikalis ist hier ausgedünnt oder gelegentlich spongiosiert. Die Osteolyse ist nicht mehr so klar abgegrenzt, überschreitet allerdings nicht das Periost. Der Gelenkknorpel kann erreicht werden.
- Im Gegensatz dazu, sind die aggressiven *Grad-3-*Tumoren dadurch gekennzeichnet, daß sie die Knochengrenzen und das Periost überschreiten und in die Weichteile infiltrieren. Diese Variante findet sich gehäuft bei Rezidivtumoren.

■ **Angiographie.** Angiographisch zeigt die Mehrzahl der Riesenzelltumoren eine deutliche Hypervaskularisation. Nachdem sich die früher übliche histologische 3stufige Graduierung mangels Korrelation zum klinischen Verlauf nicht bewährt hat, wird häufig nur noch zwischen Riesenzelltumor und sarkomatös entartetem Tumor differenziert (Campanacci 1990).

■ **Operative Therapie.** Die operative Therapie ist als die Therapie der Wahl anzusehen. Intraläsionale Verfahren wie die Kürettage waren nach Literaturangaben teilweise mit sehr hohen Lokalrezidivraten von ungefähr 40% belastet. Bei sorgfältigem intraläsionalen Vorgehen über ein großes Fenster, zusätzlichem Einsatz lokal adjuvanter Maßnahmen wie Phenolkauterisierung und Defektauffüllung mit Knochenzement kann die Lokalrezidivrate auch nach intraläsionalen Verfahren auf unter 10% gedrückt werden. Die beim Aushärten des Knochenzements entstehende Hitze hat vermutlich einen zusätzlichen lokalen tumorzellabtötenden Effekt.

Bei Grad-3-Tumoren mit weitgehender Knochenzerstörung ist u.U. eine lokale Tumorkontrolle nur durch resezierende Verfahren mit marginaler oder weiter Resektionsgrenze zu erzielen.

■ **Weitere Therapieansätze.** Auf eine adjuvante Chemotherapie sprechen Riesenzelltumoren auch bei Vorliegen von Fernmetastasen in der Regel nicht gut an. Wegen der Gefahr einer sekundären Malignisierung sollte die Strahlentherapie nur bei lokal inoperablen stammnahen Tumoren zum Einsatz kommen.

81.3 Maligne Tumoren

81.3.1 Maligne Weichteiltumoren (C 49.–)

Liposarkom

Das Liposarkom zählt mit einem relativen Anteil von ungefähr 16–18% zu den häufigsten Weichteilsarkomen (Enzinger u. Weiss 1988). Entsprechend den verschiedenen Differenzierungsstadien von der undifferenzierten Mesenchymzelle über den Lipoblasten bis zum reifen Lipozyten werden diese auch in der histologischen Klassifizierung wiedergefunden. Es werden die niedrigmalignen hochdifferenzierten Liposarkome (30%) und myxoiden Liposarkome (40%) von den hochmalignen rundzelligen (10%) und pleomorphen Liposarkomen (20%) unterschieden.

Liposarkome treten im wesentlichen im Erwachsenenalter mit einem Häufigkeitsgipfel zwischen dem 40. und 60. Lebensjahr auf.

Lokalisation. Nachdem Liposarkome eher aus primitiven Mesenchymzellen als von reifem Fettgewebe entstehen, finden sie sich selten im subkutanen Fettgewebe, dem Hauptmanifestationsort von Lipomen. Liposarkome sind vielmehr in der Regel tief lokalisiert. Die 4 häufigsten Lokalisationen sind dabei:

- Oberschenkel,
- Retroperitonealregion,
- Leistenregion und
- Fossa poplitea.

Therapie. Symptomatisch werden die Tumoren meist nur durch die zunehmende Größe. Obwohl die Mehrzahl der Liposarkome von einer Kapsel deutlich abgegrenzt erscheint, ist eine weite Resektionsgrenze unbedingt anzustreben, da sonst mit einer hohen Wahrscheinlichkeit Lokalrezidive auftreten. Ist nur eine marginale Resektionsgrenze möglich, hat sich eine adjuvante Strahlentherapie, insbesondere bei myxoiden Liposarkomen, bewährt. Über die Wertigkeit einer adjuvanten Chemotherapie liegen keine eindeutigen Daten vor.

Prognose. Die Überlebensrate für alle Patienten mit Liposarkom liegt nach 10 Jahren etwa bei 50%, wobei sich allerdings erhebliche Unterschiede zwischen hochmalignen und niedrigmalignen Entitäten zeigen. Auch die Lokalisation wirkt sich wesentlich auf die Prognose aus. Die kaum mit adäquaten Resektionsgrenzen resezierbaren retroperitoneal gelegenen Tumoren haben dementsprechend eine erheblich schlechtere Prognose als peripher gelegene Tumoren.

Rhabdomyosarkom

Das Rhabdomyosarkom entsteht vermutlich aus undifferenzierten Mesenchymzellen, die eine Differenzierungstendenz in Richtung quergestreifter Muskulatur aufweisen. Die Tumoren werden in die 4 Typen subklassifiziert:

- embryonal,
- alveolär,
- botryoid,
- pleomorph.

Das Rhabdomyosarkom gehört mit einem relativen Anteil von ungefähr 20% zu den häufigsten Weichteilsarkomen und ist bei den unter 20jährigen die zahlenmäßig am stärksten vertretene Entität. Das männliche Geschlecht ist vermehrt betroffen. Die verschiedenen Subtypen weisen auch unterschiedliche Altersverteilungen auf, wobei das Durchschnittsalter des embryonalen Typs, der gleichzeitig auch am häufigsten vorkommt, ähnlich wie beim botryoiden Typ bei 8 Jahren ist, während es beim alveolären Typ bei 16 Jahren und beim pleomorphen Typ zwischen 50 und 55 Jahren liegt.

Lokalisation. Die Hauptlokalisationen sind in absteigender Reihenfolge:

- Nacken-Hals-Region,
- urogenital,
- retroperitoneal sowie
- obere und untere Extremitäten.

Die Extremitäten sind etwa in 15% der Fälle befallen, wobei es sich überwiegend um alveoläre Rhabdomyosarkome handelt. Die seltenen pleomorphen Rhabdomyosarkome sind ebenfalls meist in der Extremitätenmuskulatur zu finden. Die Tumoren weisen meist ein rasches, invasives, destruierendes schmerzfreies Wachstum auf. Der angrenzende Knochen wird häufig destruiert. Hauptmetastasierungsorte sind Lunge, Lymphknoten, Knochenmark, Herz, Gehirn, Meningen, Pankreas, Leber und Niere.

Therapie und Prognose. Die Prognose dieser Tumoren hat sich durch die Einführung multimodaler Therapiekonzepte erheblich verbessert. Bei Kindern und Jugendlichen kommen im deutschsprachigen Raum meist die Protokolle der Cooperativen Weichteilsarkom Studie (CWS) der Gesellschaft für Pädiatrische Onkologie und Hämatologie zur Anwendung. Während nach alleiniger chirurgischer Lokaltherapie nur etwa 10% der Patienten überlebten, konnte die Prognose durch

Einsatz einer neoadjuvanten Chemotherapie sowie einer zusätzlichen Strahlentherapie bei nicht ausreichend radikaler Operation erheblich verbessert werden. Die Fünfjahresüberlebensrate liegt bei komplett resezierten Tumoren oder Tumoren mit mikroskopischem Resttumor zwischen 70 und 80%. Bei makroskopischem Resttumor fällt die Prognose auf ungefähr 50% ab, während Patienten mit primären Fernmetastasen nur eine Fünfjahresüberlebensrate von etwa 20% haben.

Nachdem alveoläre Rhabdomyosarkome im Vergleich zu embryonalen Rhabdomyosarkomen eine schlechtere Prognose haben, ist die Lokalisation im Bereich der Extremitäten mit einer schlechteren Prognose belastet. Das operative Vorgehen zielt auf eine möglichst nicht verstümmelnde, zumindest makroskopisch komplette Resektion des Tumors ab.

Malignes fibröses Histiozytom (MFH)

Das MFH ist nach den es kennzeichnenden Zellen mit histiozytärer und fibroblastischer Differenzierung benannt. Man unterscheidet bei dem erstmals 1963 beschriebenen Tumor einige Varianten:

- pleomorph storiform,
- myxoid,
- Riesenzell,
- inflammatorisch,
- angiomatoid.

Der Tumor ist einer der häufigsten Weichteilsarkome und bevorzugt das männliche Geschlecht. Mit Ausnahme der seltenen angiomatoiden Variante, die vor dem 20. Lebensjahr auftritt, findet sich das MFH bevorzugt im höheren Lebensalter (50–70 Jahre). Der Tumor tritt bevorzugt im Bereich der unteren Extremitäten (v.a. Oberschenkel) und retroperitoneal auf.

■ **Lokalisation und Symptomatik.** In ungefähr 90% der Fälle ist der Tumor tief, d.h. subfaszial, gelegen. Die typische Symptomatik ist auch hier meist eine schmerzlose Schwellung. Strahleninduzierte Sarkome weisen gehäuft eine fibrohistiozytäre Differenzierung auf. Ähnlich wie bei anderen Weichteilsarkomen liegt die Lokalrezidivrate in Abhängigkeit von der Lokalisation und der erzielten Resektionsgrenze zwischen 17 und 66%. Wenn möglich ist daher eine weite Resektionsgrenze oder Kompartmentresektion anzustreben.

Die seltenen subkutan gelegenen Tumoren haben mit ungefähr 10% eine deutlich niedrigere Metastasierungsrate als die tiefgelegenen Tumoren, bei denen es im Durchschnitt in 50% zu einer Fernmetastasierung kommt, wobei Hauptmetastasierungsorte die Lunge (80%), Lymphknoten (10%), Leber und Knochen sind.

Fibrosarkom

Das Fibrosarkom ist ein relativ monomorph aussehendes Weichteilsarkom, das aus Fibroblasten und Kollagenfasern aufgebaut ist. Seit der Abtrennung des malignen fibrösen Histiozytoms als eigene Entität wird die Diagnose Fibrosarkom erheblich seltener gestellt und dürfte heute etwa 10% aller Weichteilsarkome ausmachen. Der Tumor kann in jedem Alter bei gleichmäßiger Geschlechtsverteilung auftreten. Die Mehrzahl der Patienten ist zwischen 35 und 55 Jahre alt.

Hauptmanifestationsort mit knapp der Hälfte der Fälle sind die unteren Extremitäten, gefolgt von den oberen Extremitäten, dem Rumpf und der Kopfnackenregion. Der meist schmerzlose Tumor kann überaus rasch wachsen. Basis der Therapie ist eine suffiziente Resektion mit zumindest weiter Resektionsgrenze. Die Lokalrezidivraten werden bis über 50% angegeben. Wie bei den meisten Weichteilsarkomen wird bei knappen Resektionsgrenzen versucht, durch eine Strahlentherapie die lokale Tumorkontrollrate zu erhöhen. Die Metastasierungsrate liegt bei ungefähr 60%, wobei das Metastasierungsrisiko im Einzelfall u.a. vom Grading abhängt. Lymphknotenmetastasen sind eher die Ausnahme (unter 5%). Bei hochmalignen Tumoren kann versucht werden, durch eine adjuvante Chemotherapie die Gesamtprognose zu verbessern.

Synovialsarkom

Synovialsarkome werden histologisch differenziert in den klassischen biphasischen Typ, der sowohl epitheliale Zellen als auch fibroblastenähnliche Spindelzellen aufweist, und den monophasischen Typ (fibrös oder epithelial). Synovialsarkome sind mit einem relativen Anteil von 7–10% die vierthäufigste Entität unter den Weichteilsarkomen. Der Tumor findet sich etwas mehr bei Männern als bei Frauen. Das typische Erkrankungsalter liegt zwischen 15 und 40 Jahren.

■ **Lokalisation.** Synovialsarkome sind in weniger als 10% intraartikulär lokalisiert. Der meist tief und subfaszial gelegene Tumor ist häufig extraartikulär, aber in enger Nachbarschaft zu einem Gelenk gelegen (s. Abb. 81.1a–d). Gelegentlich kann er aber auch weit entfernt von Gelenken entstehen. Die häufigsten Lokalisationen sind:

- Knie,
- Oberschenkel,
- Fuß,
- Sprunggelenk,
- Schulter,
- Oberarm,
- Ellbogen,
- Unterarm,
- Handgelenk.

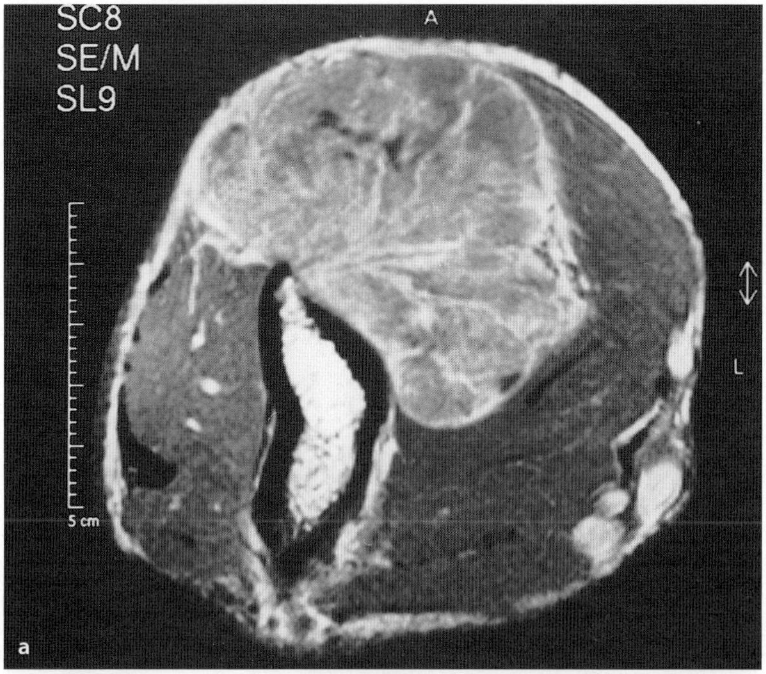

Abb. 81.1a. Das MRT eines 29jährigen Mannes zeigt einen großen Weichteiltumor nahe dem Ellbogengelenk. Sowohl das Alter des Patienten als auch die gelenknahe, aber extraartikuläre Lage sind typisch für die histologisch gesicherte Diagnose eines Synovialsarkoms. Der M. brachioradialis sowie die Mm. extensor carpi radialis longus und brevis sind nahezu vollständig durch Tumorgewebe ersetzt

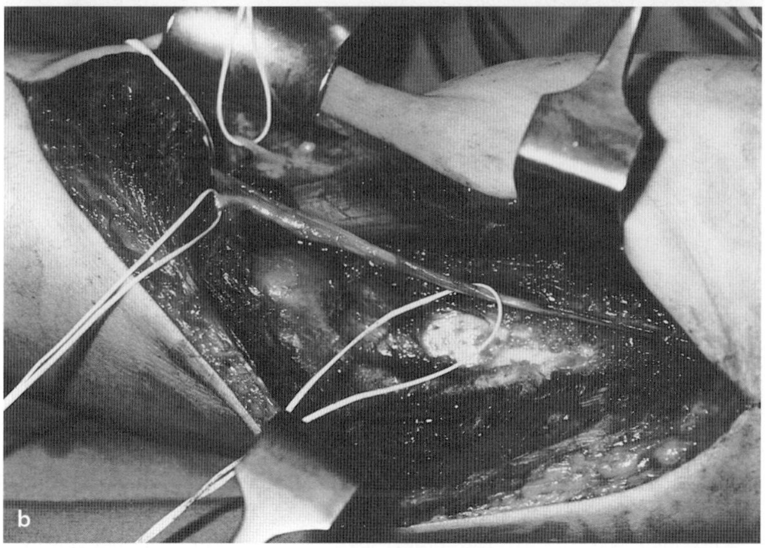

Abb. 81.1b. Intraoperativer Situs bei Zustand nach Kompartmentresektion mit angeschlungenem N. radialis. Der von Berufs wegen stark sportlich ambitionierte Patient lehnte einen radikaleren Eingriff ab

■ **Symptomatik und Therapie.** Synovialsarkome sind häufig stark schmerzhaft. Auffällig sind die in ungefähr 40% nachweisbaren intratumoralen Weichteilverkalkungen. Die Lokalrezidivraten liegen in neueren Studien etwa zwischen 10 und 50%, was auf die Notwendigkeit einer ausreichend weiten Resektionsgrenze hinweist. Bei ungünstiger Lokalisation muß, ähnlich wie bei den meisten Weichteilsarkomen, auch eine Amputation erwogen werden. Bei fraglicher Radikalität ist der Versuch, die lokale Tumorkontrolle durch hochdosierte Strahlentherapie zu verbessern, gerechtfertigt.

■ **Prognose.** Die Langzeitprognose des Synovialsarkoms ist mit publizierten Zehnjahresüberlebensraten zwischen 11 und 50% schlecht. Ob eine adjuvante Chemotherapie zu einer signifikanten Verbesserung der Prognose beitragen kann, läßt sich bislang noch nicht eindeutig beantworten.

81.3.2 Maligne Knochentumoren (C 40.–)

Osteosarkom

Das Osteosarkom ist durch die Produktion von Knochen oder Osteoid gekennzeichnet. Entsprechend der histologischen Differenzierung werden beim klassischen (auch medullären) Osteosarkom, osteoblasti-

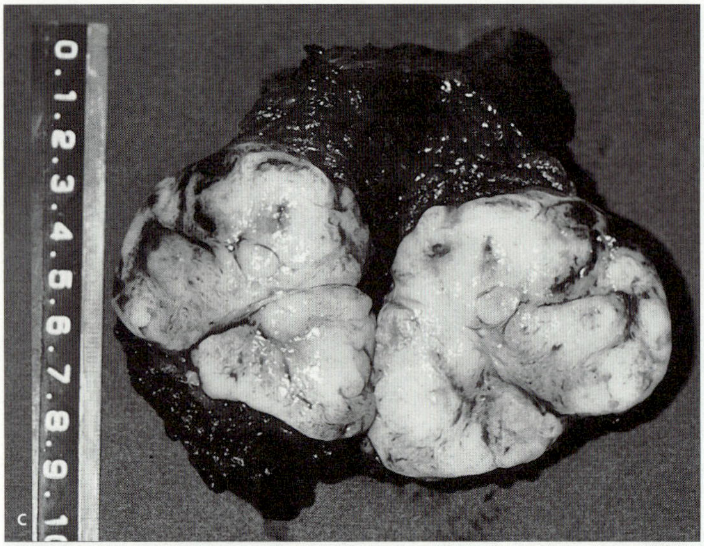

Abb. 81.1c. Das quer aufgeschnittene Resektat zeigt das multilobuläre makroskopische Erscheinungsbild

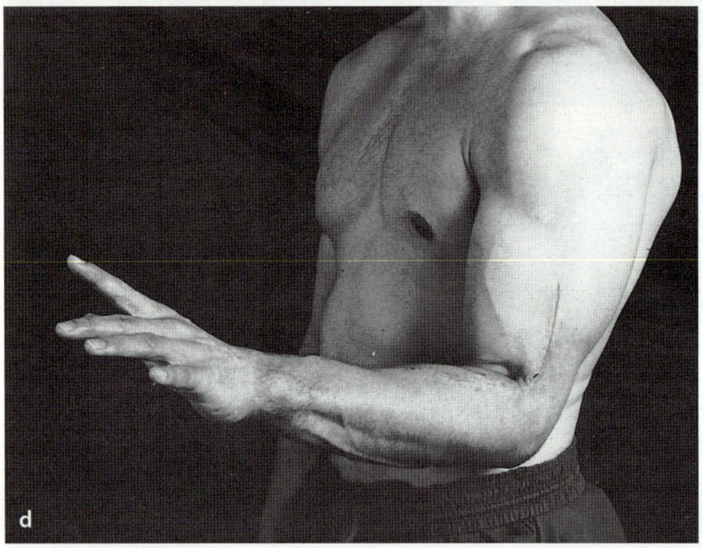

Abb. 81.1d. Bereits 3 Wochen postoperativ hat der Patient wieder eine nahezu uneingeschränkte Funktion. Postoperativ wurden sowohl eine adjuvante Chemotherapie als auch eine lokale Nachbestrahlung durchgeführt, die zu einer anhaltenden lokalen und systemischen Tumorkontrolle führten

sches, chondroblastisches, fibroblastisches oder teleangiektatisches Osteosarkom unterschieden.

Das Osteosarkom ist mit einer Inzidenz von 2–5 Neuerkrankungen pro 1 Mio. Einwohner und Jahr der häufigste maligne primäre Knochentumor. Er macht somit etwa $^1/_3$ aller malignen primären Knochentumoren aus. Das männliche Geschlecht ist deutlich häufiger betroffen (ca. 60%). Die Mehrzahl der Osteosarkome (ca. 55%) tritt im 2. Lebensjahrzehnt auf mit einem Altersgipfel zwischen dem 15. und 25. Lebensjahr.

■ **Lokalisation.** Das Osteosarkom kann jeden Knochen des Skeletts befallen, jedoch sind über 80% in den langen Röhrenknochen gelegen. Die wichtigsten Lokalisationen sind:

- distales Femur (45%),
- proximale Tibia (15%),
- proximaler Humerus (9%),
- proximales Femur (6%) und
- Becken (5%).

■ **Symptomatik.** Sie ist in der Mehrzahl eher uncharakteristisch mit intermittierenden Schmerzen, die im weiteren Verlauf persistieren, und, bei zunehmendem extraossären Tumoranteil, einer lokalen Schwellung (s. Abb. 81.2a–e). Zwischen ersten Beschwerden und definitiver Diagnose liegen oft Zeiträume von mehreren Monaten. Eine radiologische Abklärung sollte bei persistierenden Beschwerden daher frühzeitig eingeleitet werden.

■ **Radiologisches Erscheinungsbild.** Insbesondere bei Tumoren mit osteolytischem Wachstumsmuster kann es zu pathologischen Frakturen kommen. Das Nativröntgenbild zeigt in über $^2/_3$ der Fälle ein gemischt

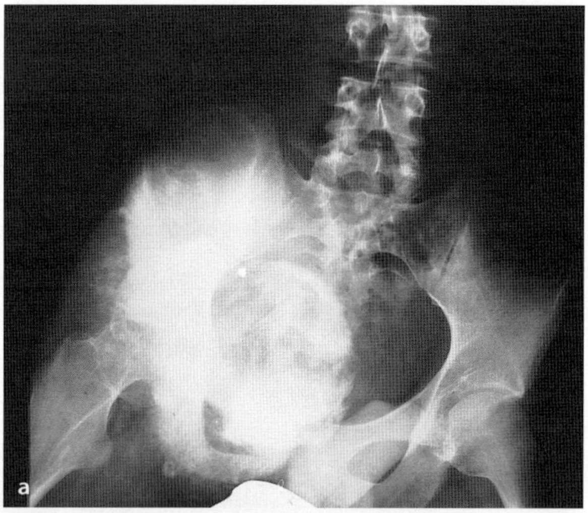

Abb.81.2a. Die Beckenübersichtsaufnahme eines 20jährigen jungen Mannes zeigt einen großen Tumor, der histologisch als chondroblastisches Osteosarkom diagnostiziert wurde, mit extra- und intrapelviner Ausdehnung. Trotz der enormen Tumorausdehnung gab es erst seit ca. 4 Wochen einen mäßiggradigen Schmerz als primäres Symptom

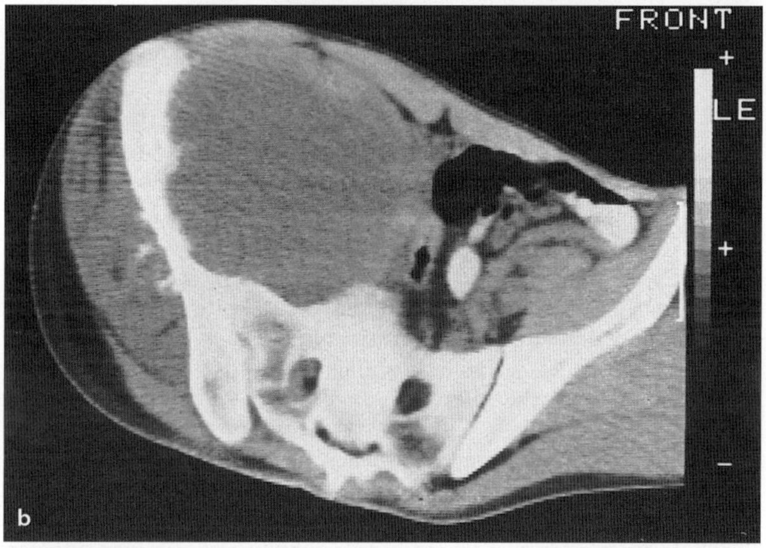

Abb. 81.2b. In der CT kommt die bis zur Sakrummitte reichende Tumorausdehnung gut zur Darstellung

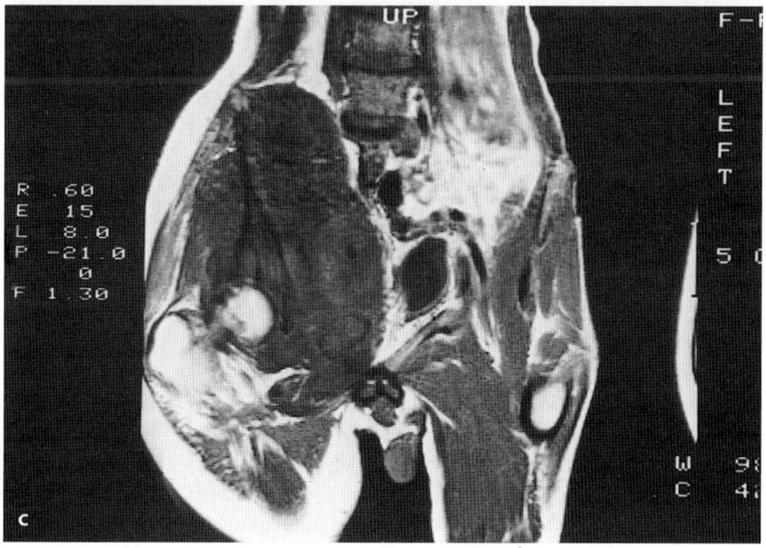

Abb. 81.2c. Die koronare MRT- Schicht läßt erkennen, daß der Tumor weit nach kranial bis an die Wirbelsäule vorgewachsen ist. Beckentumoren mit dieser Ausdehnung lassen sich nur durch eine erweiterte Hemipelvektomie, d.h. unter Mitresektion des lateralen Sakrums, entfernen

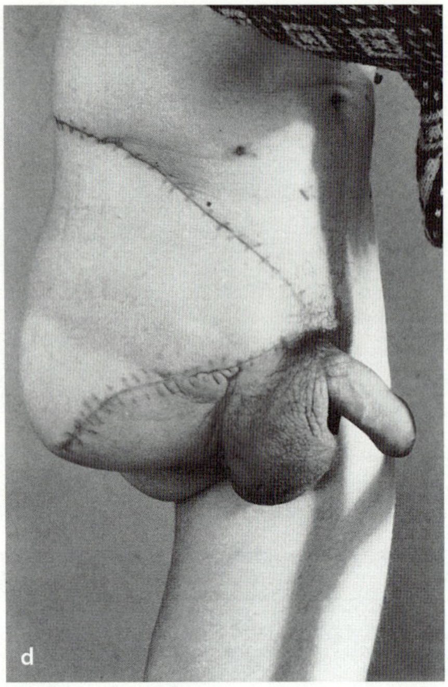

Abb. 81.2d. Der bei der Hemipelvektomie entstehende ausgedehnte Defekt wird mit einem großen dorsalen Lappen gedeckt

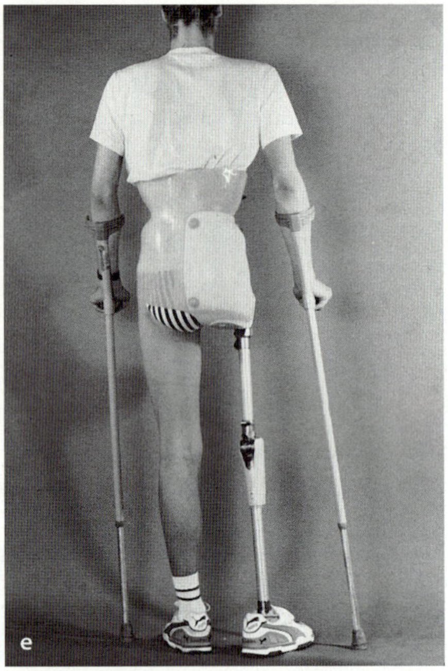

Abb. 81.2e. Nach der Versorgung mit einer Hemipelvektomieprothese können insbesondere junge Patienten nach einer Übungsphase von mehreren Wochen häufig auch wieder ohne Gehstützen gehen

osteosklerotisch-osteolytisches Bild mit Knochendestruktion, Osteoidbildung und Periostreaktionen. Bei jeweils ca. 10% findet sich eine ausgeprägt osteosklerotische oder osteolytische Form.

Chemotherapie und Prognose. Anhand historischer Fälle wird angenommen, daß bei 80–90% der Patienten, bei denen zum Zeitpunkt der Diagnose noch keine Fernmetastasen nachweisbar sind, bereits okkulte Fernmetastasen (meist Lungenmetastasen) vorhanden sind. Dementsprechend schlecht war die Prognose vor Einführung einer effektiven Chemotherapie. Nach Einführung der adjuvanten bzw. neoadjuvanten Chemotherapie hat sich die Prognose erheblich verbessert und die Fünfjahresüberlebensrate liegt heute zwischen 60 und 70%. Im deutschsprachigen Raum haben die Therapieprotokolle der Cooperativen Osteosarkomstudie (COSS) der Gesellschaft für Pädiatrische Onkologie und Hämatologie weite Verbreitung gefunden. Durch die präoperative Chemotherapie kann sowohl der lokale Tumor verkleinert, was wiederum zu einer erheblichen Steigerung des Anteils extremitätenerhaltender Eingriffe geführt hat (von ca. 25% auf 90%), als auch das Ansprechen des Tumors auf die Chemotherapie histologisch quantifiziert werden.

Günstige prognostische Kriterien sind distaler Extremitätensitz, kleiner Tumor und insbesondere gutes Ansprechen auf die präoperative Chemotherapie. Gutes Ansprechen ist dadurch definiert, daß mehr als 90% des Tumorgewebes nach der präoperativen Chemotherapie nekrotisch sind. Diese sog. „good responders" überleben in über 80% der Fälle rezidivfrei. Patienten mit Lokalrezidiv eines Osteosarkoms entwickeln über 90% auch Fernmetastasen.

Operative Therapie. Da das Osteosarkom zu den nichtstrahlensensiblen Tumoren gehört, muß das Ziel einer suffizienten Lokaltherapie daher die sichere Entfernung des gesamten Tumors sein. Hierzu ist eine weite Resektionsgrenze erforderlich. Wie bereits erwähnt, gelingt dies seit Einführung der präoperativen Chemotherapie bei ca. 90% der Patienten durch extremitätenerhaltende Operationen. Je nach Alter der Patienten, Lokalisation und Ausdehnung des Tumors kann die Rekonstruktion des Defekts durch Tumorprothesen oder biologische Rekonstruktionen (z.B. Arthrodesen) erfolgen.

Bei der Borggreve-Plastik wird nach Resektion des distalen Femurs unter Einschluß des Kniegelenkes und der proximalen Tibia der Unterschenkel um 180° rotiert und die Tibia mit dem proximalen Femur osteosynthetisch verbunden. Das obere Sprunggelenk liegt dann in Höhe des gegenseitigen Kniegelenks. Nach Versorgung mit einer Prothese wird das obere Sprunggelenk funktionell zum Kniegelenk mit aktiver Flexion und Extension. Dieses Verfahren kommt v.a. bei sehr jungen Patienten zur Anwendung, bei denen nach Wachstumsabschluß bei anderen Rekonstruktionstechniken ein erhebliches Längendefizit resultieren würde. Die „Kniehöhe" kann dabei durch primäre Überlänge dem zu erwartenden Längenwachstum angepaßt werden.

Eine weitere Indikation hat dieses Verfahren noch bei sehr ausgedehnten Tumoren als Alternative zur Amputation, da das Resektat das komplette Extremitätensegment einschließlich der Gefäße zwischen proximalem Oberschenkel und proximalem Unterschenkel bis auf den N. ischiadicus mit N. tibialis und N. peroneus enthält. A. und V. poplitea werden nach Osteosynthese von Femur und Tibia jeweils mit dem proximalen Stumpf der A. bzw. V. femoralis superficialis anastomosiert.

Seltene Formen

Neben dem klassischen Osteosarkom werden noch als seltenere Formen das periostale Osteosarkom, das parosteale Osteosarkom und sekundäre Osteosarkome (z.B. nach Bestrahlung oder bei M. Paget) unterschieden.

Ewing-Sarkom

Das Ewing-Sarkom gehört zu den biologisch meist sehr aggressiven Rundzelltumoren, wobei seine Histogenese bislang ungeklärt ist. Neuere Untersuchungen sprechen für eine Verwandtschaft mit neurogenen Tumoren. Mit einer Inzidenz von ungefähr einer Neuerkrankung pro 1 Mio. Einwohner und Jahr sowie einer relativen Häufigkeit von 6–9% unter den malignen primären Knochentumoren kommt das Ewing-Sarkom in der Häufigkeit nach Osteosarkom und Chondrosarkom an 3. Stelle. Das Verhältnis männlicher zu weiblicher Patienten ist etwa 1,5:1. Das Durchschnittsalter der Patienten liegt im 2. Lebensjahrzehnt und ungefähr 90% der Tumoren treten im Alter zwischen 5 und 25 Jahren auf.

■ **Lokalisation.** Der bevorzugte Sitz des Ewing-Sarkoms liegt im metadiaphysären Bereich der langen Röhrenknochen und am Körperstamm. Hauptlokalisationen sind:

- Femur (25%),
- Becken (20%),
- Tibia (15%),
- Humerus (9%) und
- Wirbelsäule mit Sakrum (9%).

■ **Symptomatik.** Die Klinik kann sehr unterschiedlich sein und häufig imitiert der Tumor eine Osteomyelitis. Neben einer schmerzhaften lokalen Schwellung und Überwärmung finden sich häufig Fieber, Leukozytose, Anämie und erhöhte BSG. Der Röntgenbefund kann ebenfalls äußerst variieren. Der primär osteolytisch wachsende Tumor infiltriert meist sehr rasch den gesamten Knochen, wobei die wahre Ausdehnung in der Regel erheblich größer als die im Nativröntgenbild sichtbare ist. Nach der Enneking-Klassifikation liegt meistens ein Stadium IIB mit extrakompartmentaler Ausdehnung vor. Das rasche Durchwachsen des Knochens und Abheben des Periosts führt häufig zu reaktiven Verknöcherungen, die teilweise zwiebelschalenartig den Knochen umgeben.

■ **Prognose.** Ähnlich wie beim Osteosarkom, muß auch beim Ewing-Sarkom davon ausgegangen werden, daß in der überwiegenden Mehrheit der Patienten zum Zeitpunkt der Diagnose bereits okkulte Fernmetastasen vorhanden sind. Dementsprechend lag die Zehnjahresüberlebensrate vor Einführung der Chemotherapie unter 10%. Im deutschsprachigen Raum wurde meist nach den Protokollen der Cooperativen Ewing-Sarkom Studie (CESS) behandelt. Seit 1992 wurde durch Zusammenschluß der Studienkomitees von der Deutschen Gesellschaft für Pädiatrische Onkologie und Hämatologie und der United Kingdom Childrens's Cancer Study Group (UKCCSG) ein gemeinsames Studienprotokoll der European Intergroup Cooperative Ewing's Sarcoma Study (EICESS) erarbeitet.

■ **Therapie.** Auch hier erfolgt zunächst vor Durchführung der Lokaltherapie eine 12wöchige Vorbehandlung mit 4 Chemotherapiezyklen. Nach dem aktuellen EICESS-Protokoll werden in dem gesamten Behandlungszeitraum von etwa 40 Wochen 14 Chemotherapiezyklen durchgeführt. Da das Ewing-Sarkom vergleichsweise gut strahlensensibel ist, ergeben sich mehrere Möglichkeiten der Lokaltherapie. Eine alleinige Strahlentherapie erfordert eine Dosis von 55 Gy. Die gleiche Dosis ist nach intraläsionalen Resektionen oder marginalen Resektionen mit schlechtem Ansprechen auf die präoperative Chemotherapie (mehr als 10% vitaler Tumor) erforderlich. Nach marginalen Resektionen mit gutem Ansprechen (weniger als 10% vitaler Tumor) oder weiten Resektionen mit schlechtem Ansprechen werden 45 Gy als ausreichend erachtet.

Eine Resektion des Tumors mit radikaler Resektionsgrenze bzw. weiter Resektionsgrenze mit gutem Ansprechen auf die Chemotherapie erfordert keine zusätzliche Strahlentherapie. Nachdem die alleinige Strahlentherapie doch mit einer höheren Lokalrezidivrate belastet ist, wird man versuchen, durch zusätzliche oder alleinige operative Lokaltherapie eine bessere lokale Tumorkontrollrate zu erzielen. Durch dieses differenzierte Behandlungsregime können rezidivfreie Überlebensraten von etwa 60% erzielt werden. Hauptmetastasierungsorte sind Lunge und Knochen. Günstige prognostische Parameter sind kleines Tumorvolumen und gutes Ansprechen auf die Chemotherapie.

Chondrosarkom

Das Chondrosarkom ist durch die Produktion knorpeliger Grundsubstanz charakterisiert. Mit einem relativen Anteil von ungefähr 20% an den malignen primären Knochentumoren ist es nach dem Osteosarkom die zweithäufigste Entität. Das Hauptmanifestationsalter liegt zwischen 30 und 70 Jahren. Die Relation männlicher zu weiblicher Patienten liegt etwa bei 2 : 1. Die Mehrzahl der Chondrosarkome ist stammnah lokalisiert, wobei proximales Femur, Becken, Schultergürtel, Rippen und distales Femur die häufigsten Manifestationen sind. Da Chondrosarkome nicht selten auf dem Boden eines meist stammnah lokalisierten benignen Knorpeltumors (z.B. Osteochondrom oder Enchondrom) entstehen, werden primäre und sekundäre Chondrosarkome unterschieden.

Die primären Chondrosarkome können wiederum in

- zentrale,
- juxtakortikale,
- mesenchymale,
- dedifferenzierte und
- klarzellige Chondrosarkome

differenziert werden. Die meisten Chondrosarkome wachsen eher langsam und die meisten Patienten berichten über eine verhältnismäßig lange andauernde unspezifische Symptomatik mit Schmerz und Schwellung. Radiologisch imponiert das zentrale Chondrosarkom häufig als spindelige Knochenauftreibung mit einer großflächigen Osteolyse. In mehr als der Hälfte der Fälle finden sich punkt- oder fleckförmige amorphe Verkalkungen in der Knorpelgrundsubstanz.

■ **Operative Therapie.** Chondrosarkome sprechen in der Regel weder auf Strahlentherapie noch auf Chemotherapie an. Somit ist die Operation mit weiten oder radikalen Resektionsgrenzen die einzige Therapieoption. Eine adjuvante Therapie kommt v.a. bei dedifferenzierten oder mesenchymalen Chondrosarkomen in Frage. Knorpeltumoren neigen zur Ausbildung von Implantationsmetastasen. Die Exzision des Biopsiekanals muß daher mit ausreichendem Sicherheitsabstand erfolgen.

■ **Prognose.** Hochdifferenzierte Chondrosarkome haben eine geringe Metastasierungsneigung mit günstiger Prognose. Legt man ein 3stufiges Grading zugrunde, liegen die Zehnjahresüberlebensraten bei Grad-I-Tumoren zwischen 83 und 87%, bei Grad-II-Tumoren zwischen 41 und 64% und bei Grad-III-Tumoren zwischen 27 und 29% (Huvos 1996).

Malignes Lymphom

Das primäre Non-Hodgkin-Lymphom des Knochens stellt eine sehr seltene Entität dar und wurde früher als primäres Retikulosarkom des Knochens bezeichnet. Die Häufigkeit wird mit etwa 0,5–3% aller malignen Knochengeschwülste angegeben. Wichtig ist es auszuschließen, daß es sich um eine metastatische Manifestation eines nodalen oder extranodalen Non-Hodgkin-Lymphoms handelt.

Männliche Personen sind ungefähr 1,6mal häufiger betroffen als weibliche Personen. Üblicherweise sind die Patienten älter als 25 Jahre. Als häufigste Lokalisationen werden Femur, Humerus, Wirbelsäule, Tibia und Kieferknochen angegeben. Klinisch äußert sich das primäre Non-Hodgkin-Lymphom des Knochens meist nur in lokalen Schmerzen. Der Röntgenbefund des stark destruierend wachsenden Tumors ähnelt dem des Ewing-Sarkoms.

■ **Therapie.** Die Behandlung des strahlen- und chemotherapiesensiblen Tumors besteht in einer Kombinationstherapie, wobei je nach Lokalisation und lokaler Zerstörung des Knochens auch die Operation mit in das Behandlungskonzept eingebunden ist. Die Fünfjahresüberlebensrate wird mit etwa 50–80% angegeben.

Multiples Myelom

Das multiple Myelom oder Plasmozytom ist eine maligne von einem Zellklon ausgehende tumoröse Proliferation von Plasmazellen im Knochenmark. Es kommt dabei zur Produktion von pathologischen Immunglobulinen bzw. Paraproteinen. Es ist strittig, ob das multiple Myelom als primärer Knochentumor zu klassifizieren ist oder ob es sich nicht vielmehr um eine systemische Erkrankung handelt (Freyschmidt u. Ostertag 1988).

Die Häufigkeit entspricht etwa der aller anderen primären malignen Knochentumoren zusammengenommen. Das männliche Geschlecht wird bevorzugt befallen, wobei es sich um eine Erkrankung des höheren Lebensalters (Prädilektion 6. und 7. Lebensjahrzehnt) handelt.

■ **Lokalisation.** Da es eine Erkrankung des Knochenmarks ist, kann sich das multiple Myelom in jedem Knochen entwickeln, in dem hämatopoetisches Knochenmark vorhanden ist. In erster Linie sind Wirbelsäule, Becken, Femur, Humerus, Schädel und Rippen betroffen.

■ **Symptomatik.** Klinisch äußert sich die Verdrängung knochenbildenden Marks häufig in einer *Anämie*. Die pathologischen Immunglobuline lassen sich in der Elektrophorese bzw. Immunelektrophorese nachweisen. Eine Sturzsenkung findet sich regelmäßig und in 60–80% läßt sich im Urin das sog. *Bence-Jones-Protein* nachweisen.

Durch Ausscheiden von L-Ketten-Paraproteinen im Urin, Hyperkalzämie und Amyloideinlagerungen in das Nierenparenchym kann es frühzeitig zum Auftreten einer Niereninsuffizienz kommen. Am Knochen können sich sowohl eine diffuse Osteoporose als auch reaktionslose Osteolysen finden.

■ **Therapie.** Die systemische Behandlung erfolgt stadienabhängig mit Zytostatika und Glukokortikoiden. Die Strahlentherapie knöcherner Herde wird v.a. zur Vermeidung von Komplikationen (Fraktur, Querschnittsgefährdung) eingesetzt. Operative Maßnahmen sind ebenfalls im wesentlichen unter palliativer Zielsetzung indiziert.

Die Prognose des multiplen Myeloms ist mit einer mittleren Überlebenszeit von 3–5 Jahren sehr schlecht.

Knochenmetastasen

Bei älteren Patienten mit singulären oder gar multiplen radiologisch maligne erscheinenden Knochenherden muß in erster Linie an Knochenmetastasen epithelialer Tumoren gedacht werden. Bei Karzinomen kommt es in ungefähr 30% zur Ausbildung von Knochenmetastasen und bei Patienten, die an einem Karzinom versterben, finden sich sogar in ca. 70% Knochenmetastasen. Somit sind Skelettmetastasen die häufigsten malignen Knochentumoren.

Als häufigste Primärtumoren finden sich:

- Mammakarzinom,
- Bronchialkarzinom,
- Schilddrüsenkarzinom,
- Prostatakarzinom und
- Nierenkarzinom.

Knochenmetastasen befallen v.a. Wirbelsäule, Beckenknochen und stammnahe Extremitätenknochen. Die Alters- und Geschlechtsverteilung von Patienten mit Skelettmetastasen entspricht der von den entsprechenden Primärtumoren. Am meisten betroffen sind das 5.–8. Lebensjahrzehnt.

■ **Therapie.** Das Behandlungsregime muß sich natürlich am Allgemeinzustand und der Prognose der Patienten orientieren. Bei frühzeitiger Einleitung konservativer Maßnahmen, wie Chemotherapie oder Strahlentherapie kann häufig eine Fraktur vermieden werden. Überproportional häufig ist daher die operative Versorgung von Skelettmetastasen bei Entitäten, die schlecht auf Chemotherapie und Strahlentherapie ansprechen (z.B. Nierenkarzinom), erforderlich. Erfreulicherweise hat sich die Überlebenszeit nach der ersten pathologischen Fraktur eines langen Röhrenknochens im Rahmen eines metastasierten Malignoms in den letzten 25 Jahren mehr als verdreifacht, was die Bedeutung einer suffizienten operativen Versorgung unterstreicht.

Bei der operativen Therapie von Frakturen der Röhrenknochen kommen sowohl reine *Stabilisierungsoperationen*, wie z.B. Verbundosteosynthesen als auch die Implantation von Prothesen oder Tumorprothesen zum Einsatz. Bei intraläsionalen Eingriffen ist ggf. eine zusätzliche *Strahlentherapie* sinnvoll, um damit das weitere Tumorwachstum und damit verbundene Komplikationen zu vermeiden.

Die Mehrzahl der sehr häufigen Wirbelsäulenmetastasen kann konservativ behandelt werden. Indikationen für operative Eingriffe sind v.a. drohender Querschnitt durch Instabilität oder Tumorkompression oder instabilitätsbedingte Belastungsunfähigkeit. Gelegentlich kann die weite Resektion von Solitärmetastasen zu einer langanhaltenden Vollremission führen. Bei der Entscheidung hinsichtlich der Radikalität des operativen Eingriffs müssen daher Morbidität des Eingriffs, Allgemeinzustand des Patienten und Prognose mit einbezogen werden.

Grundsätzlich sollten Patienten mit schlechter Prognose so versorgt werden, daß sie möglichst rasch wieder mobilisiert werden können, während bei Patienten mit mittelfristig besserer Prognose durchaus aufwendige Eingriffe sinnvoller als kleine Minimaleingriffe sein können.

Literatur

Adler C-P (1983) Knochenkrankheiten. Thieme, Stuttgart

American Joint Committee on Cancer (1992) Musculoskeletal. In: Beahrs OH, Henson DE, Hutter RVP, Kennedy BJ (eds) Manual for staging of cancer, 4th edn. Lippincott, Philadelphia, pp 127–135

Böhm P, Schalhorn A, Neumeier PJ, Wirth CJ (1989) Maligne primäre Knochentumoren. Fortschr Med 107:159–162

Böhm P, Yousry T, Kraus B (1991) Role of magnetic resonance imaging in the radiological management of musculoskeletal tumors. Arch Orthop Trauma Surg 110:127–131

Böhm P (1997) Hemipelvectomy: Report of 12 cases, review of the literature and therapeutic implications. J Orthop Sci 2:414–423

Boring CC, Squires TS, Tong T (1993) Cancer statistics, 1993. CA Cancer J Clin 43:7–27

Campanacci M (1990) Bone and soft tissue tumors. Springer, Wien New York und Aulo Gaggi Editore, Bologna

Dahlin DC, Unni KK (1986) Bone tumors, 4th edn. Thomas, Springfield/IL

Dominok GW, Knoch H-G (1982) Knochengeschwülste und geschwulstähnliche Knochenerkrankungen, 3. Aufl. G. Fischer, Stuttgart

Enneking (1983) Muskuloskeletal tumor surgery. Churchill Livingstone, New York Edinburgh

Enzinger FM, Weiss SW (1988) Soft tissue tumors, 2nd edn. Mosby, St. Louis Washington

Freyschmidt J, Ostertag H (1988) Knochentumoren. Springer, Berlin Heidelberg New York Tokio

Hoekstra HJ, Koops HS, Oldhoff J (1994) Soft tissue sarcoma of the extremity. Eur J Surg Oncol 20:3–6

Huvos GH (1996) Chondrosarcoma and its variants. J Orthop Sci 1:90–97

Jaffe HL (1958) Tumors and tumorous conditions of the bones and joints. Lea & Febiger, Philadelphia

Knop J, Stritzke P, Montz R, Delling G, Winkler K (1985) Knochenszintigraphie zur Erfolgsbeurteilung einer Chemotherapie beim Osteosarkom. Nuklearmedizin 24:75–81

Kotz R, Salzer-Kuntschik M, Lechner G, Immenkamp M (1984) Knochentumoren. In: Witt AN, Rettig H, Schlegel KF, Hackenbroch M, Hupfauer W (Hrsg) Orthopädie in Praxis und Klinik,

Bd III: Allgemeine Orthopädie, Teil 2: Tumoren und tumorähnliche Erkrankungen, 2. Aufl. Thieme, Stuttgart, S 1.1–1.375

Mertens WC, Bramwell VHC (1993) Adjuvant chemotherapy in the treatment of soft-tissue sarcoma. Clin Orthop 289:81–93

Pettersson H, Springfield DS, Enneking WF (1987) Radiologic management of musculoskeletal tumors. Springer, London Berlin Heidelberg New York

Schajowicz F (1981) Tumors and tumorlike lesions of bone and joints. Springer, New York Berlin Heidelberg

Simon MA, Biermann JS (1993) Biopsy of bone and soft-tissue lesions. J Bone Joint Surg 75-A:616–621

Simon MA, Finn HA (1993) Diagnostic strategy for bone and soft-tissue tumors. J Bone Joint Surg 75-A:622–631

Weber U, Müller K (1984) Periphere Weichteiltumoren. In: Witt AN, Rettig H, Schlegel KF, Hackenbroch M, Hupfauer W (Hrsg) Orthopädie in Praxis und Klinik, Bd III: Allgemeine Orthopädie, Teil 2: Tumoren und tumorähnliche Erkrankungen, 2. Aufl. Thieme, Stuttgart, S 2.1–2.72

Willms R, Hartwig C-H, Böhm P, Sell S (1997) Malignant transformation of a multiple cartilaginous exostosis – A case report. Int Orthop 21:133–136

Kapitel 82

Geschichte der Rheumatologie

Barbara Elkeles

INHALT

Im folgenden wird die Entwicklung rheumatologischer Krankheitskonzepte seit der Antike nachgezeichnet. Angesichts sich ständig wandelnder Krankheitsauffassungen und im Umbruch begriffener diagnostischer wie therapeutischer Vorstellungen kann dem heutigen Arzt ein Rückblick in die Geschichte dabei helfen, den derzeitigen Wissensstand in ein historisches Gesamtbild einzuordnen und Neuerungen mit Offenheit und kritischer Distanz aufzunehmen.

82.1 Frühe Hinweise auf rheumatische Erkrankungen

Rheumatische Erkrankungen lassen sich bis in die Urgeschichte zurückverfolgen. Paläopathologische Funde an Skeletten von Neandertalern und Neolithikern sowie an ägyptischen Mumien zeigen Veränderungen an Gelenken und am Achsenskelett. Allerdings ist die spezifische Zuordnung der Befunde zu heutigen Krankheitsbildern oft ausgesprochen schwierig. Eindeutig identifizieren lassen sich arthrotische Veränderungen sowie hyperostotisch verlaufende Spondylopathien. Klar erkennbar sind darüber hinaus Knochenveränderungen nach Tuberkulose, insbesondere eindrucksvolle Gibbusbildungen, aber auch Veränderungen nach Lepra, Syphilis sowie Osteomyelitiden. Ebenso eindeutig lassen sich erosive Veränderungen an peripheren Gelenken sowie meist einseitig verlaufende Sakroiliitiden identifizieren, die von den Forschern z.T. als Formen seronegativer Spondarthritiden gedeutet werden. An ägyptischen Mumien wurden Veränderungen gefunden, die auf eine ankylosierende Spondylitis hinweisen. Die florentinische Familie der Medici litt nach osteoarchäologischen Funden, die durch zeitgenössische Berichte bestätigt werden, im 15. Jahrhundert in mehreren Generationen an dieser Erkrankung (Spencer 1980).

■ **Chronische Polyarthritis.** Schwieriger ist das Alter der chronischen Polyarthritis zu belegen. Eindeutige schriftliche Überlieferungen stammen erst aus dem späten 18. und frühen 19. Jahrhundert. Einige bildliche Quellen legen eine Existenz der Erkrankung zumindest seit dem 16. und 17. Jahrhundert nahe, doch muß die Beweiskraft dieser Einzeldarstellungen offen bleiben (Appelboom 1981). Auch paläopathologische Funde in der Alten Welt fehlen. In den letzten Jahren wurden jedoch symmetrische erosive Arthritiden peripherer Gelenke an präkolumbianischen Skeletten der Neuen Welt entdeckt. Da auch ihr Verteilungsmuster sowie ihre Alters- und Geschlechtsverteilung mit der Klinik der chronischen Polyarthritis übereinstimmen, wurde die These formuliert, daß es sich bei der chronischen Polyarthritis um eine aus der Neuen Welt nach Europa eingewanderte Krankheit handeln könne, die durch ein dort heimisches infektiöses oder allergenes Agens ausgelöst wurde (Rothschild 1992).

82.2 Antike, Mittelalter und frühe Neuzeit

Der Begriff Rheuma (das Fließen) stammt aus dem Griechischen. Er wurde zuerst von dem in Sizilien wirkenden Philosophen Empedokles (5. Jh. v. Chr.) benutzt. Die antike Philosophie kennt den Begriff Rheuma sowohl als Bezeichnung für eine Strömung innerhalb des Körpers als auch für durch derartige Flüsse ausgelöste Krankheitsbilder (Kranz 1958).

■ **Die Humoralpathologie.** Grundlage der antiken Krankheitslehre ist die Humoralpathologie, die bis ins 17. Jahrhundert hinein das vorherrschende pathologische Konzept abgab. Krankheiten entstehen nach dieser Theorie durch ein Ungleichgewicht der 4 Körpersäfte: Blut (haima, lat. sanguis), Schleim (phlegma), gelbe

Galle (chole) und schwarze Galle (melas chole). Rheuma und Katarrh – beide Wörter enthalten das griechische Verb rheo: fließen – befallen den Menschen, wenn kalter, zäher Schleim, das phlegma, – zugleich ein Begriff für Entzündung-, vom Gehirn aus durch die Siebbeinzellen in den Körper wandert und sich im Körper ablagert. Aber auch der Galle (chole) kam eine pathogene Wirkung zu. Reste dieser Vorstellungen (wandernde Schlacken, Ablagerungen in den Gelenken, Einfluß von Kälte und Nässe) sind bis heute in Laientheorien nachweisbar.

■ **Die Nosologie.** Die antike Nosologie kannte ein Rheuma des Auges, der Nase, der Kehle, der Brust, des Magens, der Nieren und der Eingeweide. Die besondere Rolle der Gelenke wurde jedoch erkannt. Der hippokratische Schriftenkorpus charakterisiert an einer Stelle die Arthritis als eine fieberhafte, mit starkem, wechselndem und wanderndem Gelenkschmerz einhergehende, kurzdauernde, akute, aber nicht tödliche Erkrankung. Die Podagra wird dagegen als die schwerste, hartnäckigste und schmerzhafteste aller Gelenkerkrankungen beschrieben. Mehrere antike Autoren berücksichtigten in ihren Werken Gelenkerkrankungen. Die Begriffe Rheuma, Katarrh, Arthritis und Podagra waren meist nicht klar voneinander abgegrenzt. Das gilt auch für die mittelalterlichen Autoren, die die antike Krankheitslehre beibehielten.

Eine klarere Differenzierung erfolgte im 17. Jahrhundert. Einer der Autoren, der französische Arzt Guillaume de Baillou (1538–1616) wurde zum „Vater der Rheumatologie" apostrophiert, da er in einer 1611 verfaßten, aber erst 1642 posthum veröffentlichten Schrift (Liber de rheumatisme et Pleuritide dorsali) eine Definition schuf: *„Was die Arthritis (gemeint ist die artikuläre Gicht) in einem Gelenk ist, das ist der Rheumatismus im ganzen Körper."* Baillou kennt das typische klinische Zeichen des unerträglichen Nachtschmerzes, der für den Kranken jede Lageänderung unmöglich macht. Allerdings nimmt auch Baillou keine nosologische Abgrenzung in unserem Sinne vor. Der Rheumatismus kann bei Fehlern in der Lebensweise durch zunehmende Schwächung des Körpers und progrediente Säfteverderbnis in Arthritis übergehen, so daß er als Vorläufer der Gicht gilt.

■ **Die Beobachtungslehre.** Im Laufe des 17. Jahrhunderts löste man sich zunehmend von den Konzepten der Humoralpathologie und ließ der möglichst theoriefreien Beobachtung am Krankenbett größeren Raum. Als Protagonist dieser Methode gilt der als „englischer Hippokrates" gerühmte Thomas Sydenham (1624–1689). Er überlieferte in seinen Werken mehrere heute als „klassisch" bezeichnete Krankheitsbeschreibungen: die der Gicht, die er aus eigener Erfahrung kannte sowie die des Gelenkrheumatismus, die allerdings noch nicht konsequent zwischen dem rheumatischen Fieber und dem chronischen Gelenkrheumatismus unterschied.

82.3 19. und frühes 20. Jahrhundert

Klinische Beschreibungen

An der Wende vom 18. zum 19. Jahrhundert erschienen fast gleichzeitig 3 Publikationen, die das Krankheitsbild der chronischen Polyarthritis deutlich von der Gicht und der akuten Arthritis abgrenzten. William Heberdens (1710–1801) im Jahre 1782 verfaßte, jedoch erst 1802 posthum publizierte „Commentaries on the History and Cure of Diseases" trennten scharf zwischen chronischem Rheumatismus, Gicht und akutem Rheumatismus. John Haygarth (1740–1827) grenzte 1805 eine Erkrankung als „Nodosity of the joints" von der Gicht und dem Rheumatismus ab.

Die Erstbeschreibung und Publikation von 9 durchaus als klassisch zu bezeichnenden Krankengeschichten erfolgte 1800 in einer Pariser Dissertation von Augustin-Jacob Landré-Beauvais (1772–1840; Parish 1963). Es waren Beobachtungen, die er unter seinem klinischen Lehrer Philipp Pinel (1745–1826) in der Pariser Salpetrière, einem Hospital für chronisch kranke, arme Frauen gemacht hatte. Dies gibt die veränderte Beobachtungsbasis der Ärzte wieder: Erst in den Ende des 18. Jahrhunderts zunächst in Wien und Paris gegründeten großen allgemeinen Krankenhäusern, die sich im Laufe des 19. Jahrhunderts allmählich über Europa ausbreiteten, stand den Ärzten die Möglichkeit offen, zahlreiche Patienten mit ähnlichen Krankheitsbildern zu beobachten und ihre Symptome und Verläufe miteinander zu vergleichen. Zur klinischen Zeichenlehre traten die neuen lokalistischen Methoden der Perkussion, Auskultation sowie die routinemäßig betriebenen Postmortem-Sektionen.

Erste Klassifikationsversuche

An die Stelle der Humoralpathologie war zu Landré-Beauvais' Zeit die Lehre von der Erregbarkeit und Irritabilität getreten. Eine Trennung und Klassifikation in *sthenische* (auf einer starken Erregbarkeit beruhender) und *asthenische* (auf einer schwachen Erregbarkeit beruhender) Krankheiten hatten William Cullen (1712–1790) und sein Schüler John Brown (1735–1788) eingeführt. Ihre Systeme waren in ganz Europa verbreitet, verloren aber im 19. Jahrhundert schnell an Bedeutung, so daß Landré-Beauvais' Krankheitsbezeichnung „Goutte asténique primitive", die er in Anlehnung an Cullen vorschlug, sich nicht durchsetzte. Länger diskutiert wurde seine soziale Klassifikation: Während die Gicht schon vor Landré-Beauvais als Erkrankung der Reichen galt, sei die „primär asthenische Gicht" in den

Hütten der Armen zu Hause und beruhe auf einer schwachen Konstitution. Die Hypothese von der chronischen Arthritis als einer Arthritis pauperum sollte sich bis ans Ende des 19. Jahrhunderts halten.

Klassifikationsversuche im 19. Jahrhundert

Im 19. Jahrhundert erfolgten weitere Beschreibungen und Klassifikationsversuche. Die nosologischen Vorstellungen und terminologischen Ergebnisse differierten deutlich zwischen dem deutschen, französischen und angloamerikanischen Sprachraum. Während in England Charles Scudamore (1779–1849) im Jahre 1816 die von Haygarth entwickelte Bezeichnung „Nodosities of the joints" aufnahm, sprach Benjamin Collin Brodie (1783–1863) 1819 wieder von „rheumatic gout". Robert Adams (1791–1875) benutzte in seinem 1857 erschienenen Atlas, der durch seine ausgezeichneten Abbildungen auch heute noch beeindruckt, den Ausdruck „chronic rheumatic arthritis". Ein Jahr später schuf Alfred Baring Garrod (1819–1907) den in der angloamerikanischen Literatur bis heute gebrauchten Begriff „rheumatoid arthritis".

Entscheidenden Einfluß auf die französische Terminologie bis ins 20. Jahrhundert hatten die Arbeiten von Jean Martin Charcot (1825–1893). Die Klassifikation einer ersten Arbeit aus dem Jahre 1853, die v.a. durch die eigenhändigen Zeichnungen berühmt wurde, modifizierte er im Jahre 1867. Seine schon als Assistent gemachten Beobachtungen hatte er mittlerweile durch Sektionen ergänzt, bei denen er häufig Peri- und Endokarditiden fand. Da die Koinzidenz der Endokarditis mit dem akuten Gelenkrheumatismus seit 1836 durch Jean Baptiste Bouillaud (1796–1861) auf der Basis pathologisch-anatomischer und auskultatorischer Studien bekannt war, nahm Charcot die viszerale Beteiligung als Beweis für eine einheitliche Natur aller rheumatischen Erkrankungen mit verschiedenen Manifestationsformen. Er unterschied eine *progressive* Form, die v.a. Frauen des mittleren Lebensalters befiel und sich als symmetrische Polyarthritis mit Beginn in den kleinen Gelenken und zentripetaler Ausbreitung äußerte, und eine *partielle* Form, die v.a. ältere Menschen betraf und sich auf die größeren Gelenke konzentrierte. Als 3. Form fügte er 1867 die Fingerknötchen hinzu, die erstmals 1803 von William Heberden als „digitorum nodi" bezeichnet worden waren.

Klassifikationsversuche in Deutschland

In Deutschland wurde ein bis heute erkennbarer Sonderweg beschritten. Erste Klassifikationsversuche nahm Johann Gottfried Eisenmann (1795–1867) vor, der mehrere Monographien über die „Rheumatosen" und „die Krankheitsfamilie Rheuma" verfaßte. Als ein Anhänger der sog. naturhistorischen Schule, die von einer natürlichen Klassifikation von Krankheiten ausging, vertrat er einen ätiologischen Rheumabegriff. Auf dem Boden einer angeborenen Krankheitsdisposition beruhte die Erkrankung auf einer bestimmten Luftkonstitution, die thermoelektrische Veränderungen im Körper auslöste, sowie auf einer durch Temperaturwechsel im Organismus selbst erzeugten Thermoelektrizität. Außerdem spielten für den sog. Krankheitsprozeß zeitgenössische humoralpathologische Vorstellungen von den *Dyskrasien* (fehlerhaften Säftemischungen) eine Rolle, z.B. die rheumatische Schärfe, die u.a. auf einen erhöhten Milchsäuregehalt zurückging. Später propagierte Eisenmann eine *nervale Reflextheorie,* wonach Veränderungen im Rückenmark über die Nerven Reize in der Peripherie setzten. Ähnliche Vorstellungen wurden in den 60er Jahren von Robert Remak (1815–1865) vertreten (Ortmann 1997).

Bei der weiteren Entwicklung kam der pathologischen Anatomie eine besondere Rolle zu. Da die Sektionen jedoch fast ausnahmslos weit fortgeschrittene Fälle untersuchten und nahezu ausschließlich die Veränderungen an großen Gelenken berücksichtigten, führten die entsprechenden Arbeiten zunächst nicht zu einer umfassenderen Differenzierung der Krankheitsbilder, da die beobachteten Veränderungen weitgehend uniform waren. Das gilt auch für die Arbeiten von Rudolf Virchow (1821–1902). In seinem aus früheren Ansätzen weiterentwickelten Konzept der sogenannten deformierenden Gelenkentzündung, der Arthritis deformans, ging er wegen der dem Knorpelzerfall vorausgehenden poliferativen Veränderungen davon aus, daß es sich um einen entzündlichen Prozeß handele. Diese Ausweitung des pathologischen Entzündungsbegriffes führte in der Nachfolge Virchows zu einer Vernachlässigung der Differenzierung zwischen primär entzündlichen Formen der Gelenkerkrankungen und degenerativen Erkrankungen. Sie ergab sich erst aus einer Berücksichtigung der Erkenntnisse, die seit 1865 aus den erweiterten Möglichkeiten der Chirurgie gewonnen wurden.

Entwicklung der Terminologie

Eine einheitliche Terminologie wurde am Anfang unseres Jahrhunderts entwickelt: Der akute Gelenkrheumatismus wurde vom chronischen im Jahre 1899 von Alfred Pribram (1841–1912) durch die Bezeichnung „primär chronische Polyarthritis" abgegrenzt. Die Abgrenzung der degenerativen Gelenkerkrankungen geht auf Friedrich von Müller zurück, der 1905 den Begriff Arthropathie vorschlug, und auf H. Assmann 1925, der den Begriff Arthrose schuf. Eine besondere Bedeutung kam bei der Entwicklung dieser Erkenntnisse der seit ihrer Entdeckung 1895 sich schnell entwickelnden Röntgendiagnostik zu, die die Dokumentation auch früher Krankheitsstadien zuließ.

82.4 Rheumatologie im 20. Jahrhundert

Die Infektionstheorie

Im 20. Jahrhundert wuchsen die klinischen Differenzierungsmöglichkeiten, ergänzt durch neu entwickelte laborchemische Methoden und feingewebliche Funde. 1904 bzw. 1905 fanden Ludwig Aschoff und Geipel in bindegewebigen Strukturen typische Granulome. Daraus entwickelte sich die Auffassung von der Spezifität des rheumatischen Fiebers als einer durch ein spezifisches Agens ausgelösten Infektionskrankheit. Andere Autoren wie Fritz Klinge und Rössle gingen dagegen von einer unspezifischen allergischen Reaktion des Organismus als Ursache des Rheumatismus aus.

Die Fokustheorie

Eine weitere Theorie sollte bis heute große praktische Bedeutung erhalten: die in England von William Hunter 1901, in Deutschland v.a. von H. Pässler und in den USA von Frank Billings vertretene Fokustheorie. Nach dieser Theorie sind Eiterherde, die sich an bestimmten Körperstellen festgesetzt haben, Ursachen verschiedener Krankheitsbilder. Sie führte dazu, daß zahllose, an meist nicht mehr weiter differenzierten „rheumatischen Erkrankungen" Leidende in der ganzen Welt ihrer Zähne, Tonsillen, Gallenblasen und Eierstöcke beraubt wurden.

Neben den infektiologischen und immunologischen Theorien traten Anfang des 19. Jahrhunderts vertretene endokrinologische sowie neuropathologische Konzepte eher zurück. Allerdings spielten derartige Überlegungen beim therapeutischen Einsatz der Steroidhormone 1948 eine Rolle. Hans von Seleye entwickelte in den 50er Jahren die Theorie, es handele sich um durch Überlastung der endokrinen Regelkreise ausgelöste Adaptationskrankheiten.

Die immunologischen Theorien

Während die meisten Kollagenerkrankungen und Vaskulitiden bereits im 19. Jahrhundert klinisch beschrieben worden waren, änderten sich die konzeptionellen Vorstellungen in den 40er Jahren des 20. Jahrhunderts. Im Jahre 1942 publizierte eine amerikanische Forschergruppe um Klemperer, Pollack und Baehr typische Kollagenveränderungen, insbesondere die fibrinoide Verquellung beim Lupus erythematodes und der Sklerodermie und schufen den Begriff der Kollagenosen. Sie verwiesen dabei auf die grundlegenden Arbeiten Klingers zur Beteiligung des Bindesgewebes bei rheumatischen Erkrankungen (Reynold 1985). Im Jahre 1948 fand eine Forschergruppe der Mayo-Klinik erstmals das LE-Zell-Phänomen, 1950 wurden die antinukleären Antikörper entdeckt. Die Wegenersche Granulomatose wurde nach Voruntersuchungen von Klinger im Jahre 1931 von Paul Wegener 1936 und 1939 beschrieben, während eine bis heute klassische Beschreibung der Panarteriitis nodosa durch Kussmaul u. Maier bereits 1866 erfolgt war.

Beschreibungen der ankylosierenden Spondylitis publizierten 1897 Adolf Strümpel, 1898 Pierre Marie und in einer abweichenden Sicht 1892/1893 der Russe Wladimir Bechterew, wobei das Krankheitsbild bereits in der Mitte des 19. Jahrhunderts durch Benjamin Brodie (1783–1862) in wesentlichen Zügen beschrieben worden war.

1916 publizierte Hans Reiter den ersten Fall der Kombination von Arthritis, Iritis und Urethritis. Die Chondrokalzinose wurde 1952 von McCarthy charakterisiert. Auch bei diesem Krankheitsbild finden sich eindrucksvolle klinische wie pathologisch anatomische Beschreibungen bereits im 19. Jahrhundert, v.a. bei Robert Adams.

Die zunehmende Bedeutung der Laboruntersuchungen

Laboruntersuchungen wurden sowohl bei wissenschaftlichen Untersuchungen als auch in der Arbeit des klinisch tätigen Arztes immer häufiger eingesetzt.

■ **Blutkörperchensenkungsgeschwindigkeit.** Die 1917 von dem schwedischen Arzt Robin Fahraeus in die Diagnostik eingeführte und später v.a. von Alf Westergren modifizierte Messung der Blutkörperchensenkungsgeschwindigkeit diente neben ihrer primären klinischen Anwendung zur Unterscheidung zwischen aktiven und inaktiven Formen der Tuberkulose schon in den ersten Jahren zur Differentialdiagnose zwischen entzündlichen und nichtentzündlichen Formen rheumatischer Erkrankungen.

■ **Serumagglutinationsreaktionen.** In den 30er Jahren wurden dann mehrere Serumagglutinationsreaktionen bei Patienten mit rheumatischen Erkrankungen beschrieben. Dazu gehörten verschiedene Streptokokkenlysine, die man als spezifisch für die chronische Polyarthritis ansah, während das 1930 erstmals beschriebene C-reaktive Protein zunächst als weitgehend spezifisch für das rheumatische Fieber galt.

■ **Rheumafaktoren.** Die Entdeckung der Rheumafaktoren durch Russell Cecil im Jahre 1931 ging auf eine Fehlinterpretation zurück: Seine Forschergruppe fand einen speziellen Streptokokkus in Blut und Synovia ihrer Patienten, der durch deren Seren agglutiniert wurde. Spätere Untersuchungen zeigten die Unspezifität derartiger Agglutinationsreaktionen. Harry Rose an der Columbia-Universität und kurz zuvor, unabhängig von ihm, E. Waaler entdeckten 1940 die Agglutination sensibilisierter Schafserythrozyten durch die Seren von Patienten mit chronischer Polyarthritis und konnten die hohe Spezifität dieses Tests belegen. Im Jahre 1973 wurde erstmals die Assoziation der ankylosierenden Spondylitis mit dem HLA-B27 nachgewiesen.

82.5
Die Entwicklung der Therapie rheumatischer Erkrankungen

■ **Salicylsäure.** In den von der Humoralpathologie beherrschten Jahrhunderten waren die therapeutischen Möglichkeiten wenig differenziert. Eine spezifische Pharmakotherapie wurde seit dem 19. Jahrhundert entwickelt. Die antipyretische Wirkung der Salicylsäure (Weidenrinde) war seit der Antike bekannt. In der frühen Neuzeit wurde sie als Ersatz für das einzig bekannte Fiebermittel, das aus Übersee importierte und daher teure Chinin benutzt. Da sie ähnlich bitter schmeckte und wie der Chinabaum in feuchten und sumpfigen Regionen wuchs, die das Malariafieber hervorbrachten, erhoffte man sich eine fiebersenkende Wirkung. Salicylsäure wurde 1874 chemisch synthetisiert und klinisch eingeführt. Sie galt als Spezifikum für das rheumatische Fieber. Wegen ihrer schlechten gastrointestinalen Verträglichkeit wurde sie bald durch die 1899 synthetisierte Acetylsalicylsäure verdrängt. In den 20er Jahren folgten dann die Pyrazole, 1952 das Phenylbutazon und 1961 das Indometacin.

■ **Kortikosteroide.** Eine wahre Revolution löste die Einführung der Kortikosteroide im Jahre 1948 durch Philipp Hench aus. Er ging von klinischen Beobachtungen einer partiellen Remission der Krankheit während der Schwangerschaft sowie bei Hepatitis aus und bemerkte die struktuelle Ähnlichkeit einiger bei beiden Zuständen analysierter Substanzen mit den seit Mitte der 30er Jahre synthetisierten und isolierten Hormonen der Nebennierenrinde (Klinkenberg 1987).

■ **Goldsalze und Antimalariamittel.** Gold wurde in den 20er Jahren zunächst aufgrund eines Analogieschlusses in die Therapie eingeführt: Da einige Erfolge bei der Anwendung organischer Goldsalze bei der Tuberkulose erzielt worden waren, erhoffte man sich einen positiven Effekt auch bei der ebenfalls als Infektionskrankheit geltenden chronischen Polyarthritis. Die Anwendung der Antimalariamittel erfolgte seit 1950 analog zum seit Ende des 19. Jahrhunderts üblichen Einsatz des Chinins und seiner Analoga beim systemischen Lupus erythematodes.

■ **Salazosulfapyridin.** Ebenfalls auf eine bakteriologische Hypothese ging die frühe Anwendung des Salazosulfapyridin in den 40er Jahren zurück. Die speziell für die Rheumatologie entwickelte Substanz versprach die Kombination einer antibakteriellen mit einer antiphlogistischen Wirkung bei guter gastrointestinaler Verträglichkeit. Das Medikament geriet in den 50er Jahren aufgrund von Berichten über fehlende Wirksamkeit in Vergessenheit, 1978 wurde es wiederentdeckt.

■ **D-Penicillamin und Methotrexat.** Abweichend davon ging die Einführung des D-Penicillamins ab 1960 von einer immunologischen Krankheitshypothese aus: Die Substanz vermochte in vitro Immunkomplexe und Makroglobuline, wie sie bei der chronischen Polyarthritis vorkommen, zu spalten. Auch die Anwendung immunsuppressiver und antiproliferativer Substanzen ging auf immunologische Konzepte zurück. 1951 wurde N-Lost erstmals bei der chronischen Polyarthritis angewendet, im gleichen Jahre Aminopterin, 1962 erstmals Methotrexat.

■ **Chirurgische Eingriffe.** Die rheumachirurgischen Therapien entwickelten sich parallel: Die ersten Synovektomien wurden um 1877 von Volkmann bei tuberkulösen Arthritiden durchgeführt. Seit 1894 wurde die Methode von W. Müller erstmals bei rheumatischen Erkrankungen angewendet. Nach sporadischen Versuchen im frühen 20. Jahrhundert begann die Geschichte der Endoprothetik in den 50er Jahren.

82.6
Die Etablierung der Rheumatologie als eigenes Fach

Anfang des 20. Jahrhunderts wurde in mehreren europäischen Ländern die sozialepidemiologische Bedeutung rheumatischer Erkrankungen erkannt. Große statistische Erhebungen in Skandinavien, England und Deutschland ergaben, daß ein großer Teil der Invalidität und der Arbeitsunfähigkeiten auf rheumatische Erkrankungen zurückzuführen waren. Dies führte zu einem vermehrten Interesse an der Problematik. 1927 wurde die Deutsche Gesellschaft für Rheumabekämpfung gegründet, im gleichen Jahr konstituierte sich in Paris die Internationale Liga. Zu den Gründungsmitgliedern gehörten u. a. Jan van Breemen aus den Niederlanden, Fortescue Fox aus Großbritannien und J. Forestier aus Frankreich. Alle drei waren in den jeweiligen Ländern die wesentlichen Protagonisten ihres Faches. In den 20er Jahren entstanden die ersten deutschen Fachkliniken in Aachen, Bad Elster und Wiesbaden. Ein besonderes Bestreben der Fachgesellschaft und der frühen Vertreter des Faches war die Schaffung einer einheitlichen und international gültigen Nomenklatur.

Literatur

Appelboom T, de Boelpaepe C, Ehrlich GE, Famaey JP (1981) Rubens and the question of antiquity of rheumatoid arthritis. JAMA 245:483–486

Copeman WSC (1964) A short history of the gout and the rheumatic diseases. University of California Press, Berkeley

Dequeker J (1977) Arthritis in Flemish paintings (1400–1700). Br Med J I:1203–1205

Klinkenberg N (1987) Cortison. Die Geschichte des Cortison und der Kortikosteroidtherapie. Pahl-Rugenstein, Köln

Kranz W (1958) Das „Rheuma". Sudh Arch 42:145–148

Miehle W (1989) Nomenklatur und Geschichte. In: Fehr K, Miehle W, Schattenkirchner M, Tillmann K (Hrsg) Rheumatologie in Praxis und Klinik. Thieme, Stuttgart New York, S 62.1–62.14

Mittelstrass H (1936) Die Geschichte des Rheumatismus. Diss. Med. Düsseldorf

Ortmann M (1997) Terminologisch-nosologische Konzepte chronischer Gelenkerkrankungen im 19. Jahrhundert. Diss. Med. Hannover

Parish LC (1963) An historical approach to the nomenclature of rheumatoid arthritis. Arthr Rheum 6:138–158

Reynold MP (1985) Origins of the concept of collagen-vascular diseases. Seminars Arthr Rheum 15:127–131

Rodnan GR, Benedek TG (1970) The early history af antirheumatic drugs. Arthr Rheum 13:145–165

Rothschild BM, Wood TJ, Rothschild C, Sebes JJ (1992) Geographic distribution of rheumatoid arthritis in ancient North America: Implications for pathogeneses. Seminars Arthr Rheum 22:181–187

Spencer DD, Sturrock RD, Buchanan WW (1980) Ankylosing spondylitis: Yesterday and today. Med hist 24:60–69

Sachverzeichnis

A

F

J

K

L

M

N

S

T

U

V